LINDHE

TRATADO DE

Periodontia
Clínica e
Implantologia
Oral

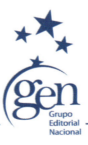

O GEN | Grupo Editorial Nacional – maior plataforma editorial brasileira no segmento científico, técnico e profissional – publica conteúdos nas áreas de ciências da saúde, exatas, humanas, jurídicas e sociais aplicadas, além de prover serviços direcionados à educação continuada e à preparação para concursos.

As editoras que integram o GEN, das mais respeitadas no mercado editorial, construíram catálogos inigualáveis, com obras decisivas para a formação acadêmica e o aperfeiçoamento de várias gerações de profissionais e estudantes, tendo se tornado sinônimo de qualidade e seriedade.

A missão do GEN e dos núcleos de conteúdo que o compõem é prover a melhor informação científica e distribuí-la de maneira flexível e conveniente, a preços justos, gerando benefícios e servindo a autores, docentes, livreiros, funcionários, colaboradores e acionistas.

Nosso comportamento ético incondicional e nossa responsabilidade social e ambiental são reforçados pela natureza educacional de nossa atividade e dão sustentabilidade ao crescimento contínuo e à rentabilidade do grupo.

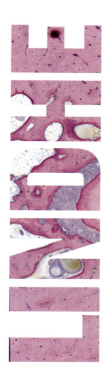

TRATADO DE
Periodontia Clínica e Implantologia Oral

LINDHE

Editado por

Tord Berglundh
Department of Periodontology, Institute of Odontology,
The Sahlgrenska Academy at University of Gothenburg,
Gothenburg, Sweden

William V. Giannobile
Harvard School of Dental Medicine, Boston, MA, USA

Niklaus P. Lang
Department of Periodontology, School of Dental Medicine,
University of Bern, Bern, Switzerland

Mariano Sanz
Faculty of Odontology, ETEP (Etiology and Therapy of Periodontal
and Peri-Implant Diseases) Research Group, Complutense
University of Madrid, Madrid, Spain and Department of Periodontology,
Faculty of Dentistry, Institute of Clinical Dentistry,
University of Oslo, Oslo, Norway

7ª edição

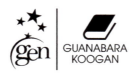

- Os autores deste livro e a editora empenharam seus melhores esforços para assegurar que as informações e os procedimentos apresentados no texto estejam em acordo com os padrões aceitos à época da publicação. Entretanto, tendo em conta a evolução das ciências, as atualizações legislativas, as mudanças regulamentares governamentais e o constante fluxo de novas informações sobre os temas que constam do livro, recomendamos enfaticamente que os leitores consultem sempre outras fontes fidedignas, de modo a se certificarem de que as informações contidas no texto estão corretas e de que não houve alterações nas recomendações ou na legislação regulamentadora.
- Data do fechamento do livro: 15/12/2023.
- Os autores e a editora se empenharam para citar adequadamente e dar o devido crédito a todos os detentores de direitos autorais de qualquer material utilizado neste livro, dispondo-se a possíveis acertos posteriores caso, inadvertida e involuntariamente, a identificação de algum deles tenha sido omitida.
- **Atendimento ao cliente: (11) 5080-0751 | faleconosco@grupogen.com.br**
- Traduzido de:
LINDHE'S CLINICAL PERIODONTOLOGY AND IMPLANT DENTISTRY, SEVENTH EDITION
Copyright © 2022 by John Wiley & Sons Ltd
© 2015 by John Wiley & Sons Ltd
© 2003, 2008 by Blackwell Munksgaard
© 1983, 1989, 1997 by Munksgaard
All rights reserved. Authorised translation from the English language edition published by John Wiley & Sons Limited.
Responsibility for the accuracy of the translation rests solely with Editora Guanabara Koogan Ltda and is not the responsibility of John Wiley & Sons Limited. No part of this book may be reproduced in any form without the written permission of the original copyright holder, John Wiley & Sons Limited.
ISBN: 9781119438885
- Direitos exclusivos para a língua portuguesa
Copyright © 2024 by
Editora Guanabara Koogan Ltda.
Uma editora integrante do GEN | Grupo Editorial Nacional
Travessa do Ouvidor, 11
Rio de Janeiro – RJ – CEP 20040-040
www.grupogen.com.br
- Reservados todos os direitos. É proibida a duplicação ou reprodução deste volume, no todo ou em parte, em quaisquer formas ou por quaisquer meios (eletrônico, mecânico, gravação, fotocópia, distribuição pela Internet ou outros), sem permissão, por escrito, da Editora Guanabara Koogan Ltda.
- Capa: Bruno Sales
- Editoração eletrônica: Castellani
- Ficha catalográfica

L723
7.ed.

Lindhe tratado de periodontia clínica e implantologia oral / Tord Berglundh ... [et al.] ; [revisão técnica Angela Scarparo, Carmen Lucia Mueller Storrer, Flávio Warol ; tradução Angela Scarparo ... [et al.]]. – 7. ed. – Rio de Janeiro : Guanabara Koogan, 2024.
: il.

Tradução de: Lindhe's clinical periodontology and implant dentistry
Inclui bibliografia e índice
ISBN 978-85-277-4004-3

1. Periodontia – Manuais, guias, etc. 2. Doença periodontal – Manuais, guias, etc. I. Berglundh, Tord. II. Scarparo, Angela. III. Storrer, Carmen Lucia Mueller. IV. Warol, Flávio.

23-85678   CDD: 617.632
            CDU: 617.314

Gabriela Faray Ferreira Lopes – Bibliotecária – CRB-7/6643

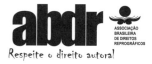

Revisão Técnica e Tradução

Revisão Técnica

Angela Scarparo (Capítulos 34, 37, 44, 46 e 47)
Cirurgiã-dentista. Graduada em Odontologia pela Universidade São Franciso (USF). Especialista em Odontopediatria pela Faculdade de Odontologia de Piracicaba (FOP-UNICAMP). Mestre em Materiais Dentários pela FOP-UNICAMP. Doutora em Odontopediatria pela Universidade Federal de Santa Catarina (UFSC). Professora do Curso de Odontologia do Instituto de Saúde de Nova Friburgo da Universidade Federal Fluminense (ISNF | UFF).

Carmen Lucia Mueller Storrer (Capítulos 1 a 12, 14 a 18, 20 a 22, 24 a 32, 36, 38, 40 a 43)
Cirurgiã-dentista. Graduada em Odontologia pela Pontifícia Universidade Católica do Paraná (PUCPR). Especialista em Periodontia pela Universidade Federal do Paraná (UFPR). Mestre e Doutora em Periodontia pela Universidade de São Paulo (USP). Membro da Associação Internacional de Pesquisa Odontológica (IADR).

Flávio Warol (Capítulos 7, 9, 13, 19, 23, 33, 35, 39, 45, 48)
Cirurgião-dentista. Técnico em Prótese Dentária pela Universidade Federal do Rio de Janeiro (UFRJ). Graduado em Odontologia pelo Instituto de Saúde de Nova Friburgo da Universidade Federal Fluminense (ISNF | UFF). Especialista em Implantodontia e Prótese Dentária pelo Centro Universitário Redentor. Mestre em Odontologia pela ISNF | UFF. Doutor em Odontologia pela Universidade Unigranrio. Professor do Curso de Odontologia do ISNF | UFF.

Tradução

Ana Julia Perrotti-Garcia (Capítulos 6, 10, 16, 17, 18, 32 e 42)
Angela Scarparo (Capítulos 34, 37, 44, 46 e 47)
Douglas Campideli Fonseca (Capítulos 8, 14, 15, 27, 31 e 36)
Fábio Luiz Andretti (Capítulos 1 a 5; 11, 12, 20 a 22, 24 a 26, 28 a 30, 38, 40, 41 e 43)
Flávio Warol (Capítulos 7, 9, 13, 19, 23, 33, 35, 39, 45, 48)

Colaboradores

Maurício Araújo
Departamento de Odontologia
Universidade Estadual de Maringá
Maringá
Paraná
Brasil

Gustavo Avila-Ortiz
Department of Periodontics
College of Dentistry
University of Iowa
Iowa City
IA
USA

Hans-Rudolf Baur
Department of Cardiology
Medical School
University of Bern
Bern
Switzerland

James Beck
Division of Comprehensive Oral Health/Periodontology
Adams School of Dentistry
University of North Carolina
Chapel Hill
NC
USA

Tord Berglundh
Department of Periodontology
Institute of Odontology
The Sahlgrenska Academy at University of Gothenburg
Gothenburg
Sweden

Michael M. Bornstein
Oral and Maxillofacial Radiology
Applied Oral Sciences & Community Dental Care
Faculty of Dentistry
The University of Hong Kong
Hong Kong SAR
China, and
Department of Oral Health & Medicine
University Center for Dental Medicine Basel UZB
University of Basel
Basel
Switzerland

Dieter D. Bosshardt
Department of Periodontology
School of Dental Medicine
University of Bern
Bern
Switzerland

Rino Burkhardt
Faculty of Dentistry
The University of Hong Kong
Hong Kong SAR
China, and
Clinic of Reconstructive Dentistry
University of Zurich
Zurich
Switzerland

Iain Chapple
Periodontal Research Group
School of Dentistry
University of Birmingham
Birmingham
UK

Lyndon F. Cooper
University of Illinois at Chicago
College of Dentistry
Chicago
IL
USA

Pierpaolo Cortellini
European Research Group on Periodontology
(ERGOPerio)
Genoa
Italy
and
Private Practice
Florence
Italy

Mike Curtis
Faculty of Dentistry
Oral and Craniofacial Sciences
King's College London
London
UK

Dorothea Dagassan-Berndt
Center for Dental Imaging
University Center for Dental Medicine Basel UZB
University of Basel
Basel
Switzerland

Francesco D'Aiuto
Periodontology Unit
UCL Eastman Dental Institute
London
UK

Ryan T. Demmer
Division of Epidemiology and Community Health
School of Public Health
University of Minnesota
Minneapolis
MN
USA

Jan Derks
Department of Periodontology
Institute of Odontology
The Sahlgrenska Academy at University of Gothenburg
Gothenburg
Sweden

Massimo de Sanctis
Department of Periodontology
Università Vita e Salute San Raffaele
Milan
Italy

Peter Eickholz
Department of Periodontology
Center of Dentistry and Oral Medicine (Carolinum)
Johann Wolfgang Goethe-University Frankfurt am Main
Frankfurt am Main
Germany

Roberto Farina
Research Centre for the Study of Periodontal and
Peri-implant Diseases
University of Ferrara
Ferrara
Italy, and
Operative Unit of Dentistry
Azienda Unità Sanitaria Locale (AUSL)
Ferrara
Italy

Magda Feres
Departamento de Periodontia
Divisão de Pesquisa Odontológica
Universidade de Guarulhos
Guarulhos
São Paulo
Brasil, e
The Forsyth Institute
Cambridge
MA
USA

William V. Giannobile
Harvard School of Dental Medicine
Boston
MA
USA

Filippo Graziani
Department of Surgical, Medical and Molecular
Pathology and Critical Care Medicine
University of Pisa
Pisa
Italy

Christoph H.F. Hämmerle
Clinic of Reconstructive Dentistry
Center of Dental Medicine
University of Zurich
Zurich
Switzerland

Hatice Hasturk
Forsyth Institute
Cambridge
MA
USA

Lisa Heitz-Mayfield
International Research Collaborative – Oral Health
and Equity
School of Anatomy, Physiology and Human
Biology
The University of Western Australia
Crawley
WA
Australia

David Herrera
ETEP (Etiology and Therapy of Periodontal and
Peri-Implant Diseases) Research Group
Complutense University of Madrid
Madrid
Spain

Palle Holmstrup
Department of Periodontology
School of Dentistry
University of Copenhagen
Copenhagen
Denmark

Kuofeng Hung
Oral and Maxillofacial Radiology
Applied Oral Sciences & Community Dental Care
Faculty of Dentistry
The University of Hong Kong
Hong Kong SAR
China

Saso Ivanovski
School of Dentistry
The University of Queensland
Australia

Søren Jepsen
Department of Periodontology, Operative, and Preventive Dentistry
Center of Oral, Dental, Maxillofacial Medicine
University of Bonn
Bonn, Germany

Mats Jontell
Oral Medicine and Pathology
Institute of Odontology
The Sahlgrenska Academy at University of Gothenburg
Gothenburg
Sweden

Ronald. E. Jung
Clinic of Reconstructive Dentistry
University of Zurich
Zurich
Switzerland

Darnell Kaigler
Department of Periodontics and Oral Medicine
University of Michigan School of Dentistry
and
Department of Biomedical Engineering
College of Engineering
Ann Arbor
MI
USA

Alpdogan Kantarci
Forsyth Institute
Cambridge
MA
USA

Janet Kinney
Department of Periodontics and Oral Medicine
University of Michigan School of Dentistry
Ann Arbor
MI
USA

Kenneth Kornman
Department of Periodontics and Oral Medicine
University of Michigan School of Dentistry
Ann Arbor
MI
USA

Marja L. Laine
Department of Periodontology
Academic Center for Dentistry Amsterdam (ACTA)
University of Amsterdam and Vrije Universiteit Amsterdam
Amsterdam
The Netherlands

Evanthia Lalla
Division of Periodontics
Section of Oral, Diagnostic, and Rehabilitation Sciences
Columbia University College of Dental Medicine
New York
NY
USA

Niklaus P. Lang
Department of Periodontology
School of Dental Medicine
University of Bern
Bern
Switzerland

Jan Lindhe
Department of Periodontology
Institute of Odontology
The Sahlgrenska Academy at University of Gothenburg
Gothenburg
Sweden

Bruno G. Loos
Department of Periodontology
Academic Center for Dentistry Amsterdam (ACTA)
University of Amsterdam and
Vrije Universiteit Amsterdam
Amsterdam
The Netherlands

Philip D. Marsh
Department of Oral Biology
School of Dentistry
University of Leeds
UK

Conchita Martin
Faculty of Odontology
Complutense University of Madrid
Madrid
Spain

Giedrė Matulienė
Private Practice
Zurich
Switzerland

Luigi Nibali
Department of Periodontology
Centre for Host–Microbiome Interactions
King's College London
Guy's Hospital
London
UK

Sture Nyman (falecido)
Department of Periodontology
Institute of Odontology
The Sahlgrenska Academy at University of Gothenburg
Gothenburg
Sweden

Panos N. Papapanou
Division of Periodontics
Section of Oral, Diagnostic, and Rehabilitation Sciences
Columbia University College of Dental Medicine
New York
NY
USA

Bjarni E. Pjetursson
Department of Reconstructive Dentistry
University of Iceland
Reykjavik
Iceland

Christoph A. Ramseier
Department of Periodontology
School of Dental Medicine
University of Bern
Bern
Switzerland

Giulio Rasperini
Department of Biomedical, Surgical, and
Dental Sciences
Foundation IRCCS Ca' Granda Polyclinic
University of Milan
Milan
Italy

Giovanni E. Salvi
Department of Periodontology
School of Dental Medicine
University of Bern
Bern
Switzerland

Mariano Sanz
Faculty of Odontology
ETEP (Etiology and Therapy of Periodontal and
Peri-Implant Diseases) Research Group
Complutense University of Madrid
Madrid
Spain, and
Department of Periodontology
Faculty of Dentistry
Institute of Clinical Dentistry
University of Oslo
Oslo
Norway

Arne S. Schaefer
Department of Periodontology, Oral Medicine
and Oral Surgery
Institute for Dental and Craniofacial Sciences
Charité–Universitätsmedizin
Berlin
Germany

Frank Schwarz
Department of Oral Surgery and Implantology
Centre for Dentistry and Oral Medicine
Frankfurt
Germany

Anton Sculean
Department of Periodontology
School of Dental Medicine
University of Bern
Bern
Switzerland

Jorge Serrano
ETEP (Etiology and Therapy of Periodontal and
Peri-Implant Diseases) Research Group
Complutense University of Madrid
Madrid
Spain

Gregory J. Seymour
School of Dentistry
The University of Queensland
Brisbane
Australia

Dagmar Else Slot
Department of Periodontology
Academic Centre for Dentistry Amsterdam (ACTA)
University of Amsterdam and Vrije Universiteit Amsterdam
Amsterdam
The Netherlands

Clark M. Stanford
University of Illinois at Chicago
College of Dentistry
Chicago
IL
USA

Franz J. Strauss
Clinic of Reconstructive Dentistry
University of Zurich
Zurich
Switzerland, and
Department of Conservative Dentistry
Faculty of Dentistry
University of Chile
Santiago
Chile

Jeanie E. Suvan
Unit of Periodontology
UCL Eastman Dental Institute
London
UK

Dimitris N. Tatakis
Division of Periodontology
Ohio State University
College of Dentistry
Columbus
OH
USA

Daniel S. Thoma
Clinic of Reconstructive Dentistry
University of Zurich
Zurich
Switzerland

Cristiano Tomasi
Department of Periodontology
Institute of Odontology
The Sahlgrenska Academy at University of Gothenburg
Gothenburg
Sweden

Maurizio S. Tonetti
Shanghai Jiao Tong University School of Medicine
and
Clinical Research Center of Periodontology and Oral and
Maxillo-facial Implants, National Clinical Research
Center of Oral Diseases and Medical Clinical
Research Center
Shanghai 9th People Hospital
China, and
ERGOPerio (European Research Group on Periodontology)
Genova
Italy

Leonardo Trombelli
Research Centre for the Study of Periodontal and
Peri-implant Diseases
University of Ferrara
Ferrara
Italy, and
Operative Unit of Dentistry
Azienda Unità Sanitaria Locale (AUSL)
Ferrara
Italy

Ubele van der Velden
Department of Periodontology
Academic Center for Dentistry Amsterdam (ACTA)
University of Amsterdam and Vrije Universiteit Amsterdam
Amsterdam
The Netherlands

Fridus van der Weijden
Department of Periodontology
Academic Centre for Dentistry Amsterdam (ACTA)
University of Amsterdam and Vrije Universiteit
Amsterdam
Amsterdam
The Netherlands

Fabio Vignoletti
Department of Periodontology
Faculty of Odontology
Complutense University of Madrid
Madrid
Spain

Jan L. Wennström
Department of Periodontology
Institute of Odontology
The Sahlgrenska Academy at University of
Gothenburg
Gothenburg
Sweden

Prefácio

Em 1983, o professor Jan Lindhe, da Universidade de Gotemburgo, na Suécia, publicou a primeira edição deste livro, intitulada *Periodontia Clínica*. Isso ocorreu apenas 2 anos após a publicação de um livro acadêmico sobre periodontia clínica em línguas escandinavas. Foi uma tarefa pioneira, que deu início a uma nova era no estudo da periodontia. Até esse momento, a profissão era orientada predominantemente para uma filosofia terapêutica baseada no *raciocínio dedutivo*, e poucas evidências científicas haviam sido apresentadas.

À luz desses novos conhecimentos, a publicação de um livro-texto baseado no *raciocínio indutivo* e na testagem de hipóteses era um verdadeiro marco, representando uma inovação no ensino de graduação e pós-graduação. À medida que a periodontia clínica evoluía e surgiam evidências procedentes dos estudos pré-clínicos e clínicos, a obra era regularmente revisada. Em geral, a cada 5 a 8 anos, uma nova edição do livro era publicada, sempre com esforços para expandir o círculo de autores, a fim de se obter mais informações sobre os conceitos baseados em evidências. Assim, a obra tornou-se a fonte de informações mais reconhecida internacionalmente na comunidade de periodontistas.

Há cerca de 20 a 30 anos, a implantodontia tornou-se parte da periodontia clínica. Dessa forma, a quinta edição foi expandida substancialmente para incorporar os aspectos biológicos e clínicos da implantodontia. Como os dentes e os implantes devem exercer suas funções em conjunto, como unidades independentes ou conectadas na mesma dentição, um conhecimento profundo da biologia dos tecidos circundantes aos dentes e aos implantes dentários é de importância fundamental. Dado o grande volume de novas informações, a quinta edição, intitulada *Tratado*

de Periodontia Clínica e Implantodontia Oral, foi dividida em duas grandes partes conceituais: uma sobre conceitos básicos e outra sobre conceitos clínicos. Essa divisão foi mantida na sexta edição, sendo também preservada na sétima.

Nos últimos 35 anos, período em que o livro evoluiu e tornou-se fonte de referência mais popular, a periodontia e a implantodontia tornaram-se disciplinas clínicas baseadas em evidências científicas sólidas. Como surgiu uma nova classificação das doenças e das condições periodontais e peri-implantares após um encontro mundial organizado pela Academia Americana de Periodontia e pela Federação Europeia de Periodontia, era o momento, mais uma vez, de atualizar o livro.

Nesta edição, mais de 90% do conteúdo foi totalmente revisado e condensado para uma melhor compreensão. Alguns capítulos menos essenciais foram eliminados e outros foram fundidos, para criarmos um texto mais coeso. Uma geração de autores mais jovens, de reputação internacional, foi convidada a contribuir. Além disso, a equipe de editores foi ampliada para quatro membros.

Esperamos que *Lindhe Tratado de Periodontia Clínica e Implantologia Oral* continue sendo a principal obra de referência para orientar o planejamento do tratamento de acordo com princípios biológicos sólidos e baseados em evidências, em vez de opiniões baseadas em filosofias de tentativa e erro.

Tord Berglundh
William V. Giannobile
Niklaus P. Lang
Mariano Sanz

Março de 2021

Sumário

Parte 1: Anatomia, 1

1 Anatomia e Histologia dos Tecidos Periodontais, 3

Dieter D. Bosshardt, Jan Lindhe, Niklaus P. Lang e Maurício Araújo

Introdução, 3
Gengiva, 5
Ligamento periodontal, 24
Cemento radicular, 28
Osso do processo alveolar, 33
Suprimento sanguíneo do periodonto, 40
Sistema linfático do periodonto, 45
Nervos do periodonto, 45
Agradecimentos, 47

2 Osso como Órgão Vivo, 48

Darnell Kaigler e William V. Giannobile

Introdução, 48
Desenvolvimento, 48
Estrutura, 50
Função, 55
Homeostase esquelética, 57
Conclusão, 64
Agradecimentos, 64

3 Rebordo Alveolar Edêntulo, 66

Maurício Araújo e Jan Lindhe

Considerações clínicas, 66
Topografia do processo alveolar, 70
De um processo alveolar até um rebordo edêntulo, 72
Topografia do rebordo edêntulo | Resumo, 82

4 Mucosa em Torno de Dentes e de Implantes, 84

Jan Lindhe, Tord Berglundh, Anton Sculean e Niklaus P. Lang

Gengiva, 84
Mucosa peri-implante, 86
Sondagem da gengiva e da mucosa peri-implante, 93
Dimensões dos tecidos moles vestibulares em implantes, 94
Dimensões da papila entre dentes e implantes, 96
Dimensões da "papila" entre implantes adjacentes, 97

5 Osteointegração, 101

Niklaus P. Lang, Tord Berglundh e Dieter D. Bosshardt

Introdução, 101
Instalação do implante, 101
Processo de osteointegração, 105
Morfogênese da osteointegração, 109

Parte 2: Epidemiologia, 115

6 Epidemiologia da Periodontite, 117

Panos N. Papapanou e Ryan T. Demmer

Introdução, 117
Aspectos metodológicos, 117
Prevalência de periodontite, 122
Fatores de risco para periodontite, 131
Considerações finais, 146

7 Epidemiologia das Doenças Peri-Implantares, 159

Jan Derks, Cristiano Tomasi e Tord Berglundh

Introdução, 159
Definição da doença, 159
Definição de caso, 159
Métodos de exame, 161
Prevalência de doenças peri-implantares, 162
Etiologia das doenças peri-implantares, 164
Fatores de risco para doenças peri-implantares, 164
Observações finais, 168

Parte 3: Microbiologia, 171

8 Biofilmes Dentais e Cálculo, 173

Philip D. Marsh, Mariano Sanz, Niklaus P. Lang e Dieter D. Bosshardt

Introdução, 173
Microbioma humano, 173
Microbioma oral, 174
Boca como um hábitat microbiológico, 174
Métodos para determinar a composição e função de microbioma oral, 176
Desenvolvimento e composição do microbioma oral, 176
Formação do biofilme dental, 177
Significado de um biofilme e um estilo de vida em comunidade para os microrganismos, 180
Benefícios ao hospedeiro de uma microbiota oral residente, 181
Biofilmes sobre superfícies de implantes, 182
Cálculo dental, 184
Conclusões, 190

9 Infecções Periodontais e Peri-Implantares, 194

Mike Curtis, Lisa Heitz-Mayfield e Mariano Sanz

Infecções periodontais, 194
Infecções peri-implantares, 210
Agradecimentos, 223

xvi Lindhe Tratado de Periodontia Clínica e Implantologia Oral

Parte 4: Interações Hospedeiro-Parasita, 229

10 Patogenia da Gengivite e da Periodontite, 231

Gregory J. Seymour, Tord Berglundh e Leonardo Trombelli

Introdução, 231
Gengivite, 233
Fatores que influenciam a patogenia da gengivite, 238
Periodontite, 240
Conversão da gengivite para periodontite, 244
Controle do equilíbrio Th1/Th2, 246
Autoimunidade, 250
Destruição da matriz de tecido conjuntivo, 251
Perda óssea, 251
Conclusão, 252

11 Fatores Modificadores Sistêmicos e Ambientais, 259

Evanthia Lalla e Panos N. Papapanou

Introdução, 259
Diabetes melito, 259
Tabagismo, 268
Obesidade e nutrição, 272
Osteoporose, 273
Estresse, 274

12 Suscetibilidade Genética à Doença Periodontal: Novas Percepções e Desafios, 283

Arne S. Schaefer, Ubele van der Velden, Marja L. Laine e Bruno G. Loos

Introdução, 283
Evidências da participação da genética na periodontite, 284
Herdabilidade, 285
Mutação genética de efeito importante sobre a doença humana e sua associação à periodontite, 289
Identificação dos fatores genéticos de risco da periodontite, 289
Assinaturas epigenéticas, 295
Da suscetibilidade genética à doença ao melhor cuidado oral, 296

Parte 5: Trauma de Oclusão, 299

13 Efeito da Carga nos Tecidos Periodontais e Peri-Implantares, 301

Jan Lindhe, Niklaus P. Lang e Tord Berglund

Introdução, 301
SEÇÃO 1: TECIDOS PERIODONTAIS, 301
Definição e terminologia, 301
Trauma oclusal e doença periodontal associada à placa, 302
Conclusão, 307
SEÇÃO 2: TECIDOS PERI-IMPLANTARES, 309
Carga ortodôntica e osso alveolar, 310
Reações ósseas à carga funcional, 311
Sobrecarga oclusal em implantes, 311
Cargas estáticas e cíclicas sobre implantes, 315
Carga e perda da osseointegração, 316
Forças oclusais mastigatórias sobre implantes, 316
Reabilitações dentárias implantossuportadas, 317

Parte 6: Patologia Periodontal, 323

14 Doenças Gengivais Não Induzidas por Placa, 325

Palle Holmstrup e Mats Jontell

Introdução, 325
Desordens genéticas/desenvolvimento, 326
Infecções específicas, 327
Condições inflamatórias e imunes, 333
Processos reativos, 345
Neoplasias, 346
Doenças endócrinas, nutricionais e metabólicas, 350
Lesões traumáticas, 350
Pigmentação gengival, 353

15 Gengivite Induzida por Placa, 361

Leonardo Trombelli, Roberto Farina e Dimitris N. Tatakis

Características clínicas da gengivite induzida por placa, 361
Critérios clínicos para avaliar uma lesão de gengivite, 363
Critérios diagnósticos para definir e graduar um caso de gengivite, 363
Epidemiologia da gengivite, 367
Impacto da gengivite na qualidade de vida relatada pelo paciente, 367
Impacto da gengivite na inflamação sistêmica, 373
Valor de prognóstico da gengivite, 373
Potenciais fatores modificadores da gengivite induzida por placa, 374
Prevenção e manejo da gengivite induzida por placa, 376

16 Classificação Atual da Periodontite, 381

Panos N. Papapanou, Mariano Sanz e Kenneth Kornman

Introdução, 381
Rápida perspectiva histórica: sistemas de classificação da periodontite utilizados recentemente, 381
Necessidade de uma nova classificação, 383
Conceitos-chave e regras fundamentais da nova classificação da periodontite, 383
Instituição da classificação atual: exemplos clínicos, 389
Desafios de interpretação e "zonas cinza", 396
Valor da classificação da periodontite publicada em 2018, 397
Agradecimentos, 397

17 Efeito das Doenças Periodontais sobre a Saúde Geral: Medicina Periodontal, 400

Francesco D'Aiuto, Filippo Graziani, Panos N. Papapanou e James Beck

Introdução, 400
Doença aterosclerótica vascular, 404
Diabetes melito, 414
Desfechos adversos da gravidez, 416
Doença renal crônica, 418
Declínio cognitivo/demência, 419
Câncer, 420
Conclusão, 421

18 Periodontite e Doenças Sistêmicas (Doenças Cardiovasculares e Diabetes): Perspectivas Biológicas para as Implicações Bucais/Periodontais, 430

Alpdogan Kantarci e Hatice Hasturk

Introdução, 430
Plausibilidade da doença periodontal como fator de risco para doença nos tecidos distantes, 431
Plausibilidade biológica de uma ligação entre doenças periodontais e doenças cardiovasculares, 434
Plausibilidade biológica de uma ligação entre doenças periodontais e diabetes, 439
Conclusão, 447

19 Abscessos, Lesões Necrosantes do Periodonto e Lesões Endoperiodontais, 453

David Herrera e Magda Feres

Introdução, 453
Abscessos no periodonto, 454
Doenças periodontais necrosantes, 460
Lesões endoperiodontais, 466
Resumo, 472

Parte 7: Patologia Peri-Implante, 479

20 Mucosite Peri-Implantar e Peri-Implantite, 481

Tord Berglundh, Jan Lindhe e Niklaus P. Lang

Introdução, 481
Mucosa peri-implantar saudável, 481
Mucosite peri-implantar, 482
Peri-implantite, 484
Conclusão, 491

Parte 8: Regeneração Tecidual, 493

21 Cicatrização e Regeneração da Lesão Periodontal, 495

Darnell Kaigler, Giulio Rasperini, Saso Ivanovski e William V. Giannobile

Introdução, 495
Cicatrização da lesão: desfechos e definições, 496
Biologia da cicatrização da lesão, 496
Cicatrização da lesão periodontal, 498
Abordagens regenerativas avançadas para a reconstrução do tecido periodontal, 502
Conclusão, 506
Agradecimentos, 509

Parte 9: Protocolos de Avaliação, 513

22 Avaliação dos Pacientes, 515

Giovanni E. Salvi, Tord Berglundh e Niklaus P. Lang

História do paciente, 515
Teste genético antes da terapia periodontal e de implante, 516
Sinais e sintomas das doenças periodontais e sua avaliação, 516
Diagnóstico e classificação da periodontite, 525
Situação da higiene oral, 527
Avaliações dentárias adicionais, 528
Conclusão, 528

23 Diagnóstico por Imagem do Paciente Periodontal e de Implante, 530

Michael M. Bornstein, Kuofeng Hung e Dorothea Dagassan-Berndt

Introdução, 530
Princípios básicos do diagnóstico por imagem em odontologia, 530
Diagnóstico por imagem em periodontia, 539
Diagnóstico por imagem em implantologia oral, 546
Conclusões e perspectivas futuras, 558

24 Avaliação de Risco Baseado no Paciente para a Terapia com Implante, 561

Giovanni E. Salvi e Niklaus P. Lang

Introdução, 561
Fatores sistêmicos, 561
Periodontite não tratada e hábitos de higiene oral, 566
Histórico de periodontite tratada, 566
Cumprimento da terapia periodontal de suporte, 567
Histórico de tabagismo, 568
Traços de suscetibilidade genética, 568
Conclusão, 568

Parte 10: Protocolos para Plano de Tratamento, 573

25 Plano de Tratamento de Pacientes com Doenças Periodontais, 575

Giovanni E. Salvi, Niklaus P. Lang e Pierpaolo Cortellini

Introdução, 575
Metas do tratamento, 575
Rastreamento de doença periodontal, 576
Diagnóstico, 577
Plano de tratamento, 577
Apresentação de caso, 580
Conclusão, 596

26 Fase Sistêmica do Tratamento, 597

Niklaus P. Lang, Iain Chapple, Christoph A. Ramseier e Hans-Rudolf Baur

Introdução, 597
Proteção dos profissionais de odontologia e de seus pacientes contra doenças infecciosas, 597
Proteção da saúde do paciente, 598
Prevenção de complicações, 598
Doenças sistêmicas, distúrbios ou condições que influenciam a patogênese e o potencial de cicatrização, 602
Medicamentos específicos: bisfosfonatos como ameaça à terapia de implante, 603
Controle da ansiedade e da dor, 603
Conclusão, 605

Parte 11: Terapia Periodontal Inicial | Controle de Infecção, 607

27 Motivação para Higiene Oral, 609

Jeanie E. Suvan e Christoph A. Ramseier

Aconselhamento para mudança de comportamento em saúde no cuidado periodontal, 609
Evidência para aconselhamento sobre mudança de comportamento em saúde, 611

xviii Lindhe Tratado de Periodontia Clínica e Implantologia Oral

Compreendendo o aconselhamento na mudança de comportamento em saúde, 613
Estrutura de ativação do paciente, 616
Exemplos de casos, 618
Conclusão, 621

28 Controle Mecânico da Placa Supragengival, 623

Fridus van der Weijden e Dagmar Else Slot

Importância da remoção da placa supragengival, 623
Autocontrole da placa, 624
Escovação dental, 627
Limpeza interdental, 638
Dentifrícios, 646
Efeitos colaterais, 647
Importância da instrução e da motivação no controle mecânico da placa, 650
Conclusão, 652
Agradecimentos, 652

29 Controle Químico do Biofilme Dental, 668

David Herrera e Jorge Serrano

Base racional do controle do biofilme supragengival, 668
Produtos de higiene oral, 669
Controle mecânico do biofilme, 669
Limitações do controle mecânico do biofilme, 669
Controle químico do biofilme, 669
Mecanismo de ação, 671
Avaliação da atividade dos agentes para o controle químico do biofilme, 671
Agentes ativos, 674
Apresentações, 683
Indicações clínicas para o controle químico da placa: seleção dos agentes, 685
Conclusão, 689

30 Terapia Não Cirúrgica, 703

Jan L. Wennström e Cristiano Tomasi

Introdução, 703
Objetivo da instrumentação não cirúrgica de bolsa/raiz, 703
Desbridamento, raspagem e alisamento radicular, 704
Instrumentos usados para o desbridamento não cirúrgico de bolsa/raiz, 704
Abordagens para o desbridamento subgengival, 710
Desfechos clínicos depois de várias abordagens de instrumentação de bolsa/raiz, 710
Desfechos microbiológicos depois de várias abordagens de instrumentação de bolsa/raiz, 712
Considerações em relação à seleção dos instrumentos e abordagem de tratamento, 713
Reavaliação depois de tratamento periodontal não cirúrgico inicial, 715
Eficácia da instrumentação não cirúrgica da bolsa/raiz repetida, 716

31 Tratamento das Lesões Periodontais Agudas e Endoperiodontais, 720

David Herrera e Magda Feres

Introdução, 720
Tratamento dos abscessos periodontais, 720
Tratamento das doenças periodontais necrosantes, 722
Tratamento das lesões endoperiodontais, 724

Parte 12: Terapia Adicional, 735

32 Cirurgia Periodontal, 737

Mariano Sanz, Jan L. Wennström e Filippo Graziani

Introdução, 737
Técnicas para a cirurgia periodontal (perspectiva histórica), 738
Técnicas para a cirurgia periodontal (perspectiva atual), 749
Intervenções cirúrgicas específicas para o manejo das papilas, 766
Resultados da terapia periodontal cirúrgica, 771
Conclusão, 778

33 Tratamento de Dentes com Envolvimento de Furca, 781

Søren Jepsen, Peter Eickholz e Luigi Nibali

Anatomia, 781
Diagnóstico do envolvimento de furca, 783
Envolvimento de furca e risco de perda dentária, 787
Opções de tratamento, 788
Manutenção a longo prazo de dentes com envolvimento de furca, 802

34 Terapia Não Cirúrgica da Mucosite Peri-Implantar e Peri-Implantite, 807

Lisa Heitz-Mayfield, Giovanni E. Salvi e Frank Schwarz

Introdução, 807
Terapia não cirúrgica da mucosite peri-implantar, 808
Terapia não cirúrgica da peri-implantite, 814
Conclusão, 818

35 Tratamento Cirúrgico da Peri-Implantite, 821

Tord Berglundh, Jan Derks, Niklaus P. Lang e Jan Lindhe

Introdução e objetivos da terapia cirúrgica, 821
Descontaminação da superfície do implante, 823
Procedimentos de eliminação/redução da bolsa, 825
Procedimentos reconstrutivos, 829
Conclusão, 832

36 Antibióticos Sistêmicos na Terapia Periodontal, 834

Magda Feres e Davi Herrera

Introdução, 834
Bases microbiológicas para o tratamento periodontal, 835
Razões para o uso de antibiótico sistêmico adjunto no tratamento periodontal, 838
Antibióticos sistêmicos na terapia periodontal, 839
Uso de antimicrobianos sistêmicos: riscos associados, 850
Observações finais e recomendações para a prática clínica, 851

37 Administração Local de Antimicrobiano para o Tratamento da Periodontite e Doenças Peri-Implantares, 861

Maurizio S. Tonetti e David Herrera

Princípios gerais da administração local de medicamentos, 861

Lindhe Tratado de Periodontia Clínica e Implantologia Oral xix

Administração local de antimicrobianos para o tratamento da periodontite, 865

Administração local de antimicrobianos para o tratamento de doenças peri-implantares, 872

Parte 13: Terapia Reconstrutora, 877

38 Terapia Periodontal Regenerativa, 879
Pierpaolo Cortellini e Maurizio S. Tonetti

Introdução, 879

Classificação e diagnóstico dos defeitos ósseos periodontais, 879

Indicações clínicas, 881

Efeitos a longo prazo e benefícios da regeneração, 882

Evidências de eficácia e efetividade clínicas, 887

Fatores relacionados a paciente, defeito e prognóstico do dente, 891

Fatores que afetam os desfechos clínicos em furcas, 894

Relevância da abordagem cirúrgica, 894

Abordagens cirúrgicas para os defeitos intraósseos, 897

Materiais de barreira para cirurgia regenerativa, 920

Enxertos para reposição óssea, 929

Materiais regenerativos biologicamente ativos, 930

Terapia combinada, 933

Potencial clínico e limites para regeneração, 937

Estratégias clínicas, 939

Fluxogramas clínicos, 941

Conclusão, 944

39 Terapia Mucogengival: Cirurgia Plástica Periodontal, 953
Mariano Sanz, Jan L. Wennström, Massimo de Sanctis e Anton Sculean

Introdução, 953

Condições mucogengivais, 954

Condição mucogengival sem retração gengival, 954

Condição mucogengival com retrações gengivais, 962

Procedimentos de recobrimento radicular, 970

Reconstrução da papila interdental, 996

Procedimentos para aumento da coroa, 998

Preservação gengival na erupção dentária ectópica, 1005

Parte 14: Cirurgia para a Instalação do Implante, 1015

40 Cronologia da Instalação de Implantes, 1017
Christoph H. F. Hämmerle, Maurício Araújo e Jan Lindhe

Introdução, 1017

Colocação do tipo 1 como parte de um mesmo procedimento cirúrgico e imediatamente após a extração de um dente, 1018

Colocação do tipo 2: cobertura completa do alvéolo dentário por tecidos moles, 1027

Colocação tipo 3: preenchimento ósseo substancial ocorreu no alvéolo de extração, 1028

Colocação do tipo 4: o processo alveolar está cicatrizado após a perda dos dentes, 1028

Conceitos clínicos, 1029

Conclusão, 1031

Parte 15: Terapia de Reconstrução da Crista, 1035

41 Procedimentos para Reconstrução da Crista Óssea (ou Rebordo Ósseo Alveolar), 1037
Fabio Vignoletti, Darnell Kaigler, William V. Giannobile e Mariano Sanz

Introdução: princípios na regeneração do osso alveolar, 1037

Objetivos do tratamento, 1040

Diagnóstico e plano de tratamento, 1040

Princípios biológicos da regeneração óssea guiada, 1042

Materiais regenerativos, 1043

Resultados baseados em evidências para os procedimentos de aumento da crista, 1046

Tecnologias emergentes, 1054

Conclusão, 1059

Agradecimentos, 1059

42 Levantamento do Assoalho do Seio Maxilar, 1068
Gustavo Avila-Ortiz, Bjarni E. Pjetursson e Niklaus P. Lang

Seio maxilar, 1068

Opções para a reabilitação da porção posterior desdentada da maxila, 1073

Técnicas de levantamento do assoalho do seio maxilar, 1078

Resumo, 1099

Parte 16: Terapia Oclusal e Protética, 1105

43 Próteses Parciais Fixas Suportadas por Dentes, 1107
Jan Lindhe, Niklaus P. Lang e Sture Nyman

Manifestações clínicas do trauma oclusal, 1107

Tratamento da mobilidade dentária aumentada, 1108

44 Próteses Fixas Implantossuportadas, 1118
Ronald E. Jung, Franz J. Strauss e Daniel S. Thoma

Introdução, 1118

Indicações para implantes na dentição posterior, 1119

Diagnóstico, 1128

Considerações gerais e tomada de decisão para implantes na dentição posterior, 1129

Conceitos clínicos aplicados, 1136

Agradecimentos, 1148

45 Implantes em Áreas de Prioridade Estética, 1152
Rino Burkhardt, Franz J. Strauss e Ronald E. Jung

Introdução, 1152

Segurança do paciente em primeiro lugar: como proteger pacientes de danos evitáveis?, 1153

Diagnóstico pré-operatório, 1159

Avaliação de risco pré-operatório, 1161

Próteses provisórias e tempo da sequência de tratamento, 1164

Considerações cirúrgicas sobre implantes na área de prioridade estética, 1169

Conceitos clínicos para substituição de um único dente perdido, 1172

Conceitos clínicos para substituição de múltiplos dentes ausentes, 1177

xx Lindhe Tratado de Periodontia Clínica e Implantologia Oral

Reconstrução protética na área de prioridade
estética, 1179
Resultados estéticos adversos, 1185
Considerações finais e perspectivas, 1187
Agradecimentos, 1187

46 Complicações Técnicas em Implantodontia, 1194

Clark M. Stanford e Lyndon F. Cooper

Introdução, 1194
Fraturas do implante, 1195
Complicações do implante, 1196
Complicações do pilar e do parafuso do pilar, 1196
Cimento residual como um problema técnico, 1199
Atrição e fratura da prótese, 1200
Prevenção de complicações técnicas, 1203
Conclusão, 1203

Parte 17: Ortodontia e Periodontia, 1207

**47 Movimento Dentário no Paciente com
Comprometimento Periodontal, 1209**

Mariano Sanz e Conchita Martin

Introdução: princípios biológicos do movimento
dentário ortodôntico, 1209
Diagnóstico periodontal e ortodôntico, 1211
Plano de tratamento, 1212
Tratamento ortodôntico, 1220

Movimentos dentários ortodônticos específicos, 1220
Movimentos dentários ortodônticos e regeneração
periodontal, 1224
Migração dentária patológica, 1230
Tratamento multidisciplinar de problemas
estéticos, 1230

Parte 18: Terapia de Suporte, 1239

48 Terapia Periodontal de Suporte, 1241

*Christoph A. Ramseier, Niklaus P. Lang, Janet Kinney,
Jeanie E. Suvan, Giedrė Matulienė e Giovanni E. Salvi*

Introdução, 1241
Definição, 1241
Paradigmas básicos para a prevenção da doença
periodontal, 1242
Pacientes de risco para periodontite sem terapia
periodontal de suporte regular, 1244
Terapia periodontal de suporte para pacientes
com gengivite, 1245
Terapia periodontal de suporte para pacientes
com periodontite, 1246
Avaliação contínua de risco multinível, 1247
Objetivos da terapia periodontal de suporte, 1252
Terapia periodontal de suporte na prática diária, 1253

Índice Alfabético, 1261

Parte 1: **Anatomia**

1 Anatomia e Histologia dos Tecidos Periodontais, 3
Dieter D. Bosshardt, Jan Lindhe, Niklaus P. Lang e Maurício Araújo

2 Osso como Órgão Vivo, 48
Darnell Kaigler e William V. Giannobile

3 Rebordo Alveolar Edêntulo, 66
Maurício Araújo e Jan Lindhe

4 Mucosa em Torno de Dentes e de Implantes, 84
Jan Lindhe, Tord Berglundh, Anton Sculean e Niklaus P. Lang

5 Osteointegração, 101
Niklaus P. Lang, Tord Berglundh e Dieter D. Bosshardt

Capítulo 1

Anatomia e Histologia dos Tecidos Periodontais

Dieter D. Bosshardt,[1] Jan Lindhe,[2] Niklaus P. Lang[1] e Maurício Araújo[3]

[1]Department of Periodontology, School of Dental Medicine, University of Bern, Bern, Switzerland
[2]Department of Periodontology, Institute of Odontology, The Sahlgrenska Academy at University of Gothenburg, Gothenburg, Sweden
[3]Departamento de Odontologia, Universidade Estadual de Maringá, Maringá, Paraná, Brasil

---

Introdução, 3
Gengiva, 5
    Anatomia, 5
    Histologia, 8
Ligamento periodontal, 24
Cemento radicular, 28
Osso do processo alveolar, 33

Anatomia macroscópica, 33
Anatomia microscópica, 36
Suprimento sanguíneo do periodonto, 40
Sistema linfático do periodonto, 45
Nervos do periodonto, 45
Agradecimentos, 47

Introdução

Este capítulo apresenta uma breve descrição das características do periodonto normal. Presume-se que o leitor tenha conhecimentos prévios da embriologia e da histologia orais.

O periodonto (peri = em torno de; odonto = dente) compreende os seguintes tecidos: (1) a *gengiva*, (2) o *ligamento periodontal*, (3) o *cemento radicular* e (4) o *osso alveolar propriamente dito* (Figura 1.1). O último recobre o alvéolo dentário e é contínuo com o osso alveolar; nas radiografias, pode ser chamado de *lâmina dura*. O *processo alveolar*, que se estende do osso basal da maxila e da mandíbula, consiste no osso alveolar e no *osso alveolar propriamente dito*.

A principal função do periodonto é inserir o dente no osso maxilar e manter a integridade da superfície da mucosa mastigatória da cavidade oral. O ligamento periodontal, o cemento radicular e o osso alveolar propriamente dito podem ser, juntos, chamados de "periodonto de inserção" ou "tecidos de suporte dos dentes", constituindo uma unidade de desenvolvimento, biológica e funcional, que sofre determinadas alterações com a idade e, além disso, está sujeita a alterações morfológicas relacionadas a modificações funcionais e no meio oral.

O desenvolvimento dos tecidos periodontais ocorre durante o crescimento e a formação dos dentes. Esse processo começa no início da fase embrionária, quando as células da crista neural (do tubo neural do embrião) migram

para o primeiro arco branquial. Nessa posição, as células da crista neural formam uma faixa de *ectomesênquima* abaixo do epitélio do estomodeu (cavidade oral primitiva). Após as células não comprometidas da crista neural atingirem sua localização no espaço mandibular, o epitélio do estomodeu libera fatores que iniciam a interação do epitélio com o ectomesênquima. Após essas interações, o ectomesênquima assume papel dominante no desenvolvimento posterior. Após a formação da *lâmina dental*, ocorrem processos (estágio de botão, estágio de capuz, estágio de campânula e desenvolvimento da raiz) que resultam na formação de um dente e seus tecidos periodontais, incluindo o osso alveolar propriamente dito. Durante o estágio de capuz, células ectomesenquimais condensam-se em relação ao epitélio oral (o órgão dental), formando a *papila dentária*, que dá origem à dentina e à polpa, e o *folículo dentário*, que origina os tecidos periodontais de suporte (Figura 1.2). O papel decisivo desempenhado pelo ectomesênquima nesse processo é estabelecido pelo fato de que o tecido da papila dentária, aparentemente, também determina a forma e o formato dos dentes.

Se um germe dentário no estágio de campânula do desenvolvimento for dissecado e transplantado para um local diferente (p. ex., o tecido conjuntivo da câmara anterior do olho), o processo de formação do dente continua. A coroa e a raiz são formadas, e as estruturas de suporte (*i. e.*, o cemento, o ligamento periodontal e uma fina lâmina do

4 Parte 1 Anatomia

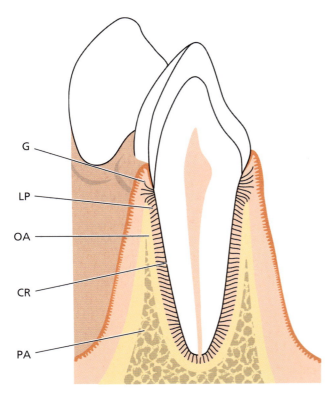

Figura 1.1 Um dente e seus tecidos periodontais, que consistem em gengiva (G), ligamento periodontal (LP), osso alveolar propriamente dito (OA) e cemento radicular (CR). PA = processo alveolar.

osso alveolar propriamente dito) também se desenvolvem. Tais experimentos demonstram que todas as informações necessárias para a formação dos dentes e do periodonto estão localizadas nos tecidos do órgão dental e no ectomesênquima circunvizinho. O órgão dental é o órgão formador do esmalte, a papila dentária é o órgão formador do complexo dentina-polpa e o folículo dentário é o órgão formador dos tecidos periodontais (o cemento, o ligamento periodontal e o osso alveolar propriamente dito).

O desenvolvimento da raiz e dos tecidos periodontais segue-se ao da coroa. Células dos epitélios dentários interno e externo (o órgão dental) proliferam no sentido apical, formando uma camada dupla de células denominada *bainha radicular epitelial de Hertwig*. Os odontoblastos que formam a dentina radicular diferenciam-se a partir das células ectomesenquimais na papila dentária sob a influência indutiva das células epiteliais internas (Figura 1.3). A dentina continua

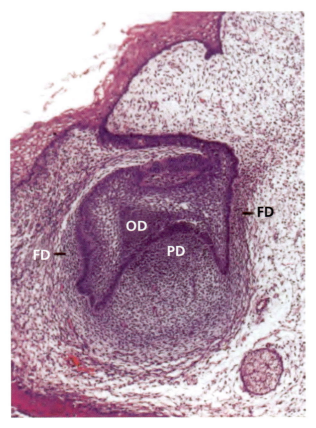

Figura 1.2 Micrografia de luz de um germe dentário no estágio de capa com o órgão dentário (OD), a papila dentária (PD) e o folículo dentário (FD).

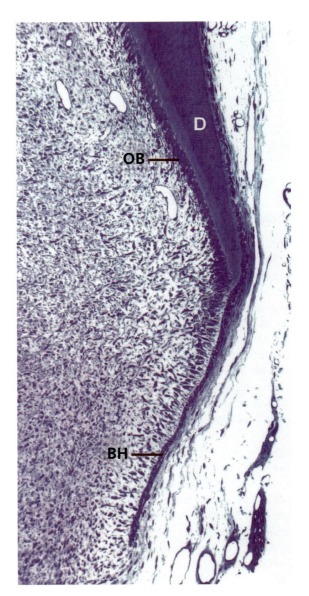

Figura 1.3 Micrografia de luz ilustrando a borda de uma raiz dentária em desenvolvimento com a bainha radicular epitelial de Hertwig (BH), odontoblastos (OB) e dentina (D).

a se formar no sentido apical, produzindo o arcabouço da raiz. Os tecidos periodontais, inclusive o cemento acelular de fibras extrínsecas (CAFE), desenvolvem-se durante a formação da raiz. Alguns dos eventos na cementogênese ainda não foram plenamente esclarecidos. O conceito que segue, entretanto, é geralmente aceito.

Quando a formação da dentina radicular começa, as células internas da bainha radicular epitelial de Hertwig sintetizam e liberam proteínas relacionadas ao esmalte, algumas das quais pertencem à família da amelogenina. No fim desse processo, a bainha epitelial torna-se fenestrada, e as células ectomesenquimais do folículo dentário penetram através dessas fenestrações e entram em contato com a superfície radicular. As células ectomesenquimais em contato com a superfície radicular se diferenciam em cementoblastos e começam a formar o tecido cementoide. Esse tecido representa a matriz orgânica do cemento e consiste em substância fundamental e fibras colágenas, as quais se unem às fibras colágenas que ainda não estão completamente mineralizadas na camada mais externa da dentina. Supõe-se que o cemento se torna firmemente aderido à dentina por meio da interação dessas fibras seguidas pela mineralização dessa interface (Figura 1.4). A formação do cemento celular de fibras intrínsecas (CCFI), que com frequência recobre o terço apical da raiz dentária, difere da formação do CAFE, pois alguns cementoblastos são integrados ao cemento.

As outras estruturas do periodonto são formadas pelas células ectomesenquimais do folículo dentário lateral ao cemento. Algumas delas diferenciam-se em fibroblastos periodontais e formam as fibras do ligamento periodontal, enquanto outras se tornam osteoblastos e formam o osso alveolar propriamente dito, no qual as fibras periodontais estão ancoradas. Essa estrutura óssea tem sido chamada de "osso alveolar". Em outras palavras, o osso alveolar também é derivado do ectomesênquima. Embora ainda sem comprovação conclusiva, é provável que as células ectomesenquimais permaneçam no periodonto adulto e participem no processo de renovação desse tecido.

Gengiva

Anatomia

A mucosa oral é contínua com a pele dos lábios e com a mucosa do palato mole e da faringe. A mucosa oral compreende: (1) a *mucosa mastigatória*, que inclui a gengiva e o revestimento do palato duro; (2) a *mucosa especializada*, que recobre o dorso da língua; e (3) a parte restante, chamada de *mucosa de revestimento*.

A gengiva é a parte da mucosa mastigatória que cobre o processo alveolar e circunda a porção cervical dos dentes (Figura 1.5). A gengiva consiste em uma camada epitelial e um tecido conjuntivo subjacente, chamado de *lâmina própria*. A gengiva assume sua forma e textura definitivas em associação com a erupção dos dentes.

Na direção coronal, a gengiva de cor rósea termina na *margem gengival livre*, que apresenta um contorno festonado. No sentido apical, a gengiva é contínua com a *mucosa alveolar* (mucosa de revestimento), que é frouxa e de cor vermelha mais escura, da qual a gengiva em geral é separada por uma linha limitante facilmente reconhecida, às vezes chamada de linha mucogengival (Figura 1.5, *setas*). Como o palato duro e o processo alveolar da maxila são revestidos por uma mucosa queratinizada de aspecto clínico similar, nenhuma junção mucogengival é reconhecível macroscopicamente (Figura 1.6).

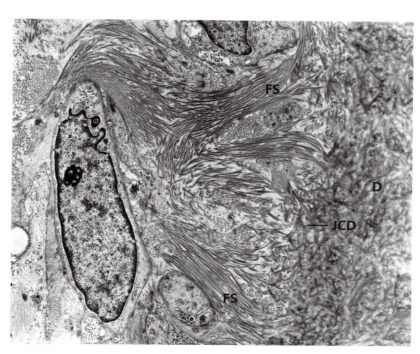

Figura 1.4 Micrografia eletrônica de transmissão ilustrando a fixação das futuras fibras de Sharpey (FS) à dentina radicular (D) no momento em que a mineralização atingiu a junção cemento-dentina (JCD).

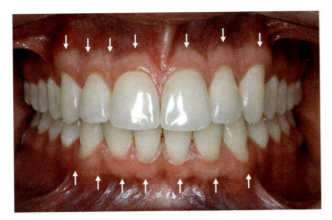

Figura 1.5 Visão frontal da mucosa mastigatória e de revestimento. As *setas* indicam a junção mucogengival, às vezes também chamada de linha mucogengival.

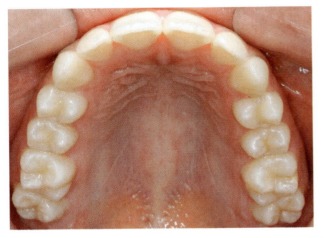

Figura 1.6 Mucosa mastigatória que reveste o palato duro. Não há linha mucogengival presente no palato, porque o palato duro e o processo alveolar maxilar são cobertos pelo mesmo tipo de mucosa mastigatória.

Duas partes da gengiva podem ser identificadas (Figura 1.7): (1) a gengiva livre e (2) a gengiva inserida. A gengiva livre é de cor rósea, tem a superfície opaca e consistência firme. Compreende o tecido gengival das partes vestibular e lingual ou palatina dos dentes. Pelos lados vestibular e lingual dos dentes, a gengiva livre estende-se a partir da margem gengival, no sentido apical, até a estrutura chamada *sulco gengival livre*, que é observável apenas em aproximadamente um terço dos casos. A gengiva inserida é demarcada pela junção mucogengival.

A margem gengival livre é, com frequência, arredondada, de tal modo que uma pequena invaginação, ou sulco, é formada entre o dente e a gengiva. Quando uma sonda periodontal é inserida nessa invaginação e avançada no sentido apical, na direção da junção cemento-esmalte (JCE), o tecido gengival é separado do dente e uma "*bolsa gengival*", ou "*sulco gengival*", é aberta artificialmente (Figura 1.8). Assim, na gengiva normal ou clinicamente sadia, não existe "bolsa gengival" ou "sulco gengival", pois a gengiva está em contato íntimo com a superfície do esmalte. Depois de completada a erupção dentária, a margem gengival livre fica localizada na superfície do esmalte cerca de 1,5 a 2 mm coronal à JCE.

A forma da *gengiva interdentária* (*papila interdental*) é determinada pelas relações de contato entre os dentes, pela largura da superfície proximal desses e pelo trajeto da JCE. Nas regiões anteriores da dentição, a papila interdental tem formato piramidal (Figura 1.9A), enquanto, nas regiões molares, as papilas são mais achatadas no sentido vestibulolingual (Figura 1.9B). Em virtude das papilas interdentais, a margem gengival livre apresenta um contorno festonado mais ou menos acentuado em toda a dentição.

A região interdental nos dentes pré-molares e molares tem duas papilas, uma vestibular (VP, do inglês *vestibular portion*) e uma lingual ou palatina (LP, do inglês *lingual/palatal portion*), separadas pela região da concavidade. A região da concavidade é recoberta por um epitélio delgado

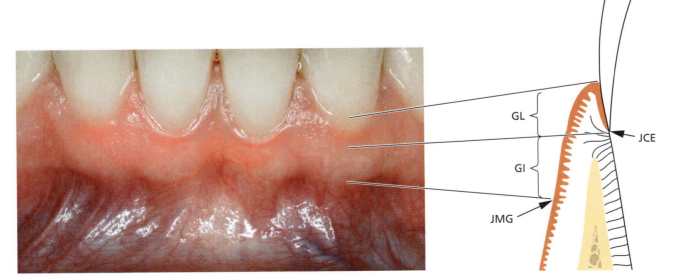

Figura 1.7 Três partes da gengiva podem ser identificadas: a gengiva livre (GL), a gengiva interdentária e a gengiva inserida (GI). A junção mucogengival (JMG) demarca a gengiva da mucosa alveolar. JCE = junção cemento-esmalte.

Capítulo 1   Anatomia e Histologia dos Tecidos Periodontais

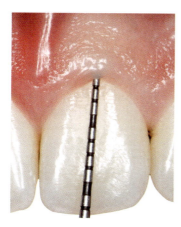

Figura 1.8 Uma sonda periodontal foi inserida em uma interface dente-gengiva clinicamente saudável e uma "fenda gengival" foi artificialmente aberta aproximadamente ao nível da junção cemento-esmalte.

não queratinizado (Figura 1.10). Esse epitélio apresenta muitas características em comum com o epitélio juncional.

A gengiva inserida é delimitada, no sentido coronal, pelo sulco gengival livre (Figura 1.11) ou, quando esse sulco não existe, por um plano horizontal que passa pelo nível da JCE. Em exames clínicos, observou-se que o sulco gengival livre só existe em cerca de 30 a 40% dos adultos. O sulco gengival livre é, com frequência, mais pronunciado na face vestibular dos dentes. Ocorre com maior frequência nas regiões de incisivos e pré-molares inferiores e, com menor frequência, nas regiões molar inferior e pré-molar superior.

A gengiva inserida estende-se em direção apical até a junção mucogengival, onde se torna contínua com a mucosa alveolar (de revestimento). Com textura firme e cor rósea, apresenta com frequência pequenas depressões na superfície. As depressões conferem-lhe o aspecto de casca de laranja ou pontilhado. A gengiva está firmemente inserida no osso alveolar e no cemento subjacentes por meio de fibras do tecido conjuntivo e, portanto, é comparativamente imóvel em relação aos tecidos subjacentes. Por outro lado, a mucosa alveolar, de cor vermelha mais escura, está localizada apicalmente à junção mucogengival e tem uma ligação frouxa com o osso subjacente. Portanto, em contraste com a gengiva inserida, a mucosa alveolar é móvel em relação ao tecido subjacente e, desse modo, pertence à mucosa de recobrimento.

A largura da gengiva varia nas diferentes partes da dentição. Na maxila (Figura 1.12A), a gengiva vestibular em geral é mais larga na área dos incisivos e mais estreita próximo aos pré-molares. Na mandíbula (Figura 1.12B), na face

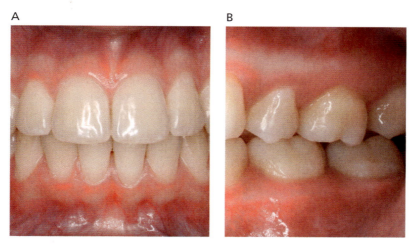

Figura 1.9 Vista frontal mostrando a forma das papilas interdentais nas regiões anterior (**A**) e pré-molar/molar (**B**).

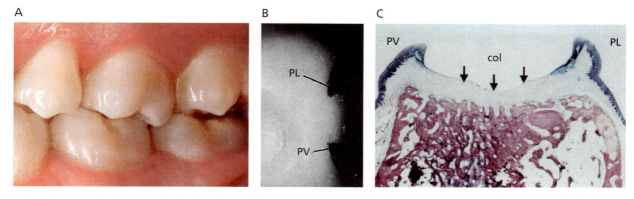

Figura 1.10 **A.** As regiões de pré-molar/molar da dentição exibem uma superfície de contato proximal. **B.** Após a remoção do dente distal, pode-se observar um colo entre as papilas vestibular (PV) e lingual (PL). **C.** Histologicamente, o corte buco-oral da região col (*setas*) demonstra um fino revestimento não queratinizado entre as duas papilas.

8 Parte 1 Anatomia

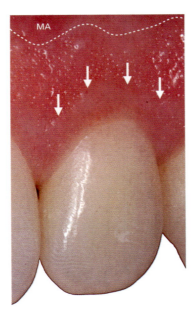

Figura 1.11 Visão clínica dos tecidos mucosos. A junção mucogengival (*setas*) demarca a gengiva (mucosa mastigatória) da mucosa alveolar (revestimento) (MA).

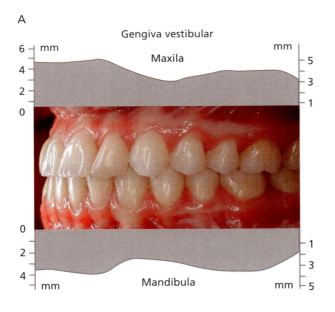

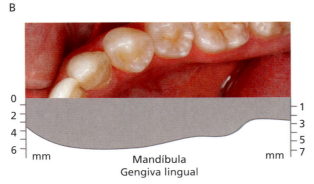

Figura 1.12 Larguras das gengivas vestibulares maxilares e mandibulares (**A**), bem como a extensão lingual da gengiva na mandíbula (**B**). As larguras são representadas em milímetros.

lingual, a gengiva é particularmente estreita na área dos incisivos e larga na região de molares. A faixa de variação é de 1 a 9 mm. Na região pré-molar mandibular, a gengiva é extremamente estreita (Figura 1.13).

O resultado de um estudo em que a largura da gengiva inserida foi avaliada e correlacionada com a idade dos pacientes examinados está representado na Figura 1.14 (Ainamo *et al.* 1981). A gengiva nos indivíduos de 63 anos era significativamente mais larga do que nos indivíduos com 40 a 50 anos. Além disso, a largura da gengiva é significativamente mais larga nas pessoas entre 40 e 50 anos do que naquelas entre 20 e 30 anos. Essa observação mostra que a largura da gengiva tende a aumentar com o avançar da idade. Como a junção mucogengival permanece estável em relação à borda inferior da mandíbula, o aumento da largura da gengiva pode sugerir que os dentes erupcionam lentamente por toda a vida como resultado do desgaste oclusal.

Histologia

Epitélio gengival oral

A unidade dentogengival é descrita esquematicamente na Figura 1.15A. A gengiva livre compreende todas as estruturas epiteliais e do tecido conjuntivo localizadas coronalmente a uma linha horizontal que passa no nível da JCE (Figura 1.15B). O epitélio que recobre a gengiva livre pode ser diferenciado da seguinte maneira:

- *Epitélio gengival oral*, voltado para a cavidade oral
- *Epitélio sulcular oral*, voltado para o dente, sem entrar em contato com a superfície do dente
- *Epitélio juncional*, que promove o contato da gengiva com o dente.

O limite entre o epitélio gengival oral e o tecido conjuntivo subjacente tem um trajeto ondulado (Figura 1.15C). As partes do tecido conjuntivo que se projetam para o epitélio são chamadas de *papilas do tecido conjuntivo* e são separadas por *cristas epiteliais*. Na gengiva não inflamada, não há cristas epiteliais nem papilas do tecido conjuntivo no limite entre o epitélio juncional e o tecido conjuntivo subjacente (Figura 1.15B). Assim, um aspecto morfológico característico do epitélio gengival oral e do epitélio sulcular oral é a existência de cristas interpapilares, enquanto no epitélio juncional essas estruturas não são encontradas.

Um modelo de cera, construído com base na ampliação de cortes histológicos seriados com um aumento de 1:50, mostra a subsuperfície do epitélio oral da gengiva após o tecido conjuntivo ter sido removido (Figura 1.16). A subsuperfície do epitélio oral (*i. e.*, a superfície do epitélio voltada para tecido conjuntivo) exibe diversas depressões, que correspondem às papilas do tecido conjuntivo (ver Figura 1.17) que se projetam para o epitélio. Pode-se ver que as projeções epiteliais, que nos cortes histológicos separam as papilas do tecido conjuntivo, constituem um sistema contínuo de cristas epiteliais.

Um modelo do tecido conjuntivo, correspondente ao modelo do epitélio mostrado na Figura 1.16, mostra as

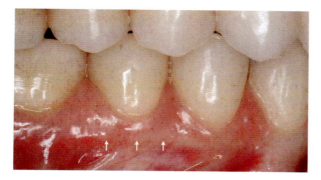

Figura 1.13 Largura mínima da gengiva vestibular na região de pré-molares da mandíbula. As *setas* demonstram o contorno da junção mucogengival.

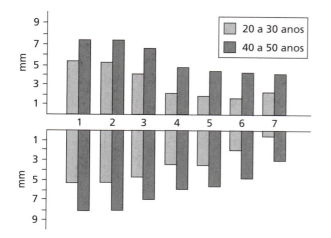

Figura 1.14 Largura da gengiva inserida em duas faixas etárias de 20 a 30 anos e 40 a 50 anos. Uma largura crescente de gengiva inserida é reconhecível ao longo da vida. (Fonte: Ainamo & Talari 1976; Ainamo et al. 1981. Reproduzida, com autorização, de John Wiley & Sons.)

papilas do tecido conjuntivo que se projetam para o espaço antes ocupado pelo epitélio gengival oral e pelo epitélio do sulco na parte posterior do modelo (Figura 1.17). O epitélio foi removido, tornando visível o aspecto vestibular do tecido conjuntivo gengival.

Na maioria dos adultos, a gengiva inserida apresenta depressões na superfície (Figura 1.18). O pontilhado corresponde a depressões na superfície nas áreas de fusão entre as várias cristas epiteliais. Às vezes, o pontilhado é evidente (ver também a Figura 1.11). No entanto, não se sabe até que ponto o pontilhado se manifesta em diferentes indivíduos.

O epitélio oral que reveste a gengiva livre é um *epitélio escamoso*, *estratificado* e *queratinizado*, podendo ser dividido nas seguintes camadas celulares, segundo o grau de diferenciação das células produtoras de queratina (Figura 1.19A):

1. *Camada basal* (estrato basal ou germinativo)
2. *Camada espinhosa* (estrato espinhoso)
3. *Camada granulosa* (estrato granuloso)
4. *Camada queratinizada* (estrato córneo).

Deve-se observar que, na seção de tecido mostrada na Figura 1.19A, não há núcleos nas camadas celulares externas. Tal epitélio é denominado *ortoqueratinizado*. Todavia, com frequência as células da camada córnea do epitélio da gengiva humana contêm restos de núcleos, como se vê na Figura 1.19B. Nesse caso, o epitélio é denominado *paraqueratinizado*.

Além das células produtoras de queratina, que correspondem a cerca de 90% da população celular total, o epitélio gengival oral contém, ainda, os seguintes tipos de células:

- *Melanócitos*
- *Células de Langerhans*
- *Células de Merkel*
- *Células inflamatórias*.

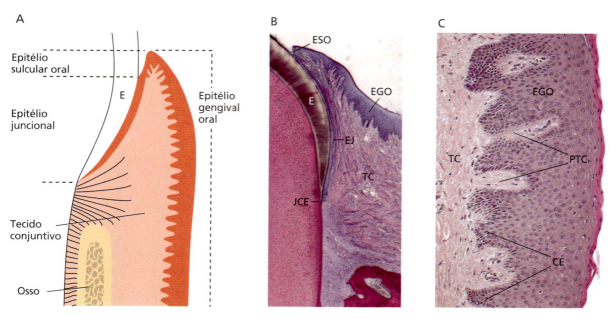

Figura 1.15 A. A unidade dentogengival. A gengiva consiste em três epitélios: epitélio gengival oral, epitélio sulcular oral e epitélio juncional. **B.** Corte histológico com todos os epitélios e estruturas de tecido conjuntivo mole (TC). **C.** Configuração de rete peg (cristas epiteliais, ER) interdigitando com as papilas do tecido conjuntivo (PTC) na mucosa mastigatória voltada para a cavidade oral. E = esmalte; EGO = epitélio gengival oral; EJ = epitélio juncional; ESO = epitélio sulcular oral; JCE = junção cemento-esmalte.

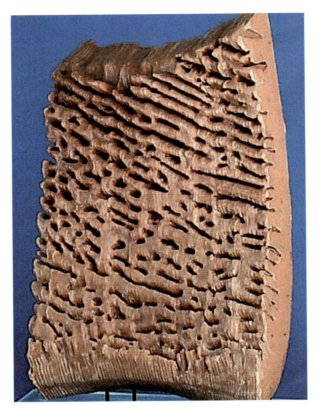

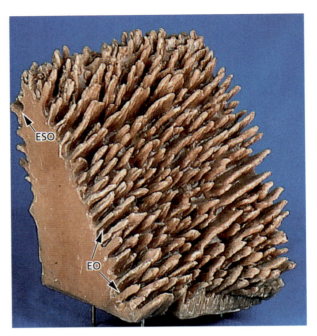

Figura 1.17 Modelo de cera do tecido conjuntivo subjacente ao epitélio gengival oral que havia sido removido. EO = epitélio oral; ESO = epitélio sulcular oral.

Figura 1.16 Modelo de cera ilustrando a superfície do epitélio gengival oral voltada para o tecido conjuntivo após a remoção deste último.

Esses tipos de células são, com frequência, estrelados e têm prolongamentos citoplasmáticos de tamanho e aspecto variados. Também são chamadas de "células claras", pois, nos cortes histológicos, as zonas em torno de seus núcleos são mais claras que as células produtoras de queratina circundantes (Figura 1.20). Com exceção das células de Merkel, essas "células claras", que não produzem queratina, não apresentam ligação por desmossomos às células adjacentes. Os melanócitos são células sintetizadoras de pigmentos e são responsáveis pela pigmentação por melanina ocasionalmente vista na gengiva. Todos os indivíduos, pouco ou intensamente pigmentados, apresentam melanócitos no epitélio.

Acredita-se que as células de Langerhans participem no mecanismo de defesa da mucosa oral. Já foi sugerido que as células de Langerhans reagem com antígenos que penetram no epitélio. Inicia-se então uma resposta imunológica precoce, inibindo ou evitando penetração adicional dos antígenos no tecido. As células de Merkel parecem ter função sensorial.

As células da *camada basal* são cilíndricas ou cúbicas e estão em contato com a *membrana basal* que separa o epitélio do tecido conjuntivo frouxo (Figura 1.21). As células basais têm a capacidade de se dividir, isso é, sofrem mitose. As células marcadas por setas na Figura 1.21 estão em processo de divisão. É na camada basal que o epitélio é renovado. Por isso, essa camada também é chamada de *estrato germinativo* e pode ser considerada o *compartimento de células progenitoras* do epitélio.

Quando duas células-filhas são formadas por divisão celular, uma célula basal adjacente "mais velha" é impelida para a camada espinhosa e começa a atravessar o epitélio na forma de *queratinócito* (Figura 1.22). Esse queratinócito leva cerca de 1 mês para alcançar a superfície externa do epitélio, onde é descamado da camada córnea. Em um dado momento, o número de células que se dividem na *camada basal* se iguala ao número de células descamadas na superfície. Assim, em condições homeostáticas, existe equilíbrio entre a renovação celular e a perda de células de tal forma que a espessura do epitélio se mantém constante. À medida que a célula basal migra através do epitélio, ela se torna achatada e seu eixo longitudinal fica paralelo à superfície do tecido.

As células basais encontram-se imediatamente adjacentes ao tecido conjuntivo frouxo e são separadas desse tecido pela membrana basal, provavelmente produzida pelas próprias células basais. Na microscopia óptica, essa membrana aparece como uma zona sem estrutura de cerca de 1 a 2 μm de largura e reage positivamente à coloração com ácido periódico de Schiff (PAS, do inglês *periodic acid Schiff*) (Figura 1.23). Essa reação positiva demonstra que a membrana basal contém carboidratos (glicoproteínas). As células epiteliais são circundadas por uma substância extracelular que também contém complexos proteína-polissacarídios.

No nível ultraestrutural, a membrana basal tem uma composição complexa (Figura 1.24). Imediatamente abaixo, pode-se ver uma zona ampla elétron-translúcida com cerca de 400 Å de largura, a qual é chamada de *lâmina lúcida*. Abaixo da lâmina lúcida, pode-se observar uma zona elétron-densa que tem aproximadamente a mesma espessura. Essa zona é chamada de *lâmina densa*. Da lâmina densa projetam-se, em forma de leque, para o tecido conjuntivo

Capítulo 1   Anatomia e Histologia dos Tecidos Periodontais

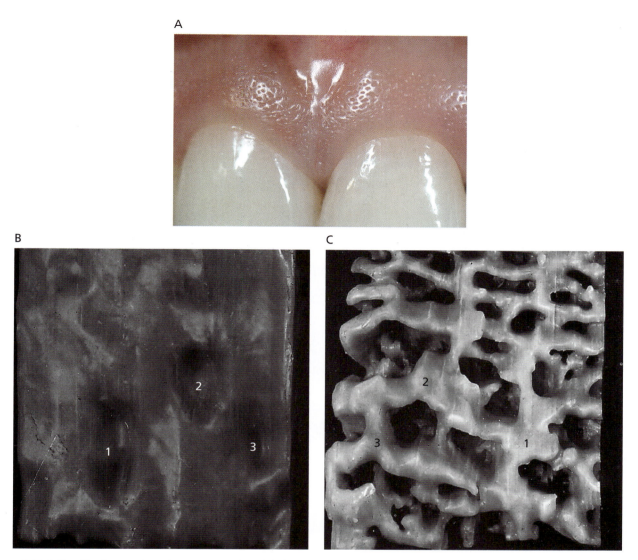

Figura 1.18 **A.** Pontilhado conspícuo da mucosa mastigatória da gengiva, visto macroscopicamente ou clinicamente. **B.** Em um modelo ampliado do epitélio gengival oral da gengiva inserida, a superfície exibe as depressões diminutas, que dão à gengiva sua aparência pontilhada característica. **C.** Na superfície correspondente do epitélio voltada para o tecido conjuntivo mole, a subsuperfície do epitélio é caracterizada pela presença de cristas epiteliais que se fundem em vários locais. Os números indicam os locais onde as cristas epiteliais se fundem e criam as depressões vistas em **B**.

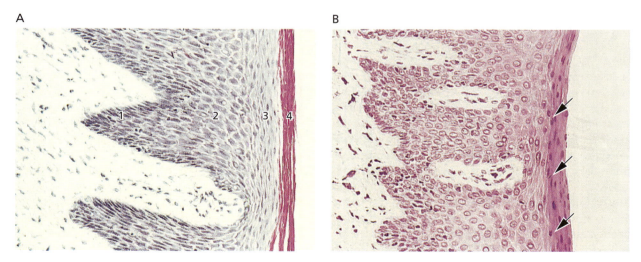

Figura 1.19 As quatro camadas do epitélio gengival oral: (1) estrato basal, (2) estrato espinhoso, (3) estrato granuloso e (4) estrato córneo, como visto no epitélio ortoqueratinizado (**A**) e paraqueratinizado (**B**). As *setas* indicam a presença de núcleos celulares no caso de paraqueratinização.

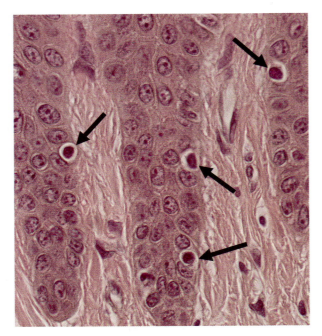

Figura 1.20 "Células claras" (*setas*) localizadas no estrato basal ou próximo ao estrato basal do epitélio gengival oral.

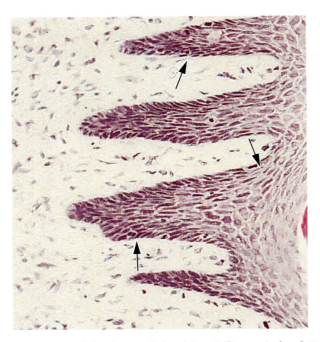

Figura 1.21 As células da camada basal do epitélio gengival oral são capazes de se dividir. As *setas* indicam células em divisão.

frouxo, as chamadas *fibras de ancoragem*. As fibras de ancoragem têm cerca de 1 µm de comprimento e terminam livremente no tecido conjuntivo frouxo. A membrana basal, que à microscopia óptica aparece como uma entidade, na microfotografia eletrônica parece ser constituída por uma lâmina lúcida e uma lâmina densa com fibrilas de ancoragem adjacentes que se interdigitam com as fibras do tecido conjuntivo frouxo. A membrana celular das células epiteliais, voltada para a lâmina lúcida, abriga algumas zonas mais espessas, elétron-densas, que aparecem ao longo da membrana celular a intervalos variados. Essas estruturas são chamadas de *hemidesmossomos* (HD). Os *tonofilamentos* citoplasmáticos (filamentos de citoqueratina) na célula convergem para os hemidesmossomos. Os hemidesmossomos estão envolvidos na aderência do epitélio à membrana basal subjacente.

O estrato espinhoso consiste em 10 a 20 camadas de células poliédricas, relativamente grandes, dotadas de prolongamentos citoplasmáticos curtos que se assemelham a espinhos (Figura 1.25). Os prolongamentos citoplasmáticos ocorrem a intervalos regulares e conferem às células um aspecto espinhoso. Com os complexos proteína-carboidrato intercelulares, a coesão intercelular é proporcionada por numerosos "desmossomos" (pares de hemidesmossomos), os quais estão localizados entre os prolongamentos citoplasmáticos de células adjacentes. No microscópio eletrônico de transmissão, as estruturas de coloração escura entre as células epiteliais representam os *desmossomos* (*setas*) (Figura 1.26). Um desmossomo pode ser considerado como dois hemidesmossomos voltados um para o outro. A existência de numerosos desmossomos indica que a coesão entre as células epiteliais é sólida.

Um desenho esquemático de um desmossomo é mostrado na Figura 1.27. Podemos considerar que o desmossomo consiste em dois hemidesmossomos vizinhos separados

por uma zona contendo material granulado elétron-denso. Além disso, um desmossomo compreende os seguintes componentes estruturais: (1) os *folhetos externos* da membrana celular de duas células vizinhas; (2) os *folhetos internos* espessos das membranas celulares; e (3) as *placas de inserção*, que representam material granular e fibrilar do citoplasma.

Como já foi mencionado, o epitélio oral também contém melanócitos, responsáveis pela produção do pigmento melanina (Figura 1.28). Os melanócitos são observados nas pessoas com pigmentação acentuada da mucosa oral, bem como em indivíduos sem sinais clínicos de pigmentação. Nessa micrografia eletrônica de transmissão, existe um melanócito na porção inferior da camada espinhosa. Diferente dos queratinócitos, os melanócitos contêm grânulos de melanina e não apresentam tonofilamentos nem

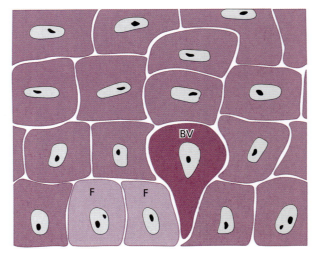

Figura 1.22 Proliferação celular na camada basal do epitélio gengival oral. F = células filhas; BV = células basais "mais velhas".

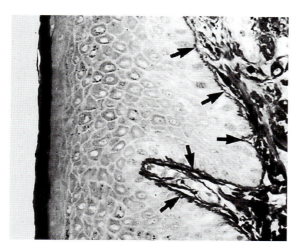

Figura 1.23 Uma membrana basal (*setas*), positiva para coloração com ácido periódico de Schiff (PAS), separa as células basais do epitélio gengival oral do tecido conjuntivo mole adjacente.

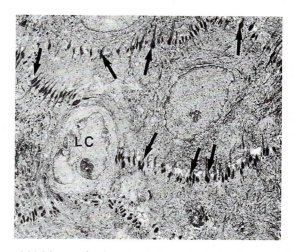

Figura 1.26 Micrografia eletrônica de transmissão do estrato espinhoso destacando (*setas*) desmossomos entre células vizinhas. A célula clara (LC) não abriga hemidesmossomos e, portanto, não é um queratinócito, mas sim uma "célula clara".

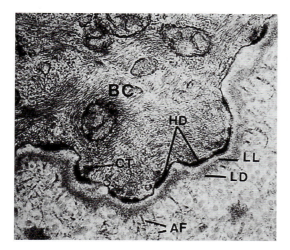

Figura 1.24 Micrografia eletrônica de transmissão (ampliação 70.000×) ilustrando a região interfacial da membrana basal entre uma célula basal (BC) e o tecido conjuntivo mole adjacente. AF = fibrilas de ancoragem; CT = tonofilamentos citoplasmáticos (filamentos de citoqueratina); HD = hemidesmossomos; LD = lâmina densa; LL = lâmina lúcida.

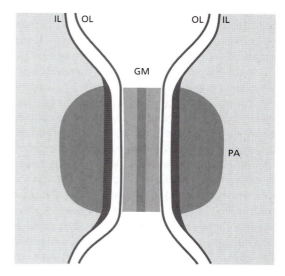

Figura 1.27 Composição de um desmossomo. GM = material granulado; IL = folhetos internos; OL = folhetos externos; PA = placa de fixação.

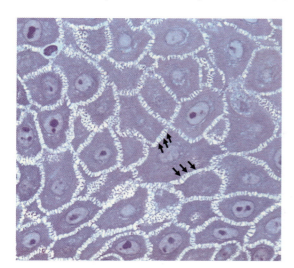

Figura 1.25 Micrografia de luz mostrando uma área do estrato espinhoso no epitélio gengival oral. As *setas* apontam para processos citoplasmáticos curtos entre células vizinhas.

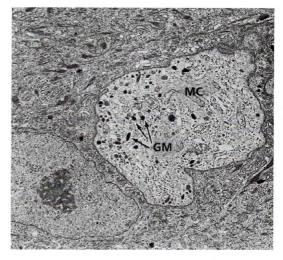

Figura 1.28 Micrografia eletrônica de transmissão ilustrando um melanócito (MC) rodeado por queratinócitos no epitélio gengival oral. GM (*setas*) aponta para grânulos de melanina.

hemidesmossomos. Observe o grande número de tonofilamentos no citoplasma dos queratinócitos adjacentes. A inclusão de grânulos de melanina pode resultar em uma pigmentação distinta do epitélio gengival oral e é normalmente encontrada em pessoas com pele escura (Figura 1.29).

Conforme indicado anteriormente, os queratinócitos sofrem diferenciação e especialização contínuas ao atravessar o epitélio desde a camada basal até a superfície epitelial (Figura 1.30). A partir da camada basal até a camada granulosa (estrato granuloso), aumenta o número de tonofilamentos no citoplasma, bem como o número de desmossomos. Por outro lado, o número de organelas, tais como mitocôndrias, lamelas do retículo endoplasmático rugoso e complexos de Golgi, diminuem nos queratinócitos em sua trajetória da camada basal até a superfície. Na camada granulosa, *grânulos de querato-hialina* elétron-densos e agrupamentos de grânulos contendo glicogênio começam a aparecer. Acredita-se que tais grânulos estejam relacionados com a síntese de queratina.

Ocorre uma transição brusca das células da camada granulosa para a camada córnea (Figura 1.31). Isso é indicativo de queratinização muito rápida do citoplasma do queratinócito e de sua conversão em escamas córneas. O citoplasma das células da camada córnea é preenchido por queratina, perdendo todos os elementos necessários à síntese de proteínas e à produção de energia, isso é, o núcleo, as mitocôndrias, o retículo endoplasmático e o complexo de Golgi. Todavia, nos epitélios paraqueratinizados, as células da camada córnea contêm remanescentes de núcleos. A queratinização é considerada um processo de diferenciação em vez de degeneração. É um processo de síntese de proteínas que requer energia e depende de células funcionais, ou seja, células que contêm um núcleo e um conjunto normal de organelas.

Ao contrário do epitélio gengival oral, o epitélio da mucosa alveolar (de revestimento) não tem camada córnea. As células contendo núcleos podem ser identificadas em todas as camadas, desde a camada basal até a superfície do epitélio (Figura 1.32).

Epitélio dentogengival

Os componentes teciduais da região dentogengival atingem suas características estruturais definitivas em associação com a erupção dos dentes. Isso está ilustrado na Figura 1.33A a D.

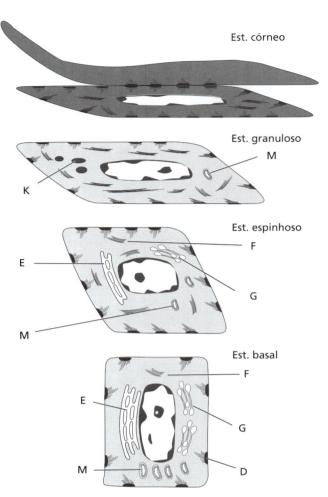

Figura 1.30 Epitélio escamoso estratificado queratinizado. Desde a camada basal até a superfície epitelial, os queratinócitos sofrem contínua diferenciação e especialização. As muitas mudanças que as células sofrem são indicadas neste diagrama. D = desmossomos; E = retículo endoplasmático rugoso; F = tonofilamentos; G = complexos de Golgi; K = corpos de querato-hialina; M = mitocôndrias.

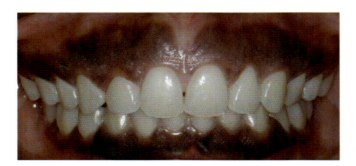

Figura 1.29 A visão frontal da gengiva e mucosa alveolar. A pigmentação distinta do epitélio gengival oral pode ser observada devido à inclusão de grânulos de melanina.

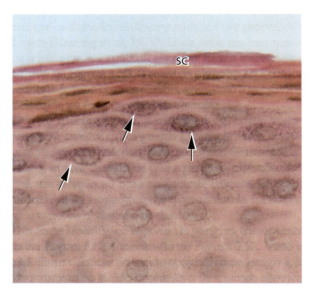

Figura 1.31 Fotomicrografia do estrato granuloso e estrato córneo (SC). Os grânulos de cerato-hialina (*setas*) são vistos no estrato granuloso.

Capítulo 1 Anatomia e Histologia dos Tecidos Periodontais

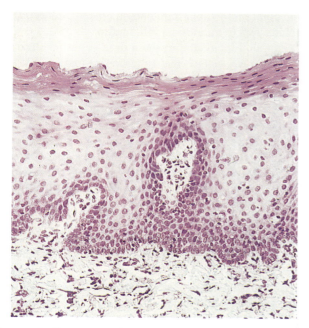

Figura 1.32 Fotomicrografia ilustrando uma porção do epitélio da mucosa alveolar (revestimento) e o tecido conjuntivo mole adjacente. O epitélio da mucosa alveolar não possui estrato córneo.

Quando o esmalte dentário alcança seu desenvolvimento completo, as células produtoras do esmalte (ameloblastos) sofrem redução de sua altura, produzem uma lâmina basal e formam, com as demais células do epitélio externo do órgão do esmalte, o chamado epitélio reduzido do esmalte. A lâmina basal fica em contato direto com o esmalte. O contato entre essa lâmina e as células epiteliais é mantido por hemidesmossomos. O epitélio reduzido do esmalte envolve a coroa do dente desde o momento em que o esmalte se torna adequadamente mineralizado até que comece a erupção dentária (Figura 1.33A).

À medida que o dente em erupção se aproxima do epitélio oral, as células da camada externa do epitélio reduzido do esmalte, bem como as células da camada basal do epitélio oral, apresentam aumento da atividade mitótica e começam a migrar para o tecido conjuntivo subjacente. O epitélio que migra produz massa epitelial entre o epitélio oral e o epitélio reduzido do esmalte, de modo que o dente consegue erupcionar sem que ocorra sangramento. Os ameloblastos primitivos não se dividem (Figura 1.33B).

Quando o dente penetra na cavidade oral, grandes porções imediatamente apicais à área incisal do esmalte são, então, recobertas por um epitélio de esmalte reduzido

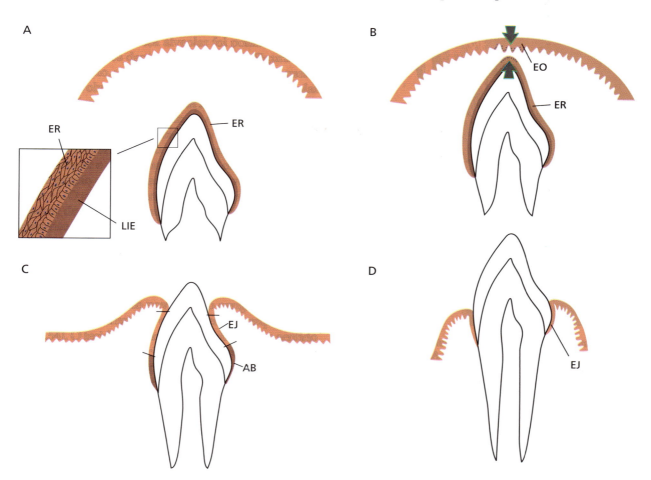

Figura 1.33 O desenvolvimento da junção dentogengival durante a erupção dentária. **A.** Antes da erupção do dente, quando o esmalte está totalmente desenvolvido. **B.** Pouco antes da erupção dentária e antes das células do epitélio reduzido do esmalte entrarem em contato com as células epiteliais da mucosa oral. As *setas* indicam aumento da atividade mitótica. **C.** Logo após a emergência do dente na cavidade oral. **D.** Quando o dente está em função e atingiu o plano cclusal. AB = ameloblastos; EJ = epitélio juncional; EO = epitélio oral; ER = epitélio dentário reduzido; LIE = lâmina de inserção epitelial.

transformado, que agora é denominado *epitélio juncional* que contém apenas algumas camadas de células. Todavia, a região cervical do esmalte ainda permanece coberta pelos ameloblastos reduzidos e pelas células externas do epitélio reduzido do esmalte (Figura 1.33C).

Durante as fases tardias da erupção dentária, todas as células do epitélio reduzido do esmalte são substituídas por um *epitélio juncional*. Esse epitélio é contínuo com o epitélio oral e promove a inserção da gengiva no dente (Figura 1.33D). Se a gengiva livre for excisada após o dente ter completado a erupção, um novo epitélio juncional indistinguível daquele que existia após a erupção do dente será formado durante a regeneração. O fato de esse novo epitélio juncional se desenvolver a partir do epitélio oral indica que as células do epitélio oral têm a capacidade de diferenciação em células do epitélio juncional.

A Figura 1.34 é um corte histológico através da área de borda entre o dente e a gengiva, que é a *região dentogengival*. O epitélio sulcular oral reveste o sulco gengival raso, localizado entre o esmalte e a parte superior da gengiva livre. O epitélio juncional difere morfologicamente do epitélio sulcular oral e do epitélio oral, enquanto esses dois últimos são estruturalmente muito semelhantes. Embora possam ocorrer variações individuais, o epitélio juncional em geral é mais largo em sua porção coronal (cerca de 15 a 20 células), tornando-se mais fino (3 a 4 células) em direção à JCE. Na região limítrofe entre o epitélio juncional e o tecido conjuntivo subjacente não há cristas interpapilares epiteliais, exceto quando há inflamação.

O epitélio juncional apresenta uma superfície livre no fundo do *sulco gengival* (Figura 1.35). Como o epitélio sulcular oral e o epitélio gengival oral, o epitélio juncional é constantemente renovado por meio da divisão celular da camada basal. As células migram para a base do sulco gengival, de onde descamam. As células do epitélio do sulco são cúbicas e a superfície desse epitélio é não queratinizada.

As células do epitélio juncional estão dispostas em uma camada basal e várias camadas suprabasais (Figura 1.36A). As células basais e suprabasais são achatadas, com seu eixo longitudinal paralelo à superfície do dente (Figura 1.36B).

Há diferenças nítidas entre o epitélio sulcular oral, o epitélio gengival oral e o epitélio juncional:

- O tamanho das células no epitélio juncional é, em relação ao volume tecidual, maior do que no epitélio gengival oral
- Em relação ao volume de tecido, o espaço intercelular é mais largo no epitélio juncional do que no epitélio gengival oral
- O número de desmossomos é menor no epitélio juncional do que no epitélio gengival oral.

Entre o esmalte e o epitélio juncional, uma zona elétron-densa e uma zona elétron-translúcida podem ser vistas (Figura 1.36C). A zona elétron-translúcida está em contato com as células do epitélio juncional. Essas duas zonas

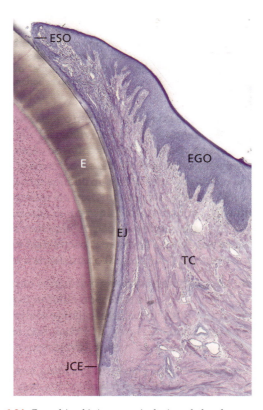

Figura 1.34 Corte histológico através da área de borda entre o dente e a gengiva (ou seja, a região dentogengival). O esmalte (E) está à esquerda. À direita estão o epitélio juncional (EJ), o epitélio sulcular oral (ESO) e o epitélio gengival oral (EGO). JCE = junção cemento-esmalte; TC = tecido conjuntivo mole.

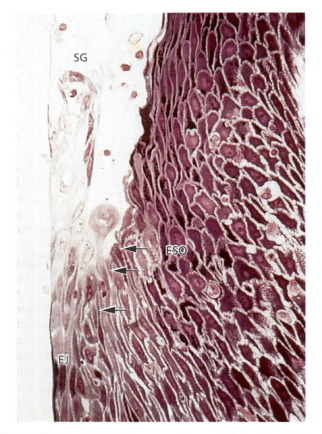

Figura 1.35 Corte histológico mostrando o epitélio juncional (EJ) no fundo do sulco gengival (SG). As *setas* indicam a interface entre o epitélio juncional e o epitélio sulcular oral (ESO).

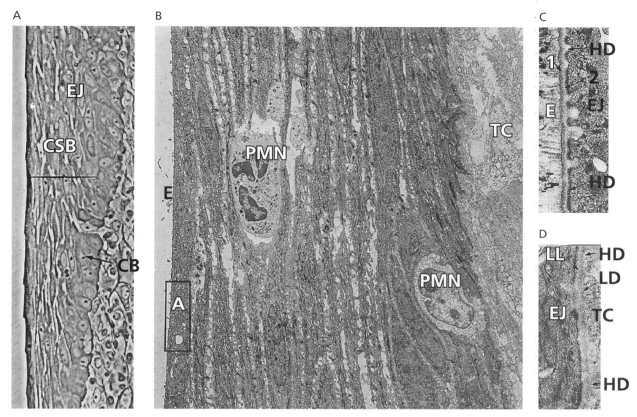

Figura 1.36 Micrografias de luz (**A**) e eletrônica de transmissão (**B** a **D**) ilustrando diferentes características do epitélio juncional (EJ). Observe os espaços intercelulares relativamente amplos entre as células oblongas do epitélio juncional e a presença de dois granulócitos neutrofílicos (PMN) que atravessam o epitélio (**B**). A área emoldurada A em (**B**) é mostrada em maior aumento em (**C**), onde se pode ver que as células basais do epitélio juncional não estão em contato direto com o esmalte (E). Entre o esmalte e o epitélio juncional, uma zona elétron-densa (1) e uma zona elétron-transparente (2) podem ser vistas. Da mesma forma, uma zona elétron-densa (LD, lâmina densa) e uma zona elétron-translúcida (LL, lâmina lúcida) estão presentes na membrana basal constituindo a interface epitélio-tecido conjuntivo (**D**). Os hemidesmossomos (HD) fazem parte tanto da lâmina basal quanto da membrana basal. CB = camada basal; CSB = camada suprabasal; E = espaço do esmalte; PMN = leucócitos polimorfonucleares; TC = tecido conjuntivo mole.

apresentam estruturas muito semelhantes às da lâmina densa e da lâmina lúcida na área da membrana basal (*i. e.*, interface epitélio-tecido conjuntivo) descrita na Figura 1.24. Além disso, como se observa na Figura 1.36D, a membrana celular das células do epitélio juncional contém hemidesmossomos em direção ao esmalte e ao tecido conjuntivo frouxo. Assim, a interface entre o esmalte e o epitélio juncional é, de certa maneira, semelhante à interface entre o epitélio e o tecido conjuntivo.

No desenho esquemático (Figura 1.37), pode-se notar que a zona elétron-densa entre o epitélio juncional e o esmalte pode ser considerada uma continuação da lâmina densa da membrana basal do lado do tecido conjuntivo. Do mesmo modo, a zona elétron-translúcida pode ser considerada a continuação da lâmina lúcida. Entretanto, deve-se notar que, ao contrário da interface epitélio-tecido conjuntivo, não há fibras de ancoragem inseridas na estrutura semelhante à lâmina densa, adjacente ao esmalte. Por outro lado, como as células basais adjacentes à membrana basal (na interface com o tecido conjuntivo), as células do epitélio juncional voltadas para a estrutura semelhante à lâmina lúcida contêm hemidesmossomos. Assim, a interface entre o epitélio juncional e o esmalte é estruturalmente muito semelhante à interface epitélio-tecido conjuntivo, o que significa que o epitélio juncional não só está em contato com o esmalte, mas, na realidade, encontra-se aderido fisicamente ao dente por meio dos hemidesmossomos.

Lâmina própria

O tecido conjuntivo (lâmina própria) é o componente tecidual predominante da gengiva. Os principais constituintes do tecido conjuntivo são as *fibras colágenas* (cerca de 60% do volume do tecido conjuntivo), os *fibroblastos* (cerca de 5%) e os *vasos e nervos* (cerca de 35%), que estão integrados à matriz extracelular amorfa contendo proteínas não colágenas (Figura 1.38).

Células

Os diferentes tipos de células existentes no tecido conjuntivo são: (1) *fibroblastos*, (2) *mastócitos*, (3) *macrófagos* e (4) *células inflamatórias*.

O *fibroblasto* é a célula predominante do tecido conjuntivo (65% da população celular total). O fibroblasto participa na produção de vários tipos de fibras encontrados no tecido conjuntivo e também atua na síntese da matriz do

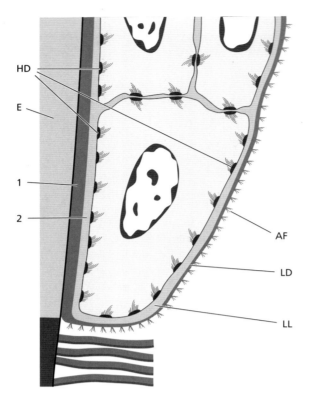

tecido conjuntivo. O fibroblasto é uma célula fusiforme ou estrelada com um núcleo oval que contém um ou mais nucléolos (Figura 1.39). O citoplasma contém um retículo endoplasmático rugoso bem desenvolvido, com ribossomos. O complexo de Golgi geralmente é de tamanho considerável, e as mitocôndrias são grandes e numerosas. Além disso, o citoplasma contém muitos filamentos delgados, que se assemelham a tonofilamentos.

O *mastócito* é o responsável pela produção de componentes da matriz (Figura 1.40). Essa célula também produz

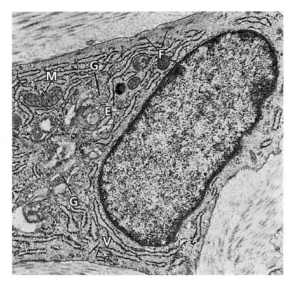

Figura 1.37 A célula posicionada mais apicalmente no epitélio juncional. O esmalte (E) está representado à esquerda. A zona elétron-densa (1) representa a lâmina densa (LD), enquanto a zona elétron-transparente (2) representa a lâmina lúcida (LL) da lâmina basal na interface epitélio-esmalte. As fibrilas de ancoragem (AF) estão presentes apenas na membrana basal, onde as células epiteliais estão voltadas para o tecido conjuntivo mole. Os hemidesmossomos (HD), no entanto, fazem parte tanto da lâmina basal quanto da membrana basal.

Figura 1.39 Micrografia eletrônica de transmissão ilustrando uma parte de um fibroblasto. Um retículo endoplasmático rugoso bem desenvolvido (E), um complexo de Golgi (G) e numerosas mitocôndrias grandes (M) e as vesículas (V) constituem o citoplasma. Na periferia da célula, muitos filamentos finos (F) que se assemelham a tonofilamentos podem ser vistos.

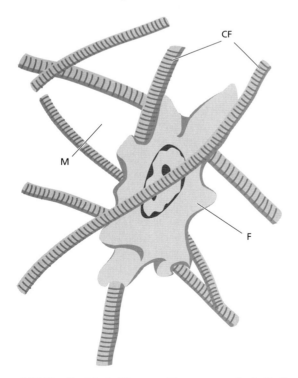

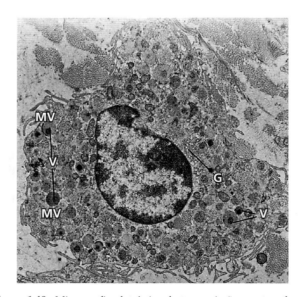

Figura 1.38 Um fibroblasto (F) que reside em uma rede de fibrilas de tecido conjuntivo (CF). O espaço intermediário é preenchido com matriz extracelular não colagenosa (M), que constitui o "ambiente" para a célula.

Figura 1.40 Micrografia eletrônica de transmissão mostrando um mastócito. O citoplasma contém um complexo de Golgi bem desenvolvido (G) e um grande número de vesículas (V). Muitas microvilosidades (MV), pequenas projeções citoplasmáticas, podem ser vistas estendendo-se da periferia da célula.

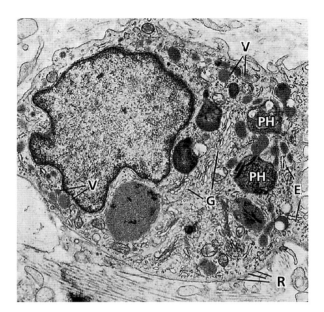

Figura 1.41 Micrografia eletrônica de transmissão demonstrando um macrófago. E = retículo endoplasmático rugoso; G = complexo de Golgi; PH = fagossomos; R = ribossomos; V = vesículas.

substâncias vasoativas que podem afetar a função do sistema microvascular e controlar o fluxo de sangue através do tecido. O citoplasma caracteriza-se pelo grande número de vesículas de tamanhos variados. Essas vesículas contêm substâncias biologicamente ativas, tais como enzimas proteolíticas, histamina e heparina. O complexo de Golgi é bem desenvolvido, enquanto as estruturas do retículo endoplasmático rugoso são escassas. Pode-se ver que um grande número de pequenas projeções citoplasmáticas (ou seja, microvilosidades) está presente ao longo da periferia da célula.

O *macrófago* desempenha várias funções de fagocitose e síntese no tecido (Figura 1.41). Eles são derivados de monócitos circulantes do sangue, que migram para o tecido, desempenham um papel importante em nosso sistema imunológico e respondem a tecidos necróticos e corpos estranhos na forma de microrganismos ou biomateriais. O núcleo é caracterizado por inúmeras invaginações de tamanhos variáveis. Uma zona de condensações elétron-densas de cromatina pode ser vista na periferia do núcleo. O complexo de Golgi é bem desenvolvido, e existem numerosas vesículas de tamanhos variados no citoplasma. O retículo endoplasmático rugoso é escasso, porém certo número de ribossomos livres está igualmente distribuído pelo citoplasma. Restos de material fagocitado, chamados fagossomos, frequentemente são encontrados nas vesículas lisossômicas. Na periferia da célula existem numerosas microvilosidades de tamanhos variados. Os macrófagos são particularmente numerosos no tecido inflamado.

Além de fibroblastos, mastócitos e macrófagos, o tecido conjuntivo também contém *células inflamatórias* de vários tipos, como os granulócitos neutrófilos, linfócitos e plasmócitos (Figura 1.42).

Os *granulócitos neutrófilos*, também chamados de *leucócitos polimorfonucleares* (Figura 1.42A), têm aspecto característico. O núcleo é lobulado, e numerosos lisossomos contendo enzimas lisossomais são encontrados no citoplasma.

Os *linfócitos* (Figura 1.42B) caracterizam-se por um núcleo de formato oval ou esférico, que contém áreas localizadas de cromatina elétron-densa. A estreita faixa de citoplasma que circunda o núcleo contém numerosos ribossomos livres, algumas mitocôndrias e, em áreas localizadas, retículo endoplasmático rugoso. Também há lisossomos no citoplasma.

Os *plasmócitos* (Figura 1.42C) contêm um núcleo esférico de localização excêntrica com cromatina elétron-densa disposta radialmente. O retículo endoplasmático rugoso é encontrado abundantemente distribuído aleatoriamente pelo citoplasma. Além disso, o citoplasma também contém inúmeras mitocôndrias e um complexo de Golgi bem desenvolvido.

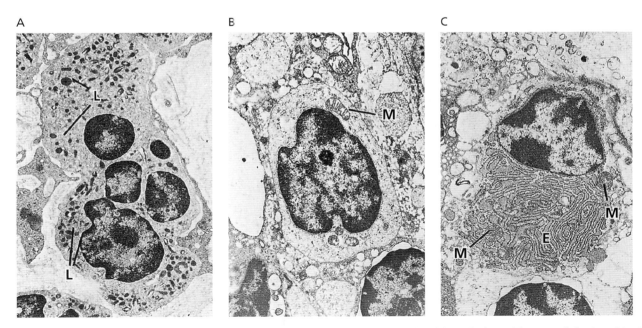

Figura 1.42 Micrografias eletrônicas de transmissão mostrando um leucócito polimorfonuclear (**A**), um linfócito (**B**) e uma célula plasmática (**C**). E = retículo endoplasmático rugoso; L = lisossomos; M = mitocôndrias.

Fibras

As fibras do tecido conjuntivo são produzidas pelos fibroblastos e podem ser divididas em: (1) *fibras colágenas*, (2) *fibras reticulares*, (3) fibras *oxitalânicas* e (4) *fibras elásticas*.

As *fibras colágenas* predominam no tecido conjuntivo gengival e são os componentes mais essenciais do periodonto. As fibrilas de colágeno apresentam bandas transversais características, com uma periodicidade de 700 Å entre as bandas escuras (Figura 1.43).

A Figura 1.44 ilustra algumas características importantes da síntese e da composição das fibras colágenas produzidas pelos fibroblastos. A menor unidade, a molécula do colágeno, com frequência é denominada *tropocolágeno*. A molécula de tropocolágeno tem cerca de 3.000 Å de comprimento e diâmetro de 15 Å. Consiste em três cadeias de polipeptídios entrelaçadas, formando uma hélice. Cada cadeia contém cerca de 1.000 aminoácidos. Um terço deles é glicina, e cerca de 20%, prolina e hidroxiprolina – essa última encontrada quase exclusivamente no colágeno. A síntese do tropocolágeno ocorre no fibroblasto, de onde a molécula de tropocolágeno é secretada para o espaço extracelular.

Desse modo, a polimerização das moléculas de tropocolágeno para formar fibras colágenas acontece no compartimento extracelular. Primeiro, as moléculas de tropocolágeno agregam-se longitudinalmente para formar *protofibrilas*. Essas, posteriormente, agregam-se lateralmente em paralelo às *fibrilas colágenas*, com moléculas de tropocolágeno sobrepondo-se em 25% do seu próprio comprimento. Em virtude de que condições especiais de refração surgem após a coloração em locais onde as moléculas de tropocolágeno se unem, um padrão de bandas transversais com uma periodicidade de cerca de 640 Å é observado no microscópio eletrônico de transmissão. As *fibras colágenas* são feixes de fibrilas colágenas, dispostas de tal modo que as fibras também exibem bandas transversais com uma periodicidade de 640 Å. No tecido, as fibras em geral estão dispostas em feixes. À medida que as fibras colágenas amadurecem, formam-se ligações cruzadas covalentes entre as moléculas de tropocolágeno, resultando em redução da solubilidade do colágeno relacionada com a idade.

As *fibras reticulares* exibem propriedades argirofílicas e são numerosas no tecido adjacente à membrana basal (Figura 1.45). Todavia, as fibras reticulares também ocorrem em grande número no tecido conjuntivo frouxo que circunda os vasos sanguíneos. Assim, as fibras reticulares são encontradas nas interfaces epitélio-tecido conjuntivo e endotélio-tecido conjuntivo.

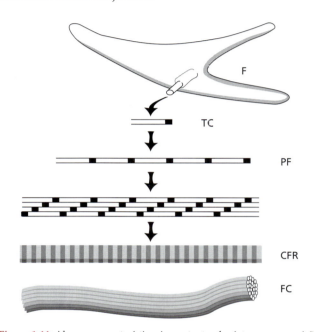

Figura 1.44 Algumas características importantes da síntese e composição das fibras de colágeno (FC) produzidas por fibroblastos (F). CFR = fibrila de colágeno; PF = protofibrila; TC = molécula de tropocolágeno.

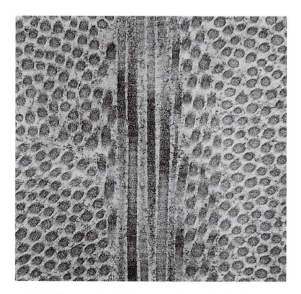

Figura 1.43 Micrografia eletrônica de transmissão demonstrando seções transversais e seções longitudinais de fibrilas de colágeno.

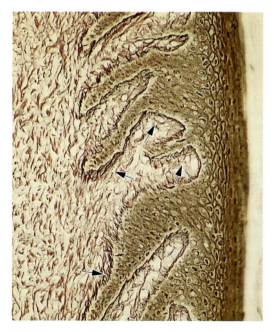

Figura 1.45 Micrografia de luz mostrando fibras de reticulina adjacentes à membrana basal entre o epitélio e o tecido conjuntivo mole. A coloração argirofílica produz uma coloração preta das fibras de reticulina (*setas*).

As *fibras oxitalânicas* são escassas na gengiva, porém numerosas no ligamento periodontal (Figura 1.46). São compostas por fibrilas delgadas e longas com um diâmetro de cerca de 150 Å. Essas fibras do tecido conjuntivo podem ser vistas à microscopia óptica apenas após oxidação com ácido acético. A fotomicrografia ilustra essas fibras no ligamento periodontal, onde seu trajeto é sobretudo paralelo ao longo do eixo do dente e se insere no cemento. As fibras oxitalânicas são de natureza elástica e estão amplamente associadas aos vasos sanguíneos. Elas podem ter uma função na mecanotransdução.

As *fibras elásticas* no tecido conjuntivo da gengiva e do ligamento periodontal são encontradas apenas em associação com vasos sanguíneos. Todavia, a lâmina própria e a submucosa da mucosa alveolar (de revestimento) contêm numerosas fibras elásticas (Figura 1.47).

Embora muitas das fibras colágenas na gengiva e no ligamento periodontal estejam distribuídas de modo irregular ou aleatório, a maioria delas tende a se dispor em grupos de feixes com orientação bem definida. De acordo com sua inserção e a trajetória que seguem no tecido, os feixes orientados de fibras gengivais podem ser divididos nos seguintes grupos (Figura 1.48):

1. *Fibras circulares* são feixes de fibras localizados na gengiva livre e que circundam o dente como se fossem uma bainha
2. *Fibras dentogengivais* estão integradas ao cemento da porção supra-alveolar da raiz e se projetam a partir do CAFE, em forma de leque, para o tecido gengival livre das superfícies vestibular, lingual e interproximal
3. *Fibras dentoperiósteas* estão integradas na mesma porção do cemento que as fibras dentogengivais, porém fazem a trajetória em sentido apical sobre a crista óssea vestibular e lingual, para terminarem no tecido da gengiva inserida. Na área limítrofe entre as gengivas livre e inserida, com frequência o epitélio não é sustentado por feixes orientados de fibras colágenas. Nessa área, o sulco gengival livre às vezes pode ser observado
4. *Fibras transeptais* estendem-se entre o cemento supra-alveolar de dentes vizinhos. As fibras transeptais seguem um trajeto retilíneo através do septo interdental e estão inseridas no CAFE de dentes adjacentes.

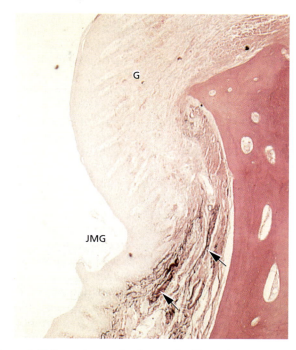

Figura 1.47 Fotomicrografia ilustrando fibras elásticas (*setas*) na lâmina própria e submucosa da mucosa alveolar. A gengiva (G) vista coronalmente à junção mucogengival (JMG) não contém fibras elásticas, exceto em associação com os vasos sanguíneos.

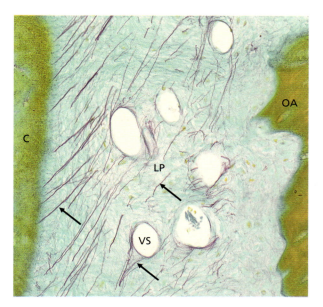

Figura 1.46 Fotomicrografia demonstrando fibras oxitalânicas (*setas*) no ligamento periodontal (LP). Observe que as fibras oxitalânicas se inserem no cemento (C) e estão associadas aos vasos sanguíneos (VS). OA = osso alveolar propriamente dito.

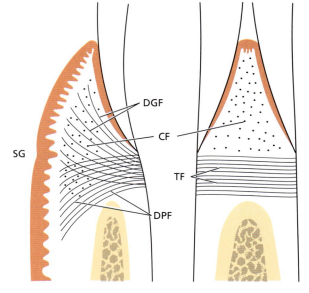

Figura 1.48 O arranjo dos feixes de fibras de colágeno na gengiva em uma seção vestibulolingual (*esquerda*) e mesiodistal (*direita*). CF = fibras circulares; DGF = fibras dentogengivais; DPF = fibras dentoperiosteais; SG = sulco gengival; TF = fibras transeptais.

Deve-se observar que, além de conectar o cemento os dentes adjacentes, as fibras transeptais também fazem a conexão do cemento supra-alveolar com a crista do osso alveolar (Figura 1.49). Os quatro grupos de feixes de fibras colágenas apresentados na Figura 1.48 reforçam a gengiva e fornecem a resiliência e o tônus necessários para a manutenção de sua forma arquitetônica e a integridade da união dentogengival.

Matriz extracelular

A *matriz* extracelular do tecido conjuntivo é produzida principalmente pelos fibroblastos, embora alguns componentes sejam elaborados pelos mastócitos e outros sejam derivados do sangue. A matriz é o meio no qual as células do tecido conjuntivo estão integradas e é essencial para a manutenção da função normal do tecido conjuntivo. Assim, o transporte de água, eletrólitos, nutrientes, metabólitos etc. em direção às células do tecido conjuntivo e seu retorno ocorrem dentro da matriz. Os principais componentes da matriz do tecido conjuntivo são macromoléculas de carboidratos e proteínas. Normalmente, esses complexos são diferenciados em *proteoglicanas* e *glicoproteínas*. As proteoglicanas contêm *glicosaminoglicanas*, como unidades de carboidratos (sulfato hialurônico, sulfato de heparana etc.), que, por ligações covalentes, ligam-se a uma ou mais cadeias de proteínas. O componente carboidrato é sempre predominante nas proteoglicanas. A glicosaminoglicana, chamada de hialurana ou "ácido hialurônico", provavelmente não está unida às proteínas. As glicoproteínas (fibronectina, osteonectina etc.) também contêm polissacarídios, mas essas macromoléculas são diferentes das glicosaminoglicanas. O componente proteico predomina nas glicoproteínas. Nas macromoléculas, mono- ou oligossacarídios estão ligados a uma ou mais cadeias de proteínas por ligações covalentes.

A função normal do tecido conjuntivo depende das proteoglicanas e glicosaminoglicanas. As porções de carboidrato das proteoglicana, as glicosaminoglicanas, são cadeias grandes e flexíveis de moléculas de carga elétrica negativa, e cada uma delas ocupa um espaço grande. Nesse espaço, moléculas menores, como água e eletrólitos, podem ser incorporadas, enquanto moléculas maiores são impedidas de penetrar. Portanto, as proteoglicanas regulam a difusão e o fluxo de líquido através da matriz, e são determinantes importantes da composição do líquido tecidual e da manutenção da pressão osmótica. Em outras palavras, as proteoglicanas agem como um filtro molecular e, além disso, desempenham um papel importante na regulação da migração celular (movimentação) no tecido. Em virtude de sua estrutura e hidratação, as macromoléculas resistem à deformação, servindo, portanto, como reguladores da consistência do tecido conjuntivo. Se a gengiva for comprimida, as macromoléculas sofrem deformação. Quando a pressão é eliminada, as macromoléculas readquirem sua forma original. Desse modo, as macromoléculas são importantes para a resiliência da gengiva.

Interação mesênquima-epitélio

Durante o desenvolvimento embrionário de vários órgãos, ocorre uma influência indutora mútua entre o epitélio e o tecido conjuntivo. O desenvolvimento dos dentes é um exemplo característico desse fenômeno. O tecido conjuntivo é um fator determinante para o desenvolvimento normal do germe dentário, enquanto, por outro lado, os epitélios do esmalte exercem uma influência definida sobre o desenvolvimento dos componentes mesenquimais do dente.

Tem sido sugerido que a diferenciação tecidual no organismo adulto pode ser influenciada por fatores ambientais. A pele e as mucosas, por exemplo, com frequência apresentam queratinização aumentada e hiperplasia do epitélio em áreas expostas à estimulação mecânica. Assim, os tecidos parecem adaptar-se aos estímulos ambientais. A existência de epitélio queratinizado na mucosa mastigatória é considerada uma adaptação à irritação mecânica produzida pela mastigação. Todavia, as pesquisas já demonstraram que os aspectos característicos do epitélio em tais áreas são geneticamente determinados. Algumas observações pertinentes são discutidas a seguir.

Em um estudo experimental, retalhos separados de tecido da gengiva vestibular e da mucosa alveolar adjacentes aos dentes pré-molares foram transpostos por um procedimento cirúrgico (Karring *et al.* 1971). Uma área, em um macaco, onde a gengiva e a mucosa alveolar foram transpostas, é mostrada na Figura 1.50. A mucosa alveolar está colocada em contato íntimo com os dentes, enquanto a gengiva está posicionada na área da mucosa alveolar.

Quatro meses depois, a mesma área, como vista na Figura 1.50, mostra que a gengiva transplantada manteve seus aspectos morfológicos característicos de mucosa mastigatória, apesar do fato de que a gengiva transplantada é móvel em relação ao osso subjacente (Figura 1.51). Uma zona estreita de nova gengiva queratinizada foi formada entre a mucosa alveolar e os dentes.

Um corte histológico através da gengiva transplantada vista na Figura 1.51 é mostrado na Figura 1.52. Visto que não há fibras elásticas no tecido conjuntivo da gengiva, mas são numerosas no tecido conjuntivo da mucosa alveolar, o tecido transplantado pode ser prontamente identificado. O epitélio que reveste o tecido gengival transplantado mostra uma camada bem definida de queratina na superfície, e

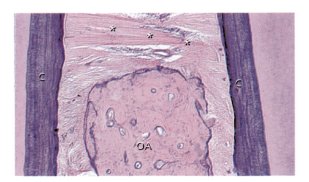

Figura 1.49 Corte histológico ilustrando a orientação dos feixes de fibras transeptais (*asteriscos*) na porção supra-alveolar da área interdental. As fibras transeptais estão inseridas no cimento de fibras extrínsecas acelulares (C) e também na crista do osso alveolar (OA).

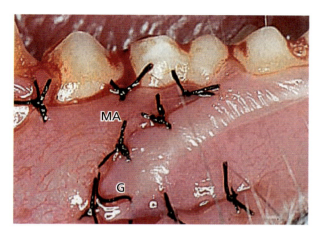

Figura 1.50 Um sítio bucal em um macaco onde a gengiva (G) e a mucosa alveolar (MA) foram transpostas cirurgicamente.

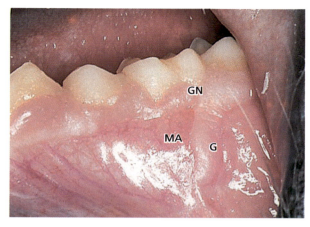

Figura 1.51 A mesma área vista na Figura 1.50, mas 4 meses depois. A gengiva transplantada (G) manteve suas características morfológicas características, e uma zona estreita de nova gengiva queratinizada (GN) se formou entre a mucosa alveolar (MA) e os dentes.

a configuração da interface epitélio-tecido conjuntivo (*i. e.*, cristas epiteliais e papilas de tecido conjuntivo) é semelhante àquela da gengiva normal não transplantada. Assim, o tecido gengival localizado heterotopicamente manteve sua especificidade original. Essa observação demonstra que as características da gengiva são geneticamente determinadas em vez de representarem uma adaptação funcional aos estímulos ambientais.

Após a cirurgia, a mucosa alveolar foi posicionada em contato íntimo com os dentes, como se vê na Figura 1.50. Após a regeneração, uma zona estreita de gengiva queratinizada desenvolveu-se coronalmente à mucosa alveolar transplantada (ver Figura 1.51). Essa zona de nova gengiva é revestida por epitélio queratinizado e o tecido conjuntivo não contém fibras elásticas coradas em roxo (Figura 1.53). Além disso, é importante notar que a junção entre o epitélio queratinizado e o não queratinizado corresponde exatamente à junção entre os tecidos conjuntivos "elástico" e "inelástico". O tecido conjuntivo da nova gengiva regenerou a partir do tecido conjuntivo da área supra-alveolar e do ligamento periodontal, e separou o dente do transplante da mucosa alveolar (ver Figura 1.54). É provável que o epitélio de revestimento da nova gengiva tenha migrado do epitélio adjacente da mucosa alveolar. Isso indica que é o tecido conjuntivo o que determina a qualidade do epitélio.

O desenvolvimento do novo tecido gengival em contato com os dentes é ilustrado em um desenho esquemático (Figura 1.54). O tecido de granulação proliferou no sentido coronal ao longo da superfície radicular e separou o transplante da mucosa alveolar de seu contato original com a superfície dentária (Figura 1.54A). Células epiteliais migraram do transplante de mucosa alveolar para o tecido conjuntivo gengival recém-formado (Figura 1.54B). Desse modo, a gengiva neoformada ficou recoberta por epitélio queratinizado oriundo do epitélio não queratinizado da mucosa alveolar. Isso significa que o tecido conjuntivo gengival recém-formado tem a capacidade de induzir alterações na diferenciação do epitélio proveniente da mucosa alveolar. Esse epitélio, que em geral não é queratinizado, parece se diferenciar em epitélio queratinizado em virtude de estímulos provenientes do tecido conjuntivo gengival recém-formado.

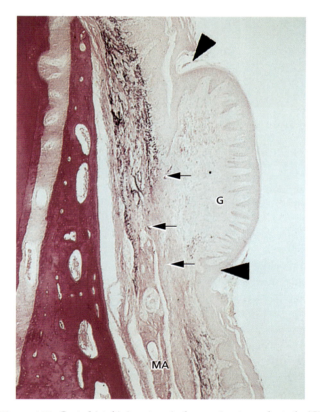

Figura 1.52 Corte histológico através da gengiva transplantada (G) visto na Figura 1.51. A gengiva transposta exibe um epitélio queratinizado (*entre as pontas das setas*) e carece de fibras elásticas na lâmina própria. Em contraste, as fibras elásticas são numerosas (*setas*) no tecido conjuntivo da mucosa alveolar (MA) adjacente à lâmina própria da gengiva. As fibras elásticas estão manchadas de roxo.

Em outro estudo experimental, o papel do tecido conjuntivo frouxo na determinação do tipo de epitélio foi mais estudado (Karring *et al.* 1975). Nesse experimento, enxertos de tecido conjuntivo livre, sem epitélio, foram transplantados da gengiva queratinizada ou da mucosa alveolar não queratinizada para bolsas criadas no tecido conjuntivo frouxo da mucosa alveolar (Figura 1.55). Os transplantes

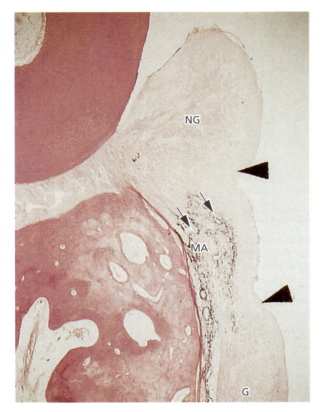

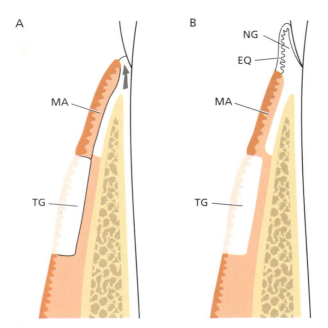

Figura 1.53 Seção histológica através da porção coronal da área de transplante vista na Figura 1.51 mostrando o tecido gengival transplantado (G) na porção inferior da fotomicrografia e uma zona estreita de gengiva recém-formada (NG) entre os dentes e a mucosa alveolar transplantada (MA, *entre as setas*). Observe que as junções entre o epitélio queratinizado e não queratinizado (*cabeças de seta*) correspondem exatamente à junção entre o tecido conjuntivo "elástico" (*setas*) e o "não elástico". As fibras elásticas estão manchadas de roxo.

Figura 1.54 O desenvolvimento da nova e estreita zona de gengiva queratinizada vista nas Figuras 1.51 e 1.53. **A**. O tecido de granulação proliferou coronalmente ao longo da superfície da raiz (*seta*) e separou o transplante de mucosa alveolar (MA) de seu contato original com a superfície do dente. **B**. As células epiteliais migraram do transplante de mucosa alveolar (MA) para o tecido conjuntivo gengival (NG) recém-formado, onde se transformaram em células epiteliais queratinizadas (EQ). TG = transplante gengival.

foram colocados o mais próximo possível do epitélio sobrejacente, que foi removido após 3 a 4 semanas para propiciar a epitelização da mucosa alveolar não queratinizada circundante. Os enxertos de tecido conjuntivo gengival ficaram cobertos com epitélio queratinizado, que exibiu as mesmas características do epitélio gengival normal (Figura 1.56). Em contraste, os transplantes de mucosa alveolar foram cobertos com epitélio não queratinizado.

Cortes histológicos através da área do tecido conjuntivo gengival transplantado (Figura 1.57) mostram que:

- O tecido conjuntivo gengival transplantado está revestido por epitélio queratinizado
- A interface epitélio-tecido conjuntivo tem a mesma trajetória ondulada (*i. e.*, projeções epiteliais e papilas de tecido conjuntivo) observada na gengiva normal.

Em uma ampliação maior, a nítida correlação entre o epitélio queratinizado e o tecido conjuntivo "inelástico" e entre o epitélio não queratinizado e o tecido conjuntivo "elástico" é evidente (Figura 1.57C e D). O estabelecimento dessa correlação próxima durante a cicatrização implica que o tecido conjuntivo gengival transplantado tem a capacidade de modificar a diferenciação das células epiteliais,

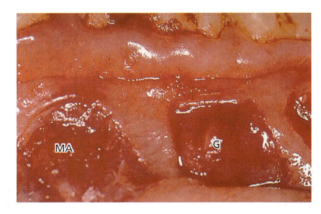

Figura 1.55 Uma porção de tecido conjuntivo gengival (G) e de tecido conjuntivo da mucosa alveolar (MA) que, após um transplante, cicatrizou em áreas da ferida na mucosa alveolar. A epitelialização desses transplantes só pode ocorrer por meio de migração das células epiteliais a partir da mucosa alveolar circundante.

conforme foi sugerido anteriormente (ver Figura 1.54). Embora inicialmente fossem não queratinizadas, as células do epitélio da mucosa alveolar passaram a sê-lo. Isso significa que a especificidade do epitélio gengival é determinada por fatores genéticos inerentes ao tecido conjuntivo.

Ligamento periodontal

O ligamento periodontal é o tecido conjuntivo frouxo, ricamente vascularizado e celular, que circunda as raízes dos dentes e une o cemento radicular à lâmina dura ou ao osso

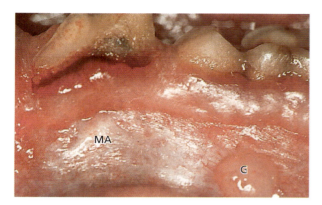

Figura 1.56 Tecido conjuntivo gengival transplantado (G) após reepitelialização. Essa porção de tecido alcançou aspecto semelhante ao da gengiva normal, o que indica que esse tecido conjuntivo agora está recoberto por epitélio queratinizado. O tecido conjuntivo transplantado da mucosa alveolar (MA) está coberto por epitélio não queratinizado e tem o mesmo aspecto da mucosa alveolar circundante.

alveolar propriamente dito. No sentido coronal, o ligamento periodontal é contínuo com a lâmina própria da gengiva e está separado da gengiva pelos feixes de fibras colágenas que conectam a crista do osso alveolar à raiz (as fibras da crista alveolar).

Nas radiografias, dois tipos de osso alveolar podem ser identificados (Figura 1.58):

1. A parte do processo alveolar que recobre o alvéolo, chamada "lâmina dura"
2. A porção do processo alveolar que, na radiografia, apresenta o aspecto reticulado e é chamada "osso trabeculado".

O ligamento periodontal está incluído no espaço entre as raízes dos dentes e o osso da parede do alvéolo. O osso alveolar circunda o dente do ápice até o nível aproximado de 1 mm apicalmente à JCE. A borda coronal do osso é chamada de *crista óssea*.

O espaço do ligamento periodontal tem a forma de ampulheta e é mais estreito no nível do terço médio da raiz. A largura do ligamento periodontal é de cerca de 0,2 mm e depende do tipo de espécie, idade, distância do JCE e função. A presença de um ligamento periodontal permite que forças, produzidas durante a função mastigatória e outros contatos dentários, sejam distribuídas e absorvidas pelo processo alveolar através do osso alveolar propriamente dito. O ligamento periodontal também é essencial para a mobilidade dos dentes. A mobilidade dentária é, em grande parte, determinada pela largura e altura do ligamento periodontal (ver Capítulos 13 e 43).

O dente é unido ao osso por feixes de fibras colágenas que podem ser divididas nos seguintes grupos principais, de acordo com suas localizações e disposições (Figura 1.59):

1. *Fibras da crista alveolar*
2. *Fibras horizontais*
3. *Fibras oblíquas*
4. *Fibras apicais.*

O ligamento periodontal e o cemento radicular desenvolvem-se a partir do tecido conjuntivo frouxo (o folículo dental), que circunda o germe dentário. Os principais feixes de fibras do ligamento periodontal desenvolvem-se de coronal para apical, enquanto a raiz se desenvolve e o dente irrompe. As várias etapas da organização do ligamento periodontal, que se forma concomitantemente com o desenvolvimento da raiz e a erupção do dente, estão ilustradas na Figura 1.60.

O germe dentário é formado em uma cripta do osso (Figura 1.60A). Durante o processo de sua maturação, as fibras colágenas produzidas pelos fibroblastos no tecido conjuntivo frouxo do germe dentário ficam envolvidas pelo cemento recém-formado, imediatamente apical à JCE. As fibras dispõem-se em feixes, orientados em direção à parte coronal da cripta óssea. Esses feixes de fibra mais tarde formarão os grupos de fibras dentogengivais, dentoperiósteas e transeptais, que pertencem ao grupo de fibras orientadas da gengiva (ver Figura 1.48).

As fibras verdadeiras do ligamento periodontal, as *fibras principais*, surgem em associação com a erupção do dente (Figura 1.60B). Primeiro, fibras podem ser identificadas penetrando na porção mais marginal do osso alveolar. Mais tarde, são vistos feixes em posição mais apical de fibras colágenas orientadas (Figura 1.60C).

A orientação dos feixes de fibras colágenas modifica-se continuamente durante a fase da erupção dentária. Primeiro, quando o dente atinge o contato em oclusão e está totalmente em função, as fibras do ligamento periodontal associam-se em grupos de fibras colágenas dentoalveolares bem orientadas (Figura 1.60D). Essas estruturas colágenas sofrem remodelagem constante (*i. e.*, reabsorção de fibras velhas e formação de novas fibras).

O desenvolvimento das fibras principais do ligamento periodontal é ilustrado na Figura 1.61. Primeiro, surgem pequenos feixes de fibras colágenas finas e semelhantes a escovas a partir do cemento radicular e projetam-se para o espaço do ligamento periodontal (Figura 1.61A). Nesse estágio, a superfície do osso está coberta por osteoblastos e pode-se ver apenas um pequeno número de feixes de fibra delgadas, dispostas de maneira radiada.

Mais tarde, aumentam o número e a espessura das fibras inseridas no osso (Figura 1.61B). Essas fibras irradiam-se para o tecido conjuntivo frouxo na porção média do espaço do ligamento periodontal, que contém fibrilas colágenas orientadas mais ou menos aleatoriamente. As fibras oriundas do cemento ainda são curtas, enquanto as que penetram no osso alongam-se gradativamente. As porções terminais dessas fibras apresentam projeções digitiformes.

O comprimento e a espessura das fibras oriundas do cemento posteriormente aumentam, unindo-se com as fibras oriundas do osso alveolar no espaço do ligamento periodontal (Figura 1.61C). Quando o dente, prosseguindo em sua erupção, atinge contato oclusal e começa a "funcionar", as fibras principais organizam-se em feixes e estendem-se continuamente do osso para o cemento.

Um corte histológico mostra como fibras principais do ligamento periodontal estendem-se continuamente do cemento radicular ao osso alveolar propriamente dito (Figura 1.62A). As fibras principais integradas ao cemento

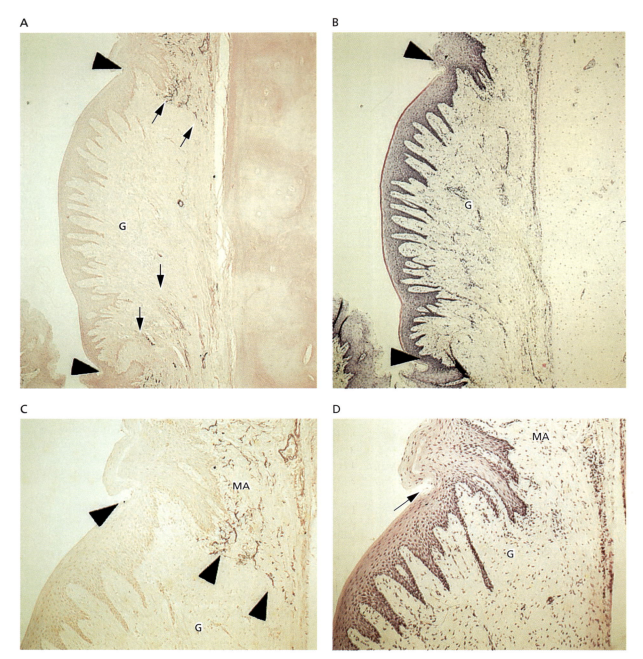

Figura 1.57 Dois cortes histológicos através da área do tecido conjuntivo gengival transplantado. Os cortes foram corados para fibras elásticas (*setas*) (**A** e **C**) e com hematoxilina e eosina (**B** e **D**) e estão ilustrados em aumentos médio (**A** e **B**) e alto (**C** e **D**). **A** e **B**. O tecido no meio (*entre as pontas das setas*) sem fibras elásticas é o tecido conjuntivo gengival transplantado coberto por um epitélio queratinizado. **C**. Observe que as fibras elásticas roxas no tecido conjuntivo da mucosa alveolar (MA) (*duas setas*) terminam onde começa o tecido conjuntivo da gengiva (G). **D**. A *seta* indica o local onde o epitélio queratinizado adjacente ao tecido conjuntivo gengival encontra o epitélio não queratinizado sobre a mucosa alveolar.

(*fibras de Sharpey*) têm diâmetro menor, porém são mais numerosas do que aquelas integradas ao osso alveolar propriamente dito (também chamadas de fibras de Sharpey).

Sob luz polarizada, as fibras de Sharpey podem ser vistas penetrando não apenas no cemento, mas também em toda a largura do osso alveolar propriamente dito (Figura 1.62B). O ligamento periodontal também contém algumas fibras elásticas associadas com vasos sanguíneos. Fibras oxitalânicas (ver Figura 1.46) também são encontradas no ligamento periodontal. Estas têm uma orientação principalmente ocluso-apical e estão localizadas no ligamento mais próximo ao dente do que ao osso alveolar. Com muita frequência, elas se inserem no cemento. Suas funções podem estar relacionadas com a mecanotransdução.

As células do ligamento periodontal são: *fibroblastos, osteoblastos, cementoblastos, osteoclastos*, odontoclastos, histiócitos, bem como *células epiteliais, fibras nervosas* e *vasos sanguíneos*. Os fibroblastos estão alinhados ao longo das fibras principais, enquanto os cementoblastos revestem a superfície do cemento, e os osteoblastos revestem a superfície óssea.

Capítulo 1 Anatomia e Histologia dos Tecidos Periodontais

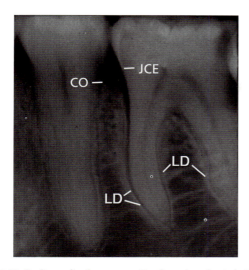

Figura 1.58 Radiografia de uma região de pré-molar inferior. Dois tipos de osso alveolar podem ser distinguidos: a lâmina dura (LD) é a parte do processo alveolar que cobre o alvéolo, enquanto o osso trabecular, que tem a aparência de uma malha, constitui o restante do processo alveolar. A borda coronal do osso é chamada de crista óssea (CO). A distância entre a crista óssea e a junção cemento-esmalte (JCE) mede aproximadamente 1 mm.

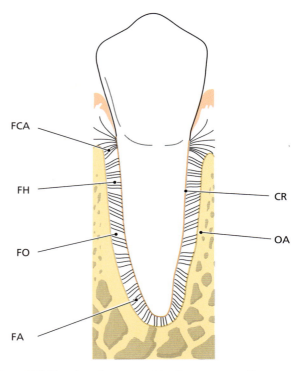

Figura 1.59 Este desenho esquemático ilustra como o ligamento periodontal está situado entre o osso alveolar propriamente dito (OA) e o cemento radicular (CR) e indica os grupos de fibras colágenas que unem o dente ao osso circundante. Do coronal ao apical, esses grupos de fibras constituem as fibras da crista alveolar (FCA), as fibras horizontais (FH), as fibras oblíquas (FO) e as fibras apicais (FA).

Agrupamentos de células epiteliais no ligamento periodontal, chamados de *restos de células epiteliais de Malassez* (ERM, do inglês *epithelial cell rests of Malassez*), são remanescentes da bainha epitelial de Hertwig (Figura 1.63A). Os restos de células epiteliais estão situados no ligamento periodontal à distância de 15 a 75 μm do cemento na superfície radicular. Um grande grupo dessas células epiteliais é visto em aumento maior na Figura 1.63B.

No microscópio eletrônico de transmissão, pode-se observar que os restos de Mallassez estão rodeados por membrana basal e que as membranas celulares das células epiteliais exibem desmossomos, assim como hemidesmossomos (Figura 1.64). As células epiteliais contêm somente

algumas mitocôndrias, e seu retículo endoplasmático é pouco desenvolvido. Isso significa que são células vivas, mas quiescentes, com metabolismo mínimo.

Quando o ligamento periodontal é cortado tangencialmente à superfície radicular, torna-se evidente que os restos de Malassez, que em cortes histológicos comuns aparecem como agrupamentos isolados de células epiteliais, formam,

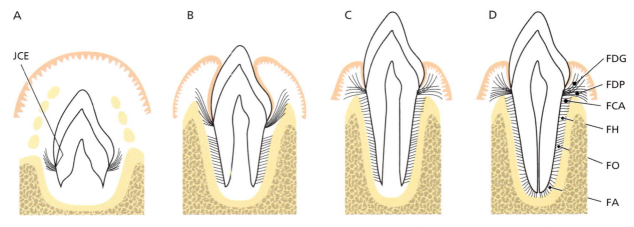

Figura 1.60 Os vários estágios na organização do ligamento periodontal, enquanto a(s) raiz(es) do dente se desenvolve(m) e o dente irrompe. **A.** Broto dentário com uma porção radicular curta desenvolvida e antes da erupção na cavidade oral. **B.** O dente durante a erupção na cavidade oral. **C.** O dente atingiu o plano oclusal, mas a formação da raiz ainda não está completa. **D.** O dente em oclusão com ápice radicular fechado. O desenvolvimento das fibras colágenas que se inserem no cemento começa próximo à junção cemento-esmalte (JCE). Os principais feixes de fibras do ligamento periodontal se desenvolvem de coronal para apical, enquanto a raiz se desenvolve e o dente irrompe. Primeiro, as fibras dentogengivais (FDG) e as fibras dentoperiosteais (FDP) se desenvolvem, seguidas pelas fibras da crista alveolar (FCA), as fibras horizontais (FH), as fibras oblíquas (FO) e, finalmente, as fibras apicais (FA).

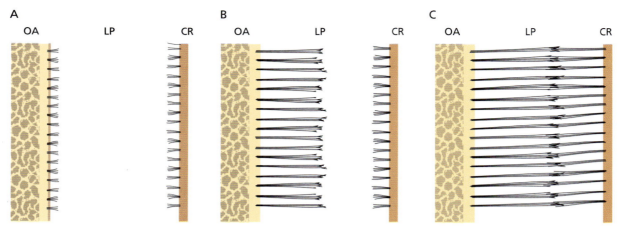

Figura 1.61 O desenvolvimento das principais fibras do ligamento periodontal. **A.** Primeiro, tocos curtos de fibras colágenas semelhantes a escovas embutidos no cemento radicular (CR) e no osso alveolar propriamente dito (OA) projetam-se no espaço do ligamento periodontal (LP). **B.** Mais tarde, os tocos de fibra curta se estendem gradualmente para o espaço do ligamento periodontal. **C.** As fibras colágenas originárias do cemento radicular e do osso aumentam em comprimento e espessura e se fundem para formar as principais fibras do ligamento periodontal.

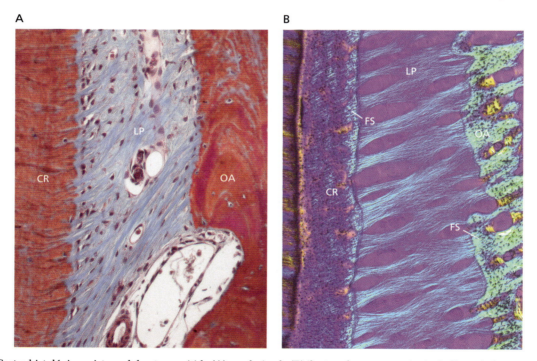

Figura 1.62 Cortes histológicos vistos sob luz transmitida (**A**) e polarizada (**B**) ilustrando como as principais fibras do ligamento periodontal (LP) correm entre o cemento radicular (CR) e o osso alveolar propriamente dito (OA). As fibras de colágeno que se inserem no cemento radicular e no osso são chamadas de fibras de Sharpey (FS).

de fato, uma rede contínua de células epiteliais circundando a raiz (Figura 1.65). Atualmente, sua função é desconhecida. No entanto, foi demonstrado que a rede epitelial está em contato com o epitélio juncional. Além disso, as terminações nervosas estão em contato tanto com os restos de células epiteliais de Malassez quanto com o epitélio juncional.

Cemento radicular

O cemento radicular é um tecido mineralizado especializado que reveste as superfícies radiculares e, ocasionalmente, pequenas porções das coroas dos dentes, podendo estender-se também para o canal radicular. Em humanos e ao contrário do tecido ósseo, o cemento não contém vasos sanguíneos ou linfáticos, não tem inervação, não sofre remodelagem nem reabsorção fisiológicas, porém se caracteriza por formação contínua ao longo da vida. Como outros tecidos mineralizados, contém fibras colágenas embutidas em matriz orgânica. Sua porção mineral, que é principalmente hidroxiapatita, é aproximadamente 65% de seu peso, um pouco mais que no osso (60%). Os vários tipos de cemento desempenham diferentes funções. Um tipo de cemento conecta as fibras principais do ligamento periodontal à raiz. Outro tipo de cemento contribui para o processo de reparo após danos à superfície radicular e também ajusta a posição dos dentes às novas demandas.

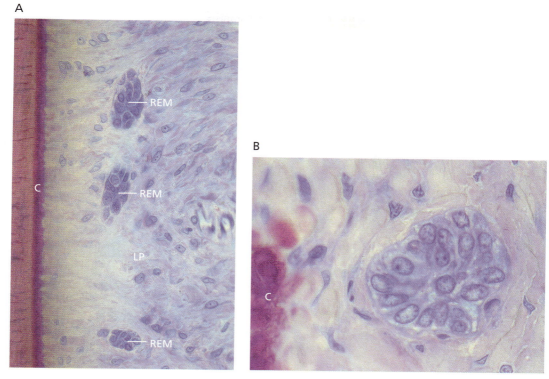

Figura 1.63 A. Micrografia de luz mostrando três aglomerados de células epiteliais, chamados restos de células epiteliais de Malassez (REM), no ligamento periodontal (LP) próximo à superfície do cemento (C). **B.** Ampliação maior de um grande aglomerado de restos de células epiteliais de Malassez próximo à superfície do cemento.

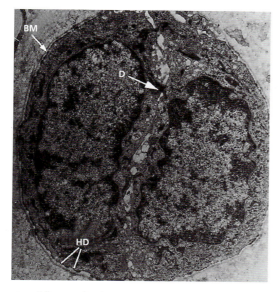

Figura 1.64 Micrografia eletrônica de transmissão ilustrando restos de células epiteliais de Malassez circundadas por uma membrana basal (BM) e hemidesmossomos (HD). Os desmossomos (D) conectam células epiteliais vizinhas.

Diferentes formas de cemento têm sido descritas:

1. *Cemento acelular afibrilar* (CAA) é encontrado principalmente na porção cervical do esmalte
2. *Cemento acelular de fibras extrínsecas* (CAFE) é encontrado nas porções coronal e média da raiz e contém principalmente feixes de fibras de Sharpey. Esse tipo de cemento é uma parte importante dos tecidos de inserção e conecta

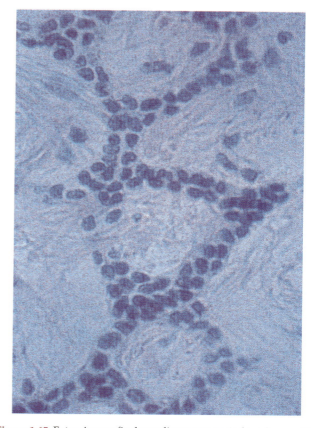

Figura 1.65 Fotomicrografia de um ligamento periodontal removido de um dente extraído e seccionado tangencialmente à superfície radicular mostrando que os restos celulares epiteliais de Malassez formam uma rede contínua de células epiteliais ao redor da raiz.

o dente ao osso alveolar propriamente dito. Pode ser denominado "cemento de fixação"
3. *Cemento celular estratificado misto* (CCEM) é encontrado no terço apical das raízes e nas áreas de ramificação. Ele contém fibras extrínsecas e intrínsecas, assim como cementócitos. Pode ser denominado "cemento reativo", pois reage mais prontamente à tensão mecânica
4. *Cemento celular de fibras intrínsecas* (CCFI) é encontrado principalmente nas lacunas de reabsorção e contém fibras intrínsecas e cementócitos. Pode ser chamado de "cemento reparador".

Exemplos histológicos do aparato de fixação dentária são mostrados na Figura 1.66. Observado sob luz polarizada (Figura 1.66A), pode ser visto que as fibras colágenas principais do ligamento periodontal localizam-se entre a raiz revestida por cemento e o processo alveolar coberto com osso fasciculado. As porções das fibras principais do ligamento periodontal engastadas no cemento radicular e no osso fasciculado são chamadas fibras de Sharpey. Fibras oxitalânicas são particularmente encontradas no ligamento periodontal (Figura 1.66B). Elas correm paralelas à raiz, com algumas fibras dobrando-se ao cemento onde se fixam. Muitas fibras oxitalânicas são vistas em redor dos vasos sanguíneos presentes no ligamento periodontal. Esse tipo de fibra atua na mecanotransdução entre a raiz do dente e o ligamento periodontal.

Cemento acelular afibrilar (ACC)

O ACC prevalece na região da junção dentinocemental da JCE, onde recobre pequenas áreas do esmalte cervical (Figura 1.67A). Não contém células, tampouco fibras colágenas. Forma segmentos isolados no esmalte ou é contíguo com o CAFE. O ACC forma-se quando o epitélio reduzido do esmalte regride ou desintegra focalmente de tal forma que a superfície exposta do esmalte entra em contato com o tecido conjuntivo frouxo circundante. No microscópio eletrônico de transmissão, o AAC se estende do CAFE em direção coronal (Figura 1.67B). O aspecto em camadas do AAC indica os períodos de deposição e descanso. A função do AAC ainda não foi esclarecida.

Cemento acelular de fibras extrínsecas (CAFE)

O CAFE é formado concomitantemente à formação da dentina radicular. No início do desenvolvimento radicular, a bainha da raiz epitelial de Hertwig, que recobre a recém-formada pré-dentina, torna-se fragmentada. Cementoblastos começam então a sintetizar fibras colágenas que são implantadas aproximadamente em ângulo reto à superfície dental. Durante a formação contínua do CAFE, porções dessas fibras colágenas curtas adjacentes à raiz são integradas ao cemento mineralizado. A Figura 1.68 mostra o avanço da mineralização do CAFE. Fibras colágenas curtas, assemelhando-se a

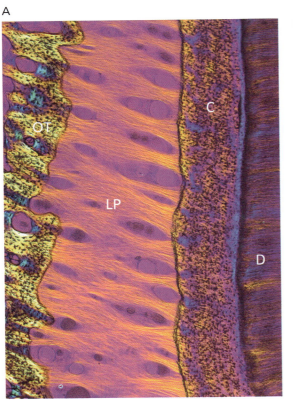 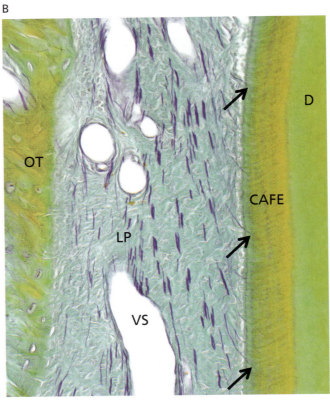

Figura 1.66 Fotomicrografias ilustrando o aparato de fixação dentária. **A.** Sob luz polarizada, pode ser visto que as principais fibras de colágeno do ligamento periodontal (LP) se estendem entre a raiz coberta com cemento (C) e a parede do alvéolo coberta com osso alveolar propriamente dito ou osso trabeculado (OT). **B.** Quando uma seção de parafina é corada com a técnica de oxona aldeído-fucsina-halmi, as fibras oxitalânicas mostram um arranjo apicocoronal com algumas fibras inseridas (*setas*) no cemento acelular de fibras extrínsecas (CAFE). Muitas fibras oxitalânicas estão associadas aos vasos sanguíneos (VS). D = dentina

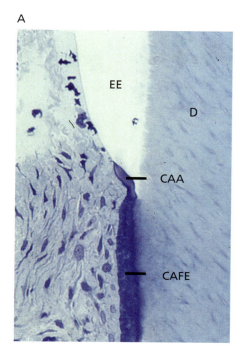 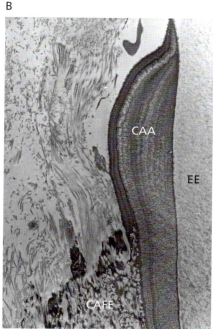

Figura 1.67 Micrografias ópticas (**A**) e eletrônicas de transmissão (**B**) ilustrando a morfologia do cemento acelular afibrilar (CAA), que predomina na região da junção cemento-esmalte. O material moderadamente denso em elétrons no espaço do esmalte (EE) adjacente ao CAA representa a matriz residual do esmalte. CAFE = cimento acelular de fibras extrínsecas; D = dentina.

franjas e constituindo as futuras fibras de Sharpey, cobrem a superfície radicular e se projetam da dentina para o espaço do ligamento periodontal (Figura 1.68A). Uma camada de cemento ainda não é visível. Mais tarde, no entanto, uma camada de cemento mineralizado, na qual as bases das fibras curtas de colágeno estão inseridas como fibras de Sharpey, é discernível (Figura 1.68B). Quando o dente se aproxima do nível oclusal, as fibras curtas de colágeno tornam-se alongadas e finalmente se fundem com as fibras de colágeno que se projetam do osso para o ligamento periodontal (Figura 1.68C) (ver também a Figura 1.61).

Essas micrografias demonstram que as fibras de Sharpey no cemento são uma continuação direta das fibras principais no ligamento periodontal e no tecido conjuntivo supra-alveolar. O CAFE aumenta ao longo da vida com uma taxa de crescimento muito lenta (1,5 a 4,0 µm/ano). Nas superfícies radiculares mesiais, o crescimento é mais lento do que nas superfícies radiculares distais, um fenômeno relacionado ao deslocamento mesial dos dentes.

Uma micrografia eletrônica de varredura de uma superfície fraturada e não descalcificada de CAFE demonstra como as fibras extrínsecas se conectam à dentina, atravessam a camada mineralizada do cemento como fibras de Sharpey e deixam a camada de cemento como as principais fibras colágenas do ligamento periodontal (Figura 1.69A). Em um corte de tecido ultrafino, pode-se ver que as fibras de Sharpey (*i. e.*, as fibras colágenas extrínsecas do CAFE), vindas da superfície da dentina, atravessam a camada de cemento mineralizado e continuam fora do cemento, na forma de fibras colágenas principais para o ligamento periodontal (Figura 1.69B). Uma ampliação maior demonstra como as fibras de Sharpey saem do cemento na frente de mineralização e seguem como fibras principais do ligamento periodontal (Figura 1.70A). Cementoblastos ocupam o espaço entre as fibrilas colágenas densamente acondicionadas. O padrão transversal característico das fibrilas colágenas é mascarado no cemento pelas proteínas não colágenas. A mineralização ocorre pela deposição de cristais de hidroxiapatita, primeiramente nas fibras colágenas, posteriormente na superfície da fibra e, por fim, na matriz interfibrilar. Imunomarcação de alta resolução de CAFE na frente de mineralização mostra a distribuição de sialoproteína óssea, uma proteína não colágena envolvida na regulação da mineralização de tecidos duros colagenosos (Figura 1.70B). Partículas de ouro marcam a matriz interfibrilar do cemento mineralizado, enquanto as fibrilas colágenas não mascaradas que saem do cemento e se estendem para o ligamento periodontal não são marcadas.

Cemento celular estratificado misto (CCEM)

Ao contrário do CAFE, o CCFI contém células e fibras intrínsecas. É constituído por camadas alternadas de CAFE e CCFI (Figura 1.71A). Enquanto as fibras de Sharpey extrínsecas atravessam a camada de cemento, saindo dela na frente de mineralização, as fibras intrínsecas localizam-se completamente dentro do cemento. As células que são incorporadas no cemento chamam-se *cementócitos*. O CCEM é depositado durante o período funcional do dente. A estratificação de CCEM é habitualmente irregular. Tal cemento é encontrado nas partes média e apical das superfícies das raízes, bem como nas furcas. O cemento torna-se consideravelmente mais largo na porção apical da raiz do que na porção cervical. Na parte apical da raiz, o cemento tem frequentemente

32 Parte 1 Anatomia

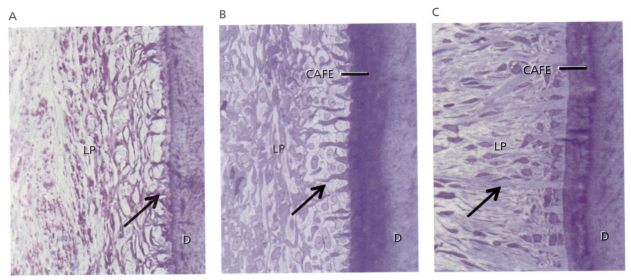

Figura 1.68 Estas fotomicrografias ilustram os estágios de desenvolvimento do cemento acelular de fibras extrínsecas (CAFE). **A.** Pequenos fragmentos de fibras colágenas (*seta*), as futuras fibras de Sharpey, projetam-se da superfície da dentina (D) para dentro do ligamento periodontal (LP) antes que uma camada de cemento seja discernível. **B.** Posteriormente, as bases das fibras colágenas curtas (*seta*) estão inseridas no cemento mineralizado. **C.** Mesmo mais tarde, a maioria das fibras de colágeno agora são alongadas (*setas*) e continuam no espaço do ligamento periodontal.

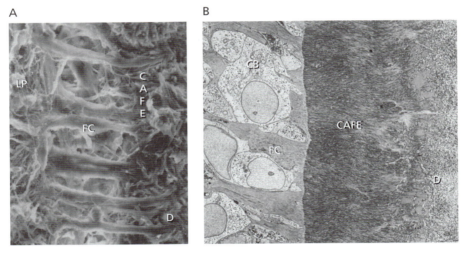

Figura 1.69 Micrografias eletrônicas de varredura (**A**) e de transmissão (**B**) ilustrando o cemento acelular de fibras extrínsecas (CAFE). Fibras de colágeno (FC), deixando a camada de cemento na frente de mineralização, continuam no espaço do ligamento periodontal (LP). Os cementoblastos (CB) ocupam os espaços entre as fibras colágenas salientes. **A.** Fratura de uma amostra não descalcificada. **B.** Corte ultrafino de uma amostra descalcificada. D = dentina.

150 a 250 μm ou mais de largura. O cemento frequentemente contém linhas incrementais, indicando períodos alternados de formação e descanso.

Cemento celular de fibra intrínseca (CCFI)

Esse tipo de cemento faz parte do CCEM ou é encontrado sozinho em locais na superfície radicular que sofrem reparo após a reabsorção radicular. Os cementócitos são numerosos e residem em lacunas na matriz mineralizada (Figura 1.71B). Os cementócitos comunicam-se através de uma rede de prolongamentos citoplasmáticos localizados em canalículos do cemento. A maior parte dos prolongamentos celulares aponta para a superfície do cemento. Os cementócitos também se comunicam com os cementoblastos na superfície por meio de prolongamentos citoplasmáticos. Os cementócitos possibilitam o transporte de nutrientes e de escórias metabólicas através do cemento, além de contribuir para a manutenção da vitalidade desse tecido mineralizado.

O cementoide, a matriz de cemento ainda não mineralizada, é revestida pelos cementoblastos. Eles são células grandes e cuboides com um núcleo redondo rico em eucromatina. A abundância de retículo endoplasmático rugoso indica que tais células são extremamente ativas e produzem proteínas que são secretadas para o espaço extracelular. Essas células produzem uma bainha cementoide, que consiste em matriz colagenosa posteriormente mineralizada. Em geral, o CAFE é mais mineralizado do que o CCEM e o CCFI. Algumas vezes,

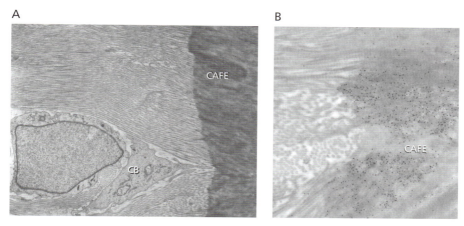

Figura 1.70 Micrografias eletrônicas de transmissão de cemento acelular de fibras extrínsecas (CAFE) na frente de mineralização. **A.** As fibras de Sharpey deixam o cemento na frente de mineralização e continuam como principais fibras do ligamento periodontal. Cementoblastos (CB) ocupam o espaço entre as fibrilas de colágeno densamente compactadas. **B.** A imuno-histoquímica de alta resolução com marcação imunogold para sialoproteína óssea mostra (*pequenos pontos pretos*) que essa proteína não colágena está presente principalmente na matriz interfibrilar do cemento.

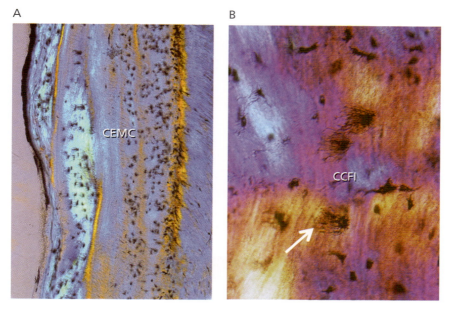

Figura 1.71 Seções de solo vistas sob luz polarizada ilustrando (**A**) cemento estratificado misto celular (CEMC) e (**B**) cemento celular de fibras intrínsecas (CCFI). As células pretas são cementócitos que residem em lacunas no CCFI. A *seta* aponta para processos citoplasmáticos.

apenas a periferia das fibras de Sharpey do CCEM é mineralizada, com um centro não mineralizado dentro da fibra. Os cementócitos são cementoblastos integrados à matriz do cemento. São encontrados nas lacunas por meio das quais diversos canalículos atravessam a matriz do cemento e se comunicam com os cementócitos próximos (Figura 1.72B). As lacunas dos cementócitos nas porções mais profundas do cemento com frequência parecem vazias, o que pode ser atribuído ao fato de que a distância crítica para a troca de metabólitos foi excedida.

Osso do processo alveolar

Anatomia macroscópica

O processo alveolar é definido como as partes da maxila e da mandíbula que formam os alvéolos dos dentes e dão suporte a esses alvéolos. O processo alveolar estende-se a partir do osso basal da mandíbula e desenvolve-se em associação com o desenvolvimento e a erupção dos dentes (ver Figura 1.60). O processo alveolar consiste em osso, o qual é formado tanto pelas células do folículo dentário (a fim de produzir o osso alveolar propriamente dito) como por células independentes desse folículo (a fim de produzir o osso alveolar). Em conjunto com o cemento radicular e o ligamento periodontal, o osso alveolar propriamente dito constitui o peridonto de inserção dos dentes, cuja função principal é distribuir as forças geradas, por exemplo, pela mastigação e por outros contatos dentários.

Em um corte transversal através do processo alveolar da maxila no nível da porção média das raízes dentárias, pode-se ver que o osso que cobre as superfícies radiculares é consideravelmente mais espesso do lado palatino que do lado vestibular da maxila (Figura 1.73). Anatomicamente, as paredes dos alvéolos (osso alveolar propriamente dito; *setas*), bem como as paredes externas do processo alveolar, são constituídas por *osso cortical*. A área rodeada pelas paredes de osso cortical é ocupada por *osso trabecular (esponjoso)*. Assim, o osso esponjoso ocupa a maior parte dos septos interdentais, mas apenas uma porção relativamente pequena das paredes vestibular e palatina. O osso esponjoso contém trabéculas ósseas, cuja arquitetura e tamanho são determinados, em parte, geneticamente e, em parte, pelas forças a que os dentes estão expostos durante a função. Observe como o osso nas faces vestibular e palatina do processo alveolar varia em espessura de uma região para outra.

Na mandíbula, o osso que recobre as paredes dos alvéolos (osso alveolar propriamente dito) frequentemente é contínuo com o osso compacto ou cortical das faces lingual e vestibular do processo alveolar (Figura 1.74). Observe como, nos lados vestibular e lingual do processo alveolar, o osso varia de espessura de uma região para outra. Nas regiões de incisivos e pré-molares, a lâmina óssea cortical das faces

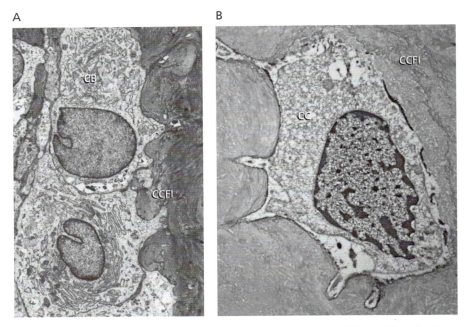

Figura 1.72 Micrografias eletrônicas de transmissão ilustrando (**A**) a superfície do cemento celular de fibras intrínsecas (CCFI) recoberta por cementoblastos (CB) e (**B**) um cementócito (CC) em sua lacuna e circundado por matriz mineralizada.

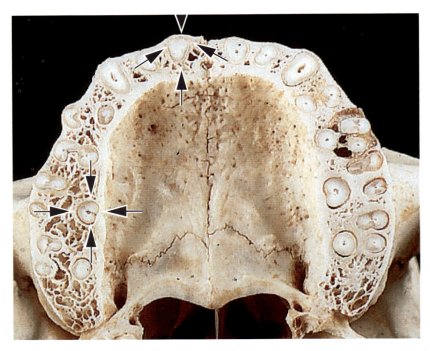

Figura 1.73 Corte transversal através do processo alveolar (*pars alveolaris*) da maxila no nível médio da raiz dos dentes. As *setas* indicam as paredes dos alvéolos, o osso alveolar propriamente dito.

vestibulares dos dentes é consideravelmente mais delgada do que a da face lingual. Na região molar, o osso é mais espesso na face vestibular do que na lingual.

Na face vestibular, particularmente na região frontal, da mandíbula, a cobertura óssea das raízes é algumas vezes muito fina ou completamente inexistente (Figura 1.75). Uma área sem cobertura óssea na porção marginal da raiz chama-se *deiscência*. Se houver osso na parte mais coronal do osso vestibular, mas o defeito for mais apical, ele é chamado *fenestração*. Esses defeitos geralmente ocorrem onde um dente, durante a erupção, foi removido do arco e são mais frequentes nos dentes anteriores do que nos posteriores. Nesses defeitos, a raiz é coberta apenas por tecido conjuntivo frouxo aderido e pela mucosa sobrejacente.

Cortes verticais através de várias regiões da arcada inferior mostram como a espessura da parede óssea varia consideravelmente nas faces vestibular e lingual dos dentes; por exemplo, das regiões de pré-molares para a de molares (Figura 1.76). Note, por exemplo, como a linha oblíqua (*linea obliqua*) resulta em uma projeção óssea em forma de prateleira (*setas*) na face vestibular do segundo e do terceiro molares.

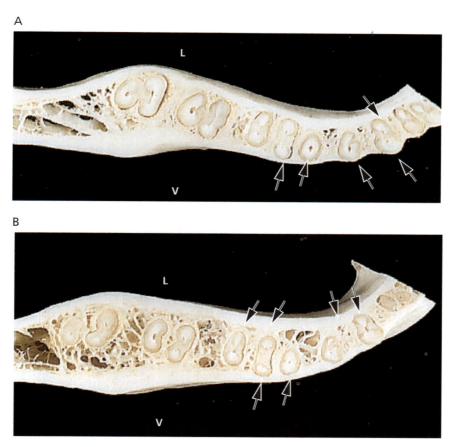

Figura 1.74 Cortes transversais através do processo alveolar mandibular em níveis correspondentes aos terços coronal (**A**) e apical (**B**) das raízes. As *setas* indicam o osso do processo alveolar. L = lingual; V = vestibular.

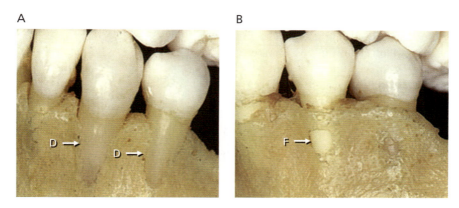

Figura 1.75 Aspecto vestibular dos maxilares. A cobertura óssea das raízes é ocasionalmente muito fina ou totalmente ausente. **A.** Uma deiscência (D) é uma área sem cobertura óssea na porção marginal da raiz. **B.** Uma fenestração (F) é um defeito ósseo onde algum osso está presente coronal à região do defeito.

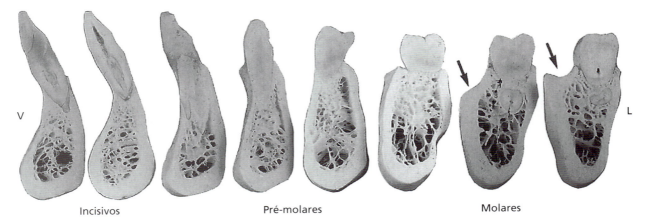

Figura 1.76 Seções verticais através de várias regiões da dentição mandibular. A parede óssea nas faces vestibular (V) e lingual (L) dos dentes varia consideravelmente em espessura. As *setas* indicam um processo ósseo semelhante a uma prateleira na face vestibular dos segundos e terceiros molares.

Anatomia microscópica

Em um corte através do septo interproximal entre dois pré-molares, o osso alveolar propriamente dito denso é visto voltado para o ligamento periodontal dos dois dentes, enquanto osso trabecular ocupa a área entre o osso alveolar propriamente dito (Figura 1.77).

O osso mineralizado na área de furca, bem como no septo (Figura 1.77), é constituído por osso lamelar (incluindo lamelas circunferenciais, ósteons lamelares concêntricos e lamelas intersticiais), enquanto a medula óssea contém adipócitos e estruturas vasculares (Figura 1.78).

Osso mineralizado voltado para o ligamento periodontal, o osso alveolar propriamente dito ou o osso fasciculado (*bundle bone*), tem cerca de 250 a 500 μm de largura (Figura 1.79). O osso alveolar propriamente dito é constituído por osso lamelar, incluindo lamelas circunferenciais. Como já foi dito, o osso alveolar propriamente dito, com o ligamento periodontal e o cemento, é responsável pela inserção do dente na estrutura óssea. Ao contrário do osso alveolar propriamente dito, o osso alveolar é um tecido de origem mesenquimal e não é considerado parte genuína do periodonto de inserção. Tanto o osso alveolar quanto o osso alveolar propriamente dito podem, em consequência de demandas funcionais alteradas, sofrer modificações adaptativas.

A composição do tecido duro na área de ramificação é ilustrada em um desenho esquemático na Figura 1.80. O osso lamelar é composto de três ósteons com um vaso sanguíneo no canal de Havers localizado ao centro. Uma lamela intersticial localiza-se entre os ósteons e representa um ósteon antigo e parcialmente remodelado. O osso alveolar propriamente dito recobre as lamelas e está representado pelas linhas escuras. As fibras de Sharpey inserem-se no osso alveolar propriamente dito.

Os ósteons constituem os blocos de construção do osso lamelar (Figura 1.81). No centro de um ósteon está o canal de Havers, que abriga um vaso sanguíneo. O espaço entre os diferentes ósteons é preenchido com lamelas intersticiais, restos de ósteons mais velhos. Os ósteons são não apenas unidades estruturais, mas também metabólicas.

Assim, a nutrição das células ósseas (osteoblastos, osteócitos e osteoclastos) é garantida pelos vasos sanguíneos existentes nos canais de Havers e nos vasos nos chamados canais de Volkmann.

A região limítrofe entre o osso alveolar propriamente dito, o osso do feixe e o osso alveolar destaca as características

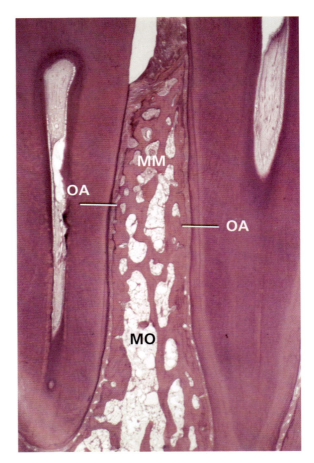

Figura 1.77 Corte histológico ilustrando o osso do septo interproximal entre dois pré-molares. O osso alveolar propriamente dito (OA) está voltado para o ligamento periodontal dos dois dentes. MM = matriz mineralizada de osso esponjoso; MO = medula óssea.

Capítulo 1   Anatomia e Histologia dos Tecidos Periodontais   **37**

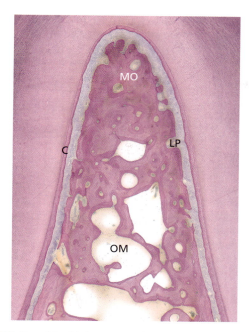

Figura 1.78 Corte histológico mostrando o tecido ósseo dentro da área de furca de um molar inferior. C = cemento radicular; LP = ligamento periodontal; MO = medula óssea; OM = osso mineralizado.

dos dois tipos de osso (Figura 1.82). O osso alveolar é de natureza lamelar e, portanto, composto de ósteons, que incluem um canal de Havers com vasos sanguíneos sem centro de cada ósteon. Em contraste, o osso alveolar propriamente dito não é feito de ósteons. Ele contém fibras de Sharpey, linhas de repouso e muitos osteócitos, mas nenhum vaso sanguíneo. Além disso, o ósteon contém numerosos osteócitos. Eles residem em lacunas dentro do osso lamelar e se conectam entre si por meio de canalículos que contêm saliências citoplasmáticas dos osteócitos (Figura 1.83). Os canalículos também conectam os osteócitos periféricos com os osteoblastos na superfície óssea (Figura 1.84).

Os osteócitos têm muitos prolongamentos citoplasmáticos que irradiam em diferentes direções (Figura 1.85) e se comunicam entre si (Figura 1.86) e com osteoblastos ou células de revestimento ósseo na superfície óssea (Figura 1.84) via longos e delicados prolongamentos citoplasmáticos situado dentro dos canalículos. O resultado do sistema canalículo-lacuna é essencial para o metabolismo da célula, pois permite a difusão de nutrientes e produtos tóxicos. A superfície entre os osteócitos e seus prolongamentos citoplasmáticos, de um lado, e a matriz calcificada, do outro, é muito grande. Calcula-se que a interface entre a matriz e as

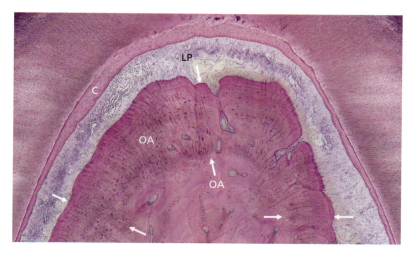

Figura 1.79 Corte histológico através da área de furca mostrando o osso alveolar propriamente dito (OA) ou o osso do feixe (*entre as setas*); C = cemento radicular; LP = ligamento periodontal; OA = osso alveolar propriamente dito.

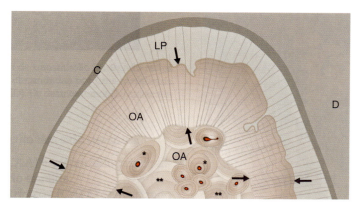

Figura 1.80 A composição do tecido duro da área de furca na Figura 1.79. Observe a inserção das fibras de Sharpey no osso alveolar propriamente dito (OA, *setas*) e o pacote de ósteons no osso alveolar (OA). C = cemento; D = dentina; LP = ligamento periodontal; * = lamelas concêntricas; ** = lamelas intersticiais.

38 Parte 1 Anatomia

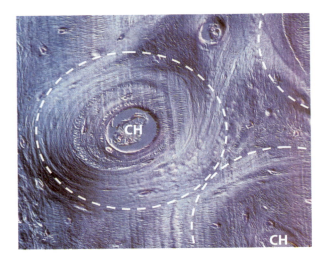

Figura 1.81 Corte histológico mostrando uma porção de osso lamelar que contém ósteons (*círculos brancos*). Cada ósteon abriga um canal de Havers (CH) no centro.

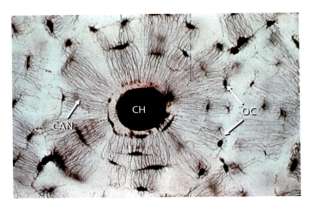

Figura 1.83 Cortes histológicos mostrando numerosos osteócitos (OC) que residem em lacunas em um ósteon dentro do osso lamelar. Os osteócitos se conectam via canalículos (CAN) que contêm saliências citoplasmáticas dos osteócitos. CH = canal de Havers.

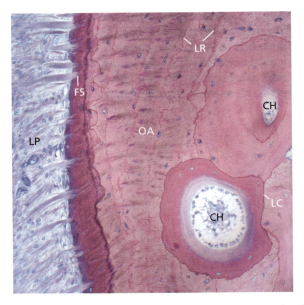

Figura 1.82 Micrografia mostrando a fronteira entre o osso alveolar propriamente dito (OA), o osso do feixe e o osso alveolar que inclui um ósteon antigo e um novo. Um canal de Havers (CH) está no centro dos ósteons. O osso alveolar propriamente dito contém fibras de Sharpey (FS, estrias), que na direção lateral se estendem até o ligamento periodontal (LP). LC = linha de cimento; LR = linhas de reversão.

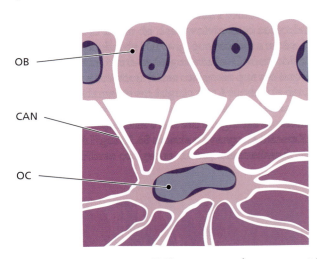

Figura 1.84 Como os osteócitos (OC), presentes em lacunas na matriz óssea mineralizada, também se comunicam com os osteoblastos (OB) na superfície óssea através dos canalículos (CAN).

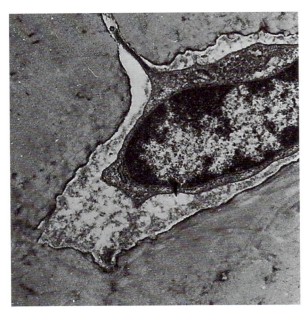

Figura 1.85 Micrografia eletrônica de transmissão mostrando um osteócito residindo em sua lacuna, que é cercada pela matriz óssea mineralizada.

células em um cubo de osso de 10 × 10 × 10 cm chega a ter cerca de 250 m². Essa enorme superfície de troca serve como um regulador, por exemplo, para os níveis séricos de cálcio e fosfato por meio de mecanismos hormonais de controle.

Todos os locais ativos de formação óssea abrigam osteoblastos, que ficam entre a matriz óssea e o periósteo (Figura 1.87). Na "superfície interna" do osso, isto é, no espaço do osso medular, existe um endósteo, que tem características semelhantes às do periósteo.

O osso alveolar renova-se constantemente em resposta às demandas funcionais. Durante a vida, os dentes erupcionam e migram em direção mesial para compensar a atrição. Essa movimentação dos dentes acarreta a remodelação do

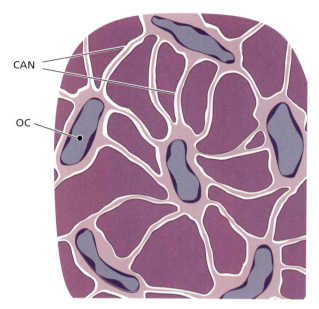

Figura 1.86 Como os osteócitos vizinhos (OC) se comunicam entre si por meio de seus prolongamentos citoplasmáticos dentro dos canalículos (CAN) no osso.

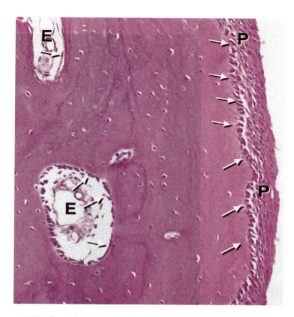

Figura 1.87 Corte histológico ilustrando osso. Os osteoblastos (*setas*) estão imprensados entre a matriz óssea e o periósteo (P). A superfície interna do osso, voltada para a medula óssea, é coberta pelo endósteo (E).

osso alveolar. Durante o processo de remodelação, as trabéculas ósseas são continuamente reabsorvidas e novamente formadas, e a massa do osso cortical é removida e substituída por novo osso. A linha de repouso na matriz óssea mineralizada documenta as fases de formação e repouso do osso (Figura 1.88). Durante a decomposição do osso cortical, são formados canais de reabsorção por meio de osteoblastos. Esses canais, que contêm um vaso sanguíneo no centro, posteriormente são preenchidos por novo osso pela formação de lamelas dispostas em camadas concêntricas ao redor do vaso sanguíneo (Figura 1.88).

A reabsorção do osso está sempre associada com os *osteoclastos* (Figura 1.89). Essas são células grandes e com múltiplos núcleos, especializadas na degradação da matriz e dos minerais. Os osteoclastos são células hematopoéticas (derivadas de monócitos na medula óssea). A reabsorção do tecido duro ocorre pela liberação de produtos ácidos (ácido láctico etc.), o que forma um ambiente ácido no qual os sais minerais são dissolvidos. As substâncias orgânicas remanescentes são eliminadas por enzimas proteolíticas e fagocitose osteoclástica. Os osteoclastos em reabsorção ativa aderem à superfície óssea por meio de receptores e produzem lacunas chamadas *lacunas de Howship*. Os osteoclastos apresentam motilidade e são capazes de migrar na superfície do osso.

Unidades ósseas multicelulares sempre são encontradas no tecido ósseo durante a remodelação ativa (Figura 1.90). A unidade óssea multicelular tem uma frente de reabsorção caracterizada por osteoclastos e uma frente de formação caracterizada por osteoblastos.

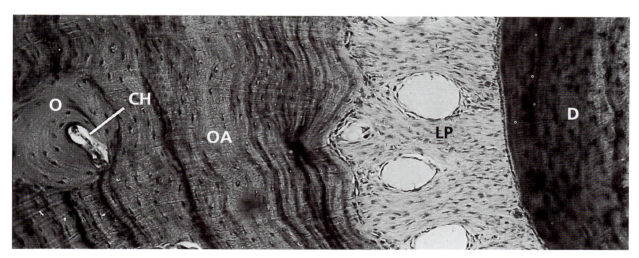

Figura 1.88 Micrografia de uma seção horizontal ilustrando o aparelho de fixação do dente, que consiste em dente (D), ligamento periodontal (LP) e osso alveolar propriamente dito (OA). Numerosas linhas de repouso no osso alveolar propriamente dito (OA) documentam fases de formação óssea ativa e repouso. Um novo ósteon (O) com um canal central de Havers (CH) demarca a borda do osso alveolar lamelar.

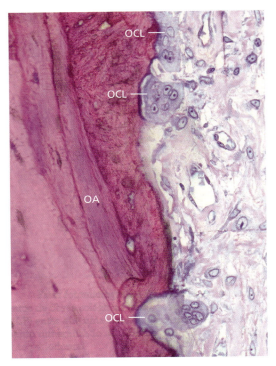

Figura 1.89 Micrografia ilustrando três locais de reabsorção revestidos por osteoclastos (OCL) na superfície do osso alveolar (OA).

Tanto o osso cortical quanto o esponjoso sofrem constante remodelagem (*i. e.*, reabsorção seguida por formação) em resposta à inclinação dos dentes e às mudanças nas forças funcionais que agem sobre os dentes. A Figura 1.91 ilustra a sequência de remodelação. A remodelação do osso trabecular inicia-se com a reabsorção da superfície óssea pelos osteoclastos (Figura 1.91A). Após um curto período, os osteoblastos (OB) começam a depositar novo osso (Figura 1.91B), e, finalmente, uma unidade óssea multicelular é formada, claramente delineada por uma linha de reversão (Figura 1.91C).

Fibras colágenas do ligamento periodontal estão inseridas no osso mineralizado que reveste a parede do alvéolo dentário (Figura 1.92). Esse osso, chamado de osso alveolar propriamente dito ou osso fasciculado, apresenta uma alta taxa de renovação. As porções das fibras colágenas inseridas no osso fasciculado são chamadas de fibras de Sharpey. Essas fibras são mineralizadas em sua periferia, porém com frequência têm um núcleo central não mineralizado. Os feixes de fibras colágenas que se inserem no osso fasciculado em geral têm um diâmetro maior e são menos numerosos do que os feixes de fibras correspondentes do cemento, no lado oposto do ligamento periodontal. Os feixes individuais de fibras podem ser seguidos em toda a sua trajetória desde o osso alveolar até o cemento. Todavia, a despeito de estar no mesmo feixe de fibras, o colágeno adjacente ao osso é sempre menos maduro do que aquele vizinho ao cemento. O colágeno do lado do dente tem uma taxa de renovação baixa. Assim, enquanto o colágeno adjacente ao osso é renovado com relativa rapidez, o colágeno adjacente à superfície radicular é renovado lentamente ou não é todo renovado.

Suprimento sanguíneo do periodonto

O suprimento sanguíneo dos dentes e tecidos periodontais está ilustrado na Figura 1.93. A *artéria dentária (arteria dentalis)*, que é um ramo da artéria alveolar *superior* ou *inferior* (*arteria alveolaris inferior*), emite a *artéria intrasseptal (arteria interseptalis)* antes de penetrar no alvéolo. Os ramos terminais da *artéria intrasseptal (ramos perfurantes)* penetram no osso alveolar propriamente dito pelos canais em todos os níveis do alvéolo (ver Figura 1.77). No espaço do ligamento periodontal, eles se anastomosam com os vasos sanguíneos originários da porção apical do ligamento periodontal e com os demais ramos terminais da artéria intrasseptal. Antes de penetrar no canal radicular, a artéria dentária fornece ramos que suprem a porção apical do ligamento periodontal.

O suprimento sanguíneo dos dentes e dos tecidos periodontais é ilustrado na Figura 1.94. A gengiva é irrigada principalmente por vasos sanguíneos *supraperiosteais*, que são ramos terminais da *artéria sublingual (arteria sublingualis)*, a artéria mentual (*arteria mentalis*), a *artéria bucal (arteria buccalis)*, a *artéria facial (arteria facialis)*, a *artéria palatina maior (arteria palatina major)*, a *artéria infraorbitária (arteria*

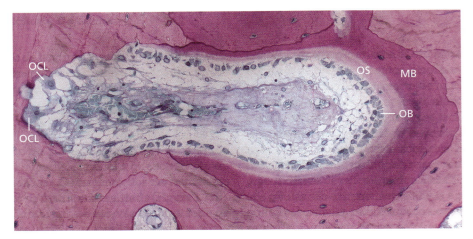

Figura 1.90 Corte histológico de osso compacto ilustrando uma unidade óssea multicelular caracterizada pela presença de osteoclastos (OCL) na frente de reabsorção e osteoblastos (OB) na frente de formação. MB = matriz óssea mineralizada; OS = osteoide.

Capítulo 1 Anatomia e Histologia dos Tecidos Periodontais 41

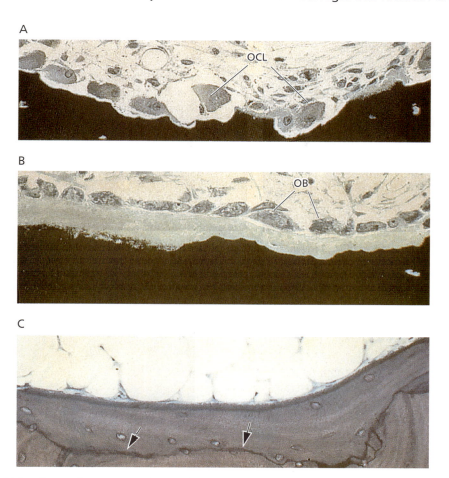

Figura 1.91 Cortes histológicos ilustrando a sequência de remodelação óssea com (**A**) reabsorção óssea por osteoclastos (OCL), (**B**) deposição de matriz óssea e mineralização por osteoblastos (OB) e (**C**) repouso. Uma linha de reversão (linha de cimento) (*setas*) demarca o novo do osso antigo.

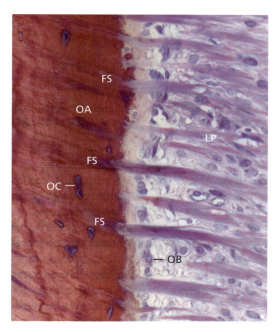

Figura 1.92 Micrografia ilustrando a inserção das fibras do ligamento periodontal (LP) no osso alveolar propriamente dito (OA) ou osso do feixe que reveste a parede do alvéolo dentário. As fibras de Sharpey (FS) atravessam o feixe ósseo, os osteoblastos (OB) revestem a superfície óssea e os osteócitos (OC) estão presentes em suas lacunas circundadas pela matriz óssea mineralizada.

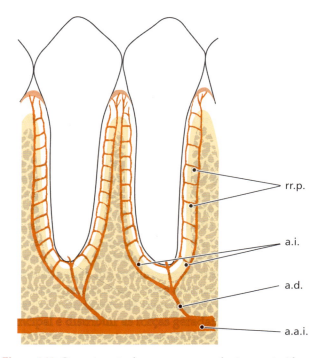

Figura 1.93 O suprimento de sangue para os dentes e os tecidos periodontais. a.a.i. = artéria alveolar superior ou inferior; a.d. = artéria dentária; a.i. = artéria intrasseptal; rr.p. = ramos terminais da artéria intrasseptal.

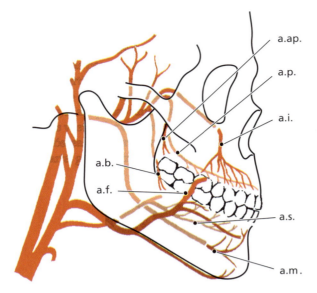

Figura 1.94 O suprimento de sangue para a gengiva. a.ap. = artéria dentária superior posterior; a.b. = artéria bucal; a.f. = artéria facial; a.i. = artéria infraorbitária; a.m. = artéria mental; a.p. = artéria palatina maior; a.s. = artéria sublingual.

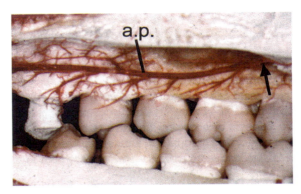

Figura 1.95 Trajeto da artéria palatina maior (a.p.) em um espécime de macaco que foi perfundido com plástico no sacrifício. Posteriormente, o tecido mole foi dissolvido. A *seta* indica o canal palatino maior.

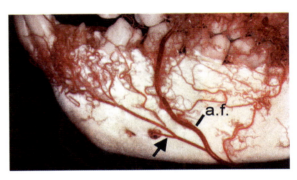

Figura 1.96 Uma anastomose (*seta*) entre a artéria facial (a.f.) e os vasos sanguíneos da mandíbula.

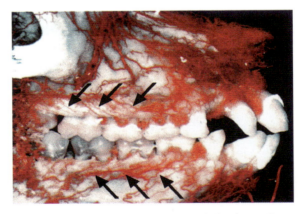

Figura 1.97 Ilustração de um segmento vestibular da maxila e mandíbula de um macaco que foi perfundido com plástico no sacrifício. Observe que o suprimento sanguíneo da gengiva vestibular se dá principalmente por meio de vasos sanguíneos supraperiosteais (*setas*).

infraorbitalis) e a artéria *dentária superior posterior* (*arteria dentalis superior posterioris*). A artéria palatina maior, que é um ramo terminal da *artéria palatina ascendente* (da *artéria maxilar*, "maxilar interno"), está localizada no *canal palatino maior* até o palato (Figura 1.95). À medida que avança em direção frontal, essa artéria emite ramos que suprem a mucosa mastigatória do palato.

Com frequência, diz-se que várias artérias suprem certas regiões bem definidas da dentição. Entretanto, na realidade, há inúmeras anastomoses entre as diferentes artérias (Figura 1.96). Desse modo, *todo o sistema de vasos sanguíneos*, em vez de grupos individualizados de vasos, deve ser visto como uma unidade que faz o suprimento dos tecidos duros e moles da maxila e da mandíbula.

O suprimento sanguíneo da gengiva vestibular se dá principalmente por meio de vasos sanguíneos *supraperiosteais* (Figura 1.97). Outra preparação de amostra demonstra que vasos sanguíneos originários de vasos no ligamento periodontal passam pela crista óssea alveolar e contribuem para o suprimento sanguíneo da gengiva livre (Figura 1.98).

Em uma amostra mais clara (Figura 1.99), a distribuição dos vasos sanguíneos é claramente visível. Durante seu trajeto para a gengiva livre, os vasos supraperiosteais emitem numerosos ramos para o *plexo subepitelial*, localizado imediatamente sob o epitélio gengival oral das gengivas livre e inserida. Esse plexo subepitelial, por sua vez, forma *alças capilares* delgadas para cada uma das papilas de tecido conjuntivo que se projetam para o epitélio gengival oral (visto em maior ampliação na Figura 1.100). O número dessas alças capilares é constante por um período prolongado de tempo e não se altera pela aplicação de epinefrina ou histamina na margem gengival. Isso indica que os vasos sanguíneos das partes laterais da gengiva, mesmo em condições normais, são plenamente utilizados, e que o fluxo sanguíneo da gengiva livre é inteiramente regulado por alterações de velocidade. Na gengiva livre, os vasos supraperiosteais se anastomosam com os vasos sanguíneos do ligamento periodontal e do osso. Sob o epitélio juncional, há um plexo de vasos sanguíneos denominado *plexo dentogengival*. Os vasos sanguíneos nesse plexo têm espessura de cerca de 40 μm, o que significa que são principalmente vênulas. Na gengiva sadia não são encontradas alças capilares no plexo dentogengival. Quando cortado paralelamente à subsuperfície do epitélio juncional, pode ser visto que o plexo dentogengival consiste em uma rede de malha fina de vasos sanguíneos (Figura 1.101).

Capítulo 1 Anatomia e Histologia dos Tecidos Periodontais 43

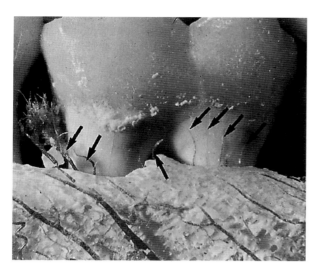

Figura 1.98 Vasos sanguíneos (*setas*) originários de vasos no ligamento periodontal passam pela crista óssea alveolar e contribuem para o suprimento sanguíneo da gengiva livre.

Um resumo dos vasos sanguíneos na gengiva livre é mostrado em um desenho esquemático tridimensional (Figura 1.102). Como afirmado anteriormente, o principal suprimento sanguíneo da gengiva livre deriva dos vasos sanguíneos *supraperiosteais* que, na gengiva, anastomosam com vasos sanguíneos do *osso alveolar* e do *ligamento periodontal*. O plexo subepitélio de vasos adjacentes ao epitélio gengival oral pode ser claramente visto. Da mesma maneira, o plexo dentogengival pode ser visto abaixo do epitélio juncional. Em condições normais, o plexo dentogengival compreende uma rede de malha fina sem alças capilares.

Os vasos sanguíneos do ligamento periodontal derivam de (1) ramos da artéria dentária, (2) ramos das artérias interalveolares e interradiculares e (3) das artérias supraperiosteais. A Figura 1.103 ilustra como os vasos que surgem da artéria intrasseptal no osso alveolar seguem através do canal de Volkmann para o ligamento periodontal, onde se anastomosam. Em uma seção cortada paralelamente à superfície da raiz (Figura 1.104), pode ser visto que, após penetrarem no ligamento periodontal, os vasos sanguíneos se anastomosam e formam uma rede poliédrica que circunda a raiz como se fosse uma meia. A maioria dos vasos sanguíneos do ligamento periodontal é encontrada próxima ao osso alveolar. Na parte coronal do ligamento periodontal, os vasos sanguíneos avançam no sentido coronal, ultrapassando a crista do osso alveolar e dirigindo-se para a gengiva livre (ver também Figura 1.98).

O suprimento sanguíneo do periodonto é resumido em um desenho esquemático (Figura 1.105). Os vasos sanguíneos no ligamento periodontal formam uma rede poliédrica que circunda a raiz. A gengiva livre é irrigada por vasos sanguíneos supraperiosteais, vasos sanguíneos do ligamento periodontal e vasos sanguíneos do osso alveolar.

O sistema circulatório (vasos sanguíneos e vasos linfáticos) é fundamental para o transporte de células e biomoléculas vitais e nutrientes por todo o corpo. Além do transporte dentro de vasos, há a chamada circulação *extravascular*, por meio da qual nutrientes e outras substâncias são transportados

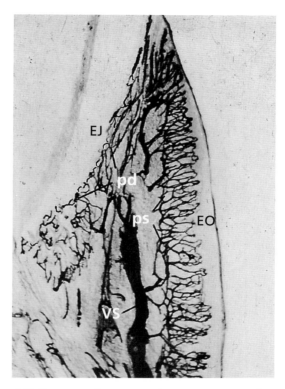

Figura 1.99 Vasos sanguíneos na gengiva em uma amostra de um macaco perfundido com tinta no momento do sacrifício. Posteriormente, o espécime foi tratado para tornar o tecido transparente (espécime limpo). O dente está à esquerda. pd = plexo dentogengival; EJ = epitélio juncional; EO = epitélio gengival oral; ps = plexo subepitelial; VS = vasos sanguíneos supraperiosteais.

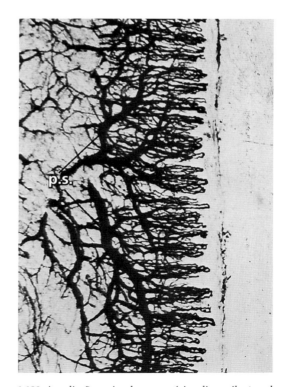

Figura 1.100 Ampliação maior de um espécime limpo ilustrando como o plexo subepitelial (p.s.), abaixo do epitélio gengival oral da gengiva livre e inserida, produz alças capilares finas para cada papila de tecido conjuntivo. Essas alças capilares têm um diâmetro de aproximadamente 7 μm, o que significa que são do tamanho de capilares verdadeiros.

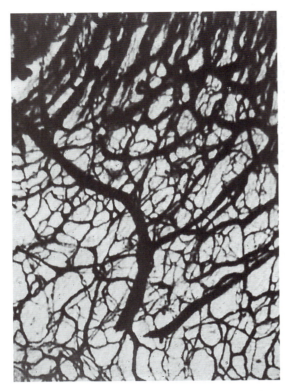

Figura 1.101 Maior ampliação de uma amostra limpa ilustrando o plexo dentogengival em uma seção paralela à subsuperfície do epitélio juncional. O plexo dentogengival consiste em uma rede de malha fina de vasos sanguíneos. Na parte superior da imagem, alças capilares pertencentes ao plexo subepitelial podem ser vistas abaixo do epitélio sulcular oral.

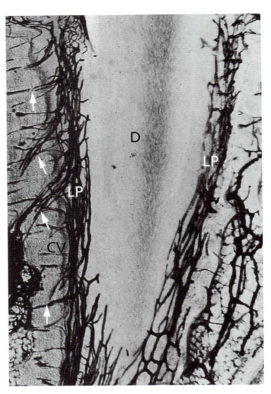

Figura 1.103 Espécime limpo através de um dente (D) com seu periodonto. Os vasos sanguíneos (ramos perfurantes; *setas*) que surgem da artéria intrasseptal no osso alveolar correm através de canais na parede do alvéolo, chamados canais de Volkmann (CV), no ligamento periodontal (LP), onde se anastomosam.

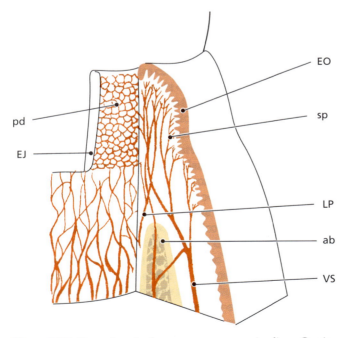

Figura 1.102 O suprimento de sangue para a gengiva livre. O principal suprimento sanguíneo para a gengiva livre deriva dos vasos sanguíneos supraperiosteais (VS). À direita, o epitélio gengival oral (EO) é representado com seu plexo de vasos subepitelial subjacente (sp). À esquerda, abaixo do epitélio juncional (EJ), observa-se o plexo dentogengival (pd), que, em condições normais, compreende uma fina rede de malha sem alças capilares. ab = osso alveolar; LP = ligamento periodontal.

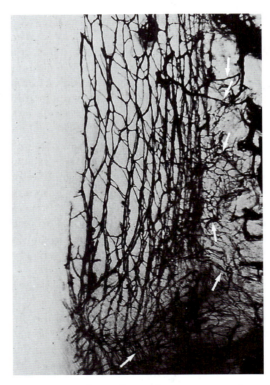

Figura 1.104 Espécime limpo ilustrando os vasos sanguíneos no ligamento periodontal em uma seção de tecido cortada paralelamente à superfície da raiz. Depois de entrar no ligamento periodontal, os vasos sanguíneos (ramos perfurantes; *setas*) se anastomosam e formam uma rede poliédrica que envolve a raiz como uma meia.

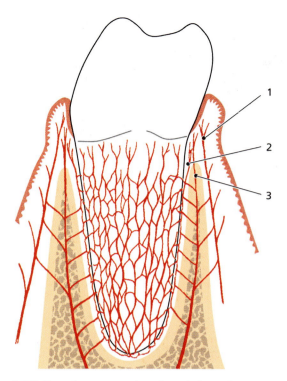

Figura 1.105 O suprimento sanguíneo do periodonto. Os vasos sanguíneos no ligamento periodontal formam uma rede poliédrica ao redor da raiz. Observe que a gengiva livre recebe seu suprimento sanguíneo de (1) vasos sanguíneos supraperiosteais, (2) vasos sanguíneos do ligamento periodontal e (3) vasos sanguíneos do osso alveolar.

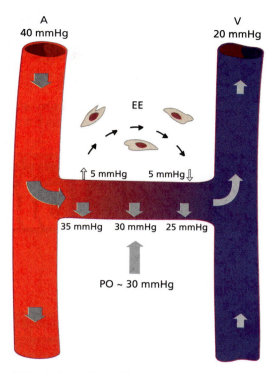

Figura 1.106 A chamada circulação extravascular (*pequenas setas*) através da qual os nutrientes e outras substâncias são transportadas para as células individuais e os resíduos metabólicos são removidos do tecido. A = extremidade arterial do capilar; EE = espaço extracelular; PO = pressão osmótica; V = extremidade venosa do capilar.

até as células e as escórias metabólicas são removidas do tecido (Figura 1.106). Na extremidade arterial do capilar, é mantida uma pressão hidráulica de cerca de 35 mmHg, em consequência da ação bombeadora do coração. Como a pressão hidráulica é maior do que a osmótica no tecido (cerca de 30 mmHg), ocorrerá transporte de substâncias dos vasos sanguíneos para o espaço extravascular. Na extremidade venosa do sistema capilar, a pressão hidráulica diminui para aproximadamente 25 mmHg (*i. e.*, 5 mm mais baixa do que a pressão osmótica no tecido). Isso permite o transporte de substâncias do espaço extravascular para os vasos sanguíneos. Assim, a diferença entre a pressão hidráulica e a pressão osmótica resulta no transporte de substâncias dos vasos sanguíneos para o espaço extravascular na parte arterial do capilar, enquanto, na parte venosa, ocorre transporte de substâncias do espaço extravascular para os vasos sanguíneos. Com isso fica estabelecida uma circulação extravascular.

Sistema linfático do periodonto

Os menores vasos linfáticos, os *capilares linfáticos*, formam uma rede extensa no tecido conjuntivo. A parede do capilar linfático consiste em uma única camada de células endoteliais. Por esse motivo, é difícil identificar esses capilares em cortes histológicos comuns. A linfa é absorvida do líquido tecidual através das paredes delgadas dos capilares linfáticos. Dos capilares, a linfa passa para vasos linfáticos maiores, que, com frequência, ficam nas vizinhanças dos vasos sanguíneos correspondentes. Antes de penetrar na circulação sanguínea, a linfa atravessa um ou mais *linfonodos*, nos quais é filtrada e suprida de linfócitos. Os vasos linfáticos são semelhantes às veias porque têm válvulas. O sistema linfático do periodonto é ilustrado em Figura 1.107. A linfa dos tecidos periodontais é drenada para os linfonodos da cabeça e do pescoço. As gengivas vestibular e lingual da região dos incisivos inferiores drenam para os *linfonodos submentuais*. A gengiva palatina da maxila é drenada para os *linfonodos cervicais profundos*. A gengiva vestibular da maxila e as gengivas vestibular e lingual da região de pré-molares inferiores drenam para os *linfonodos submandibulares*. Com exceção dos terceiros molares e incisivos inferiores, todos os dentes, com seus tecidos periodontais adjacentes, drenam para os linfonodos submandibulares. Os terceiros molares são drenados pelos *linfonodos jugulodigástricos*, e os incisivos inferiores, pelos *linfonodos submentuais*.

Nervos do periodonto

Como outros tecidos do corpo, o periodonto contém receptores que registram dor, tato e pressão (*nociceptores* e *mecanoceptores*). Além dos diferentes tipos de receptores sensoriais, os vasos sanguíneos do periodonto são inervados. Os nervos que registram dor, tato e pressão têm seu centro trófico no *gânglio trigeminal* e chegam ao periodonto através do *nervo trigêmeo* e seus ramos terminais. Graças aos receptores no ligamento periodontal, é possível identificar pequenas forças aplicadas aos dentes. Por exemplo, uma folha de metal (tira) muito fina (10 a 30 μm) colocada entre os

46 Parte 1   Anatomia

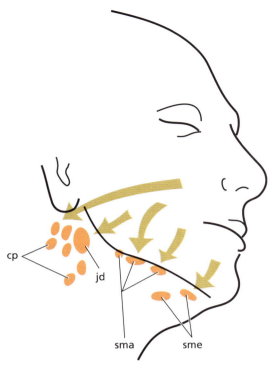

Figura 10.107 O sistema linfático no periodonto. cp = linfonodos cervicais profundos; jd = linfonodo jugulodigástrico; sma = linfonodos submandibulares; sme = gânglios linfáticos submentonianos.

dentes durante a oclusão pode ser prontamente identificada. É também fato bastante conhecido que um movimento que leva os dentes inferiores a fazer contato com as superfícies oclusais dos dentes superiores é interrompido reflexamente e transformado em movimento de abertura se uma partícula dura for detectada na mastigação. Assim, os receptores do ligamento periodontal, em associação com proprioceptores dos músculos e tendões, são essenciais na regulação dos movimentos e das forças da mastigação.

Diversas regiões da gengiva que são inervadas por ramos terminais do nervo trigêmeo são ilustradas na Figura 1.108. A gengiva na face labial (gengiva vestibular) dos incisivos, caninos e pré-molares superiores é inervada pelos *ramos labiais superiores* do *nervo infraorbital* (Figura 1.108A). A gengiva vestibular na região de molares superiores é inervada pelos ramos do *nervo dental superior posterior* (Figura 1.108A). A gengiva palatina é inervada pelo *nervo palatino maior* (Figura 1.108B), exceto na área de incisivos, que é inervada pelo *nervo nasopalatino*. A gengiva lingual inferior é inervada pelo *nervo sublingual* (Figura 1.108C), que é um ramo terminal do *nervo lingual*. A gengiva, no lado vestibular dos incisivos e caninos inferiores, é inervada pelo *nervo mentual*, enquanto, no lado vestibular de molares, ela é inervada pelo *nervo oral* (Figura 1.108A). As áreas supridas por dois nervos frequentemente se superpõem na região dos pré-molares. Na mandíbula, os dentes e seus ligamentos periodontais são inervados pelo *nervo alveolar inferior*, enquanto os dentes da maxila são inervados pelo *plexo alveolar superior*.

Os pequenos nervos do periodonto seguem quase o mesmo curso dos vasos sanguíneos. Os nervos da gengiva correm pelo tecido superficial para o periósteo e emitem vários ramos para o epitélio gengival oral em sua trajetória em direção à gengiva livre. Os nervos penetram no ligamento periodontal apicalmente através de ramos do nervo dentário e lateralmente através das perfurações na parede do alvéolo (canais de Volksmann) (ver Figura 1.103). No ligamento periodontal, os nervos se unem a feixes maiores, que assumem um curso paralelo ao eixo longitudinal do dente. A Figura 1.109

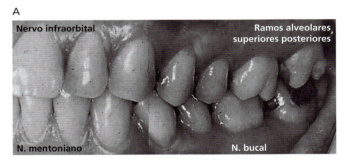
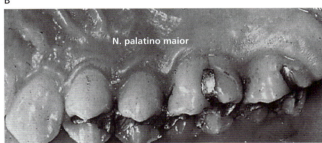
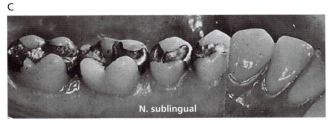

Figura 1.108 As várias regiões da gengiva que são inervadas por ramos terminais do nervo trigêmeo. **A**. Inervação da gengiva na face labial dos incisivos, caninos e pré-molares superiores por ramos labiais superiores do nervo infraorbital (n. infraorbital), inervação da gengiva vestibular na região molar superior por ramos do nervo dentário superior posterior (ramos alv. sup. post), inervação da gengiva na face vestibular dos incisivos e caninos inferiores pelo nervo mentoniano (n. mentoniano) e inervação da gengiva na face vestibular dos molares pelo nervo bucal (n. bucal). **B**. Inervação da gengiva palatina pelo nervo palatino maior (n. palatino maior), exceto na área dos incisivos, que é inervada pelo nervo esfenopalatino longo (n. pterigopalatino). **C**. Inervação da gengiva lingual na mandíbula pelo nervo sublingual (n. sublingual), que é um ramo final do nervo lingual.

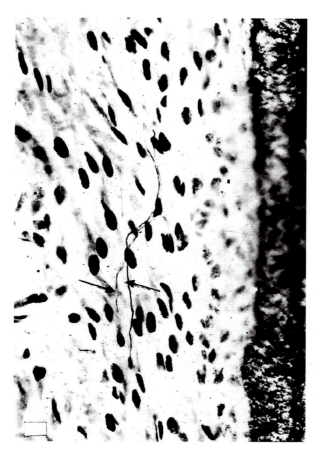

Figura 1.109 Fotomicrografia mostrando pequenos nervos (*setas*) que emergiram de feixes maiores de nervos ascendentes para suprir certas partes do tecido do ligamento periodontal.

mostra pequenos nervos que emergem de feixes maiores de nervos ascendentes, a fim de suprirem certas partes do tecido do ligamento periodontal. Vários tipos de estruturas nervosas, tais como terminações nervosas livres e corpúsculos de Ruffini, já foram identificados no ligamento periodontal.

Agradecimentos

Os nossos agradecimentos pela contribuição nas ilustrações no Capítulo 1: M. Listgarten, R.K. Schenk, H.E. Schroeder, K.A. Selvig, K. Josephsen, A. Sculean, T. Karring e L. Furquim.

Referências bibliográficas e leituras complementares

Ainamo, J. & Talari, A. (1976). The increase with age of the width of attached gingiva. *Journal of Periodontal Research* **11**, 182-188.

Anderson, D.T., Hannam, A.G. & Matthews, G. (1970). Sensory mechanisms in mammalian teeth and their supporting structures. *Physiological Review* **50**, 171-195.

Bartold, P.M. (1995). Turnover in periodontal connective tissue: dynamic homeostasis of cells, *collagen and ground substances*. *Oral Diseases* **1**, 238-253.

Beertsen, W., McCulloch, C.A.G. & Sodek, J. (1997). The periodontal ligament: a unique, *multifunctional connective tissue*. *Periodontology 2000* **13**, 20-40.

Bosshardt, D.D. & Schroeder, H.E. (1991). Establishment of acellular extrinsic fiber cementum on human teeth. A light- and electron-microscopic study. *Cell Tissue Research* **263**, 325-336.

Bosshardt, D.D. & Selvig, K.A. (1997). Dental cementum: the dynamic tissue covering of the root. *Periodontology 2000* **13**, 41-75.

Carranza, E.A., Itoiz, M.E., Cabrini, R.L. & Dotto, C.A. (1966). A study of periodontal vascularization in different laboratory animals. *Journal of Periodontal Research* **1**, 120-128.

Egelberg, J. (1966). The blood vessels of the dentogingival junction. *Journal of Periodontal Research* **1**, 163-179.

Fullmer, H.M., Sheetz, J.H. & Narkates, A.J. (1974). Oxytalan connective tissue fibers. A review. *Journal of Oral Pathology* **3**, 291-316.

Hammarström, L. (1997). Enamel matrix, cementum development and regeneration. *Journal of Clinical Periodontology* **24**, 658-677.

Karring, T. (1973). Mitotic activity in the oral epithelium. *Journal of Periodontal Research, Suppl.* **13**, 1-47.

Karring, T. & Löe, H. (1970). The three-dimensional concept of the epithelium-connective tissue boundary of gingiva. *Acta Odontologica Scandinavia* **28**, 917-933.

Karring, T., Lang, N.R. & Löe, H. (19751974). The role of gingival connective tissue in determining epithelial differentiation. *Journal of Periodontal Research* **10**, 1-11.

Karring, T., Ostergaard, E. & Löe, H. (1971). Conservation of tissue specificity after heterotopic transplantation of gingiva and alveolar mucosa. *Journal of Periodontal Research* **6**, 282-293.

Kvam, E. (1973). Topography of principal fibers. *Scandinavian Journal of Dental Research* **81**, 553-557.

Lambrichts, I., Creemers, J. & van Steenberghe, D. (1992). Morphology of neural endings in the human periodontal ligament: an electron microscopic study. *Journal of Periodontal Research* **27**, 191-196.

Listgarten, M.A. (1966). Electron microscopic study of the gingivodental junction of man. *American Journal of Anatomy* **119**, 147-178.

Listgarten, M.A. (1972). Normal development, structure, physiology and repair of gingival epithelium. *Oral Science Review* **1**, 3-67.

Lozdan, J. & Squier, C.A. (1969). The histology of the mucogingival junction. *Journal of Periodontal Research* **4**, 83-93.

Melcher, A.H. (1976). Biological processes in resorption, deposition and regeneration of bone. In: Stahl, S.S., ed. *Periodontal Surgery, Biologic Basis and Technique*. Springfield: C.C. Thomas, pp. 99-120.

Page, R.C., Ammons, W.F., Schectman, L.R. & Dillingham, L.A. (1974). Collagen fiber bundles of the normal marginal gingiva in the marmoset. *Archives of Oral Biology* **19**, 1039-1043.

Palmer, R.M. & Lubbock, M.J. (1995). The soft connective tissue of the gingiva and periodontal ligament: are they unique? *Oral Diseases* **1**, 230-237.

Saffar, J.L., Lasfargues, J.J. & Cherruah, M. (1997). Alveolar bone and the alveolar process: the socket that is never stable. *Periodontology 2000* **13**, 76-90.

Schenk, R.K. (1994). Bone regeneration: Biologic basis. In: Buser, D., Dahlin, C. & Schenk, R. K., eds. *Guided Bone Regeneration in Implant Dentistry*. Berlin: Quintessence Publishing Co.

Schroeder, H.E. (1986). The periodontium. In: Schroeder, H. E., ed. *Handbook of Microscopic Anatomy*. Berlin: Springer, pp. 47-64.

Schroeder, H.E. & Listgarten, M.A. (1971). *Fine Structure of the Developing Epithelial Attachment of Human Teeth*, 2nd edn. Basel: Karger, p. 146.

Schroeder, H.E. & Listgarten, M.A. (1997). The gingival tissues: the architecture of periodontal protection. *Periodontology 2000* **13**, 91-120.

Schroeder, H.E. & Münzel-Pedrazzoli, S. (1973). Correlated morphometric and biochemical analysis of gingival tissue. Morphometric model, tissue sampling and test of stereo-logic procedure. *Journal of Microscopy* **99**, 301-329.

Schroeder, H.E. & Theilade, J. (1966). Electron microscopy of normal human gingival epithelium. *Journal of Periodontal Research* **1**, 95-119.

Selvig, K.A. (1965). The fine structure of human cementum. *Acta Odontologica Scandinavica* **23**, 423-441.

Valderhaug, J.R. & Nylen, M.U. (1966). Function of epithelial rests as suggested by their ultrastructure. *Journal of Periodontal Research* **1**, 67-78.

Capítulo 2

Osso como Órgão Vivo

Darnell Kaigler[1] e William V. Giannobile[2]

[1]Department of Periodontics and Oral Medicine, University of Michigan, School of Dentistry and
Department of Biomedical Engineering, College of Engineering, Ann Arbor, Michigan, USA
[2]Harvard School of Dental Medicine, Boston, MA, USA

Introdução, 48	Função, 55
Desenvolvimento, 48	Propriedades mecânicas, 55
Formação óssea intramembranosa, 48	Propriedades metabólicas, 56
Crescimento ósseo endocondral, 48	Homeostase esquelética, 57
Estrutura, 50	Cicatrização, 57
Tecido ósseo, 50	Alterações, 59
Tecido periosteal, 52	Conclusão, 64
Medula óssea, 54	Agradecimentos, 64

Introdução

O osso é um órgão complexo composto por múltiplos tecidos especializados (ósseo, periósteo/endósteo e medula óssea) que agem sinergisticamente e desempenham múltiplas funções (Figura 2.1). Sua composição permite ao tecido ósseo: (1) fornecer estabilidade estrutural e mecânica, (2) proteger órgãos extremamente sensíveis contra forças externas e (3) participar como reservatório de células e minerais que contribuem para a homeostase do organismo. Portanto, o conceito de "osso como órgão vivo" integra a natureza do osso estruturalmente dinâmica com sua capacidade para orquestrar múltiplas funções mecânicas e metabólicas; essas características têm importantes implicações locais e sistêmicas (McCauley & Somerman 2012). As propriedades estruturais e funcionais do osso são moduladas por muitos fatores (p. ex., bioquímico, hormonal, celular, biomecânico) e, em última análise, são essas influências que determinam a qualidade óssea em um determinado contexto (Ammann & Rizzoli 2003; Marotti & Palumbo 2007; Bonewald & Johnson 2008; Ma *et al.* 2008). O propósito deste capítulo é fornecer a base de conhecimento sobre homeostase, estrutura, função e desenvolvimento ósseos.

Desenvolvimento

Durante a embriogênese, o esqueleto se forma pelo processo de ossificação direta ou indireta. No caso da ossificação direta, denominada osteogênese intramembranosa, as células mesenquimais progenitoras se condensam e sofrem diferenciação direta em osteoblastos (Nanci & Moffat 2012).

Esse processo ocorre para formar a mandíbula, a maxila, os ossos planos do crânio e as clavículas.

Por outro lado, na ossificação indireta, denominada osteogênese endocondral, a formação óssea é iniciada por meio de um molde de cartilagem que serve como uma base rudimentar e gradualmente é substituído por osso. O côndilo mandibular, os ossos longos do esqueleto e as vértebras se formam por meio desse processo de crescimento dependente da cartilagem (Ranly 2000) (Figura 2.2).

Formação óssea intramembranosa

Durante a osteogênese intramembranosa, desenvolve-se um centro de ossificação por meio da condensação mesenquimal. À medida que a matriz extracelular (MEC), rica em colágeno, desenvolve-se e amadurece, as células osteoprogenitoras sofrem diferenciação osteoblástica adicional. Nas superfícies externas do centro de ossificação, forma-se um periósteo fibroso sobre uma camada de osteoblastos. Conforme novos osteoblastos são formados na parte inferior do periósteo, ocorre crescimento aposicional. Uma subpopulação de osteoblastos é incorporada à matriz, que está se mineralizando, e dá origem à rede lacunocanalicular dos osteócitos. No complexo craniofacial, a maioria dos ossos se desenvolve e cresce por meio desse mecanismo.

Crescimento ósseo endocondral

Durante a osteogênese endocondral, os ossos se desenvolvem pela formação de um padrão cartilaginoso (molde de cartilagem hialina) que se mineraliza e é posteriormente

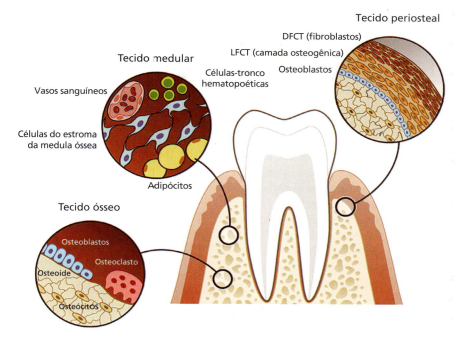

Figura 2.1 Osso como órgão. O órgão osso abrange vários tecidos complexos que, em períodos de saúde, agem de modo sinérgico para executar inúmeras funções. É uma fonte de células-tronco, reservatório de minerais e outros nutrientes; protege inúmeros órgãos delicados e age como unidade mecânico-sensorial que se adapta às demandas ambientais e individuais. Esta figura destaca os três tecidos principais e suas respectivas células que desempenham esses papéis, a manutenção da estrutura e da função do osso como órgão. DFCT = tecido conjuntivo fibroso denso (do inglês *dense fibrous connective tissue*); LFCT = tecido conjuntivo fibroso frouxo (do inglês *loose fibrous connective tissue*).

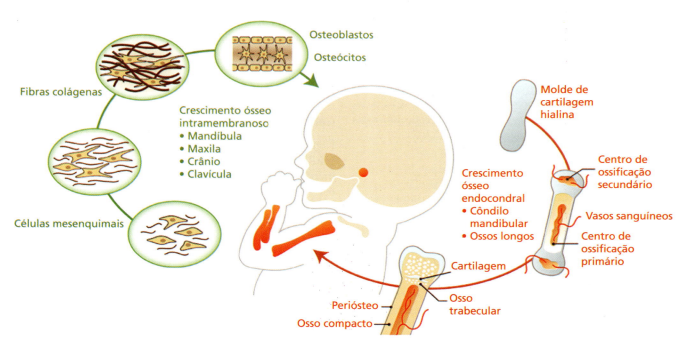

Figura 2.2 Desenvolvimento ósseo. Há dois tipos de processos envolvidos no desenvolvimento ósseo: a ossificação intramembranosa (*seta verde*) e a ossificação endocondral (*seta laranja*). Eles diferem principalmente na existência de um molde cartilaginoso durante o crescimento ósseo endocondral. Durante a osteogênese intramembranosa, um centro de ossificação se desenvolve por meio da condensação mesenquimal. À medida que a matriz extracelular rica em colágeno se desenvolve e amadurece, as células osteoprogenitoras sofrem mais diferenciação osteoblástica. Uma subpopulação de osteoblastos é integrada à matriz que está se mineralizando e dá origem à rede lacunocanalicular dos osteócitos. No complexo craniofacial, a maioria dos ossos se desenvolve e cresce por esse mecanismo. Por outro lado, os ossos longos do esqueleto e o côndilo da mandíbula se desenvolvem inicialmente pela formação de um molde de cartilagem que se mineraliza e posteriormente é reabsorvido pelos osteoclastos e substituído por osso. O processo de crescimento ósseo endocondral conduz à formação dos centros de ossificação primário e secundário, que estão separados por uma estrutura cartilaginosa conhecida como placa de crescimento. À medida que o osso se desenvolve e amadurece por meio desses dois processos, áreas estruturalmente distintas de osso compacto e trabecular são formadas e mantidas por mecanismos similares de remodelagem óssea.

50 Parte 1 Anatomia

reabsorvido pelos osteoclastos e substituído por osso depositado mais tarde. Esse processo começa durante o terceiro mês de gestação. O processo de crescimento ósseo endocondral conduz à formação dos centros de ossificação primário e secundário que estão separados por uma estrutura cartilaginosa conhecida como placa de crescimento. Após a formação do centro de ossificação primário, a formação óssea se estende para as duas extremidades do osso a partir do centro da diáfise. As células cartilaginosas na linha de frente da ossificação morrem. Os osteoblastos recobrem as trabéculas cartilaginosas com osso não lamelar esponjoso. Atrás da linha de frente de ossificação, os osteoclastos absorvem o osso esponjoso e ampliam a cavidade medular primária. O colar periosteal torna-se mais espesso e se estende para as epífises para compensar a contínua ampliação da cavidade primária.

Os processos de osteogênese e de reabsorção ocorrem em todas as direções. Os espaços entre as trabéculas são preenchidos por tecido medular. À medida que a nova matriz óssea é remodelada, os osteoclastos auxiliam na formação das cavidades medulares primárias que, rapidamente, são preenchidas com tecido hematopoético da medula óssea. O revestimento não mineralizado fibroso da cavidade medular é o endósteo. Os osteoblastos se formam no endósteo e começam a formação do osso endosteal. O crescimento aposicional do osso endosteal é cuidadosamente regulado para impedir o fechamento das cavidades medulares primárias e a destruição da medula óssea.

Estrutura

Tecido ósseo

O tecido ósseo é um tecido conjuntivo especializado, composto por elementos orgânicos e inorgânicos, que se mineraliza e é preenchido por células extremamente especializadas reguladoras de sua estabilidade (Figura 2.3A).

Matriz

A matriz orgânica do osso constitui aproximadamente 30 a 35% do peso ósseo total e é formada por 90% de colágeno do tipo I e 10% de proteínas não colagenosas, proteoglicanos, glicoproteínas, carboidratos e lipídios. A matriz orgânica é sintetizada pelos osteoblastos e, enquanto ainda não está mineralizada, é conhecida como osteoide. Nas fibras colágenas ocorre nucleação mineral, na qual íons cálcio e fosfato são depositados e finalmente formam cristais de hidroxiapatita. As proteínas não colagenosas, ao longo da superfície das fibras colágenas, auxiliam na propagação dos minerais e na mineralização completa da matriz.

Componentes inorgânicos

O cálcio hidratado e o fosfato na forma de cristais de hidroxiapatita $[3Ca_3(PO_4)_2(OH)_2]$ são os principais constituintes inorgânicos da matriz óssea. A mineralização é claramente retratada nas imagens de microscopia eletrônica de retrodispersão (Figura. 2.3B). Graus diferentes de mineralização são notados no osso maduro. Os elementos específicos nos minerais podem ser mais bem identificados por espectroscopia de raios X por dispersão de energia (EDS, do inglês *energy-dispersive X-ray spectroscopy*). Na Figura 2.3B, picos característicos de cálcio e fósforo estão significativamente acentuados no osso em virtude de seu alto teor nos cristais de hidroxiapatita.

Componentes orgânicos

O osso inicialmente constitui-se como matriz puramente orgânica, rica em colágeno e outras moléculas não colagenosas (Figura 2.3C). As análises químicas do osso pela espectroscopia Raman destacam claramente esse paralelo orgânico na matriz. A transição de matriz puramente orgânica para mineralizada está nitidamente representada na microscopia eletrônica de transmissão da Figura 2.3A, em que um osteócito se incorpora à matriz mineralizada madura. À medida que a matriz amadurece, nucleação e propagação minerais são mediadas pelos componentes orgânicos na MEC. A Figura 2.3A mostra a agregação dos cristais minerais, formando estruturas circulares. Conforme o mineral se propaga ao longo das fibrilas de colágeno, uma nítida frente de mineralização se forma e delimita a transição entre a área osteoide e o osso maduro.

Mineralização

O início do processo de mineralização dentro da matriz osteoide ocorre tipicamente alguns dias após a secreção. No entanto, a maturação da matriz mineralizada pela propagação dos cristais de hidroxiapatita ocorre ao longo de vários meses (Figura 2.3A). Além de proporcionar ao osso força e rigidez para resistir à carga e proteger órgãos muito sensíveis, a mineralização do osteoide permite o armazenamento de minerais que contribuem para a homeostase sistêmica.

Células

Dentro do tecido ósseo, diferentes e distintos componentes celulares podem ser identificados. As distintas populações incluem células precursoras osteogênicas, osteoblastos, osteoclastos, osteócitos, células-tronco mesenquimais (MSC, do inglês *mesenchymal stem-cells*) e elementos hematopoéticos da medula óssea. Este capítulo focará nas três principais células funcionais responsáveis por estabelecer e sustentar homeostase esquelética.

Osteoblastos (Figura 2.4)

Os osteoblastos são as principais células responsáveis pela formação óssea; eles sintetizam os componentes orgânicos da MEC e controlam a mineralização da matriz (Figura 2.4A e B). Os osteoblastos estão localizados na superfície óssea, exibindo deposição matricial ativa, e acabam se diferenciando em dois tipos de células: as de revestimento do osso e os osteócitos. As células de revestimento do osso são alongadas e recobrem a superfície do tecido ósseo, não exibindo atividade sintética. Os osteoblastos são células totalmente diferenciadas e sem capacidade de migração ou proliferação. Portanto, para a formação óssea em um determinado local, as células progenitoras mesenquimais não diferenciadas, impulsionadas pela expressão de um gene conhecido

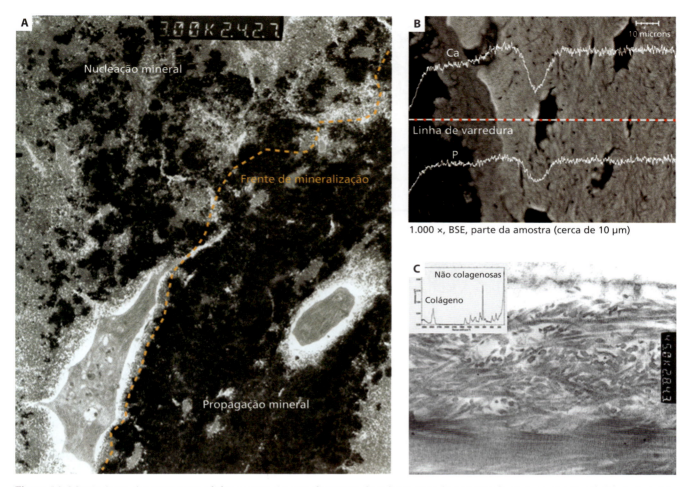

Figura 2.3 Matriz óssea. A matriz extracelular no osso é particularmente abundante quando comparada ao componente celular. **A.** A matriz óssea tem a capacidade única de mineralizar: um processo que requer o suporte dos componentes orgânicos e a ajuda de células altamente especializadas. **B.** O cálcio e o fósforo estão presentes na forma de cristais de hidroxiapatita, os quais tendem a seguir o arcabouço orgânico na matriz óssea. A *linha pontilhada vermelha* representa uma varredura linear que enfatiza o alto conteúdo de cálcio e fósforo no osso maduro, como mostrado pela análise da espectroscopia de raios X por dispersão de energia. **C.** Fibras colágenas, assim como proteínas não colagenosas, são abundantes na matriz e com frequência estão dispostas em uma direção preferencial, como mostrado pela espectroscopia Raman. BSE = microscopia eletrônica de retrodispersão.

como *Indian hedgehog* (*Ihh*) e mais tarde pelo gene *RUNX2*, e as células osteoprogenitoras migram para o local e se proliferam a fim de se tornar osteoblastos (Figura 2.4C). As células osteoprogenitoras determinadas são encontradas na medula óssea, no endósteo e no periósteo que recobre a superfície óssea. Tais células têm capacidade intrínseca de proliferação e diferenciação em osteoblastos. A diferenciação e o desenvolvimento dos osteoblastos a partir das células osteoprogenitoras são dependentes da liberação de fatores de crescimento osteoindutivos ou osteopromotores, tais como proteínas morfogenéticas ósseas (BMP, do inglês *bone morphogenetic protein*) e outros fatores de crescimento, tais como o fator de crescimento semelhante à insulina (IGF, do inglês *insulin-like growth factor*), o fator de crescimento derivado de plaquetas (PDGF, do inglês *platelet-derived growth factor*) e o fator de crescimento de fibroblastos (FGF-2).

Osteócitos (Figura 2.5)

Os osteócitos são células estreladas, incorporados à matriz óssea mineralizada, em compartimentos conhecidos como lacunas (Figura 2.5A e B), com muitas semelhanças com os cementócitos (ver Capítulo 1; Zhao *et al.* 2016). Essas células mantêm uma rede de prolongamentos citoplasmáticos conhecidos como dendritos (Figura 2.5C). Essas projeções citoplasmáticas do osteócito se estendem através de compartimentos cilíndricos revestidos, comumente chamados de canalículos (Robling & Bonewald 2020), que se estendem para diferentes áreas e contatam vasos sanguíneos e outros osteócitos (Figura 2.5D e E). A rede de osteócitos é, portanto, um canal de comunicação extra e intracelular sensível, no nível da membrana, ao estresse de cisalhamento causado pelo fluxo de líquido no espaço canalicular como resultado de estímulos mecânicos e deformação óssea. Os osteócitos traduzem os sinais mecânicos em mediadores bioquímicos que ajudarão com a orquestração dos eventos anabólicos e catabólicos nos ossos. Sua organização dentro da matriz lhes permite que (1) participem na regulação da homeostase do cálcio no sangue e (2) detectem sobrecarga mecânica e transmitam essa informação para outras células nos ossos a fim de orquestrar melhor a função de osteoblastos e osteoclastos

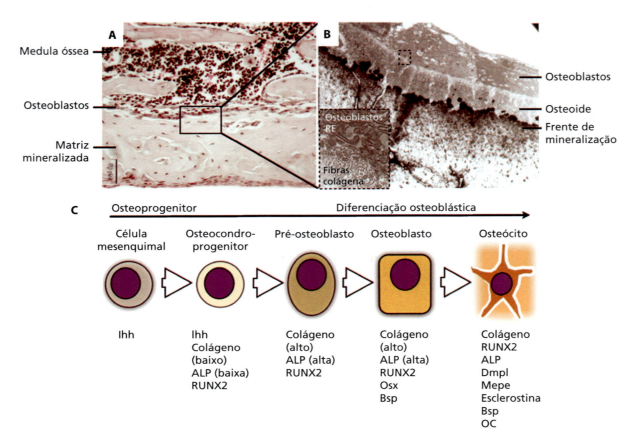

Figura 2.4 Osteoblasto. Os osteoblastos são derivados das células osteoprogenitoras da medula óssea e são responsáveis pela síntese da matriz óssea imatura, conhecida como osteoide. **A.** Grupo de osteoblastos que revestem o osso maduro, o qual contém células incorporadas à matriz mineralizada. **B.** Mais detalhes dos osteoblastos revestindo o osso maduro são bem visualizados à microscopia eletrônica de transmissão (MET). O retículo endoplasmático rugoso (RER) abundante e o aparelho de Golgi nessas células refletem alta atividade metabólica. **C.** Moléculas fundamentais envolvidas na diferenciação de uma célula osteoprogenitora através de osteócito diferenciado finalmente maduro.

(Burger et al. 1995; Marotti 2000). Diferentes doenças e alterações ósseas afetam o arranjo do sistema lacunocanalicular dos osteócitos, causando alterações significativas para essa importante rede organizacional celular (Figura 2.6).

Osteoclastos (Figura 2.7)

A formação óssea está intimamente ligada à reabsorção óssea que é iniciada e mantida pelos osteoclastos (Biosse-Duplan et al. 2012). Osteoclastos têm a capacidade de se desenvolver e aderir à matriz óssea, onde secretam enzimas ácidas e líticas que degradam e destroem os minerais e os componentes orgânicos do osso e calcificam a cartilagem (Figura 22.7A a C). O processo de degradação da matriz óssea resulta na formação de um compartimento extracelular especializado conhecido como *lacuna de Howship* (Rodan 1992; Vaananen e Laitala-Leinonen 2008). Os osteoclastos são células especializadas multinucleadas que se originam da linhagem hematopoética de monócitos/macrófagos. Esse processo de diferenciação é inicialmente dirigido pela expressão do fator de transcrição PU-1. O fator estimulante de colônia de macrófagos (M-CSF, do inglês *macrophage colony-stimulating factor*) orienta os osteoclastos no percurso da diferenciação, além de promover sua proliferação e a expressão do fator RANKL. Nesse estágio, as células do estroma que expressam fator RANKL interagem com os pré-osteoclastos e os direcionam para a diferenciação ao longo da linhagem do osteoclasto (Figuras 2.7D e 2.8).

Tecido periosteal

O periósteo é uma bainha fibrosa que cobre a superfície externa da diáfise de um osso longo, mas não se sobrepõe às superfícies articulares. Já o endósteo reveste a superfície interna de todos os ossos. O periósteo é composto por tecido conjuntivo denso irregular e divide-se em uma camada vascular fibrosa densa (a "camada fibrosa") e uma camada interna de tecido conjuntivo, arranjada mais frouxamente ("camada osteogênica") (ver Figura 2.1). A camada fibrosa é formada principalmente por fibroblastos, enquanto a camada interna contém células osteoprogenitoras e MSC. Essa camada também é muito importante na regeneração dos tecidos ósseos (Lin et al. 2014).

Os osteoblastos derivados da "camada osteogênica" são responsáveis pelo aumento da largura dos ossos longos e do tamanho geral dos outros tipos de ossos. Em uma fratura, as células progenitoras e células-tronco do periósteo se diferenciam em osteoblastos e condroblastos, que são essenciais no processo de estabilização da ferida.

Capítulo 2 Osso como Órgão Vivo 53

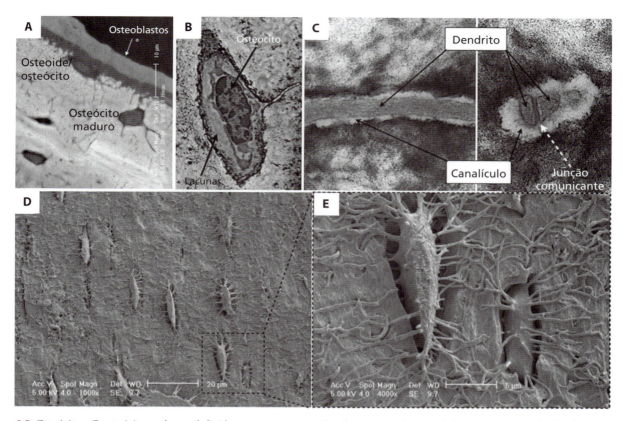

Figura 2.5 Osteócitos. O osteócito pode ser definido como o orquestrador do processo de remodelagem nos ossos. **A.** Conforme a matriz óssea é sintetizada, vários osteoblastos são incorporados ao osteoide, que mais tarde se mineraliza, e permanecem como osteócitos na matriz madura, conforme mostrado nesta microscopia eletrônica de retrodispersão tratada com ósmio para permitir a visualização da célula. **B.** Os osteócitos ficam em um espaço bem definido no osso, conhecido como lacuna do osteócito. **C.** Microscopia eletrônica de transmissão de um dendrito em um canalículo, mostrando o espaço pelo qual o líquido circula; o estresse de cisalhamento desse fenômeno estimula a superfície da membrana celular do osteócito. Essa característica arquitetônica biológica única do osteócito e o sistema lacunocanalicular representam o alicerce que permite a conversão do estímulo mecânico em sinais bioquímicos necessários para a homeostase óssea. **D e E.** Microscopia eletrônica de retrodispersão de um sistema lacunocanalicular, permitindo a visualização do grau de conectividade entre os osteócitos e o diâmetro regular das estruturas canaliculares.

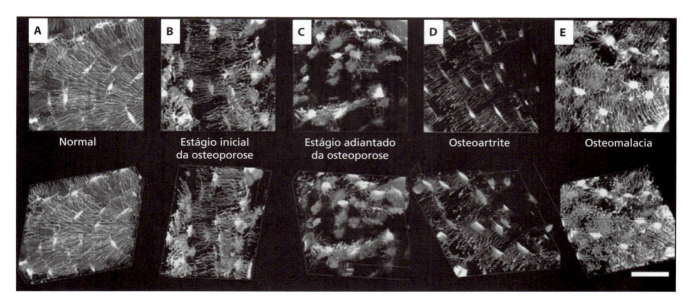

Figura 2.6 Osteócitos: o sistema lacunocanalicular na doença. **A.** Em osso saudável, um sistema de osteócito de alta densidade é estabelecido em toda a matriz madura e é caracterizado por alta interconectividade celular. Com a ocorrência de doença, o sistema é significativamente comprometido, levando a importantes alterações funcionais. **B e C.** Na osteoporose, a densidade de osteócitos muda e uma diminuição aparente na interconectividade celular é observada. **D.** Na osteoartrite, o sistema canalicular é alterado, mas sem mudanças lacunares importantes. **E.** Na osteomalacia, o sistema lacunocanalicular inteiro parece comprometido em virtude do padrão de mineralização alterado.

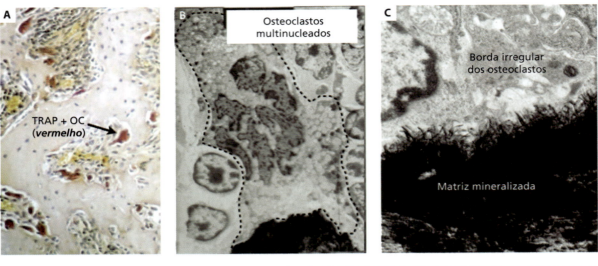

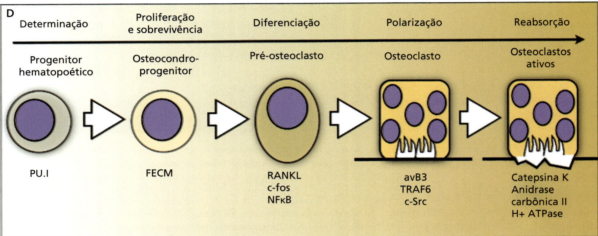

Figura 2.7 Osteoclastos. **A.** Histologicamente, os osteoclastos podem ser visualizados morfologicamente como células multinucleadas fixadas à matriz óssea com o uso de coloração especial, tal como coloração para a fosfatase ácida resistente ao tartarato (TRAP, do inglês *tartrate resistant acid phosphatase*) (*seta*). **B.** Microscopia eletrônica de transmissão de um osteoclasto multinucleado fixado à matriz óssea mineralizada. **C.** Bordas irregulares na extremidade reabsortiva das células. **D.** Os osteoclastos são derivados das células da linhagem do macrófago/monócito e representam as unidades de osso reabsorvido no esqueleto. As moléculas fundamentais envolvidas nos eventos iniciais da diferenciação de um progenitor hematopoético em um osteoclasto funcional maduro são mostradas. OC = osteoclasto.

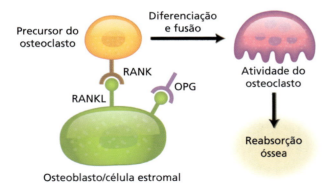

Figura 2.8 Formação/reabsorção ósseas. Os processos de formação e reabsorção óssea estão intimamente vinculados. As células osteoblásticas/estromais fornecem um microambiente osteoclastogênico ao apresentar o fator RANKL para o precursor do osteoclasto, acarretando sua diferenciação e sua fusão, levando à formação de osteoclastos multinucleados ativos. Esse processo é modulado pelos inibidores dessas interações, como a osteoprotegerina (OPG). Além disso, a formação óssea pelos osteoblastos depende de reabsorção anterior pelos osteoclastos.

Ao contrário do tecido ósseo, o periósteo tem terminações nervosas nociceptivas, que o torna muito sensível ao estímulo mecânico. Isso também permite a passagem de vasos linfáticos e sanguíneos para dentro e para fora do osso, fornecendo nutrientes. O periósteo une os tendões e os ligamentos ao osso por fortes fibras colágenas na "camada osteogênica", chamadas fibras de Sharpey, as quais se estendem para as lamelas externas circunferenciais e intersticiais, também fornecendo fixação para os músculos e os tendões.

Medula óssea

A medula óssea consiste em ilhotas de tecido hematopoético, células do estroma e adipócitos circundados por seios vasculares entremeados em uma rede de osso trabecular (ver Figura 2.1). A medula óssea é o principal órgão hematopoético, um tecido linfoide primário (responsável pela produção de eritrócitos, granulócitos, monócitos, linfócitos e plaquetas) e uma importante fonte de MSC.

Tipos

Há dois tipos de medula óssea: a medula vermelha, que consiste principalmente em tecido hematopoético, e a medula amarela, composta principalmente de adipócitos. Eritrócitos, leucócitos e plaquetas surgem na medula vermelha. Ambos os tipos de medula contêm inúmeros vasos sanguíneos e capilares. No nascimento, toda a medula óssea de um indivíduo é vermelha. Com a idade, cada vez mais partes da medula óssea se convertem no tipo amarelo; somente cerca de 50% da medula óssea de um adulto é vermelha. Nos casos de perda sanguínea substancial, o organismo consegue transformar a medula amarela novamente em vermelha para aumentar a produção de células sanguíneas.

Células

O estroma da medula óssea não está diretamente envolvido na função primária de hematopoese. Entretanto, tem uma participação indireta, fornecendo o microambiente hematopoético ideal. Ele, por exemplo, gera fatores estimulantes de colônia, os quais têm um efeito significativo sobre a hematopoese. As células que constituem o estroma da medula óssea são:

- Fibroblastos
- Macrófagos
- Adipócitos
- Osteoblastos
- Osteoclastos
- Células endoteliais.

Células-tronco

As MSC, também chamadas *células estromais da medula*, foram identificadas pela primeira vez após seu isolamento e caracterização do estroma da medula óssea. MSC são células-tronco multipotentes capazes de se diferenciar em uma variedade de tipos celulares. Elas mostraram a capacidade de diferenciar-se, *in vitro* ou *in vivo*, em osteoblastos, condrócitos, miócitos, adipócitos e células das ilhotas betapancreáticas, e evidências de sua transdiferenciação em células neuronais também foram relatadas. Além disso, a medula óssea contém células-tronco hematopoéticas que dão origem a três classes de células sanguíneas encontradas na circulação: leucócitos, eritrócitos e plaquetas (Polymeri *et al.* 2016).

Função

As principais funções do osso são fornecer locomoção, proteção aos órgãos e homeostase mineral. A tensão mecânica, os fatores ambientais locais e os hormônios sistêmicos influenciam o equilíbrio entre reabsorção e deposição ósseas. As diferentes propriedades mecânicas do osso contribuem para sua resistência e sua capacidade de promover movimento. Além disso, uma intrincada série de interações das células com a matriz e as moléculas sinalizadoras mantém a homeostase do cálcio e do fósforo no organismo, o que também contribui para a força mecânica.

Propriedades mecânicas

O osso é um tecido extremamente dinâmico, capaz de se adaptar de acordo com as necessidades fisiológicas. Consequentemente, o osso ajusta suas propriedades mecânicas de acordo com as demandas metabólicas e mecânicas (Burr *et al.* 1985; Lerner 2006). Como discutido anteriormente, o cálcio e o fósforo são os principais componentes minerais do osso, na forma de cristais de hidroxiapatita de cálcio. A hidroxiapatita regula a elasticidade, a rigidez e a resistência à tração do osso. O mecanismo de adaptação do esqueleto é regulado principalmente por meio dos processos de reabsorção e formação óssea; esses processos são referidos coletivamente como remodelagem óssea (Figura 2.9). O osso é reabsorvido pelos osteoclastos, depois do que osso novo é depositado pelos osteoblastos (Raisz 2005). Pela perspectiva da remodelagem óssea, foi proposto

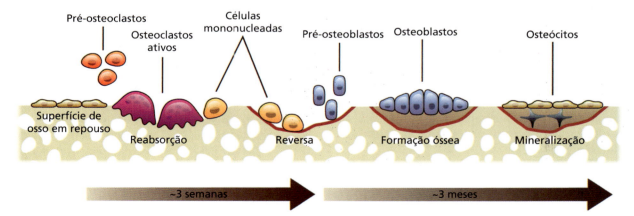

Figura 2.9 Remodelagem óssea. O ciclo de remodelagem óssea envolve uma série complexa de etapas sequenciais altamente reguladas. A fase de "ativação" da remodelagem depende dos efeitos de fatores locais e sistêmicos sobre as células mesenquimais da linhagem do osteoblasto. Essas células interagem com os precursores hematopoéticos de modo a formar osteoclastos na fase de "reabsorção". Subsequentemente, há uma fase "reversa", durante a qual células mononucleares são encontradas na superfície óssea. Elas podem completar o processo de reabsorção e produzir os sinais que iniciam a formação óssea. Por fim, sucessivas ondas de células mesenquimais se diferenciam em osteoblastos funcionais, os quais depositam matriz na fase de "formação". (Fonte: McCauley & Nohutcu 2002. Reproduzida de American Academy of Periodontology.)

que os osteoclastos reconhecem e "habitam" para os locais do esqueleto com integridade mecânica comprometida, e uma vez lá, iniciam o processo de remodelagem óssea induzindo a geração de osso novo, mecanicamente capacitado (Parfitt 1995, 2002).

Em geral, o tecido ósseo responde aos padrões de sobrecarga pelo aumento da síntese da matriz e pela alteração da composição, da organização e das propriedades mecânicas (Hadjidakis e Androulakis 2006). Evidências indicam que o mesmo se aplica para o osso sob reparo. Quando o osso tem uma experiência de sobrecarga mecânica, os mecanorreceptores nos osteoclastos são diretamente estimulados e começam o processo de renovação óssea para regenerar e reparar o osso na área afetada. Além disso, a pressão aumenta a expressão dos M-CSF, aumentando com isso a diferenciação dos osteoclastos na medula óssea (Schepetkin 1997). Os osteoclastos também são indiretamente estimulados pelos osteoblastos e condrócitos a secretar prostaglandina em resposta à pressão mecânica. A MEC também pode promover a renovação óssea por meio de sinalização. A deformação mecânica da matriz induz potenciais elétricos que estimulam a reabsorção osteoclástica.

A resistência óssea é determinada pela combinação de qualidade, quantidade e taxa de renovação do osso. É bem estabelecido que a perda de densidade ou quantidade óssea diminui a resistência do osso e resulta no aumento de incidência de fraturas. Entretanto, várias condições patológicas caracterizadas pelo aumento da densidade óssea, como a doença de Paget, também estão associadas à diminuição da resistência óssea e ao aumento da incidência de fraturas, portanto, a qualidade do osso é também um fator importante na determinação da resistência óssea.

Propriedades metabólicas

A homeostase do cálcio é de grande importância para muitos processos fisiológicos de manutenção da saúde (Bonewald 2002; Harkness & Bonny 2005). Os osteoblastos depositam cálcio por mecanismos que incluem o transporte de cálcio e fosfato, com alcalinização para absorver o ácido produzido pela deposição mineral; a mineralização do cálcio da cartilagem ocorre por difusão passiva e produção de fosfato. A mobilização do cálcio pelos osteoclastos é mediada pela secreção ácida. Tanto as células de formação quanto as de reabsorção óssea usam sinais de cálcio como reguladores da diferenciação e da atividade (Sims & Gooi 2008). Isso foi estudado mais pormenorizadamente nos osteoclastos: tanto a diferenciação quanto a motilidade dos osteoclastos são reguladas pelo cálcio.

Apesar de o cálcio ser um importante mineral adquirido exogenamente da dieta, o osso serve como o principal reservatório desse elemento e órgãos reguladores fundamentais para sua homeostase. O osso, na maioria das vezes, responde aos sinais dependentes de cálcio das glândulas paratireóideas e aos metabólitos da vitamina D, embora também responda diretamente ao cálcio extracelular se não houver regulação paratireóidea. A homeostase do cálcio sérico é alcançada por meio de um complexo processo regulatório, pelo qual o equilíbrio entre reabsorção, absorção e secreção ósseas pelos intestinos, além de absorção e excreção pelos rins, é regulado rigorosamente por hormônios osteotrópicos (Schepetkin 1997). O equilíbrio das concentrações sanguíneas do cálcio ionizado resulta da complexa interação de paratormônio (PTH), vitamina D e calcitonina. Outros hormônios endócrinos osteotrópicos que influenciam o metabolismo ósseo incluem hormônios da tireoide, hormônios sexuais e ácido retinoico. Além disso, o fator de crescimento do fibroblasto ajuda na homeostase do fosfato. A Figura 2.10 mostra como a aquisição de cálcio pela alimentação e pelos ossos e sua excreção pelos sistemas digestório e urinário mantêm a homeostase.

A vitamina D está envolvida na absorção do cálcio, enquanto o PTH estimula a liberação de cálcio a partir do osso, reduz sua excreção pelos rins e auxilia na conversão da vitamina D em sua forma biologicamente ativa (1,25-di-hidroxicolecalciferol) (Holick 2007). A diminuição da ingestão de cálcio e de vitamina D e a deficiência de estrogênio podem também contribuir para a deficiência do cálcio (Lips *et al.* 2006). Fatores hormonais, como retinoides, hormônios da tireoide e hormônios esteroides, conseguem atravessar as membranas biológicas e interagir com os receptores intracelulares a fim de ter um impacto maior sobre o índice de reabsorção óssea. A falta de estrogênio aumenta a reabsorção óssea e diminui a formação de osso novo (Harkness & Bonny 2005). A apoptose osteocítica também foi documentada na deficiência de estrogênio. Além do estrogênio, o metabolismo do cálcio é importante para a renovação óssea, e a deficiência de cálcio e vitamina D resulta em comprometimento da deposição óssea.

O PTH circulante regula o cálcio sérico com o PTH sendo liberado em condições de hipocalcemia. O PTH se une aos receptores nos osteoblastos, aumentando a expressão de RANKL e a união de RANKL a RANK nos osteoclastos (McCauley & Nohutcu 2002). Essa sinalização estimula a remodelagem óssea pela ativação dos osteoclastos com o objetivo final de promover a liberação de cálcio a partir do osso. A função secundária do PTH é aumentar a reabsorção do cálcio pelos rins. Quando administrado terapeuticamente em doses baixas e intermitentes, o PTH consegue atuar como agente anabólico e promove a formação óssea, embora o mecanismo dessa ação não seja bem compreendido.

Os linfócitos T produzem calcitonina, um peptídio com 32 aminoácidos cuja principal função fisiológica é suprimir a reabsorção óssea. Existem muitos receptores da calcitonina nos osteoclastos e em seus precursores (Schepetkin 1997). Portanto, a calcitonina consegue agir diretamente nos osteoclastos em todos os estágios de seu desenvolvimento a fim de reduzir a reabsorção óssea, prevenindo a fusão dos pré-osteoclastos mononucleares, inibindo a diferenciação e prevenindo a reabsorção pelos osteoclastos maduros (McCauley & Nohutcu 2002). A concentração e a fosforilação dos receptores de calcitonina diminuem na presença dessa substância. Como resultado, o efeito da calcitonina sobre os osteoclastos é transitório e não é usado para aplicações clínicas terapêuticas.

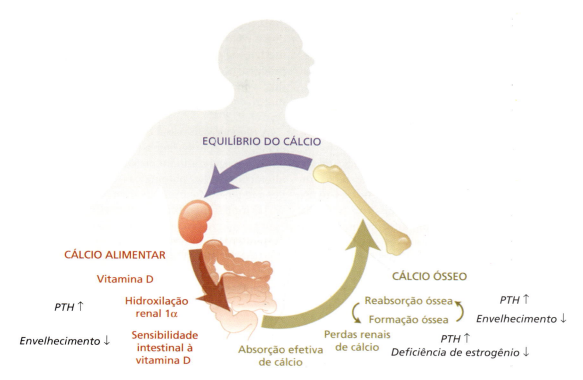

Figura 2.10 Metabolismo ósseo e do cálcio. A homeostase do cálcio é de grande importância para muitos processos fisiológicos que mantêm a saúde. O equilíbrio das concentrações sanguíneas do cálcio ionizado resulta da complexa interação de paratormônio (PTH), vitamina D e calcitonina. Esta figura reflete como o aporte do cálcio a partir da alimentação e dos ossos e sua excreção pelos sistemas digestório e urinário mantêm a homeostase. A vitamina D está envolvida na absorção do cálcio, enquanto o PTH estimula a liberação dessa substância a partir do osso, reduz sua excreção pelos rins e auxilia na conversão da vitamina D em sua forma biologicamente ativa (1,25-di-hidroxicolecalciferol). A diminuição do aporte de cálcio e de vitamina D e a deficiência de estrogênio podem também contribuir para a deficiência do cálcio.

Homeostase esquelética

Cicatrização

Na maioria das situações em que ocorre lesão tecidual, a cicatrização do local lesionado geralmente leva à formação de um tecido que difere, na morfologia, composição ou na função, do tecido original. Esse tipo de cicatrização é denominado *reparo*. *Regeneração* tecidual, por outro lado, é um termo usado para descrever um processo de cicatrização que resulta em restauração completa da morfologia e da função. A consolidação do tecido ósseo inclui tanto o fenômeno da regeneração quanto o do reparo, dependendo da natureza da lesão.

Reparo

O traumatismo no tecido ósseo, seja por estresse repetido, seja por um episódio traumático único, resulta mais comumente em fratura. Quando o osso é danificado, um processo de consolidação complexo e de múltiplos estágios é imediatamente iniciado para facilitar o reparo. A proliferação tecidual e celular é mediada em diferentes estágios por vários fatores de crescimento, citocinas inflamatórias e moléculas sinalizadoras. Embora seja um processo contínuo, o reparo ósseo pode ser grosseiramente dividido em: fase de inflamação, fase reparadora e fase remodeladora (Hadjidakis & Androulakis 2006).

A fase inflamatória começa imediatamente após o dano tecidual e dura aproximadamente 2 meses (Fazzalari 2011).

A etapa inicial no processo reparador é a formação de um coágulo sanguíneo. As células lesionadas liberam citocina, que recruta as células inflamatórias para a área onde os macrófagos começam a fagocitose de tecido e células danificados. Os osteoclastos começam o processo de reabsorção do osso danificado reciclando os componentes minerais. Além disso, as células das linhagens celulares mesenquimal e mieloide são recrutadas para a área onde começam a se diferenciar em osteoblastos e condroblastos. Nesse momento, a razão RANKL:osteoprotegerina (OPG) é reduzida.

A fase reparadora é caracterizada pela formação de um calo mole no qual a matriz de novo osso e o arcabouço de cartilagem começam a se formar. Os osteoblastos e os condroblastos produzem arcabouço proteico para criar esse calo, que é mineralizado lentamente até formar um calo duro. Ele, por sua vez, é composto por osso não lamelar imaturo. O início da formação da cartilagem e do osso periosteal não lamelar é mediado principalmente pela suprarregulação precoce da interleucina 6 (IL-6), OPG, fator de crescimento endotelial vascular (VEGF, do inglês *vascular endothelial growth factor*) e BMP (Fazzalari 2011). O processo de formação desde calo mole até o duro ocorre aproximadamente 6 a 12 semanas depois da fratura óssea.

No estágio final do reparo, conhecido como fase remodeladora, a matriz óssea e a cartilagem são remodeladas em osso maduro. O osso não lamelar acaba sendo convertido em osso lamelar maduro graças à renovação óssea normal mediada pelo acoplamento do osteoblasto ao osteoclasto.

Vitamina D e cálcio adequados são fundamentais para o reparo ósseo apropriado e seus níveis podem, em parte, ditar o índice do reparo. O período do estágio de remodelagem geralmente requer meses a partir do momento da lesão; no entanto, varia dependendo da variabilidade individual no metabolismo ósseo.

Regeneração

A consolidação óssea ideal promove formação tecidual de modo que a estrutura e a função originais dos ossos sejam preservadas. Esse processo contrasta com o que ocorre no reparo tecidual, em que meramente se substitui o tecido perdido por tecido imaturo sem que a forma ou função seja completamente restaurada.

Ao longo do tempo, o osso sofre dano por tensão mecânica, sobrecarga e outras formas de dano tecidual que resulte em microfraturas e outros defeitos na arquitetura óssea. Para prevenir danos maiores, o osso se submete a um processo natural de remodelagem para regenerar ou renovar a si mesmo. As taxas de renovação individual dos ossos são únicas, embora a taxa de renovação média seja 10% (McCauley & Nohutcu 2002).

A regeneração do tecido ósseo envolve o acoplamento da formação e da reabsorção ósseas em uma unidade multicelular básica (BMU, do inglês *basic multicellular unit*) (Sims & Gooi 2008) (Figura 2.11). Nesse processo, a reabsorção óssea pelos osteoclastos ocorre durante um período de 3 a 4 semanas com a sinalização celular para promover o recrutamento de osteoblastos para a área. Eles então formam osso por um período de 3 a 4 meses, com um período de repouso entre a reabsorção e a formação óssea chamada de fase de reversão. O osso trabecular é submetido a um grau significativamente mais alto de renovação óssea do que o osso cortical (McCauley & Nohutcu 2002). Em um modelo de consolidação do osso alveolar de roedor, esse processo ocorre mais rapidamente, permitindo a apreciação dos eventos celulares e moleculares que ocorrem durante a maturação do osso recém-regenerado (Figuras 2.12 e 2.13) (Lin *et al.* 2011).

A regeneração óssea é um processo normal, ainda que em alguns cenários haja a necessidade de regenerar o osso em ritmo acelerado ou em ordem a superar os efeitos das alterações ósseas patológicas. As estratégias para promover a regeneração óssea incluem o uso de: enxerto ósseo de várias fontes, membranas oclusivas como barreira epitelial, agentes não reabsorvíveis, agentes anabólicos e fatores de crescimento que promovem diferenciação e proliferação dos osteoblastos (Giannobile *et al.* 2019).

Quando ocorrem as alterações na renovação óssea, a homeostase do esqueleto é interrompida, resultando em condições de aumento ou diminuição da densidade mineral óssea (DMO), ou necrose óssea, e geralmente acompanhada por diminuição na resistência óssea. Uma grande variedade de condições pode alterar a homeostasia óssea, incluindo câncer, menopausa, medicamentos, condições genéticas, deficiências nutricionais ou infecções. Algumas dessas etiologias, como a deficiência de vitamina D, são facilmente tratáveis, enquanto outras, como as mutações genéticas, são tipicamente tratadas pelo manejo dos sintomas. As alterações da homeostasia óssea causam uma ampla gama de sinais/sintomas, como aumento da incidência de fraturas, dor óssea ou outras deformidades esqueléticas, que resultam em alto grau de morbidade e, em alguns casos, morte. Uma breve revisão das condições mais comuns é apresentada adiante.

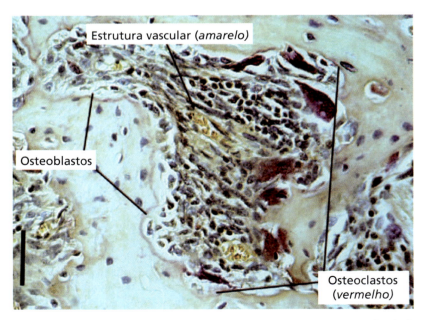

Figura 2.11 Unidades multicelulares básicas dos ossos (BMU). A remodelagem óssea ocorre em grupos locais de osteoblastos e osteoclastos chamados BMU; cada unidade é organizada em uma frente de osteoclastos reabsorvedores, seguida por osteoblastos que reformam o osso ao preencher os defeitos deixados pelos osteoclastos. A *coloração vermelha* (fosfatase ácida resistente ao tartarato) destaca a frente de reabsorção. Nota-se o aumento do número de osteoclastos multinucleados nessa área.

Capítulo 2 Osso como Órgão Vivo 59

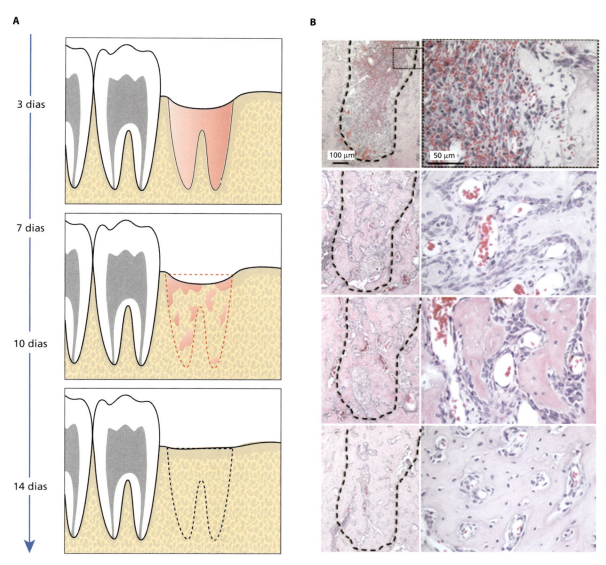

Figura 2.12 Local de consolidação do alvéolo dentário com o passar do tempo. **A.** Modelo de extração em roedor. Sequência de eventos que caracterizam a consolidação durante os primeiros 14 dias. **B.** Coloração em hematoxilina e eosina (H-E) para a consolidação do local da extração dentária. As imagens histológicas à direita da área de consolidação (*linhas pretas pontilhadas*) mostram bem a regeneração óssea no processo alveolar. Nota-se coágulo sanguíneo bem visível no terceiro dia. No sétimo dia, a densidade celular na área do defeito é maior. No décimo dia, o local do defeito parece estar preenchido por tecido mesenquimal condensado. Por fim, no 14º dia, nota-se a integração do osso recém-formado às paredes do alvéolo dentário original.

Alterações

Osteoporose

A osteoporose é uma condição comum caracterizada por alterações na macro e na microarquitetura do osso (Figura 2.14). Existem múltiplas etiologias, inclusive pós-menopausa, associada à idade, induzida por glicocorticoides, secundária ao câncer, com ablação androgênica e com o uso de inibidores da aromatase (Kanis 2002). Todas as formas resultam em redução da resistência óssea e aumento do risco de fraturas, acompanhadas por alto grau de morbidade e mortalidade.

A osteoporose após a menopausa é a forma mais comum da doença e resulta do declínio na secreção de hormônios gonadais após a menopausa. A rápida perda da DMO trabecular e, em menor extensão, a perda cortical são comuns nessa condição (Kanis 2002).

O diagnóstico é feito pela comparação da DMO de um paciente com a de um adulto do mesmo sexo, saudável, entre 20 e 29 anos. A DMO sistêmica com desvio padrão de, ao menos, 2,5 abaixo da média, denominada de escore T, é usada pela OMS para definir osteoporose (OMS 1994; McCauley 2020). A osteopenia, uma forma menos grave da doença, é diagnosticada quando o escore T está entre −1,0 e −2,5 (Figura 2.15).

Osteopetrose

A osteopetrose é um grupo de doenças relacionadas no qual existe acentuado aumento da DMO em virtude da renovação óssea anormal, o que, de certo modo, é o oposto da osteoporose. Essas condições são hereditárias e o modo de transmissão varia de autossômico dominante a autossômico

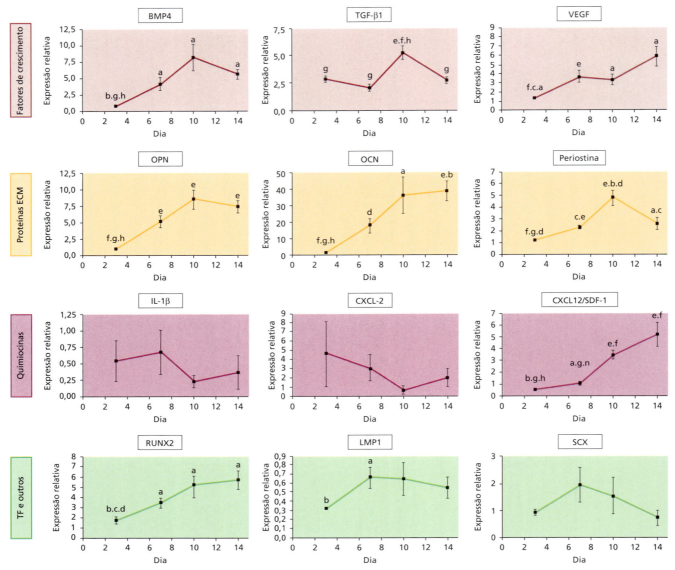

Figura 2.13 Padrão de expressão genética da cicatrização dos locais da extração dentária. Análise de microdissecção e captura a *laser* (LCM, do inglês *laser capture microdissection*) dos genes associados à cicatrização da ferida, categorizando-os em três diferentes grupos: aqueles para os fatores de crescimento/quimiocinas, proteínas da matriz extracelular (MEC), e os fatores de transcrição (TF, do inglês *transcription factors*). Três padrões de expressão foram evidentes. (1) Genes cuja expressão foi aumentada lentamente durante o processo de consolidação: aqueles para os fatores de crescimento (*BMP4*, *BMP7*, *Wnt10b* e *VEGF*), os fatores de transcrição (*RUNX2*) e as proteínas da matriz extracelular relacionadas ao tecido mineralizado (*OPN* e *OCN*) estavam no grupo; curiosamente, *CXCL12* (SDF-1) gradualmente aumentou durante a consolidação do alvéolo dentário. O fator transformador de crescimento beta 1 (TGF-β1) aumentou na metade do estágio de consolidação (décimo dia) e depois diminuiu, e a periostina (POSTN), um gene-alvo de TGF-β1, teve o mesmo padrão de expressão. (2) Genes que eram expressos de modo significativo inicialmente e foram infrarregulados nos estágios tardios. Os genes para as quimiocinas IL-1β, CXCL2 e CXCL5 pertenciam a essa categoria, embora nenhuma diferença estatística tenha sido causada pelo número limitado de animais analisados. A expressão de *Wnt5a* e *Wnt4* também pareceu diminuir durante a consolidação. (3) Genes que foram expressos constitutivamente. O domínio da proteína de mineralização LIM (*LMP-1*) e o fator de transcrição específico para o tendão (*SCX*) estavam nesse grupo.

recessivo. O aumento da DMO nessa população de pacientes se deve a vários defeitos na reabsorção óssea osteoclástica, os quais incluem: número maior ou menor de osteoclastos, comprometimento da diferenciação, deficiência de anidrase carbônica, capacidade de formar uma borda irregular e alterações nas vias de sinalização (Stark & Savarirayan 2009). Na maioria dos casos, é a capacidade de os osteoclastos criarem um ambiente ácido nas lacunas para reabsorver osso que está, de algum modo, comprometido, resultando, finalmente, em aumento efetivo da formação óssea (Figura 2.16).

Osteomalacia

A vitamina D é essencial para o metabolismo de cálcio e fósforo no corpo, minerais fundamentais necessários para a formação óssea (Holick 2007). A deficiência de vitamina D, ou a incapacidade para absorvê-la, é uma condição comum especialmente em locais de clima frio, porque a vitamina D é obtida principalmente pela exposição ao sol e a alimentação. Outras condições também predispõem à deficiência de vitamina D, como tumores oncogênicos ou benignos e doenças hepáticas.

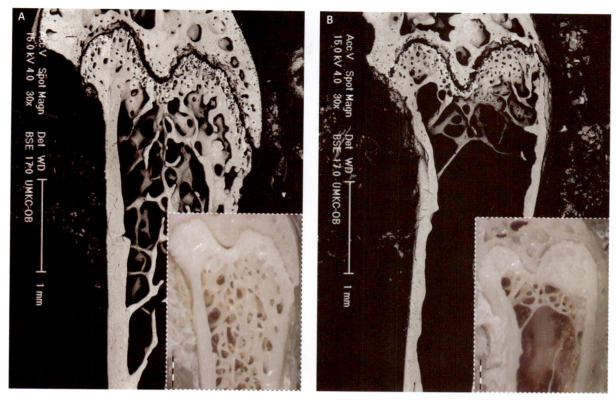

Figura 2.14 Osteoporose. Na osteoporose, existe uma diminuição da espessura cortical, além de diminuição acentuada do número de trabéculas e da conectividade. À medida que esse processo continua, há deterioração adicional da arquitetura interna, com impacto significativo na capacidade de o osso sustentar forças compressivas.

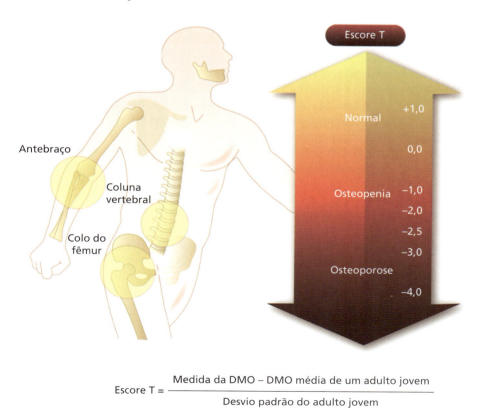

$$\text{Escore T} = \frac{\text{Medida da DMO} - \text{DMO média de um adulto jovem}}{\text{Desvio padrão do adulto jovem}}$$

Figura 2.15 Densidade mineral óssea (DMO). A absorciometria de raios X de dupla energia (DEXA) é considerada a técnica preferida para a mensuração da DMO. Os locais mais frequentemente usados para a mensuração da DMO são a coluna vertebral, o colo do fêmur e o antebraço. A Organização Mundial da Saúde define a osteoporose com base em "escores T". Os escores T se referem ao número de desvios padrão acima ou abaixo da média para um adulto saudável de 30 anos do mesmo sexo do paciente.

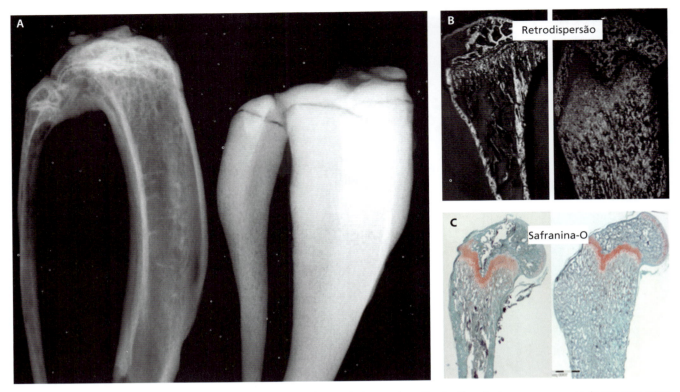

Figura 2.16 Osteopetrose. Aumento da densidade e depósitos de matriz óssea mineralizada são achados comuns em pacientes com osteopetrose. **A.** Obliteração da cavidade da medula óssea. **B.** Microscopia eletrônica de retrodispersão. **C.** Coloração com safranina-O.

Quando não há disponibilidade adequada de vitamina D, a mineralização óssea é prejudicada, resultando em uma condição denominada osteomalacia. Quando essa doença ocorre na infância, é denominada raquitismo. A característica fundamental da osteomalacia é a ocorrência de ossos com matriz colágena e estrutura osteoide normal, mas sem mineralização apropriada, o que resulta em "amolecimento dos ossos" (Russell 2010). A osteomalacia difere da osteoporose na medida em que a primeira modifica o osso conforme ele é desenvolvido, enquanto a osteoporose enfraquece os ossos que já estão formados (Figura 2.17).

A gravidade varia de uma apresentação assintomática até a morte nos primeiros anos de vida. Apesar do aumento da densidade óssea, o osso recém-formado é de má qualidade e os sinais/sintomas incluem aumento da incidência de fraturas, neuropatia e baixa estatura. O tratamento da osteomalacia envolve a reversão da deficiência de vitamina D, geralmente por suplementação alimentar combinada a remoção da causa da deficiência. Em casos graves, o manejo precoce dessa condição pode envolver um transplante de medula óssea. A deficiência de vitamina D também está associada a resultados regenerativos ruins após procedimentos cirúrgicos periodontais (Bashutski *et al.* 2011).

Osteonecrose

Quando ocorre isquemia no osso por um longo período, frequentemente por causa de interrupção da irrigação sanguínea, ocorre morte celular. As células da linhagem hematopoética são mais propensas aos efeitos negativos da isquemia e não conseguem sobreviver por mais de 12 horas sem irrigação sanguínea adequada (Steinberg 1991). As células diretamente responsáveis por mineralização e renovação ósseas – osteoblastos, osteoclastos e osteócitos – são menos propensas à anoxia, embora ocorra morte celular dessas células depois de 48 horas de anoxia. Se a irrigação sanguínea retorna rapidamente, ocorre consolidação e o osso se recupera. Entretanto, após esse período de tempo crítico, o osso irá necrosar, exigindo ressecção parcial ou total, seguida por reconstrução.

A osteonecrose tem múltiplas etiologias, incluindo radiação, uso de bisfosfonatos, uso de esteroides, hipertensão arterial e, em alguns casos, artrite ou lúpus. A osteonecrose da mandíbula relacionada aos bisfosfonatos é de preocupação crescente no campo da odontologia. A osteonecrose da mandíbula é definida como uma área de osso exposta que não consolida no período de 8 semanas após a identificação por um profissional de saúde (Khosla *et al.* 2008). Os pacientes diagnosticados com osteonecrose da mandíbula relacionada aos bisfosfonatos incluem apenas aqueles que não receberam radiação prévia nas regiões craniofaciais. O uso oral dos bisfosfonatos está associado a risco mais baixo e tem uma incidência de 0,01 a 0,04%; isso contrasta com os pacientes que receberam bisfosfonatos por via intravenosa, os quais têm uma incidência mais alta de osteonecrose da mandíbula, de 0,8 a 12% (Vescovi & Nammour 2011). Essa maior incidência provavelmente se deve ao esquema posológico mais alto administrado por via intravenosa e à gravidade e extensão da doença que está sendo tratada. Os bisfosfonatos orais são usados

Capítulo 2 Osso como Órgão Vivo 63

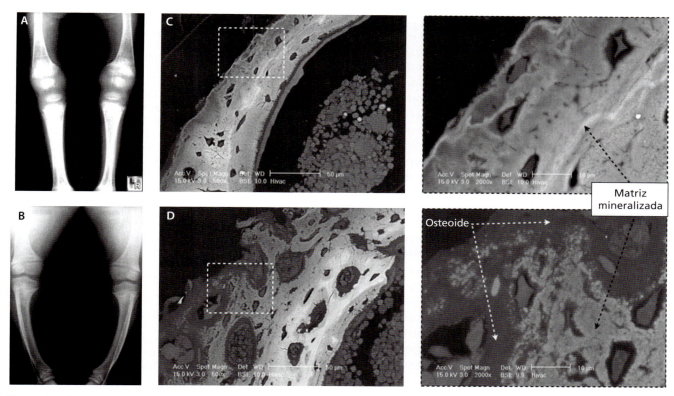

Figura 2.17 Osteomalacia. **A** e **C**. Mineralização e maturação normais da matriz. **B** e **D**. Na osteomalacia ocorrem grandes zonas hipomineralizadas, acompanhadas por aumento de depósitos de matriz osteoide/imatura.

tipicamente para tratar osteoporose, enquanto os intravenosos são prescritos para doença de Paget, mieloma múltiplo e outras condições.

Osteomielite

A osteomielite é uma infecção óssea que pode ser classificada segundo a fonte da infecção, o prognóstico, a anatomia óssea, os fatores do hospedeiro e a apresentação clínica (Calhoun & Manring 2005). Fraturas expostas, cirurgia e condições como diabetes melito e doença vascular periférica aumentam o risco de desenvolvimento de osteomielite. A osteomielite de origem hematogênica é muito mais comum na população pediátrica.

O diagnóstico definitivo da osteomielite é feito pelo isolamento das bactérias em conjunto com exames de imagem, mas pode ser desafiador. O tratamento envolve antibióticos associados com drenagem, desbridamento e outros procedimentos cirúrgicos apropriados, incluindo estabilização óssea e enxerto de pele (Conterno & da Silva Filho 2009).

Osteogênese imperfeita

Osteogênese imperfeita (OI) é um grupo de alterações genéticas com formação defeituosa do colágeno, levando à diminuição da qualidade óssea. Fraturas, fragilidade óssea e osteopenia são características comuns da doença. A OI é relativamente rara, com uma incidência de 1 em 10.000 nascimentos. A doença apresenta-se nas formas autossômica dominante e recessiva, embora a autossômica dominante seja mais comum (Michou & Brown 2011).

A apresentação clínica da OI tem manifestações em comum com outras doenças do metabolismo ósseo, incluindo fraturas, deformidades ósseas e flacidez articular. Características singulares da OI incluem perda auditiva, fragilidade vascular, escleróticas azuis e dentinogênese imperfeita. Os defeitos do colágeno do tipo I, incluindo interrupções nas interações das proteínas colagenosas com as não colagenosas, matriz enfraquecida, relações célula–célula e célula–matriz defeituosas e mineralização tecidual defeituosa contribuem para a etiologia da forma autossômica dominante (Forlino *et al.* 2011). Na forma recessiva, a deficiência de qualquer um dos três componentes do complexo do colágeno prolil 3-hidroxilase resulta em redução da capacidade de o pró-colágeno do tipo I se submeter à modificação ou ao desdobramento pós-tradução. A gravidade da doença, bem como a existência de características definidoras, varia substancialmente.

Diversas opções terapêuticas são empregadas para tratar os sintomas da OI, incluindo cirurgia, colaboração com fonoaudiólogos, dentistas e pneumologistas, além de medicamentos como bisfosfonatos e hormônio do crescimento humano recombinante.

Outras alterações

Várias outras condições podem afetar a homeostase, incluindo hiperparatireoidismo primário e secundário, doença de Paget e displasia fibrosa.

Parte 1 Anatomia

Hiperparatireoidismo é a produção excessiva de PTH, o que promove a reabsorção óssea do cálcio e do fósforo de modo a aumentar os níveis séricos do cálcio para níveis normais (Unnanuntana *et al.* 2011). O hiperparatireoidismo primário é mais comumente causado por adenoma das glândulas paratireoides, enquanto o hiperparatireoidismo secundário ocorre quando a produção do PTH é demasiadamente estimulada em resposta a níveis séricos baixos de cálcio. Com frequência, o hiperparatireoidismo é assintomático e descoberto em triagem de rotina. A apresentação clínica é muito similar à do raquitismo. O tratamento inclui a identificação e a eliminação da causa inicial.

A doença de Paget é uma condição na qual o metabolismo ósseo é significativamente mais alto do que o normal, com formação óssea excedendo a reabsorção (Noor & Shoback 2000). Isso resulta em formação óssea excessiva e pode afetar um ou mais ossos. O osso pélvico é o mais comumente afetado. Os ossos afetados, apesar da formação aumentada, são fracos e deformados em virtude da formação irregular das fibras colágenas nos ossos. A terapia com bisfosfonatos é efetiva na diminuição da renovação óssea nessa população de pacientes, embora acarrete aumento do risco de desenvolvimento de osteonecrose da mandíbula. Aproximadamente 0,01 a 0,04% dos pacientes em uso de bisfosfonatos para tratamento da doença de Paget desenvolvem osteonecrose da mandíbula (Vescovi & Nammour 2011).

A displasia fibrosa acomete múltiplos ossos, mas, em 60% dos casos, somente um osso é afetado (Michou & Brown 2011). Essa doença ocorre mais comumente na infância. As lesões da displasia fibrosa se formam na cavidade medular, estendem-se para o osso cortical e são constituídas por cartilagem hialina, osso não lamelar imaturo e células progenitoras dos osteoblastos. Os sinais/sintomas dessa condição incluem fraturas e dor óssea. Vale ressaltar que essa condição tem outras manifestações craniofaciais, incluindo deformidades craniofaciais ósseas, exoftalmia e anormalidades dentárias.

Conclusão

Pode-se afirmar que a dinâmica natural do osso e de suas estruturas associadas é um importante sistema orgânico, que promove a forma e a função do esqueleto incluindo os ossos dos maxilares. Este capítulo fornece uma visão geral do processo de desenvolvimento altamente complexo e coordenado da formação dos ossos alveolar e craniofaciais e da homeostase em condições de saúde e doença.

Agradecimentos

Os autores agradecem a assistência do Dr. Hector Rios e do Dr. Jill Bashutski na edição anterior deste capítulo. Agradecemos ao Sr. Chris Jung por sua ajuda com as figuras.

Referências bibliográficas

Ammann, P. & Rizzoli, R. (2003). Bone strength and its determinants. *Osteoporosis International* **14 Suppl 3**, S13-18.

Bashutski, J., Eber, R.M., Kinney, J.S. *et al.* (2011). The impact of vitamin D status on periodontal surgery outcomes. *Journal of Dental Research* **90**, 1007-1012.

Bonewald, L.F. (2002). Osteocytes: a proposed multifunctional bone cell. *Journal of Musculoskeletal and Neuronal Interactions* **2**, 239-241.

Bonewald, L.F. (2007). Osteocytes as dynamic multifunctional cells. *Annals of the New York Academy of Science* **1116**, 281-290.

Bonewald, L.F. & Johnson, M.L. (2008). Osteocytes, mechano-sensing and WNT signaling. *Bone* **42**, 606-615.

Burger, E.H., Klein-Nulend, J., van der Plas, A. & Nijweide, P.J. (1995). Function of osteocytes in bone – their role in mecha-notransduction. *Journal of Nutrition* **125**, 2020S-2023S.

Burr, D.B., Martin, R.B., Schaffler, M.B. & Radin, E.L. (1985). Bone remodeling in response to in vivo; fatigue microdamage. *Journal of Biomechanics* **18**, 189-200.

Calhoun, J.H. & Manring, M.M. (2005). Adult osteomyelitis. *Infectious Diseases Clinics of North America* **19**, 765-786.

Conterno, L.O. & da Silva Filho, C.R. (2009). Antibiotics for treating chronic osteomyelitis in adults. *Cochrane Database of Systematic Reviews* (3), CD004439.

Fazzalari, N.L. (2011). Bone fracture and bone fracture repair. *Osteoporosis International* **22**, 2003-2006.

Forlino, A., Cabral, W.A., Barnes, A.M. & Marini, J.C. (2011). New perspectives on osteogenesis imperfecta. *Nature Reviews Endocrinology* **7**, 540-557.

Giannobile, W.V., Berglundh,. T, Al-Nawas, B. *et al.* (2019). Biological factors involved in alveolar bone regeneration: Consensus report of Working Group 1 of the 15(th) European Workshop on Periodontology on Bone Regeneration. *Journal of Clinical Periodontology* **46 Suppl 21**, 6-11.

Hadjidakis, D.J. & Androulakis, I.I. (2006). Bone remodeling. *Annals of the New York Academy of Science* **1092**, 385-396.

Harkness, L.S. & Bonny, A.E. (2005). Calcium and vitamin D status in the adolescent: key roles for bone, body weight, glucose tolerance, and estrogen biosynthesis. *Journal of Pediatric and Adolescent Gynecolgy* **18**, 305-311.

Holick, M.F. (2007). Vitamin D deficiency. *New England Journal of Medicine* **357**, 266-281.

Kanis, J.A. (2002). Diagnosis of osteoporosis and assessment of fracture risk. *Lancet* **359**, 1929-1936.

Khosla, S., Burr, D., Cauley, J. *et al.* (2008). Oral bisphosphonate-induced osteonecrosis: risk factors, prediction of risk using serum CTX testing, prevention, and treatment. *Journal of Oral and Maxillofacial Surgery* **66**, 1320-1321; author reply 1321-1322.

Lerner, U.H. (2006). Inflammation-induced bone remodeling in periodontal disease and the influence of post-menopausal osteoporosis. *Journal of Dental Research* **85**, 596-607.

Lin, Z., Rios, H.F., Volk, S.L. *et al.* (2011). Gene expression dynamics during bone healing and osseointegration. *Journal of Periodontology* **82**, 1007-1017.

Lin, Z., Fateh, A., Salem, D.M. & Intini, G. (2014). Periosteum: biology and applications in craniofacial bone regeneration. *Journal of Dental Research* **93**, 109-16.

Lips, P., Hosking, D., Lippuner, K. *et al.* (2006) The prevalence of vitamin D inadequacy amongst women with osteoporosis: An international epidemiological investigation. *Journal of Internal Medicine* **260**, 245-254.

Ma, Y.L., Dai, R.C., Sheng, Z.F. *et al.* (2008). Quantitative associations between osteocyte density and biomechanics, microcrack and microstructure in ovx rats vertebral trabeculae. *Journal of Biomechanics* **41**, 1324-1332.

Biosse-Duplan, M., Horne, W.C. & Baron, R. (2012). Cell and molecular biology of the osteoclast and bone resorption. In: McCauley, L.K. & Somerman, M.J., eds. *Mineralized Tissues in Oral and Craniofacial Science*. Oxford: John Wiley & Sons, pp. 17-27.

Marotti, G. (2000). The osteocyte as a wiring transmission system. *Journal of Musculoskeletal and Neuronal Interactions* **1**, 133-136.

Marotti, G. & Palumbo, C. (2007). The mechanism of transduction of mechanical strains into biological signals at the bone cellular level. *European Journal of Histochemistry* **51 Suppl 1**, 15-19.

McCauley, L.K. & Nohutcu, R.M. (2002). Mediators of periodontal osseous destruction and remodeling: principles and implications for diagnosis and therapy. *Journal of Periodontology* **73**, 1377-1391.

McCauley, L.K. & Somerman, M.J., eds. (2012). *Mineralized Tissues in Oral and Craniofacial Science*. Oxford: John Wiley & Sons, Publishers.

McCauley, L.K. (2020). Clinical recommendations for prevention of secondary fractures in patients with osteoporosis: Implications for dental care. *Journal of the American Dental Association* **151**, 311-313.

Michou, L. & Brown, J.P. (2011). Genetics of bone diseases: Paget's disease, fibrous dysplasia, osteopetrosis, and osteogenesis imperfecta. *Joint Bone Spine* **78**, 252-258.

Noor, M. & Shoback, D. (2000). Paget's disease of bone: diagnosis and treatment update. *Current Rheumatology Reports* **2**, 67-73.

Nanci A. & Moffatt P. (2012). Embryology of craniofacial bones. In: McCauley, L.K. & Somerman, M.J., eds. *Mineralized Tissues in Oral and Craniofacial Science*. Oxford: John Wiley & Sons, pp. 1-11.

Parfitt, A.M. (1995). Bone remodeling, normal and abnormal: a biological basis for the understanding of cancer-related bone disease and its treatment. *Canadian Journal of Oncology* **5 Suppl 1**, 1-10.

Parfitt, A.M. (2002). Life history of osteocytes: relationship to bone age, bone remodeling, and bone fragility. *Journal of Musculoskeletal and Neuronal Interactions* **2**, 499-500.

Polymeri, A., Giannobile, W.V. & Kaigler, D. (2016). Bone marrow stromal stem cells in tissue engineering and regenerative medicine. *Hormone and Metabolic Research* **48**, 700-713.

Raisz, L.G. (2005). Clinical practice. *Screening for osteoporosis. New England Journal of Medicine* **353**, 164-171.

Ranly, D.M. (2000) Craniofacial growth. *Dental Clinics of North America* **44**, 457-470.

Rodan, G.A. (1992). Introduction to bone biology. *Bone* **13 Suppl 1**, S3-6.

Robling, A.G. & Bonewald, L.F. (2020). The osteocyte: new insights. *Annual Reviews of Physiology* **82**, 485-506.

Russell, L.A. (2010). Osteoporosis and osteomalacia. *Rheumatic Diseases Clinics of North America* **36**, 665-680.

Schepetkin, I. (1997). Osteoclastic bone resorption: normal and pathological. *Annals of the New York Academy of Science* **832**, 170-193.

Sims, N.A. & Gooi, J.H. (2008). Bone remodeling: multiple cellular interactions required for coupling of bone formation and resorption. *Seminars in Cell Developmental Biology* **19**, 444-451.

Stark, Z. & Savarirayan, R. (2009). Osteopetrosis. *Orphanet Journal of Rare Diseases* **4**, 5.

Steinberg, M.E. (1991). Osteonecrosis of the hip: summary and conclusions. *Seminars in Arthroplasty* **2**, 241-249.

Unnanuntana, A., Rebolledo, B.J., Khair, M.M., DiCarlo, E.F. & Lane, J.M. (2011). Diseases affecting bone quality: beyond osteoporosis. *Clinical Orthopaedics and Related Research* **469**, 2194-2206.

Vaananen, H.K. & Laitala-Leinonen, T. (2008). Osteoclast lineage and function. *Archives of Biochemistry and Biophysics* **473**, 132-138.

Vescovi, P. & Nammour, S. (2011). Bisphosphonate-related osteonecrosis of the jaw (BRONJ) therapy. A critical review. *Minerva Stomatology* **59**, 181-203, 204-113.

WHO (1994). Assessment of fracture risk and its application to screening for postmenopausal osteoporosis. Report of a WHO study group. *World Health Organization Technical Report Series* **843**, 1-129.

Zhao, N., Foster, B.L. & Bonewald, L.F. (2016). The cementocyte – an osteocyte relative? *Journal of Dental Research* **95**, 734-741.

Capítulo 3

Rebordo Alveolar Edêntulo

Maurício Araújo[1] e Jan Lindhe[2]

[1]Departamento de Odontologia, Universidade Estadual de Maringá, Paraná, Brasil
[2]Department of Periodontology, Institute of Odontology, The Sahlgrenska Academy at University of Gothenburg, Gothenburg, Sweden

Considerações clínicas, 66	De um processo alveolar até um rebordo edêntulo, 72
Osso remanescente no rebordo edêntulo, 69	Processos intra-alveolares, 72
Classificação do osso remanescente, 69	Processos extra-alveolares, 79
Topografia do processo alveolar, 70	Topografia do rebordo edêntulo | Resumo, 82

Considerações clínicas

O processo alveolar estende-se do osso basal da maxila ou da mandíbula, separando a parte externa da maxila da porção interna da mandíbula (Pietrokovski *et al.* 2007). A formação do processo alveolar é concomitante ao desenvolvimento e à erupção dos dentes. O processo alveolar regride gradativamente quando os dentes são perdidos. Em outras palavras, a formação e a preservação do processo alveolar dependem da persistência dos dentes. Além disso, as características morfológicas do processo alveolar estão relacionadas ao tamanho e ao formato dos dentes, aos eventos que ocorrem durante sua erupção, assim como à inclinação dos dentes erupcionados. Assim, indivíduos com dentes longos e estreitos, quando comparados a indivíduos com dentes pequenos e largos, parecem ter um processo alveolar mais delicado, fino e, em especial nas regiões dentárias frontais, com uma lâmina óssea vestibular fina, às vezes fenestrada (Figura 3.1).

O dente e os tecidos de inserção que o circundam – o cemento radicular, o ligamento periodontal e o osso fasciculado – estabelecem uma unidade funcional (Figura 3.2). Portanto, as forças geradas, como, por exemplo, durante a mastigação, são transmitidas da coroa do dente via raiz e tecidos de inserção para as estruturas ósseas no processo alveolar, onde são dispersadas.

A perda dos dentes, bem como perda ou alteração funcional dentro e ao redor do alvéolo, resultará em várias alterações adaptativas da parte agora edêntula do rebordo. Assim, está bem documentado que, após *extrações dentárias múltiplas* e a subsequente restauração com próteses removíveis, ocorre redução significativa das dimensões do rebordo alveolar, não somente no sentido horizontal como também no vertical (Figuras 3.3 e 3.4). Um importante estudo de longo termo

das alterações na dimensão do rebordo em 42 usuários de prótese total foi realizado por Bergman e Carlsson (1985). Exames radiográficos cefalométricos foram realizados em um cefalostato, e perfis da mandíbula e da maxila edêntulas foram realizados 2 dias após a extração dentária e após 5 e 21 anos (Figura 3.5). Os autores concluíram que, durante o intervalo de observação, a maior parte do tecido duro que compõe o rebordo foi perdido. Entretanto, houve grande variação interpessoal no grau de reabsorção óssea e de tecido ósseo restante (Tallgren 1957, 1966; Atwood 1962, 1963; Johnson 1963, 1969; Carlsson *et al.* 1967).

Além disso, o rebordo do local apresenta diminuição substancial após a remoção de um *único* dente (Figura 3.6). A magnitude dessa alteração foi estudada e relatada por Pietrokovski e Massler (1967). Os autores tiveram acesso a 149 modelos de gesso de arcadas dentárias (72 maxilares e 77 mandibulares) nos quais faltava um dente em um lado da arcada. Os contornos externos das porções vestibular e lingual (palatina) do rebordo em um local dentário e da parte edêntula contralateral foram determinados por um analisador de perfil e uma técnica de imagem. Os resultados estão relatados na Tabela 3.1.

Concluiu-se que a reabsorção tecidual (tecidos ósseo e moles combinados) após a perda de um único dente foi substancial e que a redução do rebordo foi duas vezes maior na superfície vestibular do que nas superfícies linguais e palatais em todos os grupos dentários examinados. A perda tecidual total variou de um grupo de dentes para outro. Como resultado dessa modelagem tecidual, o centro do local edêntulo foi desviado para a superfície lingual ou palatina do rebordo. As observações feitas por Pietrokovski e Massler (1967) foram reforçadas por achados apresentados por Schropp *et al.* (2003). Eles estudaram as alterações que ocorreram no volume ósseo e dos tecidos

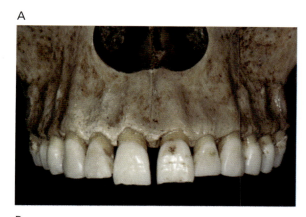

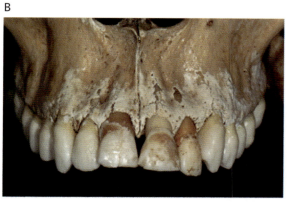

Figura 3.1 Superfície vestibular de preparações de crânios de adultos, ilustrando uma maxila com dentes (dentada) de um indivíduo com um biotipo periodontal relativamente espesso (**A**) e outro com um fenótipo relativamente fino (**B**).

moles durante um período de 12 meses após a extração de pré-molares e molares unitários. Medidas clínicas e em modelos de gesso foram realizadas imediatamente após a extração e após 3, 6 e 12 meses de cicatrização. Foi observado que a dimensão vestibulolingual/palatina durante os 3 primeiros meses foi reduzida em aproximadamente 30%, e após 12 meses o local edêntulo havia perdido pelo menos 50% da largura original. Além disso, a altura da lâmina óssea vestibular estava reduzida e, após 12 meses de cicatrização, a proeminência vestibular estava deslocada apicalmente 1,2 mm em relação à superfície lingual/palatina correspondente.

Misawa *et al.* (2016) avaliaram as mudanças nos tecidos duros que ocorreram no processo alveolar de locais dos incisivos e pré-molares da maxila após a remoção do dente. Os autores obtiveram tomografias computadorizadas de feixe cônico de locais de extração totalmente cicatrizados (> 1 ano) e compararam tais varreduras com os locais contralaterais dos dentes originais. O estudo revelou que todos os parâmetros foram significativamente reduzidos após a remoção do dente. Assim, (1) a área total da seção transversal foi reduzida de 99 para 65 mm², (2) a altura de 11,5 para 9,5 mm e (3) a largura de cerca de 9 para 3 mm (terço marginal), 9 para 5 mm (porção média) e 9 para 6 mm (porção apical).

As informações trazidas por Pietrokovski e Massler (1967), Schropp *et al.* (2003) e Misawa *et al.* (2016) sugerem que, caso um processo alveolar inclua um dente com largura horizontal de, por exemplo, 12 mm, o local edêntulo terá apenas 6 mm de largura 12 meses após a cicatrização de

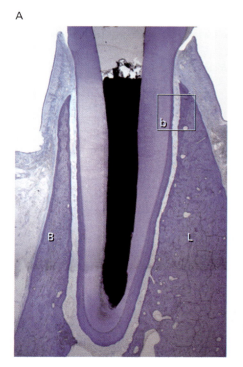

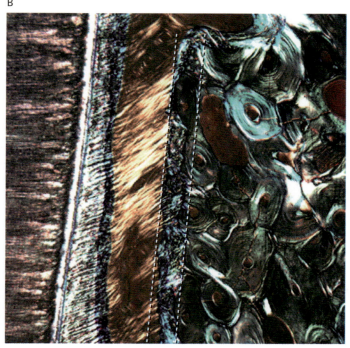

Figura 3.2 Corte histológico vestibulolingual do processo alveolar. **A.** O dente é envolvido por seus tecidos de inserção (cemento, ligamento periodontal, osso alveolar propriamente dito). **B.** Tecidos de inserção em maior aumento. Observe que a dentina está conectada ao osso alveolar pelo cemento radicular e pelo ligamento periodontal. O osso alveolar é caracterizado por seu conteúdo de lamelas circunferenciais. A porção do osso voltada para o ligamento periodontal (*entre as linhas pontilhadas*) é denominada osso alveolar propriamente dito ou osso fasciculado. B = superfície vestibular; L = superfície lateral.

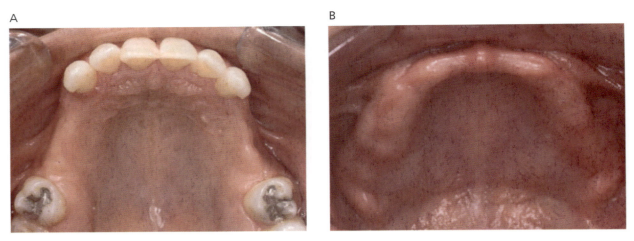

Figura 3.3 A. Vista clínica de uma maxila parcialmente edêntula. Observe que a crista das partes edêntulas do rebordo é estreita no sentido vestibulopalatino. **B.** Vista clínica de uma maxila totalmente edêntula e com substancial reabsorção. Observe que a *papila incisiva* está localizada no centro do rebordo. Isso indica o desaparecimento de toda a parte vestibular do rebordo e uma parte substancial da crista palatina.

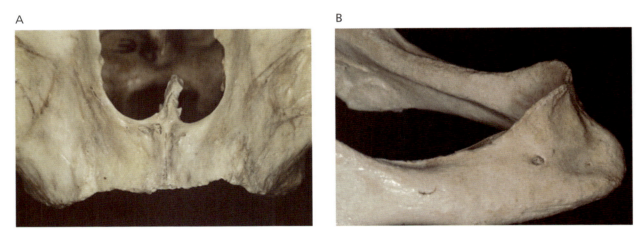

Figura 3.4 Superfície vestibular de um crânio seco ilustrando uma maxila (**A**) e uma mandíbula (**B**) totalmente edêntulas. Os pequenos segmentos do rebordo alveolar remanescente são extremamente finos no sentido vestibulopalatino/lingual.

uma extração dentária. Durante esse intervalo de 12 meses, 4 mm de tecido da superfície vestibular e 2 mm da superfície lingual do local se perderão.

Em um estudo clínico (Sanz *et al.* 2010; Tomasi *et al.* 2010), observou-se que o grau de reabsorção inicial (4 meses) da lâmina óssea vestibular após uma extração dentária dependia das dimensões originais de tal osso. Assim, lâminas ósseas com menos de 1 mm de largura perdiam substancialmente mais dimensão (largura e altura) do que aquelas com de 1 mm de largura.

Nesse contexto, é importante ressaltar que a lâmina óssea vestibular na região dentária frontal de humanos tem, com frequência (mais de 80% dos locais), menos de 1 mm de largura (Braut *et al.* 2011; Januário *et al.* 2011; Nowzari *et al.* 2012). Desse modo, é possível prever que a perda dentária nesse local resulta em alterações dimensionais substanciais (tanto horizontais quanto verticais) do rebordo, o que, por sua vez, gera preocupações estéticas.

Conclusão: a extração de um dente ou de múltiplos dentes induz várias alterações adaptativas nos tecidos moles e ósseos, resultando em regressão global do(s) local(is)

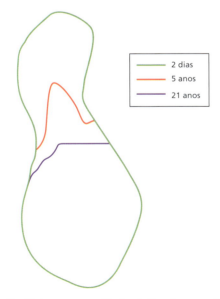

Figura 3.5 Perfil do osso mandibular 2 dias, 5 anos e 21 anos após extração dentária. (Fonte: Bergman & Carlsson 1985. Reproduzida, com autorização, de Elsevier.)

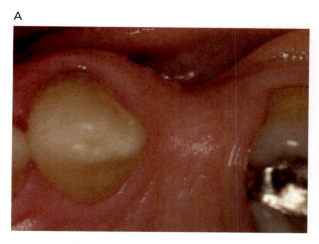 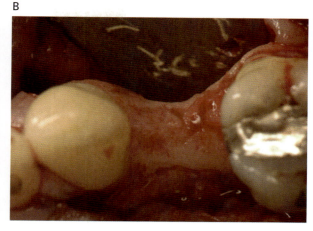

Figura 3.6 Vista clínica de um rebordo edêntulo na região pré-molar superior. O pré-molar foi extraído vários anos antes de a documentação clínica ter sido realizada. **A.** Observe a invaginação vestibular do rebordo. **B.** Após a elevação do retalho, a região da crista da porção vestibular intensamente reabsorvida do processo alveolar é visualizada.

Tabela 3.1 Reabsorção média de um dente extraído em diferentes áreas.*

Dente	Superfície vestibular	Superfície lingual/palatina	Diferença
Dentes inferiores			
Incisivo central	2,08	0,91	1,17
Incisivo lateral	3,54	1,41	2,13
Canino	3,25	1,59	1,66
Primeiro pré-molar	3,45	1,40	2,05
Segundo pré-molar	3,28	0,75	2,53
Primeiro molar	4,69	2,79	1,90
Segundo molar	4,30	3,00	1,30
Dentes superiores			
Incisivo central	3,03	1,46	1,57
Incisivo lateral	3,47	0,86	2,61
Canino	3,33	1,91	1,42
Primeiro pré-molar	3,33	2,04	1,29
Segundo pré-molar	2,58	1,62	0,96
Primeiro molar	5,25	3,12	2,13

*"A reabsorção foi maior ao longo das superfícies vestibulares do que nas linguais ou palatinas em todos os espécimes examinados, mas a reabsorção total e as diferenças variaram amplamente. Isso causou uma alteração no centro do rebordo edêntulo em direção à superfície lingual ou palatina do rebordo, com *diminuição* concomitante do comprimento do arco na mandíbula bem como na maxila." (Pietrokovski e Massler 1967.)

edêntulo(s). A reabsorção do rebordo parece ser mais pronunciada na superfície vestibular do que na lingual/palatina.

Deve ser percebido que o processo alveolar também poderia sofrer alterações como resultado de processos patológicos relacionados ao dente, como as formas de periodontite marginal, bem como de periodontite periapical. Além disso, lesões traumáticas (incluindo as provocadas por técnicas impróprias de remoção dental) podem causar danos marcantes no processo alveolar da maxila e da mandíbula.

Osso remanescente no rebordo edêntulo

Na publicação realizada por Schropp *et al.* (2003), a formação do tecido ósseo em alvéolos de extração única foi estudada por meio de radiografia por subtração. Radiografias dos locais estudados foram obtidas utilizando-se uma técnica-padrão imediatamente após a extração do dente e após 3, 6 e 12 meses de cicatrização (Figura 3.7). Observou-se que, nos primeiros meses, alguma perda óssea (altura) ocorria na região da crista alveolar. A maior parte do ganho ósseo no alvéolo ocorreu nos 3 primeiros meses, com ganho ósseo adicional entre 3 e 6 meses. No intervalo entre 6 e 12 meses, o osso recém-formado obviamente sofreu remodelagem e a quantidade de tecido mineralizado diminuiu. Em outras palavras, nas fases mais avançadas da cicatrização do alvéolo, pouco tecido mineralizado persistiu no centro do local edêntulo.

A parte óssea do rebordo edêntulo em humanos foi examinada em amostras de biopsias retiradas das porções posteriores da mandíbula por Lindhe *et al.* (2012). As bordas periféricas do rebordo estavam consistentemente recobertas por osso cortical denso. Partes mais centrais abrigavam osso esponjoso e trabéculas constituídas principalmente por osso lamelar (Figura 3.8A). As trabéculas que estavam engastadas na medula óssea tinham formatos variados e sua orientação era, com frequência, aleatória. A medula óssea estava tomada por adipócitos, estruturas vasculares e células inflamatórias dispersas. O tecido duro que compunha o rebordo continha um misto de osso mineralizado (aproximadamente 60%), medula óssea (cerca de 20%) e tecido fibroso (em média 15%) (Figura 3.8B).

Classificação do osso remanescente

Com base no volume do osso mineralizado remanescente, os locais edêntulos são classificados, segundo Lekholm e Zarb (1985), em cinco diferentes grupos (Figura 3.9). Nos grupos A e B, ainda há uma parte substancial do rebordo, enquanto nos grupos C, D e E, há porções diminutas de tecido duro. Lekholm e Zarb (1985) também classificaram a "qualidade"

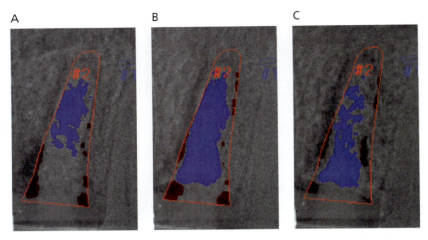

Figura 3.7 Imagens radiográficas (por subtração) de um local de extração após 3 meses (**A**), 6 meses (**B**) e 12 meses (**C**) de cicatrização. A cor azul representa áreas de neoformação óssea. Durante os 6 primeiros meses, a deposição de novo osso foi intensa. Entre 6 e 12 meses, parte do osso recém-formado estava remodelada. (Fonte: Cortesia de L. Schropp.)

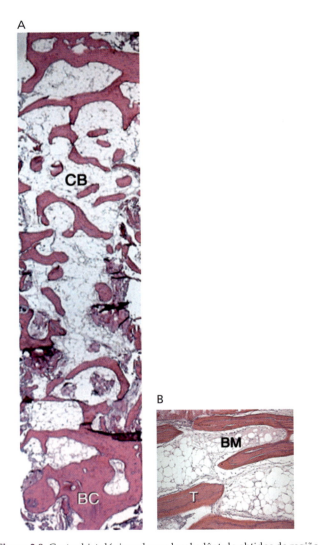

do osso no local edêntulo. As classes 1 e 2 caracterizam uma localização na qual as paredes – lâminas corticais – são espessas e o volume de medula óssea é pequeno. Paredes relativamente finas de osso cortical, porém, circundam os locais que pertencem às classes 3 e 4, enquanto a quantidade de osso trabeculado (esponjoso), incluindo trabéculas do osso lamelar e de medula óssea, é grande.

Topografia do processo alveolar

O processo alveolar que abriga as raízes dos dentes se estende a partir do osso basal (Figura 3.10A) da maxila e da mandíbula. O formato e as dimensões (altura e largura)

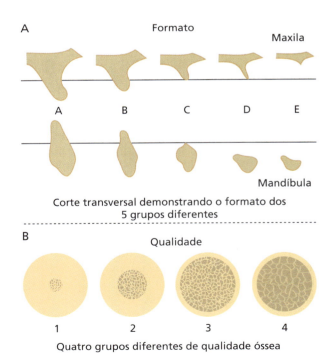

Figura 3.8 Cortes histológicos de um local edêntulo obtidos da região pré-molar superior de um homem. **A.** A porção marginal do rebordo (BC) está protegida por um revestimento cortical constituído por osso lamelar, enquanto as regiões mais centrais contêm osso esponjoso (CB, do inglês *cancellous bone*). **B.** O osso esponjoso é caracterizado pelas trabéculas (T) de osso mineralizado no compartimento da medula óssea (BM, do inglês *bone marrow*).

Figura 3.9 Desenhos esquemáticos mostrando uma classificação óssea do formato da maxila e da mandíbula (**A**) e da qualidade óssea (**B**). (Fonte: Lekholm & Zarb 1985. Reproduzida de Quintessence.)

do osso basal apresentam considerável variação interindividual (Figura 3.10A e B) e de um local para outro no mesmo indivíduo. Não existe limite bem diferenciado entre o processo alveolar e o osso basal dos maxilares.

Nos locais da mandíbula em que os dentes erupcionam com orientação "normal" durante o desenvolvimento do processo alveolar, existe tecido duro tanto na superfície facial (vestibular) quanto na lingual (palatina) das raízes (Figura 3.10C). Entretanto, nos locais onde os dentes erupcionam em posição facial, o osso facial (vestibular) do processo alveolar se torna fino e, algumas vezes, até mesmo desaparece (deiscência, fenestração) (Figura 3.10D).

As paredes externas do processo alveolar – facial (vestibular), marginal e lingual (palatino) – são contínuas com as paredes externas do osso basal. Tais paredes são compostas por osso cortical denso, enquanto partes mais centrais contêm osso trabecular (termo radiográfico; osso esponjoso, termo anatômico; osso canceloso, termo histológico), o qual contém trabéculas ósseas na medula óssea.

As paredes corticais (tábuas) do processo alveolar exibem continuidade com o osso que reveste os alvéolos, o qual pode ser o osso alveolar propriamente dito ou o osso fasciculado (ver Figura 3.2B). As tábuas corticais (paredes externas) do processo alveolar encontram o osso alveolar propriamente dito na crista no septo interdental. Nos indivíduos com periodonto saudável, a crista do septo está localizada 1 a 2 mm apicalmente da junção cemento-esmalte.

Em algumas partes da dentição (tais como a região de sínfise da mandíbula), não existe o osso trabecular que compõe o processo alveolar.

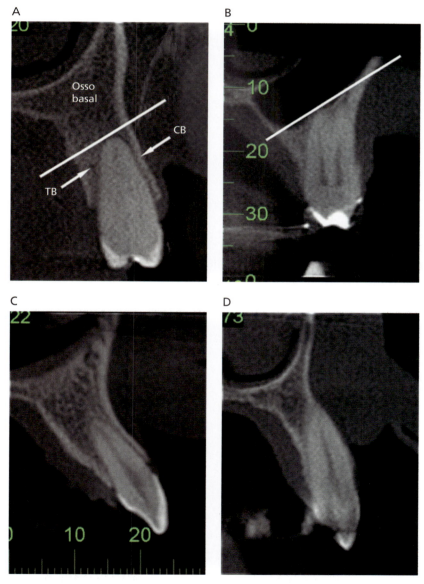

Figura 3.10 **A.** Tomografia de feixe cônico da região pré-molar da maxila. O processo alveolar exibe continuidade com o osso basal volumoso da maxila. **B.** Tomografia de feixe cônico da região pré-molar da maxila. Observe que, neste local, a dimensão do osso basal é muito pequena. **C.** Tomografia de um dente da região anterior da maxila cuja erupção ocorreu em sentido "normal". O incisivo encontra-se no compartimento ósseo do processo alveolar. **D.** Tomografia de um canino com erupção em orientação facial. O osso facial (vestibular) do processo alveolar é fino ou mesmo inexistente. CB = lâmina de osso cortical, do inglês *cortical bone plate*; TB = osso trabecular, do inglês *trabecular bone*.

De um processo alveolar até um rebordo edêntulo

As alterações que ocorrem no processo alveolar após a extração de um único dente podem ser divididas, por motivos didáticos, em duas séries de eventos inter-relacionados, denominados *processos intra-alveolares* e *processos extra-alveolares*.

Processos intra-alveolares

A cicatrização dos alvéolos de extração em voluntários humanos foi estudada por Amler (1969) e Evian *et al.* (1982). Embora as técnicas de biopsia utilizadas por Amler só permitissem o estudo da cicatrização nas porções marginais do alvéolo vazio, seus resultados são geralmente citados.

Amler constatou que, após a extração do dente, as primeiras 24 horas são caracterizadas pela formação de um *coágulo sanguíneo* no alvéolo. Dentro de 2 a 3 dias, o coágulo retrai-se e é substituído pela formação de um *tecido de granulação*. Após 4 a 5 dias, o *epitélio* da margem do tecido mucoso começa a proliferar para cobrir o tecido de granulação no alvéolo. Uma semana após a extração, o alvéolo é caracterizado por tecido de granulação, *tecido conjuntivo jovem*, e a formação do *osteoide* está em curso na porção apical do alvéolo. Após 3 semanas, o alvéolo é caracterizado por um tecido conjuntivo e existem sinais de mineralização do osteoide. O *epitélio* cobre a ferida. Após 6 semanas de cicatrização, a formação óssea no alvéolo é visível e trabéculas do osso recém-formado podem ser vistas.

O estudo de Amler foi de pequena duração, podendo somente avaliar os eventos que ocorreram na porção marginal do alvéolo em cicatrização. Seus dados experimentais não incluíram a fase tardia da cicatrização alveolar que envolve o processo de modelamento e remodelamento do tecido recém-formado no alvéolo. Assim, a composição tecidual do local de extração totalmente cicatrizado não foi documentada no estudo.

Em um estudo posterior, realizado por um período maior, Trombelli *et al.* (2008) examinaram a cicatrização alveolar em biopsias retiradas, durante 6 meses, de voluntários. As amostras confirmaram a maioria dos achados de Amler e indicaram que na fase inicial da cicatrização (modelagem tecidual), o alvéolo era preenchido por tecido de granulação que, subsequentemente, era substituído por tecido conjuntivo provisório, bem como por osso não lamelar. Em biopsias retiradas durante fases posteriores da cicatrização, observou-se que o processo pelo qual o osso não lamelar era substituído por osso lamelar e medula óssea, ou seja, a remodelagem, era lento e mostrava grande variação individual. Em apenas um limitado número de espécimes representativos de 6 meses de cicatrização o osso não lamelar foi substituído por medula óssea e trabéculas de osso lamelar. Pode-se presumir, portanto, que a modelagem tecidual após a extração dentária em seres humanos é um processo um tanto rápido, enquanto a remodelagem subsequente é lenta e pode levar anos para se completar.

Os resultados de experimentos utilizando modelos caninos (Cardaropoli *et al.* 2003; Araújo & Lindhe 2005) serão usados neste capítulo para descrever detalhes das várias fases da cicatrização alveolar, incluindo os processos de modelagem e remodelagem. Deve-se lembrar que a cicatrização dos locais de extração, nesses estudos em animais, inclusive as fases de modelagem e remodelagem, foi um processo rápido em comparação com a cicatrização alveolar em seres humanos. Assim, o alvéolo, na maior parte dos casos, cicatrizou por completo (preenchido por osso esponjoso ou lamelar) após 2 a 3 meses.

Modelo

Retalhos de espessura total vestibular e lingual são elevados, e as raízes distais dos pré-molares mandibulares, extraídas (Figura 3.11A). Os retalhos de mucosa são subsequentemente substituídos para promover cobertura de tecidos moles para a ferida recente (Figura 3.11B). A cicatrização dos locais experimentais é monitorada em biopsias de espécimes obtidas a intervalos de tempo variando de 1 dia a 6 meses (Figura 3.11C).

Modelo global da formação óssea

A Figura 3.12 mostra um corte mesiodistal de um alvéolo de extração recente margeado por raízes adjacentes. As paredes do alvéolo são contínuas com o osso alveolar propriamente dito dos dentes vizinhos. O tecido nos septos interdentais (inter-radiculares) é constituído por osso esponjoso ou trabecular que contém trabéculas de osso lamelar dentro do osso medular.

O alvéolo vazio é inicialmente preenchido com sangue e um coágulo é formado (Figura 3.13A). Células inflamatórias (leucócitos polimorfonucleares e monócitos/macrófagos) migram para o interior do coágulo, e o processo de limpeza da ferida é iniciado (Figura 3.13B). Brotos de tecido vascular e células mesenquimais (oriundas do ligamento periodontal rompido) invadem o coágulo, e um tecido de granulação é produzido. Esse tecido de granulação é gradualmente substituído por um tecido conjuntivo provisório (Figura 3.13C), e a formação de um tecido ósseo imaturo (osso não lamelar) é iniciada (Figura 3.13D). As paredes ósseas do alvéolo – osso alveolar propriamente dito ou osso fasciculado – são gradualmente reabsorvidas, e o alvéolo é preenchido com osso não lamelar imaturo (Figura 3.13E). A fase inicial do processo de cicatrização (modelamento tecidual) está completa. Nas etapas subsequentes, o osso não lamelar será gradualmente remodelado em osso lamelar e medular (Figura 3.13F a H).

Importantes eventos na formação óssea

Coágulo sanguíneo

Imediatamente após a extração do dente, o sangue dos vasos rompidos irá preencher o alvéolo. Proteínas provenientes dos vasos e das células injuriadas iniciam uma série de eventos que levam à formação de uma rede de fibrina (Figura 3.14). *Plaquetas* formam agregados e interagem com

Capítulo 3   Rebordo Alveolar Edêntulo   73

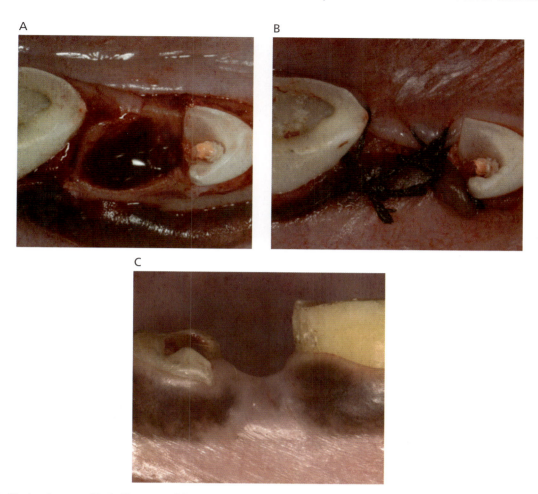

Figura 3.11 **A.** Um local na mandíbula (de um modelo canino) do qual foi extraída a raiz distal do quarto pré-molar. **B.** Retalhos de espessura total de mucosa foram reposicionados e suturados para fechar a abertura do alvéolo. **C.** Local após 6 meses de cicatrização. Observe o contorno em forma de sela (perda de tecido) na região da crista alveolar.

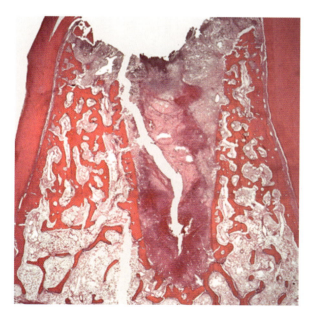

Figura 3.12 Corte histológico mostrando a face mesiodistal do local de extração dentária recente margeada por duas raízes vizinhas. Observe que o osso alveolar dos locais com dentes é contínuo com as paredes do alvéolo vazio. O septo interdental contém osso esponjoso, incluindo trabéculas de osso lamelar e medula óssea.

a rede de fibrina para produzir o coágulo sanguíneo, que efetivamente obstrui os vasos sanguíneos rompidos e interrompe o sangramento. O coágulo age como matriz física que direciona os movimentos celulares e contém substâncias (*i. e.*, *fatores de crescimento*) importantes para a continuação do processo de cicatrização. Assim, o coágulo contém substâncias que (1) influenciam as células mesenquimais e (2) afetam as células inflamatórias. Essas substâncias irão induzir e aumentar a migração de vários tipos de células, bem como proliferação, diferenciação e atividade sintética dentro do coágulo.

Embora o coágulo sanguíneo seja crucial na fase inicial da cicatrização da ferida, sua remoção é obrigatória para permitir a formação de tecido novo. Assim, alguns dias após a extração do dente, o coágulo sanguíneo começa a se desfazer, ou seja, o processo de "fibrinólise" é iniciado (Figura 3.15).

Limpeza da ferida
Neutrófilos e macrófagos migram para a ferida, fagocitam bactérias, tecido danificado e limpam o local antes de a formação tecidual poder ser iniciada. Os neutrófilos penetram a ferida primeiro, enquanto os macrófagos aparecem

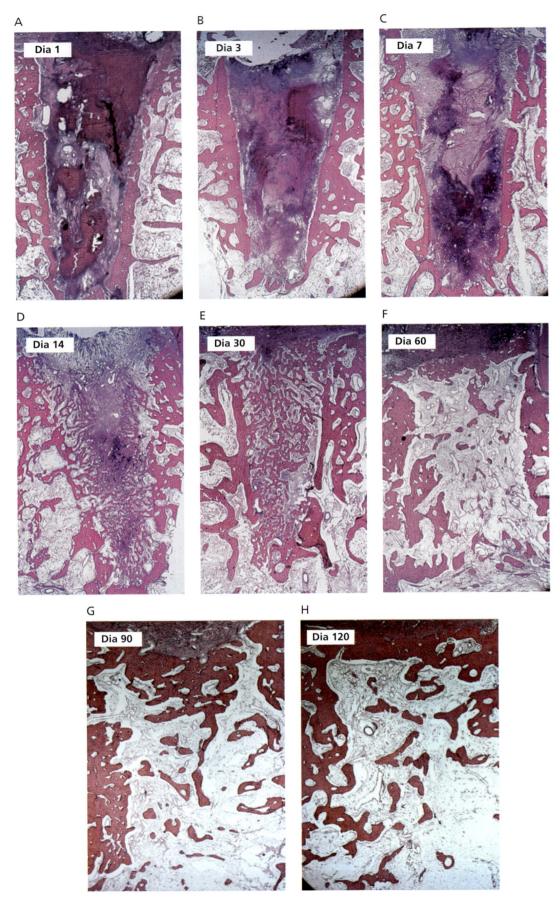

Figura 3.13 A a H. Sequência da formação óssea do alvéolo de extração. Para detalhes, ver texto.

Capítulo 3 Rebordo Alveolar Edêntulo

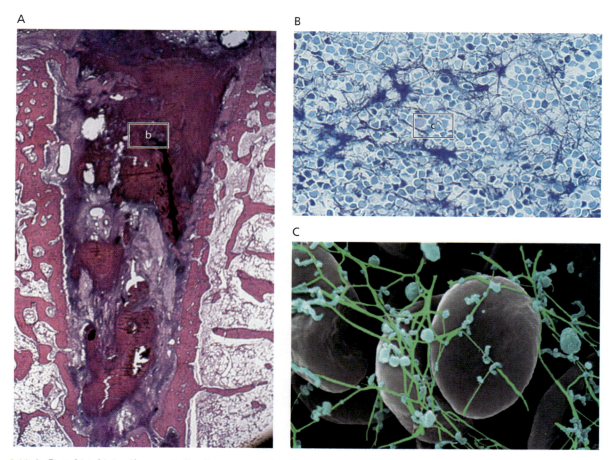

Figura 3.14 A. Corte histológico (face mesiodistal) representando 1 dia de cicatrização. **B.** O alvéolo é ocupado por um coágulo sanguíneo que contém grande número de eritrócitos (**C**) envolvidos em uma rede de fibrina, bem como as plaquetas (*células azuis*).

mais tarde. Os macrófagos não estão envolvidos somente na limpeza da ferida, mas também liberam fatores de crescimento e citocinas que estimulam ainda mais a migração, a proliferação e a diferenciação das células mesenquimais. Após a remoção dos resíduos e a "esterilização" da ferida, os neutrófilos sofrem morte programada (*apcptose*) e são removidos do local graças à ação dos macrófagos. Os macrófagos, subsequentemente, retiram-se da ferida.

Formação tecidual

Brotamentos de estruturas vasculares (oriundas do ligamento periodontal seccionado), bem como as células mesenquimais e células semelhantes aos fibroblastos (oriundas do ligamento periodontal e regiões de medula óssea adjacente), migram para o defeito. As células mesenquimais começam a proliferar e a depositar os componentes da matriz no meio extracelular (Figura 3.16); *tecido de granulação* irá substituir gradualmente o coágulo sanguíneo. Esse tecido de granulação eventualmente contém macrófagos e um grande número de células semelhantes aos fibroblastos, bem como numerosos vasos sanguíneos recentemente formados. As células semelhantes a fibroblastos continuam (1) a liberar fatores de crescimento, (2) a proliferar e (3) a depositar uma nova matriz extracelular que guia o crescimento das novas células e, posteriormente, a diferenciação do tecido. Os novos vasos formados fornecem oxigênio e nutrientes que são necessários para aumentar o número de células do novo tecido. A intensa síntese dos componentes da matriz realizada pelas células mesenquimais é chamada de *fibroplasia*, ao passo que a formação dos novos vasos é chamada de *angiogênese*. Por meio da combinação da fibroplasia com a angiogênese, um *tecido conjuntivo provisório* é estabelecido (Figura 3.17).

A transição de um tecido conjuntivo provisório em tecido ósseo ocorre ao longo das estruturas vasculares. Assim, as células osteoprogenitoras (p. ex., pericitos) migram e concentram-se em torno dos vasos sanguíneos. Elas se diferenciam em osteoblastos, os quais produzem matriz de fibras colágenas que apresenta um modelo trançado. O *osteoide* é, então, formado. O processo de mineralização se inicia no osteoide. Os osteoblastos continuam a depositar osteoide e, às vezes, essas células são integradas à matriz e tornam-se osteócitos. Esse osso recém-formado chama-se *osso não lamelar* (Figuras 3.17 e 3.18).

O osso imaturo é o primeiro tipo de osso a se formar e caracteriza-se por (1) sua rápida deposição na forma de projeções digitais ao longo do caminho dos vasos; (2) matriz de colágeno pouco organizada; (3) grande número de osteoblastos que ficam presos em sua matriz mineralizada; e (4) sua lenta capacidade de suportar cargas. As trabéculas do osso não lamelar formam-se ao redor dos vasos, tornando-se mais grossas por meio de mais

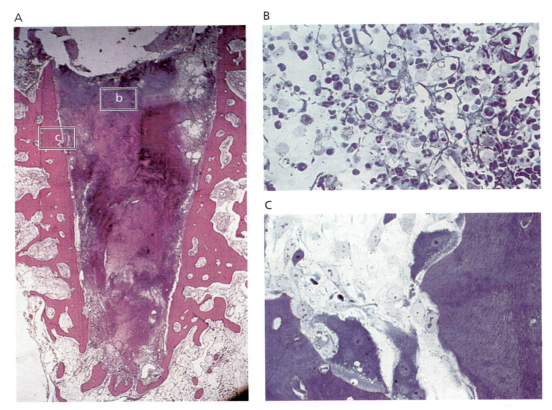

Figura 3.15 **A.** Corte histológico (face mesiodistal) representando 3 dias de cicatrização. **B.** Observe a presença de neutrófilos e macrófagos que promovem a limpeza do defeito e a quebra do coágulo sanguíneo. **C.** Atividade osteoclástica na superfície das paredes do osso antigo que delimitam o alvéolo.

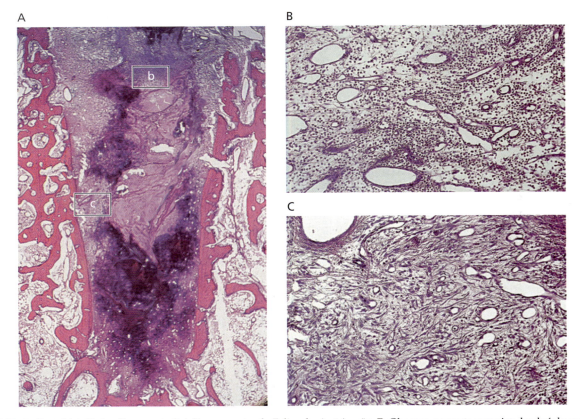

Figura 3.16 **A.** Corte histológico (face mesiodistal) representando 7 dias de cicatrização. **B.** Observe, na parte superior do alvéolo, um recente tecido de granulação rico em vasos com um grande número de células inflamatórias. **C.** Na parte mais apical, um tecido com um grande número de células semelhantes a fibroblastos está presente (tecido de granulação tardio).

Capítulo 3   Rebordo Alveolar Edêntulo   77

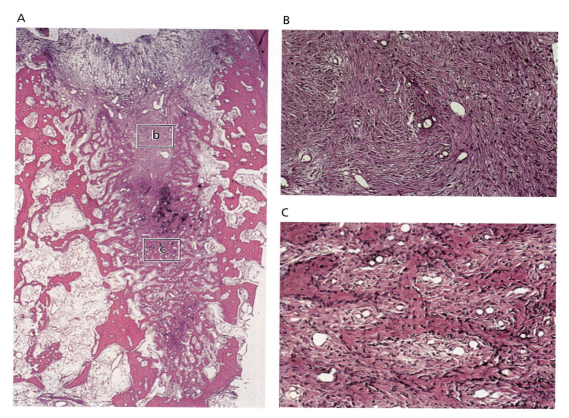

Figura 3.17 **A.** Corte histológico (face mesiodistal) representando 14 dias de cicatrização. **B.** Na parte marginal do defeito, um tecido conjuntivo provisório rico em células semelhantes a fibroblastos está formado. **C.** A formação de um osso não lamelar apresenta, nesse momento, um início de formação na porção mais apical do defeito ósseo.

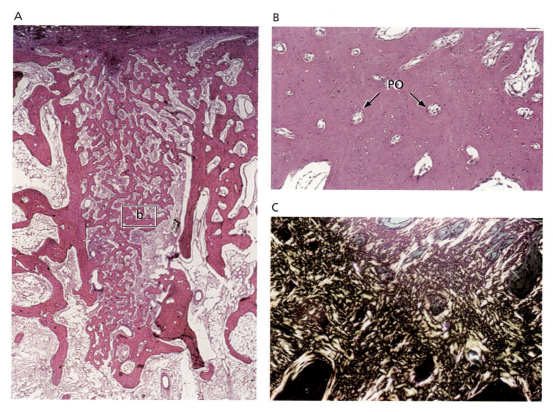

Figura 3.18 **A.** Corte histológico (face mesiodistal) representando 30 dias de cicatrização. O alvéolo está preenchido com osso não lamelar. **B.** O osso não lamelar contém numerosas células e ósteons primários (PO). As características das fibras colágenas do osso não lamelar estão ilustradas em **C** (luz polarizada).

deposição de tal tipo ósseo. As células (osteócitos) ficam presas no tecido ósseo e a primeira série de ósteons, os *ósteons primários*, organiza-se. O osso não lamelar é, por vezes, reforçado com a deposição do chamado *osso com fibras paralelas* (fibras colágenas não organizadas em padrão não lamelar, mas concêntrico).

É importante perceber que, durante essa fase inicial da formação, a maior parte do tecido ósseo nas paredes do alvéolo (o osso fasciculado) é removida.

Modelamento e remodelamento tecidual

A formação inicial do osso no modelo canino é um processo rápido. Dentro de poucas semanas, todo o alvéolo de extração é ocupado por osso não lamelar ou pelo tecido, também chamado de *osso esponjoso primário*. O osso não lamelar apresenta (1) uma estrutura estável; (2) uma superfície sólida; (3) uma fonte de células osteoprogenitoras; e (4) um amplo suprimento sanguíneo para a função celular e a mineralização da matriz.

O osso não lamelar com seus ósteons primários é gradualmente substituído pelo osso lamelar e por osso medular (Figura 3.19) por meio do processo de modelamento e remodelamento, como descrito anteriormente. No processo de remodelamento, os ósteons primários são substituídos por *ósteons secundários*. O osso não lamelar é primeiramente reabsorvido por atividade osteoclástica até certo nível. O nível da frente de reabsorção será estabelecido pela chamada *linha reversa*, que é também o ponto inicial para a formação do novo osso construindo ósteons secundários (Figura 3.20). Embora o modelamento e o remodelamento ósseo se iniciem rapidamente, levará alguns meses até que todo o osso não lamelar do local de extração seja completamente substituído pelo osso medular e lamelar.

Uma parte importante da cicatrização do alvéolo envolve a formação de uma *capa de tecido ósseo* que irá ocluir a abertura marginal do alvéolo. Essa capa é inicialmente composta de osso não lamelar (Figura 3.21A), mas este é subsequentemente remodelado e substituído por osso lamelar, que se torna contínuo com a tábua cortical na periferia do local edêntulo (Figura 3.21B). Esse processo é denominado corticalização.

A ferida está agora cicatrizada, porém os tecidos no local irão continuar a se adaptar às demandas funcionais. Em virtude de não haver tensão oriunda de forças geradas durante a mastigação e outros contatos oclusais, não existe a necessidade de osso mineralizado nas áreas previamente ocupadas pelo dente. Assim, nesse modelo, a porção apical da capa de tecido ósseo irá remodelar-se principalmente no interior da medula.

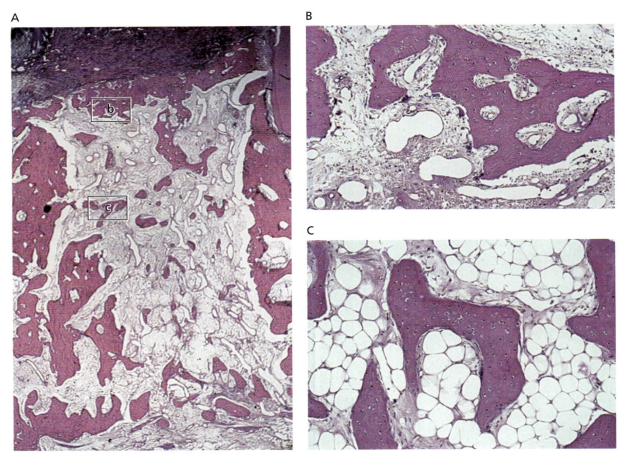

Figura 3.19 A. Corte histológico (face mesiodistal) representando 60 dias de cicatrização. **B.** Uma ampla porção do osso não lamelar é substituída pelo osso medular. **C.** Observe a presença de um grande número de adipócitos residentes no tecido que ainda contém porções de osso não lamelar.

Capítulo 3 Rebordo Alveolar Edêntulo

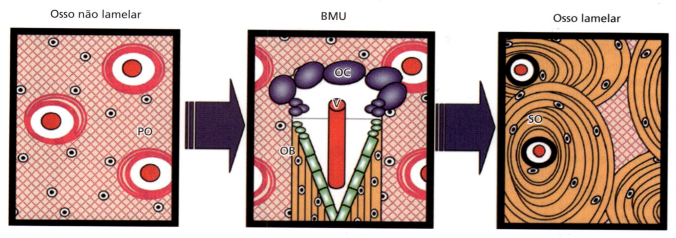

Figura 3.20 Transição entre o osso não lamelar e o osso lamelar, ou seja, o remodelamento. O osso não lamelar com ósteon primário (PO, do inglês *primary osteon*) é transformado em osso lamelar no processo que envolve a presença das unidades ósseas multicelulares (BMU, do inglês *bone multicellular units*). A BMU contém osteoclastos (OC), bem como estruturas vasculares (V) e osteoblastos (OB). Assim, os osteoblastos na BMU produzem tecido ósseo que apresenta uma orientação concêntrica ao redor dos vasos, e ósteons secundários (SO, do inglês *secondary osteons*) no interior do osso lamelar são então formados.

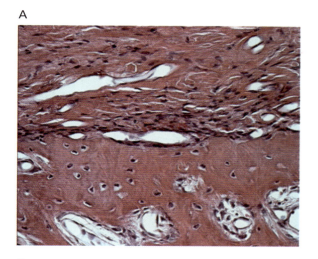

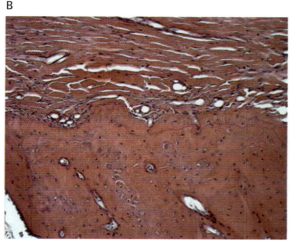

Figura 3.21 Cortes histológicos (face mesiodistal) mostrando o tecido ósseo que foi formado na abertura de um alvéolo de extração em cicatrização e o processo de corticalização. **A.** Osso não lamelar com ósteons primários ocupa o alvéolo de extração após 60 dias de cicatrização. **B.** Após 180 dias, o tecido ósseo está, principalmente, sendo substituído por osso lamelar.

Processos extra-alveolares

Em um experimento utilizando o modelo canino (Araújo & Lindhe 2005), as alterações no perfil do rebordo edêntulo que ocorreram após a extração dentária foram cuidadosamente examinadas. Nesse estudo, os terceiros e quartos pré-molares mandibulares foram submetidos a um procedimento de hemissecção. Um retalho de espessura total vestibular e lingual foi realizado; as raízes distais foram cuidadosamente removidas. O retalho foi reposicionado e suturado para cobrir o alvéolo fresco. Biopsias, envolvendo o alvéolo e suas raízes adjacentes, foram obtidas após 1, 2, 4 e 8 semanas de cicatrização. Os blocos foram seccionados em um plano vestibulolingual.

- *1 semana após a extração* (Figura 3.22). Nesse período, o alvéolo é ocupado por um coágulo. Além disso, um grande número de osteoclastos pode ser visto na extremidade bem como no interior das lâminas ósseas vestibular e lingual. A presença de osteoclastos na superfície interna das paredes do alvéolo indica que o osso fasciculado está sendo reabsorvido
- *2 semanas após a extração* (Figura 3.23). O osso recém-formado (osso não lamelar) está presente nas regiões apical e lateral do alvéolo, enquanto as porções mais centrais e marginais estão ocupadas por um tecido conjuntivo provisório. Nas porções marginais e externas das paredes do alvéolo, numerosos osteoclastos podem ser vistos. Em várias partes das paredes do alvéolo, o osso fasciculado está sendo substituído por osso não lamelar
- *4 semanas após a extração* (Figura 3.24). Nesse estágio, todo o alvéolo está ocupado por osso não lamelar. Numerosos osteoclastos são encontrados nas porções externas e marginais das paredes ósseas. Osteoclastos também recobrem as trabéculas de osso não lamelar existentes nas porções central e lateral do alvéolo. Em outras palavras, o osso não lamelar recém-formado está sendo substituído por um tipo de osso mais maduro

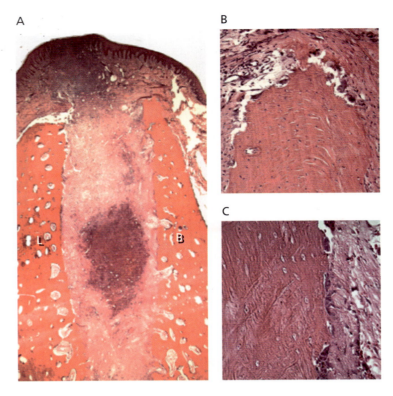

Figura 3.22 A. Corte histológico (face vestibulolingual) do alvéolo após 1 semana da cicatrização. Observe a presença de um grande número de osteoclastos na porção crestal (**B**) e interna (**C**) da parede vestibular. B = osso vestibular; L = osso lingual.

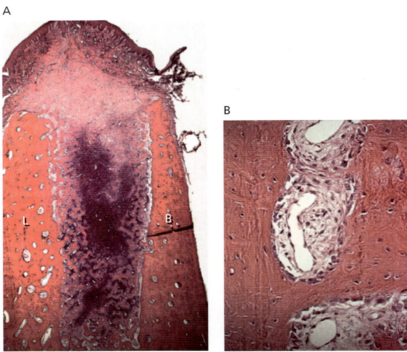

Figura 3.23 A. Corte histológico (face vestibulolingual) do alvéolo após 2 semanas de cicatrização. **B.** Observe que o osso fasciculado da porção lingual do alvéolo está sendo substituído por osso não lamelar. B = osso vestibular; L = osso lingual.

- *8 semanas após a extração* (Figura 3.25). Uma camada de osso cortical recobre a abertura do local de extração. Ocorreu corticalização. O osso não lamelar que existia no alvéolo na quarta semana foi substituído por medula óssea e por algumas trabéculas de osso lamelar nas amostras com 8 semanas. No lado externo e no topo das paredes ósseas vestibular e lingual existem sinais de reabsorção óssea. A crista da parede óssea vestibular está posicionada mais apicalmente à crista lingual correspondente.

A relativa mudança na posição das cristas das paredes ósseas vestibular e lingual que ocorrem durante as 8 semanas de cicatrização estão ilustradas na Figura 3.26. Embora o nível da margem da parede lingual permanecesse razoavelmente inalterado, a margem da parede vestibular alterou vários milímetros no sentido apical. Ainda não foi plenamente elucidado o motivo de haver maior perda óssea na parede vestibular (em comparação com a parede lingual) durante a cicatrização alveolar nesse modelo animal.

Capítulo 3 Rebordo Alveolar Edêntulo   81

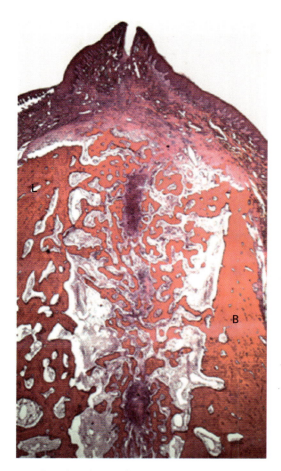

Figura 3.24 Corte histológico (face vestibulolingual) do alvéolo após 4 semanas de cicatrização. O alvéolo está preenchido com osso não lamelar. No topo da parede vestibular, o osso antigo na região da crista está sendo reabsorvido e substituído com tecido conjuntivo ou osso não lamelar. B = osso vestibular; L = osso lingual.

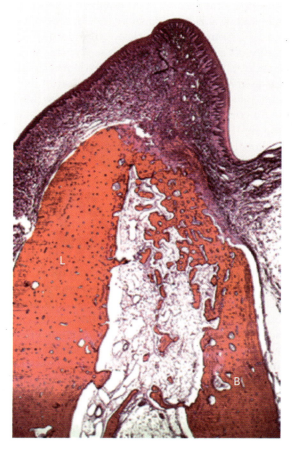

Figura 3.25 Corte histológico (face vestibulolingual) do alvéolo após 8 semanas de cicatrização. A abertura do alvéolo é selada com um capuz de osso mineralizado recém-formado. Note que a crista da parede vestibular está posicionada apicalmente à crista da parede lingual. B = osso vestibular; L = osso lingual.

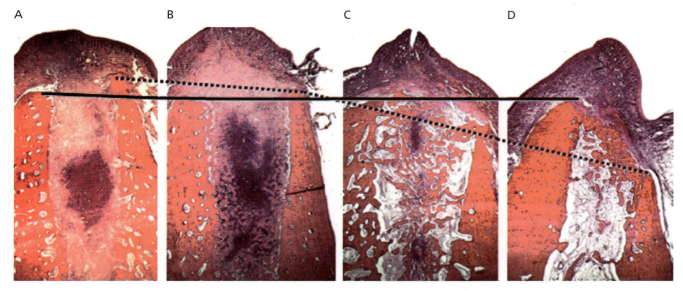

Figura 3.26 Cortes histológicos (face vestibulolingual) mostrando o perfil da região edêntula em um cachorro 1 (**A**), 2 (**B**), 4 (**C**) e 8 (**D**) semanas de cicatrização depois da extração dentária. Embora o nível marginal da parede lingual se mantivesse durante o processo de cicatrização (*linha cheia*), a crista da parede vestibular foi deslocada > 2 mm no sentido apical (*linha pontilhada*).

Antes da extração, os 1 a 2 mm marginais da crista da lâmina óssea vestibular fina estavam ocupados por osso fasciculado. Somente uma fração mínima da crista da parede lingual mais larga continha osso fasciculado. O osso fasciculado, como já citado, é um tecido dente-dependente que desaparecerá aos poucos após a extração dentária. Assim, como há relativamente mais osso fasciculado na região da crista da parede vestibular do que na lingual, a perda de tecido ósseo é mais pronunciada na parede vestibular.

Topografia do rebordo edêntulo | Resumo

Como descrito previamente neste capítulo, os processos de modelagem e remodelagem que ocorrem após a extração dentária (perda dentária) resultam em reabsorção dos vários componentes do processo alveolar anterior. A magnitude da perda óssea que ocorre nesses processos varia consideravelmente, tanto de indivíduo para indivíduo quanto, no mesmo indivíduo, de um local para outro (Figuras 3.27 e 3.28).

Em geral, a reabsorção da parede óssea vestibular é mais pronunciada do que a reabsorção da parede lingual/palatina, e, portanto, o centro do rebordo se desloca em sentido lingual/palatino. Nos casos extremos, todo o processo alveolar é perdido após a extração dentária, restando, então, apenas o osso basal da mandíbula e da maxila como constituinte do rebordo.

As paredes externas (corticais) da porção remanescente do rebordo alveolar (osso basal e resíduos do processo alveolar) são compostas por osso lamelar. As tábuas corticais do rebordo com frequência envolvem osso esponjoso com trabéculas de osso lamelar e medula óssea (Figura 3.29). A medula óssea contém numerosas estruturas vasculares, bem como adipócitos e células mesenquimais pluripotentes.

Dependendo de fatores como maxila ou mandíbula, localização (anterior, posterior) na mandíbula, profundidade

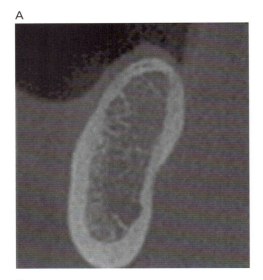

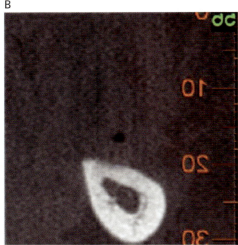

Figura 3.28 Tomografia computadorizada de feixe cônico ilustrando partes edêntulas da região do primeiro molar inferior. **A.** O osso remanescente do rebordo é volumoso, recoberto por osso cortical denso e contém muito osso trabecular. **B.** Nesse local edêntulo, todo o processo alveolar foi perdido, restando apenas o tecido do corpo da mandíbula.

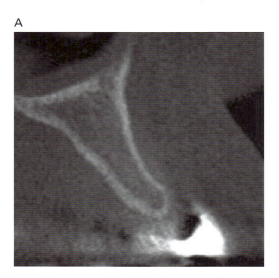

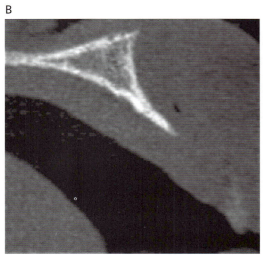

Figura 3.27 Tomografia computadorizada de feixe cônico ilustrando locais incisivos edêntulos da maxila com muito tecido duro remanescente (**A**) (ossos cortical e trabecular) e resquícios diminutos de tecido do rebordo (**B**) (apenas osso cortical).

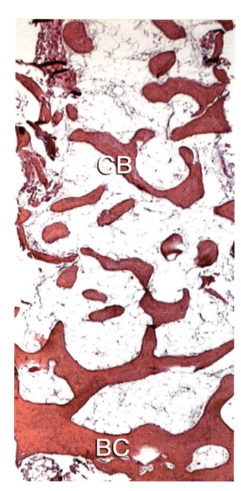

Figura 3.29 Corte histológico representando uma maxila edêntula. A biopsia foi realizada mais de 6 meses após a extração. A porção marginal do tecido (crista óssea [BC, do inglês *bone crest*]) contém osso lamelar denso, enquanto as partes mais centrais têm osso esponjoso (CB, do inglês *cancellous bone*).

dos espaços vestibular e lingual e magnitude da reabsorção de tecido duro, o rebordo edêntulo pode ser recoberto por mucosa mastigatória queratinizada ou por mucosa não queratinizada de revestimento.

Referências bibliográficas

Amler, M.H. (1969). The time sequence of tissue regeneration in human extraction wounds. *Oral Surgery, Oral Medicine, Oral Pathology* 27, 309-318.

Araújo, M.G. & Lindhe, J. (2005). Dimensional ridge alterations following tooth extraction. An experimental study in the dog. *Journal of Clinical Periodontology* 32, 212-218.

Atwood, D.A. (1962). Some clinical factors related to the rate of resorption of residual ridges. *Journal of Prosthetic Dentistry* 12, 441-450.

Atwood, D.A. (1963). Postextraction changes in the adult mandible as illustrated by microradiographs of midsagittal section and serial cephalometric roentgenograms. *Journal of Prosthetic Dentistry* 13, 810-816.

Bergman, B. & Carlsson, G.E. (1985). Clinical long-term study of complete denture wearers. *Journal of Prosthetic Dentistry* 53, 56-61.

Braut, V., Bornstein, M.M., Belser, U. & Buser, D. (2011). Thickness of the anterior maxillary facial bone wall – a retrospective radiographic study using cone beam computed tomography. *Clinical Implant Dentistry and Related Research* 31, 125-131.

Cardaropoli, G., Araújo, M. & Lindhe, J. (2003). Dynamics of bone tissue formation in tooth extraction sites. An experimental study in dogs. *Journal of Clinical Periodontology* 30, 809-818.

Carlsson, G.E., Thilander, H. & Hedegård, B. (1967). Histological changes in the upper alveolar process after extraction with or without insertion of an immediate full denture. *Acta Odontologica Scandinavica* 25, 21-43.

Evian, C.I., Rosenberg, E.S., Cosslet, J.G. & Corn, H. (1982). The osteogenic activity of bone removed from healing extraction sockets in human. *Journal of Periodontology* 53, 81-85.

Januário, A.L., Duarte, W.R., Barriviera, M. *et al.* (2011). Dimension of the facial bone wall in the anterior maxilla: a cone-beam computed tomography study. *Clinical Oral Implants Research* 22, 1168-1171.

Johnson, K. (1963). A study of the dimensional changes occurring in the maxilla after tooth extraction. Part I. Normal healing. *Australian Dental Journal* 8, 241-244.

Johnson, K. (1969). A study of the dimensional changes occurring in the maxilla following tooth extraction. *Australian Dental Journal* 14, 428-433.

Lekholm, U. & Zarb, G.A. (1985). Patient selection. In: Brånemark, P-I., Zarb, G.A. & Albreksson, T., eds. *Tissue Integrated Prostheses. Osseointegration in Clinical Dentistry*. Chicago: Quintessence, pp. 199-209.

Lindhe, J., Cecchinato, D., Bressan, E.A. *et al.* (2012). The alveolar process of the edentulous maxilla in periodontitis and nonperiodontitis subjects. *Clinical Oral Implants Research* 23, 5-11.

Misawa M., Lindhe J. & Araujo M.G. (2016) The alveolar process following single-tooth extraction: a study of maxillary incisor and premolar sites in man. *Clinical Oral Implants Research* 27, 884-889.

Nowzari, H., Molayem, S., Chiu, C.H.K. & Rich, S.K. (2012). Cone beam computed tomographic measurement of maxillary central incisors to determine prevalence of facial alveolar bone width ≥2 mm. *Clinical Implant Dentistry and Related Research* 14, 595-602.

Pietrokovski, J. & Massler, M. (1967). Alveolar ridge resorption following tooth extraction. *Journal of Prosthetic Dentistry* 17, 21-27.

Pietrokovski, J., Starinsky, R., Arensburg, B. & Kaffe, I. (2007). Morphologic characteristics of bone edentulous jaws. *Journal of Prosthodontics* 16, 141-147.

Sanz, M., Cecchinato, D., Ferrus, J. *et al.* (2010). A prospective, randomized-controlled clinical trial to evaluate bone preservation using implants with different geometry placed into extraction sockets in the maxilla. *Clinical Oral Implants Research* 21, 13-21.

Schropp, L., Wenzel, A., Kostopoulos, L. & Karring, T. (2003). Bone healing and soft tissue contour changes following single-tooth extraction: a clinical and radiographic 12-month prospective study. *International Journal of Periodontics and Restorative Dentistry* 23, 313-323.

Tallgren, A. (1957). Changes in adult face height due to aging, wear and loss of teeth and prosthetic treatment. *Acta Odontologica Scandinavica* 15 Suppl 24.

Tallgren, A. (1966). The reduction in face height of edentulous and partially edentulous subjects during long-term denture wear. *Acta Odontologica Scandinavica* 24, 195-239.

Tomasi, C., Sanz, M., Cecchinato, D. *et al.* (2010). Bone dimensional variations at implants placed in fresh extraction sockets: a multilevel multivariate analysis. *Clinical Oral Implants Research* 21, 30-36.

Trombelli, L., Farina, R., Marzola, A. *et al.* (2008). Modeling and remodeling of human extraction sockets. *Journal of Clinical Periodontology* 35, 630-639.

Capítulo 4

Mucosa em Torno de Dentes e de Implantes

Jan Lindhe,[1] Tord Berglundh,[1] Anton Sculean[2] e Niklaus P. Lang[2]

[1]Department of Periodontology, Institute of Odontology, The Sahlgrenska Academy at University of Gothenburg, Gothenburg, Sweden
[2]Department of Periodontology, School of Dental Medicine, University of Bern, Bern, Switzerland

---

Gengiva, 84
    Largura biológica, 84
    Dimensões do tecido vestibular, 84
    Dimensões da papila interdental, 85
Mucosa peri-implante, 86
    Dimensões da inserção supracrestal, 86

    Estrutura e composição, 91
    Suprimento vascular, 92
Sondagem da gengiva e da mucosa peri-implante, 93
Dimensões dos tecidos moles vestibulares em implantes, 94
Dimensões da papila entre dentes e implantes, 96
Dimensões da "papila" entre implantes adjacentes, 97

Gengiva

Largura biológica

Um termo tradicionalmente utilizado para descrever as dimensões dos tecidos moles em contato com os dentes era a *largura biológica dos tecidos moles de inserção*. Em um relatório de consenso do *World Workshop on Periodontology* (Jepsen *et al.* 2018), esse termo foi substituído por *inserção supracristal*.

O desenvolvimento do *conceito de largura biológica/fixação supracristal* foi feito com base em estudos e análises de vários autores, entre os quais Gottlieb (1921), Orban e Köhler (1924) e Sicher (1959), os quais documentaram que os tecidos moles inseridos aos dentes são compostos por duas partes: tecido fibroso e epitélio. Em uma publicação de Gargiulo *et al.* (1961), chamada *Dimensions and relations of the dentogingival junction in humans*, secções de bloco de necropsia que exibiam diferentes graus de "erupção passiva do dente" (*i. e.*, degradação de tecido periodontal) foram examinadas. Avaliações histométricas foram feitas para descrever o comprimento do sulco (não faz parte da inserção), a inserção epitelial (atualmente chamada epitélio juncional) e a inserção de tecido conjuntivo (Figura 4.1). Foi observado que o comprimento da inserção de tecido conjuntivo variou dentro de limites estreitos (1,06 a 1,08 mm), enquanto o comprimento do epitélio inserido foi em torno de 1,4 mm em locais com periodonto normal, 0,8 mm em locais com moderada destruição e 0,7 mm em locais com degradação avançada do tecido periodontal. Em outras

palavras: (1) a dimensão da inserção variou entre aproximadamente 2,5 mm, nos casos normais, e 1,8 mm, em casos de doença avançada; e (2) a parte mais variável da inserção foi o comprimento da inserção epitelial (epitélio juncional).

Dimensões do tecido vestibular

As características morfológicas da gengiva estão relacionadas com a dimensão do processo alveolar, o formato (anatomia) dos dentes, eventos que ocorrem durante a erupção dentária e com a inclinação e a posição finais dos dentes totalmente erupcionados (Wheeler 1961; O'Connor & Biggs 1964; Weisgold 1977). Ochenbein e Ross (1969) e Becker *et al.* (1997) propuseram (1) que a anatomia da gengiva está relacionada com o contorno da crista óssea, e (2) que existem dois tipos básicos de arquitetura gengival: o biotipo *"festonado acentuado"* e o fenótipo *"plano"*.

Os indivíduos com o fenótipo *"festonado acentuado"* têm dentes longos e mais finos, com coroas cônicas, delicada convexidade cervical e áreas de contato interdental minúsculas, que estão localizadas próximo ao bordo incisal (Figura 4.2). Os dentes maxilares anteriores desses indivíduos são circundados por fina gengiva livre e a margem gengival dela está localizada no nível da junção cemento-esmalte ou apicalmente a ela. A faixa de gengiva é estreita, e o contorno da margem gengival é muito festonado (Olsson *et al.* 1993). Por outro lado, os indivíduos com o fenótipo gengival *"plano"* têm incisivos com coroa de formato quadrado e pronunciada convexidade cervical (Figura 4.3). A gengiva desses

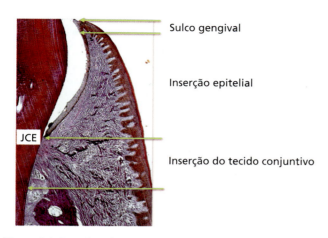

Figura 4.1 Corte histológico que descreve as dimensões dos vários componentes da inserção de tecidos moles na superfície vestibular de um dente com saúde periodontal. O comprimento combinado do epitélio juncional (inserção epitelial) e da inserção do tecido conjuntivo é considerado representante da inserção supracrestal/largura biológica da inserção dos tecidos moles. Note que o sulco gengival *não* faz parte da inserção. JCE = junção cemento-esmalte.

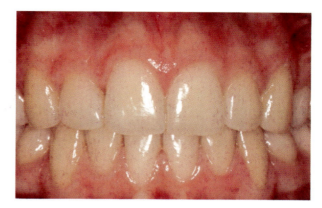

Figura 4.2 Fotografia clínica de um indivíduo com fenótipo gengival "festonado acentuado". As coroas dos dentes são comparativamente longas e mais finas. As papilas são relativamente longas, a margem gengival é fina e a faixa de gengiva inserida é pequena.

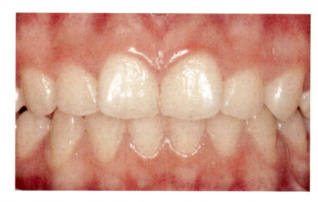

Figura 4.3 Fotografia clínica de um indivíduo com biotipo gengival "plano". As coroas dos dentes são comparativamente curtas, mas largas. As papilas são comparativamente curtas, mas volumosas, e a faixa de gengiva inserida é larga.

indivíduos é mais larga e mais volumosa, as áreas de contato entre os dentes são grandes e localizadas mais apicalmente e as papilas interdentais são curtas. Foi relatado que indivíduos com gengiva festonada acentuada frequentemente exibem recessão mais avançada dos tecidos moles na parte anterior da maxila em comparação com os indivíduos com gengiva plana (Olsson & Lindhe 1991).

Kan *et al.* (2003) mediram a dimensão da gengiva – determinada pela sondagem óssea – nas faces vestibulomesiais e vestibulodistais dos dentes maxilares anteriores. A sondagem óssea determina a distância entre a margem dos tecidos moles e a crista óssea e, dessa maneira, fornece uma estimativa que é aproximadamente 1 mm maior do que a obtida em uma sondagem regular da profundidade da bolsa. Os autores relataram que a espessura da gengiva variava entre indivíduos de diferentes fenótipos gengivais. Desse modo, a altura da gengiva nas superfícies vestibulares adjacentes em indivíduos com biotipo plano era, em média, 4,5 mm, enquanto, nos indivíduos com fenótipo festonado acentuado, a dimensão correspondente (3,8 mm) era significativamente menor.

Pontoriero e Carnevale (2001) avaliaram a reformação da unidade gengival nas superfícies vestibulares de dentes submetidos a procedimentos de aumento de coroa usando a técnica da desnudação. No primeiro ano de acompanhamento pós-cirúrgico, o ganho de tecidos moles – medido a partir do nível da crista óssea exposta – foi maior em pacientes com fenótipo espesso (plano) do que naqueles com um fenótipo fino (festonado acentuado) (3,1 mm *versus* 2,5 mm). Não foram feitas avaliações das mudanças do nível ósseo que ocorreram entre o exame inicial e o exame de acompanhamento. É, no entanto, previsível que alguma reabsorção óssea tenha ocorrido durante a cicatrização e que a altura da nova inserção de tecido conjuntivo tenha sido restabelecida coronalmente no nível da crista óssea ressecada.

As dimensões da gengiva vestibular podem também ser afetadas pela posição vestibulolingual do dente no processo alveolar. Uma mudança na posição do dente no sentido vestibular resulta na diminuição das dimensões da gengiva vestibular, enquanto um aumento é observado após um movimento lingual do dente (Coatoam *et al.* 1981; Andlin-Sobocki & Brodin 1993). Na verdade, Müller e Könönen (2005) demonstraram, em um estudo da variabilidade de espessura da gengiva vestibular de adultos jovens, que a maior parte da variação da espessura gengival devia-se à posição do dente e que a contribuição da variabilidade do indivíduo (ou seja, fenótipos plano e festonado acentuado) foi mínima.

Dimensões da papila interdental

A papila interdental em uma dentição normal e saudável tem um componente vestibular e um lingual/palatal que se juntam na região da concavidade (ver Capítulo 1). Experimentos realizados na década de 1960 (Kohl & Zander 1961; Matherson & Zander 1963) revelaram que o formato da papila na região da concavidade não foi determinado pelo contorno da crista óssea, mas pelo formato da correlação de contato que existia entre dentes adjacentes.

Tarnow *et al.* (1992) estudaram se a distância entre o ponto de contato (área) entre os dentes e a crista do osso interproximal correspondente poderia influenciar no grau de preenchimento da papila que ocorreu no local. A existência ou não de papila foi determinada visualmente em indivíduos periodontalmente saudáveis. Se não houvesse espaço visível apical ao ponto de contato, a papila era considerada completa. Se um "espaço negro" fosse visível no local, a papila era considerada incompleta. A distância entre o nível vestibular do ponto de contato e a crista óssea (Figura 4.4) foi medida por sondagem. A medida, assim, incluía não somente o epitélio e o tecido conjuntivo da papila, mas também todo o tecido conjuntivo supra-alveolar na área interproximal (Figura 4.5). Os autores relataram que a papila estava sempre completa quando a distância do ponto de contato à crista óssea era ≤ 5 mm. Quando essa distância era de 6 mm, o preenchimento pela papila ocorreu em cerca de 50% dos casos, e quando era ≥ 7 mm, o preenchimento foi incompleto em cerca de 75% dos casos. Considerando que a inserção de tecido conjuntivo supracrista é cerca de 1 mm mais alta, tais dados indicam que a altura da papila seria limitada a cerca de 4 mm na maioria dos casos. Curiosamente, papilas de alturas semelhantes (3,2 a 4,3 mm) formaram-se após procedimento cirúrgico de desnudação (van der Velden 1982; Pontoriero & Carnevale 2001), porém com maior altura em pacientes com um fenótipo espesso (plano) do que naqueles com um fenótipo fino (festonado acentuado).

Resumo:

- *Fenótipo gengival (periodontal) plano*: a gengiva marginal vestibular é comparativamente espessa, as papilas são frequentemente curtas, o osso da parede cortical vestibular é espesso e a distância vertical entre a crista óssea interdental e o osso vestibular é pequena (cerca de 2 mm)
- *Fenótipo gengival (periodontal) festonado acentuado*: a gengiva marginal vestibular é delicada e pode muitas vezes estar localizada apical à junção cemento-esmalte (diminuída), as papilas são altas e mais finas, a parede do osso vestibular é frequentemente fina e a distância vertical entre a crista óssea interdental e o osso vestibular é superior a 4 mm.

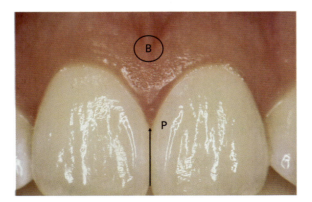

Figura 4.4 Tarnow *et al.* (1992) mediram a distância entre o ponto de contato (P) entre as coroas dos dentes e a crista óssea (B) usando sondagem (sondagem transgengival).

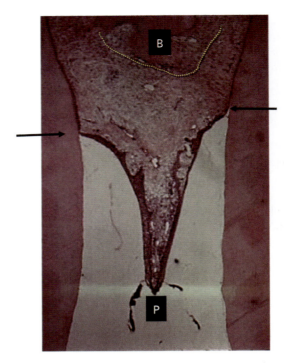

Figura 4.5 Corte mesiodistal da área interproximal entre os dois incisivos centrais. As *setas* indicam a localização da junção cemento-esmalte. A *linha pontilhada* indica o contorno da crista óssea marginal. A distância entre o ponto de contato (P) entre as coroas dos dentes e a crista óssea (B) indica a altura da papila.

Mucosa peri-implante

O tecido mole que circunda os implantes dentários é denominado *mucosa peri-implante*. As características da mucosa peri-implante são estabelecidas durante o processo de cicatrização da ferida que ocorre posteriormente ao fechamento do retalho mucoperiosteal após a instalação do implante (procedimento de 1 estágio) ou após a conexão do pilar (procedimento de 2 estágios). A cicatrização da mucosa resulta no estabelecimento de uma inserção de tecido mole (inserção transmucosa) ao implante. Essa inserção impede que produtos provenientes da cavidade oral alcancem o tecido ósseo, e, assim, garante a osteointegração e a rígida fixação do implante.

A mucosa peri-implante e a gengiva têm várias características clínicas e histológicas em comum. Algumas diferenças importantes, no entanto, também existem entre a gengiva e a mucosa peri-implante.

Dimensões da inserção supracrestal

A estrutura da mucosa que circunda implantes feitos de titânio foi examinada em humanos e em vários modelos animais. Em estudo realizado em cães, Berglundh *et al.* (1991) compararam algumas características anatômicas da gengiva (nos dentes) e da mucosa em implantes. Detalhes do modelo de pesquisa utilizado em tal estudo são descritos sucintamente aqui, uma vez que esse modelo foi empregado em experimentos subsequentes que serão descritos neste capítulo.

Os pré-molares inferiores de um lado da mandíbula foram extraídos, deixando os pré-molares contralaterais como controle. Após um período de cicatrização de 3 meses, implantes foram instalados (Figura 4.6) e submersos. Três meses mais tarde, foi realizada a conexão dos pilares, e os animais foram colocados em um programa de controle de placa cuidadoso. Quatro meses depois, biopsias de dentes e os locais dos implantes foram colhidos.

A gengiva clinicamente saudável e a mucosa peri-implante tinham coloração rosada e consistência firme (Figura 4.7). Em radiografias obtidas dos dentes, foi observado que a crista óssea alveolar estava localizada cerca de 1 mm apical a uma linha que liga a junção cemento-esmalte dos dentes vizinhos (Figura 4.8). Nos locais de implante, a crista óssea estava localizada próxima à junção entre o pilar e a parte fixa do implante (Figura 4.9).

O exame histológico dos cortes revelou que as duas unidades de tecido mole, a gengiva e a mucosa peri-implante tinham algumas características em comum. O epitélio oral da gengiva era bem queratinizado e contínuo com o fino epitélio juncional em contato com o esmalte e que terminava na junção cemento-esmalte (Figura 4.10). O tecido conjuntivo supra-alveolar tinha cerca de 1 mm de altura, e o ligamento periodontal, cerca de 0,2 a 0,3 mm de largura. As fibras principais se estendem a partir do cemento radicular, em um padrão em formato de leque, para os tecidos moles e duros do periodonto marginal (Figura 4.11).

A superfície externa da mucosa peri-implante também era coberta por um epitélio oral queratinizado, que, na borda marginal, conectava-se com a fina barreira epitelial (de modo semelhante ao epitélio juncional nos dentes) em contato com o pilar do implante (Figura 4.12). A espessura da barreira epitelial era de apenas algumas camadas de células (Figura 4.13) e a estrutura epitelial terminava cerca de 2 mm apical à margem dos tecidos moles (Figura 4.12) e 1 a 1,5 mm a partir da crista óssea. O tecido conjuntivo no compartimento acima do osso parecia estar em contato direto com a superfície do implante (Figuras 4.12 e 4.13). As fibras colágenas nesse tecido conjuntivo se originavam do periósteo da crista óssea, estendendo-se em direção à margem dos tecidos moles em sentido paralelo à superfície do pilar.

A observação de que a barreira epitelial da mucosa saudável consistentemente termina a certa distância (1 a 1,5 mm) do osso é importante. Durante a cicatrização, fibroblastos do tecido conjuntivo da mucosa aparentemente formam uma inserção biológica na superfície de titânio. Essa zona de inserção evidentemente não era reconhecida

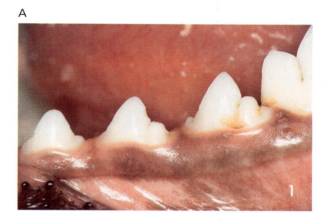

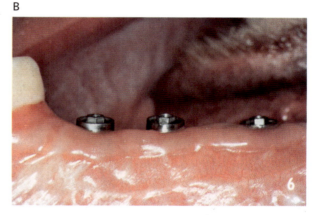

Figura 4.7 Ao fim do estudo, a gengiva (**A**) e a mucosa peri-implantar (**B**) estavam clinicamente saudáveis.

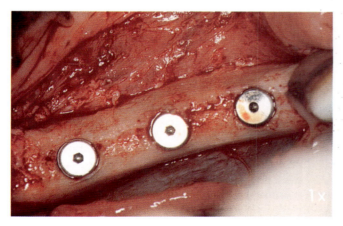

Figura 4.6 Três implantes de titânio (Brånemark System®) foram instalados. (Fonte: Berglundh *et al.* 1991. Reproduzida, com autorização, de John Wiley & Sons.)

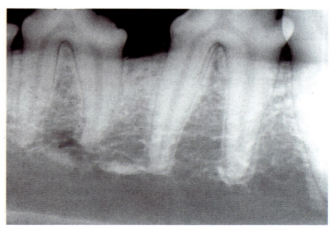

Figura 4.8 Radiografia obtida dos pré-molares do lado esquerdo da mandíbula.

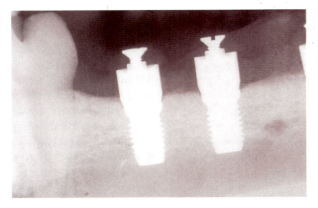

Figura 4.9 Radiografia obtida dos implantes do lado direito da mandíbula.

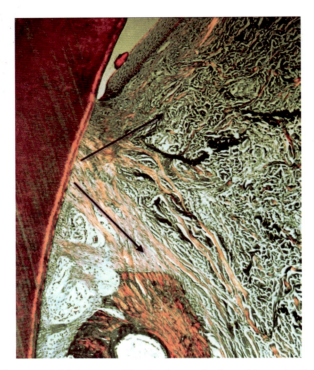

Figura 4.11 Maior magnificação da porção do tecido conjuntivo supracrista visto na Figura 4.10. Observe a orientação das fibras principais (*setas*).

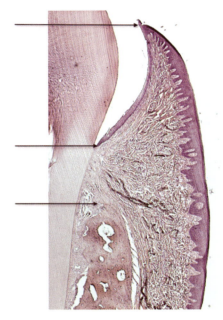

Figura 4.10 Microfotografia de um corte transversal das partes vestibular e coronal do periodonto de um pré-molar inferior. Observe a posição da margem de tecidos moles (*seta superior*), as células apicais do epitélio juncional (*seta central*) e a crista óssea alveolar (*seta inferior*). O epitélio juncional tem cerca de 2 mm de comprimento, e a porção do tecido conjuntivo supracrista, cerca de 1 mm de altura.

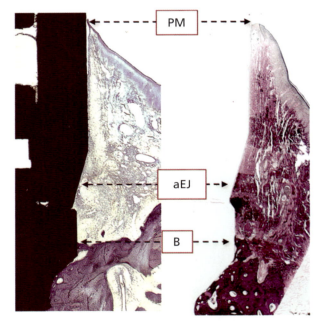

Figura 4.12 Microfotografia de um corte vestibulolingual da mucosa peri-implantar. Observe a posição da margem de tecidos moles (PM; *seta superior*), as células apicais do epitélio juncional (aEJ; *seta central*) e a crista óssea marginal (B; *seta inferior*). O epitélio juncional tem cerca de 2 mm de comprimento, e a interface do tecido conjuntivo do implante, cerca de 1,5 mm de altura.

como uma ferida e, então, não era coberta por um revestimento epitelial.

Em outros experimentos pré-clínicos *in vivo* (Abrahamsson *et al.* 1996, 2002), observou-se que uma ligação semelhante na mucosa se formou quando diferentes tipos de sistemas de implantes foram usados. Além disso, a formação da inserção parecia não depender de os implantes serem inicialmente submersos ou não.

Estudos de Abrahamsson *et al.* (1998) e Welander *et al.* (2008) demonstraram que o material utilizado na parte do pilar do implante teve importância decisiva para a localização da porção do tecido conjuntivo da inserção transmucosa. Pilares feitos com cerâmica sinterizada à base de alumínio (Al_2O_3) e dióxido de zircônio (ZrO_2) permitiram o estabelecimento de uma inserção mucosa semelhante à que ocorreu em pilares de titânio. Pilares feitos de uma liga de ouro ou porcelana odontológica, porém, possibilitaram condições inferiores para a cicatrização da mucosa. Quando esses materiais foram utilizados, o tecido conjuntivo de inserção falhou em se desenvolver no nível do pilar.

Em vez disso, o tecido conjuntivo de inserção ocorreu em uma localização mais apical. Assim, durante a cicatrização que se segue à cirurgia de instalação do pilar, ocorreu alguma reabsorção óssea marginal em torno do implante, permitindo a exposição de uma parte do implante na qual a adesão do tecido conjuntivo eventualmente se formou.

A análise histológica feita por Welander *et al.* (2008) revelou ainda que a interface do tecido conjuntivo em pilares de liga de ouro (Au/Pt) continha quantidades menores de colágeno e fibroblastos e frações maiores de leucócitos do que em pilares feitos de titânio e dióxido de zircônio (ZrO$_2$) (Figuras 4.14 e 4.15).

A localização e as dimensões da inserção transmucosa foram analisadas por Berglundh e Lindhe (1996) em um estudo pré-clínico. Implantes foram instalados e submersos. Após 3 meses de cicatrização, foi realizada a instalação dos pilares. No lado esquerdo da mandíbula, o volume da mucosa da crista foi mantido, enquanto, no lado direito, a dimensão vertical da mucosa foi reduzida para 2 mm ou menos (Figura 4.16), antes de os retalhos serem reposicionados e suturados. Em biopsias obtidas após 6 meses, observou-se que a inserção transmucosa em todos os implantes incluía um componente de barreira epitelial com cerca de 2 mm de comprimento e uma zona de tecido conjuntivo com cerca de 1,3 a 1,8 mm de altura.

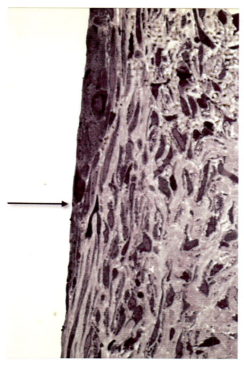

Figura 4.13 Maior magnificação da porção apical do epitélio juncional (*seta*) na Figura 4.12.

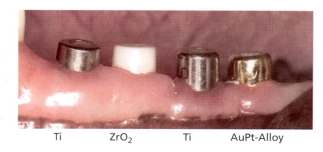

Figura 4.14 Implantes com pilares de liga de titânio (Ti), dióxido de zircônio (ZrO$_2$) e liga de ouro (Au-Pt). (Fonte: Welander *et al.* 2008. Reproduzida, com autorização, de John Wiley & Sons.)

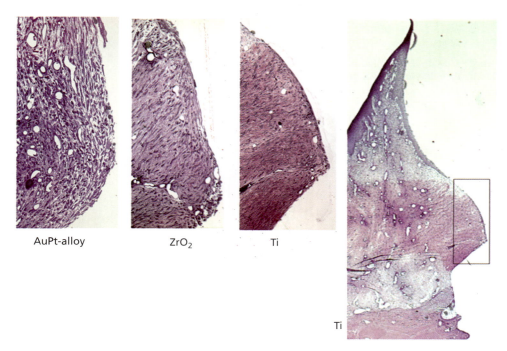

Figura 4.15 Microfotografias ilustrando seções vestibulolinguais da mucosa peri-implantar adjacentes dos pilares feitos de titânio (Ti), dióxido de zircônio (ZrO$_2$) e liga de ouro (Au-Pt). (Fonte: Welander *et al.* 2008. Reproduzida, com autorização, de John Wiley & Sons.)

Exames posteriores revelaram que, em áreas com mucosa fina, a cicatrização da ferida consistentemente incluiu reabsorção óssea marginal a fim de estabelecer espaço para a mucosa que, por fim, poderia abrigar tanto o epitélio quanto os componentes do tecido conjuntivo da inserção transmucosa (Figura 4.17).

Portanto, as dimensões do epitélio e dos componentes do tecido conjuntivo da inserção transmucosa em implantes são estabelecidas durante a cicatrização da ferida após a cirurgia de instalação do implante. Como a consolidação óssea após a instalação do implante (ver Capítulo 5), a cicatrização da ferida na mucosa em torno de implantes é um processo delicado, que exige várias semanas de remodelagem do tecido.

Em um experimento *in vivo* pré-clínico, Berglundh *et al.* (2007) descreveram a morfogênese da mucosa peri-implante. Uma técnica de instalação de implantes não submersos foi utilizada, e os tecidos moles, mantidos na porção marginal dos implantes. Um programa de controle de placa foi iniciado. Foram coletadas biopsias em diferentes intervalos para permitir períodos de cicatrização do dia 0 (2 horas) até 12 semanas.

Numerosos neutrófilos infiltraram e degradaram o coágulo que ocupava o espaço entre a mucosa e o implante durante a fase inicial de cicatrização. Os primeiros sinais de proliferação epitelial foram observados após 1 a 2 semanas de cicatrização e uma barreira epitelial madura foi atingida após 6 a 8 semanas (Figura 4.18). As fibras colágenas da mucosa foram organizadas após 4 a 6 semanas de cicatrização (Figura 4.19). Desse modo, antes desse intervalo de tempo, o tecido conjuntivo não está devidamente organizado.

Tomasi *et al.* (2013, 2016) usaram um novo modelo de biopsia humana para estudar a cicatrização precoce da mucosa peri-implantar. Biopsias de tecidos moles peri-implantares foram recuperadas em 21 pacientes após 2, 4, 6, 8 e 12 semanas de cicatrização. A análise histológica revelou que as alterações dimensionais e qualitativas na mucosa ao longo do tempo foram consistentes com as relatadas em estudos pré-clínicos *in vivo* anteriores. Análises posteriores

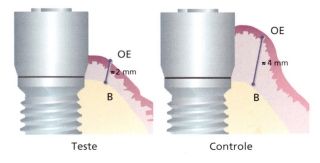

Figura 4.16 A mucosa do lado do teste foi reduzida para cerca de 2 mm. (Fonte: Berglundh & Lindhe 1996. Reproduzida, com autorização, de John Wiley & Sons.)

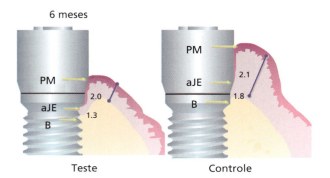

Figura 4.17 A mucosa peri-implante nos dois locais, controle e teste, continha uma barreira epitelial com 2 mm de comprimento e uma zona de tecido conjuntivo com cerca de 1,3 a 1,8 mm de altura. Em locais com mucosa fina, a reabsorção óssea ocorreu a fim de acomodar a inserção de tecidos moles. (Fonte: Berglundh & Lindhe 1996. Reproduzida, com autorização, de John Wiley & Sons.)

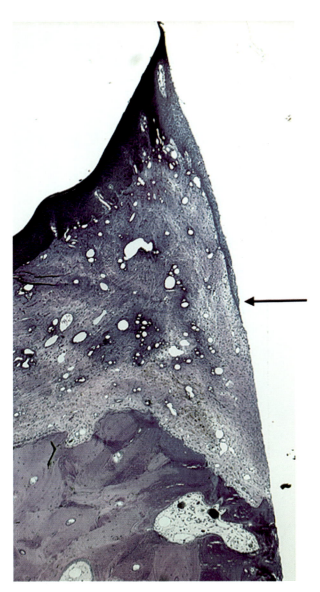

Figura 4.18 Microfotografia ilustrando uma seção vestibulolingual da mucosa peri-implantar após 6 semanas de cicatrização. A *seta* indica células apicais do epitélio juncional. (Fonte: Berglundh *et al.* 2007. Reproduzida, com autorização, de John Wiley & Sons.)

revelaram que as densidades de células inflamatórias e estruturas vasculares na mucosa peri-implantar diminuíram com o tempo e que a formação do epitélio juncional foi concluída em 8 semanas de cicatrização (Figura 4.20).

Resumo: os epitélios juncional e de barreira têm cerca de 2 mm de comprimento, e as zonas de tecido conjuntivo supra-alveolar têm em torno de 1 e 1,5 mm de extensão. O epitélio se insere via hemidesmossomos tanto na superfície dos dentes quanto nos implantes (Gould *et al.* 1984). As principais fibras de inserção (as fibras principais) se inserem no cemento radicular do dente, mas, na área dos implantes, as mesmas fibras seguem em uma direção paralela ao implante e não se inserem no corpo do metal. A inserção de tecidos moles nos implantes está devidamente estabelecida primeiro após várias semanas de cicatrização.

Estrutura e composição

O tecido conjuntivo nos compartimentos supra-alveolares de dentes e implantes foi examinada por Berglundh *et al.* (1991). Os autores observaram que a principal diferença entre o tecido mesenquimal em um dente e em uma área de implante foi a ocorrência de um cemento na raiz do dente. A partir desse cemento (Figura 4.11), feixes grosseiros de fibras colágenas dentogengivais e dentoalveolares projetam-se em direções lateral, coronal e apical. Na área do implante, os feixes de fibras colágenas estavam orientados de maneira totalmente diferente. Assim, as fibras se inserem no periósteo da crista óssea e projetam-se em direção paralela à superfície do implante (Figuras 4.19 e 4.20).

O tecido conjuntivo na área supracrista em implantes contém mais fibras colágenas, porém menos fibroblastos e estruturas vasculares, do que o tecido correspondente em dentes. Moon *et al.* (1999), em um estudo pré-clínico *in vivo*, relataram que o tecido de inserção próximo ao implante (Figura 4.21) continha poucos vasos sanguíneos

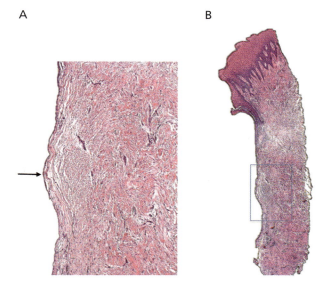

Figura 4.20 A. Microfotografia ilustrando uma seção de uma mucosa peri-implantar humana após 8 semanas de cicatrização. **B.** Maior ampliação. A *seta* indica as células apicais do epitélio juncional. Observe a direção das fibras de colágeno, que são paralelas à superfície do pilar. (Fonte: Tomasi *et al.* 2013. Reproduzida, com autorização, de John Wiley & Sons.)

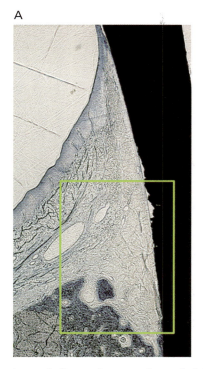
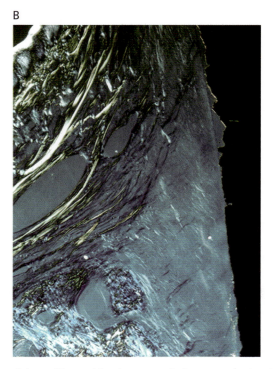

Figura 4.19 A. Microfotografia ilustrando uma seção vestibulolingual dos tecidos peri-implantares após 6 semanas de cicatrização. **B.** Aumento maior demonstrando fibras de colágeno correndo do periósteo da crista óssea e estendendo-se em direções paralelas à superfície do implante. (Fonte: Berglundh *et al.* 2007. Reproduzida, com autorização, de John Wiley & Sons.)

e um grande número de fibroblastos que estavam orientados, com os seus eixos longos paralelos à superfície do implante (Figura 4.22). Em compartimentos mais laterais, havia menos fibroblastos, porém mais fibras colágenas e estruturas vasculares. Concluiu-se que a fixação do tecido conjuntivo entre a superfície do titânio e o tecido conjuntivo é estabelecida e mantida por fibroblastos.

Suprimento vascular

O suprimento vascular para a gengiva tem duas diferentes fontes (Figura 4.23). A primeira fonte é representada pelos *grandes vasos sanguíneos supraperiosteais*, que emitem ramificações para formar (1) os capilares das papilas de tecido conjuntivo sob o epitélio oral e (2) o plexo vascular lateral ao epitélio juncional. A segunda fonte é o *plexo vascular do ligamento periodontal*, do qual ramificações migram em direção coronal e terminam na porção supra-alveolar da gengiva livre. Assim, o suprimento sanguíneo para a zona supra-alveolar do tecido conjuntivo de inserção no periodonto é obtido de duas fontes aparentemente independentes (ver Capítulo 1).

Berglundh *et al.* (1994) observaram que o sistema vascular da mucosa peri-implante (Figura 4.24) originou-se unicamente a partir do grande vaso sanguíneo supraperiosteal no exterior da crista alveolar. Esses vasos emitem ramificações para a mucosa supra-alveolar e formam (1) os capilares abaixo do epitélio oral e (2) o plexo vascular, localizado imediatamente lateral à barreira epitelial. A parte do tecido conjuntivo da inserção transmucosa nos implantes de titânio tem somente poucos vasos, todos os quais podem ser identificados como ramos terminais dos *vasos sanguíneos supraperiosteais*.

Resumo: A gengiva e a mucosa peri-implantar compartilham algumas características, mas diferem na composição do tecido conjuntivo, no alinhamento dos feixes de fibras colágenas e na distribuição de estruturas vasculares.

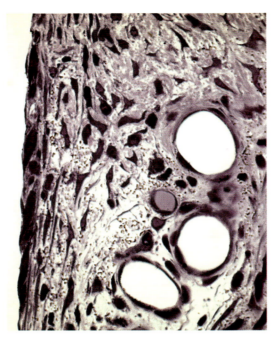

Figura 4.21 Microfotografia da interface implante-tecido conjuntivo da mucosa peri-implante. Um grande número de fibroblastos localiza-se no tecido próximo ao implante.

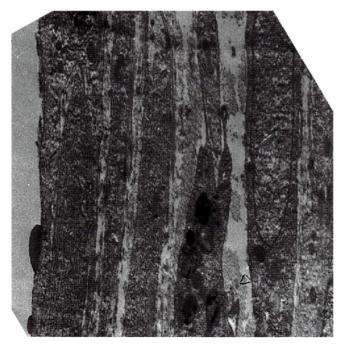

Figura 4.22 Eletromicrofotografia da interface implante-tecido conjuntivo. Fibroblastos alongados estão interpostos entre finas fibrilas colágenas aumento 24.000×.

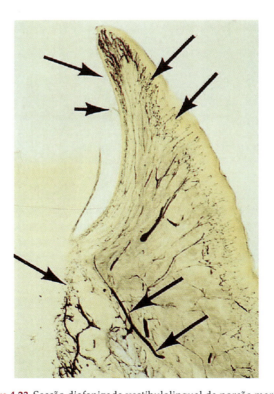

Figura 4.23 Secção diafanizada vestibulolingual da porção marginal de um dente. Os vasos foram preenchidos com carbono (*setas*). Observe o vaso supraperiosteal na parte externa do osso alveolar, o plexo de vasos no ligamento periodontal, bem como estruturas vasculares na porção bem marginal da gengiva.

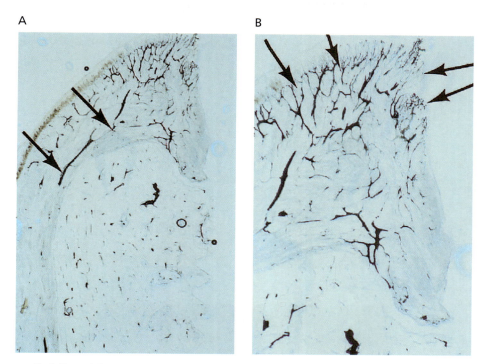

Figura 4.24 A. Corte vestibulolingual da porção marginal dos tecidos peri-implantares (o implante foi posicionado *à direita*). Note o vaso supraperiosteal na parte externa do osso alveolar, mas não existe vasculatura correspondente ao plexo do ligamento periodontal. **B.** Maior magnificação do tecido mole peri-implante e da interface implante-osso. Observe que existe um plexo vascular lateral ao epitélio juncional, mas não há vasos nas porções mais apicais do tecido mole em contato com o implante e o osso.

Sondagem da gengiva e da mucosa peri-implante

Foi considerado por muitos anos que a ponta da sonda em uma medição de profundidade de bolsa identificava as células mais apicais do epitélio juncional (bolsa) ou o nível marginal da inserção de tecido conjuntivo. Essa hipótese foi estabelecida com base em resultados de, por exemplo, Waerhaug (1952), que relatou que a "inserção epitelial" (p. ex., Gottlieb 1921; Orban & Köhler 1924) não oferecia resistência à sondagem. Waerhaug (1952) inseriu finas lâminas de aço ou acrílico na bolsa gengival de vários dentes de jovens sem sinais de patologia periodontal. Ele concluiu que a inserção das lâminas poderia ser realizada sem provocar sangramento e que o dispositivo consistentemente alcançava a junção cemento-esmalte (Figura 4.25).

Estudos posteriores observaram, no entanto, que a ponta de uma sonda periodontal em uma medição de profundidade de bolsa raramente identificava a base do epitélio dentogengival. Portanto, na ausência de uma lesão inflamatória, a sonda frequentemente não alcançava a parte apical do epitélio juncional (p. ex., Armitage *et al.* 1977). No entanto, se houvesse uma lesão inflamatória no tecido conjuntivo gengival, a sonda penetrava além do epitélio e alcançava a borda apicolateral do infiltrado.

Lang *et al.* (1994), em um estudo pré-clínico *in vivo*, prepararam os locais de implante de tal modo que, na sondagem, algumas regiões estavam saudáveis, algumas exibiam sinais de mucosite e outras exibiam peri-implantite. Sondas com diferentes geometrias foram inseridas nas bolsas utilizando um procedimento-padrão de sondagem e uma força de 0,2 N. As localizações da sonda foram estudadas em cortes histológicos. Os autores relataram que a profundidade "histológica" média de sondagem em áreas saudáveis e locais de mucosite peri-implantar foi de cerca de 1,8 mm, enquanto em locais com peri-implantite os valores correspondentes foram de cerca de 3,8 mm. Lang *et al.* (1994) afirmaram ainda que, em locais saudáveis e com mucosite, a ponta da sonda identificava "o nível da inserção do tecido conjuntivo" (*i. e.*, a base da barreira epitelial), enquanto, em áreas de peri-implantite, a sonda excedeu em média 0,5 mm a base do epitélio ulcerado da bolsa. Nos locais com peri-implantite, a sonda atingia a base do infiltrado de células inflamatórias.

Schou *et al.* (2002) compararam as medições de sondagem em implantes e dentes em outro estudo pré-clínico *in vivo*. Foram produzidos cortes a partir de áreas de dente e implante que se apresentavam (1) clinicamente saudáveis, (2) levemente inflamadas (mucosite/gengivite) e (3) muito inflamadas (peri-implantite/periodontite) nos quais sondas foram inseridas. Foi utilizada uma sonda eletrônica (Peri-Probe®), com uma ponta de diâmetro de 0,5 mm e uma força-padrão de sondagem 0,3 a 0,4 N. Foi demonstrado que a ponta da sonda se localizou a uma distância similar do osso em áreas saudáveis de dente e de implante. Por outro lado, em implantes que exibiam mucosite e peri-implantite, a ponta da sonda foi consistentemente identificada em uma posição mais apical que em locais correspondentes em dentes (gengivite e periodontite).

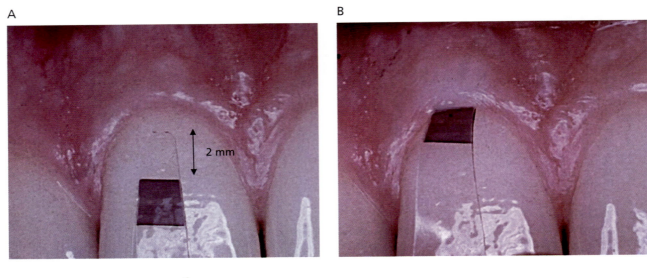

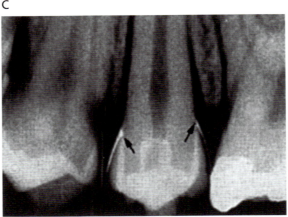

Figura 4.25 Uma tira de acrílico com uma faixa *azul* localizada 2 mm a partir da margem da tira (**A**) antes e (**B**) depois da sua inserção em uma "bolsa" vestibular. Com uma leve força, a tira pôde ser inserida 2 mm na "bolsa". **C.** Finas lâminas de aço foram inseridas nas bolsas em locais adjacentes de dentes em condições periodontais saudáveis. Em radiografias, Waerhaug (1952) pôde observar que as lâminas consistentemente alcançaram a junção cemento-esmalte.

Abrahamsson e Soldini (2006), em um estudo pré-clínico *in vivo*, avaliaram a localização na ponta da sonda em tecidos com periodonto saudável e com peri-implantite. Foi relatado que a sondagem com uma força de 0,2 N resultou em penetração da sonda semelhante em implantes e dentes. Além disso, a ponta da sonda estava frequentemente próxima às células apicais do epitélio juncional ou no nível delas. A distância entre a ponta da sonda e a crista óssea era de aproximadamente 1 mm tanto em dentes quanto em implantes (Figuras 4.26 e 4.27). Observações semelhantes foram relatadas em estudos clínicos nos quais foram utilizados diferentes sistemas de implante (Buser *et al.* 1990; Quirynen *et al.* 1991; Mombelli *et al.* 1997). Nesses estudos, a distância entre a ponta da sonda e o osso foi avaliada em radiografias e variou entre 0,75 e 1,4 mm quando uma força de sondagem de 0,25 a 0,45 N foi utilizada.

Ao comparar os resultados dos estudos mencionados anteriormente, torna-se evidente que a profundidade de sondagem e as medidas do nível de inserção à sondagem também são significativas em áreas de implante.

Dimensões dos tecidos moles vestibulares em implantes

Chang *et al.* (1999) compararam as dimensões dos tecidos moles periodontal e peri-implante em indivíduos submetidos a restauração de dente único com suporte de implante na região estética da maxila e que apresentavam o dente contralateral natural e sem restauração (Figura 4.28). Em comparação com o dente natural, a prótese implantossuportada estava delimitada por mucosa vestibular mais espessa (2,0 mm *versus* 1,1 mm), avaliada no nível correspondente à base da bolsa sondada, e tinha maior profundidade de sondagem (2,9 mm *versus* 2,5 mm) (Figura 4.29). Foi ainda observado que a margem de tecidos moles no implante estava localizada mais apicalmente (cerca de 1 mm) do que a margem gengival do dente contralateral.

Kan *et al.* (2003) estudaram as dimensões da mucosa peri-implante em implantes unitários colocados na região anterior de maxila por aproximadamente 3 anos. Medições de sondagem óssea realizadas na superfície vestibular dos

Capítulo 4 Mucosa em Torno de Dentes e de Implantes

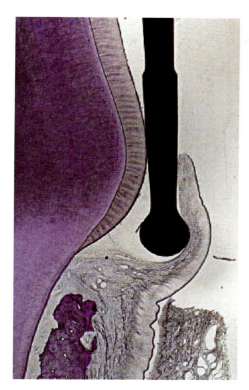

Figura 4.26 Corte vestibulolingual por desgaste da área de um dente ilustrando a posição da ponta da sonda em relação à crista óssea. (Fonte: Abrahamsson & Soldini 2006. Reproduzida, com autorização, de John Wiley & Sons.)

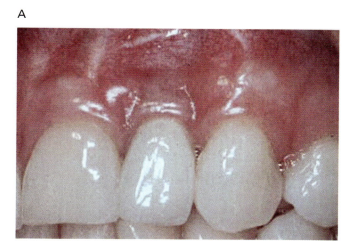

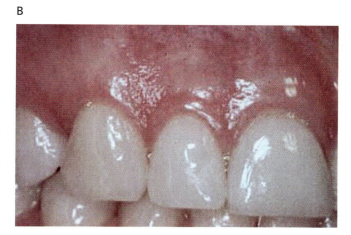

Figura 4.28 **A.** Uma substituição de dente único implantossuportada na posição 12 e (**B**) o dente natural na posição contralateral. (Fonte: Chang *et al.* 1999. Reproduzida, com autorização, de John Wiley & Sons.)

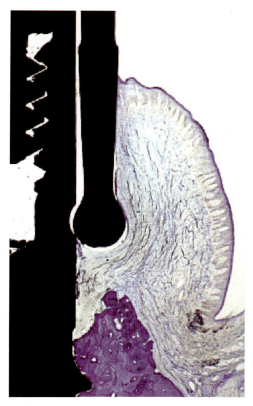

Figura 4.27 Secção vestibulolingual por desgaste da área de um implante ilustrando a posição da ponta da sonda em relação à crista óssea. (Fonte: Abrahamsson & Soldini 2006. Reproduzida, com autorização, de John Wiley & Sons.)

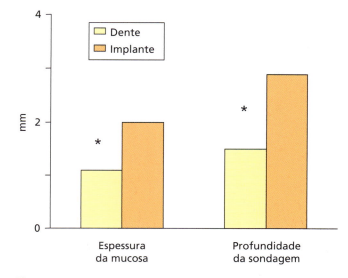

Figura 4.29 Comparação da espessura da mucosa e profundidade de sondagem na superfície vestibular em restaurações em implante único e o dente natural na posição contralateral. (Fonte: Chang *et al.* 1999. Reproduzida, com autorização, de John Wiley & Sons.)

implantes mostraram que a altura da mucosa foi de 3 a 4 mm na maioria dos casos. Altura de menos de 3 mm de mucosa foi encontrada apenas em 9% dos implantes. Isso sugere que implantes nessa categoria (1) foram encontrados em indivíduos que pertenciam a um *fenótipo periodontal fino*, (2) tinham sido colocados muito vestibularizados e/ou (3) tinham uma prótese com sobrecontorno vestibular. Tecidos moles peri-implante com dimensão > 4 mm eram geralmente associados a um *fenótipo periodontal espesso*.

Dimensões da papila entre dentes e implantes

Schropp *et al.* (2003) demonstraram que, após a extração de um único dente, a altura da papila nos dentes adjacentes diminuiu em cerca de 1 mm. Concomitante com essa redução (recessão) da altura da papila, a profundidade da bolsa diminuiu e ocorreu alguma perda de inserção clínica.

Após a extração de um único dente e subsequente instalação do implante, a altura da papila no local do implante será dependente do nível de inserção do dente. Choquet *et al.* (2001) estudaram o nível da papila adjacente a implantes unitários. A distância entre a extensão apical do ponto de contato entre as coroas e a crista óssea, assim como a distância entre o nível dos tecidos moles e a crista óssea, foi medida em radiografias. Os exames foram realizados 6 a 75 meses após a restauração da coroa. Os autores observaram que a altura da papila foi consistentemente de cerca de 4 mm e, dependendo da localização do ponto de contato entre a papila das coroas adjacentes, o preenchimento pela papila foi completo ou incompleto (Figura 4.30). Quanto mais próximo o ponto de contato estava da borda incisal das coroas (restaurações), menor o preenchimento pela papila.

Chang *et al.* (1999) estudaram as dimensões das papilas em restaurações implantossuportadas unitárias na região anterior da maxila e nos dentes naturais contralaterais não restaurados. Eles verificaram que a altura da papila na coroa implantossuportada era significantemente menor e havia menos preenchimento do espaço da ameia interdental do que na papila em dente natural (Figura 4.31).

Fica evidente que a anatomia dos dentes naturais adjacentes (p. ex., diâmetro da raiz, contorno proximal/curvatura da junção cemento-esmalte/nível de inserção do tecido conjuntivo) influencia substancialmente a dimensão da papila adjacente a um implante.

Kan *et al.* (2003) avaliaram as dimensões da mucosa peri-implante lateral a implantes unitários colocados na região anterior da maxila e os dentes adjacentes utilizando medições por sondagem óssea. As medições de sondagem óssea foram realizadas nas regiões proximais dos implantes e dos dentes. Os autores observaram que a espessura da mucosa nas superfícies mesial/distal do implante foi, em média, de 6 mm, enquanto a média da dimensão correspondente no dente adjacente foi em torno de 4 mm. Foi observado, ainda, que as dimensões da mucosa peri-implante em indivíduos com *fenótipo periodontal espesso* foram significativamente maiores do que em indivíduos com *fenótipo fino*.

O nível de inserção do tecido conjuntivo na superfície do dente adjacente e a posição do ponto de contato entre as coroas são obviamente fatores-chave que determinam se

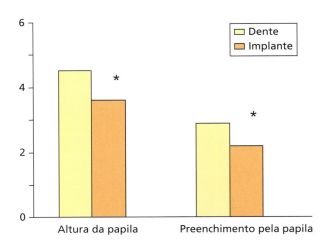

Figura 4.31 Comparação da altura da papila e do preenchimento pela papila adjacente a restaurações de implante único com o dente natural na posição contralateral. (Fonte: Chang *et al.* 1999. Reproduzida, com autorização, de John Wiley & Sons.)

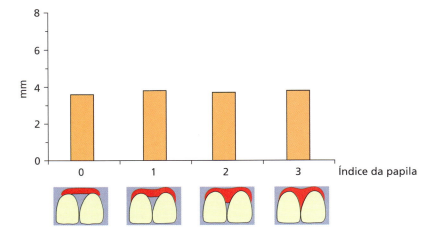

Figura 4.30 Altura dos tecidos moles adjacentes a implante de dente único em relação ao grau de preenchimento pela papila. (Fonte: Choquet *et al.* 2001. Reproduzida, com autorização, de John Wiley & Sons.)

haverá ou não completo preenchimento por papila em próteses implantossuportadas unitárias (Figura 4.32). Embora existam indicações de que as dimensões dos tecidos moles adjacentes variem entre indivíduos com *fenótipos* periodontais fino e espesso, a altura da papila em restaurações sobre implante único parece ter um limite biológico de cerca de 4 mm (comparável à dimensão da papila interdental). Por isso, para alcançar um total preenchimento de papila no espaço da ameia interdental, é obrigatória a localização correta da área de contato entre a coroa do implante e a coroa do dente. A esse respeito, também é crucial reconhecer que o preenchimento pela papila em restaurações sobre implante único não está relacionado ao fato de o implante ser inserido de acordo com o protocolo de um ou dois estágios, ou de uma coroa ser inserida imediatamente após a cirurgia ou após a cicatrização dos tecidos moles (Jemt 1999; Ryser *et al.* 2005).

Dimensões da "papila" entre implantes adjacentes

Quando dois dentes vizinhos são extraídos, a papila no local será perdida (Figura 4.33). Assim, na substituição dos

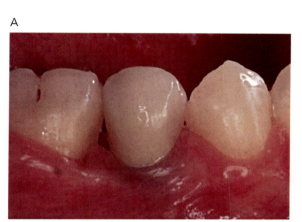
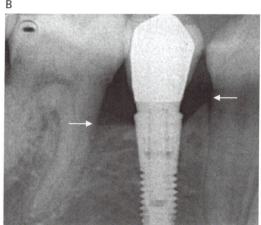

Figura 4.32 Implante unitário em uma região pré-molar mandibular. **A.** O preenchimento papilar entre o implante e o primeiro pré-molar é ótimo, enquanto o preenchimento entre o implante e o molar está comprometido, com um espaço escuro visível. **B.** Radiografia do mesmo local, mostrando a posição da junção cemento-esmalte (no pré-molar) e o nível ósseo marginal (no molar) (*setas*).

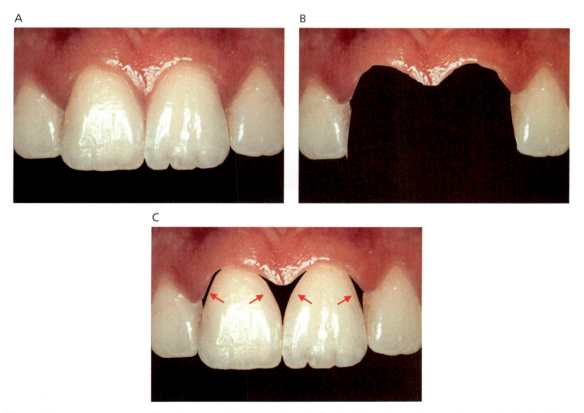

Figura 4.33 Ver texto para detalhes. As *setas* indicam a posição das bordas de tecido mole antes da extração dos incisivos.

dentes extraídos por próteses implantossuportadas, a topografia da crista óssea e a espessura da parte supracrista dos tecidos moles são os fatores que determinam a posição da margem de tecidos moles na área interimplante ("papila do implante"). Tarnow et al. (2003) avaliaram a altura acima da crista óssea do tecido mole interimplante ("papila do implante") por meio de sondagem transmucosa. Foi encontrado que a altura média das "papilas" foi de 3,4 mm, com 90% das medições na faixa de 2 a 4 mm.

A dimensão dos tecidos moles entre implantes adjacentes parece ser independente do *design* do implante. Lee et al. (2006) examinaram a altura dos tecidos moles entre implantes de dois sistemas diferentes (sistemas Brånemark Implant® e Astra Tech Implant®), bem como a influência potencial da distância horizontal entre os implantes. A altura da "papila" interimplante, ou seja, a altura do tecido mole coronal à crista óssea medido em radiografias, foi de cerca de 3,1 mm nos dois sistemas de implante. Não foi encontrada diferença no que se refere à altura de "papila" dos sistemas de implante no que diz respeito aos locais com distância horizontal entre os implantes < 3 mm e aqueles com distância de 3 mm ou maior. Gastaldo et al. (2004) avaliaram a existência ou não de "papila" entre dois implantes adjacentes. Eles descobriram que o preenchimento completo da "papila" ocorreu apenas em locais onde a distância da crista óssea até o ponto de contato entre as restaurações das coroas foi < 4 mm. Assim, essas observações mostram que o tecido mole entre dois implantes terá uma altura máxima de 3 a 4 mm, e que a distância do ponto de contato entre as restaurações das coroas em relação ao nível da crista óssea determina se um preenchimento completo da papila ocorrerá ou não (Figura 4.34).

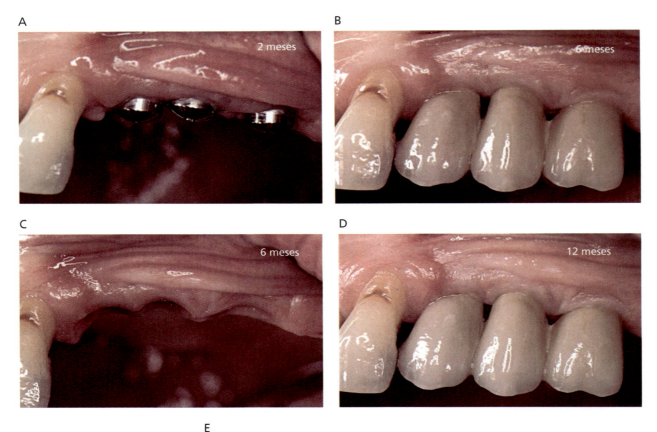

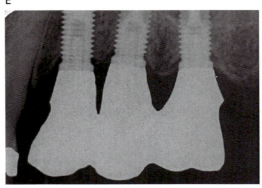

Figura 4.34 Ver texto para detalhes.

Referências bibliográficas

Abrahamsson, I. & Soldini, C. (2006). Probe penetration in periodontal and peri-implant tissues: an experimental study in the beagle dog. *Clinical Oral Implants Research* 17, 601-605.

Abrahamsson, I., Berglundh, T., Wennström, J. & Lindhe, J. (1996). The peri-implant hard and soft tissues at different implant systems. A comparative study in the dog. *Clinical Oral Implants Research* 7, 212-219.

Abrahamsson, I., Berglundh, T., Glantz, P.O. & Lindhe, J. (1998). The mucosal attachment at different abutments. An experimental study in dogs. *Journal of Clinical Periodontology* 25, 721-727.

Abrahamsson, I., Zitzmann, N.U., Berglundh, T. *et al.* (2002). The mucosal attachment to titanium implants with different surface characteristics: an experimental study in dogs. *Journal of Clinical Periodontology* 29, 448-455.

Andlin-Sobocki, A. & Bodin, L. (1993). Dimensional alterations of the gingiva related to changes of facial/lingual tooth position in permanent anterior teeth of children. A 2-year longitudinal study. *Journal of Clinical Periodontology* 20, 219-224.

Armitage, G.C., Svanberg, G.K. & Löe, H. (1977). Microscopic evaluation of clinical measurements of connective tissue attachment levels. *Journal of Clinical Periodontology* 4, 173-190.

Becker, W., Ochenbein, C., Tibbets, L. & Becker, B.E. (1997). Alveolar bone anatomic profiles as measured from dry skulls. *Journal of Clinical Periodontology* 24, 727-731.

Berglundh, T. & Lindhe, J. (1996). Dimensions of the periimplant mucosa. Biological width revisited. *Journal of Clinical Periodontology* 23, 971-973.

Berglundh, T., Lindhe, J., Ericsson, I. *et al.* (1991). The soft tissue barrier at implants and teeth. *Clinical Oral Implants Research* 2, 81-90.

Berglundh, T., Lindhe, J., Jonsson, K. & Ericsson, I. (1994). The topography of the vascular systems in the periodontal and peri-implant tissues dog. *Journal of Clinical Periodontology* 21, 189-193.

Berglundh, T., Abrahamsson, I., Welander, M., Lang, N.P. & Lindhe, J. (2007). Morphogenesis of the periimplant mucosa. An experimental study in dogs. *Clinical Oral Implants Research* 18, 1-8.

Buser, D., Weber, H.P. & Lang, N.P. (1990). Tissue integration of non-submerged implants. 1-year results of a prospective study on 100 ITI-hollow-cylinder and hollow-screw implants. *Clinical Oral Implants Research* 1, 225-235.

Chang, M., Wennström, J., Ödman, P. & Andersson, B. (1999). Implant supported single-tooth replacements compared to contralateral natural teeth. *Clinical Oral Implants Research* 10, 185-194.

Choquet, V., Hermans, M., Adriaenssens, P. *et al.* (2001). Clincal and radiographic evaluation of the papilla level adjacent to single-tooth dental implants. A retrospective study in the maxillary anterior region. *Journal of Periodontology* 72, 1364-1371.

Coatoam, G.W., Behrents, R.G. & Bissada, N.F. (1981). The width of keratinized gingiva during orthodontic treatment: its significance and impact on periodontal status. *Journal of Periodontology* 52, 307-313.

Gargiulo, A.W., Wentz, F.M. & Orban, B. (1961). Dimensions and relations of the dentogingival junction in humans. *Journal of Periodontology* 32, 261-267.

Gastaldo, J.F., Cury, P.R. & Sendyk, W.R. (2004). Effect of the vertical and horizontal distances between adjacent implants and between a tooth and an implant on the incidence of interproximal papilla. *Journal of Periodontology* 75, 1242-1246.

Gottlieb, B. (1921). Der Epithelansatz am Zahne. *Deutsche monatschrift führ Zahnheilkunde* 39, 142-147.

Gould, T.R.L., Westbury, L. & Brunette, D.M. (1984). Ultrastructural study of the attachment of human gingiva to titanium in vivo. *Journal of Prosthetic Dentistry* 52, 418-420.

Jemt, T. (1999). Restoring the gingival contour by means of provisional resin crowns after single-implant treatment. *International Journal of Periodontics and Restorative Dentistry* 19, 21-29.

Jepsen, S., Caton, J.G., Albander, J.M. *et al.* (2018). Periodontal manifestations of systemic diseases and developmental and acquired conditions: Consensus report of workgroup 3 of the 2017 World Workshop on the Classification of Periodontal and Peri-Implant Diseases and Conditions. *Journal of Clinical Periodontology* 45 Suppl 20, S219-S229.

Kan, J., Rungcharassaeng, K., Umezu, K. & Kois, J. (2003). Dimensions of the periimplant mucosa: An evaluation of maxillary anterior single implants in humans. *Journal of Periodontology* 74, 557-562.

Kohl, J. & Zander, H. (1961). Morphology of interdental gingival tissue. *Oral Surgery, Oral Medicine, Oral Pathology* 60, 287-295.

Lang, N.P., Wetzel, A.C., Stich, H. & Caffesse, R.G. (1994). Histologic probe penetration in healthy and inflamed periimplant tissues. *Clinical Oral Implants Research* 5, 191-201.

Lee, D-W., Park, K-H. & Moon, I-S. (2006). Dimension of interproximal soft tissue between adjacent implants in two distinctive implant systems. *Journal of Periodontology* 77, 1080-1084.

Matherson, D. & Zander, H. (1963). Evaluation of osseous surgery in monkeys. *Journal of Dental Research* 42, 116.

Mombelli, A., Mühle, T., Brägger, U., Lang, N.P. & Bürgin, W.B. (1997). Comparison of periodontal and peri-implant probing by depth-force pattern analysis. *Clinical Oral Implants Research* 8, 448-454.

Moon, I-S., Berglundh, T., Abrahamsson, I., Linder, E. & Lindhe, J. (1999). The barrier between the keratinized mucosa and the dental implant. An experimental study in the dog. *Journal of Clinical Periodontology* 26, 658-663.

Müller, H.P. & Könönen, E. (2005). Variance components of gingival thickness. *Journal of Periodontal Research* 40, 239-244.

O'Connor, T.W. & Biggs, N. (1964). Interproximal craters. *Journal of Periodontology* 35, 326-330.

Olsson, M. & Lindhe, J. (1991). Periodontal characteristics in individuals with varying forms of upper central incisors. *Journal of Clinical Periodontology* 18, 78-82.

Olsson, M., Lindhe, J. & Marinello, C. (1993). On the relationship between crown form and clinical features of the gingiva in adolescents. *Journal of Clinical Periodontology* 20, 570-577.

Orban, B. & Köhler, J. (1924). Diephysiologische Zanhfleis-chetasche, Epithelansatz und Epitheltiefenwucherung. *Zeitschrift für Stomatologie* 22, 353.

Oschenbein, C. & Ross, S. (1969). A reevaluation of osseous surgery. In: *Dental Clinics of North America*. Philadelphia, PA: W.B. Saunders, pp. 87-102.

Pontoriero, R. & Carnevale, G. (2001). Surgical crown lengthening: a 12-month clinical wound healing study. *Journal of Periodontology* 72, 841-848.

Quirynen, M., van Steenberge, D., Jacobs, R., Schotte, A. & Darius, P. (1991). The reliability of pocket probing around screw-type implants. *Clinical Oral Implants Research* 2, 186-192.

Ryser, M.R., Block, M.S. & Mercante, D.E. (2005). Correlation of papilla to crestal bone levels around single tooth implants in immediate or delayed crown protocols. *Journal of Maxillofacial Surgery* 63, 1184-1195.

Schou, S., Holmstrup, P., Stolze, K. *et al.* (2002). Probing around implants and teeth with healthy or inflamed marginal tissues. A histologic comparison in cynomolgus monkeys (*Macaca fascicularis*). *Clinical Oral Implants Research* 13, 113-126.

Schropp, L., Wenzel, A., Kostopoulos, L. & Karring, T. (2003). Bone healing and soft tissue contour changes following singe-tooth extraction: a clinical and radiographic 12-month prospective study. *International Journal of Periodontics and Restorative Dentistry* 23, 313-323.

Sicher, H. (1959). Changing concepts of the supporting dental structure. *Oral Surgery, Oral Medicine, Oral Pathology* 12, 31-35.

Tarnow, D., Magner, A. & Fletcher, P. (1992). The effect of the distance from the contact point to the crest of bone on the presence or absence of the interproximal dental papilla. *Journal of Periodontology* 63, 995-996.

Tarnow, D., Elian, N., Fletcher, P. *et al.* (2003). Vertical distance from the crest of bone to the height of the interproximal papilla between adjacent implants. *Journal of Periodontology* 74, 1785-1788.

Tomasi, C., Tessarolo, F., Caola, I. *et al.* (2013). Morphogenesis of the peri-implant mucosa revisited. An experimental study in humans. *Clinical Oral Implants Research* 25, 997-1003.

Tomasi, C., Tessarolo, F., Caola, I. *et al.* (2016). Early healing of peri-implant mucosa in man. *Journal of Clinical Periodontology* 43, 816-824.

van der Velden, U. (1982). Regeneration of the interdental soft tissues following denudation procedures. *Journal of Clinical Periodontology* 9, 455-459.

Waerhaug, J. (1952). Gingival pocket: anatomy, pathology, deepening and elimination. *Odontologisk Tidskrift* 60 (Suppl 1).

Weisgold, A. (1977). Contours of the full crown restoration. *Alpha Omegan* 7, 77-89.

Welander, M., Abrahamsson, I. & Berglundh, T. (2008). The mucosal barrier at implant abutments of different materials. An experimental study in dogs. *Clinical Oral Implants Research* 19, 635-641.

Wheeler, R.C. (1961). Complete crown form and the periodontium. *Journal of Prosthetic Dentistry* 11, 722-734.

Capítulo 5

Osteointegração

Niklaus P. Lang,[1] Tord Berglundh[2] e Dieter D. Bosshardt[1]

[1]Department of Periodontology, School of Dental Medicine, University of Bern, Bern, Switzerland
[2]Department of Periodontology, Institute of Odontology, The Sahlgrenska Academy at University of Gothenburg, Gothenburg, Sweden

---

Introdução, 101
Instalação do implante, 101
  Lesão tecidual, 101
  Cicatrização da ferida, 102
  Implantes cortantes e não cortantes, 102

Processo de osteointegração, 105
Morfogênese da osteointegração, 109
  Padrão geral de integração do implante, 109
  Observação das amostras de biopsia, 110

Introdução

O local completamente cicatrizado da crista edêntula (ver Capítulo 3) é, na maioria das vezes, recoberto por mucosa mastigatória com aproximadamente 2 a 3 mm de espessura. A mucosa mastigatória é coberta por epitélio oral queratinizado e contém tecido conjuntivo rico em fibroblastos e fibras colágenas, firmemente aderidos ao osso pelo periósteo. As paredes externas da crista edêntula, as lâminas corticais, são constituídas por osso lamelar e circundam o osso trabecular (esponjoso), o qual contém trabéculas de osso lamelar integradas à medula óssea. A medula óssea contém numerosas estruturas vasculares, assim como adipócitos e células progenitoras indiferenciadas.

Diferentes sistemas de implantes têm sido utilizados para substituir dentes ausentes, incluindo implantes subperiosteais, implantes endo-ósseos com encapsulação fibrosa e implantes com contato ósseo direto (*osteointegrados*).

Uma definição de *osteointegração* (um termo originalmente proposto por Brånemark *et al.* [1969]) foi estabelecida por Albrektsson *et al.* (1981): seria "uma conexão direta entre osso vivo e a superfície de um implante submetido à carga funcional". Outra definição foi estabelecida por Zarb e Albrektsson (1991), que propuseram que *osteointegração* seria "um processo no qual uma fixação rígida e clinicamente assintomática de materiais aloplásticos é alcançada e mantida no osso durante sobrecarga funcional". Schroeder *et al.* (1976, 1981, 1995) usaram o termo "*anquilose funcional*" para descrever a fixação rígida do implante à mandíbula, e afirmaram que "novo osso é depositado diretamente sobre a superfície do implante, desde que as regras para instalação atraumática sejam seguidas, e o implante apresentará estabilidade primária".

Dessa maneira, para adquirir condições apropriadas para osteointegração (ou anquilose funcional), o implante precisa apresentar estabilidade inicial adequada (estabilidade primária) após a instalação no local receptor. Essa estabilidade inicial, ou primária, é o resultado da relação de contato ou fricção que é estabelecida entre o osso mineralizado (frequentemente osso cortical) no local receptor e o implante.

Instalação do implante

Lesão tecidual

Regra básica: quanto menos traumático for o procedimento cirúrgico e menor a lesão tecidual (o dano) do local receptor durante a instalação do implante, mais rápido é o processo pelo qual novo osso é formado e depositado na superfície do implante.

As várias etapas ocorridas na instalação do implante, como (1) *incisão* da mucosa, seguida frequentemente, mas nem sempre, por (2) elevação de *retalhos de mucosa* e separação do periósteo das placas corticais, (3) a preparação do *canal* no osso cortical e esponjoso (trabecular) no local receptor e (4) a inserção do implante nesse canal conduzem a uma série de danos mecânicos e lesões à mucosa e ao tecido ósseo. O hospedeiro responde a essa lesão com reação inflamatória, cujo principal objetivo é eliminar as porções teciduais danificadas e preparar o local para regeneração ou reparo. Para a referida lesão aos tecidos duros, deve ser somado o efeito chamado *press fit*, ou seja, quando o implante inserido é levemente mais largo que o canal preparado no osso do hospedeiro. Nessas situações, (1) o tecido ósseo mineralizado em volta do implante é comprimido e exibe várias microfraturas, (2) os vasos sanguíneos, sobretudo na parte cortical do canal, colapsam, (3) a nutrição dessa parte do osso é comprometida e (4) os tecidos afetados muito frequentemente se tornam não vitais.

A lesão aos tecidos moles e duros do local receptor, entretanto, também inicia o processo de cicatrização da ferida, que acaba assegurando que (1) o implante torne-se "anquilosado" no osso, ou seja, osteointegrado, e que (2) uma delicada inserção na mucosa (ver Capítulo 4) seja estabelecida e uma vedação de tecidos moles se forme, protegendo o tecido ósseo das substâncias existentes na cavidade oral.

Cicatrização da ferida

A cicatrização do osso seccionado após a instalação do implante é um processo complexo que aparentemente envolve eventos diferentes em compartimentos distintos do local cirúrgico.

No *compartimento de osso cortical*, o tecido mineralizado não vital precisa, em primeiro lugar, ser removido (reabsorvido) antes que possa ser formado osso novo. No *compartimento esponjoso (trabecular)* do local receptor, por outro lado, o dano infligido cirurgicamente (preparação do canal e instalação do implante) resulta principalmente em lesão dos tecidos moles (medula óssea), que inicialmente envolve sangramento localizado e formação de coágulo. O coágulo é gradualmente reabsorvido e é substituído por tecido de granulação. Isso está associado a um crescimento dos vasos sanguíneos, leucócitos e células mesenquimais a partir das paredes do canal preparado. Como resultado da migração contínua de células mesenquimais oriundas da medula óssea circunjacente, o tecido de granulação é, por sua vez, substituído por tecido conjuntivo frouxo provisório (matriz provisória) e, finalmente, por tecido osteoide. No tecido osteoide, ocorrerá deposição de cristais de hidroxiapatita na rede colagenosa ao redor das estruturas vasculares recém-formadas. Com isso, osso esponjoso imaturo é formado (para detalhes, ver Capítulo 3) e, em seguida, ocorre osteointegração.

Implantes cortantes e não cortantes

Embora atualmente existam no mercado vários materiais para implantes, como ligas de titânio e zircônia, este capítulo discute apenas implantes rosqueáveis feitos de titânio c.p. (comercialmente puro). Seu desenho e o protocolo de instalação seguido influenciam a velocidade do processo que leva à osteointegração.

Implantes *"não cortantes"* (Figura 5.1) demandam manuseio meticuloso do local receptor, incluindo a preparação de um trajeto-padrão (rosca) na porção interna do canal ósseo. Esse trajeto (rosca) é preparado (pré-corte) usando um macho de rosca com bordas cortantes (Figura 5.2).

Os implantes "não cortantes" são geralmente cilíndricos, com a porção "apical" arredondada. O diâmetro do cilindro é de 3,5 mm. Brocas-piloto e helicoidais de dimensões gradativamente maiores são usadas para preparar o tecido ósseo do local receptor até um diâmetro final correspondente ao diâmetro do corpo do implante. Na superfície do cilindro, o implante é desenhado com rosca em forma de hélice, o que resulta em aumento do diâmetro total do implante. O diâmetro do implante e a cavidade preparada no tecido ósseo do local receptor tornam-se correspondentes. Quando o implante é instalado, o passo de rosca penetrará e seguirá o trajeto helicoidal nas paredes do tecido ósseo e, desse modo, guiará o implante com um mínimo de força até a posição pré-preparada (Figura 5.1).

A fixação primária do implante (estabilidade) foi conseguida pela grande área de contato que foi alcançada entre a rosca metálica e as paredes ósseas na região cortical do local receptor (Figura 5.1). Durante o preparo e a instalação do implante, as trabéculas ósseas no compartimento esponjoso do local foram obviamente deslocadas dentro da medula óssea. Vasos sanguíneos na região medular foram seccionados, provocando sangramento e formação do coágulo (Figura 5.2).

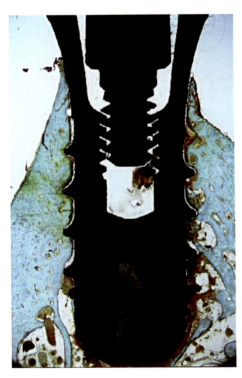

Figura 5.1 Corte longitudinal de um implante "não cortante" e tecidos circundantes obtidos de uma biopsia realizada 24 horas após sua instalação.

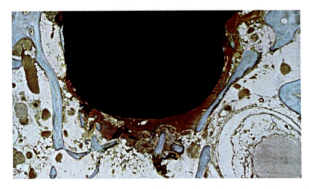

Figura 5.2 Detalhe da região apical do implante descrito na Figura 5.1. Observe a presença do coágulo na medula óssea.

Após 16 semanas de cicatrização (Figura 5.3), as porções periféricas do implante "não cortante" são circundadas por osso lamelar denso que está em contato direto com a superfície áspera do implante. Também em sua porção apical, uma fina camada de osso maduro pode ser vista em contato com a superfície do implante e separando a rosca de titânio da medula óssea.

Implantes cortantes ou autorrosqueáveis são desenhados com bordas cortantes em forma de rosca localizadas em sua porção "apical". As roscas do parafuso são posicionadas durante o processo de fabricação pelo corte de um sulco contínuo no corpo do cilindro de titânio. Quando um implante autorrosqueável está prestes a ser instalado, o local receptor é primeiramente preparado com brocas-piloto e helicoidais até obter um canal que pode ter um diâmetro final ligeiramente inferior ao da broca helicoidal. Durante a inserção, as bordas cortantes na porção "apical" do implante criam uma trilha estreita nas paredes do canal e, assim, estabelecem a dimensão final do implante. Quando um implante alcança sua profundidade de inserção, o contato é estabelecido entre as porções externas da rosca e o osso mineralizado do compartimento cortical (a estabilidade inicial ou primária é, dessa maneira, assegurada) e com a medula óssea no compartimento de osso esponjoso (trabecular).

A Figura 5.4 ilustra o local receptor com um implante autorrosqueável com uma modificação de superfície áspera. A biopsia foi realizada 2 semanas após a cirurgia de instalação. A porção externa da rosca está em contato com o osso "antigo" de origem, enquanto a nova formação óssea é o aspecto dominante nas invaginações entre roscas e nas áreas laterais às porções "apicais" do implante. Assim, áreas distintas do osso recém-formado podem ser vistas também em contato direto com a superfície do implante. Em cortes obtidos com 6 semanas de cicatrização (Figura 5.5), foi observado que uma camada contínua de osso recém-formado cobre a maior parte da superfície rugosa do implante. Esse osso recém-formado está também em contato com o osso maduro que está presente na periferia do local receptor. Após 16 meses de cicatrização (Figura 5.6), o tecido ósseo na área de osteointegração foi remodelado, e todo o leito ósseo para o implante é compreendido de osso lamelar concêntrico e intersticial.

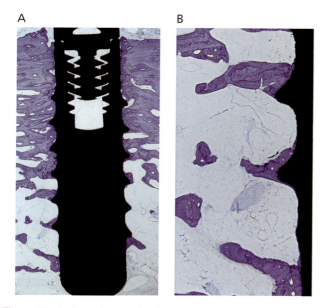

Figura 5.3 A. Corte longitudinal ilustrando um implante "não cortante" e osso circundante após 16 semanas de cicatrização. Na porção cortical do local receptor, a densidade óssea é alta. **B.** Detalhe de **A**. Em áreas mais apicais, uma fina camada óssea está presente na superfície do implante. Note também as trabéculas de osso lamelar que se estendem do implante até a medula óssea.

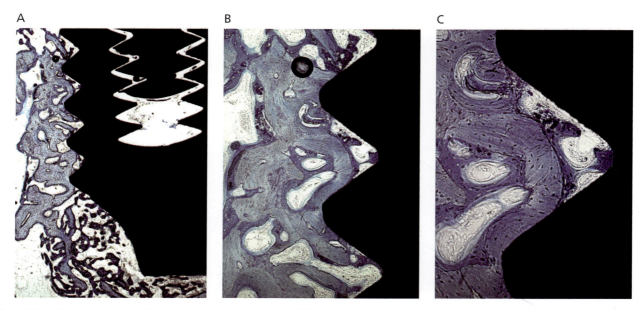

Figura 5.4 A. Corte longitudinal de um implante autorrosqueável de uma biopsia realizada após 2 semanas de cicatrização. Na região apical, muito osso imaturo foi formado. **B.** Detalhe de **A**. Na região da rosca, osso recém-formado pode ser visto em contato com a superfície do implante. **C.** Maior aumento de **B**. Osso recém-formado estende-se do osso antigo e alcança a superfície do titânio na invaginação entre duas "roscas" consecutivas.

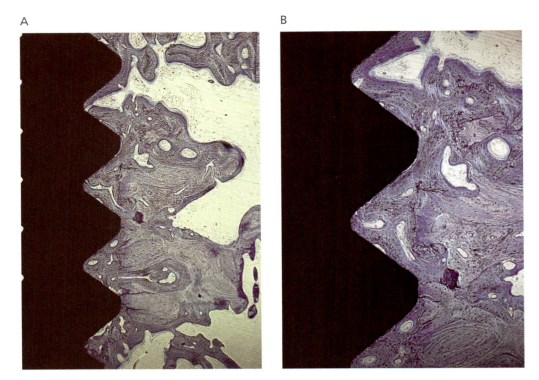

Figura 5.5 Corte longitudinal de um local de implante autorrosqueável de uma amostra de biopsia obtida após 6 semanas de cicatrização. **A.** Na região marginal, uma camada contínua de osso cobre a maior parte da superfície do implante. **B.** Maior aumento. Observe a zona de osso recém-formado (*mais escura*) que está em contato direto com a superfície do implante.

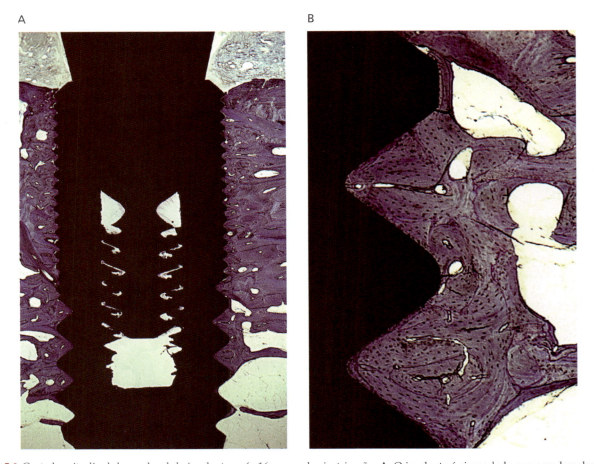

Figura 5.6 Corte longitudinal de um local de implante após 16 meses de cicatrização. **A.** O implante é circundado por osso lamelar denso. **B.** Maior ampliação de **A**, demonstrando uma porcentagem muito grande de contato osso-implante.

Processo de osteointegração

A neoformação óssea na crista alveolar seccionada após a instalação do implante foi estudada em vários modelos experimentais em animais. Como exemplo, Berglundh *et al.* (2003) e Abrahamsson *et al.* (2004) descreveram as várias etapas envolvidas na formação óssea e osteointegração de implantes instalados na mandíbula de cães.

O dispositivo: implantes personalizados feitos em titânio c.p. com a forma de um parafuso sólido e configurados com topografia superficial rugosa foram utilizados (Figura 5.7). No implante, a distância entre dois perfis consecutivos do passo de rosca (*i. e.*, as roscas em corte vertical) era de 1,25 mm. Um sulco circunferencial em forma de U de 0,4 mm de profundidade foi preparado dentro da área de rosca durante a fabricação (Figura 5.8). O topo do passo de rosca foi deixado intacto. Após a instalação do implante não cortante (Figura 5.9), o passo de rosca foi encaixado nas paredes do tecido ósseo preparadas pelo instrumento cortante. Isso promoveu estabilidade inicial ou primária da fixação. A lacuna entre o passo de rosca e o corpo do implante estabeleceu uma câmara de cicatrização geometricamente bem-definida (Figura 5.10). Biopsias foram realizadas para estabelecer períodos de cicatrização que se estendiam de 2 horas após a inserção do implante até 12 semanas de cicatrização. As amostras de biopsia foram preparadas para o secionamento por desgaste, assim como cortes descalcificados.

A câmara de cicatrização: a Figura 5.10 ilustra duas câmaras de cicatrização em um corte longitudinal de um implante com tecidos duros e moles circundantes de uma amostra colhida 2 horas após a instalação do dispositivo metálico.

As porções periféricas do passo de rosca estavam em contato com as invaginações do trajeto preparado pela broca no osso cortical. As câmaras de cicatrização (Figura 5.11A) estavam preenchidas com coágulo no qual hemácias, neutrófilos e monócitos/macrófagos estavam presos em uma rede de fibrina (Figura 5.11B). Os leucócitos estavam aparentemente encarregados do processo de limpeza da ferida.

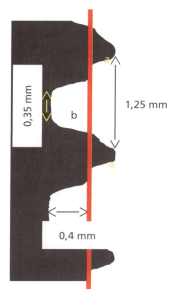

Figura 5.8 Dimensões da "câmara de cicatrização" no dispositivo de implante.

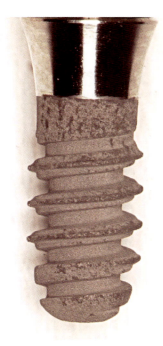

Figura 5.7 Dispositivo utilizado no experimento em cães. O implante é uma modificação de um parafuso sólido. A distância entre duas roscas consecutivas é de 1,25 mm. A profundidade do sulco é de 0,4 mm.

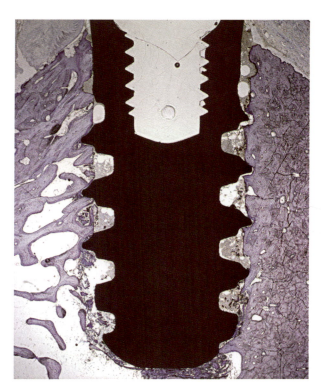

Figura 5.9 Corte longitudinal mostrando o implante e tecidos circundantes imediatamente após a instalação. A região do passo de rosca está engrenada nas paredes ósseas. O vão entre dois perfis consecutivos da rosca contém a câmara de cicatrização.

Fibroplasia: a Figura 5.12A ilustra um implante com tecidos circundantes após 4 dias de cicatrização. O coágulo foi em parte substituído por tecido de granulação que continha numerosas células mesenquimais, componentes da matriz extracelular e estruturas vasculares recém-formadas (angiogênese) (Figura 5.12B). Um *tecido conjuntivo provisório (matriz)* foi estabelecido.

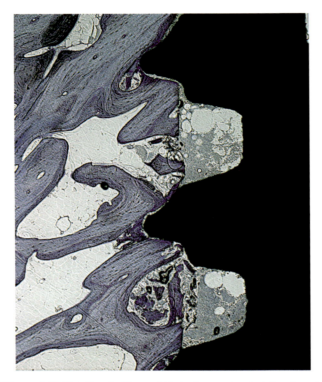

Figura 5.10 Detalhe da Figura 5.9. A câmara de cicatrização está preenchida com sangue e o coágulo foi formado.

Modelagem óssea: após 1 semana de cicatrização, o tecido conjuntivo provisório nas câmaras de cicatrização apresentava numerosas estruturas vasculares e células mesenquimais (Figura 5.13A). O número de células inflamatórias remanescentes era pequeno. Em vários compartimentos da câmara, osso imaturo (reticulado) rico em células foi observado no tecido conjuntivo frouxo provisório que circundava os vasos sanguíneos. Ocorreu formação de osso reticulado no centro da câmara, assim como em áreas distintas que estavam aparentemente em contato direto com a superfície do titânio (Figura 5.13B). Isso foi considerado como representando a primeira fase da osteointegração, contato entre a superfície do implante e o osso imaturo recém-formado.

Após 2 semanas de cicatrização, a formação de osso imaturo parecia ser evidente em todos os compartimentos, tanto apicais como laterais, ao redor do implante (Figura 5.14A). Grandes áreas de osso imaturo foram encontradas nas regiões medulares "apicais" do implante. Na câmara de cicatrização, porções de osso imaturo recém-formado aparentemente se estendiam do osso de origem (osso antigo) ao tecido conjuntivo provisório (Figura 5.14B) e em muitas regiões alcançavam a superfície do implante de titânio. Nesse intervalo, a maior parte da superfície do implante estava ocupada por osso recém-formado e uma osteointegração mais visível e madura tinha se estabelecido (Figura 5.14C). Nas regiões da rosca, havia sinais de neoformação óssea em andamento (Figura 5.14D). Desse modo, áreas do local receptor localizadas lateralmente ao implante, que estavam em contato direto com o osso hospedeiro imediatamente após a cirurgia de instalação e que promoveram sua estabilidade inicial, sofreram reabsorção tecidual e estavam também envolvidas em neoformação óssea após 2 semanas de cicatrização.

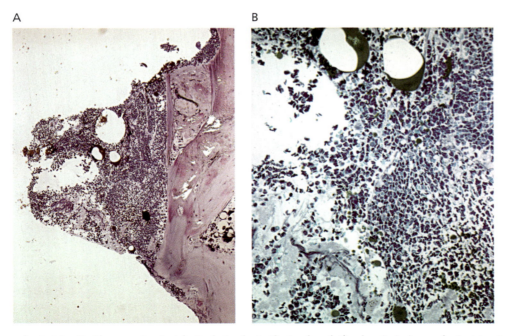

Figura 5.11 Câmara de cicatrização 2 horas após a instalação do implante. Cortes descalcificados. **A.** A câmara de cicatrização está preenchida com sangue. **B.** Hemácias, neutrófilos e macrófagos estão aprisionados em uma rede de fibrina.

Capítulo 5   Osteointegração   107

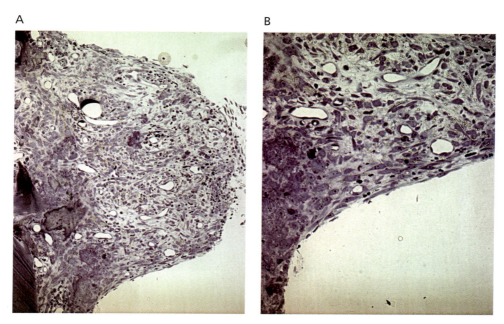

Figura 5.12 Câmara de cicatrização após 4 dias da instalação (cortes descalcificados). **A.** A maior parte da câmara de cicatrização está preenchida por tecido de granulação (fibroplasia). **B.** Em algumas áreas da câmara existe tecido conjuntivo provisório (matriz). Esse tecido inclui numerosas células mesenquimais.

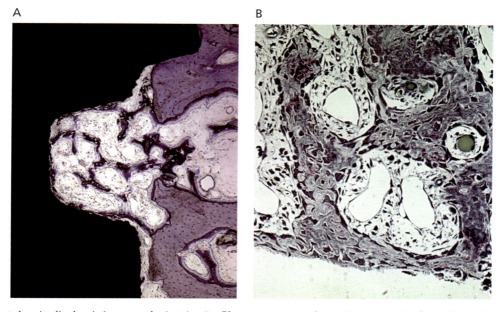

Figura 5.13 A. Corte longitudinal após 1 semana de cicatrização. Observe a presença de osso imaturo recém-formado na câmara de cicatrização. **B.** Corte descalcificado. O osso imaturo está em contato direto com a superfície do implante.

Após 4 semanas (Figura 5.15A), o osso recém-formado mineralizado estendia-se da superfície óssea seccionada para a câmara, e uma rica camada celular contínua de osso imaturo cobria a maior parte das paredes de titânio da câmara. A porção central da câmara estava preenchida com osso esponjoso primário (Figura 5.15B), rico em estruturas vasculares e células mesenquimais.

Remodelagem: após 6 a 12 semanas de cicatrização, a maioria das câmaras de cicatrização estava preenchida com osso mineralizado (Figura 5.16). Tecido ósseo, incluindo ósteons primários e secundários, podiam ser vistos no tecido recém-formado e no tecido ósseo mineralizado que fazia contato com a superfície do implante. Medula óssea que continha vasos sanguíneos, adipócitos e células mesenquimais foi observada circundando as trabéculas de osso mineralizado.

Resumo: as câmaras de cicatrização foram inicialmente preenchidas por coágulo. Com o crescimento de vasos e migração de leucócitos e células mesenquimais, o coágulo foi substituído por tecido de granulação. A migração de células mesenquimais continuou e o tecido de granulação foi substituído por uma matriz provisória de tecido conjuntivo, rica em

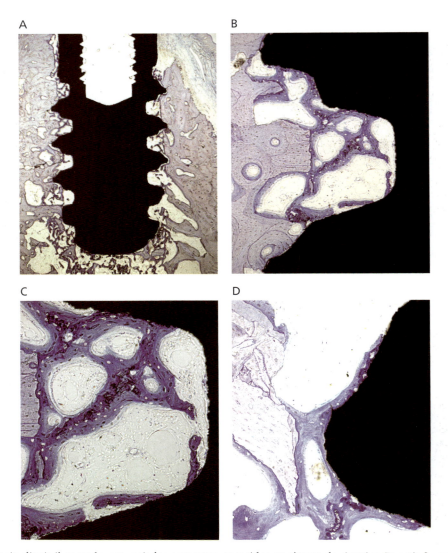

Figura 5.14 Cortes longitudinais ilustrando, em variados aumentos, os tecidos na câmara de cicatrização após 2 semanas. **A.** Osso imaturo mais escuro é observado na porção apical do implante. **B** a **D.** A maior parte da superfície do implante está coberta por osso novo.

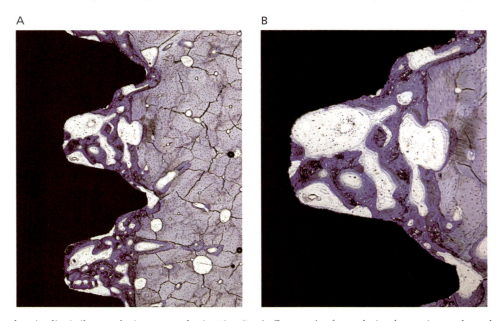

Figura 5.15 Cortes longitudinais ilustrando 4 semanas de cicatrização. **A.** Osso recém-formado (*azul-escuro*) estende-se do osso "antigo" até a câmara de cicatrização. **B.** Crescimento aposicional. Observe os ósteons primários.

Capítulo 5 Osteointegração

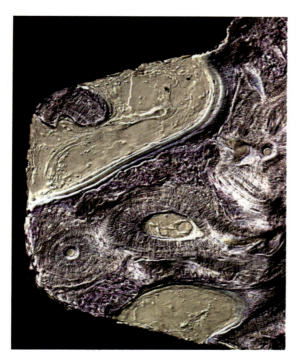

Figura 5.16 Corte longitudinal representando 12 semanas de cicatrização. O osso imaturo está sendo substituído por osso lamelar e medula óssea. Observe a formação de ósteons secundários. Microscopia de luz de contraste de fase.

vasos, células mesenquimais e fibras. O processo de *fibroplasia* e angiogênese foi iniciado. Neoformações ósseas podiam ser reconhecidas já na primeira semana de cicatrização; o osso imaturo neoformado projetava-se da parede lateral do leito ósseo seccionado (formação óssea aposicional; osteogênese a distância) (Davies 1998), mas neoformação óssea podia também ser vista na superfície do implante, ou seja, à distância do osso de origem (osteogênese por contato) (Davies 1998). Durante as semanas subsequentes, as trabéculas de osso imaturo foram substituídas por osso maduro, ou seja, osso lamelar e medula (remodelagem óssea).

Morfogênese da osteointegração

Várias publicações já descreveram o processo de osteointegração dos implantes de titânio aplicados em voluntários humanos (Bosshardt *et al.* 2011; Donos *et al.* 2011; Ivanovski *et al.* 2011; Lang *et al.* 2011). Nesses estudos, parafusos sólidos com superfície moderadamente rugosa foram inseridos na região retromolar da mandíbula e foram estabelecidas condições de cicatrização em submersão. Biopsias que incluíam o implante com os tecidos circundantes foram adquiridas com o uso de uma broca de trefina após 1, 2, 4 e 6 semanas. A análise das amostras contou com mensurações histológicas e morfométricas, além de atenção especial aos elementos teciduais que estavam em contato direto com a superfície do implante ou próximos dela (a interface tecido-implante), como osso de origem, osteoide, osso recém-formado e tecidos moles mesenquimais não mineralizados. Além disso, em todos os intervalos de análise, restos ósseos e partículas de osso sólido estavam presentes na lateral do implante. Tais elementos eram, obviamente, remanescentes do procedimento de perfuração utilizado para preparar o canal de tecido ósseo em que o implante foi posteriormente introduzido.

Padrão geral de integração do implante

A Figura 5.17 descreve as mudanças nas medições morfométricas da região da interface tecido-implante ao longo do estudo. Após 1 semana de cicatrização, cerca de 40% da região de interface era composta de tecidos moles (tecido de granulação e tecido conjuntivo provisório) e 50% de restos de ossos e osso de origem. Após 2 semanas, a quantidade de osso recém-formado ainda era pequena, mas a de tecidos moles tinha reduzido notavelmente. No intervalo entre 2 e 4 semanas, neoformação óssea era flagrantemente proeminente na zona de interface. Desse modo, nesse intervalo, a quantidade de osso recém-formado aumentou de 10 para 30%, enquanto a de restos de tecido duro diminuiu consideravelmente. Além disso, no período de 4 a 6 semanas, ocorreu neoformação óssea (de 30 para cerca de 60%), e a redução do osso de origem e dos restos ósseos diminuiu notavelmente. Em outras palavras, em humanos, o processo de osteointegração parece ser mais ativo no intervalo entre 2 e 6 semanas.

Resumo: durante as 6 semanas de cicatrização monitoradas nesse estudo com humanos, foi observado que a quantidade de osso de origem, de restos ósseos e de tecidos moles que inicialmente ocorria bem próximo ao implante diminuiu gradualmente, enquanto a quantidade de osso

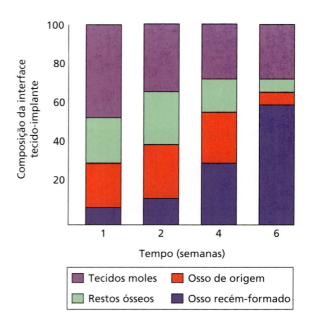

Figura 5.17 Porcentagens de osso recém-formado, osso de origem restos ósseos e tecidos moles na interface tecido-implante após 1, 2, 4 e 6 semanas de cicatrização. Observe que a porcentagem de osso de origem, de tecidos moles e de restos ósseos presente na região próxima à superfície do implante diminuiu com o tempo, e que a quantidade de osso recém-formado aumentou. Motivos levam a crer que (1) o contato entre o osso de origem e o implante tenha estabelecido a estabilidade "mecânica" inicial do dispositivo de titânio enquanto (2) o osso recém-formado posteriormente alcançou a osteointegração.

recém-formado aumentava (Figura 5.17). Esse padrão de cicatrização, que acabou resultando em osteointegração, está em concordância com os resultados obtidos nos experimentos com animais descritos anteriormente neste capítulo.

Observação das amostras de biopsia

Fase inicial da ferida

Na Figura 5.18 é mostrado um implante com tecidos circundados dos quais foram coletadas amostras logo após a instalação cirúrgica do dispositivo. Observe o osso de origem, especialmente na região cortical (marginal) do local. Esse osso compacto de origem parecia estar em contato direto com o implante e facilitou, obviamente, a estabilidade mecânica inicial do dispositivo. Vale também observar que partes mais apicais do implante estavam envolvidas por tecido não mineralizado, partículas ósseas e restos ósseos.

Processo de cicatrização

Após 1 *semana de cicatrização*, quantidades substanciais do osso de origem ocuparam a porção marginal do local preparado cirurgicamente. Esse tecido ósseo parecia estar em contato com o dispositivo de implante (Figura 5.19). Como dito anteriormente, essa proximidade entre os restos do osso de origem e o dispositivo de titânio era muito provavelmente um pré-requisito para a estabilidade inicial do implante, além de ser importante no estabelecimento de condições ótimas de cicatrização do tecido ósseo. Nesse intervalo inicial, ocorreu formação de osso novo na superfície do tecido ósseo de origem (Figura 5.20), enquanto áreas de reabsorção óssea puderam ser identificadas em regiões adjacentes da ferida tecidual. Em outras palavras, fenômenos como aposição de tecido ósseo e reabsorção caracterizaram o processo de cicatrização nessa fase inicial.

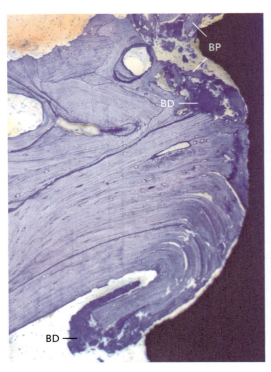

Figura 5.19 Osso compacto em contato direto com a superfície da coroa após 1 semana de cicatrização. Observe as partículas ósseas (BP, do inglês *bone particles*) e os restos ósseos (BD, do inglês *bone debris*) de diversos tamanhos próximos da superfície do implante.

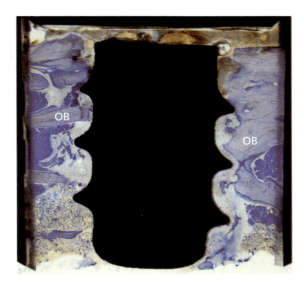

Figura 5.18 Corte longitudinal de biopsia mostrando um implante com parafuso sólido. O osso compacto de origem (OB, do inglês *old bone*) foi encontrado em contato com a coroa do implante, ao passo que a parte apical é composta por tecidos menos densos e restos.

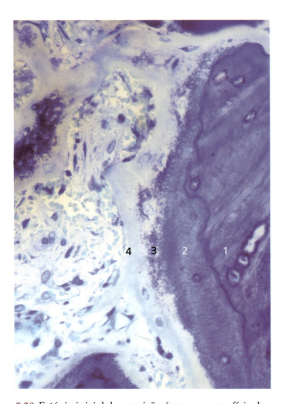

Figura 5.20 Estágio inicial de aposição óssea na superfície do osso de origem, ocorrendo a alguma distância da superfície do implante após 1 semana de cicatrização. 1 = osso de origem; 2 = nova matriz óssea mineralizada; 3 = focos de mineralização na frente de mineralização; 4 = osteoide revestido por osteoblastos.

Partículas e restos ósseos, tecido mole mesenquimal, além de camadas finas de tecido osteoide, também são encontrados com frequência na superfície do implante ou perto dela (Figuras 5.21 e 5.22).

No *intervalo de 2 semanas*, aparentemente ainda havia restos do osso de origem na parte marginal do local de implante. Áreas de reabsorção de tecido ósseo (lacuna de Howship; Figura 5.23) podiam ser encontradas tanto imediatamente adjacentes ao implante quanto a certa distância dele. Além disso, áreas minúsculas de osso recém-formado ocorreram tanto na superfície do dispositivo de implante quanto imediatamente laterais a ele. Essa formação de osso não lamelar foi o primeiro sinal do que pode ser denominado osteointegração (Figuras 5.24 e 5.25). Nesse intervalo, bordas minúsculas de osso não lamelar recém-formado aparentemente conectaram o osso de origem ao parafuso de titânio (Figura 5.25).

Após o *intervalo de 4 semanas*, a modelagem e a remodelagem características do processo de cicatrização eram proeminentes. Dessa maneira, em algumas áreas próximas à superfície do implante, processos reabsortivos eram discerníveis, enquanto em áreas adjacentes formou-se osso não lamelar (Figura 5.26).

No *intervalo de 6 semanas*, muito osso não lamelar recém-formado (Figura 5.27), mas também osso lamelar e medula, encontram-se próximo do dispositivo de implante. Esse tipo de tecido ósseo recém-formado era, aparentemente, parte de um "contato osso-implante" mais estável. Em outras palavras, osteointegração.

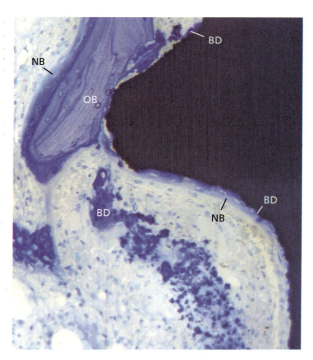

Figura 5.22 Após um período de 1 semana de cicatrização, o osso de origem (OB) ainda está em contato com a região de passo da rosca do implante. Há osso recém-formado (NB, do inglês *newly formed bone*) (1) nas bordas do osso de origem e (2) na superfície do implante. Restos ósseos (BD) são encontrados aderidos à superfície do implante, além de inseridos nos tecidos moles mesenquimais. O osso recém-formado é composto majoritariamente por tecido osteoide parcialmente mineralizado revestido por osteoblastos.

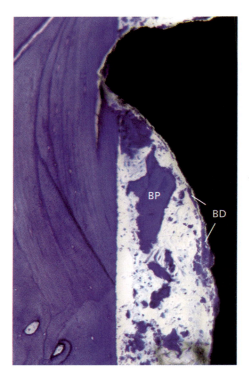

Figura 5.21 Após 1 semana de cicatrização, uma quantidade considerável de restos ósseos (BD) e de partículas ósseas (BP) maiores é encontrada no espaço entre a superfície do implante e o leito ósseo seccionado.

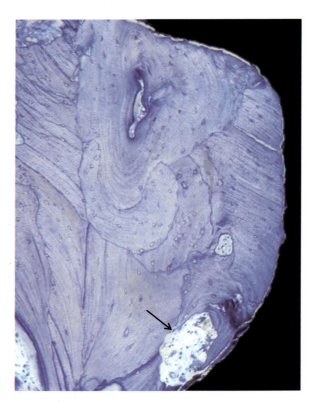

Figura 5.23 Área do osso de origem compacto em contato com a parte mais coronal do implante após um período de 2 semanas de cicatrização. Observe a reabsorção óssea na parte inferior da micrografia (*seta*).

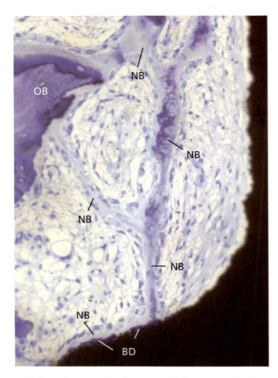

Figura 5.24 Local caracterizado por modelagem tecidual ativa. Em outras palavras, formação de osso não lamelar. As trabéculas recém-formadas do osso não lamelar se estendem desde o osso de origem até o tecido conjuntivo provisório. BD = restos de ossos; NB = osso recém-formado; OB = osso de origem.

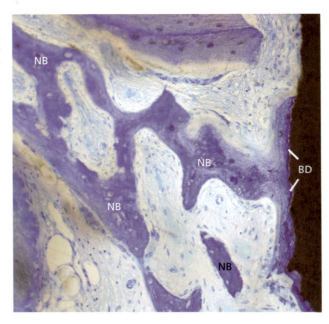

Figura 5.26 Micrografia mostrando a interface tecido-implante e os tecidos peri-implante de um implante após 4 semanas de cicatrização. O osso recém-formado (NB) produz uma rede trabecular minúscula conectando a superfície do osso de origem à superfície do implante. A deposição de osso recém-formado na superfície do implante foi associada a restos ósseos (BD).

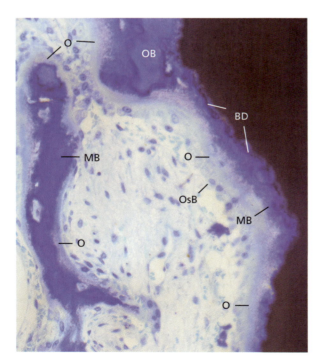

Figura 5.25 Micrografia mostrando a interface tecido-implante da região de implante após 2 semanas de cicatrização. A área está preenchida por matriz de tecido conjuntivo provisório e é possível discernir zonas de osso recém-formado, bem como tecido osteoide na superfície do implante. Observe os restos ósseos (BD) na superfície. Elementos teciduais, inclusive matriz de osso imaturo (MB, do inglês *matrix of immature bone*), tecido osteoide (O) e osso de origem (OB) estão em contato com a superfície do implante. OsB = osteoblastos entre tecido osteoide e tecido conjuntivo.

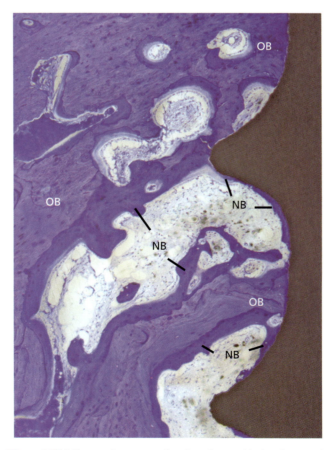

Figura 5.27 Micrografia mostrando a interface tecido-implante após 6 semanas de cicatrização. É encontrado osso recém-formado (NB) na superfície do osso de origem (OB) e na superfície do implante.

Referências bibliográficas

Abrahamsson, I., Berglundh, T., Linder, E., Lang, N.P. & Lindhe, J. (2004). Early bone formation adjacent to rough and turned endosseous implant surfaces. An experimental study in the dog. *Clinical Oral Implants Research* 15, 381-392.

Albrektsson, T., Brånemark, P-I., Hansson, H.-A. & Lindström, J. (1981). Osseointegrated titanium implants. Requirements for ensuring a long-lasting, direct bone anchorage in man. *Acta Orthopaedica Scandinavica* 52, 155-170.

Berglundh, T., Abrahamsson, I., Lang, N.P. & Lindhe, J. (2003). De novo alveolar bone formation adjacent to endosseous implants. A model study in the dog. *Clinical Oral Implants Research* 14, 251-262.

Bosshardt, D.D., Salvi, G.E., Huynh-Ba, G. *et al.* (2011). The role of bone debris in early healing adjacent to hydrophilic and hydrophobic implant surfaces in man. *Clinical Oral Implants Research* 22, 357-364.

Brånemark, P.I., Adell, R., Breine, U. *et al.* (1969). Intra-osseous anchorage of dental prostheses I. Experimental studies. *Scandinavian Journal of Plastic Reconstructive Surgery* 3, 81-100.

Davies, J.E. (1998). Mechanisms of endosseous integration. *International Journal of Prosthodontics* 11, 391-401.

Donos, N., Hamlet, S., Lang, N.P. *et al.* (2011). Gene expression profile of osseointegration of a hydrophilic compared to a hydrophobic microrough implant surface. *Clinical Oral Implants Research* 22, 365-372.

Ivanovski, S., Hamlet, S., Salvi, G.E. *et al.* (2011). Transcriptional profiling of osseointegration in humans. *Clinical Oral Implants Research* 22, 373-381.

Lang, N.P., Salvi, G.E., Huynh-Ba, G. *et al.* (2011). Early osseointegration to hydrophilic and hydrophobic implant surfaces in humans. *Clinical Oral Implants Research* 22, 349-356.

Schroeder, A., Pohler, O. & Sutter, F. (1976). Gewebsreaktion auf ein Titan-Hohlzylinderimplantmit Titan-Spritzschichtoberfläche. *Schweizerisches Monatsschrift für Zahnheilkunde* 86, 713-727.

Schroeder, A., van der Zypen, E., Stich, H. & Sutter, F. (1981). The reactions of bone, connective tissue, and epithelium to endosteal implants with titanium-sprayed surfaces. *Journal of Maxillofacial Surgery* 9, 15-25.

Schroeder, A., Buser, D. & Stich, H. (1995) Tissue response. In: Schroeder, A., Sutter, F., Buser, D. & Krekeler, G., eds. *Oral Implantology. Basics, ITI Hollow Cylinder System*. New York: Thieme, pp. 80-111.

Zarb, G.A. & Albrektsson, T. (1991). Osseointegration – a requiem for the periodontal ligament? Editorial. *International Journal of Periodontology and Restorative Dentistry* 11, 88-91.

Parte 2: **Epidemiologia**

6 Epidemiologia da Periodontite, 117
Panos N. Papapanou e Ryan T. Demmer

7 Epidemiologia das Doenças Peri-Implantares, 159
Jan Derks, Cristiano Tomasi e Tord Berglundh

Capítulo 6

Epidemiologia da Periodontite

Panos N. Papapanou[1] e Ryan T. Demmer[2]

[1]Division of Periodontics, Section of Oral, Diagnostic, and Rehabilitation Sciences, Columbia University College of Dental Medicine, New York, NY, USA

[2]Division of Epidemiology and Community Health, School of Public Health, University of Minnesota, Minneapolis, MN, USA

Introdução, 117

Aspectos metodológicos, 117

   Métodos de exame: sistemas-índice, 117

   Avaliação da inflamação dos tecidos periodontais, 118

   Avaliação da perda de suporte de tecido periodontal, 118

   Avaliação radiográfica da perda de osso alveolar, 119

   Avaliação das necessidades de tratamento periodontal, 119

   "Definição dos casos" de periodontite nos estudos epidemiológicos, 120

Prevalência de periodontite, 122

   Periodontite nos adultos, 122

Periodontite em crianças e em adolescentes, 127

Periodontite e perda dental, 130

Fatores de risco para periodontite, 131

   Introdução: definições, 131

   Mensurações da ocorrência da doença, 131

   Medidas de associação, 132

   Inferência causal e modelos causais, 132

   Fatores de fundo não passíveis de modificação, 136

   Fatores ambientais, adquiridos e comportamentais, 139

Considerações finais, 146

Introdução

O termo epidemiologia é de origem helênica; ele consiste do prefixo "epi" que significa "entre" ou "contra" e o radical "demos" que significa "pessoas". Como denotado por sua etmologia, a epidemiologia é definida como "o estudo da distribuição das doenças ou de uma condição fisiológica nas populações de seres humanos e dos fatores que influenciam essa distribuição" (Lilienfeld 1978). Uma descrição mais antiga, mas também mais inclusiva, de Frost (1941) enfatiza que a "epidemiologia é essencialmente uma ciência indutiva, preocupada não meramente com a descrição da distribuição das doenças, mas igualmente ou mais ainda em enquadrá-la em uma filosofia consistente". Assim, inferências originadas das investigações epidemiológicas estendem-se para além da descrição da distribuição das doenças nas diferentes populações (epidemiologia *descritiva*), mas também: (1) elucidar sua etiologia pela integração de informações derivadas de outras disciplinas, como genética, bioquímica, microbiologia, sociologia e outras, para avaliar a consistência dos dados epidemiológicos com hipóteses desenvolvidas clínica ou experimentalmente (epidemiologia *analítica*); e (2) fornecer a base para o desenvolvimento e a avaliação de procedimentos preventivos e práticas de saúde pública (epidemiologia *intervencionista*).

Com base nas afirmações anteriores, a pesquisa epidemiológica em periodontia deve: (1) realizar a tarefa de fornecer dados sobre a *prevalência* das doenças periodontais em diferentes populações, ou seja, a frequência de sua ocorrência, bem como sobre a *gravidade* dessas condições (ou seja, a quantidade de alterações patológicas); (2) elucidar aspectos relacionados com os *determinantes* e a *etiologia* dessas doenças (fatores de *risco* e fatores etiológicos; e (3) fornecer documentação relacionada à efetividade das medidas preventivas e terapêuticas sobre a população de base.

Aspectos metodológicos

Métodos de exame: sistemas-índice

Exame da condição periodontal de um determinado indivíduo inclui avaliações clínicas da inflamação na gengiva, registros das profundidades de sondagem e níveis clínicos de inserção, bem como avaliações radiográficas de uma quantidade de perda do osso alveolar de suporte. Uma variedade de sistemas-índice para o sistema de escore desses parâmetros foi desenvolvida, alguns dos quais foram planejados exclusivamente para exame de pacientes em um contexto de prática odontológica, enquanto outros foram desenvolvidos para utilização em pesquisa epidemiológica.

118 **Parte 2** Epidemiologia

O planejamento de sistemas-índice e a definição dos vários escores refletem inevitavelmente o conhecimento da etiologia e da patogenia das doenças periodontais no momento em que esses sistemas foram introduzidos, bem como os conceitos relacionados com as abordagens terapêuticas e as estratégias aceitas na ocasião. Esta seção não irá fornecer uma lista completa de todos os sistema de escores disponíveis, mas, em vez disso, dará uma breve descrição de um número limitado de índices que são utilizados atualmente ou que provavelmente são encontrados na literatura recente. Para obter uma descrição com mais detalhes dos sistema de escores e uma perspectiva histórica de seu desenvolvimento, o leitor deve consultar Ainamo (1989).

Avaliação da inflamação dos tecidos periodontais

A presença de inflamação na gengiva é geralmente registrada pela utilização de uma sonda, e frequentemente de acordo com os princípios do Índice Gengival descrito por Löe (1967). De acordo com esse índice, a ausência de sinais visuais de inflamação gengival recebe um escore 0, enquanto uma leve alteração na cor e na textura recebe um escore 1. A inflamação evidente visualmente e a tendência ao sangramento procedente da margem gengival depois de uma sonda periodontal ter percorrido a margem gengival recebe um escore 2, enquanto a inflamação evidente com tendência para sangramento espontâneo recebe um escore 3. Depósitos de placa bacteriana recebem um escore em um índice paralelo (Sistema do Índice de Placa), em uma escala que vai de 0 a 3 (Silness & Löe 1964): a ausência de placa bacteriana recebe um escore 0, a placa bacteriana revelada depois da passagem da sonda periodontal ao longo da margem gengival tem escore 1, a placa bacteriana visível, escore 2, e a placa bacteriana abundante, escore 3. Variantes simplificadas dos índices gengival e de placa vêm sendo utilizadas extensamente (Ainamo & Bay 1975), avaliando a presença/ausência de inflamação ou de placa bacteriana, respectivamente, em um modo binomial (sistema de pontuação *dicotômica*). Nesses sistemas, o sangramento procedente da margem gengival e a placa bacteriana visível correspondem a um escore 1, enquanto a ausência de sangramento e nenhuma placa bacteriana visível correspondem a um escore 0.

O sangramento à sondagem para a base de uma bolsa sondável (Índice de Sangramento do Sulco Gengival) tem sido uma maneira comum de estabelecer a ocorrência de inflamação subgengival (ou seja, a presença de um infiltrado inflamatório adjacente ao epitélio ulcerado da bolsa) (Muhlemann & Son 1971). Nesse registro dicotômico, o sangramento emergindo no prazo de 15 segundos após a sondagem recebe um escore 1.

Avaliação da perda de suporte de tecido periodontal

Um dos primeiros índices a fornecer informações indiretas sobre a perda de suporte periodontal foi o Índice Periodontal (PI, do inglês *Periodontal Index*) desenvolvido nos anos 1950 por Russell (1956), e foi o índice utilizado mais amplamente nos estudos epidemiológicos da doença periodontal até os anos 1980. Seus critérios são aplicados para cada dente e o sistema de escore é feito da seguinte maneira: um dente com periodonto saudável recebe escore 0, um dente com gengivite ao redor somente de parte da circunferência do dente tem escore 1, um dente com gengivite circundando todo o dente recebe escore 2, a formação de bolsa tem escore 6 e a perda da função decorrente da mobilidade dentária excessiva recebe escore 8. Em razão da natureza dos critérios utilizados, o PI é um sistema de escore reversível, e um dente ou um indivíduo pode ter um escore mais baixo ou diminuído para 0 depois do tratamento.

Contrariamente ao sistema PI, o Índice da Doença Periodontal (PDI, do inglês *Periodontal Disease Index*), desenvolvido por Sigurd Ramfjord em 1959 (Ramfjord 1959), é um sistema planejado para avaliar a doença *destrutiva*; ele mede a *perda de inserção* em vez de medir a *profundidade das bolsas* e é, portanto, um índice irreversível. Os escores, variando de 0 a 6, denotam saúde periodontal ou gengivite (escores 0 a 3) e vários níveis de perda de inserção (escores 4 a 6).

Em estudos epidemiológicos contemporâneos, a perda de suporte de tecido periodontal é avaliada por mensurações da profundidade de sondagem das bolsas (PB) e a sondagem do nível de inserção (SNI). A PB é definida como a distância desde a margem gengival até a localização apical da extremidade de uma sonda periodontal que seja inserida na bolsa usando uma força de sondagem moderada. Da mesma forma, a SNI ou o nível clínico de inserção (NCI) é definido como a distância desde a junção cemento-esmalte (JCE) até a localização apical da extremidade da sonda. As avaliações por sondagem são geralmente realizadas em vários sítios ao longo da circunferência dos dentes (vestibular, lingual, mesial e distal). O número de sítios sondados por dente tem variado nos estudos epidemiológicos de dois a seis, enquanto o exame pode incluir todos os dentes presentes (*boca toda*) ou um subconjunto de dentes-*índice* (exame *parcial da boca*).

Carlos *et al.* (1986) propuseram um sistema-índice que registra a perda de suporte de tecido periodontal. O índice foi denominado Índice de Extensão e Severidade (IES) e consiste em dois componentes (índice *bivariado*): (1) a *Extensão*, descrevendo a proporção de sítios dentários de um indivíduo mostrando sinais de periodontite destrutiva; e (2) a *Severidade,* descrevendo a quantidade de perda de inserção à sondagem nos sítios com doença, expressa como um valor médio. Um limiar de perda de inserção de > 1 mm foi configurado como o critério que qualificava um sítio dental como afetado pela doença. A introdução de um valor limiar serve a um propósito duplo: (1) ele distingue prontamente a fração da dentição afetada pela doença nos níveis excedendo o erro inerente na mensuração clínica da perda de inserção; e (2) ele previne que os sítios dentários não afetados contribuam para o valor de perda de inserção média do participante individual. A fim de limitar o número de mensurações a serem realizadas, foi recomendado um exame parcial, compreendendo as faces distovestibular e mesiovestibular dos quadrantes superior direito e inferior esquerdo. Foi enfatizado que o sistema havia sido planejado para avaliar o efeito acumulativo da doença periodontal destrutiva, mais do que a presença da doença em si. A natureza bivariada do índice facilita uma descrição bem detalhada dos padrões de perda de inserção: por exemplo, um IES de (90; 2,5) é sugestivo de uma forma generalizada, mas bastante leve de doença destrutiva, na qual 90% dos sítios dentários são afetados por uma perda de inserção média de 2,5 mm. Por outro lado, um IES de (20; 7,0) descreve uma forma de doença grave e localizada.

Avaliação radiográfica da perda de osso alveolar

O potencial e as limitações das radiografias intrabucais para descrever a perda de tecidos periodontais de suporte foram revisados nas publicações clássicas (Lang & Hill 1977; Benn 1990) e em relatos mais recentes (Vandenberghe et al. 2010). As radiografias eram comumente empregadas nos estudos epidemiológicos transversais mais antigos, para quantificar a quantidade de perda óssea alveolar decorrente da periodontite, mais do que a presença da doença em si, e fornecer estimativas válidas da extensão e da gravidade da periodontite destrutiva que afeta as superfícies interproximais (Pitiphat et al. 2004). Avaliações da perda óssea nas radiografias intraorais são geralmente realizadas avaliando-se uma multitude de características qualitativas e quantitativas do osso interproximal visualizado, incluindo (1) a presença de uma lâmina dura hígida, (2) a largura do espaço do ligamento periodontal, (3) a morfologia da crista óssea (aparência "homogênea" ou "angulada") e (4) a distância entre a JCE e o nível mais coronário, no qual se considera o espaço do ligamento periodontal exibindo uma amplitude normal. O limiar para a perda óssea, ou seja, a medida da JCE-crista óssea considerada como indicativo de que tenha ocorrido perda óssea, varia entre 1 e 3 mm nos diferentes estudos. Dados radiográficos geralmente são apresentados como (1) escores médios de perda óssea por participante (ou grupo de participantes) e (2) número ou porcentagem de superfícies dentárias por participante (ou grupo de participantes) exibindo perda óssea que excede certos limiares. Nos primeiros estudos, a perda óssea frequentemente era registrada usando dispositivos tipo "régua", descrevendo a quantidade de perda ou o osso remanescente como uma porcentagem do comprimento da raiz ou do dente (Schei et al. 1959; Lavstedt et al. 1975). Uma conscientização maior dos efeitos adversos da radiação ionizante não permite mais a utilização de radiografias intrabucais como uma ferramenta de triagem para a pesquisa das condições periodontais nos estudos epidemiológicos.

Avaliação das necessidades de tratamento periodontal

Um sistema-índice que visa à avaliação das necessidades para o tratamento periodontal em grandes grupos populacionais foi desenvolvido, por iniciativa da Organização Mundial da Saúde (OMS), por Ainamo et al. (1982). Os princípios do Índice das Necessidades de Tratamento Periodontal na Comunidade (CPITN, do termo em inglês) podem ser resumidos da seguinte maneira:

1. A dentição é dividida em seis *sextantes* (um na região dos dentes anteriores e dois na região dos posteriores, em cada arcada dentária). A necessidade de tratamento em um sextante é registrada quando estão presentes dois ou mais dentes que não têm indicação para extração. Se apenas um dente permanece no sextante, o dente é incluído no sextante adjacente.
2. As avaliações por sondagem são realizadas em volta de todos os dentes em um sextante ou em volta de certos dentes-índice (essa segunda abordagem vem sendo recomendada para estudos epidemiológicos). Somente a medida mais elevada no sextante é escolhida para representar o sextante.
3. As condições periodontais são pontuadas da seguinte maneira:
   ○ *Código 0* é atribuído para um sextante sem bolsas, cálculos ou restaurações com excesso, e sem sangramento à sondagem
   ○ *Código 1* é atribuído para um sextante sem bolsas, cálculos ou restaurações com excesso, mas no qual ocorre sangramento depois de uma sondagem delicada de uma ou várias unidades gengivais
   ○ *Código 2* é atribuído para um sextante se não existem dentes com bolsas excedendo 3 mm, mas nos quais o cálculo dental e os fatores de retenção de placa sejam identificados subgengivalmente
   ○ *Código 3* é atribuído para um sextante que abriga dentes com bolsas com 4 a 5 mm de profundidade
   ○ *Código 4* é atribuído para um sextante que abriga dentes com bolsas com 6 mm de profundidade ou mais profundas.
4. Os escores de necessidades de tratamento (TN, do termo em inglês) variam de 0 a 4 e são baseados no código para a condição periodontal mais grave de toda a dentição, registrada como anteriormente. Assim, TN 0 indica ausência de necessidade de terapia periodontal na presença de saúde gengival (*Código 0*); TN 1, necessidade de melhoria da higiene bucal (*Código 1*); TN 2, necessidade de raspagem, remoção de restaurações com excesso e melhoria da higiene bucal (*Códigos 2 + 3*); e TN 3, necessidades de tratamento mais avançado (*Código 4*).

Embora não tenha sido planejado com propósitos epidemiológicos, esse sistema-índice vem sendo utilizado extensamente, e os estudos baseados no CPITN frequentemente são a única fonte de informações epidemiológicas sobre as condições periodontais, especialmente aquelas procedentes dos países em desenvolvimento. Uma modificação posterior do índice, denominada Índice Periodontal da Comunidade (CPI, do termo em inglês) (OMS, 1997), enfatiza ainda mais a avaliação das condições periodontais em detrimento da avaliação das necessidades de tratamento periodontal. Uma quantidade substancial de dados gerada pela utilização do

120 Parte 2 Epidemiologia

CPITN/CPI acumulou-se no banco de dados da OMS Global Oral Data Bank (Miyazaki *et al.* 1992; Pilot & Miyazaki 1994; Petersen & Ogawa 2005, 2018; Petersen *et al.* 2010) e são acessíveis eletronicamente por meio de servidores mantidos no centro de colaboração da OMS na Universidade Niigata, no Japão, e na Universidade de Malmö, na Suécia.

"Definição dos casos" de periodontite nos estudos epidemiológicos

Um pré-requisito fundamental para qualquer avaliação comparativa significativa da prevalência é uma definição válida e precisa da doença que está sendo investigada. Infelizmente, não foram estabelecidos critérios uniformes nas pesquisas sobre doenças periodontais para esse propósito. Os estudos epidemiológicos têm empregado, de uma maneira inconsistente, uma ampla variedade de sintomas, incluindo gengivite, PB e nível clínico de inserção (ou de sondagem), bem como a perda óssea alveolar avaliada radiograficamente. Uma variação considerável caracteriza os valores limiares empregados para definir as bolsas periodontais como "profundas" ou "patológicas", o NCI e os escores de osso alveolar necessários para assumir que a perda do suporte de tecido periodontal tenha, de fato, ocorrido. Além disso, o número de superfícies dentárias "afetadas" necessárias para que se atribua um participante individual na categoria de "caso", ou seja, como alguém que sofre de doença periodontal, tem variado. Essas inconsistências nas definições inevitavelmente afetam os dados que descrevem a distribuição da doença (Papapanou 1996; Kingman & Albandar 2002; Demmer & Papapanou 2010; Catunda *et al.* 2019) e, consequentemente, a identificação dos fatores de risco (Borrell & Papapanou 2005). Qualquer revisão da literatura que tenha como objetivo a tarefa de comparar a prevalência ou a incidência da doença nas diferentes populações ou em diferentes períodos de tempo deve primeiro confrontar a interpretação dos dados publicados e, literalmente, "decodificá-los", a fim de extrair as informações relevantes que sejam passíveis de sofrer comparações interestudos. Esses problemas já foram abordados na literatura e três aspectos específicos vêm atraindo especial atenção: (1) a capacidade de se obter registros parciais que reflitam as condições da boca toda, (2) a utilização do sistema CPITN nos estudos da doença periodontal e (3) a definição de um "caso de periodontite" nos estudos epidemiológicos.

Está evidente que um exame ótimo das condições periodontais deveria incluir as avaliações por sondagem circunferenciais ao redor de todos os dentes. Entretanto, a maioria dos estudos epidemiológicos tem, por questões práticas, empregado metodologias com registros parciais. A justificativa para a utilização dos exames parciais foi baseada no seguinte: (1) o fato que o tempo requerido para realizar uma recodificação parcial é significativamente reduzido, resultando em menores custos e melhor aceitação pelo paciente; e (2) a pressuposição de que a quantidade de informação perdida é mantida em um nível mínimo (ou seja, que os segmentos examinados refletem adequadamente a condição periodontal da dentição inteira). Entretanto, tentativas de

quantificar precisamente o número de informações perdidas pelos diferentes sistemas de registro parcial feitas por vários investigadores (Diamanti-Kipioti *et al.* 1993; Eaton *et al.* 2001; Susin *et al.* 2005; Kingman *et al.* 2008) revelaram que a discrepância entre os achados obtidos por meio das pesquisas parciais e na boca toda pode ser substancial. Esses estudos tipicamente têm empregado dados de boca toda para uma série de parâmetros periodontais e comparado os resultados com os valores obtidos por avaliações de um subconjunto de dentes ou superfícies dentárias. Seus resultados sugerem que:

1. Correlações razoavelmente altas entre os escores de perda de inserção clínica de boca toda e meia boca devem ser esperadas nas populações de adultos, em razão da aparente simetria das condições periodontais ao redor da linha mediana.
2. O desempenho de um sistema de registro parcial é diretamente dependente da prevalência real e da extensão da doença periodontal na população em questão e, consequentemente, da idade dos participantes examinados; quanto menos frequente for a doença na população e menor for a proporção de sítios afetados em cada indivíduo, mais difícil torna-se para o exame parcial representar com precisão a condição periodontal de boca toda.
3. Um exame de boca toda fornece os melhores meios de avaliar precisamente a prevalência e a gravidade da doença periodontal em uma população.

A utilização do sistema CPITN nos estudos epidemiológicos da doença periodontal foi avaliada criticamente em um grande número de publicações (Schurch *et al.* 1990; Butterworth & Sheiham 1991; Baelum *et al.* 1993a, b; Baelum & Papapanou 1996; Benigeri *et al.* 2000). No momento em que o sistema era planejado, considerava-se que a conversão de saúde periodontal para periodontite seguia um *continuum* de condições de gravidade crescente, variando de saúde para gengivite, deposição de cálculos, formação de bolsas profundas e doença destrutiva e progressiva. Consequentemente, as abordagens de tratamento eram primariamente focadas nas profundidades de sondagem, para determinar a escolha entre terapia periodontal não cirúrgica e terapia mais complexa e cirúrgica. Como mencionado anteriormente, o sistema CPITN foi idealizado originalmente para a triagem da população, a fim de determinar as necessidades de tratamento e facilitar as estratégias preventivas e terapêuticas; não tinha o objetivo de descrever a prevalência, extensão e gravidade da doença periodontal, e vários estudos têm questionado a adequação do CPITN para esses propósitos. Por exemplo, Butterworth e Sheiham (1991) examinaram a capacidade de o CPITN refletir as alterações nas condições periodontais em pacientes de uma prática odontológica generalista, antes e depois da terapia periodontal. Apesar de uma melhora substancial na condição periodontal, ou seja, uma redução na gengivite, nos escores de cálculo e nas bolsas profundas, os escores CPITN foram melhorados somente um pouco. Além disso, em uma amostra de participantes de uma área rural do Quênia, Baelum *et al.* (1993b) refutaram a validade do *princípio da hierarquia* do CPITN, ou seja, o pressuposto de que um dente com cálculo é considerado também como sendo positivo para sangramento à sondagem, ou que um dente com bolsas profundas é considerado como sendo positivo tanto para cálculo quanto para sangramento. Em um artigo independente, os resultados de um exame de boca toda foram comparados com aqueles gerados pela utilização de 10 dentes-índice recomendados pela OMS para pesquisas em adultos (Baelum *et al.* 1993a). O estudo revelou que a metodologia CPITN parcial subestimou seriamente as condições periodontais mais graves tanto em termos de prevalência quanto de gravidade, não sendo capaz de detectar uma proporção substancial dos participantes com bolsas periodontais. Por fim, um exame da relação entre os achados do CPITN e a prevalência e gravidade da perda de inserção clínica demonstrou que os escores do CPITN não tinham uma correlação consistente com as medidas da perda de inserção clínica, mas tendiam a superestimar a prevalência e a gravidade entre os indivíduos mais jovens e a subestimar esses parâmetros nas populações mais idosas (Baelum *et al.* 1993a). Coletivamente, os dados anteriores requerem cautela na interpretação dos estudos epidemiológicos com base nos sistemas CPITN/CPI.

Em 1999, um Workshop Internacional para a Classificação de Condições e Doença Periodontal (Armitage 1999), introduziu oito categorias de doença periodontal, mas definiu duas formas principais de periodontite, *periodontite crônica* e *periodontite agressiva*. A *periodontite crônica* foi descrita como a forma mais "comum" que ocorre primariamente em adultos e progride em uma velocidade relativamente lenta, resultando em uma extensão e uma gravidade da perda de tecido periodontal que é largamente proporcional à presença de fatores etiológicos locais. Contrariamente, a *periodontite agressiva* foi definida como uma forma ocorrendo mais raramente que afeta primariamente, mas não exclusivamente, indivíduos jovens, saudáveis do ponto de vista sistêmico, que progride rapidamente e resulta em perda substancial de suporte de tecido periodontal, que pode ser desproporcional à ocorrência da etiologia local. E, ainda mais importante, um recurso principal da *periodontite agressiva* foi considerado como sendo a *agregação familiar*, ou seja, uma propensão para afetar vários membros da mesma família (pais e irmãos), indicando que as predisposições genéticas e as exposições ambientais comuns podem ser importantes determinantes da doença. Entretanto, nenhuma das três características primárias da *periodontite agressiva* (um paciente saudável do ponto de vista sistêmico; perda de inserção e perda óssea rápidas; agregação familiar) (Lang *et al.* 1999) podem facilitar o diagnóstico diferencial entre *periodontite crônica* e *periodontite agressiva* no contexto de um estudo epidemiológico: a primeira por ser totalmente inespecífica; a segunda por requerer pelo menos dois exames ao longo do tempo para determinar com que "rapidez" ocorreu a destruição periodontal; e a terceira porque está sujeita a *viés de relato*, e requer entrevistas aprofundadas e verificação para garantir sua confiabilidade. Consequentemente, dados epidemiológicos muito esparsos foram gerados até

o momento pela adesão estrita aos critérios primários dessas formas principais de periodontite.

Em vez disso, várias estudos têm relatado dados de prevalência de periodontite usando a definição de casos de periodontite introduzida por um grupo de trabalho dos Centers for Disease Control (CDC) e da American Academy of Periodontology (AAP) que é baseada em uma combinação de profundidade de sondagem e avaliações do NCI (Page & Eke 2007; Eke *et al.* 2012). As definições de caso pelo CDC/AAP não fazem distinção entre as formas crônicas e agressivas de periodontite, mas definem: (1) *periodontite grave* como a presença de pelo menos dois sítios interproximais com ≥ 6 mm de perda de inserção clínica, não no mesmo dente, *e* a presença de pelo menos um sítio interproximal com uma profundidade de sondagem de ≥ 5 mm; (2) *periodontite moderada* como a presença de dois um mais sítios interproximais com ≥ 4 mm de perda de inserção clínica ocorrendo em dois ou mais dentes diferentes *ou* dois ou mais sítios interproximais com uma profundidade de sondagem ≥ 5 mm, não no mesmo dente; e (3) *periodontite leve* como a presença de dois ou mais sítios interproximais com ≥ 3 mm de perda de inserção clínica e dois ou mais sítios interproximais com profundidade de sondagem ≥ 4 mm ou um sítio com profundidade de sondagem ≥ 5 mm.

Uma definição alternativa dos casos de periodontite em dois níveis para o uso nos estudos epidemiológicos foi desenvolvida por um grupo de trabalho no *Quinto European Workshop in Periodontology* (Tonetti & Claffey 2005), e consistiu em uma definição *sensível* (perda de inserção proximal de ≥ 3 mm em dois ou mais dentes não adjacentes) e uma definição *específica* (perda de inserção proximal de ≥ 5 mm em ≥ 30% dos dentes presentes). A primeira definição tinha por objetivo capturar formas incipientes da doença, enquanto a segunda objetivava refletir a periodontite de gravidade e extensão substancial.

Segundo nosso conhecimento atual, não havia estudos epidemiológicos publicados até o momento da publicação deste capítulo que tenham empregado o sistema mais recente de classificação de condições e doenças periodontais, que foi introduzido durante o *World Workshop* de 2017, o qual é descrito em em mais detalhes no Capítulo 16. De acordo com esse sistema, os pacientes anteriormente classificados como tendo periodontite agressiva ou crônica são agora agrupados em apenas uma categoria, que é subdividida com base no sistema de dois vetores, por *Estágio* e *Grau* (Papapanou *et al.* 2018; Tonetti *et al.* 2018). *Estágio* reflete a gravidade da doença (expressa por meio de perda de inserção e perda óssea), mas também fatores na *perda dental* que tenham ocorrido como um resultado da periodontite. Além disso, ele reflete a complexidade do tratamento previsto que será necessária para erradicar/reduzir o nível atual de infecção e de inflamação, e para restaurar a função mastigatória do paciente. *Grau* descreve dimensões biológicas adicionais da doença, incluindo a velocidade de progressão observada ou inferida, o risco de deterioração adicional, a presença de fatores de risco e de comorbidades, e o risco de que a doença ou seu tratamento afete adversamente a condição de saúde geral do paciente especificamente.

Como mencionado anteriormente, uma "definição de caso" concisa é essencial para avaliar a prevalência e a incidência da doença e para gerar dados comparáveis em diferentes populações. Dada a falta de um consenso universal sobre as definições de periodontite e as abordagens epidemiológicas continuamente em evolução, no texto a seguir optamos por resumir os dados disponíveis sobre a prevalência e a progressão da doença periodontal de acordo com a faixa etária das coortes examinadas. Assim, apresentamos primeiro os achados procedentes dos estudos epidemiológicos em adultos, incluindo estudos com alvo exclusivamente nas populações idosas, seguidos pelos achados correspondentes derivados de crianças, adolescentes e adultos jovens.

Prevalência de periodontite

Periodontite nos adultos

Para que tenhamos uma perspectiva histórica e uma apreciação de como os conceitos tanto da epidemiologia descritiva quanto da analítica da periodontite evoluíram ao longo dos anos, é interessante mencionarmos algumas investigações epidemiológicas mais antigas.

Iniciando com um estudo realizado durante os anos 1950 na Índia, Marshall-Day *et al.* (1955) utilizaram avaliações da altura do osso alveolar para diferenciar a gengivite da doença periodontal destrutiva em 1.187 participantes dentados. Os autores relataram: (1) uma diminuição na porcentagem de participantes com "doença gengival sem qualquer envolvimento ósseo" com aumento da idade concomitante com um aumento na porcentagem de participantes com "doença periodontal crônica, destrutiva"; e (2) uma ocorrência de 100% de periodontite destrutiva em indivíduos com mais de 40 anos. Achados procedentes de outros estudos epidemiológicos realizados no mesmo período verificaram alta prevalência de doença periodontal destrutiva na população adulta em geral, e um evidente aumento na prevalência da doença com a idade. Nos anos 1960, Scherp (1964) revisou a literatura disponível sobre epidemiologia da doença periodontal e concluiu que: (1) a doença periodontal parece ser um problema de saúde pública importante e global afetando a maioria da população adulta após os 35 a 40 anos; (2) a doença começa na forma de gengivite na juventude, a qual, se deixada sem tratamento, leva a uma periodontite destrutiva progressiva; e (3) > 90% da variância da gravidade da doença periodontal na população pode ser explicada pela idade e pela higiene bucal. Essas noções, baseadas em conceitos estabelecidos da patogenia da doença periodontal naquela época, dominaram a literatura periodontal até o fim dos anos 1970.

Estudos realizados durante os anos 1980 forneceram uma descrição mais abrangente das características específicas dos sítios da doença periodontal e a alta variação nas condições periodontais entre e dentro das diferentes populações. Contrariamente aos costumes anteriores, a questão da prevalência não era mais abordada por meio de simplesmente atribuir indivíduos a um grupo de "afetados pela periodontite" ou um grupo de indivíduos "não afetados pela doença", baseando-se na presença ou ausência de perda óssea alveolar ou de inserção. Em vez disso, os estudos começaram a descortinar detalhes relativos à *extensão* até a qual dentição era afetada pela doença destrutiva (ou seja, a porcentagem de sítios dentários envolvidos) e a *gravidade* dos defeitos (expressa como a magnitude de suporte ósseo perdido em virtude da doença). A descrição tradicional da profundidade das bolsas e os escores de perda de inserção em termos de *valores médios individuais* foi logo complementada pelas *distribuições por frequência*, revelando as porcentagens de sítios dentais exibindo profundidade de sondagem ou nível de inserção de gravidade variável. Essa análise adicional pareceu necessária depois que se tornou claro que os valores médios oferecem uma descrição grosseira das condições periodontais e não são capazes de refletir a variabilidade na gravidade da doença periodontal em um mesmo indivíduo e entre diversos indivíduos. Em um artigo que apresentou os diferentes métodos de avaliação de dados sobre a doença periodontal na pesquisa epidemiológica, Okamoto *et al.* (1988) propuseram a utilização de *gráficos de percentis* como ilustração visual dos dados sobre a perda de inserção. Como exemplificado na Figura 6.1, esses gráficos tornaram possível ilustrar simultaneamente tanto a proporção de participantes que exibiram perda de inserção de diferentes níveis quanto a gravidade da perda em cada um dos participantes. Gráficos similares podem ser produzidos para outros parâmetros, como gengivite, profundidades de sondagem e retração gengival, e

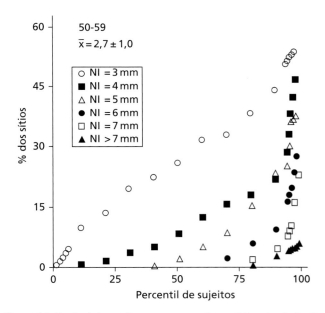

Figura 6.1 Perda de inserção em um grupo de participantes do Japão, com idades entre 50 e 59 anos. O valor médio do nível de inserção (NI) e o desvio padrão são mostrados no topo da figura. O eixo × representa o percentil de participantes e o eixo y representa a porcentagem de sítios nos participantes mostrando perda de inserção de 3, 4, 5, 6, 7 e > 7 mm (representados pelo número 8). Os participantes sem sinais ou somente com sinais mínimos de perda de inserção são relatados à esquerda e os participantes com quantidades crescentes de destruição periodontal são relatados à direita do gráfico. Por exemplo, o participante mediano (50° percentil) exibia uma perda de inserção de 5 mm em 2%, 4 mm de perda em 8% e 3 mm de perda em 25% de seus sítios dentários. (Fonte: Okamoto *et al.* 1988. Reproduzida, com autorização, de John Wiley & Sons.)

podem fornecer uma descrição abrangente tanto da prevalência quanto da gravidade da doença periodontal em uma determinada amostra.

Em meados dos anos 1980, um grupo de pesquisadores dinamarqueses (Baelum *et al.* 1986) descreveu achados transversais para placa bacteriana, cálculo, gengivite, perda de inserção, bolsas periodontais e perda dental em uma amostra de adultos tanzanianos com idades entre 30 e 69 anos. Apesar do fato de que os participantes examinados tenham exibido grandes quantidades de placa bacteriana e de cálculos, as bolsas com profundidade maior que 3 mm e a perda de inserção de > 6 mm ocorreram em < 10% das superfícies dentárias. A situação de falta total dos dentes (edentulismo) era virtualmente inexistente, e uma porcentagem muito pequena de participantes havia apresentado uma perda dental relevante. Especialmente interessante foi a análise da distribuição dos sítios entre os participantes (Figura 6.2). Essa análise revelou que 75% dos sítios dentários com perda de inserção de > 6 mm foram encontrados em 31% dos participantes, indicando que um subconjunto da amostra foi responsável pela maioria do comprometimento periodontal observado. Em outras palavras, a doença periodontal avançada não era distribuída uniformemente na população e não era prontamente correlacionada com os níveis de placa bacteriana supragengival; em vez disso, a maioria dos participantes examinados exibia problemas periodontais insignificantes, enquanto um grupo limitado era afetado pela doença avançada.

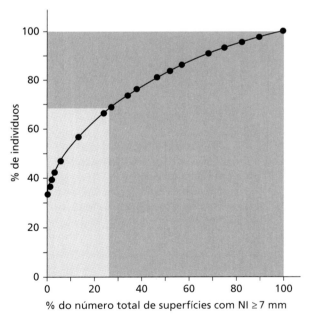

Figura 6.2 Distribuição cumulativa dos indivíduos com idade ≥ 50 anos, de acordo com a proporção acumulada de superfícies com perda do nível de inserção (NI) de ≥ 7 mm. Todos os indivíduos são dispostos de acordo com o número crescente de superfícies com NI de ≥ 7 mm presentes em cada indivíduo. Assim, os indivíduos com poucas dessas superfícies são representados no lado esquerdo do diagrama e aqueles com muitas dessas superfícies situam-se no lado direito. Observa-se que 31% (69 a 100%) dos indivíduos são responsáveis por 75% (25 a 100%) do número total de superfícies com NI de ≥ 7 mm presentes (*área sombreada*). (Fonte: Baelum *et al.* 1986. Reproduzida, com autorização, de John Wiley & Sons.)

Em um estudo com desenho similar, realizado no Quênia, os mesmos pesquisadores analisaram dados de 1.131 participantes com idades entre 15 e 65 anos e confirmaram suas observações prévias (Baelum *et al.* 1988). A higiene oral inadequada na amostra foi refletida pelos altos escores de placa bacteriana, cálculo e gengivite. Entretanto, bolsas ≥ 4 mm de profundidade foram encontradas em < 20% das superfícies e a proporção de sítios por indivíduo com bolsas profundas e perda de inserção avançada revelaram uma distribuição acentuadamente assimétrica. Os autores sugeriram que a "doença periodontal destrutiva não deveria ser percebida como uma consequência inevitável da gengivite, que em última análise leva à perda dental considerável", e apontaram para a necessidade de uma caracterização mais específica das características do comprometimento periodontal nesses indivíduos que parecem ser especialmente suscetíveis.

Aproximadamente no mesmo tempo, Löe *et al.* (1986) publicaram dados de um estudo longitudinal que demonstrou diferentes padrões para a *progressão* de uma periodontite não tratada. Em uma população nunca exposta a qualquer tipo de intervenção preventiva ou terapêutica relacionada com as doenças bucais no Sri Lanka, uma coorte de 480 homens com idades entre 14 e 31 anos, trabalhadores de plantações de chá, foi recrutada em 1970 e submetida a exames de seguimento subsequentes. Um total de 161 indivíduos entre aqueles originalmente incluídos foi reexaminado em 1985, gerando essencialmente dados sobre a história natural da doença periodontal entre as idades de 14 e 46 anos. Apesar do fraco controle de placa bacteriana e uma inflamação gengival virtualmente disseminada em toda a amostra, foram observados três padrões de progressão da periodontite distintos durante o período de seguimento, com base nas taxas de mortalidade dental e perda de inserção longitudinais interproximais: um grupo, compreendendo aproximadamente 8% do total, exibiu progressão rápida (grupo RP) da doença periodontal; outro grupo (aproximadamente 11%) não exibiu progressão (grupo NP) da doença periodontal além da gengivite; e um terceiro grupo entre esses dois extremos (aproximadamente 81%) exibiu progressão moderada (grupo MP). A perda de inserção média no grupo RP foi de 9 mm e 13 mm nas idades de 35 e 45 anos, respectivamente; em oposição a 1 mm e 1,5 mm no grupo NP e de 4 mm e 7 mm no grupo MP. Consequentemente, a taxa anual de perda de inserção longitudinal no grupo RP variou entre 0,1 e 1,0 mm; no grupo MP variou entre 0,05 e 0,5 mm; e no grupo NP entre 0,05 e 0,09 mm. Assim, esse estudo demonstrou claramente a imensa variabilidade na progressão da periodontite em uma população aparentemente homogênea, e sugeriu que outras variáveis além de idade, placa bacteriana e condição inflamatória gengival são determinantes importantes da deterioração periodontal ao longo do tempo.

O tema comum que emergiu dos estudos anteriores, ou seja, que uma proporção relativa da população sofre de periodontite grave, vem sendo corroborado por estudos mais recentes de várias partes do mundo; um grande número desses encontra-se resumido na Tabela 6.1. Embora o que constitui a "periodontite grave" esteja muito longe

124 Parte 2 Epidemiologia

de ser idêntico nos relatos encontrados na literatura, uma revisão que consolidou dados de 72 estudos epidemiológicos originados de 37 países que coletivamente incluíram dados de aproximadamente 300 mil participantes estimou que essa fração varie entre 10 e 12%, que varie consideravelmente de uma região para outra e de país para país, e que mostre um aumento intenso entre a 3ª e 4ª décadas de vida (Kassebaum *et al.* 2014). Essas taxas aumentadas de perda dental dos dentes com comprometimento periodontal ocorrendo depois dessa idade parece ser responsável pelo subsequente declínio da prevalência. Vale a pena salientar que estudos que empregam protocolos de exame da boca toda geralmente produzem estimativas de prevalência mais altas, salientando o impacto decisivo das metodologias de exame empregadas (Kingman & Albandar 2002; Natto *et al.* 2018). Um estudo recente (Billings *et al.* 2018) comparou duas amostras representativas, grandes, baseadas na população, uma procedente do National Health and Nutrition Examination Survey para os anos 2009 a 2014 (NHANES) nos EUA (Dye *et al.* 2014; Dye *et al.* 2019), e outra procedente do Estudo de Saúde na Pomerânia, Alemanha (SHIP-Trend), para os anos 2008 a 2012 (Volzke *et al.* 2011), para examinar o efeito da idade sobre a distribuição da periodontite na população geral e definir os limiares dependentes da idade para a periodontite grave. Os dados demonstraram que a perda de inserção clínica média aumentou linearmente com a idade em ambas as amostras e foi mais alta no SHIP-Trend do que no NHANES, dentro do espectro de faixas etárias. Embora a profundidade média das bolsas tenha se mantido relativamente constante entre os grupos em cada faixa etária em ambas as populações, os quintis superiores da perda de inserção clínica média foram consistentemente mais baixos no NHANES do que no SHIP-Trend, salientando as diferenças substanciais na gravidade global da perda de inserção entre as duas amostras populacionais.

A Tabela 6.2 resume um grande número de estudos de prevalência da doença periodontal em indivíduos idosos. É evidente que a perda de inserção de magnitude moderada foi mais frequente e disseminada nessas coortes; entretanto, mais uma vez foi observado que a doença grave afetou proporções relativamente limitadas das amostras e, geralmente, apenas alguns dentes por indivíduo. Deve-se ter em mente, entretanto, que (1) o edentulismo aumenta com a idade e (2) os dentes "sobreviventes" nos indivíduos idosos são provavelmente aqueles menos afetados pela periodontite. Como será discutido mais adiante, a perda dental resulta em uma subestimativa da extensão e da gravidade "verdadeiras" da periodontite nos indivíduos idosos.

Tabela 6.1 Estudos representativos de populações selecionadas da prevalência de periodontite publicados depois de 2000. (Fontes: NHANES, National Health and Nutrition Examinations Surveys; CDC/AAP, Centers for Disease Control/American Academy of Periodontology.)

Autores/país	Amostra/metodologia	Achados
Baelum *et al.* (1988a) Quênia	Uma amostra randômica estratificada de 1.131 participantes, 15 a 65 anos; avaliações de boca toda da mobilidade dentária, placa bacteriana, cálculo, SS, PS e NI	Placa bacteriana em 75 a 95% e cálculo em 10 a 85% de todas as superfícies PS ≥ 4 mm em < 20% dos sítios NI de ≥ 1 mm em 10 a 85% dos sítios Porcentagem dos sítios/sujeitos com PS ou NI de ≥ 4 mm ou ≥ 7 mm visivelmente assimétrica
Brown *et al.* (1990) EUA	Uma amostra de 15.132 participantes, estratificados por região geográfica, representando 100 milhões de adultos empregados com idades de 18 a 64 anos; avaliações da sondagem nos sítios mesiais e vestibulares em um quadrante superior e um inferior; avaliações mesiais realizadas a partir da face vestibular dos dentes; avaliações da gengivite, PS, NI e retração gengival	44% dos participantes tinham gengivite em uma média de 2,7 sítios/participante e em < 6% de todos os sítios avaliados Bolsas periodontais de 4 a 6 mm foram observadas em 13,4% dos participantes em uma média de 0,6 sítio/pessoa e em 1,3% de todos os sítios avaliados; os valores correspondentes para as bolsas ≥ 7 mm foram 0,6%; 0,01 e 0,03% NI ≥ 3 mm foi prevalente em 44% dos participantes (aumentando com a idade de 16% para 80%) afetando uma média de 3,4 sítios/participante; os valores correspondentes para NI ≥ 5 mm foram 13% (2 a 35%) e 0,7 sítios/participante
Salonen *et al.* (1991) Suécia	Uma amostra aleatória de 732 participantes, 20 a 80+ anos, representando 0,8% da população de uma região geográfica sulista; exame radiográfico de boca toda; o nível do osso alveolar expresso como uma porcentagem do comprimento da raiz (razão B:R); razão B: R de ≥ 80% representa suporte ósseo periodontal intacto	No grupo na faixa etária de 20 a 29 anos: 38% dos participantes não tiveram sítios com uma razão B:R de < 80% e 8% dos participantes tinham ≥ 5 sítios abaixo desse limiar Os valores correspondentes para o grupo na faixa etária de 50 a 59 anos: 5% e 75%; após os 40 anos, as mulheres exibiram a razão B:R mais favorável do que os homens
Hugoson *et al.* (1998a) Suécia	Três amostras aleatórias de 600, 597 e 584 participantes com idades entre 20 e 70 anos, examinados em 1973, 1983 e 1993, respectivamente; exame clínico e radiográfico de boca toda; com base nos achados clínicos e radiográficos, os participantes foram classificados de acordo com a gravidade da doença periodontal em cinco grupos, em que o grupo 1 (G1) incluiu participantes com tecidos periodontais próximos da perfeição e o grupo 5 (G5) incluiu participantes com doença grave	O edentulismo diminuiu ao longo do período de 20 anos de 11% para 8% para 5%; a distribuição da porcentagem de participantes nos cinco grupos em 1973, 1983 e 1993 foi respectivamente: G1 8%, 23%, 22%; G2 41%, 22%, 38%; G3 47%, 41%, 27%; G4 2%, 11%, 10%; G5 1%, 2%, 3%; o aumento na prevalência de participantes com doença grave foi aparentemente decorrente do número crescente de participantes dentados nas idades mais avançadas

(continua)

Capítulo 6 Epidemiologia da Periodontite **125**

Tabela 6.1 Estudos representativos de populações selecionadas da prevalência de periodontite publicados depois de 2000. (Fontes: NHANES, National Health and Nutrition Examinations Surveys; CDC/AAP, Centers for Disease Control/American Academy of Periodontology.) (*Continuação*)

Autores/país	Amostra/metodologia	Achados
Schürch & Lang (2004) Suíça	Um total de 1.318 participantes, selecionados aleatoriamente com base nos registros da comunidade em sete regiões; idades entre 20 e 89 anos; avaliações por sondagem da PS e NI para todos os dentes presentes; avaliações da placa bacteriana e da gengivite para dentes-índice	7,1% dos participantes eram desdentados totais; o número médio de dentes presentes nos participantes dentados era 21,6 Valores médios da PS alcançaram um platô de 3 mm aos 49 anos O NI aumentou drasticamente depois dos 50 anos e correu paralelamente a uma perda acentuada nos dentes
Susin et al. (2004a) Brasil	Uma amostra de 853 indivíduos dentados, selecionados por amostragem probabilística multietapas, com idades entre 30 e 103 anos; exame de boca toda de NI em seis sítios/dente	NI moderado (≥ 5 mm) e NI avançado (≥ 7 mm) ocorreram em 70 e 52% dos participantes, afetando uma média de 36 e 16% de seus dentes, respectivamente; em comparação com as pessoas com idades entre 30 e 39 anos, as pessoas com 40 a 49 anos tiveram um aumento do risco de três vezes para NI moderado e de 7,4 vezes de aumento do risco para NI avançado; os valores correspondentes para as pessoas com ≥ 50 anos foram de 5,9 vezes e 25,4 vezes, respectivamente
Dye et al. (2007) EUA	Estudo NHANES 1999 a 2004, amostra nacionalmente representativa compreendendo 10.312 indivíduos em quatro coortes etárias (35 a 49, 50 a 64, 65 a 74 e > 75 anos; exame parcial da boca em dois quadrantes selecionados aleatoriamente (um superior e um inferior) nos sítios mesiovestibular e distovestibular de todos os dentes erupcionados completamente, excluindo os terceiros molares	A prevalência de NI ≥ 3 mm nas quatro coortes etárias foi de 36,1%; 53,4%; 67,2% e 75,5%, respectivamente Os valores correspondentes para a PS ≥ 4 mm foram 11,9%; 13,2%; 11,3% e 12,1%, respectivamente
Wang et al. (2007) China	Uma amostra de 1.590 participantes dentados com ≥ 14 dentes presentes, com idades > 25 anos, de quatro regiões geográficas, igualmente fazendeiros e profissionais urbanos; exame parcial da boca em seis sítios em cada de seis dentes-índice	Média de 40% dos sítios com sangramento à sondagem no grupo rural em comparação com 35% no grupo urbano A prevalência de NI ≥ 4 mm foi de aproximadamente 10% nas pessoas com 25 a 34 anos, aumentando para 31%, 53% e 70% nas pessoas com 35 a 44, 45 a 59 e > 60 anos, respectivamente, no grupo rural; os valores correspondentes foram 18%, 38% e 57% no grupo urbano
Holtfreter et al. (2010) Alemanha	O quarto Levantamento de Saúde Dental da Alemanha examinou um total de 1.965 indivíduos com idades entre 35 e 44 anos (amostra de adultos) e 65 e 74 anos (amostra de idosos); exame parcial da boca para mensurar a PS e o NI em três sítios em cada um dos 12 dentes-índice	Um NI ≥ 3 mm foi prevalente em 95% dos adultos e em 99,2% dos idosos (68,7% e 91,4% dos dentes afetados, respectivamente) Uma PS ≥ 4 mm foi prevalente em 70,9% e em 87,4% das coortes com os adultos e os idosos, respectivamente
Eke et al. (2018) EUA	Estudo NHANES 2009 a 2014, amostra nacionalmente representativa compreendendo 10.683 indivíduos em três coortes etárias (30 a 44, 45 a 64, > 65 anos); exame de boca toda em seis sítios por dente em todos os dentes erupcionados completamente, excluindo os terceiros molares	A prevalência de NI ≥ 3 mm nas três coortes etárias foi de 81,3%, 92,1% e 96,5% A prevalência de NI ≥ 5 mm foi de 22,7%, 43,1% e 55,1%, respectivamente Os valores correspondentes para a PS ≥ 4 mm foram 33,3%, 39,9% e 40,6%; e para PS ≥ 6 mm foram 6,4%, 10,1% e 9,4%, respectivamente A prevalência de periodontite grave, de acordo com a definição dos CDC/AAP (Page & Eke 2007) foi 4,1% nas pessoas com 30 a 44 anos, 10,4% nas pessoas com 45 a 64 anos e 9,0% nas pessoas com > 65 anos; os valores correspondentes para a periodontite total (leve + moderada + grave) foram 29,5%, 46,0% e 59,8%, respectivamente
Sun et al. (2018) China	Uma amostra estratificada multietapas compreendendo 4.410 indivíduos com idades entre 35 e 44 anos, procedentes de 31 províncias na China continental; exame de boca toda em seis sítios por dente, em todos os dentes erupcionados completamente, excluindo o terceiro molar	A prevalência de PS 4 a 5 mm foi de 45,8% e da PS ≥ 6 mm foi de 6,9% A prevalência de NCI 4 a 5 mm foi de 25,5%; NCI 6 a 8 mm foi de 6,4% e de NCI ≥ 9 mm foi de 1,3%

CDC/AAP = Centers for Disease Control/American Academy of Periodontology; JCE = junção cemento-esmalte; NHANES = National Health and Nutrition Examinations Surveys; NI = nível de inserção; PS = profundidade de sondagem; SS = sangramento à sondagem.

126 Parte 2 Epidemiologia

Tabela 6.2 Estudos selecionados de prevalência de periodontite em participantes idosos. (Fontes: NHANES, National Health and Nutrition Examinations Surveys; CDC/AAP, Centers for Disease Control/American Academy of Periodontology.)

Autores/país	Amostra/metodologia	Achados
Baelum et al. (1988b) China	544 indivíduos, com idade > 60 anos, de duas áreas urbanas e uma área rural de Beijing; avaliações de placa bacteriana, cálculo, gengivite, perda de inserção, profundidade das bolsas e mobilidade dentária	0 a 29% desdentados totais; número médio de dentes 6,9 a 23,9, dependendo da idade e do sexo ≈50% de todas as superfícies com placa bacteriana e cálculo 50% de todos os sítios com NI de ≥ 4 mm < 15% com PS ≥ 4 mm Porcentagem visivelmente assimétrica dos sítios/indivíduos com NI de ≥ 7 mm e PS ≥ 4 mm
Beck et al. (1990) EUA	690 adultos residentes na comunidade, com idades de > 65 anos; avaliações por sondagem nas superfícies mesiovestibulares e distovestibulares, todos os dentes; "doença avançada": ≥ 4 sítios com NI ≥ 5 mm e PS ≥ 4 mm em ≥ 1 daqueles sítios; cálculos do IES com limiar de NI configurado em ≥ 2 mm	IES médio em negros: 78, 4; nos caucasianos: 65, 3,1 Doença avançada em 46% dos negros e 16% dos caucasianos
Gilbert & Heft (1992) EUA	671 participantes dentados, com idades entre 65 e 97 anos, frequentadores dos centros de atividades para idosos; avaliações de sondagem nas superfícies mesiais e vestibulares de um quadrante superior e um quadrante inferior; dados de questionários; cálculos do IES com limiar de NI configurado em ≥ 2 mm	Média de 17 dentes/participante 50,7% dos participantes com PS mesiais mais graves de 4 a 6 mm e 3,4% com PS de ≥ 7 mm 61,6% com NI mais grave, de 4,6 mm e 24,2% com NI de ≥ 7 mm O IES aumentou com a idade: 84,8, 3,6 (65 a 69 anos); 88,7, 3,8 (75 a 79 anos); 91,2, 3,9 (> 85 anos)
Locker & Leake, (1993) Canadá	907 participantes, com idades entre 50 e > 75 anos, vivendo de forma independente em quatro comunidades; avaliações de sondagem nas faces mesiovestibular e distovestibular de todos os dentes; avaliações de sondagem distopalatina e mesiopalatina nos molares superiores; 23% dos participantes desdentados totais; cálculos do IES com limiar de NI configurado em ≥ 2 mm; "doença grave": > 4 sítios com NI ≥ 5 mm e PS ≥ 4 mm em ≥ 1 daqueles sítios	59% dos participantes com NI de ≥ 4 mm, 16% com ≥ 6 mm e 3% com ≥ 8 mm 86% dos participantes com NI de ≥ 4 mm, 42% com ≥ 6 mm e 16% com ≥ 8 mm; 20% dos participantes com um SNI de ≥ 4 mm Doença grave em 22% dos participantes; IES médio: 77, 2,44
Douglass et al. (1993) EUA	1.151 idosos residentes em comunidades, com idade > 70 anos; avaliações de sondagem em ≥ 3 sítios/dente, todos os dentes; 57% da amostra de pessoas do sexo feminino, predominantemente caucasianas (95%); 37,6% desdentados totais; número médio de dentes presentes entre 21,5 e 17,9, dependendo da idade	85% dos participantes com ISS 66% com bolsas periodontais com 4 a 6 mm de profundidade, afetando uma média de 5,3 dentes/participante; 21% com bolsas de > 6 mm afetando uma média de 2,2 dentes 39% com NI de 4 a 6 mm em 6,7 sítios/participante e 56% com NI de > 6 mm em 2,7 dentes/participante
Bourgeois et al. (1999) França	603 idosos não institucionalizados, com idades entre 65 e 74 anos; amostra estratificada com relação ao gênero, local de residência e grupo socioeconômico; condições periodontais avaliadas por CPITN	16,3% eram desdentados totais 31,5% dos participantes tinham bolsas ≥ 4 mm; 2,3% tinham bolsas ≥ 6 mm
Hirotomi et al. (2002) Japão	761 indivíduos moradores na comunidade, com 70 ou 80 anos, residentes na cidade de Niigata; exame da boca toda em seis sítios/dente em todos os dentes funcionais, erupcionados completamente	7,5% daqueles com 70 anos e 35,8% dos com 80 anos eram desdentados totais; a prevalência de PS ≥ 6 mm foi de 10,2%, de NCI ≥ 5 mm foi de 12,9% e de periodontite grave, de acordo com as definições do CDC/AAP, foi de 2%
Levy et al. (2003) EUA	De uma amostra de 449 idosos residentes em uma comunidade, com idade média de > 85 anos, 342 (76%) eram dentados e 236 foram examinados com relação a PS e NI em quatro sítios/dente em todos os dentes presentes	91% dos participantes tinham ≥ 1 sítio com ≥ 4 mm de NI, 45% ≥ 1 sítio com NI ≥ 6 mm e 15% ≥ 1 sítio com NI ≥ 8 mm
Mack et al. (2004) Alemanha	1.446 participantes selecionados aleatoriamente com idades entre 60 e 79 anos, participantes do Estudo de Saúde na Pomerânia (SHIP, sigla do termo em inglês); exame em meia boca para avaliar a PS e o NI em quatro sítios/dente; placa bacteriana, cálculo e SS foram avaliados nos dentes-índice	16% dos indivíduos com 60 a 65 anos e 30% daqueles entre 75 e 79 anos eram desdentados totais Entre os indivíduos com idades de 70 a 79 anos, o ISS mediano foi 37,5% nos homens e 50% nas mulheres A prevalência de PS ≥ 6 mm foi de 31,8% e de 28,5%, respectivamente, em homens e em mulheres A prevalência de NI ≥ 5 mm foi de 71,9% e de 66,9%, respectivamente, em homens e em mulheres

(continua)

Capítulo 6 Epidemiologia da Periodontite **127**

Tabela 6.2 Estudos selecionados de prevalência de periodontite em participantes idosos. (Fontes: NHANES, National Health and Nutrition Examinations Surveys; CDC/AAP, Centers for Disease Control/American Academy of Periodontology.) (*Continuação*)

Autores/país	Amostra/metodologia	Achados
Syrjala *et al.* (2010) Finlândia	1.460 indivíduos, com ≥ 65 anos, participantes na Pesquisa de Saúde 2000, nacionalmente representativa; exame de boca toda em quatro sítios/dente em todos os dentes erupcionados, exceto terceiros molares	44,3% era desdentados totais; 31% dos participantes dentados não tinham bolsas > 3 mm; 28% tinham 1 a 3 dentes com bolsas ≥ 4 mm, 15% tinham 4 a 6 e 26% ≥ 7 dentes afetados; 73% apresentaram SS em ≥ 1 sextante
Eke *et al.* (2016b) EUA	1.983 participantes, com ≥ 65 anos, participantes no NHANES 2009 a 2012, exame de boca toda em seis sítios por dente em todos os dentes erupcionados completamente, excluindo os terceiros molares	19% eram desdentados totais; nas idades de 65 a 74 anos, 59,7% tinham periodontite leve/moderada e 11,8% tinham periodontite grave, de acordo com as definições do CDC/AAP; os valores de prevalência correspondentes foram 71,4% e 9,6%, respectivamente, nas idades de ≥ 75 anos; a prevalência de PS ≥ 6 mm foi 11,9% e de NCI ≥ 5 mm foi 62,3%
Shariff *et al.* (2018) EUA	Uma coorte composta por três etnias, com 1.130 participantes do projeto WHICAP (Washington-Heights Inwood Community Aging Project) ≥ 65 anos e exame da boca toda, incluindo avaliações de ISS sangramento, PS e NCI em seis sítios/dente	14,7% eram desdentados totais; periodontite moderada/grave, de acordo com as definições do CDC/AAP, afetando 77,5% da amostra

Bolsas ≥ 6 mm afetaram 50,2% da amostra e uma média de 5,7% dos dentes/indivíduo; os valores correspondentes para NCI ≥ 5 mm foram 71,4% e 23,6%, respectivamente |

CDC/AAP = Centers for Disease Control/American Academy of Periodontology; CPITN = Índice das Necessidades de Tratamento Periodontal na Comunidade; IES = Índice de Extensão e Severidade; JCE = junção cemento-esmalte; NCI = nível clínico de inserção; PS = profundidade de sondagem; SS = sangramento à sondagem.

Periodontite em crianças e em adolescentes

A forma de doença periodontal que afeta a dentição *primária*, a condição anteriormente denominada *periodontite pré-puberal*, foi relatada como presente tanto na forma generalizada quanto na localizada (Page *et al.* 1983). Informações sobre essa doença foram fornecidas principalmente por relatos de casos clínicos e não estão disponíveis quaisquer dados sobre a prevalência e a distribuição da doença na população geral. Entretanto, um pequeno número de estudos envolvendo amostras de crianças forneceu dados limitados sobre a frequência com a qual os dentes decíduos podem ser afetados pela perda de inserção. Os critérios utilizados nesses estudos em hipótese alguma são uniformes; assim, os dados de prevalência variam significativamente. Em um estudo anterior, Jamison (1963) examinou a "prevalência de doença periodontal destrutiva" (indicada por escores do PDI > 3) em uma amostra de 159 crianças em Michigan, EUA, e relatou prevalências de 27% para crianças com idades entre 5 e 7 anos, 25% para crianças com idades entre 8 e 10 anos e de 21% para aquelas com idades entre 11 e 14 anos. Shlossman *et al.* (1986) utilizaram um valor do nível de inserção de ≥ 2 mm como ponto de corte e relataram prevalências de 7,7% em participantes com idades entre 5 e 9 anos e de 6,1% para aqueles com 10 a 14 anos em uma amostra de nativos americanos na Reserva Indígena do Rio Gila (Arizona, EUA). Sweeney *et al.* (1987) examinaram radiografias obtidas de 2.264 crianças, com idades entre 5 e 11 anos, que foram encaminhadas para uma clínica universitária na Filadélfia, EUA, para tratamento odontológico de rotina e relataram que a perda óssea radiográfica distinta era evidente em um ou mais molares decíduos em 19 crianças (0,8%), 16 das quais eram negras, duas eram caucasianas e uma era asiática.

Contrariamente, critérios relativamente uniformes foram utilizados nos estudos epidemiológicos da periodontite em adolescentes e em adultos jovens, usando os critérios de diagnóstico da condição que era anteriormente denominada *periodontite juvenil localizada* (PJL), e era caracterizada pela destruição grave, afetando os incisivos e os primeiros molares. Tipicamente, uma abordagem em dois estágios era adotada nesses estudos: primeiro, radiografias interproximais eram utilizadas para a triagem da perda óssea adjacente aos molares e aos incisivos, e, então, um exame clínico era realizado para verificar o diagnóstico. Como demonstrado pelos estudos incluídos na Tabela 6.3, bem como em uma revisão sistemática recente (Catunda *et al.* 2019), a prevalência dessa forma de doença de surgimento precoce variou nas populações geográfica e/ou racialmente diferentes. Nos indivíduos caucasianos, a doença parece afetar mulheres mais frequentemente do que homens, e a prevalência é baixa (aproximadamente 0,1%). Em outras raças, e especialmente em pessoas negras, a doença é mais prevalente, provavelmente em níveis acima de 1%, e a razão de sexos parece ser reversa, pois os homens são afetados mais frequentemente do que as mulheres. O tabagismo e a baixa condição socioeconômica têm sido associados às formas destrutivas de periodontite nas populações de adolescentes (Lopez *et al.* 2001; Susin & Albandar 2005; Levin *et al.* 2006).

Os estudos epidemiológicos sobre as condições periodontais em adolescentes também vêm sendo desenvolvidos usando um sistema com o CPITN. Miyazaki *et al.* (1991) apresentaram uma visão geral das 103 pesquisas que adotaram o CPITN, incluindo participantes com idades entre 15 e 19 anos, procedentes de 60 países. O achado mais frequente nesses grupos foi a presença de cálculo, que foi muito mais prevalente nos participantes de países não industrializados do que nos industrializados. Profundidades de sondagem das bolsas de 4 a 5 mm estavam presentes em cerca de dois terços das populações examinadas. Entretanto, a ocorrência

128 Parte 2 Epidemiologia

Tabela 6.3 Estudos selecionados de prevalência de periodontite em adolescentes e adultos jovens. (Fontes: CDC/AAP, Centers for Disease Control/American Academy of Periodontology.)

Autores/país	Amostra/metodologia	Achados
Saxén (1980) Finlândia	Uma amostra aleatória de 8.096 indivíduos com 16 anos; critérios radiográficos e clínicos (perda óssea adjacente aos primeiros molares, sem quaisquer fatores iatrogênicos evidentes e presença de bolsas patológicas)	Prevalência de PJL de 0,1% (oito participantes, sendo que cinco eram do sexo feminino)
Kronauer et al. (1986) Suíça	Uma amostra representativa de 7.604 indivíduos com 16 anos; exame em dois estágios (detecção radiográfica de lesão óssea nas radiografias interproximais, verificação clínica da presença de bolsas periodontais)	Prevalência de PJL de 0,1%; 1:1 razão de sexos
Saxby (1987) Reino Unido	Uma amostra de 7.266 crianças em idade escolar; triagem inicial por avaliações com sondagem ao redor dos incisivos e dos primeiros molares; casos de PJL diagnosticados definitivamente por exame radiográfico e clínico da boca toda	Prevalência global de PJL de 0,1%, 1:1 razão de sexos; contudo, a prevalência variou nos diferentes grupos étnicos (0,02% nos indivíduos caucasianos, 0,2% nos asiáticos e 0,8% nos afro-caribenhos)
Neely (1992) EUA	1.038 crianças em idade escolar com 10 a 12 anos, voluntários em um estudo de dentifrícios; exame em três estágios, incluindo avaliações radiográficas e clínicas; radiografias interproximais triadas para os possíveis casos; mensurações da perda óssea pela distância crista óssea-JCE de ≥ 2 mm usada para identificar os casos prováveis; PJL diagnosticada clinicamente com PS de ≥ 3 mm em ≥ 1 primeiros molares permanentes na ausência de fatores irritativos locais	117 casos possíveis e 103 casos prováveis identificados nos estágios 1 e 2, respectivamente; dos 99 casos prováveis constatados, 43 foram examinados clinicamente; 2 casos de PJL confirmados no estágio 3, proporcionando uma taxa de prevalência de 0,46%
Cogen et al. (1992) EUA	4.757 crianças, com idades < 15 anos, de conjunto de um hospital infantil; exame radiográfico retrospectivo de duas séries de radiografias interproximais; PJL diagnosticada em casos de perda óssea alveolar em formato de arco nos molares e/ou nos incisivos	Caucasianos: prevalência de PJL 0,3%; razão de sexos 4:1 Negros: prevalência de PJL 1,5%; razão de sexos ≈ 1:1 Entre os casos de PJL em indivíduos negros com radiografias disponíveis de exames prévios, 85,7% demonstraram evidências de perda óssea na dentição mista e 71,4% na dentição decídua
Löe & Brown (1991) EUA	Levantamento Nacional de crianças dos EUA, amostragem probabilística multietapas representando 45 milhões de crianças em idade escolar; 40.694 participantes, com 14 a 17 anos examinados; avaliações por sondagem nos sítios mesiais e vestibulares, todos os dentes; PJL: ≥ 1 primeiro molar e ≥ 1 incisivo ou segundo molar e ≤ 2 caninos ou pré-molares com ≥ 3 mm de NI; PJG: se os critérios para PJL não forem satisfeitos e ≥ 4 dentes (dos quais ≥ 2 eram segundos molares, caninos ou pré-molares) com ≥ 3 mm de NI; PNI: se não forem satisfeitos os critérios para PJL nem PJG, mas ≥ 1 dentes com ≥ 3 mm de NI; análises bivariadas e multivariadas	Estimativas na população: PJL 0,53%; PJG 0,13%; PNI 1,61%; todas 2,27% representando quase 300 mil adolescentes; Indivíduos negros com um risco muito mais alto para todas as formas de doença de início precoce do que os caucasianos Homens com maior probabilidade (4,3:1) de terem PJG do que as mulheres, após o ajuste para outras variáveis; homens negros 2,9 vezes a probabilidade de terem PJL do que as mulheres negras; as mulheres caucasianas com maior probabilidade de terem PJL do que os homens caucasianos com as mesmas probabilidades
Bhat (1991) EUA	Uma amostra de 11.111 crianças em idade escolar, com idades entre 14 e 17 anos; avaliações por sondagem nas superfícies mesiais e vestibulares de todos os dentes; amostragem de *clusters* multietapas estratificadas por idade, sexo, sete regiões geográficas e residência na zona rural ou urbana; não estratificadas por raça ou etnia	22% das crianças com ≥ 1 sítio com NI ≥ 2 mm, 0,72% com ≥ 4 mm e 0,04% com ≥ 6 mm Cálculos supragengivais e subgengivais em 34% e 23% das crianças, respectivamente
van der Velden et al. (1989) Países Baixos	4.565 participantes, com 14 a 17 anos examinados; randomização entre estudantes de ensino médio; avaliações por sondagem nas superfícies mesiovestibulares e distovestibulares dos primeiros molares e dos incisivos; uma amostra bacteriana do dorso da língua e uma amostra de placa bacteriana subgengival procedente do sítio com perda de inserção máxima obtida de 103 dos 230 sujeitos de pesquisa com NI e com a cultura apontando a identificação de *Aggregatibacter actinomycetemcomitans*	No geral, NI ocorreu em 5% da amostra e foi mais frequente nos homens; 16 participantes (0,3%) tinham ≥ 1 sítio com NI de 5 a 8 mm; a razão de sexos nesse grupo foi de 1,3:1 *A. actinomycetemcomitans* identificado em 17% dos indivíduos da amostra com NI

(continua)

Tabela 6.3 Estudos selecionados de prevalência de periodontite em adolescentes e adultos jovens. (Fontes: CDC/AAP, Centers for Disease Control/American Academy of Periodontology.) (*Continuação*)

Autores/país	Amostra/metodologia	Achados
Lopez *et al.* (1991) Chile	2.500 crianças em idade escolar em Santiago (1.318 do sexo masculino, 1.182 do sexo feminino), com idades entre 15 e 19 anos; avaliações clínicas e radiográficas; triagem em três estágios: (1) avaliações clínicas de PS nos incisivos e molares, (2) crianças com ≥ 2 dentes com PS de ≥ 5,5 mm submetidas a um exame radiográfico limitado, e (3) crianças com perda óssea alveolar de ≥ 2 mm convidadas a submeterem-se a um exame clínico e radiográfico de boca toda	Depois da triagem, 27 participantes tinham um diagnóstico provisório de PJL, dos quais oito foram confirmados (sete do sexo feminino e um do sexo masculino); a prevalência global de PJL foi de 0,32%, IC de 95% 0,22 a 0,42%; a PJL foi significativamente mais frequente no grupo socioeconômico de baixa renda
Ben Yehouda *et al.* (1991) Israel	1.160 recrutas do exército de Israel, do sexo masculino, com idades entre 18 e 19 anos; radiografias panorâmicas; PJ: diagnosticada com base na perda óssea envolvendo ≥ 30% do comprimento da raiz adjacente aos primeiros molares ou incisivos	10 recrutas (0,86%, IC de 95% = 0,84 a 0,88%) tiveram um padrão de perda óssea consistente com periodontite juvenil localizada
Melvin *et al.* (1991) EUA	5.013 recrutas militares, com idades entre 17 e 26 anos; radiografias panorâmicas seguidas por exames clínicos de boca toda; diagnóstico de PJ se a perda óssea e a perda de inserção fossem maiores nos primeiros molares e/ou nos incisivos do que em outros dentes	Prevalência global de PJ 0,76%, a razão de sexos foi 1,1:1 Prevalência em negros: 2,1%; a razão de sexos foi 0,52:1 Prevalência em brancos: 0,09%; a razão de sexos foi 4,3:1
Tinoco *et al.* (1997) Brasil	7.843 crianças em idade escolar, com idades entre 12 e 19 anos; triagem em dois estágios: (1) avaliação clínica da PS nos primeiros molares, (2) crianças com ≥ 1 dente com PS ≥ 5 mm examinadas adicionalmente; PJL diagnosticada se um indivíduo sem doença sistêmica se apresentasse com NI > 2 mm em ≥ 1 sítio com evidências radiográficas de perda óssea e ≥ 1 defeito infraósseo nos molares/incisivos	119 participantes identificados na triagem inicial; 25 casos confirmados de PJL; prevalência global 0,3% Origens étnicas e razões de sexo não relatadas
Lopez *et al.* (2001) Chile	Uma amostra aleatória de 9.162 estudantes de ensino médio, com idades entre 12 e 21 anos; avaliações por sondagem do NI em seis sítios/dente em todos os incisivos e molares	A prevalência de NI de ≥ 1 mm foi de 69,2%, de ≥ 2 mm foi de 16% e de ≥ 3 mm foi de 4,5%. O NI foi associado a maior idade, gênero feminino, higiene oral inadequada e *status* socioeconômico mais baixo
Levin *et al.* (2006) Israel	642 recrutas do exército (87,5% homens), com idades entre 18 e 30 anos (média de 19,6 anos); exames radiográficos e exames clínicos dos primeiros molares e dos incisivos	A prevalência de *periodontite agressiva* foi de 5,9% (4,3% PAL, 1,6% PAG); tabagismo atual e origem no norte da África foram relacionados significativamente com a PA
Holtfreter *et al.* (2009) Alemanha	587 adultos jovens, com idades entre 20 e 29 anos, participantes no Estudo de Saúde na Pomerânia (SHIP); exame de meia boca de um quadrante superior e um quadrante inferior, em quatro sítios/dente com relação a PS e NI	Detectou-se que 12% e 1% da amostra sofriam de periodontite "moderada" ou "grave", respectivamente, de acordo com os critérios do CDC/AAP; 5% da amostra apresentou NI ≥ 4 mm, 2% ≥ 5 mm e 1% ≥ 6 mm
Eres *et al.* (2009) Turquia	3.056 estudantes (1.563 do sexo feminino e 1.493 do sexo masculino) com idades entre 13 e 19 anos, recrutados em escolas públicas em uma área urbana; exame periodontal clínico usando CPTIN; 170 estudantes com sextantes código 3 ou código 4 foram examinados radiograficamente e foram submetidos a um exame de boca toda.	A prevalência de PAL foi de 0,6% com uma razão de sexos de 1,25:1
Elamin *et al.* (2010) Sudão	1.200 estudantes, com idades entre 13 e 19 anos, selecionados por meio de formulário de amostragem estratificada multietapas, procedentes de 38 escolas públicas e particulares de ensino médio no Sudão; exame de boca toda em seis sítios por dente	3,4% da amostra foram diagnosticados com periodontite agressiva que foi considerada mais prevalente em alunos do sexo masculino (4,9%) do que feminino (2,0%); 16,3% dos alunos tinham ≥ 1 dente com NCI ≥ 4 mm, e 8.2% tinham ≥ 1 dente com NCI ≥ 5 mm, sem diferenças na prevalência entre alunos do sexo masculino e feminino

CDC/AAP = Centers for Disease Control/American Academy of Periodontology; CPITN = Índice das Necessidades de Tratamento Periodontal na Comunidade; IC = intervalo de confiança; JCE = junção cemento-esmalte; NI = nível de inserção; PAG = periodontite agressiva generalizada; PAL = periodontite agressiva localizada; PJ = periodontite juvenil; PJG = periodontite juvenil generalizada; PJL = periodontite juvenil localizada; PNI: perda do nível de inserção; PS = profundidade de sondagem.

130 Parte 2 Epidemiologia

de bolsas profundas (≥ 6 mm) foi relativamente pouco frequente: foi relatada a ocorrência de quadrantes com escore 4 somente em 10 das populações examinadas (em quatro das nove populações examinadas nas amostras americanas, em uma das 16 amostras africanas, em uma das 10 amostras do leste do Mediterrâneo, em duas das 35 amostras europeias, em duas das 15 amostras do Sudeste Asiático e em 9 das 18 amostras do Pacífico Ocidental).

O padrão de progressão da periodontite em uma amostra de 167 adolescentes no Reino Unido foi estudado em um estudo longitudinal com duração de 5 anos desenvolvido por Clerehugh *et al.* (1990). Neste estudo, 3% dos participantes que inicialmente tinham 14 anos tiveram perda de inserção de ≥ 1 mm, afetando > 1% dos sítios. Entretanto, aos 19 anos, 77% demonstraram um nível de perda de inserção similar e 31% dos sítios foram afetados. A presença de cálculos subgengivais na avaliação inicial[1] foi associada significativamente à progressão da doença. Em um estudo que envolveu uma amostra de tamanho maior, nos EUA, Brown *et al.* (1996) estudaram uma amostra nacionalmente representativa compreendendo 14.013 adolescentes com relação ao padrão de progressão da entidade patológica anteriormente denominada *periodontite de surgimento precoce*, ou seja, o tipo de periodontite que ocorre em indivíduos bastante jovens. Os participantes foram diagnosticados na avaliação inicial como livres de periodontite, ou sofrendo de PJL, periodontite juvenil generalizada (PJG) ou perda do nível de inserção (PNI). Desses indivíduos diagnosticados com PJL na avaliação inicial, 62% continuaram exibindo lesões de periodontite localizada 6 anos mais tarde, mas 35% desenvolveram um padrão de doença generalizada. Entre os componentes do grupo diagnosticado inicialmente com PNI, 28% desenvolveram PJL ou PJG, enquanto 30% foram reclassificados no grupo sem perda de inserção. Molares e incisivos foram os dentes mais frequentemente afetados em todos os três grupos de participantes afetados. Assim, o estudo indicou que essas três formas de periodontite podem progredir de uma maneira similar, e que alguns casos de PJL podem se desenvolver para uma forma mais generalizada.

A possibilidade de que a PJL e a *periodontite pré-puberal* sejam condições associadas, ou seja, que a primeira delas seja um desenvolvimento da segunda, também vem atraindo a atenção. Em um estudo precedente, Sjodin *et al.* (1989) examinaram retrospectivamente as radiografias da dentição decídua de 17 participantes com PJL e relataram que 16 desses participantes demonstraram a medida da JCE-crista óssea de ≥ 3 mm em pelo menos um sítio dentário em sua dentição decídua. O mesmo grupo de pesquisadores (Sjodin & Matsson 1992) examinou a medida da JCE-crista óssea nas radiografias de 128 crianças saudáveis em termos periodontais, com idades entre 7 e 9 anos, a fim de definir um valor limiar que, se excedido, indicaria uma alta probabilidade de patologia periodontal ao redor dos dentes decíduos. Tendo configurado esse valor limiar em 2 mm, Sjodin *et al.* (1993) examinaram retrospectivamente

radiografias da dentição decídua procedente de 118 pacientes com *periodontite juvenil* e de 168 controles saudáveis do ponto de vista periodontal, com idades e gêneros correspondentes. Os pacientes foram divididos em dois grupos, um compreendendo aqueles apenas com um sítio afetado (45 participantes) e outro (73 participantes) incluindo aqueles com 2 a 15 sítios com perda óssea em sua dentição permanente. Foi detectado que 52% dos pacientes no segundo grupo, 20% daqueles no primeiro grupo e somente 5% dos controles exibiram pelo menos um sítio com perda óssea em sua dentição decídua. Os autores concluíram que, pelo menos em alguns participantes jovens com doença destrutiva, o surgimento da doença pode manifestar-se na dentição decídua. Resultados semelhantes foram relatados por Cogen *et al.* (1992) de um estudo desenvolvido nos EUA. Entre os participantes negros, jovens, sistemicamente saudáveis com *periodontite agressiva* e radiografias da dentição decídua disponíveis, 71% demonstraram perda óssea alveolar adjacente a um ou vários dentes decíduos. Por fim, um interessante estudo radiográfico da dentição mista em crianças australianas com idades entre 5 e 12 anos (Darby *et al.* 2005) investigou a prevalência de perda óssea alveolar ao redor dos primeiros molares permanentes, e dos primeiros e segundos molares decíduos. Com base nas radiografias de 542 crianças, detectou-se que 13% delas exibiam perda óssea definida, ou seja, níveis de osso > 3,0 mm a partir da JCE. Metade de todos os sítios com perda óssea definida era situadas nos segundos molares decíduos e, na vasta maioria, nas faces distais dos dentes. Em outras palavras, esse estudo demonstrou que a superfície dentária da dentição decídua mais frequentemente afetada pela perda óssea era aquela em maior proximidade com a localização mais frequente de periodontite destrutiva nos grupos na faixa etária jovem, a saber, a face mesial do primeiro molar permanente.

Periodontite e perda dental

A perda dental pode ser a consequência final da doença periodontal destrutiva. Dentes perdidos devido a sequelas da doença são obviamente não passíveis de registro nas pesquisas epidemiológicas e, assim, podem levar a uma subestimativa da prevalência e da gravidade da doença. O conceito epidemiológico bem-estabelecido de *viés de seleção* (também denominado de *efeito do sobrevivente saudável*, indicando que comparativamente os participantes mais saudáveis irão apresentar-se para um exame, enquanto aqueles afetados mais gravemente podem recusar-se a participar ou deixar de se apresentar por causa da morbidade em si) neste contexto é aplicável ao nível dental individual, uma vez que os dente afetados gravemente podem já ter sido extraídos/perdidos. Aspectos relacionados à perda dental em uma base populacional foram abordados em numerosas publicações. Questões importantes que foram analisadas incluíram a contribuição relativa da periodontite para o edentulismo (Eklund & Burt 1994; Takala *et al.* 1994) ou para as extrações dentárias em indivíduos que mantinham uma dentição natural (Reich & Hiller 1993; McCaul *et al.* 2001;

---

[1] N.R.T.: *Baseline.*

Susin *et al.* 2005; Thorstensson & Johansson 2010; Hirotomi *et al.* 2011).

Tipicamente, as pesquisas abordando o primeiro tópico utilizavam dados de questionários obtidos a partir de clínicos gerais instruídos a documentar os motivos pelos quais os dentes eram extraídos durante um determinado período de tempo. Os resultados indicam que o motivo subjacente à vasta maioria das extrações em pessoas na faixa etária de 40 a 45 anos é a cárie dental. Contudo, nas coortes de indivíduos de mais idade, a doença periodontal é quase que igualmente responsável pela perda dental. No geral, a periodontite é considerada responsável por 30 a 35% de todas as extrações dentárias, enquanto a cárie e suas sequelas por até 50%. Além disso, as cáries parecem ser o principal motivo para as extrações dentárias nos casos de limpeza dental total. Por fim, foram identificados fatores de risco para a perda dental incluindo tabagismo, saúde dentária inadequada, pobreza e outros traços sociocomportamentais, e condição periodontal inadequada.

Obviamente, não é exequível "traduzir" os dados sobre a perda dental em números de prevalência da doença periodontal. Entretanto, uma avaliação da condição periodontal em um nível populacional, e em particular nas coortes de indivíduos com idades mais elevadas, deve ponderar as informações fornecidas pelos dados relativos à perda dental, caso contrário, a subestimativa da ocorrência e das sequelas da doença será inevitável (Gilbert *et al.* 2005).

Fatores de risco para periodontite

Introdução: definições

A disciplina de epidemiologia vem sendo considerada fundamental para a pesquisa causal dos desfechos de saúde nos seres humanos desde o princípio do século XIX. Entretanto, apesar dos numerosos exemplos históricos da descoberta causal nas ciências da saúde usando métodos epidemiológicos centrais, um grande número de achados surpreendentes e/ou inconsistentes, especialmente com relação à etiologia das doenças crônicas complexas, têm enfraquecido a confiança nos modelos causais que ajudaram a derrotar as doenças infecciosas durante os primórdios do século XX. Para uma visão geral mais completa desse debate, ver Demmer e Papapanou (2020).

Uma revisão cuidadosa da definição de uma "causa" é necessária para que se compreenda a lógica subjacente e os modelos utilizados para identificar as relações causais nas ciências da saúde. A frase a seguir é uma definição popular de uma causa: "qualquer fator sem o qual o evento patológico não teria ocorrido, pelo menos não quando ocorreu, dado que todas as demais condições sejam fixas" (Rothman *et al.* 2008). Para testar as hipóteses causais e identificar as causas, os epidemiologistas utilizam uma abordagem conceitual denominada "desfechos potenciais" ou – sinonimamente – uma "estrutura contrafactual". Uma estrutura contrafactual observa a experiência da doença em um grupo de indivíduos expostos a uma causa hipotética e, assim, questiona o que a experiência da doença

naquele mesmo grupo poderia ter sido, caso eles – contrariamente ao fato – *não* tivessem sido expostos à causa hipotética durante o mesmo período de tempo, com todos os outros fatores mantidos constantes. As observações dessa experimentação teórica levariam então a um efeito causal, que é definido como a relação (ou diferença) entre: (1) a proporção de indivíduos expostos que desenvolveram a doença durante um determinado período de tempo; e (2) a proporção dos mesmos indivíduos expostos que teriam desenvolvido a doença, caso eles não tivessem sido expostos durante o mesmo período de observação. Infelizmente, este experimento complexo não é exequível na vida real. Portanto, uma pedra fundamental dos desenhos de estudos epidemiológicos etiológicos é a utilização de comparações entre grupos. Todos os desenhos de estudos epidemiológicos etiológicos, incluindo desenhos observacionais e intervenções randomizadas, foram desenvolvidos precisamente para possibilitar comparações válidas entre grupos que possam aproximar-se do ideal contrafactual, e estimar os efeitos causais.

Mensurações da ocorrência da doença

Como aludido de forma implícita anteriormente, a utilização da comparação entre os grupos para estimar os efeitos causais exige que os cientistas utilizem medidas da ocorrência da doença. Na sua forma mais simples, a frequência da doença pode ser capturada por meio de contagens dos indivíduos doentes (idealmente em uma população definida com clareza durante todo um período de tempo). Embora as contagens absolutas da doença sejam adequadas em algumas circunstâncias, frequentemente elas são inadequadas no contexto da comparação entre grupos, porque os grupos que estão sendo comparados são quase sempre de tamanho desigual. No contexto de grupos com tamanhos desiguais, as observações no nível do grupo podem não permitir que sejam feitas inferências lógicas no nível individual. Por exemplo, se o grupo 1 tem 1.000 componentes e 100 casos da doença enquanto o grupo 2 tem 100 componentes e 50 casos da doença, a conclusão que o grupo 1 tem maiores contagens da doença está em conflito com o fato de que os indivíduos no grupo 2 têm maior probabilidade de sofrer a doença.

Para abordar isso, o conceito de risco tem servido como uma ferramenta fundamental para a pesquisa causal na epidemiologia. No contexto de uma estrutura contrafactual (ou desfechos potenciais), o risco é uma proporção que é numericamente equivalente à probabilidade de ocorrência da doença definida como segue: o número de indivíduos que desenvolvem uma condição em um período de tempo especificado, dividido pelo número de indivíduos em risco na população-fonte em estudo. Em termos epidemiológicos mais precisos, o risco é frequentemente denominado como uma incidência cumulativa (IC); uma representação visual da IC e a fórmula explícita são apresentadas na Figura 6.3A. É interessante observar que essa definição de risco requer explicitamente a passagem do tempo para que a doença se desenvolva durante um período de seguimento entre um subconjunto de indivíduos inicialmente não afetados pela doença. Contrariamente à incidência cumulativa, a prevalência reflete a probabilidade de doença atual. A prevalência é definida como uma relação entre o número de casos existentes em um ponto no tempo (ou durante um período de tempo específico) sobre o número total de indivíduos na população estudada. Por exemplo, se a prevalência de periodontite for de 50% em um país determinado, isso quer dizer que a probabilidade de qualquer habitante selecionado aleatoriamente ter periodontite é 0,50 (ou aproximadamente uma em cada duas pessoas). Alternativamente, se a incidência cumulativa (ou risco) de periodontite em 2020 for de 5%, isso nos diz que, durante o ano-calendário de 2020, a probabilidade de desenvolver periodontite entre a população inicialmente sem a doença é de aproximadamente uma em 20. Outra medida da doença comumente utilizada é a probabilidade, que é definida com a probabilidade de ter a doença dividida pela probabilidade de ficar livre de doença (ou seja, 1 − probabilidade de doença). Por fim, o conceito de taxa de incidência (ou densidade de incidência) também é de importância central para a pesquisa epidemiológica e está intimamente relacionado com o conceito de risco. A taxa de incidência incorpora simplesmente o tempo explicitamente no denominador, da seguinte maneira: o número de pessoas que desenvolvem uma condição dividido pelo tempo-pessoa contribuído pelos indivíduos inicialmente não afetados pela doença durante o período do estudo. O tempo-pessoa é calculado para cada indivíduo como a quantidade de tempo que transcorre desde a entrada no estudo e um destes: (1) o desenvolvimento da doença; (2) o final do período de observação; ou (3) morte ou perda do seguimento.

Medidas de associação

Embora as medidas da frequência da doença, como o risco (ou seja, a incidência cumulativa), sejam valiosas por um grande número de motivos, o risco frequentemente é utilizado para avaliar as evidências para associações causais. Geralmente, isso é feito comparando-se o risco da doença entre dois grupos diferentes de indivíduos definido pela variação em uma "exposição" (ou seja, causa hipotética da doença). Por exemplo, considerando uma situação hipotética em que a exposição a uma causa potencial, "Z", é estudada em um estudo de coorte longitudinal de 1.000 participantes (Figura 6.3B). Nesse exemplo, a associação entre exposição e doença pode ser expressa pela *relação de incidência cumulativa* (CIR), também conhecida como *razão de risco* (RR), que é definida pela relação entre a probabilidade da ocorrência da doença nos expostos e a probabilidade de ocorrência da doença na população não exposta. Para os dados apresentados na Figura 6.3B, o RR é calculado como [(155/495)/(25/505)] = 6,32. Isso indica que a probabilidade da doença entre os indivíduos expostos a Z foi 6,32 vezes mais alta do que a probabilidade de doença entre os indivíduos não expostos a Z. Se deixarmos de lado várias presunções importantes (que estão além do escopo deste capítulo), essa razão de risco é uma estimativa do efeito causal de Z sobre a ocorrência da doença. Da mesma forma, muitos pesquisadores frequentemente escolhem calcular a diferença de incidência cumulativa, também conhecida como diferença de risco (RD), que é simplesmente a diferença nas probabilidades da doença entre os participantes expostos e não expostos, ou [(155/495) − (25/505)] = 0,26. Esse conceito descrito para RRs e RDs pode ser aplicado a outras medidas da frequência da doença, como a densidade de incidência e a densidade de probabilidade (para obter exemplos, ver Demmer & Papapanou 2020). Uma nota de cautela refere-se à interpretação dos *odds ratios* (OR). Especificamente, OR frequentemente é mal interpretado como sendo sinônimo de RR, embora esse pressuposto somente seja real quando a doença é rara (< 10% é a proporção comumente utilizada como um guia para designação de uma doença como sendo rara). Como demonstrado na Figura 6.3B, uma vez que a incidência cumulativa global da doença é de 18%, o OR de 8,75 superestima substancialmente a RR de 6,32.

Inferência causal e modelos causais

A utilização das comparações de grupos para aproximar o conhecimento contrafactual ideal sobre investigação é de importância fundamental, mas ainda não é capaz de fornecer um modelo causal explícito que ligue as exposições aos desfechos da doença. Para que os desenhos epidemiológicos forneçam inferências causais significativas, são necessários modelos causais coerentes da etiologia da doença.

Um modelo agora considerado clássico para a inferência causal foi proposto por Rothman *et al.* (2008) usando um modelo de causalidade de *"causa suficiente"*. Uma causa suficiente (SC) é definida como "um mecanismo causal

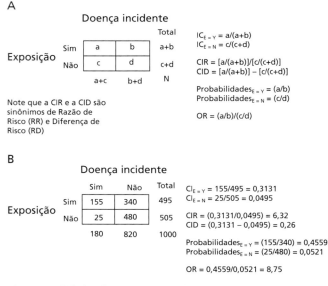

Figura 6.3 Tabelas de contingência descrevendo a associação entre uma exposição particular e uma doença incidente e as definições de incidência cumulativa (IC), razão de incidência cumulativa (CIR), diferença de incidência cumulativa (CID) e *odds ratio* (razão de chances) (OR). **A.** Descreve as definições. **B.** Fornece um exemplo numérico.

completo, que inevitavelmente produz a doença". O modelo de SC representa hipóteses causais usando "gráficos de pizza" causais como mostrados nas Figuras 6.4 e 6.5. Os gráficos de pizza causais são representados como círculos cheios (ou seja, causas suficientes) constituídos por fatias individuais denominadas *"causas componentes"*, cada uma das quais é necessária para completar uma causa suficiente e, assim, para a doença ocorrer. De acordo com a principal premissa do modelo conceitual, uma vez que todas as causas componentes de um gráfico de pizza de causas suficientes estejam em posição, a doença irá ocorrer inevitavelmente. O exemplo apresentado na Figura 6.4 fornece um modelo causal de componente suficiente hipotético para o desenvolvimento da periodontite humana na qual existem duas causas suficientes. Nesse exemplo, a causa suficiente 1 envolve a presença de disbiose microbiana desencadeada por um microrganismo particular (*Porphyromonas gingivalis*) (P), um conjunto de polimorfismos genéticos (G) e a presença adicional de um grande número de fatores desconhecidos (U1). A causa suficiente 2 é composta por um perfil microbiano disbiótico diferente, denominado disbiose, desencadeado por *Aggregatibacter actinomycetemcomitans* (A), o mesmo conjunto de polimorfismos genéticos que na SC 1 (G) e outro conjunto de fatores desconhecidos (U2) que são diferentes de U1. No exemplo visualizado na Figura 6.4, G representa uma *causa necessária* – ou seja, G é uma causa componente que está presente em todas as causas suficientes da doença e, portanto, é preciso que ela esteja presente para que a periodontite ocorra. Entretanto, embora G seja necessária para o desenvolvimento da periodontite, G isoladamente não é suficiente para produzir a periodontite sem a presença dos complementos causais de G (ou seja, P + U1, ou A + U2). Contrariamente, P, A, U1 e U2 representam causas componentes que não são suficientes nem necessárias para causar periodontite. Se qualquer indivíduo em uma população hipotética preencher os requisitos de SC 1 ou SC 2, ele ou ela desenvolverá periodontite. Um segundo exemplo (Figura 6.5) fornece um conjunto hipotético de causas suficientes envolvendo a translocação de *Fusobacterium nucleatum* (F) da cavidade bucal para o pâncreas, como causa de desenvolvimento de diabetes melito tipo 2. Nesse exemplo, havia três causas suficientes distintas compreendidas por seis causas componentes diferentes. Esse exemplo demonstra um cenário no qual não existem causas necessárias.

Dois pontos devem ser enfatizados a partir da abordagem pelo modelo SC apresentado nas Figuras 6.4 e 6.5. Primeiro, na epidemiologia moderna, o termo "causa componente" é sinônimo do termo utilizado mais comumente, "fator de risco". Em outras palavras, os fatores de risco são causas da doença que geralmente atuam simultaneamente com outros fatores de risco (ou seja, causas componentes) para produzir a doença. Observe que o termo "preditor de risco" é geralmente utilizado para referir-se a uma variável que prediz o risco, mas para a qual a causalidade não é presumida (p. ex., cabelo grisalho é um preditor de risco de mortalidade, mas não é um fator de risco causal). Segundo, e incrementando o primeiro ponto, uma conclusão de certa

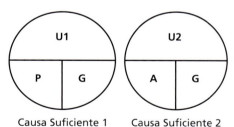

Tabela A. Relacionamento das combinações de fatores de risco ao risco de periodontite, de acordo com as Causas Suficientes 1 e 2.

U1	U2	A	P	G	SC	Risco	População 1	População 2
1	1	1	1	1	1,2	1	500	500
1	1	1	1	0	Nenhum	0	500	500
1	1	1	0	1	2	1	50	350
1	1	1	0	0	Nenhum	0	50	350
1	1	0	1	1	1	1	400	100
1	1	0	1	0	Nenhum	0	400	100
1	1	0	0	1	Nenhum	0	50	50
1	1	0	0	0	Nenhum	0	50	50

Causa Suficiente 1   Causa Suficiente 2
A prevalência de U1 e U2 é de 100% nas populações 1 e 2.

Tabela B. Distribuição conjunta de *P. gingivalis* e periodontite na população 1

	Periodontite	Sem periodontite	Total
P. gingivalis presente	900	900	1.800
P. gingivalis ausente	50	150	200

Tabela C. Distribuição conjunta de *P. gingivalis* e periodontite na população 2

	Periodontite	Sem periodontite	Total
P. gingivalis presente	600	600	1.200
P. gingivalis ausente	350	450	800

Estimativas de efeito causal do *P. gingivalis* na periodontite em duas populações separadas
IR = (900/1.800)/(50/200) = 2,0
CID = (900/1.800) − (50/200) = 0,25

CIR = (600/1.200)/(350/800) = 1,14
CID = (600/1.200) − (350/800) = 0,06

Figura 6.4 Modelo causal de componente suficiente hipotético para o desenvolvimento da periodontite humana na qual existem duas causas suficientes. Uma causa suficiente (SC) 1 envolve a presença de disbiose microbiana desencadeada por um microrganismo particular (*Porphyromonas gingivalis*) (P), um conjunto de polimorfismos genéticos (G) e a presença adicional de um grande número de fatores desconhecidos (U1). Uma causa suficiente 2 é composta por disbiose desencadeada por *Aggregatibacter actinomycetemcomitans* (A), o mesmo conjunto de polimorfismos genéticos que na SC 1 (G) e outro conjunto de fatores desconhecidos (U2) que são diferentes de U1. CID = diferença de incidência cumulativa; CIR = razão de incidência cumulativa.

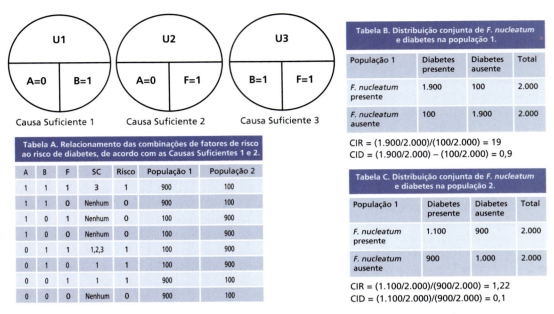

Figura 6.5 Modelo causal de componente suficiente hipotético para o desenvolvimento de diabetes melito tipo 2 envolvendo a translocação de *Fusobacterium nucleatum* (F) da cavidade bucal para o pâncreas. Três causas suficientes distintas são representadas, compreendendo um total de seis causas componentes diferentes (U1, U2, U3, A, B e F). Observe a ausência de quaisquer causas necessárias. CID = diferença de incidência cumulativa; CIR = razão de incidência cumulativa; SC = causa suficiente.

forma evidente do modelo de SC é que existem múltiplas trajetórias que levam ao desenvolvimento de uma determinada doença e cada uma dessas trajetórias envolve múltiplas causas componentes que trabalham sinergicamente juntas. Essa sinergia representa precisamente o conceito da interação (ou modificação da medida do efeito) em estatística e em epidemiologia. No contexto específico dos modelos de SC, quando os fatores causais interagem, qualquer uma das causas componentes somente pode causar doença na presença (ou possivelmente na ausência) de outra(s) causa(s) componente(s) na mesma SC.

Uma revisão cuidadosa dos exemplos apresentados nas Figuras 6.4 e 6.5 demonstra outro conceito importante que nos ajuda a compreender por que uma exposição pode causar doença, mesmo se a força da associação for fraca ou variar muito entre os diferentes estudos (p. ex., como frequentemente é observado em uma metanálise). Fica evidente que CIR, ou seja, a razão da proporção de indivíduos com algum fator de risco que preencheram uma causa suficiente (ou seja, tenham desenvolvido a doença) sobre a proporção de indivíduos sem o fator de risco que tenha preenchido uma causa suficiente, e a diferença de incidência cumulativa (CID), ou seja a diferença entre as duas proporções anteriores, varia entre as diferentes populações nas quais a distribuição das causas componentes não seja igual. Isso levanta um ponto profundamente importante sobre a pesquisa causal que frequentemente não é apreciado nas ciências da saúde: especificamente, a força da associação (usando medidas absolutas) é dependente da prevalência dos complementos causais na população. O complemento causal de um fator de risco é definido como o conjunto de todas as outras causas componentes em todas as causas suficientes nas quais participa um fator de risco.

No caso da Figura 6.5, os complementos causais de F são A = 0 e U2, ou B = 1 e U3. À medida que a prevalência desses complementos causais aumenta, a força da associação entre F e o diabetes torna-se mais forte.

Quais são então as implicações dos modelos causais anteriores para a pesquisa epidemiológica e a capacidade de identificar causas da doença nos seres humanos? Quando exploramos os fatores de risco no isolamento usando abordagens reducionistas, pode haver uma grande variação na força da associação entre um fator causal e um desfecho da doença nas populações. Nas populações com baixa prevalência dos complementos causais, a força da associação para a principal causa componente (ou seja, fator de risco) sob investigação será fraca quando comparada com aquela em uma população com uma prevalência mais alta dos complementos causais.

Contrariamente, nos modelos de doença em que existem múltiplas causas suficientes na população, e existe uma alta prevalência de causas componentes nas causas suficientes em que o fator de risco de interesse não participa, o efeito observado para esse fator de risco em particular será relativamente fraco ou indetectável. Na Figura 6.5, observa-se que um aumento na prevalência de indivíduos com A = 0 e B = 1 levaria a um aumento na prevalência de indivíduos suscetíveis a SC 1, provocando associações mais fracas entre F e o diabetes, porque F não é capaz de causar doença em indivíduos com SC 1 já completo (ou seja, indivíduos que já estão "condenados"). Esse conceito, conhecido como redundância causal, foi debatido em profundidade em uma revisão realizada por Gatto e Campbell (2010).

Outra abordagem citada frequentemente para o estabelecimento da causalidade é a aplicação dos critérios de Bradford Hill (Hill 1971), a seguir, que incluem:

1. *Força da associação.* Quanto mais forte for a associação entre o fator de risco potencial (*putativo*) e a presença da doença, maior probabilidade haverá de que a relação causal prevista seja válida.
2. *Efeito dose-resposta.* Uma observação de que a frequência da doença aumenta com a dose ou o nível de exposição a um fator apoia uma interpretação causal.
3. *Consistência temporal.* É importante estabelecer que a exposição ao fator causador previsto ocorreu antes do surgimento da doença. Isso pode ser difícil nos casos de doenças com longos períodos de latência ou fatores que sofrem alterações ao longo do tempo.
4. *Consistência dos achados.* Se vários estudos que investigam uma dada relação geram resultados similares, a interpretação causal é fortalecida.
5. *Plausibilidade biológica.* É vantajoso, se a relação prevista fizer sentido no contexto do conhecimento biológico atual. Entretanto, deve-se ter em mente que quanto menos se sabe sobre a etiologia de uma determinada doença, mais difícil torna-se satisfazer esse critério em particular.
6. *Especificidade da associação.* Se o fator a ser investigado encontra-se associado a somente uma doença, ou se a doença se encontra associada a somente um fator entre uma multiplicidade de fatores testados, a relação causal é fortalecida. Entretanto, de forma alguma, esse critério pode ser utilizado para descartar a relação causal, uma vez que muitos fatores têm múltiplos efeitos e a maioria das doenças tem múltiplas causas.

É importante compreender que os critérios descritos anteriormente têm por objetivo servir como diretrizes para o estabelecimento de uma inferência causal. Nenhum deles, entretanto, é necessário nem suficiente para uma interpretação causal. A adesão rigorosa a qualquer um deles sem uma consideração concomitante dos outros pode resultar em conclusões incorretas. Somente precisamos prestar muita atenção ao conselho explícito dado pelo próprio Bradford Hill (Hill 1971): "Nenhum dos meus pontos de vista pode trazer evidências indiscutíveis a favor ou contra a hipótese de causa e efeito e nenhum pode ser exigido como uma condição *sine qua non* [ou seja, como uma necessidade absoluta]."

É interessante observar que a alta variabilidade nas medidas de associação entre os estudos conduzidos em diferentes populações frequentemente é tomada para sugerir a falta de evidências para a causalidade. Embora associações consistentemente fortes realmente aumentem a confiança em uma hipótese causal, sua falta não necessariamente implica a ausência de causalidade. Os exemplos fornecidos anteriormente demonstram de forma clara que, sobre hipóteses causais específicas, não diferentes das hipóteses subjacentes à etiologia moderna da doença crônica, *espera-se* que os efeitos causais sejam inconsistentes e ocasionalmente até mesmo fracos nas diferentes populações, desde que a prevalência de outros fatores de risco seja variável.

Por fim, no contexto da inferência causal, alguns princípios do *processo de avaliação do risco* úteis aplicados foram discutidos por Beck (1994) e consistem nas quatro etapas seguir:

1. A *identificação* de um ou vários fatores individuais que parecem estar associados à doença.
2. No caso de múltiplos fatores, um *modelo multivariado de avaliação do risco* deve ser desenvolvido, o qual revela qual combinação de fatores diferencia mais efetivamente entre a saúde e a doença.
3. A etapa de *avaliação*, na qual as novas populações são triadas para essa combinação de fatores específica, com uma subsequente comparação do nível de doença avaliado com o fator previsto pelo modelo.
4. A etapa de *estabelecimento do alvo*, na qual a exposição aos fatores identificados é reduzida pela prevenção ou intervenção e a efetividade da abordagem na supressão da *incidência* da doença é avaliada.

Assim, de acordo com esse processo, os fatores de risco *potenciais* ou *putativos* (frequentemente também denominados *indicadores de risco*) são primeiro identificados e depois tratados até que sua significância como *fatores de risco verdadeiros* seja comprovada ou rejeitada.

Existem várias maneiras de avaliar simultaneamente o efeito dos vários fatores de risco putativos identificados na etapa 1 e de gerar o *modelo multivariado* necessário para a etapa 2. Por exemplo, a associação entre a exposição e a doença pode, por questões de simplificação, ter a forma da seguinte equação linear:

$$y = a + b_1x_1 + b_2x_2 + b_3x_3 + \ldots b_nx_n$$

em que y representa a ocorrência ou gravidade da doença, a é o intercepto (um valor constante), $x_1, x_2, \ldots x_n$ descreve as diferentes exposições (fatores de risco putativos) e $b_1, b_2, \ldots b_n$ são *estimativas* que definem a importância relativa de cada exposição relativa como um determinante da doença, após levar em consideração todos os outros fatores. Essa abordagem irá ajudar a identificar os fatores com efeitos estatística e biologicamente significativos e pode minimizar o efeito dos agentes de confusão.

Na terceira etapa (*etapa de avaliação*), uma nova amostra populacional que seja independente daquela utilizada na construção do modelo multivariado é triada para a ocorrência de doença e a presença dos fatores relevantes incluídos no modelo multivariado da etapa 2. Alternativamente, no caso de um estudo de coorte prospectivo, a exposição aos fatores relevantes é avaliada entre os participantes da amostra nova, e a incidência da doença, que é o número de casos novos da doença, é determinada ao longo de um período de tempo depois de um seguimento longitudinal dos participantes. Subsequentemente, a ocorrência prevista da doença a partir do modelo é comparada com a ocorrência real da doença, e a *validade externa* do modelo (ou seja, o "comportamento" ou "adequação" do modelo na nova população) é avaliada.

Por fim, durante a quarta etapa (*estabelecimento do alvo*), aspectos da causalidade ou do risco são verificados se a ocorrência da doença for suprimida quando a exposição

136 Parte 2 Epidemiologia

for eliminada. Em condições ideais, esses estudos deveriam ser planejados como ensaios clínicos randomizados, nos quais o tratamento é atribuído aleatoriamente para um dos dois grupos e a efetividade da intervenção é avaliada pela comparação direta dos desfechos em um grupo controle não tratado. Adicionalmente, uma avaliação de determinada estratégia preventiva/terapêutica a partir de um ponto de vista de "custo-benefício" também é facilitada nesses estudos. Observe que a realização bem-sucedida das etapas de estabelecimento do alvo requer que (1) o fator seja passível de sofrer intervenção e (2) a intervenção seja aplicada no ponto de tempo adequado. Traços genéticos são exemplos de fatores de risco não passíveis de serem sujeitos a intervenção. Da mesma forma, nos casos em que uma única exposição a um fator resulte em danos biológicos prejudiciais e/ou irreversíveis (p. ex., exposição a uma alta dose de radiação), as intervenções que protegem contra a exposição subsequente ao fator (radiação) podem não diminuir a incidência da doença (p. ex., câncer).

No contexto da periodontite, deve-se compreender que poucos dos fatores de risco putativos para o desenvolvimento da doença foram submetidos ao escrutínio de todas as quatro etapas. De fato, os estudos de avaliação do risco na pesquisa odontológica em geral frequentemente ficaram confinados às primeiras duas etapas. Numerosos estudos transversais que identificaram fatores de risco potenciais estão disponíveis, mas um número relativamente limitado de estudos longitudinais envolve uma abordagem multivariada para a identificação das exposições de interesse, ao mesmo tempo que controlam simultaneamente o efeito de possíveis agentes de confusão. Estudos de intervenção na forma de ensaios clínicos randomizados são escassos. No texto a seguir, a questão dos fatores de risco é abordada de acordo com os princípios descritos previamente. Os resultados de estudos transversais são considerados para fornecer evidências para fatores de risco putativos que possam ser ainda mais melhorados se corroborados por estudos longitudinais envolvendo técnicas multivariadas ou estudos de intervenção prospectivos. Conforme revisado por Borrell e Papapanou (2005), também é feita uma distinção entre os fatores putativos que não são passíveis de sofrer intervenção (fatores de fundo não passíveis de modificação) e os fatores passíveis de sofrer modificação (ambientais, adquiridos e comportamentais).

Fatores de fundo não passíveis de modificação

Idade

A relação entre a idade e a periodontite é complexa. Embora esteja claro que tanto a prevalência quanto a gravidade da periodontite aumentam com a idade (Albandar & Kingman 1999; Burt 1994; Dye *et al.* 2007; Eke *et al.* 2018), o conceito de periodontite como uma consequência inevitável do envelhecimento vem sendo desafiado ao longo dos anos (Papapanou *et al.* 1991; Papapanou & Lindhe 1992) e o alegado "efeito da idade" representa largamente o efeito acumulativo da exposição prolongada aos fatores de risco verdadeiros.

Notavelmente, a associação entre idade e periodontite parece ser diferente para a profundidade das bolsas e a quantidade de perda de inserção clínica. Enquanto existe um efeito pronunciado de uma perda de inserção crescente com a idade, o efeito sobre a profundidade das bolsas parece ser mínimo (Albandar 2002; Albandar & Tinoco 2002; Billings *et al.* 2018). Interessantemente, observou-se que o efeito da idade sobre a perda de inserção parece ser atenuado depois do ajuste para as covariáveis, como os níveis de higiene bucal ou o acesso aos serviços de cuidados dentários (Albandar & Tinoco 2002). Além disso, os estudos epidemiológicos frequentemente não foram capazes de realizar o ajuste para importantes covariáveis, como a presença de doenças sistêmicas, o consumo de múltiplos medicamentos e as comorbidades relacionadas com transtornos nutricionais na população mais idosa, todos os quais poderiam parcialmente ser responsáveis pela maior prevalência e gravidade da periodontite nas pessoas idosas. Por outro lado, demonstrou-se que as alterações moleculares associadas à idade nas células fagocitárias principais envolvidas tanto nas respostas imunes protetoras quanto destrutivas podem afetar sua capacidade para realizar de forma eficiente suas funções antimicrobianas, resultando em uma desregulação da resposta inflamatória (Hajishengallis 2010). Uma vez que a periodontite é um transtorno inflamatório associado a microrganismos, essas alterações na imunidade inata provavelmente contribuem para uma patologia periodontal mais pronunciada nos indivíduos idosos. Um aumento da suscetibilidade à periodontite relacionado com a idade, em vez de ser dependente dela, em pessoas mais velhas é, portanto, biologicamente plausível.

Gênero

Não existe uma diferença inerente estabelecida entre homens e mulheres quanto a sua suscetibilidade à doença periodontal, embora os homens tenham demonstrado apresentar piores condições periodontais do que as mulheres em múltiplos estudos procedentes de diferentes populações (Brown *et al.* 1990; Susin *et al.* 2004a; Holtfreter *et al.* 2009; Dye 2012; Eke *et al.* 2016b). Tradicionalmente, considerou-se essa diferença como refletindo as melhores práticas de higiene bucal documentadas (Hugoson *et al.* 1998b; Christensen *et al.* 2003) e/ou a maior utilização dos serviços de cuidados de saúde bucal entre as mulheres (Yu *et al.* 2001; Dunlop *et al.* 2002; Roberts-Thomson & Stewart 2003). Por outro lado, existem evidências para o dimorfismo sexual nos elementos tanto de imunidade inata quanto adquirida que podem levar a melhores respostas pró-inflamatórias nos homens (Shiau & Reynolds 2010), que estão alinhadas com as evidências epidemiológicas das disparidades associadas aos gêneros na prevalência, extensão e gravidade da periodontite.

Raça/etnia

As diferenças na prevalência da periodontite entre os diferentes países e nos vários continentes já foram demonstradas (Dye 2012; Kassebaum *et al.* 2014; Papapanou & Susin 2017), mas não foram documentados padrões consistentes entre os diversos grupos étnicos/raciais quando as covariáveis como idade e higiene bucal foram levadas em consideração (Burt & Eklund 1999). Estudos representativos da população nacional desenvolvidos nos EUA demonstram consistentemente um padrão diferencial racial/étnico na prevalência de periodontite, com as populações mexicanas-americanas e afro-americanas exibindo a mais alta prevalência do que os caucasianos não hispânicos (Eke *et al.* 2018). Entretanto, a raça/etnia geralmente é um construto social que determina uma vasta gama de oportunidades relacionadas a acesso, *status* social e recursos (Williams 1997, 1999; Hasslanger 2008). Consequentemente, raça/etnia e condição socioeconômica (SES) são fortemente inter-relacionados, sugerindo que o efeito racial/étnico observado possa ser parcialmente atribuído a fatores de confusão pela SES, devido a um significado desigual dos indicadores da SES nos diferentes grupos étnicos/raciais (Williams 1996; Kaufman *et al.* 1997; Krieger *et al.* 1997; Lynch & Kaplan 2000). Corroborando esse ponto, um estudo relatou que os afro-americanos demonstraram menor benefício procedente da educação e da renda, em termos de *status* da saúde periodontal, do que os correspondentes mexicanos-americanos e caucasianos (Borrell *et al.* 2004). Esses achados confirmam que os indicadores socioeconômicos dentro dos grupos étnicos/raciais não são proporcionais, mas provavelmente refletem a ampla gama de implicações de oportunidades historicamente desiguais entre alguns grupos raciais (Borrell & Crawford 2012; Borrell 2017).

Polimorfismos genéticos

Evidências de que as predisposições genéticas sejam determinantes significativos do fenótipo de periodontite foram primeiro documentadas em um grande número de estudos clássicos em gêmeos (Michalowicz *et al.* 1991) e em famílias (Boughman *et al.* 1992; Marazita *et al.* 1994). Dados agregados de estudos genéticos realizados desde então têm levado a estimativas da hereditariedade da periodontite de até 50% (Michalowicz *et al.* 2000), embora uma revisão sistemática recente (Nibali *et al.* 2019) tenha relatado estimativas de hereditariedade substancialmente mais baixas: 38% em estudos em gêmeos, 15% em outros estudos familiares e apenas 7% em *estudos de associação genômica ampla* (GWAS).

A associação de *polimorfismos de nucleotídio único* (SNP), ou seja, de variações específicas em localizações definidas do genoma que ocorrem em menos de 1% da população, com diferentes formas de periodontite, vem sendo estudada extensamente na literatura. Seguindo o estudo de Kornman *et al.* (1997), que foi o primeiro a relatar uma associação entre um genótipo composto, baseado em polimorfismos específicos no *cluster* do genes da interleucina-1 e a periodontite grave em não fumantes, houve um aumento exponencial nas publicações examinando uma grande variedade de polimorfismos gênicos como marcadores de gravidade da periodontite. Entre eles incluem-se pesquisas adicionais do composto específico de polimorfismo do gene IL-1 em estudos transversais e de casos e controles (p. ex., Diehl *et al.*

1999; Armitage *et al.* 2000; Papapanou *et al.* 2001; Li *et al.* 2004; Meisel *et al.* 2004), estudos prospectivos (Ehmke *et al.* 1999; De Sanctis & Zucchelli, 2000; Lang *et al.* 2000; Cullinan *et al.* 2001; Christgau *et al.* 2003; Jepsen *et al.* 2003) bem como estudos nos quais foram pesquisados os polimorfismos em um determinado *locus* do gene *IL1A* (Ferreira *et al.* 2008; Fiebig *et al.* 2008; Mazurek-Mochol *et al.* 2019), o gene *IL1B* (Lopez *et al.* 2005; Struch *et al.* 2008) e o antagonista do receptor de interleucina 1 (Berdeli *et al.* 2006; Fiebig *et al.* 2008; Tai *et al.* 2002).

Paralelamente, foram pesquisados os polimorfismos em genes inflamatórios adicionais, incluindo o gene para o fator de necrose tumoral alfa (Endo *et al.* 2001; Shapira *et al.* 2001; Craandijk *et al.* 2002; Fassmann *et al.* 2003; Shimada *et al.* 2004; Wei *et al.* 2016), o gene para a interleucina 6 (Holla *et al.* 2004; Nibali *et al.* 2008, 2009; Zhao & Li 2018), o gene para a interleucina 4 (Kang *et al.* 2003; Holla *et al.* 2008; Jia *et al.* 2017) e o gene para a interleucina 10 (Kinane *et al.* 1999; Yamazaki *et al.* 2001; Scarel-Caminaga *et al.* 2004; Wang *et al.* 2019). Um conjunto substancial de dados vem se acumulando sobre os polimorfismos nos genes que codificam para vários receptores, incluindo os receptores de leucócitos para a porção constante (Fc) da imunoglobulina G (Kobayashi *et al.* 1997; Sugita *et al.* 1999; Meisel *et al.* 2000; Loos *et al.* 2003; Wolf *et al.* 2006; Lavu *et al.* 2016), receptores de reconhecimento de padrão, como CD14 (Holla *et al.* 2002; Tervonen *et al.* 2007; Zheng *et al.* 2013) e receptores Toll-*like* (TLRs) 2 e 4 (Folwaczny *et al.* 2004; Fukusaki *et al.* 2007; Noack *et al.* 2008; Zhu *et al.* 2008; Leite *et al.* 2019) e receptores para a vitamina D (Nibali *et al.* 2008; Wang *et al.* 2009; Park *et al.* 2019). Polimorfismos adicionais estudados em estudos únicos ou em algumas coortes foram discutidos em uma revisão abrangente realizada por Laine *et al.* (2012) e uma metanálise de 53 estudos incluindo coletivamente 4.178 casos e 4.590 controles (Nikolopoulos *et al.* 2008).

Até bem recentemente, o desenho do estudo mais comum utilizado para a identificação dos genes de suscetibilidade à periodontite eram aqueles de um estudo de associação de *genes-candidatos*, e em sua maioria, as publicações listadas anteriormente recaem nessa categoria. Entretanto, essa abordagem tem várias limitações, notavelmente o fato de que as hipóteses para a seleção dos genes candidatos em particular são baseadas no conhecimento atual, imperfeito, dos mecanismos moleculares que governam os processos considerados envolvidos na patogenia da doença, enquanto outros genes, membros de vias ainda não implicadas nos processos relevantes para a doença ou com função desconhecida, obviamente não são estudados. Além disso, (1) a maioria dos estudos foi realizada com tamanho de amostra relativamente limitada, (2) a frequência de ocorrência dos polimorfismos investigados vem variando extensamente entre os diferentes grupos étnicos, (3) as definições da variável de desfecho (periodontite) têm variado consideravelmente de um estudo para outro e (4) ajustes adequados para outras covariáveis importantes e fatores de risco frequentemente não vêm sendo realizados (Citterio *et al.* 2019). Notavelmente, um estudo de validação de casos e controles recente e abrangente que envolveu uma amostra

138   Parte 2 Epidemiologia

populacional bastante grande no norte da Europa (755 casos de periodontite agressiva e 3.042 indivíduos sem periodontite, bem como 1.437 casos de periodontite crônica e 1.125 indivíduos no grupo controle) tentou replicar a associação dos 23 genes que foram repetidamente propostos na literatura como capazes de conferir risco para periodontite grave nas populações caucasianas (Schaefer *et al.* 2013). Entretanto, com exceção de um SNP no gene para *IL10* que foi associado à periodontite agressiva, todas as outras associações propostas previamente não puderam ser validadas, sugerindo a possibilidade de que os relatos positivos prévios fossem decorrentes de erros do tipo 1.

Contrariamente, os estudos GWAS adotam uma abordagem "sem hipóteses" para identificar os *locus* genéticos associados à suscetibilidade à periodontite examinando as regiões polimórficas em todo o genoma, e, portanto, não sofrem a carga dos principais problemas ligados à abordagem de associação de genes candidatos. Entretanto, dado o grande número de testes estatísticos necessários para testar a associação de cada região polimórfica relatada com o fenótipo que está sendo pesquisado, os valores P obtidos precisam ser ajustados adequadamente, e são necessárias amostras de tamanhos grandes para produzir achados confiáveis. Até o presente momento, somente 12 estudos GWAS sobre a condição periodontal clínica foram publicados: cinco estudos envolvendo populações da Europa (Schaefer *et al.* 2010; Teumer *et al.* 2013; Freitag-Wolf *et al.* 2014; Munz *et al.* 2017; Bevilacqua *et al.* 2018), três da Ásia (Hong *et al.* 2015; Shimizu *et al.* 2015; Tong *et al.* 2019) e quatro das américas (Divaris *et al.* 2013; Feng *et al.* 2014; Shaffer *et al.* 2014; Sanders *et al.* 2017). Entretanto, uma metanálise dos achados do GWAS disponíveis (Shungin *et al.* 2019) sugere que exista uma concordância limitada entre os estudos, o que pode ser parcialmente atribuível às diferenças genéticas inerentes entre as populações, mas também às inconsistências na definição precisa dos "casos" de periodontite e dos "controles" entre os vários estudos. A Tabela 6.4 apresenta uma visão geral dos genes identificados associados à condição periodontal clínica inadequada nos estudos GWAS disponíveis que alcançaram um nível de significância estatística nominal ($P \leq 5 \times 10^{-6}$).

Além disso, três publicações (Divaris *et al.* 2012; Rhodin *et al.* 2014; Offenbacher *et al.* 2016), todas derivadas de um único estudo GWAS nos EUA, envolvendo participantes

Tabela 6.4 Mapeamentos genéticos para polimorfismos de nucleotídios únicos relatados como tendo uma associação sugestiva ($P \leq 5 \times 10^{-6}$) com vários fenótipos clínicos associados à periodontite nos estudos de associação genômica ampla. Os genes apresentados na lista com fonte em negrito foram identificados em pelo menos duas amostras populacionais independentes.

Autores/país	Fenótipos clínicos analisados associados com a periodontite	Genes associados
Schaefer *et al.* (2010) Alemanha, Países Baixos	Periodontite agressiva	*GLT6D1*
Divaris *et al.* (2013) EUA	Periodontite crônica	*NIN*; ***NPY***; *WNT5A*; ***ERC2***; *NCR2*; *EMR1*; *VAV1*; *GPR113*; *CUGBP*; ***CELF2***
Teumer *et al.* (2013) Alemanha	Periodontite crônica	***CELF2***; *EPHA3*; *RAB6C*; *C9orf150*; *IQSEC1*; ***ERC2***; *CAMK4*; *MFSD1*; *LBP*; *ETS2*; *FAM180A*
Freitag-Wolf *et al.* 2014 Alemanha	Periodontite agressiva	***NPY***
Shaffer *et al.* (2014) EUA	Periodontite crônica	*HSP90AB2P*; *RAB28*; *BOD1L*; *NKX3-2*; *LAMA2*; *ARHGAP18*
Feng *et al.* (2014) EUA, Brasil	Periodontite crônica	Intergênico, regiões com RNA não codificado
Hong *et al.* (2015) Coreia do Sul	Classificação CDC/AAP da periodontite	*TENM2*; *LDLRAD4*
Shimizu *et al.* (2015) Japão	Periodontite crônica	*KCNQ5*; *GPR141-NME8*
Sanders *et al.* (2017) EUA	Periodontite crônica e classificação da periodontite segundo os critérios do CDC/AAP	*TSNAX-DISC1*; *ASH1L*; *IRX1*; *LINC01017*; *LINC01019*; *LOC645157*; *RNF144B*; *NELL1*
Munz *et al.* (2017) Alemanha, Países Baixos	Periodontite crônica/agressiva	***SIGLEC5***; *DEFA1A3*; *NUDC*; *OSTCP2*; *CTD-2353F22.1*; *PGAM1 P2-CCDS6596.2 (PGAM1 P2)*; *LINC00961-PGAM1 P2 (SPAAR)*; *RP11-128 M1.1-TGM3*; *LINC01192-RNU-82P201*; *FCER1G*
Bevilacqua *et al.* (2018) Itália	Classificação CDC/AAP da periodontite	*EFCAB4B*
Tong *et al.* (2019) China	Periodontite crônica	***SIGLEC5***

CDC/AAP = Centers for Disease Control/American Academy of Periodontology.

Tabela 6.5 Mapeamentos genéticos para polimorfismos de nucleotídios únicos relatados como tendo uma associação sugestiva ($P \le 5 \times 10^{-6}$) com vários traços complexos informados biologicamente ou microbianos nos estudos de associação genômica ampla. Todas as três publicações listadas a seguir originam-se da mesma amostra populacional (o estudo ARIC; *Atherosclerosis Risk in Communities*). Os genes apresentados na lista com fonte em negrito foram associados a mais de um traço.

Autores/país	Traços informados biologicamente/microbianos, associados à periodontite	Genes associados
Divaris *et al.* (2012) EUA	Alto nível de colonização por *Aggregatibacter actinomycetemcomitans*; "alto traço de *A.a.*"	**KCNK1**; **KIAA1804**; *FOS*; *DP2*; *ODZ2*; *WWC1*; *GRID1*; *M1346/WAPAL*; *KIAA1715*; *EVX2*; *EXTLP2*
Divaris *et al.* (2012) EUA	Alto nível de colonização por *Porphyromonas gingivalis*; alto traço de *P.g.*"	*OTOF*; *C2Orf70*; *CIB4*; *TTLL11*; *ANKRD30A*; *DAB2IP*
Divaris *et al.* (2012) EUA	Alta colonização por bactérias do "complexo vermelho" (*P. gingivalis, Tanerella forsythia, Treponema denticola*); alto traço de "complexo vermelho"	*PKN2*; *HTR4*; *GLDC*; *TBC1D1*; *PTTG2*; **KIAA1804**; *FBXO38*; *UHRF2*; **KCNK1**
Divaris *et al.* (2012) Rhodin *et al.* (2014) EUA	Alto nível de colonização por bactérias selecionadas do *"complexo laranja"* (*Prevotella intermedia, Fusobacterium nucleatum, Parvimonas micra e Campylobacter rectus*); alto traço de "complexo laranja"	*RUNX2*; *CLIC5*; *TRPS1*; *CSMD3*; *CAMTA1*; *VAMP3*; *WDR59*
Offenbacher *et al.* (2016) EUA	Traços complexos informados biologicamente (combinações de colonização bacteriana por espécies microbianas selecionadas e níveis de interleucina 1 beta no fluido sulcular gengival)	*RBMS3*; *CLEC19A*; *TRA*; *GGTA2 P*; *TM9SF2*; *IFI16*; *C1QTNF7*; *TSNARE*; *HPVC1*; *SLC15A4*; *PKP2*; *SNRPN*

no estudo ARIC (*Atherosclerosis Risk in Communities*), pesquisaram se havia evidências de que padrões de colonização subgengival distintos, ou assim chamados "traços microbianos periodontais", estivessem associados com *locus* genéticos específicos. Esses estudos analisaram amostras de placa bacteriana subgengival usando a técnica de hibridização "Checkerboard" DNA-DNA (Socransky *et al.* 1994). Achados desses estudos, ou seja, genes identificados associados a esses traços microbianos que alcançaram um nível de significância estatística nominal ($P \le 5 \times 10^{-6}$), são resumidos na Tabela 6.5.

Os estudos GWAS disponíveis envolveram participantes dentro de um espectro de faixas etárias. Uma vez que a periodontite é mais acentuada em pessoas com idades mais avançadas, existe uma preocupação significativa de que os indivíduos mais jovens envolvidos nesses estudos que, no momento do exame, não apresentavam nenhuma periodontite ou que demonstraram sinais de doença leve, possam ter sido classificados equivocadamente, já que podem ter desenvolvido doença mais acentuada em etapas mais tardias de suas vidas. Para mitigar essa preocupação, Papapanou *et al.* (2021) desenvolveram uma validação externa dos achados dos estudos GWAS disponíveis em uma amostra de 1.130 participantes idosos (65 a 98 anos). Nessas análises desenvolvidas em uma amostra com fenótipos associados à periodontite totalmente desenvolvidos, os pesquisadores examinaram a associação dos *locus* listados nas Tabelas 6.4 e 6.5 com relação aos múltiplos fenótipos associados à periodontite clínica, incluindo edentulismo, bem como um grande número de traços microbianos. Em geral, os genes relatados previamente nos estudos GWAS disponíveis como estando associados aos fenótipos clínicos relacionados com a periodontite ou traços microbianos periodontais foram replicados de uma maneira bastante

ruim: de um total de 92 genes testados, 22 genes alcançaram o limiar de significância estatística depois de comparações múltiplas, e somente dois genes foram considerados como estando associados a mais de um dos fenótipos examinados. Notavelmente, nenhum gene foi associado à classificação CDC/AAP da periodontite, e o único gene (*SIGLEC5*) identificado pela metanálise recente como associado a um fenótipo composto de "periodontite grave/perda de dentes" (Shungin *et al.* 2019) não foi replicado.

Em conclusão, existem evidências epidemiológicas insuficientes que estabeleçam inequivocamente qualquer dos polimorfismos anteriormente citados como sendo verdadeiros fatores de risco para a periodontite. Estudos empregando coortes maiores, critérios estritos e informados biologicamente para a periodontite, e métodos analíticos refinados irão aprimorar nossa compreensão do papel das influências genéticas na biopatologia da periodontite.

Fatores ambientais, adquiridos e comportamentais

Fatores microbianos

Em um experimento clássico desenvolvido em meados dos anos 1960, Harald Löe *et al.* demonstraram a associação causal entre o acúmulo de placa bacteriana e a inflamação gengival (Löe *et al.* 1965; Theilade *et al.* 1966). Um acúmulo de placa bacteriana por 3 semanas, em indivíduos jovens, saudáveis do ponto de vista periodontal, foi comparado paralelamente ao desenvolvimento de alterações inflamatórias nos tecidos gengivais que eram completamente reversíveis depois da profilaxia e da reinstituição das medidas de higiene bucal. Alguns anos mais tarde, Lindhe *et al.* (1973) estenderam essas observações e demonstraram em um modelo experimental em cães da raça Beagle que o

140 Parte 2 Epidemiologia

acúmulo de placa bacteriana a longo prazo, facilitado pela colocação de suturas de algodão no nível da margem gengival, induziu um comprometimento irreversível do aparato periodontal, ou seja, na perda de inserção do tecido conjuntivo e do osso alveolar. Esses dois estudos de referência forneceram as primeiras evidências experimentais da função etiológica das bactérias no desenvolvimento das doenças periodontais e formaram a fundamentação conceitual para o desenvolvimento das estratégias antiplaca na sua prevenção e no seu tratamento.

Até bem recentemente, as identidades dos microrganismos associados a lesões periodontais ou com a saúde periodontal eram limitadas àquelas que pudessem ser reproduzidas em cultura no laboratório. Vários estudos epidemiológicos transversais e longitudinais publicados nos anos 1990 e na primeira década do novo milênio (p. ex., Grossi *et al.* 1994; Beck *et al.* 1990, 1997; Machtei *et al.* 1997; Papapanou *et al.* 1997, 2002; Timmerman *et al.* 1998; Van der Velden *et al.* 2006) estabeleceram a associação de alguns assim chamados "patógenos periodontais", incluindo *Porphyromonas gingivalis, Tannerella forsythia* e *Aggregatibacter actinomycetemcomitans* com a formação de bolsas profundas e as lesões periodontais progressivas. Uma publicação pivotal do grupo Forsyth (Socransky *et al.* 1998) coletou amostras de placa bacteriana subgengival de 185 participantes, 160 dos quais sofriam de periodontite e 25 eram saudáveis do ponto de vista periodontal, e determinou a presença e os níveis de 40 táxons subgengivais em um total de 13.261 amostras de placa bacteriana usando sondas de DNA genômico total e hibridização "Checkerboard" DNA-DNA. Usando vários métodos analíticos para analisar a ordenação da comunidade, os pesquisadores identificaram cinco complexos bacterianos principais que eram observados consistentemente usando qualquer um dos métodos analíticos, um dos quais, o denominado "complexo vermelho" que incluía *Tanerella forsythia, Porphyromonas gingivalis* e *Treponema denticola*, relacionava-se surpreendentemente com as medidas clínicas da doença periodontal e, especialmente, com a profundidade das bolsas e o sangramento à sondagem. Notavelmente, o relato de consenso do *World Workshop in Periodontics* de 1996 (*Consensus Report on Periodontal Diseases: Pathogenesis and Microbial Factors*, 1996) identificou três espécies, *Aggregatibacter actinomycetemcomitans* (denominado *Actinobacillus actinomycetemcomitans* no momento), *Porphyromonas gingivalis* e *Tanerella forsythia* (anteriormente denominada *Bacteroides forsythus*), como *agentes causadores* da periodontite.

Entretanto, com o advento dos métodos moleculares, independentes da cultura para a identificação e enumeração bacteriana, como a amplificação, e sequenciamento de alta produtividade do gene RNA ribossômico 16S, nossa compreensão da composição bacteriana da região periodontal evoluiu significativamente (Chen *et al.* 2010). O estudo de milhares de amostras de placa bacteriana derivadas de uma variedade de condições periodontais clínicas demonstrou que aproximadamente 700 espécies procariontes podem colonizar a cavidade bucal e aproximadamente 150 espécies podem colonizar simultaneamente os sítios bucais de um hospedeiro individual (Dewhirst 2016). Além dos patógenos tradicionais mencionados anteriormente, microrganismos não cultiváveis ou pouco cultiváveis recém-reconhecidos que aumentam em abundância nos sítios com doença incluem as bactérias gram-positivas *Filifactor alocis* e *Peptostreptococcus stomatis*; membros negativos para a coloração de Gram do filo *Firmicutes* incluindo os gêneros *Dialister, Megasphaera,* e *Selenomonas*; e espécies nos gêneros *Prevotella, Desulfobulbus* e *Synergistes*.

Em reconhecimento ao fato de que os patógenos periodontais não satisfazem aos clássicos postulados de Koch definindo a relação causal entre um agente infeccioso e uma doença, Haffajee and Socransky (1994) introduziram uma lista de critérios revisados a serem utilizados na identificação dos patógenos periodontais bacterianos, incluindo: (1) *associação*, expressa por meio de altos *odds ratios* na doença; (2) *eliminação*, de acordo com qual supressão dos patógenos, além da detecção, resulta em uma conversão do estado de doença periodontal para saúde; (3) *desenvolvimento de uma resposta do hospedeiro*, em outras palavras, a expectativa de que um patógeno verdadeiro que ganhe acesso aos tecidos do hospedeiro e esteja ativamente envolvido no processo patológico irá suscitar uma resposta de anticorpos sistêmicos enquanto um mero colonizador não será capaz de tanto; (4) *presença de fatores de virulência* que podem ser responsáveis pela capacidade de os microrganismos produzirem lesão tecidual; e (5) *evidências de estudos em animais* que corroborem as observações em seres humanos e demonstrem o desenvolvimento de patologia periodontal depois da infecção pelo microrganismo. Reconhecidamente, o que constitui um patógeno microbiano no contexto das doenças periodontais tem sido um tema de debates consideráveis na literatura periodontal. O debate vem sendo ainda mais acirrado pelo reconhecimento de que os "patógenos causais" presumidos podem ser encontrados em biofilmes de indivíduos saudáveis do ponto de vista periodontal, levantando sérias dúvidas sobre os postulados propostos anteriormente de que esses microrganismos possam comportar-se como patógenos exógenos. Por exemplo, estudos realizados em crianças (Tanner *et al.* 2002; Yan *et al.* 2002) que analisaram a placa bacteriana procedente do sulco gengival, da superfície dental e do dorso da língua revelaram que proporções consideráveis de participantes eram portadores de *P. gingivalis, T. forsythia* e *A. actinomycetemcomitans* apesar da ausência de uma inflamação gengival evidente. Da mesma forma, um alto estado de portador foi documentado em estudos que coletaram amostras em lactentes, crianças, adolescentes e adultos, com condições periodontais aparentemente saudáveis (Kononen 1993; Lamell *et al.* 2000; Rotimi *et al.* 2010).

Atualmente, é cada vez mais reconhecido que as doenças periodontais não são infecções bacterianas no sentido clássico, ou seja, causadas por um patógeno único ou por um número limitado de patógenos que não sejam constituintes regulares de uma microbiota periodontal residente, mas, em vez disso, sejam geradas por comunidades bacterianas disbióticas que induzem uma perturbação da homeostase do hospedeiro em indivíduos suscetíveis. Os constituintes bacterianos dessas comunidades disbióticas que apresentam efeitos desproporcionais relativos a sua abundância, as denominadas *espécies-chave* (Hajishengallis *et al.* 2012), exibem interações sinérgicas que melhoram a colonização, a persistência ou a virulência da comunidade bacteriana como um todo. Entretanto, a associação entre os altos níveis de colonização por bactérias específicas e a progressão da periodontite tem sido corroborada por dados longitudinais em populações não tratadas. Por exemplo, no estudo desenvolvido por Papapanou *et al.* (1997), uma análise discriminante baseada em avaliações quantitativas de carga bacteriana subgengival classificou corretamente a maioria substancial dos participantes com progressão da periodontite ao longo do período de 10 anos precedentes. De fato, os perfis bacterianos classificaram corretamente 75% dos participantes com 10 ou mais sítios com perda de inserção longitudinal de ≥ 3 mm, e 85% daqueles que permaneceram estáveis durante o período de observação. Em um estudo de seguimento de 7 anos de adolescentes da Indonésia (Timmerman *et al.* 2000; Timmerman *et al.* 2001), e em um seguimento subsequente por 15 anos da mesma coorte (Van der Velden *et al.* 2006), foi demonstrado que a presença subgengival de *A. actinomycetemcomitans* foi associada à progressão da doença, definida como a presença de perda de inserção longitudinal de ≥ 2 mm.

Observações importantes também foram relatadas com relação ao papel das bactérias específicas no surgimento da periodontite em indivíduos jovens. Em um grupo de 96 crianças em idade escolar predominantemente afro-americanas ou hispânicas, seguidas por pelo menos 2 anos e 6 meses, Fine *et al.* (2007) relataram que oito dos 38 participantes positivos para o *A. actinomycetemcomitans*, mas nenhum dos 38 adolescentes negativos para o *A. actinomycetemcomitans*, todos os quais tinham periodonto totalmente hígido no exame realizado na avaliação inicial, desenvolveram perda óssea durante o período de observação. Em um estudo prospectivo com duração de 2 anos sobre a condição periodontal clínica em adolescentes no Marrocos, Haubek *et al.* (2008) relataram que a colonização por um clone específico de *A. actinomycetemcomitans*, especificamente o clone JP2 altamente leucotóxico, conferiu um risco muito mais alto para o surgimento da periodontite agressiva em crianças em idade escolar saudáveis do ponto de vista periodontal, do que a colonização concomitante por uma variedade de clones das mesmas espécies, ou a total ausência de colonização por *A. actinomycetemcomitans*. De fato, em comparação com as crianças em idade escolar que não estavam colonizadas por *A. actinomycetemcomitans*, o risco relativo para a doença incidente nos participantes colonizados exclusivamente por clones JP2 foi 18,0 (IC de 95%: 7,8 a 41,2), em comparação com 12,4 (IC de 95%: 5,2 a 29,9) naqueles colonizados tanto por JP2 quanto por clones não JP2, e 3,0 (IC de 95% = 1,3 a 7,1) naqueles colonizados exclusivamente por clones não JP2 de *A. actinomycetemcomitans*. Esse estudo salientou o importante papel desse patógeno periodontal específico na etiologia das formas de surgimento precoce da periodontite, mas também demonstrou que a variação interespécies na virulência está associada a diferenças na apresentação clínica da doença. Um estudo longitudinal mais recente relatou que a detecção concomitante de *A. actinomycetemcomitans, Streptococcus parasanguinis* e *F. alosis* pode significar um risco para perda óssea em adolescentes afro-americanos (Fine *et al.* 2013).

Coletivamente, os dados gerados nos últimos 30 anos melhoraram nosso conhecimento sobre a função das bactérias periodontais como fatores de risco para a periodontite e realçaram o fato de que, embora a abundância pela microbiota específica na placa bacteriana subgengival tenha sido demonstrada como capaz de conferir risco para periodontite, é a diminuição coletiva da carga de placa bacteriana subgengival que resulta consistentemente em melhora substancial da condição periodontal clínica. Assim, é primariamente o preenchimento da etapa de "estabelecimento do alvo" do processo de avaliação do risco descrito anteriormente que valida o papel da microbiota da placa bacteriana como fator de risco para a periodontite. Como demonstrado em revisões sistemáticas, a remoção da placa bacteriana subgengival com ou sem antibióticos ou antissépticos adjuvantes seguido por cuidados de manutenção adequados, é a abordagem única mais bem-sucedida e consistente no tratamento da periodontite (Herrera *et al.* 2002; Tonetti & Chapple 2011; Suvan *et al.* 2019).

Tabagismo

Foi encontrada uma plausibilidade biológica de uma associação entre o tabagismo e a periodontite com base nos efeitos amplos das múltiplas substâncias relacionadas com o tabaco sobre a função e a estrutura celular. Foi demonstrado que o tabagismo afeta a vasculatura, as respostas imunes humorais e celulares, os processos de sinalização celular e a homeostase dos tecidos (para revisões, ver Kinane & Chestnutt, 2000; Palmer *et al.* 2005; Zhang *et al.* 2019). Além disso, enquanto estudos de base cultural mais antigos que examinaram somente um número limitado de espécies sugeriram que a composição da microbiota subgengival nos indivíduos fumantes seja bastante similar àquela dos não fumantes (Stoltenberg *et al.* 1993), estudos mais recentes que utilizaram metodologias robustas, independentes da cultura, demonstraram que o tabagismo contribui significativamente para potencializar uma disbiose subgengival (Camelo-Castillo *et al.* 2015; Coretti *et al.* 2017; Hanioka *et al.* 2019).

Os dados epidemiológicos iniciais forneceram as primeiras evidências de que o tabagismo é um hábito associado à condição periodontal inadequada (Bergstrom 1989; Locker *et al.* 1991; Jette *et al.* 1993). Dados derivados do estudo NHANES III (Tomar & Asma 2000) sugeriram que até 42% dos casos de periodontite nos EUA podem ser atribuídos ao tabagismo atual; em outros 11%, ao tabagismo pregresso. Da mesma forma, em um estudo desenvolvido no Brasil, Susin *et al.* (2004) relataram que a fração atribuível da perda de inserção clínica decorrente do tabagismo foi de 37,7% e 15,6% entre os fumantes pesados e moderados, respectivamente. Uma abundância de dados procedentes de diferentes partes do mundo documentaram que o tabagismo está associado a uma mais alta extensão e gravidade da periodontite depois do ajuste para múltiplas covariáveis (Roberts-Thomson *et al.* 2014; Zhan *et al.* 2014; Eke *et al.* 2015;

142 Parte 2 Epidemiologia

Lee *et al.* 2016; Eke *et al.* 2018; Zhao *et al.* 2019). Da mesma forma, dados de estudos longitudinais indicam que o tabagismo confere um risco maior estatisticamente significativo para a progressão da periodontite em modelos multivariados (Beck *et al.* 1995, 1997; Machtei *et al.* 1999; Norderyd *et al.* 1999; Chen *et al.* 2001; Ogawa 2002; Paulander *et al.* 2004; Mdala *et al.* 2014; Leite *et al.* 2018).

Estudos que examinaram os efeitos do tabagismo sobre a evolução da terapia periodontal demonstraram que as respostas ao tratamento são prejudicadas pelo tabagismo, com os fumantes atuais ou intensos exibindo respostas piores do que os ex-fumantes ou aqueles que nunca fumaram (p. ex., Ah *et al.* 1994; Kaldahl *et al.* 1996; Grossi *et al.* 1997; Trombelli *et al.* 2003; Rieder *et al.* 2004; Stavropoulos *et al.* 2004; Angst *et al.* 2019). Notavelmente, esses estudos confirmaram o efeito negativo do tabagismo sobre o desfecho das múltiplas modalidades de tratamento periodontal, incluindo as terapias não cirúrgicas, cirúrgicas e a terapia periodontal regenerativa. Metanálises publicadas sobre os efeitos do tabagismo nos desfechos da terapia periodontal apoiam as conclusões apresentadas anteriormente (Garcia 2005; Labriola *et al.* 2005; Patel *et al.* 2012; Kotsakis *et al.* 2015).

Significativamente, demonstrou-se que o abandono do hábito do tabagismo tem efeitos benéficos sobre a condição periodontal. Em um estudo longitudinal (Bolin *et al.* 1993), 349 participantes com ≥ 20 dentes remanescentes foram examinados em duas ocasiões, separadas por um intervalo de 10 anos. A progressão da perda óssea alveolar foi avaliada nas radiografias de todas as superfícies dentárias interproximais e demonstrou-se que ela foi atenuada significativamente nos indivíduos que abandonaram o hábito de fumar durante o período de observação. Aprofundando ainda mais essas observações, Krall *et al.* (1997) relataram que, durante um período de seguimento médio de 6 anos, os participantes que continuaram fumando tiveram um risco de perda dental 2,4 a 3,5 vezes mais alto quando comparados com os indivíduos que abandonaram o hábito de fumar. Em um estudo de seguimento por 10 anos, Bergstrom *et al.* (2000) observaram um aumento no número de sítios com doença periodontal concomitantes com a perda de altura do osso periodontal em fumantes atuais, em comparação com não fumantes; a condição periodontal desse segundo grupo permaneceu inalterada durante todo o período de investigação. A condição periodontal nos ex-fumantes era similarmente estável àquela dos não fumantes, salientando os efeitos benéficos da cessação do tabagismo. Em um estudo com seguimento mais curto (12 meses) que avaliou o efeito adjuvante da cessação do tabagismo sobre o desfecho da terapia periodontal não cirúrgica, Rosa *et al.* (2011) demonstraram melhor ganho na inserção clínica nos pacientes com periodontite crônica que abandonaram o hábito de fumar, quando comparados com aqueles que continuaram fumando. E ainda mais importante, a cessação do tabagismo isoladamente ou em conjunto com a terapia periodontal não cirúrgica parece resultar em uma composição de microbiota subgengival que compreende níveis mais altos de espécies associadas à saúde e a níveis mais baixos de patógenos periodontais (Fullmer *et al.* 2009;

Delima *et al.* 2010). Por fim, uma revisão sistemática recente do impacto da promoção de estilos de vida saudáveis nos pacientes com periodontite identificou que a cessação do tabagismo é uma estratégia fundamental para se alcançar melhoras na saúde periodontal (Ramseier *et al.* 2020).

Em conclusão, o tabagismo claramente satisfaz os critérios do processo de avaliação do risco estipulados por Beck (1994), sendo considerado como um fator de risco importante para a periodontite.

Diabetes melito

Uma associação entre diabetes melito (DM) e periodontite já era relatada na literatura desde os anos 1960 (Belting *et al.* 1964). Vários mecanismos biologicamente plausíveis pelos quais a doença pode contribuir para piorar as condições periodontais vêm sendo identificadas ao longo das últimas duas décadas (para ter acesso a revisões abrangentes, ver Lalla *et al.* 2000; Mealey & Oates 2006; Lalla & Papapanou 2011; Graves *et al.* 2020).

Os primeiros estudos epidemiológicos desenvolvidos nos anos 1980 e 1990 forneceram as primeiras evidências concretas de que os pacientes com DM apresentam extensão e gravidade mais altas da periodontite do que os indivíduos sem diabetes. Em um estudo de tamanho limitado procedente da Suécia, envolvendo participantes com diabetes de longa ou curta duração e controles sem diabetes, Hugoson *et al.* (1989) foram os primeiros a documentar que o diabetes era associado positivamente com a extensão da formação de bolsas periodontais. Estudos maiores envolvendo indivíduos da comunidade indígena do rio Gila, no Arizona, EUA, (Shlossman, Knowler *et al.* 1990; Emrich *et al.* 1991) expandiram essas observações e confirmaram que os indivíduos com diabetes consistentemente têm condição periodontal pior do que aqueles sem a doença. Essas evidências que se acumulam resultaram em uma publicação influente feita por Löe (1993), que definiu a doença periodontal como "a sexta complicação do diabetes melito". Aproximadamente uma década atrás, Chavarry *et al.* (2009), em uma revisão sistemática, examinaram se o diabetes continua associado à periodontite de gravidade mais alta depois de fazer o ajuste para os agentes de confusão potenciais, bem como se a condição influencia a resposta à terapia periodontal. Dos 49 estudos transversais que preencheram os critérios de inclusão, 27 documentaram uma extensão mais alta e maior gravidade da periodontite nos indivíduos com diabetes, e uma metanálise indicou uma diferença estimada média estatisticamente significativa na perda de inserção clínica de 1 mm (IC de 95% = 0,15 a 1,84 mm) entre os indivíduos com diabetes e aqueles sem a doença. A diferença foi documentada primariamente nos pacientes com diabetes tipo 2, enquanto a diferença estimada no nível de inserção entre os pacientes com diabetes tipo 1 e os controles sem diabetes não tenha sido estatisticamente significativa.

Os efeitos adversos do DM sobre a condição periodontal parecem ser especialmente pronunciados nos participantes com DM de longa duração e controle metabólico inadequado (Taylor *et al.* 1996; Grossi & Genco 1998;

Taylor *et al.* 1998; Lalla *et al.* 2004). De fato, estudos têm fornecido evidências de uma relação dose-resposta entre o controle metabólico inadequado e a gravidade, bem como a progressão da periodontite (Seppala *et al.*1993; Tervonen & Oliver 1993; Tervonen & Karjalainen 1997; Guzman *et al.* 2003; Bandyopadhyay *et al.* 2010; Demmer *et al.* 2012; Morita *et al.* 2012). Expandindo essa relação dose-resposta observada, para incluir também o estado pré-diabético, vários estudos (Saito *et al.* 2004; Lim *et al.* 2014; Song *et al.* 2016; Perez *et al.* 2017) relataram que o nível de intolerância à glicose nos indivíduos não diabéticos está correlacionado positivamente com a gravidade da doença periodontal. De fato, em uma revisão sistemática, Kocher *et al.* (2018) enfatizaram que o nível de hiperglicemia em uma escala contínua, em vez de definições de diabetes com pontos de corte específicos, é mais significativo na quantificação do risco conferido pela DM à patologia periodontal.

É interessante observar que, alinhado com os conceitos acima de um nível de risco contínuo associado ao nível de hiperglicemia, o desfecho do tratamento periodontal nos pacientes com diabetes e o bom controle metabólico são similares aos dos pacientes com periodontite não diabéticos (Westfelt *et al.* 1996; Christgau *et al.* 1998; Faria-Almeida *et al.* 2006; Navarro-Sanchez *et al.* 2007), enquanto os pacientes com diabetes melito (DM) mal controlado exibiam um desfecho de tratamento inferior (Tervonen & Karjalainen 1997; Santos *et al.* 2009; Kaur *et al.* 2015).

A idade de surgimento das manifestações do DM nos tecidos periodontais foi abordada em estudos que examinaram crianças e adolescentes com DM tipo 1 (de Pommereau, Dargent-Pare *et al.* 1992; Pinson *et al.* 1995) e DM do tipo 1 e tipo 2 (Lalla *et al.* 2006). Todos os três estudos documentaram uma inflamação gengival mais acentuada nos participantes com diabetes com idades entre 6 e 18 anos. O estudo de casos e controles desenvolvido por Lalla *et al.* (2006) relataram ainda que a perda de inserção clínica foi mais acentuada nos pacientes jovens com diabetes, depois do ajuste para idade, gênero, etnia, sangramento gengival e frequência de consultas com o dentista. Em uma publicação subsequente, Lalla *et al.* (2007a) relataram dados em 350 crianças com DM tipo 1 ou tipo 2 e detectaram uma forte associação positiva entre os níveis médios de HbA1c durante os 2 anos precedentes ao exame odontológico e a periodontite. Em um relato incluindo um total de 700 crianças, 350 com diabetes e 350 controles não diabéticas, Lalla *et al.* (2007b) documentaram uma destruição periodontal estatisticamente maior em crianças com diabetes, em todas as definições da doença testadas e em ambos os subgrupos etários, de 6 a 11 anos e de 12 a 18 anos.

Vários estudos sugerem uma relação bidirecional entre o DM e a periodontite. Além do aumento na gravidade da destruição do tecido periodontal observado em participantes com DM, os estudos indicam incidência mais elevada de complicações do DM e pior controle metabólico do diabetes nos pacientes com periodontite (para obter uma revisão, ver Lalla & Papapanou 2011). Esses achados são discutidos em mais detalhes no Capítulo 11.

Obesidade

A plausibilidade biológica de uma potencial ligação entre a obesidade e a periodontite vem sendo sugerida como consistindo em um estado hiperinflamatório envolvendo citocinas derivadas do tecido adiposo, um metabolismo de lipídios aberrantes prevalentes, bem como a via da resistência à insulina (Saito *et al.* 1998; Nishimura & Murayama 2001; Akram *et al.* 2016), todos os quais podem coletivamente resultar em uma lise acelerada dos tecidos periodontais. De fato, um grande número de estudos indicou uma associação positiva entre a obesidade, definida como índice de massa corporal (IMC) ≥ 30 kg/m2, e a periodontite. Quatro publicações já documentaram essa associação na base de dados do NHANES III. Wood *et al.* (2003), usando um subconjunto incluindo participantes caucasianos com idade igual ou superior a 18 anos, relataram que IMC, relação cintura-quadril, gordura visceral e massa magra foram associados à periodontite depois de fazer o ajuste para idade, gênero, histórico de diabetes, tabagismo atual e condição socioeconômica. Al-Zahrani *et al.* (2003) relataram uma associação significativa entre o IMC e a relação cintura-quadril com a periodontite em adultos jovens, mas não relataram qualquer associação nos adultos de meia-idade ou nos mais velhos. Genco *et al.* (2005) relataram que os participantes com sobrepeso no quartil superior do índice de resistência à insulina tinham uma probabilidade 1,5 vez maior de desenvolver periodontite, em comparação com os demais participantes com um IMC alto, mas com índice de resistência à insulina baixo. Por fim, Andriankaja *et al.* (2010) demonstraram uma associação entre a *síndrome metabólica* (ou seja, uma combinação de hipertensão, comprometimento da glicemia de jejum, circunferência da cintura aumentada e dislipidemia) e periodontite em mulheres, e entre obesidade abdominal e periodontite em pessoas de ambos os gêneros.

Em um estudo longitudinal que incluiu 1.038 homens, veteranos, caucasianos, saudáveis dos EUA, a obesidade conferiu um aumento do risco de 41 a 72% para a progressão da periodontite, depois de se fazer o ajuste para várias covariáveis (Gorman *et al.* 2012).

Dados que corroboram isso também foram relatados em outros países além dos EUA. Em uma amostra que incluiu 643 adultos aparentemente saudáveis do Japão, Saito *et al.* (2001) relataram que relação cintura-quadril, IMC e gordura corporal foram indicadores de risco significativos para a periodontite depois dos ajustes para fatores de risco conhecidos. Em um estudo longitudinal realizado no Japão, envolvendo uma mostra de 3.590 indivíduos, a incidência de periodontite em 5 anos foi estatisticamente mais alta tanto para aqueles com IMC entre 25 e 30 kg/m^2 quanto para aqueles com IMC de ≥ 30 kg/m^2, quando comparados com os indivíduos com um IMC de ≤ 22 kg/m^2 (Morita *et al.* 2011), estabelecendo uma relação dose-resposta entre sobrepeso/obesidade e risco de periodontite. Por fim, um estudo envolvendo uma amostra nacionalmente representativa de 7.188 participantes na Coreia, a *síndrome metabólica* foi associada à periodontite (Kwon *et al.* 2011). Contrariamente, foi observada uma associação inversa entre obesidade e perda de inserção clínica em um estudo que envolveu 1.579 homens e mulheres na Dinamarca (Kongstad *et al.* 2009).

Todas as três revisões sistemáticas mais recentes que compilaram as evidências disponíveis ligando a obesidade à periodontite demonstraram uma associação positiva entre as duas condições. Esse parece ser o caso tanto em adolescentes quanto em adultos jovens (Khan *et al.* 2018), bem como em um grande espectro dessa faixa etária (Martinez-Herrera *et al.* 2017; Arboleda *et al.* 2019). Entretanto, existem evidências conclusivas sobre os efeitos da obesidade nos desfechos da terapia periodontal, uma vez que as evidências dos estudos longitudinais são escassas (Arboleda *et al.* 2019).

Osteopenia/osteoporose

Vários estudos transversais iniciais, com amostras de tamanho limitado e largamente confinadas a mulheres na pós-menopausa, vêm sugerindo que as mulheres com baixa densidade mineral óssea têm maior probabilidade de desenvolver retração gengival e/ou inflamação gengival acentuada e perda de inserção clínica (von Wowern *et al.* 1994; Mohammad *et al.* 1996, 1997; Tezal *et al.* 2000).

Em um estudo radiográfico que incluiu 1.084 participantes com idades entre 60 e 75 anos, Persson *et al.* (2002) relataram uma associação positiva entre a osteoporose e a periodontite, com OR de 1,8 (IC de 95% = 1,2 a 2,5). Entretanto, estudos que não foram capazes de relatar essa associação também foram publicados (Weyant *et al.* 1999; Lundstrom *et al.* 2001).

Com base nessas observações, foi levantada a hipótese de que a perda sistêmica da densidade óssea na osteoporose pode, em combinação com ação hormonal, hereditariedade e outros fatores ligados ao hospedeiro, resultar em uma suscetibilidade aumentada à destruição dos tecidos periodontais associada à inflamação (Wactawski-Wende 2001). Os mecanismos sugeridos subjacentes à associação também incluem a perturbação da homeostase relacionada com a remodelação óssea, o equilíbrio hormonal e a resolução da inflamação (Wang & McCauley 2016).

Em um estudo transversal que incluiu 1.329 mulheres na pós-menopausa nos EUA, a densidade óssea sistêmica foi associada positivamente à perda de inserção clínica em mulheres com cálculos subgengivais, mas foi associada negativamente nas mulheres sem cálculos (Brennan *et al.* 2007). Os dados dos estudos longitudinais são aparentemente conflitantes. Payne *et al.* (1999, 2000) relataram perda óssea alveolar longitudinal melhorada nas mulheres com osteoporose, em comparação com as mulheres com densidade mineral óssea normal. Yoshihara *et al.* (2004) relataram uma associação significativa entre a densidade mineral óssea e a perda de inserção longitudinal em 3 anos, em participantes japoneses com ≥ 70 anos, depois de fazer o ajuste para as covariáveis. Em contraposição, Reinhardt *et al.* (1999) não relataram qualquer impacto significativo dos níveis séricos de estradiol sobre a perda de inserção longitudinal, ao longo de um período de 2 anos. Entretanto, as revisões sistemáticas mais recentes disponíveis concluíram que a

osteoporose é de fato um fator de risco para a periodontite (Wang & McCauley 2016; Goyal *et al.* 2017), mas também enfatizam que são necessários estudos longitudinais e de intervenção, bem-controlados, para informar as diretrizes clínicas baseadas em evidências.

Infecção pelo vírus da imunodeficiência humana

Os estudos preliminares publicados no fim dos anos 1980 pareceram indicar que tanto a prevalência quanto a gravidade da periodontite eram excepcionalmente elevadas nos pacientes com síndrome da imunodeficiência adquirida (AIDS) (Winkler & Murray 1987), mas um quadro mais ponderado emergiu nas publicações subsequentes. Embora não possa ser descartado que os relatos iniciais incluíam amostras com viés, também é possível que o controle bem-sucedido da imunossupressão nos indivíduos positivos para o vírus da imunodeficiência humana (HIV) por meio da terapia antirretroviral altamente ativa (HAART) e outras farmacoterapias continuamente em evolução tenham influenciado a incidência da progressão da doença periodontal nos indivíduos soropositivos para o HIV e tenham resultado em manifestações periodontais menos graves da infecção pelo HIV (Chapple & Hamburger 2000). Por exemplo, um estudo transversal que incluiu 326 adultos infectados pelo HIV (McKaig *et al.* 1998) revelou que, depois dos ajustes para as contagens de CD4, os indivíduos que faziam uso de medicamento antirretroviral para o HIV tinham uma probabilidade cinco vezes menor de sofrer de periodontite do que aqueles que não tomavam esse medicamento, salientando a importância da competência imunológica do hospedeiro nesse contexto.

Entretanto, publicações subsequentes continuaram a gerar resultados conflitantes. Assim, embora um grande número de estudos (Smith *et al.* 1995; Robinson *et al.* 1996; Ndiaye *et al.* 1997; McKaig *et al.* 1998; Nittayananta *et al.* 2010; Stojkovic *et al.* 2011; Groenewegen *et al.* 2019) tenham indicado uma mais alta prevalência e gravidade da periodontite nos participantes HIV positivos, quando comparados com os indivíduos do grupo controle, outros estudos não apoiam essa noção ou indicam que as diferenças no *status* periodontal entre os participantes soropositivos e soronegativos para o HIV são limitadas (Cross & Smith 1995; Lamster *et al.* 1997; Scheutz *et al.* 1997; Vastardis *et al.* 2003; Ryder *et al.* 2017; Williams-Wiles & Vieira 2019). Estudos que investigam a biopatologia da periodontite em indivíduos afetados pelo HIV sugeriram que as respostas da subclasse e IgG específica para bactérias patológicas ao periodonto eram similares em indivíduos HIV positivos e HIV negativos (Yeung *et al.* 1993); por outro lado, não foi encontrada correlação entre níveis de contagem de CD4 e a gravidade da periodontite (Martinez Canut *et al.* 1996; Vastardis *et al.* 2003).

Os poucos estudos longitudinais disponíveis são igualmente conflitantes. Duas publicações independentes, procedentes de um estudo de seguimento a curto prazo (Cross & Smith 1995; Smith *et al.* 1995) envolvendo um grupo de 29 indivíduos soropositivos para o HIV que foram examinados na avaliação inicial e em 3 meses, relataram uma baixa prevalência e incidência da perda de inserção clínica. Os perfis microbianos subgengivais dos participantes soropositivos lembravam aqueles dos indivíduos não afetados do ponto de vista sistêmico, e não estavam correlacionados com suas contagens de linfócitos CD4 e CD8. Da mesma forma, em um pequeno estudo de seguimento com duração de 12 meses, Robinson *et al.* (2000) não encontraram diferença na progressão da periodontite entre os indivíduos HIV positivos e HIV negativos. Hofer *et al.* (2002) demonstraram que os indivíduos HIV positivos colaborativos podem ser mantidos com sucesso em um modo similar aos controles não infectados. Entretanto, um estudo com seguimento por 20 meses de 114 homens homossexuais ou bissexuais (Barr *et al.* 1992) revelou uma relação evidente entre a incidência de perda de inserção clínica e a imunossupressão, expressa por meio das contagens de células CD4. Os autores sugeriram que a infecção pelo HIV em combinação com a idade mais elevada confere um aumento do risco para a perda de inserção. Observações semelhantes foram relatadas por Lamster *et al.* (1997), que concluíram que a periodontite na presença da infecção pelo HIV é dependente da competência imunológica do hospedeiro, bem como na resposta inflamatória local à microbiota subgengival. Uma investigação longitudinal grande, conduzida entre 1995 e 2002, envolvendo 584 mulheres soropositivas para o HIV e 151 soronegativas para esse vírus, examinadas a cada 6 meses, não demonstrou quaisquer diferenças na perda de inserção clínica basal ou na progressão da periodontite entre os dois grupos (Alves *et al.* 2006). Por último, em um seguimento de 24 meses de 73 indivíduos HIV positivos que receberam cuidados abrangentes, a resolução observada da periodontite foi considerada similar àquela esperada nos pacientes com periodontite não infectados pelo HIV e foi associada à melhora das contagens de CD4 entre aqueles que eram inicialmente imunossuprimidos (Valentine *et al.* 2016).

Como enfatizado em uma revisão abrangente muito recente das tendências e desenvolvimentos atuais nas pesquisas do HIV e sua relação com as doenças periodontais (Ryder *et al.* 2020), as terapias antirretrovirais administradas durante os últimos 20 anos tiveram um profundo impacto sobre as sequelas da infecção pelo HIV, e a mortalidade quase certa historicamente associada a elas evoluiu para uma condição crônica compatível com uma expectativa de vida prolongada. Entretanto, as disparidades existentes no acesso aos cuidados de primeira linha globalmente (Geter *et al.* 2018; Ottria *et al.* 2018), combinadas com as comorbidades emergentes nos indivíduos HIV positivos que vão envelhecendo (Erlandson & Karris, 2019), necessitam de uma conscientização aguçada da associação entre a infecção pelo HIV e as pesquisas adicionais e as patologias bucais.

Fatores psicossociais

Os mecanismos pelos quais o estresse psicossocial pode afetar a condição periodontal são complexos. Foi sugerido que uma das trajetórias plausíveis pode envolver as alterações comportamentais levando ao tabagismo e à higiene bucal inadequada que, por sua vez, podem afetar a saúde periodontal (Genco *et al.* 1998). Na ausência de uma medida biológica inequívoca do estresse, um número limitado de estudos tem utilizado medidas representativas do estresse para estudar sua associação com a periodontite. Em um estudo que incluiu 1.426 participantes no condado de Erie, NY, EUA, Genco *et al.* (1999) relataram que adultos que estavam sob tensão financeira e que exibiam comportamentos de enfrentamento inadequados tinham um maior risco de periodontite grave, quando comparados com participantes que demonstraram bons padrões de comportamento de enfrentamento sob tensão financeira similar ou com os controles, sem qualquer tensão financeira. Em uma amostra de 1.089 adultos procedentes da zona rural do Japão, o estresse relacionado com o emprego e com a saúde foi associado positivamente à perda de inserção clínica após os ajustes para os fatores de risco comuns (Akhter *et al.* 2005). Foi detectado que o estresse relacionado com a guerra está associado às condições periodontais inadequadas na Croácia (Spalj *et al.* 2008). Observações similares foram feitas em um estudo de uma população de imigrantes da Etiópia, nos quais a perturbação psicológica foi associada positivamente às bolsas periodontais profundas (Vered *et al.* 2011). Contrariamente, um estudo que incluiu 681 participantes desenvolvido na Lituânia (Aleksejuniene *et al.* 2002) não conseguiu documentar uma associação entre o estresse psicossocial e a periodontite, embora tenha sido detectada uma correlação entre a doença e alguns fatores ligados ao estilo de vida. Em um pequeno estudo prospectivo, Linden *et al.* (1996) relataram que a perda de inserção longitudinal foi significativamente prevista pelo aumento da idade, diminuição da condição socioeconômica, menor satisfação com o emprego e com a personalidade do tipo A, caracterizada por um comportamento agressivo, impaciente e irritável.

Evidentemente, o papel do estresse na periodontite ainda não foi explorado completamente e existem múltiplas lacunas no nosso conhecimento. Entretanto, dado o papel estabelecido dos sistemas nervosos simpático, parassimpático e sensorial/peptidérgico, bem como aquele do eixo hipotálamo-hipofisário-suprarrenal sobre as vias regulatórias imunes cerebrais, esse papel é, de forma clara, biologicamente plausível. Estudos em animais experimentais começaram a lançar luz sobre os mecanismos básicos que podem explicar a relação entre os fatores psicossociais e a periodontite. Por exemplo, um estudo desenvolvido por Breivik *et al.* (2006) demonstrou que o comprometimento tecidual acelerado pela depressão induzida experimentalmente em um modelo murino com periodontite induzida por ligaduras e o tratamento farmacológico da depressão atenuaram esse comprometimento. Em um estudo em seres humanos, os níveis salivares de cortisol (indicativos de estresse psicológico) foram associados positivamente à extensão e à gravidade da periodontite (Hilgert *et al.* 2006). Em um estudo de casos e controles que incluiu 56 pacientes com periodontite e 44 controles saudáveis do ponto de vista periodontal (Haririan *et al.* 2018), os níveis salivares de neuropeptídeos VIP (peptídeo vasoativo intestinal) e NPY (neuropeptídeo Y) foram associados ao sangramento à sondagem e à extensão e gravidade da periodontite.

146　Parte 2　Epidemiologia

Por fim, uma metanálise que analisou coletivamente 573 indivíduos, incluindo 258 participantes com periodontite crônica e 72 com periodontite agressiva, demonstrou em média um nível 53% mais alto de cortisol salivar nos pacientes com periodontite agressiva do que nos controles saudáveis do ponto de vista periodontal (Botelho *et al.* 2018), mas enfatizou que são necessários estudos longitudinais bem desenhados para elucidar completamente o papel dos fatores psicológicos sobre a periodontite e determinar os possíveis agentes de confusão.

Considerações finais

Os estudos epidemiológicos analíticos descritos neste capítulo são obviamente diversos com relação a importantes elementos do desenho e da metodologia, como definições de doença, tamanho da amostra, uso de protocolos de registro de boca toda ou parciais da boca, tempo de seguimento nos estudos longitudinais, ajuste para agentes de confusão potenciais, entre outros. Entretanto, apesar desses problemas aparentes, um grande número de conclusões pode ser tirado, com uma certeza razoável:

1. Disbiose bacteriana subgengival, tabagismo e diabetes melito são os principais fatores de risco estabelecidos para a periodontite. A significância clínica de fatores adicionais emergentes, biologicamente plausíveis, precisa ser investigada mais a fundo em estudos futuros.
2. Existe uma necessidade de introduzir definições uniformes da periodontite a serem utilizadas nos estudos epidemiológicos analíticos. Isso irá facilitar que sejam feitas comparações válidas, estabelecendo se os dados aparentemente conflitantes refletem uma verdadeira variação biológica ou se são exclusivamente decorrentes de inconsistências metodológicas, e contribuem para a identificação correta dos fatores de risco. A instituição consistente dos padrões para o relato da prevalência e da gravidade da periodontite nos estudos epidemiológicos introduzida pelo grupo de trabalho sobre epidemiologia periodontal conjunto UE/EUA (Holtfreter *et al.* 2015) pode permitir que sejam feitas comparações significativas entre as populações e melhores reflexões sobre os determinantes da variação global. Além disso, a adoção das definições introduzidas pelo recente *World Workshop for the Classification of Periodontal Diseases and Conditions* (Consenso Mundial para a Classificação das Condições e Doenças Periodontais) (Papapanou *et al.* 2018; Tonetti *et al.* 2018) pode fornecer uma base unificante e facilitar a coleta de dados comparáveis em todo o mundo. Obviamente, nenhuma definição é desprovida de defeitos e as propostas citadas anteriormente não são exceções.
3. Os estudos precisam diferenciar entre os fatores de risco e os marcadores de doença, e os fatores preditivos. Embora a utilização desses últimos como variáveis explanatórias nos modelos multivariados possam aumentar o coeficiente de determinação (ou seja, a proporção da variância que é explicada por meio dos modelos), ela também pode obscurecer a significância dos fatores etiológicos verdadeiros. Por exemplo, como demonstrado por

Ismail *et al.* (1990), fatores com potenciais etiológicos biologicamente plausíveis (como a placa bacteriana) podem não manter sua significância nos modelos multivariados, que incluem expressões alternativas da doença, como a mobilidade dentária. Foi demonstrado que os níveis iniciais da doença e as características morfológicas, como os defeitos ósseos angulares, são potentes fatores preditivos da progressão da doença futura (Papapanou *et al.* 1989; Papapanou & Wennstrom 1991). Haffajee *et al.* (1991) demonstraram que idade, placa bacteriana e sangramento à sondagem são relacionados com os níveis iniciais da doença, bem como com a doença incidente. Na pesquisa por exposições verdadeiras da significância para o surgimento ou a progressão da doença, a inclusão de um fator em um modelo pode, portanto, erroneamente reduzir o crédito de um outro fator biologicamente significativo covariável. Da mesma forma, fatores associados ao início da periodontite podem ser diferentes daqueles envolvidos em sua progressão (Beck *et al.* 1995), e essa distinção entre eles pode ter implicações para as estratégias de avaliação e pode melhorar a precisão do risco/modelos de predição.

Uma das questões relacionadas com a epidemiologia descritiva da periodontite que ainda está sendo debatida é se sua prevalência mundial vem diminuindo ao longo das últimas duas décadas. Infelizmente, os dados não permitem obter uma resposta clara por um grande número de motivos. Primeiro, não é possível tirar uma conclusão universal, uma vez que a prevalência de doença periodontal parece variar com a raça e a região geográfica. Em segundo lugar, a qualidade dos dados disponíveis não é consistente em todo o mundo. Embora vários estudos epidemiológicos bem conduzidos, representativos das populações, tenham sido desenvolvidos em um grande número de países industrializados, a maioria dos estudos realizados no mundo em desenvolvimento vem utilizando o sistema CPITN, que produziu dados com detalhes insuficientes. Além disso, os estudos que utilizaram uma mesma metodologia exata para avaliar amostras representativas coletadas da mesma população ao longo do tempo são escassos. Entre as poucas exceções nas quais esses dados estão disponíveis, temos as ques derivam dos EUA e são procedentes do National Health and Nutrition Examination Survey. De fato, os dados obtidos por meio de uma metodologia de registros parciais foram interpretados para sugerir uma tendência para a diminuição da prevalência de periodontite (Dye *et al.* 2007), embora dados mais recentes, obtidos por meio de um protocolo de exames de boca toda, não pareçam corroborar essa tendência. Uma série de estudos procedentes da Suécia (Hugoson *et al.* 1992,1998a, 2005, 2008; Wahlin *et al.* 2018) documentou, por meios clínicos e radiográficos, a frequência de distribuição dos vários níveis de gravidade da periodontite em cinco estudos transversais durante um período de 40 anos (em 1973, 1983, 1993, 2003 e 2013). Nesses estudos, os participantes foram agrupados de acordo com a gravidade de suas condições periodontais em cinco grupos: os grupos 1 e 2 incluíam participantes que eram saudáveis do ponto de vista periodontal ou tinham somente gengivite;

o grupo 3 incluiu participantes com periodontite moderada, ou seja, cuja perda de suporte dos tecidos periodontais não se estendesse além de um terço do comprimento da raiz; e os grupos 4 e 5 incluíram participantes com doença destrutiva mais grave. Como demonstrado na Figura 6.6 (Wahlin *et al.* 2018), um aumento evidente na frequência de participantes nos grupos 1 e 2 foi observado durante o período de observação, de 43% em 1983 para 60% em 2013. Esse aumento ocorreu primariamente à custa do grupo 3, que apresentou um declínio de 41% em 1983 para 33% em 2013. Entretanto, a frequência de participantes com periodontite grave não apresentou uma diminuição estatisticamente significativa ao longo do tempo, de 16% em 1983 para 11% em 2013. Entretanto, a retenção de dentes aumentou drasticamente no grupo com periodontite grave de uma média de 14 dentes por indivíduo em 1983 para 21 dentes em 2013 (Figura 6.7). Com base nesses dados derivados de uma população com acesso, discutivelmente, a um dos melhores sistemas de cuidados de saúde bucal no mundo, podemos concluir que (1) a fração da população que é aparentemente mais suscetível à periodontite grave continua sendo substancial, embora (2) exista um benefício evidente decorrente

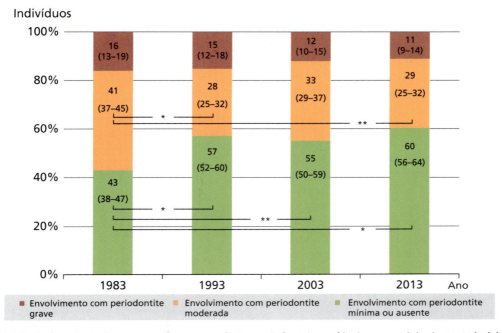

Figura 6.6 Distribuição da frequência de participantes com condições periodontais saudáveis ou gengivite (ausente/mínima; grupos 1+2), periodontite moderada (grupo 3) e periodontite grave (grupos 4+5), em uma coorte sueca em 1983, 1993 e 2003 e 2013. Para definições, ver texto. (Fonte: Wahlin *et al.* 2018, reproduzida com autorização.)

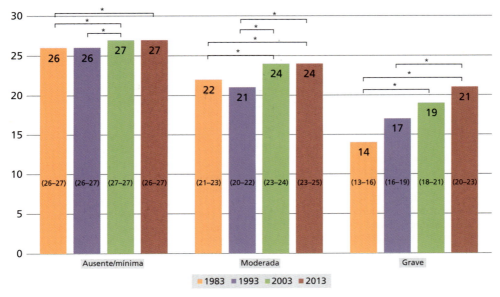

Figura 6.7 Número médio de dentes presentes (faixa de variação entre parênteses) nos participantes com condições periodontais saudáveis ou gengivite (ausente/mínima; grupos 1+2), periodontite moderada (grupo 3) e periodontite grave (grupos 4+5), em uma coorte sueca em 1983, 1993 e 2003 e 2013. Para definições, ver texto. (Fonte: Wahlin *et al.* 2018, reproduzida com autorização.)

148 Parte 2 Epidemiologia

da melhor conscientização quanto a saúde bucal, acesso aos cuidados e maior utilização de recursos terapêuticos, conforme expresso pela maior preservação dos dentes em todos os grupos.

Também foi bem documentado nesses e em outros estudos que a taxa de edentulismo vem diminuindo substancialmente ao longo dos últimos 30 anos, com os grupos de pessoas mais idosas mantendo sua dentição natural e números médios mais altos de dentes do que os correspondentes de uma geração anterior (Kassebaum *et al.* 2014). Esse fato *per se* deveria contribuir para uma maior prevalência da doença periodontal em coortes de indivíduos mais velhos, pois os dentes que permanecem nos idosos têm maior probabilidade de apresentar uma perda de inserção cumulativa substancial que forma a base da avaliação da prevalência (Douglass & Fox 1993; Ek*et al.* 2016). É evidente que são necessárias pesquisas adicionais para esclarecer ainda mais essas questões, e uma metodologia epidemiológica adequada e consistente é essencial para a geração de dados comparativos válidos. É discutível se uma das importantes tarefas para a pesquisa epidemiológica futura é identificar os determinantes de suscetibilidade para a periodontite grave, antes do desenvolvimento de uma lesão tecidual irreversível (Papapanou 2012; Papapanou & Susin 2017). Embora vários fatores de risco tenham sido estabelecidos e uma ampla gama de marcadores da doença tenha sido reconhecida, o impacto das intervenções que visam a esses fatores de risco sobre o estado de saúde periodontal no nível da população ainda precisa ser completamente analisado. Para avaliar a magnitude do benefício clínico alcançado por essa modulação, devem ser conduzidos estudos epidemiológicos prospectivos a longo prazo.

Referências bibliográficas

Ah, M.K., Johnson, G.K., Kaldahl, W.B., Patil, K.D. & Kalkwarf, K.L. (1994). The effect of smoking on the response to periodontal therapy. *Journal of Clinical Periodontology* **21**, 91-97.

Ainamo, J. (1989). Epidemiology of Periodontal Disease. In: J. Lindhe, Ed., *Textbook of Clinical Periodontology*, 2 edn. Copenhagen: Munksgaard, pp. 70-91

Ainamo, J., Barmes, D., Beagrie, G. *et al.* (1982). Development of the World Health Organization (WHO) community periodontal index of treatment needs (CPITN). *International Dental Journal* **32**, 281-291.

Ainamo, J. & Bay, I. (1975). Problems and proposals for recording gingivitis and plaque. *International Dental Journal* **25**, 229-235.

Akhter, R., Hannan, M.A., Okhubo, R. & Morita, M. (2005). Relationship between stress factor and periodontal disease in a rural area population in Japan. *European Journal of Medical Research* **10**, 352-357.

Akram, Z., Abduljabbar, T., Abu Hassan, M. I., Javed, F. & Vohra, F. (2016). Cytokine profile in chronic periodontitis patients with and without obesity: a systematic review and meta-analysis. *Disease Markers* **2016**, 4801418. doi:10. 1155/2016/4801418

Al-Zahrani, M.S., Bissada, N.F. & Borawskit, E.A. (2003). Obesity and periodontal disease in young, middle-aged, and older adults. *Journal of Periodontology* **74**, 610-615.

Albandar, J.M. (2002). Periodontal diseases in North America. *Periodontology 2000* **29**, 31-69.

Albandar, J.M. & Kingman, A. (1999). Gingival recession, gingival bleeding, and dental calculus in adults 30 years of age and older

in the United States, 1988-1994. *Journal of Periodontology* **70**, 30-43. doi:10.1902/jop.1999.70.1.30

Albandar, J.M. & Tinoco, E.M. (2002). Global epidemiology of periodontal diseases in children and young persons. *Periodontology 2000* **29**, 153-176.

Aleksejuniene, J., Holst, D., Eriksen, H.M. & Gjermo, P. (2002). Psychosocial stress, lifestyle and periodontal health. *Journal of Clinical Periodontology* **29**, 326-335.

Alves, M., Mulligan, R., Passaro, D. *et al.* (2006). Longitudinal evaluation of loss of attachment in HIV-infected women compared to HIV-uninfected women. *Journal of Periodontology* **77**, 773-779. doi:10.1902/jop.2006.P04039

Andriankaja, O.M., Sreenivasa, S., Dunford, R. & DeNardin, E. (2010). Association between metabolic syndrome and periodontal disease. *Australian Dental Journal* **55**, 252-259. doi:10.1111/j.1834-7819. 2010.01231.x

Angst, P.D.M., Finger Stadler, A., Mendez, M. *et al.* (2019). Supportive periodontal therapy in moderate-to-severe periodontitis patients: a two-year randomized clinical trial. *Journal of Clinical Periodontology* **46**, 1083-1093. doi:10.1111/ jcpe.13178

Arboleda, S., Vargas, M., Losada, S. & Pinto, A. (2019). Review of obesity and periodontitis: an epidemiological view. *British Dental Journal* **227**, 235-239. doi:10.1038/s41415-019-0611-1

Armitage, G.C. (1999). Development of a classification system for periodontal diseases and conditions. *Annals of Periodontology* **4**, 1-6.

Armitage, G.C., Wu, Y., Wang, H.Y. *et al.* (2000). Low prevalence of a periodontitis-associated interleukin-1 composite genotype in individuals of Chinese heritage. *Journal of Periodontology* **71**, 164-171.

Baelum, V., Fejerskov, O. & Karring, T. (1986). Oral hygiene, gingivitis and periodontal breakdown in adult Tanzanians. *Journal of Periodontal Research* **21**, 221-232.

Baelum, V., Fejerskov, O. & Manji, F. (1988a). Periodontal diseases in adult Kenyans. *Journal of Clinical Periodontology* **15**, 445-452.

Baelum, V., Fejerskov, O., Manji, F. & Wanzala, P. (1993a). Influence of CPITN partial recordings on estimates of prevalence and severity of various periodontal conditions in adults. *Community Dentistry and Oral Epidemiology* **21**, 354-359.

Baelum, V., Luan, W.-M., Fejerskov, O. & Xia, C. (1988b). Tooth mortality and periodontal conditions in 60-80-year-old Chinese. *Scandinavian Journal of Dental Research*, **96**, 99-107.

Baelum, V., Manji, F., Fejerskov, O. & Wanzala, P. (1993b). Validity of CPITN's assumptions of hierarchical occurrence of periodontal conditions in a Kenyan population aged 15-65 years. *Community Dentistry and Oral Epidemiology* **21**, 347-353.

Baelum, V. & Papapanou, P.N. (1996). CPITN and the epidemiology of periodontal disease. *Community Dentistry and Oral Epidemiology* **24**, 367-368.

Bandyopadhyay, D., Marlow, N.M., Fernandes, J.K. & Leite, R.S. (2010). Periodontal disease progression and glycaemic control among Gullah African Americans with type-2 diabetes. *Journal of Clinical Periodontology* **37**, 501-509. doi:CPE1564 [pii]10.1111/ j.1600-051X.2010.01564.x

Barr, C., Lopez, M.R. & Rua Dobles, A. (1992). Periodontal changes by HIV serostatus in a cohort of homosexual and bisexual men. *Journal of Clinical Periodontology* **19**, 794-801.

Beck, J.D. (1994). Methods of assessing risk for periodontitis and developing multifactorial models. *Journal of Periodontology* **65 5 Suppl**, 468-478.

Beck, J.D., Cusmano, L., Green Helms, W., Koch, G.G. & Offenbacher, S. (1997). A 5-year study of attachment loss in community-dwelling older adults: incidence density. *Journal of Periodontal Research* **32**, 506-515.

Beck, J.D., Koch, G.G. & Offenbacher, S. (1995). Incidence of attachment loss over 3 years in older adults – new and progressing lesions. *Community Dentistry and Oral Epidemiology* **23**, 291-296.

Beck, J.D., Koch, G.G., Rozier, R.G. & Tudor, G.E. (1990). Prevalence and risk indicators for periodontal attachment loss in a population of older community-dwelling blacks and whites. *Journal of Periodontology* **61**, 521-528.

Belting, S.M., Hiniker, J.J. & Dummett, C.O. (1964). Influence of diabetes mellitus on the severity of periodontal disease. *Journal of Periodontology* **35**, 476-480.

Ben Yehouda, A., Shifer, A., Katz, J. *et al.* (1991). Prevalence of juvenile periodontitis in Israeli military recruits as determined by panoramic radiographs. *Community Dentistry and Oral Epidemiology* **19**, 359-360.

Benigeri, M., Brodeur, J.M., Payette, M., Charbonneau, A. & Ismail, A. I. (2000). Community periodontal index of treatment needs and prevalence of periodontal conditions. *Journal of Clinical Periodontology* **27**, 308-312.

Benn, D.K. (1990). A review of the reliability of radiographic measurements in estimating alveolar bone changes. *Journal of Clinical Periodontology* **17**, 14-21.

Berdeli, A., Emingil, G., Gurkan, A., Atilla, G. & Kose, T. (2006). Association of the IL-1RN2 allele with periodontal diseases. *Clinical Biochemistry* **39**, 357-362. doi:10.1016/j.clinbiochem. 2005.12.002

Bergström, J. (1989). Cigarette smoking as risk factor in chronic periodontal disease. *Community Dentistry and Oral Epidemiology* **17**, 245-247.

Bergström, J., Eliasson, S. & Dock, J. (2000). A 10-year prospective study of tobacco smoking and periodontal health. *Journal of Periodontology* **71**, 1338-1347.

Bevilacqua, L., Navarra, C.O., Pirastu, N. *et al.* (2018). A genome-wide association study identifies an association between variants in EFCAB4B gene and periodontal disease in an Italian isolated population. *Journal of Periodontal Research* **53**, 992-998. doi:10.1111/jre.12598

Bhat, M. (1991). Periodontal health of 14-17-year-old US schoolchildren. *Journal of Public Health Dentistry* **51**, 5-11.

Billings, M., Holtfreter, B., Papapanou, P. N. *et al.* (2018). Age-dependent distribution of periodontitis in two countries: findings from NHANES 2009 to 2014 and SHIP-TREND 2008 to 2012. *Journal of Clinical Periodontology* **45 Suppl 20**, S130-S148. doi:10.1111/jcpe.12944

Bolin, A., Eklund, G., Frithiof, L. & Lavstedt, S. (1993). The effect of changed smoking habits on marginal alveolar bone loss. A longitudinal study. *Swedish Dental Journal* **17**, 211-216.

Borrell, L.N. (2017). Oral Health Inequities: an AJPH Supplement to Help Close the Gap. *American Journal of Public Health* **107**(S1), S6-S7. doi:10.2105/AJPH.2017.303959

Borrell, L.N., Burt, B.A., Neighbors, H.W. & Taylor, G.W. (2004). Social factors and periodontitis in an older population. *American Journal of Public Health* **94**, 748-754.

Borrell, L N. & Crawford, N.D. (2012). Socioeconomic position indicators and periodontitis: examining the evidence. *Periodontology 2000* **58**, 69-83. doi:10.1111/j.1600-0757. 2011.00416.x

Borrell, L.N. & Papapanou, P.N. (2005). Analytical epidemiology of periodontitis. *Journal of Clinical Periodontology* **32 Suppl 6**, 132-158.

Botelho, J., Machado, V., Mascarenhas, P. *et al.* (2018). Stress, salivary cortisol and periodontitis: a systematic review and meta-analysis of observational studies. *Archives of Oral Biology* **96**, 58-65. doi:10.1016/j.archoralbio.2018.08.016

Boughman, J.A., Astemborski, J.A. & Suzuki, J.B. (1992). Phenotypic assessment of early onset periodontitis in sibships. *Journal of Clinical Periodontology* **19**, 233-239.

Bourgeois, D.M., Doury, J. & Hescot, P. (1999). Periodontal conditions in 65-74 year old adults in France, 1995. *International Dental Journal* **49**, 182-186.

Breivik, T., Gundersen, Y., Myhrer, T. *et al.* (2006). Enhanced susceptibility to periodontitis in an animal model of depression: reversed by chronic treatment with the anti-depressant tianeptine. *Journal of Clinical Periodontology* **33**, 469-477.

Brennan, R.M., Genco, R.J., Hovey, K.M., Trevisan, M. & Wactawski-Wende, J. (2007). Clinical attachment loss, systemic bone density, and subgingival calculus in postmenopausal women. *Journal of Periodontology* **78**, 2104-2111. doi:10.1902/jop.2007.070155

Brown, L.J., Albandar, J.M., Brunelle, J.A. & Löe, H. (1996). Early-onset periodontitis: progression of attachment loss during 6 years. *Journal of Periodontology* **67**, 968-975.

Brown, L.J., Oliver, R.C. & Löe, H. (1990). Evaluating periodontal status of US employed adults. *Journal of the American Dental Association* **121**, 226-232.

Burt, B.A. (1994). Periodontitis and aging: reviewing recent evidence. *Journal of the American Dental Association* **125**, 273-279.

Burt, B.A. & Eklund, S.A. (1999*). Dentistry, Dental Practice, and the Community*. Philadelphia, PA: W.B. Saunders Company.

Butterworth, M. & Sheiham, A. (1991). Changes in the Community Periodontal Index of Treatment Needs (CPITN) after periodontal treatment in a general dental practice. *British Dental Journal* **171**, 363-366.

Camelo-Castillo, A.J., Mira, A., Pico, A. *et al.* (2015). Subgingival microbiota in health compared to periodontitis and the influence of smoking. *Frontiers in Microbiology* **6**, 119. doi:10.3389/fmicb.2015.00119

Carlos, J.P., Wolfe, M.D. & Kingman, A. (1986). The extent and severity index: a simple method for use in epidemiologic studies of periodontal disease. *Journal of Clinical Periodontology* **13**, 500-505.

Catunda, R.Q., Levin, L., Kornerup, I. & Gibson, M.P. (2019). Prevalence of periodontitis in young populations: a systematic review. *Oral Health and Preventive Dentistry* **17**, 195-202. doi:10.3290/j.ohpd. a42662

Chapple, I.L. & Hamburger, J. (2000). The significance of oral health in HIV disease. *Sexually Transmitted Infections* **76**, 236-243.

Chávarry, N.G., Vettore, M.V., Sansone, C. & Sheiham, A. (2009). The relationship between diabetes mellitus and destructive periodontal disease: a meta-analysis. *Oral Health and Preventive Dentistry* **7**, 107-127.

Chen, T., Yu, W.H., Izard, J. *et al.* (2010). The Human Oral Microbiome Database: a web accessible resource for investigating oral microbe taxonomic and genomic information. Database (Oxford), 2010, baq013. doi:10.1093/database/ baq013

Chen, X., Wolff, L., Aeppli, D. *et al.* (2001). Cigarette smoking, salivary/gingival crevicular fluid cotinine and periodontal status. A 10-year longitudinal study. *Journal of Clinical Periodontology* **28**, 331-339.

Christensen, L.B., Petersen, P.E., Krustrup, U. & Kjoller, M. (2003). Self-reported oral hygiene practices among adults in Denmark. *Community Dental Health* **20**, 229-235.

Christgau, M., Aslanidis, C., Felden, A. *et al.* (2003). Influence of interleukin-1 gene polymorphism on periodontal regeneration in intrabony defects. *Journal of Periodontal Research* **38**, 20-27.

Christgau, M., Palitzsch, K.-D., Schmalz, G., Kreiner, U. & Frenzel, S. (1998). Healing response to non-surgical periodontal therapy in patients with diabetes mellitus: clinical, microbiological, and immunological results. *Journal of Clinical Periodontology* **25**, 112-124.

Citterio, F., Romano, F., Ferrarotti, F., Gualini, G. & Aimetti, M. (2019). Quality of methods and reporting in association studies of chronic periodontitis and IL1A -889 and IL1B +3953/4 SNPs: a systematic review. *Journal of Periodontal Research* **54**, 457-467. doi:10.1111/jre.12655

Clerehugh, V., Lennon, M.A. & Worthington, H.V. (1990). 5-year results of a longitudinal study of early periodontitis in 14- to 19-year-old adolescents. *Journal of Clinical Periodontology* **17**, 702-708.

Cogen, R.B., Wright, J.T. & Tate, A.L. (1992). Destructive periodontal disease in healthy children. *Journal of Periodontology* **63**, 761-765.

Consensus Report on Periodontal Diseases: Pathogenesis and Microbial Factors (1996). *Annals of Periodontology* **1**, 926-932.

Coretti, L., Cuomo, M., Florio, E. *et al.* (2017). Subgingival dysbiosis in smoker and nonsmoker patients with chronic periodontitis. *Molecular Medicine Reports* **15**, 2007-2014. doi:10.3892/mmr.2017.6269

Craandijk, J., van Krugten, M.V., Verweij, C.L., van der Velden, U. & Loos, B.G. (2002). Tumor necrosis factor-alpha gene polymorphisms in relation to periodontitis. *Journal of Clinical Periodontology* **29**, 28-34.

Cross, D.L. & Smith, G.L.F. (1995). Comparison of periodontal disease in HIV seropositive subjects and controls (II). Microbiology, immunology and prediction of disease progression. *Journal of Clinical Periodontology* **22**, 569-577.

Cullinan, M.P., Westerman, B., Hamlet, S.M. *et al.* (2001). A longitudinal study of interleukin-1 gene polymorphisms and periodontal

150 Parte 2 Epidemiologia

disease in a general adult population. *Journal of Clinical Periodontology* 28, 1137-1144.

Darby, I.B., Lu, J. & Calache, H. (2005). Radiographic study of the prevalence of periodontal bone loss in Australian school-aged children attending the Royal Dental Hospital of Melbourne. *Journal of Clinical Periodontology* 32, 959-965.

de Pommereau, V., Dargent-Paré, C., Robert, J.J. & Brion, M. (1992). Periodontal status in insulin-dependent diabetic adolescents. *Journal of Clinical Periodontology* 19, 628-632.

De Sanctis, M. & Zucchelli, G. (2000). Interleukin-1 gene polymorphisms and long-term stability following guided tissue regeneration therapy. *Journal of Periodontology* 71, 606-613.

Delima, S.L., McBride, R.K., Preshaw, P.M., Heasman, P.A. & Kumar, P.S. (2010). Response of subgingival bacteria to smoking cessation. *Journal of Clinical Microbiology* 48, 2344-2349. doi:10.1128/JCM.01821-09

Demmer, R.T., Holtfreter, B., Desvarieux, M. *et al.* (2012). The influence of type 1 and type 2 diabetes on periodontal disease progression: prospective results from the Study of Health in Pomerania (SHIP). *Diabetes Care* 35, 2036-2042. doi:10.2337/dc11-2453

Demmer, R.T. & Papapanou, P.N. (2010). Epidemiologic patterns of chronic and aggressive periodontitis. *Periodontology 2000* 53, 28-44. doi:PRD326 [pii] 10.1111/j.1600-0757. 2009.00326.x

Demmer, R.T. & Papapanou, P.N. (2020). Causal inference and assessment of risk in the health sciences. In: I.L.C. Chapple & P.N. Papapanou, eds. *Risk Assessment in Oral Health. A Concise Guide for Clinical Application.* New York: Springer, pp. 7-22.

Dewhirst, F.E. (2016). The oral microbiome: critical for understanding oral health and disease. *Journal of the Californian Dental Association* 44, 409-410.

Diamanti-Kipioti, A., Papapanou, P.N., Moraitaki-Tsami, A., Lindhe, J. & Mitsis, F. (1993). Comparative estimation of periodontal conditions by means of different index systems. *Journal of Clinical Periodontology* 20, 656-661.

Diehl, S.R., Wang, Y., Brooks, C.N. *et al.* (1999). Linkage disequilibrium of interleukin-1 genetic polymorphisms with early-onset periodontitis. *Journal of Periodontology* 70, 418-430.

Divaris, K., Monda, K.L., North, K.E. *et al.* (2012). Genome-wide association study of periodontal pathogen colonization. *Journal of Dental Research* 91 7 Suppl, 21S-28S. doi:10.1177/0022034512447951

Divaris, K., Monda, K.L., North, K.E. *et al.* (2013). Exploring the genetic basis of chronic periodontitis: a genome-wide association study. *Human Molecular Genetics* 22, 2312-2324. doi:10.1093/hmg/ddt065

Douglass, C.W. & Fox, C.H. (1993). Cross-sectional studies in periodontal disease: current status and implications for dental practice. *Advances in Dental Research* 7, 25-31.

Douglass, C.W., Jette, A.M., Fox, C.H. *et al.* (1993). Oral health status of the elderly in New England. *Journal of Gerontology* 48, M39-46.

Dunlop, D.D., Manheim, L.M., Song, J. & Chang, R.W. (2002). Gender and ethnic/racial disparities in health care utilization among older adults. *Journal of Gerontology Series B Psychological Science and Social Science* 57, S221-233.

Dye, B.A. (2012). Global periodontal disease epidemiology. *Periodontology 2000* 58, 10-25. doi:10.1111/j.1600-0757. 2011.00413.x

Dye, B.A., Afful, J., Thornton-Evans, G. & Iafolla, T. (2019). Overview and quality assurance for the oral health component of the National Health and Nutrition Examination Survey (NHANES), 2011-2014. *BMC Oral Health* 19, 95. doi:10.1186/s12903-019-0777-6

Dye, B.A., Li, X., Lewis, B.G. *et al.* (2014). Overview and quality assurance for the oral health component of the National Health and Nutrition Examination Survey (NHANES), 2009-2010. *Journal of Public Health Dentistry* 74, 248-256. doi:10.1111/jphd.12056

Dye, B.A., Tan, S., Smith, V. *et al.* (2007). Trends in oral health status: United States, 1988-1994 and 1999-2004. *Vital Health Statistics* 11(248), 1-92.

Eaton, K.A., Duffy, S., Griffiths, G.S., Gilthorpe, M.S. & Johnson, N.W. (2001). The influence of partial and full-mouth recordings on estimates of prevalence and extent of lifetime cumulative attachment loss: a study in a population of young male military recruits. *Journal of Periodontology* 72, 140-145. doi:10.1902/jop.2001.72.2.140

Ehmke, B., Kress, W., Karch, H. *et al.* (1999). Interleukin-1 haplotype and periodontal disease progression following therapy. *Journal of Clinical Periodontology* 26, 810-813.

Eke, P.I., Dye, B.A., Wei, L. *et al.* (2015). Update on prevalence of periodontitis in adults in the United States: NHANES 2009 to 2012. *Journal of Periodontology* 86, 611-622. doi:10.1902/ jop.2015.140520

Eke, P.I., Page, R.C., Wei, L., Thornton-Evans, G. & Genco, R.J. (2012). Update of the case definitions for population-based surveillance of periodontitis. *Journal of Periodontology* 83, 1449-1454. doi:10.1902/jop.2012.110664

Eke, P.I., Thornton-Evans, G.O., Wei, L. *et al.* (2018). Periodontitis in US Adults: National Health and Nutrition Examination Survey 2009-2014. *Journal of the American Dental Association* 149, 576-588 e576. doi:10.1016/j.adaj.2018.04.023

Eke, P.I., Wei, L., Borgnakke, W.S. *et al.* (2016a). Periodontitis prevalence in adults >/= 65 years of age, in the USA. *Periodontology 2000* 72, 76-95. doi:10.1111/prd.12145

Eke, P.I., Wei, L., Thornton-Evans, G.O. *et al.* (2016b). Risk indicators for periodontitis in US adults: NHANES 2009 to 2012. *Journal of Periodontology* 87, 1174-1185. doi:10.1902/ jop.2016.160013

Eklund, S.A. & Burt, B.A. (1994). Risk factors for total tooth loss in the United States; longitudinal analysis of national data. *Journal of Public Health Dentistry* 54, 5-14.

Elamin, A.M., Skaug, N., Ali, R.W., Bakken, V. & Albandar, J.M. (2010). Ethnic disparities in the prevalence of periodontitis among high school students in Sudan. *Journal of Periodontology* 81, 891-896. doi:10.1902/jop.2010.090709

Emrich, L.J., Shlossman, M. & Genco, R.J. (1991). Periodontal disease in non-insulin-dependent diabetes mellitus. *Journal of Periodontology* 62, 123-131.

Endo, M., Tai, H., Tabeta, K. *et al.* (2001). Analysis of single nucleotide polymorphisms in the 5′-flanking region of tumor necrosis factor-alpha gene in Japanese patients with early-onset periodontitis. *Journal of Periodontology* 72, 1554-1559.

Eres, G., Saribay, A. & Akkaya, M. (2009). Periodontal treatment needs and prevalence of localized aggressive periodontitis in a young Turkish population. *Journal of Periodontology* 80, 940-944. doi:10.1902/jop.2009.080566

Erlandson, K.M. & Karris, M.Y. (2019). HIV and aging: reconsidering the approach to management of comorbidities. *Infectious Disease Clinics of North America* 33, 769-786. doi:10.1016/j.idc.2019.04.005

Faria-Almeida, R., Navarro, A. & Bascones, A. (2006). Clinical and metabolic changes after conventional treatment of type 2 diabetic patients with chronic periodontitis. *Journal of Periodontology* 77, 591-598. doi:10.1902/jop.2006.050084

Fassmann, A., Holla, L.I., Buckova, D. *et al.* (2003). Polymorphisms in the +252(A/G) lymphotoxin-alpha and the -308(A/G) tumor necrosis factor-alpha genes and susceptibility to chronic periodontitis in a Czech population. *Journal of Periodontal Research* 38, 394-399.

Feng, P., Wang, X., Casado, P.L *et al.* (2014). Genome wide association scan for chronic periodontitis implicates novel locus. *BMC Oral Health* 14, 84. doi:10.1186/1472-6831-14-84

Ferreira, S.B., Jr., Trombone, A.P., Repeke, C.E. *et al.* (2008). An interleukin-1beta (IL-1beta) single-nucleotide polymorphism at position 3954 and red complex periodontopathogens independently and additively modulate the levels of IL-1beta in diseased periodontal tissues. *Infection and Immunity* 76, 3725-3734. doi:10.1128/IAI.00546-08

Fiebig, A., Jepsen, S., Loos, B.G. *et al.* (2008). Polymorphisms in the interleukin-1 (IL1) gene cluster are not associated with aggressive periodontitis in a large Caucasian population. *Genomics* 92, 309-315. doi:10.1016/j.ygeno.2008.07.004

Fine, D.H., Markowitz, K., Furgang, D. *et al.* (2007). Aggregatibacter actinomycetemcomitans and its relationship to initiation of localized aggressive periodontitis: longitudinal cohort study of initially healthy adolescents. *Journal of Clinical Microbiology* 45, 3859-3869.

Fine, D.H., Markowitz, K., Fairlie, K. et al. (2013). A consortium of Aggregatibacter actinomycetemcomitans, Streptococcus parasanguinis, and Filifactor alocis is present in sites prior to bone loss in a longitudinal study of localized aggressive periodontitis. *Journal of Clinical Microbiology* 51(9), 2850-2861. doi:10.1128/JCM.0072913.

Folwaczny, M., Glas, J., Torok, H.P., Limbersky, O. & Folwaczny, C. (2004). Toll-like receptor (TLR) 2 and 4 mutations in periodontal disease. *Clinical and Experimental Immunology* 135, 330-335.

Freitag-Wolf, S., Dommisch, H., Graetz, C. et al. (2014). Genome-wide exploration identifies sex-specific genetic effects of alleles upstream NPY to increase the risk of severe periodontitis in men. *Journal of Clinical Periodontology* 41, 1115-1121. doi:10.1111/jcpe.12317

Frost, W.H. (1941). Epidemiology. In: K.E. Maxcy, Ed. *Papers of Wade Hampton Frost, M.D.* New York: The Commonwealth Fund, pp. 493-542.

Fukusaki, T., Ohara, N., Hara, Y., Yoshimura, A. & Yoshiura, K. (2007). Evidence for association between a Toll-like receptor 4 gene polymorphism and moderate/severe periodontitis in the Japanese population. *Journal of Periodontal Research* 42, 541-545. doi:10.1111/j.1600-0765.2007.00979.x

Fullmer, S.C., Preshaw, P.M., Heasman, P.A. & Kumar, P.S. (2009). Smoking cessation alters subgingival microbial recolonization. *Journal of Dental Research* 88, 524-528. doi:10.1177/0022034509338676

Garcia, R.I. (2005). Smokers have less reductions in probing depth than non-smokers following nonsurgical periodontal therapy. *Evidence Based Dentistry* 6, 37-38.

Gatto, N.M. & Campbell, U.B. (2010). Redundant causation from a sufficient cause perspective. *Epidemiologic Perspectives and Innovations* 7, 5. doi:10.1186/1742-5573-7-5

Genco, R.J., Grossi, S.G., Ho, A., Nishimura, F. & Murayama, Y. (2005). A proposed model linking inflammation to obesity, diabetes, and periodontal infections. *Journal of Periodontology* 76 Suppl, 2075-2084.

Genco, R.J., Ho, A.W., Grossi, S.G., Dunford, R.G. & Tedesco, L.A. (1999). Relationship of stress, distress and inadequate coping behaviors to periodontal disease. *Journal of Periodontology* 70, 711-723.

Genco, R.J., Ho, A.W., Kopman, J. et al. (1998). Models to evaluate the role of stress in periodontal disease. *Annals of Periodontology* 3, 288-302.

Geter, A., Sutton, M.Y. & Hubbard McCree, D. (2018). Social and structural determinants of HIV treatment and care among black women living with HIV infection: a systematic review: 2005-2016. *AIDS Care* 30, 409-416. doi:10.1080/09540121.201 8.1426827

Gilbert, G.H. & Heft, M.W. (1992). Periodontal status of older Floridians attending senior activity centers. *Journal of Clinical Periodontology* 19, 249-255.

Gilbert, G.H., Shelton, B.J. & Fisher, M.A. (2005). Forty-eight-month periodontal attachment loss incidence in a population-based cohort study: role of baseline status, incident tooth loss, and specific behavioral factors. *Journal of Periodontology* 76, 1161-1170.

Gorman, A., Kaye, E.K., Apovian, C. et al. (2012). Overweight and obesity predict time to periodontal disease progression in men. *Journal of Clinical Periodontology* 39, 107-114. doi:10.1111/j.1600-051X. 2011.01824.x

Goyal, L., Goyal, T. & Gupta, N.D. (2017). Osteoporosis and periodontitis in postmenopausal women: a systematic review. *Journal of Midlife Health* 8, 151-158. doi:10.4103/jmh. JMH_55_17

Graves, D.T., Ding, Z. & Yang, Y. (2020). The impact of diabetes on periodontal diseases. *Periodontology 2000* 82, 214-224. doi:10.1111/prd.12318

Groenewegen, H., Bierman, W.F.W., Delli, K. et al. (2019). Severe periodontitis is more common in HIV-infected patients. *Journal of Infection* 78, 171-177. doi:10.1016/j.jinf.2018.11.008

Grossi, S.G. & Genco, R.J. (1998). Periodontal disease and diabetes mellitus: a two-way relationship. *Annals of Periodontology* 3, 51-61.

Grossi, S.G., Zambon, J.J., Ho, A.W. et al. (1994). Assessment of risk for periodontal disease. I. Risk indicators for attachment loss. *Journal of Periodontology* 65, 260-267.

Grossi, S.G., Zambon, J., Machtei, E.E. et al. (1997). Effects of smoking and smoking cessation on healing after mechanical periodontal therapy. *Journal of the American Dental Association* 128, 599-607.

Guzman, S., Karima, M., Wang, H.Y. & Van Dyke, T.E. (2003). Association between interleukin-1 genotype and periodontal disease in a diabetic population. *Journal of Periodontology* 74, 1183-1190.

Haffajee, A.D. & Socransky, S.S. (1994). Microbial etiological agents of destructive periodontal diseases. *Periodontology 2000* 5, 78-111.

Haffajee, A.D., Socransky, S.S., Lindhe, J. et al. (1991). Clinical risk indicators for periodontal attachment loss. *Journal of Clinical Periodontology* 18, 117-125.

Hajishengallis, G. (2010). Too old to fight? Aging and its toll on innate immunity. *Molecular Oral Microbiology* 25, 25-37. doi:10.1111/j.2041-1014.2009.00562.x

Hajishengallis, G., Darveau, R.P. & Curtis, M.A. (2012). The keystone-pathogen hypothesis. *Nature Reviews Microbiology* 10, 717-725. doi:10.1038/nrmicro2873

Hanioka, T., Morita, M., Yamamoto, T. et al. (2019). Smoking and periodontal microorganisms. *Japanese Dental Science Review* 55, 88-94. doi:10.1016/j.jdsr.2019.03.002

Haririan, H., Andrukhov, O., Bottcher, M. et al. (2018). Salivary neuropeptides, stress, and periodontitis. *Journal of Periodontology* 89, 9-18. doi:10.1902/jop.2017.170249

Hasslanger, S. (2008). Social constructionist analysis of race. In: *Revisiting Race in a Genomic Age*. Piscataway, NJ: Rutgers University Press, pp. 56-69.

Haubek, D., Ennibi, O.K., Poulsen, K. et al. (2008). Risk of aggressive periodontitis in adolescent carriers of the JP2 clone of Aggregatibacter (Actinobacillus) actinomycetemcomitans in Morocco: a prospective longitudinal cohort study. *Lancet* 371(9608), 237-242.

Herrera, D., Sanz, M., Jepsen, S., Needleman, I. & Roldan, S. (2002). A systematic review on the effect of systemic antimicrobials as an adjunct to scaling and root planing in periodontitis patients. *Journal of Clinical Periodontology* 29 Suppl 3, 136-159; discussion 160-132.

Hilgert, J.B., Hugo, F.N., Bandeira, D.R. & Bozzetti, M.C. (2006). Stress, cortisol, and periodontitis in a population aged 50 years and over. *Journal of Dental Research* 85, 324-328.

Hill, A.B. (1971). *Principles of Medical Statistics*, 9th edn. New York: Oxford University Press.

Hirotomi, T., Yoshihara, A., Ogawa, H. & Miyazaki, H. (2011). Tooth-related risk factors for tooth loss in community-dwelling elderly people. *Community Dentistry and Oral Epidemiology* 40, 154-163. doi:10.1111/j.1600-0528.2011.00648.x

Hirotomi, T., Yoshihara, A., Yano, M., Ando, Y. & Miyazaki, H. (2002). Longitudinal study on periodontal conditions in healthy elderly people in Japan. *Community Dentistry and Oral Epidemiology* 30, 409-417.

Hofer, D., Hammerle, C.H., Grassi, M. & Lang, N.P. (2002). Long-term results of supportive periodontal therapy (SPT) in HIV-seropositive and HIV-seronegative patients. *Journal of Clinical Periodontology* 29, 630-637.

Holla, L.I., Buckova, D., Fassmann, A. et al. (2002). Promoter polymorphisms in the CD14 receptor gene and their potential association with the severity of chronic periodontitis. *Journal of Medical Genetics* 39, 844-848.

Holla, L.I., Fassmann, A., Augustin, P. et al. (2008). The association of interleukin-4 haplotypes with chronic periodontitis in a Czech population. *Journal of Periodontology* 79, 1927-1933. doi:10.1902/jop.2008.080035

Holla, L.I., Fassmann, A., Stejskalova, A. et al. (2004). Analysis of the interleukin-6 gene promoter polymorphisms in Czech patients with chronic periodontitis. *Journal of Periodontology* 75, 30-36.

Holtfreter, B., Albandar, J.M., Dietrich, T. et al. (2015). Standards for reporting chronic periodontitis prevalence and severity in epidemiologic studies: proposed standards from the Joint EU/USA Periodontal Epidemiology Working Group. *Journal of Clinical Periodontology* 42, 407-412. doi:10.1111/jcpe.12392

Holtfreter, B., Kocher, T., Hoffmann, T., Desvarieux, M. & Micheelis, W. (2010). Prevalence of periodontal disease and treatment demands

152 Parte 2 Epidemiologia

based on a German dental survey (DMS IV). *Journal of Clinical Periodontology* 37, 211-219. doi:10.1111/j.1600-051X.2009.01517.x

Holtfreter, B., Schwahn, C., Biffar, R. & Kocher, T. (2009). Epidemiology of periodontal diseases in the Study of Health in Pomerania. *Journal of Clinical Periodontology* 36, 114-123. doi:CPE1361 [pii] 10.1111/j.1600-051X.2008.01361.x

Hong, K.W., Shin, M.S., Ahn, Y.B., Lee, H.J. & Kim, H.D. (2015). Genomewide association study on chronic periodontitis in Korean population: results from the Yangpyeong health cohort. *Journal of Clinical Periodontology* 42, 703-710. doi:10.1111/jcpe.12437

Hugoson, A., Koch, G., Gothberg, C. *et al.* (2005). Oral health of individuals aged 3-80 years in Jonkoping, Sweden during 30 years (1973-2003). II. Review of clinical and radiographic findings. *Swedish Dental Journal* 29, 139-155.

Hugoson, A., Laurell, L. & Lundgren, D. (1992). Frequency distribution of individuals aged 20-70 years according to severity of periodontal disease experience in 1973 and 1983. *Journal of Clinical Periodontology* 19, 227-232.

Hugoson, A., Norderyd, O., Slotte, C. & Thorstensson, H. (1998a). Distribution of periodontal disease in a Swedish adult population 1973, 1983 and 1993. *Journal of Clinical Periodontology* 25, 542-548.

Hugoson, A., Norderyd, O., Slotte, C. & Thorstensson, H. (1998b). Oral hygiene and gingivitis in a Swedish adult population 1973, 1983 and 1993. *Journal of Clinical Periodontology* 25, 807-812.

Hugoson, A., Sjodin, B. & Norderyd, O. (2008). Trends over 30 years, 1973-2003, in the prevalence and severity of periodontal disease. *Journal of Clinical Periodontology* 35, 405-414. doi:CPE1225 [pii] 10.1111/j.1600-051X.2008.01225.x

Hugoson, A., Thorstensson, H., Falk, H. & Kuylenstierna, J. (1989). Periodontal conditions in insulin-dependent diabetics. *Journal of Clinical Periodontology* 16, 215-223.

Ismail, A.I., Morrison, E.C., Burt, B.A., Caffesse, R.G. & Kavanagh, M.T. (1990). Natural history of periodontal disease in adults: findings from the Tecumseh Periodontal Disease Study, 1959-87. *Journal of Dental Research* 69, 430-435.

Jamison, H.C. (1963). Prevalence of periodontal disease in the deciduous teeth. *Journal of the American Dental Association* 66, 208-215.

Jepsen, S., Eberhard, J., Fricke, D. *et al.* (2003). Interleukin-1 gene polymorphisms and experimental gingivitis. *Journal of Clinical Periodontology* 30, 102-106.

Jette, A.M., Feldman, H. & Tennstedt, S.L. (1993). Tobacco use: a modifiable risk factor for dental disease among the elderly. *American Journal of Public Health* 83, 1271-1276.

Jia, X.W., Yuan, Y.D., Yao, Z.X. *et al.* (2017). Association between IL-4 and IL-4R polymorphisms and periodontitis: a meta-analysis. *Disease Markers* 2017, 8021279. doi:10.1155/2017/8021279

Kaldahl, W.B., Johnson, G.K., Patil, K.D. & Kalkwarf, K.L. (1996). Levels of cigarette consumption and response to periodontal therapy. *Journal of Periodontology* 67, 675-681.

Kang, B.Y., Choi, Y.K., Choi, W.H. *et al.* (2003). Two polymorphisms of interleukin-4 gene in Korean adult periodontitis. *Archives of Pharmacological Research* 26, 482-486.

Kassebaum, N.J., Bernabe, E., Dahiya, M. *et al.* (2014). Global burden of severe periodontitis in 1990-2010: a systematic review and meta-regression. *Journal of Dental Research* 93, 1045-1053. doi:10.1177/0022034514552491

Kaufman, J.S., Cooper, R.S. & McGee, D.L. (1997). Socioeconomic status and health in blacks and whites: the problem of residual confounding and the resiliency of race. *Epidemiology* 8, 621-628.

Kaur, P.K., Narula, S.C., Rajput, R., Sharma R.K. & Tewari, S. (2015). Periodontal and glycemic effects of nonsurgical periodontal therapy in patients with type 2 diabetes stratified by baseline HbA1c. *Journal of Oral Science* 57, 201-211.

Khan, S., Barrington, G., Bettiol, S., Barnett, T. & Crocombe, L. (2018). Is overweight/obesity a risk factor for periodontitis in young adults and adolescents?: a systematic review. *Obesity Review* 19, 852-883. doi:10.1111/obr.12668

Kinane, D.F. & Chestnutt, I.G. (2000). Smoking and periodontal disease. *Critical Reviews in Oral Biology and Medicine* 11, 356-365.

Kinane, D.F., Hodge, P., Eskdale, J., Ellis, R. & Gallagher, G. (1999). Analysis of genetic polymorphisms at the interleukin-10 and tumour necrosis factor loci in early-onset periodontitis. *Journal of Periodontal Research* 34, 379-386.

Kingman, A. & Albandar, J.M. (2002). Methodological aspects of epidemiological studies of periodontal diseases. *Periodontology 2000* 29, 11-30.

Kingman, A., Susin, C. & Albandar, J.M. (2008). Effect of partial recording protocols on severity estimates of periodontal disease. *Journal of Clinical Periodontology* 35, 659-667.

Kobayashi, T., Westerdaal, N.A., Miyazaki, A. *et al.* (1997). Relevance of immunoglobulin G Fc receptor polymorphism to recurrence of adult periodontitis in Japanese patients. *Infection and Immunity* 65, 3556-3560.

Kocher, T., Konig, J., Borgnakke, W.S., Pink, C. & Meisel, P. (2018). Periodontal complications of hyperglycemia/diabetes mellitus: Epidemiologic complexity and clinical challenge. *Periodontology 2000* 78, 59-97. doi:10.1111/prd.12235

Kongstad, J., Hvidtfeldt, U.A., Gronbaek, M., Stoltze, K. & Holmstrup, P. (2009). The relationship between body mass index and periodontitis in the Copenhagen City Heart Study. *Journal of Periodontology* 80, 1246-1253. doi:10.1902/jop.2009.080559

Kornman, K.S., Crane, A., Wang, H.Y. *et al.* (1997). The interleukin-1 genotype as a severity factor in adult periodontal disease. *Journal of Clinical Periodontology* 24, 72-77.

Kotsakis, G.A., Javed, F., Hinrichs, J.E., Karoussis, I.K. & Romanos, G.E. (2015). Impact of cigarette smoking on clinical outcomes of periodontal flap surgical procedures: a systematic review and meta-analysis. *Journal of Periodontology* 86, 254-263. doi:10.1902/jop.2014.140452

Krall, E.A., Dawson-Hughes, B., Garvey, A.J. & Garcia, R.I. (1997). Smoking, smoking cessation, and tooth loss. *Journal of Dental Research* 76, 1653-1659.

Krieger, N., Williams, D.R. & Moss, N.E. (1997). Measuring social class in US public health research: concepts, methodologies, and guidelines. *Annual Review of Public Health* 18, 341-378.

Kronauer, E., Borsa, G. & Lang, N.P. (1986). Prevalence of incipient juvenile periodontitis at age 16 years in Switzerland. *Journal of Clinical Periodontology* 13, 103-108.

Kwon, Y.E., Ha, J.E., Paik, D.I., Jin, B.H. & Bae, K.H. (2011). The relationship between periodontitis and metabolic syndrome among a Korean nationally representative sample of adults. *Journal of Clinical Periodontology* 38, 781-786. doi:10.1111/j.1600-051X.2011.01756.x

Könönen, E. (1993). Pigmented Prevotella species in the periodontally healthy oral cavity. *FEMS Immunology and Medical Microbiology* 6, 201-205.

Labriola, A., Needleman, I. & Moles, D.R. (2005). Systematic review of the effect of smoking on nonsurgical periodontal therapy. *Periodontology 2000* 37, 124-137.

Laine, M.L., Crielaard, W. & Loos, B.G. (2012). Genetic susceptibility to periodontitis. *Periodontology 2000* 58, 37-68. doi:10.1111/j.1600-0757.2011.00415.x

Lalla, E., Cheng, B., Lal, S. *et al.* (2007a). Diabetes-related parameters and periodontal conditions in children. *Journal of Periodontal Research* 42, 345-349. doi:10.1111/j.1600-0765.2006.00955.x

Lalla, E., Cheng, B., Lal, S. *et al.* (2007b). Diabetes mellitus promotes periodontal destruction in children. *Journal of Clinical Periodontology* 34, 294-298. doi:10.1111/j.1600-051X.2007.01054.x

Lalla, E., Cheng, B., Lal, S. *et al.* (2006). Periodontal changes in children and adolescents with diabetes: a case-control study. *Diabetes Care* 29, 295-299.

Lalla, E., Lamster, I.B., Drury, S., Fu, C. & Schmidt, A.M. (2000). Hyperglycemia, glycoxidation and receptor for advanced glycation endproducts: potential mechanisms underlying diabetic complications, including diabetes-associated periodontitis. *Periodontology 2000* 23, 50-62.

Lalla, E. & Papapanou, P.N. (2011). Diabetes mellitus and periodontitis: a tale of two common interrelated diseases. *Nature Reviews Endocrinology* 12, 738-748. doi:10.1038/nrendo.2011.106

Lalla, E., Park, D.B., Papapanou, P.N. & Lamster, I.B. (2004). Oral disease burden in Northern Manhattan patients with diabetes mellitus. *American Journal of Public Health* **94**, 755-758.

Lamell, C.W., Griffen, A.L., McClellan, D.L. & Leys, E.J. (2000). Acquisition and colonization stability of Actinobacillus actinomycetemcomitans and Porphyromonas gingivalis in children. *Journal of Clinical Microbiology* **38**, 1196-1199.

Lamster, I.B., Grbic, J.T., Bucklan, R.S. *et al.* (1997). Epidemiology and diagnosis of HIV-associated periodontal diseases. *Oral Diseases* **3 Suppl 1,** S141-148.

Lang, N., Bartold, P.M., Cullinan, M. *et al.* (1999). Consensus report: aggressive periodontitis. *Annals of Periodontology* **70**, 53.

Lang, N.P. & Hill, R.G. (1977). Radiographs in periodontics. *Journal of Clinical Periodontology* **4**, 16-28.

Lang, N.P., Tonetti, M.S., Suter, J. *et al.* (2000). Effect of interleukin-1 gene polymorphisms on gingival inflammation assessed by bleeding on probing in a periodontal maintenance population. *Journal of Periodontal Research* **35**, 102-107.

Lavstedt, S., Eklund, G. & Henrikson, C.-O. (1975). Partial recording in conjunction with roentgenologic assessment of proximal marginal bone loss. *Acta Odontologica Scandinavica* **33 Suppl 67,** 90-113.

Lavu, V., Venkatesan, V., Bhaskar, L.V. *et al.* (2016). Polymorphic regions in Fc Gamma receptor and tumor necrosis factor-alpha genes and susceptibility to chronic periodontitis in a cohort from South India. *Journal of Periodontology* **87**, 914-922. doi:10.1902/jop.2016.150743

Lee, M., Choi, Y.H., Sagong, J. *et al.* (2016). The interactive association of smoking and drinking levels with presence of periodontitis in South Korean adults. *BMC Oral Health* **16**, 80. doi:10.1186/s12903-016-0268-y

Leite, F.R.M., Enevold, C., Bendtzen, K., Baelum, V. & Lopez, R. (2019). Pattern recognition receptor polymorphisms in early periodontitis. *Journal of Periodontology* **90**, 647-654. doi:10.1002/JPER.18-0547

Leite, F.R.M., Nascimento, G.G., Scheutz, F. & Lopez, R. (2018). Effect of smoking on periodontitis: a systematic review and meta-regression. *American Journal of Preventive Medicine* **54**, 831-841. doi:10.1016/j.amepre.2018.02.014

Levin, L., Baev, V., Lev, R., Stabholz, A. & Ashkenazi, M. (2006). Aggressive periodontitis among young Israeli army personnel. *Journal of Periodontology* **77**, 1392-1396.

Levy, S.M., Warren, J.J., Chowdhury, J. *et al.* (2003). The prevalence of periodontal disease measures in elderly adults, aged 79 and older. *Special Care Dentist* **23**, 50-57.

Li, Q.Y., Zhao, H.S., Meng, H.X. *et al.* (2004). Association analysis between interleukin-1 family polymorphisms and generalized aggressive periodontitis in a Chinese population. *Journal of Periodontology* **75**, 1627-1635.

Lilienfeld, D.E. (1978). Definitions of epidemiology. *Am J Epidemiol*, **107**, 87-90.

Lim, S.G., Han, K., Kim, H.A. *et al.* (2014). Association between insulin resistance and periodontitis in Korean adults. *Journal of Clinical Periodontology* **41**, 121-130. doi:10.1111/jcpe.12196

Linden, G.J., Mullally, B.H. & Freeman, R. (1996). Stress and the progression of periodontal disease. *Journal of Clinical Periodontology* **23**, 675-680.

Lindhe, J., Hamp, S.E. & Löe, H. (1973). Experimental periodontitis in the beagle dog. *International Dental Journal* **23**, 432-437.

Locker, D. & Leake, J.L. (1993). Periodontal attachment loss in independently living older adults in Ontario, Canada. *Journal of Public Health Dentistry* **53**, 6-11.

Locker, D., Leake, J.L., Hamilton, M. *et al.* (1991). The oral health status of older adults in four Ontario communities. *Journal of the Canadian Dental Association* **57**, 727-732.

Loos, B.G., Leppers-Van de Straat, F.G., Van de Winkel, J.G. & Van der Velden, U. (2003). Fcgamma receptor polymorphisms in relation to periodontitis. *Journal of Clinical Periodontology* **30**, 595-602.

Lopez, N.J., Rios, V., Pareja, M.A. & Fernandez, O. (1991). Prevalence of juvenile periodontitis in Chile. *Journal of Clinical Periodontology* **18**, 529-533.

Lopez, R., Fernandez, O., Jara, G. & Baelum, V. (2001). Epidemiology of clinical attachment loss in adolescents. *Journal of Periodontology* **72**, 1666-1674.

Lopez, N.J., Jara, L. & Valenzuela, C.Y. (2005). Association of interleukin-1 polymorphisms with periodontal disease. *Journal of Periodontology* **76**, 234-243.

Lundström, A., Jendle, J., Stenström, B., Toss, G. & Ravald, N. (2001). Periodontal conditions in 70-year-old women with osteoporosis. *Swedish Dental Journal* **25**, 89-96.

Lynch, J. & Kaplan, G. (2000). Socioeconomic position. In: L. Berkman & I. Kawachi, eds. *Social Epidemiology*. New York, NY: Oxford University Press, Inc.

Löe, H. (1967). The Gingival Index, the Plaque Index and the Retention Index system. *Journal of Periodontology* **38**, 610-616.

Löe, H. (1993). Periodontal disease. The sixth complication of diabetes mellitus. *Diabetes Care* **16**, 329-334.

Löe, H. & Brown, L. J. (1991). Early onset periodontitis in the United States of America. *Journal of Periodontology* **62**, 608-616.

Löe, H., Theilade, E. & Jensen, S.B. (1965). Experimental gingivitis in man. *Journal of Periodontology* **36**, 177-187.

Löe, H., Ånerud, Å., Boysen, H. & Morrison, E. (1986). Natural history of periodontal disease in man. Rapid, moderate and no loss of attachment in Sri Lankan laborers 14 to 46 years of age. *Journal of Clinical Periodontology* **13**, 431-445.

Machtei, E.E., Dunford, R., Hausmann, E. *et al.* (1997). Longitudinal study of prognostic factors in established periodontitis patients. *Journal of Clinical Periodontology* **24**, 102-109.

Machtei, E.E., Hausmann, E., Dunford, R. *et al.* (1999). Longitudinal study of predictive factors for periodontal disease and tooth loss. *Journal of Clinical Periodontology* **26**, 374-380.

Mack, F., Mojon, P., Budtz-Jorgensen, E. *et al.* (2004). Caries and periodontal disease of the elderly in Pomerania, Germany: results of the Study of Health in Pomerania. *Gerodontology* **21**, 27-36.

Marazita, M.L., Burmeister, J.A., Gunsolley, J.C. *et al.* (1994). Evidence for autosomal dominant inheritance and race-specific heterogeneity in early-onset periodontitis. *Journal of Periodontology* **65**, 623-630.

Marshall-Day, C.D., Stephens, R.G. & Quigley, L.F.J. (1955). Periodontal disease: prevalence and incidence. *Journal of Periodontology* **26**, 185-203.

Martinez Canut, P., Guarinos, J. & Bagan, J.V. (1996). Periodontal disease in HIV seropositive patients and its relation to lymphocyte subsets. *Journal of Periodontology* **67**, 33-36.

Martinez-Herrera, M., Silvestre-Rangil, J. & Silvestre, F.J. (2017). Association between obesity and periodontal disease. A systematic review of epidemiological studies and controlled clinical trials. *Medicina Oral, Patologia Oral, Cirugia Bucal* **22**, e708-e715. doi:10.4317/medoral.21786

Mazurek-Mochol, M., Dembowska, E., Malinowski, D., Safranow, K. & Pawlik, A. (2019). IL-1ss rs1143634 and rs16944 polymorphisms in patients with periodontal disease. *Archives of Oral Biology* **98**, 47-51. doi:10.1016/j. archoralbio.2018.11.004

McCaul, L.K., Jenkins, W.M. & Kay, E.J. (2001). The reasons for the extraction of various tooth types in Scotland: a 15-year follow up. *Journal of Dentistry* **29**, 401-407.

McKaig, R.G., Thomas, J.C., Patton, L.L. *et al.* (1998). Prevalence of HIV-associated periodontitis and chronic periodontitis in a southeastern US study group. *Journal of Public Health Dentistry* **58**, 294-300.

Mdala, I., Olsen, I., Haffajee, A.D. *et al.* (2014). Comparing clinical attachment level and pocket depth for predicting periodontal disease progression in healthy sites of patients with chronic periodontitis using multi-state Markov models. *Journal of Clinical Periodontology* **41**, 837-845. doi:10.1111/ jcpe.12278

Mealey, B.L. & Oates, T.W. (2006). Diabetes mellitus and periodontal diseases. *Journal of Periodontology* **77**, 1289-1303.

Meisel, P., Schwahn, C., Gesch, D. *et al.* (2004). Dose-effect relation of smoking and the interleukin-1 gene polymorphism in periodontal disease. *Journal of Periodontology* **75**, 236-242.

Meisel, P., Timm, R., Sawaf, H. *et al.* (2000). Polymorphism of the N-acetyltransferase (NAT2), smoking and the potential risk of periodontal disease. *Archives of Toxicology* **74**, 343-348.

Melvin, W.L., Sandifer, J.B. & Gray, J.L. (1991). The prevalence and sex ratio of juvenile periodontitis in a young racially mixed population. *Journal of Periodontology* **62**, 330-334.

Michalowicz, B.S., Aeppli, D., Virag, J.G. *et al.* (1991). Periodontal findings in adult twins. *Journal of Periodontology* **62**, 293-299.

Michalowicz, B.S., Diehl, S.R., Gunsolley, J.C. *et al.* (2000). Evidence of a substantial genetic basis for risk of adult periodontitis. *Journal of Periodontology* **71**, 1699-1707.

Miyazaki, H., Pilot, T. & Leclercq, M.-H. (1992). Periodontal profiles. An overview of CPITN data in the WHO Global Oral Data Bank for the age group 15-19 years, 35-44 years and 65-75 years. Geneva: World Health Organization.

Miyazaki, H., Pilot, T., Leclercq, M.H. & Barmes, D.E. (1991). Profiles of periodontal conditions in adolescents measured by CPITN. *International Dental Journal* **41**, 67-73.

Mohammad, A.R., Bauer, R.L. & Yeh, C.K. (1997). Spinal bone density and tooth loss in a cohort of postmenopausal women. *International Journal of Prosthodontics* **10**, 381-385.

Mohammad, A.R., Brunsvold, M. & Bauer, R. (1996). The strength of association between systemic postmenopausal osteoporosis and periodontal disease. *International Journal of Prosthodontics* **9**, 479-483.

Morita, I., Inagaki, K., Nakamura, F. *et al.* (2012). Relationship between periodontal status and levels of glycated hemoglobin. *Journal of Dental Research* **91**, 161-166. doi:10.1177/0022034511431583

Morita, I., Okamoto, Y., Yoshii, S. *et al.* (2011). Five-year incidence of periodontal disease is related to body mass index. *Journal of Dental Research* **90**, 199-202. doi:10.1177/0022034510 382548

Munz, M., Willenborg, C., Richter, G.M. *et al.* (2017). A genome-wide association study identifies nucleotide variants at SIGLEC5 and DEFA1A3 as risk loci for periodontitis. *Human Molecular Genetics* **26**, 2577-2588. doi:10.1093/hmg/ddx151

Mühlemann, H.R. & Son, S. (1971). Gingival sulcus bleeding – a leading symptom in initial gingivitis. *Helvetica Odontologica Acta* **15**, 107-113.

Natto, Z.S., Abu Ahmad, R.H., Alsharif, L.T. *et al.* (2018). Chronic periodontitis case definitions and confounders in periodontal research: a systematic assessment. *Biomedical Research International* **2018**, 4578782. doi:10.1155/2018/4578782

Navarro-Sanchez, A.B., Faria-Almeida, R. & Bascones-Martinez, A. (2007). Effect of non-surgical periodontal therapy on clinical and immunological response and glycaemic control in type 2 diabetic patients with moderate periodontitis. *Journal of Clinical Periodontology* **34**, 835-843. doi:10.1111/j.1600-051X.2007.01127.x

Ndiaye, C.F., Critchlow, C.W., Leggott, P.J. *et al.* (1997). Periodontal status of HIV-1 and HIV-2 seropositive and HIV seronegative female commercial sex workers in Senegal. *Journal of Periodontology* **68**, 827-831.

Neely, A.L. (1992). Prevalence of juvenile periodontitis in a circumpubertal population. *Journal of Clinical Periodontology* **19**, 367-372.

Nibali, L., Bayliss-Chapman, J., Almofareh, S.A. *et al.* (2019). What is the heritability of periodontitis? A systematic review. *Journal of Dental Research* **98**, 632-641. doi:10.1177/ 0022034519842510

Nibali, L., D'Aiuto, F., Donos, N. *et al.* (2009). Association between periodontitis and common variants in the promoter of the interleukin-6 gene. *Cytokine* **45**, 50-54. doi:10.1016/j.cyto.2008.10.016

Nibali, L., Griffiths, G.S., Donos, N. *et al.* (2008). Association between interleukin-6 promoter haplotypes and aggressive periodontitis. *Journal of Clinical Periodontology* **35**, 193-198.

Nibali, L., Parkar, M., D'Aiuto, F. *et al.* (2008). Vitamin D receptor polymorphism (-1056 Taq-I) interacts with smoking for the presence and progression of periodontitis. *Journal of Clinical Periodontology* **35**, 561-567.

Nikolopoulos, G.K., Dimou, N.L., Hamodrakas, S.J. & Bagos, P.G. (2008). Cytokine gene polymorphisms in periodontal disease: a meta-analysis of 53 studies including 4178 cases and 4590 controls. *Journal of Clinical Periodontology* **35**, 754-767. doi:10.1111/j.1600-051X.2008.01298.x

Nishimura, F. & Murayama, Y. (2001). Periodontal inflammation and insulin resistance – lessons from obesity. *Journal of Dental Research* **80**, 1690-1694.

Nittayananta, W., Talungchit, S., Jaruratanasirikul, S. *et al.* (2010). Effects of long-term use of HAART on oral health status of HIV-infected subjects. *Journal of Oral Pathology and Medicine* **39**, 397-406. doi:10.1111/j.1600-0714.2009.00875.x

Noack, B., Gorgens, H., Lorenz, K. *et al.* (2008). TLR4 and IL-18 gene variants in aggressive periodontitis. *Journal of Clinical Periodontology* **35**, 1020-1026. doi:10.1111/j.1600-051X.2008. 01334.x

Norderyd, O., Hugoson, A. & Grusovin, G. (1999). Risk of severe periodontal disease in a Swedish adult population. A longitudinal study. *Journal of Clinical Periodontology* **26**, 608-615.

Offenbacher, S., Divaris, K., Barros, S.P. *et al.* (2016). Genome-wide association study of biologically informed periodontal complex traits offers novel insights into the genetic basis of periodontal disease. *Human Molecular Genetics* **25**, 2113-2129. doi:10.1093/hmg/ddw069

Ogawa, H., Yoshihara, A., Hirotomi, T., Ando, Y. & Miyazaki, H. (2002). Risk factors for periodontal disease progression among elderly people. *Journal of Clinical Periodontology* **29**, 592-597.

Okamoto, H., Yoneyama, T., Lindhe, J., Haffajee, A. & Socransky, S. (1988). Methods of evaluating periodontal disease data in epidemiological research. *Journal of Clinical Periodontology* **15**, 430-439.

Ottria, L., Lauritano, D., Oberti, L. *et al.* (2018). Prevalence of HIV-related oral manifestations and their association with HAART and CD4+ T cell count: a review. *Journal of Biological Regulatory Homeostatic Agents* **32 Suppl 1**, 51-59.

Page, R.C., Bowen, T., Altman, L. *et al.* (1983). Prepubertal periodontitis. I. Definition of a clinical disease entity. *Journal of Periodontology* **54**, 257-271.

Page, R.C. & Eke, P.I. (2007). Case definitions for use in population-based surveillance of periodontitis. *Journal of Periodontology* **78 Suppl,** 1387-1399.

Palmer, R.M., Wilson, R.F., Hasan, A.S. & Scott, D.A. (2005). Mechanisms of action of environmental factors – tobacco smoking. *Journal of Clinical Periodontology* **32 Suppl 6**, 180-195.

Papapanou, P.N. (1996). Periodontal diseases: epidemiology. *Annals of Periodontology* **1**, 1-36.

Papapanou, P.N. (2012). The prevalence of periodontitis in the US: forget what you were told. *Journal of Dental Research* **91**, 907-908. doi:10.1177/0022034512458692

Papapanou, P.N., Baelum, V., Luan, W.-M. *et al.* (1997). Subgingival microbiota in adult Chinese: prevalence and relation to periodontal disease progression. *Journal of Periodontology* **68**, 651-666.

Papapanou, P.N., Yang, T., Cheng, B., Reitz, C. & Noble, J.M. (2021). Replication of gene polymorphisms associated with periodontitis in an elderly cohort: *The WHICAP Ancillary Study of Oral Health.* In preparation.

Papapanou, P.N. & Lindhe, J. (1992). Preservation of probing attachment and alveolar bone levels in 2 random population samples. *Journal of Clinical Periodontology* **19**, 583-588.

Papapanou, P.N., Lindhe, J., Sterrett, J. D. & Eneroth, L. (1991). Considerations on the contribution of ageing to loss of periodontal tissue support. *Journal of Clinical Periodontology* **18**, 611-615.

Papapanou, P.N., Neiderud, A.M., Sandros, J. & Dahlén, G. (2001). Interleukin-1 gene polymorphism and periodontal status. *A case-control study. Journal of Clinical Periodontology* **28**, 389-396.

Papapanou, P.N., Sanz, M., Buduneli, N. *et al.* (2018). Periodontitis: Consensus report of workgroup 2 of the 2017 World Workshop on the Classification of Periodontal and Peri-Implant Diseases and Conditions. *Journal of Clinical Periodontology* **45 Suppl 20,** S162-S170. doi:10.1111/ jcpe.12946

Papapanou, P.N. & Susin, C. (2017). Periodontitis epidemiology: is periodontitis under-recognized, over-diagnosed, or both? *Periodontology 2000* **75**, 45-51. doi:10.1111/prd.12200

Papapanou, P.N., Teanpaisan, R., Obiechina, N.S. *et al.* (2002). Periodontal microbiota and clinical periodontal status in a rural sample in southern Thailand. *European Journal of Oral Science* **110**, 345-352.

Papapanou, P.N. & Wennström, J.L. (1991). The angular bony defect as indicator of further alveolar bone loss. *Journal of Clinical Periodontology* **18**, 317-322.

Papapanou, P.N., Wennström, J.L. & Gröndahl, K. (1989). A 10-year retrospective study of periodontal disease progression. *Journal of Clinical Periodontology* **16**, 403-411.

Park, K.S., Nam, J.H. & Choi, J. (2006). The short vitamin D receptor is associated with increased risk for generalized aggressive periodontitis. *Journal of Clinical Periodontology* **33**, 524-528.

Patel, R.A., Wilson, R.F. & Palmer, R.M. (2012). The effect of smoking on periodontal bone regeneration: a systematic review and meta-analysis. *Journal of Periodontology* **83**, 143-155. doi:10.1902/jop.2011.110130

Paulander, J., Wennstrom, J.L., Axelsson, P. & Lindhe, J. (2004). Some risk factors for periodontal bone loss in 50-year-old individuals. A 10-year cohort study. *Journal of Clinical Periodontology* **31**, 489-496.

Payne, J.B., Reinhardt, R.A., Nummikoski, P.V., Dunning, D.G. & Patil, K.D. (2000). The association of cigarette smoking with alveolar bone loss in postmenopausal females. *Journal of Clinical Periodontology* **27**, 658-664.

Payne, J.B., Reinhardt, R.A., Nummikoski, P.V. & Patil, K.D. (1999). Longitudinal alveolar bone loss in postmenopausal osteoporotic/osteopenic women. *Osteoporosis International* **10**, 34-40.

Perez, C.M., Munoz, F., Andriankaja, O.M. *et al.* (2017). Cross-sectional associations of impaired glucose metabolism measures with bleeding on probing and periodontitis. *Journal of Clinical Periodontology* **44**, 142-149. doi:10.1111/ jcpe.12662

Persson, R.E., Hollender, L.G., Powell, L.V. *et al.* (2002). Assessment of periodontal conditions and systemic disease in older subjects. I. Focus on osteoporosis. *Journal of Clinical Periodontology* **29**, 796-802.

Petersen, P.E., Kandelman, D., Arpin, S. & Ogawa, H. (2010). Global oral health of older people – call for public health action. *Community Dental Health* **27 Suppl 2**, 257-267.

Petersen, P.E. & Ogawa, H. (2005). Strengthening the prevention of periodontal disease: the WHO approach. *Journal of Periodontology* **76**, 2187-2193.

Petersen, P.E. & Ogawa, H. (2018). Promoting oral health and quality of life of older people – the need for public health action. *Oral Health and Preventive Dentistry* **16**, 113-124. doi:10.3290/j.ohpd.a40309

Pilot, T. & Miyazaki, H. (1994). Global results: 15 years of CPITN epidemiology. *International Dental Journal* **44 Suppl 1**, 553-560.

Pinson, M., Hoffman, W.H., Garnick, J.J. & Litaker, M.S. (1995). Periodontal disease and type I diabetes mellitus in children and adolescents. *Journal of Clinical Periodontology* **22**, 118-123.

Pitiphat, W., Crohin, C., Williams, P. *et al.* (2004). Use of preexisting radiographs for assessing periodontal disease in epidemiologic studies. *Journal of Public Health Dentistry* **64**, 223-230.

Ramfjord, S.P. (1959). Indices for prevalence and incidence of periodontal disease. *Journal of Periodontology* **30**, 51-59.

Ramseier, C.A., Woelber, J.P., Kitzmann, J. *et al.* (2020). Impact of risk factor control interventions for smoking cessation and promotion of healthy lifestyles in patients with periodontitis: a systematic review. *Journal of Clinical Periodontology* **47 Suppl 22,** 90-106. doi:10.1111/jcpe.13240

Reich, E. & Hiller, K.A. (1993). Reasons for tooth extraction in the western states of Germany. *Community Dentistry and Oral Epidemiology* **21**, 379-383.

Reinhardt, R.A., Payne, J.B., Maze, C.A. *et al.* (1999). Influence of estrogen and osteopenia/osteoporosis on clinical periodontitis in postmenopausal women. *Journal of Periodontology* **70**, 823-828.

Rhodin, K., Divaris, K., North, K.E. *et al.* (2014). Chronic periodontitis genome-wide association studies: gene-centric and gene set enrichment analyses. *Journal of Dental Research* **93**, 882-890. doi:10.1177/0022034514544506

Rieder, C., Joss, A. & Lang, N.P. (2004). Influence of compliance and smoking habits on the outcomes of supportive periodontal therapy (SPT) in a private practice. *Oral Health and Preventive Dentistry* **2**, 89-94.

Roberts-Thomson, K.F., Do, L.G., Bartold, P.M. *et al.* (2014). Prevalence, extent and severity of severe periodontal destruction in an urban Aboriginal and Torres Strait Islander population. *Australian Dental Journal* **59**, 43-47. doi:10.1111/ adj.12138

Roberts-Thomson, K.F. & Stewart, J.F. (2003). Access to dental care by young South Australian adults. *Australian Dental Journal* **48**, 169-174.

Robinson, P.G., Boulter, A., Birnbaum, W. & Johnson, N.W. (2000). A controlled study of relative periodontal attachment loss in people with HIV infection. *Journal of Clinical Periodontology* **27**, 273-276.

Robinson, P.G., Sheiham, A., Challacombe, S.J. & Zakrzewska, J.M. (1996). The periodontal health of homosexual men with HIV infection: a controlled study. *Oral Diseases* **2**, 45-52.

Rosa, E.F., Corraini, P., de Carvalho, V.F. *et al.* (2011). A prospective 12-month study of the effect of smoking cessation on periodontal clinical parameters. *Journal of Clinical Periodontology* **38**, 562-571. doi:10.1111/j.1600-051X.2011.01723.x

Rothman, K.J., Greenland, S. & Lash, T.L. (2008). *Modern Epidemiology*, 3rd edn. Wolters Kluwer Health/Lippincott Williams & Wilkins: Philadelphia.

Rotimi, V.O., Salako, N.O., Divia, M., Asfour, L. & Kononen, E. (2010). Prevalence of periodontal bacteria in saliva of Kuwaiti children at different age groups. *Journal of Infection and Public Health* **3**, 76-82. doi:10.1016/j.jiph.2010.02.002

Russell, A.L. (1956). A system for classification and scoring for prevalence surveys of periodontal disease. *Journal of Dental Research* **35**, 350-359.

Ryder, M.I., Shiboski, C., Yao, T.J. & Moscicki, A.B. (**2020**). Current trends and new developments in HIV research and periodontal diseases. *Periodontology 2000* **82**, 65-77. doi:10.1111/prd.12321

Ryder, M.I., Yao, T.J., Russell, J.S. *et al.* (2017). Prevalence of periodontal diseases in a multicenter cohort of perinatally HIV-infected and HIV-exposed and uninfected youth. *Journal of Clinical Periodontology* **44**, 2-12. doi:10.1111/jcpe.12646

Saito, T., Shimazaki, Y., Kiyohara, Y. *et al.* (2004). The severity of periodontal disease is associated with the development of glucose intolerance in non-diabetics: the Hisayama study. *Journal of Dental Research* **83**, 485-490.

Saito, T., Shimazaki, Y., Koga, T., Tsuzuki, M. & Ohshima, A. (2001). Relationship between upper body obesity and periodontitis. *Journal of Dental Research* **80**, 1631-1636.

Saito, T., Shimazaki, Y. & Sakamoto, M. (1998). Obesity and periodontitis. *New England Journal of Medicine* **339**, 482-483.

Salonen, L.W., Frithiof, L., Wouters, F.R. & Helldén, L.B. (1991). Marginal alveolar bone height in an adult Swedish population. A radiographic cross-sectional epidemiologic study. *Journal of Clinical Periodontology* **18**, 223-232.

Sanders, A.E., Sofer, T., Wong, Q. *et al.* (2017). Chronic Periodontitis Genome-wide Association Study in the Hispanic Community Health Study / Study of Latinos. *Journal of Dental Research* **96**, 64-72. doi:10.1177/ 0022034516664509

Santos, V.R., Lima, J.A., De Mendonca, A.C. *et al.* (2009). Effectiveness of full-mouth and partial-mouth scaling and root planing in treating chronic periodontitis in subjects with type 2 diabetes. *Journal of Periodontology* **80**, 1237-1245. doi:10.1902/jop.2009.090030

Saxby, M.S. (1987). Juvenile periodontitis: an epidemiological study in the west Midlands of the United Kingdom. *Journal of Clinical Periodontology* **14**, 594-598.

Saxén, L. (1980). Prevalence of juvenile periodontitis in Finland. *Journal of Clinical Periodontology* **7**, 177-186.

Scarel-Caminaga, R.M., Trevilatto, P.C., Souza, A.P. *et al.* (2004). Interleukin 10 gene promoter polymorphisms are associated with chronic periodontitis. *Journal of Clinical Periodontology* **31**, 443-448.

Schaefer, A.S., Bochenek, G., Manke, T. *et al.* (2013). Validation of reported genetic risk factors for periodontitis in a large-scale replication study. *Journal of Clinical Periodontology* **40**, 563-572. doi:10.1111/jcpe.12092

Schaefer, A.S., Richter, G.M., Nothnagel, M. *et al.* (2010). A genome-wide association study identifies GLT6D1 as a susceptibility locus for periodontitis. *Human Molecular Genetics* **19**, 553-562. doi:10.1093/hmg/ddp508

156   Parte 2   Epidemiologia

Schei, O., Waerhaug, J., Lövdal, A. & Arno, A. (1959). Alveolar bone loss related to oral hygiene and age. *Journal of Periodontology* **30**, 7-16.

Scherp, H.W. (1964). Current concepts in periodontal disease research: epidemiological contributions. *Journal of the American Dental Association* **68**, 667-675.

Scheutz, F., Matee, M.I., Andsager, L. *et al.* (1997). Is there an association between periodontal condition and HIV infection? *Journal of Clinical Periodontology* **24**, 580-587.

Schürch, E., Jr. & Lang, N.P. (2004). Periodontal conditions in Switzerland at the end of the 20th century. *Oral Health and Preventive Dentistry* **2**, 359-368.

Schürch, E., Jr., Minder, C.E., Lang, N.P. & Geering, A.H. (1990). Comparison of clinical periodontal parameters with the Community Periodontal Index for Treatment Needs (CPITN) data. *Schweiz Monatsschrift Zahnmedizin* **100**, 408-411.

Seppälä, B., Seppälä, M. & Ainamo, J. (1993). A longitudinal study on insulin-dependent diabetes mellitus and periodontal disease. *Journal of Clinical Periodontology* **20**, 161-165.

Shaffer, J.R., Polk, D.E., Wang, X. *et al.* (2014). Genome-wide association study of periodontal health measured by probing depth in adults ages 18-49 years. *G3 (Bethesda)* **4**, 307-314. doi:10.1534/g3.113.008755.

Shapira, L., Stabholz, A., Rieckmann, P. & Kruse, N. (2001). Genetic polymorphism of the tumor necrosis factor (TNF)-alpha promoter region in families with localized early-onset periodontitis. *Journal of Periodontal Research* **36**, 183-186.

Shariff, J.A., Burkett, S., Watson, C.W. *et al.* (2018). Periodontal status among elderly inhabitants of northern Manhattan: The WHICAP ancillary study of oral health. *Journal of Clinical Periodontology* **45**, 909-919. doi:10.1111/jcpe.12927.

Shiau, H.J. & Reynolds, M.A. (2010). Sex differences in destructive periodontal disease: exploring the biologic basis. *Journal of Periodontology* **81**, 1505-1517. doi:10.1902/jop.2010.100045

Shimada, Y., Tai, H., Endo, M. *et al.* (2004). Association of tumor necrosis factor receptor type 2 +587 gene polymorphism with severe chronic periodontitis. *Journal of Clinical Periodontology* **31**, 463-469.

Shimizu, S., Momozawa, Y., Takahashi, A. *et al.* (2015). A genome-wide association study of periodontitis in a Japanese population. *Journal of Dental Research* **94**, 555-561. doi:10.1177/0022034515570315

Shlossman, M., Knowler, W.C., Pettitt, D.J. & Genco, R.J. (1990). Type 2 diabetes mellitus and periodontal disease. *Journal of the American Dental Association* **121**, 532-536.

Shlossman, M., Pettitt, D., Arevalo, A. & Genco, R. J. (1986). Periodontal disease in children and young adults on the Gila River Indian Reservation. *Journal of Dental Research* **65**, special issue, abst. # 1127.

Shungin, D., Haworth, S., Divaris, K. *et al.* (2019). Genome-wide analysis of dental caries and periodontitis combining clinical and self-reported data. *Nature Communications* **10**, 2773. doi:10.1038/s41467-019-10630-1.

Silness, J. & Löe, H. (1964). Periodontal disease in pregnancy. II Corelation between oral hygiene and periodontal condition. *Acta Odontologica Scandinavica* **22**, 112-135.

Sjödin, B., Crossner, C.G., Unell, L. & Ostlund, P. (1989). A retrospective radiographic study of alveolar bone loss in the primary dentition in patients with localized juvenile periodontitis. *Journal of Clinical Periodontology* **16**, 124-127.

Sjödin, B. & Matsson, L. (1992). Marginal bone level in the normal primary dentition. *Journal of Clinical Periodontology* **19**, 672-678.

Sjödin, B., Matsson, L., Unell, L. & Egelberg, J. (1993). Marginal bone loss in the primary dentition of patients with juvenile periodontitis. *Journal of Clinical Periodontology* **20**, 32-36.

Smith, G.L., Cross, D.L. & Wray, D. (1995). Comparison of periodontal disease in HIV seropositive subjects and controls (I). *Clinical features. Journal of Clinical Periodontology* **22**, 558-568. doi:10.1111/j.1600-051x.1995.tb00805.x

Socransky, S.S., Haffajee, A.D., Cugini, M.A., Smith, C. & Kent, R.L., Jr. (1998). Microbial complexes in subgingival plaque. *Journal of Clinical Periodontology* **25**, 134-144.

Socransky, S.S., Smith, C., Martin, L. *et al.* (1994). "Checkerboard" DNA-DNA hybridization. *Biotechniques* **17**, 788-792.

Song, I.S., Han, K., Park, Y.M. *et al.* (2016). Severe periodontitis is associated with insulin resistance in non-abdominal obese adults. *Journal of Clinical Endocrinology and Metabolism* **101**, 4251-4259. doi:10.1210/jc.2016-2061

Spalj, S., Plancak, D., Bozic, D. *et al.* (2008). Periodontal conditions and oral hygiene in rural population of post-war Vukovar region, Croatia in correlation to stress. *European Journal of Medical Research* **13**, 100-106.

Stavropoulos, A., Mardas, N., Herrero, F. & Karring, T. (2004). Smoking affects the outcome of guided tissue regeneration with bioresorbable membranes: a retrospective analysis of intrabony defects. *Journal of Clinical Periodontology* **31**, 945-950.

Stojkovic, A., Boras, V.V., Planbak, D., Lisic, M. & Srdjak, S. (2011). Evaluation of periodontal status in HIV infected persons in Croatia. *Collegium Antropologicum* **35**, 67-71.

Stoltenberg, J.L., Osborn, J.B., Pihlstrom, B.L. *et al.* (1993). Association between cigarette smoking, bacterial pathogens, and periodontal status. *Journal of Periodontology* **64**, 1225-1230.

Struch, F., Dau, M., Schwahn, C. *et al.* (2008). Interleukin-1 gene polymorphism, diabetes, and periodontitis: results from the Study of Health in Pomerania (SHIP). *Journal of Periodontology* **79**, 501-507. doi:10.1902/jop.2008.070203.

Sugita, N., Yamamoto, K., Kobayashi, T. *et al.* (1999). Relevance of Fc gamma RIIIa-158V-F polymorphism to recurrence of adult periodontitis in Japanese patients. *Clinical and Experimental Immunology* **117**, 350-354.

Sun, H.Y., Jiang, H., Du, M.Q. *et al.* (2018). The prevalence and associated factors of periodontal disease among 35 to 44-year-old Chinese adults in the 4th National Oral Health Survey. *Chinese Journal of Dental Research* **21**, 241-247. doi:10.3290/j.cjdr.a41082

Susin, C. & Albandar, J.M. (2005). Aggressive periodontitis in an urban population in southern Brazil. *Journal of Periodontology* **76**, 468-475.

Susin, C., Dalla Vecchia, C.F., Oppermann, R.V., Haugejorden, O. & Albandar, J.M. (2004a). Periodontal attachment loss in an urban population of Brazilian adults: effect of demographic, behavioral, and environmental risk indicators. *Journal of Periodontology* **75**, 1033-1041.

Susin, C., Kingman, A. & Albandar, J.M. (2005). Effect of partial recording protocols on estimates of prevalence of periodontal disease. *Journal of Periodontology* **76**, 262-267.

Susin, C., Oppermann, R.V., Haugejorden, O. & Albandar, J.M. (2004b). Periodontal attachment loss attributable to cigarette smoking in an urban Brazilian population. *Journal of Clinical Periodontology* **31**, 951-958.

Susin, C., Oppermann, R.V., Haugejorden, O. & Albandar, J.M. (2005). Tooth loss and associated risk indicators in an adult urban population from south Brazil. *Acta Odontologia Scandinavica* **63**, 85-93.

Suvan, J., Leira, Y., Moreno, F. *et al.* (2019). subgingival instrumentation for treatment of periodontitis. a systematic review. *Journal of Clinical Periodontology* doi:10.1111/jcpe.13245

Sweeney, E.A., Alcoforado, G.A.P., Nyman, S. & Slots, J. (1987). Prevalence and microbiology of localized prepubertal periodontitis. *Oral Microbiology and Immunology* **2**, 65-70.

Syrjälä, A.M., Ylöstalo, P. & Knuuttila, M. (2010). Periodontal condition of the elderly in Finland. *Acta Odontologica Scandinavica* **68**, 278-283. doi:10.3109/00016357.2010.494619.

Tai, H., Endo, M., Shimada, Y. *et al.* (2002). Association of interleukin-1 receptor antagonist gene polymorphisms with early onset periodontitis in Japanese. *Journal of Clinical Periodontology* **29**, 882-888.

Takala, L., Utriainen, P. & Alanen, P. (1994). Incidence of edentulousness, reasons for full clearance, and health status of teeth before extractions in rural Finland. *Community Dentistry and Oral Epidemiology* **22**, 254-257.

Tanner, A.C., Milgrom, P.M., Kent, R.J. *et al.* (2002). The microbiota of young children from tooth and tongue samples. *Journal of Dental Research* **81**, 53-57.

Taylor, G.W., Burt, B.A., Becker, M.P., Genco, R.J. & Shlossman, M. (1998). Glycemic control and alveolar bone loss progression in type 2 diabetes. *Annals of Periodontology* **3**, 30-39.

Taylor, G.W., Burt, B.A., Becker, M.P. *et al.* (1996). Severe periodontitis and risk for poor glycemic control in patients with non-insulin-dependent diabetes mellitus. *Journal of Periodontology* **67 Suppl,** 1085-1093.

Tervonen, T. & Karjalainen, K. (1997). Periodontal disease related to diabetic status. A pilot study of the response to periodontal therapy in type 1 diabetes. *Journal of Clinical Periodontology* **24**, 505-510.

Tervonen, T. & Oliver, R.C. (1993). Long-term control of diabetes mellitus and periodontitis. *Journal of Clinical Periodontology* **20**, 431-435.

Tervonen, T., Raunio, T., Knuuttila, M. & Karttunen, R. (2007). Polymorphisms in the CD14 and IL-6 genes associated with periodontal disease. *Journal of Clinical Periodontology* **34**, 377-383. doi:10.1111/j.1600-051X.2007.01067.x

Teumer, A., Holtfreter, B., Volker, U. *et al.* (2013). Genome-wide association study of chronic periodontitis in a general German population. *Journal of Clinical Periodontology* **40**, 977-985. doi:10.1111/jcpe.12154

Tezal, M., Wactawski-Wende, J., Grossi, S. G. *et al.* (2000). The relationship between bone mineral density and periodontitis in postmenopausal women. *Journal of Periodontology* **71**, 1492-1498.

Theilade, E., Wright, W.H., Jensen, S.B. & Loe, H. (1966). Experimental gingivitis in man. II. A longitudinal clinical and bacteriological investigation. *Journal of Periodontal Research* **1**, 1-13.

Thorstensson, H. & Johansson, B. (2010). Why do some people lose teeth across their lifespan whereas others retain a functional dentition into very old age? *Gerodontology* **27**, 19-25. doi:10.1111/j.1741-2358.2009.00297.x

Timmerman, M.F., Van der Weijden, G.A., Abbas, F. *et al.* (2000). Untreated periodontal disease in Indonesian adolescents. Longitudinal clinical data and prospective clinical and microbiological risk assessment. *Journal of Clinical Periodontology* **27**, 932-942.

Timmerman, M.F., Van der Weijden, G.A., Arief, E.M. *et al.* (2001). Untreated periodontal disease in Indonesian adolescents. Subgingival microbiota in relation to experienced progression of periodontitis. *Journal of Clinical Periodontology* **28**, 617-627.

Timmerman, M.F., Van der Weijden, G.A., Armand, S. *et al.* (1998). Untreated periodontal disease in Indonesian adolescents. Clinical and microbiological baseline data. *Journal of Clinical Periodontology* **25**, 215-224.

Tinoco, E.M., Beldi, M.I., Loureiro, C.A. *et al.* (1997). Localized juvenile periodontitis and Actinobacillus actinomycetemcomitans in a Brazilian population. *European Journal of Oral Science* **105**, 9-14.

Tomar, S.L. & Asma, S. (2000). Smoking-attributable periodontitis in the United States: findings from NHANES III. *National Health and Nutrition Examination Survey. Journal of Periodontology* **71**, 743-751.

Tonetti, M.S. & Chapple, I.L. (2011). Biological approaches to the development of novel periodontal therapies – consensus of the Seventh European Workshop on Periodontology. *Journal of Clinical Periodontology* **38 Suppl 11,** 114-118. doi:10.1111/j.1600-051X.2010.01675.x

Tonetti, M.S. & Claffey, N. (2005). Advances in the progression of periodontitis and proposal of definitions of a periodontitis case and disease progression for use in risk factor research. *Journal of Clinical Periodontology* **32 Suppl 6,** 210-213.

Tonetti, M.S., Greenwell, H. & Kornman, K.S. (2018). Staging and grading of periodontitis: framework and proposal of a new classification and case definition. *Journal of Clinical Periodontology* **45 Suppl 20,** S149-S161. doi:10.1111/ jcpe.12945

Tong, H., Wei, Z., Yin, J. *et al.* (2019). Genetic susceptibility of common polymorphisms in NIN and SIGLEC5 to chronic periodontitis. *Scientific Reports* **9**, 2088. doi:10.1038/ s41598-019-38632-5

Trombelli, L., Cho, K.S., Kim, C.K., Scapoli, C. & Scabbia, A. (2003). Impaired healing response of periodontal furcation defects following flap debridement surgery in smokers. A controlled clinical trial. *Journal of Clinical Periodontology* **30**, 81-87.

Valentine, J., Saladyanant, T., Ramsey, K. *et al.* (2016). Impact of periodontal intervention on local inflammation, periodontitis, and HIV outcomes. *Oral Diseases,* **22 Suppl 1,** 87-97. doi:10.1111/odi.12419

Van der Velden, U., Abbas, F., Armand, S. *et al.* (2006). Java project on periodontal diseases. The natural development of periodontitis: risk factors, risk predictors and risk determinants. *Journal of Clinical Periodontology* **33**, 540-548.

van der Velden, U., Abbas, F., Van Steenbergen, T. J. *et al.* (1989). Prevalence of periodontal breakdown in adolescents and presence of Actinobacillus actinomycetemcomitans in subjects with attachment loss. *Journal of Periodontology* **60**, 604-610.

Vandenberghe, B., Jacobs, R. & Bosmans, H. (2010). Modern dental imaging: a review of the current technology and clinical applications in dental practice. *European Radiology* **20**, 2637-2655. doi:10.1007/s00330-010-1836-1

Vastardis, S.A., Yukna, R.A., Fidel, P.L., Jr., Leigh, J.E. & Mercante, D.E. (2003). Periodontal disease in HIV-positive individuals: association of periodontal indices with stages of HIV disease. *Journal of Periodontology* **74**, 1336-1341.

Vered, Y., Soskolne, V., Zini, A., Livny, A. & Sgan-Cohen, H.D. (2011). Psychological distress and social support are determinants of changing oral health status among an immigrant population from Ethiopia. *Community Dentistry and Oral Epidemiology* **39**, 145-153. doi:10.1111/j.1600-0528. 2010.00581.x

Völzke, H., Alte, D., Schmidt, C.O. *et al.* (2011). Cohort profile: the study of health in Pomerania. *International Journal of Epidemiology* **40**, 294-307. doi:10.1093/ije/dyp394

von Wowern, N., Klausen, B. & Kollerup, G. (1994). Osteoporosis: a risk factor in periodontal disease. *Journal of Periodontology* **65**, 1134-1138.

Wactawski-Wende, J. (2001). Periodontal diseases and osteoporosis: association and mechanisms. *Annals of Periodontology* **6**, 197-208.

Wahlin, A., Papias, A., Jansson, H. & Norderyd, O. (2018). Secular trends over 40 years of periodontal health and disease in individuals aged 20-80 years in Jonkoping, Sweden: repeated cross-sectional studies. *Journal of Clinical Periodontology* **45**, 1016-1024. doi:10.1111/jcpe.12978

Wan, Q.S., Li, L., Yang, S.K., Liu, Z.L. & Song, N. (2019). Role of vitamin D receptor gene polymorphisms on the susceptibility to periodontitis: a meta-analysis of a controversial issue. *Genetic Testing and Molecular Biomarkers* **23**, 618-633. doi:10.1089/gtmb.2019.0021

Wang, C., Zhao, H., Xiao, L. *et al.* (2009). Association between vitamin D receptor gene polymorphisms and severe chronic periodontitis in a Chinese population. *Journal of Periodontology* **80**, 603-608. doi:10.1902/jop.2009.080465

Wang, C.J. & McCauley, L.K. (2016). Osteoporosis and periodontitis. *Current Osteoporosis Reports* **14**, 284-291. doi:10. 1007/s11914-016-0330-3

Wang, Q.T., Wu, Z.F., Wu, Y.F. *et al.* (2007). Epidemiology and preventive direction of periodontology in China. *Journal of Clinical Periodontology* **34**, 946-951. doi:10.1111/j. 1600-051X.2007.01139.x

Wang, Z., Li, Y., Zhou, Y. & Qiao, Y. (2019). Association between the IL-10 rs1800872 polymorphisms and periodontitis susceptibility: A meta-analysis. *Medicine (Baltimore)* **98**, e17113. doi:10.1097/MD.0000000000017113

Wei, X M., Chen, Y.J., Wu, L. *et al.* (2016). Tumor necrosis factor-alpha G-308A (rs1800629) polymorphism and aggressive periodontitis susceptibility: a meta-analysis of 16 case-control studies. *Scientific Reports* **6**, 19099. doi:10.1038/srep19099

Westfelt, E., Rylander, H., Blohme, G., Jonasson, P. & Lindhe, J. (1996). The effect of periodontal therapy in diabetics. Results after 5 years. *Journal of Clinical Periodontology* **23**, 92-100.

Weyant, R.J., Pearlstein, M.E., Churak, A.P. *et al.* (1999). The association between osteopenia and periodontal attachment loss in older women. *Journal of Periodontology* **70**, 982-991.

WHO. (1997). *Oral Health Surveys: Basic Methods.* Geneva: World Health Organization.

Williams, D.R. (1996). Race/ethnicity and socioeconomic status: measurement and methodological issues. *International Journal of Health Services* **26**, 484-505.

158 Parte 2 Epidemiologia

Williams, D.R. (1997). Race and health: basic questions, emerging directions. *Annals of Epidemiology* **7**, 322-333.

Williams, D.R. (1999). Race, socioeconomic status, and health. The added effects of racism and discrimination. *Annals of the New York Academy of Sciences* **896**, 173-188.

Williams-Wiles, L. & Vieira, A.R. (2019). HIV status does not worsen oral health outcomes. *Journal of Clinical Periodontology* **46**, 640-641. doi:10.1111/jcpe.13116

Winkler, J.R. & Murray, P.A. (1987). Periodontal disease. A potential intraoral expression of AIDS may be rapidly progressive periodontitis. *Journal of the California Dental Association* **15**, 20-24.

Wolf, D.L., Neiderud, A.M., Hinckley, K. *et al.* (2006). Fcgamma receptor polymorphisms and periodontal status: a prospective follow-up study. *Journal of Clinical Periodontology* **33**, 691-698.

Wood, N., Johnson, R.B. & Streckfus, C.F. (2003). Comparison of body composition and periodontal disease using nutritional assessment techniques: Third National Health and Nutrition Examination Survey (NHANES III). *Journal of Clinical Periodontology* **30**, 321-327.

Yamazaki, K., Tabeta, K., Nakajima, T. *et al.* (2001). Interleukin-10 gene promoter polymorphism in Japanese patients with adult and early-onset periodontitis. *Journal of Clinical Periodontology* **28**, 828-832.

Yang, E.Y., Tanner, A.C., Milgrom, P *et al.* (2002). Periodontal pathogen detection in gingiva/tooth and tongue flora samples from 18- to 48-month-old children and periodontal status of their mothers. *Oral Microbiology and Immunology* **17**, 55-59.

Yeung, S.C., Stewart, G.J., Cooper, D.A. & Sindhusake, D. (1993). Progression of periodontal disease in HIV seropositive patients. *Journal of Periodontology* **64**, 651-657.

Yoshihara, A., Seida, Y., Hanada, N. & Miyazaki, H. (2004). A longitudinal study of the relationship between periodontal disease and bone mineral density in community-dwelling older adults. *Journal of Clinical Periodontology* **31**, 680-684.

Yu, S.M., Bellamy, H.A., Schwalberg, R.H. & Drum, M.A. (2001). Factors associated with use of preventive dental and health services among U.S. adolescents. *Journal of Adolescent Health* **29**, 395-405.

Zhan, Y., Holtfreter, B., Meisel, P. *et al.* (2014). Prediction of periodontal disease: modelling and validation in different general German populations. *Journal of Clinical Periodontology* **41**, 224-231. doi:10.1111/jcpe.12208

Zhang, Y., He, J., He, B., Huang, R. & Li, M. (2019). Effect of tobacco on periodontal disease and oral cancer. *Tobacco Induced Disease* **17**, 40. doi:10.18332/tid/106187

Zhao, B. & Li, R. (2018). The association between periodontitis and interleukin-6 genetic polymorphism -174 G/C: A meta-analysis. *Archives of Oral Biology* **96**, 13-20. doi:10.1016/j. archoralbio.2018.08.007

Zhao, Q., Wang, S.B., Xu, G. *et al.* (2019). Periodontal health: a national cross-sectional study of knowledge, attitudes and practices for the public oral health strategy in China. *Journal of Clinical Periodontology* **46**, 406-419. doi:10.1111/jcpe.13082

Zheng, J., Hou, T., Gao, L. *et al.* (2013). Association between CD14 gene polymorphism and periodontitis: a meta-analysis. *Critical Reviews in Eukaryotic Gene Expression* **23**, 115-123. doi:10.1615/critreveukaryotgeneexpr.2013006952

Zhu, G., Li, C., Cao, Z., Corbet, E. F. & Jin, L. (2008). Toll-like receptors 2 and 4 gene polymorphisms in a Chinese population with periodontitis. *Quintessence International* **39**, 217-226.

Capítulo 7

Epidemiologia das Doenças Peri-Implantares

Jan Derks, Cristiano Tomasi e Tord Berglundh

Department of Periodontology, Institute of Odontology, The Sahlgrenska Academy at University of Gothenburg, Gothenburg, Sweden

---

Introdução, 159

Definição da doença, 159

Definição de caso, 159

    Saúde peri-implantar, 160

    Mucosite peri-implantar, 161

    Peri-implantite, 161

Métodos de exame, 161

Prevalência de doenças peri-implantares, 162

Extensão e gravidade da peri-implantite, 162

Peri-implantite e perda do implante, 164

Etiologia das doenças peri-implantares, 164

Fatores de risco para doenças peri-implantares, 164

    Mucosite peri-implantar, 165

    Peri-implantite: fatores de risco relacionados com o paciente, 165

    Peri-implantite: fatores de risco relacionados com o implante, 167

Observações finais, 168

Introdução

A epidemiologia inclui a avaliação da prevalência e dos fatores de risco de doenças em populações de risco. Os achados epidemiológicos podem gerar hipóteses quanto à etiologia e à patogênese. Em última análise, a compreensão da dinâmica das doenças pode auxiliar na criação de estratégias profiláticas e terapêuticas, e influenciar a alocação de recursos na assistência médica e orientações na educação.

Como um dispositivo de implante está envolvido, a epidemiologia das doenças peri-implantares difere da epidemiologia, por exemplo, das doenças periodontais (ver Capítulo 6); os resultados podem ser considerados como complicações de uma intervenção em vez da ocorrência de uma doença natural. Isso coloca um foco específico na população-alvo, que, nesse contexto, são indivíduos que recebem terapia reabilitadora implantossuportada. Enquanto os dados epidemiológicos sobre as doenças periodontais têm ampla aplicabilidade, a validade de dados semelhantes sobre doenças peri-implantares pode ser menos óbvia, porque, de uma perspectiva global, as populações em risco não compartilham necessariamente as mesmas características. Um aspecto importante é a variação nos níveis de tratamento com implantes em diferentes países. Dados de registro da Suécia sugerem que cerca de 8% dos indivíduos com idade ≥ 70 anos têm atualmente pelo menos um implante dentário (SKaPa 2018).

Dado o uso generalizado de implantes dentários em muitas partes do mundo, justifica-se uma abordagem epidemiológica das doenças peri-implantares.

Definição da doença

As doenças peri-implantares incluem duas entidades: mucosite peri-implantar e peri-implantite, e suas características típicas foram resumidas no *2017 World Workshop on Classification of Periodontal and Peri-implant Diseases and Conditions* (Berglundh *et al.* 2018a). Assim, a mucosite peri-implantar constitui uma lesão inflamatória na mucosa peri-implantar ao redor de um implante endósseo sem perda de suporte ósseo peri-implantar. Além disso, a peri-implantite é uma condição patológica que ocorre nos tecidos ao redor dos implantes dentários, caracterizada pela inflamação na mucosa peri-implantar e perda progressiva de osso de suporte. A perda óssea marginal é uma característica distinta da peri-implantite.

Definição de caso

Uma definição de doença fornece informações descritivas sobre as características de uma condição, e informações detalhadas sobre a etiologia e a patogênese da mucosite peri-implantar e peri-implantite são apresentadas no Capítulo 20. As definições de caso, por outro lado, oferecem pontos específicos de mensuração, que são pré-requisitos

160 Parte 2 Epidemiologia

para o diagnóstico de uma doença e estudos de sua prevalência, incidência e fatores de risco. Além das definições de caso, diretrizes para a descrição da gravidade da doença também são importantes. Para facilitar a interpretação e comparação dos dados, os pesquisadores devem aderir às definições de caso aceitas, que devem ser clinicamente relevantes e baseadas em evidências.

Tomasi e Derks (2012) revisaram a metodologia de pesquisa clínica sobre a incidência, a prevalência e os fatores de risco de doenças peri-implantares. Os autores encontraram uma heterogeneidade significativa entre os estudos relevantes em termos de definições de caso. Assim, seis publicações sobre mucosite peri-implantar apresentaram seis definições de casos diferentes, que variaram em termos de limiares de profundidade de sondagem e detecção de "ausência de perda óssea" nas radiografias. As definições de caso para peri-implantite foram relatadas em 12 estudos. Enquanto os critérios clínicos para inflamação dos tecidos moles foram amplamente consistentes, os limiares para a avaliação da perda óssea em radiografias variaram amplamente. Ao todo, foram utilizados sete níveis diferentes de perda óssea, e os limiares variaram de 0,4 a 5 mm. É óbvio que a inconsistência em termos de definições de caso contribuiu para a variação na prevalência de doenças peri-implantares observada na literatura atual (Derks & Tomasi 2015).

Em um consenso do *2017 World Workshop on Classification of Periodontal and Peri-implant Diseases and Conditions*, foram propostas definições de caso para saúde peri-implantar, mucosite peri-implantar e peri-implantite. Estes foram adaptados para uso na prática clínica diária e em estudos epidemiológicos (Berglundh *et al.* 2018a). A ferramenta clínica mais importante para distinguir entre saúde e doença peri-implantar é o sangramento/supuração à sondagem (SS), enquanto a distinção entre mucosite peri-implantar

e peri-implantite é feita pela avaliação da perda óssea em radiografias. O consenso enfatizou que a perda óssea nesse contexto deve exceder as possíveis alterações no nível ósseo da crista resultantes da remodelação óssea inicial após a instalação do implante. Um resumo das definições de caso para saúde peri-implantar, mucosite peri-implantar e peri-implantite estabelecidas no Workshop Mundial de 2017 está apresentado na Tabela 7.1.

Saúde peri-implantar

As características clínicas e histológicas da mucosa peri-implantar saudável foram revisadas por Araujo e Lindhe (2018) e os detalhes também estão descritos no Capítulo 4. Uma distinção para a saúde peri-implantar é a ausência de SS e sinais visuais de inflamação, como edema e vermelhidão. Como as dimensões da mucosa peri-implantar podem variar entre, por exemplo, localizações posteriores e anteriores, não é possível definir uma gama de profundidades de sondagem compatíveis com a saúde. O consenso (Berglundh *et al.* 2018a) também destacou que a saúde peri-implantar pode existir em torno de implantes com suporte ósseo reduzido, pois a saúde peri-implantar pode ser alcançada em locais tratados com sucesso para a peri-implantite. Além disso, a instalação de implantes em locais com deficiências de rebordo também pode resultar em um nível ósseo "reduzido" localizado apicalmente à margem do implante.

Em suma, a definição de caso de saúde peri-implantar a ser usada na prática clínica diária e estudos epidemiológicos apresentados no consenso (Berglundh *et al.* 2018a) incluem: (1) ausência de sinais visuais de inflamação e sangramento/supuração à sondagem suave; (2) nenhum aumento na profundidade de sondagem com relação aos exames anteriores; e (3) sem perda óssea (Tabela 7.1).

Tabela 7.1 Definições de caso de doenças peri-implantares sugeridas pelo *2017 World Workshop on Classification of Periodontal and Peri-implant Diseases and Conditions*. (Fonte: Dados de Berglundh *et al.* 2018a.)

	Saúde peri-implantar	Mucosite peri-implantar	Peri-implantite	
Sinais visuais de inflamação (p. ex., edema e vermelhidão)	Não	Sim	Sim	
Sangramento/supuração à sondagem	Não	Sim	Sim	
Aumento na profundidade de bolsa à sondagem	Não	Possível	Sim	
			(≥ 6 mm se não houver referência anterior)	
Perda óssea progressiva (além da remodelação óssea inicial)	Não	Não	**Estudos epidemiológicos**	**Prática clínica diária**
			Sim	Sim
			Documentação inicial disponível	*Documentação inicial disponível*
			Perda óssea excedendo o erro de mensuração	Perda óssea (sem limite)
			Documentação inicial não disponível	*Documentação inicial não disponível*
			Nível ósseo ≥ 3 mm	Nível ósseo ≥ 3 mm

Mucosite peri-implantar

Características clínicas e histopatológicas e indicadores de risco de mucosite peri-implantar foram descritos em uma revisão de Heitz-Mayfield e Salvi (2018). A presença de uma lesão inflamatória na mucosa peri-implantar e a ausência de perda de osso de suporte são as duas características fundamentais da mucosite peri-implantar. A lesão ocupa uma zona de tecido conjuntivo lateral, mas não apical, do epitélio da bolsa (para detalhes, ver Capítulo 20). A principal característica clínica da mucosite peri-implantar é o SS, embora também possam ocorrer sinais visuais de inflamação, como edema e vermelhidão. Semelhantemente à gengivite ao redor dos dentes, a mucosite peri-implantar geralmente se apresenta com um aumento na profundidade de sondagem da bolsa, como resultado do edema ou da diminuição da resistência à sondagem. O consenso afirma que há fortes evidências de que a placa é o fator etiológico da mucosite peri-implantar e que a lesão pode se resolver após a reinstituição de procedimentos de controle de placa.

Em resumo, a definição de caso de mucosite peri-implantar a ser usada na prática clínica diária e estudos epidemiológicos apresentados no consenso (Berglundh *et al.* 2018a) incluem (1) sangramento e/ou supuração à sondagem suave e (2) sem perda óssea (Tabela 7.1).

Peri-implantite

Schwarz *et al.* (2018) revisaram as características clínicas e histopatológicas e os indicadores de risco de peri-implantite. As duas principais características da peri-implantite são a inflamação da mucosa peri-implantar e perda de osso de suporte. As lesões de peri-implantite estendem-se apicalmente do epitélio da bolsa para o tecido conjuntivo supracrestal (para detalhes, ver Capítulo 20) e são maiores do que aquelas em locais de mucosite peri-implantar e periodontite. Juntos, a perda óssea radiográfica e os sinais clínicos de inflamação, incluindo SS, aumento da profundidade de sondagem das bolsas e/ou recessão da margem da mucosa são achados-chave da peri-implantite (Figura 7.1).

Em resumo, a definição de caso de peri-implantite a ser usada na prática clínica diária e estudos epidemiológicos apresentados no consenso (Berglundh *et al.* 2018a) incluem (1) sangramento e/ou supuração à sondagem suave e (2) aumento da profundidade de sondagem da bolsa em comparação a exames anteriores e (3) perda óssea. A definição de caso de peri-implantite quando dados clínicos ou radiográficos anteriores estiverem faltando incluem (1) sangramento e/ou supuração à sondagem suave e (2) profundidade de sondagem da bolsa ≥ 6 mm e (3) níveis ósseos ≥ 3 mm apicalmente à porção mais coronal da parte intraóssea do implante.

Métodos de exame

As definições de caso de saúde e doenças peri-implantares destacam a importância das avaliações inicial ou de referência para permitir avaliações de alterações nas profundidades

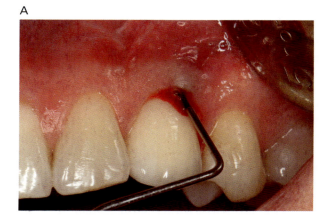

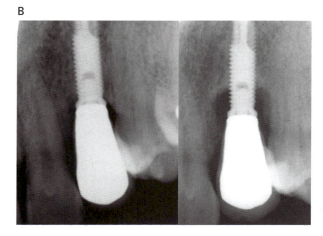

Figura 7.1 A. Sangramento à sondagem em um implante instalado 11 anos antes. **B.** A radiografia de acompanhamento de 11 anos indica perda óssea em relação à inicial, confirmando o diagnóstico de peri-implantite.

de sondagem das bolsas e níveis ósseos marginais ao longo do tempo. Um aumento da profundidade de sondagem da bolsa pode servir como um indicador da progressão da doença. A avaliação clínica da inflamação dos tecidos moles em locais com doença peri-implantar baseia-se em sinais visuais de inflamação e na presença de sangramento/supuração à sondagem (Heitz-Mayfield & Salvi 2018). Como estudos sobre doença periodontal demonstraram a consistência entre SS e uma lesão inflamatória detectada histologicamente em tecidos gengivais, há razões para sugerir uma associação semelhante para avaliações de doenças peri-implantares. Essa suposição é justificada por achados de estudos experimentais sobre gengivite e mucosite peri-implantar demonstrando um padrão semelhante de desenvolvimento de uma lesão inflamatória após períodos de acúmulo de placa (Berglundh *et al.* 1992; Ericsson *et al.* 1992; Leonhardt *et al.* 1992) e dados de estudos clínicos demonstrando que o acúmulo de placa estava diretamente relacionado à taxa de SS (Pontoriero *et al.* 1994; Salvi *et al.* 2012). No estudo sobre mucosite peri-implantar experimental de Salvi *et al.* (2012) a fase de formação da placa foi seguida por um período adicional de controle de infecção, e os achados sobre a redução do SS no final do estudo destacaram a reversibilidade da condição.

162   Parte 2 Epidemiologia

A importância do SS com relação à avaliação da doença peri-implantar foi abordada em estudos clínicos. Em uma avaliação incluindo 112 pacientes portadores de implantes, Farina *et al.* (2017) demonstraram que a probabilidade de SS nos locais dos implantes foi semelhante à dos locais dos dentes correspondentes. É importante notar que os autores ajustaram as comparações para a profundidade de sondagem da bolsa. Em dois estudos longitudinais, foram avaliados o valor preditivo da SS em implantes (Carcuac *et al.* 2017; Karlsson *et al.* 2019). Os resultados indicaram que, enquanto o SS foi um preditor ruim para a futura perda óssea, a ausência de SS foi um forte preditor para a preservação dos níveis ósseos marginais. Essas observações estão de acordo com os dados que avaliam o valor do SS nos dentes e reforçam sua relevância clínica.

A recomendação no consenso do Workshop Mundial de 2017 (Berglundh *et al.* 2018a) para obter mensurações iniciais ou de referência é fundamental para avaliações de alterações do nível ósseo em radiografias durante o acompanhamento. Assim, é indicada uma avaliação radiográfica após a instalação da prótese implantossuportada. Uma radiografia adicional obtida após um período de função inicial (1 ano) pode servir como uma inicial ideal, pois a remodelação fisiológica estará concluída.

Nos casos em que faltam dados de exames prévios ou radiografias, o diagnóstico de peri-implantite é baseado na combinação dos achados clínicos de SS e uma profundidade de sondagem ≥ 6 mm com a avaliação de nível ósseo localizado ≥ 3 mm apicalmente à porção mais coronal da parte intraóssea do implante. Essa definição de caso é importante para o diagnóstico na prática clínica diária, pois os pacientes podem se apresentar pela primeira vez e os registros anteriores não estarem disponíveis. A pesquisa epidemiológica sobre doenças peri-implantares, no entanto, deve ser idealmente delineada para incluir dados de exames anteriores realizados após o primeiro ano de instalação do implante. Outra preocupação com relação à pesquisa epidemiológica sobre doenças peri-implantares é a importância de um limiar válido e relevante para a perda óssea. Assim, o erro de mensuração da avaliação dos níveis ósseos ao redor dos implantes, dentro de cada estudo, deve ser considerado. Estudo anteriores relataram valores médios de erros de mensuração de 0,5 mm e abaixo.

Prevalência de doenças peri-implantares

A ocorrência de doenças peri-implantares tem sido predominantemente avaliada em estudos com delineamento transversal. Essas análises fornecem informações sobre a prevalência da condição. Assim, pouco se sabe sobre a incidência da doença, ou seja, o número de novos casos ocorridos em um determinado período. Estudos selecionados sobre a prevalência de mucosite peri-implantar e peri-implantite estão resumidos na Tabela 7.2. Dados provenientes de diferentes países e as coortes de pacientes estão amplamente de acordo, ao levar em consideração as definições de casos específicos ou limites de medidas. Em geral, a mucosite peri-implantar foi consistentemente mais frequente do que a peri-implantite. Em uma metanálise, Derks e Tomasi (2015) encontraram uma média ponderada de prevalência de 43 e 22% para mucosite peri-implantar e peri-implantite, respectivamente. Os intervalos de confiança das estimativas, no entanto, foram grandes, principalmente em decorrência da heterogeneidade das definições de caso utilizadas nos estudos incluídos. A maioria dos relatos contou com amostras de conveniência, ou seja, grupos de pacientes atendidos em um único centro clínico, geralmente em ambiente universitário/hospitalar. Nos dois estudos que adotaram uma abordagem epidemiológica e incluíram amostras aleatórias da população, a prevalência relatada de peri-implantite foi de 15% (Derks *et al.* 2016) e 34% (Kordbacheh *et al.* 2019), respectivamente.

Ao contrário dos estudos epidemiológicos sobre periodontite, em que a idade do paciente está diretamente relacionada com o tempo de exposição (tempo de risco), o tempo de risco em estudos sobre doenças peri-implantares é determinado pelo momento da instalação do implante. Os tempos de função dos implantes variam consideravelmente dentro e entre amostras de estudo e precisam ser considerados na avaliação de dados de prevalência. A Tabela 7-2 ilustra a variação do tempo de função dos implantes entre os estudos. À medida que a ocorrência de doenças peri-implantares se acumula com o tempo, é razoável esperar que estudos com períodos de acompanhamento mais longos relatem proporções mais altas de doença (Derks & Tomasi 2015).

Extensão e gravidade da peri-implantite

Para descrever a carga de uma doença, a gravidade e a extensão da condição devem ser consideradas, além de sua prevalência. Para doenças peri-implantares, a interpretação dessas características é um desafio. A gravidade da periodontite nos dentes é avaliada pela quantidade de perda de inserção clínica ou perda óssea radiográfica com relação ao comprimento da raiz e à idade do paciente (Papapanou *et al.* 2018). Uma abordagem correspondente em implantes é menos viável, pois o comprimento do implante pode variar consideravelmente. Diferentes pontos de corte na perda óssea radiográfica expressos em milímetros têm sido propostos. Desse modo, Derks *et al.* (2016) usaram diferentes limiares de perda óssea, variando de 0,5 a 4 mm dentro da mesma amostra de estudo, para descrever a gravidade da peri-implantite. Enquanto 45% dos todos os indivíduos apresentaram ocorrência geral de peri-implantite (≥ 1 implante com SS e perda óssea > 0,5 mm) após 9 anos, um grupo menor de 15% demonstrou formas moderadas/graves (≥ 1 implante com SS e perda óssea > 2 mm) da doença. As proporções correspondentes usando definições de caso semelhantes relatadas por Koldsland *et al.* (2010) foram 47 e 20%.

A avaliação da extensão das doenças peri-implantares é dificultada por uma variação pronunciada no número de implantes em um único paciente. Enquanto o número médio de implantes por indivíduo na análise transversal de Derks *et al.* (2016) foi de 4,0, um intervalo de 1 a 12 implantes foi observado. Esses números devem ser vistos com relação

Capítulo 7 Epidemiologia das Doenças Peri-Implantares

Tabela 7.2 Seleção de estudos sobre a prevalência de doenças peri-implantares e suas respectivas definições de caso.

Estudo	Tempo	Amostra	Definições de caso	Prevalência de doenças peri-implantares (nível do paciente)
Daubert et al. (2015), EUA	8,9 a 14,8 anos média: 10,9 anos	Amostra de conveniência 96 indivíduos	*Mucosite* SS e ausência de perda óssea	*Mucosite* 48%
			Peri-implantite PB ≥ 4 mm, SS/SUP e perda óssea ≥ 2 mm	*Peri-implantite* 26%
Derks et al. (2016), Suécia	média: 8,9 anos	Amostra da população 596 indivíduos	*Mucosite* SS/SUP e ausência de perda óssea	*Mucosite* 32,0%
			Peri-implantite (moderada/grave) SS/SUP e perda óssea > 2 mm a partir do ano 1 após a carga	*Peri-implantite* 14,5%
Ferreira et al. (2006), Brasil	0,5 a 5 anos média: 3,5 anos	Amostra de conveniência 212 indivíduos	*Mucosite* SS e ausência de perda óssea	*Mucosite* 64,6%
			Peri-implantite PB ≥ 5 mm, SS/SUP e perda óssea (sem limiar)	*Peri-implantite* 8,9%
Koldsland et al. (2010), Noruega	1 a 16 anos média: 8,4 anos	Amostra de conveniência 109 indivíduos	*Mucosite* SS/SUP e ausência de perda óssea	*Mucosite* 39,4%
			Peri-implantite SS/SUP e perda óssea > 0,4 mm da carga	*Peri-implantite* 47,1%
Kordbacheh Changi et al. (2019), EUA	média: 2,2 anos	Amostra da população 215 indivíduos	*Peri-implantite* Sinais clínicos de inflamação e perda óssea > 2 mm da instalação do implante	*Peri-implantite* 34%
Marrone et al. (2013), Bélgica	5 a 18 anos média: 8,5 anos	Amostra de conveniência 103 indivíduos	*Mucosite* PB ≤ 5 mm, SS e nível ósseo ≤ 2 mm	*Mucosite* 31%
			Peri-implantite PB > 5 mm, SS e nível ósseo > 2 mm	*Peri-implantite* 37%
Mir-Mari et al. (2012), Espanha	1 a 18 anos média: 6,3 anos	Amostra de conveniência 245 indivíduos	*Mucosite* SS e nível ósseo < 2 roscas	*Mucosite* 38,8%
			Peri-implantite SS/SUP e nível ósseo ≥ 2 roscas	*Peri-implantite* 16,3%
Rodrigo et al. (2018), Espanha	5 a 13 anos média: 9,0 anos	Amostra da população 275 indivíduos	*Mucosite* SS e nível ósseo < 2 mm	*Mucosite* 27%
			Peri-implantite SS e nível ósseo ≥ 2 mm	*Peri-implantite* 24%
Rokn et al. (2017), Irã	1 a 11 anos média: 4,4 anos	Amostra de conveniência 134 indivíduos	*Mucosite* SS/SUP e nível ósseo ≤ 2 mm	*Mucosite* 49%
			Peri-implantite SS/SUP e nível ósseo > 2 mm	*Peri-implantite* 20%
Roos-Jansåker et al. (2006), Suécia	9 a 14 anos média: 11,0 anos	Amostra de conveniência 216 indivíduos	*Mucosite* PB ≥ 4 mm, SS e nível ósseo < 1 rosca	*Mucosite* 48%
			Peri-implantite SS/SUP e perda óssea ≥ 1,8 mm de ano 1 após a carga	*Peri-implantite* 16%
Wada et al. (2019), Japão	≥ 3 anos média: 5,8 anos	Amostra de conveniência 543 indivíduos	*Mucosite* SS e ausência de perda óssea	*Mucosite* 24%
			Peri-implantite SS/SUP e perda óssea > 1 mm do ano 1 após a carga	*Peri-implantite* 16%

PB = profundidade de sondagem da bolsa; SS = sangramento à sondagem; SUP = supuração.

164 **Parte 2** Epidemiologia

ao número médio de > 20 dentes por paciente que é comumente relatado em pesquisas sobre doença periodontal. Em dois estudos, foi observada uma extensão de peri-implantite de 40% (Mir-Mari *et al.* 2012; Derks *et al.* 2016). Deve-se notar, no entanto, que os pacientes com implantes unitários foram excluídos dessas análises.

Peri-implantite e perda do implante

A peri-implantite não tratada pode levar à perda do implante com consequências óbvias em termos de desconforto, perda de função e custo. A perda do implante foi avaliada como o desfecho primário na maioria dos estudos sobre terapia com implantes (Needleman *et al.* 2012). Enquanto a perda precoce do implante pode estar relacionada com a falha na osseointegração, a perda tardia do implante constitui uma falha na manutenção da integração e pode, portanto, ser uma consequência da perda óssea progressiva. Karlsson *et al.* (2020) observaram que 42% dos pacientes diagnosticados com peri-implantite moderada/grave, após 9 anos de função, também sofreram perda do implante. Esse agrupamento sugere que a peri-implantite representa uma das principais causas de perda do implante. Essa suposição é ainda apoiada por dados de outras avaliações, nas quais toda a perda do implante (Rosenberg *et al.* 2004; Roccuzzo *et al.* 2010, 2014; Dvorak *et al.* 2011; Malò *et al.* 2014) ou a maior parte da perda do implante (Romeo *et al.* 2004; Daubert *et al.* 2015; Jemt *et al.* 2017) foi atribuída à peri-implantite. Dados longitudinais de pacientes com peri-implantite também indicam que a progressão da doença leva à perda do implante. Assim, Karlsson *et al.* (2019), em um estudo de acompanhamento de 3,3 anos em pacientes previamente diagnosticados com peri-implantite moderada/grave, relataram que 12 dos 133 implantes inicialmente em nove pacientes (de 70) foram perdidos durante o tempo de observação, todos em virtude da progressão da doença. Essas observações destacam a importância do diagnóstico precoce, da prevenção e do tratamento de doenças peri-implantares.

Etiologia das doenças peri-implantares

O termo etiologia implica uma associação causal entre uma exposição e um desfecho. Assim, o fator etiológico precisa estar presente e anteceder a ocorrência do evento de interesse. Um fator de risco, por outro lado, modifica a probabilidade de ocorrência do resultado, mas não é um pré-requisito absoluto. Critérios para evidências científicas que apoiam a causa foram sugeridos e criticamente discutidos (Hill 1965; Rothman & Greenland 2005). As associações causais devem ser confirmadas em estudos prospectivos e de intervenção.

Em analogia com as doenças periodontais, a placa bacteriana tem sido identificada como o fator etiológico das doenças peri-implantares. No consenso do *2017 World Workshop on Classification of Periodontal and Peri-implant Diseases and Conditions*, afirmou-se que há fortes evidências disponíveis identificando a placa como o fator etiológico da mucosite peri-implantar (Berglundh *et al.* 2018a). Dados de estudos em humanos apoiam a relação causa e efeito entre a placa e o desenvolvimento da doença. Assim, em uma série de estudos simulando o modelo experimental de gengivite (Löe *et al.* 1965), permitiu-se que o acúmulo de placa em implantes em humanos ocorresse ao longo de 21 dias (Pontoriero *et al.* 1994; Zitzmann *et al.* 2001; Salvi *et al.* 2012; Meyer *et al.* 2017). Durante esse período, os sítios peri-implantares desenvolveram consistentemente sinais visuais e outros sinais clínicos de mucosite peri-implantar, ou seja, edema, vermelhidão e SS (Heitz-Mayfield & Salvi 2018). Além disso, a condição inflamatória pode ser revertida ou reduzida após o restabelecimento das medidas de controle da placa, por um período adicional de 3 semanas (Salvi *et al.* 2012; Meyer *et al.* 2017).

Como a mucosite peri-implantar é a precursora da peri-implantite (Jepsen *et al.* 2015), é razoável avaliar as evidências que sustentam a placa como causa da peri-implantite. Estudos experimentais em humanos avaliando a placa como fator etiológico para peri-implantite são, por motivos éticos, inviáveis. Modelos pré-clínicos, no entanto, demonstraram que a ruptura da barreira de tecido mole supracrestal por meio de uma ligadura e a formação de placa resultam em (1) diminuição do biofilme bacteriano, (2) inflamação do tecido mole e (3) perda de suporte ósseo (Zitzmann *et al.* 2004; Albouy *et al.* 2008; Carcuac *et al.* 2020) (para detalhes, ver Capítulo 20). Evidências epidemiológicas sobre os fatores etiológicos da peri-implantite podem ser obtidas a partir de estudos retrospectivos. Assim, Schwarz *et al.* (2018) analisaram dados de estudos observacionais e observaram que os pacientes que apresentavam um controle de placa deficiente e que não frequentavam a terapia de manutenção regular apresentavam maior risco de desenvolver peri-implantite (ver Tabela 7.4 para obter mais detalhes). Evidências adicionais sobre a placa como fator etiológico derivam de estudos que avaliam os resultados a longo prazo da terapia da peri-implantite. Assim, usando estratégias de tratamento direcionadas à remoção de depósitos bacterianos nas superfícies dos implantes e o controle de placa realizado pelo paciente, os níveis de inflamação dos tecidos moles e a perda óssea marginal contínua são suprimidos (Carcuac *et al.* 2017; Roccuzzo *et al.* 2017; Schwarz *et al.* 2017b; Berglundh *et al.* 2018b).

Fatores de risco para doenças peri-implantares

O uso dos termos "fator de risco" ou "indicador de risco" depende da qualidade dos dados e do desenho do estudo. Para simplificar, o termo "fator de risco" será usado neste capítulo. Os fatores de risco para peri-implantite podem ser agrupados de acordo com o paciente ou o implante. Embora os fatores etiológicos potenciais sejam idealmente estudados em pesquisas prospectivas e longitudinais, os fatores de risco podem ser avaliados por meio de uma variedade de desenhos de estudo, como análises transversais ou estudos restrospectivos de coorte.

Mucosite peri-implantar

Estudos selecionados sobre potenciais fatores de risco para mucosite peri-implantar estão apresentados na Tabela 7.3. Em geral, as evidências disponíveis sobre fatores de risco nesse contexto são limitadas. Em consonância com a descrição do fator etiológico, a análise dos dados de estudos transversais revelou consistentemente associações entre o mau controle da placa e a falta de adesão à terapia de suporte e a condição mucosite peri-implantar. Como exemplo, Wada *et al.* (2019) relataram um risco significativamente elevado para pacientes com pontuação de placa > 20% em apresentarem um implante com mucosite peri-implantar. O desenho da estrutura da prótese implantossuportada também foi um fator consistentemente associado à mucosite peri-implantar, como ilustrado no estudo de intervenção de Tapia *et al.* (2019). Os autores avaliaram o efeito do tratamento da mucosite e observaram melhora maior nos locais em que as estruturas da prótese foram ajustadas para facilitar o acesso à higiene bucal. A capacidade dos pacientes de realizar medidas de controle de placa demonstrou estar associada às dimensões da mucosa queratinizada. Assim, Souza *et al.* (2016) relataram que pacientes com uma dimensão reduzida de mucosa queratinizada (< 2 mm) obtiveram os maiores escores de placa e os pacientes relataram mais frequentemente dor durante a escovação. As evidências sobre a potencial associação entre a largura da mucosa queratinizada e a mucosite peri-implantar, no entanto, são conflitantes. Esse fato pode ser explicado pela variação em termos de grupos de pacientes, percepção de desconforto e definições de casos.

Peri-implantite: fatores de risco relacionados com o paciente

Estudos selecionados sobre potenciais fatores de risco para peri-implantite relacionados com o paciente estão apresentados na Tabela 7.4. As informações sobre os fatores de risco na peri-implantite são mais extensas quando comparadas com a mucosite peri-implantar. Há evidências convincentes de que indivíduos suscetíveis à periodontite, conforme avaliado pela história atual ou de periodontite, apresentam alto risco de peri-implantite. Isso é ilustrado por resultados de dois estudos transversais originários da Escandinávia. Desse modo, em um estudo com 109 pacientes com tempo médio de acompanhamento de 8,4 anos, Koldsland *et al.* (2010, 2011) observaram um risco elevado de peri-implantite em indivíduos suscetíveis à periodontite (razão de chances de 6). Da mesma forma, Derks *et al.* (2016) examinaram 596 indivíduos após um período de acompanhamento semelhante e relataram a mesma força de associação entre periodontite e peri-implantite.

Tabela 7.3 Seleção de estudos sobre fatores de risco potenciais para mucosite peri-implantar.

Variável independente	Estudos	Observação
Controle de placa deficiente/falta de adesão à terapia de suporte	Ferreira *et al.* (2006) Roos-Jansåker *et al.* (2006) Konstantinidis *et al.* (2015) Wada *et al.* (2019)	Evidência consistente de associação
Desenho/extensão das próteses implantossuportadas	Heitz-Mayfield *et al.* (2011) Konstantinidis *et al.* (2015) Tapia *et al.* (2019) Wada *et al.* (2019)	Evidência consistente de associação
Dimensões da mucosa queratinizada peri-implantar	Adibrad *et al.* (2009) Bouri *et al.* (2008) Boynueğri *et al.* (2013) Crespi *et al.* (2010) Frisch *et al.* (2013) Konstantinidis *et al.* (2015) Lim *et al.* (2019) Roos-Jansåker *et al.* (2006) Schrott *et al.* (2009) Wada *et al.* (2019) Zigdon & Machtei (2008)	Evidência inconsistente de associação
Tabagismo	Karbach *et al.* (2009) Konstantinidis *et al.* (2015) Rinke *et al.* (2011) Roos-Jansåker *et al.* (2006) Wada *et al.* (2019)	Evidência inconsistente de associação fraca
Doenças sistêmicas	Ferreira *et al.* (2006) Karbach *et al.* (2009) Konstantinidis *et al.* (2015) Roos-Jansåker *et al.* (2006) Wada *et al.* (2019)	Evidência inconsistente de associação fraca

166 **Parte 2** Epidemiologia

Tabela 7.4 Seleção de estudos sobre fatores de risco potenciais para peri-implantite relacionados com o paciente.

Variável independente	Estudos	Observação
História/presença de periodontite	Canullo *et al.* (2016)	Há fortes evidências de estudos longitudinais e transversais de que uma história de periodontite constitui um fator de risco para peri-implantite (Schwarz *et al.*, 2018).
	Casado *et al.* (2013)	
	Costa *et al.* (2012)	
	Dalago *et al.* (2017)	
	Daubert *et al.* (2015)	
	de Araújo Nobre *et al.* (2015)	
	Derks *et al.* (2016)	
	Dvorak *et al.* (2011)	
	Ferreira *et al.* (2006)	
	Karoussis *et al.* (2003)	
	Koldsland *et al.* (2011)	
	Konstantinidis *et al.* (2015)	
	Marrone *et al.* (2013)	
	Renvert *et al.* (2014)	
	Roccuzzo *et al.* (2010, 2012)	
	Rokn *et al.* (2017)	
	Roos-Jansåker *et al.* (2006)	
	Schwarz *et al.* (2017)	
	Wada *et al.* (2019)	
Controle de placa deficiente/falta de adesão à terapia de suporte	Aguirre-Zorzano *et al.* (2015)	Há evidências de que o controle inadequado da placa e a falta de terapia de manutenção regular constituem fatores de risco para peri-implantite (Schwarz *et al.*, 2018).
	Canullo *et al.* (2016)	
	Costa *et al.* (2012)	
	de Araújo Nobre *et al.* (2015)	
	Derks *et al.* (2016)	
	Dvorak *et al.* (2011)	
	Ferreira *et al.* (2006)	
	Koldsland *et al.* (2011)	
	Konstantinidis *et al.* (2015)	
	Marrone *et al.* (2013)	
	Monje *et al.* (2017)	
	Rinke *et al.* (2011)	
	Roccuzzo *et al.* (2010, 2012)	
	Rodrigo *et al.* (2018)	
	Rokn *et al.* (2017)	
	Roos-Jansåker *et al.* (2006)	
	Schwarz *et al.* (2017)	
Idade	Aguirre-Zorzano *et al.* (2015)	Evidência inconsistente de associação fraca
	Daubert *et al.* (2015)	
	Derks *et al.* (2016)	
	Ferreira *et al.* (2006)	
	Marrone *et al.* (2013)	
	Renvert *et al.* (2014)	
	Roos-Jansåker *et al.* (2006)	
Sexo	Casado *et al.* (2013)	Evidência inconsistente de associação fraca
	Derks *et al.* (2016)	
	Ferreira *et al.* (2006)	
	Koldsland *et al.* (2011)	
	Konstantinidis *et al.* (2015)	
	Kordbacheh Changi *et al.* (2019)	
	Renvert *et al.* (2014)	
	Rodrigo *et al.* (2018)	
	Roos-Jansåker *et al.* (2006)	

(continua)

Capítulo 7 Epidemiologia das Doenças Peri-Implantares **167**

Tabela 7.4 Seleção de estudos sobre fatores de risco potenciais para peri-implantite relacionados com o paciente. (*Continuação*)

Variável independente	Estudos	Observação
Doenças sistêmicas	Casado *et al.* (2013)	As evidências disponíveis são inconclusivas sobre se o diabetes é um fator de risco para peri-implantite. Evidências que sugerem condições sistêmicas (além do diabetes) como fatores de risco para peri-implantite são limitadas (Schwarz *et al.*, 2018)
	Canullo *et al.* (2016)	
	Dalago *et al.* (2017)	
	Daubert *et al.* (2015)	
	de Araújo Nobre *et al.* (2015)	
	Derks *et al.* (2016)	
	Dvorak *et al.* (2011)	
	Ferreira *et al.* (2006)	
	Koldsland *et al.* (2011)	
	Konstantinidis *et al.* (2015)	
	Marrone *et al.* (2013)	
	Renvert *et al.* (2014)	
	Rodrigo *et al.* (2018)	
	Rokn *et al.* (2017)	
	Roos-Jansåker *et al.* (2006)	
	Wada *et al.* (2019)	
Tabagismo	Aguirre-Zorzano *et al.* (2015)	Não há evidências conclusivas de que o tabagismo constitua um fator de risco para peri-implantite (Schwarz *et al.*, 2018)
	Canullo *et al.* (2016)	
	Casado *et al.* (2013)	
	Daubert *et al.* (2015)	
	Dalago *et al.* (2017)	
	de Araújo Nobre *et al.* (2015)	
	Derks *et al.* (2016)	
	Dvorak *et al.* (2011)	
	Koldsland *et al.* (2011)	
	Konstantinidis *et al.* (2015)	
	Marrone *et al.* (2013)	
	Renvert *et al.* (2014)	
	Rinke *et al.* (2011)	
	Rokn *et al.* (2017)	
	Roos-Jansåker *et al.* (2006)	
	Schwarz *et al.* (2017)	
	Wada *et al.* (2019)	

De acordo com os achados relacionados com a mucosite peri-implantar, o controle inadequado da placa e a falta de adesão à terapia de suporte também foram consistentemente identificados como fatores de risco para peri-implantite. Em uma avaliação longitudinal de 5 anos, em pacientes inicialmente diagnosticados com mucosite, Costa *et al.* (2012) observaram que a terapia de suporte teve um impacto significativo na prevenção da progressão da mucosite em peri-implantite. Assim, enquanto 18% dos pacientes com cuidados de manutenção regulares desenvolveram peri-implantite, a proporção correspondente entre os indivíduos sem cuidados de suporte regulares foi duas vezes maior.

Embora tenham sido identificadas associações entre periodontite e distúrbios sistêmicos (ver Capítulo 6), não foram demonstradas ligações semelhantes entre peri-implantite e condições sistêmicas. Essa falta de associação também se aplica ao tabagismo. Neste contexto, no entanto, deve-se notar que o tabagismo como fator independente pode não ser facilmente identificado em uma análise estatística em virtude do forte efeito de outros parâmetros como a periodontite (Derks *et al.* 2016; Dalago *et al.* 2017).

Peri-implantite: fatores de risco relacionados com o implante

O único fator relacionado com o implante que tem sido consistentemente associado ao risco de peri-implantite é o desenho e a extensão da estrutura protética (Tabela 7.5). Essa observação está de acordo com os achados discutidos anteriormente para mucosite peri-implantar. Como exemplo, Serino e Ström (2009) avaliaram a acessibilidade de próteses implantossuportadas para medidas de higiene bucal em pacientes diagnosticados com peri-implantite. Os autores observaram que apenas alguns locais com acesso à higiene bucal foram afetados (18%), enquanto 65% dos locais não higienizáveis apresentaram peri-implantite. Além disso, Rodrigo *et al.* (2018) observaram um risco elevado de peri-implantite em implantes não acessíveis para limpeza (razão de chances de 4,9). Além do desenho, a extensão da terapia, expressa pelo número de implantes, tem sido implicada como fator de risco. Estudos individuais demonstraram uma associação entre o risco de peri-implantite e outros fatores, como o tipo de retenção (parafusada ou cimentada) da estrutura

Parte 2 Epidemiologia

Tabela 7.5 Seleção de estudos sobre fatores de risco potenciais para peri-implantite relacionados com o tratamento, local ou implante.

Variável independente	Estudos	Observação
Mandíbula	Aguirre-Zorzano *et al.* (2015) Derks *et al.* (2016) Dvorak *et al.* (2011) Koldsland *et al.* (2011) Konstantinidis *et al.* (2015) Rodrigo *et al.* (2018) Rokn *et al.* (2017) Wada *et al.* (2019)	Evidência inconsistente de associação fraca
Desenho/extensão das próteses implantossuportadas	Dalago *et al.* (2017) Daubert *et al.* (2015) Derks *et al.* (2016) Konstantinidis *et al.* (2015) Marrone *et al.* (2013) Rodrigo *et al.* (2018) Serino & Ström (2009)	Evidência consistente de associação. Maior risco para próteses mais extensas e para próteses sem acesso para medidas de higiene bucal
Dimensões da mucosa queratinizada peri-implantar	Canullo *et al.* (2016) Daubert *et al.* (2015) Koldsland *et al.* (2011) Konstantinidis *et al.* (2015) Rokn *et al.* (2017) Roos-Jansåker *et al.* (2006)	Evidência inconsistente de associação
Tipo de retenção	Canullo *et al.* (2016) Dalago *et al.* (2017) Daubert *et al.* (2015) Derks *et al.* (2016) Kordbacheh Changi *et al.* (2019) Marrone *et al.* (2013) Wada *et al.* (2019)	Evidência inconsistente de associação
Tipo de implante	Daubert *et al.* (2015) Derks *et al.* (2016) Dvorak *et al.* (2011) Kordbacheh Changi *et al.* (2019) Marrone *et al.* (2013) Rodrigo *et al.* (2018) Wada *et al.* (2019)	Evidência inconsistente de associação
Enxertia	Canullo *et al.* (2016) Daubert *et al.* (2015) Derks *et al.* (2016) Dvorak *et al.* (2011) Konstantinidis *et al.* (2015) Rokn *et al.* (2017) Wada *et al.* (2019)	Sem evidência de associação

protética ou a dimensão da mucosa queratinizada. Uma análise abrangente da literatura, no entanto, não conseguiu identificar uma consistência nessas relações (Schwarz *et al.* 2018), pois os resultados de uma série de estudos estão em conflito. As razões para essa discrepância não são claras.

Observações finais

A epidemiologia no campo das doenças peri-implantares é uma área emergente de pesquisa com deficiências e limitações. No entanto, algumas conclusões podem ser feitas com base nos dados disponíveis:

- Definições de caso sólidas e comumente aceitas de doenças peri-implantares são essenciais para o diagnóstico na prática clínica diária e para apoiar uma avaliação epidemiológica confiável
- O *2017 World Workshop on Classification of Periodontal and Peri-implant Diseases and Conditions* sugeriu claras definições de caso para saúde peri-implantar, mucosite peri-implantar e peri-implantite, que podem ser aplicadas em pesquisas epidemiológicas, bem como na prática clínica diária
- Avaliações de sondagem peri-implantar e exames radiográficos subsequentes são ferramentas essenciais para o diagnóstico
- A mucosite peri-implantar e a peri-implantite são condições comuns em pacientes com implantes dentários
- Existem evidências que sustentam a placa bacteriana como fator etiológico das doenças peri-implantares

- A peri-implantite é precedida pela mucosite peri-implantar, o que destaca a importância de medidas preventivas visando à resolução da inflamação dos tecidos moles
- Os principais fatores de risco para a mucosite peri-implantar são o controle deficiente da placa e a falta de adesão à terapia de suporte, bem como o desenho das próteses implantossuportadas
- Os principais fatores de risco para peri-implantite são história de periodontite, controle deficiente de placa e falta de adesão à terapia de suporte, bem como o desenho e a extensão das próteses implantossuportadas.

Referências bibliográficas

Adibrad, M., Shahabuei, M. & Sahabi, M. (2009). Significance of the width of keratinized mucosa on the health status of the supporting tissue around implants supporting overdentures. *Journal of Oral Implantology* **35**, 232-237.

Aguirre-Zorzano, L.A., Estefania-Fresco, R., Telletxea, O. & Bravo, M. (2015). Prevalence of peri-implant inflammatory disease in patients with a history of periodontal disease who receive supportive periodontal therapy. *Clinical Oral Implants Research* **26**, 1338-1344.

Albouy, J.-P., Abrahamsson, I., Persson, L.G. & Berglundh, T. (2008). Spontaneous progression of peri-implantitis at different types of implants. An experimental study in dogs. I: clinical and radiographic observations. *Clinical Oral Implants Research* **19**, 997-1002.

Araujo, M.G. & Lindhe, J. (2018). Peri-implant health. *Journal of Clinical Periodontology* **45 Suppl 20**, S230-S236.

Berglundh, T., Armitage, G., Araújo, M.G. *et al.* (2018a). Periimplant diseases and conditions: Consensus report of workgroup 4 of the 2017 World Workshop on the Classification of Periodontal and Peri-Implant Diseases and Conditions. *Journal of Clinical Periodontology* **45 Suppl 20**, S286-S291.

Berglundh, T., Lindhe, J., Marinell, C., Ericsson, I. & Liljenberg, B. (1992). Soft tissue reaction to de novo plaque formation on implants and teeth. An experimental study in the dog. *Clinical Oral Implants Research* **3**, 1-8.

Berglundh, T., Wennström, J.L. & Lindhe, J. (2018b). Long-term outcome of surgical treatment of peri-implantitis. A 2-11year retrospective study. *Clinical Oral Implants Research* **38**, 58-57.

Bouri, A., Bissada, N.F., Al-Zahrani, M.S., Faddoul, F. & Nouneh, I. (2008). Width of keratinized gingiva and the health status of the supporting tissues around dental implants. *International Journal of Oral and Maxillofacial Surgery* **23**, 323-326.

Boynueğri, D., Nemli, S.K. & Kasko, Y.A. (2013). Significance of keratinized mucosa around dental implants: a prospective comparative study. *Clinical Oral Implants Research* **24**, 928-933.

Canullo, L., Tallarico, M., Radovanovic, S. *et al.* (2016). Distinguishing predictive profiles for patient-based risk assessment and diagnostics of plaque induced, surgically and prosthetically triggered peri-implantitis. *Clinical Oral Implants Research* **27**, 1243-1250.

Carcuac, O., Abrahamsson, I., Derks, J., Petzold, M. & Berglundh, T. (2020). Spontaneous progression of experimental peri-implantitis in augmented and pristine bone: a pre-clinical in vivo study. *Clinical Oral Implants Research* **31**, 192-200.

Carcuac, O., Derks, J., Abrahamsson, I. *et al.* (2017). Surgical treatment of peri-implantitis: 3-year results from a randomized controlled clinical trial. *Journal of Clinical Periodontology* **44**, 1294-1303.

Casado, P. L., Pereira, M.C., Duarte, M.E. & Granjeiro, J.M. (2013). History of chronic periodontitis is a high risk indicator for peri-implant disease. *Brazilian Dental Journal* **24**, 136-141.

Costa, F.O., Takenaka-Martinez, S., Cota, L.O. *et al.* (2012). Periimplant disease in subjects with and without preventive maintenance: a 5-year follow-up. *Journal of Clinical Periodontology* **39**, 173-181.

Crespi, R., Capparè, P. & Gherlone, E. (2010). A 4-year evaluation of the peri-implant parameters of immediately loaded implants placed in fresh extraction sockets. *Journal of Periodontology* **81**, 1629-1634.

Dalago, H.R., Schuldt Filho, G., Rodrigues, M.A., Renvert, S. & Bianchini, M.A. (2017). Risk indicators for peri-implantitis. A cross-sectional study with 916 implants. *Clinical Oral Implants Research* **28**, 144-150.

Daubert, D.M., Weinstein, B.F., Bordin, S., Leroux, B.G. & Flemmig, T.F. (2015). Prevalence and predictive factors for peri-implant disease and implant failure: a cross-sectional analysis. *Journal of Periodontology* **86**, 337-347.

de Araújo Nobre, M., Mano Azul, A., Rocha, E. & Malò, P. (2015). Risk factors of peri-implant pathology. *European Journal of Oral Sciences* **123**, 131-139.

Derks, J., Schaller, D., Håkansson, J. *et al.* (2016). Effectiveness of implant therapy analyzed in a Swedish population: prevalence of peri-implantitis. *Journal of Dental Research* **95**, 43-49. Derks, J. & Tomasi, C. (2015). Peri-implant health and disease. A systematic review of current epidemiology. *Journal of Clinical Periodontology* **42 Suppl 16**, S158-171.

de Tapia, B., Mozas, C., Valles, C. *et al.* (2019). Adjunctive effect of modifying the implant-supported prosthesis in the treatment of peri-implant mucositis. *Journal of Clinical Periodontology* **25**, 229-211.

Dvorak, G., Arnhart, C., Heuberer, S. *et al.* (2011). Peri-implantitis and late implant failures in postmenopausal women: a cross-sectional study. *Journal of Clinical Periodontology* **38**, 950-955.

Ericsson, I., Berglundh, T., Marinello, C., Liljenberg, B. & Lindhe, J. (1992). Long-standing plaque and gingivitis at implants and teeth in the dog. *Clinical Oral Implants Research* **3**, 99-103.

Farina, R., Filippi, M., Brazzioli, J., Tomasi, C. & Trombelli, L. (2017). Bleeding on probing around dental implants: a retrospective study of associated factors. *Journal of Clinical Periodontology* **44**, 115-122.

Ferreira, S.D., Silva, G.L., Cortelli, J.R., Costa, J.E. & Costa, F.O. (2006). Prevalence and risk variables for peri-implant disease in Brazilian subjects. *Journal of Clinical Periodontology* **33**, 929-935.

Frisch, E., Ziebolz, D., Vach, K. & Ratka-Krüger, P. (2013). The effect of keratinized mucosa width on peri-implant outcome under supportive postimplant therapy. *Clinical Implant Dentistry and Related Research* **17 Suppl 1**, e236-244.

Heitz-Mayfield, L.J.A. & Salvi, G.E. (2018). Peri-implant mucositis. *Journal of Clinical Periodontology* **45 Suppl 20**, S237-S245.

Heitz-Mayfield, L.J.A., Salvi, G.E., Botticelli, D. *et al.* (2011). Antiinfective treatment of peri-implant mucositis: a randomised controlled clinical trial. *Clinical Oral Implants Research* **22**, 237-241.

Hill, A.B. (1965). The environment and disease: association or causation? *Proceedings of the Royal Society of Medicine* **58**, 295-300.

Jemt, T., Karouni, M., Abitbol, J., Zouiten, O. & Antoun, H. (2017). A retrospective study on 1592 consecutively performed operations in one private referral clinic. Part II: Periimplantitis and implant failures. *Clinical Implant Dentistry and Related Research* **19**, 413-422.

Jepsen, S., Berglundh, T., Genco, R. *et al.* (2015). Primary prevention of peri-implantitis: managing peri-implant mucositis. *Journal of Clinical Periodontology* **42 Suppl 16**, S152-157.

Karbach, J., Callaway, A., Kwon, Y.D., d'Hoedt, B. & Al-Nawas, B. (2009). Comparison of five parameters as risk factors for peri-mucositis. *International Journal of Oral and Maxillofacial Implants* **24**, 491-496.

Karlsson, K., Derks, J., Håkansson, J. *et al.* (2019). Interventions for peri-implantitis and their effects on further bone loss: a retrospective analysis of a registry-based cohort. *Journal of Clinical Periodontology* **46**, 872-879.

Karlsson, K., Derks, J., Wennström, J. L., Petzold, M. & Berglundh, T. (2020). Occurrence and clustering of complications in implant dentistry. *Clinical Oral Implants Research* **31**, 1002-1009.

Karoussis, I.K., Salvi, G.E., Heitz-Mayfield, L.J. *et al.* (2003). Long-term implant prognosis in patients with and without a history of chronic periodontitis: a 10-year prospective cohort study of the ITI Dental Implant System. *Clinical Oral Implants Research* **14**, 329-339.

Koldsland, O.C., Scheie, A.A. & Aass, A.M. (2010). Prevalence of peri-implantitis related to severity of the disease with different degrees of bone loss. *Journal of Periodontology* **81**, 231-238.

Koldsland, O.C., Scheie, A.A. & Aass, A.M. (2011). The association between selected risk indicators and severity of periimplantitis using mixed model analyses. *Journal of Clinical Periodontology* **38**, 285-292.

170   Parte 2 Epidemiologia

Konstantinidis, I.K., Kotsakis, G.A., Gerdes, S. & Walter, M.H. (2015). Cross-sectional study on the prevalence and risk indicators of peri-implant diseases. *European Journal of Oral Implantology* **8**, 75-88.

Kordbacheh Changi, K., Finkelstein, J. & Papapanou, P.N. (2019). Peri-implantitis prevalence, incidence rate, and risk factors: a study of electronic health records at a U.S. dental school. *Clinical Oral Implants Research* **30**, 306-314.

Leonhardt, Å., Berglundh, T., Ericsson, I. & Dahlén, G. (1992). Putative periodontal and teeth in pathogens on titanium implants and teeth in experimental gingivitis and periodontitis in beagle dogs. *Clinical Oral Implants Research* **3**, 112-119.

Lim, H.-C., Wiedemeier, D.B., Hämmerle, C.H.F. & Thoma, D.S. (2019). The amount of keratinized mucosa may not influence peri-implant health in compliant patients: a retrospective 5-year analysis. *Journal of Clinical Periodontology* **46**, 354-362.

Löe, H., Theilade, E. & Jensen, S.B. (1965). Experimental gingivitis in man. *Journal of Periodontology* **36**, 177-187.

Malò, P., Nobre, M.d.A., Lopes, A., Ferro, A. & Gravito, I. (2014). Immediate loading of implants placed in patients with untreated periodontal disease: a 5-year prospective cohort study. *European Journal of Oral Implantology* **7**, 295-304.

Marrone, A., Lasserre, J., Bercy, P. & Brecx, M.C. (2013). Prevalence and risk factors for peri-implant disease in Belgian adults. *Clinical Oral Implants Research* **24**, 934-940.

Meyer, S., Giannopoulou, C., Courvoisier, D. *et al.* (2017). Experimental mucositis and experimental gingivitis in persons aged 70 or over. *Clinical and biological responses. Clinical Oral Implants Research* **28**, 1005-1012.

Mir-Mari, J., Mir-Orfila, P., Figueiredo, R., Valmaseda-Castellon, E. & Gay-Escoda, C. (2012). Prevalence of peri-implant diseases. A cross-sectional study based on a private practice environment. *Journal of Clinical Periodontology* **39**, 490-494.

Monje, A., Wang, H.L. & Nart, J. (2017). Association of preventive maintenance therapy compliance and peri-implant diseases: a cross-sectional study. *Journal of Periodontology* **88**, 1030-1041.

Needleman, I.G., Chin, S., O'Brien, T., Petrie, A. & Donos, N. (2012). Systematic review of outcome measurements and reference group(s) to evaluate and compare implant success and failure. *Journal of Clinical Periodontology* **39 Suppl 12**(s12), 122-132.

Papapanou, P.N., Sanz, M., Buduneli, N. *et al.* (2018). Periodontitis: Consensus report of workgroup 2 of the 2017 World Workshop on the Classification of Periodontal and Peri-Implant Diseases and Conditions. *Journal of Clinical Periodontology* **45 Suppl 20**, S162-S170.

Pontoriero, R., Tonelli, M.P., Carnevale, G. *et al.* (1994). Experimentally induced peri-implant mucositis. A clinical study in humans. *Clinical Oral Implants Research* **5**, 254-259.

Renvert, S., Aghazadeh, A., Hällstrom, H. & Persson, G.R. (2014). Factors related to peri-implantitis a retrospective study. *Clinical Oral Implants Research* **25**, 522-529.

Rinke, S., Ohl, S., Ziebolz, D., Lange, K. & Eickholz, P. (2011). Prevalence of periimplant disease in partially edentulous patients: a practice-based cross-sectional study. *Clinical Oral Implants Research* **22**, 826-833.

Roccuzzo, M., Bonino, F., Aglietta, M. & Dalmasso, P. (2012). Ten-year results of a three arms prospective cohort study on implants in periodontally compromised patients. Part 2: clinical results. *Clinical Oral Implants Research* **23**, 389-395.

Roccuzzo, M., Bonino, L., Dalmasso, P. & Aglietta, M. (2014). Long-term results of a three arms prospective cohort study on implants in periodontally compromised patients: 10-year data around sandblasted and acid-etched (SLA) surface. *Clinical Oral Implants Research* **25**, 1105-1112.

Roccuzzo, M., De Angelis, N., Bonino, L. & Aglietta, M. (2010). Ten-year results of a three-arm prospective cohort study on implants in periodontally compromised patients. Part 1: implant loss and radiographic bone loss. *Clinical Oral Implants Research* **21**, 490-496.

Roccuzzo, M., Pittoni, D., Roccuzzo, A., Charrier, L. & Dalmasso, P. (2017). Surgical treatment of peri-implantitis intrabony lesions by means of deproteinized bovine bone mineral with 10% collagen: 7-year-results. *Clinical Oral Implants Research* **28**, 1577-1583.

Rodrigo, D., Sanz-Sánchez, I., Figuero, E. *et al.* (2018). Prevalence and risk indicators of peri-implant diseases in Spain. *Journal of Clinical Periodontology* **45**, 1510-1520.

Rokn, A., Aslroosta, H., Akbari, S. *et al.* (2017). Prevalence of peri-implantitis in patients not participating in welldesigned supportive periodontal treatments: a cross-sectional study. *Clinical Oral Implants Research* **28**, 314-319.

Romeo, E., Lops, D., Margutti, E. *et al.* (2004). Long-term survival and success of oral implants in the treatment of full and partial arches: a 7-year prospective study with the ITI dental implant system. *International Journal of Oral and Maxillofacial Implants* **19**, 247-259.

Roos-Jansåker, A.M., Lindahl, C., Renvert, H. & Renvert, S. (2006a). Nineto fourteen-year follow-up of implant treatment. Part II: presence of peri-implant lesions. *Journal of Clinical Periodontology* **33**, 290-295.

Roos-Jansåker, A.M., Renvert, H., Lindahl, C. & Renvert, S. (2006b). Nineto fourteen-year follow-up of implant treatment. Part III: factors associated with peri-implant lesions. *Journal of Clinical Periodontology* **33**, 296-301.

Rosenberg, E.S., Cho, S.C., Elian, N. *et al.* (2004). A comparison of characteristics of implant failure and survival in periodontally compromised and periodontally healthy patients: a clinical report. *International Journal of Oral and Maxillofacial Implants* **19**, 873-879.

Rothman, K.J. & Greenland, S. (2005). Causation and causal inference in epidemiology. *American Journal of Public Health* **95 Suppl 1**, S144-150.

Salvi, G.E., Aglietta, M., Eick, S. *et al.* (2012). Reversibility of experimental peri-implant mucositis compared with experimental gingivitis in humans. *Clinical Oral Implants Research* **23**, 182-190.

Schrott, A.R., Jimenez, M., Hwang, J.-W., Fiorellini, J. & Weber, H.-P. (2009). Five-year evaluation of the influence of keratinized mucosa on peri-implant soft-tissue health and stability around implants supporting full-arch mandibular fixed prostheses. *Clinical Oral Implants Research* **20**, 1170-1177.

Schwarz, F., Becker, K., Sahm, N. *et al.* (2017a). The prevalence of peri-implant diseases for two-piece implants with an internal tube-in-tube connection: a cross-sectional analysis of 512 implants. *Clinical Oral Implants Research* **28**, 24-28.

Schwarz, F., Derks, J., Monje, A. & Wang, H.-L. (2018). Periimplantitis. *Journal of Clinical Periodontology* **45 Suppl 20**, S246-S266.

Schwarz, F., John, G., Schmucker, A., Sahm, N. & Becker, J. (2017b). Combined surgical therapy of advanced periimplantitis evaluating two methods of surface decontamination: a 7-year follow-up observation. *Journal of Clinical Periodontology* **44**, 337-342.

Serino, G. & Ström, C. (2009). Peri-implantitis in partially edentulous patients: association with inadequate plaque control. *Clinical Oral Implants Research* **20**, 169-174.

SKaPa. (2018). Swedish Quality Registry for caries and periodontal disease – Annual report. Swedish Quality Registry for Caries and Periodontal Disease.

Souza, A.B., Tormena, M., Matarazzo, F. & Araújo, M.G. (2016). The influence of peri-implant keratinized mucosa on brushing discomfort and peri-implant tissue health. *Clinical Oral Implants Research* **27**, 650-655.

Tomasi, C. & Derks, J. (2012). Clinical research of peri-implant diseases-quality of reporting, case definitions and methods to study incidence, prevalence and risk factors of periimplant diseases. *Journal of Clinical Periodontology* **39**, 207-223.

Wada, M., Mameno, T., Onodera, Y. *et al.* (2019). Prevalence of peri-implant disease and risk indicators in a Japanese population with at least 3 years in function – a multicentre retrospective study. *Clinical Oral Implants Research* **30**, 111-120.

Zigdon, H. & Machtei, E.E. (2008). The dimensions of keratinized mucosa around implants affect clinical and immunological parameters. *Clinical Oral Implants Research* **19**, 387-392.

Zitzmann, N.U., Berglundh, T., Ericsson, I. & Lindhe, J. (2004). Spontaneous progression of experimentally induced periimplantitis. *Journal of Clinical Periodontology* **31**, 845-849.

Zitzmann, N.U., Berglundh, T., Marinello, C.P. & Lindhe, J. (2001). Experimental peri-implant mucositis in man. *Journal of Clinical Periodontology* **28**, 517-523.

Parte 3: **Microbiologia**

8 Biofilmes Dentais e Cálculo, 173
Philip D. Marsh, Mariano Sanz, Niklaus P. Lang e Dieter D. Bosshardt

9 Infecções Periodontais e Peri-Implantares, 194
Mike Curtis, Lisa Heitz-Mayfield e Mariano Sanz

Capítulo 8

Biofilmes Dentais e Cálculo

Philip D. Marsh[1], Mariano Sanz[2], Niklaus P. Lang[3] e Dieter D. Bosshardt[3]

[1]Department of Oral Biology, School of Dentistry, University of Leeds, UK
[2]Faculty of Odontology, ETEP (Etiology and Therapy of Periodontal and Peri-Implant Diseases) Research Group,
Complutense University of Madrid, Madrid, Spain and Department of Periodontology, Faculty of Dentistry,
Institute of Clinical Dentistry, University of Oslo, Oslo, Norway
[3]Department of Periodontology, School of Dental Medicine, University of Bern, Bern, Switzerland

---

Introdução, 173
Microbioma humano, 173
Microbioma oral, 174
Boca como um hábitat microbiológico, 174
Métodos para determinar a composição e função de
    microbioma oral, 176
Desenvolvimento e composição do microbioma oral, 176
Formação do biofilme dental, 177
    Formação do filme de condicionamento, 177
    Ligação reversível e mais estável, 177
    Coadesão, 179
    Maturação da placa, 179

Desprendimento, 180
Significado de um biofilme e um estilo de vida em comunidade
    para os microrganismos, 180
Benefícios ao hospedeiro de uma microbiota oral residente, 181
Biofilmes sobre superfícies de implantes, 182
Cálculo dental, 184
    Aspecto clínico e distribuição, 185
    Formação do cálculo e estrutura, 186
    Adesão às superfícies dentárias e implantes, 187
    Composição do cálculo, 189
    Implicações clínicas, 189
Conclusões, 190

Introdução

Biofilmes dentais desenvolvem-se sobre as superfícies duras da boca, como dentes, dentaduras e implantes. Esses biofilmes dentais formam parte do microbioma oral, que, por sua vez, é parte do microbioma humano. Estudos contemporâneos mostram que o microbioma humano desempenha um papel na saúde e no bem-estar dos seus hospedeiros. Os humanos evoluíram para ter um relacionamento íntimo e altamente benéfico com esses microrganismos; entretanto, essa relação é dinâmica e frágil, e um número de fatores intrínsecos e extrínsecos podem prejudicar esse balanço exótico e esses eventos podem levar a doença.

Microbioma humano

Estima-se que o corpo humano seja composto de aproximadamente 10^{14} células, das quais somente metade são mamíferas (Sender *et al.* 2016). Os outros 50% são microrganismos que formam o microbioma humano, que tem sido definido como os micróbios e seus genomas coletivos que estão vivendo em ou sobre nosso corpo (Cho & Blaser 2012). O microbioma humano desempenha um papel fundamental no desenvolvimento normal do corpo e confere benefícios significantes ao hospedeiro. Por exemplo, o microbioma humano contribui para a diferenciação e maturação da mucosa do hospedeiro e do seu sistema imune, para a quebra dos componentes da dieta e a geração de energia, e para a exclusão de micróbios exógenos, muitos dos quais podem ser patogênicos (Cho & Blaser 2012; Kilian *et al.* 2016). Em geral, esse relacionamento é mutualmente benéfico (*i. e., simbiótico*), no qual os microrganismos ganham um meio ambiente aquecido e nutritivo no qual crescem enquanto entregam os benefícios descritos anteriormente ao hospedeiro. Em ocasiões, o balanço do microbioma em um sítio pode ser quebrado, o que pode resultar no rompimento dessa relação sinérgica e a doença pode ser uma consequência (um processo chamado *disbiose*).

A composição do microbioma varia em superfícies distintas do corpo (p. ex., pele, boca, tratos digestivos e reprodutivos) apesar da transferência frequente de organismos entre esses sítios; a composição característica deles reflete as diferenças significantes nas propriedades biológicas e físicas de cada hábitat (Wilson 2005). Essas propriedades determinam quais microrganismos são capazes de colonizar com sucesso, e quais predominarão ou serão somente um componente menor do microbioma estabelecido. Esses microrganismos residentes funcionam como

174 Parte 3 Microbiologia

uma *comunidade microbiana* interativa que resulta nas propriedades do microbioma, sendo maiores que a soma daquelas espécies constituintes (ver adiante). Os maiores e mais diversos microbiomas no corpo humano são encontrados no intestino, seguido pela boca. Características do microbioma oral serão descritas a seguir.

Microbioma oral

A boca é similar a outros hábitats do corpo, tendo uma comunidade microbiana característica que fornece benefícios para o hospedeiro. A boca é aquecida e úmida, e é capaz de permitir o crescimento de uma grande variedade de microrganismos, incluindo vírus, micoplasmas, bactérias, *Archae*, fungos e protozoários; porém, as bactérias são as mais numerosas (Dewhirst *et al.* 2010; Marsh *et al.* 2016b). Esses microrganismos colonizam as superfícies mucosa e dental na boca para formar comunidades multiespécies organizadas estruturadas tridimensionalmente que são chamadas de *biofilmes* (Marsh *et al.* 2011). Os biofilmes que se formam sobre os dentes são chamados de placa dental; a placa dental que se torna calcificada é chamada de *cálculo* (ver a seguir). A porção cultivável do microbioma é também denominada como a *microbiota oral*. De maneira geral, a descamação garante que a carga microbiana sobre as superfícies mucosas seja mantida relativamente baixa. Em contraste, a boca é o único sítio no corpo que fornece superfícies não descamantes (dentes, dentaduras e implantes) para a colonização microbiana. Isso pode resultar no acúmulo de grandes números de microrganismos, particularmente em sítios estagnados ou difíceis de limpar, a não ser que os pacientes pratiquem uma higiene oral efetiva. Cerca de 770 diferentes tipos de microrganismos (espécies ou filotipos) têm sido detectados em amostras da boca; destes, 57% são identificados oficialmente, 13% não identificados, mas cultivados, e 30% são conhecidos somente como filotipos "não cultiváveis". Um único indivíduo pode abrigar entre 100 e 300 espécies. Está além do escopo desse capítulo descrever as propriedades dos membros do microbioma oral residente, e é recomendado ao leitor buscar textos especializados para mais detalhes (p. ex., Marsh *et al.* 2016b) ou duas bases de dados orais de rRNA 16s com curadoria: a *Human Oral Microbiome Database* (HOMD; http://www.homd.org) ou *The Core Oral Microbiome Database* (CORE; http://microbiome.osu.edu).

Uma apreciação da relação entre o hospedeiro e o microbioma oral é fundamental para entender os fatores que podem levar às doenças dentais e para o manejo clínico efetivo de pacientes odontológicos.

Boca como um hábitat microbiológico

A boca permite o crescimento de um microbioma oral diverso; entretanto, a composição e a atividade metabólica do biofilme encontrado sobre superfícies distintas na boca variam substancialmente em virtude de diferenças nas propriedades biológicas e físicas de cada sítio (Figura 8.1A). A fonte primária de nutrientes para o microbioma oral é fornecida pelo hospedeiro, e incluem proteínas e glicoproteínas presentes na saliva e no fluido gengival crevicular (FGC). O metabolismo dessas moléculas complexas do hospedeiro requer uma ação orquestrada de um consórcio de bactérias (ver a seguir), em que suas capacidades metabólicas são combinadas para atingir a quebra completa (Marsh & Zaura 2017; Miller *et al.* 2019). A boca é mantida a uma temperatura por volta de 35 a 37°C, que é adequada para o crescimento de uma ampla variedade de micróbios, no entanto a temperatura aumenta nos sítios subgengivais durante a inflamação, o que pode favorecer o crescimento e metabolismo de alguns possíveis patógenos periodontais. Embora a boca seja notoriamente aeróbica, a maioria das bactérias orais são anaeróbios facultativos ou obrigatório. (Marsh *et al.* 2016b). Como as bactérias orais existem como membros de comunidades microbianas, algumas espécies anaeróbias sobrevivem em hábitats mais aeróbicos pela existência de uma parceria direta com espécies consumidoras de oxigênio.

O pH é o principal determinante da distribuição e do metabolismo bacteriano na boca. A atividade tampão da saliva desempenha um papel importante na manutenção do pH intraoral em torno da neutralidade, o que favorece o crescimento do microbioma oral residente. O pH no biofilme dental cai rapidamente para baixo de 5,0 após a ingestão de açúcar da dieta em virtude da produção de produtos ácidos da fermentação (Marsh *et al.* 2016b). Muitas bactérias associadas a saúde podem tolerar condições breves de pH baixo, mas são inibidas ou mortas por exposições mais frequentes ou prolongadas a condições ácidas (Svensater *et al.* 1997). Isso pode resultar no enriquecimento de espécies ácido-tolerantes, especialmente estreptococos *mutans*, bifidobactérias e lactobacilos, que são normalmente componentes menores dos biofilmes dentais em sítios saudáveis, e aumentar o risco de cáries dentais. A inflamação aumentar o fluxo de FGC no hábitat subgengival; FGC introduz não somente componentes das defesas do hospedeiro, mas se esses falham em remover o desafio microbiano, então as proteínas do hospedeiro no FGC podem ser exploradas com um novo suplemento nutricional potencial por algumas bactérias fastidiosas e proteolíticas, dando a elas uma vantagem competitiva, e isso pode levar a mudanças deletérias no balanço do biofilme subgengival. O pH do sulco gengival saudável é aproximadamente 6,9, mas este aumenta a 7,4 ou mais alto durante a inflamação (Eggert *et al.* 1991) por causa do catabolismo de proteínas do hospedeiro. O metabolismo bacteriano em biofilmes orais maduros resulta em picos de gradientes de oxigênio e pH, gerando, portanto, um mosaico de microambientes suscetíveis ao crescimento de uma variedade de bactérias, permitindo a coexistência de espécies que, por outra forma, seriam incompatíveis umas com as outras.

A boca é ricamente dotada com componentes tanto da resposta imune inata (p. ex., lisozimas, lactoferrina, sialoperoxidase, peptídeos de defesa do hospedeiro etc.) quanto adaptativa (IgA secretora, IgG, complemento, neutrófilos etc.) (Marsh *et al.* 2016a, b). A persistência dessas comunidades microbianas envolve o engajamento de alguns membros

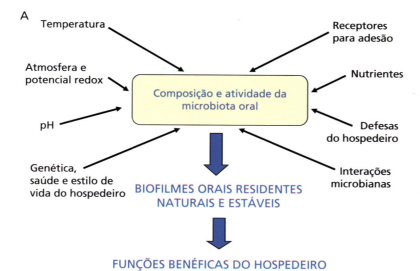
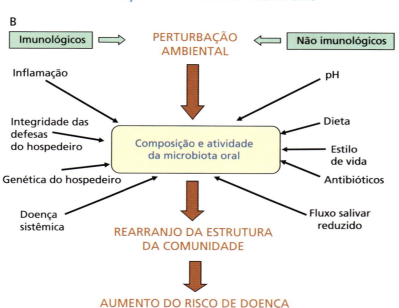

Figura 8.1 Fatores do hospedeiro que influenciam a composição microbiana, atividade e estabilidade da microbiota oral residente. A. Um número de fatores do hospedeiro pode ajudar a determinar a composição e atividade da microbiota oral natural e benéfica. B. Uma perturbação em fator ambiental chave pode romper a estabilidade natural (homeostase microbiana) da microbiota residente em um sítio e resultar em um rearranjo da composição e atividade da comunidade microbiana residente; essa mudança pode predispor o sítio a uma doença. (Fonte: Adaptada de Marsh *et al.* 2011.)

da microbiota oral residente na interação ativa com o hospedeiro para infrarregular o potencial de dano das respostas pró-inflamatórias (Hasegawa *et al.* 2007; Cosseau *et al.* 2008).

O estilo de vida de um indivíduo pode afetar a distribuição e o metabolismo da microbiota oral. O impacto de uma dieta com alta frequência de ingestão de carboidratos fermentáveis foi discutida anteriormente. O tabagismo pode selecionar potenciais patógenos periodontais nos biofilmes dentais, e diabéticos têm maior frequência de alguns patógenos periodontais gram-negativos. A composição do microbioma oral pode também mudar com a idade. Isso pode ser uma consequência de um número de eventos relacionados com o hospedeiro, incluindo erupção dentária na infância, mudanças hormonais na puberdade ou o declínio da resposta imune na velhice (Marsh *et al.* 2016).

Em geral, uma vez estabelecida, a composição microbiana do biofilme em um sítio permanece estável ao longo do tempo (Hall *et al.* 2017), mas isto é um relacionamento dinâmico. Uma perturbação importante do meio ambiente do hospedeiro, como uma mudança substancial na dieta ou uma alteração do estado imune do hospedeiro, pode levar a mudanças deletérias no balanço da microbiota oral e aumentar o risco de doença (Figura 8.1B). De maneira importante, essa estabilidade, chamada *homeostase microbiana*, não decorre de nenhuma indiferença biológica pela microbiota residente, mas reflete um estado altamente dinâmico em que as proporções relativas das espécies individuais são mantidas em balanço em virtude de numerosas interações tanto sinérgicas quanto antagônicas (ver a seguir) (Marsh & Zaura 2017). Esse balanço natural é mantido apesar da vigilância

176 Parte 3 Microbiologia

contínua pelas defesas do hospedeiro e da exposição regular da boca a uma variedade de pequenos estresses ambientais, como dieta, mudanças no fluxo salivar, higiene oral e práticas de estilo de vida como o tabagismo (ver Figura 8.1A). Entretanto, a homeostase microbiana pode ser quebrada em ocasiões se um dos parâmetros-chave que afetam o crescimento é perturbado e é suficientemente robusto ou regular para resultar na reorganização da composição do biofilme, com o crescimento de componentes previamente menores (ver Figura 8.1B). Essas perturbações podem ser decorrentes de fatores imunológicos (p. ex., disfunção neutrofílica, supressão imune etc.) ou não imunológicos (p. ex., xerostomia, mudança na dieta etc.) e podem predispor um sítio a doença (Marsh *et al.* 2011), e formam a base da "hipótese ecológica da placa" que descreve o relacionamento dinâmico entre a microbiota oral e o hospedeiro na saúde e doença (Marsh 2003).

Métodos para determinar a composição e função de microbioma oral

O método tradicional para determinar a composição do microbioma oral tem sido o uso de técnicas de culturas convencionais, em que amostras são coletadas, dispersas e então inoculadas em uma variedade de placas de ágar. Essas placas de ágar podem ser formuladas para crescer a maioria das espécies de bactérias e fungos presentes ou projetadas para serem seletivas e permitir somente grupos específicos de micróbios. As placas de ágar têm que ser incubadas em uma temperatura relevante (normalmente 37°C) por um tempo apropriado, antes de as colônias resultantes serem examinadas, e testes posteriores são conduzidos para determinar a identidade do isolado (Marsh *et al.* 2016b). Esse processo consome tempo e é relativamente caro, e atualmente estima-se que < 50% dos organismos presentes na amostra são cultiváveis.

Abordagens contemporâneas usam métodos moleculares (*i. e.*, cultura-independente) para detectar e identificar microrganismos (Wade & Prosdocimi 2020). Estes se baseiam na detecção de características do ácido nucleico que são específicas de cada espécie, e variam de sistemas com abordagens direcionadas, como PCR, DNA-DNA *checkerboard* ou microarranjos, a abordagens mais *open-ended*, em que todos os DNAs microbianos em uma amostra são clivados, amplificados, sequenciados, rearranjados e, finalmente, comparados com uma base de dados referência de genomas relevantes, e então toda diversidade da microbiota é revelada. Essas técnicas não são sem próprios vieses, como poder ser mais difícil a lise e extração do DNA de alguns organismos, enquanto os *primers* usados para amplificação não são otimizados para todas as espécies (Wade & Prosdocimi 2020). Entretanto, a introdução dessas técnicas cultura-dependentes tem mudado nosso conhecimento sobre a riqueza e diversidade do microbioma oral na saúde e doença (Marsh *et al.* 2016b; Wade *et al.* 2016), e levará a *kits* para consultórios e serviços para ajudar no diagnóstico das doenças orais e monitorar os desfechos do tratamento (Belibasakis *et al.* 2019).

Mais do que apenas catalogar os tipos de microrganismos que estão presentes em um sítio, técnicas moleculares complementares são também usadas para monitorar a expressão gênica, assim como determinar a atividade metabólica e funcional em uma amostra (p. ex., transcriptoma, proteômica, metabolômica). No futuro, será dada mais ênfase sobre o que os microrganismos estão "fazendo" (*i. e.*, suas funções e atividades) do que fornecer uma lista de "quem" está presente (Takahashi 2015; Espinoza *et al.* 2018). É provável que diferentes combinações de espécies em uma comunidade microbiana realizarão tarefas similares, e isso pode explicar por que nem sempre há um consenso claro quando se compara a composição de biofilmes dentais na saúde e na doença em diferentes estudos.

Desenvolvimento e composição do microbioma oral

A mãe é a principal fonte do microbioma oral em um recém-nascido. Inicialmente, pensou-se que o feto era estéril, mas têm surgido evidências de que alguns micróbios (e DNA microbianos) podem ser detectados na placenta e no fluido amniótico (ver Tuominen *et al.* 2019). O tipo de parto, e se o lactente é alimentado com leite materno ou fórmula, podem influenciar o microbioma oral. Ao longo do tempo, as propriedades da boca ditam quais bactérias predominam, e então um microbioma oral característico se desenvolve, e, uma vez que o dente tenha erupcionado, biofilmes dentais se formam e a microbiota torna-se mais diversa e aumenta o número de anaeróbios obrigatórios (Mason *et al.* 2018).

A análise de um grande número de indivíduos identificou um "microbioma oral central" que inclui gêneros gram-positivos, como *Actinomyces, Corynebacterium, Gemella, Granulicatella, Rothia* e *Streptococcus*, e gêneros gram-negativos, incluindo *Capnocytophaga, Fusobacterium, Haemophilus, Neisseria, Porphyromonas, Prevotella* e *Veillonella* (Zaura *et al.* 2009; Chen & Jiang 2014; Diaz *et al.* 2016; Hall *et al.* 2017).

A composição microbiana dos biofilmes dentais varia em sítios distintos em um dente (fissuras, superfícies proximais e sulco gengival) em razão das diferenças inerentes nas suas anatomias e biologias (Papaioannou *et al.* 2009; Marsh *et al.* 2016b) (Figura 8.2). As fissuras são influenciadas pela saliva e pela dieta, e abrigam uma microbiota relativamente esparsa consistindo principalmente em bactérias sacarolíticas gram-positivas, como estreptococos, enquanto anaeróbios obrigatórios, e especialmente espécies gram-negativas, são raramente encontradas (Espinoza *et al.* 2018). Em contraste, a microbiota encontrada no sulco gengival saudável é fortemente influenciada pelo FGC e tem maior proporção de espécies proteolíticas e anaeróbias obrigatórias, muitas das quais são gram-negativas, embora *Actinomyces* e *Streptococcus* spp. estejam também presentes (Abusleme *et al.* 2013). Bactérias altamente fastidiosas nutricionalmente são encontradas, incluindo espiroquetas e muitas novas espécies estão presentes, algumas das quais não podem atualmente crescer em cultura pura,

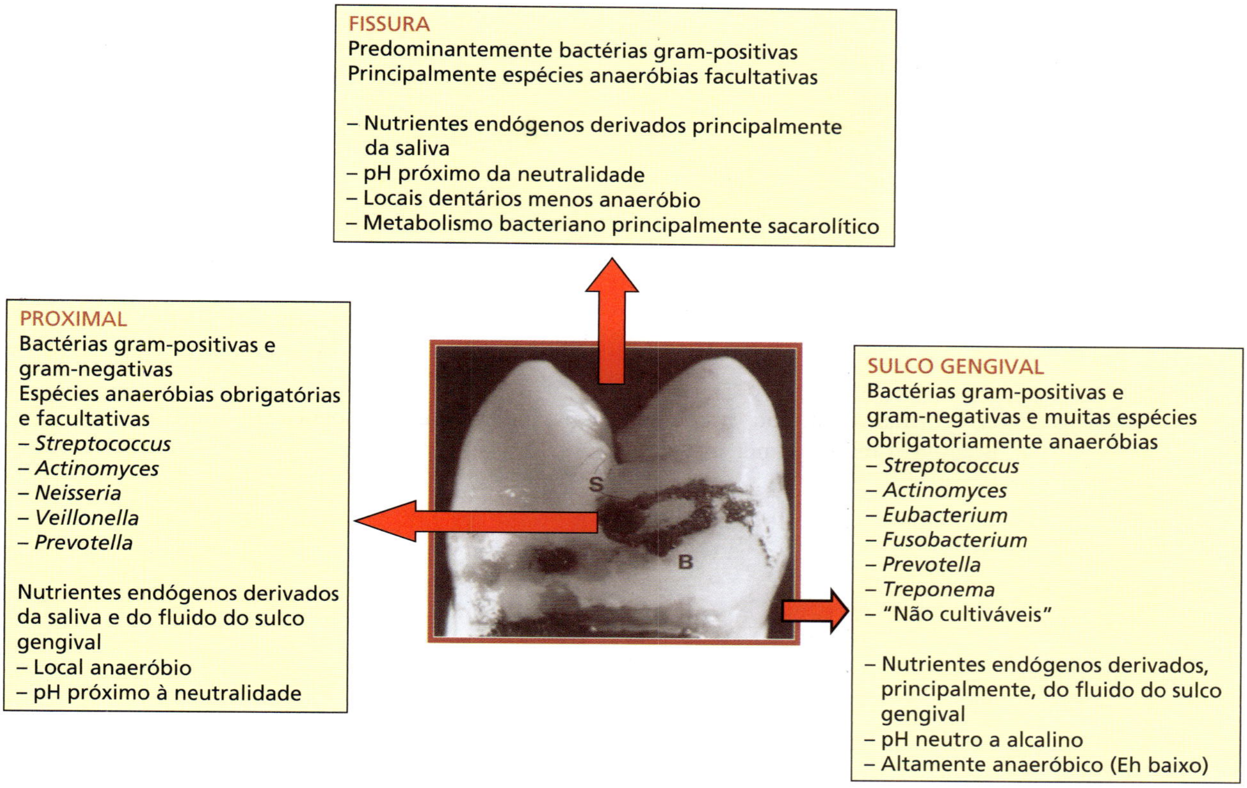

FISSURA

Predominantemente bactérias gram-positivas
Principalmente espécies anaeróbias facultativas

– Nutrientes endógenos derivados principalmente da saliva
– pH próximo da neutralidade
– Locais dentários menos anaeróbio
– Metabolismo bacteriano principalmente sacarolítico

PROXIMAL

Bactérias gram-positivas e gram-negativas
Espécies anaeróbias obrigatórias e facultativas
– *Streptococcus*
– *Actinomyces*
– *Neisseria*
– *Veillonella*
– *Prevotella*

Nutrientes endógenos derivados da saliva e do fluido do sulco gengival
– Local anaeróbio
– pH próximo à neutralidade

SULCO GENGIVAL

Bactérias gram-positivas e gram-negativas e muitas espécies obrigatoriamente anaeróbias
– *Streptococcus*
– *Actinomyces*
– *Eubacterium*
– *Fusobacterium*
– *Prevotella*
– *Treponema*
– "Não cultiváveis"

– Nutrientes endógenos derivados, principalmente, do fluido do sulco gengival
– pH neutro a alcalino
– Altamente anaeróbico (Eh baixo)

Figura 8.2 Grupos predominantes de bactérias encontradas em, e as características-chave de, sítios distintos na superfície do dente.

e são chamadas de "não cultiváveis". Essas últimas bactérias evoluíram para coexistir com outras espécies, e algumas podem agora crescer em cocultura com um organismo parceiro que fornece cofatores essenciais (Wade *et al.* 2016). Anaeróbios pigmentados em negro (p. ex., espécies de *Prevotella* e *Porphyromonas*) têm uma necessidade absoluta de hemina para crescer, e esses organismos podem obter esse cofator da degradação de moléculas do hospedeiro contendo heme presentes do FGC. Superfícies proximais têm uma microbiota que é intermediária na composição entre a da fissura e do sulco gengival, e esse sítio também abriga muitas espécies anaeróbias obrigatórias.

Formação do biofilme dental

As mais diversas coleções de microrganismos orais são encontradas nos biofilmes sobre os dentes (anteriormente chamado de placa dental) (Aas *et al.* 2005; Papaioannou *et al.* 2009; Dewhirst *et al.* 2010; Abusleme *et al.* 2013; Marsh *et al.* 2016b). Os biofilmes dentais se formam por uma sequência ordenada de eventos, resultando em um biofilme microbiano estrutural e funcionalmente organizado rico em espécies (Socransky & Haffajee 2002; Kolenbrander *et al.* 2006) (Figura 8.3). Estágios distintos na formação do biofilme dental podem ser discernidos e serão agora descritos em mais detalhes. Deve-se observar que esses estágios são arbitrários, já que adesão, crescimento, remoção e desprendimento dos microrganismos são processos contínuos, e os biofilmes podem sofrer reorganização contínua ao longo do tempo.

Formação do filme de condicionamento

Os microrganismos raramente colonizam o esmalte limpo. Segundos após a erupção ou limpeza, as superfícies do dente tornam-se cobertas com um filme de condicionamento de moléculas (proteínas biologicamente ativas, fosfoproteínas e glicoproteínas) derivadas principalmente da saliva (mas também de FGC e bactérias) (Hannig *et al.* 2005). As propriedades desse filme de condicionamento (também chamado de "película adquirida") dita quais espécies são capazes de colonizá-lo.

Ligação reversível e mais estável

Inicialmente, as bactérias são mantidas reversivelmente perto da superfície por forças físico-químicas fracas, de longo alcance, entre a carga elétrica das moléculas cobertas pela película adquirida e aquelas sobre a célula microbiana. Essa ligação reversível cria a oportunidade para uma ligação mais forte e mais estável. As moléculas (adesinas) nesses primeiros colonizadores (principalmente estreptococos, como *Streptococcus mitis, Streptococcus oralis*) podem se ligar a receptores complementares na película adquirida para tornar a ligação mais forte (Busscher *et al.* 2008; Nobbs *et al.* 2011). Espécies individuais podem usar múltiplas adesinas. Em bactérias gram-positivas, várias famílias de proteínas de superfície podem agir como adesinas, incluindo repetições ricas em serina e famílias de antígeno I/II e *pilus*, enquanto nas bactérias gram-negativas, proteínas ligadoras de matriz extracelular autotransportadoras e *pili* funcionam como adesinas (Nobbs *et al.* 2011).

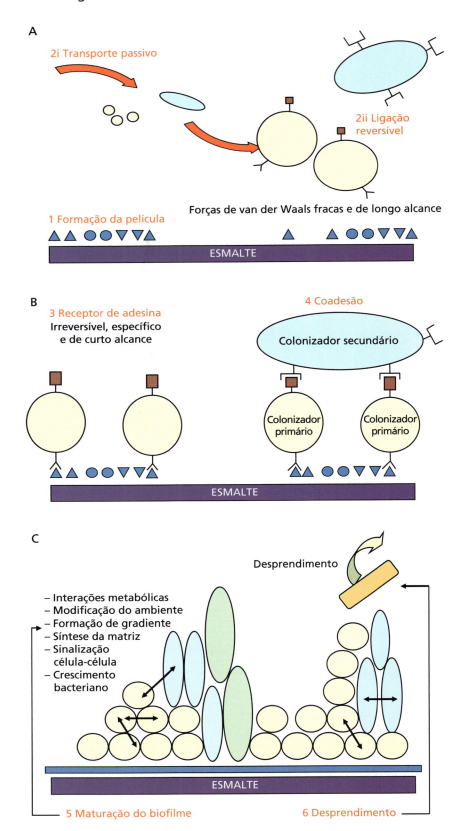

Figura 8.3 Diferentes estágios na formação dos biofilmes dentais. **A.** Um filme de condicionamento (a película adquirida) forma-se sobre uma superfície limpa do dente (1). As bactérias são transportadas passivamente para as superfícies dentárias (2i), onde elas podem ser mantidas de modo reversível por forças de atração fracas e de longo alcance (2ii). **B.** A ligação torna-se mais estável por interações moleculares estereoquímicas específicas entre adesinas na bactéria e receptores complementares na película (3), e colonizadores secundários aderem-se aos colonizadores primários já aderidos pelas interações moleculares (coadesão) (4). **C.** O crescimento resulta na maturação do biofilme, facilitando uma ampla variedade de interações intermicrobianas (sinérgicas e antagônicas) (5). Em algumas ocasiões, células se desprendem para colonizar outros locais (6). (Fonte: Marsh *et al.* 2016b. Reproduzida, com autorização, de Elsevier.)

Coadesão

Uma vez ligados, os colonizadores primários começam a se multiplicar. O metabolismo dessas bactérias ligadas inicialmente modifica o meio ambiente local, por exemplo, tornando-o mais anaeróbio após elas consumirem oxigênio e gerarem produtos finais do metabolismo "reduzidos". As moléculas sobre a superfície das espécies pioneiras ligadas podem agir como receptores para os colonizadores secundários (e sempre tardios) mais fastidiosos por um processo conhecido como coadesão ou coagregação. Ao longo do tempo, ondas de coadesão resultam na composição do biofilme tornando-o mais diverso (sucessão microbiana) (Kolenbrander *et al.* 2006) (Figura 8.4). Um organismo-chave no desenvolvimento do biofilme dental é o *Fusobacterium nucleatum*. Essa espécie pode coaderir a maioria das bactérias orais e age como um importante organismo de ligação entre as espécies colonizadoras primárias e secundárias. A coadesão pode também garantir que as bactérias "coabitem" outros organismos com funções metabólicas complementares.

Maturação da placa

Algumas bactérias ligadas sintetizam polímeros extracelulares (a matriz do biofilme) que podem consolidar a ligação de células à superfície dental e umas às outras. Esses polímeros incluem glucanos solúveis e insolúveis, frutanos e DNA extracelular. Essa matriz é mais que uma mero arcabouço para o biofilme; a matriz pode ligar e reter moléculas, incluindo enzimas, e também retardar a penetração de moléculas com carga dentro do biofilme. (Allison 2003; Vu *et al.* 2009; Marsh *et al.* 2011). A proximidade direta de diferentes espécies fornece a oportunidade para numerosas interações (Marsh & Zaura 2017) que podem ser sinérgicas ou antagônicas; alguns desses exemplos incluem:

- *Interações nutricionais*: cadeias alimentares se desenvolvem entre diferentes espécies (em que o produto final do metabolismo de um organismo é usado como um nutriente primário para consumidores secundários), e essas interações podem aumentar em complexidade para formar "redes alimentares" entre numerosas espécies (Marsh & Zaura 2017). O catabolismo de macromoléculas estruturalmente complexas do hospedeiro, como glicoproteínas encontradas na saliva e FGC, requer cooperação metabólica de várias espécies. Essas interações aumentam a eficiência metabólica da comunidade microbiana e criam numerosas interdependências (Periasamy & Kolenbrander 2010; Marsh *et al.* 2011) que promovem estabilidade e resiliência na composição do biofilme (Rosier *et al.* 2018)

- *Sinalização célula a célula e transferência de gene*: as bactérias em biofilme comunicam-se usando uma variedade de sistemas, incluindo o *quorum sensing*, de uma maneira dependente da densidade celular via pequenas moléculas difusíveis (Miller & Lamont 2019). Por exemplo, bactérias gram-positivas secretam pequenos peptídeos para coordenar a expressão gênica entre células de espécies similares (Suntharalingam & Cvitkovitch 2005) enquanto outras espécies bacterianas comunicam-se usando o autoindutor –2 (AI-2) (Kolenbrander *et al.* 2002), que pode funcionar por meio de bactérias gram-positivas ou gram-negativas. Vários supostos patógenos periodontais (*F. nucleatum, Prevotella intermedia, Porphyromonas gingivalis, Aggregatibacter actinomycetemcomitans*) secretam um sinal relacionado a AI-2 (Fong *et al.* 2001; Frias *et al.* 2001). Em *Streptococcus mutans*, o *quorum sensing* é mediado por um peptídeo estimulador de competência (CSP, do inglês *competence stimulating peptide*) (Li *et al.* 2002), que também aumenta a frequência de transformação das células receptoras. Células lisadas em biofilmes podem agir como doadoras de DNA, desse modo aumentando a oportunidade de transferência horizontal de genes na placa dental. A recuperação de bactérias residentes e patogênicas da nasofaringe com genes resistentes a penicilina mostrando uma estrutura em mosaico comum confirma que a transferência de gene ocorre entre estreptococos e entre as espécies de *Neisseria*

- *Antagonismo*: as bactérias produzem moléculas que podem ser inibitórias a células vizinhas, desse modo fornecendo um organismo com uma vantagem competitiva quando competindo por espaço e nutrientes. As moléculas incluem peróxido de hidrogênio, bacteriocinas orgânicas ácidas e enzimas (Marsh *et al.* 2016b).

Como o biofilme dental cresce e amadurece, ele se torna espacial e funcionalmente organizado (Zijnge *et al.* 2010; Mark Welch *et al.* 2016, 2019). O metabolismo da bactéria cria gradientes em fatores que são críticos ao crescimento microbiano resultando em um mosaico de microambientes. A estratificação tanto vertical como horizontal pode explicar como organismos com requisitos de crescimento aparentemente contraditórios podem coexistir em um mesmo sítio. Espécies que consomem oxigênio podem estar localizadas em regiões mais externas do biofilme com anaeróbios obrigatórios persistindo nas camadas mais profundas, e consumidores e produtores de certos metabólitos, como lactato, tendem a ficar perto um do outro (Mark Welch *et al.* 2016, 2019). Características estruturais claras podem ser observadas microscopicamente com o desenvolvimento do biofilme.

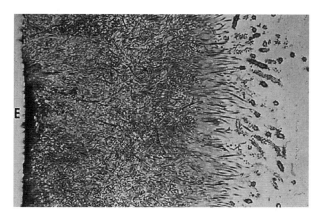

Figura 8.4 Corte semifino de um biofilme supragengival sobre o esmalte (E) que foi dissolvido antes do corte. Magnificação 750×. (Fonte: Listgarten 1976.)

Inicialmente, microcolônias de provavelmente espécies únicas se desenvolvem e essas se fundem com outras espécies. Essas estruturas podem crescer para formar "pilhas" ou "paliçadas" de células, e foram observados canais que penetram da superfície externa para dentro das partes mais profundas do biofilme, que podem ajudar no movimento de moléculas para dentro e para fora do biofilme. Esses canais são frequentemente preenchidos com polímeros extracelulares. Biofilmes subgengivais têm uma arquitetura complexa, com distintos biofilmes associados ao dente e a células epiteliais, com um uma zona de menor densidade de organismos entre os dois (Socransky & Haffajee 2002). Associações celulares características podem ser vistas nos biofilmes dentais maduros, como formações em "espigas de milho" (em que células em forma de cocos se ligam ao longo da ponta de organismos filamentosos; Figura 8.5) e "escovas de tubo de ensaio" (bacilos se projetam perpendicularmente de bactérias filamentosas) (Zijnge et al. 2010). As espigas de milho podem se formar entre grupos diversos de microrganismos, incluindo estreptococos se ligando ao eixo central de células de leveduras ou hifas, e estreptococos ligados a *Corynebacterium matruchotii*, e entre *Veillonella* spp. e *Eubacterium* spp. Lactobacilos formaram o eixo central de algumas "escovas de tubo de ensaio" com organismos como *Tannerella*, *F. nucleatum* e *Synergistes* spp. irradiando-se da célula central.

Desprendimento

As bactérias podem detectar mudanças adversas nas condições ambientais e se desprender dos biofilmes para poder colonizar ambientes mais favoráveis em outro lugar. Algumas espécies produzem proteases que degradam a adesina que as retêm no biofilme.

Significado de um biofilme e um estilo de vida em comunidade para os microrganismos

A grande maioria dos microrganismos na natureza, incluindo os da boca, são encontrados ligados a superfícies como biofilmes.

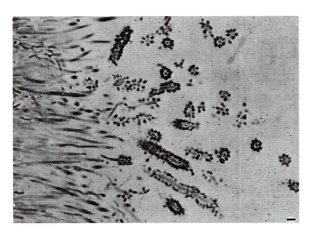

Figura 8.5 Formações em "espiga de milho" vista na superfície do biofilme na Figura 8.4. Magnificação 1.300×. Barra 1 µm. (Fonte: Listgarten 1976.)

A capacidade de se ligar a, e ser retido em, uma superfície, é uma estratégia de sobrevivência fundamental para a maioria dos microrganismos; caso contrário, eles poderiam ser removidos dos seus hábitats, como a boca, pelo fluxo de saliva e deglutição. Haveria pouco interesse científico ou clínico se as propriedades do biofilme (1) fossem similares àquelas das células convencionais planctônicas (cultura líquida), e (2) se as capacidades das comunidades microbianas fossem meramente a soma daquelas das espécies constituintes. Entretanto, a expressão gênica bacteriana se altera de forma acentuada quando as células formam um biofilme, resultando em fenótipo radicalmente diferente, enquanto a ligação de bactérias a hospedeiros específicos pode direcionar mudanças significativas na expressão gênica nas células do hospedeiro (Marsh 2005).

Além do mais, vários benefícios potenciais surgem quando as espécies interagem para funcionar como uma comunidade microbiana (Caldwell et al. 1997; Shapiro 1998; Marsh & Bowden 2000), incluindo:

- Uma faixa de hábitat mais amplo para crescimento. Por exemplo, o metabolismo dos colonizadores primários altera o ambiente local, produzindo condições favoráveis para a ligação e o crescimento de espécies secundárias (e mais anaeróbias)
- Um aumento na diversidade metabólica e eficiência, tal que moléculas complexas do hospedeiro que eram recalcitrantes para o catabolismo por organismos individuais podem ser quebradas por um consórcio microbiano
- Um aumento na tolerância ao estresse ambiental, a agentes antimicrobianos e às defesas do hospedeiro. Células vizinhas de diferentes espécies podem produzir enzimas neutralizantes (betalactamases, IgA protease, catalase etc.) que protegem de forma inerente organismos suscetíveis dos inibidores (Brook 1989). Como mencionado anteriormente, a transferência genética horizontal é também mais eficiente em biofilmes multiespécies (Molin & Tolker-Nielsen 2003; Wilson & Salyers 2003). As comunidades microbianas podem também proporcionar proteção física da fagocitose por células profundas em um consórcio espacialmente organizado (Costerton et al. 1987; Fux et al., 2005)
- Um aumento na capacidade de causar doença. Abscessos são exemplos de infecções polimicrobianas por meio das quais organismos que não poderiam causar doença são capazes de fazer quando estão presentes com um consórcio (sinergismo patogênico) (van Steenbergen et al. 1984); essa propriedade é pertinente a doenças periodontais nas quais espécies individuais podem desempenhar um papel particular na superação das defesas do hospedeiro e dirigir a inflamação.

Desse modo, as comunidades microbianas mostram propriedades emergentes, isto é, propriedades da comunidade são maiores que a soma dos seus componentes populacionais.

Uma consequência clínica importante tanto da organização estrutural quanto funcional dos biofilmes multiespécies é sua reduzida suscetibilidade a agentes antimicrobianos

(Gilbert *et al.* 1997, 2002; Ceri *et al.* 1999; Stewart & Costerton 2001). Um organismo crescendo em uma superfície pode ser muitas vezes mais tolerante a agentes antimicrobianos que as mesmas células crescendo planctonicamente (Stewart & Costerton 2001), com biofilmes mais velhos sendo mais recalcitrantes. Vários mecanismos contribuem para a suscetibilidade reduzida dos biofilmes a agentes antimicrobianos (Stewart & Costerton 2001; Gilbert *et al.* 2002). Os microrganismos convencionalmente tornam-se resistentes em virtude de mutações que afetam o alvo do medicamento, presença de bombas de efluxo que previnem a acumulação do agente ou produção de enzimas neutralizantes etc., mas significativamente mesmo bactérias sensíveis tornam-se menos suscetíveis a antimicrobianos quando crescem sobre uma superfície. A estrutura do biofilme pode restringir a penetração do agente antimicrobiano; inibidores carregados podem se ligar a polímeros com cargas opostas que compõem a matriz do biofilme (teoria da difusão-reação), e assim só inibem os organismos na superfície, deixando as células relativamente inalteradas em camadas mais profundas. A matriz do biofilme pode também se ligar e reter enzimas neutralizantes (p. ex., betalactamase) em concentrações que podem inativar um antibiótico ou inibidor (Allison 2003). Bactérias que crescem como um biofilme mostram um novo fenótipo, e isso pode reduzir a sensibilidade delas a inibidores em razão de o alvo do medicamento ser modificado ou não expresso, ou o organismo pode usar estratégias metabólicas alternativas para crescimento. O crescimento bacteriano somente diminui sobre condições de falta de nutriente em um biofilme estabelecido e, como consequência, são muito menos suscetíveis do que células que se dividem mais rapidamente. Além disso, foi proposto que os ambientes mais profundos do biofilme podem ser mais desfavoráveis para a ação ótima de alguns medicamentos (Gilbert *et al.* 2002).

A tolerância aumentada de alguns biofilmes a antibióticos pode também ser causada por uma subpopulação de organismos "persistentes" que são células de sobrevivência especializadas (Keren *et al.* 2004).

Benefícios ao hospedeiro de uma microbiota oral residente

O hospedeiro tem um arranjo sofisticado de defesas fornecidas pelas divisões inata ou adaptativa do sistema imune, cuja função primária é proteger os tecidos contra a colonização ou invasão microbiana. Apesar dessas defesas, o hospedeiro tem evoluído ao longo dos milênios para suportar um microbioma residente complexo e, à primeira vista, isso pode parecer paradoxal (o "paradoxo comensal") (Henderson & Wilson 1998). Agora é aparente que o microbioma residente confere benefícios consideráveis ao hospedeiro, e que esses micróbios residentes naturais são essenciais para o desenvolvimento normal da fisiologia, nutrição e defesas do hospedeiro. (Marsh 2000; Wilks 2007) (Figura 8.6).

Mecanismos biológicos complexos permitem uma coexistência sinérgica entre o hospedeiro e a microbiota residente, enquanto capacita o hospedeiro a manter a capacidade de resposta aos desafios microbianos exógenos. O hospedeiro não é indiferente à presença das diversas comunidades microbianas que residem sobre as suas superfícies. Há uma inter-relação ativa entre o microbioma residente e o hospedeiro para manter efetivamente essa relação construtiva. O hospedeiro tem evoluído para tolerar microrganismos residentes sem iniciar uma resposta inflamatória danosa, enquanto também é capaz de montar uma defesa eficiente contra os patógenos (Devine *et al.* 2015). Bactérias patogênicas e não patogênicas podem iniciar diferentes vias de sinalização intracelular e respostas

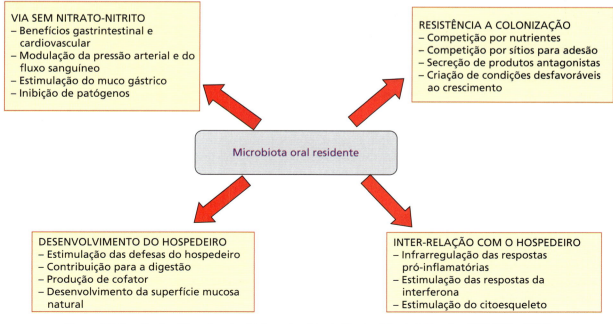

Figura 8.6 Funções benéficas da microbiota oral residente (Fontes: Marsh & Bowden 2000; Wilks 2007.)

182 **Parte 3** Microbiologia

imunes inatas em células epiteliais (Canny & McCormick 2008; Hooper 2009; Neish 2009). Alguns estreptococos orais mostraram suprimir a expressão de citocinas das células epiteliais (Hasegawa *et al.* 2007; Peyret-Lacombe *et al.* 2009). *Streptococcus salivarius* K12 não somente diminuíram as respostas inflamatórias das células epiteliais pela inibição da via NF-κβ, mas também estimulam ativamente vias benéficas, incluindo as respostas tipo I e II da interferona, e exercem efeitos significativos sobre o citoesqueleto e as propriedades adesivas da célula do hospedeiro (Cosseau *et al.* 2008). O paradigma do "comunismo comensal" propõe que nosso microbioma oral e a mucosa formam um "tecido" unificado em que a "inter-relação" micróbio-hospedeiro é finamente balanceada para garantir a sobrevivência microbiana e prevenir a indução de uma inflamação prejudicial (Henderson & Wilson 1998).

Um dos principais benefícios da existência de uma microbiota residente e benéfica em um sítio é a capacidade de prevenir a colonização por microrganismos exógenos (e frequentemente patogênicos). Essa propriedade, chamada "resistência à colonização)" (Van der Waaij *et al.* 1971) ou "exclusão patogênica", é decorrente de várias propriedades dos micróbios residentes, incluindo: (1) adesão mais efetiva aos receptores do hospedeiro; (2) maior eficácia para catabolizar e crescer sobre nutrientes endógenos; (3) criação de condições desfavoráveis ao crescimento para desencorajar a adesão e a multiplicação de microrganismos invasores; e (4) produção de substâncias antagonistas (peróxido de hidrogênio, bacteriocinas etc.) que são inibitórias às espécies exógenas. A resistência à colonização pode ser prejudicada por fatores que comprometem a integridade das defesas do hospedeiro ou perturbam a estabilidade da microbiota residente, como efeitos colaterais da terapia citotóxica, questões do estilo de vida ou uso a longo prazo de antibióticos de largo espectro (Johnston & Bodley 1972). Por exemplo, os últimos podem suprimir a microbiota oral residente permitindo o crescimento de população previamente minoritária de leveduras orais. Tentativas de impulsionar a resistência à colonização usando terapia de substituição (em que organismos residentes são deliberadamente reimplantados), por exemplo, após terapia periodontal (Teughels *et al.* 2007), ou pelo uso de probióticos (Devine & Marsh 2009) ou prebióticos (moléculas que favorecem o crescimento de membros do microbioma residente benéfico) (Slomka *et al.* 2017), estão sendo explorados.

As bactérias residentes orais desempenham um papel importante na manutenção de muitos aspectos importantes dos sistemas gastrintestinal e cardiovascular, via metabolismo do nitrato da dieta. Aproximadamente 25% do nitrato ingerido (presente na beterraba e em vegetais verdes) é secretado na saliva, em que bactérias orais residentes anaeróbias facultativas (como espécies de *Rothia* e de *Neisseria*) reduzem nitrato a nitrito. O nitrito afeta inúmeros processos fisiológicos fundamentais, incluindo regulação do fluxo sanguíneo, pressão arterial, integridade gástrica e proteção do tecido contra lesão isquêmica. O nitrito pode ser ainda convertido em óxido nítrico no estômago acidificado, e isso tem propriedades antimicrobianas e contribui para as defesas contra enteropatógenos e na regulação do fluxo sanguíneo da mucosa gástrica e formação de muco (Hezel & Weitzberg 2015; Vanhatalo *et al.* 2018).

Biofilmes sobre superfícies de implantes

Na cavidade oral, os biofilmes com uma composição distinta podem ser encontrados aderidos a diferentes superfícies orais sólidas, incluindo dentes, dispositivos protéticos e implantes dentais (Belibasakis *et al.* 2015). A formação e maturação dos biofilmes sobre as superfícies dos implantes dentais podem desencadear a inflamação dos tecidos peri-implantares e levar a doenças peri-implantares, como mucosite e peri-implantite, de maneira similar como o biofilme subgengival é associado a gengivite e periodontite (Lang *et al.* 2011). O uso de modelos experimentais de biofilmes multiespécies *in vitro* e *in vivo* tem mostrado que a formação do biofilme sobre as superfícies de titânio dos implantes segue uma cinética similar à das superfícies do dente, com uma formação inicial de uma película adquirida em virtude da adsorção de componentes salivares, principalmente proteínas, seguida pela adesão específica de espécies de *Streptococcus*, *Veillonella* e *Actinomyces*, e então por colonização progressiva de colonizadores secundários e terciários, como *F. nucleatum* e *P. gingivalis*, respectivamente (Schmidlin *et al.* 2013; Sanchez *et al.* 2014).

Apesar das similaridades entre biofilmes sobre superfícies do dente e do implante, alguns recursos específicos podem ser atribuídos a características específicas da superfície do implante. O conhecimento atual com relação a biofilmes sobre superfícies do implante baseia-se principalmente em experimentos sobre condições controladas, em que as populações bacterianas são conhecidas. Essas condições, entretanto, são muito diferentes daquelas encontradas na cavidade oral, em que as comunidades microbianas podem variar de acordo com microambientes específicos e, por isso, o efeito das superfícies do implante sobre o desenvolvimento do biofilme *in vivo* ainda precisa ser elucidado.

Com o objetivo de melhorar a dinâmica da osseointegração, diferentes modificações na microtopografia da superfície do implante aumentaram sua previsibilidade e reduziram o tempo para obter a estabilidade do implante e o sucesso clínico. Essas modificações têm envolvido mudanças nas características físico-químicas das suas superfícies, principalmente sua rugosidade, hidrofobicidade, energia livre de superfície e molhabilidade, resultando que a maioria dos sistemas de implante comercializados atualmente com titânio ou ligas de titânio tenham uma topografia da microssuperfície moderadamente rugosa (Albrektsson & Wennerberg 2004).

Essas complexas topografias de superfície, que claramente aumentam a osseointegração do implante, podem também facilitar o desenvolvimento de biofilmes complexos e prejudicar sua capacidade de limpeza. Modelos recentes de biofilme *in vivo* (Xing *et al.* 2015; Al-Ahmad *et al.* 2016; Ribeiro *et al.* 2016; de Melo *et al.* 2017) e *in vitro* (Schmidlin *et al.* 2013; Sanchez *et al.* 2014; Violant *et al.* 2014) estudaram o impacto das características da superfície do implante sobre a formação de biofilme, demonstrando que as propriedades físico-químicas da superfície, e principalmente sua rugosidade, afetam significativamente a colonização inicial, a formação de biofilme e a maturação. Estudos que avaliaram biofilmes sobre implantes e *abutments*, com diferentes composições de superfície e topografia, mostraram que há uma correlação entre a rugosidade de superfície e a biomassa viável no biofilme (Hahnel *et al.* 2015), assim como um aumento na colonização bacteriana e na diversidade (Teughels *et al.* 2006; Xing *et al.* 2015). Outros estudos, entretanto, relataram que a energia livre de superfície ou a fabricação dos biomateriais, mais que a rugosidade, podem ser os fatores-chave determinantes para a adesão bacteriana inicial (Mabboux *et al.* 2004; Violant *et al.* 2014). Usando um biofilme multiespécies bacterianas *in vitro* (Figura 8.7), diferenças significativas na espessura do biofilme e na estrutura tridimensional foram relatadas ao se comparar superfícies de titânio e zircônia (Sanchez *et al.* 2014). Na maioria desses estudos experimentais, entretanto, embora a colonização bacteriana inicial seja significativamente influenciada por diferentes características da superfície do implante, uma vez desenvolvido sobre a superfície do implante, os biofilmes maduros são bastante similares, em termos do número de bactérias e espessura ou estrutura tridimensional quando se comparam diferentes microtopografias de superfície (Schmidlin *et al.* 2013; Zhao *et al.* 2014; Sanz *et al.* 2017) (Figura 8.8).

A maioria desses modelos experimentais não usam implantes dentais, mas outros espécimes, como discos ou placas que reproduzem a microtopografia da superfície do implante, mas faltando características macroscópicas ou topográficas, como as espiras que podem também influenciar a colonização bacteriana. Estudos recentes (Bermejo *et al.* 2019a) demonstraram diferentes padrões de colonização bacteriana e deposição de biofilme, dependendo se o biofilme está no pico de uma espira ou no vale entre as espiras (Figura 8.8).

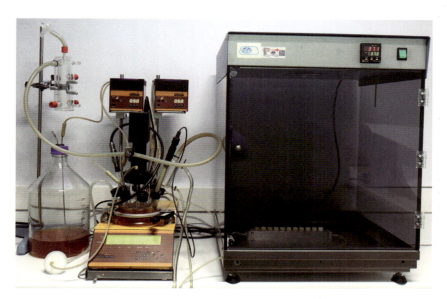

Figura 8.7 Sistema de biofilme *in vitro* consistindo em biogerador, bomba de gás e o dispositivo de Robbins, no qual os implantes são testados.

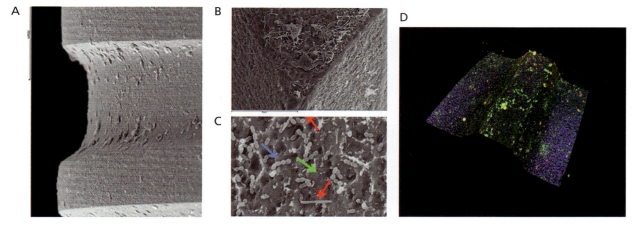

Figura 8.8 A. Imagem de MEV mostrando deposição de biofilme sobre a superfície do implante. **B.** Depósitos de biofilme com uma maior densidade nos vales entre as espiras. **C.** Maior aumento demonstrando diferentes morfotipos bacterianos depositados sobre a superfície do implante (*setas*). **D.** Imagem de microscopia confocal a *laser* mostrando uma maior densidade de bactérias viáveis (*coradas em verde*) nos vales entre as espiras do implante.

O uso de microscopia eletrônica de varredura (MEV) tem mostrado a presença de biofilmes maduros em superfícies de implantes de titânio com moderada rugosidade com comunidades bacterianas formando grandes pilhas ou torres distribuídas entre largos canais, todos envolvidos com uma espessa matriz extracelular cobrindo toda superfície do implante. Quando comparados com superfícies lisas de titânio ou zircônia, a principal diferença é a presença de grandes números de bactérias dentro dos seus poros característicos, o que pode ter implicações, não somente no acúmulo de um maior número de bactérias, mas também com uma provável maior dificuldade para sua remoção (Schmidlin *et al.* 2013; Ferreira Ribeiro *et al.* 2016; Bermejo *et al.* 2019b) (Figura 8.9).

Cálculo dental

O cálculo dental ou tártaro representa o biofilme bacteriano mineralizado, embora a formação de cálculo possa ser induzida em animais germe-*free* como resultado da precipitação de sais minerais originados da saliva (Theilade 1964). O cálculo supragengival é localizado coronalmente à margem gengival (Figura 8.10A), enquanto o cálculo subgengival é encontrado apicalmente à margem gengival (Figura 8.10B). Os cálculos supra e subgengival têm traços característicos. Deve-se observar que o cálculo abriga continuamente um biofilme bacteriano viável (Zander *et al.* 1960; Theilade 1964; Schroeder 1969).

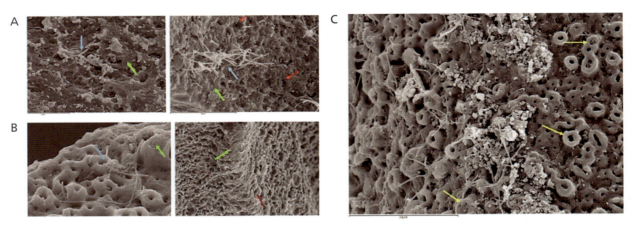

Figura 8.9 **A.** Imagens de MEV mostrando deposição de biofilme sobre a superfície do implante em implantes com microtopografia de rugosidade mínima. **B.** Imagens de MEV mostrando deposição de biofilme sobre a superfície do implante em implantes com microtopografia de rugosidade moderada. **C.** Imagem aumentada demonstrando diferentes morfotipos bacterianos dentro de microtopografia altamente porosa sobre implantes com rugosidade moderada.

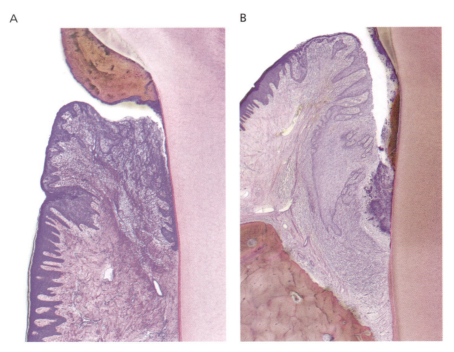

Figura 8.10 **A.** Cálculo supragengival aderido ao esmalte e à superfície radicular de um dente de cachorro. Uma bolsa periodontal incipiente e uma leve inflamação gengival já ocorreram. **B.** Cálculo subgengival sobre a raiz de um dente de cachorro com uma bolsa periodontal. Observe o tecido gengival inflamado e a perda óssea. No cálculo supragengival, assim como no subgengival, o biofilme dental não calcificado estende-se apicalmente e forma uma zona livre de cálculo entre a terminação apical do cálculo e a extensão apical das bolsas. Cortes de áreas não calcificados.

Aspecto clínico e distribuição

O cálculo supragengival apresenta-se como uma massa creme esbranquiçada a amarelo escuro ou mesmo amarronzada de dureza moderada (Figura 8.11). O grau de formação do cálculo não é somente dependente da quantidade de biofilme bacteriano presente, mas também da secreção das glândulas salivares. Desse modo, o cálculo supragengival é predominantemente encontrado adjacente aos ductos excretores das glândulas salivares maiores, como na face lingual dos dentes inferiores anteriores para as glândulas submandibulares e na face vestibular dos primeiros molares superiores onde o ducto da parótida se abre para dentro do vestíbulo oral.

Subgengivalmente, o cálculo pode ser encontrado somente por exploração tátil, uma vez que ele normalmente não é visível a olho nu. Ocasionalmente, o cálculo subgengival pode ser visível em radiografias dentais desde que os depósitos tenham massa suficiente (Figura 8.12). Pequenos depósitos ou depósitos residuais após a instrumentação radicular são percebidos com dificuldade nas radiografias. Se a margem gengival for afastada por um jato de ar ou retraída por um instrumental odontológico, uma massa dura marrom escura com uma superfície rugosa pode se tornar visível (Figura 8.13). Novamente, essa massa mineralizada reflete predominantemente

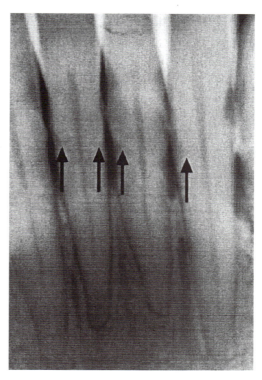

Figura 8.12 Cálculo subgengival pode ser visível (*setas*) em radiografias se um depósito abundante está presente.

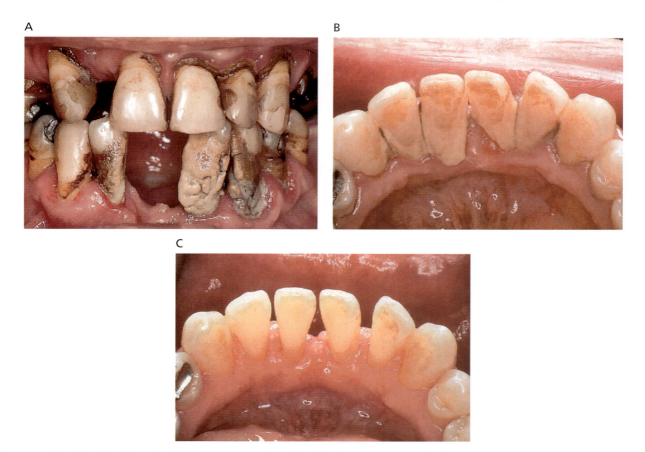

Figura 8.11 Depósito abundante de cálculo supragengival. **A.** Grandes depósitos com resultado de um longo prazo de negligência com a higiene oral. Dois incisivos inferiores foram exfoliados. **B.** Biofilme supragengival normalmente cobre a face lingual dos incisivos inferiores. Observe a intensa reação inflamatória adjacente aos depósitos. **C.** Mesmo paciente e a mesma região (**B**) após a remoção do cálculo. Os tecidos gengivais demonstram cicatrização.

acúmulos bacterianos misturados com produtos do FGC e sangue. Consequentemente, o cálculo subgengival é encontrado na maioria das bolsas periodontais, normalmente estendendo-se da junção cemento-esmalte a próximo do fundo da bolsa. Entretanto, uma faixa de aproximadamente 0,5 mm é normalmente encontrada coronalmente à extensão apical da bolsa periodontal (Figura 8.14). Essa zona parece ser livre de depósitos mineralizados em razão do fato que o FGC é exsudado dos tecidos moles periodontais e age como um gradiente contra o acúmulo microbiano. A zona livre de cálculo pode também ser vista em cortes histológicos (ver Figura 8.10A, B). Assim como o cálculo supragengival, o cálculo subgengival também fornece um substrato ideal para a adesão bacteriana (Zander *et al.* 1960; Schroeder 1969).

A mineralização do biofilme varia muito entre e em indivíduos e também em diferentes regiões da cavidade oral. Há uma grande variabilidade na taxa de formação dos biofilmes bacterianos e do cálculo dental. Em alguns indivíduos, o tempo necessário para a formação do cálculo supragengival é 2 semanas; nesse tempo o depósito pode já conter aproximadamente 80% do material inorgânico encontrado no cálculo maduro (Figura 8.15) (Muhlemann & Schneider 1959; Mandel 1963; Muhlemann & Schroeder 1964). De fato, evidência de mineralização pode já estar presente após poucos dias (Theilade 1964). Mesmo assim, a formação do cálculo dental com a composição cristalina madura de cálculo velho pode requerer meses ou anos (Schroeder & Baumbauer 1966).

Formação do cálculo e estrutura

Em humanos a formação do cálculo é sempre precedida pelo desenvolvimento de um biofilme bacteriano. A matriz intermicrobiana e as próprias bactérias fornecem a matriz para a calcificação, que é guiada pela precipitação de sais minerais. O biofilme supragengival torna-se mineralizado em decorrência da precipitação de sais minerais presentes na saliva, enquanto o biofilme subgengival mineraliza-se em virtude da presença de sais minerais no exsudato inflamatório que passa através da bolsa. É, portanto, evidente que o cálculo subgengival representa um produto secundário de infecção e não uma causa primária de periodontite.

A mineralização começa com um foco de cristalização na matriz intermicrobiana (intercelular) e nas paredes das bactérias (Figura 8.16) e, eventualmente, continua dentro da bactéria (Figura 8.17) (Zander *et al.* 1960). A detecção de desidrogenase lactato, fosfatase alcalina e ácida, e várias proteínas da matriz extracelular no biofilme sugere que a formação de cálculo não é meramente um processo de mineralização passivo. Enzimas bacterianas (Friskopp & Hammarstrom 1982), supersaturação de

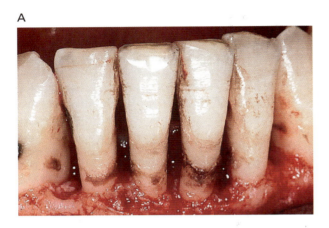

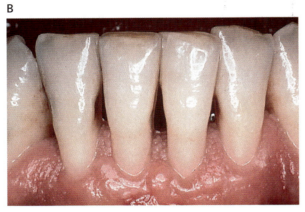

Figura 8.13 A. Cálculo subgengival aparece como uma massa dura marrom-escura se a margem gengival é retraída ou refletida durante um procedimento cirúrgico. B. Cicatrização do sítio após remoção dos depósitos duros.

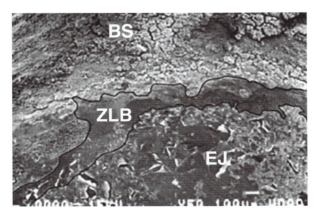

Figura 8.14 Zona livre de biofilme e cálculo coronalmente à inserção epitelial. BS = biofilme subgengival; EJ = remanescentes do epitélio juncional; ZLB = zonal livre de biofilme.

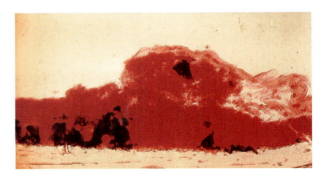

Figura 8.15 Biofilme calcificado há 7 dias. Observe os centros de calcificação isolados indicado pelas *áreas pretas* (coloração von Kossa).

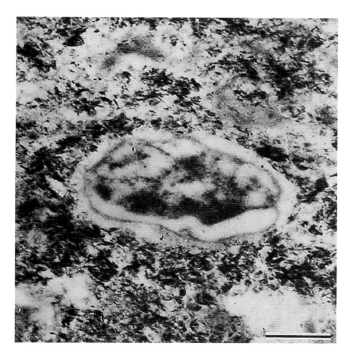

Figura 8.16 Corte fino de biofilme antigo. Um organismo em degeneração está rodeado pela matriz intermicrobiana em que a mineralização inicial começou com a deposição de pequenos cristais de apatita em forma de agulha eletrodensos. Magnificação de 26.500×. Barra 0,5 μm. (Fonte: Zander *et al.* 1960. Reproduzida, com autorização, de Sage.)

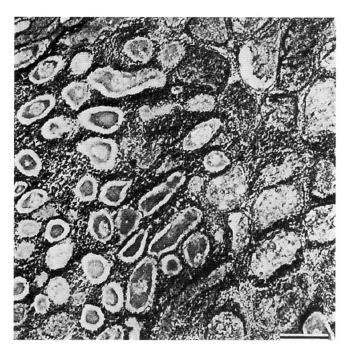

Figura 8.17 Corte fino de biofilme antigo em mineralização. A matriz intermicrobiana está totalmente calcificada, e muitos microrganismos mostram deposição de cristais intracelulares. Magnificação 9.500×. Barra: 1 μm. (Fonte: Theilade 1964.).

fosfato de cálcio, constituintes associados à membrana celular e inativação de inibidores de nucleação (Jin & Yip 2002) podem ser todos envolvidos na iniciação e regulação da calcificação do biofilme. Osteopontina e sialoproteína óssea (Figura 8.18), duas proteínas não colágenas da matriz extracelular envolvidas na mineralização do osso e cemento, foram imunodetectadas no cálculo humano, mas não em biofilme dental não mineralizado. Osteopontina e sialoproteína foram identificadas no FGC e na saliva (Ogbureke & Fisher 2004; Sharma & Pradeep 2007). A presença delas na matriz do biofilme e na superfície da bactéria sugere um envolvimento na regulação da mineralização.

A progressão da mineralização em um padrão incremental a partir das zonas mais internas do biofilme bacteriano para fora pode produzir anéis concêntricos, chamados anéis de Liesegang, que refltem as sucessivas fases da mineralização. Além disso, a presença de numerosos focos de mineralização, dos quais as mineralizações se espalham, e que se coalescem parcialmente, pode deixar algumas áreas não mineralizadas e, assim, contribui para a natureza porosa do cálculo, cujas cavidades e canais são preenchidos com biofilme não calcificados (ver Figura 8.15)

Adesão às superfícies dentárias e implantes

O cálculo dental geralmente adere-se tenazmente às superfícies do dente; consequentemente, a remoção do cálculo subgengival pode ser difícil. A razão para essa adesão firme à superfície do dente é o fato de que a película abaixo do biofilme bacteriano também calcifica. Isso, por sua vez, resulta em um contato íntimo com o esmalte (Figura 8.19), cemento (Figura 8.20) ou cristais de dentina (Figura 8.21) (Kopczyk & Conroy 1968; Selvig 1970). Além disso, as irregularidades da superfície são também penetradas por cristais de cálculo e, por isso, o cálculo é virtualmente travado dentro do dente. Esse é particularmente o caso sobre cemento exposto, em que pequenas cavidades e irregularidades ocorrem nos locais das inserções antigas das fibras de Sharpey (Bercy & Frank 1980). Superfícies radiculares desiguais podem ser resultado de lesões cariosas, e pequenas áreas de cemento podem ter sido perdidas por causa da reabsorção, quando o ligamento periodontal ainda estava inserido à superfície radicular (Moskow 1969). Sob essas condições, pode tornar-se extremamente difícil remover todos os depósitos de cálculo sem sacrifício de alguns tecidos duros do dente.

Embora algumas irregularidades possam também ser encontradas sobre as superfícies de implantes dentais, a adesão ao titânio comercialmente puro é geralmente menos íntima que as estruturas da superfície radicular. Isso, por sua vez, significa que o cálculo pode ser solto dos implantes dentários (Figura 8.22) sem prejuízo à superfície do implante (Matarasso *et al.* 1996). Excesso de cimento na interface coroa-*abutment* pode ser associada à doença peri-implantar (Pauletto *et al.* 1999; Gabski *et al.* 2008; Wilson 2009). A superfície rugosa do cimento pode fornecer um local de retenção do biofilme/cálculo, o que pode levar à doença peri-implantar (Lang *et al.* 2004). Sobrecontorno nesses locais (Figura 8.23) pode impedir a remoção do cálculo. Após a remoção do excesso de cimento, sinais clínicos e endoscópicos da doença peri-implantar desaparecem na maioria dos casos (Wilson 2009).

188 Parte 3 Microbiologia

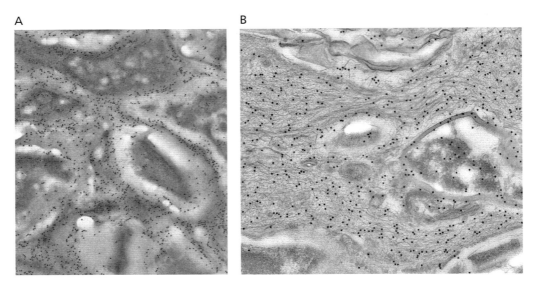

Figura 8.18 Imunomarcação de cálculo em um dente humano com um anticorpo contra sialoproteína óssea. **A.** Predominante marcação de partículas de ouro das paredes celulares bacterianas na porção interna do cálculo. **B.** Marcação de extensa matriz intermicrobiana filamentosa. Cortes ultrafinos vistos sobre microscopia eletrônica de transmissão.

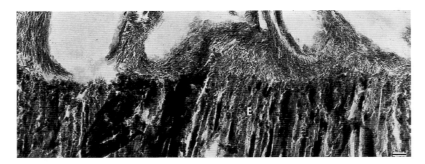

Figura 8.19 Corte fino da superfície do esmalte (E) com cálculo sobrejacente. O esmalte e os cristais de cálculo estão em contato íntimo, e os últimos se estendem para dentro de minúsculas irregularidades do esmalte. Magnificação 37.500×. Barra: 0.1 μm. (Fonte: Selvig 1970. Reproduzida, com autorização, de John Wiley & Sons.)

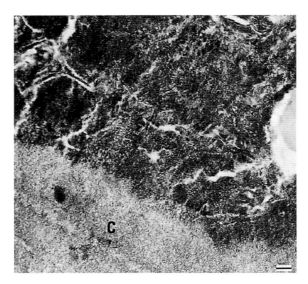

Figura 8.20 Corte fino da superfície do cemento (C) com cálculo sobrejacente. O cálculo está diretamente adaptado à irregularidade do cemento e é mais eletrodenso e, portanto, mais duro que o cemento adjacente. À direita, parte de um microrganismo não calcificado. Magnificação 32.000×. Barra: 0.1 μm. (Fonte: Selvig 1970. Reproduzida, com autorização, de John Wiley & Sons.)

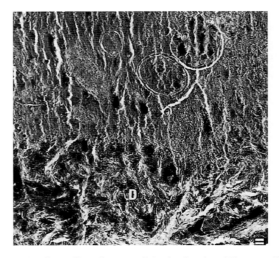

Figura 8.21 Corte fino da superfície da dentina (D) com cálculo sobrejacente. A interface entre o cálculo e a dentina não pode ser precisamente determinada porque os cristais de cálculo preenchem as irregularidades da superfície da dentina, a qual é desprovida de cemento como resultado de uma raspagem anterior da superfície radicular. Os perfis circulares no cálculo rodeiam completamente a bactéria calcificada. Magnificação 19.000×. Barra: 1 μm. (Fonte: Selvig 1970. Reproduzida, com autorização, de John Wiley & Sons.)

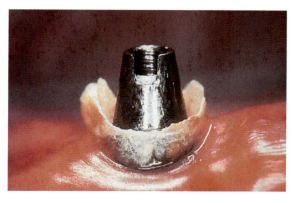

Figura 8.22 Depósito de cálculo sobre um implante oral em um paciente sem cuidados regulares de manutenção.

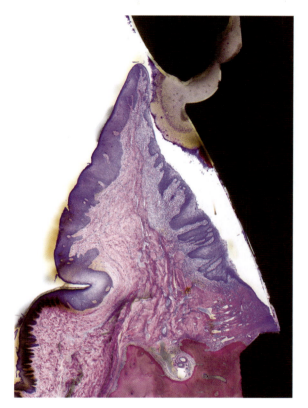

Figura 8.23 Excesso de cimento na interface coroa-*abutment* fornece um substrato ideal para a deposição e retenção de biofilme e cálculo. O biofilme bacteriano cobre toda a superfície do cimento, enquanto o cálculo está presente apicalmente ao excesso de cimento. Desinserção do epitélio indica formação de bolsa. A desinserção da porção mais apical do epitélio, entretanto, pode representar um artefato de técnica em virtude do processamento histológico. Secção de corte não calcificado.

Composição do cálculo

Cálculos recentes e antigos consistem em quatro cristais de fosfato de cálcio diferentes (para revisões, ver Schroeder 1969; Jepsen *et al.* 2011):

1. $CaH(PO_4) \times 2\,H_2O$ = brushita (B)
2. $Ca_4H(PO_4)_3 \times 2\,H_2O$ = fosfato de octacálcio (OCP, do inglês *octa calcium phosphate*)
3. $Ca_5(PO_4)_3 \times OH$ = hidroxiapatativa (HA)
4. $\beta\text{-}Ca_3(PO4)_2$ = betafosfato tricálcio (*whitlockite*) (W).

Estudos de difração dos raios X sugerem que a mineralização começa com a deposição de OCP e do fosfato de cálcio di-hidratado (DCPD, do inglês *dicalcium phosphate dehydrate*), seguido pela HA menos solúvel e W (Rowles, 1964; White, 1997). O cálculo supragengival é claramente estruturado em camadas e mostra uma grande heterogeneidade de uma camada para outra com relação ao conteúdo mineral (37% em média, variando de 16 a 51%) (Kani *et al.* 1983; Friskopp & Isacsson 1984; Sundberg & Friskopp 1985). O cálculo subgengival parece um pouco mais homogêneo, já que ele é estruturado em camadas de densidade mineral igualmente alta (58% em média, variando de 32 a 78%) (Kani *et al.* 1983; Friskopp & Isacsson 1984).

Implicações clínicas

Embora fortes associações entre depósitos de cálculo e periodontite tenham sido demonstradas em estudos experimentais (Warhaug 1952, 1955) e epidemiológicos (Lovdal *et al.* 1958), deve-se observar que o cálculo é sempre coberto por uma camada não mineralizada de um biofilme bacteriano viável. Foi debatido se o cálculo pode ou não exercer um efeito prejudicial sobre os tecidos moles em razão de sua superfície rugosa. Entretanto, foi claramente estabelecido que a rugosidade da superfície isoladamente não inicia a gengivite (Warhaug 1956). Poderia até ser observado que uma inserção epitelial normal com hemidesmossomos e uma lâmina basal forma-se sobre o cálculo se sua superfície for desinfetada usando clorexidina (Figura 8.24) (Listgarten & Ellegaard 1973). Além disso, foi demonstrado que cálculo autoclavado pode ser encapsulado no tecido conjuntivo sem induzir inflamação acentuada ou formação de abscesso (Allen & Kerr 1965).

Esses estudos claramente excluem a possibilidade de o cálculo dental ser uma causa primária das doenças periodontais. O cálculo parece ter um efeito secundário por fornecer uma configuração de superfície propícia ao acúmulo futuro de biofilme. No entanto, os depósitos de cálculo podem se desenvolver em áreas que são de difícil acesso para a higiene oral ou pode, dependendo do seu tamanho, comprometer as práticas adequadas de higiene oral. O cálculo pode também amplificar os efeitos do biofilme bacteriano por manter os depósitos bacterianos em contato direto com a superfície do tecido, influenciando, portanto, tanto a ecologia bacteriana quanto a resposta do tecido (Friskopp & Hammarstrom 1980).

Estudos bem controlados em animais (Nyman *et al.* 1986) e clínicos (Nyman *et al.* 1988; Mombelli *et al.* 1995) mostraram que a remoção do biofilme subgengival em cima do cálculo subgengival resulta na cicatrização das lesões periodontais e na manutenção dos tecidos gengival e periodontal saudáveis, desde que a remoção seja meticulosa e feita regularmente. Um desses estudos (Mombelli *et al.* 1995) demonstrou claramente que a composição da microbiota e os parâmetros clínicos após uma criteriosa e completa remoção de biofilme subgengival de cima dos depósitos mineralizados, depois de soltar uma quantidade de cálculo, foi quase idêntica àquelas obtidas com a remoção rotineira de cálculo

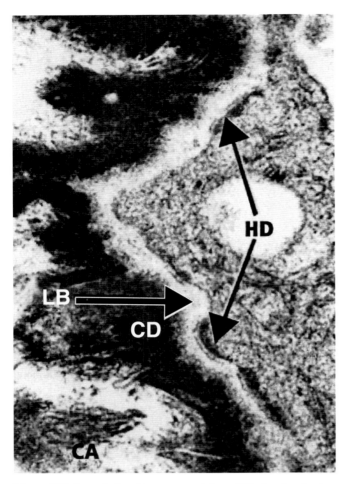

Figura 8.24 Inserção hemidesmossomal do epitélio juncional sobre o cálculo dental na ausência de bactéria após a aplicação de clorexidina. CA = cálculo; CD = cutícula dental; HD = hemidesmossomos; LB = lâmina basal. Magnificação 32.000×. (Fonte: Dados de Listgarten & Ellegaard 1973.)

subgengival pela instrumentação da superfície radicular. Novamente, deve-se observar que o controle meticuloso do biofilme supragengival garante a diminuição do reservatório bacteriano supragengival para a recolonização subgengival. Esses estudos têm elucidado claramente o papel do cálculo subgengival com um fator retentor de biofilme. Da mesma forma, a formação de cálculo sobre as superfícies de implante resultou no desenvolvimento de doenças peri-implantares. O tratamento cirúrgico anti-infeccioso da peri-implantite, que incluiu remoção de cálculo, seguido por terapia periodontal de suporte, foi efetivo a longo prazo na maioria dos pacientes e implantes (Berglundh et al. 2018; Heitz-Mayfield et al. 2018).

As técnicas atualmente disponíveis usadas para remover depósitos sobre a superfície radicular podem não eliminar completamente todos os cálculos de superfícies radiculares doentes. Fatores como anatomia, profundidade de sondagem, instrumentos e experiência influenciam a eficácia (Jepsen et al. 2011). Alguns agentes mostraram reduzir a formação de cálculo (Jepsen et al. 2011). Entretanto, seus efeitos parecem ser limitados ao cálculo supragengival, e a completa prevenção não pode ser obtida com eles.

Conclusões

A boca suporta o estabelecimento de diversas comunidades de microrganismos. Essas comunidades, e aquelas presentes em outros hábitats no corpo, desempenham um papel ativo e crítico no desenvolvimento normal do hospedeiro e na manutenção da saúde. Clínicos precisam estar atentos às funções benéficas do microbioma oral residente, para que as estratégias de tratamento sejam focadas mais no controle que na eliminação desses biofilmes naturais. Práticas de cuidados orais devem tentar manter a placa em níveis compatíveis com a saúde para manter as propriedades benéficas da microbiota oral residente enquanto previnem excesso microbiológicos que aumentam o risco de doenças dentais. O cálculo dental representa o biofilme bacteriano mineralizado. Ele está sempre coberto por biofilme bacteriano viável não mineralizado e, por isso, não entra diretamente em contato com os tecidos gengivais. O cálculo, portanto, é um fator etiológico secundário para a periodontite. Sua presença, entretanto, torna a remoção do biofilme impossível e impede os pacientes de realizarem um controle de biofilme adequado. Ele é o mais proeminente fator retentivo de biofilme que tem que ser removido como uma base para terapias periodontal, peri-implantar e atividades profiláticas adequadas.

Referências bibliográficas

Aas, J.A., Paster, B.J., Stokes, L.N., Olsen, I. & Dewhirst, F.E. (2005). Defining the normal bacterial flora of the oral cavity. *Journal of Clinical Microbiology* **43**, 5721-5732.

Abusleme, L., Dupuy, A.K., Dutzan, N. et al. (2013). The subgingival microbiome in health and periodontitis and its relationship with community biomass and inflammation. *ISME Journal* **7**, 1016-1025.

Al-Ahmad, A., Karygianni, L., Schulze Wartenhorst, M. et al. (2016). Bacterial adhesion and biofilm formation on yttriastabilized, tetragonal zirconia and titanium oral implant materials with low surface roughness – an in situ study. *Journal of Medical Microbiology* **65**, 596-604.

Albrektsson, T. & Wennerberg, A. (2004). Oral implant surfaces: Part 1 – review focusing on topographic and chemical properties of different surfaces and in vivo responses to them. *International Journal of Prosthodontics* **17**, 536-543.

Allison, D.G. (2003). The biofilm matrix. *Biofouling* **19**, 139-150. Allen, D.L. & Kerr, D.A. (1965). Tissue response in the guinea pig to sterile and non-sterile calculus. *Journal of Periodontology* **36**, 121-126.

Belibasakis, G.N., Bostanci, N., Marsh, P.D. & Zaura, E. (2019). Applications of the oral microbiome in personalized dentistry. *Archives of Oral Biology* **104**, 7-12.

Belibasakis, G.N., Charalampakis, G., Bostanci, N. & Stadlinger, B. (2015). Peri-implant infections of oral biofilm etiology. *Advances in Experimental Medicine and Biology* **830**, 69-84.

Bercy, P. & Frank, R.M. (1980). Microscopie electronique à balayage de la surface du cément humain normal et carié. *Journal de Biologie Buccale* **8**, 331-352.

Berglundh, T., Wennström, J.L. & Lindhe J. (2018). Long-term outcome of surgical treatment of peri-implantitis. A 2-11year retrospective study. *Clinical Oral Implants Research* **29**, 404-410.

Bermejo, P., Sanchez, M.C., Llama-Palacios, A. et al. (2019). Biofilm formation on dental implants with different surface micro-topography: an in vitro study. *Clinical Oral Implants Research* **30**, 725-734.

Bermejo, P., Sanchez, M.C., Llama-Palacios, A. et al. (2019a). Topographic characterization of multispecies biofilms growing on dental implant surfaces: an in vitro model. *Clinical Oral Implants Research* **30**, 229-241.

Capítulo 8 Biofilmes Dentais e Cálculo 191

Brook, I. (1989). Direct and indirect pathogenicity of beta-lactamase-producing bacteria in mixed infections in children. *Critical Reviews in Microbiology* **16**, 161-180.

Busscher, H.J., Norde, W. & Van der Mei, H.C. (2008). Specific molecular recognition and nonspecific contributions to bacterial interaction forces. *Applied and Environmental Microbiology* **74**, 2559-2564.

Caldwell, D.E., Wolfaardt, G.M., Korber, D.R. & Lawrence, J.R. (1997). Do bacterial communities transcend Darwinism? In Jones J.G., ed. *Advances in Microbial Ecology* (Vol. **15**). New York: Plenum, pp. 105-191.

Canny, G.O. & McCormick, B.A. (2008). Bacteria in the intestine, helpful residents or enemies from within? *Infection and Immunity* **76**, 3360-3373.

Ceri, H., Olson, M.E., Stremick, C. *et al*. (1999). The Calgary biofilm device: new technology for rapid determination of antibiotic susceptibilities of bacterial biofilms. *Journal of Clinical Microbiology* **37**, 1771-1776.

Chen, H. & Jiang, W. (2014). Application of high-throughput sequencing in understanding human oral microbiome related with health and disease. *Frontiers in Microbiology*, doi.org/ 10.3389

Cho, I. & Blaser, M.J. (2012). The human microbiome: at the interface of health and disease. *Nature Reviews. Genetics* **13**, 260-270.

Cosseau, C., Devine, D.A., Dullaghan, E. *et al*. (2008). The commensal *Streptococcus salivarius* K12 downregulates the innate immune responses of human epithelial cells and promotes host-microbe homeostasis. *Infection and Immunity* **76**, 4163-4175.

Costerton, J.W., Cheng, K.J., Geesey, G.G. *et al*. (1987). Bacterial biofilms in nature and disease. *Annual Reviews of Microbiology* **41**, 435-464.

de Melo, F., do Nascimento, C., Souza, D.O. & de Albuquerque, R.F., Jr. (2017). Identification of oral bacteria on titanium implant surfaces by 16S rDNA sequencing. *Clinical Oral Implants Research* **28**, 697-703.

Devine, D.A. & Marsh, P.D. (2009). Prospects for the development of probiotics and prebiotics for oral applications. *Journal of Oral Microbiology* **1**, doi: 10.3402/jom.v3401i3400.1949

Devine, D.A., Marsh, P.D. & Meade, J. (2015). Modulation of host responses by oral commensal bacteria. *Journal of Oral Microbiology*, 7:26941. doi: 26910.23402/jom.v26947.26941

Dewhirst, F.E., Chen, T., Izard, J. *et al*. (2010). The human oral microbiome. *Journal of Bacteriology* **192**, 5002-5017.

Diaz, P.I., Hoares, A. & Hong, B.Y. (2016). Subgingival microbiome shifts and community dynamics in periodontal diseases. *Journal of the California Dental Association* **44**, 421-435.

Eggert, F.M., Drewell, L., Bigelow, J.A., Speck, J.E. & Goldner, M. (1991). The pH of gingival crevices and periodontal pockets in children, teenagers and adults. *Archives of Oral Biology* **36**, 233-238.

Espinoza, J.L., Harkins, D.M., Torralba, M. *et al*. (2018). Supragingival plaque microbiome ecology and functional potential in the context of health and disease. *mBio*, pII: e01631-01618.

Ferreira Ribeiro, C., Cogo-Muller, K., Franco, G.C. *et al*. (2016). Initial oral biofilm formation on titanium implants with different surface treatments: an in vivo study. *Archives of Oral Biology* **69**, 33-39.

Fong, K.P., Chung, W.O., Lamont, R.J. & Demuth, D.R. (2001). Intraand interspecies regulation of gene expression by *Actinobacillus actinomycetemcomitans* LuxS. *Infection and Immunity* **69**, 7625-7634.

Frias, J., Olle, E. & Alsina, M. (2001). Periodontal pathogens produce quorum sensing signal molecules. *Infection and Immunity* **69**, 3431-3434.

Friskopp, J. & Hammarström, L. (1980). A comparative scanning electron microscopic study of supragingival and subgingival calculus. *Journal of Periodontology* **51**, 553-562.

Friskopp, J. & Hammarström, L. (1982). An enzyme histochemical study of dental plaque and calculus. *Acta Odontologica Scandinavia* **40**, 459-466.

Friskopp, J. & Isacsson, G. (1984). Mineral content of supragingival and subgingival dental calculus. A quantitative microradiographic study. *Scandinavian Journal of Dental Research* **92**, 417-423.

Fux, C.A., Costerton, J.W., Stewart, P.S. & Stoodley, P. (2005). Survival strategies of infectious biofilms. *Trends in Microbiology* **13**, 34-40.

Gabski, R., Neugeboren, N., Pomeranz, A.Z. & Reissner, M.W. (2008). Endosseous implant failure influenced by crown cementation: a clinical case report. *International Journal of Oral & Maxillofacial Implants* **23**, 943-946.

Gilbert, P., Das, J. & Foley, I. (1997). Biofilm susceptibility to antimicrobials. *Advances in Dental Research* **11**, 160-167.

Gilbert, P., Maira-Litran, T., McBain, A.J., Rickard, A.H. & Whyte, F.W. (2002). The physiology and collective recalcitrance of microbial biofilm communities. *Advances in Microbial Physiology* **46**, 203-255.

Hahnel, S., Wieser, A., Lang, R. & Rosentritt, M. (2015). Biofilm formation on the surface of modern implant abutment materials. *Clinical Oral Implants Research* **26**, 1297-1301.

Hall, M.W., Singh, N., Ng, K.F. *et al*. (2017). Inter-personal diversity and temporal dynamics of dental, tongue, and salivary microbiota in the healthy oral cavity. *NPJ Biofilms Microbiomes*, **3**, 2. doi: 10.1038/s41522-016-0011-0

Hannig, C., Hannig, M. & Attin, T. (2005). Enzymes in the acquired enamel pellicle. *European Journal of Oral Sciences* **113**, 2-13.

Hasegawa, Y., Mans, J.J., Mao, S. *et al*. (2007). Gingival epithelial cell transcriptional responses to commensal and opportunistic oral microbial species. *Infection and Immunity*, **75**, 2540-2547.

Heitz-Mayfield, L.J.A., Salvi, G.E., Mombelli, A. *et al*. (2018). Supportive peri-implant therapy following anti-infective surgical peri-implantitis treatment: 5-year survival and success. *Clinical Oral Implants Research* **29**, 1-6.

Henderson, B. & Wilson, M. (1998). Commensal communism and the oral cavity. *Journal of Dental Research* **77**, 1674-1683.

Hezel, M. P. & Weitzberg, E. (2015). The oral microbiome and nitric oxide homoeostasis. *Oral Diseases* **21**, 7-16.

Hooper, L.V. (2009). Do symbiotic bacteria subvert host immunity? *Nature Reviews. Microbiology* **7**, 367-374.

Jepsen, S., Deschner, J., Braun, A., Schwarz, F. & Eberhard, J. (2011). Calculus removal and the prevention of its formation. *Periodontology 2000* **55**, 167-188.

Jin, Y. & Yip, H.-K. (2002). Supragingival calculus: formation and control. *Critical Reviews in Oral Biology and Medicine* **13**, 426-441.

Johnston, D.A. & Bodley, G.P. (1972). Oropharyngeal cultrures of patients in protected environmental units: evaluation of semiquantitative technique during antibiotic prophylaxis. *Applied Microbiology* **23**, 846-851.

Kani, T., Kani, M., Moriwaki, Y. & Doi, Y. (1983). Microbeam xray diffraction analysis of dental calculus. *Journal of Dental Research* **62**, 92-95.

Keren, I., Kaldalu, N., Spoering, A., Wang, Y. & Lewis, K. (2004). Persister cells and tolerance to antimicrobials. *FEMS Microbiology Letters* **230**, 13-18.

Kilian, M., Chapple, I. L., Hannig, M. *et al*. (2016). The oral microbiome – an update for oral healthcare professionals. *British Dental Journal* **221**, 657-666.

Kolenbrander, P.E., Andersen, R.N., Blehert, D.S. *et al*. (2002). Communication among oral bacteria. *Microbiology and Molecular Biology Reviews* **66**, 486-450.

Kolenbrander, P.E., Palmer, R.J., Rickard, A.H. *et al*. (2006). Bacterial interactions and successions during plaque development. *Periodontology 2000* **42**, 47-79.

Kopczyk, R.A. & Conroy, C.W. (1968). The attachment of calculus to root-planed surfaces. *Periodontics* **6**, 78-83.

Lang, N.P., Berglundh, T., Heitz-Mayfield, L.J. *et al*. (2004). Consensus statements and recommended clinical procedures regarding implant survival and complications. *International Journal of Oral & Maxillofacial Implants* **19 Suppl**, 150-154.

Lang, N.P., Berglundh, T. & Wor, W.G.S.E. (2011). Periimplant diseases: where are we now? – Consensus of the Seventh European Workshop on Periodontology. *Journal of Clinical Periodontology* **38**, 178-181.

Li, Y.-H., Tang, N., Aspiras, M.B. *et al*. (2002). A quorum-sensing signaling system essential for genetic competence in *Streptococcus mutans* is involved in biofilm formation. *Journal of Bacteriology* **184**, 2699-2708.

Listgarten, M.A. (1976). Structure of the microbial flora associated with periodontal health and disease in man. A light and electron microscopic study. *Journal of Periodontology* **47**, 1-18.

Listgarten, M.A. & Ellegaard, B. (1973). Electron microscopic evidence of a cellular attachment between junctional epithelium and dental calculus. *Journal of Periodontal Research* **8**, 143-150.

Lövdal, A., Arnö, A. & Wærhaug, J. (1958). Incidence of clinical manifestations of periodontal disease in light of oral hygiene and calculus formation. *Journal of the American Dental Association* **56**, 21-33.

Mabboux, F., Ponsonnet, L., Morrier, J.J., Jaffrezic, N. & Barsotti, O. (2004). Surface free energy and bacterial retention to saliva-coated dental implant materials – an in vitro study. *Colloids and Surfaces B-Biointerfaces* **39**, 199-205.

Mandel, I.D. (1963). Histochemical and biochemical aspects of calculus formation. *Periodontics* **1**, 43-52.

Mark Welch, J.L., Dewhirst, F.E. & Borisy, G.G. (2019). Biogeography of the oral microbiome: The site-specialist hypothesis. *Annual Reviews of Microbiology* **73**, 335-358.

Mark Welch, J.L., Rossetti, B.J., Rieken, C.W. & Borisy, G.G. (2016). Biogeography of a human oral microbiome at the micron scale. *Proceedings of the National Academy of Sciences of the United States of America* **113**, 791-800.

Marsh, P. (2005). Dental plaque: biological significance of a biofilm and community life-style. *Journal of Clinical Periodontology* **32**, 7-15.

Marsh, P.D. (2000). Role of the oral microflora in health. *Microbial Ecology in Health and Disease* **12**, 130-137.

Marsh, P.D. (2003). Are dental diseases examples of ecological catastrophes? *Microbiology* **149**, 279-294.

Marsh, P.D. & Bowden, G.H.W. (2000). Microbial community interactions in biofilms. In Allison, D.G., Gilbert, P., LappinScott, H.M. & Wilson M., eds. *Community Structure and Cooperation in Biofilms* (Vol. Society for Microbiology Symposium 59). Cambridge: Cambridge University Press. pp. 167-198.

Marsh, P.D. & Devine, D.A. (2011). How is the development of dental biofilms influenced by the host? *Journal of Clinical Periodontology* **38 Suppl 1**, 28-35.

Marsh, P.D., Do, T., Beighton, D. & Devine, D.A. (2016a). Influence of saliva on the oral microbiota. *Periodontology 2000* **70**, 80-92.

Marsh, P.D., Lewis, M.A.O., Rogers, H., Williams, D.W. & Wilson, M. (2016b). *Marsh and Martin's Oral Microbiology*, 6th edn. Edinburgh: Elsevier.

Marsh, P.D., Moter, A. & Devine, D.A. (2011). Dental plaque biofilms – communities, conflict and control. *Periodontology 2000* **55**, 16-35.

Marsh, P.D. & Zaura, E. (2017). Dental biofilm: ecological interactions in health and disease. *Journal of Clinical Periodontology* **44 Suppl 18**, S12-S22.

Mason, M.R., Chambers, S., Dabdoub, S.M., Thikkurissy, S. & Kumar, P.S. (2018). Characterizing oral microbial communities across dentition states and colonization niches. *Microbiome* **6**. doi: 10.1186/s40168-018-0443-2

Matarasso, S., Quaremba, G., Coraggio, F. *et al.* (1996). Maintenance of implants: an in vitro study of titanium implant surface modifications subsequent to the application of different prophylaxis procedures. *Clinical Oral Implants Research* **7**, 64-72.

Miller, D.P., Fitzsimonds, Z.R. & Lamont, R.J. (2019). Metabolic signaling and spatial interactions in the oral polymicrobial community. *Journal of Dental Research* **98**, 1308-1314.

Miller, D.P. & Lamont, R.J. (2019). Signaling systems in oral bacteria. *Advances in Experimental Medicine and Biology* **1197**, 27-43.

Molin, S. & Tolker-Nielsen, T. (2003). Gene transfer occurs with enhanced efficiency in biofilms and induces enhanced stabilisation of the biofilm structure. *Current Opinion in Biotechnology* **14**, 255-261.

Mombelli, A., Nyman, S., Brägger, N., Wennström, J. & Lang, N.P. (1995). Clinical and microbiological changes associated with an altered subgingival environment induced by periodontal pocket reduction. *Journal of Clinical Periodontology* **22**, 780-787.

Moskow, B.S. (1969). Calculus attachment in cemental separations. *Journal of Periodontology* **40**, 125-130.

Mühlemann, H.R. & Schneider, U.K. (1959). Early calculus formation. *Helvetica Odontologica Acta* **3**, 22-26.

Mühlemann, H.R. & Schroeder, H.E. (1964). Dynamics of supragingival calculus. In: Staple, P.H., ed. *Advances in Oral Biology*. New York: Academic Press, pp. 175-203.

Neish, A.S. (2009). Microbes in gastrointestinal health and disease. *Gastroenterology* **136**, 65-80.

Nobbs, A.H., Jenkinson, H.F. & Jakubovics, N.S. (2011). Stick to your gums: mechanisms of oral microbial adherence. *Journal of Dental Research* **90**, 1271-1278.

Nyman, S., Sarhed, G., Ericsson, I., Gottlow, J. & Karring, T. (1986). Role of "diseased" root cementum in healing following treatment of periodontal disease. An experimental study in the dog. *Journal of Periodontal Research* **21**, 496-503.

Nyman, S., Westfelt, E., Sarhed, G. & Karring, T. (1988). Role of "diseased" root cementum in healing following treatment of periodontal disease. A clinical study. *Journal of Clinical Periodontology* **15**, 464-468.

Ogbureke K.U.E. & Fisher, L.W. (2004). Expression of SIBLINGs and their partner MMPs in salivary glands. *Journal of Dental Research* **83**, 664-670.

Papaioannou, W., Gizani, S., Haffajee, A.D. *et al.* (2009). The microbiota on different oral surfaces in healthy children. *Oral Microbiology and Immunology* **24**, 183-189.

Pauletto, N., Lahiffe, B.J. & Walton, J.N. (1999). Complications associated with excess cement around crowns on osseointegrated implants: a clinical report. *International Journal of Oral & Maxillofacial Implants* **14**, 865-868.

Periasamy, S. & Kolenbrander, P.E. (2010). Central role of the early colonizer Veillonella sp. in establishing multispecies biofilm communities with initial, middle, and late colonizers of enamel. *Journal of Bacteriology* **192**, 2965-2972.

Peyret-Lacombe, A., Brunel, G., Watts, M., Charveron, M. & Duplan, H. (2009). TLR2 sensing of *F. nucleatum* and *S. sanguinis* distinctly triggered gingival innate response. *Cytokine* **46**, 201-210.

Ribeiro, C.F., Cogo-Muller, K., Franco, G.C. *et al.* (2016). Initial oral biofilm formation on titanium implants with different surface treatments: an in vivo study. *Archives of Oral Biology* **69**, 33-39.

Rosier, B.T., Marsh, P.D. & Mira, A. (2018). Resilience of the oral microbiome in health: mechanisms that prevent dysbiosis. *Journal of Dental Research* **97**, 371-380.

Rowles, S. (1964). The inorganic composition of dental calculus. In: Blackwood, H. J., ed. *Bone and Tooth*. Oxford: Pergamon Press, pp. 175-183.

Sanchez, M.C., Llama-Palacios, A., Fernandez, E. *et al.* (2014). An in vitro biofilm model associated to dental implants: structural and quantitative analysis of in vitro biofilm formation on different dental implant surfaces. *Dental Materials* **30**, 1161-1171.

Sanz, M., Beighton, D., Curtis, M.A. *et al* (2017). Role of microbial biofilms in the maintenance of oral health and in the development of dental caries and periodontal diseases. Consensus report of group 1 of the Joint EFP/ORCA workshop on the boundaries between caries and periodontal disease. *Journal of Clinical Periodontology* **44 Suppl 18**, S5-S11.

Schmidlin, P.R., Muller, P., Attin, T. *et al.* (2013). Polyspecies biofilm formation on implant surfaces with different surface characteristics. *Journal of Applied Oral Science* **21**, 48-55.

Schroeder, H.E. (1969). *Formation and Inhibition of Dental Calculus*. Berne: Hans Huber Publishers.

Schroeder, H.E. & Baumbauer, H.U. (1966). Stages of calcium phosphate crystallization during calculus formation. *Archives of Oral Biology* **11**, 1-14.

Selvig, K.A. (1970). Attachment of plaque and calculus to tooth surfaces. *Journal of Periodontal Research* **5**, 8-18.

Sender, R., Fuchs, S. & Milo, R. (2016). Revised Estimates for the Number of Human and Bacteria Cells in the Body. *PLoS Biology* **14**, e1002533. doi: 10.1371/journal.pbio.1002533

Shapiro, J.A. (1998). Thinking about bacterial populations as multicellular organisms. *Annual Reviews of Microbiology* **52**, 81-104.

Sharma, C.G. & Pradeep, A.R. (2007). Plasma and crevicular fluid osteopontin levels in periodontal health and disease. *Journal of Periodontal Research* **42**, 450-455.

Slomka, V., Hernandez-Sanabria, E., Herrero, E.R. *et al.* (2017). Nutritional stimulation of commensal oral bacteria suppresses pathogens: the prebiotic concept. *Journal of Clinical Periodontology* **44**: 344-352.

Socransky, S.S. & Haffajee, A.D. (2002). Dental biofilms: difficult therapeutic targets. *Periodontology 2000* 28, 12-55.

Stewart, P S. & Costerton, J.W. (2001). Antibiotic resistance of bacteria in biofilms. *Lancet* **358**, 135-138.

Sundberg, J.R. & Friskopp, J. (1985). Crystallography of supragingival and subgingival human dental calculus. *Scandinavian Journal of Dental Research* **93**, 30-38.

Suntharalingam, P. & Cvitkovitch, D.G. (2005). Quorum sensing in streptococcal biofilm formation. *Trends in Microbiology* **13**, 3-6.

Svensater, G., Larsson, U.B., Greif, E.C., Cvitkovitch, D.G. & Hamilton, I.R. (1997). Acid tolerance response and survival by oral bacteria. *Oral Microbiology and Immunology* **12**, 266-273.

Takahashi, N. (2015). Oral microbiome metabolism: from "who are they?" to "what are they doing?". *Journal of Dental Research* **94**, 1628-1637.

Teughels, W., Newman, M.G., Coucke, W. *et al.* (2007). Guiding periodontal pocket recolonization: a proof of concept. *Journal of Dental Research* **86**, 1078-1082.

Teughels, W., Van Assche, N., Sliepen, I. & Quirynen, M. (2006). Effect of material characteristics and/or surface topography on biofilm development. *Clinical Oral Implants Research* **17**, 68-81.

Theilade, J. (1964). Electron microscopic study of calculus attachment to smooth surfaces. *Acta Odontologica Scandinavia* **22**, 379-387.

Tuominen, H., Collado, M.C., Rautava, J., Syrjanen, S. & Rautava, S. (2019). Composition and maternal origin of the neonatal oral cavity microbiota. *Journal of Oral Microbiology* **11**. doi: Artn 1663084 10.1080/20002297.2019.1663084

Van der Waaij, D., Berghuis de Vries, J.M. & Lekker-Kerk van der Wees, J.E.C. (1971). Colonisation resistance of the digestive tract in conventional and antibiotic-treated mice. *Journal of Hygiene* **69**, 405-411.

van Steenbergen, T.J.M., van Winkelhoff, A.J. & de Graaff, J. (1984). Pathogenic synergy: mixed infections in the oral cavity. *Antonie van Leeuwenhoek* **50**, 789-798.

Vanhatalo, A., Blackwell, J.R., L'Heureux, J.E. *et al.* (2018). Nitrate-responsive oral microbiome modulates nitric oxide homeostasis and blood pressure in humans. *Free Radical Biology and Medicine* **124**, 21-30.

Violant, D., Galofre, M., Nart, J. & Teles, R.P. (2014). in vitro evaluation of a multispecies oral biofilm on different implant surfaces. *Biomedical Materials* **9**. doi: Artn 035007 10.1088/1748-6041/9/3/035007

Vu, B., Chen, M., Crawford, R.J. & Ivanova, E.P. (2009). Bacterial extracellular polysaccharides involved in biofilm formation. *Molecules* **14**, 2535-2554.

Wade, W.G. & Prosdocimi, E.M. (2020). Profiling of oral bacterial communities. *Journal of Dental Research Apr* **14**:22034520914594. doi: 10.1177/0022034520914594.

Wade, W., Thompson, H., Rybalka, A. & Vartoukian, S. (2016). Uncultured members of the oral microbiome. *Journal of the California Dental Association* **44**, 447-456.

Wærhaug, J. (1952). The gingival pocket. *Odontologisk Tidskrift* **60 Suppl 1**.

Wærhaug, J. (1955). Microscopic demonstration of tissue reaction incident to removal of dental calculus. *Journal of Periodontology* **26**, 26-29.

Wærhaug, J. (1956). Effect of rough surfaces upon gingival tissues. *Journal of Dental Research* **35**, 323-325.

White, D.J. (1997). Dental calculus: recent insights into occurrence, formation, prevention, removal and oral health effects of supragingival and subgingival deposits. *European Journal of Oral Sciences* **105**, 508-522.

Wilks, M. (2007). Bacteria and early human development. *Early Human Development* **83**, 165-170.

Wilson, M. (2005). *Microbial Inhabitants of Humans. Their Ecology and Role in Health and Disease.* Cambridge: Cambridge University Press.

Wilson, T.G. (2009). The positive relationship between excess cement and peri-implant disease: a prospective clinical endoscopic study. *Journal of Periodontology* **80**, 1388-1392.

Wilson, B.A. & Salyers, A.A. (2003). Is the evolution of bacterial pathogens an out-of-body experience? *Trends in Microbiology* **11**, 347-350.

Xing, R., Lyngstadaas, S.P., Ellingsen, J.E., Taxt-Lamolle, S. & Haugen, H.J. (2015). The influence of surface nanoroughness, texture and chemistry of TiZr implant abutment on oral biofilm accumulation. *Clinical Oral Implants Research* **26**, 649-656.

Zander, H.A., Hazen, S.P. & Scott, D.B. (1960). Mineralization of dental calculus. *Proceedings of the Society of Experimental Biology and Medicine* **103**, 257-260.

Zaura, E., Keijser, B.J.F., Huse, S.M. & Crielaard, W. (2009). Defining the healthy "core microbiome" of oral microbial communities. *BMC Microbiology* **9**. doi: Artn 259 10.1186/1471-2180-9-259

Zhao, B., van der Mei, H.C., Subbiahdoss, G. *et al.* (2014). Soft tissue integration versus early biofilm formation on different dental implant materials. *Dental Materials* **30**, 716-727.

Zijnge, V., van Leeuwen, M.B., Degener, J.E. *et al.* (2010). Oral biofilm architecture on natural teeth. *PLoS One* **5**, e9321.

Capítulo 9

Infecções Periodontais e Peri-Implantares

Mike Curtis,[1] Lisa Heitz-Mayfield[2] e Mariano Sanz[3]

[1]Faculty of Dentistry, Oral and Craniofacial Sciences, King's College London, London, UK
[2]International Research Collaborative – Oral Health and Equity, School of Anatomy, Physiology and Human Biology, The University of Western Australia, Crawley, WA, Australia
[3]Faculty of Odontology, ETEP (Etiology and Therapy of Periodontal and Peri-Implant Diseases) Research Group, Complutense University of Madrid, Madrid, Spain, and Department of Periodontology, Faculty of Dentistry, Institute of Clinical Dentistry, University of Oslo, Oslo, Norway

---

Infecções periodontais, 194
  Introdução, 194
  Técnicas microbiológicas para estudar a microbiota periodontal, 196
  Bactérias periodontais e virulência, 205
  Patogênese microbiana da doença periodontal, 208
Infecções peri-implantares, 210
  Introdução, 210
  Formação de biofilme peri-implantar, 211

Características da superfície do implante/pilar protético, 211
Ambiente oral local, 215
Higiene bucal e acessibilidade, 216
Microbiota associada à saúde da mucosa peri-implantar, 216
Microbiota associada a infecções peri-implantares, 219
Microbiomas periodontais e peri-implantares na saúde e na doença, 221
Pacientes em risco de infecções peri-implantares, 222
Agradecimentos, 223

Infecções periodontais

Introdução

Nossas superfícies mucosas são colonizadas por comunidades complexas de microrganismos, ou microbiota, as quais são adaptadas de forma única aos diferentes nichos ambientais do corpo humano. Essa microbiota é composta por microrganismos distintos e especializados, que são característicos do respectivo nicho, por exemplo, a boca, o trato gastrintestinal ou o trato geniturinário (Figura 9.1). Coletivamente, a microbiota em nossas superfícies mucosas e outras localizações anatômicas do corpo compõem o microbioma humano, o qual tem se tornado uma área de intensa investigação nos últimos anos em virtude do reconhecimento de que o equilíbrio entre esses organismos e o hospedeiro humano desempenha um papel fundamentalmente importante na nossa biologia, na manutenção de nossa saúde e no desenvolvimento de doenças.

De todos os nichos ambientais do corpo humano, a cavidade oral fornece um hábitat ideal para o crescimento de bactérias: temperatura estável, umidade constante, suprimento abundante de nutrientes e, exclusivamente, superfícies duras dos dentes, que proporcionam um local estável para fixação e acúmulo microbiano. Reconhece-se que as diferentes comunidades de organismos que colonizam as distintas regiões anatômicas da boca (a língua, as mucosas vestibular e lingual, as superfícies supra e subgengivais dos dentes e assim por diante) desempenham uma função importante na resistência à colonização por outros organismos potencialmente nocivos. Além disso, evidências recentes demonstram que o microbioma oral pode ter outros benefícios inesperados para o hospedeiro humano.

Por exemplo, nitrato dietético, concentrado na saliva em dez vezes os níveis na circulação, é reduzido por membros da microbiota comensal oral (p. ex., *Neisseriae* e *Rothia* spp.). O nitrito produzido microbianamente resultante é engolido e absorvido pelo trato gastrintestinal como nitrito ou reduzido ao óxido nítrico no estômago, onde contribui para a integridade da mucosa gástrica e fornece proteção contra a colonização do estômago por agentes infecciosos (Kemmerly & Kaunitz 2013). Além disso, o nitrito absorvido na circulação atua como substrato para a produção do potente vasodilatador, o óxido nítrico, que por sua vez promove relaxamento do músculo liso vascular, redução da pressão arterial e inibição da função plaquetária (Koch *et al.* 2017). Como os animais de ordem superior, incluindo os humanos, não são capazes

Capítulo 9 Infecções Periodontais e Peri-Implantares

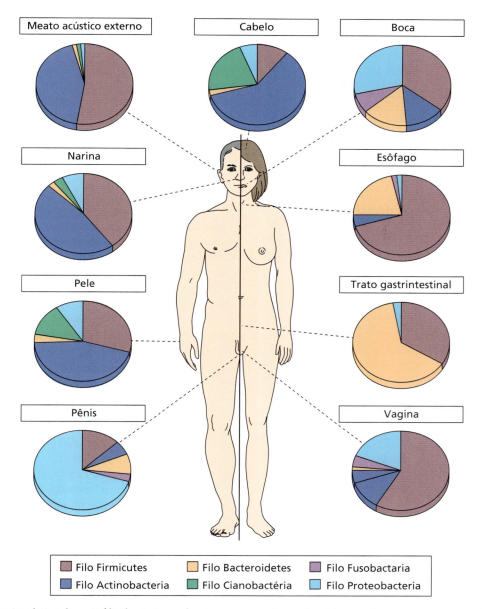

Figura 9.1 Abundância relativa dos seis filos bacterianos dominantes em cada um dos diferentes locais do corpo: o meato acústico externo, o cabelo, a boca, o esôfago, o trato gastrintestinal, a vagina, o pênis, a pele e as narinas. (Reproduzida, com autorização, de Spor *et al.* 2011.)

de reduzir nitrato em nitrito, essa etapa de redução enzimática pelo microbioma oral fornece um bom exemplo de como as bactérias na boca humana são importantes contribuintes para a saúde geral. De fato, sugere-se que as abordagens intervencionistas para manipular positivamente esse chamado "sistema de nitrato êntero-salivar" podem fornecer um meio conveniente para combater a doença cardiovascular em nível populacional (Gee & Ahluwalia 2016).

Embora existam claros benefícios para a saúde de um microbioma oral harmoniosamente equilibrado e o hospedeiro humano, também é claro que um desequilíbrio nessa relação ocorre na doença (Frank *et al.* 2011) e isso é particularmente evidente nas doenças do periodonto. As forças evolutivas que moldaram o desenvolvimento de uma dentição calcificada de animais introduziram um ponto fraco do desenvolvimento do ponto de vista da doença infecciosa: em nenhum outro lugar do corpo humano a barreira epitelial normalmente contígua de nossas superfícies mucosas é rompida por uma estrutura sólida que permite o desenvolvimento de um biofilme microbiano em contato direto com os tecidos moles adjacentes. A defesa a esse desafio, que coevoluiu com o desenvolvimento dos dentes, é um conjunto sofisticado de características anatômicas especializadas complementadas por respostas imunes e inflamatórias inatas. A superfície do dente na margem gengival desenvolve ativamente um biofilme de placa dental que normalmente é tolerado pelo tecido adjacente. No entanto, na doença existem alterações significativas nessa comunidade de organismos provavelmente impulsionadas e contribuindo para o aumento das condições inflamatórias. O estudo dessas comunidades, sua transformação de saúde em doença, a chamada disbiose, e o papel dessa microbiota na etiopatogenia da patologia periodontal são descritos nas seções seguintes.

196 Parte 3 Microbiologia

Técnicas microbiológicas para estudar a microbiota periodontal

Nossa compreensão da microbiota periodontal passou por mudanças sequenciais ao longo do tempo após a introdução e aplicação de métodos cada vez mais sofisticados e de maior rendimento para caracterização e identificação bacteriana (Figura 9.2). A análise do microbioma oral humano remonta à história até as primeiras observações microscópicas de bactérias há mais de três séculos e continua em ritmo acelerado até hoje por meio da aplicação de técnicas de sequenciamento de DNA de alto rendimento. As técnicas mais recentes fornecem uma descrição dessa microbiota em detalhes extraordinários que até então eram impossíveis. Essa tradição centenária de análise microbiológica oral colocou nosso conhecimento sobre as comunidades bacterianas da cavidade oral na vanguarda de nossa compreensão sobre o microbioma humano. A partir dessas investigações, agora é reconhecido que o microbioma oral é altamente complexo: aproximadamente 1.000 microrganismos diferentes são capazes de colonizar de forma estável a boca humana. Qualquer indivíduo pode abrigar de 200 a 300 espécies microbianas e a composição dessa comunidade é uma assinatura personalizada que os diferencia de outros indivíduos. No entanto, no caso de doenças de etiologia microbiana complexa, em que a base fundamental é a disbiose, ou perturbação de uma microbiota comensal normal, a descrição do desafio infeccioso é mais exigente. Aqui, a precisão da descrição está intimamente ligada à eficácia da tecnologia disponível para determinar quantitativa e qualitativamente a composição de uma mistura microbiana complexa.

A descrição inicial das células bacterianas na cavidade oral foi realizada por Antonie van Leeuwenhoek, que em 1676 usou o microscópio recém-inventado para descrever os "animacules" nos biofilmes de dentes humanos. A especificidade e a natureza ambientalmente orientada dessas comunidades microbianas têm se expandido a cada avanço tecnológico na identificação e classificação microbiana. Os avanços acompanharam a introdução de técnicas de cultura em meios sólidos, o desenvolvimento de sistemas de cultura anaeróbicos, a introdução de técnicas de não cultura para identificação bacteriana e o uso da filogenia molecular por meio de análises de ácido nucleico utilizando a hibridização DNA:DNA, reação em cadeia da polimerase (PCR), sequenciamento Sanger de DNA e os desenvolvimentos mais recentes em pirossequenciamento de alto rendimento e metagenômica (Wade 2011). Investigações de cultura e não cultura têm agora culminado no desenvolvimento do *Human Oral Microbiome Database* (http://www.homd.org) que lista todas as espécies bacterianas encontradas na boca humana (Dewhirst *et al.* 2010).

O progresso na descrição dos agentes etiológicos das doenças infecciosas no final do século XIX e o início do século XX levou naturalmente a uma busca pelos organismos causadores envolvidos nas infecções periodontais. No entanto, essas investigações foram restringidas pelas técnicas disponíveis para inspeção visual de amostras subgengivais ou pelas técnicas culturais relativamente primitivas desenvolvidas nessa fase inicial da disciplina de microbiologia. Como resultado da incapacidade de definir com precisão o(s) agente(s) etiológico(s) da doença, em contraste com os grandes avanços feitos em outros lugares na descrição dos organismos causadores das principais doenças infecciosas monoespecíficas, houve uma perda de ímpeto na pesquisa microbiológica em infecções periodontais nas primeiras décadas do século XX. Um resumo dessas primeiras descrições foi resumido por Socransky e Haffajee (1994).

Introdução de técnicas anaeróbicas

Um grande avanço em nossa compreensão da complexidade da microbiota periodontal foi alcançado pela introdução de métodos que permitiram a cultura laboratorial de microrganismos anaeróbicos. Os baixos níveis de oxigênio no biofilme subgengival são altamente permissivos para o crescimento de bactérias obrigatoriamente anaeróbicas e, portanto, uma fração significativa da microbiota periodontal total não foi detectada em investigações microbiológicas anteriores realizadas em condições aeróbias. Esse avanço tecnológico incluiu o uso de tubos anaeróbicos e jarros anaeróbicos que podiam ser lavados com gases isentos de oxigênio e depois selados para impedir o acesso de ar. Mais recentemente, foram desenvolvidas câmaras anaeróbicas que possibilitaram o cultivo de bactérias em meios sólidos e líquidos em um ambiente relativamente espaçoso e com pouco oxigênio, periodicamente lavado com uma mistura de nitrogênio, dióxido de carbono e hidrogênio.

Esses estudos foram iniciados por vários laboratórios de microbiologia oral durante as décadas de 1970 e 1980 (Socransky 1970; Slots 1976, 1977; Tanner *et al.* 1979; Slots & Rosling 1983; Haffajee *et al.* 1984; Christersson *et al.* 1985; Dzink *et al.* 1985; Loesche *et al.* 1985; Dzink *et al.* 1988; Haffajee *et al.* 1988; van Winkelhoff *et al.* 1988; Zambon *et al.* 1988; Tanner & Bouldin 1989), mas, em virtude da natureza altamente trabalhosa da metodologia, eram geralmente limitados à análise de relativamente poucos indivíduos periodontais. É importante ressaltar, no entanto, que essas investigações começaram a definir claramente as diferenças qualitativas muito significativas na microbiota geral presente em locais com doença periodontal em comparação com locais saudáveis controlados e identificar alguns dos principais organismos característicos que foram frequentemente associados a doenças. As exaustivas investigações conduzidas nos laboratórios de Holdeman e Moore, no Virginia Polytechnic Institute (Moore 1987) foram típicas dessas investigações e estão entre os estudos mais influentes da microbiota anaeróbica total, cultivável. Estudos desse tipo começaram por revelar de forma convincente a enorme complexidade da microbiota na doença periodontal a um nível que até então não tinha sido visto, e iniciou-se o desenvolvimento de um catálogo de referência de táxons bacterianos que provaria ser inestimável para investigações posteriores. Além disso, aquelas bactérias que eram componentes significativos da placa subgengival, de locais doentes, também estavam frequentemente presentes,

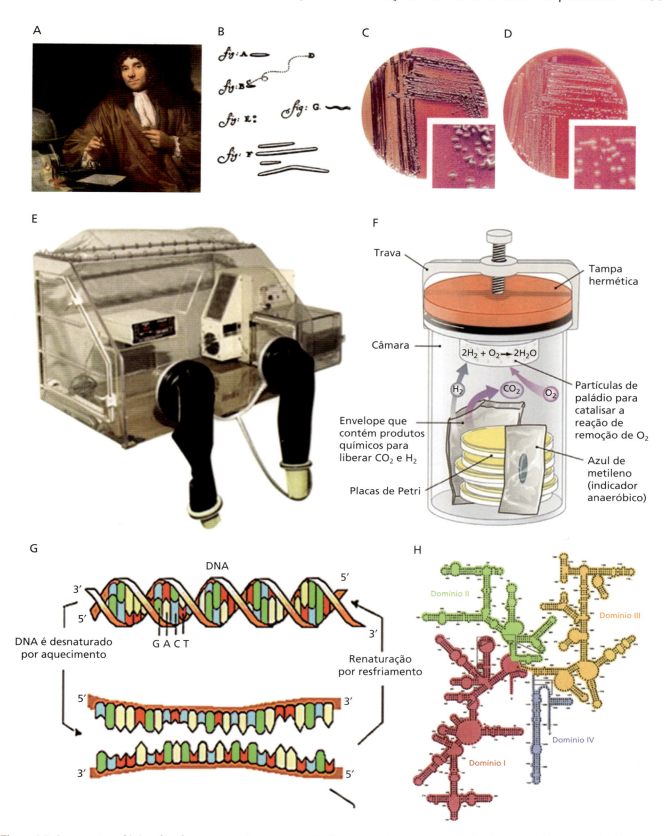

Figura 9.2 Avanços tecnológicos ligados a uma maior compreensão da microbiota oral. A apreciação da complexidade da microbiota oral aumentou com o desenvolvimento da tecnologia. Microscopia: (**A**) Antonie van Leeuwenhoek, que usou os primeiros microscópios para caracterizar as bactérias da placa dentária (**B**). Cultura bacteriana em meio sólido: (**C**) *Porphyromonas gingivalis* cultivada em ágar-sangue; (**D**) um mutante não pigmentante de *P. gingivalis*. Microbiologia anaeróbica: (**E**) câmaras anaeróbicas e (**F**) jarras anaeróbicas possibilitaram o cultivo de bactérias cujo crescimento é inibido pelo oxigênio. Técnicas moleculares para identificação bacteriana: (**G**) DNA: hibridização de DNA e (**H**) análise da sequência das regiões variáveis do gene *16S rRNA* permitem a identificação e quantificação de bactérias na ausência de cultura.

198 Parte 3 Microbiologia

embora em níveis reduzidos em amostras supragengivais e vice-versa. De fato, vários estudos demonstraram que muitas bactérias positivamente associadas à microbiota em um local subgengival doente também estavam presentes em locais subgengivais saudáveis. Essas investigações indicaram que uma etiologia específica para o processo da doença periodontal só poderia ser explicada com base em uma perspectiva quantitativa e não apenas qualitativa. Para obter poder suficiente para abordar a natureza da etiologia, seria necessário realizar estudos envolvendo significativamente mais amostras/indivíduos do que era viável por essa abordagem de análise microbiológica total, que normalmente era restrita a investigações em números relativamente pequenos de indivíduos. No entanto, essas análises microbiológicas anaeróbicas, em larga escala, em um número relativamente pequeno de amostras, forneceram vários "patógenos periodontais específicos" valiosos e potenciais para estudos futuros.

Análise direcionada da microbiota periodontal

Tendo desenvolvido uma lista de candidatos a patógenos periodontais putativos, tornou-se possível realizar investigações mais direcionadas que visavam à detecção desse grupo de bactérias em um número maior de amostras clínicas do que era viável processar quando toda a microbiota cultivável era examinada. Essas investigações basearam-se na aplicação de uma combinação de abordagens de identificação: novos meios seletivos para o enriquecimento ou cultura seletiva de bactérias específicas; técnicas imunológicas usando anticorpos monoclonais ou soros polivalentes para espécies individuais; ou microscopia para identificação de espiroquetas. Por exemplo, Bragd *et al.* (1987) usaram uma abordagem de meio seletivo para avaliar a associação de *Actinobacillus* (agora *Aggregatibacter*) *actinomycetemcomitans*, *Bacteroides* (agora *Porphyromonas*) *gingivalis* e *Bacteroides* (*Prevotella*) *intermedia* em mais de 200 amostras em locais de periodontite progressiva e não progressiva. Da mesma forma Slots *et al.* (1990) empregaram uma abordagem de cultura para examinar a influência da idade do indivíduo na prevalência e recuperação de *A. actinomycetemcomitans* e *B. intermedius*, em 1.624 pacientes com idade entre 15 e 89 anos. Grossi *et al.* (1995) utilizaram uma abordagem imunoquímica para avaliar a presença de oito patógenos periodontais candidatos em um estudo envolvendo 1361 indivíduos, para identificar marcadores de risco para perda óssea periodontal. Suda *et al.* (2002) usaram uma abordagem de imunofluorescência indireta para enumerar os níveis de *Eikenella corrodens* em mais de 250 amostras periodontais e de controle, e Riviere *et al.* (1997) usaram um anticorpo semelhante e uma investigação baseada em microscopia para determinar os níveis de diferentes espiroquetas em uma análise do desenvolvimento da doença periodontal usando mais de 1.000 amostras de 65 indivíduos.

Ao focar em um pequeno grupo de organismos candidatos usando abordagens de rendimento relativamente alto, tornou-se possível projetar investigações estatisticamente apropriadas para abordar uma série de questões-chave relevantes para a etiologia e o tratamento da doença periodontal. Estes incluíram a presença desses patógenos periodontais candidatos em diferentes populações globais (van Winkelhoff *et al.* 1999) de estudos da associação entre diferentes organismos como *Bacteroides forsythus* e *Bacteroides gingivalis* (Gmur *et al.* 1989), sua distribuição espacial na placa (Kigure *et al.* 1995), a associação com doenças de diferentes morfotipos da mesma espécie, como os tipos de colônia lisa e rugosa *Peptostreptococcus micros* (van Dalen *et al.* 1998; Kremer *et al.* 2000), e o efeito do tratamento na persistência/erradicação desses organismos-chave (Mandell *et al.* 1986; Rodenburg *et al.* 1990; Mombelli *et al.* 2000). Além disso, quando o isolamento e a identificação de um organismo específico foram acoplados à caracterização mais detalhada da cepa individual (p. ex., pela restrição da digestão dos isolados de DNA seguida pela separação por eletroforese em gel de agarose), tornou-se viável realizar estudos de transmissão. Notavelmente, Petit *et al.* (1993a,b) e Van Steenbergen *et al.* (1993) usaram essa abordagem para demonstrar que *P. gingivalis* era transmitido entre cônjuges e que a transmissão intrafamiliar de cepas individuais de *P. intermedia* e *P. nigrescens* também ocorria.

Outras investigações utilizaram essas metodologias seletivas para examinar a associação de espécies bacterianas alternativas com a doença periodontal, além das bactérias periodontais já bem estabelecidas mencionadas anteriormente. Ao fazê-lo, a lista de espécies bacterianas positivamente associadas à doença periodontal, em particular à doença do adulto, foi estendida para incluir, por exemplo, *Wolinella* (agora *Campylobacter*) *recta* (Lai *et al.* 1992; Rams *et al.* 1993), *Enterococci* (Rams *et al.* 1992), *P. micros* (van Dalen *et al.* 1998), espécies eubacterianas (Grossi *et al.* 1995), *E. corrodens* (Suda *et al.* 2002), *Fusobacterium nucleatum* (van Winkelhoff *et al.* 2002) e outras espécies. Assim, embora uma etiologia microbiana específica para a doença periodontal ainda fosse considerada por muitos como a interpretação mais razoável dos dados acumulados, havia uma aceitação de que a natureza do desafio microbiano, em particular no caso da periodontite crônica do adulto, era bastante complexa e provavelmente variava de forma significativa entre os indivíduos e potencialmente dentro de um indivíduo em diferentes locais e em diferentes momentos (Maiden *et al.* 1990).

Em contraste com a periodontite crônica do tipo adulto, em um caso particular de periodontite agressiva que afeta adolescentes afrodescendentes, há evidências que sugerem que uma única etiologia microbiana possa ser responsável pelo desenvolvimento da doença. *A. actinomycetemcomitansis* é um bastonete gram-negativo que produz uma leucotoxina que lisa especificamente neutrófilos humanos. O organismo apresenta uma diversidade genética significativa, mas um clone em particular, referido como JP2, tem uma série de variações genéticas que o distinguem de outros tipos clonais, incluindo uma deleção de 530 pares de bases na região promotora do operon do gene da leucotoxina. Como resultado, o clone JP2 produz níveis significativamente maiores de leucotoxina em comparação com outras linhagens dessa bactéria que teoricamente poderia levar a

Capítulo 9 Infecções Periodontais e Peri-Implantares **199**

um potencial aumentado para romper as defesas imunológicas do periodonto. A análise genética populacional por sequenciamento *multilocus* de cepas de *A. actinomycetemcomitans* de indivíduos geograficamente dispersos sugere que o clone JP2 surgiu originalmente como um genótipo distinto na parte mediterrânea da África há mais de 2 mil anos e posteriormente se espalhou para a África Ocidental, de onde foi transferido para a América do Norte e do Sul, pelo tráfico transatlântico de escravos nos séculos XVI a XVIII. Notavelmente, apesar de sua disseminação agora global, o clone JP2 ainda permanece exclusivamente associado a indivíduos de descendência da África Ocidental, indicando um forte efeito de tropismo do hospedeiro (Haubek *et al.* 2008). Embora a prevalência de periodontite agressiva em adolescentes seja normalmente < 1%, é muito maior em indivíduos de descendência do norte e oeste da África. Em um estudo longitudinal da doença em adolescentes marroquinos, 61 de 428 (14,3%) indivíduos que eram periodontalmente saudáveis no início do estudo desenvolveram a doença após 2 anos. Além disso, nessa população, os indivíduos que carregavam o clone JP2 no início tinham muito mais risco de desenvolver a doença do que aqueles que carregavam clones não JP2 dessa bactéria (risco relativo 18,0 *versus* 3,0) (Haubek *et al.* 2008). Assim, o clone JP2 de *A. actinomycetemcomitans* tem as características de um patógeno bacteriano tradicional, embora em um histórico restrito de hospedeiro.

Introdução das técnicas à base de ácidos nucleicos para identificação bacteriana

Com o desenvolvimento de um catálogo das principais espécies cultiváveis na microbiota periodontal surgiu a necessidade de desenvolver métodos mais rápidos, menos demorados e trabalhosos para análises epidemiológicas em maior escala da associação desses organismos com saúde e doença. Isso foi realizado pela introdução de técnicas que não dependiam da cultura imediatamente após a coleta da amostra. As mais comumente usadas foram análises à base de ácidos nucleicos – amplificação por PCR de regiões específicas do cromossomo-alvo, geralmente o gene *16S rRNA*, seguido da quantificação do produto e técnicas de hibridização DNA:DNA.

Uso da metodologia *checkerboard* DNA:DNA

Uma mudança radical no rendimento potencial de análises microbiológicas de amostras de placa periodontal chegou com a introdução e aplicação da tecnologia de hibridização DNA:DNA. O desenvolvimento do teste *checkerboard* permitiu a hibridização simultânea de 45 amostras de DNA individuais extraídas da placa periodontal contra 30 diferentes sondas de DNA em uma única membrana. As sondas de DNA podem ser preparadas a partir de DNA genômico inteiro extraído da bactéria-alvo relevante ou, alternativamente, *amplicons* de PCR de regiões específicas da espécie bacteriana do gene *16S rRNA*. A hibridização do DNA da amostra com o DNA da sonda é então visualizada por um sinal quimiofluorescente, cuja intensidade é proporcional à quantidade de DNA do organismo-alvo presente em cada amostra.

Embora existam algumas limitações para a precisão da identificação de espécies bacterianas individuais decorrentes da potencial hibridização cruzada de DNA de espécies bacterianas intimamente relacionadas nas mesmas amostras clínicas, a aplicação dessa tecnologia revolucionou a análise de amostras clínicas e a capacidade de fazer análises bacterianas definitivas com a saúde e doença periodontal. Agora era possível realizar análises qualitativas e quantitativas da composição bacteriana de um número muito maior de amostras clínicas do que as metodologias anteriores à base de cultura. Por exemplo, em uma investigação histórica, Socransky *et al.* (1998) analisaram aproximadamente 13.000 amostras de placas de 185 indivíduos usando sondas de DNA genômico inteiro para 40 espécies bacterianas (Figura 9.3). As associações foram procuradas entre as espécies usando análise de agrupamento e técnicas de ordenação comunitária. Uma das principais e fundamentalmente importantes descobertas desse estudo, que moldou nossa compreensão sobre as infecções periodontais, foi a definição de complexos bacterianos, em oposição a espécies bacterianas individuais, associadas à saúde periodontal ou à doença periodontal (Figura 9.4).

Essa descoberta levou ao conceito de que pode haver uma codependência ou sinergia entre diferentes espécies bacterianas atuando em conjunto, como um complexo específico. O complexo mais fortemente associado à doença periodontal, o "complexo vermelho", foi composto por três espécies bacterianas que posteriormente se tornaram foco de intensa investigação: *P. gingivalis, Treponema denticola e Tannerella forsythia*. Outros complexos, por exemplo, o complexo amarelo, que compreendia predominantemente diferentes espécies de estreptococos, e o complexo verde, que continha uma preponderância de espécies de *capnocitofagos*, representavam os primeiros colonizadores da placa dentária, mais intimamente associados à saúde. O complexo laranja continha aqueles organismos geralmente considerados colonizadores da placa dental: espécies de fusobactérias, membros dos gêneros *Prevotella* e *Campylobacter*. Acredita-se que a presença desses organismos facilite a colonização da placa dentária madura pelos organismos do complexo vermelho, seja pela apresentação de sítios de ligação apropriados ou pela criação de um ambiente adequado para o crescimento dessas espécies mais exigentes.

Vale ressaltar que *A. actinomycetemcomitans*, a bactéria associada à doença rapidamente progressiva em indivíduos de descendência da África Ocidental, não se agrupa com os organismos do complexo vermelho mais associados à doença. Isso provavelmente reflete o efeito muito grande do fundo genético do hospedeiro sobre a doença associada a essa bactéria, conforme descrito anteriormente. O uso da tecnologia *checkerboard* permitiu que uma série de questões fossem abordadas sobre, por exemplo, as mudanças sequenciais que ocorrem na composição da placa supra e subgengival, durante o desenvolvimento e a influência qualitativa e quantitativa da limpeza dentária na microbiologia

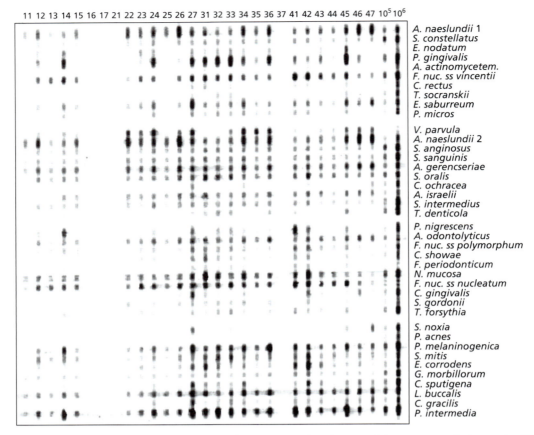

Figura 9.3 As faixas verticais são as amostras de placa numeradas de 11 a 47 e duas faixas-padrão na extrema direita contêm 10^5 ou 10^6 células de cada teste de espécie bacteriana. As faixas horizontais contêm todas as sondas de DNA genômicas marcadas com digoxigenina para cada bactéria representada. Um sinal na interseção das faixas vertical e horizontal indica a presença de uma espécie bacteriana e a intensidade do sinal está relacionada com o número de células bacterianas presentes. A metodologia permite a análise simultânea e rápida de 40 espécies bacterianas diferentes em 28 amostras de placas. (Fonte: Reimpresso de Socransky & Haffajee 2008, com autorização de Wiley-Blackwell.)

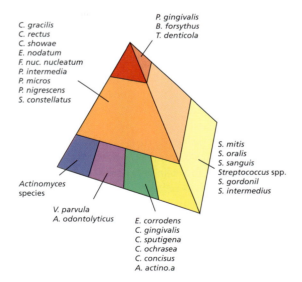

Figura 9.4 A associação entre espécies subgengivais. As diferentes cores na pirâmide representam diferentes complexos bacterianos que são frequentemente detectados em associação uns com os outros. A base da pirâmide representa o estágio inicial do desenvolvimento da placa, enquanto o ápice contém os organismos considerados as últimas espécies a se estabelecerem na microbiota. O complexo vermelho de bactérias são aqueles organismos frequentemente associados a sítios de doença periodontal. (Fonte: Reimpresso de Socransky & Haffajee 2002, com autorização.)

da placa supra e subgengival. Um exemplo desse tipo de estudo é mostrado na Figura 9.5, que demonstra as diferenças qualitativas e quantitativas consideráveis associadas à doença não apenas na placa subgengival, mas também na supragengival.

Amplificação por PCR do gene *16S rRNA* para as bactérias periodontais

O RNA ribossômico 16S (ou *16S rRNA*) é um componente da pequena subunidade 30S de todos os ribossomos bacterianos. Os genes que codificam para ele são referidos como *16S rDNA*. Embora as sequências de *16S rDNA* sejam altamente conservadas entre diferentes bactérias, elas também contêm regiões hipervariáveis que podem fornecer sequências de assinatura específicas da espécie úteis para a identificação bacteriana. Assim, uma vez determinada a sequência de um gene *16S rDNA* de uma bactéria, é possível desenhar uma PCR, utilizando *primers* que irão emparelhar com sequências dentro das regiões hipervariáveis, que amplificarão especificamente apenas o *16S rDNA* da bactéria-alvo. As grandes vantagens da aplicação dessa metodologia para a detecção de bactérias periodontais em amostras clínicas é a alta sensibilidade de detecção, o alto rendimento que pode ser alcançado, a velocidade do ensaio

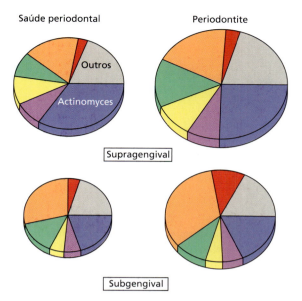

Figura 9.5 Porcentagem média da contagem de sonda de DNA dos grupos microbianos na placa supra e subgengival. Amostras de placa de indivíduos periodontalmente saudáveis (58) e com periodontite (136) e amostras de placa subgengival de indivíduos periodontalmente saudáveis (189) e com periodontite (635). As espécies foram agrupadas em sete grupos microbianos com base na descrição de Socransky *et al.* (1998) e descrito com mais detalhes na Figura 9.4. A categoria "outros" representa sondas para espécies que caíram em um complexo, bem como sondas para novas espécies cujas relações com outras espécies ainda não foram determinadas. As áreas das "pizzas" foram ajustadas para refletir as contagens médias de sondas de DNA total em cada um dos locais de amostra. A significância das diferenças nas porcentagens médias dos complexos supra e subgengivais na saúde e na doença foi testada pelo teste de Kruskal Wallis. Todos os complexos diferiram significativamente entre os grupos em $P < 0,001$ após ajuste para sete comparações. (Fonte: Reimpresso de Socransky & Haffajee 2008, com autorização de Wiley-Blackwell.)

e que várias espécies bacterianas podem ser detectadas na mesma reação – PCR múltiplas. Como resultado, essa tecnologia tem sido amplamente utilizada para a detecção de patógenos periodontais putativos. Normalmente, esses estudos se concentraram na detecção de apenas algumas espécies bacterianas, incluindo as bactérias periodontais bem estabelecidas *P. gingivalis, Tannerella forsythia, Treponema denticola* e *A. actinomycetemcomitans* (Leys *et al.* 2002; de Lillo *et al.* 2004; Sanz *et al.* 2004; Tanner *et al.* 2006). No entanto, estudos envolvendo amplificação por PCR do gene *16S rDNA* também têm sido usados para confirmar a presença de espécies bacterianas novas e, em alguns casos, não cultiváveis, cuja presença foi originalmente identificada por clonagem e análise de sequência do *16S rDNA* em amostras periodontais. Essas investigações confirmaram que várias espécies adicionais, incluindo aquelas que ainda não foram cultivadas *in vitro*, estavam associadas à saúde bucal ou à periodontite. Esses estudos moleculares ampliaram significativamente o número de potenciais patógenos periodontais. Por exemplo, com base em sua análise de *16S rDNA* de amostras de placa subgengival de indivíduos saudáveis e indivíduos com periodontite refratária, periodontite adulta, periodontite pelo vírus da imunodeficiência humana e gengivite ulcerativa necrosante aguda, Paster *et al.* (2001) descreveram vários novos candidatos. Espécies ou filotipos comumente detectados na doença, mas raramente na saúde, incluíam *Eubacterium saphenum, Filifactor alocis* (anteriormente *Fusobacterium alocis), Catonella morbi, Megasphaera* spp., *Dialister* spp., *Selenomonas sputigena*, e vários desses organismos, em particular *Filifactor alocis*, foram posteriormente confirmados como positivos associados à doença em outros estudos.

Os estudos iniciais nessa área eram em grande parte de natureza qualitativa, pois apenas determinavam se um organismo estava presente ou ausente (ou, mais corretamente, abaixo dos limites de detecção do ensaio – tipicamente 100 células bacterianas). Posteriormente, o PCR em tempo real, também referido como qPCR ou qRT-PCR, foi introduzido, o qual quantifica o número de cópias do gene de interesse em uma determinada amostra. O PCR em tempo real tem sido usado para detectar e quantificar vários patógenos periodontais, incluindo *A. actinomycetemcomitans, P. gingivalis, P. intermedia* e bactérias totais, em amostras clínicas (Lyons *et al.* 2000; Maeda *et al.* 2003; Boutaga *et al.* 2007; Atieh 2008). Estudos dessa natureza estão sendo substituídos pela aplicação de metodologias de sequenciamento de alta produtividade, um sequenciamento de próxima geração descrito na seção a seguir.

Identificação do microrganismo oral humano

O reconhecimento da diversidade microbiana aumentada e substancial da placa dentária levou ao desenvolvimento de novas metodologias de diagnóstico capazes de identificar rapidamente um maior número de filotipos bacterianos nas infecções periodontais (Paster & Dewhirst 2009). A identificação do microrganismo oral humano (IMOH) foi desenvolvida para examinar a complexa diversidade microbiana oral em uma única hibridização em lâminas de vidro (Paster *et al.* 2006; Preza *et al.* 2008, 2009b). Essa tecnologia baseada em *16S rRNA* de alto rendimento de amostra permite a detecção simultânea de aproximadamente 300 espécies bacterianas principais e predominantes, incluindo espécies que ainda não foram cultivadas à base de *16S rRNA*; as sondas de oligonucleotídios são impressas em lâminas de vidro. Os genes de *16S rRNA* em amostras clínicas são amplificados por PCR usando *primers* universais sequencial e reverso de *16S rRNA*, marcados com fluorescência e, em seguida, hibridização com as sondas nas lâminas. Para analisar os grandes conjuntos de dados do IMOH, os sinais individuais são traduzidos em um formato de "código de barras", no qual as bandas correspondem à presença ou ausência de um determinado organismo e as intensidades das bandas refletem a abundância do organismo. O formato do código de barras dos IMOHs, comparando os perfis microbianos de aproximadamente 300 espécies bacterianas de indivíduos com saúde periodontal e periodontite, é ilustrado na Figura 9.6. Esses dados podem ser analisados posteriormente para determinar associações bacterianas específicas (Colombo *et al.* 2009; Preza *et al.* 2009a, b) ou as relações de populações microbianas inteiras com relação à saúde e à doença usando análise de correspondência, conforme mostrado na Figura 9.7. A diferença dramática na estrutura geral da população bacteriana desses dois conjuntos de dados reforçam vividamente as descobertas dos estudos microbiológicos de cultura-total realizados há cerca de 30 anos e são consistentes com a disbiose da microbiota como uma característica definidora da doença periodontal.

Essa tecnologia do tipo arranjo para análise semiquantitativa relativamente rápida da composição da comunidade microbiana em investigações de pesquisa periodontal ainda é amplamente utilizada (Paes Batista da Silva A *et al.* 2016; Cui *et al.* 2019). No entanto, agora há um consenso crescente de que as tecnologias de sequenciamento de próxima geração, baseadas em *16S rRNA*, fornecem identificação de espécies bacterianas orais significativamente expandidas e, portanto, são uma representação mais abrangente da estrutura da comunidade bacteriana oral (Mougeot *et al.* 2016).

Bactérias não cultiváveis no microbioma periodontal

A introdução de métodos não baseados em cultura para descrição da população microbiana total de amostras orais levou ao reconhecimento de que uma proporção significativa de bactérias orais não são cultiváveis e só podem ser detectadas usando técnicas moleculares. Esse fenômeno também é reconhecido em outros locais do corpo humano e amostras ambientais como o solo e a água do rio. Um interesse particular no campo de pesquisa periodontal se concentrou recentemente no filo TM7 (agora renomeado Saccharibacteria) (Bor *et al.* 2019). Esse filo pertence a uma linhagem bacteriana principal recentemente descrita ou superfilo chamado *Candidate Phylum*

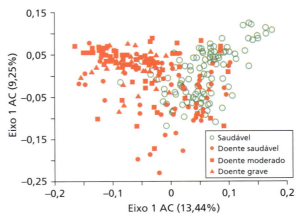

Figura 9.7 Análise de correspondência das comunidades bacterianas da placa subgengival na saúde e na doença. Cada símbolo representa uma comunidade de um sítio. Comunidades mais próximas têm perfis IMOH mais semelhantes. Nesse gráfico, os locais saudáveis de indivíduos saudáveis (*círculos verdes*) são distintos dos locais saudáveis e doentes em indivíduos doentes (*símbolos vermelhos*). (Fonte: Cortesia da Dra. Vanja Klepac-Ceraj: *Forsyth Dental*.)

Radiation (CPR) potencialmente contendo mais de 70 filos. Notavelmente, o CPR pode representar mais de 25% de toda a diversidade bacteriana. As bactérias TM7 estão presentes no microbioma em uma variedade de locais no corpo humano, incluindo o trato gastrintestinal, pele e trato genital feminino (Brinig *et al.* 2003; Eckburg *et al.* 2005; Fredricks *et al.* 2005; Gao *et al.* 2007). Além disso, a detecção de TM7 usando o sequenciamento do gene *16S rRNA* da placa dentária calcificada (cálculo) de espécimes neandertais sugere que esses organismos têm sido constituintes do microbioma oral ao longo da evolução humana (Brinig *et al.* 2003; Weyrich *et al.* 2017).

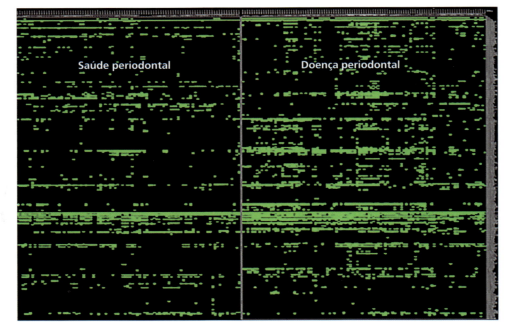

Figura 9.6 Perfis bacterianos de 461 táxons bacterianos (representando aproximadamente 300 espécies) comparando placa subgengival de 105 sítios saudáveis em indivíduos periodontalmente saudáveis (*n* = 20) com 154 sítios doentes de indivíduos com doença periodontal (*n* = 47). (Fonte: Reimpresso de Paster & Dewhirst 2009, com autorização, cortesia de A.P. Colombo.)

Até recentemente, havia poucas informações sobre a biologia desse grupo de organismos. No entanto, descobertas sobre o estilo de vida e a genômica do TM7 começaram a surgir após o primeiro cultivo bem-sucedido de um membro desse filo – TM7x (HMT_952) da cavidade oral (He *et al.* 2015) (Figura 9.8). O procedimento de isolamento envolveu enriquecimento antibiótico direcionado com um meio de cultura que suporta o crescimento de bactérias TM7 em uma comunidade microbiana oral multiespécies *in vitro* (Tian *et al.* 2010; Edlund *et al.* 2013). Esses estudos demonstraram que as TM7 são bactérias muito pequenas, de aproximadamente 200 a 300 nm, com um tamanho reduzido do genoma de 20 a 25% da maioria das outras bactérias orais. Além disso, são parasitas obrigatórios altamente especializados de outras bactérias. Embora existam muitos exemplos de parasitismo de organismos eucarióticos por procariontes, os estudos de cocultura *in vitro* do TM7x oral (HMT 952) com sua bactéria hospedeira, *Actinomyces odontolyticus*, foi a primeira demonstração de uma bactéria capaz de parasitar outra. Como parasitas obrigatórios, os organismos TM7 representarão um fardo para as bactérias hospedeiras e várias consequências negativas foram relatadas, incluindo redução da taxa de crescimento e divisão celular, aumento das respostas ao estresse (Bor *et al.* 2019) e lise celular sob algumas circunstâncias (He *et al.* 2015). Paradoxalmente, no entanto, também pode haver resultados positivos para a bactéria hospedeira, incluindo uma tendência aumentada de formar biofilmes na presença de TM7 e uma subversão da resposta usual do hospedeiro à bactéria parasitada (Bedree *et al.* 2018).

Evidências emergentes indicam que essas bactérias obrigatoriamente parasitas podem ter um papel a desempenhar no desenvolvimento da doença com base no aumento da abundância de TM7 na microbiota associada à doença inflamatória, incluindo gengivite e periodontite (Brinig *et al.* 2003; Fredricks *et al.* 2005; Kuehbacher *et al.* 2008). Na saúde, o TM7 está normalmente presente em pequenas quantidades na ordem de 1% da microbiota total (Brinig *et al.* 2003; Podar *et al.* 2007). No entanto, níveis significativamente maiores de TM7 foram associados à gravidade da gengivite e doença periodontal (Paster *et al.* 2002; Brinig *et al.* 2003; Rylev *et al.* 2011; Liu *et al.* 2012; Kistler *et al.* 2013; Camelo-Castillo *et al.* 2015). Além disso, os níveis elevados de gengivite parecem se reduzir após o tratamento bem-sucedido (Huang *et al.* 2016). Como resultado desses

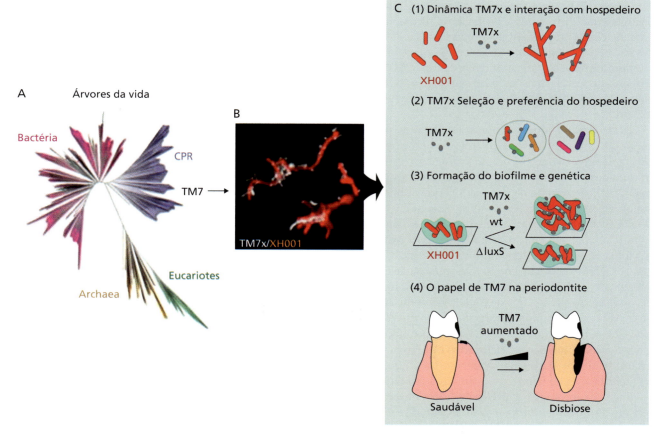

Figura 9.8 TM7x representa a primeira bactéria *Candidate Phylum Radiation* (CPR) cocultivada com seu hospedeiro. **A.** Visão atual da árvore da vida destaca TM7 e CPR. **B.** Imagem de hibridização *in situ* de fluorescência mostra a relação parasitária entre TM7x e seu hospedeiro bacteriano XH001. **C.** TM7x/XH001 fornece uma melhor compreensão da interação epiparasitária bacteriana: (1) uma compreensão mecanicista detalhada da interação parasitária dinâmica entre TM7x e sua bactéria hospedeira XH001; (2) a seleção de hospedeiros e gama de hospedeiros de TM7x; (3) o impacto da interação na fisiologia bacteriana; e (4) potencial patogênico. XH001, *Actinomyces odontolyticus* estirpe XH00; TM7x, estirpe TM7x do tipo *Nanosynbacter lyticus*. (Fonte: Reproduzida de Bor *et al.* 2019.)

estudos, as bactérias TM7 são agora consideradas membros da microbiota central associada à doença periodontal (Abusleme *et al.* 2013).

O mecanismo pelo qual os membros do TM7 podem contribuir ativamente para a patogênese da doença não foi estabelecido. No entanto, dado que esses organismos parasitas interagem com os principais membros da comunidade microbiana geral – *Actinomyces* spp. agora são hospedeiros bem estabelecidos, mas é provável que haja muitos outros exemplos –, as bactérias TM7 podem desempenhar um papel significativo na modelagem da composição da estrutura da comunidade microbiana periodontal, na sua atividade e na sua interação com a resposta imune e inflamatória.

Revolução do sequenciamento da próxima geração

A análise de sequenciamento de *16S rRNA* tornou-se o método de escolha para detecção de bactérias cultiváveis e não cultiváveis em razão de sua presença universal em todos os organismos e porque, por meio do desenho de *primers* de PCR, é possível descrever todas as espécies presentes em uma determinada amostra ou gêneros-alvo específicos. A aplicação dessa abordagem levou à descrição de 13 filos no domínio Bacteria no microbioma oral humano: Actinobacteria, Bacteroidetes, Chlamydiae, Chloroflexi, Euryarchaeota, Firmicutes, Fusobacteria, Proteobacteria, Spirochaetes, SR1, Synergistetes, Tenericutes e TM7, além de espécies metanogênicas do gênero *Methanobrevibacter* do domínio Archaea. Várias centenas de espécies distintas estão contidas nessas divisões, representando as comunidades microbianas altamente diversificadas da boca (Dewhirst *et al.* 2010).

A aplicação do sequenciamento de DNA de próxima geração (NGS) de *16S rRNA* à microbiota oral e periodontal é o mais novo avanço tecnológico em nosso estudo das comunidades complexas de bactérias que colonizam a área subgengival na saúde e na doença. Os procedimentos se baseiam em avanços em tecnologias de sequenciamento de DNA de alto rendimento e ferramentas de bioinformática para auxiliar na análise de dados. Após a extração, o DNA total em uma amostra clínica é submetido à amplificação por PCR usando um conjunto de *primers* de PCR que tem como alvo uma região taxonomicamente informativa do *16S rRNA*: pequenos fragmentos geralmente cobrindo uma ou duas regiões hipervariáveis (como V1–V3, V4 ou regiões V4–V5) do gene *16S rRNA*. Após a amplificação, os *amplicons* resultantes são sequenciados e então mapeados para um banco de dados de sequência 16S de referência para identificação taxonômica e estimativa de abundância. Os avanços na tecnologia NGS, incluindo a multiplicação extensiva de amostras, agora permitem a análise rápida de centenas de amostras e a análise de milhões de *amplicons* de PCR em uma única execução de NGS.

Embora o sequenciamento de alto rendimento de genes *16S rRNA* possa geralmente perfilar a composição taxonômica no nível de gênero ou espécie, o sequenciamento de todo o genoma (metagenômica) pode potencialmente fornecer resolução taxonômica em nível de espécie ou mesmo de cepa na análise da população microbiana. Isso pode ser particularmente importante quando a variabilidade genética dentro de uma determinada espécie bacteriana leva ao aparecimento de cepas potencialmente mais virulentas ou tipos clonais que não seriam detectados pela análise de sequenciamento de *16S rRNA*. Além disso, a metagenômica fornece mais informações sobre as características metabólicas e permite a compreensão das capacidades funcionais das comunidades microbianas. A metagenômica baseada em NGS identifica a sequência de genomas inteiros produzindo fragmentos aleatórios de DNA (25 a 500 pb) e comparando-os com bancos de dados de genoma de referência.

Na última década, essas abordagens foram aplicadas à composição da comunidade do microbioma periodontal na saúde e na doença (Griffen *et al.* 2012; Abusleme *et al.* 2013; Kirst *et al.* 2015; Hong *et al.* 2015). Os resultados concordaram amplamente com as análises moleculares anteriores baseadas em cultivo e de baixo rendimento, mas com uma resolução taxonômica muito maior da comunidade geral. Atualmente é amplamente reconhecido que a diversidade da microbiota e, portanto, sua complexidade, aumenta na periodontite em comparação à saúde. O aumento da diversidade parece ser uma consequência do crescimento de organismos presentes apenas em baixa abundância na saúde, em vez da aquisição exógena de novos organismos. Mudanças na microbiota que acompanham a gengivite são diferentes daquelas observadas na periodontite, com a gengivite representando potencialmente um estágio de transição da saúde para a doença. Semelhantemente a estudos anteriores, a biomassa da comunidade aumenta de forma significativa da saúde para a gengivite e depois para a periodontite (Diaz *et al.* 2016).

Uma descoberta adicional dessas caracterizações do microbioma subgengival por meio do sequenciamento do gene *16S rRNA* é a identificação de espécies cujas proporções não mudam de saúde para doença. Essas espécies são chamadas de espécies-núcleo, pois estão presentes em proporções semelhantes, independentemente do estado de saúde. Espécies centrais representam bactérias capazes de interagir com membros da comunidade associados à saúde e à periodontite. Duas das espécies mais consistentemente detectadas nesse grupo são *Campylobacter gracilis* e *F. nucleatum ss. vicentii*. Este último também é um componente muito abundante da placa saudável e associada à periodontite e tem sido sugerido como um componente importante da estrutura da placa em virtude de sua capacidade de coagregação com muitas outras espécies (Kolenbrander *et al.* 2010).

Um resumo das espécies-chave mais fortemente associadas à saúde ou à periodontite, com base em sua aparência repetida em análises NGS conduzidas por diferentes grupos em coortes distintas de pacientes, é mostrada na Figura 9.9 (Curtis *et al.* 2020). *Actinomyces* spp., *Rothia* spp. e *Streptococcus sanguinis* são os principais táxons associados à saúde que são reduzidos na periodontite e um grupo diversificado de espécies principalmente gram-negativas são enriquecidas em periodontite. O maior número de espécies associadas à periodontite do que espécies associadas à saúde é consistente com a maior diversidade de comunidades de periodontite, nas quais as espécies são distribuídas de forma mais uniforme e, portanto, mais espécies podem ser detectadas com um esforço de sequenciamento semelhante do que nas comunidades saudáveis menos diversas, que tendem a ser dominadas por alguns táxons. Em resumo, a periodontite é acompanhada por profundas mudanças na composição das comunidades subgengivais, com o surgimento, em sua maioria, de espécies gram-negativas diferentes daquelas enriquecidas durante a gengivite, que superam os táxons associados à saúde. Entre as espécies enriquecidas, estão a tríade do complexo vermelho anteriormente descrita composta por *Treponema denticola*, *P. gingivalis* e *Tannerella forsythia* (Figura 9.9). No entanto, vários outros *Treponema* spp. também aparecem como componentes abundantes das comunidades de periodontite, novamente de acordo com os primeiros estudos de microscopia, que indicou que a abundância de espiroquetas estava associada à gravidade da destruição periodontal (Armitage *et al.* 1982). *P. intermedia, Filifactor alocis, Desulfobulbus* sp. HOT 041 e *Fretibacterium* sp. HOT 360, entre outros, também são componentes abundantes das comunidades de periodontite (Curtis *et al.* 2020). A mudança na estrutura da comunidade microbiana do microbioma periodontal é referida como disbiose, significando uma mudança deletéria para uma microbiota que não está mais em equilíbrio com o hospedeiro, em oposição à simbiose, a situação de saúde em que o hospedeiro e sua microbiota residente estão em equilíbrio homeostático (Curtis *et al.* 2011).

Bactérias periodontais e virulência

Além da disbiose, várias outras características dessa microbiota precisam ser consideradas para apreciar adequadamente o papel das bactérias na doença periodontal. Primeiro, o crescimento desses organismos em um biofilme subgengival leva a uma série de características que definem a biologia desses organismos e podem representar um desafio único para os tecidos adjacentes. Estas incluem: dependências nutricionais interbacterianas e comunicação; desenvolvimento de determinados consórcios de diferentes espécies bacterianas que podem atuar cooperativamente na apresentação de um desafio microbiano; ambiente ótimo para troca genética entre diferentes espécies; e, finalmente, resistência aos mecanismos de depuração imune e inflamatória do hospedeiro e aos agentes químicos antimicrobianos. Uma descrição mais detalhada das consequências do estilo de vida do biofilme adotado pelas bactérias da placa dental é

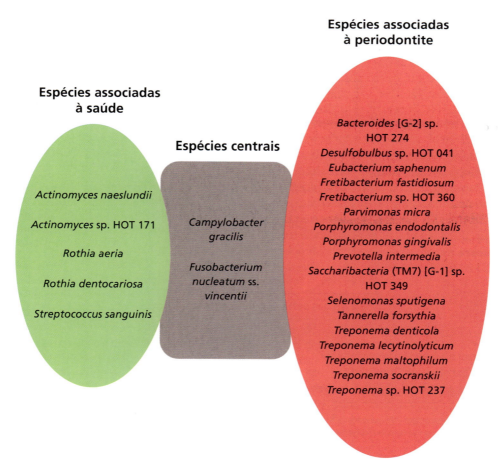

Figura 9.9 Espécies associadas à saúde, associadas à periodontite e centrais do microbioma subgengival. Os *círculos verde* e *vermelho* mostram espécies com proporções significativamente aumentadas em saúde ou periodontite e, portanto, fortemente associadas à saúde ou doença. A *área cinza* indica as espécies centrais, que são aquelas com proporções inalteradas em saúde e periodontite. (Fonte: Adaptada de Curtis *et al.* 2020.)

dada no Capítulo 8. Em segundo lugar, a análise da estrutura populacional de algumas das espécies bacterianas associadas à doença periodontal revela diferenças genéticas significativas que, em alguns casos, é um papel definidor na variação patogênica dentro de uma espécie individual. Terceiro, a análise das propriedades de espécies bacterianas frequentemente presentes em uma microbiota periodontal disbiótica demonstrou que a capacidade de manipular com sucesso elementos da resposta inata e inflamatória é uma característica comum desses microrganismos e pode, de fato, representar um princípio primordial da virulência periodontal.

A virulência de um patógeno microbiano é geralmente definida como o grau de patogenicidade ou capacidade do organismo de causar doença medida por um procedimento experimental. Representa uma combinação de parâmetros altamente complexos e depende tanto da infectividade relativa do organismo quanto da gravidade da doença produzida. No entanto, em todos os casos, esses dois parâmetros de infectividade e gravidade da doença são profundamente influenciados pela natureza e *status* do organismo hospedeiro ou do local de colonização nesse hospedeiro. Assim, uma quebra nas barreiras defensivas normais do hospedeiro, por exemplo, trauma, imunossupressão/disfunção ou coinfecção por outro organismo, pode aumentar drasticamente a virulência de um determinado organismo. Assim, qualquer descrição de microbiota virulenta é fundamentalmente dependente de uma compreensão da suscetibilidade relativa do hospedeiro colonizado.

Os estágios necessários no ciclo de vida e na disseminação de um organismo que parasita outro são apresentados na Figura 9.10. As etapas principais são: colonização inicial e fixação; multiplicação e nutrição; evasão das defesas do hospedeiro; (em alguns casos) invasão; e, por último, saída para disseminação de um novo hospedeiro. Produtos gênicos específicos (fatores de virulência presumidos) são necessários para facilitar cada um desses processos, e esses produtos irão variar de organismo para organismo dependendo da estratégia particular empregada para satisfazer cada elemento do ciclo de vida. Os produtos gênicos ou traços associados a cada etapa do ciclo de vida apresentados na Figura 9.10 representam exemplos extraídos

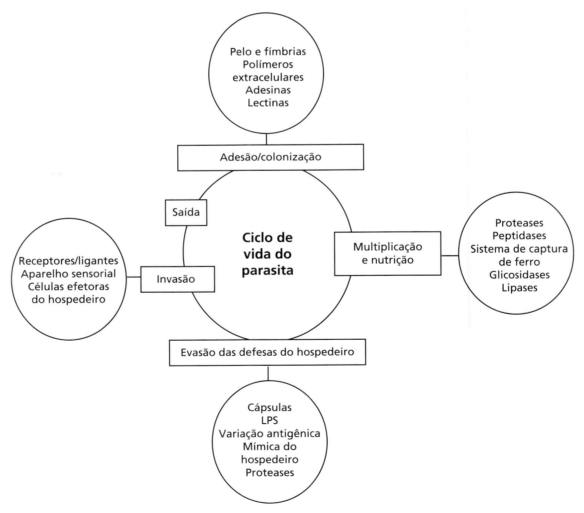

Figura 9.10 Componentes essenciais do ciclo de vida do parasita. A colonização e transmissão bem-sucedida de um parasita depende da capacidade de anexar, multiplicar, evadir as defesas do hospedeiro, invadir e sair do hospedeiro. Cada um desses processos requer produtos e processos gênicos especializados. (Fonte: Adaptada de Curtis *et al.* 2005.)

de vários organismos. A doença pode ser definida como o resultado desfavorável ao hospedeiro pela aplicação desses estágios do ciclo de vida do patógeno em um *histórico de hospedeiro suscetível*.

Os determinantes de virulência de um patógeno podem ser simplesmente definidos como aqueles produtos gênicos que facilitam a colonização, o crescimento e a sobrevivência dentro do organismo hospedeiro doente e se espalham para um novo hospedeiro. Na maioria dos casos, a razão para considerar esses determinantes importantes na virulência desses organismos é derivada de uma riqueza de investigações *in vitro* e/ou modelos animais empregando mutantes isogênicos do gene de interesse. Mais detalhes das propriedades desses organismos com relação à patogênese da doença podem ser encontrados em revisões sobre esse assunto (Hajishengalis 2009; Henderson *et al.* 2010; Sharma 2010; Dashper *et al.* 2011; Bostanci & Belibasakis 2012; Dahlen *et al.* 2019). No entanto, uma propriedade-chave emergente de vários desses organismos diz respeito às estratégias que parecem empregar para evadir as defesas do hospedeiro operantes no periodonto.

Tem se tornando cada vez mais evidente que os organismos microbianos, tendo coevoluído com os sistemas de defesa inatos de seus respectivos hospedeiros, desenvolveram estratégias não apenas para superar as barreiras protetoras do hospedeiro, mas também para manipular esses sistemas para sua própria vantagem. Um exemplo desse fenômeno é a capacidade das proteínas da superfície celular de bactérias gram-negativas e gram-positivas, incluindo *A. Actinomycetemcomitans* e *P. gingivalis*, de influenciar o padrão de expressão de citocinas por células hospedeiras (Darveau *et al.* 1998). O termo "modulinas bacterianas" foi introduzido por Henderson, Poole e Wilson para descrever essas moléculas indutoras de citocinas bacterianas em razão de sua capacidade de modular o comportamento de células eucarióticas (Henderson *et al.* 1996). Mais recentemente, uma manipulação sofisticada da resposta do hospedeiro por *P. gingivalis* foi descrita como consequência das propriedades biológicas de diferentes espécies moleculares da porção lipídica A do lipopolissacarídio dessa bactéria (Darveau *et al.* 2004). Algumas dessas espécies de lipídios A são capazes de atuar como agonistas da resposta do hospedeiro pela sinalização do receptor *toll-like* e, portanto, têm propriedades biológicas semelhantes às espécies hexa-aciladas de lipídios A de organismos entéricos. Por outro lado, outras porções de lipídio A produzidas por *P. gingivalis* atuam como antagonistas dessa via de sinalização e são capazes de bloquear a atividade das formas pró-inflamatórias de lipídio A (Reife *et al.* 2006). Isso levou à sugestão de que, alterando as proporções dos diferentes componentes do lipídio A, *P. gingivalis* pode ser capaz de manipular a resposta inata para, por exemplo, regular negativamente a resposta inflamatória como medida defensiva.

Uma medida evasiva adicional praticada por algumas das bactérias periodontais mais bem caracterizadas, um componente da chamada "tecnologia de ocultamento", envolve a entrada em outras células hospedeiras, principalmente células epiteliais, para obter acesso a um sítio imune privilegiado (Lamont & Jenkinson 1998; Fives-Taylor *et al.* 1999; Meyer *et al.* 1999). A verificação desse processo *in vivo* está surgindo agora pela detecção dessas e de outras espécies usando marcação fluorescente em células epiteliais bucais retiradas diretamente da boca (Figura 9.11) (Rudney *et al.* 2005). No caso de *P. gingivalis*, o organismo demonstrou invadir rapidamente células epiteliais derivadas da gengiva humana e acumulam e persistem em grande número com localização perinuclear (Lamont & Jenkinson 2000). Esse posicionamento é semelhante à localização observada para preparações purificadas de RgpA, que são capazes de translocar a membrana plasmática de células epiteliais (Scragg *et al.* 2002). Embora o mecanismo preciso ainda esteja sob investigação, FimA, uma fímbria importante, e as proteinases de gingipaína são necessárias para a fixação e internalização das células bacterianas. No caso de *A. actinomycetemcomitans*, embora os detalhes precisos do mecanismo sejam desconhecidos, há uma sugestão de que o processo de invasão possa ser aumentado por CD14 solúvel derivado da saliva (Takayama *et al.* 2003).

O reconhecimento de que as propriedades de virulência de alguns dos principais organismos envolvidos na doença periodontal podem ser mais direcionadas para um fenótipo anti-inflamatório ou subversivo está levando a uma nova apreciação da etiopatogenia do processo da doença, e isso é apresentado na próxima seção deste capítulo.

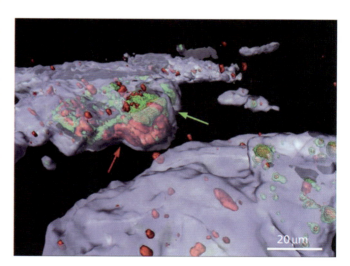

Figura 9.11 Bactérias intracelulares em células epiteliais orais. Uma reconstrução tridimensional das células epiteliais orais corada com uma sonda específica para *A. actinomycetemcomitans* (*verde*) e uma sonda universal para todas as bactérias (*vermelho*). Bactérias reconhecidas apenas pela sonda universal são mostradas *em vermelho*, enquanto a colocalização dos *A. actinomycetemcomitans* e as sondas universais são representadas por um esboço *verde* sobre um fundo *vermelho*. As superfícies das células epiteliais orais reconstruídas são apresentadas em *azul*. As cores *vermelha* e *verde* são suavizadas quando as massas bacterianas são intracelulares, e mais intensas quando as bactérias parecem projetar-se para fora da superfície. A grande massa, que parecia ter uma estrutura lobular, era vista como sendo unidade coesiva contendo *A. actinomycetemcomitans* em uma proximidade direta a outras espécies (*setas vermelha e verde*). (Fonte: Adaptada de Rudney *et al.* 2005.)

Patogênese microbiana da doença periodontal

Os princípios subjacentes das doenças infecciosas enunciados pela primeira vez por Louis Pasteur e posteriormente comprovados por Robert Koch forneceram a estrutura essencial para a identificação de microrganismos responsáveis por doenças de etiologia monoespecífica. Os postulados de Koch fornecem quatro critérios que devem ser atendidos para identificar um agente infeccioso como agente causador de doença: o microrganismo deve ser encontrado em abundância em todos os organismos que sofrem da doença, mas não deve ser encontrado em organismos saudáveis; o microrganismo deve ser isolado de um organismo doente e cultivado em cultura pura; o microrganismo cultivado deve causar doença quando introduzido em um organismo saudável; e finalmente, o microrganismo deve ser reisolado do inoculado, hospedeiro experimental doente e identificado como sendo idêntico ao agente causador específico original. Embora esses princípios tenham sofrido revisões significativas desde sua introdução e tenham sido atualizados em uma interpretação molecular por Falkow (1988), eles sustentaram a descoberta dos agentes causadores de muitas infecções clinicamente importantes ao longo de meados do século XIX e início do século XX. O próprio Koch aplicou esses critérios à descoberta do *Mycobacterium tuberculosis* e do *Bacillus anthracis* – os agentes causadores da tuberculose e do antraz, respectivamente.

As extensas análises microbiológicas de infecções periodontais que foram realizadas nos últimos 100 anos levaram à formulação de várias hipóteses sobre a natureza fundamental da patogênese da doença. Em cada caso, as bactérias na placa dentária são reconhecidas como agentes criticamente importantes na condução de uma resposta inflamatória nos tecidos periodontais que podem levar a doenças destrutivas. Assim, embora os processos de destruição irreversível dos tecidos moles do periodonto e das estruturas ósseas de suporte dos dentes ocorram por mecanismos mediados pelo hospedeiro, estes são dependentes da estimulação por um desafio bacteriano. No entanto, os princípios subjacentes a cada uma dessas hipóteses diferem significativamente. Desde os estágios iniciais do século passado, acreditava-se que a doença periodontal era o efeito cumulativo de todas as espécies bacterianas encontradas na placa dental. Essa hipótese de placa não específica sustentava que a composição microbiana precisa da placa dental não era o determinante crítico da doença, mas sim a magnitude do desafio bacteriano total, ou a quantidade de placa dental, em justaposição aos tecidos periodontais, que era o fator primordial que determinava o equilíbrio entre a saúde e doença. As origens dessa hipótese remontam ao fim do século XIX, quando as técnicas de isolamento e identificação de bactérias estavam ainda na infância. Gradualmente, essa visão não específica da etiologia passou a ser cada vez mais aumentada. Primeiro, ficou claro que a presença de grandes acúmulos de placa dental em alguns indivíduos não levava a doenças destrutivas ou, em alguns casos, até sintomas leves de inflamação. Além disso, a crescente sofisticação da microbiologia clínica estava começando a demonstrar que havia diferenças muito marcantes na composição microbiana da placa dental retirada de locais em pacientes com doença em comparação com locais saudáveis no mesmo paciente ou mesmo de indivíduos saudáveis. Assim, a visão predominante mudou para uma em que a presença e o potencial crescimento excessivo de bactérias específicas, ou patógenos periodontais, eram decisivos.

A hipótese da placa específica (Loesche 1979) forneceu a estrutura conceitual para grande parte da investigação da etiologia microbiana da doença periodontal nos últimos 40 anos. Investigações mais detalhadas da microbiota levaram à identificação de um número crescente de espécies bacterianas que parecem estar mais associadas à doença do que à saúde. Padrões na associação entre diferentes espécies bacterianas em diferentes condições clínicas foram observados, os quais encorajaram a visão de que pode haver combinações específicas ou complexos de espécies que foram os mais críticos no desenvolvimento da doença. É importante ressaltar que investigações laboratoriais do potencial patogênico de algumas dessas espécies candidatas, isoladamente ou em combinação, foram investigadas em modelos animais e usando sistemas *in vitro*. Isso levou ao desenvolvimento de mecanismos biológicos plausíveis pelos quais esses organismos específicos poderiam contribuir para a promoção ou desregulação de uma resposta inflamatória e/ou defesa imunológica prejudicada dos tecidos periodontais.

As implicações diagnósticas e de tratamento da hipótese da placa específica são autoevidentes. Se espécies bacterianas específicas são a força motriz da doença, a identificação da presença desses organismos em um indivíduo deve ser útil para prever o resultado clínico. Além disso, estratégias de tratamento direcionadas que visam eliminar, ou pelo menos controlar, esses organismos específicos, em vez de necessariamente tentar eliminar toda a população microbiana, devem ser clinicamente benéficas. A hipótese da placa específica também levanta a questão de onde e como esses organismos são adquiridos. Se forem adquiridos de forma exógena, ou seja, transmitidos de outro indivíduo, em vez de serem membros componentes da microbiota oral adquirida no início da vida, as estratégias que previnem ou limitam a transmissão na população humana podem ser consideradas benéficas, da mesma forma que a prevenção da transmissão de patógenos humanos medicamente importantes mais conhecidos é uma medida de saúde pública aceita e bem-sucedida. Essa última questão foi posteriormente abordada por uma hipótese alternativa – a hipótese da placa ecológica (Marsh 2003). Nessa hipótese, a contribuição do ambiente em que residem as bactérias da placa dentária é primordial. As diferentes habilidades de diferentes bactérias para crescer e proliferar sob diferentes condições ambientais irá ditar o equilíbrio das comunidades microbianas em qualquer local na superfície do dente. Por exemplo, em uma bolsa periodontal na qual o pH pode subir bem acima de 7, as bactérias mais adequadas para crescer em pH alcalino serão capazes de competir com as bactérias mais adequadas para condições mais ácidas. Da mesma forma, organismos capazes de resistir às propriedades antimicrobianas da resposta inflamatória do hospedeiro serão mais predominantes em locais inflamados no periodonto do que as bactérias mal preparadas para esse ambiente prejudicial. Assim, a composição das comunidades microbianas na doença estará intimamente ligada às condições ambientais prevalentes em um local doente.

Mudanças nas condições ambientais causadas, por exemplo, pela introdução de diferentes nutrientes por causa da chegada de um exsudato plasmático na forma de fluido crevicular gengival levarão a mudanças concomitantes na comunidade microbiana. Organismos anteriormente limitados em seu crescimento em virtude de, por exemplo, apenas concentrações muito baixas de fonte de ferro, a hemina, terão a capacidade nutricional de aumentar em número e potencialmente competir com aquelas bactérias mais frequentemente encontradas na saúde, em que há baixo ou nenhum fluido crevicular gengival presente. Aquelas bactérias capazes de resistir aos efeitos de morte das células fagocíticas migratórias serão capazes de aumentar em número à custa daqueles organismos suscetíveis a esses mecanismos de morte. Ao fazê-lo, a comunidade microbiana recém-selecionada apresentará um desafio diferente e potencialmente mais prejudicial aos tecidos periodontais e, portanto, a escalada da inflamação crescente associada à eliminação frustrada de bactérias continuará. É importante ressaltar que a hipótese da placa ecológica permite o fato de que potenciais patógenos periodontais podem estar presentes na saúde, embora de forma relativamente baixa em números, mas com capacidade de se tornarem membros mais dominantes da comunidade quando as condições ambientais favorecem sua competitividade sobre os demais membros da microbiota, mais associados à saúde. Ao fazê-lo, essa hipótese pode explicar a especificidade microbiana da doença sem a necessidade de aquisição desses patógenos periodontais por uma via de transmissão exógena para iniciar a doença. Essa visão em evolução da patogênese da doença periodontal agora tem uma modificação adicional que incorpora elementos de todas as visões anteriores, tanto específicas quanto não específicas, e reconhece a importância fundamental da disbiose das populações microbianas normalmente benignas da superfície do dente no desenvolvimento da doença (Darveau *et al.* 2012). A essência desse conceito mais recente de patogênese vem principalmente do reconhecimento das mudanças populacionais globais que ocorrem na microbiota na doença periodontal. Conforme descrito anteriormente, agora há um amplo consenso de que, durante a progressão da doença periodontal, a microbiota oral sofre uma grande transição em que a estrutura da comunidade microbiana é deslocada para um aumento na diversidade bacteriana total acompanhado por um crescimento no número total de bactérias associadas à doença que começam a predominar na população, mas estando presente em baixo número em estado de saúde (Diaz *et al.* 2016). Essa transição para a disbiose da microbiota oral durante a doença é completamente contrária às alterações observadas em doenças mediadas microbianamente em outros ambientes do corpo, como o intestino. Durante as condições de doença inflamatória nesse local, a disbiose é acompanhada por um nível diminuído de diversidade microbiana, particularmente por uma redução nos microrganismos anaeróbicos, de outra forma associados a condições de saúde.

Os impulsionadores da mudança nas populações microbianas durante a doença periodontal são complexos e multifatoriais. Eles incluirão a composição do desafio microbiano e a eficácia dos sistemas imunológico e inflamatório do hospedeiro que eles próprios conduzirão por fatores ambientais e genéticos. Duas características particulares da microbiota periodontal adquiriram algum significado. Primeiro, sabe-se que alguns grupos de organismos que subvertem a resposta inflamatória são responsáveis por influenciar uma mudança em toda a comunidade na população bacteriana geral. Por exemplo, *P. gingivalis*, um organismo há muito associado ao desenvolvimento da doença periodontal, foi sugerido para exercer um "efeito-chave" na população microbiana oral durante a doença periodontal, desencadeando um estado de disbiose e inflamação (Hajishengallis *et al.* 2012). *P. gingivalis* está envolvido tanto na subversão imunológica quanto na manutenção da inflamação nos tecidos do hospedeiro, facilitando a comunicação entre o braço C5aR do sistema complemento e as moléculas do receptor 2 do tipo *toll-like* (TLR2) (Maekawa *et al.* 2014). Estudos em camundongos também demonstraram que *P. gingivalis* não é apenas o único orquestrador dessa mudança, mas também é grandemente auxiliado pela atividade envolvida da população bacteriana comensal. Isso foi particularmente demonstrado em camundongos livres de germes, em que a ausência da microbiota comensal falhou em iniciar a doença periodontal e a perda óssea alveolar (Hajishengallis *et al.* 2011). Mais recentemente, o estado disbiótico induzido por *P. gingivalis* demonstrou ser um sistema altamente estável em modelos animais experimentais e, além disso, pode ser transmitido e causar perda óssea periodontal em animais receptores saudáveis (Payne *et al.* 2019).

Outras evidências para apoiar um papel para a microbiota comensal normalmente benigna na doença periodontal vieram de uma combinação de abordagens metagenômicas e metatranscriptômicas em amostras orais humanas. Por exemplo, em uma comparação inicial *versus* sítios periodontais em progressão (Duran-Pinedo *et al.* 2014), aqueles organismos com o maior número de determinantes de virulência putativos regulados positivamente eram espécies estreptocócicas associadas à saúde. Resultados semelhantes foram obtidos ao comparar o início sem progressão com o início em progressão. Esses achados enfatizam ainda que focar apenas os organismos que se tornam dominantes na doença como causadores da periodontite pode ser uma simplificação excessiva: embora a contribuição das espécies associadas à doença, muitas das quais de propriedades consistentes com a desregulação da resposta imune e inflamatória, não possa ser ignorada, o desafio de virulência geral na periodontite pode ser, na verdade, um produto de toda a comunidade microbiana (Siqueira & Rôças 2009; Berezow & Darveau 2012).

Outro potencial impulsionador para a conversão em disbiose é a natureza amplamente inflamatória da população microbiana oral (Hajishengallis 2014). Bactérias associadas a doenças estão presentes na placa subgengival, mesmo em estados de saúde, em quantidades muito baixas, e estas podem ser responsáveis por desencadear níveis basais persistentes de inflamação, embora baixos, mesmo durante condições saudáveis. Pode-se argumentar que provocar a resposta inflamatória tem dois benefícios a um organismo inflamatório: primeiro, por meio do início da destruição do tecido, é produzido um local protegido para colonização que pode permitir que o organismo compita com outros organismos menos inflamatórios; em segundo lugar, o acúmulo de nutrientes, como compostos que contêm hemina e proteínas de exsudatos/plasma tecidual, facilitará a sobrevivência de tipos específicos de bactérias anaeróbicas, gerando, assim, uma vantagem competitiva de sobrevivência no ecossistema. Assim, a natureza inflamatória do microbioma oral impulsiona um ciclo de "autoalimentação" de dano tecidual e sobrevivência e crescimento bacteriano (Hajishengallis *et al.* 2012) (Figura 9.12). Portanto, a resposta inflamatória e o microbioma estão em um equilíbrio bidirecional na saúde bucal (homeostase) e um desequilíbrio bidirecional na periodontite.

Em resumo, nossa compreensão da patogênese microbiana da doença periodontal passou por mudanças significativas ao longo do último século e continua sendo refinada até hoje por meio de análises mais detalhadas de amostras clínicas, melhor compreensão da biologia dos organismos componentes dessa microbiota e aplicação de sistemas de modelos experimentais. O papel central de uma microbiota disbiótica tem sido destacado, semelhantemente ao nosso entendimento da etiologia de doenças com um complexo microbiano em outros locais do corpo humano.

Em todos esses casos, a doença é consequência de uma quebra no equilíbrio normalmente homeostático entre a microbiota comensal e os sistemas imunológico e inflamatório dos tecidos. A respeito disso, as infecções periodontais e a resposta a elas representam um sistema excelente, acessível e tratável para entender os princípios subjacentes de uma ampla gama de doenças inflamatórias humanas caracterizadas por um microbioma comensal disbiótico.

Infecções peri-implantares

Introdução

Com um número grande e crescente de implantes dentários sendo instalados em todo o mundo, espera-se que haja um aumento no número de pacientes diagnosticados com doenças peri-implantares. Doenças peri-implantares são condições inflamatórias associadas à placa tecidual ao redor de um implante e são definidas como: (1) mucosite peri-implantar, em que há sinais clínicos de inflamação (sangramento à sondagem, SS) da mucosa peri-implantar sem perda de osso de suporte; ou (2) peri-implantite, em que há perda óssea progressiva além de inflamação (SS) dos tecidos moles circundantes (Berglundh *et al.* 2018). Na peri-implantite estão frequentemente presentes profundidades de sondagem ≥ 6 mm e supuração (Figura 9.13).

Essas infecções representam um desequilíbrio entre o biofilme peri-implantar e a resposta do hospedeiro ao biofilme, resultando em disbiose e destruição tecidual. Avanços recentes em técnicas moleculares, já descritos neste capítulo, geraram um conjunto significativo de dados que permitem a caracterização da diversidade microbiana de biofilmes peri-implantares na saúde e na doença.

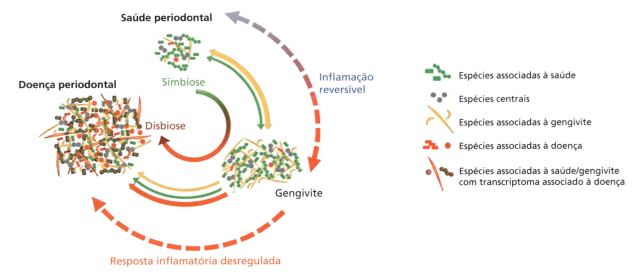

Figura 9.12 Relação bidirecional entre o microbioma subgengival e a resposta inflamatória e imune. A microbiota simbiótica na saúde é dominada por espécies associadas à saúde (*verde*) e baixa abundância de espécies associadas à gengivite (*laranja*) e periodontite (*vermelho*). A gengivite é caracterizada por um aumento da biomassa (*setas verde e laranja*) compreendendo espécies verdes e particularmente laranja e um aumento associado da inflamação. Na periodontite, a biomassa aumenta ainda mais (*setas verde, laranja e vermelha*) e as espécies vermelhas tornam-se cada vez mais dominantes na microbiota disbiótica. Além disso, o repertório de expressão gênica nas espécies verde e laranja é alterado com o aumento da expressão dos determinantes de virulência. Isso é acompanhado pelo desenvolvimento de uma resposta inflamatória desregulada e destruição tecidual. Intervenções capazes de resolver a resposta inflamatória também podem ser importantes na reversão da microbiota disbiótica. (Fonte: Adaptada de Curtis *et al.* 2020.)

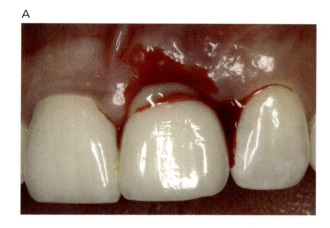

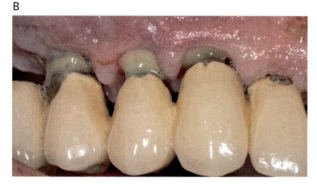

Figura 9.13 Aspecto clínico de uma infecção peri-implantar. **A.** Sangramento e supuração após sondagem suave. **B.** Supuração espontânea de uma bolsa peri-implantar profunda (> 6 mm).

Esta seção aborda a etiologia das doenças peri-implantares, descrevendo a natureza dos biofilmes supra e submucosos associados a tecidos peri-implantares saudáveis e doentes em indivíduos parcialmente dentados e edêntulos. Fatores que influenciam a formação de biofilme peri-implantar, incluindo as características da superfície do material, ambiente local e desenho da prótese implantossuportada são discutidos. São descritas semelhanças e diferenças na microbiota associada a infecções periodontais e peri-implantares, e as implicações clínicas discutidas.

Formação de biofilme peri-implantar

Quando um implante dentário é instalado, a parte endóssea do implante deve idealmente ser cercada por osso e, portanto, geralmente não é exposta à formação de biofilme. Em contraste, a parte transmucosa do implante/pilar protético, uma vez exposta à cavidade bucal, torna-se rapidamente colonizada por microrganismos (Fürst et al. 2007), os quais se ligam a proteínas salivares e peptídeos que constituem a película. A película fornece receptores para adesinas presentes na superfície celular de todas as espécies bacterianas orais. As películas do esmalte e as películas do titânio não são idênticas. As películas salivares formadas em superfícies de titânio *in vitro* incluem moléculas como mucinas de alto peso molecular, α-amilase, IgA secretora e proteínas ricas em prolina, enquanto moléculas comumente encontradas no esmalte dos dentes (cistatinas e mucinas de baixo peso molecular) não eram detectadas (Edgerton et al. 1996). Embora a película salivar que se forma nas superfícies do titânio possa diferir daquela que se forma nas superfícies do esmalte, as diferenças não parecem influenciar a composição bacteriana da formação do biofilme (Leonhardt et al. 1995).

Por causa de um ambiente ecológico comum, os princípios e a sequência da formação do biofilme em dentes e implantes são semelhantes (Lang & Berglundh 2011). A formação do biofilme é iniciada pela adesão de colonizadores precoces, como *Streptococcus sanguinis* e *Actinomyces naeslundii*, por meio de interações com a película salivar. Os primeiros colonizadores crescem, modificam o ambiente e promovem a adesão de colonizadores secundários via coagregação (Figura 9.14).

O biofilme com sua comunidade diversificada de organismos interativos, matriz de glicocálix e estrutura complexa torna-se estável ao longo do tempo, proporcionando um ambiente protetor contra as defesas do hospedeiro e agentes antimicrobianos (Marsh 2005; Socransky & Haffajee 2005; Kolenbrander et al. 2006). A Figura 9.15 apresenta uma micrografia eletrônica de varredura que ilustra a formação característica de biofilme na superfície de um implante de titânio. Fatores que podem influenciar a colonização microbiana incluem as características da superfície do implante/pilar protético, ambiente local, microbiota oral residente e desenho de prótese sobre o implante e sua acessibilidade para higiene bucal.

Características da superfície do implante/pilar protético

As características da superfície do implante/pilar protético e componentes reabilitadores, incluindo composição química, energia livre de superfície (ELS; molhabilidade) e rugosidade da superfície, podem afetar a formação de biofilme. Estudos *in vitro* e *in vivo* indicaram que o aumento da rugosidade da superfície do titânio resulta em maior adesão bacteriana e acúmulo de biofilme (Teughels et al. 2007, 2006; Subramani et al. 2009; Burgers et al. 2010; Fröjd et al. 2011). Um estudo de microscopia eletrônica de varredura *in vitro* investigando a adesão de espécies orais em discos de titânio com várias características de superfície demonstrou um aumento da adesão bacteriana a superfícies ásperas (Wu-Yuan et al. 1995). Em uma série de estudos de boca dividida, foi demonstrado que um aumento na rugosidade (Ra) da superfície acima de um limite de 0,2 μm e/ou um aumento no ELS facilitou a formação de biofilme em materiais reabilitadores (Teughels et al. 2006). O efeito da ELS na maturação da placa supra e submucosa ao redor dos implantes foi investigado comparando placa de pilares protéticos com alta (titânio) ou baixa (revestimento de teflon) ELS (Quirynen et al. 1993). Os pilares protéticos de titânio revestidos com Teflon® abrigaram um biofilme menos maduro, caracterizado por uma maior proporção de cocos e uma menor proporção de organismos móveis e espiroquetas do que os pilares de titânio não revestidos

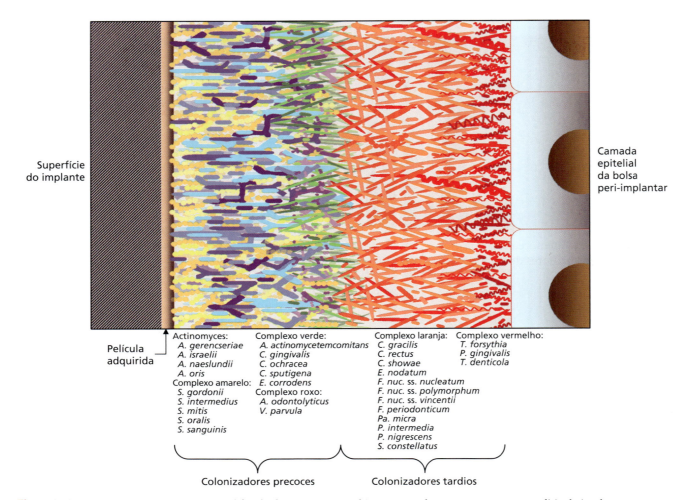

Figura 9.14 Representação esquemática simplificada da sucessão microbiana que pode ocorrer em uma superfície de implante exposta ao ambiente oral. As espécies microbianas são coloridas de acordo com os complexos microbianos descritos por Socransky *et al.* (1998).

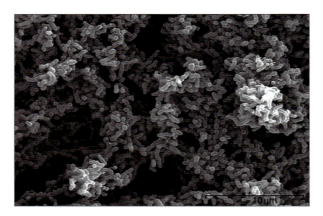

Figura 9.15 Micrografia eletrônica de varredura mostrando a estrutura característica do biofilme na superfície de um implante de titânio. A massa de células bacterianas dentro da matriz extracelular cobre a superfície do implante com a morfologia típica de células que contêm comunidades bacterianas intercaladas entre amplos canais de circulação.

(Quirynen *et al.* 1993). Quando ambas as características da superfície interagem entre si, foi predominante a rugosidade da superfície (Teughels *et al.* 2006). O impacto da rugosidade da superfície na formação de biofilme pode ser explicado por vários fatores, incluindo a proteção contra forças de cisalhamento, aumento da área de adesão e dificuldade na limpeza de superfícies rugosas, o que permite o rápido crescimento do biofilme pela multiplicação de espécies bacterianas residentes (Quirynen & Bollen 1995). A análise quantitativa da formação de biofilme supra e submucoso, de 14 dias, em pilares de cicatrização de titânio, em 10 indivíduos, mostrou que a formação de biofilme foi significativamente aumentada pela maior rugosidade da superfície nas áreas supramucosas, sem influência do aumento da rugosidade da superfície no ambiente submucoso (Elter *et al.* 2008).

O recente desenvolvimento de modelos de biofilmes multiespécies *in vitro* e o uso de técnicas microscópicas como microscopia eletrônica de varredura (MEV) e microscopia confocal de varredura a *laser* (MCVL) permitiram aos pesquisadores estudar a dinâmica e estrutura de biofilmes formados nas superfícies dos implantes. Ao comparar a formação de biofilme entre as superfícies de hidroxiapatita, titânio e zircônia, a dinâmica foi semelhante, independentemente da superfície. No entanto, diferenças significativas foram relatadas na organização tridimensional dos biofilmes e no número de bactérias dentro dos biofilmes. Embora as superfícies de hidroxiapatita e titânio tenham apresentado dinâmica e estrutura de biofilme semelhantes, os biofilmes em superfícies de zircônia foram significativamente mais finos do que em superfícies de titânio e hidroxiapatita e com a porcentagem de cobertura de área por biofilme em material de zircônia significativamente menor do que em superfícies de titânio (Sanchez et al. 2014). Em um estudo subsequente, usando o mesmo modelo de biofilme *in vitro*, mas em superfícies inteiras de implantes, estudando implantes com topografia de microssuperfície diferente, a MCVL demonstrou uma biomassa significativamente maior em implantes de superfície moderada de rugosidade quando comparados aos implantes de superfície de rugosidade mínima. O MEV demonstrou um número maior de bactérias dentro dos microporos de superfície característicos nos implantes de superfície de rugosidade moderada, e a análise de qPCR também relatou número e concentração significativamente maiores de bactérias totais no implante com superfície moderada de rugosidade (Bermejo et al. 2019b) (Figura 9.16).

A formação de biofilme nas superfícies dos implantes pode ser influenciada não apenas pela topografia da microssuperfície, mas também pelo desenho macro do implante. A análise da formação de biofilme nas superfícies dos implantes mostrou que toda a superfície do implante será colonizada por bactérias em um curto período de tempo, evoluindo para um biofilme maduro e bem estruturado. No entanto, dependendo da localização, o biofilme apresentará diferentes proporções de viabilidade celular, com os fios das roscas abrigando mais bactérias vivas e os vales entre os fios acumulando maior quantidade de bactérias mortas, o que possivelmente reflete uma menor disponibilidade de nutrientes nas áreas menos acessíveis (Bermejo et al. 2019a) (Figura 9.17).

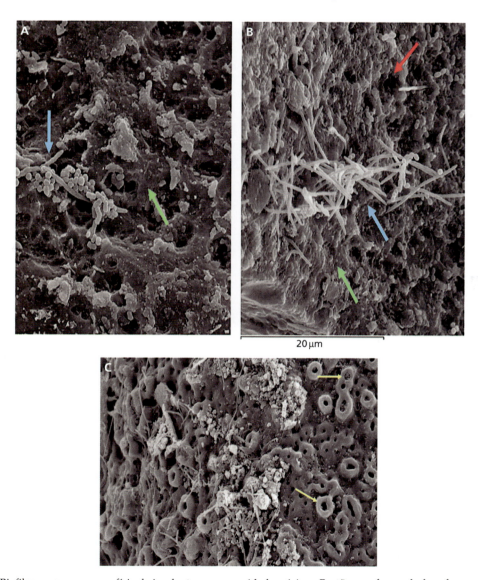

Figura 9.16 **A e B.** Biofilmes em uma superfície de implante com rugosidade mínima. Bastões em forma de fuso formando estruturas tridimensionais e cadeias curtas aderentes de estreptococos (*Fusobacterium nucleatum* e *Streptococcus oralis*) (*setas azuis*). Ver a superfície de titânio revestida por uma matriz extracelular espessa que cobre a superfície do implante (*setas verdes e vermelha*). **C.** Biofilmes em uma superfície de implante de rugosidade moderada com características estruturais semelhantes às encontradas em superfícies de rugosidade mínima. As bactérias estão dispostas em massas maiores de comunidades bacterianas que cobrem a superfície do implante e dentro dos poros maiores da superfície de rugosidade moderada (*setas amarelas*).

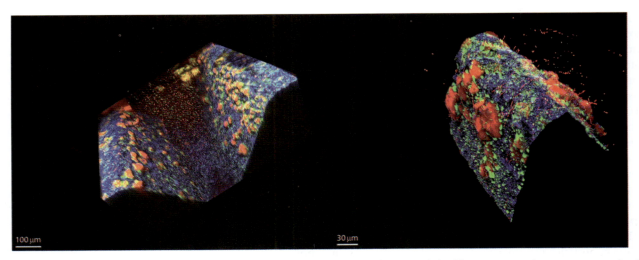

Figura 9.17 Imagens de microscopia confocal de varredura a *laser* demonstrando a formação de biofilme tanto nos picos quanto nos vales das roscas dos implantes dentários. A coloração *Live/Dead BacLight* que avalia a vitalidade das células dentro do biofilme mostra claramente uma maior proporção de células mortas nos vales entre as células. *Azul* = material do implante; *verde* = células vivas; *vermelho* = células mortas.

Resultados semelhantes também foram relatados usando modelos de biofilme *in vitro* de duas e três espécies, fluorescência de RNA ribossômico 16S (rRNA) e microscopia confocal de varredura a *laser* (MCVL) (Fröjd *et al.* 2011). Após 2 horas, superfícies com maior rugosidade superficial apresentaram maior adesão bacteriana, provavelmente resultado da proteção das bactérias contra forças de cisalhamento. No entanto, após 14 horas, o volume de biofilme foi semelhante em todas as superfícies, indicando que a influência das características da superfície na adesão foi superada pelo desenvolvimento do biofilme (Fröjd *et al.* 2011).

Uma variedade de materiais reabilitadores está disponível para a fabricação de componentes de implantes, incluindo titânio, ouro, cerâmica e zircônia. Em virtude do aumento da demanda por reabilitações da cor do dente, as cerâmicas de óxido de zircônio (zircônia) tornaram-se mais amplamente utilizadas como materiais para pilares protéticos de implantes e componentes transmucosos de próteses sobre implantes. Em um estudo *in vivo* usando MCVL para investigar a formação de biofilme oral em várias cerâmicas odontológicas, a zircônia mostrou exibir baixo acúmulo de biofilme quando usada intraoralmente (Bremer *et al.* 2011). Diversos estudos controlados randomizados compararam a colonização bacteriana precoce de patógenos periodontais em pilares protéticos de óxido de zircônio a pilares protéticos de liga de titânio. Embora os pilares protéticos de óxido de zircônio tenham apresentado menor ELS do que os pilares protéticos de titânio, não houve diferença na adesão de *A. actinomycetemcomitans* e *P. gingivalis*, 5 semanas após a conexão do pilar (Salihoglu *et al.* 2011). Essa falta de diferença entre zircônia e titânio foi confirmada em um estudo semelhante que avaliou contagens bacterianas de sete espécies bacterianas 2 semanas e 3 meses após a conexão do pilar protético (van Brakel *et al.* 2011).

Estudos recentes empregando métodos moleculares de detecção descobriram que as superfícies dos pilares protéticos de titânio e zircônia são rapidamente colonizadas por uma comunidade bacteriana semelhante às encontradas em dentes adjacentes (de Freitas *et al.* 2018; Raffaini *et al.* 2018). De Freitas *et al.* (2018) examinaram o biofilme nos locais dos implantes após 1, 3 e 6 meses de carga, em 20 participantes, e encontraram pilares protéticos de titânio ou zircônia, bem como os dentes com números totais semelhantes de unidades taxonômicas operacionais (UTOs), colonizando superfícies ao longo do tempo. Os filos mais prevalentes identificados foram Firmicutes, Proteobacteria, Fusobacteria, Bacteroidetes e Actinobacteria, com diferenças significativas entre as superfícies dos pilares protéticos e o tempo. Os resultados sugeriram que pode haver uma adesão seletiva de diferentes genótipos bacterianos para superfícies de titânio ou zircônia (de Freitas *et al.* 2018).

Um estudo usando DNA-*checkerboard* e 16S-rDNA pirossequenciamento identificaram 161 táxons bacterianos representando 12 filotipos diferentes associados a pilares protéticos de implantes de titânio ou zircônia em 20 participantes saudáveis (Nascimento *et al.* 2016). Espécies pertencentes aos gêneros *Fusobacterium*, *Prevotella*, *Actinomyces*, *Porphyromonas*, *Veillonella* e *Streptococcus* foram comuns em todos os sítios. Algumas diferenças foram observadas em locais com pilares protéticos de titânio em comparação aos pilares protéticos de zircônia e pilares protéticos de titânio, apresentando a maior contagem microbiana total e maiores contagens de espécies patogênicas (Nascimento *et al.* 2016).

Um estudo transversal avaliou a formação precoce de biofilme, usando hibridização DNA-DNA *checkerboard*, em pilares protéticos de implantes de titânio e zircônia em 20 indivíduos, durante um período de 30 dias. As contagens do genoma foram baixas no momento da carga do implante para ambos os materiais de pilar protéticos e aumentaram ao longo do tempo com contagens microbianas semelhantes e diversidade ao longo do tempo (Raffaini *et al.* 2018).

Com base no valor de rugosidade da superfície Sa (desvio médio de altura 3D), foi realizada uma proposta para categorizar as superfícies dos implantes de titânio como lisa (Sa < 0,5 μm), minimamente áspera (Sa 0,5 a 1,0 μm), moderadamente áspera (Sa 1,1 a 2,0 μm) e áspera (Sa > 2,0 μm)

(Albrektsson & Wennerberg 2004). A superfície usinada original de Brånemark era uma superfície minimamente áspera. Mais recentemente, as superfícies dos implantes de titânio comercialmente disponíveis foram modificadas para promover a osseointegração e são moderadamente rugosas ou rugosas. Se essas superfícies de implantes ficarem expostas ao ambiente oral, em virtude da perda de osso marginal peri-implantar de suporte, a superfície rugosa pode aumentar a formação de biofilme e a contaminação da superfície do implante. Embora não haja evidência de que a rugosidade da superfície de um implante osseointegrado e instalado adequadamente influencie o desenvolvimento de infecção peri-implantar, foi documentado que implantes de superfície rugosa (*spray* de plasma de titânio [SPT]) são mais propensos a desenvolver peri-implantite do que superfícies minimanete ásperas do implante, se a superfície do implante ficar exposta ao ambiente oral (Lang & Berglundh 2011).

Ambiente oral local

A colonização peri-implantar tem sido estudada em pacientes edêntulos e parcialmente dentados. Uma relação de causa e efeito entre a formação de biofilme em implantes e mucosite peri-implantar foi demonstrada em humanos (Pontoriero *et al.* 1994; Zitzmann *et al.* 2001; Heitz-Mayfield *et al.* 2012; Salvi *et al.* 2012). Nesses estudos, quando a higiene bucal foi descontinuada para permitir o acúmulo ininterrupto de placa, os sinais clínicos de inflamação peri-implantar apareceram após alguns dias e foram resolvidos quando a higiene bucal foi restabelecida. Não surpreendentemente, a composição do biofilme peri-implantar associado a essa inflamação, que pode levar a mais infecção peri-implantar em um hospedeiro suscetível, é influenciada pelo ambiente local e pela microbiota nos dentes remanescentes em indivíduos parcialmente dentados. Estudos transversais demonstraram que a microbiota identificada nos sulcos peri-implantares é quase idêntica àquelas encontradas nos dentes adjacentes (Quirynen & Listgarten 1990; Leonhardt *et al.* 1993; Mombelli *et al.* 1995a; Lee *et al.* 1999b; Hultin *et al.* 2000, Agerbaek *et al.* 2006). Foi demonstrado que bolsas periodontais mais profundas abrigam maior número e proporção de patógenos periodontais (Socransky *et al.* 1991), servindo como um reservatório potencial para recolonização.

A transmissão de bactérias das bolsas periodontais para a região peri-implantar de implantes recém-instalados foi sugerida em estudos longitudinais (Mombelli *et al.* 1995a). Vários estudos usaram técnicas para identificar cepas individuais de bactérias para determinar se a transmissão de um sítio periodontal para um sítio do implante pode ocorrer em um paciente (Sumida *et al.* 2002; Takanashi *et al.* 2004). Usando eletroforese em gel de campo pulsado (PFGE), padrões cromossômicos de segmento de DNA de isolados de *P. gingivalis* e *P. intermedia* obtidos de implantes e dentes naturais nos mesmos indivíduos foram idênticos, enquanto os padrões de PFGE diferiram entre amostras de diferentes indivíduos (Sumida *et al.* 2002). Da mesma forma,

verificou-se que 75% dos isolados de *P. gingivalis* em amostras de dentes e implantes eram os mesmos em um indivíduo, enquanto 100% das cepas de *P. intermedia* dentro de um indivíduo eram uma combinação perfeita, demonstrando claramente a transmissão dos dentes aos locais dos implantes (Takanashi *et al.* 2004). Embora a dentição remanescente pareça ser a fonte primária de bactérias para a colonização das superfícies dos implantes em indivíduos parcialmente dentados, o papel potencial das superfícies dos tecidos moles, papilas da língua ou amígdalas e saliva como reservatórios para a colonização do implante também devem ser considerados. Uma avaliação abrangente da microbiota associada às superfícies da mucosa oral em indivíduos desdentados usando próteses totais delineou os numerosos hábitats colonizados por biofilmes de diferentes complexidades, únicos para cada indivíduo (Sachdeo *et al.* 2008). Amostras de biofilme foram retiradas de próteses, superfícies dorsal, lateral e ventral da língua, assoalho da boca, mucosa bucal, palato duro, vestíbulo/lábio e saliva. A hibridização DNA-DNA *checkerboard* foi usada para analisar os níveis e proporções de 41 espécies diferentes. Foram observados padrões distintos de colonização microbiana em diferentes superfícies de tecidos moles e na saliva. Um dos achados mais importantes dessa investigação foi a detecção dos patógenos periodontais *A. actinomycetemcomitans* e *P. gingivalis* nesses indivíduos desdentados, já que se pensava que essas espécies não estariam presentes após a remoção de todos os dentes (Sachdeo *et al.* 2008). Outros estudos também relataram a presença de patógenos periodontais em indivíduos desdentados (Danser *et al.* 1998; Cortelli *et al.* 2008) e em indivíduos desdentados em uma população idosa que nunca usou próteses totais, mas tinha histórico de periodontite (Fernandes *et al.* 2010).

Em contraste, um estudo recente em 26 pacientes desdentados avaliou os níveis de *P. gingivalis*, *T. forsythia* e *S. aureus* antes e 6 meses após a instalação de implantes unitários de zircônia e titânio (Siddiqi *et al.* 2016). Um ensaio qRT-PCR usando química SYBR green/ROX foi usado para a detecção e quantificação das três bactérias. As amostras foram coletadas da língua e ao redor dos implantes, uma vez instalados. Os resultados demonstraram que antes da instalação do implante todas as três espécies bacterianas estavam abaixo do limite de quantificação e que não foram identificadas em implantes de zircônia ou titânio 6 meses após a instalação (Siddiqi *et al.* 2016).

Em conjunto, os achados anteriormente citados têm implicações clínicas para a prevenção de infecções peri-implantares. Condições patológicas no ambiente bucal, como a persistência de doença periodontal não tratada, podem induzir mudanças no ecossistema que podem favorecer a colonização de microrganismos patogênicos nos locais dos implantes (Lang & Berglundh 2011). Tratamento da doença periodontal antes da instalação do implante e o fornecimento de cuidados de manutenção periodontais/peri-implantes adequados, para reduzir o reservatório de patógenos periodontais potenciais, podem reduzir o risco de infecções peri-implantares.

Higiene bucal e acessibilidade

A importância dos cuidados de manutenção na prevenção de infecções peri-implantares foi demonstrada em vários estudos em que indivíduos que não seguiram um programa estruturado de cuidados de manutenção tiveram maior incidência de infecções peri-implantares do que aqueles que seguiram um programa de cuidados de manutenção (Roccuzzo et al. 2010; Costa et al. 2012). A importância de uma boa adesão após o tratamento [aderindo ao intervalo recomendado de profilaxia/terapia periodontal de suporte (TPS) e mantendo a boca toda com escores de placa de < 20% (O'Leary et al. 1972)] também foi destacado em um estudo transversal no qual a prevalência de peri-implantite foi associada à baixa adesão (Rinke et al. 2011).

A infecção peri-implantar tem sido associada à má higiene bucal (Lindquist et al. 1997; Ferreira et al. 2006) (Figura 9.18). Escores mais altos de placa, avaliados usando o Índice de Placa modificado (IPm) (Mombelli et al. 1987), foram significativamente associados à infecção peri-implantar, em um estudo transversal que avaliou 212 indivíduos parcialmente dentados com próteses implantossuportadas (Ferreira et al. 2006). Um estudo pertinente sublinhou a importância de desenhar próteses sobre implantes com acesso adequado para limpeza (Serino e Ström 2009). Indivíduos que foram encaminhados para tratamento de peri-implantite em um ou mais de seus implantes não tiveram acesso a medidas adequadas de higiene bucal em uma alta proporção dos implantes diagnosticados com peri-implantite, enquanto um bom acesso para higiene bucal raramente foi associado à peri-implantite (Serino & Ström 2009). As reabilitações com implantes devem ser projetadas para permitir o acesso para a remoção regular de biofilme autorrealizada e para a detecção precoce de sinais clínicos de infecção peri-implantar (Figura 9.19).

Microbiota associada à saúde da mucosa peri-implantar

Uma compreensão da natureza e composição dos biofilmes associados à saúde e doença peri-implantar é importante para desenvolver estratégias preventivas e de tratamento direcionadas e eficazes para o manejo de infecções peri-implantares.

Um biofilme peri-implantar é formado poucos minutos após a exposição à cavidade oral, e uma comunidade multiespécies de complexos supra e submucosos se desenvolve dentro de semanas a meses de exposição à cavidade oral (Quirynen et al. 2005; Fürst et al. 2007). Isso é semelhante à

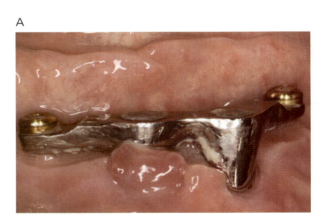
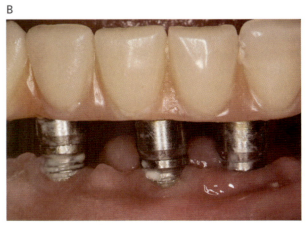

Figura 9.18 Acúmulo de biofilme peri-implantar supramucoso e infecções peri-implantares associadas. **A.** Biofilme presente na barra protética e nos pilares do implante. **B.** Biofilme presente nas superfícies do pilar protético de titânio e roscas do implante expostas causadas por má higiene bucal.

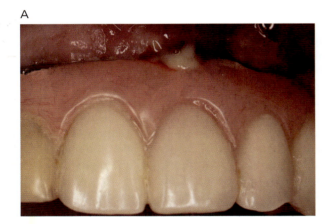
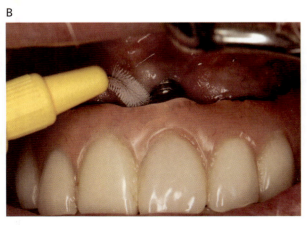

Figura 9.19 A. Prótese implantossuportada em que há acesso inadequado para remoção de placa e uma infecção peri-implantar associada (supuração e sangramento). **B.** Após remodelação da prótese implantossuportada para permitir acesso para remoção de placa.

dinâmica da formação de biofilme nos dentes (Socransky & Haffajee 1997; Li *et al.* 2004; Kolenbrander *et al.* 2006), embora tenha sido sugerido que pode levar mais tempo para que um biofilme maduro se desenvolva nos locais do implante (Papaioannou *et al.* 1995; Sbordone *et al.* 1999). As Figuras 9.20 e 9.21 ilustram a semelhança da microbiota colonizando o dente e os locais de implante dentro do mesmo indivíduo (Quirynen *et al.* 2006). A Figura 9.22 ilustra o aumento na frequência de detecção de *P. gingivalis* e *Tannerella forsythia* ao longo do tempo após a colocação de implantes não submersos em 22 indivíduos parcialmente dentados com histórico de periodontite agressiva tratada (De Boever & De Boever 2006).

As primeiras investigações caracterizaram a microbiota peri-implantar usando microscopia de campo escuro e análises de cultura para examinar amostras retiradas dos sulcos peri-implantares de implantes recém-instalados em indivíduos desdentados (Mombelli *et al.* 1987, 1988; Mombelli & Mericske-Stern 1990). A microbiota associada à saúde peri-implantar foi descrita como predominantemente de cocos gram-positivos facultativos, com altos níveis de *Actinomyces* e *Veillonella* spp., baixas contagens de anaeróbicos totais, baixos níveis de bastonetes anaeróbicos gram-negativos e baixas proporções de *Fusobacterium* spp., espiroquetas, fusiformes, bastonetes móveis e curvos.

Assim, a microbiota pareceu semelhante àquela associada a sítios periodontais saudáveis em indivíduos periodontais saudáveis (Socransky & Haffajee 2005).

Como discutido anteriormente, a falta de detecção de espécies como *P. gingivalis* em pacientes edêntulos (Mombelli *et al.* 1987; Danser *et al.* 1994, 1995, 1997) e pacientes edêntulos com implantes (Mombelli *et al.* 1987; Ong *et al.* 1992) levou à sugestão de que os patógenos periodontais não colonizam os implantes dentários instalados em indivíduos desdentados. No entanto, investigações posteriores incorporando mais técnicas moleculares sensíveis para análises (incluindo reação em cadeia da polimerase [PCR], hibridização DNA-DNA *checkerboard*) demonstraram que esse não é o caso. Usando técnicas moleculares, a presença de patógenos periodontais (incluindo *P. gingivalis*, *T. forsythia*, *A. actinomycetemcomitans*, *Treponema denticola*, *Parvimonas micra*, *Streptococcus intermedius*) em baixas proporções e níveis foi demonstrada em sulcos peri-implantares saudáveis em indivíduos totalmente desdentados (Lee *et al.* 1999b; Hultin *et al.* 2002; Quirynen *et al.* 2005; Devides & Franco 2006; Van Assche *et al.* 2009; Fernandes *et al.* 2010; Quirynen & Van Assche 2011) e indivíduos parcialmente dentados (Lee *et al.* 1999b; Casado *et al.* 2011; Van Assche *et al.* 2011) (Figuras 9.20 a 9.22). Deve-se enfatizar que em pacientes com boa higiene bucal e condição periodontal estável, os implantes

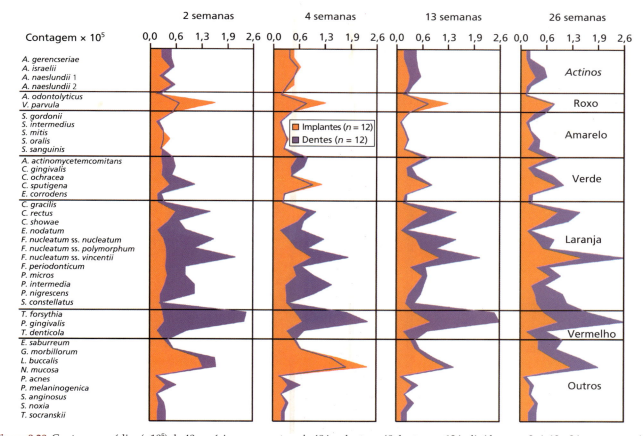

Figura 9.20 Contagens médias (×10⁵) de 40 espécies em amostras de 48 implantes e 48 dentes em 12 indivíduos em 2, 4, 13 e 26 semanas após a exposição do implante ao ambiente oral. As contagens médias de cada espécie foram calculadas a partir da média dos dados para cada categoria de local separadamente em cada indivíduo e, em seguida, calculando a média entre os indivíduos em cada momento separadamente. Não foi observada diferença estatisticamente significativa entre as categorias de sítios usando o teste de Mann-Whitney. Não foram encontradas diferenças significativas após o ajuste para comparações múltiplas (Socransky *et al.* 1991). As espécies foram ordenadas e agrupadas de acordo com os complexos descritos por Socransky *et al.* (1998). (Fonte: Dados adaptados de Quirynen *et al.* 2006.)

218 Parte 3 Microbiologia

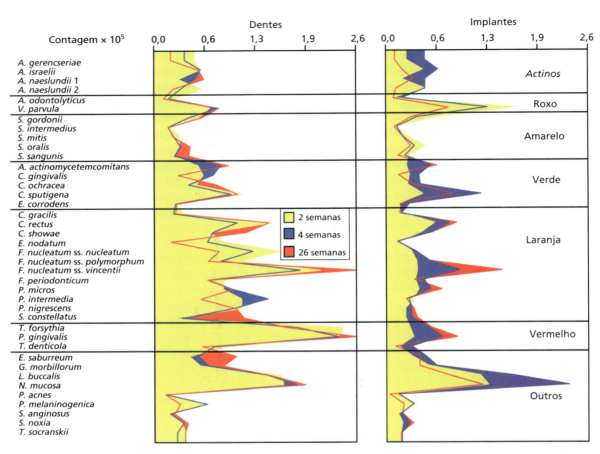

Figura 9.21 Contagens médias (×10⁵) de 40 espécies em 2, 4 e 26 semanas após a exposição do implante em amostras de 48 dentes (*painel esquerdo*) e 48 implantes (*painel direito*) de 12 indivíduos. As contagens médias de cada espécie foram calculadas pela média dos dados para cada categoria de local separadamente em cada indivíduo e, em seguida, calculando a média entre os indivíduos em cada ponto de tempo separadamente. Foi observada diferença estatística significativa ao longo do tempo pelo teste de Friedman. Nenhuma diferença significativa foi detectada após o ajuste para comparações múltiplas (Socransky *et al.* 1991). As espécies foram ordenadas e agrupadas de acordo com os complexos descritos por Socransky *et al.* (1998). (Fonte: Dados adaptados de Quirynen *et al.* 2006.)

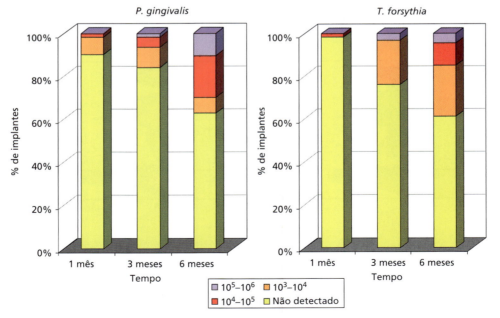

Figura 9.22 Gráficos de barras empilhadas da frequência de detecção de *Porphyromonas gingivalis* (*painel esquerdo*) e *Tannerella forsythia* (*painel direito*) em diferentes níveis em 68 implantes instalados em 22 indivíduos com histórico de periodontite agressiva tratada em diferentes momentos. As cores das barras indicam os diferentes níveis de detecção de *P. gingivalis* e *T. forsythia* usando sondas de DNA. (Fonte: Dados adaptados de De Boever & De Boever 2006.)

podem manter um resultado de tratamento bem-sucedido sem infecção peri-implantar, apesar da presença de patógenos periodontais (Van Assche et al. 2011).

Microbiota associada a infecções peri-implantares

As características dos biofilmes associados à doença peri-implantar (mucosite peri-implantar e peri-implantite) foram estudadas usando várias técnicas microbiológicas e métodos de amostragem, a maioria dos quais rompe a estrutura tridimensional do biofilme. Embora a maioria dos estudos tenha encontrado a composição da microbiota submucosa semelhante à da periodontite, com uma infecção anaeróbica mista dominada por bactérias gram-negativas, alguns estudos encontraram alto número de outros microrganismos não comumente associados a doenças periodontais, incluindo bastonetes entéricos e leveduras, ou microrganismos associados a infecções extraorais, como estafilococos (*i. e., Staphylococcus aureus* e *Staphylococcus epidermidis*) ou peptoestreptococos (Leonhardt *et al.* 2003; Fürst *et al.* 2007; Persson *et al.* 2010).

Numerosos estudos documentaram a presença de patógenos periodontais em locais de peri-implantite (Rams e Link, 1983; Rams *et al.* 1984, 1991; Mombelli *et al.* 1987, 1988, 2001; Becker *et al.* 1990; Sanz *et al.* 1990; Alcoforado *et al.* 1991; Rosenberg *et al.* 1991; Mombelli & Lang 1992; Augthun & Conrads 1997; Danser *et al.* 1997; Salcetti *et al.* 1997; Kalykakis *et al.* 1998; Muller *et al.* 1999; Hultin *et al.* 2000; Rutar *et al.* 2001; Leonhardt *et al.* 2003; Botero *et al.* 2005; Covani *et al.* 2006; Persson *et al.* 2006, 2010; Shibli *et al.* 2008; Emrani *et al.* 2009; Maximo *et al.* 2009; Tabanella *et al.* 2009). A Figura 9.23 ilustra a complexidade microbiana de um biofilme submucoso associado a uma lesão de peri-implantite. Alguns estudos examinaram a microbiota de sítios peri-implantares saudáveis, comparando aquela encontrada no contexto de uma boca saudável *versus* aquela encontrada quando a peri-implantite estava presente em alguns implantes, observando um nível aumentado de patógenos mesmo em locais saudáveis em pacientes com peri-implantite (Figura 9.24). Os achados dos estudos mencionados descrevem as semelhanças na microbiota encontrada em locais com infecção peri-implantar e periodontite.

A microbiota associada à mucosite peri-implantar parece ser semelhante à associada à peri-implantite (Maximo *et al.* 2009; Casado *et al.* 2011), sugerindo que a formação de placa supramucosa e o desenvolvimento de mucosite peri-implantar são precursores da peri-implantite. Amostras de placa, analisadas usando hibridização de DNA-DNA *checkerboard* para 40 espécies bacterianas, de 13 indivíduos com peri-implantite e 12 indivíduos com mucosite peri-implantar encontraram níveis semelhantes de todas as espécies, com exceção de três espécies (*T. forsythia*: níveis mais altos na peri-implantite, *Actinomyces gerencseriae* e *Campylobacter ochracea*: níveis mais baixos na peri-implantite) (Maximo *et al.* 2009) (Figura 9.25). Em outro estudo que avaliou a presença e os níveis de 36 espécies por hibridização DNA-DNA, não houve diferenças significativas observadas nos perfis microbianos supra e submucosos do mesmo local do implante, em 22 indivíduos com peri-implantite (Shibli *et al.* 2008) (Figura 9.26). As bolsas peri-implantares mais profundas abrigam maiores contagens anaeróbicas totais e presença de *P. gingivalis* em comparação com bolsas peri-implantares mais rasas (Rutar *et al.* 2001). O citomegalovírus humano (CMVH) e o vírus Epstein-Barr (EBV) também têm sido associados à infecção peri-implantar, sugerindo um possível papel etiológico via supressão imunológica local, permitindo o crescimento excessivo de patógenos periodontais (Jankovic *et al.* 2011). CMVH foi detectado em 65% e EBV em 45% dos 20 locais de peri-implantite avaliados, enquanto a coinfecção foi relatada em 33% dos locais de peri-implantite. Em sítios saudáveis e de mucosite peri-implantar, nenhuma coinfecção foi detectada (Jankovic *et al.* 2011).

Não há documentação histológica de invasão bacteriana dos tecidos peri-implantares, embora tenha sido sugerido que isso possa ocorrer em virtude da ulceração epitelial e da ruptura da adesão do tecido conjuntivo observada em estudos experimentais de peri-implantite (Lang & Berglundh 2011).

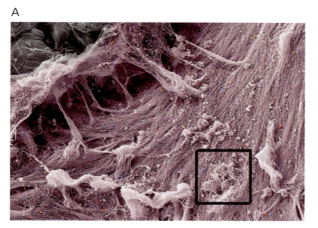 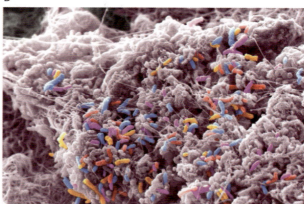

Figura 9.23 A. Micrografia eletrônica de varredura mostrando biofilme na superfície de um implante (*quadrado preto*) de uma amostra de biopsia recuperada de um paciente com peri-implantite. **B.** Maior ampliação da superfície do biofilme demonstrando sua complexidade microbiana (bactérias subgengivais marcadas com cores diferentes).

220   Parte 3   Microbiologia

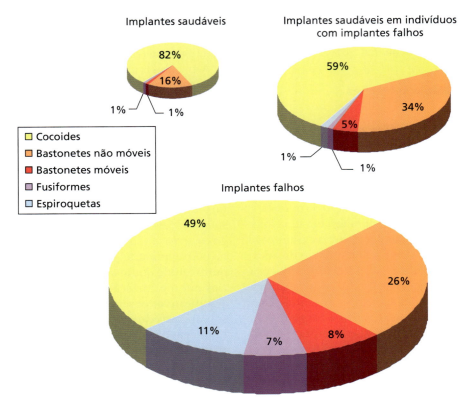

Figura 9.24 A porcentagem média de diferentes morfotipos na microbiota de amostras de 10 sítios de implante saudáveis em indivíduos com apenas implantes bem-sucedidos, amostras de seis sítios de implante saudáveis e de oito sítios de peri-implantite em indivíduos com peri-implantite. Os números correspondem à porcentagem média de cada morfotipo dentro da microbiota. As áreas da "pizza" dos gráficos foram ajustadas para refletir as contagens totais médias de cada categoria de sítio. (Fonte: Dados adaptados de Mombelli *et al*. 1987.)

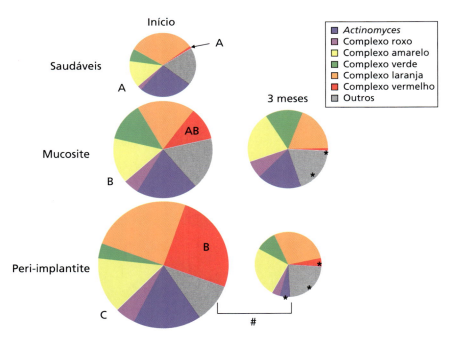

Figura 9.25 Porcentagem média de contagem de sondas de DNA de complexos microbianos subgengivais (Socransky *et al*. 1998) de amostras de biofilmes submucosos obtidos de implantes saudáveis ($n = 10$), implantes com mucosite ($n = 12$) e implantes com peri-implantite ($n = 13$) no início e 3 meses após a terapia mecânica (apenas implantes comprometidos). As áreas dos gráficos de pizza foram ajustadas para refletir as contagens totais médias de cada grupo clínico. A significância das diferenças entre os dois pontos de tempo para as contagens de sonda de DNA total (#$P < 0,05$) e as proporções de cada complexo (*$P < 0,05$) foi testada usando o teste de classificação sinalizada de Wilcoxon. Letras maiúsculas diferentes indicam diferenças nas proporções de complexos microbianos entre os grupos no início usando os testes *post-hoc* de Kruskal-Wallis e Dunn. Letras minúsculas diferentes indicam diferenças nas contagens médias de sondas de DNA total no início usando os testes *post-hoc* de Kruskal-Wallis e Dunn. (Fonte: Dados adaptados de Maximo *et al*. 2009.)

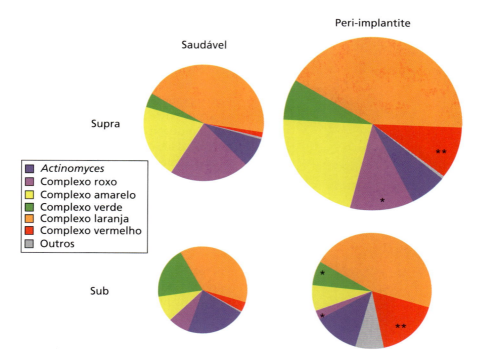

Figura 9.26 Porcentagem média de contagem de sondas de DNA de complexos microbianos (Socransky *et al.* 1998) em amostras de biofilmes supra e submucosos obtidos de implantes saudáveis (*n* = 22) e implantes com peri-implantite (*n* = 22). As áreas dos gráficos de pizza foram ajustadas para refletir as contagens médias de sondas de DNA totais de cada tipo de amostra. A diferença significativa entre os dois grupos clínicos para as proporções de cada complexo foi testada para amostras supra e submucosas separadamente usando o teste U de Mann-Whitney (*$P < 0,05$; **$P < 0,01$). (Fonte: Dados adaptados de Shibli *et al.* 2008.)

Técnicas moleculares, incluindo o sequenciamento do gene *16S rRNA*, levaram à identificação e descoberta de microrganismos anteriormente não reconhecidos na cavidade oral (Faveri *et al.* 2008; Ahn *et al.* 2011; Wade 2011). Por causa desses avanços, os pesquisadores agora estão reconhecendo a diversidade da microbiota periodontal e peri-implantar. Filos incluindo Chloroflexi, Tenericutis e Synergistes, e espécies como *P. micra, Peptostreptococcus stomatis, Pseudoramibacter alactolyticus* e *Solobacterium moorei*, foram identificados em locais de peri-implantite (Koyanagi *et al.* 2010) (Figura 9.27). Além disso, Archaea, um grupo distinto de microrganismos unicelulares que produzem gás metano e têm sido associados à gravidade da doença periodontal (Lepp *et al.* 2004), também foram identificados usando análises clonais de *16S rRNA* em locais de peri-implantite, sugerindo um papel na etiologia da infecção peri-implantar (Faveri *et al.* 2011). Amostras subgengivais/submucosas foram obtidas de 50 sítios periodontalmente saudáveis, 50 sítios peri-implantares saudáveis e 25 sítios com peri-implantite. A prevalência de Archaea (*Methanobrevibacter oralis*) foi significativamente maior em locais de peri-implantite em comparação com locais saudáveis em implantes e dentes (Faveri *et al.* 2011).

A verdadeira natureza, papel e diversidade da microbiota associada às infecções peri-implantares só podem ser percebidas à medida que futuras investigações se concentrarem no estudo de organismos não cultiváveis, usando técnicas que não rompem a estrutura tridimensional do biofilme.

Microbiomas periodontais e peri-implantares na saúde e na doença

Estudos recentes usando técnicas moleculares avaliaram microbiomas periodontais e peri-implantares específicos do paciente, indicando que os microbiomas peri-implantares e periodontais são complexos, diversos e podem diferir um do outro (Heuer *et al.* 2012; Dabdoub *et al.* 2013; Zhuang *et al.* 2016; Yu *et al.* 2019).

Dabdoub *et al.* (2013) usaram uma abordagem de sequenciamento aprofundado para analisar amostras de biofilme subgengival e peri-implantar em 81 indivíduos parcialmente dentados com saúde e doença periodontal e peri-implantar. Eles descobriram que 60% dos indivíduos compartilhavam menos de 50% de todas as espécies entre seus biofilmes periodontais e peri-implantares. O microbioma periodontal demonstrou uma diversidade significativamente maior do que o microbioma peri-implantar, e linhagens bacterianas distintas foram associadas a saúde e doença em dentes e implantes (Dabdoub *et al.* 2013). O estudo anteriormente citado sugere que o conceito de simples proximidade é provavelmente insuficiente para determinar a colonização de hábitats topograficamente distintos. Os microbiomas peri-implantares e periodontais parecem representar ecossistemas microbiologicamente distintos.

Zhuang *et al.* (2016) avaliaram 22 indivíduos chineses parcialmente dentados com sítios periodontais/peri-implantites saudáveis e sítios com periodontite/peri-implantite. A reação em cadeia da polimerase quantitativa em tempo real (q-PCR) foi usada para quantificar seis espécies bacterianas,

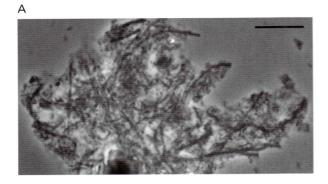

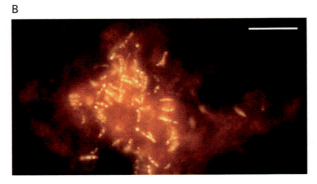

Figura 9.27 A. Microscopia ótica invertida de um biofilme subgengival obtido de um local com peri-implantite. **B.** Imagem fluorescente do mesmo campo corada especificamente por hibridização fluorescente *in situ* (FISH) para o grupo Synergistes A2. As barras correspondem a 10 μm. (Fonte: Cortesia de G.N. Belimpasakis e Helga Lüthi-Schaller, University of Zürich, Suíça.)

incluindo *P. gingivalis, T. denticola, A. actinomycetemcomitans, F. nucleatum, P. intermedia* e *S. aureus*. Dentro dos mesmos indivíduos, as seis espécies avaliadas eram comuns aos sítios periodontais e peri-implantares, independentemente do estado de saúde. A prevalência e os níveis de *P. gingivalis* e *F. nucleatum* foram significativamente associados à periodontite, mas não à peri-implantite. *A. actinomycetemcomitans* foi associado apenas a periodontite e peri-implantite (Zhuang *et al.* 2016).

Yu *et al.* (2019) caracterizaram microbiomas subgengivais e submucosos de sítio único de 18 indivíduos chineses parcialmente dentados tratados com implantes dentários. Cada indivíduo contribuiu com amostras de um local com saúde periodontal, periodontite, saúde peri-implantar e peri-implantite. Análises microbianas usando o sequenciamento Illumina MiSeq revelaram 26 filos e 5.726 UTOs. A composição de espécies (UTO) da microbiota periodontal e peri-implantar variou amplamente entre os indivíduos. Firmicutes, Proteobacteria, Fusobacteria, Bacteroidetes, Actinobacteria, Synergistetes, TM7 e Spirochaetes representaram 99,6% da detecção total. As comunidades bacterianas compartilharam altos níveis de similaridade taxonômica. Supostos "periodonto-patógenos" como *Prevotella, Porphyromonas, Tannerella, Bacteroidetes* (G-5) e *Treponema* spp. foram associados a locais de periodontite e peri-implantite. No entanto, a variação entre os indivíduos na composição do microbioma subgengival/submucosa foi maior do que as diferenças observadas entre implantes *versus* sítios periodontais (Yu *et al.* 2019).

A diversidade do microbioma de peri-implantite também foi destacada em um estudo transversal que avaliou 45 amostras de submucosa de locais de peri-implantite com vários graus de gravidade avaliados por profundidade de sondagem (Kroger *et al.* 2018). Análises pelo sequenciamento 16s identificou 337 táxons diferentes no microbioma submucoso. Houve uma correlação significativa de 12 táxons com o aumento da gravidade da doença, indicando um aumento do nível de disbiose em bolsas peri-implantares profundas (Kroger *et al.* 2018).

Pacientes em risco de infecções peri-implantares

Há fortes evidências de que pacientes com histórico de periodontite tratada têm um risco aumentado de infecções peri-implantares (Hardt *et al.* 2002; Karoussis *et al.* 2003, 2004; Heitz-Mayfield 2008; Ong *et al.* 2008; Roccuzzo *et al.* 2010; Schwarz *et al.* 2018a, b). Isso talvez não seja surpreendente, considerando que as duas doenças compartilham fatores de risco comuns, e os pacientes com suscetibilidade do hospedeiro à periodontite ainda serão suscetíveis a infecções por biofilme nos locais dos implantes se os patógenos periodontais colonizarem esses locais.

Essa consideração é suportada pelos achados de que, em pacientes diagnosticados com periodontite avançada, a persistência de patógenos periodontais foi observada após a extração de boca toda e a instalação do implante (Quirynen & Van Assche 2011). Dez pacientes com periodontite avançada tiveram todos os dentes extraídos, e 6 meses após as exodontias, os implantes foram instalados. A conexão do pilar protético foi concluída 3 a 6 meses depois. Amostras de placa foram coletadas do dorso da língua, saliva e área subgengival/mucosa (dentes/implantes) antes da extração e até 1 ano após a conexão do pilar protético, e analisadas por cultura, PCR quantitativo e tecnologia *checkerboard*. Observou-se redução no número total de unidades formadoras de colônias aeróbias e anaeróbicas (UFC)/mℓ, e houve redução na detecção de *P. gingivalis* e *T. forsythia* na saliva e no dorso da língua. No entanto, as áreas submucosas dos sulcos peri-implantares foram rapidamente colonizadas por esses patógenos-chave, e nenhuma alteração foi detectada para *A. actinomycetemcomitans*. Assim, enquanto a extração dos dentes remanescentes periodontalmente envolvidos resultou em uma redução significativa de bactérias relacionadas com a periodontite e peri-implantite, estas não foram eliminadas. Os patógenos podem então colonizar as regiões peri-implantares e as frequências de detecção permaneceram altas (Quirynen & Van Assche 2011). Embora possa levar muitos anos, infecções peri-implantares podem se desenvolver se os patógenos periodontais se estabelecerem no biofilme peri-implantar em um hospedeiro suscetível.

Além disso, pacientes periodontais com profundidade de sondagem residual ≥ 6 mm nos dentes remanescentes apresentaram maior prevalência de peri-implantite (perda óssea e profundidade de sondagem peri-implantar ≥ 5 mm com SS) em comparação aos pacientes periodontais sem bolsas residuais, ou indivíduos periodontalmente saudáveis (Cho-Yan Lee *et al.* 2012). Além disso, um estudo incluindo pacientes em cuidados de manutenção, com acompanhamento médio de 8 anos, relatou que pacientes com suscetibilidade à periodontite, com implantes, que desenvolveram peri-implantite, tiveram significativamente mais bolsas periodontais residuais (≥ 5 mm) no final da terapia periodontal ativa do que pacientes que não desenvolveram peri-implantite (Pjetursson *et al.* 2012). Isso destaca a manutenção da saúde periodontal como um fator crítico na redução do risco de infecção peri-implantar. Os clínicos devem informar aos pacientes com histórico de periodontite sobre seu risco aumentado de infecções peri-implantares, e da importância de uma higiene bucal ideal e cuidados periodontais/peri-implantes de suporte regulares.

Poucos estudos investigaram a presença de espécies bacterianas específicas como risco para o início ou progressão da peri-implantite. Um estudo descobriu que a adição de um teste de DNA positivo (que determinou a presença de *A. actinomycetemcomitans*, *P. gingivalis*, *P. intermedia* ou *T. denticola*) melhorou o poder diagnóstico da presença de sangramento à sondagem suave (0,25 N) para prever a progressão da doença peri-implantar (Luterbacher *et al.* 2000).

Agradecimentos

Os autores gostariam de agradecer a significativa contribuição do falecido Professor Ricardo Teles na edição anterior deste capítulo.

Referências bibliográficas

Abusleme, L., Dupuy, A.K., Dutzan, N. *et al.* (2013). The subgingival microbiome in health and periodontitis and its relationship with community biomass and inflammation. *The ISME Journal* **7**,1016-1025.

Agerbaek, M.R., Lang, N.P. & Persson, G.R. (2006). Comparisons of bacterial patterns at implant and tooth sites in subjects on supportive periodontal therapy. I. Impact of clinical variables, gender and smoking. *Clinical Oral Implants Research* **1**, 18-24.

Ahn, J., Yang, L., Paster, B.J. *et al.* (2011). Oral microbiome profiles: 16 s rRNA pyrosequencing and microarray assay comparison. *PLoS One* **6**, e22788.

Albrektsson, T. & Wennerberg, A. (2004). Oral implant surfaces: Part 1 – review focusing on topographic and chemical properties of different surfaces and in vivo responses to them. *International Journal of Prosthodontics* **17**, 536-543.

Alcoforado, G.A., Rams, T.E., Feik, D. & Slots, J. (1991). Microbial aspects of failing osseointegrated dental implants in humans. *Journal of Parodontology* **10**, 11-18

Armitage, G.C., Dickinson, W.R., Jenderseck, R.S. *et al.* (1982). Relationship between the percentage of subgingival spirochetes and the severity of periodontal disease. *Journal of Periodontology* **53**, 550-556.

Atieh, M.A. (2008). Accuracy of real-time polymerase chain reaction versus anaerobic culture in detection of Aggregatibacter actinomycetemcomitans and Porphyromonas gingivalis: a meta-analysis. *Journal of Periodontology* **79**, 1620-1629.

Augthun, M. & Conrads, G. (1997). Microbial findings of deep peri-implant bone defects. *International Journal of Oral & Maxillofacial Implants* **12**, 106-112.

Becker, W., Becker, B.E., Newman, M.G. & Nyman, S. (1990). Clinical and microbiologic findings that may contribute to dental implant failure. *International Journal of Oral & Maxillofacial Implants* **5**, 31-38.

Bedree, J.K., Bor, B., Cen, L. *et al.* (2018). Quorum sensing modulates the epibiotic-parasitic relationship between Actinomyces odontolyticus and its Saccharibacteria epibiont, a Nanosynbacter lyticus strain, TM7x. *Frontiers in Microbiology* **9**, 2049.

Berezow, A.B. & Darveau, R.P. (2012). Microbial shift and periodontitis: microbial shift. *Periodontology 2000* **55**, 36-47.

Berglundh, T., Armitage, G., Araujo, M.G. *et al.* (2018). Periimplant diseases and conditions: Consensus report of workgroup 4 of the 2017 World Workshop on the Classification of Periodontal and Peri-Implant Diseases and Conditions. *Journal of Periodontology* **89 Suppl 1**, S313-S318.

Bermejo, P., Sanchez, M.C., Llama-Palacios, A. *et al.* (2019a). Topographic characterization of multispecies biofilms growing on dental implant surfaces: an in vitro model. *Clinical Oral Implants Research* **30**, 229-241.

Bermejo, P., Sanchez, M. C., Llama-Palacios, A. *et al.* (2019b). Biofilm formation on dental implants with different surface micro-topography: an in vitro study. *Clinical Oral Implants Research* **30**, 725-734.

Bor, B., Bedree, J.K., Shi, W., McLean, J.S. & He, X. (2019) Saccharibacteria (TM7) in the human oral microbiome. *Journal of Dental Research* **98**, 500-509

Bostanci, N. & Belibasakis, G.N. (2012). Porphyromonas gingivalis: an invasive and evasive opportunistic oral pathogen. *FEMS Microbiology Letters* **333**, 1-9.

Botero, J.E., Gonzalez, A.M., Mercado, R.A., Olave, G. & Contreras, A. (2005). Subgingival microbiota in peri-implant mucosa lesions and adjacent teeth in partially edentulous patients. *Journal of Periodontology* **76**, 1490-1495.

Boutaga, K., Savelkoul, P.H., Winkel, E.G. & van Winkelhoff, A.J. (2007). Comparison of subgingival bacterial sampling with oral lavage for detection and quantification of periodontal pathogens by real-time polymerase chain reaction. *Journal of Periodontology* **78**, 79-86.

Bragd, L., Dahlen, G., Wikstrom, M. & Slots, J. (1987). The capability of Actinobacillus actinomycetemcomitans, Bacteroides gingivalis and Bacteroides intermedius to indicate progressive periodontitis; a retrospective study. *Journal of Clinical Periodontology* **14**, 95-99.

Bremer, F., Grade, S., Kohorst, P. & Stiesch, M. (2011). in vivo biofilm formation on different dental ceramics. *Quintessence International* **42**, 565-574.

Brinig, M.M., Lepp, P.W., Ouverney, C.C., Armitage, G.C. & Relman, D.A. (2003). Prevalence of bacteria of division TM7 in human subgingival plaque and their association with disease. *Applied and Environmental Microbiology* **69**, 1687-1694.

Burgers, R., Gerlach, T., Hahnel, S. *et al.* (2010). in vivo and in vitro biofilm formation on two different titanium implant surfaces. *Clinical Oral Implants Research* **21**, 156-164.

Camelo-Castillo, A.J., Mira, A., Pico, A. *et al.* (2015). Subgingival microbiota in health compared to periodontitis and the influence of smoking. *Frontiers in Microbiology* **6**,119.

Casado, P.L., Otazu, I.B., Balduino, A. *et al.* (2011). Identification of periodontal pathogens in healthy periimplant sites. *Implant Dentistry* **20**, 226-235.

Cho-Yan Lee, J., Mattheos, N., Nixon, K.C. & Ivanovski, S. (2012). Residual periodontal pockets are a risk indicator for peri-implantitis in patients treated for periodontitis. *Clinical Oral Implants Research* **23**, 325-333.

Christersson, L.A., Slots, J., Rosling, B.G. & Genco, R.J. (1985). Microbiological and clinical effects of surgical treatment of localized juvenile periodontitis. *Journal of Clinical Periodontology* **12**, 465-476.

Colombo, A.P., Boches, S.K., Cotton, S.L. *et al.* (2009). Comparisons of subgingival microbial profiles of refractory periodontitis, severe periodontitis, and periodontal health using the human oral microbe identification microarray. *Journal of Periodontology* **80**, 1421-1432.

Cortelli, J.R., Aquino, D.R., Cortelli, S.C. *et al.* (2008). Detection of periodontal pathogens in oral mucous membranes of edentulous individuals. *Journal of Periodontology* **79**, 1962-1965.

Costa, F.O., Takenaka-Martinez, S., Cota, L.O. *et al.* (2012) Periimplant disease in subjects with and without preventive maintenance: a 5-year follow-up. *Journal of Clinical Periodontology* **39**, 173-181.

Covani, U., Marconcini, S., Crespi, R. & Barone, A. (2006). Bacterial plaque colonization around dental implant surfaces. *Implant Dentistry* **15**, 298-304.

Cui, X., Liu, J., Xiao, W., Chu, Y. & Ouyang, X. (2019) Subgingival microbiome in Chinese patients with generalized aggressive periodontitis compared to healthy controls. *Archives of Oral Biology* **101**, 92-99.

Curtis, M.A., Diaz, P.I. & Van Dyke, T.E. (2020). The role of the microbiota in periodontal disease. *Periodontology 2000* **83**,14-25.

Curtis, M.A., Slaney, J.M. & Aduse-Opoku, J. (2005). Critical pathways in microbial virulence. *Journal of Clinical Periodontology* **32**, 28-38.

Curtis, M.A., Zenobia, C. & Darveau, R.P. (2011). The relationship of the oral microbiotia to periodontal health and disease. *Cell Host & Microbe* **10**, 302-306.

Dabdoub, S.M., Tsigarida, A.A. & Kumar, P.S. (2013). Patientspecific analysis of periodontal and peri-implant microbiomes. *Journal of Dental Research* **92**, 168S-75S.

Dahlen, G., Basic. A. & Bylund, J. (2019). Importance of virulence factors for the persistence of oral bacteria in the inflamed gingival crevice and in the pathogenesis of periodontal disease. *Journal of Clinical Medicine* **29**, 1339.

Danser, M.M., Bosch-Tijhof, C.J., van Steenbergen, T.J., van der Velden, U. & Loos, B.G. (1998). *Porphyromonas gingivalis* in an edentulous proband. A case-report. *Journal of Clinical Periodontology* **25**, 933-936.

Danser, M.M., van Winkelhoff, A.J., de Graaff, J., Loos, B.G. & van der Velden, U. (1994). Short-term effect of full-mouth extraction on periodontal pathogens colonizing the oral mucous membranes. *Journal of Clinical Periodontology* **21**, 484-489.

Danser, M.M., van Winkelhoff, A.J., de Graaff, J. & van der Velden, U. (1995). Putative periodontal pathogens colonizing oral mucous membranes in denture-wearing subjects with a past history of periodontitis. *Journal of Clinical Periodontology* **22**, 854-859.

Danser, M.M., van Winkelhoff, A.J. & van der Velden, U. (1997). Periodontal bacteria colonizing oral mucous membranes in edentulous patients wearing dental implants. *Journal of Periodontology* **68**, 209-216.

Darveau, R.P., Belton, C.M., Reife, R.A. & Lamont, R.J. (1998). Local chemokine paralysis, a novel pathogenic mechanism for Porphyromonas gingivalis. *Infection & Immunity* **66**, 1660-1665.

Darveau, R.P., Hajishengallis, G. & Curtis, M.A. (2012). Porphyromonas gingivalis as a potential community activist for disease. *Journal of Dental Research* **91**, 816-820.

Darveau, R.P., Pham, T.T., Lemley, K. *et al.* (2004). Porphyromonas gingivalis lipopolysaccharide contains multiple lipid A species that functionally interact with both toll-like receptors 2 and 4. *Infection & Immunity* **72**, 5041-5051.

Dashper, S.G., Seers, C.A., Tan, K.H. & Reynolds, E.C. (2011). Virulence factors of the oral spirochete Treponema denticola. *Journal of Dental Research* **90**, 691-703.

De Boever, A.L. & De Boever, J.A. (2006). Early colonization of nonsubmerged dental implants in patients with a history of advanced aggressive periodontitis. *Clinical Oral Implants Research* **1**, 8-17.

De Freitas, A.R., Silva, T.S.O., Ribeiro, R.F *et al.* (2018). Oral bacterial colonization on dental implants restored with titanium or zirconia abutments: 6-month follow-up. *Clinical Oral Investigation* **22**, 2335-2343.

De Lillo, A., Booth, V., Kyriacou, L., Weightman, A.J. & Wade, W.G. (2004). Culture-independent identification of periodontitis-associated Porphyromonas and Tannerella populations by targeted molecularanalysis. *Journal of Clinical Microbiology* **42**, 5523-5527.

Devides, S.L. & Franco, A.T. (2006). Evaluation of peri-implant microbiota using the polymerase chain reaction in completely edentulous patients before and after placement of implantsupported prostheses submitted to immediate load. *International Journal of Oral & Maxillofacial Implants* **21**, 262-269.

Dewhirst, F.E., Chen, T., Izard, J. *et al.* (2010). The human oral microbiome. *Journal of Bacteriology* **192**, 5002-5017.

Diaz, P.I., Hoare, A., Hong, B.Y. (2016). Subgingival microbiome shifts and community dynamics in periodontal diseases. *Journal of the Californian Dental Association* **44**, 421-435.

Dzink, J.L., Socransky, S.S. & Haffajee, A.D. (1988). The predominant cultivable microbiota of active and inactive lesions of destructive periodontal diseases. *Journal of Clinical Periodontology* **15**, 316-323.

Dzink, J.L., Tanner, A.C.R., Haffajee, A.D. & Socransky, S.S. (1985). Gram negative species associated with active destructive periodontal lesions. *Journal of Clinical Periodontology* **12**, 648-659.

Duran-Pinedo, A.E., Chen, T., Teles, R. *et al.* (2014). Communitywide transcriptome of the oral microbiome in subjects with and without periodontitis. *The ISME Journal* **8**, 1659-1672.

Eckburg, P.B., Bik, E.M., Bernstein, C.N. *et al.* (2005) Diversity of the human intestinal microbial flora. *Science* **308**, 1635-1638.

Edgerton, M., Lo, S.E. & Scannapieco, F.A. (1996). Experimental salivary pellicles formed on titanium surfaces mediate adhesion of streptococci. *International Journal Oral & Maxillofacial Implants* **11**, 443-449.

Edlund, A., Yang, Y., Hall, A.P. *et al.* (2013). An *in vitro* biofilm model system maintaining a highly reproducible species and metabolic diversity approaching that of the human oral microbiome. *Microbiome* **1**, 25.

Elter, C., Heuer, W., Demling, A. *et al.* (2008). Supraand subgingival biofilm formation on implant abutments with different surface characteristics. *International Journal of Oral & Maxillofacial Implants* **23**, 327-334.

Emrani, J., Chee, W. & Slots, J. (2009). Bacterial colonization of oral implants from nondental sources. *Clinical Implant Dentistry and Related Research* **11**, 106-112.

Falkow, S. (1988). Molecular Koch's postulates applied to microbial pathogenicity. *Reviews of Infectious Diseases* **10**, S274-S276.

Faveri, M., Mayer, M.P., Feres, M. *et al.* (2008). Microbiological diversity of generalized aggressive periodontitis by 16 s rRNA clonal analysis. *Oral Microbiology and Immunology* **23**, 112-118.

Faveri, M., Goncalves, L.F., Feres, M. *et al.* (2011). Prevalence and microbiological diversity of archaea in peri-implantitis subjects by 16 s ribosomal RNA clonal analysis. *Journal of Periodontal Research* **46**, 338-344.

Fernandes, C.B., Aquino, D.R., Franco, G.C. *et al.* (2010). Do elderly edentulous patients with a history of periodontitis harbor periodontal pathogens? *Clinical Oral Implants Research* **21**, 618-623.

Ferreira, S.D., Silva, G.L.M., Cortelli, J.R., Costa, J.E. & Costa, F.O. (2006). Prevalence and risk variables for peri-implant disease in Brazilian subjects. *Journal of Clinical Periodontology* **33**, 929-935.

Fives-Taylor, P.M., Meyer, D.H., Mintz, K.P. & Brissette, C. (1999). Virulence factors of Actinobacillus actinomycetemcomitans. *Periodontology 2000* **20**, 136-167.

Frank, D.N., Zhu, W., Sartor, R.B. & Li, E. (2011). Investigating the biological and clinical significance of human dysbioses. *Trends in Microbiology* **19**, 427-434.

Fredricks, D.N., Fiedler, T.L. & Marrazzo, J.M. (2005). Molecular identification of bacteria associated with bacterial vaginosis. *New England Journal of Medicine* **353**, 1899-1911.

Fröjd, V., Linderback, P., Wennerberg, A. *et al.* (2011). Effect of nanoporous TiO_2 coating and anodized Ca2+ modification of titanium surfaces on early microbial biofilm formation. *BMC Oral Health* **11**, 8.

Fürst, M.M., Salvi, G.E., Lang, N.P. & Persson, G.R. (2007). Bacterial colonization immediately after installation on oral titanium implants. *Clinical Oral Implants Research* **18**, 501-508.

Gao, Z, Tseng, C.H., Pei, Z. & Blaser M.J. (2007) Molecular analysis of human forearm superficial skin bacterial biota. *Proceedings of the National Academy of Sciences of the United States of America* **104**, 2927-2932.

Gee, L.C. & Ahluwalia A. (2016) Dietary nitrate lowers blood pressure: epidemiological, pre-clinical experimental and clinical trial evidence. *Current Hypertension Reports* **18**, 17.

Gmur, R., Strub, J.R. & Guggenheim, B. (1989). Prevalence of Bacteroides forsythus and Bacteroides gingivalis in subgingival plaque of prosthodontically treated patients on short recall. *Journal of Periodontal Research* **24**, 113-120.

Griffen, A.L., Beall, C.J., Campbell, J.H. *et al.* (2012) Distinct and complex bacterial profiles in human periodontitis and health revealed by 16S pyrosequencing. *The ISME Journal* **6**, 1176-1185.

Grossi, S.G., Genco, R.J., Machtei, E.E. *et al.* (1995). Assessment of risk for periodontal disease. II. Risk indicators for bone loss. *Journal of Periodontology* **66**, 23-29.

Haffajee, A.D., Socransky, S.S., Dzink, J.L., Taubman, M.A. & Ebersole, J.L. (1988). Clinical, microbiological and immunological features of subjects with refractory periodontal diseases. *Journal of Clinical Periodontology* **15**, 390-398.

Haffajee, A.D., Socransky, S.S., Ebersole, J.L. & Smith, D.J. (1984). Clinical, microbiological and immunological features associated with the treatment of active periodontosis lesions. *Journal of Clinical Periodontology* **11**, 600-618.

Hajishengalis, G. (2009). Porphyromonas gingivalis-host interactions: open war or intelligent guerilla tactics? *Microbes and Infection* **11**, 637-645.

Hajishengallis, G. (2014) The inflammophilic character of the periodontitis-associated microbiota. *Molecular Oral Microbiology* **29**, 248-257.

Hajishengallis, G., Darveau, R.P. & Curtis, M.A. (2012). The keystone-pathogen hypothesis. *Nature Reviews Microbiology* **10**, 717-725.

Hajishengallis, G., Liang, S., Payne, M.A. *et al.* (2011). Lowabundance biofilm species orchestrates inflammatory periodontal disease through the commensal microbiota and complement. *Cell Host & Microbe* **10**, 497-506.

Hardt, C.R., Grondahl, K., Lekholm, U. & Wennstrom, J.L. (2002). Outcome of implant therapy in relation to experienced loss of periodontal bone support: a retrospective 5-year study. *Clinical Oral Implants Research* **13**, 488-494.

Haubek, D., Ennibi, O.K., Poulsen, K. *et al.* (2008). Risk of aggressive periodontitis in adolescent carriers of the JP2 clone of Aggregatibacter (Actinobacillus) actinomycetemcomitans in Morocco: a prospective longitudinal cohort study. *Lancet* **371**, 237-242.

He, X., McLean, J.S., Edlund, A. *et al.* (2015). Cultivation of a human-associated TM7 phylotype reveals a reduced genome and epibiotic parasitic lifestyle. *Proceedings of National Academy of Sciences U S A* **112**, 244-249.

Heitz-Mayfield, L.J. (2008). Peri-implant diseases: diagnosis and risk indicators. *Journal of Clinical Periodontology* **35**, 292-304.

Heitz-Mayfield, L.J., Salvi, G.E., Mombelli, A. *et al.* (2012). Anti-infective surgical therapy of peri-implantitis. A 12-month prospective clinical study. *Clinical Oral Implants Research* **23**, 205-210.

Henderson, B., Poole, S. & Wilson, M. (1996). Bacterial modulins: a novel class of virulence factors which cause host tissue pathology by inducing cytokine synthesis. *Microbiological Reviews* **60**, 316-341.

Henderson, B., Ward, J.M. & Ready, D. (2010). Aggregatibacter (Actinobacillus) actinomycetemcomitans: a triple A* periodontopathogen? *Periodontology 2000* **54**, 78-105.

Heuer, W., Kettenring, A., Stumpp, S. N. *et al.* (2012). Metagenomic analysis of the peri-implant and periodontal microflora in patients with clinical signs of gingivitis or mucositis. *Clinical Oral Investigation* **16**, 843-850.

Hong, B.Y., Furtado Araujo, M.V., Strausbaugh, L.D. *et al.* (2015). Microbiome profiles in periodontitis in relation to host and disease characteristics. PLoS One **10**:e0127077.

Huang, S., Li, Z., He, T. *et al.* (2016). Microbiota-based signature of gingivitis treatments: a randomized study. *Science Reports* **6**, 24705.

Hultin, M., Fischer, J., Gustafsson, A., Kallus, T. & Klinge, B. (2000). Factors affecting late fixture loss and marginal bone loss around teeth and dental implants. *Clinical Implant Dentistry and Related Research* **2**, 203-208.

Hultin, M., Gustafsson, A., Hallstrom, H. *et al.* (2002). Microbiological findings and host response in patients with peri-implantitis. *Clinical Oral Implants Research* **13**, 349-358.

Jankovic, S., Aleksic, Z., Dimitrijevic, B. *et al.* (2011). Correlation between different genotypes of human cytomegalovirus and Epstein-Barr virus and peri-implant tissue status. *Australian Dental Journal* **56**, 382-388.

Kalykakis, G.K., Mojon, P., Nisengards, R., Spiekermann, H. & Zafiropoulos, G.G. (1998). Clinical and microbial findings on osseo-integrated implants; comparisons between partially dentate and edentulous subjects. *European Journal of Prosthodontics & Restorative Dentistry* **4**, 155-159.

Karoussis, I.K., Salvi, G.E., Heitz-Mayfield, L.J. *et al* (2003). Long-term implant prognosis in patients with and without a history of chronic periodontitis: a 10-year prospective cohort study of the ITI dental implant system. *Clinical Oral Implants Research* **14**, 329-339.

Karoussis, I.K., Muller, S., Salvi, G.E. *et al.* (2004). Association between periodontal and peri-implant conditions: a 10-year prospective study. *Clinical Oral Implants Research* **15**, 1-7.

Kemmerly, T. & Kaunitz, J.D. (2013). Gastroduodenal mucosal defense. *Current Opinion in Gastroenterology* **29**, 642-649.

Kigure, T., Saito, A., Seida, K. *et al.* (1995). Distribution of *Porphyromonas gingivalis* and *Treponema denticola* in human subgingival plaque at different periodontal pocket depths examined by immunohistochemical methods. *Journal of Periodontal Research* **30**, 332-341

Kirst, M.E., Li, E.C., Alfant, B. *et al.* (2015). Dysbiosis and alterations in predicted functions of the subgingival microbiome in chronic periodontitis. *Applied and Environmental Microbiology* **81**, 783-793.

Kistler, J.O., Booth, V., Bradshaw, D.J. & Wade, W.G. (2013). Bacterial community development in experimental gingivitis. *PLoS One* **8**, e71227.

Koch, C.D., Gladwin, M.T., Freeman, B.A. *et al.* (2017). Enterosalivary nitrate metabolism and the microbiome: intersection of microbial metabolism, nitric oxide and diet in cardiac and pulmonary vascular health. *Free Radical Biology and Medicine* **105**, 48-67.

Kolenbrander, P.E., Palmer, R.J. Jr, Periasamy, S. & Jakubovics, N.S. (2010) Oral multispecies biofilm development and the key role of cell-cell distance. *Nature Reviews Microbiology* **8**, 471-480.

Kolenbrander, P.E., Palmer, R.J., Jr., Rickard, A.H. *et al.* (2006). Bacterial interactions and successions during plaque development. *Periodontology 2000* **42**, 47-79.

Koyanagi, T., Sakamoto, M., Takeuchi, Y., Ohkuma, M. & Izumi, Y. (2010). Analysis of microbiota associated with periimplantitis using 16 s rRNA gene clone library. *Journal of Oral Microbiology* **2**.

Kremer, B.H., Loos, B.G., van der Velden, U. *et al.* (2000). Peptostreptococcus micros smooth and rough genotypes in periodontitis and gingivitis. *Journal of Periodontology* **71**, 209-218.

Kroger, A., Hulsmann, C., Fickl, S. *et al.* (2018). The severity of human peri-implantitis lesions correlates with the level of submucosal microbial dysbiosis. *Journal of Clinical Periodontology* **45**, 1498-1509.

Kuehbacher, T., Rehman, A., Lepage, P. *et al.* (2008). Intestinal TM7 bacterial phylogenies in active inflammatory bowel disease. *Journal of Medical Microbiology* **57**, 1569-1576.

Lai, C-H., Oshima, K., Slots, J. & Listgarten, M.A. (1992). Wolinella recta in adult gingivitis and periodontitis. *Journal of Periodontal Research* **27**, 8-14.

Lamont, R.J. & Jenkinson, H.F. (1998). Life below the gum line: pathogenic mechanisms of Porphyromonas gingivalis. *Microbiology and Molecular Biology Reviews* **62**, 1244-1263.

Lamont, R.J. & Jenkinson, H.F. (2000). Subgingival colonization by Porphyromonas gingivalis. *Oral Microbiology and Immunology* **15**, 341-349.

Lang, N.P. & Berglundh, T. (2011). Periimplant diseases: where are we now? Consensus of the Seventh European Workshop on Periodontology. *Journal of Clinical Periodontology* **38 Suppl 11**, 178-181.

Lee, K.H., Tanner, A.C., Maiden, M.F. & Weber, H.P. (1999b). Pre-and post-implantation microbiota of the tongue, teeth, and newly placed implants. *Journal of Clinical Periodontology* **26**, 822-832.

Leonhardt, A., Adolfsson, B., Lekholm, U., Wikstrom, M. & Dahlen, G. (1993). A longitudinal microbiological study on osseointegrated titanium implants in partially edentulous patients. *Clinical Oral Implants Research* **4**, 113-120.

Leonhardt, A., Olsson, J. & Dahlen, G. (1995). Bacterial colonization on titanium, hydroxyapatite, and amalgam surfaces *in vivo*. *Journal of Dental Research* **74**, 1607-1612.

Leonhardt, A., Dahlen, G. & Renvert, S. (2003). Five-year clinical, microbiological, and radiological outcome following treatment of peri-implantitis in man. *Journal of Periodontology* **74**, 1415-1422.

226 Parte 3 Microbiologia

Lepp, P.W., Brinig, M.M., Ouverney, C.C. *et al.* (2004). Methanogenic archaea and human periodontal disease. *Proceedings of the National Academy of Sciences of the United States of America* **101**, 6176-6181.

Leys, E.J., Lyons, S.R., Moeschberger, M.L., Rumpf, R.W. & Griffen, A.L. (2002). Association of Bacteroides forsythus and a novel Bacteroides phylotype with periodontitis. *Journal of Clinical Microbiology* **40**, 821-825.

Li, J., Helmerhorst, E.J., Leone, C.W. *et al.* (2004). Identification of early microbial colonizers in human dental biofilm. *Journal of Applied Microbiology* **97**, 1311-1318.

Lindquist, L.W., Carlsson, G.E. & Jemt, T. (1997). Association between marginal bone loss around osseointegrated mandibular implants and smoking habits: a 10-year followup study. *Journal of Dental Research* **76**, 1667-1674.

Liu, B., Faller, L.L., Klitgord, N. *et al.* (2012). Deep sequencing of the oral microbiome reveals signatures of periodontal disease. *PLoS One* **7**, e37919.

Loesche, W.J. (1979). Clinical and microbiological aspects of chemotherapeutic agents used according to the specific plaque hypothesis. *Journal of Dental Research* **58**, 2404-2412.

Loesche, W.J., Syed, S.A., Schmidt, E. & Morrison, E.C. (1985). Bacterial profiles of subgingival plaques in periodontitis. *Journal of Periodontology* **56**, 447-456.

Luterbacher, S., Mayfield, L., Bragger, U. & Lang, N.P. (2000). Diagnostic characteristics of clinical and microbiological tests for monitoring periodontal and peri-implant mucosal tissue conditions during supportive periodontal therapy (SPT). *Clinical Oral Implants Research* **11**, 521-529.

Lyons, S.R., Griffen, A.L. & Leys, E.J. (2000). Quantitative realtime PCR for Porphyromonas gingivalis and total bacteria. *Journal of Clinical Microbiology* **38**, 2362-2365.

Maeda, H., Fujimoto, C., Haruki, Y. *et al.* (2003). Quantitative real-time PCR using TaqMan and SYBR Green for Actinobacillus actinomycetemcomitans, Porphyromonas gingivalis, Prevotella intermedia, tetQ gene and total bacteria. *FEMS Immunology and Medical Microbiology* **39**, 81-86.

Maekawa, T., Krauss, J.L., Abe, T. *et al.* (2014). *Porphyromonas gingivalis* manipulates complement and TLR signaling to uncouple bacterial clearance from inflammation and promote dysbiosis. *Cell Host & Microbe* **15**, 768-778.

Maiden, M.F., Carman, R.J., Curtis, M.A. *et al.* (1990). Detection of high-risk groups and individuals for periodontal diseases: laboratory markers based on the microbiological analysis of subgingival plaque. *Journal of Clinical Periodontology* **17**, 1-13.

Mandell, R.L., Tripodi, L.S., Savitt, E., Goodson, J.M. & Socransky, S.S. (1986). The effect of treatment on Actinobacillus actinomycetemcomitans in localized juvenile periodontitis. *Journal of Periodontology* **57**, 94-99.

Marsh, P.D. (2003). Are dental diseases examples of ecological catastrophes? *Microbiology* **149**, 279-294.

Marsh, P.D. (2005). Dental plaque: biological significance of a biofilm and community life-style. *Journal of Clinical Periodontology* **32 Suppl 6**, 7-15.

Maximo, M.B., de Mendonca, A.C., Renata Santos, V. *et al.* (2009). Short-term clinical and microbiological evaluations of peri-implant diseases before and after mechanical antiinfective therapies. *Clinical Oral Implants Research* **20**, 99-108.

Meyer, D.H., Rose, J.E., Lippmann, J.E. & Fives-Taylor, P.M. (1999). Microtubules are associated with intracellular movement and spread of the periodontopathogen Actinobacillus actinomycetemcomitans. *Infection & Immunity* **67**, 6518-6525.

Mombelli, A., Buser, A. & Lang, N.P. (1988). Colonization of osseointegrated titanium implants in edentulous patients. Early results. *Oral Microbiology and Immunology* **3**, 113-120.

Mombelli, A., Feloutzis, A., Bragger, U. & Lang, N.P. (2001). Treatment of peri-implantitis by local delivery of tetracycline. Clinical, microbiological and radiological results. *Clinical Oral Implants Research* **12**, 287-294.

Mombelli, A. & Lang, N.P. (1992). Antimicrobial treatment of peri-implant infections. *Clinical Oral Implants Research* **3**, 162-168.

Mombelli, A. & Mericske-Stern, R. (1990). Microbiological features of stable osseointegrated implants used as abutments for overdentures. *Clinical Oral Implants Research* **1**, 1-7.

Mombelli, A., Marxer, M., Gaberthuel, T., Grunder, U. & Lang, N.P. (1995a). The microbiota of osseointegrated implants in patients with a history of periodontal disease. *Journal of Clinical Periodontology* **22**, 124-130.

Mombelli, A., Schmid, B., Rutar, A. & Lang, N.P. (2000). Persistence patterns of Porphyromonas gingivalis, Prevotella intermedia/nigrescens, and Actinobacillus actinomycetemcomitans after mechanical therapy of periodontal disease. *Journal of Periodontology* **71**, 14-21.

Mombelli, A., Van Oosten, M.A.C., Schürch, E. & Lang, N.P. (1987). The microbiota associated with successful or failing osseointegrated titanium implants. *Oral Microbiology and Immunology* **2**, 145-151.

Moore, W.E.C. (1987). Microbiology of periodontal disease. *Journal of Periodontal Research* **22**, 335-341.

Mougeot, J.L., Stevens, C.B., Cotton, S.L. *et al.* (2016) Concordance of HOMIM and HOMINGS technologies in the microbiome analysis of clinical samples. *Journal of Oral Microbiology* **8**, 30379.

Muller, E., Gonzalez, Y.M. & Andreana, S. (1999). Treatment of peri-implantitis: longitudinal clinical and microbiological findings – a case report. *Implant Dentistry* **8**, 247-254.

Nascimento, C., Pita, M. S., Santos Ede, S. *et al.* (2016). Microbiome of titanium and zirconia dental implants abutments. *Dental Materials* **32**, 93-101.

O'Leary, T.J., Drake, R.B. & Naylor, J.E. (1972). The plaque control record. *Journal of Periodontology* **43**, 38.

Ong, E.S., Newman, H.N., Wilson, M. & Bulman, J.S. (1992). The occurrence of periodontitis-related microorganisms in relation to titanium implants. *Journal of Periodontology* **63**, 200-205.

Ong, C.T., Ivanovski, S., Needleman, I.G. *et al.* (2008). Systematic review of implant outcomes in treated periodontitis subjects. *Journal of Clinical Periodontology* **35**, 48-462.

Paes Batista da Silva A., Barros S.P., Moss K. *et al.* (2016). Microbial profiling in experimentally induced biofilm overgrowth among patients with various periodontal states. *Journal of Periodontology* **87**, 27-35

Papaioannou, W., Quirynen, M., Nys, M. & van Steenberghe, D. (1995). The effect of periodontal parameters on the subgingival microbiota around implants. *Clinical Oral Implants Research* **6**, 197-204.

Paster, B.J., Russell, M.K., Alpagot, T. *et al.* (2002) Bacterial diversity in necrotizing ulcerative periodontitis in HIV-positive subjects. *Annals of Periodontology* **7**, 8-16

Paster, B.J. & Dewhirst, F.E. (2009). Molecular microbial diagnosis. *Periodontology 2000* **51**, 38-44.

Paster, B.J., Boches, S.K., Galvin, J.L. *et al.* (2001). Bacterial diversity in human subgingival plaque. *Journal of Bacteriology* **183**, 3770-3783.

Paster, B.J., Olsen, I., Aas, J.A. & Dewhirst, F.E. (2006). The breadth of bacterial diversity in the human periodontal pocket and other oral sites. *Periodontology 2000* **42**, 80-87.

Payne, M.A., Hashim, A., Alsam, A. *et al.* (2019). Horizontal and vertical transfer of oral microbial dysbiosis and periodontal disease. *Journal of Dental Research* **98**, 1503-1510.

Persson, G.R., Salvi, G.E., Heitz-Mayfield, L.J. & Lang, N.P. (2006). Antimicrobial therapy using a local drug delivery system (Arestin) in the treatment of peri-implantitis. I: Microbiological outcomes. *Clinical Oral Implants Research* **17**, 386-393.

Persson, G.R., Samuelsson, E., Lindahl, C. & Renvert, S. (2010). Mechanical non-surgical treatment of peri-implantitis: A single-blinded randomized longitudinal clinical study. Ii. Microbiological results. *Journal of Clinical Periodontology* **37**, 563-573.

Petit, M.D.A., Van Steenbergen, T.J.M., De Graaff, J. & Van der Velden, U. (1993a). Transmission of Actinobacillus actinomycetemcomitans in families of adult periodontitis patients. *Journal of Periodontal Research* **28**, 335-345.

Petit, M.D.A., Van Steenbergen, T.J.M., Scholte, L.M.H., Van der Velden, U. & De Graaff, J. (1993b). Epidemiology and transmission of Porphyromonas gingivalis and Actinobacillus actinomycetemcomitans among children and their family members. *Journal of Clinical Periodontology* **20**, 641-650.

Pjetursson, B.E., Helbling, C., Weber, H.P. *et al.* (2012). Periimplantitis susceptibility as it relates to periodontal therapy and supportive care. *Journal of Clinical Oral Implants Research* **23**, 888-894.

Podar, M., Abulencia, C.B., Walcher, M. *et al.* (2007) Targeted access to the genomes of low-abundance organisms in complex microbial communities. *Applied and Environmental Microbiology* **73**, 3205-3214.

Pontoriero, R., Tonelli, M.P., Carnevale, G. *et al.* (1994). Experimentally induced peri-implant mucositis. A clinical study in humans. *Clinical Oral Implants Research* **5**, 254-259.

Preza, D., Olsen, I, Willumsen, T. *et al.* (2008). Microarray analysis of the microflora of root caries in elderly. *European Journal of Clinical Microbiology & Infectious Diseases* **46**, 2015-2021.

Preza, D., Olsen, I., Aas, J.A. *et al.* (2009b). Bacterial profiles of root caries in elderly patients. *Journal of Clinical Microbiology* **46**, 2015-2021.

Preza, D., Olsen, I., Willumsen, T., Grinde, B. & Paster, B.J. (2009a). Diversity and site-specificity of the oral microflora in the elderly. *European Journal of Clinical Microbiology & Infectious Diseases* **28**, 1033-1040.

Quirynen, M. & Bollen, C.M. (1995). The influence of surface roughness and surface-free energy on supraand subgingival plaque formation in man. A review of the literature. *Journal of Clinical Periodontology* **22**, 1-14.

Quirynen, M. & Listgarten, M.A. (1990). Distribution of bacterial morphotypes around natural teeth and titanium implants ad modum Branemark. *Clinical Oral Implants Research* **1**, 8-12.

Quirynen, M. & Van Assche, N. (2011). Microbial changes after full-mouth tooth extraction, followed by 2-stage implant placement. *Journal of Clinical Periodontology* **38**, 581-589.

Quirynen, M., van der Mei, H.C., Bollen, C.M. *et al.* (1993). An *in vivo* study of the influence of the surface roughness of implants on the microbiology of supraand subgingival plaque. *Journal of Dental Research* **72**, 1304-1309.

Quirynen, M., Vogels, R., Pauwels, M. *et al.* (2005). Initial subgingival colonization of 'pristine' pockets. *Journal of Dental Research* **84**, 340-344.

Quirynen, M., Vogels, R., Peeters, W. *et al.* (2006). Dynamics of initial subgingival colonization of 'pristine' peri-implant pockets. *Clinical Oral Implants Research* **17**, 25-37

Raffaini, F.C., Freitas, A.R., Silva, T.S.O. *et al.* (2018). Genome analysis and clinical implications of the bacterial communities in early biofilm formation on dental implants restored with titanium or zirconia abutments. *Biofouling* **34**, 173-182.

Rams, T.E., Feik, D. & Slots, J. (1993). Campylobacter rectus in human periodontitis. *Oral Microbiology & Immunology* **8**, 230-235.

Rams, T.E., Feik, D., Young, V., Hammond, B.F. & Slots, J. (1992). Enterococci in human periodontitis. *Oral Microbiology & Immunology* **7**, 249-252.

Rams, T.E. & Link, C.C., Jr. (1983). Microbiology of failing dental implants in humans: electron microscopic observations. *Journal of Oral Implantology* **11**, 93-100.

Rams, T.E., Roberts, T.W., Tatum, H., Jr. & Keyes, P.H. (1984). The subgingival microbial flora associated with human dental implants. *Journal of Prosthetic Dentistry* **51**, 529-534.

Rams, T.E., Roberts, T.W., Feik, D., Molzan, A.K. & Slots, J. (1991). Clinical and microbiological findings on newly inserted hydroxyapatite-coated and pure titanium human dental implants. *Clinical Oral Implants Research* **2**, 121-127.

Reife, R.A., Coats, S.R., Al-Qutub, M. *et al.* (2006). Porphyromonas gingivalis lipopolysaccharide lipid A heterogeneity: differential activities of tetraand pentaacylated lipid A structures on E-selectin expression and TLR4 recognition. *Cellular Microbiology* **8**, 857-868.

Rinke, S., Ohl, S., Ziebolz, D., Kange, K. & Eickholz, D. (2011). Prevention of periimplant disease in partially edentulous patients: a practice-based cross-sectional study. *Clinical Oral Implants Research* **22**, 826-833.

Roccuzzo, M., De Angelis, N., Bonino, L. & Aglietta, M. (2010). Ten-year results of a three-arm prospective cohort study on implants in periodontally compromised patients. Part 1: Implant loss and radiographic bone loss. *Clinical Oral Implants Research* **21**, 490-496.

Riviere, G.R., DeRouen, T.A., Kay, S.L. *et al.* (1997). Association of oral spirochetes from sites of periodontal health with development of periodontitis. *Journal of Periodontology* **68**, 1210-1214.

Rodenburg, J.P., van Winkelhoff, A.J., Winkel, E.G. *et al.* (1990). Occurrence of Bacteroides gingivalis, Bacteroides intermedius and Actinobacillus actinomycetemcomitans in severe periodontitis in relation to age and treatment history. *Journal of Clinical Periodontology* **17**, 392-399.

Rosenberg, E.S., Torosian, J.P. & Slots, J. (1991). Microbial differences in 2 clinically distinct types of failures of osseointegrated implants. *Clinical Oral Implants Research* **2**, 135-144.

Rylev, M., Bek-Thomsen, M., Reinholdt, J., Ennibi, O.K & Kilian M. (2011) Microbiological and immunological characteristics of young Moroccan patients with aggressive periodontitis with and without detectable *Aggregatibacter actinomycetemcomitans* JP2 infection. *Molecular Oral Microbiology* **26**, 35-51

Rudney, J.D., Chen, R. & Sedgewick, G.J. (2005). Actinobacillus actinomycetemcomitans, Porphyromonas gingivalis and Tannerella forsythensis are components of a polymicrobial intracellular flora within human buccal cells. *Journal of Dental Research* **84**, 59-63.

Rutar, A., Lang, N.P., Buser, D., Burgin, W. & Mombelli, A. (2001). Retrospective assessment of clinical and microbiological factors affecting periimplant tissue conditions. *Clinical Oral Implants Research* **12**, 189-195.

Sachdeo, A., Haffajee, A.D. & Socransky, S.S. (2008). Biofilms in the edentulous oral cavity. *Journal of Prosthodontics* **17**, 348-356.

Salcetti, J.M., Moriarty, J.D., Cooper, L.F. *et al.* (1997). The clinical, microbial, and host response characteristics of the failing implant. *International Journal of Oral & Maxillofacial Implants* **12**, 32-42.

Salihoglu, U., Boynuegri, D., Engin, D. *et al.* (2011). Bacterial adhesion and colonization differences between zirconium oxide and titanium alloys: an in vivo human study. *International Journal of Oral & Maxillofacial Implants* **26**, 101-107.

Salvi, G.E., Aglietta, M., Eick, S. *et al.* (2012). Reversibility of experimental peri-implant mucositis compared with experimental gingivitis in humans. *Clinical Oral Implants Research* **23**, 182-190.

Sanchez, M. C., Llama-Palacios, A., Fernandez, E. *et al.* (2014). An in vitro biofilm model associated to dental implants: structural and quantitative analysis of in vitro biofilm formation on different dental implant surfaces. *Dental Materials* **30**, 1161-1171.

Sanz, M., Newman, M.G., Nachnani, S. *et al.* (1990). Characterization of the subgingival microbial flora around endosteal sapphire dental implants in partially edentulous patients. *International Journal of Oral & Maxillofacial Implants* **5**, 247-253.

Sanz, M., Lau, L., Herrera, D., Morillo, J.M. & Silva, A. (2004). Methods of detection of Actinobacillus actinomycetemcomitans, Porphyromonas gingivalis and Tannerella forsythensis in periodontal microbiology, with special emphasis on advanced molecular techniques: a review. *Journal of Clinical Periodontology* **31**, 1034-1047.

Sbordone, L., Barone, A., Ciaglia, R.N., Ramaglia, L. & Iacono, V.J. (1999) Longitudinal study of dental implants in a periodontally compromised population. *Journal of Periodontology* **70**, 1322-1329.

Schwarz, F., Derks, J., Monje, A. & Wang, H. L. (2018a). Periimplantitis. *Journal of Periodontology* **89** Suppl 1, S267-S290.

Schwarz, F., Derks, J., Monje, A. & Wang, H.L. (2018b). Periimplantitis. *Journal of Clinical Periodontology* **45** Suppl 20, S246-S266.

Scragg, M.A., Alsam, A., Rangarajan, M. *et al.* (2002). Nuclear targeting of Porphyromonas gingivalis W50 protease in epithelial cells. *Infection & Immunity* **70**, 5740-5750.

Serino, G. & Ström, C. (2009). Peri-implantitis in partially edentulous patients: association with inadequate plaque control. *Clinical Oral Implants Research* **20**, 169-174.

Sharma, A. (2010). Virulence mechanisms of Tannerella forsythia. *Periodontology 2000* **54**, 106-116.

Shibli, J.A., Melo, L., Ferrari, D.S. *et al.* (2008). Composition of supraand subgingival biofilm of subjects with healthy and diseased implants. *Clinical Oral Implants Research* **19**, 975-982.

Siddiqi, A., Milne, T., Cullinan, M. P. & Seymour, G. J. (2016). Analysis of P. gingivalis, T. forsythia and S. aureus levels in edentulous mouths prior to and 6 months after placement of one-piece zirconia and titanium implants. *Clinical Oral Implants Research* **27**, 288-294.

Siqueira, J.F. & Rôças, I.N. (2009). Community as the unit of pathogenicity: an emerging concept as to the microbial pathogenesis of apical periodontitis. *Oral Surgery, Oral Medicine, Oral Pathology, Oral Radiology, and Endodontology* **107**, 870-878

Slots, J. (1976). The predominant cultivable organisms in juvenile periodontitis. *Scandinavian Journal of Dental Research* **84**, 1-10.

Slots, J. (1977). The predominant cultivable microflora of advanced periodontitis. *Scandinavian Journal of Dental Research* **85**, 114-121.

Slots, J., Feik, D. & Rams, T.E. (1990). Actinobacillus actinomycetemcomitans and Bacteroides intermedius in human periodontitis: age relationship and mutual association. *Journal of Clinical Periodontology* **17**, 659-662.

Slots, J. & Rosling, B.G. (1983). Suppression of the periodontopathic microflora in localized juvenile periodontitis by systemic tetracycline. *Journal of Clinical Periodontology* **10**, 465-486.

Socransky, S.S. (1970). Relationship of bacteria to the etiology of periodontal disease. *Journal of Dental Research* **49**, 203-222.

Socransky, S.S. & Haffajee, A.D. (1994). Evidence of bacterial etiology: a historical perspective. *Periodontology 2000* **5**, 7-25.

Socransky, S.S. & Haffajee, A.D. (1997). The nature of periodontal diseases. *Annals of Periodontology* **2**, 3-10.

Socransky, S.S. & Haffajee, A.D. (2002), Dental biofilms: difficult therapeutic targets. *Periodontology 2000* **28**, 12-55.

Socransky, S.S. & Haffajee, A.D. (2005). Periodontal microbial ecology. *Periodontology 2000* **38**, 135-187.

Socransky, S.S. & Haffajee, A.D. (2008). Periodontal infections. In: Lindhe, J., Lang, N.P. & Karring, T., eds. *Clinical Periodontology and Implant Dentistry*, **2** Volumes, 5th Edition. Oxford: Blackwell Munksgaard, pp. 207-267.

Socransky, S.S., Haffajee, A.D., Cugini, M.A., Smith, C. & Kent, R.L. Jr. (1998). Microbial complexes in subgingival plaque. *Journal of Clinical Periodontology* **25**, 134-144.

Socransky, S.S., Haffajee, A.D., Smith, C. & Dibart, S. (1991). Relation of counts of microbial species to clinical status at the sampled site. *Journal of Clinical Periodontology* **18**, 766-775.

Spor, A., Koren, O. & Ley, R. (2011). Unravelling the effects of the environment and host genotype on the gut microbiome. *Nature Reviews Microbiology* **9**, 279-290.

Subramani, K., Jung, R.E., Molenberg, A. & Hammerle, C.H. (2009). Biofilm on dental implants: a review of the literature. *International Journal of Oral & Maxillofacial Implants* **24**, 616-626.

Suda, R., Lai, C-H., Yang, H.W. & Hasegawa, K. (2002). Eikenella corrodens in subgingival plaque: relationship to age and periodontal condition. *Journal of Periodontology* **73**, 886-891.

Sumida, S., Ishihara, K., Kishi, M. & Okuda, K. (2002). Transmission of periodontal disease-associated bacteria from teeth to osseointegrated implant regions. *International Journal of Oral & Maxillofacial Implants* **17**, 696-702.

Tabanella, G., Nowzari, H. & Slots, J. (2009). Clinical and microbiological determinants of ailing dental implants. *Clinical Implant Dentistry Related Research* **11**, 24-36.

Takayama, A., Satoh, A., Ngai, T. *et al.* (2003). Augmentation of Actinobacillus actinomycetemcomitans invasion of human oral epithelial cells and up-regulation of interleukin-8 production by saliva CD14. *Infection & Immunity* **71**, 5598-5604.

Takanashi, K., Kishi, M., Okuda, K. & Ishihara, K. (2004). Colonization by *Porphyromonas gingivalis* and *Prevotella intermedia* from teeth to osseointegrated implant regions. *Bulletin of the Tokyo Dental College* **45**, 77-85.

Tanner, A. & Bouldin, H. (1989). The microbiology of early periodonitis lesions in adults. *Journal of Clinical Periodontology* **16**, 467-471.

Tanner, A.C., Paster, B.J., Lu, S.C. *et al.* (2006). Subgingival and tongue microbiota during early periodontitis. *Journal of Dental Research* **85**, 318-323.

Tanner, A.C.R., Haffer, C., Bratthall, G.T., Visconti, R.A. & Socransky, S.S. (1979). A study of the bacteria associated with advancing periodontitis in man. *Journal of Clinical Periodontology* **6**, 278-307.

Teughels, W., Kinder Haake, S., Sliepen, I. *et al.* (2007). Bacteria interfere with A. actinomycetemcomitans colonization. *Journal of Dental Research* **86**, 611-617.

Teughels, W., Van Assche, N., Sliepen, I. & Quirynen, M. (2006). Effect of material characteristics and/or surface topography on biofilm development. *Clinical Oral Implants Research* **17 Suppl 2**, 68-81.

Tian, Y., He, X., Torralba, M. *et al.* (2010). Using DGGE profiling to develop a novel culture medium suitable for oral microbial communities. *Molecular Oral Microbiology* **25**, 357-367.

Van Assche, N., Van Essche, M., Pauwels, M., Teughels, W. & Quirynen, M. (2009). Do periodontopathogens disappear after full-mouth tooth extraction? *Journal of Clinical Periodontology* **36**, 1043-1047.

Van Assche, N., Pittayapat, P., Jacobs, R. *et al.* (2011). Microbiological outcome of two screw-shaped titanium implant systems placed following a split-mouth randomised protocol, at the 12th year of follow-up after loading. *European Journal of Oral Implantology* **4**, 103-116.

van Brakel, R., Cune, M.S., van Winkelhoff, A.J. *et al.* (2011). Early bacterial colonization and soft tissue health around zirconia and titanium abutments: an *in vivo* study in man. *Clinical Oral Implants Research* **22**, 571-577.

van Dalen, P.J., van Deutekom-Mulder, E.C., de Graaff, J. & van Steenbergen, T.J. (1998). Pathogenicity of Peptostreptococcus micros morphotypes and Prevotella species in pure and mixed cultures. *Journal of Medical Microbiology* **47**, 135-140.

van Steenbergen, T.J., Petit, M.D., Scholte, L.H., Van der Velden, U. & de Graaff, J. (1993). Transmission of Porphyromonas gingivalis between spouses. *Journal of Clinical Periodontology* **20**, 340-345.

van Winkelhoff, A.J., Laine, M.L., Timmerman, M.F. *et al.* (1999). Prevalence and serotyping of Porphyromonas gingivalis in an Indonesian population. *Journal of Clinical Periodontology* **26**, 301-305.

van Winkelhoff, A.J., Loos, B.G., van der Reijden, W.A. & van der Velden, U. (2002). Porphyromonas gingivalis, Bacteroides forsythus and other putative periodontal pathogens in subjects with and without periodontal destruction. *Journal of Clinical Periodontology* **29**, 1023-1028.

van Winkelhoff, A.J., van der Velden, U. & de Graaf, J. (1988). Microbial succession in recolonizing deep periodontal pockets after a single course of supraand subgingival debridement. *Journal of Clinical Periodontology* **15**, 116-122.

Wade, W.G. (2011). Has the use of molecular methods for the characterization of the human oral microbiome changed our understanding of the role of bacteria in the pathogenesis of periodontal disease? *Journal of Clinical Periodontology* **38 Suppl 11**, 7-16.

Weyrich, L.S., Duchene, S., Soubrier, J. *et al.* (2017) Neanderthal behaviour, diet, and disease inferred from ancient DNA in dental calculus. *Nature* **544**, 357-361.

Wu-Yuan, C.D., Eganhouse, K.J., Keller, J.C. & Walters, K.S. (1995). Oral bacterial attachment to titanium surfaces: a scanning electron microscopy study. *Journal of Oral Implantology* **21**, 207-213.

Yu, X.L., Chan, Y., Zhuang, L. *et al.* (2019). Intra-oral single-site comparisons of periodontal and peri-implant microbiota in health and disease. *Clinical Oral Implants Research* **30**, 760-776.

Zambon, J.J., Reynolds, H., Fisher, J.G. *et al.* (1988). Microbiological and immunological studies of adult periodontitis in patients with noninsulin-dependent diabetes mellitus. *Journal of Periodontology* **59**, 23-31.

Zhuang, L.F., Watt, R.M., Mattheos, N. *et al.* (2016). Periodontal and peri-implant microbiota in patients with healthy and inflamed periodontal and peri-implant tissues. *Clinical Oral Implants Research* **27**, 13-21.

Zitzmann, N.U., Berglundh, T., Marinello, C.P. & Lindhe, J. (2001). Experimental peri-implant mucositis in man. *Journal of Clinical Periodontology* **28**, 517-523.

Parte 4: Interações Hospedeiro-Parasita

10 Patogenia da Gengivite e da Periodontite, 231
Gregory J. Seymour, Tord Berglundh e Leonardo Trombelli

11 Fatores Modificadores Sistêmicos e Ambientais, 259
Evanthia Lalla e Panos N. Papapanou

12 Suscetibilidade Genética à Doença Periodontal: Novas
Percepções e Desafios, 283
Arne S. Schaefer, Ubele van der Velden, Marja L. Laine e Bruno G. Loos

Capítulo 10

Patogenia da Gengivite e da Periodontite

Gregory J. Seymour,[1] Tord Berglundh[2] e Leonardo Trombelli[3,4]

[1]School of Dentistry, The University of Queensland, Brisbane, Australia
[2]Department of Periodontology, Institute of Odontology, The Sahlgrenska Academy at University of Gothenburg, Gothenburg, Sweden
[3]Research Centre for the Study of Periodontal and Peri-implant Diseases, University of Ferrara, Ferrara, Italy
[4]Operative Unit of Dentistry, Azienda Unita Sanitaria Locale (AUSL), Ferrara, Italy

---

Introdução, 231
Gengivite, 233
    Desenvolvimento da lesão homeostática, 233
    Barreira epitelial, 237
Fatores que influenciam a patogenia da gengivite, 238
    Resposta vascular, 238
    Resposta celular, 239
    Potencial de reparação, 240
Periodontite, 240
    Histopatologia da periodontite, 240
    Células B na periodontite, 242
    Macrófagos na periodontite (M1 e M2), 244
Conversão da gengivite para periodontite, 244
    Paradigma Th1/Th2, 245
    Supressão da imunidade mediada por células, 245
    Células T e homeostase, 245

Perfis de citocinas, 245
Células T CD8, 246
Controle do equilíbrio Th1/Th2, 246
    Genética, 246
    Resposta imune inata, 246
    Natureza do antígeno, 247
    Natureza da célula apresentadora de antígenos, 247
    Eixo hipotálamo hipófise-adrenal e o sistema nervoso simpático, 248
    Eixo Treg/Th17, 248
Autoimunidade, 250
    Células T *natural killer*, 250
    Subpopulações de células B, 251
Destruição da matriz de tecido conjuntivo, 251
Perda óssea, 251
Conclusão, 252

Introdução

Os estudos de gengivite experimental desenvolvidos nos anos 1960 (Löe *et al.* 1965) demonstraram de forma elegante que existe uma relação um para um entre o desenvolvimento da placa bacteriana e o surgimento e progressão da gengivite (Figuras 10.1 e 10.2). Juntos, esses estudos e aqueles realizados mais recentemente (Trombelli *et al.* 2004, 2008) também demonstram que existem variações nessa resposta, com alguns indivíduos manifestando doença em um grau maior ou menor e em períodos de tempo diferentes, em comparação com os outros. Portanto, embora se saiba há muitos anos que a placa bacteriana é o agente etiológico, os fatores contribuintes para a suscetibilidade individual do paciente ainda não são completamente compreendidos. Embora todos os indivíduos com periodontite já terão desenvolvido, em algum estágio, gengivite, nem todos os

pacientes com gengivite, e nem todas as lesões da gengivite, irão necessariamente progredir para periodontite. A dificuldade surge na identificação daquelas lesões com gengivite que irão progredir para periodontite.

Assim como com qualquer doença, o plano de tratamento na periodontia deveria ser baseado em uma compreensão da etiologia e da patogenia da doença. Nesse contexto, está claro que as bactérias na placa bacteriana são a causa tanto da gengivite quanto da periodontite; entretanto, é a maneira como um indivíduo responde a essas bactérias, e não as bactérias em si, que determina a expressão da doença e sua subsequente progressão (Seymour 1991, Socransky & Haffajee 2005).

Ao longo das últimas décadas, tornou-se estabelecido que a periodontite resulta de uma interação dos mecanismos de defesa do hospedeiro com os biofilmes que contêm complexos, incluindo *Aggregatibacter actinomycetemcomitans*,

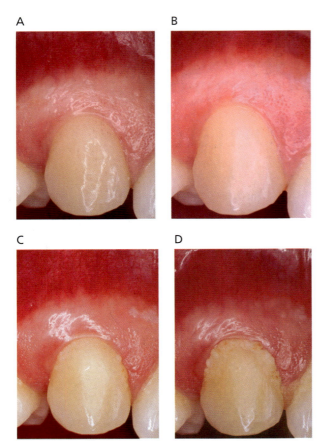

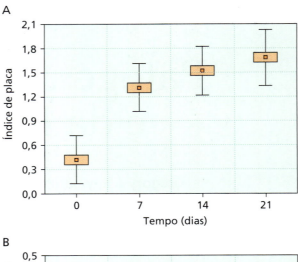

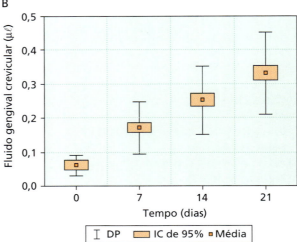

Figura 10.1 Lesão de gengivite induzida experimentalmente (Trombelli *et al.* 2004). **A.** Estado clinicamente saudável. **B.** Depois de 7 dias de acúmulo de placa bacteriana, o biofilme dental é visível e uma leve inflamação da margem gengival está presente. **C.** No dia 14, uma quantidade substancial de depósito de placa bacteriana está associada a uma inflamação gengival cada vez mais evidente. **D.** No dia 21, grandes depósitos de placa bacteriana estão presentes ao longo da margem gengival (vestibulares e interproximais) em associação com edema intenso e eritema da gengiva. (Fonte: Trombelli *et al.* 2004. Reproduzida, com autorização, de John Wiley & Sons.)

Figura 10.2 Estatísticas descritivas (diagrama tipo *box plot*) para (**A**) índice de placa e (**B**) volume do fluido gengival crevicular durante o período da gengivite experimental (0, 7, 14 e 21 dias de acúmulo de placa bacteriana sem desorganização). (Fonte: Modificada de Trombelli *et al.* 2004. Reproduzida, com autorização, de John Wiley & Sons.)

Porphyromonas gingivalis, *Tannerella forsythia* e *Treponema denticola* (Socransky et al. 1998). A despeito dessas observações, também foi demonstrado não somente que elas ocorrem em uma grande proporção da população normal (Cullinan et al. 2003), mas também existe um alto grau de volatilidade com relação à presença e/ou ausência desses microrganismos ao longo do tempo, de forma que poderia parecer que eles são mais disseminados na comunidade do que era pensado previamente. De fato, atualmente é reconhecido que muitas pessoas são portadoras dos microrganismos, sem manifestação da progressão da doença (Cullinan et al. 2003). Nesse contexto, fica evidente que a maioria das pessoas está em equilíbrio com seu biofilme na maior parte do tempo e que somente quando esse equilíbrio é perturbado que isso resulta na doença. Essas perturbações podem ocorrer como resultado das influências ambientais que levam a um aumento oportunista nos números de microrganismos, ou uma depressão dos mecanismos de defesa do hospedeiro, ou ambos. De fato, foi proposto que o desenvolvimento da inflamação no tecido gengival em si possa alterar a ecologia local do sulco gengival, levando assim a alterações na microbiota da placa bacteriana, com a consequente disbiose ou desequilíbrio entre as bactérias e a resposta do hospedeiro, resultando na progressão da doença (Bartold & Van Dyke 2019).

Nem todos os indivíduos com gengivite irão progredir para periodontite, e nem todos os indivíduos com periodontite irão progredir para perda dental. Essa individualidade da expressão da doença é um reflexo da suscetibilidade individual e ocorre em virtude da interação da microbiota patogênica individual específica do paciente, do sistema imune do hospedeiro e sua suscetibilidade inata própria, com o impacto dos fatores ambientais e sistêmicos (Figura 10.3) (Cullinan et al. 2001; Seymour & Taylor 2004). A individualidade da expressão da doença implica a individualidade do tratamento, que é a base do assim chamado "cuidado periodontal de precisão" e que é refletida na classificação da periodontite publicada em 2017.

O desenvolvimento da gengivite e da periodontite foi classificado informalmente em lesões "incipientes",

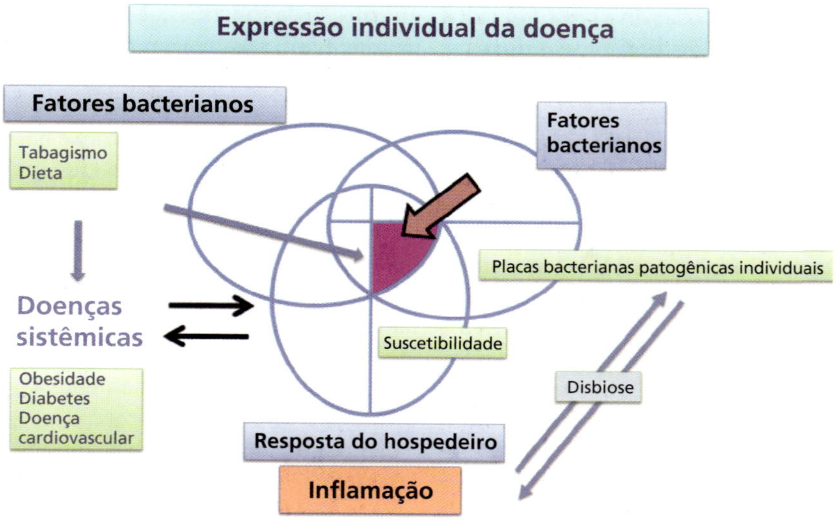

Figura 10.3 A individualidade da expressão da doença ocorre em virtude da interação da microbiota patogênica específica do indivíduo, seu sistema imune e a suscetibilidade inata, com o impacto dos fatores ambientais e sistêmicos. (Fonte: Modificada de Seymour & Taylor 2004. Reproduzida, com autorização, de John Wiley & Sons.)

"estabelecidas" e "avançadas" por Page e Schroeder há 44 anos (Page & Schroeder 1976). Entretanto, nos dias atuais esta é provavelmente mais bem entendida a princípio como o desenvolvimento de uma lesão estável, homeostática, confinada à gengiva (gengivite), na qual a microbiota da placa bacteriana está em equilíbrio com a resposta do hospedeiro. Uma subsequente disbiose ou desequilíbrio nessas relações, como um resultado de fatores ambientais, sistêmicos ou ligados ao hospedeiro, incluindo o desenvolvimento de inflamação propriamente dita, leva então ao desenvolvimento de uma lesão progressiva (periodontite) que é caracterizada pela perda de inserção do tecido conjuntivo, destruição do osso alveolar e migração apical do epitélio juncional.

Gengivite

Desenvolvimento da lesão homeostática

O desenvolvimento de gengivite pode ser estudado utilizando-se o modelo de gengivite experimental. Dois a 4 dias depois do início do acúmulo de placa bacteriana, desenvolve-se uma lesão "incipiente". Essa lesão é subclínica e somente pode ser observada histologicamente. Caracteriza-se por: (1) formação de edema, manifestando-se como um aumento no fluxo do fluido gengival crevicular (FGC); (2) acúmulo de neutrófilos polimorfonucleares (PMNs); e (3) perda de tecido conjuntivo (Figura 10.4). Os estreptococos estão entre os primeiros microrganismos a colonizar a película adquirida, conforme a placa se desenvolve. Embora não existam evidências de que esses microrganismos realmente invadam os tecidos, eles de fato produzem uma ampla gama de enzimas e de produtos de degradação metabólica, que aumentam a permeabilidade dos epitélios sulculares e juncionais, permitindo tanto o ingresso de produtos bacterianos quanto, simultaneamente, a saída de FGC. Nesse estágio precoce, o FGC é essencialmente de mesma composição que o fluido intersticial; entretanto, ele contém muitas proteínas séricas, incluindo todos os componentes necessários para a ativação do complemento.

Ácido lipoteicoico e peptidoglicanos, que são componentes da parede celular desses microrganismos colonizadores iniciais, são capazes de ativar o complemento por meio de "vias alternativas". Isso ocorre no sulco gengival e resulta em uma produção das "anafilatoxinas" C3a e C5a, que, por sua vez, fluem de volta para os tecidos, estabelecendo um gradiente de concentração do sulco gengival para os tecidos. Uma vez nos tecidos, essas anafilatoxinas levam à liberação de aminas vasoativas procedentes dos mastócitos residentes. Por sua vez, essas aminas vasoativas levam a um aumento na permeabilidade vascular e à formação de edema, uma das características definidoras da inflamação. Os mastócitos também liberam citocinas pré-formadas, incluindo fator de necrose tumoral-alfa (TNF-α), que resulta em uma expressão das moléculas de adesão pelas células endoteliais e na

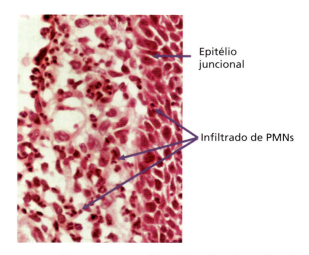

Figura 10.4 Infiltração por neutrófilos polimorfonucleares (PMN) com a destruição do tecido conjuntivo infiltrado na lesão inicial.

subsequente aderência e migração dos PMNs para os tecidos gengivais. Embora a ativação das vias alternativas do complemento seja essencial para as respostas vasculares, juntas, substâncias quimiotáticas derivadas das bactérias e C5a são responsáveis pela migração dos PMNs para o sulco gengival. Uma vez no sulco gengival, entretanto, os PMNs são incapazes de fazer a fagocitose das bactérias, que estão começando a formar um biofilme e, como tal, estão firmemente aderidas à superfície dentária. Nessa situação, os PMNs regurgitam seus conteúdos lisossômicos no sulco gengival em um processo que tem sido denominado de "fagocitose abortiva". Essas enzimas lisossômicas podem, então, retornar para os tecidos e contribuir para a destruição local dos tecidos conjuntivos. Além disso, os PMNs liberam estruturas conhecidas como armadilhas extracelulares dos neutrófilos (NETs, do inglês *neutrophil extracellular traps*) que podem capturar e matar patógenos microbianos. Foram primeiro descritas por Brinkman *et al.* (2004) e consistem em estruturas de cromatina, histonas nucleares e muitas proteínas antimicrobianas granulares. NETs são liberadas durante uma forma de morte celular induzida por patógenos, chamada NETose, que difere da apoptose e da necrose (Steinberg & Grinstein 2007) e representa uma das primeiras linhas de defesa contra os patógenos. *In vivo*, PMNs mortos ou viáveis são capazes de liberar NETs que, por sua vez, podem estar associadas a danos teciduais graves. Além disso, uma variedade de estímulos pró-inflamatórios, todos os quais podem ser encontrados no sulco gengival, como lipopolissacarídeos (LPS), interleucina-8 (IL-8), TNF, bem como a proteína M estreptocócica, podem todos induzir a formação das NETs (para obter uma revisão do tema, consultar Remijsen *et al.* 2011).

Embora as NETs tenham sido descritas na periodontite, é provável que elas também sejam formadas nesses estágios da lesão inicial da gengivite e, depois, persistam durante todos os demais estágios da gengivite e da periodontite. Evidências disso, entretanto, atualmente ainda são inexistentes.

Outros tipos celulares, como eosinófilos e mastócitos, também são capazes de liberar armadilhas extracelulares (von Kockritz-Blickwede *et al.* 2008). Essas armadilhas extracelulares de mastócitos (MCETs) parecem ser liberadas em resposta aos mesmos fatores que lideram a liberação de NETs pelos PMNs. As MCETs também são compostas por histonas nucleares e por catelicidina antimicrobiana LL37, bem como triptase, um marcador de mastócitos granulares, e sua formação nos tecidos não somente limitaria o ingresso de bactérias, mas também das vesículas bacterianas. Podem, contudo, contribuir para a destruição tecidual localizada. Mais uma vez, embora altamente prováveis, ainda não há evidências da formação das NETs e das MCETs nos tecidos. De fato, o papel dos mastócitos na doença periodontal é extremamente desconhecido.

No interior do sulco gengival, os PMNs também produzem e liberam uma variedade de citocinas, incluindo IL-1, o antagonista dos receptores de IL-1 (IL-1RA) e altos níveis de IL-17. A IL-17, por sua vez, induz a produção de IL-8 pelas células epiteliais do sulco gengival. A IL-8 não é somente um quimiotático muito potente para os PMNs, mas como afirmado anteriormente, é também um forte estímulo para a formação das NETs, estabelecendo, assim, uma alça de retroalimentação positiva em uma tentativa de conter a infecção bacteriana que está se desenvolvendo. De fato, é altamente provável que o papel da IL-17 na doença periodontal seja de proteção, já que ela mantém a barreira de PMNs no sulco gengival. Já está bem estabelecido que a perda dessa barreira, seja em decorrência da ausência de PMNs (como ocorre na agranulocitose ou na neutropenia cíclica) ou por um defeito em sua função (quimiotática ou fagocitária), leva à progressão rápida e grave da destruição periodontal. Nesse estágio inicial, entretanto, a lesão não ocupa mais de 5 a 10% dos tecidos conjuntivos e ainda não é evidente clinicamente.

Depois de aproximadamente 4 a 7 dias de acúmulo da placa bacteriana, a natureza das lesões em desenvolvimento altera-se de uma lesão consistindo primariamente em PMNs para uma lesão com número crescente de linfócitos e macrófagos (Figura 10.5). As alterações vasculares tornam-se mais acentuadas com a abertura dos leitos capilares previamente dormentes, a formação de vênulas pós-capilares, a permeabilidade vascular aumentada e o desenvolvimento de infiltrados inflamatórios perivasculares. Consequentemente, existe um aumento líquido no fluxo de fluidos para os tecidos gengivais afetados e um subsequente aumento no fluxo de FGC. A natureza do FGC nesse estágio altera-se de um fluido intersticial para um exsudato inflamatório, em outras palavras, para edema. Um aumento na permeabilidade dos epitélios sulculares e juncionais, como resultado da ampliação dos espaços intercelulares entre as células epiteliais, permite maior entrada de produtos bacterianos nos tecidos gengivais e a ampliação da resposta inflamatória.

Essa lesão de linfócitos/macrófagos se desenvolve como pequenos infiltrados perivasculares que progressivamente aumentam de tamanho e sofrem coalescência de forma que, por volta do dia 12 a 21 depois do início do acúmulo de

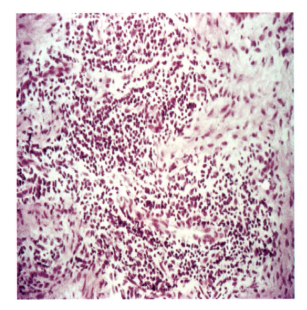

Figura 10.5 Infiltrado perivascular de linfócitos/macrófagos observado em uma lesão experimental de gengivite com 21 dias de evolução. (Fonte: Seymour *et al.* 2009. Reproduzida, com autorização, de John Wiley & Sons.)

placa bacteriana, a lesão torna-se clinicamente evidente. Por volta do dia 21, os linfócitos perfazem 70% do infiltrado e, embora exista um aumento de quatro vezes nos números de PMNs no interior do epitélio juncional (Lindhe & Rylander 1975), PMNs e plasmócitos perfazem < 10% do infiltrado total (Seymour et al. 1983). Assim como ocorre com a lesão inicial, a liberação de citocinas, como TNF-α e IL-17, pelos mastócitos e PMNs submetidos a NETose leva a um aumento nas moléculas de adesão celular, como a molécula de adesão leucócito-célula endotelial-1 (ELAM-1) e a molécula de adesão intercelular-1 (ICAM-1), que, em conjunto com um aumento na produção de IL-8 pelas células epiteliais, ajuda a estabelecer um fluxo rápido de PMNs através do epitélio juncional e para dentro do sulco gengival (Moughal et al. 1992), no qual elas formam uma barreira contra os microrganismos da placa bacteriana (Attstrom 1971). Embora a área infiltrada permaneça bem localizada nesse estágio, até 60 a 70% do colágeno no interior da zona infiltrada encontra-se degradado (Page & Schroeder 1976).

Os eventos imunológicos que ocorrem durante o desenvolvimento da gengivite já foram descritos (Seymour et al. 1988). Esses eventos são idênticos ao desenvolvimento da reação de hipersensibilidade do tipo tardio (DTH, do inglês *delayed-type hypersensitivity*) e envolvem a formação de infiltrados de linfócitos/macrófagos perivasculares (Figura 10.5) que, à medida que aumentam de tamanho, sofrem coalescência e se fundem, tornando-se, por fim, clinicamente evidentes. Os infiltrados consistem predominantemente em células T (Figura 10.6), com uma proporção CD4:CD8 em de aproximadamente 2:1 (Figura 10.7), com células apresentadoras de antígenos (APC) dendríticas e com macrófagos fagocitários infiltrados. Juntas, essas células T ativadas e as células epiteliais sulculares expressam altos níveis de antígenos MHC de classe II (HLADR e HLA-DQ) (Figura 10.8). As células de Langerhans são observadas em números crescentes tanto no epitélio bucal quanto no epitélio oral do sulco (Figura 10.9A). Menos de 5% das células T expressam o receptor de IL-2 CD25 (Figura 10.9B),

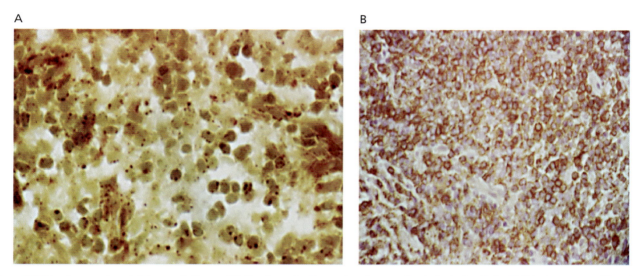

Figura 10.6 Lesão experimental de gengivite com 21 dias de evolução mostrando a predominância de células T (**A**) estearase positivas inespecíficas e (**B**) CD3-positivas. (Fonte: Seymour *et al.* 2009. Reproduzida, com autorização, de John Wiley & Sons.)

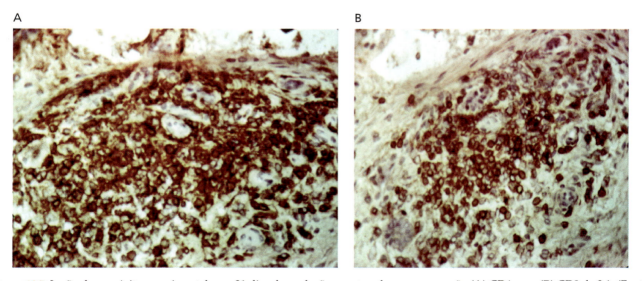

Figura 10.7 Lesão de gengivite experimental com 21 dias de evolução, mostrando uma proporção (**A**) CD4 para (**B**) CD8 de 2:1. (Fonte: Seymour *et al.* 2009. Reproduzida, com autorização, de John Wiley & Sons.)

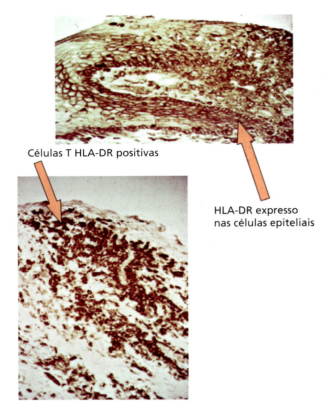

sugerindo que essas células não estejam proliferando localmente. À medida que os antígenos solúveis penetram nos tecidos, eles são assimilados pelas células de Langerhans residentes e são transportados para os linfonodos regionais, em que células T específicas para esse antígeno são sensibilizadas. Na gengivite crônica, as células de Langerhans podem ser observadas migrando para fora do epitélio e através do tecido conjuntivo (Figura 10.10). As células T sensibilizadas, então, dirigem-se de volta para o sítio do desafio antigênico original (ou seja, os tecidos gengivais). À medida que chegam, seguindo a apresentação adicional de antígenos pelas células dendríticas, elas tornam-se ativadas e, com os macrófagos fagocitários infiltrados, controlam o ingresso de antígenos e alcançam um equilíbrio com o biofilme da placa bacteriana. Embora na lesão em desenvolvimento a maioria dos macrófagos seja células fagocitárias, na gengivite crônica a APC principal é uma célula dendrítica CD14-positiva/CD83-positiva (Gemmell et al. 2002c), com menos macrófagos M1 pró-inflamatórios clássicos, em comparação com os macrófagos M2 pró-reparação alternativos (Garaicoa-Pazmino et al. 2019). Entretanto, a produção de interferon gama (IFN-γ) pelas células T CD4 ativadas ativam ainda mais os PMNs e os macrófagos. Embora eles não sejam capazes de eliminar a ameaça bacteriana, por meio da produção de NETs no sulco gengival e da produção de citocinas nos tecidos, são capazes de controlar a infecção. Como observado anteriormente, essa sequência de eventos é idêntica à observada no desenvolvimento de DTH (Poulter et al. 1982). O desenvolvimento de DTH é

Figura 10.8 Lesão experimental de gengivite com 21 dias de evolução mostrando as células T ativadas positivas para HLA-DR e as células epiteliais positivas para HLA-DR. (Fonte: Seymour et al. 2009. Reproduzida, com autorização, de John Wiley & Sons.)

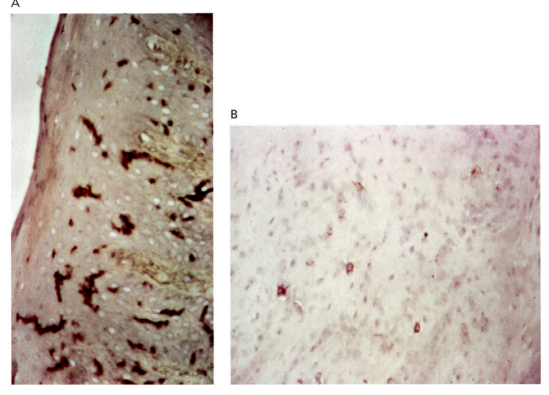

Figura 10.9 Lesão experimental de gengivite com 21 dias de evolução mostrando (**A**) aumento das células de Langerhans CD1a-positivas no epitélio oral e (**B**) relativamente poucas células T CD25 positivas (receptores de IL-2) no infiltrado. (Fonte: Seymour et al. 2009. Reproduzida, com autorização, de John Wiley & Sons.)

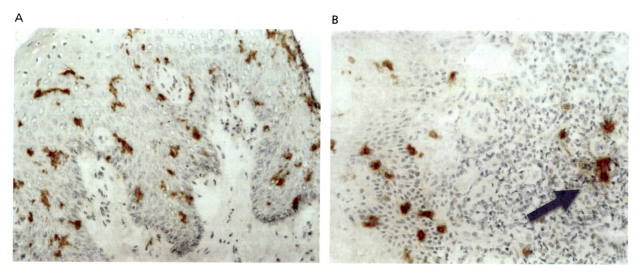

Figura 10.10 Lesão crônica mostrando (**A**) aumento das células de Langerhans CD1a-positivas no epitélio oral e (**B**) células CD1-positivas no infiltrado inflamatório (*seta*). (Fonte: Gemmell *et al.* 2002c. Reproduzida, com autorização, de John Wiley & Sons.)

uma resposta imunológica bem controlada que se desenvolve em 12 a 24 horas, com picos em 48 horas e que desaparece depois de uma semana. Nesse contexto, a gengivite também pode ser considerada uma resposta imunológica bem controlada, mas como observado anteriormente, em virtude da persistência do biofilme na placa bacteriana, a resposta imunológica persiste, em vez de se resolver. A subsequente natureza prolongada da resposta inflamatória resulta em uma gengivite que se torna uma doença de natureza crônica. Embora na maioria das pessoas a resposta imune seja capaz de conter o desafio microbiano, é somente com a limpeza mecânica que o desafio microbiano pode ser eliminado. O colágeno é degradado na lesão estável, mas isso não resulta em qualquer perda de inserção. Quando a placa bacteriana é removida, os tecidos gengivais sofrem reparação e remodelação, e não existem danos permanentes nem alteração da arquitetura dos tecidos.

Barreira epitelial

O epitélio gengival não é apenas uma barreira física para o ingresso de microrganismos e seus produtos, mas ela também desempenha um papel importante no sistema imune inato e na manutenção de homeostase. A descoberta dos receptores de reconhecimento de padrões (PRRs), como os receptores *toll-like* (TLRs), levou a uma compreensão muito maior da imunidade inata e da indução da imunidade adaptativa. Os TLRs são encontrados em uma grande variedade de células, incluindo as células epiteliais gengivais que expressam um grande número de TLRs, incluindo TLR 2, 3, 4, 5, 6 e 9 (para obter uma revisão sobre o tema, consultar Mahanonda & Pichyangkul 2007). Esses TLRs reconhecem as estruturas conhecidas como padrões moleculares associados a patógenos (PAMPs, do inglês *pathogen-associated molecular patterns*) que são altamente conservadas em uma ampla variedade de patógenos. Esses PAMPs incluem LPS, peptidoglicanos, DNAs bacterianos, RNAs de dupla-fita e lipoproteínas.

A ativação do epitélio gengival por meio de TLR-2 leva à produção de IL-8 que, como afirmado anteriormente, é uma substância quimiotática muito potente e um estímulo para a formação de NET, contribuindo, assim, para a formação de uma barreira de PMNs (Attstrom 1971) e para a manutenção da lesão estável e homeostática. Deficiências nos números de PMNs ou em sua função resultam em uma destruição periodontal rápida e avançada.

A sinalização dos TLR leva à produção de peptídeos antimicrobianos (α- e β-defensinas, catelicidina LL37 e calprotectina) que limita ainda mais as bactérias dentro do sulco gengival e são, assim, importantes na manutenção da relação simbiótica entre o hospedeiro e a microbiota da placa bacteriana. As α-defensinas não são somente agentes antimicrobianos potentes; elas também atuam na ativação do complemento pela via clássica e podem regular positivamente a produção de IL-8. Foi demonstrada a presença das β-defensinas hBD1, hBD2 e hBD3 tanto no epitélio bucal quanto sulcular (Dale 2002; Dunsche *et al.* 2002; Dommisch & Jepsen 2015). Eles também não são apenas antimicrobianos, mas podem estar envolvidos igualmente na mediação da inflamação (Ganz 2003). Em um estudo recente, Dommisch *et al.* (2019) demonstraram a expressão sequencial de um grande número de peptídeos antimicrobianos (incluindo β-defensinas, o ligante de CC-quimocina 20, CCL20, S100A7/psoriasina e calgranulina A/B) durante o desenvolvimento da inflamação gengival. Esses autores demonstraram que existia um aumento significativo na expressão de mRNA de hBD2 e hBD3 em torno do dia 3 de uma gengivite experimental, alcançando um pico no dia 14 e, então, declinando até o dia 21. Contrariamente, o mRNA de CCL20 apresentou um pico no terceiro dia, mas declinou nos dias 14 e 21. O complexo S100A7/psoriasina e S100A/B calgranulina A bem como o S100A9 calgranulina B também apresentaram um pico no dia 3, mas os níveis foram mantidos até o dia 14. Esses resultados do mRNA foram extremamente confirmados pela análise das proteínas do FGC, embora os autores tenham realmente observado

238 Parte 4 Interações Hospedeiro-Parasita

um alto grau de variação interindividual. Esse estudo é o primeiro a mostrar a expressão sequencial e diferencial desses peptídeos antimicrobianos em um modelo de gengivite experimental e, como os autores enfatizaram, esse achado enfatiza mais uma vez a importância dessas moléculas na manutenção da homeostase gengival.

Fatores que influenciam a patogenia da gengivite

Os fatores predisponentes são definidos com aqueles fatores que retêm ou impedem a remoção da placa bacteriana e, portanto, são associados tanto à manutenção quanto à gravidade da inflamação gengival. Por outro lado, os fatores modificantes são definidos como aqueles fatores que alteram a natureza ou o curso da resposta inflamatória. À medida que a inflamação envolve uma resposta vascular e uma resposta celular, com a presença simultânea de destruição e reparação, qualquer coisa que altere a resposta vascular, a resposta celular ou o potencial de reparação dos tecidos pode ser considerado como um fator causador de modificação.

Resposta vascular

Hormônios sexuais

Alterações endócrinas fisiológicas e patológicas já foram estabelecidas há muito tempo como fatores modificantes significativos na expressão da gengivite (Sooriyamoorthy & Gower 1989; Mariotti 1999; Tatakis & Trombelli 2004). Já foi demonstrado que as variações nos níveis dos hormônios sexuais durante a puberdade (Mombelli *et al.* 1989; Bimstein & Matsson 1999), a gravidez (Hugoson 1971) e a menstruação (Koreeda *et al.* 2005) alteram o relacionamento placa-gengivite, resultando em aumentos dos níveis de inflamação. Os tecidos gengivais e periodontais contêm receptores para os hormônios esteroidais sexuais e sua fisiologia é regulada, pelo menos em parte, pelos níveis hormonais séricos e salivares (Soory 2000). Em especial, o estrogênio tem um efeito estimulante sobre o metabolismo do colágeno e sobre a angiogênese, que simultaneamente leva à diminuição na queratinização do epitélio gengival. Entretanto, é a progesterona que é considerada como tendo o principal efeito nos tecidos gengivais, tanto em termos de seu efeito sobre os níveis de mediadores pró-inflamatórios (Lapp *et al.* 1995; Markou *et al.* 2011) quanto sobre a vasculatura gengival. Sabe-se há muitos anos que a progesterona não somente aumenta a vascularização dos tecidos gengivais, mas também aumenta sua permeabilidade, resultando assim em uma resposta inflamatória edematosa altamente vascularizada (Hugoson 1970; Lundgren *et al.* 1973).

A gravidez foi uma das primeiras condições identificadas como tendo um impacto sobre a expressão da gengivite (Ziskin *et al.* 1946; Löe & Silness 1963; Silness & Löe 1964). Em especial, aumentos tanto na prevalência quanto na gravidade da gengivite foram relatados durante o 2º e o 3º trimestre da gravidez (Löe & Silness 1963; Hugoson 1971;

Arafat 1974). Os mecanismos geralmente aceitos levando a uma resposta inflamatória exagerada são relacionados com os níveis aumentados de progesterona, que leva a um aumento da permeabilidade e a uma dilatação dos vasos capilares gengivais, resultando em maior fluxo vascular e aumento da exsudação (Hugoson 1970; Lundgren *et al.* 1973). Esses efeitos são parcialmente mediados por uma maior síntese de prostaglandinas (Miyagi *et al.* 1993).

Variações na gravidade da inflamação gengival também foram descritas com o surgimento da puberdade tanto em homens quanto em mulheres (Parfitt 1957; Sutcliffe 1972; Hefti *et al.* 1981; Mombelli *et al.* 1989) bem como durante o ciclo menstrual, especialmente durante o período de ovulação (Koreeda *et al.* 2005). A flutuação dos hormônios esteroidais sexuais, que pode afetar o volume de sangue, a taxa de fluxo e a permeabilidade vascular, é considerada capaz de alterar a resposta do hospedeiro, levando ao aumento observado nos sinais clínicos da inflamação gengival (Baser *et al.* 2009; Becerik *et al.* 2010) e ao aumento observado no exsudato gengival (Hugoson 1971). As evidências, entretanto, sugerem que as variações hormonais não afetem clinicamente a gengiva saudável, mas de fato possam exacerbar a gengivite crônica existente (Holm-Pedersen & Löe 1967; Kovar *et al.* 1985; Niemi *et al.* 1986; Becerik *et al.* 2010).

Os estudos clínicos iniciais relatavam incidência mais elevada de inflamação gengival nas mulheres que faziam uso de contraceptivos hormonais, em comparação com as mulheres que não tomavam esses fármacos (Lindhe & Bjorn 1967; El-Ashiry *et al.* 1970; Pankhurst *et al.* 1981). Entretanto, as formulações dos contraceptivos orais mudaram drasticamente, resultando em concentrações substancialmente mais baixas de hormônios, e os estudos mais recentes sugerem que o efeito dos comprimidos contraceptivos mais recentes sobre a gengivite seja praticamente nulo (Preshaw *et al.* 2001).

Diabetes

O diabetes é uma condição endócrina com um efeito bem caracterizado sobre a gengivite. Clinicamente, os participantes com diabetes, sejam dependentes ou não de insulina, apresentam inflamação gengival significativamente mais alta em comparação com aqueles que não têm diabetes, com níveis similares de placa bacteriana (Bernick *et al.* 1975; Cutler *et al.* 1999; Salvi *et al.* 2005, 2010).

No nível vascular, o acúmulo de produtos finais da glicação avançada (AGEs, do inglês *advanced glycation end products*) altera a função de vários componentes da matriz intercelular, incluindo o colágeno das paredes vasculares, resultando em espessamento da membrana basal capilar e de perda da elasticidade vascular (Ulrich & Cerami 2001). Resultados de estudos histológicos controlados em animais experimentais demonstraram que o diabetes foi associado a alterações da vasculatura gengival, como a formação de novos vasos com espessura variável das paredes, hiperemia, vasculite localizada moderada a grave (Tesseromatis *et al.* 2009), aumento da permeabilidade vascular acompanhado por expressão aumentada das moléculas de adesão a leucócitos, e melhora do rolamento leucocitário (Sima *et al.* 2010).

Tabagismo

O efeito do tabagismo sobre a expressão da inflamação gengival induzida pela placa bacteriana é controvertido. Vários estudos têm demonstrado que os tabagistas, quando comparados com os não fumantes, acumulam placa bacteriana na mesma velocidade, mas exibem significativamente menos inflamação gengival nos estudos de gengivite experimental, embora com níveis de placa bacteriana similares (Bergstrom & Preber 1986; Danielsen *et al.* 1990; Lie *et al.* 1998; Müller *et al.* 2002). Além disso, volumes significativamente mais baixos de FGC foram detectados em sítios levemente inflamados ou saudáveis do ponto de vista periodontal, em jovens tabagistas regulares, em comparação com não tabagistas (Persson *et al.* 1999). Simultaneamente, foi demonstrado que apenas um episódio de tabagismo já é capaz de produzir um aumento transitório no volume de FGC (McLaughlin *et al.* 1993).

Os mecanismos biológicos subjacentes ao efeito supressivo do tabagismo sobre os parâmetros clínicos da inflamação gengival são mal compreendidos. Um comprometimento estrutural e/ou funcional do sistema microcirculatório gengival e periodontal, entretanto, foi apresentado (Scott & Singer 2004). Em um estudo, embora pequeno, foi detectado que o sistema vascular periodontal em tabagistas era composto de números menores de grandes vasos, mas por números maiores de pequenos vasos, em comparação com os indivíduos não tabagistas, sem diferenças em termos da densidade vascular média entre tagabistas e não tabagistas (Mirbod *et al.* 2001). Isso, em conjunto com a bem estabelecida vasoconstrição periférica induzida por nicotina, bem como a redução no FGC, é compatível com o efeito de o tabagismo ser mediado, pelo menos em parte, pela modulação da resposta vascular local.

Resposta celular

Discrasias hematológicas

As condições sistêmicas geralmente identificadas como capazes de afetar a resposta celular na gengivite são as discrasias sanguíneas, incluindo as neutropenias (Andrews *et al.* 1965; Rylander *et al.* 1975; Reichart & Dornow 1978), leucemias (Levin & Kennedy 1973; Bergmann *et al.* 1992) e a infecção pelo vírus da imunodeficiência humana/síndrome da imunodeficiência adquirida (AIDS) (Glick *et al.* 1990). Essas condições são caracterizadas por baixos números de PMNs funcionais (neutropenias) ou altos números de leucócitos disfuncionais imaturos (leucemias) infiltrando-se nos tecidos gengivais ou, como no caso da AIDS, por uma contagem muito baixa de células T CD4 positivas e pela incapacidade de gerar uma resposta de células T efetivas. Outras condições que são caracterizadas por deficiência na função dos PMNs, sejam fagocitárias (síndrome de Chédiak-Higashi) ou quimiotáticas (síndrome de Down) (Izumi *et al.* 1989), também exibem uma inflamação gengival grave. Essas condições realçam o fato de que as anormalidades nos números de células ou em sua função podem modificar a resposta inflamatória à placa bacteriana e manifestar-se como uma inflamação gengival grave.

Diabetes

Como observado anteriormente, o desenvolvimento da gengivite envolve uma resposta imune inata inicial para a formação da placa bacteriana. Na presença de resposta inata insuficiente e da relativa falta de PMNs no sulco gengival, ocorre uma resposta inflamatória mais grave. Além da resposta vascular observada mais precocemente, a hiperglicemia também leva a um comprometimento da função das células imunes (Gugliucci 2000). Com relação a isso, os indivíduos com diabetes não controlado demonstram função de PMNs reduzida (Marhoffer *et al.* 1992), quimiotaxia defectiva (Ueta *et al.* 1993) e inflamação gengival significativamente mais grave em comparação com aqueles indivíduos sem diabetes, com níveis de placa similares (Gislen *et al.* 1980; Cianciola *et al.* 1982; Rylander *et al.* 1987; Salvi *et al.* 2005).

A hiperglicemia crônica leva ao acúmulo de AGEs, que se ligam aos macrófagos e aos monócitos (Brownlee 1994), resultando em um aumento nos níveis de liberação de mediadores pró-inflamatórios (Iacopino 1995) e em uma inflamação gengival mais grave, com níveis mais altos de IL-1β e metaloproteinase da matriz-8 (MMP-8) (Salvi *et al.* 2010).

Tabagismo

O tabagismo também tem um profundo efeito sobre o sistema imune e no desenvolvimento da inflamação (Barbour *et al.* 1997; Palmer *et al.* 2005). Em tabagistas, foram demonstradas as seguintes alterações: redução da migração (Eichel & Shahrik 1969) e da capacidade de fagocitose dos PMNs (Kenney *et al.* 1977) e números crescentes de linfócitos T e B circulantes (Sopori & Kozak 1998). Entretanto, a relevância desses mecanismos em alterar a resposta inflamatória gengival ao biofilme dental precisa ser determinada.

Estudos longitudinais usando modelos de antedependência, como uma cadeia de Markov, permitiram que uma sequência de exames fosse analisada longitudinalmente, levando em consideração a dependência seriada, permitindo tanto a progressão quanto a regressão entre as categorias da doença. Usando essa abordagem, Faddy *et al.* (2000) demonstraram que o tabagismo não teve efeitos sobre a progressão da doença, mas reduziu significativamente a sua regressão. Usando uma abordagem similar, Shätzle *et al.* (2009) reanalisaram os dados procedentes do estudo acadêmico norueguês longitudinal com duração de 26 anos sobre a história natural da periodontite e demonstraram que o tabagismo levou ao surgimento da doença 3 a 4 anos mais cedo, em comparação com o surgimento nos não tabagistas. Esses estudos foram então confirmados por Ramseier *et al.* (2017), que examinaram novamente os plantadores de chá do Sri Lanka, examinados originalmente em 1970 (Löe *et al.* 1986), e demonstraram que, nessa população, o tabagismo era associado ao surgimento da doença, mas não à progressão da doença (Figura 10.11). Enquanto o mecanismo subjacente a essa associação de tabagismo ao surgimento da periodontite continua sendo especulativo, é provável que a redução na migração e na função dos PMNs e em sua função, observada anteriormente, esteja envolvida.

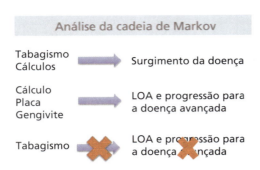

Figura 10.11 Análise da cadeia de Markov do efeito do tabagismo sobre a iniciação e a progressão da periodontite (Ramseier *et al.* 2017), indicando que o tabagismo e os cálculos são associados à iniciação da periodontite e que placa bacteriana, cálculo e gengivite são associados à perda de inserção (LOA, do inglês *loss of attachment*) e à progressão para doença avançada, embora o tabagismo não tenha sido associado à progressão da periodontite.

Potencial de reparação

A característica final da resposta inflamatória crônica é a capacidade de o tecido reparar-se, de forma que qualquer coisa que afete essa capacidade irá modificar a resposta gengival à placa bacteriana e irá se manifestar como um crescimento (resposta excessiva) ou com perdas do tecido conjuntivo (resposta comprometida) e na progressão para a periodontite.

Sobrerresposta

Vários fármacos (Seymour 1993), incluindo os anticonvulsivantes, como a fenitoína (Angelopoulos 1975a, b), os bloqueadores dos canais de cálcio anti-hipertensivos, como o nifedipino (Nery *et al.* 1995; O'Valle *et al.* 1995) e as ciclosporinas imunossupressoras (Seymour & Jacobs 1992; O'Valle *et al.* 1995), causam crescimento gengival grave, uma reação relacionada com a inflamação gengival induzida pela placa bacteriana (Seymour *et al.* 1996). Embora esses fármacos tenham diferentes mecanismos farmacológicos, um denominador comum parece ser seu efeito sobre o metabolismo do cálcio, o que, segundo a hipótese, resultaria em crescimento gengival (Hassell & Hefti 1991). Compatível com esse conceito é o fato de que as características clínicas e histológicas do crescimento gengival induzido por fenitoína, ciclosporina ou nifedipino são todas similares (Hassell & Hefti 1991; Seymour *et al.* 1996). Estudos históricos têm demonstrado que o acúmulo de matriz extracelular no interior do tecido conjuntivo gengival é a principal característica dos tecidos com hiperplasia (Rostock *et al.* 1986; Mariani *et al.* 1993).

Está bem estabelecido que a gravidade da hiperplasia gengival está relacionada com o nível de controle da placa bacteriana e com a presença de gengivite (Steinberg & Steinberg 1982; Addy *et al.* 1983; Hassell *et al.* 1984; Tyldesley & Rotter 1984; Daley *et al.* 1986; McGaw *et al.* 1987; Modeer & Dahllof 1987; Yahia *et al.* 1988; Barclay *et al.* 1992; Lin & Yang 2010), que apoia o conceito de que esse crescimento reflete uma resposta excessiva do componente de reparação da reação inflamatória. Além disso, foi demonstrada a presença de alta concentração de ativador do plasminogênio tecidual (t-PA) (Buduneli *et al.* 2004) e de inibidor do ativador do plasminogênio tipo 2 (PAI-2) no FCG de sítios com crescimento, o que é sugestivo que o crescimento em si pode atuar como um fator predisponente e levar ao agravamento da inflamação gengival (Kinnby *et al.* 1996). Entretanto, ainda precisa ser determinado se, e até que ponto, os fármacos associados à hiperplasia gengival podem intimamente modular a complexa interação hospedeiro-bactérias levando à inflamação gengival.

Resposta prejudicada

Um exemplo de como um potencial de reparação comprometido pode influenciar a expressão da gengivite pode ser observado na deficiência de vitamina C, em que um comprometimento do metabolismo do colágeno resulta em gengivas altamente inflamadas e friáveis na presença de placa bacteriana. De fato, tanto nos seres humanos (Leggott *et al.* 1986, 1991) quanto nos primatas não humanos (Alvares *et al.* 1981), uma deficiência subclínica de ácido ascórbico resulta em gengivite aumentada, com relação aos controles não eficientes, com níveis de placa bacteriana similares e o mesmo tipo de microbiota.

Outros estudos, embora preliminares e em número limitado, sugerem que outros fatores nutricionais, incluindo vitamina E (Cohen & Meyer 1993; Offenbacher *et al.* 1990; Asman *et al.* 1994), riboflavina, cálcio e a frequência de ingestão de fibras (Petti *et al.* 2000) possam influenciar a incidência e a gravidade da gengivite induzida por placa, mas seus mecanismos são desconhecidos.

Modelos de antedependência vêm demonstrando que o tabagismo inibe significativamente a capacidade de reparação dos tecidos periodontais. De fato, Faddy *et al.* (2000) demonstraram que a capacidade de reparação dos tabagistas era somente 28% daquela observada nos não tabagistas e era equivalente àquela dos não tabagistas com 36 anos a mais. Em outras palavras, a capacidade de reparação periodontal de um tabagista de 45 anos é a mesma de um não fumante de 81 anos. Essa inibição da reparação, em conjunto com o surgimento mais precoce da progressão da doença, não pode ser responsável pela maior prevalência de periodontite observada nos fumantes.

Periodontite

Histopatologia da periodontite

Em 1965, Brandtzaeg e Kraus (1965) demonstraram a presença de plasmócitos produtores de imunoglobulinas nos tecidos gengivais dos pacientes com periodontite. Essa foi a primeira evidência direta de que os mecanismos imunes adaptativos desempenham uma função na patogenia da inflamação periodontal. Foi somente em 1970, entretanto, que Ivanyi e Lehner (1970), usando ensaios de transformação de linfócitos do sangue periférico, salientaram uma função para a imunidade mediada por células. Agora já está bem estabelecido que a lesão da periodontite em si envolve predominantemente células B e plasmócitos (Figura 10.12) (Mackler *et al.* 1977; Seymour *et al.* 1978; Seymour & Greenspan 1979; Berglundh *et al.* 2011).

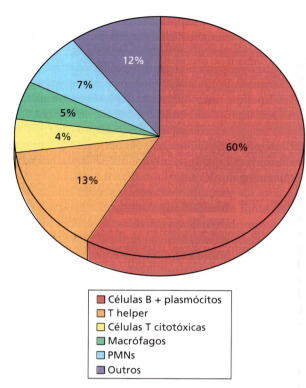

Figura 10.12 Distribuição das células nas lesões da periodontite. (Fonte: Adaptada de Berglundh *et al.* 2011. Reproduzida, com autorização, de John Wiley & Sons.)

Embora a maioria dos linfócitos seja células B portadoras de imunoglobulinas, até 30% dos linfócitos podem ser células T. Clinicamente, ainda não é possível determinar a atividade da doença; assim, não é possível dizer se as proporções aumentadas de células B e de plasmócitos observadas em algumas lesões de gengivite clínica representam uma lesão de gengivite estável ou se de fato é o surgimento de uma lesão de periodontite progressiva. Nesse contexto, e em termos do desenvolvimento da doença periodontal (gengivite e periodontite), provavelmente é melhor considerar esse estágio final da gengivite e o número crescente de plasmócitos como uma possível lesão de transição entre a gengivite e a periodontite.

Enquanto a lesão de células T confinada na gengiva permanece relativamente estável, essa lesão de células B/plasmócitos progride e leva ao desenvolvimento de uma bolsa periodontal. O comprometimento do tecido conjuntivo leva à perda de inserção do tecido conjuntivo ao dente e, consequentemente, o epitélio juncional migra em uma direção apical, formando, assim, uma bolsa periodontal (Figura 10.13). Este, por sua vez, torna-se revestido por epitélio da bolsa com a invaginação de pregas epiteliais no tecido conjuntivo circundante (Figura 10.14). Os neutrófilos polimorfonucleares podem continuar a migrar através desse epitélio de revestimento da bolsa e em direção à bolsa periodontal, na qual eles formam uma barreira entre os tecidos e o biofilme da placa bacteriana. O aumento na permeabilidade e na ulceração do epitélio das bolsas permite maior ingresso de produtos microbianos, levando à produção contínua de citocinas inflamatórias, como a

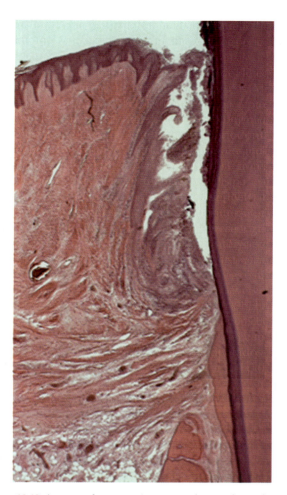

Figura 10.13 Amostra de necropsia mostrando uma lesão de periodontite em seres humanos. Cálculos e biofilme na bolsa. Observe o tecido conjuntivo infiltrado lateral e apicalmente ao epitélio da bolsa.

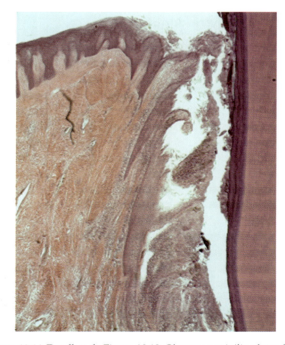

Figura 10.14 Detalhes da Figura 10.13. Observe o epitélio ulcerado da bolsa com pregas epiteliais em direção ao tecido conjuntivo.

interleucina-1 (IL-1), TNF-α, e prostaglandina E2 (PGE2) (para obter uma revisão do tema, consultar Gemmell *et al.* 2007), e a perpetuação do processo inflamatório, resultando em destruição tanto do tecido conjuntivo quanto de osso (Reynolds & Meikle 1997). Circundando o infiltrado inflamatório existe uma banda de tecido fibroso. Isso é comum para todas as lesões inflamatórias crônicas e é uma tentativa de a lesão isolar-se dos tecidos circundantes. De fato, na periodontite, independentemente da profundidade da bolsa, o osso alveolar subjacente e o ligamento periodontal não se tornam inflamados (Figura 10.15).

À medida que a lesão progride, a mesma composição celular persiste, com a perda de inserção marcante tornando-se evidente tanto clínica quanto histologicamente (Figuras 10.16 e 10.17). Agora é geralmente aceito que o mecanismo de destruição tecidual seja por meio dos efeitos da resposta imune (Birkedal-Hansen 1993), não sendo uma consequência direta das bactérias *por si*. Os macrófagos não são uma característica dominante da lesão avançada, ocorrendo em menos de 5% das células. Os fibroblastos, entretanto, quando estimulados pelas citocinas inflamatórias IL-1, IL-6, TNF-α e PGE2, produzem metaloproteinases da matriz (MMPs), que são uma família de proteinases cujo propósito primário é a degradação da matriz extracelular. As moléculas de colágeno são clivadas em fragmentos menores, que, então, se tornam desnaturadas no ambiente extracelular ou são fagocitadas pelos fibroblastos circundantes. À medida que a lesão evolui, a perda óssea alveolar torna-se aparente. Entretanto, a banda fibrosa não infiltrada permanece adjacente ao osso da crista, encapsulando efetivamente a lesão progressiva e emparedando-a afastada dos tecidos circundantes. Deve-se notar que, novamente, o osso subjacente e o ligamento periodontal permanecem sem inflamação (Figura 10.18).

Células B na periodontite

Como observado anteriormente, a lesão da periodontite é caracterizada por grandes números de células B e de plasmócitos. As células B portando imunoglobulina em uma lesão de periodontite são ilustradas na Figura 10.19. As células B podem ser ativadas por antígenos específicos ou por ativadores policlonais. De fato, um grande número de patógenos periodontais putativos incluindo *P. gingivalis, A. actinomycetemcomitans* e *Fusobacterium nucleatum* demonstraram

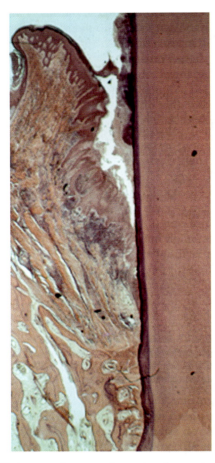

Figura 10.16 Amostra de necropsia mostrando uma lesão de periodontite em seres humanos. A evidente perda de inserção e de osso é característica de uma lesão em estágio avançado.

A
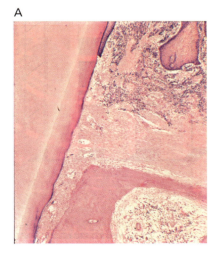

B
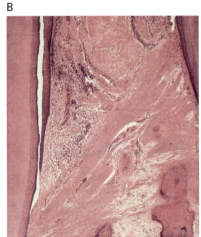

Figura 10.15 Uma banda de tecido conjuntivo não infiltrado é interposta entre o tecido conjuntivo infiltrado e o osso alveolar. **A.** Bolsa supraóssea. **B.** Bolsa infraóssea.

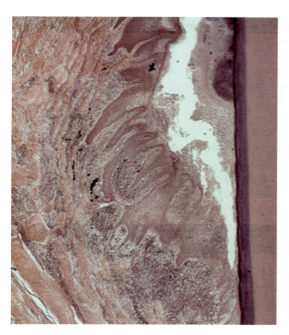

Figura 10.17 Detalhes da Figura 10.16. Epitélio da bolsa compartimentando cálculos e biofilme na bolsa.

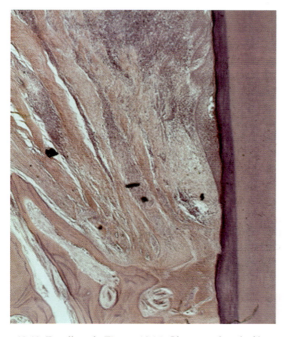

Figura 10.18 Detalhes da Figura 10.16. Observe a banda fibrosa não infiltrada entre o osso e o tecido conjuntivo infiltrado.

ter profundas propriedades de ativação de células B policlonais (Bick *et al.* 1981; Mangan *et al.* 1983; Carpenter *et al.* 1984; Ito *et al.* 1988). Entretanto, os ativadores policlonais não ativam todas as células B. Aproximadamente 30% das células B podem ser estimuladas por um ativador policlonal único, com diferentes ativadores atuando em diferentes subpopulações de células B. Além disso, os anticorpos produzidos como um resultado dessa ativação policlonal provavelmente são de baixa afinidade e o componente de memória pode não ser induzido (Tew *et al.* 1989). Simultaneamente, um grau de indução antígeno-específica das células B sensibilizadas

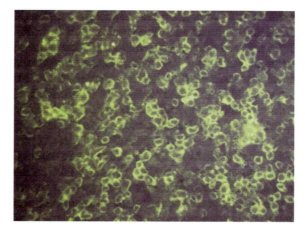

Figura 10.19 Células B portando imunoglobulina em uma lesão de periodontite. (Fonte: Seymour *et al.* 2009. Reproduzida, com autorização, de John Wiley & Sons.)

também pode provavelmente ocorrer. A principal classe de imunoglobulina produzida nos tecidos periodontais é a IgG, seguida por IgM e por algumas IgA.

O papel dos anticorpos específicos na patogenia da periodontite crônica ainda é mal compreendido. Altos títulos de anticorpos específicos para *P. gengivais* e *A. actinomycetemcomitans* foram demonstrados no soro e no FGC de indivíduos com doença periodontal; entretanto, os relatos ainda são conflitantes com relação à atividade da doença (Baranowska *et al.* 1989; Nakagawa *et al.* 1994; Ebersole *et al.* 1995). Os antígenos imunodominantes de *P. gingivalis* e *A. actinomycetemcomitans* também demonstraram padrões diferentes de imunorreatividade, enquanto os anticorpos anti-*P. gingivalis* com avidez diferente foram demonstrados em várias formas de doença periodontal (Mooney & Kinane 1994). Sugeriu-se que os anticorpos com alta avidez conferem resistência à infecção continuada ou repetida, enquanto os anticorpos não protetores com baixa avidez podem ser incapazes de mediar efetivamente uma variedade de respostas imunes (Lopatin & Blackburn 1992; Kinane *et al.* 2008).

Embora tenha sido sugerido que uma resposta de anticorpos potente seja geralmente protetora, facilitando a depuração bacteriana e impedindo a progressão da doença (Offenbacher 1996; Kinane *et al.* 2008), o mecanismo pelo qual isso é alcançado ainda não foi esclarecido. Os anticorpos, em virtude de seu tamanho molecular, provavelmente não irão penetrar no biofilme e, assim, sua capacidade de eliminar a infecção subgengival é questionável. Da mesma forma, os PMNs também não penetram no biofilme, mais uma vez limitando sua capacidade de eliminar a infecção. Entretanto, demonstrou-se que uma maior capacidade de o soro opsonizar *P. gengivais* é uma característica distintiva em pacientes com doença periodontal destrutiva pregressa (Wilton *et al.* 1993). Entretanto, esse alto nível de anticorpos opsonizantes tem maior probabilidade de estar relacionado com bacteriemias passadas e com a capacidade de eliminar o soro do que com uma capacidade de eliminar a infecção subgengival. Por outro lado, demonstrou-se que as infecções repetidas com *A. actinomycetemcomitans* em um modelo animal suscitam a formação de um anticorpo antileucotoxinas, que protege os PMNs contra a atividade leucocida da leucotoxina (Underwood *et al.* 1993). Nesse contexto, anticorpos específicos para produtos bacterianos podem estar envolvidos no controle da expressão da doença, mais do que na eliminação dos microrganismos do biofilme subgengival. Por outro lado, a ativação das células B policlonais pelas bactérias responsáveis pelas periodontopatias e a produção de anticorpos inespecíficos e/ou com baixa avidez podem não ser capazes de controlar a doença.

Bem como a produção de imunoglobulinas/anticorpos, a ativação continuada das células B leva à produção de altos níveis de citocinas, incluindo IL-1 e IL-10, que podem contribuir para a subsequente destruição dos tecidos. Entretanto, embora o *P. gengivais* deprima os genes para IL-1β nas células T, foi demonstrado que ele induz um aumento na porcentagem de células B no sangue periférico de pacientes com periodontite a produzirem IL-1β (Gemmell & Seymour 1998). Uma vez que os macrófagos não são uma característica dominante da lesão avançada (Chapple *et al.* 1998) e a supressão da imunidade mediada por células está associada à periodontite avançada, pode ser que as células B sejam a principal fonte de IL-1 na periodontite.

Macrófagos na periodontite (M1 e M2)

Os macrófagos ativados agora são reconhecidos por exibirem um grau de plasticidade com pelo menos dois fenótipos diferentes sendo identificados. Os macrófagos clássicos ou M1 produzem citocinas pró-inflamatórias, como IL-6 e TNF-α, enquanto é relatado que os macrófagos M2 desempenham uma função na resolução da inflamação e na promoção da reparação. Esses macrófagos produzem quantidades aumentadas de IL-10 e baixos níveis de IL-6 (Das *et al.* 2015). Como observado anteriormente, os macrófagos não são uma característica dominante da periodontite (Chapple *et al.* 1998), ocorrendo em menos de 5% das células do infiltrado (Berglundh *et al.* 2011). Além disso, em um estudo recente, Garaicoa-Pazmino *et al.* (2019) investigaram a polarização dos macrófagos M1 e M2 tanto na gengivite quanto na periodontite. Esse estudo novamente confirmou os baixos níveis de macrófagos nas lesões da periodontite, mas demonstrou que não existia uma diferença significativa na proporção de macrófagos M1 e M2 entre as duas lesões, embora os números de macrófagos fossem muito mais altos nas lesões da gengivite (Figura 10.20). Esses resultados não são surpreendentes, uma vez que tanto a periodontite quanto a gengivite são lesões inflamatórias crônicas e que a inflamação crônica é definida pela presença simultânea de destruição e reparação. Em ambas as lesões isso é refletido nas proporções de macrófagos M1 destrutivos e de macrófagos M2 pró-reparação com a destruição dos tecidos sendo observada na periodontite, provavelmente em razão das células B, mais do que dos macrófagos ou da produção de citocinas.

Conversão da gengivite para periodontite

Por que algumas pessoas desenvolvem periodontite enquanto outras não desenvolvem continua sendo uma questão fundamental na periodontia. Em um estudo clínico e radiológico relativamente pequeno, Thorbert-Mros *et al.* (2017) demonstraram que aqueles pacientes com doença avançada entre 30 e 45 anos tinham perda óssea detectável radiograficamente entre 22 e 28 anos. Esse achado está de acordo com aqueles obtidos por Ramseier *et al.* (2017) que demonstraram, em seu estudo longitudinal com duração de 40 anos sobre a história natural da periodontite, que uma perda de inserção média de menos de 1,81 mm nos participantes com menos de 30 anos era preditiva de uma coorte com pelo menos 20 dentes aos 60 anos. O oposto disso é que aqueles com uma perda de inserção média de mais de 1,81 mm tinham menos de 20 dentes aos 60 anos. Esses dois estudos enfatizam a necessidade de tratar aqueles indivíduos abaixo dos 30 anos de idade, que mostram sinais de doença precoce. Mas a questão permanece – por que essas pessoas desenvolvem a doença em uma idade tão precoce? Como já debatido anteriormente, resposta imune inata potente no sulco gengival, barreira epitelial e peptídeos antimicrobianos são essenciais na manutenção da lesão gengival homeostática, e qualquer defeito ou deficiência nesses mecanismos provavelmente irá levar a um desenvolvimento de periodontite.

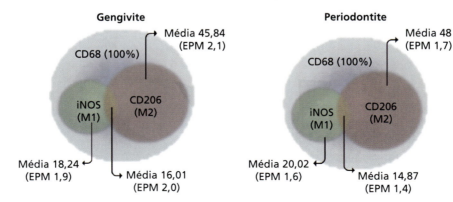

Figura 10.20 Representação da distribuição de macrófagos positivos para CD68 na gengivite e na periodontite, não mostrando qualquer diferença entre as duas lesões. Óxido nítrico sintase indutível (iNOS) é expressa predominantemente por macrófagos M1 enquanto o receptor de manose (CD206) é expresso predominantemente por macrófagos M2. (Fonte: Garaicoa-Pazmino *et al.* [2019]. Reproduzida, com autorização, de John Wiley & Sons.)

Paradigma Th1/Th2

Claramente, o desenvolvimento da periodontite envolve uma chave de alternância de uma lesão predominantemente de células T/macrófagos (Brecx *et al.* 1988; Seymour *et al.* 1988) para uma lesão envolvendo grandes números de células B e plasmócitos (Seymour *et al.* 1979). Surge, então, a questão sobre quais são os mecanismos de controle dessa chave de alternância. O fato de que o desenvolvimento da gengivite é idêntico ao desenvolvimento de DTH, e que a periodontite crônica progressiva é fundamentalmente uma lesão de células B, levou ao conceito de que a gengivite e, assim, a lesão periodontal estável, é mediada por células Th1, enquanto a periodontite é mediada por células Th2 (Seymour *et al.* 1993), e a conversão de gengivite para periodontite envolve um desvio de uma resposta mediada por Th1 para resposta mediada por Th2. Nesse conceito, foi proposto que uma resposta imune inata potente leva à produção de altos níveis de IL-12 tanto pelos PMNs quanto por macrófagos, que, por sua vez, levam a resposta Th1, imunidade mediada por células, anticorpos protetores e lesão periodontal estável. Contrariamente, uma resposta imune inata fraca, com a ativação das células B policlonais, leva a resposta Th2, anticorpos não protetores e lesão periodontal progressiva. Desde sua divulgação há cerca de 25 anos, essa hipótese vem atraindo muita atenção, com vários estudos apoiando a hipótese, ao demonstrar respostas Th1 deprimidas ou aumento nas respostas Th2 em pacientes com periodontite. Contrariamente, alguns outros estudos (primariamente em modelos animais) implicaram as respostas Th1 aumentadas na periodontite, enquanto outros ainda enfatizaram um papel para as células Th0. Entretanto, agora é consenso que a periodontite em seres humanos seja mediada por um equilíbrio nas células Th1 e Th2 com um desvio para um perfil de Th2 (Berglundh & Donati 2005; Kinane & Bartold 2007).

Supressão da imunidade mediada por células

O primeiro estudo a relatar uma possível supressão da imunidade mediada por células em indivíduos com periodontite avançada foi desenvolvido por Ivanyi and Lehner (1970). Subsequentemente, muitos estudos demonstraram que as bactérias responsáveis pelas periodontopatias, incluindo *P. gingivalis, A. actinomyetemcomitans, T. denticola, Capnocytophaga ochracea* e *F. nucleatum* (Shenker *et al.* 1982; Shenker & Slots 1989; Shenker & Datar 1995) podem induzir a supressão dos linfócitos *in vitro*. Além disso, as células T extraídas das lesões de periodontite não têm somente uma capacidade reduzida de responder em uma reação de linfócitos autólogos mistos (AMLR), mas também não são capazes de produzir IL-2, sugerindo que essa supressão das respostas mediadas por células na periodontite possa também ocorrer *in vivo* (Seymour *et al.* 1985) O fato de a AMLR retornar ao normal depois da terapia periodontal (Evans *et al.* 1989) também apoia o conceito de que o efeito supressivo das bactérias da placa sobre a imunidade mediada por células (ou seja, as respostas de Th1) possa ser fundamental na conversão de uma lesão estável para lesão progressiva.

Células T e homeostase

As células T estão envolvidas em quase todas as interações imunorregulatórias tanto *in vivo* quanto *in vitro*, sendo necessário um equilíbrio delicado entre as subpopulações efetoras e regulatórias para que haja a homeostase imune. As células Th1 não somente fazem a mediação das DTH, mas também aumentam a capacidade de os macrófagos matarem os patógenos intracelulares e extracelulares (Romagnani 1992). Além disso, existem evidências de que as células T estejam envolvidas no recrutamento e na ativação dos PMNs no sítio da infecção (Campbell 1990), sugerindo que, na lesão estável, a ativação dos PMNs possa ser crucial para a manutenção da infecção sob controle. De fato, uma resposta imune inata potente nos tecidos gengivais e a produção de IL-12 poderiam ser fundamentais no estabelecimento de uma resposta Th1. A presença de células *natural killer* (NK) nos tecidos gengivais também foi demonstrada (Wynne *et al.* 1986) e também pode ser significativa no estabelecimento da uma resposta Th1. A produção de IFN-γ melhora a atividade fagocítica tanto nos PMNs quanto nos macrófagos, e, assim, estimula a contenção da infecção.

Contrariamente, a natureza de células B da lesão da periodontite progressiva sugere um aumento na produção de citocinas Th2 ou um declínio na produção de citocinas Th1; em outras palavras, um desvio no equilíbrio em direção a Th2.

Perfis de citocinas

Ao longo da última década, estudos têm apoiado a hipótese de que as células Th1 estejam associadas à lesão estável e que as células Th2 associem-se à progressão da doença (para obter uma revisão do tema, consultar Gemmell *et al.* 2007). Entretanto, outros estudos têm relatado uma predominância de células tipo Th1 ou respostas Th2 reduzidas nos tecidos com doença (Ebersole & Taubman 1994; Salvi *et al.* 1998; Takeichi *et al.* 2000). Mais recentemente, sugeriu-se envolvimento tanto das células Th1 quanto das Th2 na doença periodontal em seres humanos (para obter uma revisão do tema, consultar Gemmell *et al.* 2007). Entretanto, embora os padrões de citocinas refletindo ambas as subpopulações possam ser encontrados nos tecidos com periodontite (Yamamoto *et al.* 1997), como observado previamente, agora é consenso (Berglundh & Donati 2005; Kinane & Bartold 2007) que a periodontite em seres humanos está associada a um desvio em direção à resposta a Th2. Evidências circunstanciais adicionais para esse conceito são observadas no fato de que as cisteíno-proteases do *P. gingivalis* (*gingipains*) hidrolisam IL-12, tendo, assim, a capacidade de reduzir a produção de IFN-γ induzida por IL-12 pelas células CD4 e, dessa forma, favorecendo um desvio para uma resposta de Th2 e a subsequente progressão da doença (Yun *et al.* 2001). Além disso, as células do sangue periférico dos pacientes com periodontite produzem níveis significativamente mais baixos de IL-12 (Fokkema *et al.* 2002) e foi demonstrado que os números de células B IgG4-positivas nos tecidos gengivais aumentam com relação às células IgG2-positivas, com o aumento da inflamação, indicando a influência das

246 Parte 4 Interações Hospedeiro-Parasita

respostas de Th2 e IL-4 e uma correspondente diminuição nas respostas de IFN-γ e Th1 nos grandes infiltrados em pacientes com periodontite.

Células T CD8

A proporção CD4:CD8 na gengivite é de aproximadamente 2:1 (Seymour *et al.* 1988; Berglundh *et al.* 2002a; Zitzmann *et al.* 2005). Isso é compatível com a relação observada no sangue periférico, nos órgãos linfoides secundários e no desenvolvimento de DTH (Poulter *et al.* 1982). Contrariamente, estudos anteriores sobre as células extraídas de lesões com periodontite (Cole *et al.* 1987; Stoufi *et al.* 1987) relataram que a proporção CD4:CD8 na periodontite estaria em torno de 1:1. Apesar desse aumento evidente nas células T CD8-positivas, sua atividade funcional no contexto da periodontite é ainda pouco compreendida. Embora a maioria dos clones de CD4 estabelecidos a partir dos tecidos com periodontite tenham fenótipos de Th2 produzindo altos níveis de IL-4 e baixos níveis de IFN-γ, a maioria dos clones de CD8 produzem quantidades iguais de IL-4 e IFN-γ, ou seja, eles têm um fenótipo de Th0 (Wassenaar *et al.* 1995). Similarmente às células CD4, existem duas subpopulações de clones CD8. A primeira, cuja função primária é mediar a atividade citolítica, produz altos níveis de IFN-γ, mas não produz IL-4 nem IL-5. Estas são as células citotóxicas CD8 positivas clássicas. A função secundária dessa subpopulação é a supressão das células B. A segunda subpopulação de células CD8, cuja função primária é suprimir a resposta proliferativa dos clones de células T CD8 citotóxicas e suprimir a imunidade mediada por células, produz altos níveis de IL-4, com IL-5. Estas são as células supressoras CD8 positivas clássicas. O efeito secundário dessas células é fornecer ajuda para as células B. Foi demonstrado que as células CD8 do sangue periférico procedentes de pacientes altamente suscetíveis com periodontite grave produzem altos níveis de IL-4 intracelular. Se essas células também ocorrem localmente no interior dos tecidos periodontais, elas podem participar da resposta local pela supressão das células produtoras de IFN-γ, favorecendo as respostas imunes humorais (Wassenaar *et al.* 1995) e, assim, levando a um desvio na direção de uma função de tipo 2. Teng (2003), entretanto, reduziu o papel das células CD8 na doença periodontal ao concluir que essa subpopulação não participa diretamente na destruição tecidual durante a progressão da doença. Embora elas possam não desempenhar uma função direta na destruição dos tecidos, as células T CD8 positivas realmente produzem citocinas que desempenham uma função tanto nas respostas imunes inatas quanto adaptativas, e são importantes na destruição de células e tecidos infectados ou danificados por bactérias. No geral, o papel das células T CD8 positivas na patogenia da periodontite vem sendo amplamente negligenciado. Entretanto, a determinação das funções dessa subpopulação é fundamental para a total compreensão da patogenia da doença periodontal.

Controle do equilíbrio Th1/Th2

Embora o paradigma Th1/Th2 forneça um possível mecanismo pelo qual as lesões periodontais se tornariam progressivas ou permaneceriam estáveis, uma questão importante que permanece é: o que faz com que algumas lesões mostrem características de Th1 enquanto outras mostram características de Th2? As respostas podem estar na natureza do desafio microbiano, bem como em fatores genéticos específicos ou na suscetibilidade ambiental. E, ainda mais importante, alguns desses fatores podem ser identificáveis e passíveis de modificação clinicamente.

É provável que diferentes subpopulações de células T predominem nas diferentes fases da doença e que a incapacidade de determinar clinicamente a atividade da doença tenha sido uma limitação importante em todos os estudos. Entretanto, ainda precisa ser esclarecido se o equilíbrio das citocinas nos tecidos periodontais inflamados é o que determina se a doença permanecerá estável ou se levará à progressão e à destruição dos tecidos (Seymour & Gemmell 2001). Nesse contexto, o controle da expressão de Th1 e/ou Th2 é, portanto, fundamental na compreensão dos mecanismos imunorregulatórios da periodontite crônica. Os fatores que controlam a expressão de Th1 e Th2 incluem:

- Genética
- Resposta imune inata
- Natureza do antígeno
- Natureza da célula apresentadora de antígenos
- Eixo hipotálamo hipófise-adrenal e o sistema nervoso simpático
- Eixo Treg/Th17.

Genética

Um estudo em gêmeos idênticos que foram criados separados indica que entre 38 e 80% da variação na doença periodontal é decorrente de causas genéticas (para obter uma revisão do tema, consultar Michalowicz 1994). A suscetibilidade à infecção por *P. gengivais* em camundongos também é determinada geneticamente (Gemmell *et al.* 2002b), embora a relevância disso para a doença periodontal em seres humanos ainda precise ser determinada. Entretanto, é interessante observar que as cepas suscetíveis de camundongos revelam baixas respostas Th1, enquanto as cepas resistentes mostram respostas Th1 moderadas a altas ao *P. gingivalis*.

Resposta imune inata

Geralmente afirma-se que existem dois braços distintos da resposta imune: a resposta inata ou natural inespecífica e a resposta imune adaptativa ou específica. Nos últimos anos, entretanto, a distinção entre elas tornou-se imprecisa com a descoberta de que, em muitos aspectos, a resposta imune inata determina a natureza da resposta adaptativa subsequente e, simultaneamente, aspectos da resposta adaptativa controlam a efetividade da resposta inata.

IL-12

Como observado anteriormente, os PMNs são uma característica consistente da lesão periodontal tanto na gengivite quanto na periodontite, e as deficiências na função dos

PMNs são associadas a periodontite grave e rapidamente progressiva. Uma resposta imune inata potente irá resultar em altos níveis de IL-12 e, portanto, está associada a uma resposta Th1, enquanto uma resposta imune fraca e níveis relativamente baixos de IL-12 favorecem uma resposta Th2. Apoio para o conceito de uma resposta Th1 na gengivite veio de um estudo demonstrando níveis significativamente mais altos de IL-12 no FCG de sítios com gengivite tanto em pacientes com gengivite quanto com periodontite, em comparação com os sítios com periodontite dos mesmos pacientes com periodontite (Orozco et al. 2006).

Receptores *toll-like*

Como observado anteriormente, os TLRs ocorrem em muitas células, incluindo células dendríticas, PMNs e macrófagos, entre outras células, e têm a capacidade de reconhecer PAMPs, como LPSs, peptidoglicanos, DNAs bacterianos, RNAs dupla-fita e lipoproteínas.

Dada sua função na imunidade inata, é provável que os TLRs sejam importantes na determinação da natureza da resposta do hospedeiro à placa bacteriana. TLR-2 e TLR-4, em resposta à estimulação, podem induzir respostas imunes acentuadas, como determinado pelos perfis de citocinas resultantes. Quando estimulado, foi demonstrado que TLR-4 promove a expressão de proteína 10 induzida (IP-10) pelo IFN-γ e IL-12, que são indicativos de uma resposta Th1. Por outro lado, TLR-2 promove IL-12 p40 inibitória, que é característica de uma resposta de Th2 (Re & Strominger 2001). Essas diferenças são refletidas na expressão diferencial das citocinas pelos LPS derivados de *Escherichia coli* e LPS derivados de *P. gingivalis*. Os LPS derivados de *E. coli*, que ativam TLR-4, induzem uma potente resposta de Th1, enquanto os LPS derivados de *P. gingivalis*, que ativam TLR-2 (Hirschfeld et al. 2001), induzem uma potente resposta de Th2 (Pulendran et al. 2001). Esses achados podem indicar um mecanismo adicional de suscetibilidade à periodontite.

Natureza do antígeno

Biofilmes que contêm complexos de bactérias incluindo *P. gengivais*, *T. forsythia* e *T. denticola* já foram relacionados com a periodontite, de forma que é improvável que um antígeno único ou um microrganismo único seja responsável pela doença. Além disso, existe a possibilidade de que diferentes pessoas possam ter complexos patogênicos individualmente específicos, de forma que qualquer complexo único possa não ser patogênico para todas as pessoas. De fato, pouco é realmente conhecido sobre os antígenos específicos do biofilme envolvidos na doença periodontal e da resposta imune a eles. Foi detectado que os clones de células T derivados de camundongos imunizados apenas com *P. gingivalis* têm um perfil Th1, enquanto os clones de células T derivados de camundongos imunizados com *F. nucleatum* seguidos por *P. gingivalis* demonstraram um perfil Th2 (Choi et al. 2000). Isso pode ocorrer pelo fato de que o *F. nucleatum* é um ativador das células B policlonais, de forma que as células B subsequentemente apresentam o antígeno de *P. gingivalis*. Além disso, os camundongos imunizados com *F. nucleatum* tornaram-se subsequentemente incapazes de produzir anticorpos contra *P. gingivalis* (Gemmell et al. 2002a, 2004). Esse não era o caso, se as bactérias fossem injetadas na ordem reversa. Esses achados, embora preliminares, mostram, entretanto, que é possível que a coinfecção com múltiplos microrganismos module a resposta imune. O nível e a relevância dessa modulação para a doença periodontal humana, entretanto, ainda precisa ser demonstrada, mas é provável que ela envolva o equilíbrio entre Th1 e Th2.

Natureza da célula apresentadora de antígenos

Foi sugerido (Kelso 1995) que as células Th1 e Th2 realmente representam um espectro de células e, dependendo das condições, podem produzir ou citocinas Th1 ou Th2. Nesse contexto, as células Th0 podem representar células a meio caminho no espectro, bem como as células *naïve* ou não comprometidas.

As APCs predominantes nos tecidos com gengivite são células dendríticas CD14-positivas, CD83-positivas (Gemmell et al. 2002 c). Nos tecidos com periodontite, a APC predominante é uma célula B CD19-positiva, CD83-positiva, embora inúmeras células endoteliais CD83 positivas também estejam presentes (Figura 10.21), sugerindo que essas células também possam estar envolvidas na apresentação de antígenos. A apresentação de antígenos bacterianos pelas células endoteliais induz anergia na transmigração de células Th1 (Kanwai et al. 2000) que também podem favorecer uma movimentação para um perfil Th2.

O perfil de citocinas das linhagens de células T CD4 específicas para *P. gingivalis* pode ser modificado alterando-se a APC. Quando as células mononucleares do sangue periférico autólogo são utilizadas como APCs, as linhagens celulares são predominantemente produtoras de IFN-γ, com um perfil Th1, mas se são utilizadas células B transformadas usando vírus Epstein-Barr autólogas, as mesmas linhagens celulares tornam-se predominantemente produtoras de IL-4, ou seja, elas têm um perfil Th2 (Gemmell & Seymour 1998). Esses achados sugerem que seja possível modular o perfil Th1/Th2 variando-se a natureza da APC. Na gengivite, a APC predominante é uma célula dendrítica, enquanto na periodontite é primariamente uma célula B.

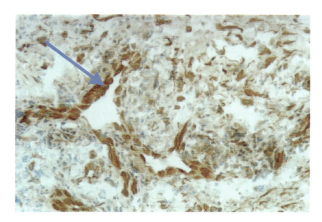

Figura 10.21 Células endoteliais CD83 positivas (*seta*) na periodontite. (Fonte: Gemmell et al. 2002c. Reproduzida, com autorização, de John Wiley & Sons.)

Eixo hipotálamo hipófise-adrenal e o sistema nervoso simpático

É bem aceito que o estresse, ou pelo menos a incapacidade de lidar com as situações estressantes, resulte em uma rápida progressão da periodontite. A estimulação do sistema nervoso simpático bem como a ativação do eixo hipotálamo-hipofisário-suprarrenal leva à supressão seletiva das respostas Th1, ao desvio em direção à dominância de Th2 e à intensificação da periodontite (Breivik *et al.* 2000; Elenkov 2002).

Eixo Treg/Th17

Células T regulatórias

As células T regulatórias (Tregs) são uma subpopulação de células T especializadas caracterizadas por fator de transcrição Foxp3 com um domínio ligante de DNA *forkhead/winged helix*. Elas controlam primariamente as respostas imunes exacerbadas, bem como o desenvolvimento de autoimunidade e fazem isso por meio tanto de mecanismos dependentes de contato quanto dos independentes. Elas suprimem das células T efetoras (Th1/Th2 e, possivelmente, Th17) e números crescentes vêm sendo encontrados nas lesões da periodontite em que existem proporções aumentadas de células B em comparação com os tecidos com gengivite (Nakajima *et al.* 2005; Parachuru *et al.* 2014). De fato, o número de células Foxp3-positivas está correlacionado significativamente com a proporção de células B e plasmócitos/células T nas lesões dominadas por células B e por plasmócitos (Parachuru *et al.* 2014). A imunofluorescência com duplo marcador revelou que as células CD4, mas não as CD8, eram Foxp3 positivas (Figura 10.22), que havia uma regulação positiva significativa do gene relacionado a Treg, transdutor de sinal e ativador da transcriptação (STAT5A), bem como dos genes para TGFβ1 e IL-10 nas lesões da periodontite dominadas por células B e plasmócitos em comparação com as lesões de gengivite dominadas por células T (Parachuru *et al.* 2018). A análise das proteínas das mesmas espécimes confirmou dados sobre a expressão gênica e demonstrou níveis mais altos de TGFβ1 e IL-10 nas lesões dominadas por células B e plasmócitos, em comparação com as lesões dominadas por células T (Parachuru *et al.* 2018). Embora o papel dessas células na doença periodontal em seres humanos ainda seja especulativo, pode ser que elas estejam suprimindo as respostas mediadas por Th1 enquanto estão contribuindo para a proliferação das células B por meio da produção de IL-10. Em contrapartida, da Motta *et al.* (2019) observaram levemente mais células Foxp3-positivas nas lesões da periodontite estágio III, grau B em comparação com as lesões estágio IV, grau C.

Células Th17

Ao longo das últimas duas décadas, uma grande atenção foi direcionada para as células Th1 e Th2; contudo, uma terceira linhagem de células T foi descrita, as chamadas células Th17, que produzem IL-17 seletivamente. IL-17 induz

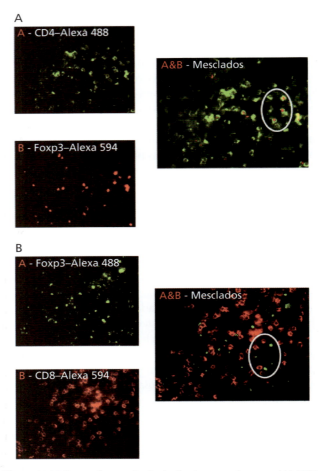

Figura 10.22 Imunofluorescência de duplo marcador para (**A**) CD4/Foxp3 e (**B**) CD8/Foxp3 mostrando que todas as células positivas para Foxp3 são CD4 positivas e não são positivas para CD8. (Fonte: Parachuru *et al.* 2018. Reproduzida, com autorização, de John Wiley & Sons.)

a secreção de IL-6, IL-8 e PGE2; assim, essas células são consideradas como capazes de desempenhar um papel fundamental na regulação da inflamação. Também é considerado que a IL-17 afete a atividade osteoclástica e, assim, seja mediadora da reabsorção óssea.

Nos camundongos, as células T *naïve*, quando incubadas com fator de crescimento transformante beta (TGF-β) e IL-2, estimulam o fator de transcrição Foxp3 e desenvolvem-se nos chamados Tregs que têm uma função importante na supressão das respostas autoimunes. Contrariamente, quando incubado na presença de TGF-β e IL-6, as células T positivas para CD4 expressam o fator de transcrição RORγt e tornam-se células Th17. Embora essas células sejam consideradas como tendo uma função protetora contra as infecções bacterianas, elas podem, por outro lado, contribuir para a doença autoimune. Existem, entretanto, algumas diferenças importantes entre as células Th17 murinas e humanas. Nos seres humanos, por exemplo, TGF-β não é necessário para a diferenciação de Th17, e existem algumas dúvidas sobre o papel de IL-23, com alguns estudos demonstrando que IL-23 é um indutor potente das células Th17 e de outras, mostrando que IL-23 sozinha é relativamente ineficiente. A ativação dos monócitos por meio de TLR-2 é um estímulo efetivo para a diferenciação de Th17 e, embora IL-2 inicialmente iniba a diferenciação de Th17, em última análise leva à expansão de Th17 (para obter uma revisão do tema, consultar Laurence & O'Shea 2007).

P. gingivalis leva a depressão da regulação do gene para o receptor de IL-17 (*IL-17r*) em camundongos (Gemmell *et al.* 2006). Os camundongos com deficiência de *IL-17r* têm um defeito ou exibem um atraso significativo no recrutamento dos neutrófilos para os sítios infectados, resultando em suscetibilidade à infecção (Kelly *et al.* 2005). Isso pode ser parcialmente responsável pela inibição relatada na entrada de PMNs nas lesões induzidas por *P. gingivalis* em camundongos (Gemmell *et al.* 1997). Esses estudos parecem sugerir que IL-17 e sua capacidade de melhorar a atividade dos PMNs teriam um efeito protetor na doença periodontal. Contrariamente a esse estudo em camundongos, a expressão de IL-17 no tecido com periodontite humana é controvertida. Em pacientes com periodontite, foi detectado que 51% dos clones de células T gengivais expressam IL-17 em comparação com somente 11% dos clones de células T do sangue periférico (Ito *et al.* 2005). Além disso, a estimulação das células mononucleares do sangue periférico por antígenos de *P. gingivais* melhorou não somente a transcrição, mas também a tradução do gene para *IL-17* (Oda *et al.* 2003). Thorbert-Mros *et al.* (2019) demonstraram tanto a presença de células CD3 positivas quanto CD3 negativas e CD161 positivas nas lesões da gengivite e da periodontite, e afirmaram que um aumento nos níveis de células T CD161 positivas era um marcador de uma lesão destrutiva. Por outro lado, estudos sobre a imuno-histologia e a expressão gênica em tecidos humanos comprometidos por doença sugerem baixos níveis de IL-17 e baixa expressão dos genes da via de IL-17 (Okui *et al.* 2012). Esses resultados foram confirmados por Parachuru *et al.* (2014, 2018) que demonstraram muito poucas células IL-17-positivas (< 1%) nas lesões da periodontite dominadas por células B/plasmócitos em seres humanos. Eles demonstraram ainda que as células IL-17-positivas tinham uma morfologia ovoide/plasmocitoide e eram maiores do que as células inflamatórias circundantes (Figura 10.23). A imunofluorescência dupla demonstrou ainda que essas células positivas para IL-17 não são positivas para CD4 nem CD8-positivas e assim não são células T (Figuras 10.24 e 10.25). A marcação dupla com triptase, contudo, demonstrou que elas são de fato mastócitos (Figura 10.26) (Parachuru *et al.* 2018). Isso, de fato, não é surpreendente, já que confirma os achados preliminares anteriores (Culshaw *et al.* 2011) sendo compatíveis com o fato de que os mastócitos parecem ser a principal fonte de IL-17 em muitas lesões, incluindo sinóvia da artrite reumatoide (Hueber *et al.* 2010; Moran *et al.* 2011), psoríase (Lin *et al.* 2011; Truchetet *et al.* 2013), rejeição de aloenxertos renais (Velden *et al.* 2012), aterosclerose (De Boer *et al.* 2010) e alguns tumores (Wang *et al.* 2013; Liu *et al.* 2014).

As células T têm um alto grau de plasticidade e, embora as células Th17 sejam as principais produtoras de IL-17 no sangue periférico e em cultura, nos tecidos, a natureza das APCs e o microambiente celular determinam o fenótipo das células T. Nesse contexto, a célula Th17 entrando nos tecidos periodontais pode, sob a influência de IL-4, tornar-se uma célula Th2, e essa célula Th2, sob a influência de IL-12 e das APCs dendríticas, pode tornar-se uma célula Th1 (Figura 10.27). É possível, portanto, que o perfil de citocinas

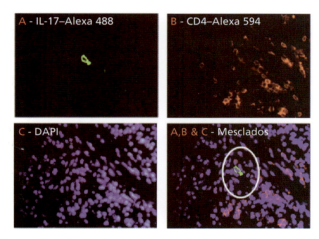

Figura 10.24 Imunofluorescência de duplo marcador para CD4/IL-17 mostrando que as células positivas para IL-17 não são positivas para CD4. (Fonte: Parachuru *et al.* 2018. Reproduzida, com autorização, de John Wiley & Sons.)

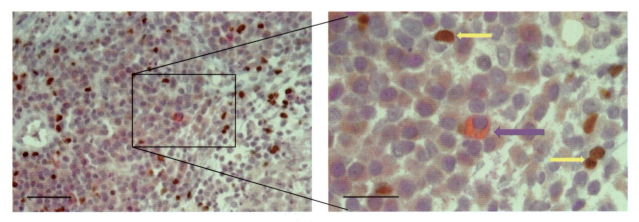

Figura 10.23 Reação imuno-histoquímica com duplo marcador para Foxp3 positivo (DAB-marrom, *seta amarela*) e IL-17 positiva (AP-vermelha, *seta azul*) no infiltrado inflamatório de tecidos gengivais com predominância de células B/plasmócitos. (Fonte: Parachuru *et al.* 2014. Reproduzida, com autorização, de John Wiley & Sons.)

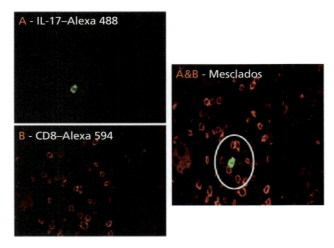

Figura 10.25 Imunofluorescência de duplo marcador para CD8/IL-17 mostrando que as células positivas para IL-17 não são positivas para CD8. (Fonte: Parachuru *et al.* 2018. Reproduzida, com autorização, de John Wiley & Sons.)

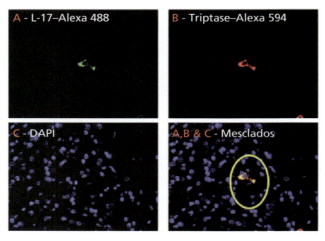

Figura 10.26 Imunofluorescência de duplo marcador para IL-17/triptase mostrando que as células positivas para IL-17 são mastócitos positivos para triptase. (Fonte: Parachuru *et al.* 2018. Reproduzida, com autorização, de John Wiley & Sons.)

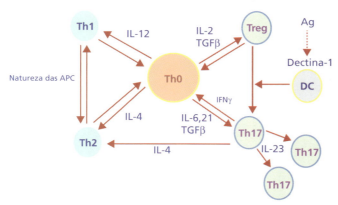

Figura 10.27 A plasticidade das células T em que o microambiente celular e a presença de citocinas diferentes e de APCs determina o fenótipo das células T. Uma célula Th17 nos tecidos sob a influência de IL-4 pode tornar-se uma célula Th2.

das células T irá sofrer mudanças durante o curso da doença. Também foi demonstrado que as células Foxp3 podem tornar-se células Th17 na artrite autoimune (Komatsu *et al.* 2014) e, em conformidade com isso, um pequeno número de células duplas positivas para Foxp3/IL-17 foi identificado nos tecidos com doença periodontal (Okui *et al.* 2012). Embora o papel da IL-17 na doença periodontal humana ainda precise ser determinado, parece que as células Th17 ou não existem nos tecidos ou somente existem em número pequeno e que a fonte dos baixos níveis de IL-17 pode, de fato, ser os mastócitos.

Autoimunidade

Células T *natural killer*

A autoimunidade vem sendo sugerida como sendo uma característica da doença periodontal. A reatividade cruzada das proteínas de choque térmico (HSP, do inglês *human heat shock protein*) 60 humanas e *P. gingivalis* GroEL, um homólogo bacteriano, vem sendo observada na doença periodontal (Tabeta *et al.* 2000; Ford *et al.* 2005). Células T específicas para HSP60, bem como reatividade cruzada com *P. gingivalis*, também já foram demonstradas acumulando-se nas lesões da periodontite (Yamazaki *et al.* 2002). Analisados em conjunto, esses dados sugerem que tanto a resposta imune humoral quanto a específica mediada por células à HSP60 podem ser importantes nesse processo patológico. Além disso, anticorpos anticolágeno tipos I e III foram demonstrados nas gengivas dos pacientes com periodontite (Hirsch *et al.* 1988) e clones de células T específicas para o colágeno tipo I foram identificadas nos tecidos inflamados dos pacientes com periodontite (Wassenaar *et al.* 1995).

Considera-se que uma subpopulação de células T que expressam receptores de superfície NK desempenhe uma função imunorregulatória autoimune importante. Um estudo imuno-histológico detectou que as células T NK eram mais numerosas nas lesões da periodontite em comparação com os tecidos com gengivite ou o sangue periférico. Essas células T NK também parecem estar associadas às células CD1 d-positivas, e foi sugerido que elas desempenham uma função regulatória na doença periodontal (Yamazaki *et al.* 2001).

O papel da autoimunidade na inflamação crônica ainda não foi esclarecido. É possível que a autoimunidade seja uma característica de todos os processos inflamatórios crônicos. Nesse contexto, descobriu-se há muitos anos que os fibroblastos gengivais são capazes de fagocitar colágeno de modo que os anticorpos anticolágeno possam facilitar essa fagocitose e, assim, a remoção do colágeno degradado. Simultaneamente, uma resposta anti-HSP pode melhorar a remoção de células mortas ou que estejam morrendo, de forma que essas respostas autoimunes podem ser uma parte natural da inflamação crônica. O controle dessas respostas seria, portanto, essencial. Esse conceito ilustra ainda mais que a função das células T na doença periodontal pode ser de homeostase imune. Estudos adicionais evidentemente são necessários para testar essa hipótese e para determinar a função das células T regulatórias na inflamação periodontal.

Subpopulações de células B

Existem duas grandes subpopulações principais de células B: Células B-1 e B-2. As células B-2 são reconhecidas como células B convencionais e representam o grupo tradicional de células B que assumem um papel ativo na resposta adaptativa do hospedeiro. Elas interagem com as células T e se desenvolvem para células de memória e plasmócitos de vida longa, que produzem anticorpos com alta afinidade.

As células B-1, por outro lado, podem ser independentes das células T e responsáveis pelas respostas de anticorpos mais precoces, com baixa afinidade, ou podem interagir com as células T e mudar de classe, produzindo autoanticorpos IgG com alta afinidade. Uma subpopulação específica de células B-1 é composta pelas células B-1a, que expressam os marcadores de superfície CD5. As células B-1a produzem autoanticorpos e são encontradas em grandes proporções nos indivíduos com doenças autoimunes e periodontite (Afar *et al.* 1992; Berglundh *et al.* 2002b). As proporções de células B-1a no sangue periférico são relatadas como sendo de cinco a seis vezes maiores nos indivíduos com periodontite do que nos controles, e até 40 a 50% das células B circulantes eram positivas para o marcador CD5 de células B-1a na periodontite (Berglundh *et al.* 2002b). As células B-1a também ocorrem em grandes proporções nas lesões gengivais de pacientes com periodontite, de forma que a abundância de plasmócitos observada nas lesões da periodontite pode ser resultante tanto da proliferação de B-2 e B-1a quanto em sua diferenciação (Donati *et al.* 2009a). Um estudo sobre a gengivite experimental em pacientes com periodontite também demonstrou que as células B-1a são envolvidas na resposta do hospedeiro para o desafio microbiano (Donati *et al.* 2009b).

A grande proporção de células B-1a na periodontite também vem sendo associada aos níveis elevados de IL-10. As células B são uma fonte dessas citocinas e, embora IL-10 tenha sido previamente considerada como desempenhando funções principalmente anti-inflamatórias, ela também exibe várias funções pró-inflamatórias, incluindo a ativação das células B, e serve como um fator de crescimento autócrino para as células B-1a.

Destruição da matriz de tecido conjuntivo

A remodelação do tecido conjuntivo é regulada pela interação das relações célula-célula e das interações célula-matriz, envolvendo a produção de enzimas, ativadores e inibidores, com as citocinas e os fatores de crescimento (Reynolds & Meikle 1997). As proteinases, como as MMPs, são enzimas fundamentais para a degradação dos tecidos. Elas são produzidas por células residentes, incluindo fibroblastos, macrófagos e células epiteliais, e são reguladas pelos inibidores teciduais de metaloproteinases (também chamados de TIMPs).

Já foi sugerido que a destruição dos tecidos nos processos patológicos possa ocorrer em virtude de um desequilíbrio das MMPs sobre os inibidores teciduais. A maior atividade do colágeno, que foi demonstrada como derivando principalmente dos PMNs, foi detectada no FGC dos pacientes com periodontite, em comparação com o FGC dos indivíduos do grupo controle (Villela *et al.* 1987). Foi demonstrado que a MMP-9, que é produzida pelos PMNs, encontra-se em níveis acentuados não somente no FGC, mas também em amostras de tecido gengival dos pacientes com periodontite. Foi demonstrado que tanto MMP-2 quanto MMP-9 latentes são expressas nos tecidos gengivais dos pacientes com periodontite, com as formas ativas sendo detectadas somente nos tecidos associados à doença clínica (Korostoff *et al.* 2000; Seguier *et al.* 2001). Aumentos nas quantidades de MMP-1, -2, -3 e -9, e a forma ativa da MMP-9 têm, de fato, sido correlacionadas com o número de células B CD22-positivas. Isso sugere novamente um possível mecanismo pelo qual as células B contribuiriam para a destruição dos tecidos na periodontite.

Até 97 a 99% do colágeno na gengiva normal são compostos por colágeno tipos I e III. O colágeno tipo III representa uma fração menor (cerca de 10%). Todos os outros tipos (IV, V, VI e VII) são relacionados com as membranas basais e, juntos, não excedem 1 a 3%. A microscopia eletrônica de transmissão das biopsias dos pacientes com periodontite demonstrou a destruição quase completa do colágeno tipos I e III nas áreas com infiltração de leucócitos, enquanto o colágeno tipos V e VI associados à membrana basal pareceram permanecer e estão relacionados com uma maior vascularidade e proliferação epitelial no tecido inflamado.

Perda óssea

A reabsorção óssea na periodontite é regulada pela interação entre osteoblastos e a ativação dos osteoclastos. Os osteoclastos compartilham uma origem comum com as células da linhagem dos macrófagos/monócitos e respondem às citocinas, e as produzem para regular as células dessa linhagem. Os osteoblastos originam-se das células-tronco estromais da medula óssea de origem mesenquimal e também têm a capacidade de produzir fatores que influenciam o desenvolvimento das linhagens celulares. Diante da estimulação, os osteoclastos produzem uma molécula conhecida como ligante do receptor ativador do fator nuclear kappa B (NF-κB) (RANKL), também conhecida como osteoprotegerina-L (OPG-L), que regula a diferenciação dos osteoclastos e as suas funções por meio de seu receptor (RANK). Esses osteoclastos ativados produzem, então, um grande número de ácidos e de hidrolases ácidas, que descalcificam o conteúdo mineral do osso e fragmentam a matriz orgânica. Os osteoclastos fagocitam adicionalmente a matriz orgânica fragmentada, reabsorvendo, assim, o osso. Uma variedade de células produz um receptor *decoy* de osteoprotegerina (OPG), o qual, quando liberado, liga-se ao RANKL para prevenir a ativação de RANK e, assim, dos osteoclastos (Simonet *et al.* 1997).

Embora esses fatores tenham efeitos potentes sobre o desenvolvimento dos osteoclastos, eles também têm efeitos regulatórios sobre a função das células imunes (Lorenzo 2000), sendo fundamentais para a maturação das células T e para a produção de citocinas, como IFN-γ, IL-2 e IL-4 (Kong *et al.* 1999).

252 Parte 4 Interações Hospedeiro-Parasita

Estudos têm relatado concentrações aumentadas de RANKL e concentrações reduzidas de OPG no FGC e nos tecidos procedentes de pacientes com periodontite (Mogi *et al.* 2004; Vernal *et al.* 2004). Entretanto, as relações entre essa observação e a progressão da periodontite são especulativas. É interessante observar que foi demonstrado que os fibroblastos gengivais humanos estimulados com LPS bacterianos expressam OPG e mRNA de OPG, mais do que RANKL. Os sobrenadantes dos fibroblastos estimulados por LPS reduziram os números de osteoclastos positivos para fosfatase ácida resistente ao tartarato (TRAP) gerados por monócitos cultivados na presença de RANKL e de fator estimulador de colônias de macrófagos (M-CSF), sugerindo a inibição dos osteoclastos derivados de monócitos através da via da OPG (Nagasawa *et al.* 2002). RANKL e mRNA de RANKL são expressos por macrófagos e linfócitos inflamatórios, bem como por epitélio proliferando nas áreas circundantes das células inflamatórias. Assim, os altos níveis de RANKL observados no FGC em pacientes com periodontite podem ser um reflexo do grau de inflamação, mais do que da perda óssea e da progressão da doença por si. Embora tanto o RANKL solúvel quanto o ligado à membrana possam ser produzidos por células T ativadas (Kong *et al.* 1999) e por células B (Taubman *et al.* 2005; Horowitz *et al.* 2010), é o acoplamento de RANKL produzido por osteoblastos com RANKL expresso por osteoclastos que resulta em perda óssea na periodontite.

Como já mencionado anteriormente, a IL-1 tem um papel importante na reabsorção óssea da doença periodontal, e foi relatado que tanto IL-1 quanto TNF-α regulam o equilíbrio entre RANKL e OPG (Hofbauer *et al.* 1999). O aumento na produção de IL-1β pelas células B na periodontite pode, portanto, fornecer a ligação entre o número crescente de células B e a destruição do osso alveolar na periodontite humana.

Conclusão

Embora não existam dúvidas de que a placa bacteriana seja a causa da doença periodontal, sua expressão é o resultado da interação de fatores bacterianos, do hospedeiro, ambientais e sistêmicos. Essa interação leva à individualidade da expressão da doença que, por sua vez, leva à individualidade do tratamento.

Apesar de mais de 50 anos de pesquisa sobre a imunologia da doença periodontal, os mecanismos precisos e o papel de muitos tipos celulares continua sendo um enigma. Fica evidente a partir dos dados obtidos de inúmeros estudos em seres humanos que a função da resposta imune na doença periodontal é manter a homeostase na presença do biofilme da placa bacteriana. Nesse contexto, o desenvolvimento da resposta de células T na gengivite representa a resposta homeostática padrão em que o hospedeiro está em equilíbrio com o biofilme da placa bacteriana. É quando esse equilíbrio é perturbado, resultando em uma disbiose entre o biofilme e o hospedeiro, que ocorre a progressão da doença. Essa lesão da periodontite é dominada por células B e por plasmócitos, e a produção descontrolada de citocinas das células B, incluindo IL-1 e TNF-α, leva em última

análise à destruição da inserção do tecido conjuntivo, à perda de osso alveolar e à migração apical do epitélio juncional. A natureza das células B dessa lesão progressiva foi demonstrada claramente por Coat *et al.* (2015), que demonstraram que a profundidade das bolsas e a perda de inserção estavam significativamente reduzidas 6 meses depois do tratamento com o anticorpo monoclonal anticélulas B rituximabe e que a condição periodontal dos participantes seguidos por até 48 meses depois do tratamento com rituximabe havia melhorado, independentemente dos parâmetros clínicos observados.

A proporção igual de macrófagos M1 e M2 reflete a presença simultânea de destruição e reparação, que é característica da inflamação crônica. O controle desse desvio de célula T para célula B/plasmócitos, entretanto, provavelmente envolve o equilíbrio entre as células Th1 e Th2. Embora a interação entre inúmeros mecanismos, incluindo a presença de inflamação nos tecidos gengivais e sua influência sobre a ecologia do biofilme, além da resposta dos PMNs no sulco gengival, sejam integrais na manutenção da homeostase, o controle do equilíbrio Th1/Th2 envolve a genética, a resposta imune inata e a natureza das células apresentadoras de antígenos. A resposta dos PMNs no sulco gengival é fundamental e quaisquer deficiências nessa resposta, sejam quantitativas ou qualitativas, resultam em doença avançada. A barreira epitelial, IL-17 e a formação das NETs no sulco gengival são fundamentais. A principal fonte de IL-17 no sulco gengival são provavelmente os PMNs em si, enquanto os mastócitos, e não as células Th17, são a principal fonte dos níveis muito baixos encontrados nos tecidos.

O papel da autoimunidade na inflamação crônica também é de grande interesse. Nesse contexto, pode-se postular que a autoimunidade seja uma parte integrante e fundamental da inflamação crônica, uma vez que ela melhora a remoção de colágeno por estimulação da fagocitose pelos fibroblastos de fragmentos de colágeno digeridos por proteases, bem como a remoção de células destruídas ou morrendo. O controle desse processo pelas células T regulatórias (Tregs/NK T) torna-se então fundamental e, mais uma vez, se existir uma perturbação nesse mecanismo homeostático, isso pode resultar em uma maior destruição dos tecidos.

Referências bibliográficas

Addy, V., McElnay, J.C., Eyre, D.G., Campbell, N. & D'Arcy, P.F. (1983). Risk factors in phenytoin-induced gingival hyperplasia. *Journal of Periodontology* **54**, 373-377.

Afar, B., Engel, D. & Clark, E.A. (1992). Activated lymphocyte subsets in adult periodontitis. *Journal of Periodontal Research* **27**, 126-133.

Alvares, O., Altman, L.C., Springmeyer, S., Ensign, W. & Jacobson, K. (1981). The effect of subclinical ascorbate deficiency on periodontal health in nonhuman primates. *Journal of Periodontal Research* **16**, 628-636.

Andrews, R.G., Benjamin, S., Shore, N. & Canter, S. (1965). Chronic benign neutropenia of childhood with associated oral manifestations. *Oral Surgery, Oral Medicine, Oral Pathology* **20**, 719-725.

Angelopoulos, A.P. (1975a). A clinicopathological review. Diphenylhydantoin gingival hyperplasia: 2. Aetiology, pathogenesis, differential diagnosis and treatment. *Dental Journal* **41**, 275-277, 283.

Angelopoulos, A.P. (1975b). Diphenylhydantoin gingival hyperplasia. A clinicopathological review. 1. Incidence, clinical features and histopathology. *Dental Journal* **41**, 103-106. Arafat, A.H. (1974). Periodontal status during pregnancy. *Journal of Periodontology* **45**, 641-643.

Asman, B., Wijkander, P. & Hjerpe, A. (1994). Reduction of collagen degradation in experimental granulation tissue by vitamin E and selenium. *Journal of Clinical Periodontology* **21**, 45-47.

Attstrom, R. (1971). Studies on neutrophil polymorphonuclear leukocytes at the dento-gingival junction in gingival health and disease. *Journal of Periodontal Research* **8 Suppl**, 1-15.

Baranowska, H.I., Palmer, R.M. & Wilson, R.F. (1989). A comparison of antibody levels to *Bacteroides gingivalis* in serum and crevicular fluid from patients with untreated periodontitis. *Oral Microbiology and Immunology* **4**, 173-175.

Barbour, S.E., Nakashima, K., Zhang, J.B. *et al.* (1997). Tobacco and smoking: environmental factors that modify the host response (immune system) and have an impact on periodontal health. *Critical Reviews in Oral Biology and Medicine* **8**, 437-460.

Barclay, S., Thomason, J.M., Idle, J.R. & Seymour, R.A. (1992). The incidence and severity of nifedipine-induced gingival overgrowth. *Journal of Clinical Periodontology* **19**, 311-314.

Bartold, P.M. & Van Dyke, T.E. (2019). An appraisal of the role of specific bacteria in the initial pathogenesis of periodontitis. *Journal of Clinical Periodontology* **46**, 6-11.

Baser, U., Cekici, A., Tanrikulu-Kucuk, S. *et al.* (2009). Gingival inflammation and interleukin-1 beta and tumor necrosis factor-alpha levels in gingival crevicular fluid during the menstrual cycle. *Journal of Periodontology* **80**, 1983-1990.

Becerik, S., Ozcaka, O., Nalbantsoy, A. *et al.* (2010). Effects of menstrual cycle on periodontal health and gingival crevicular fluid markers. *Journal of Periodontology* **81**, 673-681.

Berglundh, T. & Donati, M. (2005). Aspects of adaptive host response in periodontitis. *Journal of Clinical Periodontology* **32 Suppl 6**, 87-107

Berglundh, T., Liljenberg, B. & Lindhe, J. (2002a). Some cytokine profiles of T-helper cells in lesions of advanced periodontitis. *Journal of Clinical Periodontology* **29**, 705-709.

Berglundh, T., Liljenberg, B., Tarkowski, A. & Lindhe, J. (2002b). The presence of local and circulating autoreactive B cells in patients with advanced periodontitis. *Journal of Clinical Periodontology* **29**, 281-286.

Berglundh, T., Zitzmann, N.U. & Donati, M. (2011). Are periimplantitis lesions different from periodontitis lesions? *Journal of Clinical Periodontology* **38 Suppl 11**, 188-202.

Bergmann, O.J., Ellegaard, B., Dahl, M. & Ellegaard, J. (1992). Gingival status during chemical plaque control with or without prior mechanical plaque removal in patients with acute myeloid leukaemia. *Journal of Clinical Periodontology* **19**, 169-173.

Bergstrom, J. & Preber, H. (1986). The influence of cigarette smoking on the development of experimental gingivitis. *Journal of Periodontal Research* **21**, 668-676.

Bernick, S.M., Cohen, D.W., Baker, L. & Laster, L. (1975) Dental disease in children with diabetes mellitus. *Journal of Periodontology* **46**, 241-245.

Bick, P.H., Carpenter, A.B., Holdeman, L.V. *et al.* (1981). Polyclonal B-cell activation induced by extracts of Gramnegative bacteria isolated from periodontally diseased sites. *Infection and Immunity* **34**, 43-49.

Bimstein, E. & Matsson, L. (1999). Growth and development considerations in the diagnosis of gingivitis and periodontitis in children. *Pediatric Dentistry* **21**, 186-191.

Birkedal-Hansen, H. (1993). Role of matrix metalloproteinases in human periodontal diseases. *Journal of Periodontology* **64**, 474-484.

Brandtzaeg, P. & Kraus, F.W. (1965). Autoimmunity and periodontal disease. *Odontolology* **73**, 285-393.

Brecx, M.C., Fröhlicher, I., Gehr, P. & Lang, N.P. (1988). Stereological observations of long-term experimental gingivitis in man. *Journal of Clinical Periodontology* **15**, 621-627.

Breivik, T., Thrane, P.S., Gjermo, P. & Opstad, P.K. (2000). Glucocorticoid receptor antagonist RU 486 treatment reduces periodontitis in Fischer 344 rats. *Journal of Periodontal Research* **35**, 385-290.

Brinkmann, V., Reichard, U., Goosmann, C. *et al.* (2004). Neutrophil extracellular traps kill bacteria. *Science* **303**, 1532-1535.

Brownlee, M. (1994). Lilly Lecture 1993. Glycation and diabetic complications. *Diabetes* **43**, 836-841.

Buduneli, N., Buduneli, E., Ciotanar, S. *et al.* (2004). Plasminogen activators and plasminogen activator inhibitors in gingival crevicular fluid of cyclosporin A-treated patients. *Journal of Clinical Periodontology* **31**, 556-561.

Campbell, P.A. (1990). Editorial review. The neutrophil, a professional killer of bacteria may be controlled by T cells. *Clinical and Experimental Immunology* **79**, 141-143.

Carpenter, A.B., Sully, E.C., Ranney, R.R. & Bick, P.H. (1984). Tcell regulation of polyclonal B cell activation induced by extracts of oral bacteria associated with periodontal diseases. *Infection and Immunity* **43**, 326-336.

Chapple, C.C., Srivastava, M. & Hunter, N. (1998). Failure of macrophage activation in destructive periodontal disease. *Journal of Pathology* **186**, 281-286.

Choi, J.I., Borrello, M.A., Smith, E.S. & Zauderer, M. (2000). Polarization of *Porphyromonas gingivalis*-specific helper Tcell subsets by prior immunization with *Fusbacterium nucleatum*. *Oral Microbiology and Immunology* **15**, 181-187

Cianciola, L.J., Park, B.H., Bruck, E., Mosovich, L. & Genco, R.J. (1982). Prevalence of periodontal disease in insulin-dependent diabetes mellitus (juvenile diabetes). *Journal of the American Dental Association* **104**, 653-660.

Coat, J., Demoersman, J. & Beuzit, S. (2015). Anti-B lymphocyte therapy is associated with improvement of periodontal status in subjects with rheumatoid arthritis. *Journal of Clinical Periodontology* **42**, 817-823.

Cohen, M.E. & Meyer, D.M. (1993). Effect of dietary vitamin E supplementation and rotational stress on alveolar bone loss in rice rats. *Archives of Oral Biology* **38**, 601-606.

Cole, K.C., Seymour, G.J. & Powell, R.N. (1987). Phenotypic and functional analysis of T cells extracted from chronically inflamed human periodontal tissues. *Journal of Periodontology* **58**, 569-573.

Cullinan, M.P., Westerman, B., Hamlet, S.M. *et al.* (2001). A longitudinal study of interleukin-1 gene polymorphisms and periodontal disease in a general adult population. *Journal of Clinical Periodontology* **28**, 1137-1144.

Cullinan, M.P., Hamlet, S.M., Westerman, B. *et al.* (2003). Acquisition and loss of *Porphyromons gingivalis*, *Actinobacillus actinomycetemcomitans* and *Prevotella intermedia* over a 5-year period: the effect of a triclosan/copolymer dentifrice. *Journal of Clinical Periodontology* **30**, 532-541.

Culshaw, S., Fukuda, S.Y., Jose, A. *et al.* (2011). Expression of IL-17 by mast cells in periodontitis. *Journal of Dental Research* Spec Issue, abstract 0206.

Cutler, C.W., Machen, R.L., Jotwani, R. & Iacopino, A.M. (1999). Heightened gingival inflammation and attachment loss in type 2 diabetics with hyperlipidemia. *Journal of Periodontology* **70**, 1313-1321.

Dale, B.A. (2002). Periodontal epithelium: a newly recognized role in health and disease. *Periodontology 2000* **30**, 70-78.

Daley, T.D., Wysocki, G.P. & Day, C. (1986). Clinical and pharmacologic correlations in cyclosporine-induced gingival hyperplasia. *Oral Surgery, Oral Medicine, Oral Pathology* **62**, 417-421.

da Motta. R.J.G., Almeida, L.Y., Villafuerte, K.R.V. *et al.* (2019). FOXP3+ and CD25+ cells are reduced in patients with stage IV, grade C periodontitis: a comparative clinical study. *Journal of Periodontal Research* **55**, 374-380.

Danielsen, B., Manji, F., Nagelkerke, N., Fejerskov, O. & Baelum, V. (1990). Effect of cigarette smoking on the transition dynamics in experimental gingivitis. *Journal of Clinical Periodontology* **17**, 159-164.

Das, A., Sinha, M., Datta, S. *et al.* (2015). Monocyte and macrophage plasticity in tissue repair and regeneration. *American Journal of Pathology* **185**, 2596-2606.

De Boer, O.J., Van Der Meer, J.J., Teeling, P. *et al.* (2010). Differential expression of interleukin-17 family cytokines in intact and complicated human atherosclerotic plaques. *Journal of Pathology* **220**, 499-508.

Dommisch, H. & Jepsen, S. (2015). Diverse functions of defensins and other antimicrobial peptides in periodontal tissues. *Periodontology 2000* **69**, 96-110.

Dommisch, H., Skora, P., Hirschfeld, J. *et al.* (2019). The guardians of the periodontium – sequential and differential expression of antimicrobial peptides during gingival inflammation. Results from in vivo and in vitro studies. *Journal of Clinical Periodontology* **46**, 276-285.

Donati, M., Liljenberg, B., Zitzmann, N.U. & Berglundh, T. (2009a). B-1a cells and plasma cells in periodontitis lesions. *Journal of Periodontal Research* **44**, 683-688.

Donati, M., Liljenberg, B., Zitzmann, N.U. & Berglundh, T. (2009b). B-1a cells in experimental gingivitis in humans. *Journal of Periodontology* **80**, 1141-1145.

Dunsche, A., Acil, Y., Dommisch, H. *et al.* (2002). The novel human beta-defensin-3 is widely expressed in oral tissues. *European Journal of Oral Sciences* **110**, 121-124.

Ebersole, J.L. & Taubman, M.A. (1994). The protective nature of host responses in periodontal diseases. *Periodontology 2000* **5**, 112-141.

Ebersole, J.L., Cappelli, D., Sandoval, M.N & Steffen, M.J. (1995). Antigen specificity of serum antibody in *A. actinomycetemcomitans*-infected periodontitis patients. *Journal of Dental Research* **74**, 658-666.

Eichel, B. & Shahrik, H.A. (1969). Tobacco smoke toxicity: loss of human oral leukocyte function and fluid-cell metabolism. *Science* **166**, 1424-1428.

El-Ashiry, G.M., El-Kafrawy, A.H, Nasr, M.F. & Younis, N. (1970). Comparative study of the influence of pregnancy and oral contraceptives on the gingivae. *Oral Surgery, Oral Medicine, Oral Pathology* **30**, 472-475.

Elenkov, I.J. (2002). Systemic stress-induced Th2 shift and its clinical implications. *International Reviews in Neurobiology* **52**, 163-186.

Evans, R.I., Mikulecky, M. & Seymour, G.J. (1989). Effect of initial treatment of chronic inflammatory periodontal disease in adults on spontaneous peripheral blood lymphocyte proliferation. *Journal of Clinical Periodontology* **16**, 271-277.

Faddy, M.J., Cullinan, M.P., Palmer, J. *et al.* (2000). Ante-dependence modeling in a longitudinal study of periodontal disease: the effect of age, gender, and smoking status. *Journal of Periodontology* **71**, 454-459.

Fokkema, S.J., Loos, B.G., Slegte, C. & Van Der Velden, U. (2002). A type 2 response in lipopolysaccharide (LPS)-stimulated whole blood cell cultures from periodontitis patients. *Clinical and Experimental Immunology* **127**, 374-378.

Ford, P.J., Gemmell, E., Walker, P.J. *et al.* (2005). Characterization of heat shock protein-specific T cells in atherosclerosis. *Clinical and Diagnostic Laboratory Immunology* **12**, 259-267.

Ganz, T. (2003). Defensins: antimicrobial peptides of innate immunity. *Nature Reviews Immunology* **3**, 710-720.

Garaicoa-Pazmino, C., Fretwurst, T., Squarize, C.H. *et al.* (2019). Characterization of macrophage polarization in periodontal disease. *Journal of Clinical Periodontology* **46**, 830-830.

Gemmell, E. & Seymour, G.J. (1998). Cytokine profiles of cells extracted from human periodontal diseases. *Journal of Dental Research* **77**, 16-26.

Gemmell, E., Bird, P.S., Bowman, J.D. *et al.* (1997). Immunohistological study of *Porphyromonas gingivalis*induced lesions in a murine model. *Oral Microbiology and Immunology* **12**, 288-297.

Gemmell, E., Bird, P.S., Carter, C.L., Drysdale, K.E. & Seymour, G.J. (2002a). Effect of *Fusobacterium nucleatum* on the T and B cell responses to *Porphyromonas gingivalis* in a mouse model. *Clinical and Experimental Immunology* **128**, 238-244.

Gemmell, E., Carter, C.L., Bird, P.S. & Seymour, G.J. (2002b). Genetic dependence of the specific T cell cytokine response to *P. gingivalis* in mice. *Journal of Periodontology* **73**, 591-596.

Gemmell, E., Carter, C.L., Hart, D.N.J., Drysdale, K.E. & Seymour, G.J. (2002c). Antigen presenting cells in human periodontal disease tissues. *Oral Microbiology and Immunology* **17**, 388-393.

Gemmell, E., Bird, P.S., Ford, P.J. *et al.* (2004). Modulation of the antibody response by *Porphyromonas gingivalis* and *Fusobacterium nucleatum* in a mouse model. *Oral Microbiology and Immunology* **19**, 247-251.

Gemmell, E., Drysdale, K.E. & Seymour, G.J. (2006). Gene expression in splenic CD4 and CD8 cells from BALB/c mice immunized with *Porphyromonas gingivalis*. *Journal of Periodontology* **77**, 622-633.

Gemmell, E., Yamazaki, K. & Seymour G.J. (2007). The role of T cells in periodontal disease: homeostasis and autoimmunity. *Periodontology 2000* **43**, 14-40.

Gislen, G., Nilsson, K.O. & Matsson L. (1980). Gingival inflammation in diabetic children related to degree of metabolic control. *Acta Odontologica Scandinavica* **38**, 241-246.

Glick, M., Pliskin, M.E. & Weiss, R.C. (1990). The clinical and histologic appearance of HIV-associated gingivitis. *Oral Surgery, Oral Medicine, Oral Pathology* **69**, 395-398.

Gugliucci, A. (2000). Glycation as the glucose link to diabetic complications. *Journal of the American Osteopathic Association* **100**, 621-634.

Hassell, T.M. & Hefti, A.F. (1991). Drug-induced gingival overgrowth: old problem, new problem. *Critical Reviews in Oral Biology and Medicine* **2**, 103-137.

Hassell, T., O'Donnell, J., Pearlman, J. *et al.* (1984). Phenytoin induced gingival overgrowth in institutionalized epileptics. *Journal of Clinical Periodontology* **11**, 242-253.

Hefti, A., Engelberger, T. & Buttner, M. (1981). Gingivitis in Basel schoolchildren. *SSO Schweizericshe Monatsschrift Zahnheilkunde* **91**, 1087-1092.

Hirsch, H.Z., Tarkowski, A., Miller, E.J. *et al.* (1988) Autoimmunity to collagen in adult periodontal disease. *Journal of Oral Pathology* **17**, 456-459.

Hirschfeld, M., Weis, J.J., Toshchakov, V. *et al.* (2001). Signaling by Toll-like receptor 2 and 4 agonists results in differential gene expression in murine macrophages. *Infection and Immunity* **69**, 1477-1482.

Hofbauer, L.C., Lacey, D.L., Dunstan, C.R. *et al.* (1999). Interleukin-1beta and tumor necrosis factor-alpha, but not interleukin-6, stimulate osteoprotegerin ligand gene expression in human osteoblastic cells. *Bone* **25**, 255-259.

Holm-Pedersen, P. & Löe, H. (1967). Flow of gingival exudate as related to menstruation and pregnancy. *Journal of Periodontal Research* **2**, 13-20.

Horowitz, M.C., Fretz, J.A. & Lorenzo, J.A. (2010). How B cells influence bone biology in health and disease. *Bone* **47**, 472-479.

Hueber, A.J., Asquith, D.L. & Miller, A.M. (2010). IL-17A in rheumatoid arthritis synovium. *Journal of Immunology* **184**, 3336-3340.

Hugoson, A. (1970). Gingival inflammation and female sex hormones. A clinical investigation of pregnant women and experimental studies in dogs. *Journal of Periodontal Research* **5 Suppl**, 1-18.

Hugoson, A. (1971). Gingivitis in pregnant women. A longitudinal clinical study. *Odontologisk Revy* **22**, 65-84.

Iacopino, A.M. (1995). Diabetic periodontitis: possible lipidinduced defect in tissue repair through alteration of macrophage phenotype and function. *Oral Diseases* **1**, 214-229.

Ito, H., Harada, Y., Matsuo, T., Ebisu, S. & Okada, H. (1988). Possible role of T cells in the establishment of IgG plasma cell-rich periodontal lesion augmentation of IgG synthesis in the polyclonal B cell activation response by autoreactive T cells. *Journal of Periodontal Research* **23**, 39-45.

Ito, H., Honda, T., Domon, H. *et al.* (2005). Gene expression analysis of the CD4+ T-cell clones derived from gingival tissues of periodontitis patients. *Oral Microbiology and Immunology* **20**, 382-386

Ivanyi, L. & Lehner, T. (1970). Stimulation of lymphocyte transformation by bacterial antigens in patients with periodontal disease. *Archives of Oral Biology* **15**, 1089-1096.

Izumi, Y., Sugiyama, S., Shinozuka, O. *et al.* (1989). Defective neutrophil chemotaxis in Down's syndrome patients and its relationship to periodontal destruction. *Journal of Periodontology* **60**, 238-242.

Kanwai, T., Seki, M., Watanabe, H. (2000). Th1 transmigration anergy: a new concept of endothelial cell – T cell regulatory interaction. *International Immunology* **12**, 937-948.

Kelly, M.N., Kolls, J.K., Happel, K. *et al.* (2005). Interleukin-17/interleukin-17 receptor-mediated signaling is important for generation of an optimal polymorphonuclear response against *Toxoplasma gondii* infection. *Infection and Immunology* **73**, 617-621.

Kelso A. (1995). Th1 and Th2 subsets: paradigm lost? *Immunology Today* **16**, 374-379.

Kenney, E.B., Kraal, J.H., Saxe, S.R. & Jones, J. (1977). The effect of cigarette smoke on human oral polymorphonuclear leukocytes. *Journal of Periodontal Research* **12**, 227-234.

Kinane, D.F. & Bartold, P.M. (2007). Clinical relevance of the host responses of periodontitis *Periodontology 2000* **43**, 278-293.

Kinane, D.F., Berglundh, T. & Lindhe, J. (2008). Pathogenesis of periodontitis. In: Lindhe, J., Lang, N.P. & Karring, T., eds. *Clinical Periodontal and Implant Dentistry*, 5th edn. Oxford: Blackwell Munskgaard, pp. 285-306.

Kinnby, B., Matsson, L. & Astedt, B. (1996). Aggravation of gingival inflammatory symptoms during pregnancy associated with the concentration of plasminogen activator inhibitor type 2 (PAI-2) in gingival fluid. *Journal of Periodontal Research* **31**, 271-277.

Komatsu, N., Okamoto, K., Sawa, S. *et al.* (2014). Pathogenic conversion of Foxp3+ T cells into Th17 cells in autoimmune arthritis. *Nature Medicine* **20**, 62-68.

Kong, Y.Y., Yoshida, H., Sarosi, I. *et al.* (1999). OPGL is a key regulator of osteoclastogenesis, lymphocyte development and lymph-node organogenesis. *Nature* **397**, 315-323.

Koreeda, N., Iwano, Y., Kishida, M. *et al.* (2005). Periodic exacerbation of gingival inflammation during the menstrual cycle. *Journal of Oral Science* **47**, 159-164.

Korostoff, J.M., Wang, J.F., Sarment, D.P. *et al.* (2000). Analysis of in situ protease activity in chronic adult periodontitis patients: expression of activated MMP-2 and a 40 kDa serine protease. *Journal of Periodontology* **71**, 353-360

Kovar, M., Jany, Z. & Erdelsky, I. (1985). Influence of the menstrual cycle on the gingival microcirculation. *Czech Medicine* **8**, 98-103.

Lapp, C.A., Thomas, M.E. & Lewis, J.B. (1995). Modulation by progesterone of interleukin-6 production by gingival fibroblasts. *Journal of Periodontology* **66**, 279-284.

Laurence, A. & O'Shea, J.J. (2007). Th-17 differentiation: of mice and men. *Nature Immunology* **8**, 903-905.

Leggott, P.J., Robertson, P.B., Rothman, D.L., Murray, P.A. & Jacob, R.A. (1986). The effect of controlled ascorbic acid depletion and supplementation on periodontal health. *Journal of Periodontology* **57**, 480-485.

Leggott, P.J., Robertson, P.B., Jacob, R.A. *et al.* (1991). Effects of ascorbic acid depletion and supplementation on periodontal health and subgingival microflora in humans. *Journal of Dental Research* **70**, 1531-1536.

Levin, S.M. & Kennedy, J.E. (1973). Relationship of plaque and gingivitis in patients with leukemia. *Virginia Dental Journal* **50**, 22-25.

Lie, M.A., van der Weijden, G.A., Timmerman, M.F. *et al.* (1998). Oral microbiota in smokers and non-smokers in natural and experimentally-induced gingivitis. *Journal of Clinical Periodontology* **25**, 677-686.

Lin, A.M., Rubin, C.J., Khandpur, R. *et al.* (2011). Mast cells and neutrophils release IL-17 through extracellular trap formation in psoriasis. *Journal of Immunology* **187**, 490-500.

Lin, Y.T. & Yang, F.T. (2010). Gingival enlargement in children administered cyclosporine after liver transplantation. *Journal of Periodontology* **81**, 1250-1255.

Lindhe, J. & Bjorn, A.L. (1967). Influence of hormonal contraceptives on the gingiva of women. *Journal of Periodontal Research* **2**, 1-6.

Lindhe, J. & Rylander, H. (1975). Experimental gingivitis in young dogs. *Scandinavian Journal of Dental Research* **83**, 314-326.

Liu, X., Jin, H., Zhang, G. *et al.* (2014). Intratumor IL-17 positive mast cells are the major source of the IL-17 that is predictive of survival in gastric cancer patients. *PLOS ONE* **9**, e106834.

Löe, H., Anerud, A., Boysen, H. & Morrison, E. (1986). Natural history of periodontal disease in man. Rapid, moderate and no loss of attachment in Sri Lankan laborers. *Journal of Clinical Periodontology* **13**, 431-435.

Löe, H. & Silness, J. (1963). Periodontal disease in pregnancy. I. Prevalence and severity. *Acta Odontologica Scandinavica* **21**, 533-551.

Lopatin, D.E. & Blackburn, E. (1992). Avidity and titer of immunoglobulin G subclasses to Porphyromonas gingivalis in adult periodontitis patients. *Oral Microbiology and Immunology* **7**, 332-337.

Lorenzo, J. (2000). Interactions between immune and bone cells: new insights with many remaining questions. *Journal of Clinical Investigations* **106**, 749-752.

Lundgren, D., Magnusson, B. & Lindhe, J. (1973). Connective tissue alterations in gingivae of rats treated with estrogen and progesterone. A histologic and autoradiographic study. *Odontologisk Revy* **24**, 49-58.

Mackler, B.F., Frostad, K.B., Robertson, P.B. & Levy, B.M. (1977). Immunoglobulin bearing lymphocytes and plasma cells in human periodontal disease. *Journal of Periodontal Research* **12**, 37-45.

Mahanonda, R., & Pichyangkul, S. (2007). Toll-like receptors and their role in periodontal health and disease. *Periodontology 2000* **43**, 41-55.

Mangan, D.F., Won, T. & Lopatin, D.E. (1983). Nonspecific induction of immunoglobulin M antibodies to periodontal disease-associated microorganisms after polyclonal human B-lymphocyte activation by *Fusobacterium nucleatum*. *Infection and Immunity* **41**, 1038-1045.

Marhoffer, W., Stein, M., Maeser, E. & Federlin, K. (1992). Impairment of polymorphonuclear leukocyte function and metabolic control of diabetes. *Diabetes Care* **15**, 256-260.

Mariani, G., Calastrini, C., Carinci, F., Marzola, R. & Calura, G. (1993). Ultrastructural features of cyclosporine A-induced gingival hyperplasia. *Journal of Periodontology* **64**, 1092-1097.

Mariotti, A. (1999). Dental plaque-induced gingival diseases. *Annals of Periodontology* **4**, 7-19.

Markou, E., Boura, E., Tsalikis, L., Deligianidis, A. & Konstantinidis, A. (2011). The influence of sex hormones on proinflammatory cytokines in gingiva of periodontally healthy premenopausal women. *Journal of Periodontal Research* **46**, 528-532.

McGaw, T., Lam, S. & Coates, J. (1987). Cyclosporin-induced gingival overgrowth: correlation with dental plaque scores, gingivitis scores, and cyclosporin levels in serum and saliva. *Oral Surgery, Oral Medicine, Oral Pathology* **64**, 293-297.

McLaughlin, W.S., Lovat, F.M., Macgregor, I.D. & Kelly, P.J. (1993). The immediate effects of smoking on gingival fluid flow. *Journal of Clinical Periodontology* **20**, 448-451.

Michalowicz, B.S. (1994). Genetic and heritable risk factors in periodontal disease. *Journal of Periodontology* **65 Suppl 5**, 479-488

Mirbod, S.M., Ahing, S.I. & Pruthi, V.K. (2001). Immuno-histochemical study of vestibular gingival blood vessel density and internal circumference in smokers and non-smokers. *Journal of Periodontology* **72**, 1318-1323.

Miyagi, M., Morishita, M. & Iwamoto, Y. (1993). Effects of sex hormones on production of prostaglandin E2 by human peripheral monocytes. *Journal of Periodontology* **64**, 1075-1078.

Modeer, T. & Dahllof, G. (1987). Development of phenytoininduced gingival overgrowth in non-institutionalized epileptic children subjected to different plaque control programs. *Acta Odontologica Scandinavica* **45**, 81-85.

Mogi, M., Otogoto, J., Ota, N. & Togari, A. (2004). Differential expression of RANKL and osteoprotegerin in gingival crevicular fluid of patients with periodontitis. *Journal of Dental Research* **83**, 166-169.

Mombelli, A., Gusberti, F.A., van Oosten, M.A. & Lang, N.P. (1989). Gingival health and gingivitis development during puberty. A 4-year longitudinal study. *Journal of Clinical Periodontology* **16**, 451-456.

Mooney, J. & Kinane D.F. (1994). Humoral immune responses to *Porphyromonas gingivalis* and *Actinobacillus actinomycetemcomitans* in adult periodontitis and rapidly progressive periodontitis. *Oral Microbiology and Immunology* **9**, 321-326.

Moran, E.M., Heydrich, R., Ng, C.T. *et al.* (2011). IL-17A expression is localized to both mononuclear and polymorphonuclear synovial cell infiltrates. *PLOS ONE* **6**, e24048

Moughal, N.A., Adonogianaki, E., Thornhill, M.H. & Kinane, D.F. (1992). Endothelial cell leukocyte adhesion molecule-1 (ELAM-1) and intercellular adhesion molecule-1 (ICAM-1) expression in gingival tissue during health and experimentally-induced gingivitis. *Journal of Periodontal Research* **27**, 623-630.

Müller, H.P., Stadermann, S. & Heinecke, A. (2002). Longitudinal association between plaque and gingival bleeding in smokers and non-smokers. *Journal of Clinical Periodontology* **29**, 287-294.

Nagasawa, T., Kobayashi, H., Kiji, M. *et al.* (2002). LPS-stimulated human gingival fibroblasts inhibit the differentiation of monocytes into osteoclasts through the production of osteoprotegerin. *Clinical and Experimental Immunology* **130**, 338-344.

Nakagawa, S., Machida, Y., Nakagawa, T. *et al.* (1994). Infection by *Porphyromonas gingivalis* and *Actinobacillus actinomycetemcomitans*, and antibody responses at different ages in humans. *Journal of Periodontal Research* **29**, 9-16.

Nakajima, T., Ueki-Maruyama, K., Oda, T. *et al.* (2005). Regulatory T-cells infiltrate periodontal disease tissues. *Journal of Dental Research* **84**, 639-643

Nery, E.B., Edson, R.G., Lee, K.K., Pruthi, V.K. & Watson, J. (1995). Prevalence of nifedipine-induced gingival hyperplasia. *Journal of Periodontology* **66**, 572-578.

Niemi, M.L., Ainamo, J. & Sandholm, L. (1986). The occurrence of gingival brushing lesions during 3 phases of the menstrual cycle. *Journal of Clinical Periodontology* **13**, 27-32.

O'Valle, F., Mesa, F., Aneiros, J. *et al.* (1995). Gingival overgrowth induced by nifedipine and cyclosporin A. Clinical and morphometric study with image analysis. *Journal of Clinical Periodontology* **22**, 591-597.

Oda, T., Yoshie, H. & Yamazaki, K. (2003). *Porphyromonas gingivalis* antigen preferentially stimulates T cells to express IL-17 but not receptor activator of NF-κB ligand *in vitro*. *Oral Microbiology and Immunology* **18**, 30-36.

Offenbacher, S. (1996). Periodontal diseases: pathogenesis. *Annals of Periodontology* **1**, 821-878.

Offenbacher, S., Odle, B.M., Green, M.D. *et al.* (1990). Inhibition of human periodontal prostaglandin E2 synthesis with selected agents. *Agents and Actions* **29**, 232-238.

Okui, T., Aoki, Y., Ito, H., Honda, T. & Yamazaki, K. (2012). The presence of IL-17+/FOXP3+ double-positive cells in periodontitis. *Journal of Dental Research* **91**, 574-579.

Orozco, A., Gemmell, E., Bickel, M. & Seymour, G.J. (2006). Interleukin-1beta, interleukin-12 and interleukin-18 levels in gingival fluid and serum of patients with gingivitis and periodontitis. *Oral Microbiology and Immunology* **21**, 256-260.

Page, R.C. & Schroeder, H.E. (1976). Pathogenesis of inflammatory periodontal disease. A summary of current work. *Laboratory Investigations* **34**, 235-249.

Palmer, R.M., Wilson, R.F., Hasan, A.S. & Scott, D.A. (2005). Mechanisms of action of environmental factors-tobacco smoking. *Journal of Clinical Periodontology* **32 Suppl 6**, 180-195.

Pankhurst, C.L., Waite, I.M., Hicks, K.A., Allen, Y. & Harkness, R.D. (1981). The influence of oral contraceptive therapy on the periodontium – duration of drug therapy. *Journal of Periodontology* **52**, 617-620.

Parachuru, V.P.B., Coates, D.E., Milne, T.J. *et al.* (2014). Forkhead box P3-positive regulatory T-cells and interleukin 17positive T-helper 17 cells in chronic inflammatory periodontal disease. *Journal of Periodontal Research* **49**, 817-826.

Parachuru, V.P.B., Coates, D.E., Milne, T.J. *et al.* (2018). FoxP3+ regulatory T cells, interleukin 17 and mast cells in chronic inflammatory periodontal disease. *Journal of Periodontal Research* **53**, 622-635.

Parfitt, G.J. (1957). A five-year longitudinal study of the gingival condition of a group of children in England. *Journal of Periodontology* **28**, 26-32.

Persson, L., Bergstrom, J., Gustafsson, A. & Asman, B. (1999). Tobacco smoking and gingival neutrophil activity in young adults. *Journal of Clinical Periodontology* **26**, 9-13.

Petti, S., Cairella, G. & Tarsitani, G. (2000). Nutritional variables related to gingival health in adolescent girls. *Community Dentistry and Oral Epidemiology* **28**, 407-413.

Poulter, L.W., Seymour, G.J., Duke, O., Janossy, G. & Panayi, G. (1982). Immunohistological analysis of delayed-type hypersensitivity in man. *Cell Immunology* **74**, 358-369.

Preshaw, P.M., Knutsen, M.A. & Mariotti, A. (2001). Experimental gingivitis in women using oral contraceptives. *Journal of Dental Research* **80**, 2011-2015.

Pulendran, B., Kumar, P., Cutler, C.W. *et al.* (2001). Lipopolysaccharides from distinct pathogens induce different classes of immune responses *in vivo*. *Journal of Immunology* **167**, 5067-5076.

Ramseier, C.A., Anerud, A., Dulac, M. *et al.* (2017). Natural history of periodontitis: disease progression and tooth loss over 40 years. *Journal of Clinical Periodontology* **44**, 1182-1191.

Re, F. & Strominger, J.L. (2001). Toll-like receptor 2 (TLR2) and TLR4 differentially activate human dendritic cells. *Journal of Biological Chemistry* **276**, 37692-37699.

Reichart, P.A. & Dornow, H. (1978). Gingivo-periodontal manifestations in chronic benign neutropenia. *Journal of Clinical Periodontology* **5**, 74-80.

Remijsen, Q., Kuijpers, T.W., Wirawan, E. *et al.* (2011). Dying for a cause: NETosis, mechanisms behind an antimicrobial cell death modality. *Cell Death and Differentiation* **18**, 581-588.

Reynolds, J.J. & Meikle, M.C. (1997). Mechanisms of connective tissue matrix destruction in periodontitis. *Periodontology 2000* **14**, 144-157.

Romagnani, S. (1992). Human TH1 and TH2 subsets: regulation of differentiation and role in protection and immunopathology. *International Archives of Allergy and Immunology* **98**, 279-285.

Rostock, M.H., Fry, H.R. & Turner, J.E. (1986). Severe gingival overgrowth associated with cyclosporine therapy. *Journal of Periodontology* **57**, 294-299.

Rylander, H., Attstrom, R. & Lindhe, J. (1975). Influence of experimental neutropenia in dogs with chronic gingivitis. *Journal of Periodontal Research* **10**, 315-323.

Rylander, H., Ramberg, P., Blohme, G. & Lindhe, J. (1987). Prevalence of periodontal disease in young diabetics. *Journal of Clinical Periodontology* **14**, 38-43.

Salvi, G.E., Brown, C.E., Fujihashi, K. *et al.* (1998). Inflammatory mediators of the terminal dentition in adult and early onset periodontitis. *Journal of Periodontal Research* **33**, 212-225.

Salvi, G.E., Franco, L.M., Braun, T.M. *et al.* (2010). Pro-inflammatory biomarkers during experimental gingivitis in patients with type 1 diabetes mellitus: a proof-of-concept study. *Journal of Clinical Periodontology* **37**, 9-16.

Salvi, G.E., Kandylaki, M., Troendle, A., Persson, G.R. & Lang, N.P. (2005). Experimental gingivitis in type 1 diabetics: a controlled clinical and microbiological study. *Journal of Clinical Periodontology* **32**, 310-316.

Scott, D.A. & Singer, D.L. (2004). Suppression of overt gingival inflammation in tobacco smokers – clinical and mechanistic considerations. *International Journal of Dental Hygiene* **2**, 104-110.

Seguier, S., Gogly, B., Bodineau, A., Godeau, G. & Brousse, N. (2001). Is collagen breakdown during periodontitis linked to inflammatory cells and expression of matrix metalloproteinases and tissue inhibitors of metalloproteinases in human gingival tissue? *Journal of Periodontology* **72**, 1398-1406.

Seymour, G.J. (1991). Importance of the host response in the periodontium. *Journal of Clinical Periodontology* **18**, 421-426.

Seymour, G.J., Cole, K.L., Powell, R.N. *et al.* (1985). Interleukin-2 production and bone resorption activity by unstimulated lymphocytes extracted from chronically inflamed human periodontal tissues. *Archives of Oral Biology* **30**, 481-484.

Seymour, G.J., Dockrell, H.M. & Greenspan, J.S. (1978). Enzyme differentiation of lymphocyte subpopulations in sections of human lymph nodes, *tonsils and periodontal disease. Clinical and Experimental Immunology* **32**, 169-178.

Seymour, G.J. & Gemmell, E. (2001). Cytokines in periodontal disease: where to from here? *Acta Odontolologica Scandinavica* **59**, 167-173.

Seymour, G.J., Gemmell, E., Reinhardt, R.A., Eastcott, J. & Taubman, M.A. (1993). Immunopathogenesis of chronic inflammatory periodontal disease: cellular and molecular mechanisms. *Journal of Periodontal Research* **28**, 478-486.

Seymour, G.J., Gemmell, E., Walsh, L.J. & Powell, R.N. (1988). Immunohistological analysis of experimental gingivitis in humans. *Clinical and Experimental Immunology* **71**, 132-137.

Seymour, G.J., Gemmell, E. & Yamazaki, K. (2009). T-cell responses in periodontitis. In: Henderson, B., Curtis, M.A., Seymour, R.M. & Donos, N. *Periodntal Medicine and Systems Biology* eds *Wiley-Blackwell*, London pp 357-376

Seymour G.J. & Greenspan, J.S. (1979). The phenotypic characterization of lymphocyte subpopulations in established human periodontal disease. *Journal of Periodontal Research* **14**, 39-46.

Seymour, G.J., Powell, R.N. & Aitken, J.F. (1983). Experimental gingivitis in humans. A clinical and histologic investigation. *Journal of Periodontology* **54**, 522-528.

Seymour, G.J., Powell, R.N. & Davies, W.I. (1979). Conversion of a stable T-cell lesion to a progressive B-cell lesion in the pathogenesis of chronic inflammatory periodontal disease: An hypothesis. *Journal of Clinical Periodontology* **6**, 267-277.

Seymour, G.J. & Taylor, J.J. (2004). Shouts and whispers: an introduction to immunoregulation in periodontal disease. *Periodontology 2000* **35**, 9-13.

Seymour, R.A. (1993). Drug-induced gingival overgrowth. *Adverse Drug Reactions and Toxicology Reviews* **12**, 215-232.

Seymour, R.A. & Jacobs, D.J. (1992). Cyclosporin and the gingival tissues. *Journal of Clinical Periodontology* **19**, 1-11.

Seymour, R.A., Thomason, J.M. & Ellis, J.S. (1996). The pathogenesis of drug-induced gingival overgrowth. *Journal of Clinical Periodontology* **23**, 165-175.

Shätzle, M., Faddy, M.J., Cullinan, M.P. *et al.* (2009). The clinical course of chronic periodontitis: V. Predictive factors in periodontal disease. *Journal of Clinical Periodontology* **36**, 365-371.

Shenker, B.J. & Datar, S. (1995). *Fusobacterium nucleatum* inhibits human T-cell activation by arresting cells in the mid-G1 phase of the cell cycle. *Infection and Immunity* **63**, 4830-4836.

Shenker, B.J., McArthur, W.P. & Tsai, C.C. (1982). Immune suppression induced by *Actinobacillus actinomycetemcomitans* I. Effects on human peripheral blood lymphocyte responses to mitogens and antigens. *Journal of Immunology* **128**, 148-154.

Shenker, B.J. & Slots, J. (1989). Immunomodulatory effects of Bacteroides products on *in vitro* human lymphocyte functions. *Oral Microbiology and Immunology* **4**, 24-29.

Silness, J. & Löe, H. (1964). Periodontal disease in pregnancy. II. Correlation between oral hygiene and periodontal condition. *Acta Odontologica Scandinavica* **22**, 121-35.

Sima, C., Rhourida, K., Van Dyke, T.E. & Gyurko, R. (2010). Type 1 diabetes predisposes to enhanced gingival leukocyte margination and macromolecule extravasation *in vivo*. *Journal of Periodontal Research* **45**, 748-756.

Simonet, W.S., Lacey, D.L., Dunstan, C.R. *et al.* (1997). Osteoprotegerin: a novel secreted protein involved in the regulation of bone density. *Cell* **89**, 309-319.

Socransky, S.S. & Haffajee, A.D. (2005). Periodontal microbial ecology. *Periodontology 2000* **38**, 135-187.

Socransky, S.S., Haffajee, A.D., Cugini, M.A. *et al.* (1998). Microbial complexes in subgingival plaque. *Journal of Clinical Periodontology* **25**, 134-144.

Sooriyamoorthy, M. & Gower, D.B. (1989). Hormonal influences on gingival tissue: relationship to periodontal disease. *Journal of Clinical Periodontology* **16**, 201-208.

Soory, M. (2000). Targets for steroid hormone mediated actions of periodontal pathogens, cytokines and therapeutic agents: some implications on tissue turnover in the periodontium. *Current Drug Targets* **1**, 309-325.

Sopori, M.L. & Kozak, W. (1998). Immunomodulatory effects of cigarette smoke. *Journal of Neuroimmunology* **83**, 148-156.

Steinberg, S.C. & Steinberg, A.D. (1982). Phenytoin-induced gingival overgrowth control in severely retarded children. *Journal of Periodontology* **53**, 429-433.

Steinberg, B.E. & Grinstein, S. (2007). Unconventional roles of the NADPH oxidase: signaling, ion homeostasis, and cell death. *Science STKE* **2007**, pe11.

Stoufi, E.D., Taubman, M.A., Ebersole, J.L., Smith, D.J. & Stashenko, P.P. (1987). Phenotypic analyses of mononuclear cells recovered from healthy and diseased human periodontal tissues. *Journal of Clinical Immunology* **7**, 235-245.

Sutcliffe, P. (1972). A longitudinal study of gingivitis and puberty. *Journal of Periodontal Research* **7**, 52-58.

Tabeta, K., Yamazaki, K., Hotokezaka, H., Yoshie, H. & Hara, K. (2000). Elevated humoral immune response to heat shock protein 60 family in periodontitis patients. *Clinical and Experimental Immunology* **120**, 285-293.

Takeichi, O., Haber, J., Kawai, T. *et al.* (2000). Cytokine profiles of T-lymphocytes from gingival tissues with pathological pocketing. *Journal of Dental Research* **79**, 1548-1555.

Tatakis, D.N. & Trombelli, L. (2004). Modulation of clinical expression of plaque-induced gingivitis. I. Background review and rationale. *Journal of Clinical Periodontology* **31**, 229-338.

Taubman, M.A., Valverde, P., Han, X. & Kawai, T. (2005). Immune response: the key to bone resorption in periodontal disease. *Journal of Periodontology* **76**, **11 Suppl**, 2033-2041.

Teng, Y.T. (2003). The role of acquired immunity and periodontal disease progression. *Critical Reviews of Oral Biology and Medicine* **14**, 237-252.

Tesseromatis, C., Kotsiou, A., Parara, H., Vairaktaris, E. & Tsamouri, M. (2009). Morphological changes of gingiva in streptozotocin diabetic rats. *International Journal of Dentistry* **2009**, 725628.

Tew, J., Engel, D. & Mangan, D. (1989). Polyclonal B-cell activation in periodontitis. *Journal of Periodontal Research* **24**, 225-241.

Thorbert-Mros, S., Cassel, B. & Berglundh, T. (2017). Age of onset of disease in subjects with severe periodontitis: a 9to 34-year retrospective study. *Journal of Clinical Periodontology* **44**, 778-783.

Thorbert-Mros, S., Larsson, L., Kalm, J. & Berglundh, T. (2019). Interleukin-17 producing cells and interleukin-17 mRNA expression in periodontitis and long-standing gingivitis lesions. *Journal of Periodontology* **90**, 516-521.

Trombelli, L., Tatakis, D.N., Scapoli, C. *et al.* (2004). Modulation of clinical expression of plaque-induced gingivitis. II. Identification of "high-responder" and "low-responder" subjects. *Journal of Clinical Periodontology* **31**, 239-252.

Trombelli, L., Farina, R., Minenna, L. *et al.* (2008). Experimental gingivitis: reproducibility of plaque accumulation and gingival inflammation parameters in selected populations during a repeat trial. *Journal of Clinical Periodontology* **35**, 955-960.

Truchetet, M.E., Brembilla, N.C., Montanari, E. *et al.* (2013). Interleukin-17A+ cells counts are increased in systemic sclerosis skin and their number is inversely correlated with the extent of skin involvement. *Arthritis and Rheumatology* **65**, 1347-1356.

Tyldesley, W.R. & Rotter, E. (1984). Gingival hyperplasia induced by cyclosporin-A. *British Dental Journal* **157**, 305-309.

Ueta, E., Osaki, T., Yoneda, K. & Yamamoto, T. (1993). Prevalence of diabetes mellitus in odontogenic infections and oral candidiasis: an analysis of neutrophil suppression. *Journal of Oral Pathology and Medicine* **22**, 168-174.

Ulrich, P. & Cerami, A. (2001). Protein glycation, diabetes, *and aging*. *Recent Progress in Hormone Research* **56**, 1-21.

Underwood, K., Sjostrom, K., Darveau, R. *et al.* (1993). Serum antibody opsonic activity against *Actinobacillus actinomycetemcomitans* in human periodontal diseases. *Journal of Infectious Diseases* **168**, 1436-1443.

Velden, J., Paust, H.J., Hoxa, E. *et al.* (2012). Renal IL-17 expression in human ANCA-associated glomerulonephritis. *American Journal of Physiology – Renal Physiology* **302**, F1663-F1673.

Vernal, R., Chaparro, A., Graumann, R. *et al.* (2004). Levels of cytokine receptor activator of nuclear factor kappaB ligand in gingival crevicular fluid in untreated chronic periodontitis patients. *Journal of Periodontology* **75**, 1586-1591.

Villela, B., Cogen, R.B., Bartolucci, A.A. & Birkedal-Hansen, H. (1987). Crevicular fluid collagenase activity in healthy, gingivitis, chronic adult periodontitis and localized juvenile periodontitis patients. *Journal of Periodontal Research* **22**, 209-211.

von Kockritz-Blickwede, M., Goldmann, O., Thulin, P. *et al.* (2008). Phagocytosis-independent antimicrobial activity of mast cells by means of extracellular trap formation. *Blood* **111**, 3070-3080.

Wang, B., Li, L., Liao, Y. *et al.* (2013). Mast cells expressing interleukin-17 in muscularis propria predict a favorable prognosis in esophageal squamous cell carcinoma. *Cancer Immunology and Immunotherapy* **62**, 1575-1585.

Wassenaar, A., Reinhardus, C., Thepen, T., Abraham Inpijn, L. & Kievits, F. (1995). Cloning, characterization, and antigen specificity of T-lymphocyte subsets extracted from gingival tissue of chronic adult periodontitis patients. *Infection and Immunity* **63**, 2147-2153.

Wilton, J.M., Hurst, T.J. & Sterne, J.A. (1993). Elevated opsonic activity for *Porphyromonas (Bacteroides) gingivalis* in serum from patients with a history of destructive periodontal disease. *A case control study. Journal of Clinical Periodontology* **20**, 563-569.

Wynne, S., Walsh, L.J., Seymour, G.J. & Powell, R.N. (1986). *In situ* demonstration of natural killer (NK) cells in human gingival tissue. *Journal of Periodontology* **57**, 699-702.

Yahia, N., Seibel, W., McCleary, L., Lesko, L. & Hassell, T. (1988). Effect of toothbrushing on cyclosporine-induced gingival overgrowth in Beagles. *Journal of Dental Research* **67**, Abstract 332.

Yamazaki, K., Ohsawa, Y. & Yoshie, H. (2001). Elevated proportion of natural killer T cells in periodontitis lesions: a common feature of chronic inflammatory diseases. *American Journal of Pathology* **158**, 1391-1398.

Yamazaki, K., Ohsawa, Y., Tabeta, K. *et al.* (2002). Accumulation of human heat shock protein 60-reactive T cells in the gingival tissues of periodontitis patients. *Infection and Immunity* **70**, 2492-2501.

Yamamoto, M., Fujihashi, K., Hiroi, T. *et al.* (1997). Molecular and cellular mechanisms for periodontal diseases: Role of Th1 and Th2 type cytokines in induction of mucosal inflammation. *Journal of Periodontal Research* **32**, 115-119.

Yun, P.L., Decarlo, A.A., Collyer, C. & Hunter, N. (2001). Hydrolysis of interleukin-12 by *Porphyromonas gingivalis* major cysteine proteinases may affect local gamma interferon accumulation and the Th1 or Th2 T-cell phenotype in periodontitis. *Infection and Immunity* **69**, 5650-5660.

Ziskin, D.E. & Nesse, G.J. (1946). Pregnancy gingivitis; history, classification, etiology. *American Journal of Orthodontics and Oral Surgery* **32**, 390-432.

Zitzmann, N.U., Berglundh, T. & Lindhe, J. (2005). Inflammatory lesions in the gingiva following resective/non-resective periodontal therapy. *Journal of Clinical Periodontology* **32**, 139-146.

Capítulo 11

Fatores Modificadores Sistêmicos e Ambientais

Evanthia Lalla e Panos N. Papapanou

Division of Periodontics, Section of Oral and Diagnostic, and Rehabilitation Sciences,
Columbia University College of Dental Medicine, New York, NY, USA

Introdução, 259

Diabetes melito, 259

   Mecanismos subjacentes ao efeito do diabetes melito sobre a doença periodontal, 259

   Apresentação clínica do paciente periodontal com diabetes melito, 262

   Conceitos relacionados ao manejo do paciente, 266

Tabagismo, 268

Mecanismos subjacentes ao efeito do tabagismo sobre a periodontite, 268

Apresentação clínica do paciente periodontal tabagista, 269

Conceitos relacionados ao manejo do paciente, 270

Obesidade e nutrição, 272

Osteoporose, 273

Estresse, 274

Introdução

Este capítulo discute os fatores sistêmicos e ambientais que podem modificar a suscetibilidade do hospedeiro para a doença periodontal e o fenótipo clínico da doença, incluindo sua extensão, gravidade, progressão e resposta à terapia. A ênfase será dada sobre os dois principais fatores modificadores, o diabetes melito (DM) e o tabagismo. Os aspectos relacionados às evidências epidemiológicas para o efeito desses fatores na doença periodontal são revisados no Capítulo 6. Assim, neste capítulo, focaremos nos mecanismos subjacentes, na apresentação clínica dos indivíduos afetados e nas considerações sobre o tratamento. Na Tabela 11.1 é mostrada uma lista dos potenciais modificadores da saúde periodontal. Entre eles, fatores como puberdade, menstruação, gravidez e medicamentos que afetam somente o estado gengival serão discutidos no Capítulo 15 e o impacto de HIV/AIDS sobre o periodonto será abordado no Capítulo 19.

Diabetes melito

O DM é uma condição comum, crônica, com sérias implicações à saúde. Ele compreende um grupo de alterações metabólicas caracterizadas por defeitos na produção de insulina, na ação da insulina ou ambos, levando ao metabolismo anormal da glicose. A hiperglicemia resultante, que caracteriza os principais tipos de DM (tipos 1 e 2), está associada a uma gama de complicações agudas e crônicas, e acaba comprometendo todos os órgãos do organismo, incluindo os tecidos periodontais. Na realidade, o DM é comprovadamente um importante fator de risco para periodontite.

Mecanismos subjacentes ao efeito do diabetes melito sobre a doença periodontal

Os primeiros estudos que exploraram os mecanismos contribuintes para o aumento da prevalência e da gravidade da destruição periodontal observadas nos pacientes com DM sugeriam a existência de diferentes perfis microbianos subgengivais (Zambon *et al.* 1988). Estudos subsequentes concluíram que a natureza da ameaça bacteriana nos pacientes portadores de DM e doença periodontal não parece se diferenciar da ameaça aos pacientes não diabéticos (Feitosa *et al.* 1992; Thorstensson *et al.* 1995; Novaes *et al.* 1997; Sbordone *et al.* 1998). Muitos desses estudos incluíram pequeno número de indivíduos, avaliaram somente algumas espécies de bactérias e, o mais importante, compararam pacientes com DM e doença periodontal a pacientes do grupo-controle sem DM, que eram periodontalmente saudáveis. Levando essas limitações em consideração, a ameaça microbiana subgengival nos diabéticos foi revista posteriormente com o uso de uma coorte com indivíduos diabéticos do tipo 1 e um grupo-controle de indivíduos da mesma idade e sexo sem DM, mas com níveis similares de periodontite (Lalla *et al.* 2006b). Constatou-se que os perfis bacterianos, baseados em 12 espécies, assim como

Parte 4 Interações Hospedeiro-Parasita

Tabela 11.1 Potenciais modificadores da saúde periodontal.

- Diabetes melito
- Tabagismo
- Obesidade e nutrição
- Osteoporose
- Estresse
- Ciclo menstrual
- Gravidez
- Medicamentos
  - Anovulatórios orais
  - Anticonvulsivantes
  - Imunossupressores
  - Bloqueadores dos canais de cálcio
- HIV/AIDS
- Outras doenças sistêmicas e condições de desenvolvimento e adquiridas afetando os tecidos de suporte periodontal (Jepsen *et al.* 2018).

as respostas de anticorpos séricos homólogos, eram comparáveis entre os dois grupos. Ainda assim, este e a maioria dos outros estudos de alterações da microbiota periodontal no diabetes até o momento foram transversais, usaram abordagens microbiológicas tradicionais e foram restritos a espécies de biofilme conhecidas. Resultados emergentes de estudos de microbioma molecular relataram alterações na composição da microbiota oral em diabetes (Casarin *et al.* 2013; Zhou *et al.* 2013; Matsha *et al.* 2020) e, portanto, estudos maiores empregando análises globais do microbioma periodontal podem ser necessários para elucidar essa questão. Até o presente momento, parece que é principalmente a resposta do hospedeiro à ameaça bacteriana que impulsiona a maior suscetibilidade para a periodontite nos diabéticos.

Na realidade, foi proposto anteriormente que o comprometimento da função dos neutrófilos pode propiciar a persistência bacteriana e aumentar a destruição periodontal (Manouchehr-Pour *et al.* 1981a, b; McMullen *et al.* 1981). Subsequentemente, foi demonstrada a inicialização (*priming*) dos neutrófilos nos pacientes com DM moderado ou mal controlado, causada pelo aumento dos níveis e da atividade de proteinoquinase (Karima *et al.* 2005). Outros estudos sugeriram um fenótipo monocítico hiperinflamatório nos diabéticos, caracterizado por aumento dos níveis de mediadores pró-inflamatórios no líquido crevicular gengival (GCF, do inglês *gingival crevicular fluid*) ou depois de estimulação com lipopolissacarídios (LPS) em cultura (Yalda *et al.* 1994; Salvi *et al.* 1997, 1998; Duarte *et al.* 2014).

Em um estudo empregando uma abordagem de modelo de gengivite experimental (*i. e.*, 3 semanas sem higiene oral resultando em gengivite, seguidas por 2 semanas de ótimo controle da placa, resultando em resolução da inflamação gengival), constatou-se que os indivíduos diabéticos desenvolveram inflamação gengival acelerada e exagerada em comparação com o grupo-controle sem DM, apesar de ameaça bacteriana semelhante (Salvi *et al.* 2005). Também foram relatados efeitos sobre outros tipos de células relevantes, tais como a diminuição na produção de colágeno e o aumento da atividade colagenolítica pelos fibroblastos da

gengiva e do ligamento periodontal (Ramamurthy & Golub 1983; Sasaki *et al.* 1992; Yu *et al.* 2012) e a resposta hiperinflamatória das células do epitélio oral (Amir *et al.* 2011).

Consistente com as evidências em humanos, vários estudos animais demonstraram que o DM pode aumentar a resposta inflamatória às bactérias. A injeção de *Porphyromonas gingivalis* nas calvárias de camundongos diabéticos comprovadamente estimula a expressão exagerada de citocinas e infiltrado inflamatório em comparação à resposta observada em camundongos não diabéticos (Naguib *et al.* 2004; Graves *et al.* 2005; Nishihara *et al.* 2009). A redução da inflamação e do tamanho da lesão por inibidores específicos do fator de necrose tumoral alfa (TNF-α, do inglês *tumoral necrosis factor alpha*) nesses estudos sugeriu que a desregulação de citocinas representa um mecanismo de modificação da resposta do hospedeiro à ameaça bacteriana nos indivíduos diabéticos (Naguib *et al.* 2004; Takano *et al.* 2010).

Inúmeros outros relatos, incluindo estudos em humanos, focaram nos fatores relacionados à osteoclastogênese e exploraram o papel do RANKL (do inglês *receptor activator of nuclear factor kappa B ligand*) e a osteoprotegerina (OPG) nas infecções periodontais DM-associadas (Mahamed *et al.* 2005; Duarte *et al.* 2007; Lappin *et al.* 2009; Santos *et al.* 2010; Wu *et al.* 2015). Esses estudos sugeriram que a hiperglicemia nos diabéticos modula a razão RANKL:OPG nos tecidos periodontais e, assim, contribui para a destruição do osso alveolar. Da mesma maneira, o ciclo de perda óssea com subsequente formação de osso foi examinado em um modelo de perda óssea alveolar induzida por ligadura em ratos (Liu *et al.* 2006b). O reparo ósseo foi significativamente limitado pelo DM, e o nível de apoptose das células do revestimento ósseo foi mais alto. No modelo da calvária, os camundongos diabéticos também exibiram aumento de apoptose de fibroblastos e a densidade dos fibroblastos diminuiu depois de lesão induzida por *P. gingivalis* (Liu *et al.* 2004). A cicatrização foi significativamente melhor após bloqueio de apoptose por um inibidor de caspase (Al-Mashat *et al.* 2006) ou por tratamento anti-TNF-α (Liu *et al.* 2006a). Esses resultados foram confirmados em camundongos diabéticos com lesões intraorais (Desta *et al.* 2010; Siqueira *et al.* 2010). Também foi constatado que a inibição de TNF-α em camundongos diabéticos com periodontite induzida por ligadura compromete a expressão de fatores de crescimento que controlam a proliferação, a diferenciação ou a apoptose de osteoblastos, restaura o processo de acoplamento ósseo e aumenta a capacidade de osteogênese dos animais (Pacios *et al.* 2012).

A primeira tentativa de explorar mais mudanças induzidas pelo DM que expliquem a resposta hiperinflamatória à infecção observada focalizou a atuação do receptor para produtos finais de glicação avançada (RAGE, do inglês *receptor for advanced glycation end products*), um receptor de sinalização multiligante e membro da superfamília de imunoglobulinas das moléculas da superfície celular. A expressão RAGE é aumentada no DM e sua ativação por meio das interações com ligantes tem um papel estabelecido no desenvolvimento e na progressão de outras complicações diabéticas (Yan *et al.* 2009). Primeiramente, a expressão dos ligantes de AGE e dos marcadores do estresse oxidativo foi demonstrada em tecidos gengivais de pacientes diabéticos com periodontite (Schimidt *et al.* 1996). Subsequentemente, verificou-se que os níveis de AGE séricos estão significativamente associados à extensão da periodontite em adultos com DM2 (Takeda *et al.* 2006), e o aumento da expressão AGE e RAGE foi relatado em tecidos gengivais e saliva de diabéticos com periodontite (Yoon *et al.* 2004; Katz *et al.* 2005; Abbass *et al.* 2012; Chang *et al.* 2012a; Yu *et al.* 2012; Zizzi *et al.* 2013). Mais recentemente, foi demonstrado que a apoptose polimorfonuclear atrasada em indivíduos com periodontite e DM2 ocorre por meio de uma interação AGE-RAGE (Manosudprasit *et al.* 2017).

Em um modelo de infecção oral e DM em camundongos, a perda óssea alveolar induzida por *P. gingivalis* foi maior nos animais diabéticos em comparação com os animais-controle não diabéticos, e foi acompanhada por maior expressão de RAGE, AGE inflamatórios e metaloproteinases da matriz (MMP, do inglês *matrix metalloproteinase*) destruidores nos tecidos gengivais (Lalla *et al.* 1998). Em estudos subsequentes, o tratamento com RAGE solúvel (sRAGE), domínio extracelular de ligação do ligante de RAGE que antagoniza a interação dos ligantes com o receptor, diminuiu os níveis de TNF-α, interleucina-6 (IL-6) e MMP nos tecidos gengivais e suprimiu a perda óssea alveolar em maneira dose-dependente nos animais diabéticos (Lalla *et al.* 2000). É importante mencionar que os efeitos benéficos do bloqueio de RAGE acompanharam a supressão da expressão do receptor e seus ligantes nos tecidos gengivais e foram independentes do nível de glicemia. Esses achados demonstraram que a interação AGE-RAGE resulta na resposta inflamatória exagerada à ameaça bacteriana e na subsequente destruição tecidual vista na doença periodontal associada ao DM. O acúmulo de AGE e sua interação com RAGE também demonstraram contribuir para a osteoclastogênese por meio do aumento da expressão de RANKL e infrarregulação de OPG em vários tipos celulares (Ding *et al.* 2006; Yoshida *et al.* 2009).

Além disso, RAGE contribui para o comprometimento do reparo após a lesão, como mostrado em estudos de feridas dérmicas excisionais em camundongos diabéticos, em que a inibição de RAGE sinalizou aumento da velocidade de fechamento e reparo da ferida cirúrgica e infrarregulou a atividade das MMP (Goova *et al.* 2001) e de defeitos ósseos após extração dentária em ratos diabéticos (Chang *et al.* 2012b). Os estudos de culturas de osteoblastos e defeitos de craniotomia em camundongos na ausência de infecção demonstraram o papel de RAGE e sua interação com o ligante de AGE carboximetil-lisina (CML)-albumina na consolidação tardia do osso (Santana *et al.* 2003). Usando a mesma abordagem experimental, mostrou-se que o efeito apoptótico do CML-colágeno sobre os osteoblastos é mediado por RAGE (Alikhani *et al.* 2007).

Os mecanismos básicos envolvidos na patogênese da periodontite associada ao DM estão resumidos na Figura 11.1: a hiperglicemia que caracteriza o DM impulsiona a formação de AGE e leva a aumento da expressão e ativação de seu receptor principal RAGE. AGE podem impactar o fenótipo celular diretamente por meio de vias independentes do receptor, mas é importante mencionar que a interação AGE-RAGE afeta negativamente o fenótipo

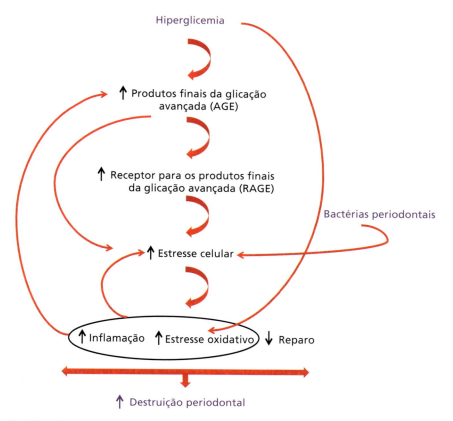

Figura 11.1 Potenciais mecanismos na patogênese da periodontite associada ao diabetes melito (ver texto).

e a função celulares, levando a inflamação intensificada, produção de espécies reativas de oxigênio ou estresse oxidativo e reparo tecidual comprometido. A hiperglicemia também promove estresse oxidativo diretamente, e tanto a inflamação quanto o estresse oxidativo podem contribuir para formação adicional de AGE. Esses mecanismos, juntamente com o impacto dos patógenos periodontais, perpetuam esse ciclo vicioso de estresse inflamatório e comprometimento do reparo do periodonto do paciente diabético. Existem várias ligações entre os vários elementos mostrados na Figura 11.1, mas não é possível demonstrar todas em um único diagrama. Por exemplo, a inflamação e o estresse oxidativo ampliam um ao outro e também podem promover mudanças no biofilme subgengival. O resultado final de todas essas vias complexas é a destruição acelerada do tecido periodontal, observada no DM.

Apresentação clínica do paciente periodontal com diabetes melito

O consenso atual é que não há características fenotípicas exclusivas da periodontite em pacientes com diabetes e, com base nisso, a periodontite associada ao diabetes não é uma doença distinta (Jepsen *et al.* 2018). No entanto, como o diabetes é um importante fator modificador da periodontite, de acordo com a classificação de 2018 (Papapanou *et al.* 2018), o nível de controle glicêmico é levado em consideração na avaliação do grau de periodontite.

Com frequência, diabéticos apresentam sinais clínicos e radiográficos acentuados de periodontite, incluindo inflamação gengival, aumento da formação de bolsas periodontais, aumento de perda de inserção, óssea e de dentes (Figuras 11.2 a 11.5). É reconhecido que os diabéticos com

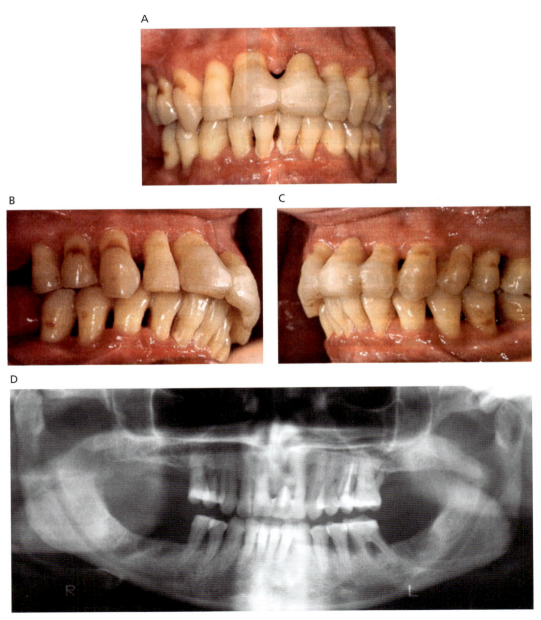

Figura 11.2 Apresentações clínica (**A** a **C**) e radiográfica (**D**) de uma paciente de 38 anos com DM1 e periodontite generalizada de estágio IV, grau C. A paciente foi diagnosticada com DM aos 10 anos, tem controle glicêmico ruim e é também tabagista. (Fonte: Cortesia do Dr. Tellervo Tervonen.)

Capítulo 11 Fatores Modificadores Sistêmicos e Ambientais 263

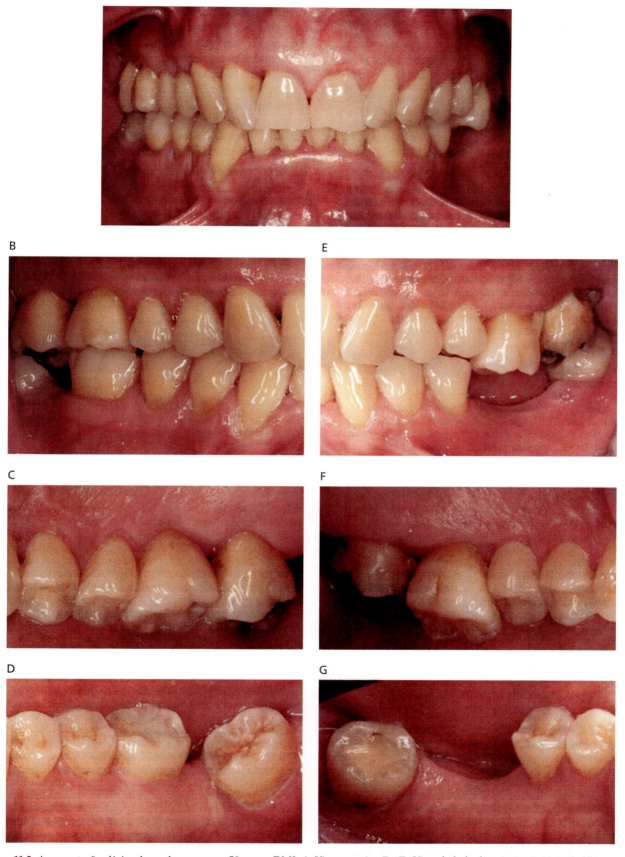

Figura 11.3 Apresentação clínica de um homem com 50 anos e DM2. **A.** Vista anterior. **B** a **D.** Vista do lado direito. **E** a **G.** Vista do lado esquerdo. O paciente foi diagnosticado com DM 8 anos antes, está mal controlado e é ex-tabagista. A avaliação periodontal revelou profundidade à sondagem de até 10 mm e múltiplos locais com recessão gengival. (Fonte: Cortesia do Dr. Thomas Spinell.)

264 **Parte 4** Interações Hospedeiro-Parasita

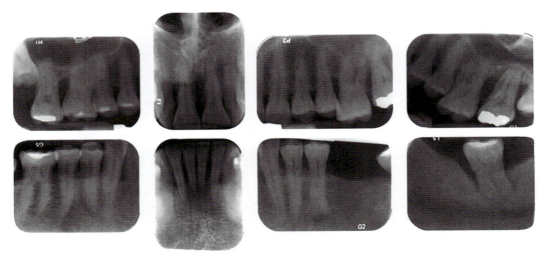

Figura 11.4 As radiografias periapicais do paciente mostrado na Figura 11.3 revelam áreas de perda óssea importante. (Fonte: Cortesia do Dr. Thomas Spinell.)

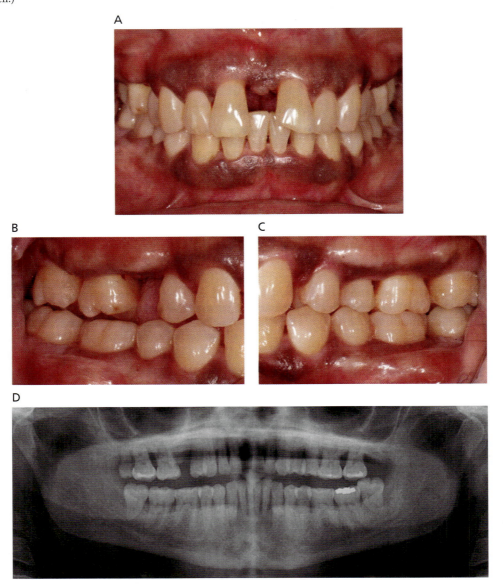

Figura 11.5 Apresentações clínica (**A** a **C**) e radiográfica (**D**) de uma paciente de 41 anos com DM1. Ela foi diagnosticada com DM aos 26 anos, tem controle glicêmico ruim e é ex-tabagista. A avaliação periodontal revelou periodontite generalizada de estágio III, grau C com profundidade à sondagem variando entre 5 e 9 mm na maioria dos dentes. (Fonte: Cortesia do Dr. Shota Tsuji.)

controle glicêmico insatisfatório correm maior risco de apresentar periodontite mais grave (Garcia *et al.* 2015; Genco & Borgnakke 2020). Além disso, os sinais clínicos e radiográficos da progressão da periodontite podem ser evidentes (Figuras 11.6 e 11.7), especialmente quando o controle glicêmico se deteriora com o tempo (Westfelt *et al.* 1996; Demmer *et al.* 2012; Costa *et al.* 2013b). Além da típica aparência de inflamação gengival ampliada e perda óssea ou da inserção, os diabéticos mal controlados ou não diagnosticados/não tratados podem apresentar múltiplos abscessos periodontais recorrentes (Harrison *et al.* 1983; Ueta *et al.* 1993; Herrera *et al.* 2014). Dado que muitos dos efeitos da hiperglicemia discutidos na seção anterior são irreversíveis e podem ser prolongados, condições periodontais ruins podem ser encontradas em pacientes com níveis glicêmicos adequados no momento, mas períodos anteriores de controle metabólico ruim.

É importante mencionar que até mesmo crianças e adolescentes diabéticos podem apresentar alterações periodontais significativas (Cianciola *et al.* 1982).

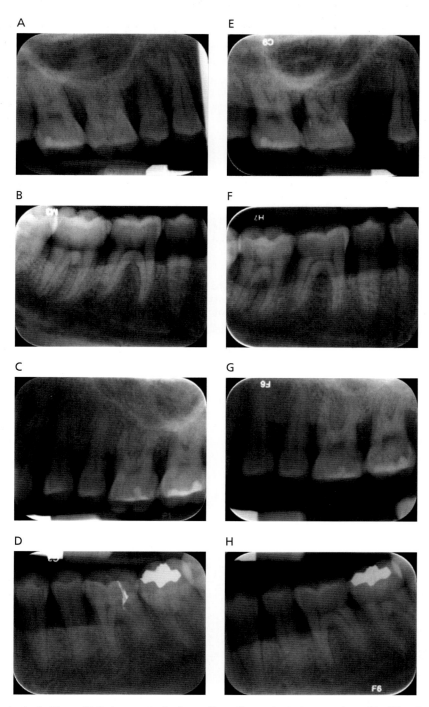

Figura 11.6 A mesma paciente da Figura 11.5. Apresentação das radiografias periapicais posteriores (**E** a **H**) e das radiografias correspondentes tiradas 17 meses antes (**A** a **D**). A comparação revela progressão da perda óssea e perda do segundo pré-molar superior direito nesse curto período de tempo, durante o qual o controle glicêmico foi ruim (valores da HbA1c entre 9 e 10%). (Fonte: Cortesia do Dr. Shota Tsuji.)

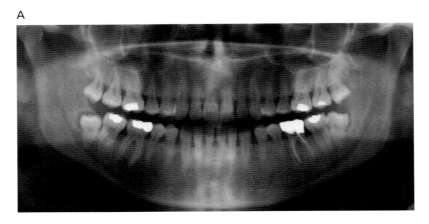

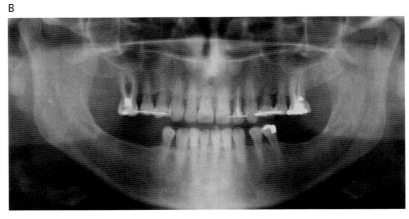

Figura 11.7 Radiografias panorâmicas de uma paciente com DM1 (**A**) na apresentação aos 29 anos e (**B**) 12 anos depois. A paciente foi diagnosticada com DM aos 12 anos, tinha controle glicêmico ruim e era tabagista. Ela desenvolveu nefropatia e estava sob diálise peritoneal. Apesar de terapia periodontal abrangente, sua situação periodontal se deteriorou significativamente. A paciente morreu de infarto do miocárdio aos 41 anos. (Fonte: Cortesia do Dr. Tellervo Tervonen.)

Vários estudos em indivíduos entre 6 e 18 anos (Lalla *et al.* 2006a, 2007a, b) constataram que o aumento da perda de inserção se manifesta muito mais cedo nos diabéticos do que se imaginava anteriormente e está associado ao controle glicêmico ruim. Esses achados foram apoiados por estudos subsequentes e levaram à recomendação de avaliação periodontal completa necessária nos diabéticos em todos os grupos etários para permitir a intervenção precoce (Jensen *et al.* 2020).

Com respeito aos resultados da terapia periodontal, os diabéticos controlados de modo adequado conseguem responder bem ao tratamento não cirúrgico e alcançar redução da profundidade à sondagem e ganho de inserção (Christgau *et al.* 1998; Hsu *et al.* 2019). Nesses pacientes, as condições periodontais podem permanecer estáveis com o passar do tempo depois de terapia (não cirúrgica e cirúrgica e manutenção apropriada (Westfelt *et al.* 1996). Entretanto, nos pacientes com controle glicêmico ruim, DM de longa data e outras complicações diabéticas, a resposta à terapia periodontal parece ser imprevisível, uma vez que o reparo tecidual e a cicatrização da ferida estão muitas vezes comprometidos (Tervonen & Karjalainen 1997). Até o momento há poucas evidências disponíveis sobre as respostas específicas aos diferentes tipos de terapia cirúrgica nos pacientes com DM. Os dentistas podem usar as primeiras respostas à terapia não cirúrgica, especialmente nos locais mais "previsíveis" (p. ex., bolsas moderadamente rasas, locais acessíveis, dentes monorradiculares), para identificar precocemente as potenciais respostas negativas, apropriadamente informar/orientar tais pacientes e planejar tratamento adicional de acordo.

Conceitos relacionados ao manejo do paciente

Estudos sugerem que a conscientização da doença oral pelos diabéticos é baixa (Moore *et al.* 2000; Tomar & Lester 2000; Sandberg *et al.* 2001; Jansson *et al.* 2006; Allen *et al.* 2008; Al Habashneh *et al.* 2010; Poudel *et al.* 2018; Siddiqi *et al.* 2019; Parakh *et al.* 2020). Portanto, os dentistas precisam orientar seus pacientes diabéticos, jovens e com idade mais avançada, sobre a correlação entre o DM e a periodontite e enfatizar que as duas condições podem ampliar uma à outra.

De modo geral, o manejo do paciente diabético com doença periodontal que está sob bom cuidado médico e mantém controle glicêmico adequado não é difícil. Entretanto, como os conceitos discutidos anteriormente sugerem, os pacientes com controle metabólico ruim e aqueles que apresentam outras complicações e comorbidades podem apresentar um desafio quando suas condições periodontais são tratadas. Portanto, questões especiais precisam ser levadas em consideração para garantir que o cuidado oral oferecido

Capítulo 11 Fatores Modificadores Sistêmicos e Ambientais 267

seja seguro e leve a desfechos previsíveis. Essas considerações incluem: (1) fazer uma anamnese completa com foco no entendimento do perfil metabólico do paciente; (2) estabelecer comunicação com o médico responsável; (3) realizar uma avaliação intraoral cuidadosa e um exame periodontal abrangente; (4) abordar outros fatores de risco existentes, como o tabagismo ou sobrepeso/obesidade; e (5) considerar as comorbidades e outras complicações, como hipertensão arterial, doença vascular ou nefropatia.

A terapia inicial deve focar no controle das infecções agudas, se existentes, visto que elas também exercem efeito adverso direto sobre o controle glicêmico do paciente. O comportamento de boa saúde oral e geral, juntamente com mudanças no estilo de vida conforme necessário, deve ser promovido. As recomendações para os cuidados caseiros apropriados são muito importantes, e um plano de tratamento periodontal menos complexo, em etapas, deve ser oferecido sempre que possível. Protocolos clínicos devem ser implementados para determinar a frequência do cuidado de manutenção (para reforçar a higiene oral e prevenir, monitorar e tratar qualquer reativação da doença), a necessidade de encaminhamento para um periodontista e a necessidade de avaliação, encaminhamento ou acompanhamento médico. Uma abordagem interdisciplinar e a colaboração para além da fronteira profissional são, com frequência, essenciais.

Além disso, a extrema variabilidade glicêmica é uma emergência clínica relativamente comum em um estabelecimento odontológico. A prevenção, o reconhecimento precoce e o manejo apropriado dos potenciais episódios de hipo e hiperglicemia são muito importantes. Os dentistas precisam lembrar que, para todas as pessoas com DM1 e muitas com DM2 avançado, os episódios de hipoglicemia são muito comuns e podem ser precipitados por vários fatores, incluindo falta ou atraso das refeições, excesso de atividade física, estresse ou consumo de etanol. Os episódios agudos de hiperglicemia são menos comuns, mas também são sérios. Eles podem ser precipitados por dor e estresse, que antagonizam a ação da insulina, ou por dosagem insuficiente dos medicamentos antes da consulta odontológica. Portanto, precisa ser dada consideração à cronologia e à duração apropriadas das consultas: prefere-se que sejam realizadas de manhã cedo, visto que os pacientes tendem a tolerar melhor o estresse provocado pelos níveis mais altos de glicocorticoides endógenos. Do mesmo modo, os procedimentos devem ser preferivelmente breves e o mais atraumáticos e indolores possível, requerendo anestesia profunda e cobertura analgésica adequada pós-tratamento. Além disso, como a capacidade do paciente para comer pode ser prejudicada pelo procedimento periodontal, mudança no regime alimentar pode ser necessária e deve ser explorada em consulta com o médico assistente.

A determinação pré-operatória dos níveis de glicose, com o uso do glicosímetro do paciente, pode ser muito útil na prevenção e/ou na identificação precoce de episódios de extrema variação glicêmica. Os sinais precoces de hipoglicemia (níveis de glicose $< 70 \text{ mg/d}\ell$) incluem tremor, fraqueza, fome, pele fria e úmida e enjoo, e os sintomas tardios incluem comportamento bizarro, confusão mental, hipotensão e perda da consciência. Se o paciente estiver consciente, 15 a 20 g de carboidrato devem ser dados por via oral (p. ex., tablete de glicose, 120 mℓ de suco de fruta, uma colher de açúcar). O paciente deve reagir em aproximadamente 15 minutos e então receber um lanche com carboidratos complexos e proteína. Se o paciente não reagir, o tratamento deve ser repetido. Caso o paciente fique inconsciente, o glucagon (disponível em um *kit* com uma ampola de 1 mg, diluentes e seringa) pode ser injetado no braço ou no músculo da coxa, e o serviço de emergência médica precisa ser chamado. Quando o paciente reage à injeção de glucagon e é capaz de engolir, as etapas da administração de carboidrato por via oral descritas antes podem ser seguidas, até que o paciente esteja estabilizado. Um paciente com hiperglicemia aguda emergencial (níveis da glicose > 250 a $300 \text{ mg/d}\ell$) pode se apresentar desorientado, com sede, fadigado ou enjoado, com respiração rápida e profunda, pele quente e seca, hálito frutado e pode progredir para hipotensão e a perda da consciência. Tais pacientes necessitam de transferência para uma emergência/hospital e de intervenção médica imediata. Ter um glicosímetro em mãos é muito útil; os níveis de glicose podem ser avaliados quando os sintomas surgirem, para confirmar se o episódio é por causa de hipo ou hiperglicemia e, em caso de hipoglicemia, para reavaliar os níveis depois do tratamento inicial. Se o glicosímetro não estiver disponível e o dentista não conseguir diferenciar se o paciente está hipo ou hiperglicêmico, o tratamento para hipoglicemia deve ser iniciado. O médico responsável pelo paciente sempre deve ser informado sobre os extremos glicêmicos emergenciais que ocorreram no consultório e receber todas as informações relacionadas.

Por fim, outra preocupação se relaciona ao grande número de pessoas no mundo que têm DM, mas permanecem sem o diagnóstico, além do grande número de indivíduos em risco para o DM que não estão conscientizados. Como o DM tem efeitos orais precoces e muitos pacientes visitam um dentista anualmente, com frequência voltando para consultas não emergenciais, os consultórios dentários são locais ideais para o cuidado da saúde, que podem ser usados para a identificação precoce de DM não diagnosticado. Os dentistas podem avaliar os fatores de risco, encaminhar para exame laboratorial ou avaliação "formal" e acompanhamento dos resultados.

Os primeiros estudos com o objetivo de explorar a capacidade dos parâmetros periodontais clínicos para identificar os pacientes com DM não diagnosticados foram baseados em dados nacionais dos EUA e sugeriram que tal abordagem é promissora (Borrell *et al.* 2007; Strauss *et al.* 2010). O primeiro estudo em um consultório para a coleta prospectiva de dados, para diferenciar um protocolo simples e eficiente para a identificação das pessoas com pré-DM ou DM não diagnosticado, revelou que dois parâmetros dentários (número de dentes ausentes e a porcentagem de dentes com bolsas periodontais profundas) eram efetivos na identificação correta da maioria dos casos de disglicemia não reconhecida (Lalla *et al.* 2011, 2013). A adição do resultado de um teste HbA1c no local de atendimento mostrou melhorar significativamente o desempenho do algoritmo para triagem na população sob investigação.

Parte 4 Interações Hospedeiro-Parasita

Desde então, outras abordagens para triagem em ambientes odontológicos foram relatadas com resultados consistentes (Genco *et al.* 2014; Herman *et al.* 2015; Lalla *et al.* 2015; Holm *et al.* 2016; Acharya *et al.* 2018; Estrich *et al.* 2019). Os resultados desses estudos sugerem que incorporar a avaliação do diabetes não diagnosticado na avaliação periodontal de pacientes em risco é valioso, pois pode aumentar a conscientização dos pacientes e contribuir para o diagnóstico e tratamento precoce dos afetados, além de destacar um novo conjunto de responsabilidades para os profissionais de odontologia.

Tabagismo

O tabagismo é um comportamento prevalente, com consequências generalizadas e graves para a saúde. Embora o uso do tabaco tenha sido outrora classificado como um hábito, hoje em dia é considerado dependência da nicotina e uma condição clínica recorrente crônica. O tabagismo tem vários efeitos sobre a cavidade oral, variando de simples escurecimento dentário ao câncer.

Como visto no Capítulo 6, o tabagismo é reconhecido como um importante fator de risco para a doença periodontal e vários estudos epidemiológicos e clínicos estabeleceram seu efeito prejudicial não só na prevalência e gravidade da periodontite, mas também na sua incidência e progressão (Zeng *et al.* 2014; Nociti *et al.* 2015; Leite *et al.* 2018). Esses efeitos mostraram-se dose-dependentes e são evidentes principalmente nos indivíduos mais jovens (Kibayashi *et al.* 2007; Stabholz *et al.* 2010; Costa *et al.* 2013a; Zeng *et al.* 2014). Também há evidências de ligação entre o tabagista passivo, também chamado fumante ambiental, e a doença periodontal (Arbes *et al.* 2001; Nishida *et al.* 2008; Akinkugbe *et al.* 2016; Sutton *et al.* 2017). A fumaça do tabaco contém milhares de substâncias diferentes (Talhout *et al.* 2011), e a maior parte de seus efeitos prejudiciais é resultado da exposição sistêmica depois da absorção pelos pulmões, além da óbvia absorção na cavidade oral (Palmer *et al.* 1999).

Os sistemas eletrônicos de administração de nicotina (cigarros eletrônicos) são produtos de tabaco alternativos e não combustíveis que geram um aerossol inalável. O uso de cigarros eletrônicos, ou *vaping*, atrai fumantes atuais, ex-fumantes e jovens que nunca fumaram; é altamente prevalente entre adolescentes e tem sido associado a um aumento de duas a quatro vezes no consumo de cigarros no ano seguinte (Asher *et al.* 2019; Cullen *et al.* 2019). Atualmente, as evidências sobre os efeitos do *vaping* na cavidade oral são limitadas (Yang *et al.* 2020). Os cigarros eletrônicos foram comercializados como ferramentas úteis na cessação do tabagismo, mas as evidências são inadequadas para inferir que eles realmente aumentam as taxas de abandono (Lindson-Hawley *et al.* 2016; El Dib *et al.* 2017; Dunbar *et al.* 2019). É importante considerar a extensão dos riscos à saúde representados por ingredientes exclusivos dos cigarros eletrônicos, mas não presentes nos cigarros convencionais. Também são importantes nesse contexto as mudanças nas características dos cigarros eletrônicos, os muitos contextos diferentes em que são usados e o número limitado de estudos sobre seus efeitos na saúde a longo prazo conduzidos até o momento (Clapp & Jaspers 2017; Gotts *et al.* 2019).

Mecanismos subjacentes ao efeito do tabagismo sobre a periodontite

Os mecanismos pelos quais o cigarro afeta o estado periodontal não são totalmente compreendidos. Entretanto, vários potenciais caminhos foram discutidos na literatura, incluindo os efeitos sobre a microbiota oral, os tecidos gengivais, a resposta inflamatória e imune e a capacidade de cicatrização do periodonto.

Os primeiros relatos sugeriram que a placa nos fumantes é maior do que nos não fumantes (Preber *et al.* 1980), mas estudos que controlaram os fatores de confundimento revelaram que o tabagismo não parece afetar os escores de placa e, na verdade, em modelos de gengivite experimental, a taxa de formação de placa foi semelhante em fumantes e não fumantes (Bergstrom 1981; Preber & Bergstrom 1986; Lie *et al.* 1998). Além disso, determinados estudos focados no tabagismo e nas alterações qualitativas da placa subgengival. Zambon *et al.* (1996) acharam prevalência mais alta de *Aggregatibacter actiomycetemcomitans*, *Tannerella forsythia* e *P. gingivalis* em fumantes e ex-fumantes em comparação com pessoas que nunca fumaram. Do mesmo modo, Haffajee & Socransky (2001b) acharam uma prevalência mais alta de oito espécies bacterianas em fumantes comparados aos ex-fumantes e aos que nunca fumaram. Estudos que empregam cultura tradicional ou métodos moleculares direcionados nem sempre relataram resultados consistentes (Kubota *et al.* 2011; Heikkinen *et al.* 2012; Lanza *et al.* 2016; Joaquim *et al.* 2018), mas comunidades microbianas subgengivais alteradas em virtude do fumo geralmente são reveladas usando sequenciamento 16S (Jiang *et al.* 2020). De fato, o tabagismo mostrou afetar a aquisição e agregação bacteriana, além de promover a colonização por patógenos periodontais fundamentais (Shchipkova *et al.* 2010; Bagaitkar *et al.* 2011; Brook 2011; Kubota *et al.* 2011; Kumar *et al.* 2011; Bizzarro *et al.* 2013).

Com base nesses dados, parece que existem diferenças microbiológicas entre fumantes e não fumantes, mas elas dizem respeito mais à composição do que à quantidade de biofilme subgengival. Nenhuma conclusão unificada pode ser tirada atualmente, no entanto, sobre como as mudanças na diversidade microbiana induzidas pelo fumo contribuem para a periodontite.

Vale mencionar que é bem-aceito que o tabagismo tem o potencial de comprometer vários aspectos das respostas inata e imune e, na vigência de doença periodontal, isso pode resultar em degradação tecidual exagerada e comprometimento do reparo (Lee *et al.* 2012). Foi relatado que a migração e a quimiotaxia neutrofílica nos tecidos periodontais são afetadas negativamente nos fumantes (Pabst *et al.* 1995; Persson *et al.* 2001; Soder *et al.* 2002). É interessante mencionar que os neutrófilos expressam receptores funcionais para muitos componentes da fumaça do tabaco e, por exemplo, o número de receptores de nicotina está aumentado nos fumantes e comprovadamente diminui após os indivíduos pararem de fumar (Ackermann *et al.* 1989; Lebargy *et al.* 1996). Nem todos os dados sobre os efeitos dos neutrófilos são consistentes, mas, no geral, o fumo do cigarro parece mudar o equilíbrio das atividades dos neutrófilos na direção mais destrutiva (White *et al.* 2018). Os efeitos do tabagismo sobre o número e a função dos linfócitos T e B são mais complexos e menos consistentes nos estudos realizados, visto que processos imunossupressores e inibidores já foram descritos (Palmer *et al.* 1999; Loos *et al.* 2004). Há também, principalmente *in vitro*, evidências sugerindo que o recrutamento e a adesão dos fibroblastos do ligamento periodontal e da gengiva são afetados negativamente nos tabagistas, e que a produção de colágeno é diminuída, enquanto a atividade colagenolítica é aumentada (Tipton & Dabbous 1995; James *et al.* 1999; Gamal & Bayomy 2002; Poggi *et al.* 2002; Karatas *et al.* 2020). Por fim, a inflamação gengival suprimida relatada nos fumantes, como evidenciado pela redução dos sinais clínicos de sangramento gengival e sangramento à sondagem (Preber & Bergstrom 1985, 1986; Bergstrom *et al.* 1988; Bergstrom & Bostrom 2001), parece estar mais relacionada a menos vasos gengivais (Rezavandi *et al.* 2002; Palmer *et al.* 2005) em vez de vasoconstrição, como originalmente especulado. Os efeitos do tabagismo anteriormente descritos sobre a resposta inflamatória, a vasculatura e a função dos fibroblastos podem também explicar seus conhecidos efeitos negativos sobre a cicatrização após terapias periodontais não cirúrgicas e cirúrgicas (Kinane & Chestnutt 2000).

Sabe-se muito pouco sobre os mecanismos subjacentes aos efeitos do tabagismo passivo sobre o periodonto. Entretanto, há evidências de níveis aumentados de cotinina salivar (um metabólito da nicotina), de níveis mais altos de inúmeros mediadores inflamatórios e de uma proporção elevada de células fagocitárias nas lesões gengivais de tabagistas passivos, possivelmente indicando uma resposta alterada do hospedeiro à ameaça bacteriana (Walter *et al.* 2012).

Apresentação clínica do paciente periodontal tabagista

O consenso atual é que não existe um fenótipo único de periodontite em fumantes e, com base nisso, a periodontite associada ao tabagismo não deve ser um diagnóstico distinto (Jepsen *et al.* 2018). No entanto, como o tabagismo é um importante fator modificador da periodontite, de acordo com a classificação de 2018 (Papapanou *et al.* 2018), o nível atual de uso de tabaco é levado em consideração na avaliação do grau de periodontite.

Os efeitos periodontais do tabagismo se tornam evidentes relativamente no início do uso do tabaco e, com frequência, os fumantes apresentam, clínica e radiograficamente, sinais de perdas óssea, de inserção e dentária (Figuras 11.8 e 11.9).

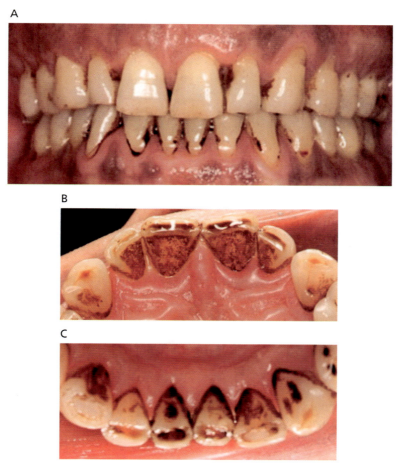

Figura 11.8 Aparência clínica de um homem de 53 anos que relata fumar um maço por dia há 35 anos. Vista anterior (**A**), vista palatina dos dentes superiores anteriores (**B**) e vista lingual dos dentes inferiores anteriores (**C**). Observe o intenso escurecimento dos dentes. A avaliação periodontal revelou profundidade à sondagem de até 9 mm, recessão gengival e envolvimento de furca em todos os molares. (Fonte: Cortesia do Dr. Matthew Hickin.)

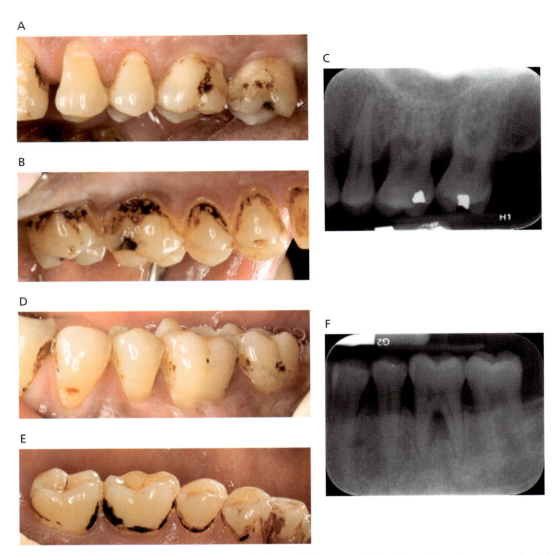

Figura 11.9 Mesmo paciente da Figura 11.8. Vista superior vestibular e palatina esquerda (**A** e **B**) e radiografia correspondente (**C**); vista inferior vestibular e lingual esquerda (**D** e **E**); e radiografia correspondente (**F**). São aparentes o intenso escurecimento dos dentes e a perda óssea avançada. (Fonte: Cortesia do Dr. Matthew Hickin.)

Frequentemente, bolsas mais profundas e mais perda de inserção podem frequentemente ser observadas em locais palatinos mandibulares anteriores e maxilares (Haffajee & Socransky 2001a; Adler *et al.* 2008). Ao mesmo tempo, entretanto, o tabagismo mascara alguns outros sinais clínicos importantes de gengivite e periodontite, complicando a abordagem usual de reconhecimento dessas condições. Na realidade, os fumantes muitas vezes apresentam gengiva fibrótica, eritema e edema gengival limitado em relação à quantidade de placa e à gravidade da perda óssea subjacente (Scott & Singer 2004). O sangramento à sondagem é reduzido de modo dose-dependente nos fumantes em comparação com os não fumantes, tendo níveis de placa similares (Bergstrom & Bostrom 2001; Dietrich *et al.* 2004) e podendo reaparecer após algumas semanas nos pacientes que param de fumar, mesmo com controle de placa melhorado (Nair *et al.* 2003).

De modo importante, e como foi descrito detalhadamente no Capítulo 6, vários estudos, examinando os efeitos do tabagismo, demonstraram que a resposta à terapia periodontal é comprometida nos fumantes, exibindo menos redução de profundidade à sondagem e/ou ganho de inserção comparada aos fumantes que pararam ou às pessoas que nunca fumaram (Heasman *et al.* 2006). Metanálises dos efeitos do tabagismo sobre os desfechos da terapia periodontal corroboram essas conclusões (Garcia 2005; Labriola *et al.* 2005; Patel *et al.* 2012; Kotsakis *et al.* 2015) e sugerem que a apresentação clínica pós-tratamento de um fumante pode não ser compatível com o perfil esperado de um paciente tratado.

Conceitos relacionados ao manejo do paciente

As evidências revistas anteriormente têm implicações diretas no manejo do paciente. Os pacientes tabagistas precisam ser informados do risco aumentado de resposta limitada ou tardia ao tratamento e isso pode fornecer uma oportunidade para motivar o paciente a considerar o abandono do tabagismo.

Os dentistas são profissionais de saúde e, como tal, têm a responsabilidade de recomendar que seus pacientes parem de fumar. Fazendo isso, podem contribuir para a melhora da saúde oral e geral e da qualidade de vida do paciente. Uma revisão Cochrane de 14 estudos totalizando mais de 10.500 participantes (Carr & Ebbert 2012) relatou que as intervenções comportamentais conduzidas por profissionais de saúde bucal em um consultório odontológico ou outro ambiente comunitário podem aumentar significativamente as taxas de cessação em fumantes e usuários de tabaco sem fumaça.

Foi mostrado, em estudos longitudinais, que parar de fumar tem efeitos benéficos sobre o estado do periodonto (Bolin *et al.* 1993; Krall *et al.* 1997; Bergstrom *et al.* 2000; Rosa *et al.* 2014; Leite *et al.* 2018; Ramseier *et al.* 2020), e o abandono do tabagismo, sozinho ou em conjunto com terapia periodontal não cirúrgica, parece resultar em um ambiente subgengival que compreende níveis mais altos de espécies associadas à saúde e menores níveis de patógenos (Fullmer *et al.* 2009; Delima *et al.* 2010).

Existem múltiplas oportunidades para interagir com os pacientes e fornecer intervenção ao uso do tabaco, especialmente depois da avaliação periodontal inicial em um novo paciente e durante a fase de manutenção, a longo prazo, da terapia periodontal. Diferentes abordagens podem ser usadas. Perguntar a todo paciente sobre o consumo de tabaco, documentando o tabagismo e a motivação para abandoná-lo, e aconselhar os pacientes a parar são obrigações mínimas. Uma intervenção mais abrangente, que inclua oferecer aconselhamento para deixar o tabagismo, com terapia farmacológica e acompanhamento de suporte, é ideal. Pacientes complexos, como aqueles que sofrem de transtornos psiquiátricos ou comorbidades clínicas, devem ser encaminhados para especialistas/clínicas para parar de fumar, onde pode ser oferecido um tratamento abrangente. A investigação sobre o uso de cigarros eletrônicos e as razões para isso também é apropriada. Compartilhar que *vaping* não é isento de riscos e fornecer conselhos para reduzir ou interromper o uso de cigarros eletrônicos também são indicados.

Algumas das abordagens diferentes para parar de fumar que podem ser consideradas no consultório dentário são brevemente discutidas adiante. Em geral, as evidências até o momento sugerem que os dentistas muitas vezes perguntam a seus pacientes sobre o tabagismo, mas não fornecem ajuda em relação a parar de fumar, e várias barreiras para o fornecimento de intervenção com essa finalidade foram relatadas (Albert *et al.* 2005; Kunzel *et al.* 2006; Patel *et al.* 2011; Rosseel *et al.* 2011; Jannat-Khah *et al.* 2014; Chaffee *et al.* 2020). Para os profissionais que identificaram a falta de tempo ou conhecimento/confiança como barreira, uma abordagem de "intervenção breve" pode ser um modelo útil. A equipe odontológica pode fornecer folhetos informativos para os pacientes levarem para casa, além de fornecer estímulo e apoio relacionando o cigarro com riscos para a saúde oral e geral. Essa estratégia é geralmente eficaz, já que o conselho de um prestador de cuidado de saúde confiável é sempre valioso.

Se a equipe odontológica estiver disposta a ser mais proativa e o paciente estiver motivado, um programa comportamental mais extenso pode ser apresentado. Os "cinco passos", do United States Department of Health and Human Services (2020), são considerados a abordagem padrão-ouro para a entrega de uma intervenção de cessação do tabagismo:

Pergunte: sobre o comportamento tabagista e documente a situação (se fuma, se já fumou ou se nunca fumou; duração e número de cigarros por dia). Os indicadores da situação do uso de tabaco em quadros impressos ou registros eletrônicos podem tornar a triagem mais fácil.

Aconselhe: o paciente a parar de fumar. A mensagem deve ser clara, forte e individualizada. Um bom momento para fazer isso é depois do exame periodontal e quando os achados, a etiologia, os fatores de risco e o prognóstico são discutidos. Várias organizações de saúde e *sites* na Internet, que fornecem informações importantes, estão disponíveis.

Avalie: a disponibilidade e a motivação do paciente para parar de fumar. Se o paciente estiver interessado em tentar parar de fumar, forneça ajuda como descrito anteriormente. Se o paciente estiver claramente relutante à tentativa de parar de fumar no momento, ofereça materiais escritos sobre o assunto e o reavalie em consultas futuras. Melhorar o nível de interesse e de disponibilidade do paciente é uma intervenção bem-sucedida, mesmo se o abandono do tabagismo não for contemplado imediatamente.

Ajude: o paciente que deseja fazer uma tentativa de parar de fumar, com o fornecimento de um plano estruturado para a interrupção. Decidam uma data para que ele pare de fumar e estimule-o a procurar o apoio da família e dos amigos. Considere o uso de medicamentos comprovadamente efetivos (brevemente descritos adiante). Antecipe os desafios que poderiam ameaçar a interrupção do tabagismo e decida com antecedência um plano do que o paciente deve fazer se/quando tais desafios surgirem.

Organize: um acompanhamento, incluindo apoio comportamental e telefone de contato/aconselhamento. A primeira semana é especialmente importante.

Existe uma variedade de outras abordagens para fornecer intervenções comportamentais para a cessação do tabagismo que também podem ser consideradas: linhas de apoio para parar de fumar, intervenções baseadas na web, aplicativos para *smartphones*. Os profissionais de saúde devem lembrar que os elementos que tornam determinada abordagem mediada por tecnologia eficaz para a cessação podem mudar à medida que as tecnologias e as formas pelas quais as pessoas interagem e usam a tecnologia evoluem.

Com base nas fortes evidências disponíveis para intervenções breves de cessação do tabagismo, a Força-Tarefa de Serviços Preventivos dos EUA (Siu 2015) recomenda que os médicos apliquem tais intervenções a todos os fumantes adultos. Mesmo um conselho breve (< 3 minutos) de um médico melhora significativamente as taxas de cessação e é altamente custo-efetivo (Stead *et al.* 2013).

As opções de tratamento farmacológico para a cessação do tabagismo incluem reposição de nicotina, bupropiona de liberação sustentada e vareniclina (Aubin *et al.* 2011). A terapia de reposição de nicotina envolve o uso de

272 Parte 4 Interações Hospedeiro-Parasita

produtos que fornecem baixas doses de nicotina, mas não contém as toxinas encontradas na fumaça de cigarros/charutos. O objetivo da terapia é aliviar a ânsia por nicotina e aliviar os sintomas de abstinência. Há várias apresentações comerciais dos suplementos de nicotina: adesivo transdérmico, chicletes, pastilhas, *spray* nasal e inalador. As diferentes apresentações de terapia de reposição podem ser usadas isoladamente ou combinadas e todas funcionam bem se usadas corretamente. A escolha depende dos hábitos de tabagismo e da preferência do paciente, e o tratamento inicial dura de 2 a 3 meses. Os efeitos colaterais incluem cefaleia, náuseas e insônia nos primeiros dias, especialmente com o uso do adesivo. A bupropiona de liberação sustentada inibe a captação de norepinefrina e de dopamina. Portanto, consegue controlar os sintomas da abstinência de nicotina e pode também ajudar os pacientes a controlar a ansiedade e a depressão associadas. O tratamento com a bupropiona deve ser iniciado 1 a 2 semanas antes da data para parar de fumar, porque é preciso 1 semana para alcançar os níveis sanguíneos em equilíbrio dinâmico; o tratamento geralmente dura de 2 a 3 meses, mas ele pode ser mantido seguramente, para manutenção, por até 6 meses. O uso da bupropiona é contraindicado quando há história pregressa de convulsão, transtornos alimentares e uso de determinados antidepressivos. Os efeitos colaterais comuns da bupropiona incluem insônia e boca seca, e os pacientes devem ser monitorados atentamente para as mudanças incomuns no comportamento, como agitação psicomotora, depressão e tentativa de suicídio (Hays & Ebbert 2010). A vareniclina é o mais novo medicamento para parar de fumar. Ela tem uma estrutura similar à da nicotina e, portanto, consegue antagonizá-la, unindo-se aos receptores locais da nicotina. Como a bupropiona, o tratamento com a vareniclina começa 1 semana antes da data para parar de fumar e continua por 3 meses; o tratamento de manutenção, se necessário, pode ser mantido por até 6 meses. Os efeitos colaterais comuns incluem náuseas, dificuldade para dormir e sonhos anormais ou vívidos (Garrison & Dugan 2009; Hays & Ebbert 2010). Os pacientes devem ser monitorados atentamente para quaisquer mudanças no humor ou no comportamento.

Infelizmente, a dependência da nicotina é crônica e forte e, portanto, a possibilidade de recidiva é alta. Tabagistas habitualmente tentam parar muitas vezes antes de conseguir ficar totalmente sem o tabaco. Obviamente, a probabilidade de serem bem-sucedidos aumenta se tiverem apoio para parar. A cada consulta com o dentista, deve ser fornecido estímulo, apoio fundamental para que continuem sem fumar.

Obesidade e nutrição

A obesidade é uma condição caracterizada pelo acúmulo de excesso de gordura corporal, definida nos adultos como o índice de massa corporal (IMC) ≥ 30 kg/m^2, com um IMC entre 25 e 29,9 kg/m^2 indicando sobrepeso (WHO 2020). Nas últimas décadas, muitos países, tanto industrializados

quanto em desenvolvimento, apresentaram um aumento substancial da prevalência da obesidade (Fox *et al.* 2019), sabidamente um fator contribuinte importante para morbidade e mortalidade (Lenz *et al.* 2009). A ocorrência concomitante de obesidade, resistência à insulina, dislipidemia e hipertensão arterial constitui a síndrome metabólica, condição precursora de DM do tipo 2 e doença cardiovascular (Kumari *et al.* 2019).

Como discutido no Capítulo 6, vários estudos já demonstraram uma associação positiva entre obesidade/síndrome metabólica e doença periodontal. Na verdade, as três revisões sistemáticas mais recentes que compilaram as evidências disponíveis que ligam a obesidade à periodontite demonstraram uma associação positiva entre as duas condições, tanto em adolescentes quanto em adultos jovens (Khan *et al.* 2018), bem como em todo o espectro etário (Martinez-Herrera *et al.* 2017; Arboleda *et al.* 2019). Embora o número limitado de estudos longitudinais de qualidade adequada não facilite a delimitação exata da temporalidade dessa associação no presente momento, é biologicamente plausível que a obesidade contribua para risco mais alto da doença periodontal. No entanto, não está claro até agora se a presença de obesidade afeta negativamente os resultados do tratamento da terapia periodontal não cirúrgica; três revisões sistemáticas publicadas quase simultaneamente falharam em documentar de maneira convincente as diferenças nas respostas ao tratamento entre pacientes obesos e não obesos com periodontite (Akram *et al.* 2016; Gerber *et al.* 2016; Nascimento *et al.* 2016).

A função do tecido adiposo como órgão essencialmente endócrino (Scheja & Heeren 2019) é central ao seu papel na associação entre a obesidade e a doença periodontal. Os adipócitos secretam várias moléculas metabólica e imunologicamente ativas, denominadas adipocinas, entre as quais a leptina, a adiponectina e a resistina foram as mais estudadas. A principal função da leptina é regular negativamente o apetite e o peso corporal (Charchour *et al.* 2020), mas ela também interage com outros hormônios, incluindo a insulina (Margetic *et al.* 2002; Ghadge & Khaire 2019). É interessante mencionar que há uma correlação negativa entre os níveis de leptina no líquido crevicular gengival e no soro na periodontite e essa associação é descrita como se tornando mais forte com níveis crescentes de perda de inserção (Karthikeyan & Pradeep 2007a, b). Em contrapartida, os níveis séricos da adiponectina estão diminuídos na obesidade, na resistência à insulina, no DM e na doença cardiovascular (Matsuzawa *et al.* 2004; Maeda *et al.* 2020). *In vitro*, a adiponectina mostrou-se um potente regulador negativo da formação de osteoclastos em resposta à ameaça dos LPS de *A. actinomycetemcomitans* (Yamaguchi *et al.* 2007). Seus níveis no GCF foram recentemente relatados como significativamente elevados na periodontite (Preshaw *et al.* 2020), mas não existe clara associação entre seus níveis séricos e a condição periodontal (Furugen *et al.* 2008; Saito *et al.* 2008; Gonçalves *et al.* 2015). Em contrapartida, constatou-se que os níveis séricos de resistina são mais altos nos pacientes com periodontite do que nos indivíduos com periodonto saudável, e foram correlacionados com a magnitude de sangramento à sondagem (Furugen *et al.* 2008; Saito *et al.* 2008). Coletivamente, propõe-se que a ação da adipocina e o estresse oxidativo são o vínculo comum na biopatologia da obesidade e da periodontite (Bullon *et al.* 2009; Suvan *et al.* 2018; Jepsen *et al.* 2020). Na verdade, existem evidências de níveis séricos mais altos de marcadores de estresse oxidativo e de diminuição da capacidade antioxidante nos indivíduos com periodontite quando comparados aos controles periodontalmente saudáveis (Chapple *et al.* 2007; Ling *et al.* 2016).

O papel das exposições nutricionais na etiologia e no controle terapêutico da periodontite não foi adequadamente estudado, mas recentemente ganhou atenção crescente. Observações documentadas no Papiro de Ebers (cerca de 1550 a.C.), escritos de Hipócrates (460 a 370 a.C.) e relatos do século XVIII de sangramento gengival e perda dentária em marinheiros que não tinham acesso a frutas frescas e vegetais durante prolongados períodos de tempo seriam mais tarde atribuídos a patologias associadas ao escorbuto (para uma revisão abrangente, ver Van der Velden 2020). Ácido ascórbico (vitamina C) é um potente antioxidante e sequestrador de radicais livres (Da Costa *et al.* 2012), que é encontrado em múltiplos tipos de células, incluindo leucócitos polimorfonucleares, plaquetas e células endoteliais (Evans *et al.* 1982). A vitamina C comprovadamente exerce efeito sobre osteoclastos e fibroblastos do ligamento periodontal (Mimori *et al.* 2007). Os efeitos da deficiência de vitamina C nos tecidos gengivais foram demonstrados em estudos iniciais de depleção controlada e suplementação (Leggott *et al.* 1986, 1991), bem como em estudos epidemiológicos (Nishida *et al.* 2000). Da mesma maneira, embora há muito tempo se saiba que a vitamina D e o cálcio são importantes para o desenvolvimento do esqueleto e a manutenção da massa óssea, a vitamina D tem surgido como regulador importante das respostas imunes inatas às doenças infecciosas (Adams & Hewison 2008), com efeitos positivos sobre o estado periodontal (Miley *et al.* 2009; Garcia *et al.* 2011). Os micronutrientes adicionais que foram investigados com relação à suas associações à situação periodontal incluem tanto moléculas antioxidantes (vitamina E, carotenoides, polifenóis, glutationa) quanto não oxidantes (vitamina B, ácidos graxos poli-insaturados ômega-3). Em geral, os estudos epidemiológicos revelam que a periodontite está associada a níveis baixos de micronutrientes no soro/plasma (Van der Velden *et al.* 2011; Lee *et al.* 2020; O'Connor *et al.* 2020), enquanto as evidências iniciais de estudos intervencionais (Campan *et al.* 1997; Staudte *et al.* 2005; Jenzsch *et al.* 2009; Chapple *et al.* 2012; Woelber *et al.* 2016, 2019; Díaz Sánchez *et al.* 2017) sugerem que suplementação nutricional adjuvante pode resultar em melhora dos desfechos da terapia periodontal. Pesquisa adicional de ensaios randomizados placebo-controlados é necessária para que esses efeitos sejam mais bem documentados e a fim de promover a elaboração de recomendações nutricionais baseadas em evidências para a prevenção e o controle das doenças periodontais (Dommisch *et al.* 2018).

Osteoporose

A osteoporose é uma doença caracterizada por perda da densidade mineral óssea, o que pode levar à fragilidade óssea e ao aumento da suscetibilidade a fraturas (Eastell 1998; Compston *et al.* 2019). Sexo feminino, idade avançada, história familiar de osteoporose, etnia (caucasianos ou asiáticos), relato de fratura óssea por baixo impacto, estrutura óssea delicada e menopausa precoce são fatores de risco/ marcadores não modificáveis para a osteoporose. Ingestão elevada de álcool, tabagismo, baixo índice de massa corporal, deficiência de vitamina D e falta de atividade física são importantes fatores de risco modificáveis. O fêmur e a coluna lombar são os mais comumente afetados e a densidade óssea desses locais pode ser quantificada por absorciometria com raios X de dupla energia (DXA, do inglês *dual-energy X-ray absorptiometry*) para definir um escore T diagnóstico (NIH Consensus Development Panel on Osteoporosis Prevention & Therapy 2001). O escore T compara a densidade óssea de um dado paciente com a densidade óssea máxima média de um indivíduo do mesmo sexo e é expressa como o número de desvios padrões abaixo dessa média. Um escore T de −1 ou acima é considerado normal e um escore igual ou inferior a −2,5 significa osteoporose. Escores inferiores a −1,0 e superiores a −2,5 indicam osteopenia, um estado intermediário entre um osso saudável e a osteoporose.

Vários estudos clínicos chamam a atenção para a possível ligação entre a osteoporose e a doença periodontal, visto que ambas as condições envolvem perda óssea e compartilham os mesmos fatores de risco e mecanismos patogênicos potenciais (Otomo-Corgel 2012). Entretanto, e como visto no Capítulo 6, muitos dos estudos clínicos publicados até o momento são transversais, não controlados, tinham amostras de pequeno tamanho e eram restritos a mulheres após a menopausa (Von Wowern *et al.* 1994; Mohammad *et al.* 1996, 1997; Tezal *et al.* 2000; Renvert *et al.* 2011; Manjunath *et al.* 2019). Estudos maiores, como um baseado na Pesquisa Nacional de Saúde e Exame da Coreia (Kim *et al.* 2014) e dois relatórios recentes de um estudo epidemiológico na Tailândia (Mongkornkarn *et al.* 2019; Niramitchainon *et al.* 2020), demonstraram uma associação negativa entre densidade mineral óssea e gravidade da periodontite, mas os dados de estudos longitudinais são inconclusivos (LaMonte *et al.* 2013; Pereira *et al.* 2015; Kaye *et al.* 2017). No entanto, as revisões sistemáticas mais recentes (Wang & McCauley 2016; Goyal *et al.* 2017) concluíram que existe uma associação significativa e positiva entre a osteoporose e a periodontite.

Já foi proposto que a baixa densidade mineral óssea na maxila e na mandíbula como resultado da osteoporose contribui para a patologia periodontal por acelerar a reabsorção do osso alveolar iniciada pela infecção periodontal (Wactawski-Wende 2001). Além disso, os fatores que afetam a remodelação óssea sistêmica (p. ex., hereditariedade, fatores de risco compartilhados, como tabagismo, influências hormonais [deficiência de estrogênio, efeitos do hormônio da paratireoide], deficiências de cálcio e vitamina D, efeitos de mediadores inflamatórios e interrupção do eixo

274   Parte 4 Interações Hospedeiro-Parasita

RANKL e OPG) parecem perturbar os mecanismos homeostáticos locais no nicho dentogengival e resultar em aprimorada destruição dos tecidos periodontais (Wang & McCauley 2016).

A perda óssea esquelética naqueles afetados pela osteoporose é, em geral, gradual e indolor. Habitualmente, não há sintomas nítidos até que ocorra uma fratura e, portanto, a identificação precoce daqueles afetados ou em risco para a osteoporose é importante. Os dentistas podem reconhecer os fatores de risco clínicos para a osteoporose em seus pacientes e observar as alterações radiográficas, tais como afilamento e porosidade da borda inferior da mandíbula em radiografias panorâmicas ou em tomografia computadorizada de feixe cônico (Horner *et al.* 2010; Koh & Kim 2011; Nagi *et al.* 2014; de Castro *et al.* 2020). A discussão de tais achados e o encaminhamento, por um médico, dos indivíduos identificados como de potencial risco de osteoporose para investigação adicional podem ser benéficos na prevenção das fraturas osteoporóticas.

Por fim, é importante que os dentistas tenham em mente que, com o aumento da longevidade, a prevalência da osteoporose vai continuar aumentando, mas muitos pacientes odontológicos, homens e mulheres, podem ser afetados e usar medicação antirreabsorção contínua. Os dentistas precisam revisar o histórico de medicamentos, incluindo o método de administração (oral ou intravenoso), a duração e as dosagens, e consultar o médico do paciente tendo em vista tratamento periodontal. Para pacientes que fazem uso dos bisfosfonatos, cuidadoso planejamento e consulta com o médico assistente é importante, especialmente quando a terapia periodontal incluir extrações ou outros procedimentos cirúrgicos extensos e o paciente estiver usando a medicação há mais de 2 ou 3 anos. Tais pacientes devem ser informados dos riscos e possíveis efeitos dos bisfosfonatos sobre os desfechos do tratamento odontológico. Quaisquer lesões agudas precisam ser tratadas imediatamente, as instruções de higiene oral têm de ser completas e a condição periodontal deve ser monitorada cuidadosamente. O uso sistêmico de antibióticos e o uso de enxaguatórios orais antimicrobianos podem ser considerados. A potencial complicação que precisa ser prevenida é a osteonecrose da maxila/mandíbula (ONJ, do inglês *osteonecrosis of the jaw*), uma condição rara definida como exposição óssea na mandíbula ou maxila que persiste por mais de 8 semanas em um paciente que previamente recebeu ou está sob tratamento com um bisfosfonato e que não tem histórico de radioterapia na região (Khosla *et al.* 2007). Mais recentemente, farmacoterapias adicionais, como tratamento com inibidores do fator de crescimento endotelial vascular, inibidores da tirosinoquinase e anticorpos humanizados que afetam a ação osteoclástica, também foram relatadas para iniciar a ONJ (Kanwar *et al.* 2020).

Clinicamente, a ONJ pode se manifestar como osso alveolar exposto espontaneamente ou após cirurgia dentária que tenha causado traumatismo ósseo. Esses locais geralmente são dolorosos, têm edema ou ulceração nos tecidos moles, mobilidade dos dentes e drenagem. Radiograficamente, se houver dentes, pode haver esclerose e perda da lâmina dura alveolar e/ou alargamento do espaço do ligamento periodontal. Dependendo da gravidade da ONJ, as estratégias de tratamento podem incluir enxaguatórios orais antibacterianos, tratamento sintomático com antibióticos orais e analgésicos, desbridamento superficial e, nos casos graves, desbridamento/ressecção cirúrgica. O médico assistente precisa sempre ser contatado e informado. Mitigar a ONJ por meio de atendimento odontológico preventivo e compreensão dos fatores de risco é de suma importância (Wan *et al.* 2020).

Estresse

O estresse resulta das interações do indivíduo com seu meio. Foi definido como um estado de tensão mental ou corporal resultante de fatores que tendem a alterar o equilíbrio existente, ou condição ou sentimento experimentado quando uma pessoa percebe que as demandas excedem os recursos pessoais e sociais que ele ou ela é capaz de mobilizar. Os estressores, os estímulos que causam estresse em um indivíduo, podem ser agudos (a curto prazo, muitas vezes decorrentes de eventos limitados no tempo) ou crônicos (mais duradouros, nem sempre atribuídos a um evento discreto) (Herbert & Cohen 1993), e são frequentemente categorizados como (1) desastres ou crises (eventos imprevisíveis completamente fora do controle do indivíduo, como desastres naturais, pandemias, guerras), (2) grandes eventos negativos da vida (como a morte de um ente querido, divórcio, um novo problema sério diagnóstico ou lesão, afastamento do trabalho), ou (3) microestressores (pequenos eventos negativos diários) que, à medida que se acumulam, podem ter o mesmo impacto de um grande estressor, mas geralmente são diferentes para cada indivíduo. Nenhuma avaliação isolada pode medir com precisão o estresse ou as respostas ao estresse. O estresse autopercebido é frequentemente medido por meio de entrevistas/pesquisas estruturadas e outras ferramentas de autorrelato. Clinicamente, o termo "carga alostática" tem sido usado para descrever a exposição cumulativa a estressores e é um agregado de múltiplos parâmetros ou mediadores (neuroendócrinos, metabólicos, imunológicos, respiratórios, cardiovasculares e antropométricos), muitos dos quais são, como esperado, biologicamente interligados (McEwen 1998).

Existem inúmeras condições psicológicas e físicas que estão ligadas ao estresse, incluindo depressão; distúrbios de ansiedade; hipertensão arterial; condições cardiovasculares e cerebrovasculares; obesidade; distúrbios do sistema imune, que aumentam a suscetibilidade às infecções; distúrbios virais, que vão de um resfriado e herpes à AIDS; certos tipos de câncer; doenças autoimunes como a esclerose múltipla (Spiegel & Giese-Davis 2003; Ziemssen & Kern 2007; Chida *et al.* 2008; Chida & Mao 2009; Falagas *et al.* 2010; Puder & Munsch 2010; Artemiadis *et al.* 2011; Bender & Alloy 2011; Blashill *et al.* 2011; Proietti *et al.* 2011; Wardle *et al.* 2011; Rosenthal & Alter 2012). O estresse também pode ter efeitos diretos sobre a pele e o sistema digestório e contribuir para os transtornos do sono (Kim & Dimsdale 2007; Basavaraj *et al.* 2011; O'Malley *et al.* 2011).

Como esperado, o estresse também pode afetar negativamente o periodonto. Esse conceito não é novo; o estresse tem sido relatado como fator de risco importante para a gengivite ulcerativa necrosante e periodontite há muitas décadas. Os efeitos do estresse sobre o periodonto podem ser indiretos ou diretos. Os efeitos indiretos são aqueles mediados pelas mudanças no estilo de vida, que podem exacerbar a destruição periodontal, como a higiene oral comprometida, a falta às visitas ao dentista para prevenção/cuidado, a deterioração do controle metabólico do DM, o aumento do tabagismo ou uso de álcool e drogas ilícitas e a incapacidade de manter hábitos alimentares saudáveis. Os efeitos diretos são mediados pela alteração da composição do biofilme subgengival e/ou pelo exagero da resposta inflamatória do hospedeiro.

No primeiro estudo em grande escala voltado para explorar a ligação entre o estresse e as condições periodontais, 1.426 adultos nos EUA foram avaliados (Genco *et al.* 1999). Foi relatado que indivíduos sob níveis elevados de estresse financeiro e com resposta insatisfatória de enfrentamento tinham perda de osso alveolar e perda de inserção mais significativas do que aqueles com baixos níveis de estresse dentro do mesmo grupo de enfrentamento, depois do ajuste para idade, sexo e tabagismo (cigarros). Muitos outros estudos em indivíduos com diferentes tipos de estresse psicossocial, como os relacionados no meio acadêmico, local de trabalho ou casa, e com comportamento de enfrentamento insatisfatório forneceram resultados similares (Moss *et al.* 1996; Croucher *et al.* 1997; Deinzer *et al.* 1998 e 1999; Mengel *et al.* 2002; Giannopoulou *et al.* 2003; Kamma *et al.* 2004; Ishisaka *et al.* 2007, 2008; Johannsen *et al.* 2007, 2010; Furugen *et al.* 2008; Islam *et al.* 2019; Wellappulli & Ekanayake 2019; Coelho *et al.* 2020). É interessante o fato de que comportamentos de enfrentamento adequados, como evidenciado pelos níveis elevados do enfrentamento baseado em problemas, reduzem o risco associado ao estresse.

A variabilidade associada às medidas autorrelatadas ou clínicas de estresse e o uso de diferentes parâmetros periodontais como desfechos em estudos transversais investigando a ligação entre o estresse e a periodontite dificultam comparações de tais estudos e a interpretação ou a generalização dos resultados. Entretanto, é razoável concluir que as evidências que se acumulam até o momento confirmam que existe uma associação positiva entre estresse psicossocial e condições periodontais ruins.

Em resposta a acontecimentos estressantes, o eixo hipotálamo-hipófise-suprarrenal é estimulado, resultando em aumento da produção e da secreção de cortisol, um hormônio que pode desregular o sistema imune. Além disso, o sistema nervoso autônomo é estimulado, levando à secreção de catecolaminas e de substância P que também impacta a resposta imune/inflamatória e afetam a colonização e o crescimento bacterianos. Na verdade, foram relatados vários marcadores do estresse no sangue, na saliva e no líquido crevicular gengival de pacientes com periodontite, que demonstraram estar positivamente associados à extensão e gravidade da periodontite e parecem mediar os efeitos prejudiciais do estresse nos tecidos periodontais (Axtelius *et al.* 1998;

Hilgert *et al.* 2006; Johannsen *et al.* 2006; Ishisaka *et al.* 2007, 2008; Rai *et al.* 2011; Bakri *et al.* 2013; Mesa *et al.* 2014; Cakmak *et al.* 2016). Uma revisão sistemática (Decker *et al.* 2020) concluiu que existe uma correlação positiva entre os biomarcadores relacionados ao estresse e os resultados periodontais clinicamente mensuráveis, mas ainda não se sabe se a gravidade da doença periodontal segue ou decorre dos níveis de estresse. Estudos experimentais usando modelos animais e sistemas de cultura celular já forneceram futuras evidências de uma ligação entre o estresse e a gravidade da inflamação/destruição periodontais, mediada, ao menos em parte, por moléculas pró-inflamatórias (Gomes *et al.* 2013; Lu *et al.* 2016).

O potencial efeito do estresse sobre o crescimento e a virulência das bactérias, embora biologicamente plausível, é menos estudado e compreendido. Alguns estudos relataram que os hormônios do estresse aumentam significativamente o crescimento de patógenos periodontais (Roberts *et al.* 2002; Jentsch *et al.* 2013). Mais recentemente, estudos *in vitro* revelaram que o cortisol aumenta diretamente a atividade transcricional de certos microrganismos e, mais importante, induz mudanças no perfil de expressão gênica do microbioma oral, levando a uma resposta comunitária semelhante à observada *in vivo* na periodontite (Duran-Pinedo *et al.* 2018). Parece que os hormônios humanos podem ser usados pelos microrganismos como sinais para detectar desafios em seu ambiente e modificar seu perfil para se adequar melhor às novas condições, mas os mecanismos exatos pelos quais essa conversa cruzada pode ocorrer permanecem desconhecidos.

Inequivocamente, o estresse faz parte da vida humana, comumente ocorrendo em graus variados e, embora possa ter diferentes consequências em diferentes indivíduos, seu potencial efeito sobre a apresentação da doença periodontal e da resposta à terapia não deve ser subestimado. A equipe odontológica precisa se lembrar de que a identificação/compreensão de potenciais estressores, a prevenção da doença periodontal, o monitoramento meticuloso e a manutenção cuidadosa de estratégias são importantes no gerenciamento de pacientes sob estresse, especialmente aqueles sob estresse crônico e aqueles que parecem não lidar com ele de modo adequado.

Referências bibliográficas

Abbass, M.M., Korany, N.S., Salama, A.H., Dmytryk, J.J. & Safiejko-Mroczka, B. (2012). The relationship between receptor for advanced glycation end products expression and the severity of periodontal disease in the gingiva of diabetic and non diabetic periodontitis patients. *Archives of Oral Biology* **57**, 1342-1354.

Acharya, A., Cheng, B., Koralkar, R. *et al.* (2018). Screening for diabetes risk using integrated dental and medical electronic health record data. *JDR Clinical & Translational Research* **3**, 188-194.

Ackermann, M.F., Gasiewicz, T.A., Lamm, K.R., Germolec, D.R. & Luster, M.I. (1989). Selective inhibition of polymorphonuclear neutrophil activity by 2,3,7,8-tetrachlorodibenzo-pdioxin. *Toxicology and Applied Pharmacology* **101**, 470-480.

Adams, J.S. & Hewison, M. (2008). Unexpected actions of vitamin D: new perspectives on the regulation of innate and adaptive immunity. *Nature Clinical Practice Endocrinology & Metabolism* **4**, 80-90.

276   Parte 4 Interações Hospedeiro-Parasita

Adler, L., Modin, C., Friskopp, J. & Jansson, L. (2008). Relationship between smoking and periodontal probing pocket depth profile. *Swedish Dental Journal* **32**, 157-163.

Akinkugbe, A.A., Slade, G.D., Divaris, K. & Poole, C. (2016). Systematic review and meta-analysis of the association between exposure to environmental tobacco smoke and periodontitis endpoints among nonsmokers. *Nicotine & Tobacco Research* **18**, 2047-2056.

Akram, Z., Safii, S.H., Vaithilingam, R.D. *et al.* (2016). Efficacy of non-surgical periodontal therapy in the management of chronic periodontitis among obese and non-obese patients: a systematic review and meta-analysis. *Clinical Oral Investigations* **20**, 903-914.

Al Habashneh, R., Khader, Y., Hammad, M.M. & Almuradi, M. (2010). Knowledge and awareness about diabetes and periodontal health among Jordanians. *Journal of Diabetes Complications* **24**, 409-414.

Al-Mashat, H.A., Kandru, S., Liu, R. *et al.* (2006). Diabetes enhances mRNA levels of proapoptotic genes and caspase activity, which contribute to impaired healing. *Diabetes* **55**, 487-495.

Albert, D.A., Severson, H., Gordon, J. *et al.* (2005). Tobacco attitudes, practices, and behaviors: a survey of dentists participating in managed care. *Nicotine & Tobacco Research* **7 Suppl 1**, S9-18.

Alikhani, M., Alikhani, Z., Boyd, C. *et al.* (2007). Advanced glycation end products stimulate osteoblast apoptosis via the MAP kinase and cytosolic apoptotic pathways. *Bone* **40**, 345-353.

Allen, E.M., Ziada, H.M., O'Halloran, D., Clerehugh, V. & Allen, P.F. (2008). Attitudes, awareness and oral healthrelated quality of life in patients with diabetes. *Journal of Oral Rehabilitation* **35**, 218-223.

Amir, J., Waite, M., Tobler, J. *et al.* (2011). The role of hyperglycemia in mechanisms of exacerbated inflammatory responses within the oral cavity. *Cellular Immunology* **272**, 45-52.

Arbes, S.J., Jr., Agustsdottir, H. & Slade, G.D. (2001). Environmental tobacco smoke and periodontal disease in the United States. *American Journal of Public Health* **91**, 253-257.

Arboleda, S., Vargas, M., Losada, S. & Pinto, A. (2019). Review of obesity and periodontitis: an epidemiological view. *British Dental Journal* **227**, 235-239.

Artemiadis, A.K., Anagnostouli, M.C. & Alexopoulos, E.C. (2011). Stress as a risk factor for multiple sclerosis onset or relapse: a systematic review. *Neuroepidemiology* **36**, 109-120.

Asher, T., Belden, J.L., Kelsberg, G. & Safranek, S. (2019). Does using e-cigarettes increase cigarette smoking in adolescents? *Journal of Family Practice* **68**, E12-E13.

Aubin, H.J., Karila, L. & Reynaud, M. (2011). Pharmacotherapy for smoking cessation: present and future. *Current Pharmaceutical Design* **17**, 1343-1350.

Axtelius, B., Edwardsson, S., Theodorsson, E., Svensater, G. & Attstrom, R. (1998). Presence of cortisol in gingival crevicular fluid. A pilot study. *Journal of Clinical Periodontology* **25**, 929-932.

Bagaitkar, J., Daep, C.A., Patel, C.K. *et al.* (2011). Tobacco smoke augments Porphyromonas gingivalis-Streptococcus gordonii biofilm formation. *PLoS One* **6**, **e27386**.

Bakri, I., Douglas, C.W. & Rawlinson, A. (2013). The effects of stress on periodontal treatment: a longitudinal investigation using clinical and biological markers. *Journal of Clinical Periodontology* **40**, 955-961.

Basavaraj, K.H., Navya, M.A. & Rashmi, R. (2011). Stress and quality of life in psoriasis: an update. *International Journal of Dermatology* **50**, 783-792.

Bender, R.E. & Alloy, L.B. (2011). Life stress and kindling in bipolar disorder: review of the evidence and integration with emerging biopsychosocial theories. *Clinical Psychology Review* **31**, 383-398.

Bergstrom, J. (1981). Short-term investigation on the influence of cigarette smoking upon plaque accumulation. *Scandinavian Journal of Dental Research* **89**, 235-238.

Bergstrom, J. & Bostrom, L. (2001). Tobacco smoking and periodontal hemorrhagic responsiveness. *Journal of Clinical Periodontology* **28**, 680-685.

Bergstrom, J., Eliasson, S. & Dock, J. (2000). A 10-year prospective study of tobacco smoking and periodontal health. *Journal of Periodontology* **71**, 1338-1347.

Bergstrom, J., Persson, L. & Preber, H. (1988). Influence of cigarette smoking on vascular reaction during experimental gingivitis. *Scandinavian Journal of Dental Research* **96**, 34-39.

Bizzarro, S., Loos, B.G., Laine, M.L., Crielaard, W. & Zaura, E. (2013). Subgingival microbiome in smokers and nonsmokers in periodontitis: an exploratory study using traditional targeted techniques and a next-generation sequencing. *Journal of Clinical Periodontology* **40**, 483-492.

Blashill, A.J., Perry, N. & Safren, S.A. (2011). Mental health: a focus on stress, coping, and mental illness as it relates to treatment retention, adherence, and other health outcomes. *Current HIV/AIDS reports* **8**, 215-222.

Bolin, A., Eklund, G., Frithiof, L. & Lavstedt, S. (1993). The effect of changed smoking habits on marginal alveolar bone loss. A longitudinal study. *Swedish Dental Journal* **17**, 211-216.

Borrell, L.N., Kunzel, C., Lamster, I. & Lalla, E. (2007). Diabetes in the dental office: using NHANES III to estimate the probability of undiagnosed disease. *Journal of Periodontal Research* **42**, 559-565.

Brook, I. (2011). The impact of smoking on oral and nasopharyngeal bacterial flora. *Journal of Dental Research* **90**, 704-710.

Bullon, P., Morillo, J.M., Ramirez-Tortosa, M.C. *et al.* (2009). Metabolic syndrome and periodontitis: is oxidative stress a common link? *Journal of Dental Research* **88**, 503-518.

Cakmak, O., Tasdemir, Z., Aral, C.A., Dundar, S. & Koca, H.B. (2016). Gingival crevicular fluid and saliva stress hormone levels in patients with chronic and aggressive periodontitis. *Journal of Clinical Periodontology* **43**, 1024-1031.

Campan, P., Planchand, P.O. & Duran, D. (1997). Pilot study on n-3 polyunsaturated fatty acids in the treatment of human experimental gingivitis. *Journal of Clinical Periodontology* **24**, 907-913.

Carr, A.B. & Ebbert, J. (2012). Interventions for tobacco cessation in the dental setting. *Cochrane Database Systematic Reviews*, CD005084.

Casarin, R.C., Barbagallo, A., Meulman, T. *et al.* (2013). Subgingival biodiversity in subjects with uncontrolled type-2 diabetes and chronic periodontitis. *Journal of Periodontal Research* **48**, 30-36.

Chaffee, B.W., Urata, J., Couch, E.T. & Silverstein, S. (2020). Dental professionals' engagement in tobacco, electronic cigarette, and cannabis patient counseling. *JDR Clinical & Translational Research* **5**, 133-145.

Chang, P.C., Chien, L.Y., Yeo, J.F. *et al.* (2012a). Progression of periodontal destruction and the roles of advanced glycation end-products in experimental diabetes. *Journal of Periodontology* **84**, 379-388.

Chang, P.C., Chung, M.C., Wang, Y.P. *et al.* (2012b). Patterns of diabetic periodontal wound repair: a study using microcomputed tomography and immunohistochemistry. *Journal of Periodontology* **83**, 644-652.

Chapple, I.L., Brock, G.R., Milward, M.R., Ling, N. & Matthews, J.B. (2007). Compromised GCF total antioxidant capacity in periodontitis: cause or effect? *Journal of Clinical Periodontology* **34**, 103-110.

Chapple, I.L., Milward, M.R., Ling-Mountford, N. *et al.* (2012). Adjunctive daily supplementation with encapsulated fruit, vegetable and berry juice powder concentrates and clinical periodontal outcomes: a double-blind RCT. *Journal of Clinical Periodontology* **39**, 62-72.

Charchour, R., Dufour-Rainfray, D., Morineau, G. *et al.* (2020). Mutltifaceted biological roles of leptin. *Annales de Biologie Clinique (Paris)* **78**, 231-242.

Chida, Y., Hamer, M., Wardle, J. & Steptoe, A. (2008). Do stressrelated psychosocial factors contribute to cancer incidence and survival? *Nature Clinical Practice. Oncology* **5**, 466-475.

Chida, Y. & Mao, X. (2009). Does psychosocial stress predict symptomatic herpes simplex virus recurrence? A meta-analytic investigation on prospective studies. *Brain, Behavior, and Immunity* **23**, 917-925.

Christgau, M., Palitzsch, K.-D., Schmalz, G., Kreiner, U. & Frenzel, S. (1998). Healing response to non-surgical periodontal therapy in patients with diabetes mellitus: clinical, microbiological, and immunological results. *Journal of Clinical Periodontology* **25**, 112-124.

Cianciola, L.J., Park, B.H., Bruck, E., Mosovich, L. & Genco, R.J. (1982). Prevalence of periodontal disease in insulin-dependent diabetes mellitus (juvenile diabetes). *Journal of the American Dental Association* **104**, 653-660.

Clapp, P.W. & Jaspers, I. (2017). Electronic cigarettes: their constituents and potential links to asthma. *Current Allergy and Asthma Reports* **17**, 79.

Coelho, J.M.F., Miranda, S.S., da Cruz, S.S. *et al.* (2020). Is there association between stress and periodontitis? *Clinical Oral Investigations* **24**, 2285-2294.

Compston, J.E., McClung, M.R. & Leslie, W.D. (2019). Osteoporosis. *Lancet* **393**, 364-376.

Costa, F.O., Cota, L.O., Lages, E.J. *et al.* (2013a). Associations of duration of smoking cessation and cumulative smoking exposure with periodontitis. *Journal of Oral Sciences* **55**, 245-253.

Costa, F.O., Miranda Cota, L.O., Pereira Lages, E.J. *et al.* (2013b). Progression of periodontitis and tooth loss associated with glycemic control in individuals undergoing periodontal maintenance therapy: a 5-year follow-up study. *Journal of Periodontology* **84**, 595-605.

Croucher, R., Marcenes, W.S., Torres, M.C., Hughes, F. & Sheiham, A. (1997). The relationship between life-events and periodontitis. A case-control study. *Journal of Clinical Periodontology* **24**, 39-43.

Cullen, K.A., Gentzke, A.S., Sawdey, M.D. *et al.* (2019). e-Cigarette use among youth in the United States, 2019. *JAMA* **322**, 2095-2103.

Da Costa, L.A., Badawi, A. & El-Sohemy, A. (2012). Nutrigenetics and modulation of oxidative stress. *Annals of Nutrition & Metabolism* **60 Suppl 3**, 27-36.

de Castro, J.G.K., Carvalho, B.F., de Melo, N.S. *et al.* (2020). A new cone-beam computed tomography-driven index for osteoporosis prediction. *Clinical Oral Investigations* **24**, 3193-3202.

Decker, A., Askar, H., Tattan, M., Taichman, R. & Wang, H.L. (2020). The assessment of stress, depression, and inflammation as a collective risk factor for periodontal diseases: a systematic review. *Clinical Oral Investigations* **24**, 1-12.

Deinzer, R., Forster, P., Fuck, L. *et al.* (1999). Increase of crevicular interleukin 1beta under academic stress at experimental gingivitis sites and at sites of perfect oral hygiene. *Journal of Clinical Periodontology* **26**, 1-8.

Deinzer, R., Ruttermann, S., Mobes, O. & Herforth, A. (1998). Increase in gingival inflammation under academic stress. *Journal of Clinical Periodontology* **25**, 431-433.

Delima, S.L., McBride, R.K., Preshaw, P.M., Heasman, P.A. & Kumar, P.S. (2010). Response of subgingival bacteria to smoking cessation. *Journal of Clinical Microbiology* **48**, 2344-2349.

Demmer, R.T., Holtfreter, B., Desvarieux, M. *et al.* (2012). The influence of type 1 and type 2 diabetes on periodontal disease progression: prospective results from the Study of Health in Pomerania (SHIP). *Diabetes Care* **35**, 2036-2042.

Desta, T., Li, J., Chino, T. & Graves, D.T. (2010). Altered fibroblast proliferation and apoptosis in diabetic gingival wounds. *Journal of Dental Research* **89**, 609-614.

Díaz Sánchez, R.M., Castillo-Dalí, G., Fernández-Olavarría, A. *et al.* (2017). A prospective, double-blind, randomized, controlled clinical trial in the gingivitis prevention with an oligomeric proanthocyanidin nutritional supplement. *Mediators of Inflammation* **2017**, 7460780.

Dietrich, T., Bernimoulin, J.P. & Glynn, R.J. (2004). The effect of cigarette smoking on gingival bleeding. *Journal of Periodontology* **75**, 16-22.

Ding, K.H., Wang, Z.Z., Hamrick, M.W. *et al.* (2006). Disordered osteoclast formation in RAGE-deficient mouse establishes an essential role for RAGE in diabetes related bone loss. *Biochemical and Biophysical Research Communications* **340**, 1091-1097.

Dommisch, H., Kuzmanova, D., Jönsson, D., Grant, M. & Chapple, I. (2018). Effect of micronutrient malnutrition on periodontal disease and periodontal therapy. *Periodontology 2000* **78**, 129-153.

Duarte, P.M., Bezerra, J.P., Miranda, T.S. *et al.* (2014). Local levels of inflammatory mediators in uncontrolled type 2 diabetic subjects with chronic periodontitis. *Journal of Clinical Periodontology* **41**, 11-18.

Duarte, P.M., Neto, J.B., Casati, M.Z., Sallum, E.A. & Nociti, F.H., Jr. (2007). Diabetes modulates gene expression in the gingival tissues of patients with chronic periodontitis. *Oral Diseases* **13**, 594-599.

Dunbar, M.S., Davis, J.P., Rodriguez, A. *et al.* (2019). Response to "cigarette and e-cigarette dual use is an important factor in the cross-lagged path analysis". *Nicotine & Tobacco Research* **21**, 1447.

Duran-Pinedo, A.E., Solbiati, J. & Frias-Lopez, J. (2018). The effect of the stress hormone cortisol on the metatranscriptome of the oral microbiome. *NPJ Biofilms and Microbiomes* **4**, 25.

Eastell, R. (1998). Treatment of postmenopausal osteoporosis. *New England Journal of Medicine* **338**, 736-746.

El Dib, R., Suzumura, E.A., Akl, E.A. *et al.* (2017). Electronic nicotine delivery systems and/or electronic non-nicotine delivery systems for tobacco smoking cessation or reduction: a systematic review and meta-analysis. *British Medical Journal Open* **7**, e012680.

Estrich, C.G., Araujo, M.W.B. & Lipman, R.D. (2019). Prediabetes and diabetes screening in dental care settings: NHANES 2013 to 2016. *JDR Clinical & Translational Research* **4**, 76-85.

Evans, R.M., Currie, L. & Campbell, A. (1982). The distribution of ascorbic acid between various cellular components of blood, in normal individuals, and its relation to the plasma concentration. *The British Journal of Nutrition* **47**, 473-482.

Falagas, M.E., Karamanidou, C., Kastoris, A.C., Karlis, G. & Rafailidis, P.I. (2010). Psychosocial factors and susceptibility to or outcome of acute respiratory tract infections. *The International Journal of Tuberculosis and Lung Disease* **14**, 141-148.

Feitosa, A.C., de Uzeda, M. & Novaes, A.B., Jr. (1992). Actinobacillus actinomycetemcomitans in Brazilian insulindependent individuals with diabetes mellitus. *Brazilian Dental Journal* **3**, 25-31.

Fox, A., Feng, W. & Asal, V. (2019). What is driving global obesity trends? Globalization or "modernization"? *Globalization and Health* **15**, 32.

Fullmer, S.C., Preshaw, P.M., Heasman, P.A. & Kumar, P.S. (2009). Smoking cessation alters subgingival microbial recolonization. *Journal of Dental Research* **88**, 524-528.

Furugen, R., Hayashida, H., Yamaguchi, N. *et al.* (2008). The relationship between periodontal condition and serum levels of resistin and adiponectin in elderly Japanese. *Journal of Periodontal Research* **43**, 556-562.

Gamal, A.Y. & Bayomy, M.M. (2002). Effect of cigarette smoking on human PDL fibroblasts attachment to periodontally involved root surfaces in vitro. *Journal of Clinical Periodontology* **29**, 763-770.

Garcia, D., Tarima, S. & Okunseri, C. (2015). Periodontitis and glycemic control in diabetes: NHANES 2009 to 2012. *Journal of Periodontology* **86**, 499-506.

Garcia, M.N., Hildebolt, C.F., Miley, D.D. *et al.* (2011). One-year effects of vitamin D and calcium supplementation on chronic periodontitis. *Journal of Periodontology* **82**, 25-32.

Garcia, R.I. (2005). Smokers have less reductions in probing depth than non-smokers following nonsurgical periodontal therapy. *Evidence-Based Dentistry* **6**, 37-38.

Garrison, G.D. & Dugan, S.E. (2009). Varenicline: a first-line treatment option for smoking cessation. *Clinical Therapeutics* **31**, 463-491.

Genco, R.J. & Borgnakke, W.S. (2020). Diabetes as a potential risk for periodontitis: association studies. *Periodontology 2000* **83**, 40-45.

Genco, R.J., Ho, A.W., Grossi, S.G., Dunford, R.G. & Tedesco, L.A. (1999). Relationship of stress, distress and inadequate coping behaviors to periodontal disease. *Journal of Periodontology* **70**, 711-723.

Genco, R.J., Schifferle, R.E., Dunford, R.G. *et al.* (2014). Screening for diabetes mellitus in dental practices: a field trial. *Journal of the American Dental Association* **145**, 57-64.

Gerber, F.A., Sahrmann, P., Schmidlin, O.A. *et al.* (2016). Influence of obesity on the outcome of non-surgical periodontal therapy – a systematic review. *BMC Oral Health* **16**, 90.

Ghadge, A.A. & Khaire, A.A. (2019). Leptin as a predictive marker for metabolic syndrome. *Cytokine* **121**, 154735.

Giannopoulou, C., Kamma, J.J. & Mombelli, A. (2003). Effect of inflammation, smoking and stress on gingival crevicular fluid cytokine level. *Journal of Clinical Periodontology* **30**, 145-153.

Gomes, E.P., Aguiar, J.C., Fonseca-Silva, T. *et al.* (2013). Diazepam reverses the alveolar bone loss and hippocampal interleukin-1beta and interleukin-6 enhanced by conditioned fear stress in ligature-induced periodontal disease in rats. *Journal of Periodontal Research* 48, 151-158.

Goncalves, T.E., Zimmermann, G.S., Figueiredo, L.C. *et al.* (2015). Local and serum levels of adipokines in patients with obesity after periodontal therapy: one-year follow-up. *Journal of Clinical Periodontology* 42, 431-439.

Goova, M.T., Li, J., Kislinger, T. *et al.* (2001). Blockade of receptor for advanced glycation end-products restores effective wound healing in diabetic mice. *American Journal of Pathology* 159, 513-525.

Gotts, J.E., Jordt, S.E., McConnell, R. & Tarran, R. (2019). What are the respiratory effects of e-cigarettes? *British Medical Journal* 366, l5275.

Goyal, L., Goyal, T. & Gupta, N.D. (2017). Osteoporosis and periodontitis in postmenopausal women: a systematic review. *Journal of Midlife Health* 8, 151-158.

Graves, D.T., Naguib, G., Lu, H. *et al.* (2005). Inflammation is more persistent in type 1 diabetic mice. *Journal of Dental Research* 84, 324-328.

Haffajee, A.D. & Socransky, S.S. (2001a). Relationship of cigarette smoking to attachment level profiles. *Journal of Clinical Periodontology* 28, 283-295.

Haffajee, A.D. & Socransky, S.S. (2001b). Relationship of cigarette smoking to the subgingival microbiota. *Journal of Clinical Periodontology* 28, 377-388.

Harrison, G.A., Schultz, T.A. & Schaberg, S.J. (1983). Deep neck infection complicated by diabetes mellitus. Report of a case. *Oral Surgery, Oral Medicine, and Oral Pathology* 55, 133-137.

Hays, J.T. & Ebbert, J.O. (2010). Adverse effects and tolerability of medications for the treatment of tobacco use and dependence. *Drugs* 70, 2357-2372.

Heasman, L., Stacey, F., Preshaw, P.M. *et al.* (2006). The effect of smoking on periodontal treatment response: a review of clinical evidence. *Journal of Clinical Periodontology* 33, 241-253.

Heikkinen, A.M., Pitkaniemi, J., Kari, K. *et al.* (2012). Effect of teenage smoking on the prevalence of periodontal bacteria. *Clinical Oral Investigations* 16, 571-580.

Herbert, T.B. & Cohen, S. (1993). Stress and immunity in humans: a meta-analytic review. *Psychosomatic Medicine* 55, 364-379.

Herman, W.H., Taylor, G.W., Jacobson, J.J., Burke, R. & Brown, M.B. (2015). Screening for prediabetes and type 2 diabetes in dental offices. *Journal of Public Health Dentistry* 75, 175-182.

Herrera, D., Alonso, B., de Arriba, L. *et al.* (2014). Acute periodontal lesions. *Periodontology 2000* 65, 149-177.

Hilgert, J.B., Hugo, F.N., Bandeira, D.R. & Bozzetti, M.C. (2006). Stress, cortisol, and periodontitis in a population aged 50 years and over. *Journal of Dental Research* 85, 324-328.

Holm, N.C., Belstrom, D., Ostergaard, J.A. *et al.* (2016). Identification of individuals with undiagnosed diabetes and pre-diabetes in a danish cohort attending dental treatment. *Journal of Periodontology* 87, 395-402.

Horner, K., Allen, P., Graham, J. *et al.* (2010). The relationship between the OSTEODENT index and hip fracture risk assessment using FRAX. *Oral Surgery, Oral Medicine, Oral Pathology, Oral Radioliology, and Endodontics* 110, 243-249.

Hsu, Y.T., Nair, M., Angelov, N., Lalla, E. & Lee, C.T. (2019). Impact of diabetes on clinical periodontal outcomes following non-surgical periodontal therapy. *Journal of Clinical Periodontology* 46, 206-217.

Ishisaka, A., Ansai, T., Soh, I. *et al.* (2008). Association of cortisol and dehydroepiandrosterone sulphate levels in serum with periodontal status in older Japanese adults. *Journal of Clinical Periodontology* 35, 853-861.

Ishisaka, A., Ansai, T., Soh, I. *et al.* (2007). Association of salivary levels of cortisol and dehydroepiandrosterone with periodontitis in older Japanese adults. *Journal of Periodontology* 78, 1767-1773.

Islam, M.M., Ekuni, D., Yoneda, T., Yokoi, A. & Morita, M. (2019). Influence of occupational stress and coping style on periodontitis among Japanese workers: a cross-sectional study. *International Journal of Environmental Research and Public Health* 16, 3540.

James, J.A., Sayers, N.M., Drucker, D.B. & Hull, P.S. (1999). Effects of tobacco products on the attachment and growth of periodontal ligament fibroblasts. *Journal of Periodontology* 70, 518-525.

Jannat-Khah, D.P., McNeely, J., Pereyra, M.R. *et al.* (2014). Dentists' self-perceived role in offering tobacco cessation services: results from a nationally representative survey, United States, 2010-2011. *Preventing Chronic Disease* 11, E196.

Jansson, H., Lindholm, E., Lindh, C., Groop, L. & Bratthall, G. (2006). Type 2 diabetes and risk for periodontal disease: a role for dental health awareness. *Journal of Clinical Periodontology* 33, 408-414.

Jensen, E., Allen, G., Bednarz, J., Couper, J. & Pena, A. (2020). Periodontal risk markers in children and adolescents with type 1 diabetes: a systematic review and meta-analysis. *Diabetes/Metabolism Research and Review*, e3368.

Jentsch, H.F., Marz, D. & Kruger, M. (2013). The effects of stress hormones on growth of selected periodontitis related bacteria. *Anaerobe* 24, 49-54.

Jenzsch, A., Eick, S., Rassoul, F., Purschwitz, R. & Jentsch, H. (2009). Nutritional intervention in patients with periodontal disease: clinical, immunological and microbiological variables during 12 months. *The British Journal of Nutrition* 101, 879-885.

Jepsen, S., Caton, J.G., Albandar, J.M. *et al.* (2018). Periodontal manifestations of systemic diseases and developmental and acquired conditions: Consensus report of workgroup 3 of the 2017 World Workshop on the Classification of Periodontal and Peri-Implant Diseases and Conditions. *Journal of Clinical Periodontology* 45 **Suppl 20**, S219-S229.

Jepsen, S., Suvan, J. & Deschner, J. (2020). The association of periodontal diseases with metabolic syndrome and obesity. *Periodontology 2000* 83, 125-153.

Jiang, Y., Zhou, X., Cheng, L. & Li, M. (2020). The impact of smoking on subgingival microflora: from periodontal health to disease. *Frontiers in Microbiology* 11, 66.

Joaquim, C.R., Miranda, T.S., Marins, L.M. *et al.* (2018). The combined and individual impact of diabetes and smoking on key subgingival periodontal pathogens in patients with chronic periodontitis. *Journal of Periodontal Research* 53, 315-323.

Johannsen, A., Bjurshammar, N. & Gustafsson, A. (2010). The influence of academic stress on gingival inflammation. *International Journal of Dental Hygiene* 8, 22-27.

Johannsen, A., Rydmark, I., Soder, B. & Asberg, M. (2007). Gingival inflammation, increased periodontal pocket depth and elevated interleukin-6 in gingival crevicular fluid of depressed women on long-term sick leave. *Journal of Periodontal Research* 42, 546-552.

Johannsen, A., Rylander, G., Soder, B. & Asberg, M. (2006). Dental plaque, gingival inflammation, and elevated levels of interleukin-6 and cortisol in gingival crevicular fluid from women with stress-related depression and exhaustion. *Journal of Periodontology* 77, 1403-1409.

Kamma, J.J., Giannopoulou, C., Vasdekis, V.G. & Mombelli, A. (2004). Cytokine profile in gingival crevicular fluid of aggressive periodontitis: influence of smoking and stress. *Journal of Clinical Periodontology* 31, 894-902.

Kanwar, N., Bakr, M.M., Meer, M. & Siddiqi, A. (2020). Emerging therapies with potential risks of medicine-related osteonecrosis of the jaw: a review of the literature. *British Dental Journal* 228, 886-892.

Karatas, O., Balci Yuce, H., Tulu, F. *et al.* (2020). Evaluation of apoptosis and hypoxia-related factors in gingival tissues of smoker and non-smoker periodontitis patients. *Journal of Periodontal Research* 55, 392-399.

Karima, M., Kantarci, A., Ohira, T. *et al.* (2005). Enhanced superoxide release and elevated protein kinase C activity in neutrophils from diabetic patients: association with periodontitis. *Journal of Leukocyte Biology* 78, 862-870.

Karthikeyan, B.V. & Pradeep, A.R. (2007a). Gingival crevicular fluid and serum leptin: their relationship to periodontal health and disease. *Journal of Clinical Periodontology* 34, 467-472.

Karthikeyan, B.V. & Pradeep, A.R. (2007b). Leptin levels in gingival crevicular fluid in periodontal health and disease. *Journal of Periodontal Research* 42, 300-304.

Katz, J., Bhattacharyya, I., Farkhondeh-Kish, F. *et al.* (2005). Expression of the receptor of advanced glycation end products in gingival tissues of type 2 diabetes patients with chronic periodontal disease: a study utilizing immunohistochemistry and RT-PCR. *Journal of Clinical Periodontology* **32**, 40-44.

Kaye, E.K., Vokonas, P. & Garcia, R.I. (2017). Metacarpal cortical bone area predicts tooth loss in men. *JDR Clinical & Translational Research* **2**, 179-186.

Khan, S., Barrington, G., Bettiol, S., Barnett, T. & Crocombe, L. (2018). Is overweight/obesity a risk factor for periodontitis in young adults and adolescents?: a systematic review. *Obesity Reviews* **19**, 852-883.

Khosla, S., Burr, D., Cauley, J. *et al.* (2007). Bisphosphonateassociated osteonecrosis of the jaw: report of a task force of the American Society for Bone and Mineral Research. *Journal of Bone and Mineral Research* **22**, 1479-1491.

Kibayashi, M., Tanaka, M., Nishida, N. *et al.* (2007). Longitudinal study of the association between smoking as a periodontitis risk and salivary biomarkers related to periodontitis. *Journal of Periodontology* **78**, 859-867.

Kim, E.J. & Dimsdale, J.E. (2007). The effect of psychosocial stress on sleep: a review of polysomnographic evidence. *Behavioral Sleep Medicine* **5**, 256-278.

Kim, J.W., Kong, K.A., Kim, H.Y. *et al.* (2014). The association between bone mineral density and periodontitis in Korean adults (KNHANES 2008-2010). *Oral Diseases* **20**, 609-615.

Kinane, D.F. & Chestnutt, I.G. (2000). Smoking and periodontal disease. *Critical Reviews in Oral Biology and Medicine* **11**, 356-365.

Koh, K.J. & Kim, K.A. (2011). Utility of the computed tomography indices on cone beam computed tomography images in the diagnosis of osteoporosis in women. *Imaging Science in Dentistry* **41**, 101-106.

Kotsakis, G.A., Javed, F., Hinrichs, J.E., Karoussis, I.K. & Romanos, G.E. (2015). Impact of cigarette smoking on clinical outcomes of periodontal flap surgical procedures: a systematic review and meta-analysis. *Journal of Periodontology* **86**, 254-263.

Krall, E.A., Dawson-Hughes, B., Garvey, A.J. & Garcia, R.I. (1997). Smoking, smoking cessation, and tooth loss. *Journal of Dental Research* **76**, 1653-1659.

Kubota, M., Tanno-Nakanishi, M., Yamada, S., Okuda, K. & Ishihara, K. (2011). Effect of smoking on subgingival microflora of patients with periodontitis in Japan. *BMC Oral Health* **11**, 1.

Kumar, P.S., Matthews, C.R., Joshi, V., de Jager, M. & Aspiras, M. (2011). Tobacco smoking affects bacterial acquisition and colonization in oral biofilms. *Infection and Immunity* **79**, 4730-4738.

Kumari, R., Kumar, S. & Kant, R. (2019). An update on metabolic syndrome: metabolic risk markers and adipokines in the development of metabolic syndrome. *Diabetes and Metabolic Syndrome* **13**, 2409-2417.

Kunzel, C., Lalla, E. & Lamster, I.B. (2006). Management of the patient who smokes and the diabetic patient in the dental office. *Journal of Periodontology* **77**, 331-340.

Labriola, A., Needleman, I. & Moles, D.R. (2005). Systematic review of the effect of smoking on nonsurgical periodontal therapy. *Periodontology 2000* **37**, 124-137.

Lalla, E., Cheng, B., Kunzel, C. *et al.* (2015). Six-month outcomes in dental patients identified with hyperglycaemia: a randomized clinical trial. *Journal of Clinical Periodontology* **42**, 228-235.

Lalla, E., Cheng, B., Kunzel, C., Burkett, S. & Lamster, I.B. (2013). Dental findings and identification of undiagnosed hyperglycemia. *Journal of Dental Research* **92**, 888-892.

Lalla, E., Cheng, B., Lal, S. *et al.* (2007a). Diabetes mellitus promotes periodontal destruction in children. *Journal of Clinical Periodontology* **34**, 294-298.

Lalla, E., Cheng, B., Lal, S. *et al.* (2007b). Diabetes-related parameters and periodontal conditions in children. *Journal of Periodontal Research* **42**, 345-349.

Lalla, E., Cheng, B., Lal, S. *et al.* (2006a). Periodontal changes in children and adolescents with diabetes: a case-control study. *Diabetes Care* **29**, 295-299.

Lalla, E., Kaplan, S., Chang, S.M. *et al.* (2006b). Periodontal infection profiles in type 1 diabetes. *Journal of Clinical Periodontology* **33**, 855-862.

Lalla, E., Kunzel, C., Burkett, S., Cheng, B. & Lamster, I.B. (2011). Identification of unrecognized diabetes and pre-diabetes in a dental setting. *Journal of Dental Research* **90**, 855-860.

Lalla, E., Lamster, I.B., Feit, M., Huang, L. & Schmidt, A.M. (1998). A murine model of accelerated periodontal disease in diabetes. *Journal of Periodontal Research* **33**, 387-399.

Lalla, E., Lamster, I.B., Feit, M. *et al.* (2000). Blockade of RAGE suppresses periodontitis-associated bone loss in diabetic mice. *Journal of Clinical Investigations* **105**, 1117-1124.

LaMonte, M.J., Hovey, K.M., Genco, R.J. *et al.* (2013). Five-year changes in periodontal disease measures among postmenopausal females: the Buffalo OsteoPerio study. *Journal of Periodontology* **84**, 572-584.

Lanza, E., Magan-Fernandez, A., Bermejo, B. *et al.* (2016). Complementary clinical effects of red complex bacteria on generalized periodontitis in a caucasian population. *Oral Diseases* **22**, 430-437.

Lappin, D.F., Eapen, B., Robertson, D., Young, J. & Hodge, P.J. (2009). Markers of bone destruction and formation and periodontitis in type 1 diabetes mellitus. *Journal of Clinical Periodontology* **36**, 634-641.

Lebargy, F., Benhammou, K., Morin, D. *et al.* (1996). Tobacco smoking induces expression of very-high-affinity nicotine binding sites on blood polymorphonuclear cells. *American Journal of Respiratory and Critical Care Medicine* **153**, 1056-1063.

Lee, J., Taneja, V. & Vassallo, R. (2012). Cigarette smoking and inflammation: cellular and molecular mechanisms. *Journal of Dental Research* **91**, 142-149.

Lee, J.H., Lee, S.A. & Kim, H.D. (2020). Periodontitis and intake of thiamine, riboflavin and niacin among Korean adults. *Community Dentistry and Oral Epidemiology* **48**, 21-31.

Leggott, P.J., Robertson, P.B., Jacob, R.A. *et al.* (1991). Effects of ascorbic acid depletion and supplementation on periodontal health and subgingival microflora in humans. *Journal of Dental Research* **70**, 1531-1536.

Leggott, P.J., Robertson, P.B., Rothman, D.L., Murray, P.A. & Jacob, R.A. (1986). The effect of controlled ascorbic acid depletion and supplementation on periodontal health. *Journal of Periodontology* **57**, 480-485.

Leite, F.R.M., Nascimento, G.G., Scheutz, F. & Lopez, R. (2018). Effect of smoking on periodontitis: a systematic review and meta-regression. *American Journal of Preventive Medicine* **54**, 831-841.

Lenz, M., Richter, T. & Muhlhauser, I. (2009). The morbidity and mortality associated with overweight and obesity in adulthood: a systematic review. *Deutsches Ärzteblatt International* **106**, 641-648.

Lie, M.A., van der Weijden, G.A., Timmerman, M.F. *et al.* (1998). Oral microbiota in smokers and non-smokers in natural and experimentally-induced gingivitis. *Journal of Clinical Periodontology* **25**, 677-686.

Lindson-Hawley, N., Hartmann-Boyce, J., Fanshawe, T.R. *et al.* (2016). Interventions to reduce harm from continued tobacco use. *Cochrane Database Systematic Reviews* **10**, CD005231.

Ling, M.R., Chapple, I.L. & Matthews, J.B. (2016). Neutrophil superoxide release and plasma C-reactive protein levels preand post-periodontal therapy. *Journal of Clinical Periodontology* **43**, 652-658.

Liu, R., Bal, H.S., Desta, T., Behl, Y. & Graves, D.T. (2006a). Tumor necrosis factor-alpha mediates diabetes-enhanced apoptosis of matrix-producing cells and impairs diabetic healing. *American Journal of Pathology* **168**, 757-764.

Liu, R., Bal, H.S., Desta, T. *et al.* (2006b). Diabetes enhances periodontal bone loss through enhanced resorption and diminished bone formation. *Journal of Dental Research* **85**, 510-514. Liu, R., Desta, T., He, H. & Graves, D.T. (2004). Diabetes alters the response to bacteria by enhancing fibroblast apoptosis. *Endocrinology* **145**, 2997-3003.

Loos, B.G., Roos, M.T., Schellekens, P.T., van der Velden, U. & Miedema, F. (2004). Lymphocyte numbers and function in relation to periodontitis and smoking. *Journal of Periodontology* **75**, 557-564.

Lu, H., Xu, M., Wang, F. *et al.* (2016). Chronic stress accelerates ligature-induced periodontitis by suppressing glucocorticoid receptor-alpha signaling. *Experimental and Molecular Medicine* **48**, e223.

Maeda, N., Funahashi, T., Matsuzawa, Y. & Shimomura, I. (2020). Adiponectin, a unique adipocyte-derived factor beyond hormones. *Atherosclerosis* **292**, 1-9.

Mahamed, D.A., Marleau, A., Alnaeeli, M. *et al.* (2005). G(-) anaerobes-reactive CD4+ T-cells trigger RANKL-mediated enhanced alveolar bone loss in diabetic NOD mice. *Diabetes* **54**, 1477-1486.

Manjunath, S.H., Rakhewar, P., Nahar, P. *et al.* (2019). Evaluation of the prevalence and severity of periodontal diseases between osteoporotic and nonosteoporotic subjects: a crosssectional comparative study. *Journal of Contemporary Dental Practice* **20**, 1223-1228.

Manosudprasit, A., Kantarci, A., Hasturk, H., Stephens, D. & Van Dyke, T.E. (2017). Spontaneous PMN apoptosis in type 2 diabetes and the impact of periodontitis. *Journal of Leukocyte Biology* **102**, 1431-1440.

Manouchehr-Pour, M., Spagnuolo, P.J., Rodman, H.M. & Bissada, N.F. (1981a). Comparison of neutrophil chemotactic response in diabetic patients with mild and severe periodontal disease. *Journal of Periodontology* **52**, 410-415.

Manouchehr-Pour, M., Spagnuolo, P.J., Rodman, H.M. & Bissada, N.F. (1981b). Impaired neutrophil chemotaxis in diabetic patients with severe periodontitis. *Journal of Dental Research* **60**, 729-730.

Margetic, S., Gazzola, C., Pegg, G.G. & Hill, R.A. (2002). Leptin: a review of its peripheral actions and interactions. *International journal of obesity and related metabolic disorders* **26**, 1407-1433.

Martinez-Herrera, M., Silvestre-Rangil, J. & Silvestre, F. J. (2017). Association between obesity and periodontal disease. A systematic review of epidemiological studies and controlled clinical trials. *Med Oral Patol Oral Cir Bucal* **22**, e708-e715.

Matsha, T.E., Prince, Y., Davids, S. *et al.* (2020). Oral microbiome signatures in diabetes mellitus and periodontal disease. *Journal of Dental Research* **99**, 658-665.

Matsuzawa, Y., Funahashi, T., Kihara, S. & Shimomura, I. (2004). Adiponectin and metabolic syndrome. *Arteriosclerosis, Thrombosis, and Vascular Biology* **24**, 29-33.

McEwen, B.S. (1998). Stress, adaptation, and disease. Allostasis and allostatic load. *Annals of the New York Academy of Science* **840**, 33-44.

McMullen, J.A., Van Dyke, T.E., Horoszewicz, H.U. & Genco, R.J. (1981). Neutrophil chemotaxis in individuals with advanced periodontal disease and a genetic predisposition to diabetes mellitus. *Journal of Periodontology* **52**, 167-173.

Mengel, R., Bacher, M. & Flores-De-Jacoby, L. (2002). Interactions between stress, interleukin-1beta, interleukin-6 and cortisol in periodontally diseased patients. *Journal of Clinical Periodontology* **29**, 1012-1022.

Mesa, F., Magan-Fernandez, A., Munoz, R. *et al.* (2014). Catecholamine metabolites in urine, as chronic stress biomarkers, are associated with higher risk of chronic periodontitis in adults. *Journal of Periodontology* **85**, 1755-1762.

Miley, D.D., Garcia, M.N., Hildebolt, C.F. *et al.* (2009). Crosssectional study of vitamin D and calcium supplementation effects on chronic periodontitis. *Journal of Periodontology* **80**, 1433-1439.

Mimori, K., Komaki, M., Iwasaki, K. & Ishikawa, I. (2007). Extracellular signal-regulated kinase 1/2 is involved in ascorbic acid-induced osteoblastic differentiation in periodontal ligament cells. *Journal of Periodontology* **78**, 328-334.

Mohammad, A.R., Bauer, R.L. & Yeh, C.K. (1997). Spinal bone density and tooth loss in a cohort of postmenopausal women. *International Journal of Prosthodontics* **10**, 381-385.

Mohammad, A.R., Brunsvold, M. & Bauer, R. (1996). The strength of association between systemic postmenopausal osteoporosis and periodontal disease. *International Journal of Prosthodontics* **9**, 479-483.

Mongkornkarn, S., Suthasinekul, R., Sritara, C. *et al.* (2019). Significant association between skeletal bone mineral density and moderate to severe periodontitis in fair oral hygiene individuals. *Journal of Investigative and Clinical Dentistry* **10**, e12441.

Moore, P.A., Orchard, T., Guggenheimer, J. & Weyant, R.J. (2000). Diabetes and oral health promotion: a survey of disease prevention behaviors. *Journal of the American Dental Association* **131**, 1333-1341.

Moss, M.E., Beck, J.D., Kaplan, B.H. *et al.* (1996). Exploratory case-control analysis of psychosocial factors and adult periodontitis. *Journal of Periodontology* **67**, 1060-1069.

Nagi, R., Devi, B.K.Y., Rakesh, N. *et al.* (2014). Relationship between femur bone mineral density, body mass index and dental panoramic mandibular cortical width in diagnosis of elderly postmenopausal women with osteoporosis. *Journal of Clinical and Diagnostic Research* **8**, ZC36-40.

Naguib, G., Al-Mashat, H., Desta, T. & Graves, D.T. (2004). Diabetes prolongs the inflammatory response to a bacterial stimulus through cytokine dysregulation. *Journal of Investigative Dermatology* **123**, 87-92.

Nair, P., Sutherland, G., Palmer, R.M., Wilson, R.F. & Scott, D.A. (2003). Gingival bleeding on probing increases after quitting smoking. *Journal of Clinical Periodontology* **30**, 435-437.

Nascimento, G.G., Leite, F.R., Correa, M.B., Peres, M.A. & Demarco, F.F. (2016). Does periodontal treatment have an effect on clinical and immunological parameters of periodontal disease in obese subjects? A systematic review and meta-analysis. *Clinical Oral Investigations* **20**, 639-647.

NIH Consensus Development Panel on Osteoporosis Prevention, Diagnosis & Therapy (2001). Osteoporosis prevention, diagnosis, and therapy. *JAMA* **285**, 785-795.

Niramitchainon, C., Mongkornkarn, S., Sritara, C., Lertpimonchai, A. & Udomsak, A. (2020). Trabecular bone score, a new bone quality index, is associated with severe periodontitis. *Journal of Periodontology* **91**, 1264-1273.

Nishida, M., Grossi, S.G., Dunford, R.G. *et al.* (2000). Dietary vitamin C and the risk for periodontal disease. *Journal of Periodontology* **71**, 1215-1223.

Nishida, N., Yamamoto, Y., Tanaka, M. *et al.* (2008). Association between involuntary smoking and salivary markers related to periodontitis: a 2-year longitudinal study. *Journal of Periodontology* **79**, 2233-2240.

Nishihara, R., Sugano, N., Takano, M. *et al.* (2009). The effect of Porphyromonas gingivalis infection on cytokine levels in type 2 diabetic mice. *Journal of Periodontal Research* **44**, 305-310.

Nociti, F.H., Jr., Casati, M.Z. & Duarte, P.M. (2015). Current perspective of the impact of smoking on the progression and treatment of periodontitis. *Periodontology 2000* **67**, 187-210.

Novaes, A.B., Jr., Gonzalez Gutierrez, F., Grisi, M.F. & Novaes, A.B. (1997). Periodontal disease progression in type II noninsulin-dependent diabetes mellitus patients (NIDDM). Part II – Microbiological analysis using the BANA test. *Brazilian Dental Journal* **8**, 27-33.

O'Connor, J.P., Milledge, K.L., O'Leary, F. *et al.* (2020). Poor dietary intake of nutrients and food groups are associated with increased risk of periodontal disease among communitydwelling older adults: a systematic literature review. *Nutrition Reviews* **78**, 175-188.

O'Malley, D., Quigley, E.M., Dinan, T.G. & Cryan, J.F. (2011). Do interactions between stress and immune responses lead to symptom exacerbations in irritable bowel syndrome? *Brain, Behavior, and Immunity* **25**, 1333-1341.

Otomo-Corgel, J. (2012). Osteoporosis and osteopenia: implications for periodontal and implant therapy. *Periodontology 2000* **59**, 111-139.

Pabst, M.J., Pabst, K.M., Collier, J.A. *et al.* (1995). Inhibition of neutrophil and monocyte defensive functions by nicotine. *Journal of Periodontology* **66**, 1047-1055.

Pacios, S., Kang, J., Galicia, J. *et al.* (2012). Diabetes aggravates periodontitis by limiting repair through enhanced inflammation. *FASEB Journal* **26**, 1423-1430.

Palmer, R.M., Scott, D.A., Meekin, T.N. *et al.* (1999). Potential mechanisms of susceptibility to periodontitis in tobacco smokers. *Journal of Periodontal Research* **34**, 363-369.

Palmer, R.M., Wilson, R.F., Hasan, A.S. & Scott, D.A. (2005). Mechanisms of action of environmental factors – tobacco smoking. *Journal of Clinical Periodontology* **32 Suppl 6**, 180-195.

Papapanou, P.N., Sanz, M., Buduneli, N. *et al.* (2018). Periodontitis: Consensus report of workgroup 2 of the 2017 World Workshop on the Classification of Periodontal and Peri-Implant Diseases and Conditions. *Journal of Clinical Periodontology* **45 Suppl 20**, S162-S170.

Parakh, M.K., Kasi, A., Ayyappan, V. & Subramani, P. (2020). Knowledge and awareness of oral manifestations of diabetes mellitus and oral health assessment among diabetes mellitus patients – a cross sectional study. *Current Diabetes Reviews* **16**, 156-164.

Patel, A.M., Blanchard, S.B., Christen, A.G., Bandy, R.W. & Romito, L.M. (2011). A survey of United States periodontists' knowledge, attitudes, and behaviors related to tobacco-cessation interventions. *Journal of Periodontology* **82**, 367-376.

Patel, R.A., Wilson, R.F. & Palmer, R.M. (2012). The effect of smoking on periodontal bone regeneration: a systematic review and meta-analysis. *Journal of Periodontology* **83**, 143-155.

Pereira, F.M., Rodrigues, V.P., de Oliveira, A.E., Brito, L.M. & Lopes, F.F. (2015). Association between periodontal changes and osteoporosis in postmenopausal women. *Climacteric* **18**, 311-315.

Persson, L., Bergstrom, J., Ito, H. & Gustafsson, A. (2001). Tobacco smoking and neutrophil activity in patients with periodontal disease. *Journal of Periodontology* **72**, 90-95.

Poggi, P., Rota, M.T. & Boratto, R. (2002). The volatile fraction of cigarette smoke induces alterations in the human gingival fibroblast cytoskeleton. *Journal of Periodontal Research* **37**, 230-235.

Poudel, P., Griffiths, R., Wong, V.W. *et al.* (2018). Oral health knowledge, attitudes and care practices of people with diabetes: a systematic review. *BMC Public Health* **18**, 577.

Preber, H. & Bergstrom, J. (1985). Occurrence of gingival bleeding in smoker and non-smoker patients. *Acta Odontologica Scandinavica* **43**, 315-320.

Preber, H. & Bergstrom, J. (1986). Cigarette smoking in patients referred for periodontal treatment. *Scandinavian Journal of Dental Research* **94**, 102-108.

Preber, H., Kant, T. & Bergstrom, J. (1980). Cigarette smoking, oral hygiene and periodontal health in Swedish army conscripts. *Journal of Clinical Periodontology* **7**, 106-113.

Preshaw, P.M., Taylor, J.J., Jaedicke, K.M. *et al.* (2020). Treatment of periodontitis reduces systemic inflammation in type 2 diabetes. *Journal of Clinical Periodontology* **47**, 737-746.

Proietti, R., Mapelli, D., Volpe, B. *et al.* (2011). Mental stress and ischemic heart disease: evolving awareness of a complex association. *Future Cardiology* **7**, 425-437.

Puder, J.J. & Munsch, S. (2010). Psychological correlates of childhood obesity. *International Journal of Obesity* **34 Suppl 2**, S37-43.

Rai, B., Kaur, J., Anand, S.C. & Jacobs, R. (2011). Salivary stress markers, stress, and periodontitis: a pilot study. *Journal of Periodontology* **82**, 287-292.

Ramamurthy, N.S. & Golub, L.M. (1983). Diabetes increases collagenase activity in extracts of rat gingiva and skin. *Journal of Periodontal Research* **18**, 23-30.

Ramseier, C.A., Woelber, J.P., Kitzmann, J. *et al.* (2020). Impact of risk factor control interventions for smoking cessation and promotion of healthy lifestyles in patients with periodontitis: a systematic review. *Journal of Clinical Periodontology* **47 Suppl 22**, 90-106.

Renvert, S., Berglund, J., Persson, R.E. & Persson, G.R. (2011). Osteoporosis and periodontitis in older subjects participating in the Swedish National Survey on Aging and Care (SNAC-Blekinge). *Acta Odontologica Scandinavica* **69**, 201-207.

Rezavandi, K., Palmer, R.M., Odell, E.W., Scott, D.A. & Wilson, R.F. (2002). Expression of ICAM-1 and E-selectin in gingival tissues of smokers and non-smokers with periodontitis. *Journal of Oral Pathology & Medicine* **31**, 59-64.

Roberts, A., Matthews, J.B., Socransky, S.S. *et al.* (2002). Stress and the periodontal diseases: effects of catecholamines on the growth of periodontal bacteria in vitro. *Oral Microbiology and Immunology* **17**, 296-303.

Rosa, E.F., Corraini, P., Inoue, G. *et al.* (2014). Effect of smoking cessation on non-surgical periodontal therapy: results after 24 months. *Journal of Clinical Periodontology* **41**, 1145-1153.

Rosenthal, T. & Alter, A. (2012). Occupational stress and hypertension. *Journal of the American Society of Hypertension* **6**, 2-22.

Rosseel, J.P., Jacobs, J.E., Hilberink, S.R. *et al.* (2011). Experienced barriers and facilitators for integrating smoking cessation advice and support into daily dental practice. A short report. *British Dental Journal* **210**, E10.

Saito, T., Yamaguchi, N., Shimazaki, Y. *et al.* (2008). Serum levels of resistin and adiponectin in women with periodontitis: the Hisayama study. *Journal of Dental Research* **87**, 319-322.

Salvi, G., Beck, J.D. & Offenbacher, S. (1998). PGE2, IL-1 beta, and TNF-alpha responses in diabetics as modifiers of periodontal disease expression. *Annals of Periodontology* **3**, 40-50.

Salvi, G.E., Collins, J.G., Yalda, B. *et al.* (1997). Monocytic TNF alpha secretion patterns in IDDM patients with periodontal diseases. *Journal of Clinical Periodontology* **24**, 8-16.

Salvi, G.E., Kandylaki, M., Troendle, A., Persson, G.R. & Lang, N.P. (2005). Experimental gingivitis in type 1 diabetics: a controlled clinical and microbiological study. *Journal of Clinical Periodontology* **32**, 310-316.

Sandberg, G.E., Sundberg, H.E. & Wikblad, K.F. (2001). A controlled study of oral self-care and self-perceived oral health in type 2 diabetic patients. *Acta Odontologica Scandinavica* **59**, 28-33.

Santana, R.B., Xu, L., Chase, H.B. *et al.* (2003). A role for advanced glycation end products in diminished bone healing in type 1 diabetes. *Diabetes* **52**, 1502-1510.

Santos, V.R., Lima, J.A., Goncalves, T.E. *et al.* (2010). Receptor activator of nuclear factor-kappa B ligand/osteoprotegerin ratio in sites of chronic periodontitis of subjects with poorly and well-controlled type 2 diabetes. *Journal of Periodontology* **81**, 1455-1465.

Sasaki, T., Ramamurthy, N.S., Yu, Z. & Golub, L.M. (1992). Tetracycline administration increases protein (presumably procollagen) synthesis and secretion in periodontal ligament fibroblasts of streptozotocin-induced diabetic rats. *Journal of Periodontal Research* **27**, 631-639.

Sbordone, L., Ramaglia, L., Barone, A., Ciaglia, R.N. & Iacono, V.J. (1998). Periodontal status and subgingival microbiota of insulin-dependent juvenile diabetics: a 3-year longitudinal study. *Journal of Periodontology* **69**, 120-128.

Scheja, L. & Heeren, J. (2019). The endocrine function of adipose tissues in health and cardiometabolic disease. *Nature Reviews Endocrinology* **15**, 507-524.

Schmidt, A.M., Weidman, E., Lalla, E. *et al.* (1996). Advanced glycation endproducts (AGEs) induce oxidant stress in the gingiva: a potential mechanism underlying accelerated periodontal disease associated with diabetes. *Journal of Periodontal Research* **31**, 508-515.

Scott, D.A. & Singer, D.L. (2004). Suppression of overt gingival inflammation in tobacco smokers – clinical and mechanistic considerations. *International Journal of Dental Hygiene* **2**, 104-110.

Shchipkova, A.Y., Nagaraja, H.N. & Kumar, P.S. (2010). Subgingival microbial profiles of smokers with periodontitis. *Journal of Dental Research* **89**, 1247-1253.

Siddiqi, A., Zafar, S., Sharma, A. & Quaranta, A. (2019). Diabetic patients' knowledge of the bidirectional link: are dental health care professionals effectively conveying the message? *Australian Dental Journal* **64**, 312-326.

Siqueira, M.F., Li, J., Chehab, L. *et al.* (2010). Impaired wound healing in mouse models of diabetes is mediated by TNFalpha dysregulation and associated with enhanced activation of forkhead box O1 (FOXO1). *Diabetologia* **53**, 378-388.

Siu, A.L. (2015). Behavioral and pharmacotherapy interventions for tobacco smoking cessation in adults, including pregnant women: U.S. Preventive Services Task Force Recommendation Statement. *Annals of Internal Medicine* **163**, 622-634.

Soder, B., Jin, L.J. & Wickholm, S. (2002). Granulocyte elastase, matrix metalloproteinase-8 and prostaglandin E2 in gingival crevicular fluid in matched clinical sites in smokers and non-smokers with persistent periodontitis. *Journal of Clinical Periodontology* **29**, 384-391.

Spiegel, D. & Giese-Davis, J. (2003). Depression and cancer: mechanisms and disease progression. *Biological Psychiatry* **54**, 269-282.

Stabholz, A., Soskolne, W.A. & Shapira, L. (2010). Genetic and environmental risk factors for chronic periodontitis and aggressive periodontitis. *Periodontology 2000* **53**, 138-153.

Staudte, H., Sigusch, B.W. & Glockmann, E. (2005). Grapefruit consumption improves vitamin C status in periodontitis patients. *British Dental Journal* **199**, 213-217, discussion 210.

Stead, L.F., Buitrago, D., Preciado, N. *et al.* (2013). Physician advice for smoking cessation. *Cochrane Database Systematic Review*, CD000165.

Strauss, S.M., Russell, S., Wheeler, A. *et al.* (2010). The dental office visit as a potential opportunity for diabetes screening: an analysis using NHANES 2003-2004 data. *Journal of Public Health Dentistry* **70**, 156-162.

Sutton, J.D., Salas Martinez, M.L. & Gerkovich, M.M. (2017). Environmental tobacco smoke and periodontitis in United States non-smokers, 2009 to 2012. *Journal of Periodontology* **88**, 565-574.

Suvan, J.E., Finer, N. & D'Aiuto, F. (2018). Periodontal complications with obesity. *Periodontology 2000* **78**, 98-128.

Takano, M., Nishihara, R., Sugano, N. *et al.* (2010). The effect of systemic anti-tumor necrosis factor-alpha treatment on Porphyromonas gingivalis infection in type 2 diabetic mice. *Archives of Oral Biology* **55**, 379-384.

Takeda, M., Ojima, M., Yoshioka, H. *et al.* (2006). Relationship of serum advanced glycation end products with deterioration of periodontitis in type 2 diabetes patients. *Journal of Periodontology* **77**, 15-20.

Talhout, R., Schulz, T., Florek, E. *et al.* (2011). Hazardous compounds in tobacco smoke. *International Journal of Environmental Research and Public Health* **8**, 613-628.

Tervonen, T. & Karjalainen, K. (1997). Periodontal disease related to diabetic status. A pilot study of the response to periodontal therapy in type 1 diabetes. *Journal of Clinical Periodontology* **24**, 505-510.

Tezal, M., Wactawski-Wende, J., Grossi, S. G. *et al.* (2000). The relationship between bone mineral density and periodontitis in postmenopausal women. *Journal of Periodontology* **71**, 1492-1498.

Thorstensson, H., Dahlen, G. & Hugoson, A. (1995). Some suspected periodontopathogens and serum antibody response in adult long-duration insulin-dependent diabetics. *Journal of Clinical Periodontology* **22**, 449-458.

Tipton, D.A. & Dabbous, M.K. (1995). Effects of nicotine on proliferation and extracellular matrix production of human gingival fibroblasts in vitro. *Journal of Periodontology* **66**, 1056-1064.

Tomar, S.L. & Lester, A. (2000). Dental and other health care visits among U.S. adults with diabetes. *Diabetes Care* **23**, 1505-1510.

Ueta, E., Osaki, T., Yoneda, K. & Yamamoto, T. (1993). Prevalence of diabetes mellitus in odontogenic infections and oral candidiasis: an analysis of neutrophil suppression. *Journal of Oral Pathology & Medicine* **22**, 168-174.

US Department of Health and Human Services. (2020). Smoking Cessation. A Report of the Surgeon General. Chapter 6: Interventions for Smoking Cessation and Treatments for Nicotine Dependence. Atlanta, GA: U.S. Department of Health and Human Services, Centers for Disease Control and Prevention, National Center for Chronic Disease Prevention and Health Promotion, Office on Smoking and Health.

Van der Velden, U. (2020). Vitamin C and its role in periodontal diseases – the past and the present: a narrative review. *Oral Health and Preventive Dentistry* **18**, 115-124.

Van der Velden, U., Kuzmanova, D. & Chapple, I.L. (2011). Micronutritional approaches to periodontal therapy. *Journal of Clinical Periodontology* **38 Suppl 11**, 142-158.

von Wowern, N., Klausen, B. & Kollerup, G. (1994). Osteoporosis: a risk factor in periodontal disease. *Journal of Periodontology* **65**, 1134-1138.

Wactawski-Wende, J. (2001). Periodontal diseases and osteoporosis: association and mechanisms. *Annals of Periodontology* **6**, 197-208.

Walter, C., Kaye, E.K. & Dietrich, T. (2012). Active and passive smoking: assessment issues in periodontal research. *Periodontology 2000* **58**, 84-92.

Wan, J.T., Sheeley, D.M., Somerman, M.J. & Lee, J. (2020). Mitigating osteonecrosis of the jaw (ONJ) through preventive dental care and understanding of risk factors. *Bone Research* **8**, 14.

Wang, C.J. & McCauley, L.K. (2016). Osteoporosis and periodontitis. *Current Osteoporosis Reports* **14**, 284-291.

Wardle, J., Chida, Y., Gibson, E.L., Whitaker, K.L. & Steptoe, A. (2011). Stress and adiposity: a meta-analysis of longitudinal studies. *Obesity* **19**, 771-778.

Wellappulli, N. & Ekanayake, L. (2019). Association between psychological distress and chronic periodontitis in Sri Lankan adults. *Community Dental Health* **36**, 293-297.

Westfelt, E., Rylander, H., Blohme, G., Jonasson, P. & Lindhe, J. (1996). The effect of periodontal therapy in diabetics. Results after 5 years. *Journal of Clinical Periodontology* **23**, 92-100.

White, P.C., Hirschfeld, J., Milward, M.R. *et al.* (2018). Cigarette smoke modifies neutrophil chemotaxis, neutrophil extracellular trap formation and inflammatory response-related gene expression. *Journal of Periodontal Research* **53**, 525-535.

WHO (2020). Obesity and overweight fact sheet. Accessed January 2021.https://www.who.int/news-room/factsheets/detail/obesity-and-overweight

Woelber, J.P., Bremer, K., Vach, K. *et al.* (2016). An oral health optimized diet can reduce gingival and periodontal inflammation in humans – a randomized controlled pilot study. *BMC Oral Health* **17**, 28.

Woelber, J.P., Gärtner, M., Breuninger, L. *et al.* (2019). The influence of an anti-inflammatory diet on gingivitis. A randomized controlled trial. *Journal of Clinical Periodontology* **46**, 481-490.

Wu, Y.Y., Xiao, E. & Graves, D.T. (2015). Diabetes mellitus related bone metabolism and periodontal disease. *International Journal of Oral Sciences* **7**, 63-72.

Yalda, B., Offenbacher, S. & Collins, J.G. (1994). Diabetes as a modifier of periodontal disease expression. *Periodontology 2000* **6**, 37-49.

Yamaguchi, N., Kukita, T., Li, Y.J. *et al.* (2007). Adiponectin inhibits osteoclast formation stimulated by lipopolysaccharide from Actinobacillus actinomycetemcomitans. *FEMS Immunology and Medical Microbiology* **49**, 28-34.

Yan, S.F., Ramasamy, R. & Schmidt, A.M. (2009). Receptor for AGE (RAGE) and its ligands-cast into leading roles in diabetes and the inflammatory response. *Journal of Molecular Medicine* **87**, 235-247.

Yang, I., Sandeep, S. & Rodriguez, J. (2020). The oral health impact of electronic cigarette use: a systematic review. *Critical Reviews in Toxicology* **50**, 97-127.

Yoon, M.S., Jankowski, V., Montag, S. *et al.* (2004). Characterisation of advanced glycation endproducts in saliva from patients with diabetes mellitus. *Biochemical and Biophysical Research Communications* **323**, 377-381.

Yoshida, T., Flegler, A., Kozlov, A. & Stern, P.H. (2009). Direct inhibitory and indirect stimulatory effects of RAGE ligand S100 on sRANKL-induced osteoclastogenesis. *Journal of Cellular Biochemistry* **107**, 917-925.

Yu, S., Li, H., Ma, Y. & Fu, Y. (2012). Matrix metalloproteinase-1 of gingival fibroblasts influenced by advanced glycation end products (AGEs) and their association with receptor for AGEs and nuclear factor-kappaB in gingival connective tissue. *Journal of Periodontology* **83**, 119-126.

Zambon, J.J., Grossi, S.G., Machtei, E.E. *et al.* (1996). Cigarette smoking increases the risk for subgingival infection with periodontal pathogens. *Journal of Periodontology* **67**, 1050-1054.

Zambon, J.J., Reynolds, H., Fisher, J.G. *et al.* (1988). Microbiological and immunological studies of adult periodontitis in patients with noninsulin-dependent diabetes mellitus. *Journal of Periodontology* **59**, 23-31.

Zeng, J., Williams, S.M., Fletcher, D.J. *et al.* (2014). Reexamining the association between smoking and periodontitis in the dunedin study with an enhanced analytical approach. *Journal of Periodontology* **85**, 1390-1397.

Zhou, M., Rong, R., Munro, D. *et al.* (2013). Investigation of the effect of type 2 diabetes mellitus on subgingival plaque microbiota by high-throughput 16S rDNA pyrosequencing. *PLoS One* **8**, e61516.

Ziemssen, T. & Kern, S. (2007). Psychoneuroimmunology – cross-talk between the immune and nervous systems. *Journal of Neurology* **254 Suppl 2**, II8-11.

Zizzi, A., Tirabassi, G., Aspriello, S.D. *et al.* (2013). Gingival advanced glycation end-products in diabetes mellitus-associated chronic periodontitis: an immunohistochemical study. *Journal of Periodontal Research* **48**, 293-301.

Capítulo 12

Suscetibilidade Genética à Doença Periodontal: Novas Percepções e Desafios

Arne S. Schaefer,[1] Ubele van der Velden,[2] Marja L. Laine[2] e Bruno G. Loos[2]

[1]Department of Periodontology Oral Medicine and Oral Surgery, Institute for Dental and Craniofacial Sciences, Charité – Universitätsmedizin, Berlin, Germany
[2]Department of Periodontology, Academic Center for Dentistry Amsterdam (ACTA), University of Amsterdam and Vrije Universiteit Amsterdam, Amsterdam, The Netherlands

---

Introdução, 283
Evidências da participação da genética na
    periodontite, 284
Herdabilidade, 285
    Herdabilidade da periodontite entre jovens, 286
    Herdabilidade da periodontite em adultos, 286
Mutação genética de efeito importante sobre a doença
    humana e sua associação à periodontite, 289

Identificação dos fatores genéticos de risco da periodontite, 289
    IG de ligação de ácido siálico como lectina 5 (*SIGLEC5*)
      e outras variantes potenciais, 293
    Defensina alfa-1 e alfa-3 (*DEFA1A3*), 294
    CDKN2B RNA antisense 1 (CDKN2B-AS1), 295
    Associações genéticas diversas com a periodontite, 295
Assinaturas epigenéticas, 295
Da suscetibilidade genética à doença ao melhor cuidado oral, 296

Introdução

A periodontite é uma doença inflamatória crônica dos tecidos de suporte dos dentes. Em indivíduos suscetíveis à doença periodontal destrutiva, há um desequilíbrio entre o sistema imune do hospedeiro e as bactérias orais. Nesses indivíduos, determinados patógenos microbianos conseguem proliferar, levando à indução de reações inflamatórias dos tecidos periodontais. Essas reações inflamatórias destroem lentamente o periodonto. Se não houver tratamento, os dentes perdem seus ligamentos de suporte ao osso alveolar, o qual é reabsorvido, fazendo com que os dentes afetados se soltem de suas fixações e possam ser perdidos.

A cavidade oral é um dos ecossistemas mais complexos do corpo humano e contém uma imensidão de espécies bacterianas diferentes. Essas espécies evoluíram com o organismo humano e a microbiota oral, adaptadas às condições ambientais fornecidas pelo hospedeiro. A evolução desse ecossistema foi submetida a fortes pressões de seleção em um ambiente biologicamente ativo e considera-se que tenha se desenvolvido, em grande parte, para benefício mútuo. A microbiota oral normal protege o hospedeiro de patógenos extrínsecos e o sistema imune controla a proliferação

bacteriana para manter a homeostase. A complexa interação de fatores intrínsecos e extrínsecos, ou seja, o sistema imunológico, os patógenos na cavidade oral, sistema imune e consequências dos fatores do estilo de vida, é, em grande parte, regulada pelos genes. Os genes codificam os receptores imunes, assim como moléculas, que influenciam especificidade e sensibilidade do receptor para as espécies bacterianas. Eles regulam e influenciam a intensidade da resposta inflamatória pela codificação e pela adaptação das vias de transdução que medeiam sinais inflamatórios e permitem uma resposta flexível do organismo aos estímulos externos e internos.

A interação da microbiota, do sistema imune e dos hábitos do estilo de vida (tabagismo, estresse, alimentação etc.) fundamenta as mudanças constantes pelas quais a fisiologia do hospedeiro precisa se adaptar para manter a saúde: as espécies bacterianas mudam em número e proporções e suas características podem ser modificadas, por exemplo, pela transferência genética horizontal ou por mutação. O sistema imune do hospedeiro muda com o tempo e pode ser influenciado positiva ou negativamente por fatores do estilo de vida, outras doenças ou a idade. Além disso, a constituição genética do hospedeiro pode mudar ao longo

284   Parte 4   Interações Hospedeiro-Parasita

da vida, por exemplo, pelos efeitos epigenéticos ou pelas mutações somáticas. Como resultado, a periodontite é considerada uma doença complexa.

A pesquisa genética pode melhorar o entendimento dos fatores que medeiam a resposta imune e explicar por que essa resposta geralmente difere muito entre indivíduos com o mesmo contexto ambiental e hábitos de estilo de vida comparáveis. Um objetivo importante da pesquisa genética é identificar os genes subjacentes à doença e estimar os efeitos genéticos das potenciais variantes de risco nesses *loci*. A variação genética na maioria das vezes afeta as regiões reguladoras dos genes, levando a mudanças sutis em sua expressão: na quantidade de produtos gênicos transcritos, mas também na expressão gênica tecido-específica e desenvolvimento-específica. É importante identificar esses elementos genéticos e caracterizar seus modos de ação para entender como é regulada a expressão dos genes-alvo em um tecido. Esse conhecimento é indispensável para o entendimento da biologia molecular da periodontite.

A base genética da periodontite foi demonstrada por estudos genéticos formais e muitas variantes genéticas foram analisadas pelo envolvimento delas na fisiologia da doença. Entretanto, nos últimos anos houve enorme avanço nas ferramentas para a análise genética e para o conhecimento dos fatores genéticos relevantes das muitas doenças humanas complexas e comuns. Neste capítulo, descreveremos os conceitos subjacentes e os princípios metodológicos necessários para o entendimento da base genética atual da periodontite. Comentaremos as limitações e o progresso alcançado com os recentes estudos, os caminhos diferentes que estão se abrindo nos esforços para identificar o espectro total dos fatores genéticos de risco para a periodontite e como esse conhecimento recém-adquirido pode ser usado para melhorar o diagnóstico e um cuidado médico personalizado emergente. Também ilustraremos o estado atual da pesquisa genética na periodontite e daremos uma visão geral sobre os genes de risco atualmente considerados validados. Abordaremos também as direções prováveis da pesquisa genética no campo da periodontite em um futuro próximo. Forneceremos uma avaliação da capacidade preditiva atual dos testes genéticos para doenças monogênicas e complexas, e daremos uma visão sobre as possibilidades futuras do teste genômico pessoal.

Evidências da participação da genética na periodontite

Até a metade do século XX, considerava-se que os indivíduos com histórico de higiene oral ruim de longa data desenvolveriam necessariamente periodontite. Essa crença se dava principalmente porque todas as formas de periodontite eram, na maioria das vezes, associadas a patógenos bacterianos, e muitos estudos demonstraram respostas imunológicas para esses patógenos. Além disso, a prevalência e as proporções dos patógenos periodontais eram consideradas mais altas nos pacientes com periodontite em comparação com os controles saudáveis (Griffen *et al.* 1998; van Winkelhoff *et al.* 2002). Havia uma discussão em

aberto se a periodontite era causada somente por um ou por mais patógenos periodontais específicos. Se ela era causada apenas por um, a periodontite deveria se desenvolver na maioria dos indivíduos infectados. Entretanto, os patógenos periodontais mostram uma prevalência relativamente alta em indivíduos saudáveis, assim como em indivíduos com gengivite ou periodontite leve. Por exemplo, em um estudo com 222 crianças saudáveis, com idade entre 0 e 18 anos, naturais de Ohio, EUA, cepas patogênicas de *Aggregatibacter actinomycetemcomitans* e *Porphyromonas gingivalis* foram detectadas em 48 e 36% das crianças, respectivamente, e ambas as espécies foram detectadas em recém-nascidos com menos de 20 dias de vida (Lamell *et al.* 2000). De modo interessante, em um grande grupo de indivíduos com gengivite ou periodontite leve (média de 52 anos), *A. actinomycetemcomitans* e *P. gingivalis* foram igualmente prevalentes (38 e 32%, respectivamente) (Wolff *et al.* 1993). Nas últimas décadas, os estudos epidemiológicos, assim como os ensaios clínicos longitudinais, mostraram que a presença de bactérias não induz invariavelmente a perda de inserção periodontal, mas que os fatores do hospedeiro também são necessários para a periodontite. O conceito de grupos de alto risco foi adicionado ao modelo de patogênese e foi um dos fatores que desenvolveram a hipótese de que a periodontite pode ter um histórico genético.

Um estudo de 1966 foi um dos primeiros a deduzir que determinados indivíduos correm maior risco de periodontite do que outros (Trott e Cross 1966). Esse estudo investigou, em mais de 1.800 indivíduos, os principais motivos para a perda dentária e mostrou que, em cada faixa etária, muitos dentes são perdidos em virtude da periodontite em relativamente poucos pacientes. Esse fenômeno foi confirmado em um estudo longitudinal de 28 anos em uma população dentada dos EUA. Concluiu-se que os 14,4% dessa população que se tornaram edêntulos representavam 64% de todos os dentes perdidos naquele período. Entre aqueles que perderam dentes, mas permaneceram parcialmente dentados, 13,8% representavam 60,2% de todos os dentes perdidos naquele grupo. A análise mostrou que a gengivite foi o fator de risco mais forte para a perda do dente (Burt *et al.* 1990). O mesmo fenômeno foi encontrado em dois estudos longitudinais, que avaliaram o efeito da terapia periodontal em pacientes com periodontite durante mais de 15 anos (Hirschfeld & Wasserman 1978). Esses estudos mostraram que 20% das populações de pacientes respondiam por cerca de 75% de todos os dentes perdidos.

O conceito de alto risco para o desenvolvimento da periodontite foi confirmado por estudos longitudinais investigando a história natural da doença periodontal. Em uma população no Sri Lanka sem acesso aos cuidados dentários e sem higiene oral, Löe *et al.* (1986) conseguiram identificar três subpopulações: um grupo sem progressão (11%), um de progressão moderada (81%) e um com progressão rápida (8%) da degradação periodontal. Em um estudo mais recente, o princípio e a progressão da degradação periodontal foram estudados em um povoado remoto em Java Ocidental que foi privado de cuidados odontológicos regulares (Van der Velden *et al.* 2006). Os pesquisadores constataram que 20%

dos indivíduos desenvolveram degradação grave, enquanto a população restante desenvolveu degeneração leve a moderada, e sugeriram que nem todas as pessoas são igualmente suscetíveis à periodontite. Esses achados embasaram a hipótese de que a suscetibilidade do hospedeiro pode ter base genética: a resposta antimicrobiana do hospedeiro é definida, em parte, pelos genes, e pode variar conforme a população. As variantes genéticas dos genes que codificam as vias da resposta antibacteriana do hospedeiro, mas também dos fatores bacterianos, alvo do sistema imune do hospedeiro, têm o potencial de afetar deleteriamente a interação do sistema imune, dos fatores ambientais e do estilo de vida. Em alguns casos, elas podem levar ao desenvolvimento da doença. A Figura 12.1 ilustra essa hipótese e mostra como uma exposição quase contínua às bactérias pode ou não causar os sinais/sintomas da doença. Ela também mostra como as intervenções, antes da manifestação da doença, podem ser efetivas. A resposta imune do indivíduo, que determina a magnitude da destruição periodontal, também é ameaçada por outros fatores, internos e externos, como doenças sistêmicas (p. ex., diabetes melito [DM]), tabagismo, estresse, nutrição e idade (Kinane *et al.* 2006; Jauhiainen *et al.* 2020), os quais são novamente determinados pela constituição genética do indivíduo. Essa interação de microbiota oral, fatores internos e externos que influenciam o sistema imune com constituição genética geral do hospedeiro forma a suscetibilidade individual à periodontite.

Herdabilidade

A herdabilidade mede a proporção da variação fenotípica que pode ser atribuída à variação genética. Por exemplo, os membros de uma família podem ter uma grande variação de peso corporal, que pode ser expressa pelo índice de massa corporal (IMC). A variação observada pode se dever aos hábitos alimentares diferentes dos membros da família. Entretanto, fatores genéticos também podem influenciar o IMC independente da alimentação e podem ser compartilhados por alguns membros da família (Schousboe *et al.* 2003). A herdabilidade mede a fração da variabilidade fenotípica que se deve à variação genética entre os indivíduos da amostra. Ela também é sempre específica para uma determinada

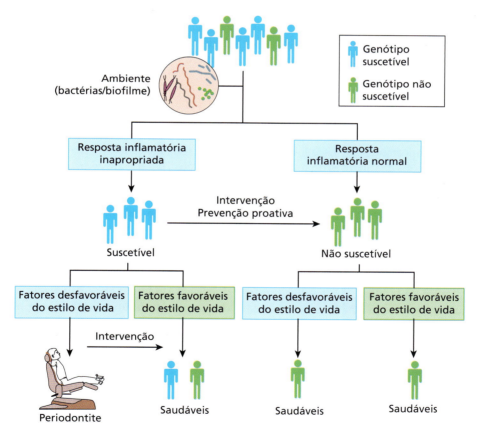

Figura 12.1 As variações na resposta antimicrobiana do hospedeiro podem ser características importantes da patogênese das doenças complexas, como a periodontite. Nesse modelo, a população, formada de hospedeiros não suscetíveis e suscetíveis, é exposta às bactérias orais prevalentes. Os indivíduos não suscetíveis com uma resposta antibacteriana efetiva normal não desenvolveram a doença, enquanto os suscetíveis correm risco do desenvolvimento da doença se existirem fatores ambientais importantes. A compreensão das alterações do sistema imune que tornam os indivíduos suscetíveis pode permitir intervenções que visem tornar o indivíduo insensível aos estímulos ambientais que induzem a doença (prevenção proativa), ou que possam aliviar ou curar a doença depois que ela tenha se manifestado. Esse modelo sugere que é essencial aprender mais sobre os fatores que influenciam a homeostase hospedeiro-microrganismo. No entanto, é possível que os efeitos a longo prazo de fatores aditivos e deletérios do estilo de vida em conjunto com um sistema imunológico comprometido em idade avançada também levem à manifestação de periodontite independente de fatores de risco genéticos específicos. (Fonte: Adaptada de Foxman & Iwasaki 2011. Reproduzida, com autorização, de John Wiley & Sons.)

286 **Parte 4** Interações Hospedeiro-Parasita

população em circunstâncias específicas. Se, por exemplo, uma família mostra uniformidade nos hábitos alimentares, a herdabilidade será mais alta do que se a família mostrar alta variação nos hábitos alimentares. No contexto da saúde oral, em uma amostra que apresenta uniformidade nos hábitos de higiene oral, a herdabilidade será mais alta quando comparada à amostra com forte variação na higiene oral.

Herdabilidade da periodontite entre jovens

Irmãos de pacientes jovens (p. ex., 8 a 21 anos) com periodontite frequentemente também sofrem de periodontite. Essa observação foi baseada em estudos familiares, assim como em relatos de casos isolados. O maior estudo familiar incluiu 227 jovens probandos com periodontite agressiva (Marazita *et al.* 1994). Destes, 104 tinham, ao menos, um parente em primeiro grau que foi examinado clinicamente. Além disso, uma análise de segregação foi realizada em 100 famílias, o que incluiu 527 casos e indivíduos saudáveis. A análise de segregação é um método de análise genética formal empregado para determinar se um fenótipo é ou não hereditário. Ela testa se o padrão de transmissão nas famílias humanas durante gerações diferentes é consistente com condições mendelianas. Esse método também permite determinar o modo de herança, por exemplo, se o fator genético tem um efeito dominante ou recessivo sobre o fenótipo. Os pesquisadores concluíram que o modo mais provável de herança nas famílias examinadas foi o autossômico dominante (ver Boxe 12.1), com uma penetrância dos fatores genéticos causais de aproximadamente 70%.

A segregação dos casos familiares indica que os fatores genéticos podem ser importantes na suscetibilidade à periodontite, mas os resultados das análises de segregação precisam ser interpretados com cautela, visto que também podem refletir a exposição aos fatores comuns do estilo de vida, como a higiene oral, a alimentação e o tabagismo. Determinados agentes infecciosos também podem agrupar-se em famílias. Os estudos de segregação com famílias humanas são dificultados por vários fatores metodológicos, em geral a falta de poder estatístico adequado em virtude do pequeno número de famílias, de famílias muito pequenas ou incompletas e de uma alta heterogeneidade entre as famílias.

O método alternativo preferido para determinar as evidências para os fatores genéticos na agregação familiar consiste no estudo em gêmeos monozigóticos. Os gêmeos surgem de dois modos. A fertilização de dois óvulos por dois espermatozoides diferentes resulta em gêmeos dizigóticos (DZ). Esses casos comparativamente comuns têm a mesma relação genética que quaisquer irmãos. Entretanto, menos frequente depois da fertilização por um único espermatozoide, o óvulo se divide em dois, resultando em um par de gêmeos monozigóticos (MZ), que são geneticamente idênticos. Formas graves, tipicamente de início precoce de periodontite, às vezes com um fenótipo molar/incisivo, para qual é considerado que os fatores genéticos são especialmente importantes na influência da suscetibilidade à doença, têm baixa prevalência comparativamente na

população em geral e é muito difícil identificar os gêmeos MZ bastante afetados de modo a fornecer poder estatístico suficiente para testar a concordância desse fenótipo da doença. Contudo, a indicação mais conclusiva acerca de a doença ter ou não causa genética é obtida por uma comparação da presença do mesmo fenótipo da doença nos dois membros de um par de gêmeos. Isso é expresso por uma comparação do índice de concordância dos gêmeos MZ e DZ. Por exemplo, os gêmeos são concordantes quando ambos têm ou em ambos falta um determinado fenótipo.

O grau de concordância do aparecimento precoce da periodontite foi estimado por Corey *et al.* (1993). A informação sobre a doença periodontal estava disponível para 4.908 pares de gêmeos. A média da idade no diagnóstico de periodontite nesses gêmeos era de 31 anos. Um total de 349 gêmeos relatou histórico de doença periodontal em um ou ambos os pares membros. Destes, 116 eram gêmeos MZ e 233 eram DZ; 70 gêmeos eram concordantes. O índice de concordância para o histórico de doença periodontal em pares de gêmeos MZ e DZ baseado nesse estudo é dado na Tabela 12.1. O índice de concordância de pares probandos mostrou mais do que o dobro de aumento de risco para o aparecimento precoce da periodontite para os gêmeos MZ geneticamente idênticos comparado aos gêmeos DZ. Ele também indicou que, em uma alta proporção de casos, outros fatores além dos genéticos foram importantes no desencadeamento desse fenótipo da doença. A diferença da média de idade ao diagnóstico para os pares de gêmeos MZ concordantes foi de 1 ano, enquanto a diferença correspondente nos pares de gêmeos DZ concordantes foi de 5,4 anos (a informação sobre a idade ao diagnóstico da doença periodontal somente estava disponível para ambos os membros em 34 dos 70 pares de gêmeos concordantes). Essa média de diferença de idade reduzida no primeiro diagnóstico para os gêmeos MZ pode também indicar uma influência dos fatores hereditários na periodontite.

Herdabilidade da periodontite em adultos

Alguns estudos de gêmeos avaliaram a herdabilidade da doença periodontal em adultos e quase todos relataram um componente de herdabilidade para a periodontite crônica (Michalowicz *et al.* 1991, 2000; Corey *et al.* 1993; Michalowicz 1994). Um dos primeiros estudos incluiu 110 pares de gêmeos adultos (média de idade de 40,3 anos), incluindo 63 pares de gêmeos MZ e 33 DZ criados juntos, bem como 14 pares de gêmeos MZ criados separados. Os parâmetros periodontais de profundidade à sondagem,

Tabela 12.1 Taxas de concordância para periodontite com aparecimento precoce em gêmeos.

	n	Taxa de concordância
Monozigótico	116	0,38
Dizigótico	233	0,16

Um par de gêmeos é considerado concordante se as informações forem fornecidas por um ou ambos e indicarem que ambos foram afetados. (Fonte: Dados de Corey *et al.* 1993. Reproduzida, com autorização, de John Wiley & Sons.)

Capítulo 12 Suscetibilidade Genética à Doença Periodontal: Novas Percepções e Desafios

Boxe 12.1 Genes humanos, variação genética e definições úteis.

Os genes dirigem a produção das proteínas com a assistência de enzimas e moléculas mensageiras. Nos humanos, os genes estão localizados em 23 pares de cromossomos: 22 pares de cromossomos *autossômicos* (autossomos) e um par de *cromossomos sexuais* (os gonossomos, XX para as mulheres e XY para os homens). De cada par, um cromossomo é inerente do pai e um da mãe. O conjunto completo de cromossomos é chamado *genoma*. Cada cromossomo contém uma longa fita dupla de ácido desoxirribonucleico (DNA). O DNA consiste em sequências de nucleotídios, que estão ligados quimicamente por uma estrutura de açúcar-fosfato. Os nucleotídios são as "unidades básicas" do DNA e são compostos por bases nitrogenadas. Quatro são essas bases: adenina (A), guanina (G), citosina (C) e timina (T).

No cromossomo, o DNA está arranjado em uma dupla-hélice: duas cadeias de polinucleotídios estão associadas juntas por ligação de hidrogênio entre as bases nitrogenadas. O emparelhamento das duas cadeias de fita simples de nucleotídios é complementar: os pares G somente com C e os pares A somente com T; são chamados pares de base (pb). A ordem desses quatro nucleotídios determina o significado da informação codificada naquela parte da molécula de DNA, tal como a ordem das letras determina o significado de uma palavra. Praticamente toda célula do corpo contém uma cópia completa de aproximadamente três bilhões de pares de base de DNA que constituem o genoma (National Human Genome Research Institute [NHGRI], National Institute of Health [NIH], www.genome.gov). O código genético é lido em grupos de três nucleotídios; cada sequência trinucleotídea (triplete) é chamada *códon*, que codifica um aminoácido específico.

Um gene normalmente consiste em várias partes. A *região promotora* é uma sequência específica de nucleotídios, acima da região de codificação, essencial para regulação e iniciação da transcrição dessa região. Os *íntrons* são sequências de nucleotídios que não codificam proteína e são adjacentes aos *éxons*, os quais codificam a sequência de aminoácidos de uma proteína (Figura 12.2). O conjunto de éxons conhecidos no genoma é denominado *exoma*.

Os genes podem ser transcritos de modos alternativos, tal que cada um dos 20.000 genes codificadores de proteínas estimados no genoma humano codifique uma média de quatro variantes de proteína (ENCODE-Project-Consortium 2012). As proteínas constituem as estruturas do corpo, como os órgãos e os tecidos, levando sinais entre as células, e as enzimas controlam as reações bioquímicas. Se o DNA da célula é alterado, uma proteína anormal ou certa quantidade desse tipo de proteína pode ser produzida, o que pode perturbar os processos normais do corpo e levar a uma doença.

Para traduzir a informação contida no DNA em função celular, o DNA precisa ser transcrito em moléculas correspondentes de ácido ribonucleico (RNA), denominadas transcrições. Existem vários tipos de transcrições de RNA. O tipo que carrega a informação que codifica a sequência de aminoácidos das proteínas é chamado RNA mensageiro (mRNA) e é transcrito a partir dos éxons. Os RNA que não codificam proteínas, como os *micro-RNA* ou os RNA longos não codificadores (ncRNA, do inglês *non-coding RNA*), em grande parte funcionam na regulação da expressão genética. O conjunto de todas as transcrições presentes em uma determinada célula é chamado *transcriptoma*.

As *tecnologias de sequenciamento* determinam a ordem exata dos nucleotídios em um segmento de DNA. Depois que a versão finalizada de alta qualidade das sequências de todos os cromossomos humanos foi publicada em 2006 pelo International Human Genome Project, o Projeto 1000 Genomas começou a fornecer uma descrição abrangente da variação genética humana comum. Ao sequenciar os genomas de 2.504 indivíduos de 26 populações humanas, no total, mais de 88 milhões de variantes foram identificadas em humanos (84,7 milhões de polimorfismos de nucleotídio único [SNPs, do inglês *single nucleotide polymorphisms*], 3,6 milhões de inserções/deleções curtas (*indels*) e 60.000 variantes estruturais) (1.000 Genomes Project *et al.* 2015) (Figura 12.3). A maioria dessas variantes são raras e apenas cerca de 8 milhões têm uma frequência > 5%. No entanto, a maioria das variantes observadas em um único genoma são comuns: apenas 40.000 a 200.000 das variantes em um genoma típico (1 a 4%) têm uma frequência < 0,5%. Verificou-se que um genoma típico continha > 100 locais com variantes de truncamento de proteínas, > 10.000 locais com variantes de alteração da sequência peptídica, cerca de 2.000 variantes por genoma associadas a características complexas por meio de estudos de associação genômica ampla (GWAS, do inglês *genome-wide association studies*) e > 20 variantes por genoma implicado em doenças raras.

As variantes alternativas em uma região cromossômica específica (*locus*) do DNA são chamadas *alelos* e o conjunto de alelos em um cromossomo de um indivíduo é denominado *genótipo*. Dois ou mais alelos de um determinado *locus* podem existir *in natura* e ocorrer com frequência diferente. A frequência de alelos menores (MAF, do inglês *minor allele frequency*) é a proporção do alelo menos frequente em uma população e pode variar de 0 a 50%. As variantes com um MAF de > 5% são denominadas *variantes comuns*. Se a MAF de uma variante oscila entre 1 e 5% é chamada de *variante rara*. As variantes genéticas com frequência < 1% são chamadas de *mutações*.

Uma mutação ou variante genética pode não ter efeito ou ter efeitos moderados a fortes. Por exemplo, se ocorre uma mutação dentro de uma região codificadora de um gene, ela pode resultar na substituição de um aminoácido e, portanto, uma estrutura alterada de proteína, que pode afetar a função da proteína (SNP não sinônimo). Ou, quando tal mutação ocorre em uma região reguladora de um gene (p. ex., promotora ou um elemento melhorador), ela pode alterar o nível da expressão do gene. As diferenças genotípicas entre os indivíduos podem contribuir para a variação fenotípica, denominada *variação genética*. O poder com o qual uma variante genética afeta a suscetibilidade à doença é definido como *risco relativo do genótipo* (GRR, do inglês *genotype relative risk*), a proporção de risco da doença entre os indivíduos com e sem o genótipo. Uma proporção de 1,1 equivale ao aumento de 10% no risco e geralmente é expresso como *odds ratio*. Entretanto, o carregamento de uma variante ou uma mutação genética inevitavelmente não leva à doença, já que somente

(continua)

uma proporção de indivíduos com uma mutação ou uma variante de risco desenvolverá a doença. Essa proporção é descrita como *penetrância*. A gravidade da doença em indivíduos que têm a variante de risco e a doença é descrita como a *expressividade* da variante.

Apesar da existência de muitas variantes genéticas, somente uma fração das diferenças genotípicas contribui para a variação fenotípica. Desconhece-se em que pontos dos cromossomos as variantes causadoras estão localizadas e como interagem. Testar todos os vários milhões de SNP comuns e raros nos cromossomos de uma pessoa seria extremamente caro. As variantes que estão perto umas das outras tendem a ser herdadas juntas; por exemplo, os indivíduos que têm mais A do que G em uma localização no cromossomo podem ter variantes genéticas idênticas em outro SNP na região cromossômica adjacente a A. Essa associação não aleatória entre os alelos em diferentes localizações cromossômicas (*loci*) é denominada *desequilíbrio de ligação* (LD, do inglês *linkage disequilibrium*) e as regiões das variantes unidas são conhecidas como *haplótipos* (www.hapmap.ncbi.nlm.nih.gov). O determinante da identidade de um SNP comum em um haplótipo, SNP marcador, unicamente identifica todas as outras variantes ligadas ao mesmo haplótipo. Identificar um SNP marcador de um indivíduo, um processo conhecido como *genotipagem*, capacita a identificação dos haplótipos nos cromossomos. Se os pacientes com a mesma doença tendem a dividir um haplótipo particular, as variantes contribuem para que a doença possa estar em algum lugar dentro ou perto daquele haplótipo. O número de SNP marcadores que contenham a maior parte da informação sobre os padrões de variação genética de um genoma está estimado entre 300.000 e 600.000, o que representa muito menos que 10 milhões de SNP comuns, sendo muito menos caro que o genótipo. Portanto, a informação a partir do HapMap foi fundamental no mapeamento das variantes que contribuem para a doença.

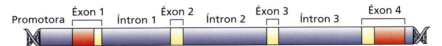

Figura 12.2 Estrutura esquemática de um gene. Esse gene tem quatro éxons (*faixas amarelas*), mas, na realidade, os genes podem ter muito mais éxons. O primeiro éxon é precedido por uma região não traduzida, a 5'-UTR (*faixa vermelha à esquerda*) e o último éxon é seguido por outra região não traduzida, a 3'-UTR (*faixa vermelha à direita*).

```
CCTCGGCCTCCCAAAGTGCTGGGATTACAGGTGTGAGACACCAC    A/GCCCGGCGGATAGAGAGAATTT
TGACAGGTGAGGAGGTATTCCAATGCAAAAGAATAATAGGAGCAAAAGCACAGTGGTGAGAAATTGGA
GGGGAACTGTGAAAATTGCCACATAGATTAGAGGCAGGAAAATAAAGGAC    A/GGCT
```

Figura 12.3 Polimorfismos de nucleotídio único (SNP) em um segmento selecionado aleatoriamente da região transcrita do gene *ANRIL*. Os dois nucleotídios alternativos (alelos) nesse trecho de sequência estão representados em *vermelho*. O alelo comum na população do norte europeu é dado primeiro e o alelo mais raro em segundo.

perda de inserção, gengivite e placa foram examinados, e foi estimado que de 38 a 82% da variância dessas medidas poderiam ser atribuídos a fatores genéticos (Michalowicz *et al.* 1991). Outro estudo de gêmeos com base na população de 117 pares de gêmeos (Michalowicz *et al.* 2000) avaliou a herdabilidade da variação genética e ambiental na periodontite e na gengivite crônicas. Ele mostrou que os gêmeos MZ investigados (64 pares) eram mais semelhantes do que os gêmeos DZ (53 pares) para a perda de inserção e a profundidade à sondagem, e mostrou variância genética significativa estatisticamente para gravidade e magnitude da doença. A herdabilidade foi estimada em aproximadamente 50%, a qual não foi alterada depois dos ajustes conjuntos para o tabagismo, a higiene dentária, a idade e o gênero (Tabela 12.2). É significativo que esse estudo não tenha mostrado evidências de herdabilidade para gengivite, atribuindo esse fenótipo da doença inteiramente a comportamentos relacionados à doença, como higiene oral e tabagismo.

Um estudo recente revisou sistematicamente a literatura para refinar a herdabilidade da gengivite e periodontite, incluindo informações de > 50.000 indivíduos humanos (Nibali *et al.* 2019). A herdabilidade da periodontite foi estimada em 0,38 em estudos com gêmeos e 0,15 em outros estudos com famílias, e aumentou com a gravidade da doença e hábitos tabágicos. Nenhuma herdabilidade foi encontrada para gengivite determinada clinicamente. Essa revisão sistemática confirmou que uma proporção substancial da variação fenotípica da periodontite na população se deve à suscetibilidade genética e que os fatores genéticos contribuem mais para o risco de doença de traços graves de início precoce e em indivíduos mais jovens.

Tabela 12.2 Estimativas de herdabilidade para medidas da periodontite crônica.

	Ajuste para idade e gênero	Totalmente ajustado[c]
Perda de inserção[a] (%)	52	50
Profundidade à sondagem aumentada[b] (%)	50	50
Índice gengival (%)	52	0

[a]Porcentagem média dos dentes com perda de inserção ≥ 3 mm.
[b]Porcentagem média de dentes com profundidade à sondagem ≥ 4 mm.
[c]Ajustes para idade, gênero e higiene oral, como descrito por Michalowicz *et al.* (2000). (Fonte: Adaptada de Michalowicz *et al.* (2000). Reproduzida, com autorização, de John Wiley & Sons.)

Mutação genética de efeito importante sobre a doença humana e sua associação à periodontite

As doenças complexas como a periodontite são causadas por uma intrincada interação de muitos fatores genéticos e não genéticos. Em contrapartida, as doenças monogênicas, como a doença de Huntington e a fibrose cística, são totalmente passíveis de ser herdadas e as pessoas que carreiam um alelo causador em um único gene específico para a doença monogênica serão inevitavelmente afetadas, a menos que sejam tratadas. A síndrome de Papillon-Lefèvre (SPL) é relativamente única no grupo das doenças monogênicas, em que a periodontite agressiva grave forma um componente significativo do fenótipo e é uma característica clínica definidora (Toomes *et al.* 1999). Tanto a dentição decídua quanto a permanente são afetadas, resultando em periodontite pré-púbere e perda dentária prematura. Além disso, a queratose palmoplantar, variando de descamação cutânea psoriasiforme leve até hiperqueratose franca, ocorre tipicamente nos primeiros 3 anos de vida. A queratose também afeta outros locais, tais como cotovelos e joelhos. A maioria dos pacientes com SPL exibem tanto periodontite quanto hiperqueratose. Alguns pacientes têm somente uma ou outra, e raramente a periodontite é leve ou de aparecimento tardio.

As mutações causadoras da SPL estão localizadas no gene *CTSC* (catepsina C) localizado no cromossomo 11; mais de 50 mutações no gene são reconhecidas atualmente. A proteína codificada por esse gene é a catepsina C, uma cisteína proteinase lisossômica, que parece ser um coordenador central para a ativação de várias serinoproteases. A catepsina C é expressa em níveis elevados nos leucócitos polimorfonucleares (PMN, do inglês *polymorphonuclear leukocytes*) e nos macrófagos alveolares e seus precursores (Rao *et al.* 1997). Foi proposto que a atividade mínima da catepsina C (cerca de 13%) era necessária para prevenir as características clínicas da SPL, mas o mecanismo exato pelo qual uma função alterada da catepsina C atua na patogênese da periodontite pré-púbere associada à SPL não é conhecido (Hewitt *et al.* 2004). Especula-se que a catepsina C seja essencial para a ativação de muitas serinoproteases nas células imunoinflamatórias, incluindo a catepsina G, as serinoproteases dos neutrófilos, a protease 3 e a elastase (Dalgic *et al.* 2011). As formas inativas dessas serinoproteases dos neutrófilos resultam na desregulação da resposta imune do hospedeiro. O aumento da suscetibilidade às infecções foi atribuído à disfunção dos neutrófilos e linfócitos T e B (Ryu *et al.* 2005). A resposta localizada dos PMN comprometidos nos tecidos periodontais inflamados leva à periodontite agressiva, mais provavelmente em virtude de fagocitose e digestão dos patógenos periodontais gram-negativos inadequadas. Do mesmo modo, a mutação no gene *CTSC* parece resultar na incapacidade de os PMN destruírem *A. actinomycetemcomitans* em um ambiente anaeróbico (de Haar *et al.* 2006).

Identificação dos fatores genéticos de risco da periodontite

Para reiterar os aspectos importantes da fisiopatologia da periodontite, resumimos aqui que, em contraste com doenças monogênicas como SPL, a periodontite é uma doença complexa causada por uma combinação de fatores genéticos, ambientais e de estilo de vida. Assim, os fatores genéticos representam apenas parte do risco associado a fenótipos de doenças complexas e uma predisposição genética significa que um indivíduo tem uma suscetibilidade genética para desenvolver determinada doença, mas não significa que uma pessoa com essa tendência genética esteja destinada a desenvolver a doença. Em vez disso, o desenvolvimento do fenótipo da doença depende em grande parte do ambiente e do estilo de vida de uma pessoa. No entanto, alguns indivíduos desenvolvem periodontite em idade jovem. Nesses casos, os fatores ambientais e de estilo de vida atuam apenas a curto prazo e muitas vezes são compartilhados com indivíduos que não desenvolvem a doença. Assim, idade precoce de início da doença geralmente indica uma predisposição genética. Isso não implica o porte de uma única variante genética com forte efeito; em vez disso, os pacientes com início precoce geralmente carregam combinações específicas de vários alelos de risco. A esse respeito, os diferentes fenótipos de periodontite podem ser considerados diferentes partes de uma ampla gama de condições semelhantes, que podem ser atribuídas aos efeitos de diferentes combinações de *loci* de risco genético que formam a constituição genética. Além disso, diferentes manifestações de doenças não são entidades confinadas, mas compartilham alelos de risco e covariáveis. O problema central nos esforços para elucidar os fatores de suscetibilidade genética de uma doença complexa é que existem milhões de variantes genéticas no genoma, a maioria sem efeito, enquanto apenas uma fração muito pequena contribui para o risco de doença com efeitos mínimos de cada alelo de efeito. No entanto, eles adicionam combinações individuais específicas que compõem o genótipo de risco pessoal. Como não podem ser desenvolvidas hipóteses que permitam uma seleção direta dos alelos de efeito, uma vez que na maioria dos casos as variantes causais não alteram o aminoácido de uma proteína, essencialmente todas as variantes do genoma humano precisam ser testadas quanto a seu papel na suscetibilidade da doença.

Há cerca de uma década, os avanços técnicos permitiram a abordagem sem hipóteses de testar simultaneamente milhões de SNPs no genoma de um único paciente. Esses estudos são chamados de estudos de associação do genoma (GWAS, do inglês *genome-wide association studies*, ver Boxe 12.2). Nesse tipo de estudo, pode-se determinar quais alelos são mais frequentes em uma amostra com a doença ou o traço de interesse em comparação com uma amostra controle. Uma frequência aumentada de um alelo específico aponta para uma localização genética da variante que provavelmente exerce um papel na característica ou doença. Essa nova era da pesquisa genética começou em grande parte com a publicação marcante do Wellcome Trust Case Control Consortium (2007). Em virtude dos pequenos efeitos dos alelos de risco, grandes populações de caso-controle são indispensáveis (ver Boxe 12.2) (Visscher *et al.* 2017). Vários milhares de casos bem definidos e muitos controles são necessários para detectar uma variante genética com um efeito pequeno que é comumente observado para a doenças complexas.

> **Boxe 12.2** Estudos de associação genética.
>
> Os estudos concebidos para localizar as regiões cromossômicas (*loci*) que contribuem para a suscetibilidade à doença analisam as frequências do alelo das variantes em um estudo populacional e testa a coocorrência dessas frequências com a doença, em comparação com um estudo populacional que não tem a doença (grupo-controle). A intenção de tais *estudos de associação genética* (ou associação de mapeamento) é determinar se um indivíduo carregando uma ou duas cópias de um alelo específico está em maior risco de desenvolvimento da doença. O princípio do estudo da associação de caso-controle comumente usado está ilustrado na Figura 12.4. Esse estudo é um método poderoso para detectar as associações de determinados alelos com um fenótipo da doença e tem sido empregado para a identificação dos fatores genéticos de risco na periodontite.
>
> Um pré-requisito importante nos estudos caso-controle é garantir uma boa combinação entre o histórico genético dos casos e dos controles, para que qualquer diferença genética entre eles esteja relacionada à doença sob estudo, não com amostragem tendenciosa. Portanto, os casos e os controles devem ter descendentes étnicos similares. Um pré-requisito adicional é uma *estratégia de seleção de caso* concebida para melhorar alelos de suscetibilidade de uma doença específica. Isso inclui esforços para minimizar a heterogeneidade fenotípica por rigoroso critério de diagnóstico e deve focar sobre os casos extremos, definidos, por exemplo, pelo aparecimento da doença em idade particularmente precoce, doença grave ou ambos.
>
> Na maioria das circunstâncias, particularmente quando o tamanho total da amostra tem restrições financeiras ou operacionais, os esforços para melhorar a seleção de casos com a maioria dos fenótipos graves provavelmente melhorarão o *poder estatístico* de um estudo, em virtude do aumento da frequência do genótipo de risco (McCarthy *et al.* 2008). Relacionadas a isso, e compulsórias para a identificação de um fator genético de risco verdadeiro, são as análises populacionais caso-controle, grandes o suficiente para fornecer o poder estatístico necessário ao estudo da associação exploratória inicial e à necessária replicação subsequente do achado. O poder estatístico aumenta com o tamanho da amostra e se correlaciona com frequência do alelo e efeito genético da respectiva variante (Kathiresan *et al.* 2004). Isso ocorre porque as variantes comuns ou com alta *odds ratio* são mais provavelmente detectadas em estudos GWAS do que as variantes raras ou com pequeno efeito (Figura 15.5). Entretanto, a maioria das variantes associadas à doença aumenta a suscetibilidade mais modestamente e, para identificar uma variante comum com modesto efeito genético, geralmente são necessários > 1.000 casos bem-definidos, além de, ao menos, o mesmo número de controles para chegar a força estatística suficiente.
>
>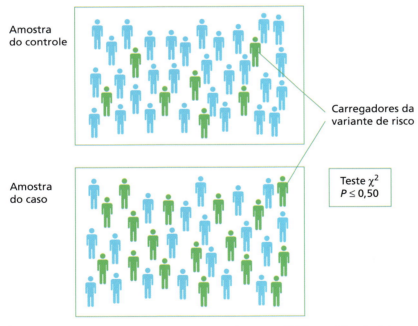
>
> **Figura 12.4** Estudos caso-controle comparam a frequência do nucleotídio único (SNP) em alelos de dois grupos bem definidos de indivíduos não relacionados: os controles, sabidamente não afetados ou selecionados aleatoriamente da população, e os casos, diagnosticados com a doença sob estudo. O aumento na frequência de SNP em alelo ou genótipo nos casos, em comparação com os controles, indica que a presença do SNP em alelo pode aumentar o risco da doença. A potencial associação é meramente estatística e sempre requer replicação em uma amostra independente. O significado pode ser analisado com vários métodos, mas na maior parte dos casos é usada a estatística χ^2 em análises da tabela de contingência, que fornece uma avaliação da saída de frequências de igual SNP em alelo nos casos e nos controles (valor *P*). Os estudos da associação podem também ser usados para estimar o risco da doença conferido pelo SNP no alelo, expresso pela *odds ratio*, razão de alelos carregadores e não carregadores em casos comparados aos controles, que dão o aumento do risco à doença para os que carreiam em comparação com os que não carreiam. (Fonte: Dados de Lewis 2002. Reproduzida, com autorização, de John Wiley & Sons.)
>
> *(continua)*

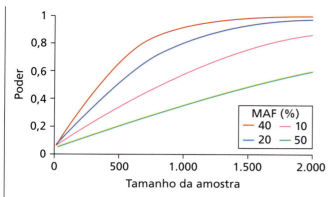

Figura 12.5 Poder estatístico em relação ao tamanho da amostra, frequência de alelo e *odds ratio*. Para identificar uma variante de risco genético com frequência de alelos menores (MAF), por exemplo, 20% da população geral, aproximadamente 1.000 casos e 2.000 controles, são necessários para alcançar o poder estatístico necessário de 0,8. O poder estatístico foi calculado como descrito por Dupont e Plummer (1998) para uma *odds ratio* média de 1,3 e o dobro de controles conforme os casos eram considerados. Um poder de 0,8 é considerado estatisticamente significativo. (Fonte: Dados de Dupont & Plummer 1998. Reproduzida, com autorização, de John Wiley & Sons.)

Os achados dos estudos caso-controle são meras associações estatísticas, que descrevem as diferenças das frequências do alelo entre duas amostras independentes; é importante que eles não sejam considerados associações causadoras. Por um limite predefinido de significância de 0,05, uma em cada 20 variantes alélicas testadas passarão o comumente predefinido limite de significância de um valor $P < 0,05$ somente por acaso. As frequências do alelo entre populações amostradas independentemente também são responsáveis por flutuações estocásticas (alelo aleatório deriva através das populações e entre elas, sem pressão de seleção). Por isso, a *replicação* dos achados iniciais é um padrão de referência para os estudos de associação genética. Notavelmente, a replicação necessita ser realizada em uma amostra caso-controle independente de mesmo fenótipo (critério diagnóstico) e de mesmo histórico étnico. Uma repetição do estudo com amostras de diferentes grupos étnicos, diferente critério diagnóstico ou com casos independentes, mas os mesmos controles, não pode ser considerada uma replicação e não testa apropriadamente o achado inicial. Somente depois da confirmação pela replicação é útil validar o achado inicial de um estudo de associação em subfenótipos ou em etnias diferentes.

Como os genes são geralmente mosaicos de diferentes haplótipos, estando em LD de ruim a moderado, a informação sobre a potencial associação de um haplótipo fornece pouca ou nenhuma informação sobre a associação ou não com outro haplótipo dentro daquele gene (Slatkin 2008). Portanto, os estudos de associação devem coletar a informação completa do haplótipo do gene de interesse antes de desenhar uma conclusão inequívoca positiva ou negativa da associação dos achados para aquele gene (Slatkin 2008).

Estudos da associação do gene candidato

Até os primeiros anos deste milênio, as investigações dos genes candidatos selecionados, baseadas em revisões da literatura e percebidas por vias fisiopatológicas, foram a estratégia mais importante para a identificação dos genes de risco que contribuem para uma doença. A maior desvantagem dos estudos do gene candidato é a necessidade de uma hipótese *a priori* sobre o envolvimento do gene no risco da doença e na presença de uma variante funcional dentro desse gene em particular (Wilkening *et al.* 2009). Essencialmente, há duas diferentes estratégias de seleção para um gene candidato, que dependem da questão abordada. Quando é de interesse perguntar se *loci* específicos dentro de uma via de sinalização reguladora estão ou não envolvidos no aumento do risco genético da periodontite ou há evidência funcional do efeito de uma variante a partir do estudo de outras doenças, é razoável selecionar genes a partir dessa via ou das variantes específicas. Essa abordagem determinará se os genes selecionados carregam ou não variantes genéticas que aumentam o risco da doença.

Outra questão que aborda o clássico objetivo da genética molecular é mais difícil de responder: que genes específicos e vias influenciam o risco à doença? Como a formulação da hipótese para a seleção do gene candidato é totalmente dependente do conhecimento atual dos mecanismos de biologia molecular da doença, centenas de *loci* e/ou genes que podem ter influência sobre a doença não serão selecionados, porque a função deles pode ser desconhecida ou se encontra nas vias que não foram ainda implicadas na doença. Como o conhecimento desses genes é muito incompleto, a seleção dos genes candidatos é necessariamente arbitrária. Em conformidade, a maioria das associações observadas nesses estudos não pode ser replicada com sucesso. Obviamente, isso não exclui o achado de uma associação positiva verdadeira se o gene candidato correto foi selecionado *a priori*, mas com essa abordagem não é possível identificar, até o momento, os genes desconhecidos relevantes à doença.

Estudos da associação ampla de genoma

Ao contrário, por 10 a 15 anos, o GWAS forneceu uma abordagem imparcial e sem hipótese. Uma grande quantidade de SNP (atualmente 500.000 a > 1.000.000 de marcadores) distribuído ao longo de todo o genoma serve como marcador para múltiplos outros SNP em LD. Contudo, o teste de amplo genoma dos polimorfismos também acarreta problemas. Primeiramente, se, somente por acaso, um em cada 20 marcadores testados determina um valor $P < 0,05$, a probabilidade de erros estatísticos se eleva com o aumento da quantidade de testes simples de associação do SNP, chamados erros tipo 1 (achados de associação falso-positiva). Se 500.000 marcadores ou mais são testados independentemente, o valor P obtido a partir de estatísticas χ^2 precisa ser corrigido para múltiplos testes.

(*continua*)

Parte 4 Interações Hospedeiro-Parasita

Isso é abordado pela configuração de um limite de significância de amplo genoma pela correção para o número de testes realizados (Balding 2006). O padrão atual para declarar a significância estatística em nível de amplo genoma para variantes comuns é um valor P combinado (incluindo "a descoberta inicial" dos GWAS e coortes de replicação) de $< 5 \times 10^{-8}$ (Manolio 2010). Como as variantes raras são mais numerosas e menos correlacionadas entre si do que as variantes comuns, esse limite não é suficiente para declarar significância em estudos de associação que visam variantes raras. Assim, associações de variantes raras sofrem de um aumento na carga de testes múltiplos e uma diminuição no poder estatístico devido à raridade de indivíduos portadores desses alelos variantes.

Entretanto, os tamanhos das amostras necessários para alcançar tais limites de significância podem não ser reais para o estudo das doenças menos comuns. A resultante falta de força estatística é o maior fator que leva aos erros tipo 1 e tipo 2 (falso-positivo e falso-negativo), que é a falha para detectar uma associação verdadeira.

Essa realização resultou na formação do amplo consórcio internacional para o recrutamento de números apropriados de casos e controles, que acabaram incluindo mais de dezenas de milhares de casos e controles.

Nos últimos anos, todos fatores genéticos de risco comuns para qualquer doença humana complexa, como diabetes melito do tipo 2 (DM2), doença da artéria coronária (DAC) ou artrite reumatoide, têm sido apresentadas. A Tabela 12.3 dá uma visão dos recentes achados em termos do número de *loci* de risco genético identificados das principais doenças inflamatórias complexas, algumas das quais são comorbidades da periodontite, e o número de casos e controles empregados. A maioria dos genes identificados não foi inicialmente considerada como prováveis genes candidatos.

Para a periodontite, apesar de mais de 100 estudos de associação de genes candidatos terem sido realizados, as evidências baseadas em associações estatisticamente sólidas são escassas. Dificuldades em gerar grandes amostras de casos de indivíduos com origem étnica homogênea têm sido a principal causa do lento progresso na descoberta de *loci* de risco genético de periodontite em comparação com outras doenças humanas complexas. Consequentemente, poucos genes podem atualmente ser considerados verdadeiros fatores genéticos de suscetibilidade para a periodontite.

O leitor interessado em listas de variantes genéticas que foram propostas como associadas à periodontite pode encontrar compilações em Schaefer *et al.* (2013) e de Silva *et al.* (2017). Muitas variantes foram implicadas como potenciais fatores de risco, mas poucas, se alguma, foram estabelecidas definitivamente. Vários fatores prejudicaram a validade dos relatórios publicados anteriormente e incluíram tamanhos de amostra inapropriadamente pequenos, comparações de vários subgrupos e viés de publicação. O viés de publicação, um fator de estratificação crucial no avanço a curto prazo da pesquisa, é explicado pelo fato de que os resultados positivos são muito mais fáceis de publicar do que os resultados negativos, o que resulta em publicações tendenciosas e acúmulo de resultados falso-positivos na literatura científica em contraste com publicações de achados negativo-verdadeiros. Isso resultará em resultados falso-positivos de metanálises de publicações, mas não de metanálises que usaram dados imparciais, como metanálises GWAS.

Na discussão a seguir, em vez de compilar uma lista de estudos com resultados frequentemente ambíguos, nos concentramos nos *loci* identificados no GWAS que atendem a pelo menos um dos seguintes critérios:

- Significância de associação em todo o genoma com pelo menos um valor P de $5,5 \times 10^{-8}$ (como resultado da descoberta combinada GWAS e da coorte de replicação). Esse é o padrão-ouro para declarar significância no GWAS
- Replicação independente em amostras do mesmo fenótipo da doença com poder estatístico suficiente
- Validação independente das associações em amostras com poder estatístico suficiente de diferentes manifestações da doença, como o fenótipo de periodontite progressiva rápida, frequentemente observado em adolescentes e adultos jovens, e a forma da periodontite progressiva moderada, observada principalmente em adultos de meia-idade e idosos
- Identificação independente por meio de diferentes abordagens sistemáticas.

Para perspectivas futuras sobre a descoberta da herdabilidade ausente de fatores de suscetibilidade genética, o leitor deve ver Boxe 12.3.

Tabela 12.3 Número de variantes genéticas de risco identificadas para uma seleção de doenças inflamatórias. O tamanho total da população incluída no estudo exploratório e a replicação são dados para o maior dos estudos atuais.

Doença	Número total de associações ($P < 10^{-5}$)	Tamanho da população do maior estudo (casos e controles)
Doença arterial coronariana	928	304.591 (Klarin *et al.* 2017)
Diabetes melito tipo 2	2.244	659.316 (Xue *et al.* 2018)
Artrite reumatoide	1.391	105.000 (Laufer *et al.* 2019)
Lúpus eritematoso sistêmico	834	35.844 (Morris *et al.* 2016)
Doença de Crohn	893	77.064 (Jostins *et al.* 2012)

(Fonte: Dados do *NHGRI-EBI Catalog of published genome-wide association studies*, 03/2020. Reproduzida, com autorização, de John Wiley & Sons.)

IG de ligação de ácido siálico como lectina 5 (*SIGLEC5*) e outras variantes potenciais

Um *GWAS* sobre periodontite com evidência de progresso rápido (1.116 casos e 7.654 controles da Alemanha, Holanda e Turquia) identificou associações com o gene *SIGLEC5* no cromossomo 19; essa associação foi validada em uma coorte de pacientes com progresso menos rápido, consistindo de 2.211 casos de periodontite e 1.817 controles (Munz *et al.* 2017). Uma metanálise GWAS empregando 17.353 casos com periodontite progressiva moderada e 28.210 controles replicou a associação de variantes *SIGLEC5* com periodontite (Shungin *et al.* 2019). *SIGLEC5* é um membro dos siglecs relacionados ao CD33 humano e é amplamente expresso em várias células mieloides do sistema imunológico inato e em células B. É classificado como um receptor inibitório com função de manter os leucócitos no estado quiescente até que a ativação seja desencadeada por meio de receptores apropriados. Assim, *SIGLEC5* parece modular a ativação de células mieloides para prevenir reatividade inadequada contra tecidos próprios, o que é importante durante a cicatrização de feridas, por exemplo. A capacidade de distinguir patógenos estranhos e de dar uma resposta apropriada também é essencial para evitar danos às células hospedeiras.

Outro grande GWAS sobre periodontite foi realizado com genótipos do *Hispanic Community Health Study/Study of Latinos*, que incluiu 10.935 participantes (Sanders *et al.* 2016). Como o achado mais significativo, foi relatada uma associação de uma variante rara no gene *TSNAX-DISC1* no cromossomo 1 (SNP rs149133391, frequência menor do alelo [C] = 0,01%) para ultrapassar o limite de significância do genoma ($P = 5 \times 10^{-8}$) com $P = 7{,}9 \times 10^{-9}$. No entanto, em virtude da raridade de indivíduos portadores desses alelos variantes e porque as variantes raras são mais numerosas e menos correlacionadas umas com as outras do que as variantes comuns, as associações de variantes raras sofrem

---

Boxe 12.3 Futuras perspectivas.

Quando GWAS começou, há uma década, a crença geral era de que a doença complexa era, em grande parte, imputável a um número moderado de variantes comuns, cada uma das quais explicando várias porcentagens do risco em uma população (Pritchard & Cox 2002). Em contraste com isso, o GWAS identificou um número inesperadamente grande de variantes comuns que contribuem para o risco de doenças (Tabela 12.3). Isso significa que cada indivíduo carregará um número de alelos que aumenta e um número de alelos que diminui o risco de doença. Existem tantas combinações possíveis desses conjuntos de alelos que é provável que cada indivíduo tenha uma combinação única. Em GWAS projetados para detectar *loci* associados individuais, o tamanho do efeito de cada alelo é medido no contexto de um histórico médio. Assim, o tamanho do efeito para a variante individual geralmente é pequeno (Visscher *et al.* 2017). No entanto, embora o número de associações tenha aumentado para centenas para a maioria das doenças (Tabela 12.3), elas explicam apenas uma pequena proporção da herdabilidade da doença. O provável local da herdabilidade ausente é debatido atualmente. Um modelo argumenta que um número muito grande de genes contribui indiretamente para uma doença e mostra tamanhos de efeito relativamente pequenos, e esses genes são classificados como periféricos e acredita-se que mostrem uma grande quantidade de pleiotropia. Nesse modelo, variantes genéticas adicionais com tamanhos de efeito relativamente grandes também existem e desempenham um papel mais direto na doença. Os genes que abrigam essas variantes específicas de doenças menos comuns são classificados como genes "centrais" (Boyle *et al.* 2017). No entanto, esse conceito intuitivo de apenas alguns genes "centrais" com efeitos superiores, que também representariam bons alvos diagnósticos e terapêuticos, é discutido criticamente (Wray *et al.* 2018). Primeiro, doenças comuns são realmente incomuns em uma população em que a maioria das pessoas é saudável. Isso indica uma robustez inerente no sistema biológico, e é por isso que uma etiologia de muitos genes centrais deve ser assumida. Isso implica indistinguibilidade entre genes periféricos e centrais. Consequentemente, grandes estudos de sequenciamento de exoma e genoma mostraram que raras variantes da região de codificação em *loci* de risco conhecidos de doenças têm um papel insignificante na suscetibilidade (Hunt *et al.* 2016; Genovese *et al.* 2016). Em segundo lugar, uma doença que afeta apenas uma pequena fração da população com uma arquitetura genética de muitos *loci* de risco com tamanhos de efeito semelhantes pode ser explicada por uma alta relação não linear entre a probabilidade de doença e a carga de alelos de risco. Isso implica que a doença poligênica não é aditiva na escala da doença, mas sim causada por efeitos interativos das variantes genéticas.

No entanto, é provável que doenças diferentes tenham arquiteturas genéticas diferentes – as distribuições conjuntas de tamanho de efeito e frequência de alelos nos *loci* de risco – e contribuam em vários graus para doenças diferentes. O debate sobre a contribuição da variação genética à doença durante os próximos anos será centralizado sobre como as variantes interagem. Uma simples hipótese afirma que a variação comum influencia a expressão e a atividade dos genes em vias moleculares, estabelecendo o histórico de suscetibilidade à doença que é então mais modificada por outras variantes (Figura 12.6). A Figura 12.6 ilustra interação gene × gene sob a suposição de que a doença geralmente é uma resposta dependente de limiar que é imposta sobre uma característica fisiológica contínua.

Como somente uma proporção de indivíduos geneticamente predispostos e/ou expostos a patógenos desenvolve uma doença, não há explicações genéticas simples para a suscetibilidade individual às doenças inflamatórias crônicas, como a periodontite. O desafio para a pesquisa futura será, além da identificação do maior número possível de fatores de suscetibilidade, discernir os padrões relevantes nos dados gerados; em outras palavras, modelar os efeitos das interações SNP-SNP (Renz *et al.* 2011).

(continua)

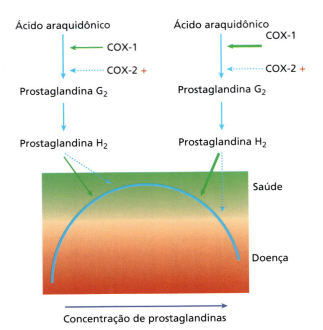

Figura 12.6 É levantada a hipótese de que as variantes comuns influenciam a expressão e a atividade dos genes nas vias que estabelecem a suscetibilidade intrínseca à doença, que é então mais modificada por variantes menos comuns com maiores efeitos. As prostaglandinas são produzidas por uma cascata de reações bioquímicas seguindo a oxidação sequencial do ácido araquidônico pelas ciclo-oxigenases COX-1 e COX-2 e as sintases terminais de prostaglandina. Enquanto a COX-1 é responsável pelos níveis basais das prostaglandinas, a COX-2 produz prostaglandinas por estimulação específica em cenários de inflamação periodontal. Neste exemplo fictício, o meio círculo representa uma gama de concentrações de prostaglandinas na lesão de determinada população. A concentração de prostaglandina é influenciada pela interação das constituições genéticas individuais, e os estados fisiológico e ambiental individuais. As concentrações nas partes inferior e superior estão associadas à doença, enquanto a concentração intermediária é fisiológica e compatível com saúde. Nesta ilustração hipotética, a variação genética em algum ponto na via da síntese de prostaglandina resulta em alguns indivíduos com níveis mais baixos de prostaglandina (esquerda, atividade normal de COX-1, indicada pela *seta horizontal verde* a partir da COX-1) do que outros (direita, variação genética em COX-1, que estabelece a suscetibilidade intrínseca à doença; indicada pela *seta grossa horizontal verde* a partir de COX-1). A variação nos indivíduos com suscetibilidade intrínseca ainda está dentro da faixa saudável. O efeito de uma variante adicional que aumente a síntese de COX-2 (indicada pelo *sinal +* e *setas pontilhadas azuis*) quando de estimulação inflamatória está subordinado a isso, deslocando os indivíduos com uma alta concentração de prostaglandina determinada geneticamente pela suscetibilidade intrínseca (à direita) além do limiar da doença em direção ao desenvolvimento da periodontite (na zona vermelha de perigo), enquanto aqueles com concentração baixa de prostaglandina (à esquerda) conseguem ajustar a variação genética e permanecem na zona verde de segurança. (Fonte: Adaptada de Gibson 2012. Reproduzida, com autorização, de John Wiley & Sons.)

de uma maior carga de testes múltiplos e uma diminuição no poder estatístico. Assim, um limite $P = 5 \times 10^{-8}$ não é suficiente para declarar significância em estudos de associação que visam variantes raras (Auer & Lettre 2015). Portanto, essa associação deve ser vista com cautela.

Nenhuma associação adicional que atendeu aos limites de significância de todo o genoma para alelos comuns ou raros foi diretamente identificada em outros GWAS em estudos incluindo pacientes com taxa de progressão lenta ou moderada da doença. Por um lado, discute-se que esses resultados nada notáveis são reflexos de uma heterogeneidade subjacente à periodontite. No entanto, por outro lado, os não achados desses estudos são provavelmente causados pelos pequenos tamanhos de amostra que foram empregados na maioria dos GWAS em periodontite. Doenças complexas com início na idade adulta e progressão moderada geralmente têm uma grande contribuição de efeitos aditivos de fatores não genéticos, por exemplo, para a periodontite, isso é, tabagismo, higiene bucal, nutrição, estresse e o declínio geral do sistema imunológico durante o envelhecimento. Os efeitos de variantes genéticas simples são fracos. Consequentemente, são necessários tamanhos de amostra maiores em GWAS que se concentram em um fenótipo de doença complexa, moderadamente progressiva e com início na idade adulta.

Defensina alfa-1 e alfa-3 (*DEFA1A3*)

No GWAS de 2017, além da descoberta de *SIGLEC5* como um gene de risco para periodontite, também foram identificadas associações para periodontite com o gene *DEFA1A3* em um nível de significância em todo o genoma (Munz et al. 2017). A associação localizada na região intergênica que separa os peptídeos antimicrobianos *DEFA1* e *4*. Esses genes pertencem à família das alfas defensinas que se agrupam no cromossomo 8 e acredita-se que desempenhem um papel na defesa do hospedeiro mediada por fagócitos contra bactérias, fungos e vírus. Os genes *DEFA1* e *DEFA3* são altamente variáveis de cópia e diferem apenas por uma única substituição de base na sequência de codificação. Eles parecem ser ocupantes intercambiáveis de uma unidade de repetição variável de cópia de 19 kb, com números de genes *DEFA1* e *DEFA3* mostrando variação (Khan et al. 2013). Por essa razão, a designação composta *DEFA1A3* foi sugerida (Aldred et al. 2005).

CDKN2B RNA antisense 1 (CDKN2B-AS1)

CDKN2B-AS1 (também conhecido como *ANRIL*) foi identificado pelo GWAS como o primeiro fator de risco genético para infarto do miocárdio (Wellcome Trust Case Control Consortium 2007). Fortes evidências de associação entre a presença de doença arterial coronariana (DAC) e periodontite foram derivadas de vários ensaios clínicos randomizados, demonstrando que a associação entre ambas as doenças é independente do tabagismo, que é o fator de risco compartilhado (Lockhart *et al.* 2012). Nesse contexto, *CDKN2B-AS1* foi selecionado como um gene candidato para a periodontite na investigação de uma suposta base genética compartilhada para doença arterial coronariana e periodontite. As formas de início precoce (< 35 anos no primeiro diagnóstico) foram escolhidas em virtude da maior herdabilidade e para garantir que as covariáveis compartilhadas de periodontite e DAC, como tabagismo, DM2 e idade, contribuam menos para o desenvolvimento da doença. *CDKN2B-AS1* foi o primeiro fator de risco genético publicado para essas formas precoces de periodontite (Schaefer *et al.* 2011). Essa descoberta foi replicada independentemente (Ernst *et al.* 2010; Munz *et al.* 2018). *CDKN2B-AS1* está associado com periodontite de início precoce altamente grave, mas não com formas de início tardio mais moderadas. Por isso, ainda não atingiu a significância em todo o genoma, porque as amostras de análise eram muito pequenas para atingir o limite muito rigoroso de significância em todo o genoma de $P < 5 \times 10^{-8}$. No entanto, em virtude da replicação repetida de associações das mesmas variantes, é considerado um verdadeiro fator de risco genético de periodontite grave de início precoce.

Associações genéticas diversas com a periodontite

A maior metanálise que combinou dados de genótipos de vários GWAS (Divaris *et al.* 2013; Teumer *et al.* 2013; Munz *et al.* 2017) empregando um total de 5.095 casos de periodontite e 9.908 controles de ascendência do noroeste europeu identificou adicionalmente uma associação de significância em todo o genoma com o SNPrs729876 ($P = 2,1 \times 10^{-8}$). A variante está localizada na região intrônica do longo RNA intergênico não codificante (lincRNA) LOC107984137, cuja função é desconhecida. Atualmente, não está claro se este SNP afeta a função deste lincRNA e/ou de outros genes. Trabalhos experimentais sugerem que ela está ligada à função de RUNX1 (fator de transcrição relacionado ao runt1) (Huang *et al.* 2004). O RUNX1 desempenha um papel na hematopoese e na formação óssea (Ono *et al.* 2007).

Assinaturas epigenéticas

As estratégias descritas anteriormente para a identificação dos fatores genéticos de risco da periodontite exploram as mudanças na sequência de nucleotídios no DNA.

Entretanto, tem se tornado claro que um total entendimento das interações dos fatores ambientais e do estilo de vida com o genoma também exige a consideração dos mecanismos epigenéticos. A epigenética pode ser definida como a adaptação estrutural hereditária (mitótica ou meioticamente) ou a adaptação reversível de regiões cromossômicas para registrar, sinalizar ou perpetuar os estados de atividade genética alterada (Bird 2007), que se refere às mudanças na expressão genética que não envolve alteração da sequência de nucleotídios do DNA, mas abrange uma série de modificações moleculares tanto para o DNA quanto para a cromatina (Li 2002; Klose & Bird 2006). Essas modificações são conferidas pela metilação das citosinas em dinucleotídios CpG, mudanças para cromatina e acondicionamento de DNA por modificações pós-tradução em histona, mecanismos que controlam o nível mais alto de organizações da cromatina no núcleo, que tem uma gama de efeitos na expressão genética. Nesse contexto, as baixas taxas de concordância nos gêmeos MZ, que nem sempre mostram a mesma suscetibilidade à doença, também aumentaram a possibilidade de as diferenças epigenéticas surgirem durante o desenvolvimento precoce, assim como com o avanço da idade (Wong *et al.* 2005). Em conformidade, foi relatado que gêmeos jovens têm similar quantidade de metilação do DNA, enquanto os gêmeos idosos diferem consideravelmente na quantidade e nos padrões dessa modificação (Fraga *et al.* 2005). É um tema de especulação se a quantidade e os padrões de alterações epigenéticas poderiam originar as predisposições divergentes à doença de alguns gêmeos MZ. Entretanto, dados epigenéticos confiáveis, inequívocos de gêmeos e humanos não relacionados são escassos e as generalizações e interpretações devem ser tratadas com prudência. Os dados de modelos não humanos sugeriram efeitos epigenéticos a longo prazo e possivelmente até transgeracionais na expressão genética (Morgan *et al.* 1999; Rakyan *et al.* 2003; Anway *et al.* 2005). Evidências de mecanismos potenciais que modificam o epigenoma da gengiva e vinculam influências ambientais e de estilo de vida à constituição genética foram fornecidas para o tabagismo por dois estudos de associação epigenômica ampla ((EWAS, do inglês *epigenome-wide association studies*) de células bucais e tecidos gengivais sólidos (Teschendorff *et al.* 2015; Richter *et al.* 2019). Esses estudos mostraram que os genes *CYP1B1* (citocromo P450 família 1 subfamília B membro 1) e *AHRR* (aril-hidrocarboneto repressor) têm um papel importante no metabolismo xenobiótico da fumaça do tabaco na mucosa oral. Para periodontite, nenhum EWAS foi realizado com tecidos gengivais até o momento. No entanto, um EWAS com indivíduos que relataram sangramento gengival e mobilidade dentária foi conduzido em sangue total (Kurushima *et al.* 2019). Para a mobilidade dentária, os dois sítios CpG mais associados foram localizados no corpo gênico do gene *IQCE* (IQ Motif Containing E) e no corpo gênico do gene *XKR6* (XK Related 6). O *IQCE* está associado a uma variedade de características diferentes, como consumo de álcool, alergia alimentar e baixo peso. O *XKR6* está associado a uma variedade de características diferentes, como consumo de álcool, tabagismo, índice de massa corporal ou bem-estar, mas também a comorbidades da periodontite, como DM e lúpus eritematoso sistêmico. É possível que a diferente metilação desses genes no sangue não esteja diretamente relacionada à periodontite, mas sim à exposição a fatores de risco de periodontite. Isso enfatiza a necessidade de usar tecidos da mucosa oral para identificar a metilação diferencial causada por inflamação oral ou fatores ambientais que exercem seus efeitos na cavidade oral.

Da suscetibilidade genética à doença ao melhor cuidado oral

Apesar dos grandes avanços na genética humana nos últimos anos em um substancial número de doenças inflamatórias, pouca melhoria direta nos cuidados clínicos resultou até o momento. Isso se deve, em grande parte, à complexidade da maioria das doenças hereditárias, como descrito anteriormente. Muitos dos fatores de risco comuns identificados têm somente efeitos moderados e, na maioria dos casos, as verdadeiras variantes causais que medeiam o efeito em nível biológico molecular, assim como o mecanismo subjacente, ainda aguardam elucidação. Nesse contexto, é interessante olhar o presente potencial dos testes genéticos de saúde, que são oferecidos em número cada vez maior. Com o tempo, esses testes evoluíram da avaliação de algumas variantes para a previsão de uma única doença para a investigação de centenas de milhares das variantes genéticas de amplo genoma para múltiplas doenças simultaneamente (Janssens & Van Duijn 2010). A capacidade preditiva desses testes é muito imprecisa e difere consideravelmente entre doenças monogênicas e complexas, o que é explicado pelas diferentes complexidades genéticas dessas doenças (Figura 12.7). As doenças monogênicas, como a fibrose cística ou a doença de Huntington, são plenamente hereditárias e a mutação em um único gene específico é suficiente para causar essas doenças. A pesquisa da existência ou não dessas mutações dá uma acurada estimativa do futuro desenvolvimento da doença. Quando as doenças têm alta herdabilidade e baixa complexidade genética, como os distúrbios monogênicos, os testes genéticos serão muito acurados. Em contrapartida, a capacidade preditiva dos testes genéticos para as doenças complexas é determinada pelo efeito combinado de todos os fatores genéticos, ambientais e de estilo de vida avaliados (Janssens & van Duijn 2010). Somente quando as doenças têm alta herdabilidade podemos esperar que a acurácia discriminatória máxima seja confiável, no entanto, apenas sob a suposição de que todas as variantes são identificadas. Uma boa capacidade preditiva de um teste genético teoricamente será possível para uma doença com herdabilidade muito alta e complexidade genética baixa. Tais doenças são, com frequência, graves, surgem precocemente e sua incidência é baixa (< 1%) na população. Portanto, teste genético confiável pode se tornar possível para as formas de periodontite de início precoce e progressão relativamente rápida, desde que os fatores de suscetibilidade genéticos fossem completamente identificados. Em contrapartida, as periodontites de início tardio diagnosticadas em indivíduos de meia-idade ou mais velhos, com fenótipos moderados e muito variáveis, bem como um alto risco na população, têm numerosas variantes genéticas de baixo risco subjacentes, que podem interagir umas com as outras e com outros fatores de risco não genéticos de inúmeras maneiras diferentes. Portanto, atualmente, os modelos de testes preditivos de riscos aumentados ou diminuídos para periodontite com base em testes genéticos são altamente incertos em virtude das interações multidimensionais muito complexas entre múltiplos genes, fatores de estilo de vida, fatores microbianos e comorbidades presentes ou ocultas.

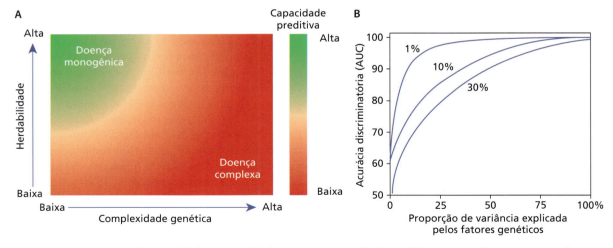

Figura 12.7 A e B. Relação entre herdabilidade, complexidade genética e capacidade preditiva em teste de genoma pessoal. A capacidade preditiva é mais alta se a herdabilidade for alta e a complexidade genética, baixa. A acurácia discriminatória, avaliada como a área abaixo da curva ROC (AUC), é o quanto os riscos previstos conseguem discriminar entre os indivíduos que desenvolverão uma doença de interesse, como a periodontite, e aqueles que não a desenvolverão. A AUC é a probabilidade de o teste identificar corretamente a pessoa que desenvolverá a doença a partir de um par no qual um será afetado e o outro permanecerá não afetado, e varia de 50% (completa falta de discriminação) a 100% (discriminação perfeita). As porcentagens no gráfico referem-se à prevalência de risco da doença na população. Subjacente a isso é o pressuposto de que a herdabilidade total pode ser explicada, mas se isso é realista ou não depende da complexidade da etiologia genética. A precisão discriminativa para o fenótipo de progressão mais moderada ou lenta da periodontite, muitas vezes com início na idade adulta, será sempre baixa; no entanto, para o fenótipo de progressão rápida da periodontite, muitas vezes com uma história de início mais precoce, espera-se que a precisão discriminativa seja maior. (Fonte: Dados de Janssens *et al.* 2008. Reproduzida, com autorização, de John Wiley & Sons.)

Referências bibliográficas

Aldred, P.M., Hollox, E.J. & Armour, J.A. (2005). Copy number polymorphism and expression level variation of the human alpha-defensin genes DEFA1 and DEFA3. *Human Molecular Genetics* **14**, 2045-2052. doi:10.1093/hmg/ddi209.

Anway, M.D., Cupp, A.S., Uzumcu, M. & Skinner, M.K. (2005). Epigenetic transgenerational actions of endocrine disruptors and male fertility. *Science* **308**, 1466-1469. doi:10.1126/science.1108190.

Auer, P.L. & Lettre, G. (2015). Rare variant association studies: considerations, challenges and opportunities. *Genome Medicine* **7**, 16. doi:10.1186/s13073-015-0138-2.

Balding, D.J. (2006). A tutorial on statistical methods for population association studies. *Nature Reviews Genetics* **7**, 781-791. doi:10.1038/nrg1916.

Bird, A. (2007). Perceptions of epigenetics. *Nature* **447**, 396-398. doi:10.1038/nature05913.

Boyle, E.A., Li, Y. I. & Pritchard, J.K. (2017). An expanded view of complex traits: from polygenic to omnigenic. *Cell* **169**, 1177-1186. doi:10.1016/j.cell.2017.05.038.

Burt, B.A., Ismail, A.I., Morrison, E.C. & Beltran, E.D. (1990). Risk factors for tooth loss over a 28-year period. *Journal of Dental Research* **69**, 1126-1130. doi:10.1177/002203459006900 50201.

Corey, L.A., Nance, W.E., Hofstede, P. & Schenkein, H.A. (1993). Self-reported periodontal disease in a Virginia twin population. *Journal of Periodontology* **64**, 1205-1208.

da Silva, M.K., de Carvalho, A.C.G., Alves, E.H.P. *et al.* (2017). Genetic factors and the risk of periodontitis development: findings from a systematic review composed of 13 studies of meta-analysis with 71,531 participants. *International Journal of Dentistry* **2017**, 1914073. doi:10.1155/2017/1914073.

Dalgic, B., Bukulmez, A. & Sari, S. (2011). Eponym: PapillonLefevre syndrome. *European Journal of Pediatrics* **170**, 689-691. doi:10.1007/s00431-010-1367-4.

de Haar, S.F., Hiemstra, P.S., van Steenbergen, M.T., Everts, V. & Beertsen, W. (2006). Role of polymorphonuclear leukocytederived serine proteinases in defense against Actinobacillus actinomycetemcomitans. *Infection and Immunity* **74**, 5284-5291. doi:10.1128/IAI.02016-05.

Divaris, K., Monda, K.L., North, K.E. *et al.* (2013). Exploring the genetic basis of chronic periodontitis: a genome-wide association study. *Human Molecular Genetics* **22**, 2312-2324. doi:ddt06510.1093/hmg/ddt065.

Dupont, W.D. & Plummer, W.D., Jr. (1998). Power and sample size calculations for studies involving linear regression. *Controlled Clinical Trials* **19**, 589-601.

ENCODE-Project-Consortium (2012). An integrated encyclopedia of DNA elements in the human genome. *Nature* **489**, 57-74. doi:nature1124710.1038/nature11247.

Ernst, F.D., Uhr, K., Teumer, A. *et al.* (2010). Replication of the association of chromosomal region 9p21.3 with generalized aggressive periodontitis (gAgP) using an independent casecontrol cohort. *BMC Medical Genetics* **11**, 119. doi:10.1186/ 1471-2350-11-119.

Foxman, E.F. & Iwasaki, A. (2011). Genome-virome interactions: examining the role of common viral infections in complex disease. *Nature Reviews Microbiology* **9**, 254-264. doi:10.1038/nrmicro2541.

Fraga, M.F., Ballestar, E., Paz, M.F. *et al.* (2005). Epigenetic differences arise during the lifetime of monozygotic twins. *Proceedings of the National Academy of Sciences USA* **102**, 10604-10609. doi:10.1073/pnas.0500398102.

Fuchsberger, C., Flannick, J., Teslovich, T.M. *et al.* (2016). The genetic architecture of type 2 diabetes. *Nature* **536**, 41-47. doi:10.1038/nature18642.

Genovese, G., Fromer, M., Stahl, E.A. *et al.* (2016). Increased burden of ultra-rare protein-altering variants among 4,877 individuals with schizophrenia. *Nature Neuroscience* **19**, 1433-1441. doi:10.1038/nn.4402.

Gibson, G. (2012). Rare and common variants: twenty arguments. *Nature Reviews Genetics* **13**, 135-145. doi:10.1038/nrg3118.

Griffen, A.L., Becker, M.R., Lyons, S.R, Moeschberger, M.L. & Leys, E.J. (1998). Prevalence of Porphyromonas gingivalis and periodontal health status. *Journal of Clinical Microbiology* **36**, 3239-3242.

Hewitt, C., McCormick, D., Linden, G. *et al.* (2004). The role of cathepsin C in Papillon-Lefevre syndrome, prepubertal periodontitis, and aggressive periodontitis. *Human Mutation* **23**, 222-228. doi:10.1002/humu.10314.

Hirschfeld, L. & Wasserman, B. (1978). A long-term survey of tooth loss in 600 treated periodontal patients. *Journal of Periodontology* **49**, 225-237. doi:10.1902/jop.1978.49.5.225.

Huang, G., Shigesada, K., Wee, H.J. *et al.* (2004). Molecular basis for a dominant inactivation of RUNX1/AML1 by the leukemogenic inversion 16 chimera. *Blood* **103**, 3200-3207. doi:10.1182/blood-2003-07-2188.

Hunt, K.A., Mistry, V., Bockett, N.A. *et al.* (2013). Negligible impact of rare autoimmune-locus coding-region variants on missing heritability. *Nature* **498**, 232-235. doi:nature 1217010.1038/nature12170.

Janssens, A.C., Gwinn, M., Bradley, L.A. *et al.* (2008). A critical appraisal of the scientific basis of commercial genomic profiles used to assess health risks and personalize health interventions. *American Journal of Human Genetics* **82**, 593-599. doi:10.1016/j.ajhg.2007.12.020.

Janssens, A.C. & van Duijn, C.M. (2010). An epidemiological perspective on the future of direct-to-consumer personal genome testing. *Investigative Genetics* **1**, 10. doi:10.1186/ 2041-2223-1-10.

Jauhiainen, L.M., Ylostalo, P.V., Knuuttila, M. *et al.* (2020). Poor diet predicts periodontal disease development in 11-year follow-up study. *Community Dentisty and Oral Epidemiology* **48**, 143-151. doi:10.1111/cdoe.12513.

Jostins, L., Ripke, S., Weersma, R.K. *et al.* (2012). Host-microbe interactions have shaped the genetic architecture of inflammatory bowel disease. *Nature* **491**, 119-124. doi:10.1038/ nature11582.

Kathiresan, S., Newton-Cheh, C. & Gerszten, R.E. (2004). On the interpretation of genetic association studies. *European Heart Journal* **25**, 1378-1381. doi:10.1016/j.ehj.2004.06.035.

Khan, F.F., Carpenter, D., Mitchell, L. *et al.* (2013). Accurate measurement of gene copy number for human alpha-defensin DEFA1A3. *BMC Genomics* **14**, 719. doi:10.1186/1471-2164-14-719.

Kinane, D.F., Peterson, M. & Stathopoulou, P.G. (2006). Environmental and other modifying factors of the periodontal diseases. *Periodontology 2000* **40**, 107-119. doi:10.1111/j.1600-0757.2005.00136.x.

Klarin, D., Zhu, Q.M., Emdin, C.A. *et al.* (2017). Genetic analysis in UK Biobank links insulin resistance and transendothelial migration pathways to coronary artery disease. *Nature Genetics* **49**, 1392-1397. doi:10.1038/ng.3914.

Klose, R.J. & Bird, A.P. (2006). Genomic DNA methylation: the mark and its mediators. *Trends in Biochemical Science* **31**, 89-97. doi:10.1016/ j.tibs.2005.12.008.

Kurushima, Y., Tsai, P.C., Castillo-Fernandez, J. *et al.* (2019). Epigenetic findings in periodontitis in UK twins: a crosssectional study. *Clinical Epigenetics* **11**, 27. doi:10.1186/ s13148-019-0614-4.

Lamell, C.W., Griffen, A.L., McClellan, D.L. & Leys, E.J. (2000). Acquisition and colonization stability of Actinobacillus actinomycetemcomitans and Porphyromonas gingivalis in children. *Journal of Clinical Microbiology* **38**, 1196-1199.

Laufer, V.A., Tiwari, H.K., Reynolds, R.J. *et al.* (2019). Genetic influences on susceptibility to rheumatoid arthritis in African-Americans. *Human Molecular Genetics* **28**, 858-874. doi:10.1093/hmg/ddy395.

Lewis, C.M. (2002). Genetic association studies: design, analysis and interpretation. *Brief Bioinform* **3**, 146-153. doi:10.1093/ bib/3.2.146.

Li, E. (2002). Chromatin modification and epigenetic reprogramming in mammalian development. *Nature Reviews Genetics* **3**, 662-673. doi:10.1038/nrg887.

Lockhart, P.B., Bolger, A.F., Papapanou, P.N. *et al.* (2012). Periodontal disease and atherosclerotic vascular disease: does the evidence support an independent association?: a scientific statement from the American Heart Association. *Circulation* **125**, 2520-2544. doi:CIR.0b013e31825719f310.1161/CIR.0b013e 31825719f3.

Löe, H., Anerud, A., Boysen, H. & Morrison, E. (1986). Natural history of periodontal disease in man. Rapid, moderate and no loss of attachment in Sri Lankan laborers 14 to 46 years of age. *Journal of Clinical Periodontology* **13**, 431-445. doi:10.1111/ j.1600-051x.1986.tb01487.x.

298 Parte 4 Interações Hospedeiro-Parasita

Manolio, T.A. (2010). Genomewide association studies and assessment of the risk of disease. *New England Journal of Medicine* **363**, 166-176. doi:10.1056/NEJMra0905980.

Marazita, M.L., Burmeister, J.A., Gunsolley, J.C. *et al.* (1994). Evidence for autosomal dominant inheritance and race-specific heterogeneity in early-onset periodontitis. *Journal of Periodontology* **65**, 623-630.

McCarthy, M.I., Abecasis, G.R., Cardon, L.R. *et al.* (2008). Genome-wide association studies for complex traits: consensus, uncertainty and challenges. *Nature Reviews Genetics* **9**, 356-369. doi:10.1038/nrg2344.

Michalowicz, B.S. (1994). Genetic and heritable risk factors in periodontal disease. *Journal of Periodontology* **65**, 479-488.

Michalowicz, B.S., Aeppli, D., Virag, J.G. *et al.* (1991). Periodontal findings in adult twins. *Journal of Periodontology* **62**, 293-299.

Michalowicz, B.S., Diehl, S.R., Gunsolley, J.C. *et al.* (2000). Evidence of a substantial genetic basis for risk of adult periodontitis. *Journal of Periodontology* **71**, 1699-1707. doi:10.1902/jop.2000.71.11.1699.

Morgan, H.D., Sutherland, H.G., Martin, D.I. & Whitelaw, E. (1999). Epigenetic inheritance at the agouti locus in the mouse. *Nature Genetics* **23**, 314-318. doi:10.1038/15490.

Morris, D.L., Sheng, Y., Zhang, Y. *et al.* (2016). Genome-wide association meta-analysis in Chinese and European individuals identifies ten new loci associated with systemic lupus erythematosus. *Nature Genetics* **48**, 940-946. doi:10.1038/ ng.3603.

Munz, M., Richter, G.M., Loos, B.G. *et al.* (2018). Genome-wide association meta-analysis of coronary artery disease and periodontitis reveals a novel shared risk locus. *Science Reports* **8**, 13678. doi:10.1038/s41598-018-31980-8.

Munz, M., Willenborg, C., Richter, G.M. *et al.* (2017). A genomewide association study identifies nucleotide variants at SIGLEC5 and DEFA1A3 as risk loci for periodontitis. *Human Molecular Genetics.* doi:10.1093/hmg/ddx151.

Nibali, L., Bayliss-Chapman, J., Almofareh, S.A. *et al.* (2019). What Is the heritability of periodontitis? A systematic review. *Journal of Dental Research* **98**, 632-641. doi:10.1177/ 0022034519842510.

1000 Genomes Project, Auton, A., Brooks, L.D. *et al.* (2015). A global reference for human genetic variation. *Nature* **526**, 68-74. doi:10.1038/nature15393.

Ono, M., Yaguchi, H., Ohkura, N. *et al.* (2007). Foxp3 controls regulatory T-cell function by interacting with AML1/Runx1. *Nature* **446**, 685-689. doi:10.1038/nature05673.

Pritchard, J.K. & Cox, N.J. (2002). The allelic architecture of human disease genes: common disease-common variant...or not? *Human Molecular Genetics* **11**, 2417-2423. doi:10.1093/hmg/11.20.2417.

Rakyan, V.K., Chong, S., Champ, M.E. *et al.* (2003). Transgenerational inheritance of epigenetic states at the murine Axin(Fu) allele occurs after maternal and paternal transmission. *Proceedings of the National Academy of Sciences USA* **100**, 2538-2543. doi:10.1073/pnas.0436776100.

Rao, N.V., Rao, G.V. & Hoidal, J.R. (1997). Human dipeptidylpeptidase I. Gene characterization, localization, and expression. *Journal of Biological Chemistry* **272**, 10260-10265.

Renz, H., von Mutius, E., Brandtzaeg, P. *et al.* (2011). Geneenvironment interactions in chronic inflammatory disease. *Nature Immunology* **12**, 273-277.

Richter, G.M., Kruppa, J., Munz, M. *et al.* (2019). A combined epigenomeand transcriptome-wide association study of the oral masticatory mucosa assigns CYP1B1 a central role for epithelial health in smokers. *Clinical Epigenetics* **11**, 105. doi:10.1186/s13148-019-0697-y.

Ryu, O.H., Choi, S.J., Firatli, E. *et al.* (2005). Proteolysis of macrophage inflammatory protein-1alpha isoforms LD78beta and LD78alpha by neutrophil-derived serine proteases. *Journal of Biological Chemistry* **280**, 17415-17421. doi:10.1074/ jbc.M500340200.

Sanders, A.E., Sofer, T., Wong, Q. *et al.* (2016). Chronic periodontitis genome-wide association study in the hispanic community health study/study of latinos. *Journal of Dental Research.* doi:10.1177/0022034516664509.

Schaefer, A.S., Bochenek, G., Manke, T. *et al.* (2013). Validation of reported genetic risk factors for periodontitis in a largescale replication study. *Journal of Clinical Periodontology* **40**, 563-572. doi:10.1111/jcpe.12092.

Schaefer, A.S., Richter, G.M., Dommisch, H. *et al.* (2011). CDKN2BAS is associated with periodontitis in different European populations and is activated by bacterial infection. *Journal of Medical Genetics* **48**, 38-47. doi:jmg. 2010.07899810.1136/jmg.2010.078998.

Schousboe, K., Willemsen, G., Kyvik, K.O. *et al.* (2003). Sex differences in heritability of BMI: a comparative study of results from twin studies in eight countries. *Twin Research* **6**, 409-421. doi:10.1375/136905203770326411.

Shungin, D., Haworth, S., Divaris, K. *et al.* (2019). Genome-wide analysis of dental caries and periodontitis combining clinical and self-reported data. *Nature Communications* **10**, 2773. doi:10.1038/s41467-019-10630-1.

Slatkin, M. (2008). Linkage disequilibrium – understanding the evolutionary past and mapping the medical future. *Nature Reviews Genetics* **9**, 477-485. doi:10.1038/nrg2361.

Teschendorff, A.E., Yang, Z., Wong, A. *et al.* (2015). Correlation of smoking-associated DNA methylation changes in buccal cells with DNA methylation changes in epithelial cancer. *JAMA Oncology* **1**, 476-485. doi:10.1001/jamaoncol.2015.1053.

Teumer, A., Holtfreter, B., Volker, U. *et al.* (2013). Genome-wide association study of chronic periodontitis in a general German population. *Journal of Clinical Periodontology* **40**, 977-985. doi:10.1111/jcpe.12154.

Toomes, C., James, J., Wood, A.J. *et al.* (1999). Loss-of-function mutations in the cathepsin C gene result in periodontal disease and palmoplantar keratosis. *Nature Genetics* **23**, 421-424. doi:10.1038/70525.

Trott, J.R. & Cross, H.G. (1966). An analysis of the principle reasons for tooth extractions in 1813 patients in Manitoba. *Dental Practioner and Dental Record* **17**, 20-27.

Van der Velden, U., Abbas, F., Armand, S. *et al.* (2006). Java project on periodontal diseases. The natural development of periodontitis: risk factors, risk predictors and risk determinants. *Journal of Clinical Periodontology* **33**, 540-548. doi:CPE95310.1111 j.1600-051X.2006.00953.x.

van Winkelhoff, A.J., Loos, B.G., van der Reijden, W.A. & van der Velden, U. (2002). Porphyromonas gingivalis, Bacteroides forsythus and other putative periodontal pathogens in subjects with and without periodontal destruction. *Journal of Clinical Periodontology* **29**, 1023-1028. doi:10.1034/j.1600-051x.2002.291107.x.

Visscher, P.M., Wray, N.R., Zhang, Q. *et al.* (2017). 10 Years of GWAS discovery: biology, function, and translation. *American Journal of Human Genetics* **101**, 5-22. doi:10.1016/j. ajhg.2017.06.005.

Wellcome Trust Case Control Consortium (2007). Genomewide association study of 14,000 cases of seven common diseases and 3,000 shared controls. *Nature* **447**, 661-678. doi:10.1038/nature05911.

Wilkening, S., Chen, B., Bermejo, J L. & Canzian, F. (2009). Is there still a need for candidate gene approaches in the era of genome-wide association studies? *Genomics* **93**, 415-419. doi:10.1016/j.ygeno.2008.12.011.

Wolff, L.F., Aeppli, D.M., Pihlstrom, B. *et al.* (1993). Natural distribution of 5 bacteria associated with periodontal disease. *Journal of Clinical Periodontology* **20**, 699-706. doi:10.1111/j.1600-051x.1993.tb00694.x.

Wong, A.H., Gottesman, I.I. & Petronis, A. (2005). Phenotypic differences in genetically identical organisms: the epigenetic perspective. *Human Molecular Genetics* **14 Spec No 1**, R11-18. doi:10.1093/hmg/ddi116.

Wray, N.R., Wijmenga, C., Sullivan, P.F., Yang, J. & Visscher, P.M. (2018). Common disease is more complex than implied by the core gene omnigenic model. *Cell* **173**, 1573-1580. doi:10.1016/j.cell.2018.05.051.

Xue, A., Wu, Y., Zhu, Z. *et al.* (2018). Genome-wide association analyses identify 143 risk variants and putative regulatory mechanisms for type 2 diabetes. *Nature Communications* **9**, 2941. doi:10.1038/s41467-018-04951-w.

Parte 5: **Trauma de Oclusão**

13 Efeito da Carga nos Tecidos Periodontais e Peri-Implantares, 301
Jan Lindhe, Niklaus P. Lang e Tord Berglund

Capítulo 13

Efeito da Carga nos Tecidos Periodontais e Peri-Implantares

Jan Lindhe,[1] Niklaus P. Lang[2] e Tord Berglund[1]

[1]Department of Periodontology, Institute of Odontology, The Sahlgrenska Academy at University of Gothenburg, Gothenburg, Sweden
[2]Department of Periodontology, School of Dental Medicine, University of Bern, Bern, Switzerland

---

Introdução, 301
SEÇÃO 1: TECIDOS PERIODONTAIS, 301
Definição e terminologia, 301
Trauma oclusal e doença periodontal associada à placa, 302
    Ensaios clínicos, 302
    Estudos pré-clínicos, 303
    Periodontite associada à placa, 306
Conclusão, 307

SEÇÃO 2: TECIDOS PERI-IMPLANTARES, 309
Carga ortodôntica e osso alveolar, 310
Reações ósseas à carga funcional, 311
Sobrecarga oclusal em implantes, 311
Cargas estáticas e cíclicas sobre implantes, 315
Carga e perda da osseointegração, 316
Forças oclusais mastigatórias sobre implantes, 316
Reabilitações dentárias implantossuportadas, 317

Introdução

Os tecidos ao redor dos dentes e implantes são apresentados nos Capítulos 1, 4 e 5. Está documentado que o ligamento periodontal desempenha um papel importante na resposta às forças oclusais da porção coronária de um dente durante a função. O tecido correspondente ao redor dos implantes é composto de osso, que é formado em contato direto com a superfície metálica. Enquanto o ligamento periodontal abriga inúmeras células capazes de responder a alterações na oclusão, o tecido ósseo na zona de osseointegração contém grupos de células aparentemente menos capazes de responder às condições de carga alteradas durante a função (ver Capítulo 5). Essa é uma razão importante pela qual o efeito da carga sobre implantes e dentes é descrito em diferentes partes (Seções 1 e 2).

SEÇÃO 1: TECIDOS PERIODONTAIS
Definição e terminologia

Trauma de oclusão é um termo que foi usado para descrever alterações patológicas ou mudanças adaptativas que se desenvolvem no periodonto como resultado de força indevida produzida pelos músculos mastigatórios. É apenas um dos muitos termos que têm sido usados para descrever tais alterações no periodonto. Outros termos frequentemente utilizados são: *oclusão traumatizante, trauma oclusal, oclusão traumatogênica, traumatismo periodontal* e *sobrecarga*. Além de danificar os tecidos periodontais, a força oclusal traumática também pode lesar, por exemplo, a articulação temporomandibular, os músculos mastigatórios e o tecido pulpar. Esta seção do capítulo trata exclusivamente dos efeitos do trauma oclusal nos tecidos periodontais.

A Organização Mundial da Saúde (OMS), em 1978, definiu trauma de oclusão como "dano causado ao periodonto por estresse nos dentes produzido sobre os dentes, direta ou indiretamente, pelos dentes antagonistas". O trauma oclusal é uma lesão do sistema de inserção em consequência de força(s) oclusal(is) excessiva(s). Uma nova terminologia foi proposta em 2017, no *World Workshop on Classification of Periodontal and Peri-Implant Diseases and Conditions* (Jepsen *et al.* 2018). Assim, *força oclusal traumática* foi definida como qualquer força oclusal resultando em lesão dos dentes e/ou do sistema de inserção periodontal, enquanto o *trauma oclusal* descreve a lesão no sistema de inserção periodontal.

302 **Parte 5** Trauma de Oclusão

Forças traumáticas podem atuar sobre um dente ou sobre grupos de dentes em uma relação de contato prematura; elas podem ocorrer em associação com hábitos parafuncionais como apertamento e bruxismo, ou em conjunto com a perda ou migração de pré-molares e molares, com uma separação gradual e concomitante dos dentes anterossuperiores.

A lesão tecidual associada ao trauma por oclusão é frequentemente dividida em *primária* e *secundária*. A forma *primária* inclui reações teciduais (danos) induzidas ao redor de um dente com altura normal do periodonto, enquanto a forma *secundária* está relacionada com situações em que forças oclusais causam lesão ao periodonto de altura reduzida. A distinção entre uma forma de lesão primária e secundária – trauma oclusal primário e secundário – não tem nenhum propósito significativo, uma vez que as alterações que ocorrem no periodonto como consequência do trauma oclusal são semelhantes e independentes da altura do tecido-alvo, que é o periodonto. É, no entanto, importante entender que os sintomas de trauma oclusal podem se desenvolver apenas em situações em que a magnitude da carga imposta pela oclusão é tão alta que o periodonto ao redor do dente exposto não possa suportar e distribuir adequadamente a força resultante sem alterar a posição e estabilidade do dente envolvido. Isso significa que, em casos de grave redução da altura do periodonto, mesmo forças comparativamente pequenas podem produzir mudanças adaptativas no periodonto.

Trauma oclusal e doença periodontal associada à placa

Desde que Karolyi (1901) postulou que pode existir uma interação entre *"trauma de oclusão"* e *"piorreia alveolar"*, diferentes opiniões foram expressas sobre a validade dessa afirmação. Na década de 1930, Box (1935) e Stones (1938) relataram experimentos em carneiros e macacos, cujos resultados pareciam indicar que "o trauma de oclusão é um fator etiológico na produção daquela variedade de doença periodontal em que há formação de bolsa associada a um ou a um número variável de dentes" (Stones 1938). Os experimentos de Box e Stones, no entanto, foram criticados, pois não havia controles adequados e porque seu modelo não justificava as conclusões apresentadas.

A interação entre trauma oclusal e doença periodontal associada à placa em humanos foi muito discutida no período de 1955-1970, com base em "relatos de casos", afirmativas do tipo "na minha opinião" etc. Mesmo que esses dados anedóticos possam ter algum valor na clínica odontológica, é evidente que as conclusões obtidas dos resultados da pesquisa são muito mais pertinentes. As conclusões baseadas em pesquisas nem sempre são indiscutíveis, mas convidam o leitor a uma análise crítica, o que não acontece com os dados anedóticos. Neste capítulo, portanto, a apresentação será limitada a resultados de esforços envolvendo pesquisas clínicas e pré-clínicas.

Ensaios clínicos

Além da presença de defeitos ósseos angulares e bolsas infraósseas, o *aumento da mobilidade dentária* é frequentemente listado como um importante sinal de trauma oclusal. Dados conflitantes têm sido relatados sobre a condição periodontal de dentes com mobilidade. Em um estudo clínico realizado por Rosling *et al.* (1976), pacientes com doença periodontal avançada associada a múltiplos defeitos ósseos angulares e mobilidade dentária foram submetidos a raspagem subgengival após elevação de retalho seguida de terapia de suporte meticulosa. A cicatrização foi avaliada por sondagem das medidas do nível de inserção e monitoramento radiográfico. Os autores relataram que "a bolsa infraóssea localizada em dentes com excessiva mobilidade exibiu o mesmo grau de cicatrização que aquelas adjacentes a dentes sem mobilidade". Em outro estudo, porém, Fleszar *et al.* (1980) relataram a influência da mobilidade dentária na cicatrização após a terapia periodontal, incluindo raspagem subgengival e ajuste oclusal. Eles concluíram que "bolsas de dentes com mobilidade clinicamente visíveis não respondem tão bem ao tratamento periodontal" (incluindo desbridamento dentário) "como as bolsas de dentes sem mobilidade exibindo a mesma gravidade da doença".

Pihlstrom *et al.* (1986) estudaram a associação entre trauma oclusal e a periodontite, avaliando uma série de características clínicas e radiográficas de primeiros molares superiores: profundidade de sondagem, sondagem do nível de inserção, mobilidade dentária, facetas de desgaste, placa e cálculo, altura óssea e alargamento do espaço periodontal. Os autores concluíram, a partir de seus exames, que dentes com maior mobilidade e alargamento do espaço periodontal tinham bolsas mais profundas, maior perda de inserção e menos suporte ósseo do que dentes sem essas características.

Em outro ensaio clínico, Burgett *et al.* (1992) estudaram o efeito do ajuste oclusal no tratamento da periodontite. Cinquenta pacientes com periodontite foram examinados no início do estudo e, posteriormente, tratados para sua condição periodontal com desbridamento radicular com ou sem cirurgia de retalho. Além disso, 22 dos 50 pacientes receberam adicionalmente ajuste oclusal abrangente. Um novo exame, realizado 2 anos depois, revelou que o ganho de inserção foi, em média, cerca de 0,5 mm maior nos pacientes que receberam o tratamento combinado, ou seja, desbridamento e ajuste oclusal, do que pacientes que não receberam ajuste oclusal.

Nunn e Harrel (2001) e Harrel e Nunn (2001) examinaram a relação entre discrepâncias oclusais e periodontite em dois estudos. Suas amostras incluíram cerca de 90 pacientes que haviam sido encaminhados para tratamento de doença periodontal e que tinham pelo menos dois (≥ 1 ano de intervalo) exames periodontais completos, incluindo uma análise de sua oclusão. Os pacientes foram examinados com respeito à profundidade da bolsa à sondagem, mobilidade dentária e envolvimento da furca (em dentes multirradiculares). Além disso, as relações de contato oclusal foram estudadas, como (1) discrepâncias na relação cêntrica e oclusão cêntrica e

(2) contatos oclusais prematuros nos movimentos de protrusão (lateral e frontal) da mandíbula em quadrantes de trabalho e não trabalho. Um plano de tratamento, incluindo medidas periodontais e oclusais, foi posteriormente delineado para cada paciente. Cerca de um terço dos pacientes decidiu se abster do tratamento, 20 aceitaram apenas uma abordagem não cirúrgica da terapia periodontal (raspagem e alisamento radicular [RAR]) e cerca de 50% aceitaram e receberam tratamento abrangente, que incluiu a eliminação cirúrgica da bolsa (desbridamento dentário; RAR + cirurgia), assim como ajuste oclusal (se indicado). Alguns dentes do grupo RAR receberam terapia oclusal, enquanto outros dentes com discrepâncias oclusais foram deixados sem tratamento. Observou-se que os dentes com discrepâncias oclusais tiveram valores de profundidade de bolsa significativamente mais profundas à sondagem e maiores escores de mobilidade do que dentes sem "trauma" oclusal, e também que os dentes submetidos ao ajuste oclusal responderam melhor (redução na profundidade da bolsa) ao RAR do que os dentes que permaneceram com discrepâncias oclusais.

Dentes com mobilidade e profundidade de sondagem

Os achados em alguns dos estudos clínicos mencionados anteriormente dão algum suporte ao conceito de que o trauma oclusal (e aumento da mobilidade dentária) pode ter um efeito prejudicial no periodonto. Neiderud *et al.* (1992), no entanto, em um estudo com cães Beagle, demonstraram que as alterações teciduais que ocorrem em dentes com mobilidade, com gengivas clinicamente saudáveis (e altura normal de inserção do tecido periodontal) podem reduzir a resistência oferecida pelos tecidos periodontais à sondagem. Em outras palavras, se a profundidade de sondagem em dois dentes semelhantes – um sem mobilidade e um com mobilidade excessiva – for registrada, a ponta da sonda penetrará 0,5 mm mais profundamente no dente com mobilidade do que no dente sem mobilidade. Esse achado deve ser levado em consideração quando os dados clínicos citados anteriormente são interpretados.

Estudos pré-clínicos

Trauma ortodôntico

Nos primeiros experimentos, a reação do periodonto foi estudada seguindo a aplicação de forças aplicadas sobre os dentes em apenas uma direção. Amostras de biopsia, incluindo dente e periodonto, eram coletadas após intervalos variados e preparadas para exames histológicos. A análise das secções (Häupl & Psansky 1938; Reitan 1951; Mühlemann & Herzog 1961; Ewen & Stahl 1962; Wærhaug & Hansen 1966; Karring *et al.* 1982) revelaram que, quando um dente é exposto a forças unilaterais de intensidade, frequência ou duração que seus tecidos periodontais são incapazes de suportar e distribuir enquanto mantém a estabilidade do dente, algumas reações bem definidas se desenvolvem no ligamento periodontal, eventualmente resultando em uma adaptação das estruturas periodontais à demanda funcional alterada. Se a coroa de um dente for submetida a essas forças direcionadas horizontalmente, o dente tende a se inclinar (ponta) na direção da força (Figura 13.1). As forças resultam no desenvolvimento de *zonas de pressão e tensão* nas partes marginal e apical do periodonto. As reações teciduais que se desenvolvem na *zona de pressão* são características de uma inflamação leve (aumento do número de vasos, aumento da permeabilidade vascular, trombose vascular e desorganização das células e dos feixes de fibras colágenas). Se a intensidade das forças estiver dentro de determinados limites, a vitalidade das células do ligamento periodontal é mantida e logo aparecem os osteoclastos que reabsorvem osso na superfície do osso alveolar na *zona de pressão*. Inicia-se um processo de *reabsorção óssea direta*.

Se a força aplicada for de maior intensidade, o tecido do ligamento periodontal na *zona de pressão* pode se tornar necrótico e sofrer *hialinização*. Portanto, a "reabsorção óssea direta" não pode ocorrer. Em vez disso, os osteoclastos aparecem nos espaços medulares dentro do tecido ósseo adjacente, no qual a concentração de estresse é menor, iniciando um processo de solapamento ou "*reabsorção óssea indireta*". Por meio dessa reação, o osso circundante é reabsorvido até que haja um avanço até o tecido hialinizado na *zona de pressão*. Esse avanço resulta em uma redução do estresse nessa área, e as células do osso vizinho ou áreas adjacentes do ligamento periodontal conseguem proliferar para a *zona de pressão* e substituir o tecido previamente hialinizado, restabelecendo, assim, os pré-requisitos para a "reabsorção óssea direta". Independentemente de a reabsorção óssea ser de natureza direta ou indireta, o dente se move (inclina) ainda mais na direção da força.

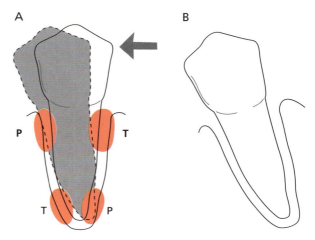

Figura 13.1 A. Se a coroa de um dente for exposta a forças excessivas direcionadas horizontalmente (*seta*), surgirão zonas de pressão (P) e tensão (T) nas áreas marginal e apical do periodonto. O tecido conjuntivo supra-alveolar permanece inalterado pela aplicação da força. Nas zonas de pressão e tensão, ocorrem alterações teciduais que permitem que o dente se incline na direção da força. **B.** Quando o dente não é mais submetido ao trauma, ocorre a regeneração completa dos tecidos periodontais. Não há migração apical do epitélio dentogengival.

Concomitantemente com as alterações teciduais na *zona de pressão*, ocorre aposição óssea na *zona de tensão*, para manter a largura normal do ligamento periodontal nessa área. Em virtude das reações teciduais nas *zonas de pressão* e *tensão*, o dente apresenta mobilidade excessiva. Quando o dente se move (inclinado) para uma posição em que o efeito das forças é anulado, a cicatrização dos tecidos periodontais ocorre nas *zonas de pressão e tensão*, e o dente se torna estável em sua nova posição. Em dentes com periodonto saudável, os movimentos ortodônticos de inclinação não provocam inflamação gengival nem perda de inserção do tecido conjuntivo.

Essas reações teciduais não diferem fundamentalmente daquelas que ocorrem como consequência do *movimento de deslocamento dentário* na terapia ortodôntica (Reitan 1951). A principal diferença é que as *zonas de pressão* e *tensão*, dependendo da direção da força, são mais estendidas na direção apicocoronal ao longo da superfície radicular do que em conjunto ao movimento de inclinação (Figura 13.2). O tecido conjuntivo supra-alveolar não é afetado pela força, seja em conjunto com o movimento de inclinação ou em conjunto com os movimentos de deslocamento dentário. Portanto, forças unilaterais exercidas nas coroas dos dentes não induzirão reações inflamatórias na gengiva, nem causarão perda de inserção do tecido conjuntivo.

Estudos têm demonstrado, no entanto, que as forças ortodônticas que produzem movimento de deslocamento (ou de inclinação) dos dentes podem resultar em recessão gengival e perda de inserção do tecido conjuntivo (Steiner *et al.* 1981; Wennström *et al.* 1987). Essa ruptura do sistema de inserção ocorreu em locais com gengivite quando, além disso, o dente foi movido através do alvéolo. Nesses locais ocorreu a deiscência óssea e, se o tecido mole de revestimento fosse delgado (na direção do deslocamento do dente), ocorreria recessão (perda de inserção).

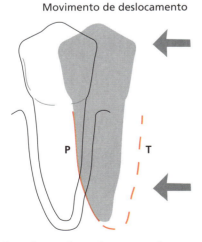

Figura 13.2 Quando um dente é exposto a forças que produzem "movimento de deslocamento", como na terapia ortodôntica, as zonas de pressão (P) e tensão (T), dependendo da direção da força, são estendidas sobre toda a superfície do dente. O tecido conjuntivo supra-alveolar não é afetado nem em associação com o movimento de inclinação nem como o movimento de deslocamento. Forças desse tipo, portanto, não induzirão reações inflamatórias na gengiva. Não ocorre migração apical do epitélio dentogengival.

Uma análise crítica tem sido direcionada a experimentos nos quais apenas um trauma unilateral é exercido sobre os dentes (Wentz *et al.* 1958). Sugeriu-se que, em humanos, ao contrário dos experimentos com animais descritos anteriormente, as forças oclusais atuam alternadamente, primeiro em uma direção, depois, na direção oposta. Essas forças foram denominadas *forças alternadas*.

Trauma do tipo alternado

Periodonto sadio com altura normal

Foram relatados experimentos nos quais forças traumáticas foram aplicadas às coroas dos dentes, alternadamente nas direções vestibular/lingual ou mesial/distal, e nas quais os dentes foram impedidos de se afastarem da força (p. ex., Wentz *et al.* 1958; Glickman & Smulow 1968; Svanberg & Lindhe 1973; Meitner 1975; Ericsson & Lindhe 1982). Com relação ao *"trauma do tipo alternado"*, não puderam ser identificadas claramente as *zonas de pressão* e *tensão*, mas sim uma combinação de pressão e tensão em ambos os lados do dente submetido a esse tipo de trauma (Figura 13.3).

As reações teciduais no ligamento periodontal provocadas pela combinação de forças *alternadas* foram bastante semelhantes àquelas relatadas como ocorrendo na zona de pressão em dentes movimentados ortodonticamente, mas com uma diferença importante. A espessura do espaço do ligamento periodontal, no tipo alternado, aumentou gradualmente em ambos os lados do dente. Durante a fase em que o ligamento periodontal aumentou gradualmente em espessura, (1) as alterações inflamatórias estavam presentes no tecido ligamentar, (2) ocorreu reabsorção óssea ativa e (3) o dente apresentou sinais de mobilidade gradualmente crescente (*progressiva*). Quando o efeito das forças aplicadas foi compensado pelo aumento da espessura do espaço do ligamento periodontal, o tecido ligamentar não mostrou sinais de aumento da vascularização ou exsudação. O dente apresentou mobilidade excessiva, mas a mobilidade não era mais *progressiva*. Assim, deve ser feita a distinção entre mobilidade dentária *progressiva* e *aumentada*.

Em experimentos com o *trauma do tipo alternado* realizados em animais com periodonto normal, o tecido conjuntivo supra-alveolar não foi influenciado pelas forças oclusais. Isso significa que uma gengiva que estava saudável no início do experimento permaneceu saudável. Observou-se também que uma lesão gengival evidente não foi agravada pelas forças alternadas.

Periodonto sadio com altura reduzida

A doença periodontal progressiva é caracterizada por inflamação gengival e perda gradual de inserção do tecido conjuntivo e osso alveolar. O tratamento da doença periodontal, que é a remoção de placa e cálculo e eliminação de bolsas patologicamente profundas, resultarão no restabelecimento de um periodonto saudável, porém com altura reduzida. A questão é se um periodonto sadio com altura reduzida tem capacidade semelhante ao do periodonto normal para se adaptar às forças oclusais traumáticas (trauma oclusal secundário).

Capítulo 13 Efeito da Carga nos Tecidos Periodontais e Peri-Implantares

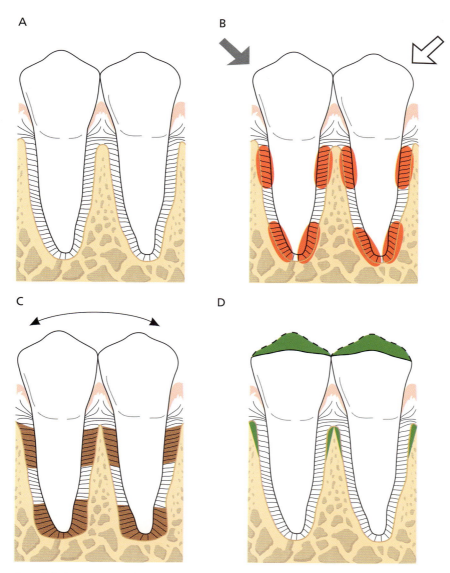

Figura 13.3 Dois pré-molares inferiores com tecidos periodontais normais (**A**) são submetidos a forças alternadas (**B**), conforme ilustrado pelas *duas setas*. As zonas de tensão e pressão combinadas (*áreas demarcadas*) são caracterizadas por sinais de inflamação aguda, incluindo reabsorção de colágeno, reabsorção óssea e reabsorção de cemento. Como resultado da reabsorção óssea, o espaço do ligamento periodontal aumenta gradualmente de tamanho em ambos os lados dos dentes, bem como na região periapical. **C.** Quando o efeito da força aplicada foi compensado pelo aumento da espessura do espaço do ligamento periodontal, o tecido ligamentar não mostra sinais de inflamação. O tecido conjuntivo supra-alveolar não é afetado pelas forças alternadas e não há migração apical do epitélio dentogengival. **D.** Após o ajuste oclusal, a espessura do ligamento periodontal torna-se normalizada e os dentes são estabilizados.

Esse problema também foi estudado em um estudo pré-clínico (Ericsson & Lindhe 1977). A doença periodontal destrutiva foi iniciada em pré-molares de cães, permitindo que os animais acumulassem placa e cálculo. Quando cerca de 50% dos tecidos periodontais de suporte tinham sido perdidos, os dentes envolvidos foram submetidos ao desbridamento e à eliminação cirúrgica da bolsa. Após a cicatrização, esses dentes apresentavam um periodonto reduzido, porém saudável (Figura 13.4A). Durante os meses subsequentes de controle contínuo da placa, alguns pré-molares foram submetidos a forças traumáticas alternadas (Figura 13.4B). Os tecidos periodontais nas *zonas de pressão* e *tensão* combinadas reagiram à aplicação de forças com inflamação, bem como reabsorção óssea. Na fase inicial, os dentes traumatizados apresentaram sinais de mobilidade dentária *progressiva* e aumento progressivo do tamanho do ligamento periodontal. Após várias semanas de forças alternadas, não houve adicional da mobilidade (Figura 13.4C). A reabsorção óssea ativa havia cessado e o tecido do ligamento periodontal marcadamente alargado havia recuperado sua composição normal. Os dentes apresentavam mobilidade excessiva nessa fase, porém estavam circundados por uma membrana do ligamento periodontal adaptada às demandas funcionais alteradas.

Durante todo o período experimental, o tecido conjuntivo supra-alveolar permaneceu inalterado pelas forças alternadas. Não houve perda adicional da inserção do tecido conjuntivo nem migração apical do epitélio dentogengival.

Os resultados desse estudo revelaram claramente que, dentro de alguns limites, um periodonto com altura reduzida tem capacidade semelhante ao de um periodonto com altura normal para se adaptar às demandas funcionais alteradas. A remoção das forças de alternadas ("ajuste oclusal") resultará, nessa situação, em uma normalização da espessura do ligamento periodontal (Figura 13.4D).

Periodontite associada à placa

Experimentos realizados em humanos e animais demonstraram que o *trauma oclusal* não consegue induzir alterações patológicas no tecido conjuntivo supra-alveolar, ou seja, não consegue produzir lesões inflamatórias em uma gengiva normal ou agravar uma lesão gengival e não induz a perda de inserção do tecido. A dúvida que permanece é se forças oclusais anormais podem ou não influenciar a disseminação da lesão associada à placa e aumentar a taxa de destruição tecidual na doença periodontal. Isso foi estudado em experimentos com animais (Lindhe & Svanberg 1974; Meitner 1975; Nyman *et al.* 1978; Ericsson & Lindhe 1982; Polson & Zander 1983), nos quais a doença periodontal progressiva e destrutiva foi inicialmente induzida em cães ou em macacos, deixando que os animais acumulassem placa e cálculo. Alguns dos pré-molares envolvidos em um processo de doença periodontal progressiva (envolvidos periodontalmente) também foram submetidos a trauma oclusal.

Forças alternadas "traumatizantes" (Lindhe & Svanberg 1974) foram aplicadas nos pré-molares periodontalmente envolvidos e constatou-se que causavam determinadas reações teciduais nas *zonas de pressão/tensão* combinadas. O tecido do ligamento periodontal nessas zonas, após alguns dias do início da aplicação das forças alternadas,

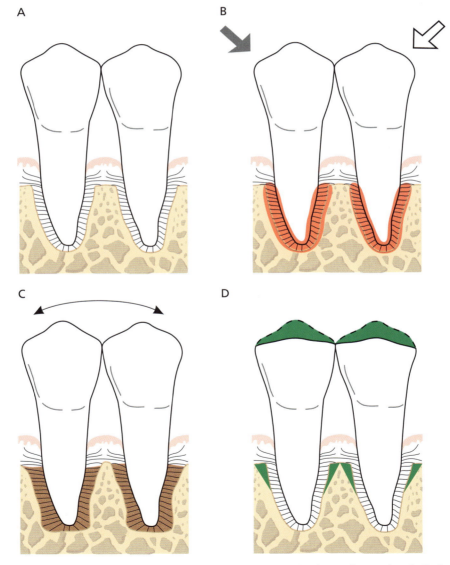

Figura 13.4 **A.** Dois pré-molares inferiores são circundados por um periodonto saudável com altura reduzida. **B.** Se esses pré-molares forem submetidos a forças traumáticas do tipo alternado, ocorre uma série de alterações no tecido do ligamento periodontal. **C.** Essas alterações resultam em um alargamento do espaço do ligamento periodontal e aumento da mobilidade dentária, mas que não acarretam perda adicional da inserção do tecido conjuntivo. **D.** Após o ajuste oclusal, a largura do ligamento periodontal é normalizada e os dentes são estabilizados.

demonstrou sinais de inflamação. Nas superfícies ósseas adjacentes, estava presente um grande número de osteoclastos. Como os dentes não podiam se afastar ortodonticamente das forças alternadas, o ligamento periodontal em ambos os lados do dente aumentou gradualmente em largura, os dentes ficaram com mobilidade excessiva (mobilidade dentária *progressiva*) e defeitos ósseos angulares puderam ser detectados nas radiografias. O efeito das forças acabou sendo anulado pelo aumento da largura do ligamento periodontal.

Se as forças aplicadas fossem de uma intensidade à qual as estruturas periodontais pudessem se adaptar, o aumento *progressivo* da mobilidade dentária terminaria em poucas semanas. A reabsorção óssea ativa cessou, mas a destruição óssea angular persistiu, assim como o aumento da mobilidade dentária. O ligamento periodontal aumentou em largura, mas a composição tecidual seria normal. Amostras de biopsia, incluindo os dentes envolvidos periodontalmente, revelaram que esse processo de adaptação ocorreu sem perda adicional de inserção (Figura 13.5) (Meitner 1975). Isso significa que as forças oclusais que permitem que ocorram alterações adaptativas nas *zonas de pressão/tensão* do ligamento periodontal não irão agravar uma periodontite associada à placa (Figura 13.6).

Se, no entanto, a intensidade e a direção das forças alternadas fossem tais que, durante o curso do estudo, os tecidos nas zonas de pressão/tensão não pudessem se adaptar, a lesão teria um caráter mais permanente. Durante vários meses, o ligamento periodontal nas zonas de pressão/tensão apresentou sinais de inflamação e reabsorção óssea osteoclástica. Isso resultou em um alargamento gradual do ligamento periodontal (Figura 13.7). Como consequência, a destruição óssea angular resultante foi contínua e a mobilidade dos dentes permaneceu progressiva. Nesse modelo de experimento com cães, porções adicionais de tecido conjuntivo de inserção foram perdidas e a destruição do tecido periodontal tornou-se mais grave (Figuras 13.8 e 13.9) (Lindhe & Svanberg 1974).

Por outro lado, os resultados de experimentos durante períodos mais curtos, utilizando um modelo em macaco (Polson & Zander 1983), não confirmaram as observações de Lindhe e Svanberg (1974) e Ericsson e Lindhe (1982). Polson e Zander (1983) relataram que traumas sobrepostos a lesões periodontais associadas a defeitos ósseos angulares causavam maior perda de osso alveolar, mas não produziam perda adicional de inserção de tecido conjuntivo.

Conclusão

Estudos clínicos e pré-clínicos produziram evidências convincentes de que nem as forças unilaterais nem as forças alternadas, aplicadas a dentes com periodonto saudável, resultam na formação de bolsas ou na perda de

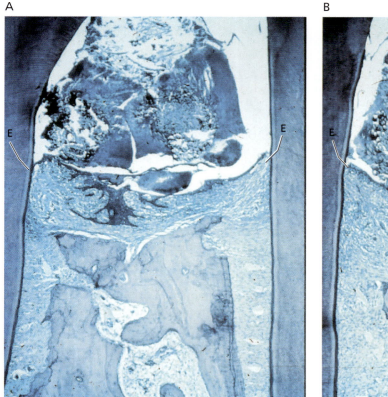
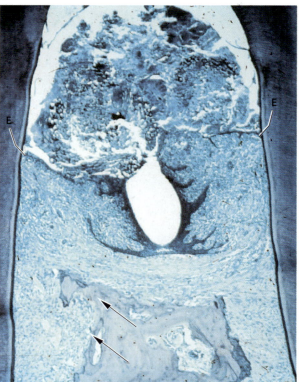

Figura 13.5 **A.** Fotomicrografia composta ilustrando o espaço interdentário de dois pares de dentes, que foram submetidos a uma periodontite experimental induzida por ligadura; em **B**, os dentes também foram submetidos a repetidos traumas mecânicos. **B.** Há perda considerável de osso alveolar e alargamento angular do espaço do ligamento periodontal (*setas*). No entanto, a migração apical do epitélio dentogengival, nas áreas **A** e **B**, é semelhante e indica o nível apical do epitélio dentogengival. (Fonte: Cortesia de S. W. Meitner.)

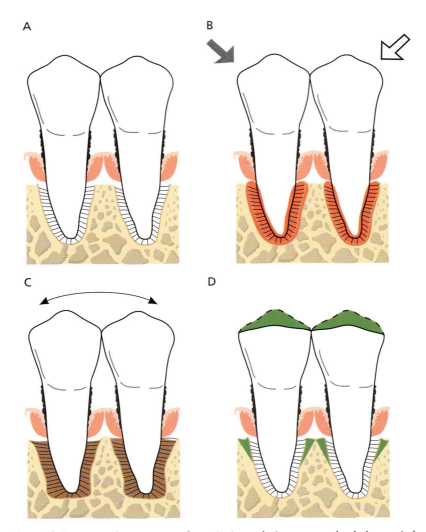

Figura 13.6 **A.** Dois pré-molares inferiores com placas supra e subgengivais, perda óssea avançada e bolsas periodontais de caráter supraósseo. Observe o infiltrado de tecido conjuntivo (*áreas sombreadas*) e o tecido conjuntivo não inflamado entre o osso alveolar e a porção apical do infiltrado. **B.** Se esses dentes forem submetidos a forças traumatizantes do tipo alternado, ocorrem alterações patológicas e adaptativas dentro do espaço do ligamento periodontal. **C.** Essas alterações teciduais, que incluem reabsorção, resultam em um espaço do ligamento periodontal alargado e aumento da mobilidade dentária, porém sem perda adicional da inserção do tecido conjuntivo. **D.** O ajuste oclusal resulta em uma redução da largura do ligamento periodontal e em dentes com menos mobilidade.

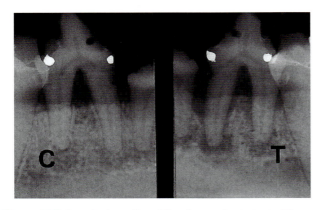

Figura 13.7 Aparência radiográfica de um dente-teste (T) e um dente-controle (C) no fim de um experimento no qual a periodontite foi induzida pela colocação de ligadura e pelo acúmulo de placa, no qual o trauma do tipo alternado foi induzido. Observe a perda óssea angular particularmente ao redor da raiz mesial do pré-molar inferior (T) e a ausência desse defeito no pré-molar inferior (C). (Fonte: Lindhe & Svanberg 1974. Reproduzida, com autorização, John Wiley & Sons.)

inserção do tecido conjuntivo. O *trauma oclusal não consegue induzir a destruição do tecido periodontal*. O trauma oclusal, no entanto, resulta em reabsorção do osso alveolar, levando a um aumento da mobilidade dentária que pode ser de caráter transitório ou permanente. Essa reabsorção óssea com o consequente aumento da mobilidade dentária deve ser considerada como uma adaptação fisiológica do ligamento periodontal e do osso alveolar circundante às forças traumatizantes, isto é, às exigências funcionais alteradas.

Nos dentes envolvidos na periodontite progressiva, o trauma oclusal pode, sob algumas condições, aumentar a taxa de progressão da doença. É importante perceber que, nesses casos, o tratamento direcionado apenas ao trauma, ou seja, ajuste oclusal ou imobilização, pode reduzir a mobilidade dos dentes traumatizados e resultar em algum crescimento ósseo novo, mas não influenciará as características da lesão associada à placa.

SEÇÃO 2: TECIDOS PERI-IMPLANTARES

Implantes orais endo-ósseos osseointegrados têm sido indicados para servir como ancoragem para aparelhos ortodônticos nos quais a dentição existente não fornece ancoragem suficiente. Estudos clínicos (Turley *et al.* 1988; Ödman *et al.* 1988; Haanaes *et al.* 1991; Ödman *et al.* 1994) e experimentais (Wehrbein & Diedrich 1993; Wehrbein *et al.* 1996) demonstraram que os implantes osseointegrados foram capazes de fornecer ancoragem suficiente e estável para o movimento dentário durante o período de terapia ortodôntica, eliminando, assim, a necessidade de se observar a terceira lei de Newton, segundo a qual uma força aplicada pode ser dividida em um componente de *ação* e um momento de *reação* igual e oposto.

No entanto, estudos clínicos longitudinais de vários sistemas de implantes de dois estágios têm atribuído as perdas de implantes à *sobrecarga* ou *carga excessiva*. Em pacientes edêntulos (Adell *et al.* 1981; Lindquist *et al.* 1988) e parcialmente edêntulos (Jemt *et al.* 1989; Quirynen *et al.* 1992), a maioria das perdas de implantes foi considerada como resultado de carga oclusal excessiva. Embora tenha sido demonstrado que o estabelecimento de carga

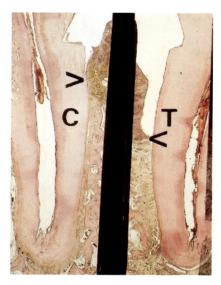

Figura 13.8 Fotomicrografias de um dente-controle (C) e um dente-teste (T) após 240 dias de degradação experimental do tecido periodontal e 180 dias de trauma oclusal do tipo alternado (T). As *pontas de seta* indicam a posição apical do epitélio dentogengival. A perda de inserção é mais pronunciada em T do que em C. (Fonte: Lindhe & Svanberg 1974. Reproduzida, com autorização, John Wiley & Sons.)

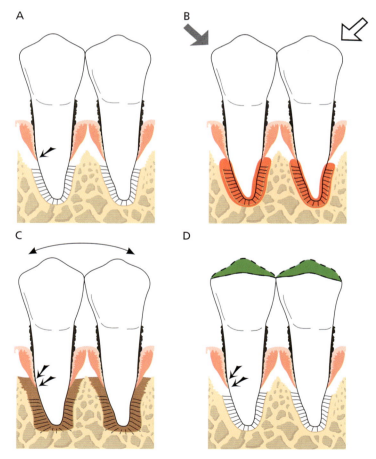

Figura 13.9 A. Dente no qual a placa subgengival mediou o desenvolvimento de um infiltrado nos tecidos moles (*área sombreada*) e uma bolsa infraóssea. **B.** Quando o trauma de oclusão do tipo alternado é aplicado (*setas*) na coroa desse dente, as alterações patológicas associadas ocorrem dentro de uma zona do periodonto que também é ocupada pelo infiltrado de células inflamatórias (*área sombreada*). Nessa situação, o aumento da mobilidade dentária também pode estar associado à maior perda de inserção do tecido conjuntivo e posterior crescimento do epitélio dentogengival; compare as *setas* em **C** e **D**. O ajuste oclusal resultará em estreitamento do ligamento periodontal, menor mobilidade do dente, mas sem melhora do nível de inserção (**D**). (Fonte: Lindhe & Ericsson 1982. Reproduzida da American Academy of Periodontology.)

precoce dos implantes orais pode impedir o sucesso da osseointegração (Sagara et al. 1993), ainda não foi documentado o efeito de forças oclusais funcionais excessivas após a osseointegração bem-sucedida. No entanto, estudos de Isidor (1996, 1997) demonstraram que a sobrecarga dos implantes por meio da criação de uma supraoclusão maciça, levando a forças oclusais excessivas – e provavelmente não fisiológicas – direcionadas lateralmente, estabeleceu um alto risco para a perda da osseointegração. Apesar disso, em um dos quatro experimentos em animais, até mesmo essas forças de carga excessivas foram incapazes de comprometer a união interfacial do osso alveolar com a superfície do implante.

As forças aplicadas nos estudos citados caracterizaram-se como muito altas e de curta duração. No entanto, não puderam ser quantificadas. Nenhum dos estudos experimentais analisou a relação direta entre as mudanças no estresse e na tensão aplicadas aos implantes orais durante a carga funcional e as reações teciduais do osso alveolar circundante. Para a avaliação da etiologia e da patogênese das perdas de implantes por sobrecarga, essas informações parecem ter uma importância crucial.

Carga ortodôntica e osso alveolar

A fim de avaliar as reações teciduais adjacentes aos implantes orais após carga com forças bem definidas e relacioná-las com os valores de tensão aplicados na superfície trabecular do osso alveolar, um estudo animal foi realizado usando análise de elementos finitos (AEF) para determinar a atividade celular (Melsen & Lang 2001). Em seis macacos adultos, o primeiro e segundo pré-molares inferiores, bem como os segundos molares, foram extraídos. Após 6 meses, dois implantes em parafuso especialmente projetados foram inseridos na região do segundo pré-molar e segundo molar inferior esquerdo. Após mais 3 meses, uma haste quadrada com três marcações em diferentes níveis foi inserida e apertada na parte superior dos implantes. As marcações serviram de referência para as medidas do deslocamento do implante. Um disco plano foi colocado entre o implante e a haste. A esse disco foram soldadas duas extensões, uma por vestibular e outra por lingual, de forma a permitir a colocação de uma mola helicoidal o mais próximo possível do nível estimado do centro de resistência (Figura 13.10). Imediatamente antes da inserção das molas vestibular e lingual, as extensões foram colocadas na superfície oclusal dos implantes. Foram realizadas moldagens de cada segmento. Subsequentemente, foram realizadas duas mensurações com um tensiômetro eletrônico calibrado. Para a ancoragem do dispositivo, um molde foi ajustado no segmento anterior da dentição e em cada um dos parafusos do implante. Uma mensuração foi feita entre as marcações próximo à conexão do implante e outra entre as marcações próximo ao topo das extensões da haste quadrada. Estas foram repetidas após 11 semanas, ou seja, no fim do período de aplicação de carga ortodôntica. A direção e a intensidade do deslocamento do implante, como resultado da carga, portanto, poderiam assim ser calculadas no plano sagital.

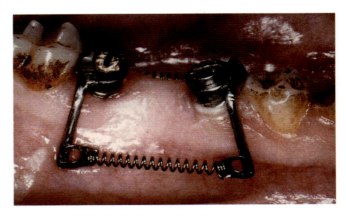

Figura 13.10 Molas helicoidais de níquel-titânio aplicadas para carga contínua pelo centro de resistência.

Após os registros iniciais, molas que se estendem do implante anterior ao posterior foram anexadas aos braços de força por vestibular e lingual (Figura 13.10). A carga total aplicada a cada implante variou de 100 a 300 cN. Um macaco serviu como controle com os implantes sem qualquer carga.

Ao fim do experimento, os macacos foram sacrificados. Subsequentemente, foram realizados cortes horizontais paralelos do tecido, desde a extremidade coronal até a extremidade apical dos implantes, e esses corados com *fast green*. Uma grade constituída por linhas circulares concêntricas foi projetada sobre as secções, sendo cada linha dividida por quatro linhas radiais equidistantes a partir do centro da grade coincidindo com o eixo central dos implantes. As quatro linhas radiais dividiram o círculo em oito áreas, duas na direção da força (A = zona de compressão), duas na direção oposta (B = zona de tensão) e quatro laterais aos implantes (C e D = zona de cisalhamento) (Figura 13.11).

Com uma ampliação de ×160, foram avaliadas a extensão das lacunas de reabsorção e a extensão das superfícies ósseas trabeculares cobertas por osteoide como uma fração do total. Usando-se morfometria, foi avaliada a densidade óssea dentro de cada quadrante. Além disso, para medir a quantidade de osseointegração, a proporção de contato direto osso-implante foi calculada projetando uma grade composta por 32 linhas radiais que se estendiam do centro dos implantes até a secção analisada (Figura 13.12).

Nenhum dos implantes perdeu a osseointegração após 11 semanas de carga ortodôntica; contudo, a carga influenciou significativamente a renovação do osso alveolar nas proximidades dos implantes. A aposição óssea foi a mais encontrada, quando a deformação calculada variou entre 3.400 e 6.600 unidades de microtensão. Por outro lado, quando a tensão excedeu 6.700 unidades de microtensão, a remodelação do osso resultou em perda efetiva de osso.

Esse estudo confirma claramente a teoria de que a aposição de osso ao redor de um implante oral é a resposta biológica a um estresse mecânico abaixo de um determinado limiar, enquanto a perda de osso marginal ou perda completa da osseointegração pode ser o resultado de um estresse mecânico além desse limite. Portanto, as forças oclusais teriam que exceder substancialmente a faixa fisiológica

Capítulo 13   Efeito da Carga nos Tecidos Periodontais e Peri-Implantares

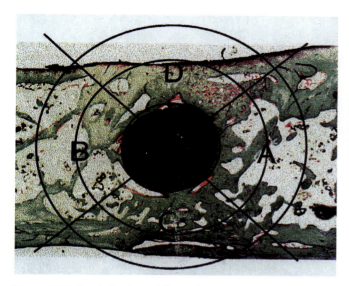

Figura 13.11 Secção horizontal do implante com a projeção da grade utilizada para a avaliação histomorfométrica das diferentes regiões ao redor do implante. A região A foi submetida à compressão, a região B à tensão e as regiões C e D às forças de cisalhamento.

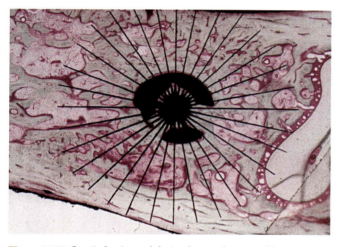

Figura 13.12 Secção horizontal do implante sobre a qual foi projetada uma grade com 32 linhas radiais. A avaliação da osseointegração incluiu a determinação da porcentagem de contato direto osso-implante (160×).

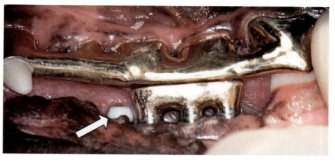

Figura 13.13 A prótese fixa (PF) dentossuportada pelos caninos e pré-molares superiores. Na mandíbula, a PF foi instalada sobre implantes para fornecer função mastigatória. O implante-controle sem carga está mesialmente à PF (*seta*). (Fonte: Berglundh *et al.* 2005. Reproduzida, com autorização, John Wiley & Sons.)

antes que os contatos oclusais pudessem comprometer a integridade tecidual de um implante.

Vários outros estudos que utilizaram forças ortodônticas confirmaram aposição ou aumento na densidade óssea ao redor de um implante oral, em vez de perda óssea (Roberts *et al.* 1984; Wehrbein & Diedrich 1993; Asikainen *et al.* 1997; Akin-Nergiz *et al.* 1998).

Reações ósseas à carga funcional

Um estudo abordou a reação do osso peri-implantar após aplicação de carga funcional de longa duração em comparação com grupos-controles sem carga (Berglundh *et al.* 2005). Após a extração de todos os pré-molares inferiores, quatro implantes foram instalados em um lado da mandíbula e quatro implantes foram instalados no lado contralateral. Três meses após a conexão dos pilares, próteses fixas (PFs) dentossuportadas foram instaladas nos caninos e pré-molares superiores (Figura 13.13). As PFs também foram instaladas em três dos quatro implantes inferiores em ambos os lados. O quarto implante permaneceu sem carga e serviu como controle (Figura 13.14). As radiografias foram obtidas de cada local após a instalação do implante, conexão do pilar e instalação da PF. Todas as radiografias foram repetidas após 10 meses de carga funcional. Neste momento, biopsias foram obtidas e analisadas histologicamente.

A análise radiográfica revelou que a maior quantidade de perda óssea ocorreu após a instalação do implante e conexão do pilar. No entanto, como resultado da carga funcional, a perda óssea foi pequena e não diferiu significativamente dos locais de controle sem carga (Figura 13.15).

A análise histológica mostrou que os implantes submetidos a 10 meses de carga funcional tiveram mais contato direto osso-implante do que os implantes sem carga (Figura 13.16).

Com base nos resultados radiográficos e histológicos, esse estudo demonstrou que *a carga funcional dos implantes pode aumentar a osseointegração* (contato direto osso-implante) em vez de induzir a perda óssea marginal e, portanto, qualquer perda óssea não deve ser atribuída à carga dos implantes. Sempre que a perda óssea marginal for observada ao redor dos implantes em função, deve-se considerar peri-implantite (ver Capítulo 20).

Sobrecarga oclusal em implantes

O efeito da *sobrecarga oclusal* após a instalação de implantes de titânio na presença de tecidos mucosos peri-implantares saudáveis foi avaliado em um estudo experimental (Heitz-Mayfield *et al.* 2004). Em seis cães, dois implantes com aspersão de plasma de titânio (APT) e dois implantes jateados e submetidos a condicionamento ácido (JCA) foram instalados em cada lado da mandíbula (Figura 13.17A). Foram avaliados um total de 45 implantes. Após 6 meses de cicatrização (Figura 13.17B), foram instaladas coroas de ouro sobre os implantes, no lado experimental da mandíbula. As coroas estavam em contato supraoclusal com os dentes antagonistas, para criar

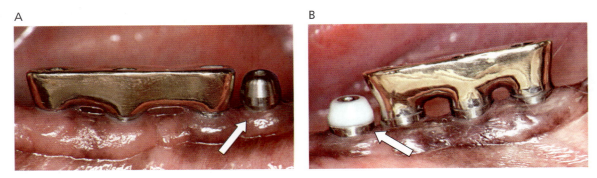

Figura 13.14 Próteses fixas confeccionadas em ouro e instaladas sobre implantes para carga funcional. Implante-controle sem carga (*setas*). Lado direito (**A**) e lado esquerdo (**B**) da mandíbula. (Fonte: Berglundh *et al.* 2005. Reproduzida, com autorização, John Wiley & Sons.)

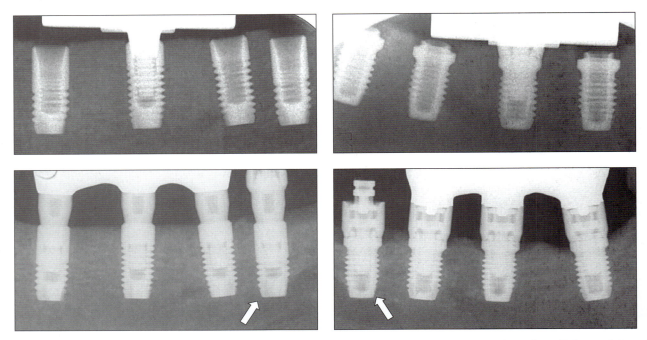

Figura 13.15 Radiografias obtidas de implantes no lado esquerdo e direito imediatamente após a instalação do implante (*linha superior*) e após 10 meses de carga funcional (*linha inferior*). Os implantes-controle sem carga estão indicados com *setas*.

uma sobrecarga oclusal (Figura 13.17C). Os implantes do lado controle não foram submetidos à carga. O controle de placa foi realizado durante todo o período experimental. Foram obtidas mensurações clínicas e radiografias padronizadas (Figura 13.17D) no início e 1, 3 e 8 meses após a instalação de carga. Aos 8 meses, todos os implantes estavam osseointegrados, os cães foram sacrificados e as análises histológicas foram realizadas. A profundidade média de sondagem foi de 2,5 ± 0,3 e 2,6 ± 0,3 mm em implantes com e sem carga, respectivamente. Radiograficamente, a distância média da plataforma do implante ao nível do osso marginal foi de 3,6 ± 0,4 mm para o grupo-controle e 3,7 ± 0,2 mm para o grupo-teste. Não houve alterações estatisticamente significativas em nenhum dos parâmetros desde o início até 8 meses de controle nos implantes submetidos a carga e sem carga.

A avaliação histológica (Figura 13.18) mostrou um contato osso-implante mineralizado médio de 73% nos implantes do grupo-controle e 74% nos implantes do grupo-teste, sem diferença estatisticamente significativa entre os implantes do grupo-teste e grupo-controle.

A Tabela 13.1 mostra o nível de osseointegração com relação ao comprimento total do implante após 8 meses de sobrecarga ou sem carga. Esses valores foram, em geral, ligeiramente inferiores aos da altura do osso alveolar (Tabela 13.2) para todos as regiões e superfícies em implantes do grupo-teste e grupo-controle. As diferenças variaram entre 1,1 e 3,7% e não foram estatisticamente significativas.

Da mesma forma, não houve diferenças estatisticamente significativas entre os implantes com sobrecarga e sem carga em termos de densidade óssea peri-implantar, tanto na interface osso-implante quanto a 1 mm da superfície do implante (Figura 13.18), após 8 meses.

Uma vez que nenhum dos parâmetros clínicos, radiográficos ou histológicos produziu diferenças estatisticamente significativas entre implantes sem carga e com sobrecarga, o estudo demonstra claramente que, na presença de saúde

Capítulo 13 Efeito da Carga nos Tecidos Periodontais e Peri-Implantares

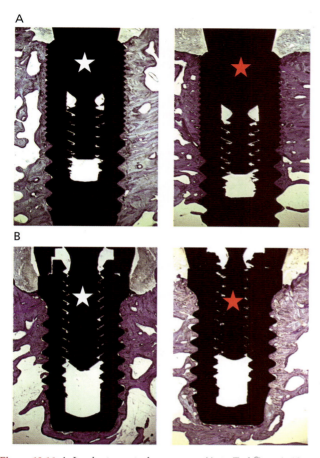

Figura 13.16 A. Implante-controle sem carga (AstraTech®), após 10 meses (*estrela branca*), e implante com carga funcional (AstraTech®) (*estrela vermelha*), após 10 meses. **B.** Implante-controle sem carga (Brånemark®), após 10 meses (*estrela branca*) e implante funcionalmente com carga (Brånemark®) (*estrela vermelha*), após 10 meses. (Fonte: Berglundh *et al.* 2005. Reproduzida, com autorização, John Wiley & Sons.)

da mucosa peri-implantar, um período de 8 meses de sobrecarga oclusal, em implantes de titânio, não resulta em perda de osseointegração ou perda óssea marginal quando comparado a implantes sem carga.

Mais recentemente, implantes (com superfícies JCA e JCA *Active*) reabilitados e com sobrecarga de prótese em cantiléver foram avaliados quanto à estabilidade por um período de 6 meses utilizando análise da frequência de ressonância (AFR) (Lima *et al.* 2019). Em cinco cães, todos os pré-molares inferiores foram extraídos bilateralmente. Após 3 meses, foram realizados retalhos com espessura total e seis implantes (três JCA e três JCA *Active*) foram instalados, em um desenho de boca dividida randomizado em bloco (dia 0). Após 4 semanas, os implantes foram reabilitados em cada lado da mandíbula da seguinte forma: uma única coroa com contatos oclusais estáveis (COE); uma coroa e uma unidade cantiléver de 13,5 mm com sobrecarga oclusal (SO); e um implante sem carga (ISC) protegido pela prótese em cantiléver (Figura 13.19). A dimensão vertical foi aumentada em 3 mm. A AFR foi avaliada no dia 0 e semanalmente, por 2 a 10 semanas, após a cirurgia e em 12 semanas e 24 semanas, após a carga.

O quociente médio de estabilidade do implante (QEI) avaliado pela AFR variou de 58 a 67 para implantes imediatamente após a instalação e, em seguida, aumentou para 74 a 78 no momento da instalação da coroa, após 4 semanas. Seis meses após a carga, os valores do QEI variaram entre 74 e 80, sem diferenças significativas entre as regiões SC, OE e SO. Isso foi confirmado por uma análise histológica subsequente de secções de blocos preparados a partir de três locais diferentes (Figura 13.20) (Lima *et al.* 2019). Isso confirma resultados anteriores e documenta que a sobrecarga oclusal nos implantes não afeta a osseointegração.

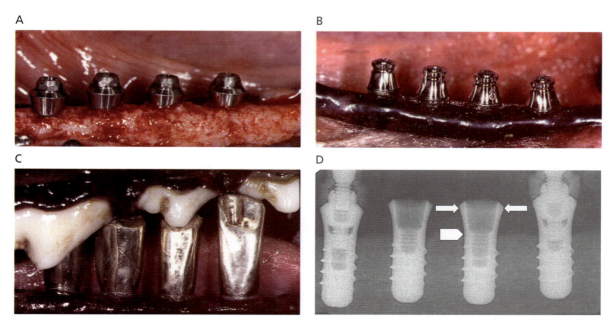

Figura 13.17 A. Quatro implantes no momento da instalação em um lado da mandíbula. **B.** Os implantes após 6 meses de cicatrização não submersa. **C.** O lado-teste da mandíbula em um cão. Observe as quatro coroas unitárias em ouro em contato supraoclusal com os dentes antagonistas. **D.** Radiografia-padrão mostrando o nível da plataforma do implante (*setas*) e o primeiro contato osso-implante visível na radiografia (*ponta de seta*), nas superfícies mesial e distal do implante.

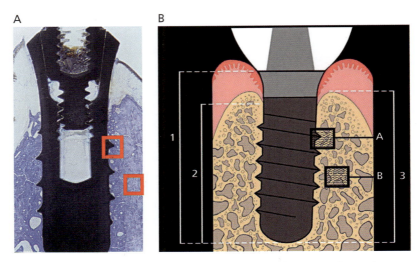

Figura 13.18 Representação histológica (A) e esquemática (B) das medidas histomorfométricas. Os quadros vermelhos em A correspondem às zonas A e B em B. 1, comprimento do implante = distância da base do implante à plataforma do implante; 2, distância da base do implante até o ponto mais coronal do contato osso-implante; 3, distância da base do implante até a crista óssea alveolar; A, porcentagem de densidade óssea mineralizada adjacente à superfície do implante e B, 1 mm distante da superfície do implante.

Tabela 13.1 Porcentagens vestibular e lingual do nível de osseointegração (contato osso-implante) com relação ao comprimento total do implante para implantes do grupo-controle e grupo-teste com aspersão de plasma de titânio (APT) ou jateados e submetidos a condicionamento ácido (JCA), após 8 meses.

	Osseointegração vestibular		Osseointegração lingual	
	APT	JCA	APT	JCA
Número	12	11	12	11
Controle (%)	57,9	60,4	67,5	66,7
Número	10	12	10	12
Teste (%)	62,1	59,2	68	68

Tabela 13.2 Porcentagens vestibular e lingual da altura do osso alveolar com relação ao comprimento total do implante para implantes do grupo-controle e do grupo-teste com aspersão de plasma de titânio (APT) ou jateados e submetidos a condicionamento ácido (JCA), após 8 meses.

	Osseointegração vestibular		Osseointegração lingual	
	APT	JCA	APT	JCA
Número	12	11	12	11
Controle (%)	61,1	63,8	69,5	68,7
Número	10	12	10	12
Teste 9%)	64,7	60,3	71,4	70,2

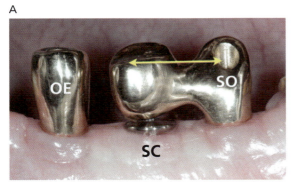
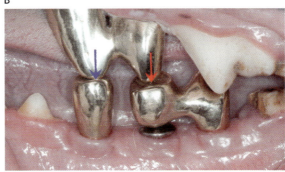

Figura 13.19 Implantes osseointegrados (A) sem contato oclusal e (B) em contato oclusal: coroa unitária com contatos oclusais normais e oclusão estável (OE) (seta azul); implante unitário sem carga (SC) protegido por uma prótese em cantiléver de 13,5 mm de comprimento (seta amarela); e um pilar com sobrecarga (SO) com contatos oclusais evidentes por meio da prótese em cantiléver (seta vermelha).

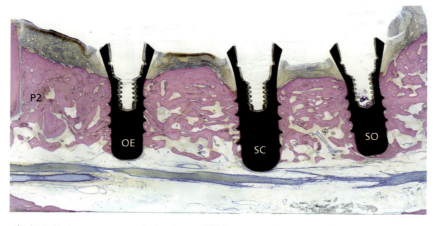

Figura 13.20 Fotomicrografia histológica representando implantes OE (coroa unitária, com oclusão estável) SC (sem carga) e SO (sobrecarga oclusal), após 6 meses em função. Independentemente das condições de carga, a osseointegração completa de todas as unidades foi alcançada. Embora o epitélio juncional tivesse um comprimento normal e estivesse confinado à parte da superfície lisa dos implantes, o osso mais coronal em contato com o implante estava na parte rugosa da superfície do implante. Secção, 80 μm de espessura. P2 = segundo pré-molar inferior. (Fonte: Lima *et al.* 2019. Reproduzida com permissão de Wiley.)

Cargas estáticas e cíclicas sobre implantes

Enquanto o estudo de Berglundh *et al.* (2005) abordou a possível influência da carga funcional nos níveis ósseos marginais dos implantes aplicando um esquema de plano oclusal plano e forças fisiológicas, alguns autores têm estudado a influência das forças da carga excedendo as condições fisiológicas funcionais e seu impacto sobre os implantes em uma direção não axial (Barbier & Schepers 1997; Gotfredsen *et al.* 2001a-c, 2002; Heitz-Mayfield *et al.* 2004).

A reação do tecido ósseo à carga axial foi avaliada utilizando próteses fixas (PF) convencionais de três elementos, na mandíbula de cães, e comparada com a carga não axial provocada pela instalação de uma prótese em cantiléver distalmente a dois implantes (Barbier & Scheppers 1997). A remodelação óssea foi modesta nas regiões em que os implantes suportavam as PFs convencionais, enquanto a carga não axial induzida pela prótese em cantiléver produziu uma resposta óssea mais pronunciada, incluindo uma maior atividade de osteoclastos no osso peri-implantar. No entanto, os níveis ósseos não foram afetados. Isso foi interpretado como um fenômeno adaptativo dentro do osso peri-implantar como resultado da carga não axial.

As reações ósseas ao redor de implantes osseointegrados à carga estática foram analisadas em três estudos em cães (Gotfredsen *et al.* 2001a-c, 2002). No primeiro estudo (Gotfredsen *et al.* 2001a), uma carga estática lateral foi imposta a um parafuso de expansão ortodôntica em oito implantes com superfície rugosa (APT), em cada cão. Após um período de carga de 24 semanas, durante o qual os parafusos foram ativados a cada 4 semanas de 0,0, 0,2, 0,4, a 0,6 mm, as análises histológica e histométrica não revelaram perda óssea marginal nas regiões com implante submetidos a carga e sem carga. A densidade óssea peri-implantar e o contato mineralizado osso-implante foram maiores nas regiões dos implantes com carga quando comparados aos sem carga. Isso, novamente, foi interpretado como a carga estática lateral resultando em uma *remodelação adaptativa do osso peri-implantar*.

No segundo estudo (Gotfredsen *et al.* 2001b), dois implantes APT e dois de superfície "lisa" foram submetidos a carga por um período de 24 semanas, em cada cão, usando parafusos de expansão ortodôntica. Estes foram ativados por 0,6 mm a cada 4 semanas. As análises histológica e histométrica mostraram maiores níveis ósseos marginais ao redor dos implantes ATPs do que ao redor dos implantes lisos. Da mesma forma, a densidade óssea peri-implantar e o contato mineralizado osso-implante foram maiores em torno da superfície rugosa do que nos implantes de superfície lisa. Assim, concluiu-se que a rugosidade da superfície influencia as reações ósseas à carga aplicada. Isso, por sua vez, indica que a rugosidade superficial também pode ser um fator determinante no processo de remodelação desencadeado pela carga na interface osso-implante.

O terceiro estudo (Gotfredsen *et al.* 2001c) analisou a dinâmica da aplicação de uma carga estática de duração variável em implantes em três cães. Após 24 semanas, a carga estática foi ativada ao máximo nos implantes do lado inferior direito, resultando em um período total de carga de 46 semanas, no sacrifício. A ativação máxima da carga estática foi estabelecida em 60 semanas nos implantes do lado inferior esquerdo, por um período total de carga de 10 semanas, no sacrifício.

A marcação com fluorocromo foi realizada nas semanas 62, 64, 66 e 68. Os cães foram sacrificados na semana 70. Uma distribuição semelhante de marcadores ósseos, de densidade óssea e contato osso-implante foi observada em 10 e 46 semanas de carga estática lateral. No entanto, as proporções mais altas de fluorocromo foram observadas em 10 semanas, em comparação com 46 semanas de carga lateral, sugerindo maior atividade adaptativa em 10 semanas. No entanto, a adaptação estrutural pareceu ser semelhante nos dois períodos de observação.

Em todos os três estudos, o maior contato osso-implante foi identificado em implantes submetidos à aplicação de carga estática lateral em comparação aos implantes sem carga. Além disso, a carga estática lateral falhou em induzir a perda óssea peri-implantar ou em aumentar a perda óssea peri-implantar. Assim, a carga estática lateral não parece ser prejudicial para implantes que exibem mucosite peri-implantar ou peri-implantite (Gotfredsen *et al.* 2001a-c).

Em contraste a esses achados estão os resultados de um estudo em cães realizado por Hoshaw *et al.* (1994). Nesse estudo, forças axiais cíclicas excessivas foram aplicadas a implantes (alta tensão axial [10 a 300 N] cíclica [500 ciclos/dia], por 5 dias consecutivos) instalados nas tíbias de 10 animais. Foi observada a perda óssea ao redor do colo dos implantes após 1 ano. Resultados semelhantes foram relatados em um modelo de estudo em coelho (Duyck *et al.* 2001), no qual a carga dinâmica em implantes resultou no estabelecimento de defeitos marginais em cratera, enquanto nenhum efeito na osseointegração pôde ser identificado em outras partes dos implantes.

Carga e perda da osseointegração

Foi relatado (Isidor 1996, 1997) que uma sobrecarga oclusal pode – sob algumas circunstâncias – levar à perda da osseointegração ao longo de todo o comprimento do implante, resultando em mobilidade do implante. Nesse estudo, quatro macacos receberam 18 implantes inferiores em parafusos autoperfurantes, após a extração dos primeiros molares ($n = 7$), pré-molares ($n = 8$) e incisivos ($n = 3$). Usando um molde superior antagônico com contatos fortes supraoclusais, *sobrecarga oclusal*, predominantemente na direção não axial (lateral), foi aplicada a oito implantes. Além disso, foram colocadas ligaduras de algodão para aumentar a retenção de placa ao redor dos outros 10 implantes, resultando primeiro em mucosite e depois em peri-implantite (Lindhe *et al.* 1992; Lang *et al.* 1993). Após 18 meses de sobrecarga oclusal, foram perdidos dois dos oito implantes submetidos a sobrecarga oclusal. Dois dos 10 implantes com ligaduras de algodão revelaram perda parcial da osseointegração como resultado da peri-implantite induzida por placa (Figura 13.21A). Dos seis implantes restantes submetidos a sobrecarga, dois apresentaram perda completa da osseointegração com uma cápsula de tecido conjuntivo formada ao redor de todo o contorno dos implantes (Figura 13.21B). Radiograficamente, os dois implantes que mostraram perda completa da osseointegração e mobilidade clínica apresentaram radiolucidez peri-implantar após 18 meses de sobrecarga oclusal. No entanto, não foi evidente nenhuma perda de altura óssea marginal.

Outros dois implantes com sobrecarga (em um macaco) não demonstraram qualquer perda da osseointegração. Em vez disso, um aumento na densidade óssea e uma maior porcentagem de área de contato osso-implante foram observados nesses implantes em comparação com os implantes remanescentes. Esse macaco também não desenvolveu peri-implantite induzida pela ligadura (em três implantes). Dois implantes com sobrecarga oclusal revelaram um reduzido contato osso-implante.

Assim, o estudo demonstrou que a sobrecarga oclusal pode, de fato, resultar em perda da osseointegração caracterizada por uma cápsula fibrosa de tecido conjuntivo ao redor do implante, em contraste com a perda óssea marginal encontrada em implantes com peri-implantite induzida pela ligadura. Deve-se notar, no entanto, que a estrutura trabecular óssea ao redor do implante que perdeu a osseointegração como resultado da sobrecarga oclusal (Figura 13.21B) era muito menos densa do que, por exemplo, a dos implantes submetidos a peri-implantite experimental (Figura 13.21A). Assim, esse estudo não suporta o conceito de que a sobrecarga oclusal pode levar a perdas de implantes. Em vez disso, apoia o fato de que a perda óssea marginal em implantes está associada à doença peri-implantar.

Forças oclusais mastigatórias sobre implantes

Distribuições de forças oclusais funcional e de fechamento foram estudadas utilizando transdutores piezoelétricos de força unidimensionais (Lundgren *et al.* 1987, 1989; Falk *et al.* 1989, 1990) ou tridimensionais (Mericske-Stern *et al.* 1996, 2000; Mericske-Stern 1997, 1998).

Oito transdutores calibrados de deformação foram montados bilateralmente em uma prótese total superior para ocluir com uma prótese fixa inferior em cantiléver implantossuportada (Figura 13.22A) (Lundgren *et al.* 1989). O estudo demonstrou que as forças de fechamento e mastigação *aumentaram* distalmente ao longo do cantiléver ao ocluir com próteses totais. Além disso, em ambos os lados de mastigação,

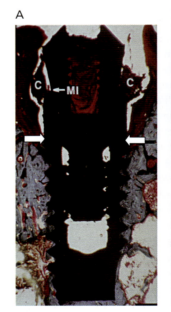
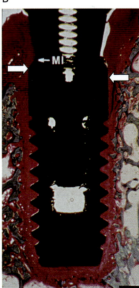

Figura 13.21 **A.** Implante osseointegrado com acúmulo de placa. O nível do osso marginal está localizado apicalmente à margem do implante. **B.** Implante com sobrecarga e perda completa da osseointegração. O nível ósseo marginal está localizado próximo à margem do implante. Zona estreita de tecido fibroso interposta entre implante e osso; C = ligadura de algodão; MI = margem do implante; setas = extensão apical do epitélio. (Fonte: Isidor 1997. Reproduzida, com autorização, John Wiley & Sons.)

Capítulo 13 Efeito da Carga nos Tecidos Periodontais e Peri-Implantares 317

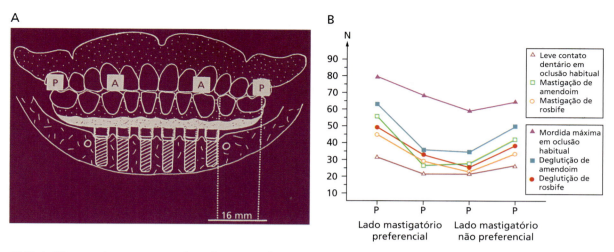

Figura 13.22 A. Oito transdutores mensuradores de tensão colocados em uma prótese total removível superior (A = anterior; P = posterior) e ocluindo contra uma prótese fixa implantossuportada inferior em cantiléver de 16 mm. (Fonte: Lundgren *et al.* 1989. Reproduzida de Quintessence.) **B.** Forças de mastigação que atingem uma força máxima de mordida de 80 N no lado de mastigação preferencial (direito) e 64 N no lado de mastigação não preferencial (esquerdo). (P = posterior; F = frente). Durante a mastigação, forças maiores são aplicadas na extremidade em cantiléver do que na PF implantossuportada inferior. (Fonte: Dados de Lundgren *et al.* 1989)

preferencial ou não preferencial, as forças de mastigação e fechamento foram significativamente maiores nos segmentos em cantiléver do que na área implantossuportada (Figura 13.22B). Além disso, o padrão de distribuição de aumento de força distalmente pode ser alterado para um padrão de distribuição de *diminuição* de força distalmente pela infraoclusão da segunda unidade em cantiléver, em apenas 100 μm. Essas pequenas reduções nos contatos oclusais posteriores em cantiléveres podem precisar ser consideradas sempre que a unidade mastigatória antagonista for uma prótese total removível. No entanto, as forças máximas de mordida e de mastigação *diminuíram* distalmente ao longo das extremidades em cantiléver ao ocluir com PFs dentossuportadas (Figura 13.23) (Lundgren *et al.* 1987).

A partir desta série de estudos clínicos experimentais, concluiu-se que as forças direcionadas aos implantes em si são difíceis de avaliar utilizando como metodologia o transdutor. No entanto, as forças máximas de fechamento sempre foram substancialmente maiores do que as forças de mastigação. Além disso, cada indivíduo nesses estudos desenvolveu um lado de mastigação preferido que estava associado a forças de mastigação mais altas do que o lado de mastigação não preferencial (Lundgren *et al.* 1987, 1989; Falk *et al.* 1989, 1990).

Padrões de distribuição de força oclusal têm sido estudados utilizando transdutores piezoelétricos tridimensionais em *overdentures* inferiores instaladas sobre dois implantes inferiores na região de canino, projetados para suportar uma prótese total removível inferior retida por um sistema *attachment*-bola ou por um sistema barra-clipe. As barras rígidas forneceram a melhor distribuição de forças na direção vertical sobre os dois implantes inferiores (Mericske-Stern *et al.* 1996; Mericske-Stern 1998). Além disso, extensões curtas da barra distal não influenciaram negativamente o padrão de força (Mericske-Stern 1997).

Quando os sistemas *attachment*-bola foram utilizados para reter a *overdenture* inferior, forças bastante baixas foram medidas sobre os implantes, particularmente na direção vertical (Mericske-Stern 1998). As forças verticais atingiram 60 a 140 N, enquanto as forças horizontais foram muito menores (15 a 60 N).

Reabilitações dentárias implantossuportadas

Na reconstrução de pacientes com função mastigatória inadequada, implantes orais são frequentemente usados para aumentar o conforto mastigatório dos pacientes (ver Capítulo 44) e fornecer unidades mastigatórias adicionais em uma região posterior edêntula. Ocasionalmente, a reabilitação de um lado da mastigação pode ser contemplada tanto com o suporte de um dente quanto de um implante (Figura 13.24). Dessa forma, problemas com a localização

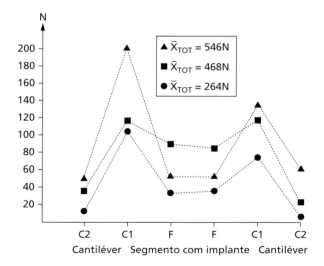

Figura 13.23 Padrões de força mastigatória em prótese fixa (PF) implantossuportada com extensão em cantiléver ocluindo antagonicamente a uma PF dentossuportada. (Fonte: Lundgren *et al.* 1987. Reproduzida, com autorização, da Elsevier.)

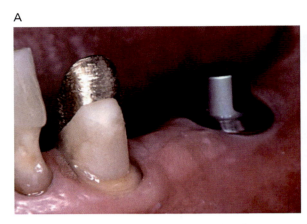 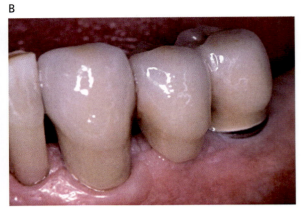

Figura 13.24 Reabilitação da função no lado esquerdo inferior com prótese fixa (PF). **A.** Dente pilar 33 preparado após ter estabelecido a altura adequada do pilar pela instalação de um pino e núcleo fundido antes do assentamento da PF de três elementos. **B.** Implante dentário apoiado em PF de três elementos, 10 anos após a instalação.

do nervo mentoniano em uma área planejada para a instalação de um implante ou a falta de volume ósseo adequado podem ser superados.

As reabilitações combinadas dente-implante têm sido associadas a inúmeros problemas clínicos, incluindo a intrusão radicular como um potencial risco clínico da conexão não rígida. Assim, tem-se afirmado que os dentes naturais não devem ser conectados a implantes sob uma prótese fixa.

No entanto, estudos experimentais têm demonstrado claramente que nenhum efeito prejudicial no periodonto de dentes pilares pode ser demonstrado, apesar da diferente condição biomecânica mediada por um ligamento periodontal em oposição à ancoragem em anquilose de um implante (Biancu et al. 1995).

Avaliações *in vivo* das forças verticais e momentos de flexão durante a mordida e a mastigação foram realizadas em 10 próteses posteroinferiores de três elementos, em cinco pacientes. Cada paciente tinha duas próteses, uma suportada por dois implantes e outra suportada por um implante e um dente. Os resultados não demonstraram grande diferença na intensidade da carga funcional entre os tipos de suporte. Obviamente, as cargas funcionais foram compartilhadas entre os dentes e os implantes (Rangert et al. 1991, 1995; Gunne et al. 1997).

Outros estudos usando AEF não mostraram aumento do risco de concentrações de estresse no colo do implante (Gross & Laufer 1997; Laufer & Gross 1998).

Estudos clínicos que relataram estatísticas de sobrevida em próteses combinadas por implantes e dentes não demonstram efeitos adversos da união de dentes a implantes. Nenhum risco aumentado de intrusão dentária foi relatado quando o implante estava rigidamente conectado ao dente (Fugazzotto et al. 1999; Lindh et al. 2001; Naert et al. 2001a, b).

Em 843 pacientes consecutivos tratados em um consultório particular (Fugazzotto et al. 1999) com 1.206 próteses dentoimplantossuportadas utilizando 3.096 conexões parafusadas, após 3 a 14 anos em função, foram observados apenas nove problemas de intrusão. Todos os problemas foram associados a parafusos fraturados ou perdidos.

Provavelmente, o estudo clínico mais relevante é um estudo prospectivo controlado randomizado de 10 anos em 23 pacientes com dentes anteriores inferiores residuais (Gunne et al. 1999). Cada paciente recebeu duas PF de três elementos, uma suportada por dois implantes e a outra, no lado contralateral, por um implante e um dente, permitindo assim a comparação intraindividual. A distribuição dos dois tipos de PFs em cada mandíbula foi randomizada. Foram estudadas as taxas de sucesso dos implantes, alterações ósseas marginais e complicações mecânicas. A conexão dente-implante não demonstrou nenhuma influência negativa nas taxas gerais de sucesso para o período de 10 anos quando comparada às PFs implantossuportadas (Figura 13.25). Assim, foi sugerido que uma reabilitação protética suportada tanto por um dente quanto por um implante pode ser recomendada como uma alternativa de tratamento previsível e confiável na região posteroinferior (Gunne et al. 1999).

Com base nas evidências disponíveis, pode-se afirmar que uma combinação de suporte por implante e por dente para uma prótese fixa é aceitável (Belser et al. 2000).

Embora uma revisão sistemática (Lang et al. 2004) tenha indicado que as reabilitações dentoimplantossuportadas têm uma taxa de sobrevida de 94,1% em 5 anos, comparando-se, assim, com a taxa de sobrevida de 5 anos das reabilitações implantossuportadas de 95,0% (Pjetursson et al. 2004), a taxa de sobrevida em 10 anos das reabilitações dentoimplantossuportadas (77,8%) parece ser significativamente menor do que a sobrevida de 10 anos das reabilitações implantossuportadas (86,7%). No entanto, em virtude do fato de a taxa anterior de sobrevida de 10 anos ter sido baseada em apenas 60 (dentoimplantossuportadas) PFs e esta última em apenas 219 (implantossuportadas) PFs, a confiabilidade dessas taxas de sobrevida em 10 anos deve ser questionada.

Os aspectos biomecânicos das próteses dentoimplantossuportadas foram apresentados (Lundgren & Laurell 1994). Como o implante é rigidamente fixado dentro do alvéolo e o dente é circundado por um ligamento periodontal que permite movimentos minuciosos, têm-se defendido desenhos rígidos de PFs.

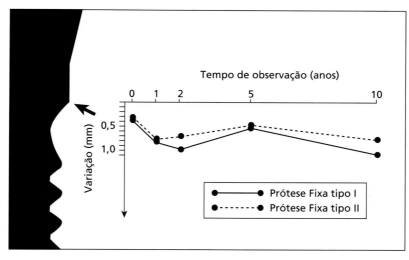

Figura 13.25 Ensaio clínico controlado randomizado de dez anos de próteses fixas (PF) de três elementos, implante-implante (tipo I) ou dente-implante (tipo II) suportadas. Nenhuma diferença nos níveis da crista óssea após 1, 2, 5 e 10 anos em função. (Fonte: Lundgren *et al.* 1987. Reproduzida, com autorização, da Elsevier.)

O movimento do dente pilar natural afeta a capacidade de carga da PF sempre que uma PF de longa extensão é confeccionada (p. ex., um comprimento de estrutura de 24 mm ou dois pré-molares ou molares em pôntico). Antes da aplicação da carga oclusal, a PF atua como um cantiléver. Após a instalação da carga, nota-se uma deflexão angular da unidade implante-coroa de aproximadamente 50 µm. Observa-se uma deflexão apical do dente de aproximadamente 50 µm com a flexão da estrutura de extensão longa, conduzindo um suporte bilateral (dente e implante) à PF.

Se o dente e o implante suportarem apenas uma PF de curta extensão (p. ex., um comprimento de estrutura de 12 mm ou apenas um pôntico em pré-molar), a deflexão angular da unidade implante-coroa de aproximadamente 50 µm e a flexão da estrutura de curta extensão são insuficientes para fornecer suporte bilateral para a prótese. A deflexão apical do dente não será alcançada e o implante suportará toda a carga oclusal aplicada à PF. Como indicado anteriormente, não há dúvida de que a osseointegração será afetada por essas cargas funcionais.

Referências bibliográficas

Adell, R., Lekholm, U., Rockler, B. & Brånemark, P.I. (1981). A 15-year study of osseointegrated implants in the treatment of the edentulous jaw. *International Journal of Oral Surgery* **10**, 387-416.

Akin-Nergiz, N., Nergiz, I., Schulz, A., Arpak, N. & Niedermeier, W. (1998). Reactions of peri-implant tissues to continuous loading of osseointegrated implants. *American Journal of Orthodontics and Dentofacial Orthopedics* **114**, 292-298.

Asikainen, P., Klemetti, E., Vuillemin, T. *et al.* (1997). Titanium implants and lateral forces. An experimental study with sheep. *Clinical Oral Implants Research* **8**, 465-468.

Barbier, L. & Scheppers, E. (1997). Adaptive bone remodelling around oral implants under axial and non-axial loading conditions in the dog mandible. *International Journal of Oral & Maxillofacial Implants* **12**, 215-223.

Belser, U.C., Mericske-Stern, R., Bernard, J.P. & Taylor, T.D. (2000). Prosthetic management of the partially dentate patient with fixed implant restorations. *Clinical Oral Implants Research* **11 Suppl**, 126-145.

Berglundh, T., Abrahamsson, I. & Lindhe (2005). Bone reactions to longstanding functional load at implants: an experimental study in dogs. *Journal of Clinical Periodontology* **32**, 925-932.

Biancu, S., Ericsson, I. & Lindhe, J. (1995). The periodontal ligament of teeth connected to osseointegrated implants. An experimental study in the beagle dog. *Journal of Clinical Periodontology* **22**, 362-370.

Box, H.K. (1935). Experimental traumatogenic occlusion in sheep. *Oral Health* **25**, 9-25.

Burgett, F., Ramfjord, S., Nissle, R. *et al.* (1992). A randomized trial of occlusal adjustment in the treatment of periodontitis patients. *Journal of Clinical Periodontology* **19**, 381-387.

Duyck, J., Ronold, H.J., Van Oosterwyck, H. *et al.* (2001). The influence of static and dynamic loading on marginal bone reaction around osseointegrated implants: an animal experiment study. *Clinical Oral Implants Research* **12**, 207-218.

Ericsson, I. & Lindhe, J. (1977). Lack of effect of trauma from occlusion on the recurrence of experimental periodontitis. *Journal of Clinical Periodontology* **4**, 114-127.

Ericsson, I. & Lindhe, J. (1982). The effect of longstanding jiggling on experimental marginal periodontitis in the beagle dog. *Journal of Clinical Periodontology* **9**, 497-503.

Ewen, S.J. & Stahl. S.S. (1962). The response of the periodontium to chronic gingival irritation and long-term tilting forces in adult dogs. *Oral Surgery, Oral Medicine, Oral Pathology* **15**, 1426-1433.

Falk, H., Laurell, L. & Lundgren, D. (1989). Occlusal force pattern in dentitions with mandibular implant-supported fixed cantilever prostheses occluded with complete dentures. *International Journal of Oral & Maxillofacial Implants* **4**, 55-62.

Falk, H., Laurell, L. & Lundgren, D. (1990). Occlusal interferences and cantilever joint stress in implant-supported prostheses occluding with complete dentures. *International Journal of Oral & Maxillofacial Implants* **5**, 70-77.

Fleszar, T.J., Knowles, J.W., Morrison, E.C. *et al.* (1980). Tooth mobility and periodontal therapy. *Journal of Clinical Periodontology* **7**, 495-505.

Fugazzotto, P.A., Kirsch, A., Ackermann, K.L. & Neuendorff, G. (1999). Implant/tooth-connected restorations utilizing screw-fixed attachments: a survey of 3,096 sites in function for 3 to 14 years. *International Journal of Oral & Maxillofacial Implants* **14**, 819-823.

Glickman, I. & Smulow, J.B. (1968). Adaptive alteration in the periodontium of the Rhesus monkey in chronic trauma from occlusion. *Journal of Periodontology* **39**, 101-105.

Gotfredsen, K., Berglundh, T. & Lindhe, J. (2001a). Bone reactions adjacent to titanium implants subjected to static load. A study in the dog (I). *Clinical Oral Implants Research* **12**, 1-8.

Gotfredsen, K., Berglundh, T. & Lindhe, J. (2001b). Bone reactions adjacent to titanium implants with different surface characteristics subjected to static load. A study in the dog (II). *Clinical Oral Implants Research* **12**, 196-201.

Gotfredsen, K., Berglundh, T. & Lindhe, J. (2001c). Bone reactions adjacent to titanium implants subjected to static load of different duration. A study in the dog (III). *Clinical Oral Implants Research* **12**, 552-558.

Gotfredsen, K., Berglundh, T. & Lindhe, J. (2002). Bone reactions at implants subjected to experimental peri-implantitis and static load. A study in the dog. *Journal of Clinical Periodontology* **29**, 144-151.

Gross, M. & Laufer, B.Z. (1997). Splinting osseointegrated implants and natural teeth in rehabilitation of partially edentulous patients. Part I: laboratory and clinical studies. *Journal of Oral Rehabilitation* **24**, 863-870.

Gunne, J., Åstrand, P., Lindh, T., Borg, K. & Olsson, M. (1999). Tooth-implant and implant supported fixed partial dentures: a 10-year report. *International Journal of Prosthodontics* **12**, 216-221.

Gunne, J., Rangert, B., Glantz, P.-O. & Svensson, A. (1997). Functional loads on freestanding and connected implants in three-unit mandibular prostheses opposing complete dentures: an *in vivo* study. *International Journal of Oral & Maxillofacial Implants* **12**, 335-341.

Haanaes, H.R., Stenvik, A., Beyer Olsen, E.S., Tryti, T. & Faehn, O. (1991). The efficacy of two-stage titanium implants as orthodontic anchorage in the preprosthodontic correction of third molars in adults – a report of three cases. *European Journal of Orthodontics* **13**, 287-292.

Harrel, S. & Nunn, M. (2001). Longitudinal comparison of the periodontal status of patients with moderate to severe periodontal disease receiving no treatment, non-surgical treatment and surgical treatment utilizing individual sites for analysis. *Journal of Periodontology* **72**, 1509-1519.

Häupl, K. & Psansky, R. (1938). Histologische Untersuchungen der Wirdungsweise der in der Funktions-Kiefer-Orthopedie verwendeten Apparate. *Deutsche Zahn-, Mund- und Kieferheilkunde* **5**, 214.

Heitz-Mayfield, L.J., Schmid, B., Weigel, C. *et al.* (2004). Does excessive occlusal load affect osseointegration? An experimental study in the dog. *Clinical Oral Implants Research* **15**, 259-268.

Hoshaw, S.J., Brunski, J.B. & Cochran, G.V.B. (1994). Mechanical loading of Brånemark implants affects interfacial bone modeling and remodeling. *International Journal of Oral & Maxillofacial Implants* **9**, 345-360.

Isidor, F. (1996). Loss of osseointegration caused by occlusal load of oral implants. A clinical and radiographic study in monkeys. *Clinical Oral Implants Research* **7**, 143-152.

Isidor, F. (1997). Clinical probing and radiographic assessment in relation to the histologic bone level at oral implants in monkeys. *Clinical Oral Implants Research* **8**, 255-264.

Jemt, T., Lekholm, U. & Adell, R. (1989). Osseointegrated implants in the treatment of partially edentulous patients: a preliminary study on 876 consecutively placed fixtures. *International Journal of Oral & Maxillofacial Implants* **4**, 211-217.

Jepsen, S., Caton, J.G., Albandar, J.M. *et al.* (2018). Periodontal manifestations of systemic diseases and developmental and acquired conditions: Consensus report of workgroup 3 of the 2017 World Workshop on the Classification of Periodontal and Peri-Implant Diseases and Conditions. *Journal of Clinical Periodontology* **45 Suppl 20**, S219-S229.

Karolyi, M. (1901). Beobachtungen über Pyorrhea alveolaris. *Osterreichisch-Ungarische Viertel-Jahresschrift für Zahnheilkunde* **17**, 279.

Karring, T., Nyman, S., Thilander, B. & Magnusson, I. (1982). Bone regeneration in orthodontically produced alveolar bone dehiscences. *Journal of Periodontal Research* **17**, 309-315.

Lang, N.P., Brägger, U., Walther, D., Beamer, B. & Kornman, K. (1993). Ligature-induced peri-implant infection in cytomolgus monkeys. *Clinical Oral Implants Research* **4**, 2-11.

Lang, N.P., Pjetursson, B.E., Tan, K. *et al.* (2004). A systematic review of the survival and complication rates of fixed partial dentures (FPDs) after an observation period of at least 5 years. II. Combined tooth-implant- supported FPDs. *Clinical Oral Implants Research* **15**, 643-653.

Laufer, B.Z. & Gross, M. (1998). Splinting osseointegrated implants and natural teeth in rehabilitation of partially edentulous patients. Part II: principles and applications. *Journal of Oral Rehabilitation* **25**, 69-80.

Lima, L.A., Bosshardt, D.D., Chambrone, L., Araujo, M.G. & Lang, N.P. (2019). Excessive occlusal load on chemically modified and moderately rough titanium implants restored with cantilever reconstructions. An experimental study in dogs. *Clinical Oral Implants Research* **30**, 1142-1154.

Lindh, T., Back, T., Nyström, E. & Gunne, J. (2001). Implant versus tooth-implant supported prostheses in the posterior maxilla: a 2-year report. *Clinical Oral Implants Research* **12**, 441-449.

Lindhe, J. & Ericsson, I. (1982). The effect of elimination of jiggling forces on periodontally exposed teeth in the dog. *Journal of Periodontology* **53**, 562-567.

Lindhe, J. & Svanberg, G. (1974). Influences of trauma from occlusion on progression of experimental periodontitis in the Beagle dog. *Journal of Clinical Periodontology* **1**, 3-14.

Lindhe, J., Berglundh, T., Ericsson, I., Liljienberg, B. & Marinello, C. (1992). Experimental breakdown of periimplant and periodontal tissue. *Clinical Oral Implants Research* **9**, 1-16.

Lindquist, LW., Rockler, B. & Carlsson, G.E. (1988). Bone resorption around fixtures in edentulous patients treated with mandibular fixed tissue-integrated prostheses. *Journal of Prosthetic Dentistry* **59**, 59-63.

Lundgren, D. & Laurell, L. (1994). Biomechanical aspects of fixed bridgework supported by natural teeth and endosseous implants. *Periodontology 2000* **4**, 23-40.

Lundgren, D., Falk, H. & Laurell, L. (1989). Influence of number and distribution of occlusal cantilever contacts on closing and chewing forces in dentitions with implant-supported fixed prostheses occluding with complete dentures. *International Journal of Oral & Maxillofacial Implants* **4**, 277-283.

Lundgren, D., Laurell, L., Falk, H. & Bergendal, T. (1987). Occlusal force pattern during mastication in dentitions with mandibular fixed partial dentures supported on osseointegrated implants. *Journal of Prosthetic Dentistry* **58**, 197-203.

Meitner, S.W. (1975). *Co-destructive factors of marginal periodontitis and repetitive mechanical injury*. Thesis. Rochester, USA: Eastman Dental Center and The University of Rochester, USA.

Melsen, B. & Lang, N.P. (2001). Biological reactions of alveolar bone to orthodontic loading of oral implants. *Clinical Oral Implants Research* **12**, 144-152.

Mericske-Stern, R. (1997). Force distribution on implants supporting overdentures: the effect of distal bar extensions. A 3-D *in vivo* study. *Clinical Oral Implants Research* **8**, 142-151.

Mericske-Stern, R. (1998). Three-dimensional force measurements with mandibular overdentures connected to implants by ball-shaped retentive anchors. A clinical study. *International Journal of Oral & Maxillofacial Implants* **13**, 36-43.

Mericske-Stern, R., Piotti, M. & Sirtes, G. (1996). 3-D *in vivo* force measurements on mandibular implants supporting overdentures. A comparative study. *Clinical Oral Implant Research* **7**, 387-396.

Mericske-Stern, R., Venetz, E., Fahrländer, F. & Bürgin, W. (2000). *In vivo* force measurements on maxillary implants supporting a fixed prosthesis or an overdenture: a pilot study. *Journal of Prosthetic Dentistry* **84**, 535-547.

Mühlemann, H.R. & Herzog, H. (1961). Tooth mobility and microscopic tissue changes reproduced by experimental occlusal trauma. *Helvetica Odontologia Acta* **5**, 33-39.

Naert, I.E., Duyck, J.A., Hosny, M.M. & van Steenberghe, D. (2001a). Freestanding and tooth-implant connected prostheses in the treatment of partially edentulous patients. Part I: an up to 15-years clinical evaluation. *Clinical Oral Implants Research* **12**, 237-244.

Naert, I.E., Duyck, J.A., Hosny, M.M., Quirynen, M. & van Steenberghe, D. (2001b). Freestanding and tooth-implant connected prostheses in the treatment of partially edentulous patients Part II: an up to 15-years radiographic evaluation. *Clinical Oral Implants Research* **12**, 245-251.

Neiderud, A-M., Ericsson, I. & Lindhe, J. (1992). Probing pocket depth at mobile/nonmobile teeth. *Journal of Clinical Periodontology* **19**, 754-759.

Nunn, M. & Harrel, S. (2001). The effect of occlusal discrepancies on periodontitis. I. Relationship of initial occlusal discrepancies to initial clinical parameters. *Journal of Periodontology* **72**, 485-494.

Nyman, S., Lindhe, J. & Ericsson, I. (1978). The effect of progressive tooth mobility on destructive periodontitis in the dog. *Journal of Clinical Periodontology* **7**, 351-360.

Ödman, J., Lekholm, U., Jemt, T. & Thilander, B. (1994). Osseointergrated implants as orthodontic anchorage in the treatment of partially edentulous adult patients. *European Journal of Orthodontics* **16**, 187-201.

Ödman, J., Lekholm, U., Jemt, T., Brånemark, P.I. & Thilander, B. (1988). Osseointegrated titanium implants – a new approach in orthodontic treatment. *European Journal of Orthodontics* **10**, 98-105.

Pihlstrom, B.L., Anderson, K.A., Aeppli, D. & Schaffer, E.M. (1986). Association between signs of trauma from occlusion and periodontitis. *Journal of Periodontology* **57**, 1-6.

Pjetursson, B.E., Tan, K., Lang, N.P. *et al.* (2004). A systematic review of the survival and complication rates of fixed partial dentures (FPDs) after an observation period of at least 5 years. I. Implant-supported FPDs. *Clinical Oral Implants Research* **15**, 625-642.

Polson, A. & Zander, H. (1983). Effect of periodontal trauma upon infrabony pockets. *Journal of Periodontology* **54**, 586-591.

Quirynen, M., Naert, I. & van Steenberghe, D. (1992). Fixture design and overload influence marginal bone loss and fixture success in the Brånemark system. *Clinical Oral Implants Research* **3**, 104-111.

Rangert, B., Gunne, J. & Sullivan, D.Y. (1991). Mechanical aspects of a Brånemark implant connected to a natural tooth: an *in vitro* study. *International Journal of Oral & Maxillofacial Implants* **6**, 177-186.

Rangert, B., Gunne, J., Glantz, P.-O. & Svensson, A. (1995). Vertical load distribution on a three-unit prosthesis supported by a natural tooth and a single Branemark implant. An *in vivo* study. *Clinical Oral Implants Research* **6**, 40-46.

Reitan, K. (1951). The initial tissue reaction incident to orthodontic tooth movement as related to the influence of function. *Acta Odontologica Scandinavica* **10**, Suppl 6.

Roberts W.E., Smith, R.K., Zilberman, Y., Mozsary, M.D. & Smith, R.S. (1984). Osseous adaptation to continuous loading of rigid endosseous implants. *American Journal of Orthodontics* **84**, 95-111.

Rosling, B., Nyman, S. & Lindhe, J. (1976). The effect of systematic plaque control on bone regeneration in infrabony pockets. *Journal of Clinical Periodontology* **3**, 38-53.

Sagara, M., Akagawa, Y., Nikai, H. & Tsuru, H. (1993). The effects of early occlusal loading one-stage titanium alloy implants in beagle dogs: a pilot study. *Journal of Prosthetic Dentistry* **69**, 281-288.

Steiner, G.G., Pearson, J.K. & Ainamo, J. (1981). Changes of the marginal periodontium as a result of labial tooth movement in monkeys. *Journal of Periodontology* **56**, 314-320.

Stones, H.H. (1938). An experimental investigation into the association of traumatic occlusion with periodontal disease. *Proceedings of the Royal Society of Medicine* **31**, 479-495.

Svanberg, G. & Lindhe, J. (1973). Experimental tooth hypermobility in the dog. A methodological study. *Odontologisk Revy* **24**, 269-282.

Turley, P.K., Kean, C., Schnur, J. *et al.* (1988). Orthodontic force application to titanium endosseous implants. *Angle Orthodontist* **58**, 151-162.

Wærhaug, J. & Hansen, E.R. (1966). Periodontal changes incident to prolonged occlusal overload in monkeys. *Acta Odontologica Scandinavica* **24**, 91-105.

Wehrbein, H. & Diedrich, P. (1993). Endosseous titanium implants during and after orthodontic load – an experimental study in the dog. *Clinical Oral Implants Research* **4**, 76-82.

Wehrbein, H., Merz, B.R., Diedrich, P. & Glatzmaier, J (1996). The use of palatal implants for orthodontic anchorage. Design and clinical application of the Orthosystem. *Clinical Oral Implants Research* **7**, 410-416.

Wennström, J., Lindhe, J., Sinclair, F. & Thilander, B. (1987). Some periodontal tissue resections to orthodontic tooth movement in monkeys. *Journal of Clinical Periodontology* **14**, 121-129.

Wentz, F.M., Jarabak, J. & Orban, B. (1958). Experimental occlusal trauma imitating cuspal interferences. *Journal of Periodontology* **29**, 117-127.

Parte 6: **Patologia Periodontal**

14 Doenças Gengivais Não Induzidas por Placa, 325
Palle Holmstrup e Mats Jontell

15 Gengivite Induzida por Placa, 361
Leonardo Trombelli, Roberto Farina e Dimitris N. Tatakis

16 Classificação Atual da Periodontite, 381
Panos N. Papapanou, Mariano Sanz e Kenneth Kornman

17 Efeito das Doenças Periodontais sobre a Saúde Geral: Medicina Periodontal, 400
Francesco D'Aiuto, Filippo Graziani, Panos N. Papapanou e James Beck

18 Periodontite e Doenças Sistêmicas (Doenças Cardiovasculares e Diabetes):
Perspectivas Biológicas para as Implicações Bucais/Periodontais, 430
Alpdogan Kantarci e Hatice Hasturk

19 Abscessos, Lesões Necrosantes do Periodonto e Lesões Endoperiodontais, 453
David Herrera e Magda Feres

Capítulo 14

Doenças Gengivais Não Induzidas por Placa

Palle Holmstrup[1] e Mats Jontell[2]

[1]Department of Periodontology, School of Dentistry, University of Copenhagen, Copenhagen, Denmark
[2]Oral Medicine and Pathology, Institute of Odontology, The Sahlgrenska Academy at
University of Gothenburg, Gothenburg, Sweden

Introdução, 325
Desordens genéticas/desenvolvimento, 326
  Fibromatose gengival hereditária, 326
Infecções específicas, 327
  Origem bacteriana, 327
  Origem viral, 327
  Origem fúngica, 331
Condições inflamatórias e imunes, 333
  Reações de hipersensibilidade, 333
  Doenças autoimunes da pele e das membranas mucosas, 336
  Lesões inflamatórias granulomatosas (granulomatose orofacial), 343

Processos reativos, 345
  Épulis, 345
Neoplasias, 346
  Pré-malignas (potencialmente malignas), 346
  Malignas, 347
Doenças endócrinas, nutricionais e metabólicas, 350
  Deficiências de vitaminas, 350
Lesões traumáticas, 350
  Trauma físico/mecânico, 350
  Queimadura química (tóxica), 352
  Agressão térmica, 352
Pigmentação gengival, 353

Introdução

A inflamação gengival, clinicamente apresentada como gengivite, nem sempre ocorre em decorrência do acúmulo de placa sobre a superfície do dente, e reações gengivais inflamatórias não induzidas por placa frequentemente se apresentam com características clíncas (Holmstrup 1999; Holmstrup *et al.* 2018). Elas podem ter várias causas, como infecção bacteriana específica, viral ou fúngica. As lesões gengivais não induzidas pela placa são muitas vezes manifestações de condições sistêmicas, mas elas podem também representar alterações patológicas limitadas aos tecidos gengivais. Lesões gengivais hereditárias são vistas na fibromatose gengival hereditária e várias desordens mucocutâneas se manifestam como inflamação gengival. Exemplos típicos dessas desordens são: líquen plano, penfigoide, pênfigo vulgar e eritema multiforme. Lesões alérgicas e traumáticas são outros exemplos de inflamação gengival não induzida por placa. Dentistas, e especialmente os especialistas em periodontia, são os profissionais-chave de saúde para

desvendar o diagnóstico e o tratamento de pacientes afetados por essas lesões.

Este capítulo foca algumas das doenças inflamatórias não induzidas por placa mais relevantes, seja porque elas têm um desfecho sério, seja porque são comuns ou são exemplos importantes para o entendimento de uma variedade de reações teciduais que acontecem no periodonto. Para mais informações, o leitor é referenciado para os livros de medicina oral e revisões atuais.

Embora as doenças gengivais não induzidas por placa sejam menos comuns que a doença gengival induzida por placa, é importante observar que elas são frequentemente de grande significado para os pacientes. Uma classificação de largo espectro das lesões baseadas em suas etiologias (Boxe 14.1) foi proposta no *2017 World Workshop on Classification of Periodontal Diseases*, organizado pela American Academy of Periodontology e pela European Federation of Periodontology (Chapple *et al.* 2018). O conteúdo deste capítulo é escrito baseado nesse sistema de classificação mais recente.

326 **Parte 6** Patologia Periodontal

Boxe 14.1 Classificação das doenças e condições não induzidas por placa.

Desordens genéticas/desenvolvimento
Fibromatose gengival hereditária
Infeções específicas
  Origem bacteriana
    Neisseria gonorrhea
    Treponema pallidum
    Mycobacterium tuberculosis (tuberculose)
    Gengivite por Streptococcus (amostras de
      estreptococos)
  Origem viral
    Vírus Coxsackie (doença mão-pé-boca)
    Herpes-vírus simples tipos 1 e 2 (primário ou
      recorrente)
    Vírus varicella zóster (catapora ou cobreiro
      afetando o V par do nervo trigêmeo)
    Molusco contagioso
    Papiloma vírus humano
    Papiloma de células escamosas
    Condiloma acuminado
    Verruga vulgar
    Hiperplasia epitelial focal
  Origem fúngica
    Candidoses
    Outras micoses (p. ex., histoplamose, aspergilose)
Condições inflamatórias e imunes
  Reações de hipersensibilidade
    Alergia por contato
    Gengivite plasmocitária
    Eritema multiforme
  Doenças autoimunes da pele e membranas
  mucosas
    Pênfigo vulgar
    Penfigoide
    Líquen plano
    Lúpus eritematoso
  Condições inflamatórias granulomatosas
    Doença de Crohn
    Sarcoidose

Processos reativos
  Epúlides
    Épulis fibroso (± calcificação)
    Granuloma fibroblástico calcificante
    Granuloma piogênico (épulis vascular)
    Granuloma periférico de células gigantes (ou central)
Neoplasias
  Pré-malignas (potencialmente malignas)
    Leucoplasia
    Eritroplasia
  Malignas
    Carcinoma de células escamosas
    Leucemia
    Linfoma
Doenças endócrinas, nutricionais e metabólicas
  Deficiência de vitaminas
    Deficiência de vitamina C (escorbuto)
Lesões traumáticas
  Agressões físicas/mecânica
    Queratose friccional
    Ulceração gengival induzida mecanicamente
    Lesão factícia (autoinfligidas)
  Queimadura química (tóxica)
    Contato
    Clorexidina
    Ácido acetilsalicílico
    Cocaína
    Peróxido de hidrogênio
    Dentifrícios detergentes
    Paraformaldeído ou hidróxido de cálcio
  Agressões térmicas
    Queimaduras na mucosa gengival
  Pigmentação gengival
    Melanoplasia
    Melanose do fumante
    Pigmentação induzida por medicamentos
      (antimaláricos; minociclina)
    Tatuagem por amálgama

Desordens genéticas/desenvolvimento

Fibromatose gengival hereditária

Hiperplasia gengival (sinônimo de crescimento gengival, fibromatose gengival) pode ocorrer como um efeito colateral em resposta a medicações sistêmicas, incluindo fenitoína, ciclosporina e nifedipino. Essas lesões são até certo ponto dependentes da placa e serão revisadas no Capítulo 15. A hiperplasia gengival pode também ser de origem genética. Essas lesões são conhecidas como fibromatose gengival hereditária (FGH) (Coletta & Graner 2006; Alminana-Pastor *et al.* 2017), que é uma condição incomum caracterizada pelo crescimento gengival difuso, algumas vezes cobrindo a maior parte ou todas as superfícies do dente. As lesões desenvolvem-se apesar de uma remoção de placa efetiva.

FGH pode ser uma entidade de doença isolada ou parte de uma síndrome (Gorlin *et al.* 1990), associada a outras manifestações clínicas, como hipertricose (Horning *et al.* 1985; Cuestas-Carneiro & Bornancini 1988), atraso mental (Araiche & Brode 1959), epilepsia (Gorlin *et al.* 1990), perda da audição (Hartsfield *et al.* 1985), atraso no crescimento (Bhowmick *et al.* 2001) e anormalidades das extremidades (Nevin *et al.* 1971; Skrinjaric & Baci 1989). A maioria desses casos é relatada como um modo de hereditariedade autossômico dominante, mas foram descritos casos com perfil autossômico recessivo (Emerson 1965; Jorgensen & Cocker 1974; Singer *et al.* 1993). A síndrome de FGH mais comum inclui: hipertricose, epilepsia e atraso mental; as duas últimas características, entretanto, não estão presentes em todos os casos (Gorlin *et al.* 1990).

Tipicamente, FGH apresenta-se como uma massa grande de tecido fibroso firme, denso, resiliente, insensível que cobre as paredes alveolares (Coletta & Graner 2006) e se estende sobre o dente, resultando em extensas pseudobolsas

(Figuras 14.1 e 14.2). Dependendo da extensão do aumento gengival, os pacientes reclamam de problemas funcionais e estéticos. O aumento pode resultar na protusão dos lábios e o paciente pode mastigar sobre uma considerável hiperplasia dos tecidos que cobre os dentes. Raramente, o FGH está presente ao nascimento, mas pode ser observado em jovens. Se o aumento estiver presente antes da erupção dentária, o tecido fibroso denso poderá interferir na, ou prevenir a, erupção (Shafer *et al.* 1983).

Os estudos mostraram que um importante mecanismo patogênico pode ser a produção aumentada do fator beta 1 de transformação do crescimento (TGF-β1) que reduz a atividade proteolítica de fibroblastos na FGH, o que, por sua vez, favorece o acúmulo de matriz extracelular (Coletta *et al.* 1999; Han *et al.* 2019). Um lócus para FGH autossômica dominante foi mapeado em uma região do cromossomo 2 (Hart *et al.* 1998; Xiao *et al.* 2000), embora pelo menos dois *loci* distintos geneticamente pareçam ser responsáveis por esse tipo de FGH (Hart *et al.* 2000) e um novo lócus para fibromatose gengival humana de herança materna tenha sido relatado no cromossomo humano 11 p15 (Zhu *et al.* 2007). Também, mutações de genes "Son of Sevenless" (*SOS1* e *SOS2*) podem ocorrer para FGH (Hart *et al.* 2002).

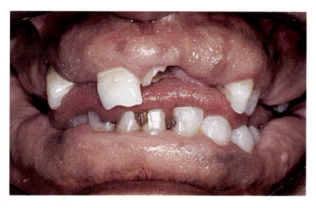

Figura 14.1 Fibromatose gengival hereditária. Aspecto vestibular com cobertura parcial dos dentes.

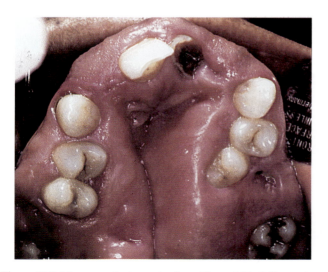

Figura 14.2 Mesmo paciente mostrado na Figura 14.1. A fibromatose gengival maxilar é grave e resultou na total desfiguração do arco dental.

As características histológicas de FGH incluem hiperplasia moderada de um epitélio ligeiramente hiperqueratótico com extensas cristas epiteliais. O estroma subjacente é quase inteiramente ocupado por densos feixes de colágeno com poucos fibroblastos. Acúmulo local de células inflamatórias pode estar presente (Shafer *et al.* 1983). O exame histológico pode facilitar o diagnóstico diferencial de outros aumentos gengivais determinados geneticamente, como doença de Fabry, caracterizada por telangiectasia.

O tratamento é a remoção cirúrgica, frequentemente uma série de gengivectomias, porém recidivas não são incomuns. Se o volume do crescimento é extenso, um retalho reposicionado para evitar exposição do tecido conjuntivo pela gengivectomia pode ser melhor opção que a eliminação das pseudobolsas. Recentemente, um procedimento original para triagem de miRNAs com funções antifibróticas e identificação de miR-335 a 3 p foi sugerida como um novo alvo terapêutico potencial para FGH (Gao *et al.* 2019).

Infecções específicas

Origem bacteriana

Gengivite infecciosa e estomatite podem ocorrer em ocasiões raras tanto em indivíduos imunocomprometidos quanto em não imunocomprometidos, quando a homeostase entre a resistência inata do hospedeiro e patógenos não relacionados com a placa não é mantida (Rivera-Hidalgo & Stanford 1999). As lesões podem ocorrer em função de bactérias, e as lesões orais podem ser a apresentação primária da infecção. Exemplos típicos dessas lesões são decorrentes de infecções por: *Neisseria gonorrhea* (Scully 1995; Siegel 1996), *Treponema pallidum* (Scully 1995; Ramirez-Amador *et al.* 1996; Siegel 1996; Rivera-Hidalgo & Stanford 1999), Estreptococos, *Mycobacterium chelonae* (Pedersen & Reibel 1989), *Mycobacterium tuberculosis* (Bansal *et al.* 2015) ou outros organismos (Blake & Trott 1959; Littner *et al.* 1982). Embora seja mais provável de observar as manifestações de sífilis e gonorreia durante a doença secundária, todos os estágios dessas doenças podem dar origem a lesões orais. As lesões orais se manifestam como ulcerações em vermelho vivo, edematosas, doloridas ou como gengivite altamente inflamada atípica não ulcerada. Biopsia complementada por exames microbiológicos revela a origem das lesões.

Origem viral

Inúmeras infecções virais podem se manifestar na mucosa oral, incluindo na gengiva (Clarkson *et al.* 2017).

Vírus Coxsackie (doença mão-pé-boca)

A doença mão-pé-boca (DMPB) é uma doença viral causada principalmente pelo vírus Coxsackie A16 (CVA16) e enterovírus 71 (EV71) (Kimmis *et al.* 2018). É uma infecção leve que ocorre principalmente no verão e no outono. A infecção afeta normalmente crianças até 10 anos e se espalha rapidamente em creches e escolas fundamentais.

Os adultos também podem ser infectados e normalmente após o contato com crianças infectadas. A característica clínica da doença é bolha na mucosa oral, principalmente na língua, mucosa bucal e garganta. Pode ocorrer febre ligeira. O paciente também apresenta bolhas achatadas na pele, principalmente nas palmas e ao redor dos dedos das mãos e dos pés. A infecção aparece com alterações vermelhas em forma de ponto que se desenvolvem para vesículas que rapidamente se rompem e tornam-se feridas (Figura 14.3).

Herpes simples tipos 1 e 2

Diversas de infecções virais são conhecidas por causar gengivite (Scully *et al.* 1998b). As mais importantes são aquelas causadas por herpes-vírus: herpes-vírus simples tipo 1 (HSV-1) e tipo 2 (HSV-2) e vírus varicela-zóster. Esses vírus normalmente entram no corpo humano na infância e podem causar doença na mucosa oral seguida por períodos de latência e, algumas vezes, de reativação. HSV-1 em geral causa manifestações orais, enquanto herpes HSV-2 é principalmente envolvido em infecções anogenitais e somente ocasionalmente é envolvido em infecção oral (Scully 1989; Petti & Lodi 2019).

Gengivoestomatite herpética primária

Infecções por HSV estão entre as infecções virais mais comuns. HSV é um vírus de DNA com baixa infecciosidade, que, após entrar no epitélio da mucosa oral, penetra nas terminações neurais e, por transporte retrógrado, atravessa o retículo endoplasmático liso (200 a 300 mm/dia) e viaja até o gânglio trigeminal, onde pode permanecer latente por anos. O vírus foi também isolado em localizações extraneurais, como gengiva (Amit *et al.* 1992). Algumas vezes o HSV pode também ser envolvido em eritema multiforme recorrente. É atualmente desconhecido se o vírus desempenha um papel em outras doenças, mas HSV foi encontrado em gengivite (Ehrlich *et al.* 1983), gengivite necrosante aguda (Contreras *et al.* 1997) e periodontite (Parra & Slots 1996).

Quando um recém-nascido é infectado, algumas vezes por herpes labiais recorrentes dos pais, em geral diagnostica-se "dente nascendo". Com o aumento da higiene em sociedades industrializadas, mais e mais infecções primárias ocorrem em idades mais avançadas do que durante a adolescência e idade adulta. Estima-se que nos EUA ocorram cerca de meio milhão de infecções primárias por ano (Overall 1982). A infecção herpética primária pode seguir um curso assintomático no início da infância, mas também pode dar origem a gengivoestomatite grave, que ocorre principalmente antes da adolescência (Figura 14.4). Essa manifestação inclui: gengivite grave dolorida com vermelhidão, ulcerações com exsudato serofibrinoso e edema acompanhado por estomatite (Figuras 14.5 e 14.6). O período de incubação é de uma semana. A principal característica é a formação de vesículas, que se rompem, coalescem e levam a úlceras cobertas de fibrina (Scully *et al.* 1991; Miller & Redding 1992). Febre e linfadenopatia são outras características clássicas. A cicatrização ocorre espontaneamente sem cicatrizes em 10 a 14 dias (Figura 14.6). Durante esse período, a dor pode tornar difícil a alimentação.

O vírus permanece latente na célula ganglionar, provavelmente por meio da integração do seu DNA com o DNA cromossômico (Overall 1982). A reativação do vírus ocorre em 20 a 40% dos indivíduos infectados primariamente (Greenberg 1996) e normalmente se apresenta como herpes labial, porém observam-se também infecções de herpes intraoral recorrente. Em geral, herpes labial ocorre

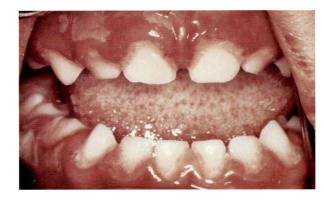

Figura 14.4 Gengivoestomatite herpética em uma criança de 3 anos. Edema eritematoso na gengiva inserida com exsudato serofibrinoso ao longo da margem gengival.

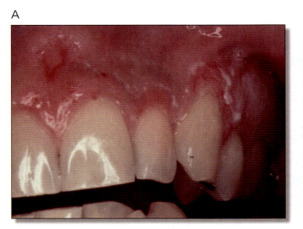
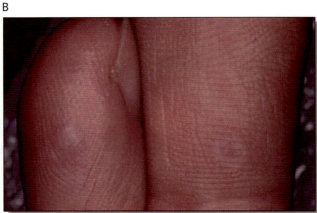

Figura 14.3 Doença mão-pé-boca. Lesões gengivais (**A**) são raras, mas comuns nas mãos e nos pés (**B**).

mais de uma vez por ano, normalmente na mesma localização no vermelhão do lábio e/ou na pele adjacente a ele, na qual terminações neurais são conhecidas por se agruparem. Diversos fatores desencadeiam a reativação do vírus latente: trauma, exposição a luz ultravioleta, febre, menstruação e outros (Scully *et al.* 1998b).

Enquanto as recorrências no vermelhão do lábio são bem reconhecidas, lesões de herpes intraoral recorrentes, em geral permanecem não diagnosticadas, uma vez que elas são consideradas ulcerações aftosas (Lennette & Magoffin 1973; Sciubba 2003), apesar do fato de que úlceras aftosas não afetam mucosa queratinizada. Tipicamente, herpes intraoral recorrente apresenta um curso menos dramático que aquele da infecção primária. Uma manifestação característica é um agrupamento de pequenas úlceras doloridas na gengiva inserida e no palato duro (Yura *et al.* 1986) (Figura 14.7). O diagnóstico pode ser feito com base na história do paciente e achados clínicos suportados pelo isolamento do HSV das lesões. A reação da cadeia de polimerase (PCR) substituiu em grande parte muitos outros métodos e é uma ferramenta de diagnóstico rápida e confiável, fornecendo diagnóstico dos subtipos. O diagnóstico laboratorial pode também envolver exame de uma amostra de sangue para titulação de anticorpos aumentados contra HSV. Entretanto, isso é mais relevante nos casos de infecção primária, porque a titulação dos anticorpos permanece elevada pelo resto do tempo de vida do indivíduo. As características histopatológicas do esfregaço citológico das lesões gengivais não são específicas, mas a presença de células gigantes e a inclusão intranuclear de corpos podem indicar atividade intracelular do vírus (Burns 1980).

Pacientes imunodeficientes, como indivíduos infectados com o vírus da imunodeficiência humana (HIV), têm um maior risco de adquirir a infecção (Holmstrup & Westergaard 1998). No paciente imunocomprometido, a recorrência da infecção por herpes, na gengiva ou em outro local, pode ser grave e mesmo colocar a vida em risco.

O tratamento da gengivoestomatite herpética inclui cuidadosa remoção de placa para limitar a superinfecção bacteriana das ulcerações, o que pode atrasar a cicatrização delas. Em casos graves, incluindo pacientes com

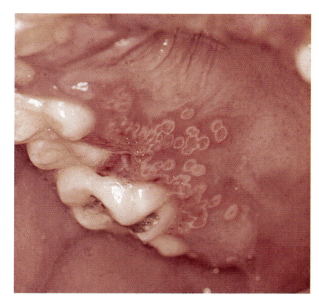

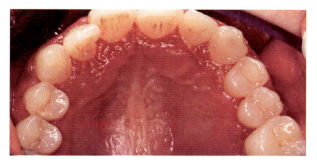

Figura 14.5 Gengivoestomatite herpética afetando a gengiva palatina. Numerosas vesículas e pequenas ulcerações.

Figura 14.7 Infecção recorrente de herpes intraoral. Vesículas rompidas na gengiva palatina e mucosa direita.

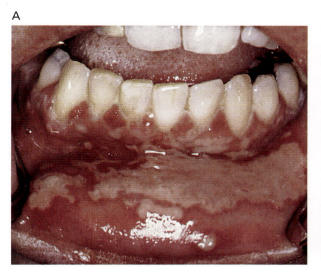
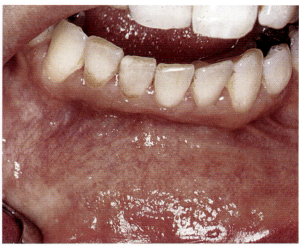

Figura 14.6 Gengivoestomatite herpética em uma mulher com 38 anos. **A.** Ulceração espalhada pelo lábio inferior e gengiva. **B.** Mesma paciente 4 semanas depois. Cicatrização sem perda de tecido ou formação de cicatriz.

imunodeficiência, o uso sistêmico de fármacos antivirais, como aciclovir, valaciclovir ou fanciclovir, é recomendado (O'Brien & Campoli-Richards 1989; Mindel 1991; Arduino & Porter 2006). Há somente evidência fraca para o tratamento de crianças com aciclovir. Entretanto, ele pode ser considerado nas primeiras 72 horas de início dos sintomas, mas somente se sintomas claros de gengivoestomatite existem e se o paciente sofre de dor substancial e desidratação (Goldman 2016). Resistência ao aciclovir, especialmente entre pacientes imunodeficientes em terapia a longo prazo, é um conceito crescente (Westheim *et al.* 1987) e explica por que outros fármacos antivirais podem ser relevantes. Tratamento antiviral profilático antes do tratamento odontológico foi recomendado para pacientes com risco de recorrência, assim como para minimizar a transmissão da doença (Miller *et al.* 2004).

Vírus varicela-zóster

O vírus varicela-zóster causa varicela (catapora) como a infecção primária autolimitada. Ela ocorre principalmente em crianças e mais tarde a reativação do vírus em adultos causa herpes-zóster (cobreiro). Ambas as manifestações podem envolver a gengiva (Straus *et al.* 1988; Scully 1995). Catapora é associada a febre, mal-estar e erupção cutânea. As lesões intraorais são úlceras pequenas, normalmente na língua, no palato e na gengiva (Miller 1996; Scully *et al.* 1998b). O vírus permanece latente no gânglio da raiz dorsal de onde ele pode ser reativado anos após a infecção primária (Rentier *et al.* 1996). A reativação tardia resulta em herpes-zóster, com lesões unilaterais seguindo o nervo infectado (Miller 1996). A reativação normalmente afeta o gânglio torácico em idosos ou pacientes imunocomprometidos. Reativação do vírus do gânglio trigeminal ocorre em 20% dos casos relatados (Hudson & Vickers 1971). Se o segundo ou terceiro ramo do nervo trigêmeo é envolvido, lesões na pele podem ser associadas a lesões intraorais, ou lesões intraorais podem ocorrer isoladamente (Eisenberg 1978), por exemplo, afetando a gengiva palatina (Figura 14.8). Sintomas iniciais são dor e parestesia, que podem estar presentes antes de as lesões ocorrerem (Greenberg 1996). A dor associada é normalmente intensa. As lesões, que frequentemente envolvem a gengiva, começam como vesículas. Elas rapidamente rompem-se para tornar-se úlceras cobertas por fibrina, que frequentemente coalescem para formas irregulares (Millar & Troulis 1994) (Figura 14.8). Em pacientes imunocomprometidos, incluindo aqueles infectados com HIV, a infecção pode resultar em destruição tecidual grave com esfoliação do dente e necrose do osso alveolar com alta morbidade (Melbye *et al.* 1987; Schwartz *et al.* 1989). O diagnóstico é normalmente óbvio em virtude da ocorrência unilateral das lesões associadas a dor grave. A cicatrização das lesões em geral ocorre em 1 a 2 semanas.

O tratamento consiste em dieta pastosa ou líquida, repouso, remoção atraumática de placa e bochechos com clorexidina diluída. Isso pode ser suplementado por terapia com fármaco antiviral. Neuralgia pós-herpética é uma temida complicação do herpes-zóster, que pode persistir

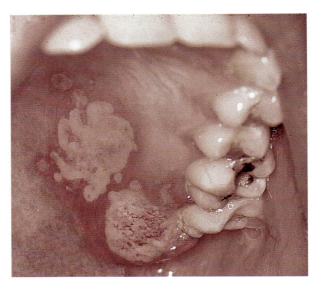

Figura 14.8 Herpes-zóster na gengiva e mucosa palatina esquerda. Ulcerações irregulares cobertas com fibrina com dor intensa.

por meses ou anos, potencialmente resultando em debilidade acentuada e redução da qualidade de vida. Em indivíduos-alvo com 60 anos ou mais, a vacinação parece ter bom custo-benefício (Carpenter *et al.* 2019).

Vírus do molusco contagioso

Molusco contagioso é uma infecção viral contagiosa autolimitada que comumente afeta a pele. O envolvimento das membranas mucosas é raro. A doença pode afetar indivíduos de qualquer idade, mas sua prevalência é mais alta entre crianças (2 a 5 anos), adultos sexualmente ativos e indivíduos imunocomprometidos (de Carvalho *et al.* 2012). Ela é causada por um membro de um poxvírus DNA, e tem um período de incubação de 2 a 7 semanas. É caracterizada por pápula cerosa rosa, única/múltipla, redonda/em forma de cúpula, variando de 1 a 5 mm na face, nas pálpebras, no pescoço, na axila e na coxa (Fornatora *et al.* 2001). A afecção gengival foi relatada, mas é extremamente rara. Os achados histopatológicos são característicos e a presença de corpos do Molusco é o diagnóstico.

Papilomavírus humano

Perto de 200 genótipos ou amostras de papilomavírus humano (HPV) foram identificados. Vírus seletivamente infectam membranas mucosas e o epitélio escamoso da pele. Entretanto, somente muito poucos genótipos são associados a infecções na mucosa oral (Syrjänen 2018). Ao contrário das infecções por herpes, as infecções por HPV são mais crônicas e raramente causam qualquer sintoma. Até 80% da população do mundo ocidental é infectada em um período específico. Comportamentos de sexo oral e beijos de boca aberta são prováveis razões para a infecção oral por HPV, mas ainda não é claro se existem outras vias de infecção (Jiang & Dong 2017). As infecções são associadas a várias condições semelhantes a tumores, tanto benignos como malignos. Há 15 subtipos de HPV que são associados a alto risco de alterações malignas. Desses, HPV tipos 16 e 18 são as causas mais comuns de câncer associado ao HPV. Como a bolsa gengival é o único sítio na mucosa oral em que as células basais, os alvos conhecidos do HPV em outros sítios de mucosa, são normalmente expostas ao meio ambiente, foi hipotetizado que esse poderia ser o sítio de uma infecção latente por HPV na mucosa oral. Diferentes estratégias de tratamento estão disponíveis para papilomas/condilomas, verrugas e hiperplasia epitelial focal, como: crioterapia, eletrocirurgia, remoção cirúrgica, laser-terapia e ácido tricloroacético. Um maior conhecimento de carcinomas de células escamosas HPV positivos é o plano de fundo do aumento da utilização de vacinas HPV, e há alguma evidência epidemiológica que a vacina HPV pode fornecer uma possível solução para a prevenção da infecção oral por HPV. Dados biológicos e epidemiológicos relacionados com a ligação entre comportamento sexual e cânceres associados ao HPV indicam uma conexão, mas dados definitivos estão ausentes.

Papiloma de células escamosas e verruga vulgar

Papiloma de células escamosas e verruga vulgar são os tipos clínicos mais comuns de infecção intraoral por HPV. Os papilomas são provavelmente causados por HPV tipos 6 e 11, enquanto a verruga vulgar é associada a HPV tipos 2, 4 e 57. Clinicamente, não há uma linha clara de divisão entre as duas alterações. Elas podem se manifestar como pequenas projeções brancas parecidas com gelo (Figura 14.9), mas as lesões podem também ter uma aparência mais parecida com couve-flor e, se dessa forma, elas são em geral da mesma cor da mucosa ao redor. O tamanho raramente excede 10 mm. O paciente pode estar consciente das infecções, mas elas raramente apresentam quaisquer sintomas.

Condiloma acuminado

Condiloma acuminado (Figura 14.10) foi relatado por afetar a mucosa de gengiva, bochechas, lábios e palato duro. Essa infecção por HPV foi previamente considerada como uma entidade completamente separada, mas desde que os condilomas estão associados aos mesmos subtipos como papilomas, agora parece questionável se os dois tipos clínicos devem ser separados. Não há diferenças claras com relação às características clínicas.

Hiperplasia epitelial focal

A hiperplasia epitelial focal (FEH, do inglês *focal epithelial hyperplasia*) é uma infecção intraoral por HPV que é fortemente associada aos subtipos 13 e 32. A infecção é uma desordem familiar benigna com herança autossômica recessiva. FEH é mais prevalente entre os nativos americanos e nativos mexicanos, povos indígenas da América do Sul e esquimós. Clinicamente, essa infecção por HPV difere-se das outras porque ela exibe múltiplos edemas verrucosos circulares da mucosa. O tamanho pode variar, mas raramente excede 5 mm. FEH tem a mesma cor da mucosa oral saudável. Algumas vezes as alterações podem coalescer em lesões maiores.

Origem fúngica

Infecção fúngica da cavidade oral inclui uma variedade de doenças infecciosas, como: aspergilose, blastomicose, candidose, coccidiodiomicose, criptococose, histoplasmose, mucormicose, paracoccidioidomicose (Scully *et al.* 1998b), mas algumas dessas infecções são muito incomuns e nem todas se manifestam como gengivite. Esta seção tem como foco a candidose e a histoplasmose, as quais podem causar infecção gengival.

Candidose

Várias espécies de *Candida* são recuperadas da boca de humanos, incluindo *C. albicans*, *C. glabrata*, *C. krusei*, *C. tropicalis*, *C. parapsilosis* e *C. guillermondii* (Cannon *et al.* 1995). A infecção fúngica mais comum da mucosa oral é a candidose, causada principalmente pelo organismo *C. albicans* (Scully *et al.* 1998b). *C. albicans* é um comensal normal

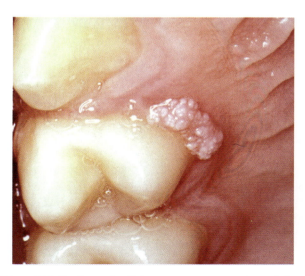

Figura 14.9 Papiloma de células escamosas na gengiva palatina.

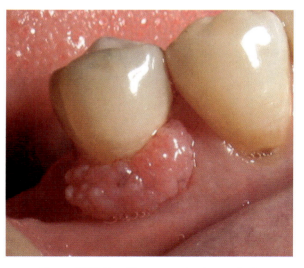

Figura 14.10 Condiloma acuminado gengival.

da cavidade oral, mas também um patógeno oportunista (Lewis & Williams 2017). A prevalência de carga oral de *C. albicans* em adultos saudáveis varia de 3 a 48% (Scully 1995); a grande variação ocorre em decorrência de diferenças nas populações examinadas e nos procedimentos usados. A proporção de *C. albicans* na população total de fungos orais pode alcançar cerca de 50 a 80% (Wright *et al.* 1985). As amostras proteinase positivas de *C. albicans* são associadas a doença (Negi *et al.* 1984; Odds 1985) e invasão de epitélio queratinizado, como o da gengiva. A invasão e descamação aumentada ocorrem em virtude da produção de hialuronidase. Infecção por *C. albicans* normalmente ocorre como uma consequência da defesa reduzida do hospedeiro (Holmstrup & Johnson 1997), incluindo imunodeficiência (Holmstrup & Samaranayake 1990) (Figuras 14.11 a 14.13), secreção reduzida de saliva, fumo e tratamento com corticoides, mas pode também ocorrer em virtude de uma grande variedade de fatores predisponentes. A ocorrência de candidose oral pode agir como um preditor da falha imune e virológica em pacientes HIV positivos tratados com fármacos antivirais (Miziara & Weber 2006).

Distúrbios na flora microbiana oral, como após terapia com antibióticos de largo espectro, podem também levar à candidose oral. Os fatores predisponentes são, entretanto, frequentemente difíceis de identificar. Com base em seus sítios, as infecções podem ser definidas como superficiais ou sistêmicas. Infecção por *Candida* na mucosa oral é normalmente uma infecção superficial, mas infecções sistêmicas não são incomuns em pacientes debilitados.

Por outro lado, em indivíduos saudáveis, a candidose oral raramente se manifesta na gengiva. Isto é surpreendente quando se considera o fato de que *C. albicans* é frequentemente isolada da flora subgengival de pacientes com periodontite grave (Slots *et al.* 1988). A característica clínica mais comum de infecções gengivais por *Candida* é a vermelhidão da gengiva inserida, frequentemente associada a uma superfície granular (Figura 14.12).

Vários tipos de manifestações da mucosa oral são candidoses pseudomembranosas (também conhecida como sapinho em neonatos), candidose eritematosa, candidose tipo placa e candidose nodular (Holmstrup & Axell 1990). A candidose pseudomembranosa mostra manchas esbranquiçadas (Figura 14.11) que podem ser destacadas da mucosa com um instrumento ou uma gaze para deixar a superfície ligeiramente sangrante. O tipo pseudomembranoso em geral não tem maiores sintomas. Lesões eritematosas podem ser encontradas em qualquer lugar da mucosa oral (Figura 14.13). As lesões intensamente vermelhas são normalmente associadas a dor, que é, algumas vezes, intensa. O tipo placa de candidose oral normalmente afeta fumantes e apresenta uma placa esbranquiçada, que não pode ser removida. Não há normalmente sintomas, e a lesão é clinicamente indistinguível da leucoplasia oral. Lesões nodulares de *Candida* são infrequentes na gengiva. Nódulos ligeiramente elevados de cor branca ou avermelhada caracterizam-nas (Holmstrup & Axell 1990).

Um diagnóstico de infecção por *Candida* pode ser realizado com base em cultura, esfregaço e biopsia. A identificação definitiva de *Candida* pode ser feita por uma variedade de testes suplementares que normalmente envolvem avaliação de características morfológicas e fisiológicas de um isolado. Cada vez mais, métodos moleculares são usados

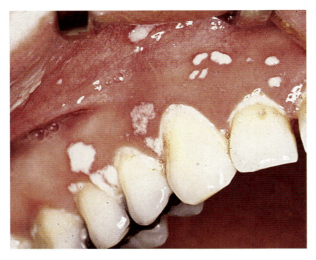

Figura 14.11 Candidose pseudomembranosa de gengiva e mucosa maxilar em paciente HIV soropositivo. As lesões podem ser raspadas, deixando uma superfície ligeiramente sangrante.

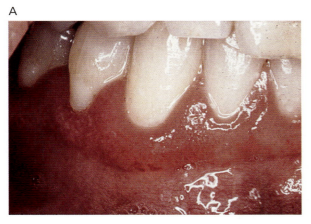
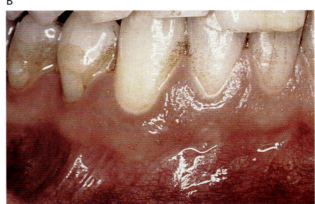

Figura 14.12 Candidose eritematosa na gengiva inserida mandibular em paciente HIV soropositivo. **A.** A junção mucogengival não está visível. **B.** Mesmo paciente de **A** após terapia antimicótica tópica. A junção mucogengival está visível.

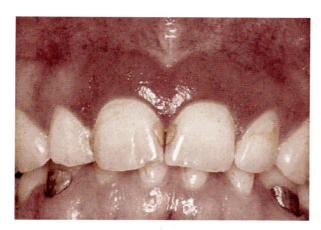

Figura 14.13 Candidose eritematosa crônica na gengiva inserida maxilar da região de incisivos.

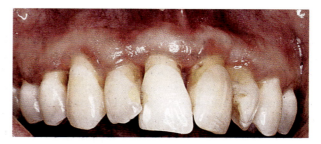

Figura 14.14 Infecção por *Candida* na gengiva superior, algumas vezes mostra eritema gengival linear em paciente infectado pelo HIV. Banda eritematosa ao longo da margem gengival, que não responde à terapia convencional.

com um número de abordagens PCR espécie-específica para *Candida* (Williams & Lewis 2000). A cultura em meio Nickerson à temperatura ambiente é facilmente realizada nos serviços odontológicos. O exame microscópico dos esfregaços das lesões suspeitas é outro procedimento odontológico simples, tanto realizado como exame direto por meio de microscopia de contraste, como por exame de microscopia óptica dos esfregaços corados por ácido periódico de Schiff ou por Gram. Células formadoras de micélios na forma de hifas ou pseudo-hifas e blastosporos são observadas em grande número entre massas de células descamadas. Como o estado de portador oral de *C. albicans* é comum nos indivíduos saudáveis, a cultura e o esfregaço positivos não necessariamente implicam infecção por *Candida* (Rindum *et al.* 1994). A determinação quantitativa dos achados micológicos e a presença de alterações clínicas compatíveis com os tipos de lesões citadas anteriormente são necessárias para um diagnóstico confiável, que também pode ser obtido com base na identificação das hifas ou pseudo-hifas nas biopsias das lesões.

O tratamento tópico envolve a aplicação de antifúngicos, como nistatina, anfotericina B ou miconazol. A nistatina pode ser utilizada como suspensão oral. Por não ser absorvida, pode ser empregada em gestantes ou lactantes. O miconazol está disponível como gel oral. Não deve ser utilizado durante a gravidez, e pode interagir com anticoagulantes e fenitoína. O tratamento das formas generalizadas e graves pode também envolver antifúngicos sistêmicos como fluconazol. Deve ser enfatizado que o fluconazol tem várias interações farmacocinéticas medicamento-medicamento (Niwa *et al.* 2014).

Há indicações de que a infecção por *Candida* é a origem de casos de inflamação gengival algumas vezes caracterizada por eritema gengival linear (Figura 14.14) (Winkler *et al.* 1988; Robinson *et al.* 1994), mas estudos revelaram uma microflora compreendendo tanto *C. albicans* quanto um número de bactérias periopatogênicas consistentes com aquelas observadas em periodontites convencionais, que são: *Porphyromonas gingivalis*, *Prevotella intermedia*, *Actinobacillus actinomycetemcomitans*, *Fusobacterium nucleatum* e *Campylobacter rectus* (Murray *et al.* 1988, 1989, 1991).

Histoplasmose

A histoplasmose é uma doença granulomatosa causada pelo *Histoplasma capsulatum*, um saprófita da terra, encontrado principalmente nas fezes de pássaros e gatos. A infecção ocorre nos estados do nordeste, do sudeste, do meio-atlântico e centrais dos EUA. É também encontrado nas Américas Central e do Sul, na Índia, no Leste da Ásia e na Austrália. A histoplasmose é a micose sistêmica mais frequente nos EUA. É mediada por esporos do micélio do microrganismo dispersos no ar (Rajah & Essa 1993). No hospedeiro normal, o curso da infecção é subclínico (Anaissie *et al.* 1986). As manifestações clínicas incluem histoplasmose pulmonar crônica, aguda e disseminada, ocorrendo principalmente nos pacientes imunodeprimidos (Cobb *et al.* 1989). Lesões orais têm sido observadas em 30% dos pacientes com histoplasmose pulmonar e em 66% dos pacientes com a forma disseminada (Weed e Parkhill 1948; Loh *et al.* 1989). As lesões orais podem afetar qualquer área da mucosa oral (Chinn *et al.* 1995), incluindo a gengiva, que parece ser um dos sítios mais frequentemente afetados (Hernandez *et al.* 2004). As lesões são inicialmente nodulares ou papilares e, posteriormente, podem tornar-se ulcerativas, com dor e perda de tecido gengival (Figuras 14.15 e 14.16). Algumas vezes, são granulomatosas e assemelham-se clinicamente a um tumor maligno (Boutros *et al.* 1995). O diagnóstico é baseado no aspecto clínico e em exame histopatológico e/ou cultura. O tratamento consiste em antifúngicos por via sistêmica.

Condições inflamatórias e imunes

Reações de hipersensibilidade

Alergia por contato

As manifestações na mucosa oral são incomuns. Diversos mecanismos podem estar envolvidos na alergia, que é uma reação imunológica exagerada. As reações mucosas orais podem ser reações do tipo I (tipo imediato), mediadas por IgE, ou, mais frequentemente, reações do tipo IV (tipo retardada), mediadas por células T. A ocorrência intraoral rara pode ser decorrente do fato de que concentrações muito mais elevadas do alergênio são necessárias para a reação alérgica ocorrer na mucosa oral e não na pele e em outras superfícies (Amlot *et al.* 1985; Lüders 1987; Holmstrup 1999).

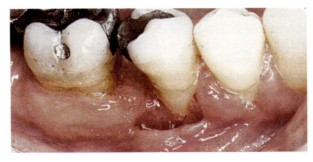

Figura 14.15 Histoplasmose gengival com perda de tecido periodontal ao redor do segundo pré-molar inferior direito.

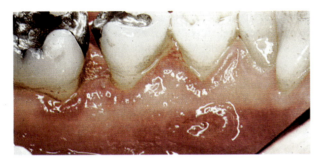

Figura 14.16 O mesmo paciente mostrado na Figura 14.15. Face lingual com ulceração na parte mais profunda de lesão em forma de cratera.

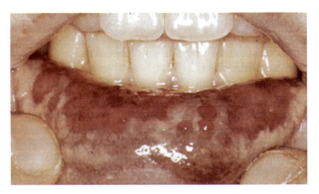

Figura 14.17 Eritema multiforme induzido por fármacos algumas vezes envolve a gengiva. Esta é uma lesão da mucosa em decorrência da azatioprina, que é um antimetabólito usado para imunossupressão.

Esta seção inclui alergias aos materiais dentários, dentifrícios, colutórios, gomas de mascar e alimentos.

A manifestação clínica da alergia do tipo IV (alergia por contato) ocorre após um período de 12 a 48 horas depois do contato com o alergênio. Os efeitos na mucosa oral têm sido denominados lesões por contato, e o contato anterior com o alergênio resultando em sensibilização é um pré-requisito para essas reações ocorrerem (Holmstrup 1991). As reações da mucosa oral aos materiais restauradores incluem reações a mercúrio, níquel, ouro, zinco, cromo, paládio e acrílicos (Ovrutsky e Ulyanow 1976; Zaun 1977; Bergman *et al.* 1980; Council on Dental Materials, Instruments and Equipment Workshop 1984; Fisher 1987). As lesões, que podem infrequentemente afetar a gengiva, têm semelhanças clínicas com as lesões do líquen plano oral, que é o motivo pelo qual são denominadas lesões liquenoides (mais adiante neste capítulo) ou leucoplasia oral (Figura 14.17). Elas são esbranquiçadas ou avermelhadas, algumas vezes lesões ulceradas, mas uma das observações cruciais no diagnóstico é que as lesões desaparecem após a remoção do material agressor. Teste adicional de mancha para identificar o alergênio fornece informação suplementar (Larsen *et al.* 2017), mas para o amálgama dentário tem sido demonstrado que não existe correlação óbvia entre o resultado do teste de mancha epicutâneo e o resultado clínico após a remoção das restaurações (Skoglund 1994). Uma manifestação clínica confinada à área do contato com o material restaurador agressor e o resultado após a substituição desse material indica o diagnóstico (Bolewska *et al.* 1990).

A alergia por contato raramente ocorre após o uso de cremes dentais (Sainio & Kanerva 1995; Skaare *et al.* 1997) e enxaguatórios (Sainio & Kanerva 1995). Os conteúdos responsáveis pelas reações alérgicas podem ser flavorizantes, como carvona e canela (Drake & Maibach 1976) ou preservativos (Duffin & Cowan 1985). Os aditivos de sabor podem ser usados também em chicletes e resultam em formas semelhantes de gengivoestomatites (Kerr *et al.* 1971). As manifestações clínicas das alergias incluem a gengivite edematosa vermelha difusa ardente, muitas vezes com ulcerações ou branqueamento (Figura 14.18). As mucosas labial, jugal e da língua podem ser igualmente afetadas, e queilite pode também ser observada. Essas manifestações clínicas características formam a base do diagnóstico, que pode ser embasado pela resolução das lesões após a interrupção do uso do agente que contém o alergênio.

O trato gastrintestinal é o maior órgão imunológico do corpo, sendo constantemente bombardeado por uma miríade de proteínas dietéticas. Apesar da substancial exposição a proteínas, muito poucos pacientes desenvolvem alergias a alimentos em virtude do desenvolvimento de tolerância oral a esses antígenos (Chehade & Mayer, 2005). As reações alérgicas atribuídas aos alimentos podem manifestar-se tanto como reações do tipo I como do tipo IV.

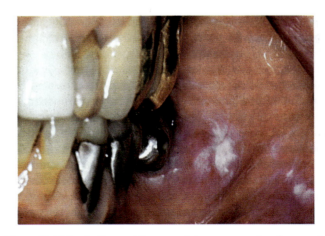

Figura 14.18 Lesão liquenoide por contato na mucosa jugal esquerda em virtude de hipersensibilidade a mercúrio tipo IV. A lesão é confinada à zona de contato com as restaurações de amálgama. Essas lesões normalmente desaparecem após a substituição das restaurações que contêm mercúrio por compósitos ou outros materiais sem os componentes que provocam alergia.

A reação do tipo I com tumefação significativa tem sido descrita após a ingestão de componentes alimentares, como amendoim e semente de abóbora. A alergia a pólen de bétula é associada a alguns tipos de alergias da mucosa oral, e mais de 20% dos pacientes com alergia oral podem ser hipersensíveis a *kiwi*, pêssego, maçã, castanha e salame (Yamamoto *et al.* 1995; Antico 1996; Asero *et al.* 1996; Liccardi *et al.* 1996; Rossi *et al.* 1996; Helbling 1997; Wutrich 1997). Outro alergênio alimentar que pode resultar em gengivite ou gengivoestomatite é a pimenta vermelha (Serio *et al.* 1991; Hedin *et al.* 1994). Ao menos que tenha sido demonstrado que as lesões regridam após a remoção do alergênio, é difícil estabelecer o diagnóstico.

Gengivite plasmocitária

A gengivite plasmocitária (PCG, do inglês *plasma cell gingivitis*) é condição inflamatória incomum de etiologia desconhecida (Jadwat *et al.* 2008), embora acredite-se em uma reação de hipersensibilidade a um alergênio. PCG é mais frequentemente encontrada em pessoas jovens (Hedin *et al.* 1994). Ela é frequentemente observada na parte anterior da gengiva e com frequência se estende para junção mucogengival. A lesão é geralmente assintomática e é caracterizada por lesões maculares que são vermelho brilhante, aveludadas, nitidamente circunscritas e planas a ligeiramente elevadas (Figura 14.19). Histopatologicamente, PCG é definida principalmente por um infiltrado denso de plasmócitos em forma de banda na lâmina própria. O diagnóstico não é bem definido, e diferentes condições gengivais nas quais os plasmócitos dominam foram classificadas como PCG. Ajudado pelo desbridamento, a condição pode normalmente cicatrizar espontaneamente, embora possa levar anos para desaparecer.

Eritema multiforme

O eritema multiforme (EM) é uma doença vesicobolhosa, reativa aguda, algumas vezes recorrente, que afeta as membranas mucosas e a pele. Um mal-estar geral frequentemente precede as lesões. O espectro da doença é de uma variante cutânea, autolimitada, leve, exantemática, com mínimo envolvimento oral a uma variante grave, progressiva, fulminante, com extensa necrose epitelial mucocutânea. A última forma da doença foi descrita como síndrome de Stevens-Johnson, com lesões espalhadas na membrana mucosa, que é oral, ocular e genital, além das lesões da pele (Lozada-Nur *et al.* 1989; Assier *et al.* 1995; Bystryn 1996; Ayangco & Rogers 2003). A entidade multilocular tem que ser diferenciada de outras desordens, como síndrome de Reiter e de Behçet, que também afetam os olhos, a mucosa oral e, frequentemente, a genitália. A patogênese do EM permanece desconhecida, mas a doença parece ser uma reação imune contra queratinócitos (Ayangco & Rogers 2003) precipitada por uma variedade de fatores, incluindo HSV (Lozada & Silverman 1978; Nesbit & Gobetti 1986; Ruokonen *et al.* 1988; Miura *et al.* 1992; Aurelian *et al.* 1998; Lucchese 2018), pneumonia por *Mycoplasma* (McKellar & Reade 1986; Stutman 1987) e vários fármacos (Bottiger *et al.* 1975; Gebel & Hornstein 1984; Kauppinen & Stubb 1984; Celentano *et al.* 2015) (Figura 14.20).

O EM pode ocorrer em qualquer idade, porém afeta jovens com mais frequência que adultos. Ele pode ou não envolver a mucosa oral, mas o envolvimento oral ocorre em torno de 25 a 60% dos casos (Huff *et al.* 1983); às vezes um único sítio oral é envolvido. A característica da lesão oral compreende lábios inchados com extensa formação de crosta na região do vermelhão (Figura 14.21). As lesões básicas, porém, são bolhas que se rompem e formam úlceras extensas, normalmente cobertas por exsudato fibrinoso amarelado intenso, algumas vezes descrito como pseudomembrana (Figura 14.22). Essas lesões podem também envolver a mucosa bucal e gengiva (Huff *et al.* 1983; Lozada-Nur *et al.* 1989; Scully *et al.* 1991; Barrett *et al.* 1993). As lesões em pele são características em virtude da aparência de íris, com o centro da bolha rodeado por um halo esbranquiçado dentro de uma zona eritematosa (Figura 14.23). Lesões intraorais similares a essa podem ocorrer, porém são infrequentes. A doença é normalmente autolimitada, mas recorrências são comuns. A cicatrização das lesões pode levar várias semanas (Fabbri & Panconesi 1993).

A histopatologia do EM mostra separação intra ou subepitelial do epitélio do tecido conjuntivo com inflamação perivascular (Reed 1985). Achados imuno-histoquímicos não são específicos, e na maioria das vezes a liberação do

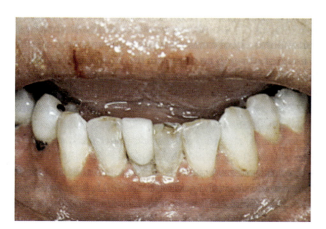

Figura 14.19 Gengivite difusa e queilite em decorrência de alergia por contato com um aditivo flavorizante no creme dental.

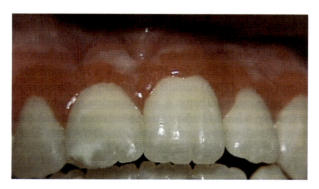

Figura 14.20 Gengivite plasmocitária.

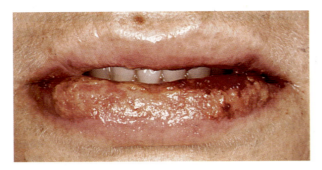

Figura 14.21 Eritema multiforme com formação de crosta na região do vermelhão do lábio inferior.

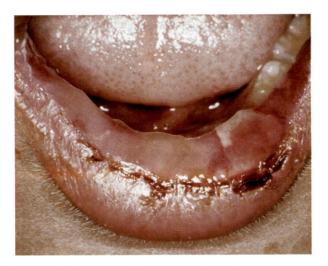

Figura 14.22 Eritema multiforme com ulceração coberta por um exsudato fibrinoso intenso.

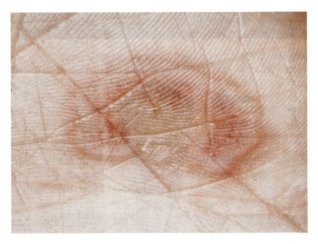

Figura 14.23 Eritema multiforme. Lesão em pele com a característica de aparência de íris. A bolha central é rodeada por um halo esbranquiçado dentro de uma zona eritematosa.

diagnóstico é sobre os achados clínicos. Embora as lesões periodontais não sejam as manifestações intraorais mais frequentes, elas podem algumas vezes representar um problema no diagnóstico diferencial. As típicas ulcerações com crostas na região do vermelhão e o exsudato fibrinoso intenso cobrindo as lesões intraorais são indicativos de EM, mas são algumas vezes indicativos de eritema multiforme exsudativo. As ulcerações mucosas podem levar semanas para cicatrizarem e são doloridas (Lozada-Nur *et al.* 1989). Como para quaisquer ulcerações intraorais, o controle de placa delicado e a limpeza profissional são obrigatórios. O tratamento frequentemente envolve corticoides sistêmicos, mas o tratamento tópico pode ser efetivo em casos com lesões menores. Casos de EM recorrente causados por infecção por herpes podem requerer uso profilático de 400 mg de aciclovir 2 vezes/dia.

Doenças autoimunes da pele e das membranas mucosas

Uma variedade de desordens mucocutâneas apresenta manifestações gengivais, às vezes na forma de lesões descamativas ou ulceração da gengiva. As mais importantes dessas doenças são: líquen plano, penfigoide, pênfigo vulgar, eritema multiforme e lúpus eritematoso.

Pênfigo vulgar

Pênfigo é um grupo de doenças autoimunes caracterizadas pela formação de bolhas intraepiteliais na pele ou nas membranas mucosas (McMillan *et al.* 2015). O grupo compreende diversas variantes, das quais o pênfigo vulgar (PV) é a forma mais comum e séria (Barth e Venning 1987).

Indivíduos de origem judaica e mediterrânea são mais frequentemente afetados pelo PV do que os de outras etnias. Essa é uma forte indicação de origem genética da doença (Pisanti *et al.* 1974). A doença pode ocorrer em qualquer idade, mas é tipicamente observada na meia-idade ou em idosos. Manifesta-se pela formação difusa de bolhas, incluindo grandes áreas da pele, e, se deixada sem tratamento, a doença pode levar a risco à vida. O início intraoral da doença com a formação de bolhas é muito comum, e as lesões da mucosa oral, incluindo a gengiva, são frequentemente observadas. As lesões iniciais podem assemelhar-se a úlceras aftosas (Figura 14.24), mas lesões erosivas difusas são comuns nos estágios avançados (Figura 14.25). O envolvimento gengival pode apresentar-se como lesões descamativas dolorosas, ou como erosões ou ulcerações, que são remanescentes do rompimento das bolhas. Essas lesões podem ser indistinguíveis do penfigoide benigno das membranas mucosas (Zegarelli & Zegarelli 1977; Sciubba 1996) (Figura 14.26). Como a formação da bolha é localizada na camada celular espinhosa, a chance de se observar uma bolha intacta é ainda mais reduzida do que no penfigoide benigno das membranas mucosas. O envolvimento de outras membranas mucosas é comum (Laskaris *et al.* 1982). As úlceras cicatrizam lentamente, em regra sem a formação de cicatriz, e a doença desenvolve um curso crônico com formação de bolhas recorrentes (Zegarelli & Zegarelli 1977).

O diagnóstico do PV é baseado no aspecto histológico característico da formação de bolha intraepitelial em virtude da destruição dos desmossomos, resultando em acantólise. A bolha contém células epiteliais livres não aderidas,

Capítulo 14 Doenças Gengivais Não Induzidas por Placa

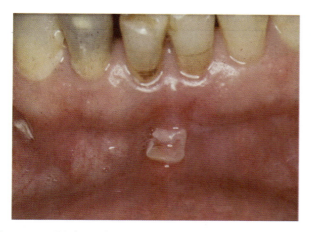

Figura 14.24 Pênfigo vulgar. Lesão inicial parecendo estomatite aftosa recorrente.

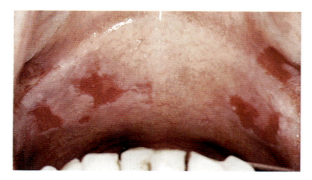

Figura 14.25 Pênfigo vulgar. Erosões da mucosa do palato mole. As lesões erosivas ocorrem em decorrência da perda da parte superficial do epitélio, deixando o tecido conjuntivo coberto somente pela camada de células basais.

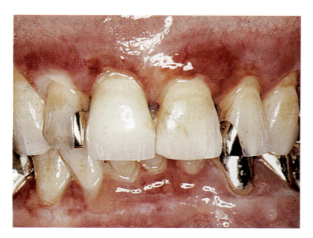

Figura 14.26 Penfigoide de membrana mucosa afetando a gengiva inserida da maxila e mandíbula. As lesões são eritematosas e parecem lesões de líquen plano eritematoso. Elas resultam em dor associada a procedimentos orais, incluindo alimentação e procedimentos de higiene oral.

denominadas células de Tzank, que perdem suas pontes intercelulares (Coscia-Porrazzi et al. 1985; Nishikawa et al. 1996). Células mononucleares e neutrófilos dominam a reação inflamatória associada. A imuno-histoquímica revela depósitos epiteliais pericelulares de IgG e C3. Autoanticorpos circulantes contra moléculas de adesão interepiteliais são detectados nas amostras de soro da maioria dos pacientes, mas, no estágio inicial da doença intraoral, os anticorpos antiepiteliais podem não estar elevados (Melbye et al. 1987; Manton & Scully 1988; Lamey et al. 1992; Lever & Schaumburg-Lever 1997). A origem da formação das bolhas no PV é o dano à adesão intercelular causado por anticorpos direcionados às macromoléculas de adesão celular epitelial do tipo caderina (desmogleína 1 e 3) (Nousari e Anhalt 1995; Nishikawa et al. 1996; Lanza et al. 2006). O mecanismo pelo qual tais moléculas desencadeiam a formação de autoanticorpos ainda não foi estabelecido.

O encaminhamento imediato do paciente com PV ao dermatologista ou clínico geral é importante, pois, quando a doença é reconhecida tardiamente (Daltaban et al. 2020), ela pode ser fatal, embora o tratamento com corticosteroide sistêmico possa, atualmente, tratar a maioria dos casos. O tratamento local suplementar consiste no controle cuidadoso da placa e na limpeza profissional, como já mencionado para as doenças inflamatórias da mucosa oral. Algumas vezes, a aplicação adicional de corticosteroide tópico é necessária para controlar a atividade da doença intraoral.

Penfigoide

Penfigoide é um grupo de distúrbios nos quais autoanticorpos contra componentes da membrana basal acarretam o descolamento do epitélio do tecido conjuntivo. O penfigoide bolhoso afeta predominantemente a pele, mas envolvimento da mucosa oral pode ocorrer (Brooke 1973; Hodge et al. 1981). Caso somente as membranas mucosas sejam afetadas, o termo penfigoide benigno da membrana mucosa (PBMM) é frequentemente utilizado. O termo penfigoide cicatricial é também empregado para descrever a doença bolhosa subepitelial limitada à boca e aos olhos, que raras vezes acomete outras áreas mucosas. Esse termo é problemático para as lesões orais, visto que, habitualmente, essas lesões não resultam em cicatriz, ao passo que, no caso de lesões oculares, essa é uma preocupação importante (Scully et al. 1998b). Atualmente, é evidente que o PBMM compreende um grupo de doenças caracterizado pela reação imune envolvendo autoanticorpos contra vários antígenos de áreas da membrana basal (Scully & Laskaris 1998). Esses antígenos têm sido identificados como componentes do hemidesmossomo ou lâmina lúcida (Leonard et al. 1982, 1984; Manton e Scully 1988; Domloge-Hultsch et al. 1992, 1994), e tem-se demonstrado que o soro de pacientes com lesões orais reconhece a subunidade integrina alfa-6 (Rashid et al. 2006). Além disso, processos destrutivos celulares mediados por complemento podem estar envolvidos na patogênese da doença (Eversole 1994). Os mecanismos desencadeadores dessas reações, no entanto, não foram ainda revelados.

A maioria dos pacientes acometidos é mulher, com média de idade ao início de 50 anos ou mais (Shklar & McCarthy 1971). O envolvimento oral no PBMM é quase inevitável, e a cavidade oral costuma ser o primeiro local de atividade da doença (Silverman et al. 1986; Gallagher & Shklar 1987). Qualquer área da mucosa oral pode estar envolvida no

PBMM, mas a manifestação principal são as lesões descamativas da gengiva, apresentando-se como eritema intenso da gengiva inserida (Laskaris *et al.* 1982; Silverman *et al.* 1986; Gallagher & Shklar 1987) (Figura 14.26). As alterações inflamatórias, quando não causadas por placa, podem se estender por toda a largura gengival e, até mesmo, além da junção mucogengival. A fricção da gengiva pode precipitar a formação de bolha (Dahl & Cook 1979). Isso é caracterizado como sinal de Nicholsky positivo e é causado pela destruição da adesão do epitélio ao tecido conjuntivo. As bolhas intactas são, frequentemente, claras a amareladas ou podem ser hemorrágicas (Figuras 14.27 e 14.28) Mais uma vez, isso ocorre em decorrência da separação do epitélio do tecido conjuntivo na junção, resultando na exposição de vasos sanguíneos no interior da bolha. Em geral, a bolha rompe-se rapidamente, deixando úlceras recobertas por fibrina. Muitas vezes, fragmentos epiteliais podem ser observados em virtude do rompimento das bolhas. Outras superfícies mucosas são acometidas em alguns pacientes. As lesões oculares são particularmente importantes, pois a formação de cicatriz pode resultar em cegueira (Williams *et al.* 1984) (Figura 14.29).

A separação do epitélio do tecido conjuntivo na membrana basal é a principal característica diagnóstica do PBMM. A reação inflamatória não específica é um achado histológico secundário. Além disso, o exame imuno-histoquímico pode ajudar a distinguir o PBMM das outras doenças vesicobolhosas, particularmente o pênfigo, que é potencialmente fatal. Depósitos de C3, IgG e, algumas vezes, outras imunoglobulinas, bem como fibrina, são observados na área da membrana basal na maioria dos casos (Laskaris & Nicolis 1980; Daniels & Quadra-White 1981; Manton & Scully 1988). É importante envolver o tecido perilesional na biopsia, pois os aspectos característicos podem estar ausentes no tecido lesional (Ullman 1988). Imunoglobulinas circulantes nem sempre são observadas no PBMM pela imunofluorescência indireta (Laskaris & Angelopoulos 1981). Entretanto, um estudo demonstrou que 75% de 20 pacientes com fenótipo de penfigoide oral sem cicatrizes apresentavam autoanticorpos circulantes contra a molécula BP180, o que indica uma grande importância dessa proteína como antígeno-alvo nesse tipo de penfigoide apenas com lesões orais (Calabresi *et al.* 2007).

O tratamento consiste em remoção profissional atraumática da placa e instrução individual no controle suave, mas cuidadoso, diário da placa, eventualmente suplementado pelo uso diário de clorexidina e/ou aplicação de corticosteroide tópico, se necessário. Assim como em todas as doenças inflamatórias crônicas da mucosa oral, os procedimentos de higiene oral são muito importantes, e o controle da infecção pela placa bacteriana pode resultar na redução considerável da atividade e nos sintomas da doença. Também é importante prevenir o desenvolvimento de perda da inserção em virtude da periodontite nesses pacientes com dificuldades de manter a higiene oral (Tricamo *et al.* 2006). No entanto, a doença é de natureza crônica, e a formação de bolhas é inevitável na maioria dos pacientes. Os corticosteroides tópicos, aplicados preferencialmente à noite, reduzem a reação inflamatória.

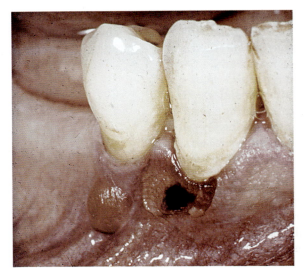

Figura 14.27 Penfigoide de membrana mucosa com bolha intacta e rompida.

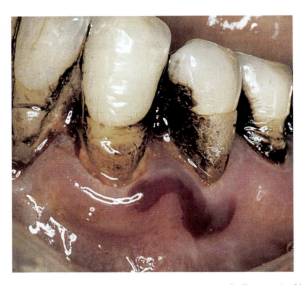

Figura 14.28 Penfigoide de membrana mucosa com bolha gengival hemorrágica. O paciente usa clorexidina diariamente para redução de placa.

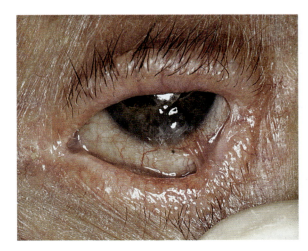

Figura 14.29 Penfigoide de membrana mucosa. Lesão ocular com formação de cicatriz em razão da coalescência da pálpebra e da mucosa conjuntiva.

Uma revisão sistemática sugeriu preliminarmente que pacientes com PV oral ou PBMM parecem um pouco mais suscetíveis à periodontite, o que, por sua vez, pode potencialmente disparar as desordens bolhosas. Obviamente, esses pacientes devem ser encorajados por dermatologistas a buscar acompanhamento periodontal profissional por dentistas (Jascholt *et al.* 2017).

Líquen plano

O líquen plano é a doença mucocutânea mais comum entre as manifestações gengivais. A doença pode afetar a pele e a boca, bem como outras mucosas em alguns pacientes, enquanto em outros envolve tanto a pele quanto a mucosa oral isoladamente. O envolvimento oral isolado é comum, e lesões cutâneas concomitantes, nos pacientes com lesões orais, têm sido encontradas em 5 a 44% dos casos (Andreasen 1968; Axéll & Rundquist 1987). A doença pode estar associada a desconforto significativo, e, desde que foi constatado seu potencial pré-maligno (Holmstrup 1992), é importante diagnosticar e tratar os pacientes, bem como acompanhá-los com exames orais regulares (Holmstrup *et al.* 1988; Mattson *et al.* 2002; Mignogna *et al.* 2007).

A prevalência de líquen plano oral (LPO) em diversas populações tem sido relatada entre 0,1 a 4% (Scully *et al.* 1998a). A doença pode acometer pacientes em qualquer idade, embora seja raramente observada na infância (Scully *et al.* 1994).

As lesões cutâneas são caracterizadas por pápulas com estrias esbranquiçadas (estrias de Wickham) (Figura 14.30). O prurido é um sintoma comum, e as localizações mais frequentes são regiões flexoras dos braços, coxas e pescoço. Na maioria dos casos, as lesões cutâneas desaparecem espontaneamente após alguns meses, o que é nitidamente contrastante com as lesões orais, que, habitualmente, persistem por muitos anos (Thorn *et al.* 1988).

Diversos aspectos clínicos são característicos de LPO. Esses aspectos incluem:

- Papular (Figura 14.31)
- Reticular (Figuras 14.32, 14.33 e 14.40)
- Em forma de placa (Figura 14.34)
- Eritematoso (atrófico) (Figuras 14.35 a 14.39)
- Ulcerativo (Figuras 14.36 e 14.41)
- Bolhoso (Figura 14.43).

A presença simultânea de mais de um tipo de lesão é comum (Thorn *et al.* 1988). As manifestações clínicas mais características da doença e a base do diagnóstico clínico são as pápulas brancas (Figura 14.31) e as estrias brancas (Figuras 14.32, 14.33 e 14.40) que, muitas vezes, formam padrões reticulares (Thorn *et al.* 1988), habitualmente bilaterais (Ingafou *et al.* 2006). Algumas vezes, as lesões ulcerativa e eritematosa são referidas como erosivas (Rees 1989). As lesões papular, reticular e do tipo placa em geral não produzem sintomas significativos, enquanto as lesões atrófica e ulcerativa estão associadas a dor moderada a intensa, especialmente com relação a procedimentos de higiene oral e alimentação. Qualquer área da mucosa oral pode

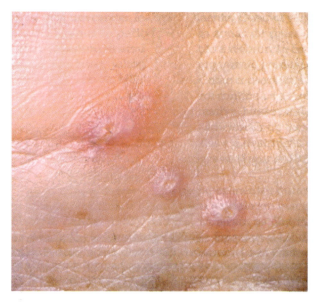

Figura 14.30 Lesões cutâneas de líquen plano. Pápulas com delicadas estrias brancas.

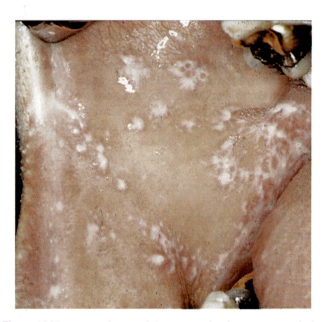

Figura 14.31 Líquen plano oral. Lesão papular da mucosa vestibular direita.

ser afetada pelo LPO, mas as lesões muitas vezes se modificam quanto ao tipo clínico e à extensão com o passar dos anos. Essas alterações podem implicar o desenvolvimento de lesões do tipo placa, que são clinicamente indistinguíveis da leucoplasia oral. Esse fato pode ocasionar um problema diagnóstico se outras lesões mais características de LPO desaparecerem (Thorn *et al.* 1988).

O padrão histopatológico característico no LPO é o acúmulo subepitelial de linfócitos e macrófagos, em forma de banda, característico da reação de hipersensibilidade do tipo IV (Eversole *et al.* 1994). O epitélio demonstra hiperorto ou hiperparaqueratinização e rompimento basocelular, com transmigração dos linfócitos para as camadas celulares basal e parabasal (Eversole 1995). Os linfócitos infiltrantes

340 Parte 6 Patologia Periodontal

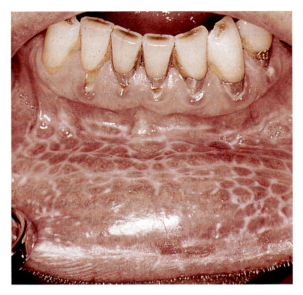

Figura 14.32 Líquen plano oral. Lesão reticular da mucosa do lábio inferior. As estrias brancas são chamadas estrias de Wichkham.

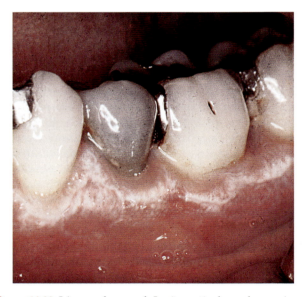

Figura 14.33 Líquen plano oral. Lesões reticulares da gengiva na região de pré-molar e molar inferior esquerdo.

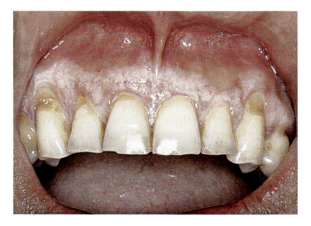

Figura 14.34 Líquen plano oral. Lesão em forma de placa da gengiva maxilar.

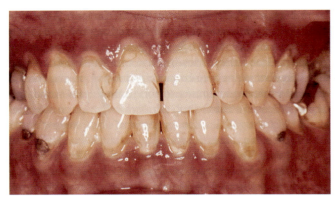

Figura 14.35 Líquen plano oral. Lesões eritematosas da gengiva vestibular maxilar e mandibular. Essas lesões foram previamente chamadas de gengivite descamativa. Observe que a margem da gengiva tem uma cor normal na região de incisivos superiores, o que distingue as lesões da gengivite induzida por placa.

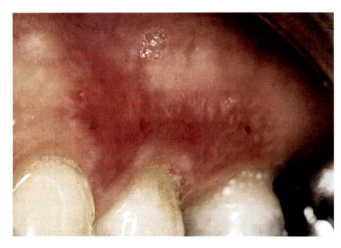

Figura 14.36 Líquen plano oral. Lesão eritematosa e ulcerativa da gengiva maxilar.

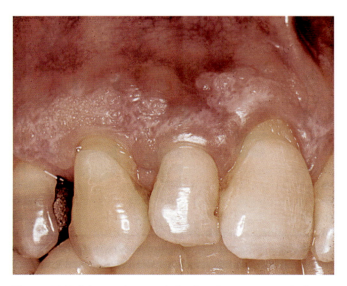

Figura 14.37 Líquen plano oral. Lesão eritematosa e reticular na gengiva maxilar. Vários tipos de lesões são frequentemente presentes simultaneamente.

Capítulo 14   Doenças Gengivais Não Induzidas por Placa

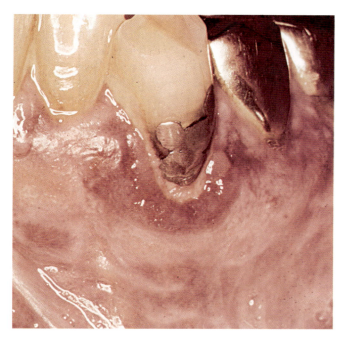

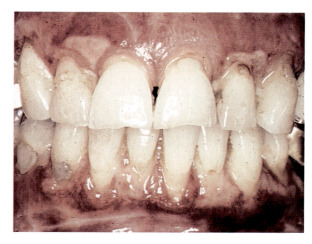

Figura 14.41 Líquen plano oral. Lesões eritematosas e ulcerativas/reticulares das regiões de incisivos maxilares e mandibulares. Essa mulher com 48 anos sofria com grande desconforto quando se alimentava, bebia ou escovava os dentes.

Figura 14.38 Líquen plano oral. Lesão eritematosa e reticular na região de canino inferior esquerdo. O acúmulo de placa resultou na exacerbação do líquen plano oral, e as lesões eritematosas comprometem os procedimentos de higiene oral. Isso pode levar a um círculo vicioso que o dentista pode ajudar a quebrar.

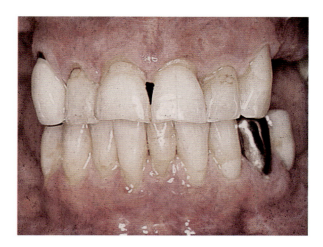

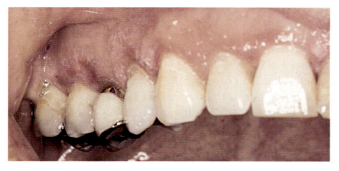

Figura 14.39 Líquen plano oral. Lesão eritematosa e reticular da gengiva maxilar direita em um paciente que usa uma escova de dentes elétrica, o que é traumático para a gengiva marginal. O trauma físico resulta em uma exacerbação da lesão com características eritematosas e dor.

Figura 14.42 Mesma paciente mostrada na Figura 14.41 após o tratamento periodontal e extração dos dentes com bolsas profundas. Um programa individualizado de higiene oral, que envolveu remoção cuidadosa e meticulosa de placa, foi usado pela paciente por 3 meses. As lesões eritematosas/ulcerativas estão agora cicatrizadas e não há mais quaisquer sintomas.

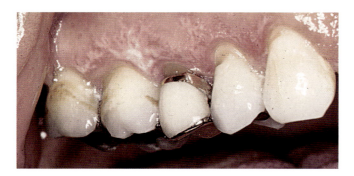

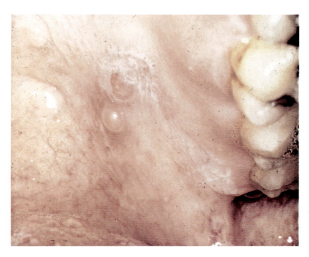

Figura 14.40 Mesmo paciente mostrado na Figura 14.39 após modificação das instruções de escovação sem ação traumática sobre a margem gengival. Não se observa mais dor pelo paciente.

Figura 14.43 Líquen plano oral. Lesão bolhosa/reticular da mucosa palatina esquerda.

têm sido identificados como CD4+ e CD8+ (Buechner 1984; Walsh *et al.* 1990; Eversole *et al.* 1994). Outras manifestações características são corpos de Civatte, que são células basais disqueratóticas. Os achados imuno-histoquímicos comuns do LPO consistem em fibrina na zona da membrana basal, e depósitos de IgM, C3, C4 e C5 também podem ser observados. Nenhum desses achados é específico de LPO (Schiodt *et al.* 1981; Kilpi *et al.* 1988; Eversole *et al.* 1994).

A reação inflamatória subepitelial nas lesões de LPO ocorrem presumivelmente em virtude de um antígeno não identificado na junção entre o epitélio e o tecido conjuntivo ou aos componentes das células do epitélio basal (Holmstrup & Dabelsteen 1979; Walsh *et al.* 1990; Sugerman *et al.* 1994). O antígeno específico ao líquen plano no estrato espinhoso das lesões cutâneas já foi descrito (Camisa *et al.* 1986), mas não parece participar significativamente no desenvolvimento das lesões orais, visto que é raramente observado nesse local. Ainda permanece o questionamento se o LPO é um grupo multivariado de doenças etiologicamente distintas com características clínicas e histopatológicas comuns ou uma doença caracterizada pela reação de hipersensibilidade tipo IV a um antígeno na área da membrana basal. O diagnóstico clínico é baseado na presença de lesões papulares ou reticulares. O diagnóstico pode ser confirmado por achados histopatológicos de hiperqueratose, alterações degenerativas basocelulares e inflamação subepitelial dominada por linfócitos e macrófagos (Holmstrup 1999).

A origem incerta do LPO resulta em diversos casos no limite diagnóstico denominados lesões liquenoides orais (LLO), nas quais o diagnóstico final é difícil de se estabelecer (Thornhill *et al.* 2006). As LLO mais comuns são provavelmente lesões por contato com restaurações dentárias (Holmstrup 1991) (ver anteriormente neste capítulo). Outros tipos de LLO estão associados a diversos tipos de medicamentos, incluindo antimaláricos, quinina, quinidina, anti-inflamatórios não esteroides, tiazidas, diuréticos, sais de ouro, penicilamina e betabloqueadores (Scully *et al.* 1998a). Reações enxerto *versus* hospedeiro também são caracterizadas por aparência liquenoide (Fujii *et al.* 1988), e um grupo de LLO está associado a doenças sistêmicas, incluindo doença hepática (Fortune & Buchanan 1993; Bagan *et al.* 1994; Carrozzo *et al.* 1996). Isso pode ser particularmente evidente na Europa meridional e no Japão, em que se observou hepatite C em 20 a 60% dos casos de LLO (Bagan *et al.* 1994; Gandolfo *et al.* 1994; Nagao *et al.* 1995).

Diversos estudos de acompanhamento demonstraram que o LPO está associado a aumento no desenvolvimento de câncer oral. A frequência de desenvolvimento de câncer tem variado de 0,5 a 2% (Holmstrup *et al.* 1988; Mattson *et al.* 2002; Ingafou *et al.* 2006; Mignogna *et al.* 2007).

Quando a gengiva está envolvida, a parte mais importante do regime terapêutico é o controle meticuloso atraumático da placa, que resulta na melhora significativa em vários pacientes (Holmstrup *et al.* 1990) (Figuras 14.39 a 14.42). Procedimentos individuais de higiene oral com o propósito de remover efetivamente a placa sem influência traumática no tecido gengival devem ser empregados para todos os pacientes com sintomas. Nos casos de persistência da dor, tipicamente relacionada com lesões atróficas e ulceradas, o tratamento antifúngico pode ser necessário caso as lesões apresentem hifas, o que ocorre em 37% dos casos de LPO (Krogh *et al.* 1987). Em casos dolorosos, que não responderam ao tratamento mencionado, o uso de agentes terapêuticos pode ser considerado, e diversos agentes foram investigados. Entre esses estão corticoides, retinoides, ciclosporina e fototerapia, além de outras modalidades. Uma revisão sistemática de ensaios clínicos (Al-Hashimi *et al.* 2007) mostrou que corticosteroides tópicos são frequentemente efetivos, preferencialmente em uma pasta ou unguento, para serem usados 3 vezes/dia por várias semanas. No entanto, nesses casos, recaídas são muito comuns, motivo pelo qual períodos intermitentes de tratamento podem ser necessários por um longo tempo. *Aloe vera* mostra resultados promissores, especialmente sem efeitos adversos, comparados com vários efeitos adversos dos corticosteroides (Ali & Wahbi 2017). Parece que tracolimus tópico é uma alternativa efetiva ao clobetasol tópico e pode ser considerado com uma terapia de primeira escolha no manejo do LPO doloroso (Chamani *et al.* 2015).

Lúpus eritematoso

Lúpus eritematoso (LE) é um grupo de distúrbios autoimunes do tecido conjuntivo nos quais autoanticorpos se formam contra vários constituintes celulares, incluindo o núcleo e a membrana citoplasmática. Todas as partes do corpo podem ser afetadas, e a doença é muito mais prevalente nas mulheres que nos homens. A etiologia do LE permanece desconhecida, mas depósitos de complexos antígeno-anticorpo parecem participar no dano tecidual característico da doença (Schrieber & Maini 1984). A prevalência de LE tem sido estimada em 0,05% (Condemi 1987).

Existem duas formas tradicionais principais: LE discoide (LED) e LE sistêmico (LES), que pode acometer diversos sistemas do corpo, incluindo os rins, o coração, o sistema

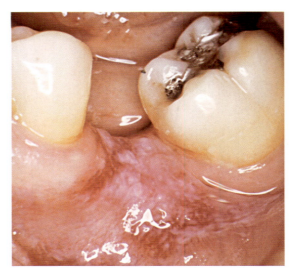

Figura 14.44 Lesão de lúpus eritematoso discoide gengival. Uma área central eritematosa com pequenos pontos brancos é rodeada por delicadas estrias brancas.

nervoso central, o sistema vascular e a medula óssea. Recentemente, duas novas formas, LE cutâneo agudo e subagudo, foram adicionadas à classificação, e representam diferentes graus de atividade da doença, além de aumentarem o risco de LES (Wouters *et al.* 2004).

O LED é uma forma crônica leve, que envolve a pele e as membranas mucosas, muitas vezes incluindo a gengiva e outras partes da mucosa oral (Schiodt 1984; Schiodt & Pindborg 1984). A lesão característica apresenta-se como área atrófica central com pequenos pontos brancos circundados por finas estrias brancas com periferia de eritema (Figura 14.44). As lesões podem estar ulceradas ou clinicamente indistinguíveis do LPO eritematoso (Figura 14.45) (Schiodt 1984). Muitas vezes, os pacientes apresentam lesões gengivais acastanhadas, que são efeito colateral de medicamentos antimaláricos prescritos como parte do seu tratamento (Figura 14.46). Oito por cento dos pacientes com LED desenvolvem LES, e as ulcerações podem ser um sinal de LES (Rodsaward *et al.* 2017), que tem uma prevalência de 25 a 40% de lesão oral (Schiodt 1984; Pisetsky 1986; Jonson *et al.* 1988). As lesões cutâneas características em asa de borboleta, de cor *bordeaux*, são máculas fotossensíveis, descamativas e eritematosas, localizadas no dorso do nariz e nas bochechas (Standefer & Mattox 1986). O tipo sistêmico, que pode ser fatal em virtude de complicações renais e hematológicas, também apresenta lesões cutâneas na face, mas elas tendem a disseminar-se por todo o corpo.

O diagnóstico baseia-se nos achados clínicos e histopatológicos. As alterações epiteliais características das lesões de LE oral são hiperqueratose, tampão de queratina e variação no espessamento do epitélio, além de degeneração por liquefação basocelular e aumento na largura da membrana basal. O tecido conjuntivo subepitelial apresenta inflamação, muitas vezes lembrando o LPO, mas frequentemente com um padrão em forma de banda menos distinto (Schiodt & Pindborg 1984). A investigação imuno-histoquímica revela depósitos de várias imunoglobulinas, C3 e fibrinas ao longo da membrana basal (Reibel & Schiodt 1986).

Regimes de tratamento com corticosteroide sistêmico e outros anti-inflamatórios são necessários para o LES. Tratamento tópico adicional é frequentemente necessário para tratar as lesões intraorais sintomáticas.

Lesões inflamatórias granulomatosas (granulomatose orofacial)

Doença de Crohn

A doença de Crohn (DC) é caracterizada por infiltrados granulomatosos crônicos da parede das últimas alças do íleo, mas qualquer parte do trato gastrintestinal pode ser afetada. Como a cavidade oral é parte do trato gastrintestinal, não é de surpreender que a doença de Crohn possa ocorrer do reto aos lábios. Quando a mucosa oral está envolvida como parte da DC, o componente oral é classificado como doença de Crohn oral. Granulomatose orofacial (GOF) é uma desordem inflamatória crônica rara confinada a lábios, gengiva, mucosa bucal e soalho da boca. O exato relacionamento entre GOF e doença de Crohn oral permanece desconhecido, mas, atualmente, as duas doenças são consideradas como entidades separadas (Sanderson *et al.* 2005; Zbar *et al.* 2012; Gale *et al.* 2016).

O número de relatos de lesões que envolvem o periodonto é limitado (van Steenberghe *et al.* 1976), o que está provavelmente relacionado com a tradição de muitos clínicos de usar o termo lesões aftosas para qualquer doença ulcerativa da mucosa oral. As lesões orais apresentam espantosa semelhança com aquelas no intestino, reveladas pela retoscopia, ou seja, ulcerações irregulares longas, com bordas elevadas e aspecto rendilhado. Habitualmente, as lesões periodontais surgem após o estabelecimento do diagnóstico com base no envolvimento intestinal, mas, algumas vezes, as lesões orais são os primeiros achados que levam ao diagnóstico. Os achados clínicos encontrados são dobras nos sulcos bucal e labial (Figura 14.47), e na gengiva um rendilhado eritematoso ou aparência granulomatosa pode ser observado (Figura 14.48 e 14.49). A exacerbação das lesões orais ocorre paralelamente com as lesões intestinais. Relatou-se um aumento do risco de destruição periodontal associado à função neutrofílica deficiente (Lamster *et al.* 1982).

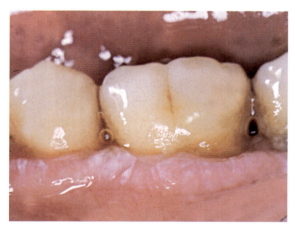

Figura 14.45 Lesão de lúpus eritematoso, na gengiva, em forma de placa parecendo queratose friccional ou leucoplasia.

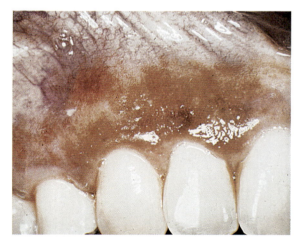

Figura 14.46 Fármacos antimaláricos podem resultar em uma coloração gengival acastanhada. Esse é um paciente com lúpus eritematoso discoide que recebeu um fármaco antimalárico, cloroquina, como parte do regime de tratamento.

Sarcoidose

Condições inflamatórias granulomatosas foram usadas como um termo coletivo para DC, GOF e sarcoidose, porque essas doenças mostram as mesmas características histopatológicas: não caseificação, granulomas de células epitelioides no tecido afetado. Raramente, todas as três doenças podem apresentar lesões gengivais, caracterizadas por edemas (Pindborg 1992; Mignogna *et al.* 2001), e sarcoidose, que está algumas vezes presente como crescimento gengival granular vermelho ardente (Figura 14.50). Dos 45 casos de sarcoidose oral, 13% tinham lesões gengivais (Blinder *et al.* 1997). Um estudo com 35 pacientes com GOF demonstrou anormalidades no íleo e no cólon em 54%, e granulomas foram revelados em biopsias de intestino em 64% dos pacientes. Anormalidades intestinais eram significativamente mais prováveis se a idade de início era < 30 anos (Sanderson *et al.* 2005).

O tratamento local de edema desconfigurante do lábio como parte das condições inflamatórias granulomatosas orais consiste em injeção de esteroide intralesional (El-Hakim e Chauvin 2004; Mignogna *et al.* 2004) ou aplicação de pasta diariamente ou 2 vezes/dia durante as exacerbações dolorosas e higiene oral meticulosa para reduzir a inflamação adicional na região oral. O tratamento de qualquer condição inflamatória na região oral, incluindo periodontite, inflamação periapical e mesmo lesões mucosas em

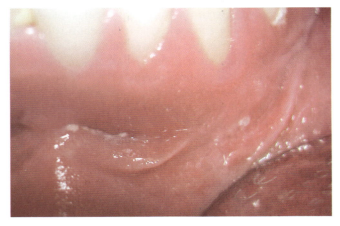

Figura 14.47 Um achado oral frequente em pacientes com doença de Crohn é a dobra mucosa, normalmente localizada no sulco bucal ou labial. Essas lesões podem ser o primeiro achado clínico que leva ao diagnóstico da doença. O exame histopatológico das biopsias dessas dobras revela granuloma de células epitelioides. As dobras são também características para outros tipos de granulomatose orofacial.

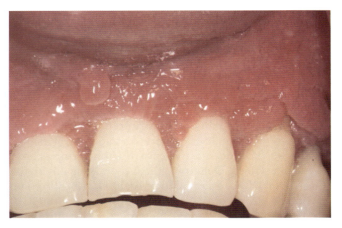

Figura 14.48 Lesão gengival em um paciente com doença de Crohn. Rendilhado pode ser visto na gengiva. O exame histopatológico das biopsias desse tipo de lesão muito frequentemente contém granulomas. Assim, se essas lesões estão presentes, deve-se realizar uma biopsia nesse local.

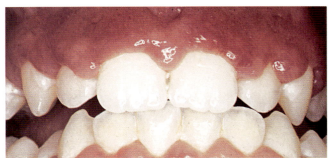

Figura 14.50 Hiperplasia gengival eritematosa pode ocorrer em virtude de sarcoidose, que é uma das granulomatoses orofaciais; outras são doença de Crohn e síndrome de Melkersson-Rosenthal.

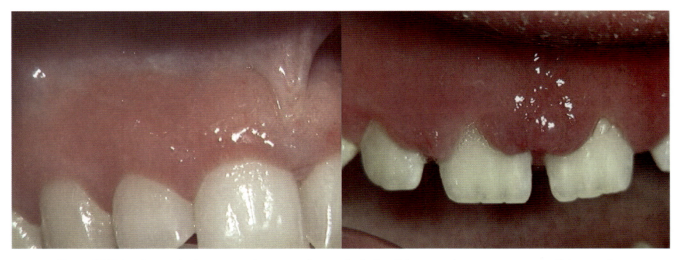

Figura 14.49 Lesão gengival em um paciente com doença de Crohn. Eritema e edema com uma superfície granular.

virtude de hipersensibilidade a materiais restauradores, é importante na resolução de alguns casos (Guttman-Yassky *et al.* 2003). Um importante diagnóstico diferencial é a lesão gengival possivelmente associada à respiração bucal. Esse tipo de lesão, que pode parecer aquelas de GOF, é confinada à área entre os dentes caninos superiores. A superfície eritematosa tem uma aparência seca e brilhante, e a lesão é primariamente vista em pacientes com dificuldade de fechamento dos lábios. A deposição de bactérias no lado vestibular dos dentes anteriores e a gengiva, facilitada pela respiração bucal, pode ter uma participação no desenvolvimento desse tipo de lesão gengival, o que pode também estar em conjunção com lesões liquenoides do lado mucoso do lábio superior (Backman & Jontell 2007).

Processos reativos

Épulis

Épulis é um tumor localizado na gengiva. A maioria dessas lesões gengivais são processos reativos com uma presumida origem exógena, como trauma, cálculo etc. Isso está em contraste com epúlides, que são neoplasmas verdadeiros, caracterizados pela perda genética da sua regulação proliferativa. Os processos reativos mais comuns na gengiva são:

- Épulis fibroso (Figura 14.51)
- Granuloma fibroblástico calcificante (Figura 14.52)
- Granuloma piogênico (épulis vascular) (Figuras 14.53 e 14.54)
- Granuloma periférico de células gigantes (ou central) (Figura 14.55).

Épulis fibroso

Um épulis fibroso (hiperplasia fibrosa focal, hiperplasia fibroepitelial) é um processo reativo frequentemente coberto por um epitélio normal e é normalmente da mesma cor da mucosa oral ao redor. A proliferação do tecido conjuntivo subepitelial é induzida por trauma crônico ou outros fatores locais. Por definição, um épulis é confinado à gengiva, mas o mesmo tipo de lesão é frequentemente encontrado na mucosa bucal como resultado de uma falta de dente. Ele deve ser distinguido do fibroma, que é uma neoplasia verdadeira (Babu & Hallikeri 2017).

Granuloma fibroblástico calcificante

O granuloma fibroblástico calcificante (GFC) é um épulis verdadeiro, já que ele pode afetar somente a gengiva (Figura 14.52). Clinicamente é difícil discriminar entre GFC e um épulis fibroso, e o diagnóstico é estabelecido por histopatologia, em que tecidos calcificados são vistos como parte do tecido conjuntivo (Andersen *et al.* 1973). O GFC deriva de células mesenquimatosas indiferenciadas do ligamento periodontal e são induzidos por irritativos locais.

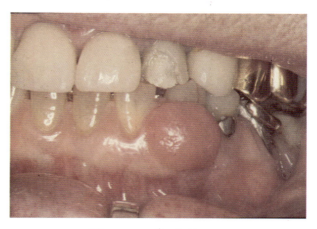

Figura 14.51 Épulis fibroso.

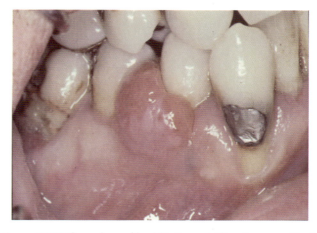

Figura 14.52 Granuloma fibroblástico calcificante na região de pré-molar inferior direito.

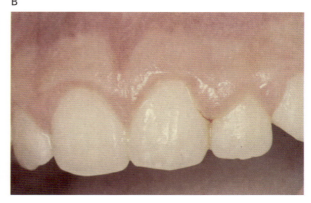

Figura 14.53 Granuloma piogênico na região de incisivos superiores antes (**A**) e depois do tratamento (**B**).

346 Parte 6 Patologia Periodontal

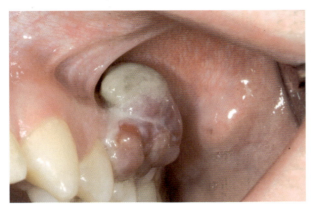

Figura 14.54 Granuloma piogênico grande na região de pré-molares e molares superiores.

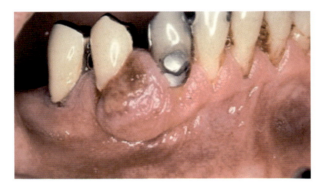

Figura 14.55 Granuloma periférico de células gigantes da região de canino/pré-molares inferior.

Granuloma piogênico

O granuloma piogênico (GP) pode ocorrer em qualquer sítio da mucosa oral. Como um épulis, ele é frequentemente diferenciado clinicamente do épulis fibroso e do GFC. Uma variedade de vasos sanguíneos pode ser vista no tecido conjuntivo, dando uma coloração complexa ao GP, com elementos vermelhos e amarelados ulcerados. O tamanho da lesão, que pode ser grande, é também um fator de distinção (Figuras 14.53 e 14.54). Os principais fatores que contribuem para o GP são as presenças de placa e cálculo. Uma correlação definitiva foi observada entre estrógeno sérico, hormônio progesterona e GP durante a gravidez (Daley et al. 1991).

Granuloma periférico de células gigantes

O granuloma periférico de células gigantes (GPCG) é caracterizado por numerosas células gigantes multinucleadas e um estroma fibrocelular. A origem das células gigantes não é conhecida, porém mais provavelmente elas se relacionam com osteoclastos e células endoteliais. Como um verdadeiro épulis, o GPCG é frequentemente observado como um tumor localizado na papila interdental, margem alveolar edêntula, originando-se do ligamento periodontal ou periósteo. A cor de um GPCG frequentemente varia do vermelho escuro ao roxo ou azul (Figura 14.55).

Como a excisão cirúrgica somente mostra uma taxa considerável de recorrência, a excisão seguida por uma terapia adicional, curetagem ou osteotomia periférica deve ser o tratamento de primeira escolha para GPCG (Chrcanovic *et al.* 2018).

Neoplasias

Pré-malignas (potencialmente malignas)

Leucoplasia

A leucoplasia, que é ainda uma condição desafiante (Villa & Sonis 2018), é um diagnóstico clínico de uma lesão predominantemente branca da mucosa oral que não pode ser diagnosticada como nenhuma outra lesão. A prevalência de leucoplasia foi estimada por volta de 4% na Suécia (Axell 1976), mas difere dependendo do estilo de vida. Leucoplasias, que são normalmente assintomáticas, ocorrem mais frequentemente na gengiva inferior, na mucosa bucal, na língua e no soalho da boca. A leucoplasia homogênea é caracterizada por uma cor esbranquiçada com superfície mais ou menos corrugada (Figura 14.56), enquanto leucoplasia não homogênea é caracterizada por uma cor vermelha esbranquiçada (Figura 14.57A). A leucoplasia verrucosa é caracterizada por lesões papilares brancas. Lesões que exibem crescimentos exofíticos e invasão dos tecidos ao redor são denominadas leucoplasia verrucosa proliferativa (Figura 14.58), um subtipo de leucoplasia não homogênea de alto risco (van der Waal & Reichart 2008). A significância da leucoplasia reside no fato que elas são pré-malignas com uma taxa anual de transformação maligna de 2 a 3% (van der Waal 2014). Essas lesões podem demonstrar algum grau de displasia epitelial ou franco carcinoma sobre a biopsia, e vários cânceres orais são precedidos por uma área de leucoplasia a longo prazo. Enquanto o prognóstico da leucoplasia tem mostrado depender da aparência homogênea e não homogênea e do tamanho, a significância da displasia epitelial como um marcador de prognóstico foi questionada (Holmstrup *et al.* 2006; Brouns *et al.* 2014) e tem a confiabilidade de uma biopsia das lesões (Holmstrup *et al.* 2007).

O conceito básico de manejo das lesões pré-malignas é prevenir a transformação malignizante, mas um regime de terapia padrão aprovado universalmente não foi ainda desenvolvido (Holmstrup & Dabelsteen 2016), e a remoção cirúrgica parece não reduzir o desenvolvimento maligno nos estudos a longo prazo (Holmstrup *et al.* 2006; Balasundaram *et al.* 2014). Esse é o motivo pelo qual o acompanhamento dos pacientes é importante, se as lesões não foram removidas cirurgicamente.

Eritroplasia

A eritroplasia é uma lesão incomum, que não pode ser diagnosticada como qualquer outra doença. Ela é a contraparte vermelha da leucoplasia, caracterizada por uma área vermelha nitidamente demarcada, ardente, situada ligeiramente abaixo da mucosa ao redor (Holmstrup 2018). Esse é um contraste a outras lesões vermelhas, que são normalmente difusamente demarcadas. Eritroplasia parece ter um

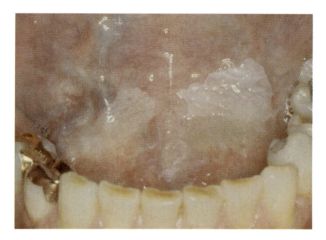

Figura 14.56 Leucoplasia homogênea de área sublingual.

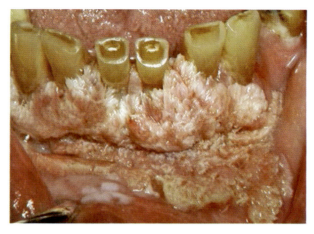

Figura 14.58 Leucoplasia verrucosa proliferativa com crescimento exofítico e invasão dos tecidos ao redor.

A

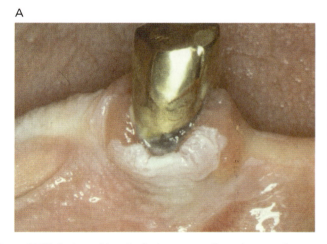

B

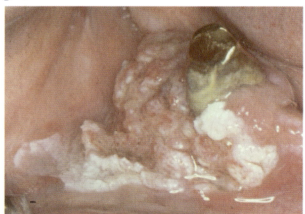

Figura 14.57 A. A combinação de áreas vermelhas e brancas é característica dessa leucoplasia gengival não homogênea da região de molar inferior direita. B. Essa lesão desenvolveu um carcinoma após 2 anos de acompanhamento. (Fonte: Cortesia do Dr. Henrik Nielsen.)

potencial pré-maligno mais alto que a leucoplasia (Dionne *et al.* 2015). Essas lesões podem incomumente afetar a gengiva (Figura 14.59).

Malignas

Carcinoma de células escamosas

A OMS estimou que 657.000 casos de cânceres de cavidade oral e orofaringe ocorrem ao longo do mundo a cada ano, e mais de 330.000 mortes. Quando detectado precocemente, os cânceres orais podem ter uma taxa de sobrevida de 80 a 90%. Em estágios mais avançados, a taxa de sobrevida diminui para cerca de 40% em 5 anos após o diagnóstico. Esses dados mostram que o exame físico da mucosa oral é importante, mas, infelizmente ele também frequentemente recebe mínima atenção na prática rotineira. O carcinoma oral de células escamosas (COCE) é de longe o câncer mais comum da cavidade oral, representando mais de 90% das formas de câncer oral (Johnson *et al.* 2011). Há substancial evidência que fatores do estilo de vida, incluindo uso de tabaco, álcool e betel, causarão a grande maioria dos casos de COCE (Johnson *et al.* 2011; Mortazavi *et al.* 2017).

A taxa de sobrevida aos 5 anos é maior que 90% para aqueles COCE diagnosticados precocemente, mas somente cerca de 20% para os pacientes com estágios 3 e 4. Infelizmente, na maioria dos casos, o câncer é diagnosticado nesses estágios avançados com metástase em linfonodos. Uma razão é que o COCE frequentemente não mostra quaisquer sintomas significativos, o que evita que o paciente busque os cuidados de saúde.

Como a detecção precoce é crítica para um desfecho bem-sucedido, é importante ser capaz de reconhecer como o COCE pode se apresentar em um estágio inicial. Embora COCE seja frequentemente descrito como uma úlcera que não irá cicatrizar (Figura 14.60), o estágio primário nem sempre é uma úlcera, mas é caracterizado como uma proliferação de células epiteliais refletidas clinicamente por pequenos nódulos (Figura 14.61). A aparência nodular da superfície do tumor é uma característica do COCE (Figura 14.62). Um COCE pode se desenvolver em poucos meses, de uma lesão clinicamente inocente relativamente (Figura 14.61) para um tumor avançado com ulcerações e necrose tecidual (Figura 14.57B). Assim, essa também é a razão pela qual o diagnóstico imediato e o tratamento são

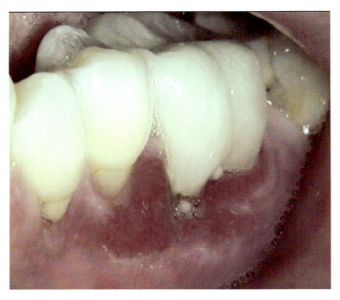

Figura 14.59 Eritroplasia gengival na região de pré-molar/molar inferior esquerda.

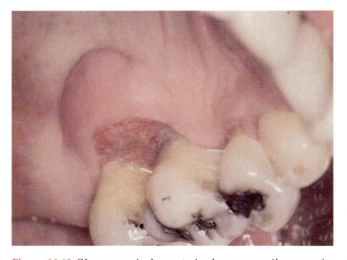

Figura 14.60 Câncer gengival caracterizado por uma úlcera persistente.

necessários para melhorar o prognóstico. Uma variante rara é o carcinoma verrucoso, que algumas vezes afeta a gengiva. Esse tumor é caracterizado por uma ligeira projeção exofítica da superfície (Figura 14.63)

Leucemia

Leucemia é um distúrbio hematológico maligno com proliferação e desenvolvimento anormais de leucócitos e seus precursores no sangue e na medula óssea. Pode envolver qualquer tipo de leucócito, leucócitos polimorfonucleares, linfócitos ou monócitos. A hematopoese normal é suprimida e, na maioria dos casos de leucemia, os leucócitos aparecem na circulação sanguínea em formas imaturas. Como consequência da inabilidade de produzir leucócitos e plaquetas funcionais suficientes, a morte pode ser resultado de infecção ou de sangramento associado a neutropenia e trombocitopenia, respectivamente.

A classificação da leucemia é baseada no seu curso, se agudo ou crônico, e na origem de células envolvidas. As formas básicas são: leucemia linfocítica aguda (LLA), leucemia mieloide aguda (LMA), leucemia linfocítica crônica (LLC) e leucemia mieloide crônica (LMC). Leucemias agudas têm um curso agressivo, resultando em morte em até 6 meses se não tratadas. São um tanto raras, e os pacientes têm, em geral, menos de 20 ou mais de 60 anos. Leucemias crônicas, cuja forma linfocítica é a mais comum, apresentam falência menos pronunciada da medula óssea e um curso mais indolente, em geral por vários anos. Elas ocorrem durante a vida adulta e, normalmente, após os 40 anos. Enquanto a contagem periférica de granulócitos está muito elevada na leucemia crônica, ela pode ser elevada, diminuída ou normal na leucemia aguda (McKenna, 2000).

Manifestações gengivais na leucemia, que incluem edema significativo (Figura 14.64), ulceração (Figura 14.65), petéquias (Figura 14.66) e eritema, são muito mais comuns na forma aguda do que na crônica. Algumas vezes, as manifestações levam ao diagnóstico de leucemia; 69% dos pacientes com leucemia aguda apresentavam sinais orais de leucemia detectados no exame, e 33%, edema gengival (Pindborg 1992).

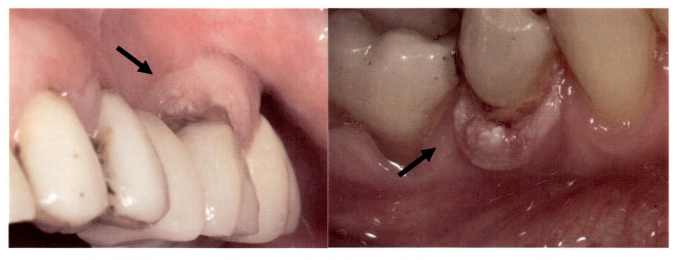

Figura 14.61 Carcinomas de células escamosas iniciais demonstrando clinicamente pequenos nódulos (*setas*).

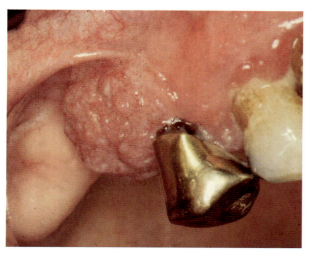

Figura 14.62 Câncer gengival caracterizado pela proliferação de pequenos nódulos na superfície.

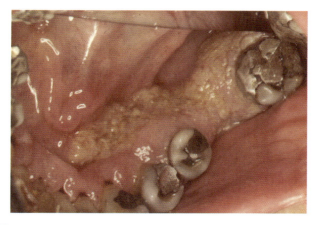

Figura 14.63 Carcinoma verrucoso na gengiva lingual mandibular.

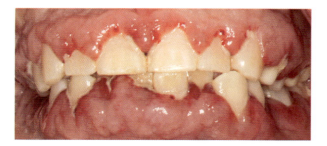

Figura 14.64 Leucemia mieloide aguda com edema extenso na gengiva.

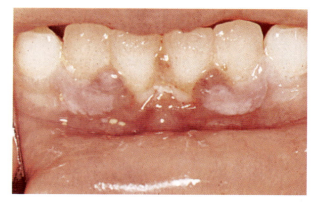

Figura 14.65 Leucemia linfocítica aguda com ulceração gengival em uma criança.

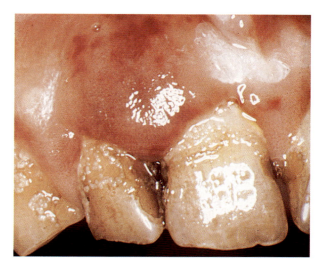

Figura 14.66 Leucemia mieloide aguda com petéquias e edema da gengiva. Esse paciente tinha vários episódios de sangramento espontâneo da gengiva, que impediram a realização de procedimentos de higiene oral preventivos.

Em outro estudo, edema gengival foi observado em 21% dos pacientes com LMA, mas em nenhum paciente com LLA (Meyer *et al.* 2000). O edema gengival pronunciado observado em pacientes com leucemia deve-se principalmente à inflamação induzida por placa, pois o controle meticuloso da placa parece resolver a tumefação gengival (Barrett 1984); também pode ocorrer em decorrência dos infiltrados leucêmicos, embora isso tenha sido relatado como um achado incomum nos pacientes com leucemia (Barrett 1984). Sangramento gengival, que pode ser um grande problema, em virtude de trombocitopenia secundária, é um sinal comum em pacientes com leucemia e tem sido relatado como o sinal inicial em 17,7% dos pacientes com leucemias agudas e em 4,4% de pacientes com formas crônicas (Lynch & Ship 1967).

Em geral, o tratamento periodontal de pacientes com leucemia é importante e tem como objetivo reduzir a placa como fonte de bacteriemia e danos aos tecidos periodontais, tanto durante a doença como durante períodos de quimioterapia. Nesses períodos, bactérias potencialmente patogênicas ocorrem na placa simultaneamente com a granulocitopenia (Peterson *et al.* 1990). A redução da inflamação periodontal também pode prevenir episódios de hemorragia gengival. Assim como muitos outros pacientes, o controle químico da placa, combinado com o desbridamento mecânico, parece ser mais eficaz e é o método preferencial de terapia periodontal nos pacientes com leucemia (Holmstrup & Glick, 2002). No entanto, a tendência aumentada de sangramento em muitos desses pacientes pode necessitar do uso de métodos alternativos à escovação dentária. Em um estudo que realizou remoção profissional da placa precedida de clorexidina a 0,1% nos pacientes com LMA, demonstrou-se que a remoção inicial adicional de placa e cálculo foi mais efetiva na redução da inflamação gengival do que o bochecho com clorexidina isoladamente (Bergman *et al.* 1992). O regime profilático com antibióticos por 1 dia, combinando piperaciclina e netilmicina, foi utilizado antes do desbridamento mecânico. O tratamento periodontal sempre envolve uma cooperação próxima com o departamento ou especialista médico responsável pela coordenação do tratamento do paciente.

Linfoma

Próximo aos tumores de glândulas salivares malignos, os linfomas orais representam a terceira malignidade mais comum na cavidade oral. Linfoma é um termo geral para tumores do sistema linfático, e linfoma representa a malignidade hematológica mais comum. O linfoma pode se originar de linhas celulares de linfócitos B e linfócitos T. Há dois principais tipos de linfoma: linfoma de Hodgkin e linfoma não Hodgkin, com o primeiro sendo um sexto mais comum que o linfoma não Hodgkin. Em contraste ao linfoma não Hodgkin, manifestações orais do linfoma Hodgkin são extremamente raras (Fornatora *et al.* 2004; Gowda *et al.* 2013; Valera *et al.* 2015). Ele pode imitar abscessos oriundos de um dente; portanto, linfomas podem ser uma opção de diagnóstico quando um processo não está respondendo como o esperado após tratamento endodôntico ou periodontal (Figura 14.67). Clinicamente, ele pode ser observado como um discreto edema da mucosa incluindo a gengiva, e o paciente normalmente desconhece o tumor até seus estágios mais avançados.

Doenças endócrinas, nutricionais e metabólicas

Deficiências de vitaminas

Deficiência de vitamina C (escorbuto)

O ácido ascórbico (vitamina C) é necessário para vários processos metabólicos no tecido conjuntivo, assim como na formação de catecolaminas. Agindo como um antioxidante contra espécies reativas de oxigênio, o ácido ascórbico é de crucial importância na manutenção da homeostase do tecido periodontal (Chapple & Matthews 2007). A deficiência de ácido ascórbico ("escorbuto") foi uma grande ameaça para os humanos, e no século XIX uma epidemia de escorbuto aconteceu na Europa Central. Os achados clínicos característicos no escorbuto são sangramento gengival e gengivas doloridas, assim como uma resposta imune deprimida. Interessantemente, a concentração de ácido ascórbico no fluido gengival crevicular na gengiva saudável é mais alta que no plasma (Meyle & Kapitza 1990) e parece haver uma relação inversa entre a concentração plasmática de ácido ascórbico e a gravidade da periodontite (Pussinen *et al.* 2003; Kuzmanova *et al.* 2012).

Lesões traumáticas

As lesões traumáticas da gengiva são muito comuns e podem ser causadas por uma grande variedade de incidentes físicos, químicos ou térmicos. A origem das lesões traumáticas dos tecidos orais pode ser autoinfligida, iatrogênica ou acidental (Armitage 1999).

Trauma físico/mecânico

Queratose friccional

Agentes de higiene oral, incluindo escovas de dentes, e procedimentos imprudentes podem ser prejudiciais aos tecidos gengivais. Se o trauma físico é limitado, a gengiva responde com hiperqueratose, resultando em queratose friccional branca semelhante à leucoplasia (Almazyad *et al.* 2020) (Figura 14.68)

Ulceração gengival mecanicamente induzida

Em casos de trauma aos tecidos moles mais agressivos, o dano varia de laceração gengival superficial a maior perda de tecido, resultando em uma recessão gengival (Axell & Koch 1982; Smukler & Landsberg 1984). Abrasividade do creme dental, força forte de escovação e movimento horizontal da escova de dente contribuem para a lesão gengival,

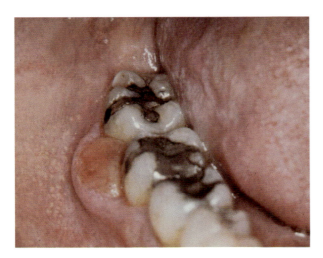

Figura 14.67 Linfoma gengival não Hodgkin na região de molar inferior.

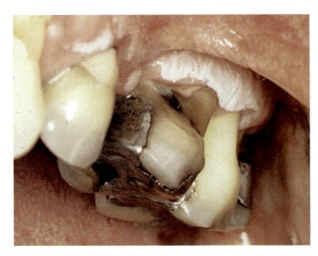

Figura 14.68 Queratose friccional decorrente do hábito de escovação agressiva do dente. Observe a abrasão cervical no dente adjacente.

mesmo em pacientes jovens. Achados característicos nesses pacientes são higiene oral extremamente boa, abrasão cervical do dente e topos das papilas interdentais não afetados no local da lesão (Figuras 14.69 a 14.72). A condição foi chamada de lesão gengival ulcerativa traumática (Axell & Koch 1982). O fio dental pode também causar ulceração e inflamação, afetando primariamente o topo da papila interdental (Figura 14.73). A prevalência desses achados é desconhecida (Gillette & Van House 1980). O diagnóstico de lesões físicas é baseado em achados clínicos. Um importante diagnóstico diferencial é gengivite necrosante (Blasberg *et al.* 1981) (ver Capítulo 19). Essa última normalmente se apresenta com margem gengival e papila interdental necróticas, enquanto o trauma de escovação leva à ulceração de pouco milímetros da gengiva marginal.

Lesão factícia (automutilação)

Lesões físicas autoinflingidas dos tecidos gengivais podem ocorrer; algumas vezes essas lesões são chamadas gengivite *artefacta*. As lesões frequentemente mostram ulceração da margem gengival e esta é, na maioria das vezes, associada a recessão gengival. Essas lesões são mais comuns em crianças e adultos jovens, e dois terços parecem ocorrer em pacientes do sexo feminino. As lesões, que podem ser hemorrágicas, são normalmente produzidas por cutucar ou arranhar a gengiva com o dedo ou a unha (Figura 14.74). Algumas vezes essas lesões são causadas por instrumentos (Pattison 1983). O diagnóstico correto é frequentemente difícil de se estabelecer com base nos achados clínicos, e a identificação da causa pode ser impossível.

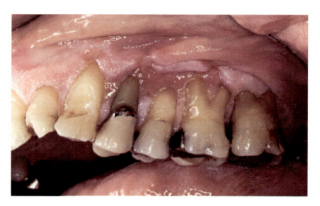

Figura 14.71 Recessão gengival grave e ferimento causados por técnica de escovação imprópria. Observe a papila interdental não afetada.

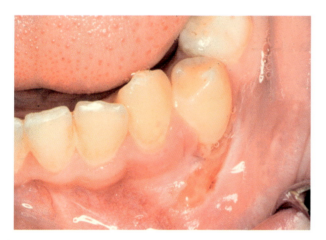

Figura 14.69 Ferida gengival decorrente de escovação dentária imprópria. Observe a extensão horizontal característica da lesão, afetando a parte mais proeminente da arcada dentária.

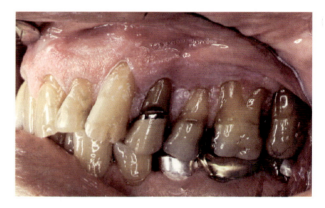

Figura 14.72 Cicatrização da lesão mostrada na Figura 14.71. O dano aos tecidos periodontais é grave, levando à recessão gengival extensa.

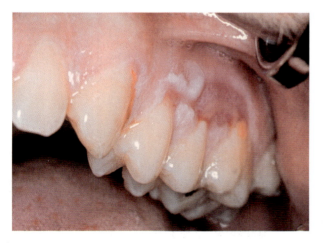

Figura 14.70 Ferimento gengival decorrente de escovação dentária imprópria. Observe a extensão horizontal característica da lesão e a papila interdental não inflamada e não afetada.

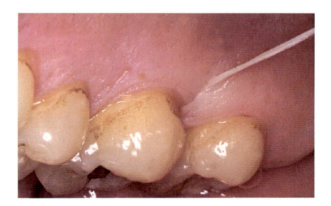

Figura 14.73 Lesões após o uso do fio dental são comuns e, algumas vezes, resultam em fissuras permanentes do tecido gengival.

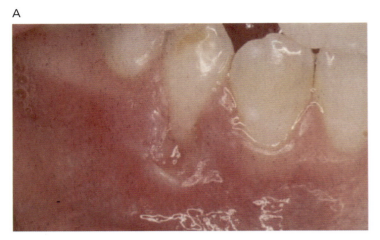
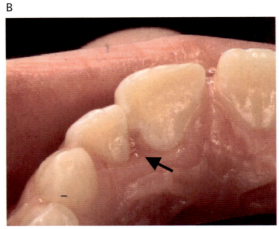

Figura 14.74 A. Recessão gengival autoinflingida com margem ulcerada em um menino de 7 anos causada por arranhão com a unha. **B.** Ulceração gengival (*seta*) na gengiva palatina na região de incisivo superior direita no mesmo menino mostrado em **A.** Essa lesão foi também causada por arranhão com a unha.

Queimadura química (tóxica)

O contato superficial com vários produtos químicos com propriedades tóxicas pode resultar em reações mucosas, incluindo reações na gengiva. Essas lesões são normalmente reversíveis e se resolvem após a remoção da influência tóxica. Na maioria das vezes, o diagnóstico é óbvio a partir da combinação de achados clínicos e história do paciente. Descamação mucosa induzida por clorexidina (Flotra *et al.* 1971; Almqvist & Luthman 1988) (Figura 14.75), queimadura por ácido acetilsalicílico (Najjar 1977), queimadura por cocaína (Dello Russo & Temple 1982), peróxido de hidrogênio (Rees & Orth 1986; Rostami & Brooks 2011) e descamação causada pelo detergente do dentifrício são exemplos dessas reações (Muhler 1970). Lesões químicas do tecido gengival podem ser causadas por uso incorreto de substâncias cáusticas por dentistas. O paraformaldeído utilizado para mumificação pulpar pode provocar inflamação e necrose do tecido gengival caso o selamento da cavidade seja insatisfatório (Di Felice & Lombardi 1998).

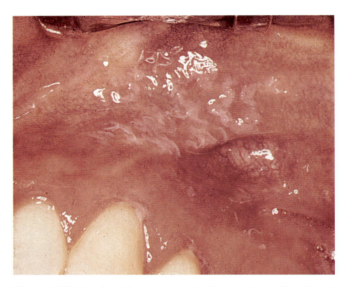

Figura 14.75 Descamação mucosa induzida por clorexidina. Esse é um tipo de lesão reversível, que é completamente normalizada após suspensão do uso da clorexidina.

Agressão térmica

Queimaduras extensas da mucosa oral são muito raras, porém queimaduras menores, particularmente ocasionadas por bebidas quentes, são eventualmente observadas. A predileção é pela região da mucosa palatina e labial, mas qualquer parte da mucosa oral pode ser acometida, incluindo a gengiva (Colby *et al.* 1961). A área envolvida torna-se dolorosa e eritematosa, podendo descamar e deixar uma superfície coagulada. Podem também ocorrer vesículas (Laskaris 1994), e, algumas vezes, as lesões se apresentam como ulceração, petéquia ou erosão (Figura 14.76). Obviamente, a história do paciente é importante para chegar a um diagnóstico correto. Causas comuns estão relacionadas com café quente, pizza e queijo derretido, mas tratamentos dentários que envolvem manejo inapropriado de material de impressão hidrocoloide quente, cera quente ou instrumentos cauterizantes constituem outras causas (Colby *et al.* 1961).

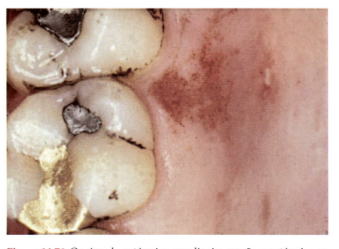

Figura 14.76 Queimadura térmica com ligeira erosão e petéquias na gengiva palatina causadas por ingestão de café quente.

Pigmentação gengival

Melanoplasia

A pigmentação oral na forma de melanoplasia pode ser associada a uma grande variedade de circunstâncias exógenas e endógenas previamente mencionadas (Holmstrup *et al.* 2018). Estas incluem genética, distúrbios endócrinos (doença de Addison), síndromes (síndrome de Albright, síndrome de Peutz-Jegher [Figura 14.77]) e reações pós-inflamatórias (Hassona *et al.* 2016). Pigmentação fisiológica é normalmente simétrica, ocorrendo na gengiva, na mucosa bucal, no palato duro, nos lábios e na língua (Hedin & Larsson 1978).

Melanose do fumante

O tabagismo é uma causa comum de pigmentação melanótica da mucosa oral. A melanose do fumante ocorre mais frequentemente na gengiva vestibular anteroinferior (Hedin 1977; Sarswathi *et al.* 2003; Nwhator *et al.* 2007) (Figura 14.78). A pigmentação pode melhorar gradualmente ou se resolver completamente após a cessação do fumo.

Pigmentação induzida por medicamentos

A pigmentação induzida por medicamentos (PIM) pode ser causada pelo acúmulo de melanina, depósito de medicamentos ou metabólitos de medicamentos, síntese de pigmentos sobre influência de um medicamento ou deposição de ferro como consequência de dano aos vasos.

Derivados da quinina, como quinolonas (Figura 14.46), hidroxicloroquina e amodiaquina, são medicamentos antimaláricos que causam pigmentação cinza-azulada ou preta da mucosa mais frequentemente vista no palato duro, incluindo a gengiva palatina (Kleinegger *et al.* 2000; de Andrade *et al.* 2013).

O uso a longo prazo de minociclina pode ser associado à pigmentação do osso alveolar e dos dentes. Quando essas alterações no osso são vistas por meio de uma fina mucosa subjacente, a gengiva pode parecer cinza. Isto é visto principalmente na região anterossuperior. Pigmentação do tecido mole induzida por minociclina é muito menos comum e ocorre principalmente na língua, no lábio, na mucosa bucal e na gengiva (Treister *et al.* 2004; LaPorta *et al.* 2005).

Tatuagem por amálgama

Outro tipo de reação tecidual é estabelecida por meio de ulceração epitelial, o que permite a entrada de materiais estranhos dentro do tecido conjuntivo gengival. Isso pode acontecer via abrasão ou corte (Gordon & Daley 1997b), uma rota de lesão tecidual, que é mais bem exemplificada pela tatuagem por amálgama (Buchner & Hansen 1980) (Figura 14.79). A inflamação gengival associada a corpos estranhos tem sido chamada de gengivite por corpo estranho. Um estudo clínico dessa condição mostrou que frequentemente se apresenta como uma lesão crônica dolorida vermelha ou vermelha-branca que é frequentemente diagnosticada de forma errada como líquen plano (Gordon & Daley 1997a). Uma microanálise por raios X da gengivite por corpo estranho mostrou que a origem da maioria dos corpos estranhos identificados era material odontológico, normalmente abrasivos (Gordon & Daley 1997b). Outra forma pela qual substâncias estranhas podem entrar nos tecidos é por lesões autoinflingidas, por vezes em virtude de mastigação de palitos ou tatuagens autoinduzidas (Gazi 1986). É incerto se a reação inflamatória nesses casos ocorre em decorrência de uma reação alérgica ou tóxica.

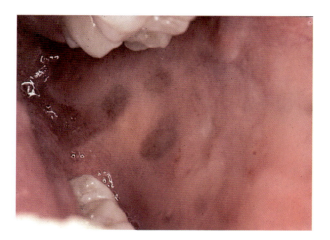

Figura 14.77 Pigmentação na mucosa bucal esquerda em um paciente com síndrome de Peutz-Jegher.

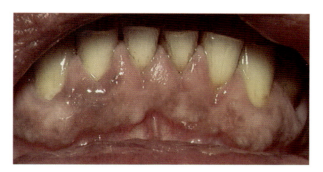

Figura 14.78 Melanose do fumante na gengiva anterior inferior.

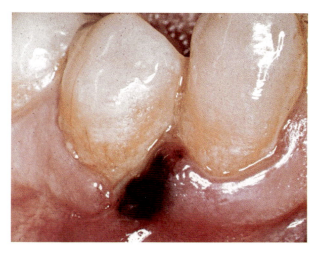

Figura 14.79 Tatuagem por amálgama na gengiva inserida.

Referências bibliográficas

Al-Hashimi, I., Schifter, M., Lockhart, P.B. *et al*. (2007). Oral lichen planus and oral lichenoid lesions: diagnostic and therapeutic considerations. *Oral Surgery, Oral Medicine, Oral Pathology, Oral Radiology, and Endodontology* **103 Suppl S25,** e1-12.

Ali, S. & Wahbi, W. (2017). The efficacy of aloe vera in management of oral lichen planus: a systematic review and metaanalysis. *Oral Diseases* **23,** 913-918.

Almazyad, A., Li, C.C. & Woo, S.B. (2020). Benign alveolar ridge keratosis: clinical and histopathologic analysis of 167 cases. *Head and Neck Pathology* **14,** 915-922.

Alminana-Pastor, P.J., Segarra-Vidal, M., Lopez-Roldan, A. & Alpiste-Illueca, F M. (2017). A controlled clinical study of periodontal health in anticoagulated patients: assessment of bleeding on probing. *Journal of Clinical and Experimental Dentistry* **9,** e1431-e1438.

Almqvist, H. & Luthman, J. (1988). Gingival and mucosal reactions after intensive chlorhexidine gel treatment with or without oral hygiene measures. *Scandinavian Journal of Dental Research* **96,** 557-560.

Amit, R., Morag, A., Ravid, Z. *et al*. (1992). Detection of herpes simplex virus in gingival tissue. *Journal of Periodontology* **63,** 502-506.

Amlot, P.L., Urbanek, R., Youlten, L.J., Kemeny, M. & Lessof, M.H. (1985). Type I allergy to egg and milk proteins: comparison of skin prick tests with nasal, buccal and gastric provocation tests. *International Archives of Allergy and Applied Immunology* **77,** 171-173.

Anaissie, E., Kantarjian, H., Jones, P. *et al*. (1986). Fusarium. A newly recognized fungal pathogen in immunosuppressed patients. *Cancer* **57,** 2141-2145.

Andersen, L., Fejerskov, O. & Philipsen, H.P. (1973). Calcifying fibroblastic granuloma. *Journal of Oral Surgery* **31,** 196-200.

Andreasen, J.O. (1968). Oral lichen planus. 1. A clinical evaluation of 115 cases. *Oral Surgery, Oral Medicine, and Oral Pathology* **25,** 31-42.

Antico, A. (1996). Oral allergy syndrome induced by chestnut (Castanea sativa). *Annals of Allergy, Asthma and Immunology* **76,** 37-40.

Araiche, M. & Brode, H. (1959). A case of fibromatosis gingivae. *Oral Surgery, Oral Medicine, and Oral Pathology* **12,** 1307-1310.

Arduino, P.G. & Porter, S.R. (2006). Oral and perioral herpes simplex virus type 1 (HSV-1) infection: review of its management. *Oral Diseases* **12,** 254-270.

Armitage, G.C. (1999). Development of a classification system for periodontal diseases and conditions. *Annals of Periodontology* **4,** 1-6.

Asero, R., Massironi, F. & Velati, C. (1996). Detection of prognostic factors for oral allergy syndrome in patients with birch pollen hypersensitivity. *Journal of Allergy and Clinical Immunology* **97,** 611-616.

Assier, H., Bastuji-Garin, S., Revuz, J. & Roujeau, J.C. (1995). Erythema multiforme with mucous membrane involvement and Stevens-Johnson syndrome are clinically different disorders with distinct causes. *Archives of Dermatology* **131,** 539-543.

Aurelian, L., Kokuba, H. & Burnett, J.W. (1998). Understanding the pathogenesis of HSV-associated erythema multiforme. *Dermatology* **197,** 219-222.

Axell, T. (1976). A prevalence study of oral mucosal lesions in an adult Swedish population. *Odontologisk Revy* **Suppl 36,** 1-103.

Axell, T. & Koch, G. (1982). Traumatic ulcerative gingival lesion. *Journal of Clinical Periodontology* **9,** 178-183.

Axell, T. & Rundquist, L. (1987). Oral lichen planus – a demographic study. *Community Dentistry and Oral Epidemiology* **15,** 52-56.

Ayangco, L. & Rogers, R.S., 3rd (2003). Oral manifestations of erythema multiforme. *Dermatologic Clincs* **21,** 195-205.

Babu, B. & Hallikeri, K. (2017). Reactive lesions of oral cavity: a retrospective study of 659 cases. *Journal of the Indian Society of Periodontology* **21,** 258-263.

Backman, K. & Jontell, M. (2007). Microbial-associated oral lichenoid reactions. *Oral Diseases* **13,** 402-406

Bagan, J.V., Aguirre, J.M., Del Olmo, J.A. *et al*. (1994). Oral lichen planus and chronic liver disease: a clinical and morphometric study of the oral lesions in relation to transaminase elevation. *Oral Surgery, Oral Medicine, and Oral Pathology* **78,** 337-342.

Balasundaram, I., Payne, K.F., Al-Hadad, I. *et al*. (2014). Is there any benefit in surgery for potentially malignant disorders of the oral cavity? *Journal of Oral Pathology & Medicine* **43,** 239-244.

Bansal, R., Jain, A. & Mittal, S. (2015). Orofacial tuberculosis: clinical manifestations, diagnosis and management. *Journal of Family Medicine and Primary Care* **4,** 335-341.

Barrett, A.P. (1984). Gingival lesions in leukemia. A classification. *Journal of Periodontology* **55,** 585-588.

Barrett, A.W., Scully, C.M. & Eveson, J.W. (1993). Erythema multiforme involving gingiva. *Journal of Periodontology* **64,** 910-913.

Barth, J.H. & Venning, V.A. (1987). Pemphigus. *British Journal of Hospital Medicine* **37,** 326-7, 330-331, 334.

Bergman, M., Bergman, B. & Soremark, R. (1980). Tissue accumulation of nickel released due to electrochemical corrosion of non-precious dental casting alloys. *Journal of Oral Rehabilitation* **7,** 325-330.

Bergmann, O.J., Ellegaard, B., Dahl, M. & Ellegaard, J. (1992). Gingival status during chemical plaque control with or without prior mechanical plaque removal in patients with acute myeloid leukaemia. *Journal of Clinical Periodontology* **19,** 169-173.

Bhowmick, S.K., Gidvani, V.K. & Rettig, K.R. (2001). Hereditary gingival fibromatosis and growth retardation. *Endocrine Practice* **7,** 383-387.

Blake, G.C. & Trott, J.R. (1959). Acute streptoccocal gingivitis. *Dental Practitioner and Dental Record*, **10,** 43-45.

Blasberg, B., Jordan-Knox, A. & Conklin, R.J. (1981). Gingival ulceration due to improper toothbrushing. *Journal of the Canadian Dental Association* **47,** 462-464.

Blinder, D., Yahatom, R. & Taicher, S. (1997). Oral manifestations of sarcoidosis. *Oral Surgery, Oral Medicine, Oral Pathology, Oral Radiology, and Endodontology* **83,** 458-461.

Bolewska, J., Hansen, H.J., Holmstrup, P., Pindborg, J.J. & Stangerup, M. (1990). Oral mucosal lesions related to silver amalgam restorations. *Oral Surgery, Oral Medicine, and Oral Pathology* **70,** 55-58.

Bottiger, L.E., Strandberg, I. & Westerholm, B. (1975). Druginduced febrile mucocutaneous syndrome with a survey of the literature. *Acta Medica Scandinavica* **198,** 229-233.

Boutros, H.H., Van Winckle, R.B., Evans, G.A. & Wasan, S.M. (1995). Oral histoplasmosis masquerading as an invasive carcinoma. *Journal of Oral and Maxillofacial Surgery* **53,** 1110-1114. Brooke, R.I. (1973). The oral lesions of bullous pemphigoid. *J Oral Med*, **28,** 36-40.

Brouns, V.E., Stenveld, H.J., Klomp, G.H. & Brouns, J.J. (2014). [Symptomatic treatment of lichen planus of the attached gingiva]. *Nederlands Tijdschrift voor Tandheelkunde* **121,** 489-492.

Buchner, A. & Hansen, L.S. (1980). Amalgam pigmentation (amalgam tattoo) of the oral mucosa. A clinicopathologic study of 268 cases. *Oral Surgery, Oral Medicine, and Oral Pathology* **49,** 139-147.

Buechner, S.A. (1984). T cell subsets and macrophages in lichen planus. In situ identification using monoclonal antibodies and histochemical techniques. *Dermatologica* **169,** 325-329.

Burns, J.C. (1980). Diagnostic methods for herpes simplex infection: a review. *Oral Surgery, Oral Medicine, and Oral Pathology* **50,** 346-349.

Bystryn, J.C. (1996). Erythema multiforme with mucous membrane involvement and Stevens-Johnson syndrome are clinically different disorders. *Archives of Dermatology* **132,** 711-712.

Calabresi, V., Carrozzo, M., Cozzani, E. *et al*. (2007). Oral pemphigoid autoantibodies preferentially target BP180 ectodomain. *Clinical Immunology* **122,** 207-213.

Camisa, C., Allen, C.M., Bowen, B. & Olsen, R.G. (1986). Indirect immunofluorescence of oral lichen planus. *Journal of Oral Pathology* **15,** 218-220.

Cannon, R.D., Holmes, A.R., Mason, A.B. & Monk, B.C. (1995). Oral Candida: clearance, colonization, or candidiasis? *Journal of Dental Research* **74,** 1152-1161.

Carpenter, C.F., Aljassem, A., Stassinopoulos, J., Pisacreta, G. & Hutton, D. (2019). A cost-effectiveness analysis of an adjuvanted subunit vaccine for the prevention of herpes zoster and post-herpetic neuralgia. *Open Forum Infectious Diseases* **6,** ofz219.

Carrozzo, M., Gandolfo, S., Carbone, M. *et al*. (1996). Hepatitis C virus infection in Italian patients with oral lichen planus: a prospective case-control study. *Journal of Oral Pathology & Medicine* **25,** 527-533.

Celentano, A., Tovaru, S., Yap, T. *et al*. (2015). Oral erythema multiforme: trends and clinical findings of a large retrospective European case series. *Oral Surgery, Oral Medicine, Oral Pathology, and Oral Radiology* **120**, 707-716.

Chamani, G., Rad, M., Zarei, M.R. *et al.* (2015). Efficacy of tacrolimus and clobetasol in the treatment of oral lichen planus: a systematic review and meta-analysis. *International Journal of Dermatology* **54**, 996-1004.

Chapple, I.L. & Matthews, J.B. (2007). The role of reactive oxygen and antioxidant species in periodontal tissue destruction. *Periodontology 2000* **43**, 160-232.

Chapple, I.L.C., Mealey, B.L., Van Dyke, T.E. *et al.* (2018). Periodontal health and gingival diseases and conditions on an intact and a reduced periodontium: Consensus report of workgroup 1 of the 2017 World Workshop on the Classification of Periodontal and Peri-Implant Diseases and Conditions. *Journal of Periodontology* **89 Suppl 1**, S74-s84.

Chehade, M. & Mayer, L. (2005). Oral tolerance and its relation to food hypersensitivities. *Journal of Allergy and Clinical Immunology* **115**, 3-12; quiz 13.

Chinn, H., Chernoff, D.N., Migliorati, C.A., Silverman, S., Jr. & Green, T.L. (1995). Oral histoplasmosis in HIV-infected patients. A report of two cases. *Oral Surgery, Oral Medicine, Oral Pathology, Oral Radiology, and Endodontology* **79**, 710-714.

Chrcanovic, B.R., Gomes, C.C. & Gomez, R.S. (2018). Peripheral giant cell granuloma: an updated analysis of 2824 cases reported in the literature. *Journal of Oral Pathology & Medicine* **47**, 454-459.

Clarkson, E., Mashkoor, F. & Abdulateef, S. (2017). Oral viral infections: diagnosis and management. *Dental Clinics of North America* **61**, 351-363.

Cobb, C.M., Shultz, R.E., Brewer, J.H. & Dunlap, C.L. (1989). Chronic pulmonary histoplasmosis with an oral lesion. *Oral Surgery, Oral Medicine, and Oral Pathology* **67**, 73-6.

Colby, R.A., Kerr, D.A. & Robinson, H.B.G. (1961). *Color Atlas of Oral Pathology*. Philadelphia: JB Lippincott Company.

Coletta, R.D., Almeida, O.P., Reynolds, M.A. & Sauk, J.J. (1999). Alteration in expression of MMP-1 and MMP-2 but not TIMP-1 and TIMP-2 in hereditary gingival fibromatosis is mediated by TGF-beta 1 autocrine stimulation. *Journal of Periodontal Research* **34**, 457-463.

Coletta, R.D. & Graner, E. (2006). Hereditary gingival fibromatosis: a systematic review. *Journal of Periodontology* **77**, 753-764. Condemi, J.J. (1987). The autoimmune diseases. *Journal of the American Medical Association* **258**, 2920-2929.

Contreras, A., Falkler, W.A., Jr., Enwonwu, C.O. *et al.* (1997). Human Herpesviridae in acute necrotizing ulcerative gingivitis in children in Nigeria. *Oral Microbiology and Immunology* **12**, 259-265.

Coscia-Porrazzi, L., Maiello, F.M., Ruocco, V. & Pisani, M. (1985). Cytodiagnosis of oral pemphigus vulgaris. *Acta Cytology* **29**, 746-749.

Council on Dental Materials Instruments and Equipment Workshop. Biocompatibility of Metals in Dentistry - Recommendations for Clinical Implementation (1984). *Journal of the American Dental Association*, 469-471.

Cuestas-Carneiro, R. & Bornancini, C.A. (1988). Hereditary generalized gingival fibromatosis associated with hypertrichosis: report of five cases in one family. *Journal of Oral and Maxillofacial Surgery* **46**, 415-420.

Dahl, M.G. & Cook, L.J. (1979). Lesions induced by trauma in pemphigoid. *British Journal of Dermatology* **101**, 469-473.

Daley, T.D., Nartey, N.O. & Wysocki, G.P. (1991). Pregnancy tumor: an analysis. *Oral Surgery, Oral Medicine, and Oral Pathology* **72**, 196-199.

Daltaban, O., Ozcentik, A., Akman Karakas, A. *et al.* (2020). Clinical presentation and diagnostic delay in pemphigus vulgaris: a prospective study from Turkey. *Journal of Oral Pathology & Medicine* **49**, 681-686.

Daniels, T.E. & Quadra-White, C. (1981). Direct immunofluorescence in oral mucosal disease: a diagnostic analysis of 130 cases. *Oral Surgery, Oral Medicine, and Oral Pathology* **51**, 38-47.

de Andrade, B.A., Fonseca, F.P., Pires, F.R. *et al.* (2013). Hard palate hyperpigmentation secondary to chronic chloroquine therapy: report of five cases. *Journal of Cutaneous Pathology* **40**, 833-838.

de Carvalho, C.H., De Andrade, A.L., De Oliveira, D.H. *et al.* (2012). Intraoral molluscum contagiosum in a young immunocompetent patient. *Oral Surgery, Oral Medicine, Oral Pathology, and Oral Radiology* **114**, e57-60.

Dello Russo, N.M. & Temple, H.V. (1982). Cocaine effects on gingiva. *Journal of the American Dental Association* **104**, 13.

Di Felice, R. & Lombardi, T. (1998). Gingival and mandibular bone necrosis caused by a paraformaldehyde-containing paste. *Endodontics & Dental Traumatology* **14**, 196-198.

Dionne, K.R., Warnakulasuriya, S., Zain, R.B. & Cheong, S.C. (2015). Potentially malignant disorders of the oral cavity: current practice and future directions in the clinic and laboratory. *International Journal of Cancer* **136**, 503-515.

Domloge-Hultsch, N., Anhalt, G.J., Gammon, W.R. *et al.* (1994). Antiepiligrin cicatricial pemphigoid. A subepithelial bullous disorder. *Archives of Dermatology* **130**, 1521-1529.

Domloge-Hultsch, N., Gammon, W.R., Briggaman, R.A. *et al.* (1992). Epiligrin, the major human keratinocyte integrin ligand, is a target in both an acquired autoimmune and an inherited subepidermal blistering skin disease. *Journal of Clinical Investigation* **90**, 1628-1633.

Drake, T.E. & Maibach, H.I. (1976). Allergic contact dermatitis and stomatitis caused by a cinnamic aldehyde-flavored toothpaste. *Archives of Dermatology* **112**, 202-203.

Duffin, P. & Cowan, G.C. (1985). An allergic reaction to toothpaste. *Journal of the Irish Dental Association* **31**, 11-12.

Ehrlich, J., Cohen, G.H. & Hochman, N. (1983). Specific herpes simplex virus antigen in human gingiva. *Journal of Periodontology* **54**, 357-360.

Eisenberg, E. (1978). Intraoral isolated herpes zoster. *Oral Surgery, Oral Medicine, and Oral Pathology* **45**, 214-219.

El-Hakim, M. & Chauvin, P. (2004). Orofacial granulomatosis presenting as persistent lip swelling: review of 6 new cases. *Journal of Oral and Maxillofacial Surgery* **62**, 1114-1117.

Emerson, T.G. (1965). Hereditary gingival hyperplasia. a family pedigree of four generations. *Oral Surgery, Oral Medicine, and Oral Pathology* **19**, 1-9.

Eversole, L.R. (1994). Immunopathology of oral mucosal ulcerative, desquamative, and bullous diseases. *Selective review of the literature. Oral Surgery, Oral Medicine, and Oral Pathology* **77**, 555-571.

Eversole, L.R. (1995). Oral mucosa disease. Review of the literature. In: Millard, H. D. & Mason, D. K., eds. *Perspectives on 1993 Second World Workshop on Oral Medicine*. Ann Arbor: University of Michigan.

Eversole, L.R., Dam, J., Ficarra, G. & Hwang, C.Y. (1994). Leukocyte adhesion molecules in oral lichen planus: a T cellmediated immunopathologic process. *Oral Microbiology and Immunology* **9**, 376-383.

Fabbri, P. & Panconesi, E. (1993). Erythema multiforme ("minus" and "maius") and drug intake. *Clinical Dermatology* **11**, 479-489.

Feller, L., Wood, N.H., Khammissa, R.A. & Lemmer, J. (2017). Review: allergic contact stomatitis. *Oral Surgery, Oral Medicine, Oral Pathology, and Oral Radiology* **123**, 559-565.

Fisher, A.A. (1987). Contact stomatitis. *Dermatologic Clincs* **5**, 709-717.

Flotra, L., Gjermo, P., Rolla, G. & Waerhaug, J. (1971). Side effects of chlorhexidine mouth washes. *Scandinavian Journal of Dental Research* **79**, 119-125.

Fornatora, M., Reich, R.F. & Freedman, P. (2004). Extranodal Hodgkin's lymphoma of the oral soft tissue. *Oral Surgery, Oral Medicine, Oral Pathology, Oral Radiology, and Endodontology* **98**, 207-208.

Fornatora, M.L., Reich, R.F., Gray, R.G. & Freedman, P.D. (2001). Intraoral molluscum contagiosum: a report of a case and a review of the literature. *Oral Surgery, Oral Medicine, Oral Pathology, Oral Radiology, and Endodontology* **92**, 318-320.

Fortune, F. & Buchanan, J.A. (1993). Oral lichen planus and coeliac disease. *Lancet*, **341**, 1154-1155.

Fujii, H., Ohashi, M. & Nagura, H. (1988). Immunohistochemical analysis of oral lichen-planus-like eruption in graft-versushost disease after allogeneic bone marrow transplantation. *American Journal of Clinical Pathology* **89**, 177-186.

Gale, G., Sigurdsson, G.V., Ostman, S. *et al.* (2016). Does Crohn's disease with concomitant orofacial granulomatosis represent a distinctive disease subtype? *Inflammatory Bowel Disease* **22**, 1071-1077.

Gallagher, G. & Shklar, G. (1987). Oral involvement in mucous membrane pemphigoid. *Clinical Dermatology* **5**, 18-27.

Gandolfo, S., Carbone, M., Carrozzo, M. & Gallo, V. (1994). Oral lichen planus and hepatitis C virus (HCV) infection: is there a relationship? A report of 10 cases. *Journal of Oral Pathology & Medicine* **23**, 119-122.

Gao, Q., Yang, K., Chen, D. *et al.* (2019). Antifibrotic potential of MiR-335-3p in hereditary gingival fibromatosis. *Journal of Dental Research* **98**, 1140-1149.

Gazi, M.I. (1986). Unusual pigmentation of the gingiva. Report of two different types. *Oral Surgery, Oral Medicine, and Oral Pathology* **62**, 646-649.

Gebel, K. & Hornstein, O.P. (1984). Drug-induced oral erythema multiforme. Results of a long-term retrospective study. *Dermatologica* **168**, 35-40.

Gillette, W.B. & Van House, R.L. (1980). Ill effects of improper oral hygiene procedure. *Journal of the American Dental Association* **101**, 476-480.

Goldman, R.D. (2016). Acyclovir for herpetic gingivostomatitis in children. *Canadian Family Physician* **62**, 403-404.

Gordon, S.C. & Daley, T.D. (1997a). Foreign body gingivitis: clinical and microscopic features of 61 cases. *Oral Surgery, Oral Medicine, Oral Pathology, Oral Radiology, and Endodontology* **83**, 562-570.

Gordon, S.C. & Daley, T.D. (1997b). Foreign body gingivitis: identification of the foreign material by energy-dispersive x-ray microanalysis. *Oral Surgery, Oral Medicine, Oral Pathology, Oral Radiology, and Endodontology* **83**, 571-576.

Gorlin, R.J., Cohen, M.M. & Levis, L.S. (1990). *Syndromes of the Head and Neck*, 3rd ed. New York: Oxford University Press.

Gowda, T.M., Thomas, R., Shanmukhappa, S.M., Agarwal, G. & Mehta, D.S. (2013). Gingival enlargement as an early diagnostic indicator in therapy-related acute myeloid leukemia: a rare case report and review of literature. *Journal of the Indian Society of Periodontology* **17**, 248-252.

Greenberg, M.S. (1996). Herpesvirus infections. *Dental Clinics of North America* **40**, 359-368.

Guttman-Yassky, E., Weltfriend, S. & Bergman, R. (2003). Resolution of orofacial granulomatosis with amalgam removal. *Journal of the European Academy of Dermatology and Venereology* **17**, 344-347.

Han, S.K., Kong, J., Kim, S., Lee, J.H. & Han, D.H. (2019). Exomic and transcriptomic alterations of hereditary gingival fibromatosis. *Oral Diseases* **25**, 1374-1383.

Hart, T.C., Pallos, D., Bowden, D.W. *et al.* (1998). Genetic linkage of hereditary gingival fibromatosis to chromosome 2p21. *American Journal of Human Genetics* **62**, 876-883.

Hart, T.C., Pallos, D., Bozzo, L. *et al.* (2000). Evidence of genetic heterogeneity for hereditary gingival fibromatosis. *Journal of Dental Research* **79**, 1758-1764.

Hart, T.C., Zhang, Y., Gorry, M C. *et al.* (2002). A mutation in the SOS1 gene causes hereditary gingival fibromatosis type 1. *American Journal of Human Genetics* **70**, 943-954.

Hartsfield, J.K., Jr., Bixler, D. & Hazen, R.H. (1985). Gingival fibromatosis with sensorineural hearing loss: an autosomal dominant trait. *American Journal of Medical Genetics* **22**, 623-627.

Hassona, Y., Sawair, F., Al-Karadsheh, O. & Scully, C. (2016). Prevalence and clinical features of pigmented oral lesions. *International Journal of Dermatology* **55**, 1005-1013.

Hedin, C.A. (1977). Smokers' melanosis. Occurrence and localization in the attached gingiva. *Archives of Dermatology* **113**, 1533-1538.

Hedin, C.A., Karpe, B. & Larsson, A. (1994). Plasma-cell gingivitis in children and adults. *A clinical and histological description. Swedish Dental Journal* **18**, 117-124.

Hedin, C.A. & Larsson, A. (1978). Physiology and pathology of melanin pigmentation with special reference to the oral mucosa. *A literature survey. Swedish Dental Journal* **2**, 113-129.

Helbling, A. (1997). [Important cross-reactive allergens]. *Schweiz Medizin Wochenschrift* **127**, 382-389.

Hernandez, S.L., Lopez De Blanc, S.A., Sambuelli, R.H. *et al.* (2004). Oral histoplasmosis associated with HIV infection: a comparative study. *Journal of Oral Pathology & Medicine* **33**, 445-450.

Hodge, L., Marsden, R.A., Black, M.M., Bhogal, B. & Corbett, M.F. (1981). Bullous pemphigoid: the frequency of mucosal involvement and concurrent malignancy related to indirect immunofluorescence findings. *British Journal of Dermatology* **105**, 65-69.

Holmstrup, P. (1991). Reactions of the oral mucosa related to silver amalgam: a review. *Journal of Oral Pathology & Medicine* **20**, 1-7.

Holmstrup, P. (1992). The controversy of a premalignant potential of oral lichen planus is over. *Oral Surgery, Oral Medicine, and Oral Pathology* **73**, 704-706.

Holmstrup, P. (1999). Non-plaque-induced gingival lesions. *Annals of Periodontology* **4**, 20-31.

Holmstrup, P. (2018). Oral erythroplakia-What is it? *Oral Diseases* **24**, 138-143.

Holmstrup, P. & Axell, T. (1990). Classification and clinical manifestations of oral yeast infections. *Acta Odontologica Scandinavica* **48**, 57-59.

Holmstrup, P. & Dabelsteen, E. (1979). Changes in carbohydrate expression of lichen planus affected oral epithelial cell membranes. *Journal of Investigative Dermatology* **73**, 364-367.

Holmstrup, P. & Dabelsteen, E. (2016). Oral leukoplakia - to treat or not to treat. *Oral Diseases* **22**, 494-497.

Holmstrup, P. & Glick, M. (2002). Treatment of periodontal disease in the immunodeficient patient. *Periodontology 2000* **28**, 190-205.

Holmstrup, P. & Johnson, N.W. (1997). Chemicals in diagnosis and management of selected mucosal disorders affecting the gingiva. In: Lang, N.P., Karring, T. & Lindhe, J., eds. *Proceedings of the 2nd European Workshop on Periodontology*. Berlin: Quintessenz Verlag.

Holmstrup, P., Plemons, J. & Meyle, J. (2018). Non-plaqueinduced gingival diseases. *Journal of Periodontology* **89 Suppl 1**, S28-S45.

Holmstrup, P. & Samaranayake, L.P. (1990). Acute and AID-Srelated oral candidoses. In: Samaranayake, L.P. & Macfarlane, T.W., eds. *Oral Candidasis*. London: Wright.

Holmstrup, P., Schiotz, A.W. & Westergaard, J. (1990). Effect of dental plaque control on gingival lichen planus. *Oral Surgery, Oral Medicine, and Oral Pathology* **69**, 585-590.

Holmstrup, P., Thorn, J.J., Rindum, J. & Pindborg, J.J. (1988). Malignant development of lichen planus-affected oral mucosa. *Journal of Oral Pathology* **17**, 219-225.

Holmstrup, P., Vedtofte, P., Reibel, J. & Stoltze, K. (2006). Longterm treatment outcome of oral premalignant lesions. *Oral Oncology* **42**, 461-474.

Holmstrup, P., Vedtofte, P., Reibel, J. & Stoltze, K. (2007). Oral premalignant lesions: is a biopsy reliable? *Journal of Oral Pathology & Medicine* **36**, 262-266.

Holmstrup, P. & Westergaard, J. (1998). HIV infection and periodontal diseases. *Periodontology 2000* **18**, 37-46.

Horning, G.M., Fisher, J.G., Barker, B.F., Killoy, W.J. & Lowe, J.W. (1985). Gingival fibromatosis with hypertrichosis. A case report. *Journal of Periodontology* **56**, 344-347.

Hudson, C.D. & Vickers, R.A. (1971). Clinicopathologic observations in prodromal herpes zoster of the fifth cranial nerve. *Report of a case. Oral Surgery, Oral Medicine, and Oral Pathology* **31**, 494-501.

Huff, J.C., Weston, W.L. & Tonnesen, M.G. (1983). Erythema multiforme: a critical review of characteristics, diagnostic criteria, and causes. *Journal of the American Academy of Dermatologists* **8**, 763-775.

Ingafou, M., Leao, J.C., Porter, S.R. & Scully, C. (2006). Oral lichen planus: a retrospective study of 690 British patients. *Oral Diseases* **12**, 463-468.

Jadwat, Y., Meyerov, R., Lemmer, J., Raubenheimer, E.J. & Feller, L. (2008). Plasma cell gingivitis: does it exist? Report of a case and review of the literature. *South African Dental Journal* **63**, 394-395.

Jascholt, I., Lai, O., Zillikens, D. & Kasperkiewicz, M. (2017). Periodontitis in oral pemphigus and pemphigoid: a systematic review of published studies. *Journal of the American Academy of Dermatologists* **76**, 975-978 e3.

Jiang, S. & Dong, Y. (2017). Human papillomavirus and oral squamous cell carcinoma: a review of HPV-positive oral squamous cell carcinoma and possible strategies for future. *Current Problems in Cancer* **41**, 323-327.

Johnson, N.W., Jayasekara, P. & Amarasinghe, A.A. (2011). Squamous cell carcinoma and precursor lesions of the oral cavity: epidemiology and aetiology. *Periodontology 2000* **57**, 19-37.

Jonsson, H., Nived, O. & Sturfelt, G. (1988). The effect of age on clinical and serological manifestations in unselected patients with systemic lupus erythematosus. *Journal of Rheumatology* **15**, 505-509.

Jorgensen, R.J. & Cocker, M E. (1974). Variation in the inheritance and expression of gingival fibromatosis. *Journal of Periodontology* **45**, 472-477.

Kauppinen, K. & Stubb, S. (1984). Drug eruptions: causative agents and clinical types. A series of in-patients during a 10-year period. *Acta Dermatologica Venereologica* **64**, 320-324.

Kerr, D.A., Mcclatchey, K.D. & Regezi, J.A. (1971). Allergic gingivostomatitis (due to gum chewing). *Journal of Periodontology* **42**, 709-712.

Kilpi, A.M., Rich, A.M., Radden, B.G. & Reade, P.C. (1988). Direct immunofluorescence in the diagnosis of oral mucosal diseases. *International Journal of Oral and Maxillofacial Surgery* **17**, 6-10.

Kimmis, B.D., Downing, C. & Tyring, S. (2018). Hand-foot-andmouth disease caused by coxsackievirus A6 on the rise. *Cutis* **102**, 353-356.

Kleinegger, C.L., Hammond, H.L. & Finkelstein, M.W. (2000). Oral mucosal hyperpigmentation secondary to antimalarial drug therapy. *Oral Surgery, Oral Medicine, Oral Pathology, Oral Radiology, and Endodontology* **90**, 189-194.

Krogh, P., Holmstrup, P., Thorn, J. J., Vedtofte, P. & Pindborg, J.J. (1987). Yeast species and biotypes associated with oral leukoplakia and lichen planus. *Oral Surgery, Oral Medicine, and Oral Pathology* **63**, 48-54.

Kuzmanova, D., Jansen, I.D., Schoenmaker, T. *et al.* (2012). Vitamin C in plasma and leucocytes in relation to periodontitis. *Journal of Clinical Periodontology* **39**, 905-912.

Lamey, P.J., Rees, T.D., Binnie, W.H. *et al.* (1992). Oral presentation of pemphigus vulgaris and its response to systemic steroid therapy. *Oral Surgery, Oral Medicine, and Oral Pathology* **74**, 54-57.

Lamster, I.B., Rodrick, M.L., Sonis, S.T. & Falchuk, Z.M. (1982). An analysis of peripheral blood and salivary polymorphonuclear leukocyte function, circulating immune complex levels and oral status in patients with inflammatory bowel disease. *Journal of Periodontology* **53**, 231-238.

Lanza, A., Femiano, F., De Rosa, A. *et al.* (2006). The N-terminal fraction of desmoglein 3 encompassing its immunodominant domain is present in human serum: implications for pemphigus vulgaris autoimmunity. *International Journal of Immunopathology and Pharmacology* **19**, 399-407.

LaPorta, V.N., Nikitakis, N.G., Sindler, A.J. & Reynolds, M.A. (2005). Minocycline-associated intra-oral soft-tissue pigmentation: clinicopathologic correlations and review. *Journal of Clinical Periodontology* **32**, 119-122.

Larsen, K.R., Johansen, J.D., Reibel, J., Zachariae, C. & Pedersen, A.M.L. (2017). Symptomatic oral lesions may be associated with contact allergy to substances in oral hygiene products. *Clinical Oral Investigations* **21**, 2543-2551.

Laskaris, G. (1994). *Color Atlas of Oral Diseases*, Stuttgart: Georg Thieme Verlag.

Laskaris, G. & Angelopoulos, A. (1981). Cicatricial pemphigoid: direct and indirect immunofluorescent studies. *Oral Surgery, Oral Medicine, and Oral Pathology* **51**, 48-54.

Laskaris, G. & Nicolis, G. (1980). Immunopathology of oral mucosa in bullous pemphigoid. *Oral Surgery, Oral Medicine, and Oral Pathology* **50**, 340-345.

Laskaris, G., Sklavounou, A. & Stratigos, J. (1982). Bullous pemphigoid, cicatricial pemphigoid, and pemphigus vulgaris. A comparative clinical survey of 278 cases. *Oral Surgery, Oral Medicine, and Oral Pathology* **54**, 656-662.

Lennette, E.H. & Magoffin, R.L. (1973). Virologic and immunologic aspects of major oral ulcerations. *Journal of the American Dental Association* **87**, 1055-1073.

Leonard, J.N., Haffenden, G.P., Ring, N.P. *et al.* (1982). Linear IgA disease in adults. *British Journal of Dermatology* **107**, 301-316.

Leonard, J.N., Wright, P., Williams, D.M. *et al.* (1984). The relationship between linear IgA disease and benign mucous membrane pemphigoid. *British Journal of Dermatology* **110**, 307-314.

Lever, W.F. & Schaumburg-Lever, G. (1997). Immunosupressants and prednisone in pemphigus vulgaris. Therapeutic results obtained in 63 patients between 1961-1978. *Archives of Dermatology* **113**, 1236-1241.

Lewis, M.A.O. & Williams, D.W. (2017). Diagnosis and management of oral candidosis. *British Dental Journal* **223**, 675-681.

Liccardi, G., D'amato, M. & D'amato, G. (1996). Oral allergy syndrome after ingestion of salami in a subject with monosensitization to mite allergens. *Journal of Allergy and Clinical Immunology* **98**, 850-852.

Littner, M.M., Dayan, D., Kaffe, I. *et al.* (1982). Acute streptococcal gingivostomatitis. Report of five cases and review of the literature. *Oral Surgery, Oral Medicine, and Oral Pathology* **53**, 144-147.

Loh, F.C., Yeo, J.F., Tan, W.C. & Kumarasinghe, G. (1989). Histoplasmosis presenting as hyperplastic gingival lesion. *Journal of Oral Pathology & Medicine* **18**, 533-536.

Lozada-Nur, F., Gorsky, M. & Silverman, S., Jr. (1989). Oral erythema multiforme: clinical observations and treatment of 95 patients. *Oral Surgery, Oral Medicine, and Oral Pathology* **67**, 36-40.

Lozada, F. & Silverman, S., Jr. (1978). Erythema multiforme. Clinical characteristics and natural history in fifty patients. *Oral Surgery, Oral Medicine, and Oral Pathology* **46**, 628-636.

Lucchese, A. (2018). From HSV infection to erythema multiforme through autoimmune crossreactivity. *Autoimmunity Reviews* **17**, 576-581.

Luders, G. (1987). [Exogenously induced diseases of the mouth mucosa]. *Zietschrift fur Hautkrankheiten* **62**, 603-606, 611-612.

Lynch, M.A. & Ship, I.I. (1967). Initial oral manifestations of leukemia. *Journal of the American Dental Association* **75**, 932-940.

Manton, S.L. & Scully, C. (1988). Mucous membrane pemphigoid: an elusive diagnosis? *Oral Surgery, Oral Medicine, and Oral Pathology* **66**, 37-40.

Mattson, U., Jontell, M. & Holmstrup, P. (2002). Oral lichen planus malignant transformation: is a recall of patients justified? *Critical Reviews in Oral Biology and Medicine* **13**, 390-396.

McKellar, G.M. & Reade, P.C. (1986). Erythema multiforme and Mycoplasma pneumoniae infection. Report and discussion of a case presenting with stomatitis. *International Journal of Oral and Maxillofacial Surgery* **15**, 342-348.

McKenna, S.J. (2000). Leukemia. *Oral Surgery, Oral Medicine, Oral Pathology, Oral Radiology, and Endodontology* **89**, 137-139.

McMillan, R., Taylor, J., Shephard, M. *et al.* (2015). World Workshop on Oral Medicine VI: a systematic review of the treatment of mucocutaneous pemphigus vulgaris. *Oral Surgery, Oral Medicine, Oral Pathology, and Oral Radiology* **120**, 132-142 e61.

Melbye, M., Grossman, R.J., Goedert, J.J., Eyster, M.E. & Biggar, R.J. (1987). Risk of AIDS after herpes zoster. *Lancet* **1**, 728-731.

Meyer, U., Kleinheinz, J., Handschel, J. *et al.* (2000). Oral findings in three different groups of immunocompromised patients. *Journal of Oral Pathology & Medicine* **29**, 153-158.

Meyle, J. & Kapitza, K. (1990). Assay of ascorbic acid in human crevicular fluid from clinically healthy gingival sites by high-performance liquid chromatography. *Archives of Oral Biology* **35**, 319-323.

Mignogna, M.D., Fedele, S., Lo Russo, L., Adamo, D. & Satriano, R.A. (2004). Effectiveness of small-volume, intralesional, delayed-release triamcinolone injections in orofacial granulomatosis: a pilot study. *Journal of the American Academy of Dermatologists* **51**, 265-268.

Mignogna, M.D., Fedele, S., Lo Russo, L. & Lo Muzio, L. (2001). Orofacial granulomatosis with gingival onset. *Journal of Clinical Periodontology* **28**, 692-696.

Mignogna, M.D., Fedele, S., Lo Russo, L. *et al.* (2007). Field cancerization in oral lichen planus. *European Journal of Surgical Oncology* **33**, 383-389.

Millar, E.P. & Troulis, M.J. (1994). Herpes zoster of the trigeminal nerve: the dentist's role in diagnosis and management. *Journal of the Canadian Dental Association* **60**, 450-453.

Miller, C.S. (1996). Viral infections in the immunocompetent patient. *Dermatologic Clincs* **14**, 225-241.

Miller, C.S., Cunningham, L.L., Lindroth, J.E. & Avdiushko, S.A. (2004). The efficacy of valacyclovir in preventing recurrent herpes simplex virus infections associated with dental procedures. *Journal of the American Dental Association* **135**, 1311-1318.

Miller, C.S. & Redding, S.W. (1992). Diagnosis and management of orofacial herpes simplex virus infections. *Dental Clinics of North America* **36**, 879-895.

Mindel, A. (1991). Is it meaningful to treat patients with recurrent herpetic infections? *Scandinavian Journal of Infectious Diseases* **Suppl 80**, 27-32.

Miura, S., Smith, C.C., Burnett, J.W. & Aurelian, L. (1992). Detection of viral DNA within skin of healed recurrent herpes simplex infection and erythema multiforme lesions. *Journal of Investigative Dermatology* **98**, 68-72.

Miziara, I.D. & Weber, R. (2006). Oral candidosis and oral hairy leukoplakia as predictors of HAART failure in Brazilian HIV-infected patients. *Oral Diseases* **12**, 402-407.

Mortazavi, H., Safi, Y., Baharvand, M., Rahmani, S. & Jafari, S. (**2017**). Peripheral Exophytic Oral Lesions: A Clinical Decision Tree. *International Journal of Dentistry* 2017, 9193831.

Muhler, J.C. (1970). Dentifrices and oral hygiene. In: Bernier, J.L. & Muhler, J.C., eds. *Improving Dental Practice through Preventive Measures.* St. Louis: C.V: Mosby Co.

Murray, P.A., Grassi, M. & Winkler, J.R. (1989). The microbiology of HIV-associated periodontal lesions. *Journal of Clinical Periodontology* **16**, 636-642.

Murray, P.A., Winkler, E.A., Sadkowski, L. *et al.* (1988) The microbiology of HIV-associated gingivitis and periodontitits. In: Robertson, P.B. & Greenspan J.S., eds. Proceedings of First International Symposium on Oral Manifestations of AIDS, 1988. PSG Publishing Company, pp. 105-118.

Murray, P.A., Winkler, J.R., Peros, W J., French, C.K. & Lippke, J.A. (1991). DNA probe detection of periodontal pathogens in HIV-associated periodontal lesions. *Oral Microbiology and Immunology* **6**, 34-40.

Nagao, Y., Sata, M., Tanikawa, K., Itoh, K. & Kameyama, T. (1995). Lichen planus and hepatitis C virus in the northern Kyushu region of Japan. *European Journal of Clinical Investigation* **25**, 910-914.

Najjar, T.A. (1977). Harmful effects of "aspirin compounds". *Oral Surgery, Oral Medicine, and Oral Pathology* **44**, 64-70.

Negi, M., Tsuboi, R., Matsui, T. & Ogawa, H. (1984). Isolation and characterization of proteinase from Candida albicans: substrate specificity. *Journal of Investigative Dermatology* **83**, 32-36.

Nesbit, S.P. & Gobetti, J.P. (1986). Multiple recurrence of oral erythema multiforme after secondary herpes simplex: report of case and review of literature. *Journal of the American Dental Association* **112**, 348-352.

Nevin, N.C., Scally, B.G., Kernohan, D.C. & Dodge, J.A. (1971). Hereditary gingival fibromatosis. *Journal of Mental Deficiency Research* **15**, 130-135.

Nishikawa, T., Hashimoto, T., Shimizu, H., Ebihara, T. & Amagai, M. (1996). Pemphigus: from immunofluorescence to molecular biology. *Journal of Dermatological Science* **12**, 1-9.

Niwa, T., Imagawa, Y. & Yamazaki, H. (2014). Drug interactions between nine antifungal agents and drugs metabolized by human cytochromes P450. *Current Drug Metabolism* **15**, 651-679.

Nousari, H.C. & Anhalt, G.J. (1995). Bullous skin diseases. *Current Opinions in Immunolology* **7**, 844-852.

Nwhator, S.O., Winfunke-Savage, K., Ayanbadejo, P. & Jeboda, S.O. (2007). Smokers' melanosis in a Nigerian population: a preliminary study. *Journal of Contemporary Dental Practice* **8**, 68-75.

O'Brien, J.J. & Campoli-Richards, D.M. (1989). Acyclovir. An updated review of its antiviral activity, pharmacokinetic properties and therapeutic efficacy. *Drugs*, **37**, 233-309.

Odds, F.C. (1985). Candida albicans proteinase as a virulence factor in the pathogenesis of Candida infections. *Zentralblatt für Bakteriol Mikrobiologie und Hygiene A* **260**, 539-542.

Overall, J.C.J. (1982). Oral herpes simplex: pathogenesis. *In:* Hooks, J.J. & Jordan, G.W. eds. New York: Elsevier/North Holland.

Ovrutsky, G.D. & Ulyanow, A.D. (1976). Allergy to chromium using steel dental prosthesis. *Stomatologia (Moscow)* **55**, 60-61.

Parra, B. & Slots, J. (1996). Detection of human viruses in periodontal pockets using polymerase chain reaction. *Oral Microbiology and Immunology* **11**, 289-293.

Pattison, G.L. (1983). Self-inflicted gingival injuries: literature review and case report. *Journal of Periodontology* **54**, 299-304.

Pedersen, A. & Reibel, J. (1989). Intraoral infection with Mycobacterium chelonae. A case report. *Oral Surgery, Oral Medicine, and Oral Pathology* **67**, 262-265.

Peterson, D.E., Minah, G.E., Reynolds, M.A. *et al.* (1990). Effect of granulocytopenia on oral microbial relationships in patients with acute leukemia. *Oral Surgery, Oral Medicine, and Oral Pathology* **70**, 720-723.

Petti, S. & Lodi, G. (2019). The controversial natural history of oral herpes simplex virus type 1 infection. *Oral Diseases* **25**, 1850-1865.

Pindborg, J.J. (1992). *Atlas of Diseases of the Oral Mucosa. Copenhagen*: Munksgaard.

Pisanti, S., Sharav, Y., Kaufman, E. & Posner, L.N. 1974. Pemphigus vulgaris: incidence in Jews of different ethnic groups, according to age, sex, and initial lesion. *Oral Surgery, Oral Medicine, and Oral Pathology* **38**, 382-387.

Pisetsky, D.S. (1986). Systemic lupus erythematosus. *Medical Clinics of North America* **70**, 337-353.

Pussinen, P.J., Laatikainen, T., Alfthan, G., Asikainen, S. & Jousilahti, P. (2003). Periodontitis is associated with a low concentration of vitamin C in plasma. *Clinical and Diagnostic Laboratory Immunology* **10**, 897-902.

Rajah, V. & Essa, A. (1993). Histoplasmosis of the oral cavity, oropharynx and larynx. *Journal of Laryngology & Otology* **107**, 58-61.

Ramirez-Amador, V., Madero, J.G., Pedraza, L.E. *et al.* (1996). Oral secondary syphilis in a patient with human immunodeficiency virus infection. *Oral Surgery, Oral Medicine, Oral Pathology, Oral Radiology, and Endodontology* **81**, 652-654.

Rashid, K.A., Gurcan, H.M. & Ahmed, A.R. (2006). Antigen specificity in subsets of mucous membrane pemphigoid. *Journal of Investigative Dermatology* **126**, 2631-2636.

Reed, R.J. (1985). Erythema multiforme. A clinical syndrome and a histologic complex. *American Journal of Dermatopathology* **7**, 143-152.

Rees, T.D. (1989). Adjunctive therapy. Proceedings of the World Workshop in Clinical Periodontics, 1989. The American Academy of Periodontology, X-1/X-39.

Rees, T.D. & Orth, C.F. (1986). Oral ulcerations with use of hydrogen peroxide. *Journal of Periodontology* **57**, 689-692.

Reibel, J. & Schiodt, M. (1986). Immunohistochemical studies on colloid bodies (Civatte bodies) in oral lesions of discoid lupus erythematosus. *Scandinavian Journal of Dental Research* **94**, 536-544.

Rentier, B., Piette, J., Baudoux, L. *et al.* (1996). Lessons to be learned from varicella-zoster virus. *Veterinary Microbiology* **53**, 55-66.

Rindum, J.L., Stenderup, A. & Holmstrup, P. (1994). Identification of Candida albicans types related to healthy and pathological oral mucosa. *Journal of Oral Pathology & Medicine* **23**, 406-412.

Rivera-Hidalgo, F. & Stanford, T.W. (1999). Oral mucosal lesions caused by infective microorganisms. I. Viruses and bacteria. *Periodontology 2000* 21, 106-124.

Robinson, P.G., Winkler, J.R., Palmer, G. *et al.* (1994). The diagnosis of periodontal conditions associated with HIV infection. *Journal of Periodontology* **65**, 236-243.

Rodsaward, P., Prueksrisakul, T., Deekajorndech, T. *et al.* (2017). Oral ulcers in juvenile-onset systemic lupus erythematosus: a review of the literature. *American Journal of Clinical Dermatology* **18**, 755-762.

Rodstrom, P.O., Jontell, M., Mattsson, U. & Holmberg, E. (2004). Cancer and oral lichen planus in a Swedish population. *Oral Oncology* **40**, 131-138.

Rossi, R.E., Monasterolo, G., Operti, D. & Corsi, M. (1996). Evaluation of recombinant allergens Bet v 1 and Bet v 2 (profilin) by Pharmacia CAP system in patients with pollenrelated allergy to birch and apple. *Allergy* **51**, 940-945.

Rostami, A.M. & Brooks, J.K. (2011). Intraoral chemical burn from use of 3% hydrogen peroxide. *General Dentistry* **59**, 504-506.

Ruokonen, H., Malmstrom, M. & Stubb, S. Factors influencing the recurrence of erythema multiforme. *Proceedings of the Finnish Dental Society*, 1988. Pp. 167-174.

Sainio, E. L. & Kanerva, L. (1995). Contact allergens in toothpastes and a review of their hypersensitivity. *Contact Dermatitis* 33, 100-105.

Sanderson, J., Nunes, C., Escudier, M. *et al.* (2005). Oro-facial granulomatosis: Crohn's disease or a new inflammatory bowel disease? *Inflammatory Bowel Disease* 11, 840-846.

Sarswathi, T.R., Kumar, S.N. & Kavitha, K.M. (2003). Oral melanin pigmentation in smoked and smokeless tobacco users in India. Clinico-pathological study. *Indian Journal of Dental Research* 14, 101-106.

Schiodt, M. (1984). Oral discoid lupus erythematosus. II. Skin lesions and systemic lupus erythematosus in sixty-six patients with 6-year follow-up. *Oral Surgery, Oral Medicine, and Oral Pathology* 57, 177-180.

Schiodt, M., Holmstrup, P., Dabelsteen, E. & Ullman, S. (1981). Deposits of immunoglobulins, complement, and fibrinogen in oral lupus erythematosus, lichen planus, and leukoplakia. *Oral Surgery, Oral Medicine, and Oral Pathology* 51, 603-608.

Schiodt, M. & Pindborg, J.J. (1984). Oral discoid lupus erythematosus. I. The validity of previous histopathologic diagnostic criteria. *Oral Surgery, Oral Medicine, and Oral Pathology* 57, 46-51.

Schrieber, L. & Maini, R.N. (1984). Circulating immune complexes (CIC) in connective tissue diseases (CTD). *Netherlands Journal of Medicine* 27, 327-339.

Schwartz, O., Pindborg, J.J. & Svenningsen, A. (1989). Tooth exfoliation and necrosis of the alveolar bone following trigeminal herpes zoster in HIV-infected patient. *Tandlaegebladet* 93, 623-627.

Sciubba, J.J. (1996). Autoimmune aspects of pemphigus vulgaris and mucosal pemphigoid. *Advances in Dental Research* 10, 52-56.

Sciubba, J.J. (2003). Herpes simplex and aphthous ulcerations: presentation, diagnosis and management – an update. *General Dentistry* 51, 510-516.

Scully, C. (1989). Orofacial herpes simplex virus infections: current concepts in the epidemiology, pathogenesis, and treatment, and disorders in which the virus may be implicated. *Oral Surgery, Oral Medicine, and Oral Pathology* 68, 701-710.

Scully, C. (1995). Infectious diseases: review of the literature. In: Millard, H.D. & Mason, D.R., eds. *Second World Workshop on Oral Medicine*. Ann Arbor: University of Michigan.

Scully, C., Beyli, M., Ferreiro, M.C. *et al.* (1998a). Update on oral lichen planus: etiopathogenesis and management. *Critical Reviews in Oral Biology and Medicine* 9, 86-122.

Scully, C., De Almeida, O.P. & Welbury, R. (1994). Oral lichen planus in childhood. *British Journal of Dermatology* 130, 131-133.

Scully, C., Epstein, J., Porter, S. & Cox, M. (1991). Viruses and chronic disorders involving the human oral mucosa. *Oral Surgery, Oral Medicine, and Oral Pathology* 72, 537-544.

Scully, C. & Laskaris, G. (1998). Mucocutaneous disorders. *Periodontology 2000* 18, 81-94.

Scully, C., Monteil, R. & Sposto, M.R. (1998b). Infectious and tropical diseases affecting the human mouth. *Periodontology 2000* 18, 47-70.

Serio, F.G., Siegel, M.A. & Slade, B.E. (1991). Plasma cell gingivitis of unusual origin. A case report. *Journal of Periodontology* 62, 390-393.

Shafer, W.G., Hine, M.K. & Levy, B.M. (1983). *A Textbook of Oral Pathology*. Philadelphia: W.B. Saunders.

Shklar, G. & Mccarthy, P.L. (1971). Oral lesions of mucous membrane pemphigoid. A study of 85 cases. *Archives of Otolaryngology* 93, 354-364.

Siegel, M.A. (1996). Syphilis and gonorrhea. *Dental Clinics of North America* 40, 369-83.

Silverman, S., Jr., Gorsky, M., Lozada-Nur, F. & Liu, A. (1986). Oral mucous membrane pemphigoid. A study of sixty-five patients. *Oral Surgery, Oral Medicine, and Oral Pathology* 61, 233-237.

Singer, S.L., Goldblatt, J., Hallam, L.A. & Winters, J.C. (1993). Hereditary gingival fibromatosis with a recessive mode of inheritance. Case reports. *Australian Dental Joru* 38, 427-432.

Skoglund, A. (1994). Value of epicutaneous patch testing in patients with oral, *mucosal lesions of lichenoid character. Scandinavian Journal of Dental Research* 102, 216-222.

Skrinjaric, I. & Bacic, M. (1989). Hereditary gingival fibromatosis: report on three families and dermatoglyphic analysis. *Journal of Periodontal Research* 24, 303-309.

Skaare, A., Kjaerheim, V., Barkvoll, P. & Rolla, G. (1997). Skin reactions and irritation potential of four commercial toothpastes. *Acta Odontologica Scandinavica* 55, 133-136.

Slots, J., Rams, T.E. & Listgarten, M.A. (1988). Yeasts, enteric rods and pseudomonads in the subgingival flora of severe adult periodontitis. *Oral Microbiology and Immunology* 3, 47-52.

Smukler, H. & Landsberg, J. (1984). The toothbrush and gingival traumatic injury. *Journal of Periodontology* 55, 713-719.

Standefer, J.A., Jr. & Mattox, D.E. (1986). Head and neck manifestations of collagen vascular diseases. *Otolaryngology Clinics of North America* 19, 181-210.

Straus, S.E., Ostrove, J.M., Inchauspe, G. *et al.* (1988). NIH conference. Varicella-zoster virus infections. Biology, natural history, treatment, and prevention. *Annals of Internal Medicine* 108, 221-237.

Stutman, H.R. (1987). Stevens-Johnson syndrome and Mycoplasma pneumoniae: evidence for cutaneous infection. *Journal of Pediatrics* 111, 845-847.

Sugerman, P.B., Savage, N.W. & Seymour, G.J. (1994). Phenotype and suppressor activity of T-lymphocyte clones extracted from lesions of oral lichen planus. *British Journal of Dermatology* 131, 319-324.

Syrjänen, S. (2018). Oral manifestations of human papillomavirus infections. *European Journal of Oral Sciences* 126 Suppl 1, 49-66.

Thorn, J.J., Holmstrup, P., Rindum, J. & Pindborg, J.J. (1988). Course of various clinical forms of oral lichen planus. A prospective follow-up study of 611 patients. *Journal of Oral Pathology* 17, 213-218.

Thornhill, M.H., Sankar, V., Xu, X.J. *et al.* (2006). The role of histopathological characteristics in distinguishing amalgamassociated oral lichenoid reactions and oral lichen planus. *Journal of Oral Pathology & Medicine* 35, 233-240.

Treister, N.S., Magalnick, D. & Woo, S.B. (2004). Oral mucosal pigmentation secondary to minocycline therapy: report of two cases and a review of the literature. *Oral Surgery, Oral Medicine, Oral Pathology, Oral Radiology, and Endodontology* 97, 718-725.

Tricamo, M.B., Rees, T.D., Hallmon, W.W. *et al.* (2006). Periodontal status in patients with gingival mucous membrane pemphigoid. *Journal of Periodontology* 77, 398-405.

Ullman, S. (1988). Immunofluorescence and diseases of the skin. *Acta Dermatologica Venereologica* Suppl, 140, 1-31.

Valera, M.C., Noirrit-Esclassan, E., Pasquet, M. & Vaysse, F. (2015). Oral complications and dental care in children with acute lymphoblastic leukaemia. *Journal of Oral Pathology & Medicine* 44, 483-489.

van der Waal, I. (2014). Oral potentially malignant disorders: is malignant transformation predictable and preventable? *Medicina Oral, Patologia Oral, Cirugia Bucal* 19, e386-390.

van der Waal, I. & Reichart, P.A. (2008). Oral proliferative verrucous leukoplakia revisited. *Oral Oncology* 44, 719-721.

van Steenberghe, D., Vanherle, G.V., Fossion, E. & Roelens, J. (1976). Crohn's disease of the mouth: report of case. *Journal of Oral Surgery* 34, 635-638.

Villa, A. & Sonis, S. (2018). Oral leukoplakia remains a challenging condition. *Oral Diseases* 24, 179-183.

Walsh, L.J., Savage, N.W., Ishii, T. & Seymour, G.J. (1990). Immunopathogenesis of oral lichen planu0s. *Journal of Oral Pathology & Medicine* 19, 389-396.

Weed, L.A. & Parkhill, E.M. 1948. The diagnosis of histoplasmosis in ulcerative disease of the mouth and pharynx. *American Journal of Clinical Pathology* 18, 130-140.

Westheim, A.I., Tenser, R.B. & Marks, J.G., Jr. (1987). Acyclovir resistance in a patient with chronic mucocutaneous herpes simplex infection. *Journal of the American Academy of Dermatologists* 17, 875-880.

Williams, D.M., Leonard, J.N., Wright, P. *et al.* (1984). Benign mucous membrane (cicatricial) pemphigoid revisited: a clinical and immunological reappraisal. *British Dental Journal* 157, 313-316.

Williams, D.W. & Lewis, M.A. (2000). Isolation and identification of Candida from the oral cavity. *Oral Diseases* **6**, 3-11.

Winkler, J.R., Grassi, M. & Murray, P.A. (1988). Clinical Description and etiology of HIV-associated periodontal disease. In: Robertson, P.B. & Greenspan, J.S., eds. *Oral Manifestation of AIDS*. Proceedings of First International Symposium on Oral Manifestations of AIDS, 1988. Littleton; PSG Publishing Company, pp. 49-70.

World Workshop on Oral Medicine VII (2019). *Oral Diseases* **25 Suppl 1.**

Wouters, C.H., Diegenant, C., Ceuppens, J.L., Degreef, H. & Stevens, E.A. (2004). The circulating lymphocyte profiles in patients with discoid lupus erythematosus and systemic lupus erythematosus suggest a pathogenetic relationship. *British Journal of Dermatology* **150**, 693-700.

Wright, P.S., Clark, P. & Hardie, J.M. (1985). The prevalence and significance of yeasts in persons wearing complete dentures with soft-lining materials. *Journal of Dental Research* **64**, 122-125.

Wuthrich, B. (1997). Oral allergy syndrome to apple after a lover's kiss. *Allergy* **52**, 235-236.

Xiao, S., Wang, X., Qu, B. *et al*. (2000). Refinement of the locus for autosomal dominant hereditary gingival fibromatosis (GINGF) to a 3.8-cM region on 2p21. *Genomics* **68**, 247-252.

Yamamoto, T., Kukuminato, Y., Nui, I. *et al*. (1995). [Relationship between birch pollen allergy and oral and pharyngeal hypersensitivity to fruit]. *Nihon Jibiinkoka Gakkai Kaiho* **98**, 1086-1091.

Yura, Y., Iga, H., Terashima, K. *et al*. (1986). Recurrent intraoral herpes simplex virus infection. *International Journal of Oral and Maxillofacial Surgery* **15**, 457-463.

Zaun, H. (1977). Contact allergies related to dental restorative materials and dentures. *Aktuel Dematology* **3**, 89-93.

Zbar, A.P., Ben-Horin, S., Beer-Gabel, M. & Eliakim, R. (2012). Oral Crohn's disease: is it a separable disease from orofacial granulomatosis? A review. *Journal of Crohn's and Colitis*, **6**, 135-142.

Zegarelli, D.J. & Zegarelli, E.V. (1977). Intraoral pemphigus vulgaris. *Oral Surgery, Oral Medicine, and Oral Pathology* **44**, 384-393.

Zhu, Y., Zhang, W., Huo, Z. *et al*. (2007). A novel locus for maternally inherited human gingival fibromatosis at chromosome 11p15. *Human Genetics* **121**, 113-123.

Capítulo 15

Gengivite Induzida por Placa

Leonardo Trombelli,[1,2] Roberto Farina[1,2] e Dimitris N. Takakis[3]

[1]Research Centre for the Study of Periodontal and Peri-implant Diseases, University of Ferrara, Ferrara, Italy
[2]Operative Unit of Dentistry, Azienda Unita Sanitaria Locale (AUSL), Ferrara, Italy
[3]Division of Periodontology, Ohio State University, College of Dentistry, Columbus, OH, USA

Características clínicas da gengivite induzida por placa, 361
Critérios clínicos para avaliar uma lesão de gengivite, 363
Critérios diagnósticos para definir e graduar um caso de gengivite, 363
Epidemiologia da gengivite, 367
Impacto da gengivite na qualidade de vida relatada pelo paciente, 367
Impacto da gengivite na inflamação sistêmica, 373
Valor de prognóstico da gengivite, 373

Potenciais fatores modificadores da gengivite induzida por placa, 374
    Tabagismo, 374
    Hormônios esteroides sexuais, 374
    Malnutrição, 374
    Doenças e condições sistêmicas específicas, 374
    Medicamentos sistêmicos, 375
    Fatores locais, 375
Prevenção e manejo da gengivite induzida por placa, 376

Características clínicas da gengivite induzida por placa

A gengivite induzida por placa é definida em nível local como "uma lesão inflamatória resultante de uma interação entre o biofilme da placa bacteriana e a resposta imune-inflamatória do hospedeiro, que permanece contida na gengiva e não se estende à inserção periodontal (cemento, ligamento periodontal, osso alveolar). Essa inflamação permanece confinada à gengiva e não se estende além da junção mucogengival e é reversível pela redução do nível de placa dental na margem e apical à margem gengival" (Chapple *et al.* 2018).

A inflamação gengival induzida por placa começa na margem gengival e pode se espalhar por toda a unidade gengival remanescente (Tabela 15.1). As características da lesão de gengivite incluem sinais clínicos de inflamação que estão confinados à gengiva, presença de placa carregada de bactérias para iniciar e/ou exacerbar a gravidade da lesão, e reversibilidade da doença pela(s) remoção(ões) da(s) etiologia(s). A lesão de gengivite pode ser associada a um periodonto intacto (que não exibe perda de inserção periodontal ou osso alveolar) ou a um periodonto reduzido. Os achados clínicos para gengivite induzida por placa em um periodonto reduzido são similares àqueles para gengivite induzida por placa em um periodonto intacto, exceto pela presença de perda preexistente de inserção/osso alveolar (Trombelli *et al.* 2018).

Um sítio mostrando uma manifestação clínica de gengivite induzida por placa em geral apresenta (Chapple *et al.* 2018) (Figura 15.1):

- Edema, visto como uma perda da margem gengival em lâmina de faca e atingindo a papila
- Sangramento à sondagem leve
- Vermelhidão
- Desconforto à sondagem leve.

Os sintomas que o paciente pode relatar incluem:

- Gengivas sangrando (gosto metálico/alterado)
- Dor
- Halitose
- Dificuldade de alimentação
- Aparência (gengivas vermelhas e edemaciadas).

A intensidade dos sinais e sintomas clínicos da gengivite variam entre indivíduos mesmo quando parece não haver diferença quantitativa ou qualitativa no acúmulo de placa (Abbas *et al.* 1986; Trombelli *et al.* 2004a; Nascimento *et al.* 2019). Em um estudo clínico com adultos jovens sistemicamente saudáveis, duas subpopulações de indivíduos apresentando uma resposta inflamatória gengival substancialmente diferente com relação à placa foram identificadas em um ensaio experimental de gengivite de 3 meses. Esses indivíduos mostraram gravidade de gengivite, com exposições similares à placa, significativamente diferentes (Trombelli *et al.* 2004a) (Figura. 15.2). As evidências também indicam que os indivíduos diferem na velocidade em que suas gengivas desenvolvem uma resposta inflamatória após um novo acúmulo de placa (Nascimento *et al.* 2019). Dados decorrentes de ensaio de gengivite experimental suportam a hipótese de que as diferenças observadas por

362 Parte 6 Patologia Periodontal

Tabela 15.1 Alterações clínicas comuns da gengiva saudável para a gengivite.

Parâmetro	Gengiva normal	Gengivite
Cor	Rosa coral (correlacionada com a pigmentação mucocutânea)	Vermelha/azulada – tons de vermelho
Contorno	Contorno festonado que envolve o dente	Edema atinge os tecidos marginais levando a perda da adaptação em lâmina de faca ao dente e produz tecidos papilares bulbosos resultando na minimização do contorno tecidual
	Gengiva papilar preenche o espaço interdental enquanto a margem gengival forma uma aparência em lâmina de faca com a superfície do dente	
Consistência	Firme e resiliente	Tecido é mole e exibe edema mínimo
Sangramento provocado	Negativo	Positivo
Exsudato gengival	Mínimo	Significativamente aumentado
Temperatura sulcular	Cerca de 34°C	Ligeiramente aumentado

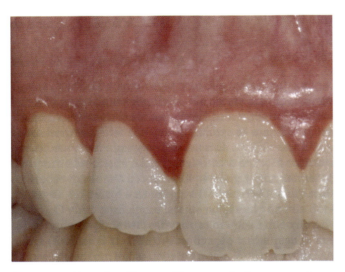

Figura 15.1 Alterações sítio-específicas com relação a cor e contorno gengival associados à gengivite induzida por placa em um periodonto intacto.

Trombelli *et al.* (2004a) são uma indicação inicial de uma suscetibilidade individual à inflamação gengival induzida por placa. Primeiro, as diferenças podem ainda ser observadas mesmo quando o controle de placa supragengival autorrealizado for restabelecido (Trombelli *et al.* 2004b). Segundo, uma resposta inflamatória consistentemente alta ou baixa a novo acúmulo de placa foi observada em uma porcentagem de participantes testados repetidamente (Watts 1978; van der Weijden *et al.* 1994; Trombelli *et al.* 2008) (Figura 15.3). Os potenciais biomarcadores microbiológicos e imunológicos associados à resistência ao desenvolvimento de gengivite ou sua regressão permanecem a ser elucidados (Lee *et al.* 2012; Morelli *et al.* 2014; Kaczor-Urbanowicz *et al.* 2018; Zemouri *et al.* 2019). Interessantemente, a suscetibilidade à gengivite foi mostrada ser relacionada com a suscetibilidade à periodontite (Dietrich *et al.* 2006; Trombelli *et al.* 2006a) (Figura 15.4), assim potencialmente representando um dos elementos-chave subjacentes à transição da gengivite para a periodontite em uma fração da população

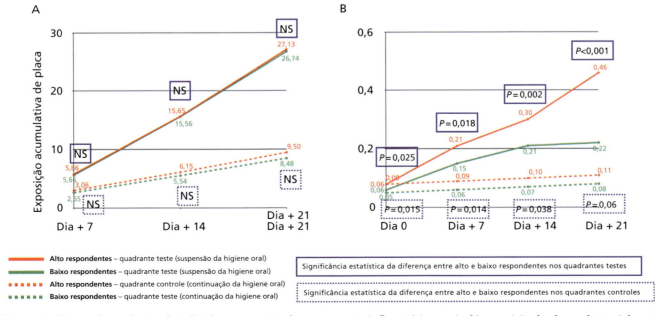

Figura 15.2 Duas subpopulações de indivíduos apresentando uma resposta inflamatória gengival à exposição de placa substancialmente diferentes. **A.** Exposição acumulativa de placa. **B.** Fluido gengival crevicular. NS = não significativo. (Fonte: Baseada em Trombelli *et al.* 2004a.)

(Trombelli 2004). Fatores modificadores relacionados com o paciente que podem influenciar a resposta inflamatória gengival à placa foram largamente investigados (Trombelli *et al.* 2004c; Scapoli *et al.* 2005; Trombelli *et al.* 2005, 2006a,b; Scapoli *et al.* 2007; Trombelli *et al.* 2008, 2010; Farina *et al.* 2012; ver Tatakis & Trombelli 2004 e Trombelli & Farina 2013 para revisão), e serão discutidos em detalhes, assim como fatores modificadores locais para gengivite, adiante neste capítulo.

Critérios clínicos para avaliar uma lesão de gengivite

Métodos clínicos para avaliar a presença e a gravidade da inflamação gengival induzida por placa em cada sítio são baseados na avaliação de alterações macroscópicas brutas que ocorrem no tecido gengival marginal durante a transição saudável-inflamado (Lang & Bartold 2018) (Tabela 15.2). O volume de fluido gengival crevicular foi largamente adotado em ensaios clínicos para avaliar a gravidade da inflamação gengival em cada sítio. Entretanto, as medidas clínicas mais comumente usadas para inflamação gengival consistem em índices qualitativos e semiquantitativos baseados na avaliação visual das características gengivais (edema/inchaço, vermelhidão etc.) e/ou a avaliação da tendência de a gengiva marginal sangrar após um estímulo mecânico exercido tipicamente com uma sonda periodontal. Esses métodos foram descritos primeiro há mais de 45 anos e não têm mudado desde então (Trombelli *et al.* 2018).

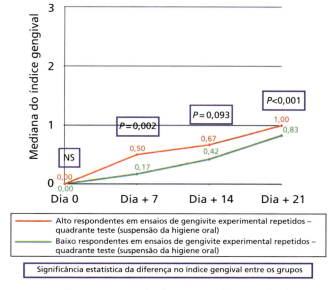

Figura 15.3 Resposta gengival inflamatória a depósitos de placa similares medidos em indivíduos consistentemente baixo respondentes e alto respondentes em ensaios experimentais repetidos. (Fonte: Baseada em Trombelli *et al.* 2008.)

Critérios diagnósticos para definir e graduar um caso de gengivite

Definir e graduar uma condição gengival inflamatória por sítio (*i. e.*, uma "lesão de gengivite") (Murakami *et al.* 2018) é diferente de definir e graduar um caso de gengivite (CG) (*i. e.*, um paciente afetado por gengivite) porque um "sítio com gengivite" não é necessariamente igual a um CG. De fato, quando ocorre mudança na descrição de "sítio com gengivite" para a identificação de um CG, o processo de classificação é complicado pela ausência de critério claro de corte que permita discriminar um paciente com uma

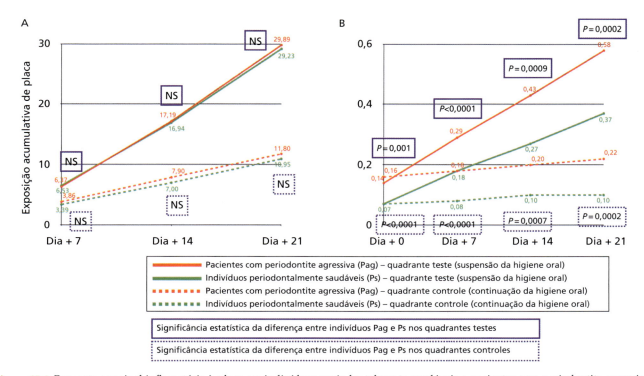

Figura 15.4 Resposta gengival inflamatória à placa em indivíduos periodontalmente saudáveis e pacientes com periodontite agressiva. **A.** Exposição acumulativa de placa. **B.** Fluido gengival crevicular. NS = não significante.

364 Parte 6 Patologia Periodontal

Tabela 15.2 Índices gengivais. (Fonte: Trombelli *et al.* 2018.)

Nome índice (autores e ano)	Instrumento	Sítios avaliados	Tempo de resposta (segundos)	Graduação da resposta
Índice PMA (Schour & Massler 1947)	Avaliação visual	Cada unidade gengival é registrada Somente as faces vestibulares são examinadas	Não estabelecida	P (papilar) 0 = normal; sem inflamação 1 = leve ingurgitamento papilar; ligeiro aumento no tamanho 2 = aumento óbvio no tamanho da papila gengival; hemorragia sobre pressão 3 = aumento excessivo no tamanho com hemorragia espontânea 4 = papila necrótica 5 = atrofia ou perda da papila (por inflamação) M (marginal) 0 = normal; sem inflamação visível 1 = ingurgitamento; ligeiro aumento no tamanho; sem sangramento 2 = ingurgitamento óbvio; sangramento sobre pressão 3 = colarinho edemaciado; hemorragia espontânea; início da infiltração na gengiva inserida 4 = gengivite necrótica 5 = recessão da gengiva marginal livre abaixo da junção cemento-esmalte (JCE) em virtude de alterações inflamatórias A (do inglês *attached*) 0 = normal; rosa pálido; pontilhada 1 = leve ingurgitamento com perda do pontilhado; alteração na cor pode ou não estar presente 2 = ingurgitamento óbvio da gengiva inserida com aumento acentuado da vermelhidão; formação de bolsa presente 3 = periodontite avançada; bolsas profundas evidentes
Índice Gengival (Löe & Silness 1963)	Sonda	Ele registra os tecidos marginais e interproximais (quatro áreas para cada dente) O sangramento é avaliado por sondagem suave ao longo da parede de tecido mole do sulco gengival	Não estabelecido	0 = gengiva normal 1 = inflamação leve – leve alteração na cor e leve edema, mas sem sangramento à sondagem 2 = inflamação moderada – vermelhidão, edema e brilho, sangramento à sondagem 3 = inflamação intensa – vermelhidão acentuada e edema, ulceração com tendência a sangramento espontâneo
Índice de Sangramento Gengival (Mühlemann & Son 1971)	Sonda	Quatro sítios gengivais são registrados para cada dente: a gengiva marginal vestibular e lingual (sítio M) e a papila gengival mesial e distal (sítio P)	Não estabelecido	Escore 0 = aspecto saudável da gengiva marginal e papilar sem sangramento à sondagem Escore 1 = gengiva com aspecto saudável, sangramento à sondagem Escore 2 = sangramento à sondagem, alteração na cor, sem edema Escore 3 = sangramento à sondagem, alteração na cor, leve edema Escore 4 = sangramento à sondagem, alteração na cor e edema óbvio Escore 5 = sangramento espontâneo, alteração na cor, edema acentuado
Índice de Sangramento Gengival (Carter & Barnes 1974)	Fio dental não encerado	A boca é dividida em seis segmentos e o fio dental é usado na seguinte ordem: superior direito, superior anterior, superior esquerdo, inferior esquerdo, inferior anterior e inferior direito	Não estabelecido. É permitida uma reinspeção em 30 s	Sangramento é registrado como presente ou ausente
Índice de sangramento gengival (Ainamo & Bay 1975)	Sonda	Sondagem suave da entrada do sulco gengival	10	Se o sangramento ocorre em até 10 s um achado positivo é registrado

(continua)

Tabela 15.2 Índices gengivais. (Fonte: Trombelli *et al.* 2018.) (*Continuação*)

Nome índice (autores e ano)	Instrumento	Sítios avaliados	Tempo de resposta (segundos)	Graduação da resposta
Índice de Sangramento Papilar (Mühlemann 1977)	Sonda	Uma sonda periodontal é inserida no sulco gengival na base da papila na face mesial e então movida coronariamente para a ponta da papila. Isso é repetido na face distal da papila	Não estabelecido	Escore 0 = sem sangramento Escore 1 = um único discreto ponto de sangramento Escore 2 = vários pontos isolados de sangramento ou uma única linha de sangue aparece Escore 3 = o triângulo interdental se enche de sangue após a sondagem Escore 4 = ocorre sangramento profuso após a sondagem; sangue flui imediatamente dentro do sulco marginal
Índice de Sangramento Papilar (PBS) (Loesche 1979)	Limpador interdental de madeira	Esse é realizado usando um Stim-U-dent® que é inserido interproximalmente. O PBS é determinado em todas as papilas anteriores aos segundos molares	Não estabelecido	0 = gengiva saudável; sem sangramento após a inserção do Stim-U-dent® interproximalmente 1 = edematosa, gengiva avermelhada, sem sangramento após a inserção do Stim-U-dent® interproximalmente 2 = sangramento, sem fluxo, após a inserção do Stim-U-dent® interproximalmente 3 = sangramento, com fluxo, após a inserção do Stim-U-dent® interproximalmente 4 = sangramento abundante, após a inserção do Stim-U-dent® interproximalmente 5 = inflamação intensa, vermelhidão acentuada e edema, tendência a sangramento espontâneo
Índice de Sangramento Papilar Modificado (PBI) (Barnett *et al.* 1980)	Sonda	Modificou o índice PBI (Mühlemann 1977) ao estipular que a sonda deve ser colocada de forma delicada no sulco gengival na linha do ângulo mesial da superfície do dente a ser examinada e cuidadosamente movimentada para a papila mesial. As papilas mesiais de todos os dentes presentes do segundo molar ao incisivo lateral foram avaliadas	0 a 30	0 = sem sangramento dentro de 30 s da sondagem 1 = sangramento entre 3 e 30 s da sondagem 2 = sangramento dentro de 2 s da sondagem 3 = sangramento imediatamente após a inserção da sonda
Índice de Tempo de Sangramento (Nowicki *et al.* 1981)	Sonda	Insere uma sonda "0" de Michigan no sulco até sentir uma leve resistência e então a gengiva foi cuidadosamente tocada para frente e para trás, uma vez, em uma área de aproximadamente 2 mm	0 a 15	0 = sem sangramento dentro de 15 s da segunda sondagem (*i. e.*, tempo total de 30 s) 1 = sangramento entre 6 e 15 s da segunda sondagem 2 = sangramento entre 11 e 15 s da primeira sondagem e 5 s após a segunda sondagem 3 = sangramento em 10 s após a sondagem inicial 4 = sangramento espontâneo
Índice de Sangramento Interdental Eastman (Caton & Polson 1985)	Limpador interdental de madeira	Um limpador interdental de madeira é inserido entre os dentes pela face vestibular, comprimindo 1 a 2 mm. Isso é repetido quatro vezes	0 a 15	Sangramento em 15 s é registrado como presente ou ausente

(*continua*)

366 Parte 6 Patologia Periodontal

Tabela 15.2 Índices gengivais. (Fonte: Trombelli *et al.* 2018.) (*Continuação*)

Nome índice (autores e ano)	Instrumento	Sítios avaliados	Tempo de resposta (segundos)	Graduação da resposta
Índice de Sangramento Gengival Quantitativo (Garg & Kapoor 1985)	Escova de dente	Leva em consideração a magnitude de manchas de sangue cobrindo as cerdas da escova de dente na escovação e apertando unidades de tecido gengival em um sextante	Não estabelecido	0 = sem sangramento à escovação; cerdas livres de manchas de sangue 1 = sangramento leve à escovação; pontas das cerdas manchadas com sangue 2 = sangramento moderado à escovação; quase metade do comprimento das cerdas da ponta para baixo manchada com sangue 3 = sangramento intenso à escovação; todo comprimento de todas as cerdas incluindo a cabeça da escova manchada com sangue
Índice Gengival Modificado (Lobene *et al.* 1986)	Nenhum instrumento (avaliação visual)	Mesmos do Índice Gengival	Não aplicável	0 = ausência de inflamação 1 = inflamação moderada ou com poucas mudanças na cor e textura, mas não em todas as porções da margem gengival ou papilar 2 = inflamação moderada, como os critérios precedentes, em todas as porções da margem gengival ou papilar 3 = inflamação moderada, superfície brilhante, eritema, edema e/ou hipertrofia da margem gengival ou papilar 4 = inflamação intensa, eritema, edema e/ou hipertrofia gengival marginal da unidade ou sangramento espontâneo, ulceração ou congestão papilar
Índice Gengival Modificado (Trombelli *et al.* 2004a)	Nenhum instrumento (avaliação visual)	Mesmos do Índice Gengival, mas sem o componente sangramento à sondagem	Não aplicável	0 = gengiva normal 1 = inflamação moderada – leve mudança de cor e leve edema 2 = inflamação moderada – vermelhidão, edema e brilho 3 = inflamação intensa – vermelhidão acentuada e edema, ulceração com tendência ao sangramento espontâneo
Índice de Sangramento à Escovação Interdental (Hofer *et al.* 2011)	Escova interdental	Inserindo uma escova interdental pequena colocada vestibularmente logo após o ponto de contato e guiada entre os dentes com um movimento de vaivém, sem força. O sangramento é registrado para cada sítio interdental	30	O sangramento é registrado como presente ou ausente

extensão/gravidade de sítios gengivais inflamados de um paciente periodontalmente saudável. Com relação a isso, enquanto a inflamação gengival clínica é condição sítio-específica bem definida para a qual vários sistemas de mensuração foram propostos e validados, o conceito de um CG é suposto como meios para definir a doença do paciente. Essa definição, isto é, a seleção de critérios apropriados, distintos e válidos para CG, torna-se mais desafiadora quando aplicada a pacientes que tenham tido perda de inserção no passado e tenham sido tratados de forma bem-sucedida. Uma definição universal de caso é essencial para a facilitar o acompanhamento da população, para seleção de alvos terapêuticos pelos clínicos e para permitir a avaliação da eficácia de prevenção e regimes de tratamento.

Com base nos métodos disponíveis para avaliar a inflamação gengival (Tabela 15.2), um CG pode ser simples, objetiva e acuradamente definido e graduado com o uso de uma porcentagem de sangramento à sondagem (SS%), escore avaliado com a proporção de sítios sangrantes (avaliação dicotômica sim/não) quando estimulados por uma sonda manual padronizada (dimensões e forma) com uma força controlada (cerca de 25 g) no fundo do sulco/bolsa em seis sítios (mesiovestibular, vestibular, distovestibular, mesiolingual, lingual, distolingual) em todos os dentes presentes (Ainamo & Bay 1975). O SS pode ser usado para: (1) discriminar entre um paciente saudável e um com gengivite (Lang & Bartold 2018) e (2) classificar um CG (localizado, generalizado) (Murakami *et al.* 2018). O uso do SS para identificar um CG teria as seguintes vantagens: (1) é um sinal clínico acurado, objetivo, universalmente aceito e confiável, que pode ser facilmente avaliado e registrado (Lenox & Kopczyk 1973; Carter & Barnes 1974;

Greenstein *et al.* 1981; Caton *et al.* 1988; Farina *et al.* 2011, 2013, 2017) como parte das avaliações de sondagem necessárias para um exame periodontal completo; (2) sangramento gengival extenso representa um sinal clínico frequentemente percebido pelo paciente, enquanto baixos nível de SS% são consistentes com percepções autorrelatadas de condições de saúde gengival (Baser *et al.* 2014); (3) o registro do SS é facilmente realizado, econômico e requer mínima/nenhuma tecnologia. Com um treinamento adequado, é possível os clínicos gerais atingirem e manterem altos níveis de consistência interexaminador na avaliação do sangramento (Eaton *et al.* 1997); (4) o escore de sangramento pode ser efetivamente usado para informar e motivar o paciente (Muhlemann 1977; Saxer *et al.* 1977; Engelberger *et al.* 1983; Greenstein 1984), assim como monitorar a eficácia das estratégias preventivas e de tratamento direcionadas para o controle das doenças periodontais (Lang *et al.* 1986; Schwarz 1989; Lang *et al.* 1990).

A sondagem do fundo do sulco/bolsa pode diagnosticar a presença de inflamação gengival enquanto simultaneamente avalia outros parâmetros clínicos relevantes (nível de inserção, profundidades de sondagem). Como um sítio (e, assim, um paciente) com gengivite não deve se apresentar com perda de inserção, uma única manobra permite a coleta de informações necessárias para detectar a presença tanto de inflamação gengival quanto de perda de inserção.

Um CG em um periodonto intacto e um CG em um periodonto reduzido em paciente sem história de periodontite é definido como ≥ 10% dos sítios com sangramento (Trombelli *et al.* 2018) com profundidade de sondagem ≤ 3 mm. Gengivite localizada é definida como 10 a 30% dos sítios com sangramento; gengivite generalizada é definida como > 30% dos sítios com sangramento (Tabela 15.3). Uma implicação direta da definição de CG proposta é que um paciente que apresenta um escore de SS < 10% sem perda de inserção/óssea (periodonto intacto) ou um periodonto reduzido, mas sem história de periodontite, é considerado "periodonto clinicamente saudável" (Tabela 15.3). Pacientes representativos para CG em um periodonto intacto, CG em um periodonto reduzido em um paciente sem história de periodontite e condição de periodonto clinicamente saudável são ilustrados nas Figuras 15.5, 15.6 e 15.7 respectivamente.

Epidemiologia da gengivite

Embora estudos epidemiológicos indiquem consistentemente que a inflamação gengival é uma condição altamente prevalente, há heterogeneidade na prevalência relatada de gengivite (Tabela 15.4). Mesmo considerando que parte dessa heterogeneidade possa ser interpretada à luz das diferenças genuínas reais na ocorrência da doença entre as populações estudadas, é evidente que diferenças entre coortes podem ser bem relacionadas com variações nos critérios diagnósticos usados para definir a doença em nível de paciente, isto é, a definição de CG utilizada.

Estudos epidemiológicos têm como base a definição de um paciente afetado por gengivite em índices epidemiológicos, como: Índice Comunitário das Necessidades de

Tabela 15.3 Tabela de pesquisa de diagnóstico para saúde gengival ou gengivite induzida por placa (quando ocorre em paciente sem periodontite) na prática clínica. (Fonte: Chapple *et al.* 2018.)

Periodonto intacto	Saúde	Gengivite
Perda de inserção sondável	Não	Não
Profundidades de sondagem das bolsas (assumindo ausência de falsas bolsas)*	≤ 3 mm	≤ 3 mm
Sangramento à sondagem*	≤ 10%	Sim (≥ 10%)
Perda óssea radiográfica	Não	Não
Periodonto reduzido em um paciente sem periodontite		
Sondagem da perda de inserção	Sim	Sim
Profundidades de sondagem das bolsas (assumindo nenhuma falsa bolsa)*	≤ 3 mm	≤ 3 mm
Sangramento à sondagem	≤ 10%	Sim (≥ 10%)
Perda óssea radiográfica	Possível	Possível

*Assume uma pressão de sondagem leve de 0,2 a 0,25 N.

Tratamento Periodontal (CPITN/CPI, do inglês *Community Periodontal Index of Treatment Need/Community Periodontal Index*); gravidade média da inflamação gengival (avaliada usando índices gengivais e escores de sangramento); extensão média da inflamação gengival (avaliada como a prevalência de sítios com um índice gengival ou escore de sangramento); combinação das medidas de extensão e gravidade. A maioria dos estudos epidemiológicos que investigaram a prevalência de doenças periodontais, incluindo gengivite, têm como base o uso do CPITN (Ainamo *et al.* 1982; World Health Organization 1997). Infelizmente, o CPITN é desenhado para o levantamento da presença de periodontite e, consequentemente, nenhum dos parâmetros clínicos incluídos no sistema de escores (*i. e.*, sangramento, cálculo supra ou subgengival, bolsas) são exclusivos para gengivite. Quando são usados índices mais específicos para avaliar a inflamação gengival, grandes variações na prevalência de gengivite são registradas com relação aos vários valores de pontos de corte. Em geral, quanto mais extensas e graves forem as manifestações da doença que são consideradas, menos prevalente é a gengivite. Essas observações reforçam a necessidade de identificar e graduar um CG com base nos critérios listados na Tabela 15.3. Essa nova definição de CG foi implementada com sucesso em estudos mais recentes em diversas populações, examinando várias questões epidemiológicas (Botelho *et al.* 2019; Erchick *et al.* 2019; Machado *et al.* 2019) (Tabela 15.4), intervencionais (Al Asmari *et al.* 2020) e biológicas (Wang *et al.* 2020a) relacionadas com a gengivite.

Impacto da gengivite na qualidade de vida relatada pelo paciente

Poucos estudos avaliaram o impacto da gengivite na qualidade de vida relacionada com a saúde oral (OHRQoL, do inglês *oral health-related quality of life*) (Tsakos *et al.* 2006; Krisdapong *et al.* 2012; Tomazoni. 2014).

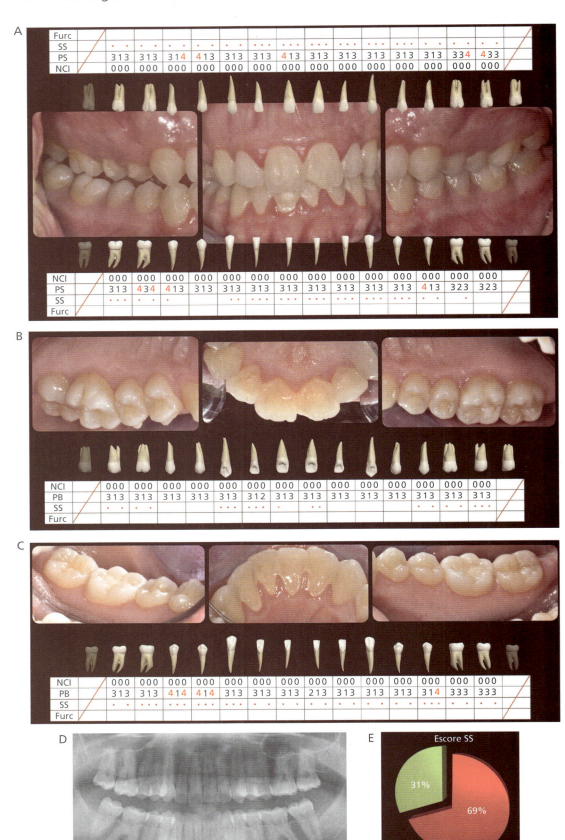

Figura 15.5 Gengivite induzida por placa em um periodonto intacto. Nível clínico de inserção (NCI, em mm), profundidade de sondagem (PS, em mm), sangramento à sondagem (SS) e lesões de furca (Furc), como avaliado nas faces vestibular (**A**), palatina (**B**) e lingual do dente (**C**). **D**. Radiografia panorâmica. **E**. Escore de SS. PB = profundidade de sondagem das bolsas. (Fonte: Baseada em Trombelli *et al*. 2004a.)

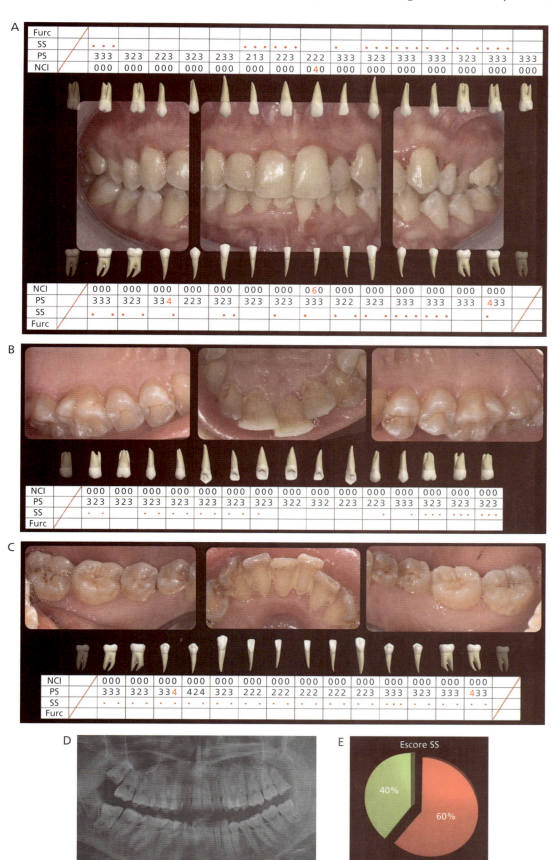

Figura 15.6 Gengivite induzida por placa em um periodonto reduzido em um paciente sem história de periodontite. Nível clínico de inserção (NCI, em mm), profundidade de sondagem (PS, em mm), sangramento à sondagem (SS) e lesões de furca (Furc), como avaliado nas faces vestibular (**A**), palatina (**B**) e lingual do dente (**C**). **D.** Radiografia panorâmica. **E.** Escore de SS. (Fonte: Ainamo & Bay 1975.)

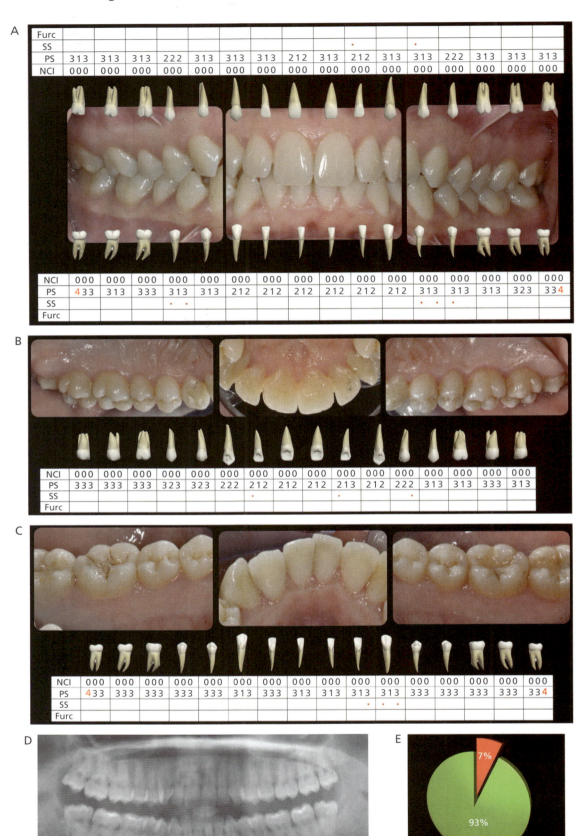

Figura 15.7 Periodonto saudável em um periodonto intacto. Nível clínico de inserção (NCI, em mm), profundidade de sondagem (PS, em mm), sangramento a sondagem (SS) e lesões de furca (Furc) como avaliado nas faces vestibular **A** palatina, (**B**) e lingual do dente (**C**). **D.** Radiografia panorâmica. **E.** Escore de SS. (Fonte: Ainamo & Bay 1975.)

Tabela 15.4 Prevalência de gengivite a partir de estudos ou revisões epidemiológicas nacionais, em grande escala. (Fonte: Modificada de Trombelli *et al.* 2018.)

País	Estudo	População	Tamanho da amostra	Índices clínicos para avaliar gengivite	Critérios usados para identificar um caso de gengivite	Prevalência de gengivite
EUA	Albandar & Kingman 1999	Indivíduos de 30 a 90 anos, representando aproximadamente 105,8 milhões de cidadãos não institucionalizados nos EUA	9.689	SS	Indivíduos com seis ou mais dentes presentes foram classificados de acordo com os seguintes critérios: (1) gengivite extensa: cinco ou mais dentes (50% ou mais dos dentes examinados com sangramento gengival; (2) gengivite limitada: 2 a 4 dentes (ou 25 a 50% dos dentes examinados) com sangramento gengival Indivíduos que não preenchiam esses critérios foram considerados como não tendo um nível calculável de inflamação gengival	32,3% (limitada: 21,8%; extensa: 10,5%)
EUA	Li *et al.* 2010	Pacientes recrutados pela colocação de avisos em publicações locais	1.000	IG	Média de IG na boca toda	GI < 0,5%: 6,1% dos pacientes GI > 0,5: 93,9% dos pacientes GI ≥ 1: 55,7% dos pacientes
RU	Murray *et al.* 2015	Indivíduos com 5 a 15 anos	69.318	Não relatado na revisão (relatado somente nas pesquisas incluídas na revisão)	Não relatado na revisão (relatado somente nas pesquisas incluídas na revisão)	Cerca de 50% dos pacientes tinham inflamação gengival
Grécia	Mamai-Homata *et al.* 2010	Indivíduos com 35 a 44 anos	1.182	CPI	Escore CPI mais alto = 1 (sangramento gengival)	16,2%
Romênia	Funieru *et al.* 2016	Indivíduos com 10 a 17 anos	1.595	IG	Prevalência de gengivite: proporção de qualquer escore médio de IG > 0 Extensão da gengivite: prevalência nos sítios – proporção da superfície gengival afetada pela gengivite Prevalência de sangramento gengival: proporção de qualquer sangramento gengival (escore 2 ou 3 de IG) presente em, pelo menos, uma superfície gengival	Prevalência de gengivite: 91%
Suécia	Norderyd *et al.* 2015	Indivíduos selecionados aleatoriamente em cada grupo de idade: 3, 5, 10, 15, 20, 30, 40, 50, 60, 70 e 80 anos	1.010	IG	IG = 2 ou 3	% média de sítios com gengivite variou entre 1,8% e 19,5%, dependendo da idade da coorte
Hungria	Hermann *et al.* 2009	Adultos dentados ou parcialmente edêntulos	4.153	CPI	Escore CPI mais alto = 1 (sangramento gengival)	8%

(continua)

Tabela 15.4 Prevalência de gengivite a partir de estudos ou revisões epidemiológicas nacionais, em grande escala. (Fonte: Modificada de Trombelli *et al.* 2018.) (*Continuação*)

País	Estudo	População	Tamanho da amostra	Índices clínicos para avaliar gengivite	Critérios usados para identificar um caso de gengivite	Prevalência de gengivite
China	Zhang *et al.* 2010	Adultos com ≥ 20 dentes	1.143	IG	Média de IG	GI ≥ 1: 82,2%
Índia	Kundu *et al.* 2011	Indivíduos com 15 anos ou mais	22.366	CPI	Escore CPI mais alto = 1 (sangramento gengival)	4,3%
Austrália	Australian Research Center for Population Oral Health 2009	Indivíduos com 15 anos ou mais	4.967	IG	IG média ≥ 2	19,7
Argentina	de Muniz 1985	Indivíduos com 7 a 8 e 12 a 13 anos	2.279	CPI	CPI = 1	2,7 a 27,2% (dependendo da idade da coorte)
Argélia, Benin, Burquina Fasso, Cabo Verde, Djibuti, Egito, Etiópia, Gana, Quênia, Lesoto, Líbia, Malauí, Maurício, Marrocos, Namíbia, Níger, Nigéria, Seichelles, Serra Leoa, Somália, África do Sul, Sudão, Tanzânia, Zaire, Zimbábue	Baelum & Scheutz 2002	Indivíduos com 15 a 44 anos	Relatado em cada estudo incluído na revisão	CPI	Escore CPI mais alto = 1 (sangramento gengival)	0 a 52% (dependendo do país/estudo)

Estudos utilizando a nova definição de casos de gengivite

País	Estudo	População	Tamanho da amostra	Índices clínicos para avaliar gengivite	Critérios usados para identificar um caso de gengivite	Prevalência de gengivite
Portugal	Botelho *et al.* 2019	Indivíduos com 18 a 80 anos	1.064	SS	Definição de caso de gengivite 2018	8% (27,4% em 18 a 30 anos, 3,6 a 9,3 em todos os outros grupos etários)
Portugal	Machado *et al.* 2019 (Subamostra do estudo de Botelho *et al.* 2019)	Indivíduos com 18 a 80 anos	571	SS	Definição de caso de gengivite 2018	11,7%
Nepal	Erchick *et al.* 2019	Mulheres grávidas com 15 a 41 anos	1.452	SS	Definição de caso de gengivite 2018	40,1% (80,4% dos casos de gengivite foram localizados e 19,6% foram generalizados)

CPI = Índice Periodontal Comunitário (do inglês *Community Periodontal Index*); IG = Índice Gengival; RU = Reino Unido; SS = sangramento à sondagem.

Em uma coorte de 1.034 crianças tailandesas, Tsakos *et al.* (2006) mostraram que, enquanto a prevalência de necessidade de tratamento periodontal (CPI > 0) era de 97%, a percepção do impacto da condição específica (CE) foi limitada a 27,1% dos pacientes. Especificamente, com respeito a indivíduos com nenhum impacto da CE entre pacientes periodontalmente saudáveis, a prevalência foi de 0,83%. Similarmente, em uma amostra de 1.100 crianças tailandesas com 12 anos e 871 com 15 anos, menos de 30% dos indivíduos tinham impacto da CE na qualidade de vida relacionado com a gengivite e cálculo, apesar da alta prevalência (cerca de 80%) de gengivite e/ou cálculo. O impacto da gengivite na OHRQoL das crianças foi principalmente em baixos níveis de extensão e intensidade. Entretanto, gengivite generalizada foi associada significativamente a um nível de impacto de CE de moderado a alto (Krisdapong *et al.* 2012). Uma amostra aleatória, de 1.134 crianças brasileiras em idade escolar com 12 anos e gengivite generalizada, mostrou um impacto na OHRQoL, com escores médios de qualidade de vida sendo 1,15 mais elevados para crianças com ≥ 15% sítios positivos para SS que para crianças ≤ 15% sítios positivos para SS (Tomazoni *et al.* 2014). A extensão do sangramento gengival (≥ 15% sítios positivos para SS) foi significativamente associada a domínios do bem-estar emocional, sintomas orais, limitações funcionais e bem-estar social (Tomazoni *et al.* 2014). As evidências sugerem que a gengivite induzida por placa é associada a mudanças significantes na sensibilidade somatossensorial (resposta a estímulos mecânicos e térmicos), tanto na gengiva quanto no ligamento periodontal (Wang *et al.* 2020a), fornecendo uma possível explicação mecânica para pelo menos parte da percepção alterada da OHRQoL.

Coletivamente, os dados desses estudos indicam que, embora altamente prevalente, a gengivite tem um impacto limitado na OHRQoL. Entretanto, a gengivite generalizada, em termos de escore de SS, pode aumentar os efeitos negativos sobre CE e OHRQoL geral. De forma interessante, relatou-se um nível maior de concordância entre o impacto da gengivite (CPI = 1 *versus* CPI = 2) na qualidade de vida do paciente e na presença de uma necessidade normativa de tratamento periodontal (Tsakos *et al.* 2006).

Impacto da gengivite na inflamação sistêmica

Assim como para outras doenças inflamatórias crônicas, a relação entre doenças periodontais (incluindo a gengivite) e níveis sistêmicos de marcadores inflamatórios tem evoluído (ver também Capítulo 16). Os mecanismos biológicos que suportam a plausibilidade dessa associação dependem da entrada de bactérias patogênicas vindas do biofilme de sítios periodontalmente doentes na corrente sanguínea e a entrada dentro da circulação do "excesso" do nível de mediadores inflamatórios locais derivados do hospedeiro.

Entre os biomarcadores investigados, particular atenção tem sido dada à proteína C reativa (PCR), que é produzida em resposta a muitas formas de trauma ou doenças e contribui para a defesa do hospedeiro como parte da resposta imune inata. Os estudos que avaliaram a associação entre gengivite e níveis séricos de PCR universalmente identificaram a gengivite como uma condição caracterizada por níveis séricos de PCR que são intermediários entre aqueles medidos na saúde periodontal e periodontite, embora diferenças no níveis séricos de PCR observados entre gengivite e outras condições periodontais não tenham alcançado significância estatística consistente em todos estudos (Pradeep *et al.* 2010; Bansal *et al.* 2014; Podzimek *et al.* 2015). Em indivíduos com gengivite, a gravidade e a extensão da inflamação gengival foram avaliadas pela sua relação com níveis séricos de PCR. Enquanto em alguns estudos os níveis de PCR encontrados foram significativamente correlacionados positivamente com o índice de sangramento papilar (Podzimek *et al.* 2015) ou de inflamação gengival (Pradeep *et al.* 2010), outros autores falharam em encontrar uma associação entre níveis de PCR e inflamação gengival (Bansal *et al.* 2014), SS (Wohlfeil *et al.* 2009; Bansal *et al.* 2014), ou o número de sextantes com pelo menos um sítio positivo para sangramento (Pitchika *et al.* 2017).

De maneira geral, os achados anteriormente mencionados parecem demonstrar que a inflamação dos tecidos gengivais marginais determina um aumento na inflamação sistêmica, avaliada em termos de níveis de PCR. Entretanto, outros estudos falharam em demonstrar efeitos sistêmicos potencialmente relevantes durante o desenvolvimento da gengivite (Kinane *et al.* 2015). Portanto, a relação entre gravidade da inflamação gengival e gravidade da inflamação sistêmica nos pacientes com gengivite permanece não clara.

Valor de prognóstico da gengivite

Quando comparada com a periodontite, uma peculiaridade da lesão de gengivite induzida por placa é a reversibilidade completa das alterações teciduais clínicas à medida que o biofilme dental é removido. Não obstante a reversibilidade das alterações teciduais provocadas pela gengivite, a gengivite em nível local tem um significado clínico particular porque é considerada a precursora da periodontite. A evidência que suporta a relação entre as lesões de gengivite e periodontite decorre de estudos longitudinais, em que o desenvolvimento e a progressão da perda de inserção foi associada a níveis mais altos no *baseline* de inflamação gengival (Löe *et al.* 1986; Ismail *et al.* 1990; Clerehugh *et al.* 1995; Albandar *et al.* 1998; Schatzle *et al.* 2003; Ramseier *et al.* 2017). Em contraste, sítios com nenhuma ou mínima progressão da perda de inserção ao longo do tempo foram caracterizados pela ausência consistente de inflamação gengival ao longo do tempo (Page & Sturdivant 2002; Walters & Chang 2003; Schatzle *et al.* 2003; Axelsson *et al.* 2004; Repeke *et al.* 2012; Kina *et al.* 2016). A inflamação gengival tem relevância prognóstica para deterioração periodontal por sítio, quando persistentemente presente durante múltiplos intervalos de observação. Nesse aspecto, demonstrou-se que sítios com SS têm probabilidades mais altas para perda de inserção e exibem maior prevalência de perda de inserção progressiva grave quando comparados a sítios sem sangramento (Schatzle *et al.* 2003).

374 **Parte 6** Patologia Periodontal

De maneira geral, essas observações sugerem que o controle efetivo da inflamação gengival a longo prazo pode prevenir a perda de inserção progressiva (Schatzle *et al.* 2003).

Potenciais fatores modificadores da gengivite induzida por placa

Como mencionado anteriormente, os indivíduos podem diferir quanto às manifestações clínicas da gengivite induzida por placa, mesmo na ausência de diferenças discerníveis na saúde sistêmica e acúmulo de placa. Essas respostas variáveis aos níveis de placa similares foram atribuídas a possíveis, mas ainda não identificadas, diferenças genéticas (Trombelli *et al.* 2004a, b). Entretanto, há vários fatores dos pacientes claramente identificados, tanto ao nível local como sistêmico (Tatakis & Trombelli 2004; Trombelli & Farina 2013), que podem afetar a resposta gengival ao acúmulo de placa, a resposta do tecido ao estímulo mecânico com a sonda e/ou de inflamação gengival subjacente na ausência de placa, modificando, assim, o desenvolvimento da gengivite induzida por placa.

Tabagismo

O tabagismo, que é um fator de risco estabelecido para a periodontite (Tomar & Asma 2000), foi consistentemente mostrado como supressor da resposta do sangramento gengival durante o desenvolvimento da gengivite (Preber & Bergstrom 1985; Lie *et al.* 1998; Bergstrom & Bostrom 2001; Nair *et al.* 2003; Peruzzo *et al.* 2016). A diminuição do sangramento gengival induzida pelo fumo na presença de acúmulo de placa é evidente em todos os tipos de dente (Holde *et al.* 2020) e se manifesta mesmo na presença de outros fatores sistêmicos conhecidos por aumentar a resposta do sangramento da gengiva (Tarnowski *et al.* 2018). Os mecanismos potenciais pelos quais o tabagismo altera a resposta inflamatória gengival ao acúmulo de placa incluem mudanças qualitativas no acúmulo de biofilme (Shiloah *et al.* 2000; Kumar *et al.* 2011; Matthews *et al.* 2013), alterações do estado de estabilidade (Wang *et al.* 2020b) e respostas gengivais imunes provocada pela placa (Kumar *et al.* 2011), e respostas fisiológicas da vascularização gengival (Morozumi *et al.* 2004; Buduneli & Scott 2018).

Hormônios esteroides sexuais

Alterações nos hormônios esteroides sexuais, como ocorrem durante a puberdade (Mombelli *et al.* 1989) e gravidez (Raber-Durlacher *et al.* 1994; Gursoy *et al.* 2008), impactam e exacerbam a resposta inflamatória da gengiva, mesmo na presença mínima de placa (Mombelli *et al.* 1989; Raber-Durlacher *et al.* 1994; Gursoy *et al.* 2008; Murakami *et al.* 2018). Alterações nos hormônios esteroides sexuais provocam complexas mudanças na imunobiologia dos tecidos (Raber-Durlacher *et al.* 1993; Carrillo-de-Albornoz *et al.* 2012; Yarkac *et al.* 2018) e parecem contribuir para alterações qualitativas da placa dental associada (Kornman & Loesche 1980; Raber-Durlacher *et al.* 1994; Balan *et al.* 2018).

Embora alterações nos níveis de hormônios sexuais ocorram também durante o ciclo menstrual e em resposta ao uso de contraceptivos orais, as alterações gengivais associadas são tipicamente modestas, se não mínimas, provavelmente porque as alterações hormonais associadas são também relativamente pequenas (Preshaw *et al.* 2001; Baser *et al.* 2009; Becerik *et al.* 2010; Preshaw 2013).

Malnutrição

A malnutrição e a ausência de nutrientes específicos têm mostrado modificar as respostas dos tecidos gengivais frente à placa. O escorbuto, deficiência grave de vitamina C (ácido ascórbico), é caracterizada pelo sangramento gengival e outras manifestações (Lind 1953), explicadas pela contribuição crítica do ácido ascórbico com relação à síntese de colágeno e à significância desse último na manutenção das estruturas vasculares e na renovação dos vasos sanguíneos após trauma mecânico. Embora o escorbuto seja bastante raro atualmente onde haja suplemento alimentar adequado, hábitos de dieta únicos e persistentes podem precipitar a doença (Ellis *et al.* 1984). Deficiência nutricional controlada experimental de ácido ascórbico em humanos (Leggott *et al.* 1986, 1991) resulta em aumento de gengivite, relativo a controles não deficientes com níveis de placa similares e o mesmo tipo de microflora. Por outro lado, intervenção dietética, incluindo suplementação com vitamina C e outros nutrientes com propriedades anti-inflamatórias, resulta em redução significante do sangramento gengival na ausência de quaisquer alterações microbiológicas aparentes (Amaliya *et al.* 2018; Woelber *et al.* 2019).

Doenças e condições sistêmicas específicas

Doenças e condições sistêmicas específicas conhecidas por modificar o desenvolvimento de gengivite induzida por placa incluem a trissomia do 21 (síndrome de Down), hiperglicemia e diabetes, e malignidades hematológicas (p. ex., leucemia). Pacientes com *síndrome de Down* manifestam inflamação gengival mais extensa e grave, e muito mais cedo, comparados aos controles saudáveis pareados geneticamente e por sexo, apesar da ausência de diferenças nas taxas de acúmulo de placa (Reuland-Bosma *et al.* 1986, 1988). Embora os mecanismos subjacentes específicos permaneçam não claros, não há dúvida da base genética por trás desse fator modificador. A *hiperglicemia*, em virtude de diabetes ou outras condições, foi fortemente associada a sangramento gengival (Hujoel & Stott-Miller 2011). Quando pacientes diabéticos, são comparados com não diabéticos, eles experimentam inflamação gengival significativamente maior com quantidades similares de placa, independentemente da etiologia diabética subjacente (de Pommereau *et al.* 1992; Cutler *et al.* 1999; Salvi *et al.* 2005). O nível de controle metabólico (p. ex., como expresso pelos níveis de HbA1c) é fortemente associado à prevalência de sangramento gengival (Ervasti *et al.* 1985; Hujoel & Stott-Miller 2011) e sugere que o sangramento aumentado na hiperglicemia crônica é atribuído à lesão na microvascularização acessória. O controle metabólico também afeta a composição do biofilme subgengival (Ganesan *et al.* 2017). Além disso, a hiperglicemia causa alterações celulares, afetando tanto as células imunes quanto as do tecido conjuntivo, o que resulta no estabelecimento de um estado pró-inflamatório (Verhulst *et al.* 2019). Melhora do controle metabólico após terapia sistêmica apropriada pode reduzir alguns, mas não todos, sinais clínicos da inflamação gengival (Sastrowijoto *et al.* 1990).

A *leucemia* tanto em crianças quanto em adultos, pode resultar em trombocitopenia e/ou deficiências nos fatores de coagulação e pode se manifestar na gengiva com sangramento excessivo e outros sinais de inflamação (vermelhidão, edema e crescimento) que não são consistentes com os níveis observados de acúmulo de biofilme (Levin & Kennedy 1973; Dreizen *et al.* 1984; Bergmann *et al.* 1992; Guan & Firth 2015). Similarmente, inflamação gengival aumentada é também evidente em pacientes afetados por qualquer uma das muitas formas de *neutropenia* (Andrews *et al.* 1965; Reichart & Dornow 1978; Donadieu *et al.* 2011).

Medicamentos sistêmicos

Além das doenças e condições sistêmicas anteriormente mencionadas que modificam a gengivite induzida por placa, *medicamentos sistêmicos* são uma causa bem estabelecida de respostas gengivais alteradas ao acúmulo de placa. Esses medicamentos incluem agentes que exacerbam a resposta do sangramento gengival em virtude de suas propriedades anticoagulantes, por exemplo, o ácido acetilsalicílico (Schrodi *et al.* 2002; Royzman *et al.* 2004; Kim *et al.* 2007; Sundram *et al.* 2012). Outros incluem preparações de hormônios endócrinos (p. ex., ver informações prévias sobre hormônios esteroides sexuais) e medicamentos com forte atividade anti-inflamatória que podem reduzir inflamação gengival tipicamente antecipada. Tanto medicamentos anti-inflamatórios esteroides (Sutton & Smales 1983; Vogel *et al.* 1984; Markitziu *et al.* 1990) quanto não esteroides (Vogel *et al.* 1984; Heasman *et al.* 1993) podem ter esse efeito. Similarmente, aplicação tópica de medicamentos anti-inflamatórios pode também reduzir a resposta inflamatória gengival ao acúmulo de placa (Vogel *et al.* 1984; Jones *et al.* 1999). Foram identificados vários medicamentos que exacerbam a resposta inflamatória induzida por placa de uma maneira única e específica; eles causam grave aumento gengival (Seymour *et al.* 1996; Seymour 2006). Medicamentos que causam aumento gengival incluem: anti-hipertensivos bloqueadores dos canais de cálcio, por exemplo, nifedipino (Nery *et al.* 1995; O'Valle *et al.* 1995); anticonvulsivantes, como fenitoína (Angelopoulos 1975); e imunossupressores, por exemplo, ciclosporina (Seymour & Jacobs 1992; O'Valle *et al.* 1995). Embora os mecanismos pelos quais esses medicamentos levam ao aumento gengival não sejam totalmente elucidados, parece que efeitos diretos e indiretos sobre as células do tecido conjuntivo gengival, especialmente fibroblastos, estão envolvidos nessas respostas (Fu *et al.* 1998; Mariotti *et al.* 1998; Seymour 2006; Gulati 2012).

Além dos medicamentos que podem modificar a resposta gengival ao acúmulo de placa, o desenvolvimento da gengivite pode também ser alterado por medicamentos que aumentam ou inibem o acúmulo de placa. Antibióticos sistêmicos são bons exemplos de um fator sistêmico que pode limitar o desenvolvimento do biofilme e assim prevenir ou retardar o estabelecimento da gengivite (Listgarten *et al.* 1979; Heijl & Lindhe 1980). Medicamentos que causam *hipossalivação*, como sedativos, antidepressivos, anti-histamínicos e anti-hipertensivos, podem levar a aumento do acúmulo de placa e maior probabilidade de cárie e outras complicações orais, incluindo inflamação da mucosa oral e da gengiva (Mizutani *et al.* 2015; Turner 2016). A hipossalivação pode também ser resultado de doenças sistêmicas, como síndrome de Sjögren e diabetes, e radiação na cabeça e no pescoço (López-Pintor et al. 2016; Turner 2016).

Fatores locais

Um fator comumente implicado no aumento do acúmulo de placa e subsequente inflamação gengival é a presença de *restaurações marginais* subgengivais inadequadas ou proeminentes. Restaurações marginais inadequadas podem facilitar o desenvolvimento de placa tanto diretamente, por fornecer áreas de superfícies rugosas adicionais, quanto indiretamente, por tornar mais difícil a remoção de placa durante os procedimentos de higiene oral. O resultado, especialmente após longo prazo de presença dessas irregularidades restauradoras, é prejudicial à saúde gengival (Schatzle *et al.* 2001).

Fatores locais, que também podem modificar a resposta gengival à placa, também têm sido identificados. Um desses fatores potenciais é *um fenótipo periodontal fino*. Embora a evidência sugira uma maior suscetibilidade dos tecidos gengivais finos ao trauma mecânico (Claffey & Shanley 1986; Olsson & Lindhe 1991), a significância da qualidade/dimensões (*i. e.*, fenótipo periodontal) para a resposta ao sangramento gengival permanece não resolvida (Muller & Heinecke 2002; Trombelli *et al.* 2004 c). Estudos recentes identificaram dois outros grupos de pacientes com variantes anatômicas gengivais que podem exibir uma resposta modificada ao acúmulo de placa. O primeiro grupo é o de pacientes com erupção passiva alterada, cuja resposta gengival aos níveis similares a um novo acúmulo de placa é muito mais intensa que controles e menos rápida para resolver após a reintrodução de medidas de higiene oral (Aghazada *et al.* 2019). O segundo grupo é o de pacientes que recebem enxerto de tecido conjuntivo subepitelial para tratar defeitos de recessão gengival. Esses sítios tratados com enxertos autógenos, quando comparados com sítios controle contralaterais, desenvolvem significativamente menos inflamação após acúmulo de placa (Graziano *et al.* 2014). No caso desses sítios enxertados, uma possível explicação é que o aumento da espessura gengival induzida pelo enxerto pode explicar em parte a suscetibilidade reduzida resultante ao desenvolvimento da gengivite. Entretanto, no caso de pacientes com erupção passiva alterada, os mecanismos subjacentes ao desenvolvimento da gengivite não estão claros.

Prevenção e manejo da gengivite induzida por placa

Alterações teciduais que caracterizam a gengivite induzida por placa podem ser prevenidas ou completamente revertidas pela remoção adequada do biofilme dental para garantir a manutenção ou restauração de uma condição periodontalmente saudável (Tabela 15.3). A última é percebida como tal pelo paciente (Baser *et al.* 2014) e associada a melhor qualidade de vida quando comparada com a gengivite (Tomazoni *et al.* 2014). A reversão da gengivite para um *status* periodontalmente saudável mantém uma significância clínica particular em virtude da relação bem estabelecida entre gengivite e periodontite como mostrada em estudos longitudinais (Löe *et al.* 1986; Ismail *et al.* 1990; Clerehugh *et al.* 1995; Albandar *et al.* 1998; Schatzle *et al.* 2003; Ramseier *et al.* 2017). O tratamento da gengivite também representa a ação-chave para prevenir a perda de inserção progressiva a longo prazo (Chapple *et al.* 2015; Ramseier *et al.* 2017).

A disrupção mecânica do biofilme dental por meio da higiene oral autorrealizada é meio primário para prevenir e manejar a gengivite (Chapple *et al.* 2015). O sucesso do tratamento pode ser facilitado pela informação adequada do paciente, motivação e instrução personalizada (Newton & Asimakopoulou 2015), implementação de procedimentos de higiene oral com instrumentos elétricos (Van der Weijden & Slot 2015), dispositivos adequados para limpeza interdental (Salzer *et al.* 2015; Worthington *et al.* 2019) e agentes químicos com propriedades antiplaca e anti-inflamatória (Van Strydonck *et al.* 2012; Trombelli & Farina 2013; Biesbrock *et al.* 2019; Figuero *et al.* 2019). O uso adjunto de probióticos (Akram *et al.* 2020) e suplementos dietéticos ou micronutrientes (Montero *et al.* 2017; Amaliya *et al.* 2018) pode também ser sugerido.

Quando a higiene oral autorrealizada não é efetiva ou é parcialmente efetiva em restabelecer uma condição periodontalmente saudável (p. ex., em razão da habilidade reduzida do paciente ou presença de fatores retentivos de placa), a intervenção profissional principalmente baseada na remoção mecânica de placa e eliminação de fatores locais retentivos de placa é necessária. A esse respeito, foi mostrado que a remoção profissional de placa supra e subgengival em combinação com instruções de higiene oral resulta em maior redução do sangramento gengival que a ausência de tratamento. A longo prazo, a frequência das sessões profissionais deve ser decidida com base no efeito desejado sobre a placa e o sangramento (Needleman *et al.* 2015).

Nos casos em que a resposta gengival ao biofilme dental é modificada por fatores sistêmicos, o manejo multidisciplinar do caso de gengivite envolvendo profissionais médicos apropriados é recomendado.

Referências bibliográficas

Abbas, F., van der Velden, U., Moorer, W.R. *et al.* (1986). Experimental gingivitis in relation to susceptibility to periodontal disease. II. Phase-contrast microbiological features and some host-response observations. *Journal of Clinical Periodontology* 13, 551-557.

Aghazada, R., Marini, L., Zeza, B. *et al.* (2019) Experimental gingivitis in patients with and without altered passive eruption. *Journal of Periodontology* 91, 938-946.

Ainamo, J., Barmes, D., Beagrie, G. *et al.* (1982). Development of the World Health Organization (WHO) community periodontal index of treatment needs (CPITN). *International Dental Journal* 32, 281-291.

Ainamo, J. & Bay, I. (1975). Problems and proposals for recording gingivitis and plaque. *International Dental Journal* 25, 229-235.

Akram, Z., Shafqat, S.S., Aati, S., Kujan, O. & Fawzy, A. (2020) Clinical efficacy of probiotics in the treatment of gingivitis: a systematic review and meta-analysis. *Australian Dental Journal* 65, 12-20.

Al Asmari, D. & Khan, M.K. (2019) Effect of photodynamic therapy on gingival inflammation in patients with thalassemia. *Photodiagnosis and Photodynamic Therapy* 29, 101595.

Albandar, J.M., Kingman, A., Brown, L.J. & Löe, H. (1998). Gingival inflammation and subgingival calculus as determinants of disease progression in early-onset periodontitis. *Journal of Clinical Periodontology* 25, 231-237.

Albandar, J.M. & Kingman, A. (1999). Gingival recession, gingival bleeding, and dental calculus in adults 30 years of age and older in the United States, 1988-1994. *Journal of Periodontology* 70, 30-43.

Amaliya, A., Risdiana, A.S. & Van der Velden, U. (2018). Effect of guava and vitamin C supplementation on experimental gingivitis: a randomized clinical trial. *Journal of Clinical Periodontology* 45, 959-967.

Andrews, R.G., Benjamin, S., Shore, N. & Canter, S. (1965). Chronic benign neutropenia of childhood with associated oral manifestations. *Oral Surgery, Oral Medicine, Oral Pathology* 20, 719-725.

Angelopoulos, A.P. (1975). Diphenylhydantoin gingival hyperplasia. A clinicopathological review. 1. Incidence, clinical features and histopathology. *Journal of the Canadian Dental Association* 41, 103-106.

Australian Research Centre for Population Oral Health, The University of Adelaide, South Australia. (2009). Periodontal diseases in the Australian adult population. *Australian Dental Journal* 54, 390-393.

Axelsson, P., Nyström, B. & Lindhe, J. (2004). The long-term effect of a plaque control program on tooth mortality, caries and periodontal disease in adults. Results after 30 years of maintenance. *Journal of Clinical Periodontology* 31, 749-757.

Baelum, V. & Scheutz, F. (2002). Periodontal diseases in Africa. *Periodontology 2000* 29, 79-103.

Balan, P., Chong, Y.S., Umashankar, S. *et al.* (2018). Keystone species in pregnancy gingivitis: a snapshot of oral microbiome during pregnancy and postpartum period. *Frontiers in Microbiology* 9, 2360.

Bansal, T., Dhruvakumar, D. & Pandey, A. (2014). Comparative evaluation of C-reactive protein in peripheral blood of patients with healthy gingiva, gingivitis and chronic periodontitis: a clinical and particle-enhanced turbidimetric immuno-analysis. *Journal of the Indian Society of Periodontology* 18, 739-743.

Barnett, M.L., Ciancio, S.G. & Mather, M.L. (1980). The modified papillary bleeding index: comparison with gingival index during the resolution of gingivitis. *Journal of Preventive Dentistry* 6, 135-138.

Baser, U., Cekici, A., Tanrikulu-Kucuk, S. *et al.* (2009). Gingival inflammation and interleukin-1 beta and tumor necrosis factor-alpha levels in gingival crevicular fluid during the menstrual cycle. *Journal of Periodontology* 80, 1983-1990.

Baser, U., Germen, M., Erdem, Y., Issever, H. & Yalcin, F. (2014). Evaluation of gingival bleeding awareness by comparison of self-reports and clinical measurements of freshman dental students. *European Journal of Dentistry* 8, 360-365.

Becerik, S., Ozçaka, O., Nalbantsoy, A. *et al.* (2010). Effects of menstrual cycle on periodontal health and gingival crevicular fluid markers. *Journal of Periodontology* 81, 673-681.

Bergmann, O.J., Ellegaard, B., Dahl, M. & Ellegaard, J. (1992). Gingival status during chemical plaque control with or without prior mechanical plaque removal in patients with acute myeloid leukaemia. *Journal of Clinical Periodontology* 19, 169-173.

Bergström, J. & Boström, L. (2001). Tobacco smoking and periodontal hemorrhagic responsiveness. *Journal of Clinical Periodontology* 28, 680-685.

Biesbrock, A., He, T., DiGennaro, J. *et al.* (2019). The effects of bioavailable gluconate chelated stannous fluoride dentifrice on gingival bleeding: meta-analysis of eighteen randomized controlled trials. *Journal of Clinical Periodontology* 46, 1205-1216.

Botelho, J., Machado, V., Proença, L. *et al.* (2019). Study of periodontal health in Almada-Seixal (SoPHiAS): a cross-sectional study in the Lisbon Metropolitan Area. *Scientific Reports* 9, 15538.

Buduneli, N. & Scott, D.A. (2018). Tobacco-induced suppression of the vascular response to dental plaque. *Molecular Oral Microbiology* 33, 271-282.

Carrillo-de-Albornoz, A., Figuero, E., Herrera, D., Cuesta, P. & Bascones-Martínez, A. (2012). Gingival changes during pregnancy: III. Impact of clinical, microbiological, immunological and socio-demographic factors on gingival inflammation. *Journal of Clinical Periodontology* 39, 272-283.

Carter, H.G. & Barnes, G.P. (1974). The Gingival Bleeding Index. *Journal of Periodontology* 45, 801-805.

Caton, J.G. & Polson, A.M. (1985). The interdental bleeding index: a simplified procedure for monitoring gingival health. *Compendium of Continuing Education in Dentistry* 6, 88, 90-92.

Caton, J., Polson, A., Bouwsma, O. *et al.* (1988). Associations between bleeding and visual signs of interdental gingival inflammation. *Journal of Periodontology* 59, 722-727.

Chapple, I.L., Van der Weijden, F., Doerfer, C. *et al.* (2015). Primary prevention of periodontitis: managing gingivitis. *Journal of Clinical Periodontology* 42 Suppl 16, S71-S76.

Chapple, I.L.C., Mealey, B.L., Van Dyke, T.E. *et al.* (2018). Periodontal health and gingival diseases and conditions on an intact and a reduced periodontium: consensus report of workgroup 1 of the 2017 World Workshop on the Classification of Periodontal and Peri-Implant Diseases and Conditions. *Journal of Clinical Periodontology* 45 Suppl 20, S68-S77.

Claffey, N. & Shanley, D. (1986). Relationship of gingival thickness and bleeding to loss of probing attachment in shallow sites following nonsurgical periodontal therapy. *Journal of Clinical Periodontology* 13, 654-657.

Clerehugh, V., Worthington, H.V., Lennon, M.A. & Chandler, R. (1995). Site progression of loss of attachment over 5 years in 14- to 19-year-old adolescents. *Journal of Clinical Periodontology* 22, 15-21.

Cutler, C.W., Machen, R.L., Jotwani, R. & Iacopino, A.M. (1999) Heightened gingival inflammation and attachment loss in type 2 diabetics with hyperlipidemia. *Journal of Periodontology* 70, 1313-1321.

de Muniz, B.R. (1985). Epidemiologic oral health survey of Argentine children. *Community Dentistry and Oral Epidemiology* 13, 328-333.

de Pommereau, V., Dargent-Pare, C., Robert, J.J. & Brion, M. (1992). Periodontal status in insulin-dependent diabetic adolescents. *Journal of Clinical Periodontology* 19, 628-632.

Dietrich, T., Kaye, E.K., Nunn, M.E., Van Dyke, T. & Garcia, R.I. (2006). Gingivitis susceptibility and its relation to periodontitis in men. *Journal of Dental Research* 85, 1134-1137.

Donadieu, J., Fenneteau, O., Beaupain, B., Mahlaoui, N. & Chantelot, C.B. (2011). Congenital neutropenia: diagnosis, molecular bases and patient management. *Orphanet Journal of Rare Diseases* 6, 26.

Dreizen, S., McCredie, K.B. & Keating, M.J. (1984). Chemotherapy-associated oral hemorrhages in adults with acute leukemia. *Oral Surgery, Oral Medicine, Oral Pathology* 57, 494-498.

Eaton, K.A., Rimini, F.M., Zak, E., Brookman, D.J. & Newman, H.N. (1997). The achievement and maintenance of inter- examiner consistency in the assessment of plaque and gingivitis during a multicentre study based in general dental practices. *Journal of Clinical Periodontology* 24, 183-188.

Ellis, C.N., Vanderveen, E.E. & Rasmussen, J.E. (1984). Scurvy: a case caused by peculiar dietary habits. *Archives of Dermatology* 120, 1212-1214.

Engelberger, T., Hefti, A., Kallenberger, A. & Rateitschak, K.H. (1983). Correlations among Papilla Bleeding Index, other clinical indices and histologically determined inflammation of gingival papilla. *Journal of Clinical Periodontology* 10, 579-589.

Erchick, D.J., Rai, B., Agrawal, N.K. *et al.* (2019). Oral hygiene, prevalence of gingivitis, and associated risk factors among pregnant women in Sarlahi District, Nepal. *BMC Oral Health* 19, 2.

Ervasti, T., Knuuttila, M., Pohjamo, L. & Haukipuro, K. (1985). Relation between control of diabetes and gingival bleeding. *Journal of Periodontology* 56, 154-157.

Farina, R., Scapoli, C., Carrieri, A., Guarnelli, M.E. & Trombelli, L. (2011). Prevalence of bleeding on probing: a cohort study in a specialist periodontal clinic. *Quintessence International* 42, 57-68.

Farina, R., Guarnelli, M.E., Figuero, E. *et al.* (2012). Microbiological profile and calprotectin expression in naturally occurring and experimentally induced gingivitis. *Clinical Oral Investigations* 16, 1475-1484.

Farina, R., Tomasi, C. & Trombelli, L. (2013). The bleeding site: a multi-level analysis of associated factors. *Journal of Clinical Periodontology* 40, 735-742.

Farina, R., Filippi, M., Brazzioli, J., Tomasi, C. & Trombelli, L. (2017). Bleeding on probing around dental implants: a retrospective study of associated factors. *Journal of Clinical Periodontology* 44, 115-122.

Figuero, E., Herrera, D., Tobías, A. *et al.* (2019). Efficacy of adjunctive anti-plaque chemical agents in managing gingivitis: a systematic review and network meta-analyses. *Journal of Clinical Periodontology* 46, 723-739.

Fu, E., Nieh, S., Hsiao, C.T. *et al.* (1998). Nifedipine-induced gingival overgrowth in rats: brief review and experimental study. *Journal of Periodontology* 69, 765-771.

Funieru, C., Klinger, A., Băicuș, C. *et al.* (2017). Epidemiology of gingivitis in schoolchildren in Bucharest, Romania: a cross-sectional study. *Journal of Periodontal Research* 52, 225-232.

Ganesan, S.M., Joshi, V., Fellows, M. *et al.* (2017). A tale of two risks: smoking, diabetes and the subgingival microbiome. *The ISME Journal* 11, 2075-2089.

Garg, S. & Kapoor, K.K. (1985). The quantitative gingival bleeding index. *Journal of the Indian Dental Association* 57, 112-113.

Graziano, A., Cirillo, N., Pallotti, S. *et al.* (2014). Unexpected resilience to experimental gingivitis of subepithelial connective tissue grafts in gingival recession defects: a clinical- molecular evaluation. *Journal of Periodontal Research* 49, 527-535.

Greenstein, G., Caton, J. & Polson, A.M. (1981). Histologic characteristics associated with bleeding after probing and visual signs of inflammation. *Journal of Periodontology* 52, 420-425.

Greenstein, G. (1984). The role of bleeding upon probing in the diagnosis of periodontal disease. A literature review. *Journal of Periodontology* 55, 684-688.

Guan, G. & Firth, N. (2015). Oral manifestations as an early clinical sign of acute myeloid leukaemia: a case report. *Australian Dental Journal* 60, 123-127.

Gulati, A.R. (2012). Phenytoin-induced gingival overgrowth. *Acta Neurologica Scandinavia* 125, 149-155.

Gürsoy, M., Pajukanta, R., Sorsa, T. & Könönen, E. (2008). Clinical changes in periodontium during pregnancy and post-partum. *Journal of Clinical Periodontology* 35, 576-583.

Heasman, P.A., Offenbacher, S., Collins, J.G., Edwards, G. & Seymour, R.A. (1993). Flurbiprofen in the prevention and treatment of experimental gingivitis. *Journal of Clinical Periodontology* 20, 732-738.

Heijl, L. & Lindhe, J. (1980). Effect of selective antimicrobial therapy on plaque and gingivitis in the dog. *Journal of Clinical Periodontology* 7, 463-478.

Hermann, P., Gera, I., Borbelly, J., Fejerdy, P. & Madlena, M. (2009). Periodontal health of an adult population in Hungary: findings of a national survey. *Journal of Clinical Periodontology* 36, 449-457.

Hofer, D., Sahrmann, P., Attin, T. & Schmidlin, P.R. (2011). Comparison of marginal bleeding using a periodontal probe or an interdental brush as indicators of gingivitis. *International Journal of Dental Hygiene* 9, 211-215.

Holde, G.E., Jönsson, B., Oscarson, N. & Müller, H.P. (2020). To what extent does smoking affect gingival bleeding response to supragingival plaque? Site-specific analyses in a population-based study. *Journal of Periodontal Research* 55, 277-286.

Hujoel, P.P. & Stott-Miller, M. (2011). Retinal and gingival hemorrhaging and chronic hyperglycemia. *Diabetes Care* 34, 181-183.

Ismail, A.I., Morrison, E.C., Burt, B.A., Caffesse, R.G. & Kavanagh, M.T. (1990). Natural history of periodontal disease in adults: findings from the Tecumseh Periodontal Disease Study, 1959-87. *Journal of Dental Research* 69, 430-435.

Jones, D.S., Irwin, C.R., Woolfson, A.D., Djokic, J. & Adams, V. (1999). Physicochemical characterization and preliminary in vivo; efficacy of bioadhesive, semisolid formulations containing flurbiprofen for the treatment of gingivitis. *Journal of Pharmaceutical Sciences* 88, 592-598.

Kaczor-Urbanowicz, K.E., Trivedi, H.M., Lima, P.O. *et al.* (2018). Salivary exRNA biomarkers to detect gingivitis and monitor disease regression. *Journal of Clinical Periodontology* 45, 806-817. Kina, J.R., Yumi Umeda Suzuki, T., Fumico Umeda Kina, E., Kina, J. & Kina, M. (2016). Non-inflammatory destructive periodontal disease. *Open Dentistry Journal* 10, 50-57.

Kim, D.M., Koszeghy, K.L., Badovinac, R.L. *et al.* (2007). The effect of aspirin on gingival crevicular fluid levels of inflammatory and anti-inflammatory mediators in patients with gingivitis. *Journal of Periodontology* 78, 1620-1626.

Kinane, D.F., Zhang, P., Benakanakere, M. *et al.* (2015). Experimental gingivitis, bacteremia and systemic biomarkers: a randomized clinical trial. *Journal of Periodontal Research* 50, 864-869.

Kornman, K.S. & Loesche, W.J. (1980). The subgingival microbial flora during pregnancy. *Journal of Periodontal Research* 15, 111-122.

Krisdapong, S., Prasertsom, P., Rattanarangsima, K., Sheiham, A. & Tsakos, G. (2012). The impacts of gingivitis and calculus on Thai children's quality of life. *Journal of Clinical Periodontology* 39, 834-843.

Kumar, P.S., Matthews, C.R., Joshi, V., de Jager, M. & Aspiras, M. (2011). Tobacco smoking affects bacterial acquisition and colonization in oral biofilms. *Infection and Immunity* 79, 4730-4738.

Kundu, D., Mehta, R. & Rozra, S. (2011). Periodontal status of a given population of West Bengal: an epidemiological study. *Journal of the Indian Society of Periodontology* 15, 126-129.

Lang, N.P., Adler, R., Joss, A. & Nyman, S. (1990). Absence of bleeding on probing. An indicator of periodontal stability. *Journal of Clinical Periodontology* 17, 714-721.

Lang, N.P. & Bartold, P.M. (2018). Periodontal health. *Journal of Clinical Periodontology* 45 **Suppl 20**, S9-S16.

Lang, N.P., Joss, A., Orsanic, T., Gusberti, F.A. & Siegrist, B.E. (1986). Bleeding on probing. A predictor for the progression of periodontal disease? *Journal of Clinical Periodontology* 13, 590-596.

Lee, A., Ghaname, C.B., Braun, T.M. *et al.* (2012). Bacterial and salivary biomarkers predict the gingival inflammatory profile. *Journal of Periodontology* 83, 79-89.

Leggott, P.J., Robertson, P.B., Jacob, R.A. *et al.* (1991). Effects of ascorbic acid depletion and supplementation on periodontal health and subgingival microflora in humans. *Journal of Dental Research* 70, 1531-1536.

Leggott, P.J., Robertson, P.B., Rothman, D.L., Murray, P.A. & Jacob, R.A. (1986). The effect of controlled ascorbic acid depletion and supplementation on periodontal health. *Journal of Periodontology* 57, 480-485.

Lenox, J.A. & Kopczyk, R.A. (1973). A clinical system for scoring a patient's oral hygiene performance. *Journal of the American Dental Association* 86, 849-852.

Levin, S.M. & Kennedy, J.E. (1973). Relationship of plaque and gingivitis in patients with leukemia. *Virginia Dental Journal* 50, 22-25.

Li, Y., Lee, S., Hujoel, P., Su, M. *et al.* (2010). Prevalence and severity of gingivitis in American adults. *American Journal of Dentistry* 23, 9-13.

Lie, M.A., Timmerman, M.F., van der Velden, U. & van der Weijden, G. (1998). Evaluation of 2 methods to assess gingival bleeding in smokers and non-smokers in natural and experimental gingivitis. *Journal of Clinical Periodontology* 25, 695-700.

Lind, J. (1953). The diagnostics, or signs. In: Stewart, C.P., Guthrie, D., eds. *Lind's Treatise on Scurvy.* Edinburgh: Edinburgh University Press, pp. 113-128.

Listgarten, M.A., Lindhe, J. & Parodi, R. (1979). The effect of systemic antimicrobial therapy on plaque and gingivitis in dogs. *Journal of Periodontal Research* 14, 65-75.

Lobene, R.R., Weatherford, T., Ross, N.M., Lamm, R.A. & Menaker, L. (1986). A modified gingival index for use in clinical trials. *Clinical Preventive Dentistry* 8, 3-6.

Löe, H., Anerud, A., Boysen, H. & Morrison, E. (1986). Natural history of periodontal disease in man. Rapid, moderate and no loss of attachment in Sri Lankan laborers 14 to 46 years of age. *Journal of Clinical Periodontology* 13, 431-445.

Löe, H. & Silness, J. (1963). Periodontal disease in pregnancy. *Acta Odontologica Scandinavica* 21, 533-551.

Loesche, W.J. (1979). Clinical and microbiological aspects of chemotherapeutic agents used according to the specific plaque hypothesis. *Journal of Dental Research* 58, 2404-2412.

López-Pintor, R.M., Casañas, E., González-Serrano, J. *et al.* (2016). Xerostomia, hyposalivation, and salivary flow in diabetes patients. *Journal of Diabetes Research* 4372852.

Machado, V, Botelho, J, Ramos, C *et al.* (2019). Psychometric properties of the Brief Illness Perception Questionnaire (Brief-IPQ) in periodontal diseases. *Journal of Clinical Periodontology* 46, 1183-1191.

Mamai-Homata, E., Polychronopoulou, A., Topitsoglou, V., Oulis, C. & Athanassouli, T. (2010). Periodontal diseases in Greek adults between 1985 and 2005 – risk indicators. *International Dental Journal* 60, 293-299.

Mariotti, A., Hassell, T., Jacobs, D., Manning, C.J. & Hefti, A.F. (1998). Cyclosporin A and hydroxycyclosporine (M-17) affect the secretory phenotype of human gingival fibroblasts. *Journal of Oral Pathology and Medicine* 27, 260-261.

Markitziu, A., Zafiropoulos, G., Flores de Jacoby, L. & Pisanty, S. (1990). Periodontal alterations in patients with pemphigus vulgaris taking steroids. A biannual assessment. *Journal of Clinical Periodontology* 17, 228-232.

Mizutani, S., Ekuni, D., Tomofuji, T. *et al.* (2015). Relationship between xerostomia and gingival condition in young adults. *Journal of Periodontal Research* 50, 74-79.

Mombelli, A., Gusberti, F.A., van Oosten, M.A. & Lang, N.P. (1989). Gingival health and gingivitis development during puberty. A 4-year longitudinal study. *Journal of Clinical Periodontology* 16, 451-456.

Montero, E., Iniesta, M., Rodrigo, M. *et al.* (2017). Clinical and microbiological effects of the adjunctive use of probiotics in the treatment of gingivitis: a randomized controlled clinical trial. *Journal of Clinical Periodontology* 44, 708-716.

Morelli, T., Stella, M., Barros, S.P. *et al.* (2014). Salivary biomarkers in a biofilm overgrowth model. *Journal of Periodontology* 85, 1770-1778.

Morozumi, T., Kubota, T., Sato, T., Okuda, K. & Yoshie, H. (2004). Smoking cessation increases gingival blood flow and gingival crevicular fluid. *Journal of Clinical Periodontology* 31, 267-272.

Mühlemann, H.R. & Son, S. (1971). Gingival sulcus bleeding – a leading symptom in initial gingivitis. *Helvetica Odontologica Acta* 15, 107-113.

Mühlemann, H.R. (1977). Psychological and chemical mediators of gingival health. *Journal of Preventive Dentistry* 4, 6-17.

Müller, H.P. & Heinecke, A. (2002). The influence of gingival dimensions on bleeding upon probing in young adults with plaque-induced gingivitis. *Clinical Oral Investigations* 6, 69-74.

Murakami, S., Mealey, B.L., Mariotti, A. & Chapple, I.L.C. (2018). Dental plaque-induced gingival conditions. *Journal of Clinical Periodontology* **45 Suppl 20**, S17-S27.

Murray, J.J., Vernazza, C.R. & Holmes, R.D. (2015). Forty years of national surveys: an overview of children's dental health from 1973-2013. *British Dental Journal* 219, 281-285.

Nair, P., Sutherland, G., Palmer, R.M., Wilson, R.F. & Scott, D.A. (2003). Gingival bleeding on probing increases after quitting smoking. *Journal of Clinical Periodontology* 30, 435-437.

Nascimento, G.G., Danielsen, B., Baelum, V. & Lopez, R. (2019). Identification of inflammatory response patterns in experimental gingivitis studies. *European Journal of Oral Sciences* 127, 33-39.

Needleman, I., Nibali, L. & Di Iorio, A. (2015). Professional mechanical plaque removal for prevention of periodontal diseases in adults-systematic review update. *Journal of Clinical Periodontology* **42 Suppl 16**, S12-35.

Nery, E.B., Edson, R.G., Lee, K.K., Pruthi, V.K. & Watson, J. (1995). Prevalence of nifedipine-induced gingival hyperplasia. *Journal of Periodontology* 66, 572-578.

Newton, J.T. & Asimakopoulou, K. (2015). Managing oral hygiene as a risk factor for periodontal disease: a systematic review of psychological approaches to behavior change for improved plaque control in periodontal management. *Journal of Clinical Periodontology* **42 Suppl 16**, S36-46.

Norderyd, O., Kochi, G., Papias, A. *et al.* (2015) Oral health of individuals aged 3-80 years in Jönköping, Sweden, during 40 years (1973-2013). I. Review of findings on oral care habits and knowledge of oral health. *Swedish Dental Journal* 39, 57-68.

Nowicki, D., Vogel, R.I., Melcer, S. & Deasy, M.J. (1981). The Gingival Bleeding Time Index. *Journal of Periodontology* 52, 260-262.

O'Valle, F., Mesa, F., Aneiros, J. *et al.* (1995). Gingival overgrowth induced by nifedipine and cyclosporin A. Clinical and morphometric study with image analysis. *Journal of Clinical Periodontology* 22, 591-597.

Olsson, M. & Lindhe, J. (1991). Periodontal characteristics in individuals with varying form of the upper central incisors. *Journal of Clinical Periodontology* 18, 78-82.

Page, R.C. & Sturdivant, E.C. (2002). Noninflammatory destructive periodontal disease (NDPD). *Periodontology 2000* 30, 24-39.

Peruzzo, D.C., Gimenes, J.H., Taiete, T. *et al.* (2016). Impact of smoking on experimental gingivitis. A clinical, microbiological and immunological prospective study. *Journal of Periodontal Research* 51, 800-811.

Pitchika, V., Thiering, E., Metz, I. *et al.* (2017). Gingivitis and lifestyle influences on high-sensitivity C-reactive protein and interleukin 6 in adolescents. *Journal of Clinical Periodontology* 44, 372-381.

Podzimek, S., Mysak, J., Janatova, T. & Duskova, J. (2015). C- reactive protein in peripheral blood of patients with chronic and aggressive periodontitis, gingivitis, and gingival recessions. *Mediators of Inflammation* 564858.

Pradeep, A.R., Manjunath, R.G. & Kathariya, R. (2010). Progressive periodontal disease has a simultaneous incremental elevation of gingival crevicular fluid and serum CRP levels. *Journal of Investigative and Clinical Dentistry* 1, 133-138.

Preber, H. & Bergström, J. (1985). Occurrence of gingival bleeding in smoker and non-smoker patients. *Acta Odontologica Scandinavica* 43, 315-320.

Preshaw, P.M., Knutsen, M.A. & Mariotti, A. (2001). Experimental gingivitis in women using oral contraceptives. *Journal of Dental Research* 80, 2011-2015.

Preshaw, P.M. (2013). Oral contraceptives and the periodontium. *Periodontology 2000* 61, 125-159.

Raber-Durlacher, J.E., Leene, W., Palmer-Bouva, C.C., Raber, J. & Abraham-Inpijn, L. (1993). Experimental gingivitis during pregnancy and post-partum: immunohistochemical aspects. *Journal of Periodontology* 64, 211-218.

Raber-Durlacher, J.E., van Steenbergen, T.J., Van der Velden, U., de Graaff, J. & Abraham-Inpijn, L. (1994). Experimental gingivitis during pregnancy and post-partum: clinical, endocrinological, *and microbiological aspects. Journal of Clinical Periodontology* 21, 549-558.

Ramseier, C.A., Anerud, A., Dulac, M. *et al.* (2017). Natural history of periodontitis: disease progression and tooth loss over 40 years. *Journal of Clinical Periodontology* 44, 1182-1191.

Reichart, P.A. & Dornow, H. (1978). Gingivo-periodontal manifestations in chronic benign neutropenia. *Journal of Clinical Periodontology* 5, 74-80.

Repeke, C.E., Cardoso, C.R., Claudino, M. *et al.* (2012). Non- inflammatory destructive periodontal disease: a clinical, microbiological, immunological and genetic investigation. *Journal of Applied Oral Science* 20, 113-121.

Reuland-Bosma, W., Liem, R.S., Jansen, H.W., van Dijk, L.J. & van der Weele, L.T. (1988). Morphological aspects of the gingiva in children with Down's syndrome during experimental gingivitis. *Journal of Clinical Periodontology* 15, 293-302.

Reuland-Bosma, W., van Dijk, J. & van der Weele, L. (1986). Experimental gingivitis around deciduous teeth in children with Down's syndrome. *Journal of Clinical Periodontology* 13, 294-300.

Royzman, D., Recio, L., Badovinac, R.L. *et al.* (2004). The effect of aspirin intake on bleeding on probing in patients with gingivitis. *Journal of Periodontology* 75, 679-684.

Salvi, G.E., Kandylaki, M., Troendle, A., Persson, G.R. & Lang, N.P. (2005). Experimental gingivitis in type I diabetics: a controlled clinical and microbiological study. *Journal of Clinical Periodontology* 32, 310-316.

Sälzer, S., Slot, D.E., Van der Weijden, F.A. & Dörfer, C.E. (2015). Efficacy of inter-dental mechanical plaque control in managing gingivitis--a meta-review. *Journal of Clinical Periodontology* **42 Suppl 16**, S92-105.

Sastrowijoto, S.H., van der Velden, U., van Steenbergen, T.J. *et al.* (1990). Improved metabolic control, clinical periodontal status and subgingival microbiology in insulin-dependent diabetes mellitus. A prospective study. *Journal of Clinical Periodontology* 17, 233-242.

Saxer, U.P., Turconi, B., Elsässer, C. (1977). Patient motivation with the papillary bleeding index. *Journal of Preventive Dentistry* 4, 20-22.

Scapoli, C, Tatakis, D.N., Mamolini, E. & Trombelli, L. (2005). Modulation of clinical expression of plaque-induced gingivitis: interleukin-1 gene cluster polymorphisms. *Journal of Periodontology* 76, 49-56.

Scapoli, C., Mamolini, E. & Trombelli, L. (2007). Role of IL-6, TNF-A and LT-A variants in the modulation of the clinical expression of plaque-induced gingivitis. *Journal of Clinical Periodontology* 34, 1031-1038.

Schätzle, M., Land, N.P., Anerud, A. *et al.* (2001). The influence of margins of restorations of the periodontal tissues over 26 years. *Journal of Clinical Periodontology* 28, 57-64.

Schätzle, M., Löe, H., Bürgin, W. *et al.* (2003). Clinical course of chronic periodontitis. I. Role of gingivitis. *Journal of Clinical Periodontology* 30, 887-901. Erratum in: *Journal of Clinical Periodontology* 2004;**31**, 813.

Schour, I. & Massler, M. (1947). Gingival disease in postwar Italy (1945) prevalence of gingivitis in various age groups. *Journal of the American Dental Association* 35, 475-482.

Schrodi, J., Recio, L., Fiorellini, J. *et al.* (2002). The effect of aspirin on the periodontal parameter bleeding on probing. *Journal of Periodontology* 73, 871-876.

Schwarz, E. (1989). Dental caries, visible plaque, and gingival bleeding in young adult Danes in alternative dental programs. *Acta Odontologica Scandinavica* 47, 149-157.

Seymour, R.A. & Jacobs, D.J. (1992). Cyclosporin and the gingival tissues. *Journal of Clinical Periodontology* 19, 1-11.

Seymour, R.A., Thomason, J.M. & Ellis, J.S. (1996). The pathogenesis of drug-induced gingival overgrowth. *Journal of Clinical Periodontology* 23, 165-175.

Seymour, R.A. (2006). Effects of medications on the periodontal tissues in health and disease. *Periodontology 2000* 40, 120-129.

Shiloah, J., Patters, M.R. & Waring, M.B. (2000). The prevalence of pathogenic periodontal microflora in healthy young adult smokers. *Journal of Periodontology* 71, 562-567.

Sundram, E., Kharaharilal, P., Ilavarasu, S. *et al.* (2012). Evaluative comparison of systemic aspirin therapy effects on gingival bleeding in post non-surgical periodontal therapy individuals. *Journal of Pharmacy and Bioallied Sciences* **4(Suppl 2)**, S221-S225.

Sutton, R.B. & Smales, F.C. (1983). Cross-sectional study of the effects of immunosuppressive drugs on chronic periodontal disease in man. *Journal of Clinical Periodontology* 10, 317-326.

Tarnowski, M., Duda-Sobczak, A., Lipski, J. *et al.* (2018). Tobacco smoking decreases clinical symptoms of gingivitis in patients with type 1 diabetes-a cross-sectional study. *Oral Diseases* 24, 1336-1342.

Tatakis, D.N. & Trombelli, L. (2004). Modulation of clinical expression of plaque-induced gingivitis. I. Background review and rationale. *Journal of Clinical Periodontology* 31, 229-238.

Tomar, S.L. & Asma, S. (2000). Smoking-attributable periodontitis in the United States: findings from NHANES III. National Health and Nutrition Examination Survey. *Journal of Periodontology* 71, 743-751.

Tomazoni, F., Zanatta, F.B., Tuchtenhagen, S. *et al.* (2014). Association of gingivitis with child oral health-related quality of life. *Journal of Periodontology* 85, 1557-1565.

Trombelli, L. (2004). Susceptibility to gingivitis: a way to predict periodontal disease? *Oral Health and Preventive Dentistry* **2 Suppl 1**, 265-269.

Trombelli, L., Tatakis, D.N., Scapoli, C. *et al.* (2004a). Modulation of clinical expression of plaque-induced gingivitis. II. Identification of "high-responder" and "low-responder" subjects. *Journal of Clinical Periodontology* 31, 239-252.

Trombelli, L., Scapoli, C., Orlandini, E. *et al.* (2004b). Modulation of clinical expression of plaque-induced gingivitis. III. Response of "high responders" and "low responders" to therapy. *Journal of Clinical Periodontology* 31, 253-259.

Trombelli, L., Farina, R., Manfrini, R. & Tatakis, D.N. (2004c). Modulation of clinical expression of plaque-induced gingivitis: effect of incisor crown form. *Journal of Dental Research* 83, 728-731. Erratum in: *Journal of Dental Research* 2004; **83**, 886.

Trombelli, L., Scapoli, C., Tatakis, D.N. & Grassi, L. (2005). Modulation of clinical expression of plaque-induced gingivitis: effects of personality traits, social support and stress. *Journal of Clinical Periodontology* 32, 1143-1150.

Trombelli, L., Scapoli, C., Tatakis, D.N. & Minenna, L. (2006a). Modulation of clinical expression of plaque-induced gingivitis: response in aggressive periodontitis subjects. *Journal of Clinical Periodontology* 33, 79-85.

Trombelli, L., Scapoli, C., Calura, G. & Tatakis, D.N. (2006b). Time as a factor in the identification of subjects with different susceptibility to plaque-induced gingivitis. *Journal of Clinical Periodontology* 33, 324-328.

Trombelli, L., Farina, R., Minenna, L. *et al.* (2008). Experimental gingivitis: reproducibility of plaque accumulation and gingival inflammation parameters in selected populations during a repeat trial. *Journal of Clinical Periodontology* 35, 955-960.

Trombelli, L., Scapoli, C., Carrieri, A., Giovannini, G., Calura, G. & Farina, R. (2010). Interleukin-1 beta levels in gingival crevicular fluid and serum under naturally occurring and experimentally induced gingivitis. *Journal of Clinical Periodontology* 37, 697-704.

Trombelli, L. & Farina, R. (2013). Efficacy of triclosan-based toothpastes in the prevention and treatment of plaque- induced periodontal and peri-implant diseases. *Minerva Stomatologica* 62, 71-88.

Trombelli, L., Farina, R., Silva, C.O. & Tatakis, D.N. (2018). Plaque-induced gingivitis: case definition and diagnostic considerations. *Journal of Clinical Periodontology* **45 Suppl 20**, S44-S67.

Tsakos, G., Gherunpong, S. & Sheiham, A. (2006). Can oral health-related quality of life measures substitute for normative needs assessments in 11 to 12-year-old children? *Journal of Public Health Dentistry* 66, 263-268.

Turner, M.D. (2016). Hyposalivation and xerostomia: etiology, complications, and medical management. *Dental Clinics of North America* 60, 435-443.

Van der Weijden, F.A. & Slot, D.E. (2015). Efficacy of homecare regimens for mechanical plaque removal in managing gingivitis a meta review. *Journal of Clinical Periodontology* 42 Suppl 16, S77-S91.

Van der Weijden, G.A., Timmerman, M.F., Danser, M.M. *et al.* (1994). Effect of pre-experimental maintenance care duration on the development of gingivitis in a partial mouth experimental gingivitis model. *Journal of Periodontal Research* 29, 168-173.

Van Strydonck, D.A., Slot, D.E., Van der Velden, U. & Van der Weijden, F. (2012). Effect of a chlorhexidine mouthrinse on plaque, gingival inflammation and staining in gingivitis patients: a systematic review. *Journal of Clinical Periodontology* 39, 1042-1055.

Verhulst, M.J.L., Loos, B.G., Gerdes, V.E.A. & Teeuw, W.J. (2019). Evaluating all potential oral complications of diabetes mellitus. *Frontiers in Endocrinology (Lausanne)* 10, 56.

Vogel, R.I., Copper, S.A., Schneider, L.G. & Goteiner, D. (1984). The effects of topical steroidal and systemic nonsteroidal anti-inflammatory drugs on experimental gingivitis in man. *Journal of Periodontology* 55, 247-251.

Walters, J.D. & Chang, E.I. (2003). Periodontal bone loss associated with an improper flossing technique: a case report. *International Journal of Dental Hygiene* 1, 115-119.

Wang, C., Zhou, X., Chen, Y. *et al.* (2020a). Somatosensory profiling of patients with plaque-induced gingivitis: a case-control study. *Clinical Oral Investigations* 24, 875-882.

Wang, Y., Anderson, E.P. & Tatakis, D.N. (2020b). Whole transcriptome analysis of smoker palatal mucosa identifies multiple downregulated innate immunity genes. *Journal of Periodontology* 91, 756-766.

Watts, T.L. (1978). Variability of gingival bleeding in experimental gingivitis trials. *Community Dentistry and Oral Epidemiology* 6, 253-255.

Woelber, J.P., Gärtner, M., Breuninger, L. *et al.* (2019). The influence of an anti-inflammatory diet on gingivitis. A randomized controlled trial. *Journal of Clinical Periodontology* 46, 481-490.

Wohlfeil, M., Wehner, J., Schacher, B. *et al.* (2009). Degree of gingivitis correlates to systemic inflammation parameters. *Clinica Chimica Acta* 401, 105-109.

World Health Organization. (1997). *Oral Health Surveys. Basic Methods*, 4th ed. Geneva: World Health Organization.

Worthington, H.V., MacDonald, L., Poklepovic Pericic, T. *et al.* (2019). Home use of interdental cleaning devices, in addition to toothbrushing, for preventing and controlling periodontal diseases and dental caries. *Cochrane Database of Systematic Reviews* 10, CD012018.

Yarkac, F.U., Gokturk, O. & Demir, O. (2018). Interaction between stress, cytokines, and salivary cortisol in pregnant and non-pregnant women with gingivitis. *Clinical Oral Investigations*. doi. org/10.1007/s00784-018-2569-9.

Zemouri, C., Jakubovics, N.S., Crielaard, W. *et al.* (2019). Resistance and resilience to experimental gingivitis: a systematic scoping review. *BMC Oral Health* 19, 212.

Zhang, J., Xuan, D., Fan, W. *et al.* (2010). Severity and prevalence of plaque-induced gingivitis in the Chinese population. *Compendium of Continuing Education in Dentistry* 31, 624-629.

Capítulo 16

Classificação Atual da Periodontite

Panos N. Papapanou,[1] Mariano Sanz[2] e Kenneth Kornman[3]

[1]Division of Periodontics, Section of Oral, Diagnostic, and Rehabilitation Sciences,
Columbia University College of Dental Medicine, New York, NY, USA
[2]Faculty of Odontology, ETEP (Etiology and Therapy of Periodontal and Peri-Implant Diseases) Research Group,
Complutense University of Madrid, Madrid, Spain, and Department of Periodontology, Faculty of Dentistry,
Institute of Clinical Dentistry, University of Oslo, Oslo, Norway
[3]Department of Periodontics and Oral Medicine, University of Michigan School of Dentistry, Ann Arbor, MI, USA

Introdução, 381
Rápida perspectiva histórica: sistemas de classificação da periodontite
   utilizados recentemente, 381
Necessidade de uma nova classificação, 383
Conceitos-chave e regras fundamentais da nova classificação da
   periodontite, 383
   Avaliação do Estágio, 384
   Avaliação do grau, 387

Impacto dos fatores de risco, 388
   Considerações sobre a saúde sistêmica, 388
   Função dos biomarcadores, 388
Instituição da classificação atual: exemplos clínicos, 389
Desafios de interpretação e "zonas cinza", 396
Valor da classificação da periodontite publicada em 2018, 397
Agradecimentos, 397

Introdução

Uma nova classificação das condições e doenças periodontais foi introduzida em 2018 (Caton *et al.* 2018; Tonetti *et al.* 2018b), seguindo as deliberações e o relatório de consenso (Papapanou *et al.* 2018a) de um *workshop* Internacional que ocorreu em Chicago (EUA) em novembro de 2017. O novo sistema substituiu o esquema de classificação utilizado durante as últimas duas décadas, que definia a doença *crônica* e a *agressiva* como as duas formas principais de periodontite (Armitage 1999). Neste capítulo, primeiro vamos fornecer uma visão geral rápida dos termos que foram usados na literatura recente para classificar os principais fenótipos da periodontite e sua evolução ao longo dos anos. A seguir, vamos explicar em mais detalhes as principais razões que tornaram necessária a revisão mais recente, e descreveremos em profundidade os princípios do sistema vigente. Por último, iremos exemplificar o processo de implantação na prática clínica, revisando um grande número de casos clínicos e enfatizando as situações clínicas que podem representar desafios de interpretação.

Rápida perspectiva histórica: sistemas de classificação da periodontite utilizados recentemente

Características específicas que definem os diferentes fenótipos relacionados com a periodontite têm formado a base dos sistemas de classificação desde que as patologias periodontais foram descritas na literatura pela primeira vez. Inevitavelmente, esses sistemas vêm continuamente evoluindo, refletindo os paradigmas científicos de tempo prevalentes (para obter uma revisão completa dos sistemas de classificação da periodontite desde o fim do século XIX, ver Armitage 2002). Aqui vamos comentar rapidamente sobre os principais sistemas de classificação da periodontite que vêm sendo desenvolvidos ao longo dos últimos 50 anos.

Os achados epidemiológicos precoces estabeleceram que a gravidade da periodontite na população está associada à idade e à higiene bucal (Scherp 1964). Consequentemente, a observação de que as coortes de pessoas mais velhas, e os indivíduos com higiene bucal inadequada, inevitavelmente apresentam-se com alguma quantidade de perda

382 Parte 6 Patologia Periodontal

de inserção clínica e perda óssea, permeou a literatura e influenciou a definição das principais categorias de periodontite. Uma visão com "olhos de águia" dos esquemas de classificação da periodontite mais recentes, de antes da introdução do sistema vigente, indica que esses sistemas tentaram principalmente segregar os pacientes com níveis de destruição do tecido periodontal que são proporcionais a sua idade e níveis da etiologia local, daqueles com manifestações mais graves, mas menos prevalentes (Tabela 16.1). Excetuando-se os fenótipos clínicos específicos cujas características foram atribuídas às condições sistêmicas subjacentes ou às formas necrosantes de periodontite (ambas ainda reconhecidas até os dias atuais como entidades separadas), uma distinção foi feita entre a periodontite que se manifesta em adultos daquelas formas que afetam crianças ou indivíduos na tenra idade. Por exemplo, as duas principais categorias reconhecidas pelo *World Workshop in Clinical Periodontics* (Consensus Report, Discussion Section I, 1989) foram Periodontite do Adulto e Periodontite de Surgimento Precoce, estabelecendo o limiar de idade para diferenciação entre 2 e 30 anos. A Periodontite de Surgimento Precoce foi subdividida ainda mais, em três subcategorias: periodontite *pré-puberal* (Page *et al.* 1983), *juvenil* (Tsai *et al.* 1981) e de *progressão rápida* (Page *et al.* 1983). A primeira subcategoria

incluiu crianças com perda de suporte de tecido periodontal que afetava seus dentes decíduos. A segunda incluiu adolescentes com um padrão de perda óssea característica que afetava os incisivos e os primeiros molares, e com bolsas periodontais altamente colonizadas por *Aggregatibacter actinomycetemcomitans* (depois denominado *Actinobacillus actinomycetemcomitans*). Note que esse fenótipo em particular tinha sido atribuído previamente aos processos degenerativos, incluindo a "cementopatia" e a "atrofia difusa do osso alveolar" (Gottlieb 1928), e mais tarde foi denominado "periodontose" (Hirschfeld 1948). A terceira subcategoria incluía indivíduos na casa dos 20 anos, com progressão generalizada e rápida da periodontite. É interessante observar que a classificação de 1989 também incluía uma categoria principal separada tanto da Periodontite de Surgimento Precoce quanto da Periodontite do Adulto, denominada Periodontite Refratária, a qual incluía pacientes que eram considerados como não responsivos a uma variedade de modalidades de tratamento periodontal.

Reconhecendo as dificuldades associadas a uma avaliação precisa da idade de surgimento da periodontite em muitos pacientes, e reconhecendo que a categoria Periodontite Refratária era extremamente heterogênea, um novo workshop internacional que foi realizado em 1999 aboliu essas terminologias e definiu duas formas principais

Tabela 16.1 Evolução dos sistemas de classificação das doenças periodontais ao longo dos últimos 50 anos.

1977	1986	1989	1999	2018
			Doenças gengivais	Doenças e condições gengivais
			A. Induzida por placa dental	
			B. Não induzida por placa	
Periodontite juvenil	Periodontite juvenil	Periodontite de início precoce	Periodontite agressiva	Periodontite classificada de acordo com um sistema de dois vetores, baseados em Estágio e Grau
	A. Pré-puberal	A. Pré-puberal	A. Localizada	
	B. Juvenil localizada	1. Localizada	B. Generalizada	
	c. Juvenil generalizada	2. Generalizada		
		B. Periodontite juvenil		
		1. Localizada		
		2. Generalizada		
		C. Progressão rápida		
Periodontite crônica	Periodontite do adulto	Periodontite do adulto	Periodontite crônica	
	Gengivoperiodontite ulcerativa necrosante	Periodontite ulcerativa necrosante	Doenças periodontais necrosantes	Doenças periodontais necrosantes
			A. Gengivite ulcerativa necrosante	
			B. Periodontite ulcerativa necrosante	
	Periodontite refratária	Periodontite refratária		
		Periodontite associada à doença sistêmica	Periodontite como uma manifestação de doenças sistêmicas	Periodontite como uma manifestação de doença sistêmica
			Abscessos do periodonto	Outras condições afetando o periodonto
			Periodontite associada a lesões endodônticas	
			Condições e deformidades de desenvolvimento ou adquiridas	

de periodontite denominadas periodontite crônica e periodontite agressiva (Armitage 1999). A periodontite crônica agora abrangia a forma mais comum da doença, em que a extensão e a gravidade da perda tecidual é largamente proporcional à quantidade de etiologia local. Contrariamente, a periodontite agressiva foi caracterizada por uma destruição mais rápida dos tecidos de suporte periodontais e se manifestou em uma forma localizada ou generalizada. É importante observar que a imprecisão nas características primárias e secundárias estipuladas para essas novas categorias, bem como o fato de que a idade não era mais considerada como um critério de classificação primário – permitindo que os indivíduos fossem classificados como tendo periodontite crônica ou agressiva, independentemente de sua idade –, tornou a classificação de 1999 bastante difícil de ser aplicada na prática clínica diária.

Necessidade de uma nova classificação

O papel etiológico da placa microbiana no surgimento da gengivite já foi bem estabelecido (Löe *et al.* 1965) e estudos clássicos em animais experimentais expandiram o papel das bactérias na patogenia da periodontite (Lindhe *et al.* 1973). Estudos longitudinais subsequentes, conduzidos entre o princípio dos anos 1970 e durante os anos 1980, trouxeram informações sobre os princípios nucleares que permitiram a prevenção bem-sucedida e o tratamento exitoso da periodontite (Knowles *et al.* 1972; Axelsson & Lindhe 1981a, b; Ramfjord *et al.* 1982). Nos anos subsequentes, entretanto, clínicos e pesquisadores começaram a relatar exceções e variações com relação aos simples paradigmas, os quais sugeriam que a gravidade e a suscetibilidade à periodontite seriam uma mera função da intensidade e da duração da exposição bacteriana e que a prevenção e o tratamento seriam desfechos previsíveis, caso fosse feito um controle bacteriano adequado (Scherp 1964; Lindhe & Nyman 1975; Nyman *et al.* 1977; Hirschfeld & Wasserman 1978; McFall 1982; Lindhe *et al.* 1984; Löe *et al.* 1986; Westfelt *et al.* 1998). Em vez disso, o que emergiu dos estudos epidemiológicos e de tratamento é que múltiplos fatores de risco, incluindo exposições ambientais e predisposições genéticas, podem modificar uma resposta fenotípica do indivíduo ao desafio bacteriano e/ou o desfecho da terapia periodontal (Papapanou 1996; ver Capítulo 6). Embora a maioria dos casos de periodontite responda previsivelmente ao comprometimento mecânico do biofilme e ao subsequente controle da placa bacteriana, uma porcentagem relativamente pequena de pacientes irá responder desfavoravelmente ao tratamento periodontal padrão. Além disso, embora os níveis médios de perda de inserção em diferentes idades sejam geralmente constantes em todo o mundo, existem indivíduos em cada grupo na faixa etária que desenvolveram um nível de gravidade da doença que é desproporcional ao expresso pela maioria dos participantes equivalentes (Billings *et al.* 2018).

Essas exceções observáveis clinicamente na expressão da periodontite indicavam que existia uma necessidade de informações adicionais além do nível vigente de gravidade, para caracterizar mais especificamente o tipo de periodontite de um paciente. Questões importantes que surgiram e desafiaram os paradigmas mais antigos foram: (1) se os fenótipos distintos da doença observada clinicamente são realmente doenças diferentes ou, em vez disso, variações de uma entidade patológica comum; (2) se esses fenótipos seriam de fato o resultado de infecções diferentes, por bactérias específicas ou complexos bacterianos diversos que tenham sido implicados mais precocemente como fatores causadores; e (3) o papel exato dos múltiplos fatores de risco, incluindo a suscetibilidade genética. E ainda mais importante, a confirmada dificuldade de diferenciar entre a periodontite crônica e a periodontite agressiva, com base nos traços identificáveis clinicamente (Armitage *et al.* 2010), e a imprecisão diagnóstica dos critérios primários utilizados para classificar essas categorias principais (Armitage 1999) foram ainda mais apoiadas pela presença de características microbiológicas, imunológicas e histopatológicas comuns às duas entidades (Armitage 2010; Ford *et al.* 2010; Smith *et al.* 2010). Por exemplo, as diferenças postuladas na intensidade da resposta dos anticorpos séricos entre os subtipos de periodontites foram desaprovadas (Picolos *et al.* 2005; Hwang *et al.* 2014) e os perfis transcriptômicos das lesões gengivais da periodontite crônica e da agressiva eram largamente sobrepostos (Kebschull *et al.* 2013). Essas observações foram corroboradas por um artigo de posicionamento que revisou a literatura com relação à periodontite agressiva (Fine *et al.* 2018) em preparação para o *2017 World Workshop for the Classification of Periodontal and Peri-implant Diseases and Conditions*, bem como uma revisão recente sobre a relação entre a inflamação periodontal e a disbiose microbiana (Van Dyke *et al.* 2020).

Conceitos-chave e regras fundamentais da nova classificação da periodontite

O novo sistema de classificação da periodontite é fundamentalmente diferente do esquema adotado em 1999, porque, com exceção das formas específicas (doenças periodontais necrosantes e periodontite como uma manifestação de doença sistêmica) (Albandar *et al.* 2018; Herrera *et al.* 2018), a periodontite é reconhecida como uma entidade nosológica única, que é classificada em subgrupos usando um sistema de dois vetores (*Estágio* e *Grau*) (Tonetti *et al.* 2018a). *O Estágio* reflete a gravidade da doença (expressa por meio de *perda de inserção* e *perda óssea*), mas também fatores na *perda dental* que tenham ocorrido como um resultado da periodontite (Tabela 16.2). Além disso, ele reflete a complexidade do tratamento previsto que será necessária para erradicar/reduzir o nível atual de desafio microbiano e de inflamação, e para restaurar a função mastigatória do paciente. O *Grau* descreve dimensões biológicas adicionais da doença, incluindo a velocidade de progressão observada ou inferida, o risco de deterioração adicional decorrente de exposições ambientais (como no tabagismo) e as comorbidades (como o diabetes), e o risco de que a doença ou seu tratamento possa afetar adversamente a condição de saúde

384 **Parte 6** Patologia Periodontal

Tabela 16.2 Classificação da periodontite baseada nos Estágios definidos pela gravidade (de acordo com o nível de perda de inserção clínica interdental, perda óssea radiográfica e perda dental), complexidade, extensão e distribuição.

Estágio da periodontite		Estágio I	Estágio II	Estágio III	Estágio IV
Gravidade	CAL interdental no sítio de maior perda	1 a 2 mm	3 a 4 mm	≥ 5 mm	≥ 5 mm
	Perda óssea radiográfica	Terço coronário (< 15%)	Terço coronário (15 a 33%)	Estendendo-se ao terço médio ou terço apical da raiz	Estendendo-se ao terço médio ou terço apical da raiz
	Perda dental	Sem perda dental decorrente de periodontite		Perda dental decorrente de periodontite de ≤ quatro dentes	Perda dental decorrente de periodontite de ≥ cinco dentes
Complexidade	Local	Profundidade máxima de sondagem ≤ 4 mm	Profundidade máxima de sondagem ≤ 5 mm	Adicionalmente ao Estágio II	Adicionalmente ao Estágio III
		Principalmente perda óssea horizontal	Principalmente perda óssea horizontal	Complexidade:	Complexidade:
				Profundidade de sondagem ≥ 6 mm	Necessidade de reabilitação complexa decorrente de:
				Perda óssea vertical ≥ 3 mm	Disfunção mastigatória
				Envolvimento de furca	Trauma oclusal secundário (mobilidade dentária grau ≥ 2)
				Classe II ou III	
				Defeito moderado do rebordo	Defeito grave do rebordo
					Colapso da mordida, inclinação dos dentes, espaçamento interdental
					Menos de 20 dentes remanescentes (10 pares de antagonistas)
Extensão e distribuição	Adicionar ao Estágio como descritor	Para cada Estágio, descrever a extensão como localizada (< 30% dos dentes envolvidos), generalizada ou padrão molar/incisivo			

CAL = perda de inserção clínica.

geral do paciente especificamente (Tabela 16.3). As etapas principais do processo que precisam ser seguidas ao instituir o novo esquema são resumidas nas seções a seguir.

Avaliação do Estágio

É importante compreender que, antes de começar uma avaliação do Estágio, o clínico primeiro precisa determinar se o paciente em questão de fato tem periodontite. Essa avaliação é feita idealmente com base nas mensurações da perda de inserção clínica (CAL, do inglês *clinical attachment loss*) da boca toda e *não* é um processo automático baseado nos limiares de perda de inserção: a determinação envolve o raciocínio clínico. Caso a perda de inserção interproximal esteja presente em pelo menos dois dentes não adjacentes diferentes, e a perda de inserção observada não possa ser atribuída a fatores traumáticos nem a etiologias não relacionadas com a periodontite (p. ex., fratura radicular, infecção por causas endodônticas, trauma cirúrgico), então o paciente é considerado como tendo periodontite. Na ausência de perda de inserção interproximal, mas se estiver presente uma perda de inserção que não possa ser atribuída a causas não relacionadas com a periodontite nas faces vestibular ou lingual, um diagnóstico de periodontite requer

a presença concomitante de CAL ≥ 3 mm e profundidade de sondagem de ≥ 3 mm em ≥ dois dentes. Os clínicos frequentemente confirmam a presença de perda de inserção interproximal avaliando a presença de perda óssea alveolar nas radiografias periapicais ou interproximais. Deve-se ter em mente, entretanto, que a perda tecidual precisa englobar uma porção substancial da dimensão vestibulolingual antes que possa ser visualizada pelas radiografias convencionais. Assim, a ausência de perda óssea prontamente discernível não descarta a presença de periodontite disseminada de gravidade incipiente. Essa é exatamente a razão pela qual o diagnóstico de periodontite baseia-se na perda de inserção, mais do que na perda óssea, que é reconhecidamente avaliada mais amplamente; a utilização da perda óssea como o critério primário resultaria em uma subdetecção significativa da periodontite incipiente e um aumento no número de resultados "falso-negativos".

Após determinar que o paciente tem periodontite, o clínico deve prosseguir com uma avaliação do Estágio. Um elemento-chave da nova classificação, apoiada pelo nosso conhecimento atual, é que os pacientes adultos em Estágio I e Estágio II são provavelmente muito diferentes dos pacientes em Estágio III e Estágio IV, em termos de como o hospedeiro enfrentou e/ou respondeu ao desafio bacteriano.

Tabela 16.3 Classificação da periodontite baseada nos Graus que refletem as características biológicas da doença, incluindo evidências ou risco para progressão rápida, resposta prevista ao tratamento e efeitos sobre a saúde sistêmica.

	Grau da periodontite		Grau A Velocidade de progressão lenta	Grau B Velocidade de progressão moderada	Grau C Velocidade de progressão rápida
Critérios primários	Evidências diretas de progressão	Dados longitudinais (radiografias PA ou perdas de CAL)	Sem evidências de perda em 5 anos	< 2 mm em 5 anos	≥ 2 mm em 5 anos
	Evidências indiretas de progressão	Perda óssea/idade	< 0,25	0,25 a 1,0	> 1,0
		Fenótipo de casos	Grandes depósitos de biofilme com baixos níveis de destruição	Destruição proporcional aos depósitos de biofilme	A destruição excede as expectativas dados os depósitos de biofilme; padrões clínicos específicos sugestivos de períodos de progressão rápida e/ou doença de surgimento precoce, por exemplo, padrão molar incisivo; falta de resposta esperada às terapias padrão de controle bacteriano
Modificadores do grau	Fatores de risco	Tabagismo	Não fumante	Fumante < 10 cigarros/dia	Fumante ≥ 10 cigarros/dia
		Diabetes	Normoglicêmico, sem diagnóstico prévio de diabetes	HbA1 c < 7,0 em paciente com diabetes	HbA1 c ≥ 7,0 em paciente com diabetes
Risco de impacto sistêmico da periodontite	Carga inflamatória	PCR de alta sensibilidade	< 1 mg/ℓ	1 a 3 mg/ℓ	> 3 mg/ℓ
Biomarcadores	Indicador de CAL/ perda óssea	Saliva, FGC, soro	?	?	?

FGC = fluido gengival crevicular; CAL = perda de inserção clínica; PA = periapicais; PCR = proteína C reativa;

Os pacientes em Estágio I e II demonstram periodontite de gravidade incipiente ou moderada, não perderam nenhum dos dentes em virtude da doença e têm probabilidade de responderem de forma previsível à terapia padrão com base nos princípios da redução sustentável da carga bacteriana. Contrariamente, em pacientes com periodontite nos Estágios III e IV, é mais provável que um ou vários fatores de risco intrínsecos ou ambientais tenham afetado adversamente a capacidade de o hospedeiro responder à infecção bacteriana e conter os danos teciduais. Assim, esses pacientes parecem ter desenvolvido uma "trajetória da doença" diferente daqueles pacientes da mesma idade com periodontite Estágio I ou II. Além disso, os Estágios III e IV representam casos mais complexos (decorrentes de defeitos angulares, envolvimentos das furcas, mobilidade dentária, perda dental extensa, perda da função), que requerem conhecimento mais específico, treinamento mais amplo e experiência clínica mais aprofundada para o manejo da condição do paciente de uma maneira bem-sucedida de forma sustentável.

Com base nos dados anteriores, o escalonamento inicial de um caso deveria envolver uma avaliação de alto nível, focada, do histórico médico, radiografias e mensurações de sondagem para diferenciar entre a periodontite Estágio I ou II em comparação com a periodontite Estágio III ou IV, usando duas variáveis discriminatórias principais que podem diferenciar entre os dois grupos agregados: (1) a gravidade da lesão tecidual e (2) a presença de perda dental associada à periodontite. Note que o segundo ponto é uma novidade importante da nova classificação, quando comparada com suas predecessoras, uma vez que ela incorpora no diagnóstico a experiência passada da periodontite, que é inevitavelmente não mensurável no ponto de tempo atual. Por exemplo, considere uma situação na qual a maioria dos dentes afetados pela periodontite já foram perdidos, e o paciente ficou com dentes que são hígidos, ou afetados por uma periodontite com gravidade muito mais baixa. Fazer a avaliação da condição de suscetibilidade global do paciente com base nesses dentes "sobreviventes saudáveis" seria inquestionavelmente um equívoco.

Essa avaliação de alto nível utiliza um conjunto estreito de parâmetros para fazer uma primeira diferenciação entre se um caso de periodontite é Estágio I ou II, em comparação com Estágio III ou IV, como indicado pela linha vermelha

Parte 6 Patologia Periodontal

vertical na Figura 16.1, e fornece um ponto de partida para uma avaliação mais detalhada. A diferenciação entre a periodontite Estágios I e II será realizada primariamente procurando-se determinar se a gravidade da perda óssea nas áreas da dentição que exibem a destruição mais avançada estende-se até ou além de metade do terço coronário (ou seja, até 15% do comprimento radicular em comparação com entre 15 e 33% do comprimento radicular). Evidentemente, o ponto aqui não é investigar o nível de perda óssea com precisão, estendendo-se a pontos percentuais únicos, mas diferenciar entre um estágio de periodontite incipiente que quase nem resultou em perda óssea alveolar, de uma perda óssea mais substancial, que se estende para dentro do terço coronário do comprimento radicular. A perda óssea interproximal prontamente discernível no terço coronário do comprimento da raiz irá, na maioria das situações, ser compatível com doença Estágio II e não Estágio I. Contrariamente, a doença Estágio I geralmente é caracterizada por perda de inserção incipiente, na presença de evidências radiográficas precoces de comprometimento do suporte ósseo alveolar (p. ex., uma perda de continuidade na integridade da *lâmina dura*), em vez de um aumento acentuado na distância entre a junção cemento-esmalte (JCE)–crista óssea.

Caso a avaliação de alto nível indique que o paciente tem maior probabilidade de ser um Estágio III ou IV, o clínico irá precisar avaliar os parâmetros mais complexos listados à direita da linha vertical vermelha na Figura 16.1. Nessa etapa, o clínico precisa estudar em detalhes o periodontograma de boca toda disponível e as séries de radiografias intrabucais de boca toda. A diferenciação entre esses dois estágios será baseada na quantidade de perda dental que pode ser atribuída à periodontite (um a quatro dentes em comparação com cinco ou mais dentes perdidos) ou

na presença de vários fatores de complexidade listados na Figura 16.1 que precisam ser analisados em detalhes. Deve-se ter em mente que a doença Estágio III ou IV pode refletir a periodontite grave ou muito grave. Entretanto, a diferenciação primária entre as duas formas requer que um clínico experiente pondere as duas questões centrais a seguir, que representam essencialmente uma destilação do tratamento do caso: (1) a extensão e a gravidade da periodontite do paciente constituem-se em ameaça para a sobrevivência de *dentes individuais* ou, em vez disso, à sobrevivência de *toda a dentição*? e (2) a terapia total planejada para abordar as sequelas da periodontite em um paciente específico envolve uma reabilitação bucal extensa e multidisciplinar? Se a avaliação concluir que o nível atual da periodontite ameace todos os dentes e, consequentemente, o tratamento exija uma reabilitação oral extensa, envolvendo a colaboração de múltiplos especialistas (além da necessidade de extrações ocasionais e uma reconstrução protética limitada), então o Estágio apropriado para o paciente será IV, e não III. É importante salientar que essa determinação envolve uma avaliação *coletiva* dos potenciais fatores de complexidade, e não uma mera abordagem de "assinalar caixas de seleção" de características isoladas.

É preciso ser enfatizado que o Estágio é um *atributo baseado no paciente*, não uma *avaliação baseada no dente*; consequentemente, apenas um Estágio é atribuído para um paciente individual em um determinado ponto cronológico. Depois de o Estágio ter sido determinado, a Extensão é adicionada como um descritor secundário, e reflete a porcentagem de dentes na dentição que são afetados pela perda óssea ou de inserção no nível de gravidade que definiu o Estágio (Sanz *et al.* 2020). Por exemplo, em um determinado caso que foi diagnosticado apresentando periodontite Estágio III,

Classificando em estágios um paciente com periodontite		Periodontite inicial	Moderada	Grave com potencial para perda dental	Avançada com potencial para perda de dentição
Estágio da periodontite		Estágio I	Estágio II	Estágio III	Estágio IV
Gravidade	CAL interdental no sítio de maior perda	1 a 2 mm	3 a 4 mm	≥ 5 mm	≥ 5 mm
	Perda óssea radiográfica	Terço coronário (< 15%)	Terço coronário (15 a 33%)	Estendendo-se ao terço médio da raiz e além	Estendendo-se ao terço médio da raiz e além
	Perda dental	Sem perda dental decorrente de periodontite		Perda dental decorrente de periodontite de ≤ quatro dentes	Perda dental decorrente de periodontite de ≥ cinco dentes
Complexidade	Local	Profundidade máxima de sondagem ≤ 4 mm Principalmente perda óssea horizontal	Profundidade máxima de sondagem ≤ 5 mm Principalmente perda óssea horizontal	Adicionalmente à complexidade Estágio II: Profundidade de sondagem ≥ 6 mm Perda óssea vertical ≥ 3 mm Envolvimento da furca Classe II ou III Defeito moderado do rebordo	Adicionalmente à complexidade estágio III: Necessidade de reabilitação complexa decorrente de: Disfunção mastigatória Trauma oclusal secundário (mobilidade dentária grau > 2) Defeito grave do rebordo Colapso da mordida, inclinação dos dentes, espaçamento interdental Menos de 20 dentes remanescentes (10 pares de antagonistas)
Extensão e distribuição	Adicionar ao estágio como descritor	Para cada estágio, descrever a extensão como localizada (< 30% dos dentes envolvidos), generalizada ou padrão molar/incisivo			

Figura 16.1 A avaliação inicial do Estágio diferencia entre a periodontite de Estágio I ou II e a de Estágio III ou IV (em cada um dos lados da *linha vermelha*), com base na gravidade da perda de tecido de suporte e na presença de perda dental associada à periodontite.

a Extensão será determinada como sendo "localizada" se a porcentagem de dentes com perda óssea *além* do terço coronário da raiz for inferior a 30%. Contrariamente, caso uma maior proporção de dentes seja afetada pela perda óssea daquela gravidade, a Extensão será considerada como "generalizada". Note que, como um paciente com periodontite Estágio III localizada pode frequentemente incluir segmentos da dentição com perda óssea/perda de inserção leve a moderada, a Extensão descreve a distribuição da gravidade que é característica do Estágio III no paciente específico (Sanz *et al.* 2020), *não* a fração da dentição que é afetada pela periodontite em qualquer nível de gravidade. Portanto, sempre que se comunicarem com os pacientes ou uns com os outros, os clínicos precisam conhecer essa diferenciação importante e relatar na porção "narrativa" da descrição do caso a presença de dentes afetados menos gravemente que ainda precisam de tratamento.

Outra pergunta comum é se o Estágio de um paciente pode mudar com o passar do tempo. Se um paciente que teve seu estágio determinado em um dado ponto de tempo apresenta uma progressão da doença significativa depois da terapia, resultando em aumento da gravidade e/ou necessidades de tratamento mais complexas, então o estágio deve ser mudado para um nível mais alto no momento do exame subsequente, conforme for apropriado. Entretanto, embora a gravidade da perda de inserção e/ou da perda óssea possa ser reduzida substancialmente no caso de uma terapia de regeneração bem-sucedida, é aconselhável que o paciente permaneça no Estágio atribuído originalmente antes do tratamento.

Avaliação do grau

Os dados experimentais que vêm se acumulando ao longo das últimas décadas indicam que a maioria dos pacientes com periodontite está em uma trajetória da doença que é compatível com as respostas clínicas previsivelmente favoráveis, desde que a terapia adequada seja fornecida e sejam mantidos controles de placa bacteriana rigorosos e as consultas de manutenção em intervalos agendados adequadamente. Entretanto, uma proporção dos pacientes que varia entre 20 e 25% segue uma trajetória diferente e tem menor probabilidade de responder previsivelmente a essas abordagens padrão (Giannobile *et al.* 2013). O objetivo primário da determinação do grau é, assim, definir a trajetória da doença que um paciente específico irá provavelmente seguir, e utilizar essas informações para orientar a estratégia de intervenção mais adequada para alcançar um desfecho bem-sucedido.

A avaliação do Grau é baseada em três princípios fundamentais:

- Nem todos os indivíduos são igualmente suscetíveis à periodontite (Baelum *et al.* 1986; Löe *et al.* 1986; Billings *et al.* 2018)
- A progressão e a gravidade da periodontite são uma função de múltiplas influências que interagem umas com as outras, modificam a resposta do hospedeiro do paciente individualmente e influenciam os fenótipos clínicos (Struch *et al.* 2008; Giannobile *et al.* 2013; Morelli *et al.* 2017)
- Estratégias mais abrangentes são necessárias para algumas subpopulações de pacientes, para tratar com sucesso sua periodontite e impedir a progressão da doença (McGuire 1991).

Consequentemente, a avaliação do Grau serve para três propósitos principais:

- Estratificar os pacientes com relação à trajetória da periodontite em um dos dois grupos: um grupo que inclui pacientes com probabilidade mínima de progressão da doença, e com respostas clínicas esperadas e previsíveis à prevenção e ao tratamento, com base nos princípios padronizados de perturbação do biofilme e controle de placa bacteriana regular; ou um segundo grupo, que consiste em pacientes com uma maior probabilidade de progressão da doença e menos respostas clínicas previsíveis
- Auxiliar no desenvolvimento de novos protocolos para tratamento clínico e comportamental dos casos de periodontite que são menos prováveis de responder favoravelmente aos princípios padronizados vigentes
- Ajudar na determinação das abordagens adicionais para o manejo da periodontite que possam também influenciar favoravelmente a saúde sistêmica.

O Grau é assim definido como uma variável com três níveis: uma velocidade de progressão moderada da periodontite (Grau B) é considerada como o Grau padrão, a menos que a condição clínica atual e a história de saúde geral e de saúde bucal global forneçam evidências de uma progressão mais rápida ou haja a presença de fatores de risco que aumentem a probabilidade de uma progressão mais rápida (Grau C), ou sugiram uma velocidade de progressão mais lenta do que poderia ser esperada, considerando-se a quantidade de etiologia atual e a idade do paciente (Grau A). Consequentemente, os fatores a serem avaliados para determinar o grau do paciente incluem a velocidade *observada* ou *inferida* de progressão da periodontite e a presença e o controle dos fatores de risco. Espera-se que os dados que se acumulam sobre os efeitos da periodontite nas condições inflamatórias sistêmicas e os biomarcadores confiáveis da presença e da progressão da periodontite também venham a ser incorporados na avaliação do Grau, futuramente.

Atualmente, a progressão da doença e sua estabilidade são capturadas com mais precisão pelas avaliações seriadas da perda óssea radiográfica ou do CAL ao longo do tempo. Entretanto, uma vez que os dados longitudinais geralmente não estão disponíveis, a velocidade de progressão para um indivíduo pode ser inferida utilizando-se a perda óssea observada no segmento mais afetado da dentição com relação à idade do paciente, ou seja, a proporção da porcentagem máxima de perda óssea com relação à idade. A avaliação da perda óssea como uma porcentagem do comprimento radicular é inerentemente uma estimativa grosseira baseada na melhor interpretação do clínico das imagens radiográficas relativas à localização mais apical do suporte

388 **Parte 6** Patologia Periodontal

ósseo alveolar, o posicionamento da JCE e a localização do ápice radicular. Em um paciente com 50 anos, a perda óssea estendendo-se a 60% do comprimento radicular na maioria dos sítios afetados poderia representar uma proporção perda óssea/idade percentual maior do que 1,0, o que classificaria o paciente como sendo Grau C, com base na velocidade de progressão. A mesma gravidade da perda óssea em um paciente com 90 anos resultaria em uma proporção de 0,66 e se traduziria em um Grau B. Considerando-se a precisão limitada das avaliações utilizadas para calcular a proporção da maior perda óssea radiográfica em função da idade, o clínico deveria utilizar seu raciocínio clínico, se a proporção fosse muito próxima de 1,0.

Além das avaliações diretas e indiretas da progressão da periodontite, há a avaliação dos fatores relacionados com o Grau no perfil de risco do paciente, bem como aspectos relacionados ao impacto potencial da periodontite sobre a saúde sistêmica.

Impacto dos fatores de risco

A periodontite é uma doença crônica de etiologia multifatorial; as exposições individuais influenciam a suscetibilidade para a doença e a responsividade à terapia de uma forma aditiva ou sinérgica. A tabela de Grau inclui explicitamente os dois fatores de risco mais estabelecidos para a periodontite, que são o tabagismo (Bergstrom 1989; Haber *et al.* 1993; Johnson & Guthmiller 2007) e o diabetes melito (Hugoson *et al.* 1989; Taylor *et al.* 1998; Lalla & Papapanou 2011) e estipula os níveis limiares de tabagismo atual ou de controle metabólico no diabetes, em uma tentativa de "quantificar" o risco conferido por essas exposições. Entretanto, o clínico é incentivado a considerar cuidadosamente os fatores de risco adicionais que podem influenciar a progressão da periodontite e sua resposta ao tratamento quando realiza a avaliação do Grau. Esses fatores incluem obesidade, outras doenças inflamatórias crônicas, como artrite reumatoide, depressão crônica e outros fatores que emergem de um histórico médico abrangente (Monteiro da Silva *et al.* 1996; Genco *et al.* 1999; Mercado *et al.* 2000; Suvan *et al.* 2014; Morelli *et al.* 2017). O objetivo para o clínico é identificar os pacientes com mais probabilidade de precisar de um monitoramento mais intensivo, intervenção e colaboração com o médico para ajudar a controlar os fatores sistêmicos que possam complicar a modulação do hospedeiro do componente inflamatório crônico da periodontite grave.

Pacientes classificados com periodontite incipiente (Estágio I) ou moderada (Estágio II) muito provavelmente não irão exibir evidências de progressão suficiente da periodontite para serem qualificados como Grau C, a menos que eles sejam muito jovens e tenham uma proporção de perda óssea/idade > 1. Entretanto, alguns pacientes em Estágio I ou II podem ser fumantes contumazes ou ter diabetes tipo II mal controlado e, portanto, podem qualificar-se para um diagnóstico de Grau C em virtude de seu perfil de risco. As exposições que são classificadas como Grau C certamente deveriam ser alvos para modificação comportamental

(ou seja, cessação do tabagismo) ou intervenção terapêutica adicional em colaboração com o médico do paciente (ou seja, melhor controle metabólico do diabetes), já que elas apontam para um maior risco para desfechos clínicos menos previsíveis utilizando princípios padronizados de manejo da doença.

Nos pacientes em Estágio III e IV, a avaliação do Grau frequentemente pode ser definida pela aparente perda óssea rápida com relação à idade do paciente; entretanto, os modificadores do Grau, além de serem informativos do risco de progressão adicional e da probabilidade de um desfecho de tratamento bem-sucedido, são alvos evidentes da intervenção.

Considerações sobre a saúde sistêmica

As evidências indicam que a presença de algumas doenças inflamatórias crônicas influencia a probabilidade de uma segunda doença crônica manifestar-se concomitantemente (Dregan *et al.* 2014, 2019; Dregan 2018). Embora existam evidências substanciais associando a periodontite a outras doenças, como doenças cardiovasculares, diabetes tipo 2, e os desfechos adversos da gravidez, as evidências de que o tratamento da periodontite irá resultar em benefícios previsíveis com relação a qualquer uma dessas condições sistêmicas são bastante limitadas (Beck *et al.* 2019). A carga inflamatória sistêmica da periodontite é bem documentada, pelo menos quando medida por proteína C reativa de alta sensibilidade (PCR-as) (Amabile *et al.* 2008; Demmer *et al.* 2013; Artese *et al.* 2015). Considerando-se o papel bem estabelecido dos níveis elevados de hsCRP (do inglês *high-sensitivity C-reactive protein*) nas doenças cardiovasculares e em outras condições crônicas, o impacto do tratamento efetivo da periodontite sobre os níveis de PCR-as pode ser um parâmetro importante a ser monitorado em alguns pacientes com periodontite Estágio III ou IV.

Função dos biomarcadores

Evidências atuais indicam que algumas combinações de biomarcadores salivares podem agregar valor à avaliação da terapia periodontal com relação à estabilidade do pós-tratamento do caso (Kinney *et al.* 2011; Salminen *et al.* 2014). Espera-se que evidências adicionais de sua utilidade clínica e mais avanços no campo dos novos biomarcadores possam informar melhor e refinar uma avaliação objetiva do Grau. Da mesma forma, os limiares definidos atualmente para o tabagismo e o controle metabólico podem ser revisados no futuro, e a estratificação baseada na gravidade das condições crônicas adicionais ou nos novos fatores de risco que atualmente não são incluídos na tabela de Grau podem ser adicionados, à medida que se acumulam novos dados experimentais.

Uma pergunta comum é se o Grau pode mudar com o passar do tempo. Uma revisão ascendente do Grau é possível se a porcentagem da proporção perda óssea/idade aumentar substancialmente, ou se o perfil de risco do paciente sofrer deterioração. Por outro lado, também é possível diminuir o grau, se os determinantes do Grau presentes, quando este foi originalmente atribuído, não forem mais prevalentes. Entretanto, o clínico é incentivado a realizar essas modificações criteriosamente e depois de uma reflexão profunda da totalidade dos fatores de risco atuantes, bem como das consequências da alteração do Grau sobre o plano geral de tratamento do paciente.

Instituição da classificação atual: exemplos clínicos

Para ajudar na instituição dessa nova classificação da periodontite na prática clínica, algoritmos orientadores foram publicados, para guiar o clínico durante o processo de tomada de decisões na definição de um caso de periodontite e, então, ajudar ainda mais na definição do Estágio e do Grau (Tonetti & Sanz 2019). É importante, entretanto, enfatizar a necessidade de uma interpretação *holística* das variáveis envolvidas no correto diagnóstico, mais do que uma adesão não crítica de valores limiares específicos citados. Como citado anteriormente, o CAL é a ferramenta de diagnóstico primária para a detecção de um paciente com periodontite. Portanto, os clínicos deveriam reconhecer os sinais de CAL e fazer o diagnóstico diferencial de outras condições clínicas também associadas a CAL que não são atribuíveis à periodontite. A detecção da perda óssea alveolar a partir de radiografias de diagnóstico também pode ser utilizada como uma medida indireta do CAL.

A primeira etapa no processo de diagnóstico é determinar se um paciente está saudáveis do ponto de vista periodontal, se tem gengivite ou se tem periodontite. Caso radiografias de boca toda com boa qualidade diagnóstica estejam disponíveis, o clínico deve examiná-las cuidadosamente, para detectar a presença de perda óssea. Se a presença de perda óssea não for detectável, o clínico deverá fazer a sondagem ao redor de todos os dentes na dentição, para detectar sinais de CAL interdental. Caso não seja detectada CAL, então as pontuações do índice de sangramento à sondagem (ISS) da boca toda irão diferenciar entre um diagnóstico de saúde periodontal (CAL < 10%) ou gengivite (CAL ≥ 10%). Caso sejam detectadas CAL ou perda óssea atribuídas à periodontite, o clínico deve prosseguir com um exame abrangente para determinar o Estágio, o Grau e a Extensão da periodontite.

Os exemplos clínicos a seguir resumem o processo de tomada de decisões nos casos com combinações variáveis de Estágio/Grau/Extensão.

Caso 1 (Figura 16.2)

O paciente é um homem caucasiano, com 24 anos, que recebeu cuidados odontológicos esporádicos durante a última década. O paciente consultou seu médico recentemente para um exame físico e exames de sangue de rotina, ambos com resultados dentro da normalidade. O paciente nunca fumou. O exame clínico revela uma pontuação de ISS da boca toda de 55%, e uma faixa de variação das profundidades de sondagem entre 1 e 5 mm. Embora nenhuma perda óssea interproximal seja prontamente visível nas radiografias disponíveis, o CAL interproximal variando entre 1 e 2 mm é observado em mais de 30% dos dentes presentes. Nenhuma mobilidade dentária nem envolvimento da furca estão presentes. Considerando-se a gravidade incipiente da perda de inserção interproximal e a ausência de fatores de risco que podem atuar como modificadores do Grau, o paciente foi diagnosticado com periodontite Estágio 1, Grau A, generalizada.

Caso 2 (Figura 16.3)

A paciente é uma mulher hispânica de 29 anos, que relata cuidados odontológicos esporádicos; a maioria das consultas dentárias recentes ocorreram nos 4 anos prévios. A paciente está recebendo medicamento para diabetes melito tipo I, diagnosticado 8 anos antes, e sua avaliação mais recente da dosagem de hemoglobina A1c obtida há 2 meses foi de 7,8%. A paciente é ex-fumante, com um histórico de 8 maços por ano, e parou de fumar há 6 anos. As radiografias disponíveis revelam a presença de vários dentes com perda óssea claramente evidente, que se estende para o terço coronário do comprimento da raiz. O ISS da boca toda é de 89%, as profundidades de sondagem variam entre 1 e 6 mm, e observa-se perda de inserção interproximal entre 3 e 4 mm em 10 dentes. Envolvimentos de furca grau I estão presentes vestibularmente em ambos os molares superiores do lado direito e no primeiro molar superior esquerdo, bem como lingualmente no primeiro molar inferior esquerdo. O incisivo lateral superior apresenta mobilidade Grau 1. Considerando-se a gravidade máxima da perda óssea no terço coronário da raiz, a presença de perda de inserção interproximal entre 3 e 4 mm em mais de um terço dos dentes presentes e o controle metabólico inadequado do diabetes da paciente, o diagnóstico atribuído foi periodontite Estágio II, Grau C, generalizada.

Caso 3 (Figura 16.4)

O paciente é um aluno do primeiro ano de um curso universitário, de 19 anos, afro-americano, que relata realizar consultas anuais regulares com seu dentista clínico geral nos últimos anos. O dentista encaminhou-o para um periodontista, depois da última consulta, após ter detectado "perda óssea nos dentes inferiores posteriores". O paciente nunca fumou, e recentemente consultou um médico dos serviços de saúde dos estudantes, o qual realizou um exame físico e fez um exame de sangue de rotina, ambos sem achados significativos. O paciente relata que a mãe dele perdeu vários dentes em decorrência de "doença na gengiva". Radiografias periapicais de boca toda disponíveis mostram níveis de osso interproximal intactos em todas as áreas, exceto nas faces mesiais dos primeiros molares inferiores bilateralmente, em que os defeitos ósseos angulares são visíveis estendendo-se além do terço coronário da raiz. Os primeiros molares inferiores direito e esquerdo apresentam-se com profundidades de sondagem mesiais de 9 e 10 mm, respectivamente, e a CAL correspondente de 7 e 8 mm.

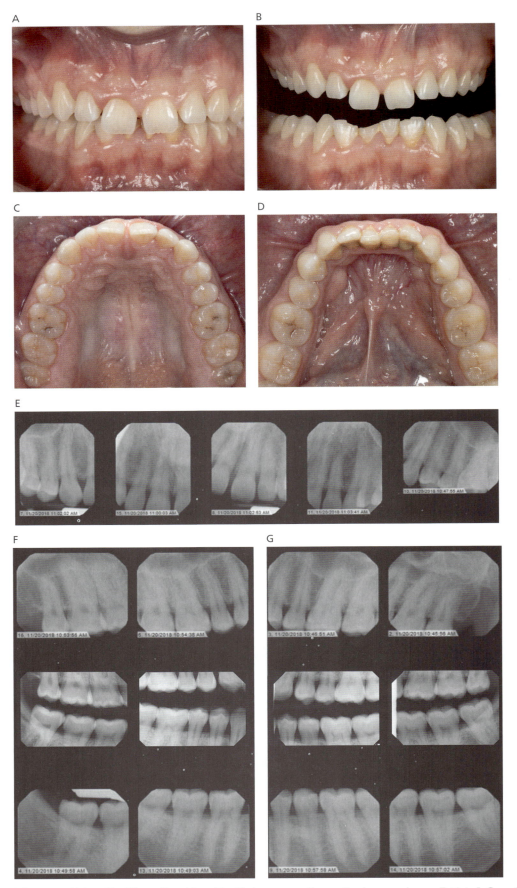

Figura 16.2 Caso 1. Imagens clínicas (**A** a **D**) e radiográficas (**E** a **G**) de um caso diagnosticado como doença Estágio I, Grau A, generalizada. (Fonte: Cortesia do Dr. Gustavo Avila-Ortiz, University of Iowa, EUA.)

Capítulo 16 Classificação Atual da Periodontite

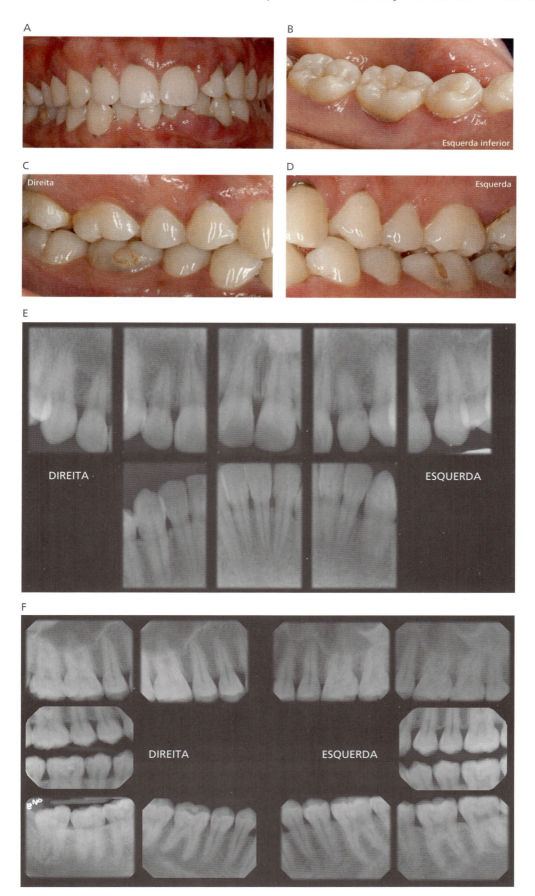

Figura 16.3 Caso 2. Imagens clínicas (**A** a **D**) e radiográficas (**E** e **F**) de um caso diagnosticado como doença Estágio II, Grau C, generalizada. (Fonte: Cortesia do Dr. Gustavo Avila-Ortiz, University of Iowa, EUA.)

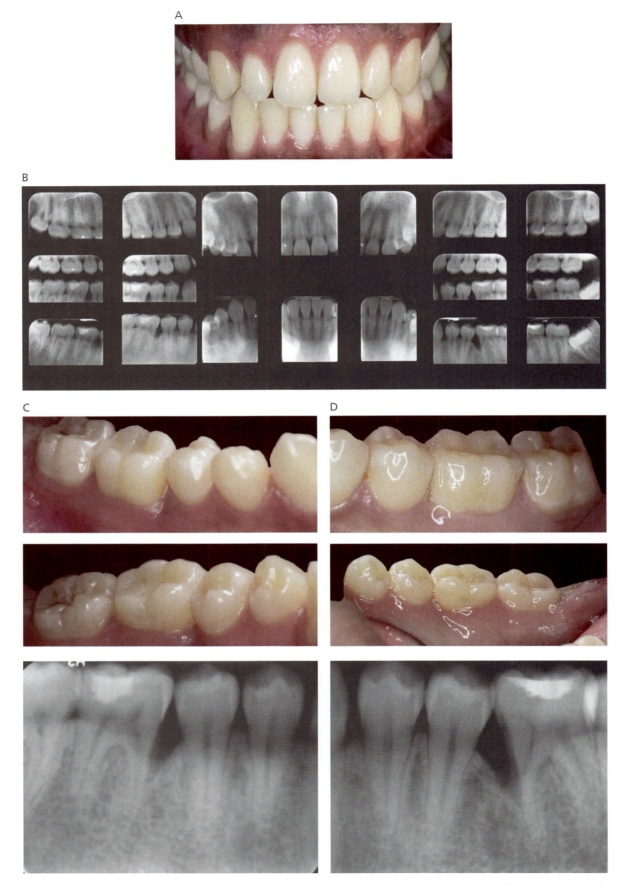

Figura 16.4 Caso 3. Imagens clínicas (A a D) e radiográficas de um caso diagnosticado como doença Estágio III, Grau C, localizada. (Fonte: Cortesia dos Drs. Flora Momen-Heravi e Philip Kang, Columbia University, EUA.)

Não estão presentes profundidades de sondagem excedendo 3 mm nem qualquer CAL interproximal > 1 mm em nenhum outro dente. Considerando-se a gravidade máxima da perda óssea no terço coronário da raiz, acompanhada pela presença de perda de inserção interproximal entre 7 e 8 mm, afetando somente dois dentes na dentição, e a tenra idade do paciente, resultando em uma porcentagem da proporção de perda óssea com relação à idade excedendo 1, o diagnóstico atribuído foi periodontite Estágio III, Grau C, localizada (padrão molar).

Caso 4 (Figura 16.5)

A paciente é uma mulher caucasiana de 60 anos, com boa saúde geral e atualmente toma medicamentos para hipercolesterolemia. A paciente não é fumante e tem alternado entre visitar o dentista clínico geral e uma higienista dentária a cada 6 meses, por vários anos. Ela está ciente de que tem "problemas nas gengivas". As radiografias periapicais de boca toda, disponíveis, revelam perda óssea generalizada, que se estende até o terço apical da raiz no incisivo central inferior direito. Os odontogramas clínicos mostram bolsas profundas entre 6 e 8 mm em múltiplos dentes. Existem vários dentes com mobilidade Grau 2, e o primeiro molar inferior direito mostra um envolvimento da furca na face lingual. E, ainda mais importante, as radiografias obtidas 3 anos antes do exame atual estão disponíveis e indicam a progressão da perda óssea excedendo 2 mm em um grande número de dentes, notavelmente na superfície distal do incisivo central superior esquerdo e na superfície distal do primeiro molar superior. Considerando-se a gravidade da perda de inserção e da perda óssea, e a progressão da periodontite documentada, a paciente recebeu um diagnóstico de periodontite, Estágio III, Grau C, generalizada.

Caso 5 (Figura 16.6)

O paciente é um homem caucasiano, com 58 anos, que tem fumado um maço de cigarros por dia "desde que consegue se lembrar", e recebe tratamento medicamentoso para hipertensão e para doença pulmonar obstrutiva crônica. Ele relata que tem visitado seu dentista esporadicamente ao longo dos anos, principalmente para que fossem extraídos alguns "dentes que estavam balançando". Agora, ele gostaria de "ter mais alguns dentes para mastigar melhor e preencher os espaços". O paciente tem um controle inadequado da placa bacteriana e múltiplos dentes com profundidades de sondagem entre 6 e 9 mm e mobilidade Grau 2. As radiografias disponíveis confirmam a

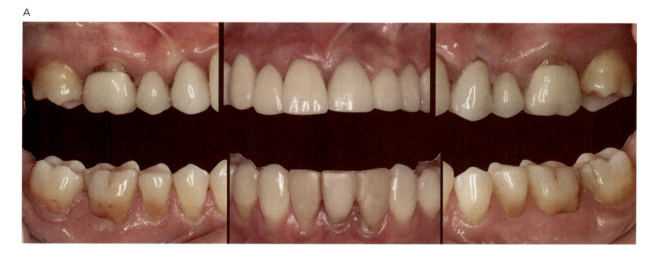

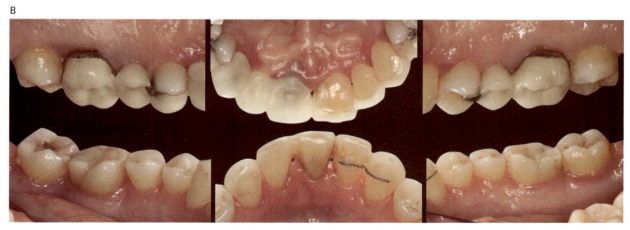

Figura 16.5 Caso 4. **A** e **B**. Clínico (*continua*).

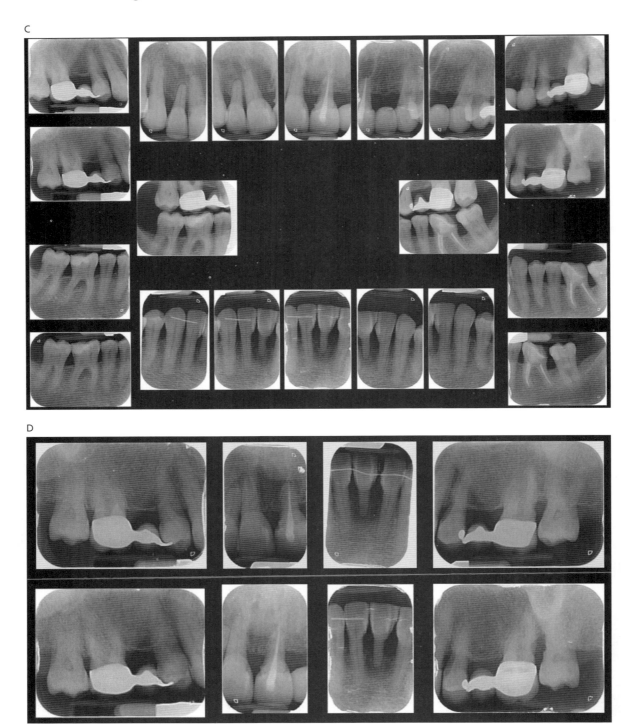

Figura 16.5 *Continuação.* **C** e **D**. Imagens radiográficas de um caso diagnosticado como doença Estágio III, Grau C, generalizada. Observe a série mais baixa das radiografias (**D**) que inclui imagens obtidas com um intervalo de 3 anos e que indicam uma progressão significativa da perda óssea. (Fonte: Cortesia da Clínica de Pós-graduação em Periodontia, Complutense University of Madrid, Espanha.)

presença de perda óssea estendendo-se ao terço apical da raiz. O paciente perdeu mais de quatro dentes, mais provavelmente em decorrência da periodontite, segundo sua própria lembrança e compatível com a condição atual de sua dentição remanescente. Além disso, ele precisa de uma extensa reabilitação bucal para restaurar a estética e a função, e também se apresenta com um fator de risco persistente para a continuidade da progressão do quadro (tabagismo contumaz). Assim, o diagnóstico atribuído foi periodontite, Estágio IV, Grau C (observe que a atribuição da extensão não é significativa na periodontite Estágio IV).

Caso 6 (Figura 16.7)

O paciente é um homem caucasiano, de 48 anos, sem histórico médico relevante. Ele vem fumando um maço de

Capítulo 16   Classificação Atual da Periodontite   **395**

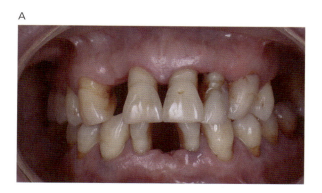

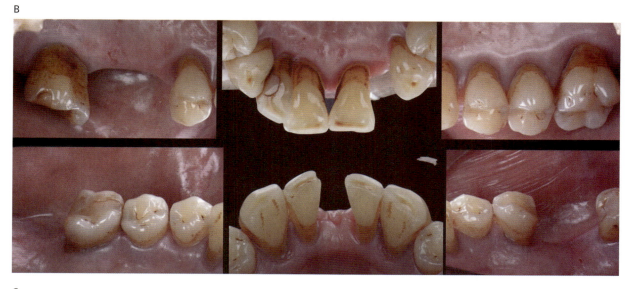

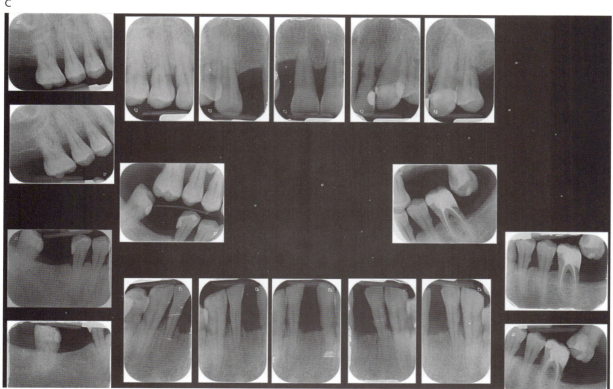

Figura 16.6 Caso 5. Imagens clínicas (**A** e **B**) e radiográficas (**C**) de um caso diagnosticado como doença Estágio IV, Grau C. (Fonte: Cortesia da Clínica de Pós-Graduação em Periodontia, University Complutense of Madrid, Espanha.)

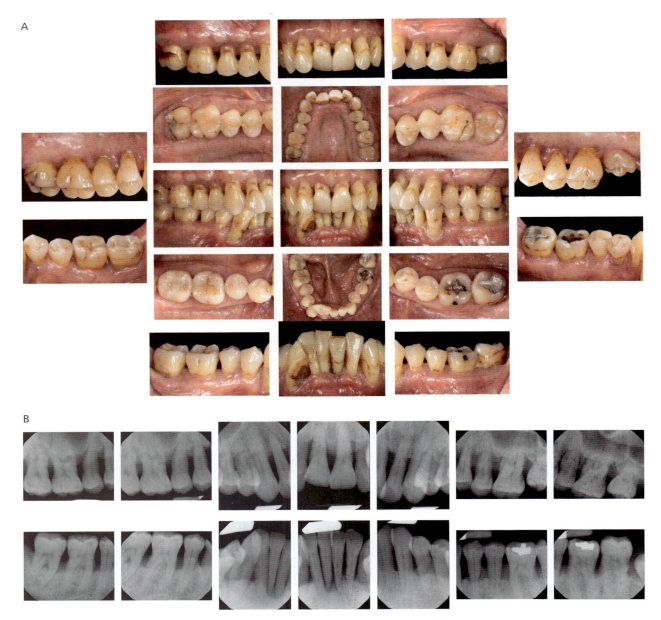

Figura 16.7 Caso 6. Imagens clínicas (**A**) e radiográficas (**B**) de um caso diagnosticado como doença Estágio IV, Grau C. (Fonte: Cortesia do Dr. Gustavo Avila-Ortiz, University of Iowa, EUA.)

cigarros por dia durante os últimos 21 anos. O paciente não tem consultado um dentista nos últimos 7 anos e somente vem recebendo tratamento odontológico esporadicamente antes de sua última consulta dentária. Ele notou que os dentes tinham ficado cada vez com mais mobilidade nos últimos tempos e ele relata que atualmente sente-se mal quando precisa mastigar. Bolsas profundas com ISS são detectadas em praticamente todos os dentes e as radiografias periapicais demonstram perda óssea terminal em múltiplas áreas. Embora esse paciente ainda não tenha apresentado qualquer perda dental decorrente da periodontite, mais de cinco dos seus dentes podem ser considerados razoavelmente como sem salvamento, em virtude da perda grave de suporte periodontal. Nesse paciente, a periodontite é claramente não meramente uma ameaça para os dentes individuais, mas sim para a dentição como um todo. Assim, a combinação entre a extensão e a gravidade da periodontite atual, a presença de tabagismo intenso e a necessidade de terapia complexa para controlar a periodontite e reabilitar a função resultaram em um diagnóstico de periodontite Estágio IV, Grau C.

Desafios de interpretação e "zonas cinza"

Em uma época de pesquisas sobre cuidados de saúde baseados em evidências, alguns clínicos desejariam que um algoritmo simples fosse desenvolvido, para converter automaticamente os achados clínicos de um paciente em uma determinação precisa do Estágio e do Grau. Entretanto, o que se torna cada vez mais aparente nas ciências da saúde é que, apesar do aumento exponencial nas novas informações e das oportunidades sempre crescentes para a formulação das decisões clínicas guiadas por evidências, novas tecnologias e mais evidências científicas frequentemente expandem as "zonas cinza" e não necessariamente contribuem para simplificar as diretrizes de tomadas de decisões (Chandra *et al.* 2015). Devemos compreender que tanto o conhecimento quanto o raciocínio clínico serão necessários para a classificação de todos os casos. A seguir, fornecemos exemplos narrativos das "zonas cinza" diagnósticas comumente encontradas e oferecemos sugestões sobre como elas podem ser abordadas.

1. *Um paciente do sexo masculino, de 65 anos, não apresentava perda dental, não tinha lesões radiograficamente e nem bolsas interproximais com uma profundidade superior a 3 mm. O nível da margem gengival (MG) interproximalmente é, na maioria dos sítios, coronária à JCE, com exceção de algumas superfícies localizadas em dentes não adjacentes, em que a MG está localizada no nível da JCE. Uma perda de inserção de 2 mm é registrada nessas poucas superfícies. Esse paciente tem periodontite?*

   Este é um caso limítrofe. De acordo com a descrição anterior, a extremidade da sonda aparentemente penetra *no interior* do epitélio juncional até um nível *apical* à JCE em alguns sítios interproximais com profundidade de sondagem rasa, sem retração visível e sem evidências radiográficas de perda óssea alveolar. Uma vez que esse paciente de meia-idade parece ter as condições periodontais preservadas, um diagnóstico de "periodontite" não é justificado. Deve-se enfatizar, entretanto, que o mesmo fenótipo em um paciente muito mais jovem pode significar uma periodontite incipiente "verdadeira". Mais uma vez, o raciocínio clínico é fundamental para se chegar a um diagnóstico correto depois da avaliação da totalidade dos dados do paciente.

2. *A gravidade da periodontite em um paciente de 50 anos, com base na perda óssea radiográfica nos sítios de destruição mais avançada, é compatível com a doença Estágio II (p. ex., a perda óssea estende-se até o terço coronário da raiz). A presença de uma ou de algumas bolsas de 6 mm necessariamente eleva o diagnóstico para Estágio III?*

   Não necessariamente. Se a gravidade da perda óssea não se estender além do terço coronário do comprimento da raiz, a presença de algumas bolsas de 6 mm não aponta automaticamente para a necessidade de um tratamento mais complexo. O aumento da classe de estágio por causa de "fatores de complexidade" requer uma avaliação significativa e integrada desses fatores por um clínico experiente. A instituição correta do sistema de Estadiamento não se presta a algoritmos automáticos baseados em caixas de seleção ou na presença/ausência de características isoladas.

3. *De acordo com a nova classificação, um diagnóstico de periodontite requer um mínimo de "pelo menos dois dentes" afetados pela perda de inserção interproximal. Isso significa que um paciente que se apresenta com perda de inserção, ou perda óssea, que afete somente um dente individual não deveria ser diagnosticado como tendo periodontite?*

O requisito de "pelo menos dois dentes afetados" foi incorporado na classificação para minimizar os resultados falso-positivos, ou seja, para evitar uma inflação na prevalência de periodontite em decorrência da perda de inserção incidental. Essa restrição também foi introduzida em virtude do reconhecimento do fato de que a periodontite "verdadeira" raramente afeta somente um dente individual na dentição. Entretanto, se de acordo com o raciocínio clínico, uma lesão de perda de inserção/perda óssea observada que afeta apenas um dente em uma dentição hígida quanto aos demais parâmetros não pode ser relacionada a uma causa ou outra que não a periodontite (p. ex., fratura radicular, lesão endodôntica etc.), então o clínico deveria passar por cima da regra, prosseguir com a atribuição de um diagnóstico de periodontite, definir adequadamente seu estágio e descrevê-la ainda como sendo "localizada".

Valor da classificação da periodontite publicada em 2018

Estudos clínicos longitudinais bem controlados sobre o tratamento da periodontite têm demonstrado que os princípios padronizados para o controle da periodontite são acentuadamente bem-sucedidos no controle a longo prazo da doença, mas não para todas as pessoas. Ao longo dos anos, os esquemas de classificação têm chamado a atenção para os diferentes fenótipos clínicos que podem ser expressos em alguns pacientes com periodontite. A classificação da periodontite de 2018 utiliza os vetores de Estágio e Graduação (Papapanou *et al.* 2018b; Tonetti *et al.* 2018a), como já discutido anteriormente, para permitir que os clínicos consistentemente consigam: (1) avaliar o nível atual de gravidade da periodontite e seu impacto sobre o tratamento necessário; e (2) determinar se um paciente com periodontite é altamente provável ou menos provável de responder previsivelmente aos princípios padronizados para o tratamento da periodontite. E, ainda mais importante, a nova classificação orienta um clínico a reconhecer os fatores que indicam que a trajetória da doença do paciente é mais complexa e deveria ser tratada como tal. Por último, a classificação é desenvolvida de uma forma que permita, por princípio de concepção, que se façam modificações periódicas baseadas nas evidências, para incorporar novos dados experimentais. Em outras palavras, novos achados serão revistos regularmente e irão informar ainda mais e refinar os valores limiares bem como as definições incluídas nas grades dos vetores de Estágio e Grau, sem alterar radicalmente os princípios fundamentais do esquema de classificação. Essa característica essencial da classificação de 2018 provavelmente irá facilitar sua utilização sem interrupções pelos clínicos e pesquisadores, por um período mais longo do que suas predecessoras imediatas.

Agradecimentos

Partes do capítulo contêm texto adaptado, publicado originalmente por Kornman e Papapanou (2020).

Referências bibliográficas

Albandar, J.M., Susin, C. & Hughes, F.J. (2018). Manifestations of systemic diseases and conditions that affect the periodontal attachment apparatus: case definitions and diagnostic considerations. *Journal of Periodontology* **89 Suppl 1**, S183-S203.

Amabile, N., Susini, G., Pettenati-Soubayroux, I. *et al.* (2008). Severity of periodontal disease correlates to inflammatory systemic status and independently predicts the presence and angiographic extent of stable coronary artery disease. *Journal of Internal Medicine* **263**, 644-652.

Armitage, G.C. (1999). Development of a classification system for periodontal diseases and conditions. *Annals of Periodontology* **4**, 1-6.

Armitage, G.C. (2002). Classifying periodontal diseases – a long-standing dilemma. *Periodontology 2000* **30**, 9-23.

Armitage, G.C. (2010). Comparison of the microbiological features of chronic and aggressive periodontitis. *Periodontology 2000* **53**, 70-88.

Armitage, G.C., Cullinan, M.P. & Seymour, G.J. (2010). Comparative biology of chronic and aggressive periodontitis: introduction. *Periodontology 2000* **53**, 7-11.

Artese, H.P., Foz, A.M., Rabelo Mde, S. *et al.* (2015). Periodontal therapy and systemic inflammation in type 2 diabetes mellitus: a meta-analysis. *PLoS ONE* **10**, e0128344.

Axelsson, P. & Lindhe, J. (1981a). Effect of controlled oral hygiene procedures on caries and periodontal disease in adults. Results after 6 years. *Journal of Clinical Periodontology* **8**, 239-248.

Axelsson, P. & Lindhe, J. (1981b). The significance of maintenance care in the treatment of periodontal disease. *Journal of Clinical Periodontology* **8**, 281-294.

Baelum, V., Fejerskov, O. & Karring, T. (1986). Oral hygiene, gingivitis and periodontal breakdown in adult Tanzanians. *Journal of Periodontal Research* **21**, 221-232.

Beck, J.D., Papapanou, P.N., Philips, K.H. & Offenbacher, S. (2019). Periodontal medicine: 100 years of progress. *Journal of Dental Research* **98**, 1053-1062.

Bergström, J. (1989). Cigarette smoking as risk factor in chronic periodontal disease. *Community Dentistry and Oral Epidemiology* **17**, 245-247.

Billings, M., Holtfreter, B., Papapanou, P.N. *et al.* (2018). Agedependent distribution of periodontitis in two countries: findings from NHANES 2009 to 2014 and SHIP-TREND 2008 to 2012. *Journal of Clinical Periodontology* **45 Suppl 20**, S130-S148.

Caton, J. G., Armitage, G., Berglundh, T. *et al.* (2018). A new classification scheme for periodontal and peri-implant diseases and conditions – Introduction and key changes from the 1999 classification. *Journal of Periodontology* **89 Suppl 1**, S1-S8.

Chandra, A., Khullar, D. & Lee, T. H. (2015). Addressing the challenge of gray-zone medicine. *New England Journal of Medicine* **372**, 203-205.

Consensus Report, Discussion Section I. (1989). Paper presented at the World Workshop in Clinical Periodontics, Princeton, NJ, USA.

Demmer, R.T., Trinquart, L., Zuk, A. *et al.* (2013). The influence of anti-infective periodontal treatment on C-reactive protein: a systematic review and meta-analysis of randomized controlled trials. *PLoS ONE* **8**, e77441.

Dregan, A. (2018). Arterial stiffness association with chronic inflammatory disorders in the UK Biobank study. *Heart* **104**, 1257-1262.

Dregan, A., Charlton, J., Chowienczyk, P. & Gulliford, M.C. (2014). Chronic inflammatory disorders and risk of type 2 diabetes mellitus, coronary heart disease, and stroke: a population-based cohort study. *Circulation* **130**, 837-844.

Dregan, A., Matcham, F., Harber-Aschan, L. *et al.* (2019). Common mental disorders within chronic inflammatory disorders: a primary care database prospective investigation. *Annals of Rheumatic Diseases* **78**, 688-695.

Fine, D.H., Patil, A.G. & Loos, B.G. (2018). Classification and diagnosis of aggressive periodontitis. *Journal of Periodontology* **89 Suppl 1**, S103-S119.

Ford, P.J., Gamonal, J. & Seymour, G.J. (2010). Immunological differences and similarities between chronic periodontitis and aggressive periodontitis. *Periodontology 2000* **53**, 111-123.

Genco, R.J., Ho, A.W., Grossi, S.G., Dunford, R.G. & Tedesco, L.A. (1999). Relationship of stress, distress and inadequate coping behaviors to periodontal disease. *Journal of Periodontology* **70**, 711-723.

Giannobile, W.V., Braun, T.M., Caplis, A.K. *et al.* (2013). Patient stratification for preventive care in dentistry. *Journal of Dental Research* **92**, 694-701.

Gottlieb, B. (1928). The formation of the pocket: diffuse atrophy of alveolar bone. *Journal of the American Dental Association* **15**, 462-476.

Haber, J., Wattles, J., Crowley, M. *et al.* (1993). Evidence for cigarette smoking as a major risk factor for periodontitis. *Journal of Periodontology* **64**, 16-23.

Herrera, D., Retamal-Valdes, B., Alonso, B. & Feres, M. (2018). Acute periodontal lesions (periodontal abscesses and necrotizing periodontal diseases) and endo-periodontal lesions. *Journal of Periodontology* **89** Suppl 1, S85-S102.

Hirschfeld, I. (1948). Treatment of suppurative periodontosis. *New York Dental Journal* **18**, 84-87.

Hirschfeld, L. & Wasserman, B. (1978). A long-term survey of tooth loss in 600 treated periodontal patients. *Journal of Periodontology* **49**, 225-237.

Hugoson, A., Thorstensson, H., Falk, H. & Kuylenstierna, J. (1989). Periodontal conditions in insulin-dependent diabetics. *Journal of Clinical Periodontology* **16**, 215-223.

Hwang, A.M., Stoupel, J., Celenti, R., Demmer, R.T. & Papapanou, P.N. (2014). Serum antibody responses to periodontal microbiota in chronic and aggressive periodontitis: a postulate revisited. *Journal of Periodontology* **85**, 592-600.

Johnson, G.K. & Guthmiller, J.M. (2007). The impact of cigarette smoking on periodontal disease and treatment. *Periodontology 2000* **44**, 178-194.

Kebschull, M., Guarnieri, P., Demmer, R. T. *et al.* (2013). Molecular differences between chronic and aggressive periodontitis. *Journal of Dental Research* **92**, 1081-1088.

Kinney, J.S., Morelli, T., Braun, T. *et al.* (2011). Saliva/pathogen biomarker signatures and periodontal disease progression. *Journal of Dental Research* **90**, 752-758.

Knowles, J.W., Ramfjord, S.P., Burgett, F.G., Nissle, R.R. & Shick, R.A. (1972). Plaque scores related to long-term results of periodontal therapy. *Journal of Periodontal Research* (**10**), 39-40.

Kornman, K.S. & Papapanou, P.N. (2020). Clinical application of the new classification of periodontal diseases: ground rules, clarifications and "gray zones". *Journal of Periodontology* **91**, 352-360.

Lalla, E. & Papapanou, P.N. (2011). Diabetes mellitus and periodontitis: a tale of two common interrelated diseases. *Nature Reviews Endocrinology* **12**, 738-748.

Lindhe, J., Hamp, S.E. & Löe, H. (1973). Experimental periodontitis in the beagle dog. *International Dental Journal* **23**, 432-437.

Lindhe, J. & Nyman, S. (1975). The effect of plaque control and surgical pocket elimination on the establishment and maintenance of periodontal health. A longitudinal study of periodontal therapy in cases of advanced disease. *Journal of Clinical Periodontology* **2**, 67-79.

Lindhe, J., Westfelt, E., Nyman, S., Socransky, S.S. & Haffajee, A.D. (1984). Long-term effect of surgical/non-surgical treatment of periodontal disease. *Journal of Clinical Periodontology* **11**, 448-458.

Löe, H., Theilade, E. & Jensen, S.B. (1965). Experimental gingivitis in man. *Journal of Periodontology* **36**, 177-187.

Löe, H., Ånerud, Å., Boysen, H. & Morrison, E. (1986). Natural history of periodontal disease in man. Rapid, moderate and no loss of attachment in Sri Lankan laborers 14 to 46 years of age. *Journal of Clinical Periodontology* **13**, 431-445.

McFall, W.T., Jr. (1982). Tooth loss in 100 treated patients with periodontal disease. A long-term study. *Journal of Periodontology* **53**, 539-549.

McGuire, M.K. (1991). Prognosis versus actual outcome: a longterm survey of 100 treated periodontal patients under maintenance care. *Journal of Periodontology* **62**, 51-58

Mercado, F., Marshall, R.I., Klestov, A.C. & Bartold, P.M. (2000). Is there a relationship between rheumatoid arthritis and periodontal disease? *Journal of Clinical Periodontology* **27**, 267-272.

Capítulo 16 Classificação Atual da Periodontite

Monteiro da Silva, A.M., Oakley, D.A., Newman, H.N., Nohl, F.S. & Lloyd, H.M. (1996). Psychosocial factors and adult onset rapidly progressive periodontitis. *Journal of Clinical Periodontology* **23**, 789-794.

Morelli, T., Moss, K.L., Beck, J. *et al.* (2017). Derivation and validation of the periodontal and tooth profile classification system for patient stratification. *Journal of Periodontology* **88**, 153-165.

Nyman, S., Lindhe, J. & Rosling, B. (1977). Periodontal surgery in plaque-infected dentitions. *Journal of Clinical Periodontology* **4**, 240-249.Page, R.C., Altman, L.C., Ebersole, J.L. *et al.* (1983). Rapidly progressive periodontitis. A distinct clinical condition. *Journal of Periodontology* **54**, 197-209.

Page, R.C., Bowen, T., Altman, L. *et al.* (1983). Prepubertal periodontitis. I. Definition of a clinical disease entity. *Journal of Periodontology* **54**, 257-271.

Papapanou, P.N. (1996). Periodontal diseases: epidemiology. *Annals of Periodontology* **1**, 1-36.

Papapanou, P.N., Sanz, M., Buduneli, N. *et al.* (2018a). Periodontitis: Consensus report of workgroup 2 of the 2017 World Workshop on the Classification of Periodontal and Peri-Implant Diseases and Conditions. *Journal of Clinical Periodontology* **45 Suppl 20**, S162-S170.

Papapanou, P.N., Sanz, M., Buduneli, N. *et al.* (2018b). Periodontitis: Consensus report of workgroup 2 of the 2017 World Workshop on the Classification of Periodontal and Peri-Implant Diseases and Conditions. *Journal of Periodontology* **89** Suppl 1, S173-S182.

Picolos, D.K., Lerche-Sehm, J., Abron, A., Fine, J.B. & Papapanou, P.N. (2005). Infection patterns in chronic and aggressive periodontitis. *Journal of Clinical Periodontology* **32**, 1055-1061.

Ramfjord, S.P., Morrison, E.C., Burgett, F.G. *et al.* (1982). Oral hygiene and maintenance of periodontal support. *Journal of Periodontology* **53**, 26-30.

Salminen, A., Gursoy, U.K., Paju, S. *et al.* (2014). Salivary biomarkers of bacterial burden, inflammatory response, and tissue destruction in periodontitis. *Journal of Clinical Periodontology* **41**, 442-450.

Sanz, M., Papapanou, P.N., Tonetti, M.S., Greenwell, H. & Kornman, K. (2020). Guest Editorial: Clarifications on the use of the new classification of Periodontitis. *Journal of Periodontology* **47**, 658-659.

Scherp, H.W. (1964). Current concepts in periodontal disease research: epidemiological contributions. *Journal of the American Dental Association* **68**, 667-675.

Smith, M., Seymour, G.J. & Cullinan, M.P. (2010). Histopathological features of chronic and aggressive periodontitis. *Periodontology 2000* **53**, 45-54.

Struch, F., Dau, M., Schwahn, C. *et al.* (2008). Interleukin-1 gene polymorphism, diabetes, and periodontitis: results from the Study of Health in Pomerania (SHIP). *Journal of Periodontology* **79**, 501-507.

Suvan, J., Petrie, A., Moles, D.R. *et al.* (2014). Body mass index as a predictive factor of periodontal therapy outcomes. *Journal of Dental Research* **93**, 49-54.

Taylor, G.W., Burt, B.A., Becker, M.P., Genco, R.J. & Shlossman, M. (1998). Glycemic control and alveolar bone loss progression in type 2 diabetes. *Annals of Periodontology* **3**, 30-39.

Tonetti, M.S., Greenwell, H. & Kornman, K.S. (2018a). Staging and grading of periodontitis: framework and proposal of a new classification and case definition. *Journal of Periodontology* **89 Suppl 1**, S159-S172.

Tonetti, M.S., Greenwell, H. & Kornman, K.S. (2018b). Staging and grading of periodontitis: framework and proposal of a new classification and case definition. *Journal of Clinical Periodontology* **45** Suppl 20, S149-S161.

Tonetti, M.S. & Sanz, M. (2019). Implementation of the new classification of periodontal diseases: decision-making algorithms for clinical practice and education. *Journal of Clinical Periodontology* **46**, 398-405.

Tsai, C.C., McArthur, W.P., Baehni, P.C. *et al.* (1981). Serum neutralizing activity against Actinobacillus actinomycetemcomitans leukotoxin in juvenile periodontitis. *Journal of Clinical Periodontology* **8**, 338-348.

Van Dyke, T.E., Bartold, P.M. & Reynolds, E.C. (2020). The nexus between periodontal inflammation and dysbiosis. *Frontiers in Immunology* **11**(511).

Westfelt, E., Rylander, H., Dahlen, G. & Lindhe, J. (1998). The effect of supragingival plaque control on the progression of advanced periodontal disease. *Journal of Clinical Periodontology* **25**, 536-541.

Capítulo 17

Efeito das Doenças Periodontais sobre a Saúde Geral: Medicina Periodontal

Francesco D'Aiuto,[1] Filippo Graziani,[2] Panos N. Papapanou[3] e James Beck[4]

[1]Periodontology Unit, UCL Eastman Dental Institute, London, UK
[2]Department of Surgical, Medical and Molecular Pathology and Critical Care Medicine, University of Pisa, Pisa, Italy
[3]Division of Periodontics, Section of Oral, Diagnostic, and Rehabilitation Sciences, Columbia University College of Dental Medicine, New York, NY, USA
[4]Division of Comprehensive Oral Health/Periodontology, Adams School of Dentistry, University of North Carolina, Chapel Hill, NC, USA

Introdução, 400
    Evidência dos mecanismos biológicos comuns, 402
    Microbioma bucal, 403
    Inflamação sistêmica, 403
Doença aterosclerótica vascular, 404
    Mecanismos biológicos, 404
    Evidências epidemiológicas, 405
Diabetes melito, 414
    Mecanismos biológicos, 414
    Evidências epidemiológicas, 414
Desfechos adversos da gravidez, 416
    Mecanismos biológicos, 416

    Evidências epidemiológicas, 417
Doença renal crônica, 418
    Mecanismos biológicos, 418
    Evidências epidemiológicas, 419
Declínio cognitivo/demência, 419
    Mecanismos biológicos, 419
    Evidências epidemiológicas, 420
Câncer, 420
    Mecanismos biológicos, 420
    Evidências epidemiológicas, 421
Conclusão, 421

Introdução

O conceito de que a saúde bucal e a saúde geral estão inter-relacionadas já era conhecido nas civilizações antigas. Como "dentes fortes" foram frequentemente um sinal de boa saúde, a saúde bucal inadequada era considerada como um importante fator contribuinte para complicações em pontos distantes do corpo humano (O'Reilly & Claffey 2000). Foi no fim do século XIX e nos primeiros anos do século XX que as comunidades odontológicas e médicas passaram a demonstrar interesse nos conceitos de "sepse oral" e de "infecção focal" (Figura 17.1). No artigo intitulado "A boca humana como um foco de infecção" publicado pelo dentista estadunidense W.D. Miller em 1891, o termo coletivo "sepse bucal" foi descrito pela primeira vez como possível causa de "dispepsias crônicas, transtornos intestinais, saúde ruim, anemias e queixas de nervosismo" (Miller 1891). Um médico londrino influente, William Hunter

(Hunter 1900, 1910), corroborou essa hipótese quando publicou suas pesquisas nas revistas científicas médicas mais iminentes da época. Isso foi imediatamente antes de o conceito sistêmico-bucal evoluir para o de uma "infecção focal" (Billings 1912). Uma área localizada de infecção do espaço orofaríngeo (não afetando apenas os dentes ou os tecidos gengivais) foi descrita por Billings como uma fonte de disseminação dos patógenos e, assim, resultou em infecção dos órgãos contíguos ou não contínuos. Essas crenças foram acompanhadas por recomendações clínicas de remoção desses sítios infecciosos e traduzidas em decisões terapêuticas drásticas. A remoção dos focos infecciosos decorrentes de infecção foi defendida como uma etapa essencial na resolução, ou mesmo na prevenção, de múltiplas doenças. Como geralmente é o caso, evidências empíricas revelaram gradualmente que essas práticas radicais eram insalubres (Cecil & Angevine 1938), as alegadas associações foram

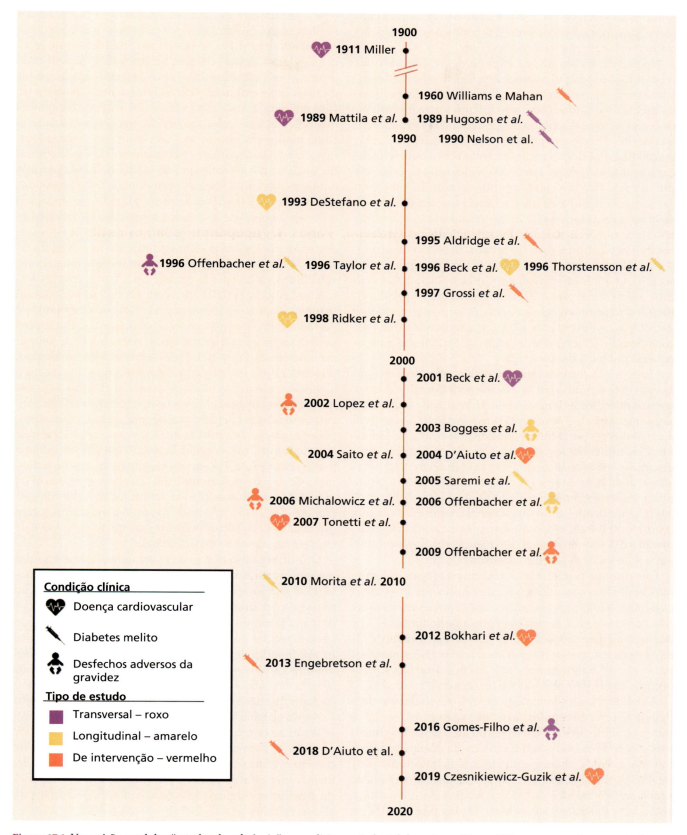

Figura 17.1 Uma visão geral dos "estudos de referência" na medicina periodontal durante os últimos 120 anos, com enfoque particular nos efeitos da periodontite em três condições patológicas: doença cardiovascular, diabetes melito e desfechos adversos da gravidez durante todo o capítulo. Os estudos enfatizados foram os "primeiros" de seu tipo, já que forneceram observações inovadoras, ou contribuíram para a mudança dos paradigmas. A figura foi modificada a partir da ilustração apresentada por Beck et al. (2019) e apresenta os estudos usando símbolos para especificar o desfecho clínico (doença cardiovascular, diabetes melito e desfechos adversos da gravidez), enquanto a cor do símbolo representa o tipo de estudo (transversal, longitudinal e de intervenção).

402 Parte 6 Patologia Periodontal

sendo cada vez mais refutadas e as abordagens mais conservadoras para o tratamento das condições patológicas bucais acabaram prevalecendo no fim.

No fim do século XX, o acúmulo de evidências mais recentes sobre o papel potencial da inflamação no desenvolvimento de muitas doenças crônicas que eram tradicionalmente entendidas como não inflamatórias incentivou os pesquisadores das condições periodontais a explorarem o conceito de que a exposição crônica à infecção/inflamação bucal poderia ter um impacto sobre outras doenças não transmissíveis. Essas condições são responsáveis por mais de 70% das mortes gerais no mundo todo, com as doenças cardiovasculares, o câncer e o diabetes sendo as mais relevantes (WHO 2013). A maioria das doenças não transmissíveis compartilha um aglomerado de fatores de risco comuns (uso de tabaco, ingestão de álcool, dieta, estresse, falta de atividade física, desigualdades, sociais), as quais inevitavelmente estão relacionadas com uma saúde bucal pior e, especialmente, com a periodontite. Quando se interpreta a associação entre a periodontite e as outras comorbidades, ela é um importante fator a ser considerado, já que poderia impactar fortemente a natureza e a potência da associação.

Uma série de estudos experimentais conhecidos coletivamente como pesquisa em "medicina periodontal" descreve como a infecção/inflamação periodontal pode impactar a saúde extrabucal. O número de doenças não transmissíveis e as condições que já foram relacionadas com a periodontite vêm aumentando exponencialmente nas últimas duas décadas. Uma revisão guarda-chuva identificou 1.219 revisões sistemáticas de ensaios clínicos relacionando a saúde bucal inadequada a várias doenças sistêmicas (Seitz *et al.* 2019), confirmando que as duas doenças bucais mais comuns (periodontite e cárie dental) foram associadas principalmente a diabetes melito tipo 2 e doenças cardiovasculares, entre mais de 50 condições sistêmicas.

Este capítulo primeiro irá focar brevemente os mecanismos biológicos comuns e, a seguir, irá revisar as evidências epidemiológicas observacionais e intervencionistas relacionadas com a associação entre a periodontite e (1) a doença vascular aterosclerótica; (2) o diabetes melito; e (3) os desfechos adversos da gravidez, com revisões menores para as áreas mais recentes de (4) doença renal crônica; (5) declínio cognitivo/demência; e (6) câncer.

As evidências epidemiológicas serão revisadas em dois tipos diferentes de estudos: (1) *estudos de associação* (estudos transversais, de casos e controles ou de coortes longitudinais), focando os *marcadores substitutos* da doença principal (ou seja, eventos clínicos, como infarto de miocárdio [IM] ou AVC); e (2) *estudos de intervenção, examinando os efeitos da terapia periodontal sobre os desfechos relacionados com a doença (eventos ou marcadores substitutos)*. Dados procedentes de estudos de intervenção são de grande importância para a saúde pública, pois eles revelam se o estabelecimento do alvo em uma exposição específica (ou seja, periodontite) por meio de prevenção ou de terapias traduz-se em benefícios substanciais em termos de redução da incidência de desfechos da doença/sistêmicos ou de suas complicações

(isso é geralmente avaliado utilizando-se ensaios clínicos randomizados, controlados por placebo).

Quando interpretamos os dados procedentes de estudos epidemiológicos, deve-se ter em mente que em cada estudo a *exposição*, nesse caso a periodontite como um fator de risco potencial para o desfecho sistêmico, poderia ter sido definida usando uma variedade de medidas clínicas que refletem uma condição periodontal inadequada (seja como parâmetros categóricos ou contínuos). Alguns estudos têm utilizado parâmetros clínicos ou radiográficos tradicionais, como a profundidade média de sondagem das bolsas, o número de bolsas periodontais mais profundas que um limiar específico de profundidade de sondagem da bolsa ou nível de inserção, e a presença de inflamação gengival (sangramento), enquanto outros autores de estudos epidemiológicos podem ter utilizado as condições de saúde periodontal autorrelatadas ou mesmo marcadores substitutos, como a perda dental ou o edentulismo. Os dois últimos, embora relacionados com a condição periodontal inadequada, não são, contudo, claramente sinônimos de periodontite, já que podem ser o resultado de outras doenças bucais (p. ex., cáries dentárias, fraturas). Para complicar ainda mais a questão, vários estudos epidemiológicos podem ter utilizado biomarcadores sistêmicos de exposição à periodontite ou do biofilme dental, incluindo os perfis microbianos subgengivais ou os níveis sistêmicos de anticorpos séricos às bactérias periodontais. Esses marcadores poderiam refletir a natureza infecciosa ou a resposta imune à periodontite, mais do que seu fenótipo clínico, como a variável exposição. Foi apenas recentemente que uma definição de caso de periodontite universalmente aceitável foi publicada e instituída em toda a comunidade odontológica (Tonetti *et al.* 2018). Não muitos estudos, entretanto, foram publicados e/ou incorporaram essas novas definições de caso em seu desenho experimental.

O último ponto que precisa ser enfatizado como um determinante-chave da qualidade de um estudo epidemiológico é se a associação entre a exposição sob investigação (ou seja, periodontite) e o desfecho (ou seja, doenças cardiovasculares) foi ajustada pelas *exposições adicionais* que são conhecidas por afetar a condição da doença sistêmica (p. ex., hiperlipidemia, hipertensão ou atividade física nas doenças cardiovasculares), bem como para os potenciais *agentes de confusão*, em outras palavras, fatores de risco comuns que são associados tanto à periodontite quanto à doença sistêmica (p. ex., diabetes melito ou tabagismo). Esse último ponto metodológico é que a opção de *variáveis de exposição* para definir a periodontite como um fator de risco para outras doenças não transmissíveis variou enormemente entre as evidências publicadas revisadas e poderia explicar em alguns casos os achados inconclusivos de alguns estudos.

Evidência dos mecanismos biológicos comuns

Doenças periodontais, como debatidas de forma estruturada no Capítulo 16, são doenças inflamatórias crônicas dos tecidos periodontais associadas a um biofilme supragengival ou subgengival disbiótico, enriquecido com bactérias gram-negativas (Haffajee & Socransky 1994). Uma inflamação gengival progressiva resulta em aprofundamento do sulco periodontal e em um desvio da composição do biofilme dental, resultando em níveis alcançando 10^9 ou 10^{10} células bacterianas no interior de uma única bolsa periodontal patológica. O revestimento epitelial ulcerado da bolsa periodontal pode constituir uma área superficial substancial inflamada nos casos de periodontite generalizada (Hujoel et al. 2001) e está em contato constante com o biofilme da placa bacteriana dentária subgengival. O epitélio ulcerado da bolsa, então, fornece um portão de entrada pelo qual as toxinas/componentes bacterianos, como lipopolissacarídeos, vesículas das membranas externas bacterianas, fímbrias e outras estruturas antigênicas, podem desafiar o sistema imune e suscitar não somente uma resposta inflamatória local, mas também uma resposta inflamatória sistêmica substancial (Ebersole & Taubman 1994). Esta seção irá revisar brevemente os dois principais mecanismos que relacionam a periodontite com os desfechos de saúde sistêmica nos subitens denominados de (1) microbioma bucal e (2) inflamação sistêmica (Figura 17.2).

Microbioma bucal

As bactérias bucais e especialmente aquelas presentes no biofilme dental subgengival podem colonizar outros sítios distantes por meio de bacteriemia ou em virtude de aspiração e/ou ingestão.

Várias espécies patogênicas envolvidas nas infecções periodontais exibem propriedades de invasão dos tecidos (Meyer et al. 1991; Sandros et al. 1994; Lamont et al. 1995). Além disso, bacteriemias transitórias frequentes que ocorrem como um resultado das atividades diárias, como escovação dental ou mastigação (Silver et al. 1977; Kinane et al. 2005; Forner et al. 2006; Crasta et al. 2009), bem como durante os procedimentos terapêuticos orais invasivos (Heimdahl et al. 1990; Lockhart et al. 2008), podem desencadear um desafio bacteriano sistêmico significativo. Similarmente, os mediadores pró-inflamatórios, incluindo várias interleucinas, são produzidos localmente nos tecidos gengivais inflamados (Salvi et al. 1998) e podem ser disseminados sistemicamente por meio da corrente sanguínea. Uma grande variedade de estudos pré-clínicos e, em alguns casos, clínicos experimentais examinaram os efeitos diretos e indiretos de microrganismos patogênicos decisivos implicados no desenvolvimento e na progressão da periodontite. Esse capítulo irá debater brevemente sua função dentro do contexto das doenças não transmissíveis relevantes relacionadas com a periodontite.

Inflamação sistêmica

A periodontite é conhecida por induzir uma inflamação sistêmica crônica de baixo grau, que pode ser relevante para o surgimento ou a progressão de numerosas doenças não transmissíveis.

Os pacientes com periodontite exibem contagens de células sanguíneas brancas mais altas, altos níveis de proteína C reativa de alta sensibilidade (PCR-as) e de fibrinogênio (Kweider et al. 1993; Ebersole et al. 1997; Loos et al. 2000) do que os controles saudáveis do ponto de vista periodontal.

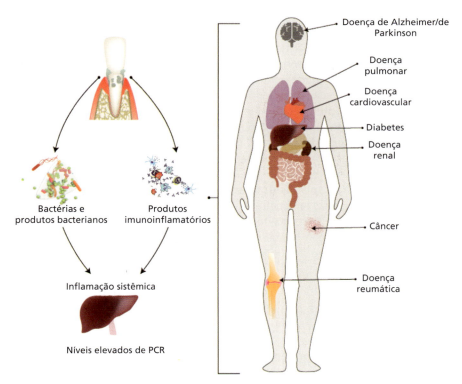

Figura 17.2 Conexão inflamatória bucossistêmica. Várias doenças sistêmicas associadas à periodontite e as possíveis vias comuns responsáveis por essas associações são apresentadas, com ênfase no papel da inflamação sistêmica PCR = Proteína C reativa.

Esses biomarcadores são comumente utilizados para caracterizar a inflamação sistêmica (resposta corporal a quaisquer estímulos patogênicos). Uma série de análises de grandes estudos que relataram sobre a condição periodontal (definição de casos de periodontite grave) ou utilizaram medidas alternativas da exposição periodontal (ou seja, níveis séricos de IgG para *P. gingivalis*) confirmou que a condição periodontal inadequada está associada ao aumento dos níveis de PCR e fibrinogênio (Slade *et al.* 2003; Slade *et al.* 2000; Schwahn *et al.* 2004; Dye *et al.* 2005). Essas associações eram independentes de idade, gênero, diabetes melito, consumo de cigarros, condições de saúde e da utilização de medicamentos anti-inflamatórios.

Uma recente metanálise de estudos observacionais que relatou os níveis de PCR-as (Paraskevas *et al.* 2008) confirmou que os pacientes que sofriam de periodontite tinham níveis consistentemente mais altos de PCR-as quando comparados com os controles sem periodontite (média entre a diferença dos grupos de 1,56 mg/ℓ). Evidências adicionais sobre a associação causal entre a periodontite e a inflamação sistêmica são relatadas na mesma revisão, uma vez que evidências modestas confirmaram que o tratamento periodontal resultou em uma redução média estatisticamente significativa de 0,50 mg/ℓ nos níveis de PCR-as no período de 6 meses da terapia (IC de 95% = 0,08 a 0,93). Uma resposta heterogênea ao tratamento periodontal em termos de alterações no nível de biomarcadores inflamatórios sistêmicos agora é universalmente reconhecida. De fato, Behle *et al.* (2009), usando uma pontuação composta ("escore inflamatório resumido") para representar a resposta pós-tratamento agregada para um painel de 19 biomarcadores individuais, confirmaram que aproximadamente um terço dos pacientes tratados com periodontite demonstraram uma redução acentuada na inflamação, um número de participantes quase similar exibiu um aumento na inflamação sistêmica, enquanto os participantes restantes permaneceram aparentemente inalterados. A variabilidade evidente na extensão da resolução da inflamação sistêmica depois do tratamento periodontal deveria ser interpretada dentro do contexto de que nem todos os indivíduos irão gerar a mesma magnitude de resposta inflamatória sistêmica à periodontite e que já está amplamente aceito que as modalidades de tratamento periodontal por si (ou seja, instrumentação da boca toda, em oposição à terapia quadrante por quadrante) são responsáveis por respostas inflamatórias agudas a curto prazo (D'Aiuto *et al.* 2005). Esse conceito foi revisado coletivamente e interpretado pela comunidade de pesquisadores em periodontia em um artigo de consenso (Sanz *et al.* 2020).

Doença aterosclerótica vascular

Mecanismos biológicos

A doença vascular aterosclerótica (DVA) representa um grupo de condições não transmissíveis, que afetam primariamente o coração e os vasos sanguíneos, incluindo a doença cardíaca coronariana e o AVC e, até certo ponto, as arteriopatias periféricas. A DVA é a causa mais comum de morte em todo o mundo, com o impacto mais alto sobre a sociedade e os sistemas de cuidados de saúde. Trabalhos epidemiológicos seminais, como o Estudo de Framingham, ajudaram a identificar os fatores de risco clássicos para a DVA, incluindo: ser do sexo masculino, aumento da idade, história familiar, hábito do tabagismo, presença de diabetes, obesidade, hipertensão arterial, hiperlipidemia e estilo de vida sedentário (O'Donnell & Elosua, 2008). Fatores de risco emergentes da DVA, entretanto, foram identificados, confirmando o papel fundamental da inflamação no desenvolvimento de ateroma e sua ruptura, levando a eventos clínicos como IM e AVC (Ross 1999; Libby 2002). Os níveis circulantes de mediadores inflamatórios comuns, como PCR ou interleucina (IL)-6, confirmaram seu papel preditivo como biomarcadores da DVA (Ridker 2003, Hackam e Anand 2003, Hansson 2005, Libby *et al.* 2019). Evidências convincentes adicionais procedentes de grandes ensaios de intervenção sobre as DVAs enfatizaram que controlar a inflamação sistêmica a montante pode prevenir eventos como IM e AVC, especialmente nos pacientes com alto risco inflamatório residual. A extensão da inflamação sistêmica crônica relacionada com o aumento da incidência de DVA futura tem sido definida pelos níveis séricos de PCR-as: valores entre 1 e 2 mg/ℓ são associados a um risco futuro intermediário para DVA e níveis séricos que excedem 3 mg/ℓ são associados a alto risco de DVA (Ridker 2003). Independentemente da oportunidade para abordagens farmacológicas inovadoras para redução da inflamação, a comunidade de pesquisadores está agora enfocando a identificação e o manejo de fontes não convencionais, porém comuns, de inflamação sistêmica como uma abordagem inovadora para a redução da DVA em nível populacional (Libby *et al.* 2018). A periodontite e sua resposta inflamatória subsequente, conforme descrita anteriormente neste capítulo, podem representar um fator de risco inovador, negligenciado, para a DVA.

Evidências adicionais da ligação entre as infecções periodontais e a DVA são procedentes de vários estudos que confirmaram a presença de bactérias bucais nos ateromas (Chiu 1999; Haraszthy *et al.* 2000; Stelzel *et al.* 2002; Fiehn *et al.* 2005) e aprofundados por Kozarov *et al.* (2005), que demonstraram que *Aggregatibacter actinomycetemcomitans* e *Porphyromonas gingivalis* viáveis e invasivos poderiam ser recuperados de ateromas humanos. Essas observações foram corroboradas ainda mais por estudos pré-clínicos experimentais, os quais demonstraram que a infecção bucal em animais com tendência à aterosclerose (com deficiência de apolipoproteína E) ou com normocolesterolemia, com *P. gingivalis*, resultou em aterosclerose acelerada e na presença concomitante de DNA de *P. gingivalis* em seu tecido aórtico (Lalla *et al.* 2003; Jain *et al.* 2003; Gibson *et al.* 2004; Brodala *et al.* 2005). Para ter acesso a uma revisão abrangente das evidências sobre os mecanismos biológicos potenciais da aterogênese induzida pela periodontite, recomenda-se que o leitor acesse o Capítulo 18 e a revisão realizada por Schenkein *et al.* (2020).

Capítulo 17 Efeito das Doenças Periodontais sobre a Saúde Geral: Medicina Periodontal   **405**

Evidências epidemiológicas

Evidências observacionais

Estudos de associação com marcadores substitutos para DVA
Entre os primeiros estudos que propuseram uma associação entre a periodontite e a DVA, Mattila *et al.* (1989) documentaram a associação entre a saúde dental inadequada (usando um índice composto de doenças dentárias e periodontais) e doença cardíaca coronariana, independentemente de idade, colesterol total, níveis de lipoproteínas de alta densidade (HDL), triglicerídeos, peptídeo C, hipertensão arterial, diabetes e tabagismo. Desde esse estudo, foi publicada uma série de investigações observacionais que procuraram confirmar uma associação entre periodontite e os marcadores de risco cardiovascular tradicionais ou inovadores. Em especial, uma relação próxima entre a periodontite e os biomarcadores inflamatórios é altamente relevante quando se está avaliando seu papel no desenvolvimento e na progressão da formação dos ateromas. As investigações que enfocam uma conexão potencial entre a periodontite e os substitutos vasculares da DVA são de interesse especial.

A disfunção endotelial é considerada a alteração vascular mais precoce que precede o desenvolvimento da formação de ateromas e a progressão da DVA (Verma *et al.* 2003). Pode ser definida como a menor capacidade vasodilatadora dos vasos sanguíneos periféricos e é avaliada pela mensuração da diferença no diâmetro de uma artéria periférica antes e depois da hiperemia reativa induzida pela oclusão do fluxo sanguíneo (Celermajer *et al.* 1992). Quando avaliada nas artérias coronárias, essa medida precoce da DVA está relacionada com eventos clínicos futuros (Matsuzawa *et al.* 2015). Uma metanálise de 14 estudos prospectivos relatou uma diminuição de 13% na doença cardiovascular futura para cada 1% de aumento na função endotelial avaliada pela dilatação mediada por fluxo (DMF) da artéria braquial (Inaba *et al.* 2010).

Existem evidências convincentes moderadas de que a disfunção endotelial é mais acentuada nos pacientes com periodontite do que nos controles saudáveis do ponto de vista periodontal (Amar *et al.* 2003; Mercanoglu *et al.* 2004). Uma revisão sistemática recente confirmou que os pacientes com periodontite tinham artérias braquiais mais rígidas (diferença média na vasodilatação de 5,1%; IC de 95% = 2,08 a 8,11) do que os controles sem sinais de periodontite (Orlandi *et al.* 2014).

Um grupo separado de estudos investigou a associação entre a periodontite e a aterosclerose subclínica, comumente avaliada por meio da espessura média-intimal (EMI) da artéria carótida. Foi documentado que o aumento da EMI está diretamente associado ao aumento do risco de IM e de AVC (O'Leary *et al.* 1999). Beck *et al.* (2001) forneceram as primeiras evidências de que a periodontite pode estar ligada à aterosclerose subclínica. Esses autores analisaram dados transversais procedentes de 6.017 participantes do *Atherosclerosis Risk in Communities Study* (ARIC) e demonstraram que a periodontite grave conferiu um aumento na probabilidade de EMI mais alta da artéria carótida (razão

de chance [OR, do inglês *odds ratio*] 2,09; IC de 95% = 1,73 a 2,53 para EMI de ≥ 1 mm). No mesmo ano, um levantamento prospectivo de base populacional intitulado estudo Bruneck confirmou que as infecções crônicas (incluindo a periodontite) amplificaram o risco de desenvolvimento de aterosclerose nas artérias carótidas. A associação foi ainda mais acentuada nos participantes que não tinham aterosclerose carotídea na avaliação basal (OR ajustado por idade/sexo 4,08; IC de 95% = 2,42 a 6,85 para qualquer infecção crônica, em comparação com nenhuma infecção) e aplicou-se a todos os tipos de infecções (bacterianas) crônicas (Kiechl *et al.* 2001). Alguns anos mais tarde, o *Oral Infection and Vascular Disease Epidemiology Study* (INVEST), um estudo de coorte, prospectivo, de base populacional, que incluiu 1.056 participantes com idades ≥ 55 anos, sem história de AVC, IM ou condições inflamatórias crônicas, investigou o relacionamento entre a presença de placas ateromatosas na artéria carótida e a EMI, com a perda dental e as medidas da periodontite. Em um primeiro relatório com base nos dados de 711 participantes (Desvarieux *et al.* 2003), a perda de 10 a 19 dentes foi associada a um aumento da prevalência de placas ateroscleróticas (OR 1,9; IC = 1,2 a 3,0). Como um número mais alto de dentes perdidos foi encontrado paralelamente a uma maior gravidade da periodontite nos dentes remanescentes nessa coorte, assumiu-se que a perda dental refletia, em parte, a periodontite vigente ou acumulativa. Em uma publicação subsequente, Engebretson *et al.* (2005) relataram sobre uma subamostra de 203 participantes procedentes da coorte INVEST com radiografias panorâmicas disponíveis. A perda óssea foi associada à presença de placas ateroscleróticas carotídeas de uma forma dependente da dose. Um terceiro relatório do INVEST (Desvarieux *et al.* 2005) incluiu 657 participantes com variáveis dentais e médicas disponíveis, conforme descrito anteriormente, bem como dados sobre a prevalência e o nível de 10 espécies bacterianas. Os dados revelaram que a EMI e as contagens de células brancas do sangue aumentavam significativamente ao longo dos tercis de carga bacteriana periodontal "etiológica" (definida como a colonização agregada por participante de *A. actinomycetemcomitans*, *P. gingivalis*, *Tannerella forsythia* e *Treponema denticola*).

É interessante observar que os níveis séricos de anticorpos IgG contra patógenos periodontais específicos (em particular títulos combinados contra *Campylobacter rectus* e *Micro monas micros)* foram associados a EMI carotídea de ≥ 1 mm em um subgrupo de 4.585 participantes no ARIC (Beck *et al.* 2005b). Pussinen *et al.* (2005) relataram achados similares sobre a EMI em uma subamostra de 1.023 homens com idades entre 46 e 64 anos, procedentes do *Kuopio Ischemic Heart Disease Risk Factor Study*. O espessamento da EMI incidente, avaliado 10 anos após a avaliação basal em participantes sem doenças cardiovasculares prévias, aumentou significativamente nos tercis de níveis de títulos de IgA para *A. actinomycetemcomitans* e *P. gingivalis*. Analisando a velocidade de progressão dos participantes no estudo INVEST e com base nos 430 participantes seguidos por um período mediano de 3 anos com periodontite, Desvarieux *et al.* (2013) detectaram uma diferença

406 Parte 6 Patologia Periodontal

na EMI de aproximadamente 0,1 mm no seguimento por 3 anos. A relevância clínica desse achado deveria ser interpretada no contexto das evidências atuais sugestivas de que um aumento de 0,03 mm/ano na EMI está associado a um aumento do risco de 2,3 vezes para eventos cardiovasculares (Hodis *et al.* 1998). Duas revisões sistemáticas e metanálises recentes demonstraram que o diagnóstico de periodontite foi associado a um aumento médio na EMI de 0,08 mm (IC de 95% = 0,07 a 0,09) (Orlandi *et al.* 2014) e com a aterosclerose carotídea (OR 1,27; IC de 95% = 1,14 a 1,41) (Zeng *et al.* 2016).

Evidências recentes confirmaram a ocorrência de uma associação moderada, mas consistente, entre a periodontite e a hipertensão arterial, definida como valores ≥ 140 mmHg de pressão arterial sistólica (PAS) e/ou ≥ 90 mmHg de pressão arterial diastólica (PAD). Conforme resumido em uma revisão sistemática recente, os diagnósticos de periodontite moderada-grave (OR = 1,22; IC de 95% = 1,10 a 1,35) e de periodontite grave (OR = 1,49; IC de 95% = 1,09 a 2,05) foram associados à hipertensão arterial. Metanálises de estudos prospectivos confirmaram que o diagnóstico de periodontite aumentou em pelo menos 50% a probabilidade de ocorrência de hipertensão (OR = 1,68; IC de 95% = 0,85 a 3,35) e que os pacientes com periodontite apresentaram PAS média mais alta (diferenças médias ponderadas [DMP] de 4,49 mmHg; IC de 95% = 2,88 a 6,11) e PAD (2,03 mmHg; IC de 95% = 1,25 a 2,81), quando comparados com os participantes do grupo controle sem periodontite (Munoz Aguilera *et al.* 2020). Um grande estudo observacional que utilizou a variação genética como um experimento natural para investigar a relação causal entre a periodontite e a hipertensão (Randomização Mendeliana) incluiu quase 750 mil participantes procedentes de dois grandes estudos de associação ampla de genoma (UK-Biobank e ICBP-GWAS). A análise confirmou uma forte conexão entre as variantes genéticas comuns ligadas tanto à periodontite quanto à hipertensão arterial (Czesnikiewicz-Guzik *et al.* 2019).

A rigidez do grande sistema arterial central, como ocorre na árvore aórtica, é outro marcador substituto da DVA e foi associado à hipertensão sistólica (Chae *et al.* 1999), à doença arterial coronariana e ao AVC (Sutton-Tyrrell *et al.* 2005). Medições da velocidade da onda de pulso (VOP), como método padrão-ouro para a avaliação da rigidez arterial, têm sido recomendadas como uma ferramenta para avaliar os danos ao sistema arterial, à adaptação vascular e à eficácia terapêutica (Mancia *et al.* 2014). Uma metanálise de 10 estudos observacionais concluiu que a periodontite está associada a uma maior rigidez arterial expressa pela diferença média na VOP de 0,85 m/s (IC de 95% = 0,53 a 1,16) (Schmitt *et al.* 2015).

Estudos de associação com eventos clínicos

Estudos longitudinais esclareceram aspectos sobre a incidência de eventos cardiovasculares com relação à periodontite, bem como o tipo de indivíduos mais afetados. O primeiro desses estudos era uma amostra nacional de 9.760 adultos dos EUA, desenvolvido por DeStefano *et al.* (1993), que observou que os participantes do estudo com periodontite

tinham um aumento do risco de doença cardíaca coronariana de 25% com relação àqueles com mínima periodontite.

Uma variedade de definições de caso de periodontite foi utilizada nesses estudos. Uma análise crítica da maioria dos estudos observacionais que relacionam a periodontite e os eventos de DVA é altamente afetada pela grande heterogeneidade dos achados entre os estudos, com muitos – mas, evidentemente, não todos – relatando associações estatisticamente significativas depois dos ajustes adequados para as covariáveis e os potenciais agentes de confusão.

Desenvolveu-se um resumo dos dados de estudos epidemiológicos selecionados com um tamanho de amostra de pelo menos 1.000 participantes que tinham utilizado a condição periodontal como uma exposição e tinham relatado desfechos de DVA (Tabela 17.1). OR, razão de riscos (HR, do inglês *hazard ratios*) ou risco relativo (RR) para os desfechos clínicos da DVA variaram de 1,0 a 2,7 para estudos que focaram quaisquer eventos vasculares (doenças coronárias, vasculares coronárias ou cardiovasculares), de 1,1 e 3,8 para estudos sobre IM ou síndrome coronariana aguda (SCA) (Tabela 17.2) e de 1,1 para 2,2 para estudos sobre AVC (Tabela 17.3). Uma análise crítica da maioria desses estudos, feita rapidamente, é altamente afetada pela heterogeneidade dos desenhos dos estudos e os achados entre os estudos, com muitos – mas, evidentemente, não todos – relatando associações estatisticamente significativas depois dos ajustes adequados para as covariáveis e os potenciais agentes de confusão. Embora tenham sido relatadas estimativas consistentemente elevadas de eventos vasculares, uma grande variedade de definições de caso foi utilizada nesses estudos, variando desde medidas autorrelatadas para registrar as definições dos casos até diagnósticos confirmados clinicamente.

Pelo menos sete metanálises ao longo das últimas duas décadas foram publicadas, resumindo a associação entre a periodontite e os desfechos clínicos das DVA (Danesh 1999; Janket *et al.* 2003; Bahekar *et al.* 2007; Mustapha *et al.* 2007; Humphrey *et al.* 2008; Blaizot *et al.* 2009; Sfyroeras *et al.* 2012), concluindo consistentemente que as evidências disponíveis sugerem uma associação positiva moderada, mas consistente (proporções de RR que variam de 1,1 até 1,8), entre as doenças periodontais e as DVA (Figura 17.3).

É interessante observar que os efeitos da periodontite sobre os eventos de DVA parecem diferir com a idade e ser mais potentes com os eventos vasculares encefálicos. Esse achado já foi salientado no primeiro estudo longitudinal que relatou uma associação entre a periodontite e os eventos de DVA. DeStefano *et al.* (1993) de fato relataram que, em homens com menos de 50 anos na avaliação basal, a periodontite era um forte fator de risco de desfechos de doença cardíaca coronariana futura. Além disso, em duas publicações da coorte do *Normative Aging Study* (NAS), a periodontite foi mais fortemente associada à doença cardíaca coronariana incidente (Dietrich *et al.* 2008) e ao AVC (Jimenez *et al.* 2009), respectivamente, em homens mais jovens em comparação com mais velhos (> 60 anos). Sen *et al.* (2013) estudaram uma coorte prospectivamente com 106 pacientes admitidos ao hospital com AVC ou ataque isquêmico

Capítulo 17 Efeito das Doenças Periodontais sobre a Saúde Geral: Medicina Periodontal 407

Tabela 17.1 Estudos epidemiológicos selecionados, com tamanho da amostra > 1.000, associando a condição periodontal a doença cardíaca coronariana (DCC), doença arterial coronariana (DAC) ou doença cardiovascular (DCV).

Estudo	n	País	Idade (anos)[a]	Delineamento	Exposição[b]	Desfecho	Ajuste[c]	Medida de associação
de Oliveira et al. (2010)	11.869	Escócia, Reino Unido	50	Transversal	Escovação dos dentes < 1 vez/dia	DCV	1 a 9	HR de 1,7 (1,3 a 2,3) para aqueles que escovam os dentes < 1 vez/dia em comparação com aqueles que escovaram > 2 vezes/dia
Beck et al. (2005a)	5.002	EUA (subconjunto do estudo ARIC)	45 a 64	Transversal	Periodontite (clínica) IgG sérica para 17 espécies periodontais	DAC	1 a 9	Sem associação com a condição clínica periodontal OR para IgG alta vs. IgG baixa em pessoas que sempre fumaram: Td 1,7 (1,2 a 2,3); Pi 1,5 (1,1 a 2,0); Co 1,5 (1,1 a 2,1); Vp 1,7 (1,2 a 2,3) OR para IgG alta vs. IgG baixa em pessoas que nunca fumaram: Pn 1,7 (1,1 a 2,6); Aa 1,7 (1,2 a 2,7); Co 2,0 (1,3 a 3,0)
Elter et al. (2004)	8.363	EUA (ARIC)	52 a 75	Transversal	Periodontite (clínica) Perda dental	DAC	5 a 9, 12	OR para alta perda de inserção e perda dental combinadas: 1,5 (1,1 a 2,0) OR para edentulismo: 1,8 (1,4 a 2,4)
Park et al. (2019)	247.696	Coreia	46 a 60	Coorte retrospectiva	Códigos do CID-10 (K052-K056) Perda dental	Mortalidade por DAC e DCV	1 a 9	Sem associação com o diagnóstico do CID para periodontite HR para perda dental 1,44 (1,24 a 1,67) (22 a 28 dentes versus 0)
Beukers et al. (2017)	60.174	Países Baixos	> 35	Coorte (Estudo de Registro)	Periodontite (código dos seguros de saúde)	DCV	1 a 6	OR 1,59 (1,39 a 1,81)
Hansen et al. (2016)	100.694	Dinamarca	≥ 18	Coorte (Estudo de Registro)	Periodontite (diagnóstico hospitalar)	DCV	1, 3, 6	IRR 2,02 (1,87 a 2,18) para morte por causas cardiovasculares IRR 2,70 (2,60 a 2,81) para mortalidade por todas as causas
Holmlund et al. (2010)	7.674	Suécia	20 a 89	Coorte	Perda dental Periodontite (clínica)	Mortalidade por DAC e DCV	1, 3, 5	Mortalidade por DCV: HR para < 10 dentes vs. > 25 dentes: 4,41 (2,47 a 7,85); HR para doença periodontal grave vs. sem doença periodontal: 1,62 (0,59 a 4,46) Mortalidade por DAC: HR para < 10 dentes vs. > 25 dentes: 7,33 (4,11 a 13,07); HR para doença periodontal grave vs. sem doença periodontal: 0,78 (0,27 a 2,21)
Dietrich et al. (2008)	1.203	EUA (Normative Aging Study)	21 a 84	Coorte	Periodontite (clínica/ radiográfica)	DAC	1 a 10	HR para idades < 60 anos: clínica: 1,94 (1,23 a 3,05) radiográfica: 2,12 (1,26 a 3,60) HR para idades ≥ 60 anos: clínica: 0,73 (0,45 a 1,19) radiográfica: 1,81 (NR)

(continua)

Parte 6 Patologia Periodontal

Tabela 17.1 Estudos epidemiológicos selecionados, com tamanho da amostra > 1.000, associando a condição periodontal a doença cardíaca coronariana (DCC), doença arterial coronariana (DAC) ou doença cardiovascular (DCV). (*Continuação*)

Estudo	n	País	Idade (anos)[a]	Delineamento	Exposição[b]	Desfecho	Ajuste[c]	Medida de associação
Heitmann e Gamborg (2008)	2.932	Dinamarca (MONICA)	30 a 60	Coorte	Perda dental	DCV, DAC fatal/não fatal	1, 2, 4, 5, 6, 8 a 10	HR (5º *vs.* 1º quintil) para DCV: 1,50 (1,02 a 2,19) HR para DAC: 1,30 (0,74 a 2,31)
Tu *et al.* (2007)	12.223	Escócia	≤ 39	Coorte	Perda dental	Mortalidade por DCV	1, 3 a 5, 8, 9	HR para os participantes com > 9 dentes ausentes: 1,35 (1,03 a 1,77)
Pussinen *et al.* (2005)	1.023 homens	Finlândia (*Kuopio Ischemic Heart Disease Study*)	46 a 64	Coorte	IgA e IgG séricas para *Aa*, *Pg*	DAC	1, 4 a 8, 13	RR para: altos níveis de IgA *Aa* 2,0 (1,2 a 3,3); altos níveis de IgA *Pg* 2,1 (1,3 a 3,4)
Tuominen *et al.* (2003)	6.527	Finlândia	30 a 69	Coorte	Periodontite (clínica) Perda dental	Mortalidade por DCV	1, 4 a 8	RR para perda dental: em homens 0,9 (0,5 a 1,6); em mulheres 0,3 (0,1 a 1,0) RR para periodontite: em homens 1,0 (0,6 a 1,6); em mulheres 1,5 (0,6 a 3,8)
Abnet *et al.* (2001)	29.584	China	40 a 69	Coorte	Perda dental	Mortalidade por DCV	1, 3, 5	RR: 1,28 (1,17 a 1,40)
Howell *et al.* (2001)	22.071	EUA (*Physicians Health Study*)	40 a 84	Coorte	Periodontite autorrelatada	Mortalidade por DCV	1, 5, 6, 8, 9, 10, 11, 14	RR: 1,00 (0,79 a 1,26)
Hujoel *et al.* (2000)	8.032	EUA (estudo de seguimento NHANES I)	25 a 74	Coorte	Periodontite (clínica)	Eventos de DAC incluindo mortalidade	1 a 12	HR para: gengivite 1,05 (0,88 a 1,26); periodontite 1,14 (0,96 a 1,36)
Morrison *et al.* (1999)	10.368	Canadá	35 a 84	Coorte	Periodontite (clínica)	Mortalidade por DAC	1, 3, 5 a 8	RR para: gengivite grave 2,15 (1,25 a 3,2); periodontite 1,37 (0,80 a 2,35) edentulismo 1,90 (1,17 a 3,10)
Beck *et al.* (1996)	1.147 homens	EUA	21 a 80	Coorte	Periodontite (clínica/ radiográfica)	DAC incidental	1, 7 a 9	OR da incidência para os participantes com perda óssea "alta": 1,5 (1,04 a 2,14) OR da incidência para os participantes com bolsas de profundidade > 3 mm em todos os dentes: 3,1 (1,30 a 7,30)
DeStefano *et al.* (1993)	9.760	EUA (NHANES I)	25 a 74	Coorte	Periodontite (clínica)	DAC fatal e não fatal incidental	1 a 11	RR para: gengivite 1,05 (0,88 a 1,26); periodontite 1,25 (1,06 a 1,48); edentulismo 1,23 (1,05 a 1,44)

[a]Para estudos de coorte, a faixa etária relatada aplica-se ao exame na avaliação inicial (*baseline*).
[b]Descreve como a periodontite/condição de saúde bucal foi avaliada (clinicamente, radiograficamente, por informações autorrelatadas, por avaliação sorológica dos títulos a bactérias periodontais específicas ou por avaliação da colonização microbiana bucal).
[c]Ajustes: os números descrevem as seguintes variáveis: 1 = idade; 2 = raça ou etnia; 3 = gênero; 4 = condição socioeconômica (renda e/ou nível de instrução); 5 = hábitos de tabagismo; 6 = diabetes (presença ou duração/HbA1 c); 7 = hiperlipidemia (LDL colesterol e/ou HDL colesterol e/ou triglicerídeos); 8 = hipertensão (pressão arterial sistólica e/ou diastólica); 9 = índice de massa corporal ou relação cintura-quadril ou obesidade; 10 = consumo de álcool; 11 = atividade física; 12 = acesso atual ao dentista; 13 = fibrinogênio; 14 = histórico de DCV; 15 = proteína C reativa; 16 = ingestão de vitamina E.
Aa = *Aggregatibacter actinomycetemcomitans*; *ARIC* = Risco de Aterosclerose nas Comunidades; *Co* = *Capnocytophaga ochracea*; *HR* = razão de riscos; *MONICA* = Monitoramento de Tendências e Determinantes na Doença Cardiovascular; *NHANES I* = Exame Nacional de Pesquisa em Saúde e Nutrição I; *OR* = razão de chances; *Pi* = *Prevotella intermedia*; *Pn* = *Prevotella nigrescens*; *RR* = risco relativo; *Td* = *Treponema denticola*; *Vp* = *Veillonella parvula*.

Capítulo 17 Efeito das Doenças Periodontais sobre a Saúde Geral: Medicina Periodontal

Tabela 17.2 Estudos epidemiológicos selecionados com tamanhos de amostras > 1.000, associando a condição periodontal ao infarto de miocárdio (IM) ou síndrome coronariana aguda (SCA).

Estudo	n	País	Idade (anos)	Delineamento	Exposição	Desfecho	Ajuste[a]	Medida de associação
Senba *et al.* (2008)	29.904	Japão	Não relatado	Transversal	Periodontite	IM	1 a 9	OR para: homens 2,34 (1,05 a 5,23); mulheres 1,76 (0,64 a 4,88)
Holmlund *et al.* (2006)	4.254	Suécia	20 a 70	Transversal	Periodontite (clínica/ radiográfica)	IM autorrelatado, tratado em hospital	1, 3, 5	OR para perda óssea somente em participantes com idades entre 40 e 60 anos: 2,69 (1,12 a 6,46)
Buhlin *et al.* (2002)	1.577	Suécia	41 a 84	Transversal	Condição bucal autorrelatada	IM autorrelatado	Não ajustado	OR para: sangramento gengival 0,55 (0,22 a 1,36); dentes com mobilidade 0,98 (0,32 a 3,04); bolsas profundas 1,32 (0,51 a 3,38); próteses dentárias 1,04 (0,47 a 2,30)
Arbes *et al.* (1999)	5.564	EUA (NHANES III)	40 a 90	Transversal	Periodontite (clínica)	Ataque cardíaco autorrelatado	1 a 9	OR para o quartil mais alto *vs.* mais baixo da extensão da perda de inserção: 3,77 (1,46 a 9,74)
Ryden *et al.* (2016)	1.610	Suécia	62,5 ± 8	Casos-controles	Periodontite (clínica)	IM	1 a 11	OR: 1,28 (1,03 a 1,60)
Andriankaja *et al.* (2011)	1.060	EUA	35 a 69	Casos-controles	Presença de seis patógenos periodontais (*Pg, Tf, Pi, Cr, Fn, Es*)	IM	1, 3 a 8	OR para: *Tf* 1,62 (1,18 a 1,22); *Pi* 1,4 (1,02 a 1,92)
Lund Haheim *et al.* (2008)	1.173 homens	Noruega	48 a 77	Casos-controles	IgG sérica para *Pg, Aa, Td, e Tf*	IM autorrelatado	5 a 9, 15	OR para soropositividade para qualquer um dos quatro títulos: 1,30 (1,01 a 1,68)
Andriankaja *et al.* (2007)	1.461	EUA	35 a 69	Casos-controles	Periodontite (clínica)	IM não fatal	1, 3, 5 a 8	OR para perda de inserção média: 1,46 (1,26 a 1,69)
Lee *et al.* (2015)	723.024	Taiwan	≥ 22	Coorte retrospectiva	Códigos do CID-9-CM 523,0 a 523,5	IM	1 a 9	IR: 1,23 (1,13 a 1,35)
Yu *et al.* (2015)	39.863 mulheres	EUA	49 a 60	Coorte	Periodontite (clínica)	IM	1 a 11	RR: 1,39 (1,17 a 1,64)
Howell *et al.* (2001)	22.071	EUA (*Physicians Health Study*)	40 a 84	Coorte	Periodontite autorrelatada	IM não fatal	1, 5, 6, 8, 9, 10, 11, 14	RR: 1,01 (0,82 a 1,24)
Joshipura *et al.* (1996)	44.119 homens	EUA	40 a 75	Coorte	Periodontite autorrelatada	IM	1, 3, 5 a 8	RR: 1,04 (0,86 a 1,25)

[a]Os números descrevem as variáveis conforme listadas na Tabela 17.1.

Aa = Aggregatibacter actinomycetemcomitans; Cr = Campylobacter rectus; Fn = Fusobacterium nucleatum; Es = Eubacterium saburreum; NHANES III = Exame Nacional de Pesquisa em Saúde e Nutrição III; OR = razão de chances; Pi = Prevotella intermedia; Pg = Porphyromonas gingivalis; RR = risco relativo; Td = Treponema denticola; Tf = Tannerella forsythia.

transitório. Os participantes no estudo, agrupados com base na extensão registrada de perda de inserção periodontal (tercil mais alto em comparação com o tercil mais baixo, usando um limiar de NCI igual a 1,3%), foram seguidos por um período mediano de 24 meses, para a ocorrência de eventos vasculares, como AVC, IM agudo e óbito. Os participantes com um alto nível de periodontite apresentaram cerca de 60% do número total de eventos de DCV recorrentes (16 dos 27 eventos totais incluindo IM, AVC e morte por causas vasculares) quando comparados com aqueles do grupo com um baixo nível de periodontite. Por fim, Chen *et al.* (2016), utilizando uma grande coorte retrospectiva de mais de 750 mil participantes, investigaram o impacto da periodontite sobre o surgimento da fibrilação atrial, uma das causas mais comuns de AVC cardioembólico. Os pacientes com periodontite apresentaram aumento do

410 Parte 6 Patologia Periodontal

Tabela 17.3 Estudos epidemiológicos selecionados com tamanhos de amostras > 1.000, associando a condição periodontal ao AVC.

Estudo	n	País	Idade (anos)	Delineamento	Exposição	Desfecho	Ajuste[a]	Medida de associação
Lee *et al.* (2006)	5.123	EUA	60 a 76+	Transversal	Condição de Saúde Periodontal (PHS, do inglês *Periodontal Health Status*: um índice composto de periodontite e perda dental)	Histórico de AVC autorrelatado	1, 5, 6, 8, 10, 15	OR para PHS classe 5 *vs.* classe 1: 1,56 (0,95 a 2,57)
Elter *et al.* (2003)	10.906	EUA	Não relatado	Transversal	Periodontite (clínica) Edentulismo	AVC isquêmico e ataque isquêmico transitório	1 a 9, 12	OR para o quartil mais alto de perda de inserção: 1,3 (1,02 a 1,7) OR para edentulismo: 1,4 (1,5 a 2,0)
Buhlin *et al.* (2002)	1.577	Suécia	41 a 84	Transversal	Condição bucal autorrelatada	AVC isquêmico e hemorrágico	Não ajustado	OR para: sangramento gengival: 1,83 (0,78 a 4,31); dentes com mobilidade 1,83 (0,66 a 5,12); bolsas profundas 0,68 (0,22 a 2,05); próteses dentárias 1,81 (0,74 a 4,42)
Lee *et al.* (2013)	723.024	Taiwan	≥ 20	Coorte retrospectiva	Códigos do CID-9-CM 523,0 a 523,5	AVC	1 a 10	IR do AVC total: 1,15 (1,07 a 1,24) IR do AVC (20 a 44 anos): 2,17 (1,64 a 2,87) IR do AVC (45 a 64 anos): 1,19 (1,05 a 1,35) IR do AVC (≥ 65 anos): 1,13 (1,03 a 1,25)
Holmlund *et al.* (2010)	7.674	Suécia	20 a 89	Coorte	Perda dental Periodontite (clínica)	Mortalidade por AVC	1, 3, 5	HR para < 10 dentes *vs.* > 25 dentes: 0,91 (0,24 a 3,49); HR para doença periodontal grave *vs.* sem doença periodontal: 1,39 (0,18 a 10,45)
Choe *et al.* (2009)	867.256	Coreia	30 a 95	Coorte	Perda dental	AVC isquêmico e hemorrágico	1, 5 a 11	HR para homens com ≥ 7 dentes ausentes: 1,3 (1,2 a 1,4) HR para mulheres com ≥ 7 dentes ausentes: 1,2 (1,0 a 1,3)
You *et al.* (2009)	2.862	EUA	45 a 85+	Coorte	Perda dental autorrelatada	AVC autorrelatado	1 a 8, 14 a 15	OR para os participantes com ≥ 17 dentes ausentes: 1,27 (1,09 a 1,49)
Tu *et al.* (2007)	12.223	Escócia	≤ 39	Coorte	Perda dental	AVC isquêmico e hemorrágico	1, 3 a 5, 8, 9	HR para os participantes com > 9 dentes ausentes: 1,64 (0,96 a 2,80)
Abnet *et al.* (2005)	29.584	China	40 a 69	Coorte	Perda dental	AVC fatal	1, 3, 5, 8, 9	RR para os participantes com menos de um número de dentes específico para a idade mediana: 1,11 (1,01 a 1,23)

(continua)

Tabela 17.3 Estudos epidemiológicos selecionados com tamanhos de amostras > 1.000, associando a condição periodontal ao AVC. (*Continuação*)

Estudo	n	País	Idade (anos)	Delineamento	Exposição	Desfecho	Ajuste[a]	Medida de associação
Joshipura et al. (2003)	41.380 homens	EUA	40 a 75	Coorte	Periodontite/ perda dental autorrelatada	AVC isquêmico	1, 4 a 11, 16	HR para homens com ≤ 24 dentes: 1,57 (1,24 a 1,98) HR para homens com periodontite: 1,33 (1,03 a 1,70)
Wu et al. (2000)	9.962	EUA (estudo de seguimento NHANES I)	25 a 74	Coorte	Gengivite Periodontite (clínica) Edentulismo	AVC isquêmico	1 a 10	RR para: gengivite 1,24 (0,74 a 2,08); periodontite 2,11 (1,30 a 3,42); edentulismo 1,41 (0,96 a 2,06)
Howell et al. (2001)	22.071	EUA (*Physicians Health Study*)	40 a 84	Coorte	Periodontite autorrelatada	AVC não fatal	1, 5, 6, 8 a 11, 14	RR 1,10 (0,88 a 1,37)
Morrison et al. (1999)	10.368	Canadá	35 a 84	Coorte	Gengivite Periodontite (clínica)	Mortalidade por AVC	1, 3, 5 a 8	RR para: gengivite grave 1,81 (0,77 a 4,25); periodontite 1,63 (0,72 a 3,67); edentulismo: 1,63 (0,77 a 3,42)

[a]Os números descrevem as variáveis conforme listadas na Tabela 17.1.
HR = razão de riscos; NHANES I = Exame Nacional de Pesquisa em Saúde e Nutrição I; OR = razão de chance; RR = risco relativo.

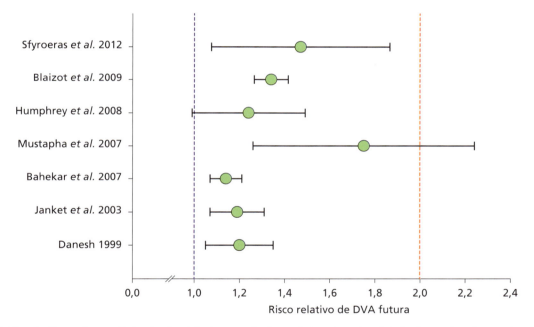

Figura 17.3 Gráfico de dispersão com linhas horizontais de erros de risco relativo ajustado relatado de estudos observacionais em revisões sistemáticas prévias e metanálises da associação entre periodontite e doença vascular aterosclerótica (DVA) até o presente momento.

risco de fibrilação atrial quando comparados com os controles durante um período de seguimento de 11 anos (HR 1,31; IC de 95% = 1,25 a 1,36). Duas metanálises recentes de estudos de coorte confirmaram um risco 1,6 a 2,9 vezes maior de AVC na presença de periodontite (Lafon *et al.* 2014; Leira *et al.* 2017).

Uma questão polêmica que tem gerado debates acalorados é se a associação entre a periodontite e os eventos de DVA (ou mesmo com outras doenças não transmissíveis) pode ser atribuída ao efeito gerador de confusão representado pelo tabagismo (Hujoel *et al.* 2002; Spiekerman *et al.* 2003) ou pode ser completamente alheia a isso (Hujoel *et al.* 2006). Uma série de estudos mais precoces não apresentou dados para pacientes que nunca fumaram e adotou metodologias estatísticas subótimas, para referir-se a um possível efeito residual gerador de confusão relacionado com o tabaco ou com a exposição ambiental ao cigarro. Evidências recentes, entretanto, confirmaram que a periodontite está conectada à DVA também em pacientes que nunca fumaram. Dois estudos de casos e controles relataram chances três vezes maiores de AVCs incidentes entre os pacientes que nunca fumaram, que tinham periodontite, em comparação com os participantes sem periodontite, e essa associação foi especialmente relevante em homens (Pussinen *et al.* 2007;

412   Parte 6   Patologia Periodontal

Sim *et al.* 2008). Dados dos EUA, obtidos do *Behavioral Risk Factor Surveillance Survey*, incluindo 41.891 participantes procedentes de 22 estados norte-americanos, demonstraram que, entre os pacientes que nunca fumaram, o OR respectivo para DCC entre os participantes com ausência de 1 a 5 ou 6 a 31 dentes era 1,39 (IC de 95% = 1,05 a 1,85) e 1,76 (IC de 95% = 1,26 a 2,45), respectivamente (Okoro *et al.* 2005).

Evidências experimentais

Estudos de intervenção com marcadores substitutos
Quando planejam e conduzem um estudo de intervenção para reduzir os eventos de DVA, um grande número de desafios é enfrentado pelos pesquisadores: primeiro, por causa do curso de tempo prolongado da evolução da DVA (estudos com seguimento de no mínimo 3 anos); então, em virtude da relativamente baixa incidência de eventos clínicos relacionados com as DVAs (1 a 3% por ano em uma população com alto risco, como, por exemplo, em pacientes que já apresentaram um evento de DVA). Amostras com tamanho grande (mais de 4.000 participantes), seguimento mais longo (mais de 3 anos) e desafios logísticos no fornecimento de tratamento periodontal efetivo nos diferentes centros/países impactaram a exequibilidade de esses estudos serem realizados, bem como enfatizaram as considerações éticas relacionadas com o seguimento da periodontite não tratada por tempo prolongado. Portanto, a maioria dos estudos de intervenção conduzidos até o presente momento foi altamente limitada ao estudo dos efeitos da terapia periodontal sobre os marcadores substitutos da DVA ou sobre as trajetórias relacionadas com a biopatologia da doença.

O primeiro estudo de intervenção nessa área (Ide *et al.* 2004) demonstrou que os pacientes com periodontite crônica submetidos a um episódio de raspagem subgengival apresentaram alterações em sua condição inflamatória sistêmica (conforme avaliado pelos biomarcadores inflamatórios precoces, como o fator de necrose tumoral α e IL-6). No mesmo ano, um estudo randomizado relatou reduções estatisticamente significativas na IL-6 sérica (diminuição mediana 0,2 ng/ℓ, IC de 95% = 0,1 a 0,4 ng/ℓ) e PCR (diminuição mediana 0,5 mg/ℓ, IC de 95% = 0,4 a 0,7) em pacientes com periodontite grave generalizada que receberam uma terapia periodontal não cirúrgica em apenas uma sessão e a utilização de antimicrobianos de aplicação local depois de 6 meses e comparados com um grupo que recebeu tratamento mais tardio (D'Aiuto *et al.* 2004). Um resumo atualizado dos ensaios de intervenção sobre marcadores substitutos da DVA confirmou evidências limitadas a moderadas de que o tratamento periodontal estava associado a reduções da inflamação sistêmica (níveis séricos de PCR e IL-6 reduzidos), da pressão arterial (pressão arterial sistólica reduzida) e melhor função endotelial (DMF melhorada) e aterosclerose subclínica (EMI reduzida) (Tabela 17.4) (Orlandi *et al.* 2020).

As evidências dos efeitos do tratamento periodontal sobre os marcadores substitutos vasculares da DVA são procedentes, entretanto, de estudos de intervenção de tamanho pequeno. Um estudo controlado, randomizado, envolvendo um total de 120 pacientes com periodontite grave, 61 dos quais receberam desbridamento subgengival na boca toda, concluído em uma sessão única e acompanhado por aplicação extensiva de antibióticos locais em todas as bolsas

Tabela 17.4 Resumo das evidências sobre o efeito da terapia periodontal nos marcadores substitutos das doenças cardiovasculares.

Efeito da terapia periodontal sobre	Desfecho	Número de ECRs desde a última metanálise de consenso	Efeito	Nível de evidências global
Frações lipídicas	Lipídios (múltiplos)	6 ECRs (Caula *et al.* 2014; Kapellas *et al.* 2014; Hada *et al.* 2015; Fu *et al.* 2016; Deepti *et al.* 2017; D'Aiuto *et al.* 2018)	Não	Moderado
Pressão arterial	Sistólica, diastólica	4 ECRs (Hada *et al.* 2015; Zhou *et al.* 2017; D'Aiuto *et al.* 2018; Czesnikiewicz-Guzik *et al.* 2019)	Sim	Moderado
Inflamação sistêmica	IL-6	3 ECRs (Kapellas *et al.* 2014; Fu *et al.* 2016; Zhou *et al.* 2017)	Sim	Moderado
Inflamação sistêmica	PCR	5 RS (Ioannidou *et al.* 2006; Paraskevas *et al.* 2008; Freitas *et al.* 2012; Demmer *et al.* 2013; Teeuw *et al.* 2014) 7 ECRs (Bokhari *et al.* 2012; Caula *et al.* 2014; Kapellas *et al.* 2014; Hada *et al.* 2015; Deepti *et al.* 2017; Zhou *et al.* 2017; D'Aiuto *et al.* 2018; Kaushal *et al.* 2019)	Sim	Moderado
Função endotelial	Função endotelial (múltiplas medidas)	2 ECRs (D'Aiuto *et al.* 2018; Saffi *et al.* 2018) 1 RS (Orlandi *et al.* 2014)	Sim	Moderado
Rigidez arterial	Velocidade da onda de pulso	1 ECR (Kapellas *et al.* 2014)	Não	Limitado
Aterosclerose subclínica	Carótida comum Espessura média-intimal	1 ECR (Kapellas *et al.* 2014)	Sim	Limitado

ECR = ensaio clínico randomizado; PCR = proteína C reativa; RS = revisão sistemática. (Fonte: Adaptada de Orlandi *et al.* 2020)

periodontais profundas (Tonetti *et al.* 2007), demonstrou uma melhora significativa na DMF no grupo de teste, em comparação com o grupo que recebeu tratamento controle (raspagem e polimento supragengival da boca toda) em um exame de seguimento em 6 meses. Um estudo de intervenção maior e mais prolongado realizado em pacientes com periodontite e diabetes tipo 2 confirmou benefícios similares na melhora da DMF depois de um curso padrão de terapia periodontal cirúrgica e não cirúrgica, após seguimentos por 6 e 12 meses, quando comparados com a terapia controle (raspagem e polimento supragengival da boca toda) (D'Aiuto *et al.* 2018). Melhorias similares foram relatadas depois do tratamento periodontal não cirúrgico de 69 pacientes com doença arterial coronariana e periodontite grave, quando comparados com o tratamento periodontal tardio (Saffi *et al.* 2018).

Resultados promissores foram apresentados sobre o efeito benéfico do tratamento da periodontite sobre a pressão arterial. Em particular, Zhou *et al.* (2017) alocaram randomicamente 107 pacientes com pré-hipertensão e periodontite moderada a grave, para receberem ou raspagem e aplainamento radicular na boca toda sob anestesia local, ou um ciclo padrão de raspagem e polimento supragengival. Os autores relataram uma redução dos níveis de PA sistólica e PA diastólica para 10,3 e 7,2 mmHg, respectivamente, 6 meses depois do tratamento. Evidências adicionais para corroborar esses achados são procedentes do estudo randomizado primário que utilizou a pressão arterial ambulatorial como um desfecho primário nos pacientes com hipertensão controlada insuficientemente (Czesnikiewicz-Guzik *et al.* 2019). Cento e um pacientes com pressão arterial > 140/90 mmHg medida no consultório, apesar de um esquema anti-hipertensivo estável (usando pelo menos um medicamento por mais de 6 meses) e periodontite moderada a intensa concomitante receberam um protocolo de tratamento periodontal intensivo ou controle e, 2 meses depois do tratamento, uma redução estatisticamente significativa na pressão arterial (11,1 mmHg; IC de 95% = 6,5 a 15,8) foi acompanhada por melhoras na DMF e nos perfis dos biomarcadores e de células inflamatórias (Czesnikiewicz-Guzik *et al.* 2019).

Contrariamente, existem evidências inconclusivas sobre os efeitos do tratamento da periodontite na VOP. Vidal *et al.* (2013) relataram uma melhora na VOP (13,7 [2,4] para 12,5 [1,9]) 6 meses após o tratamento periodontal em pacientes hipertensos, embora esses achados não tenham sido observados em dois ensaios clínicos diferentes (Kapellas *et al.* 2014; Houcken *et al.* 2016). Ren *et al.* (2016) randomizaram 108 pacientes com periodontite moderada a intensa, para receberem raspagem supragengival e instrumentação subgengival (grupo de teste) ou raspagem e polimento supragengival (grupo controle). Os participantes no grupo de tratamento de teste demonstraram uma VOP significativamente diminuída depois de 1 mês de uma média de −0,58 m/s (IC de 95% = −0,06 a 1,11).

Da mesma forma, um estudo com braço único, conduzido em 35 pacientes com periodontite leve a moderada, relatou que a terapia periodontal não cirúrgica resultou em uma espessura EMI diminuída em 6 e 12 meses depois

da finalização do tratamento (Piconi *et al.* 2009). Em um estudo randomizado subsequente, 168 australianos aborígenes que sofriam de periodontite apresentaram-se com uma EMI diminuída depois de 12 meses de uma sessão única de terapia periodontal (diferença média de -0,026 mm; IC de 95% = −0,048 a −0,003) (Kapellas *et al.* 2014).

Estudos de intervenção com eventos clínicos

Até o presente momento, ainda não há evidências suficientes para comentarmos sobre os efeitos da terapia periodontal sobre os eventos cardíacos. Evidências observacionais consistentes, entretanto, sugerem que várias intervenções de saúde bucal, incluindo os hábitos de higiene bucal realizados pelos próprios participantes (escovação dental) (de Oliveira *et al.* 2010; Park *et al.* 2019), profilaxia dental (Lee *et al.* 2015), aumento do número de consultas odontológicas autorrelatadas (Sen *et al.* 2018) e tratamento periodontal (Lee *et al.* 2015; Park *et al.* 2019; Holmlund *et al.* 2017), são acompanhadas por uma redução nos eventos de DVA.

Dados transversais dos *The Scottish Health Surveys* de 1995 a 2003, que incluíram 11.869 homens e mulheres (com idade média de 50 anos), foram relacionados com uma base de dados de admissões hospitalares e de óbitos com seguimento até dezembro de 2007 (Information Services Division, Edimburgo) (de Oliveira *et al.* 2010). Os participantes que escovavam os dentes menos de 1 vez/dia exibiram a incidência mais elevada de eventos de DVA (HR = 1,7; IC de 95% = 1,3 a 2,3) quando comparados com aqueles que escovavam os dentes 2 vezes/dia. Um estudo de base populacional, nacional, retrospectivo, realizado em Taiwan, incluindo 511.630 participantes com periodontite e 208.713 indivíduos controles, foi conduzido para estimar a taxa de incidência de eventos de DVA desde 2000 até 2015 (Lee *et al.* 2015). Os pacientes com periodontite que receberam profilaxia dental apresentaram-se com redução da incidência de IM agudo (HR = 0,90; IC de 95% = 0,86 a 0,95), em oposição àqueles que receberam um tratamento periodontal mais intenso (incluindo curetagem gengival, raspagem e aplainamento radicular, e/ou cirurgia com retalho periodontal e/ou extração dental) (HR = 1,09; IC de 95% = 1,03 a 1,15). As reduções consistentes na taxa de incidência de AVC foram observadas tanto no grupo com profilaxia dental (HR = 0,78; IC de 95% = 0,75 a 0,91) quanto no grupo que recebeu tratamento periodontal ativo (HR = 0,95; IC de 95% = 0,91 a 0,99) (Lee *et al.* 2015). Em uma coorte recente de 8.999 pacientes com periodontite que receberam um protocolo de tratamento periodontal completo (não cirúrgico e, se necessário, cirúrgico) e depois foram seguidos por mais de 30 anos, aqueles que responderam mal ao tratamento periodontal tiveram uma incidência aumentada de eventos de DVA (IR = 1,28; IC de 95% = 1,07 a 1,53) comparados com os que responderam bem (Holmlund *et al.* 2017). Benefícios similares foram relatados nos usuários de cuidados odontológicos regulares autorrelatados de 6.736 participantes do subestudo ARIC, que foram seguidos por até 15 anos e exibiram risco mais baixo para AVC isquêmico (HR = 0,77; IC de 95% = 0,63 a 0,94), quando comparados com os usuários de cuidados odontológicos esporádicos

414 Parte 6 Patologia Periodontal

(Sen *et al.* 2018). Por último, o maior estudo prospectivo de base populacional, incluindo 247.696 participantes procedentes da Coreia, e sem qualquer doença vascular, que foram seguidos por 14 anos, confirmou que um episódio adicional de escovação dental por dia era associado a uma redução da incidência de eventos de DVA (HR = 0,91; IC de 95% 0,89 a 0,93), e a limpeza profissional regular reduziu o risco ainda mais (HR = 0,86; IC de 95% = 0,82 a 0,90) (Park *et al.* 2019).

Até o presente momento, somente um estudo piloto multicêntrico único examinou os efeitos da terapia periodontal sobre os eventos cardíacos. O *Periodontitis and Vascular Events* (PAVE) *Study* (Beck *et al.* 2008; Offenbacher *et al.* 2009b) randomizou pacientes com periodontite e uma história de DVA grave para receberem cuidados comunitários ou um protocolo do estudo, que consistia em instrução de higiene bucal e terapia periodontal mecânica realizada por profissional. Durante um período de seguimento de 15 meses, ocorreram eventos adversos cardiovasculares com frequência similar e alto grau de variação nos grupos de tratamento periodontal e nos controles da comunidade (RR = 0,72; IC de 95% = 0,23 a 2,22).

Diabetes melito

Mecanismos biológicos

O papel do diabetes melito como um fator de risco para a periodontite é revisado em mais detalhes no Capítulo 18. Evidências mais recentes, entretanto, sugerem que a periodontite possa representar um fator de risco e/ou modificador do surgimento do diabetes e de sua progressão. Isso fica mais evidente para o diabetes tipo 2, embora as evidências que relacionam a periodontite e o diabetes tipo 1 sejam principalmente baseadas em estudos de intervenção e estudos observacionais históricos realizados nas etapas mais precoces da medicina periodontal.

A inflamação é um propulsor conhecido da resistência à insulina, com um papel no surgimento e na evolução das complicações cardiorrenais em pacientes com ou sem diabetes (Hotamisligil *et al.* 1993). Relatos prévios demonstraram que a redução da inflamação pelas intervenções no estilo de vida (Schellenberg *et al.* 2013) ou por terapia medicamentosa (ou seja, antagonistas da IL-1) (Goldfine *et al.* 2011) melhora a função secretora de insulina pelas células beta e reduz a glicose sanguínea nos pacientes com diabetes.

Evidências pré-clínicas enfatizaram como a periodontite experimental em modelos animais (ou seja, periodontite induzida por ligaduras) é acompanhada por uma resposta imune adaptativa dirigida especificamente contra os patógenos e desequilíbrios no metabolismo da glicose, incluindo a resistência à insulina (Pontes Andersen *et al.* 2007; Blasco-Baque *et al.* 2017). Como revisado anteriormente, as infecções periodontais causam elevações nos níveis séricos de citocinas pró-inflamatórias e de mediadores pró-trombóticos (Loos 2005; Orlandi *et al.* 2020), os quais, por sua vez, podem resultar em resistência à insulina, podendo ter um impacto adverso sobre o controle metabólico e, a longo prazo, podem levar ou contribuir para o desenvolvimento de complicações diabéticas. Isso foi confirmado objetivamente em um levantamento transversal que incluiu 630 pacientes com diabetes tipos 1 e 2. A presença de inflamação gengival grave foi associada a níveis mais altos de endotoxinas bacterianas e inflamação sistêmica (Masi *et al.* 2014). Vários estudos demonstraram que a terapia periodontal pode reduzir a inflamação sistêmica, especialmente nos pacientes com outras comorbidades, como o diabetes, e essas evidências foram confirmadas em uma revisão sistemática recente. Uma metanálise de ensaios clínicos randomizados confirmou um efeito positivo do tratamento periodontal na redução dos biomarcadores da inflamação em pacientes com diabetes e periodontite (Artese *et al.* 2015). Uma redução na carga inflamatória dos pacientes com diabetes poderia ter implicações importantes para o controle metabólico e poderia, parcialmente, explicar os mecanismos que relacionam a periodontite e o aumento do risco para complicações nas pessoas com diabetes tipo 2.

Evidências epidemiológicas

Evidências observacionais

Em um dos primeiros estudos que demonstraram que a periodontite está implicada em risco mais alto de complicações diabéticas, Thorstensson *et al.* (1996) seguiram 39 pares de pacientes com diabetes tipo 1, cada par consistindo em uma pessoa com periodontite grave, pareado com uma pessoa com mesma idade, sexo e duração do diabetes, mas com periodontite somente leve ou sem periodontite. Depois de um seguimento mediano de 6 anos, uma incidência significativamente mais alta de proteinúria e complicações cardiovasculares, incluindo angina, claudicação intermitente, ataque isquêmico transitório, IM e AVC, foi encontrada nos pacientes com periodontite grave. Evidências procedentes de três estudos prospectivos realizados com os índios Pima na comunidade do Rio Gila, no Arizona, uma população com alta prevalência de diabetes tipo 2, confirmaram esses achados preliminares. No primeiro relato, Taylor *et al.* (1996) demonstraram que a presença de periodontite grave na avaliação inicial (*baseline*) conferia um aumento do risco de mal controle da glicemia (hemoglobina glicada A1c [HbA1c] > 9%) depois de 2 anos de seguimento. Subsequentemente, na mesma população, mas por um seguimento mediano de 11 anos, um diagnóstico de periodontite grave aumentou o risco de mortalidade cardiorrenal (RR = 3,2; IC de 95% = 1,1 a 9,3) (Saremi *et al.* 2005), bem como de complicações renais (microalbuminúria e doença renal terminal) (Shultis *et al.* 2007) quando comparados com os participantes sem periodontite ou com periodontite leve ou moderada.

Evidências adicionais da associação entre periodontite e desequilíbrios dismetabólicos são procedentes de estudos que confirmaram uma associação consistente entre o diagnóstico da periodontite e os níveis elevados de glicose (um marcador simples da resistência à insulina), especialmente dentro do contexto de um *cluster* de marcadores cardiometabólicos que caracterizam a síndrome metabólica.

Essa condição é caracterizada pela coexistência não apenas de hiperglicemia, mas também de pressão arterial elevada, obesidade e dislipidemia (Alberti *et al.* 2006). Uma revisão sistemática de 32 estudos transversais, oito estudos de casos-controles e três estudos de coorte concluiu que o diagnóstico de periodontite foi associado consistentemente a chances 50% mais elevadas de síndrome metabólica (OR = 1,46; IC de 95% = 1,31 a 1,61) (Gobin *et al.* 2020).

Pelo menos cinco estudos de coorte exploraram a associação entre periodontite em indivíduos sem diabetes e o desenvolvimento de diabetes tipo 2 ao longo do tempo. O primeiro utilizou dados procedentes de 9.296 participantes no NHANES I e seu estudo de Seguimento Epidemiológico, confirmando que os participantes com perda dental grave na avaliação basal tiveram um OR ajustado de 1,71 (IC de 95% = 1,19 a 2,45) para o diabetes incidente, quando comparados com aqueles menos afetados (Demmer *et al.* 2008). Contrariamente, nenhuma associação entre a periodontite na avaliação basal e o diabetes incidente pode ser demonstrada depois de múltiplos ajustes em um estudo prospectivo com duração de 7 anos, que incluiu 5.848 participantes sem diabetes no Japão (HR = 1,28; IC de 95% = 0,89 a 1,86) (Ide *et al.* 2011). Miyawaki *et al.* (2016) analisaram uma coorte de 2.469 homens com idades entre 36 e 55 anos e sem precedentes de diabetes, que foram seguidos por um período superior a 5 anos. As medidas autorrelatadas da periodontite foram associadas fracamente ao diabetes incidente (RR = 1,73; IC de 95% = 1,14 a 2,64 para mobilidade dentária e RR = 1,32; IC de 95% = 0,95 a 1,85 para sangramento gengival). Dois estudos adicionais haviam sido relatados depois desses resultados iniciais. Na Irlanda do Norte, 1.331 homens dentados e sem diabetes foram submetidos a um exame periodontal detalhado e foram seguidos por um período mediano de 8 anos. A razão de riscos ajustada para o diabetes tipo 2 incidente em homens com periodontite moderada/grave, comparados com aqueles sem periodontite ou com periodontite leve, foi de 1,69 (IC de 95% = 1,06 a 2,69) (Winning & Linden 2017). Por último, Joshipura *et al.* (2018) analisaram uma coorte de 1.206 participantes sem diabetes que foram seguidos por 3 anos, para detectar a presença de intolerância à glicose e/ou diabetes. Um aumento na perda de inserção periodontal desde a avaliação inicial até o período de seguimento foi associado a maior risco de pré-diabetes/diabetes (RR = 1,25; IC de 95% = 1,09 a 1,42) e o aumento na profundidade das bolsas foi associado a > 20% de aumento nos níveis de glicose de jejum (RR = 1,43; IC de 95% = 1,14 a 1,79). Coletivamente, as evidências publicadas até o presente momento poderiam apoiar a noção de que a periodontite e sua progressão poderiam aumentar as chances de um diagnóstico mais tardio de diabetes tipo 2, em uma medida que varia de 30 a 70%.

Evidências experimentais

Vários estudos de intervenção examinaram o efeito da terapia periodontal sobre os desfechos do diabetes, incluindo o nível de HbA1c, um dos indicadores-chave do controle metabólico no diabetes.

Williams e Mahan (1960) relataram pela primeira vez que sete entre nove pacientes com diabetes e com periodontite que foram submetidos à terapia periodontal não cirúrgica e cirúrgica, conforme suas necessidades individuais, demonstraram uma redução significativa subsequente na quantidade de insulina requerida para manter níveis aceitáveis de glicose. Comparativamente, um ensaio controlado e randomizado, que incluiu 113 nativos americanos com diabetes tipo 2 e periodontite, observou que os participantes alocados para os braços de tratamento que incluíam o uso de doxiciclina sistêmica como um coadjuvante para a raspagem e aplainamento radicular reduziram seus níveis de HbA1c em aproximadamente 10% de seus valores basais depois de 3 meses (Grossi *et al.* 1997) (ver Figura 17.1).

Quase 20 anos depois dos resultados do primeiro estudo de intervenção, foi publicado um grande ensaio multicêntrico incluindo 514 pacientes que sofriam de periodontite grave e diabetes tipo 2, e com níveis de HbA1c na avaliação basal entre 7% e 9%. Todos os participantes no estudo foram distribuídos aleatoriamente para receber raspagem e aplainamento radicular ou terapia periodontal adiada (Engebretson *et al.* 2013). Depois de 6 meses de tratamento, os níveis médios de HbA1c aumentaram em 0,17% no grupo de teste e em 0,11% no grupo controle, sem diferença entre os grupos. Esses achados inconclusivos (falta de diferença nos níveis de HbA1c entre as modalidades de tratamento depois de 6 meses) foram confirmados mais tarde por outro estudo randomizado que incluiu 264 pacientes com diabetes tipo 2 e periodontite moderada a grave (D'Aiuto *et al.* 2018). Nesse estudo, os participantes foram alocados aleatoriamente para receber uma terapia periodontal (1) não cirúrgica e, se indicado, uma terapia cirúrgica, e depois seguida por manutenção cuidadosa ou (2) desbridamento supragengival nos pontos temporais comparáveis. Doze meses depois da avaliação e após os ajustes para a HbA1c basal, idade, sexo, etnia, condição de tabagismo, duração do diabetes e IMC, os participantes no grupo de teste exibiram uma redução maior estatisticamente significativa na HbA1c (média de 0,6%; IC de 95% = 0,3 a 0,9) quando comparados com o grupo controle. No mesmo estudo, D'Aiuto *et al.* (2018) relataram melhoras estatisticamente significativas dos participantes no grupo de teste tanto da função endotelial (DMF melhorada tanto em 6 quanto em 12 meses) quanto da função renal (melhor taxa de filtração glomerular) e desfechos relatados pelos pacientes (medida da qualidade de vida relevante para o diabetes).

Desde a primeira revisão sistemática sobre as evidências procedentes dos estudos de intervenção em pacientes com periodontite e diabetes (Janket *et al.* 2005), 13 revisões adicionais com metanálises foram publicadas (Darre *et al.* 2008; Teeuw *et al.* 2010; Corbella *et al.* 2013; Engebretson & Kocher 2013; Liew *et al.* 2013,; Sgolastra *et al.* 2013; Sun *et al.* 2014; Wang *et al.* 2014; Simpson *et al.* 2015; Li *et al.* 2015; Teshome & Yitayeh 2016; Cao *et al.* 2019; Baeza *et al.* 2020). Coletivamente, a maior parte dos relatos, incluindo a mais recente revisão sistemática da Cochrane, concluiu que parece haver um efeito estatisticamente significativo da terapia periodontal sobre os níveis de HbA1c, girando em torno de cerca de 0,40 a 0,50% de redução, mas existem evidências limitadas sobre a duração desse efeito (Figura 17.4).

E ainda mais importante, a magnitude desse efeito parece trazer consigo uma significância clínica no contexto do manejo do diabetes: dados gerados pelo *United Kingdom Prospective Diabetes Study* (Stratton *et al.* 2000) indicam uma redução de 35% no risco de complicações microvasculares para cada ponto percentual de diminuição nos níveis de HbA1c. Além disso, uma média de 0,20% de redução na HbA1c foi associada com uma redução de 10% na mortalidade na população geral (Khaw *et al.* 2001). Uma redução de 0,5% nos níveis de HbA1c é comparável com aquela alcançada pela adição de um segundo medicamento redutor da glicemia para o manejo da hiperglicemia em um paciente com diabetes, e assim é clinicamente significativa. Um relato de consenso endossado pelas respectivas *Federations of Specialist Societies in Periodontology and Diabetes* recomendou a instituição de avaliações bucais/periodontais como uma parte integrante do manejo de cuidados do diabetes (Sanz *et al.* 2018).

Desfechos adversos da gravidez

Mecanismos biológicos

Lactentes pré-termo são nascidos antes de completarem 37 semanas de gestação. Uma porcentagem estimada de 11 a 13% das gestações terminam com parto pré-termo (PPT), e essa taxa parece estar aumentando em vários países desenvolvidos, apesar dos avanços significativos na medicina obstétrica e das melhorias na utilização dos cuidados pré-natais (Goldenberg & Rouse 1998; Shapiro-Mendoza & Lackritz 2012). É interessante focarmos os *lactentes muito prematuros*, nascidos antes de 32 semanas de gestação, a maioria dos quais requer cuidados intensivos neonatais em decorrência de sua maior taxa de mortalidade perinatal, primariamente em decorrência de um comprometimento da função e do desenvolvimento dos pulmões. A contribuição global dos PPT para a mortalidade e morbidade infantil é substancial e inclui vários transtornos agudos e crônicos, incluindo a síndrome da angústia respiratória, paralisia cerebral, condições cardíacas patológicas, epilepsia, cegueira e distúrbios de aprendizagem graves (McCormick 1985; Veen *et al.* 1991).

Os lactentes prematuros frequentemente pesam menos ao nascimento, e o baixo peso ao nascer (BPN) (ou seja, < 2.500 g) tem sido utilizado como um substituto para a prematuridade nos casos em que a idade gestacional exata ao nascimento é difícil de ser avaliada.

Fatores de risco estabelecidos para PPT incluem pouca idade materna (Scholl *et al.* 1988), gestações múltiplas (Lee *et al.* 2006), pouco ganho de peso durante a gestação (Honest *et al.* 2005), incompetência cervical (Althuisius & Dekker 2005), tabagismo, consumo de álcool, abuso de drogas (Myles *et al.* 1998), ser da raça negra (David & Collins 1997) e um grande número de infecções maternas (infecções do trato uterino, vaginoses bacterianas, corioamnionites) (Goldenberg *et al.* 2000; Romero *et al.* 2001). Uma análise coletiva de todos os fatores de risco estabelecidos, incluindo a história obstétrica de PPT como marcadores robustos de PPT futuro (Mutale *et al.* 1991), entretanto, revelou que aproximadamente 50% da variância na incidência de PPT continua sem explicação (Holbrook *et al.* 1989).

A possibilidade de que as infecções periodontais possam influenciar os desfechos do parto foi levantada pela primeira vez no fim dos anos 1980 (McGregor *et al.* 1988). Um relato subsequente feito por Hill (1998) confirmou que as culturas de líquido amniótico de mulheres com vaginose raramente

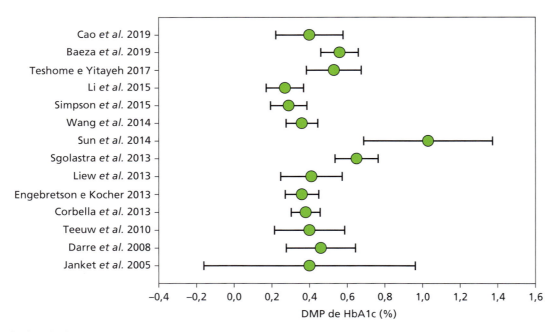

Figura 17.4 Gráfico de dispersão com linhas horizontais de erros de diferenças médias ponderadas (DMP) ajustadas relatadas em HbA1c depois do tratamento periodontal em revisões sistemáticas prévias e metanálises da associação entre tratamento periodontal e desfechos de diabetes tipo 2. Observe que as DMPs foram originalmente relatadas após 6 meses de tratamento.

Capítulo 17 Efeito das Doenças Periodontais sobre a Saúde Geral: Medicina Periodontal

continham bactérias comuns ao trato vaginal, mas frequentemente abrigavam Fusobactérias de origem bucal. Uma série de estudos experimentais que utilizaram patógenos periodontais comuns nos modelos animais de gravidez demonstrou que as infecções procedentes dos patógenos periodontais causaram retardo no crescimento intrauterino, fetos menores e inflamação mais alta no líquido amniótico (Collins *et al.* 1994; Boggess *et al.* 2005). Evidências clínicas preliminares confirmaram que os microrganismos bucais podem ser identificados na unidade fetoplacentária. Entretanto, não está certo como os patógenos alterariam a cronologia natural da gravidez (seja por meio da translocação de cepas virulentas ou pela carga patogênica relativa local aumentada e pela estimulação de uma resposta inflamatória materna guiada pelos neutrófilos) (para uma revisão abrangente sobre o tópico, ver Bobetsis *et al.* 2020; Figuero *et al.* 2020).

Evidências epidemiológicas

Evidências observacionais

O primeiro estudo que relatou uma associação entre PPT e periodontite foi um estudo de caso-controle (Offenbacher *et al.* 1996) que incluiu 124 parturientes, das quais 93 deram à luz crianças com um peso ao nascer de < 2.500 g ou cujo parto ocorreu antes de 37 semanas de gestação e 46 que tiveram lactentes de peso ao nascer normal no momento do parto. Periodontite, definida como ≥ 60% de todos os sítios com perda de inserção de ≥ 3 mm, relacionou-se a uma OR ajustada da 7,9 PPT e de bebês com baixo peso. Vinte anos mais tarde, um estudo de casos e controles (Gomes-Filho *et al.* 2016) confirmou que as mães com periodontite (*n* = 372) tinham uma probabilidade seis vezes maior de dar à luz bebês com BPN. Uma das revisões sistemáticas e metanálises publicadas mais precocemente sobre a associação entre periodontite e desfechos adversos da gravidez em estudos de casos e controles (Corbella *et al.* 2012) incluiu 17 estudos e um total de 10.148 mulheres. Os autores relataram uma OR estatisticamente significativa para periodontite e para PPT (OR = 1,78; IC de 95% = 1,58 a 2,01) e BPN (OR = 1,82; IC de 95% = 1,51 a 2,20), embora os autores tenham alertado que agentes de confusão não controlados ou relatados inadequadamente podem ter afetado a associação demonstrada pelos dados agrupados.

Evidências adicionais foram relatadas sobre a associação entre a periodontite e outros desfechos da gravidez. Estudos longitudinais têm demonstrado que a periodontite materna está associada a um aumento do risco de pré-eclâmpsia. Foi observado que a progressão da periodontite durante a gravidez e a periodontite grave no momento do parto estavam associadas à pré-eclâmpsia em uma coorte de 1.115 mulheres grávidas saudáveis (Boggess *et al.* 2003). A progressão da periodontite registrada nas 1.020 mulheres grávidas resultou em um aumento do risco de partos pré-termo, espontâneos prematuros, ou muito PPTs, independentemente dos fatores de risco tradicionais (Offenbacher *et al.* 2006).

Uma visão geral recente de revisões sistemáticas incluindo 120 estudos clínicos agrupados em 23 revisões sistemáticas (nove das quais tinham realizado metanálises) analisou criticamente a validade das evidências publicadas e suas conclusões. Sete metanálises demonstraram uma associação positiva estatisticamente significativa entre periodontite e PPT (com ORs e RRs variando de 1,6 a 3,9). Embora nove revisões sistemáticas tenham relatado sobre a associação entre a periodontite e a pré-eclâmpsia, os resultados de quatro de cinco revisões nas quais foi realizada uma metanálise confirmaram uma associação significativa, com ORs/RRs variando de 2,2 a 2,8. Dezesseis revisões sistemáticas relataram sobre a associação entre a periodontite e o BPN, com seis revisões que realizaram uma metanálise resultando em uma associação positiva, com ORs/RRs variando de 1,3 a 4,0. Uma revisão sistemática investigou a associação entre periodontite e os lactentes pequenos para a idade gestacional, sugerindo evidências limitadas sobre uma associação positiva. Por último, 17 revisões sistemáticas investigaram a associação entre a periodontite e o BPN em prematuros (uma combinação de prematuridade e/ou peso ao nascer < 2.500 g). Sete daquelas 17 revisões que realizaram uma metanálise relataram uma associação positiva significativa entre periodontite e BPN prematuro, com ORs/RRs variando entre 2,1 e 5,3. Uma interpretação coletiva desses resultados aponta para um papel relevante da periodontite como contribuinte durante a gravidez para os riscos globais de PPTs, BPN e pré-eclâmpsia, independentemente de uma alta porcentagem (cerca de 11%) de sobreposição entre os estudos incluídos nas diferentes revisões sistemáticas (Daalderop *et al.* 2018).

Evidências experimentais

Estudos de intervenção que investigam o benefício potencial do tratamento da periodontite durante a gravidez com o objetivo de reduzir a incidência de complicações da gravidez têm resultados heterogêneos.

O primeiro estudo de intervenção publicado (Mitchell-Lewis *et al.* 2001) examinou uma coorte de 213 jovens, predominantemente mulheres afro-americanas, que apresentavam uma incidência particularmente elevada de PPT/BPN (16,5%). O tratamento periodontal foi associado a uma incidência 30% mais baixa de desfechos adversos da gravidez nas participantes que receberam o tratamento (13,5%) quando comparadas com 18,9% que não receberam a intervenção. Um estudo subsequente demonstrou que a terapia periodontal materna reduzia o risco de BPN em prematuros (Lopez *et al.* 2002), confirmando uma justificativa plausível para muitos grupos de pesquisa planejarem e conduzirem estudos multicêntricos e maiores sobre o tópico. Alguns anos mais tarde, entretanto, dois ensaios clínicos randomizados importantes contradisseram os achados prévios de tratamento periodontal mitigando o risco de PPT (Michalowicz *et al.* 2006, Offenbacher *et al.* 2009a).

Os desenhos dos estudos experimentais variaram entre esses estudos de intervenção, principalmente porque foram escolhidos diferentes tratamentos periodontais ativos e controles. Gazolla *et al.* (2007), por exemplo, envolveram um grupo de mulheres que "desistiram" do tratamento, como terapia controle, enquanto Jeffcoat *et al.* (2003) incluíram múltiplos grupos de tratamento ativo (incluindo tratamento periodontal mecânico, com ou sem a administração sistêmica de metronidazol). Cinco dos sete estudos que foram considerados como sendo de maior qualidade metodológica (Jeffcoat *et al.* 2003; Michalowicz *et al.* 2006; Newnham *et al.* 2009; Offenbacher *et al.* 2009a; Macones *et al.* 2010) não foram capazes de detectar qualquer efeito positivo da terapia periodontal sobre os desfechos da gravidez, incluindo PPT em < 37 ou < 35 semanas de gestação, ou BPN de < 2.500 g ou < 1.500 g. Em vista da forte plausibilidade biológica da conexão entre as infecções periodontais maternas e os desfechos adversos da gravidez, e dos dados promissores procedentes dos estudos de associação precoce, pelo menos nove revisões sistemáticas com metanálises foram desenvolvidas, indicando evidências suficientes de que a terapia periodontal durante a gestação realmente resulta em alguns desfechos obstétricos melhorados (Polyzos *et al.* 2010; Uppal *et al.* 2010; Chambrone *et al.* 2011; Fogacci *et al.* 2011; George *et al.* 2011; Kim *et al.* 2012; Schwendicke *et al.* 2015; Iheozor-Ejiofor *et al.* 2017; Bi *et al.* 2019). As reduções do risco relativo relatadas variaram de 0,6 a 0,9 para PPT e de 0,5 a 1,1 para BPN, confirmando uma enorme variação mais presumivelmente em decorrência de falhas metodológicas dos estudos incluídos (Figura 17.5). Além disso, algumas evidências preliminares sugerem que o tratamento periodontal durante a gravidez reduziu significativamente o risco de mortalidade perinatal (RR = 0,53; IC de 95% = 0,30 a 0,93) (Bi *et al.* 2019).

Interpretando coletivamente as evidências mais recentes sobre os estudos de intervenção, é plausível sugerir que a realização do tratamento periodontal é segura durante a gravidez e está associada a uma taxa de desfechos adversos da gravidez reduzida (partos prematuros e diferenças no peso ao nascer).

Doença renal crônica

Mecanismos biológicos

A função renal é medida comumente por meio da taxa de filtração glomerular (TFGe), que é estimada com base em uma equação que leva em consideração a concentração de creatinina sérica do paciente, sua idade, sexo e etnia (Levey *et al.* 2006). Em um adulto saudável, a TFGe varia entre 100 e 120 m/ℓ/min/1,73 m² de área superficial corporal e quaisquer valores mais baixos do que essas estimativas definem diferentes estágios de doença renal crônica (DRC). Causas comuns de DRC incluem o diabetes melito, a glomerulonefrite e a hipertensão crônica. Embora a prevalência de DRC aumente com a faixa etária, a idade em si não é considerada como um fator de risco verdadeiro para a doença (Hill *et al.* 2016), já que nem todas as pessoas desenvolveriam a condição, apesar de uma diminuição média na função renal com o envelhecimento (Lindeman *et al.* 1985).

Existem várias causas possíveis para explicar a conexão entre a periodontite e a DRC. Primeiro, os pacientes com DRC grave têm maior probabilidade de ter uma alteração do sistema imune, por causa do comprometimento da função dos linfócitos T e B, bem como dos monócitos e macrófagos (Chatenoud *et al.* 1990; Girndt *et al.* 2016). Isso poderia resultar em um comprometimento da resposta do hospedeiro a qualquer desafio microbiano. Além disso, alguns estudos sugeriram que os pacientes submetidos à diálise são menos motivados a manter medidas de uma boa higiene bucal, em virtude da intensa carga e das sessões de tratamento que consomem muito tempo (Borawski *et al.* 2006; Buhlin *et al.* 2007). Doenças geradoras de confusão, como o diabetes melito e a hipertensão arterial, que são fatores de risco importantes de DRC, também poderiam contribuir ainda mais para a gravidade da periodontite. Uma forte associação entre o diabetes e a periodontite poderia, portanto, explicar secundariamente por que, nos pacientes com DRC, sinais de inflamação periodontal e perda óssea são observados. Variáveis geradoras de confusão adicionais incluem idade, acesso aos cuidados de saúde ou cuidados odontológicos, e complicações da insuficiência renal (Chen *et al.* 2011a, b).

Evidências apoiando a noção de que a periodontite desencadeia uma resposta inflamatória crônica foram revisadas anteriormente neste capítulo. O aumento da inflamação sistêmica e a carga do estresse oxidativo vêm sendo relatados em pacientes com periodontite e DRC (Ioannidou *et al.* 2011),

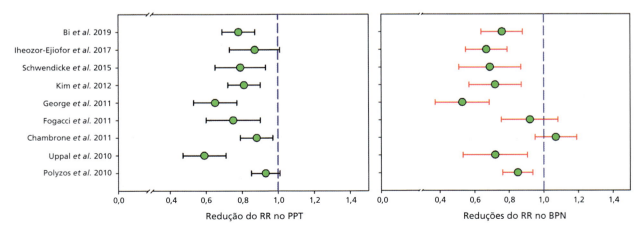

Figura 17.5 Gráfico de dispersão com linhas horizontais de erros de reduções no risco relativo (RR) ajustado relatado nos desfechos adversos da gravidez (parto pré-termo [PPT] e baixo peso ao nascer [BPN]) depois do tratamento periodontal em revisões sistemáticas prévias e metanálises da associação entre o tratamento periodontal e os desfechos adversos da gravidez.

Capítulo 17 Efeito das Doenças Periodontais sobre a Saúde Geral: Medicina Periodontal

estando diretamente associados à elevação da incidência de eventos DCV futuros (Arici & Walls 2001; Mathew *et al.* 2008).

Evidências adicionais sobre o papel de patógenos específicos da periodontite, como *P. gingivalis,* confirmaram a presença desses patógenos nas células epiteliais, na musculatura lisa das células mesangiais renais, bem como nos neutrófilos e macrófagos (Kozarov 2012). Demonstrou-se que uma carga bacteriana aumentada na circulação sistêmica é capaz de aumentar a carga inflamatória existente nos tecidos renais, quando se examina a associação entre periodontite e DRC (Castillo *et al.* 2007; de Souza *et al.* 2007; Stenvinkel 2002; Takeuchi *et al.* 2007).

Evidências epidemiológicas

Evidências observacionais

Vários estudos transversais surgiram depois do ano 2000, sugerindo uma conexão próxima entre periodontite e DRC. O primeiro estudo relatou uma análise de dados procedentes de 5.537 participantes do estudo ARIC, confirmando que aqueles indivíduos com periodontite moderada ou grave tinham chances maiores de ter TFGe < 60 mℓ/min/1,73 m^2 quando comparados com aqueles sem periodontite ou somente com gengivite (Kshirsagar *et al.* 2005). Estimativas similares foram publicadas depois da análise de 6.199 participantes no estudo NHANES de 2001 a 2004; os participantes com periodontite exibiram chances de DRC que foram mais de duas vezes mais altas (Grubbs *et al.* 2011). Evidências da associação entre a exposição às infecções periodontais (avaliada pelos níveis de anticorpos IgG contra patógenos periodontais específicos) e o comprometimento da função renal foram encontradas tanto no estudo ARIC (Kshirsagar *et al.* 2007) quanto nas bases de dados do NHANES III (Fisher *et al.* 2008). Menos conclusivas são as evidências relatadas sobre a associação entre periodontite e função renal durante a diálise, com alguns estudos demonstrando que a periodontite foi associada à hipoalbuminemia (Kshirsagar *et al.* 2007) e ao aumento da mortalidade associada à doença cardiovascular (Chen *et al.* 2011a), enquanto outros não relataram uma associação (Castillo *et al.* 2007; Gavaldá *et al.* 2008; Garcez *et al.* 2009; Vesterinen *et al.* 2011).

A primeira revisão sistemática sobre as evidências disponíveis sobre a associação entre periodontite e DRC concluíram que os pacientes com periodontite tiveram chances 1,7 vez mais elevadas (IC de 95% = 1,4 a 2,0) de desenvolver DRC em comparação com os participantes sem periodontite (Chambrone *et al.* 2013). Prosseguindo nesses resultados, duas metanálises separadas, de estudos de coorte, relataram que a periodontite estava associada a um aumento significativo do risco de DRC incidental (RR = 1,73; IC de 95% = 1,17 a 2,56) (Deschamps-Lenhardt *et al.* 2019) e de morte por todas as causas quando a periodontite era diagnosticada (RR = 1,25; IC de 95% = 1,05 a 1,50) (Zhang *et al.* 2017).

Uma análise resumida dos levantamentos transversais expandiu a reflexão sobre a associação entre a periodontite e o aumento das chances de ter DRC (variando de 1,60

a 1,88), o que sugeriu que essas estimativas aumentaram com a maior gravidade da periodontite e aceleraram a progressão para DRC (OR da associação entre periodontite grave e DRC de 2,26; IC de 95% = 1,69 a 3,01) (Kapellas *et al.* 2019). Esse achado foi corroborado por Chang *et al.* (2017), que seguiram 2.831 pacientes durante um período de 10 anos e relataram que as medidas da profundidade das bolsas por sondagem periodontal de > 4,5 mm eram associadas à progressão mais rápida da DRC (HR = 3,1; IC de 95% = 2,0 a 4,6).

Evidências experimentais

Evidências limitadas estão disponíveis sobre os efeitos do tratamento periodontal no manejo da DRC e de suas complicações. Um estudo não randomizado confirmou que a terapia periodontal em 21 pacientes pré-diálise e em 19 pacientes sem evidências clínicas de doença renal produziu melhores desfechos de saúde bucal, mas o estudo não teve força suficiente para demonstrar uma melhora na função renal (Artese *et al.* 2010). Um estudo adicional desenvolvido em pacientes submetidos à diálise detectou que a terapia periodontal estava associada a reduções significativas nos biomarcadores inflamatórios sistêmicos, incluindo PCR-as, IL-6 e níveis séricos de pró-hepcidina (Vilela *et al.* 2011). Esses resultados foram confirmados posteriormente por três ensaios randomizados adicionais, que demonstraram que a terapia periodontal pode não somente ter um efeito benéfico sobre os marcadores da inflamação sistêmica, mas também sobre os marcadores renais específicos, como cistatina C, albumina e creatinina (Graziani *et al.* 2010; Almeida *et al.* 2017; Grubbs *et al.* 2020). Em um estudo randomizado recente, conduzido em pacientes com periodontite e diabetes tipo 2, a terapia periodontal não cirúrgica e cirúrgica foi associada a uma melhora da função renal, conforme avaliada pela TFGe, em comparação com os pacientes que receberam somente raspagem e polimento de seus dentes por um período de 12 meses (D'Aiuto *et al.* 2018). A melhora da função renal também foi associada à melhora no controle metabólico, na função vascular e em uma carga inflamatória sistêmica reduzida.

Declínio cognitivo/demência

Mecanismos biológicos

A doença de Alzheimer é a principal causa de demência e um dos maiores desafios nos cuidados de saúde no século XXI. A doença ainda é definida pela presença combinada de amiloide e proteína tau, mas os pesquisadores estão gradualmente afastando-se do simples pressuposto de uma causalidade linear como proposta na hipótese amiloide original. A doença é caracterizada por três fases clínicas: uma fase pré-clínica, sem sintomas, mas com uma patologia distinta; uma fase prodrômica caracterizada por declínio cognitivo e lesões específicas da doença; e, por fim, a fase de demência. As lesões específicas da doença de Alzheimer incluem placas neuríticas (filamentos de beta amiloide),

420 Parte 6 Patologia Periodontal

emaranhados neurofibrilares (feixes de proteína tau), inflamação e degeneração neuronal. A proteína tau é um componente fundamental do citoesqueleto neuronal e sua hiperfosforilação leva à desmontagem dos microtúbulos e à disfunção funcional neuronal com atrofia cerebral progressiva (Livingston *et al.* 2020).

Os mecanismos hipotéticos envolvidos no desenvolvimento da doença de Alzheimer incluíram (1) acúmulo de amiloide (Selkoe & Schenk 2003); (2) processo inflamatório descontrolado, afetando os componentes neuronais (McGeer & McGeer 2002); e (3) hipótese infecciosa (Miklossy 2011).

Modelos experimentais de periodontite, incluindo infecção por *P. gingivalis*, foram relacionados com endotoxemia aumentada, inflamação cerebral, expressão cortical de amiloide β42 e β40, e disfunção cognitiva. Esse conceito foi confirmado por vários estudos clínicos e pré-clínicos que demonstraram como os transtornos disbióticos (incluindo a disbiose bucal) são implicados na patogenia da doença de Alzheimer (Kamer *et al.* 2009, 2015; Noble *et al.* 2014; Naorungroj *et al.* 2015). Evidências convincentes de um possível papel desse patógeno periodontal na demência confirmaram que o bloqueio das proteases tóxicas de *P. gingivalis* com inibidores farmacológicos poderia alterar a colonização cerebral e a neurodegeneração em um modelo animal experimental (Dominy *et al.* 2019).

Evidências epidemiológicas

Evidências observacionais

Evidências atuais sugerem consistentemente que as doenças inflamatórias crônicas aumentam o risco de doença de Alzheimer (Kamer 2010). Mais de 25 estudos observacionais examinaram em detalhes a associação entre periodontite e declínio cognitivo/doença de Alzheimer. Quatro de seis estudos de casos-controles e cinco de sete estudos transversais relataram uma associação entre a periodontite e a doença de Alzheimer (Nadim *et al.* 2020). Catorze estudos de coorte (sete deles com desenho prospectivo e sete com desenho retrospectivo) que envolveram 428.575 participantes por um seguimento mediano de 9 anos concluíram que a periodontite ou as medidas substitutas de saúde bucal inadequada são associados a maiores razões de riscos (HRs) de doença de Alzheimer, variando desde 1,06 (IC de 95% = 1,01 a 1,11) até 2,54 (IC de 95% = 1,30 a 3, 35) (Kamer *et al.* 2020). Estimativas similares foram relatadas em estudos de coorte que investigaram a associação entre periodontite e declínio cognitivo (Ide *et al.* 2016; Sung *et al.* 2019; Demmer *et al.* 2020). Além disso, em uma revisão sistemática e em uma metanálise, Leira *et al.* (2017) relataram que a associação entre periodontite e demência poderia ser dependente da dose, com riscos relativos aumentados variando de 1,86 (IC de 95% = 0,89 a 3,91) para periodontite moderada até 2,98 (IC de 95% = 1,58 a 5,62) para periodontite grave.

Evidências experimentais

Ainda não existem evidências suficientes sobre o efeito potencial do tratamento da periodontite sobre o surgimento e a progressão da doença de Alzheimer. Em virtude da natureza lenta e progressiva da doença, é plausível levantar a hipótese de que quaisquer benefícios potenciais na promoção da saúde periodontal nos ensaios de intervenção seriam apropriados, se realizados durante as fases pré-clínica e prodrômica da doença de Alzheimer. Vários desafios logísticos e de exequibilidade são enfrentados pelos pesquisadores que abordam essa área, mas eles não são diferentes, por exemplo, daqueles que revisamos anteriormente neste capítulo (estudos maiores e a longo prazo, com considerações éticas de ausência de tratamento para a periodontite). Evidências preliminares procedentes de Yamamoto *et al.* (2012) sugeriram que os participantes ($n = 220$, ≥ 65 anos) que não frequentavam o dentista regularmente tinham razões de riscos mais altas para demência de 1,76 (IC de 95% = 0,96 a 3,20) quando comparados com aqueles participantes que receberam cuidados odontológicos regularmente (HR = 1,44; IC de 95% = 1,04 a 2,01). Outro estudo clínico pequeno, mas não controlado, que envolveu 29 pacientes com doença de Alzheimer leve a moderada, que foram submetidos ao tratamento periodontal, confirmou uma melhora em uma medida do declínio cognitivo funcional e autorrelatado (Rolim Tde *et al.* 2014).

Câncer

Mecanismos biológicos

O câncer ainda representa uma das principais causas de morte entre as doenças não transmissíveis. Apesar de grandes esforços para a compreensão da patogenia das várias formas de câncer, ainda existem evidências limitadas sobre a exata interação entre os fatores genéticos, ambientais e adquiridos responsáveis pelo desenvolvimento e a progressão do câncer. Evidências recentes sugerem que a modulação da resposta imune e inflamatória para formas específicas de câncer pode vir a revolucionar o manejo e as taxas de sobrevida da doença. Relatou-se um interesse crescente em correlacionar as doenças inflamatórias/infecciosas crônicas como a periodontite e o câncer. A combinação dos agentes infecciosos e a resposta inflamatória desregulada tem sido defendida como os mecanismos biológicos que estabelecem uma correlação entre a periodontite e o câncer.

A inflamação sistêmica, por exemplo, pode aumentar o risco de desenvolvimento de lesões pré-cancerígenas e malignas (Siemes *et al.* 2006; Trichopoulos *et al.* 2006; Gunter *et al.* 2011) bem como o desenvolvimento de câncer (Federico *et al.* 2007). A presença de periodontite grave tem sido apontada como capaz de favorecer o desenvolvimento de alterações fenotípicas no sistema de células mononucleares-citocinas, causando uma elevação da resposta inflamatória à exposição aos lipopolissacarídeos bacterianos (Hernichel-Gorbach *et al.* 1994). O diabetes como uma comorbidade para a periodontite poderia também aumentar o risco de desenvolvimento de câncer com base no aumento da resposta inflamatória e na presença de ligantes do receptor dos produtos finais da glicação avançada (AGEs, do inglês *advanced glycation end*), que podem

Capítulo 17 Efeito das Doenças Periodontais sobre a Saúde Geral: Medicina Periodontal

promover diretamente a carcinogênese pela estimulação de células cancerígenas e pela modulação do crescimento celular no microambiente tumoral (Logsdon *et al.* 2007). Além disso, as limitações da dieta e, especificamente, o pressuposto de nutrientes pró-inflamatórios derivados da perda dental e as dificuldades mastigatórias decorrentes da periodontite foram apontados por levar a um aumento no risco de desenvolvimento de câncer (Mazul *et al.* 2018; Namazi *et al.* 2018).

Uma variação na colonização bacteriana vem sendo observada quando são comparados sítios de câncer bucal com áreas não afetadas, sugerindo que a microbiota bacteriana possa estar relacionada com o risco de desenvolvimento de câncer (Basith *et al.* 2012; Pushalkar *et al.* 2012). A produção de endotoxinas, subprodutos metabólicos e enzimas pelas bactérias subgengivais pode modificar a resposta dos proto-oncogenes e genes supressores tumorais, e potencialmente interferir no ciclo celular normal em termos de proliferação celular e sobrevivência (Nwizu *et al.* 2020).

Evidências epidemiológicas

Evidências observacionais

Apesar da falta substancial de estudos com métodos padronizados e comparáveis para especular sobre a associação entre periodontite e câncer, evidências preliminares sugerem uma possível correlação entre as duas doenças. Em uma recente revisão sistemática e metanálise, foram revisados 10 estudos que visavam investigar a associação entre periodontite e o risco de câncer total (Corbella *et al.* 2018). Considerando as razões de riscos (HRs), foi encontrada uma associação estatisticamente significativa do diagnóstico de periodontite para todos os cânceres estudados (1,14; IC de 95% = 1,04 a 1,24) bem como dos cânceres individuais; câncer do trato digestório (1,34; IC de 95% = 1,05 a 1,72), câncer de pâncreas (1,74; IC de 95% = 1,21 a 2,52), câncer de próstata (1,25; IC de 95% = 1,04 a 1,51), câncer de mama (1,11; IC de 95% = 1,00 a 1,23), câncer do corpo do útero (2,20; IC de 95% = 1,16 a 4,18), câncer de pulmão (1,24; IC de 95% = 1,06 a 1,45), câncer hematológico (1,30; IC de 95% = 1,11 a 1,53), cânceres de esôfago/orofaringe agrupados juntos (2,25; IC de 95% = 1,30 a 3,90) e linfoma não Hodgkin (1,30; IC de 95% = 1,11 a 1,52). Outra revisão sistemática confirmou que os pacientes com câncer bucal exibiram uma perda de inserção clínica aumentada, maior índice de placa, sangramento à sondagem e perda óssea radiográfica (Colonia-Garcia *et al.* 2020). Além disso, evidências limitadas estavam disponíveis sobre a possível associação entre a periodontite e outras formas de câncer (ou seja, hepático, prostático, hematológico e geniturinário).

Evidências experimentais

Evidências limitadas estão disponíveis sobre o potencial benefício de melhorar a saúde periodontal sobre o surgimento ou a progressão de uma forma específica de câncer. Lee *et al.* (2014) detectaram um risco de câncer esofágico reduzido em homens submetidos à profilaxia dentária. Entretanto, a falta de informações relativas à condição periodontal depois do tratamento e a influência dos fatores de risco potenciais poderiam influenciar os resultados. Outro estudo confirmou que o desempenho do tratamento periodontal poderia reduzir o risco de câncer bucal (Moergel *et al.* 2013). Embora pareça que a periodontite possa estar relacionada com o desenvolvimento de câncer, especialmente no trato gastrintestinal superior, a causalidade entre periodontite e riscos de todos os cânceres ainda precisa de uma investigação mais aprofundada, já que existem múltiplos fatores de confundimento e questões metodológicas. E, adicionalmente, entre os fatores que comprometem a comparação direta dos diferentes estudos com relação à ocorrência de câncer em pacientes com comprometimento periodontal, estão as diferentes definições e mensurações da gravidade da periodontite usadas no estudo, a condição de tabagismo dos pacientes e o número relativamente escasso de estudos experimentais. Entretanto, o papel da inflamação bucal e sistêmica parece ser de extrema importância para compreendermos melhor o mecanismo patogênico por trás da associação potencial entre a periodontite e o risco de câncer.

Conclusão

De uma forma um pouco instigante, afirmou-se que a ciência moderna tende a *reciclar* ideias do passado. Essa noção certamente aplica-se até certo ponto à associação entre a periodontite e os desfechos de saúde sistêmica. Nossos pontos de vista certamente evoluíram desde os tempos em que a teoria da "infecção focal" era prevalente, e nossas reações à potencial ameaça que as infecções bucais podem representar para a saúde geral são mais medidas e são voltadas para a prevenção e para as abordagens anti-infecciosas/anti-inflamatórias, mais do que para extrações de dentes feitas indiscriminadamente. Conforme debatido nesse capítulo, as associações propostas não são apenas biologicamente plausíveis, mas a magnitude dos efeitos biológicos das doenças periodontais sobre os desfechos da saúde geral está sendo refinada gradualmente. Fica cada vez mais evidente que o tratamento periodontal resulta em níveis mais baixos de inflamação sistêmica, pelo menos nos pacientes que já têm outra comorbidade (p. ex., diabetes). Esse impacto sobre o hospedeiro poderia bem representar o principal mecanismo pelo qual a periodontite influencia o surgimento e a progressão de várias doenças crônicas.

Tirar quaisquer conclusões sobre se a periodontite causa outras doenças não transmissíveis é uma posição influenciada por dados limitados relacionados com os benefícios a longo prazo da redução das complicações ou dos eventos clínicos novos. Essa situação é especialmente verdadeira para as doenças crônicas, como a periodontite, que requerem um manejo a longo prazo, mas que são predominantemente guiadas por uma tênue interação entre o comportamento/a adesão dos pacientes e os cuidados dentais e periodontais efetivos. Ensaios clínicos maiores e mais longos serão, por fim, necessários para demonstrar se a periodontite é um fator de risco para os desfechos inadequados de saúde sistêmica ou não. A continuidade das pesquisas irá provavelmente esclarecer essas questões em um futuro próximo. É importante observar, entretanto, que nós não revisamos uma grande variedade de estudos conectando a periodontite a outras doenças não transmissíveis (ou seja, doenças inflamatórias, doenças artríticas, doenças e infecções pulmonares, e muitas mais); assim, incentivamos o leitor não somente a ter consciência dessas associações, mas também abordar e analisar criticamente as evidências disponíveis, com um intuito de mente aberta.

As recomendações de especialistas procedentes dos *workshops* de consenso sobre a associação entre a periodontite e os desfechos de saúde sistêmica foram publicadas com o objetivo de se fazer uma interpretação mais fácil das evidências publicadas para os profissionais de saúde bucal. Existem alguns padrões comuns nessas recomendações clínicas, como (1) informar e comunicar aos pacientes que a periodontite está intimamente interconectada com outras comorbidades e, em especial, que ela de fato compartilha vários dos fatores de risco comuns para a maioria dessas doenças não transmissíveis; (2) fornecer instrução sobre a saúde bucal e um esquema de higiene bucal personalizado como parte de um exame bucal que inclua uma avaliação periodontal abrangente, consistindo em índices de sangramento e sondagem da boca toda; (3) caso não seja diagnosticada a presença de periodontite, os pacientes devem ser colocados em programas de prevenção, com monitoramento regular (pelo menos uma vez por ano); por outro lado, se for diagnosticada periodontite, eles devem ser tratados rapidamente, assim que sua condição de saúde sistêmica permitir. A terapia periodontal não cirúrgica mecânica apropriada e efetiva deveria ser realizada, bem como uma reabilitação dental, para restaurar a mastigação adequada para uma nutrição suficiente. Os profissionais que cuidam da saúde bucal também deveriam estar habituados e diagnosticar/tratar outras doenças bucais comuns, especialmente nos pacientes de alto risco (ou seja, com diabetes ou com transtornos por imunossupressão), incluindo boca seca, ardência bucal, infecções por *Candida* e cáries dentárias.

Se um paciente com periodontite se apresenta com doença cardiovascular estabelecida, o paciente deveria ser informado do potencial risco de sofrer complicações cardiovasculares adicionais futuras, e seus fatores de risco cardiovascular (como diabetes, obesidade, tabagismo, hipertensão, hiperlipidemia e hiperglicemia) deveriam ser tratados ativamente. Por último, sua periodontite deveria ser tratada tão logo a condição cardiovascular permitisse, e isso deveria ser debatido com o médico clínico geral relevante ou com o profissional médico especialista responsável pelo tratamento do paciente (Sanz *et al.* 2020).

Os pacientes com diabetes deveriam ser informados que eles têm um aumento do risco de gengivite e periodontite. Eles também deveriam ser informados que, se sofrerem de periodontite, seu controle da glicemia pode ser mais difícil de ser alcançado, e que eles têm risco mais alto de outras complicações, como doenças cardiovasculares, dos olhos e dos rins. A terapia periodontal mecânica inicial deveria

ser realizada tão logo fosse viável, pois ela pode ajudar a melhorar o controle da glicemia (Sanz *et al.* 2018).

Se o profissional de saúde bucal está lidando com uma paciente do sexo feminino, durante sua gravidez, todas as questões citadas anteriormente deveriam ser aplicadas assim que o estágio da gravidez fosse confirmado. A paciente deveria ser conscientizada da associação potencial entre a presença de periodontite e os desfechos adversos da gravidez. É importante enfatizar que todos os procedimentos bucais preventivos, diagnósticos e terapêuticos são seguros durante todo o curso da gravidez, e que essas medidas são efetivas para a melhoria e a manutenção da saúde bucal. Em especial, a terapia periodontal não cirúrgica (raspagem e instrumentação da superfície radicular) e as extrações são seguras durante a gravidez, e especialmente durante o segundo trimestre de gestação (Figuero & Sanz 2020).

Todas as evidências disponíveis até o momento salientam que a cavidade bucal é uma parte integrante do corpo humano, e que a condição de "saúde" deve englobar também a saúde bucal – e periodontal – igualmente. A medicina periodontal tem disponibilizado uma oportunidade única para os profissionais que tratam da saúde bucal e os pesquisadores expandirem sua esfera investigativa, interagirem proveitosamente com os colegas na medicina e adquirirem mais conhecimento.

Independentemente das conclusões definitivas desses esforços de pesquisa, seus subprodutos podem provar-se apenas tão importantes quanto a elucidação da tarefa de pesquisa *em si*.

Referências bibliográficas

Abnet, C.C., Qiao, Y.L., Dawsey, S.M. et al. (2005). Tooth loss is associated with increased risk of total death and death from upper gastrointestinal cancer, heart disease, and stroke in a Chinese population-based cohort. *International Journal of Epidemiology* **34**, 467-474.

Abnet, C.C., Qiao, Y.L., Mark, S.D. et al. (2001). Prospective study of tooth loss and incident esophageal and gastric cancers in China. *Cancer Causes Control* **12**, 847-854.

Alberti, K.G., Zimmet, P. & Shaw, J. (2006) Metabolic syndrome – a new world-wide definition. A Consensus Statement from the International Diabetes Federation. *Diabetic Medicine* **23**, 469-480.

Almeida, S., Figueredo, C.M., Lemos, C., Bregman, R. & Fischer, R.G. (2017). Periodontal treatment in patients with chronic kidney disease: a pilot study. *Journal of Periodontal Research* **52**, 262-267.

Althuisius, S.M. & Dekker, G.A. (2005). A five century evolution of cervical incompetence as a clinical entity. *Current Pharmaceutical Design* **11**, 687-697.

Amar, S., Gokce, N., Morgan, S. et al. (2003). Periodontal disease is associated with brachial artery endothelial dysfunction and systemic inflammation. *Arteriosclerosis, Thrombosis, and Vascular Biology* **23**, 1245-1249.

Andriankaja, O., Trevisan, M., Falkner, K. et al. (2011). Association between periodontal pathogens and risk of nonfatal myocardial infarction. *Community Dentistry and Oral Epidemiology* **39**, 177-185.

Andriankaja, O.M., Genco, R.J., Dorn, J. et al. (2007). Periodontal disease and risk of myocardial infarction: the role of gender and smoking. *European Journal of Epidemiology* **22**, 699-705.

Arbes, S.J., Jr., Slade, G.D. & Beck, J.D. (1999). Association between extent of periodontal attachment loss and selfreported history of heart attack: an analysis of NHANES III data. *Journal of Dental Research* **78**, 1777-1782.

Arici, M. & Walls, J. (2001). End-stage renal disease, atherosclerosis, and cardiovascular mortality: is C-reactive protein the missing link? *Kidney International* **59**, 407-414.

Artese, H.P., Foz, A.M., Rabelo M de, S. *et al.* (2015). Periodontal therapy and systemic inflammation in type 2 diabetes mellitus: a meta-analysis. *PLoS One* **10**, e0128344.

Artese, H.P., Sousa, C.O., Luiz, R.R., Sansone, C. & Torres, M.C. (2010). Effect of non-surgical periodontal treatment on chronic kidney disease patients. *Brazilian Oral Research* **24**, 449-454.

Baeza, M., Morales, A., Cisterna, C. *et al.* (2020). Effect of periodontal treatment in patients with periodontitis and diabetes: systematic review and meta-analysis. *Journal of Applied Oral Science* **28**, e20190248.

Bahekar, A.A., Singh, S., Saha, S., Molnar, J. & Arora, R. (2007). The prevalence and incidence of coronary heart disease is significantly increased in periodontitis: a meta-analysis. *American Heart Journal* **154**, 830-837.

Basith, S., Manavalan, B., Yoo, T.H., Kim, S.G. & Choi, S. (2012). Roles of toll-like receptors in cancer: a double-edged sword for defense and offense. *Archives of Pharmaceutical Research* **35**, 1297-1316.

Beck, J., Garcia, R., Heiss, G., Vokonas, P.S. & Offenbacher, S. (1996). Periodontal disease and cardiovascular disease. *Journal of Periodontology* **67 Suppl 10S,** 1123-1137.

Beck, J.D., Couper, D.J., Falkner, K.L. *et al.* (2008). The Periodontitis and Vascular Events (PAVE) Pilot Study: adverse events. *Journal of Periodontology* **79**, 90-96.

Beck, J.D., Eke, P., Heiss, G. *et al.* (2005a). Periodontal disease and coronary heart disease: a reappraisal of the exposure. *Circulation* **112**, 19-24.

Beck, J.D., Eke, P., Lin, D. *et al.* (2005b). Associations between IgG antibody to oral organisms and carotid intima-medial thickness in community-dwelling adults. *Atherosclerosis* **183**, 342-348.

Beck, J.D., Elter, J.R., Heiss, G. *et al.* (2001). Relationship of periodontal disease to carotid artery intima-media wall thickness: the atherosclerosis risk in communities (ARIC) study. *Atherosclerosis, Thrombosis, and Vascular Biology* **21**, 1816-1822.

Beck, J.D., Papapanou, P.N., Philips, K.H. & Offenbacher, S. (2019). periodontal medicine: 100 years of progress. *Journal of Dental Research* **98**, 1053-1062.

Behle, J.H., Sedaghatfar, M.H., Demmer, R.T. *et al.* (2009). Heterogeneity of systemic inflammatory responses to periodontal therapy. *Journal of Clinical Periodontology* **36**, 287-294.

Beukers, N.G., Van Der Heijden, G.J., Van Wijk, A.J. & Loos, B.G. (2017). Periodontitis is an independent risk indicator for atherosclerotic cardiovascular diseases among 60 174 participants in a large dental school in the Netherlands. *Journal of Epidemiology and Community Health* **71**, 37-42.

Bi, W.G., Emami, E., Luo, Z.C., Santamaria, C. & Wei, S.Q. (2019). Effect of periodontal treatment in pregnancy on perinatal outcomes: a systematic review and meta-analysis. *Journal of Maternal-Fetal and Neonatal Medicine* 1-10.

Billings, F. (1912). Chronic focal infections and their etiologic relations to arthritis and nephritis. *Archives of Internal Medicine* **9**, 484-498.

Blaizot, A., Vergnes, J.N., Nuwwareh, S., Amar, J. & Sixou, M. (2009). Periodontal diseases and cardiovascular events: meta-analysis of observational studies. *International Dental Journal* **59**, 197-209.

Blasco-Baque, V., Garidou, L., Pomie, C. *et al.* (2017). Periodontitis induced by Porphyromonas gingivalis drives periodontal microbiota dysbiosis and insulin resistance via an impaired adaptive immune response. *Gut* **66**, 872-885.

Bobetsis, Y.A., Graziani, F., Gursoy, M. & Madianos, P.N. (2020). Periodontal disease and adverse pregnancy outcomes. *Periodontology 2000* **83**, 154-174.

Boggess, K.A., Lieff, S., Murtha, A.P. *et al.* (2003). Maternal periodontal disease is associated with an increased risk for preeclampsia. *Obstetrics and Gynecology* **101**, 227-231.

Boggess, K.A., Madianos, P.N., Preisser, J.S., Moise, K.J., Jr. & Offenbacher, S. (2005). Chronic maternal and fetal Porphyromonas gingivalis exposure during pregnancy in rabbits. *American Journal of Obstetrics and Gynecology* **192**, 554-557.

Bokhari, S.A., Khan, A.A., Butt, A.K. *et al.* (2012). Non-surgical periodontal therapy reduces coronary heart disease risk markers: a randomized controlled trial. *Journal of Clinical Periodontology* **39**, 1065-1074.

Borawski, J., Wilczyńska-Borawska, M., Stokowska, W. & Myśliwiec, M. (2006). The periodontal status of pre-dialysis chronic kidney disease and maintenance dialysis patients. *Nephrology Dialysis Transplantation* **22**, 457-464.

Brodala, N., Merricks, E.P., Bellinger, D.A. *et al.* (2005). Porphyromonas gingivalis bacteremia induces coronary and aortic atherosclerosis in normocholesterolemic and hypercholesterolemic pigs. *Atherosclerosis, Thrombosis, and Vascular Biology* **25**, 1446-1451.

Buhlin, K., Bárány, P., Heimbürger, O., Stenvinkel, P. & Gustafsson, A. (2007). Oral health and pro-inflammatory status in end-stage renal disease patients. *Oral Health & Preventive Dentistry* **5**, 235-244.

Buhlin, K., Gustafsson, A., Hakansson, J. & Klinge, B. (2002). Oral health and cardiovascular disease in Sweden. *Journal of Clinical Periodontology* **29**, 254-259.

Cao, R., Li, Q., Wu, Q. *et al.* (2019). Effect of non-surgical periodontal therapy on glycemic control of type 2 diabetes mellitus: a systematic review and Bayesian network metaanalysis. *BMC Oral Health* **19**, 176.

Castillo, A., Mesa, F., Liebana, J. *et al.* (2007). Periodontal and oral microbiological status of an adult population undergoing haemodialysis: a cross-sectional study. *Oral Diseases* **13**, 198-205.

Caula, A.L., Lira-Junior, R., Tinoco, E.M. & Fischer, R.G. (2014). The effect of periodontal therapy on cardiovascular risk markers: a 6-month randomized clinical trial. *Journal of Clinical Periodontology* **41**, 875-882.

Cecil, R.L. & Angevine, D.M. (1938). Clinical and experimental observations on focal infection, with an analysis of 200 cases of rheumatoid arthritis. *Annals of Internal Medicine* **12**, 577-584.

Celermajer, D.S., Sorensen, K.E., Gooch, V.M. *et al.* (1992). Noninvasive detection of endothelial dysfunction in children and adults at risk of atherosclerosis. *Lancet* **340**, 1111-1115.

Chae, C.U., Pfeffer, M.A., Glynn, R.J. *et al.* (1999). Increased pulse pressure and risk of heart failure in the elderly. *JAMA* **281**, 634-639.

Chambrone, L., Foz, A.M., Guglielmetti, M.R. *et al.* (2013). Periodontitis and chronic kidney disease: a systematic review of the association of diseases and the effect of periodontal treatment on estimated glomerular filtration rate. *Journal of Clinical Periodontology* **40**, 443-456.

Chambrone, L., Pannuti, C.M., Guglielmetti, M.R. & Chambrone, L.A. (2011). Evidence grade associating periodontitis with preterm birth and/or low birth weight: II: a systematic review of randomized trials evaluating the effects of periodontal treatment. *Journal of Clinical Periodontology* **38**, 902-914.

Chang, J.F., Yeh, J.C., Chiu, Y.L. *et al.* (2017). Periodontal pocket depth, hyperglycemia, and progression of chronic kidney disease: a population-based longitudinal study. *American Journal of Medicine* **130**, 61-69 e1.

Chatenoud, L., Ferran, C., Legendre, C. *et al.* (1990). In vivo cell activation following OKT3 administration. Systemic cytokine release and modulation by corticosteroids. *Transplantation* **49**, 697-702.

Chen, D.Y., Lin, C.H., Chen, Y.M. & Chen, H.H. (2016). Risk of atrial fibrillation or flutter associated with periodontitis: a nationwide, population-based, cohort study. *PLoS One* **11**, e0165601.

Chen, L.-P., Chiang, C.-K., Peng, Y.-S. *et al.* (2011a). Relationship between periodontal disease and mortality in patients treated with maintenance hemodialysis. *American Journal of Kidney Diseases* **57**, 276-282.

Chen, L.P., Hsu, S.P., Peng, Y.S. *et al.* (2011b). Periodontal disease is associated with metabolic syndrome in hemodialysis patients. *Nephrology Dialysis Transplantation* **26**, 4068-4073.

Chiu, B. (1999). Multiple infections in carotid atherosclerotic plaques. *American Heart Journal* **138**, S534-S536.

Choe, H., Kim, Y.H., Park, J.W. *et al.* (2009). Tooth loss, hypertension and risk for stroke in a Korean population. *Atherosclerosis* **203**, 550-556.

424 Parte 6 Patologia Periodontal

Collins, J.G., Smith, M.A., Arnold, R.R. & Offenbacher, S. (1994). Effects of Escherichia coli and Porphyromonas gingivalis lipopolysaccharide on pregnancy outcome in the golden hamster. *Infection and Immunity* **62**, 4652-4655.

Colonia-Garcia, A., Gutierrez-Velez, M., Duque-Duque, A. & De Andrade, C.R. (2020). Possible association of periodontal disease with oral cancer and oral potentially malignant disorders: a systematic review. *Acta Odontologica Scandinavica* **78**, 553-559.

Corbella, S., Francetti, L., Taschieri, S., De Siena, F. & Fabbro, M.D. (2013). Effect of periodontal treatment on glycemic control of patients with diabetes: a systematic review and meta-analysis. *Journal of Diabetes Investigation* **4**, 502-509.

Corbella, S., Taschieri, S., Francetti, L., De Siena, F. & Del Fabbro, M. (2012). Periodontal disease as a risk factor for adverse pregnancy outcomes: a systematic review and meta-analysis of case-control studies. *Odontology* **100**, 232-240.

Corbella, S., Veronesi, P., Galimberti, V. *et al.* (2018). Is periodontitis a risk indicator for cancer? A meta-analysis. *PLoS One* **13**, e0195683.

Crasta, K., Daly, C.G., Mitchell, D. *et al.* (2009). Bacteraemia due to dental flossing. *Journal of Clinical Periodontology* **36**, 323-332.

Czesnikiewicz-Guzik, M., Osmenda, G., Siedlinski, M. *et al.* (2019). Causal association between periodontitis and hypertension: evidence from Mendelian randomization and a randomized controlled trial of non-surgical periodontal therapy. *European Heart Journal* **40**, 3459-3470.

D'Aiuto, F., Gkranias, N., Bhowruth, D. *et al.* (2018). Systemic effects of periodontitis treatment in patients with type 2 diabetes: a 12 month, single-centre, investigator-masked, randomised trial. *The Lancet Diabetes & Endocrinology* **6**, 954-965.

D'Aiuto, F., Nibali, L., Parkar, M., Suvan, J. & Tonetti, M.S. (2005). Short-term effects of intensive periodontal therapy on serum inflammatory markers and cholesterol. *Journal of Dental Research* **84**, 269-273.

D'Aiuto, F., Parkar, M., Andreou, G. *et al.* (2004). Periodontitis and systemic inflammation: control of the local infection is associated with a reduction in serum inflammatory markers. *Journal of Dental Research* **83**, 156-160.

Daalderop, L.A., Wieland, B.V., Tomsin, K. *et al.* (2018). Periodontal disease and pregnancy outcomes: overview of systematic reviews. *JDR Clinical & Translational Research* **3**, 10-27.

Danesh, J. (1999). Coronary heart disease, Helicobacter pylori, dental disease, Chlamydia pneumoniae, and cytomegalovirus: meta-analyses of prospective studies. *American Heart Journal* **138**, S434-S437.

Darre, L., Vergnes, J.N., Gourdy, P. & Sixou, M. (2008). Efficacy of periodontal treatment on glycaemic control in diabetic patients: a meta-analysis of interventional studies. *Diabetes & Metabolism* **34**, 497-506.

David, R.J. & Collins, J.W., Jr. (1997). Differing birth weight among infants of U.S.-born blacks, African-born blacks, and U.S.-born whites. *New England Journal of Medicine* **337**, 1209-1214.

de Oliveira, C., Watt, R. & Hamer, M. (2010). Toothbrushing, inflammation, and risk of cardiovascular disease: results from Scottish Health Survey. *British Medical Journal* **340**, c2451.

de Souza, C.M., Braosi, A.P., Luczyszyn, S.M. *et al.* (2007). Association between vitamin D receptor gene polymorphisms and susceptibility to chronic kidney disease and periodontitis. *Blood Purification* **25**, 411-419.

Deepti, Tewari, S., Narula, S.C., Singhal, S.R. & Sharma, R.K. (2017). Effect of non-surgical periodontal therapy along with myo-inositol on high-sensitivity C-reactive protein and insulin resistance in women with polycystic ovary syndrome and chronic periodontitis: a randomized controlled trial. *Journal of Periodontology* **88**, 999-1011.

Demmer, R.T., Jacobs, D.R., Jr. & Desvarieux, M. (2008). Periodontal disease and incident type 2 diabetes: results from the First National Health and Nutrition Examination Survey and its epidemiologic follow-up study. *Diabetes Care* **31**, 1373-1379.

Demmer, R.T., Norby, F.L., Lakshminarayan, K. *et al.* (2020). Periodontal disease and incident dementia: The Atherosclerosis Risk in Communities Study (ARIC). *Neurology* **95**, e1660-e1671.

Demmer, R.T., Trinquart, L., Zuk, A. *et al.* (2013). The influence of anti-infective periodontal treatment on C-reactive protein: a systematic review and meta-analysis of randomized controlled trials. *PLoS One* **8**, e77441.

Deschamps-Lenhardt, S., Martin-Cabezas, R., Hannedouche, T. & Huck, O. (2019). Association between periodontitis and chronic kidney disease: systematic review and meta-analysis. *Oral Diseases* **25**, 385-402.

DeStefano, F., Anda, R. F., Kahn, H.S., Williamson, D.F. & Russell, C.M. (1993). Dental disease and risk of coronary heart disease and mortality. *British Medical Journal* **306**, 688-691.

Desvarieux, M., Demmer, R.T., Jacobs, D.R. *et al.* (2013). Changes in clinical and microbiological periodontal profiles relate to progression of carotid intima-media thickness: the Oral Infections and Vascular Disease Epidemiology study. *Journal of the American Heart Association* **2**, e000254.

Desvarieux, M., Demmer, R.T., Rundek, T. *et al.* (2003). Relationship between periodontal disease, tooth loss, and carotid artery plaque: the Oral Infections and Vascular Disease Epidemiology Study (INVEST). *Stroke* **34**, 2120-2125.

Desvarieux, M., Demmer, R.T., Rundek, T. *et al.* (2005). Periodontal microbiota and carotid intima-media thickness: the Oral Infections and Vascular Disease Epidemiology Study (INVEST). *Circulation* **111**, 576-582.

Dietrich, T., Jimenez, M., Krall Kaye, E.A., Vokonas, P.S. & Garcia, R.I. (2008). Age-dependent associations between chronic periodontitis/edentulism and risk of coronary heart disease. *Circulation* **117**, 1668-1674.

Dominy, S.S., Lynch, C., Ermini, F. *et al.* (2019). Porphyromonas gingivalis in Alzheimer's disease brains: evidence for disease causation and treatment with small-molecule inhibitors. *Science Advances* **5**, eaau3333. doi:10.1126/sciadv.aau3333.

Dye, B.A., Choudhary, K., Shea, S. & Papapanou, P.N. (2005). Serum antibodies to periodontal pathogens and markers of systemic inflammation. *Journal of Clinical Periodontology* **32**, 1189-1199.

Ebersole, J.L., Machen, R.L., Steffen, M.J. & Willmann, D.E. (1997). Systemic acute-phase reactants, C-reactive protein and haptoglobin, in adult periodontitis. *Clinical and Experimental Immunology* **107**, 347-352.

Ebersole, J.L. & Taubman, M.A. (1994). The protective nature of host responses in periodontal diseases. *Periodontology 2000* **5**, 112-141.

Elter, J.R., Champagne, C.M., Offenbacher, S. & Beck, J.D. (2004). Relationship of periodontal disease and tooth loss to prevalence of coronary heart disease. *Journal of Periodontology* **75**, 782-790.

Elter, J.R., Offenbacher, S., Toole, J.F. & Beck, J.D. (2003). Relationship of periodontal disease and edentulism to stroke/TIA. *Journal of Dental Research* **82**, 998-1001.

Engebretson, S. & Kocher, T. (2013). Evidence that periodontal treatment improves diabetes outcomes: a systematic review and meta-analysis. *Journal of Clinical Periodontology* **40 Suppl 14**, S153-S163.

Engebretson, S.P., Hyman, L.G., Michalowicz, B.S. *et al.* (2013). The effect of nonsurgical periodontal therapy on hemoglobin A1c levels in persons with type 2 diabetes and chronic periodontitis: a randomized clinical trial. *JAMA* **310**, 2523-2532.

Engebretson, S.P., Lamster, I.B., Elkind, M.S. *et al.* (2005). Radiographic measures of chronic periodontitis and carotid artery plaque. *Stroke* **36**, 561-566.

Federico, A., Morgillo, F., Tuccillo, C., Ciardiello, F. & Loguercio, C. (2007). Chronic inflammation and oxidative stress in human carcinogenesis. *International Journal of Cancer* **121**, 2381-2386.

Fiehn, N.E., Larsen, T., Christiansen, N., Holmstrup, P. & Schroeder, T.V. (2005). Identification of periodontal pathogens in atherosclerotic vessels. *Journal of Periodontology* **76**, 731-736.

Figuero, E., Han, Y.W. & Furuichi, Y. (2020). Periodontal diseases and adverse pregnancy outcomes: Mechanisms. *Periodontology 2000* **83**, 175-188.

Figuero, E. & Sanz, M. (2020). Women's oral health during pregnancy. https://www.efp.org/fileadmin/uploads/efp/Documents/Campaigns/Oral_Health_and_Pregnancy/Reports/womensoral-health.pdf (accessed 18 February 2021).

Capítulo 17 Efeito das Doenças Periodontais sobre a Saúde Geral: Medicina Periodontal

Fisher, M.A., Taylor, G.W., Papapanou, P.N., Rahman, M. & Debanne, S.M. (2008). Clinical and serologic markers of periodontal infection and chronic kidney disease. *Journal of Periodontology* 79, 1670-1678.

Fogacci, M.F., Vettore, M.V. & Leao, A.T. (2011). The effect of periodontal therapy on preterm low birth weight: a metaanalysis. *Obstetrics and Gynecology* 117, 153-165.

Forner, L., Larsen, T., Kilian, M. & Holmstrup, P. (2006) Incidence of bacteremia after chewing, tooth brushing and scaling in individuals with periodontal inflammation. *Journal of Clinical Periodontology* 33, 401-407.

Freitas, C.O., Gomes-Filho, I.S., Naves, R.C. *et al.* (2012). Influence of periodontal therapy on C-reactive protein level: a systematic review and meta-analysis. *Journal of Applied Oral Science* 20, 1-8.

Fu, Y.W., Li, X.X., Xu, H.Z., Gong, Y.Q. & Yang, Y. (2016). Effects of periodontal therapy on serum lipid profile and proinflammatory cytokines in patients with hyperlipidemia: a randomized controlled trial. *Clinical Oral Investigations* 20, 1263-1269.

Garcez, J., Limeres Posse, J., Carmona, I.T., Feijoo, J.F. & Diz Dios, P. (2009). Oral health status of patients with a mild decrease in glomerular filtration rate. *Oral Surgery, Oral Medicine, Oral Pathology, Oral Radiology, Endodontics* 107, 224-228.

Gavaldá, C., Bagán, J.V., Scully, C. *et al.* (2008). Renal hemodialysis patients: oral, salivary, dental and periodontal findings in 105 adult cases. *Oral Diseases* 5, 299-302.

Gazolla, C.M., Ribeiro, A., Moyses, M.R. *et al.* (2007). Evaluation of the incidence of preterm low birth weight in patients undergoing periodontal therapy. *Journal of Periodontology* 78, 842-848.

George, A., Shamim, S., Johnson, M. *et al.* (2011). Periodontal treatment during pregnancy and birth outcomes: a metaanalysis of randomised trials. *International Journal of Evidence Based Healthcare* 9, 122-147.

Gibson, F.C., 3rd, Hong, C., Chou, H.H. *et al.* (2004). Innate immune recognition of invasive bacteria accelerates atherosclerosis in apolipoprotein E-deficient mice. *Circulation* 109, 2801-2806.

Girndt, M., Trocchi, P., Scheidt-Nave, C., Markau, S. & Stang, A. (2016). The prevalence of renal failure. Results from the German Health Interview and Examination Survey for Adults, 2008-2011 (DEGS1). *Deutsches Ärzteblatt International* 113, 85-91.

Gobin, R., Tian, D., Liu, Q. & Wang, J. (2020). Periodontal diseases and the risk of metabolic syndrome: an updated systematic review and meta-analysis. *Frontiers in Endocrinology* 11, 336.

Goldenberg, R.L., Hauth, J.C. & Andrews, W.W. (2000). Intrauterine infection and preterm delivery. *New England Journal of Medicine* 342, 1500-1507.

Goldenberg, R.L. & Rouse, D.J. (1998). Prevention of premature birth. *New England Journal of Medicine* 339, 313-320.

Goldfine, A.B., Fonseca, V. & Shoelson, S.E. (2011). Therapeutic approaches to target inflammation in type 2 diabetes. *Clinical Chemistry* 57, 162-167.

Gomes-Filho, I.S., Pereira, E.C., Cruz, S.S. *et al.* (2016). Relationship among mothers' glycemic level, periodontitis, and birth weight. *Journal of Periodontology* 87, 238-247.

Graziani, F., Cei, S., La Ferla, F. *et al.* (2010). Effects of non-surgical periodontal therapy on the glomerular filtration rate of the kidney: an exploratory trial. *Journal of Clinical Periodontology* 37, 638-643.

Grossi, S.G., Skrepcinski, F.B., Decaro, T. *et al.* (1997). Treatment of periodontal disease in diabetics reduces glycated hemoglobin. *Journal of Periodontology* 68, 713-719.

Grubbs, V., Garcia, F., Vittinghoff, E. *et al.* (2020). Nonsurgical periodontal therapy in CKD: findings of the Kidney and Periodontal Disease (KAPD) Pilot Randomized Controlled Trial. *Kidney Medicine* 2, 49-58.

Grubbs, V., Plantinga, L.C., Crews, D.C. *et al.* (2011). Vulnerable populations and the association between periodontal and chronic kidney disease. *Clinical Journal of the American Society of Nephrology* 6, 711-717.

Gunter, M.J., Cross, A.J., Huang, W.Y. *et al.* (2011). A prospective evaluation of C-reactive protein levels and colorectal adenoma development. *Cancer Epidemiology, Biomarkers & Prevention* 20, 537-544.

Hackam, D.G. & Anand, S.S. (2003). Emerging risk factors for atherosclerotic vascular disease: a critical review of the evidence. *JAMA* 290, 932-940.

Hada, D.S., Garg, S., Ramteke, G.B. & Ratre, M.S. (2015). Effect of non-surgical periodontal treatment on clinical and biochemical risk markers of cardiovascular disease: a randomized trial. *Journal of Periodontology* 86, 1201-1211.

Haffajee, A.D. & Socransky, S.S. (1994). Microbial etiological agents of destructive periodontal diseases. *Periodontology 2000* 5, 78-111.

Hansen, G.M., Egeberg, A., Holmstrup, P. & Hansen, P.R. (2016). Relation of periodontitis to risk of cardiovascular and all-cause mortality (from a Danish Nationwide Cohort Study). *American Journal of Cardiology* 118, 489-493.

Hansson, G.K. (2005). Inflammation, atherosclerosis, and coronary artery disease. *New England Journal of Medicine* 352, 1685-1695.

Haraszthy, V.I., Zambon, J.J., Trevisan, M., Zeid, M. & Genco, R.J. (2000). Identification of periodontal pathogens in atheromatous plaques. *Journal of Periodontology* 71, 1554-1560.

Heimdahl, A., Hall, G., Hedberg, M. *et al.* (1990). Detection and quantitation by lysis-filtration of bacteremia after different oral surgical procedures. *Journal of Clinical Microbiology* 28, 2205-2209.

Heitmann, B.L. & Gamborg, M. (2008). Remaining teeth, cardiovascular morbidity and death among adult Danes. *Preventive Medicine*, 47, 156-160.

Hernichel-Gorbach, E., Kornman, K.S., Holt, S.C. *et al.* (1994). Host responses in patients with generalized refractory periodontitis. *Journal of Periodontology* 65, 8-16.

Hill, G.B. (1998). Preterm birth: associations with genital and possibly oral microflora. *Annals of Periodontology* 3, 222-232.

Hill, N.R., Fatoba, S.T., Oke, J.L. *et al.* (2016). Global prevalence of chronic kidney disease – a systematic review and meta-analysis. *PLoS One* 11, e0158765.

Hodis, H.N., Mack, W.J., Labree, L. *et al.* (1998). The role of carotid arterial intima-media thickness in predicting clinical coronary events. *Annals of Internal Medicine* 128, 262-269.

Holbrook, R.H., Jr., Laros, R.K., Jr. & Creasy, R.K. (1989). Evaluation of a risk-scoring system for prediction of preterm labor. *American Journal of Perinatology* 6, 62-68.

Holmlund, A., Holm, G. & Lind, L. (2006) Severity of periodontal disease and number of remaining teeth are related to the prevalence of myocardial infarction and hypertension in a study based on 4,254 subjects. *Journal of Periodontology* 77, 1173-1178.

Holmlund, A., Holm, G. & Lind, L. (2010). Number of teeth as a predictor of cardiovascular mortality in a cohort of 7,674 subjects followed for 12 years. *Journal of Periodontology* 81, 870-876.

Holmlund, A., Lampa, E. & Lind, L. (2017). Poor response to periodontal treatment may predict future cardiovascular disease. *Journal of Dental Research* 96, 768-773.

Honest, H., Bachmann, L.M., Ngai, C. *et al.* (2005). The accuracy of maternal anthropometry measurements as predictor for spontaneous preterm birth – a systematic review. *European Journal of Obstetrics & Gynecology and Reproductive Biology* 119, 11-20.

Hotamisligil, G.S., Shargill, N.S. & Spiegelman, B.M. (1993). Adipose expression of tumor necrosis factor-alpha: direct role in obesity-linked insulin resistance. *Science* 259, 87-91.

Houcken, W., Teeuw, W.J., Bizzarro, S. *et al.* (2016). Arterial stiffness in periodontitis patients and controls. A case-control and pilot intervention study. *Journal of Human Hypertension* 30, 24-29.

Howell, T.H., Ridker, P.M., Ajani, U.A., Hennekens, C.H. & Christen, W.G. (2001). Periodontal disease and risk of subsequent cardiovascular disease in U.S. male physicians. *Journal of the American College of Cardiology* 37, 445-450.

Hujoel, P.P., Cunha-Cruz, J. & Kressin, N.R. (2006) Spurious associations in oral epidemiological research: the case of dental flossing and obesity. *Journal of Clinical Periodontology* 33, 520-523.

426 Parte 6 Patologia Periodontal

Hujoel, P.P., Drangsholt, M., Spiekerman, C. & Derouen, T.A. (2000). Periodontal disease and coronary heart disease risk. *JAMA* **284**, 1406-1410.

Hujoel, P.P., Drangsholt, M., Spiekerman, C. & Derouen, T.A. (2002). Periodontitis-systemic disease associations in the presence of smoking – causal or coincidental? *Periodontology 2000* **30**, 51-60.

Hujoel, P.P., White, B.A., Garcia, R.I. & Listgarten, M.A. (2001). The dentogingival epithelial surface area revisited. *Journal of Periodontal Research* **36**, 48-55.

Humphrey, L.L., Fu, R., Buckley, D.I., Freeman, M. & Helfand, M. (2008). Periodontal disease and coronary heart disease incidence: a systematic review and meta-analysis. *Journal of General Internal Medicine* **23**, 2079-2086.

Hunter, W. (1900). Oral sepsis as a cause of disease. *British Medical Journal* **2**, 215-216.

Hunter, W. (1910). The role of sepsis and antisepsis in medicine. *Lancet* **1**, 79-78.

Ide, M., Harris, M., Stevens, A. *et al*. (2016). Periodontitis and Cognitive Decline in Alzheimer's Disease. *PLoS One* **11**, e0151081.

Ide, M., Jagdev, D., Coward, P.Y. *et al*. (2004). The short-term effects of treatment of chronic periodontitis on circulating levels of endotoxin, C-reactive protein, tumor necrosis factor-alpha, and interleukin-6. *Journal of Periodontology* **75**, 420-428.

Ide, R., Hoshuyama, T., Wilson, D., Takahashi, K. & Higashi, T. (2011). Periodontal disease and incident diabetes: a sevenyear study. *Journal of Dental Research* **90**, 41-46.

Iheozor-Ejiofor, Z., Middleton, P., Esposito, M. & Glenny, A.M. (2017). Treating periodontal disease for preventing adverse birth outcomes in pregnant women. *Cochrane Database of Systemic Reviews* **6**, CD005297.

Inaba, Y., Chen, J.A. & Bergmann, S.R. (2010). Prediction of future cardiovascular outcomes by flow-mediated vasodilatation of brachial artery: a meta-analysis. *International Journal of Cardiovascular Imaging* **26**, 631-640.

Ioannidou, E., Malekzadeh, T. & Dongari-Bagtzoglou, A. (2006) Effect of periodontal treatment on serum C-reactive protein levels: a systematic review and meta-analysis. *Journal of Periodontology* **77**, 1635-1642.

Ioannidou, E., Swede, H. & Dongari-Bagtzoglou, A. (2011). Periodontitis predicts elevated C-reactive protein levels in chronic kidney disease. *Journal of Dental Research* **90**, 1411-1415.

Jain, A., Batista, E.L., Jr., Serhan, C., Stahl, G.L. & Van Dyke, T.E. (2003). Role for periodontitis in the progression of lipid deposition in an animal model. *Infection and Immunity* **71**, 6012-6018.

Janket, S.J., Baird, A.E., Chuang, S.K. & Jones, J.A. (2003). Metaanalysis of periodontal disease and risk of coronary heart disease and stroke. *Oral Surgery, Oral Medicine, Oral Pathology, Oral Radiology, Endodontics* **95**, 559-569.

Janket, S.J., Wightman, A., Baird, A.E., Van Dyke, T.E. & Jones, J.A. (2005). Does periodontal treatment improve glycemic control in diabetic patients? A meta-analysis of intervention studies. *Journal of Dental Research* **84**, 1154-1159.

Jeffcoat, M.K., Hauth, J.C., Geurs, N.C. *et al*. (2003). Periodontal disease and preterm birth: results of a pilot intervention study. *Journal of Periodontology* **74**, 1214-1218.

Jimenez, M., Krall, E.A., Garcia, R.I., Vokonas, P.S. & Dietrich, T. (2009). Periodontitis and incidence of cerebrovascular disease in men. *Annals of Neurology* **66**, 505-512.

Joshipura, K.J., Hung, H.C., Rimm, E.B., Willett, W.C. & Ascherio, A. (2003). Periodontal disease, tooth loss, and incidence of ischemic stroke. *Stroke* **34**, 47-52.

Joshipura, K.J., Munoz-Torres, F.J., Dye, B.A. *et al*. (2018). Longitudinal association between periodontitis and development of diabetes. *Diabetes Research and Clinical Practice* **141**, 284-293.

Joshipura, K.J., Rimm, E.B., Douglass, C.W. *et al*. (1996). Poor oral health and coronary heart disease. *Journal of Dental Research* **75**, 1631-1636.

Kamer, A.R. (2010). Systemic inflammation and disease progression in Alzheimer disease. *Neurology* **74**, 1157; author reply 1157-1158.

Kamer, A.R., Craig, R.G., Niederman, R., Fortea, J. & De Leon, M.J. (2020). Periodontal disease as a possible cause for Alzheimer's disease. *Periodontology 2000* **83**, 242-271.

Kamer, A.R., Craig, R.G., Pirraglia, E. *et al*. (2009). TNF-alpha and antibodies to periodontal bacteria discriminate between Alzheimer's disease patients and normal subjects. *Journal of Neuroimmunology* **216**, 92-97.

Kamer, A.R., Pirraglia, E., Tsui, W. *et al*. (2015). Periodontal disease associates with higher brain amyloid load in normal elderly. *Neurobiology of Aging* **36**, 627-633.

Kapellas, K., Maple-Brown, L.J., Jamieson, L.M. *et al*. (2014). Effect of periodontal therapy on arterial structure and function among aboriginal australians: a randomized, controlled trial. *Hypertension* **64**, 702-708.

Kapellas, K., Singh, A., Bertotti, M. *et al*. (2019). Periodontal and chronic kidney disease association: a systematic review and meta-analysis. *Nephrology* **24**, 202-212.

Kaushal, S., Singh, A.K., Lal, N., Das, S.K. & Mahdi, A.A. (2019). Effect of periodontal therapy on disease activity in patients of rheumatoid arthritis with chronic periodontitis. *Journal of Oral Biology and Craniofacial Research* **9**, 128-132.

Khaw, K.T., Wareham, N., Luben, R. *et al*. (2001). Glycated haemoglobin, diabetes, and mortality in men in Norfolk cohort of european prospective investigation of cancer and nutrition (EPIC-Norfolk). *British Medical Journal* **322**, 15-18.

Kiechl, S., Egger, G., Mayr, M. *et al*. (2001). Chronic infections and the risk of carotid atherosclerosis: prospective results from a large population study. *Circulation* **103**, 1064-1070.

Kim, A.J., Lo, A.J., Pullin, D.A., Thornton-Johnson, D.S. & Karimbux, N.Y. (2012). Scaling and root planing treatment for periodontitis to reduce preterm birth and low birth weight: a systematic review and meta-analysis of randomized controlled trials. *Journal of Periodontology* **83**, 1508-1519.

Kinane, D.F., Riggio, M.P., Walker, K.F., Mackenzie, D. & Shearer, B. (2005). Bacteraemia following periodontal procedures. *Journal of Clinical Periodontology* **32**, 708-713.

Kozarov, E. (2012). Bacterial invasion of vascular cell types: vascular infectology and atherogenesis. *Future Cardiology* **8**, 123-138.

Kozarov, E.V., Dorn, B.R., Shelburne, C.E., Dunn, W.A., Jr. & Progulske-Fox, A. (2005). Human atherosclerotic plaque contains viable invasive Actinobacillus actinomycetemcomitans and Porphyromonas gingivalis. *Atherosclerosis, Thrombosis, and Vascular Biology* **25**, e17-18.

Kshirsagar, A.V., Craig, R.G., Beck, J.D. *et al*. (2007). Severe periodontitis is associated with low serum albumin among patients on maintenance hemodialysis therapy. *Clinical Journal of the American Society of Nephrology* **2**, 239-244.

Kshirsagar, A.V., Moss, K.L., Elter, J.R. *et al*. (2005). Periodontal disease is associated with renal insufficiency in the Atherosclerosis Risk In Communities (ARIC) study. *American Journal of Kidney Diseases* **45**, 650-657.

Kweider, M., Lowe, G.D., Murray, G.D., Kinane, D.F. & McGowan, D.A. (1993). Dental disease, fibrinogen and white cell count; links with myocardial infarction? *Scottish Medical Journal* **38**, 73-74.

Lafon, A., Pereira, B., Dufour, T. *et al*. (2014). Periodontal disease and stroke: a meta-analysis of cohort studies. *European Journal of Neurology* **21**, 1155-1161, e66-67.

Lalla, E., Lamster, I.B., Hofmann, M.A. *et al*. (2003). Oral infection with a periodontal pathogen accelerates early atherosclerosis in apolipoprotein E-null mice. *Atherosclerosis, Thrombosis, and Vascular Biology* **23**, 1405-1411.

Lamont, R.J., Chan, A., Belton, C.M. *et al*. (1995). Porphyromonas gingivalis invasion of gingival epithelial cells. *Infection and Immunity* **63**, 3878-3885.

Lee, J.H., Lee, J.S., Park, J.Y. *et al*. (2015). Association of lifestylerelated comorbidities with periodontitis: a nationwide cohort study in Korea. *Medicine* **94**, e1567.

Lee, Y.L., Hu, H.Y., Huang, N. *et al*. (2013). Dental prophylaxis and periodontal treatment are protective factors to ischemic stroke. *Stroke* **44**, 1026-1030.

Lee, Y.L., Hu, H.Y., Yang, N.P., Chou, P. & Chu, D. (2014). Dental prophylaxis decreases the risk of esophageal cancer in males; a nationwide population-based study in Taiwan. *PLoS One* **9**, e109444.

Lee, Y.M., Cleary-Goldman, J. & D'Alton, M.E. (2006) The impact of multiple gestations on late preterm (near-term) births. *Clinics in Perinatology* **33**, 777-792; abstract viii.

Leira, Y., Dominguez, C., Seoane, J. *et al.* (2017). Is periodontal disease associated with Alzheimer's disease? a systematic review with meta-analysis. *Neuroepidemiology* **48**, 21-31.

Levey, A.S., Coresh, J., Greene, T. *et al.* (2006) Using standardized serum creatinine values in the modification of diet in renal disease study equation for estimating glomerular filtration rate. *Annals of Internal Medicine* **145**, 247-254.

Li, Q., Hao, S., Fang, J., Xie, J. *et al.* (2015). Effect of non-surgical periodontal treatment on glycemic control of patients with diabetes: a meta-analysis of randomized controlled trials. *Trials* **16**, 291.

Libby, P. (2002). Inflammation in atherosclerosis. *Nature* **420**, 868-874.

Libby, P., Buring, J.E., Badimon, L. *et al.* (2019). Atherosclerosis. *Nature Reviews Disease Primers* **5**, 56.

Libby, P., Loscalzo, J., Ridker, P.M. *et al.* (2018). Inflammation, immunity, and infection in atherothrombosis: JACC Review Topic of the Week. *Journal of the American College of Cardiology* **72**, 2071-2081.

Liew, A.K., Punnanithinont, N., Lee, Y.C. & Yang, J. (2013). Effect of non-surgical periodontal treatment on HbA1c: a meta-analysis of randomized controlled trials. *Australian Dental Journal* **58**, 350-357.

Lindeman, R.D., Tobin, J. & Shock, N.W. (1985). Longitudinal studies on the rate of decline in renal function with age. *Journal of the American Geriatrics Society* **33**, 278-285.

Livingston, G., Huntley, J., Sommerlad, A. *et al.* (2020). Dementia prevention, intervention, and care: 2020 report of the Lancet Commission. *Lancet* **396**, 413-446.

Lockhart, P.B., Brennan, M.T., Sasser, H.C. *et al.* (2008). Bacteremia associated with toothbrushing and dental extraction. *Circulation* **117**, 3118-3125.

Logsdon, C.D., Fuentes, M.K., Huang, E.H. & Arumugam, T. (2007). RAGE and RAGE ligands in cancer. *Current Molecular Medicine* **7**, 777-789.

Loos, B.G. (2005). Systemic markers of inflammation in periodontitis. *Journal of Periodontology* **76** Suppl 11S, 2106-2115.

Loos, B.G., Craandijk, J., Hoek, F.J., Wertheim-Van Dillen, P.M. & Van Der Velden, U. (2000). Elevation of systemic markers related to cardiovascular diseases in the peripheral blood of periodontitis patients. *Journal of Periodontology* **71**, 1528-1534.

Lopez, N.J., Smith, P.C. & Gutierrez, J. (2002). Periodontal therapy may reduce the risk of preterm low birth weight in women with periodontal disease: a randomized controlled trial. *Journal of Periodontology* **73**, 911-924.

Lund Haheim, L., Olsen, I., Nafstad, P., Schwarze, P. & Ronningen, K.S. (2008). Antibody levels to single bacteria or in combination evaluated against myocardial infarction. *Journal of Clinical Periodontology* **35**, 473-8.

Macones, G.A., Parry, S., Nelson, D.B. *et al.* (2010). Treatment of localized periodontal disease in pregnancy does not reduce the occurrence of preterm birth: results from the Periodontal Infections and Prematurity Study (PIPS). *American Journal of Obstetrics and Gynecology* **202**, 147 e1-8.

Mancia, G., Fagard, R., Narkiewicz, K. *et al.* (2014). 2013 ESH/ ESC Practice Guidelines for the Management of Arterial Hypertension. *Blood Pressure* **23**, 3-16.

Masi, S., Gkranias, N., Li, K., Salpea, K.D. *et al.* (2014). Association between short leukocyte telomere length, endotoxemia, and severe periodontitis in people with diabetes: a cross-sectional survey. *Diabetes Care* **37**, 1140-1147.

Mathew, A., Devereaux, P. J., O'Hare, A. *et al.* (2008). Chronic kidney disease and postoperative mortality: a systematic review and meta-analysis. *Kidney International* **73**, 1069-1081.

Matsuzawa, Y., Kwon, T.G., Lennon, R.J., Lerman, L.O. & Lerman, A. (2015). Prognostic value of flow-mediated vasodilation in brachial artery and fingertip artery for cardiovascular events: a systematic review and meta-analysis. *Journal of the American Heart Association* **4**, e002270.

Mattila, K.J., Nieminen, M.S., Valtonen, V.V. *et al.* (1989). Association between dental health and acute myocardial infarction. *British Medical Journal* **298**, 779-781.

Mazul, A.L., Shivappa, N., Hebert, J.R. *et al.* (2018). Proinflammatory diet is associated with increased risk of squamous cell head and neck cancer. *International Journal of Cancer* **143**, 1604-1610.

McCormick, M.C. (1985). The contribution of low birth weight to infant mortality and childhood morbidity. *New England Journal of Medicine* **312**, 82-90.

McGeer, P.L. & McGeer, E.G. (2002). Innate immunity, local inflammation, and degenerative disease. *Science of Aging Knowledge and Environment* **2002**, re3.

McGregor, J.A., French, J.I., Lawellin, D. & Todd, J.K. (1988). Preterm birth and infection: pathogenic possibilities. *American Journal of Reproductive Immunology and Microbiology* **16**, 123-132.

Mercanoglu, F., Oflaz, H., Oz, O. *et al.* (2004). Endothelial dysfunction in patients with chronic periodontitis and its improvement after initial periodontal therapy. *Journal of Periodontology* **75**, 1694-1700.

Meyer, D.H., Sreenivasan, P.K. & Fives-Taylor, P.M. (1991). Evidence for invasion of a human oral cell line by Actinobacillus actinomycetemcomitans. *Infection and Immunity* **59**, 2719-2726.

Michalowicz, B.S., Hodges, J.S., Diangelis, A.J., *et al.* (2006) Treatment of periodontal disease and the risk of preterm birth. *New England Journal of Medicine* **355**, 1885-1894.

Miklossy, J. (2011). Alzheimer's disease – a neurospirochetosis. Analysis of the evidence following Koch's and Hill's criteria. *Journal of Neuroinflammation*, **8**, 90.

Miller, W.D. (1891). Diseases of the human body which have been traced to the action of mouth-bacteria. *American Journal of Dental Science* **25**, 311-319.

Mitchell-Lewis, D., Engebretson, S.P., Chen, J., Lamster, I.B. & Papapanou, P.N. (2001). Periodontal infections and pre-term birth: early findings from a cohort of young minority women in New York. *European Journal of Oral Science* **109**, 34-39.

Miyawaki, A., Toyokawa, S., Inoue, K., Miyoshi, Y. & Kobayashi, Y. (2016). Self-reported periodontitis and incident Type 2 diabetes among male workers from a 5-year follow-up to MY Health Up Study. *PLoS One* **11**, e0153464.

Moergel, M., Kammerer, P., Kasaj, A. *et al.* (2013). Chronic periodontitis and its possible association with oral squamous cell carcinoma – a retrospective case control study. *Head & Face Medicine* **9**, 39.

Morrison, H.I., Ellison, L.F. & Taylor, G.W. (1999). Periodontal disease and risk of fatal coronary heart and cerebrovascular diseases. *Journal of Cardiovascular Risk* **6**, 7-11.

Munoz Aguilera, E., Suvan, J., Buti, J. *et al.* (2020). Periodontitis is associated with hypertension: a systematic review and meta-analysis. *Cardiovascular Research* **116**, 28-39.

Mustapha, I.Z., Debrey, S., Oladubu, M. & Ugarte, R. (2007). Markers of systemic bacterial exposure in periodontal disease and cardiovascular disease risk: a systematic review and meta-analysis. *Journal of Periodontology* **78**, 2289-2302.

Mutale, T., Creed, F., Maresh, M. & Hunt, L. (1991). Life events and low birthweight-analysis by infants preterm and small for gestational age. *British Journal of Obstetrics and Gynaecology* **98**, 166-172.

Myles, T.D., Espinoza, R., Meyer, W., Bieniarz, A. & Nguyen, T. (1998). Effects of smoking, alcohol, and drugs of abuse on the outcome of "expectantly" managed cases of preterm premature rupture of membranes. *Journal of Maternal-Fetal and Neonatal Medicine* **7**, 157-161.

Nadim, R., Tang, J., Dilmohamed, A. *et al.* (2020). Influence of periodontal disease on risk of dementia: a systematic literature review and a meta-analysis. *European Journal of Epidemiology* **35**, 821-833.

Namazi, N., Larijani, B. & Azadbakht, L. (2018). Association between the dietary inflammatory index and the incidence of cancer: a systematic review and meta-analysis of prospective studies. *Public Health* **164**, 148-156.

Naorungroj, S., Schoenbach, V.J., Wruck, L. *et al.* (2015). Tooth loss, periodontal disease, and cognitive decline in the Atherosclerosis Risk in Communities (ARIC) study. *Community Dentistry and Oral Epidemiology* **43**, 47-57.

Newnham, J.P., Newnham, I.A., Ball, C.M. *et al.* (2009). Treatment of periodontal disease during pregnancy: a randomized controlled trial. *Obstetrics and Gynecology* **114**, 1239-1248.

Noble, J.M., Scarmeas, N., Celenti, R.S. *et al*. (2014). Serum IgG antibody levels to periodontal microbiota are associated with incident Alzheimer disease. *PLoS One* **9**, e114959.

Nwizu, N., Wactawski-Wende, J. & Genco, R.J. (2020). Periodontal disease and cancer: epidemiologic studies and possible mechanisms. *Periodontology 2000* **83**, 213-233.

O'Donnell, C.J. & Elosua, R. (2008). [Cardiovascular risk factors. Insights from Framingham Heart Study]. *Revista Española de Cardiologia* **61**, 299-310.

O'Leary, D.H., Polak, J.F., Kronmal, R.A. *et al*. (1999). Carotidartery intima and media thickness as a risk factor for myocardial infarction and stroke in older adults. Cardiovascular Health Study Collaborative Research Group. *New England Journal of Medicine* **340**, 14-22.

O'Reilly, P.G. & Claffey, N.M. (2000). A history of oral sepsis as a cause of disease. *Periodontology 2000* **23**, 13-18.

Offenbacher, S., Beck, J.D., Jared, H.L. (2009a). Effects of periodontal therapy on rate of preterm delivery: a randomized controlled trial. *Obstetrics & Gynecology* **114**, 551-559.

Offenbacher, S., Beck, J.D., Moss, K. *et al*. (2009b). Results from the Periodontitis and Vascular Events (PAVE) Study: a pilot multicentered, randomized, controlled trial to study effects of periodontal therapy in a secondary prevention model of cardiovascular disease. *Journal of Periodontology* **80**, 190-201.

Offenbacher, S., Boggess, K.A., Murtha, A.P. *et al*. (2006) Progressive periodontal disease and risk of very preterm delivery. *Obstetrics and Gynecology* **107**, 29-36.

Offenbacher, S., Katz, V., Fertik, G. *et al*. (1996). Periodontal infection as a possible risk factor for preterm low birth weight. *Journal of Periodontology* **67**, 1103-1113.

Okoro, C.A., Balluz, L.S., Eke, P.I. *et al*. (2005). Tooth loss and heart disease: findings from the Behavioral Risk Factor Surveillance System. *American Journal of Preventive Medicine* **29**, 50-56.

Orlandi, M., Graziani, F. & D'Aiuto, F. (2020). Periodontal therapy and cardiovascular risk. *Periodontology 2000* **83**, 107-124.

Orlandi, M., Suvan, J., Petrie, A. *et al*. (2014). Association between periodontal disease and its treatment, flow-mediated dilatation and carotid intima-media thickness: a systematic review and meta-analysis. *Atherosclerosis* **236**, 39-46.

Paraskevas, S., Huizinga, J.D. & Loos, B.G. (2008). A systematic review and meta-analyses on C-reactive protein in relation to periodontitis. *Journal of Clinical Periodontology* **35**, 277-290.

Park, S.Y., Kim, S.H., Kang, S.H. *et al*. (2019). Improved oral hygiene care attenuates the cardiovascular risk of oral health disease: a population-based study from Korea. *European Heart Journal* **40**, 1138-1145.

Piconi, S., Trabattoni, D., Luraghi, C. *et al*. (2009). Treatment of periodontal disease results in improvements in endothelial dysfunction and reduction of the carotid intima-media thickness. *The FASEB Journal* **23**, 1196-1204.

Polyzos, N.P., Polyzos, I.P., Zavos, A. *et al*. (2010). Obstetric outcomes after treatment of periodontal disease during pregnancy: systematic review and meta-analysis. *British Medical Journal* **341**, c7017-c7017.

Pontes Andersen, C.C., Flyvbjerg, A., Buschard, K. & Holmstrup, P. (2007). Periodontitis is associated with aggravation of prediabetes in Zucker fatty rats. *Journal of Periodontology* **78**, 559-565.

Pushalkar, S., Ji, X., Li, Y. *et al*. (2012). Comparison of oral microbiota in tumor and non-tumor tissues of patients with oral squamous cell carcinoma. *BMC Microbiology* **12**, 144.

Pussinen, P.J., Alfthan, G., Jousilahti, P., Paju, S. & Tuomilehto, J. (2007). Systemic exposure to Porphyromonas gingivalis predicts incident stroke. *Atherosclerosis* **193**, 222-228.

Pussinen, P.J., Nyyssonen, K., Alfthan, G. *et al*. (2005). Serum antibody levels to Actinobacillus actinomycetemcomitans predict the risk for coronary heart disease. *Atherosclerosis, Thrombosis, and Vascular Biology* **25**, 833-838.

Ren, J., Chen, Y.B., Zhang, Y.Y. *et al*. (2016). Decreased circulating neopterin is associated with increased arterial elasticity: a beneficial role of periodontal treatment. *Australian Dental Journal* **61**, 76-83.

Ridker, P.M. (2003). Cardiology Patient Page. C-reactive protein: a simple test to help predict risk of heart attack and stroke. *Circulation* **108**, e81-e85.

Rolim Tde, S., Fabri, G.M., Nitrini, R. *et al*. (2014). Evaluation of patients with Alzheimer's disease before and after dental treatment. *Arquivos de Neuro-Psiquiatria* **72**, 919-924.

Romero, R., Gomez, R., Chaiworapongsa, T. *et al*. (2001). The role of infection in preterm labour and delivery. *Paediatric and Perinatal Epidemiology* **15 Suppl 2**, 41-56.

Ross, R. (1999). Atherosclerosis – an inflammatory disease. *New England Journal of Medicine* **340**, 115-126.

Ryden, L., Buhlin, K., Ekstrand, E. *et al*. (2016). Periodontitis increases the risk of a first myocardial infarction: a report from the PAROKRANK Study. *Circulation* **133**, 576-583.

Saffi, M.A.L., Rabelo-Silva, E.R., Polanczyk, C.A. *et al*. (2018). Periodontal therapy and endothelial function in coronary artery disease: a randomized controlled trial. *Oral Diseases* **24**, 1349-1357.

Salvi, G.E., Brown, C.E., Fujihashi, K. *et al*. (1998). Inflammatory mediators of the terminal dentition in adult and early onset periodontitis. *Journal of Periodontal Research* **33**, 212-225.

Sandros, J., Papapanou, P.N., Nannmark, U. & Dahlen, G. (1994). Porphyromonas gingivalis invades human pocket epithelium in vitro;. *Journal of Periodontal Research* **29**, 62-69.

Sanz, M., Ceriello, A., Buysschaert, M. *et al*. (2018). Scientific evidence on the links between periodontal diseases and diabetes: Consensus report and guidelines of the joint workshop on periodontal diseases and diabetes by the International diabetes Federation and the European Federation of Periodontology. *Diabetes Research and Clinical Practice* **137**, 231-241.

Sanz, M., Marco Del Castillo, A., Jepsen, S. *et al*. (2020). Periodontitis and cardiovascular diseases: Consensus report. *Journal of Clinical Periodontology* **47**, 268-288.

Saremi, A., Nelson, R.G., Tulloch-Reid, M. *et al*. (2005). Periodontal disease and mortality in type 2 diabetes. *Diabetes Care* **28**, 27-32.

Schellenberg, E.S., Dryden, D.M., Vandermeer, B., Ha, C. & Korownyk, C. (2013). Lifestyle interventions for patients with and at risk for type 2 diabetes: a systematic review and meta-analysis. *Annals of Internal Medicine* **159**, 543-551.

Schenkein, H.A., Papapanou, P.N., Genco, R. & Sanz, M. (2020). Mechanisms underlying the association between periodontitis and atherosclerotic disease. *Periodontology 2000* **83**, 90-106.

Schmitt, A., Carra, M.C., Boutouyrie, P. & Bouchard, P. (2015). Periodontitis and arterial stiffness: a systematic review and meta-analysis. *Journal of Clinical Periodontology* **42**, 977-987.

Scholl, T.O., Miller, L.K., Shearer, J. *et al*. (1988). Influence of young maternal age and parity on term and preterm low birthweight. *American Journal of Perinatology* **5**, 101-104.

Schwahn, C., Volzke, H., Robinson, D.M. *et al*. (2004). Periodontal disease, but not edentulism, is independently associated with increased plasma fibrinogen levels. Results from a population-based study. *Thrombosis and Haemostasis* **92**, 244-252.

Schwendicke, F., Karimbux, N., Allareddy, V. & Gluud, C. (2015). Periodontal treatment for preventing adverse pregnancy outcomes: a metaand trial sequential analysis. *PLoS One* **10**, e0129060.

Seitz, M.W., Listl, S., Bartols, A. *et al*. (2019). Current knowledge on correlations between highly prevalent dental conditions and chronic diseases: an umbrella review. *Preventing Chronic Disease* **16**, E132.

Selkoe, D.J. & Schenk, D. (2003). Alzheimer's disease: molecular understanding predicts amyloid-based therapeutics. *Annual Review of Pharmacology and Toxicology* **43**, 545-584.

Sen, S., Giamberadino, L.D., Moss K. *et al*. (2018). Periodontal disease, regular dental care use, and incident ischemic stroke. *Stroke* **49**, 355-362.

Sen, S., Sumner, R., Hardin, J. *et al*. (2013). Periodontal disease and recurrent vascular events in stroke/transient ischemic attack patients. *Journal of Stroke and Cerebrovascular Disease* **22**, 1420-1427.

Senba, T., Kobayashi, Y., Inoue, K. *et al*. (2008). The association between self-reported periodontitis and coronary heart disease – from MY Health Up Study. *Journal of Occupational Health* **50**, 283-287.

Sfyroeras, G.S., Roussas, N., Saleptsis, V.G., Argyriou, C. & Giannoukas, A.D. (2012). Association between periodontal disease and stroke. *Journal of Vascular Surgery* **55**, 1178-1184.

Sgolastra, F., Severino, M., Pietropaoli, D., Gatto, R. & Monaco, A. (2013). Effectiveness of periodontal treatment to improve metabolic control in patients with chronic periodontitis and type 2 diabetes: a meta-analysis of randomized clinical trials. *Journal of Periodontology* **84**, 958-973.

Shapiro-Mendoza, C.K. & Lackritz, E.M. (2012). Epidemiology of late and moderate preterm birth. *Seminars in Fetal and Neonatal Medicine* **17**, 120-125.

Shultis, W.A., Weil, E.J., Looker, H.C. *et al.* (2007). Effect of periodontitis on overt nephropathy and end-stage renal disease in type 2 diabetes. *Diabetes Care* **30**, 306-311.

Siemes, C., Visser, L.E., Coebergh, J.W. *et al.* (2006) C-reactive protein levels, variation in the C-reactive protein gene, and cancer risk: the Rotterdam Study. *Journal of Clinical Oncology* **24**, 5216-5222.

Silver, J.G., Martin, A.W. & Mcbride, B.C. (1977). Experimental transient bacteraemias in human subjects with varying degrees of plaque accumulation and gingival inflammation. *Journal of Clinical Periodontology* **4**, 92-99.

Sim, S.J., Kim, H.D., Moon, J.Y. *et al.* (2008). Periodontitis and the risk for non-fatal stroke in Korean adults. *Journal of Periodontology* **79**, 1652-1658.

Simpson, T.C., Weldon, J.C., Worthington, H.V. *et al.* (2015). Treatment of periodontal disease for glycaemic control in people with diabetes mellitus. *Cochrane Database of Systematic Reviews* CD004714.

Slade, G.D., Ghezzi, E.M., Heiss, G. *et al.* (2003). Relationship between periodontal disease and C-reactive protein among adults in the Atherosclerosis Risk in Communities Study. *Archives of Internal Medicine* **163**, 1172-1179.

Slade, G.D., Offenbacher, S., Beck, J.D., Heiss, G. & Pankow, J.S. (2000). Acute-phase inflammatory response to periodontal disease in the US population. *Journal of Dental Research* **79**, 49-57.

Spiekerman, C.F., Hujoel, P.P. & Derouen, T.A. (2003). Bias induced by self-reported smoking on periodontitis-systemic disease associations. *Journal of Dental Research* **82**, 345-349.

Stelzel, M., Conrads, G., Pankuweit, S. *et al.* (2002). Detection of Porphyromonas gingivalis DNA in aortic tissue by PCR. *Journal of Periodontology* **73**, 868-870.

Stenvinkel, P. 2002. Inflammation in end-stage renal failure: could it be treated? *Nephrology Dialysis Transplantation* **17 Suppl 8**, 33-38; discussion 40.

Stratton, I.M., Adler, A.I., Neil, H.A. *et al.* (2000). Association of glycaemia with macrovascular and microvascular complications of type 2 diabetes (UKPDS 35): prospective observational study. *British Medical Journal* **321**, 405-412.

Sun, Q.Y., Feng, M., Zhang, M.Z. *et al.* (2014). Effects of periodontal treatment on glycemic control in type 2 diabetic patients: a meta-analysis of randomized controlled trials. *Chinese Journal of Physiology* **57**, 305-314.

Sung, C.E., Huang, R.Y., Cheng, W.C., Kao, T.W. & Chen, W.L. (2019). Association between periodontitis and cognitive impairment: analysis of national health and nutrition examination survey (NHANES) III. *Journal of Clinical Periodontology* **46**, 790-798.

Sutton-Tyrrell, K., Najjar, S.S., Boudreau, R.M. *et al.* (2005). Elevated aortic pulse wave velocity, a marker of arterial stiffness, predicts cardiovascular events in well-functioning older adults. *Circulation* **111**, 3384-3390.

Takeuchi, Y., Ishikawa, H., Inada, M. *et al.* (2007). Study of the oral microbial flora in patients with renal disease. *Nephrology* **12**, 182-190.

Taylor, G.W., Burt, B.A., Becker, M.P. *et al.* (1996). Severe periodontitis and risk for poor glycemic control in patients with non-insulin-dependent diabetes mellitus. *Journal of Periodontology* **67 Suppl 10S**, 1085-1093.

Teeuw, W.J., Gerdes, V.E. & Loos, B.G. (2010). Effect of periodontal treatment on glycemic control of diabetic patients: a systematic review and meta-analysis. *Diabetes Care* **33**, 421-427.

Teeuw, W.J., Slot, D.E., Susanto, H. *et al.* (2014). Treatment of periodontitis improves the atherosclerotic profile: a systematic review and meta-analysis. *Journal of Clinical Periodontology* **41**, 70-79.

Teshome, A. & Yitayeh, A. (2016). The effect of periodontal therapy on glycemic control and fasting plasma glucose level in type 2 diabetic patients: systematic review and meta-analysis. *BMC Oral Health* **17**, 31.

Thorstensson, H., Kuylenstiema, J. & Hugoson, A. (1996). Medical status and complications in relation to periodontal disease experience in insulin-dependent diabetics. *Journal of Clinical Periodontology* **23**, 194-202.

Tonetti, M.S., D'aiuto, F., Nibali, L. *et al.* (2007). Treatment of periodontitis and endothelial function. *New England Journal of Medicine* **356**, 911-920.

Tonetti, M.S., Greenwell, H. & Kornman, K.S. (2018). Staging and grading of periodontitis: framework and proposal of a new classification and case definition. *Journal of Clinical Periodontology* **45 Suppl 20**, S149-S161.

Trichopoulos, D., Psaltopoulou, T., Orfanos, P., Trichopoulou, A. & Boffetta, P. (2006). Plasma C-reactive protein and risk of cancer: a prospective study from Greece. *Cancer Epidemiology, Biomarkers & Prevention* **15**, 381-384.

Tu, Y.K., Galobardes, B., Smith, G.D. *et al.* (2007). Associations between tooth loss and mortality patterns in the Glasgow Alumni Cohort. *Heart* **93**, 1098-1103.

Tuominen, R., Reunanen, A., Paunio, M., Paunio, I. & Aromaa, A. (2003). Oral health indicators poorly predict coronary heart disease deaths. *Journal of Dental Research* **82**, 713-718.

Uppal, A., Uppal, S., Pinto, A. *et al.* (2010). The effectiveness of periodontal disease treatment during pregnancy in reducing the risk of experiencing preterm birth and low birth weight: a meta-analysis. *Journal of the American Dental Association* **141**, 1423-1434.

Veen, S., Ens-Dokkum, M.H., Schreuder, A.M. *et al.* (1991). Impairments, disabilities, and handicaps of very preterm and very-low-birth-weight infants at five years of age. *Lancet* **338**, 33-36.

Verma, S., Buchanan, M.R. & Anderson, T.J. (2003). Endothelial function testing as a biomarker of vascular disease. *Circulation* **108**, 2054-2059.

Vesterinen, M., Ruokonen, H., Furuholm, J., Honkanen, E. & Meurman, J.H. (2011). Oral health in predialysis patients with emphasis on diabetic nephropathy. *Clinical Oral Investigations* **15**, 99-104.

Vidal, F., Cordovil, I., Figueredo, C.M. & Fischer, R.G. (2013). Non-surgical periodontal treatment reduces cardiovascular risk in refractory hypertensive patients: a pilot study. *Journal of Clinical Periodontology* **40**, 681-687.

Vilela, E.M., Bastos, J.A., Fernandes, N. *et al.* (2011). Treatment of chronic periodontitis decreases serum prohepcidin levels in patients with chronic kidney disease. *Clinics (Sao Paulo)* **66**, 657-662.

Wang, T.F., Jen, I.A., Chou, C. & Lei, Y.P. (2014). Effects of periodontal therapy on metabolic control in patients with type 2 diabetes mellitus and periodontal disease: a metaanalysis. *Medicine* **93**, e292.

WHO (2013). *Global Action Plan for the Prevention and Control of Noncommunicable Diseases 2013-2020.* Geneva: WHO.

Williams, R.C., Jr. & Mahan, C.J. (1960). Periodontal disease and diabetes in young adults. *JAMA* **172**, 776-778.

Winning, L. & Linden, G.J. (2017). Periodontitis and systemic disease: association or causality? *Current Oral Health Reports* **4**, 1-7.

Wu, T., Trevisan, M., Genco, R.J. *et al.* (2000). Periodontal disease and risk of cerebrovascular disease: the first national health and nutrition examination survey and its follow-up study. *Archives of Internal Medicine* **160**, 2749-2755.

Yamamoto, T., Kondo, K., Hirai, H. *et al.* (2012). Association between self-reported dental health status and onset of dementia: a 4-year prospective cohort study of older Japanese adults from the Aichi Gerontological Evaluation Study (AGES) Project. *Psychosomatic Medicine* **74**, 241-248.

You, Z., Cushman, M., Jenny, N.S. & Howard, G. (2009). Tooth loss, systemic inflammation, and prevalent stroke among participants in the reasons for geographic and racial difference in stroke (REGARDS) study. *Atherosclerosis* **203**, 615-619.

Yu, Y.H., Chasman, D.I., Buring, J.E., Rose, L. & Ridker, P.M. (2015). Cardiovascular risks associated with incident and prevalent periodontal disease. *Journal of Clinical Periodontology* **42**, 21-28.

Zeng, X.T., Leng, W.D., Lam, Y.Y. *et al.* (2016). Periodontal disease and carotid atherosclerosis: a meta-analysis of 17,330 participants. *International Journal of Cardiology* **203**, 1044-1051.

Zhang, J., Jiang, H., Sun, M. & Chen, J. (2017). Association between periodontal disease and mortality in people with CKD: a meta-analysis of cohort studies. *BMC Nephrology* **18**, 269.

Zhou, Q.B., Xia, W.H., Ren, J. *et al.* (2017). Effect of intensive periodontal therapy on blood pressure and endothelial microparticles in patients with prehypertension and periodontitis: a randomized controlled trial. *Journal of Periodontology* **88**, 711-722.

Capítulo 18

Periodontite e Doenças Sistêmicas (Doenças Cardiovasculares e Diabetes): Perspectivas Biológicas para as Implicações Bucais/Periodontais

Alpdogan Kantarci e Hatice Hasturk

Forsyth Institute, Cambridge, MA, USA

Introdução, 430
Plausibilidade da doença periodontal como fator de risco para doença nos tecidos distantes, 431
  Plausibilidade da disseminação sistêmica das bactérias bucais, 432
  Processos inflamatórios como uma ligação entre doenças periodontais e doenças sistêmicas, 433
Plausibilidade biológica de uma ligação entre doenças periodontais e doenças cardiovasculares, 434

Fatores microbianos, 435
Fatores ligados ao hospedeiro, 437
Resumo, 439
Plausibilidade biológica de uma ligação entre doenças periodontais e diabetes, 439
Fatores ligados ao hospedeiro, 440
Fatores microbianos, 442
Resumo, 443
Conclusão, 447

Introdução

A boca já era reconhecida como um sítio de infecção no corpo humano desde os tempos antigos. Na medicina moderna, a "infecção focal" foi definida para refletir essa observação (Miller 1891a). No começo do século XIX, quando a odontologia estava se tornando uma disciplina independente, com somente algumas poucas faculdades de odontologia no mundo, a teoria da infecção focal era um pensamento revolucionário. Isso realçou o papel da cavidade bucal como um local no qual as bactérias originadas e disseminadas de outros sítios do corpo acabavam, por fim, causando doenças. Com essa teoria, o corpo humano estava conectado e a cavidade bucal foi relacionada com a saúde global. As doenças dentárias e bucais eram vistas como a causa raiz para a inflamação sistêmica. Dessa forma, a eliminação da inflamação da boca era um pré-requisito para prevenir/tratar as doenças sistêmicas. Ironicamente, essa abordagem acabou levando a extrações seriadas como uma

"cura" para as "doenças das gengivas" e a eliminação dos "focos" infecciosos do corpo (Miller 1891b; Hale 1931), em vez de gerar um aumento da conscientização sobre a prevenção das doenças bucais e dos cuidados com a saúde bucal. Consequentemente, extrações extensas e desnecessárias foram realizadas em um contexto em que o edentulismo e a substituição dos dentes permanentes por próteses, a assim chamada "terceira dentição", tornaram-se excessivos. O conceito de infecção focal foi abandonado, de forma que a cavidade bucal e o restante do corpo estavam mais uma vez desconectados.

Depois de duas guerras mundiais e uma crise global, a ligação entre a saúde bucal e a saúde sistêmica foi revisitada. Leonard (1946) descreveu que os pacientes com doença periodontal poderiam ter problemas sistêmicos. Em sua publicação de referência, Karshan *et al.* (1946) relacionaram as anormalidades sistêmicas na bioquímica do sangue com as doenças periodontais e observaram que essa relação poderia ser bidirecional.

Capítulo 18 Periodontite e Doenças Sistêmicas (Doenças Cardiovasculares e Diabetes)... **431**

Em um simpósio focado nas doenças periodontais e na saúde sistêmica realizado em 1949, a gravidez, o diabetes e a leucemia foram reconhecidos como doenças sistêmicas com possíveis associações com as doenças periodontais. A primeira referência a uma ligação entre as doenças cardiovasculares e as doenças periodontais foi feita em 1970 (Brasher & Rees 1970). Até o presente momento, mais de 5.000 publicações em língua inglesa já relataram evidências sobre a associação entre a saúde bucal e a saúde sistêmica.

Embora a maior parte dos trabalhos iniciais tenham enfocado o impacto da dieta sobre a saúde periodontal, dados histológicos procedentes de estudos em animais sugeriram que a ligação entre os processos patológicos bucais e sistêmicos seja altamente complexa (Shklar 1974). Mais de 50 doenças e condições sistêmicas já foram associadas a várias formas de doenças periodontais, seja por meio de vias de inflamação compartilhadas, comprometimento microbiano ou uma combinação de mecanismos infectoinflamatórios. A apreciação da complexidade da patogenia da doença periodontal como um resultado da imunologia bucal, um novo campo científico, e o reconhecimento das vias inflamatórias da doença nos anos 1980 abriram caminho para a compreensão da ligação entre doença periodontal-doenças sistêmicas. Nesse relacionamento complicado, as condições sistêmicas aumentam o risco de incidência, gravidade e progressão das doenças periodontais. Por sua vez, as doenças periodontais podem impactar negativamente a saúde sistêmica. Assim, existe uma conexão bidirecional entre as doenças sistêmicas e as doenças periodontais. Essa observação foi primeiro desenvolvida para a ligação entre diabetes-doença periodontal (Taylor 2001) e agora é cada vez mais aplicada para outras doenças sistêmicas.

Vamos enfocar duas doenças sistêmicas e apresentaremos a plausibilidade biológica de sua conexão com as doenças periodontais: diabetes e doenças cardiovasculares. Além de afetarem populações humanas em todo o mundo, o diabetes e as doenças cardiovasculares têm associações bem estabelecidas com os comprometimentos na saúde periodontal. Assim, o conhecimento acumulado aplica-se à compreensão de uma ligação generalizável entre as doenças periodontais e as condições patológicas sistêmicas. Iremos nos referir às formas ateroscleróticas da doença cardíaca coronariana (angina de peito, infarto de miocárdio), ao AVC isquêmico e às doenças arteriais periféricas, as quais apresentam-se todas com patogenias inflamatórias.

Plausibilidade da doença periodontal como fator de risco para doença nos tecidos distantes

A hipótese original sobre como as doenças periodontais e as doenças sistêmicas poderiam estar conectadas supõe três mecanismos: infecções metastáticas, disseminação de toxinas bacterianas e lesão imunológica (Thoden van Velzen *et al.* 1984). Uma disseminação metastática de microrganismos (e seus produtos) ou de mediadores inflamatórios, ou de ambos, com uma lesão imunológica não muito clara

foram sugeridos como mediadores de perturbações dos tecidos locais no periodonto para órgãos distantes. Essa abordagem, que apresenta uma plausibilidade linear, é extremamente simplista. As doenças complexas, que envolvem tanto infecção quanto inflamação, consistem em uma série de mecanismos imunes e microbiológicos altamente complexos. Embora a circulação sanguínea possa transportar os microrganismos entre os órgãos, a colonização e as consequências patológicas das infecções microbianas nos "sítios não originais" são processos muito mais complicados. De fato, a bacteriemia sistêmica como um resultado da infecção periodontal é rara. Até o presente momento, somente algumas espécies de bactérias periodontais foram recuperadas de outros órgãos. A explicação subjacente para a colonização de algumas bactérias periodontais de sítios extrabucais específicos, enquanto outras espécies não são capazes, ainda é mal compreendida. Com o avanço das técnicas microbiológicas moleculares modernas, como a pan-metagenômica, também reconhecemos a complexidade das interações entre diferentes microrganismos e apreciamos a organização espacial altamente sofisticada e as comunidades microbianas sítio-específicas. Assim, a migração livre e aleatória de uma espécie de um sítio corporal para outro é possível, mas não necessariamente explica a colonização e a criação de hábitats de bactérias bucais em sítios que não sejam a boca.

O conceito de metástase inflamatória é ainda mais complicado. Em teoria, os mediadores inflamatórios originados da inflamação periodontal em tecidos locais podem adentrar a circulação sistêmica e alcançar outras partes do corpo. Os mecanismos celulares e moleculares da doença podem estar associados aos níveis desses mediadores. Entretanto, essa visão simplista descarta a complexidade da arquitetura dos tecidos e a especificidade nos diferentes órgãos. A inflamação é um processo ativo que requer interações entre receptores e ligantes, para progredir e resolver-se e, portanto, proteger o hospedeiro dos danos consequentes. Existe uma redundância de citocinas, quimiocinas, mediadores lipídicos e outros fatores solúveis produzidos a partir de múltiplas fontes e de vários tipos celulares. Evidências crescentes sugerem que muitos tipos celulares, incluindo aqueles que não são células do sistema imune, sejam capazes de produzir mediadores inflamatórios, o que complica a linearidade do paradigma que explica a disseminação inflamatória. O processo inflamatório não é linear, tampouco esporádico; ele é contínuo e envolve múltiplos processos e fases sobrepostas, com o objetivo de sobrevivência do organismo. Portanto, a disseminação imunológica das estruturas celulares ou solúveis propagando a inflamação requer um mecanismo complexo que esteja associado ao processo patológico em outros pontos do corpo humano.

À luz dos avanços tecnológicos da última década e com a ajuda da genômica, a visão moderna da patogenia da doença periodontal e sua conexão com as doenças sistêmicas requer uma abordagem holística. Agora, reconhecemos a importância de uma comunhão de vias similares das doenças que atualmente são chamadas de comorbidades. Todas as formas clínicas das doenças periodontais

432 **Parte 6** Patologia Periodontal

envolvem uma interação íntima entre as comunidades de microbiomas especializados e as respostas do hospedeiro a essas comunidades. A compreensão do papel da estimulação infectoinflamatória das células imunológicas e das células não imunes do periodonto na ligação bucal-sistêmica, portanto, levou a uma mudança no paradigma (Hasturk & Kantarci 2015).

Se uma pessoa encara o corpo humano como uma entidade única, uma perturbação local do equilíbrio homeostático não pode ser observada meramente como um fenômeno isolado. As células e os mediadores da resposta inflamatória são improváveis de permanecerem confinados ao sistema orgânico em questão. Os tecidos bucais, sendo um nicho dos mais diversos microbiomas humanos, nunca são estéreis. As espécies comensais nos biofilmes bucais sempre têm o potencial para se tornarem patogênicas. A interação evolutiva entre o hospedeiro e a microbiota levou ao desenvolvimento de uma resposta do hospedeiro altamente especializada nos tecidos periodontais, nos quais os epitélios e a vasculatura demonstram diferenças anatômicas consideráveis, em comparação com o resto do corpo humano. Como uma função dessa interação complexa, as células imunes podem movimentar-se para órgãos distantes por meio da circulação sistêmica. As células do sistema imune podem ser desafiadas pelas bactérias periodontais e transmitem a resposta inflamatória para outros órgãos (Hayashi *et al.* 2010). As células dendríticas, que são tradicionalmente observadas como as "apresentadoras" dos antígenos, também podem servir como "transportadoras" das bactérias e de seus fatores de virulência (Miles *et al.* 2014). O conceito de um "microbioma bucal móvel" pode envolver o sistema imune do hospedeiro para a migração e a colonização das espécies microbianas residentes na boca para órgãos distantes (Han & Wang 2013).

Plausibilidade da disseminação sistêmica das bactérias bucais

As doenças periodontais são associadas a microbiomas complexos. Cada microbioma na cavidade bucal é diferente. Os microbiomas supragengivais e subgengivais são associados diretamente às doenças periodontais. As outras superfícies (p. ex., dorso da língua) podem servir como nichos para as comunidades microbianas, que podem se disseminar entre os diferentes hábitats ecológicos da cavidade bucal. As espécies bacterianas bucais podem penetrar na circulação depois da escovação dos dentes e do uso do fio dental, ou após intervenções profissionais como raspagem, extração dental e sondagem periodontal. Embora rara, um risco mais alto de bacteriemia pode ser associado à inflamação gengival e às doenças periodontais (Tomas *et al.* 2012; Balejo *et al.* 2017). Assim, a disseminação sistêmica das espécies microbianas é um evento plausível, apoiando a teoria de que os microrganismos associados à doença periodontal podem causar metastaticamente condições patológicas sistêmicas em órgãos distantes.

Essencialmente, todos os organismos microbianos e seus produtos podem movimentar-se por todo o corpo por meio da circulação. A bacteriemia, que envolve a presença de bactérias no sangue e em seus compartimentos, resulta em sepse. Uma vez que o sangramento é um sinal e um sintoma comum da inflamação periodontal, cada vez que a bolsa periodontal sangra, as comunidades microbianas ou as espécies únicas podem potencialmente penetrar na circulação sanguínea. Os microrganismos circulantes e seus produtos podem ser o resultado da atividade da doença ou podem ocorrer em virtude de uma lesão mecânica decorrente de procedimentos periodontais como sondagem ou raspagem. Existem dados conflitantes sobre quantas bactérias podem ser encontradas na circulação sistêmica depois de um surto ativo de doença periodontal, depois do sangramento à sondagem ou em decorrência de uma instrumentação mecânica (Lockhart *et al.* 2004; Lockhart *et al.* 2008; Hirschfeld & Kawai 2015). A falta de consenso sobre isso pode ser o resultado de sensibilidades diferentes dos métodos de detecção para bactérias e cronologia da bacteriemia (Bahrani-Mougeot *et al.* 2008). Embora a bacteriemia seja um fenômeno aceito (Kinane *et al.* 2005; Crasta *et al.* 2009), ainda, portanto, continua incerto se a sepse/septicemia poderia ser o resultado da instrumentação ou da infecção periodontal.

Entretanto, as bactérias periodontais já foram recuperadas de órgãos distantes e foram associadas com processos patológicos. Por exemplo, o *Fusobacterium nucleatum* é comumente relacionado com várias formas de câncer (p. ex., carcinoma pancreático ou de cólon), sendo encontrado no âmnio e na placenta associados com desfechos adversos da gravidez. Outros patógenos periodontais e seus fatores de virulência (p. ex., as proteases) também foram isolados de órgãos distantes como a aorta (Deshpande *et al.* 1998; Yumoto *et al.* 2005; Takahashi *et al.* 2006) e o encéfalo (Miklossy 2011; Poole *et al.* 2015; Laugisch *et al.* 2018). Algumas lesões cardiovasculares demonstraram abrigar *Porphyromonas gingivalis* e seus fatores de virulência (Cairo *et al.* 2004; Marcelino *et al.* 2010; Nichols *et al.* 2011; Figuero *et al.* 2014; Range *et al.* 2014; Velsko *et al.* 2014; Ziver *et al.* 2014; Szulc *et al.* 2015; Velsko *et al.* 2015; Kannosh *et al.* 2018; Joshi *et al.* 2019). Recentemente, os fatores de virulência "gingipains" procedentes do *P. gingivalis* foram detectados no encéfalo de pacientes com doença de Alzheimer (Dominy *et al.* 2019). A lista de bactérias periodontais que podem colonizar sítios não bucais e distantes do corpo está crescendo paralelamente ao avanço das técnicas de detecção microbiológica. Os modelos animais apoiam essas observações clínicas em seres humanos. Além das bactérias, seus produtos, como os lipopolissacarídios, podem ser derivados da microbiota periodontal e podem penetrar na circulação, apresentando um mecanismo potencialmente plausível pelo qual as bactérias periodontais poderiam ser associadas às doenças sistêmicas. Como essa disseminação ocorre e se a gravidade das doenças periodontais está associada à disseminação das bactérias ainda não é, contudo, uma questão estabelecida. Ainda não está claro também como as bactérias periodontais colonizariam órgãos distantes específicos. Uma questão importante é o número de bactérias que penetram pelas vias circulatórias locais nos tecidos locais

Capítulo 18 Periodontite e Doenças Sistêmicas (Doenças Cardiovasculares e Diabetes)... **433**

e movimentam-se pela circulação sistêmica. Quantas bactérias entram na circulação e quantas são necessárias para causar doença em outros pontos do corpo humano? Quais órgãos são mais suscetíveis às bactérias bucais, e por quê? Independentemente do número de bactérias, um sistema imune saudável é capaz de eliminar e erradicar os invasores de forma bastante eficiente. Entretanto, uma resposta imune disfuncional é um pré-requisito para o surgimento e a progressão das doenças inflamatórias em decorrência de bactérias migrantes? A detecção de bactérias bucais/periodontais em um órgão distante está associada a uma transmissão não séptica de espécies microbianas que são relacionadas com uma depuração imunológica fracassada? Essas questões precisam ser abordadas.

A duração da bacteriemia até sua depuração também é fundamental. As doenças infecciosas, como a tuberculose e as infecções virais (p. ex., HIV), podem levar a uma latência da infecção, que é essencial para o desfecho da doença. Dias a semanas podem ser necessários antes de uma infecção estabelecer-se plenamente e desencadear, como consequência, a resposta do hospedeiro. Para as bactérias bucais que se disseminam para outras partes do corpo, esse conhecimento é limitado. De acordo com os postulados de Koch, uma espécie isolada pode causar uma doença sistêmica se transcorrer um período de tempo suficiente entre a inoculação e a infecção. Esse conceito já foi ilustrado em modelos animais quando algumas espécies de animais foram inoculadas com bactérias periodontais (Gradmann 2014; Kantarci *et al.* 2015). Em seres humanos, entretanto, preocupações éticas impedem a inoculação direta e a transferência experimental de patógenos periodontais. Mesmo quando a transferência interindividual é possível entre cônjuges (Dowsett *et al.* 2002; Van Winkelhoff & Boutaga 2005), não existem evidências claras de que as infecções periodontais ou as infecções sistêmicas possam ser atribuídas à microbiota periodontal que é introduzida. Uma modificação dos postulados de Koch foi apresentada por Socransky e Haffajee (1992), procurando abordar essas limitações.

Outro fator fundamental é a capacidade de colonização das espécies bucais sobre as superfícies não dentais e não bucais. Modelos *in vitro* demonstraram que todos os tipos celulares e estruturas do corpo humano poderiam apresentar ambientes favoráveis para a colonização das espécies bucais individuais ou múltiplas sob condições ambientais controladas em laboratório. Entretanto, estudos *in vivo* em seres humanos e em animais sugerem uma especificidade de localização. As espécies periodontais ou seu material genético foram encontrados em tecidos cardiovasculares (Deshpande *et al.* 1998), sugerindo que as paredes do vaso possam ser potenciais sítios de crescimento para os microrganismos periodontais patogênicos, como o *Porphyromonas gingivalis*. Da mesma forma, espécies de união, como o *Fusobacterium nucleatum*, já foram encontradas no líquido amniótico (Han *et al.* 2004). Essa área de pesquisa precisa ser mais explorada, especialmente no contexto das superfícies artificiais geradas para a reparação de diferentes órgãos e como as espécies periodontais poderiam colonizá-las.

Processos inflamatórios como uma ligação entre doenças periodontais e doenças sistêmicas

Uma causalidade clínica e progressiva entre as doenças inflamatórias não pode ser testada em seres humanos; assim, estudos que contêm sistemas pré-clínicos *in vivo*, modelos *in vitro* e estudos de terapia são necessários. Com base em estudos epidemiológicos bem desenhados, os indivíduos com doenças periodontais apresentam um aumento do risco de inflamação sistêmica, possivelmente em decorrência de uma predisposição inflamatória (Holtfreter *et al.* 2013; Boylan *et al.* 2014). A doença periodontal é uma inflamação crônica e compartilha vias de mecanismos comuns com outras doenças inflamatórias sistêmicas. Existem associações comórbidas entre a periodontite, o diabetes e as doenças cardiovasculares (Sanz *et al.* 2013; Tonetti *et al.* 2013; Chapple & Wilson 2014; Payne *et al.* 2015).

A inflamação periodontal apresenta-se altamente interconectada com as vias moleculares dos componentes celulares e não celulares e com os processos imunes e não imunes que mantêm a saúde periodontal. Um periodonto saudável é resistente à intrusão microbiana. O revestimento epitelial da parede do sulco representa uma barreira multicamadas para os microrganismos comensais residentes no espaço periodontal. Mesmo na ausência de doença, existe uma resposta inflamatória contra os microrganismos. Nesse estágio do processo inflamatório homeostático, os principais atores são as células epiteliais, as células endoteliais, as proteínas do complemento, os granulócitos neutrófilos e os macrófagos residentes nos tecidos. Sob essas condições "saudáveis", o revestimento epitelial do sulco previne ou minimiza a infiltração bacteriana; a vasculatura permite o extravasamento equilibrado dos neutrófilos, os quais irão eliminar os microrganismos e seus produtos por meio de mecanismos precisos fagocitários e citocidas. Os neutrófilos têm vida curta; eles são eliminados por apoptose por outros neutrófilos e pelos macrófagos residentes nos tecidos por meio de um processo que garante o equilíbrio da resposta inflamatória pelas citocinas e mediadores lipídicos ou pela ativação e resolução da inflamação, para prevenir os danos teciduais. Em condições normais, a resolução da inflamação é um processo ativo e requer uma resposta imune bem orquestrada (Kantarci *et al.* 2006; Hasturk 2012b).

A progressão de saúde para doença nos tecidos periodontais é um resultado de inflamação não resolvida que se torna crônica. As células apresentadoras de antígenos e os linfócitos unem-se aos fagócitos, células endoteliais e fibroblastos ganham características pró-inflamatórias, e existe uma propagação contínua da infiltração de neutrófilos e de monócitos para os tecidos periodontais. O revestimento epitelial da bolsa periodontal serve como uma porta de entrada para os microrganismos que estão deixando o espaço periodontal e entrando no corpo humano. As células epiteliais estimuladas pelas bactérias periodontais recrutam um número cada vez mais elevado de neutrófilos, um processo regulado pelas quimiocinas, como a interleucina-8 (IL-8). A sensibilização dos neutrófilos resulta em pré-ativação dessas células imunes inespecíficas;

434 **Parte 6** Patologia Periodontal

sob um estímulo adicional (p. ex., lipopolissacarídios e vários fatores microbianos), os neutrófilos sensibilizados respondem com um aumento na função. Já foi demonstrada a presença de neutrófilos sensibilizados em várias formas de doenças periodontais (Fredriksson *et al.* 2003; Kantarci *et al.* 2003; Matthews *et al.* 2007; Wright *et al.* 2008). A sensibilização dos granulócitos neutrófilos pode ocorrer em virtude da genética, dos estímulos microbianos, da hiperglicemia, do tabagismo e de vários outros fatores. Os neutrófilos sensibilizados, por sua vez, irão responder aos estímulos secundários produzindo aumento dos níveis de espécies reativas de oxigênio e enzimas. Essas substâncias são produzidas tipicamente para eliminar bactérias, vírus e células apoptóticas e retornam aos níveis basais quando a inflamação se resolve. A função neutrofílica excessiva resulta em lesão mediada por neutrófilos nos tecidos do hospedeiro. Um dos mecanismos fundamentais pelos quais os neutrófilos podem se interrelacionar com os processos inflamatórios de órgãos distantes é a transmissão de bactérias não eliminadas e seus produtos para escaparem à vigilância imunológica do hospedeiro. Esse mecanismo é denominado efeito "cavalo de Troia" (Laskay *et al.* 2003; Eruslanov *et al.* 2005; Fexby *et al.* 2007; Thwaites & Gant 2011; Gutierrez-Jimenez *et al.* 2019; McDonald *et al.* 2020) e explicaria como as bactérias bucais podem ser recuperadas de outros sítios do corpo humano.

A inflamação crônica e não resolvida também leva a um epitélio "com vazamentos". Uma transformação patológica da barreira epitelial é um componente crítico que permite aos microbiomas intestinais disseminarem-se para outras partes do corpo, incluindo o encéfalo. Ainda não está completamente claro se a mesma modificação do epitélio da bolsa periodontal ocorre e se existem quaisquer alterações específicas inerentes ao periodonto; entretanto, esse mecanismo apresenta-se como uma ligação plausível entre as doenças locais e as doenças sistêmicas, por meio de uma via infectoinflamatória.

A infiltração de monócitos para os tecidos periodontais comprometidos por doença tem profundas repercussões. Similarmente aos neutrófilos, uma pré-ativação/estimulação pode ser observada nas células monocíticas. Os monócitos se diferenciam em macrófagos residentes nos tecidos com uma ampla variedade de funções e uma vida mais longa. A lesão tecidual mediada por macrófagos é um componente crítico da patologia periodontal. Os macrófagos tipo M1, que estão envolvidos na ativação da inflamação tecidual, estão aumentados, secretam citocinas, enzimas que degradam tecidos, e levam a um aumento da ativação da infiltração linfocitária. Os macrófagos M1 levam à lesão tecidual pela ativação da perda óssea osteoclástica, pela produção de metaloproteinases da matriz fibroblásticas e pela ativação de células endoteliais – um processo patológico que cria um ambiente favorável para a invasão bacteriana. A inflamação tecidual mediada por monócitos, como uma marca registrada da hiperglicemia no diabetes e da aterosclerose nas doenças cardiovasculares, é uma ligação altamente plausível entre a doença periodontal e as doenças sistêmicas.

Um desfecho do aumento na ativação dos fagócitos é a expansão da resposta imune para os danos teciduais mediados pelas células T. As células T-*helper* 17 (Th17) são fundamentais para a destruição tecidual dirigida pela imunidade. Esse processo é denominado osteoimunologia e abrange a perda óssea como um resultado da resposta imune (Alvarez *et al.* 2019). Além das células T, foi demonstrado que as células B exercem um papel ativo na inflamação, em que a doença periodontal pode exacerbar o impacto sistêmico em órgãos distantes (Shin *et al.* 2009; Jagannathan *et al.* 2010).

Plausibilidade biológica de uma ligação entre doenças periodontais e doenças cardiovasculares

As doenças vasculares e suas complicações isquêmicas, como o infarto de miocárdio, as doenças vasculares periféricas e o AVC, levam a morbidade e mortalidade nos tecidos cardiovasculares. A aterosclerose é caracterizada por inflamação vascular e acúmulo de lipídios na camada subintimal. As placas ateroscleróticas podem surgir precocemente na vida e avançam para placas "vulneráveis" sintomáticas graves. A ruptura das placas coronárias inflamadas e ricas em lipídios desencadeia a trombose como em um evento aterotrombótico, que pode levar à síndrome coronariana aguda e à morte súbita por cardiopatia isquêmica. As infecções e outras doenças inflamatórias, incluindo a infecção pelo HIV e o diabetes tipo 2, aumentam o risco para alterações ateroscleróticas e ruptura da placa. Como uma doença não transmissível, foi demonstrado que a periodontite é responsável por um excesso de risco de aterosclerose. A ligação entre as doenças periodontais e as doenças cardiovasculares pode envolver disseminação metastática microbiana, mediadores inflamatórios e sua combinação por meio de um endotélio disfuncional (Tonetti *et al.* 2013; Sanz *et al.* 2019). A inflamação sistêmica crônica e de baixo grau é um mecanismo plausível pelo qual as doenças cardiovasculares e as doenças periodontais podem estar relacionadas (Carrizales-Sepulveda 2018). Essa associação é bidirecional, na qual os fatores envolvidos no desenvolvimento das doenças cardiovasculares também estão por trás das alterações inflamatórias periodontais. Por sua vez, a periodontite, tanto como uma infecção quanto como uma fonte profunda de mediadores inflamatórios, leva à exacerbação das complicações cardiovasculares. Existe uma associação epidemiológica evidente entre as doenças periodontais e as doenças cardiovasculares ateroscleróticas (Dietrich *et al.* 2013). Um aumento do risco de doença vascular aterosclerótica entre os indivíduos com periodontite crônica é independente de outros fatores de risco cardiovascular estabelecidos. Em um estudo de base populacional com pacientes procedentes da Coreia, que avaliou longitudinalmente a exposição ao risco de condições bucais não tratadas, incluindo doença periodontal e cáries, o risco de eventos cardiovasculares, morte por causas cardíacas, infarto de miocárdio, AVC e insuficiência cardíaca, foi significativamente mais alto, apoiando o papel fundamental da saúde periodontal nos pacientes com risco cardiovascular (Park *et al.* 2019). A Figura 18.1 mostra a plausibilidade biológica da ligação entre as doenças periodontais e as doenças cardiovasculares.

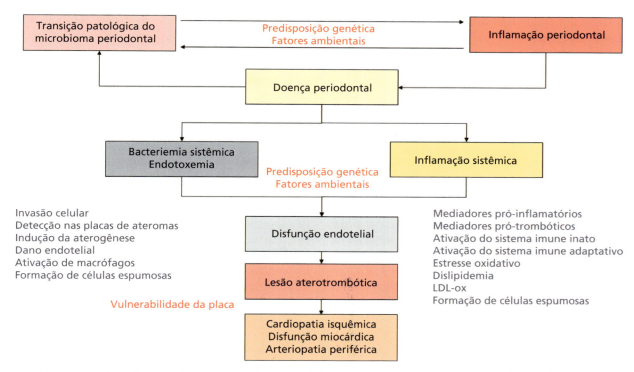

Figura 18.1 Plausibilidade da ligação biológica entre as doenças periodontais e as doenças cardiovasculares. LDL-ox = lipoproteína de baixa densidade oxidada.

Fatores microbianos

As células endoteliais e seus papéis funcionais na integridade vascular são fundamentais para a saúde cardiovascular. O comprometimento da função é um indicador precoce da doença cardiovascular (Vita & Loscalzo 2002; Pober et al. 2009; Kolattukudy & Niu 2012). Embora a inflamação não controlada seja prejudicial para a função endotelial, a infecção também pode causar disfunção endotelial (Vita & Loscalzo 2002; Vaudo et al. 2008). *Fusobacterium nucleatum* ativa as células endoteliais e promove um fenótipo inflamatório que leva ao comprometimento da capacidade de formação de vasos dessas células por meio de um mecanismo mediado por hipoxia (Mendes et al. 2016; Mendes et al. 2018). Portanto, uma etiologia infecciosa é um cofator potencial para o desenvolvimento das doenças cardiovasculares, baseado na descoberta de localização concomitante das bactérias nos ateromas. Um agente infeccioso também pode causar ativação do sistema imune inato e acelerar o processo de aterosclerose (Richardson et al. 1997a, b). Consequentemente, os agentes infecciosos (p. ex., *Chlamydia pneumonia*) podem representar um fator etiológico indireto para a doença cardiovascular, proporcionando o estímulo inflamatório necessário (Kuo et al. 1993).

Depois dos relatos de as infecções por *Chlamydia* serem um fator de risco para a doença arterial coronariana em uma coorte de indivíduos com doença cardiovascular, as infecções periodontais foram fortemente associadas ao desenvolvimento de aterosclerose (Mattila 1993). Os patógenos procedentes da cavidade bucal podem invadir o epitélio gengival e o endotélio vascular e penetrar na placa aterosclerótica por meio da corrente sanguínea, que poderia promover uma resposta inflamatória dentro da parede do vaso ou alguns patógenos bucais que produzem toxinas com ação pró-aterogênica ou reação autoimune.

As bactérias periodontais estão presentes e são cultiváveis nos ateromas (Kozarov et al. 2005; Dolgilevich et al. 2011). Além das espécies de bactérias patogênicas para o periodonto, seus fatores de virulência e ácidos nucleicos foram isolados das lesões de ateromas. Existe também uma associação mais forte da invasão microbiana periodontal das lesões vasculares em pacientes com periodontite (Armingohar et al. 2014; Mahendra et al. 2013). Não somente a migração, mas também a colonização de espécies periodontais, como *P. gingivalis* e *A. actinomycetemcomitans*, nas lesões aterotrombóticas são achados plausíveis. Com o uso de 454 pirossequenciamentos do gene rRNA 16S, demonstrou-se que as bactérias procedentes da cavidade bucal e dos intestinos estão correlacionadas com os marcadores da doença na aterosclerose, especificamente na placa aterosclerótica e no colesterol plasmático (Koren et al. 2011). Os estreptococos foram fortemente correlacionados positivamente com o colesterol ligado a lipoproteínas de alta densidade (HDL) e à ApoAI (um componente significativo do HDL), enquanto *Neisseria* foi fortemente correlacionada negativamente com esses mesmos marcadores. A abundância de *Fusobacterium* foi correlacionada positivamente com o colesterol ligado a lipoproteínas de baixa densidade (LDL) e ao colesterol total. Similarmente, os membros das famílias *Erysipelotrichaceae* e *Lachnospiraceae* no intestino também foram correlacionados positivamente com o colesterol LDL e com o colesterol total.

A análise dos trombos coletados por aspiração durante as intervenções nas artérias coronárias dos pacientes que

436 **Parte 6** Patologia Periodontal

tiveram um infarto de miocárdio demonstrou 19,7% de *A. actinomycetemcomitans*, 3,4% de *P. gingivalis* e 2,3% de *T. denticola*. Os níveis de anticorpos contra os quatro patógenos periodontais principais, *P. gingivalis, A. actinomycetemcomitans, T. forsythia* e *T. denticola*, são relacionados com um aumento no risco relativo de infarto de miocárdio. Alguns estudos clínicos sugeriram especialmente um relacionamento direto entre a gravidade das condições periodontais e a hipertrofia ventricular esquerda. *A. actinomycetemcomitans* e *Aggregatibacter aphrophilus* são implicados em 1 a 3% de todas as endocardites infecciosas. Outros estudos enfatizaram o papel fundamental dos estreptococos bucais no desenvolvimento do infarto de miocárdio. *Streptococcus sanguinis (S. sanguinis)*, uma bactéria comensal, encontrada em profusão na periodontite, é reconhecido como uma origem da endocardite infecciosa. Suas fímbrias e adesinas facilitam a inserção inicial ao dente. Depois, a produção de glicanos e de DNA ambiental (eDNA) promove a maturação do biofilme colonizado por *S. sanguinis*. Após ganhar acesso ao coração, o *S. sanguinis* deve então aderir ao endocárdio. À vista do impacto da formação de biofilme sobre a adesão na cavidade bucal, seria provável que a formação do biofilme pudesse ser significativa também para a adesão às superfícies endocárdicas. De fato, a endocardite é frequentemente compreendida como um modelo de doença mediada pelo biofilme. Entretanto, estudos demonstraram que a causalidade da endocardite por *S. sanguinis* não é dependente da formação do biofilme. Portanto, contrariamente a essa situação na cavidade bucal, não existem evidências de que a formação do biofilme seja importante para o *S. sanguinis* no ambiente cardíaco para o desenvolvimento de endocardites infecciosas (Hashizume-Takizawa *et al.* 2019).

O controle da inflamação crônica causada pela periodontite pode impactar positivamente o tratamento da hipertrofia miocárdica, reduzindo o risco de infarto de miocárdio agudo. O risco de AVC, descrito por uma metanálise de estudos de coorte, encontrava-se significativamente aumentado pela presença da periodontite. As doenças periodontais foram correlacionadas significativamente com os subtipos de AVC cardioembólico e trombótico. A utilização de cuidados odontológicos regulares foi associada a um menor risco ajustado de AVC. Pussinen *et al.* estabeleceram que o *P. gingivalis* pode ser correlacionado especialmente com o AVC (Pussinen *et al.* 2007).

Os modelos animais pré-clínicos apoiam as observações clínicas feitas em seres humanos. Por exemplo, a periodontite experimental induzida por um patógeno humano (*P. gingivalis*) em camundongos, coelhos e porcos, levou à formação de ateromas (Schenkein & Loos 2013; Hasturk *et al.* 2015). *P. gingivalis* pode intensificar a aterosclerose por meio da ativação das células endoteliais, produzindo moléculas de adesão específicas que permitem a diapedese dos macrófagos e a subsequente conversão para células espumosas e a progressão adicional dos ateromas. *P. gingivalis* aumenta a progressão do acúmulo de placas inflamatórias nas artérias, com o acúmulo de mediadores inflamatórios e de ésteres de colesterol. A infecção por *P. gingivalis* depois do infarto de miocárdio em camundongos melhorou a expressão das proteínas do grupo de alta mobilidade eletroforética box 1 (HMGB1) miocárdicas. A HMGB1 é uma proteína nuclear liberada das células necróticas e capaz de induzir a resposta inflamatória. Existe uma possível relação entre as doenças periodontais e a inflamação miocárdica pós-infarto pelas HMGB 1. Uma infecção por *P. gingivalis* durante o infarto de miocárdio gera uma etapa prejudicial no procedimento de recuperação do miocárdico infartado pela penetração e invasão de *P. gingivalis* no miocárdio, favorecendo, assim, a morte celular programada (apoptose) e a ação das MMP-9 do miocárdio, que produzem sucessivamente a ruptura cardíaca. A periodontite experimental em ratos foi associada ao comprometimento da função endotelial nos tecidos gengivais, demonstrando que as doenças periodontais podem gerar o comprometimento da função vascular na microcirculação bucal. Outras espécies de bactérias periodontais (*Treponema denticola, Tannerella forsythia* e *Fusobacterium nucleatum*) também podem causar alterações ateromatosas (Velsko *et al.* 2014, 2015). Embora esses estudos não apoiem necessariamente a afirmação de que as bactérias levem diretamente à formação de ateromas, eles sugerem um papel fundamental para os patógenos periodontais humanos na patologia da doença cardiovascular.

Outra informação procedente de estudos em animais trata da suscetibilidade genética do indivíduo. A doença periodontal induzida por patógenos humanos requer a sinalização do receptor *toll-like* (TLR) e da apolipoproteína E (ApoE) para as consequências ateromatosas. A ativação dessas vias pelas bactérias periodontais e seus vários componentes que fazem a mediação da virulência resulta em progressão aterotrombótica, adesão e produção de estresse oxidativo pelas células endoteliais aórticas.

As diferenças de cepas em uma espécie podem também influenciar a virulência e sua capacidade aterogênica (Progulske-Fox *et al.* 1999). Estudos *in vitro* demonstraram que a expressão gênica induzida por *P. gingivalis* 381 nas células endoteliais da artéria coronária humana era dependente das fímbrias e mediada por TLRs (Chou *et al.* 2005; Yumoto *et al.* 2005). *P. gingivalis* W83, que não expressa as fímbrias, mas expressa a cápsula, induz uma resposta celular inflamatória substancialmente mais baixa nas células endoteliais da artéria coronária humana (Rodrigues *et al.* 2012). Por outro lado, outra cepa positiva para a cápsula, *P. gingivalis* A7436, que também expressou fímbrias tipo IV, induziu uma resposta inflamatória moderada nas células endoteliais da artéria coronária humana. Um trabalho *in vivo* demonstrou que tanto W83 quanto A7436 aceleraram a aterosclerose em camundongos nulos para ApoE (Li *et al.* 2002; Maekawa *et al.* 2011). Demonstrou-se que a indução da doença periodontal pela cepa A7436 do *P. gingivalis* em um modelo de aterosclerose acelerada em coelhos provoca as alterações ateroscleróticas e resulta em uma forma mais grave de lesão aterosclerótica (Hasturk *et al.* 2015). Coletivamente, esses estudos demonstraram que, embora a disfunção endotelial seja fundamental, propriedades ateroscleróticas adicionais podem ser atribuídas às bactérias bucais humanas, independentemente de suas características de superfície e virulência.

Capítulo 18 Periodontite e Doenças Sistêmicas (Doenças Cardiovasculares e Diabetes)... **437**

As bactérias podem levar à geração de proteína C reativa (PCR) pelos vasos locais no periodonto inflamado, que pode causar a disseminação sistêmica das bactérias pelos macrófagos, que, por sua vez, podem se tornar células espumosas e envolver-se na formação de ateromas. As bactérias periodontais podem, então, ser detectadas nas placas de ateromas. Os TLRs (especialmente TLR-2, TLR-4 e TLR-9) estão envolvidos nesse reconhecimento padrão das bactérias periodontais e seus produtos (p. ex., lipopolissacarídios, ácido lipoteicoico) e na ativação das células endoteliais e dos macrófagos. Essa teoria também apoia a falta de achados de que as doenças periodontais, mesmo em seus níveis mais graves de carga bacteriana, não levam à bacteriemia sustentada ou à sepse. Entretanto, as bactérias periodontais foram detectadas nas placas de ateroma paralelamente aos níveis de anticorpos contra bactérias periodontais na circulação sistêmica. Demonstrou-se que os níveis de IgG contra *P. gingivalis* têm uma forte associação com o espessamento das túnicas íntima/média da carótida (Beck *et al.* 2005; Champagne *et al.* 2009). Uma resposta similar foi observada em um estudo realizado na Finlândia para pesquisar *A. actinomycetemcomitans* (Pussinen *et al.* 2005). Uma metanálise de dados demonstrou o impacto dessa conexão (Mustapha *et al.* 2007). Um modelo para a etiologia microbiana da formação de placas ateromatosas foi apresentado (Kebschull *et al.* 2010; Pollreisz *et al.* 2010). Por conseguinte, as células endoteliais vasculares podem ser invadidas por patógenos fimbriados como *P. gingivalis* (Khlgatian *et al.* 2002; Chou *et al.* 2005; Takahashi *et al.* 2006). Entretanto, *P. gingivalis* e outros patógenos periodontais podem induzir a apoptose das células endoteliais e a proliferação das células da musculatura lisa na íntima e na formação neointimal. O rompimento das placas pode, portanto, ser induzido pela degradação da matriz extracelular mediada por patógenos, em células endoteliais, macrófagos, células T e plasmócitos, levando à exposição dos componentes pró-trombóticos da placa e à subsequente oclusão dos vasos.

Fatores ligados ao hospedeiro

A inflamação local pode levar à inflamação sistêmica e vascular (Libby & Hansson 2015), possivelmente por meio de um processo que envolve uma resposta do hospedeiro elevada, afetando tanto os braços da imunidade inata quanto adquirida. A periodontite representa um fator de risco para a doença cardiovascular como um determinante comum da suscetibilidade. Embora *P. gingivalis* possa induzir a inflamação periodontal e aumentar a aterosclerose coexistente nos coelhos alimentados com colesterol, *P. gingivalis* não era detectável nos tecidos com ateromas (Jain *et al.* 2003). A doença periodontal acelerou a aterogênese, alterações nas túnicas arteriais, íntima e média, causando a proliferação das células da musculatura lisa, levando a fibrose medial, infiltração de macrófagos e formação de um núcleo necrótico com aumento da espessura intimal e formação de capa fibrosa (Hasturk *et al.* 2015). Essas observações indicam que as doenças inflamatórias locais, nesse caso, a doença

periodontal, podem acelerar o surgimento e a progressão de outra doença em um órgão distante.

Sugeriu-se que várias moléculas associadas à inflamação e à resposta do hospedeiro ao desafio microbiano desempenham um papel na ligação entre as doenças periodontais e as doenças cardiovasculares (Van Dyke & van Winkelhoff 2013). As moléculas mais estudadas são os marcadores da inflamação mediados por células e por citocinas, como PCR, fibrinogênio, citocinas inflamatórias e mediadores lipídicos. Essas duas moléculas estão envolvidas na patogenia das doenças periodontais e na gênese da aterotrombose em uma "inflamação de baixo nível" (Danesh *et al.* 2000a, b; Danesh & Pepys 2000). Estudos em animais fornecem reflexões mecanísticas para essa ligação, em que foi demonstrado que a periodontite experimental é um fator contribuinte para a incidência e a progressão do desenvolvimento das placas ateroscleróticas (Jain *et al.* 2003; Gibson *et al.* 2004; Hasturk *et al.* 2015). As placas de ateromas também se tornam fonte ativa de progressão inflamatória, com as células imunes ativadas e sua produção de citocinas inflamatórias (interferona, interleucina-1, interleucina-6 e TNF-α). As mesmas citocinas são produzidas pelo tecido adiposo, que contribui ainda mais para a aterogênese e a síndrome metabólica (Hansson 2005). As citocinas pró-inflamatórias produzidas pelas placas de ateroma aumentam os níveis de PCR, de amiloide A sérico e de fibrinogênio, exacerbando a inflamação sistêmica. Os níveis circulantes de PCR encontravam-se significativamente elevados pela presença de periodontite (Hasturk *et al.* 2015). A Figura 18.2 mostra o impacto da periodontite experimental em um modelo de coelho e como isso pode levar ao surgimento e à progressão da formação de ateromas. Notavelmente, a resolução da inflamação previne a doença periodontal e o comprometimento das placas ateromatosas, enfatizando ainda mais o papel da inflamação na ligação entre as doenças periodontais e cardiovasculares.

A PCR é um mediador inflamatório produzido pelo fígado. Citocinas, como a IL-6, estimulam a produção de PCR. A PCR, por sua vez, opsoniza as bactérias a serem apresentadas e eliminadas pelas células, que expressam os receptores para PCR. Neutrófilos e macrófagos respondem à PCR por meio de uma ativação ligante-receptor. Durante esse processo, a cascata de complemento é envolvida na morte bacteriana mediada pelos fagócitos e induzida por PCR. A formação de ateromas vem sendo intimamente relacionada com os níveis elevados de PCR, com a formação de células espumosas, com a ativação de macrófagos e com um processo inflamatório sobre as paredes dos vasos, impactando os endotélios. Como observado, as células endoteliais são fundamentais para a ligação entre doença periodontal e doença cardiovascular. A produção local de PCR pelas células endoteliais contribui para a inflamação local e aumenta a produção de PCR hepática. Essa observação também é importante para demonstrar que qualquer processo inflamatório local pode levar à produção de PCR, tornando plausível a possibilidade de as doenças periodontais poderem contribuir para os níveis de PCR na circulação sistêmica.

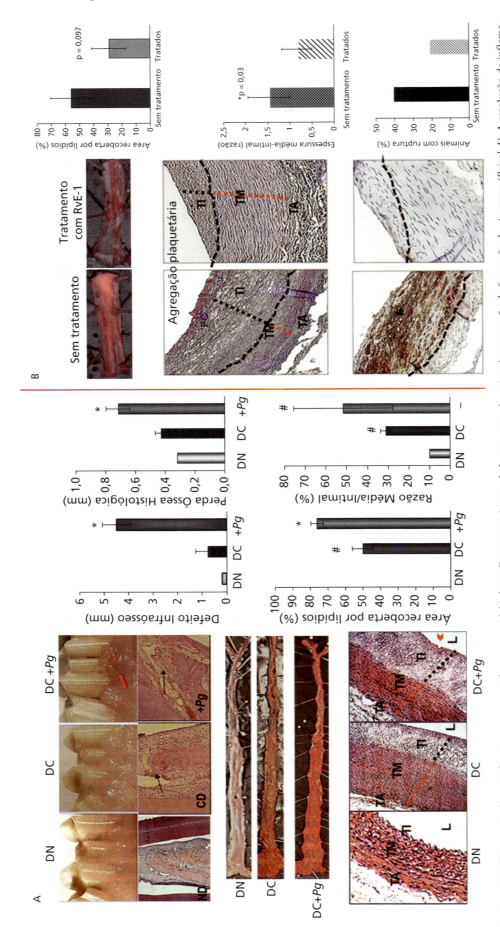

Figura 18.2 O impacto da periodontite experimental em um modelo de coelho e como isso pode levar ao surgimento e à progressão da formação de ateromas (*Painel A*). A resolução da inflamação previne a doença periodontal e o comprometimento das placas ateromatosas (*Painel B*). (Hasturk *et al.* 2015). CF = cápsula fibrosa; DC = dieta com colesterol; DN = dieta normal; L = lúmen; Pg = periodontite experimental com *Porphyromonas gingivalis*; TA = túnica adventícia; TI = túnica íntima; TM = túnica média.

Capítulo 18 Periodontite e Doenças Sistêmicas (Doenças Cardiovasculares e Diabetes)... **439**

A PCR está envolvida na eliminação do colesterol LDL oxidado ou modificado por enzimas (LDL-ox) por meio da opsonização. Esse processo é fundamental para controlar os níveis de LDL-ox e prevenir o impacto da alta ingestão de gorduras e a obesidade. A eliminação de LDL-ox mediado por PCR envolve a fagocitose dos macrófagos e a ativação do complemento. Na inflamação crônica em que a PCR é produzida em altos níveis e com a abundância de LDL-ox, esse processo protetor resulta em formação de células espumosas e em alterações ateromatosas nas paredes dos vasos.

O tratamento periodontal reduz os marcadores da inflamação e restaura a disfunção endotelial nos pacientes com doenças cardiovasculares (D'Aiuto *et al.* 2007; Tonetti *et al.* 2007; Teeuw *et al.* 2014), sugerindo adicionalmente um papel profundo para a inflamação sistêmica como um mecanismo plausível pelo qual as doenças periodontais poderiam modular as doenças cardiovasculares. Uma observação interessante procedente desses estudos foi o papel não somente dos macrófagos, mas também dos neutrófilos, potencialmente ambos os tipos de fagócitos regulando a função das células endoteliais. Também é plausível que os neutrófilos sensibilizados/pré-ativados possam desempenhar um papel crítico na ligação entre as doenças periodontais e doenças cardiovasculares. Embora essa questão tenha sido bem caracterizada pelas formas crônicas e agressivas de periodontite, não existem atualmente estudos disponíveis demonstrando que o impacto dessa hiperativação tenha qualquer impacto mecanístico. Esse mecanismo salienta o papel da ativação dos fagócitos no comprometimento da função das células endoteliais e possivelmente a integridade do endotélio, similarmente ao epitélio da bolsa periodontal, e levando a um revestimento "com vazamentos" nas paredes dos vasos. Outra observação interessante foi que as comorbidades nos pacientes com doenças cardiovasculares, como diabetes, também foram impactadas positivamente pelo tratamento periodontal, o que enfatiza ainda mais a resolução inflamatória da lesão periodontal e seu impacto sistêmico.

Outro mecanismo plausível e emergente é a ativação e a agregação das plaquetas (Laky *et al.* 2018). As plaquetas desempenham um papel imunomodulador significativo. Elas estão diretamente envolvidas na ativação da inflamação e em sua resolução por meio das interações célula-célula com leucócitos, especialmente com os neutrófilos. Integrinas específicas regulam a comunicação cruzada entre plaquetas/leucócitos. Por exemplo, CD62L (P-selectina) sobre as plaquetas, e seu ligante (glicoproteína ligante-1; PSGL-1) sobre os leucócitos, são fundamentais para a função das plaquetas. Da mesma forma, as interações entre plaquetas e neutrófilos por meio da comunicação cruzada entre a lipo-oxigenase regulam a resolução da inflamação por meio da produção de lipoxinas. Outra função das plaquetas durante o processo aterosclerótico é regulada pela ativação do fibrinogênio mediada por GPIIb/IIIa e a ligação das plaquetas a outras plaquetas. CD40L é um modulador da produção de espécies reativas de oxigênio pelas plaquetas e aterogênese. O tratamento periodontal restaura a função das plaquetas, o que enfatiza ainda mais o impacto da inflamação periodontal no processo de aterogênese, função vascular e inflamação sistêmica.

Resumo

A Figura 18.3 resume as fases de aterosclerose, aterotrombose e eventos cardiovasculares que podem ser moduladas pelos mecanismos inflamatórios periodontais e pelos patógenos periodontais. A inflamação inicia a aterosclerose e desestabiliza as placas ateromatosas na túnica íntima vascular, levando ao rompimento das placas. A trombose resulta em infartos e em eventos cardiovasculares maiores. A vulnerabilidade das placas de ateromas está associada à carga inflamatória. A ativação do processo inflamatório em volta das placas de ateroma resulta em perturbação da capa fibrosa e rompimento das placas de ateroma. Esse processo, combinado com os fatores microbianos, envolve a ativação de TLR2, a liberação de mediadores pró-inflamatórios e a regulação positiva das moléculas de adesão celular. Um gradiente de quimiocinas recruta os monócitos (p. ex., a proteína quimiotática dos monócitos 1); os monócitos migram por quimiotaxia para o espaço subendotelial, transformam-se em macrófagos e, subsequentemente, em células espumosas, depois de incorporarem o LDL oxidado (LDL-ox). A apoptose dos macrófagos ricos em LDL resulta no acúmulo de lipídios no espaço subendotelial. A estruturação da matriz extracelular leva à formação de uma capa fibrosa recobrindo a placa. A desnudação da capa fibrosa e seus componentes pró-trombóticos ocorre depois da apoptose das células endoteliais.

Plausibilidade biológica de uma ligação entre doenças periodontais e diabetes

O diabetes melito constitui-se em um grupo de transtornos metabólicos caracterizados por hiperglicemia ocorrendo por um período prolongado. Como uma epidemia global, o diabetes afeta mais de 450 milhões de pessoas em todo o mundo. As complicações do diabetes afetam significativamente a qualidade de vida, a longevidade e elevam os custos dos cuidados de saúde tanto nos países desenvolvidos quanto nos em desenvolvimento. O diabetes melito, especialmente se mal controlado, pode aumentar o risco de doença periodontal e agravar o curso da doença, resultando, por fim, na perda dental. Já está bem descrito o impacto do diabetes nos tecidos periodontais por meio da hiperglicemia e pelas vias inflamatórias que desencadeiam a inflamação induzida pelas bactérias. As doenças periodontais são consideradas como uma das complicações do diabetes (Loe 1993). Embora a observação original tenha sido ligada categoricamente com o diabetes, é a glicemia descontrolada nos pacientes com diabetes que se apresenta com doença periodontal e comprometimento tecidual. Essa observação apoia ainda mais o impacto da hiperglicemia crônica sobre todo o organismo, incluindo os tecidos periodontais. Os mecanismos que relacionam o diabetes e a doença periodontal são similares aos de outros órgãos, incluindo microangiopatia, alteração do metabolismo do colágeno e alteração da resposta inflamatória do hospedeiro.

Embora a doença periodontal e o diabetes sejam doenças distintas que afetam órgãos diferentes, com etiologias específicas,

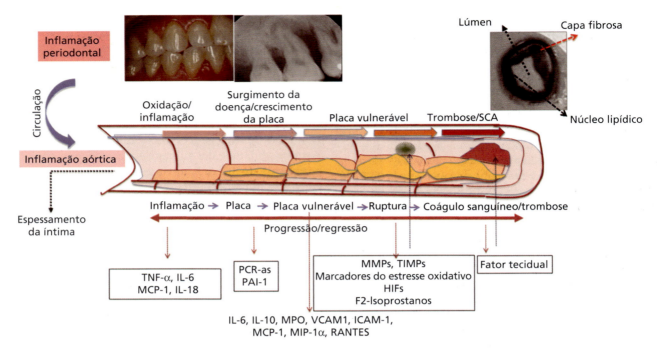

Figura 18.3 As fases de aterosclerose, aterotrombose e eventos cardiovasculares que podem ser moduladas pelos mecanismos inflamatórios periodontais e pelos patógenos periodontais. HIFs = fatores indutores de hipoxia; ICAM-1 = proteína de adesão celular 1; IL-6 = interleucina 6; IL-18 = interleucina 18; IL-10 = interleucina 10; MCP-1 = proteína quimiotática de monócitos 1; MIP-1α = proteína inflamatória de macrófagos 1 alfa; MMPs = metaloproteinases da matriz; MPO = mieloperoxidase; PAI-1 = inibidor do ativador do plasminogênio 1; PCR-as = proteína C reativa de alta sensibilidade; RANTES = célula T normal expressa e presumivelmente secretada, regulada por ativação; SCA = síndrome coronariana aguda; TIMPs = inibidor tecidual das metaloproteinases; TNF-α = fator de necrose tumoral alfa; VCAM-1 = proteína de adesão celular vascular 1.

elas compartilham um mediador comum da inflamação não resolvida. Com essa finalidade, uma inflamação crônica e não resolvida representa a mais alta plausibilidade para os efeitos prejudiciais dos eventos inflamatórios que também poderiam relacionar a doença periodontal com o diabetes. Consequentemente, no caso da conexão entre o diabetes e a doença periodontal, o eixo inflamatório é mais predominante do que a plausibilidade de uma etiologia microbiana. Os microrganismos periodontais também já foram associados ao aumento da inflamação, e, portanto, foram considerados como um fator contribuinte na ligação com o diabetes (Chapple *et al.* 2013). A natureza recíproca do relacionamento bidirecional também existe entre o diabetes e a doença periodontal, em que, em indivíduos com diabetes, a periodontite pode afetar adversamente o controle da glicemia e levar a aumento do risco para complicações, como a doença cardiovascular, a retinopatia e a doença renal. A Figura 18.4 resume a ligação plausível entre a doença periodontal e o diabetes, e como este último pode afetar as doenças periodontais.

Fatores ligados ao hospedeiro

A hiperglicemia tem tanto efeitos agudos quanto crônicos. As proteínas da fase aguda e as espécies reativas de oxigênio são responsáveis pelo aumento da inflamação sistêmica. A hiperglicemia crônica resulta em desregulação metabólica e leva a vários eventos patológicos, como a síndrome metabólica, a obesidade e o diabetes. Os desfechos da hiperglicemia crônica e uma desregulação do controle metabólico da glicose excessiva estão intimamente relacionados. Como uma das doenças mais antigas da humanidade, o diabetes melito é causado por deficiência na secreção de insulina ou por produção insuficiente de insulina, ou ambos. O metabolismo da insulina desregulado, por sua vez, leva à hiperglicemia e à desregulação do metabolismo proteico e lipídico. O diabetes tipo 1 é decorrente de uma produção deficiente de insulina pelas células das ilhotas pancreáticas, sendo responsável por 5% dos pacientes diagnosticados com diabetes. O diabetes tipo 2 é uma doença crônica na qual a produção de insulina é insuficiente para metabolizar os níveis de glicose e está intimamente associado à síndrome metabólica e à obesidade. O diabetes tipo 2 é responsável por 90 a 95% dos casos de diabetes. Tanto o diabetes tipo 1 quanto o tipo 2 apresentam-se com hiperglicemia, controle metabólico inadequado e defeitos microvasculares e macrovasculares que afetam todo o organismo.

A maioria das evidências sobre como o diabetes afeta a saúde periodontal é procedente de pacientes com diabetes tipo 2. Dados limitados, mas potentes, também relacionam o diabetes tipo 1 com a doença periodontal. Em ambas as formas, a hiperglicemia crônica e descontrolada leva a alteração do metabolismo do colágeno, resposta vascular, metabolismo lipídico e formação da produtos finais da glicação avançada (AGEs, do inglês *advanced glycation end*). Os receptores para AGE (RAGE) são disseminados e são expressos em quase todos os tipos celulares, incluindo as células imunes e estromais. As doenças periodontais podem perturbar a saúde metabólica e exacerbar as complicações diabéticas. Durante esse processo, a inflamação periodontal

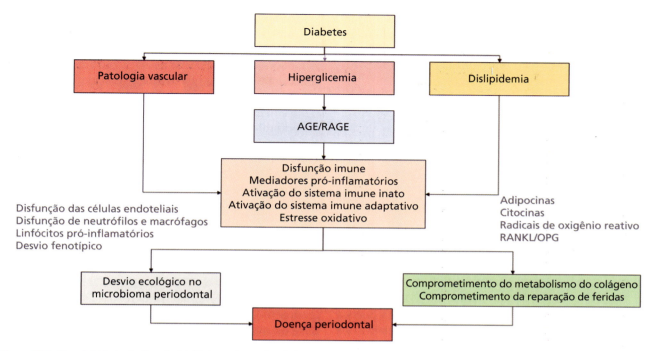

Figura 18.4 Plausibilidade da ligação biológica pela qual o diabetes teria um impacto sobre a saúde periodontal. AGE = produtos finais da glicação avançada; OPG = osteoprotegerina; RAGE = receptor para AGE; RANKL = ligante do ativador do receptor do fator nuclear kappa-β.

aumenta a ativação endotelial e das células imunes. Os neutrófilos são afetados pela hiperglicemia e pelos AGEs. Foi demonstrado um processo similar para os macrófagos (Yalda et al. 1994; Salvi et al. 1997a, b). A hiperglicemia fez com que os fibroblastos gengivais e do ligamento periodontal se apresentassem com menor produção de colágeno e com aumento da atividade colagenolítica (Ramamurthy & Golub 1983; Sasaki et al. 1992; Yu et al. 2012). Similarmente ao que ocorre com os neutrófilos e macrófagos, um fenótipo hiperinflamatório das células epiteliais bucais também já foi associado ao diabetes (Amir et al. 2011). As células B adquirem características pró-inflamatórias nos pacientes com diabetes.

Citocinas, como o TNF-α, são produzidas em níveis elevados. O comprometimento do revestimento epitelial da bolsa periodontal representa uma via de acesso para a microbiota periodontal patogênica, e os produtos microbianos agravam ainda mais a inflamação. Especificamente, o TNF-α é relacionado com o metabolismo lipídico deficiente, a deficiência de insulina e a sua inativação. Assim, as AGEs são fundamentais para a plausibilidade biológica da ligação entre as doenças periodontais e o diabetes. Os AGEs são produzidos como um resultado da hiperglicemia crônica e por glicação não enzimática irreversível das proteínas e dos lipídios. RAGE pertence à superfamília das imunoglobulinas e atua como um receptor de sinalização multiligante (Schmidt et al. 1992). A hiperglicemia leva ao aumento na expressão de RAGE, em que RAGE é mediador das complicações inflamatórias do diabetes.

Nos tecidos periodontais, foi demonstrada a expressão de RAGE, e seu papel na perda óssea alveolar foi estabelecido pelo tratamento com RAGE solúvel ligando-se competitivamente à RAGE e prevenindo os efeitos de AGE (Lalla et al. 1998, 2000a,b). As proteínas AGE foram detectadas em amostras de saliva de pacientes com diabetes. Os níveis séricos de AGE estão associados à extensão da periodontite nos indivíduos tipo 2, paralelamente aos níveis de hemoglobina glicada (HbA1c) (Karima et al. 2005). Uma confirmação adicional sobre o papel do RAGE veio de estudos que envolveram outros modelos animais e tecidos humanos. As interações receptor-ligante entre RAGE e AGEs resultam em inflamação crônica e não resolvida, atraso na reparação das feridas, comprometimento da reparação óssea e destruição dos tecidos periodontais no diabetes (Santana et al. 2003; Taylor et al. 2013). Quando AGEs ligam-se à RAGE, o fenótipo e a função celular são criticamente impactados, e várias vias de sinalização podem ser ativadas. Por exemplo, nos osteoblastos, o eixo p38-JNK está envolvido, e a sinalização AGE-RAGE ativa a caspase 3 e a apoptose mediada por caspase 8 (Alikhani et al. 2007). A ativação de RAGE também leva à comunicação cruzada entre outros receptores que estão criticamente envolvidos nas respostas das células imunes durante a inflamação. Nos pacientes com diabetes, o aumento da expressão de TLR2, TLR4 e TLR9 foi relatado nos tecidos periodontais. Esses receptores são fundamentais para o reconhecimento dos patógenos periodontais e seus fatores de virulência (p. ex., LPS). TLR-4 desempenha um papel significativo na produção das citocinas pró-inflamatórias pelas células mieloides (Bagchi et al. 2007). Assim, a comunicação cruzada entre RAGE-TLRs, principalmente TLR-4, pode estimular a produção de citocinas (p. ex., IL-1b, IL-6 e TNF-α) e aumenta a inflamação por ativação de múltiplos tipos celulares. Uma vez que os TLRs também são expressos em quase todos os tipos celulares, a comunicação cruzada entre RAGE-TLRs leva as células imunes não tradicionais a adotarem um fenótipo pró-inflamatório no diabetes.

442 Parte 6 Patologia Periodontal

Por exemplo, os linfócitos B humanos positivos para TLR-4 circulantes foram capazes de recircular e promover a inflamação sistêmica nos pacientes com diabetes, apresentando um mecanismo plausível pelo qual as doenças periodontais e as respostas de anticorpos contra os patógenos periodontais poderiam exacerbar as complicações diabéticas (Wright *et al.* 2008; Shin *et al.* 2009; Jagannathan *et al.* 2010).

O estresse oxidativo induzido por AGE é um mecanismo essencial no processo inflamatório e na lesão tecidual mediados por AGE no periodonto. O aumento da inflamação e outras consequências patológicas das interações entre AGE–RAGE, como o estresse oxidativo, criam um círculo vicioso para a propagação crônica de uma maior formação de AGE. Vários tipos celulares, incluindo neutrófilos e macrófagos do sistema imune, bem como fibroblastos e células endoteliais dos tecidos, contribuem para o estresse oxidativo e a formação de espécies reativas de oxigênio (EROs) nos tecidos periodontais durante a inflamação (Chapple *et al.* 1996; Karima *et al.* 2005; Ding *et al.* 2007; Graves & Kayal 2008; Allen *et al.* 2011). Em pacientes com diabetes, a gravidade da doença periodontal está correlacionada com a explosão oxidativa dos neutrófilos (Karima *et al.* 2005). A hiperglicemia leva a um fenótipo de neutrófilos hiperativos, que são fonte primária de espécies reativas de oxigênio. A explosão oxidativa e as espécies reativas de oxigênio (EROs) levam à ativação das vias pró-inflamatórias, à peroxidação dos lipídios e à resistência à insulina em pacientes com diabetes e doença periodontal (Allen *et al.* 2011; Bastos *et al.* 2012). A hiperglicemia pode levar ao estresse oxidativo por meio de diversas vias com subsequentes efeitos sobre as respostas inflamatórias (Graves & Kayal 2008). O mecanismo pelo qual a produção de citocinas pró-inflamatórias respondem às espécies reativas de oxigênio no diabetes envolve a sinalização pela MAP quinase, NF-KB e inflamassoma de NALP3 (Graves & Kayal 2008). Esse mecanismo também é fundamental para a compreensão da perda óssea alveolar nos pacientes com diabetes, já que a sinalização de Wnt e o fator de transcrição FoxO regulam a atividade osteoblástica. Outro efeito imediato do diabetes e da hiperglicemia é o aumento dos níveis de leptina, que também contribui para o estresse oxidativo.

Os níveis de CRP, TNF-α e IL-6 na circulação sistêmica encontram-se elevados nas doenças periodontais (Bretz *et al.* 2005; Engebretson *et al.* 2007; Paraskevas *et al.* 2008), estabelecendo uma ligação plausível com o diabetes. Os pacientes com diabetes e periodontite exibem um desequilíbrio nos níveis circulantes de marcadores pró-inflamatórios (redução de IL-10, IL-4 e adiponectina, e aumento de PCR) (Genco *et al.* 2020). Outro nível de evidência sugere que exista uma correlação entre a HbA1c e a PCR em pacientes com periodontite (Demmer *et al.* 2010). Assim, a desregulação crônica e o desequilíbrio das redes de citocinas periféricas representam um mecanismo central na patogenia do diabetes e a ligação com a doença periodontal (Kolb & Mandrup-Poulsen 2010), enfatizando a importância da cronicidade da inflamação e o risco que ela representa em indivíduos suscetíveis. A terapia periodontal reduz os níveis de HbA1c, e das citocinas circulantes (TNF-α) e PCR em pessoas com diabetes (Artese *et al.* 2015; Genco *et al.* 2020).

Estudos em seres humanos e em animais também relataram aumento nos níveis de IFNγ e das proteínas inibidoras de macrófagos (MIP-1, MIP-2), e da proteína quimiotática de monócitos 1 (MCP-1) nas pessoas com diabetes e doença periodontal. Uma vez que o diabetes está associado ao adiamento e ao comprometimento da reparação das feridas e, portanto, poderia ser relacionado com a gravidade da periodontite, um mecanismo plausível pode ser por meio da inflamação periodontal exacerbada e não resolvida. De fato, o diabetes aumenta a atividade osteoclástica mediada por RANKL, a degradação do tecido conjuntivo mediada por MMP e os níveis reduzidos de colágeno e das proteínas da matriz extracelular, todos os quais vão contribuir para o aumento da degradação dos tecidos e o comprometimento da reparação das feridas.

Os mecanismos osteoimunológicos podem ser ativados pelo diabetes e podem levar à destruição periodontal (Jiao *et al.* 2015; Graves *et al.* 2020; Huang *et al.* 2020). A reabsorção óssea osteoclástica é regulada pelas células Th17, que também produzem RANKL e IL-17. Existe também uma associação entre o controle da glicemia e os níveis de IL-4 e IL-17 nas amostras de fluido gengival crevicular (FGC) procedentes de pacientes com diabetes e periodontite. Os pacientes com diabetes mal controlado apresentam-se com contagens elevadas de células Th17 e Treg nos tecidos periodontais, o que sugere um mecanismo para a perda tecidual periodontal induzida pelo diabetes. Alinhado com esses achados, demonstrou-se que os níveis de RANKL se encontram aumentados nos tecidos periodontais e em amostras de FGC de pacientes com diabetes. Esse mecanismo é regulado pelo eixo AGE–RAGE. Um estudo recente que aplicou uma abordagem de análise de células únicas revelou diferenças fundamentais na função das células imunes entre os tecidos periodontais de pacientes com periodontite e com diabetes tipo 2 e os tecidos periodontais dos pacientes sem diabetes, o que pode ser responsável pelo aumento do risco e da gravidade da doença periodontal nos indivíduos com diabetes tipo 2 (Belkina *et al.* 2020).

Fatores microbianos

As doenças periodontais, como doenças infecciosas, podem impactar adversamente o diabetes e seu controle. Esse mecanismo é resumido na Figura 18.5. Uma vez que as doenças periodontais levam à disseminação das bactérias orais para a circulação, existem também um consenso de que a microbiota periodontal possa impactar diretamente o estado diabético ou o controle da glicemia. Estudos prévios que investigaram o papel da microbiota bucal demonstraram que a abundância de microrganismos bucais aumenta no diabetes melito. Existem evidências limitadas de que o diabetes tenha qualquer impacto sobre a composição ou a quantidade de microbiota bucal, e um microbioma periodontal diabético é diferente do de outros tipos de periodontite (Chapple *et al.* 2013; Taylor *et al.* 2013). Embora a hiperglicemia potencialmente modifique o ambiente para as espécies bacterianas periodontais e, portanto, sua composição e virulência podem ser alteradas, estudos adicionais são necessários para identificar o impacto do diabetes, da síndrome metabólica e das relações mecanísticas sobre o microbioma periodontal. O impacto da microbiota periodontal sobre o diabetes ou sobre o controle da glicemia é abordado em um número limitado de estudos. Foi demonstrado que *P. gingivalis* modula o controle da glicemia nos pacientes com diabetes (Makiura *et al.* 2008).

Estudos baseados nos métodos tradicionais, como a hibridização *checkerboard* DNA-DNA e a PCR, demonstraram uma detecção limitada de um número pequeno de espécies selecionadas em pacientes com diabetes em comparação com os pacientes sem diabetes. A Tabela 18.1 resume os estudos recentes que relataram a diversidade no microbioma periodontal na presença de diabetes tipo 2. Embora poucos, esses estudos, que utilizam as mais recentes tecnologias genômicas e de alta produtividade, revelaram novas informações relativas ao relacionamento complexo entre o diabetes e a doença periodontal. O sequenciamento do gene rRNA 16S ou o pirossequenciamento do gene 16S rDNA globalmente demonstraram uma menor diversidade microbiana no microbioma subgengival dos indivíduos com diabetes tipo 2 comparados com aqueles controles saudáveis ou nos pacientes sem diabetes e com periodontite. Estudos que utilizaram sequenciamento metagenômico por *shotgun* revelaram pistas funcionais para a análise dos microbiomas e concluíram que os indivíduos com diabetes tipo 2 são mais suscetíveis à disbiose no microbioma subgengival, em virtude do comprometimento da regulação imune e metabólica do hospedeiro. Com essa abordagem, foi detectado um táxon bucal que predizia a presença de periodontite nos indivíduos com diabetes tipo 2 (Casarin *et al.* 2013; Zhou *et al.* 2013; Ganesan *et al.* 2017; Long *et al.* 2017; Longo *et al.* 2018; Farina *et al.* 2019; Saeb *et al.* 2019; Shi *et al.* 2020). Apesar das análises aprofundadas, os resultados desses estudos exigem uma confirmação procedente de estudos longitudinais e maiores.

Resumo

O diabetes pode ser associado a um processo inflamatório alterado que é denominado "periodontite diabética", embora não exista um consenso sobre essa definição e o reconhecimento de pacientes com diabetes apresentando-se com um fenótipo de doença periodontal distinto. Entretanto, está claro que a gravidade da periodontite aumenta a carga inflamatória nos pacientes com diabetes. Uma pessoa com diabetes apresenta dificuldade para controlar sua glicemia, sofrendo de complicações bucais da doença periodontal, por exemplo, mastigação, abscessos, dentes com mobilidade, mau hálito, desfechos estéticos, aumento do risco de adiposidade, inflamação sistêmica, doença cardiovascular, doença renal e complicações oculares (Figura 18.6). O controle diabético piora com o aumento da gravidade da periodontite (Karima *et al.* 2005), que aumenta os marcadores inflamatórios sistêmicos (p. ex., PCR) enquanto reduz as citocinas anti-inflamatórias (p. ex., IL-10). Os casos clínicos demonstram a adversidade que a periodontite apresenta em pacientes com diabetes (Figuras 18.7, 18.8 e 18.9).

Existem fatores modificantes críticos, como a duração do diabetes e, portanto, a exposição à hiperglicemia, AGEs e defeitos micro e macrovasculares crônicos, idade de surgimento, lipidemia e tipo do diabetes. A restauração do controle do diabetes pode reduzir ou eliminar as condições patológicas periodontais. Da mesma forma, o tratamento periodontal facilita o controle do diabetes, apoiando a bidirecionalidade da ligação entre o diabetes e as doenças periodontais (D'Aiuto *et al.* 2018). Assim, é plausível que a periodontite nas pessoas com diabetes apresente-se com um mecanismo biológico diferente (Taylor *et al.* 2001). Essa visão também é apoiada por evidências epidemiológicas (Borgnakke *et al.* 2013).

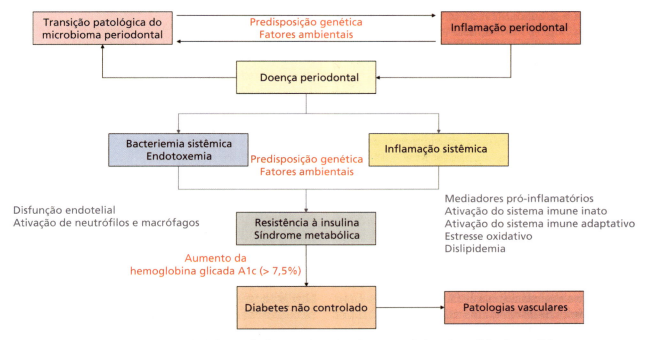

Figura 18.5 Plausibilidade da ligação biológica pela qual as doenças periodontais modificariam o diabetes.

Parte 6 Patologia Periodontal

Tabela 18.1 Estudos que relataram redução da diversidade no microbioma periodontal na presença de diabetes tipo 2.

Autor	Ano	Título do estudo	Desenho do estudo	Método analítico	Achado principal
Casarin *et al.*	2013	Biodiversidade subgengival nos indivíduos com diabetes tipo 2 não controlado e periodontite crônica	12 participantes com diabetes tipo 2 não controlado (HbA1c > 8%) e 11 participantes não diabéticos com periodontite crônica generalizada grave	rRNA 16S	*Global: os participantes com diabetes tipo 2 não controlados e periodontite crônica apresentam diferenças significativas na biodiversidade subgengival, em comparação com os indivíduos sem diabetes.* Mais altas porcentagens de clones totais de TM7, e dos gêneros *Aggregatibacter, Neisseria, Gemella, Eikenella, Selenomonas, Actinomyces, Capnocytophaga, Fusobacterium, Veillonella* e *Streptococcus*, e mais baixas porcentagens dos gêneros *Porphyromonas, Filifactor, Eubacterium, Synergistetes, Tannerella*, e *Treponema* foram encontradas nos indivíduos com diabetes do que nos participantes sem diabetes ($P < 0,05$). *Fusobacterium nucleatum, Veillonella parvula, V. dispar* e *Eikenella corrodens* foram detectados significativamente em uma frequência mais elevada nos participantes com diabetes do que nos indivíduos sem diabetes.
Zhou *et al.*	2013	Investigação dos efeitos do diabetes melito tipo 2 sobre a microbiota da placa bacteriana subgengival por pirossequenciamento do gene rRNA 16S de alta produtividade	Participantes não diabéticos e diabéticos com diabetes tipo 2, com ou sem periodontite. Total $n = 31$	Pirossequenciamento do gene rRNA 16S 454 (região V1-V3)	*Global: O diabetes tipo 2 pode alterar a composição bacteriana na placa subgengival.* Comparando-se amostras de indivíduos saudáveis do ponto de vista periodontal com amostras de periodontite, identificaram-se 20 unidades taxonômicas operacionais (OTUs) associadas à condição saudável e 15 associadas à periodontite. Nos participantes saudáveis, a abundância dos gêneros *Prevotella, Pseudomonas* e *Tannerella* e de nove OTUs foram significativamente diferentes entre os participantes com diabetes do que naqueles participantes sem diabetes. Nos participantes com periodontite, a abundância de três filos (Actinobacteria, Proteobacteria e Bacteriodetes), dois gêneros (*Actinomyces* e *Aggregatibacter*) e seis OTUs também foi significativamente diferente entre pacientes com diabetes e pacientes sem diabetes. O diabetes tipo 2 pode alterar a composição bacteriana na placa subgengival.
Ganesan *et al.*	2017	Uma fábula de dois riscos: tabagismo, diabetes e o microbioma subgengival	Indivíduos não fumantes normoglicêmicos e com hiperglicemia, e indivíduos fumantes normoglicêmicos e com hiperglicemia com periodontite generalizada grave ($n = 25$/grupo) juntamente com 75 participantes saudáveis do ponto de vista periodontal	Pirossequenciamento do gene rRNA 16S (região V1–V3)	*Global: o tabagismo e a hiperglicemia têm um impacto sobre o microbioma subgengival de maneiras distintas; caso essas perturbações sofram uma intersecção, seu efeito sinérgico é maior do que o efeito de cada um deles separadamente.* Os participantes saudáveis do ponto de vista periodontal que fumavam, sem diabetes, apresentavam microbioma subgengival similar ao dos indivíduos sem diabetes com periodontite. Os pacientes com diabetes foram dominados pelas espécies A formação de *clusters* de *Fusobacterium, Parvimonas, Peptostreptococcus, Gemella, Streptococcus, Leptotrichia, Filifactor, Veillonella,* TM7 e *Terrahemophilus* baseada nos níveis de HbA1c. Pacientes tabagistas com periodontite evidenciaram um microbioma nuclear robusto, dominado por anaeróbicos. Pacientes com diabetes e pacientes tabagistas com diabetes eram heterogêneos do ponto de vista microbiano e enriquecidos para espécies facultativas.

(continua)

Capítulo 18 Periodontite e Doenças Sistêmicas (Doenças Cardiovasculares e Diabetes)... **445**

Tabela 18.1 Estudos que relataram redução da diversidade no microbioma periodontal na presença de diabetes tipo 2. (*Continuação*)

Autor	Ano	Título do estudo	Desenho do estudo	Método analítico	Achado principal
Long *et al.*	2017	Associação entre o microbioma bucal com o risco de diabetes tipo 2	98 participantes com diabetes tipo 2 incidente, 99 pacientes obesos sem diabetes e 97 pacientes sem diabetes e com peso normal	Sequenciamento do gene rRNA 16S	*Global: o microbioma bucal pode desempenhar um papel importante na etiologia do diabetes.* *Actinobacteria* foi significativamente menos abundante entre os pacientes com diabetes tipo 2 do que entre os participantes dos grupos controles. *Actinomyces* e *Atopobium* foram associados a uma diminuição de 66 e 72% no risco de diabetes. *Mobiluncus*, *Corynebacterium* e *Bifidobacterium* foram menos abundantes nos pacientes que eram obesos sem diabetes, comparados com os indivíduos de peso normal, sem diabetes.
Longo *et al.*	2018	A condição glicêmica afeta o microbioma subgengival dos pacientes diabéticos	21 participantes com diabetes tipo 2 com periodontite crônica divididos em dois grupos: HbA1c ≥ 8% e HbA1c < 7,8%	Sequenciamento do gene rRNA 16S (região V5–V6)	*Global: a condição glicêmica modula a composição do biofilme subgengival.* O diabetes tipo 2 controlado apresentou maior diversidade do que o diabetes tipo 2 não controlado. O diabetes tipo 2 não controlado favoreceu as espécies fermentantes associadas à produção de propionato/succinato e desfavoreceu as espécies formadoras de butirato/piruvato. Grande abundância de *Anginosus* e de *Estreptococos agalactiae* foi encontrada nos indivíduos com diabetes tipo 2 não controlados. O diabetes tipo 2 não controlado apresentou um microbioma subgengival alterado, com perfil invasivo.
Farina *et al.*	2019	Sequenciamento metagenômico por *shotgun* integral no microbioma subgengival de pacientes diabéticos e não diabéticos com diferentes condições periodontais	12 participantes nos quatro grupos do estudo baseados na presença/ausência de diabetes melito tipo 2 mal controlado e periodontite moderada – grave	Sequenciamento metagenômico por *shotgun* integral de alta resolução	*Global: sequenciamento metagenômico por shotgun integral foi extremamente efetivo na detecção dos táxons de baixo-nível abundantes.* A presença de diabetes tipo 2 e/ou periodontite foi associada a uma tendência de o microbioma subgengival ter uma diminuição em sua riqueza e diversidade. A presença de diabetes tipo 2 não foi associada a diferenças significativas na abundância relativa de uma ou mais espécies nos pacientes com ou sem periodontite. A presença de periodontite foi associada a uma abundância relativa significativamente mais alta de táxons bucais de *Anaerolineaceae bacterium* em 439 indivíduos com diabetes tipo 2.
Saeb *et al.*	2019	Redução relativa da diversidade biológica e filogenética da microbiota bucal de pacientes com diabetes e com pré-diabetes	15 pacientes com diabetes tipo 2, 10 participantes com comprometimento da tolerância à glicose e 19 participantes do grupo controle	Sequenciamento do gene rRNA 16S	*Global: foi encontrada uma redução evidente da diversidade biológica e filogenética na microbiota bucal dos participantes com diabetes e naqueles pré-diabéticos, em comparação com a microbiota bucal dos participantes normoglicêmicos.* O grupo com diabetes exibiu redução das espécies e da diversidade, mas o valor de equidade máximo e o mais alto conteúdo patogênico bacteriano da microbiota.
Shi *et al.*	2020	O microbioma subgengival associado à periodontite no diabetes melito tipo 2	Pacientes com diabetes tipo 2 (*n* = 15) em comparação com participantes sem diabetes (*n* = 16)	Sequenciamento metagenômico por *shotgun*	*Global: os pacientes com diabetes tipo 2 são mais suscetíveis a sofrer desvios no microbioma subgengival em direção à disbiose, potencialmente em virtude do comprometimento da regulação imune e metabólica do hospedeiro.* Na condição de periodontite, o desvio no microbioma subgengival a partir de uma condição saudável foi menos relevante nos participantes com diabetes tipo 2 em comparação com aqueles sem diabetes, apesar das similaridades na condição da doença. Presença de espécies patogênicas em abundância relativa correlaciona-se com a condição de periodontite, mas também no estado saudável, no diabetes tipo 2. Um conjunto de genes marcadores microbianos foi associado às condições clínicas.

O que a doença periodontal significa para um paciente com diabetes?

- Dificuldade para controlar a glicemia
- Sofrer de complicações bucais da doença periodontal, por exemplo, mastigação, abscessos, dentes com mobilidade, mau hálito, desfechos estéticos
- Aumento do risco de adiposidade, inflamação sistêmica, doença cardiovascular, doença renal, complicações oculares.

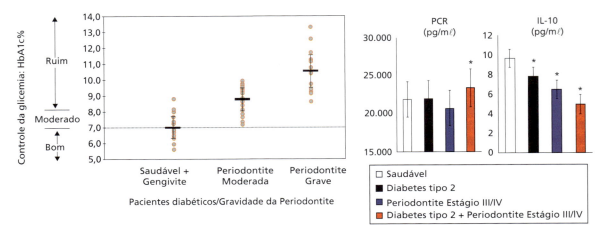

Figura 18.6 O controle do diabetes e a gravidade da periodontite. IL-10 = interleucina-10; PCR = proteína C reativa.

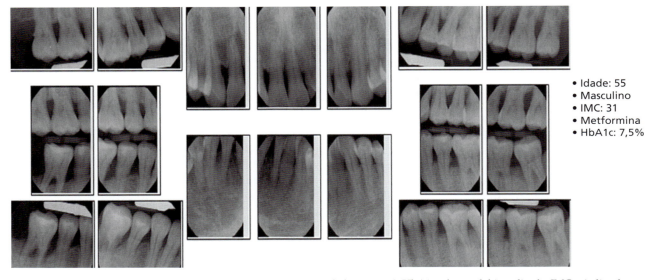

Figura 18.7 Periodontite generalizada Estágio III em um paciente com diabetes tipo 2. HbA1c = hemoglobina glicada; IMC = índice de massa corporal.

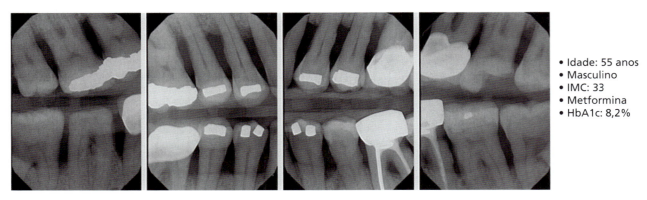

Figura 18.8 Periodontite generalizada Estágio IV em um paciente com diabetes tipo 2. HbA1c = hemoglobina glicada; IMC = índice de massa corporal.

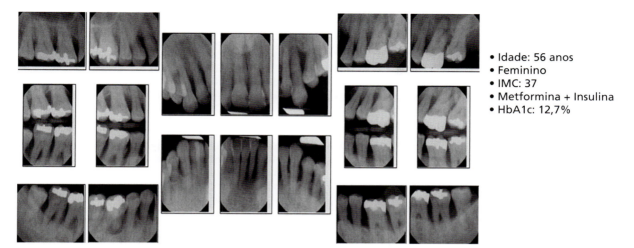

Figura 18.9 Periodontite generalizada Estágio IV em um paciente com diabetes tipo 2. HbA1c = hemoglobina glicada; IMC = índice de massa corporal.

Conclusão

O estilo de vida, a predisposição genética e familiar, bem como o tabagismo, o gênero e a idade, são os fatores modificantes sistêmicos e ambientais da ligação biológica entre as doenças periodontais e as doenças sistêmicas. As doenças inflamatórias compartilham uma definição comum de diagnóstico e prognóstico se elas permanecem ativas: inflamação aberrante e descontrolada dos tecidos-alvo e desfechos progressivos e incuráveis. A gravidade da condição patológica inflamatória para a vida humana depende dos tecidos ou sistemas orgânicos afetados. Nos tecidos com vitalidade, como coração, pulmão, rins ou fígado, a progressão da inflamação pode ser devastadora. Nos tecidos periféricos, entretanto, o processo inflamatório pode seguir uma trajetória lentamente progressiva. Assim, embora os mediadores possam ser similares, existe uma especificidade dos tecidos para os eventos inflamatórios. Outra questão importante na compreensão da inflamação como uma entidade é a comunicação entre os distintos órgãos. Embora seja plausível admitir que os processos inflamatórios em um órgão possam levar diretamente a condições patológicas em outro órgão ou tecido, as comorbidades das trajetórias inflamatórias e os mecanismos de sinalização comuns por meio das células ou de mediadores solúveis são fundamentais para a ligação sistêmica-bucal (Hasturk et al. 2012a).

A Figura 18.10 resume a plausibilidade da ligação entre as doenças periodontais e as doenças sistêmicas. A transição de saúde para doença é o resultado de vários fatores que afetam o equilíbrio homeostático do corpo humano. O envelhecimento, a epigenética e as infecções favorecem os desvios patológicos associados à doença. A ativação da inflamação é mediada por vias moleculares e funções celulares que podem ser medidas como marcadores da transição patológica.

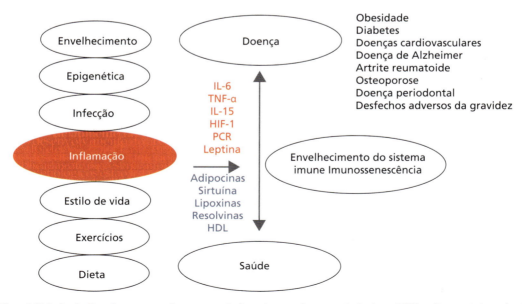

Figura 18.10 Plausibilidade da ligação entre as doenças periodontais e as doenças sistêmicas. HDL = lipoproteínas de alta densidade; HIF-1 = fator indutor de hipoxia 1; IL-6 = interleucina-6; IL-15 = interleucina-15; PCR = proteína C reativa; TNF-α = fator de necrose tumoral-α.

448 Parte 6 Patologia Periodontal

Uma transição recíproca restaura a saúde e requer a resolução do processo inflamatório, que é caracterizado por marcadores associados à saúde. As doenças inflamatórias não transmissíveis (p. ex., obesidade, diabetes, doenças cardiovasculares, doença de Alzheimer, artrite reumatoide, osteoporose, doença periodontal, bem como os desfechos adversos da gravidez) compartilham vias similares que afetam o corpo nos tecidos locais e em níveis sistêmicos, sendo, portanto, conectados. Enquanto vários marcadores são associados à saúde, outros são ligados ao surgimento e à gravidade da doença. Essas diferenciações, entretanto, tornam-se mal delimitadas, uma vez que a inflamação é um processo ativo que envolve tanto seu surgimento quanto a resolução.

Referências bibliográficas

Alikhani, M., Maclellan, C.M., Raptis, M. *et al.* (2007). Advanced glycation end products induce apoptosis in fibroblasts through activation of ROS, MAP kinases, and the FOXO1 transcription factor. *American Journal of Physiology and Cell Physiology* 292, C850-856. doi:10.1152/ajpcell.00356.2006

Allen, E.M., Matthews, J.B., O'Halloran, D.J., Griffiths, H.R. & Chapple, I.L. (2011). Oxidative and inflammatory status in Type 2 diabetes patients with periodontitis. *Journal of Clinical Periodontology* 38,894-901.doi:10.1111/j.1600-051X.2011.01764.x

Alvarez, C., Monasterio, G., Cavalla, F. *et al.* (2019). Osteoimmunology of oral and maxillofacial diseases: translational applications based on biological mechanisms. *Frontiers in Immunology* 10, 1664. doi:10.3389/fimmu.2019.01664

Amir, J., Waite, M., Tobler, J. *et al.* (2011). The role of hyperglycemia in mechanisms of exacerbated inflammatory responses within the oral cavity. *Cell Immunology* 272, 45-52. doi:10.1016/j.cellimm. 2011.09.008

Armingohar, Z., Jorgensen, J.J., Kristoffersen, A.K., AbeshaBelay, E. & Olsen, I. (2014). Bacteria and bacterial DNA in atherosclerotic plaque and aneurysmal wall biopsies from patients with and without periodontitis. *Journal of Oral Microbiology* 6. doi:10.3402/jom.v6.23408

Artese, H.P., Foz, A.M., Rabelo Mde, S. *et al.* (2015). Periodontal therapy and systemic inflammation in type 2 diabetes mellitus: a meta-analysis. *PLoS One* 10, e0128344. doi:10.1371/journal.pone.0128344

Bagchi, A., Herrup, E.A., Warren, H.S. *et al.* (2007). MyD88dependent and MyD88-independent pathways in synergy, priming, and tolerance between TLR agonists. *Journal of Immunology* 178, 1164-1171.

Bahrani-Mougeot, F.K., Paster, B.J., Coleman, S. *et al.* (2008). Identification of oral bacteria in blood cultures by conventional versus molecular methods. *Oral Surgery, Oral Medicine, Oral Pathology, Oral Radiology, and Endodontics* 105, 720-724. doi:10.1016/j.tripleo.2008.02.009

Balejo, R.D.P., Cortelli, J.R., Costa, F.O. *et al.* (2017). Effects of chlorhexidine preprocedural rinse on bacteremia in periodontal patients: a randomized clinical trial. *Journal of Applied Oral Sciences* 25, 586-595. doi:10.1590/1678-7757-2017-0112

Bastos, A.S., Graves, D.T., Loureiro, A.P. *et al.* (2012). Lipid peroxidation is associated with the severity of periodontal disease and local inflammatory markers in patients with type 2 diabetes. *Journal of Clinical Endocrinology and Metabolism* 97, E1353-1362. doi:10.1210/jc.2011-3397

Beck, J.D., Eke, P., Lin, D. *et al.* (2005). Associations between IgG antibody to oral organisms and carotid intima-medial thickness in community-dwelling adults. *Atherosclerosis* 183, 342-348. doi:10.1016/j.atherosclerosis.2005.03.017

Belkina, A.C., Azer, M., Lee, J.J. *et al.* (2020). Single-cell analysis of the periodontal immune niche in type 2 diabetes. *Journal of Dental Research* 99, 855-862. doi:10.1177/0022034520912188

Borgnakke, W.S., Ylostalo, P.V., Taylor, G.W. & Genco, R. J. (2013). Effect of periodontal disease on diabetes: systematic review of epidemiologic observational evidence. *Journal of Periodontology* 84 Suppl 4, S135-S152. doi:10.1902/ jop.2013.1340013

Boylan, M.R., Khalili, H., Huang, E.S. *et al.* (2014). A prospective study of periodontal disease and risk of gastric and duodenal ulcer in male health professionals. *Clinical and Translational Gastroenterology* 5, e49. doi:10.1038/ctg.2013.14

Brasher, W.J. & Rees, T.D. (1970). Systemic conditions in the management of periodontal patients. *Journal of Periodontology* 41, 349-352. doi:10.1902/jop.1970.41.41.349

Bretz, W.A., Weyant, R.J., Corby, P.M. *et al.* (2005). Systemic inflammatory markers, periodontal diseases, and periodontal infections in an elderly population. *Journal of the American Geriatric Society* 53, 1532-1537. doi:10.1111/j.1532-5415.2005.53468.x

Cairo, F., Gaeta, C., Dorigo, W. *et al.* (2004). Periodontal pathogens in atheromatous plaques. A controlled clinical and laboratory trial. *Journal of Periodontal Research* 39, 442-446. doi:10.1111/j.1600-0765.2004.00761.x

Carrizales-Sepulveda, E.F., Ordaz-Farias, A., Vera-Pineda, R. & Flores-Ramirez, R. (2018). Periodontal disease, systemic inflammation and the risk of cardiovascular disease. *Heart, Lung and Circulation* 27, 1327-1334. doi:10.1016/j.hlc.2018.05.102

Casarin, R.C., Barbagallo, A., Meulman, T. *et al.* (2013). Subgingival biodiversity in subjects with uncontrolled type-2 diabetes and chronic periodontitis. *Journal of Periodontal Research* 48, 30-36. doi:10.1111/j.1600-0765.2012.01498.x

Champagne, C., Yoshinari, N., Oetjen, J.A. *et al.* (2009). Gender differences in systemic inflammation and atheroma formation following Porphyromonas gingivalis infection in heterozygous apolipoprotein E-deficient mice. *Journal of Periodontal Research* 44, 569-577. doi:10.1111/j.1600-0765.2008.01156.x

Chapple, I.L., Genco, R. & Working group 2 of the Joint EFP/ AAP Workshop (2013). Diabetes and periodontal diseases: consensus report of the Joint EFP/AAP Workshop on Periodontitis and Systemic Diseases. *Journal of Clinical Periodontology* 40 Suppl 14, S106-112. doi:10.1111/jcpe.12077

Chapple, I.L., Socransky, S.S., Dibart, S., Glenwright, H.D. & Matthews, J.B. (1996). Chemiluminescent assay of alkaline phosphatase in human gingival crevicular fluid: investigations with an experimental gingivitis model and studies on the source of the enzyme within crevicular fluid. *Journal of Clinical Periodontology* 23, 587-594.

Chapple, I.L. & Wilson, N.H. (2014). Manifesto for a paradigm shift: periodontal health for a better life. *British Dental Journal* 216, 159-162. doi:10.1038/sj.bdj.2014.97

Chou, H.H., Yumoto, H., Davey, M. *et al.* (2005). Porphyromonas gingivalis fimbria-dependent activation of inflammatory genes in human aortic endothelial cells. *Infection and Immunity* 73, 5367-5378. doi:10.1128/IAI.73.9.5367-5378.2005

Crasta, K., Daly, C.G., Mitchell, D. *et al.* (2009). Bacteraemia due to dental flossing. *Journal of Clinical Periodontology* 36, 323-332. doi:10.1111/j.1600-051X.2008.01372.x

D'Aiuto, F., Gkranias, N., Bhowruth, D. *et al.* (2018). Systemic effects of periodontitis treatment in patients with type 2 diabetes: a 12 month, single-centre, investigator-masked, randomised trial. *Lancet Diabetes & Endocrinology* 6, 954-965. doi:10.1016/S2213-8587 (18)30038-X

D'Aiuto, F., Parkar, M. & Tonetti, M.S. (2007). Acute effects of periodontal therapy on bio-markers of vascular health. *Journal of Clinical Periodontology* 34, 124-129. doi:10.1111/j.1600-051X.2006.01037.x

Danesh, J., Collins, R. & Peto, R. (2000a). Lipoprotein(a) and coronary heart disease. Meta-analysis of prospective studies. *Circulation* 102, 1082-1085. doi:10.1161/01.cir.102.10.1082

Danesh, J. & Pepys, M.B. (2000). C-reactive protein in healthy and in sick populations. *European Heart Journal* 21, 1564-1565. doi:10.1053/euhj.2000.2229

Danesh, J., Whincup, P., Walker, M. *et al.* (2000b). Low grade inflammation and coronary heart disease: prospective study and updated meta-analyses. *BMJ* 321(7255), 199-204. doi:10.1136/bmj.321.7255.199

Capítulo 18 Periodontite e Doenças Sistêmicas (Doenças Cardiovasculares e Diabetes)... **449**

Demmer, R.T., Desvarieux, M., Holtfreter, B. *et al.* (2010). Periodontal status and A1C change: longitudinal results from the study of health in Pomerania (SHIP). *Diabetes Care* 33, 1037-1043. doi: 10.2337/dc09-1778

Deshpande, R.G., Khan, M.B. & Genco, C.A. (1998). Invasion of aortic and heart endothelial cells by Porphyromonas gingivalis. *Infection and Immunity* 66, 5337-5343.

Dietrich, T., Sharma, P., Walter, C., Weston, P. & Beck, J. (2013). The epidemiological evidence behind the association between periodontitis and incident atherosclerotic cardiovascular disease. *Journal of Periodontology* 84 Suppl 4, S70-84. doi:10.1902/jop.2013.134008

Ding, Y., Kantarci, A., Badwey, J. A. *et al.* (2007). Phosphorylation of pleckstrin increases proinflammatory cytokine secretion by mononuclear phagocytes in diabetes mellitus. *Journal of Immunology* 179, 647-654.

Dolgilevich, S., Rafferty, B., Luchinskaya, D. & Kozarov, E. (2011). Genomic comparison of invasive and rare non-invasive strains reveals Porphyromonas gingivalis genetic polymorphisms. *Journal of Oral Microbiology* 3. doi:10.3402/jom.v3i0.5764

Dominy, S.S., Lynch, C., Ermini, F. *et al.* (2019). Porphyromonas gingivalis in Alzheimer's disease brains: evidence for disease causation and treatment with small-molecule inhibitors. *Science Advances* 5, eaau3333. doi:10.1126/sciadv.aau3333

Dowsett, S.A., Archila, L., Foroud, T. *et al.* (2002). The effect of shared genetic and environmental factors on periodontal disease parameters in untreated adult siblings in Guatemala. *Journal of Periodontology* 73, 1160-1168. doi:10.1902/ jop.2002.73.10.1160

Engebretson, S., Chertog, R., Nichols, A. *et al.* (2007). Plasma levels of tumour necrosis factor-alpha in patients with chronic periodontitis and type 2 diabetes. *Journal of Clinical Periodontology* 34,18-24. doi:10.1111/j.1600-051X.2006.01017.x

Eruslanov, E.B., Lyadova, I.V., Kondratieva, T.K. *et al.* (2005). Neutrophil responses to Mycobacterium tuberculosis infection in genetically susceptible and resistant mice. *Infection and Immunity* 73, 1744-1753. doi:10.1128/ IAI.73.3.1744-1753.2005

Farina, R., Severi, M., Carrieri, A. *et al.* (2019). Whole metagenomic shotgun sequencing of the subgingival microbiome of diabetics and non-diabetics with different periodontal conditions. *Archives of Oral Biology* 104, 13-23. doi:10.1016/j. archoralbio.2019.05.025

Fexby, S., Bjarnsholt, T., Jensen, P.O. *et al.* (2007). Biological Trojan horse: antigen 43 provides specific bacterial uptake and survival in human neutrophils. *Infection and Immunity* 75, 30-34. doi:10.1128/ IAI.01117-06

Figuero, E., Lindahl, C., Marin, M.J. *et al.* (2014). Quantification of periodontal pathogens in vascular, blood, and subgingival samples from patients with peripheral arterial disease or abdominal aortic aneurysms. *Journal of Periodontology* 85, 1182-1193. doi:10.1902/ jop.2014.130604

Fredriksson, M.I., Gustafsson, A.K., Bergstrom, K.G. & Asman, B.E. (2003). Constitutionally hyperreactive neutrophils in periodontitis. *Journal of Periodontology* 74, 219-224. doi:10.1902/jop.2003.74.2.219

Ganesan, S.M., Joshi, V., Fellows, M. *et al.* (2017). A tale of two risks: smoking, diabetes and the subgingival microbiome. *ISME Journal* 11, 2075-2089. doi:10.1038/ismej.2017.73

Genco, R.J., Graziani, F. & Hasturk, H. (2020). Effects of periodontal disease on glycemic control, complications, and incidence of diabetes mellitus. *Periodontology 2000* 83, 59-65. doi:10.1111/prd.12271

Gibson, F.C., 3rd, Hong, C., Chou, H.H. *et al.* (2004). Innate immune recognition of invasive bacteria accelerates atherosclerosis in apolipoprotein E-deficient mice. *Circulation* 109, 2801-2806. doi:10.1161/01.CIR.000012 9769.17895.F0

Gradmann, C. (2014). A spirit of scientific rigour: Koch's postulates in twentieth-century medicine. *Microbes and Infection* 16, 885-892. doi:10.1016/j.micinf.2014.08.012

Graves, D.T., Ding, Z. & Yang, Y. (2020). The impact of diabetes on periodontal diseases. *Periodontology 2000* 82, 214-224. doi:10.1111/ prd.12318

Graves, D.T. & Kayal, R.A. (2008). Diabetic complications and dysregulated innate immunity. *Frontiers in Bioscience* 13, 1227-1239.

Gutierrez-Jimenez, C., Mora-Cartin, R., Altamirano-Silva, P. *et al.* (2019). Neutrophils as Trojan horse vehicles for Brucella abortus macrophage infection. *Frontiers in Immunology* 10, 1012. doi:10.3389/ fimmu.2019.01012

Hale, G.C. (1931). Focal infection and its relation to disease. *Canadian Medical Association Journal* 24, 537-539.

Han, Y.W., Redline, R.W., Li, M. *et al.* (2004). Fusobacterium nucleatum induces premature and term stillbirths in pregnant mice: implication of oral bacteria in preterm birth. *Infection and Immunity* 72, 2272-2279.

Han, Y.W. & Wang, X. (2013). Mobile microbiome: oral bacteria in extra-oral infections and inflammation. *Journal of Dental Research* 92, 485-491. doi:10.1177/0022034513487559

Hansson, G.K. (2005). Inflammation, atherosclerosis, and coronary artery disease. *New England Journal of Medicine* 352, 1685-1695. doi:10.1056/NEJMra043430

Hashizume-Takizawa, T., Yamaguchi, Y., Kobayashi, R. *et al.* (2019). Oral challenge with Streptococcus sanguinis induces aortic inflammation and accelerates atherosclerosis in spontaneously hyperlipidemic mice. *Biochemical and Biophysical Research Communications* 520, 507-513. doi:10.1016/j. bbrc.2019.10.057

Hasturk, H., Abdallah, R., Kantarci, A. *et al.* (2015). Resolvin E1 (RvE1) attenuates atherosclerotic plaque formation in diet and inflammation-induced atherogenesis. *Arteriosclerosis, Thrombosis and Vascular Biology* 35, 1123-1133. doi:10.1161/ ATVBAHA.115.305324

Hasturk, H. & Kantarci, A. (2015). Activation and resolution of periodontal inflammation and its systemic impact. *Periodontology 2000* 69, 255-273. doi:10.1111/prd.12105

Hasturk, H., Kantarci, A. & Van Dyke, T.E. (2012a). Oral inflammatory diseases and systemic inflammation: role of the macrophage. *Frontiers in Immunology* 3, 118. doi:10.3389/ fimmu.2012.00118

Hasturk, H., Kantarci, A. & Van Dyke, T.E. (2012b). Paradigm shift in the pharmacological management of periodontal diseases. *Frontiers in Oral Biology* 15, 160-176. doi:10.1159/ 000329678

Hayashi, C., Gudino, C.V., Gibson, F.C., 3rd & Genco, C.A. (2010). Review: pathogen-induced inflammation at sites distant from oral infection: bacterial persistence and induction of cell-specific innate immune inflammatory pathways. *Molecular Oral Microbiology* 25, 305-316. doi:10.1111/j.2041-1014.2010.00582.x

Hirschfeld, J. & Kawai, T. (2015). Oral inflammation and bacteremia: implications for chronic and acute systemic diseases involving major organs. *Cardiovascular and Hematology Disorders – Drug Targets* 15, 70-84.

Holtfreter, B., Empen, K., Glaser, S. *et al.* (2013). Periodontitis is associated with endothelial dysfunction in a general population: a cross-sectional study. *PLoS One* 8, e84603. doi:10.1371/journal. pone.0084603

Huang, Z., Pei, X. & Graves, D.T. (2020). The interrelationship between diabetes, IL-17 and bone loss. *Current Osteoporosis Reports* 18, 23-31. doi:10.1007/s11914-020-00559-6

Jagannathan, M., McDonnell, M., Liang, Y. *et al.* (2010). Toll-like receptors regulate B cell cytokine production in patients with diabetes. *Diabetologia* 53, 1461-1471. doi:10.1007/ s00125-010-1730-z

Jain, A., Batista, E.L., Jr., Serhan, C., Stahl, G.L. & Van Dyke, T.E. (2003). Role for periodontitis in the progression of lipid deposition in an animal model. *Infection and Immunity* 71, 6012-6018. doi:10.1128/iai.71.10.6012-6018.2003

Jiao, H., Xiao, E. & Graves, D.T. (2015). Diabetes and its effect on bone and fracture healing. *Current Osteoporosis Reports* 13, 327-335. doi:10.1007/s11914-015-0286-8

Joshi, C., Bapat, R., Anderson, W. *et al.* (2019). Detection of periodontal microorganisms in coronary atheromatous plaque specimens of myocardial infarction patients: a systematic review and meta-analysis. *Trends in Cardiovascular Medicine* doi:10.1016/j.tcm. 2019.12.005

Kannosh, I., Staletovic, D., Toljic, B. *et al.* (2018). The presence of periopathogenic bacteria in subgingival and atherosclerotic plaques – an age related comparative analysis. *Journal of Infection in Developing Countries* 12, 1088-1095. doi:10.3855/ jidc.10980

Kantarci, A., Hasturk, H. & Van Dyke, T.E. (2006). Host-mediated resolution of inflammation in periodontal diseases. *Periodontology 2000* 40, 144-163. doi:10.1111/j.1600-0757.2005.00145.x

Kantarci, A., Hasturk, H. & Van Dyke, T.E. (2015). Animal models for periodontal regeneration and peri-implant responses. *Periodontology 2000* 68, 66-82. doi:10.1111/prd.12052

Kantarci, A., Oyaizu, K. & Van Dyke, T.E. (2003). Neutrophilmediated tissue injury in periodontal disease pathogenesis: findings from localized aggressive periodontitis. *Journal of Periodontology* 74, 66-75. doi:10.1902/jop.2003.74.1.66

Karima, M., Kantarci, A., Ohira, T. *et al.* (2005). Enhanced superoxide release and elevated protein kinase C activity in neutrophils from diabetic patients: association with periodontitis. *Journal of Leukocyte Biology* 78, 862-870. doi:10.1189/jlb.1004583

Karshan, M., Tenenbaum, B. *et al.* (1946). Blood studies in periodontoclasia. *Journal of Dental Research* 25, 247-252. doi:10.11 77/00220345460250040701

Kebschull, M., Demmer, R.T. & Papapanou, P.N. (2010). "Gum bug, leave my heart alone!" – epidemiologic and mechanistic evidence linking periodontal infections and atherosclerosis. *Journal of Dental Research* 89, 879-902. doi:10.1177/0022034510375281

Khlgatian, M., Nassar, H., Chou, H.H., Gibson, F.C., 3rd & Genco, C.A. (2002). Fimbria-dependent activation of cell adhesion molecule expression in Porphyromonas gingivalis-infected endothelial cells. *Infection and Immunity* 70, 257-267. doi:10.1128/iai.70.1.257-267.2002

Kinane, D.F., Riggio, M.P., Walker, K.F., MacKenzie, D. & Shearer, B. (2005). Bacteraemia following periodontal procedures. *Journal of Clinical Periodontology* 32, 708-713. doi:10.1111/j.1600-051X.2005. 00741.x

Kolattukudy, P.E. & Niu, J. (2012). Inflammation, endoplasmic reticulum stress, autophagy, and the monocyte chemoattractant protein-1/CCR2 pathway. *Circulation Research* 110, 174-189. doi:10.1161/CIRCRESAHA.111.243212

Kolb, H. & Mandrup-Poulsen, T. (2010). The global diabetes epidemic as a consequence of lifestyle-induced low-grade inflammation. *Diabetologia* 53, 10-20. doi:10.1007/ s00125-009-1573-7

Koren, O., Spor, A., Felin, J. *et al.* (2011). Human oral, gut, and plaque microbiota in patients with atherosclerosis. *Proceedings of the National Academy of Sciences U S A* 108 Suppl 1, 4592-4598. doi:10.1073/pnas.1011383107

Kozarov, E.V., Dorn, B.R., Shelburne, C.E., Dunn, W.A., Jr. & Progulske-Fox, A. (2005). Human atherosclerotic plaque contains viable invasive Actinobacillus actinomycetemcomitans and Porphyromonas gingivalis. *Arteriosclerosis, Thrombosis, and Vascular Biology* 25, e17-18. doi:10.1161/01. ATV.0000155018.67835.1a

Kuo, C.C., Shor, A., Campbell, L.A. *et al.* (1993). Demonstration of Chlamydia pneumoniae in atherosclerotic lesions of coronary arteries. *Journal of Infectious Diseases* 167, 841-849. doi:10.1093/infdis/167.4.841

Laky, M., Anscheringer, I., Wolschner, L. *et al.* (2018). Periodontal treatment limits platelet activation in patients with periodontitis – a controlled-randomized intervention trial. *Journal of Clinical Periodontology* 45, 1090-1097. doi:10.1111/ jcpe.12980

Lalla, E., Lamster, I.B., Drury, S., Fu, C. & Schmidt, A.M. (2000a). Hyperglycemia, glycoxidation and receptor for advanced glycation endproducts: potential mechanisms underlying diabetic complications, including diabetes-associated periodontitis. *Periodontology 2000* 23, 50-62. doi:10.1034/j.1600-0757.2000.2230104.x

Lalla, E., Lamster, I.B., Feit, M. *et al.* (2000b). Blockade of RAGE suppresses periodontitis-associated bone loss in diabetic mice. *Journal of Clinical Investigation* 105, 1117-1124. doi:10.1172/JCI8942

Lalla, E., Lamster, I.B. & Schmidt, A.M. (1998). Enhanced interaction of advanced glycation end products with their cellular receptor RAGE: implications for the pathogenesis of accelerated periodontal disease in diabetes. *Annals of Periodontology* 3, 13-19. doi:10.1902/annals.1998.3.1.13

Laskay, T., van Zandbergen, G. & Solbach, W. (2003). Neutrophil granulocytes – Trojan horses for Leishmania major and other intracellular microbes? *Trends in Microbiology* 11, 210-214. doi:10.1016/s0966-842x(03)00075-1

Laugisch, O., Johnen, A., Maldonado, A. *et al.* (2018). periodontal pathogens and associated intrathecal antibodies in early stages of Alzheimer's disease. *Journal of Alzheimer's Disease* 66, 105-114. doi:10.3233/JAD-180620

Leonard, H.J. (1946). The occlusal factor in periodontal disease. *Journal of Periodontology* 17, 80-91. doi:10.1902/ jop.1946.17.2.80

Li, L., Messas, E., Batista, E.L., Jr., Levine, R.A. & Amar, S. (2002). Porphyromonas gingivalis infection accelerates the progression of atherosclerosis in a heterozygous apolipoprotein E-deficient murine model. *Circulation* 105, 861-867. doi:10.1161/hc0702.104178

Libby, P. & Hansson, G.K. (2015). Inflammation and immunity in diseases of the arterial tree: players and layers. *Circulation Research* 116, 307-311. doi:10.1161/CIRCRESAHA.116.301313

Lockhart, P.B., Brennan, M.T., Kent, M.L., Norton, H.J. & Weinrib, D.A. (2004). Impact of amoxicillin prophylaxis on the incidence, nature, and duration of bacteremia in children after intubation and dental procedures. *Circulation* 109, 2878-2884. doi:10.1161/01. CIR.0000129303.90488.29

Lockhart, P.B., Brennan, M.T., Sasser, H.C. *et al.* (2008). Bacteremia associated with toothbrushing and dental extraction. *Circulation* 117, 3118-3125. doi:10.1161/ CIRCULATIONAHA.107.758524

Loe, H. (1993). Periodontal disease. The sixth complication of diabetes mellitus. *Diabetes Care* 16, 329-334.

Long, J., Cai, Q., Steinwandel, M. *et al.* (2017). Association of oral microbiome with type 2 diabetes risk. *Journal of Periodontal Research* 52, 636-643. doi:10.1111/jre.12432

Longo, P.L., Dabdoub, S., Kumar, P. *et al.* (2018). Glycaemic status affects the subgingival microbiome of diabetic patients. *Journal of Clinical Periodontology* 45, 932-940. doi:10.1111/ jcpe.12908

Maekawa, T., Tabeta, K., Kajita-Okui, K., Nakajima, T. & Yamazaki, K. (2011). Increased expression of C-reactive protein gene in inflamed gingival tissues could be derived from endothelial cells stimulated with interleukin-6. *Archives of Oral Biology* 56, 1312-1318. doi:10.1016/j.archoralbio.2011.04.010

Makiura, N., Ojima, M., Kou, Y. *et al.* (2008). Relationship of Porphyromonas gingivalis with glycemic level in patients with type 2 diabetes following periodontal treatment. *Oral Microbiology and Immunology* 23, 348-351. doi:10.1111/j.1399-302X.2007.00426.x

Marcelino, S.L., Gaetti-Jardim, E., Jr., Nakano, V. *et al.* (2010). Presence of periodontopathic bacteria in coronary arteries from patients with chronic periodontitis. *Anaerobe* 16, 629-632. doi:10.1016/j. anaerobe.2010.08.007

Matthews, J.B., Wright, H.J., Roberts, A., Cooper, P.R. & Chapple, I.L. (2007). Hyperactivity and reactivity of peripheral blood neutrophils in chronic periodontitis. *Clinical and Experimental Immunology* 147, 255-264. doi:10.1111/j.1365-2249.2006.03276.x

Mattila, K.J. (1993). Dental infections as a risk factor for acute myocardial infarction. *European Heart Journal* 14 Suppl K, 51-53.

McDonald, E.M., Anderson, J., Wilusz, J., Ebel, G.D. & Brault, A.C. (2020). Zika virus replication in myeloid cells during acute infection is vital to viral dissemination and pathogenesis in a mouse model. *Journal of Virology* doi:10.1128/ JVI.00838-20

Mendes, R.T., Nguyen, D., Stephens, D. *et al.* (2018). Hypoxiainduced endothelial cell responses – possible roles during periodontal disease. *Clinical and Experimental Dental Research* 4, 241-248. doi:10.1002/ cre2.135

Mendes, R.T., Nguyen, D., Stephens, D. *et al.* (2016). Endothelial cell response to Fusobacterium nucleatum. *Infection and Immunity* 84, 2141-2148. doi:10.1128/IAI.01305-15

Miklossy, J. (2011). Alzheimer's disease – a neurospirochetosis. Analysis of the evidence following Koch's and Hill's criteria. *Journal of Neuroinflammation* 8, 90. doi:10.1186/1742-2094-8-90

Miles, B., Zakhary, I., El-Awady, A. *et al.* (2014). Secondary lymphoid organ homing phenotype of human myeloid dendritic cells disrupted by an intracellular oral pathogen. *Infection and Immunity* 82, 101-111. doi:10.1128/IAI.01157-13

Miller, W.D. (1891a). Diseases of the human body which have been traced to the action of mouth-bacteria. *American Journal of Dental Science* 25, 311-319.

Capítulo 18 Periodontite e Doenças Sistêmicas (Doenças Cardiovasculares e Diabetes)... 451

Miller, W.D. (1891b). The human mouth as a focus of infection. *Lancet* 138, 340-342. doi:10.1016/S0140-6736(02)01387-9

Mustapha, I.Z., Debrey, S., Oladubu, M. & Ugarte, R. (2007). Markers of systemic bacterial exposure in periodontal disease and cardiovascular disease risk: a systematic review and meta-analysis. *Journal of Periodontology* 78, 2289-2302. doi:10.1902/jop.2007.070140

Nichols, F.C., Yao, X., Bajrami, B. *et al.* (2011). Phosphorylated dihydroceramides from common human bacteria are recovered in human tissues. *PLoS One* 6, e16771. doi:10.1371/journal.pone.0016771

Paraskevas, S., Huizinga, J.D. & Loos, B.G. (2008). A systematic review and meta-analyses on C-reactive protein in relation to periodontitis. *Journal of Clinical Periodontology* 35, 277-290. doi:10.1111/j.1600-051X.2007.01173.x

Park, S.Y., Kim, S.H., Kang, S.H. *et al.* (2019). Improved oral hygiene care attenuates the cardiovascular risk of oral health disease: a population-based study from Korea. *European Heart Journal* 40, 1138-1145. doi:10.1093/eurheartj/ehy836

Payne, J.B., Golub, L.M., Thiele, G.M. & Mikuls, T.R. (2015). the link between periodontitis and rheumatoid arthritis: a periodontist's perspective. *Current Oral Health Reports* 2, 20-29. doi:10.1007/s40496-014-0040-9

Pober, J.S., Min, W. & Bradley, J.R. (2009). Mechanisms of endothelial dysfunction, injury, and death. *Annual Review of Pathology* 4, 71-95. doi:10.1146/annurev.pathol.4.110807.092155

Pollreisz, A., Huang, Y., Roth, G.A. *et al.* (2010). Enhanced monocyte migration and pro-inflammatory cytokine production by Porphyromonas gingivalis infection. *Journal of Periodontal Research* 45, 239-245. doi:10.1111/j.1600-0765.2009.01225.x

Poole, S., Singhrao, S.K., Chukkapalli, S. *et al.* (2015). Active invasion of Porphyromonas gingivalis and infectioninduced complement activation in ApoE-/mice brains. *Journal of Alzheimer's Disease* 43, 67-80. doi:10.3233/ JAD-140315

Progulske-Fox, A., Kozarov, E., Dorn, B. *et al.* (1999). Porphyromonas gingivalis virulence factors and invasion of cells of the cardiovascular system. *Journal of Periodontal Research* 34, 393-399.

Pussinen, P.J., Alfthan, G., Jousilahti, P., Paju, S. & Tuomilehto, J. (2007). Systemic exposure to Porphyromonas gingivalis predicts incident stroke. *Atherosclerosis* 193, 222-228. doi:10.1016/j.atherosclerosis. 2006.06.027

Pussinen, P.J., Nyyssonen, K., Alfthan, G. *et al.* (2005). Serum antibody levels to Actinobacillus actinomycetemcomitans predict the risk for coronary heart disease. *Arteriosclerosis, Thrombosis, and Vascular Biology* 25, 833-838. doi:10.1161/01. ATV.0000157982.69663.59

Ramamurthy, N.S. & Golub, L.M. (1983). Diabetes increases collagenase activity in extracts of rat gingiva and skin. *Journal of Periodontal Research* 18, 23-30. doi:10.1111/j.1600-0765.1983. tb00331.x

Range, H., Labreuche, J., Louedec, L. *et al.* (2014). Periodontal bacteria in human carotid atherothrombosis as a potential trigger for neutrophil activation. *Atherosclerosis* 236, 448-455. doi:10.1016/j. atherosclerosis.2014.07.034

Richardson, M., De Reske, M., Delaney, K. *et al.* (1997a). Respiratory infection in lipid-fed rabbits enhances sudanophilia and the expression of VCAM-1. *American Journal of Pathology* 151, 1009-1017.

Richardson, M., Fletch, A., Delaney, K. *et al.* (1997b). Increased expression of vascular cell adhesion molecule-1 by the aortic endothelium of rabbits with Pasteurella multocida pneumonia. *Laboratory Animal Science* 47, 27-35.

Rodrigues, P.H., Reyes, L., Chadda, A.S. *et al.* (2012). Porphyromonas gingivalis strain specific interactions with human coronary artery endothelial cells: a comparative study. *PLoS One* 7, e52606. doi:10.1371/journal.pone.0052606 Saeb, A.T.M., Al-Rubeaan, K.A., Aldosary, K. *et al.* (2019).

Relative reduction of biological and phylogenetic diversity of the oral microbiota of diabetes and pre-diabetes patients. *Microbial Pathogenesis* 128, 215-229. doi:10.1016/j. micpath.2019.01.009

Salvi, G.E., Collins, J.G., Yalda, B. *et al.* (1997a). Monocytic TNF alpha secretion patterns in IDDM patients with periodontal diseases. *Journal of Clinical Periodontology* 24, 8-16. doi:10.1111/j.1600-051x. 1997.tb01178.x

Salvi, G.E., Yalda, B., Collins, J.G. *et al.* (1997b). Inflammatory mediator response as a potential risk marker for periodontal diseases in insulin-dependent diabetes mellitus patients. *Journal of Periodontology* 68, 127-135. doi:10.1902/ jop.1997.68.2.127

Santana, R.B., Xu, L., Chase, H.B. *et al.* (2003). A role for advanced glycation end products in diminished bone healing in type 1 diabetes. *Diabetes* 52, 1502-1510. doi:10.2337/ diabetes.52.6.1502

Sanz, M., Kornman, K. & working group 3 of the joint EFP/ AAP Workshop (2013). Periodontitis and adverse pregnancy outcomes: consensus report of the Joint EFP/AAP Workshop on Periodontitis and Systemic Diseases. *Journal of Periodontology* 84 Suppl 4, S164-169. doi:10.1902/ jop.2013.1340016

Schenkein, H.A. & Loos, B.G. (2013). Inflammatory mechanisms linking periodontal diseases to cardiovascular diseases. *Journal of Clinical Periodontology* 40 Suppl 14, S51-S69. doi:10.1111/jcpe.12060

Shi, B., Lux, R., Klokkevold, P. *et al.* (2020). The subgingival microbiome associated with periodontitis in type 2 diabetes mellitus. *ISME Journal* 14, 519-530. doi:10.1038/ s41396-019-0544-3

Shin, H., Zhang, Y., Jagannathan, M. *et al.* (2009). B cells from periodontal disease patients express surface Toll-like receptor 4. *Journal of Leukocyte Biology* 85, 648-655. doi:10.1189/ jlb.0708428

Shklar, G. (1974). Systemic influences in the etiology of periodontal disease – animal models. *Journal of Periodontology* 45, 567-573. doi:10.1902/jop.1974.45.8.1.567

Socransky, S.S. & Haffajee, A.D. (1992). The bacterial etiology of destructive periodontal disease: current concepts. *Journal of Periodontology* 63 Suppl 4, 322-331. doi:10.1902/ jop.1992.63.4s.322

Szulc, M., Kustrzycki, W., Janczak, D. *et al.* (2015). Presence of periodontopathic bacteria dna in atheromatous plaques from coronary and carotid arteries. *Biomedical Reseach International 2015*, 825397. doi:10.1155/2015/825397

Takahashi, Y., Davey, M., Yumoto, H., Gibson, F.C., 3rd & Genco, C.A. (2006). Fimbria-dependent activation of proinflammatory molecules in Porphyromonas gingivalis infected human aortic endothelial cells. *Cell Microbiology* 8, 738-757. doi:10.1111/j.1462-5822. 2005.00661.x

Taylor, G.W. (2001). Bidirectional interrelationships between diabetes and periodontal diseases: an epidemiologic perspective. *Annals of Periodontology* 6, 99-112. doi:10.1902/ annals.2001.6.1.99

Taylor, J.J., Preshaw, P.M. & Lalla, E. (2013). A review of the evidence for pathogenic mechanisms that may link periodontitis and diabetes. *Journal of Clinical Periodontology* 40 Suppl 14, S113-134. doi:10.1111/jcpe.12059

Teeuw, W.J., Slot, D.E., Susanto, H. *et al.* (2014). Treatment of periodontitis improves the atherosclerotic profile: a systematic review and meta-analysis. *Journal of Clinical Periodontology* 41, 70-79. doi:10.1111/jcpe.12171

Thoden van Velzen, S.K., Abraham-Inpijn, L. & Moorer, W.R. (1984). Plaque and systemic disease: a reappraisal of the focal infection concept. *Journal of Clinical Periodontology* 11, 209-220. doi:10.1111/ j.1600-051x.1984.tb02211.x

Thwaites, G.E. & Gant, V. (2011). Are bloodstream leukocytes Trojan Horses for the metastasis of Staphylococcus aureus? *Nature Reviews Microbiology* 9, 215-222. doi:10.1038/nrmicro2508

Tomas, I., Diz, P., Tobias, A., Scully, C. & Donos, N. (2012). Periodontal health status and bacteraemia from daily oral activities: systematic review/meta-analysis. *Journal of Clinical Periodontology* 39, 213-228. doi:10.1111/j.1600-051X.2011.01784.x

Tonetti, M.S., D'Aiuto, F., Nibali, L. *et al.* (2007). Treatment of periodontitis and endothelial function. *New England Journal of Medicine* 356, 911-920. doi:10.1056/NEJMoa063186

Tonetti, M.S., Van Dyke, T.E. & working group 1 of the Joint EFP/ AAP Workshop (2013). Periodontitis and atherosclerotic cardiovascular disease: consensus report of the Joint EFP/AAP Workshop on Periodontitis and Systemic Diseases. *Journal of Periodontology* 84 Suppl 4, S24-29. doi:10.1902/jop.2013.1340019

Van Dyke, T.E. & van Winkelhoff, A.J. (2013). Infection and inflammatory mechanisms. *Journal of Clinical Periodontology* 40 Suppl 14, S1-7. doi:10.1111/jcpe.12088

452 Parte 6 Patologia Periodontal

Van Winkelhoff, A.J. & Boutaga, K. (2005). Transmission of periodontal bacteria and models of infection. *Journal of Clinical Periodontology* 32 Suppl 6, 16-27. doi:10.1111/j.1600-051X.2005.00805.x

Vaudo, G., Marchesi, S., Siepi, D. *et al*. (2008). Human endothelial impairment in sepsis. *Atherosclerosis* 197, 747-752. doi:10.1016/j.atherosclerosis.2007.07.009

Velsko, I.M., Chukkapalli, S.S., Rivera-Kweh, M.F. *et al*. (2015). Periodontal pathogens invade gingiva and aortic adventitia and elicit inflammasome activation in alphavbeta6 integrindeficient mice. *Infection and Immunity* 83, 4582-4593. doi:10.1128/IAI.01077-15

Velsko, I.M., Chukkapalli, S.S., Rivera, M.F. *et al*. (2014). Active invasion of oral and aortic tissues by Porphyromonas gingivalis in mice causally links periodontitis and atherosclerosis. *PLoS One* 9, e97811. doi:10.1371/journal.pone.0097811

Vita, J.A. & Loscalzo, J. (2002). Shouldering the risk factor burden: infection, atherosclerosis, and the vascular endothelium. *Circulation* 106, 164-166.

Wright, H.J., Matthews, J.B., Chapple, I.L., Ling-Mountford, N. & Cooper, P.R. (2008). Periodontitis associates with a type 1 IFN sig-

nature in peripheral blood neutrophils. *Journal of Immunology* 181, 5775-5784. doi:10.4049/ jimmunol.181.8.5775

Yalda, B., Offenbacher, S. & Collins, J.G. (1994). Diabetes as a modifier of periodontal disease expression. *Periodontology 2000* 6, 37-49. doi:10.1111/j.1600-0757.1994.tb00025.x

Yumoto, H., Chou, H.H., Takahashi, Y. *et al*. (2005). Sensitization of human aortic endothelial cells to lipopolysaccharide via regulation of Toll-like receptor 4 by bacterial fimbriadependent invasion. *Infection and Immunity* 73, 8050-8059. doi:10.1128/IAI.73.12.8050-8059.2005

Zhou, M., Rong, R., Munro, D. *et al*. (2013). Investigation of the effect of type 2 diabetes mellitus on subgingival plaque microbiota by high-throughput 16S rDNA pyrosequencing. *PLoS One* 8, e61516. doi:10.1371/journal.pone.0061516

Ziver, T., Balci, A., Ergin, S. *et al*. (2014). The role of Porphyromonas gingivalis in the development of atherosclerosis and its relationship with fim A genotype. *Clinical Laboratory* 60, 1225-1232. doi:10.7754/clin.lab.2013.130825

Capítulo 19

Abscessos, Lesões Necrosantes do Periodonto e Lesões Endoperiodontais

David Herrera[1] e Magda Feres[2]

[1]ETEP (Etiology and Therapy of Periodontal and Peri-Implant Diseases) Research Group, Complutense University of Madrid, Madrid, Spain
[2]Departamento de Periodontia, Divisão de Pesquisa Odontológica, Universidade de Guarulhos, Guarulhos, São Paulo, Brasil, e The Forsyth Institute, Cambridge, MA, USA

Introdução, 453
Abscessos no periodonto, 454
   Abscesso periodontal, 454
   Classificação, 454
   Etiologia, patogênese e histopatologia, 455
   Microbiologia, 456
   Diagnóstico, 456
   Diagnóstico diferencial, 459
   Por que os abscessos periodontais são relevantes?, 459
Doenças periodontais necrosantes, 460
   O que são doenças periodontais necrosantes?, 460
   Classificação, 461
   Etiologia, patogênese e histopatologia, 462
   Fatores predisponentes, 462

Diagnóstico, 464
   Gengivite necrosante, 464
   Periodontite necrosante, 464
   Estomatite necrosante, 465
   Por que as doenças periodontais necrosantes são relevantes?, 465
Lesões endoperiodontais, 466
   Classificação, 466
   Etiologia, 467
   Microbiologia, 469
   Patogênese e histopatologia, 471
   Fatores de risco, 471
   Apresentação clínica e diagnóstico, 471
Resumo, 472

Introdução

As doenças periodontais agudas têm sido definidas como "condições clínicas de início rápido que envolvem o periodonto, ou estruturas associadas, e podem ser caracterizadas por dor ou desconforto, destruição tecidual e infecção" (American Academy of Periodontology 2000). Diferentes doenças e/ou condições têm sido consideradas nessa categoria, incluindo abscessos gengivais, abscessos periodontais, doenças periodontais necrosantes, gengivoestomatite herpética, abscessos pericoronários, pericoronarite e lesões endoperiodontais.

Lesões agudas que acometem os tecidos periodontais muitas vezes requerem ação imediata, com o paciente procurando atendimento de emergência por causa da dor aguda, a qual não é uma situação comum na prática periodontal. Além disso, e em contraste com a maioria das doenças e condições periodontais crônicas, o início é rápido e pode

ocorrer a destruição subsequente dos tecidos periodontais. O diagnóstico deve ser rápido e o tratamento rápido é essencial (Papapanou *et al.* 2018). Duas dessas condições podem ser consideradas apenas como doenças periodontais: abscessos periodontais e doenças periodontais necrosantes. Os abscessos no periodonto são relevantes por serem emergências odontológicas comuns, que exigem manejo imediato. Apresentam uma rápida destruição dos tecidos periodontais, o que afeta negativamente o prognóstico do dente afetado e podem ter consequências sistêmicas graves (Herrera *et al.* 2000b, 2014). Por outro lado, as doenças periodontais necrosantes representam as condições mais graves associadas a biofilmes dentários, com destruição tecidual muito rápida (Herrera *et al.* 2014).

As lesões endoperiodontais são condições patológicas que afetam tanto a polpa quanto os tecidos periodontais de um mesmo dente. Essas lesões podem ter uma progressão

454 Parte 6 Patologia Periodontal

aguda e se desenvolver como um abscesso, mas na maioria das vezes têm um curso crônico. Elas podem ocorrer como resultado de um desafio microbiano nos tecidos periodontais e/ou endodônticos, ou em virtude de trauma, eventos iatrogênicos e reabsorção radicular. As lesões endoperiodontais não são condições clínicas muito comuns (Rhee *et al.* 2014), mas são consideradas um dos problemas mais desafiadores para os clínicos, pois são relativamente difíceis de tratar e podem comprometer gravemente o prognóstico do dente (Herrera *et al.* 2018).

Abscessos no periodonto

Os abscessos no periodonto são um dos principais motivos para os pacientes procurarem atendimento de emergência em clínicas odontológicas. Representam um grupo heterogêneo de lesões, caracterizados pela presença de uma infecção purulenta localizada nos tecidos periodontais. Diferentes fatores etiológicos podem explicar a ocorrência dessas lesões: necrose pulpar, infecções periodontais, pericoronarite, trauma ou cirurgia (Gill & Scully 1990). Uma terminologia específica é usada para se referir aos abscessos associados à necrose pulpar (endodôntica, periapical ou abscesso dentoalveolar), a infecções periodontais (Papapanou *et al.* 2018) ou à pericoronarite (abscesso pericoronal), que são referidos em conjunto como abscessos odontogênicos ou dentários (van Winkelhoff *et al.* 1985).

Abscesso periodontal

Um abscesso periodontal tem sido definido como uma lesão com uma ruptura periodontal que ocorre durante um período limitado e com sintomas clínicos facilmente detectáveis, incluindo um acúmulo localizado de pus dentro da parede gengival da bolsa periodontal (Herrera *et al.* 2000b). Mais recentemente, o *2017 World Workshop on the Classification of Periodontal and Peri-Implant Diseases and Conditions* definiu abscessos periodontais como "lesões agudas caracterizadas por acúmulo localizado de pus dentro da parede gengival da bolsa/sulco periodontal, rápida destruição tecidual e associados ao risco de disseminação sistêmica".

Classificação

Embora definido pelo termo geral "abscessos periodontais", esse grupo de condições periodontais agudas tem sido classificado de acordo com a evolução (crônica ou aguda), com o número de lesões (únicas ou múltiplas) ou com a localização (gengival, restrita à gengiva marginal, ou periodontal, estendida aos tecidos periodontais de suporte). Um sistema de classificação para essas lesões foi proposto por Meng (1999a), e incluiu as seguintes categorias: *abscessos gengivais* (em locais previamente saudáveis, causados por impactação de corpos estranhos), *abscessos periodontais* (agudos ou crônicos, relacionados com uma bolsa periodontal) e *abscessos pericoronais* (relacionados com um dente parcialmente irrompido). Essa classificação foi incluída no sistema revisado de classificação desenvolvido pela American Academy of Periodontology (AAP) no *International Workshop for a Classification of Periodontal Diseases* em 1999, no qual, pela primeira vez, abscessos periodontais foram incluídos como uma entidade independente. No *2017 World Workshop on the Classification of Periodontal and Peri-Implant Diseases and Conditions*, foi adotada uma nova classificação de abscessos periodontais, com base nos fatores etiológicos (Herrera *et al.* 2018; Papapanou *et al.* 2018). O desenvolvimento de um abscesso periodontal pode ocorrer em uma bolsa periodontal existente, mas também pode iniciar em um local sem bolsa periodontal. Portanto, dois tipos principais de abscessos periodontais podem ser distinguidos: (1) aqueles que requerem a presença prévia de uma bolsa periodontal e, portanto, são encontrados apenas em pacientes com periodontite; e (2) aqueles que podem se desenvolver sem uma bolsa preexistente, de modo que podem ser encontrados tanto em pacientes com periodontite quanto em pacientes sem periodontite (Herrera *et al.* 2018) (Tabela 19.1).

Abscesso periodontal em pacientes com periodontite

Um abscesso periodontal em um paciente com periodontite pode estar associado a dois cenários clínicos distintos, seja com um período de exacerbação da doença (exacerbação aguda) ou associado a um procedimento terapêutico (após o tratamento).

Tabela 19.1 Classificação dos abscessos periodontais com base nos fatores etiológicos envolvidos, de acordo com *2017 World Workshop on the Classification of Periodontal and Peri-Implant Diseases and Conditions* (Fontes: Herrera *et al.* 2018; Papapanou *et al.* 2018).

Abscesso periodontal em um paciente com periodontite (abscesso em uma bola periodontal preexistente)						Abscesso periodontal em um paciente sem periodontite (não é mandatória a existência de uma bolsa periodontal preexistente)				
Exacerbação aguda			Após tratamento			Impactação (2)	Hábitos nocivos (3)	Fatores ortodônticos (4)	Crescimento gengival	Alteração da superfície radicular (5)
Periodontite não tratada	Periodontite refratária	Terapia periodontal de suporte	Após raspagem	Após cirurgia	Após medicação (1)					

(1) Antimicrobianos sistêmicos, outros fármacos (nifedipino);
(2) Fio dental, elástico ortodôntico, palito, dique de borracha ou casca de pipoca;
(3) Roer fio, roer unha e apertamento dos dentes;
(4) Forças ortodônticas ou mordida cruzada;
(5a) Alterações anatômicas graves: dentes invaginados, *dens evaginatus* ou odontodisplasia;
(5b) Alterações anatômicas menores: ranhuras no cemento, pérolas de esmalte ou sulcos de desenvolvimento;
(5c) Perfurações: condições iatrogênicas;
(5d) Danos radiculares graves: fissura ou fratura, síndrome do dente trincado;
(5e) Reabsorção radicular externa.

Capítulo 19 Abscessos, Lesões Necrosantes do Periodonto e Lesões Endoperiodontais 455

Exacerbação aguda

Os abscessos por exacerbação aguda da periodontite são favorecidos pela existência de bolsas tortuosas, presença de envolvimento de furca (Darbar *et al.* 1993) ou de defeito vertical (Fasciano & Fazio 1981; Kareha *et al.* 1981; Darbar *et al.* 1993). A exacerbação aguda pode ocorrer em periodontite não tratada (Dello Russo 1985), em pacientes com periodontite "refratária" (Fine 1994) ou em pacientes em manutenção periodontal (Kaldahl *et al.* 1996; McLeod *et al.* 1997; Silva *et al.* 2008).

Após o tratamento

Abscessos periodontais pós-tratamento podem ocorrer após as seguintes intervenções:

- Raspagem e alisamento radicular ou remoção mecânica profissional de placa, seja em decorrência de um fragmento de cálculo deslocado que está alojado nos tecidos (Dello Russo 1985) ou pelo fato de a raspagem incompleta permitir a presença de cálculo na bolsa, enquanto a cicatrização na área coronal oclui a drenagem normal (Kaldahl *et al.* 1996)
- Terapia periodontal cirúrgica, em geral associada à presença de corpos estranhos, como membranas para regeneração, suturas ou curativos periodontais (Garrett *et al.* 1997)
- A ingestão sistêmica de antimicrobianos, sem instrumentação subgengival concomitante, tem sido associada a abscessos periodontais em pacientes com periodontite avançada (Helovuo & Paunio 1989; Topoll *et al.* 1990; Helovuo *et al.* 1993). Helovuo *et al.* (1993) acompanharam pacientes com periodontite não tratada, que receberam antibióticos de amplo espectro (p. ex., penicilina, eritromicina), por motivos não orais e relataram que 42% deles desenvolveram abscessos "marginais" dentro de 4 semanas da antibioticoterapia; os autores sugerem que um explicação plausível pode ser um crescimento excessivo de bactérias oportunistas (Helovuo *et al.* 1993)
- Uso de outros medicamentos administrados sistemicamente, como nifedipino (Koller-Benz *et al.* 1992).

Abscesso periodontal em pacientes sem periodontite

Os abscessos periodontais podem ocorrer tanto em sítios periodontais saudáveis quanto em bolsas periodontais. Portanto, a preexistência de uma bolsa periodontal não é obrigatória para o desenvolvimento do abscesso, ao contrário dos abscessos descritos na seção anterior. Cinco grupos diferentes de fatores etiológicos estão listados nesta categoria:

- Impactação de corpos estranhos, incluindo fio dental, elásticos ortodônticos, palitos de dente, fragmentos de dique de borracha, pedaços de unhas ou cascas de pipoca
- Hábitos nocivos, como cortar fio, roer unhas ou apertamento dentário, que podem favorecer o desenvolvimento de abscesso, seja por impactação subgengival ou obliteração coronal da bolsa/sulco
- Fatores ortodônticos, incluindo forças ortodônticas inadequadas ou mordida cruzada

- Aumento gengival (Holtzclaw & Toscano, 2008)
- Alterações da superfície radicular, incluindo alterações anatômicas graves (dente invaginado, *dens evaginatus* ou sulcos, ou odontodisplasia), alterações anatômicas menores (ranhuras cementárias, pérolas de esmalte ou sulcos de desenvolvimento), condições iatrogênicas (perfurações), danos radiculares graves (fratura radicular vertical ou síndrome do dente trincado que se estende pela raiz) ou reabsorção radicular externa.

Etiologia, patogênese e histopatologia

O desenvolvimento de um abscesso periodontal está associado à incapacidade de manter a drenagem normal da bolsa/sulco periodontal. Isso pode ser causado por uma obstrução parcial, ou total, da porção coronal ou por um aumento do material a ser drenado, em virtude de alterações na composição da microbiota subgengival, aumento da virulência bacteriana ou diminuição das defesas do hospedeiro. A incapacidade de drenagem adequada da bolsa/sulco pode levar a uma extensão da infecção para os tecidos periodontais circundantes (Newman & Sims 1979; Kareha *et al.* 1981; DeWitt *et al.* 1985), invasão bacteriana dos tecidos que circundam a bolsa periodontal e desenvolvimento de processo inflamatório por meio dos fatores quimiotáticos liberados pelas bactérias, que atraem leucócitos polimorfonucleares (PMN) e outras células. Isso irá desencadear a liberação intensiva de citocinas, a destruição dos tecidos conjuntivos, o encapsulamento da infecção bacteriana e a produção de pus. Uma vez que o abscesso é formado, a taxa de destruição dentro do abscesso dependerá do crescimento de bactérias dentro dos focos e de sua virulência de patologia periodontal, e do pH local (um ambiente ácido favorecerá a atividade de enzimas lisossômicas) (DeWitt *et al.* 1985).

O abscesso periodontal contém bactérias, produtos bacterianos, células inflamatórias, produtos de degradação tecidual e exsudato. A histopatologia do abscesso mostra uma área central preenchida por neutrófilos, bactérias e restos de destruição de tecidos moles. Em um estágio posterior, uma membrana piogênica, composta por macrófagos e neutrófilos, é organizada para enuclear essa área central. DeWitt *et al.* (1985) estudaram amostras de biopsias de 12 abscessos. Essas biopsias estenderam-se apicalmente até o centro do abscesso e foram processadas histologicamente. Isso revelou epitélio oral e lâmina própria normais, mas a presença de um infiltrado de células inflamatórias localizado lateralmente ao epitélio da bolsa. Dentro desse infiltrado, havia acúmulos de neutrófilos e linfócitos, destruição tecidual e uma massa de detritos acidófilos granulares (Figura 19.1). Algumas dessas biopsias foram avaliadas por microscopia eletrônica, que demonstrou a presença de bactérias gram-negativas invadindo o epitélio da bolsa e o tecido conjuntivo infiltrado. De fora para dentro, observava-se: epitélio oral e lâmina própria normais; infiltrado inflamatório agudo; foco intenso de inflamação com presença de neutrófilos e linfócitos em área de tecido conjuntivo destruído e necrótico; e epitélio de bolsa destruído e ulcerado (DeWitt *et al.* 1985).

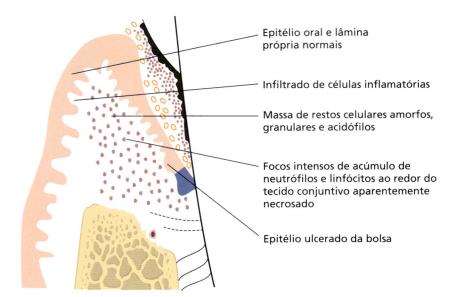

Figura 19.1 Histopatologia de um abscesso periodontal.

Microbiologia

Com base em revisões da literatura, geralmente menciona-se que as infecções orais purulentas são polimicrobianas e causadas principalmente por bactérias endógenas (Tabaqchali 1988). Existem poucos estudos, entretanto, que investigaram a microbiota específica dos abscessos periodontais. Newman e Sims (1979) estudaram nove abscessos e descobriram que 63,1% da microbiota era composta por anaeróbicos estritos. Topol *et al.* (1990) analisaram 20 abscessos em 10 pacientes que haviam tomado antibióticos antes do estudo e relataram que 59,5% da microbiota era composta por anaeróbicos estritos. Herrera *et al.* (2000a) relataram que 45,1% das bactérias no material do abscesso eram anaeróbias.

Esses estudos mostraram que a microbiota dos abscessos periodontais (Tabela 19.2) não difere da microbiota das lesões de periodontite crônica. Essa microbiota é polimicrobiana e dominada por espécies não móveis, gram-negativas, anaeróbias estritas e em forma de bastonetes. Entre essas bactérias, *Porphyromonas gingivalis* é provavelmente o microrganismo mais virulento e relevante. A ocorrência relatada de *P. gingivalis* nos abscessos periodontais variou de 50 a 100% nos estudos que usaram cultura bacteriana (Newman & Sims 1979; van Winkelhoff *et al.* 1985; Topoll *et al.* 1990; Hafstrom *et al.* 1994; Herrera *et al.* 2000a; Jaramillo *et al.* 2005). Eguchi *et al.* (2008), que usaram um teste molecular comercial (IAI-PadoTest 4.5®; IAI Inc., IAI Institute, Zuchwil, Suíça), também relataram alta prevalência de *P. gingivalis*, *Tannerella forsythia* e *Treponema denticola*. Outras espécies anaeróbias geralmente encontradas incluem *Prevotella intermedia*, *Prevotella melaninogenica* e *Fusobacterium nucleatum*. Espiroquetas (*Treponema* spp.) foram encontradas na maioria dos casos. A maioria das espécies anaeróbias gram-negativas é não fermentadora e exibe atividade proteolítica de moderada a forte. Espécies gram-positivas anaeróbias estritas, frequentes nos abscessos periodontais, incluem *Parvimonas micra*, *Actinomyces* spp.

e *Bifidobacterium* spp. Bactérias anaeróbias gram-negativas facultativas, que podem ser isoladas de abscessos periodontais, incluem *Campylobacter* spp., *Capnocytophaga* spp. e *Aggregatibacter actinomycetemcomitans* (Hafstrom *et al.* 1994). A presença de bastonetes entéricos gram-negativos também foi relatada (Jaramillo *et al.* 2005).

Diagnóstico

O diagnóstico de um abscesso periodontal deve ser baseado na avaliação geral e na interpretação da sintomatologia do paciente, e nos sinais clínicos e radiográficos encontrados durante o exame bucal (Corbet 2004).

A definição de caso de um abscesso periodontal, de acordo com o *2017 World Workshop on the Classification of Periodontal and Peri-Implant Diseases and Conditions* (Papapanou *et al.* 2018), foi estabelecido com base em dois critérios primários como sinais/sintomas detectáveis: elevação ovoide na gengiva ao longo da parte lateral da raiz e sangramento à sondagem. Outros sinais/sintomas secundários também listados foram dor, supuração à sondagem, bolsa periodontal profunda e aumento da mobilidade dentária. Essa definição de caso foi proposta com base nas conclusões do artigo de revisão apresentado no Workshop (Herrera *et al.* 2018), o qual reuniu estudos com um número relevante de casos e suas descrições abrangentes (Smith & Davies 1986; Hafstrom *et al.* 1994; Herrera *et al.* 2000a; Jaramillo *et al.* 2005; Chan & Tien 2010).

O sinal mais frequente de abscesso periodontal é a presença de uma elevação ovoide nos tecidos periodontais ao longo da face lateral da raiz (Figura 19.2). Abscessos localizados profundamente no periodonto podem ser mais difíceis de identificar, pois podem se manifestar como um inchaço difuso ou simplesmente uma área vermelha (Figura 19.3), em vez de um inchaço proeminente dos tecidos moles. Outro achado comum é a supuração pela fístula ou, mais comumente, pela abertura da bolsa (Figura 19.4). Essa supuração

Tabela 19.2 Características microbiológicas de abscessos periodontais: frequência de detecção de espécies bacterianas-alvo.

Referência	Grupo	n	Aa	Pg	Pi	Tf	Pm	Cr	Fn	Pmel	Ec	Td	Pen	Cap	Sel	Víbrio	Eu	Dn	Enteric
Newman & Sims (1979)	Controle	4		25%	0%				0%	25%				75%	0%	50%			
Newman & Sims (1979)	Exsudato	7		71%	14%				71%	14%				100%	14%	29%			
Newman & Sims (1979)	Apical	9		78%	56%				44%	22%				78%	0%	67%			
van Winkelhoff et al. (1985)	Pus	3		100%	100%														
Topoll et al. (1990)	Ingestão prévia de antibiótico	20		95%	25%				65%										
Hafstrom et al. (1994)	Início	20	25%	55%	65%			80%	55%					30%					
Herrera et al. (2000a)	Início	24	0%	50%	63%	47%	71%	4%	71%	17%									
Jaramillo et al. (2005)	Início	60	30%	52%	60%	15%	3%	12%	75%			23%					8%	7%	22%
Eguchi et al. (2008)	Teste	46	11%	72%		70%						70%							
Eguchi et al. (2008)	Controle	45	2%	58%		60%						60%							

Aa = A. actinomycetemcomitans; Pg = P. gingivalis; Pi = P. intermedia; Tf = T. forsythia; Pm = P. micra; Cr = C. rectus; Fn = F. nucleatum; Pmel = P. melaninogenica; Ec = E. corrodens; Td = T. denticola; Pen = P. endodontalis; Cap = Capnocytophaga sp.; Sel = Selenomonas sp.; Eu = Eubacterium sp.; Dn = Dialister pneumosintes.

pode ser espontânea ou ocorrer quando é aplicada pressão na superfície externa da lesão. Alguns estudos encontraram molares mais frequentemente afetados (Smith & Davies 1986; Herrera *et al.* 2000a), enquanto outros encontraram distribuição similar (Chan & Tien 2010) ou predominância em dentes anteriores (Jaramillo *et al.* 2005). Um estudo relatou maior número de abscessos na área interdental (Smith & Davies 1986), enquanto outros observaram a formação de abscessos mais frequente em sítios vestibulares (Herrera *et al.* 2000a; Chan & Tien 2010). A sintomatologia clínica geralmente inclui dor (desde leve desconforto à dor intensa), sensibilidade gengival, edema e sensibilidade à percussão do dente acometido. Outros sintomas relacionados são a elevação dentária e o aumento da mobilidade dentária (Figura 19.5).

Durante o exame periodontal, o abscesso geralmente é encontrado em um local com uma bolsa periodontal profunda. Sinais associados à periodontite, como sangramento à sondagem, supuração e, às vezes, aumento da mobilidade dentária, também ocorrem com frequência. O exame radiográfico pode revelar uma aparência normal do osso interdental ou perda óssea evidente, variando de apenas um espessamento do espaço do ligamento periodontal a uma perda óssea pronunciada que envolve a maior parte da raiz afetada (Figura 19.6).

Em alguns pacientes, a ocorrência do abscesso periodontal pode estar associada a temperatura corporal elevada, mal-estar e linfadenopatia regional (Smith & Davies 1986; Herrera *et al.* 2000a). Herrera *et al.* (2000a) estudaram amostras de sangue e urina dos pacientes, coletados imediatamente após o diagnóstico de um abscesso periodontal, e relataram que em 30% dos pacientes o número de leucócitos no sangue foi elevado. O número absoluto de neutrófilos e monócitos no sangue também foi elevado em 20 a 40% dos pacientes.

A história do paciente também pode fornecer informações relevantes para o diagnóstico de abscessos, principalmente em casos associados a tratamentos anteriores (raspagem e alisamento radicular, cirurgia periodontal, prescrição de antimicrobianos sistêmicos ou outras drogas [por exemplo, nifedipino], e tratamento endodôntico), ou em abscessos relacionados à impactação de corpo estranho. A maioria dos abscessos acomete pacientes com periodontite, não tratados, em manutenção periodontal ou em terapia ativa.

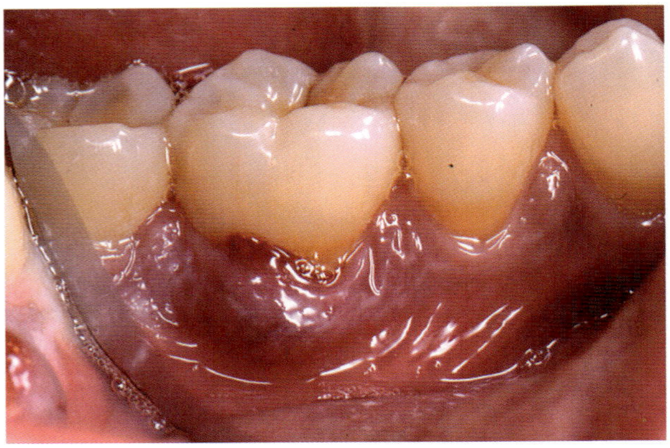

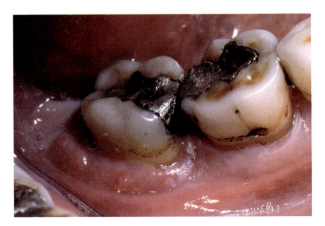

Figura 19.2 Abscesso periodontal associado ao primeiro molar inferior direito. Observe a associação entre a formação do abscesso e a lesão de furca nesse molar.

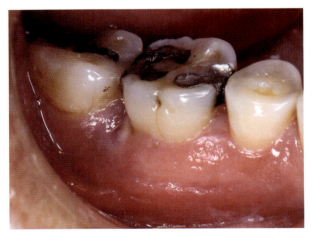

Figura 19.4 Abscesso periodontal associado ao primeiro molar inferior direito. Observe a supuração espontânea expressa pela margem gengival.

Figura 19.3 Abscesso periodontal associado ao segundo molar inferior. Observe o edema difuso que afeta toda a superfície vestibular do molar.

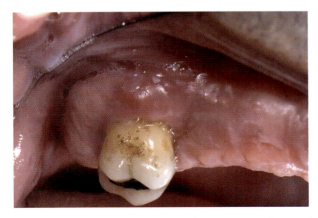

Figura 19.5 Abscesso periodontal associado ao terceiro molar superior direito. Observe como a lesão está associada à extrusão e à mobilidade dentária.

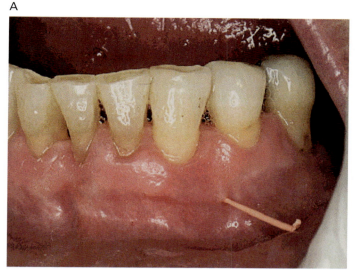
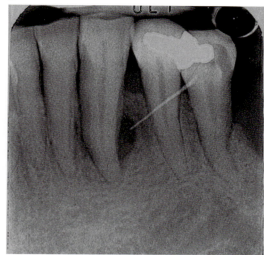

Figura 19.6 **A.** Abscesso periodontal associado a um canino inferior esquerdo. Observe o trajeto fistuloso aberto demonstrado com uma ponta de guta-percha. **B.** Imagem radiográfica do canino inferior mostrada em A. O diagnóstico de abscesso periapical foi feito a partir da vitalidade positiva do dente e ausência de cárie ou restauração no canino, e a presença de bolsa periodontal profunda na face lingual desse dente.

Diagnóstico diferencial

O diagnóstico diferencial dos abscessos periodontais deve sempre considerar outros abscessos que possam ocorrer na cavidade oral (Ahl *et al.* 1986). Infecções agudas, como abscessos periapicais, cistos periapicais laterais, fraturas radiculares verticais e lesões endoperiodontais, podem ter aparência e sintomatologia semelhantes, embora sua etiologia seja diferente e, portanto, seu tratamento adequado dependerá de um diagnóstico diferencial preciso. Sinais e sintomas que indicam uma origem periodontal incluem: história pregressa de periodontite ou terapia periodontal prévia, presença de bolsas periodontais profundas com supuração à sondagem e, geralmente, vitalidade do dente. Radiograficamente, esses dentes afetados mostram perda da crista óssea e frequentemente defeitos ósseos angulares e lesões de furca. Uma provável origem periapical (endodôntica) incluirá os seguintes sinais e sintomas: história de cárie ou presença de lesões de cárie avançada, presença de restaurações ou tratamento endodôntico, resposta questionável ou não responsiva aos testes de vitalidade pulpar e presença de trajeto fistuloso. Radiologicamente, em geral há evidência de uma radioluscência periapical associada a um dente cariado, restaurado ou tratado endodonticamente. A partir da radiografia, pode-se reconhecer a qualidade do tratamento endodôntico e a existência de perfurações e limas endodônticas.

O diagnóstico diferencial também deve considerar outras lesões que, embora raras, podem aparecer na cavidade oral e ter aparência semelhante a um abscesso periodontal (Tabela 19.3). Nos casos em que o abscesso não responde à terapia convencional, biopsia e diagnóstico histopatológico são sempre recomendados:

- Lesões tumorais, incluindo lesões metastáticas, mixoma odontogênico, linfoma não Hodgkin, carcinoma de células escamosas, carcinoma metastático
- Outras lesões orais: granuloma piogênico, osteomielite, queratocisto odontogênico, granuloma eosinofílico
- Lesões gengivais autoinfligidas
- Anemia falciforme
- Abscessos após procedimentos cirúrgicos.

Por que os abscessos periodontais são relevantes?

Prevalência

Abscessos periodontais representaram aproximadamente 7,7 a 14,0% de todas as emergências odontológicas, sendo a terceira infecção mais prevalente que exige tratamento de emergência, após abscessos dentoalveolares e pericoronarites (Ahl *et al.* 1986). Em uma clínica odontológica do exército, 27,5% dos pacientes com periodontite apresentavam abscessos periodontais, com diferenças claras entre pacientes submetidos a tratamento periodontal ativo (13,5%) e pacientes não tratados (59,7%) (Gray *et al.* 1994). Entre 114 pacientes submetidos à manutenção periodontal, abscessos periodontais foram detectados em 42 pacientes (37%) acompanhados por 5 a 29 anos (McLeod *et al.* 1997). No estudo longitudinal prospectivo de Nebraska, 27 abscessos periodontais foram observados por 7 anos, e 23 deles ocorreram em locais que receberam raspagem coronal (Kaldahl *et al.* 1996). Dos 27 abscessos, 16 tinham uma profundidade de sondagem inicial > 6 mm, enquanto em oito locais, era de 5 a 6 mm.

Perda dentária

A rápida destruição dos tecidos periodontais, causada por um abscesso periodontal, pode afetar negativamente o prognóstico do dente acometido, sendo considerada a principal causa de exodontia durante a manutenção periodontal

Parte 6 Patologia Periodontal

Tabela 19.3 Diagnóstico diferencial de abscessos periodontais, conforme mostrado em diferentes relatos de casos.

Referência	País	Acompanhamento	Pacientes (n)	Idade	Lesões (n)	Diagnóstico inicial	Diagnóstico final
Torabinejad & Rick (1980)	EUA	16 meses	1	49	1	Abscesso periodontal	Carcinoma de células escamosas
Goose (1981)	Reino Unido	5 anos	1	56	1	Abscesso periodontal	Síndrome do dente trincado
Kirkham et al. (1985)	EUA	1 ano	1	37	1	Abscesso odontogênico	Carcinoma de células escamosas
Parrish et al. (1989)	EUA	Variável	3	25 a 45	3	Abscesso periodontal	Osteomielite
Girdler (1991)	Reino Unido	Nenhum	1	27	1	Abscesso periodontal lateral crônico	Granuloma eosinofílico
Gunhan et al. (1991)	Turquia	4 anos	1	27	1	Abscesso periodontal	Mixoma odontogênico
Rodd (1995)	Reino Unido	5 anos	1	7	Múltiplas	Condição periodontal	Lesão gengival autoinfligida
Park (1998)	EUA	Não especificado	1	52	1	Abscesso dentário	Linfoma não Hodgkin
Selden et al. (1998)	EUA	4 semanas	1	49	1	Abscesso agudo/ dentário	Carcinoma metastático
Hokett et al. (2000)	EUA	5 semanas	1	64	1	Abscesso	Linfoma não Hodgkin
Elkhoury et al. (2004)	EUA	2 a 3 meses	1	44	Múltiplas	Abscessos periodontais múltiplos	Lesões tumorais metastáticas
Preston & Narayana (2005)	EUA	Nenhum	1	83	1	Abscesso periodontal	Queratocisto odontogênico
Mozaffari et al. (2007)	EUA	Nenhum	1	82	1	Abscesso periodontal	Queratocistos
Martinelli-Klay et al. (2009)	Brasil	3 anos	1	46	1	Abscesso dentário	Linfoma não Hodgkin
Kim et al. (2012)	Coreia	2 anos	1	61	1	Abscesso periodontal	Carcinoma de células escamosas
Panseriya & Hungund (2011)	Índia	3 meses	1	30	1	Abscesso periodontal	Granuloma piogênico
Poulias et al. (2011)	EUA	2 anos	1	55	1	Abscesso periodontal	Carcinoma de mama metastático
Farag & Treister (2013)	EUA	Nenhum	1	33	1	Abscesso periodontal agudo	Anemia falciforme

(Smith & Davies 1986; Chace & Low 1993; McLeod et al. 1997; Silva et al. 2008). Da mesma forma, dentes com repetida formação de abscessos foram considerados como tendo um "prognóstico sem esperança" (Becker et al. 1984), e 45% dos dentes com abscesso periodontal encontrados durante a manutenção periodontal foram extraídos (McLeod et al. 1997). O principal motivo para a remoção de dentes com prognóstico duvidoso, acompanhados por 8,8 anos, foi a presença de abscesso periodontal (Chace & Low 1993). Smith e Davies (1986) avaliaram 62 dentes com abscessos: 14 (22,6%) dentes foram extraídos como terapia inicial e nove (14,5%) após a fase aguda e, dos 22 dentes tratados e posteriormente monitorados, 14 tiveram que ser extraídos nos 3 anos seguintes. Tem sido sugerido que o diagnóstico precoce e a terapia adequada podem ser importantes no manejo de um abscesso periodontal em pacientes em terapia periodontal de suporte, uma vez que nessas condições o prognóstico do dente acometido pode não ser afetado (Silva et al. 2008).

Disseminação sistêmica da infecção

Abscessos periodontais podem estar associados a uma disseminação sistêmica da infecção inicialmente localizada. Numerosos relatos/séries de casos (Tabela 19.4) descreveram a ocorrência de infecções sistêmicas resultantes de uma fonte suspeita em um abscesso periodontal, seja por disseminação (via bacteriemia ou diretamente pelos tecidos adjacentes), ocorrendo durante o tratamento do abscesso, ou relacionado com um abscesso não tratado.

Doenças periodontais necrosantes

O que são doenças periodontais necrosantes?

As doenças periodontais necrosantes (DPNs) são um grupo de doenças periodontais com um fenótipo clínico característico (necrose da papila, sangramento e dor) e associadas a diferentes graus de comprometimento da resposta imune do hospedeiro (Papapanou et al. 2018).

Capítulo 19 Abscessos, Lesões Necrosantes do Periodonto e Lesões Endoperiodontais

Tabela 19.4 Complicações sistêmicas de abscessos periodontais.

Referência	País	Desenho do estudo	Acompa-nhamento	Pacientes (*n*)	Idade	Nome da condição	Resultados principais
Gallagher *et al.* (1981)	EUA	Relato de caso	2 meses	1	54	Abscesso periodontal	Abscesso cerebral
Suzuki & Delisle (1984)	EUA	Relato de caso	18 meses	1	62	Abscesso periodontal múltiplo	Actinomicose pulmonar
Rada *et al.* (1987)	EUA	Série de casos	Variável	2	17, 25	Abscesso periodontal	Crise da célula falciforme
Pearle & Wendel (1993)	EUA	Relato de caso	> 9 dias	1	42	Abscesso periodontal	Cavernosite necrosante aguda
Chan & McGurk (1997)	Reino Unido	Relato de caso	1 ano	1	40	Abscesso periodontal	Fasciite necrosante cervical
Haraden & Zwemer (1997)	EUA	Relato de caso	20 dias	1	23	Abscesso dentário	Mediastinite necrosante descendente
Manian (1997)	EUA	Série de casos	7 a 8 meses	2	65, 51	Abscesso dentário	Celulite de braço e tórax, após terapia de câncer de mama
Waldman *et al.* (1997)	EUA	Retrospectivo	> 6 meses	3.490/74	Não relatado	Abscesso periodontal	Infecção total da artroplastia do joelho
Sancho *et al.* (1999)	Brasil	Série de casos	Variável	7	9 a 71	Abscesso odontogênico/dentário	Mediastinite necrosante descendente
Corson *et al.* (2001)	Reino Unido	Relato de caso	5 meses	1	56	Abscesso	Abscesso cerebral
Sawalha & Ahmad (2001)	Jordânia	Relato de caso	6 semanas	1	14	Abscesso periodontal	Mediastinite necrosante descendente e empiema pleural
Roy & Ellenbogen (2005)	EUA	Relato de caso	Não definido	1	56	Abscesso periodontal	Abscesso cerebral
Ren & Malmstrom (2007)	EUA	Prospectivo	1 semana	40	Não relatado	Abscesso periodontal agudo	Níveis elevados de proteína C reativa
Schulze *et al.* (2007)	Alemanha	Relato de caso	40 dias	1	70	Abscesso periodontal	Intolerância à glicose
Weaver *et al.* (2010)	EUA	Relato de caso	Variável	2	37, 60	Abscesso odontogênico	Mediastinite necrosante descendente
Duke *et al.* (2014)	EUA	Relato de caso	3 min	1	17	Abscesso periodontal	Síndrome de Lemierre com dificuldade respiratória

Classificação

No *AAP International Workshop for a Classification of Periodontal Diseases*, em 1999, a gengivite ulcerativa necrosante (GUN) e a periodontite ulcerativa necrosante (PUN) foram incluídas nas DPNs (Lang *et al.* 1999). Alguns estudos sugerem que podem representar diferentes estágios de uma mesma doença, uma vez que apresentam etiologia, características clínicas e tratamento semelhantes, podendo até evoluir para formas mais graves, como estomatite necrosante (EN) e noma (Novak 1999; Rowland 1999). A terminologia "ulcerativa" foi eliminada, uma vez que a ulceração foi considerada secundária à necrose (Feller & Lemmer 2005). Pacientes com DPN são frequentemente suscetíveis à futura recorrência da doença (Johnson & Engel 1986; MacCarthy & Claffey 1991), e a DPN também pode se tornar uma "condição crônica", com uma taxa de destruição mais lenta (Pindborg 1951). Em casos de envolvimento sistêmico grave, pode ocorrer

progressão da DPN para outras lesões orais (Williams *et al.* 1990; Felix *et al.* 1991).

A GUN tem sido diagnosticada há séculos com diferentes nomes, incluindo doença de Vincent, doença da boca de trincheira, gengivoestomatite necrosante, estomatite fusoespiroquetal, gengivite ulcerativa membranosa, gengivite ulcerativa aguda, gengivite ulcerativa necrosante ou gengivite ulcerativa necrosante aguda (Johnson & Engel 1986; Rowland 1999; Holmstrup & Westergaard 2008). A PUN foi definida tanto no *1989 World Workshop* (Caton 1989) quanto no *1993 European Workshop* (Attström & van der Velden 1993).

No *2017 World Workshop on the Classification of Periodontal and Peri-Implant Diseases and Conditions* (Herrera *et al.* 2018; Papapanou *et al.* 2018), sugeriu-se e aceitou-se uma nova abordagem para a classificação das DPNs, uma vez que o conceito anterior não levava em consideração as enormes diferenças em prevalência, risco de progressão e extensão/gravidade da DPN entre pacientes com diferentes condições

462 Parte 6 Patologia Periodontal

predisponentes. A DPN em pacientes com HIV/AIDS ou em crianças desnutridas, em países em desenvolvimento, pode representar uma condição grave e até mesmo com risco de vida (nesse último caso). Por outro lado, a DPN em tabagistas/pacientes adultos estressados, em países desenvolvidos, representava uma condição relevante, mas normalmente não ameaçadora. Portanto, pacientes com um sistema imune sistêmico contínua e gravemente comprometido (ver exemplos anteriores) têm um risco maior de sofrer de DPN e apresentar uma progressão mais rápida e grave da doença (de gengivite necrosante [GN] para periodontite necrosante [PN], e até mesmo para EN e noma). Por outro lado, em pacientes com um sistema imune comprometido sistemicamente, por um período limitado (p. ex., situação estressante em estudantes ou militares), a GN pode não progredir, embora as lesões seriam diferentes se afetassem um paciente com gengivite ou periodontite (Tabela 19.5).

Etiologia, patogênese e histopatologia

DPNs são condições infecciosas; entretanto, fatores predisponentes, incluindo uma resposta imune comprometida do hospedeiro, são críticos na patogênese.

A etiologia bacteriana da DPN, com a presença de espiroquetas e bactérias fusiformes, foi previamente demonstrada por Plaut, em 1894, e Vincent, em 1896 (revisado por Rowland 1999). Além disso, as melhorias clínicas observadas após o desbridamento mecânico e o tratamento antimicrobiano apoiaram ainda mais a etiologia bacteriana dessas condições (Socransky & Haffajee 1994). Estudos anteriores, que utilizaram microscopia eletrônica, sugeriram invasão tecidual por espiroquetas (Listgarten 1965; Courtois *et al.* 1983). Estudos que utilizaram cultura bacteriana identificaram *P. intermedia*, bem como espécies de *Treponema*, *Selenomonas* e *Fusobacterium*, que foram consideradas "flora constante" em lesões de DPN (Loesche *et al.* 1982). O papel das espiroquetas foi confirmado por imunoensaios (Riviere *et al.* 1991 a,b) e reação em cadeia da polimerase (PCR) visando 16s rRNA (Dewhirst *et al.* 2000). Estudos recentes por análise filogenética também sugeriram o papel da *P. intermedia* e do gênero *Peptostreptococcus* na etiologia da DPN. A microbiota associada à DPN no HIV é semelhante à da periodontite em pacientes não HIV, com algumas características específicas, como presença/invasão de *Candida albicans*, herpes-vírus ou espécies bacterianas superinfectantes.

Lesões de gengivite necrosante, observadas à microscopia de luz (Listgarten 1965), mostraram a presença de uma úlcera dentro do epitélio escamoso estratificado e da camada superficial do tecido conjuntivo gengival, circundada por uma reação inflamatória aguda inespecífica. Quatro regiões foram descritas: (1) área bacteriana superficial; (2) zona rica em neutrófilos; (3) zona necrótica; (4) zona de infiltração de espiroquetas. Achados adicionais incluíram plasmócitos nas partes mais profundas e IgG e C3 entre as células epiteliais (Hooper & Seymour 1979). Essas observações foram confirmadas por microscopia eletrônica, acrescentando áreas de transição para um estágio crônico de inflamação (Courtois *et al.* 1983).

Fatores predisponentes

Os fatores predisponentes mais relevantes para DPN são aqueles que alteram a resposta imune do hospedeiro e, geralmente, mais de um fator é necessário para causar o início da doença (Dufty 2014).

Infecção pelo vírus da imunodeficiência humana e síndrome da imunodeficiência adquirida (HIV/AIDS)

A DPN em pacientes com HIV pode ser mais frequente e apresentar progressão mais rápida, com risco aumentado de evoluir para lesões mais graves (PN e EN), e maior tendência à recorrência da doença e má resposta à terapia.

Outras condições sistêmicas

Diferentes relatos encontraram lesões DPN associadas a, ou como consequência de, diferentes condições sistêmicas, ou simulando DPN, nas quais as lesões faziam parte da patologia sistêmica (Tabela 19.6, mais adiante no capítulo).

Desnutrição

A desnutrição também pode ser um importante fator predisponente para DPN (Buchanan *et al.* 2006), especialmente em países em desenvolvimento (Jimenez & Baer 1975; Osuji 1990; Enwonwu *et al.* 2006). Foram relatadas redução acentuada nos principais nutrientes antioxidantes e resposta de fase aguda alterada contra infecções ("desnutrição energética "proteica") (Enwonwu 1972; Melnick *et al.* 1988a). Outras consequências foram uma proporção inversa na proporção de linfócitos T auxiliares/supressores, histamina, aumento do cortisol livre no sangue e na saliva e defeitos na integridade da mucosa (Enwonwu 1972; Enwonwu *et al.* 1999).

Estresse psicológico e sono insuficiente

Algumas situações de estresse psicológico agudo ou situações estressantes, alguns traços de personalidade ou a capacidade de lidar com uma situação estressante podem predispor os indivíduos à DPN. Durante os períodos de estresse, a resposta imune e o comportamento do indivíduo são alterados. A plausibilidade biológica dessa suposição baseia-se em redução da microcirculação gengival e do fluxo salivar; aumento dos níveis séricos e urinários de 17-hidroxicorticosteroides (17-OHCS) (Maupin & Bell 1975); alteração na função de PMN e linfócitos; e aumento nos níveis de patógenos periodontais (*P. intermedia*) (Loesche *et al.* 1982).

Higiene bucal inadequada, gengivite preexistente e história prévia de DPN

O acúmulo de placa tem sido considerado um fator predisponente para DPN, que também pode ser agravada pela escovação limitada dos dentes em decorrência de dor (Johnson & Engel 1986; Taiwo 1993; Horning & Cohen 1995). A DPN geralmente ocorre secundariamente a uma doença periodontal previamente existente: gengivite crônica (Pindborg 1951; Wilton *et al.* 1971), NPD anterior (Horning & Cohen 1995).

Tabela 19.5 Classificação das doenças periodontais necrosantes, com base nos fatores predisponentes (*2017 World Workshop on the Classification of Periodontal and Peri-implant Diseases and conditions*). (Fontes: Herrera *et al.* 2018; Papapanou *et al.* 2018.)

	Doença periodontal necrosante							
Categoria	Pacientes contínua e gravemente imunocomprometidos				Pacientes imunocomprometidos moderadamente e/ou a curto prazo			
Pacientes	Em adultos		Em crianças		Em pacientes com gengivite			Em pacientes com periodontite
Fatores predisponentes	HIV+/AIDS com contagem de CD4 < 200 e carga viral baixa	Outras condições sistêmicas graves (imunossupressão)	Forte desnutrição[1]	Condições extremas de vida[2]	Infecções graves (virais)[3]	Fatores não controlados: estresse psicológico, alimentação, tabagismo, hábitos	DPN prévia: crateras residuais	Fatores locais: Proximidade radicular, mau posicionamento dentário	Fatores predisponentes comuns para DPN (ver texto)
Condições clínicas	GN, PN, EN, noma	Possível progressão				GN generalizada. Possível progressão para PN		GN localizada. Possível progressão para PN	GN, progressão incomum	PN, progressão incomum

[1]Concentrações plasmáticas/séricas médias de retinol, ácido ascórbico total, zinco e albumina acentuadamente reduzidas (depleção muito acentuada de retinol, zinco e ascorbato plasmáticos) e níveis de albumina e cortisol na saliva, bem como concentrações de cortisol plasmático, aumentaram significativamente.
[2]Viver em acomodações precárias, exposição a doenças infantis debilitantes, viver próximo a gado, má higiene bucal, acesso limitado a água potável e má disposição sanitária de resíduos fecais humanos e animais.
[3]Sarampo, herpes-vírus (citomegalovírus, vírus Epstein-Barr-1, herpes-vírus simples), catapora, doença febril.
DPN = doença periodontal necrosante; EN = estomatite necrosante; GN = gengivite necrosante; PN = periodontite necrosante.

Consumo de tabaco e álcool

A maioria dos pacientes adultos com DPN é tabagista (Pindborg 1951; Giddon et al. 1964; Shields 1977; Stevens et al. 1984; Robinson et al. 1998; Lopez & Baelum 2009). O consumo de álcool também foi associado a fatores fisiológicos e psicológicos que favorecem a DPN (Horning & Cohen 1995; Magan-Fernandez et al. 2015).

Idade jovem e etnia

Os jovens (15 a 34 anos), no mundo desenvolvido, correm maior risco de sofrer de DPN, frequentemente em combinação com outros fatores predisponentes (Skach et al. 1970; Stevens et al. 1984; Falkler et al. 1987; Horning & Cohen 1995). As crianças correm maior risco nos países em desenvolvimento, e isso normalmente está associado à desnutrição e a outras infecções (Malberger 1967; Jimenez & Baer 1975). Alguns estudos sugeriram que os caucasianos sofriam de DPN com mais frequência (Barnes et al. 1973; Stevens et al. 1984; Horning & Cohen 1995) do que outros grupos étnicos. No entanto, esse achado precisa ser confirmado.

Variações sazonais

Diferentes estudos avaliaram a hipótese do efeito das variações sazonais na prevalência do DPN: na África central, a DPN atingiu o pico na estação chuvosa; padrões menos claros foram observados em militares, estudantes ou populações em geral, embora os meses de inverno fossem normalmente períodos de pico, exceto na África do Sul.

Outros fatores

Fatores locais, incluindo restaurações decorativas (Flaitz & Agostini 2002) ou terapia ortodôntica (Sangani et al. 2013), podem favorecer o aparecimento de GN. Geometria corporal (Clark & Giddon 1971), anormalidades termorregulatórias (Giddon et al. 1969), variantes alélicas para fatores de complemento e properdina fator B (Melnick et al. 1988b) ou atividade eritrocitária da catalase (Nicol et al. 1971) também foram estudados com resultados inconclusivos.

Diagnóstico

O diagnóstico de DPN deve ser baseado principalmente em achados clínicos (Rowland 1999; Corbet 2004). Avaliações microbiológicas ou de biopsia podem ser recomendadas em casos de apresentações atípicas ou casos não responsivos.

Gengivite necrosante

De acordo com o *2017 World Workshop on the Classification of Periodontal and Peri-Implant Diseases and Conditions* (Papapanou et al. 2018), um caso de GN é definido principalmente pela presença de necrose/úlcera das papilas interdentais, sangramento gengival e dor. Sinais/sintomas secundários incluem halitose, formação de pseudomembrana, linfadenopatia regional, febre e sialorreia (em crianças). Essa definição de caso foi proposta com base nas conclusões do artigo de revisão apresentado no Workshop (Herrera et al. 2018), que reuniu estudos com um número relevante de casos (35 ou mais) (Barnes et al. 1973; Stevens et al. 1984; Falkler et al. 1987; Horning & Cohen 1995). Nesses estudos, os achados clínicos mais relevantes foram: necrose/úlcera da papila interdental (94 a 100%), sangramento gengival (95 a 100%), dor (86 a 100%), formação de pseudomembrana (73 a 88%) e halitose (84 a 97%) (Figura 19.7). Os sinais extraorais incluíram adenopatia (44 a 61%) ou febre (20 a 39%). Em crianças (Jimenez & Baer 1975), dor e halitose foram menos frequentes, enquanto febre, adenopatia e sialorreia foram mais frequentes.

Periodontite necrosante

De acordo com o *2017 World Workshop on the Classification of Periodontal and Peri-Implant Diseases and Conditions* (Papapanou et al. 2018), um caso de PN deve incluir principalmente necrose/úlcera das papilas interdentais, sangramento gengival, halitose, dor e rápida perda óssea (Figura 19.8). Sinais/sintomas secundários são formação de pseudomembrana, linfadenopatia e febre. Essa definição de caso foi proposta com base nos achados do artigo de revisão apresentado no

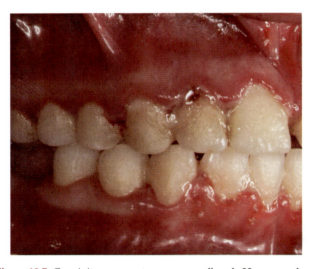

Figura 19.7 Gengivite necrosante em uma mulher de 22 anos: podem-se observar sangramento, necrose e pseudomembrana. (Fonte: Cortesia do Dr. Belén Retamal-Valdes.)

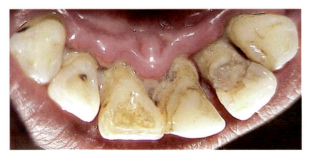

Figura 19.8 Periodontite necrosante: presença de necrose/úlcera das papilas interdentais. (Fonte: Cortesia do Dr. Mauro Santamaria.)

Capítulo 19 Abscessos, Lesões Necrosantes do Periodonto e Lesões Endoperiodontais

Workshop (Herrera *et al.* 2018), no qual, além dos sinais/sintomas observados na GN, foram considerados relevantes a inserção e destruição óssea, e sinais extraorais mais frequentes (Cobb *et al.* 2003). Em pacientes gravemente imunocomprometidos, pode ocorrer sequestro ósseo (Umeizudike *et al.* 2011). A PN pode ser o resultado de um ou vários episódios de GN (nem sempre associados à formação de bolsa), ou de GN ocorrendo em um local previamente afetado por periodontite (seriam observadas bolsas periodontais) (Barr & Robbins 1996; Novak 1999).

Estomatite necrosante

De acordo com o *2017 World Workshop on the Classification of Periodontal and Peri-Implant Diseases and Conditions* (Papapanou *et al.* 2018), a EN é definida principalmente pela presença necrose de tecidos moles que se estende além da gengiva, com desnudamento ósseo que pode ocorrer através da mucosa alveolar, com maiores áreas de osteíte e formação de sequestro ósseo. Em geral, ocorre em pacientes gravemente comprometidos sistemicamente (pacientes com HIV/AIDS, desnutrição grave). Casos atípicos também foram relatados, nos quais a EN pode se desenvolver sem o aparecimento prévio de lesões GN/PN (Jones *et al.* 2000; Barasch *et al.* 2003; Salama *et al.* 2004; Feller *et al.* 2005).

É obrigatório estabelecer um diagnóstico diferencial com doenças vesiculobolhosas, gengivoestomatite herpética primária ou recorrente (Guggenheimer & Fletcher 1974; Lerman & Grodin 1977), manifestação oral que mimetiza lesões de DPN e abrasão por escova de dentes (Page *et al.* 1980) (Tabela 19.6).

Por que as doenças periodontais necrosantes são relevantes?

Epidemiologia

A prevalência/incidência de DPNs foi relatada para a população geral ou para grupos específicos de indivíduos:

- Em populações, em geral, que frequentam clínicas odontológicas, a prevalência de GN variou de 0,51 a 3,30% (Skach *et al.* 1970; Stevens *et al.* 1984; Falkler *et al.* 1987; Arendorf *et al.* 2001)
- Em militares (Schluger 1949; Pindborg 1951; Grupe 1956; Shannon *et al.* 1969; Barnes *et al.* 1973; Horning *et al.* 1990; Minneman *et al.* 1995), a prevalência/incidência relatada foi maior perto do fim da Segunda Guerra Mundial (3,96 a 20,6%) do que em estudos mais recentes (0,19 a 6,19%)
- Em populações africanas (Sheiham 1966; Malberger 1967; Enwonwu 1972; Osuji 1990; Taiwo 1993; Enwonwu *et al.* 1999; Kaimenyi 1999), os resultados relatados foram altamente variáveis
- Em estudantes (Giddon *et al.* 1963, 1964; Lopez *et al.* 2002; Lopez & Baelum 2004; Lopez & Baelum 2009), a prevalência variou de 0,9 a 6,7%
- Em pacientes com HIV/AIDS, os dados mostraram grandes variações: crianças (2,2 a 5%), pacientes adultos com HIV (0,0 a 27,7% para GN e 0,3 a 9% para PN) e pacientes com HIV/AIDS (10,1 a 11,1% para GN e 0,3 a 9% para PN) (Laskaris *et al.* 1992; Riley *et al.* 1992; Glick *et al.* 1994a,b; Robinson *et al.* 1998; Flaitz *et al.* 2001; Tappuni & Fleming 2001; Reichart *et al.* 2003; Sharma *et al.* 2006; Tirwomwe *et al.* 2007; Sontakke *et al.* 2011).

Tabela 19.6 Diagnóstico diferencial de doenças periodontais necrosantes em relatos de casos.

Referência	País	Estudo	Pacientes (*n*)	Idade	Gênero	Condição periodontal	Outra condição	Resultados principais
Aker *et al.* (1978)	EUA	Relato de caso	1	17	Masculino	Inicialmente "boca de trincheira" GUN	Leucemia linfocítica aguda	Distúrbios (leucemia) podem compartilhar algumas das características clínicas da GUN
Page *et al.* (1980)	EUA	Relato de caso	1	35	Masculino	GRA	Etiologia desconhecida, abrasão por escova de dentes	GRA é autolimitada e recorrente
Groot *et al.* (1990)	Holanda	Série de casos	3	44, 35, 42	Masculino	Periodontite inicialmente generalizada com GUNA em paciente com AIDS	LNH maligno oral primário	Impressionante semelhança com GUNA
Musa *et al.* (2002)	EUA	Relato de caso	1	9	Feminino	GUN	Penfigoide cicatricial oral	Criança com penfigoide cicatricial, manifestado clinicamente como GUN
Mucke *et al.* (2010)	Alemanha	Relato de caso	1	76	Masculino	GN	Angiossarcoma gengival	Angiossarcoma gengival mimetizando GN
Genuis & Pewarchuk (2014)	Canadá	Relato de caso	1	32	Feminino	GN grave	Granulomatose com poliangiite (Wegener)	Granulomatose com poliangiite representa um importante dilema diagnóstico em virtude das suas diversas apresentações

AIDS = síndrome de imunodeficiência adquirida; GN = gengivite necrosante; GRA = gengivite recorrente aguda; GUN = gengivite ulcerativa necrosante; GUNA = gengivite ulcerativa necrosante aguda; LNH = linfoma não Hodgkin; PC = periodontite crônica.

Destruição grave, sequelas e risco de recorrência

As DPNs estão consideradas entre as condições inflamatórias mais graves associadas a bactérias do biofilme oral (Holmstrup & Westergaard 2008), pois podem progredir rapidamente e causar destruição grave dos tecidos. É, portanto, importante controlar os fatores predisponentes e, uma vez que a doença se desenvolve, agir rapidamente para limitar sua progressão e exacerbação. Assim, essas condições devem ser gerenciadas prontamente, e há evidências de que a DPN pode ser controlada por meio de um tratamento periodontal adequado (Figura 19.9), combinado com medidas efetivas de higiene bucal e controle dos fatores predisponentes (Johnson & Engel 1986) (ver Capítulo 31).

Os pacientes com GN, no entanto, são frequentemente suscetíveis à recorrência futura da doença, principalmente por causa das dificuldades em controlar os fatores predisponentes, bem como o desafio de alcançar o controle adequado do biofilme supragengival. Isso se deve em parte às sequelas dessa doença, principalmente a presença de crateras gengivais (MacCarthy & Claffey 1991). A GN pode cicatrizar sem sequelas clínicas (Bermejo-Fenoll & Sanchez-Perez 2004), mas muitas vezes a necrose da lesão estende-se lateralmente da papila até a margem gengival, afetando tanto os sítios vestibular quanto lingual e progride para outros sítios na boca, progredindo também de uma doença localizada para uma doença generalizada. Também pode se estender apicalmente, levando à PN. Conforme explicado anteriormente, a PN pode ser o resultado de um ou mais episódios de GN, ou o resultado de uma DPN que afeta um local com periodontite (Novak 1999). A DPN pode também tornar-se crônica, com lenta redução da sua sintomatologia e progressão, com consequente destruição, embora a um ritmo mais lento (Pindborg 1951; Holmstrup & Westergaard 2008).

Condições de risco de vida

Em casos de envolvimento sistêmico grave, como AIDS ou desnutrição grave, a GN e a PN podem progredir ainda mais, com rápido envolvimento da mucosa oral. A gravidade dessas lesões está normalmente relacionada com a gravidade da condição sistêmica e com o comprometimento da resposta imune do hospedeiro, levando à extensa destruição óssea e à presença de grandes lesões de osteíte e fístulas oral-antrais (Williams *et al.* 1990), com características comuns com *Cancrum oris* ou noma. Alguns pesquisadores sugeriram que o noma é uma progressão da PN que afeta a pele, enquanto outros acreditam que EN e noma são duas entidades clínicas distintas. Noma é uma doença gangrenosa destrutiva que afeta os tecidos faciais. Está associado a altas taxas de mortalidade e morbidade (Enwonwu 1985; Baratti-Mayer *et al.* 2003; Enwonwu *et al.* 2006), e é quase exclusivamente observado em países em desenvolvimento, especialmente em crianças com doenças sistêmicas, incluindo desnutrição grave. Normalmente é precedido por sarampo, malária, diarreia grave e GN, o que destaca a importância da prevenção, da detecção precoce e do tratamento durante os primeiros estágios da doença (Rowland 1999).

Lesões endoperiodontais

Sob condições fisiológicas, os tecidos periodontais de suporte e o complexo polpa/canal radicular existem em equilíbrio. Se a polpa ou o periodonto sofrem uma lesão, microrganismos e produtos inflamatórios que afetam uma estrutura também podem afetar a outra. Na maioria das vezes, essas comunicações patológicas são contidas após eficaz tratamento periodontal ou endodôntico. Por exemplo, se o canal radicular estiver infectado, mesmo que ocorra algum grau de contaminação cruzada com o periodonto, na maioria dos casos essa contaminação desaparecerá após o tratamento endodôntico adequado. Entretanto, quando ocorrem sérios danos ao complexo polpa/canal radicular e ao periodonto no mesmo dente, acompanhados por uma profunda lesão da bolsa periodontal e teste de sensibilidade alterado, temos uma lesão endoperiodontal (LEP).

Classificação

As LEPs foram denominadas periodontite retrógrada, lesões endodônticas-periodontais ou lesões periodontais-endodônticas (Simring & Goldberg 1964; Simon *et al.* 1972; Al-Fouzan 2014). Em 1972, Simon *et al.* publicaram o primeiro sistema de classificação para LEPs, que foi amplamente utilizado por décadas e incluía cinco categorias principais: (1) lesões endodônticas primárias; (2) lesões endodônticas primárias com envolvimento periodontal secundário;

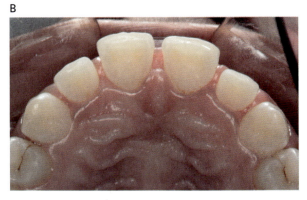

Figura 19.9 Cicatrização das lesões de gengivite necrosante no sextante anterior superior. **A.** Lesões ativas com necrose das papilas interdentais. **B.** Resolução completa após 60 dias. (Fonte: Cortesia da Dra. Nidia Castro dos Santos e Dr. Mauro Santamaria.)

Capítulo 19 Abscessos, Lesões Necrosantes do Periodonto e Lesões Endoperiodontais 467

(3) lesões periodontais primárias; (4) lesões periodontais primárias com envolvimento endodôntico secundário; e (5) lesões combinadas "verdadeiras". A razão por trás desse sistema de classificação, e uma recente alteração proposta (Al-Fouzan 2014), é a suposição de que as lesões de origem periodontal têm um prognóstico pior do que as de origem endodôntica. No entanto, ficou claro que usar a "história da doença" como critério principal para o diagnóstico não era prático, pois, uma vez estabelecida a lesão, é difícil ter certeza se a lesão era primariamente endodôntica, periodontal ou uma combinação de ambas (Herrera *et al.* 2018). Além disso, determinar a fonte primária de infecção pode não ser tão relevante para o tratamento das LEPs, pois tanto o canal radicular quanto os tecidos periodontais exigiriam tratamento (Chapple & Lumley 1999; Meng 1999b). Em 1999, a AAP incluiu as LEPs, pela primeira vez, em seu sistema de classificação, sob o nome de "lesões periodontais-endodônticas combinadas" (Armitage 1999; Meng 1999b). No entanto, nenhuma categoria foi proposta, reduzindo a utilidade desse sistema. Idealmente, os sistemas de classificação devem ser baseados em sinais e sintomas que podem ser avaliados quando a lesão é detectada e devem fornecer categorias capazes de orientar o prognóstico e o tratamento da doença. Em 2017, o *World Workshop on the Classification of Periodontal and Peri-Implant Diseases and Conditions* (Caton *et al.* 2018; Herrera *et al.* 2018; Papapanou *et al.* 2018) propôs uma nova classificação para LEPs, com base no prognóstico do dente envolvido e nos seguintes sinais e sintomas: (1) presença ou ausência de dano radicular; (2) presença ou ausência de periodontite; e (3) extensão da destruição do periodonto ao redor do dente acometido. Esse esquema de classificação está apresentado na Tabela 19.7. Três principais categorias prognósticas para um dente acometido por uma LEP foram sugeridas: "sem esperança", ruim e favorável. O prognóstico "sem esperança" está normalmente associado à LEP acompanhada de dano radicular (p. ex., fratura ou perfuração), enquanto o prognóstico de um dente com LEP associado a infecções endodônticas e periodontais pode variar de favorável a "sem esperança", dependendo da extensão da destruição periodontal ao redor do dente acometido e da presença e gravidade da periodontite (Herrera *et al.* 2018).

Etiologia

As LEPs estão sempre associadas a graus variáveis de contaminação microbiana da polpa dentária e dos tecidos periodontais. No entanto, a etiologia primária dessas lesões pode ser: trauma e/ou fator iatrogênico (origem não infecciosa), ou uma infecção endodôntica e/ou periodontal (origem infecciosa) (Herrera *et al.* 2018).

Lesões endoperiodontais associadas a trauma e fatores iatrogênicos

Estas são LEPs de origem não infecciosa. Normalmente têm um prognóstico ruim ou "sem esperança" e são causadas por traumas ou eventos iatrogênicos que afetam a polpa e o periodonto. As lesões mais comuns nessa categoria são: (1) perfuração radicular/câmara pulpar/furca (p. ex., decorrente de tratamento endodôntico ou preparação do dente para restaurações retidas por pino) (Karabucak & Setzer 2009; Asgary & Fazlyab 2014; Tobón-Arroyave *et al.* 2004); (2) fratura radicular ou trinca (p. ex., decorrente de trauma ou preparo do dente para restaurações retidas por pino) (Nicopoulou-Karayianni *et al.* 1997; Karabucak & Setzer 2009; Floratos & Kratchman 2012); (3) reabsorção radicular externa (decorrente de trauma) (White & Bryant 2002); e (4) necrose pulpar (decorrente de trauma) drenando através do periodonto (Tobón-Arroyave *et al.* 2004). Esse último tipo de lesão tem o melhor prognóstico entre todas as lesões dessa categoria, pois não está associada a danos radiculares.

Lesões endoperiodontais associadas a infecções endodônticas e periodontais

São lesões de origem infecciosa que podem ser iniciadas: (1) por uma lesão cariosa que acomete a polpa e, secundariamente, acomete o periodonto; (2) pela destruição periodontal que afeta secundariamente o canal radicular; ou (3) por ambos os eventos concomitantemente. O último tipo ocorre com menos frequência e é geralmente referido como uma lesão "verdadeiramente combinada" ou "combinada" (Simon *et al.* 1972; Solomon *et al.* 1995; Singh 2011; Didilescu *et al.* 2012). Seu prognóstico varia de favorável a muito ruim, dependendo da extensão da lesão e da presença de periodontite.

As LEPs podem ocorrer em indivíduos com saúde ou doença periodontal, e o estado periodontal foi uma das principais características no novo esquema de classificação das LEPs (Tabelas 19.7, 19.8 e 19.9). A condição periodontal tem um impacto importante no prognóstico dessas lesões em virtude de alterações marcantes na ecologia oral de indivíduos

Tabela 19.7 Classificação das lesões endoperiodontais. (Fonte: Herrera *et al.* 2018.)

Lesão endoperiodontal com dano radicular	Fratura ou rachadura radicular	
	Perfuração do canal radicular ou da câmara pulpar	
	Reabsorção radicular externa	
Lesão endoperiodontal sem dano radicular	Lesão endoperiodontal em pacientes com periodontite	*Grau 1* – bolsa periodontal estreita e profunda na superfície de um dente
		Grau 2 – bolsa periodontal larga e profunda na superfície de um dente
		Grau 3 – bolsas periodontais profundas em mais de uma superfície dentária
	Lesão endoperiodontal em pacientes sem periodontite	*Grau 1* – bolsa periodontal estreita e profunda na superfície de um dente
		Grau 2 – bolsa periodontal larga e profunda na superfície de um dente
		Grau 3 – bolsas periodontais profundas em mais de uma superfície dentária

Tabela 19.8 Principais características das lesões endoperiodontais, estratificadas pela condição periodontal e desenho do estudo. (Fonte: Herrera *et al.* 2018.)

Condição periodontal	Desenho do estudo	Referências	Número de dentes incluído	Porcentagem (%) de estudos reportando diferentes sinais e sintomas de acordo com o desenho do estudo								
				Profundidade da bolsa periodontal (≥ 5 mm)	Resposta pulpar alterada	Exsudato purulento	Trato sinusal	Mobilidade dentária	Alteração de cor gengival	Reabsorção óssea apical	Alteração de cor coronal	Dor
Pacientes com periodontite	RC	Blanchard *et al.* (2010); Aksel & Serper (2014)	5	100	100	50	100	50	50	0	0	100
	EC	Kipioti *et al.* (1984); Kobayashi *et al.* (1990); Rupf *et al.* (2000); Pereira *et al.* (2011); Didilescu *et al.* (2012); Fatemi *et al.* (2012); Li *et al.* (2014); Gomes *et al.* (2015)	190	100	100	0	75	0	12,5	0	0	25
	ECR	Cortellini *et al.* (2011); Gupta *et al.* (2015)	62	100	100	0	0	0	0	0	0	0
	Total		**257**	**100**	**100**	**8,3**	**83,3**	**8,3**	**16,6**	**0**	**0**	**33,3**
Paciente sem periodontite	RC	Haueisen & Heidemann (2002); White & Bryant (2002); Kerezoudis *et al.* (2003); Koyess & Fares (2006); Ballal *et al.* (2007); Karabucak & Setzer (2009); Oh *et al.* (2009); Singh (2009); Attam *et al.* (2010); Gandhi *et al.* (2011); Mali *et al.* (2011); Pickel (2011); Floratos & Kratchman (2012); Oh (2012); Coraini *et al.* (2013); Asgary & Fazlya (2014); Fujii *et al.* (2014); Goyal (2014); Jivoinovici *et al.* (2014); Kambale *et al.* (2014); Keceli *et al.* (2014); Kishan *et al.* (2014); Castelo-Baz *et al.* (2015); Miao *et al.* (2015); Nagaveni *et al.* (2015); Sharma *et al.* (2015); Sooratgar *et al.* (2016)	39	100	100	33,3	70,3	33,3	29,6	3,7	7,4	55,5
	EC	Xia & Qi (2013)	13	100	100	0	100	0	0	0	0	0
	Total		**52**	**100**	**100**	**32,1**	**71,4**	**32,1**	**28,5**	**3,5**	**7,1**	**53,5**
Não esclarecido	RC	Solomon *et al.* (1995); Tseng *et al.* (1996); Tobón-Arroyave *et al.* (2004); Narang *et al.* (2011); Karunakar *et al.* (2014); Varughese *et al.* (2015)	8	100	100	83,3	100	33,3	66,6	0	0	50
	ET	Rhee *et al.* (2014)	168	100	100	0	100	0	0	0	0	0
	EC	Li *et al.* (2014); Nicopoulou-Karayianni *et al.* (1997); Pereira *et al.* (2011)	69	100	100	0	100	0	0	0	0	0
	Total		**245**	**100**	**100**	**50**	**100**	**20**	**40**	**0**	**0**	**30**
Total final		**Número de estudos: 50**	**554**	**100**	**100**	**30**	**80**	**24**	**28**	**5**	**4**	**44**

EC = estudo clínico; ECR = estudo clínico randomizado; ET = estudo transversal; RC = relato de caso.

Tabela 19.9 Fatores de risco relatados em estudos clínicos que avaliaram lesões endoperiodontais estratificadas por desenho de estudo. (Fonte: Herrera *et al.* 2018.)

Desenho do estudo	Número de estudos	Referência	Número de dentes incluído	Porcentagem (%) de estudos relatando diferentes fatores de risco de acordo com o desenho do estudo							
				Sulcos	Trauma	Envolvimento de furca	Coroas metalo-cerâmicas	Preparo para pino	Lesões de cárie	Periodontite
Estudo clínico	7	Kipioti *et al.* (1984); Kobayashi *et al.* (1990); Rupf *et al.* (2000); Pereira *et al.* (2011); Didilescu *et al.* (2012); Li *et al.* (2014); Gomes *et al.* (2015)	170	0,0	0,0	0,0	0,0	0,0	0,0	100
Relato de caso	20	White & Bryant, (2002); Kerezoudis *et al.* (2003); Tobón-Arroyave *et al.* (2004); Ballal *et al.* (2007); Karabucak & Setzer, (2009); Oh *et al.* (2009); Attam *et al.* (2010); Blanchard *et al.* (2010); Gandhi *et al.* (2011); Mali *et al.* (2011); Pickel (2011); Floratos & Kratchman (2012); Coraini *et al.* (2013); Asgary & Fazlyab (2014); Goyal (2014); Kambale *et al.* (2014); Kishan *et al.* (2014); Castelo-Baz *et al.* (2015); Miao *et al.* (2015); Sharma *et al.* (2015)	30	50,0	20,0	20,0	20,0	10,0	10,0	0,0
Total final	Número de estudos: 27		200	37,0	14,8	14,8	14,8	7,4	7,4	25,9

com periodontite (Socransky *et al.* 1998; Ximenez-Fyvie *et al.* 2000a, b; Mager *et al.* 2003; Socransky & Haffajee 2005; Faveri *et al.* 2006; Haffajee *et al.* 2008). Converter essa ecologia de volta a um estado saudável é uma tarefa bastante difícil (Teles *et al.* 2006; Soares *et al.* 2014; Feres *et al.* 2015; Tamashiro *et al.* 2016), especialmente em pacientes com periodontite avançada e em dentes com bolsas, como é o caso das LEPs. Portanto, um exame periodontal detalhado é um passo muito importante para um preciso diagnóstico, prognóstico e plano de tratamento das LEPs.

Microbiologia

A microbiota das LEPs foi avaliada por vários pesquisadores que utilizaram diferentes testes de diagnóstico (Tabela 19.10), como cultura microbiana (Kipioti *et al.* 1984; Kobayashi *et al.* 1990; Pereira *et al.* 2011), PCR (Rupf *et al.* 2000; Pereira *et al.* 2011; Didilescu *et al.* 2012; Xia & Qi 2013; Li *et al.* 2014), hibridização *checkerboard* DNA-DNA (Didilescu *et al.* 2012), sequenciamento de próxima geração (NGS, do inglês *next* *generation sequencing*) (Gomes *et al.* 2015) e eletroforese em gel de gradiente desnaturante (DGGE, do inglês *denaturing gradient gel electrophoresis*)/clonagem e sequenciamento (Xia & Qi 2013; Li *et al.* 2014). Analisados em conjunto, os resultados desses estudos sugeriram uma semelhança marcante entre a microbiota dos canais radiculares e as bolsas periodontais. A maioria das espécies encontradas em ambos os nichos são patógenos periodontais bem reconhecidos dos chamados complexos vermelho e laranja (Socransky *et al.* 1998), como *P. gingivalis, T. forsythia, P. micra* e espécies dos gêneros *Fusobacterium, Prevotella e Treponema* (Rupf *et al.* 2000; Pereira *et al.* 2011; Didilescu *et al.* 2012). Os estudos que utilizaram técnicas moleculares (Xia & Qi 2013; Aksel & Serper 2014; Gomes *et al.* 2015) observaram alta diversidade microbiana em amostras periodontais e endodônticas e identificaram táxons menos comuns, como *Filicator alocis, Enterococcus faecalis* e espécies dos gêneros *Desulfobulbus, Dialister* e *Fretibacterium*. Aliás, a maioria dessas espécies/gêneros também foi associada, recentemente, à etiologia da periodontite (Griffen *et al.* 2012; Abusleme *et al.* 2013;

470 Parte 6 Patologia Periodontal

Tabela 19.10 Estudos que avaliaram a microbiota das lesões endoperiodontais. (Fonte: Herrera *et al.* 2018.)

Referência	Desenho do estudo	Número de dentes estudados	Técnica	Paciente com periodontite	Principais achados
Kipioti *et al.* **(1984)**	Estudo clínico	16	Cultura	Sim	A maioria dos isolados em bolsas periodontais e canais radiculares foi *Bacteroides gingivalis* (atualmente *Porphyromonas gingivalis*) e *Bacteroides melaninogenicus ss intermedius* (atualmente *Prevotella intermedia*)
Kobayashi *et al.* **(1990)**	Estudo clínico	15	Cultura	Sim	As espécies bacterianas predominantes nas bolsas periodontais e canais radiculares foram dos gêneros *Streptococcus, Peptostreptococcus, Eubacterium, Bacteroides, Fusobacterium, Actinomyces* e *Streptococcus*
Pereira *et al.* **(2011)**	Estudo clínico	27	Cultura/PCR	Sim	As espécies mais prevalentes nas bolsas periodontais e canais radiculares foram *Porphyromonas gingivalis, Prevotella intermedia* e *Prevotella nigrescens*
Didilescu *et al.* **(2012)**	Estudo clínico	46	PCR/ hibridização *checkerboard* DNA-DNA	Sim	As espécies bacterianas predominantes nas bolsas periodontais e nos canais radiculares foram *Fusobacterium nucleatum, Campylobacter rectus, Eubacterium nodatum, Eikenella corrodens, Parvimonas micra* e *Capnocytophaga sputigena*
Xia & Qi, (2013)	Estudo clínico	13	PCR/DGGE, clonagem e sequenciamento	Sim	A similaridade de bactérias na placa dental e na polpa necrótica variou de 13,1 a 62,5%. Os principais gêneros identificados na placa dental foram *Campylobacter, Fusobacterium, Neisseria, eptostreptococcus, Veillonella, Aggregatibacter, Enterobacter* e *Haemophilus*, e nas polpas necróticas foram *Mogibacterium, Corynebacterium, Neisseria* e *Actinomyces*
Li *et al.* **(2014)**	Estudo clínico	20	PCR/DGGE, clonagem e sequenciamento	Sim	As espécies bacterianas predominantes nas bolsas periodontais e nos canais radiculares foram *Filifactor alocis, Parvimonas micra, Porphyromonas gingivalis* e *Tannerella forsythia*
Rupf *et al.* **(2000)**	Estudo clínico	31	PCR em tempo real	Sim	As espécies bacterianas mais prevalentes nas bolsas periodontais e canais radiculares foram *Aggregatibacter actinomycetemcomitans, Tannerella forsythia, Eikenella corrodens, Fusobacterium nucleatum, Prevotella intermedia, Porphyromonas gingivalis* e *Treponema denticola*
Gomes *et al.* **(2015)**	Estudo clínico	15	Sequenciamento de próxima geração	Sim	*Enterococcus faecalis, Parvimonas micra* e *Filifactor alocis* estavam entre as espécies mais prevalentes em canais radiculares e bolsas periodontais. Outras espécies também foram predominantes nos canais radiculares (*Mogibacterium timidum, Fretibacterium fastidiosum*) ou nas bolsas periodontais (*Streptococcus constellatus, Eubacterium brachy, Tannerella forsythia*)

DGGE = eletroforese em gel de gradiente desnaturante; PCR = reação em cadeia da polimerase.

Galimanas *et al.* 2014; Perez-Chaparro *et al.* 2014; Camelo-Castillo *et al.* 2015; Chen *et al.* 2015a; Kirst *et al.* 2015; Park *et al.* 2015; Dabdoub *et al.* 2016; Oliveira *et al.* 2016; Perez-Chaparro *et al.* 2018; Shi *et al.* 2018; Schulz *et al.* 2019; Feres *et al.* 2020; Ikeda *et al.* 2020).

Deve-se enfatizar que, com exceção de um estudo (Xia & Qi 2013), todos os outros estudos avaliaram a microbiota das LEPs em indivíduos com periodontite, em dentes com destruição periodontal avançada e sem restaurações ou cavidades extensas, sugerindo que a principal fonte de infecção foi a microbiota periodontal. Portanto, pode-se argumentar que os casos de LEPs de origem endodôntica primária podem abrigar uma microbiota diferente. No entanto, os estudos que avaliaram a microbiota associada a diferentes tipos de lesões endodônticas (p. ex., polpa necrótica, infecção endodôntica associada a espaço pulpar exposto ou não exposto à cavidade bucal, lesões endodônticas apicais agudas ou crônicas e pulpite irreversível sintomática) também

Capítulo 19 Abscessos, Lesões Necrosantes do Periodonto e Lesões Endoperiodontais 471

identificaram principalmente aqueles microrganismos normalmente encontrados na microbiota periodontal (Sassone *et al.* 2007; Siqueira & Rocas 2009; Siqueira *et al.* 2011; Santos *et al.* 2011; Sassone *et al.* 2012; Rocas *et al.* 2016).

Analisados em conjunto, os dados anteriormente mencionados sugerem que não há grandes diferenças entre os microrganismos encontrados nas lesões endodônticas e periodontais, ou um perfil microbiano específico associado às LEPs. Isso era de alguma forma esperado, já que ambos os locais de infecção (canal radicular e bolsas periodontais) são ambientes anaeróbicos expostos a nutrientes semelhantes.

Patogênese e histopatologia

A polpa dentária e o periodonto têm vias de comunicação diferentes, como os forames radiculares apicais, canais acessórios (ou laterais) e túbulos dentinários (Seltzer *et al.* 1963). A prevalência e a localização dos canais acessórios foram estudadas, pois podem influenciar o desenvolvimento de LEPs. Estudos que avaliaram dentes extraídos descreveram alta prevalência de canais acessórios, predominantemente no terço apical das raízes. No entanto, eles também foram observados em grande número em outras porções das raízes, como nas regiões de furca de dentes multirradiculares (Seltzer *et al.* 1963; Rubach & Mitchell 1965). Em condições normais, esses caminhos entre o complexo polpa/canal e os tecidos periodontais são assépticos e preenchidos com capilares, células, fluidos e fibras (Seltzer *et al.* 1963; Rubach & Mitchell 1965). A comunicação patológica entre essas estruturas foi descrita, pela primeira vez, em 1964, por Simring e Goldberg, e esta pode permitir a migração de microrganismos ou seus subprodutos e/ou mediadores inflamatórios do canal radicular para o periodonto, ou vice-versa, levando a uma LEP (Lang & McConnell 1920; Seltzer *et al.* 1963; Mazur & Massler 1964; Rubach & Mitchell 1965; Simão *et al.* 1972; Langeland *et al.* 1974; Zuza *et al.* 2012).

A influência da doença pulpar no periodonto é, em geral, bem estabelecida, mas a via oposta de contaminação tem sido um tema de controvérsia. Lesões granulomatosas ou abscessos causados pela polpa infectada/necrótica podem se formar ao redor do ápice radicular ou em outras partes da raiz. Demonstrou-se que a progressão dessa lesão perirradicular pode gerar perda de inserção periodontal localizada, destruição óssea e pode drenar através do sulco gengival/bolsa periodontal (Seltzer *et al.* 1963; Rubach & Mitchell 1965; Hirsch & Clarke 1993). Vários estudos histológicos que analisaram dentes extraídos com destruição periodontal, mas livres de lesões cariosas e/ou restaurações extensas, relataram a influência das doenças periodontais na polpa. Esses estudos demonstraram consistentemente vários graus de alterações pulpares, como suprimento nutricional alterado, necrose, alterações atróficas e degenerativas (p. ex., redução/aumento do número de células pulpares) e presença de calcificações, fibrose e dentina reparadora (Lang 1920; Seltzer *et al.* 1963; Rubach & Mitchell 1965: Langeland *et al.* 1974: Zuza *et al.* 2012). Embora a maioria desses estudos tenha sugerido uma associação positiva entre a gravidade da destruição periodontal e as alterações pulpares, alguns

estudos histológicos (Mazur & Massler 1964; Bergenholtz & Lindhe 1978; Czarnecki & Schilder 1979) e estudos em animais (Hattler *et al.* 1977; Bergenholtz & Lindhe 1978) falharam em demonstrar qualquer correlação.

Fatores de risco

Os principais fatores de risco para a ocorrência de LEP são periodontite avançada, trauma e eventos iatrogênicos. Outros fatores de risco relatados foram presença de sulcos, envolvimento de furca, coroas metalocerâmicas e lesões cariosas ativas (Herrera *et al.* 2018) (ver Tabela 19.9). Vários desses estudos especificaram claramente que os dentes afetados por LEPs tinham coroas metalocerâmicas e, portanto, esse tipo de coroa foi listado anteriormente como um fator de risco para essa condição. No entanto, em teoria, qualquer tipo de prótese poderia ser considerado como fator de risco para LEPs por mecanismos diferentes: estas podem invadir o espaço biológico ou favorecer o acúmulo de biofilme, com consequente infiltração coronária e recontaminação do tratamento endodôntico.

Envolvimento de furca, destruição óssea grave ao redor do dente afetado e alterações anatômicas (p. ex., presença de sulcos) podem piorar o prognóstico de LEPs. De fato, a maioria das LEPs unitárias, em pacientes sem periodontite, relatadas na literatura foram associadas a sulcos palatinos (Kerezoudis *et al.* 2003; Ballal *et al.* 2007; Attam *et al.* 2010; Gandhi *et al.* 2011; Coraini *et al.* 2013; Kishan *et al.* 2014; Castelo-Baz *et al.* 2015; Chen *et al.* 2015b; Sharma *et al.* 2015; Sooratgar *et al.* 2016).

Apresentação clínica e diagnóstico

De acordo com o *2017 World Workshop on the Classification of Periodontal and Peri-Implant Diseases and Conditions* (Caton *et al.* 2018; Herrera *et al.* 2018; Papapanou *et al.* 2018), uma LEP é uma comunicação patológica entre a polpa e o tecido periodontal em um determinado dente que pode ocorrer de forma aguda (sintomática) ou crônica (assintomática). O artigo de revisão apresentado nesse Workshop para apoiar a nova classificação das LEPs revelou que os achados clínicos mais relevantes associados às LEPs são presença de bolsas periodontais profundas atingindo ou próximo ao ápice e resposta negativa ou alterada aos testes de sensibilidade pulpar (Herrera *et al.* 2018). Normalmente, as LEPs não apresentam sintomas evidentes, mas se estiverem associadas a um evento traumático ou iatrogênico recente (p. ex., fratura ou perfuração radicular), a manifestação mais comum é um abscesso acompanhado de dor espontânea ou dor à palpação e/ou percussão. Os demais sinais e sintomas descritos foram: reabsorção óssea na região apical ou de furca, exsudato purulento, mobilidade dentária, trato sinusal, presença de alterações de cor na coroa e na gengiva (ver Tabela 19.8) (Herrera *et al.* 2018).

O diagnóstico de LEPs deve compreender principalmente anamnese e achados clínicos, incluindo radiografia (Meng 1999b; Herrera *et al.* 2018). A história do paciente é importante para identificar a ocorrência de trauma, tratamento endodôntico/instrumentação ou preparo prévio para instalação de pino. Se um ou mais desses eventos forem identificados, exames clínicos e radiográficos detalhados devem ser realizados para avaliar a presença de perfuração, fratura, trinca ou reabsorção radicular. A avaliação radiográfica cuidadosa e o exame clínico da anatomia radicular são de grande importância nessa fase, para avaliar a integridade radicular e auxiliar no diagnóstico. Um sulco radicular, por exemplo, pode simular uma fratura radicular vertical na radiografia (Attam *et al.* 2010).

Se perfurações e fraturas não forem identificadas, o diagnóstico deve prosseguir para uma segunda etapa, que consiste na avaliação periodontal de boca toda, incluindo profundidade de sondagem, presença de cavidades, nível de inserção, sangramento à sondagem, supuração e mobilidade, bem como testes de vitalidade dentária e percussão. O teste de sensibilidade é uma etapa essencial do diagnóstico, pois é necessário um teste alterado ou negativo para definir a presença de uma LEP (Gupta *et al.* 2011). Mesmo que seja detectada uma comunicação radiográfica entre o canal radicular e o periodonto através do forame apical, uma polpa vital sugere que o sistema de defesa do hospedeiro está sendo eficaz para proteger o tecido pulpar contra a invasão de microrganismos (Yu & Abbott 2007; Zuza *et al.* 2012). A Figura 19.10 apresenta os principais passos para um diagnóstico adequado de uma LEP, na prática clínica.

Algumas LEPs estão associadas a um trato sinusal, que nem sempre está localizado na direção exata da raiz/dente afetado. Nesses casos, o clínico pode usar a abordagem de rastreamento com guta-percha para ajudar a localizar o dente/raiz afetado pela lesão. Consiste na introdução de um cone de guta-percha no trato sinusal para observar seu trajeto por meio de radiografia. Ao inserir o cone de guta-percha na bolsa periodontal, a mesma estratégia pode ser usada para rastrear o trajeto da bolsa até o ápice da raiz/dente afetado.

Resumo

Os abscessos periodontais devem ser classificados de acordo com os fatores etiológicos envolvidos em seu desenvolvimento, pois podem apresentar etiologias distintas, comumente associadas à drenagem reduzida de bolsa periodontal profunda. Sua relevância é baseada na rápida destruição tecidual, o que pode comprometer o prognóstico do dente, tornando-se uma das principais razões para a exodontia nos cuidados periodontais de suporte. Além disso, riscos sistêmicos relevantes, mas não frequentes, têm sido associados a abscessos periodontais.

As DPNs geralmente apresentam três achados clínicos principais, isto é, necrose papilar, sangramento e dor, e são consideradas as condições periodontais mais graves relacionadas com o biofilme. Uma resposta imune comprometida do hospedeiro é crucial para o início, a gravidade, a extensão e a progressão das DPNs. Assim, essas doenças precisam ser classificadas de acordo com o nível de comprometimento do sistema imune.

Para LEPs, estabelece-se uma comunicação patológica entre os tecidos endodônticos e periodontais, e a lesão pode apresentar um curso agudo ou crônico. Recomenda-se que as LEPs sejam classificadas de acordo com os sinais e sintomas que possam ter um impacto direto em seu prognóstico e tratamento, incluindo a presença ou ausência de fraturas e perfurações, a presença ou ausência de periodontite e a extensão da destruição periodontal ao redor dos dentes afetados.

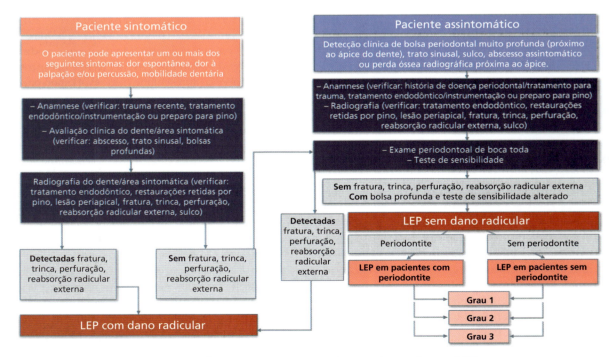

Figura 19.10 Árvore de diagnóstico para lesões endoperiodontais (LEP).

Referências bibliográficas

Abusleme, L., Dupuy, A.K., Dutzan, N. et al. (2013). The subgingival microbiome in health and periodontitis and its relationship with community biomass and inflammation. *The ISME Journal* **7**, 1016-1025.

Ahl, D.R., Hilgeman, J.L. & Snyder, J.D. (1986). Periodontal emergencies. *Dental Clinics of North America* **30**, 459-472.

Aker, F., Magera, J. & Vernino, A. (1978). Notes on treating a case of acute lymphocytic leukemia resembling necrotizing ulcerative gingivitis: a case history. *Quintessence International Dental Digest* **9**, 51-52.

Aksel, H. & Serper, A. (2014). A case series associated with different kinds of endo-perio lesions. *Journal of Clinical and Experimental Dentistry* **6**, e91-95.

Al-Fouzan, K.S. (2014). A new classification of endodontic-periodontal lesions. *International Journal of Dentistry* 2014, 919173.

American Academy Of Periodontology (2000). Parameter on acute periodontal diseases. *Journal of Periodontology* **71**, 863-866.

Arendorf, T.M., Bredekamp, B., Cloete, C.A. & Joshipura, K. (2001). Seasonal variation of acute necrotising ulcerative gingivitis in South Africans. *Oral Diseases* **7**, 150-154.

Armitage, G.C. (1999). Development of a classification system for periodontal diseases and conditions. *Annals of Periodontology* **4**, 1-6.

Asgary, S. & Fazlyab, M. (2014). Management of failed periodontal surgical intervention for a furcal lesion with a nonsurgical endodontic approach. *Restorative Dentistry & Endodontics* **39**, 115-119.

Attam, K., Tiwary, R., Talwar, S. & Lamba, A.K. (2010). Palatogingival groove: endodontic-periodontal management – case report. *Journal of Endodontics* **36**, 1717-1720.

Attström, R. & Van Der Velden, U. (1993). Consensus report of session I. In: Lang, N.P. & Karring, T., eds. *Proceedings of the 1st European Workshop on Periodontology*. London: Quintessence Books.

Ballal, N.V., Jothi, V., Bhat, K.S. & Bhat, K.M. (2007). Salvaging a tooth with a deep palatogingival groove: an endo-perio treatment – a case report. *International Endodontic Journal* **40**, 808-817.

Barasch, A., Gordon, S., Geist, R.Y. & Geist, J.R. (2003). Necrotizing stomatitis: report of 3 Pseudomonas aeruginosa-positive patients. *Oral Surgery, Oral Medicine, Oral Pathology, Oral Radiology, and Endodontics* **96**, 136-140.

Baratti-Mayer, D., Pittet, B., Montandon, D. et al., Geneva Study Group on Noma (2003). Noma: an "infectious" disease of unknown aetiology. *The Lancet. Infectious Diseases* **3**, 419-431.

Barnes, G.P., Bowles, W.F., 3rd & Carter, H.G. (1973). Acute necrotizing ulcerative gingivitis: a survey of 218 cases. *Journal of Periodontology* **44**, 35-42.

Barr, C.E. & Robbins, M.R. (1996). Clinical and radiographic presentations of HIV-1 necrotizing ulcerative periodontitis. *Special Care in Dentistry* **16**, 237-241.

Becker, W., Berg, L. & Becker, B.E. (1984). The long term evaluation of periodontal treatment and maintenance in 95 patients. *International Journal of Periodontics & Restorative Dentistry* **4**, 54-71.

Bergenholtz, G. & Lindhe, J. (1978). Effect of experimentally induced marginal periodontitis and periodontal scaling on the dental pulp. *Journal of Clinical Periodontology* **5**, 59-73.

Bermejo-Fenoll, A. & Sanchez-Perez, A. (2004). Necrotising periodontal diseases. *Medicina Oral, Patologia Oral y Cirugia Bucal* **9 Suppl**, 114-119; 108-114.

Blanchard, S.B., Almasri, A. & Gray, J.L. (2010). Periodontal endodontic lesion of a three-rooted maxillary premolar: report of a case. *Journal of Periodontology* **81**, 783-788.

Buchanan, J.A., Cedro, M., Mirdin, A. et al. (2006). Necrotizing stomatitis in the developed world. *Clinical and Experimental Dermatology* **31**, 372-374.

Camelo-Castillo, A.J., Mira, A., Pico, A. et al. (2015). Subgingival microbiota in health compared to periodontitis and the influence of smoking. *Frontiers in Microbiology* **6**, 119.

Castelo-Baz, P., Ramos-Barbosa, I., Martín-Biedma, B. et al. (2015). Combined endodontic-periodontal treatment of a palatogingival groove. *Journal of Endodontics* **41**, 1918-1922.

Caton, J. (1989). Periodontal diagnosis and diagnostic aids. In: AAP, ed. *Proceedings of the World Workshop in Clinical Periodontics*. New Jersey: Princeton.

Caton, J.G., Armitage, G., Berglundh, T. et al. (2018). A new classification scheme for periodontal and peri-implant diseases and conditions – introduction and key changes from the 1999 classification. *Journal of Clinical Periodontology* **45 Suppl 20**, S1-S8.

Chace, R., Sr. & Low, S.B. (1993). Survival characteristics of periodontally-involved teeth: a 40-year study. *Journal of Periodontology* **64**, 701-705.

Chan, C.H. & McGurk, M. (1997). Cervical necrotising fasciitis – a rare complication of periodontal disease. *British Dental Journal* **183**, 293-296.

Chan, Y.K. & Tien, W.S. (2010). Clinical parameters of periodontal abscess: a case series of 14 abscesses. *Malaysian Dental Journal* **31**, 6-7.

Chapple, I.L. & Lumley, P.J. (1999). The periodontal-endodontic interface. *Dental Update* **26**, 331-6, 338, 340-341.

Chen, H., Liu, Y., Zhang, M. et al. (2015a). A Filifactor alocis-centered co-occurrence group associates with periodontitis across different oral habitats. *Scientific Reports* **5**, 9053.

Chen, J., Miao, X., Xu, M. et al. (2015b). Intra-genomic heterogeneity in 16S rRNA genes in strictly anaerobic clinical isolates from periodontal abscesses. *PLoS One* **10**, e0130265.

Clark, R.E. & Giddon, D.B. (1971). Body geometry of patients who had recurrent attacks of acute necrotizing ulcerative gingivitis. *Archives of Oral Biology* **16**, 205-213.

Cobb, C.M., Ferguson, B.L., Keselyak, N.T. et al. (2003). A TEM/SEM study of the microbial plaque overlying the necrotic gingival papillae of HIV-seropositive, necrotizing ulcerative periodontitis. *Journal of Periodontal Research* **38**, 147-155.

Coraini, C., Mascarello, T., De Palma, C.M. et al. (2013). Endodontic and periodontal treatment of dens invaginatus: report of 2 clinical cases. *Giornale Italiano di Endodonzia* **27**, 86-94.

Corbet, E.F. (2004). Diagnosis of acute periodontal lesions. *Periodontology 2000* **34**, 204-216.

Corson, M.A., Postlethwaite, K.P. & Seymour, R.A. (2001). Are dental infections a cause of brain abscess? Case report and review of the literature. *Oral Diseases* **7**, 61-65.

Cortellini, P., Stalpers, G., Mollo, A. & Tonetti, M.S. (2011). Periodontal regeneration versus extraction and prosthetic replacement of teeth severely compromised by attachment loss to the apex: 5-year results of an ongoing randomized clinical trial. *Journal of Clinical Periodontology* **38**, 915-924.

Courtois, G.J., 3rd, Cobb, C.M. & Killoy, W.J. (1983). Acute necrotizing ulcerative gingivitis. A transmission electron microscope study. *Journal of Periodontology* **54**, 671-679.

Czarnecki, R.T. & Schilder, H. (1979). A histological evaluation of the human pulp in teeth with varying degrees of periodontal disease. *Journal of Endodontics* **5**, 242-253.

Dabdoub, S.M., Ganesan, S.M. & Kumar, P.S. (2016). Comparative metagenomics reveals taxonomically idiosyncratic yet functionally congruent communities in periodontitis. *Scientific Reports* **6**, 38993.

Darbar, U.R., Hooper, S.M. & Midda, M. (1993). The periodontal abscess – a case report. *Brazilian Dental Journal* **4**, 37-41.

Dello Russo, N.M. (1985). The post-prophylaxis periodontal abscess: etiology and treatment. *International Journal of Periodontics and Restorative Dentistry* **5**, 28-37.

Dewhirst, F.E., Tamer, M.A., Ericson, R.E. et al. (2000). The diversity of periodontal spirochetes by 16S rRNA analysis. *Oral Microbiology and Immunology* **15**, 196-202.

DeWitt, G.V., Cobb, C.M. & Killoy, W.J. (1985). The acute periodontal abscess: microbial penetration of the soft tissue wall. *International Journal of Periodontics & Restorative Dentistry* **5**, 38-51.

Didilescu, A.C., Rusu, D., Anghel, A. et al. (2012). Investigation of six selected bacterial species in endo-periodontal lesions. *International Endodontic Journal* **45**, 282-293.

Dufty, J.R. (2014). Report for the pathological committee of the war office of an inquiry into gingivitis and Vincent's disease occurring in the Army. *Journal of the Royal Army Medical Corps* **160 Suppl 1**, i7-8.

474 Parte 6 Patologia Periodontal

Duke, C., Alexander, K. & Hageman, J.R. (2014). An unusual cause of respiratory distress in a 17-year-old boy. Atypical Lemierre syndrome. *Pediatric Annals* **43**, 20-23.

Eguchi, T., Koshy, G., Umeda, M. *et al.* (2008). Microbial changes in patients with acute periodontal abscess after treatment detected by PadoTest. *Oral Diseases* **14**, 180-184.

Elkhoury, J., Cacchillo, D.A., Tatakis, D.N. *et al.* (2004). Undifferentiated malignant neoplasm involving the interdental gingiva: a case report. *Journal of Periodontology* **75**, 1295-1299.

Enwonwu, C.O. (1972). Epidemiological and biochemical studies of necrotizing ulcerative gingivitis and noma (cancrum oris) in Nigerian children. *Archives of Oral Biology* **17**, 1357-1371.

Enwonwu, C.O. (1985). Infectious oral necrosis (cancrum oris) in Nigerian children: a review. *Community Dentisty and Oral Epidemiology* **13**, 190-194.

Enwonwu, C.O., Falkler, W.A., Jr., Idigbe, E.O. *et al.* (1999). Pathogenesis of cancrum oris (noma): confounding interactions of malnutrition with infection. *American Journal of Tropical Medicine and Hygiene* **60**, 223-232.

Enwonwu, C.O., Falkler, W.A., Jr. & Phillips, R.S. (2006). Noma (cancrum oris). *Lancet* **368**, 147-156.

Falkler, W.A., Jr., Martin, S.A., Vincent, J.W. *et al.* (1987). A clinical, demographic and microbiologic study of ANUG patients in an urban dental school. *Journal of Clinical Periodontology* **14**, 307-314.

Farag, A.M. & Treister, N.S. (2013). Dysesthesia of the mandible. *Journal of the American Dental Association* **144**, 795-798.

Fasciano, R.W. & Fazio, R.C. (1981). Periodontal regeneration with long term tetracycline therapy. *Quintessence International Dental Digest* **12**, 1081-1088.

Fatemi, K., Disfani, R., Zare, R. *et al.* (2012). Influence of moderate to severe chronic periodontitis on dental pulp. *Journal of the Indian Society of Periodontology* **16**, 558-561.

Faveri, M., Feres, M., Shibli, J.A. *et al.* (2006). Microbiota of the dorsum of the tongue after plaque accumulation: an experimental study in humans. *Journal of Periodontology* **77**, 1539-1546.

Felix, D.H., Wray, D., Smith, G.L. & Jones, G.A. (1991). Oroantral fistula: an unusual complication of HIV-associated periodontal disease. *British Dental Journal* **171**, 61-62.

Feller, L. & Lemmer, J. (2005). Necrotizing gingivitis as it relates to HIV infection: a review of the literature. *Periodontal Practice Today* **2**, 31-37.

Feller, L., Wood, N.H. & Raubenheimer, E.J. (2005). Necrotising stomatitis in a HIV-seropositive patient: report of a case and a review of the literature. *Periodontal Practice Today* **2**, 285-291.

Feres, M., Figueiredo, L.C., Soares, G.M. & Faveri, M. (2015). Systemic antibiotics in the treatment of periodontitis. *Periodontology 2000* **67**, 131-186.

Feres, M., Retamal-Valdes, B., Gonçalves, C., Figueiredo, L.C. & Teles, F. (2020). Did omics change periodontal therapy? *Periodontology 2000*, doi:10.111/prd.12358.

Fine, D. H. (1994). Microbial identification and antibiotic sensitivity testing, an aid for patients refractory to periodontal therapy: a report of 3 cases. *Journal of Clinical Periodontology* **21**, 98-106.

Flaitz, C., Wullbrandt, B., Sexton, J., Bourdon, T. & Hicks, J. (2001). Prevalence of orodental findings in HIV-infected Romanian children. *Pediatric Dentistry* **23**, 44-50.

Flaitz, C.M. & Agostini, F. (2002). Gingival disease associated with a decorative crown. *Pediatric Dentistry* **24**, 47-49.

Floratos, S.G. & Kratchman, S.I. (2012). Surgical management of vertical root fractures for posterior teeth: report of four cases. *Journal of Endodontics* **38**, 550-555.

Fujii, R., Muramatsu, T., Yamaguchi, Y. *et al.* (2014). An endodontic-periodontal lesion with primary periodontal disease: a case report on its bacterial profile. *Bulletin of Tokyo Dental College* **55**, 33-37.

Galimanas, V., Hall, M.W., Singh, N. *et al.* (2014). Bacterial community composition of chronic periodontitis and novel oral sampling sites for detecting disease indicators. *Microbiome* **2**, 32.

Gallagher, D.M., Erickson, K. & Hollin, S.A. (1981). Fatal brain abscess following periodontal therapy: a case report. *Mount Sinai Journal of Medicine* **48**, 158-160.

Gandhi, A., Kathuria, A. & Gandhi, T. (2011). Endodontic-periodontal management of two rooted maxillary lateral incisor associated with complex radicular lingual groove by using spiral computed tomography as a diagnostic aid: a case report. *International Endodontic Journal* **44**, 574-582.

Garrett, S., Polson, A.M., Stoller, N.H. *et al.* (1997). Comparison of a bioabsorbable GTR barrier to a non-absorbable barrier in treating human class II furcation defects. A multi-center parallel design randomized single-blind trial. *Journal of Periodontology* **68**, 667-675.

Genuis, K. & Pewarchuk, J. (2014). Granulomatosis with polyangiitis (Wegener's) as a necrotizing gingivitis mimic: a case report. *Journal of Medical Case Reports* **8**, 297.

Giddon, D.B., Clark, R.E. & Varni, J.G. (1969). Apparent digital vasomotor hypotonicity in the remission stage of acute necrotizing ulcerative gingivitis. *Journal of Dental Research* **48**, 431-438.

Giddon, D.B., Goldhaber, P. & Dunning, J.M. (1963). Prevalence of reported cases of acute necrotizing ulcerative gingivitis in a university population. *Journal of Periodontology* **34**, 366-370.

Giddon, D.B., Zackin, S.J. & Goldhaber, P. (1964). Acute necrotizing ulcerative gingivitis in college students. *Journal of the American Dental Association* **68**, 380-386.

Gill, Y. & Scully, C. (1990). Orofacial odontogenic infections: review of microbiology and current treatment. *Oral Surgery, Oral Medicine, and Oral Pathology* **70**, 155-158.

Girdler, N.M. (1991). Eosinophilic granuloma presenting as a chronic lateral periodontal abscess: a lesson in diagnosis? *British Dental Journal* **170**, 250.

Glick, M., Muzyka, B.C., Lurie, D. & Salkin, L.M. (1994a). Oral manifestations associated with HIV-related disease as markers for immune suppression and AIDS. *Oral Surgery, Oral Medicine, and Oral Pathology* **77**, 344-349.

Glick, M., Muzyka, B.C., Salkin, L.M. & Lurie, D. (1994b). Necrotizing ulcerative periodontitis: a marker for immune deterioration and a predictor for the diagnosis of AIDS. *Journal of Periodontology* **65**, 393-397.

Gomes, B.P., Berber, V.B., Kokaras, A.S., Chen, T. & Paster, B.J. (2015). microbiomes of endodontic-periodontal lesions before and after chemomechanical preparation. *Journal of Endodontics* **41**, 1975-1984.

Goose, D.H. (1981). Cracked tooth syndrome. *British Dental Journal* **150**, 224-225.

Goyal, L. (2014). Clinical effectiveness of combining platelet rich fibrin with alloplastic bone substitute for the management of combined endodontic periodontal lesion. *Restorative Dentistry & Endodontics* **39**, 51-55.

Gray, J.L., Flanary, D.B. & Newell, D.H. (1994). The prevalence of periodontal abscess. *Journal of the Indiana Dental Association* **73**, 18-20, 22-23; quiz 24.

Griffen, A.L., Beall, C.J., Campbell, J.H. *et al.* (2012). Distinct and complex bacterial profiles in human periodontitis and health revealed by 16S pyrosequencing. *The ISME Journal* **6**, 1176-1185.

Groot, R.H., Van Merkesteyn, J.P. & Bras, J. (1990). Oral manifestations of non-Hodgkin's lymphoma in HIV-infected patients. *International Journal of Oral and Maxillofacial Surgery* **19**, 194-196.

Grupe, H.E. (1956). Acute necrotizing gingivitis. *Medical Bulletin of the US Army in Europe* **13**, 187-189.

Guggenheimer, J. & Fletcher, R.D. (1974). Traumatic induction of an intraoral reinfection with herpes simplex virus. Report of a case. *Oral Surgery, Oral Medicine, and Oral Pathology* **38**, 546-549.

Gunhan, O., Arpak, N., Celasun, B. & Can, C. (1991). Odontogenic myxoma. Report of a periodontally-located case. *Journal of Periodontology* **62**, 387-389.

Gupta, M., Das, D., Kapur, R. & Sibal, N. (2011). A clinical predicament – diagnosis and differential diagnosis of cutaneous facial sinus tracts of dental origin: a series of case reports. *Oral Surgery, Oral Medicine, Oral Pathology, Oral Radiology, and Endodontics* **112**, e132-136.

Gupta, S., Tewari, S. & Mittal, S. (2015). Effect of time lapse between endodontic and periodontal therapies on the healing of concurrent endodontic-periodontal lesions without communication: a prospective randomized clinical trial. *Journal of Endodontics* **41**, 785-790.

Haffajee, A.D., Socransky, S.S., Patel, M.R. & Song, X. (2008). Microbial complexes in supragingival plaque. *Oral Microbiology and Immunology* **23**, 196-205.

Hafstrom, C.A., Wikstrom, M.B., Renvert, S.N. & Dahlen, G.G. (1994). Effect of treatment on some periodontopathogens and their antibody levels in periodontal abscesses. *Journal of Periodontology* **65**, 1022-1028.

Haraden, B.M. & Zwemer, F.L., Jr. (1997). Descending necrotizing mediastinitis: complication of a simple dental infection. *Annals of Emergency Medicine* **29**, 683-686.

Hattler, A.B., Snyder, D.E., Listgarten, M.A. & Kemp, W. (1977). The lack of pulpal pathosis in rice rats with the periodontal syndrome. *Oral Surgery, Oral Medicine, and Oral Pathology* **44**, 939-948.

Haueisen, H. & Heidemann, D. (2002). Hemisection for treatment of an advanced endodontic-periodontal lesion: a case report. *International Endodontic Journal* **35**, 557-572.

Helovuo, H., Hakkarainen, K. & Paunio, K. (1993). Changes in the prevalence of subgingival enteric rods, staphylococci and yeasts after treatment with penicillin and erythromycin. *Oral Microbiology and Immunology* **8**, 75-79.

Helovuo, H. & Paunio, K. (1989). Effects of penicillin and erythromycin on the clinical parameters of the periodontium. *Journal of Periodontology* **60**, 467-472.

Herrera, D., Alonso, B., De Arriba, L. *et al.* (2014). Acute periodontal lesions. *Periodontology 2000* **65**, 149-177.

Herrera, D., Retamal-Valdes, B., Alonso, B. & Feres, M. (2018). Acute periodontal lesions (periodontal abscesses and necrotizing periodontal diseases) and endo-periodontal lesions. *Journal of Clinical Periodontology* **45 Suppl 20**, S78-S94.

Herrera, D., Roldan, S., Gonzalez, I. & Sanz, M. (2000a). The periodontal abscess (I). Clinical and microbiological findings. *Journal of Clinical Periodontology* **27**, 387-394.

Herrera, D., Roldan, S. & Sanz, M. (2000b). The periodontal abscess: a review. *Journal of Clinical Periodontology* **27**, 377-386.

Hirsch, R.S. & Clarke, N.G. (1993). Pulpal disease and bursts of periodontal attachment loss. *International Endodontic Journal* **26**, 362-368.

Hokett, S.D., Cuenin, M.F., Peacock, M.E., Thompson, S.H. & Van Dyke, T.E. (2000). Non-Hodgkin's lymphoma and periodontitis. A case report. *Journal of Periodontology* **71**, 504-509.

Holmstrup, P. & Westergaard, J. (2008). Necrotizing periodontal disease. In: Lindhe, J., Lang, N.P. & Karring, T., eds. *Clinical Periodontology and Implant Dentistry*, 5th ed. Oxford: Wiley-Blackwell.

Holtzclaw, D. & Toscano, N. (2008). Speech pattern improvement following gingivectomy of excess palatal tissue. *Journal of Periodontology* **79**, 2006-2009.

Hooper, P.A. & Seymour, G.J. (1979). The histopathogenesis of acute ulcerative gingivitis. *Journal of Periodontology* **50**, 419-423.

Horning, G.M. & Cohen, M.E. (1995). Necrotizing ulcerative gingivitis, periodontitis, and stomatitis: clinical staging and predisposing factors. *Journal of Periodontology* **66**, 990-998.

Horning, G.M., Hatch, C.L. & Lutskus, J. (1990). The prevalence of periodontitis in a military treatment population. *Journal of the American Dental Association* **121**, 616-622.

Ikeda, E., Shiba, T., Ikeda, Y. *et al.* (2020). Japanese subgingival microbiota in health vs disease and their roles in predicted functions associated with periodontitis. *Odontology* **108**, 280-291.

Jaramillo, A., Arce, R.M., Herrera, D. *et al.* (2005). Clinical and microbiological characterization of periodontal abscesses. *Journal of Clinical Periodontology* **32**, 1213-1218.

Jimenez, M. & Baer, P.N. (1975). Necrotizing ulcerative gingivitis in children: a 9 year clinical study. *Journal of Periodontology* **46**, 715-720.

Jivoinovici, R., Suciu, I., Dimitriu, B. *et al.* (2014). Endo-periodontal lesion – endodontic approach. *Journal of Medicine and Life* **7**, 542-544.

Johnson, B.D. & Engel, D. (1986). Acute necrotizing ulcerative gingivitis. A review of diagnosis, etiology and treatment. *Journal of Periodontology* **57**, 141-150.

Jones, A.C., Gulley, M.L. & Freedman, P.D. (2000). Necrotizing ulcerative stomatitis in human immunodeficiency virusseropositive individuals: a review of the histopathologic, immunohistochemical, and virologic characteristics of 18 cases. *Oral Surgery, Oral Medicine, Oral Pathology, Oral Radiology, and Endodontics* **89**, 323-332.

Kaimenyi, J.T. (1999). Demography and seasonal variation of acute necrotising gingivitis in Nairobi, Kenya. *International Dentistry Journal* **49**, 347-351.

Kaldahl, W.B., Kalkwarf, K.L., Patil, K.D., Molvar, M.P. & Dyer, J.K. (1996). Long-term evaluation of periodontal therapy: I. Response to 4 therapeutic modalities. *Journal of Periodontology* **67**, 93-102.

Kambale, S., Aspalli, N., Munavalli, A., Ajgaonkar, N. & Babannavar, R. (2014). A sequential approach in treatment of endo-perio lesion a case report. *Journal of Clinical and Diagnostic Research* **8**, ZD22-4.

Karabucak, B. & Setzer, F.C. (2009). Conventional and surgical retreatment of complex periradicular lesions with periodontal involvement. *Journal of Endodontics* **35**, 1310-1315.

Kareha, M.J., Rosenberg, E.S. & Dehaven, H. (1981). Therapeutic considerations in the management of a periodontal abscess with an intrabony defect. *Journal of Clinical Periodontology* **8**, 375-386.

Karunakar, P., Prasanna, J.S., Jayadev, M. & Shravani, G.S. (2014). Platelet-rich fibrin, "a faster healing aid" in the treatment of combined lesions: a report of two cases. *Journal of the Indian Society of Periodontology* **18**, 651-655.

Keceli, H.G., Guncu, M.B., Atalay, Z. & Evginer, M.S. (2014). Forced eruption and implant site development in the aesthetic zone: a case report. *European Journal of Dentistry* **8**, 269-275.

Kerezoudis, N.P., Siskos, G.J. & Tsatsas, V. (2003). Bilateral buccal radicular groove in maxillary incisors: case report. *International Endodontic Journal* **36**, 898-906.

Kim, O.S., Uhm, S.W., Kim, S.C. *et al.* (2012). A case of squamous cell carcinoma presenting as localized severe periodontitis in the maxillary gingiva. *Journal of Periodontology* **83**, 753-756.

Kipioti, A., Nakou, M., Legakis, N. & Mitsis, F. (1984). Microbiological findings of infected root canals and adjacent periodontal pockets in teeth with advanced periodontitis. *Oral Surgery, Oral Medicine, and Oral Pathology* **58**, 213-220.

Kirkham, D.B., Hoge, H.W. & Sadeghi, E.M. (1985). Gingival squamous cell carcinoma appearing as a benign lesion: report of case. *Journal of the American Dental Association* **111**, 767-769.

Kirst, M.E., Li, E.C., Alfant, B. *et al.* (2015). Dysbiosis and alterations in predicted functions of the subgingival microbiome in chronic periodontitis. *Applied Environmental Microbiology* **81**, 783-793.

Kishan, K.V., Hegde, V., Ponnappa, K.C., Girish, T.N. & Ponappa, M.C. (2014). Management of palato radicular groove in a maxillary lateral incisor. *Journal of Natural Science, Biology, and Medicine* **5**, 178-181.

Kobayashi, T., Hayashi, A., Yoshikawa, R., Okuda, K. & Hara, (1990). The microbial flora from root canals and periodontal pockets of non-vital teeth associated with advanced periodontitis. *International Endodontic Journal* **23**, 100-106.

Koller-Benz, G., Fritzsche, A. & Krapf, R. (1992). Nifedipine induced gingival abscesses. *British Dental Journal* **304**, 1225.

Koyess, E. & Fares, M. (2006). Referred pain: a confusing case of differential diagnosis between two teeth presenting with endo-perio problems. *International Endodontic Journal* **39**, 724-9.

Lang, A., McConnell, R. (1920). Calcification in the pulp of teeth affected by pyorrhea, with an outline of a method of demonstrating the presence of tubules in the calcified portions of such pulp. *Journal of Dental Research* **2**, 203.

Lang, N., Soskolne, W.A., Greenstein, G. *et al.* (1999). Consensus report: necrotizing periodontal diseases. *Annals of Periodontology* **4**, 78.

Langeland, K., Rodrigues, H. & Dowden, W. (1974). Periodontal disease, bacteria, and pulpal histopathology. *Oral Surgery, Oral Medicine, and Oral Pathology* **37**, 257-270.

Laskaris, G., Hadjivassiliou, M. & Stratigos, J. (1992). Oral signs and symptoms in 160 Greek HIV-infected patients. *Journal of Oral Pathology & Medicine* **21**, 120-123.

Lerman, R.L. & Grodin, M.A. (1977). Necrotizing stomatitis in a pediatric burn victim. *ASDC Journal of Dentistry for Children* **44**, 388-390.

Li, H., Guan, R., Sun, J. & Hou, B. (2014). Bacteria community study of combined periodontal-endodontic lesions using denaturing gradient gel electrophoresis and sequencing analysis. *Journal of Periodontology* **85**, 1442-1449.

Listgarten, M.A. (1965). Electron microscopic observations on the bacterial flora of acute necrotizing ulcerative gingivitis. *Journal of Periodontology* **36**, 328-339.

Loesche, W.J., Syed, S.A., Laughon, B.E. & Stoll, J. (1982). The bacteriology of acute necrotizing ulcerative gingivitis. *Journal of Periodontology* **53**, 223-230.

Lopez, R. & Baelum, V. (2004). Necrotizing ulcerative gingival lesions and clinical attachment loss. *European Journal of Oral Sciences* **112**, 105-107. Lopez, R. & Baelum, V. (2009). Cannabis use and destructive periodontal diseases among adolescents. *Journal of Clinical Periodontology* **36**, 185-189.

Lopez, R., Fernandez, O., Jara, G. & Baelum, V. (2002). Epidemiology of necrotizing ulcerative gingival lesions in adolescents. *Journal of Periodontal Research* **37**, 439-444.

MacCarthy, D. & Claffey, N. (1991). Acute necrotizing ulcerative gingivitis is associated with attachment loss. *Journal of Clinical Periodontology* **18**, 776-779.

Magan-Fernandez, A., O'Valle, F., Pozo, E., Liebana, J. & Mesa, F. (2015). Two cases of an atypical presentation of necrotizing stomatitis. *Journal of Periodontal and Implant Science* **45**, 252-256.

Mager, D.L., Ximenez-Fyvie, L.A., Haffajee, A.D. & Socransky, S.S. (2003). Distribution of selected bacterial species on intraoral surfaces. *Journal of Clinical Periodontology* **30**, 644-654.

Malberger, E. (1967). Acute infectious oral necrosis among young children in the Gambia, West-Africa. *Journal of Periodontal Research* **2**, 154-162.

Mali, R., Lele, P. & Vishakha (2011). Guided tissue regeneration in communicating periodontal and endodontic lesions – a hope for the hopeless! *Journal of the Indian Society of Periodontology* **15**, 410-413.

Manian, F.A. (1997). Cellulitis associated with an oral source of infection in breast cancer patients: report of two cases. *Scandinavian Journal of Infectious Diseases* **29**, 421-422.

Martinelli-Klay, C.P., Martinelli, C.R., Martinelli, C. et al. (2009). Primary extranodal non-Hodgkin lymphoma of the gingiva initially misdiagnosed as dental abscess. *Quintessence International* **40**, 805-808.

Maupin, C.C. & Bell, W.B. (1975). The relationship of 17-hydroxycorticosteroid to acute necrotizing ulcerative gingivitis. *Journal of Periodontology* **46**, 721-722.

Mazur, B. & Massler, M. (1964). Influence of periodontal disease on the dental pulp. *Oral Surgery, Oral Medicine, and Oral Pathology* **17**, 592-603.

McLeod, D.E., Lainson, P.A. & Spivey, J.D. (1997). Tooth loss due to periodontal abscess: a retrospective study. *Journal of Periodontology* **68**, 963-966.

Melnick, S.L., Alvarez, J.O., Navia, J.M., Cogen, R.B. & Roseman, J.M. (1988a). A case-control study of plasma ascorbate and acute necrotizing ulcerative gingivitis. *Journal of Dental Research* **67**, 855-860.

Melnick, S.L., Go, R.C., Cogen, R.B. & Roseman, J.M. (1988b). Allelic variants for complement factors C3, C4, and B in acute necrotizing ulcerative gingivitis. *Journal of Dental Research* **67**, 851-854.

Meng, H. X. (1999a). Periodontal abscess. *Annals of Periodontology* **4**, 79-83.

Meng, H. X. (1999b). Periodontic-endodontic lesions. *Annals of Periodontology* **4**, 84-90.

Miao, H., Chen, M., Otgonbayar, T. et al. (2015). Papillary reconstruction and guided tissue regeneration for combined periodontal-endodontic lesions caused by palatogingival groove and additional root: a case report. *Clinical Case Reports* **3**, 1042-1049.

Minneman, M.A., Cobb, C., Soriano, F., Burns, S. & Schuchman, (1995). Relationships of personality traits and stress to gingival status or soft-tissue oral pathology: an exploratory study. *Journal of Public Health Dentistry* **55**, 22-27.

Mozaffari, E., Marmor, D.S. & Alawi, F. (2007). Odontogenic keratocyst with a misleading clinical and radiologic appearance. *Quintessence International* **38**, 837-841.

Mucke, T., Deppe, H., Wolff, K.D. & Kesting, M.R. (2010). Gingival angiosarcoma mimicking necrotizing gingivitis. *International Journal of Oral and Maxillofacial Surgery* **39**, 827-830.

Musa, N.J., Kumar, V., Humphreys, L., Aguirre, A. & Neiders, E. (2002). Oral pemphigoid masquerading as necrotizing ulcerative gingivitis in a child. *Journal of Periodontology* **73**, 657-663.

Nagaveni, N.B., Kumari, K.N., Poornima, P. & Reddy, V. (2015). Management of an endo-perio lesion in an immature tooth using autologous platelet-rich fibrin: a case report. *Journal of the Indian Society of Pedodontics and Preventive Dentistry* **33**, 69-73.

Narang, S., Narang, A. & Gupta, R. (2011). A sequential approach in treatment of perio-endo lesion. *Journal of the Indian Society of Periodontology* **15**, 177-180.

Newman, M.G. & Sims, T.N. (1979). The predominant cultivable microbiota of the periodontal abscess. *Journal of Periodontology* **50**, 350-354.

Nicol, A.D., Muir, K.F., Harkness, R.A. & MacPhee, I.T. (1971). Erythrocyte catalase activity in human ulceromembranous gingivitis. *Archives of Oral Biology* **16**, 21-28.

Nicopoulou-Karayianni, K., Bragger, U. & Lang, N.P. (1997). Patterns of periodontal destruction associated with incomplete root fractures. *Dentomaxillofacial Radiology* **26**, 321-326.

Novak, M.J. (1999). Necrotizing ulcerative periodontitis. *Annals of Periodontology* **4**, 74-8.

Oh, S.L. (2012). Mesiobuccal root resection in endodontic-periodontal combined lesions. *International Endodontic Journal* **45**, 660-669.

Oh, S.L., Fouad, A.F. & Park, S.H. (2009). Treatment strategy for guided tissue regeneration in combined endodontic-periodontal lesions: case report and review. *Journal of Endodontics* **35**, 1331-1336.

Oliveira, R.R., Fermiano, D., Feres, M. et al. (2016). Levels of candidate periodontal pathogens in subgingival biofilm. *Journal of Dental Research* **95**, 711-718.

Osuji, O.O. (1990). Necrotizing ulcerative gingivitis and cancrum oris (noma) in Ibadan, Nigeria. *Journal of Periodontology* **61**, 769-772.

Page, L.R., Bosman, C.W., Drummond, J.F. & Ciancio, S.G. (1980). Acute recurrent gingivitis. A clinical entity. *Oral Surgery, Oral Medicine, and Oral Pathology* **49**, 337-340.

Panseriya, B.J. & Hungund, S. (2011). Pyogenic granuloma associated with periodontal abscess and bone loss – a rare case report. *Contemporary Clinical Dentistry* **2**, 240-244.

Papapanou, P.N., Sanz, M., Buduneli, N. et al. (2018). Periodontitis: Consensus report of workgroup 2 of the 2017 World Workshop on the Classification of Periodontal and Peri-Implant Diseases and Conditions. *Journal of Clinical Periodontology* **45 Suppl 20**, S162-S170.

Park, O.J., Yi, H., Jeon, J.H. et al. (2015). Pyrosequencing analysis of subgingival microbiota in distinct periodontal conditions. *Journal of Dental Research* **94**, 921-927.

Park, Y.W. (1998). Non-Hodgkin's lymphoma of the anterior maxillary gingiva. *Otolaryngology – Head and Neck Surgery* **119**, 146.

Parrish, L.C., Kretzschmar, D.P. & Swan, R.H. (1989). Osteomyelitis associated with chronic periodontitis: a report of three cases. *Journal of Periodontology* **60**, 716-722.

Pearle, M.S. & Wendel, E.F. (1993). Necrotizing cavernositis secondary to periodontal abscess. *Journal of Urology* **149**, 1137-1138.

Pereira, C.V., Stipp, R.N., Fonseca, D.C., Pereira, L.J. & Höfling, J.F. (2011). Detection and clonal analysis of anaerobic bacteria associated to endodontic-periodontal lesions. *Journal of Periodontology* **82**, 1767-1775.

Perez-Chaparro, P.J., Goncalves, C., Figueiredo, L.C. et al. (2014). Newly identified pathogens associated with periodontitis: a systematic review. *Journal of Dental Research* **93**, 846-858.

Perez-Chaparro, P.J., McCulloch, J.A., Mamizuka, E.M. et al. (2018). Do different probing depths exhibit striking differences in microbial profiles? *Journal of Clinical Periodontology* **45**, 26-37.

Pickel, C. (2011). Dysfunction prompts comprehensive oral health assessment. *Compendium of Continuing Education in Dentistry* **32**, 50-52, 54, 56-58.

Pindborg, J.J. (1951). Influence of service in armed forces on incidence of gingivitis. *Journal of the American Dental Association* **42**, 517-522.

Poulias, E., Melakopoulos, I. & Tosios, K. (2011). Metastatic breast carcinoma in the mandible presenting as a periodontal abscess: a case report. *Journal of Medical Case Reports* **5**, 265.

Preston, R. & Narayana, N. (2005). Peripheral odontogenic keratocyst. *Journal of Periodontology* **76**, 2312-2315.

Rada, R.E., Bronny, A.T. & Hasiakos, P.S. (1987). Sickle cell crisis precipitated by periodontal infection: report of two cases. *Journal of the American Dental Association* **114**, 799-801.

Reichart, P.A., Khongkhunthian, P. & Bendick, C. (2003). Oral manifestations in HIV-infected individuals from Thailand and Cambodia. *Medical Microbiology and Immunology* **192**, 157-160.

Ren, Y.-F. & Malmstrom, H.S. (2007). Rapid quantitative determination of C-reactive protein at chair side in dental emergency patients. *Oral Surgery, Oral Medicine, Oral Pathology, Oral Radiology, and Endodontology* **104**, 49-55.

Rhee, E.S., Sekhon, P.K. & Boehm, T.K. (2014). Prevalence of periodontal disease among dental school patients *Journal of Taibah University Medical Sciences* **9**, 126-131.

Riley, C., London, J.P. & Burmeister, J.A. (1992). Periodontal health in 200 HIV-positive patients. *Journal of Oral Pathology and Medicine* **21**, 124-127.

Riviere, G.R., Wagoner, M.A., Baker-Zander, S.A. *et al.* (1991a). Identification of spirochetes related to Treponema pallidum in necrotizing ulcerative gingivitis and chronic periodontitis. *New England Journal of Medicine* **325**, 539-543.

Riviere, G.R., Weisz, K.S., Simonson, L.G. & Lukehart, S.A. (1991b). Pathogen-related spirochetes identified within gingival tissue from patients with acute necrotizing ulcerative gingivitis. *Infection and Immunity* **59**, 2653-2657.

Robinson, P.G., Sheiham, A., Challacombe, S.J., Wren, M.W. & Zakrzewska, J.M. (1998). Gingival ulceration in HIV infection. A case series and case control study. *Journal of Clinical Periodontology* **25**, 260-267.

Rocas, I.N., Alves, F.R., Rachid, C.T. *et al.* (2016). Microbiome of deep dentinal caries lesions in teeth with symptomatic irreversible pulpitis. *PLoS One* **11**, e0154653.

Rodd, H.D. (1995). Self-inflicted gingival injury in a young girl. *British Dental Journal* **178**, 28-30.

Rowland, R.W. (1999). Necrotizing ulcerative gingivitis. *Annals of Periodontology* **4**, 65-73; discussion 78.

Roy, S. & Ellenbogen, J.M. (2005). Seizures, frontal lobe mass, and remote history of periodontal abscess. *Archives of Pathology and Laboratory Medicine* **129**, 805-806.

Rubach, W.C. & Mitchell, D.F. (1965). Periodontal disease, accessory canals and pulp pathosis. *Journal of Periodontology* **36**, 34-38.

Rupf, S., Kannengiesser, S., Merte, K. *et al.* (2000). Comparison of profiles of key periodontal pathogens in periodontium and endodontium. *Endodontics & Dental Traumatology* **16**, 269-275.

Salama, C., Finch, D. & Bottone, E.J. (2004). Fusospirochetosis causing necrotic oral ulcers in patients with HIV infection. *Oral Surgery, Oral Medicine, Oral Pathology, Oral Radiology, and Endodontics* **98**, 321-323.

Sancho, L.M., Minamoto, H., Fernandez, A., Sennes, L.U. & Jatene, F.B. (1999). Descending necrotizing mediastinitis: a retrospective surgical experience. *European Journal of Cardiothoracic Surgery* **16**, 200-205.

Sangani, I., Watt, E. & Cross, D. (2013). Necrotizing ulcerative gingivitis and the orthodontic patient: a case series. *Journal of Orthodontics* **40**, 77-80.

Santos, A.L., Siqueira, J.F., Jr., Rocas, I.N. *et al.* (2011). Comparing the bacterial diversity of acute and chronic dental root canal infections. *PLoS One* **6**, e28088.

Sassone, L., Fidel, R., Figueiredo, L. *et al.* (2007). Evaluation of the microbiota of primary endodontic infections using checkerboard DNA-DNA hybridization. *Oral Microbiology and Immunology* **22**, 390-397.

Sassone, L.M., Fidel, R.A., Faveri, M. *et al.* (2012). A microbiological profile of unexposed and exposed pulp space of primary endodontic infections by checkerboard DNA-DNA hybridization. *Journal of Endodontics* **38**, 889-893.

Sawalha, W. & Ahmad, M. (2001). Bilateral pleural empyema following periodontal abscess. *East Mediterranean Health Journal* **7**, 852-854.

Schluger, S. (1949). Necrotizing ulcerative gingivitis in the Army; incidence, communicability and treatment. *Journal of the American Dental Association* **38**, 174-183.

Schulz, S., Porsch, M., Grosse, I. *et al.* (2019). Comparison of the oral microbiome of patients with generalized aggressive periodontitis and periodontitis-free subjects. *Archives of Oral Biology* **99**, 169-176.

Schulze, A., Schönauer, M. & Busse, M. (2007). Sudden improvement of insulin sensitivity related to an endodontic treatment. *Journal of Periodontology* **78**, 2380-2384.

Selden, H.S., Manhoff, D.T., Hatges, N.A. & Michel, R.C. (1998). Metastatic carcinoma to the mandible that mimicked pulpal/periodontal disease. *Journal of Endodontics* **24**, 267-270.

Seltzer, S., Bender, I.B. & Ziontz, M. (1963). The interrelationship of pulp and periodontal disease. *Oral Surgery, Oral Medicine, and Oral Pathology* **16**, 1474-1490.

Shannon, I.L., Kilgore, W.G. & O'Leary, T.J. (1969). Stress as a predisposing factor in necrotizing ulcerative gingivitis. *Journal of Periodontology* **40**, 240-242.

Sharma, G., Pai, K.M., Suhas, S. *et al.* (2006). Oral manifestations in HIV/AIDS infected patients from India. *Oral Diseases* **12**, 537-542.

Sharma, S., Deepak, P., Vivek, S. & Ranjan Dutta, S. (2015). Palatogingival groove: recognizing and managing the hidden tract in a maxillary incisor: a case report. *Journal of International Oral Health* **7**, 110-114.

Sheiham, A. (1966). An epidemiological survey of acute ulcerative gingivitis in Nigerians. *Archives of Oral Biology* **11**, 937-942.

Shi, M., Wei, Y., Hu, W. *et al.* (2018). The subgingival microbiome of periodontal pockets with different probing depths in chronic and aggressive periodontitis: a pilot study. *Front Cell Infectious Microbiology* **8**, 124.

Shields, W.D. (1977). Acute necrotizing ulcerative gingivitis. A study of some of the contributing factors and their validity in an Army population. *Journal of Periodontology* **48**, 346-349.

Silva, G.L., Soares, R.V. & Zenobio, E.G. (2008). Periodontal abscess during supportive periodontal therapy: a review of the literature. *Journal of Contemporary Dental Practice* **9**, 82-91.

Simon, J.H., Glick, D.H. & Frank, A.L. (1972). The relationship of endodontic-periodontic lesions. *Journal of Periodontology* **43**, 202-208.

Simring, M. & Goldberg, M. (1964). The pulpal pocket approach: retrograde periodontitis. *Journal of Periodontology* **35**, 22-48.

Singh, P. (2011). Endo-perio dilemma: a brief review. *Dental Research Journal (Isfahan)* **8**, 39-47.

Singh, S. (2009). Management of an endo perio lesion in a maxillary canine using platelet-rich plasma concentrate and an alloplastic bone substitute. *Journal of the Indian Society of Periodontology* **13**, 97-100.

Siqueira, J.F., Jr., Alves, F.R. & Rocas, I.N. (2011). Pyrosequencing analysis of the apical root canal microbiota. *Journal of Endodontics* **37**, 1499-1503.

Siqueira, J.F., Jr. & Rocas, I.N. (2009). Diversity of endodontic microbiota revisited. *Journal of Dental Research* **88**, 969-981.

Skach, M., Zabrodsky, S. & Mrklas, L. (1970). A study of the effect of age and season on the incidence of ulcerative gingivitis. *Journal of Periodontal Research* **5**, 187-190.

Smith, R.G. & Davies, R.M. (1986). Acute lateral periodontal abscesses. *British Dental Journal* **161**, 176-178.

Soares, G.M., Mendes, J.A., Silva, M.P. *et al.* (2014). Metronidazole alone or with amoxicillin as adjuncts to non-surgical treatment of chronic periodontitis: a secondary analysis of microbiological results from a randomized clinical trial. *Journal of Clinical Periodontology* **41**, 366-376.

Socransky, S.S. & Haffajee, A.D. (1994). Evidence of bacterial etiology: a historical perspective. *Periodontology 2000* **5**, 7-25.

Socransky, S.S. & Haffajee, A.D. (2005). Periodontal microbial ecology. *Periodontology 2000* **38**, 135-187.

Socransky, S.S., Haffajee, A.D., Cugini, M.A., Smith, C. & Kent, R.L., Jr. (1998). Microbial complexes in subgingival plaque. *Journal of Clinical Periodontology* **25**, 134-144.

478   Parte 6   Patologia Periodontal

Solomon, C., Chalfin, H., Kellert, M. & Weseley, P. (1995). The endodontic-periodontal lesion: a rational approach to treatment. *Journal of the American Dental Association* **126**, 473-479.

Sontakke, S.A., Umarji, H.R. & Karjodkar, F. (2011). Comparison of oral manifestations with CD4 count in HIV-infected patients. *Indian Journal of Dental Research* **22**, 732.

Sooratgar, A., Tabrizizade, M., Nourelahi, M., Asadi, Y. & Sooratgar, H. (2016). Management of an endodontic-periodontal lesion in a maxillary lateral incisor with palatal radicular groove: a case report. *Iran Endodontic Journal* **11**, 142-145.

Stevens, A.W., Jr., Cogen, R.B., Cohen-Cole, S. & Freeman, A. (1984). Demographic and clinical data associated with acute necrotizing ulcerative gingivitis in a dental school population (ANUG-demographic and clinical data). *Journal of Clinical Periodontology* **11**, 487-493.

Suzuki, J.B. & Delisle, A.L. (1984). Pulmonary actinomycosis of periodontal origin. *Journal of Periodontology* **55**, 581-584.

Tabaqchali, S. (1988). Anaerobic infections in the head and neck region. *Scandinavian Journal of Infectious Diseases* **Suppl, 57**, 24-34.

Taiwo, J.O. (1993). Oral hygiene status and necrotizing ulcerative gingivitis in Nigerian children. *Journal of Periodontology* **64**, 1071-1074.

Tamashiro, N.S., Duarte, P.M., Miranda, T.S. *et al.* (2016). Amoxicillin plus metronidazole therapy for patients with periodontitis and Type 2 diabetes: a 2-year randomized controlled trial. *Journal of Dental Research* **95**, 829-836.

Tappuni, A.R. & Fleming, G.J. (2001). The effect of antiretroviral therapy on the prevalence of oral manifestations in HIVinfected patients: a UK study. *Oral Surgery, Oral Medicine, Oral Pathology, Oral Radiology, and Endodontics* **92**, 623-628.

Teles, R.P., Haffajee, A.D. & Socransky, S.S. (2006). Microbiological goals of periodontal therapy. *Periodontology 2000* **42**, 180-218.

Tirwomwe, J.F., Rwenyonyi, C.M., Muwazi, L.M., Besigye, B. & Mboli, F. (2007). Oral manifestations of HIV/AIDS in clients attending TASO clinics in Uganda. *Clinical Oral Investigations* **11**, 289-292.

Tobón-Arroyave, S.I., Domínguez-Mejía, J.S. & Flórez-Moreno, G.A. (2004). Periosteal grafts as barriers in periradicular surgery: report of two cases. *International Endodontic Journal* **37**, 632-642.

Topoll, H.H., Lange, D.E. & Muller, R.F. (1990). Multiple periodontal abscesses after systemic antibiotic therapy. *Journal of Clinical Periodontology* **17**, 268-272.

Torabinejad, M. & Rick, G.M. (1980). Squamous cell carcinoma of the gingiva. *Journal of the American Dental Association* **100**, 870-872.

Tseng, C.C., Harn, W.M., Chen, Y.H. *et al.* (1996). A new approach to the treatment of true-combined endodonticperiodontic lesions by the guided tissue regeneration technique. *Journal of Endodontics* **22**, 693-696.

Umeizudike, K.A., Savage, K.O., Ayanbadejo, P.O. & Akanmu, S.A. (2011). Severe presentation of necrotizing ulcerative periodontitis in a Nigerian HIV-positive patient: a case report. *Medical Principles and Practice* **20**, 374-376.

Van Winkelhoff, A.J., Carlee, A.W. & De Graaff, J. (1985). Bacteroides endodontalis and other black-pigmented Bacteroides species in odontogenic abscesses. *Infection and Immunity* **49**, 494-497.

Varughese, V., Mahendra, J., Thomas, A.R. & Ambalavanan, N. (2015). Resection and regeneration – a novel approach in treating a perio-endo lesion. *Journal of Clinical and Diagnostic Research* **9**, ZD08-10.

Waldman, B.J., Mont, M.A. & Hungerford, D.S. (1997). Total knee arthroplasty infections associated with dental procedures. *Clinical Orthopaedics and Related Research* **343**, 164-172.

Weaver, E., Nguyen, X. & Brooks, M. (2010). Descending necrotising mediastinitis: two case reports and review of the literature. *European Respiratory Review* **19**, 141-149.

White, C. & Bryant, N. (2002). Combined therapy of mineral trioxide aggregate and guided tissue regeneration in the treatment of external root resorption and an associated osseous defect. *Journal of Periodontology* **73**, 1517-1521.

Williams, C.A., Winkler, J.R., Grassi, M. & Murray, P.A. (1990). HIV-associated periodontitis complicated by necrotizing stomatitis. *Oral Surgery, Oral Medicine, and Oral Pathology* **69**, 351-355.

Wilton, J.M., Ivanyi, L. & Lehner, T. (1971). Cell-mediated immunity and humoral antibodies in acute ulcerative gingivitis. *Journal of Periodontal Research* **6**, 9-16.

Xia, M. & Qi, Q. (2013). Bacterial analysis of combined periodontal-endodontic lesions by polymerase chain reactiondenaturing gradient gel electrophoresis. *Journal of Oral Sciences* **55**, 287-291.

Ximenez-Fyvie, L.A., Haffajee, A.D. & Socransky, S.S. (2000a). Comparison of the microbiota of supraand subgingival plaque in health and periodontitis. *Journal of Clinical Periodontology* **27**, 648-657.

Ximenez-Fyvie, L.A., Haffajee, A.D. & Socransky, S.S. (2000b). Microbial composition of supraand subgingival plaque in subjects with adult periodontitis. *Journal of Clinical Periodontology* **27**, 722-732.

Yu, C. & Abbott, P.V. (2007). An overview of the dental pulp: its functions and responses to injury. *Australian Dental Journal* **52**, S4-16.

Zuza, E.P., Carrareto, A.L., Lia, R.C., Pires, J.R. & De Toledo, B.E. (2012). Histopathological features of dental pulp in teeth with different levels of chronic periodontitis severity. *ISRN Dentistry* 271350.

Parte 7: Patologia Peri-Implante

20 Mucosite Peri-Implantar e Peri-Implantite, 481
Tord Berglundh, Jan Lindhe e Niklaus P. Lang

Capítulo 20

Mucosite Peri-Implantar e Peri-Implantite

Tord Berglundh,[1] Jan Lindhe[1] e Niklaus P. Lang[2]

[1]Department of Periodontology, Institute of Odontology, The Sahlgrenska Academy at University of Gothenburg,
Sahlgrenska Academy at University of Gothenburg, Gothenburg, Sweden
[2]Department of Periodontology, School of Dental Medicine, University of Berne, Bern, Switzerland

---

Introdução, 481
Mucosa peri-implantar saudável, 481
Mucosite peri-implantar, 482
    Características clínicas e diagnóstico, 482
    Modelos clínicos, 482
    Modelos pré-clínicos, 484

Peri-implantite, 484
    Características clínicas e diagnóstico, 484
    Material de biopsia humana, 486
    Modelos pré-clínicos, 487
Conclusão, 491

Introdução

Doença peri-implante é um termo geral usado para descrever os processos inflamatórios nos tecidos que circundam os implantes dentários e inclui duas entidades: mucosite peri-implantar e peri-implantite. Uma nova classificação de doenças peri-implantares foi proposta no *2017 World Workshop on Classification of Periodontal and Peri-Implant Diseases and Conditions* (Berglundh *et al.* 2018) e definições de caso para saúde peri-implantar, mucosite peri-implantar e peri-implantite foram apresentadas. É importante, neste contexto, distinguir entre os termos definição de caso e definição de doença. Uma definição de doença é descritiva e fornece informações sobre as características da doença, enquanto uma definição de caso serve como diretriz para a avaliação clínica da doença, ou seja, o diagnóstico. Enquanto a mucosite peri-implantar e a peri-implantite serão descritas em detalhes neste capítulo, as principais características da mucosa peri-implantar saudável também serão revisadas para destacar diferenças importantes entre tecidos peri-implantares e tecidos periodontais (Figura 20.1). A etiologia e a patogênese das doenças peri-implantares, incluindo a transição da mucosa peri-implantar saudável para a mucosite peri-implantar e da mucosite peri-implantar para a peri-implantite, são semelhantes às das doenças periodontais nos dentes. As definições de caso são fundamentais para o diagnóstico de doenças peri-implantares, e a avaliação clínica do sangramento à sondagem (SS) é o método chave para a diferenciação entre tecido saudável e inflamado. Mucosite peri-implantar e peri-implantite, no entanto, são distinguidas pela avaliação da perda óssea peri-implantar em radiografias. A perda óssea representa um deslocamento apical do nível da crista óssea entre dois exames e deve, além disso, exceder as alterações do nível ósseo que podem ocorrer durante uma fase de remodelação óssea inicial após a instalação do implante (ver também Capítulo 5). As definições de caso e seu papel na avaliação da prevalência e fatores de risco para doença peri-implantar são discutidos no Capítulo 7.

Mucosa peri-implantar saudável

Uma mucosa peri-implantar saudável é caracterizada pela ausência de sinais visíveis de inflamação, como vermelhidão e inchaço. Embora o SS não deva ocorrer durante o exame clínico, não há uma faixa definida de profundidade de sondagem compatível com a mucosa peri-implantar saudável.

A maioria das informações sobre as características histológicas da mucosa peri-implantar saudável é derivada de estudos pré-clínicos *in vivo* (Araújo & Lindhe 2018; Berglundh *et al.* 2018). Por isso, depois da instalação do implante, é formada uma passagem transmucosa ao redor do pilar. A mucosa em tais locais se adapta às novas demandas funcionais e a mucosa peri-implantar se torna estabelecida. A mucosa adjacente aos implantes e a gengiva nos dentes têm muitas características em comum (Berglundh *et al.* 1991). Ambos os tipos de tecidos são, muitas vezes, revestidos com epitélio oral queratinizado; nos locais clinicamente saudáveis,

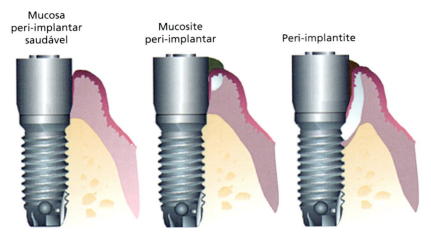

Figura 20.1 Mucosa peri-implantar saudável, mucosite peri-implantar e peri-implantite.

é contínuo com uma fina barreira não queratinizada ou com o epitélio juncional voltado para o implante ou para a superfície dentária. No tecido conjuntivo imediatamente lateral a esses finos revestimentos epiteliais, pequenos infiltrados de células inflamatórias (neutrófilos, macrófagos, linfócitos T, linfócitos B) são encontrados frequentemente (Liljenberg et al. 1997; Tomasi et al. 2014, 2016). Essas células representam a defesa do hospedeiro contra os produtos bacterianos e, consequentemente, podem ser consideradas um importante componente integral do selamento biológico que separa o tecido de inserção periodontal e o peri-implante da cavidade oral (ver também Capítulos 4 e 10).

Em contraste com os tecidos periodontais, os problemas peri-implantares não se apresentam com um cemento radicular e um ligamento periodontal. Na zona de tecido conjuntivo entre a crista óssea e o epitélio juncional da mucosa peri-implantar não há inserção de fibras colágenas no implante, e a densidade vascular é menor do que nos compartimentos correspondentes dos tecidos periodontais (Araújo & Lindhe 2018; Berglundh et al. 2018). Prevê-se que essa falta de um cemento radicular e um ligamento periodontal acarrete uma capacidade prejudicada de encapsular a lesão progressiva do processo de doença peri-implantar em desenvolvimento.

Mucosite peri-implantar

Características clínicas e diagnóstico

A mucosite peri-implantar é uma lesão inflamatória dos tecidos moles ao redor de um implante endósseo na ausência de perda de osso de suporte (Berglundh et al. 2018; Heitz-Mayfield & Salvi 2018). Suas características clínicas são, em muitos aspectos, semelhantes às da gengivite adjacente aos dentes e incluem os sinais/sintomas clássicos da inflamação, como edema e rubor. Deve-se notar, no entanto, que os sinais visíveis de inflamação podem variar e ser mascarados pelo metal do pino ou da coroa restauradora. A avaliação da mucosite peri-implantar precisa sempre incluir pesquisa de sangramento à sondagem (Figura 20.2). Embora o SS seja a principal característica clínica em locais com mucosite peri-implantar, um aumento da profundidade de sondagem também pode ocorrer em virtude do inchaço ou da diminuição da resistência à sondagem. Assim, o diagnóstico de mucosite peri-implantar é estabelecido com base nas observações de SS e ausência de perda óssea (Figura 20.3). As definições de caso para mucosite peri-implantar são discutidas no Capítulo 7.

Modelos clínicos

A resposta da gengiva e da mucosa peri-implantar aos períodos mais precoce e mais avançado da formação da placa foi analisada em estudos em seres humanos e em modelos pré-clínicos. Pontoriero et al. (1994) envolveram 20 indivíduos, parcialmente edêntulos, no estudo clínico *Experimental*

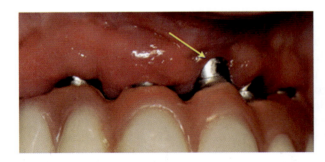

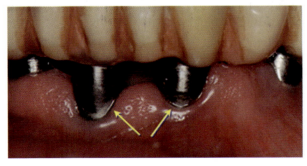

Figura 20.2 Sintomas clínicos da mucosite peri-implantar, incluindo graus variáveis de rubor e edema. A sondagem resultou em sangramento na margem da mucosa (*setas*).

Gingivitis in Man (Löe *et al.* 1965). Todos os indivíduos foram tratados de doença periodontal avançada e, depois, foi realizada restauração com implantes em um ou vários segmentos da dentição. Durante um período de 6 meses depois da reabilitação protética, os indivíduos foram inscritos em um meticuloso programa de manutenção que incluía medidas de apoio regularmente repetidas. Um exame de avaliação inicial foi realizado subsequentemente, incluindo avaliação da placa, inflamação dos tecidos moles, profundidade de sondagem da bolsa (PB), recessão dos tecidos moles e composição dos biofilmes orais. Os participantes se abstiveram de todas as medidas de higiene oral por 3 semanas. Foi observado que, durante esse intervalo, o acúmulo da placa (quantidade e composição) e a resposta dos tecidos moles à ameaça microbiana, por exemplo, inflamação e alteração da PB, aconteceram de maneira similar nos dentes e nos implantes da dentição.

Zitzmann *et al.* (2001) estudaram a resposta à formação da placa nos tecidos moles nos locais de implante e de dente em humanos. Doze indivíduos com condições periodontais e peri-implante saudáveis foram solicitados para absterem-se de todas as medidas de higiene oral por um período de 3 semanas (Figura 20.4). Os exames clínicos foram realizados e biopsias dos tecidos moles foram coletadas antes e no fim do período do acúmulo da placa. Foi demonstrado que o acúmulo da placa estava associado a sinais clínicos de inflamação dos tecidos moles, bem como ao aumento na escala de infiltração dos tecidos moles por células inflamatórias nos tecidos ao redor dos dentes e implantes.

Salvi *et al.* (2012) relataram a reversibilidade da gengivite/mucosite peri-implantar induzida experimentalmente em um estudo incluindo 15 indivíduos parcialmente dentados. Após um período inicial de formação de placa para induzir inflamação na mucosa, os procedimentos de higiene oral foram reinstituídos. A inflamação gradualmente melhorou na gengiva, assim como na mucosa peri-implante.

A mucosite peri-implantar não tratada pode progredir para peri-implantite. Costa *et al.* (2012) relataram que pacientes com mucosite peri-implantar no início do estudo e que não receberam terapia de suporte peri-implantar regular apresentaram uma incidência de peri-implantite

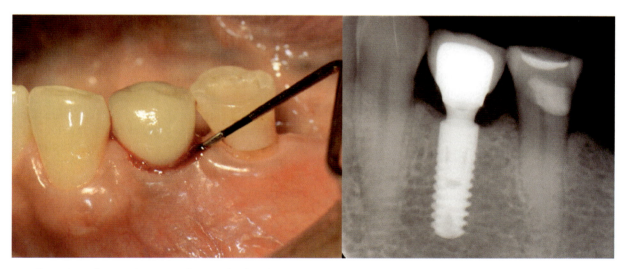

Figura 20.3 Diagnóstico de mucosite peri-implantar indicado pelo achado clínico de sangramento à sondagem e ausência de perda óssea radiográfica.

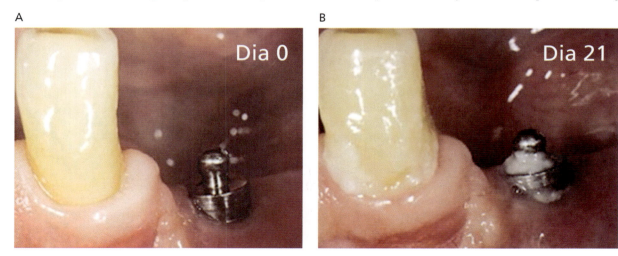

Figura 20.4 A. Gengiva saudável e mucosa peri-implantar. **B.** Mesmo local depois de 3 semanas de formação de placa.

de 44% durante um período de 5 anos. Em um grupo paralelo de pacientes com mucosite peri-implantar que frequentou um programa regular de terapia de suporte, a incidência de peri-implantite em 5 anos foi de 18%. Essa observação sublinha a importância de detectar e tratar a mucosite peri-implantar para prevenir a progressão para a peri-implantite.

Modelos pré-clínicos

Em um experimento em cachorros, Berglundh *et al.* (1992) compararam a reação da gengiva e da mucosa peri-implantar a 3 semanas de neoformação de placa. Os pré-molares inferiores de um lado da mandíbula foram extraídos, deixando os pré-molares do lado contralateral como controle. Depois de 3 meses de cicatrização dos alvéolos, os implantes foram inseridos nas cristas edêntulas. Os animais foram colocados em um programa de controle de placa para possibilitar a cicatrização ideal da mucosa nos implantes e para prevenir gengivite nos segmentos dentados. Depois desse período de cicatrização, os cachorros foram examinados, e amostras do pouco biofilme existente sobre os implantes e superfícies dentárias fossem colhidas. O programa de controle de placa foi encerrado e os animais receberam uma alimentação leve que permitiu formação macroscópica de placa. Novos exames, incluindo a avaliação clínica, a coleta de amostras de placa nos dentes e nos implantes e biopsias foram realizados depois de 3 semanas. Durante o decorrer do estudo, foi observado que quantidades semelhantes e composição de placa se formaram sobre os dentes e sobre os implantes. Portanto, foi concluído que a colonização microbiana inicial sobre os implantes de titânio seguiu o mesmo padrão daquela sobre os dentes (Leonhardt *et al.* 1992). Tanto a gengiva quanto a mucosa peri-implantar responderam a esse acúmulo de placa com o estabelecimento de lesões inflamatórias ostensivas, ou seja, infiltrados de leucócitos no tecido conjuntivo. Essas lesões foram semelhantes em termos de dimensões e localização. Assim, as lesões foram consistentemente encontradas na porção marginal dos tecidos moles e entre o epitélio oral queratinizado e o epitélio juncional ou a barreira epitelial.

Com a duração maior da formação da placa (3 meses) no modelo canino descrito anteriormente, as lesões na mucosa peri-implantar pareceram expandir e progredir mais "apicalmente", enquanto as lesões gengivais permaneceram inalteradas (Ericsson *et al.* 1992). Além disso, as lesões na mucosa peri-implantar continham um número muito menor de fibroblastos do que os infiltrados correspondentes na gengiva. Em qualquer lesão inflamatória de longa data, períodos de degradação e de reparo se alternam. Portanto, foi sugerido que, na lesão gengival, a degradação tecidual que ocorreu durante o intervalo de 3 meses foi mais ou menos completamente compensado pela reconstrução tecidual durante a fase subsequente de reparo. Nas lesões na mucosa peri-implantar, a degradação tecidual não foi totalmente recuperada pelos eventos reparadores. Essa reconstrução reduzida seria o motivo para a propagação adicional resultante e a expansão da lesão na mucosa peri-implante.

Em um experimento similar com cães, Abrahamsson *et al.* (1998) estudaram lesões nos tecidos moles depois de 5 meses da formação da placa em três diferentes sistemas de implante (Figura 20.5). Eles observaram que a resposta da mucosa peri-implantar para a formação da placa de longa data pareceu ser independente do sistema de implante que abrigava o biofilme e que a extensão apical da lesão inflamatória foi consistentemente dentro das dimensões da barreira epitelial nos três sistemas de implante (Figura 20.6).

Conclusão: mucosite peri-implantar e gengivite compartilham muitas características. A resposta do hospedeiro à ameaça bacteriana nos dentes e implantes inclui o desenvolvimento de sinais clínicos de inflamação e o estabelecimento de lesões inflamatórias no tecido conjuntivo da mucosa/gengiva. Como a mucosite peri-implantar representa o evidente precursor da peri-implantite, como a gengivite é para a periodontite, a prevenção e o tratamento da mucosite parecem ser pré-requisitos importantes para a prevenção da peri-implantite (Lang & Berglundh 2011; Jepsen *et al.* 2015).

Peri-implantite
Características clínicas e diagnóstico

Peri-implantite é uma condição patológica associada à placa que ocorre nos tecidos ao redor dos implantes dentários. É caracterizada por inflamação na mucosa peri-implantar e subsequente perda progressiva de osso peri-implantar (Berglundh *et al.* 2018; Schwarz *et al.* 2018). Portanto, o diagnóstico da peri-implantite requer a detecção de SS e perda óssea avaliada nas radiografias (Figura 20.7). A peri-implantite inicialmente afeta a parte marginal dos tecidos peri-implante, e o implante pode permanecer estável e funcional por períodos variáveis. A mobilidade do implante não é um sinal essencial de peri-implantite, mas ocorre no estágio final da progressão da doença e indica completa perda da integração.

Como salientado pelas características clínicas da mucosite peri-implante, vários fatores, como a morfologia da mucosa peri-implantar e posição do implante, também influenciam o aspecto clínico da inflamação na peri-implantite. Portanto, a sondagem é um pré-requisito no exame

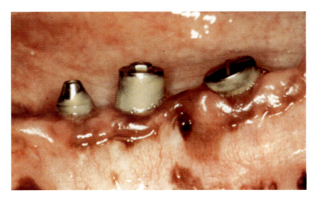

Figura 20.5 Cinco meses de formação de placa inalterada em três tipos diferentes de implantes em um cão.

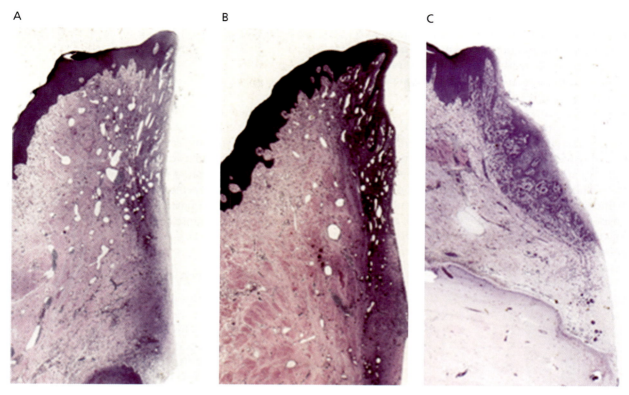

Figura 20.6 A a C. Fotomicrografias ilustrando infiltrado de células inflamatórias (ICT) estabelecido na mucosa ao redor de três tipos de implantes mostrados na Figura 20.5. A extensão apical do ICT está consistentemente dentro da dimensão da barreira epitelial para os três tipos de implantes.

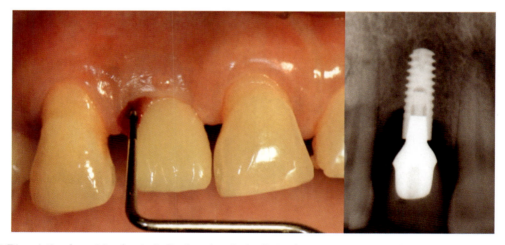

Figura 20.7 Diagnóstico de peri-implantite indicado pelo achado clínico de sangramento à sondagem e perda óssea radiográfica.

dos tecidos peri-implante e deve incluir a avaliação do sangramento à sondagem e da profundidade de sondagem da bolsa. Pus é um achado comum nos locais com peri-implantite (Fransson *et al.* 2008).

Consequentemente, o aspecto clínico da peri-implantite pode variar e não é consistentemente associado a sinais óbvios de patologia. Dois casos diferentes são mostrados nas Figuras 20.8 e 20.9. Enquanto placa e cálculo (tártaro) com sinais clínicos de inflamação são encontrados no caso mostrado na Figura 20.8, o caso mostrado na Figura 20.9 não evidencia essas alterações. A sondagem no local mostrado na Figura 20.9, entretanto, revelou profundidade de sondagem da bolsa de aproximadamente 10 mm, sangramento à sondagem e supuração.

A perda óssea ao redor dos implantes, observada em radiografias obtidas dos locais com peri-implantite (Figura 20.10), parece ser simétrica, ou seja, há perda óssea semelhante circunferencialmente nos implantes. A morfologia do defeito ósseo, entretanto, varia dependendo da dimensão vestibulolingual (palatina) da crista alveolar. Portanto, nos locais onde a espessura da crista excede a largura da lesão de peri-implantite, uma parede óssea vestibulolingual pode persistir, e um defeito contido e formado por cratera ocorre. Em contrapartida, nos locais com crista alveolar estreita, o osso vestibulolingual será reabsorvido e perdido durante a progressão da peri-implantite.

A progressão da peri-implantite ocorre em um padrão não linear e acelerado (Fransson *et al.* 2010; Derks *et al.* 2016) e parece ser mais rápida do que o observado na periodontite (Berglundh *et al.* 2018). Como o início da peri-implantite pode ocorrer precocemente durante o acompanhamento, exames clínicos, incluindo avaliações de PB e SS de locais peri-implantares, devem ser realizados regularmente para indicar a possível necessidade de exames radiográficos adicionais para avaliações do nível ósseo. Embora o diagnóstico de peri-implantite requeira a detecção de SS e perda óssea, presume-se que os dados de exames anteriores estejam disponíveis. Na ausência de tais dados, no entanto, o diagnóstico de peri-implantite é estabelecido com base na combinação de SS, PB ≥ 6 mm e níveis ósseos localizados ≥ 3 mm apicais da porção mais coronal da parte intraóssea da periodontite do implante (Berglundh *et al.* 2018). As definições de caso para peri-implantite na prática clínica diária e na pesquisa epidemiológica são discutidas em detalhes no Capítulo 7.

Conclusão: os sinais/sintomas de peri-implantite se relacionam à natureza infecciosa/inflamatória da lesão. Portanto, além da evidência radiográfica de perda óssea, existem sinais clínicos consistentes de inflamação da mucosa, incluindo edema e rubor, assim como sangramento à sondagem delicada. A supuração da "bolsa" também pode ocorrer. A progressão da peri-implantite ocorre em um padrão não linear e acelerado e parece ser mais rápida do que a observada na periodontite. O implante permanece estável apenas enquanto houver alguma "osteointegração" (mesmo que mínima).

Material de biopsia humana

Embora existam dados precisos sobre a histopatologia da periodontite humana, o número de estudos sobre lesões de peri-implantite em seres humanos está aumentando, mas continua pequeno em comparação (Berglundh *et al.* 2011; Schwarz *et al.* 2018). Os estudos sobre os tecidos coletados de locais com peri-implantite revelaram que a mucosa continha grandes infiltrados de células inflamatórias. Sanz *et al.* (1991) analisaram biopsias de tecido mole de 6 pacientes com peri-implantite e relataram que 65% do tecido conjuntivo estava ocupado por células inflamatórias. Piattelli *et al.* (1998) descreveram algumas características patológicas dos tecidos coletados de 230 implantes recuperados:

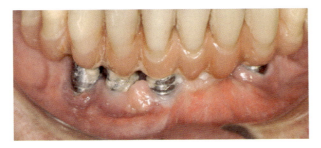

Figura 20.8 Sinais clínicos de peri-implantite. Observe a grande quantidade de placa, cálculo (tártaro) e sinais visíveis de inflamação na mucosa peri-implante.

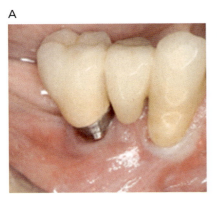
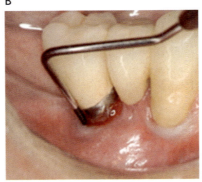

Figura 20.9 Uma coroa implantossuportada na posição de um pré-molar mandibular no lado direito. **A.** Nenhum sinal ou sinais menores de inflamação na mucosa adjacente. **B.** A sondagem resultou em sangramento e supuração no local do implante.

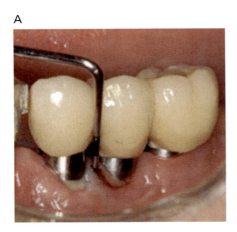
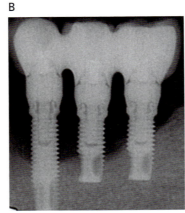

Figura 20.10 Características clínica (**A**) e radiográfica (**B**) de três locais de implantes, no lado esquerdo da mandíbula, com peri-implantite. Notar a presença de edema e supuração na mucosa peri-implantar (**A**) e a acentuada perda óssea ao redor dos implantes na radiografia (**B**).

nos locais de onde os implantes foram removidos em virtude de peri-implantite, "um infiltrado inflamatório, composto por macrófagos, linfócitos e plasmócitos, foi encontrado no tecido conjuntivo ao redor dos implantes". Em um estudo incluindo 12 lesões de peri-implantite humana, Berglundh *et al.* (2004) encontraram que a mucosa continha lesões muito grandes com numerosos plasmócitos, linfócitos e macrófagos (Figura 20.11). Além disso, foi observado que o infiltrado de células inflamatórias se estendia para uma área apical do epitélio da bolsa e que a parte apical da lesão de tecidos moles frequentemente chegava ao tecido ósseo. Berglundh *et al.* (2004) também relataram o achado de inúmeros granulócitos neutrófilos (leucócitos polimorfonucleares [PMN, do inglês *polymorphonuclear leukocytes*]) nas lesões. Tais células ocorreriam não somente no epitélio da bolsa e nas áreas associadas às lesões, mas também nos compartimentos perivasculares no centro do infiltrado, que é distante da superfície do implante. Na parte apical da lesão, o tecido conjuntivo inflamado pareceu estar em contato direto com o biofilme sobre a superfície do implante. Gualini e Berglundh (2003) usaram técnicas imuno-histoquímicas para analisar a composição da peri-implantite em um estudo com seis indivíduos. Numerosos neutrófilos foram encontrados nas porções centrais do infiltrado. Esse achado estava de acordo com Hultin *et al.* (2002), os quais analisaram o exsudato que podia ser coletado de locais de implantes em 17 pacientes com peri-implantite e descreveram o achado de numerosos neutrófilos. Técnicas imuno-histoquímicas também foram usadas para avaliar as diferenças entre peri-implantite e periodontite. Bullon *et al.* (2004) observaram que ambos os tipos de lesões continham linfócitos T e B, plasmócitos e macrófagos, enquanto Konttinen *et al.* (2006) relataram que o número de células positivas para a interleucina-1 alfa (IL-1α) e IL-6 era maior, e o número de células positivas para o fator de necrose tumoral alfa, (TNF-α) menor na peri-implantite do que na periodontite. Uma avaliação mais abrangente das lesões de peri-implantite e periodontite humana foi apresentada por Carcuac e Berglundh (2014). Biopsias de tecidos moles foram coletadas de locais doentes (PB ≥ 7 mm, SS e perda óssea acentuada) em 40 pacientes com peri-implantite avançada e 40 pacientes com periodontite grave. O exame histológico revelou que as lesões de peri-implantite eram duas vezes maiores que as lesões de periodontite (Figura 20.12). Além disso, o infiltrado de células inflamatórias na peri-implantite estendeu-se para uma posição apical do epitélio da bolsa e foi menos isolado nas direções apical e lateral do que nas lesões de periodontite. A análise imuno-histoquímica revelou que a densidade de plasmócitos, granulócitos neutrófilos e macrófagos era consideravelmente maior na peri-implantite do que nas lesões de periodontite.

Modelos pré-clínicos

Para estudar a resposta da mucosa peri-implantar à longa duração de exposição à placa, um modelo de periodontite/peri-implantite experimental foi desenvolvido em cães (Lindhe *et al.* 1992) e macacos (Lang *et al.* 1993; Schou *et al.* 1993). Embora os experimentos tenham variado um pouco de metodologia, os resultados foram quase idênticos e, consequentemente, somente o resultado do método canino será relatado.

No modelo canino (Lindhe *et al.* 1992), os pré-molares de um lado da mandíbula foram extraídos, foram instalados implantes e a conexão com o pilar foi realizada 3 meses depois.

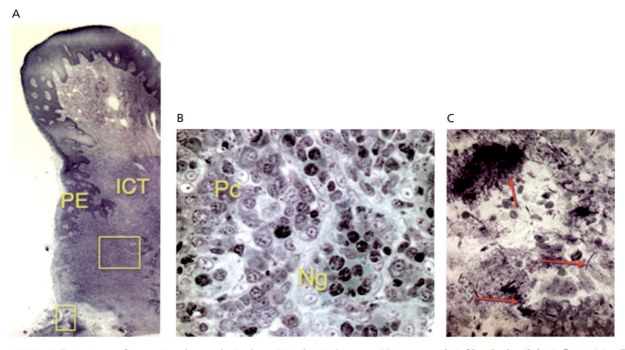

Figura 20.11 A. Fotomicrografias mostrando uma lesão de peri-implantite humana. Notar o grande infiltrado de células inflamatórias (ICT) lateral ao epitélio da bolsa (PE, do inglês *pocket epithelium*). O implante foi posicionado à esquerda. **B.** Área descrita em A na porção profunda do ICT incluindo grande número de plasmócitos (Pc) e granulócitos neutrófilos (Ng). **C.** A área descrita em A na parte apical do ICT está voltada para a bolsa. As *setas* indicam agrupamentos de microrganismos.

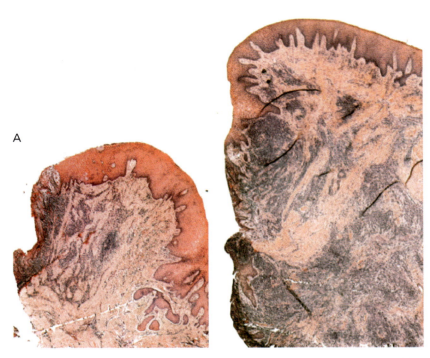

Figura 20.12 Fotomicrografias mostrando espécimes humanos obtidos de sítios com periodontite grave (**A**) e peri-implantite grave (**B**) (Carcuac & Berglundh 2014). Observe a diferença no tamanho do infiltrado de células inflamatórias lateral ao epitélio da bolsa (esquerda) entre periodontite (**A**) e peri-implantite (**B**).

Durante a fase de cicatrização, um regime de estrito controle de placa foi mantido e, desse modo, foram estabelecidas condições teciduais saudáveis em todos os dentes e implantes a ser monitorados. Em um determinado dia, periodontite e peri-implantite foram induzidas. Isso foi acompanhado pelo término do regime de controle de placa e pela colocação de fios de algodão ao redor do colo dos dentes pré-molares e dos implantes. Os fios foram forçados em uma posição apical às margens de tecidos moles. Uma "bolsa" foi criada entre o dente e a gengiva, bem como entre o implante e a mucosa; um biofilme submarginal se formou rapidamente e lesões inflamatórias se desenvolveram nos tecidos vizinhos. As radiografias obtidas depois de 6 semanas do experimento revelaram perda substancial de tecido ósseo, tanto nos dentes quanto nos implantes. Os fios foram removidos. Depois de mais 4 semanas, os animais foram examinados novamente, foram obtidas radiografias, placa amostrada e feitas biopsias dos locais com dentes e com implantes. Foi observado que a placa que havia se formado nas "bolsas" profundas tinha composição similar nos locais com dentes e com implante, e era dominada por espécies anaeróbicas e gram-negativas (Leonhardt *et al.* 1992). Essa observação é consistente com achados em seres humanos, indicando que a microbiota nos dentes e implantes compartilha muitas características, mas também que a microbiota nos locais saudáveis e doentes – tanto nos dentes quanto nos implantes – é muito diferente. Portanto, os implantes e os dentes que são circundados por tecidos moles saudáveis estão associados a biofilmes com pequeno número de bactérias (cocos e bacilos) gram-positivas. Os locais com significativa inflamação periodontal ou peri-implante têm biofilmes com numerosos microrganismos anaeróbicos gram-negativos (ver Capítulo 9).

O exame histopatológico das amostras de biopsias do estudo em cães (Lindhe *et al.* 1992) revelou que havia diferenças acentuadas no tamanho e na localização das lesões inflamatórias nos locais de periodonto e peri-implante. Portanto, enquanto as lesões nos locais do periodonto associados à placa eram separadas do osso alveolar por uma ampla área de 1 mm de tecido conjuntivo não inflamado, a lesão no tecido peri-implante na maioria das situações se estendia para o osso alveolar. Foi concluído que o padrão de propagação da inflamação era diferente nos tecidos periodontais e peri-implante. Foi sugerido que os tecidos peri-implante, em variação aos tecidos periodontais, são mal organizados para resolver as lesões progressivas associadas à placa. A validade dessa conclusão foi comprovada em estudos subsequentes (Marinello *et al.* 1995; Ericsson *et al.* 1996; Persson *et al.* 1996; Gotfredsen *et al.* 2002), com o uso de modelos semelhantes, mas permitindo diferentes períodos de degradação tecidual.

Nos estudos pré-clínicos relatados anteriormente, os modelos experimentais usaram fios para romper a "vedação" de tecidos moles ao redor do implante e permitindo, assim, a formação de biofilme em localização submarginal. A subsequente resposta do hospedeiro incluiu lesão inflamatória na mucosa, que, com o tempo, tornou-se progressivamente maior. As células na lesão ativaram os sistemas de reações que promoveram a degradação do tecido conjuntivo e do osso. A colocação de um novo fio em uma posição mais "apical" permitiu a continuação do processo destrutivo. O tamanho e o tipo de fio (p. ex., algodão, seda), a posição coronoapical do fio na bolsa e o número de substituições determinaram o índice e a magnitude da degradação tecidual nesse chamado modelo de peri-implantite experimental (Berglundh *et al.* 2011).

Zitzmann *et al.* (2004) usaram 21 locais em cães para estudar a peri-implantite experimental. Depois que as lesões se tornaram estabelecidas, os fios foram removidos e os locais foram monitorados por 12 meses. Foi observado que em 16 locais as condições destrutivas persistiram e causaram perda óssea progressiva. Entretanto, nos cinco locais remanescentes as lesões tornaram-se encapsuladas e não ocorreu mais degradação do osso peri-implante.

Esse chamado "modelo de progressão espontânea" (Zitzmann *et al.* 2004) foi subsequentemente usado por Berglundh *et al.* (2007), que examinaram a reação tecidual ao redor de implantes feitos sob medida, tanto com superfície lisa e polida quanto com superfície áspera SLA® (tratado com jato de areia de grão grande e ataque ácido; do inglês *sand-blasted, large grit, acid etched*). Durante o período pré-experimental da degradação induzida pelos fios, perdas ósseas semelhantes ocorreram ao redor dos dois tipos de implantes. A reavaliação 5 meses depois da remoção dos fios, entretanto, revelou que a perda óssea havia progredido e que as dimensões da lesão inflamatória no tecido conjuntivo eram maiores nos implantes com superfície áspera do que naqueles com superfície lisa. A área de placa também foi maior nos implantes com superfície áspera. Foi concluído que a progressão da peri-implantite, se deixada sem tratamento, é mais pronunciada nos implantes com superfície moderadamente áspera do que com superfície polida.

Enquanto o estudo de Berglundh *et al.* (2007) usou implantes com superfícies feitas sob medida, Albouy *et al.* (2008, 2009) analisaram as diferenças na progressão espontânea de peri-implantite experimental entre implantes comercialmente disponíveis SLA®, TiOblast®, TiUnite® e com superfícies torneadas. A progressão espontânea ocorreu com todos os tipos de implante durante o período de 6 meses depois da remoção do fio. O exame histológico revelou que todas as amostras se apresentaram com grandes lesões inflamatórias que se estenderam apicalmente ao epitélio da bolsa. O compartimento da bolsa foi ocupado por coleção purulenta, biofilme, cálculo e pus, e a parte apical não coberta do infiltrado de células inflamatórias estava voltada para o biofilme. Numerosos osteoclastos foram detectados na superfície da crista óssea, e outras células gigantes ocorreram na lesão dos tecidos moles, distante da crista óssea.

Albouy *et al.* (2012), em um experimento subsequente em cães, repetiu o modelo de progressão espontânea com o uso de implantes com geometria similar e com duas superfícies diferentes (torneada e modificada). Durante os 6 meses depois da remoção do fio, uma quantidade significativamente maior de perda óssea ocorreu ao redor dos implantes com a superfície modificada do que com a superfície torneada. Além disso, as dimensões das lesões inflamatórias, do epitélio da bolsa e do biofilme eram maiores nos implantes com a superfície modificada.

O modelo de progressão espontânea também foi usado em um experimento que visava avaliar as diferenças entre peri-implantite e periodontite. Dessa maneira, Carcuac *et al.* (2013) usaram o modelo em cachorro e dois tipos de implantes. Peri-implantite e periodontite experimentais foram induzidas pela colocação de ligadura e formação de placa. Esses foram removidos depois de 10 semanas e as mudanças no nível ósseo foram avaliadas por radiografias durante os 6 meses seguintes. Foi relatado que a perda óssea que ocorreu depois da remoção dos fios foi significativamente maior nos implantes com superfície modificada do que nos implantes com superfície torneada e nos dentes (Figura 20.13). Os resultados do exame histológico confirmaram os achados anteriores (Lindhe *et al.* 1992) e revelaram que os locais com peri-implantite exibiram lesões inflamatórias que eram maiores e se estenderam para mais perto da crista óssea do que as da periodontite (Figuras 20.14 e 20.15). Carcuac *et al.* (2013) também relataram que as lesões em peri-implantite continham proporções maiores de granulócitos neutrófilos e osteoclastos do que as lesões na periodontite.

Uma nova abordagem do modelo de progressão espontânea foi apresentada por Carcuac *et al.* (2020) em um estudo sobre peri-implantite experimental em áreas de enxerto ósseo e intacto. Enquanto um procedimento de preparação de osteotomia padrão foi aplicado em locais de osso intacto na colocação do implante, uma osteotomia modificada foi usada em locais de teste, resultando em uma lacuna circunferencial de 1 mm de largura e 5 mm de profundidade após a instalação do implante. A lacuna foi preenchida com um substituto ósseo e coberta por uma membrana de colágeno absorvível. Após vários meses de

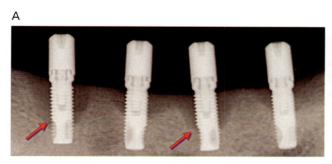
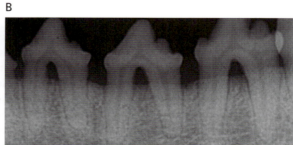

Figura 20.13 As radiografias mostram peri-implantite experimental (**A**) e periodontite em cão labrador (**B**). Compare perda óssea maior ao redor dos implantes com superfície modificada e torneada (*setas*).

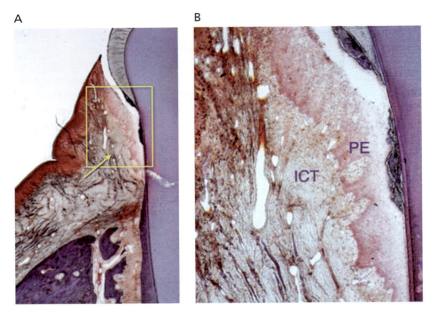

Figura 20.14 A. Fotomicrografias de corte por desgaste vestibulolingual mostrando uma lesão de periodontite. Notar a extensão apical do infiltrado (*seta*), mas também uma área de tecido conjuntivo normal entre o infiltrado e a crista óssea. B. Ampliação maior da área descrita em A. Notar o cálculo (tártaro) sobre a superfície do dente, o epitélio da bolsa (PE) e o infiltrado de células inflamatórias (ICT).

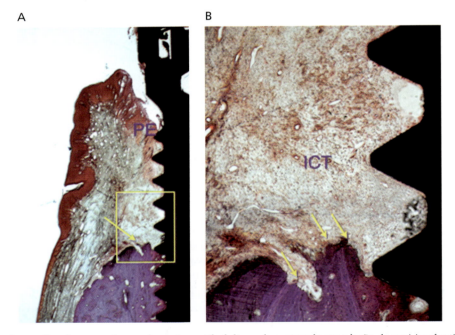

Figura 20.15 A. Fotomicrografias de um corte por desgaste vestibulolingual mostrando uma lesão de peri-implantite. A porção apical do infiltrado (*seta*) se estende até fazer contato com o osso. B. Imagem ampliada da área descrita em A mostrando o grande infiltrado de células inflamatórias (ICT) apical no epitélio da bolsa e em contato direto com o biofilme sobre a superfície do implante. Osteoclastos (*setas*) são observados na superfície óssea. PE = epitélio da bolsa.

cicatrização, a peri-implantite experimental foi iniciada pela colocação de ligaduras e acúmulo de placa. Em contraste com experimentos anteriores usando o modelo de progressão espontânea, as ligaduras foram removidas já após 4 semanas. Assim, a progressão espontânea da peri-implantite experimental foi iniciada sem um período precedente de perda óssea significativa induzida por ligadura. Carcuac *et al.* (2020) relataram que as diferenças na perda óssea durante o período de progressão espontânea após a remoção da ligadura entre os locais originais e enxertados foram pequenas e que os implantes com superfícies não modificadas e torneadas exibiram quantidades menores de perda óssea do que os implantes com superfícies modificadas. Essas observações indicam que a ruptura a curto prazo da barreira de tecido mole ao redor dos implantes promovida pela ligadura, com a formação de placa, iniciou uma resposta do hospedeiro com a formação de uma lesão inflamatória na mucosa que progrediu, ao longo do tempo, em direção apical e lateral. Assim, após o curto período inicial de ligaduras, a inflamação persistiu no tecido conjuntivo peri-implantar com a perda contínua da crista óssea durante o período subsequente de 6 meses.

Dados obtidos em estudos pré-clínicos apresentados anteriormente (Berglundh *et al.* 2007; Albouy *et al.* 2008, 2009, 2012; Carcuac *et al.* 2020) indicaram que as características da superfície do implante influenciaram o grau de progressão espontânea da peri-implantite induzida experimentalmente. Devemos ter em mente, entretanto, que nesses estudos um número limitado de tipos de implantes foi avaliado. Portanto, não é possível determinar se algum tipo especial de sistema de implante ou de superfície de implante está associado a risco maior para a peri-implantite. Por outro lado, os estudos experimentais demonstram que a contínua formação de placa nos locais onde uma lesão de peri-implantite se tornou estabelecida e os fios removidos pode resultar em destruição adicional dos tecidos moles e duros componentes dos tecidos peri-implante e que essa progressão da doença é influenciada pelas características da superfície do implante.

Conclusão: as lesões de peri-implantite são mal encapsuladas, se estendem para o tecido ósseo marginal e podem, se não tratadas, evoluir para perda do implante. O grande número de neutrófilos na lesão de peri-implantite e a ausência de revestimento epitelial entre a lesão e o biofilme indicam que as lesões de peri-implantite têm características diferentes das lesões periodontais. A progressão da peri-implantite é mais acentuada nos implantes com superfícies modificadas do que naqueles com superfícies não modificadas.

Conclusão

Os estudos em seres humanos e as experiências realizadas em animais documentaram que a neoformação de biofilme na superfície de um implante inicia uma resposta do hospedeiro que envolve o estabelecimento de lesão inflamatória na mucosa peri-implantar (mucosite e peri-implante). Essa lesão inicialmente está localizada no tecido conjuntivo imediatamente lateral à barreira epitelial e é, em muitos aspectos, similar à lesão que se desenvolve na gengiva quando a placa se forma nas superfícies dos dentes adjacentes. Quando o biofilme submarginal é mantido, a lesão na mucosa marginal ao redor dos implantes ocasionalmente se dissemina em direção "apical", compromete o tecido duro e a osteointegração, causando graus variáveis de perda óssea marginal (peri-implantite) e, na ausência de tratamento, também causa perda do implante.

Referências bibliográficas

Abrahamsson, I., Berglundh, T. & Lindhe, J. (1998). Soft tissue response to plaque formation at different implant systems. A comparative study in the dog. *Clinical Oral Implants Research* 9, 73-79.

Albouy, J.-P., Abrahamsson, I. & Berglundh, T. (2012). Spontaneous progression of experimental peri-implantitis at implants with different surface characteristics: an experimental study in dogs. *Journal of Clinical Periodontology* 39, 182-187.

Albouy, J.-P., Abrahamsson, I., Persson, L.G. & Berglundh, T. (2008). Spontaneous progression of peri-implantitis at different types of implants. An experimental study in dogs. I: clinical and radiographic observations. *Clinical Oral Implants Research* 19, 997-1002.

Albouy, J.-P., Abrahamsson, I., Persson, L.G. & Berglundh, T. (2009). Spontaneous progression of ligatured induced periimplantitis at implants with different surface characteristics. An experimental study in dogs II: histological observations. *Clinical Oral Implants Research* 20, 366-371.

Araújo, M.G. & Lindhe, J. (2018). Peri-implant health. *Journal of Clinical Periodontology* **45(Suppl. 1)**, S230-S236.

Berglundh, T., Armitage, G., Araújo, M.G. et al. (2018). Periimplant diseases and conditions: Consensus report of workgroup 4 of the 2017 World Workshop on the Classification of Periodontal and Peri-Implant Diseases and Conditions. *Journal of Clinical Periodontology* **45 Suppl 20**, S286-S291.

Berglundh, T., Gislason, O., Lekholm, U., Sennerby, L. & Lindhe, J. (2004). Histopathological observations of human periimplantitis lesions. *Journal of Clinical Periodontology* 31, 341-347.

Berglundh, T., Gotfredsen, K., Zitzmann, N.U., Lang, N.P. & Lindhe, J. (2007). Spontaneous progression of ligature induced peri-implantitis at implants with different surface roughness: an experimental study in dogs. *Clinical Oral Implants Research* 18, 655-661.

Berglundh, T., Lindhe, J., Ericsson, I. et al. (1991). The soft tissue barrier at implants and teeth. *Clinical Oral Implants Research* 2, 81-90.

Berglundh, T., Lindhe, J., Marinell, C., Ericsson, I. & Liljenberg, B. (1992). Soft tissue reaction to de novo plaque formation on implants and teeth. An experimental study in the dog. *Clinical Oral Implants Research* 3, 1-8.

Berglundh, T., Zitzmann, N.U. & Donati, M. (2011). Are periimplantitis lesions different from periodontitis lesions? *Journal of Clinical Periodontology* **38 Suppl 11**, 188-202.

Bullon, P., Fioroni, M., Goteri, G., Rubini, C. & Battino, M. (2004). Immunohistochemical analysis of soft tissues in implants with healthy and peri-implantitis condition, and aggressive periodontitis. *Clinical Oral Implants Research* 15, 553-559.

Carcuac, O., Abrahamsson, I., Albouy, J.-P. et al. (2013). Experimental periodontitis and peri-implantitis in dogs. *Clinical Oral Implants Research* 24, 363-371.

Carcuac, O., Abrahamsson, I., Derks, J., Petzold, M. & Berglundh, T. (2020). Spontaneous progression of experimental peri-implantitis in augmented and pristine bone: a pre-clinical in vivo; study. *Clinical Oral Implants Research* 31, 192-200.

Carcuac, O. & Berglundh, T. (2014). Composition of human peri-implantitis and periodontitis lesions. *Journal of Dental Research* 93, 1083-1088.

Costa, F.O., Takenaka-Martinez, S., Cota, L.O.M. et al. (2012). Peri-implant disease in subjects with and without preventive maintenance: a 5-year follow-up. *Journal of Clinical Periodontology* 39, 173-181.

Derks, J., Schaller, D., Håkansson, J. et al. (2016). Peri-implantitis – onset and pattern of progression. *Journal of Clinical Periodontology* 43, 383-388.

Ericsson, I., Berglundh, T., Marinello, C., Liljenberg, B. & Lindhe, J. (1992). Long-standing plaque and gingivitis at implants and teeth in the dog. *Clinical Oral Implants Research* 3, 99-103.

Ericsson, I., Persson, L.G., Berglundh, T., Edlund, T. & Lindhe, J. (1996). The effect of antimicrobial therapy on periimplantitis lesions. An experimental study in the dog. *Clinical Oral Implants Research* 7, 320-328.

Fransson, C., Tomasi, C., Pikner, S.S. et al. (2010). Severity and pattern of peri-implantitis-associated bone loss. *Journal of Clinical Periodontology* 37, 442-448.

Fransson, C., Wennström, J.L. & Berglundh, T. (2008). Clinical characteristics at implants with a history of progressive bone loss. *Clinical Oral Implants Research* 19, 142-147.

Gotfredsen, K., Berglundh, T. & Lindhe, J. (2002). Bone reactions at implants subjected to experimental peri-implantitis and static load. A study in the dog. *Journal of Clinical Periodontology* 29, 144-151.

Gualini, F. & Berglundh, T. (2003). Immunohistochemical characteristics of inflammatory lesions at implants. *Journal of Clinical Periodontology* **30**, 14-18.

Heitz-Mayfield, L.J.A. & Salvi, G.E. (2018). Peri-implant mucositis. *Journal of Clinical Periodontology* **45 Suppl 20,** S237-S245.

Hultin, M., Gustafsson, A., Hallström, H. *et al.* (2002). Microbiological findings and host response in patients with peri-implantitis. *Clinical Oral Implants Research* **13**, 349-358.

Jepsen, S., Berglundh, T., Genco, R.J. *et al.* (2015). Primary prevention of peri-implantitis: managing peri-implant mucositis. *Journal of Clinical Periodontology* **42 Suppl 16,** S152-157.

Konttinen, Y.T., Lappalainen, R., Laine, P. *et al.* (2006). Immunohistochemical evaluation of inflammatory mediators in failing implants. *International Journal of Periodontics and Restorative Dentistry* **26**, 135-141.

Lang, N.P. & Berglundh, T. (2011). Periimplant diseases: where are we now? – Consensus of the Seventh European Workshop on Periodontology. *Journal of Clinical Periodontology* **38 Suppl 11,** 178-181.

Lang, N.P., Brägger, U., Walther, D., Beamer, B. & Kornman, K.S. (1993). Ligature-induced peri-implant infection in cynomolgus monkeys. I. Clinical and radiographic findings. *Clinical Oral Implants Research* **4**, 2-11.

Leonhardt, Å., Berglundh, T., Ericsson, I. & Dahlén, G. (1992). Putative periodontal and teeth in pathogens on titanium implants and teeth in experimental gingivitis and periodontitis in beagle dogs. *Clinical Oral Implants Research* **3**, 112-119.

Liljenberg, B., Gualini, F., Berglundh, T., Tonetti, M. & Lindhe, J. (1997). Composition of plaque-associated lesions in the gingiva and the peri-implant mucosa in partially edentulous subjects. *Journal of Clinical Periodontology* **24**, 119-123.

Lindhe, J., Berglundh, T., Ericsson, I., Liljenberg, B. & Marinello, C. (1992). Experimental breakdown of peri-implant and periodontal tissues. A study in the beagle dog. *Clinical Oral Implants Research* **3**, 9-16.

Löe, H., Theilade, E. & Jensen, S.B. (1965). Experimental gingivitis in man. *Journal of Periodontology* **36**, 177-187.

Marinello, C.P., Berglundh, T., Ericsson, I. *et al.* (1995). Resolution of ligature-induced peri-implantitis lesions in the dog. *Journal of Clinical Periodontology* **22**, 475-479.

Persson, L.G., Ericsson, I., Berglundh, T. & Lindhe, J. (1996). Guided bone regeneration in the treatment of peri-implantitis. *Clinical Oral Implants Research* **7**, 366-372.

Piattelli, A., Scarano, A. & Piattelli, M. (1998). Histologic observations on 230 retrieved dental implants: 8 years' experience (1989-1996). *Journal of Periodontology* **69**, 178-184.

Pontoriero, R., Tonelli, M.P., Carnevale, G. *et al.* (1994). Experimentally induced peri-implant mucositis. A clinical study in humans. *Clinical Oral Implants Research* **5**, 254-259.

Salvi, G.E., Aglietta, M., Eick, S. *et al.* (2012). Reversibility of experimental peri-implant mucositis compared with experimental gingivitis in humans. *Clinical Oral Implants Research* **23**, 182-190.

Sanz, M., Alandez, J., Lazaro, P. *et al.* (1991). Histo-pathologic characteristics of peri-implant soft tissues in Brånemark implants with 2 distinct clinical and radiological patterns. *Clinical Oral Implants Research* **2**, 128-134.

Schou, S., Holmstrup, P., Reibel, J. *et al.* (1993). Ligature-induced marginal inflammation around osseointegrated implants and ankylosed teeth: stereologic and histologic observations in cynomolgus monkeys (Macaca fascicularis). *Journal of Periodontology* **64**, 529-537.

Schwarz, F., Derks, J., Monje, A. & Wang, H.-L. (2018). Periimplantitis. *Journal of Clinical Periodontology* **45 Suppl 20,** S246-S266.

Tomasi, C., Tessarolo, F., Caola, I. *et al.* (2014). Morphogenesis of peri-implant mucosa revisited: an experimental study in humans. *Clinical Oral Implants Research* **25**, 997-1003.

Tomasi, C., Tessarolo, F., Caola, I. *et al.* (2016). Early healing of peri-implant mucosa in man. *Journal of Clinical Periodontology* **43**, 816-824.

Zitzmann, N.U., Berglundh, T., Ericsson, I. & Lindhe, J. (2004). Spontaneous progression of experimentally induced periimplantitis. *Journal of Clinical Periodontology* **31**, 845-849.

Zitzmann, N.U., Berglundh, T., Marinello, C.P. & Lindhe, J. (2001). Experimental peri-implant mucositis in man. *Journal of Clinical Periodontology* **28**, 517-523.

Parte 8: **Regeneração Tecidual**

21 Cicatrização e Regeneração da Lesão Periodontal, 495
Darnell Kaigler, Giulio Rasperini, Saso Ivanovski e William V. Giannobile

Capítulo 21

Cicatrização e Regeneração da Lesão Periodontal

Darnell Kaigler,[1] Giulio Rasperini,[2] Saso Ivanovski[3] e William V. Giannobile[4]

[1]Department of Periodontics and Oral Medicine, University of Michigan, School of Dentistry
and Department of Biomedical Engineering, College of Engineering, Ann Arbor, MI, USA
[2]Department of Biomedical, Surgical and Dental Sciences, Foundation IRCCS Ca' Granda Polyclinic,
University of Milan, Milan, Italy
[3]School of Dentistry, The University of Queensland, Australia
[4]Harvard School of Dental Medicine, Boston, MA, USA

Introdução, 495
Cicatrização da lesão: desfechos e definições, 496
Biologia da cicatrização da lesão, 496
    Fases da cicatrização da lesão, 497
    Fatores que afetam a cicatrização, 498
Cicatrização da lesão periodontal, 498
    Cicatrização depois da cirurgia periodontal, 500
Abordagens regenerativas avançadas para a reconstrução do tecido
    periodontal, 502
    Cirurgia regenerativa, 502

Regeneração tecidual guiada, 503
Aplicações clínicas dos fatores de crescimento na regeneração
    periodontal, 503
Terapia celular para a regeneração periodontal, 505
Terapia para reparo do tecido periodontal, 506
Estruturas (*scaffolds*) tridimensionais impressas para regeneração
    periodontal, 506
Conclusão, 506
Agradecimentos, 509

Introdução

A sequência coordenada de eventos envolvidos na cicatrização de feridas periodontais é crucial para a manutenção de tecidos periodontais intactos e saudáveis, bem como em situações em que o clínico emprega abordagens terapêuticas para regenerar o periodonto quando esses tecidos são perdidos ou comprometidos. A estrutura e a função do periodonto são determinadas pelas interações e interfaces dinâmicas de quatro principais tecidos: o ligamento periodontal (PDL, do inglês *periodontal ligament*), o cemento da raiz dentária, o osso alveolar e a gengiva. Juntos, estes tecidos formam uma barreira biológica e física a uma multidão de insultos externos sofridos pelos dentes como resultado da oclusão normal e do ambiente microbiano complexo da cavidade oral. O motivo mais comum para o comprometimento da integridade do periodonto é decorrente da inflamação crônica desencadeada pelas comunidades bacterianas complexas, ou seja, patógenos periodontais. Contudo, o periodonto representa um órgão resistente caracterizado por uma estrutura dinâmica, muito sensível a uma variedade de fatores mecânicos e bioquímicos para manter a homeostase (Burger *et al.* 1995; Duncan & Turner 1995; Marotti 2000; Marotti &

Palumbo 2007; Bonewald & Johnson 2008). A estrutura e a função do periodonto durante a remodelação e a cicatrização são determinadas pela orquestração de uma sequência de eventos envolvendo fatores de crescimento biológico, a saber: fator de crescimento derivado das plaquetas (PDGF, do inglês *platelet-derived growth factor*), fator de crescimento do endotélio vascular (VEGF, do inglês *vascular endothelium growth factor*), fator de crescimento epidérmico (EGF, do inglês *epidermal growth factor*), fator de crescimento fibroblástico (FGF, do inglês *fibroblast growth factor*), proteínas morfogenéticas ósseas (BMP, do inglês *bone morphogenetic protein*), fator de crescimento insulínico-1 (IGF-1, do inglês *insulin-like growth factor 1*), fator de crescimento transformador beta 1 (TGF-β1, do inglês *transforming growth factor beta 1*), entre outros (revisado em Larsson *et al.* 2016). Esses fatores desempenham um papel importante na modulação do potencial adaptativo do periodonto, que é responsável por sua proteção e pela manutenção da integridade de seus quatro componentes fundamentais (Figura 21.1).

Clinicamente, após a ruptura do periodonto, alterações prejudiciais minam e perturbam a integridade funcional e estrutural do osso alveolar, da gengiva, do PDL e do cemento. A restauração da estrutura, das propriedades e da

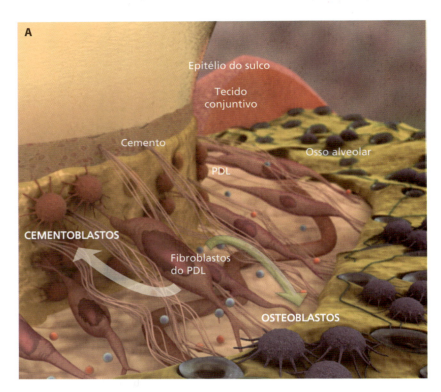

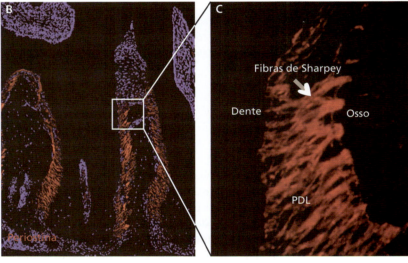

Figura 21.1 A. Aparato de suporte dentário (ou seja, o periodonto) que inclui o osso alveolar, o ligamento periodontal (PDL), o cemento e a gengiva. Juntos, eles representam um tecido dinâmico, complexo, com função mecânica e biológica que sinergisticamente determinam o potencial adaptativo do tecido e sua capacidade de reagir a ameaças microbiológicas e mecânicas. **B.** O sistema periodontal funcional é caracterizado por diversas estruturas fibrilares conhecidas como fibras de Sharpey, que conectam o osso alveolar ao cemento da superfície dentária (imunocoloração vermelho fluorescente para a periostina).

função originais desses tecidos é um dos principais objetivos das terapias periodontais regenerativas. Infelizmente, cicatrização alterada e retardada geralmente altera a restauração normal do periodonto e, como resultado, em vez da restauração completa do tecido à sua forma e função inatas, geralmente ocorre um grau variável de resultados comprometidos.

Cicatrização da lesão: desfechos e definições

Antes de explorar os mecanismos subjacentes de eventos celulares e moleculares da cicatrização da lesão, é importante entender a cascata de padrões da cicatrização que foram reconhecidos no complexo periodontal (Tabela 21.1).

Do ponto de vista histológico, os seguintes tipos de resultados de cicatrização são observados no periodonto: reparo, reinserção, nova inserção, regeneração, reabsorção e anquiloses (Tabela 21.2).

Biologia da cicatrização da lesão

O processo de cicatrização da lesão é o mecanismo primário do corpo para restaurar a integridade tecidual seguido por uma lesão. Se a cicatrização da lesão não ocorrer apropriadamente, um rompimento crônico da barreira protetora pode levar a anormalidades fisiológicas, imunológicas e metabólicas graves. A cicatrização basicamente representa o processo dinâmico que envolve vários tipos de células e mediadores biológicos. No microambiente complexo da

Capítulo 21 Cicatrização e Regeneração da Lesão Periodontal 497

Tabela 21.1 Padrões de cicatrização nos tecidos periodontais.

Cicatrização por primeira intenção	Cicatrização por primeira intenção envolve a aproximação das bordas da lesão com o uso de suturas. Essas lesões estão associadas à perda mínima de tecido e a regeneração predomina sobre a fibrose.
Cicatrização por segunda intenção	Cicatrização por segunda intenção ocorre nas lesões que são deixadas cicatrizar sem a aproximação das bordas. A lesão é preenchida com tecido de granulação de dentro para fora. Depois, o epitélio preenche por cima do tecido de granulação. A cicatrização é evidente, pois há fibrose significativa.
Cicatrização por terceira intenção	Onde existe uma grande perda de tecido, a lesão precisa cicatrizar por contração das suas bordas e formação de tecido de granulação. Em alguns casos, podemos suspeitar de corpo estranho ou de infecção, e essas lesões são deixadas abertas deliberadamente por vários dias até a resolução da complicação. Quando ocorre a resolução, as bordas da lesão podem ser aproximadas e continua o processo de cicatrização.
Cicatrização de espessura parcial	Ocorre quando uma lesão de espessura parcial é fechada principalmente por epitelialização. Essa cicatrização envolve a porção superficial da derme (lâmina própria). Há mínimo depósito de colágeno e ausência de contração da lesão.

Tabela 21.2 Desfechos da cicatrização de lesão periodontal.

Reparo	Cicatrização de uma lesão por tecido que não restaura totalmente a arquitetura ou a função da parte. Na lesão periodontal se refere à restauração de um sulco gengival normal no mesmo nível da base da bolsa periodontal patológica anterior. Frequentemente o reparo é tipificado pela presença de um epitélio juncional longo.
Reinserção	Refere-se à reinserção da gengiva às áreas das quais ela foi removida mecanicamente.
Nova inserção	Ocorre quando as fibras recém-geradas estão integradas ao novo cemento sobre uma porção da raiz que não foi coberta pela doença.
Regeneração	Reprodução ou reconstrução de uma parte perdida ou lesionada, de modo que a arquitetura e a função dos tecidos perdidos ou lesionados sejam completamente restauradas. Isso acontece pelo crescimento de células precursoras substituindo o tecido perdido.
Reabsorção	Perda ou reabsorção de alguma porção de uma raiz, às vezes idiopática, mas também associada a movimento dentário ortodôntico, inflamação, traumatismo, alterações endócrinas e neoplasias.
Anquilose	Fusão do dente ao osso alveolar.

lesão periodontal, as populações celulares migram, diferenciam-se e proliferam; os tecidos epitelial e conjuntivo se interagem; e uma vasta gama de citocinas e as moléculas da matriz extracelular (MEC) orquestram esses processos, que ocorre em fases sobrepostas (revisado em Sculean *et al.* 2015).

Fases da cicatrização da lesão

Os princípios gerais da cicatrização e os eventos celulares e moleculares observados em locais extraorais também se aplicam ao processo de cicatrização que acontece depois da cirurgia periodontal. A lesão traumática causa dano capilar e hemorragia e, como resultado, forma-se um coágulo sanguíneo. A formação desse coágulo é a resposta imediata a qualquer traumatismo. Ele tem duas funções: protege temporariamente os tecidos expostos e serve como uma matriz provisória para a migração celular. O coágulo sanguíneo consiste em de todos os componentes celulares do sangue (incluindo leucócitos, eritrócitos e plaquetas) em uma matriz de fibrina, fibronectina plasmática, vitronectina e trombospondina. Além disso, o processo foi dividido em três estágios:

1. Fase de inflamação.
2. Fase de granulação.
3. Fase de formação da matriz e remodelagem (maturação).

Cada um dos estágios da cicatrização da lesão é essencial para restaurar a estrutura e função do tecido, mas o processo de cicatrização inicial geralmente determina o desfecho (Susin *et al.* 2015).

Fase de inflamação

Os fatores de crescimento presentes na formação inicial do coágulo sanguíneo são responsáveis pelo recrutamento de células inflamatórias e regulam o processo de granulação. Horas depois da lesão, as células inflamatórias (predominantemente os neutrófilos e os monócitos) preenchem o coágulo. Essas células limpam a lesão das bactérias e do tecido necrótico através da fagocitose, de liberação de enzimas e de produtos tóxicos do oxigênio. Em 3 dias, a reação inflamatória entra na sua última fase. Os macrófagos migram da área da lesão e contribuem para o processo de limpeza pela fagocitose por meio dos leucócitos polimorfonucleares e eritrócitos. Além disso, os macrófagos liberam inúmeras moléculas biologicamente ativas, como as citocinas inflamatórias e os fatores de crescimento tecidual que recrutam mais células inflamatórias, assim como células fibroblásticas e endoteliais, que desempenham um papel essencial na transição da fase inflamatória da lesão para a fase de formação do tecido de granulação e resolução tecidual (Garlet *et al.* 2018).

Fase de granulação

A população de neutrófilos é superada pelos macrófagos em alguns dias. Esses também cumprem o propósito de descontaminação da lesão. Eles desempenham um papel importante na formação do tecido de granulação, que começa aproximadamente no quarto dia. Os macrófagos liberam

498   **Parte 8**   Regeneração Tecidual

os fatores de crescimento que promovem o processo de cicatrização. Esses fatores e as citocinas secretadas pelos macrófagos estão envolvidos na proliferação e na migração dos fibroblastos, das células endoteliais e das células de músculo liso na área da lesão. As células nessa área proliferam ao redor do raio da lesão, desenvolvendo junções célula-célula e célula-matriz. Os macrófagos e os fibroblastos continuam a expressar os fatores de crescimento, que regulam o processo de cicatrização, de maneira exócrina e autócrina. Estudos mostraram que os locais da lesão complementados com fatores de crescimento têm um índice acelerado de formação de tecido de granulação (Sporn *et al.* 1983). Sete dias após o início da cicatrização da lesão, a granulação domina o local da lesão e fibras colágenas iniciais começam a se formar. Por fim, as células e a matriz formam as junções célula-célula e célula-matriz, que geram uma tensão combinada que resulta em contração tecidual. Essa fase da formação do tecido de granulação gradualmente evolui para a fase final da cicatrização, em que mais tecido reconstituído, rico em células, sofre maturação e remodelação sequenciada para atender às necessidades funcionais.

Fase de maturação

Os fibroblastos responsáveis pela substituição da MEC provisória produzem uma nova matriz rica em colágeno. Aproximadamente 1 semana depois do ferimento e com a matriz de colágeno sintetizada, alguns fibroblastos se diferenciam em miofibroblastos e liberam actina alfa de músculo liso. Essas transformação e síntese são responsáveis pela contração da lesão. As células endoteliais, responsáveis pela angiogênese, migram para dentro da matriz provisória da lesão para formar os tubos e alças vasculares e, conforme a matriz provisória amadurece, as células endoteliais sofrem morte celular programada (apoptose) e o número de unidades vasculares é reduzido. A maturação do tecido de granulação levará à regeneração ou ao reparo (formação de cicatriz) dos tecidos lesionados. Se os tecidos danificados cicatrizam por regeneração ou por reparo depende de dois fatores cruciais: a disponibilidade do(s) tipo(s) de célula(s) necessário(s) e a presença ou a ausência de indícios e sinais necessários para recrutar e estimular essas células.

Fatores que afetam a cicatrização

O periodonto é como a maioria dos outros tecidos do corpo, pois sua capacidade de cicatrização é altamente influenciada por fatores locais e sistêmicos.

Fatores locais

A cicatrização após cirurgia gengival e periodontal pode ser adiada e alterada por vários fatores locais. Os mais críticos desses fatores incluem:

- Os microrganismos da placa
- A manipulação excessiva do tecido durante o tratamento
- O traumatismo dos tecidos

- A presença de corpos estranhos
- Repetidos procedimentos terapêuticos que interrompem a atividade celular ordenada durante o processo de cicatrização
- Perfusão vascular inapropriada para a área adjacente.

Portanto, a cicatrização é melhorada por desbridamento (remoção de tecido degenerado e necrótico), imobilização da área de cicatrização e pressão sobre a lesão. A atividade celular na cicatrização acarreta aumento do consumo de oxigênio. Entretanto, a cicatrização de tecido gengival não é acelerada por aumento artificial de suprimento de oxigênio além das demandas normais (Glickman *et al.* 1950).

Fatores sistêmicos

A idade tem sido reconhecida como uma variável que afeta negativamente a capacidade de cicatrização de feridas da maioria dos tecidos do corpo (Holm-Pedersen & Löe 1971). A cicatrização também é prejudicada pela ingestão inadequada de alimentos, alterações sistêmicas que interferem na absorção de nutrientes e deficiência em vitaminas essenciais (Barr 1965), proteínas (Stahl 1962) e outros nutrientes.

Os hormônios também têm impacto sobre a cicatrização. Os glicocorticoides administrados sistemicamente, como a cortisona, atrapalham o reparo por deprimirem a resposta inflamatória ou por inibirem o crescimento dos fibroblastos, a produção de colágeno e a formação das células endoteliais. O estresse sistêmico, a tireoidectomia, a testosterona, o hormônio adrenocorticotrófico e as grandes doses de estrógeno suprimem a formação de tecido de granulação e prejudicam a cicatrização (Butcher & Klingsberg 1963).

A progesterona aumenta e acelera a vascularização do tecido de granulação imaturo (Lindhe & Brånemark 1968) e parece aumentar a suscetibilidade do tecido gengival à lesão mecânica por causar dilatação dos vasos marginais (Hugoson 1970).

Cicatrização da lesão periodontal

Para a regeneração periodontal funcional ocorrer, uma série de eventos temporais e espaciais deve acontecer em uma sequência similar à envolvida na formação e no desenvolvimento natural do periodonto (Chen *et al.* 2011). A maioria dos mecanismos subjacentes a esses eventos celulares e moleculares foi identificada com a primeira série desses eventos, incluindo migração celular e adesão à superfície radicular exposta. Usando todos os modelos animais, observa-se claramente que se estabelece um microambiente que favorece a proliferação, a migração e a maturação dos progenitores mesenquimais para a área defeituosa do PDL ou do osso do hospedeiro (Lekic *et al.* 1996a, b). Esses processos são mediados e coordenados por fatores solúveis, outras células e a MEC. Nas primeiras fases de cura iniciadas pela coagulação sanguínea e a migração dos neutrófilos e dos monócitos, os principais objetivos desses eventos celulares são alcançar o desbridamento da lesão e a reabsorção óssea. A formação óssea tipicamente se inicia a partir das margens ósseas das lesões (Rajshankar *et al.* 1998). Dias após a cirurgia, uma fina camada de cemento com inserção de tecido conjuntivo pode ser observada, principalmente sobre a porção apical dos dentes, onde o cemento é mais espesso comparado à região coronal mais fina (King *et al.* 1997). Uma vez os tecidos mineralizados estejam estabelecidos, a orientação, a direção e a integração das fibras do PDL, tanto no cemento quanto no osso alveolar, são mediadas pela carga mecânica apropriada (Mine *et al.* 2005; Rios *et al.* 2011). Portanto, é altamente crítico que os pesquisadores, de acordo com a cronologia desses processos, selecionem o momento apropriado para determinarem a "janela de eficácia terapêutica" de um dispositivo periodontal candidato ou de molécula bioativa (Figura 21.2).

A cicatrização da lesão periodontal é considerada um processo mais complexo comparada à cicatrização da lesão epidérmica. O periodonto nativo inclui o cemento, o PDL funcionalmente orientado, o osso alveolar e a gengiva. As interfaces entre esses tecidos, assim como a posição transgengival dos dentes, representam um constante desafio durante a restauração da integridade das estruturas, conforme elas buscam criar uma nova conexão ao tecido duro não vascularizado e não vital da superfície radicular dentro do contexto de um sistema aberto que está permanentemente contaminado e sob uma significativa "carga bacteriana". Portanto, não é surpreendente que a cicatrização após todos os tipos de terapia gengival e periodontal possa ser bastante variável.

O requisito mais básico para o sucesso do tratamento periodontal é uma superfície radicular limpa, sem biofilme e descontaminada. A terapia inclui tanto as modalidades cirúrgicas quanto as não cirúrgicas, que resultam na instrumentação do tecido afetado. Isso cria uma ferida nos tecidos periodontais que estão estressados pela inflamação. Os resultados da terapia dependem da capacidade de o corpo cicatrizar posteriormente, bem como dos mecanismos que ditam esses processos. É importante entendermos que a ordem dos eventos durante a cicatrização da ferida depois da terapia depende de um complexo conjunto de comunicações biológicas na área de interesse.

A pesquisa sobre a cicatrização da lesão periodontal no passado forneceu o entendimento básico dos mecanismos que favorecem a regeneração do tecido periodontal. Inúmeros achados valiosos, tanto em nível celular quanto em nível molecular, foram revelados e subsequentemente usados na engenharia dos biomateriais regenerativos que estão disponíveis atualmente na medicina periodontal.

A morfologia de uma lesão periodontal compreende o epitélio gengival, o tecido conjuntivo gengival, o PDL e os componentes do tecido duro, como o osso alveolar e o cemento ou a dentina sobre a superfície radicular dentária. Essa composição especial afeta tanto os eventos da

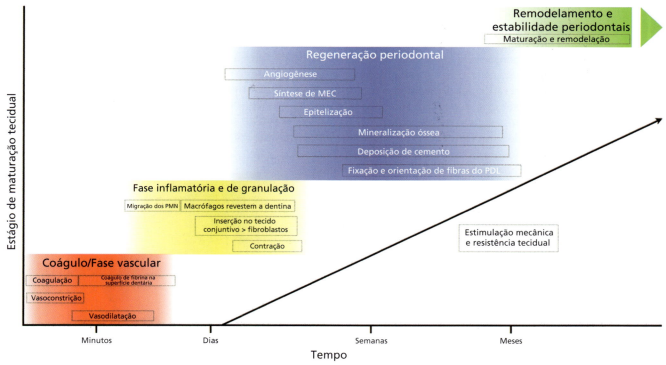

Figura 21.2 Estágios da cicatrização da lesão periodontal. A cicatrização periodontal ótima requer diferentes processos de maneira sequencial. Depois da fase inicial de coagulação, a reação inflamatória e os eventos da formação de tecido de granulação, as células progenitoras envolvidas na regeneração multitecidual são recrutadas localmente e medeiam a biodisponibilidade de importantes fatores de crescimento. Conforme a cicatrização progride, há aumento dos estímulos mecânicos e promoção da síntese de uma MEC organizada, assim como a formação e a maturação do cemento e do osso. Uma vez que as estruturas estejam estabelecidas, as fibras do PDL são organizadas e orientadas. Progressivamente, os tecidos amadurecem, e por fim, aumentam a resistência mecânica. Os processos de remodelamento continuam no periodonto regenerado como um mecanismo essencial que monitora o potencial de adaptação para o desafio dos ambientes local e sistêmico. (Fonte: Padial-Molina *et al.* 2012.) MEC = moléculas da matriz extracelular; PDL = ligamento periodontal (PDL, do inglês *periodontal ligament*); PMN = Leucócitos polimorfonucleares (do inglês *Polymorphonuclear leukocytes*).

cicatrização em cada componente do tecido, como em todo o periodonto. Enquanto a cicatrização do epitélio gengival e do tecido conjuntivo subjacente é concluída em algumas semanas, a regeneração do PDL, do cemento radicular e do osso alveolar geralmente ocorre durante várias semanas ou meses. Com o objetivo do fechamento da lesão, o desfecho final da cicatrização no epitélio é a formação do epitélio juncional em torno da dentição (Caton *et al.* 1980). A cicatrização do tecido conjuntivo gengival, por outro lado, resulta em uma significativa redução do seu volume, causando clinicamente recessão gengival e redução da profundidade da bolsa periodontal. O PDL se regenera sobre o cemento recém-formado criado pelos cementoblastos originados a partir do tecido de granulação do PDL (Karring *et al.* 1985). Além disso, a modelação do osso alveolar ocorre depois da estimulação das células mesenquimais do tecido conjuntivo gengival, que são diferenciadas em células osteoprogenitoras pelas proteínas morfogenéticas ósseas liberadas localmente (Krebsbach *et al.* 2000; Sykaras & Opperman 2003).

Vários estudos clássicos em animais demonstraram que o tecido derivado do osso alveolar ou do tecido conjuntivo gengival não apresenta células com o potencial de produzir uma nova inserção entre o PDL e o cemento recém-formado (Karring *et al.* 1980; Nyman *et al.* 1980). Além disso, o tecido de granulação derivado do tecido conjuntivo gengival ou do osso alveolar resulta em reabsorção radicular ou anquilose quando colocado em contato com a superfície radicular dentária. Portanto, seria esperado que essas complicações ocorressem mais frequentemente depois da cirurgia periodontal regenerativa, especialmente depois daqueles procedimentos que incluem a colocação de materiais de enxertos para estimular a formação óssea. A razão para a reabsorção radicular é raramente identificada; entretanto, pode ser que depois da intervenção cirúrgica, o epitélio dentogengival migre apicalmente ao longo da superfície radicular, formando uma barreira protetora contra a superfície radicular (Bjorn *et al.* 1965; Karring *et al.* 1984). Os achados desses experimentos em animais revelaram que o tecido do PDL contém células com o potencial de formar uma nova inserção do tecido conjuntivo (Karring *et al.* 1985).

Tipicamente, o crescimento do epitélio ao longo da superfície radicular dentária se estende no nível do PDL antes que este tenha se regenerado com novas camadas de cemento e recém-inseridas fibras de tecido conjuntivo. Portanto, para possibilitar e promover a cicatrização na direção da reconstrução de cemento e do PDL, o epitélio gengival precisa ser impedido de se formar como um longo epitélio juncional ao longo da superfície radicular abaixo do nível anterior do PDL.

Esses princípios da cicatrização da lesão periodontal fornecem o entendimento básico dos eventos que fundamentam os eventos responsáveis pela cicatrização de feridas após intervenções cirúrgicas para terapia periodontal. Para alcançar nova inserção do tecido conjuntivo, o tecido de granulação derivado das células do PDL tem que ter espaço e tempo de organizar e maturar um novo cemento e PDL.

Cicatrização depois da cirurgia periodontal

A cicatrização após cirurgia gengival e periodontal representa uma situação mais complexa, principalmente nos casos em que o tecido periodontal está justaposto a uma superfície radicular instrumentada e sem inserção periodontal. Nesse caso, as margens da lesão não estão opostas às margens gengivais vascularizadas, mas abrangem a superfície dentária mineralizada não vascularizada de um lado e o tecido conjuntivo e o epitélio do retalho gengival do outro (Figura 21.3). Os eventos iniciais da cicatrização na interface dentogengival foram examinados com o uso de blocos de dentina implantados em cristais alveolares edêntulas, submersos sob retalhos gengivais, em cães (Wikesjo *et al.* 1991).

A formação de coágulo na interface entre o dente e o retalho gengival é iniciada conforme os elementos sanguíneos iniciam a formação de um coágulo na superfície radicular durante a cirurgia e no fechamento da lesão. Isto representa o primeiro evento da cicatrização na interface do retalho dentogengival (ou seja, a absorção e a adesão das proteínas plasmáticas na superfície radicular) (Wikesjo *et al.* 1991). Em minutos, um coágulo de fibrina unido à superfície radicular é desenvolvido. Em algumas horas, a fase inicial da inflamação pode ser observada conforme as células inflamatórias, predominantemente os neutrófilos e os monócitos, se acumulam sobre a superfície radicular. Após alguns dias, a fase final da inflamação domina a cicatrização conforme os macrófagos migram para a lesão seguidos pela formação do tecido de granulação. Uma semana depois, uma inserção de tecido conjuntivo pode ser formada na superfície radicular conforme os elementos colagenosos parecem estar orientados em íntima proximidade da superfície dentinária. O remodelamento reabsortivo da superfície dentinária pode ser evidente nesse intervalo de observação.

Em 14 dias, as fibras colágenas recém-formadas podem mostrar um arranjo indicativo de inserção física à dentina (Selvig *et al.* 1988). Ramfjord *et al.* (1966) relataram que a

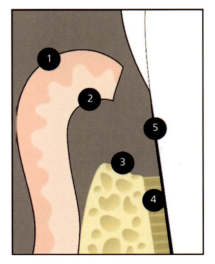

Figura 21.3 Lesão periodontal após cirurgia de retalho: (1) epitélio gengival; (2) tecido conjuntivo gengival; (3) osso alveolar; (4) ligamento periodontal; e (5) cemento ou dentina sobre a superfície radicular dentária.

maturação do colágeno dos tecidos colagenosos e a orientação funcional do tecido conjuntivo levam de 3 a 5 semanas. Além disso, a nova deposição óssea ocorre a partir do décimo até o vigésimo primeiro dia (Wilderman 1964). A formação do cemento pode ser iniciada, mas não até, ao menos, 3 semanas depois o fechamento da lesão (Hiatt et al. 1968).

Somente alguns estudos experimentais avaliaram a integridade funcional da maturação de uma lesão periodontal. Hiatt *et al.* (1968) examinaram a resistência à tração da interface do retalho dentogengival após cirurgia reconstrutiva de defeitos de deiscência relativamente pequenos sobre dentes caninos superiores em cães. Eles acharam que a resistência à tração aumentou aproximadamente de 200 g no terceiro dia pós-cirúrgico para 340 g entre o quinto e o sétimo dias pós-cirúrgicos, e para > 1.700 g na segunda semana pós-cirúrgica. Em outras palavras, eles encontraram que uma lesão periodontal relativamente limitada pode não alcançar integridade funcional até 2 semanas após a cirurgia. Esses dados sugerem que a integridade da lesão durante o início da fase de cicatrização depende, principalmente, da estabilização dos retalhos gengivais realizada pela sutura.

Estudos histológicos mostraram que vários procedimentos cirúrgicos periodontais podem levar a diferentes padrões de cicatrização. Empiricamente, a cicatrização periodontal foi caracterizada pela maturação do tecido conjuntivo gengival, alguma regeneração do osso alveolar e do cemento e, o mais importante, a epitelialização da superfície radicular (Listgarten & Rosenberg 1979). O epitélio juncional longo é comumente encontrado sobre a superfície radicular depois de cirurgia periodontal tradicional e fornece proteção contra a invasão bacteriana e a anquilose. Entretanto, o crescimento do epitélio a partir da margem gengival previne a migração coronal das células do PDL, que são responsáveis pela formação da inserção do tecido conjuntivo (Figura 21.4).

O controle dos tecidos moles no início das tentativas regenerativas aderindo ao princípio da exclusão epitelial tem incluído repetida curetagem subgengival durante a cicatrização para controlar a epitelialização da superfície radicular. As abordagens mais recentes têm incluído evitar que o epitélio gengival entre em contato com a superfície radicular durante a fase inicial da cicatrização pela utilização de uma membrana de oclusão celular. Os estudos em humanos, assim como em animais, relataram o sucesso com uma membrana para facilitar a migração e a proliferação de células do PDL e do osso alveolar no espaço da lesão (Nyman *et al.* 1982; Gottlow *et al.* 1984).

Os conceitos gerais de cicatrização foram aplicados no ambiente dos tecidos periodontais. Várias investigações foram conduzidas em tentativas de elucidar os mecanismos exatos que guiam o processo e determinam o padrão final da cicatrização.

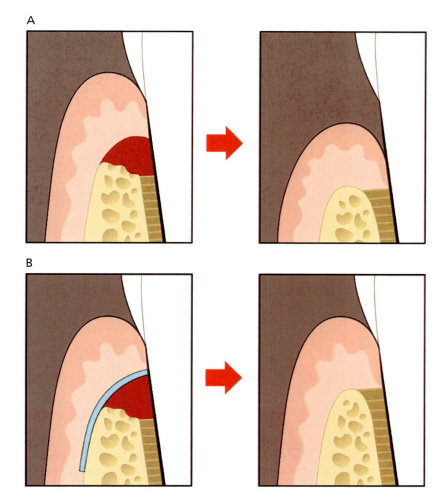

Figura 21.4 A. Processo regular de cicatrização após a adaptação do retalho periodontal com redução significativa do aparato de inserção. **B.** Para possibilitar e promover a cicatrização na direção da reconstrução do cemento e do ligamento periodontal, o epitélio gengival precisa ser impedido de criar um longo epitélio juncional na extensão da superfície radicular para baixo do nível anterior do ligamento periodontal (p. ex., pela colocação de uma membrana biorreabsorvível).

Abordagens regenerativas avançadas para a reconstrução do tecido periodontal

A regeneração periodontal é avaliada por medidas de sondagem, de análise radiográfica, medição direta de novo osso e histologia (Reddy & Jeffcoat 1999). Muitos casos que são considerados bem-sucedidos clinicamente, incluindo os casos com significativo recrescimento de osso alveolar, podem histologicamente ainda mostrar um revestimento epitelial ao longo da superfície radicular tratada em vez de PDL e cemento recém-formados (Listgarten & Rosenberg 1979). Entretanto, em geral, o desfecho clínico das técnicas periodontais regenerativas depende de (1) fatores associados ao paciente, como o controle da placa, o tabagismo, infecção periodontal residual ou exposição de membrana nos procedimentos de regeneração tecidual guiada (GTR, do inglês *guided tissue regeneration*); (2) efeitos das forças oclusais que fornecem carga intermitente nas dimensões transversais e axiais; assim como (3) fatores associados às habilidades clínicas do dentista, como falha do fechamento primário da lesão (McCulloch 1993). Embora modelos modificados de retalho e abordagens microcirúrgicas realmente influenciem positivamente o resultado tanto da regeneração do tecido mole quanto do tecido duro, o sucesso clínico da regeneração periodontal permanece limitado em muitos casos. Além disso, os protocolos cirúrgicos para os procedimentos regenerativos demandam habilidade e podem não ser alcançados por inúmeros profissionais. Consequentemente, tanto a pesquisa clínica quanto a pré-clínica continuam a avaliar as abordagens regenerativas avançadas (Ramseier *et al.* 2012) com o uso de novas técnicas de membrana de barreira (Tsai *et al.* 2020), proteínas estimuladoras do crescimento celular (revisado em Larsson *et al.* 2016) ou aplicações de gene (revisado em Goker *et al.* 2019), respectivamente, para simplificar e melhorar a reconstrução do suporte periodontal perdido (Figura 21.5).

Cirurgia regenerativa

A terapia periodontal regenerativa compreende técnicas que são especialmente concebidas para restaurar as partes perdidas das estruturas de suporte dentário, incluindo o cemento, o PDL e o osso. Classicamente, as indicações periodontais mais comuns para esses procedimentos incluem os defeitos intraósseos profundos, os defeitos de furca dos dentes pré-molares e molares superiores e os defeitos de recessão gengival localizados. A nova classificação de doenças periodontais reconhece o papel fundamental do nível clínico de inserção interdental (NCI) para definir o status do periodonto e a gravidade (estágio) da doença periodontal (Tonetti *et al.* 2018). Assim, o prognóstico (e o estágio) da doença

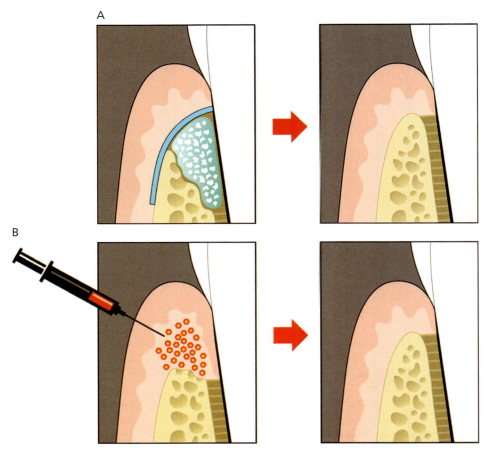

Figura 21.5 Abordagens avançadas para a regeneração das estruturas de suporte do dente. **A.** Aplicação de material para enxerto (p. ex., osso cerâmico) e de fator de crescimento dentro de defeito intraósseo coberto por membrana biorreabsorvível. **B.** Aplicação de vetores genéticos para a transdução dos fatores de crescimento produtores de células-alvo.

periodontal pode ser melhorado pela regeneração da NCI. A inserção interdental é composta pela inserção supracrestal, que é medida desde a junção amelocementária (JAC) até a base da bolsa na área interproximal. A perda óssea interproximal pode ocorrer horizontal e/ou verticalmente. Esse padrão de osso interdental e perda de inserção tem um grande impacto não só na estética dos pacientes, mas também no prognóstico do dente. Várias tentativas foram feitas para tratar previsivelmente essas condições e desenvolver novas técnicas e materiais que devem ser recomendados para regenerar a inserção interproximal perdida (McGuire & Scheyer 2007; Zucchelli & De Sanctis 2008; Rasperini *et al.* 2013, 2020; Carnio 2014; Aslan *et al.* 2017; Trombelli *et al.* 2017; Zucchelli *et al.* 2017; Ausenda *et al.* 2019). O sucesso clínico para a regeneração periodontal pode alterar o prognóstico do dente a longo prazo (Sculean *et al.* 2008; Nickles *et al.* 2009; Silvestri *et al.* 2011; Cortellini *et al.* 2017). Tanto a pesquisa clínica quanto a pré-clínica continuam a avançar no campo da terapia periodontal regenerativa pela avaliação de abordagens inovadoras da engenharia tecidual, que incluem a tecnologia aperfeiçoada da fabricação de arcabouço (Pilipchuk *et al.* 2015), novas técnicas de membrana de barreira (Tsai *et al.* 2020), proteínas estimuladoras do crescimento celular (Giannobile 1996; Dereka *et al.* 2006; Kaigler *et al.* 2006), assim como aplicações celulares e gênicas (Ramseier *et al.* 2006) (Figura 21.6).

Regeneração tecidual guiada

Os achados histológicos em estudos de regeneração periodontal e os conceitos de Melcher sobre "compartimentalização" revelaram que uma nova inserção de tecido conjuntivo poderia ser prevista se as células do PDL se estabelecessem sobre a superfície radicular durante a cicatrização (Melcher 1976). Consequentemente, as aplicações clínicas da GTR no periodonto envolvem a colocação de uma membrana de barreira física para possibilitar que a superfície radicular dentária previamente afetada com periodontite seja repovoada com células do PDL, da lâmina própria do cório gengival, das células do cemento e do osso alveolar. As técnicas de GTR utilizam membranas de barreira para facilitar a migração das células ósseas e células do PDL para os defeitos, prevenindo as células do tecido mole de se infiltrar no defeito. Esse conhecimento foi a chave para o desenvolvimento dos procedimentos clínicos padrões para a colocação de membrana fabricada na GTR, a qual foi recentemente combinada com o fornecimento de diferentes fatores que são incorporados para aumentar a resposta regenerativa.

Aplicações clínicas dos fatores de crescimento na regeneração periodontal

Inúmeros estudos focaram na modificação da superfície radicular envolvida com periodontite para avançar a formação de nova inserção de tecido conjuntivo. Entretanto, apesar de evidência histológica da regeneração após biomodificação da superfície radicular com ácido cítrico, os desfechos dos ensaios clínicos controlados falharam em mostrar qualquer melhora nas condições clínicas comparados aos controles não tratados com ácido (revisado em Mariotti 2003). Nos últimos anos, a biomodificação da superfície radicular com proteínas da matriz do esmalte durante a cirurgia periodontal seguida por desmineralização com ácido etilenodiaminotetracético (EDTA, do inglês *ethylenediaminetetra-acetic acid*) foi introduzida para promover a regeneração periodontal. A aplicação das proteínas da matriz do esmalte (amelogenina) também foi avaliada como um promotor da regeneração periodontal, já que ela inicia eventos que ocorrem durante o crescimento dos tecidos periodontais (Gestrelius *et al.* 2000). Derivado de matriz de esmalte, um extrato ácido purificado de origem suína contém *derivado da matriz de esmalte* (EMD, do inglês *enamel matrix derivate*), que tem demonstrado a capacidade de avançar a regeneração periodontal (revisado em Nibali *et al.* 2020). Até o momento, o EMD sozinho ou combinado aos enxertos tem demonstrado um potencial consistente de efetivamente tratar os defeitos intraósseos, e os resultados clínicos são, de modo geral, estáveis a longo prazo (Trombelli & Farina 2008).

O PDGF é membro de uma família multifuncional de polipeptídios que exercem seus efeitos biológicos sobre a proliferação celular, migração, síntese de MEC e antiapoptose (revisado em Larsson *et al.* 2016; Giannobile 1996). Aplicação clínica do PDGF foi mostrada com o sucesso no avanço do reparo do osso alveolar e o ganho no NCI. Os primeiros ensaios clínicos relataram sucesso no reparo de furca clássica II com o uso de enxerto ósseo alogênico seco, congelado e desmineralizado (DFDBA, do inglês *demineralized freeze-dried bone allograft*) saturado com rhPDGF-BB (fator de crescimento derivado de plaquetas recombinante humano de cadeia polipeptídica isomorfa BB) (Nevins *et al.* 2003). Subsequentemente foi mostrado que o rhPDGF-BB misturado com a matriz sintética de betatricálcio fosfato (β-TCP) avança o reparo das bolsas intraósseas profundas como avaliado por preenchimento ósseo radiográfico em um grande ensaio controlado randomizado multicêntrico (Nevins *et al.* 2005, 2013). Ambos os estudos também demonstraram que o uso de rhPDGF-BB foi seguro e eficaz no tratamento dos defeitos ósseos periodontais. Em uma revisão sistemática recente sobre aplicações clínicas de PDGF, há evidências sobre o uso desse sistema de fator de crescimento para promover a cicatrização em alvéolos de extração, para aumento do assoalho do seio, enxertos intraorais de tecidos moles e procedimentos de aumento de rebordo (Tavelli *et al.* 2020).

BMP são polipeptídios multifuncionais que têm potente capacidade regenerativa óssea. Fiorellini *et al.* (2005) relataram que, em um modelo humano de defeito na parede vestibular, a formação óssea depois da extração dentária foi significativa quando o defeito foi tratado com a BMP-2 recombinante humana (rhBMP-2) fornecida por uma esponja de colágeno bioabsorvível comparada ao tratamento com apenas a esponja de colágeno. Além disso, a BMP-7, também conhecida como proteína osteogênica 1 (OP-1), estimula a regeneração óssea ao redor

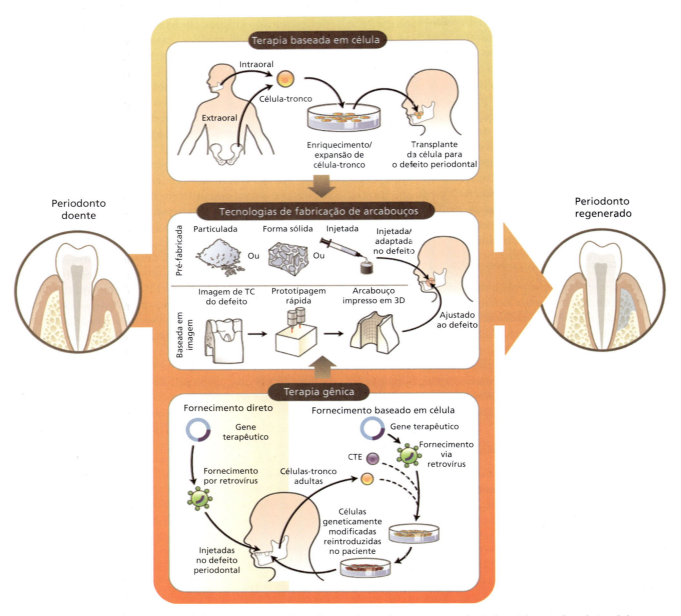

Figura 21.6 Tecnologias baseadas em célula e nos genes usando arcabouços de matrizes para a engenharia do tecido periodontal. As células-tronco extra e intraorais representam uma fonte alternativa viável e acessível para a coleta e a expansão de colônias multipotentes. A densidade celular adequada poderia ser alcançada *in vitro* em ambiente controlado e prontamente disponível para a reimplantação no defeito periodontal. O fornecimento disponível direto e baseado em célula de um gene terapêutico aumenta o potencial regenerativo e melhora a disponibilidade de fatores importantes. O gene de interesse é injetado diretamente no defeito periodontal por meio de um retrovírus ou poderia ser incorporado a uma célula-tronco que é subsequentemente expandida e fornecida para a área de interesse. Os arcabouços pré-fabricados e baseados em imagem estão se tornando um componente essencial na medicina regenerativa. Uma estrutura de suporte definida permite a localização e a orientação das células e proteínas apropriadas e o estabelecimento de um ambiente mecanicamente competente. Atualmente, os arcabouços para a regeneração periodontal estão disponíveis em formas particuladas, sólidas e injetáveis. Nova tecnologia de desenvolvimento permitiu a customização dos arcabouços, que se ajustariam dentro do defeito periodontal e incluiriam uma arquitetura externa e interna que melhore a orientação e a regeneração do tecido. Esta figura esquemática destaca o potencial de integrar as estratégias da engenharia tecidual disponível para melhorar o desfecho da terapia regenerativa periodontal. CTE = células-tronco embrionárias; TC = tomografia computadorizada. (Fonte: Rios *et al.* 2011)

dos dentes, implantes dentários endo-ósseos e nos procedimentos de aumento do assoalho do seio maxilar (revisado em Lin *et al.* 2016 e Avila-Ortiz *et al.* 2016).

Em geral, o fornecimento tópico dos fatores de crescimento para as lesões periodontais tem se mostrado promissor, mas o impacto ainda é insuficiente para a previsão da engenharia de tecido periodontal (Kaigler *et al.* 2006). As proteínas do fator de crescimento, uma vez fornecidas para o local-alvo, tendem a sofrer instabilidade e rápida diluição, presumivelmente devido a degradação proteolítica, endocitose mediada por receptor e solubilidade do veículo de fornecimento. Por causa de suas meias-vidas significativamente reduzidas, o período de exposição pode não ser suficiente para agirem sobre os osteoblastos, cementoblastos ou células do PDL. Um ensaio clínico avaliou os efeitos regenerativos do fornecimento sistêmico da teriparatida, uma forma

Capítulo 21 Cicatrização e Regeneração da Lesão Periodontal

recombinada do paratormônio (PTH). O estudo demonstrou efeito anabólico periodontal favorecendo o resultado regenerativo. Depois da cirurgia periodontal, a teriparatida foi administrada sistemicamente por 6 semanas e os resultados comparados com um controle placebo. O fornecimento dessa molécula recombinante, nesse modo, foi associado a desfechos clínicos melhores, incluindo maior resolução dos defeitos no osso alveolar e consolidação acelerada da ferida óssea (Bashutski *et al.* 2010). Mais recentemente, uma molécula anabólica óssea semelhante usada no tratamento da osteoporose, o anticorpo monoclonal esclerostina (descrito com mais detalhes no Capítulo 2), mostrou forte potencial para reparar defeitos periodontais aumentando o volume ósseo do osso alveolar (Taut *et al.* 2013; Yao *et al.* 2020).

Terapia celular para a regeneração periodontal

Outra abordagem regenerativa emergente no tratamento dos defeitos de tecido mole e de tecido duro envolve a terapia celular (ver Tabela 21.3). Para a reversão da insuficiência das papilas interdentais, as investigações iniciais da terapia celular com o uso de fibroblastos autólogos cultivados *ex vivo* têm mostrado sucesso (McGuire & Scheyer 2007). Para os defeitos de tecido mole maiores, um modelo de mucosa oral equivalente à humana (EVPOME), feito de queratinócitos autógenos colocados sobre veículo dérmico cadavérico (Alloderm®), tem mostrado eficácia na cicatrização de lesão quando comparada ao veículo dérmico sozinho (Izumi *et al.* 2003). A EVPOME também foi usada com sucesso para tratar pacientes afetados por carcinoma espinocelular da língua, leucoplasia da língua, gengiva e mucosa jugal ou hipoplasia da crista alveolar (Hotta *et al.* 2007). Em outras aplicações em

tecido mole, fibroblastos alogênicos do prepúcio foram utilizados para promover a formação de tecido queratinizado em defeitos mucogengivais (McGuire & Nunn 2005). Um construto celular vivo, por engenharia tecidual, feito por queratinócitos e fibroblastos neonatais viáveis, foi avaliado quanto a sua capacidade de aumentar a gengiva queratinizada ao redor dos dentes e forneceu resultados clínicos similares aos dos enxertos gengivais livres convencionais (McGuire *et al.* 2011). Em comparação com o enxerto gengival livre, essa construção celular específica também demonstrou maior potencial para promover a expressão dos fatores angiogênicos durante os estágios iniciais de cicatrização da lesão e, portanto, constitui um material promissor para o enxerto de tecidos moles onde os enxertos gengivais livres são normalmente indicados (Morelli *et al.* 2011).

Os benefícios do uso de células somáticas para a regeneração de tecidos moles e duros na área craniofacial foram ilustrados em vários estudos clínicos e pré-clínicos. Entretanto, a falta de capacidade de elas se autorrenovarem e o fato de só se diferenciarem em um único fenótipo celular limita o uso no tratamento de defeitos craniofaciais mais desafiadores. As células-tronco proporcionariam benefícios nessas aplicações, pois podem reproduzir elas mesmas (*autorrenovação*) e se diferenciar em uma variedade de tipos de células especializadas (*multipotente*). As *células estromais da medula óssea* (CEMO) são multipotentes porque têm capacidade de se diferenciarem em osteoblastos, condroblastos, adipócitos, miócitos e fibroblastos quando transplantadas *in vivo* (Prockop 1997). As células mesenquimais estromais (MSC, do inglês *mesenchimal stromal cell*) podem ser obtidas a partir de uma variedade de fontes, mas as MSC autólogas isoladas da medula óssea da crista ilíaca oferecem uma opção

Tabela 21.3 Aplicações de terapias celulares por engenharia de tecido periodontal.

Tipo de célula	Tipo de enxerto	Tipo de defeito	Estudos
Células estromais da medula óssea	Autógeno	Defeitos classe III	Kawaguchi *et al.* (2004), Hasegawa *et al.* (2006)
	Autógeno	Fenestração periodontal	Li *et al.* (2009)
	Autógeno	Osteotomia	Yamada *et al.* (2004a-c)
	Autógeno	Papila	Yamada *et al.* (2015)
Células estromais do tecido adiposo		Defeitos periodontais palatinos	Tobita *et al.* (2008)
Células do ligamento periodontal	Autógeno	Defeitos classe II	Dogan *et al.* (2003)
	Autógeno	Fenestração periodontal	Akizuki *et al.* (2005)
	Alógeno/xenógeno	Fenestração periodontal	Lekic *et al.* (2001)
Células-tronco do ligamento periodontal	Alógeno	Ectópico	Seo *et al.* (2004)
	Alógeno	Fenestração periodontal	Dogan *et al.* (2003), Chang *et al.* (2007)
	Autógeno	Defeitos periodontais	Liu *et al.* (2008)
	Autógeno	Defeitos periodontais	Chen *et al.* (2016)
Cementoblastos	Alógeno	Ectópico	Jin *et al.* (2003)
	Alógeno	Fenestração periodontal	Zhao *et al.* (2004)
Células do folículo dentário	Alógeno	Ectópico	Jin *et al.* (2003), Zhao *et al.* (2004)
	Alógeno	Fenestração periodontal	Zhao *et al.* (2004)
Células-tronco da polpa dentária	Alógeno	Defeito periodontal	Hernández-Monjaraz *et al.* (2018)
Fibroblasto	Autógeno	Defeitos de recessão	Milinkovic *et al.* (2015)

Fonte: Rios *et al.* 2011. Reproduzida, com autorização, de American Academy of Periodontology.

506 Parte 8 Regeneração Tecidual

previsível e custo-efetiva para o tratamento de cristas mandibular e maxilar gravemente atróficas quando comparadas a osso autógeno coletado (Soltan *et al.* 2007). As células de reparação óssea (ixmyelocel-T®; Aastrom Biosciences) consistem de *ex vivo* expandido, derivado de medula óssea autóloga, CD90+ MSC demonstraram recentemente a capacidade de acelerar a regeneração óssea e produzir osso de melhor qualidade em locais e grandes defeitos alveolares (Kaigler *et al.* 2013, 2015; Bajestan *et al.* 2017). Por essas células incluírem as MSC, elas podem não somente servir para fornecer uma fonte de células-tronco e progenitoras para um local de cicatrização de lesão, mas também produzem muitos fatores de crescimento envolvidos ativamente no estabelecimento de uma vascularização para apoiar e sustentar a regeneração tecidual.

Terapia para reparo do tecido periodontal

Embora tenham sido relatados resultados encorajadores da regeneração periodontal a partir de várias investigações clínicas usando os fatores de crescimento tecidual recombinantes, o fornecimento tópico de proteína a partir de veículos existentes tem limitações como a atividade biológica transitória, a inativação por protease e a insatisfatória biodisponibilidade. Portanto, as abordagens mais novas buscam desenvolver metodologias que aprimorem o fator de crescimento direcionado a maximizar o resultado terapêutico dos procedimentos periodontais regenerativos. As abordagens genéticas na engenharia tecidual periodontal mostram progresso na liberação de genes do fator de crescimento como o PDGF ou a BMP para as lesões periodontais (Taba *et al.* 2005; Kaigler *et al.* 2006). Os métodos de transferência gênica podem evitar muitas limitações graças ao fornecimento de proteína para as lesões de tecidos moles (Giannobile 2002; Baum *et al.* 2003). Foi mostrado que os fatores de crescimento (Jin *et al.* 2004; Plonka *et al.* 2017) ou as formas solúveis dos receptores de citocinas (Cirelli *et al.* 2009) aplicados por transferência genética são mais sustentáveis do que as proteínas aplicadas em uma única vez. Portanto, a terapia genética pode alcançar maior biodisponibilidade dos fatores de crescimento dentro das lesões periodontais e fornecer maior potencial regenerativo.

Estruturas (*scaffolds*) tridimensionais impressas para regeneração periodontal

Scaffolds são um aspecto integral das abordagens de engenharia de tecidos para a regeneração periodontal, dado que a manutenção do espaço e a estabilidade da ferida são considerações críticas. Espera-se que o *scaffold* desempenhe várias funções, incluindo o suporte à colonização, migração, crescimento e diferenciação celular. O design das estruturas também precisa considerar a estabilidade biomecânica ao longo do tempo, a forma tridimensional complexa e a cinética de degradação (Vaquette *et al.* 2018; Yu *et al.* 2019). *Scaffolds* multifásicos tridimensionais, incorporando compartimentos dedicados para PDL, cemento e formação óssea, têm o potencial de melhorar os resultados regenerativos

controlando as complexas interações temporais e espaciais durante a cicatrização de feridas periodontais (Ivanovski *et al.* 2014). A impressão tridimensional (3D), definida como uma tecnologia de manufatura aditiva para a criação de objetos 3D a partir de um arquivo de dados numéricos camada por camada (Figura 21.7A), oferece uma promessa significativa para a fabricação de *scaffolds* multifásicos para regeneração periodontal. Isso ocorre porque a fabricação aditiva é capaz de exercer um alto nível de controle sobre a microestrutura e a porosidade dos *scaffolds* multifásicos, adequados para a regeneração de diferentes componentes do periodonto (como osso e PDL) (Figura 21.7B) e fornecendo orientação para a fixação perpendicular da fibra periodontal à superfície da raiz (Figura 21.7C e D) (Obregon *et al.* 2015; Staples *et al.* 2020). Ele também tem a vantagem de ser capaz de produzir estruturas personalizadas que podem ser fabricadas para ajustar-se perfeitamente a defeitos periodontais individuais, conforme descrito recentemente em um relato de caso humano de referência (Rasperini *et al.* 2015). Os dados de uma tomografia computadorizada do defeito do paciente foram usados para projetar e imprimir um *scaffold* personalizado feito de um polímero biodegradável (policaprolactona [PCL]) (Figura 21.7E a J). A estrutura foi inicialmente bem integrada ao tecido hospedeiro (Figura 21.7 K) e demonstrou o potencial de "prova de conceito" dos *scaffolds* impressos em 3D para o tratamento de um defeito periodontal

Conclusão

O processo de cicatrização periodontal é governado por um complexo mecanismo multifatorial, em que inúmeras variáveis locais, sistêmicas, micro e macroambientais interagem para definir o resultado final. Somente um profundo entendimento das variáveis biológicas e clínicas que afetam o desfecho dos procedimentos cirúrgicos gengivais e periodontais permitirão que os dentistas manipulem os fatores importantes efetivamente para melhorar o desfecho e aumentar a previsibilidade da regeneração periodontal (Figuras 21.8, 21.9 e 21.10). Este capítulo apresentou brevemente os mecanismos de cicatrização que ocorrem nos tecidos periodontais depois de procedimentos básicos cirúrgicos periodontais. A complexidade dos eventos celulares e moleculares que são ativados durante e depois de uma intervenção periodontal leva a algumas conclusões importantes:

- Como dentistas, precisamos minimizar quaisquer desvios dos protocolos cirúrgicos estritos para garantirmos mínimo risco de quaisquer eventos não favoráveis à cicatrização. É importante reforçar o princípio EACE da promoção do reparo de feridas periodontais: *E*stabilidade primária da ferida, *A*ngiogênese para promover boa perfusão da ferida, *C*riação de espaço para repovoamento do local da ferida por células-tronco e aquelas associadas à regeneração e *E*stabilidade da ferida. Esses princípios devem-se a um bom resultado clínico (Wang & Boyapati 2006)
- Como cientistas, devemos ser capazes de traduzir os sinais e sintomas clínicos em termos fisiológicos e histológicos e entender sua natureza para que as intervenções possam ser modificadas de acordo.

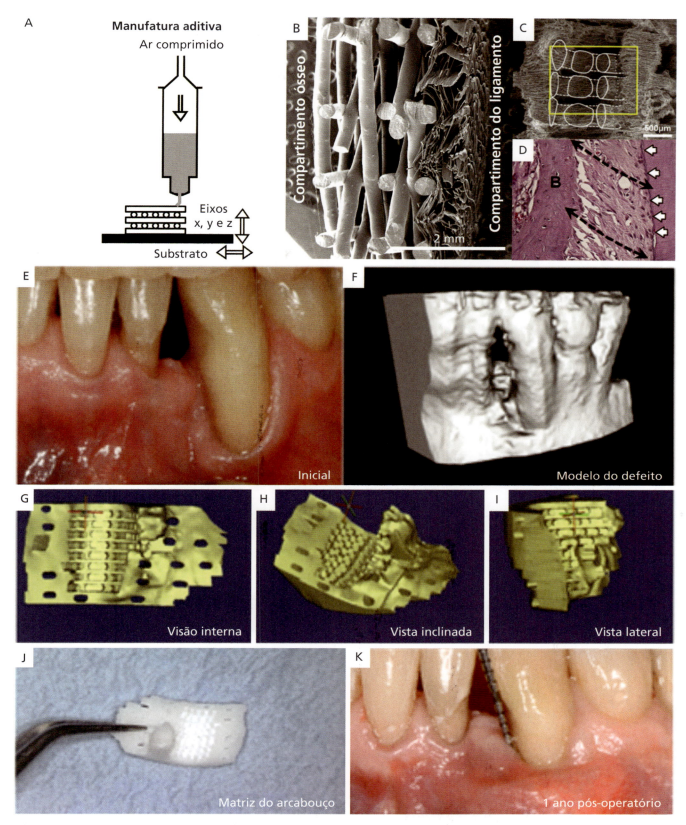

Figura 21.7 A. Conceito de fabricação aditiva (impressão 3D) de um arcabouço 3D produzido camada por camada. **B.** Arcabouço multifásico com um compartimento de osso e ligamento periodontal. **C.** Microestrutura guiada por fibras (microcanais) do arcabouço. **D.** Evidência histológica de orientação de fibra *in vivo*. **E** a **K.** Exemplo clínico de arcabouço impresso em 3D *in vivo*. (Fonte: Vaquette *et al.* 2018 e Rasperini *et al.* 2015. Reproduzida, com autorização, de John Wiley & Sons.)

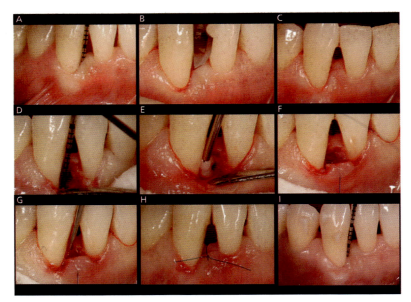

Figura 21.8 A. Profundidade de sondagem da bolsa (PB) grave (7 mm), mesial ao dente 43 na reavaliação após tratamento periodontal não cirúrgico. **B e C.** Uma incisão bucal da papila é realizada para permitir a elevação de um retalho vestibular. **D.** Neste caso foi possível elevar uma quantidade mínima de tecido bucal para visualizar o defeito, sem elevar a papila interdental, de acordo com a "abordagem de retalho único" (Trombelli *et al.* 2009) e MIST modificado (do inglês *minimally invasive surgery technique*) (Cortellini & Tonetti 2009). (Fonte: Apresentação do caso cortesia de Giulio Rasperini) **E.** Após a limpeza da raiz e desbridamento do defeito, o EDTA (ácido etilenodiaminotetracético) foi aplicado na superfície da raiz por 2 minutos para remover a camada de esfregaço **F.** Uma sutura monofilamentar simples interrompida é preparada e deixada solta. **G.** Após a irrigação da raiz com soro fisiológico, EMD (Emdogain®, Straumann, Basel, Suíça) foi aplicado na superfície da raiz limpa. **H.** A sutura pode agora ser fechada com um nó cirúrgico. **I.** Um ano depois, o local sonda 2 mm com um ganho de 5 mm quando comparado com o início.

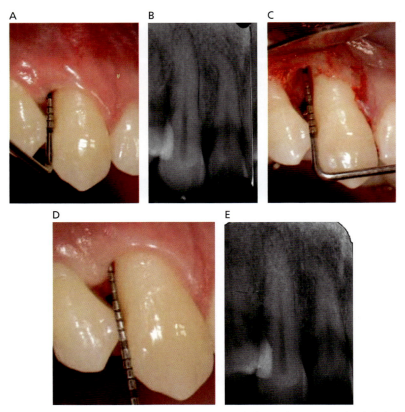

Figura 21.9 A. Paciente de 32 anos, do sexo masculino, com periodontite grave. O dente 13 mostra profundidade de sondagem da bolsa (PB) de 10 mm no lado distovestibular e um nível clínico de inserção (NCI) de 14 mm. **B.** A radiografia periapical mostra o defeito intraósseo distal do dente 13. **C.** Depois da incisão vestibular da papila, o tecido interdental é preservado inserido ao retalho palatino. Depois do desbridamento do tecido de granulação e do alisamento radicular, o defeito intraósseo é classificado e medido: o componente predominante é um defeito de três paredes com 7 mm de profundidade. Um ano depois da intervenção cirúrgica, o lado distal do dente 13 mostra PB de 2 mm (ganho de 8 mm a partir da medição inicial) e NCI de 7 mm (ganho de 7 mm) **(D)** e a radiografia mostra o preenchimento do defeito **(E)**.

Capítulo 21 Cicatrização e Regeneração da Lesão Periodontal

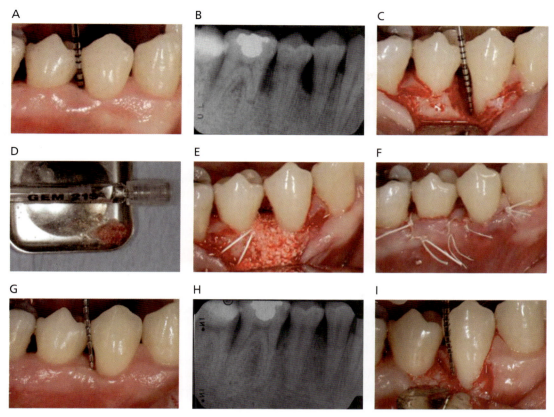

Figura 21.10 A. Paciente com 27 anos na consulta de reavaliação depois da fase inicial mostrou três locais com profundidade de sondagem da bolsa (PB) < 6 mm; a distal do dente 44 tinha PB de 7 mm e nenhuma recessão gengival. **B.** A radiografia periapical mostra um defeito na parede distal do dente 44 e uma lesão entre os dentes 45 e 46. **C.** A medição do defeito puro de uma parede mostra componente intraósseo de 6 mm. **D.** O material de enxerto GEM 21S® é misturado com algumas partículas de lascas de osso autógeno, coletados da área cirúrgica com um cinzel de Rhodes e com o componente líquido do GEM 21S® (fator de crescimento derivado de plaquetas [PDGF]). **E.** PDGF líquido é colocado no defeito com o enxerto para reconstruir o osso perdido. **F.** Uma sutura interna é realizada para manter e estabilizar o retalho coronal. Uma segunda sutura interna é realizada com fio Gor Tex® 7-0 para permitir uma ótima adaptação das margens do retalho sem interferência do epitélio. As duas suturas internas são amarradas, mas não atadas por nós, até que haja um perfeito fechamento, sem tensão, da lesão. Duas suturas interrompidas adicionais com fio 7-0 são colocadas para garantir contato estável entre os tecidos conjuntivos das bordas dos retalhos. A papila mesial e a distal são estabilizadas com suturas interrompidas adicionais. **G.** Nove meses depois da cirurgia, o PB é de 2 mm. **H.** A radiografia periapical mostra um bom preenchimento ósseo do defeito óssea de uma parede (**I**) e a reabertura cirúrgica mostra a formação de novo osso.

Agradecimentos

Os autores agradecem ao Dr. Hector Rios por suas contribuições escritas à edição anterior deste capítulo.

Referências bibliográficas

Akizuki, T., Oda, S., Komaki, M., Tsuchioka, H., Kawakatsu, N. et al. (2005). Application of periodontal ligament cell sheet for periodontal regeneration: a pilot study in beagle dogs. *Journal of Periodontal Research* **40**, 245-251.

Aslan, S., Buduneli, N. & Cortellini, P. (2017). Entire papilla preservation technique in the regenerative treatment of deep intrabony defects: 1-year results. *Journal of Clinical Periodontology* **44**, 926-932.

Ausenda, F., Rasperini, G., Acunzo, R., Gorbunkova, A. & Pagni G (2019). New perspectives in the use of biomaterials for periodontal regeneration. *Materials (Basel)* **12**, 2197.

Avila-Ortiz, G., Bartold, P.M., Giannobile, W. et al. (2016). Biologics and cell therapy tissue engineering approaches for the management of the edentulous maxilla: a systematic review. *International Journal of Oral and Maxillofacial Implants* **31 Suppl**, s121-s164.

Bajestan, M.N., Rajan, A., Edwards, S.P. et al. (2017). Stem cell therapy for reconstruction of alveolar cleft and trauma defects in adults: a randomized controlled clinical trial. *Clinical Implant Dentistry and Related Research* **19**, 793-801.

Barr, C.E. (1965). Oral healing in ascorbic acid deficiency. *Periodontics* **3**, 286-291.

Bashutski, J.D., Eber, R.M., Kinney, J.S. et al. (2010). Teriparatide and osseous regeneration in the oral cavity. *New England Journal of Medicine* **363**, 2396-2405.

Baum, B.J., Goldsmith, C.M., Kok, M.R. et al. (2003). Advances in vector-mediated gene transfer. *Immunology Letters* **90**, 145-149.

Bjorn, H., Hollender, L. & Lindhe, J. (1965). Tissue regeneration in patients with periodontal disease. *Odontologisk Revy* **16**, 317-326.

Bonewald, L.F. & Johnson, M.L. (2008). Osteocytes, mechanosensing and wnt signaling. *Bone* **42**, 606-615.

Burger, E.H., Klein-Nulend, J., van der Plas, A. & Nijweide, P.J. (1995). Function of osteocytes in bone – their role in mechanotransduction. *Journal of Nutrition* **125**, 2020S-2023S.

Butcher, E.O. & Klingsberg, J. (1963) Age, gonadectomy, and wound healing in the palatal mucosa of the rat. *Oral Surgery, Oral Medicine, Oral Pathology* **16**, 484-493.

Carnio, J. (2014). Modified apically repositioned flap technique: a surgical approach to enhance donor sites prior to employing a laterally positioned flap. *International Journal of Periodontics and Restorative Dentistry* **34**, 423-429.

Caton, J., Nyman, S. & Zander, H. (1980). Histometric evaluation of periodontal surgery. Ii. Connective tissue levels after four regenerative procedures. *Journal of Clinical Periodontology* **7**, 224-231.

Chang, J., Sonoyama, W., Wang, Z. et al. (2007). Noncanonical wnt-4 signaling enhances bone regeneration of mesenchymal stem cells in craniofacial defects through activation of p38 mapk. *Journal of Biological Chemistry* **282**, 30938-30948.

Chen, F.M., An, Y., Zhang, R. & Zhang, M. (2011). New insights into and novel applications of release technology for periodontal reconstructive therapies. *Journal of Controlled Release* **149**, 92-110.

Chen, F.M., Gao, L.N., Tian, B.M. et al. (2016). Treatment of periodontal intrabony defects using autologous periodontal ligament stem cells: a randomized clinical trial. *Stem Cell Research and Therapy* **7**, 33.

Cirelli, J.A., Park, C.H., MacKool, K. et al. (2009). AAV2/1TNFR:Fc gene delivery prevents periodontal disease progression. *Gene Therapy* **16**, 426-436.

Cortellini, P. & Tonetti, M.S. (2009). Improved wound stability with a modified minimally invasive surgical technique in the regenerative treatment of isolated interdental intrabony defects. *Journal of Clinical Periodontology* **36**, 157-163.

Cortellini, P., Buti, J., Pini Prato, G. & Tonetti, M.S. (2017). Periodontal regeneration compared with access flap surgery in human intrabony defects 20-year follow-up of a randomized clinical trial: tooth retention, periodontitis recurrence and costs. *Journal of Clinical Periodontology* **44**, 58-66.

Dereka, X.E., Markopoulou, C.E. & Vrotsos, I.A. (2006). Role of growth factors on periodontal repair. *Growth Factors* **24**, 260-267.

Dogan, A., Ozdemir, A., Kubar, A. & Oygur, T. (2003). Healing of artificial fenestration defects by seeding of fibroblast-like cells derived from regenerated periodontal ligament in a dog: a preliminary study. *Tissue Engineering* **9**, 1189-1196.

Duncan, R.L. & Turner, C.H. (1995). Mechanotransduction and the functional response of bone to mechanical strain. *Calcified Tissues International* **57**, 344-358.

Fiorellini, J.P., Howell, T.H., Cochran, D. et al. (2005). Randomized study evaluating recombinant human bone morphogenetic protein-2 for extraction socket augmentation. *Journal of Periodontology* **76**, 605-613.

Garlet, G.P. & Giannobile, W.V. (2018). Macrophages: the bridge between inflammation resolution and tissue repair? *Journal of Dental Research* **97**, 1079-1081.

Gestrelius, S., Lyngstadaas, S.P. & Hammarstrom, L. (2000). Emdogainperiodontal regeneration based on biomimicry. *Clinical Oral Investigations* **4**, 120-125.

Giannobile, W.V. (1996). Periodontal tissue engineering by growth factors. *Bone* **19 Suppl 1**, 23S-37S.

Giannobile, W.V. (2002). What does the future hold for periodontal tissue engineering? *International Journal of Periodontics and Restorative Dentistry* **22**, 6-7.

Giannobile, W.V., Berglundh, T., Al-Nawas, B. et al. (2018). Retrieval of a periodontally compromised tooth by allogeneic grafting of mesenchymal stem cells from dental pulp: a case report. *Journal of International Medical Research* **46**, 2983-2993.

Hernández-Monjaraz, B., Santiago-Osorio, E., LedesmaMartínez, E., Alcauter-Zavala, A. & Mendoza-Núñez, V.M. (2018). Retrieval of a periodontally compromised tooth by allogeneic grafting of mesenchymal stem cells from dental pulp: a case report. *Journal of International Medical Research* **46**, 2983-2993.

Glickman, I., Turesky, S. & Manhold, J.H. (1950). The oxygen consumption of healing gingiva. *Journal of Dental Research* **29**, 429-435.

Goker, F., Larsson, L., Del Fabbro, M. & Asa'ad, F. (2019) Gene delivery therapeutics in the treatment of periodontitis and peri-implantitis: a state of the art review. *International Journal of Molecular Sciences* **20**, 355.

Gottlow, J., Nyman, S., Karring, T. & Lindhe, J. (1984). New attachment formation as the result of controlled tissue regeneration. *Journal of Clinical Periodontology* **11**, 494-503.

Hasegawa, N., Kawaguchi, H., Hirachi, A. et al. (2006). Behavior of transplanted bone marrow-derived mesenchymal stem cells in periodontal defects. *Journal of Periodontology* **77**, 1003-1007.

Hiatt, W.H., Stallard, R.E., Butler, E.D. & Badgett, B. (1968). Repair following mucoperiosteal flap surgery with full gingival retention. *Journal of Periodontology* **39**, 11-16.

Holm-Pedersen, P. & Löe, H. (1971). Wound healing in the gingiva of young and old individuals. *Scandinavian Journal of Dental Research* **79**, 40-53.

Hotta, T., Yokoo, S., Terashi, H. & Komori, T. (2007). Clinical and histopathological analysis of healing process of intraoral reconstruction with *ex vivo* produced oral mucosa equivalent. *Kobe Journal of Medical Science* **53**, 1-14.

Hugoson, A. (1970). Gingival inflammation and female sex hormones. A clinical investigation of pregnant women and experimental studies in dogs. *Journal of Periodontal Research Supplements* **5**, 1-18.

Ivanovski, S., Vaquette, C., Gronthos, S., Hutmacher, D.W. & Bartold, P.M. (2014). Multiphasic scaffolds for periodontal tissue engineering. *Journal of Dental Research* **93**, 1212-1221.

Izumi, K., Feinberg, S.E., Iida, A. & Yoshizawa, M. (2003). Intraoral grafting of an *ex vivo* produced oral mucosa equivalent: a preliminary report. *International Journal of Oral and Maxillofacial Surgery* **32**, 188-197.

Jin, Q.M., Anusaksathien, O., Webb, S.A., Rutherford, R.B. & Giannobile, W.V. (2003). Gene therapy of bone morphogenetic protein for periodontal tissue engineering. *Journal of Periodontology* **74**, 202-213.

Jin, Q., Anusaksathien, O., Webb, S.A., Printz, M.A. & Giannobile, W.V. (2004). Engineering of tooth-supporting structures by delivery of PDGF gene therapy vectors. *Molecular Therapy* **9**, 519-526.

Kaigler, D., Cirelli, J.A. & Giannobile, W.V. (2006). Growth factor delivery for oral and periodontal tissue engineering. *Expert Opinion in Drug Delivery* **3**, 647-662.

Kaigler, D., Pagni, G., Park, C.H. et al. (2013). Stem cell therapy for craniofacial bone regeneration: a randomized, controlled, feasibility trial. *Cell Transplant* **22**, 767-777.

Kaigler, D., Avila-Ortiz, G., Travan, S. et al. (2015). Bone engineering of maxillary sinus bone deficiencies using enriched CD90+ stem cell therapy: a randomized clinical trial. *Journal of Bone and Mineral Research* **30**, 1206-1216.

Karring, T., Nyman, S. & Lindhe, J. (1980). Healing following implantation of periodontitis affected roots into bone tissue. *Journal of Clinical Periodontology* **7**, 96-105.

Karring, T., Nyman, S., Lindhe, J. & Sirirat, M. (1984). Potentials for root resorption during periodontal wound healing. *Journal of Clinical Periodontology* **11**, 41-52.

Karring, T., Isidor, F., Nyman, S. & Lindhe, J. (1985). New attachment formation on teeth with a reduced but healthy periodontal ligament. *Journal of Clinical Periodontology* **12**, 51-60.

Kawaguchi, H., Hirachi, A., Hasegawa, N. et al. (2004). Enhancement of periodontal tissue regeneration by transplantation of bone marrow mesenchymal stem cells. *Journal of Periodontology* **75**, 1281-1287.

King, G.N., King, N., Cruchley, A.T., Wozney, J.M. & Hughes, F.J. (1997). Recombinant human bone morphogenetic protein-2 promotes wound healing in rat periodontal fenestration defects. *Journal of Dental Research* **76**, 1460-1470.

Krebsbach, P.H., Gu, K., Franceschi, R.T. & Rutherford, R.B. (2000). Gene therapy-directed osteogenesis: BMP-7-transduced human fibroblasts form bone *in vivo*. *Human Gene Therapy* **11**, 1201-1210.

Larsson, L., Decker, A.M., Nibali, L. et al. (2016). Regenerative medicine for periodontal and peri-implant diseases. *Journal of Dental Research* **95**, 255-266.

Lekic, P., Sodek, J. & McCulloch, C.A.G. (1996a). Osteopontin and bone sialoprotein expression in regenerating rat periodontal ligament and alveolar bone. *Anatomcial Record* **244**, 50-58.

Lekic, P., Sodek, J. & McCulloch, C.A.G. (1996b). Relationship of cellular proliferation to expression of osteopontin and bone sialoprotein in regenerating rat periodontium. *Cell and Tissue Research* **285**, 491-500.

Lekic, P.C., Rajshankar, D., Chen, H., Tenenbaum, H. & McCulloch, C.A. (2001). Transplantation of labeled periodontal ligament cells promotes regeneration of alveolar bone. *Anatomical Record* **262**, 193-202.

Li, H., Yan, F., Lei, L., Li, Y. & Xiao, Y. (2009). Application of autologous cryopreserved bone marrow mesenchymal stem cells for periodontal regeneration in dogs. *Cells Tissues Organs* **190**, 94-101.

Lin, G.H., Lim, G., Chan, H.L., Giannobile, W.V. & Wang, H.L. (2016). Recombinant bone morphogenetic protein-2 outcomes for maxillary sinus floor augmentation: a systematic review and meta-analysis. *Clinical Oral Implants Research* **27**, 1349-1359.

Lindhe, J. & Brånemark, P.I. (1968). The effects of sex hormones on vascularization of granulation tissue. *Journal of Periodontal Research* **3**, 6-11.

Listgarten, M.A. & Rosenberg, M.M. (1979). Histological study of repair following new attachment procedures in human periodontal lesions. *Journal of Periodontology* **50**, 333-344.

Liu, Y., Zheng, Y., Ding, G. *et al.* (2008). Periodontal ligament stem cell-mediated treatment for periodontitis in miniature swine. *Stem Cells* **26**, 1065-1073.

Mariotti, A. (2003). Efficacy of chemical root surface modifiers in the treatment of periodontal disease. A systematic review. *Annals of Periodontology* **8**, 205-226.

Marotti, G. (2000). The osteocyte as a wiring transmission system. *Journal of Musculoskeletal and Neuronal Interactions* **1**, 133-136.

Marotti, G. & Palumbo, C. (2007). The mechanism of transduction of mechanical strains into biological signals at the bone cellular level. *European Journal of Histochemistry* **51 Suppl 1**, 15-19.

McCulloch, C.A. (1993). Basic considerations in periodontal wound healing to achieve regeneration. *Periodontology 2000* 1, 16-25.

McGuire, M.K. & Nunn, M.E. (2005). Evaluation of the safety and efficacy of periodontal applications of a living tissueengineered human fibroblast-derived dermal substitute. I. Comparison to the gingival autograft: a randomized controlled pilot study. *Journal of Periodontology* **76**, 867-880.

McGuire, M.K. & Scheyer, E.T. (2007). A randomized, doubleblind, placebo-controlled study to determine the safety and efficacy of cultured and expanded autologous fibroblast injections for the treatment of interdental papillary insufficiency associated with the papilla priming procedure. *Journal of Periodontology* **78**, 4-17.

McGuire, M.K., Scheyer, E.T., Nevins, M.L. *et al.* (2011). Living cellular construct for increasing the width of keratinized gingiva: results from a randomized, within-patient, controlled trial. *Journal of Periodontology* **82**, 1414-1423.

Melcher, A.H. (1976). On the repair potential of periodontal tissues. *Journal of Periodontology* **47**, 256-260.

Milinkovic, I., Aleksic, Z., Jankovic, S. *et al.* (2015). Clinical application of autologous fibroblast cell culture in gingival recession treatment. *Journal of Periodontal Research* **50**, 363-370.

Mine, K., Kanno, Z., Muramoto, T. & Soma, K. (2005). Occlusal forces promote periodontal healing of transplanted teeth and prevent dentoalveolar ankylosis: an experimental study in rats. *Angle Orthodontics* **75**, 637-644.

Morelli, T., Neiva, R., Nevins, M.L. *et al.* (2011). Angiogenic biomarkers and healing of living cellular constructs. *Journal of Dental Research* **90**, 456-462.

Nevins, M., Camelo, M., Nevins, M.L., Schenk, R.K. & Lynch, S.E. (2003). Periodontal regeneration in humans using recombinant human platelet-derived growth factor-bb (rhPDGF-bb) and allogenic bone. *Journal of Periodontology* **74**, 1282-1292.

Nevins, M., Giannobile, W.V., McGuire, M.K. *et al.* (2005) Platelet-derived growth factor stimulates bone fill and rate of attachment level gain: results of a large multicenter randomized controlled trial. *Journal of Periodontology* **76**, 2205-2215.

Nevins, M., Kao, R.T., McGuire, M.K. *et al.* (2013). Plateletderived growth factor promotes periodontal regeneration in localized osseous defects: 36-month extension results from a randomized, controlled, double-masked clinical trial. *Journal of Periodontology* **84**, 456-484.

Nibali L, Koidou VP, Nieri M *et al.* (2020) Regenerative surgery versus access flap for the treatment of intra-bony periodontal defects: a systematic review and meta-analysis. *Journal of Clinical Periodontology* **47 Suppl 22**, 320-351.

Nickles, K., Ratka-Krüger, P., Neukranz, E., Raetzke, P. & Eickholz, P. (2009). Open flap debridement and guided tissue regeneration after 10 years in infrabony defects. *Journal of Clinical Periodontology* **36**, 976-983.

Nyman, S., Karring, T., Lindhe, J. & Planten, S. (1980) Healing following implantation of periodontitis-affected roots into gingival connective tissue. *Journal of Clinical Periodontology* **7**, 394-401.

Nyman, S., Lindhe, J., Karring, T. & Rylander, H. (1982). New attachment following surgical treatment of human periodontal disease. *Journal of Clinical Periodontology* **9**, 290-296.

Obregon, F., Vaquette, C., Ivanovski, S., Hutmacher, D.W. & Bertassoni, L.E. (2015). Three-dimensional bioprinting for regenerative dentistry and craniofacial tissue engineering. *Journal of Dental Research* **94**, 143s-152s.

Padial-Molina, M., Marchesan, J.T., Taut, A.D. *et al.* (2012). Methods to validate tooth-supporting regenerative therapies. *Methods in Molecular Biology* **887**, 135-148.

Pilipchuk, S.P., Plonka, A.B., Monje, A. *et al.* (2015). Tissue engineering for bone regeneration and osseointegration in the oral cavity. *Dental Materials* **31**, 317-338.

Plonka, A.B., Khorsand, B., Yu, N. *et al.* (2017). Effect of sustained PDGF nonviral gene delivery on repair of tooth-supporting bone defects. *Gene Therapy* **24**, 31-39.

Prockop, D.J. (1997). Marrow stromal cells as stem cells for nonhematopoietic tissues. *Science* **276**, 71-74.

Rajshankar, D., McCulloch, C.A.G., Tenenbaum, H.C. & Lekic, P.C. (1998). Osteogenic inhibition by rat periodontal ligament cells: modulation of bone morphogenic protein-7 activity *in vivo*. *Cell and Tissue Research* **294**, 475-483.

Rasperini, G., Acunzo, R., Barnett, A. & Pagni, G. (2013). The soft tissue wall technique for the regenerative treatment of non-contained infrabony defects: a case series. *International Journal of Periodontics and Restorative Dentistry* **33**, e79-e87.

Rasperini, G., Pilipchuk, S., Flanagan, C.L. *et al.* (2015). 3Dprinted bioresorbable scaffold for periodontal repair. *Journal of Dental Research* **94**, 153S-157S.

Rasperini, G., Tavelli, L., Barootchi, S. *et al.* (2020). Interproximal attachment gain: The challenge of periodontal regeneration. Journal of Periodontology, online ahead of print. doi: 10.1002/JPER.20-0587.

Ramfjord, S.P., Engler, W.O. & Hiniker, J.J. (1966). A radioautographic study of healing following simple gingivectomy. II. The connective tissue. *Journal of Periodontology* **37**, 179-189.

Ramseier, C.A., Abramson, Z.R., Jin, Q. & Giannobile, W.V. (2006). Gene therapeutics for periodontal regenerative medicine. *Dental Clinics of North America* **50**, 245-263, ix.

Ramseier, C.A., Rasperini, G., Batia, S. & Giannobile, W.V. (2012). New technologies for periodontal tissue regeneration. *Periodontology 2000* **59**, 185-202.

Reddy, M.S. & Jeffcoat, M.K. (1999). Methods of assessing periodontal regeneration. *Periodontology 2000* **19**, 87-103.

Rios, H.F., Lin, Z., Oh, B., Park, C.H. & Giannobile, W.V. (2011). Celland gene-based therapeutic strategies for periodontal regenerative medicine. *Journal of Periodontology* **82**, 1223-1237.

Sculean, A., Kiss, A., Miliauskaite, A., *et al.* (2008). Ten-year results following treatment of intra-bony defects with enamel matrix proteins and guided tissue regeneration. *Journal of Clinical Periodontology* **35**, 817-824.

Sculean, A., Chapple, I.L. & Giannobile, W.V. (2015). Wound models for periodontal and bone regeneration: the role of biologic research. *Periodontology 2000* 68, 7-20.

Selvig, K.A., Bogle, G. & Claffey, N.M. (1988). Collagen linkage in periodontal connective tissue reattachment. An ultrastructural study in beagle dogs. *Journal of Periodontology* **59**, 758-768.

Seo, B.M., Miura, M., Gronthos, S. *et al.* (2004). Investigation of multipotent postnatal stem cells from human periodontal ligament. *Lancet* **364**, 149-155.

Silvestri, M., Rasperini, G, & Milani, S. (2011). 120 infrabony defects treated with regenerative therapy: long-term results. *Journal of Periodontology* **82**, 668-675.

512   **Parte 8**   Regeneração Tecidual

Soltan, M., Smiler, D., Prasad, H.S. & Rohrer, M.D. (2007). Bone block allograft impregnated with bone marrow aspirate. *Implant Dentistry* **16**, 329-339.

Sporn, M.B., Roberts, A.B., Shull, J.H. *et al.* (1983). Polypeptide transforming growth factors isolated from bovine sources and used for wound healing *in vivo*. *Science* **219**, 1329-1331.

Stahl, S.S. (1962) The effect of a protein-free diet on the healing of gingival wounds in rats. *Archives of Oral Biology* **7**, 551-556.

Staples, R., Ivanovski, S. & Vaquette, C. (2020). Fibre guiding scaffolds for periodontal tissue engineering. *Journal of Periodontal Research* **55**, 331-341.

Susin, C., Fiorini, T., Lee, J. *et al.* (2015). Wound healing following surgical and regenerative periodontal therapy. *Periodontology 2000* **68**, 83-98.

Sykaras, N. & Opperman, L.A. (2003). Bone morphogenetic proteins (BMPs): how do they function and what can they offer the clinician? *Journal of Oral Sciences* **45**, 57-73.

Taba, M., Jr., Jin, Q., Sugai, J.V. & Giannobile, W.V. (2005). Current concepts in periodontal bioengineering. *Orthodontics & Craniofacial Research* **8**, 292-302.

Taut, A.D., Jin, Q., Chung, J.-H. *et al.* (2013). Sclerostin antibody stimulates bone regeneration following experimental periodontitis. *Journal of Bone and Mineral Research* **28**, 2347-2356.

Tavelli, L., Ravida, A., Barootchi, S., Chambrone, L. & Giannobile, W.V. (2020). Recombinant platelet-derived growth factor: a systematic review in oral regenerative procedures. *Journal of Dental Research. Clinical and Translational Research* **5**, May 11:2380084420921353. doi: 10.1177/2380084420921353.

Tobita, M., Uysal, A.C., Ogawa, R., Hyakusoku, H. & Mizuno, H. (2008). Periodontal tissue regeneration with adiposederived stem cells. *Tissue Engineering Part A* **14**, 945-953.

Tonetti, M.S., Greenwell, H. & Kornman, K.S. (2018). Staging and grading of periodontitis: framework and proposal of a new classification and case definition [published correction appears in *Journal of Periodontology* 2018, 89,1475]. *Journal of Periodontology* **89 Suppl 1**, S159-S172.

Trombelli, L. & Farina, R. (2008). Clinical outcomes with bioactive agents alone or in combination with grafting or guided tissue regeneration. *Journal of Clinical Periodontology* **35**, 117-135.

Trombelli, L., Farina, R., Franceschetti, G. & Calura, G. (2009). Single-flap approach with buccal access in periodontal reconstructive procedures. *Journal of Periodontology* **80**, 353-360.

Trombelli, L., Simonelli, A., Minenna, L., Rasperini, G. & Farina, R. (2017). Effect of a connective tissue graft in combination with a single flap approach in the regenerative treatment of intraosseous defects. *Journal of Periodontology* **88**, 348-356.

Tsai, S.J., Ding, Y.W., Shih, M.C. & Tu, Y.K. (2020) Systematic review and sequential network meta-analysis on the efficacy of periodontal regenerative therapies. *Journal of Clinical Periodontology*. doi: 10.1111/jcpe.13338.

Vaquette, C., Pilipchuk, S.P., Bartold, P.M. *et al.* (2018). Tissue engineered constructs for periodontal regeneration: current status and future perspectives. *Advanced Healthcare Materials* **7**, e1800457.

Wang, H.L. & Boyapati, L. (2006). "PASS" principles for predictable bone regeneration. *Implant Dentistry* **15**, 8-17.

Wikesjo, U.M., Crigger, M., Nilveus, R. & Selvig, K.A. (1991). Early healing events at the dentin-connective tissue interface. Light and transmission electron microscopy observations. *Journal of Periodontology* **62**, 5-14.

Yao, Y., Kauffmann, F., Maekawa, S. *et al.* (2020). Sclerostin antibody stimulates periodontal regeneration in large alveolar bone defects. *Science Reports* **10**, 16217.

Wilderman, M.N. (1964). Exposure of bone in periodontal surgery. *Dental Clinics of North America* **8**, 23-36.

Yamada, Y., Ueda, M., Hibi, H. & Nagasaka, T. (2004a). Translational research for injectable tissue-engineered bone regeneration using mesenchymal stem cells and plateletrich plasma: from basic research to clinical case study. *Cell Transplantation* **13**, 343-355.

Yamada, Y., Ueda, M., Naiki, T. & Nagasaka, T. (2004b). Tissue-engineered injectable bone regeneration for osseointegrated dental implants. *Clinical Oral Implants Research* **15**, 589-597.

Yamada, Y., Ueda, M., Naiki, T. *et al.* (2004c). Autogenous injectable bone for regeneration with mesenchymal stem cells and platelet-rich plasma: tissue-engineered bone regeneration. *Tissue Engineering* **10**, 955-964.

Yamada, Y., Nakamura, S., Ueda, M. & Ito, K. (2015). Papilla regeneration by injectable stem cell therapy with regenerative medicine: long-term clinical prognosis. *Journal of Tissue Engineering and Regenerative Medicine* **9**, 305-309.

Yu, N., Nguyen, T., Cho, Y.D. *et al.* (2019). Personalized scaffolding technologies for alveolar bone regenerative medicine. *Orthodontics & Craniofacial Research* **22 Suppl 1**, 69-75.

Zhao, M., Jin, Q., Berry, J.E. *et al.* (2004). Cementoblast delivery for periodontal tissue engineering. *Journal of Periodontology* **75**, 154-161.

Zucchelli, G. & De Sanctis, M. (2008). A novel approach to minimizing gingival recession in the treatment of vertical bony defects. *Journal of Periodontology* **79**, 567-574.

Zucchelli, G., Mounssif, I., Marzadori, M. *et al.* (2017). Connective tissue graft wall technique and enamel matrix derivative for the treatment of infrabony defects: case reports. *International Journal of Periodontics and Restorative Dentistry* **37**, 673-681.

Parte 9: **Protocolos de Avaliação**

22 Avaliação dos Pacientes, 515
Giovanni E. Salvi, Tord Berglundh e Niklaus P. Lang

23 Diagnóstico por Imagem do Paciente Periodontal e de Implante, 530
Michael M. Bornstein, Kuofeng Hung e Dorothea Dagassan-Berndt

24 Avaliação de Risco Baseado no Paciente para a Terapia com Implante, 561
Giovanni E. Salvi e Niklaus P. Lang

Capítulo 22

Avaliação dos Pacientes

Giovanni E. Salvi,[1] Tord Berglundh[2] e Niklaus P. Lang[1]

[1]Department of Periodontology, School of Dental Medicine, University of Berne, Bern, Switzerland
[2]Department of Periodontology, Institute of Odontology, The Sahlgrenska Academy at University of Gothenburg, Gothenburg, Sweden

---

História do paciente, 515
    Queixa principal e expectativas, 515
    História social e familiar, 515
    História dentária, 515
    Hábitos de higiene oral, 516
    História de tabagismo, 516
    História patológica pregressa e medicamentosa, 516
    Teste genético antes da terapia periodontal e de implante, 516
    Sinais e sintomas das doenças periodontais e sua avaliação, 516

Gengiva, 518
    Mucosa queratinizada nos locais receptores de implante, 519
    Ligamento periodontal e o cemento radicular, 519
    Osso alveolar, 525
Diagnóstico e classificação da periodontite, 525
    Gengivite, 525
    Periodontite, 526
Situação da higiene oral, 527
Avaliações dentárias adicionais, 528
Conclusão, 528

História do paciente

Como base para o planejamento do tratamento e a compreensão das necessidades, da situação social e econômica do paciente, assim como das condições clínicas gerais, a história do paciente é uma documentação reveladora. Para acelerar o levantamento da história, um questionário de saúde pode ser preenchido pelo paciente antes da avaliação inicial. Esse questionário deve ser construído de modo que o profissional perceba imediatamente os fatores comprometedores ou de risco que possam modificar o plano de tratamento e, consequentemente, possam ter que ser discutidos detalhadamente com o paciente durante a consulta inicial. A análise da história do paciente requer uma avaliação dos seguintes aspectos: (1) queixa principal; (2) história familiar e social; (3) história dentária; (4) hábitos de higiene oral; (5) histórico de consumo de tabaco e potencial abuso de drogas; e (6) história patológica pregressa e medicamentosa.

Queixa principal e expectativas

É importante perceber as necessidades do paciente e seus anseios sobre o tratamento. Se um paciente foi encaminhado para tratamento específico, o grau de anseio do tratamento tem que ser definido e o dentista solicitado deve ser informado das intenções do tratamento. Os pacientes que procuram um profissional por conta própria têm anseios e expectativas específicos em relação aos desfechos do tratamento que podem não ser congruentes com a verdadeira avaliação de um profissional com respeito à situação clínica. Resultados satisfatórios de tratamento individualmente otimizados somente podem ser alcançados se as demandas do paciente puderem ser equilibradas com avaliação objetiva da doença e os resultados do tratamento projetados. Portanto, as expectativas do paciente têm que ser levadas a sério e precisam ser incorporadas na avaliação para alcançarem harmonia com a situação clínica.

História social e familiar

Antes da avaliação detalhada da condição clínica, é vantajoso esclarecer o ambiente social do paciente e saber suas prioridades na vida, incluindo suas atitudes quanto à terapia periodontal e à potencial reabilitação com implantes dentários. Do mesmo modo, a história familiar pode ser importante, especialmente no que diz respeito às formas de periodontite com um padrão de progressão rápida.

História dentária

Esses aspectos incluem uma avaliação do cuidado dentário anterior e as visitas de manutenção, se não houverem sido estabelecidos por outro dentista. Nesse contexto, a informação em relação aos sinais e sintomas de periodontite notados pelo paciente, como a migração e o aumento da

516 **Parte 9** Protocolos de Avaliação

mobilidade dentária, o sangramento da gengiva, a impactação alimentar e a dificuldade para mastigar, precisa ser explorada. Determina-se o conforto na mastigação e a possível necessidade de reposição dos dentes com próteses dentárias fixas ou removíveis.

Hábitos de higiene oral

Além da exploração da rotina de atendimento odontológico do paciente, incluindo uma avaliação da frequência e duração dos hábitos diários de escovação dos dentes, devem ser analisados o conhecimento sobre dispositivos para a limpeza interdental e antissépticos adicionais de suporte e o uso regular de fluoreto. A destreza manual do paciente e seus padrões de limpeza com escovas de dentes manuais ou elétricas devem ser avaliados.

História de tabagismo

Como o tabagismo foi documentado como segundo fator de risco mais importante depois do inadequado controle da placa (Kinane *et al.* 2006; Bassetti *et al.* 2017) na etiologia e na patogênese das doenças periodontais, a importância do aconselhamento sobre o tabagismo não pode ser subestimada. Além disso, com base no fato de que os fumantes correm risco maior para as doenças peri-implantares e perda de implantes em comparação com os não fumantes (Striezel *et al.* 2007; Heitz-Mayfield & Huynh-Ba 2009; Meyle *et al.* 2019), a avaliação da história de tabagismo representa um passo importante na avaliação inicial do paciente.

Portanto, a determinação do histórico de uso de tabaco, incluindo informações detalhadas sobre o tempo de exposição e a quantidade, deve ser coletada. Outros aspectos do aconselhamento para parar de fumar são apresentados no Capítulo 27.

História patológica pregressa e medicamentosa

Os aspectos clínicos gerais podem ser extraídos a partir do questionário de saúde construído para destacar quaisquer fatores de risco clínico encontrados para a terapia periodontal de rotina e/ou implantes. As quatro maiores complicações encontradas nos pacientes podem ser prevenidas pela análise da história clínica com respeito aos: (1) riscos cardiovasculares e circulatórios, (2) distúrbios hemorrágicos, (3) riscos infecciosos e (4) as reações alérgicas. Os demais aspectos estão apresentados no Capítulo 24.

Em vista do aumento do consumo de medicamentos na população idosa, uma avaliação acurada dos medicamentos prescritos para o paciente e as potenciais interações e efeitos sobre os procedimentos terapêuticos devem ser coletados. Com relação ao plano de tratamento com implantes dentários, pode ser indicado contatar o médico do paciente para informações detalhadas relevantes sobre os riscos sistêmicos (Bornstein *et al.* 2009; Chappuis *et al.* 2018).

Teste genético antes da terapia periodontal e de implante

Os polimorfismos gênicos de citocinas podem modular a resposta do hospedeiro para o ataque bacteriano e influenciar a suscetibilidade para doenças periodontais e peri-implantares. Com base em evidências atuais, pode ser considerado prematuro recomendar triagem genética sistemática dos pacientes com doenças periodontais e dos candidatos para implantes (Huynh-Ba *et al.* 2007, 2008).

Sinais e sintomas das doenças periodontais e sua avaliação

As doenças periodontais são caracterizadas pelas alterações da cor e da textura da gengiva, por exemplo, rubor e edema, assim como o aumento da tendência a sangramento à sondagem (SS) na área do sulco gengival/bolsa (Figura 22.1). Além disso, os tecidos periodontais podem exibir resistência reduzida à sondagem, que é percebida como o aumento da profundidade à sondagem e/ou da recessão tecidual. Os estágios avançados da periodontite podem também estar associados ao aumento da mobilidade dentária, assim como a migração ou a vestibularização dos dentes (Figura 22.2).

Nas radiografias, a periodontite pode ser reconhecida pela perda de moderada a avançada do osso alveolar (Figura 22.3). A perda óssea é definida como "horizontal" ou "angular". Se a perda óssea progredir em índices iguais na dentição, o contorno da crista do osso remanescente na radiografia é uniforme e definido como sendo "horizontal". Os defeitos ósseos angulares são o resultado de perda óssea que ocorre em índices diferentes ao redor dos dentes nas superfícies dos dentes e, consequentemente, são chamados perda óssea "vertical" ou "angular".

Em um corte histológico, a periodontite é caracterizada pela presença de infiltrado de células inflamatórias em uma área de 1 a 2 mm de tecido conjuntivo gengival adjacente ao biofilme subgengival sobre o dente (Figura 22.4). Na área infiltrada há uma perda acentuada de colágeno. Nas formas mais avançadas de periodontite, acentuada perda de inserção de tecido conjuntivo à raiz e crescimento apical do epitélio dentogengival ao longo da raiz são características importantes.

Os desfechos de pesquisa clínica e experimental indicaram que doenças periodontais:

- Afetam os indivíduos com várias suscetibilidades em diferentes índices (Löe *et al.* 1986; Ramseier *et al.* 2017)
- Afetam diferentes partes da dentição em grau variável (Papapanou *et al.* 1988)
- São de natureza específica para os locais em determinada área (Socransky *et al.* 1984)
- Às vezes são de caráter progressivo e, se deixadas sem tratamento, podem resultar em perda dentária (Löe *et al.* 1986; Ramseier *et al.* 2017)
- Podem ser tratadas com sucesso e mantidas a longo prazo (Hirschfeld & Wasserman 1978; Rosling *et al.* 2001; Axelsson *et al.* 2004).

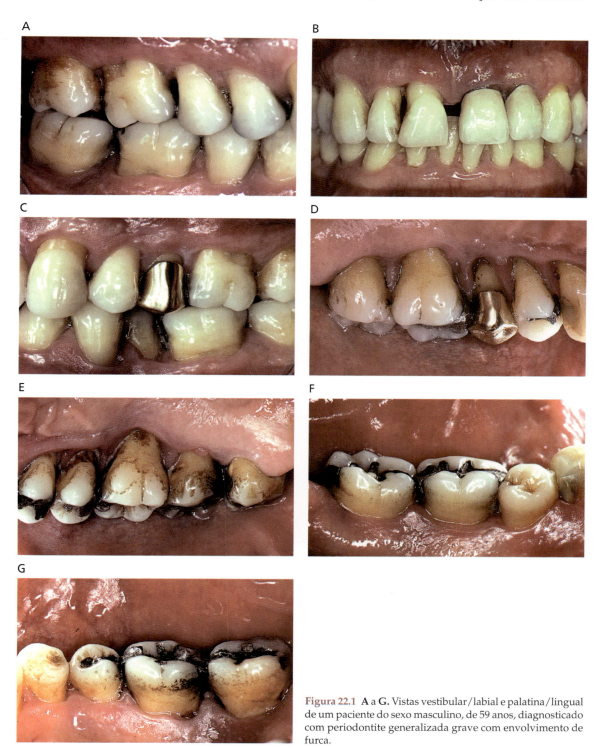

Figura 22.1 A a G. Vistas vestibular/labial e palatina/lingual de um paciente do sexo masculino, de 59 anos, diagnosticado com periodontite generalizada grave com envolvimento de furca.

Para o efetivo planejamento do tratamento, a localização, a topografia e a extensão das lesões periodontais precisam ser reconhecidas em todas as partes da dentição. Portanto, é obrigatório examinarmos todos os locais de todos os dentes à procura de lesões periodontais. Isso, por sua vez, significa que os dentes monorradiculares podem ser examinados, ao menos, em quatro locais (p. ex., mesial, vestibular, distal e lingual/palatino) e os dentes multirradiculares, ao menos, em seis locais (p. ex., mesiovestibular, vestibular, distovestibular, distopalatina, palatina e mesiopalatina) com atenção especial para as áreas de ramificação.

Como a periodontite inclui as alterações inflamatórias na gengiva e uma perda progressiva da inserção periodontal e do osso alveolar, um exame abrangente precisa incluir as avaliações descrevendo tais alterações patológicas.

A Figura 22.1 ilustra o estado clínico de um paciente de 59 anos diagnosticado com periodontite grave. Os procedimentos de avaliação usados para a localização e a extensão da doença periodontal serão demonstrados com o uso desse caso como exemplo.

Gengiva

Os sinais clínicos da gengivite incluem a mudança na cor e na textura do tecido mole gengival marginal e SS.

Vários sistemas de indicadores foram desenvolvidos para descrever a gengivite em pesquisa epidemiológica e clínica. Eles são discutidos no Capítulo 6. Mesmo que a composição do infiltrado inflamatório possa somente ser identificada em cortes histológicos, o tecido gengival inflamado pode ser diagnosticado corretamente com base na tendência para o SS, cujo sintoma no fundo do sulco/bolsa gengival está associado à presença de infiltrado de células inflamatórias. A ocorrência desse sangramento, especialmente em avaliações repetidas, é indicativa da progressão da doença (Lang *et al.* 1986), embora o valor preditivo desse parâmetro isolado permaneça bastante baixo (30%). Por outro lado, a ausência de SS produz um alto valor prognóstico negativo (98,5%) e, consequentemente, é um importante indicador da estabilidade periodontal (Lang *et al.* 1990; Joss *et al.* 1994). O trauma aos tecidos provocado pela sondagem deve ser evitado se as verdadeiras mudanças da permeabilidade vascular associadas à inflamação estiverem para ser avaliadas; uma pressão de sondagem de 0,25 N deve ser aplicada quando avaliar o SS (Lang *et al.* 1991; Karayiannis *et al.* 1992). A identificação da extensão apical da lesão gengival é feita em conjunto com a medida da *profundidade de sondagem da bolsa* (PB). Nos locais onde bolsas "rasas" estão presentes, as lesões inflamatórias em porção marginal da gengiva são diferenciadas pela sondagem no tecido superficial. Quando o infiltrado está em locais com perda de inserção, a lesão inflamatória na parte apical da bolsa precisa ser identificada pela sondagem do fundo da bolsa aprofundada.

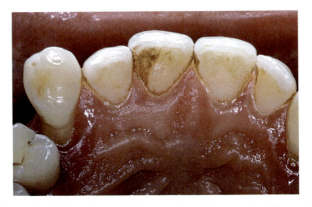

Figura 22.2 Migração vestibular do dente 13 como sinal de periodontite grave.

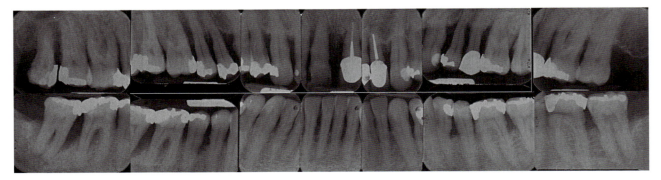

Figura 22.3 Radiografias periapicais do paciente apresentado na Figura 22.1.

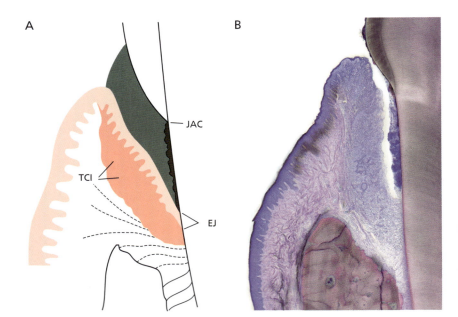

Figura 22.4 Desenho esquemático (**A**) e corte histológico (**B**) ilustrando as características da doença periodontal. Note a área do tecido conjuntivo infiltrado (TCI) lateral ao epitélio juncional; (EJ). EJ = epitélio juncional JAC = junção amelocementária. (Fonte: Parte B, cortesia do Prof. D. Bosshardt, Universidade de Berna, Suíça.)

Sangramento à sondagem

Uma sonda periodontal é introduzida no "fundo" da bolsa gengival/periodontal com aplicação de força leve e é movida delicadamente ao longo da superfície dentária (raiz) (Figura 29.5). Se o sangramento for provocado na remoção da sonda, o local examinado é considerado "SS"-positivo e, consequentemente, está inflamado.

A Figura 22.6 mostra o gráfico usado para identificar os locais SS-positivos de modo dicotômico na avaliação inicial. Cada dente é representado no gráfico, e cada superfície dentária é indicada por um triângulo. Os segmentos internos representam os lados palatinos/linguais da gengiva; os segmentos externos, os lados vestibulares/labiais; e os campos remanescentes, os dois lados proximais da gengiva. Os campos do gráfico correspondentes aos lados inflamados da gengiva estão marcados em vermelho. A pontuação média do SS (ou seja, gengivite) é dada como uma porcentagem. No exemplo mostrado na Figura 22.6, 104 de um número total de 116 lados da gengiva sangraram à sondagem, o equivalente a uma porcentagem de SS de 89%. Esse método de controle, além de documentar as áreas saudáveis e doentes na dentição, revela os locais que se tornaram saudáveis ou permaneceram inflamados. O padrão topográfico também identificará os locais com SS consistente ou repetido em vários períodos de observação.

Nos *locais de implante*, o SS é avaliado de maneira semelhante em todos os dentes. Deve-se perceber que os sítios mucosos peri-implantares positivos para SS representam um estado de mucosite peri-implantar. Quanto aos dentes, foi demonstrado que os locais de mucosite peri-implantar, como os locais de gengivite, são reversíveis simplesmente pela remoção do biofilme de maneira sistemática (Salvi *et al.* 2012; Meyer *et al.* 2017). A mucosite peri-implantar representa, na maioria dos casos, um estágio precursor para o desenvolvimento da peri-implantite.

Mucosa queratinizada nos locais receptores de implante

Para manter a saúde e a estabilidade do tecido ao redor dos implantes dentários, foi considerada necessária a presença de uma largura mínima de mucosa queratinizada. A largura da mucosa queratinizada < 2 mm foi discutida na literatura como um fator contribuinte para o controle deficiente da placa com consequente aumento na inflamação ao redor dos implantes (Bouri *et al.* 2008; Schrott *et al.* 2009; Crespi *et al.* 2010). Entretanto, os achados de uma revisão sistemática indicaram que são limitadas as evidências que apoiam a necessidade de mucosa queratinizada ao redor dos implantes, para manter a saúde e a estabilidade (Wennström & Derks 2012). Contudo, as dimensões da mucosa queratinizada nas áreas edêntulas devem ser avaliadas nos candidatos para o tratamento com implante (Roccuzzo *et al.* 2016).

Ligamento periodontal e o cemento radicular

Para avaliar a quantidade de tecido perdido na periodontite e também para identificar a extensão apical da lesão inflamatória, os seguintes parâmetros devem ser registrados:

- Profundidade de sondagem da bolsa (PB)
- Sondagem do nível de inserção (SNI)
- Envolvimento da furca (EF)
- Mobilidade dentária (MD).

Avaliação da profundidade de sondagem da bolsa

A profundidade à sondagem, que é a distância da margem da gengiva ao fundo do sulco/bolsa gengival, é medida em milímetros, por meio de uma sonda periodontal milimetrada, com o diâmetro da ponta padronizado em aproximadamente 0,4 a 0,5 mm (Figura 22.7).

A profundidade da bolsa deve ser avaliada em cada superfície de todos os dentes, bem como implantes existentes na cavidade oral. No gráfico periodontal (Figura 22.8), as PB < 4 mm estão indicadas por números pretos, enquanto as PB maiores (ou seja, ≥ 4 mm) estão marcadas em vermelho.

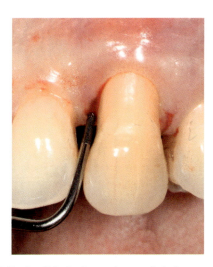

Figura 22.5 Profundidade de sondagem da bolsa em conjunto ao sangramento à sondagem. Uma sonda periodontal graduada é inserida no "fundo" da bolsa gengival/periodontal aplicando uma leve força e é movida suavemente ao longo da superfície do dente (raiz).

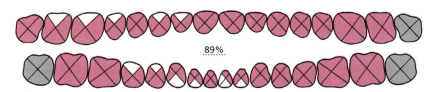

Figura 22.6 Gráfico usado para identificar os locais positivos para o sangramento à sondagem de modo dicotômico, na avaliação inicial e durante os cuidados de manutenção.

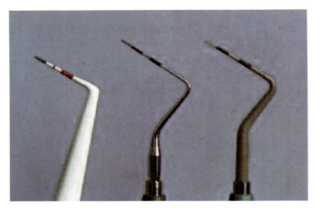

Figura 22.7 Exemplos de sondas periodontais milimetradas com o diâmetro da ponta-padrão de aproximadamente 0,4 a 0,5 mm.

Isso permite uma avaliação imediata dos locais doentes (ou seja, os números *vermelhos*) tanto na extensão quanto na gravidade. O gráfico pode ser usado para apresentação do caso e discussão com o paciente. Para sua conveniência, o terapeuta pode baixar gratuitamente um modelo do gráfico periodontal usado no Department of Periodontology at the University of Bern, Suíça (www.periodontalchart-online.com).

A sondagem clínica de locais de implantes representa um procedimento de diagnóstico sensível para a detecção de doenças peri-implantares. A sondagem clínica deixará um trauma a curto prazo no tecido peri-implantar, que se reparará completamente no curso de 5 a 7 dias com um epitélio juncional (Etter *et al.* 2002). Assim, o clínico não precisa se preocupar em danificar o mecanismo de adesão dos tecidos moles peri-implantares.

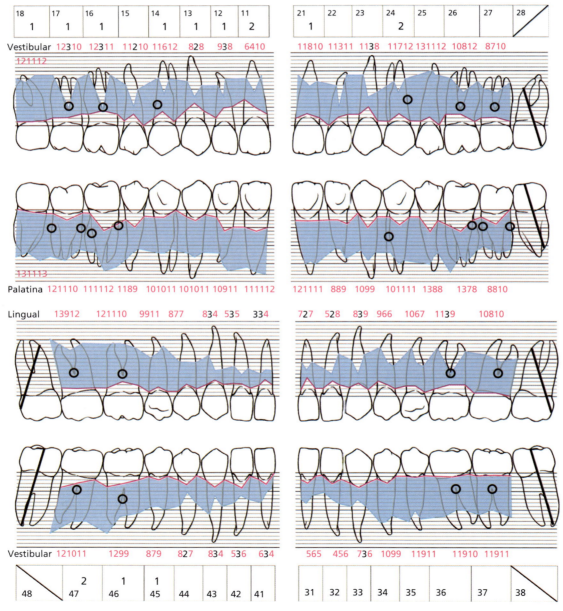

Figura 22.8 Gráfico periodontal indicando a profundidade de sondagem da bolsa (PB) < 4 mm em *números pretos* e PB ≥ 4 mm em *números vermelhos*. Isso permite uma avaliação imediata dos locais doentes (*i. e.*, números vermelhos) tanto do ponto de vista da extensão quanto da gravidade.

Os resultados das medições da PB somente em raras situações (quando a gengiva marginal coincide com a junção cemento-esmalte [JCE] darão informação apropriada em relação à extensão da perda da inserção à sondagem. Por exemplo, um edema inflamatório pode causar edema da gengiva livre resultando em deslocamento coronal da gengiva marginal sem uma migração simultânea do epitélio dentogengival em nível apical à JCE. Em tal situação, a profundidade da bolsa excedendo 3 a 4 mm representa uma "pseudobolsa". Em outras situações, uma nítida perda de inserção periodontal pode ter ocorrido sem o simultâneo aumento da PB. Uma situação desse tipo é mostrada na Figura 22.9, na qual múltiplas recessões da gengiva podem ser vistas. Consequentemente, a avaliação da PB em relação à JCE é um parâmetro indispensável para a avaliação da condição periodontal (ou seja, SNI).

Avaliação da sondagem do nível de inserção

O SNI pode ser avaliado em milímetros por meio de uma sonda milimetrada, e expresso como a distância em milímetros da JCE ao fundo da bolsa periodontal/gengival sondável.

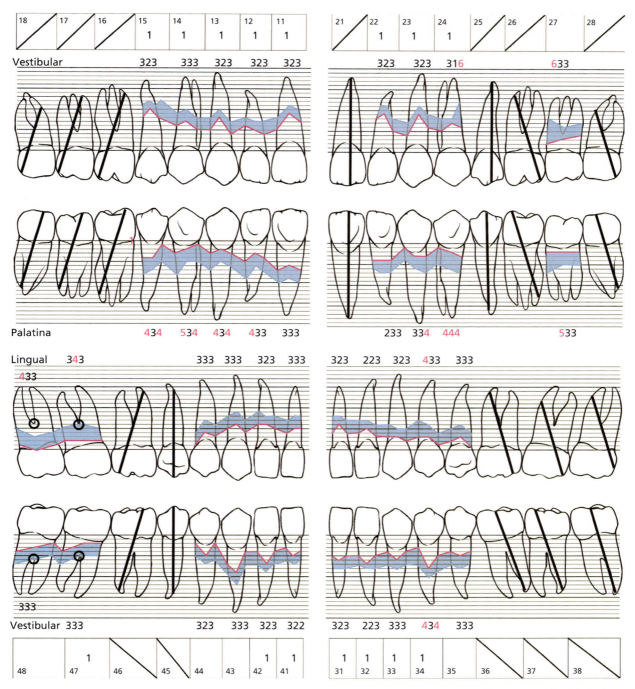

Figura 22.9 Gráfico periodontal indicando que a perda de inserção periodontal ocorreu sem aumento simultâneo da profundidade de sondagem da bolsa. Múltiplas recessões gengivais vestibulares/labiais, assim como palatinas/linguais, podem ser vistas.

A avaliação clínica requer a medição da distância da margem da gengiva livre (MGL) à JCE para cada superfície dentária. Depois de registrar, o SNI pode ser calculado a partir do gráfico periodontal (ou seja, PB – a distância de JCE a MGL). Nos casos com recessões gengivais, a distância JCE-MGL se torna negativa e, consequentemente, será adicionada ao PB para determinar SNI.

Erros inerentes à sondagem periodontal

As distâncias registradas no exame periodontal com o uso de sonda periodontal geralmente são consideradas representar uma estimativa razoavelmente exata da PB ou do SNI em determinado local. Em outras palavras, parte-se do pressuposto de que a ponta da sonda periodontal identifica o nível das células mais apicais do epitélio dentogengival (EJ). Entretanto, resultados de pesquisa indicaram que isso é raro (Saglie et al. 1975; Listgarten et al. 1976; Armitage et al. 1977; Spray et al. 1978; Robinson & Vitek 1979; van der Velden 1979; Magnusson & Listgarten 1980; Polson et al. 1980). Uma variedade de fatores influencia as medições feitas com as sondas periodontais, incluindo (1) a espessura da sonda usada; (2) a angulação e o posicionamento da sonda em virtude das características anatômicas, como o contorno da superfície dentária; (3) a escala de graduação da sonda periodontal; (4) a pressão aplicada sobre o instrumento durante a sondagem; e (5) o grau de infiltração de células inflamatórias no tecido mole e a perda de colágeno associada. Portanto, deve ser feita uma distinção entre a PB histológica e a clínica para diferenciar entre a profundidade do defeito anatômico real e a medição registrada pela sonda (Listgarten 1980).

Erros na medição, dependendo de fatores como espessura da sonda, contorno da superfície dentária, angulação incorreta e escala de graduação da sonda, podem ser reduzidos ou evitados pela seleção de instrumento-padrão e cuidadoso controle do procedimento de avaliação. Entretanto, o mais difícil de evitar são os erros resultantes das variações na força à sondagem e a extensão das alterações inflamatórias dos tecidos periodontais. Em geral, quanto maior a pressão à sondagem aplicada, mais profunda a penetração da sonda dentro do tecido. Nesse contexto, deve ser notado que, em modelos de investigações para revelar a pressão (força) usada por diferentes dentistas, a pressão de sondagem foi encontrada na faixa entre 0,03 e 1,3 N (Gabathuler & Hassell 1971; Hassell et al. 1973) e também diferença de até 2:1 para o mesmo dentista de um exame para o outro. Para excluir os erros de medição relacionados ao efeito das variações da pressão à sondagem, as chamadas sondas sensíveis à pressão foram desenvolvidas. Tais sondas possibilitam ao examinador sondar com uma pressão predeterminada (van der Velden & de Vries 1978; Vitek et al. 1979; Polson et al. 1980). Entretanto, superestimar e subestimar a PB ou o SNI "verdadeiro" podem também ocorrer quando esse tipo de dispositivo de sondagem é empregado (Armitage et al. 1977; Robinson & Vitek 1979; Polson et al. 1980). Por isso, quando o tecido conjuntivo subjacente ao epitélio da bolsa está infiltrado por células inflamatórias (Figura 22.10), a sonda periodontal penetrará além do término apical do epitélio dentogengival, resultando em uma estimativa maior da "verdadeira" profundidade da bolsa. Por outro lado, quando o infiltrado inflamatório diminui de tamanho, após tratamento periodontal bem-sucedido, e ocorre a deposição de novo colágeno na área do tecido inflamado anteriormente, o tecido dentogengival se tornará mais resistente à penetração da sonda. Essa pode não chegar ao término apical do epitélio usando a mesma pressão de sondagem. Isso, por sua vez, resulta em uma subestimação do "verdadeiro" PB ou SNI. A magnitude da diferença entre a medida da sondagem e a profundidade da

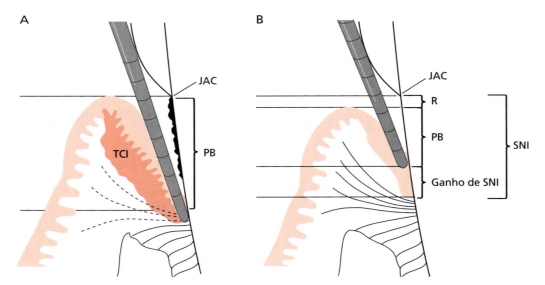

Figura 22.10 A. Na presença de infiltrado de células inflamatórias (ICT) no tecido conjuntivo da gengiva, a sonda periodontal penetra apicalmente até o fundo da bolsa histológica. **B.** Depois de terapia periodontal bem-sucedida, o edema é reduzido e o infiltrado celular do tecido conjuntivo é substituído por colágeno. A sonda periodontal não chega à parte apical do epitélio dentogengival. Ganho de SNI = ganho falso de inserção ("inserção clínica"); JAC = junção amelocementária; PB = profundidade de sondagem da bolsa; R = recessão; SNI = sondagem do nível de inserção.

bolsa histológica "verdadeira" (Figura 29.10) pode variar de frações de milímetro a dois milímetros (Listgarten 1980).

A partir dessa discussão, pode ser compreendido que as reduções na PB após o tratamento periodontal e/ou o ganho do SNI, avaliado por sondagem periodontal, depois de tratamento periodontal, não necessariamente indicam a formação de nova inserção de tecido conjuntivo no fundo da lesão tratada. Melhor, tal mudança pode meramente representar uma resolução do processo inflamatório e pode ocorrer sem um ganho de inserção histológico correspondente (Figura 22.10). Nesse contexto, deve ser percebido que os termos "profundidade de sondagem da bolsa" (PB) e "sondagem do nível de inserção" (SNI) têm substituído os termos usados anteriormente "profundidade da bolsa" e "ganho e perda de inserção". Do mesmo modo, o termo SNI é usado em conjunto com "ganho" e/ou "perda" para indicar que as mudanças no SNI foram avaliadas por sondagem clínica.

O conhecimento atual de histopatologia das lesões periodontais e da cicatrização resultou em um conceito alterado em relação à validade da sondagem periodontal. Entretanto, apesar das dificuldades na interpretação da importância das medições da PB e do SNI, tais determinações ainda dão ao dentista uma estimativa útil da extensão de envolvimento da doença, principalmente quando a informação obtida está relacionada a outros achados do procedimento de avaliação, como o SS e as mudanças na altura do osso alveolar.

Nos últimos anos, os procedimentos de sondagem periodontal foram padronizados na medida em que os sistemas de sondagem automatizados (p. ex., Florida Probe™) foram desenvolvidos, produzindo gráficos periodontais com a PB, o SNI, o SS, o EF e a MD de relance (Gibbs et al. 1988).

Apesar de todas as fontes de erros discutidas, a sondagem periodontal representa um método muito sensível para avaliar a extensão e a gravidade das lesões periodontais. Essa sensibilidade ocorre porque a sondagem periodontal tem apenas – se houver – valores falsos negativos.

Avaliação do envolvimento da furca

A progressão da periodontite ao redor dos dentes multirradiculares pode envolver a destruição das estruturas de suporte da área da ramificação (Figura 22.11). Para planejarmos o tratamento de tal envolvimento, é importante para o diagnóstico apropriado a identificação detalhada e precisa da presença e da extensão da degradação do tecido periodontal na área.

O EF é avaliado em todas as entradas de lesões periodontais possíveis dos dentes multirradiculares, ou seja, as entradas vestibulares e/ou linguais dos dentes molares inferiores. Os molares e pré-molares superiores são examinados nas entradas vestibulares, distopalatinas e mesiopalatinas. Em virtude da posição dos primeiros molares superiores dentro do processo alveolar, a furca entre as raízes mesiovestibular e palatina é mais bem explorada do lado palatino (Figura 22.12).

O EF é explorado com o uso de sonda periodontal curva com graduações de 3 mm e 5 mm (sonda de furca de Nabers; Figura 22.13A). Dependendo da profundidade de penetração, o EF é classificado como "superficial" ou "profundo":

- *Classe I*: profundidade à sondagem horizontal ≤ 3 mm a partir de uma ou duas entradas (Figura 22.13B)
- *Classe II*: profundidade à sondagem horizontal > 3 mm, no máximo, de uma entrada e/ou combinado com o EF Classe I (Figura 22.13C)

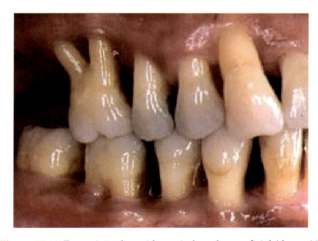

Figura 22.11 Destruição do tecido periodontal superficial (dente 46) e profunda (dente 16) nas áreas de furca vestibular.

A

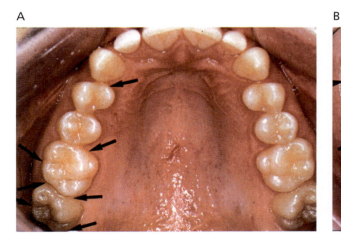

B

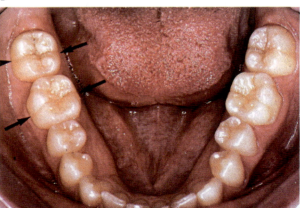

Figura 22.12 A e B. Localizações anatômicas (*setas*) para avaliação do envolvimento de furca na maxila e na mandíbula.

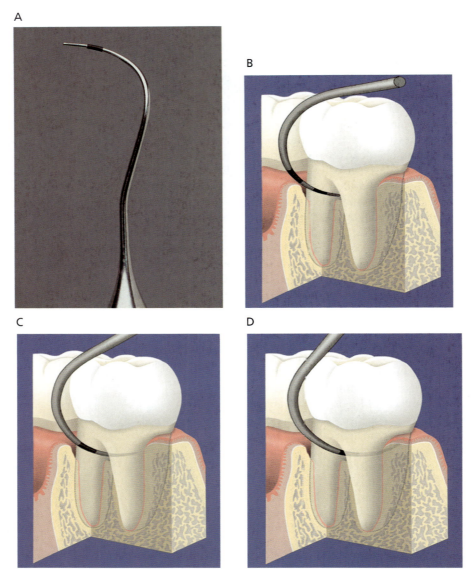

Figura 22.13 A. O envolvimento da furca é explorado com o uso de uma sonda periodontal curva com graduações de 3 mm e 5 mm (sonda para furca de Nabers). **B.** Classe I: profundidade de sondagem horizontal ≤ 3 mm a partir de uma ou duas entradas. **C.** Classe II: profundidade de sondagem horizontal > 3 mm em no máximo uma entrada e/ou em combinação com um EF classe I. **D.** Classe III: profundidade de sondagem horizontal > 3 mm em duas ou mais entradas geralmente representa uma "destruição completa", dos tecidos de suporte da furca.

- *Classe III*: profundidade à sondagem horizontal > 3 mm em duas ou mais entradas geralmente representa uma destruição total dos tecidos de sustentação na furca (Figura 22.13D).

O grau de EF está apresentado no gráfico periodontal (Figura 22.14) junto com a descrição de em que superfície dentária foi identificado o envolvimento. Os efeitos de várias abordagens terapêuticas para o controle dos dentes multirradiculares com EF foram sistematicamente analisados (Huynh-Ba *et al.* 2009; Salvi *et al.* 2014). Uma descrição detalhada a respeito do controle dos dentes com envolvimento de furca está apresentada no Capítulo 33.

Avaliação da mobilidade dentária

A perda contínua dos tecidos de sustentação pode resultar em aumento da MD. No entanto, o trauma da oclusão também pode levar ao aumento da MD. Portanto, a razão para o aumento da MD como resultado de um ligamento periodontal alargado ou uma altura reduzida dos tecidos de suporte ou uma combinação deles deve ser elaborada. O aumento da MD pode ser classificado de acordo com Miller (1950):

- *Grau 0*: mobilidade "fisiológica" medida no nível da coroa. O dente mostra mobilidade de 0,1 a 0,2 mm na direção horizontal no alvéolo
- *Grau 1*: aumento da mobilidade da coroa do dente de, no máximo, 1 mm na direção horizontal
- *Grau 2*: aumento da mobilidade da coroa do dente em mais de 1 mm na direção horizontal
- *Grau 3*: grave mobilidade da coroa do dente tanto na direção horizontal quanto na vertical, interferindo na função do dente.

Capítulo 22 Avaliação dos Pacientes

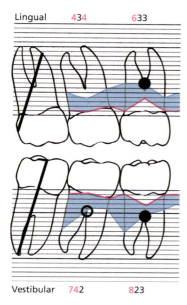

Figura 22.14 Envolvimento de furca (EF) mostrado no gráfico periodontal. Os *círculos vazados* representam EF superficial (ou seja, penetração horizontal da sonda ≤ 3 mm), enquanto os *círculos pretos* representam EF profundo (ou seja, penetração horizontal da sonda > 3 mm).

Precisa ser compreendido que a doença periodontal associada à placa não é a única causa do aumento da MD. Por exemplo, trauma pode resultar em hipermobilidade dentária. O aumento da MD pode também ser observado frequentemente em conjunto às lesões periapicais ou imediatamente após cirurgia periodontal. Do ponto de vista terapêutico, é importante avaliar não somente o grau do aumento da MD, mas também a causa da hipermobilidade observada (ver Capítulo 13).

Todos os dados coletados a partir das medidas da PB e do SNI, assim como as avaliações do EF e da MD, estão incluídos no gráfico periodontal (ver Figura 22.8). Os vários dentes nesse gráfico estão marcados de acordo com o sistema de dois dígitos adotado pela World Dental Federation (WDF) em 1970.

Osso alveolar

Análise radiográfica

As radiografias fornecem informações sobre a altura e a configuração do osso alveolar interproximal (ver Figura 22.3). As estruturas ocultas, como as raízes, geralmente tornam difícil identificar o contorno da crista óssea alveolar vestibular e lingual. A análise das radiografias precisa ser combinada com uma avaliação detalhada do gráfico periodontal para estimar corretamente sobre os defeitos ósseos "horizontais" e "angulares".

Diferente do gráfico periodontal, que representa uma estimativa sensível do diagnóstico das lesões, a análise radiográfica é um método de diagnóstico específico que produz poucos resultados falso-positivos e, consequentemente, confirma o gráfico periodontal (Lang & Hill 1977).

Para possibilitar significativa análise comparativa, uma técnica radiográfica reprodutível deve ser usada: a técnica do cone longo (paralelismo) (Updegrave 1951) é recomendada (Figura 22.15).

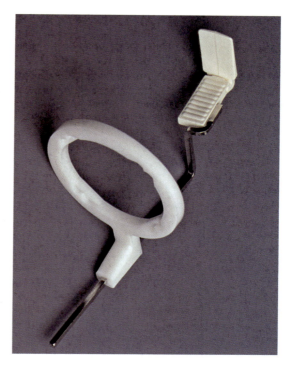

Figura 22.15 O uso de posicionador de filme intraoral Rinn e da técnica do cone longo (ou do paralelismo) produz radiografias reprodutíveis.

Avaliação radiográfica dos locais receptores de implante

Para avaliar a altura vertical do osso, nos potenciais locais receptores de implantes, a radiografia panorâmica pode ser usada como uma ferramenta diagnóstica confiável para determinar, antes da cirurgia, o comprimento do implante nas áreas de pré-molar e molar inferiores (Vazquez *et al.* 2013). Além disso, para determinar exatamente o volume ósseo e a morfologia dos futuros locais receptores do implante, a tomografia computadorizada de feixe cônico (TCFC) pode oferecer informação valiosa nas indicações restritas, como a colocação de implante em conjunto com elevação de assoalho de seio maxilar (Harris *et al.* 2012).

Diagnóstico e classificação da periodontite

Com base na informação relativa à condição das várias estruturas periodontais (*i. e.*, a gengiva, o ligamento periodontal e o osso alveolar) obtida por meio de uma avaliação abrangente apresentada anteriormente, pode ser dada uma classificação do paciente quanto às suas condições periodontais. Quatro diferentes diagnósticos baseados nos dentes podem ser usados para determinar o estágio e o grau da periodontite.

Gengivite

Esse diagnóstico é aplicado nos dentes exibindo SS-positivos locais. A profundidade do sulco geralmente permanece em níveis de 1 a 3 mm, independentemente do nível da inserção clínica. As "pseudobolsas" podem estar presentes nos

Parte 9 Protocolos de Avaliação

casos de leve aumento na profundidade à sondagem sem simultânea perda de inserção e de osso alveolar e presença/ausência de SS. O diagnóstico de gengivite geralmente caracteriza as lesões confinadas à gengiva marginal.

Periodontite

Conforme proposto pelo *World Workshop on the Classification of Periodontal and Peri-Implant Diseases of 2017* (Tonetti *et al.* 2018), a periodontite agora é classificada em 1 de 4 estágios e seu padrão de progressão é determinado por graduação (ou seja, Grau A, Grau B e Grau C). Extensão, gravidade e complexidade determinarão o estágio da periodontite que afeta o paciente (Tabela 22.1).

Periodontite estágio I (anteriormente periodontite leve a moderada)

A gengivite em combinação com a perda de inserção é denominada "periodontite". Se a PB não exceder 4 mm e a perda óssea apresentar um padrão predominantemente horizontal, a classificação corresponde ao estágio I. O SNI interdental no local de maior perda não ultrapassa 2 mm.

Periodontite estágio II

Nos estágios I e II, nenhum dente foi perdido em virtude da periodontite. Para o estágio II, a PB máxima é de 5 mm, com perda óssea principalmente horizontal. O SNI interdental nos locais de maior perda pode ser de 3 a 4 mm.

Periodontite estágio III (ex-periodontite avançada)

Na periodontite estágio III, até quatro dentes foram perdidos em virtude da periodontite. O SNI interdental nos locais de maior perda é de pelo menos 5 mm. Além da periodontite estágio II, fatores de complexidade são observados: PB é de até 6 mm, perda óssea vertical é de até 3 mm, EF classe 2 ou 3 pode estar presente. Defeitos moderados do rebordo alveolar podem ser observados.

Periodontite estágio IV

Na periodontite estágio IV, observa-se a perda múltipla de dentes em virtude da periodontite (ou seja, ≥ 5 dentes), comprometendo a funcionalidade da dentição. O SNI interdental nos locais de maior perda é de pelo menos 5 mm. Os fatores de complexidade observados, além da periodontite estágio III, podem ser: necessidade de reabilitação complexa em virtude da disfunção mastigatória, trauma oclusal secundário com pelo menos uma MD de grau 3, defeitos graves do rebordo alveolar, colapso da mordida, deriva e alargamento de dentes, menos de 20 dentes remanescentes (ou seja, 10 pares antagônicos).

Graduação do padrão de progressão da periodontite

A classificação é usada como um indicador da taxa de progressão da periodontite e é subdividida em Grau A, Grau B e Grau C. Os critérios primários são evidências diretas ou indiretas de progressão (Tabela 22.2).

Tabela 22.1 Periodontite estágios I a IV de acordo com Tonetti *et al.* (2018).

Estágio de periodontite		Estágio I	Estágio II	Estágio III	Estágio IV
Gravidade	Perda de inserção clínica interdental no local de maior perda	1 a 2 mm	3 a 4 mm	≥ 5 mm	≥ 5 mm
	Perda óssea radiográfica	Terço coronal (< 15%)	Terço coronal (15 a 33%)	Estendendo-se até o terço médio da raiz e além	Estendendo-se até o terço médio da raiz e além
	Perda de dente	Nenhuma perda de dente por causa da periodontite		Perda dentária devido à periodontite de ≤ 4 dentes	Perda dentária devido à periodontite de ≥ 5 dentes
				Além da complexidade do estágio II:	Além da complexidade do estágio II:
Complexidade	Local	Profundidade máxima de sondagem ≤ 4 mm	Profundidade máxima de sondagem ≤ mm	Profundidade de sondagem ≥ 6 mm	Necessidade de reabilitação complexa devido a:
		Perda óssea principalmente horizontal	Perda óssea principalmente horizontal	Perda óssea vertical ≥ 3 mm	Disfunção mastigatória Trauma oclusal secundário (grau de mobilidade dentária ≥ 2)
				Envolvimento de furca Classe II ou III Defeito de cume moderado	Defeito grave do rebordo Colapso da mordida, flutuando, queimando Menos de 20 dentes remanescentes (10 pares opostos)
Extensão e distribuição	Adicionar ao cenário como descritor	Para cada estágio, descreva a extensão como localizada (< 30% dos dentes envolvidos), generalizada ou molar/incisivo padrão			

Fonte: Tonetti *et al.* 2018. Reproduzida, com autorização, de John Wiley & Sons.

Tabela 22.2 Periodontite graus A a C de acordo com Tonetti *et al.* (2018).

Grau de periodontite			Grau A: taxa lenta de progressão	Grau B: taxa moderada de progressão	Grau C: taxa de progressão rápida
Critérios primários	Evidência direta de progressão	Dados longitudinais (perda óssea radiográfica ou perda de inserção clínica)	Evidência de nenhuma perda em 5 anos	< 2 mm acima de 5 anos	> 2 mm em 5 anos
	Evidência indireta de progressão	% perda óssea/idade	< 0,25	0,25 a 1,0	> 1,0
		Fenótipo de caso	Depósito de biofilmes pesados com baixos níveis de destruição	Destruição compatível com depósitos de biofilme	A destruição supera as expectativas considerando depósitos de biofilme; padrões clínicos específicos sugestivos de períodos de rápida progressão e/ou doença de início precoce (p. padrão molar/incisivo; falta de resposta esperada às terapias padrão de controle bacteriano)
Modificadores de grau		Fumante	Não fumante	Fumante < 10 cigarros/dia	Fumante ≥ 10 cigarros/dia
	Fatores de risco	Diabetes	Normoglicêmico/não diagnóstico de diabetes	HbA1c < 7,0% em pacientes com diabetes	HbA1c ≥ 7,0% em pacientes com diabetes
Risco de impacto sistêmico de periodontite[a]	Carga inflamatória	Alta sensibilidade PCR (hsCRP)	< 1 mg/ℓ	1 a 3 mg/ℓ	> 3 mg/ℓ
Biomarcadores	Indicadores de perda de inserção clínica/perda óssea	Saliva, fluido gengival crevicular, sérum	?	?	?

[a]Refere-se ao risco aumentado de que a periodontite pode ser uma comorbidade inflamatória para o paciente específico. HbA1c = hemoglobina glicada. (Fonte: Tonetti *et al.* 2018. Reproduzida, com autorização, de John Wiley & Sons.)

Grau A

Este grau marca uma taxa lenta de progressão da periodontite. Não há evidência de perda de SNI em 5 anos. A progressão da perda óssea radiográfica ou SNI é inferior a 0,25%, dividida pela idade do paciente. O paciente é geralmente não fumante e normoglicêmico. A carga inflamatória é inferior a 1 mg/ℓ de proteína C reativa (PCR).

Grau B

O Grau B padrão marca uma taxa moderada de progressão com menos de 2 mm de perda de SNI em 5 anos. Isso corresponde a 0,25 a 1,0% de perda óssea alveolar dividida pela idade do paciente. Se o paciente for fumante, geralmente fuma menos de 10 cigarros/dia. A HbA1c é inferior a 7,0% em pacientes diagnosticados com diabetes melito. A carga inflamatória corresponde a 1 a 3 mg/ℓ de PCR.

Grau C

O grau C representa uma taxa rápida de progressão da doença com pelo menos 2 mm de perda de SNI em 5 anos. A porcentagem de perda óssea dividida pela idade é maior que 1,0. Existe uma desproporção entre destruição periodontal e depósitos de biofilmes. Existem padrões clínicos específicos de destruição sugestivos de períodos de progressão rápida e/ou doenças de início precoce.

Os fatores de risco podem incluir fumar pelo menos 10 cigarros/dia e níveis de HbA1c de pelo menos 7,0% em pacientes com diabetes melito. A carga inflamatória é superior a 3,0 mg/ℓ de PCR.

Os médicos devem inicialmente assumir um valor padrão de Grau B e buscar evidências específicas para mudar para um Grau A ou um Grau C.

Além disso, com base na fisiopatologia, são reconhecidas duas formas adicionais de periodontite:

1. Periodontite necrosante
2. Periodontite como manifestação direta de doenças sistêmicas.

Situação da higiene oral

Em conjunto com a avaliação dos tecidos periodontais, as práticas de higiene oral do paciente também precisam ser avaliadas. A ausência ou a presença de biofilme bacteriano sobre cada superfície dentária é registrada de maneira dicotômica (O'Leary *et al.* 1972). Os depósitos bacterianos podem ser corados com uma solução reveladora para facilitar sua detecção. A presença de biofilme é marcada nos campos apropriados no gráfico mostrado na Figura 22.16. A pontuação média do biofilme para a dentição é dada por porcentagem correspondente ao sistema usado para o SS (ver Figura 22.6).

As alterações com relação à presença de biofilme e de inflamação gengival são monitoradas de maneira simples pelo uso repetido dos gráficos combinados do SS (ver Figura 22.6) e biofilme (Figura 22.16) durante o tratamento. Os registros repetidos de biofilme sozinhos (Figura 22.16) são predominantemente indicados durante a fase inicial

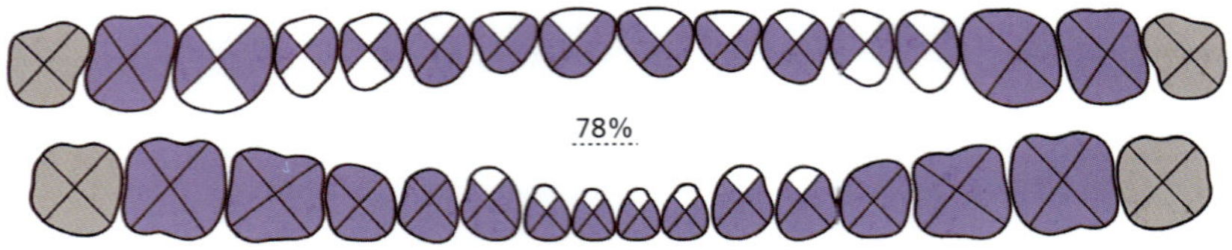

528 **Parte 9** Protocolos de Avaliação

Figura 22.16 A presença de biofilmes bacterianos é marcada nos campos apropriados no gráfico.

da terapia periodontal (ou seja, o controle da infecção) e são usados para melhorar o controle de biofilme realizado pelo paciente. Os gráficos repetidos do SS sozinhos (ver Figura 22.6), por outro lado, são predominantemente recomendados durante a terapia periodontal de suporte (TPS).

Avaliações dentárias adicionais

Além da avaliação dos depósitos de biofilme, devemos identificar os fatores de retenção, como o cálculo supra- e subgengival, e as margens defeituosas das restaurações dentárias. Além disso, a avaliação da sensibilidade dentária é essencial para um planejamento abrangente do tratamento. A sensibilidade à percussão pode indicar mudanças agudas na vitalidade pulpar e levar a tratamento emergencial antes da terapia periodontal. É óbvio que o exame e a avaliação completos do paciente necessitarão incluir uma pesquisa por lesões cariosas, clínica e por meio de radiografias *bite-wing*.

Uma triagem para alterações funcionais pode ser realizada com o uso de um breve teste (30 segundos) de acordo com Shore (1963). Nesse teste, é verificada a harmonia da função dos maxilares com a palpação simultânea das articulações temporomandibulares durante a abertura, o fechamento e os movimentos excursivos. A abertura máxima da boca é avaliada e, por fim, a inserção do músculo pterigóideo lateral é palpada para verificar se o músculo está dolorido. Características morfológicas adicionais da dentição, assim como os contatos oclusais, podem ser identificadas.

Conclusão

Os métodos descritos neste capítulo para a avaliação dos pacientes com doença periodontal e os candidatos a implantes fornecem uma completa análise da presença, extensão e gravidade da doença na dentição. A classificação periodontal do paciente e o diagnóstico correto para cada dente devem formar a base para um prognóstico pré-terapêutico e o plano de tratamento para o paciente (Capítulo 25).

Referências bibliográficas

Armitage, G.C., Svanberg, G.K. & Löe, H. (1977). Microscopic evaluation of clinical measurements of connective tissue attachment level. *Journal of Clinical Periodontology* **4**, 173-190.

Axelsson P., Nyström, B. & Lindhe, J. (2004). The long-term effect of a plaque control program on tooth mortality, caries and periodontal disease in adults. Results after 30 years of maintenance. *Journal of Clinical Periodontology* **31**, 749-757.

Bassetti, M.A., Bassetti, R.G., Sculean, A. *et al.* (2017). The impact of brief interventions for tobacco cessation on patients' awareness of

cigarette smoking as a risk factor for chronic periodontitis. *Oral Health and Preventive Dentistry* **15**, 391-397.

Bornstein, M.M., Cionca, N. & Mombelli, A. (2009). Systemic conditions and treatments as risks for implant therapy. *International Journal of Oral and Maxillofacial Implants* **24 Suppl.**, 12-27.

Bouri, A., Jr., Bissada, N., Al-Zahrani, M.S., Faddoul, F. & Nouneh, I. (2008). Width of keratinized gingiva and the health status of the supporting tissues around dental implants. *International Journal of Oral and Maxillofacial Implants* **23**, 323-326.

Chappuis, V., Avila-Ortiz, G., Araújo, M.G. & Monje, A. (2018). Medication-related dental implant failure: systematic review and meta-analysis. *Clinical Oral Implants Research* **29 Suppl 16**, 55-68.

Crespi, R., Capparé, P. & Gherlone, E. (2010). A 4-year evaluation of the peri-implant parameters of immediately loaded implants placed in fresh extraction sockets. *Journal of Periodontology* **81**, 1629-1634.

Etter, T.H., Håkanson, I., Lang, N.P., Trejo, P.M. & Caffesse, R.G. (2002). Healing after standardized clinical probing of the perlimplant soft tissue seal: a histomorphometric study in dogs. *Clinical Oral Implants Research* **13**, 571-580.

Gabathuler, H. & Hassell, T. (1971). A pressure sensitive periodontal probe. *Helvetica Odontologica Acta* **15**, 114-117.

Gibbs, C.H., Hirschfeld, J.W., Lee, J.G. *et al.* (1988). Description and clinical evaluation of a new computerized periodontal probe – the Florida probe. *Journal of Clinical Periodontology* **15**, 137-144.

Harris, D., Horner, K., Gröndahl, K. *et al.* (2012). E.A.O. guidelines for the use of diagnostic imaging in implant dentistry 2011. A consensus workshop organized by European Association for Osseointegration at the Medical University of Warsaw. *Clinical Oral Implants Research* **23**, 1243-1253.

Hassell, T.M., Germann, M.A. & Saxer, U.P. (1973). Periodontal probing: investigator discrepancies and correlations between probing force and recorded depth. *Helvetica Odontologica Acta* **17**, 38-42.

Heitz-Mayfield, L.J. & Huynh-Ba, G. (2009). History of treated periodontitis and smoking as risks for implant therapy. *International Journal of Oral and Maxillofacial Implants* **24 Suppl**, 39-68.

Hirschfeld. L. & Wasserman, B. (1978). A long-term survey of tooth loss in 600 treated periodontal patients. *Journal of Periodontology* **49**, 225-237.

Huynh-Ba. G., Kuonen, P., Hofer, D. *et al.* (2009). The effect of periodontal therapy on the survival rate and incidence of complications of multirooted teeth with furcation involvement after an observation period of at least 5 years: a systematic review. *Journal of Clinical Periodontology* **36**, 164-176.

Huynh-Ba, G., Lang, N.P., Tonetti, M.S. & Salvi, G.E. (2007). The association of the composite IL-1 genotype with periodontitis progression and/or treatment outcomes: a systematic review. *Journal of Clinical Periodontology* **34**, 305-317.

Huynh-Ba, G., Lang, N.P., Tonetti, M.S., Zwahlen, M. & Salvi, G.E. (2008). Association of the composite IL-1 genotype with peri-implantitis: a systematic review. *Clinical Oral Implants Research* **19**, 1154-1162.

Joss, A., Adler, R. & Lang, N.P. (1994). Bleeding on probing. A parameter for monitoring periodontal conditions in clinical practice. *Journal of Clinical Periodontology* **21**, 402-408.

Karayiannis, A., Lang, N.P., Joss, A. & Nyman, S. (1992). Bleeding on probing as it relates to probing pressure and gingival health in patients with a reduced but healthy periodontium. A clinical study. *Journal of Clinical Periodontology* **19**, 471-475.

Kinane, D.F., Peterson, M. & Stathoupoulou. P.G. (2006). Environmental and other modifying factors of the periodontal diseases. *Periodontology 2000* 40, 107-119.

Lang, N.P., Adler, R., Joss, A. & Nyman, S. (1990). Absence of bleeding on probing. An indicator of periodontal stability. *Journal of Clinical Periodontology* **17**, 714-721.

Lang, N.P. & Hill, R. W. (1977). Radiographs in periodontics. *Journal of Clinical Periodontology* **4**, 16-28.

Lang, N.P., Joss, A., Orsanic, T., Gusberti, F.A. & Siegrist, B.E. (1986). Bleeding on probing. A predictor for the progression of periodontal disease? *Journal of Clinical Periodontology* **13**, 590-596.

Lang, N.P., Nyman, S., Senn, C. & Joss, A. (1991). Bleeding on probing as it relates to probing pressure and gingival health. *Journal of Clinical Periodontology* **18**, 257-261.

Listgarten, M.A. (1980). Periodontal probing: what does it mean? *Journal of Clinical Periodontology* **7**, 165-176.

Listgarten, M.A., Mao, R. & Robinson, P.J. (1976). Periodontal probing and the relationship of the probe tip to periodontal tissues. *Journal of Periodontology* **47**, 511-513.

Löe, H., Anerud, Å., Boysen, H. & Morrison, E. (1986). Natural history of periodontal disease in man. Rapid, moderate and no loss of attachment in Sri Lankan laborers 14 to 46 years of age. *Journal of Clinical Periodontology* **13**, 431-445.

Magnusson, I. & Listgarten, M.A. (1980). Histological evaluation of probing depth following periodontal treatment. *Journal of Clinical Periodontology* **7**, 26-31.

Meyer, S., Giannopoulou, C., Courvoisier, D. *et al.* (2017). Experimental mucositis and experimental gingivitis in persons aged 70 or over. Clinical and biological responses. *Clinical Oral Implants Research* **28**,1005-1012.

Meyle, J., Casado, P., Fourmousis, I. *et al.* (2019). General genetic and acquired risk factors and prevalence of peri-implant diseases – Consensus report of working group 1. *International Dental Journal* **69 Suppl 2**, 3-6.

Miller, S.C. (1950). *Textbook of Periodontia*, 3rd ed. Philadelphia: The Blakeston Co., p. 125.

O'Leary, T.J., Drake, R.B. & Naylor, J.E. (1972). The plaque control record. *Journal of Periodontology* **43**, 38.

Papapanou, P.N., Wennström, J L. & Gröndahl, K. (1988). Periodontal status in relation to age and tooth type. A crosssectional radiographic study. *Journal of Clinical Periodontology* **15**, 469-478.

Polson, A.M., Caton, J.G., Yeaple, R.N. & Zander, H.A. (1980). Histological determination of probe tip penetration into gingival sulcus of humans using an electronic pressure-sensitive probe. *Journal of Clinical Periodontology* **7**, 479-488.

Ramseier, C.A., Anerud, A., Dulac, M. *et al.* (2017). Natural history of periodontitis: disease progression and tooth loss over 40 years. *Journal of Clinical Periodontology* **44**, 1182-1191.

Robinson, P.J. & Vitek, R.M. (1979). The relationship between gingival inflammation and resistance to probe penetration. *Journal of Periodontal Research* **14**, 239-243.

Roccuzzo, M., Grasso, G. & Dalmasso, P. (2016). Keratinized mucosa around implants in partially edentulous posterior mandible: 10-year results of a prospective comparative study. *Clinical Oral Implants Research* **27**, 491-496.

Rosling, B., Serino, G., Hellström, M.K., Socransky, S.S. & Lindhe, J. (2001). Longitudinal periodontal tissue alterations during supportive therapy. Findings from subjects with normal and high susceptibility to periodontal disease. *Journal of Clinical Periodontology* **28**, 241-249.

Saglie, R., Johansen, J.R. & Flötra, L. (1975). The zone of completely and partially destructed periodontal fibers in pathological pockets. *Journal of Clinical Periodontology* **2**, 198-202.

Salvi, G.E., Aglietta, M., Eick, S. *et al.* (2012). Reversibility of experimental peri-implant mucositis compared with experimental gingivitis in humans. *Clinical Oral Implants Research* **23**, 182-190.

Salvi, G.E., Mischler, D.C., Schmidlin, K. *et al.* (2014). Risk factors associated with the longevity of multi-rooted teeth. Long-term outcomes after active and supportive periodontal therapy. *Journal of Clinical Periodontology* **41**, 701-707.

Schrott, A-R., Jimenez, M., Hwang, J.-W., Fiorellini, J. & Weber, H.-P. (2009). Five-year evaluation of the influence of keratinized mucosa on peri-implant soft-tissue health and stability around implants supporting full-arch mandibular fixed prostheses. *Clinical Oral Implants Research* **20**, 1170-1177.

Shore, N.A. (1963). Recognition and recording of symptoms of temporomandibular joint dysfunction. *Journal of the American Dental Association* **66**, 19-23.

Socransky, S.S., Haffajee, A.D., Goodson, J.M. & Lindhe, J. (1984). New concepts of destructive periodontal disease. *Journal of Clinical Periodontology* **11**, 21-32.

Spray, J.R., Garnick, J.J., Doles, L.R. & Klawitter, J.J. (1978). Microscopic demonstration of the position of periodontal probes. *Journal of Periodontology* **49**, 148-152.

Strietzel, F.P., Reichart, P.A., Kale, A. *et al.* (2007). Smoking interferes with the prognosis of dental implant treatment: a systematic review and meta-analysis. *Journal of Clinical Periodontology* **34**, 523-544.

Tonetti, M.S., Greenwell H. & Kornman, K.S. (2018). Staging and grading of periodontitis: framework and proposal of a new classification and case definition. *Journal of Clinical Periodontology* **45 Suppl. 20**, S149-S1161.

Updegrave, W.J. (1951). The paralleling extension-cone technique in intraoral dental radiography. *Oral surgery, Oral Medicine and Oral Pathology* **4**, 1250-1261.

van der Velden, U. (1979). Probing force and the relationship of the probe tip to the periodontal tissues. *Journal of Clinical Periodontology* **6**, 106-114.

van der Velden, U. & de Vries, J.H. (1978). Introduction of a new periodontal probe: the pressure probe. *Journal of Clinical Periodontology* **5**, 188-197.

Vazquez, L., Nizamaldin, Y., Combescure, C. *et al.* (2013). Accuracy of vertical height measurements on direct digital panoramic radiographs using posterior mandibular implants and metal balls as reference objects. *Dentomaxillofacial Radiology* **42**, 20110429.

Vitek, R.M., Robinson, P.J. & Lautenschlager, E.P. (1979). Development of a force-controlled periodontal instrument. *Journal of Periodontal Research* **14**, 93-94.

Wennström, J.L. & Derks, J. (2012). Is there a need for keratinized mucosa around implants to maintain health and tissue stability? *Clinical Oral Implants Research* **23 Suppl. 6**, 136-146.

Capítulo 23

Diagnóstico por Imagem do Paciente Periodontal e de Implante

Michael M. Bornstein,[1,2] Kuofeng Hung[1] e Dorothea Dagassan-Berndt[3]

[1]Oral and Maxillofacial Radiology, Applied Oral Sciences & Community Dental Care, Faculty of Dentistry, The University of Hong Kong, Hong Kong SAR, China

[2]Department of Oral Health & Medicine, University Center for Dental Medicine Basel UZB, University of Basel, Basel, Switzerland

[3]Center for Dental Imaging, University Center for Dental Medicine Basel UZB, University of Basel, Basel, Switzerland

---

Introdução, 530

Princípios básicos do diagnóstico por imagem em odontologia, 530

    Modalidades, 530

    Perigos de radiação e proteção de dose de radiação, 537

Diagnóstico por imagem em periodontia, 539

    Recomendações gerais, 539

    Tendências e desenvolvimentos futuros, 545

Diagnóstico por imagem em implantologia oral, 546

    Recomendações gerais para fins de planejamento do tratamento com implantes, 546

    Recomendações durante e após a instalação do implante (acompanhamento), 551

    Recomendações para indicações e técnicas especiais, 554

    Tendências e desenvolvimentos futuros, 557

Conclusões e perspectivas futuras, 558

Introdução

O diagnóstico por imagem é um componente essencial na odontologia, que complementa os achados do exame clínico, facilita o planejamento dos procedimentos não cirúrgicos e cirúrgicos e auxilia no monitoramento dos resultados do tratamento. Os dentistas devem estar familiarizados com as vantagens e desvantagens das modalidades de imagem usadas na odontologia antes de realizar ou também encaminhar um paciente para procedimentos de imagem. A seleção de uma modalidade de imagem apropriada deve ser baseada na condição subjacente de cada paciente, incluindo considerações de um benefício potencial para um paciente, que devem incluir os riscos dos efeitos biológicos em virtude da radiação adicional das radiografias realizadas. Este capítulo descreve os princípios básicos do diagnóstico por imagem em odontologia, com especial ênfase nas modalidades de imagem utilizadas para a avaliação da saúde/doença periodontal e o planejamento do tratamento com implantes, bem como o acompanhamento.

Princípios básicos do diagnóstico por imagem em odontologia

Modalidades

O princípio físico da formação da imagem varia entre as diferentes modalidades de diagnóstico por imagem, as quais, em geral, podem ser classificadas em duas categorias principais, dependendo se a modalidade de imagem está associada à radiação ionizante ou não. Na odontologia, o diagnóstico por imagem é usado principalmente para a avaliação da saúde e patologia dos tecidos duros, incluindo dentes e maxilares. Portanto, as modalidades de imagem baseadas em raios X (p. ex., ionizantes) são predominantes na prática clínica. Essas modalidades baseadas em raios X incluem radiografias periapicais, interproximais, oclusais, imagens panorâmicas, cefalométricas, imagens de tomografia computadorizada de feixe cônico (TCFC) e tomografia computadorizada multidetectores (TCM) para casos selecionados. A ultrassonografia e a ressonância magnética (RMI) são técnicas não ionizantes e são frequentemente usadas para a observação de alterações biológicas/patológicas dos tecidos moles na medicina clínica, mas seu uso ainda é relativamente incomum na odontologia. A natureza não ionizante dessas modalidades e o contraste favorável dos tecidos moles motivam pesquisadores e clínicos a introduzir e adaptar imagens de ultrassom e ressonância magnética para avaliações de patologias dentoalveolares, especialmente para doenças periodontais/peri-implantares. As seções a seguir fornecem uma breve visão geral dos princípios básicos das modalidades de imagem ionizantes e não ionizantes, conforme utilizadas atualmente na odontologia.

Modalidades ionizantes

As modalidades de diagnóstico por imagem usadas na odontologia estão principalmente associadas à radiação ionizante que é produzida pelas respectivas máquinas de raios X utilizadas. Os raios X emitidos por essas máquinas são fótons de ondas eletromagnéticas de alta energia. Ao penetrar no corpo humano, os raios X ionizam elétrons de átomos ou moléculas presentes na região digitalizada e causam uma exposição em um filme fotográfico ou receptor digital para gerar uma imagem (Rout & Brown 2012). De acordo com a localização do filme de raios X ou receptor digital com relação à boca do paciente, as modalidades de imagem usadas na odontologia podem ser categorizadas em técnicas intraorais e extraorais.

Técnicas intraorais
Radiografia periapical

As imagens periapicais são obtidas usando uma película de raios X de tamanho pequeno (variando de 22 × 35 mm a 30,5 × 40,5 mm) ou um receptor digital para capturar uma imagem bidimensional (2D) com um campo de visão (FOV, do inglês *field of view*) restrito representando dois ou três dentes adjacentes e osso circundante. O filme ou receptor digital é idealmente posicionado profundamente no vestíbulo lingual ou na abóbada palatina, paralelamente ao longo eixo dos dentes ou próximo à superfície lingual dos dentes e estabilizado por um instrumento de retenção do receptor. O feixe central de raios X é direcionado através do anel localizador externo do instrumento de retenção. Idealmente, todo o comprimento e região periapical dos dentes observados podem ser capturados em uma radiografia. Em virtude da alta resolução espacial e baixa dose de radiação, a radiografia periapical é considerada a modalidade de diagnóstico por imagem de primeira escolha para a detecção precoce de patologias dentoalveolares, como cárie dentária, lesões periapicais e perda óssea alveolar marginal (Mupparapu & Nadeau 2016). Além disso, as imagens periapicais são comumente usadas para observar a morfologia de raízes, cavidade pulpar, dentes impactados, determinar o comprimento para instrumentação endodôntica, níveis ósseos ao redor dos dentes ou avaliar a osseointegração do implante e monitorar a perda óssea peri-implantar (Figura 23.1).

Radiografia interproximal

As imagens interproximais são obtidas usando um filme de raios X ou receptor digital com tamanho semelhante ao das imagens periapicais. O filme ou receptor é posicionado no vestíbulo lingual próximo à superfície lingual dos dentes posteriores superiores e inferiores. A placa de mordida receptora é fixada suavemente pelos dentes do paciente, e o feixe central de raios X é direcionado através dos contatos dos pré-molares inferiores ou do anel localizador externo do instrumento de retenção. A radiografia interproximal é capaz de capturar imagens 2D que descrevem as porções coronais dos dentes posteriores superiores e inferiores de um lado, incluindo o nível e a densidade óssea da crista alveolar interdentária. Para uma imagem suficiente da crista óssea, o tamanho normal das radiografias periapicais pode ser benéfico em comparação aos tamanhos estreitos e formatos longos. Como resultado, a radiografia interproximal é usada principalmente para o diagnóstico precoce de cárie e lesões periodontais, por exemplo, para detectar cárie interproximal/secundária e periodontite (Figura 23.2).

A
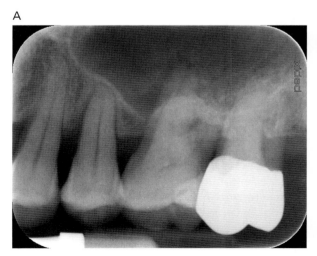

B
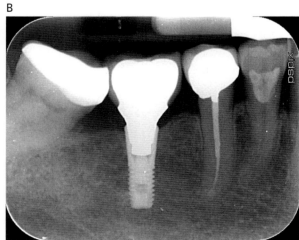

Figura 23.1 Imagens periapicais representativas da maxila e mandíbula. **A.** Imagem periapical da região posterior esquerda da maxila mostra principalmente a perda óssea horizontal na região dos pré-molares, mas também a suspeita de envolvimento de furca na região dos molares. **B.** Imagem periapical mostra um implante osseointegrado na região do elemento 46 e um segundo pre-molar tratado endodonticamente.

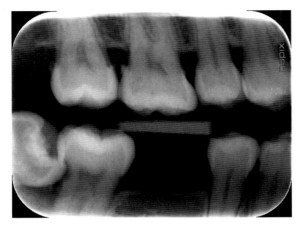

Figura 23.2 Esta radiografia interproximal mostra um terceiro molar impactado com reabsorção na superfície distal do dente 47 (minando em reabsorção radicular) e um primeiro molar ausente na região posterior direita da mandíbula. Além disso, podem ser observados vários depósitos de cálculo nas faces mesial e distal dos dentes posteriores superiores.

Radiografia oclusal

As imagens oclusais são obtidas usando um filme de raios X de tamanho grande (58 × 77 mm) ou receptor digital colocado entre os dentes superiores e inferiores para capturar uma imagem 2D representando os dentes e arcos da maxila/mandíbula e do palato/assoalho da boca. A radiografia oclusal é utilizada com menos frequência, mas é útil para localizar dentes supranumerários, não irrompidos e impactados, lesões radioluzentes/radiopacas (p. ex., cistos ou sialolitos) na região dos maxilares, palato e assoalho da boca, e avaliar possíveis fraturas na região anterior da maxila e da mandíbula (Figura 23.3). Filmes de raios X de tamanho pequeno ou receptor digital podem ser utilizados em crianças, com dentes decíduos, para obter uma visão geral confortável dos dentes anteriores superiores. As imagens oclusais podem mensurar a largura da mandíbula, o que anteriormente era considerado útil para o planejamento do tratamento com implantes. No entanto, em virtude da natureza 2D das imagens, estas podem exibir apenas a largura da base mandibular e não do processo alveolar. Portanto, a radiografia oclusal raramente é recomendada atualmente para pacientes com implantes em virtude da ampla disponibilidade de técnicas de imagem tridimensionais (3D), como a TCFC (Mallya & Lam 2019).

Técnicas extraorais

As técnicas extraorais diferem das técnicas intraorais porque os filmes e receptores usados são posicionados fora da boca/corpo dos pacientes. As técnicas extraorais são capazes de capturar imagens com um FOV grande, retratando mandíbulas inteiras ou partes do crânio, o que é útil para avaliar o panorama odontológico geral dos pacientes e para o processo geral de planejamento do tratamento, bem como para imagens adjacentes vitais/em risco das estruturas anatômicas.

Radiografia panorâmica

A radiografia panorâmica é uma das técnicas de imagem extraoral mais comuns usadas na odonotologia. As imagens panorâmicas são obtidas usando uma rotação da fonte de raios X e do receptor de imagem ao redor da cabeça do paciente, o que gera uma camada de imagem curva representando os dentes, a maxila, a mandíbula e as articulações temporomandibulares (ATMs). A radiografia panorâmica pode fornecer uma visão geral das estruturas dentoalveolares em 2D para fins de diagnóstico e tratamento em uma única imagem. A visão panorâmica é amplamente utilizada como rotina e exame radiográfico inicial para avaliar a dentição decídua ou permanente, a posição dos dentes inclusos e, principalmente, dos terceiros molares inferiores com relação ao canal mandibular, aos níveis ósseos, às lesões intraósseas (como cistos e tumores) e ATMs (Figura 23.4). Para pacientes nos quais os exames intraorais com raios X não são possíveis em decorrência de desconforto ou dificuldade na abertura da boca, a radiografia panorâmica é uma alternativa para adquirir uma imagem diagnóstica útil. As limitações das vistas panorâmicas incluem baixa resolução espacial, ampliação e distorção da imagem e sobreposição das estruturas, como coluna cervical, tecidos moles e espaços aéreos (Figura 23.5). Estas, em última análise, limitam a precisão diagnóstica da radiografia panorâmica. Novas técnicas de radiografia panorâmica fornecem diferentes "camadas nítidas" e são capazes de gerar imagens com vistas benéficas com sobreposição reduzida com relação a indicações especiais.

Radiografia cefalométrica

A radiografia cefalométrica é usada principalmente no campo da ortodontia e cirurgia ortognática. Essa técnica é capaz de capturar uma imagem com um grande FOV, retratando a região craniofacial dos pacientes. Pode ser feita usando uma projeção cefalométrica lateral ou posteroanterior para identificar pontos de referência anatômicos dentários, esqueléticos e de tecidos moles para o planejamento do tratamento ortodôntico e cirurgia ortognática (Figura 23.6). A radiografia cefalométrica é relativamente pouco utilizada no campo da periodontia e implantodontia oral.

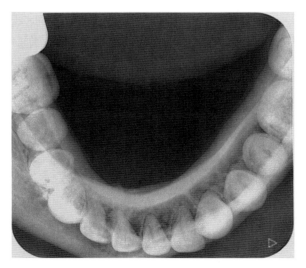

Figura 23.3 A largura da base mandibular pode ser estimada em uma imagem oclusal, mas o processo alveolar não pode ser distinguido (dimensão vertical).

Capítulo 23   Diagnóstico por Imagem do Paciente Periodontal e de Implante   533

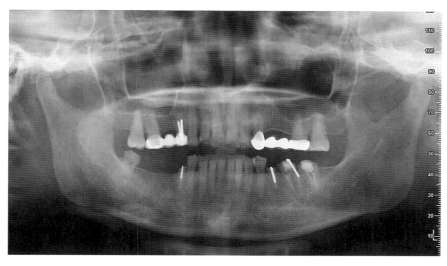

Figura 23.4 Vista panorâmica mostra uma visão geral das estruturas dentárias e maxilofaciais, incluindo os dentes remanescentes nos arcos superior e inferior, a condição óssea nos locais edêntulos, os seios maxilares, incluindo aspectos inferiores da órbita, e as articulações temporomandibulares.

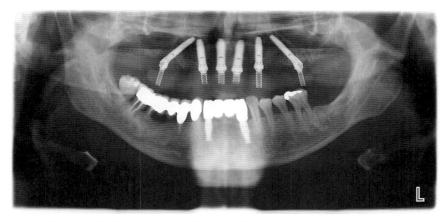

Figura 23.5 Visão panorâmica exibe distorção de imagem e artefatos de sobreposição da coluna cervical e espaços aéreos que limitam a validade diagnóstica para avaliar a condição dos implantes na região anterior da maxila e da mandíbula.

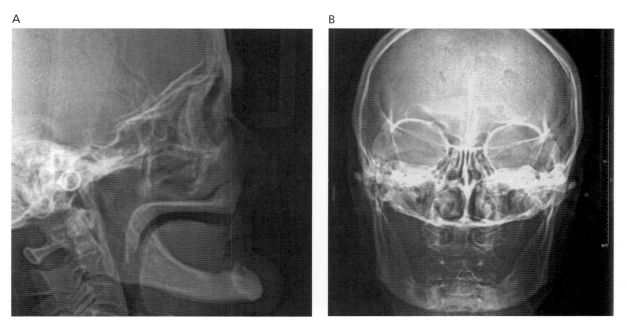

Figura 23.6 Projeções cefalométricas lateral (**A**) e posteroanterior (**B**) podem mostrar as dimensões da mandíbula, a posição relativa da maxila e da mandíbula uma em relação à outra e o perfil facial. Para pacientes completamente edêntulos, essa informação foi proposta por ser útil para fins de planejamento de tratamento, por exemplo, uma reabilitação com implante de arco total.

Tomografia computadorizada multidetectores

TCM é uma das técnicas de imagem 3D mais comuns usadas na medicina. As unidades de TCM usam raios X de feixe em forma de leque para capturar múltiplas fatias axiais por varredura contínua de cima para baixo, da região de interesse, durante a aquisição da imagem. A série de cortes axiais capturados pode ser reconstruída em imagens 3D, o que permite a visualização e avaliação de estruturas anatômicas em diferentes planos (Figura 23.7). No entanto, principalmente em virtude de maior dose de radiação, custos e disponibilidade e acesso prejudicados na prática privada, a imagem TCM não é uma modalidade de imagem 3D comumente usada na odontologia. No entanto, em comparação com a TCFC, a imagem TCM tem resolução de contraste de tecidos moles relativamente superior, que pode mostrar diferenças de densidade entre alguns tipos de tecidos moles, o que pode ser útil para a avaliação de diferentes massas de tecidos moles na região dentária e maxilofacial (Mallya & Lam 2019).

Tomografia computadorizada de feixe cônico

Desde a descrição inicial da TCFC, em 1998, no campo da odontologia, ela se tornou uma técnica de imagem 3D estabelecida e continua a ganhar popularidade na odontologia (De Vos *et al.* 2009; MacDonald 2017). Como a imagem TCFC usa um feixe cônico, em vez de um feixe em forma de leque, para capturar imagens em uma única rotação ao redor da cabeça do paciente, a dose de radiação de uma varredura TCFC geralmente é menor do que uma varredura TCM (Pauwels *et al.* 2015). A alta resolução espacial das imagens TCFC é benéfica para visualizar estruturas anatômicas com precisão e identificar alterações patológicas na região dentária e maxilofacial (Figura 23.8). Embora a resolução espacial das imagens TCFC ainda seja inferior às imagens 2D, é relatado que a resolução espacial da TCFC é duas a oito vezes maior que a da TCM (Mallya & Lam 2019). Assim, a modalidade de imagem de TCFC é mais frequentemente usada em odontologia em comparação com a TCM. No entanto, a dose de radiação de uma varredura de TCFC ainda é consideravelmente maior do que a das modalidades convencionais de imagem 2D. O exame de TCFC só é recomendado para pacientes quando o exame clínico e as imagens 2D convencionais não contribuem com informações diagnósticas suficientes (ICRP 2007; Carter *et al.* 2008; Horner *et al.* 2012). As aplicações clínicas para a TCFC incluem todos os campos da odontologia, mas são principalmente para a avaliação do tecido duro, incluindo dentes e maxilares. No entanto, a imagem de TCFC tem suas limitações com relação a artefatos metálicos e baixa resolução de contraste (Koong 2015), bem como com artefatos de movimento (Spin-Neto *et al.* 2018). A baixa resolução de contraste limita a visibilidade dos tecidos moles e das estruturas ósseas de menor densidade nas imagens de TCFC. Por outro lado, artefatos de metal de restaurações dentárias podem influenciar a visibilidade das estruturas anatômicas adjacentes (Figura 23.9).

Modalidades não ionizantes

As técnicas de imagem usadas na odontologia são baseadas principalmente em raios X, resultando na exposição dos pacientes à radiação ionizante. Embora os efeitos biológicos da radiação ionizante provenientes de dispositivos de raios X odontológicos tenham sido considerados quase insignificantes, exposições repetidas à radiação podem estar relacionadas com um risco aumentado de desenvolvimento de tumores de glândula salivar (Preston-Martin & White 1990), câncer de tireoide (Memon *et al.* 2010) e meningioma (Longstreth *et al.* 2004). Portanto, há um interesse crescente na aplicação de modalidades de imagem que não empregam radiação ionizante, a fim de evitar a exposição desnecessária à radiação aos pacientes e fornecer modalidades de imagem alternativas para fins de diagnóstico na região dentomaxilofacial (Boeddinghaus & Whyte 2018).

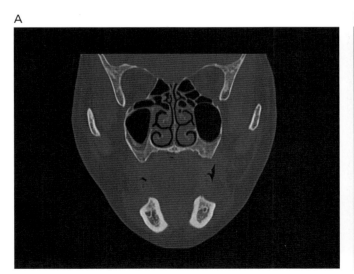
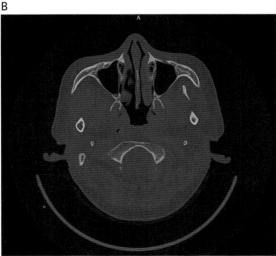

Figura 23.7 Resolução superior de contraste dos tecidos moles das varreduras de TCM permite a visualização e a diferenciação dos músculos faciais com os tecidos moles circundantes. **A.** Corte coronal. **B.** Corte axial.

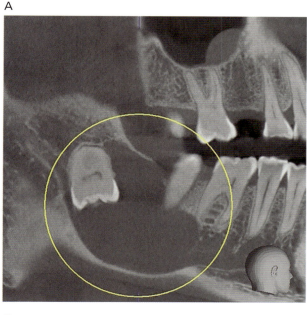
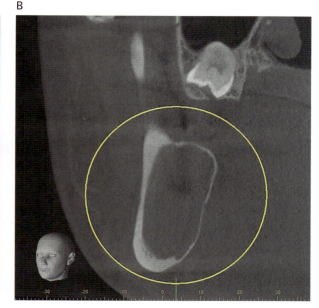
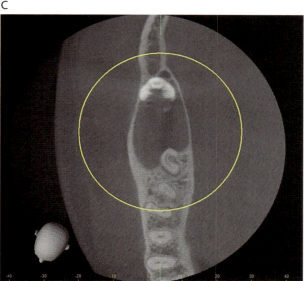

Figura 23.8 Imagens de TCFC transversais representativas mostram um cisto dentígero (*círculo amarelo*) associado ao terceiro molar inferior direito em cortes sagitais (**A**), coronais (**B**) e axiais (**C**).

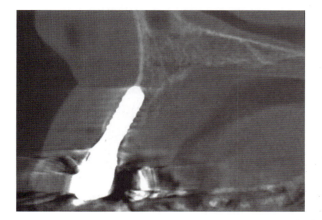

Figura 23.9 Os artefatos de metal de um implante de titânio e a prótese correspondente podem influenciar a visibilidade do osso vestibular e lingual nas varreduras de TCFC. Assim, a validade diagnóstica para avaliação das condições ósseas peri-implantares em TCFCs pode ser limitada.

Ultrassom

A ultrassonografia é uma modalidade diagnóstica não ionizante que se baseia na aplicação do ultrassom e é frequentemente usada na medicina clínica. Um transdutor emite ondas sonoras de frequências vibratórias, na faixa de 1 a 20 MHz, que atravessam ou interagem com tecidos de diferentes impedâncias acústicas. Posteriormente, as ondas sonoras refletidas são detectadas pelo transdutor e, eventualmente, exibem uma imagem 2D de seção transversal em tempo real (Shriki 2014). Embora a ultrassonografia tenha sido amplamente utilizada para diagnóstico de doenças e cirurgia guiada por imagem na medicina clínica, em razão do tamanho do transdutor do ultrassom, sua aplicação na odontologia tem sido limitada principalmente ao exame de glândulas salivares maiores, lesões de massas superficiais, gânglios linfáticos cervicais, músculos mastigatórios e do pescoço, fraturas maxilofaciais e ATM (Mupparapu & Nadeau 2016).

Com a introdução de transdutores intraorais menores, a ultrassonografia pode ser uma modalidade de imagem promissora para visualizar a gengiva e o contorno da superfície do osso alveolar (Figura 23.10) (Caglayan & Bayrakdar 2018). Além disso, as imagens de ultrassom não são afetadas por artefatos metálicos, o que pode ser muito útil para a avaliação da reabsorção óssea peri-implantar.

Imagem de ressonância magnética

A ressonância magnética é uma técnica de imagem revolucionária que tem sido usada na medicina desde a década de 1980; não emprega radiação ionizante. Essa técnica direciona um pulso de radiofrequência para o paciente, que é colocado em campos magnéticos estáticos gerados pela unidade de ressonância magnética. Isso faz com que os núcleos de hidrogênio dos átomos no corpo do paciente absorvam energia de ressonância. Quando o pulso de radiofrequência é desligado, a energia armazenada nos núcleos de hidrogênio é liberada. O escâner da unidade de ressonância magnética detecta a energia liberada e converte a energia em um sinal elétrico, que é usado para a reconstrução da imagem (Mallya & Lam 2019). Na região dentária e maxilofacial, a ressonância magnética pode ser usada para avaliar a morfologia e a função da ATM, especificamente para o diagnóstico de patologias do disco, incluindo deslocamento ou derrame articular (Koong 2015; Mupparapu & Nadeau 2016). Outras aplicações potenciais da ressonância magnética incluem a avaliação do assoalho da boca, glândulas salivares, língua e seios paranasais (Figura 23.11). Embora a ressonância magnética não tenha efeitos biológicos conhecidos e seja particularmente útil na avaliação dos tecidos moles, raramente é usada na prática odontológica em geral. Isso ocorre porque as unidades de ressonância magnética são relativamente caras e não são amplamente acessíveis aos dentistas.

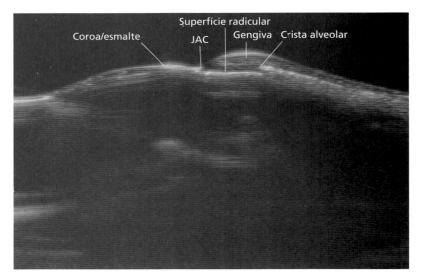

Figura 23.10 Imagem representativa de ultrassom mostra marcos anatômicos superficiais na face vestibular de um canino superior direito, incluindo a morfologia da gengiva e o nível da crista alveolar. JAC = junção amelocementária.

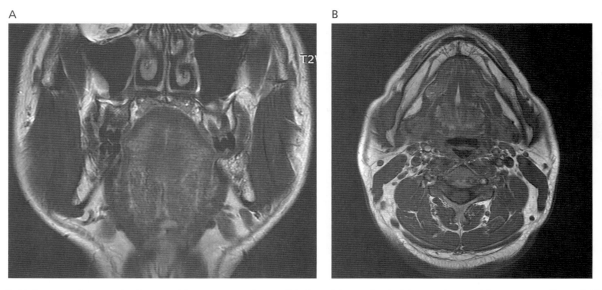

Figura 23.11 Imagens de ressonância magnética representativas exibindo tecidos moles faciais e, mais especificamente, as fibras da língua e também os músculos masseter. **A.** Corte coronal. **B.** Corte axial.

Pacientes com marca-passos cardíacos, bombas de insulina e claustrofobia não são elegíveis para um exame de ressonância magnética. Além disso, as imagens geradas por RMI são fortemente afetadas por artefatos metálicos (Figura 23.12), o que limita sua aplicação para a avaliação da patologia dentoalveolar (Gunzinger et al. 2014). A imagem com ressonância magnética em odontologia, usando bobinas especiais, foi tentada para adquirir imagens de alta resolução para várias indicações odontológicas em um tempo de aquisição mais razoável (Flugge et al. 2016).

Perigos de radiação e proteção de dose de radiação

As modalidades de diagnóstico por imagem usadas na odontologia baseiam-se principalmente em raios X. A radiação ionizante dos raios X pode induzir danos biológicos a nível celular. Danos às estruturas cromossômicas são de particular importância, pois há uma chance de que danos cromossômicos irreparáveis possam causar morte celular induzida por radiação, mutações hereditárias e carcinogênese (Omar et al. 2015). Assim, os dentistas devem ter uma compreensão clara do princípio dos perigos da radiação e das medidas de proteção da dose de radiação.

Riscos biológicos da radiação

Os riscos biológicos da radiação incluem efeitos determinísticos e estocásticos (Firetto et al. 2019). Os efeitos determinísticos são efeitos adversos que ocorrem apenas quando os pacientes são expostos à radiação ionizante com uma dose que excede os valores limiares específicos.

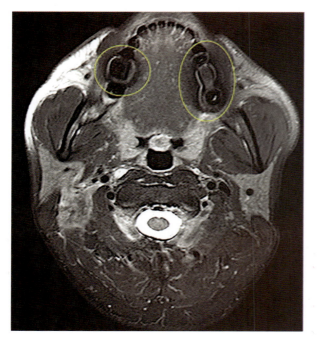

Figura 23.12 Imagem axial de ressonância magnética mostra múltiplos anéis hiperintensos no sinal vazio (*círculos amarelos*) em decorrência de artefatos metálicos ao redor das restaurações dentárias, que influenciam a visibilidade das estruturas anatômicas adjacentes.

Abaixo dessa dose limiar, não ocorrerão efeitos determinísticos. No entanto, se o limite for excedido, a gravidade dos efeitos determinísticos aumenta com o aumento da dose de radiação. Efeitos determinísticos relevantes (os valores limítrofes correspondentes em cinza) incluem anormalidade fetal (0,1 a 0,5 Gy), esterilidade (2 a 3 Gy), eritema cutâneo (2 a 5 Gy), perda de cabelo (2 a 5 Gy) e danos irreversíveis à pele (20 a 40 Gy) (Dendy & Heaton 1999). Teoricamente, os valores limítrofes são significativamente mais elevados do que as doses de radiação diagnósticas usadas em exames médicos e odontológicos.

Por outro lado, quando os elétrons ionizados por raios X atingem a estrutura do cromossomo, isso pode resultar em dano subletal ao DNA. O DNA danificado pode subsequentemente causar mutação no DNA e, em seguida, evoluir para cânceres específicos, como leucemia, câncer de tireoide, tumores de glândulas salivares, câncer de mama e neoplasias cerebrais ou do sistema nervoso. Ocorrências de cânceres induzidos por radiação são consideradas como efeitos estocásticos. Eles geralmente podem ocorrer anos após a exposição à radiação. Em comparação com os efeitos determinísticos, a ocorrência de efeitos estocásticos não está ligada a um limite de dose específico, pois uma mutação no DNA pode ser causada por uma única exposição a raios X com a menor dose de radiação. Além disso, é geralmente aceito que existe uma correlação positiva entre o risco de efeitos estocásticos e a dose de radiação (Ludlow et al. 2008; Mallya & Lam 2019). Quanto maior a dose de radiação, maior o risco de efeitos estocásticos. Como resultado, os efeitos estocásticos estão mais relacionados com a exposição à radiação no diagnóstico por imagem.

Princípios de proteção de dose de radiação

Na população em geral, a exposição à radiação é atribuída principalmente à radiação natural de fundo e fontes de radiação artificial, incluindo exposição médica e produtos de consumo. A exposição médica é relatada como a maior fonte de radiação artificial e representa aproximadamente 14% da dose anual total de radiação ionizante para indivíduos (Bornstein et al. 2019). Relatou-se que a TCM compreende 47% da exposição anual total de imagens médicas nos EUA (ICRP 2007). Na odontologia, a imagem TCFC é mais frequentemente usada do que a TCM. A dose de radiação da imagem TCFC é relatada como sendo até 15 vezes menor do que a TCM, embora ainda seja maior do que a dos procedimentos convencionais de imagem radiográfica 2D odontológica (ICRP 2007; Ludlow & Ivanovic 2008; Loubele 2009). Estudos epidemiológicos sugerem que a exposição à radiação de procedimentos odontológicos (2D ou 3D) pode estar relacionada com um risco aumentado de desenvolvimento de tumores das glândulas salivares (Preston-Martin & White 1990), câncer de tireoide (Memon et al. 2010) e meningioma (Longstreth et al. 2004). Portanto, o risco de radiação deve ser minimizado pela adoção de princípios de proteção de dose de radiação, incluindo justificativa de exposições do paciente, otimização da dose do paciente e limitação da dose durante procedimentos radiológicos.

Parte 9 Protocolos de Avaliação

Justificativa

A forma mais eficaz de proteger os pacientes de radiações ionizantes desnecessárias é evitar exposições desnecessárias. O princípio da justificativa é que um exame de imagem deve ser realizado somente quando o benefício para um paciente excede o risco de exposição à radiação (Federal Guidance Report No. 9 1976; ICRP 2007). Isso significa que os médicos devem primeiro obter a história médica do paciente e os resultados do exame clínico antes de encaminhá-lo para exames de imagem. Um exame de imagem deve ser considerado apenas quando o exame clínico não pode fornecer informações diagnósticas suficientes. Também é importante uma comunicação eficaz de qualquer solicitação específica para o exame de imagem entre o clínico e o técnico, que assume a responsabilidade pelo exame de imagem para evitar qualquer reexposição. Geralmente, a determinação do tipo de modalidade de diagnóstico por imagem deve ser considerada com base no motivo do encaminhamento, na localização, no tamanho e nas características da estrutura anatômica/alterações patológicas e a dose de radiação para o paciente. Para uma avaliação periodontal, a radiografia intraoral convencional é a primeira escolha para avaliar a perda óssea marginal dos dentes em questão. Em razão das altas doses de radiação, a imagem TCFC só deve ser sugerida em casos selecionados, como lesões de furca. Embora a radiografia panorâmica permita que os dentistas tenham uma visão geral da condição dos dentes remanescentes e seu osso de suporte, uma resolução espacial relativamente baixa e uma possível sobreposição de imagens limitam sua aplicação para fins de diagnóstico em periodontia. Para fins de planejamento de tratamento com implantes, tem-se observado aumento de uso e popularidade da TCFC como adjuvante e até mesmo como modalidade de imagem primária (Horner *et al.* 2012; Al-Ekrish 2018). A informação 3D da TCFC compensa a baixa resolução espacial dessa técnica. As visualizações intraorais ou panorâmicas são consideradas modalidades de imagem mais apropriadas para avaliação e monitoramento da osseointegração após a inserção do implante e durante o acompanhamento.

Otimização

Uma vez justificado o encaminhamento para exame de imagem, o próximo passo é garantir que o exame seja efetivamente realizado de acordo com o princípio da otimização, também conhecido como *as low as reasonably achievable* (ALARA) ou *as low as diagnostically acceptable* (ALADA) (ICRP 2007; Jaju & Jaju 2015). O ALARA foi criada em 1977 para designar a otimização das doses de raios X a fim de minimizar a exposição à dose de radiação. Quase uma década atrás, o conceito ALADA foi introduzido com ênfase no uso de uma dose tão baixa quanto possível para obter imagens diagnósticas aceitáveis em vez de apenas imagens "bonitas" (Schulze 2012; Jaju & Jaju 2015). A implementação do conceito ALADA, na prática odontológica, inclui a determinação de uma modalidade de diagnóstico por imagem adequada para atender às necessidades específicas do paciente, usando detectores de radiação com sensibilidade máxima, selecionando parâmetros de exposição apropriados, usando dispositivos de blindagem e selecionando uma projeção radiográfica na qual órgãos radiossensíveis recebam a dose mínima. Como a dose de radiação da imagem TCM/TCFC é maior do que a imagem 2D convencional, tem sido dada muita atenção em reduzir a exposição à radiação da TCM/TCFC. Reduzir o tamanho do FOV pode reduzir a área exposta do corpo do paciente, que é a medida mais direta para reduzir a dose de radiação (Davies *et al.* 2012). Além disso, a redução do tamanho do FOV melhora a qualidade da imagem ao reduzir o ruído e os artefatos da imagem. Portanto, o tamanho do FOV deve ser selecionado com cuidado, idealmente para cobrir apenas a região de interesse. Por exemplo, pacientes que precisam de tratamento com implantes para um dente perdido em um local com volume ósseo suficiente não devem ser encaminhados para uma varredura TCFC com cobertura total da região craniofacial. Além disso, novos protocolos de varredura de baixa dose também são considerados uma opção para reduzir a exposição à radiação sem perda inaceitável da qualidade da imagem para fins de diagnóstico e tratamento (Yeung *et al.* 2019a). Esse conceito já encontrou reconhecimento em várias especialidades odontológicas, especificamente em odontopediatria (como avaliação de fendas orofaciais e dentes impactados), ortodontia (como análise cefalométrica), endodontia (como detecção de perda óssea periapical), implantologia oral (como planejamento de implantes) e cirurgia oral e maxilofacial (como avaliação de terceiros molares inferiores e ATMs). Protocolos de varredura de baixa dose estão disponíveis em algumas unidades de TCFC, que fornecem configurações de redução de dose predefinidas para reduzir a exposição à radiação. Como alternativa, ajustar manualmente os parâmetros de imagem, incluindo reduzir a corrente do tubo (mA), tempo (s) de exposição, resolução (ou seja, aumentar o tamanho do voxel), o número de projeções e/ou adotar um modo de rotação parcial (p. ex., rotação de 180° em vez de 360°), também pode ser aplicado para redução da dose.

Limitação da dose

A limitação da dose de radiação é uma questão de segurança constante em radiologia, especialmente para indivíduos expostos ocupacionalmente. Ao contrário dos pacientes que podem obter benefícios diretos por exposições médicas para fins de diagnóstico e tratamento, a equipe clínica que assume a responsabilidade pela operação de equipamentos de imagem radiográfica corre alto risco de exposição excessiva à radiação ionizante. A fim de proteger qualquer membro da equipe clínica ou indivíduos que permaneçam em ambientes odontológicos de exposição ocupacional e pública desnecessária, o princípio da limitação da dose deve ser rigorosamente seguido. De acordo com a declaração da International Commission on Radiological Protection, a dose anual para indivíduos expostos ocupacionalmente não deve exceder 20 mSv de exposição à radiação de corpo inteiro (ICRP 2007). A proteção do pessoal, incluindo a redução da chance de exposição potencial do feixe primário de raios X e da radiação espalhada, e o monitoramento do nível de exposição acumulada entre o pessoal exposto ocupacionalmente devem ser rigorosamente implementados. As clínicas odontológicas equipadas com um dispositivo de imagem baseado em raios X devem atender aos requisitos de proteção contra radiação com base nos regulamentos nacionais locais. A limitação da dose de exposição médica não é aplicável a pacientes encaminhados para exames de imagem, pois essas exposições são realizadas intencionalmente para fins de diagnóstico e tratamento. No entanto, o uso de dispositivos de proteção, como aventais de chumbo protetores e colares de tireoide, pode efetivamente proteger a glândula tireoide e o tronco do corpo do paciente da radiação primária e dispersa.

Além disso, várias instituições, incluindo o National Council on Radiation Protection and Measurements (NCRP) e a European Atomic Energy Community (EURATOM), recomendam o uso dos chamados níveis de referência de dose (NRDs) para padronizar os valores de dose para imagens de diagnóstico médico e odontológico. NRDs são limites superiores aceitáveis de valores de exposição de dose que não devem ser excedidos para procedimentos de diagnóstico por imagem padrão em pacientes, conforme definido pelo uso de dimensões/fantasmas-padrão (Schafer et al. 2014). Geralmente, um NRD é definido com base no terceiro quartil (percentil 75%) das medições de campo realizadas em inúmeros estabelecimentos. Por exemplo, o NCRP recomenda um NRD nacional de 1,6 mGy de dose de entrada na pele para radiografia periapical e interproximal (Mallya & Lam 2019). O uso de NRDs fornece um bom enquadramento sobre exposições de dose para indicações específicas para o técnico que assume a responsabilidade pelo exame de imagem, e muito provavelmente será um campo com mais foco no futuro em virtude da crescente disponibilidade de TCFC na odontologia. Com base em uma pesquisa nacional na Suíça, iniciada pelo Federal Office of Public Health (FOPH/BAG), foram propostos cinco NRDs para uso de TCFC para as indicações mais comuns da prática odontológica e otorrinolaringológica (Deleu et al. 2020).

Diagnóstico por imagem em periodontia

O diagnóstico de doença periodontal deve basear-se em dados coletados de exames clínicos e de imagem. Pacientes com sintomas clínicos e/ou sinais de doença periodontal devem ser encaminhados para exame de imagem para avaliar as estruturas ósseas de suporte dos dentes acometidos. O diagnóstico por imagem é usado principalmente para identificar a presença de destruição óssea e para avaliar a morfologia do defeito ósseo. Alterações patológicas restritas apenas aos tecidos moles, incluindo gengivite induzida por placa dentária e lesões gengivais não induzidas por placa ou lesões inflamatórias agudas, como abscesso periodontal agudo, geralmente não são vistas em imagens diagnósticas baseadas em raios X em virtude da ausência de destruição óssea. Esta seção descreve recomendações gerais sobre várias modalidades de diagnóstico por imagem usadas para a avaliação de defeitos periodontais.

Recomendações gerais

Modalidades bidimensionais

As imagens 2D intraorais são atualmente consideradas como a modalidade de imagem padrão para complementar os achados clínicos para avaliação periodontal (Tonetti & Sanz 2019). Radiografias interproximal e periapical são as duas principais modalidades de imagem 2D usadas para avaliação da condição do osso de suporte. A radiografia interproximal é geralmente mais precisa na avaliação da perda óssea periodontal, porque a projeção dos raios X é mais perpendicular ao longo eixo dos dentes. Isso leva a menos distorção e sobreposição da imagem. No entanto, a radiografia interproximal, só pode representar a porção mais coronal do osso alveolar em razão de seu FOV limitado (Figura 23.13). A aplicação de radiografias periapicais de tamanho normal, como formatos interproximais, deve ser preferida em vez de radiografias de tamanho longo e estreito. A vantagem desse formato é a visualização de um pouco mais de osso e uma projeção mais perpendicular para todo o formato. No entanto, isso limita o uso da radiografia interproximal em pacientes com defeitos ósseos periodontais moderados a graves, excedendo o terço médio da raiz envolvida. Em contraste, a radiografia periapical tem a vantagem de retratar todo o comprimento do dente, o que é mais adequado para a avaliação da extensão da destruição óssea periodontal. Um exame de raios X intraoral, de boca inteira, é recomendado para pacientes com sintomas clínicos e/ou sinais de periodontite ou pacientes suscetíveis à periodontite (Figura 23.14) (Tonetti & Sanz 2019). A radiografia panorâmica também pode oferecer uma visão geral dos dentes e do osso de suporte em uma única imagem. A menor resolução espacial, a ampliação vertical dos dentes e a sobreposição da imagem podem levar a uma estimativa incorreta da destruição do osso periodontal. Uma nova tecnologia para radiografias panorâmicas está disponível e oferece diferentes "camadas nítidas" para que a melhor imagem possível possa ser escolhida ou automaticamente focada.

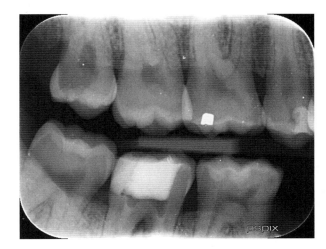

Figura 23.13 Radiografia interproximal exibe uma imagem radioluzente na região da furca do elemento 47. Infelizmente, esse achado não é totalmente visível em decorrência do campo de visão limitado da radiografia.

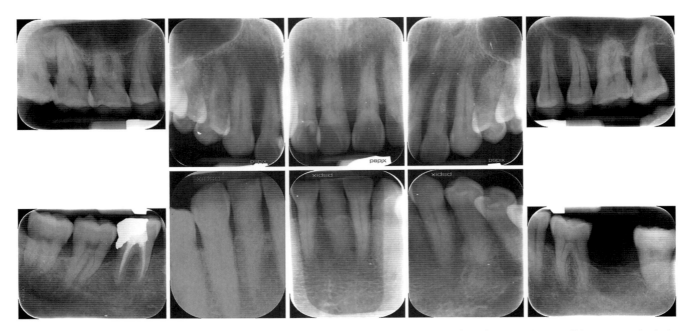

Figura 23.14 Exemplo de um exame de raios X intraoral, de boca toda, para diagnóstico periodontal que consiste em 10 imagens periapicais; nesse caso, demonstrando todos os dentes e suas estruturas ósseas de suporte. A sobreposição dos dentes e a dificuldade em posicionar corretamente o filme ou o sensor podem limitar a visibilidade do osso interradicular em algumas áreas. Como achado incidental, uma lesão apical é visível na raiz distal do primeiro molar inferior direito (elemento 46).

Para o princípio ALARA, as radiografias panorâmicas existentes devem ser usadas. Portanto, a aplicação de radiografias periapicais adicionais depende do exame clínico e da visualização de todas as regiões na radiografia panorâmica.

A perda óssea periodontal inflamatória induzida por placa se origina na crista alveolar. Na fase inicial, podem ser observadas, em imagens 2D, uma densidade reduzida do osso cortical da crista alveolar interradicular e uma erosão da crista com borda difusa. À medida que a periodontite progride, a perda do osso de suporte com/sem espessamento do espaço do ligamento periodontal pode ocorrer e agravar. A presença de perda óssea é identificada com base no nível da crista alveolar interradicular com relação à junção amelocementária (JAC). Em indivíduos saudáveis, o nível da crista alveolar interradicular deve estar localizado a 0,5 a 2,0 mm apicalmente ao nível da JAC dos dentes adjacentes, enquanto a distância entre os dois níveis, em pacientes com periodontite, no local envolvido é maior que 2,0 mm. Radiologicamente, o desenvolvimento da periodontite pode ser classificado, com base no grau de perda óssea, em quatro estágios (Mallya & Lam 2019) (Figura 23.15):

- *Estágio I*: a perda óssea é inferior a 15% do comprimento da raiz do dente
- *Estágio II*: a perda óssea está entre 15 e 33% do comprimento da raiz do dente
- *Estágio III*: a perda óssea se estende até o terço médio da raiz do dente
- *Estágio IV*: a perda óssea se estende além do terço médio da raiz do dente.

Os defeitos ósseos podem ser categorizados como perda óssea horizontal ou vertical. A perda óssea horizontal geralmente envolve múltiplos dentes adjacentes, apresentando o nível da crista alveolar interradicular paralelamente a uma linha imaginária que passa pelos níveis da JAC dos dentes envolvidos (Figura 23.16). A perda óssea vertical é frequentemente centrada em um dente a mais do que o dente adjacente, apresentando uma morfologia de destruição óssea irregular e oblíqua. Em alguns casos, um aumento da distância entre o nível da JAC e a crista alveolar interradicular pode não ser atribuído à perda óssea periodontal. Por exemplo, essa distância em dentes supraerupcionados ou passivamente irrompidos é maior do que em dentes saudáveis, o que resulta do movimento coronal dos dentes e não da perda de osso de suporte.

O exame de imagem bidimensional pode ser capaz de identificar um defeito intraósseo. De acordo com a condição das placas corticais vestibular e lingual em torno de um defeito intraósseo, esses defeitos ósseos podem ser classificados em três paredes, duas paredes e uma parede. Um defeito de três paredes é definido como um defeito intraósseo delimitado pelas placas corticais vestibular e lingual e pelo osso alveolar interradicular. Um defeito ósseo de duas paredes é definido como um defeito intraósseo circundado por uma placa cortical vestibular ou lingual e osso alveolar interradicular, e um defeito ósseo de uma parede é caracterizado pela ausência de ambas as placas corticais vestibular e lingual. Para defeitos ósseos de três paredes e duas paredes, uma densidade reduzida do osso alveolar com/sem um nível ligeiramente reduzido da crista alveolar pode ser observada na superfície radicular em imagens 2D (Figura 23.17). O contorno exato da destruição óssea pode não ser claramente exibido em imagens 2D, pois o defeito intraósseo é sobreposto pela placa cortical vestibular ou lingual. Portanto, o diagnóstico por imagem 3D é considerado

Capítulo 23   Diagnóstico por Imagem do Paciente Periodontal e de Implante

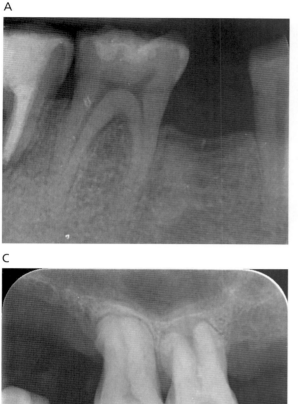

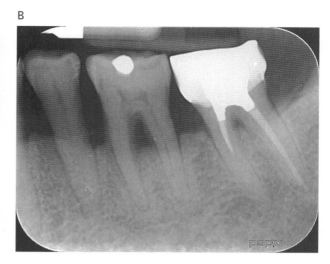

Figura 23.15 Imagens periapicais representativas mostram perda óssea periodontal em diferentes estágios. **A.** Imagem periapical mostra perda óssea *estágio I a II* para o dente 46. **B.** Imagem periapical mostra perda óssea *estágio III* para os dentes 36 e 37. **C.** Imagem periapical mostra perda óssea *estágio IV* ao redor dos dentes 16 e 17.

uma opção mais apropriada para a avaliação de defeitos intraósseos de três e duas paredes. No entanto, em virtude da perda das placas corticais vestibular e lingual, um defeito intraósseo de uma parede pode ser claramente observado em imagens 2D (Figura 23.17). Alternativamente, um defeito ósseo de três ou duas paredes pode ser identificado em imagens 2D por meio da inserção de uma ponta de guta-percha na bolsa periodontal antes da exposição aos raios X. A imagem da guta-percha inserida pode apontar o nível inferior da destruição óssea. A cratera interdentária é um defeito ósseo específico de duas paredes entre os dentes adjacentes. A morfologia da cratera interdentária é uma depressão semelhante a uma calha, delimitada pelo córtex vestibular e lingual e pela superfície radicular dos dentes adjacentes. A característica de imagem de uma cratera interdentária, em imagens 2D, pode se apresentar como uma densidade reduzida do osso alveolar apicalmente à crista alveolar em conexão com um aumento da densidade do osso alveolar apicalmente ao fundo da cratera. Isso pode não ser claramente observado em imagens 2D, pois o defeito é sobreposto pelo córtex vestibular e lingual e, portanto, um exame de imagem 3D pode ser necessário para o diagnóstico de crateras interdentárias (Vandenberghe *et al.* 2008).

Defeitos de furca são uma forma relativamente complexa de doença periodontal que ocorre em dentes multirradiculares. Em virtude das características anatômicas dos dentes multirradiculares, a região de furca acumula facilmente bactérias patogênicas periodontais, mas, por outro lado, é de difícil acesso para tratamento. Isso faz com que os defeitos de furca sejam considerados a razão mais comum para a perda de molares (Nibali *et al.* 2016).

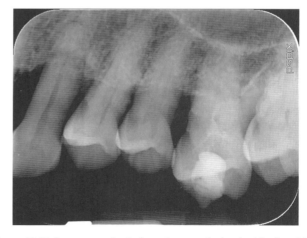

Figura 23.16 Imagem periapical mostra um nível reduzido da crista alveolar interradicular afetando vários dentes adjacentes na região posterior superior esquerda, incluindo caninos, pré-molares e o primeiro molar (p. ex., perda óssea horizontal).

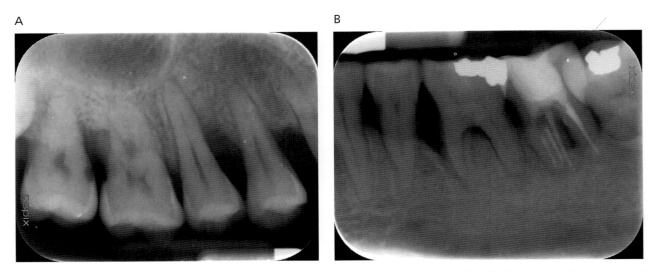

Figura 23.17 Exemplos representativos de defeitos ósseos ao redor dos dentes representados em radiografias intraorais. **A.** Imagem periapical exibe um defeito de duas paredes delimitado pela superfície mesial do dente 15, osso alveolar interradicular e placa cortical lingual. **B.** Imagem periapical exibe um defeito de uma parede delimitado pela superfície mesial do dente 36 e osso alveolar interradicular.

Portanto, o diagnóstico precoce de defeitos de furca é crucial para o resultado do tratamento e, consequentemente, também para a sobrevivência dos dentes tratados. Quando bactérias patogênicas periodontais invadem a furca de dentes multirradiculares, pode-se observar um leve alargamento do espaço do ligamento periodontal na região da furca, em imagens 2D. À medida que a progressão da periodontite destrói mais osso de suporte, pode ser detectado um aumento da área radioluzente na região da furca (Figura 23.18). Nos molares superiores, o alargamento do espaço do ligamento periodontal e a destruição óssea na região da furca podem ser superpostos pela raiz palatina. Nesse caso, a radiografia periapical usando uma técnica angulada é recomendada para revelar esses defeitos "ocultos" de furca. Além disso, a ocorrência de uma radioluscência em forma de "J" invertido é uma característica de imagem típica para defeitos de furca entre dentes multirradiculares superiores adjacentes. O gancho da radioluscência em forma de "J" é causado pela destruição óssea que se estende para a região da furca de um dente multirradicular superior (Figura 23.19). Em imagens 2D, no entanto, defeitos de furca relativamente bem definidos em geral são vistos apenas quando as placas corticais vestibulares e orais são destruídas. Se uma dessas placas corticais for preservada, o defeito de furca pode se apresentar apenas como uma área com diminuição de densidade óssea. Portanto, a TCFC é considerada um exame de imagem mais preciso para avaliar a extensão e a morfologia dos defeitos de furca (Walter *et al.* 2016).

Para lesões endo-perio, imagens 2D podem exibir defeitos radioluzentes que se estendem desde a crista alveolar até o ápice de uma raiz dentária, o que reflete a contiguidade de lesões periodontais e inflamatórias periapicais (Figura 23.20). Embora se considere que a maior área radioluzente é mais provável em ser a origem das lesões endo-perio, não se pode avaliar apenas pelo exame de imagem. Assim, a avaliação da origem dos defeitos endo-perio deve ser baseada na morfologia do defeito, bem como nos achados clínicos (Shenoy & Shenoy 2010).

Em resumo, em virtude da alta resolução espacial e baixa dose de radiação, o exame intraoral de imagem 2D é a primeira escolha para a avaliação de doenças periodontais. Além disso, as imagens 2D são comumente usadas como um registro inicial da condição periodontal, incluindo o nível da crista alveolar, a largura do espaço do ligamento periodontal e a densidade do osso alveolar para comparação com imagens de acompanhamento. No entanto, as modalidades de imagem 2D têm várias limitações. A desconstrução óssea localizada no lado vestibular e lingual dos dentes envolvidos não pode ser claramente exibida em imagens 2D. Além disso, placas corticais vestibulares e/ou linguais densas podem afetar a avaliação dos defeitos ósseos interproximais. Isso pode causar erros de diagnóstico da condição óssea de suporte e, assim, levar a uma menor taxa de detecção de defeitos ósseos periodontais (Vandenberghe *et al.* 2008). Além disso, radiografias de acompanhamento não padronizadas podem imitar a cicatrização óssea ou a perda óssea em razão do desvio na angulação da projeção dos raios X. Isso pode resultar em uma avaliação incorreta das condições ósseas de suporte.

Modalidades tridimensionais

TCM e TCFC, como modalidades de imagem 3D, permitem visões transversais que exibem a arquitetura de todos os tipos de defeitos ósseos. Isso aumenta a precisão na avaliação da presença, gravidade e morfologia da destruição óssea periodontal (Misch *et al.* 2006; Mol & Balasundaram 2008; Choi *et al.* 2018). Uma compreensão clara da morfologia 3D da destruição do osso periodontal e das raízes envolvidas é de grande importância para o planejamento do tratamento e influenciará o resultado do tratamento. Como resultado, as modalidades de imagem 3D são recomendadas para a avaliação de defeitos

Capítulo 23 Diagnóstico por Imagem do Paciente Periodontal e de Implante 543

A
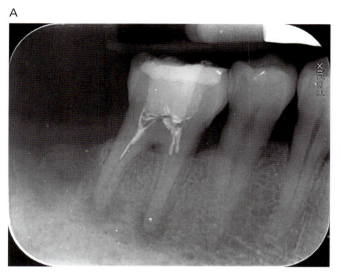

B
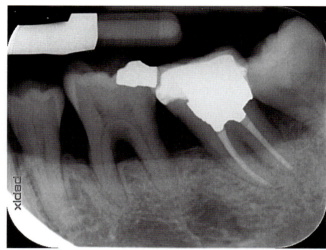

C
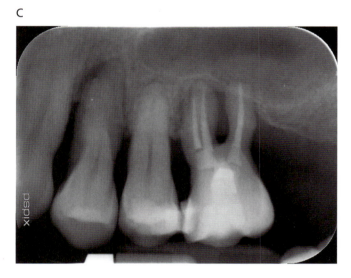

Figura 23.18 Vários estágios de envolvimento de furca, conforme representado nas imagens periapicais. **A.** Radiografia mostra uma leve radiolucência na superfície mais coronal da furca do dente 46. **B.** Radiografia periapical mostra uma radiolucência na furca do dente 36 que atinge o terço médio da raiz. Diferentes níveis de crista óssea podem simular a ausência de radiolucência na furca do dente 37. **C.** Radiografia exibe uma radiolucência da furca do dente 26 que se estende até o ápice das respectivas raízes.

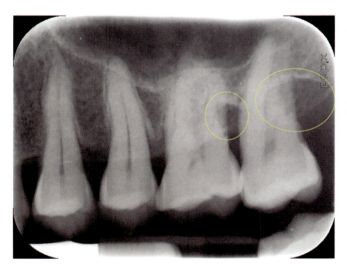

Figura 23.19 Imagem periapical demonstrando um triângulo radioluzente sobreposto sobre as raízes distais do dente 26 e demonstrando os ganchos da radiolucência em forma de "J" na raiz distal do dente 27, ambos indicando destruição óssea que se estende até a furca das respectivas regiões (*círculos amarelos*).

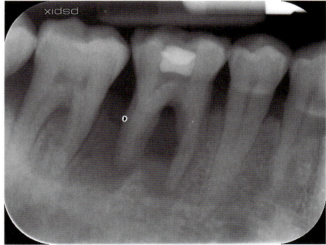

Figura 23.20 Imagem periapical mostra uma extensão radioluzente da crista alveolar até a região periapical do dente 46. Isso aponta para a presença de patologias inflamatórias periodontais e periapicais (lesão endo-perio).

ósseos complexos, especialmente para defeitos intraósseos e de furca em molares superiores (Walter *et al.* 2009 2010) (Figura 23.21). No entanto, de acordo com os princípios de proteção da dose de radiação, TCM e TCFC não são recomendados para procedimentos de imagem pré-operatórios de rotina em periodontia (ICRP 2007). Pacientes que apresentam sintomas clínicos e sinais de doença periodontal devem inicialmente ser encaminhados para imagens 2D. A TCM/TCFC é recomendada apenas quando as imagens 2D não podem fornecer informações diagnósticas suficientes no processo de avaliação de defeitos periodontais. Embora seja relatado que as doses de radiação para TCM que usam protocolos de baixa dose podem estar na faixa de doses para imagens de TCFC (Almashraqi *et al.* 2017), a TCFC ainda é atualmente a modalidade de imagem 3D mais amplamente usada para a odontologia e especificamente para avaliações periodontais. O protocolo de varredura e o FOV de um exame de TCFC devem ser determinados com base nos achados clínicos e de imagem anteriores (2D) com base em um caso individual. Embora a imagem TCFC tenha várias vantagens para a avaliação de defeitos ósseos periodontais, ela não pode ser usada para avaliar a condição gengival. Além disso, um exame TCFC não é recomendado para acompanhamento e monitoramento de pacientes com doença periodontal. Em geral, um exame de acompanhamento deve ser feito usando imagens 2D para reduzir a dose acumulada de exposição à radiação. Vale a pena notar que a presença de perda óssea periodontal detectada nas imagens 2D e 3D exibe apenas destruição óssea e não pode indicar atividade da doença (Koong 2015). A perda óssea pode ser decorrente de doença prévia (história de doença periodontal) que foi controlada com tratamento adequado. Como resultado, a decisão para qualquer modalidade de imagem deve ser baseada nos achados clínicos atuais.

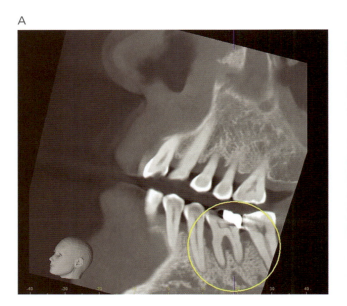
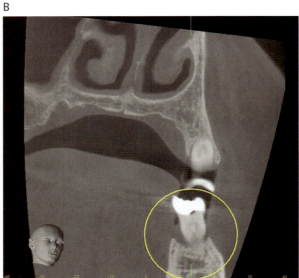
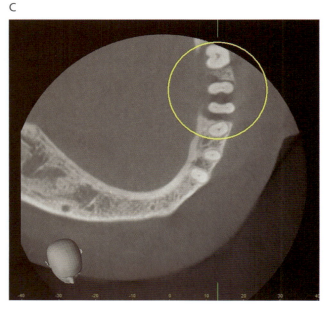

Figura 23.21 Imagens de tomografia computadorizada de feixe cônico mostram a extensão do defeito intraósseo e de furca no dente 36 (*círculos amarelos*) em diferentes cortes transversais. **A.** Sagital. **B.** Coronal. **C.** Axial.

Tendências e desenvolvimentos futuros

Ultrassom

Pacientes com alto risco de doença periodontal, ou aqueles que passaram por tratamento periodontal, podem precisar de exames de imagem regulares durante o acompanhamento. Isso inevitavelmente aumentará a dose acumulada de exposição à radiação para o paciente. A ultrassonografia é uma modalidade promissora que não emprega radiação ionizante, com potencial para diagnóstico em tempo real e avaliações de acompanhamento em pacientes com doença periodontal. Antes do advento dos transdutores de ultrassom intraoral, a imagem de ultrassom era viável apenas para avaliar glândulas salivares maiores e massas superficiais na região de cabeça e pescoço, mas não para doenças periodontais. Atualmente, transdutores de pegada pequena e de alta frequência (40 MHz) projetados especialmente para avaliação periodontal estão em desenvolvimento, o que permitirá imagens não ionizantes, em tempo real e durante o atendimento clínico, de tecido mole periodontal, superfícies ósseas alveolares subjacentes e defeitos ósseos bucais ou orais (Chifor *et al.* 2015, 2019). O ultrassom pode exibir a espessura gengival, a profundidade do sulco gengival e vários pontos de referência relevantes, incluindo os níveis da crista óssea alveolar, JAC e margem gengival livre. Estes são de valor diagnóstico para avaliar a condição periodontal, especialmente para rastrear e detectar formas precoces de periodontite. Além disso, o ultrassom não é afetado por materiais metálicos comumente usados para restaurações ou fins ortodônticos. Isso pode aumentar a precisão diagnóstica na avaliação da perda óssea vestibular e lingual na posição mais coronal, próximo a restaurações metálicas ou ao redor de parafusos ortodônticos. Durante as fases de manutenção, o ultrassom também é útil para avaliar a estabilidade dos tecidos moles e ósseos periodontais.

No entanto, o ultrassom também tem várias limitações. Em primeiro lugar, pode exibir apenas a morfologia da gengiva e o contorno da superfície do osso de suporte e da porção do dente não coberta por osso. É incapaz de representar defeitos ósseos periodontais cobertos por placas ósseas vestibulares ou orais, como defeitos intraósseos de três paredes e furca, pois as ondas ultrassônicas não podem atravessar o tecido ósseo. Além disso, a interpretação das imagens de ultrassom é subjetiva e os dentistas podem achar difícil a interpretação. Portanto, as imagens de ultrassom devem ser interpretadas por pessoal clínico devidamente treinado. Essas limitações podem desencorajar o uso clínico do ultrassom em periodontia.

Imagem de ressonância magnética

Durante a avaliação periodontal, a saúde ou a doença da gengiva é geralmente avaliada por meio de exame clínico, pois as modalidades convencionais de imagem baseadas em raios X são incapazes de retratar adequadamente os tecidos moles. Em contraste com a imagem de ultrassom, a ressonância magnética pode fornecer observações 3D do tecido mole periodontal (Figura 23.22). Além disso, as mudanças na intensidade do sinal no tecido mole investigado usando ressonância magnética refletem um aumento do teor de água, o que pode ajudar a distinguir o tecido inflamado do saudável e auxilia na avaliação da extensão da inflamação (Mallya & Lam 2019). Com diferentes sequências de ressonância magnética, pode-se também distinguir entre inflamação induzida por tumor e infecciosa em tecidos moles e ósseos (Schara *et al.* 2009). Embora atualmente haja evidências limitadas para a aplicação da ressonância magnética na avaliação da doença periodontal (Gaudino *et al.* 2011; Ruetters *et al.* 2019), relata-se que a ressonância magnética pode fornecer resolução espacial e contraste suficientes para caracterizar gengiva e ligamento periodontal inflamados para o diagnóstico precoce da gengivite em uma extensão que não pode ser igualada por outras modalidades de imagem usadas na odontologia (Mallya & Lam 2019). Além disso, a ressonância magnética pode ser útil na avaliação do processo de cicatrização (p. ex., o grau de inflamação) na gengiva e no ligamento periodontal após o tratamento periodontal. No entanto, existem algumas limitações ao considerar a ressonância magnética para avaliação periodontal (Mendes *et al.* 2020). Em primeiro lugar, pacientes com marca-passos cardíacos, bombas de insulina e claustrofóbicos não são candidatos adequados para exames de ressonância magnética. Em segundo lugar, vários materiais metálicos usados para restaurações dentárias ou tratamento ortodôntico podem causar artefatos metálicos que afetam a visibilidade e capacidade de detecção das lesões periodontais. Além disso, as unidades de ressonância magnética são relativamente caras e não tão facilmente acessíveis aos dentistas em comparação com as unidades convencionais de imagem baseadas em raios X 2D e 3D. Além disso, a operação de uma unidade de ressonância magnética é muito mais sofisticada, de modo que o escaneamento deve

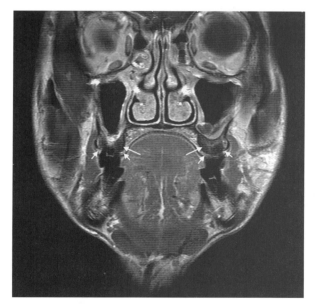

Figura 23.22 Corte coronal de uma imagem de ressonância magnética mostra o contorno da crista alveolar (*setas longas*). Com base nisso, pode-se estimar a espessura do tecido gengival (*setas curtas*).

546 Parte 9 Protocolos de Avaliação

ser realizado apenas por operadores qualificados. Apesar dessas limitações, a ressonância magnética deve ser considerada uma modalidade de imagem promissora em virtude de sua natureza não ionizante e do contraste superior dos tecidos moles. Uma unidade de ressonância magnética específica e fácil de usar, projetada para uso em odontologia, pode se tornar uma ferramenta útil de diagnóstico por imagem para visualizar patologias na gengiva e no tecido ósseo de suporte.

Diagnóstico por imagem e inteligência artificial em periodontia

As imagens codificadas digitalmente geradas na medicina que contêm informações importantes do paciente para diagnóstico são facilmente convertidas em linguagem de computador e, portanto, são consideradas ideais para preencher a lacuna entre a medicina e a inteligência artificial (IA) (Hung *et al.* 2020a; Leite *et al.* 2020). Seguindo os processos de determinação da região de interesse, identificação de lesões e classificação de lesões, alterações patológicas nas imagens podem ser diagnosticadas automaticamente usando algoritmos e modelagem de diagnóstico de IA. Na periodontia, mudanças na densidade óssea e continuidade do contorno da superfície do osso de suporte podem contribuir para o desenvolvimento de modelos de IA para avaliação de defeitos ósseos periodontais. Atualmente, alguns grupos de pesquisa propuseram modelos de teste para identificar e/ou medir de forma automática ou semiautomática o grau de destruição óssea periodontal (Lin *et al.* 2015, 2017). Além disso, relatou-se que um modelo de IA é capaz de prever o resultado do tratamento periodontal (ou seja, classificar dentes comprometidos periodontalmente em dentes "com esperança" ou "sem esperança") (Lee *et al.* 2018). Curiosamente, a maioria dos modelos de IA propostos foram computados com base em imagens intraorais 2D, principalmente periapicais. Esses modelos só podem identificar defeitos ósseos interdentais com perda óssea evidente em virtude da falta de informações 3D para todo o osso de suporte. As tendências futuras para modelos de IA construídos para diagnóstico periodontal e planejamento de tratamento devem explorar imagens 3D de TCFC, TCM e RMI para realizar e implementar classificação automatizada de defeitos ósseos periodontais, cálculo do volume de perda óssea ou propor recomendações de tratamento.

Diagnóstico por imagem em implantologia oral

Na implantologia oral, o diagnóstico por imagem é amplamente utilizado para planejamento do tratamento, avaliação protética e exames de acompanhamento. A seção a seguir descreve recomendações gerais sobre várias modalidades de diagnóstico por imagem usadas nas fases pré, intra e pós-operatória, e para considerações especiais, incluindo cirurgia de implante guiada por imagem, procedimentos de enxerto em bloco e implantes de zigoma.

Recomendações gerais para fins de planejamento do tratamento com implantes

Usando exames de imagem pré-operatórios, os implantodontistas esperam obter informações de diagnóstico sobre a condição do osso em um futuro local de implante, que não pode ser avaliado apenas por exame clínico. Uma seleção de modalidades de diagnóstico por imagem apropriada para cada caso individual é fundamental para alcançar um resultado de tratamento ideal e minimizar as complicações intra/pós-operatórias. A presença/ausência de patologia dentoalveolar no local proposto para o implante deve ser avaliada por meio de imagens pré-operatórias. Sugere-se que pacientes com lesões periapicais de dentes adjacentes, lesões císticas ou necrose óssea recebam o tratamento correspondente antes da instalação do implante. Se um paciente for considerado um candidato adequado para o tratamento com implantes, os cirurgiões podem avaliar a quantidade de osso disponível no local edêntulo e avaliar as estruturas anatômicas críticas adjacentes para determinar a técnica cirúrgica adequada, incluindo a(s) posição(ões) e dimensão(ões) do(s) implante(s) proposto(s).

Modalidades bidimensionais

Antes de as modalidades de imagem 3D serem introduzidas e disponíveis para a odontologia, a combinação de várias imagens diagnósticas 2D, incluindo radiografias periapicais, oclusais e panorâmicas, era recomendada para a avaliação das dimensões vertical, vestibulolingual e mesiodistal do rebordo alveolar para fins de tratamento com implantes. Essas técnicas de imagem também foram usadas para visualizar marcos anatômicos vitais vizinhos, como o canal mandibular ou o seio maxilar. No entanto, as imagens oclusais foram subsequentemente consideradas inadequadas para avaliar a dimensão vestibulolingual, uma vez que só podem representar a dimensão vestibulolingual do corpo mandibular, mas não do rebordo alveolar, que é realmente mais relevante para a inserção do implante dentário. Atualmente, radiografias periapicais e vistas panorâmicas ainda são consideradas as principais modalidades de imagem 2D para fins de planejamento do tratamento com implantes (Al-Ekrish 2018).

Radiografia periapical

Em decorrência de um FOV restrito, a radiografia periapical é usada principalmente para avaliar a condição do osso alveolar de um ou dois locais edêntulos adjacentes antes do tratamento com implantes dentários, mas raramente usada para pacientes com vários dentes ausentes. A radiografia periapical pode fornecer uma avaliação inicial sobre a cicatrização de alvéolos de extração, a presença de raízes residuais, patologias remanescentes e a presença de lesões periapicais de dentes adjacentes (Figura 23.23). Com base em sua alta resolução espacial, a radiografia periapical é uma excelente ferramenta para a avaliação da estrutura óssea, exibindo claramente o osso trabecular nos locais edêntulos. Além disso, a radiografia periapical pode fornecer uma visão inicial útil para avaliar a condição

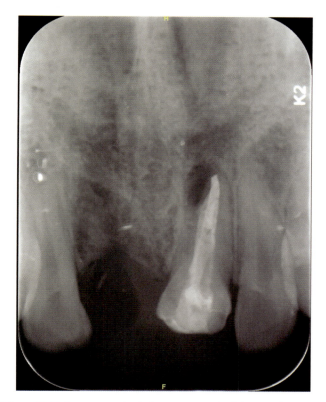

Figura 23.23 Imagem periapical mostra um nível ósseo reduzido no local edêntulo do dente anterior 11 e uma radiolucência apical no dente 21 com tratamento endodôntico.

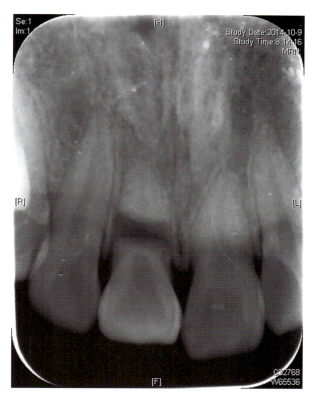

Figura 23.24 Imagem periapical mostra uma ampla linha de fratura radicular do dente 11.

dos dentes anteriores traumatizados ao avaliar o prognóstico dos dentes anteriores superiores (Figura 23.24). No entanto, a radiografia periapical não pode fornecer visões transversais para exibir as dimensões vestibulolinguais do rebordo alveolar em um local de implante proposto. Além disso, a distorção e a ampliação de uma imagem periapical limitam as mensurações precisas da distância linear entre os dentes adjacentes e as distâncias entre a crista alveolar e os limites das estruturas anatômicas críticas, como o assoalho da cavidade nasal e o seio maxilar, cortes linguais da mandíbula, ou o limite superior do canal mandibular inferior. Portanto, as imagens periapicais devem ser interpretadas com cautela e sempre em combinação com achados clínicos, especialmente para casos com volume ósseo limitado nos locais edêntulos.

Vistas panorâmicas

Para pacientes com múltiplos dentes ausentes ou maxila/mandíbula completamente edêntulas, as imagens panorâmicas são consideradas a modalidade de imagem de primeira linha para fornecer uma estimativa da condição dos dentes remanescentes e/ou volume ósseo (Mallya & Lam 2019). Além disso, o amplo FOV retratado por imagens panorâmicas é capaz de visualizar todo o assoalho da cavidade nasal e do seio maxilar, canal mandibular inferior e forame mentoniano, o que é útil para a avaliação das dimensões ósseas verticais em todos os locais edêntulos (Figura 23.25). Esta é uma informação valiosa para o processo de planejamento de vários implantes em uma única imagem. Semelhantemente às imagens periapicais, as vistas panorâmicas não podem fornecer mensurações lineares precisas, informações sobre a dimensão vestibulolingual do rebordo alveolar e avaliação 3D e visualização especial de estruturas anatômicas críticas. O uso de uma bola metálica padronizada – por exemplo, com um diâmetro de 5 mm – durante a obtenção de imagens panorâmicas pode ajudar os clínicos a avaliar as dimensões ósseas, o que ajuda a calcular o fator de ampliação das imagens panorâmicas. Além disso, a presença de artefatos de sobreposição da medula espinal em imagens panorâmicas pode afetar a avaliação do local edêntulo anterior na maxila e na mandíbula.

Modalidades tridimensionais

As modalidades tridimensionais de diagnóstico por imagem, incluindo TCM e TCFC, permitem uma visualização precisa das estruturas anatômicas ou alterações patológicas na região maxilofacial e, portanto, são recomendadas quando as radiografias periapicais e panorâmicas são incapazes de fornecer informações diagnósticas suficientes para o planejamento do tratamento com implantes. Considerando a precisão de mensuração semelhante entre TCM e TCFC, bem como sua relação custo-efetividade, dose de radiação e disponibilidade, a TCFC é usada com mais frequência na implantodontia (Bornstein *et al.* 2017).

Na maxila anterior, a altura óssea residual (AOR) é considerada como sendo a distância vertical entre a crista alveolar e o assoalho da cavidade nasal, que geralmente é medida

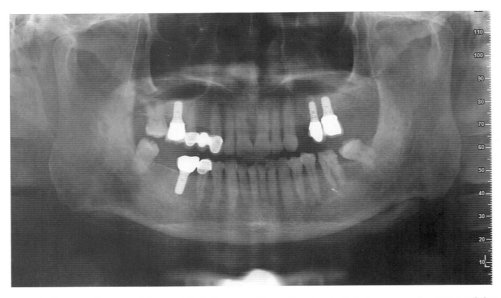

Figura 23.25 Vista panorâmica permite uma visão geral de todas as regiões edêntulas, incluindo uma avaliação inicial das dimensões ósseas verticais disponíveis. Além disso, podem ser avaliadas as condições ósseas peri-implantares de implantes já inseridos e estruturas anatômicas vitais, incluindo o canal mandibular ou os seios maxilares.

nos planos sagital ou coronal da TCFC (Figura 23.26). A AOR na maxila anterior é geralmente suficiente em pacientes para a instalação de implantes dentários convencionais. Observa-se AOR insuficiente na maxila anterior principalmente em pacientes com periodontite grave ou hipoplasia maxilar, ou pacientes que sofreram trauma ou cirurgia. A largura óssea residual (LOR) na maxila anterior é a dimensão vestibulolingual do rebordo alveolar, que também é geralmente medida nos planos sagitais da TCFC. Comparada com a AOR, a LOR na maxila anterior é frequentemente insuficiente para a instalação do implante sem qualquer procedimento simultâneo ou escalonado de aumento ósseo em decorrência da concavidade natural do rebordo vestibular ou reabsorção óssea vestibular após a exodontia. Um rebordo alveolar em forma de faca é observado com frequência nessa região e se apresenta como uma crista alveolar estreita com uma base alveolar relativamente larga (Figura 23.26). A fim de obter um contorno gengival estético ideal em torno de um implante instalado na maxila anterior, o nível da crista alveolar no local edêntulo em relação ao nível do ombro do implante proposto e também os dentes vizinhos devem ser cuidadosamente avaliados durante os exames pré-operatórios da TCFC. Além disso, o canal nasopalatino também é uma estrutura anatômica crítica próximo aos incisivos centrais superiores (Figura 23.27). A morfologia e as dimensões do canal nasopalatino variam consideravelmente, mas geralmente os homens apresentam valores mais elevados do que as mulheres. Um grande canal nasopalatino pode ocupar o espaço necessário para um implante planejado no local do incisivo central superior, necessitando de procedimentos complexos de enxerto (Urban *et al.* 2015).

Na maxila posterior, o seio maxilar é a principal estrutura anatômica que pode afetar o planejamento do tratamento com implantes. A AOR na maxila posterior é a

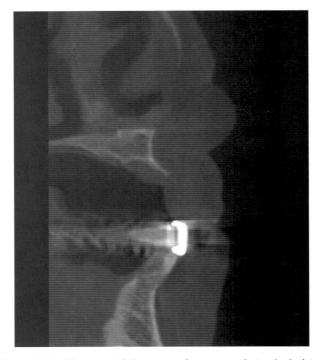

Figura 23.26 Plano sagital da tomografia computadorizada de feixe cônico mostra a altura óssea residual na maxila anterior em um paciente com maxila edêntula. Pode-se observar uma crista alveolar intensamente reabsorvida com a chamada morfologia em ponta de faca.

distância entre a crista alveolar e o assoalho do seio maxilar, que geralmente é medida em planos TCFC coronais (Figura 23.28). A LOR na maxila posterior é a dimensão vestibulolingual do rebordo alveolar, que também é medido nos planos coronais da TCFC. Em virtude da reabsorção da crista alveolar após a perda dos dentes posteriores, a AOR na maxila posterior é frequentemente insuficiente para a instalação de implantes com comprimento regular (p. ex.,

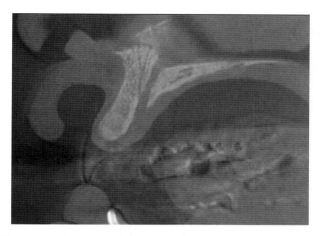

Figura 23.27 Visão sagital da tomografia computadorizada de feixe cônico obtida entre os dentes 11 e 21 exibe o canal nasopalatino e sua relação com o rebordo alveolar.

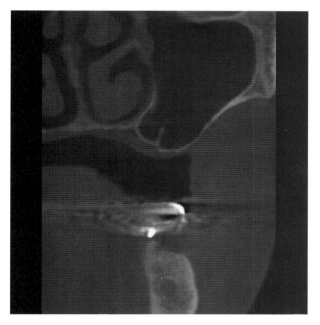

Figura 23.28 Vista coronal de uma tomografia computadorizada de feixe cônico mostra uma maxila posterior extremamente atrófica, condições bem pneumatizadas do seio maxilar e um septo localizado no assoalho do seio. Além disso, pode-se observar claramente o contorno do canal mandibular na mandíbula.

8 a 10 mm). Para esses casos, recomendam-se os procedimentos de elevação do assoalho do seio (EAS), incluindo uma janela lateral e os osteótomos transcrestais, antes ou simultaneamente à instalação do implante (Danesh-Sani *et al.* 2016). Antes de realizar procedimentos de EAS, a condição do seio maxilar precisa ser avaliada. Além disso, a AOR no local edêntulo, a morfologia do assoalho do seio maxilar (p. ex., um assoalho plano ou presença de septo do seio maxilar) e a presença/ausência de patologias sinusais devem ser avaliadas e diagnosticadas em imagens de TCFC (Vogiatzi *et al.* 2014; Bornstein *et al.* 2016). Patologias sinusais como espessamento da mucosa, cistos de retenção de muco, óstios maxilares acessórios e obstrução do óstio maxilar primário podem ser claramente detectados nas imagens de TCFC (Figura 23.29). Essas patologias sinusais foram relatadas como tendo uma associação com sinusite maxilar que pode eventualmente resultar em infecção pós-operatória e perda precoce do implante após procedimentos de EAS (Yeung *et al.* 2019b; Hung *et al.* 2020b). A espessura da parede lateral do seio maxilar e a presença, incluindo a localização, da artéria alveolar superior, devem ser especificamente avaliadas antes de qualquer abordagem de janela lateral. A artéria alveolar superior pode percorrer a superfície externa/interna da parede do seio ou estar presente dentro do próprio osso (Figura 23.30). O curso da artéria pode complicar a preparação da janela óssea e até resultar em hemorragias intra ou pós-operatórias graves (Danesh-Sani *et al.* 2017). Relatou-se que o corte de uma artéria alveolar superior com um diâmetro superior a 2 mm pode, muito provavelmente, causar sangramento grave (Guncu *et al.* 2011). Portanto, a presença e a localização exata da artéria alveolar superior com relação à parede lateral do seio devem ser minuciosamente avaliadas em exames de TCFC antes da cirurgia de EAS. O FOV pré-operatório da maxila posterior deve conter o osso alveolar de todos os possíveis locais de implante, o osso alveolar adjacente e o terço inferior do seio maxilar sem inclusão obrigatória do óstio primário.

A mandíbula anterior tem sido considerada uma zona relativamente segura para a instalação de implantes em virtude da ausência de estruturas anatômicas críticas. No entanto, penetrar no córtex lingual do rebordo alveolar na mandíbula anterior com uma broca cirúrgica pode danificar as artérias sublinguais e submentonianas. Esse dano pode resultar em hemorragia imediata ou tardia com risco de vida, pois a língua será empurrada para trás em direção à garganta, com risco de sufocamento (Tomljenovic *et al.* 2016). Portanto, a morfologia do rebordo alveolar e da base mandibular do paciente deve ser cuidadosamente avaliada nas imagens de TCFC para prevenir a penetração do córtex lingual durante o procedimento de perfuração (Figura 23.31). O FOV pré-operatório da mandíbula anterior deve conter pelo menos a região de ambos os forames mentonianos, incluindo toda a altura vertical da mandíbula.

Na mandíbula posterior, o canal mandibular e o forame mentoniano são os principais marcos anatômicos que afetam a instalação do implante. A AOR na mandíbula posterior é calculada como a distância entre a crista alveolar e o limite superior do canal mandibular, que geralmente é medido nos planos coronais da TCFC (ver Figura 23.28). A morfologia do canal mandibular e do forame mentoniano pode ser claramente observada nas imagens de TCFC. A localização do forame mentoniano de pacientes com mandíbula extremamente atrófica é frequentemente localizada perto da crista do rebordo alveolar (Figura 23.32). Nesses casos, uma incisão no rebordo alveolar ou descolamento da mucosa podem lesar o nervo mentoniano, resultando em parestesia pós-operatória. Além disso, a localização da fossa sublingual também deve ser cuidadosamente avaliada para evitar a penetração do córtex lingual durante o procedimento de perfuração, o que resultará em

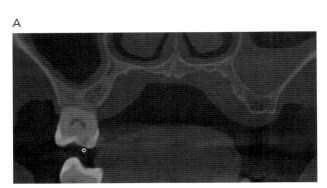
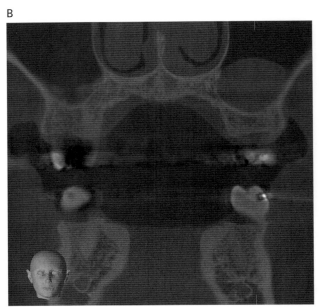

Figura 23.29 A. Pode-se observar espessamento leve e grave da mucosa, respectivamente, nos seios maxilares direito e esquerdo. **B.** Pode-se observar uma configuração de mucosa em forma de cúpula no assoalho do seio maxilar esquerdo, o que é típico de um cisto de retenção de mucosa. No seio maxilar direito, o espessamento da mucosa parece estar confinado ao assoalho.

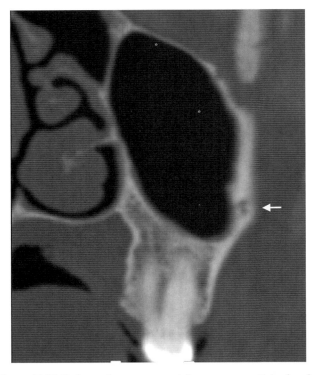

Figura 23.30 Pode-se observar o canal ósseo para a artéria alveolar superior (*seta*) na parede lateral do seio maxilar.

consequências semelhantes às observadas na mandíbula anterior (Figura 23.33).

Embora atualmente a imagem de TCM não seja frequentemente usada para o planejamento do tratamento com implantes, ela é considerada uma ferramenta útil especificamente para avaliar a densidade do osso alveolar no local proposto para o implante. A Unidade Hounsfield (UH) é um índice padronizado com valores proporcionais ao grau de atenuação dos raios X pelo tecido corporal. As UHs são usadas rotineiramente em TCM para avaliar o grau de calcificação óssea ou densidades teciduais (Razi *et al.* 2019). Para as TCFC, são usados valores de nível de cinza em vez de UHs, que correspondem à intensidade de raios X naquele local durante uma exposição específica do sensor. No entanto, a aplicabilidade dos níveis de cinza na TCFC para avaliação da densidade óssea é dificultada em razão da dispersão excessiva da radiação, artefatos e ruído resultantes do uso de um feixe em forma de cone nas TCFC (Pauwels *et al.* 2015). Assim, não se recomenda a avaliação quantitativa da densidade óssea em imagens de TCFC, especialmente para comparar as diferenças nos valores de nível de cinza em diferentes unidades de TCFC (Corpas Ldos *et al.* 2011; Razi *et al.* 2019). Se houver necessidade de se avaliar a densidade óssea, recomenda-se a imagem de TCM.

O FOV pré-operatório da região posterior da mandíbula deve conter a região dos possíveis locais de implante, incluindo os dentes ou ossos adjacentes e toda a altura vertical da mandíbula. Se necessário ou discutido para o planejamento do tratamento com implantes, o local doador de enxertos autógenos em bloco também deve ser visualizado.

Para o planejamento do tratamento com implantes com varreduras intraorais combinadas, as coroas completas dos dentes adjacentes devem ser visualizadas, pois as respectivas cúspides dentárias são frequentemente usadas como pontos de referência para correspondência de TCFC/TCM e varreduras intraorais. Ver a seção "Cirurgia de implante guiada" para obter mais detalhes e recomendações sobre diagnóstico por imagem para cirurgia de implante guiada.

Capítulo 23   Diagnóstico por Imagem do Paciente Periodontal e de Implante

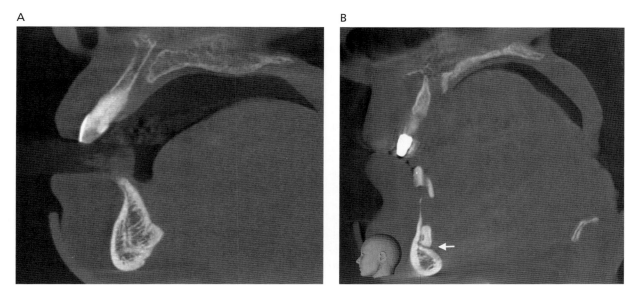

Figura 23.31 Diferentes morfologias e marcos anatômicos do rebordo alveolar mandibular, conforme vistos em tomografias computadorizadas de feixe cônico (TCFC). **A.** Imagem sagital da TCFC mostra uma crista estreita e uma base alveolar mais larga (forma piramidal). **B.** Imagem de TCFC mostra uma crista alveolar remanescente fina e com bordas de navalha e um canal lingual na região da sínfise (*seta branca*).

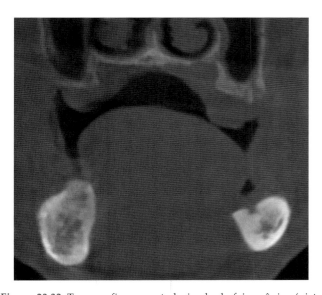

Figura 23.32 Tomografia computadorizada de feixe cônico (vista coronal) exibe uma mandíbula posterior extremamente atrófica, especialmente à esquerda, o que resulta na localização do forame mentoniano na face cranial do rebordo alveolar residual.

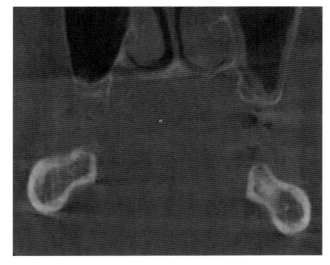

Figura 23.33 Tomografia computadorizada de feixe cônico (vista coronal) mostra extensas fossas sublinguais na superfície lingual da base mandibular em ambos os lados. Essa morfologia da mandíbula pode ser um fator limitante para a instalação de implantes para reabilitação protética.

Recomendações durante e após a instalação do implante (acompanhamento)

As imagens de diagnóstico obtidas durante a cirurgia de implante são usadas principalmente para avaliar a posição da broca ou lidar com complicações intraoperatórias. Os exames radiográficos pós-operatórios são geralmente realizados para fins protéticos (p. ex., para verificar o ajuste do *abutment*/coroa) e para avaliar o estado dos implantes dentários instalados durante o acompanhamento e a manutenção (p. ex., avaliar as condições ósseas peri-implantares). As radiografias pós-operatórias devem ser feitas com a modalidade de acompanhamento, que são principalmente radiografias 2D (ver mais adiante).

Modalidades bidimensionais

Frequentemente, obtêm-se as imagens de diagnóstico pós-operatório imediatamente após a cirurgia para servir como um registro básico dos implantes instalados. No entanto, deve-se mencionar que não há evidências disponíveis mostrando qualquer benefício para o paciente que justifique a imagem 2D ou 3D de rotina após a intervenção, quando não há sinal ou sintoma de qualquer complicação potencial. Em razão da alta resolução espacial, a radiografia periapical é recomendada como a modalidade de imagem ideal usada para registrar o nível da crista alveolar ao redor dos implantes instalados e a interface entre o implante e o tecido ósseo. A radiografia panorâmica também é comumente usada para documentação, especialmente para pacientes que receberam múltiplos implantes. Se houver mais de cinco radiografias intraorais, deve-se considerar a escolha de uma radiografia panorâmica para fins de proteção contra radiação (Dula *et al.* 2001). No entanto, o nível da crista alveolar e a densidade óssea podem não ser avaliados com precisão em imagens panorâmicas em virtude da menor resolução espacial e aos fenômenos de distorção, ampliação e sobreposição.

Para um implantodontista novato, imagens periapicais intraoperatórias e até mesmo imagens panorâmicas segmentadas podem ser úteis para avaliar a posição correta da broca piloto (Figura 23.34). Essas imagens permitem que o cirurgião corrija uma posição inadequada da broca antes das demais etapas da osteotomia. Ocasionalmente, é possível que os pacientes engulam ou aspirem acidentalmente instrumentos minúsculos (como uma chave de instalação ou um pilar de cobertura) usados na cirurgia de implantes. Se isso ocorrer, o paciente deve ser encaminhado para uma radiografia de tórax para determinar se o instrumento foi aspirado para o pulmão.

Durante a fase protética, imagens periapicais e interproximais são usadas regularmente para avaliar a osseointegração correta do implante instalado e o assentamento de pilar protético, estrutura protética ou coroa (Figuras 23.35 a 23.38). Após a instalação de uma prótese, recomenda-se uma imagem periapical para servir como registro para comparação com imagens de acompanhamento.

Na fase de manutenção, recomenda-se um exame de imagem anual da perda óssea marginal para pacientes com implantes. Essa recomendação é de particular relevância para pacientes com fatores de risco presentes,

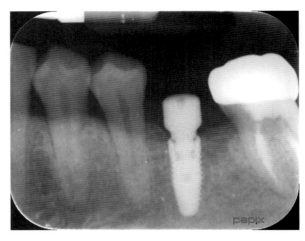

Figura 23.35 Imagem periapical destaca um assentamento incompleto do pilar de cicatrização no implante instalado, apresentando-se como um espaço radioluzente entre o implante e o pilar.

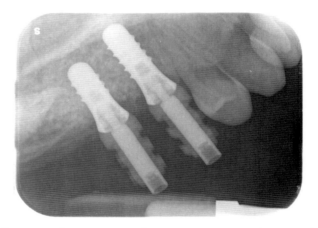

Figura 23.36 Imagem periapical mostra o assentamento dos pilares de transferência para moldagem nos implantes apresentando um contato marginal próximo entre o implante e os pilares.

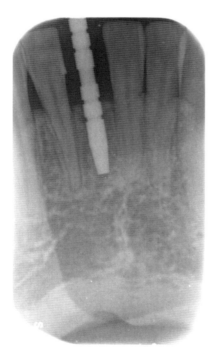

Figura 23.34 Imagem periapical mostra a profundidade de inserção e também a posição do implante prospectivo com a ajuda de um pino guia paralelo.

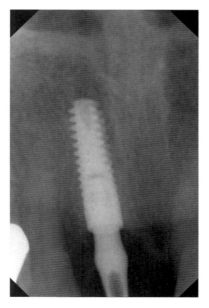

Figura 23.37 Imagem periapical mostra o assentamento completo do pilar final no implante apresentando um contato marginal próximo entre o implante e o pilar.

Capítulo 23 Diagnóstico por Imagem do Paciente Periodontal e de Implante

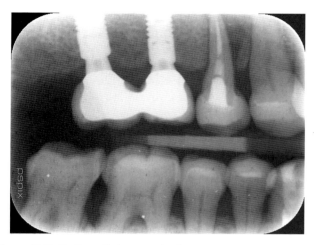

Figura 23.38 Radiografia interproximal mostra o assentamento completo da prótese (coroas ferulizadas) nos implantes apresentando-se como um contato marginal próximo entre os implantes e a prótese.

como tabagismo, realização ineficiente de higiene bucal ou história de periodontite. As radiografias periapicais são consideradas a modalidade de imagem ideal para acompanhamento. A justificativa para o acompanhamento deve se basear em parâmetros clínicos, como profundidade de sondagem e escores inflamatórios.

Modalidades tridimensionais

A imagem de TCM/TCFC não é recomendada para exames de acompanhamento de rotina em virtude da alta dose de radiação, custos e também artefatos relacionados com o implante. A gravidade dos artefatos relacionados com o implante aumenta à medida que a distância entre dois implantes diminui e, portanto, a área óssea entre os implantes adjacentes é difícil de avaliar. A razão para encaminhamentos para um exame de TCM/TCFC durante e após a cirurgia de implante geralmente resulta da ocorrência de complicações intraoperatórias/pós-operatórias, como deslocamento de um implante (p. ex., no seio maxilar ou danos no canal mandibular), fratura do implante, implantes com problemas/falha e casos especiais de peri-implantite (Figura 23.39). Para os casos em que a imagem 3D parece apropriada, as varreduras de TCFC são geralmente recomendadas.

Doença peri-implantar

A doença peri-implantar inclui mucosite peri-implantar e peri-implantite. A mucosite peri-implantar é descrita como a presença de inflamação na mucosa ao redor dos implantes dentários sem suportar perda óssea. A peri-implantite é definida como a fase após a mucosite peri-implantar, caracterizada pela inflamação na mucosa peri-implantar e subsequente perda progressiva do tecido ósseo de suporte. Uma vez identificada a presença de peri-implantite, os cirurgiões podem considerar o tratamento peri-implantar ressectivo e regenerativo, ou a explantação e substituição do implante. A radiografia periapical e a TCFC são as modalidades de diagnóstico por imagem mais comuns para avaliar defeitos ósseos peri-implantares. Relata-se que a radiografia periapical e a imagem de TCFC exibem precisão diagnóstica comparável na avaliação de defeitos ósseos peri-implantares. Ambas as modalidades apresentam uma precisão diagnóstica clinicamente aceitável com taxas de sensibilidade e especificidade que variam de 59 a 67% para a detecção de defeitos ósseos peri-implantares (Bohner *et al.* 2017). O tamanho e o tipo de defeito ósseo peri-implantar são considerados como fatores de influência associados à precisão do diagnóstico. Em virtude de uma maior resolução espacial, a radiografia periapical é considerada mais útil para

A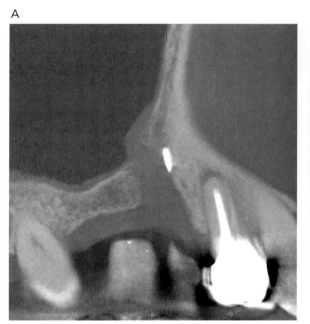

B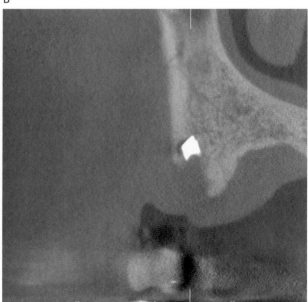

Figura 23.39 Imagens de tomografia computadorizada de feixe cônico mostram um fragmento do implante remanescente no alvéolo de extração em diferentes cortes transversais. **A.** Sagital. **B.** Coronal.

detectar pequenos defeitos (Dave *et al.* 2013), mas só pode ser usada para detectar esses defeitos ósseos nos sítios mesial e/ou distal dos implantes. Em contraste, a imagem de TCFC pode avaliar todos os tipos de defeitos ósseos peri-implantares em razão de sua natureza 3D (Figura 23.40). Embora diminuir o tamanho do voxel das imagens de TCFC possa aumentar a qualidade da imagem, o que pode ser útil para detectar um pequeno defeito ósseo, também aumentará a dose de exposição à radiação para o paciente. No entanto, artefatos metálicos vistos em imagens de TCFC que se apresentam como faixas brilhantes que irradiam da restauração metálica e do implante e o escurecimento de algumas áreas podem dificultar a avaliação do estado de osseointegração do implante e defeitos ósseos ao redor dos implantes. Portanto, há um consenso de que o estado e a condição peri-implantar do osso devem ser avaliados idealmente usando imagens periapicais (Figura 23.41). Pode-se observar claramente uma linha radioluzente uniforme ao redor de um implante com problemas/falha (Figura 23.42). Um exame de TCFC é recomendado quando a imagem 2D não for suficiente em pacientes com sinais e sintomas clínicos de doença peri-implantar, e onde a informação de imagem adicionada pode ser influente para o planejamento do tratamento. Portanto, o uso de TCFC para avaliação da doença peri-implantar deve ser cuidadosamente avaliado com base no princípio ALARA/ALADA para proteger os pacientes da exposição desnecessária à radiação ionizante.

Recomendações para indicações e técnicas especiais

Cirurgia de implantes guiada

O planejamento pré-operatório do implante é essencial para se alcançar um resultado ideal do tratamento. A instalação precisa de implantes dentários na posição planejada é uma das maiores preocupações dos cirurgiões. Nos últimos anos, o *stent* cirúrgico convencional à base de gesso foi frequentemente usado para orientar a instalação de implantes cirúrgicos. No entanto, os *templates* cirúrgicos à base de gesso são recomendados principalmente para marcar o ponto de entrada no implante planejado e também para controlar sua angulação. Desenvolvimentos recentes no fluxo digital

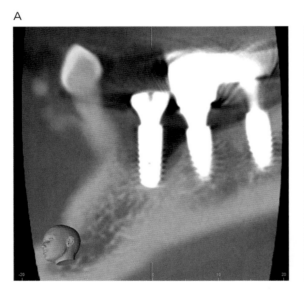

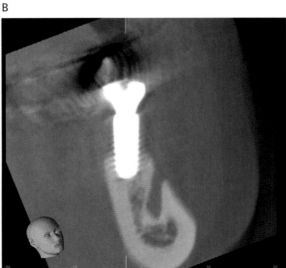

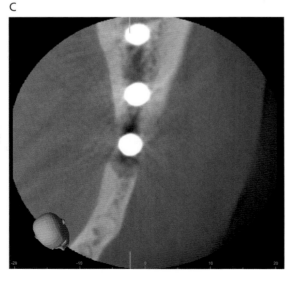

Figura 23.40 Imagens de tomografia computadorizada de feixe cônico em corte transversal mostram perda óssea peri-implantar excedendo a metade do implante no sítio do antigo dente 35. **A.** Sagital. **B.** Coronal. **C.** Axial.

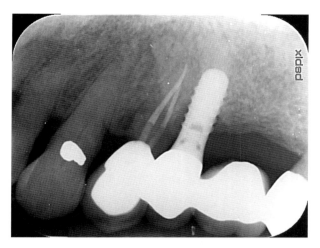

Figura 23.41 Radiografia periapical exibe perda óssea nas faces mesial e distal do implante.

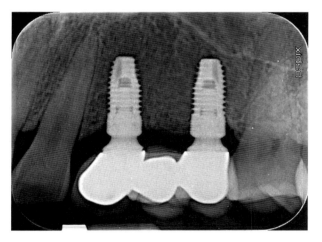

Figura 23.42 Radiografia periapical mostra uma linha radioluzente uniforme ao redor de ambos os implantes. Também digno de nota é o assentamento incompleto da prótese sobre os implantes.

de trabalho, tecnologias CAD/CAM e técnicas de navegação cirúrgica em tempo real aumentaram muito o uso e a aceitação da cirurgia de implante guiada, e é amplamente considerada como um método confiável e preciso para instalar implantes e alinhar com a posição planejada possível (Nickenig *et al.* 2010; Wang *et al.* 2018; Zhou *et al.* 2018; Pellegrino *et al.* 2019). As imagens diagnósticas são a base da moderna cirurgia de implantes guiada, pois fornecem informações de imagem essenciais. A cirurgia de implantes guiada pode ser categorizada em técnicas estáticas e dinâmicas. A técnica de cirurgia guiada estática é definida como o uso de uma matriz cirúrgica de *design* e fabricação auxiliada por computador (CAD-CAM) para guiar a instalação do implante. O *template* cirúrgico CAD-CAM é inicialmente projetado virtualmente no respectivo *software* de planejamento de implante usando conjuntos de dados de imagens 3D, incluindo imagens de TCFC pré-operatórias, imagens de escaneamento intraoral e/ou imagens do modelo de trabalho do paciente. Uma fusão dessas imagens no *software* de planejamento de implantes pode fornecer informações sobre o contorno dos tecidos moles e estruturas ósseas para planejar a posição futura exata do implante. Além disso, o operador pode configurar manualmente os dentes ausentes ou a dentição no *software*. Essas informações permitem que os implantodontistas projetem virtualmente a posição dos implantes propostos, levando em consideração a condição do osso e dos tecidos moles e a posição da prótese, aderindo perfeitamente ao conceito de planejamento protético para implantes. Para pacientes completamente edêntulos, uma técnica específica de varredura dupla de TCFC é comumente usada para adquirir informações suficientes. Essa técnica requer uma varredura do paciente usando uma prótese total embutida com vários marcadores radiopacos e outra varredura da prótese total. A fusão das duas imagens de TCFC permite a avaliação 3D da posição dos dentes artificiais na prótese total, estruturas ósseas e o contorno do tecido mole no meio.

Para garantir a máxima precisão do *template* cirúrgico CAD-CAM, a maioria dos *softwares* de planejamento de implantes disponíveis comercialmente requerem que a espessura do corte das imagens seja inferior a 1 mm. Alguns *softwares* não permitem o carregamento de conjuntos de dados de imagens 3D com espessuras de corte muito grandes. A espessura do corte das imagens de TCFC geralmente está entre 0,1 e 0,4 mm, o que atende aos requisitos de todos os *softwares* disponíveis. Por outro lado, a espessura da fatia de TCM varia de 0,625 a 2,5 mm. Reduzir a espessura da fatia de TCM aumentará significativamente a dose de radiação. Como resultado, recomenda-se a TCFC como a principal modalidade de imagem usada para produzir *templates* cirúrgicos CAD-CAM.

A cirurgia de implante guiada dinâmica é uma técnica nova e emergente que permite uma visualização 3D completa das trajetórias para a instalação do implante por meio da análise em tempo real da posição da broca cirúrgica com relação às trajetórias planejadas exibidas nas imagens de TC/TCFC (Hung *et al.* 2016, 2017a). A aplicação dessa técnica requer apenas uma tomografia computadorizada/TCFC pré-operatória do paciente que está usando vários marcadores de registro invasivos/não invasivos na região maxilofacial. Posteriormente, a tomografia computadorizada/TCFC é usada para planejar a trajetória de instalação do implante. Durante a cirurgia, a câmera infravermelha do sistema de navegação continua rastreando a localização do paciente e dos instrumentos cirúrgicos por meio dos marcadores de registro reflectivos na matriz de referência. A matriz de referência funciona para registrar o paciente e os instrumentos cirúrgicos nos dados de TC/TCFC, o que permite procedimentos de perfuração guiada em tempo real, exibindo a trajetória, os instrumentos cirúrgicos e as estruturas anatômicas adjacentes nas imagens de TC/TCFC (Figura 23.43) (Mandelaris *et al.* 2018; Wu *et al.* 2019).

Procedimentos de enxerto em bloco

O enxerto autógeno em bloco é considerado um procedimento padrão-ouro para reconstruir rebordos alveolares gravemente deficientes nas dimensões vestibulolingual e vertical (Sakkas *et al.* 2017). Intraoralmente, os locais

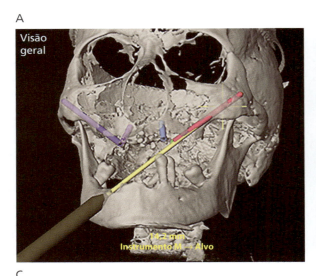
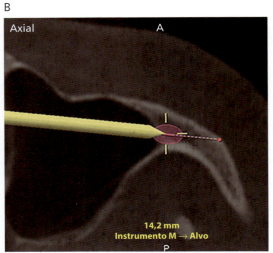
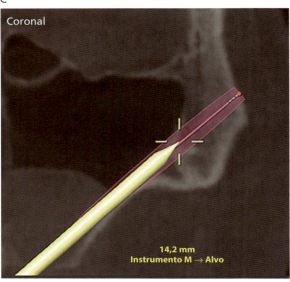

Figura 23.43 Exemplo representativo de uma técnica de navegação cirúrgica para a instalação de um implante de zigoma. **A.** Exibição em tempo real da localização da broca cirúrgica (*cilindro amarelo*) e a trajetória planejada de instalação do implante (*cilindro vermelho*) podem ser observadas. **B** e **C.** Nas imagens de tomografia computadorizada de feixe cônico, em corte transversal, visualiza-se o procedimento de perfuração seguindo a trajetória planejada e a distância entre a ponta da broca e o fim da trajetória (14,2 mm).

doadores mais comuns incluem tuberosidade maxilar, sínfise mandibular, área retromolar e ramo mandibular. Antes da cirurgia, deve-se avaliar cuidadosamente o tamanho da deficiência para ajudar a colher um bloco ósseo de tamanho semelhante do local doador. Além disso, estruturas anatômicas críticas nas proximidades dos locais doador e receptor também devem ser cuidadosamente avaliadas para evitar complicações intra e pós-operatórias, como sangramento intenso ou parestesia. A imagem diagnóstica 3D potencial dos sítios, doador e receptor, para esses casos compreende TCM e TCFC. Recomenda-se também, com frequência, uma segunda varredura TCM/TCFC, cerca de 6 meses após a cirurgia de enxerto em bloco, para se avaliar a integração do enxerto ósseo antes da instalação do implante.

Implantes zigomáticos

Os implantes zigomáticos são uma opção para pacientes completamente edêntulos, com maxila extremamente atrófica, em que a instalação de implantes convencionais sem grandes procedimentos adicionais de aumento ósseo não é viável ou possível. O planejamento da trajetória do implante zigomático deve ser feito com o uso de um *software* de planejamento de implantes e conjuntos de dados de imagens TCM/TCFC. A trajetória do implante geralmente passa pelo rebordo alveolar, seio maxilar e osso zigomático. Uma avaliação de imagem apenas nos planos coronal, sagital e axial de varreduras TCM/TCFC não pode mostrar claramente a trajetória complexa, o que pode aumentar o risco de complicações intraoperatórias, como penetração na fossa infratemporal ou na parede lateral da órbita. Assim, usando o *software* de planejamento de implantes, é possível uma observação de 360° ao longo do eixo do implante planejado. Isso também pode exibir a porção do implante inserida no osso zigomático para otimizar a área de contato osso-implante e a estabilidade geral, que pode estar associada à sobrevida do implante (Hung *et al.* 2017b). Além disso, a presença de nervos zigomáticos dentro do osso zigomático também deve ser observada no pré-operatório em imagens TCM/TCFC para evitar parestesia pós-operatória. Para pacientes com largura extremamente reduzida do rebordo alveolar, é muito provável que a porção coronal de um implante zigomático não tenha cobertura óssea vestibular. Nesse caso, um achatamento do rebordo alveolar, um procedimento adicional de aumento ósseo horizontal ou uma instalação mais palatina do implante devem ser considerados. A relação da porção média do implante em direção à parede lateral do seio maxilar pode ser classificada como uma situação intrassinusal, através do seio ou extrassinusal (Figura 23.44). Para situações intrassinusal e através do seio, a avaliação da saúde ou patologia do seio maxilar é obrigatória antes da cirurgia.

Tendências e desenvolvimentos futuros

Ultrassom

Com o advento dos transdutores intraorais para ultrassom, a pesquisa e as possíveis aplicações em vários campos da odontologia foram impulsionadas (Bhaskar *et al.* 2018). Para a fase pré-operatória em implantologia oral, a ultrassonografia está emergindo como uma ferramenta promissora para avaliar o fenótipo dos tecidos moles (p. ex., gengiva). Além disso, a ultrassonografia tem sido sugerida como um dispositivo de triagem em consultório para uma avaliação inicial da morfologia da superfície e dimensão vestibular dos rebordos alveolares em locais edêntulos. Na fase intraoperatória, a ultrassonografia pode ser usada para identificar a localização e a morfologia de estruturas críticas localizadas na superfície dos maxilares, como o forame palatino maior, o forame mentoniano em pacientes edêntulos com mandíbulas extremamente atrofiadas ou forames linguais. Durante a manutenção, a ultrassonografia pode ser útil para monitorar a perda óssea marginal para identificar potencial peri-implantite em um estágio inicial sem o uso de raios X convencionais. Todas essas são aplicações clínicas promissoras da ultrassonografia em implantodontia oral, mas ainda há uma clara necessidade de mais pesquisas e modificações de dispositivos para suportar o teste de implementação na prática diária em um futuro próximo.

Imagem de ressonância magnética

Na última década, a aplicação da ressonância magnética no tratamento da implantodontia foi relatada principalmente para a detecção e avaliação do canal mandibular e do feixe neurovascular do osso trabecular adjacente, quando não pode ser claramente identificado em vistas panorâmicas, varedura de TCM ou TCFC (Gray *et al.* 2003). No entanto, o longo tempo de imagem de até 30 minutos, a resolução espacial inadequada com uma espessura de corte de 2 a 4 mm, a pegada dos dispositivos, o conhecimento técnico necessário para operar e manter os dispositivos de ressonância magnética, seu alto custo geral e também pesados artefatos de metais decorrentes de restaurações, limitam a aplicação na odontologia e mais especificamente para fins de tratamento com implantes. Mais recentemente, foram propostos novos protocolos de ressonância magnética desenvolvidos para o planejamento do tratamento com implantes. Esses protocolos demonstraram ser capazes de reduzir o tempo de imagem para menos de 10 minutos e também aumentar a resolução espacial. Essas melhorias colocam a ressonância magnética no mapa como uma modalidade de imagem alternativa possível para avaliar a qualidade e a quantidade de osso e tecidos moles em locais edêntulos, incluindo marcos anatômicos de dentes vizinhos, como a JAC (Flugge *et al.* 2016; Ludwig *et al.* 2016).

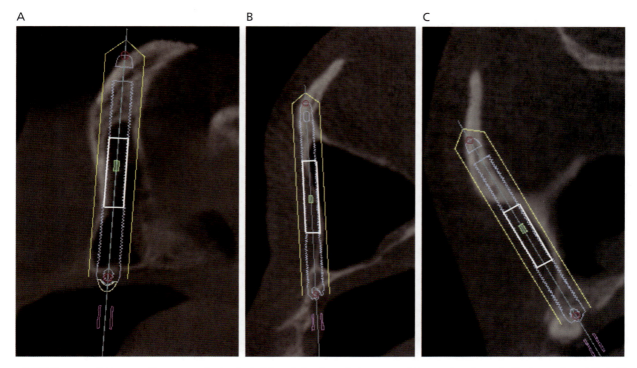

Figura 23.44 Imagens de tomografia computadorizada de feixe cônico de seção transversal demonstrando a relação da porção média (*retângulo branco*) do implante zigomático em direção à parede lateral do seio maxilar: intrassinusal (**A**), através do seio (**B**) e situação extrassinusal (**C**).

558 **Parte 9** Protocolos de Avaliação

Além disso, relatou-se que um conjunto de dados de ressonância magnética é promissor para a produção de um *template* cirúrgico CAD-CAM com precisão comparável a uma matriz baseada em TCFC (Mercado *et al.* 2019). Além disso, relata-se que a precisão diagnóstica da ressonância magnética na avaliação de defeitos ósseos peri-implantares é comparável à TCFC (Hilgenfeld *et al.* 2018). Com base na natureza não ionizante da ressonância magnética, essas novas possibilidades no campo do tratamento da implantologia são promissoras e certamente justificam mais pesquisas.

Diagnóstico por imagem e inteligência artificial em implantodontia

Atualmente, as aplicações potenciais de técnicas de IA no campo do tratamento com implantes ainda estão em uma fase inicial de desenvolvimento. Os modelos de IA propostos para identificação automática de alterações na densidade óssea podem ter potencial para o diagnóstico de lesões no osso maxilar antes da instalação do implante ou ser úteis ao planejar procedimentos de carga imediata. Além disso, os modelos de IA propostos para detecção automatizada de dentes e numeração em radiografias dentárias podem ser úteis para identificar locais edêntulos para possível futura inserção de implantes (Tuzoff *et al.* 2019). Além disso, a IA pode auxiliar ou realizar mensurações automatizadas das dimensões residuais do rebordo alveolar em locais edêntulos e também proceder à instalação de implantes virtuais em imagens 3D. Isso pode simplificar os procedimentos manuais, como a marcação de estruturas anatômicas críticas e a instalação de implantes nas respectivas imagens em fluxos de trabalho convencionais de planejamento de tratamento digital. Depois de importar conjuntos de dados de imagens 3D do paciente, incluindo varreduras intraorais e varreduras radiográficas 3D, como TCFCs, para um programa de planejamento de IA, ele pode gerar automaticamente várias opções de planejamento e o implantodontista pode escolher a melhor, ajustando a posição do(s) implante(s) planejado(s) para confirmar o plano final antes da produção de um *template* cirúrgico CAD-CAM.

Por outro lado, a identificação automatizada da destruição óssea ao redor dos implantes dentários durante a fase de manutenção pode ser útil para o diagnóstico (precoce) de peri-implantite. Técnicas de aprendizado profundo podem ser capazes de analisar informações armazenadas em cada pixel de imagens 2D ou 3D para ajudar a detectar lesões que não podem ser vistas pelo olho humano.

Conclusões e perspectivas futuras

Ao contrário de outros tratamentos dentários, como exodontias e remoção de cárie, a periodontia e o tratamento de implantologia requerem um tratamento relativamente longo e um período de acompanhamento. Durante esse período, vários exames de imagem podem ser necessários para diagnóstico, planejamento de tratamento, avaliação pós-operatória e avaliações de acompanhamento. Um acompanhamento vitalício, incluindo as respectivas radiografias para avaliar a condição óssea periodontal/peri-implantar, pode ser necessário para pacientes suscetíveis à doença periodontal. Portanto, os dentistas devem sempre seguir os princípios ALARA/ALADA para reduzir a exposição à dose de radiação para cada exame de imagem para minimizar a dose acumulada para o paciente. Embora a TCM e TCFC permitam a visualização e avaliação de estruturas anatômicas ou alterações patológicas em 3D com alta exatidão e precisão diagnóstica, os exames de imagem 2D ainda são considerados como a linha de base e padrão de atendimento. Assim, as modalidades de imagem 3D só devem ser escolhidas se as técnicas de imagem convencionais não fornecerem informações suficientes para fins de diagnóstico e planejamento do tratamento em casos individuais. A aplicação de modalidades de imagens não ionizantes, incluindo ultrassom e ressonância magnética, poderia eventualmente eliminar exposições a doses de radiação no paciente para fins periodontais e relacionados com implantes. No entanto, por enquanto, essas técnicas ainda são limitadas principalmente em razão do custo, da disponibilidade e da falta de evidências.

Referências bibliográficas

Al-Ekrish, A.A. (2018). Radiology of implant dentistry. *Radiologic Clinics of North America* 56, 141-156.

Almashraqi, A.A., Ahmed, E.A., Mohamed, N.S. *et al.* (2017). Evaluation of different low-dose multidetector CT and cone beam CT protocols in maxillary sinus imaging: part I – an in vitro; study. *Dentomaxillofacial Radiology* 46, 20160323.

Bhaskar, V., Chan, H.L., MacEachern, M. & Kripfgans, O.D. (2018). Updates on ultrasound research in implant dentistry: a systematic review of potential clinical indications. *Dentomaxillofacial Radiology* 47, 20180076.

Boeddinghaus, R. & Whyte, A. (2018). Trends in maxillofacial imaging. *Clinical Radiology* 73, 4-18.

Bohner, L.O.L., Mukai, E., Oderich, E. *et al.* (2017). Comparative analysis of imaging techniques for diagnostic accuracy of peri-implant bone defects: a meta-analysis. *Oral Surgery, Oral Medicine, Oral Pathology. Oral Radiology, and Endodontics* 124, 432-440.

Bornstein, M.M., Seiffert, C., Maestre-Ferrin, L. *et al.* (2016). An analysis of frequency, morphology, and locations of maxillary sinus septa using cone beam computed tomography. *International Journal of Oral and Maxillofacial Implants* 31, 280-287.

Bornstein, M.M., Horner, K. & Jacobs, R. (2017). Use of cone beam computed tomography in implant dentistry: current concepts, indications and limitations for clinical practice and research. *Periodontology 2000* 73, 51-72.

Bornstein, M.M., Yeung, W.K.A., Montalvao, C. *et al.* (2019) *Facts and Fallacies of Radiation Risk in Dental Radiology*. Hong Kong: Faculty of Dentistry, The University of Hong Kong.

Caglayan, F & Bayrakdar, I.S. (2018). The intraoral ultrasonography in dentistry. *Nigerian Journal of Clinical Practice* 21, 125-133.

Carter, L., Farman, A.G., Geist, J. *et al.* (2008). American Academy of Oral and Maxillofacial Radiology Executive opinion statement on performing and interpreting diagnostic cone beam computed tomography. *Oral Surgery, Oral Medicine, Oral Patholology, Oral Radiology, Endodontics* 106, 561-562.

Chifor, R., Badea, M.E., Mitrea, D.A. *et al.* (2015). Computerassisted identification of the gingival sulcus and periodontal epithelial junction on high-frequency ultrasound images. *Medical Ultrasonography* 17, 273-279.

Chifor, R., Badea, A.F., Chifor, I. *et al.* (2019). Periodontal evaluation using a non-invasive imaging method (ultrasonography). *Medicine and Pharmacy Reports* 92, s20-s32.

Choi, I.G.G., Cortes, A.R.G., Arita, E.S. & Georgetti, M.A.P. (2018). Comparison of conventional imaging techniques and CBCT for periodontal evaluation: a systematic review. *Imaging Science Dentistry* 48, 79-86.

Corpas Ldos, S., Jacobs, R., Quirynen, M. *et al.* (2011). Periimplant bone tissue assessment by comparing the outcome of intra-oral radiograph and cone beam computed tomography analyses to the histological standard. *Clinical Oral Implants Research* 22, 492-499.

Danesh-Sani, S.A., Loomer, P.M. & Wallace, S.S. (2016). A comprehensive clinical review of maxillary sinus floor elevation: anatomy, techniques, biomaterials and complications. *British Journal of Oral and Maxillofacial Surgery* 54, 724-730.

Danesh-Sani, S.A., Movahed, A., El Chaar, E.S., Chong Chan, K. & Amintavakoli, N. (2017). Radiographic evaluation of maxillary sinus lateral wall and posterior superior alveolar artery anatomy: a cone-beam computed tomographic study. *Clinical Implant and Dental Related Research* 19, 151-160.

Dave, M., Davies, J., Wilson, R. & Palmer, R. (2013). A comparison of cone beam computed tomography and conventional periapical radiography at detecting peri-implant bone defects. *Clinical Oral Implants Research* 24, 671-678.

Davies, J., Johnson, B. & Drage, N. (2012). Effective doses from cone beam CT investigation of the jaws. *Dentomaxillofacial Radiology* 41, 30-36.

De Vos, W., Casselman, J. & Swennen, G.R. (2009). Cone-beam computerized tomography (CBCT) imaging of the oral and maxillofacial region: a systematic review of the literature. *International Journal of Oral and Maxillofacial Surgery* 38, 609-625.

Deleu, M., Dagassan, D. Berg, I. *et al.* (2020). Establishment of national diagnostic reference levels in dental cone beam computed tomography in Switzerland. *Dentomaxillofacial Radiology* 49, 20190468.

Dendy, P.P. & Heaton, B. (1999) *Physics for Diagnostic Radiology*, 3rd edition. Abingdon: Taylor & Francis

Dula, K., Mini, R., van der Stelt, P.F. & Buser, D. (2001). The radiographic assessment of implant patients: decision-making criteria. *International Journal of Oral and Maxillofacial Implants* 16, 80-89.

Federal Guidance Report No. 9: Radiation Protection Guidance for Diagnostic X-rays. EPA Interagency Working Group on Medical Radiation. October 1976.

Flugge, T., Hovener, J.B., Ludwig, U. *et al.* (2016). Magnetic resonance imaging of intraoral hard and soft tissues using an intraoral coil and FLASH sequences. *European Radiology* 26, 4616-4623.

Firetto, M.C., Abbinante, A., Barbato, E. *et al.* (2019). National guidelines for dental diagnostic imaging in the developmental age. *La Radiologia Medica* 124, 887-916.

Gaudino, C., Cosgarea, R., Heiland, S. *et al.* (2011). MR-Imaging of teeth and periodontal apparatus: an experimental study comparing high-resolution MRI with MDCT and CBCT. *European Radiology* 21, 2575-2583.

Gray, C.F., Redpath, T.W., Smith, F.W. & Staff, R.T. (2003). Advanced imaging: magnetic resonance imaging in implant dentistry. *Clinical Oral Implants Research* 14, 18-27.

Guncu, G.N., Yildirim, Y.D., Wang, H.L. & Tozum, T.F. (2011). Location of posterior superior alveolar artery and evaluation of maxillary sinus anatomy with computerized tomography: a clinical study. *Clinical Oral Implants Research* 22, 1164-1167.

Gunzinger, J.M., Delso, G., Boss, A. *et al.* (2014). Metal artifact reduction in patients with dental implants using multispectral three-dimensional data acquisition for hybrid PET/ MRI. *EJNMMI Physics* 1, 102.

Hilgenfeld, T., Juerchott, A., Deisenhofer, U.K. *et al.* (2018). Accuracy of cone-beam computed tomography, dental magnetic resonance imaging, and intraoral radiography for detecting peri-implant bone defects at single zirconia implants – an in vitro; study. *Clinical Oral Implants Research* 29, 922-930.

Horner, K., Lindh, C., Birch, S. & Christell, H. (2012). Cone Beam CT for Dental and Maxillofacial Radiology: Evidence Based Guidelines. Radiation Protection Publication 172. Luxembourg: European Commission.

Hung, K., Huang, W., Wang, F. & Wu, Y. (2016). Real-time surgical navigation system for the placement of zygomatic implants with severe bone deficiency. *International Journal of Oral and Maxillofacial Implants* 31, 1444-1449.

Hung, K.F., Wang, F., Wang, H.W. *et al.* (2017a). Accuracy of a real-time surgical navigation system for the placement of quad zygomatic implants in the severe atrophic maxilla: a pilot clinical study. *Clinical Implant and Dental Related Research* 19, 458-465.

Hung, K.F., Ai, Q.Y., Fan, S.C. *et al.* (2017b). Measurement of the zygomatic region for the optimal placement of quad zygomatic implants. *Clinical Implant and Dental Related Research* 19, 841-848.

Hung, K., Montalvao, C., Tanaka, R., Kawai, T. & Bornstein, M.M. (2020a). The use and performance of artificial intelligence applications in dental and maxillofacial radiology: a systematic review. *Dentomaxillofacial Radiology* 49, 20190107. Hung, K., Montalvao, C., Yeung, A.W.K., Li, G. & Bornstein,

M.M. (2020b). Frequency, location, and morphology of accessory maxillary sinus ostia: a retrospective study using cone beam computed tomography (CBCT). *Surgical and Radiologic Anatomy* 42, 219-228.

IRCP (2007). International Commission on Radiological Protection. The 2007 Recommendations of the International Commission on Radiological Protection. ICRP publication 103. *Ann ICRP* 37, 1-332.

Jaju, P.P. & Jaju, S.P. (2015). Cone-beam computed tomography: time to move from ALARA to ALADA. *Imaging Science in Dentistry* 45, 263-265.

Koong, B. (2015). Diagnostic imaging of the periodontal and implant patient. In: Lang, N.P. & Lindhe, J., eds. *Clinical Periodontology And Implant Dentistry*, 6th edition. Chichester: John Wiley & Sons Ltd, pp. 574-604.

Leite, A.F., Vasconcelos, K.F., Willems, H. & Jacobs, R. (2020). Radiomics and machine learning in oral healthcare. *Proteomics Clinical Applications*, 14, e1900040.

Lee, J.H., Kim, D.H., Jeong, S.N. & Choi, S.H. (2018). Diagnosis and prediction of periodontally compromised teeth using a deep learning-based convolutional neural network algorithm. *Journal of Periodontal Implant Science* 48, 114-123.

Lin, P.L., Huang, P.W., Huang, P.Y. & Hsu, H.C. (2015). Alveolar boneloss area localization in periodontitis radiographs based on threshold segmentation with a hybrid feature fused of intensity and the H-value of fractional Brownian motion model. *Computer Methods and Programs in Biomedicine* 121, 117-126.

Lin, P.L., Huang, P.Y. & Huang, P.W. (2017). Automatic methods for alveolar bone loss degree measurement in periodontitis periapical radiographs. *Computer Methods and Programs in Biomedicine* 148, 1-11.

Longstreth, J.R.W., Phillips, L.E., Drangsholt, M. *et al.* (2004). Dental X-rays and the risk of intracranial meningioma: a population-based case-control study. *Cancer* 100, 1026-1034.

Loubele, M., Bogaerts, R., Van Dijck, E. *et al.* (2009). Comparison between effective radiation dose of CBCT and MSCT scanners for dentomaxillofacial applications. *European Journal of Radiology* 71, 461-468.

Ludlow, J.B. & Ivanovic, M. (2008). Comparative dosimetry of dental CBCT devices and 64-slice CT for oral and maxillofacial radiology. *Oral Surgery, Oral Medicine, Oral Pathology, Oral Radiology, and Endodontics* 106, 106-114.

Ludlow, J.B., Davies-Ludlow, L.E. & White, S.C. (2008). Patient risk related to common dental radiographic examinations: the impact of 2007 international commission on radiological protection recommendations regarding dose calculation. *Journal of American Dental Association* 139, 1237-1243.

Ludwig, U., Eisenbeiss, A.K., Scheifele, C. *et al.* (2016). Dental MRI using wireless intraoral coils. *Scientific Reports* 6, 23301.

MacDonald, D. (2017). Cone-beam computed tomography and the dentist. *Journal of Investigation Clinical Dentistry* 8, e12178.

Mallya, S.M. & Lam, E.W.N. (2019). *White and Pharoah's Oral Radiology: Principles and Interpretation*, 8th edition. St. Louis, Missouri: Elsevier.

Mandelaris, G.A., Stefanelli, L.V. & DeGroot, B.S. (2018). Dynamic navigation for surgical implant placement: overview of technology, key concepts, and a case report. *Compendium of Continuing Education in Dentistry* 39, 614-621.

560 Parte 9 Protocolos de Avaliação

Memon, A., Godward, S., Williams, D., Siddique, I. & Al-Saleh, K. (2010). Dental x-rays and the risk of thyroid cancer: a case-control study. *Acta Oncologica* **49**, 447-453.

Mendes, S., Rinne, C.A., Schmidt, J.C., Dagassan-Berndt, D. & Walter, C. (2020). Evaluation of magnetic resonance imaging for diagnostic purposes in operative dentistry – a systematic review. *Clinical Oral Investigations* **24**, 547-557.

Mercado, F., Mukaddam, K., Filippi, A. *et al.* (2019). Fully digitally guided implant surgery based on magnetic resonance imaging. *International Journal of Oral and Maxillofacial Implants* **34**, 529-534.

Misch, K.A., Yi, E.S. & Sarment, D.P. (2006). Accuracy of cone beam computed tomography for periodontal defect measurements. *Journal of Periodontology* **77**, 1261-1266.

Mol, A. & Balasundaram, A. (2008). In vitro cone beam computed tomography imaging of periodontal bone. *Dentomaxillofacial Radiology* **37**, 319-324.

Mupparapu, M. & Nadeau, C. (2016). Oral and maxillofacial imaging. *Dental Clinics of North America* **60**, 1-37.

Nickenig, H.J., Wichmann, M., Hamel, J., Schlegel, K.A. & Eitner, S. (2010). Evaluation of the difference in accuracy between implant placement by virtual planning data and surgical guide templates versus the conventional free-hand method – a combined in vivo-in vitro technique using cone-beam CT (part II). *Journal of Craniomaxillofacial Surgery* **38**, 488-493.

Nibali, L., Zavattini, A., Nagata, K. *et al.* (2016). Tooth loss in molars with and without furcation involvement – a systematic review and meta-analysis. *Journal of Clinical Periodontology* **43**, 156-166.

Omar, D., Nan, D. & Guangming, Z. (2015). Targeted and nontargeted effects of ionizing radiation. *Journal of Radiation Research and Applied Sciences* **8**, 247-254.

Pauwels, R., Araki, K., Siewerdsen, J.H. & Thongvigitmanee, S.S. (2015). Technical aspects of dental CBCT: state of the art. *Dentomaxillofacial Radiology* **44**, 20140224.

Pellegrino, G., Taraschi, V., Andrea, Z., Ferri, A. & Marchetti, C. (2019). Dynamic navigation: a prospective clinical trial to evaluate the accuracy of implant placement. *International Journal of Computerized Dentistry* **22**, 139-147.

Preston-Martin, S. & White, S.C. (1990). Brain and salivary gland tumors related to prior dental radiography: implications for current practice. *Journal of American Dental Association* **120**, 151-158.

Razi, T., Emamverdizadeh, P., Nilavar, N. & Razi, S. (2019). Comparison of the Hounsfield unit in CT scan with the gray level in cone-beam CT. *Journal of Dental Research, Dental Clinics, Dental Prospects* **13**, 177-182.

Rout, J. & Brown, J. (2012). Ionizing radiation regulations and the dental practitioner: 1. The nature of ionizing radiation and its use in dentistry. *Dental Update* **39**, 191-203.

Ruetters, M., Juerchott, A., El Sayed, N. *et al.* (2019). Dental magnetic resonance imaging for periodontal indication – a new approach of imaging residual periodontal bone support. *Acta Odontologica Scandinavica* **77**, 49-54.

Sakkas, A., Wilde, F., Heufelder, M., Winter, K. & Schramm, A. (2017). Autogenous bone grafts in oral implantology – is it still a "gold standard"? A consecutive review of 279 patients with 456 clinical procedures. *International Journal of Implant Dentistry* **3**, 23.

Schafer, S., Alejandre-Lafont, E., Schmidt, T. *et al.* (2014). Dose management for X-ray and CT: systematic comparison of exposition values from two institutes to diagnostic reference levels and use of results for optimisation of exposition. *Fortschritte auf dem Gebiete der Rontgenstrahlen und der Nuklearmedizin* **186**, 785-794.

Schulze, R. (2012). The efficacy of diagnostic imaging. *Dentomaxillofacial Radiology* **41**, 443.

Schara, R., Sersa, I. & Skaleric, U. (2009). T1 relaxation time and magnetic resonance imaging of inflamed gingival tissue. *Dentomaxillofacial Radiology* **38**, 216-223.

Shenoy, N. & Shenoy, A. (2010). Endo-perio lesions: diagnosis and clinical considerations. *Indian Journal of Dental Research* **21**, 579-585.

Shriki, J. (2014). Ultrasound physics. *Critical Care Clinics* **30**, 1-24.

Spin-Neto, R., Costa, C., Salgado, D.M. *et al.* (2018). Patient movement characteristics and the impact on CBCT image quality and interpretability. *Dentomaxillofacial Radiology* **47**, 20170216.

Tomljenovic, B., Herrmann, S., Filippi, A. & Kuhl, S. (2016). Life-threatening hemorrhage associated with dental implant surgery: a review of the literature. *Clinical Oral Implants Research* **27**, 1079-1084.

Tonetti, M.S. & Sanz, M. (2019). Implementation of the new classification of periodontal diseases: Decision-making algorithms for clinical practice and education. *Journal of Clinical Periodontology* **46**, 398-405.

Tuzoff, D.V., Tuzova, L.N., Bornstein, M.M. *et al.* (2019). Tooth detection and numbering in panoramic radiographs using convolutional neural networks. *Dentomaxillofacial Radiology* **48**, 20180051.

Urban, I., Jovanovic, S.A., Buser, D. & Bornstein, M.M. (2015). Partial lateralization of the nasopalatine nerve at the incisive foramen for ridge augmentation in the anterior maxilla prior to placement of dental implants: a retrospective case series evaluating self-reported data and neurosensory testing. *International Journal of Periodontics & Restorative Dentistry* **35**, 169-177.

Vandenberghe, B., Jacobs, R. & Yang, J. (2008). Detection of periodontal bone loss using digital intraoral and cone beam computed tomography images: an in vitro; assessment of bony and/or infrabony defects. *Dentomaxillofacial Radiology* **37**, 252-260.

Vogiatzi, T., Kloukos, D., Scarfe, W.C. & Bornstein, M.M. (2014). Incidence of anatomical variations and disease of the maxillary sinuses as identified by cone beam computed tomography: a systematic review. *International Journal of Oral and Maxillofacial Implants* **29**, 1301-1314.

Walter, C., Kaner, D., Berndt, D.C., Weiger, R. & Zitzmann, N.U. (2009). Three-dimensional imaging as a pre-operative tool in decision making for furcation surgery. *Journal of Clinical Periodontology* **36**, 250-257.

Walter, C., Weiger, R. & Zitzmann, N.U. (2010). Accuracy of three-dimensional imaging in assessing maxillary molar furcation involvement. *Journal of Clinical Periodontology* **37**, 436-441.

Walter, C., Schmidt, J.C., Dula, K. & Sculean, A. (2016). Cone beam computed tomography (CBCT) for diagnosis and treatment planning in periodontology: a systematic review. *Quintessence International* **47**, 25-37.

Wang, F., Bornstein, M.M., Hung, K. *et al.* (2018). Application of real-time surgical navigation for zygomatic implant insertion in patients with severely atrophic maxilla. *Journal of Oral and Maxillofacial Surgery* **76**, 80-87.

Wu, Y., Wang, F., Huang, W. & Fan, S. (2019). Real-time navigation in zygomatic implant placement: workflow. *Oral and Maxillofacial Surgery Clinics of North America* **31**, 357-367.

Yeung, A.W.K., Jacobs, R. & Bornstein, M.M. (2019a). Novel low-dose protocols using cone beam computed tomography in dental medicine: a review focusing on indications, limitations, and future possibilities. *Clinical Oral Investigations* **23**, 2573-2581.

Yeung, A.W.K., Colsoul, N., Montalvao, C. *et al.* (2019b). Visibility, location, and morphology of the primary maxillary sinus ostium and presence of accessory ostia: a retrospective analysis using cone beam computed tomography (CBCT). *Clinical Oral Investigations* **23**, 3977-3986.

Zhou, W., Liu, Z., Song, L., Kuo, C.L. & Shafer, D.M. (2018). Clinical factors affecting the accuracy of guided implant surgery – a systematic review and meta-analysis. *Journal Of Evidence-Based Dental Practice* **18**, 28-40.

Capítulo 24

Avaliação de Risco Baseado no Paciente para a Terapia com Implante

Giovanni E. Salvi e Niklaus P. Lang

Department of Periodontology, School of Dental Medicine, University of Bern, Bern, Switzerland

---

Introdução, 561	Periodontite não tratada e hábitos de higiene oral, 566
Fatores sistêmicos, 561	Histórico de periodontite tratada, 566
Condições clínicas, 561	Cumprimento da terapia periodontal de suporte, 567
Medicamentos, 564	Histórico de tabagismo, 568
Idade, 566	Traços de suscetibilidade genética, 568
Considerações sobre o crescimento, 566	Conclusão, 568

Introdução

Da perspectiva do paciente, o implante com sucesso é aceitável esteticamente, confortável, de baixo custo e funcional. Os profissionais geralmente discutem o sucesso do implante em termos do nível do osso marginal, da ausência de grande profundidade à sondagem e da inflamação da mucosa. Embora os dois critérios não estejam em conflito, eles enfatizam diferentes pontos de vista. Durante a consulta, antes que qualquer cuidado seja fornecido, o profissional deve discutir o que pode ser esperado da colocação do implante, com base em desfechos centrados no paciente.

O plano de tratamento final abrangente apresentado ao paciente deve incluir todos os tratamentos dentários recomendados e as opções de tratamento. O paciente também deve ser informado sobre a sequência dos procedimentos clínicos, riscos e custos envolvidos e o tempo de tratamento total previsto. Essa discussão entre o profissional e o paciente é fundamentalmente importante para diminuir o risco geral de problemas do tratamento. Os pacientes que entendem o que será feito, e por que, cooperarão mais provavelmente com o tratamento recomendado.

Fatores sistêmicos

A avaliação de risco baseada no paciente começa com a tomada abrangente do histórico clínico e dentário, assim como um exame completo do candidato à terapia com implante (ver Capítulo 22). O histórico clínico abrangente deve incluir os medicamentos anteriores e atuais, e qualquer uso ou abuso de substância. Um formulário padrão de histórico clínico preenchido e assinado pelo paciente é um meio eficiente de coletar a informação básica (Figura 24.1). Isso sempre deve ser seguido por uma entrevista para explorar mais detalhadamente quaisquer riscos clínicos potenciais para a terapia com implante. Se permanecer qualquer dúvida em relação à saúde do paciente depois da entrevista, um parecer, por escrito, deve ser obtido do médico do paciente.

Condições clínicas

Osteoporose

A osteoporose é um complexo grupo de condições ósseas sistêmicas caracterizadas por baixa massa óssea e deterioração da microarquitetura do tecido ósseo. O osso osteoporótico é frágil e tem suscetibilidade maior à fratura. A osteoporose primária é uma condição comum diagnosticada quando outras alterações conhecidas por causarem a osteoporose não estiverem presentes. A osteoporose secundária é diagnosticada quando a condição estiver relacionada ou ocorrer como consequência de circunstâncias que induzam a osteoporose. Essas circunstâncias podem incluir a alimentação (p. ex., inanição, deficiência de cálcio), as condições congênitas (p. ex., hipofosfatasia, osteogênese imperfeita), substâncias

562   **Parte 9**   Protocolos de Avaliação

químicas (p. ex., consumo abusivo de álcool, glicocorticoides), alterações endócrinas (p. ex., síndrome de Cushing) e certas doenças sistêmicas (p. ex., diabetes melito [DM], artrite reumatoide). A osteoporose é avaliada com o uso da densitometria óssea, em que a massa óssea do paciente, ou densidade mineral óssea (DMO), é determinada. A DMO se refere aos gramas de mineral ósseo por centímetro quadrado de corte transversal ósseo e é expressa em unidades de g/cm^2.

As evidências científicas indicam que não existem achados convincentes de que a colocação de implante dentário seja contraindicada em paciente osteoporótico (Otomo-Corgel 2012). Os implantes colocados em indivíduos com osteoporose parecem osteointegrados com sucesso e podem ser retidos por anos (von Wowern & Gotfredsen 2001). Entretanto, nos casos de osteoporose secundária frequentemente existem enfermidades ou condições acompanhando, que aumentam o risco de falha do implante (p. ex., DM mal controlado, medicamentos com corticosteroides). Portanto, na avaliação do risco de paciente específico, a presença de osteoporose deve alertar o dentista para a possível presença de circunstâncias associadas à osteoporose que sejam conhecidas por aumentarem o risco de falha do implante.

---

u^b

História pessoal/dados pessoais
Por favor, preencha em letras maiúsculas

b
UNIVERSITÄT BERN

Centro Médico
Faculdade de Medicina Dentária
Departamento de Periodontia

❏ Sr.   ❏ Sra.

Sobrenome: _____   Primeiro nome: _____

Rua: _____   CEP, Endereço res.: _____

Data de nasc. (DD.MM.AAAA): _____   E-mail: _____

Telefone (casa): _____ Comercial: _____ Celular: _____

Nacionalidade: _____ Tipo de visto do visitante: ❏ B ❏ C ❏ Ci ❏ G ❏ L ❏ N ❏ F ❏ S

Profissão: _____   Empregador: _____

❏ Seguro particular   ❏ Seguro de Acidentes   ❏ Seguro Adicional   ❏ Assistência social

Sobrenome, Nome próprio dos pais ou responsável legal para

_____   *Data nasc.* _____

Encaminhado por: _____

Seu médico: _____

Por favor, responda às seguintes questões. Todas as respostas serão mantidas em estrita confidencialidade.

1. Você recentemente recebeu tratamento médico ou foi hospitalizado?   ❏ Sim ❏ Não
Quando sim, par qual motivo? _____

2. Você está tomando algum medicamento atualmente?   ❏ Sim ❏ Não
Quando sim, qual medicamento? _____

3. Você sofre de alguma das seguintes doenças ou distúrbios?

    ❏ Doença cardíaca ou cardiovascular   ❏ Pressão alta   ❏ Infarto
    ❏ Doenças respiratórias   ❏ Glaucoma   ❏ Doença renal
    ❏ Febre reumática   ❏ Diabetes   ❏ Epilepsia
    ❏ Osteoporose   ❏ Outras _____

4. Você já teve uma infecção grave?   ❏ Sim ❏ Não
    ❏ Hepatite   ❏ Tuberculose   ❏ HIV

5. Você tem alergia?   ❏ Sim ❏ Não
Quando sim, qual(is)? _____

6. Você apresenta sangramento prolongado após a remoção de um dente ou corte?   ❏ Sim ❏ Não

7. Você toma anticoagulantes?   ❏ Sim ❏ Não

8. Você carrega um cartão de alerta médico?   ❏ Sim ❏ Não

9. Você tem uma substituição articular?   ❏ Sim ❏ Não

10. Sofreu ou sofre de alguma doença que não esteja listada acima?   ❏ Sim ❏ Não
Quando sim, qual(is)? _____

11. Você já teve alguma emergência medica durante uma consulta odontológica?   ❏ Sim ❏ Não

---

zmk bern   ⚜ **swiss**university.ch
Zahnmedizinische Kliniken
der Universität Bern

Prof. Dr. med. dent. Anton Sculean
Chairman
Freiburgstrasse 7
CH 3010 Bern

Phone: +41 (0)31 632 25 89
Fax: +41 (0)31 632 49 15
www.zmk.unibe.ch

Figura 24.1 Formulário padrão usado para coletar dados do histórico de saúde do paciente (*continua*).

Capítulo 24 Avaliação de Risco Baseado no Paciente para a Terapia com Implante **563**

História pessoal/dados pessoais   página 2

12. Você já fumou mais de 200 cigarros em sua vida?   ❏ Sim   ❏ Não
    (Se não, pule para a questão número 20)

13. Com que idade você começou a fumar?   _____

14. Você fuma cigarros atualmente?   ❏ Sim   ❏ Não
    (Se sim, continue para a pergunta 16)

15. Em que ano você parou de fumar?   _____

16. Aproximadamente quantos cigarros você fuma diariamente?   _____

17. Você usa ou usou outros produtos de tabaco regularmente?
    ❏ Charuto   ❏ Cachimbo
    ❏ Mastiga fumo   ❏ Outro _____

18. Você já tentou parar de fumar?   ❏ Sim   ❏ Não

19. Você está pensando em parar?   ❏ Sim   ❏ Não

20. Você bebe álcool regularmente?   ❏ Sim   ❏ Não

21. Você usa outras substâncias?   ❏ Sim   ❏ Não

22. Pacientes do sexo feminino: Você esté grávida?   ❏ Sim   ❏ Não
    Nome/endereço do seu ginecologista: _____

Por favor, informe ao seu dentista sobre quaisquer alterações no seu estado de saúde.

23. Eu concordo em permitir que o Departamento de Periodontia use minhas
    informações médicas para fins de pesquisa.   ❏ Sim   ❏ Não

24. Estou interessado em participar de pesquisas clínicas conduzidas   ❏ Sim   ❏ Não
    pelo Departamento de Periodontia.

Permito que as informações necessárias para fins de cobrança sejam enviadas (quando solicitadas) a uma companhia de seguros, cobrança ou agência legal, bem como às autoridades estaduais.

Estou ciente de que, de acordo com as disposições legais suíças e cantonais, todas as consultas, segundas opiniões, avaliações diagnósticas, exames e tratamentos serão faturados. O mesmo se aplica a quaisquer custos de fornecimento de local de trabalho, consumíveis, raios X, tecnologia dentária etc.

Se durante um tratamento ou manipulação de instrumentos um funcionário da clínica for contaminado com meu sangue (perfuração, corte ou respingo); entendo que sou obrigado a permitir que o sangue seja coletado e examinado para doenças infecciosas (Hepatite, HIV etc.).

Meu médico está autorizado a ver meus registros médicos.

Data: _____   Assinatura do paciente: _____   Assinatura do dentista: _____

A ser preenchido pelo pessoal da clínica:

17-14	13-23	24-27
47-44	43-33	34-37

❏ Clínica estudantil   ❏ Dentista pós-graduado   ❏ Consultório particular   ❏ Dept. Interno para _____

40381632

Figura 24.1 *Continuação.*

Diabetes melito

Embora haja uma leve tendência para aumento da perda do implante em um paciente com diabetes em comparação com um paciente sem diabetes, o aumento do risco não é substancial em pacientes que estão sob bom controle metabólico (Shernoff *et al.* 1994; Kapur *et al.* 1998; Balshi & Wolfinger 1999; Fiorellini *et al.* 2000; Morris *et al.* 2000; Olson *et al.* 2000).

Os pacientes com DM sob controle metabólico abaixo do aceitável frequentemente experimentam dificuldades na cicatrização de feridas cirúrgicas e têm aumento na suscetibilidade a infecções em virtude da variedade de problemas associados às alterações imunes. Entretanto, não há sólidas evidências clínicas para a associação do controle glicêmico à perda do implante (Oates *et al.* 2013). Na avaliação de risco dos pacientes com DM, é importante estabelecer o nível de controle metabólico da doença. Um teste útil para determinar o nível do controle durante os últimos 90 dias é o teste sanguíneo para a hemoglobina glicosilada (HbA1c). Esse é um teste para a porcentagem de glicose encontrada na hemoglobina. Os valores normais para um indivíduo saudável ou um paciente com DM sob bom controle metabólico são de HbA1c < 6 a 6,5% e glicose sanguínea em jejum de < 6,1 mmol/ℓ (110 mg/dℓ). Os pacientes com diabetes com HbA1c > 8% estão com controle deficiente e têm um risco elevado de enfrentar problemas de cicatrização da ferida cirúrgica e infecção.

Parte 9 Protocolos de Avaliação

Imunossupressores

Nos primeiros anos da epidemia da AIDS, a colocação de implantes dentários era desaconselhada, já que os pacientes afetados desenvolviam infecções orais sérias. Com o surgimento da eficaz terapia antirretroviral altamente ativa (HAART, do inglês *highly active antiretroviral therapy*), a maioria dos pacientes positivos para o vírus da imunodeficiência humana (HIV) que tomam as medicações vive por muitos anos sem desenvolver infecções oportunistas graves. Não houve estudos controlados abordando o risco de falhas do implante dentário em indivíduos HIV-positivos. Entretanto, várias publicações sugerem que a colocação de implante dentário em pacientes HIV-positivos não está associada aos índices elevados de falhas (Rajnay & Hochstetter 1998; Baron *et al.* 2004; Shetty & Achong 2005; Achong *et al.* 2006; Oliveira *et al.* 2011). A baixa contagem de linfócitos T auxiliares (CD4) ($< 200/\mu\ell$) não parece prognosticar o aumento da suscetibilidade às infecções da ferida cirúrgica intraoral ou índices elevados de falha dos implantes dentários (Achong *et al.* 2006). Embora mais estudos sejam necessários, parece que é seguro colocar implantes dentários se a infecção pelo HIV estiver sob controle médico.

Histórico de radioterapia na mandíbula

Os pacientes que receberam radiação (dose absorvida ≥ 60 Gy) na cabeça e no pescoço, como complemento do tratamento para lesões malignas, estão em risco maior de desenvolverem osteorradionecrose (ORN). A maioria dos casos dessa complicação do tratamento do câncer é desencadeada pela extração de dentes ou outros procedimentos de cirurgia oral como a inserção de implantes. Foram relatados índices de falha do implante de até 40% em pacientes que têm histórico de radioterapia (Granström *et al.* 1993, 1999; Beumer *et al.* 1995; Lindquist *et al.* 1988). Durante um tempo, acreditou-se que a ORN fosse decorrente da alteração vascular e hipoxia das células ósseas causadas pelos efeitos danosos da radiação sobre o tecido (Teng & Futran 2005). Com base nessa hipótese, recomendava-se que os procedimentos cirúrgicos orais em pacientes com risco de ORN fossem realizados em conjunto com oxigenoterapia hiperbárica (OHB). Na realidade, Granström *et al.* (1999) relataram que o uso da terapia OHB aumentava os índices de sobrevida do implante. Entretanto, a importância da terapia OHB para o controle da ORN foi parcialmente posta em questão com base em ensaio clínico randomizado, placebo-controlado (Annane *et al.* 2004), bem como em outros relatos indicando nenhuma vantagem das intervenções OHB (Maier *et al.* 2000; Gal *et al.* 2003). Além disso, uma revisão sistemática por Coulthard *et al.* (2008) indicou que não há evidência de alta qualidade de que a terapia OHB melhore a sobrevida do implante nos pacientes irradiados.

Atualmente, considera-se que a patogênese da ORN é muito mais complexa do que um simples fenômeno relacionado à hipoxia em virtude da vascularização deficiente dos tecidos irradiados. Evidência atual defende a posição de que a ORN é um processo fibroatrófico (Teng &

Futran 2005). Da perspectiva dos procedimentos avaliados de risco para a colocação de implante, os pacientes que têm histórico de irradiação nos maxilares devem ser considerados de alto risco de perda de implante e as intervenções OHB provavelmente não diminuirão o risco.

Alterações hematológicas e linforreticulares

Inúmeras alterações hematológicas e linforreticulares implicam o aumento da suscetibilidade para periodontite e outras infecções (Kinane 1999). Entre tais alterações estão a agranulocitose, a neutropenia adquirida, a neutropenia cíclica, a deficiência da adesão leucocitária e a anemia aplásica (p. ex., a síndrome de Fanconi). Como os pacientes com essas doenças frequentemente perdem os dentes precocemente, eles geralmente têm necessidade de próteses extensas que podem ser atendidas pela colocação de implantes dentários. No processo de avaliação de risco anterior à colocação do implante, a maior preocupação a ser considerada é o possível aumento da suscetibilidade a infecções ao redor de alguns implantes. Não há estudos bem controlados dos índices de sucesso dos implantes colocados em pacientes com essas alterações. Entretanto, os implantes podem ser colocados se a doença do paciente estiver sob controle ou em remissão, e um rigoroso programa de terapia de suporte precisa ser parte integral do plano geral de tratamento.

Medicamentos

Bisfosfonatos

Os bisfosfonatos são uma classe de medicamentos amplamente prescrita, usada para o tratamento da osteoporose e para reduzir os efeitos osteolíticos de lesões malignas, como o mieloma múltiplo e metástase do câncer de mama (Woo *et al.* 2006). Esses medicamentos com pirofosfato são inibidores potentes da atividade osteoclástica que também têm efeitos antiangiogênicos por inibirem a produção do fator de crescimento endotelial vascular (VEGF, do inglês *vascular endothelial growth factor*). Os medicamentos têm alta afinidade por hidroxiapatita, são rapidamente incorporados por todas as partes do esqueleto e têm meia-vida muito longa (décadas). A relativa potência dos agentes depende das suas formulações. Uma complicação associada ao uso dos bisfosfonatos é o aumento do risco de desenvolvimento de osteonecrose da mandíbula relacionada aos bisfosfonatos (BRONJ, do inglês *bisphosphonate-related osteonecrosis of the jaws*) (Ruggiero *et al.* 2004; Marx *et al.* 2005; Braun & Iacono 2006). A maioria dos casos de BRONJ ocorre em pacientes com câncer que receberam aminobisfosfonatos de alta potência (p. ex., zoledronato, pamidronato) intravenoso para diminuir os efeitos osteolíticos do mieloma múltiplo ou de lesões malignas que sofreram metástase para o osso (p. ex., câncer de mama ou próstata).

De maior preocupação para o paciente de implante que tomou bisfosfonato via oral para a osteoporose é o possível risco de desenvolver BRONJ depois da colocação do implante. Relatou-se que os bisfosfonatos orais estão associados à falha do implante (Starck & Epker 1995; Chappuis *et al.* 2018) e à BRONJ (Ruggiero *et al.* 2004; Marx *et al.* 2005; Kwon *et al.* 2012). Já que os bisfosfonatos se unem firmemente à hidroxiapatita e têm meia-vida muito longa, é provável que o tempo em que o paciente tomou bisfosfonato oral seja importante na determinação do nível do risco. Como os bisfosfonatos orais se acumulam lentamente no osso com o passar do tempo, um paciente com osteoporose que tomou o medicamento por 1 ano está em risco menor de desenvolvimento de BRONJ ou de falha do implante do que alguém que tomou o medicamento por muitos anos. Deve ser observado que os processos de remodelamento ósseo são inibidos nos pacientes que tomaram bisfosfonato oral permanentemente para a osteoporose. Em conjunto, duração, modo (oral ou intravenoso), tipo de bisfosfonato e dosagem do medicamento desempenham um papel importante no desenvolvimento de BRONJ (Bornstein *et al.* 2009; Madrid & Sanz 2009a; Otomo-Corgel 2012).

Anticoagulantes

Os pacientes que têm alterações de coagulação sanguínea ou estão tomando doses elevadas de anticoagulantes estão em risco maior de experimentar problemas de sangramento pós-operatório depois de cirurgia de implante. Alguns pacientes com alterações de coagulação podem estar com risco elevado de perda do implante (van Steenberghe *et al.* 2003), enquanto outros pacientes que tomam permanentemente anticoagulante oral podem seguramente receber implantes orais (Weischer *et al.* 2005). Os pacientes que estão em terapia contínua com anticoagulante oral (p. ex., derivados cumarínicos, rivaroxaban) para reduzir o risco de eventos tromboembólicos e requerem implantes dentários para melhor cuidado restaurador devem ser avaliados caso a caso. A maioria desses pacientes pode seguramente continuar a terapia com anticoagulante quando recebe cirurgia de implante padrão (Madrid & Sanz 2009b). Nesses pacientes, o sangramento local depois da colocação dos implantes dentários geralmente pode ser bem controlado pelos métodos hemostáticos convencionais. O risco de desenvolver sangramento fatal ou que não possa ser controlado com o uso de medidas locais após a colocação do implante dentário é tão baixo que não há necessidade de parar a terapia com o anticoagulante oral (Beirne 2005). Além disso, o risco de parar o medicamento anticoagulante antes da cirurgia de implante, aumentando a probabilidade de eventos tromboembólicos, precisa ser levado em consideração (Madrid & Sanz 2009b).

Os níveis terapêuticos de um medicamento anticoagulante, como a varfarina, são medidos pela *international normalized ratio* (INR, razão normatizada internacional), que é o tempo de protrombina (TP) do paciente dividido pela média normal de TP para o laboratório (RTP, razão de tempo de protombina). O RTP é então ajustado para os reagentes usados para chegar a um valor de INR padronizado, que será comparável em qualquer local no mundo. Um INR mais alto reflete um risco aumentado esperado de hemorragia (Herman *et al.* 1997). Embora existam dados insuficientes para tirar quaisquer conclusões com base em evidência, a instalação de implantes é considerada segura quando os valores-alvo de INR estão entre 2,0 e 2,4 (Herman *et al.* 1997).

Quimioterapia do câncer

Os pacientes com câncer oral frequentemente são candidatos à colocação de implantes dentários, já que as próteses concebidas para substituir as porções dos maxilares perdidas necessitam ser ancoradas aos implantes. Como os antimitóticos usados como quimioterapia para o câncer podem afetar a cicatrização da ferida cirúrgica e suprimir componentes do sistema imune, é importante conhecer se esses medicamentos interferem na osteointegração e o sucesso dos implantes dentários. Em um estudo retrospectivo, comparou-se o sucesso do implante em 16 pacientes com câncer oral que não tiveram quimioterapia com 20 pacientes que receberam quimioterapia adjuvante pós-cirúrgica com cisplatina ou carboplatina e 5-fluoracila (Kovács 2001). Foi encontrado que esses medicamentos não tiveram efeitos prejudiciais na sobrevida e no sucesso dos implantes colocados na mandíbula. Também foi relatado que alguns pacientes com câncer que receberam medicamentos antineoplásicos citotóxicos experimentaram infecções ao redor dos implantes dentários existentes (Karr *et al.* 1992). Portanto, é importante reconhecer que muitos medicamentos anticâncer suprimem ou matam as células necessárias para uma eficaz imunidade inata e adaptativa. Os pacientes que estão recebendo quimioterapia para câncer devem ter terapia periodontal e de suporte completa para minimizar o desenvolvimento de complicações biológicas.

Agentes imunossupressores

Qualquer medicamento que interfira com a cicatrização da ferida cirúrgica ou suprima os componentes da imunidade adaptativa e inata (p. ex., corticosteroides) pode, teoricamente, aumentar o risco de perda do implante. Esses medicamentos são potentes agentes anti-inflamatórios comumente usados para o controle de uma grande variedade de condições clínicas, como pós-transplante hepático (Gu & Yu 2011). Eles podem interferir na cicatrização da ferida cirúrgica pelo bloqueio dos eventos inflamatórios fundamentais necessários para um reparo satisfatório. Além disso, por meio dos efeitos imunossupressores desses medicamentos sobre os linfócitos, eles podem aumentar o índice de infecções pós-operatórias. Em geral, esses efeitos indesejáveis são maiores nos pacientes que tomam doses altas e por longo período de tempo.

Outras medicações

Recentemente, os resultados de uma revisão sistemática (Chappuis *et al.* 2018) indicaram que os inibidores da bomba de prótons e os inibidores da recaptação de serotonina estão significativamente associados à perda do implante. Portanto, os clínicos devem considerar o risco aumentado de perda do implante em candidatos à terapia com implantes e sob a medicação de tais fármacos.

Idade

Em pacientes adultos, a idade geralmente não é considerada um fator de risco importante para a perda de implante. Na realidade, a maioria dos estudos longitudinais dos índices de sobrevida dos implantes inclui alguns pacientes que estão bem acima dos 75 anos (Dao *et al.* 1993; Hutton *et al.* 1995; Nevins & Langer 1995; Davarpanah *et al.* 2002; Becktor *et al.* 2004; Fugazzotto *et al.* 2004; Karoussis *et al.* 2004; Fransson *et al.* 2005; Herrmann *et al.* 2005; Quirynen *et al.* 2005; Mundt *et al.* 2006; Wagenberg & Froum 2006). Um limite máximo de idade geralmente não é listado como critério de exclusão em tais estudos. Vários relatos indicam que não há relação estatisticamente significativa entre a idade do paciente e a perda do implante (Dao *et al.* 1993; Hutton *et al.* 1995; Bryant & Zarb 1998; Fransson *et al.* 2005; Herrmann *et al.* 2005; Mundt *et al.* 2006; Wagenberg & Froum 2006). Não se deve esquecer que pode ter havido alguma tendenciosidade nesses estudos, já que os pacientes mais velhos podem ter sido excluídos por motivos clínicos. Por outro lado, os indivíduos mais velhos incluídos nesses estudos podem ser atípicos, saudáveis o suficiente para ser bons candidatos para a colocação de implante.

Os resultados de um estudo retrospectivo longitudinal indicaram que pacientes com 65 anos ou mais apresentaram taxa similarmente baixa de perda precoce do implante em comparação com pacientes com idade entre 35 e < 55 anos, enquanto pacientes com 80 anos ou mais exibiram uma leve tendência para taxa mais alta de perda precoce do implante, sugerindo que o envelhecimento não parece comprometer substancialmente a cicatrização precoce de implantes dentários (Bertl *et al.* 2019).

Considerações sobre o crescimento

Do outro extremo, um potencial problema associado à colocação dos implantes dentários em crianças e adolescentes ainda em crescimento é a possibilidade de interferência com os padrões de crescimento dos maxilares (Op Heij *et al.* 2003). Os implantes osteointegrados, nos maxilares em crescimento, comportam-se como dentes anquilosados onde eles não erupcionam e o alojamento alveolar adjacente permanece sem se desenvolver. Os implantes dentários podem ser de grande ajuda para os jovens que perderam dentes em virtude de traumatismo ou têm ausência congênita de dentes permanentes. Entretanto, por causa dos potenciais efeitos deletérios dos implantes no crescimento dos maxilares, é altamente recomendado que os implantes não sejam colocados até que o crescimento craniofacial tenha cessado ou esteja quase completo (Thilander *et al.* 2001). Como regra geral, os implantes não devem ser colocados em adultos jovens com menos de 20 anos.

Periodontite não tratada e hábitos de higiene oral

A associação entre os níveis de higiene oral realizada pelo paciente e a peri-implantite foi mostrada ser dependente da dose (Ferreira *et al.* 2006). Os pacientes parcialmente edêntulos com higiene oral deficiente são estatisticamente de risco significativamente mais alto de desenvolver mucosite peri-implante e peri-implantite comparados aos pacientes com controle de biofilme apropriado (Ferreira *et al.* 2006). Uma relação direta causa-efeito em um período de 3 semanas de prática de higiene oral abolida com acúmulo de biofilme experimental e o desenvolvimento de mucosite peri-implantar experimental foi mostrada em humanos (Pontoriero *et al.* 1994; Zitzmann *et al.* 2001; Salvi *et al.* 2012). Um período de 3 semanas de práticas de higiene oral retomadas seguiu-se do acúmulo de biofilme experimental (Salvi *et al.* 2012). Entretanto, apesar do controle de biofilme retomado, 3 semanas de cicatrização da ferida cirúrgica foram insuficientes para restabelecer os níveis pré-experimentais da saúde da mucosa peri-implante (Salvi *et al.* 2012). Além disso, foi mostrado que os pacientes parcialmente edêntulos com alta contagem de biofilme antes da colocação do implante experimentam mais perdas de implante do que aqueles com níveis mais baixos de biofilme (van Steenberghe *et al.* 1993).

Com base nessa evidência, pode ser postulado que, se deixada sem tratamento, a mucosite peri-implante pode levar à destruição progressiva do osso marginal peri-implante (peri-implantite) e eventualmente à perda do implante.

Além disso, as altas porcentagens dos implantes diagnosticados com peri-implantite estão associadas à presença de fatores iatrogênicos, como resto de cimento (Wilson 2009; Linkevicius *et al.* 2013; Kordbacheh Changi *et al.* 2019) e com acesso inadequado para a higiene oral realizada pelo paciente (Serino & Ström 2009). Esses achados indicam que, além dos hábitos insuficientes de higiene oral, os fatores retentivos estão relacionados à presença de peri-implantite.

Com base nessa evidência, qualquer avaliação de risco de paciente específico deve incluir uma avaliação da capacidade do paciente de manter níveis altos de controle do biofilme (Salvi & Lang 2004).

Histórico de periodontite tratada

Os pacientes suscetíveis à periodontite tratados das suas condições periodontais apresentam mais complicações biológicas e perdas do implante que os pacientes sem periodontite (Hardt *et al.* 2002; Karoussis *et al.* 2003; Ong *et al.* 2008; De Boever *et al.* 2009; Matarasso *et al.* 2010; Aglietta *et al.* 2011; Kordbacheh Changi *et al.* 2019). Essa observação é de especial interesse nos pacientes tratados de periodontite estágio III-IV e reabilitados com implantes dentários (De Boever *et al.* 2009; Swierkot *et al.* 2012; Sgolastra *et al.* 2015). Uma implicação desses achados é que os pacientes que perderam seus dentes por causa de periodontite podem também ser mais suscetíveis às infecções peri-implante.

Os desfechos de estudos clínicos a longo prazo de pacientes com condições periodontais tratadas indicaram que a profundidade de sondagem da bolsa (PB) residual ≥ 6 mm, o sangramento na boca toda à sondagem (SS[+]) $\geq 30\%$ e o tabagismo (≥ 20 cigarros/dia) representaram fatores de risco para a progressão da doença periodontal e a perda

Capítulo 24 Avaliação de Risco Baseado no Paciente para a Terapia com Implante

dentária durante um período médio de 11 anos de terapia periodontal de suporte (TPS) (Matuliene *et al.* 2008). Além disso, os achados de dois estudos clínicos indicaram que PB residual ≥ 5 mm e SS+ depois da conclusão da terapia periodontal representaram fatores de risco para a sobrevida e o índice de sucesso da colocação do implante em pacientes periodontalmente comprometidos (Lee *et al.* 2012; Pjetursson *et al.* 2012). Em um estudo retrospectivo de caso-controle, os efeitos das condições periodontais sobre os resultados de terapia com implante foram avaliados em pacientes periodontalmente comprometidos separados de acordo com a presença de ≥ 1 PB residuais ≥ 6 mm depois um período de acompanhamento médio de 8,2 anos (Lee *et al.* 2012). Os pacientes com ≥ 1 PB residuais ≥ 6 mm exibiram significativamente maior PB peri-implante e perda óssea radiográfica comparados aos pacientes saudáveis periodontalmente e os comprometidos periodontalmente sem PB residual, respectivamente (Lee *et al.* 2012). Além disso, os pacientes com um ou mais PB residuais ≥ 6 mm tinham significativamente mais implantes com PB ≥ 5 mm, SS+ e perda óssea radiográfica comparados aos outros dois grupos de pacientes (Lee *et al.* 2012). A PB residual ≥ 5 mm no fim da terapia periodontal ativa representou um risco significativo para o surgimento de peri-implantite e perda de implante durante um período médio de acompanhamento de 7,9 anos (Pjetursson *et al.* 2012). Os pacientes inscritos em TPS regular e que desenvolveram reinfecções periodontais eram de risco maior para a peri-implantite e a perda de implante comparados aos pacientes estáveis periodontalmente (Pjetursson *et al.* 2012).

Do ponto de vista microbiológico, uma composição similar da microbiota subgengival foi encontrada nas bolsas ao redor dos dentes e implantes com profundidade à sondagem semelhante (Papaioannou *et al.* 1996; Sbordone *et al.* 1999; Hultin *et al.* 2000; Agerbaek *et al.* 2006). Além disso, existe evidência de que as bolsas periodontais possam servir como reservatório de patógenos bacterianos (Apse *et al.* 1989; Quirynen & Listgarten 1990; Mombelli *et al.* 1995; Papaioannou *et al.* 1996; van Winkelhoff *et al.* 2000; Fürst *et al.* 2007; Salvi *et al.* 2008) que podem ser transmitidos dos dentes para os implantes (Quirynen *et al.* 1996; Sumida *et al.* 2002). Portanto, a avaliação de risco dos pacientes com histórico de periodontite tratada deve enfatizar o aumento do risco de desenvolvimento de peri-implantite e deve destacar a importância da terapia periodontal com sucesso e cuidados regulares de manutenção.

Cumprimento da terapia periodontal de suporte

Com base no fato de que as complicações biológicas do implante são caracterizadas por fatores etiológicos similares àqueles envolvidos no desenvolvimento das doenças periodontais (Heitz-Mayfield & Lang 2010), podemos presumir que a sobrevida a longo prazo e os índices de sucesso dos implantes dentários podem ser alcançados aplicando os mesmos princípios usados durante terapia de suporte (TS) dos dentes. Resultados a partir de estudos clínicos a longo prazo indicaram que o cumprimento da TS é um componente essencial para a prevenção da recorrência da doença (p. ex., cárie e periodontite) e da perda dentária (Lindhe & Nyman 1984; Ramfjord 1987; Kaldahl *et al.* 1996; Rosling *et al.* 2001; Axelsson *et al.* 2004). Os pacientes tratados de periodontite estágio III-IV e subsequentemente inscritos em um programa TS regular experimentaram incidência média de perda dentária variando entre 2 e 5% durante um período de observação de 10 anos (Lindhe & Nyman 1984; Yi *et al.* 1995; Rosling *et al.* 2001; König *et al.* 2002; Karoussis *et al.* 2004). Por outro lado, a falta do cumprimento da TS foi associada à progressão da doença e a índices mais altos de perda dentária (Axelsson *et al.* 2004; Ng *et al.* 2011; Costa *et al.* 2012a). Na maioria dos pacientes que cumpriram TS, a progressão da doença periodontal e a perda dentária ocorreram raramente (Ng *et al.* 2011). Entretanto, nos pacientes que não cumpriram, um aumento de sete vezes na perda dentária devido à periodontite foi relatado em comparação com os pacientes que cumpriram (Ng *et al.* 2011). Apesar dos benefícios evidentes da TS, apenas uma minoria dos pacientes cumpriu as consultas nos intervalos recomendados (Mendoza *et al.* 1991; Checchi *et al.* 1994; Demetriou *et al.* 1995).

A mucosite peri-implante representa um achado comum nos pacientes não inscritos em um programa de TS regular, incluindo as medidas preventivas anti-infecciosas (Roos-Jansåker *et al.* 2006). A falta de adesão dos pacientes parcialmente edêntulos com implantes dentários a um programa de TS regular está associada a incidência mais alta de peri-implantite e perda de implante comparados àqueles pacientes que aderiram (Costa *et al.* 2012b; Roccuzzo *et al.* 2010, 2012; Monje *et al.* 2017). Nos pacientes parcialmente edêntulos, a mucosite peri-implante preexistente em conjunto com a falta de TS estava associada à incidência mais alta de peri-implantite durante um período de 5 anos de acompanhamento (Costa *et al.* 2012b). Os resultados do estudo (Costa *et al.* 2012b) produziram uma incidência de 5 anos de peri-implantite de 18,0% no grupo de pacientes com TS e de 43,9% no grupo sem TS, respectivamente. A análise de regressão logística revelou que a falta de TS dentro da amostra geral de pacientes foi significativamente associada à peri-implantite com razão de probabilidade (OR, do inglês *odds ratio*) de 5,92. Além disso, o diagnóstico de periodontite foi significativamente associado à ocorrência de peri-implantite na amostra geral de paciente (OR = 9,20) e principalmente em pacientes sem TS (OR = 11,43) (Costa *et al.* 2012b). Os pacientes com histórico de periodontite estágio III e comprometimento errático com TS produziram incidência significativamente mais alta de perda de implante e perda de osso peri-implante ≥ 3 mm comparados aos pacientes comprometidos depois de um período de acompanhamento de 10 anos (Roccuzzo *et al.* 2010, 2012). Por outro lado, as baixas incidências de perda óssea peri-implante e os altos índices de sobrevida do implante foram relatados nos pacientes tratados da doença periodontal e inscritos em TS regular (Wennström *et al.* 2004; Rodrigo *et al.* 2012). Os pacientes atendendo a um programa de TS 2 a 3 vezes ao ano, durante os 5 anos do acompanhamento

568 **Parte 9** Protocolos de Avaliação

da colocação do implante, experimentaram alto índice de sobrevida do implante (97,3%), baixa quantidade no nível de mudanças ósseas durante os últimos 4 anos (0,02 mm/ano) e baixa porcentagem (11%) de implantes com > 2 mm de perda óssea (Wennström *et al.* 2004).

Os desfechos de um estudo prospectivo de coorte com 5 anos de acompanhamento indicaram que os implantes colocados em pacientes com condições periodontais tratadas e inscritos em TS produziram uma prevalência de 20% de mucosite (Rodrigo *et al.* 2012). Nesse estudo, sobre diagnóstico de mucosite ou peri-implantite, todos os implantes, com exceção de um, foram tratados com sucesso de acordo com um protocolo cumulativo interceptivo anti-infeccioso (Lang *et al.* 1997). Além disso, os dados indicaram que os pacientes suscetíveis à periodontite que receberam implantes dentários como parte de reabilitação oral exibiram um índice mais alto de comparecimento às consultas TS programadas comparados aos pacientes que foram submetidos à cirurgia periodontal sem receberem implantes dentários (Cardaropoli & Gaveglio 2012). Consequentemente, para alcançar alta sobrevida a longo prazo e índices de sucesso dos implantes dentários, a inscrição em TS regular, incluindo medidas preventivas anti-infecciosas, deve ser implementada (Salvi & Zitzmann 2014). A terapia de mucosite peri-implante deve ser considerada uma medida preventiva para o aparecimento de peri-implantite.

Histórico de tabagismo

O tabagismo é aceito como um importante fator de risco modificável para o desenvolvimento e a progressão da periodontite (Johnson & Hill 2004) e peri-implantite (Javed *et al.* 2019). As razões para que os fumantes sejam mais suscetíveis tanto à periodontite quanto à peri-implantite são complexas, mas geralmente envolvem a debilidade das respostas imunes adaptativas e inatas (Kinane & Chestnutt 2000; Johnson & Hill 2004) e a interferência na cicatrização da ferida cirúrgica (Johnson & Hill 2004; Labriola *et al.* 2005). Com base nos dados de vários estudos longitudinais sobre a sobrevida do implante, o tabagismo (cigarros) foi identificado como um fator de risco estatisticamente significativo para a perda de implante (Bain & Moy 1993; Strietzel *et al.* 2007). Além disso, os fumantes foram associados ao aumento do risco para a perda do osso marginal peri-implante (Lindquist *et al.* 1997; Galindo-Moreno *et al.* 2005; Nitzan *et al.* 2005; Aglietta *et al.* 2011) e as complicações pós-operatórias depois da elevação do assoalho do seio maxilar e a colocação de enxerto ósseo *onlay* (Levin *et al.* 2004). O tabagismo é um fator tão forte para a falha do implante que os protocolos para parar de fumar são colocados como parte do plano de tratamento para os pacientes de implante (Bain 1996; Johnson & Hill 2004).

Embora o tabagismo não represente uma contraindicação absoluta para a colocação de implante, os fumantes devem ser informados de que estão em maior risco para a perda do implante e o desenvolvimento de peri-implantite com probabilidades de chances variando de 3,6 a 4,6 (Heitz-Mayfield & Huynh-Ba 2009).

Traços de suscetibilidade genética

Os polimorfismos gênicos são pequenas variações nos componentes dos pares de base de DNA que ocorrem com frequência de aproximadamente 1 a 2% da população geral (Kornman & Newman 2000). Essas pequenas variações nos genes são biologicamente normais e não causam uma doença maior. Entretanto, os polimorfismos gênicos podem afetar sutilmente o modo como pessoas diferentes respondem aos desafios ambientais. Dentro do contexto da avaliação de risco para a terapia com implante, elas afetam como as pessoas respondem ao ataque microbiano e como suas feridas cirúrgicas cicatrizam eficazmente.

Os polimorfismos no *cluster* de genes de interleucina-1 (IL-1) no cromossomo 2q13 foram associados ao aumento da reação inflamatória ao ataque microbiano. Um genótipo específico composto do polimorfismo do *IL-1A* e do *IL-1B* consiste no alelo 2 tanto do *IL-1A* −889 (ou o concordante +4.845) quanto do *IL-1B* +3.954, e foi associado ao aumento do risco de periodontite crônica grave em não fumantes (Kornman *et al.* 1997). Vários pesquisadores tentaram determinar se esse genótipo composto *IL-1* pode servir como um marcador de risco para complicações biológicas, como a perda óssea marginal ou mesmo a perda do implante (Wilson & Nunn 1999; Rogers *et al.* 2002; Feloutzis *et al.* 2003; Gruica *et al.* 2004; Jansson *et al.* 2005). Todos esses relatos acharam que ser positivo para o genótipo composto *IL-1* não está associado ao aumento do risco de perda óssea marginal ou outros problemas relacionados ao implante. Consequentemente, com base em evidência disponível, pode ser considerado irracional recomendar a triagem genética sistemática dos pacientes candidatos para a terapia com implante (Huynh-Ba *et al.* 2008; Dereka *et al.* 2012).

Conclusão

A avaliação de risco baseada no paciente representa um processo no qual é feita uma tentativa de identificação dos fatores ou indicadores que aumentam o risco de complicações que acabem levando à perda do implante. A avaliação de risco do paciente de implante é um preâmbulo fundamentalmente importante para o plano de tratamento e, se feito apropriadamente, pode minimizar as complicações associadas aos implantes dentários. Em muitos casos, a identificação precoce desses fatores ou indicadores torna possível evitar ou eliminá-los, aumentando, assim, as chances de sobrevida a longo prazo e o sucesso do implante. A maioria dos fatores de risco sistêmicos para as complicações com o implante é composta daqueles que aumentam a suscetibilidade do paciente às infecções ou que interferem com a cicatrização da ferida cirúrgica. Os fatores de risco importantes que podem interferir com a cicatrização da ferida cirúrgica ao redor dos implantes dentários são o uso dos bisfosfonatos por longo período, o histórico de radioterapia mandibular e o controle metabólico deficiente do DM. Os fatores adicionais, como os hábitos parafuncionais (p. ex., bruxismo) e as relações da mandíbula (p. ex., dimensão vertical e sagital) devem ser incluídos em uma avaliação de risco abrangente baseada no paciente.

Com base no fato de que as infecções orais não tratadas podem levar a complicações do implante, é altamente recomendado que qualquer infecção endodôntica, periodontal ou de outro tipo seja tratada antes da colocação do implante.

Referências bibliográficas

Achong, R.M, Shetty, K., Arribas, A. & Block, M.S. (2006). Implants in HIV-positive patients: 3 case reports. *Journal of Oral & Maxillofacial Surgery* **64**, 1199-1203.

Agerbaek, M.R., Lang, N.P. & Persson, G.R. (2006). Comparisons of bacterial patterns present at implant and tooth sites in subjects on supportive periodontal therapy. I. Impact of clinical variables, gender and smoking. *Clinical Oral Implants Research* **17**, 18-24.

Aglietta, M., Iorio Siciliano, V., Rasperini, G. *et al.* (2011). A 10-year retrospective analysis of marginal bone level changes around implants in periodontally healthy and periodontally compromised tobacco smokers. *Clinical Oral Implants Research* **22**, 47-53.

Annane, D., Depondt, J., Aubert, P. *et al.* (2004). Hyperbaric oxygen therapy for radionecrosis of the jaw: a randomized, placebo-controlled, double-blind trial from the ORN96 study group. *Journal of Clinical Oncology* **22**, 4893-4900.

Apse, P., Ellen, R.P., Overall, C.M. & Zarb, G.A. (1989). Microbiota and crevicular fluid collagenase activity in the osseointegrated dental implant sulcus: a comparison of sites in edentulous and partially edentulous patients. *Journal of Periodontal Research* **24**, 96-105.

Axelsson, P., Nyström, B. & Lindhe, J. (2004). The long-term effect of a plaque control program on tooth mortality, caries and periodontal disease in adults. Results after 30 years of maintenance. *Journal of Clinical Periodontology* **31**, 749-757.

Bain, C.A. & Moy, P.K. (1993). The association between the failure of dental implants and cigarette smoking. *International Journal of Oral & Maxillofacial Implants* **8**, 609-615.

Bain, C.A. (1996). Smoking and implant failure – benefits of a smoking cessation protocol. *International Journal of Oral & Maxillofacial Implants* **11**, 756-759.

Balshi, T.J. & Wolfinger, G.J. (1999). Dental implants in the diabetic patient: a retrospective study. *Implant Dentistry* **8**, 355-359.

Baron, M., Gritsch, F, Hansy, A.-M. & Haas, R. (2004). Implants in an HIV-positive patient: a case report. *International Journal of Oral & Maxillofacial Implants* **19**, 425-430.

Becktor, J.P., Isaksson, S. & Sennerby, L. (2004). Survival analysis of endosseous implants in grafted and nongrafted edentulous maxillae. *International Journal of Oral & Maxillofacial Implants* **19**, 107-115.

Beirne, O.R. (2005). Evidence to continue oral anticoagulant therapy for ambulatory oral surgery. *Journal of Oral & Maxillofacial Surgery* **63**, 540-545.

Bertl, K., Ebner, M., Knibbe, M. *et al.* (2019). How old is old for implant therapy in terms of early implant losses? *Journal of Clinical Periodontology* **46**,1282-1293.

Beumer, J., Roumanas, E. & Nishimura, R. (1995). Advances in osseointegrated implants for dental and facial rehabilitation following major head and neck surgery. *Seminars in Surgical Oncology* **11**, 200-207.

Bornstein, M.M., Cionca, N. & Mombelli, A. (2009). Systemic conditions and treatments as risks for implant therapy. *International Journal of Oral and Maxillofacial Implants* **24 Suppl.,** 12-27.

Braun, E. & Iacono, V.J. (2006). Bisphosphonates: case report of nonsurgical periodontal therapy and osteochemonecrosis. *International Journal of Periodontics & Restorative Dentistry* **26**, 315-319.

Bryant, S.R. & Zarb, G.A. (1998). Osseointegration of oral implants in older and younger adults. *International Journal of Oral & Maxillofacial Implants* **13**, 492-499.

Cardaropoli, D. & Gaveglio L. (2012). Supportive periodontal therapy and dental implants: an analysis of patient's compliance. *Clinical Oral Implants Research* **23**,1385-1388.

Chappuis, V., Avila-Ortiz, G., Araújo, M.G. & Monje, A. (2018). Medication-related dental implant failure: systematic review and meta-analysis. *Clinical Oral Implants Research* **29 Suppl 16,** 55-68.

Checchi, L., Pelliccioni, G.A., Gatto, M.R.A. & Kelescian, L. (1994). Patient compliance with maintenance therapy in an Italian periodontal practice. *Journal of Clinical Periodontology* **21**, 309-312.

Costa, F.O., Cota, L.O., Lages, E.J. *et al.* (2012a). Periodontal risk assessment model in a sample of regular and irregular compliers under maintenance therapy: a 3-year prospective study. *Journal of Periodontology* **83**, 292-300.

Costa, F.O., Takenaka-Martinez, S., Cota, L.O. *et al.* (2012b). Periimplant disease in subjects with and without preventive maintenance: a 5-year follow-up. *Journal of Clinical Periodontology* **39**,173-181.

Coulthard, P., Patel, S., Grusovin, G.M., Worthington, H.V. & Esposito, M. (2008). Hyperbaric oxygen therapy for irradiated patients who require dental implants: a Cochrane review of randomised clinical trials. *European Journal of Oral Implantology* **1**, 105-110.

Dao, T.T.T., Anderson, J.D. & Zarb, G.A. (1993). Is osteoporosis a risk factor for osseointegration of dental implants? *International Journal of Oral & Maxillofacial Implants* **8**, 137-144.

Davarpanah, M., Martinez, H., Etienne, D. *et al.* (2002). A prospective multicenter evaluation of 1,583 3i implants: 1- to 5- year data. *International Journal of Oral & Maxillofacial Implants* **17**, 820-828.

De Boever, A.L., Quirynen, M., Coucke, W., Theuniers, G. & De Boever, J.A. (2009). Clinical and radiographic study of implant treatment outcome in periodontally susceptible and non-susceptible patients: a prospective long-term study. *Clinical Oral Implants* Research **20**, 1341-1350.

Dereka, X., Mardas, N., Chin, S., Petrie, A. & Donos, N. (2012). A systematic review on the association between genetic predisposition and dental implant biological complications. *Clinical Oral Implants Research* **23**,775-788.

Demetriou, N., Tsami-Pandi, A. & Parashis, A. (1995). Compliance with supportive periodontal treatment in private periodontal practice. A 14-year retrospective study. *Journal of Periodontology* **66**, 145-149.

Feloutzis, A., Lang, N.P., Tonetti, M.S. *et al.* (2003). IL-1 gene polymorphism and smoking as risk factors for peri-implant bone loss in a well-maintained population. *Clinical Oral Implants Research* **14**, 10-17.

Ferreira, S.D., Silva, G.L.M., Costa, J.E., Cortelli, J.R. & Costa, F.O. (2006). Prevalence and risk variables for peri-implant disease in Brazilian subjects. *Journal of Clinical Periodontology* **33**, 929-935.

Fiorellini, J.P., Chen, P.K., Nevins, M. & Nevins, M.L. (2000). A retrospective study of dental implants in diabetic patients. *International Journal of Periodontics & Restorative Dentistry* **20**, 367-373.

Fransson, C., Lekholm, U., Jemt, T. & Berglundh, T. (2005). Prevalence of subjects with progressive bone loss at implants. *Clinical Oral Implants Research* **16**, 440-446.

Fugazzotto, P.A., Vlassis, J. & Butler, B. (2004). ITI implant use in private practice: clinical results with 5,526 implants followed up to 72+ months in function. *International Journal of Oral & Maxillofacial Implants* **19**, 408-412.

Fürst, M.M., Salvi, G.E., Lang, N.P. & Persson, G.R. (2007). Bacterial colonization immediately after installation on oral titanium implants. *Clinical Oral Implants Research* **18**, 501-508.

Gal, T.J., Yueh, B. & Futran, N.D. (2003). Influence of prior hyperbaric oxygen therapy in complications following microvascular reconstruction for advanced osteoradionecrosis. *Archives of Otolaryngology – Head & Neck Surgery* **129**, 72-76.

Galindo-Moreno, P., Fauri, M., Ávila-Ortiz, G. *et al.* (2005). Influence of alcohol and tobacco habits on peri-implant marginal bone loss: a prospective study. *Clinical Oral Implants Research* **16**, 579-586.

Granström, G., Tjellström, A., Brånemark, P.-I. & Fornander, J. (1993). Bone-anchored reconstruction of the irradiated head and neck cancer patient. *Otolaryngology – Head & Neck Surgery* **108**, 334-343.

Granström, G., Tjellström, A. & Brånemark, P.-I. (1999). Osseointegrated implants in irradiated bone: a case-controlled study using adjunctive hyperbaric oxygen therapy. *Journal of Oral & Maxillofacial Surgery* **57**, 493-499.

Gruica, B., Wang, H.-Y., Lang, N.P. & Buser, D. (2004). Impact of IL-1 genotype and smoking status on the prognosis of osseointegrated implants. *Clinical Oral Implants Research* **15**, 393-400.

570 Parte 9 Protocolos de Avaliação

Gu, L. & Yu, Y.C. (2011). Clinical outcome of dental implants placed in liver transplant recipients after 3 years: a case series. *Transplantation Proceedings* 43, 2678-2682.

Hardt, C.R.E., Gröndahl, K., Lekholm, U. & Wennström, J.L. (2002). Outcome of implant therapy in relation to experienced loss of periodontal bone support. A retrospective 5- year study. *Clinical Oral Implants Research* 13, 488-494.

Heitz-Mayfield, L.J. & Huynh-Ba, G. (2009). History of treated periodontitis and smoking as risks for implant therapy. *International Journal of Oral and Maxillofacial Implants* 24 Suppl, 39-68.

Heitz-Mayfield, L.J. & Lang, N.P. (2010). Comparative biology of chronic and aggressive periodontitis vs. peri-implantitis. *Periodontology 2000* 53, 167-181.

Herman, W.W., Konzelman, J.L. Jr. & Sutley, S.H. (1997). Current perspectives on dental patients receiving coumarin anticoagulant therapy. *Journal of the American Dental Association* 128, 327-335.

Herrmann, I., Lekholm, U., Holm, S. & Kultje, C. (2005). Evaluation of patient and implant characteristics as potential prognostic factors for oral implant failures. *International Journal of Oral & Maxillofacial Implants* 20, 220-230.

Hultin, M., Gustafsson, A. & Klinge, B. (2000). Long-term evaluation of osseointegrated dental implants in the treatment of partly edentulous patients. *Journal of Clinical Periodontology* 27, 128-133.

Hutton, J.F., Heath, M.R., Chai, J.Y. *et al.* (1995). Factors related to success and failure rates at 3-year follow-up in a multicenter study of overdentures supported by Brånemark implants. *International Journal of Oral & Maxillofacial Implants* 10, 33-42.

Huynh-Ba, G., Lang, N.P., Tonetti, M.S., Zwahlen, M. & Salvi, G.E. (2008). Association of the composite IL-1 genotype with peri-implantitis: a systematic review. *Clinical Oral Implants Research* 19, 1154-1162.

Jansson, H., Hamberg, K., De Bruyn, H. & Bratthall, G. (2005). Clinical consequences of IL-1 genotype on early implant failures in patients undergoing periodontal maintenance care. *Clinical Implant Dentistry & Related Research* 7, 51-59.

Javed, F., Rahman, I. & Romanos, G.E. (2019). Tobacco-product usage as a risk factor for dental implants. *Periodontology 2000* 81, 48-56.

Johnson, G.K. & Hill, M. (2004). Cigarette smoking and the periodontal patient. *Journal of Periodontology* 75, 196-209.

Kaldahl, W.B., Kalkwarf, K.L., Patil, K.D., Molvar, M.P. & Dyer, J.K. (1996). Long-term evaluation of periodontal therapy: II. Incidence of sites breaking down. *Journal of Periodontology* 67, 103-108.

Kapur, K.K., Garrett, N.R., Hamada, M.O. *et al.* (1998). A randomized clinical trial comparing the efficacy of mandibular implant-supported overdentures and conventional dentures in diabetic patients. Part I: Methodology and clinical outcomes. *Journal of Prosthetic Dentistry* 79, 555-569.

Karoussis, J.K., Müller, S., Salvi, G.E. *et al.* (2004). Association between periodontal and peri-implant conditions: a 10-year prospective study. *Clinical Oral Implants Research* 15, 1-7.

Karoussis, I.K., Salvi, G.E., Heitz-Mayfield, L.J.A. *et al.* (2003). Long-term implant prognosis in patients with and without a history of chronic periodontitis: a 10-year prospective cohort study of the ITI® Dental Implant System. *Clinical Oral Implants Research* 14, 329-339.

Karr, R.A., Kramer, D.C. & Toth, B.B. (1992). Dental implants and chemotherapy complications. *Journal of Prosthetic Dentistry* 67, 683-687.

Kinane, D. (1999). Blood and lymphoreticular disorders. *Periodontology 2000* 21, 84-93.

Kinane, D.F. & Chestnutt, I.G. (2000). Smoking and periodontal disease. *Critical Reviews in Oral Biology & Medicine* 11, 356-365.

König, J., Plagmann, H.C., Rühling, A. & Kocher, T. (2002). Tooth loss and pocket probing depths in compliant periodontally treated patients: a retrospective analysis. *Journal of Clinical Periodontology* 29, 1092-1100.

Kordbacheh Changi, K., Finkelstein, J. & Papapanou, P.N. (2019). Peri-implantitis prevalence, incidence rate, and risk factors: a study of electronic health records at a U.S. dental school. *Clinical Oral Implants Research* 30, 306-314.

Kornman, K.S., Crane, A., Wang, H.-Y. *et al.* (1997). The interleukin-1 genotype as a severity factor in adult periodontal disease. *Journal of Clinical Periodontology* 24, 72-77.

Kornman, K.S. & Newman, M.G. (2000). Role of genetics in assessment, risk, and management of adult periodontitis. In: Rose, L.F., Genco, R.J., Mealey. B.L., Cohen, D.W., eds. *Periodontal Medicine*. Hamilton: B.C. Decker, pp. 45-62.

Kovács, A.F. (2001). Influence of chemotherapy on endosteal implant survival and success in oral cancer patients. *International Journal of Oral & Maxillofacial Surgery* 30, 144-147.

Kwon, T.G., Lee, C.O., Park, J.W. *et al.* (2012). Osteonecrosis associated with dental implants in patients undergoing bisphosphonate treatment. *Clinical Oral Implants Research* 25, 632-640.

Labriola, A., Needleman, I. & Moles, D.R. (2005). Systematic review of the effect of smoking on nonsurgical periodontal therapy. *Periodontology 2000* 37, 124-137.

Lang, N.P., Mombelli, A., Tonetti, M.S., Brägger, U. & Hämmerle, C.H. (1997). Clinical trials on therapies for peri-implant infections. *Annals of Periodontology* 2, 343-356.

Lee, C.-Y.J., Mattheos, N., Nixon, K.C. & Ivanovski, S. (2012). Residual periodontal pockets are a risk indicator for peri- implantitis in patients treated for periodontitis. *Clinical Oral Implants Research* 23, 325-333.

Levin, L., Herzberg, R., Dolev, E. & Schwartz-Arad, D. (2004). Smoking and complications of onlay bone grafts and sinus lift operations. *International Journal of Oral & Maxillofacial Implants* 19, 369-373.

Lindhe, J. & Nyman, S. (1984). Long-term maintenance of patients treated for advanced periodontal disease. *Journal of Clinical Periodontology* 11, 504-514.

Lindquist, L.W., Rockler, B. & Carlsson, G.E. (1988). Bone resorption around fixtures in edentulous patients treated with mandibular fixed tissue-integrated prostheses. *Journal of Prosthetic Dentistry* 59, 59-63.

Lindquist, L.W., Carlsson, G.E. & Jemt, T. (1997). Association between marginal bone loss around osseointegrated mandibular implants and smoking habits: a 10-year follow-up study. *Journal of Dental Research* 76, 1667-1674.

Linkevicius, T., Puisys, A., Vindasiute, E., Linkeviciene, L. & Apse, P. (2013). Does residual cement around implant-supported restorations cause peri-implant disease? A retrospective case analysis. *Clinical Oral Implants Research* 24, 1179-1184.

Madrid, C. & Sanz, M. (2009a). What impact do systemically administered bisphosphonates have on oral implant therapy? A systematic review. *Clinical Oral Implants Research* 20 Suppl 4, 87-95.

Madrid, C. & Sanz, M. (2009b). What influence do anticoagulants have on oral implant therapy? A systematic review. *Clinical Oral Implants Research* 20 Suppl 4, 96-106.

Maier, A., Gaggl, A., Klemen, H. *et al.* (2000). Review of severe osteoradionecrosis treated by surgery alone or surgery with postoperative hyperbaric oxygenation. *British Journal of Oral & Maxillofacial Surgery* 38, 173-176.

Marx, R.E., Sawatari, Y., Fortin, M. & Broumand, V. (2005). Bisphosphonate-induced exposed bone (osteonecrosis/osteopetrosis) of the jaws: risk factors, recognition, prevention, and treatment. *Journal of Oral & Maxillofacial Surgery* 63, 1567-1575.

Matarasso, S., Rasperini, G., Iorio Siciliano, V. *et al.* (2010). 10- year retrospective analysis of radiographic bone level changes of implants supporting single-unit crowns in periodontally compromised vs. periodontally healthy patients. *Clinical Oral Implants Research* 21, 898-903.

Matuliene, G., Pjetursson, B.E., Salvi, G.E. *et al.* (2008). Influence of residual pockets on progression of periodontitis and tooth loss: results after 11 years of maintenance. *Journal of Clinical Periodontology* 35, 685-695.

Mendoza, A., Newcomb, G. & Nixon, K. (1991). Compliance with supportive periodontal therapy. *Journal of Periodontology* 62, 731-736.

Mombelli, A., Marxer, M., Gaberthüel, T., Grunder, U. & Lang, N.P. (1995). The microbiota of osseointegrated implants in patients with a history of periodontal disease. *Journal of Clinical Periodontology* 22, 124-130.

Monje, A., Wang, H.-L. & Nart, J. (2017). Association of preventive maintenance therapy compliance and peri-implant diseases: a cross-sectional study. *Journal of Periodontology* **88**, 1030-1041.

Morris, H.F., Ochi, S. & Winkler, S. (2000). Implant survival in patients with type 2 diabetes: placement to 36 months. *Annals of Periodontology* **5**, 157-165.

Mundt, T., Mack, F., Schwahn, C. & Biffar, R. (2006). Private practice results of screw-type tapered implants: survival and evaluation of risk factors. *International Journal of Oral & Maxillofacial Implants* **21**, 607-614.

Nevins, M. & Langer, B. (1995). The successful use of osseointegrated implants for the treatment of the recalcitrant periodontal patient. *Journal of Periodontology* **66**, 150-157.

Ng, M.C., Ong, M.M., Lim, L.P., Koh, C.G. & Chan, Y.H. (2011). Tooth loss in compliant and non-compliant periodontally treated patients: 7 years after active periodontal therapy. *Journal of Clinical Periodontology* **38**, 499-508.

Nitzan, D., Mamlider, A., Levin, L. & Schwartz-Arad, D. (2005). Impact of smoking on marginal bone loss. *International Journal of Oral & Maxillofacial Implants* **20**, 605-609.

Oates, T.W., Huynh-Ba, G., Vargas, A., Alexander, P. & Feine, J. (2013). A critical review of diabetes, glycemic control, and dental implant therapy. *Clinical Oral Implants Research* **24**,117-127.

Olson, J.W., Shernoff, A.F., Tarlow, J.L. *et al.* (2000). Dental endosseous implant assessments in a type 2 diabetic population: a prospective study. *International Journal of Oral Maxillofacial Implants* **15**, 811-818.

Oliveira, M.A., Gallottini, M., Pallos, D. *et al.* (2011). The success of endosseous implants in human immunodeficiency virus- positive patients receiving antiretroviral therapy: a pilot study. *Journal of the American Dental Association* **142**, 1010-1016.

Ong, C.T., Ivanovski, S., Needleman, I.G. *et al.* (2008). Systematic review of implant outcomes in treated periodontitis subjects. *Journal of Clinical Periodontology* **35**, 438-462.

Op Heij, D.G., Opdebeeck, H., van Steenberghe, D. & Quirynen, M. (2003). Age as compromising factor for implant insertion. *Periodontology 2000* **33**, 172-184.

Otomo-Corgel J. (2012). Osteoporosis and osteopenia: implications for periodontal and implant therapy. *Periodontology 2000* **59**,111-139.

Papaioannou, W., Quirynen, M. & van Steenberghe, D. (1996). The influence of periodontitis on the subgingival flora around implants in partially edentulous patients. *Clinical Oral Implants Research* **7**, 405-409.

Pjetursson, B.E., Helbling, C., Weber, H.P. *et al.* (2012). Peri- implantitis susceptibility as it relates to periodontal therapy and supportive care. *Clinical Oral Implants Research* **23**, 888-894.

Pontoriero, R., Tonelli, M.P., Carnevale, G. *et al.* (1994). Experimentally induced peri-implant mucositis. A clinical study in humans. *Clinical Oral Implants Research* **5**, 254-259.

Quirynen, M. & Listgarten, M.A. (1990). The distribution of bacterial morphotypes around natural teeth and titanium implants ad modum Brånemark. *Clinical Oral Implants Research* **1**, 8-12.

Quirynen, M., Papaioannou, W. & van Steenberghe, D. (1996). Intraoral transmission and the colonization of oral hard surfaces. *Journal of Periodontology* **67**, 986-993.

Quirynen, M., Alsaadi, G., Pauwels, M. *et al.* (2005). Microbiological and clinical outcomes and patient satisfaction for two treatment options in the edentulous lower jaw after 10 years of function. *Clinical Oral Implants Research* **16**, 277-287.

Rajnay, Z.W. & Hochstetter, R.L. (1998). Immediate placement of an endosseous root-form implant in an HIV-positive patient: report of a case. *Journal of Periodontology* **69**, 1167-1171.

Ramfjord, S.P. (1987). Maintenance care for treated periodontitis patients. *Journal of Clinical Periodontology* **14**, 433-437.

Roccuzzo, M., De Angelis, N., Bonino, L. & Aglietta, M. (2010). Ten-year results of a three arms prospective cohort study on implants in periodontally compromised patients. Part 1: implant loss and radiographic bone loss. *Clinical Oral Implants Research* **21**, 490-496.

Roccuzzo, M., Bonino, F., Aglietta, M. & Dalmasso, P. (2012). Ten-year results of a three arms prospective cohort study on implants in periodontally compromised patients. Part 2: clinical results. *Clinical Oral Implants Research* **23**, 389-395.

Rodrigo, D., Martin, C. & Sanz, M. (2012). Biological complications and peri-implant clinical and radiographic changes at immediately placed dental implants. A prospective 5-year cohort study. *Clinical Oral Implants Research* **23**, 1224-1231.

Rogers, M.A., Figliomeni, L., Baluchova, K. *et al.* (2002). Do interleukin-1 polymorphisms predict the development of periodontitis or the success of dental implants? *Journal of Periodontal Research* **37**, 37-41.

Roos-Jansåker, A.M., Lindahl, C., Renvert, H. & Renvert, S. (2006). Nine- to fourteen-year follow-up of implant treatment. Part I: implant loss and associations to various factors. *Journal of Clinical Periodontology* **33**, 283-289.

Rosling, B., Serino, G., Hellström, M.K., Socransky, S.S. & Lindhe, J. (2001). Longitudinal periodontal tissue alterations during supportive therapy. Findings from subjects with normal and high susceptibility to periodontal disease. *Journal of Clinical Periodontology* **28**, 241-249.

Ruggiero, S.L., Mehrotra, B., Rosenberg, T.J. & Engroff, S.L. (2004). Osteonecrosis of the jaws associated with the use of bisphosphonates: a review of 63 cases. *Journal of Oral & Maxillofacial Surgery* **62**, 527-534.

Salvi, G.E., Aglietta, M., Eick, S. *et al.* (2012). Reversibility of experimental peri-implant mucositis compared with experimental gingivitis in humans. *Clinical Oral Implants Research* **23**, 182-190.

Salvi, G.E., Fürst, M.M., Lang, N.P. & Persson, G.R. (2008). One- year bacterial colonization patterns of *Staphylococcus aureus* and other bacteria at implants and adjacent teeth. *Clinical Oral Implants Research* **19**, 242-248.

Salvi, G.E. & Lang, N.P. (2004). Diagnostic parameters for monitoring implant conditions. *International Journal of Oral & Maxillofacial Implants* **19 Suppl**, 116-127.

Salvi, G.E. & Zitzmann, N.U. (2014). The effects of anti-infective preventive measures on the occurrence of biological implant complications and implant loss. A systematic review. *International Journal of Oral and Maxillofacial Implants* **29 Suppl**, 292-307.

Sbordone, L., Barone, A., Ciaglia, R.N., Ramaglia, L. & Iacono, V.J. (1999). Longitudinal study of dental implants in a periodontally compromised population. *Journal of Periodontology* **70**, 1322-1329.

Serino, G. & Ström, C. (2009). Peri-implantitis in partially edentulous patients: association with inadequate plaque control. *Clinical Oral Implants Research* **20**, 169-174.

Sgolastra, F., Petrucci, A., Severino, M., Gatto, R. & Monaco, A. (2015). Periodontitis, implant loss and peri-implantitis. A meta-analysis. *Clinical Oral Implants Research* **26**, 8-16.

Shernoff, A.F., Colwell, J.A. & Bingham, S.F. (1994). Implants for type II diabetic patients: interim report. VA implants in diabetes study group. *Implant Dentistry* **3**, 183-185.

Shetty, K. & Achong, R. (2005). Dental implants in the HIV-positive patient – case report and review of the literature. *General Dentistry* **53**, 434-437.

Starck, W.J. & Epker, B.N. (1995). Failure of osseointegrated dental implants after diphosphonate therapy for osteoporosis: a case report. *International Journal of Oral & Maxillofacial Implants* **10**, 74-78.

Strietzel, F.P., Reichart, P.A., Kale, A. *et al.* (2007). Smoking interferes with the prognosis of dental implant treatment: a systematic review and meta-analysis. *Journal of Clinical Periodontology* **34**, 523-544.

Sumida, S., Ishihara, K., Kishi, M. & Okuda, K. (2002). Transmission of periodontal disease-associated bacteria from teeth to osseointegrated implant regions. *International Journal of Oral & Maxillofacial Implants* **17**, 696-702.

Swierkot, K., Lotholz, P., Flores-de-Jacoby, L. & Mengel, R. (2012). Mucositis, peri-implantitis, implant success, and survival of implants in patients with treated generalized aggressive periodontitis: 3- to 16-year results of a prospective long-term cohort study. *Journal of Periodontology* **83**, 1213-1225.

Teng, M.S. & Futran, N.D. (2005). Osteoradionecrosis of the mandible. *Current Opinion in Otolaryngology & Head and Neck Surgery* **13**, 217-221.

572 Parte 9 Protocolos de Avaliação

Thilander, B., Ödman, J. & Lekholm U. (2001). Orthodontic aspects of the use of oral implants in adolescents: a 10-year follow-up study. *European Journal of Orthodontics* **23**, 715-731.

van Steenberghe, D., Klinge, B., Lindén, U. *et al.* (1993). Periodontal indices around natural and titanium abutments: a longitudinal multicenter study. *Journal of Periodontology* **64**, 538-541.

van Steenberghe, D., Quirynen, M., Molly, L. & Jacobs, R. (2003). Impact of systemic diseases and medication on osseointegration. *Periodontology 2000* **33**, 163-171.

van Winkelhoff, A.J., Goené, R.J., Benschop, C. & Folmer, T. (2000). Early colonization of dental implants by putative periodontal pathogens in partially edentulous patients. *Clinical Oral Implants Research* **11**, 511-520.

von Wowern, N. & Gotfredsen, K. (2001). Implant-supported overdentures, a prevention of bone loss in edentulous mandibles? A 5-year follow-up study. *Clinical Oral Implants Research* **12**, 19-25.

Wagenberg, B. & Froum, S.J. (2006). A retrospective study of 1,925 consecutively placed immediate implants from 1988 to 2004. *International Journal of Oral & Maxillofacial Implants* **21**, 71-80.

Weischer, T., Kandt, M. & Reidick, T. (2005). Immediate loading of mandibular implants in compromised patients: preliminary results.

International Journal of Periodontics & Restorative Dentistry **25**, 501-507.

Wennström, J.L., Ekestubbe, A., Gröndahl, K., Karlsson, S. & Lindhe, J. (2004). Oral rehabilitation with implant-supported fixed partial dentures in periodontitis-susceptible subjects. A 5-year prospective study. *Journal of Clinical Periodontology* **31**, 713-724.

Wilson, T.G. Jr. (2009). The positive relationship between excess cement and peri-implant disease: a prospective clinical endoscopic study. *Journal of Periodontology* **80**, 1388-1392.

Wilson, T.G. Jr. & Nunn, M. (1999). The relationship between the inter-leukin-1 periodontal genotype and implant loss. Initial data. *Journal of Periodontology* **70**, 724-729.

Woo, S.-B., Hellstein, J.W. & Kalmar, J.R. (2006). Systematic review: bisphosphonates and osteonecrosis of the jaws. *Annals of Internal Medicine* **144**, 753-761.

Yi, S.W., Ericsson, I., Carlsson, G.E. & Wennström, J.L. (1995). Long-term follow-up of cross-arch fixed partial dentures in patients with advanced periodontal destruction. Evaluation of the supporting tissues. *Acta Odontologica Scandinavica* **53**, 242-248.

Zitzmann, N.U., Berglundh, T., Marinello, C.P. & Lindhe, J. (2001). Experimental peri-implant mucositis in man. *Journal of Clinical Periodontology* **28**, 517-523.

Parte 10: **Protocolos para Plano de Tratamento**

25 Plano de Tratamento de Pacientes com Doenças Periodontais, 575
Giovanni E. Salvi, Niklaus P. Lang e Pierpaolo Cortellini

26 Fase Sistêmica do Tratamento, 597
Niklaus P. Lang, Iain Chapple, Christoph A. Ramseier e Hans-Rudolf Baur

Capítulo 25

Plano de Tratamento de Pacientes com Doenças Periodontais

Giovanni E. Salvi,[1] Niklaus P. Lang[1] e Pierpaolo Cortellini[2,3]

[1]Department of Periodontology, School of Dental Medicine, University of Berne Bern, Switzerland
[2]European Research Group on Periodontology (ERGOPerio), Genoa, Italy
[3]Private Practice, Florence, Italy

Introdução, 575
Metas do tratamento, 575
    Fase sistêmica (incluindo aconselhamento sobre tabagismo), 576
    Fase inicial (fase higiênica, controle de infecção), 576
    Fase corretiva (medidas terapêuticas adicionais), 576
Rastreamento de doença periodontal, 576
    Exame periodontal básico, 576

Diagnóstico, 577
Plano de tratamento, 577
    Plano de tratamento inicial, 577
    Prognóstico pré-terapêutico de cada dente, 578
Apresentação de caso, 580
    Apresentação de caso 1, 580
    Apresentação de caso 2, 584
Conclusão, 596

Introdução

A cárie, a doença periodontal e a doença peri-implantar são infecções oportunistas causadas pelo desenvolvimento de biofilme sobre as superfícies dentárias e implantes. Fatores como a patogenicidade e a especificidade bacterianas, bem como fatores relacionados à suscetibilidade do indivíduo para manifestar a doença, como, por exemplo, resistência local e sistêmica, podem influenciar o estabelecimento, a velocidade de progressão e as características dos distúrbios orais associados ao biofilme. Resultados de experiências com animais e de estudos longitudinais em humanos, no entanto, demonstraram que o tratamento, incluindo a eliminação ou o controle da infecção pelo biofilme e a introdução de medidas cautelosas de controle do biofilme, na maioria dos casos, se não em todos, resulta na saúde dentária, periodontal e peri-implantar. Mesmo quando a saúde não pode ser alcançada e mantida, a paralisação da progressão da doença após o tratamento tem de ser o objetivo do atendimento odontológico moderno.

O tratamento de pacientes portadores de cárie e doença periodontal e peri-implantar, incluindo sintomas das condições patogênicas associadas, tais como pulpites, periodontites periapicais, abscessos gengivais, migração dentária etc., pode ser dividido em quatro diferentes fases:

1. Fase sistêmica da terapia, incluindo aconselhamento sobre o tabagismo.
2. Fase inicial (ou higiênica) da terapia periodontal, ou seja, terapia relacionada à causa.
3. Fase corretiva da terapia periodontal, ou seja, medidas adicionais, tais como cirurgia periodontal e/ou terapia endodôntica, cirurgia para implante, tratamento restaurador e/ou ortodôntico e protético.
4. Fase de manutenção, ou seja, terapia periodontal de suporte (TPS).

Metas do tratamento

Para cada paciente com diagnóstico de periodontite, uma estratégia para tratamento, incluindo a eliminação da infecção oportunista, precisa ser definida e seguida. Essa estratégia de tratamento também precisa definir os parâmetros clínicos a serem atingidos por meio da terapia. Esses parâmetros devem incluir:

- Redução ou resolução da gengivite (sangramento à sondagem [SS]): a média de SS deve ser ≤ 20%
- Redução na profundidade de sondagem da bolsa PBS: sem bolsas residuais com redução na PB > 5 mm

576 Parte 10 Protocolos para Plano de Tratamento

- Eliminação de furcas abertas em dentes multirradiculares: o começo do envolvimento de furca não deve exceder 2 a 3 mm horizontalmente
- Ausência de dor
- Satisfação individual de estética e função.

É preciso enfatizar que os fatores de risco para doenças periodontais e peri-implantares que podem ser controlados precisam também ser abordados. Os três principais fatores de risco para as doenças periodontais e peri-implantares são: (1) controle inadequado de biofilme, (2) consumo de tabaco e (3) diabetes melito não controlado (Kinane *et al.* 2006; Monje *et al.* 2017).

Fase sistêmica (incluindo aconselhamento sobre tabagismo)

A meta dessa fase é eliminar ou diminuir as condições sistêmicas para melhorar o resultado da terapia causal e proteger paciente e profissionais contra riscos de infecção.

A consulta com o médico deve fornecer medidas preventivas a serem tomadas, se necessário. Esforços devem ser tomados para estimular o paciente tabagista a entrar em um programa para eliminar o tabagismo. Aspectos adicionais serão discutidos no Capítulo 27.

Fase inicial (fase higiênica, controle de infecção)

Essa fase representa a principal terapia relacionada à causa. Assim, o objetivo dessa fase é atingir boas condições de higiene e eliminar infecções na cavidade oral, pela completa remoção de todos os depósitos macios e duros e seus fatores de retenção. Além disso, essa fase deve estar voltada à motivação do paciente a realizar um controle de biofilme desejável. A fase inicial da terapia periodontal pode, ainda, incluir a escavação de cárie e a medicação provisória do canal radicular. Essa fase é concluída por reavaliação e planejamento das terapias adicionais e de suporte.

Fase corretiva (medidas terapêuticas adicionais)

Essa fase é direcionada às sequelas das infecções oportunistas e inclui medidas terapêuticas, tais como cirurgias periodontais e implantes, preenchimento do canal radicular e tratamento restaurador e/ou protético. A terapia corretiva necessária e a escolha do tipo de terapia restauradora e protética têm que ser planejadas apenas quando o nível de sucesso da terapia associada à causa pode ser avaliado adequadamente. A disposição para cooperação do paciente e sua capacidade na terapia em geral devem determinar o conteúdo da terapia corretiva. Se a cooperação do paciente for insatisfatória, pode ser inútil iniciar os procedimentos do tratamento, e não haverá melhora permanente da saúde, da função e da estética orais. A validade dessa afirmativa pode ser exemplificada pelos resultados de estudos dirigidos no sentido de avaliar valores relativos de diferentes métodos cirúrgicos no tratamento de doença periodontal. Desse modo, ensaios clínicos (Lindhe & Nyman 1975; Nyman *et al.* 1975, 1977; Rosling *et al.* 1976a, b; Nyman *et al.* 1977; Nyman & Lindhe 1979) demonstraram que a gengivectomia e cirurgias a retalho, realizados em pacientes com níveis apropriados de controle de biofilme, resultaram frequentemente em ganho de osso alveolar e de inserção clínica, enquanto cirurgias em dentições contaminadas por biofilme podem causar maior destruição do periodonto.

Fase de manutenção (terapia periodontal de suporte e peri-implantar)

O objetivo desse tratamento é a prevenção de reinfecção e reincidência da doença. Para cada paciente tem de ser estabelecido um sistema de acompanhamento individual que inclua: (1) avaliação dos locais profundos com sangramento à sondagem, (2) instrumentação desses locais e (3) aplicação de fluoreto para prevenção de cárie (ver Capítulo 48). Além disso, o tratamento envolve controle regular das restaurações protéticas feitas durante a fase de terapia corretiva. Testes de vitalidade pulpar devem ser feitos nos dentes pilares, pois a perda de vitalidade é uma complicação frequentemente encontrada (Bergenholtz & Nyman 1984; Lang *et al.* 2004; Lulic *et al.* 2007). Com base na atividade de cárie individual, radiografias interproximais devem ser incorporadas à terapia periodontal de suporte a intervalos regulares.

Rastreamento de doença periodontal

O paciente que busca cuidados odontológicos é em geral examinado quanto à presença de cárie por exame clínico e radiográfico. Da mesma maneira, é fundamental que o paciente seja examinado para a presença de periodontite, utilizando um procedimento denominado exame periodontal básico (EPB), ou registro de rastreamento periodontal (PSR, do inglês *periodontal screening record*).

Exame periodontal básico

O objetivo do EPB é detectar a condição periodontal do novo paciente e facilitar o plano de tratamento. O registro desse exame permitirá ao profissional identificar um paciente com:

- Condições periodontais saudáveis ou marginalmente com inflamação (*i. e.*, gengivite) que necessite de medidas preventivas a longo prazo
- Periodontite que necessite de tratamento periodontal.

Durante o EPB, cada dente ou implante é avaliado, utilizando-se uma fina sonda periodontal graduada. Pelo menos dois locais por dente/implante (mesiolingual e distolingual) devem ser sondados com uma força leve (0,2 N). Para cada sextante é atribuído um índice do exame periodontal básico de acordo com os quais o *maior* escore ou código é usado.

Códigos do sistema de exame periodontal básico

- *Código 0* = PB ≤ 3 mm, SS negativo, nenhum cálculo ou restaurações com excesso (Figura 25.1A)
- *Código 1* = PB ≤ 3 mm, SS positivo, sem cálculo ou restaurações com excesso (Figura 25.1B)
- *Código 2* = PB ≤ 3 mm, SS positivo, presença de cálculo supra e/ou subgengival e/ou restaurações com excesso (Figura 25.1C)
- *Código 3* = PB > 3 mm e ≤ 5 mm, SS positivo (Figura 25.1D)
- *Código 4* = PB > 5 mm (Figura 25.1E).

Se o examinador identificar um único local com PB > 5 mm no sextante, o sextante receberá o índice 4, e nenhuma avaliação adicional será necessária nesse sextante em particular. Pacientes com sextantes que receberam código 0, 1 ou 2 pertencem à categoria dos relativamente saudáveis. O paciente que exibir um sextante com código 3 ou 4 deverá ser submetido a um exame periodontal mais abrangente (mais detalhes no Capítulo 22).

O objetivo do texto seguinte é explicar as principais finalidades do plano de tratamento de pacientes com índice 3 ou 4 que foram submetidos a processos de diagnóstico mais elaborados.

Diagnóstico

As bases para o plano de tratamento descritas neste capítulo são estabelecidas a partir de dados clínicos coletados durante o exame do paciente (ver Capítulo 22). Como exemplo, um paciente de 27 anos (S.B.), sistemicamente saudável e não fumante, teve suas condições periodontais avaliadas, e os locais gengivais demonstraram sinais de SS; foi feita a mensuração das *profundidades das bolsas*, o *nível de inserção periodontal* foi calculado, o *envolvimento de furca* foi medido, a *mobilidade dentária* foi avaliada e as radiografias foram analisadas para determinar a *altura* e o *contorno* da *crista do osso alveolar*.

As características da dentição da paciente são demonstradas na Figura 25.2. A ficha periodontal e as radiografias são apresentadas nas Figuras 25.3 e 25.4, respectivamente. Com base nesses achados, cada dente recebeu um diagnóstico de gengivite ou periodontite e um prognóstico pré-terapêutico (Figura 25.5). Além de examinar as condições periodontais, avaliações detalhadas de cáries primárias e recorrentes foram feitas para cada superfície dentária de todos os dentes, e também uma análise dos problemas oclusais e endodônticos, assim como disfunções da articulação temporomandibular.

Plano de tratamento

Plano de tratamento inicial

Após o exame da paciente (ver Capítulo 22) e o diagnóstico de todas as condições patológicas, um plano de tratamento inicial pode ser estabelecido. Na fase inicial, de manejo da paciente, é, na maioria das vezes, impossível estabelecermos decisões definidas a respeito de todos os aspectos da sequência de tratamento, porque:

1. *O grau de sucesso do tratamento inicial é desconhecido*. Uma reavaliação após o tratamento inicial relacionada à causa constitui a base para a seleção do tipo de terapia adicional. O grau de eliminação da doença que pode ser alcançado depende não somente do resultado da raspagem subgengival, mas também da capacidade e da disposição do paciente no controle correto do biofilme e em adotar os hábitos alimentares adequados.
2. *Desconhece-se a necessidade "subjetiva" do paciente para com o tratamento adicional (periodontal e/ou restaurador).*

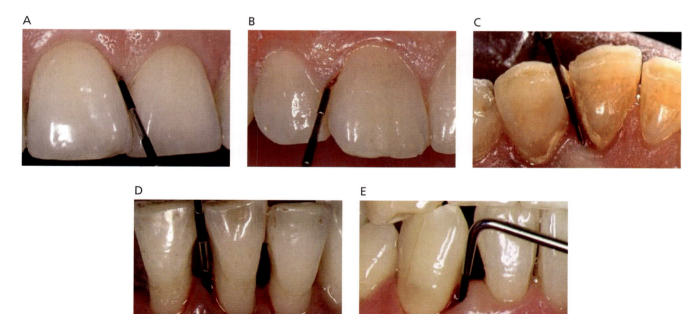

Figura 25.1 Código básico do sistema de exame periodontal. **A.** Código 0. **B.** Código 1. **C.** Código 2. **D.** Código 3. **E.** Código 4. Ver texto para detalhes.

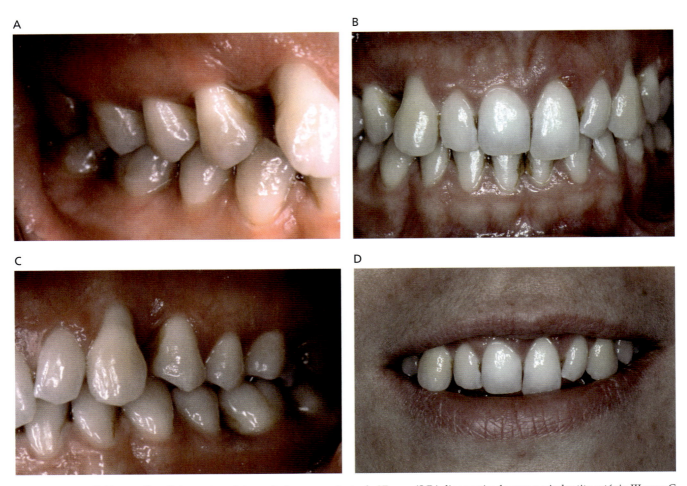

Figura 25.2 **A** a **D**. Fotografias clínicas extra e intraorais de uma paciente de 27 anos (S.B.) diagnosticada com periodontite estágio III grau C com envolvimento de furca.

Após examinar o paciente e fazer um levantamento em relação a doenças periodontais e/ou peri-implantites, cárie, lesões pulpares e distúrbios das articulações temporomandibulares, as observações são apresentadas ao paciente ("apresentação de caso"). Durante a consulta de apresentação do caso, é importante descobrir se a necessidade subjetiva para tratamento odontológico do paciente coincide com a avaliação profissional de tipo e volume de tratamento necessário. É importante que o profissional entenda que o objetivo principal do tratamento odontológico, além da *eliminação da dor, é satisfazer as demandas do paciente em relação à função mastigatória (conforto) e à estética*, demandas essas que variam consideravelmente de um indivíduo para outro.

3. *O resultado de algumas etapas do tratamento é imprevisível.* Em pacientes que exibem formas avançadas de cárie e doenças periodontais ou peri-implantite, é geralmente impossível prever se a totalidade ou alguns dos dentes presentes serão tratados com sucesso, ou predizer o resultado de certas partes do tratamento. Em outras palavras, fases fundamentais e difíceis do tratamento precisam ser realizadas antes, e o resultado desse tratamento precisa ser avaliado antes que todos os aspectos da fase corretiva definitiva possam ser previstos e descritos.

Prognóstico pré-terapêutico de cada dente (Figura 25.5)

Com base nos resultados de um exame abrangente, que inclua avaliação de periodontite, peri-implantite, cárie, sensibilidade dentária e consequente diagnóstico, além de levar em consideração as necessidades do paciente em relação à estética e função, é estabelecido um prognóstico pré-terapêutico para cada dente (raiz).

Três questões principais são levantadas:

1. Qual dente/raiz tem um prognóstico "*bom*" (*seguro*)?
2. Qual dente/raiz "*não é aconselhável que seja tratado*"?
3. Qual dente/raiz tem um prognóstico "*duvidoso*" (*inseguro*)?

Dentes com prognóstico *bom* vão requerer uma terapia relativamente simples e podem ser considerados pilares seguros para função.

Dentes considerados "*não aconselháveis para tratamento*" devem ser extraídos durante o tratamento inicial relacionado à causa. Tais dentes devem ser identificados com base nos seguintes critérios:

- *Periodontais*:
  - Abscessos periodontais recorrentes
  - Lesões combinadas periodontais e endodônticas
  - Perda de inserção até a região apical

Capítulo 25 Plano de Tratamento de Pacientes com Doenças Periodontais

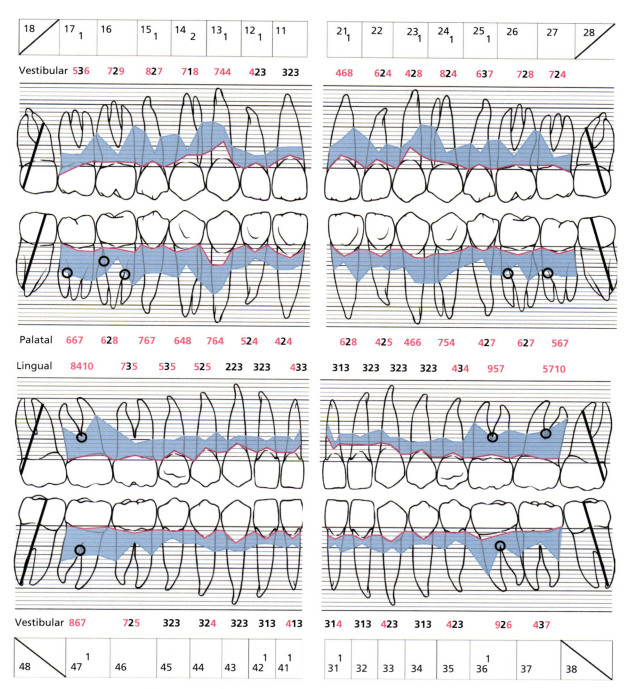

Figura 25.3 Ficha periodontal da paciente apresentada na Figura 25.2.

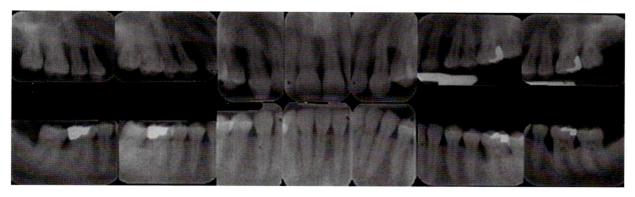

Figura 25.4 Radiografias da paciente apresentada na Figura 25.2.

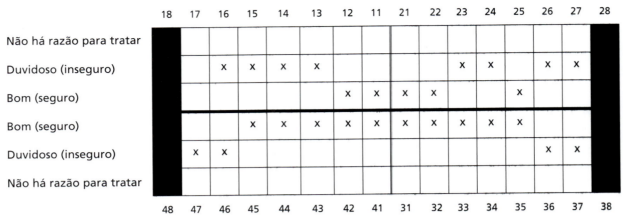

Figura 25.5 Diagnóstico para cada dente da paciente apresentada na Figura 25.2.

- *Endodônticos*:
  - Perfuração na metade apical da raiz
  - Lesões periapicais grandes (ou seja, > 6 mm de diâmetro)
- *Dentários*:
  - Fratura vertical da raiz (fraturas em fio de cabelo)
  - Fratura oblíqua no terço médio da raiz
  - Lesões cariosas extensas que se estendem até o canal radicular
- *Funcionais*:
  - Terceiros molares sem antagonistas e com lesão de cárie/periodontite.

Dentes com prognóstico *duvidoso* são geralmente os que necessitam de um tratamento mais abrangente e de terapia adicional para se tornarem dentes com *bom* prognóstico. Tais dentes podem ser identificados com base nos seguintes critérios:

- *Periodontais*:
  - Envolvimento de furca (classe II ou III)
  - Defeitos ósseos angulares (verticais)
  - Perda óssea "horizontal" envolvendo mais de dois terços radiculares
- *Endodônticos*:
  - Tratamento endodôntico incompleto
  - Patologia periapical
  - Presença de pinos/núcleos volumosos
- *Dentários*:
  - Cárie radicular extensa.

Apresentação de caso

Apresentação de caso 1

A "apresentação de caso" é um componente essencial do plano de tratamento inicial e precisa incluir uma descrição para o paciente dos diferentes objetivos terapêuticos e de como atingi-los. Na apresentação de caso para a paciente S.B., o seguinte plano de tratamento foi descrito:

- Os dentes de 12 a 22 e de 45 a 35 provavelmente não serão para o dentista nenhum grande desafio terapêutico.

Para os demais dentes, no entanto, o plano de tratamento requer medidas adicionais.

As vantagens de determinado plano de tratamento, bem como as suas desvantagens, devem ser explicadas e discutidas com o paciente. A atitude do paciente em relação às alternativas apresentadas orienta o profissional no desenvolvimento de um plano de tratamento geral.

Com base no prognóstico pré-terapêutico de cada dente (Figura 25.5), o detalhado plano de tratamento descrito a seguir foi apresentado à paciente.

Fase sistêmica

Em virtude de a paciente ser saudável e não fumante, não são necessários exames médicos ou aconselhamento contra o tabagismo.

Fase inicial (terapia relacionada à causa, controle da infecção)

O tratamento foi iniciado e incluiu as seguintes medidas para eliminar e controlar a infecção causada pela placa:

1. *Motivação* da paciente e *instrução* de higiene oral seguida de controle e reinstrução.
2. *Raspagem e alisamento radicular* sob anestesia local junto à remoção de fatores de retenção de biofilme (e dentes não indicados ao tratamento, caso existam).
3. *Escavação* e *restauração* das lesões cariosas (dentes 16 e 26).
4. *Tratamento endodôntico* do dente 46.

Reavaliação após fase inicial

A fase inicial da terapia é finalizada com uma completa e profunda análise dos resultados obtidos em relação a eliminação ou grande controle das infecções orais. Isso implica a realização de uma reavaliação do paciente relacionada a condições periodontais e cáries. Os resultados dessa reavaliação (Figuras 25.6 e 25.7) constituem a base para a seleção, se necessário, de medidas corretivas adicionais a serem realizadas na fase definitiva do tratamento (fase corretiva). Para permitir uma completa cicatrização dos tecidos

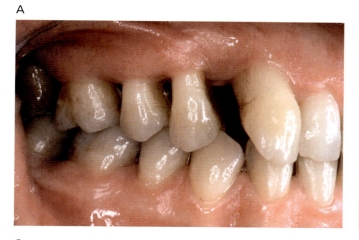
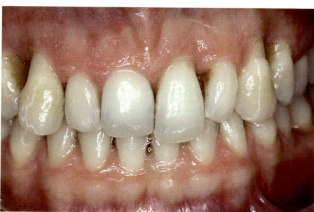
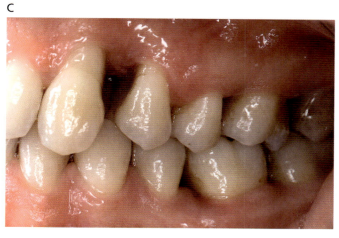

Figura 25.6 A a C. Fotografias intraorais da paciente apresentada na Figura 25.2 na reavaliação após a terapia periodontal não cirúrgica inicial.

periodontais, a reavaliação não deve ser realizada antes de 6 a 12 semanas desde a última sessão de instrumentação mecânica subgengival.

Planejamento da fase corretiva (tratamento adicional)

Se os resultados da reavaliação, realizada 6 a 12 semanas após a conclusão da fase de tratamento inicial, mostrarem que a doença periodontal e a cárie estão sob controle adequado, bem como que os objetivos do tratamento (ver anteriormente) foram alcançados completa ou parcialmente, o tratamento corretivo pode ser executado. O objetivo principal dessa fase é corrigir as sequelas causadas pela infecção oral (doenças periodontais e peri-implantares e cárie). Os seguintes procedimentos são realizados:

- *Tratamento endodôntico complementar com ou sem pinos e núcleos*
- *Cirurgia periodontal*: o tipo (ou seja, cirurgia regenerativa, ressectiva ou de desbridamento com retalho aberto) e a extensão do tratamento cirúrgico devem ser baseados nas medidas de PB, nível de envolvimento de furca e escores de SS obtidos na reavaliação. A cirurgia periodontal é geralmente restrita às áreas onde as lesões inflamatórias não foram eliminadas apenas por raspagem e alisamento radicular, e a áreas com defeitos ósseos angulares ou em dentes multirradiculares com envolvimento de furca
- *Instalação de implantes orais*: nas áreas edêntulas, a terapia com implantes deve ser levada em consideração por motivos funcionais e estéticos. *É fundamental compreender que essa terapia só é iniciada depois que todas as infecções dentárias estiverem controladas, ou seja, após o sucesso do tratamento periodontal*
- *Tratamento restaurador e protético definitivos*, incluindo próteses fixas ou removíveis.

Fase corretiva (terapia adicional)

A paciente S.B. exibiu, após o tratamento inicial, baixos escores de placa e gengivite (5 a 10%), como também ausência de lesões cariosas. A fase corretiva, portanto, incluiu os seguintes componentes:

1. *Cirurgia periodontal (ou seja, desbridamento a retalho)* nos quadrantes esquerdo e direito da maxila, assim como na região dos molares inferiores (Figura 25.8)
2. *Regeneração tecidual guiada* (GTR, do inglês *guided tissue regeneration*) para o dente 36 (Cortellini et al. 1995, 1999)
3. *Reavaliação* pós-cirurgia periodontal (Figuras 25.9 e 25.10)
4. *Terapia ortodôntica* na região anterior da maxila (Figura 25.11)
5. *Tratamento restaurador* na região anterior da maxila por motivos estéticos (Figura 25.12).

582 Parte 10 Protocolos para Plano de Tratamento

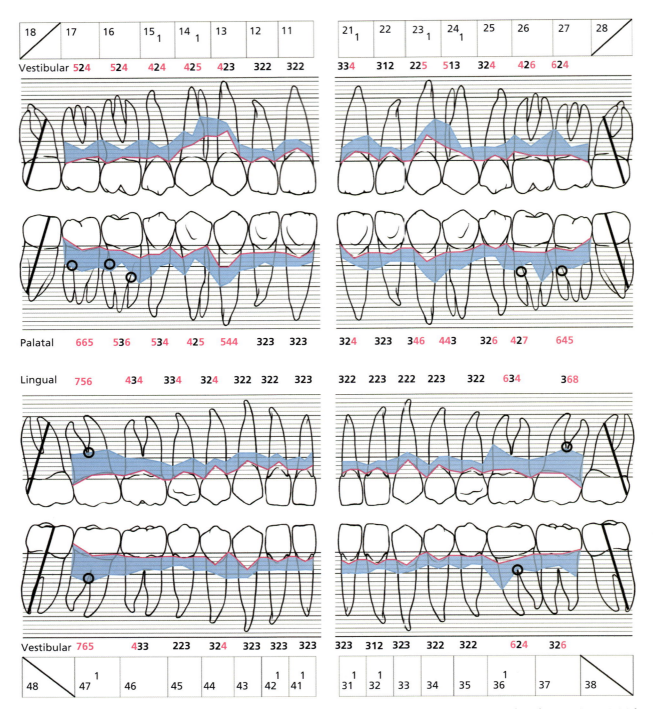

Figura 25.7 Ficha periodontal da paciente apresentada na Figura 25.2 na reavaliação após a terapia periodontal não cirúrgica inicial.

Reavaliação após a fase corretiva

A fase corretiva do tratamento termina com uma análise completa dos resultados obtidos em relação à eliminação dos danos causados pela destruição do tecido periodontal (Figuras 25.13 a 25.15). Isso implica a realização de uma reavaliação das condições periodontais e peri-implante. Os resultados dessa reavaliação formam a base para a análise do risco periodontal residual. Os resultados da análise do risco periodontal (Lang & Tonetti 2003), por sua vez, determinarão a frequência dos retornos da paciente durante a fase de manutenção.

Fase de manutenção (terapia periodontal e peri-implantar de suporte)

Após completar a terapia associada à causa, o paciente tem de ser incluído em um sistema de revisão visando prevenir a recorrência das infecções orais (periodontite, cáries e peri-implantite). A TPS deve ser agendada na reavaliação após a terapia inicial e independentemente da necessidade de tratamento adicional. O intervalo de tempo entre as consultas de revisão deve ser baseado na avaliação do risco periodontal (PRA, do inglês *periodontal risk*

Capítulo 25 Plano de Tratamento de Pacientes com Doenças Periodontais

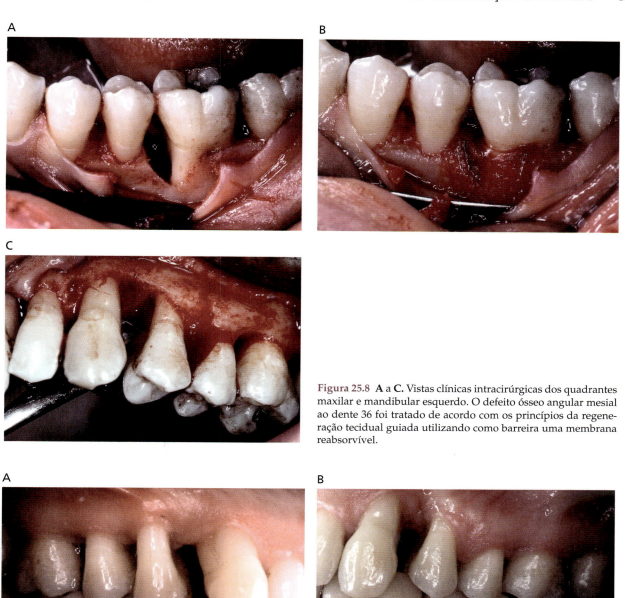

Figura 25.8 A a C. Vistas clínicas intracirúrgicas dos quadrantes maxilar e mandibular esquerdo. O defeito ósseo angular mesial ao dente 36 foi tratado de acordo com os princípios da regeneração tecidual guiada utilizando como barreira uma membrana reabsorvível.

Figura 25.9 A e B. Vistas clínicas laterais da paciente apresentada na Figura 25.2 durante a reavaliação após cirurgia periodontal.

assessment) (ver Capítulo 48) estabelecida na reavaliação após a fase corretiva. Foi bem-definido que o controle de biofilme pelo paciente associado às visitas regulares de manutenção após o tratamento periodontal ativo representa maneira eficaz de controlar gengivite e periodontite e limitar a perda dentária a um período de mais de 30 anos (Axelsson *et al.* 2004). É importante enfatizar, no entanto, que o programa de revisão deve ser elaborado de acordo com as necessidades individuais do paciente. De acordo com a avaliação de risco periodontal residual, realizada após o término da terapia ativa, alguns pacientes devem retornar a cada 3 meses, enquanto outros devem ser examinados apenas uma ou duas vezes ao ano (Lang & Tonetti 2003).

Nas visitas de revisão, os seguintes procedimentos devem ser realizados:

1. Atualização da história clínica e de tabagismo.
2. Exame dos tecidos moles como avaliação para risco de câncer.
3. Anotação da PB de toda a boca ≥ 5 mm assim como o SS.
4. Reinstrumentação dos locais com PB ≥ 5 mm.
5. Polimento e aplicação de flúor para prevenção de cárie dentária.

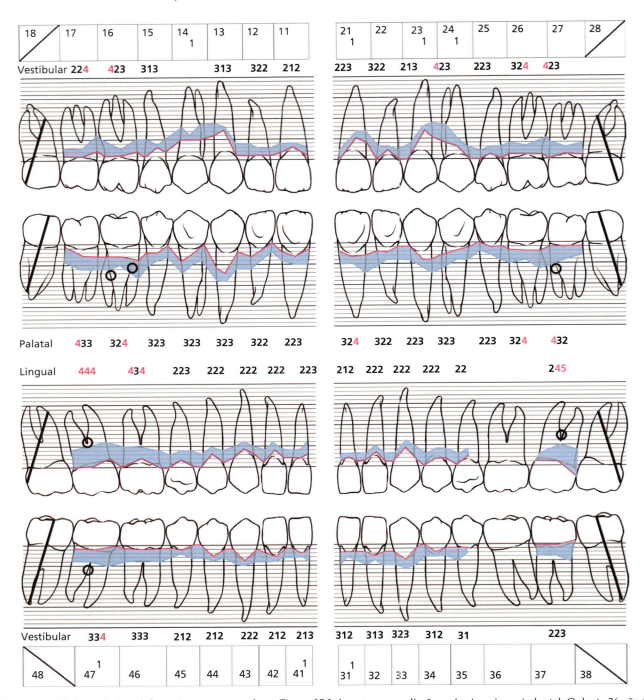

Figura 25.10 Ficha periodontal da paciente apresentada na Figura 25.2 durante a reavaliação após cirurgia periodontal. O dente 36 não foi mapeado devido a um período de cicatrização de 6 meses após a regeneração tecidual guiada.

A paciente S.B., apresentada para descrever os princípios do plano de tratamento, retornou duas vezes durante os 6 primeiros meses após a terapia ativa (i. e., a cada 3 meses) e, depois, uma vez a cada 6 meses com base em sua avaliação de risco periodontal individual.

Reavaliação 20 anos após terapia periodontal ativa

A TPS apresentada de acordo com o PRA individual conseguiu manter a dentição desse caso, inicialmente desafiador, por pelo menos 20 anos (Figuras 25.16 a 25.18).

Apresentação de caso 2

São apresentados o plano de tratamento e os procedimentos para tratamento de um paciente do sexo masculino de 48 anos (M.A.). O paciente M.A. foi referido por seu dentista após perda espontânea do dente 17.

Histórico dental

O paciente relatou abscessos, especialmente na área posterior e com mais frequência na área do molar superior esquerdo.

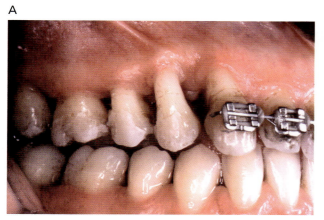
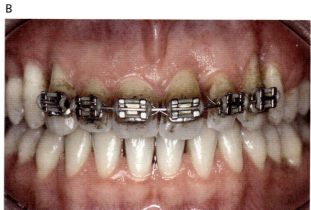
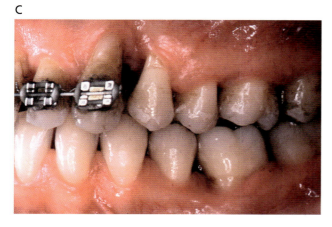

Figura 25.11 A a C. Fotografias intrabucais da paciente apresentada na Figura 25.2 durante a terapia ortodôntica dos dentes anteriores superiores.

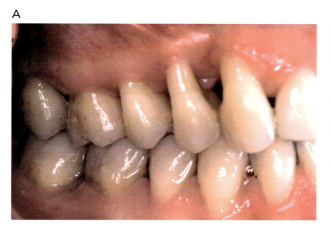
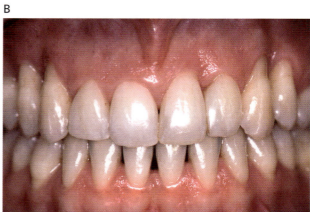
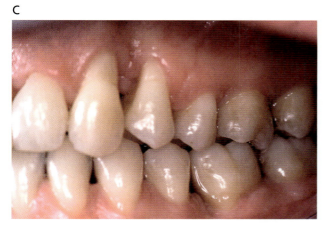

Figura 25.12 A a C. Fotografias intraorais da paciente apresentada na Figura 25.2 na reavaliação após terapia ativa. Para melhorar o resultado estético, os dentes anteriores superiores foram restaurados com resina composta.

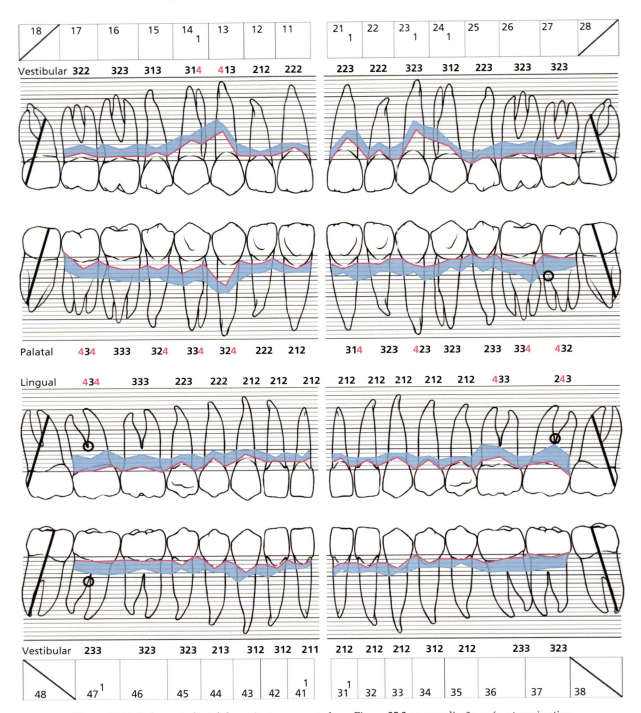

Figura 25.13 Ficha periodontal da paciente apresentada na Figura 25.2 na reavaliação após a terapia ativa.

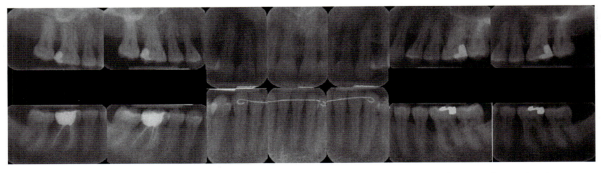

Figura 25.14 Radiografias periapicais da paciente apresentada na Figura 25.2 na reavaliação após terapia ativa.

Capítulo 25   Plano de Tratamento de Pacientes com Doenças Periodontais

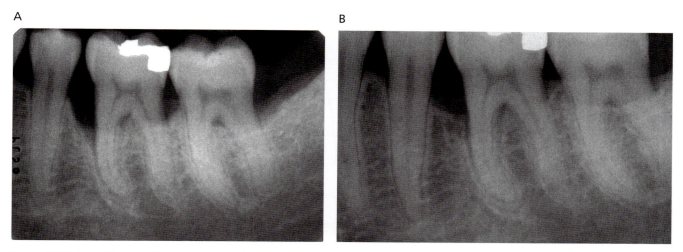

Figura 25.15 A e B. Radiografias periapicais do dente 36 da paciente apresentada na Figura 25.2 antes e depois da terapia periodontal regenerativa de acordo com os princípios da regeneração tecidual guiada.

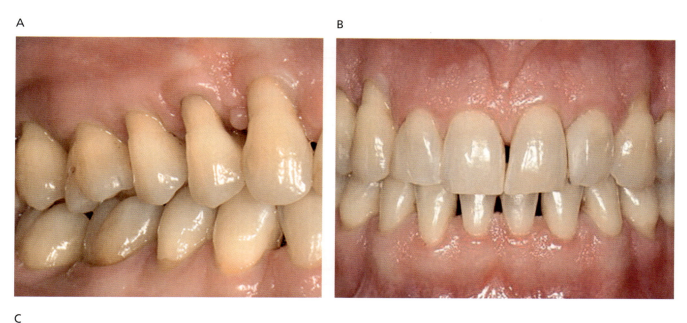

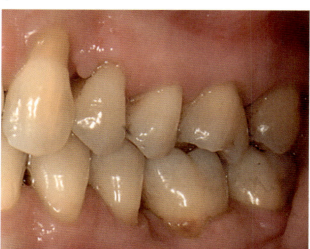

Figura 25.16 Fotografias intraorais da paciente S.B. 20 anos após a conclusão da terapia ativa.

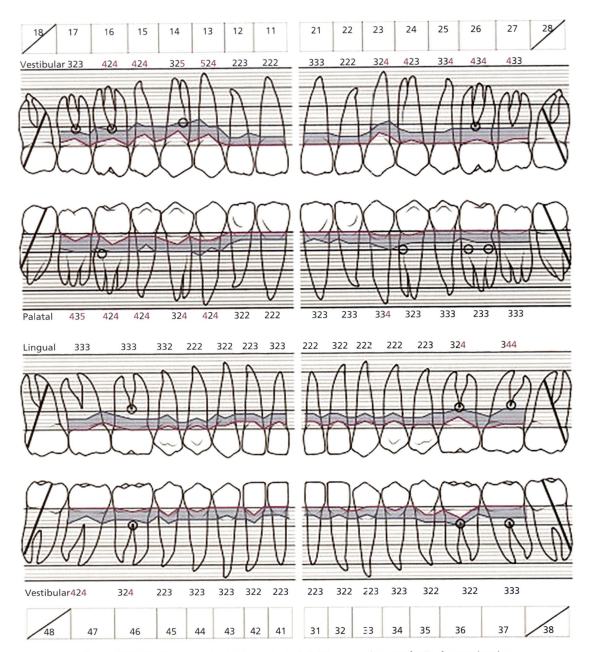

Figura 25.17 Gráfico periodontal da paciente S.B. 20 anos após a conclusão da terapia ativa.

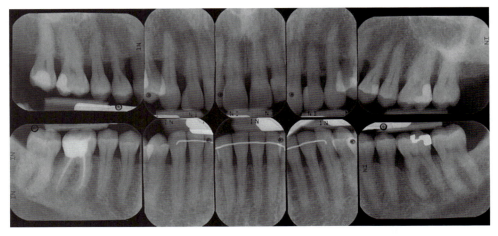

Figura 25.18 Radiografias periapicais da paciente S.B. 20 anos após a conclusão da terapia ativa.

Capítulo 25 Plano de Tratamento de Pacientes com Doenças Periodontais

Além disso, queixou-se de sangramento gengival durante a escovação e até sangramento espontâneo, mau hálito e gosto ruim, aumento da mobilidade dos dentes e mastigação prejudicada no lado esquerdo. Um exame odontológico havia sido realizado 2 anos antes, quando também foi realizado tratamento profissional de higiene oral. O atendimento domiciliar foi baseado na escovação dos dentes 1 vez/dia, com escova de dentes manual, à noite, sem o uso de nenhum dispositivo de limpeza interdental.

O paciente estava preocupado com a perda espontânea do dente 17 e relatou que seu pai havia perdido muitos dentes da mesma maneira. Ele também sentiu um crescente impacto negativo de suas condições orais na qualidade de sua vida diária, especialmente em termos de conforto e relações sociais. Os principais pedidos do paciente foram salvar o maior número possível de dentes e recuperar a saúde bucal e o conforto de mastigação.

História médica

No momento da entrevista, o paciente M.A. era sistemicamente saudável e relatou peso corporal normal e ausência de estresse. Ele foi fumante e apresentava boa forma física, participando regularmente de atividades físicas. Era funcionário em período integral da empresa de trem estatal italiana, casado e com dois filhos.

Exames extra e intraorais

O exame extraoral, incluindo a análise funcional das articulações temporomandibular, estava dentro dos limites normais.

O exame intraoral revelou grandes quantidades de biofilme e cálculo em todos os sextantes, com a presença concomitante de inflamação gengival grave. Em alguns locais, a gengiva estava sangrando quando estimulada pelo ar comprimido. O dente 17 estava ausente. Na área superior esquerda, o inchaço grave era evidente e a purulência podia ser observada com leve pressão digital. Os molares superiores esquerdos eram altamente móveis e o aumento da mobilidade dentária poderia ser detectado em vários dentes adicionais. Várias lesões cariosas também foram detectadas. O BPE produziu uma pontuação de 4 em todos os sextantes, indicando a presença de periodontite grave e exigindo, assim, um exame oral e periodontal mais abrangente.

Diagnóstico

Uma consulta para exame oral mais abrangente foi agendada, durante a qual foram realizadas fotografias intraorais, radiografias periapicais completas e um gráfico periodontal (Figura 25.19). A sensibilidade da polpa revelou que o dente 16 era vital, enquanto o dente 27 mostrou vitalidade questionável e o dente 28 não era vital. Cárie primária e recorrente foi diagnosticada nos dentes 14, 15, 16, 24, 26, 27, 28, 46, 45, 35 e 36.

O gráfico periodontal (Figura 25.19) revelou uma pontuação de placa na boca toda (FMPS, do inglês *full-mouth plaque score*) de 78%, uma pontuação de sangramento na boca toda (FMBS, do inglês *full-mouth bleeding score*) de 85%, PB profundos em torno da maioria dos dentes em associação com perda grave de fixação, profundo envolvimento da furca (EF) nos dentes 16 e 26 e aumento da mobilidade dos dentes (MD), particularmente na área molar esquerda superior.

Com base nesses achados, o paciente recebeu um diagnóstico de periodontite generalizada estágio III e Grau B. Além da cárie, foi dado um diagnóstico de lesões endodônticas e periodontais nos dentes 27 e 28.

Prognóstico pré-terapêutico de um único dente

O prognóstico pré-terapêutico de um único dente é mostrado na Figura 25.20. Os dentes 28, 48 e 38 foram considerados sem possibilidade de tratamento. Tendo em vista a expectativa do paciente em salvar o maior número possível de dentes, os dentes 18 e 27 foram colocados na categoria "duvidoso". A justificativa para manter o dente 27 foi observar seu potencial de melhora após a terapia relacionada à causa, enquanto o dente 18 não apresentou lesões graves que justificassem sua extração imediata.

Fase sistêmica

Com base no fato de que o paciente era sistemicamente saudável e atualmente não fumante, nenhuma intervenção médica ou comportamental foi indicada.

Terapia relacionada à causa

A terapia não cirúrgica consistiu em motivação e instruções com práticas de higiene oral seguidas de raspagem supragengival e alisamento radicular sob anestesia local. O biofilme bacteriano, depósitos de cálculos supra e subgengivais, bem como seus fatores de retenção, foram cuidadosamente eliminados. Controles de higiene bucal autorrealizada e reinstruções orais foram agendadas durante essa fase. Além disso, dentes sem possibilidade de tratamento (ou seja, 28, 38 e 48) foram extraídos. As lesões cariosas foram eliminadas e os dentes 46, 45, 14, 25, 35, 36, 21, 22, 23, 24 e 26 foram restaurados com restaurações em resina composta.

Reavaliação após terapia relacionada à causa

As condições periodontais foram reavaliadas 3 meses após a conclusão da terapia não cirúrgica (Figura 25.21). O gráfico periodontal mostra um grande desempenho em qualidade do paciente em termos de controle de placa (FMPS: 5%) e níveis muito baixos de inflamação residual (FMBS: 8%). A maioria dos PB profundos presentes na coleta foi resolvida com um aumento óbvio nas recessões gengivais. PB residuais ainda estavam presentes nos dentes 18, 16, 15 e 14, e EF Grau 2 foi diagnosticado na face distal do dente 16. Além disso, PB residuais de até 13 mm ainda estavam presentes na face distal do dente 27, revelando também um envolvimento de EF desse dente. Um PB residual de 6 mm associado a um defeito intraósseo foi detectado no dente 36 distalmente, enquanto nos dentes 46 e 47 PB residuais de até 8 mm foram associados a crateras ósseas.

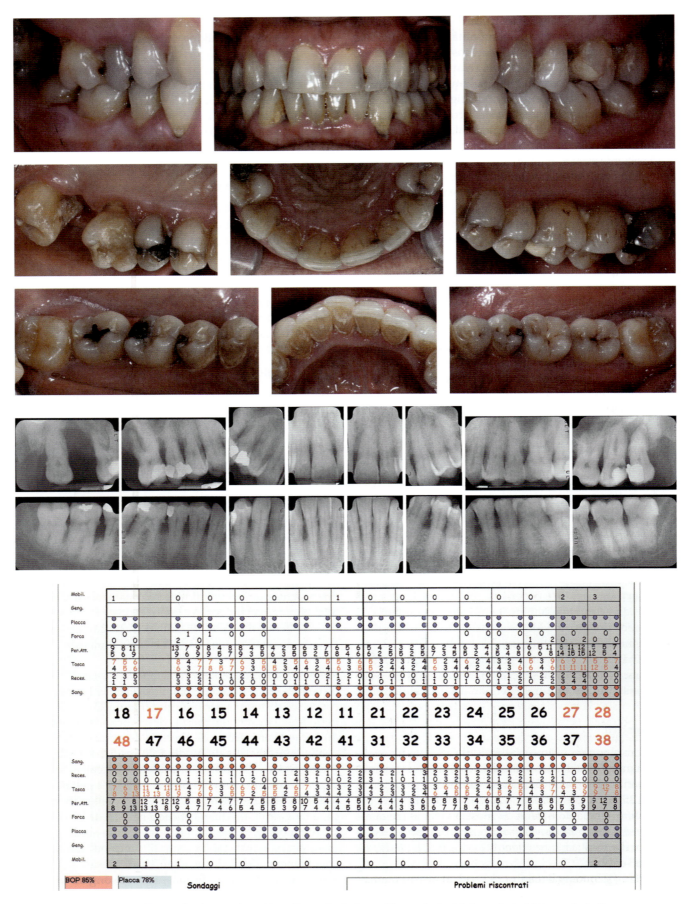

Figura 25.19 Fotografias intraorais, radiografias periapicais e gráfico periodontal do paciente M.A. na admissão.

Capítulo 25 Plano de Tratamento de Pacientes com Doenças Periodontais

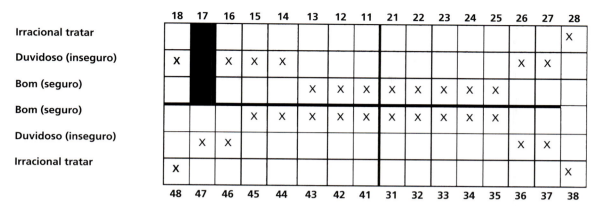

Figura 25.20 Prognóstico pré-terapêutico de cada dente do paciente M.A.

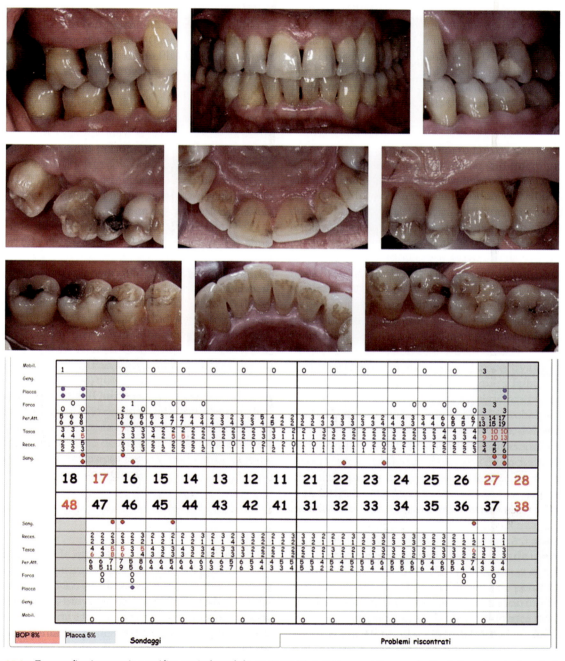

Figura 25.21 Fotografias intraorais e gráfico periodontal do paciente M.A. 3 meses após a conclusão da terapia relacionada à causa.

A maioria dos sintomas descritos pelo paciente durante o exame foi resolvida, embora um aumento de sensibilidade radicular tenha sido relatado e tratado com instruções dietéticas adequadas e aplicação tópica de flúor. O paciente foi inscrito na TPS com uma frequência de retorno de 3 meses.

Fase corretiva

Nesse momento, o dente 27 foi considerado sem esperança e extraído enquanto a cirurgia periodontal foi planejada em áreas com PB residuais.

No primeiro sextante, a cirurgia ressectiva foi planejada e realizada nos dentes 18, 16, 15 e 14, incluindo amputação da raiz distovestibular do 16 (Figura 25.22A a F). Antes da cirurgia, o dente 15 foi tratado com resina composta provisória e o dente 16 tratado endodonticamente e restaurado com resina composta. Quatro meses após a cirurgia, o dente 16 foi restaurado com coroa unitária e o dente 15 com *onlay* (Figura 25.22G a L). A cirurgia ressectiva foi realizada nos dentes 47 e 46 (Figura 25.23) e a cirurgia regenerativa foi aplicada no dente 36 (Figura 25.24).

O paciente M.A. foi mantido em TPS com uma frequência de retorno de 3 meses durante toda a fase corretiva.

Reavaliação após a fase corretiva

Após a conclusão da fase corretiva, incluindo cirurgia periodontal e terapia restauradora, uma reavaliação foi realizada 18 meses após a admissão do paciente. Fotografias e radiografias periapicais foram tiradas, e um gráfico periodontal, feito neste momento (Figura 25.25). Um FMPS de 14% e um FMBS de 4% foram avaliados com ausência de PB residuais > 4 mm. Não foi detectado aumento de TM. Exceto pela sensibilidade radicular mínima, o paciente relatou total conforto mastigatório e resolução dos sintomas descritos no exame.

O PRA indicou um perfil de baixo risco residual (Lang & Tonetti 2003) (Figura 25.26). Apesar desse baixo risco residual, decidiu-se, com a concordância do paciente, manter uma TPS rigorosa com base em uma frequência de retorno de 3 meses.

Reavaliação 10 anos após terapia periodontal ativa

A Figura 25.27 ilustra as fotografias, radiografias periapicais e gráfico periodontal do paciente M.A. 10 anos após a

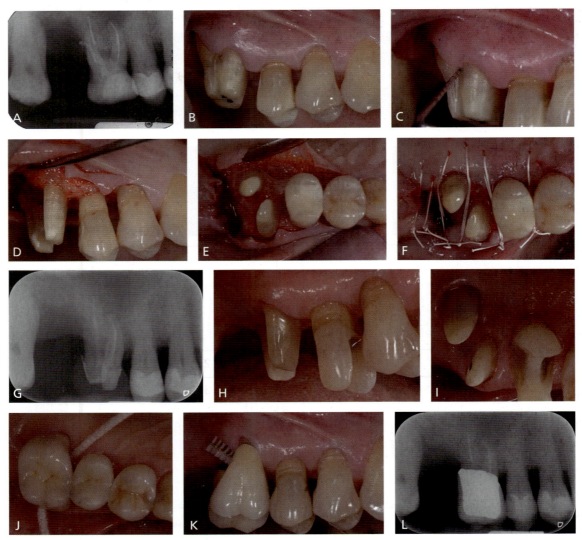

Figura 25.22 A a L. Cirurgia ressectiva e reconstruções no primeiro sextante do paciente M.A.

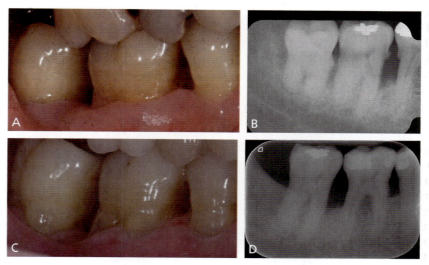

Figura 25.23 Aspectos clínicos e radiográficos antes (**A** e **B**) e depois (**C** e **D**) (cirurgia ressectiva nos dentes 46 e 47 do paciente M.A.) O dente 48 foi extraído durante terapia relacionada à causa.

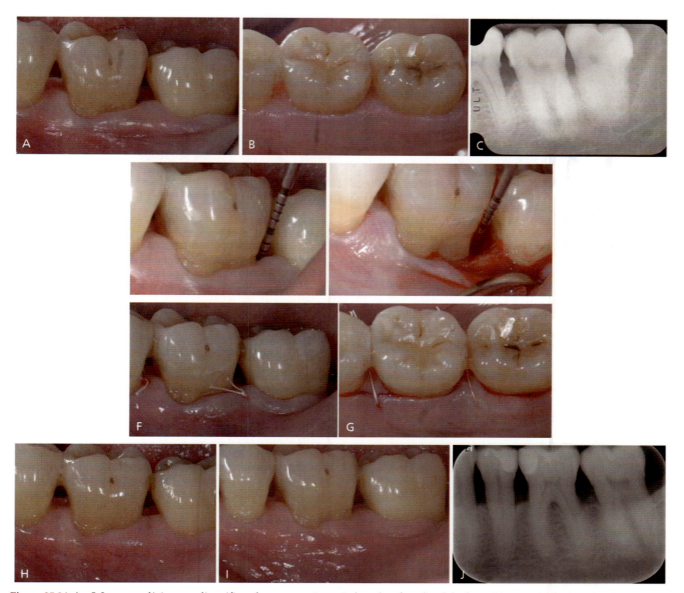

Figura 25.24 **A** a **J**. Imagens clínicas e radiográficas da regeneração periodontal na face distal do dente 36 por meio de cirurgia minimamente invasiva em combinação com derivados da matriz de esmalte. O dente 38 foi extraído durante a terapia relacionada à causa.

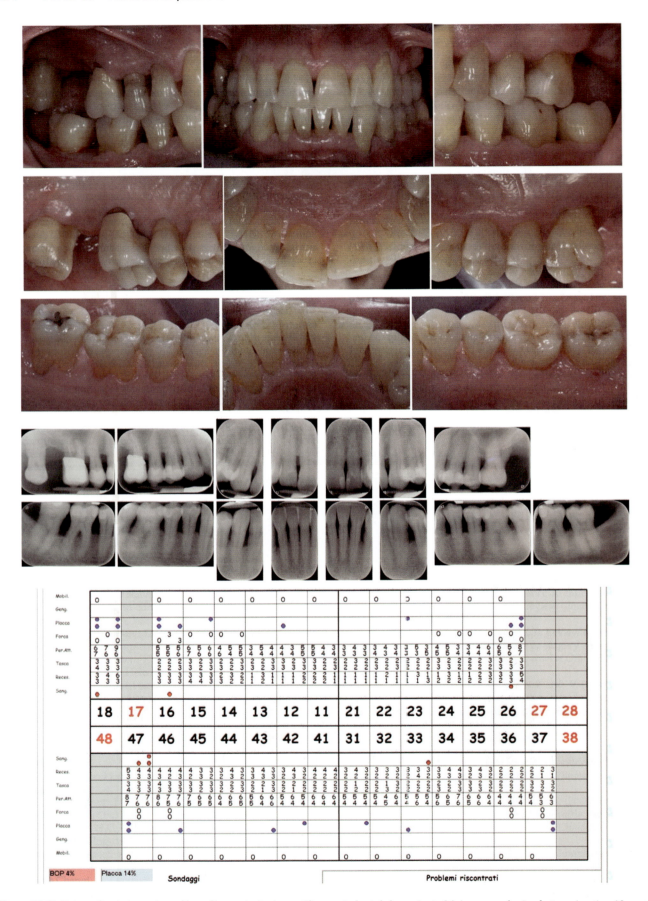

Figura 25.25 Fotografias intraorais, radiografias periapicais e gráfico periodontal do paciente M.A. na conclusão da terapia ativa 18 meses após a ingestão.

Capítulo 25 Plano de Tratamento de Pacientes com Doenças Periodontais

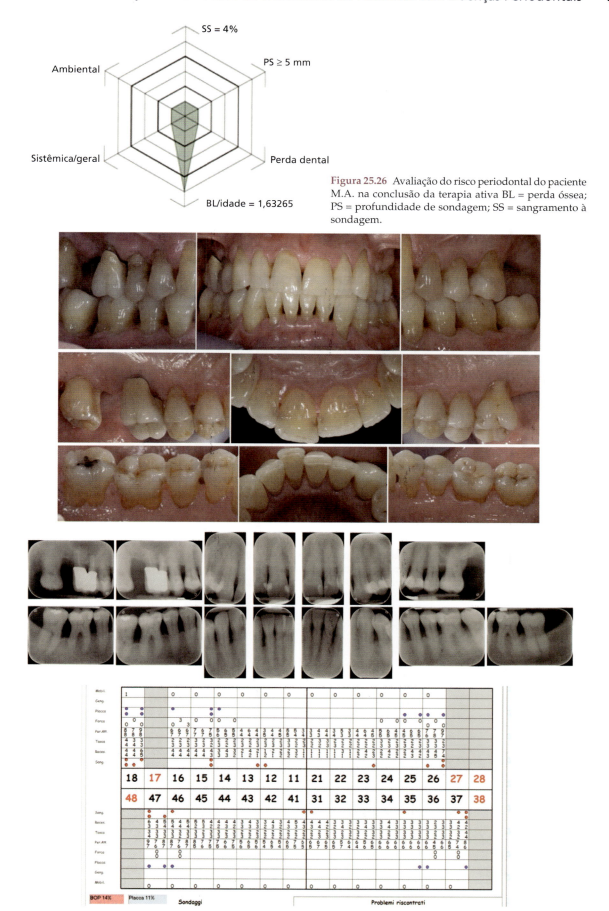

Figura 25.26 Avaliação do risco periodontal do paciente M.A. na conclusão da terapia ativa BL = perda óssea; PS = profundidade de sondagem; SS = sangramento à sondagem.

Figura 25.27 Fotografias intraorais, radiografias periapicais e gráfico periodontal do paciente M.A. 10 anos após a conclusão da terapia ativa.

596 Parte 10 Protocolos para Plano de Tratamento

conclusão da terapia ativa. Um FMPS de 11% combinado com um FMBS de 14%, ausência de PB residuais > 4 mm, níveis ósseos marginais radiográficos estáveis e ausência de cáries recorrentes indicaram que a adesão do paciente e a TPS foram bem-sucedidos na manutenção da saúde bucal a longo prazo após tratamento periodontal ativo.

Conclusão

O plano de tratamento geral e a sequência dos diferentes procedimentos do tratamento usados em ambas as apresentações de casos foram selecionados para ilustrar o seguinte princípio: *em pacientes exibindo destruição dos tecidos periodontais generalizada e avançada, esforços consideráveis devem ser feitos para manter uma dentição funcional.* A extração de um dente nessa dentição quase sempre demandará a extração de vários dentes adicionais por "motivos protéticos". O resultado final de tal abordagem inclui reabilitação protética que, se o plano de tratamento tivesse sido feito adequadamente, teria sido evitada.

A grande variedade de problemas que diversos pacientes apresentam pode, obviamente, requerer uma alteração na sequência do plano de tratamento (fase sistêmica, terapia inicial relacionada à causa, fase corretiva e cuidados de apoio) discutidos neste capítulo. Tais alterações podem ser aceitas, desde que os princípios fundamentais que caracterizam as fases do tratamento sejam entendidos.

Referências bibliográficas

Axelsson, P., Nyström, B. & Lindhe, J. (2004). The long-term effect of a plaque control program on tooth mortality, caries and periodontal disease in adults. Results after 30 years of maintenance. *Journal of Clinical Periodontology* **31**, 749-757.

Bergenholtz, G. & Nyman, S. (1984). Endodontic complications following periodontal and prosthetic treatment of patients with advanced periodontal disease. *Journal of Periodontology* **55**, 63-68.

Cortellini, P., Pini-Prato, G.P. & Tonetti, M.S. (1995). The modified papilla preservation technique. A new surgical approach for interproximal regenerative procedures. *Journal of Periodontology* **66**, 261-266.

Cortellini, P., Pini-Prato, G.P. & Tonetti, M.S. (1999). The simplified papilla preservation flap. A novel surgical approach for the management of soft tissues in regenerative procedures. *International Journal of Periodontics and Restorative Dentistry* **19**, 589-599.

Kinane, D.F., Peterson, M. & Stathoupoulou. P.G. (2006). Environmental and other modifying factors of the periodontal diseases. *Periodontology 2000* **40**, 107-119.

Lang, N.P. Pjetursson, B.E., Tan, K. *et al.* (2004). A systematic review of the survival and complication rates of fixed partial dentures (FPDs) after an observation period of at least 5 years. II. Combined tooth-implant supported FPDs. *Clinical Oral Implants Research* **15**, 643-653.

Lang, N. P. & Tonetti, M. S. (2003). Periodontal risk assessment (PRA) for patients in supportive periodontal therapy (SPT). *Oral Health and Preventive Dentistry* **1**, 7-16.

Lindhe, J. & Nyman, S. (1975). The effect of plaque control and surgical pocket elimination on the establishment and maintenance of periodontal health. A longitudinal study of periodontal therapy in cases of advanced disease. *Journal of Clinical Periodontology* **2**, 67-79.

Lulic, M., Brägger, U., Lang, N.P., Zwahlen, M. & Salvi, G.E. (2007). Ante's (1926) law revisited. A systematic review on survival rates and complications of fixed dentalprostheses (FDPs) on severely reduced periodontal tissue support. *Clinical Oral Implants Research* **18 Suppl 3**, 63-72.

Monje, A., Catena, A. & Borgnakke, W.S. (2017). Association between diabetes mellitus/hyperglycaemia and periimplant diseases: systematic review and meta-analysis. *Journal of Clinical Periodontology* **44**, 636-648.

Nyman, S. & Lindhe, J. (1979). A longitudinal study of combined periodontal and prosthetic treatment of patients with advanced periodontal disease. *Journal of Periodontology* **50**, 163169.

Nyman, S., Lindhe, J. & Rosling, B. (1977). Periodontal surgery in plaque-infected dentitions. *Journal of Clinical Periodontology* **4**, 240-249.

Nyman, S., Rosling, B. & Lindhe, J. (1975). Effect of professional tooth cleaning on healing after periodontal surgery. *Journal of Clinical Periodontology* **2**, 80-86.

Rosling, B., Nyman, S. & Lindhe, J. (1976a). The effect of systematic plaque control on bone regeneration in infrabony pockets. *Journal of Clinical Periodontology* **3**, 38-53.

Rosling, B., Nyman, S., Lindhe, J. & Jern, B. (1976b). The healing potential of the periodontal tissues following different techniques of periodontal surgery in plaque-free dentitions. A 2-year clinical study. *Journal of Clinical Periodontology* **3**, 233250.

Capítulo 26

Fase Sistêmica do Tratamento

Niklaus P. Lang,[1] Iain Chapple,[2] Christoph A. Ramseier[1] e Hans-Rudolf Baur[3]

[1]Department of Periodontology, School of Dental Medicine, University of Bern, Bern, Switzerland
[2]Periodontal Research Group, School of Dentistry, University of Birmingham, Birmingham, UK
[3]Department of Cardiology, Medical School, University of Bern, Bern, Switzerland

---

Introdução, 597
Proteção dos profissionais de odontologia e de seus pacientes contra doenças infecciosas, 597
Proteção da saúde do paciente, 598
Prevenção de complicações, 598
   Endocardite infecciosa e sua prevenção, 598
   Sangramento, 601
   Ocorrências cardiovasculares, 602
   Reações alérgicas e interações medicamentosas, 602

Doenças sistêmicas, distúrbios ou condições que influenciam a patogênese e o potencial de cicatrização, 602
Medicamentos específicos: bisfosfonatos como ameaça à terapia de implante, 603
Controle da ansiedade e da dor, 603
   Orientação em relação ao abandono do tabagismo, 603
   Intervenção breve sobre o uso de tabaco, 604
Conclusão, 605

Introdução

A fase sistêmica do tratamento periodontal envolve a preocupação com as implicações gerais para a saúde resultantes das doenças periodontais e de seu tratamento. Embora os aspectos mencionados inicialmente estejam descritos nos Capítulos 11, 12 e 14, outros aspectos são apresentados neste capítulo.

A fase sistêmica do tratamento periodontal destina-se a proteger o paciente contra reações sistêmicas imprevistas, prevenir as complicações que afetam sua saúde geral e proteger os profissionais e outros pacientes (sobretudo contra riscos de infecção) durante o tratamento de pacientes de risco.

Com o objetivo de adequar um bom planejamento da fase sistêmica, os resultados de um questionário de saúde, preenchido pelo paciente na sala de espera, sobre aspectos gerais, história familiar e social, história clínica e, sobretudo, histórico de tabagismo, precisam ser avaliados. Além disso, alguns achados extra e intraorais relacionados à saúde sistêmica do paciente devem ser considerados.

A fase sistêmica do tratamento periodontal compreende:

- Precauções visando proteger a saúde geral dos profissionais de odontologia e outros pacientes contra doenças infecciosas e contagiosas
- Proteção contra potenciais efeitos sistêmicos adversos da rotina terapêutica
- Consideração de doenças ou distúrbios sistêmicos que possam influenciar a etiologia das condições periodontais do paciente, seu potencial de cura e resposta sistêmica ao tratamento

- Controle da ansiedade e baixo limiar de dor
- Avaliação de risco e considerações sobre a terapia periodontal e peri-implantar de suporte
- Orientação em relação ao tabagismo e orientação quanto a programas de abandono do tabagismo.

Proteção dos profissionais de odontologia e de seus pacientes contra doenças infecciosas

Como princípio geral, o tratamento periodontal de rotina deverá ser adiado quando o paciente estiver em estágio contagioso de alguma doença até que tenha sido administrado tratamento médico adequado. Considerando-se que os pacientes nem sempre estão conscientes da doença e que, mesmo que todas as manifestações da doença possam ter desaparecido, o paciente ainda é portador de agentes infecciosos, o tratamento odontológico de rotina deverá ser realizado com precauções específicas em relação ao contágio de doenças mais graves transmitidas por via oral (VO). Entre elas, podemos citar as hepatites A, B e C (Levin *et al.* 1974), infecção pelo HIV e doenças venéreas (Chue 1975). A higiene do consultório, portanto, deve considerar o nível mais contagioso de agentes infecciosos, os vírus da hepatite e adotar medidas para prevenir a transmissão dessas infecções. Como precaução mínima, o uso de luvas de borracha e máscara cirúrgica resistente a fluidos (tipo IIR) é altamente recomendado no tratamento dentário de todos os pacientes. Óculos protetores, tanto para o profissional quanto para o paciente, deverão ser utilizados durante

Parte 10 Protocolos para Plano de Tratamento

procedimentos em que são gerados aerossóis, e máscaras FFP3, viseiras, capotes e coberturas de cabeça podem ser necessários para pacientes com SARS-CoV-2.

O herpes-vírus simples (Nahmias & Roizman 1973) e a tuberculose são outras doenças infecciosas que apresentam alto potencial de transmissão. Precauções especiais são necessárias em relação a pacientes com história recente (2 a 3 anos) de hepatite infecciosa, embora a equipe odontológica possa estar vacinada contra a doença. Caso a história clínica e o exame oral revelem que o paciente pode ter uma doença sistêmica, evidente ou não, ele deverá ser encaminhado para exame médico antes de iniciar terapia periodontal abrangente.

Proteção da saúde do paciente

Várias condições sistêmicas poderão influenciar o planejamento do tratamento, embora possa não haver uma relação direta com a patogênese e potencial de cura das lesões periodontais. Já que mais de 50% dos pacientes com mais de 40 anos podem apresentar doenças sistêmicas ou fazer uso de medicação capaz de afetar o tratamento periodontal, esses aspectos deverão ser cuidadosamente avaliados antes que medidas adicionais de tratamento se iniciem.

No caso de pacientes com doenças sistêmicas que ameacem a vida, como insuficiência coronariana ou cardiopatia hipertensiva, o médico assistente deverá ser consultado quanto ao manejo adequado do paciente e se o tratamento deverá ser realizado em hospital ou clínica especializada, não no consultório particular. Se o consultório odontológico for considerado adequado para o tratamento desses pacientes, consultas mais breves deverão ser agendadas. O tratamento deve ser realizado com total controle da dor, sob anestesia local com vasoconstritores apropriados.

Prevenção de complicações

Estas são as complicações mais frequentes nos consultórios dentários:

- Endocardite infecciosa
- Sangramento
- Incidentes cardiovasculares
- Reações alérgicas e interações medicamentosas
- Medicamentos específicos: bisfosfonatos.

Com as precauções adequadas, essas complicações podem ser evitadas. Assim, estar consciente da possibilidade de complicações por meio da história clínica é um passo importante para o planejamento do tratamento e para assistência abrangente dada ao paciente.

Endocardite infecciosa e sua prevenção

A endocardite infecciosa (EI) é uma infecção endocárdica incomum, mas potencialmente fatal, que surge em decorrência de bacteriemia em pacientes com anormalidades cardíacas congênitas ou adquiridas. A incidência de EI é de 1 por 100.000 indivíduos por ano (DeSimone 2015). A EI causa morbidade significativa, como a necessidade de cirurgia cardíaca corretiva (Murdoch et al. 2009), e o risco absoluto estimado de mortalidade decorrente de intervenções odontológicas é ilustrado na Tabela 26.1.

Os procedimentos odontológicos invasivos são tradicionalmente considerados o fator de risco mais comum para EI e, consequentemente, a profilaxia antibiótica (PAB) antes de tais intervenções tem sido o padrão de atendimento por mais de 50 anos na maior parte do mundo (Wilson et al. 2007; Habib et al. 2015).

Curiosamente, o risco de anafilaxia fatal decorrente da penicilina é estimado em 1 em 100.000 quando administrado por via oral e maior quando administrado por via parenteral (Kaufman 2003). Essas estatísticas de eventos adversos historicamente criaram um dilema ao decidir sobre o equilíbrio do risco de mortalidade para usar PAB na prevenção de EI contra o risco de mortalidade ao não usar PAB em grupos específicos com risco de EI (ver Tabela 26.1). Além disso, há uma longa falta de evidências de ensaios clínicos randomizados (ECR) para qualquer eficácia da PAB na prevenção de EI, em virtude de preocupações éticas sobre a condução de tais estudos. Em 2008, isso levou a uma decisão histórica no Reino Unido pelo National Institute for Health and Care Excellence (NICE) para concluir que a PAB antes de procedimentos odontológicos invasivos não tinha custo-benefício e deveria ser interrompida (NICE 2008). Em contraste, as diretrizes da American Heart Association (AHA) de 2007 (Wilson et al. 2007) mantiveram a recomendação para PAB apenas em pacientes de alto risco, assim como as diretrizes de 2009 da European Society of Cardiology (ESC) (Habib et al. 2009). No entanto, a ESC alterou suas orientações em 2015 por consenso de especialistas, a fim de fornecer "recomendações claras e simples" (Habib et al. 2015). Esses últimos incluem o uso de dose única oral de amoxicilina (2 g) administrada 1 hora antes de procedimentos de alto risco e dose

Tabela 26.1 Risco absoluto após intervenções odontológicas. (Fonte: Adaptada de Lalani et al. 2013.)

Condição	Mortalidade (por procedimento)	Risco aumentado de EI
Prolapso da válvula mitral	1 por 1.100.000 procedimentos	
Doença cardíaca congênita	1 por 475.000	
Doença cardíaca reumática	1 por 142.000	
Válvula cardíaca protética	1 por 114.000	
História de EI prévio	1 por 95.000	

EI = endocardite infecciosa.

única de clindamicina oral 600 mg 1 hora antes da cirurgia em pacientes alérgicos a penicilina. A atualização da ESC foi publicada pouco antes de novos dados demonstrarem maior risco de reações adversas fatais à clindamicina em relação à amoxicilina (Thornhill *et al.* 2015), complicando ainda mais os algoritmos de tomada de decisão clínica.

Esta seção, portanto, visa discutir o histórico e a controvérsia dos últimos 10 a 15 anos em torno do uso ou não de PAB para prevenção de EI em cirurgia odontológica e documentar a atual orientação de consenso, derivada da AHA, ESC e as recomendações do NICE, recentemente resumidas em um documento de implementação pragmático e equilibrado produzido pelo Scottish Dental Clinical Effectiveness Program (SDCEP 2018).

Patogênese da endocardite infecciosa

A EI se desenvolve como resultado de uma série complexa de interações entre o sistema de coagulação do sangue (plaquetas e fibrina), moléculas da matriz e bactérias transmitidas pelo sangue que entram na vasculatura em locais distantes, como o periodonto ou o alvéolo dentário. Assim, o termo "infeccioso" é utilizado e as manifestações da endocardite emanam da resposta imune-inflamatória dos hospedeiros. Existem quatro etapas no processo.

Estágio 1: desenvolvimento de endocardite trombótica não infecciosa

O endotélio torna-se traumatizado pelo fluxo sanguíneo turbulento de longa duração através de uma estrutura cardíaca deformada de forma congênita (p. ex., válvula), normalmente através de um orifício estreito ou onde o sangue viaja de um sistema de alta pressão para um sistema de baixa pressão (p. ex., defeito do septo). A turbulência ativa as plaquetas e causa a formação de fibrina, resultando em depósitos endocárdicos.

Estágio 2a: uma bacteriemia transitória

A bacteriemia decorrente de organismos que passam por uma ferida exposta durante a terapia periodontal ou extração dentária pode introduzir espécies de estreptococos como *S. viridans*, estafilococos ou enterococos capazes de aderir ao endocárdio danificado. Por exemplo, proteínas FimA de estreptococos ou adesinas de estafilococos podem se ligar ao complexo fibrina-plaquetas e formar pequenas floras (Burnette-Curley *et al.* 1995).

A sondagem periodontal, a raspagem ultrassônica e a escovação dentária produzem bacteriemia, mas faltam evidências de estudos com poder adequado de que isso seja maior quanto mais grave for a periodontite (Kinane *et al.* 2005).

Estágio 2b: bacteriemia crônica de baixo grau

Alternativamente ao estágio 2a, a entrada vascular de bactérias orais durante a função diária normal, como mastigação, escovação de dentes e limpeza interdental, demonstrou criar uma exposição equivalente a 5.730 minutos por mês de bacteriemia (Guntheroth *et al.* 1984). De fato, foi proposto que escovar os dentes 2 vezes/dia cria um risco 154.000 vezes maior de bacteriemia do que a extração de um único dente, e que a soma de todas as atividades diárias de rotina ao longo de 1 ano pode criar uma exposição cumulativa 5,6 milhões de vezes maior à bacteriemia do que uma extração dentária (Roberts 1999). Uma revisão sistemática e metanálise do impacto das atividades orais diárias e bacteriemia relatou que o acúmulo de placa e inflamação gengival aumentou significativamente a prevalência de bacteriemia após a escovação dos dentes (Tomás *et al.* 2012).

Estágio 3: aderência bacteriana

Vários mediadores de adesão bacteriana mencionados anteriormente (p. ex., FimA ou adesinas) facilitam a colonização bacteriana do complexo plaquetas/fibrina/endotélio e forma-se uma flora infectada.

Estágio 4: formação de flora em decorrência de proliferação bacteriana

Os colonizadores iniciais fornecem um substrato para a adesão de bactérias adicionais, e a densidade da flora pode atingir 108 a 1.011 bactérias por grama de flora, particularmente no lado esquerdo do coração (Wilson *et al.* 2007).

Sinais, sintomas e investigações clínicas para EI

Os sintomas da EI podem se desenvolver de maneira "aguda" em apenas alguns dias, ou mais insidiosamente ao longo de várias semanas (Thornhill *et al.* 2016). A identificação precoce é extremamente importante para as estatísticas de sobrevivência, e os pacientes em risco devem ser instruídos para sua identificação. Eles incluem:

- Suores noturnos
- Dispneia ao esforço (falta de ar)
- Picos de temperatura de 38°C ou mais (90% dos casos)
- Fadiga
- Dores articulares
- Dores musculares
- Perda ponderal (sem justificativa)
- Erupção cutânea (manchas vermelhas semelhantes a petéquias)
- Sopro cardíaco novo ou agravado (85% dos casos)
- Lesões vermelhas e doloridas sob a pele dos dedos dos pés e das mãos chamadas nódulos de Osler
- Confusão
- Acidente vascular cerebral.

O diagnóstico de EI é desafiador. Os níveis de proteína C reativa são elevados, mas são um achado inespecífico, e hemoculturas são essenciais para tentar isolar organismos causadores por reação em cadeia da polimerase (PCR) ou cultura seletiva tradicional (Habib *et al.* 2015). Técnicas de imagem como ecocardiografia e ecocardiografia transesofágica são investigações de extrema importância. Além disso, exames de ressonância magnética (RM), tomografia por emissão de pósitrons (PET) ou tomografia computadorizada (TC) também podem ser necessários.

600 Parte 10 Protocolos para Plano de Tratamento

Evidências para a eficácia da profilaxia antibacteriana e riscos

Notavelmente, não há evidências para apoiar a eficácia da PAB na prevenção da EI (Lockhart *et al.* 2007), em virtude da falta de ECRs (Durack 1995). Portanto, a decisão do NICE em 2008 de interromper a recomendação de PAB no Reino Unido forneceu uma oportunidade para explorar o impacto das taxas drasticamente reduzidas de prescrição de PAB sobre as mudanças na prevalência de EI e mortalidade associada no Reino Unido. Thornhill *et al.* (2016) empregaram "análise de ponto de mudança" para analisar um grande conjunto de dados sobre prescrição de PAB entre janeiro de 2004 e março de 2013 da Autoridade de Serviços de Negócios de Saúde Inglesa contra dados de incidência de EI e mortalidade associada entre janeiro de 2000 e março de 2013, obtido das estatísticas de episódios hospitalares do Reino Unido (Thornhill *et al.* 2016). Eles empregaram uma análise de regressão segmentada de uma série temporal interrompida, com o ponto de interrupção definido em 2008, e também analisaram códigos secundários para identificar pacientes com alto risco de EI e também a bactéria causadora. Os autores relataram que a redução na prescrição de PAB após 2008 foi forte e significativamente associada a um aumento na incidência de EI na Inglaterra naquele período (Dayer *et al.* 2015), respondendo por mais 35 casos por mês. No entanto, houve uma tendência gradual geral para o aumento da incidência de EI antes da retirada da prescrição de PAB, e o aumento ocorreu tanto em indivíduos de alto risco quanto em indivíduos de baixo risco. Houve uma tendência de aumento da "mortalidade hospitalar" associada, mas isso não alcançou significância estatística. Esse estudo, embora controverso, fornece algumas novas evidências para o uso de PAB em grupos de alto risco, em virtude da demonstração de uma relação temporal entre novos casos de EI na Inglaterra após atenuação dramática na prescrição de PAB. No entanto, não estabelece uma relação causal, e estudos randomizados são necessários para alcançar isso, embora sejam eticamente desafiadores.

Outro avanço importante no conhecimento foram os novos dados demonstrando que as taxas de eventos adversos do uso de PAB para EI foram menores do que se pensava anteriormente. O relatório da AHA sobre a necessidade de PAB na prevenção de EI não identificou nenhum caso comprovado de mortalidade decorrente de anafilaxia associada a PAB nos 50 anos anteriores (Wilson *et al.* 2007). De fato, houve apenas um caso fatal relatado para o uso de 2 g amoxicilina, VO, o pilar do fornecimento de PAB em quase 50 anos (Lee & Shanson 2007). Thornhill *et al.* (2016) examinaram dados de prescrição de PAB, entre janeiro de 2004 e março de 2014 na Inglaterra, e dados relatados rotineiramente na Inglaterra usando um sistema de notificação de eventos adversos estabelecido há muito tempo. A dose recomendada no Reino Unido para amoxicilina oral é de 3 g, e em pacientes alérgicos à penicilina, a clindamicina é usada em dose oral única de 600 mg, 1 hora antes da cirurgia. Os autores não encontraram fatalidades relatadas em mais de 3 milhões de prescrições de amoxicilina e 22,6 reações

não fatais por milhão de prescrições (Thornhill *et al.* 2015). Para a clindamicina, ocorreram 13 reações fatais e 149 não fatais por 1 milhão de prescrições. Os autores concluíram que a amoxicilina usada para PAB contra EI era relativamente segura, mas elevou o pequeno número de reações fatais e não fatais à clindamicina como digno de nota. As diretrizes da ESC de 2015 recomendam 600 mg de clindamicina oral em pacientes alérgicos à penicilina para PAB, o que foi questionado por Thornhill *et al.* (2016). No entanto, é importante reconhecer que, por definição, a clindamicina é empregada apenas em pacientes com história de atopia (à penicilina) e, portanto, a comparação entre a segurança relativa dos dois regimes requer uma interpretação cuidadosa.

Grupos de alto risco para EI e procedimentos odontológicos de alto risco

Existe um consenso substancial entre as diretrizes da AHA, ESC e NICE em relação aos grupos de alto risco para EI, embora amplamente baseado na opinião de especialistas (Tabela 26.2). Além disso, as diretrizes da AHA e ESC identificam três subgrupos (em itálico na Tabela 26.2) que requerem consideração especial em virtude de seu elevado risco de complicações com risco de vida, e os dentistas devem consultar um cardiologista para esses casos.

O uso de PAB em casos de alto risco deve ser limitado a procedimentos de alto risco (invasivos) e não é necessário para cuidados de rotina (Tabela 26.3).

As diretrizes ESC, AHA, NICE e SDCEP destacam a importância crucial de alcançar e manter uma boa saúde bucal e higiene como estratégia preventiva primária para EI. Esse conselho inclui higiene em torno de piercings orais

Tabela 26.2 Consenso das diretrizes da American Heart Association, da European Society of Cardiology e do National Institute for Health and Care Excellence sobre grupos de alto risco para endocardite infecciosa (EI). Os casos em itálico requerem "consideração especial".

Alto risco para EI	Risco moderado pra EI
Episódio anterior de EI	Histórico de febre reumática
Doença cardíaca congênita estrutural, incluindo condições estruturais corrigidas ou paliadas cirurgicamente (NÃO DSA isolado, DSV totalmente reparado ou CA totalmente reparado e dispositivos de fechamento totalmente endotelizados)	Anomalias congênitas não reparadas das válvulas cardíacas
Substituição de válvula cardíaca protética ou reparo com material protético	Doença valvular nativa não classificada como de alto risco, por exemplo, válvula aórtica bicúspide, prolapso da válvula mitral, calcificação dentro da estenose aórtica
Doença cardíaca valvular adquirida com estenose ou regurgitação ou *shunts* Qualquer tipo de doença cardíaca cianótica	

CA = canal arterial; DSA = defeito do septo atrial; DSV = defeito do septo ventricular.

Tabela 26.3 O uso de profilaxia antibacteriana em casos de alto risco deve ser limitado a procedimentos de alto risco. (Fonte: Adaptada da orientação do Scottish Dental Clinical Effectiveness Program [SDCEP].)

Procedimentos de alto risco (invasivos)	Procedimentos de baixo risco
Desbridamento da superfície radicular/raspagem subgengival	Exame periodontal básico/triagem do índice periodontal comunitário de necessidades de tratamento (CPITN)
Exame periodontal completo (gráfico de bolso em tecidos inflamados)	Raspagem supragengival
Procedimentos cirúrgicos com elevação mucoperiosteal	Profilaxia supragengival
Procedimentos de cirurgia plástica periodontal	Remoção de sutura
Incisão e drenagem de abscessos	Administração de anestésico em bloqueio ou infiltração em tecidos não infectados
Colocação de implantes dentários e descoberta de implantes (cirurgia de segundo estágio)	Radiografias
Restaurações subgengivais incluindo prótese fixa	Colocação ou ajuste de próteses ortodônticas ou removíveis
Tratamento de peri-implantite com acesso submucoso	Colocação de banda ortodôntica supragengival
Extrações de dente	
Tratamento endodôntico antes de o *stop* apical ter sido estabelecido	
Colocação de bandas de matriz	
Colocação de pinças de borracha subgengival	
Colocação de coroas metálicas pré-formadas	

e reconhece a entrada crônica de bactérias orais durante a função diária normal como sendo um risco muito maior do que procedimentos odontológicos invasivos isolados (Tomás *et al.* 2012).

Regime consensual para PAB em IE

Os regimes recomendados para PAB em situações em que é considerado sensato e solicitado pelo paciente são amplamente consistentes na recomendação de amoxicilina oral, 2 g (3 g no Reino Unido), e clindamicina oral, 600 mg, em pacientes alérgicos à penicilina, 1 hora antes da cirurgia. A administração parenteral está associada a maior risco de eventos adversos e deve, idealmente, ser limitada a procedimentos realizados sob anestesia geral. Aqui, os pacientes ficam em jejum antes da cirurgia e acredita-se que a bacteriemia estafilocócica de origem nasal após a intubação nasal represente um risco particular. A orientação do SDCEP defende o uso de suspensão oral de azitromicina (200 mg/5 mℓ) em pacientes alérgicos à penicilina que não conseguem engolir cápsulas de clindamicina e fornece protocolos recomendados para administração intravenosa em crianças/adolescentes.

Consentimento – quem toma a decisão?

O "consentimento informado" é o princípio central e subjacente de qualquer tratamento médico e envolve essencialmente um paciente que concorda em fazer algo ou permitir que algo aconteça somente depois que todos os fatos relevantes forem divulgados. Os pacientes devem ser mentalmente e linguisticamente competentes para entender todos os riscos e consequências materiais do procedimento proposto, bem como alternativas, e devem ter tempo para fazer perguntas e esclarecer quaisquer dúvidas. Em última análise, a decisão do tratamento, com base na apresentação dos riscos e benefícios pelo médico, é feita pelo paciente.

Resumo

Existe um consenso europeu e norte-americano sobre o fornecimento de PAB para a prevenção de EI após procedimentos odontológicos. Novas evidências recentes informaram o debate sobre essa área controversa e, embora a base de evidências para a eficácia da PAB seja pobre, dados recentes do Reino Unido demonstraram que a PAB deve ser considerada para pacientes de alto risco submetidos a procedimentos invasivos (alto risco). A decisão cabe ao paciente, mas os médicos devem fornecer dados sobre os riscos e benefícios, bem como alternativas, de modo que o paciente entenda, permitindo assim que o paciente decida sobre seu curso de ação preferido.

Sangramento

Deve-se considerar com cuidado o caso de pacientes que estejam tomando anticoagulante, ou medicação anticoagulante preventiva, como os salicilatos. Para o primeiro grupo de pacientes, é indispensável uma consulta ao médico assistente. Especialmente antes de procedimentos periodontais ou cirúrgicos para implante, um ajuste temporário da dose de anticoagulante deve ser feito em cooperação com o médico. É indispensável considerar cuidadosamente tanto o planejamento quanto o momento da execução desses procedimentos.

O tratamento com salicilatos, de um modo geral, não cria problemas para o tratamento dentário de rotina, inclusive procedimentos cirúrgicos, embora consultar o médico do paciente ainda seja aconselhável.

602   Parte 10 Protocolos para Plano de Tratamento

Portadores de cirrose hepática, ou até mesmo pacientes com alto consumo de álcool ao longo de muitos anos e sem diagnóstico de cirrose, estão sujeitos a risco em potencial de complicações relativas a sangramento durante as cirurgias periodontais e/ou implantes, uma vez que seu mecanismo de coagulação poderá estar alterado (Nichols *et al.* 1974). Mais uma vez, uma consulta médica é recomendada antes do tratamento periodontal desses pacientes.

Precauções adicionais contra sangramento deverão ser adotadas no tratamento de pacientes que apresentem qualquer tipo de discrasia ou hemofilia. Após a consulta obrigatória com o médico, recomenda-se administrar o tratamento em pequenos segmentos (apenas alguns dentes instrumentados em cada visita) e aplicar curativos periodontais nas áreas tratadas, mesmo que o tratamento esteja limitado à instrumentação de raiz. Por meio de tratamento periodontal sistemático e instituição de medidas de higiene oral eficazes, o sintoma desafiador de sangramento oral pode, muitas vezes, ser controlado independentemente da doença hematológica envolvida.

Ocorrências cardiovasculares

Cardiopatas muitas vezes são tratados com anticoagulantes e, assim, poderão desenvolver problemas de sangramento (como já indicado), sobretudo se seus medicamentos prescritos (p. ex., ácido acetilsalicílico, indometacina, sulfonamida, tetraciclina) interagirem com o sistema de coagulação sanguínea. Outras medicações cardiovasculares (p. ex., anti-hipertensivos, antiarrítmicos, diuréticos) são frequentemente usados nesses pacientes, aumentando, assim, o perigo de episódios de hipertensão durante o tratamento dentário.

O estresse associado aos procedimentos dentários poderá precipitar a dor provocada pela angina ou uma insuficiência cardíaca congestiva em pacientes portadores de doença cardiovascular. Assim, deve-se fazer o possível para que os procedimentos dentários sejam rápidos e para que a ansiedade e a dor sejam controladas nessa população de pacientes.

Reações alérgicas e interações medicamentosas

É importante conhecer muito bem as alergias que o paciente relata ter e também as medicações administradas antes de prescrever, administrar ou usar qualquer medicação durante o tratamento. As reações alérgicas encontradas com maior frequência nos consultórios dentários são relativas a algum anestésico local (procaína), penicilinas, sulfonamidas e desinfetantes, como o iodo. Esses medicamentos devem ser evitados no caso de alergias conhecidas. Aconselha-se consultar o médico do paciente para discutir a possível substituição por outros medicamentos.

Muitos pacientes – mais de 90% das pessoas com mais de 60 anos – fazem uso regular de algum tipo de medicação para doenças sistêmicas, e deve-se dedicar especial atenção à possibilidade de interações medicamentosas, especialmente nos idosos. As medicações prescritas como parte do tratamento periodontal ou as utilizadas durante o tratamento poderão interferir na efetividade dos medicamentos que o paciente já está tomando, possivelmente criando uma interação perigosa. Portanto, nenhuma nova substância deve ser prescrita sem a compreensão total de uma possível interação com os medicamentos que já estão sendo utilizados. Os dentistas nunca devem alterar um tratamento com medicamentos já existentes sem antes discutir e, preferivelmente, obter o consentimento prévio do médico.

Muitos pacientes fazem uso regular de ansiolíticos e antidepressivos que poderão provocar efeitos somatórios ou sinérgicos, interagindo com substâncias que poderão ser utilizadas no tratamento periodontal. Ademais, a interação e a potencialização dessas substâncias com o álcool devem ser discutidas com os pacientes.

Doenças sistêmicas, distúrbios ou condições que influenciam a patogênese e o potencial de cicatrização

Deve-se tentar de todas as maneiras aliviar os efeitos de doenças sistêmicas, como doenças hematológicas e diabetes melito (DM), antes que qualquer tratamento periodontal seja iniciado. Entretanto, o tratamento relacionado à terapia periodontal pode ser facilmente executado e, de modo geral, resulta em enorme sucesso, mesmo durante os estágios ativos dessas doenças sistêmicas. Determinar até que ponto o plano de tratamento deverá progredir em relação à redução de bolsas e/ou procedimentos cirúrgicos regenerativos vai depender da seriedade do envolvimento sistêmico do paciente e, muito, da ameaça em potencial à sua saúde representada por um tratamento periodontal incompleto.

O controle do DM, por exemplo, poderá ser facilitado por um controle bem-sucedido da infecção periodontal (Grossi *et al.* 1997; Genco *et al.* 2005). Assim, o tratamento periodontal poderá ter um efeito benéfico na saúde sistêmica dos pacientes. Nesses pacientes não deverá ser realizado tratamento paliativo da periodontite avançada com envolvimento de furcas e bolsas profundas residuais que não possam ser reduzidas. É preferível que os dentes sujeitos a abscessos recorrentes e formação de pus sejam extraídos, se necessário, para controlar a infecção.

As experiências clínicas indicam que a resposta dos tecidos periodontais é tão boa em pacientes diabéticos quanto em indivíduos saudáveis, desde que a doença esteja razoavelmente controlada. Pacientes com diabetes juvenil, entretanto, poderão apresentar mudanças angiopáticas ligadas a uma resistência menor à infecção que poderá exigir o uso de antibióticos após uma cirurgia periodontal ou por ocasião de um implante. Nos casos de DM controlado, não existe indicação de pré-medicação com antibióticos. A hipoglicemia poderá ser agravada pelo estresse da cirurgia periodontal, e, portanto, deverão ser tomadas precauções para evitar reações hipoglicêmicas nesses pacientes.

Doses terapêuticas de cortisona por um longo tempo podem causar efeitos metabólicos consideráveis com manifestações sistêmicas e taxa reduzida de atividade fibroblástica e, portanto, menor resistência à infecção durante o

Capítulo 26 Fase Sistêmica do Tratamento 603

período de cicatrização da ferida. Apesar disso, esses pacientes podem ser tratados com sucesso, por meio da terapia periodontal, sem que apresentem um atraso significativo na cicatrização. O uso de antibióticos não é recomendado para esses pacientes, a não ser que exista uma infecção importante na boca associada ao aparecimento de febre ou inchaço que esteja comprometendo as vias respiratórias.

Medicamentos específicos: bisfosfonatos como ameaça à terapia de implante

Há mais de 10 anos, foi descoberto que os bisfosfonatos que contêm nitrogênio inibem uma enzima controladora da função osteoclástica. A inibição dessa enzima causa também a inibição da migração de células responsáveis pela consolidação óssea. Dessa maneira, é mais provável que a osteonecrose seja resultado da inibição da migração celular em caso de exposição óssea cirúrgica, como na colocação de um implante. A osteonecrose dos maxilares relacionada aos bisfosfonatos (BRONJ, do inglês *bisphosphonate-related osteonecrosis of the jaws*), portanto, representa um risco que não deve ser subestimado nem mesmo em pacientes que estejam sob o uso de bisfosfonatos *orais*. Todos os implantodontistas precisam estar alerta ao fato de que a BRONJ já foi relatada até mesmo apenas 1 ano após a *administração oral* de bisfosfonatos (Sedghizadeh *et al.* 2009). Posteriormente à descoberta desses resultados, um novo modelo farmacocinético foi desenvolvido a fim de avaliar o acúmulo de substâncias em 1 ano. Nesse modelo, a concentração de bisfosfonatos acumulados no osso pareceu prever níveis tóxicos que levam a uma consolidação comprometida, quando o osso da mandíbula é exposto como resultado de tratamento cirúrgico. Esse novo mecanismo para BRONJ foi descoberto por Landesberg *et al.* (2008). Ainda segundo esse modelo, o nível relevante de toxicidade não necessariamente afeta os osteoclastos, como se acreditava, mas sim os queratinócitos, as células endoteliais, os fibroblastos, macrófagos, osteoblastos, células medulares precursoras de osteoclastos e linfócitos T. Todas essas células envolvem-se profundamente na consolidação do osso desnudado cirurgicamente. Assim, é mais provável que, por prejuízo na cicatrização de feridas ósseas, os bisfosfonatos contendo nitrogênio podem levar à BRONJ. Os bisfosfonatos que não contêm nitrogênio não causam BRONJ.

O limiar *in vitro* para a inibição da migração de queratinócitos (0,1 µM) foi considerado o nível tóxico em que os bisfosfonatos inibem a cicatrização da lesão em casos de osso cirurgicamente desnudado. A administração do equivalente a 70 mg/semana de alendronato sódico torna possível o cálculo da quantidade de doses necessárias para atingir os níveis tóxicos de limiar de acordo com diversas massas ósseas. O tamanho do esqueleto de um indivíduo pode, portanto, ser o fator determinante para seu risco de desenvolver BRONJ. Uma vez que o total de mineral ósseo, no qual os bisfosfonatos que contêm nitrogênio são armazenados, afeta o limiar tóxico de um paciente, fica óbvio que o esqueleto de pacientes menores atingirá níveis tóxicos mais cedo que o de pacientes maiores. Quando o limiar tóxico para os bisfosfonatos que contêm nitrogênio no osso é ultrapassado, a reabsorção osteoclástica liberará uma substância inibidora do crescimento das células indispensáveis para a consolidação do osso desnudado.

Em pacientes sob medicação com bisfosfonatos, é de suma importância avaliar cuidadosamente a história medicamentosa e relacioná-la aos hábitos do paciente antes de tomar a decisão de um possível implante ou outro tratamento cirúrgico. Consultar o médico do paciente é altamente recomendado.

Controle da ansiedade e da dor

Muitos pacientes interessados em manter uma dentição saudável deixam de procurar tratamento dentário regularmente em virtude de ansiedade e apreensão associadas a esses tratamentos. Um estudo recente realizado na Austrália revelou uma prevalência de medo de ir ao dentista variando de 7,8 a 18,8% e de fobia dentária indo de 0,9 a 5,4%, respectivamente (Armfield 2010). A odontologia moderna oferece uma variedade de meios efetivos para o controle da dor e da apreensão, pelo que o tratamento dentário não deve mais ser tão temido por esses pacientes. Durante a coleta de dados sobre a história do paciente e durante o exame oral, o perfil do paciente no tocante a ansiedade e dor deve ser considerado.

Antes do tratamento, pacientes ansiosos podem ser pré-medicados com diazepam (benzodiazepínico 2 a 5 mg) administrado à noite, pela manhã e meia hora antes de um grande procedimento ou de um procedimento cirúrgico. Pode-se realizar tratamento dentário indolor aplicando cuidadosa e lentamente anestésicos locais.

Recomenda-se fazer uso de medicação analgésica pós-operatória, utilizando-se anti-inflamatórios não esteroides (AINEs) com propriedades analgésicas e antipiréticas. Diclofenaco de potássio, o ingrediente ativo do Voltaren® Rapide, inibe a síntese da prostaglandina, interferindo na ação da sintetase da prostaglandina. Após qualquer tipo de cirurgia periodontal ou implante, administram-se 50 mg de diclofenaco 2 vezes/dia durante 3 dias (nota: pacientes com úlceras gástricas não devem receber Voltaren® Rapid, e devem ser tomados cuidados em pacientes com asma). Além disso, outros analgésicos coadjuvantes (ácido mefenâmico, 500 mg no máximo a cada 6 a 8 horas) poderão ser receitados, dependendo da necessidade de cada paciente e do limiar da dor.

Interações de personalidade favoráveis entre o paciente, o dentista e a equipe do consultório poderão contribuir para o controle geral da ansiedade, mas poderão exigir mais tempo e consideração do que as relações com pacientes rotineiros.

Orientação em relação ao abandono do tabagismo

O tabagismo ocupa o segundo lugar, apenas perdendo para a higiene oral insatisfatória, como mais importante fator modificador de risco na etiologia e na patogênese

Parte 10 Protocolos para Plano de Tratamento

das doenças periodontais (Ramseier 2005; Ramseier *et al.* 2020). Uma avaliação cuidadosa da história de tabagismo do paciente é, portanto, indispensável para um cuidado periodontal abrangente.

Para que o dentista possa apoiar os pacientes a pararem de fumar, é útil que compreenda adequadamente a origem da dependência de tabaco. O termo *dependência de tabaco* refere-se a que os pacientes tabagistas sofrem tanto da dependência psicológica do consumo de tabaco quanto da dependência química da nicotina. Desse modo, para auxiliar tabagistas a abandonar esse hábito, qualquer abordagem para apoiar cessação do tabagismo deve incluir tanto apoio comportamental, direcionado ao componente psicológico da dependência, quanto farmacoterápico, de modo a tratar os sintomas físicos da abstinência.

Atualmente, os métodos profissionais baseados em evidências que visam à cessação do tabagismo consistem predominantemente em aconselhamento de mudança comportamental com a aplicação do chamado "Método 5A" (apurar, aconselhar, avaliar, ajudar e arranjar) combinado com farmacoterapia. Já foi mostrado que as taxas de sucesso alcançadas por aconselhamento para a cessação do tabagismo dependem, em geral: (1) da quantidade de tempo gasto no aconselhamento do indivíduo; (2) da substância prescrita. As taxas de sucesso alcançadas pela duração de aconselhamentos de 1 a 3 minutos, 4 a 30 minutos, 31 a 90 minutos e > 90 minutos foram, respectivamente, de 14,0%, 18,8%, 26,5% e 28,4% (Fiore *et al.* 2008).

Por motivos práticos, o cuidado periodontal de tabagistas inclui intervenções rápidas sobre o uso do tabaco, com duração de 3 a 5 minutos, a cada consulta, com foco no "Método AAR" (Apurar, Aconselhar, Referir) (Ramseier *et al.* 2010; Tonetti *et al.* 2015):

- *Apurar*: sabe-se que, na história clínica, é crucial perguntar a todos os indivíduos sobre seu histórico do uso de tabaco. Indagar todos os pacientes regularmente propicia uma abordagem não ameaçadora na conversa entre o dentista e o paciente
- *Aconselhar*: quando aconselhado e adicionalmente indagados sobre estarem prontos para abandonar o tabagismo, fumantes em geral respondem que desejam parar "um dia", mas que ainda não é a hora. Há certas coisas que precisam fazer antes, as quais são vistas como mais importantes que o abandono do tabagismo. Mesmo quando o paciente se sente preparado para largar o tabaco, pode haver ainda alguma incerteza com relação aos próximos passos. O paciente pode não ter confiança de que alcançará o objetivo e sentir-se mal preparado para realizar uma tentativa. Por trás dessa atitude, há frequentemente o medo de falhar, das alterações potenciais nos hábitos sociais ou do ganho indesejado de peso
- *Referir*: Tomar as providências relativas ao tratamento em curso, seja no consultório dentário, seja em outras agências de saúde, pode proporcionar aos pacientes recursos valiosos durante o período em que estejam tentando parar de fumar. Quando disponível, deve-se recomendar que o paciente consulte um profissional que ofereça serviço

de aconselhamento para a cessação do tabagismo, seja no próprio consultório odontológico (incluindo profissionais de saúde dental adequadamente treinados), seja em outro ambiente (p. ex., www.quitline.com).

Intervenção breve sobre o uso de tabaco

Uma breve intervenção para a cessação do uso de tabaco usando entrevista motivacional é apresentada em um diálogo de exemplo de caso clínico entre um periodontista (Dr) e um paciente (P) no início da terapia periodontal (para informações mais detalhadas sobre entrevista motivacional, ver Capítulo 27).

Dr	"De acordo com seu histórico de uso de tabaco, você está fumando cigarros no momento Posso fazer algumas perguntas sobre o hábito de fumar?"	*Levantando o tópico* *Pedindo permissão*
P	"Sim."	
Dr	"Você poderia me dizer como se sente sobre fumar?"	*Fazendo perguntas abertas (explicando o que o paciente já sabe)*
P	"Bem, eu sei que deveria parar. Eu sei que não é bom para a minha saúde. Mas não quero parar agora."	
Dr	"Então você não sente vontade de parar agora, mas tem alguma preocupação com os efeitos na saúde."	*Lidando com a relutância*
P	"Sim."	
Dr	"Bem, conte-me mais sobre o que o preocupa?"	
P	"Bem, principalmente que eu teria câncer de pulmão ou algo assim."	
Dr	"Então você se preocupa um pouco em ter câncer por causa do fumo. Há mais alguma coisa que você não goste em fumar?"	
P	"Bem, se eu parasse, minhas roupas parariam de cheirar mal."	
Dr	"Então o cheiro de fumaça do cigarro é algo que você gostaria de se livrar?"	
P	"Sim, mas eu fumei por muitos anos, sabe, e eu já tentei parar uma vez."	
Dr	"Quer dizer que mesmo que você queira parar de fumar por questões de saúde e outras razões, você não teve muito sucesso em parar."	*Refletindo sobre a ambivalência*
P	"Sim, e agora estou gostando de fumar, então não há muita motivação para tentar."	
Dr	"Bem, parece que, embora você tenha alguns motivos importantes para desistir, você não está muito confiante de que pode ter sucesso e não se sente pronto para enfrentar esse desafio agora. Eu me pergunto se seria bom falarmos sobre isso novamente na próxima vez para ver como você está com isso e se eu poderia ajudar."	***Resumindo***
P	"Sim, isso parece razoável."	

Conclusão

Os objetivos da fase sistêmica do tratamento periodontal são avaliar os aspectos que poderão exigir proteção tanto da equipe odontológica quanto da saúde sistêmica do paciente. O controle da infecção no consultório dentário tem um papel primordial. Proteger o paciente contra possíveis complicações, tais como infecção, especialmente a endocardite bacteriana, sangramentos, episódios cardiovasculares e alergias, exige um conhecimento profundo da história clínica do paciente e do exame oral.

A profilaxia de EI é reservada, atualmente, a pacientes com história de endocardite bacteriana debelada, próteses de valvas cardíacas ou condutos construídos cirurgicamente, e o uso de antibióticos antes do tratamento dentário não é necessário no caso de pacientes que apresentem outras anormalidades cardíacas. Pacientes com doenças sistêmicas, como DM, ou doenças cardiovasculares geralmente são tratados com vários tipos de medicação que poderão interagir com as substâncias receitadas durante o tratamento periodontal. Deverão ser tomadas precauções e recomenda-se uma consulta com o médico do paciente antes de um tratamento periodontal sistemático.

É importante entender que o tratamento periodontal poderá ter também um efeito benéfico na saúde sistêmica do paciente. No DM, o controle da glicemia poderá ser facilitado se for administrado tratamento periodontal adequado.

Finalmente, o aconselhamento em relação ao tabagismo faz parte do tratamento periodontal moderno, uma vez que, depois do padrão de higiene inadequado, o fumo constitui o segundo fator de risco mais importante para a periodontite.

Referências bibliográficas

Armfield, J.M. (2010). The extent and nature of dental fear and phobia in Australia. *Australian Dental Journal* 55, 368-377.

Burnett-Curley, D., Wells, V., Viscount, H. *et al.* (1995). FimA, a major virulence factor associated with Streptococcus parasanguis endocarditis. *Infection and Immunity* 63, 464-467.

Chue, P.W.Y. (1975). Gonorrhoea – its natural history, oral manifestations diagnosis, treatment and prevention. *Journal of the American Dental Association* 90, 1297-1301.

Dayer, M.J. Jones, S., Prendergast, B. *et al.* (2015). Incidence of infective endocarditis in England, 2000-2013: a secular trend, interrupted time-series analysis. *Lancet* 385, 1219-1228.

DeSimone, D.C., Tleyjeh, I.M., Correa de Sa, D.D. *et al.* (2015). Temporal trends in infective endocarditis epidemiology from 2007 to 2013 in Olmsted County, MN. *American Heart Journal* 170, 830-836.

Durack, D.T. (1995). Prevention of infective endocarditis. *New England Journal of Medicine* 332, 38-44.

Fiore, M.C., Jaén, C.R., Baker, T.B. *et al.* (2008). Treating Tobacco Use and Dependence: 2008 Update. Clinical Practice Guideline. Rockville, MD: U.S. Department of Health and Human Services.

Genco, R.J., Grossi, S.G., Ho, A., Nishimura, F. & Murayama, Y. (2005). A proposed model linking inflammation to obesity, diabetes, and periodontal infections. *Journal of Periodontology* 76 **Suppl,** 2075-2084.

Grossi, S.G., Skrepcinski, F.B., DeCaro, T. *et al.* (1997). Treatment of periodontal disease in diabetics reduces glycated hemoglobin. *Journal of Periodontology* 68, 713-719.

Guntheroth, W. (1984). How important are dental procedures as a cause of infective endocarditis? *American Journal of Cardiology* 54, 797-801.

Habib, G., Hoen, B., Tornos, P. *et al.* (2009). Guidelines on the prevention, diagnosis, and treatment of infective endocarditis (new version 2009): The Task Force on the Prevention, Diagnosis, and Treatment of Infective Endocarditis of the European Society of Cardiology (ESC). Endorsed by the European Society of Clinical Microbiology and Infectious Diseases (ESCMID) and the International Society of Chemotherapy (ISC) for Infection and Cancer. *European Heart Journal* 30, 2369-2413.

Habib, G., Lancellotti, P., Antunes, M.J. *et al.* (2015). 2015 ESC Guidelines for the management of infective endocarditis: The Task Force for the Management of Infective Endocarditis of the European Society of Cardiology (ESC). *European Heart Journal* 36, 3075-3128.

Kaufman, D.W. (2003). Risk of anaphylaxis in a hospital population in relation to the use of various drugs: an international study. *Pharmacoepidemiology and Drug Safety* 12, 195-202.

Kinane, D.F., Riggio, M.P., Walker, K.F., MacKenzie, D. & Shearer, B. (2005). Bacteraemia following periodontal procedures. *Journal of Clinical Periodontology* 32, 708-713.

Lalani, T., Chu, V.H., Park, L.P. *et al.* (2013). In-hospital and 1year mortality in patients undergoing early surgery for prosthetic valve endocarditis. *JAMA Internal Medicine* 173, 1495-1504.

Landesberg, R., Cozin, M., Cremers, S. *et al.* (2008). Inhibition of oral mucosal cell wound healing by bisphosphonates. *Journal of Oral & Maxillofacial Surgery* 66, 839-847.

Lee, P. & Shanson, D. (2007). Results of a UK survey of fatal anaphylaxis after oral amoxicillin. *Journal of Antimicrobial Chemotherapy* 60, 1172-1179.

Levin, M.L., Maddrey, W.C., Wands, J.R. & Mendeloff, A.L. (1974). Hepatitis B transmission by dentists. *Journal of the American Medical Association* 228, 1139-1140.

Lockhart, P.B. Loven, B. Brennan, M.T. & Fox, P.C. (2007). The evidence base for the efficacy of antibiotic prophylaxis in dental practice. *Journal of the American Dental Association* 138, 458-474.

Murdoch, D.R. Corey, G.R. Hoen, B. *et al.* (2009). Clinical presentation, etiology, and outcome of infective endocarditis in the 21st century: the International Collaboration on Endocarditis – Prospective Cohort Study. *Archives of Internal Medicine* 169, 463-473.

Nahmias, A.J. & Roizman, B. (1973). Infection with herpes simplex viruses 1 and 2. Parts I, II, III. *New England Journal of Medicine* 289, 667-674, 719-725, 781-789.

National Institute for Health and Care Excellence (NICE) (2008). Prophylaxis against infective endocarditis. Available online at http://www.nice.org.uk/CG064 (accessed 16 February 2021).

Nichols, C., Roller, N.W., Garfunkel, A. & Ship, I.I. (1974). Gingival bleeding: the only sign in a case of fibrinolysis. *Oral Surgery, Oral Medicine, Oral Pathology* 38, 681-690.

Ramseier, C.A. (2005). Potential impact of subject-based risk factor control on periodontitis. *Journal of Clinical Periodontology* 32 **Suppl 6,** 283-290.

Ramseier, C.A., Warnakulasuriya, S., Needleman, I.G. *et al.* (2010). Consensus report: 2nd European workshop on tobacco use prevention and cessation for oral health professionals. *International Dental Journal* 60, 3-6.

Ramseier C.A., Woelber J.P., Kitzmann J. *et al.* (2020). Impact of risk factor control interventions for smoking cessation and promotion of healthy lifestyles in patients with periodontitis: a systematic review. *Journal of Clinical Periodontology* 47 **Suppl 22,** 90-106.

Roberts, G.J. (1999). Dentists are innocent! "Everyday" bacteraemia is the real culprit: a review and assessment of the evidence that dental surgical procedures are a principal cause of bacterial endocarditis in children. *Pediatric Cardiology* 20, 317-325.

SDCEP (Scottish Dental Clinical Effectiveness Programme) (2018). Antibiotic prophylaxis against infective endocarditis. https://www.sdcep.org.uk/published-guidance/antibiotic-prophylaxis/ (accessed 16 February 2021).

Sedghizadeh, P.P., Stanley, K., Caligiuri, M. *et al.* (2009). Oral bisphosphonate use and the prevalence of osteonecrosis of the jaw: an institutional inquiry. *Journal of the American Dental Association* **140**, 61-66.

Thornhill, M.H., Dayer, M., Lockhart, P.B. *et al.* (2016). Guidelines on prophylaxis to prevent infective endocarditis. *British Dental Journal* **220**, 51-56.

Thornhill, M.H., Dayer, M.J., Prendergast, B. *et al.* (2015). Incidence and nature of adverse reactions to antibiotics used as endocarditis prophylaxis. *Journal of Antimicrobial Chemotherapy* **70**, 2382-2388.

Tomás, I., Diz, P., Tonias, A., Scully, C. & Donos, N. (2012). Periodontal health status and bacteraemia from daily oral activities: systematic review/meta-analysis. *Journal of Clinical Periodontology* **39**, 213-228.

Tonetti, M.S., Eickholz, P., Loos, B.G. *et al.* (2015). Principles in prevention of periodontal diseases: Consensus report of group 1 of the 11th European Workshop on Periodontology on effective prevention of periodontal and peri-implant diseases. *Journal of Clinical Periodontology* **42 Suppl 16,** S5-S11.

Wilson, W., Taubert, K.A., Gewitz, M. *et al.* (2007). Prevention of infective endocarditis: guidelines from the American Heart Association: a guideline from the American Heart Association Rheumatic Fever, Endocarditis, and Kawasaki Disease Committee. Council on Cardiovascular Disease in the Young, and the Council on Clinical Cardiology, Council on Cardiovascular Surgery and Anaesthesia, and the Quality of Care and Outcomes Research Interdisciplinary Working Group. *Circulation* **116**, 1736-1754.

Parte 11: Terapia Periodontal Inicial | Controle de Infecção

27 Motivação para Higiene Oral, 609
Jeanie E. Suvan e Christoph A. Ramseier

28 Controle Mecânico da Placa Supragengival, 623
Fridus van der Weijden e Dagmar Else Slot

29 Controle Químico do Biofilme Dental, 668
David Herrera e Jorge Serrano

30 Terapia Não Cirúrgica, 703
Jan L. Wennström e Cristiano Tomasi

31 Tratamento das Lesões Periodontais Agudas e Endoperiodontais, 720
David Herrera e Magda Feres

Capítulo 27

Motivação para Higiene Oral

Jeanie E. Suvan[1] e Christoph A. Ramseier[2]

[1]Unit of Periodontology, UCL Eastman Dental Institute, London, UK
[2]Department of Periodontology, School of Dental Medicine, University of Bern, Bern, Switzerland

---

Aconselhamento para mudança de comportamento em saúde no cuidado periodontal, 609
  O desafio, 610
  Comunicação clínico-paciente, 610
Evidência para aconselhamento sobre mudança de comportamento em saúde, 611
  Evidência em cuidados gerais de saúde, 611
  Evidência em cuidados periodontais, 612
Compreendendo o aconselhamento na mudança de comportamento em saúde, 613
  Princípios gerais, 614
  Aconselhamento, 614
  Ajuste de cronograma, 615

Escala de prontidão, 615
  Definição de metas, planejamento e automonitoramento, 616
  Tecnologia para facilitar a mudança de comportamento, 616
Estrutura de ativação do paciente, 616
  Banda I: estabelecer empatia, 617
  Banda II: troca de informação, 617
  Banda III: fechamento, 618
  Fita A: estilo de comunicação, 618
  Fita B: Ferramentas para mudança do comportamento em saúde, 618
Exemplos de casos, 618
  Motivação higiene oral I, 618
  Motivação higiene oral II, 620
Conclusão, 621

Aconselhamento para mudança de comportamento em saúde no cuidado periodontal

A saúde periodontal é suportada por comportamentos saudáveis, como controle de placa autorrealizado regular, evitar o tabaco e controle glicêmico em diabetes melito tipo 2. Higiene oral inadequada, tabagismo e níveis não controlados de glicose, por outro lado, são mostrados como tendo um impacto destrutivo nos tecidos periodontais. A comunidade odontológica envolvida com cuidados de saúde oral deve se esforçar para compreender os efeitos benéficos dos comportamentos saudáveis direcionados à prevenção e ao controle bem-sucedido da doença. Com o aumento de evidência para suportar os potenciais benefícios das intervenções para mudança de comportamento em saúde, os serviços voltados para a melhoria da prevenção em nível individual voltados em direção ao encorajamento de comportamentos de estilo de vida benéficos têm que se tornar uma responsabilidade profissional para todos que fornecem cuidados em saúde oral.

Dados de estudos epidemiológicos consistentemente revelam a prevalência de doenças periodontais em 20 a 50% da população adulta (Ele *et al.* 2012; Ide & Papapanou 2013). Gengivite e periodontite são iniciadas por patógenos periodontais que colonizam a região para formar uma placa de biofilme (conhecida como uma comunidade polimicrobiana), e de forma adicional moduladas por fatores locais ou sistêmicos do hospedeiro (Hajishengallis & Lamont 2014). Com base nos modelos atuais de patogênese periodontal, é bem aceito que a doença ocorra como uma inter-relação entre microbiota comensal, hospedeiro e fatores ambientais (Lang & Bartold 2018). Portanto, a remoção da placa de biofilme permanece como um dos fatores-chave no alcance e manutenção da saúde periodontal e, portanto, é um foco primário para clínicos na facilitação do autocuidado adequado pelo paciente.

Além do relacionamento causal dos biofilmes dentais, uma associação positiva entre doença periodontal e uso de tabaco foi documentada (Bergström 1989; Haber *et al.* 1993; Tomar & Asma 2000). O uso do tabaco contribui para a carga global de saúde pública, com quase um terço da população adulta usando várias formas de tabaco e um aumento no número anual de doenças relacionadas ao tabaco. Além disso, fatores dietéticos mostraram impactar significativamente doenças crônicas, incluindo obesidade, doenças cardiovasculares, diabetes tipo 2, câncer, osteoporose e doenças orais (Petersen 2003; Suvan *et al.* 2018).

Em resumo, há evidência suficiente para sugerir que comportamentos do estilo de vida do paciente são vistos como críticos para o sucesso da terapia periodontal, com os benefícios da terapia diminuindo com a ausência de comportamentos adequados. Em revisões sistemáticas

610 Parte 11 Terapia Periodontal Inicial | Controle de Infecção

recentes mostrou-se que, além do controle de placa autorrealizado, a cessação do tabagismo e a promoção de estilos de vida saudáveis foram as medidas mais importantes para o manejo da periodontite (Carra *et al.* 2020; Ramseier *et al.* 2020). Portanto, parece ser razoável em conceitos clínicos para cuidados periodontais:

1. Incorporar técnicas de mudança de comportamento ou ferramentas para aumentar a motivação e capacidade do paciente com relação ao autocuidado em higiene oral.
2. Incluir avaliações holísticas dos comportamentos do paciente.
3. Fornecer intervenções efetivas para controle dos fatores de risco e métodos de aconselhamento de mudança de comportamento (onde aplicável).

O desafio

Desde a década de 1960, após a confirmação da placa como um agente etiológico na inflamação gengival e periodontal por Löe *et al.*, o cuidado periodontal tem incluído tradicionalmente procedimentos efetivos de higiene oral (Löe *et al.* 1965). Na prática, como exemplo, uma demonstração de um método de escovação adequado seria feita ao paciente, seguida por recomendações tanto da frequência quanto da duração por escovação. Os estudos iniciais sobre a efetividade das instruções de higiene oral revelaram consistentemente que a adesão do paciente ao regime de higiene oral diário adequado varia ou geralmente permanece pobre (Johansson *et al.* 1984; Schüz *et al.* 2006). O reforço dos hábitos de higiene oral por meio de consultas de controle pode compensar a ineficiência de instruções de higiene oral em uma ou repetidas vezes. Entretanto, em virtude da adesão inconsistente do paciente a recomendações do periodontista, consultas para cuidados de suporte periodontal são frequentemente canceladas, resultando em ausência de cuidados de manutenção profissional, além de desatenção ao autocuidado, resultando assim em uma possibilidade futura para recorrência da inflamação periodontal (Wilson *et al.* 1984; Demetriou *et al.* 1995; Schüz *et al.* 2006).

Infelizmente, muitos procedimentos de educação em saúde parecem ser ineficientes na realização de mudança de comportamento a longo prazo, levando potencialmente à frustação tanto do paciente quanto do clínico. O diálogo hipotético a seguir entre um dentista (D) e um paciente (P) ilustra como o uso de método orientado ao conselho direto para orientação da mudança de comportamento pode levar a uma conversa improdutiva e com pouca probabilidade de mudança pelo paciente:

D: "Você está usando as escovas interdentais regularmente?"
P: "Sim, mas não frequentemente, como eu deveria."
D: "Eu recomendaria fortemente que você tentasse usá-las diariamente. Como você provavelmente sabe, pode haver sérias consequências se você não limpar entre os dentes de forma suficiente com frequência."
P: "Eu sei que eu devo usá-las com mais frequência, mas…"
D: "Não é alguma coisa que seja opcional, mas sim muito importante!"
P: "Eu sei… mas eu não tenho tempo!"

Como o dentista falha em oferecer ao paciente uma chance para discutir as razões para limpar as regiões interdentais de forma regular ou as barreiras percebidas do paciente para uso dos dispositivos de limpeza interdental, a conversa alcança um impasse e a mudança de comportamento torna-se improvável. Em alguns casos, o paciente pode até ser culpado pela baixa colaboração, e mais educação em saúde bucal pode ser visto como inútil.

Para se obter desfechos benéficos confiáveis em cuidados periodontais, um autocuidado de higiene oral efetivo (e controle dos fatores de risco) é crítico, e portanto pode ser necessário aplicar diferentes ferramentas ou técnicas como parte das intervenções para mudança de comportamento para cada indivíduo e comportamento. Isso pode parecer complicado e desencorajante para os periodontistas. Entretanto, o foco em procedimentos baseados em princípios comuns de mudança de comportamento em saúde por meio de várias teorias psicológicas pode servir para simplificar o aprendizado e a aplicação de métodos de mudança de comportamento em saúde para os periodontistas. A entrevista motivacional é um exemplo de um procedimento que abrange aspectos fundamentais para facilitação das escolhas de hábitos de estilo de vida saudável e comportamento de saúde evidenciado no campo das ciências comportamentais. O objetivo preferido é aplicar abordagens para a prática clínica que são vistos como efetivos tanto na prevenção primária quanto secundária das doenças orais e são:

- Baseados na melhor evidência disponível
- Aplicáveis ao comportamento de higiene oral, uso, prevenção e cessação do tabagismo, e aconselhamento dietético, e
- Adequados para implementação pela equipe odontológica de forma rentável.

Comunicação clínico-paciente

O ponto central para a obtenção de interações clínico-pacientes significativas, independentemente do assunto, reside na importância de uma comunicação efetiva. Há vários estilos diferentes de comunicação usados, em grande parte inconscientemente, quanto interagimos com pessoas na vida cotidiana. Ao fornecer assistência ao paciente, evidências de modelos psicológicos sugerem que é preferível adaptar as necessidades comportamentais individuais de cada paciente e seus próprios interesses percebidos ou preocupações usando estilos de comunicação como uma vantagem. Como um roteiro para comunicação, Rollnick *et al.* propuseram um modelo de três estilos para dentistas em cuidados orais se comunicarem com seus pacientes na prática diária, consistindo em direcionamento, orientação e acompanhamento (Rollnick *et al.* 2008):

- Um estilo de *direcionamento* inclui o fornecimento de apoio e aconselhamento especializado. Tem sido tradicionalmente uma abordagem padrão entre os profissionais de cuidados odontológicos. O direcionamento é adequadamente usado quando existe empatia entre o dentista e o paciente. O aconselhamento deve ser oportuno, relevante para cada indivíduo e fornecido de tal modo que envolva o paciente. Um estilo de direcionamento pode ser usado após o paciente ter dito algo como: "O que eu preciso fazer para que não seja necessária a raspagem toda vez que eu volto aqui?"

- Um estilo de *acompanhamento* necessita da habilidade de escuta e ocorre em situações nas quais a compreensão ou a sensibilidade são necessárias (p. ex., quando um paciente tem uma preocupação particular ou talvez esteja triste). O objetivo do profissional ao usar um estilo de acompanhamento não é solucionar o problema do paciente imediatamente, mas fornecer apoio e encorajamento. O estilo de *acompanhamento* é uma ferramenta valiosa no aumento da empatia, já que é uma demonstração tangível de respeito ao paciente e sua preocupação. Por exemplo, o seguinte estilo pode ser usado após o paciente dizer algo como: "Tem tanta coisa acontecendo na minha vida. Estou desanimado demais para me preocupar também com os dentes!"
- Ao fornecer *orientação*, o profissional está colaborando com os pacientes para ajudá-los a identificar os próprios objetivos, e como eles podem ser mais bem alcançados. Esse estilo é mais apropriado para discussões dentista-paciente sobre mudanças de comportamento em saúde, especialmente para os pacientes que possam ser ambivalentes quanto a mudar um hábito. Um exemplo de uma declaração de ambivalência pode ser: "Eu sei que fumar não é bom para mim, mas é o único prazer que eu tenho na vida." Um estilo de *orientação* exploraria ainda mais ambos os lados da declaração, para permitir que o paciente identifique para si mesmo como sair dessa posição de ambivalência.

Durante as conversas para mudança de comportamento em saúde, alguns pacientes podem se beneficiar do *direcionamento*, particularmente aqueles que tenham expressado interesse em mais informações ou conselhos. Outros podem ter preocupações urgentes e, portanto, necessitam ser *acompanhados*. Entretanto, aqueles que parecem saber o que precisam fazer, mas ainda não conseguiram fazer, serão mais receptivos à *orientação* (Rollnick *et al.* 2008).

Durante a comunicação com o paciente, é importante ser sensível à resposta do paciente aos vários estilos de comunicação e circular perfeitamente entre os estilos quando apropriado. Se a empatia entre o dentista e o paciente parece ser interrompida, isso pode ser um alerta de que o estilo é muito direto e não envolve suficientemente o paciente. O objetivo primário é para a interação ser uma comunicação colaborativa compartilhada. Durante todas as interações de comunicação com o paciente, é válido lembrar que as perguntas devem ocorrer somente quando o paciente estiver apto para responder confortavelmente (*i.e.*, sem ser interrompido pelo dentista). Sem essa consideração, o sucesso da comunicação com o paciente será ameaçado, uma vez que este pode se sentir perdendo o controle. Uma interação guiada com uma ótima oportunidade para facilitar a mudança de comportamento tem como base a empatia e o respeito.

Ela tem como foco aumentar a percepção de autonomia, autocontrole e eficácia pessoal.

Para se manter um bom balanço tanto da empatia quanto do progresso que está sendo feito em direção ao estabelecimento de hábitos saudáveis durante a comunicação com o paciente, quatro técnicas de comunicação devem ser consideradas e resumidas com o acrônimo OARS: perguntas abertas (do inglês *open-ended questions*), deixar o paciente seguro (do inglês *affirm the patient*), refletir (do inglês *reflect*) e resumir (do inglês *summarize*):

- *Perguntas abertas:* abordar o paciente com múltiplas perguntas fechadas (questões que serão respondidas com "sim" ou "não" ou resposta com uma palavra) deixa o papel do paciente mais passivo que ativo. Perguntas abertas convidam a reflexão, colaboração e esforço por parte do paciente. Por exemplo: "Como você se sente sobre o seu hábito de higiene oral?"
- *Deixar o paciente seguro:* É da natureza humana assumir uma atitude negativa quando o comportamento de uma pessoa é questionado. Saber quais são os pontos fortes do paciente e apreciar sua honestidade reduzirão as atitudes defensivas, aumentarão a comunicação e a probabilidade de mudança de comportamento. Por exemplo: "Você está me dizendo claramente por que não está muito preocupado com sua escovação e eu gostei da sua honestidade"
- *Refletir sobre o que o paciente está comunicando*: a reflexão é a principal maneira de demonstrar empatia (capacidade de entender a perspectiva de outra pessoa). Uma reflexão adequada inclui um esforço genuíno para compreender o ponto de vista do paciente. Essa atitude (1) captura o significado subjacente das palavras do paciente, (2) é concisa, (3) é falada como uma observação ou comentário e (4) comunica a compreensão e não um julgamento. Por exemplo: "Você realmente parece ter perdido a esperança que você irá conseguir limpar entre os dentes diariamente"
- *Resumir:* resumir as declarações do paciente demonstra interesse, organiza a conversa e pode ser utilizado para redirecionar uma conversa que pode ter divergências, se necessário. Envolve a compilação dos pensamentos do paciente sobre fazer uma mudança em um hábito ou comportamento mencionado durante as interações. Por exemplo: "Então, de algum modo, você não se sente pronto para mudar imediatamente. Você gosta de fumar, mas está um pouco preocupado pela maneira como as pessoas reagem quando descobrem que você fuma. É isso mesmo?".

Evidência para aconselhamento sobre mudança de comportamento em saúde

Evidência em cuidados gerais de saúde

A evidência sobre o impacto positivo das intervenções para mudança de comportamento em saúde tem normalmente crescido ao longo das últimas décadas. Atualmente, várias diretrizes sobre a prática clínica internacionalmente aceita estão disponíveis, como para cessação do tabagismo (Fiore *et al.* 2008), controle do diabetes (WHO 2006; Powers *et al.* 2017; VA/DoD 2017), exercício físico (WHO 2010; Rütten & Pfeifer 2016; Azar 2018), mudança da dieta (WHO 2004; FANTA 2016), incluindo redução de carboidratos (WHO 2015), e perda de peso (NIH 1998; Yumuk *et al.* 2015; Fitzpatrick *et al.* 2016). A maioria dos métodos sugeridos inclui breves intervenções iniciais seguidas por aconselhamento mais extenso adotando os princípios básicos da entrevista motivacional (EM). Um tema recorrente comum, entre os cientistas do comportamento e clínicos, é a proposição de que a motivação intrínseca do paciente é relacionada com seus valores, experiências, entendimento do risco, sentimentos de confiança e autoestima (Deci & Ryan 2012).

A EM foi inicialmente desenvolvida para o tratamento de comportamentos de dependência, particularmente dependência em álcool. Portanto, o volume de estudos empíricos pertencentes à EM foi conduzido nessa área. Mesmo assim, a explosão na aplicação da EM em outras áreas de mudança de comportamento foi suficiente para fornecer evidência para numerosas metanálises publicadas (Burke *et al.* 2003, 2004; Hettema *et al.* 2005; Rubak *et al.* 2005; Lundahl *et al.* 2010; Magill *et al.* 2018), a mais recente das quais inclui aproximadamente 100 ensaios clínicos e mais de 3.000 participantes. A maioria das metanálises indica que intervenções com base em EM são pelo menos equivalentes a outros tratamentos ativos e superiores ao não tratamento ou controles placebos para escolhas direcionadas ao estilo de vida envolvendo comportamentos de dependência (drogas, álcool, tabagismo e jogo), comportamentos de saúde (como dieta e exercício), comportamentos de risco e engajamento, retenção e adesão a regime de tratamento. Tamanhos de efeito, em geral, na faixa média, são principalmente dependentes das habilidades de aconselhamento (Hettema *et al.* 2005; Lundahl *et al.* 2010; Magill *et al.* 2018). De particular relevância para a área odontológica, em que somente aconselhamentos breves são viáveis, é que intervenções com base em EM são similarmente eficazes como intervenções alternativas ativas, apesar de envolver significativamente menos tempo de contato, sugerindo que a EM pode ser um método particularmente eficiente de aconselhamento (Burke *et al.* 2004; Lundahl *et al.* 2010). Rubak *et al.* (2005) relataram que, em encontros breves de 15 minutos, 64% dos estudos mostraram um efeito benéfico. Além disso, quando a intervenção era feita por médicos, um efeito foi observado em aproximadamente 80% dos estudos, sugerindo que é viável para profissionais que não são experientes em aconselhamento realizar efetivamente a EM em encontros breves (Rubak *et al.* 2005).

Outro comportamento alvo particularmente relevante para a saúde oral é o hábito da dieta. Como indicado, metanálises têm encontrado efeitos significativos da EM para mudança de hábitos da dieta. Especificamente, esses estudos têm documentado mudanças decorrentes da EM na ingestão dietética geral (Mhurchu 1998), ingestão de gorduras (Mhurchu 1998; Bowen *et al.* 2002), consumo de carboidratos (Mhurchu 1998), ingestão de colesterol (Mhurchu 1998), índice de massa corporal (IMC) (Mhurchu 1998), peso

(Woollard *et al.* 1995), ingestão de sal (Woollard *et al.* 1995), consumo de álcool (Woollard *et al.* 1995) e consumo de frutas e vegetais (Resnicow *et al.* 2001; Richards *et al.* 2006). Particularmente notável, quando se considera a evidência da EM para facilitar as intervenções de mudança de comportamento em saúde em ambientes de cuidados de saúde geral, são as similaridades nos efeitos entre disciplinas e comportamentos de estilo de vida, sugerindo ampla aplicabilidade dos métodos.

Evidência em cuidados periodontais

Dentro dos cuidados de saúde oral, um estudo inicial que investigou o impacto da EM em cuidados orais examinou o efeito de seu uso comparado com educação tradicional em saúde para a motivação de 240 mães de crianças jovens com alto risco para o desenvolvimento de cáries dentais para o uso de dieta e comportamentos não cariogênicos para prevenção de cárie (Weinstein *et al.* 2004, 2006). Neste estudo, uma sessão de EM e seis conversas telefônicas de acompanhamento ao longo de 1 ano, além de um panfleto educacional e um vídeo, foram mais efetivos que um panfleto e um vídeo isoladamente na prevenção de novas cáries dentais entre crianças após 2 anos. Esse resultado foi consistente com os resultados de metanálises que encontraram a eficácia da EM em saúde oral para mudança de dieta (Burke *et al.* 2003; Hettema *et al.* 2005; Lundahl *et al.* 2010).

Relacionados com a motivação para higiene oral, tanto estudos a curto quanto a longo prazo ao longo da última década demonstraram um impacto positivo sobre (1) higiene oral como avaliada por índices de placa, e (2) inflamação gengival como avaliada por índices gengivais. Almomani *et al.* (2009) foram capazes de demonstrar um impacto positivo significante sobre a higiene oral em um ensaio de 2 meses. Subsequentemente, Jönsson *et al.* (2009a) conduziram um estudo piloto de séries de casos com dois pacientes por 2 anos para acompanhar o impacto de um programa de higiene oral individualizado sobre os índices periodontais mencionados (Figura 27.1). Após as sessões de EM usando as técnicas descritas no presente capítulo, assim como instruções de higiene oral individualmente como descrito no Capítulo 28, ambos os pacientes tiveram sucesso para melhorar sua higiene oral e sua saúde gengival ao longo de um período de observação de 2 anos (Jönsson *et al.* 2009b). Os mesmos autores subsequentemente demonstraram o impacto positivo da EM em um estudo maior com 113 pacientes por um período de 12 meses (Jönsson *et al.* 2009a, 2010).

Em resumo, o suporte baseado em evidência para EM como um método efetivo para aconselhamento da motivação em higiene oral está aumentando. Duas revisões sistemáticas recentes demonstraram aumento na efetividade da EM quando implementada em cuidados periodontais (Kopp *et al.* 2017; Carra *et al.* 2020). Além disso, dois ensaios clínicos demonstraram impacto positivo da EM na comunicação com pacientes que passam por terapia periodontal (Woelber *et al.* 2015; Kitzmann *et al.* 2019).

Embora perdendo para o controle de placa, constatou-se que a cessação do tabagismo é a próxima medida mais

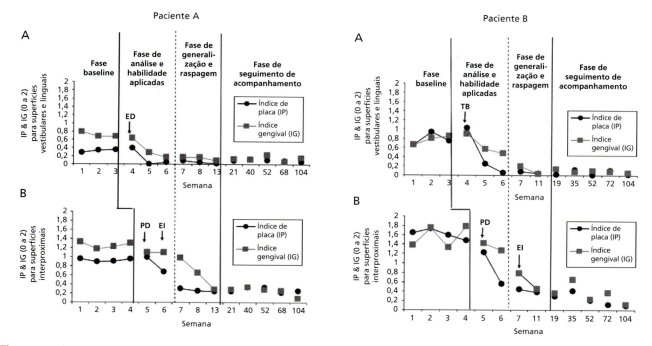

Figura 27.1 Ao acompanhar um programa de tratamento individualizado para melhoria da higiene oral, tanto o índice de placa de boca toda e interproximal quanto o índice de sangramento do paciente A e do paciente B caíram significativamente ao longo de um período de observação de 104 semanas. ED = escova de dente; EI = escova interdental; PD = palito de dente (Fonte: de Jönsson *et al.* 2010. Reproduzida, com autorização, de Wiley & Sons.)

importante para o manejo da periodontite (Ramseier 2005). Evidências adicionais sugerem que o aconselhamento dietético que utiliza os princípios da EM tem um impacto positivo sobre os resultados clínicos após a terapia periodontal (Woelber *et al.* 2017, 2019).

Compreendendo o aconselhamento na mudança de comportamento em saúde

Como discutido, esforços com foco em *educação* em saúde feitos pelos clínicos são frequentemente ineficazes na estimulação de uma mudança duradoura no comportamento do paciente. Pesquisas comportamentais significativas sugerem que a raiz desse problema comum pode ser ligado a uma falsa suposição inerente na abordagem educacional em saúde. Especificamente, que a mudança de comportamento é simplesmente uma função de um paciente ter o conhecimento ou entendimento necessário, e que o papel do clínico é fornecer a informação relevante. A EM, em contraste, tem como base uma premissa diferente da mudança de comportamento humano. Ela assume que o conhecimento é insuficiente para trazer uma mudança de comportamento e que, por outro lado, a mudança de comportamento sustentada é muito mais provável quando a mudança é conectada a alguns dos valores individuais. Em outras palavras, a motivação é provocada "de dentro do paciente" em vez de ser imposta externamente para o paciente por um clínico. Na EM, a suposição é de que os indivíduos têm "dentro deles" suas próprias razões para a mudança e que o papel do clínico é provocar e reforçar essas razões. Similarmente, os pacientes são também as melhores pessoas para identificar objetivos atingíveis e os possíveis passos para alcançá-los quando guiados por um clínico colaborativo.

Como previamente mencionado, a EM originou-se no campo do comportamento de vícios, mas tem sido cada vez mais aplicada em uma grande variedade de comportamentos em saúde, como tabagismo, dieta e exercícios (Burke *et al.* 2004; Hettema *et al.* 2005). O método foi originalmente desenvolvido por William Richard Miller em resposta a suas observações da abordagem confrontacional, que era o tratamento padrão para pacientes com problemas com álcool na década de 1970. Por outro lado, ele observou que a literatura pesquisada sugeria que desfechos positivos eram relacionados principalmente com uma forte ligação ou uma "aliança terapêutica" entre o aconselhador e o paciente. Miller desenvolveu um tratamento centrado na empatia que usou a *aliança terapêutica* e a *empatia* para gerar a motivação inerente dos clientes à mudança (Miller 1983). Subsequentemente, Miller conheceu Stephen Rollnick, o cofundador do método EM, vinha se concentrando na *ambivalência*, ou na extensão do que o cliente imagina de prós e contras da mudança. Juntos, Miller e Rollnick começaram a explorar o uso da linguagem durante a EM, concentrando-se na provocação do cliente na "fala para a mudança" para promover a mudança de comportamento. Em 1991, Miller e Rollnick publicaram a primeira edição do livro-texto *Entrevista motivacional: preparando pessoas para mudanças de comportamentos viciantes*, em que eles forneceram uma descrição detalhada da abordagem. Desde então, há um aumento no interesse na pesquisa e na aplicação da EM, com muitos pesquisadores

614   Parte 11 Terapia Periodontal Inicial | Controle de Infecção

direcionando a aplicabilidade do método para mudanças de comportamento em saúde (Resnicow *et al.* 2002). Subsequentemente, várias abordagens para a implementação da EM no ambiente odontológico foram publicadas no livro-texto *Mudança de comportamento em saúde na prática odontológica*, de Ramseier and Suvan (2010).

A EM foi originalmente definida como um "método diretivo com uma abordagem centrada no cliente para aumento da motivação intrínseca para mudança pela exploração e resolução da ambivalência" (Miller & Rollnick 2002). O elemento centrado no cliente refere-se à ênfase que é colocada na compreensão e no trabalho das perspectivas do paciente e sua visão do que significa fazer uma mudança de comportamento. Por exemplo, em vez de o clínico simplesmente falar ao paciente os benefícios da cessação do tabagismo (a partir de uma perspectiva do clínico), o clínico convida o paciente a descrever *sua própria visão* das vantagens de parar e as desvantagens de continuar com o tabagismo. Embora a perspectiva do paciente seja central, porque a EM também é diretiva, o clínico usa passos deliberados para facilitar um desfecho comportamental particular. Por exemplo, em pacientes que passam por terapia periodontal, e sem ignorar suas preocupações sobre mudança, o dentista seletivamente reforça e encoraja qualquer paciente na elaboração de declarações (*i.e.*, fala para a mudança) que são orientadas para a possibilidade ou benefícios de fazer uma mudança (p. ex., gaste mais tempo com autocuidados de higiene oral) (Kitzmann *et al.* 2019). Ao provocar e elaborar sobre as próprias razões do paciente para a mudança, a motivação que é promovida é intrínseca ou interna, em vez de ser imposta externamente. Essa abordagem repousa sobre a suposição de que indivíduos são quase sempre ambivalentes sobre mudar seus comportamentos (*i.e.*, é quase sempre o caso em que indivíduos podem identificar prós e contras para mudança). Na aplicação das abordagens para mudança de comportamento, os clínicos, portanto, tentam aumentar as razões intrínsecas para mudança ao facilitar a exploração e a resolução da ambivalência subjacente dos pacientes.

Princípios gerais

Embora os métodos e técnicas de EM forneçam uma riqueza de orientações sobre o que fazer e o que não fazer ao aconselhar os pacientes, Miller e Rollnick (2002) enfatizaram que, para provocar uma mudança de comportamento bem-sucedida, é mais importante incorporar a filosofia subjacente do que ser capaz de aplicar a coleção de técnicas. Eles identificaram quatro princípios gerais que capturam a filosofia subjacente ao método:

- Primeiro, um clínico deve *expressar empatia* para o dilema do paciente de mudança de comportamento. Em outras palavras, o clínico deve comunicar a aceitação da perspectiva do paciente, fornecendo e *expressando* total reconhecimento dos sentimentos e preocupações do paciente

- O segundo princípio é *desenvolver discrepância* entre o atual comportamento do paciente e como eles gostariam idealmente de se comportar para ser consistentes

com os seus valores e objetivos mais amplos. Por exemplo, o objetivo de ser forte ou responsável, ou um bom cônjuge ou pai/mãe, pode frequentemente ser ligado a estar saudável ou sugerir a necessidade de melhorar os comportamentos em saúde

- O terceiro princípio é *lidar com a resistência*. Quando o paciente discute contra a mudança, há uma forte tendência de cair em uma armadilha fornecendo contra-argumentos. Como resultado, o paciente gasta sua energia discutindo contra o que é precisamente o oposto do que ele deseja, talvez fazendo-se menos propenso a mudar. Na EM os clínicos evitam discutir e, em vez disso, usam os métodos de EM para "lidar com a resistência"

- O quarto princípio é *apoio à eficácia pessoal* ou a confiança do paciente na sua capacidade de fazer a mudança. Os pacientes têm pouca probabilidade de mudar, mesmo se estiverem motivados, caso não saibam ou não acreditem que eles podem. Em cuidados periodontais, os dentistas, portanto, podem fazer esforços para aumentar a confiança dos seus pacientes por meios que expressem a crença deles na capacidade de o paciente mudar, ou apontem para sucessos no passado ou passos na direção correta (Woelber *et al.* 2015).

Aconselhamento

Embora tenhamos enfatizado a diferença entre a educação de saúde orientada para o aconselhamento e a EM neste capítulo, é importante reconhecer que, algumas vezes, é adequado fornecer informações para abordar as perguntas do paciente, seus erros de interpretação ou sua falta de conhecimento. O código de habilidades da EM, que é usado para avaliar a adesão do clínico aos princípios da EM, distingue entre aconselhar *sem* permissão, que é vetado, e aconselhar *com* permissão, que é consistente com os princípios da EM (Moyers *et al.* 2003). Em essência, é compatível com a EM fornecer informação quando o paciente está disposto e interessado em recebê-la. Os profissionais comumente erram ao fornecer aconselhamento precocemente em um encontro com o paciente, resultando, na percepção deste, que o clínico está lhe tentando "empurrar" um propósito. Em contraste, é comum na prática da EM encontrar que o processo de provocação das perspectivas do paciente revela falhas em conhecimento, questões e preocupações, e erros de interpretação para os quais o paciente gostaria de receber mais informações. O clínico pode, então, fornecer informação particularmente relevante que pode ser provavelmente muito mais bem recebida pelo paciente. Rollnick *et al.* (1999) traçaram um processo em três etapas que serve como um roteiro para aconselhamento em um estilo consistente com a EM:

- Passo 1: *Provocar* no paciente a prontidão e o interesse em ouvir a informação. Por exemplo, um profissional pode dizer ao paciente "Eu tenho alguma informação relacionada ao [assunto] que você pode se interessar. Você estaria interessado em ouvir mais sobre isso?

- Passo 2: *Fornecer* a informação da maneira mais neutra possível. Por exemplo, um profissional pode dizer "As pesquisas indicam que..." ou "Muitos dos meus pacientes me dizem que..." Isso permite que as informações relacionadas com a saúde sejam fornecidas de modo a apoiar a autonomia do paciente
- *Provocar* a reação do paciente à informação apresentada. O acompanhamento frequentemente ajudará o paciente a integrar a nova informação, de modo que proporcione uma nova perspectiva e aumente a motivação para a mudança. Alternativamente, o acompanhamento pode revelar lacunas adicionais no conhecimento ou problemas de compreensão que possam ser abordados. Se um paciente "rejeitar" a informação, é importante não começar um debate sobre o assunto. Geralmente, é melhor simplesmente aceitar a perspectiva do paciente com afirmações como "Eu posso apreciar essa informação, mas ela não se encaixa na sua experiência" ou "Eu entendo que essa informação não parece ser relevante para sua situação" e, então, prosseguir para uma área mais produtiva da conversa.

Pode levar várias consultas odontológicas para o paciente fazer uma mudança de comportamento significativa e sustentada. Somente pequenas etapas em direção à mudança são possíveis de serem realizadas após um breve encontro. Dentistas que entendem como limitar suas expectativas para cada consulta podem, em última análise, sentir-se menos inclinados a empurrar o paciente. Tomando uma perspectiva a longo prazo (como apropriado para qualquer mudança de comportamento), eles podem ser mais conscientes do que podem realizar em um curto intervalo de tempo e, portanto, sentirem-se menos frustrados com pacientes resistentes ou altamente ambivalentes.

Ajuste de cronograma

Nas consultas clínicas, é comum o caso em que mais de um comportamento de saúde esteja afetando a saúde oral do paciente. Alcançar pequenas mudanças pode fazer com que o paciente se sinta mais capaz e confiante para realizar outras mudanças (Bandura 1995). Nessas circunstâncias, é importante começar por onde o paciente se sente mais confortável e encorajá-lo a sugerir sobre que áreas ele gostaria de conversar, em vez de simplesmente selecionar o assunto que o dentista considera mais importante. Uma ferramenta clínica que pode ajudar nessa tarefa é um "gráfico para estabelecimento de objetivos" (Rollnick *et al.* 1999). Usando essa ferramenta, tanto o dentista quanto o paciente são capazes de direcionar e discutir um objetivo de mudança de comportamento por vez ou em uma consulta odontológica, respectivamente. Além disso, o paciente seleciona as questões de que ele ou ela gostaria de falar primeiro. Permitir ao paciente escolher reforça igualmente respeito e senso de controle.

Escala de prontidão

Dentistas frequentemente esperam seus pacientes periodontais estarem prontos para mudar seus hábitos de higiene oral porque eles gostariam de ter uma boa higiene oral (Miller & Rollnick 2002). Avaliar a prontidão do paciente periodontal à mudança envolve aprender tanto sobre a motivação do paciente quanto sobre a eficácia pessoal para mudar (Rollnick *et al.* 1999; Woelber *et al.* 2015). Usando essa série de questões sobre prontidão, o clínico pode formar um quadro mais completo da posição do paciente com relação à mudança dentro de um curto período.

Ao avaliar tanto a motivação quanto a eficácia pessoal, o profissional busca descobrir motivadores específicos e valores do paciente, para ligá-los à mudança de comportamento desejada (Figura 27.2). Como descrito por Koerber (2010), particularmente com intervenções breves em consultas odontológicas, a escala de prontidão é uma ferramenta útil. Ela consiste na (1) escala de motivação e na (2) escala de eficácia pessoal, conforme descrito por Rollnick *et al.* (1999).

Primeiro, a escala (importância) de motivação (Figura 27.3) consiste em três perguntas. Por exemplo:

1. "Em uma escala de 1 a 10, em que 10 é absolutamente importante e 1 é nada importante, como você avalia a importância de escovar seus dentes regularmente?
2. "Por que você avaliou como (X) em vez de 1?"
3. "Por que você avaliou como (X) em vez de 10?"

Observe que a pergunta 2 revela os motivos do paciente, e a questão 3 revela a ambivalência do paciente.

Segundo, a escala de eficácia pessoal (confiança) (Figura 27.3) consiste nas questões a seguir:

1. "Se você fosse convencido de que escovar seus dentes regularmente era muito importante, em uma escala de 1 a 10, qual seria o seu grau de confiança em fazer isso? O número 1 significa nada confiante e o número 10 significa completamente confiante.
2. Por que você avaliou como (X) em vez de 1?
3. Por que você avaliou como (X) em vez de 10?

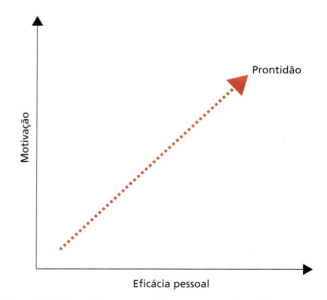

Figura 27.2 Prontidão para a mudança (Fonte: Adaptada de Rollnick *et al.* 1999. Reproduzida, com autorização, de Elsevier.)

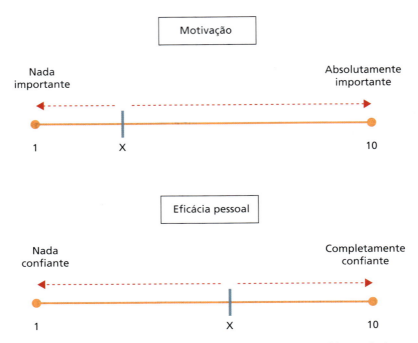

Figura 27.3 Escala de motivação (importância) e eficácia pessoal (prontidão).

Deve ser observado que a pergunta 2 revela as forças do paciente para fazer a mudança e a pergunta 3 revela as barreiras.

Definição de metas, planejamento e automonitoramento

De acordo com os conceitos e princípios anteriormente mencionados e para ajudar ainda mais os esforços do dentista a longo prazo no aconselhamento do paciente, uma abordagem específica para motivação em higiene oral foi sugerida pela primeira vez no 11º *European Workshop of Periodontology* em 2015 e resumido com o acrônimo GPS, definição de Meta (do inglês *Goal setting*), Planejamento (do inglês *Planning*) e Automonitoramento (do inglês *Self monitoring*) (Tonetti *et al.* 2015):

- *Definição de meta*: Ao reconhecer a autonomia e autodeterminação do paciente, a mudança a ser feita pode ser vista como uma meta (do tratamento). Para facilitar esse passo, o gráfico para estabelecimento de objetivo pode ser usado para direcionar um comportamento particular por vez. Alternativamente, e muitas vezes particularmente adequado a pessoas que fumam, o comportamento de higiene oral será direcionado primeiro, seguido pelas mudanças na dieta e pela cessação do tabagismo
- *Planejamento:* Esse passo consiste na colaboração direta com o paciente para decidir quando, onde e como ele ou ela irá empreender cada passo da (se não uma completa) mudança de comportamento
- *Automonitoramento*: Finalmente, a habilidade do paciente para avaliar seu próprio comportamento com relação às metas previamente ajustadas será encorajada. Os profissionais muitas vezes atingem isso pela eficácia pessoal dos seus pacientes ao dar *feedbacks* positivos ou elogios.

Tecnologia para facilitar a mudança de comportamento

Mais recentemente, os avanços tecnológicos no consumo de dispositivos têm fornecido novos meios para os profissionais se conectarem com pacientes e para os pacientes automonitorarem comportamentos encorajando, em última análise, a eficácia pessoal. Um exemplo é o uso de mensagens de texto para encorajar os pacientes na manutenção de passos em direção a um objetivo. Em uma revisão sistemática recente de estudos que investigaram o efeito de aplicativos móveis e mensagens de texto comparados com instruções padrões de higiene oral para melhora dos regimes de higiene oral, 13 de 15 estudos demonstraram um benefício associado aos grupos que incluíram o uso adjunto de aplicativos móveis para reforçar as mensagens de higiene oral (Toniazzo *et al.* 2019). Os autores sugerem que não está claro se os benefícios observados ocorreram em virtude do aumento do engajamento do paciente suportando a eficácia pessoal, da melhora da relação dentista-paciente, do aumento da compreensão da sua própria saúde oral pessoal ou da possibilidade de intervir na quebra de hábitos antigos. Talvez a chave tenha sido a sinergia entre esses múltiplos aspectos. Isso é uma área relativamente nova e emergente de pesquisa comportamental, mas oferece potencialmente novos caminhos para facilitar comportamentos em saúde além do ambiente de prática.

Estrutura de ativação do paciente

Instituir a EM em um ambiente odontológico requer uma reflexão sobre como garantir o espírito colaborativo e de empatia inerente ao método (Ramseier & Suvan 2010). Uma estrutura de ativação específica do paciente foi apresentada por Suvan *et al.* (2010). Esse modelo busca captar os elementos interdependentes da consulta odontológica, usando o conceito de entrelinhas (Suvan et al. 2010). A comunicação e a troca de informações são mescladas com a avaliação clínica e o tratamento (Figura 27.4)

Banda I: estabelecer empatia

O objetivo do estabelecimento da empatia é engajar rapidamente o paciente e criar um ambiente no qual o tratamento odontológico convencional e o aconselhamento para mudança de comportamento possam ocorrer. Conseguir isso exige mais do que tempo. Uma saudação com cortesia e de forma calorosa é um início importante para criar um ambiente de confiança mútua e respeito. Além disso, alguns aspectos básicos, como a maneira com que paciente e profissional estão sentados, pode contribuir para o paciente se sentir verdadeiramente convidado a se engajar no diálogo como parceiro (Figura 27.5), em vez de se sentir alguém que recebe conselhos de um especialista (Figura 27.6). Essas ações simples dão a percepção de que o dentista e o paciente têm controle igual da situação, em vez de um ser o dominante. Começar com uma pergunta aberta que questione sobre a queixa principal do paciente ou seu motivo para ir à consulta é outro passo simples e valioso. Esses momentos iniciais estabelecem o cenário para o restante da consulta e podem fazer com que o dentista economize um tempo valioso mais adiante na sessão.

Antes de proceder com a avaliação clínica, é importante listar brevemente os elementos do procedimento aos pacientes e então perguntá-los se eles estariam felizes em proceder com eles naquele momento. Pedir permissão é um meio simples de engajar o paciente, enquanto simultaneamente encoraja um senso de autonomia. Pode ser útil explicar ao paciente a relevância da informação que eles podem ouvir você dar para a sua assistente. Essas pequenas ações ajudam a manter seu paciente engajado na consulta, em vez de permitir que eles mudem para um papel passivo em posição deitada e indefesa na cadeira odontológica durante todo o processo de avaliação.

Banda II: troca de informação

Essa segunda parte da interação ocorre com mais frequência após a avaliação clínica inicial da condição de saúde oral do paciente. Essa troca de informações permite que o profissional e o paciente compreendam a perspectiva um do outro e criem um quadro mais preciso do problema clínico e das abordagens para o controle efetivo. Essa discussão pode assumir diferentes formatos.

Uma abordagem alternativa para o fornecimento de informações é uma em que o profissional mantém o foco no engajamento do paciente utilizando o método de provocar-fornecer-provocar. Começando com o que o paciente já sabe (provocar), imediatamente encorajando o paciente a pensar, refletir e tomar consciência de sua própria experiência.

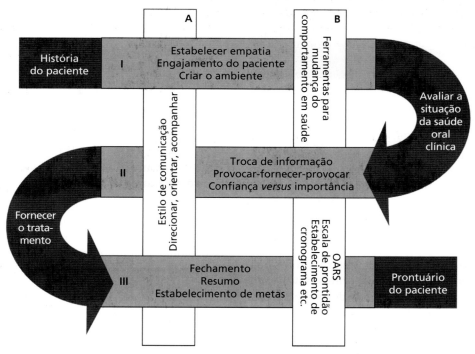

Figura 27.4 Estrutura de ativação do paciente para a consulta odontológica (modelo de implantação) de Suvan et al. (2010). A história do paciente e os registros no prontuário no início e no fim de uma consulta odontológica representam elementos críticos da documentação que serve para relacionar uma consulta odontológica com a seguinte. As bandas horizontais representam os três fios principais da conversação que constituem a consulta. Essas bandas (I a III) fazem uma transição diretamente para as curvas, que representam a avaliação clínica ou o tratamento realizado entre as conversas como parte do fluxo da consulta. As bandas são entrelaçadas por fitas verticais (A e B), que significam os elementos específicos da comunicação e a interação que caracteriza a abordagem. Essas fitas verticais representam o estilo de comunicação e as ferramentas de mudança do comportamento de saúde e são constantes, embora flexíveis, recomendadas durante toda a consulta para fornecer estabilidade. OARS = perguntas abertas, deixar o paciente seguro, refletir e resumir. (Fonte: Suvan et al. 2010. Reproduzida, com autorização, de John Wiley & Sons.)

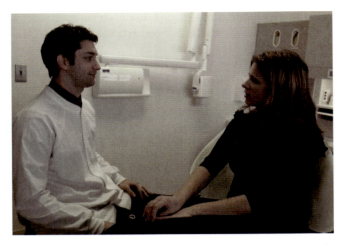

Figura 27.5 Posição adequada para uma conversa: o dentista está de frente para a paciente, sentado no mesmo nível.

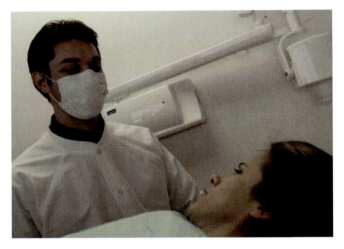

Figura 27.6 Posição inadequada para uma conversa: o dentista está usando máscara e está em um nível mais alto que a paciente, que está deitada.

A partir desse ponto inicial e com a permissão do paciente, as informações oferecidas a ele podem ser personalizadas (fornecer). Talvez o passo mais importante seja a questão seguinte para explorar o sentido que o paciente tem das informações fornecidas (provocar). Essa questão pode abrir a porta para um diálogo rico, com a oportunidade de discussões sobre as mudanças.

Entrando na fase intermediária da visita, o profissional pode realizar inúmeros procedimentos, incluindo avaliação e tratamento. As conversas sobre a mudança de comportamento são mais valiosas quando o clínico e o paciente são capazes de falar abertamente. Esteja atento a não ter essas conversas quando o paciente for incapaz de ser um participante nas mesmas condições de igualdade, como quando ele está fisicamente incapacitado de falar, ou pode estar sentindo dor ou desconforto, durante ou após os procedimentos clínicos.

Banda III: fechamento

A terceira banda ocorre e funciona como um fechamento da visita. Ela pode envolver um breve resumo do tratamento clínico que foi fornecido com qualquer efeito colateral esperado ou desconforto pós-tratamento. Igualmente é importante que ela sirva para resumir brevemente as discussões sobre mudança de comportamento. Ela fornece ao profissional a oportunidade de rever as metas acordadas ou plano de ação sugeridos pelo paciente na Banda II. Para garantir que a discussão seja colaborativa, o profissional deve perguntar ao paciente se há alguma coisa que eles gostariam de adicionar ao plano e confirmar com ele se os pontos mais importantes foram incluídos. Opções de tratamento adicionais podem também ser discutidas se o paciente não estiver muito cansado. Entretanto, esse não é comumente o melhor momento para a maioria dos pacientes discutirem fatos importantes, uma vez que eles estão normalmente focados em deixar a cadeira odontológica assim que a sessão estiver concluída.

Fita A: estilo de comunicação

Anteriormente neste capítulo foram apresentados os estilos de comunicação, enfatizando que existe um espectro com pontos de direcionamento e de acompanhamento em seus extremos e pontos de orientação no meio como um estilo intermediário procurando engajar de forma igual ambas as partes. A alternância habilidosa entre os três estilos constitui uma interação bem gerenciada com o paciente. No modelo, o estilo de comunicação é rotulado como uma fita vertical entremeada em toda a sessão odontológica. Isso reflete, em alguns momentos durante a consulta, se um determinado estilo tenderá a ser mais vantajoso do que os outros. O engajamento máximo do paciente sem comprometer a responsabilidade e a capacidade do profissional de fornecer informações importantes será facilitado por meio do uso do estilo de orientação. Técnicas fundamentais de comunicação, como fazer perguntas abertas, podem encorajar a comunicação bidirecional que caracteriza o estilo de orientação. Entretanto, isso não nos leva a crer que esse seja o único estilo de comunicação usado durante a consulta.

Fita B: Ferramentas para mudança do comportamento em saúde

A segunda fita vertical representa as muitas ferramentas de mudança de comportamento que podem facilitar a ativação ou a interação do paciente durante toda a consulta. Assim como a Fita A, os profissionais podem escolher a ferramenta que considerarem a mais benéfica em alguns pontos da consulta ou da conversa. A escolha é impulsionada pelas metas para promover uma atmosfera relaxada, na qual as conversas possam ser espontâneas e individualizadas para cada paciente.

Exemplos de casos

Motivação higiene oral I

Usando o exemplo de caso a seguir, é demonstrado o uso da EM para a motivação da higiene oral em um diálogo entre um periodontista (Dr.) e um paciente (P), diagnosticado com periodontite, no início da terapia periodontal.

Capítulo 27 Motivação para Higiene Oral **619**

Dr.: "Você se importaria se conversássemos sobre métodos para melhorar sua higiene oral durante e após o tratamento de gengiva?"

Levantando o tópico

Pedindo permissão

P: "Não, não me importo"

Dr.: "Ótimo. Você poderia me contar um pouco mais sobre como geralmente limpa os dentes?"

Fazendo perguntas abertas (detectando o que o paciente já faz)

P: "Geralmente, eu escovo os dentes 2 vezes/dia"

Dr.: "Então você escova os dentes regularmente? O que você usa quando limpa os dentes?"

P: "Eu uso escova de dentes e pasta de dentes."

Dr.: "Muito bem. Você pode demonstrar como usa a escova de dentes?"

P: "Eu escovo todos os dentes de cima e os de baixo no lado de fora e de dentro, como me ensinaram há muito tempo."

Dr.: "E como você se sente escovando seus dentes dessa maneira?"

P: "Em geral, fico satisfeito. Mas como você me disse que eu tenho doença gengival, comecei a me perguntar se eu não estava escovando o suficiente, não acha?"

Dr.: "Então você está se esforçando para deixar os dentes limpos, mas está preocupado com que possa não estar escovando o suficiente.

Pode ser difícil alcançar todas as áreas dos seus dentes e da gengiva para remover a placa que causa a doença gengival.

Ouvindo e refletindo

Eu tenho algumas informações relacionadas com a prevenção da doença gengival que podem interessar a você. Quer que eu conte a você sobre elas?"

Mostrando empatia

Pedindo permissão

P: "Sim"

Dr.: "A doença periodontal ou gengival que foi diagnosticada em você foi causada por placa bacteriana que ficou presa aos seus dentes por muito tempo. A placa precisa ser removida completamente de todas as superfícies dentárias diariamente, a fim de prevenir e controlar essa doença."

Fornecendo informação

"Você tem certeza de que estava limpando todas as superfícies regularmente?"

Avaliando a confiança

P: "Não tenho muita certeza, embora eu achasse que estava fazendo o suficiente."

Dr.: "Bem, na verdade, as pesquisas indicam que usar somente a escova de dentes não é suficiente para limpar entre os dentes. Para limpar essas áreas, é necessário um dispositivo interdental que pode ser o fio dental, o palito de dentes ou a escova interdental. Você está usando algum desses dispositivos?"

Fornecendo informações

P: "Sim, eu tentei usar o fio dental."

Dr.: "E o que você achou do uso do fio dental?"

Fazendo perguntas abertas

P: "Eu tive dificuldade para alcançar alguns espaços entre os dentes. Em outras áreas, o fio dental acabou rasgando, então eu desisti de usar."

Dr.: "Sinto muito saber que você teve problemas para usar o fio dental."

Mostrando empatia

O fio pode rasgar nos bordos das restaurações dentárias ou das coroas. Quando existe muito cálculo acumulado, o espaço entre os seus dentes pode ficar até bloqueado. Você usa mais alguma coisa para limpeza dos dentes?"

Fazendo perguntas abertas

P: "Sim, eu uso um palito de dentes sempre que há algo preso entre os dentes."

Dr.: "Então, além da escovação regular com pasta de dentes, você também usa um palito de dentes de vez em quando para limpar os dentes?"

Fazendo perguntas abertas

Refletindo e escutando

P: "Isso mesmo. "

Dr.: "Bem, durante o tratamento gengival, as restaurações e as coroas com os bordos ásperos serão alisados e o cálculo pode ser removido, o que facilitará o uso de instrumentos como o fio dental ou o palito entre os dentes." Pensando em uma escala de 10 pontos, em que 0 significa sem importância e 10 significa extremamente importante, qual a importância que você atribui ao uso do fio dental ou de um palito de dentes diariamente para limpar os espaços entre os dentes?"

Fornecendo informações

Usando a regra da prontidão sobre a importância

P: "Provavelmente um 7."

Dr.: "Parece bem importante. O que torna isso tão importante para você?"

P: "Eu quero fazer tudo o que for necessário para manter os meus dentes. Entretanto, não tenho muita certeza se vou ser capaz de continuar fazendo isso o resto da vida."

Dr.: "Então você está bastante motivado agora, porque quer cuidar dos dentes, mas está preocupado a longo prazo. Se você tivesse que usar essa mesma escala de 10 pontos para classificar a sua confiança, como você classificaria seu grau de confiança de que vai conseguir fazer isso a longo prazo?"

Usando a regra da prontidão sobre a eficácia pessoal

P: "Eu classificaria com 6".

(continua)

620 Parte 11 Terapia Periodontal Inicial | Controle de Infecção

Dr.: "Parece bastante confiante. O que dá a você esse nível de confiança?"

P: "Bem, cuidar dos meus dentes e da minha gengiva já é parte da minha rotina, então deveria apenas adicionar mais isso. Mas é preciso um esforço extra, portanto é apenas uma questão de perceber que isso é realmente importante para a minha gengiva."

Dr.: "Então, o fato de perceber que isso pode ser parte de sua rotina existente ajudará. Contudo, talvez eu possa ajudar você a continuar motivado a longo prazo, mostrando para você em suas consultas de acompanhamento os benefícios que você está conseguindo ao fazer o tratamento regularmente. Como você acha que isso pode ajudá-lo a continuar motivado ao longo do tempo?" *Apoiando a eficácia pessoal*

P: "Bem, sim, eu acho que provavelmente ajudaria muito ver ou aprender com você aquilo que está realmente fazendo a diferença para o sucesso do meu tratamento."

Dr.: "Ótimo! Então, deixe-me resumir o que discutimos até agora. Você planeja continuar escovando os dentes regularmente com uma escova e pasta de dente, e começará a usar um dispositivo para limpar os espaços entre os dentes depois que os problemas com as restaurações ásperas e as margens das coroas tiverem sido resolvidos. Cada vez que vier para a consulta, veremos como você está progredindo com sua higienização em casa e se precisamos encontrar outras maneiras para ajudar. Acha que isso funcionaria para você? *Resumindo*

Motivação higiene oral II

Neste segundo exemplo de diálogo, a EM é usada em uma conversação sobre higiene oral em uma consulta para terapia periodontal de suporte (TPS).

Dr.: "Olhando seu índice de placa, notei hoje que, em comparação com sua última consulta, 3 meses atrás, existe agora mais placa ao redor das áreas entre os dentes. Eu gostaria de saber se você pode me falar um pouquinho mais sobre como realiza a limpeza entre os dentes." *Levantando o tema* / *Pedindo permissão*

P: "Oh... Acho que eu não limpo com a frequência que deveria. Eu mal tenho tempo agora para fazer essa limpeza diariamente."

Dr.: "Entendo. Leva muito tempo para fazer a limpeza entre todas as áreas entre os dentes, você tem razão. *Mostrando empatia*

Posso fazer algumas perguntas sobre como são seus hábitos de higiene oral atuais para compreender melhor a situação?" *Pedindo permissão*

P: "Claro."

Dr.: "Bem. O que você usa para limpar os dentes atualmente?" *Fazendo perguntas abertas para entender o que o paciente já faz*

P: "Eu uso uma escova de dentes elétrica e escovas interdentais, como você me mostrou."

Dr.: "Ok. Com que frequência você usa essas escovas?"

P: "Eu uso a escova de dentes elétrica diariamente e a escova interdental de vez em quando."

Dr.: "Então você usa a escova de dentes regularmente, mas a escova interdental está sendo usada somente de vez em quando. O que motiva você quando decide usar a escova interdental?"

P: "Bem, algumas vezes eu me sinto culpado de não estar usando a escova e algumas vezes eu vejo tártaro nos meus dentes e aí me lembro de usá-la novamente."

Dr.: "Então algumas vezes você fica preocupado de não estar usando-a o suficiente e em outras ocasiões você vê nos dentes que não está usando-a de forma suficiente" *Refletindo sobre a ambivalência*

P: "Exato, acho que eu deveria fazer uma higienização melhor."

Dr.: "Bem, vou fazer algumas perguntas. Se você tivesse que classificar a importância do uso da escova interdental diariamente em uma escala de 0 a 10, em que 0 significa totalmente sem importância e 10 significa muito importante, onde você se posicionaria?" *Usando a regra da prontidão sobre a importância*

P: "Imagino que o uso dessa escova seja bastante importante. Eu classificaria como 8."

Dr.: "Bem, parece bastante motivado. O que faz com que isso seja tão importante para você?"

P: "Bem, eu não quero ter muitos problemas com os meus dentes – eu odeio ter restaurações e é claro que eu não quero perder os dentes com o passar do tempo."

Dr.: "Então, evitar a dor e o desconforto e preservar os seus dentes são os aspectos importantes para você. Qual é o seu grau de confiança de que pode usar a escova diariamente? Em uma escala de 0 a 10, em que ponto você se classificaria?" *Usando a escala da prontidão sobre a eficácia pessoal*

(continua)

P: "Como eu disse, eu sei que deveria usar a escova mais frequentemente, mas é difícil encontrar tempo e algumas vezes eu esqueço. Eu classificaria como 3."

Dr.: Usar a escova diariamente parece bem difícil para você. Contudo, apenas por curiosidade, e parece que você tem realmente um pouco de confiança em fazer isso, posso perguntar por que você deu uma nota 3 em vez de 0 ou 1?"

P: "Bem, eu acho que deveria usá-la mais frequentemente, caso ela se tornasse uma parte da minha higienização dental diária, entende? Eu costumava ter palitos de dente na mesa de jantar também, então eu usava os palitos sempre que via que eles estavam ali. Estava pensando que eu poderia colocar minha escova interdental na pia, ao lado da minha escova de dente, para me lembrar de usá-la após a escovação dos dentes com a escova de dentes elétrica."

Dr.: "Parece um plano muito bom. Tem algum problema em você fazer isso?
Apoiando a eficácia pessoal

P: "Não, não tem problema nenhum. Com esse lembrete em posição, acho que vai me ajudar a ter um compromisso para conseguir fazer isso."

Dr.: "Muito bom. Então, resumindo tudo que falamos, parece-me que você está bastante motivado a usar a escova interdental diariamente, e que você acha que se colocá-la na pia ao lado da escova de dentes elétrica isso ajudaria você a se lembrar de usá-las."
Resumindo

P: "Exato, isso mesmo."

Dr.: "Bem, esse plano parece algo que você gostaria de fazer?"

P: "Sim, farei isso hoje à noite."

Conclusão

Comportamentos não saudáveis não somente afetam a saúde geral e oral de indivíduos, mas também impactam a carga dessas doenças em nível comunitário. Assim, serviços com o objetivo de melhorar a prevenção em um nível individual orientados em direção à mudança de comportamentos inapropriados são responsabilidades de todos os cuidadores de saúde oral. Indo além da instrução de higiene oral, abordagens de mudança de comportamento especificamente direcionadas à autorrealização de higiene oral têm se tornado métodos úteis que podem ser incorporados no dia a dia da prática periodontal para encorajar a modificação de todos os fatores de risco comuns para as doenças periodontais, como higiene oral insuficiente, tabagismo, hábitos de dieta não saudáveis e abuso de álcool.

Referências bibliográficas

Almomani, F., Williams, K., Catley, D. & Brown, C. (2009). Effects of an oral health promotion program in people with mental illness. *Journal of Dental Research* **88**, 648-652.

Azar, A. (2018). *Physical Activity Guidelines for Americans*. Washington, DC: US Department of Health and Human Services.

Bandura, A. (1995). *Self-efficacy in Changing Societies*. Cambridge: Cambridge University Press.

Bergström, J. (1989). Cigarette smoking as risk factor in chronic periodontal disease. *Community Dentistry and Oral Epidemiology* **17**, 245-247.

Bowen, D., Ehret, C., Pedersen, M. *et al.* (2002). Results of an adjunct dietary intervention program in the Women's Health Initiative. *Journal of the American Dietetic Association* **102**, 1631-1637.

Burke, B.L., Arkowitz, H. & Menchola, M. (2003). The efficacy of motivational interviewing: a meta-analysis of controlled clinical trials. *Journal of Consulting and Clinical Psychology* **71**, 843.

Burke, B.L., Dunn, C.W., Atkins, D.C. & Phelps, J.S. (2004). The emerging evidence base for motivational interviewing: a meta-analytic and qualitative inquiry. *Journal of Cognitive Psychotherapy* **18**, 309-322.

Carra, M.C., Detzen, L., Kitzmann, J. *et al.* (2020). Promoting behavioural changes to improve oral hygiene in patients with periodontal diseases: a systematic review. *Journal of Clinical Periodontology* **47 Suppl 22**, 72-89.

Deci, E.L. & Ryan, R.M. (2012). Self-determination theory in health care and its relations to motivational interviewing: a few comments. *International Journal of Behavioral Nutrition and Physical Acivity* **9**, 24.

Demetriou, N., Tsami-Pandi, A. & Parashis, A. (1995). Compliance with supportive periodontal treatment in private periodontal practice. A 14-year retrospective study. *Journal of Periodontology* **66**, 145-149.

Eke, P.I., Dye, B., Wei, L., Thornton-Evans, G. & Genco, R. (2012). Prevalence of periodontitis in adults in the United States: 2009 and 2010. *Journal of Dental Research* **91**, 914-920.

FANTA (Food and Nutrition Technical Assistance III Project). (2016). *Nutrition Assessment, Counseling, and Support (NACS): User's Guide – Module 3: Nutrition Education and Counseling*. Version 2. Washington, DC: FHI360/FANTA.

Fiore, M.C., Jaen, C.R., Baker, T.B. *et al.* (2008). *Treating Tobacco Use and Dependence: 2008 Update. Clinical practice guideline*. Rockville, MD: Department of Health and Human Services.

Fitzpatrick, S.L., Wischenka, D., Appelhans, B.M. *et al.* (2016). An evidence-based guide for obesity treatment in primary care. *American Journal of Medicine* **129**, 115. e111-115. e117.

Haber, J., Wattles, J., Crowley, M. *et al.* (1993). Evidence for cigarette smoking as a major risk factor for periodontitis. *Journal of Periodontology* **64**, 16-23.

Hajishengallis, G. & Lamont, R.J. (2014). Breaking bad: manipulation of the host response by Porphyromonas gingivalis. *European Journal of Immunology* **44**, 328-338.

Hettema, J., Steele, J. & Miller, W.R. (2005). Motivational interviewing. *Annual Review of Clinical Psychology* **1**, 91-111.

Ide, M. & Papapanou, P.N. (2013). Epidemiology of association between maternal periodontal disease and adverse pregnancy outcomes – systematic review. *Journal of Clinical Periodontology* **40**, S181-S194.

Johansson, L.Å., Öster, B. & Hamp, S.E. (1984). Evaluation of cause-related periodontal therapy and compliance with maintenance care recommendations. *Journal of Clinical Periodontology* **11**, 689-699.

Jönsson, B., Öhrn, K., Lindberg, P. & Oscarson, N. (2010). Evaluation of an individually tailored oral health educational programme on periodontal health. *Journal of Clinical Periodontology* **37**, 912-919.

Jönsson, B., Öhrn, K., Oscarson, N. & Lindberg, P. (2009a). The effectiveness of an individually tailored oral health educational programme on oral hygiene behaviour in patients with periodontal disease: a blinded randomized-controlled clinical trial (one-year follow-up). *Journal of Clinical Periodontology* **36**, 1025-1034.

Jönsson, B., Öhrn, K., Oscarson, N. & Lindberg, P. (2009b). An individually tailored treatment programme for improved oral hygiene: introduction of a new course of action in health education for patients with periodontitis. *International Journal of Dental Hygiene* **7**, 166-175.

Kitzmann, J., Ratka-Krueger, P., Vach, K. & Woelber, J.P. (2019). The impact of motivational interviewing on communication of patients undergoing periodontal therapy. *Journal of Clinical Periodontology* **46**, 740-750.

Koerber, A. (2010). Brief interventions in promoting health behavior change. In: Ramseier, C.A. & Suvan, J.E., eds. *Health Behavior Change in the Dental Practice*. Oxford: Wiley Blackwell, pp. 93-112.

Kopp, S.L., Ramseier, C.A., Ratka-Krüger, P. & Woelber, J.P. (2017). Motivational interviewing as an adjunct to periodontal therapy – a systematic review. *Frontiers in Psychology* **8**, 279.

Lang, N.P. & Bartold, P.M. (2018). Periodontal health. *Journal of Periodontology* **89**, S9-S16.

Löe, H., Theilade, E. & Jensen, S.B. (1965). Experimental gingivitis in man. *Journal of Periodontology* **36**, 177-187.

Lundahl, B.W., Kunz, C., Brownell, C., Tollefson, D. & Burke, B.L. (2010). A meta-analysis of motivational interviewing: twenty-five years of empirical studies. *Research on Social Work Practice* **20**, 137-160.

Magill, M., Apodaca, T.R., Borsari, B. *et al.* (2018). A meta-analysis of motivational interviewing process: technical, relational, and conditional process models of change. *Journal of Consulting and Clinical Psychology* **86**, 140.

Mhurchu, C.N., Margetts, B.M. & Speller V. (1998). Randomized clinical trial comparing the effectiveness of two dietary interventions for patients with hyperlipidaemia. *Clinical Science*, **95**, 479-487.

Miller, W.R. (1983). Motivational interviewing with problem drinkers. *Behavioural and Cognitive Psychotherapy*, **11**, 147-172.

Miller, W.R. & Rollnick, S. (2002). *Motivational Interviewing: Preparing People for Change*, 2nd edition. New York, NY: Guilford Press.

Moyers, T., Martin, T., Catley, D., Harris, K.J. & Ahluwalia, J. (2003). Assessing the integrity of motivational interviewing interventions: reliability of the motivational interviewing skills code. *Behavioural and Cognitive Psychotherapy* **31**, 177.

NIH. (1998). Clinical guidelines on the Identification, Evaluation, and Treatment of Overweight and Obesity in Adults: The Evidence Report. Retrieved from https://www.nhlbi.nih.gov/sites/default/files/media/docs/obesityevidence-review.pdf (accessed 17 February 2021).

Petersen, P.E. (2003). The World Oral Health Report 2003: continuous improvement of oral health in the 21st century-the approach of the WHO Global Oral Health Programme. *Community Dentistry and Oral Epidemiology* **31**, 3-24.

Powers, M.A., Bardsley, J., Cypress, M. *et al.* (2017). Diabetes self-management education and support in type 2 diabetes: a joint position statement of the American Diabetes Association, the American Association of Diabetes Educators, and the Academy of Nutrition and Dietetics. *The Diabetes Educator* **43**, 40-53.

Ramseier, C.A. (2005). Potential impact of subject-based risk factor control on periodontitis. *Journal of Clinical Periodontology* **32 Suppl 6**, 283-290.

Ramseier, C. & Suvan, J., eds (2010). *Health Behavior Change in the Dental Practice*. Ames, IA: Blackwell Publishing, Inc.

Ramseier, C.A., Woelber, J.P., Kitzmann, J. *et al.* (2020). Impact of risk factor control interventions for smoking cessation and promotion of healthy lifestyles in patients with periodontitis: a systematic review. *Journal of Clinical Periodontology* **47**, 90-106.

Resnicow, K., DiIorio, C., Soet, J.E. *et al.* (2002). Motivational interviewing in health promotion: it sounds like something is changing. *Health Psychology* **21**, 444.

Resnicow, K., Jackson, A., Wang, T. *et al.* (2001). A motivational interviewing intervention to increase fruit and vegetable intake through Black churches: results of the Eat for Life trial. *American Journal of Public Health* **91**, 1686-1693.

Richards, A., Kattelmann, K.K. & Ren, C. (2006). Motivating 18-to 24-year-olds to increase their fruit and vegetable consumption. *Journal of the American Dietetic Association* **106**, 1405-1411.

Rollnick, S., Mason, P. & Butler, C. (1999). *Health Behavior Change: A Guide for Practitioners*. Oxford: Elsevier Health Sciences.

Rollnick, S., Miller, W.R. & Butler, C. (2008). *Motivational Interviewing In Health Care: Helping Patients Change Behavior*. New York, NY: Guilford Press.

Rubak, S., Sandbæk, A., Lauritzen, T. & Christensen, B. (2005). Motivational interviewing: a systematic review and metaanalysis. *British Journal of General Practice* **55**, 305-312.

Rütten, A. & Pfeifer, K., eds. (2016). *National Recommendations for Physical Activity and Physical Activity Promotion*. Erlangen: FAU University Press.

Schüz, B., Sniehotta, F.F., Wiedemann, A. & Seemann, R. (2006). Adherence to a daily flossing regimen in university students: effects of planning when, where, how and what to do in the face of barriers. *Journal of Clinical Periodontology* **33**, 612-619.

Suvan, J., Fundak, A. & Gobat, N. (2010). Implementation of health behavior change principles in dental practice. In: Ramseier, C.A. & Suvan, J.E., eds. *Health Behavior Change in the Dental Practice*. Oxford: Wiley Blackwell, pp. 113-144

Suvan, J.E., Finer, N. & D'Aiuto, F. (2018). Periodontal complications with obesity. *Periodontology 2000* **78**, 98-128.

Tomar, S.L. & Asma, S. (2000). Smoking-attributable periodontitis in the United States: findings from NHANES III. *Journal of Periodontology* **71**, 743-751.

Tonetti, M.S., Eickholz, P., Loos, B.G. *et al.* (2015). Principles in prevention of periodontal diseases: consensus report of group 1 of the 11th European Workshop on Periodontology on effective prevention of periodontal and peri-implant diseases. *Journal of Clinical Periodontology* **42**, S5-S11.

Toniazzo, M.P., Nodari, D., Muniz, F.W.M.G. & Weidlich, P. (2019). Effect of health in improving oral hygiene: a systematic review with meta-analysis. *Journal of Clinical Periodontology* **46**, 297-309.

VA/DoD. (2017). Clinical Practice Guideline: Management of Type 2 Diabetes Mellitus in Primary Care. https://www.healthquality.va.gov/guidelines/CD/diabetes/Vadoddmcpgfinal508.pdf (accessed 17 February 2021).

Weinstein, P., Harrison, R. & Benton, T. (2004). Motivating parents to prevent caries in their young children: one-year findings. *Journal of the American Dental Association* **135**, 731-738.

Weinstein, P., Harrison, R. & Benton, T. (2006). Motivating mothers to prevent caries: confirming the beneficial effect of counseling. *Journal of the American Dental Association* **137**, 789-793.

WHO. (2004). Global Strategy on Diet, Physical Activity and Health. https://www.who.int/publications/i/item/9241592222 (accessed 17 February 2021).

WHO. (2006). *Guidelines for the Prevention, Management and Care of Diabetes Mellitus*. EMRO Technical Publications Series **32**. https://apps.who.int/iris/bitstream/handle/10665/119799/dsa664.pdf?sequence=1&isAllowed=y (accessed 17 February 2021).

WHO. (2010). Global Recommendations on Physical Activity for Health. https://www.who.int/publications/i/item/9789241599979 (accessed 17 February 2021).

WHO. (2015). Guideline: Sugars intake for Adults and Children. https://www.who.int/publications/i/item/9789241549028 (accessed 17 February 2021).

Wilson Jr, T.G., Glover, M.E., Schoen, J., Baus, C. & Jacobs, T. (1984). Compliance with maintenance therapy in a private periodontal practice. *Journal of Periodontology* **55**, 468-473.

Woelber, J.P., Bienas, H., Fabry, G. *et al.* (2015). Oral hygienerelated self-efficacy as a predictor of oral hygiene behaviour: a prospective cohort study. *Journal of Clinical Periodontology* **42**, 142-149.

Woelber, J.P., Bremer, K., Vach, K. *et al.* (2017). An oral health optimized diet can reduce gingival and periodontal inflammation in humans – a randomized controlled pilot study. *BMC Oral Health* **17**, 28.

Woelber, J.P., Gärtner, M., Breuninger, L. *et al.* (2019). The influence of an anti-inflammatory diet on gingivitis. *A randomized controlled trial. Journal of Clinical Periodontology* **46**, 481-490.

Woollard, J., Beilin, L., Lord, T. *et al.* (1995). A controlled trial of nurse counselling on lifestyle change for hypertensives treated in general practice: preliminary results. *Clinical and Experimental Pharmacology and Physiology* **22**, 466-468.

Yumuk, V., Tsigos, C., Fried, M. *et al.* (2015). Obesity Management Task Force of the European Association for the Study of Obesity. European Guidelines for Obesity Management in Adults. *Obesity Facts* **8**, 402-424.

Capítulo 28

Controle Mecânico da Placa Supragengival

Fridus van der Weijden e Dagmar Else Slot

Department of Periodontology, Academic Centre for Dentistry Amsterdam (ACTA), University of Amsterdam and Vrije Universiteit Amsterdam, Amsterdam, The Netherlands

Importância da remoção da placa supragengival, 623
Autocontrole da placa, 624
    Escovação, 625
    Motivação, 626
    Instruções de higiene oral, 626
    mHealth oral, 626
Escovação dental, 627
    Escova de dentes manual, 627
    Escovas elétricas, 634
    Escova de dentes eletronicamente ativa (iônica), 637
Limpeza interdental, 638
    Fio e fita dentais, 639
    Palito dental, 640
    Bastões de limpeza interdental de borracha/elastoméricos, 641
    Escovas interdentais, 641

Escovas unitufo/cônicas *end-tufted*, 643
Jatos de água/irrigadores orais, 643
Limpadores de língua, 645
Espuma, *swabs* ou dedeiras, 645
Dentifrícios, 646
Efeitos colaterais, 647
    Força de escovação, 647
    Abrasão por escovação, 648
    Contaminação da escova de dentes, 650
Importância da instrução e da motivação no controle mecânico da placa, 650
    Primeira sessão, 652
    Segunda sessão, 652
    Terceira e demais sessões, 652
Conclusão, 652
Agradecimentos, 652

Importância da remoção da placa supragengival

Pessoas limpam seus dentes por diversos motivos: bem-estar bucal, para se sentir refrescadas e confiantes, para ter um bonito sorriso e a percepção de hálito fresco. Um sorriso saudável vai além da estética. A limpeza oral é fundamental para a preservação da saúde oral, uma vez que remove a placa microbiana, prevenindo o acúmulo nos dentes e na gengiva (Löe *et al.* 1965). A placa dental é um biofilme bacteriano de difícil remoção da superfície dos dentes. O biofilme é constituído por comunidades complexas de espécies bacterianas que residem sobre as superfícies dos dentes e dos tecidos moles. Estima-se que, várias vezes, entre 400 e 1.000 espécies podem colonizar os biofilmes orais. Nessas comunidades microbianas, existem associações evidentes entre bactérias específicas, devido, em parte, a relacionamentos sinérgicos ou antagônicos e, em parte, à natureza das superfícies disponíveis para colonização e aos nutrientes disponíveis (Capítulo 9). Os produtos do biofilme bacteriano são conhecidos por iniciar a cadeia de reações que leva não apenas à proteção do hospedeiro como também à destruição tecidual (ver Capítulo 10). A placa pode ser supragengival ou subgengival, e pode estar aderida ou não ao dente ou aos tecidos. A composição microbiana da placa varia de pessoa para pessoa e de local para local dentro da boca de um único indivíduo (Thomas 2004). A remoção e/ou controle da placa é de fundamental importância em qualquer tentativa de prevenir e controlar doenças periodontais (Chapple *et al.* 2015). Na verdade, sem a colaboração contínua dos pacientes, o tratamento periodontal tem pouco sucesso e os resultados obtidos não duram muito.

A placa supragengival está exposta à saliva e às forças fisiológicas que existem na cavidade oral. Os mecanismos naturais de autolimpeza incluem o movimento da língua, pelo qual a língua faz contato com as faces linguais dos dentes posteriores e, em menor grau, limpa também as superfícies faciais. As bochechas cobrem as faces vestibulares dos dentes maxilares posteriores, podendo, portanto, auxiliar na prevenção de diversos construtos de placa dentária nessas superfícies. O fluxo de saliva tem um potencial limitado de limpeza dos *debris* provenientes dos espaços interproximais e oclusais, mas é menos efetivo na remoção e/ou lavagem da placa. A fricção mastigatória pode ter um efeito limitante nas extensões oclusal e incisiva da placa, embora, por exemplo, goma de mascar não tenha efeito nos índices de placa e gengivite (Keukenmeester *et al.* 2013). Essas defesas podem ser mais bem-classificadas como ações superficiais de controle ou mediação dos construtos de placa. A limpeza natural da dentição praticamente não existe. Para ser controlada, a placa tem de ser removida frequentemente com métodos ativos. Assim, os dentistas continuam encorajando a higiene oral apropriada e o uso mais efetivo de aparelhos mecânicos de limpeza (Cancro & Fischman 1995; Löe 2000).

Para isso, com a intenção de manter a saúde oral, precisam ser tomadas medidas regulares e pessoais de remoção da placa. O meio caseiro mais difundido de remoção da placa é a escovação. Existem evidências substanciais demonstrando que a escovação e outros procedimentos mecânicos de limpeza podem ser confiáveis no controle da placa, desde que a limpeza seja suficientemente cuidadosa e realizada em intervalos apropriados. Evidências derivadas de grandes estudos de coorte demonstraram que alto padrão de higiene oral assegura a estabilidade dos tecidos periodontais de suporte (Hujoel *et al.* 1998; Axelsson *et al.* 2004). Com base em um estudo longitudinal da história natural da periodontite em uma população masculina com boa manutenção dentária (Schätzle *et al.* 2004), Lang *et al.* (2009) concluíram que a gengivite persistente representa um fator de risco para a perda de inserção periodontal e para a perda dentária.

Dado que a placa e a higiene oral pessoal são colocadas em posição de grande importância na hierarquia do tratamento periodontal, são necessárias evidências que embasem essa posição. Em uma revisão, Hujoel *et al.* (2005) sistematicamente procuraram, em estudos controlados randomizados, evidências de que a higiene oral pessoal melhorada tinha associação com diminuição no risco do início da periodontite ou em sua progressão. Esses pesquisadores não foram capazes de encontrar evidências nos estudos controlados randomizados que indicassem que a melhora na higiene oral pessoal prevenisse ou controlasse a periodontite crônica. Por si só, esse achado não surpreende, pois, com base no senso comum, não seria ético proporcionar tratamento periodontal sem a instrução sobre higiene oral. Além disso, quase 60 anos de pesquisas experimentais e testes clínicos em diferentes configurações geográficas e sociais confirmaram que a efetiva remoção da placa dentária é essencial para a saúde dentária e periodontal (Löe 2000). A redução da massa de placa por meio da boa higiene oral reduzirá a carga lesionada desses tecidos.

Embora as medidas de higiene oral sejam importantes para a prevenção de doenças, são relativamente inefetivas quando usadas *sozinhas*, no tratamento de formas moderadas ou graves de periodontites (Loos *et al.* 1988; Lindhe *et al.* 1989). Sem um adequado nível de higiene oral, indivíduos suscetíveis à periodontite apresentam tendência à deterioração da saúde periodontal com o estabelecimento da periodontite, e nova perda de inserção pode ocorrer (Lindhe & Nyman 1984).

Medidas meticulosas de autorremoção da placa podem modificar tanto a quantidade quanto a composição da placa subgengival (Dahlén *et al.* 1992). A higiene oral age como um redutor não específico da massa de placa. Essa abordagem terapêutica baseia-se no fundamento de que qualquer diminuição na massa de placa beneficia os tecidos inflamados próximos aos depósitos bacterianos. O grupo de Socransky (Haffajee 2001) relatou que um controle ótimo, permanente, de placa supragengival poderia alterar a composição da microbiota da bolsa e reduzir o percentual de patógenos bacterianos putativos.

Atualmente, os procedimentos de prevenção primária da gengivite e os de prevenção primária e secundária da periodontite são baseados na remoção eficiente da placa. O conceito de prevenção primária de gengivite advém da suposição de que a gengivite e a periodontite são um *continuum* da mesma doença inflamatória e que a manutenção da saúde da gengiva prevenirá a periodontite. Consequentemente, a prevenção da gengivite poderá ter impacto maior nos gastos de cuidados periodontais (Baehni & Takeuchi 2003). A prevenção primária de doenças periodontais inclui intervenções educacionais sobre doenças periodontais e fatores de risco relacionados, bem como a remoção de placa feita pelo próprio indivíduo e a remoção mecânica de placa e cálculo feita pelo profissional. A higiene oral bem-realizada requer motivação apropriada do paciente, instrumentos adequados e instrução de higiene oral pelo profissional de odontologia.

O controle mecânico de placa administrado pelo paciente também é considerado o padrão de cuidado no manejo da doença peri-implantar (Salvi & Ramseier 2015). Há, no entanto, uma falta de evidências sobre que tipo de higiene oral realizada pelo próprio indivíduo em torno de implantes dentários seria mais efetivo. Portanto, atualmente, recomendações de cuidados domiciliares podem ter como base o conhecimento disponível sobre os cuidados praticados pelo próprio indivíduo com seus dentes naturais (Louropoulou *et al.* 2014). No entanto, existem vários *designs* de próteses implantossuportadas, e a estrutura anatômica dos tecidos da gengiva marginal é diferente da estrutura em redor dos dentes naturais. Por exemplo, no caso de superfícies ásperas expostas do implante dentário, as condições peri-implantares podem até ser prejudicadas pela aplicação de fio dental (Montevecchi *et al.* 2016; Van Velzen *et al.* 2016). Os autores, portanto, aconselham a realização, em um futuro próximo, de estudos clínicos adicionais, a fim de averiguar diferentes aspectos da higiene oral em redor dos implantes dentários.

Autocontrole da placa

A manutenção da saúde oral tem sido um objetivo dos seres humanos desde o alvorecer da civilização. O cuidado pessoal foi definido pela Organização Mundial da Saúde como todas as atividades que um indivíduo pratica a fim de prevenir, diagnosticar e tratar a saúde pessoal insatisfatória por meio de atividades de apoio praticadas por si próprio ou por profissionais de saúde para diagnóstico e cuidado. A higiene oral pessoal refere-se ao esforço do paciente em remover a placa supragengival. Os procedimentos usados para remover a placa supragengival são tão antigos quanto os registros históricos. O uso de dispositivos mecânicos para a limpeza dos dentes data do Egito Antigo, há 5.000 anos, onde eram feitas escovas desgastando-se a ponta de galhos. Com frequência, mastigava-se uma das pontas de um graveto até que as fibras da madeira formassem uma escova, que era então esfregada nos dentes a fim de remover alimentos. Esses gravetos mastigados foram os ancestrais do *miswak*, usado até os dias de hoje e popular especialmente nas comunidades muçulmanas. Salvadorine, um conteúdo alcaloide do *miswak*, provou atividade antibacteriana (Sofrata *et al.* 2008). Uma revisão sistemática recente indicou que, quando usada de 3 a 5 vezes/dia, pode ser tão eficaz nos índices de placa e gengivite quanto uma escova de dentes manual comum (Adam *et al.* 2021). Acredita-se que os chineses tenham inventado a primeira escova de dentes por volta do ano 1.600 a.C. Essa escova de dentes primitiva era feita de pelos naturais dos pescoços de porcos, sendo os pelos presos a um cabo de osso ou bambu (Carranza & Shklar 2003). Em seus escritos, Hipócrates (460 a 377 a.C.) incluiu comentários sobre a importância de remover depósitos das superfícies dentárias. A observação de que o autocontrole na remoção da placa é um dos fundamentos da saúde periodontal foi claramente descrito pelo cientista holandês mundialmente conhecido Antoine van Leeuwenhoek em 1683, que escreveu: "Tenho o hábito, pela manhã, de esfregar os dentes com sal e, então, enxaguar a boca com água; e, após as refeições, costumo limpar os dentes posteriores com um palito de dente, e esfrego duramente o tecido; por isso, meus dentes, anteriores e posteriores, permanecem limpos e brancos, bem como íntegros, comparáveis aos de poucos homens da minha idade, *e minhas gengivas nunca sangraram*" (Carranza & Shklar 2003). Van Leeuwenhoek examinou, sob as lentes de um microscópio da época, material raspado de seus próprios dentes. Observou pequenos organismos movendo-se e girando na massa macia. Essa descoberta, feita há séculos, parece primitiva para os padrões atuais, mas essa primeira descrição do biofilme dentário foi a base da microbiologia moderna.

Atualmente, escovas de dentes de vários tipos são importante auxiliar na remoção mecânica da placa (biofilme dentário), e seu uso é quase universal. Além disso, dentifrícios fluoretados são componentes importantes nos cuidados orais caseiros diários. Durante os últimos 60 anos, a higiene oral foi melhorada; nos países industrializados, 80 a 90% da população escovam os dentes 1 ou 2 vezes/dia (Saxer & Yankel 1997). O uso de dispositivos de limpeza interdental, bochechos e outros cuidados de higiene oral são menos documentados, mas evidências disponíveis tendem a sugerir que somente uma pequena parcela da população usa tais medidas adicionais regularmente (Bakdash 1995). Os benefícios das medidas caseiras ótimas para o controle da placa incluem a oportunidade de manter uma dentição funcional ao longo da vida; a redução do risco de perda de inserção periodontal; a otimização dos valores estéticos, como aparência e bom hálito; e a redução do risco de cuidados dentários complexos, desconfortáveis e caros (Claydon 2008). Há um aumento na consciência do público, no Ocidente, acerca do valor da boa prática de cuidados orais. Esse fato foi demonstrado pelos aumentos registrados tanto no gasto da população com produtos de higiene oral como no da indústria em propaganda direcionada ao consumidor (Bakdash 1995). Os profissionais de saúde bucal devem tomar decisões diárias sobre os cuidados clínicos e as recomendações que fornecem a seus pacientes. A significativa variedade de produtos de higiene oral dificulta a escolha dos dispositivos de higiene oral mais adequados. Neste capítulo, vários dispositivos para controle mecânico de placa supragengival serão discutidos.

Escovação

Diferentes dispositivos de limpeza têm sido usados em diferentes culturas ao longo dos séculos (escova dental, palitos de mascar, esponjas de mascar, galhos de árvores, tiras de linho, penas de pássaros, ossos de animais, espinhos de porcos-espinho etc.). A escovação é atualmente a mais implementada dentre as práticas de higiene oral. A escovação, quando usada adequadamente, não tem efeitos colaterais, é de fácil aplicação e de baixo custo. Com o auxílio de um creme dental, a escovação remove as manchas dos dentes e age como veículo dos agentes terapêuticos do dentifrício. De acordo com o Lemelson-MIT Invention Index (2003), a escova de dentes ficou em primeiro lugar dentre as invenções sem as quais os norte-americanos não poderiam viver; quando lhes foi pedido que escolhessem entre estes cinco itens – escova de dentes, automóvel, computador pessoal, telefone celular e micro-ondas – mais de um terço dos adolescentes (34%) e quase metade dos adultos (42%) citaram a escova de dentes. A escovação sozinha, no entanto, não propicia uma adequada limpeza interdental, uma vez que somente alcança as superfícies vestibular, lingual/palatina e oclusal. Foi sugerido (Frandsen 1986) que os resultados da escovação dependem: (1) do desenho da escova, (2) da habilidade do indivíduo em usá-la, (3) da frequência e (4) do tempo de escovação. Além disso, a uniformidade da dentição, a atitude e o comprometimento do indivíduo com relação à escovação são importantes, o que significa que uma única escova de dentes não pode ser adequada a todas as populações. Profissionais de odontologia devem se familiarizar com a grande variedade de formas, tamanhos, texturas e outras características de escovas disponíveis para prover seus pacientes com dispositivos adequados. Dos numerosos produtos disponíveis atualmente no mercado, apenas alguns devem ser selecionados para determinado paciente. É importante que o instrutor de cuidados de higiene oral entenda as vantagens e desvantagens dos diversos tipos de escovas (ou outros dispositivos) para dar informações aos pacientes durante as sessões de instrução de higiene oral. É completamente possível que um paciente possa obter melhores resultados com determinado tipo de escova do que com outra. Portanto, a instrução de higiene oral deve ser adaptada para cada indivíduo.

Motivação

A educação da higiene oral é essencial na prevenção primária da gengivite. A melhora da saúde oral dos pacientes é frequentemente completada pela cooperação entre o paciente e o profissional de odontologia. O papel do paciente é procurar ensinamentos levando em consideração a eficiência do próprio desempenho na remoção da placa, e passar por revisões regulares para garantir um alto nível de higiene oral. O paciente precisa envolver-se na manutenção da saúde dos tecidos, estar interessado na proposta do plano de tratamento e motivado a participar. Sem obediência, que tem sido descrita como o grau com que o paciente segue um regime prescrito pelo profissional, um bom resultado do tratamento não será alcançado. Nesse contexto, seria possível perceber que a obediência às recomendações é geralmente pobre, particularmente em pacientes com periodontite crônica, quando então o risco de complicações não é imediato nem ameaça a vida. Também a obediência às recomendações de higiene oral é insatisfatória (Thomas 2004).

Portanto, todos os métodos de escovação são efetivos, mas terão um valor real se o paciente estiver preparado para usar determinada técnica regularmente (Warren e Chater 1996). A atitude positiva do paciente em relação ao tratamento pode ter efeitos positivos, a longo prazo, sobre o seu esforço de limpeza dos dentes. Assim, pacientes motivados, obedientes aos conselhos e instruções dos profissionais, têm a possibilidade de alcançar e sustentar níveis ideais de controle de placa. Uma boa higiene oral deveria ser parte integrante de práticas de saúde globais, em conjunto com exercícios regulares, manejo do estresse, dieta e controle de peso, abstenção do fumo e moderação no consumo de álcool. Se o dentista consegue estabelecer uma ligação entre a saúde oral e a saúde geral para o paciente, o indivíduo pode estar mais propenso a estabelecer medidas de higiene oral próprias como parte do seu estilo de vida. A questão da mudança de estilo de vida dos pacientes é a parte mais difícil das sessões de motivação (ver Capítulo 27). Os princípios do uso de escova de dentes e fio dental são facilmente compreendidos. Integrar esses procedimentos na rotina diária é a questão mais difícil. Essa dificuldade pode se tornar uma fonte de frustrações para o dentista que fornece informações sobre a necessidade de medidas de higiene oral.

Instruções de higiene oral

A educação para a higiene oral consiste não apenas na transmissão do conhecimento; precisa também levar em consideração os hábitos e as habilidades pessoais atuais. Os pacientes com frequência apresentam técnicas não específicas de escovação e necessitam de apoio suficiente para estabelecer métodos que são adequados para essas respectivas necessidades. Ganss *et al.* (2009a) avaliaram hábitos de escovação em adultos não instruídos e observaram que, quando usavam uma definição estrita dos hábitos de escovação apropriados (definidos como escovação pelo menos 2 vezes/dia, durante 120 segundos, com uma força inferior a 3 N e movimentos cíclicos ou verticais), apenas 25,2% dos participantes cumpriram todos os critérios.

A escovação 2 vezes/dia com cremes dentais fluoretados é atualmente uma parte integral da rotina diária de higiene da maior parte das pessoas nas sociedades ocidentais. Entretanto, a maior parte dos pacientes parece incapaz de atingir controle total da placa a cada limpeza. (Van der Weijden & Slot 2011). Uma revisão sistemática foi iniciada a fim de avaliar o efeito do controle mecânico da placa, sendo posteriormente refinada para examinar o efeito da escovação manual nos parâmetros da placa e da gengivite. Concluiu-se que, em adultos com gengivite, a qualidade da remoção mecânica de placa realizada pelo próprio indivíduo não foi suficientemente efetiva e necessitou de melhora. Com base em estudos de 6 meses ou mais de duração, uma única sessão instrutiva sobre higiene oral, durante a qual o uso da escova de dentes mecânica foi descrito, somada a uma única sessão profissional de "profilaxia oral" básica, pareceu ter um efeito positivo significativo, ainda que pequeno, na redução da inflamação gengival nos adultos com gengivite (Van der Weijden & Hioe 2005). Um estudo avaliou os efeitos das instruções anuais sobre higiene oral durante as avaliações dentárias de 284 pacientes em um período de 5 anos (Furusawa *et al.* 2011). Mostrou-se que essas instruções repetidas contribuíram significativamente na melhora do controle de placa em comparação com o controle dos pacientes que não as recebiam. Um programa educativo preparado para cada indivíduo, tendo como base aspectos de intervenções psicológicas, como modelos cognitivos/comportamentais e entrevistas motivacionais, é eficaz no tocante a atingir o comportamento de higiene oral apropriado a longo prazo, resultando em placa e gengivite reduzidas, especificamente em nível interproximal (Renz *et al.* 2007; Jönsson *et al.* 2009).

mHealth oral

Aplicativos móveis são programas de *software* executados em *smartphones* e outros dispositivos móveis. Existem milhares de aplicativos móveis de saúde disponíveis, e centenas deles se concentram na odontologia. É importante saber que a maioria não é revisada pelas autoridades reguladoras. A Food and Drug Administration (FDA) dos EUA não revisa ou monitora aplicativos de saúde, a menos que estejam conectados ou destinados a serem usados como um dispositivo médico. Um aplicativo destinado a manter ou incentivar um estilo de vida saudável (e não relacionado a diagnóstico, cura, prevenção ou tratamento de uma doença ou condição) não é considerado um dispositivo médico.

O National Health Service (NHS) do Reino Unido aprovou um aplicativo para odontologia. O aplicativo Brush DJ toca 2 minutos de música durante os quais os dentes podem ser escovados. O aplicativo contém vídeos curtos com instruções de escovação e limpeza entre os dentes. Esse aplicativo foi avaliado cientificamente, e 88% dos pacientes relataram que o aplicativo os motivou a escovar por mais tempo, e 92% recomendariam o aplicativo para seus amigos e familiares (Underwood *et al.* 2019). Além disso, mensagens de texto podem ser usadas para motivar e encorajar um comportamento positivo de higiene bucal.

Esse aplicativo pode até ser usado como um método para enviar mensagens sobre tópicos alinhados, como visitas ao dentista, açúcar e flúor. Os sistemas de monitoramento de autodesempenho, agora, estão disponíveis para rastrear as áreas que estão sendo escovadas e a pressão aplicada pelo uso de reconhecimento de vídeo e um sensor de movimento. Esses sistemas de *feedback* podem levar a um efeito de aprendizado prolongado, resultando em melhor higiene bucal (Graetz *et al.* 2013). Evidências sugerem que a teleodontologia, particularmente mHealth (mensagens e aplicativos), é uma ferramenta clínica promissora para prevenir e promover a saúde bucal, especialmente sob a virtualização acelerada da odontologia (Fernández *et al.* 2021). Assim, um aplicativo móvel pode ser uma ferramenta promissora para adquirir conhecimentos de saúde bucal e melhorar a higiene bucal (Toniazzo *et al.* 2019). Como a maioria dos estudos se concentra em crianças e pacientes ortodônticos, são necessárias avaliações mais detalhadas para recomendar o mHealth para uso diário, principalmente entre pacientes com periodontite.

Escovação dental

Escova de dentes manual

As origens exatas dos dispositivos mecânicos de limpeza dental no Ocidente são desconhecidas. Credita-se aos chineses o desenvolvimento da primeira escova de dentes portátil, feita com pelos arrancados, uma vez que o mais antigo registro de uma escova de dentes foi encontrado em escritos chineses provenientes aproximadamente do ano 1.000 d.C. Era feita de pelos do pescoço de javali siberiano, que eram fixados a um cabo de bambu ou osso. Foi trazida para a Europa por comerciantes. Em 1698, Cornelis van Solingen, médico da universidade de Haia, publicou um livro no qual apresentava a primeira ilustração de uma escova de dentes na Europa (Figura 28.1). Durante os últimos 350 anos, aproximadamente, as escovas de dentes foram confeccionadas com cabos de ossos, madeira ou mármore, que sustentavam as cerdas, feitas de pelos arrancados de porcos, javalis ou outros animais. A nobreza usava escovas de dentes feitas de prata.

A escova de dentes foi reinventada no mundo Ocidental no fim do século XVIII. A primeira escova de dentes produzida em massa foi idealizada por William Addis, de Clerkenwald, Inglaterra, por volta de 1780. A ideia de uma escova de dentes feita de cerdas e ossos ocorreu a William Addis durante sua passagem pela prisão. Em 1770, ele foi enviado para a prisão por causar um motim. Addis percebeu que o chão da prisão era varrido com uma vassoura, e concluiu que o método atual de limpar os dentes com um pano era altamente ineficaz e poderia ser melhorado. O tédio e a necessidade levaram Addis a pegar um osso de um pequeno animal dentre os restos de uma de suas refeições e fez furos nela. Ele, então, obteve algumas cerdas de um de seus guardas. Ele amarrou os filamentos das cerdas em tufos e os passou pelos orifícios do osso do animal. Finalmente, ele selou os buracos com cola. Após sua libertação da prisão, ele abriu um negócio para fabricar escovas de dente. Seu negócio evoluiu para a empresa "Wisdom", que continua a fabricar escovas de dente até hoje. A escova confeccionada por Addis tinha cerdas naturais de porco. Embora fossem aceitáveis à época e, sem dúvida, eficazes em termos de remoção de placa, produtos naturais são inerentemente não higiênicos, uma vez que as fibras das cerdas permitem o acúmulo e a proliferação das bactérias orais. O primeiro norte-americano a patentear uma escova de dentes foi H. N. Wadsworth (em 1857), e muitas empresas norte-americanas começaram a produzir escovas de dentes após 1885. No início do século XX, começou a usar-se celuloide como substituto do cabo de osso, uma mudança acelerada pela Primeira Guerra Mundial, quando havia pouco suprimento de ossos e cerdas de porco. Os filamentos de náilon foram introduzidos em 1938, por Du Pont de Nemours, porque a Segunda Guerra Mundial impediu a exportação de cerdas de porco selvagem da China. Logo, todas as escovas passaram a ser produzidas de material sintético. Tais cerdas de náilon em um cabo de plástico são facilmente fabricadas, sendo, portanto, mais baratas. Essa facilidade de fabricação tornou a escovação uma prática comum na maioria das sociedades.

Durante a escovação, a remoção da placa dental é conseguida inicialmente através do contato direto entre as cerdas da escova e a superfície dos dentes e dos tecidos. No *European Workshop on Mechanical Plaque Control*, chegou-se ao consenso de que as características de uma escova de dentes manual ideal são (Egelberg & Claffey 1998):

- Tamanho do cabo apropriado para idade e destreza do usuário, de modo que a escova possa ser fácil e corretamente usada
- Tamanho da cabeça apropriado para as dimensões da boca do paciente
- Filamentos de poliéster ou de náilon com extremidade arredondada de diâmetro não superior a 0,23 mm
- Cerdas macias com configuração definida pelos padrões aceitáveis da indústria internacional (ISO)
- Modelo de cerdas que aumentem a remoção da placa nos espaços apropriados e ao longo da margem gengival.

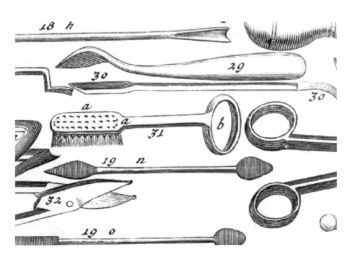

Figura 28.1 Ilustração de escova dental e raspador de língua do livro de Cornelis van Solingen. (Fonte: Cortesia de University Museum of Dentistry em Utrecht, Países Baixos.)

Características adicionais podem ser: baixo preço, durabilidade, impermeabilidade à umidade e fácil limpeza.

As escovas de dentes modernas alcançaram certo estágio de sofisticação e são projetadas pensando no conforto do usuário. Muita imaginação e inventividade foram aplicadas ao *design* da escova de dentes, e agora vários modelos estão disponíveis. As combinações de diferentes filamentos e arranjos de tufos são atraentes para os consumidores, mas, muitas vezes, não são avaliadas cientificamente. De modo a melhorar o conforto do paciente, ao longo do tempo, o formato da cabeça da escova, as cerdas e seu acondicionamento no cabo foram modificados (Voelker *et al.* 2013). As escovas modernas têm padrões de cerda projetados para aumentar a remoção da placa em áreas de difícil alcance da dentição, em particular áreas proximais. Uma imperfeição importante das escovas de dentes com cerdas planas convencionais foi o "efeito bloqueador" dos tufos apertados de cerdas, o qual impede que tufos individuais alcancem áreas interproximais. Filamentos com fibras frisadas e cônicas são os mais recentes incrementos. Esses desenhos são baseados na premissa de que a maioria das pessoas, de qualquer população, utiliza uma técnica de escovação horizontal simples. Múltiplos tufos de cerdas, algumas vezes angulados em diferentes direções, são também usados (Jepsen 1998). Essas escovas multinível têm fileiras alternadas de tufos de cerdas maiores e menores que agem de modo independente, não influenciados pelos tufos próximos durante a escovação. Uma vez alcançado o movimento independente, as cerdas maiores podem ir efetivamente mais longe entre os dentes. Os projetos das escovas multinível e anguladas (Figura 28.2) oferecem um desempenho notadamente melhor em comparação com as escovas planas (Cugini & Warren 2006; Slot *et al.* 2012). Escovas dentais de cabeça dupla e tripla têm sido propostas para alcançar mais facilmente as superfícies linguais, sobretudo em molares inferiores, que normalmente são as superfícies dentárias mais difíceis de alcançar com uma escova comum. Embora alguns estudos tenham indicado que o uso de tais escovas possa melhorar o controle da placa em áreas linguais (Agerholm 1991; Yankell *et al.* 1996), sua utilização não está difundida.

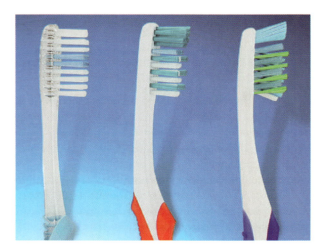

Figura 28.2 Escovas manuais plana, multinível e angulada.

O uso de uma escova de dentes manual de três cabeças foi considerado favorável em relação à remoção de placa no caso de um indivíduo dependente de cuidados ser escovado por um cuidador (Kalf *et al.* 2018).

Ao passo que os cabos utilizados eram antigamente retos e achatados, atualmente os mais comuns são curvos e arredondados. A escova moderna tem o tamanho do cabo apropriado ao tamanho da mão do usuário, e tem sido dada maior ênfase na ergonomia do desenho (Löe 2002). Vários estudos têm investigado diferenças na capacidade de remoção da placa entre escovas com cabo de diferentes desenhos. Em tais estudos, as escovas de cabo longo e arredondado removiam mais placa do que as escovas com cabos tradicionais (Saxer & Yankell 1997).

Obviamente, não pode haver uma única escova de dentes "ideal" para todas as populações. A escolha da escova é, em geral, uma questão de preferência individual, não ditada por qualquer tipo de superioridade demonstrada. Na ausência de evidências claras, a melhor escova de dentes é aquela usada (adequadamente) pelo paciente (Cancro & Fischman 1995; Jepsen 1998).

Para uma empresa que produza escovas de dentes certificar seus produtos com o Seal of Acceptance da American Dental Association (ADA), precisa provar que:

- Todos os componentes da escova são seguros para uso oral
- As cerdas não têm pontas afiadas ou irregulares, tampouco rebarbas
- O material do cabo é testado pelo fabricante a fim de mostrar durabilidade em uso normal
- As cerdas não cairão com uso normal
- A escova pode ser usada sem supervisão por um adulto a fim de proporcionar diminuição significativa da gengivite leve e da placa
- O tamanho e o formato da escova devem se adequar confortavelmente à boca, permitindo que o usuário alcance todas as áreas com facilidade.

Para que a empresa consiga o selo da ADA em seus produtos, precisa produzir evidência científica de que são seguros e eficazes, a qual é avaliada por um corpo independente de especialistas – o Council on Scientific Affairs da ADA – de acordo com diretrizes objetivas.

Eficácia

Os fabricantes de escovas de dentes esforçam-se muito para levar em consideração muitos aspectos diferentes quando projetam novos modelos, a fim de vencer o desafio de melhorar a remoção do biofilme de placa por meio de uma escovação mais eficaz. Poucos fabricantes tentaram também avaliar a eficácia da escova de dentes. O uso entusiástico da escova de dentes não é sinônimo de alto padrão de higiene oral. Adultos, a despeito de seus aparentes esforços, parecem não conseguir ser tão efetivos na remoção de placa como poderia ser esperado. A experiência diária da prática odontológica mostra que os pacientes apresentam placa mesmo que relatem praticar a higiene oral.

De la Rosa *et al.* (1979) estudaram o padrão de acúmulo e remoção de placa, com escovação diária, durante 28 dias, após profilaxia dental. Em média, aproximadamente 60% de placa foi deixada após a escovação realizada pelo paciente. Morris *et al.* (2001) colaboraram com o estudo do UK Adult Dental Health 1998 e observaram que a proporção média de dentes com depósitos de placa era de 30% no grupo de 25 a 34 anos e 44% no grupo de 65 anos ou mais.

Estudos da escovação são comumente usados nas avaliações das escovas de dentes. Esse modelo de estudo proporciona indicações úteis sobre a capacidade de remoção de placa das escovas de dentes e facilita o controle de variáveis de confusão, como a obediência. Recentemente, uma revisão sistemática foi iniciada por Slot *et al.* (2012) a fim de avaliar o efeito de um único exercício de escovação utilizando uma escova de dentes manual. No total, 212 exercícios de escovação, como seções separadas do experimento com 10.806 participantes, foram usados para calcular uma média ponderada total do escore de redução de placa global. A magnitude do número de participantes e a heterogeneidade observada nos diversos modelos de estudo proporcionaram resultados de especial valor, uma vez que refletiram o que poderia ser esperado de um exercício rotineiro de higiene oral entre pacientes encontrados na prática diária. De acordo com a linha de base e os escores finais, a porcentagem de redução de placa foi calculada em cada um dos experimentos eleitos entre os estudos selecionados. Usando esses dados, calculou-se uma diferença média ponderada de 42% na redução dos escores dos índices de placa em comparação com os índices basais.

Um aspecto interessante dessa análise foi que a magnitude estimada do tamanho do efeito da escovação dental pareceu depender do escore do índice de placa usado para avaliar a magnitude do efeito. Em comparação com o índice de placa de Quigley e Hein, a estimativa com o índice de Navy resultou em uma grande diferença entre os escores anteriores e posteriores à escovação: 30 *vs.* 53%, respectivamente.

O índice de placa de Navy (Elliot *et al.* 1972) e o de Quigley e Hein (Quigley & Hein 1962), bem como suas modificações, são os dois índices mais usados para avaliar a eficácia da remoção de placa com escovas de dentes. Embora tais índices registrem a placa de maneiras diferentes, parece haver uma correlação forte entre eles (Cugini *et al.* 2006). O índice de placa de Quigley e Hein enfatiza as diferenças no acúmulo de placa no terço gengival do dente e tende a registrar exageradamente a metade incisiva da coroa à custa da margem gengival. O índice de placa de Navy dá peso maior à placa na área gengival imediata. Os escores de ambos os índices são descritivos. Não representam escalas estritamente lineares; em vez disso, aumentam de acordo com a gravidade. Um escore 0 é dado para ausência de placa. Escores mais altos são designados em ordem ascendente, correspondendo aproximadamente ao aumento das áreas da superfície dental cobertas por placa. Como a placa é incolor, em geral é visualizada por meio de coloração anterior à avaliação. A placa é, portanto, definida, operacionalmente falando, como "material que pode ser corado"

(Fischman 1986). Tais práticas não resultam em estimativas precisas do biofilme dental, uma vez que falham na avaliação das características qualitativas.

Métodos de escovação

Embora a escova de dentes seja a ferramenta mais utilizada para remover a placa dentária, seu uso adequado não é trivial e requer alguma habilidade. A técnica de escovação ideal é aquela que permite a completa remoção da placa no menor tempo possível, sem causar dano aos tecidos (Hansen & Gjermo 1971). Não existe um único método que seja correto para todos os pacientes. A morfologia da distribuição da dentição (apinhamento dentário, diastema, fenótipo gengival etc.), o tipo e a gravidade da destruição dos tecidos periodontais, bem como a habilidade manual do próprio paciente, determinam que tipo de ajuda e que dispositivos ou técnicas são recomendados. Podemos também imaginar que, para o curso da terapia das periodontites, as técnicas podem ser mudadas ou adaptadas para a situação morfológica (dentes mais longos, espaços mais abertos, dentina exposta).

Wainwright e Sheiham (2014) avaliaram os métodos de escovação recomendados para adultos e crianças por associações odontológicas, empresas de creme dental e escova de dentes e fontes profissionais, como livros didáticos de odontologia e especialistas. Parece haver uma grande diversidade entre as recomendações sobre as técnicas de escovação, a frequência com que as pessoas devem escovar os dentes e por quanto tempo. O método mais comum recomendado foi a técnica de Bass (modificada). Os diferentes métodos de escovação que foram propostos ao longo do tempo podem ser propostos com base na posição e movimentação da escova.

Escovação horizontal é o método mais comumente utilizado. Frequentemente usado por pessoas que nunca receberam instrução de técnicas de higiene oral. Apesar dos esforços dos profissionais da área de odontologia para instruir os pacientes a adotar outras técnicas de escovação mais eficientes, muitos indivíduos usam essa técnica por ser a mais simples. A cabeça da escova fica posicionada perpendicular à superfície do dente e aplica-se o movimento horizontal (Löe 2000). As superfícies oclusais, linguais e palatinas são escovadas com a boca aberta, enquanto a vestibular é limpa com a boca fechada para diminuir a pressão da bochecha sobre a escova.

Escovação vertical (técnica de Leonard [1939]) é semelhante à técnica de escovação horizontal, mas o movimento é aplicado na direção vertical usando movimentação para cima e para baixo.

Escovação circular (técnica de Fones [1934]) é realizada com a boca fechada, a escova é colocada dentro da bochecha, e movimentos rápidos e circulares são aplicados da gengiva da maxila até a gengiva da mandíbula, fazendo-se uma leve pressão. Movimentos horizontais são usados na superfície lingual ou palatina.

A *técnica de esfregaço* inclui a combinação de movimentos horizontais, verticais e rotatórios.

Escovação sulcular (técnica de Bass [1948]; ver Boxe 28.1) enfatiza a limpeza da área diretamente abaixo da margem gengival. A cabeça da escova é posicionada em uma direção oblíqua voltada para o ápice radicular. As cerdas são direcionadas para dentro do sulco, em ângulo de 45° em relação ao eixo longo do dente. A escova é então deslocada em direção anteroposterior, com movimentos curtos, sem remover as cerdas de dentro do sulco. Na superfície lingual ou palatina dos dentes anteriores, a cabeça da escova trabalha na direção vertical. O método de Bass é amplamente aceito por ser efetivo na remoção de placa não somente da margem gengival, mas também da subgengival. Alguns estudos têm sido realizados em dentes acometidos por doença periodontal e planejados para extração, em que a margem gengival foi marcada com uma canaleta e a profundidade de limpeza foi medida. Esses estudos mostraram que, utilizando esse método de escovação, a eficiência da limpeza pode alcançar uma profundidade de 1 mm subgengivalmente (Waerhaug 1981a).

A *técnica vibratória* (técnica de Stillman [1932]) foi elaborada para o massageamento e a estimulação das gengivas, assim como para a limpeza das áreas cervicais dos dentes. A cabeça da escova é posicionada em uma direção oblíqua ao ápice da raiz, com cerdas localizadas parcialmente na gengiva e na superfície dos dentes. Uma leve pressão, juntamente com movimento vibratório (leve), é então aplicada sobre o cabo, sem que a escova seja deslocada de sua posição original.

Técnica vibratória (técnica de Charters [1948]): esse método foi originalmente elaborado para aumentar a efetividade da limpeza e a estimulação gengival das áreas interproximais. Em comparação com a técnica de Stillman, a posição da escova está ao contrário. A cabeça da escova é posicionada em uma direção oblíqua à superfície dentária, com a direção das cerdas voltada para a superfície oclusal ou incisal. Leve pressão é usada para flexionar as cerdas em direção aos espaços interproximais. Um movimento vibratório (leve) é então aplicado sobre o cabo, enquanto a ponta da cerda se mantém no mesmo lugar. Esse método é particularmente efetivo nos casos de recessão das papilas interdentais, as pontas das cerdas da escova podem penetrar nos espaços interproximais e em pacientes de ortodontia (Figura 28.3).

Na *técnica de rotação*, a cabeça da escova é posicionada em uma direção oblíqua ao ápice da raiz, com cerdas localizadas parcialmente na gengiva e na superfície dos dentes. As cerdas são pressionadas levemente contra a gengiva. A cabeça da escova é então girada sobre a gengiva e dentes na direção oclusal.

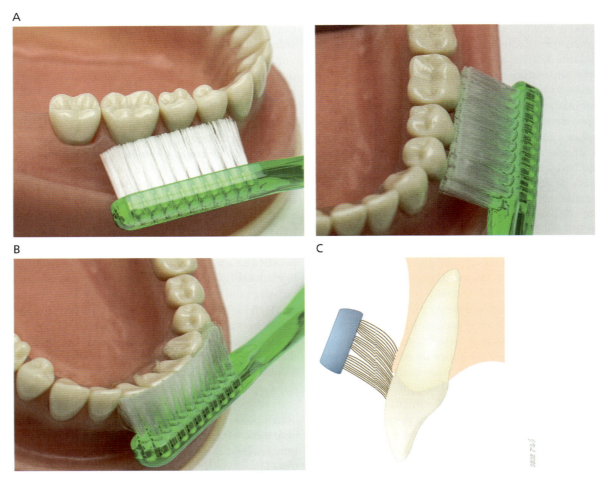

Figura 28.3 Método Charters de escovação de dentes. **A.** Observe como a cabeça da escova de dentes é posicionada nas mandíbulas direita e esquerda. **B.** As cerdas são forçadas nas áreas interproximais. **C.** Observe a angulação das cerdas contra a superfície vestibular do dente. (Fonte: Desenho esquemático cortesia de Joep Laverman. Impressa com autorização.)

Por fim, a *técnica de Bass/Stillman modificada* surgiu porque os métodos de Bass e Stillman foram ambos elaborados para concentrar esforços de remoção na porção cervical e em tecidos gengivais adjacentes, podendo ser modificados adicionando-se movimentos de rotação. A escova é colocada de maneira semelhante nas técnicas de Bass e Stillman. Após ativação da cabeça da escova na direção anteroposterior, a cabeça da escova é então girada sobre a gengiva e os dentes na direção oclusal, tornando possível que algumas cerdas alcancem o espaço interproximal.

Nos anos de 1970, alguns pesquisadores compararam vários métodos de escovação. Em virtude das condições experimentais variáveis, os resultados desses estudos são difíceis de comparar. Até o momento, nenhum método de escovação tem se mostrado claramente superior a outros. Já em 1986, Frandsen comentava sobre esse assunto: "Pesquisadores têm compreendido que a melhora da higiene oral não depende tanto do desenvolvimento de melhores métodos de escovação quanto da melhora do desempenho do paciente em usar qualquer método de escovação aceitável." Por isso, visto que nenhum método de escovação tem se demonstrado superior a outro, não há razão para introduzir uma técnica de escovação em particular para cada novo paciente com doença periodontal. Na maioria dos casos, pequenas mudanças no próprio método de escovação do paciente são suficientes, sempre levando em consideração que mais importante do que a seleção de determinado método de escovação é a disposição demonstrada pelo paciente em limpar efetivamente os dentes. A implementação de cada um dos métodos de escovação já descritos aqui tem de ser feita de acordo com a necessidade do paciente. Por exemplo, visto que o método de Bass tem sido associado à retração gengival (O'Leary 1980), não é indicado para indivíduos com hábitos de escovação enérgicos que também têm um fenótipo gengival fino. Van der Sluijs *et al.* (2017, 2018a, b) avaliaram várias recomendações relacionadas aos métodos de escovação. Como as superfícies linguais demonstram mais placa e sangramento na sondagem do que outras áreas da boca, foi sugerido que a escova de dentes deve ser aplicada, primeiramente, nessas superfícies. Essa presunção, no entanto, não foi apoiada pelo resultado de um estudo de boca dividida (Van der Sluijs *et al.* 2018a). O enxágue antes da escovação também foi proposto para hidratar o biofilme, reduzir a aderência e facilitar o desprendimento da placa por métodos mecânicos de limpeza. Essa pré-lavagem com água não contribui significativamente para a eficácia da escovação (Van der Sluijs *et al.* 2017).

Frequência de uso

Embora a ADA recomende que os dentes devam ser escovados 2 vezes/dia com um creme dental fluoretado, e que se deve limpar entre eles com fio dental ou um limpador interdental diariamente, não existe consenso verdadeiro sobre a frequência ótima de escovação. Ainda não se conhece a frequência com que os dentes têm de ser escovados e a quantidade da placa a ser removida para prevenir as doenças dentais. A maioria dos indivíduos, incluindo os pacientes com doença periodontal, geralmente não é capaz de remover completamente a placa dental com a escovação diária. Entretanto, a remoção completa não parece ser necessária. Um nível teoricamente apropriado de remoção de placa seria a quantidade de placa removida que preveniria o aparecimento de gengivite/periodontite e a perda do dente em um determinado paciente. A prevenção da inflamação gengival é importante porque a condição inflamatória dos tecidos moles também favorece o acúmulo de placa (Lang *et al.* 1973; Ramberg *et al.* 1994; Rowshani *et al.* 2004).

Estudos transversais obtiveram resultados equivocados quando avaliaram a associação entre frequência de limpeza dentária autorrelatada e cárie e doença periodontal. Uma pesquisa, que usou um questionário para avaliar as práticas de higiene oral, não encontrou diferenças estatisticamente significativas nas medições de saúde periodontal (inflamação gengival, profundidade de sondagem da bolsa, perda de inserção) entre indivíduos que relataram comportamentos pessoais de escovação aceitáveis (escovação pelo menos 1 vez/dia) e não aceitáveis (Lang *et al.* 1994). Entretanto, os coeficientes de correlação revelaram uma relação fraca, mas significativamente positiva, entre frequência de escovação, higiene oral e saúde gengival (Addy *et al.* 1990). A doença periodontal está mais relacionada à qualidade da limpeza do que à sua frequência (Bjertness 1991). Kressin *et al.* (2003) avaliaram o efeito da prática de higiene oral na manutenção da dentição em um estudo longitudinal com 26 anos de acompanhamento. Eles observaram que a escovação constante (pelo menos 1 vez/dia) resultou em 49% de redução do risco de perda de dentes quando comparada à prática de indivíduos que não apresentavam constantes hábitos de higiene oral.

Se a placa se acumular livremente na região dentogengival, sinais subclínicos de inflamação gengival (líquido gengival) aparecem dentro de 4 dias (Egelberg 1964). A frequência mínima de limpeza dos dentes para reverter a gengivite induzida experimentalmente é de 1 vez/dia ou uma vez a cada 2 dias. Bosman e Powell (1977) induziram gengivite em um grupo de estudantes. Os sinais de inflamação gengival persistiram nos estudantes que removeram a placa a cada 3 ou 5 dias. No grupo que limpou apropriadamente 1 vez/dia ou a cada 2 dias, a gengiva cicatrizou no período de 7 a 10 dias.

Com base na observação de que o estabelecimento da gengivite parece estar mais relacionado com a maturação e a idade da placa do que com a quantidade, a frequência mínima necessária de escovação para prevenir o desenvolvimento da gengivite foi investigada em um estudo prospectivo. Estudantes de Odontologia e jovens dentistas membros de faculdade com boa saúde periodontal foram designados para grupos de estudo com diferentes frequências de limpeza, por um período de 4 a 6 semanas. Os resultados indicaram que os estudantes que removiam meticulosamente a placa 1 vez/dia ou uma vez a cada 2 dias não desenvolveram sinais clínicos de inflamação gengival no período de 6 semanas. Essa limpeza incluía também procedimentos para a área interdental (fio dental e palitos),

632 Parte 11 Terapia Periodontal Inicial | Controle de Infecção

bem como escova (Lang *et al.* 1973). Devemos, porém, ter cuidado ao extrapolar os resultados obtidos nesses estudos para o paciente mediano.

É razoável afirmar que a remoção mecânica meticulosa da placa por meio da escovação, em conjunto com a remoção da placa interdental uma vez a cada 24 horas, é adequada para prevenir o início da gengivite e das cáries interdentais (Axelsson 1994; Kelner *et al.* 1974). De um ponto de vista prático, é geralmente aceito que a escovação dentária deve ser realizada pelo menos 2 vezes/dia, aplicando-se flúor, pelo uso de dentifrícios, para prevenir cáries. Essa recomendação também leva em consideração o frescor oral. Para a maioria dos pacientes, pode ser desejável fazer todos os procedimentos necessários (p. ex., escovação e limpeza interdental) ao mesmo tempo e da mesma maneira todos os dias. Infelizmente, para indivíduos com vidas corridas e estressantes, esse nível de dedicação pode ser difícil de conseguir (Thomas 2004). A despeito do fato de a maioria dos indivíduos escovarem seus dentes no mínimo 2 vezes/dia, ficou claro, a partir de estudos clínicos e epidemiológicos, que os procedimentos mecânicos de higiene oral, do modo que são realizados pela maioria dos indivíduos, são insuficientes no controle da formação da placa supragengival e na prevenção de gengivites e de outras formas mais graves de doença periodontal (Sheiham & Netuveli 2002).

Duração da escovação

Os pacientes geralmente acreditam que despendem mais tempo na escovação dos dentes do que realmente o fazem. Uma das causas de higiene bucal insuficiente na população em geral é, portanto, o tempo de escovação muito curto (Saxer *et al.* 1998). Um estudo feito em estudantes ingleses observou o tempo mínimo gasto na escovação; no grupo de 13 anos, as crianças gastavam aproximadamente 33 segundos na escovação (MacGregor & Rugg-Gunn 1985). Aproximadamente um terço dos estudos revisados relataram média de tempo de escovação de < 56 segundos, enquanto dois terços dos estudos relataram um tempo de escovação entre 56 e 70 segundos. Dois estudos relataram média de tempo de escovação de ± 90 segundos (Ayer *et al.* 1965; Ganss *et al.* 2009a). MacGregor e Rugg-Gunn (1979) relataram que, de uma média de tempo de escovação de 50 segundos, apenas 10% do tempo era gasto nas superfícies linguais.

As melhores estimativas do tempo de escovação manual real variam entre 30 e 60 segundos (Van der Weijden *et al.* 1993; Beals *et al.* 2000). Deve-se ter certa precaução com essas estimativas, uma vez que já foi mostrado que o ato de medir o tempo de escovação afeta o comportamento de escovação (MacGregor & Rugg-Gunn 1986).

A escovação no estudo de Van der Weijden *et al.* (1993) foi realizada por um dentista profissional. Esse estudo comparou o efeito do tempo de escovação na remoção de placa usando escovas manuais e elétricas, e cinco tempos diferentes de escovação (30, 60, 120, 180 e 360 segundos). Os resultados indicaram que 2 minutos de escovação elétrica foram tão efetivos quanto 6 minutos de escovação

manual. Os autores observaram também que, em 2 minutos, um ponto ótimo na eficácia da remoção de placa foi alcançado com escovas tanto manuais quanto elétricas. Duas revisões sistemáticas avaliaram, em uma subanálise, o efeito de um único exercício de escovação com uma escova manual elétrica em relação ao tempo de escovação (Slot *et al.* 2012; Rosema *et al.* 2016), e foi descoberto que a duração da escovação contribuiu para a variação observada nos resultados. Para a escova de dentes manual, com base nos escores do índice de placa de Quigley & Hein, a eficácia média ponderada estimada, conforme representada no escore de redução de placa, foi de 27% após 1 minuto, e 41% após 2 minutos (Slot *et al.* 2012).

Vários estudos na literatura, questionam se, em pacientes adultos, a duração da escovação correlaciona-se com a eficácia da remoção de placa. Alguns desses estudos avaliaram o uso de escovas elétricas (Van der Weijden *et al.* 1996a; McCracken *et al.* 2003, 2005), enquanto outros compararam as escovas manuais às elétricas (Preber *et al.* 1991), enquanto dois estudos avaliaram somente escovas manuais (Hawkins *et al.* 1986; Gallagher *et al.* 2009). Os resultados desses estudos indicaram que a duração da escovação está consistentemente correlacionada com a quantidade de placa que foi removida.

Com base nas observações apresentadas, a duração da escovação dental é provavelmente um determinante importante da remoção de placa na população geral; isso deve, portanto, ser dito durante as sessões de instrução para a escovação dental. Como a remoção de placa é fortemente relacionada ao tempo de escovação com qualquer escova dada, deve-se encorajar a escovação durante 2 minutos ou mais, independentemente do tipo de escova usado. O tempo de escovação também é provavelmente o parâmetro mais facilmente controlado da escovação diária efetiva.

Cerdas

As características de uma escova dental efetiva correspondem às propriedades funcionais primárias das cerdas. A maioria das escovas de dentes modernas tem cerdas de náilon. A ponta de uma cerda pode ser reta ou arredondada (ver seção *Cerda de ponta arredondada*, adiante). Atualmente, muitos fabricantes variam o comprimento e o diâmetro das cerdas na cabeça da escova. Os graus de dureza e rigidez de uma escova de dentes dependem das características da cerda, tais como material, diâmetro e comprimento. As escovas com cerdas mais finas são mais macias, enquanto as que têm cerdas de diâmetro maior são mais rígidas e menos flexíveis. Cerdas curvas podem ser mais flexíveis e menos rígidas do que as retas com mesmos comprimento e diâmetro. Também a densidade das cerdas no tufo influencia a dureza, pois cada fio da cerda suporta o fio adjacente e cada tufo suporta o tufo adjacente. Consequentemente, o número de cerdas por tufo também determina a dureza da escova. O aumento da rigidez impede a flexão da ponta da cerda durante a escovação, evitando o risco de dano da gengiva. Entretanto, a cerda precisa ser suficientemente rígida para que, durante a escovação, a pressão exercida (força de cisalhamento) possibilite a adequada remoção da placa.

A preocupação com as cerdas da escova de dentes relaciona-se principalmente ao potencial de abrasão dos tecidos mole e duro. Podemos considerar que uma cerda da escova represente um bastão. Durante a escovação, uma carga vertical é exercida para cima e retorna em um mesmo efeito, da mesma ordem de magnitude, sobre a mucosa oral. A força da escova, agindo sobre uma cerda individualmente, é sempre tão grande quanto a carga exercida por uma cerda sobre a mucosa. Se a força for aumentada, então a carga é aumentada na mesma magnitude. Consequentemente, o risco de danos aos tecidos moles aumenta naquela ponta da cerda que pode penetrar na mucosa. Contudo, bastões elásticos demonstram um comportamento peculiar. Eles dobram lateralmente quando determinado limite de carga é ultrapassado. Ao voltar, o bastão subitamente cede (sem quebrar), e a carga sobre a mucosa oral diminui abruptamente. Assim, uma carga maior que esse limite de dobra não pode ser transferida para a mucosa pela ponta do bastão.

Até 1967, a maioria das pessoas comprava escovas duras (Fanning & Henning 1967). A mudança de preferência para as escovas maciais de um *design* específico foi paralela à mudança que se deu nos cuidados de saúde oral quando foi identificado que o cálculo era o principal agente etiológico da doença periodontal (Mandel 1990). A atenção dada à placa, especialmente na área crevicular, e à escovação intrassulcular influenciaram fortemente a mudança das cerdas duras para as macias, especialmente em virtude da preocupação com o trauma dos tecidos gengivais (Niemi *et al.* 1984). As cerdas macias são recomendadas universalmente para a escovação sulcular, como o método de Bass. Os pacientes conseguem escovar as áreas cervicais sem medo de desconforto ou laceração dos tecidos moles. Entretanto, vários estudos mostraram que indivíduos realizaram limpeza significativamente melhor com escovas médias e duras do que macias (Robertson & Wade 1972; Versteeg *et al.* 2008a). Assim, para criar abrasão suficiente que desloque os depósitos de placa, as cerdas parecem precisar de certo grau de rigidez. Não há benefício na utilização de uma escova com cerdas muito finas que apenas roçam os dentes e, como resultado da falta de carga, não limpam mais que a superfície dentária. Contudo, a fim de evitar dano às gengivas quando do posicionamento da escova, as cerdas não devem ser muito duras: quanto mais duras as cerdas, maior o risco de abrasão gengival (Khocht *et al.* 1993). Os indivíduos também tendem a preferir escovas médias a duras por sentirem que seus dentes estão mais limpos após a escovação com cerdas mais rígidas. Versteeg *et al.* (2008a) mostraram que, quando não há indicação clínica para uma escova macia, o conselho profissional no tocante à efetividade deve ser, de fato, uma escova de rigidez média. Escovas de cerdas macias são especialmente recomendadas para a escovação imediatamente após a cirurgia periodontal em pacientes com gengiva altamente inflamada e para os pacientes com mucosa atrófica ou sensível de textura naturalmente fina. Entretanto, não se deve falar apenas sobre a rigidez da cerda; a interação escova-dentifrício também precisa ser levada em consideração. A capacidade que a escova de dentes tem de "segurar" e mover o agente de polimento/agente abrasivo sobre a superfície do dente afeta a abrasão do tecido duro (ver Abrasão por escovação, adiante).

Cerda de ponta arredondada

A ponta arredondada tem se tornado mais comum no processo de fabricação para reduzir a abrasão (Figura 28.4). A lógica de que pontas de cerdas macias podem causar menos trauma do que pontas de borda afiada ou de projeções irregulares tem sido validada por estudos clínicos e em animais (Breitenmoser *et al.* 1979). Danser *et al.* (1998) avaliaram dois tipos de pontas arredondadas e observaram o efeito sobre a incidência de abrasão. A forma arredondada não teve efeito sobre o nível de remoção da placa. Cerdas afiladas (Figura 28.5) têm a ponta com a forma acentuada de um elipsoide, e não de um hemisfério. Tem sido sugerido que esse formato daria maior maciez ao término das cerdas, combinado com a boa estabilidade do corpo. Como resultado, as cerdas tornam-se mais flexíveis, o que é supostamente menos prejudicial. A eficácia das cerdas afiladas foi testada em estudos de laboratório, mostrando que esse tipo de cerdas conseguia alcançar áreas interproximais dos dentes, áreas abaixo da linha da gengiva e fissuras. Uma revisão sistemática recente, no entanto, não encontrou nenhuma evidência firme que apoie o uso de uma escova de dentes de filamentos cônicos sobre o uso de uma escova de dentes regular com filamentos arredondados (Hoogteijling *et al.* 2018). Os resultados dos estudos clínicos que comparavam cerdas de ponta arredondada com configurações de cabeça plana estavam equivocados (Dörfer *et al.* 2003; Versteeg *et al.* 2008b).

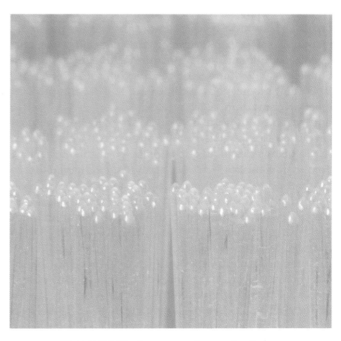

Figura 28.4 Cerdas com pontas arredondadas.

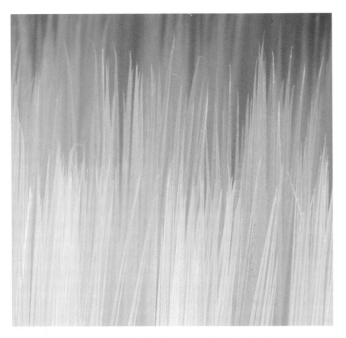

Figura 28.5 Cerdas de escova dental afiladas.

Desgaste e substituição

O senso comum determina que as escovas de dentes sejam trocadas porque suas cerdas e seus tufos não permanecem com o mesmo formato para sempre. As escovas completamente gastas perdem a capacidade efetiva de remoção de placa. Esse resultado ocorre mais provavelmente por causa da perda da força de cisalhamento, dado que as pontas das cerdas não conseguem mais desfazer a placa adequadamente. O exato momento em que uma escova de dentes deve ser substituída é de difícil determinação. Em geral, associações e profissionais de odontologia, além da indústria de cuidados orais, defendem a substituição das escovas de dentes a cada 3 a 4 meses. Embora tal conselho pareça razoável, há poucas provas clínicas reais de que essa recomendação esteja correta. Os pacientes não parecem seguir o conselho; evidências indicam que o tempo médio em que uma escova é trocada varia de 2,5 a 6 meses (Bergström 1973). Em média, cada indivíduo dos EUA compra três escovas a cada 2 anos.

O senso comum poderia sugerir que uma escova desgastada e com cerdas desalinhadas perde a resiliência, sendo menos provável que remova efetivamente a placa do que uma escova nova. Em virtude da variabilidade de técnicas de escovação e à força aplicada sobre os dentes, o grau de desgaste varia significantemente de indivíduo para indivíduo. É também provável que diferentes escovas, feitas de materiais diversos, possam exibir diferenças quanto à duração.

Como muitos pacientes usam suas escovas por períodos significativamente maiores do que o tempo recomendado de 3 meses, é importante saber se o uso excessivo é importante clinicamente. As evidências acerca da relação entre o uso da escova de dentes e a remoção de placa são inconclusivas. O tempo da escova de dentes não parece, por si só, ser o parâmetro crítico crucial para a eficácia na remoção da placa. Estudos com escovas de dentes gastas em laboratório relataram que tais escovas tinham eficácia inferior na remoção de placa em comparação com escovas novas (Kreifeldt *et al.* 1980; Warren *et al.* 2002). Entretanto, escovas de dentes gastas artificialmente poderiam não imitar apropriadamente as características das escovas gastas naturalmente. Em laboratório, as escovas serão inevitavelmente gastas de modo altamente uniforme, o que não reflete as variações de dano causadas pelo uso normal de uma escova. A maioria das pesquisas em que escovas naturalmente gastas foram estudadas não relataram quedas significativas estatisticamente na redução dos escores de placa de boca inteira após a escovação em comparação com escovas novas (Daly *et al.* 1996; Sforza *et al.* 2000; Tan & Daly 2002; Conforti *et al.* 2003; Van Palenstein Helderman *et al.* 2006). O uso da escova de dentes por paciente individual é bastante consistente (Van Leeuwen *et al.* 2019). Rosema *et al.* (2013) avaliaram a eficácia na remoção de placa de escovas manuais novas e usadas, e a taxa de desgaste pareceu mostrar-se determinante para a perda de eficácia. Da mesma forma, Van Leeuwen *et al.* (2019) descobriram que escovas de dentes com desgaste extremo são menos eficazes que aquelas sem ou com desgaste leve. Eles sugeriram que a distribuição das cerdas é uma medida mais apropriada do tempo de substituição da escova do que a idade da escova de dentes comumente usada. O espalhamento dos tufos externos além da base da escova de dentes é uma condição que indica que é hora de trocar a escova.

Kreifeldt *et al.* (1980) estudaram cerdas afiladas em relação a seu uso e relataram que escovas de dentes novas eram mais eficientes na remoção de placa dentária que as mais antigas. Também examinaram escovas gastas e observaram que, como resultado do uso, as cerdas apresentavam conicidade desde a inserção até a ponta livre. Por exemplo, viu-se que as cerdas afilaram de 0,28 mm em uma ponta para 0,020 a 0,015 mm na ponta livre. Concluiu-se que, dentre os fatores relativos ao desgaste, o que mais contribuiu para a perda de efetividade foi o fato de as cerdas terem se tornado mais afiladas. A explicação dos pesquisadores para os fatos observados foi de que, como as cerdas ficam mais afiladas por causa da redução do diâmetro das cerdas, a escova se torna mais macia e remove menos placa. Com base no fenômeno das cerdas afiladas, algumas escovas de dentes comercialmente disponíveis têm cerdas que mudam de cor após um certo período. Esse indicador do uso das cerdas serve para lembrar aos pacientes que é hora de substituir sua escova.

Escovas elétricas

Indivíduos bem motivados e apropriadamente instruídos e que estão dispostos a investir tempo e esforço necessários no uso de medidas mecânicas, tais como escovas e dispositivos interdentais, são aptos na remoção da placa. No entanto, a manutenção constante da dentição sem placa não é fácil. A alta prevalência da gengivite indica que a escovação não é tão efetiva na prática quanto nos estudos supervisionados. As escovas elétricas representam um avanço que tem o potencial de melhorar a remoção da placa e a motivação do paciente (ver Boxe 28.2). As escovas de dentes elétricas existem desde os anos 1940, a princípio com aparelhos como Motodent® (cabeça circular) e Toothmaster® (cabeça reta). Um exemplar dessa última pode ser encontrado no National Museum of Dentistry, em Baltimore, Maryland, EUA. As primeiras escovas de dentes bem-sucedidas no mercado foram introduzidas há mais de 50 anos. Em 1954, o inventor suíço Dr. Philippe Guy E. Woog criou uma escova de dentes elétrica motorizada e oscilante. Tal escova foi adicionalmente desenvolvida por Bemann e Woog, e comercializada em 1956, na Suíça. Em 1959, a escova chegou aos EUA, com o nome de Broxodent®, na comemoração do centenário da ADA, pela E. R. Squibb and Sons. Essa escova de dentes funcionava ligada a uma tomada e contava com cerdas que se moviam de um lado para outro. Em 1961, um modelo sem fio e recarregável foi apresentado pela General Electric, a chamada Automatic Toothbrush, que logo tomou a liderança de um mercado que viria a se tornar bastante competitivo.

As primeiras escovas elétricas eram basicamente versões mecanizadas das escovas manuais, com cerdas que se moviam para frente e para trás imitando a escovação feita manualmente. Estudos das primeiras escovas elétricas mostraram que não existia diferença na remoção da placa em comparação às escovas manuais, embora houvesse efeito variado sobre a gengivite. Em 1996, o consenso da pesquisa sobre escova dental do *World Workshop in Periodontics* estabeleceu que, "para indivíduos pouco orientados ou pouco motivados a realizar os cuidados de saúde oral, bem como para aqueles com dificuldade de controlar a escova manual de maneira adequada, o uso de uma escova elétrica com seu movimento-padrão pode resultar em uma limpeza dos dentes melhor e mais frequente".

Desde os anos de 1980, grandes avanços foram feitos na tecnologia das escovas elétricas. Várias escovas elétricas foram desenvolvidas, com movimentos singulares, para melhorar a eficiência da remoção da placa, aumentando a velocidade das cerdas, a frequência do movimento e variando o padrão das cerdas. Em contraste com as escovas elétricas antigas, que usavam uma combinação de movimentos verticais e horizontais, imitando fielmente o movimento de vaivém dos métodos de escovação tradicionais, as novas incorporaram diversas ações, como a vibração a frequências ultrassônicas, cabeças que giram e movem-se de um lado para outro, bem como cerdas que se movem para um lado e depois para o outro. A escova dental elétrica que, nos anos 1980, foi bem-sucedida em romper com o modo convencional de escovação, imitando, em vez disso, a pequena cabeça de escova redonda rotatória dos instrumentos de profilaxia dental foi a Rotadent® (Zila, Fort Collins, CO, EUA) (Boyd *et al.* 1989). Esse produto foi vendido com três cabeças de escova, de diferentes formatos, a fim de facilitar o acesso a todas as áreas da cavidade oral. Entretanto, foi considerado de difícil controle pelo consumidor. Na década de 1980, foi introduzida a Interplak® (Conair, Stamford, CT, EUA), com tufos de cerdas independentes que realizavam movimentos rotatórios em sentidos horário e anti-horário (Van der Weijden *et al.* 1993). Apesar de efetiva, essa escova perdeu popularidade graças ao seu complicado sistema de funcionamento, que podia não conseguir lidar com a natureza abrasiva dos cremes dentais.

O desenvolvimento, pela Braun (Kronberg, Alemanha), de uma cabeça de escova redonda, rotatória e oscilante facilitou o controle da escova. Escovas oscilantes rotatórias são projetadas com cabeças redondas que se movem para frente e para trás, com giros alternados de 1/3 em sentidos horário e anti-horário. A escova original oscilante rotatória, Braun Oral-B Plaque Remover (D5), contava com uma cabeça pequena e redonda que realizava movimentos rotatórios e oscilantes a uma velocidade de 2.800 rotações oscilantes/min. Uma variação mais desenvolvida dessa escova, Braun Oral-B Ultra Plaque Remover® (D9), manteve a ação rotatória oscilante, mas aumentou a velocidade (3.600 rpm). Um estudo clínico com a D9 demonstrou equivalência em segurança e tendência a maior remoção de placa (Van der Weijden *et al.* 1996b). Desenvolvimentos mais novos na tecnologia das escovas oscilantes e rotatórias incluem vibrações de alta frequência na direção das cerdas, criando movimentos tridimensionais durante a escovação. Essa mudança foi desenvolvida para aprimorar a penetração e a remoção de placa dos espaços proximais da dentição. Estudos mostraram que os movimentos tridimensionais realizados pela escova são seguros e mais eficientes no tocante à remoção de placa (Danser *et al.* 1998).

Outro avanço nessa tecnologia foi o desenvolvimento de escovas sônicas, com cerdas de alta frequência que se movem aproximadamente 30.000 vezes/min. Por exemplo, a escova recarregável Oral-B Sonic Complete® (Oral-B Laboratories, Boston, MA, EUA) e a Philips Sonicare® Elite (Philips Oral Healthcare, Snoqualmie, WA, EUA), usam ambas um movimento laterolateral a uma frequência de 260 Hz, mas têm como base tecnologias diferentes. Escovas dentais com movimentos de cerdas em alta frequência podem gerar um líquido fluido agitado na cavidade oral. Esse fluxo pode causar forças hidrodinâmicas (forças de cisalhamento na parede) que agem paralelamente à superfície. A vibração das cerdas da escova poderia permitir a transferência de energia na forma de ondas de pressão sonora. Estudos *in vitro* indicaram que a redução do biofilme sem contato pode ser obtida por meio desses efeitos hidrodinâmicos. Contudo, os efeitos benéficos adicionais de maiores quantidades de remoção de biofilme sem contato ainda não foram demonstrados clinicamente (Schmidt *et al.* 2013).

Não se deve considerar que a escova de dentes elétrica seja um substituto de um método específico de limpeza interdental, como o fio dental, mas sim que ofereça vantagens relativas a uma abordagem geral para melhorar a higiene oral. Verificou-se que o uso de uma escova de dentes elétrica melhora a remoção de placa das superfícies de próteses parciais fixas suportadas por implantes, especialmente da área das próteses tocando o rebordo alveolar (Maeda *et al.* 2019).

Escovas de dentes elétricas *versus* manuais

Até certo ponto, as características dos projetos modernos das escovas dentais elétricas superaram as limitações da destreza manual e das habilidades do usuário (Figura 28.6). Essas escovas modernas removem a placa em menos tempo que as manuais. São necessários 6 minutos para remover, com uma escova de dentes manual, a mesma porcentagem de placa removida em 1 minuto de uso de uma escova de dentes elétrica nas mãos de um operador profissional (Van der Weijden *et al.* 1993, 1996a). A nova geração de escovas elétricas tem melhor eficácia na remoção de placa e controle da inflamação gengival nas superfícies proximais (Egelberg & Claffey 1998). No tocante a esse último aspecto, a superioridade foi claramente demonstrada em um estudo realizado em dentes extraídos (Rapley & Killoy 1994).

Uma revisão sistemática de exercícios de escovação simples mostrou que a eficácia na remoção de placa usando uma escova de dentes elétrica fornece uma redução média ponderada do índice de placa de 46%, em média, com uma faixa de 36 a 65%, dependendo da escala de índice para pontuação de placa. Fonte de alimentação (bateria recarregável ou substituível), modo de ação, bem como duração da escovação e tipo de instruções são fatores que contribuem para a variação na eficácia observada (Rosema *et al.* 2016). A evidência coletiva também mostra que as escovas de dente elétricas têm eficácia superior, quando comparadas a escovas manuais, na redução da placa e da gengivite (Sicilia *et al.* 2002; Yaacob *et al.* 2014; De Jager *et al.* 2017; Elkerbout *et al.* 2020; Wang *et al.* 2020). Uma revisão do Cochrane Oral Health Group concluiu que, a longo prazo, as escovas de dentes elétricas reduziram a placa em 21%, e a gengivite em 11%, quando comparadas com escovas manuais (Yaacob *et al.* 2014). Os efeitos colaterais relatados foram localizados e temporários. O maior corpo de evidências foi encontrado para escovas oscilantes-rotativas, cujo efeito foi recentemente resumido em uma revisão sistemática de estudos de até 3 meses de duração. Isso forneceu evidências que apoiam as recomendações para pacientes com vários graus de sangramento gengival para usar escovas de dentes elétricas de rotação oscilante (Grender *et al.* 2020). Evidências coletivas para escovas de dentes sônicas de alta frequência e alta amplitude mostraram que elas também diminuíram a placa e a gengivite de maneira significativamente mais eficaz do que as escovas de dentes manuais no uso diário em estudos com duração de até 3 meses (De Jager *et al.* 2017).

Modernas escovas elétricas são conhecidas por melhorar a cooperação a longo prazo. Em um estudo envolvendo periodontistas de pacientes com persistente e pouca cooperação, Hellstadius *et al.* (1993) acharam que a mudança da escova manual para escova elétrica reduziu o nível de placa e que essa redução foi mantida por um período entre 12 e 36 meses. A escova elétrica melhorou sensivelmente a cooperação, e os pacientes expressaram uma atitude positiva em relação à nova escova. Outro estudo relatou que 62% dos indivíduos continuaram a usar suas escovas elétricas diariamente 36 meses após a compra (Stålnacke *et al.* 1995). Em um estudo realizado na Alemanha, a maioria dos dentistas atestou que o tempo gasto por seus pacientes na escovação era muito pequeno (Warren 1998). Cerca da metade dos dentistas disse que recomendava escovas elétricas aos seus pacientes, e a maioria acreditava que a mudança para a escova elétrica poderia melhorar a condição dos dentes e gengivas de seus pacientes. Achados de um estudo nos EUA, envolvendo um grande número de indivíduos que mudaram das escovas manuais para a escova Braun Oral-B Ultra Plaque Remover (D9), confirmaram os achados de um estudo da Alemanha (Warren *et al.* 2000).

Comparação entre diferentes escovas dentais elétricas

O mercado atual conta com dezenas de escovas de dentes elétricas. As escolhas vão de escovas rotatórias baratas e descartáveis a pilha até escovas elétricas recarregáveis sofisticadas. A fim de estabelecer a superioridade da escovação com escovas elétricas sobre qualquer outro método, a mais conhecida revisão, de uma década atrás, realizada em colaboração com o Cochrane Oral Health Group, avaliou as evidências coletivas sobre a eficácia das escovas elétricas e

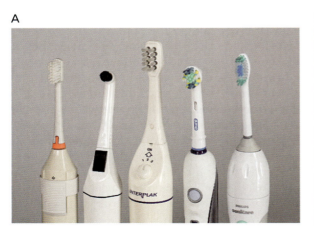
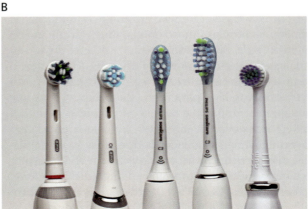

Figura 28.6 A. Vista geral das escovas elétricas, desde as que imitavam as escovas manuais até aquelas de movimentos de alta frequência. Da esquerda para a direita: Braun D3® (cortesia de Braun), Rotadent® (cortesia de Rotadent), Interplak® (cortesia de Conair), Braun/Oral-B Triumph® (cortesia de Braun e Oral-B), Sonicare Elite® (cortesia de Philips). **B.** Últimas versões das escovas de dentes elétricas modernas.

seus efeitos na saúde oral (Deacon *et al.* 2011). Os critérios de seleção primaram por estudos randomizados, com pelo menos 4 semanas de escovação não supervisionada, cujos participantes tivessem destreza manual prejudicada e que comparassem duas ou mais escovas elétricas com modos diferentes de ação. Escovas de ação oscilante e rotatória reduziram a placa e a gengivite mais do que aquelas com movimentos laterais a curto prazo. Entretanto, a diferença foi pequena e sua importância clínica não ficou clara. Em virtude do número reduzido de estudos que utilizaram outros tipos de escovas de dentes elétricas, não é possível chegar a outras conclusões definitivas no tocante à superioridade de um tipo de escova elétrica em relação a outro. Contudo, é preciso enfatizar que ausência de evidências não é evidência de ausência; é possível que estudos futuros mostrem a superioridade de projetos específicos de escovas de dentes. A revisão mais recente baseada em exercícios de escovação única avaliou a remoção da placa dentária usando uma escova de dentes elétrica de rotação oscilante em comparação com uma escova de dentes elétrica de alta frequência. Concluiu-se que há alguma evidência de um efeito benéfico muito pequeno, mas significativo, de uma escova de dentes elétrica de rotação oscilante (Van der Sluijs *et al.* 2021). Além disso, a diferença na eficácia das escovas de dentes elétricas de rotação oscilante em comparação com outras escovas de dentes elétricas foi recentemente revisada e analisada sistematicamente (Clark-Perry & Levin 2020; El-Chami *et al.* 2021; Van der Sluijs *et al.* 2021). No total, isso mostra que há algumas evidências que sugerem que as escovas de dentes elétricas de rotação oscilante podem remover mais placa e reduzir o número de locais de sangramento melhor que outras escovas de dentes elétricas, incluindo escovas de dentes elétricas de alta frequência e alta amplitude. Com base em estudos com duração de pelo menos 4 semanas, pouca ou nenhuma diferença nos índices de placa e gengivite foi encontrada com escovas de dentes elétricas de rotação oscilante em comparação com escovas de dentes elétricas lado a lado (El-Chami *et al.* 2021). Pesquisas adicionais são necessárias antes que aconselhamento baseado em evidências sobre o desempenho relativo de diferentes escovas dentais elétricas possa ser dado pelos profissionais de saúde ao público.

Segurança

A segurança das escovas dentais elétricas tem sido uma preocupação dos profissionais de odontologia. Um medo era de que tais escovas fossem usadas excessiva e compulsivamente. Por exemplo, usuários entusiásticos de escovas elétricas poderiam aplicar força demais e comprometer seus tecidos gengivais, promovendo, assim, recessão. Em uma revisão sistemática recente dos efeitos das escovas oscilantes e rotatórias e das escovas manuais nos tecidos mole e duro, os autores determinaram a segurança desse tipo de escova elétrica da maneira mais abrangente possível (Van der Weijden *et al.* 2011). Os pesquisadores buscaram na literatura existente, usando diversos bancos de dados eletrônicos, estudos que comparassem a segurança das escovas

oscilantes e rotatórias com a das escovas manuais, incluindo todos os níveis de evidências, exceto os mais fracos. Após extraírem os dados relevantes dos 35 artigos originais mais adequados, tais dados foram reunidos por tipo de pesquisa (testes controlados e randomizados tendo a segurança como achado primário, testes em que a segurança foi um achado secundário, estudos que usaram um marcador de segurança substituto, estudos em laboratório). Nesses grupos, os projetos dos estudos originais eram em geral tão diferentes que ficava impossível unir os resultados em uma única análise estatística. Ainda assim, os dados originais falharam consistentemente em indicar problemas com a segurança das escovas oscilantes e rotatórias. Contudo, a maioria dos testes considerou a segurança um achado secundário. Portanto, as evidências eram, em geral, sem suporte científico, em vez de quantitativas. Os autores da revisão concluíram que "esta revisão sistemática de um grande *corpus* de pesquisas publicadas nas últimas duas décadas mostrou consistentemente que escovas de dentes oscilantes e rotatórias são seguras em comparação com escovas manuais, e indicou que não há evidências para que sejam uma preocupação clínica relevante, tanto para os tecidos duros quanto para os macios". Os resultados foram consistentes com as observações nas revisões de Yaacob *et al.* (2014), Deacon *et al.* (2011) e El-Chami *et al.* (2021), que relataram apenas efeitos colaterais pequenos e passageiros.

Escova de dentes eletronicamente ativa (iônica)

Têm sido comercializadas, há alguns anos, algumas escovas (iônicas, eletrônicas e eletricamente ativas) que enviam pequenas e imperceptíveis correntes eletrônicas através da sua cabeça para as superfícies dentárias, supostamente para desfazer a inserção de placa dentária e destruir a ligação eletrostática das proteínas da placa às superfícies dentárias. Assim, essas correntes poderiam melhorar a eficácia da escovação na eliminação de placa. Os elétrons poderiam eliminar os íons H^+ dos ácidos orgânicos na placa, resultando na decomposição da placa bacteriana (Hoover *et al.* 1992). O primeiro registro de uma escova de dentes carregada ionicamente, a "Dr. Scott's Electric Toothbrush", foi encontrado em uma edição semanal da revista *Harper's*, de fevereiro de 1886. A teoria da escova do Dr. Scott consistia em "cargas de corrente eletromagnética que agem sem choque, imediatamente nos nervos e tecidos dos dentes e gengivas impedindo a cárie e restaurando a brancura do esmalte".

Hotta e Aono (1992) estudaram uma escova manual ativada eletricamente que foi desenhada com um elemento piezoelétrico no cabo. Essa escova gerava uma voltagem que correspondia ao movimento de flexão do cabo sobre os dentes durante a escovação. Nesse estudo não foi observada diferença na quantidade de placa remanescente, após a escovação, entre o placebo e a escova iônica. Outras escovas que apresentaram um efeito "eletroquímico" sobre a placa dental tiveram semicondutores de óxido de titânio (TiO_2) incorporados ao cabo da escova.

638 Parte 11 Terapia Periodontal Inicial | Controle de Infecção

Na presença de luz, elétrons de baixa energia do semicondutor molhado são transformados em elétrons de alta energia. Uma corrente de elétrons de aproximadamente 10 nA foi medida passando do semicondutor para o dente (Weiger 1988). Alguns estudos clínicos a curto prazo sobre o uso desses tipos de escovas documentaram efeitos benéficos em termos de redução de placa e resolução da gengivite (Hoover *et al.* 1992; Galgut 1996; Weiger 1998; Deshmukh *et al.* 2006), ao passo que outros falharam nesse sentido (Pucher *et al.* 1999; Moreira *et al.* 2007). Um estudo de 6 meses relatou escores mais baixos de placa e melhora da gengivite com a escova iônica em comparação com o grupo-controle, mas tais achados não foram substanciados nos estudos posteriores de 6 e 7 meses (Van der Weijden *et al.* 1995, 2002b).

Limpeza interdental

Existe na literatura uma confusão com relação às definições de locais proximais, interproximais e interdentais. Os índices frequentemente usados não são apropriados para avaliar a placa interdental (diretamente sob a área de contato) e, desse modo, limitam a interpretação da remoção da placa interdental. Em 1998, o *European Workshop on Mechanical Plaque Control* propôs as seguintes definições. Áreas *proximais* são os espaços visíveis entre os dentes que não estão sob a área de contato. Esses espaços são pequenos na dentição saudável, embora possam aumentar após a perda de inserção periodontal. Os termos *interproximal* e *interdental* podem ser usados como sinônimos e referem-se a áreas sob o ponto de contato e relacionadas a ele.

Com base no consenso, a limpeza interproximal é essencial para manter a saúde gengival interproximal, em particular para prevenção secundária (Chapple *et al.* 2015). O fundamento para que a limpeza interdental seja analisada separadamente relaciona-se ao fato de que a escovação é considerada capaz de limpar perfeitamente as superfícies planas dos dentes, ou seja, vestibular, lingual e oclusal, exceto as fendas e fissuras. As escovas não alcançam as superfícies proximais com tanta eficiência nem alcançam as áreas interproximais de dentes adjacentes. Para isso, métodos auxiliares de controle de placa devem ser selecionados para complementar o controle da placa pela escovação dentária (Lang *et al.* 1977; Hugoson e Koch 1979). A gengiva interdental preenche o espaço de ameia protegida entre dois dentes apicalmente ao ponto de contato. Essa é uma área de ameia protegida, de difícil acesso, quando os dentes estão em posição normal. Na população que usa escova de dentes, as superfícies interproximais dos molares e pré-molares apresentam locais de placa residual. A remoção de placa dessas superfícies é válida, já que, em pacientes suscetíveis à doença periodontal, as gengivites e periodontites são mais pronunciadas nessas áreas interdentais do que na face vestibular ou lingual/palatina (Löe 1979). Cáries dentais também ocorrem com mais frequência nas regiões interdentais do que na face vestibular ou lingual/palatina. Um princípio fundamental de prevenção é que o efeito é maior onde o risco de doença é maior.

Por isso, a remoção da placa interdental, que não pode ser alcançada com escova de dentes apenas, é de fundamental importância para a maioria dos pacientes.

Diversos métodos de limpeza interdental têm sido usados para esse propósito, desde o fio dental até a introdução mais recente de métodos auxiliares de limpeza acionados eletricamente. O uso de fio dental é o método mais universalmente utilizado. Contudo, nem todos os dispositivos de limpeza interdental satisfazem a todos os pacientes ou tipos de dentição. Além da facilidade de uso, a capacidade e a motivação do paciente devem ser levados em consideração quando se recomenda um método de limpeza interdental. Os dispositivos de limpeza interdental mais apropriados para cada paciente devem ser selecionados para possibilitar que cada paciente alcance um padrão alto e seguro de limpeza interdental (Amarasena *et al.* 2019).

A seleção feita entre os numerosos dispositivos existentes no mercado depende do contorno da papila, do tamanho do espaço interdental, da morfologia da superfície proximal dos dentes e do alinhamento dos dentes. Em indivíduos com contorno gengival e espaços de ameia normais, pode-se recomendar fio ou fita dental. Conforme a recessão dos tecidos moles se torna pronunciada, o uso do fio dental fica progressivamente menos efetivo. Assim, um método alternativo (palitos, bastões de limpeza interdentais de borracha/elastoméricos, ou escovas interdentais) deve ser recomendado. Além disso, deve-se ter em mente que o aconselhamento oferecido pode ter que mudar de acordo com a mudança provocada nos formatos das regiões interproximais pela efetividade do tratamento e a melhora da higiene oral.

Uma revisão dos métodos de limpeza interdental (Warren & Chater 1996) concluiu que todos os dispositivos convencionais são efetivos, mas cada um deve se adequar ao paciente e à situação oral (Tabela 28.1). Além disso, para efetividade máxima, o nível de aconselhamento sobre higiene oral oferecido ao paciente precisa contar com informação suficiente para que o paciente seja capaz de identificar cada local, selecionar um aparelho e limpar de maneira efetiva todas as superfícies interdentais (Claydon 2008). O ponto de partida é uma avaliação dos produtos existentes. Um aparelho ideal de limpeza interdental precisa ser de fácil

Tabela 28.1 Métodos de limpeza interdental recomendados para situações especiais na boca.

Situação	Método de limpeza interdental
Papilas interdentais intactas; espaço interdental pequeno	Fio dental ou pequeno palito dental
Recessão papilar moderada; espaço interdental discretamente aberto	Fio dental, pequeno palito ou escova interproximal pequena
Perda completa da papila; amplo espaço interdental	Escova interproximal
Amplo espaço de ameia; diastema; diastema por extração, furcas ou superfície superior da distal dos molares, concavidades em raízes ou sulcos	Escova unitufo ou tiras de gaze

Capítulo 28 Controle Mecânico da Placa Supragengival 639

utilização pelo usuário, remover efetivamente a placa e não ter efeitos deletérios sobre tecidos moles ou duros. O sangramento gengival durante a limpeza interdental pode ser resultado de trauma, como laceração e erosão gengival, ou indicativo de inflamação. Os pacientes precisam estar cientes de que o sangramento por si só não é sinal de que a limpeza interdental deva ser evitada, mas sim, mais provavelmente, indicativo de uma inflamação que precisa de tratamento (Gillette & Van House 1980).

Fio e fita dentais

De todos os métodos de remoção da placa interproximal, o uso do fio dental é o mais recomendado. Levi Spear Parmly, um dentista de Nova Orleans, EUA, é considerado o inventor do fio dental moderno. Em 1815, Parmly recomendava a utilização de um fio dental feito de seda. Em 1882, a Codman and Shurtleft Company, de Randolph, Massachusetts, começou a produção comercial em massa de um fio de seda sem cera para uso caseiro. Em 1898, a Johnson & Johnson Company, de Nova Brunswick, Nova Jersey, EUA, foi a primeira a patentear o fio dental. Durante a década de 1940, o fio de náilon, mais resistente ao rasgamento, substituiu a seda como material do fio dental. Dr. Charles C. Bass é considerado o responsável por fazer com que passar fio dental se tornasse uma parte importante da higiene dental.

Fio dental e fita dental (ver Boxe 28.3) – um tipo de fio mais largo – são mais úteis onde as papilas interdentais preenchem completamente o espaço de ameia interdental. Quando usado adequadamente, o fio dental remove efetivamente mais de 80% da placa proximal. Até a placa subgengival pode ser removida, desde que o fio dental possa ser introduzido 2,0 a 3,5 mm no sulco gengival (Waerhaug 1981b). Vários tipos de fio dental (com e sem cera) estão disponíveis; contudo, quando foram feitas comparações, não houve diferença clara na sua efetividade. Fio dental sem cera é geralmente recomendado para pacientes com pontos de contato normais, porque a passagem pelo ponto de contato é mais fácil. Esse é o tipo de fio mais fino disponível; ainda quando desfia durante o uso, ele cobre uma superfície maior que o fio encerado. Fios encerados são recomendados para pacientes com contatos dentais muito apertados.

Facilidade de uso é o fator mais importante que influencia a utilização diária. Muitas pessoas acham difícil dominar o uso do fio dental devido à complexidade manual da técnica, que, por sua vez, tem efeito negativo na adesão (Graziani *et al.* 2018). Diferentemente da escovação dental, poucas pessoas aprenderam como utilizar apropriadamente o fio dental. Contudo, como qualquer outra habilidade, utilizar o fio dental pode ser ensinado, e os pacientes que recebem instrução adequada aumentarão sua frequência de uso (Stewart & Wolfe 1989). Os pacientes são beneficiados com instruções passo a passo (ver Boxe 28.3) e reinstruções frequentes, e é necessário reforçar que o uso do fio dental é necessário. Como muitas pessoas acreditam que o propósito de usar o fio é retirar partículas alimentares, é preciso deixar claro para elas que o objetivo é a remoção da placa que adere à superfície dentária.

Para facilitar o uso do fio dental, um suporte especial para fio dental pode ser usado. Esses suportes podem ser reutilizados e normalmente são feitos de material plástico, durável, leve e facilmente lavável. Pesquisas mostraram que a redução do biofilme bacteriano e a da gengivite são equivalentes, com ou sem suportes para o fio dental. Aparelhos elétricos para o fio dental já foram apresentados. Em comparação com o uso manual do fio, não foram encontradas diferenças em termos de remoção de placa ou de redução da gengivite, embora os pacientes tenham mostrado preferência pela utilização do aparelho elétrico (Gordon *et al.* 1996).

A utilização do fio dental é também demorada. Quando um paciente não deseja utilizar o fio, cuidados de higiene interdental alternativos devem ser recomendados, ainda que sejam menos eficientes. Se um paciente acha algum método ou aparelho de uso mais atraente, a utilização a longo prazo torna-se um objetivo alcançável. Embora esteja claro que o uso do fio dental, quando realizado apropriadamente, remove eficientemente a placa, não há evidências de que usar o fio deva ser indicado rotineiramente para pacientes adultos com tecidos periodontais interproximais preservados (Burt & Eklund 1999).

Encontram-se disponíveis três revisões sistemáticas e uma metarrevisão sobre a eficácia do fio dental. A primeira, de Berchier *et al.* (2008), avaliou evidências coletivas para a determinação da efetividade do fio dental, somado à escovação, sobre a placa e os parâmetros clínicos da gengivite em adultos. A maioria dos estudos incluídos mostrou que não havia benefício com o uso do fio dental. A metanálise dos escores de placa e índice gengival também não mostrou diferenças significativas entre os grupos. A defesa do uso do fio dental como método de limpeza interdental é fruto, em grande parte, do senso comum. Contudo, as opiniões do senso comum são o nível mais baixo da evidência científica. Uma revisão mais recente de Cochrane incluiu diversos produtos relacionados ao fio dental e, com base em evidências combinadas, concluiu que havia certa evidência de que o uso do fio, em conjunto com a escovação, reduzia a gengivite em comparação com apenas a escovação (Sambunjak *et al.* 2011). A revisão Cochrane mais recente resumiu a evidência para todos os dispositivos de limpeza interdental e incluiu 15 ensaios avaliando fio dental mais escovação *versus* escovação apenas. Concluiu-se que evidências de baixa qualidade sugeriam que o uso do fio dental, além da escovação dos dentes, pode reduzir a gengivite (Worthington *et al.* 2019). Uma metarrevisão baseada em evidências coletadas de revisões sistemáticas existentes concluiu que a maioria dos estudos disponíveis falha em demonstrar que o uso do fio dental é geralmente eficaz na remoção da placa (Salzer *et al.* 2015). Assim, há evidências fracas e muito pouco confiáveis de que o uso de fio e escova dentais poderia associar-se com uma pequena redução na placa. Isso também é confirmado em duas metanálises da rede bayesiana sobre a eficácia dos auxiliares de higiene oral interdentais. Forneceu quantitativamente um *ranking* global

640 Parte 11 Terapia Periodontal Inicial | Controle de Infecção

de eficácia, em que, com relação à redução do sangramento gengival, o fio dental ficou em último lugar (Kotsakis *et al.* 2018; Liang *et al.* 2020).

O fato de que o fio dental não oferece efeitos adicionais à escovação aparece em mais de uma revisão. Hujoel *et al.* (2006) concluíram que o fio dental era efetivo apenas na redução do risco de cáries interproximais quando aplicado por profissionais. O uso profissional de alta qualidade do fio dental, realizado em crianças do primeiro ano do Ensino Fundamental durante o ano letivo, reduziu o risco de cáries em 40%. Contrariamente, o uso do fio praticado pelo próprio indivíduo falhou em demonstrar um efeito benéfico. A ausência de efeito sobre as cáries e a gengivite na revisão sistemática de Berchier *et al.* (2008) foi, mais provavelmente, uma consequência da não remoção eficiente da placa.

O fato de a utilização do fio não parecer efetiva nas mãos do público geral não exclui seu uso. Por exemplo, em situações interdentais que podem ser apenas alcançadas pela inserção do fio, ele se mostra o melhor instrumento disponível. Embora o fio dental não deva ser o primeiro instrumento recomendado para a limpeza de espaços interdentais abertos, se o paciente não gostar de outra ferramenta, o fio pode ainda ser parte da instrução para a higiene oral. O fio dental também pode ser recomendado em locais interdentais, em que outros dispositivos de limpeza interdental não passarão pela área interproximal sem trauma (Chapple *et al.* 2015). O dentista deve compreender que instrução apropriada, suficiente motivação do paciente e alto nível de destreza são necessários para que o uso do fio dental seja um esforço válido. A instrução para que o fio seja utilizado rotineiramente não é embasada por evidências científicas.

Palito dental

Enquanto usar o fio dental é o método de limpeza interdental defendido mais amplamente, palitar os dentes pode ser um dos hábitos mais antigos da humanidade, e o palito de dentes é uma das ferramentas mais antigas. O palito de dentes pode datar da época dos povos das cavernas, que provavelmente usavam gravetos para retirar restos alimentares de entre os dentes. Uma mandíbula de hominídeo de 1,2 milhão de anos foi descoberta recentemente em um local de escavação no norte da Espanha. O osso maxilar tinha um sulco interproximal com fragmentos de madeira não comestível, o que sugere que palitar os dentes pode ter sido uma das primeiras atividades de higiene interdental oral da humanidade (Hardy *et al.* 2016). Os antigos romanos utilizavam palitos de dentes confeccionados de osso e metal. As mulheres saxônicas carregavam palitos dentais de mármore. A evolução do primitivo palito dental levou a um segundo caminho nas sociedades de maior poder aquisitivo, e ele se tornou parte de um *kit* de cuidados pessoais, junto com pinça depilatória e instrumentos para remoção de cera do ouvido (Mandel 1990). Em 1872, Silas Noble e J. P. Cooley patentearam a primeira máquina de fabricação de palito dental.

Originalmente, os palitos dentais eram defendidos pelos dentistas como "massageadores de gengiva", usados para massagear o tecido gengival inflamado nas áreas interdentais, a fim de reduzir a inflamação e fomentar a queratinização do tecido gengival (Galgut 1991).

A diferença-chave entre um palito de madeira e um palito dental (limpador/estimulador de madeira) está relacionada ao desenho triangular (cuneiforme) desse último. Os palitos de madeira não devem ser confundidos com palitos dentais, pois são usados para remover resíduos após as refeições (Warren e Chater 1996). Palitos de madeira são inseridos no espaço interdental de forma que a base do triângulo repouse sobre o lado gengival (ver Boxe 28.4). O vértice do triângulo deve ser direcionado oclusal ou apicalmente, de modo que os lados do triângulo estejam em contato com as superfícies dentárias proximais. Os palitos cuneiformes têm mostrado ser superiores na remoção de placa quando comparados com palitos retangulares ou arredondados, pois penetram na área interdental de forma mais confortável (Bergenholtz *et al.* 1980; Mandel 1990). Os palitos são feitos geralmente de madeira macia para prevenir lesões na gengiva. A forma flexível possibilita ao paciente angulação do palito para penetração nos espaços interdentais linguais dos dentes posteriores. Ao contrário do fio dental, os palitos podem ser usados nas superfícies côncavas das raízes. Alguns apresentam cabo, enquanto outros são desenhados para ser montados em cabos, ajudando a conseguir acesso às áreas interdentais da região posterior da boca (Axelsson 2004). A madeira pode guardar cristais de fluoreto tanto na superfície quanto nas porosidades. Esses cristais são rapidamente dissolvidos quando a madeira é banhada pela saliva (Axelsson 2004).

Os palitos dentais têm a vantagem de ser de fácil uso, ao longo do dia, sem a necessidade de lugares especiais, como o banheiro ou um espelho. Eles também são ecologicamente corretos. Uma pesquisa dentária nacional mostrou que a população sueca prefere o uso dos palitos ao do fio dental para a remoção da placa interdental: aproximadamente 46% dos adultos usavam palitos dentais esporadicamente, e 12%, diariamente. O fio dental, por sua vez, era usado ocasionalmente por 12% dos adultos e diariamente por apenas 2%. Em outras palavras, os adultos usavam os palitos dentais como instrumento de higiene oral com 4 a 6 vezes mais frequência que o fio dental (Axelsson 1994). Os palitos dentais podem ser usados na prevenção primária, inclusive das áreas posteriores, até mesmo em casos de destreza manual insatisfatória. Para usar os palitos dentais, o indivíduo precisa ter espaço interdental suficiente; nesses casos, os palitos são excelente substituto do fio dental. Os palitos dentais claramente podem ser recomendados para pacientes com espaços interdentais abertos como prevenção secundária de doenças periodontais.

Embora o palito dental tenha boa capacidade de limpeza na parte central das superfícies interproximais, abaixo do ponto de contato, seu efeito é reduzido na área lingual dessas superfícies. Os palitos dentais são um pouco difíceis de usar nas áreas mais posteriores da arcada em virtude da falta de acessibilidade e porque o corte transverso triangular precisa penetrar no espaço de ameia interdental sob um ângulo específico (Bassiouny & Grant 1981). Quando utilizado em dentições saudáveis, o palito pode rebaixar a margem gengival. O longo período de uso pode causar perda permanente da papila e abertura do espaço de ameia, que podem ter uma importante implicação estética na dentição anterior.

Hoenderdos *et al.* (2008) realizaram uma revisão sistemática a fim de avaliar e compilar as evidências disponíveis acerca da efetividade do uso dos palitos dentais triangulares, combinados com a escovação, na redução da placa e dos sintomas inflamatórios clínicos da inflamação gengival. As evidências coletadas referem-se apenas a bastões de madeira em formato triangular. Nenhum dado foi coletado em relação a outras formas de palitos, como palitos de dente redondos ou quadrados. A heterogeneidade dos dados impediu uma análise quantitativa, permitindo apenas uma descritiva. Em 7 estudos, a melhora da saúde gengival representou um benefício significativo do uso dos palitos triangulares. Nenhum dos estudos que mediram os escores da placa interdental visível demonstrou vantagem significativa do uso dos palitos em comparação com métodos alternativos (apenas escovação, fio dental, escovas interproximais) nos pacientes com gengivite. A última revisão Cochrane (Worthington *et al.* 2019), com apenas um estudo incluído com palitos de madeira, também concluiu que esse dispositivo reduziu a gengivite, mas não teve efeito nos índices de placa.

Uma série de investigações histológicas em pacientes com periodontite mostrou que a área papilar com maior inflamação corresponde ao meio do tecido interdental. A avaliação clínica da área interdental média é difícil, uma vez que o local em geral não é diretamente visível (Walsh & Heckman 1985). Quando usados em dentição saudável, os palitos dentais causam depressão de até 2 a 3 mm na gengiva (Morch & Waerhaug 1956), limpando, portanto, parte da área subgengival. Assim, os palitos dentais podem remover especificamente a placa interdental localizada em área subgengival que não é visível e, portanto, não é avaliada pelo índice de placa. Essa ação física dos palitos dentais na área interdental poderia ser claramente benéfica com relação à inflamação gengival interdental.

Os estudos incluídos na revisão de Hoenderdos *et al.* (2008) mostraram que as mudanças na inflamação gengival foram tão aparentes quanto as alterações na tendência a sangramento como indicadores de doença. Diversos estudos mostraram que o sangramento sulcular é um indicador muito sensível do início da inflamação gengival. O sangramento após o uso dos palitos dentais pode também ser usado para aumentar a motivação do paciente e seu conhecimento sobre saúde gengival. O dentista pode também demonstrar facilmente a condição gengival para o paciente, usando um índice de sangramento interdental (Eastman Interdental Bleeding Index; Caton *et al.* 1988). Esse método é um indicador clínico confiável e validado para a detecção de lesões inflamatórias interdentais (Barendregt *et al.* 2002). Pode ser usado como uma ferramenta de autoavaliação para pacientes com gengivite porque a presença de sangramento fornece *feedback* imediato sobre o nível de saúde gengival. Isso poderia encorajar os pacientes a incluir os palitos dentais como parte de sua rotina de higiene oral (Walsh *et al.* 1985).

Bastões de limpeza interdental de borracha/elastoméricos

O desenvolvimento mais recente para limpeza interdental é o bastão de limpeza interdental de borracha/elastomérico (RICS, do inglês *rubber/elastomeric interdental cleaning stick*) (ver Boxe 28.5). O primeiro produto foi o Soft-pick®, comercializado pela GUM® Company (Sunstar Europe S.A., Etoy, Suíça). Diz-se que seu centro de plástico com cerdas elastoméricas macias massageia a gengiva e desloca alimentos. Tal produto é uma alternativa à utilização do fio dental e deve melhorar a aceitação do paciente. Um desenvolvimento mais recente é um produto comparável chamado EasyPick™ da TePe® Company (Tepe Munhygienprodukter AB, Malmö, Suécia), em que o núcleo é firme, coberto por um revestimento de silicone flexível e lamelas. Apenas alguns ensaios clínicos avaliaram esse novo dispositivo. Em pacientes com gengivite, o uso adjuvante à escovação de RICS em comparação com o fio dental não mostrou diferença nos índices de placa e gengivite (Yost *et al.* 2006; Abouassi *et al.* 2014; Graziani *et al.* 2017). Em quatro estudos com um projeto de acompanhamento, não foram observadas diferenças com relação à redução do índice de placa para o RICS em comparação com escovas interdentais (Yost *et al.* 2006; Abouassi *et al.* 2014; Graziani *et al.* 2017; Hennequin-Hoenderdos *et al.* 2017). Além disso, para os índices gerais de sangramento, nenhuma diferença foi encontrada, mas um estudo que analisou os locais acessíveis em uma análise separada concluiu que o RICS é preferível às escovas interdentais (Hennequin-Hoenderdos *et al.* 2017). Em contraste, um estudo avaliando a eficácia do RICS em comparação com escovas interdentais de acordo com as pontuações do índice gengival mostrou que a escova interdental alcançou redução significativamente maior (Yost *et al.* 2006). Além disso, o RICS levou a menos abrasões da gengiva (Hennequin-Hoenderdos *et al.* 2017) e foi preferido pelos participantes do estudo (Abouassi *et al.* 2014; Hennequin-Hoenderdos *et al.* 2017). Até agora, nenhuma comparação com palitos de madeira foi publicada. No geral, as evidências sugerem que o RICS pode ser recomendado como um dispositivo de limpeza interdental alternativo para pacientes com gengivite (Van der Weijden *et al.* 2021). A evidência apoia a segurança do usuário e a preferência dos participantes.

Escovas interdentais

Escovas interproximais (ver Boxe 28.6) foram introduzidas, nos anos de 1960, como alternativa ao palito dental. Elas são efetivas na remoção de placa das superfícies proximais dos dentes (Bergenholtz & Olsson 1984). Escova interproximais consistem em cerdas de náilon macio torcidas em um fino fio de aço inoxidável. Esse fio de "metal" pode causar desconforto para os pacientes com sensibilidade na superfície da raiz. Para tais pacientes, o uso de escovas com cobertura plástica nesse fio pode ser recomendado. O fio metálico é suportado por um cabo contínuo ou revestido de metal/plástico. As formas mais comuns são as cilíndricas ou cônicas (como uma árvore de Natal). Em pacientes que receberam terapia periodontal de suporte, as escovas interdentais cônicas foram menos eficazes que as cilíndricas em relação à remoção da placa proximal lingual (Larsen *et al.* 2017). Menos comuns são aqueles com formato de cintura (como um diabolô). Sugere-se que pode resultar em mais contato nos ângulos da linha lingual e vestibular devido ao diâmetro maior na base e na seção da ponta do que no meio (Chongcharoen *et al.* 2011). Entre os pacientes que receberam terapia periodontal de suporte, a escova interdental em forma de cintura foi considerada mais eficaz na remoção de placa em comparação com uma escova interdental cilíndrica (Schnabl *et al.* 2020). O desenvolvimento das escovas interdentais triangulares foi gerado pela inconsistência entre a forma do espaço interdental e a forma da escova interdental que cria resistência à inserção. Verificou-se que as escovas triangulares penetram no espaço interdentário mais facilmente que as escovas interdentais cilíndricas convencionais (Wolff *et al.* 2006a).

Considerando que a rigidez do filamento de cerdas parece não ter influência estatisticamente significativa na eficácia de limpeza (Wolff *et al.* 2006b), o comprimento dos filamentos na seção transversal deve ser adaptado ao espaço interdental. Escovas interproximais para espaços maiores ou menores estão disponíveis (Figura 28.7). Embora não confirmado na literatura científica, parece que uma limpeza mais eficiente é conseguida quando a cerda da escova selecionada é levemente maior que o espaço interproximal, desde que possam ser inseridos no espaço interdentário (Wolff *et al.* 2006a). Pacientes precisam de escovas interproximais de diversos tamanhos. Schmage *et al.* (1999) avaliaram a relação entre o espaço interdental e a posição dos dentes. A maioria dos espaços interproximais nos dentes anteriores era pequeno e de tamanho apropriado para o uso do fio dental. Pré-molares e molares têm espaços interproximais maiores e são acessíveis com escovas interproximais. A escova pode ser inserida obliquamente no espaço interdental a partir da direção apical, inclinando-se para o aspecto mesial e distal do espaço interproximal (Schnabl *et al.* 2020). Como os espaços proximais posteriores são linguais e mais largos, limpadores interdentais cônicos não são a primeira escolha. A limpeza desses espaços a partir do lado lingual resultará em uma remoção de placa mais efetiva, mas tal técnica não é fácil. A limpeza é feita com movimentos para a frente e para trás. A escova interdental é o melhor método auxiliar de escolha quando superfícies radiculares expostas apresentam concavidades e ranhuras. Escovas interdentais também são a melhor escolha para a limpeza delicada das áreas de defeitos de furca Grau III (lado a lado).

Semelhante ao palito dental, as escovas interdentais são de fácil uso. Eles vêm com diferentes tipos de alças. Pode ser o próprio núcleo do fio de metal ou alças/suportes redondos ou planos. O fio ou as alças com pescoço flexível podem ser dobrados para formar o melhor ângulo de inserção. Também estão disponíveis cabos angulados, que são menos eficazes na remoção da placa do que as escovas interdentais retas (Jordan *et al.* 2014). Quando não usadas de maneira apropriada, essas escovas podem gerar hipersensibilidade dentinária. Para minimizar o risco de abrasão do tecido duro, as escovas devem ser usadas sem dentifrícios, exceto em casos especiais, e apenas em curto período. Escovas interdentais também podem ser usadas como aplicador de flúor ou agentes antimicrobianos, como, por exemplo, o gel de clorexidina, nos espaços interdentais, para prevenir cáries ou a recolonização de bolsas residuais. As escovas devem ser descartadas quando as cerdas começam a se soltar ou se tornam deformadas.

Escovas interdentais representam o instrumento de limpeza ideal para as áreas interproximais, sobretudo para pacientes com periodontite. Waerhaug (1976) mostrou que indivíduos que habitualmente usavam escova interdental eram capazes de manter a superfície proximal supragengival livre de placa e removiam parte de placa subgengival abaixo da margem gengival até uma profundidade de 2 a 2,5 mm abaixo da margem gengival. Em um dos mais recentes estudos, em pacientes com periodontite de moderada a grave, Christou *et al.* (1998) mostraram que a escova interdental era mais efetiva que o fio dental em remover a placa e em promover a redução da bolsa periodontal. Pacientes relataram que o uso de escovas interdentais é mais fácil que o uso de fio dental. Esse achado está em concordância com os de estudos anteriores (p. ex., Wolffe 1976). Além disso, a percepção da eficácia foi melhor para as escovas interdentais. Significantemente menos pacientes relataram problemas com o uso dessas escovas. Mesmo quando a eficiência da escova interdental não era melhor do que a do fio, a longo prazo o uso dessas escovas pôde ser implementado

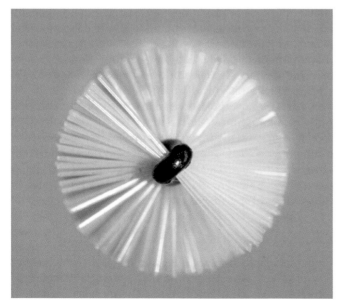

Figura 28.7 Nas escovas interdentais, o diâmetro do fio de metal central é um fator determinante em relação ao acesso. A disposição das cerdas da escova influencia a capacidade de limpeza.

com maior facilidade na rotina dos pacientes do que o fio. A aceitação do paciente é o maior problema a ser levado em consideração no tocante ao uso a longo prazo dos dispositivos de limpeza interdental. Considera-se que as escovas interproximais consumam menos tempo e sejam mais eficazes do que o fio dental para a remoção da placa interdental.

Slot *et al.* (2008) revisaram sistematicamente a literatura a fim de determinar, em pacientes com gengivite ou periodontite, a efetividade das escovas interdentais como auxiliares das escovas dentais em termos dos parâmetros de placa e clínicos da inflamação periodontal. A maioria dos estudos mostrou uma diferença positiva significativa no índice de placa quando da utilização das escovas interdentais em comparação com o fio dental. Não foram identificadas diferenças nos índices gengivais e de sangramento. Metanálises revelaram um efeito significativo no índice de placa de Silness e Löe a favor do grupo que usava escovas interproximais quando comparado com o grupo que usava fio dental. A maioria dos estudos incluídos não discorria sobre os diferentes tamanhos de escovas interproximais, tampouco indicava se tais escovas eram usadas em todos os locais proximais disponíveis. Dois dos estudos incluídos mostraram um efeito significativo no tocante à redução da profundidade de bolsa com o uso das escovas interproximais em comparação com o uso do fio. O fato de a limpeza interdental com escovas interdentais ser o método mais eficaz para a remoção da placa interdental é apoiado por uma metarrevisão (Saelzer *et al.* 2015), a última revisão Cochrane (Worthington *et al.* 2019) e uma metanálise de Bayesian Network (Kotsakis *et al.* 2018). Uma metanálise de rede de estudos com participantes em manutenção periodontal demonstrou que, para a remoção de placa, o uso adjuvante de escovas interdentais foi significativamente mais eficaz do que apenas a escova manual (Slot *et al.* 2020). A profundidade de bolsa reduzida poderia estar relacionada à redução do inchaço com recessão concomitante (Jackson *et al.* 2006). Entretanto, o efeito na profundidade de bolsa não pode ser prontamente explicado por uma redução no nível de inflamação gengival (Slot *et al.* 2008). Como explicação alternativa para o efeito observado, a qual parece concebível, Badersten *et al.* (1975) sugeriram que a depressão mecânica da papila interdental é induzida pelas escovas interdentais, o que, por sua vez, causa recessão da gengiva marginal. Esse resultado, juntamente com a boa remoção de placa, poderia ser a origem da redução aprimorada da profundidade de bolsa.

Escovas unitufo/cônicas *end-tufted*

Escovas unitufo têm cabeças menores dotadas de um pequeno grupo de tufos ou um único tufo (ver Boxe 28.7). O tufo pode ser de 3 a 6 mm de diâmetro e pode ser reto ou afilado. O cabo pode ser reto ou contra-angulado. Os cabos angulados permitem fácil acesso à superfície lingual ou palatina. As cerdas são colocadas diretamente na área a ser limpa, sendo então ativado um movimento de rotação. Escovas com um único tufo são desenhadas para melhorar o acesso das superfícies distais dos molares posteriores, dentes mal posicionados, girovertidos, para limpar em torno de próteses fixas parciais ou sob essas, pônticos, dispositivos ortodônticos ou inserções de precisão, e também para limpar dentes afetados por recessão gengival e margens gengivais irregulares ou áreas de envolvimento de furca. Foi realizada pouca pesquisa sobre esse tipo de escova. Um estudo cruzado comparou a escova unitufo com a escova dental plana. Os resultados indicaram que a escova unitufo removia a placa de modo efetivo em locais de difícil alcance. Mais placa era removida do lado vestibular dos molares da maxila e do lado lingual interproximal dos molares da mandíbula (Lee & Moon 2001).

Jatos de água/irrigadores orais

O jato de água foi desenvolvido por um engenheiro hidráulico, John Mattingly, e um dentista, Gerald Moyer. Ele foi apresentado aos dentistas em 1962 e vem sendo estudado extensivamente nas últimas décadas. Antes de 1964, Mattingly construía unidades em casa, que eram vendidas exclusivamente pelo Dr. Moyer. Em 1964, um paciente que adorou o aparelho angariou milhares de dólares para tornar as unidades disponíveis em lojas. Alguns anos depois, os aparelhos Water Pik® podiam ser encontrados em drogarias e lojas de departamentos. Em 2001, a American Academy of Periodontology afirmou: "Nos indivíduos que não realizam higiene oral excelente, a irrigação supragengival com ou sem medicamentos é capaz de reduzir a inflamação gengival além do conseguido apenas por meio da escovação. Esse efeito se deve provavelmente à retirada das bactérias subgengivais pela água". As forças hidrodinâmicas pulsáteis produzidas pelos irrigadores podem retirar os restos alimentares dos espaços interdentais e das áreas de retenção de placa (ver Boxe 28.8). Um estudo de microscopia eletrônica de varredura *ex vivo* demonstrou que as forças hidráulicas de um jato de água dental podem remover o biofilme acima e abaixo da junção amelocementária (Gorur *et al.* 2009). Foi relatado que uma corrente pulsante de água é melhor que um fluxo contínuo. A irrigação, porém, não é uma monoterapia, mas um auxiliar projetado para suplementar ou aprimorar outros métodos caseiros de higiene oral (escovação e uso do fio dental) destinados à remoção mecânica da placa (Hugoson 1978; Cutler *et al.* 2000) (Figura 28.8).

Husseini *et al.* (2008) realizaram uma revisão sistemática da literatura existente a fim de avaliar a efetividade da irrigação oral, como auxiliar da escovação, nos parâmetros de placa e clínicos da inflamação periodontal em comparação com apenas escovação ou com higiene oral regular. A heterogeneidade dos dados impediu uma análise quantitativa; portanto, foi adotada uma abordagem descritiva. Nenhum dos estudos incluídos mostrou uma diferença significativa entre a escovação e o uso de um irrigador dental combinado com ela. Quando forem observados sinais visíveis de inflamação gengival, 3 dos 4 estudos relataram um efeito significativo com o uso de um irrigador dental como auxiliar da higiene oral regular. Dois dos 4 estudos mostraram redução significativa na profundidade de bolsa

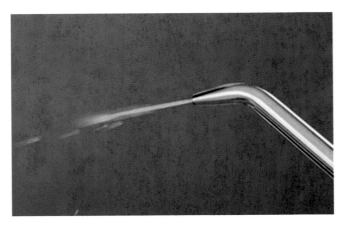

Figura 28.8 Jato irrigador dental. O fluxo de líquido pode tanto ser contínuo como pulsado.

como resultado do uso de um irrigador dental como auxiliar da higiene oral regular. Os autores concluíram que existem evidências sugerindo uma tendência positiva à saúde gengival aprimorada quando da utilização de um irrigador oral como auxiliar à escovação dental, ao contrário da higiene oral regular (ou seja, higiene oral realizada pelo próprio indivíduo sem instruções específicas). Uma avaliação de 4 semanas mostrou (dentro dos limites desse curto período de avaliação) que, quando combinado com a escovação manual, o uso diário de um irrigador oral é significativamente mais efetivo na redução dos escores de sangramento gengival do que o uso do fio dental (Rosema et al. 2011). Uma avaliação de 2 semanas descobriu que o irrigador oral é mais eficaz que as escovas interdentais para a redução do sangramento gengival (Goyal et al. 2016). Uma metanálise de rede bayesiana sobre a eficácia dos auxiliares de higiene bucal interdentais forneceu quantitativamente uma classificação global de eficácia em que, com relação à redução do sangramento gengival, irrigadores orais, juntamente com escovas interdentais, obtiveram a classificação mais alta (Kotsakis et al. 2018). O Waterpik® Water Flosser (Water Pik Inc., Fort Collins, Colorado, EUA) recebeu o selo de aceitação da ADA em fevereiro de 2017.

Os artigos selecionados para essa revisão sistemática não relataram redução estatisticamente importante na placa com o uso do irrigador oral (Husseini et al. 2008). A redução da placa é um prerrequisito para um aparelho de higiene oral ser considerado válido. Apesar da falta de efeito no índice de placa, esses estudos encontraram um efeito significativo no índice de sangramento. Os mecanismos subjacentes a essas mudanças clínicas sem efeito claro sobre a placa não são compreendidos. Diversas hipóteses foram sugeridas a fim de explicar os resultados. Uma hipótese é que, quando pacientes com gengivite realizam irrigação supragengival diariamente, as populações dos patógenos-chave (e seus efeitos patogênicos associados) são alteradas, reduzindo a inflamação gengival (Flemmig et al. 1990). Existe também a possibilidade de que as pulsações da água alterem especificamente as interações hospedeiro-microrganismo no ambiente subgengival e de que a inflamação seja reduzida independentemente da remoção de placa (Chaves et al. 1994). Outra possibilidade é que a atividade benéfica de um irrigador oral ocorra, pelo menos parcialmente, em virtude da remoção de depósitos alimentares e outros resíduos, dada a retirada da placa pouco aderida, a remoção de bactérias, a interferência na maturação da placa e o estímulo de respostas imunes (Frascella et al. 2000). Outras explicações incluem estímulo mecânico da gengiva ou combinação dos fatores já relatados. A irrigação pode reduzir a espessura da placa, o que pode não ser facilmente detectado com o uso de sistemas de análise bidimensionais. Esse fato poderia explicar a ausência de um efeito sobre a placa, mas a presença de um efeito positivo sobre a inflamação gengival.

Aparelhos de irrigação podem aumentar a chegada de líquidos abaixo da margem gengival (Flemmig et al. 1990). A maior penetração de uma solução nas bolsas periodontais foi alcançada pela irrigação supragengival aplicada pelo próprio paciente em comparação com enxágues orais (Flemmig et al. 1995). Estudos que avaliaram a capacidade de a irrigação supragengival projetar uma solução aquosa de maneira subgengival determinaram que a irrigação supragengival realizada com uma ponta-padrão de irrigação foi capaz de lançar água ou medicamento líquido a 3 mm subgengivalmente ou a aproximadamente metade da profundidade à sondagem de uma bolsa de 6 mm (Larner & Greenstein 1993). Aparelhos de irrigação podem ser usados com água ou soluções desinfetantes (Lang & Räber 1982). O uso de clorexidina em concentrações subótimas (p. ex., 0,06%) resultou na melhora da inibição de placa e teve efeitos anti-inflamatórios (Lang & Räber 1982; Flemmig et al. 1990).

O sucesso dos irrigadores orais pulsantes com pontas regulares é limitado à área subgengival e às bolsas periodontais (Wennström et al. 1987). Com uma ponta especialmente projetada (ponta de irrigação subgengival Pik Pocket®, WaterPik Inc.), a corrente pulsante de líquido pode penetrar mais profundamente nas áreas de bolsa (Cobb et al. 1988). Esses tubos cegos podem ser também usados para injetar agentes microbianos em bolsas periodontais rasas a moderadas.

A irrigação supragengival aplica força considerável nos tecidos gengivais. Mostrou-se que a irrigação tem o potencial de induzir bacteriemia. Contudo, dadas as evidências coletivas, a irrigação parece ser segura para pacientes saudáveis (Husseini et al. 2008).

Outro dispositivo irrigador oral é o Sonicare AirFloss (Philips Oral Healthcare, Snoqualmie, WA, EUA), que usa um *spray* de microbolhas e uma pequena dose de líquido para gerar uma ação de limpeza interdental, por meio da qual alega-se que as estruturas do biofilme da placa são rompidas. A ponta em bico é projetada para agir como guia até os espaços interdentais. Quando os dois irrigadores orais disponíveis comercialmente são comparados, o Water Flosser foi considerado significativamente mais efetivo que o AirFloss® na redução de gengivite e placa (Sharma et al. 2012a e b; Goyal et al. 2015). Mais estudos clínicos sobre esse equipamento são claramente necessários para o estabelecimento de seu valor clínico.

Limpadores de língua

A limpeza regular da língua é feita desde tempos ancestrais e até hoje é realizada pelas populações nativas da África, dos países árabes, da Índia e da América do Sul. Muitas religiões antigas enfatizavam a limpeza de toda a boca, incluindo a língua. O ritual de higiene oral diário dos povos indianos não se resumia à escovação dental; a língua era também raspada, e a boca, enxaguada com uma mistura de folhas de bétele, cardamomo, cânfora ou outras ervas.

O dorso da língua, com sua estrutura de papilas, sulcos e criptas, abriga um grande número de microrganismos. Ela forma um local oral ecológico único com uma grande área de superfície (Danser *et al.* 2003). Diz-se que a língua age como um reservatório que permite o acúmulo e estagnação de bactérias e resíduos alimentares (Outhouse *et al.* 2006). As bactérias que se encontram na língua podem servir como fonte de disseminação bacteriana para outras partes da cavidade oral, como, por exemplo, a superfície dos dentes, podendo contribuir para a formação da placa dental. Essas bactérias são as mais encontradas na saliva. Por isso, a escovação da língua tem sido requisitada como parte dos cuidados caseiros de higiene diária, junto com a escovação e o uso de fio dental (Christen & Swanson 1978). A escovação da língua tem também sido utilizada como componente da assim chamada "desinfecção total da boca" no tratamento de periodontites, com o objetivo de reduzir um possível reservatório de bactérias patogênicas (Quirynen *et al.* 2000).

Existem vários tipos de raspadores de língua no comércio. Um moderno instrumento de raspagem da língua pode consistir em uma longa fita plástica. Essa fita é segurada com as duas mãos e curvada de tal forma que a borda possa ser arrastada sobre a superfície da língua. Um estudo que avaliou a preferência e percepção de eficácia em relação a nove raspadores de língua disponíveis comercialmente descobriu que isso variava nos *designs* dos dispositivos de limpeza de língua. Nenhuma característica se destacou como sendo especificamente relacionada à percepção de eficácia, embora nitidez e conforto estivessem negativamente correlacionados (Beekmans *et al.* 2017). Escovar a língua também parece ser um método fácil de limpeza da superfície lingual, contanto que o reflexo do vômito seja controlado. Contudo, em uma revisão sistemática, concluiu-se que os raspadores ou limpadores de língua são mais efetivos do que as escovas na limpeza da língua (Outhouse *et al.* 2006) e que, com eles, o reflexo de vômito é menor (Van der Sleen *et al.* 2010). Os pacientes devem ser informados de que a parte posterior do dorso da língua é a parte mais importante a ser limpa, mas, na verdade, é provável que muitos pacientes não limpem essa parte, uma vez que ir muito longe causa reflexo de vômito.

A limpeza da língua é um procedimento fácil e rápido que ajuda a remover microrganismos e resíduos da língua (ver Boxe 28.9). Quando a limpeza é praticada diariamente, torna-se um processo fácil. Por fim, o paciente pode se sentir "sujo" quando resíduos não são removidos regularmente. No estudo de Gross *et al.* (1975), o grupo teste foi instruído a escovar a língua como adjunto de suas medidas normais de higiene oral. Os membros do grupo controle não foram instruídos a limpar a língua. No grupo teste, a redução na cobertura da língua foi de 40% comparado ao grupo-controle. Em um grupo de adultos jovens sistemicamente saudáveis, o comportamento autorrelatado de limpeza da língua foi associado a um sangramento ligeiramente menor nos índices de sondagem (Van Gils *et al.* 2019).

Alguns estudos têm mostrado que a combinação da escovação da língua com outros métodos de higiene oral é efetiva na redução da formação da placa dental. Em contraste, Badersten *et al.* (1975) não encontraram diferença no acúmulo de nova placa entre o grupo que em 4 dias escovou a língua e o grupo sem esse procedimento. Os autores sugeriram que a maioria das bactérias importantes na formação da placa dental pode não ser originária da língua. Uma outra razão para não encontrar o efeito da escovação da língua sobre a placa pode ser que a escovação da parte posterior do dorso da língua é difícil em virtude da inacessibilidade e do desconforto.

Yaegaki e Sanada (1992) observaram seis vezes mais cobertura de língua em pacientes com problemas periodontais que naqueles periodontalmente saudáveis. Consequentemente, indivíduos com doenças periodontais provavelmente apresentarão flora microbiana mais favorável à exacerbação da formação de componentes sulfurosos voláteis do que os indivíduos saudáveis. Ao longo dos anos, o mau hálito se tornou um assunto de interesse tanto da comunidade científica quanto das pessoas acometidas. A limpeza mecânica regular da língua pode influenciar no controle da quantidade bacteriana e na remoção da cobertura de língua. Indivíduos com língua coberta mostraram escores de mau hálito significativamente maiores que aqueles com língua não coberta (Quirynen *et al.* 2004). Van der Sleen *et al.* (2010) demonstraram, em sua revisão sistemática, que abordagens mecânicas, como a escovação e a raspagem, para limpeza do dorso da língua têm o potencial de reduzir a cobertura da língua e o mau hálito. Tal revisão sistemática detectou apenas um estudo que incluiu pacientes com mau hálito crônico, o qual trazia avaliação desconhecida e alto potencial tendencioso. Esse estudo contrariava os demais, que avaliaram os efeitos da limpeza da língua em casos de mau hálito matinal. Consequentemente, não se pode afirmar firmemente se a limpeza mecânica da língua contribuiu para a redução da halitose (Slot *et al.* 2015). São necessárias mais pesquisas para avaliar os efeitos da limpeza mecânica da língua, em particular nas populações com verdadeira halitose.

Espuma, *swabs* ou dedeiras

Dedeiras são comercializadas como um método de remoção de placa quando a escovação não é possível. Seu uso não substitui o regime de escovação diário.

As escovas de dedo, como a I-Brush®, são colocadas no indicador da mão usada para escovação e utilizam a agilidade e a sensibilidade do dedo para limpar o dente. Consequentemente, a pressão com que são aplicadas pode ser bem-controlada, uma vez que o dedo consegue realmente

646 Parte 11 Terapia Periodontal Inicial | Controle de Infecção

sentir as superfícies dentais e gengivais e auxiliar no posicionamento da escova para um movimento mais efetivo. Durante um teste clínico de 3 semanas (Graveland *et al.* 2004), não foram encontrados efeitos adversos da I-Brush®. Os resultados mostraram que a escova de dedo removeu menor quantidade de placa que uma escova de dentes manual comum. A redução da placa proximal foi particularmente insatisfatória em comparação com a escovação dental manual. Com base nesses resultados, concluiu-se que não havia efeitos benéficos com a escova de dedo em comparação com as escovas de dentes manuais comuns.

Espumas dentais assemelham-se a uma esponja macia colocada sobre um estilete e têm sido utilizadas em pacientes hospitalizados, para limpeza e hidratação intraoral, desde 1970. São particularmente usadas nos cuidados orais de pacientes imunologicamente comprometidos, para reduzir o risco de infecções orais ou sistêmicas (Pearson & Hutton 2002). Lefkoff *et al.* (1995) estudaram a efetividade de tais escovas de espuma sobre a placa. Nesse estudo, as escovas dentais manuais comuns foram significativamente mais efetivas em retardar o acúmulo de placa, desde o dia zero, tanto na face vestibular quanto na lingual. Contudo, a escova com espuma mostrou alguma capacidade preventiva de formação da placa, mantendo a formação abaixo de 2 mm na área da margem cervical dos dentes. Apesar disso, a maioria dos autores concorda que a espuma não pode ser considerada uma substituta para a escova dental normal. Em um estudo feito por Ransier *et al.* (1995), escovas de espuma foram saturadas com uma solução de clorexidina. Os autores observaram que a escova com espuma que tinha sido embebida em clorexidina era tão efetiva quanto a escova dental normal para controlar os níveis de placa e gengivite. Portanto, se a escova dental não pode ser usada em pacientes hospitalizados, uma alternativa poderia ser o uso de clorexidina aplicada com escovas de espuma.

Dentifrícios

O uso da escova dental é em geral combinado a um dentifrício, o qual tem a intenção de facilitar a remoção de placa e aplicar agentes na superfície dental, com fins terapêuticos ou preventivos, de modo a produzir hálito fresco e tornar a escovação aprazível. O termo dentifrício é derivado do latim *dens* (dente) e *fricare* (esfregar). Uma definição contemporânea simples de dentifrício é a mistura usada nos dentes em conjunto com uma escova dental. Dentifrícios são vendidos em pó, pasta e gel. São usados desde 500 a.C. tanto na China quanto na Índia; as pastas de dentes modernas foram desenvolvidas no século XIX. Em 1824, um dentista chamado Peabody foi o primeiro a adicionar sabão à pasta de dentes. John Harris foi o primeiro a adicionar calcário, em 1850. A Colgate produziu em massa a primeira pasta de dentes em frasco. Em 1892, o Dr. Washington Sheffield, de Connecticut, EUA, fabricou a primeira pasta de dentes em tubo flexível (Dr. Sheffield's Creme Dentifrice®). Avanços nos detergentes sintéticos, alcançados após a Segunda Guerra Mundial, permitiram a substituição do sabão usado nas pastas de dente por agentes emulsificantes, como laurilsulfato de sódio. Posteriormente, foi adicionado fluoreto.

Tradicionalmente, acreditava-se que os dentifrícios deveriam conter um abrasivo. A adição de abrasivos supostamente facilitaria a remoção de placa e manchas sem produzir recessão gengival/abrasão dentária ou alterar os demais componentes do dentifrício. Por muitas décadas, sistemas abrasivos, como carbonato de cálcio, óxido de alumínio e fosfato dicálcico, foram utilizados. Atualmente, a maioria dos dentifrícios contém sílica. Embora mais cara, a sílica pode ser combinada com sais fluoreto e é muito versátil. Foi também demonstrado que ela aumenta a abrasividade dos dentifrícios, resultando em ainda mais remoção de placa (Johannsen *et al.* 1993).

Relatos conflitantes foram publicados no tocante ao valor agregado da utilização do dentifrício para a remoção de placa. Estudos de De la Rosa *et al.* (1979) e Stean e Forward (1980) validaram o uso do dentifrício, pois observaram que houve redução do crescimento da placa após a escovação com um dentifrício em oposição à escovação com água. De modo semelhante, Eid e Talic (1991) relataram reduções gerais da placa de 67% para escovação manual com um dentifrício e 59% para escovação com água. Por outro lado, em um estudo por Gallagher *et al.* (2009), o uso de 1,5 g de dentifrício não mostrou efeito adicional após 1 minuto de escovação em comparação com a escovação sem o dentifrício. Paraskevas *et al.* (2006) também avaliaram se o dentifrício é benéfico na remoção de placa e se a adição de abrasivo contribui para isso. Seus resultados revelaram que, em 40 indivíduos que utilizaram três dentifrícios hidratados à base de sílica em um estudo cruzado, a diferença de abrasividade (RDA 80 e 200) não influenciou a remoção de placa. Além disso, a placa foi significativamente mais removida (3%) quando a escovação foi realizada sem dentifrício. Em outro estudo de Paraskevas *et al.* (2007), o grupo que usou dentifrício removeu 6% menos placa em comparação com o grupo que não o utilizou. Ademais, em um estudo de Jayakumar *et al.* (2010), foi observada uma diferença de 9% na remoção de placa em favor do grupo que não usou dentifrício. Os resultados de um estudo recente de Rosema *et al.* (2013) mostraram uma diferença de 2% na remoção de placa em favor do grupo sem dentifrício. Embora essa diferença no escore de placa não chegue a um nível de importância, o fato de que o uso do dentifrício não parece aumentar a quantidade de remoção "instantânea" de placa é digno de nota (*i. e.*, o efeito imediato, em oposição aos efeitos prolongados, da escovação). Esses resultados são embasados também por um relatório da Division of Science da ADA (American Dental Association 2001), que admite que "a remoção de placa está minimamente relacionada aos abrasivos". A efetividade da remoção de placa durante a escovação dental com dentifrício parece ser essencialmente a função de acesso das cerdas da escova, não os abrasivos do dentifrício (Gallagher *et al.* 2009). Além disso, uma revisão sistemática recente demonstrou que há evidências moderadas de que escovar os dentes com dentifrício não fornece um efeito adicional para a remoção mecânica da placa dentária (Valkenburg *et al.* 2016). Em 1998, foi introduzido o conceito de "escovagem a seco": escovar sem dentífrico e com uma escova de dentes não molhada com água (O'Hehir & Suvan 1998). O objetivo disso era evitar que a percepção suave das superfícies dos dentes resultasse da redução da tensão superficial, fornecida pelos surfactantes de um dentifrício. Um estudo recente indicou que a escovação a seco não contribuiu significativamente para a eficácia da escova de dentes. Os participantes não perceberam que pré-molhar uma escova de dentes influenciava a rigidez do filamento e a capacidade de limpeza. Além disso, eles acharam a escovação sem dentifrício desconfortável (Van der Sluijs *et al.* 2018b).

Outro fator que poderia estar envolvido no processo de remoção de placa é o detergente (ou surfactante) contido na fórmula do dentifrício. Detergentes são componentes tensoativos, adicionados à fórmula por causa de suas propriedades espumantes. Esse efeito espumante poderia ser benéfico para a limpeza da placa solta, além de proporcionar a sensação prazerosa de limpeza. Atualmente, as fórmulas dos dentifrícios contêm também ingredientes que poderiam auxiliar na melhora da saúde oral. O fluoreto é quase onipresente nas pastas de dentes comercialmente disponíveis. Problemas com a fórmula de dentifrícios envolveram encontrar componentes compatíveis para a combinação com os ingredientes ativos. Ao longo dos anos, muitas fórmulas foram testadas e se tornaram bem-estabelecidas graças a suas propriedades antiplaca e/ou antigengivite. (Valkenburg *et al.* 2019). Atualmente, os cremes dentais também exercem funções cosméticas, como o clareamento dos dentes (Soeteman *et al.* 2018). Para informações adicionais, ver Capítulo 29.

Algumas substâncias nos dentifrícios podem induzir efeitos colaterais locais ou sistêmicos. A clorexidina nos dentifrícios pode aumentar manchas nos dentes. Pirofosfatos, flavorizantes e detergentes, em especial laurilsulfato de sódio, presente na maioria dos dentifrícios comercialmente disponíveis, foram apontados como fatores causadores de algumas reações de hipersensibilidade oral, como úlceras aftosas, estomatites, queilite, sensações de queimação e descamação da mucosa oral. Em tais casos, o dentista deve identificar essas condições e aconselhar o paciente a descontinuar o uso do dentifrício suspeito.

Efeitos colaterais

A escova de dentes é um dos dispositivos mais familiares no uso diário, e poucas pessoas pensariam nos riscos associados. No entanto, tendo em vista a disponibilidade, a presença universal e a frequência com que as escovas dentais são usadas, eventos adversos podem ser esperados. Uma revisão sistemática de relatos de casos descobriu que o uso oral de uma escova de dentes pode estar relacionado com eventos adversos graves, como ingestão, impactação, trauma instantâneo, lesão traumática gengival e convulsões. Dada a incidência de notificações, é recomendado que não se deve usar escova de dentes para induzir o vômito, nem andar ou correr com esse dispositivo na boca, principalmente crianças (Oliveira *et al.* 2014).

Força de escovação

Em um estudo avaliando hábitos de escovação dental em adultos não instruídos, a força média de escovação foi de 2,3 ± 0,7 N, com um máximo de 4,1 N (Ganss *et al.* 2009a). A força de escovação com escovas elétricas mostrou-se consistentemente mais baixa que com a escova de dentes manual (aproximadamente 1,0 N a menos) (Van der Weijden *et al.* 1996c). McCracken *et al.* (2003) observaram, em uma faixa de pressão de 0,75 a 3,0 N, que o aumento de remoção da placa quando forças superiores a 1,5 N, com uma escova de dentes elétrica, eram usadas foi insignificante. Em um estudo, pediu-se a um escovador profissional que escovasse com 1,0 N, 1,5 N, 2,0 N, 2,5 N e 3,0 N, e a eficácia em relação à força de escovação foi determinada. Um aumento na eficácia foi observado quando a força de escovação foi elevada de 1,0 N para 3,0 N (Van der Weijden *et al.* 1996c). Hasegawa *et al.* (1992) avaliaram os efeitos de diferentes forças de escovação sobre a redução da placa, por escovações com intervalos de força de 100 g, em uma escala de 100 a 500 g. Os resultados desse estudo corroboraram os achados de estudos anteriores que mostravam mais placa sendo removida à medida que a força aumentava. Além disso, eles observaram que a força de 300 g parecia ser a força mais efetiva de escovação quando era usada a escova dental manual, tanto para adultos quanto para crianças. As forças que excediam 300 g causaram dor e sangramento gengival no grupo-teste. Como mostrado no estudo de escova manual, em que a eficácia foi comparada à força de escovação, a relação entre força e eficácia não pareceu ser linear (Van der Weijden *et al.* 1998). Usando uma escova de dentes manual, uma correlação positiva foi identificada entre eficácia e força (até 4,0 N). Quanto maior a força usada, mais efetiva foi a remoção da placa. No entanto, a eficácia foi reduzida quando forças acima de 4,0 N foram usadas. Na verdade, pareceu ser uma correlação negativa. A hipótese é de que essa correlação negativa se deu por causa da distorção das cerdas da escova. Acima de 4,0 N, a escovação não era mais realizada com as portas de filamentos, em virtude da curvatura nas laterais, indicando que a força de escovação não é o único fator que determina a eficácia. Outros fatores, tais como a ação da escova, o tamanho da cabeça da escova, o tempo de escovação e a habilidade manual, poderiam ser de maior importância.

Força excessiva na escovação é mencionada como fator parcialmente responsável pelo trauma de escovação (abrasão gengival). Para pacientes que usam força excessiva, fabricantes de escovas manuais e elétricas têm introduzido desenhos que podem limitar a quantidade e a força usadas e, portanto, reduzir a chance de danos aos tecidos. Parece não haver correlação linear entre força de escovação e abrasão gengival. Um experimento *in vitro* revelou que, sob condições de erosão grave, nem a perda mineral total, nem a perda espacial de dentina mineralizada (medida com o uso de um perfilômetro) aumentaram significativamente após a escovação, independentemente da força aplicada. A matriz dentinária orgânica desmineralizada foi surpreendentemente resistente ao impacto mecânico, embora comprimida por forças de escovação maiores (Ganss *et al.* 2009b).

Mierau e Spindler (1989) apresentaram uma avaliação quantitativa dos padrões habituais de escovação em 28 indivíduos durante nove sessões. As menores variações entre indivíduos foram observadas com relação à força de escovação. A força de escovação variou de 1,0 a 7,4 N entre indivíduos. Os autores não observaram lesão (visual) por escovação nos indivíduos que usavam < 2 N de força. Se a força de escovação fosse > 2 N, cofatores, como tempo de escovação, método de escovação e frequência, pareciam estar associados com lesões agudas de escovação. Burgett e Ash (1974) questionaram se o efeito potencialmente nocivo da escovação está relacionado à força aplicada em um ponto em particular, ou seja, pressão. Deve ser reconhecido que a cabeça de uma escova manual é maior que a cabeça de uma escova elétrica. Visto que as forças são fornecidas como um total sobre toda a escova, é possível que a unidade de pressão seja menor nas escovas manuais do que nas escovas elétricas. Van der Weijden *et al.* (1996c) não observaram diferença na pressão entre uma escova manual macia (11,32 g/mm²) e uma escova elétrica (11,29 g/mm²), mostrando semelhança entre a pressão das escovas manuais e elétricas.

Abrasão por escovação

Visto que diversos produtos mecânicos são utilizados no controle pessoal da placa supragengival, existe a possibilidade de que alguns efeitos deletérios possam ocorrer como consequência dessas práticas de higiene oral (Echeverría 1998). O simples ato de remover depósitos dos dentes requer que a combinação escova-dentifrício tenha certo nível de abrasividade. As cerdas precisam ter um grau suficiente de rigidez para que criem abrasão a fim de deslocar os depósitos de placa. Essa rigidez precisa ser equilibrada com efeitos potencialmente deletérios sobre os tecidos dentais moles e duros. O desgaste dentário consiste em uma combinação de atritos (gasto de contato dente-dente), erosão (amolecimento de superfície mediada por ácido) e abrasão (desgaste devido à escovação com dentifrícios). A abrasão provocada pela escova de dentes modifica-se de acordo com a rigidez das cerdas (Wiegand *et al.* 2008).

É bem-conhecido, há muito tempo, que a escovação pode ter alguns efeitos indesejáveis sobre a gengiva e tecidos duros do dente (Kitchin 1941). No tecido duro, o trauma resulta em abrasão das margens cervicais das superfícies dos dentes (Figura 28.9). Essas lesões têm sido associadas à dureza das escovas, ao método de escovação e à frequência da escovação. A abrasão cervical do dente tem uma etiologia multifatorial, mas em muitos casos ocorre

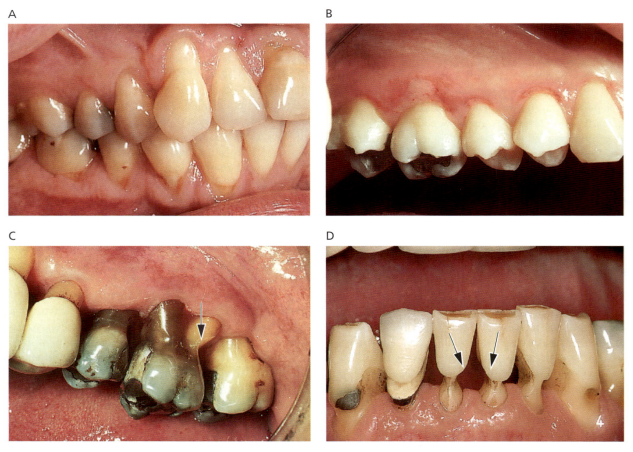

Figura 28.9 **A.** Danos ao tecido mole como resultado da escovação dentária exagerada. Note a recessão gengival sobre a gengiva vestibular do dente 13. **B.** Observe as múltiplas ulcerações da margem da gengiva vestibular no lado direito da maxila. **C** e **D.** Dano ao tecido duro (*setas*) após uso exagerado de escova interdental.

Capítulo 28 Controle Mecânico da Placa Supragengival 649

como consequência da escovação em virtude de excesso de pressão da escova e do número de episódios/tempo de escovação. Ambas as situações são ligadas a traços de personalidade (*escovadores compulsivos*). O desgaste do dente também tem sido associado às características da escova dental, especialmente no tocante a acabamento e dureza das cerdas (Fishman 1997). Afirmou-se que o dano ao tecido duro é principalmente causado pelos componentes abrasivos de dentifrício (Axelsson *et al.* 1997; Meyers *et al.* 2000). Em particular, a capacidade de uma escova de segurar e mover agentes de polimento/abrasivos na superfície do dente afeta a magnitude da abrasão do tecido duro. Em um estudo recente, a influência do tipo de escova dental mostrou-se desprezível quando se usava água como substrato, mas, quando se adicionava pasta de dente, os valores de abrasão diferiam em mais de 10 vezes dependendo da escova. Uma escova mais macia poderia causar abrasão semelhante ou até mesmo maior que uma escova dura (Tellefsen *et al.* 2011).

Em muitos casos, *abrasão dentária* é encontrada em combinação com *recessão gengival*. Considerando que a recessão gengival está associada a diferentes fatores etiológicos/de risco, tais como inflamação periodontal, tabagismo, fenótipo gengival ou repetidas instrumentações periodontais, o uso inadequado da escova de dentes é provavelmente a causa mais significativa (Björn *et al.* 1981). A experiência clínica embasa a ideia de que, com o uso impróprio, a escovação dental pode causar dano superficial para os tecidos gengivais. Pacientes com boa higiene oral têm demonstrado mais recessão gengival e mais abrasão dental do que os pacientes com higiene oral precária. Infelizmente existem poucos estudos, na literatura odontológica, a respeito de lesões gengivais resultantes de escovação dental. Portanto, não está claro o quanto os procedimentos de higiene dental podem traumatizar os tecidos gengivais. Um estudo experimental investigou o tempo de cicatrização de uma lesão de abrasão induzida recentemente. Uma área afastada da margem gengival no palato foi escovada com uma escova de dentes manual. Lesões causadas por 30 segundos de escovação precisaram de pelo menos 24 horas para cicatrizar em 40% dos casos (De Nutte *et al.* 2018).

A abrasão gengival consequente à escovação muitas vezes é reversível, localizada e superficial. É improvável que a abrasão gengival seja induzida por um único fator. Outro fator que tem sido relacionado à abrasão gengival é a força de escovação. Na literatura, outros fatores têm sido sugeridos, tais como método de escovação (p. ex., técnica de Bass), uso abusivo da escova, duração da escovação, escovação manual ou elétrica, força com que é segurada a escova, formato da cabeça da escova, rigidez das cerdas, ponta das cerdas e frequência da escovação (Van der Weijden & Danser 2000, Hennequin-Hoenderdos *et al.* 2018).

Escovas com cerdas duras removem a placa melhor, mas também podem causar trauma nos tecidos moles em comparação com escovas de cerdas mais maciais (Ranzan *et al.* 2019). Zimmer *et al.* (2011) investigaram a efetividade e a potencial nocividade das escovas de dentes manuais do mesmo tipo, mas com diferente rigidez de cerdas. Com base em suas observações, sugeriram que, em geral, uma escova de dentes com rigidez média pode ser recomendada. Para indivíduos com higiene oral insatisfatória, uma escova de dentes com cerdas duras deve ser considerada. Se um paciente mostrar dano nos tecidos moles, uma escova macia deve ser recomendada. Se o paciente não pode ser classificado, a solução deve ser uma escova de dentes com rigidez média (Versteeg *et al.* 2008a). Cerdas com extremidades pontiagudas e inaceitavelmente arredondadas representam uma ameaça maior para tecidos dentais. Breitenmoser *et al.* (1979) avaliaram os efeitos do formato da extremidade das cerdas sobre a superfície gengival. Observou-se que escovas de dentes manuais com cerdas de extremidades cortadas resultaram em lesões gengivais significativamente maiores do que as extremidades arredondadas. Pesquisas adicionais mostraram, em diversos estudos, que as cerdas pontiagudas podem causar lesão aos tecidos moles. A profundidade das lesões epiteliais causadas pela escovação foi influenciada pela qualidade de arredondamento da extremidade da cerda (Plagmann *et al.* 1978). Os filamentos com extremidade arredondada mostraram significativamente menos abrasão nos tecidos moles em comparação com pontas de filamento sem extremidade arredondada (Alexander *et al.* 1977; Hennequin-Hoenderdos *et al.* 2017). As lesões dos tecidos moles orais são semelhantes para cerdas cônicas e arredondadas. (Ranzan *et al.* 2019).

O padrão de escovação é de que a maioria dos destros começa pelas superfícies vestibulares dos dentes anteriores do lado esquerdo. Como consequência, a maioria dos defeitos graves de recessão e abrasão gengivais está localizada nas superfícies vestibulares do lado esquerdo (MacGregor & Rugg-Gunn 1979).

Curiosamente, o papel do dentifrício na abrasão dos tecidos moles tem sido pouco debatido. Esse fato é um tanto surpreendente, já que a abrasão dos tecidos duros dentais é quase inteiramente responsabilidade do dentifrício. Detergentes no dentifrício, agindo sobre a superfície da mucosa, podem aumentar a remoção da camada protetora de glicoproteínas salivares e exercer ação citotóxica sobre as células epiteliais sobrejacentes (Addy & Hunter 2003). Nenhuma diferença estatisticamente significativa na incidência de abrasão gengival foi encontrada entre a escovação com ou sem dentifrício (Versteeg *et al.* 2005; Rosema *et al.* 2013). Esse achado estava de acordo com os de Alexander *et al.* (1977), que usaram tecido da mucosa jugal de hamster, escovado mecanicamente por vários intervalos. Os resultados mostraram que o dentifrício/agente de polimento aplicado ao tecido com uma escova não aumentou os efeitos abrasivos da escova (utilizando como índice de abrasão tecidual a proteína removida durante a escovação). Meyers *et al.* (2000) investigaram os efeitos de três dentifrícios disponíveis no mercado sobre o dente e as superfícies gengivais por meio de quantificação por microscopia eletrônica de retrodispersão. Os resultados indicaram que nenhum dos dentifrícios testados foi nocivo aos dentes ou aos tecidos moles.

650   **Parte 11** Terapia Periodontal Inicial | Controle de Infecção

Contaminação da escova de dentes

As escovas de dentes podem ser a causa da transmissão de doenças e aumentar o risco de infecção, uma vez que podem servir de reservatório para microrganismos em adultos saudáveis, doentes e clinicamente doentes (Agrawal *et al.* 2019). Comumente, após o uso oral, as escovas de dente são enxaguadas com água pura e armazenadas no banheiro. Há uma grande chance de infecção cruzada ao compartilhá-los ou mantê-los próximos. A revisão da literatura mostrou que as escovas de dentes de adultos saudáveis e com doenças bucais ficam contaminadas com bactérias patogênicas da placa dentária, *design*, ambiente ou uma combinação de fatores (Frazelle & Munro 2012). No entanto, o potencial impacto dessa contaminação na transmissão de doenças não foi pesquisado (Van der Weijden & Slot 2015). A descontaminação de uma escova de dentes expondo-a à radiação (micro-ondas ou ultravioleta) e agentes desinfetantes reduz a carga bacteriana (Agrawal *et al.* 2019).

Importância da instrução e da motivação no controle mecânico da placa

Um princípio fundamental para as ações preventivas é que o efeito é maior quando o risco de desenvolvimento da doença é maior. A instrução relacionada à necessidade de higiene oral deve, portanto, intensificar a remoção mecânica da placa individualmente nos dentes e nas superfícies de risco. Pré-requisitos para o estabelecimento das necessidades relacionadas aos hábitos de limpeza dos dentes são necessidade de informação, boa motivação e instrução do paciente (Axelsson 2004). O controle mecânico da placa exige participação ativa do indivíduo, e, portanto, o estabelecimento de hábitos de cuidados caseiros orais apropriados é um processo que, em grande proporção, envolve mudança de comportamento e é dependente dela. Como a escovação é um hábito diário, não é facilmente alterada, mesmo após orientação profissional. Os profissionais de odontologia, quando implementam mudanças de comportamento, devem tentar assegurar ao paciente a capacidade de reconhecer seu estado de saúde oral e o papel individual de seus procedimentos de higiene oral pessoal na prevenção de cáries e doença periodontal. O paciente deve ser informado sobre a relação causal que leva ao processo de doença, e deveria ser encorajado a tomar para si a responsabilidade pela própria saúde oral. A equipe odontológica tem inúmeras oportunidades de demonstrar para o paciente as alterações nos tecidos moles causadas pela inflamação e os fatores etiológicos responsáveis. Mais comumente, como um técnico de esporte, a abordagem profissional-paciente deve ser empregada.

Muitos pacientes despendem pouco tempo na escovação ou a praticam casualmente. A importância da remoção de placa deve ser enfatizada. As instruções de escovação envolvem ensinar quando, onde e como remover a placa. Uma rotina de escovação dental recomendada deve levar em consideração as características da escova de dentes e do dentifrício, bem como o comportamento do indivíduo no tocante à frequência, à duração, aos padrões, à força e ao método de escovação. Os hábitos de escovação são adquiridos em casa e podem ser suplementados periodicamente com instruções mais formais provenientes de um dentista. O treinamento das habilidades de escovação requer muitas repetições dos mesmos movimentos para incorporá-los ao programa motor habitual de um indivíduo (Hayasaki *et al.* 2014). Além disso, as instruções também devem envolver a descrição de técnicas específicas de escovação, como se deve segurar a escova, sequência e quantidade de movimentos, áreas de difícil acesso e complementação da escovação da face oclusal e da língua. Os possíveis efeitos nocivos da escovação imprópria e as variações para condições especiais podem ser descritos (Wilkins 1999). O desenho da escova ou técnicas específicas de escovação são de importância secundária em relação à habilidade do indivíduo em usar a escova (Frandsen 1986). O procedimento mais simples e que remove de modo efetivo a placa bacteriana e mantém a higiene oral, consumindo o menor tempo, deve ser recomendado. Se o paciente preferir uma estratégia específica de higiene oral, o dentista pode avaliar e adaptar a técnica maximizando a efetividade, em vez de aconselhar a mudança total da técnica. Embora seja necessário dar a todos os pacientes informações verdadeiras sobre os esforços para a remoção da placa, é preciso também recompensar o desempenho positivo sem criar falsas expectativas, de modo que o paciente não tema as consultas para manutenção.

Programas de higiene oral também devem incluir componentes como autoavaliação, autoexame, automonitoramento e autoinstrução. Com esse propósito, diversos dispositivos e agentes químicos têm sido usados a fim de tornar a placa dental mais evidente para o paciente. Pacientes interessados podem ser informados e motivados, por exemplo, pelo uso de agentes reveladores de placa na margem gengival ou espaço interdental (Oliveira *et al.* 2021). Agente evidenciador é um composto químico, tal como a eritrosina, fucsina ou um corante contendo fluoresceína, que permite a visualização, pelo paciente, da placa dental com uma luz normal ou ultravioleta. A eritrosina é usada há muitos anos como meio de motivação para os pacientes e de avaliação da efetividade da higiene oral, e recebeu a aprovação da FDA dos EUA (Arnim 1963) (Figura 28.10). Quando o agente é aplicado logo antes da escovação dentária, o paciente pode identificar a quantidade de placa formada desde a última escovação, recebendo, assim, uma resposta imediata sobre o desempenho da sua limpeza. Esse procedimento é útil durante a fase inicial do controle da placa. Mais tarde, o agente revelador deve ser aplicado após a escovação, o que permite ao paciente identificar as áreas que precisam de melhor limpeza. Agentes reveladores estão disponíveis em forma líquida e de tabletes. A forma líquida pode oferecer vantagens, como assegurar ao dentista que todas as superfícies foram adequadamente cobertas pela solução. A solução reveladora vermelha permanece na boca por algum tempo e pode temporariamente manchar lábios e

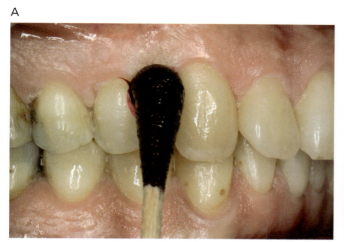
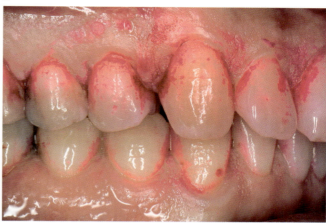
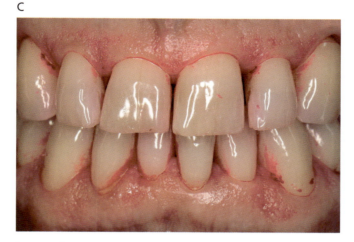

Figura 28.10 **A.** Soluções evidenciadoras são frequentemente usadas para identificar placa. **B.** Observe a placa remanescente nas superfícies vestibulares dos dentes após o uso do corante. **C.** Após limpeza realizada pelo próprio paciente, a placa remanescente pode ser identificada pelo paciente depois de bochechar com uma solução evidenciadora.

gengiva. Isso pode criar um problema estético para alguns pacientes, mas pode ser eliminado protegendo-se os lábios com vaselina. Agentes com dois tons (contendo azul de metileno e eritrosina) estão também disponíveis, os quais distinguem entre acúmulo antigo e recente de placa.

A revelação da placa para o paciente em geral não basta para estabelecer bons hábitos de higiene oral. Outros fatores poderiam influenciar o indivíduo a modificar o seu comportamento. Esses fatores poderiam estar mais ou menos fora do controle do dentista (tais como fatores sociais e pessoais, condições ambientais e experiência dental passada) ou podem estar ao alcance do dentista (tais como condições de tratamento, instrução e educação do paciente). Todos esses fatores devem ser considerados no projeto de um programa de higiene oral individualizado.

Uma grande variedade de técnicas pode ser usada para aconselhar e instruir. O efeito de vários programas de instrução de higiene oral, administrados em grupo ou individualmente, foi avaliado em alguns estudos clínicos. Esses estudos avaliaram se as instruções aplicadas somente durante uma consulta são semelhantes, passo a passo, àquelas fornecidas durante várias consultas, ou se o uso de panfletos ou videoteipes é superior aos manuais de autoinstrução e às instruções dadas por higienistas ou por um dentista. Em um estudo de Renton-Harper *et al.* (1999), um vídeo de instrução de uso de uma escova elétrica rotatória foi avaliado. Os indivíduos que seguiram o vídeo instrucional beneficiaram-se significativamente em termos de remoção da placa, comparados aos indivíduos que recebiam instruções somente escritas. Diferentes tipos e quantidade de respostas do paciente, usando marcação da placa corada e demonstração de contraste de fase, também foram analisados. Esses estudos geralmente têm relatado melhora semelhante nos escores da placa e da gengivite, a despeito do método de instrução. Todavia, esses resultados devem ser interpretados com cautela, visto que os participantes desses estudos foram examinados a intervalos regulares e, por isso, é difícil separar os efeitos de repetidos exames do efeito das instruções (Renvert & Glavind 1998).

Se motivação, informação e instrução forem combinadas com a limpeza dental profissional, os efeitos, em termos de redução do nível de placa e inflamação gengival, podem persistir por mais de 6 meses (Van der Weijden & Hioe 2005).

Rylander e Lindhe (1997) recomendaram que a instrução de higiene oral seja oferecida durante várias consultas, possibilitando ao paciente um *feedback* imediato e reforçando os cuidados orais caseiros. O protocolo descrito a seguir é baseado em outro utilizado em vários ensaios clínicos desenvolvidos por Lindhe e Nyman (1975), Rosling *et al.* (1976) e Lindhe *et al.* (1982), no qual o papel do controle de placa em prevenir e interromper a evolução da doença periodontal foi claramente demonstrado.

Primeira sessão

1. Aplicar uma solução evidenciadora nos dentes e, com a ajuda de um espelho, demonstrar ao paciente todos os locais com placa (ver Figura 28.10B). O registro da placa pode ser anotado usando-se uma ficha (Figura 28.11).
2. Solicitar ao paciente que limpe os dentes com a sua técnica tradicional. Com o auxílio de um espelho manual, demonstre os resultados da escovação dentária para o paciente e, novamente, identifique todos os locais com placa (Figura 28.10C).
3. Sem modificar a técnica, peça ao paciente que limpe as superfícies com placa.

Dependendo da placa remanescente após essa segunda escovação, o dentista/higienista dental deve aprimorar a técnica ou apresentar um sistema alternativo de escovação dentária. A fim de não sobrecarregar o paciente com tantas informações durante a primeira sessão, o uso de dispositivos auxiliares para a escovação interproximal pode ser apresentado ou melhorado na segunda sessão.

Segunda sessão

1. Alguns dias após a primeira sessão, a solução evidenciadora é novamente aplicada. Os resultados, com relação à placa depositada, são identificados na boca, anotados na ficha de controle e discutidos com o paciente.
2. O paciente é, então, solicitado a limpar os dentes, de acordo com as orientações dadas previamente na primeira sessão, até que todo o corante tenha sido removido. Em muitos casos, as instruções para escovação deverão ser reforçadas. Reconhecimento positivo deve ser dado ao mesmo tempo.

Se necessário, o uso de dispositivos auxiliares de limpeza interproximal pode agora ser apresentado ou melhorado.

Terceira e demais sessões

1. Uma ou 2 semanas depois, o procedimento usado na segunda sessão é repetido. Contudo, a eficácia do controle da placa deve ser avaliada e apresentada ao paciente em cada consulta. Essas repetidas instruções, supervisões e avaliações têm como objetivo reforçar as mudanças comportamentais necessárias.

Os resultados a longo prazo das instruções de higiene oral são dependentes dessas mudanças comportamentais.

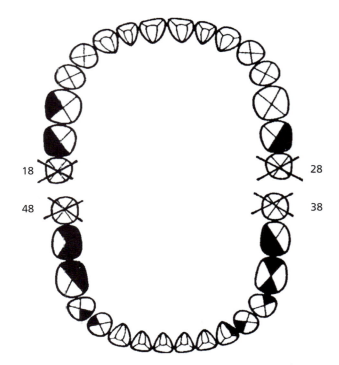

Figura 28.11 Quadro ilustrando os dentes e suas superfícies nas arcadas superior e inferior. A distribuição de superfícies dentárias com placa (*áreas sombreadas*) está identificada. Nesse caso, o registro é de 17%.

Portanto, os pacientes podem não cumprir determinadas instruções por muitas razões, que variam desde indisposição para realizar os cuidados orais, deficiência no entendimento, falta de motivação, descrença na sua saúde oral deficiente, valores inadequados sobre saúde dental, até eventos estressantes na vida ou condição socioeconômica baixa. Ainda que o uso de técnicas modificadoras de comportamento possa oferecer uma vantagem sobre as técnicas de instrução de higiene oral tradicional, existem poucas investigações nessa área para esclarecer a relação entre a confiança na saúde e o cumprimento das instruções profissionais.

Conclusão

- Por fim, o objetivo do programa de cuidado pessoal do paciente é prevenir, impedir e controlar a doença periodontal e as cáries. A capacidade do paciente de remover placa de todas as áreas, incluindo as interproximais, é parte essencial desse programa
- A instrução de higiene oral deve ser ajustada a cada paciente com base em suas necessidades e outros fatores
- O paciente deve estar envolvido no processo de instrução
- Um programa de manutenção individualizado deve ser feito após instruções de higiene oral básicas.

Agradecimentos

Todas as figuras ilustrando os procedimentos nos Boxes 28.1 a 28.9 são usadas com a permissão de Paro Praktijk Utrecht.

Boxe 28.1 Instrução para escovação manual.

É de máxima importância que, além do uso correto da pasta dental e da escovação por, no mínimo, 2 minutos, os dentes também sejam escovados em sequência. Essa técnica previne a perda de certas áreas. Áreas não tocadas pela escova permitem à placa continuar o seu crescimento. A escolha da escova deve ser de cerdas de média para macia e com a cabeça pequena.

Instruções
- Segurar a escova firmemente e colocar as cerdas em ângulo contra a borda da gengiva (recomendável um ângulo de 45°). Certificar-se de que as cerdas estejam em contato com uma pequena parte da margem da gengiva
- Colocar a escova contra o molar ou outro dente mais posterior na boca e fazer movimentos anteroposteriores. Escovar da parte posterior para a anterior da boca e tentar sobrepor os movimentos. Não escovar mais do que dois dentes simultaneamente. Sempre iniciar pela parte posterior e trabalhar lentamente
- Manter sempre a cabeça da escova na horizontal, quando estiver limpando as superfícies externas dos dentes. É mais fácil segurar a escova na vertical, quando estiver limpando a parte interna dos dentes, tanto superiores quanto inferiores
- Evitar pressionar muito e fazer movimentos muito rápidos, e tentar sentir o contato com a margem da gengiva. Também evitar escovar muito vigorosamente para prevenir danos à gengiva.

Quando estiver limpando os dentes, procurar usar sempre a mesma sequência de escovação. Por exemplo, por dentro da arcada inferior esquerda (15 segundos), por dentro, do lado direito (15 segundos). Então, do lado de fora esquerdo (15 segundos) seguido pelo lado de fora direito (15 segundos). Repetir a mesma sequência para a arcada superior. Finalmente, escovar as superfícies de mastigação com pequenos movimentos. Trocar a escova quando as cerdas começarem a dobrar ou se espaçar.

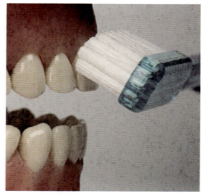
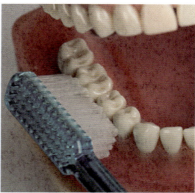
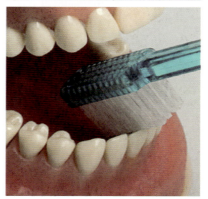
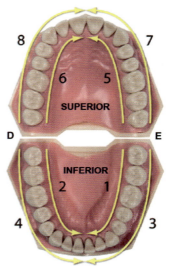

Boxe 28.2 Instrução para escova de dentes elétrica.

A importância do uso de uma sequência de movimentos na escovação é aplicável para o uso das escovas elétricas. A questão se a escova elétrica é ou não melhor do que a escova manual já foi discutida várias vezes. Ambas as escovas permitem alcançar um alto nível de higiene oral. No entanto, a pesquisa tem mostrado que as escovas elétricas são mais eficientes, e muitas pessoas relatam que elas são mais fáceis de usar.

Instruções
- Colocar a escova firmemente sobre a peça de mão. Segurar a escova de tal maneira que a cabeça dela fique um pouco angulada (aproximadamente 70°) em direção à gengiva. Tentar fazer com que as cerdas mais longas penetrem entre os dentes e mantenham contato com a gengiva
- Ligar a escova e colocar no último dente da boca (checando a angulação) movimentando a cabeça da escova gradualmente (por cerca de 2 segundos) da parte posterior para a anterior do dente
- Tentar seguir o contorno tanto da gengiva quanto dos dentes. Colocar a cabeça da escova no dente seguinte e repetir o processo
- Deixar que a escova faça o trabalho. Não é necessário pressionar nem fazer os movimentos da escovação
- Usar um alarme! Muitas escovas apresentam alguma forma de sinal após 30 segundos (o aparelho para de funcionar por um momento). Esse é o momento de mudar para uma nova parte da boca.

Lembrar-se de limpar a escova e a cabeça da escova ao terminar.

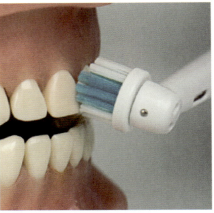
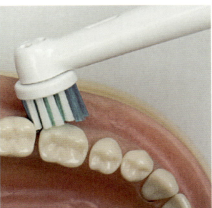
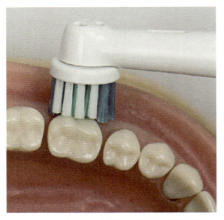
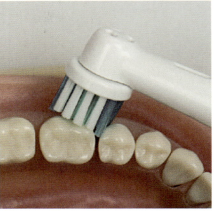

Boxe 28.3 Instruções para o uso do fio dental.

O uso do fio dental tornou-se parte dos cuidados orais, juntamente com a escovação correta, mais frequente e prolongada. O fio dental pode ser adquirido em uma grande variedade de espessuras e tipos, com ou sem cera. Se existir espaço suficiente entre dentes adjacentes, é aconselhável o uso de uma fita mais espessa do que um fio mais fino.

Instruções
- Segurar aproximadamente 40 cm de fio e enrolar as pontas nos dedos médios, permitindo 10 cm de distância entre eles. Então, segurar o fio esticado entre o polegar e o indicador de maneira a deixar 3 cm entre os polegares. Criar uma alça de fio dental pode ser uma alternativa
- Usando um movimento de vaivém, permitir cuidadosamente que ele passe (na base do sulco) logo abaixo da gengiva; então, fazer o movimento de vaivém. Evitar que o pedaço do fio passe pelo ponto de contato entre dentes adjacentes. Essa ação pode ser difícil onde os dentes estão muito próximos e esse espaço é limitado. Evitar o deslizamento do fio muito rápido entre os dentes, o que poderá causar danos à gengiva
- Estender o fio em um formato de U em torno do dente, pressionar firmemente contra a lateral da superfície dental e, cuidadosamente, permitir que o fio passe sob a gengiva, mais uma vez com movimento de vaivém
- Arrastar o fio para cima, até o ponto de contato, com o mesmo movimento de vaivém, repetindo o processo para o dente adjacente
- Remover o fio do espaço dos dentes com o mesmo movimento, repetindo o processo para todos os outros dentes
- Usar um pedaço de fio limpo para cada espaço, desenrolando a parte que ficou no dedo médio enquanto enrola a parte usada no outro dedo médio.

Não se preocupe se, na primeira vez, a gengiva sangrar levemente. O sangramento parará após o uso do fio por algumas vezes. Não desista!

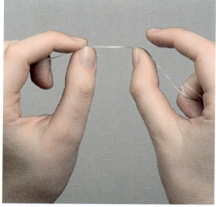
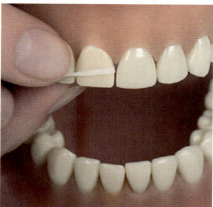
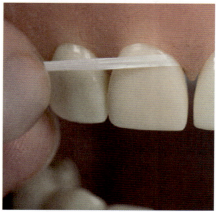
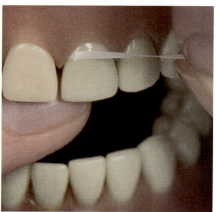

Boxe 28.4 Instruções para o uso de palito dental.

A maioria dos adultos têm espaço suficiente entre os incisivos e molares, permitindo o uso de palitos dentais. Eles têm diferentes espessuras, são feitos de madeira e apresentam secção triangular, imitando a forma do espaço entre os dentes. Palitos só podem ser usados uma vez e são ideais para o uso quando você tem algum tempo livre, por exemplo, quando você está em um engarrafamento.

Instruções
- Segurar o palito dental firmemente, entre o polegar e o indicador, na metade do comprimento. Quando possível, colocar os outros dedos apoiados no queixo. Umedecer a ponta do palito por sucção, fazendo com que ele fique mais macio e flexível
- Colocar o lado achatado do palito (não a ponta) contra a gengiva. Na arcada superior, o lado achatado ficará para cima e, na arcada inferior, ficará para baixo
- Empurrar o palito firmemente entre os dentes, até ele ficar encunhado. Então, puxar de volta levemente e empurrar uma vez mais, fazendo um leve movimento de vaivém nos ângulos retos das superfícies externas dos dentes. Leve pressão pode também ser aplicada na gengiva. Repetir essa ação algumas vezes, fazendo contato com as superfícies dos dentes
- Quando utilizar o palito dental entre os pré-molares e molares, fechar levemente a boca para diminuir a tensão na bochecha, tornando assim o movimento mais fácil.

Com esse método, todos os espaços entre os dentes podem ser limpos. Se o palito dental espetar a superfície da gengiva, ele deve ser angulado de modo diferente – na maxila, a ponta é direcionada para baixo e, na arcada inferior, a ponta é direcionada para cima. Durante o uso, a madeira macia pode ficar esgarçada. Assim que os primeiros sinais de esgarçamento forem evidentes, o bastão de madeira deve ser descartado.

Não se preocupe se as suas gengivas sangrarem um pouco na primeira vez; esse sangramento desaparecerá após o uso repetido por algum tempo. Não desista!

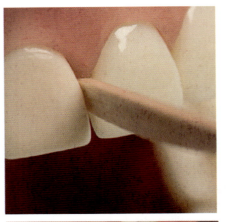
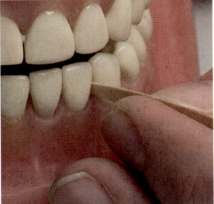
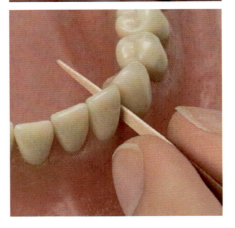

> **Boxe 28.5** Instruções de uso de bastões de limpeza interdental de borracha/elastomérico.

A maioria dos adultos tem espaço interdental suficiente para permitir o uso de bastões de limpeza interdental de borracha/elastomérico. Os bastões têm um núcleo de plástico cônico firme, mas flexível, coberto com um revestimento de borracha macia/elastomérico e cerdas ou um revestimento de silicone flexível e lamelas. Embora se pareçam com uma escova interdental, o efeito de trabalho é o de um palito de dente. Eles vêm em tamanhos diferentes e, para obter o melhor resultado, é importante escolher o tamanho certo. Eles são destinados para uso único, e são ideais para carregar e usar no dia a dia.

Instruções
- Retirar um bastão de limpeza interdental da tira
- Segurar o bastão entre o polegar e o dedo indicador, no ponto de apoio. Quando possível, colocar os outros dedos para apoio no queixo
- Colocar a ponta do bastão no espaço interdental
- Empurrar o bastão no espaço o máximo possível e, em seguida, puxá-lo ligeiramente para trás. Repetir isso algumas vezes, movendo-o para a frente e para trás, usando um leve movimento de serra
- Usar um ângulo de inserção reto no espaço interdentário
- Simultaneamente, uma leve pressão também pode ser aplicada contra as gengivas
- Não forçar o bastão em espaços apertados entre os dentes
- Ao limpar entre os pré-molares e molares, fechar ligeiramente a boca para reduzir a tensão nas bochechas, facilitando assim os movimentos
- Tentar limpar todos os espaços interdentais com um bastão, mas, se entortar, use um novo
- Após o uso, depositar o limpador interdental utilizado na cesta de lixo.

Não se assuste se suas gengivas sangrarem um pouco no início – esse sangramento não significa que você se machucou, mas é um sinal de inflamação das gengivas. Portanto, desaparecerá após o uso regular. Então, não desista!

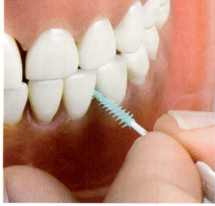
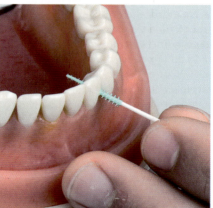
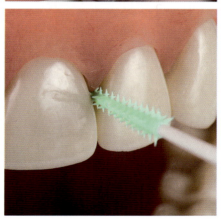
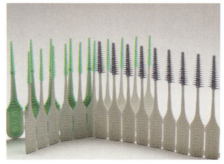

Boxe 28.6 Instruções para o uso de escova interdental (interproximal).

Escovas interdentais podem ser adquiridas em uma grande variedade de tamanhos, desde pequenas (1,9 mm) a muito grandes (14 mm). É importante escolher o diâmetro correto da cerda. O tamanho do espaço entre os dentes determina o diâmetro da cerda da escova. Dentistas são capazes de identificar precisamente que tamanhos são necessários para o paciente, além de demonstrar o uso adequado de cada um. Uma escova muito pequena não limpará completamente os espaços interdentais, enquanto uma muito grande pode lesionar as gengivas. O fio de uma escova interproximal deve ser fino, e as cerdas, o mais finas e longas possível. Com tais dimensões, a escova interproximal preencherá todo o espaço entre os dentes macia e gentilmente. O espaço interdental varia, pelo que é frequentemente necessário usar diferentes tamanhos de escova em uma mesma boca para uma limpeza perfeita. Para a efetiva remoção da placa dental, deve existir um certo grau de resistência quando a escova for movimentada no espaço entre os dentes.

Instruções

- Usar sempre a escova interdental *sem* dentifrício
- Segurar a escova interdental com o polegar e o indicador por trás das cerdas. Um suporte pode ser conseguido, se necessário, apoiando os outros dedos no queixo. Empurrar, a partir do lado de fora do espaço, cuidadosamente, entre os dentes, tomando cuidado para que a escova permaneça em ângulo reto com os dentes
- É possível dobrar a escova interdental levemente a fim de melhorar a acessibilidade aos espaços interdentais posteriores
- Não friccionar o centro da escova (espiral de metal) contra os dentes
- Deslizar a escova para fora e para dentro do espaço interdental, usando o comprimento total da parte da cerda da escova. Essa ação removerá a placa dental
- A área de contato da cerda com o dente pode ser aumentada usando diferentes ângulos de inserção
- Não empurrar escovas interdentais com força. Leve pressão sobre a gengiva deve ser usada, permitindo assim um pouco de penetração na gengiva marginal
- Discreto fechamento da boca facilita a manipulação da escova com menor tensão na bochecha. A escova também pode ser curvada para facilitar a inserção
- Limpar todas as áreas onde uma escova interdental possa penetrar. Lavar a escova abundantemente após o uso e permitir que seque. É sempre uma boa ideia combinar o uso do palito dental com escova interdental.

Não se preocupe se suas gengivas sangrarem inicialmente. Esse sangramento não significa lesão, mas inflamação, a qual é causada por placa antiga oculta. Essa reação é bastante normal durante a primeira semana. O uso da escova interdental logo curará essa inflamação e o sangramento parará. Conforme a inflamação retrocede, os espaços interdentais tornam-se levemente maiores, provavelmente demandando escova interdental maior. Peça a seu dentista.

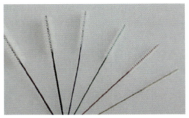
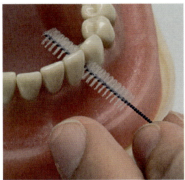
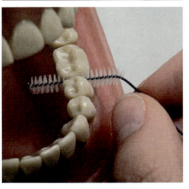
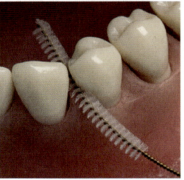
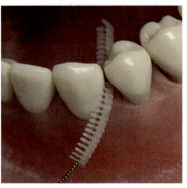

Boxe 28.7 Instruções para o uso de escovas unitufo cônicas *end-tufted*.

Escova unitufo é uma pequena escova com um tufo pequeno de cerdas curtas. A escova *end-tufted* tem pequenos tufos inseridos de maneira similar. Essas escovas são uma opção para a limpeza de áreas da dentição que não podem ser alcançadas por outros dispositivos de higiene oral. Por exemplo, um único dente, a superfície posterior do último molar ou do dente na arcada, fios e braquetes de aparelhos ortodônticos, sulcos ou áreas de entrada onde as raízes se dividem.

Instruções
- Segurar a escova unitufo como se segura uma caneta. Esse método evita aplicar demasiada força sobre a gengiva
- Colocar a escova unitufo em um ângulo (aproximadamente 45°) em direção à gengiva – esse ângulo permitirá que as cerdas alcancem a área sob a margem gengival
- Usar pequenos movimentos rotacionais
- As cerdas da escova giram ao longo da margem gengival e sob ela. A escova deve, então, ser movimentada vagarosamente ao longo de toda a superfície do dente para alcançar todas as áreas.

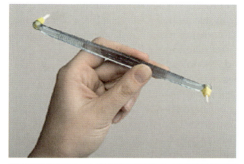
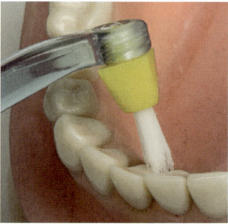
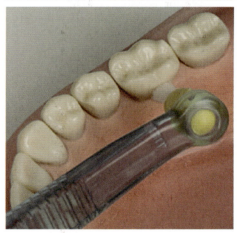
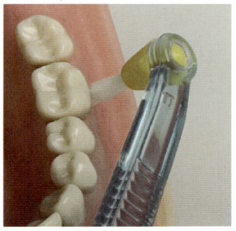

Boxe 28.8 Instruções para o uso de irrigadores orais.

Há várias marcas de irrigadores orais. Antes que o uso de um produto seja iniciado, é aconselhável ler as instruções do fabricante com atenção a fim de entender com certeza como funciona um irrigador oral.

Instruções
- Preencher o reservatório com água morna e ligar o aparelho na tomada. Pode-se utilizar um frasco para encher o reservatório. Caso o aparelho tenha pontas removíveis, pressionar a ponta adequada firmemente no cabo do irrigador. A ponta deve estalar ao encaixe, uma vez que trabalha sob pressão e pode escapar quando mal encaixada
- Testar o irrigador oral antes do uso
- Respirar calmamente pelo nariz. Debruçar-se sobre a pia e fechar os lábios o suficiente para impedir esguichos externos, mas permitindo que a água saída da boca caia na pia
- Direcionar a ponta abaixo da linha da gengiva a um ângulo de 90° e pressionar o botão que libera o fluxo de água
- *Não tentar* olhar-se no espelho. Isso causará uma bagunça!
- Começando pelos dentes posteriores (onde se encontram os molares), seguir a linha da gengiva. Levar o tempo necessário para alcançar o espaço interdental. Continuar avançando para a parte anterior da dentição, com calma, até que todas as áreas em redor e entre os dentes estejam limpas
- Usar a mesma sequência a cada uso do irrigador para que nenhum dente seja esquecido
- Nas áreas de difícil acesso, é possível ajustar o ângulo do bico, como durante a limpeza de aparelhos ortodônticos ou sulcos radiculares
- Cuspir o excesso de água quando necessário
- Esvaziar completamente o reservatório após o uso. Secá-lo com atenção, de modo a evitar crescimento bacteriano. Certificar-se de desligar o aparelho da tomada antes de limpá-lo.

A irrigação é uma técnica baseada na percepção tátil do paciente. A princípio, pode demorar um pouco para que o indivíduo desenvolva uma rotina e se sinta mais confortável com o irrigador oral. Dependendo da potência, talvez seja preciso encher novamente o reservatório. É possível adicionar antissépticos caso isso tenha sido recomendado pelo dentista. Em caso afirmativo, um enxaguante oral ou outro antisséptico é adicionado ao reservatório de água.

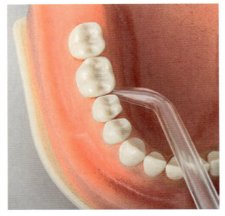
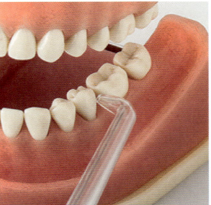
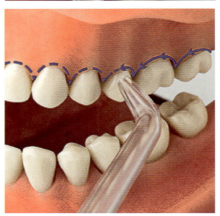
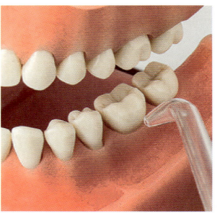

Boxe 28.9 Instruções para o uso de raspadores de língua.

Raspador de língua é um proveitoso auxiliar na rotina diária de higiene. Muitas bactérias podem ser encontradas nos sulcos da parte posterior da língua, podendo causar mau hálito. Com a escovação ou raspagem da língua, esse problema pode ser resolvido ou evitado inteiramente. Um dos problemas associados à limpeza da língua é que esse processo pode estimular o reflexo faríngeo (reflexo de vômito), especialmente quando o procedimento é feito pela primeira vez. Esse reflexo ocorre mais frequentemente quando se usa escova em vez de raspadores. Algumas pessoas acham que esse problema é menor quando o procedimento é feito à noite.

Instruções

- Existem vários tipos de raspadores de língua: o mais efetivo parece ser aquele em forma de alça
- Estender a língua tanto quanto possível para fora da boca
- Respirar calmamente pelo nariz
- Colocar o raspador tanto quanto possível na parte posterior da língua e pressionar levemente, fazendo a língua ficar achatada
- Assegurar o total contato do raspador com a língua
- Puxar o raspador lentamente para fora
- Limpar primeiro o meio da língua usando a parte elevada do raspador
- Usar a superfície lisa do raspador nos lados da língua
- Repetir esses movimentos de raspagem algumas vezes
- Lavar a boca algumas vezes.

Lembrar-se de lavar o raspador após o uso.

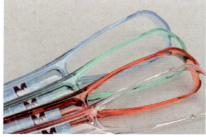
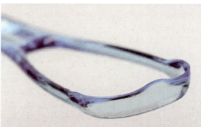
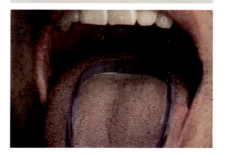

Referências bibliográficas

Adam, F.A., Rani, H., Baharin, B., Mohd Yusof, M.Y.P. & Mohd, N. (2021). Salvadora persica L. chewing sticks and standard toothbrush as anti-plaque and anti-gingivitis tool: a systematic review and meta-analysis. *Journal of Ethnopharmacology* **26**, 113882.

Addy, M. & Hunter, M.L. (2003). Can toothbrushing damage your health? Effects on oral and dental tissues. *International Dental Journal* **53 Suppl 3,** 177-186.

Addy, M., Dummer, P.M.H., Hunter, M.L., Kingdon, A. & Shaw, W.C. (1990). The effect of toothbrushing frequency, toothbrushing hand, sex and social class on the incidence of plaque, gingivitis and pocketing in adolescents: a longitudinal cohort study. *Community Dental Health* **7**, 237-247.

Agerholm, D.M. (1991). A clinical trial to evaluate plaque removal with a double-headed toothbrush. *British Dental Journal* **170**, 411-413.

Alexander, J.F., Saffir, A.J. & Gold, W. (1977). The measurement of the effect of toothbrushes on soft tissue abrasion. *Journal of Dental Research* **56**, 722-727.

American Dental Association. (2001). Division of science toothpaste formulation. *Journal American Dental Association* **132**, 1146-1147.

Agrawal, S.K., Dahal, S., Bhumika, T.V. & Nair, N.S. (2019). Evaluating sanitization of toothbrushes using various decontamination methods: a meta-analysis. *Journal of the Nepal Health Research Council* **27**, 364-371.

Amarasena, N., Gnanamanickam, E.S. & Miller, J. (2019). Effects of interdental cleaning devices in preventing dental caries and periodontal diseases: a scoping review. *Australian Dental Journal* **64**, 327-337.

Arnim, S.S. (1963). The use of disclosing agents for measuring the tooth cleanliness. *Journal of Periodontology* **34**, 227-245.

Axelsson, P. (1994). Mechanical plaque control. In: Lang, N.P. & Karring, T., eds. *Proceedings of the 1st European Workshop on Periodontology*. London: Quintessence, pp. 219-243.

Axelsson, P. (2004). *Preventive Materials, Methods and Programs*, Vol 4. London: Quintessence, pp. 37-102.

Axelsson, P., Kocher, T. & Vivien, N. (1997). Adverse effects of toothpastes on teeth, gingiva and bucal mucosa. In: Lang, N.P., Karring, T. & Lindhe, J., eds. *Proceedings of the 2nd European Workshop on Periodontology. Chemicals in Periodontics*. London: Quintessence, pp. 259-261.

Axelsson, P., Nyström, B. & Lindhe, J. (2004). The long-term effect of a plaque control program on tooth mortality, caries and periodontal disease in adults. Results after 30 years of maintenance. *Journal of Clinical Periodontology* **31**, 749-757

Ayer, W.A., Habgood, T.E., Deulofeu, V. & Juliani, H.R. (1965). A survey of the oral hygiene practices of dental students. *New York State Dental Journal* **31**, 106-112.

Badersten, A., Egelberg, J., Jonsson, G. & Kroneng, M. (1975). Effect of tongue brushing on formation of dental plaque. *Journal of Periodontology* **46**, 625-627.

Baehni, P.C. & Takeuchi, Y. (2003). Anti-plaque agents in the prevention of biofilm-associated oral diseases. *Oral Diseases* **1**, 23-29.

Bakdash, B. (1995). Current patterns of oral hygiene product use and practices. *Periodontology 2000* **8**, 11-14.

Bass, C.C. (1948). The optimum characteristics of toothbrushes for personal oral hygiene. *Dental Items of Interest* **70**, 696.

Bassiouny, M.A. & Grant, A.A. (1981). Oral hygiene for the partially edentulous. *Journal of Periodontology* **52**, 214-218.

662 **Parte 11** Terapia Periodontal Inicial | Controle de Infecção

Beals, D., Ngo, T., Feng, Y. *et al.* (2000). Development and laboratory evaluation of a new toothbrush with a novel brush head design. *American Journal of Dentistry* 13, 5A-13A.

Beekmans, D.G., Slot, D.E. & Van der Weijden, G.A. (2017). User perception on various designs of tongue scrapers: an observational survey. *International Journal of Dental Hygiene* 15, e1-e8.

Berchier, C.E., Slot, D.E., Haps, S. & Van der Weijden, G.A. (2008). The efficacy of dental floss in addition to a toothbrush on plaque and parameters of gingival inflammation: a systematic review. *International Journal of Dental Hygiene* 6, 265-279.

Bergenholtz, A. & Olsson, A. (1984). Efficacy of plaque-removal using interdental brushes and waxed dental floss. *Scandinavian Journal of Dental Research* 92, 198-203.

Bergenholtz, A., Bjorne, A., Glantz, P.O. & Vikstrom, B. (1980). Plaque removal by various triangular toothpicks. *Journal of Clinical Periodontology* 7, 121-128.

Bergström, J. (1973). Wear and hygiene status of toothbrushes in relation to some social background factors. *Swedish Dental Journal* 66, 383-391.

Bjertness, E. (1991). The importance of oral hygiene on variation in dental caries in adults. *Acta Odontologica Scandinavica* 49, 97-102.

Björn, A.L., Andersson, U. & Olsson, A. (1981). Gingival recession in 15-year-old pupils. *Swedish Dental Journal* 5, 141-146.

Bosman, C.W. & Powell, R.N. (1977). The reversal of localized experimental gingivitis. A comparison between mechanical toothbrushing procedures and a 0.2% chlorhexidine mouthrinse. *Journal of Clinical Periodontology* 4, 161-172.

Boyd, R.L., Renfrow, A., Price, A., Robertson, P.B. & Murray, P. (1989). Effect on periodontal status of rotary electric toothbrushes vs. manual toothbrushes during periodontal maintenance: I. Clinical results. *Journal of Periodontology* 60, 390-395.

Breitenmoser, J., Mormann, W. & Muhlemann, H.R. (1979). Damaging effects of toothbrush bristle end form on gingiva. *Journal of Periodontology* 50, 212-216.

Burgett, F.G. & Ash, M.M. (1974). Comparative study of the pressure of brushing with three types of toothbrushes. *Journal of Periodontology* 45, 410-413.

Burt, B.A. & Eklund, S.A. (1999). Prevention of periodontal diseases. In: Burt, B.A. & Eklund, S.A., eds. *Dentistry, Dental Practice and the Community*. Philadelphia: W.B. Saunders Company, pp. 358-370.

Cancro, L.P. & Fischman, S.L. (1995). The expected effect on oral health of dental plaque control through mechanical removal. *Periodontology 2000* 8, 60-74.

Carranza, F. & Shklar, G. (2003). Ancient India and China. In: *History of Periodontology*. London: Quintessence, pp. 9-13.

Charters, W.J. (1948). Home care of the mouth. I. Proper home care of the mouth. *Journal of Periodontology* 19, 136.

Chaves, E.S., Kornman, K.S., Manwell, M.A. *et al.* (1994). Mechanism of irrigation effects on gingivitis. *Journal of Periodontology* 65, 1016-1021.

Chapple, I.L., Van der Weijden, F., Doerfer, C. *et al.* (2015). Primary prevention of periodontitis: managing gingivitis. *Journal of Periodontology* 42 **Suppl 16**, S71-S76.

Christen, A.G. & Swanson, B.Z. Jr. (1978). Oral hygiene: a history of tongue scraping and brushing. *Journal of the American Dental Association* 96, 215-219.

Christou, V., Timmerman, M.F., Van der Velden, U. & Van der Weijden, G.A. (1998). Comparison of different approaches of interdental oral hygiene: interdental brushes versus dental floss. *Journal of Periodontology* 69, 759-764.

Clark-Perry, D. & Levin, L. (2020). Systematic review and metaanalysis of randomized controlled studies comparing oscillating-rotating and other powered toothbrushes. *Journal of the American Dental Association* 151, 265-275.

Claydon, N.C. (2008). Current concepts in toothbrushing and interdental cleaning. *Periodontology 2000* 48, 10-22.

Chongcharoen, N., Lulic, M. & Lang, N.P. (2012). Effectiveness of different interdental brushes on cleaning the interproximal surfaces of teeth and implants: a randomized controlled, double-blind crossover study. *Clinical Oral Implants Research* 23, 635-640.

Conforti, N.J., Cordero, R.E., Liebman, J. *et al.* (2003). An investigation into the effect of three months' clinical wear on toothbrush efficacy: results from two independent studies. *Journal of Clinical Dentistry* 14, 29-33.

Cobb, C.M., Rodgers, R.L. & Killoy, W.J. (1988). Ultrastructural examination of human periodontal pockets following the use of an oral irrigation device *in vivo*. *Journal of Periodontology* 59, 155-163.

Cugini, M. & Warren, P.R. (2006). The Oral-B CrossAction manual toothbrush: a 5-year literature review. *Journal of the Canadian Dental Association* 72, 323.

Cugini, M., Thompson, M., & Warren, P.R. (2006). Correlations between two plaque indices in assessment of toothbrush effectiveness. *Journal of Contemporary Dental Practice* 7, 1-9.

Cutler, C.W., Stanford, T.W., Abraham, C. *et al.* (2000). Clinical benefits of oral irrigation for periodontitis are related to reduction of pro-inflammatory cytokine levels and plaque. *Journal of Clinical Periodontology* 27, 134-143.

Dahlén, G., Lindhe, J., Sato, K., Hanamura, H. & Okamoto, H. (1992). The effect of supragingival plaque control on the subgingival microbiota in subjects with periodontal disease. *Journal of Clinical Periodontology* 19, 802-809.

Daly, C.G., Chapple C.C. & Cameron, A.C. (1996). Effect of toothbrush wear on plaque control. *Journal of Clinical Periodontology* 23, 45-49.

Danser, M.M., Timmerman, M.F., IJzerman, Y. *et al.* (1998). A comparison of electric toothbrushes in their potential to cause gingival abrasion of oral soft tissues. *American Journal of Dentistry* 11, S35-S39.

Danser, M.M., Mantilla Gómez, S. & Van der Weijden, G.A. (2003). Tongue coating and tongue brushing: a literature review. *International Journal of Dental Hygiene* 1, 151-158.

Deacon, S.A., Glenny, A.M., Deery, C. *et al.* (2010). Different powered toothbrushes for plaque control and gingival health. *Cochrane Database of Systematic Reviews* 8, CD004971.

Deshmukh, J., Vandana, K.L., Chandrashekar, K.T. & Savitha, B. (2006). Clinical evaluation of an ionic tooth brush on oral hygiene status, gingival status, and microbial parameter. *Indian Journal Dental Research* 17, 74-77.

De la Rosa, M., Zacarias Guerra, J., Johnston, D.A. & Radike, A.W. (1979). Plaque growth and removal with daily toothbrushing. *Journal of Periodontology* 50, 660-664.

Echeverría, J.J. (1998). Managing the use of oral hygiene aids to prevent damage: effects and sequelae of the incorrect use of mechanical plaque removal devices. In: Lang, N.P., Attström, R. & Löe, H., eds. *Proceedings of the European Workshop on Mechanical Plaque Control*. London: Quintessence, pp. 268-278.

Egelberg, J. (1964). Gingival exudates measurements for evaluation of inflammatory changes of the gingivae. *Odontologisk Revy* 15, 381-398.

Egelberg, J. & Claffey, N. (1998). Role of mechanical dental plaque removal in prevention and therapy of caries and periodontal diseases. Consensus Report of Group B. In: Lang, N.P., Attström, R. & Löe, H., eds. *Proceedings of the European Workshop on Mechanical Plaque Control*. London: Quintessence, pp. 169-172.

Eid, A. & Talic, Y.F. (1991). A clinical trial on the effectiveness of professional toothbrushing using dentifrice and water. *Odonto-Stomatologie Tropicale* 14, 9-12.

El-Chami, H., Younis, A. & Brignardello-Petersen, R. (2021). Efficacy of oscillating rotating versus side-to-side powered toothbrushes on plaque and gingival index reduction: a systematic review. *Journal of the American Dental Association* 152, 115-126.e4

Elkerbout, T.A., Slot, D.E., Rosema, N.A.M. & Van der Weijden, G.A. (2020). How effective is a powered toothbrush as compared to a manual toothbrush? A systematic review and meta-analysis of single brushing exercises. *International Journal Dental Hygiene* 18, 17-26.

Elliott, J.R., Bowers, G.M., Clemmer, B.A. & Rovelstad, G.H. (1972). III Evaluation of an oral physiotherapy center in the reduction of bacterial plaque and periodontal disease. *Journal of Periodontology* 43, 221-224.

Fanning, E.A. & Henning, F.R. (1967). Toothbrush design and its relation to oral health. *Australian Dental Journal* 12, 464-467.

Fernández, C.E., Maturana, C.A., Coloma, S.I. *et al.* (2021). Teledentistry and mHealth for promotion and prevention of oral health: a systematic review and meta-analysis. *Journal of Dental Research* 26. doi: 10.1177/00220345211003828.

Fischman, S.L. (1986). Current status of indices of plaque. *Journal of Periodontology* 13, 371-374, 379-380.

Fishman, S.L. (1997). The history of oral hygiene products: how far have we come in 6000 years? *Periodontology 2000* 15, 7-14.

Flemmig, T.F., Newman, M.G., Doherty, F.M. *et al.* (1990). Supragingival irrigation with 0.06% chlorhexidine in naturally occurring gingivitis. I. 6-month clinical observations. *Journal of Periodontology* 61, 112-117.

Flemmig, T.F., Epp, B., Funkenhauser, Z. *et al.* (1995). Adjunctive supragingival irrigation with acetylsalicylic acid in periodontal supportive therapy. *Journal of Clinical Periodontology* 22, 427-433.

Fones, A.C., ed. (1934). *Mouth Hygiene, 4th edn.* Philadelphia: Lea & Febiger, pp. 299-306.

Frandsen, A. (1986). Mechanical oral hygiene practices. In: Löe, H. & Kleinman, D.V., eds. *Dental Plaque Control Measures and Oral Hygiene Practices.* Oxford: IRL Press, pp. 93-116.

Frascella, J.A., Fernández, P., Gilbert, R.D. & Cugini, M. (2000). A randomized, clinical evaluation of the safety and efficacy of a novel oral irrigator. *American Journal of Dentistry* 13, 55-58.

Frazelle, M.R. & Munro, C.L. (2012). Toothbrush contamination: a review of the literature. *Nursing Research and Practice* 2012, 420630.

Furusawa, M., Takahashi, J., Isoyama, M. *et al.* (2011). Effectiveness of dental checkups incorporating tooth brushing instruction. *Bulletin of the Tokyo Dental College* 52, 129-133.

Galgut, P.N. (1991). The need for interdental cleaning. *Dental Health (London)* 30, 8-11.

Galgut, P.N. (1996). Efficacy of a new electronic toothbrush in removing bacterial dental plaque in young adults. *General Dentistry* 44, 441-445.

Gallagher, A., Sowinski, J., Bowman, J. *et al.* (2009). The effect of brushing time and dentifrice on dental plaque removal *in vivo. Journal of Dental Hygiene* 83, 111-116.

Ganss, C., Schlueter, N., Preiss, S. & Klimek, J. (2009a). Tooth brushing habits in uninstructed adults – frequency, technique, duration and force. *Clinical Oral Investigation* 13, 203-208.

Ganss, C., Hardt, M., Blazek, D., Klimek, J. & Schlueter N. (2009b). Effects of toothbrushing force on the mineral content and demineralized organic matrix of eroded dentine. *European Journal of Oral Sciences* 117, 255-260.

Gillette, W.B. & Van House, R.L. (1980). Ill effects of improper oral hygiene procedure. *Journal of the American Dental Association* 101, 476-80.

Gordon, J.M., Frascella, J.A. & Reardon, R.C. (1996). A clinical study of the safety and efficacy of a novel electric interdental cleaning device. *Journal of Clinical Dentistry* 7, 70-73.

Gorur, A., Lyle, D.M., Schaudinn, C. & Costerton, J.W. (2009). Biofilm removal with a dental water jet. *Compendium of Continuing Education in Dentistry* 30, Spec No: 1-6.

Goyal, C.R., Lyle, D.M., Qaqish, J.G & Schuller, R. (2015). Efficacy of two interdental cleaning devices on clinical signs of inflammation: a four-week randomized controlled trial. *Journal of Clinical Dentistry* 26, 55-60.

Graveland, M.P., Rosema, N.A., Timmerman, M.F. & Van der Weijden, G.A. (2004). The plaque-removing efficacy of a finger brush (I-Brush®). *Journal of Clinical Periodontology* 31, 1084-1087.

Graetz, C., Bielfeldt, J., Wolff, L. *et al.* (2013). Toothbrushing education via a smart software visualization system. *Journal of Periodontology* 84, 186-195.

Grender, J., Adam, R. & Zou, Y. (2020). The effects of oscillatingrotating electric toothbrushes on plaque and gingival health: a meta-analysis. *American Journal of Dentistry* 33, 3-11.

Gross, A., Barnes, G.P. & Lyon, T.C. (1975). Effects of tongue brushing on tongue coating and dental plaque scores. *Journal of Dental Research* 54, 1236.

Haffajee, A.D., Smith, C., Torresyap, G. *et al.* (2001). Efficacy of manual and powered toothbrushes (II). *Effect on microbiological parameters. Journal of Clinical Periodontology* 28, 947-54.

Hansen, F. & Gjermo, P. (1971). The plaque-removal effect of four toothbrushing methods. *Scandinavian Journal of Dental Research* 79, 502-506.

Hardy, K., Radini, A., Buckley, S. *et al.* (2017). Diet and environment 1.2 million years ago revealed through analysis of dental calculus from Europe's oldest hominin at Sima del Elefante, Spain. *Naturwissenschaften* 104, 2.

Hasegawa, K., Machida, Y., Matsuzaki, K. & Ichinohe, S. (1992). The most effective toothbrushing force. *Pediatric Dental Journal* 2, 139-143.

Hawkins, B.F., Kohout, F.J., Lainson, P.A. & Heckert, A. (1986). Duration of toothbrushing for effective plaque control. *Quintessence International* 17, 361-365.

Hayasaki, H., Saitoh, I., Nakakura-Ohshima, K. *et al.* (2014). Tooth brushing for oral prophylaxis. *Japanese Dental Science Review* 50, 69-77.

Hellstadius, K., Asman, B. & Gustafsson, A. (1993). Improved maintenance of plaque control by electrical toothbrushing in periodontitis patients with low compliance. *Journal of Clinical Periodontology* 20, 235-237.

Hennequin-Hoenderdos, N.L., Slot, D.E., Van der Sluijs, E. *et al.* (2017). The effects of different levels of brush end rounding on gingival abrasion: a double-blind randomized clinical trial. *International Journal Dental Hygiene* 15, 335-344.

Hennequin-Hoenderdos, N.L., Van der Sluijs, E., Van der Weijden, G.A. & Slot, D.E. (2018). Efficacy of a rubber bristles interdental cleaner compared to an interdental brush on dental plaque, gingival bleeding and gingival abrasion: a randomized clinical trial. *International Journal Dental Hygiene* 16, 380-388.

Hoenderdos, N.L., Slot, D.E., Paraskevas, S. & Van der Weijden GA. (2008). The efficacy of woodsticks on plaque and gingival inflammation: a systematic review. *International Journal Dental Hygiene* 6, 280-289.

Hoogteijling, F., Hennequin-Hoenderdos, N.L., Van der Weijden, G.A. & Slot, D.E. (2018). The effect of tapered toothbrush filaments compared to end-rounded filaments on dental plaque, gingivitis and gingival abrasion: a systematic review and meta-analysis. *International Journal Dental Hygiene* 16, 3-12.

Hoover, J.N., Singer, D.L., Pahwa, P. & Komiyama, K. (1992). Clinical evaluation of a light energy conversion toothbrush. *Journal of Clinical Periodontology* 19, 434-436.

Hotta, M. & Aono, M. (1992). A clinical study on the control of dental plaque using an electronic toothbrush with piezoelectric element. *Clinical Preventive Dentistry* 14, 16-18.

Hugoson, A. (1978). Effect of the Water-Pik® device on plaque accumulation and development of gingivitis. *Journal of Clinical Periodontology* 5, 95-104.

Hugoson, A. & Koch, G. (1979). Oral health in 1000 individuals aged 3-70 years in the Community of Jönköping, Sweden. *Swedish Dental Journal* 3, 69-87.

Hujoel, P.P., Löe, H., Ånerud, Å., Boysen, H. & Leroux, B.G. (1998). Forty-five-year tooth survival probabilities among men in Oslo, Norway. *Journal of Dental Research* 77, 2020-2027.

Hujoel, P.P., Cunha-Cruz, J., Loesche, W.J. & Robertson, P.B. (2005). Personal oral hygiene and chronic periodontitis: a systematic review. *Periodontology 2000* 37, 29-34.

Hujoel, P.P., Cunha-Cruz, J., Banting, D.W. & Loesche, W.J. (2006). Dental flossing and interproximal caries: a systematic review. *Journal of Dental Research* 85, 298-305.

Husseini, A., Slot, D.E. & Van der Weijden, G.A. (2008). The efficacy of oral irrigation in addition to a toothbrush on plaque and the clinical parameters of periodontal inflammation: a systematic review. *International Journal Dental Hygiene* 6, 304-314.

Jackson, M.A., Kellett, M., Worthington, H.V. & Clerehugh, V. (2006). Comparison of interdental cleaning methods: a randomized controlled trial. *Journal of Periodontology* 77, 1421-1429.

Jayakumar, A., Padmini, H., Haritha, A. & Reddy, K.P. (2010). Role of dentifrice in plaque removal: a clinical trial. *Indian Journal of Dental Research* 21, 213-217.

Jepsen, S. (1998). The role of manual toothbrushes in effective plaque control: advantages and limitations. In: Lang, N.P., Attström, R. & Löe, H., eds. *Proceedings of the European Workshop on Mechanical Plaque Control.* London: Quintessence, pp. 121-137.

Johannsen, G., Redmalm, G., & Ryden, H. (1993). Cleaning effect of toothbrushing with three different toothpastes and water. *Swedish Dental Journal* 17, 111-116.

Jönsson, B., Ohrn, K., Oscarson, N. & Lindberg, P. (2009). The effectiveness of an individually tailored oral health educational programme on oral hygiene behavior in patients with periodontal disease: a blinded randomized-controlled clinical trial (one-year follow-up). *Journal of Clinical Periodontology* 36, 1025-1034.

Jordan, R.A., Hong, H.M., Lucaciu, A. & Zimmer, S. (2014). Efficacy of straight versus angled interdental brushes on interproximal tooth cleaning: a randomized controlled trial. *International Journal of Dental Hygiene* 12, 152-157.

Kalf-Scholte, S.M., Van der Weijden, G.A., Bakker, E. & Slot, D.E. (2018). Plaque removal with triple-headed vs singleheaded manual toothbrushes-a systematic review. *International Journal of Dental Hygiene* 16, 13-23.

Kelner, R.M., Wohl, B.R., Deasy, M.J. & Formicola, A.J. (1974). Gingival inflammation as related to frequency of plaque removal. *Journal of Periodontology* 45, 303-307.

Keukenmeester, R.S., Slot, D.E., Putt, M.S. & Van der Weijden, G.A. (2013). The effect of sugar-free chewing gum on plaque and clinical parameters of gingival inflammation: a systematic review. *International Journal Dental Hygiene* 11, 2-14.

Khocht, A., Simon, G., Person, P. & Denepitiya, J.L. (1993). Gingival recession in relation to history of hard toothbrush use. *Journal of Periodontology* 64, 900-905.

Kitchin, P. (1941). The prevalence of tooth root exposure and the relation of the extent of such exposure to the degree of abrasion in different age classes. *Journal of Dental Research* 20, 565-581.

Kotsakis, G.A., Lian, Q., Ioannou, A.L. et al. (2018). A network meta-analysis of interproximal oral hygiene methods in the reduction of clinical indices of inflammation. *Journal of Periodontology* 89, 558-570.

Kreifeldt, J., Hill, P.H. & Calisti, L.J. (1980). A systematic study of the plaque-removal efficiency of worn toothbrushes. *Journal of Dental Research* 59, 2047-2055.

Kressin, N.R., Boehmer, U., Nunn, M.E. & Spiro, A., 3rd. (2003). Increased preventive practices lead to greater tooth retention. *Journal of Dental Research* 82, 223-227.

Lang, N.P. & Räber, K. (1982). Use of oral irrigators as vehicle for the application of antimicrobial agents in chemical plaque control. *Journal of Clinical Periodontology* 8, 177-188.

Lang, N.P., Cumming, B.R. & Löe, H. (1973). Toothbrushing frequency as it relates to plaque development and gingival health. *Journal of Periodontology* 44, 396-405.

Lang, N.P., Cummings, B.R. & Löe, H.A. (1977). Oral hygiene and gingival health in Danish dental students and faculty. *Community Dentistry and Oral Epidemiology* 5, 237-242.

Lang, W.P., Farghaly, M.M. & Ronis, D.L. (1994). The relation of preventive dental behaviors to periodontal health status. *Journal of Clinical Periodontology* 21,194-198.

Lang, N.P., Schätzle, M.A. & Löe, H. (2009). Gingivitis as a risk factor in periodontal disease. *Journal of Clinical Periodontology* 36 **Suppl 10**, 3-8.

Larner, J.R. & Greenstein, G. (1993). Effect of calculus and irrigation tip design on depth of subgingival irrigation. *International Journal of Periodontics and Restorative Dentistry* 13, 288-297.

Larsen, H.C., Slot, D.E., Van Zoelen, C., Barendregt, D.S.& Van der Weijden, G.A. (2017). The effectiveness of conically shaped compared with cylindrically shaped interdental brushes a randomized controlled clinical trial. *International Journal Dental Hygiene* 15, 211-218.

Lee, D.W. & Moon, I.S. (2001). The plaque-removing efficacy of a single-tufted brush on the lingual and buccal surfaces of the molars. *Journal of Periodontal Implant Sciences* 41, 131-134.

Lefkoff, M.H., Beck, F.M. & Horton, J.E. (1995). The effectiveness of a disposable tooth cleansing device on plaque. *Journal of Periodontology* 66, 218-221.

Lemelson-MIT Invention Index (2003). Available at: http://web.mit.edu/newsoffice/2003/lemelson.html [accessed 18 November 2014].

Leonard, H.J. (1939). Conservative treatment of periodontoclasia. *Journal of the American Dental Association* 26, 1308.

Liang, M., Lian, Q., Kotsakis, G.A. et al. (2020). Bayesian network meta-analysis of multiple outcomes in dental research. *Journal of Evidence-Based Dental Practice* 20, 101403.

Lindhe, J. & Nyman, S. (1975). The effect of plaque control and surgical pocket elimination on the establishment and maintenance of periodontal health. *A longitudinal study of periodontal therapy in cases of advanced disease. Journal of Clinical Periodontology* 2, 67-69.

Lindhe, J. & Nyman, S. (1984). Long-term maintenance of patients treated for advanced periodontal disease. *Journal of Clinical Periodontology* 11, 504-514.

Lindhe, J., Westfeld, E., Nyman, S. et al. (1982). Healing following surgical/non-surgical treatment of periodontal disease. *A clinical study. Journal of Clinical Periodontology* 9, 115-128.

Lindhe, J., Okamoto H., Yoneyama, T., Haffajee, A. & Socransky, S.S. (1989). Longitudinal changes in periodontal disease in untreated subjects. *Journal of Clinical Periodontology* 16, 662-670.

Löe, H. (1979). Mechanical and chemical control of dental plaque. *Journal of Clinical Periodontology* 6, 32-36.

Löe, H. (2000). Oral hygiene in the prevention of caries and periodontal disease. *International Dental Journal* 50, 129-139.

Löe, H. (2002). Half a century of plaque removal. What's next? Millennium Lecture EuroPerio 2000. London: The Parthenon Publishing Group.

Löe, H., Theilade, E. & Jensen, S.B. (1965). Experimental gingivitis in man. *Journal of Periodontology* 36, 177-187.

Loos, B., Claffey, N. & Crigger, M. (1988). Effects of oral hygiene measures on clinical and microbiological parameters of periodontal disease. *Journal of Clinical Periodontology* 15, 211-216.

Louropoulou, A., Slot, D.E. & Van der Weijden, F. (2014). Mechanical self-performed oral hygiene of implant supported restorations: a systematic review. *Journal of Evidence Based Dental Practice* 14 **Suppl**, 60-69.

MacGregor, I. & Rugg-Gunn, A. (1979). A survey of toothbrushing sequence in children and young adults. *Journal of Periodontal Research* 14, 225-230.

MacGregor, I.D. & Rugg-Gunn, A.J. (1985). Toothbrushing duration in 60 uninstructed young adults. *Community Dentistry and Oral Epidemiology* 13, 121-122.

MacGregor, I.D. & Rugg-Gunn, A.J. (1986). Effect of filming on toothbrushing performance in uninstructed adults in north-east England. *Community Dentistry and Oral Epidemiology* 14, 320-322.

Maeda, T., Mukaibo, T., Masaki, C. et al. (2019). Efficacy of electric-powered cleaning instruments in edentulous patients with implant-supported full-arch fixed prostheses: a crossover design. *International Journal Implant Dentistry* 26, 7-14.

Mandel, I.D. (1990). Why pick on teeth? *Journal of the American Dental Association* 121, 129-132.

McCracken, G.I., Janssen, J., Swan, M. et al. (2003). Effect of brushing force and time on plaque removal using a powered toothbrush. *Journal of Clinical Periodontology* 30, 409-413.

McCracken, G.I., Steen, N., Preshaw P.M. et al. (2005). The crossover design to evaluate the efficacy of plaque removal in tooth-brushing studies. *Journal of Clinical Periodontology* 32, 1157-1162.

Meyers, I.A., McQueen, M.J., Harbrow, D. & Seymour, G.J. (2000). The surface effect of dentifrices. *Australian Dental Journal* 45, 118-124.

Mierau, H.D. & Spindler, T. (1984). Beitrag zur Ätiologie der Gingivarezessionen. *Deutsche Zahnartzliche Zeitschrift* 39, 634-639.

Montevecchi, M., De Blasi, V. & Checchi, L. (2016). Is implant flossing a risk-free procedure? a case report with a 6-year follow-up. *International Journal Oral Maxillofacial Implants* 31, e79-83.

Morch, T. & Waerhaug, J. (1956). Quantitative evaluation of the effect of toothbrushing and toothpicking. *Journal of Periodontology* 27, 183-190.

Moreira, C.H., Luz, P.B., Villarinho, E.A. et al. (2007). A clinical trial testing the efficacy of an ionic toothbrush for reducing plaque and gingivitis. *Journal of Clinical Dentistry* 18, 123-125.

Morris, A.J., Steele, J. & White, D.A. (2001). The oral cleanliness and periodontal health of UK adults in 1998. *British Dental Journal* 191, 186-192.

Niemi, M.L., Sandholm, L. & Ainamo, J. (1984). Frequency of gingival lesions after standardized brushing related to stiffness of toothbrush and abrasiveness of dentifrice. *Journal of Clinical Periodontology* **11**, 254-261.

Oliveira, S.C, Slot, D.E. & Van der Weijden, F. (2014). Is it safe to use a toothbrush? *Acta Odontologica Scandinavica* **72**, 561-569.

Oliveira, L.M., Pazinatto, J., & Zanatta, F.B. (2021). Are oral hygiene instructions with aid of plaque-disclosing methods effective in improving self-performed dental plaque control? A systematic review of randomized controlled trials. *International Journal of Dental Hygiene*. doi: 10.1111/idh.12491.

Outhouse, T.L., Al-Alawi, R., Fedorowicz, Z. & Keenan, J.V. (2006). Tongue scraping for treating halitosis. *Cochrane Database of Systematic Reviews* **1**, CD005519.

O'Hehir, T.E. & Suvan, J.E. (1998). Dry brushing lingual surfaces first. *Journal of the American Dental Association* **129**, 614.

O'Leary, T.J. (1980). Plaque control. In: Shanley, D., ed. *Efficacy of Treatment Procedures in Periodontology*. Chicago: Quintessence, pp. 41-52.

Paraskevas, S., Timmerman, M.F., Van der Velden, U. & Van der Weijden, G.A. (2006). Additional effect of dentifrices on the instant efficacy of toothbrushing. *Journal of Periodontology* **77**, 1522-1527.

Paraskevas, S., Rosema, N.A., Versteeg, P. *et al.* (2007). The additional effect of a dentifrice on the instant efficacy of toothbrushing: a crossover study. *Journal of Periodontology* **78**, 1011-1016.

Pearson, L.S. & Hutton, J.L. (2002). A controlled trial to compare the ability of foam swabs and toothbrushes to remove dental plaque. *Journal of Advanced Nursing* **39**, 480-489.

Plagmann, H.C., Goldkamp, B., Lange, D.E. & Morgenroth, K. (1978). The mechanical effect of various types of tooth brushes on the alveolar mucosa and the gingiva (scanning electron microscopic studies). *Deutsche Zahnärztliche Zeitschrift* **33**, 14-20.

Preber, H., Ylipää, V., Bergstrom, J. & Ryden, H. (1991). A comparative study of plaque removing efficiency using rotary electric and manual toothbrushes. *Swedish Dental Journal* **15**, 229-234.

Pucher, J.J., Lamendola-Sitenga, K., Ferguson, D. & Van Swoll, R. (1999). The effectiveness of an ionic toothbrush in the removal of dental plaque and reduction on gingivitis in orthodontic patients. *Journal Western Society Periodontology Periodontal Abstracts* **47**, 101-107.

Quigley, G.A. & Hein, J.W. (1962). Comparative cleansing efficacy of manual and power brushing. *Journal American Dental Association* **65**, 26-29.

Quirynen, M., Mongardini, C., De Soete, M. *et al.* (2000). The role of chlorhexidine in the one-stage full-mouth disinfection treatment of patients with advanced adult periodontitis. *Journal of Clinical Periodontology* **27**, 578-589.

Quirynen, M., Avontroodt, P., Soers, C. *et al.* (2004). Impact of tongue cleansers on microbial load and taste. *Journal of Clinical Periodontology* **31**, 506-510.

Ramberg, P., Lindhe, J., Dahlen, G. & Volpe, A.R. (1994). The influence of gingival inflammation on de novo plaque formation. *Journal of Clinical Periodontology* **21**, 51-56.

Ransier, A., Epstein, J.B., Lunn, R. & Spinelli, J. (1995). A combined analysis of a toothbrush, foam brush, and a chlorhexidine-soaked foam brush in maintaining oral hygiene. *Cancer Nursing* **18**, 393-396.

Ranzan, N., Muniz, F.W.M.G. & Rösing, C.K. (2019). Are bristle stiffness and bristle end-shape related to adverse effects on soft tissues during toothbrushing? A systematic review. *International Dental Journal* **69**, 171-182.

Rapley, J.W. & Killoy, W.J. (1994). Subgingival and interproximal plaque removal using a counter-rotational electric toothbrush and a manual toothbrush. *Quintessence International* **25**, 39-42.

Renton-Harper, P., Addy, M., Warren, P. & Newcombe, R.G. (1999). Comparison of video and written instructions for plaque removal by an oscillating/rotating/reciprocating electric toothbrush. *Journal of Clinical Periodontology* **26**, 752-756.

Renvert, S. & Glavind, L. (1998). Individualized instruction and compliance in oral hygiene practices: recommendations and means of delivery. In: Lang, N.P., Attström, R. & Löe, H., eds. *Proceedings of the European Workshop on Mechanical Plaque Control*. London: Quintessence, pp. 300-309.

Renz, A., Ide, M., Newton, T., Robinson, P.G. & Smith, D. (2007). Psychological interventions to improve adherence to oral hygiene instructions in adults with periodontal diseases. *Cochrane Database of Systematic Reviews* **18**, CD005097.

Robertson, N.A.E. & Wade, A.B. (1972). Effect of filament diameter and density in toothbrushes. *Journal of Periodontal Research* **7**, 346-350.

Rosema, N.A., Hennequin-Hoenderdos, N.L., Berchier, C.E. *et al.* (2011). The effect of different interdental cleaning devices on gingival bleeding. *Journal International Academy of Periodontology* **13**, 2-10.

Rosema, N.A.M., Hennequin-Hoenderdos, N.L., Versteeg, P.A. *et al.* (2013). Plaque removing efficacy of new and used manual toothbrushes. *A professional brushing study. International Journal of Dental Hygiene* **11**, 237-243.

Rosema, N., Slot, D.E., van Palenstein Helderman, W.H., Wiggelinkhuizen, L. & Van der Weijden, G.A. (2016). The efficacy of powered toothbrushes following a brushing exercise: a systematic review. *International Journal of Dental Hygiene* **14**, 29-41.

Rosling, B., Nyman, S. & Lindhe, J. (1976). The effect of systematic plaque control on bone regeneration in infrabony pockets. *Journal of Clinical Periodontology* **3**, 38-53.

Rowshani, B., Timmerman, M.F. & Van der Velden, U. (2004). Plaque development in relation to the periodontal condition and bacterial load of the saliva. *Journal of Clinical Periodontology* **31**, 214-218.

Rylander, H. & Lindhe, J. (1997). Cause-related periodontal therapy. In: Lindhe, J., Karring, T. & Lang, N.P., eds. *Clinical Periodontology and Implant Dentistry*. Copenhagen: Munksgaard, pp. 438-447.

Salvi, G.E. & Ramseier, C.A. (2015). Efficacy of patient-administered mechanical and/or chemical plaque control protocols in the management of peri-implant mucositis. *A systematic review. Journal of Clinical Periodontology* **42 Suppl 16**, S187-S201.

Sälzer, S., Slot, D.E., Van der Weijden, F.A. & Dörfer, C.E. (2015). Efficacy of inter-dental mechanical plaque control in managing gingivitis – a meta-review. *Journal of Clinical Periodontology* **42 Suppl 16,** S92-S105.

Sambunjak, D., Nickerson, J.W., Poklepovic, T. *et al.* (2011). Flossing for the management of periodontal diseases and dental caries in adults. *Cochrane Database of Systematic Reviews* **7**, CD008829.

Saxer, U.P. & Yankell, S.L. (1997). Impact of improved toothbrushes on dental diseases I. *Quintessence International* **28**, 513-525.

Saxer, U.P., Barbakow, J. & Yankell, S.L. (1998). New studies on estimated and actual toothbrushing times and dentifrice use. *Journal of Clinical Dentistry* **9**, 49-51.

Schätzle, M., Löe, H., Lang, N.P. *et al.* (2004). The clinical course of chronic periodontitis. *Journal of Clinical Periodontology* **31**, 1122-1127.

Schmage, P., Platzer, U. & Nergiz, I. (1999). Comparison between manual and mechanical methods of interproximal hygiene. *Quintessence International* **30**, 535-539.

Schmidt, J.C., Zaugg, C., Weiger, R. & Walter, C. (2013). Brushing without brushing? – a review of the efficacy of powered toothbrushes in noncontact biofilm removal. *Clinical Oral Investigation* **17**, 687-709.

Schnabl, D., Goebel, G., Kadletz, A. *et al.* (2020). Cleansing efficacy of waist-shaped inter-dental brushes. *A randomized-controlled crossover study. Journal of Clinical Periodontology* **47**, 30-35.

Sforza, N.M., Rimondini, L., di Menna, F. & Camorali, C. (2000). Plaque removal by worn toothbrush. *Journal of Clinical Periodontology* **27**, 212-216.

Sharma, N.C., Lyle, D.M., Qaqish, J.G. & Schuller, R. (2012a). Comparison of two power interdental cleaning devices on plaque removal. *Journal Clinical Dentistry* **23**, 17-21.

Sharma, N.C., Lyle, D.M., Qaqish, J.G. & Schuller, R. (2012b). Comparison of two power interdental cleaning devices on the reduction of gingivitis. *Journal Clinical Dentistry* **23**, 22-26.

Sheiham, A. & Netuveli, G.S. (2002). Periodontal diseases in Europe. *Periodontology 2000* **29**, 104-121.

Sicilia, A., Arregui, I., Gallego, M., Cabezas, B. & Cuesta, S. (2002). A systematic review of powered v.s. manual toothbrushes in periodontal cause-related therapy. *Journal of Clinical Periodontology* **29**, 39-54.

666 Parte 11 Terapia Periodontal Inicial | Controle de Infecção

Slot, D.E., Dörfer, C.E. & Van der Weijden, G.A. (2008). The efficacy of interdental brushes on plaque and parameters of periodontal inflammation: a systematic review. *International Journal Dental Hygiene* **6**, 253-264.

Slot, D.E., Wiggelinkhuizen, L., Rosema, N.A. & Van der Weijden, G.A. (2012). The efficacy of manual toothbrushes following a brushing exercise: a systematic review. *International Journal Dental Hygiene* **10**, 187-197.

Slot, D.E., De Geest, S., Van der Weijden, F.A. & Quirynen, M. (2015). Treatment of oral malodour. *Medium-term efficacy of mechanical and/or chemical agents: a systematic review. Journal of Clinical Periodontology* **42 Suppl 16**, S303-S316.

Slot, D.E., Valkenburg, C. & Van der Weijden, G.A. (2020). Mechanical plaque removal of periodontal maintenance patients: a systematic review and network meta-analysis. *Journal of Clinical Periodontology* **Suppl 22**, 107-124.

Soeteman, G.D., Valkenburg, C., Van der Weijden, G.A. *et al.* (2018). Whitening dentifrice and tooth surface discoloration – a systematic review and meta-analysis. *International Journal Dental Hygiene* **16**, 24-35.

Sofrata, A.H., Claesson, R.L., Lingström, P.K. & Gustafsson, A.K. (2008) Strong antibacterial effect of miswak against oral microorganisms associated with periodontitis and caries. *Journal of Periodontology* **79**,1474-1479.

Stålnacke, K., Söderfeldt, B. & Sjördin, B. (1995). Compliance in the use of electric toothbrushes. *Acta Odontologica Scandinavica* **53**, 17-19.

Stean, H. & Forward, G.C. (1980). Measurement of plaque growth following toothbrushing. *Community Dentistry and Oral Epidemiology* **8**, 420-423.

Stewart, J.E. & Wolfe, G.R. (1989). The retention of newlyacquired brushing and flossing skills. *Journal of Clinical Periodontology* **16**, 331-332.

Stillman, P.R. (1932). A philosophy of treatment of periodontal disease. *Dental Digest* **38**, 315-322.

Tan, E. & Daly, C. (2002). Comparison of new and 3-month-old toothbrushes in plaque removal. *Journal of Clinical Periodontology* **29**, 645-650.

Tellefsen, G., Liljeborg, A., Johannsen, A. & Johannsen, G. (2011). The role of the toothbrush in the abrasion process. *International Journal Dental Hygiene* **9**, 284-290.

Thomas, M.V. (2004). Oral physiotherapy. In: Rose, L.F., Mealey, B.L., Genco, R.J. & Cohen, W., eds. *Periodontics, Medicine, Surgery and Implants*. St Louis: Mosby, pp. 214-236.

Toniazzo, M.P., Nodari, D., Muniz, F.W.M.G. & Weidlich, P. (2019). Effect of mHealth in improving oral hygiene: a systematic review with meta-analysis. *Journal of Clinical Periodontology* **46**, 297-309.

Underwood, B., Birdsall J., & Kay, E. (2015). The use of a mobile app to motivate evidence-based oral hygiene behaviour. *British Dental Journal* **28**, 219-224.

Valkenburg, C., Slot, D.E., Bakker, E.W. & Van der Weijden, F.A. (2016). Does dentifrice use help to remove plaque? A systematic review. *Journal of Clinical Periodontology* **43**, 1050-1058.

Valkenburg, C., Van der Weijden, F.A. & Slot, D.E. (2019). Plaque control and reduction of gingivitis: the evidence for dentifrices. *Periodontology 2000* **79**, 221-232.

Van der Sleen, M.I., Slot, D.E., Van Trijffel, E., Winkel, E.G. & Van der Weijden, G.A. (2010). Effectiveness of mechanical tongue cleaning on breath odour and tongue coating: a systematic review. *International Journal Dental Hygiene* **8**, 258-268.

Van der Sluijs, E., Slot, D.E., Hennequin-Hoenderdos, N.L., Valkenburg, C. & Van der Weijden, G.A. (2021). Dental plaque score reduction with the oscillating-rotating power toothbrush and the high frequency sonic power toothbrushes: a systematic review and meta-analysis of single brushing exercises. *International Journal Dental Hygiene* **19**, 78-92.

Van der Sluijs, E., Slot, D.E., Hennequin-Hoenderdos, N.L., Van Leeuwen, M. & Van der Weijden, G.A. (2017). Prebrushing rinse with water on plaque removal: a split-mouth design. *International Journal Dental Hygiene* **15**, 345-351.

Van der Sluijs, E., Slot, D.E., Hennequin-Hoenderdos, N.L. & Van der Weijden, G.A. (2018a) A specific brushing sequence and plaque removal efficacy: a randomized split-mouth design. *International Journal Dental Hygiene* **16**, 85-91.

Van der Sluijs, E., Slot, D.E., Hennequin-Hoenderdos, N.L. & Van der Weijden, G.A. (2018b) Dry brushing: does it improve plaque removal? A secondary analysis. *International Journal Dental Hygiene* **16**, 519-526.

Van der Weijden, F.A., Campbell, S.L., Dörfer, C.E., GonzálezCabezas, C. & Slot, D.E. (2011). Safety of oscillating-rotating powered brushes compared to manual toothbrushes: a systematic review. *Journal of Periodontology* **82**, 5-24.

Van der Weijden, F. & Slot, D.E. (2011). Oral hygiene in the prevention of periodontal diseases: the evidence. *Periodontology* **55**(1), 104-123.

Van der Weijden, F.A. & Slot, D.E. (2015). Efficacy of homecare regimens for mechanical plaque removal in managing gingivitis a meta review. *Journal of Clinical Periodontology* **42 Suppl 16**, S77-S91.

Van der Weijden, G.A. & Danser, M.M. (2000). Toothbrushes: benefits versus effects on hard and soft tissues. In: Addy, M., Emberry, G., Edgar, W.M. & Orchardson, R., eds. *Tooth Wear and Sensitivity*. London: Martin Dunitz Ltd., pp. 217-248.

Van der Weijden, G.A. & Hioe, K.P.A. (2005). Systematic review of the effectiveness of self-performed mechanical plaque removal in adults with gingivitis using a manual toothbrush. *Journal of Clinical Periodontology* **32**, 214-228.

Van der Weijden, G.A., Slot, D.E., van der Sluijs, E. & Hennequin-Hoenderdos, N.L. (2021). The efficacy of a rubber bristles interdental cleaner on parameters of oral soft tissue health a systematic review. *International Journal Dental Hygiene* **19**. doi: 10.1111/idh.12492. Epub ahead of print.

Van der Weijden, G.A., Timmerman, M.F., Nijboer, A., Lie, M.A. & Van der Velden, U. (1993). A comparative study of electric toothbrushes for the effectiveness of plaque removal in relation to toothbrushing duration. *Journal of Clinical Periodontology* **20**, 476-481.

Van der Weijden, G.A., Timmerman, M.F., Reijerse, E., Mantel, M.S. & Van der Velden, U. (1995). The effectiveness of an electronic toothbrush in the removal of established plaque and treatment of gingivitis. *Journal of Clinical Periodontology* **22**, 179-182.

Van der Weijden, G.A., Timmerman, M.F., Snoek, C.M., Reijerse, E. & Van der Velden, U. (1996a). Toothbrushing duration and plaque removal efficacy of electric toothbrushes. *American Journal of Dentistry* **9**, 31-36.

Van der Weijden, G.A., Timmerman, M.F., Reijerse, E., Snoek, C.M. & Van der Velden, U. (1996b). Comparison of an oscillating/rotating electric toothbrush and a 'sonic' toothbrush in plaque removing ability. *A professional toothbrushing and supervised brushing study. Journal of Clinical Periodontology* **23**, 407-411.

Van der Weijden, G.A., Timmerman, M.F., Reijerse, E., Snoek, C.M. & Van der Velden, U. (1996c). Toothbrushing force in relation to plaque removal. *Journal of Clinical Periodontology* **23**, 724-729.

Van der Weijden, G.A., Timmerman, M.F., Danser, M.M. & Van der Velden, U. (1998). Relationship between the plaque removal efficacy of a manual toothbrush and brushing force. *Journal of Clinical Periodontology* **25**, 413-416.

Van der Weijden, G.A., Timmerman, M.F., Piscaer, M. *et al.* (2002) Effectiveness of an electrically active brush in the removal of overnight plaque and treatment of gingivitis. *Journal of Clinical Periodontology* **29**, 699-704.

Van Gils, L.M., Slot, D.E., Van der Sluijs, E., HennequinHoenderdos, N.L. & Van der Weijden, F. (2020). Tongue coating in relationship to gender, plaque, gingivitis and tongue cleaning behaviour in systemically healthy young adults. *International Journal Dental Hygiene* **18**, 62-72.

Van Leeuwen, M.P.C., Van der Weijden, F.A., Slot, D.E. & Rosema, N.A.M. (2019). Toothbrush wear in relation to toothbrushing effectiveness. *International Journal Dental Hygiene* **17**, 77-84.

Van Palenstein Helderman, W.H., Kyaing, M.M., Aung, M.T. *et al.* (2006). Plaque removal by young children using old and new toothbrushes. *Journal of Dental Research* **85**, 1138-1142.

Van Velzen, F.J., Lang, N.P., Schulten, E.A. & Ten Bruggenkate, C.M. (2016). Dental floss as a possible risk for the development of peri-implant disease: an observational study of 10 cases. *Clinical Oral Implants Research* **27**, 618-621.

Versteeg, P.A., Timmerman M.F., Piscaer M., Van der Velden, U. & Van der Weijden, G.A. (2005). Brushing with and without dentifrice on gingival abrasion. *Journal of Clinical Periodontology* **32**, 158-162.

Versteeg, P.A., Rosema, N.A., Timmerman, M.F., Van der Velden, U. & Van der Weijden, G.A. (2008a). Evaluation of two soft manual toothbrushes with different filament designs in relation to gingival abrasion and plaque removing efficacy. *International Journal Dental Hygiene* **6**, 166-173.

Versteeg, P.A., Piscaer, M., Rosema, N.A. *et al.* (2008b). Tapered toothbrush filaments in relation to gingival abrasion, removal of plaque and treatment of gingivitis. *International Journal Dental Hygiene* **6**, 174-182.

Voelker, M.A., Bayne, S.C., Liu, Y. & Walker, M.P. (2013). Catalogue of tooth brush head designs. *Journal of Dental Hygiene* **87**, 118-133.

Waerhaug, J. (1976). The interdental brush and its place in operative and crown and bridge dentistry. *Journal of Oral Rehabilitation* **3**, 107-113.

Waerhaug, J. (1981a). Effect of toothbrushing on subgingival plaque formation. *Journal of Periodontology* **52**, 30-34.

Waerhaug, J. (1981b). Healing of the dento-epithelial junction following the use of dental floss. *Journal of Clinical Periodontology* **8**, 144-150.

Wainwright, J. & Sheiham, A. (2014). An analysis of methods of toothbrushing recommended by dental associations, toothpaste and toothbrush companies and in dental texts. *British Dental Journal* **217**, E5.

Walsh, M.M. & Heckman, B.L. (1985). Interproximal subgingival cleaning by dental floss and the toothpick. *Dental Hygiene (Chicago)* **59**, 464-467.

Walsh, M.M., Heckman, B.H. & Moreau-Diettinger, R. (1985). Use of gingival bleeding for reinforcement of oral home care behavior. *Community Dentistry and Oral Epidemiology* **13**, 133-135.

Wang, P., Xu, Y., Zhang, J. *et al.* (2020). Comparison of the effectiveness between power toothbrushes and manual toothbrushesfororalhealth: asystematicreviewandmeta-analysis. *Acta Odontologica Scandinavica* **78**, 265-274.

Warren, P.R. (1998). Electric toothbrush use – attitudes and experience among dental practitioners in Germany. *American Journal of Dentistry* **11**, S3-S6.

Warren, P.R. & Chater, B.V. (1996). An overview of established interdental cleaning methods. *Journal of Clinical Dentistry* **7 Special No 3**, 65-69.

Warren, P.R., Ray, T.S., Cugini, M. & Chater, B.V. (2000). A practice-based study of a power toothbrush: assessment of effectiveness and acceptance. *Journal of the American Dental Association* **13**, 389-394.

Warren, P.R., Jacobs, D., Low, M.A., Chater, B.V. & King, D.W. (2002). A clinical investigation into the effect of toothbrush wear on efficacy. *Journal of Clinical Dentistry* **13**, 119-124.

Weiger, R. (1988). Die "Denta-Solar"-klinische untersuchung einer neuen zahnbürste mit intergriertem halbleiter aus TiO$_2$. *Oralprophylaxe* **10**, 79-83.

Wennström, J.L., Heijl, L., Dahlen, G. & Grondahl, K. (1987). Periodic subgingival antimicrobial irrigation of periodontal pockets (I). *Clinical observations. Journal of Clinical Periodontology* **14**, 541-550.

Wiegand, A., Schwerzmann, M., Sener, B. *et al.* (2008). Impact of toothpaste slurry abrasivity and toothbrush filament stiffness on abrasion of eroded enamel – an *in vitro* study. *Acta Odontologica Scandinavica* **66**, 231-235.

Wilkins, E.M. (1999). *Oral Infection control: toothbrushes and toothbrushing In: Clinical Practice of the Dental Hygienist*. Philadelphia: Lippincott Williams & Wilkins, pp. 350-369.

Wolff, D., Joerss, D., Rau, P. & Dörfer, C.E. (2006a). In vitro cleaning efficacy and resistance to insertion test of interdental brushes. *Clinical Oral Investigations* **10**, 297-304.

Wolff, D., Joerss, D. & Dörfer, C.E. (2006b). In vitro-cleaning efficacy of interdental brushes with different stiffness and different diameter. *Oral Health and Preventive Dentistry* **4**, 279-285.

Wolffe, G.N. (1976). An evaluation of proximal surface cleansing agents. *Journal of Clinical Periodontology* **3**, 148-156.

Worthington, H.V., MacDonald, L., Poklepovic Pericic, T. *et al.* (2019). Home use of interdental cleaning devices, in addition to toothbrushing, for preventing and controlling periodontal diseases and dental caries. *Cochrane Database of Systematic Reviews* **10**, CD012018.

Yaacob, M., Worthington, H.V., Deacon, S.A., Deery, C., Walmsley, A.D., Robinson, P.G. & Glenny, A.M. (2014). Powered versus manual toothbrushing for oral health. *Cochrane Database Systematic Reviews* **17**, CD002281.

Yaegaki, K. & Sanada, K. (1992). Volatile sulfur compounds in mouth air from clinically health subjects and patients with periodontal disease. *Journal of Periodontal Research* **27**, 233-238.

Yankell, S.L., Emling, R.C. & Pérez, B. (1996). A six-month clinical evaluation of the Dentrust toothbrush. *Journal of Clinical Dentistry* **7**, 106-109.

Yost, K.G., Mallatt, M.E. & Liebman, J. (2006). Interproximal gingivitis and plaque reduction by four interdental products. *Journal of Clinical Dentistry* **17**, 79-83.

Zimmer, S., Öztürk, M., Barthel, C.R., Bizhang, M. & Jordan, R.A. (2011). Cleaning efficacy and soft tissue trauma after use of manual toothbrushes with different bristle stiffness. *Journal of Periodontology* **82**, 267-271.

Capítulo 29

Controle Químico do Biofilme Dental

David Herrera e Jorge Serrano

ETEP (Etiology and Therapy of Periodontal and Peri-Implant Diseases) Research Group,
Complutense University of Madrid, Madrid, Spain

Base racional do controle do biofilme supragengival, 668
Produtos de higiene oral, 669
Controle mecânico do biofilme, 669
Limitações do controle mecânico do biofilme, 669
Controle químico do biofilme, 669
Mecanismo de ação, 671
    Categorias das formulações, 671
    Características ideais, 671
Avaliação da atividade dos agentes para o controle químico
    do biofilme, 671
    Estudos *in vitro*, 671
    Estudos *in vivo*, 672
    Ensaios clínicos de uso caseiro, 673
Agentes ativos, 674
    Antibióticos, 674
    Enzimas: interferência no biofilme, 674
    Enzimas: melhora das defesas do hospedeiro, 674
    Aminoalcoóis, 674
    Detergentes, 674
    Agentes oxigenantes, 674
    Sais metálicos: sais de zinco, 675
    Sais metálicos: fluoreto estanoso, 675
    Sais metálicos: fluoreto estanoso com fluoreto de amina, 676
    Outros fluoretos, 676
    Produtos naturais, 676
    Óleos essenciais, 676
    Triclosana, 677

Bisbiguanidas, 678
Compostos de amônia quaternária, 681
    Hexetidina, 682
    Iodopovidona, 682
    Outros produtos avaliados, 682
    Abordagens futuras, 682
Apresentações, 683
    Enxaguatórios orais, 683
    Dentifrícios, 683
    Géis, 684
    Gomas de mascar, 684
    Vernizes, 684
    Pastilhas, 684
    Irrigação, 684
    Sprays, 684
    Dispositivos de liberação constante, 684
    Seleção da forma de administração, 684
Indicações clínicas para o controle químico da placa:
    seleção dos agentes, 685
Uso único, 685
Uso a curto prazo para a prevenção da formação do
    biofilme dental, 686
Uso a curto prazo para terapia, 686
Uso a longo prazo para a prevenção da formação do
    biofilme dental, 687
Uso a longo prazo para a prevenção de outras condições orais, 688
Conclusão, 689

Base racional do controle do biofilme supragengival

As bactérias presentes no biofilme oral são responsáveis pelas doenças mais prevalentes na espécie humana: a cárie e as doenças periodontais. Portanto, o controle do biofilme oral se torna essencial para a prevenção dessas doenças.

Na prevenção das doenças periodontais, três níveis podem ser diferenciados (Baehni & Takeuchi 2003):

- *Prevenção primária*: para proteger os indivíduos dos patógenos por meio de barreiras entre eles e o hospedeiro; tentando manter a população com saúde, evitando o desenvolvimento da doença
- *Prevenção secundária*: para limitar a progressão da doença, após o patógeno ter contato com o hospedeiro; tentando recuperar a saúde, sem danos aos tecidos do hospedeiro
- *Prevenção terciária*: limitar a progressão da doença, tentando restaurar os tecidos do hospedeiro, mas com algum grau de dano funcional.

Capítulo 29 Controle Químico do Biofilme Dental 669

A prevenção primária das doenças periodontais é baseada no controle do biofilme supragengival por produtos de higiene oral mecânicos e/ou químicos que sejam capazes de limitar o desenvolvimento da gengivite (Baehni & Takeuchi 2003). A prevenção primária da periodontite pressupõe que a gengiva saudável (sem gengivite) não desenvolverá periodontite. Programas para a população geral devem ser implantados para controlar os níveis da placa dentária e prevenir a gengivite, considerando diferentes fatores (Sheiham & Netuveli 2002):

- A escovação dentária precisa ser parte dos hábitos diários de higiene pessoal
- Os fatores comportamentais devem ser considerados
- Os métodos de limpeza devem ser aceitos socialmente
- Os métodos propostos devem ser fáceis de cumprir diariamente
- Os procedimentos de higiene devem ser simples de realizar
- Métodos de controle de qualidade devem ser parte do programa para garantir qualidade adequada.

As prevenções secundária e terciária das doenças periodontais, uma vez que a progressão dessas seja bloqueada após a terapia periodontal ativa, são alcançadas por meio de programas periodontais de suporte que incluem tanto o controle individual do biofilme quanto a reavaliação periódica com controle da placa por profissional (Hugoson *et al.* 1998; Saxer & Yankell 1997; Baehni & Takeuchi 2003).

Produtos de higiene oral

O controle do biofilme supragengival se torna essencial nas prevenções primária, secundária e terciária das doenças periodontais. Para controlar o biofilme na cavidade oral, diferentes produtos de higiene oral foram desenvolvidos e comercializados. Esses produtos são chamados "dispositivos mecânicos e formulações químicas concebidos para fornecerem saúde oral e benefícios estéticos para o usuário" (Addy & Moran 1997). Portanto, os produtos de higiene oral incluem tanto dispositivos mecânicos quanto formulações químicas.

Controle mecânico do biofilme

A ruptura e a eliminação do biofilme dental podem ser feitas por meio de escovas dentais manuais, diferentes dispositivos para a limpeza interdental, escovas dentais elétricas etc. (van der Weijden & Slot 2011).

A escova de dentes manual é o método de controle da placa mais amplamente usado (Saxer e Yankell 1997; Hugoson *et al.* 1998) e tem demonstrado eficácia no controle do biofilme e na prevenção da gengivite (Hancock 1996; van der Weijden & Hioe 2005). Algumas escovas dentárias elétricas também têm demonstrado eficácia (van der Weijden *et al.* 1998).

Os dispositivos para a limpeza interdental também têm demonstrado eficácia na redução dos índices de placa e gengival (Kinane 1998). Entretanto, o uso desses dispositivos não é comum devido à falta de instrução apropriada sobre como usá-los, às dificuldades no desempenho, ao tempo de uso limitado e à falta de consciência sobre os potenciais efeitos adversos. Entre os dispositivos disponíveis, o fio dental é o mais comumente usado, mas as escovas interdentais são mais bem-aceitas.

Os métodos mecânicos de controle da placa estão mais detalhados no Capítulo 36.

Limitações do controle mecânico do biofilme

Os dispositivos mecânicos têm demonstrado sua eficácia no controle do biofilme e da gengivite, mas diferentes estudos (Rugg-Gunn & MacGregor 1978; Lavstedt *et al.* 1982; Addy 1986; Addy *et al.* 1986; Albandar & Buischi 1995; Hugoson *et al.* 1998; Hugoson & Jordan 2004) e revisões sistemáticas (van der Weijden & Hioe 2005) mostraram que o controle mecânico sozinho não é suficiente em uma ampla proporção da população para a prevenção do aparecimento ou da reativação das doenças periodontais. Diferentes explicações para isso podem ser encontradas:

- Tempo limitado de uso: o tempo médio normal de escovação não excede 37 segundos (Beals *et al.* 2000)
- Os dispositivos para a limpeza interdental são usados diariamente por < 10% da população (Ronis *et al.* 1994); e somente de 2 a 10% usam o fio dental diariamente (Lang *et al.* 1995; Stewart *et al.* 1997; MacGregor *et al.* 1998)
- Mesmo os pacientes orientados sobre os hábitos de higiene oral tenderam, com o tempo, a voltar aos níveis de placa iniciais (Stewart *et al.* 1997). Na maioria dos estudos sobre o controle mecânico do biofilme, é encontrado o efeito Hawthorne, e pode ser uma hipótese relevante para testar se esses pacientes incluídos em um estudo irão manter seus hábitos de higiene oral depois do fim do estudo (Johansen *et al.* 1975; Emilson & Fornell 1976; Löe *et al.* 1976; Lindhe *et al.* 1993; Yates *et al.* 1993; Claydon *et al.* 1996; Rosling *et al.* 1997b)
- Falta de controle de outros biofilmes orais, além da placa dentária, devido à falta de instrução adequada sobre limpeza (dorso da língua, superfície da mucosa da bochecha) ou à falta de acesso (tonsilas) (Greenstein 2002, 2004; Quirynen *et al.* 1995).

Além disso, existem circunstâncias em que o adequado controle mecânico da placa não é possível: depois de cirurgia oral ou periodontal, em pacientes com fixação intermaxilar, em infecções agudas da mucosa da gengiva em que a dor impede a higiene mecânica, em pacientes com deficiência mental ou física etc. (Storhaug 1977; Nash & Addy 1979; Shaw *et al.* 1984; Zambon *et al.* 1989; Hartnett & Shiloah 1991; Laspisa *et al.* 1994; Eley 1999).

Controle químico do biofilme

O controle de placa dental químico pode ser necessário naqueles indivíduos que não são capazes de controlar apropriadamente o biofilme supragengival com dispositivos

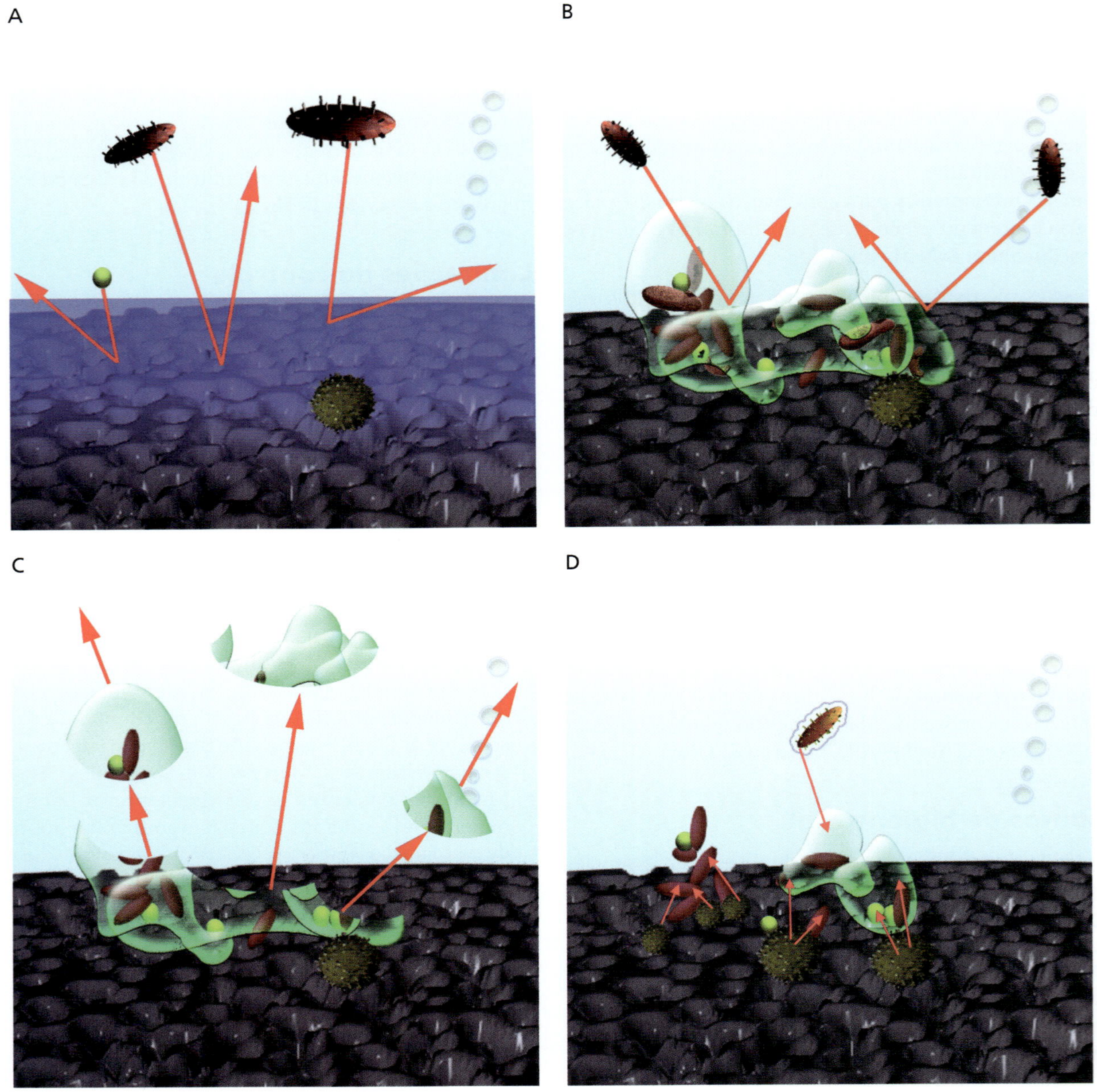

670 **Parte 11** Terapia Periodontal Inicial | Controle de Infecção

Figura 29.1 Mecanismos de efeito dos agentes antiplaca sobre os biofilmes bacterianos (*verde*). **A.** Prevenção da adesão bacteriana às superfícies dentárias: o agente ativo forma uma película (*filme azul*) sobre a superfície do dente, interferindo com a adesão bacteriana (*setas vermelhas*), evitando a colonização bacteriana. **B.** Efeito bactericida ou bacteriostático, evitando a proliferação e a coagregação das bactérias: a interferência com a divisão bacteriana (células bacterianas danificadas representadas em *vermelho*) leva à interferência com a formação do biofilme. Além disso, a maturação do biofilme também é prevenida à medida que a coagregação de novas espécies (*setas vermelhas*) é impedida, devido às condições ambientais não favoráveis. **C.** Interferência no biofilme a partir das superfícies dentárias: "escovação química". O agente induz o descolamento e/ou eliminação do biofilme da superfície dentária, por meio da química dos elos entre a superfície e o biofilme na ruptura da estrutura do biofilme (*setas vermelhas*). **D.** Alteração da patogenicidade do biofilme ou melhora dos sistemas imunes do hospedeiro por diferentes mecanismos: melhora dos sistemas de defesa do hospedeiro permitindo mais controle efetivo do biofilme pelo hospedeiro (*setas vermelhas pequenas*); ou a presença de espécies bacterianas definidas que influenciam o desenvolvimento e a maturação do biofilme, por meio da liberação de diferentes produtos, como bacteriocinas ou por competição por nutrientes (*setas vermelhas maiores*).

mecânicos. O uso de produtos químicos deve ser adjuvante aos dispositivos mecânicos. O controle mecânico do biofilme reduzirá a quantidade de biofilme e interfere na sua estrutura, permitindo as formulações químicas para ser mais eficaz (FDI Commission 2002b). O uso adjuvante pode ser mais relevante do que o uso isolado, uma vez que a maioria dos agentes químicos somente é capaz de agir contra as partes mais externas do biofilme. Entretanto, alguns agentes têm mostrado capacidade de penetração, como a clorexidina (CHX) (Netuschil *et al.* 1995) e os óleos essenciais (Pan *et al.* 1999; Pan *et al.* 2000; Fine *et al.* 2001).

O uso de formulações químicas (especialmente os antissépticos) para controlar os níveis da placa ou da gengivite foi amplamente avaliado e a eficácia de algumas formulações foi observada em diferentes revisões sistemáticas (Hioe & van der Weijden 2005; Gunsolley 2006; Paraskevas & van der Weijden 2006; Addy *et al.* 2007; Stoeken *et al.* 2007; Gunsolley 2010; Sahrmann *et al.* 2010; Afennich *et al.* 2011; Hossainian *et al.* 2011; Escribano *et al.* 2016; Serrano *et al.* 2015; Figuero *et al.* 2019, 2020).

Mecanismo de ação

O controle químico da placa pode ser alcançado por diferentes mecanismos de ação (Figura 29.1), com efeito quantitativo (redução do número de microrganismos) e/ou qualitativo (alterando a vitalidade do biofilme) (FDI Commission 2002b):

- Por prevenção da adesão bacteriana
- Por evitar o crescimento das bactérias e/ou a coagregação
- Por eliminar um biofilme já estabelecido
- Por alterar a patogenicidade do biofilme.

Categorias das formulações

As formulações para o controle químico do biofilme podem ser classificadas de acordo com seus efeitos (Lang & Newman 1997):

- *Agentes antimicrobianos*: efeito bacteriostático ou bactericida *in vitro*
- *Agentes inibidores/redutores da placa*: efeito quantitativo ou qualitativo sobre a placa que pode ou não ser suficiente para afetar a gengivite e/ou a cárie
- *Agentes antiplaca*: afetam a placa suficientemente para mostrarem benefício em termos de controle da gengivite e/ou da cárie
- *Agentes antigengivite*: reduzem a inflamação gengival sem necessariamente afetarem a placa dental, incluindo os medicamentos anti-inflamatórios.

Essas definições são amplamente aceitas na Europa, mas na América do Norte o termo "antiplaca" refere-se, mais frequentemente, a agentes capazes de reduzir significativamente os níveis de placa, e o termo "antigengivite", para os agentes capazes de reduzir significativamente os níveis de gengivite.

Características ideais

As características do agente químico ideal para o controle da placa foram propostas por diferentes autores (Loesche 1976; van der Ouderaa 1991; Baker 1993; Fischman 1994):

- *Especificidade*: os agentes e as formulações para o controle químico da placa devem demonstrar um amplo espectro de ação, incluindo bactérias, vírus e fungos. Os produtos mais específicos, como os antibióticos, não devem ser usados na prevenção das doenças periodontais e o uso deles deve ser limitado à prevenção de bacteriemia, pacientes de risco e ao tratamento de algumas condições periodontais (Herrera *et al.* 2008)
- *Eficácia*: a capacidade antimicrobiana precisa ser demonstrada contra microrganismos implicados na gengivite e na periodontite, tanto nos estudos *in vitro* quanto nos *in vivo*. Embora o efeito bactericida possa ser somente alcançado com altas doses, o efeito antimicrobiano deve também estar presente em doses mais baixas (FDI Commission 2002b)
- *Substantividade*: os efeitos das formulações químicas não dependem somente da atividade antimicrobiana *in vitro*. Outros fatores influenciam a atividade *in vivo*, entre os quais a substantividade é um dos mais relevantes. Ela foi definida como a duração da ação antimicrobiana *in vivo* (FDI Commission 2002b) e como uma medida do tempo de contato entre o agente e o substrato em um meio definido. Esse período de tempo pode ser mais longo do que o esperado com a deposição mecânica simples (von Abbé 1974) (Figura 29.2). Segundo a substantividade dos agentes, eles foram divididos (Kornman 1986a) em três gerações diferentes: (1) Os agentes de primeira geração mostram substantividade muito limitada com tempo de ação limitado; exemplos são os derivados fenólicos, os extratos de plantas, os fluoretos, os compostos de amônia quaternária e os agentes oxidantes; (2) Os agentes de segunda geração demonstram boa substantividade e CHX é o melhor exemplo; (3) Os agentes de terceira geração incluem aqueles que interferem ou previnem a adesão bacteriana ou do biofilme
- *Segurança*: isso precisa ser demonstrado em modelos animais antes do uso em humanos. Em virtude da cronicidade das condições prevenidas e ao uso a longo prazo previsível, os efeitos secundários têm de ser mínimos
- *Estabilidade*: os agentes precisam ficar estáveis à temperatura ambiente por um longo período de tempo. Deve-se tomar cuidado ao se misturarem diferentes ingredientes em uma formulação, a fim de evitar interferência entre as moléculas.

Avaliação da atividade dos agentes para o controle químico do biofilme

Para avaliar a atividade inibidora da placa e antiplaca dos compostos químicos, foram propostas diferentes fases consecutivas, o último estágio sendo composto de ensaios clínicos randomizados do uso caseiro, com ao menos 6 meses de duração (Addy & Moran 1997).

Estudos *in vitro*

Testes bacterianos avaliam a atividade antimicrobiana de um produto fornecendo a concentração inibidora mínima (CIM) e da concentração bactericida mínima (CBM) contra diferentes espécies bacterianas. A informação fornecida é limitada (atividade antibacteriana, espectro de ação), porque muitos outros fatores influenciam os efeitos *in vivo* e as espécies bacterianas são testadas como células planctônicas, enquanto na boca elas estão organizadas como células sésseis do biofilme. Entretanto, os testes antibacterianos são úteis para a triagem inicial dos produtos ou para avaliação dos efeitos da adição de novos agentes em uma formulação.

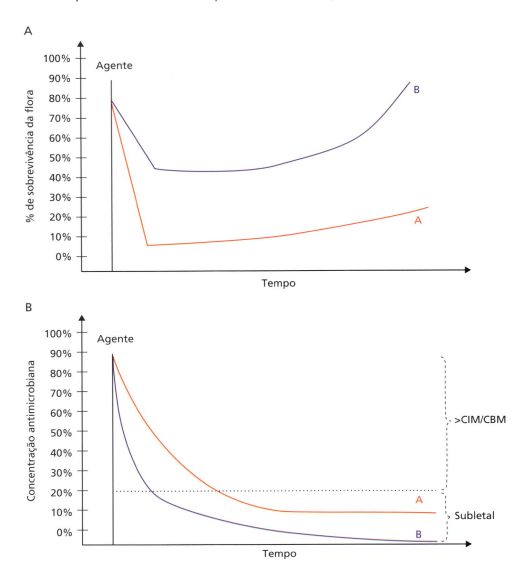

Figura 29.2 Substantividade. **A** e **B**. Dois agentes com substantividade diferente (medida do tempo de contato entre o agente e o substrato em um meio definido): com o tempo, a concentração dos produtos diminui e a concentração bacteriana aumenta. O produto A tem melhor substantividade do que o produto B. **A.** Tempo depois do contato *versus* a porcentagem de sobrevida bacteriana. **B.** Tempo depois do contato *versus* a concentração do agente antibacteriano. CBM = concentração bactericida mínima; CIM = concentração inibidora mínima.

Estudos de captação são estudos *in vitro* que avaliam a adsorção dos produtos em diferentes superfícies, tais como hidroxiapatita, esmalte, dentina e acrílico.

A biodisponibilidade e a atividade podem ser avaliadas por diferentes metodologias químicas, como a espectrofotometria ou por métodos indiretos, como a coloração.

Os modelos de biofilme permitem que as formulações sejam testadas *in vitro* contra as células bacterianas sésseis do biofilme, que podem simular melhor as condições da vida real (Xu *et al.* 2000; Shapiro *et al.* 2002; Socransky & Haffajee 2002). Entretanto, um modelo padronizado e aceito já está disponível e, inversamente, várias tentativas de modelos diferentes de biofilme *in vitro* foram propostas (Sanchez *et al.* 2011). Além da informação sobre a atividade antimicrobiana, outras informações relevantes, como a penetração do agente no biofilme, podem ser obtidas. Tanto a CHX quanto os óleos essenciais têm demonstrado capacidade de penetrar e ação bactericida nos biofilmes (Arweiler *et al.* 2001, 2003; Shapiro *et al.* 2002; Ouhayoun 2003; Corbin *et al.* 2011; Guggenheim & Meier 2011; Otten *et al.* 2011) (Figura 29.3).

Estudos *in vivo*

Estudos de armazenamento avaliam a retenção de um agente na boca após uma aplicação pela medida do nível do agente na saliva ou na placa dental. Esses estudos não fornecem informação sobre a atividade do produto (Rolla *et al.* 1971; Bonesvoll *et al.* 1974a, b; Gjermo *et al.* 1974, 1975; Bonesvoll 1978; Bonesvoll & Gjermo 1978).

Os modelos de estudo do biofilme *in vivo* avaliam os efeitos de diferentes formulações sobre discos de esmalte, dentina ou outros materiais inseridos na boca dos pacientes (com diferentes dispositivos protéticos) e recolhidos para a avaliação dos biofilmes formados sob a presença de diferentes produtos (modelos cruzados) (Pan *et al.* 2000; Sreenivasan *et al.* 2004).

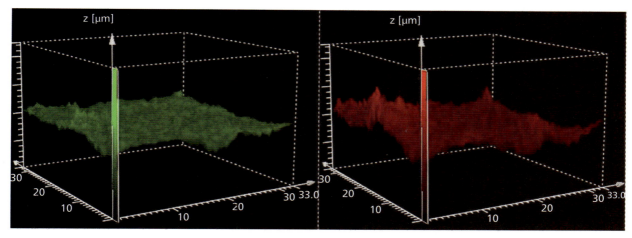

Figura 29.3 Análise tridimensional da vitalidade celular em um biofilme, com um microscópio confocal. As células em *verde* mostram vitalidade e as células com a membrana citoplasmática danificada aparecem em *vermelho*. Esse instrumento permite a análise da capacidade de penetração do biofilme por um antisséptico e sua atividade bactericida.

Os testes antimicrobianos *in vivo* são concebidos como estudos cruzados (com um placebo e um controle positivo), com a quantidade de bactérias na saliva medida antes e depois (por várias horas e em momentos diferentes) do uso único de uma formulação testada (um enxaguatório oral, um dentifrício ou enxágue com um dentifrício em um meio aquoso). Esse modelo de estudo tem sido muito usado desde seu primeiro uso com a CHX (Schiott *et al.* 1970) e fornece informação sobre a capacidade antimicrobiana e a sua duração do efeito.

Os modelos de recrescimento da placa também são concebidos como estudos cruzados (com um placebo e um controle positivo), nos quais o recrescimento da placa depois da profilaxia profissional é medida durante um período de tempo (normalmente 3 a 4 dias) e somente o uso de formulação testada é permitida para a higiene oral (sem higiene mecânica). A informação sobre a capacidade inibidora da placa da formulação é obtida (Harrap 1974; Addy *et al.* 1983; Moran *et al.* 1992; Arweiler *et al.* 2002; Pizzo *et al.* 2008).

Os modelos de gengivite experimental seguem o mesmo conceito dos modelos de recrescimento da placa, mas testam a formulação por períodos mais longos (tipicamente 12 a 28 dias), permitindo a avaliação como uma variável de resultado dos índices de gengivite (Löe 1965; Löe & Schiott 1970). Nenhuma higiene mecânica é permitida. Estudos paralelos podem também ser concebidos em virtude da duração mais longa dos períodos de estudo.

Ensaios clínicos de uso caseiro

É de consenso geral de que as atividades inibidoras de placa e antiplaca precisam ser apresentadas em ensaios clínicos randomizados, de uso caseiro, a longo prazo (pelo menos 6 meses) e, simultaneamente, mostrar segurança (falta de efeitos colaterais relevantes). Nesses estudos, o uso de formulações testadas é adjuvante ao controle mecânico da placa. As características propostas para esses ensaios, para que sua conclusão seja válida, foram (Council of Dental Therapeutics 1986):

- Duplo-cego (pacientes e examinador)
- Controlado (controle negativo e/ou positivo). Não é válido comparar os efeitos da formulação testada contra os valores iniciais devido ao efeito Hawthorne (melhora dos hábitos de higiene oral dos pacientes graças à conscientização da presença deles no estudo) e à realização de profilaxia profissional no começo desses estudos (Overholser 1988)
- Mínimo de 6 meses de duração. Esse período permite inúmeras vantagens: 6 meses é o período de tempo normal entre duas consultas consecutivas de terapia periodontal de apoio; permite avaliação adequada dos eventos adversos a longo prazo, incluindo os efeitos microbiológicos; pode compensar parte do efeito Hawthorne, porque seu efeito desaparecerá lentamente com a progressão do estudo (Overholser 1988)
- Avaliação microbiológica para analisar o crescimento excessivo das cepas patogênicas, oportunistas ou resistentes
- A amostragem microbiológica e a avaliação do índice de placa e gengival devem ser realizadas no mínimo na consulta inicial, na avaliação final e em um ponto intermediário (p. ex., 3 meses).

Além disso, outros fatores em relação à qualidade desses estudos devem ser considerados, como a seleção de uma população representativa, com grupos de estudo homogêneos para os diferentes fatores (idade, tabagismo, gênero, saúde geral, oral e periodontal etc.). Os ensaios clínicos precisam ser claros, comparáveis e ter validade interna e externa (Koch & Paquette 1997).

Com base na disponibilidade de, no mínimo, duas investigações independentes com 6 meses de duração, mostrando diferenças significativas, comparadas com o controle negativo, em termos de placa e gengivite, diferentes produtos receberam um "selo de aprovação" para a atividade inibidora da placa e/ou antiplaca da American Dental Association (ADA) e da Food and Drug Administration (FDA).

674 Parte 11 Terapia Periodontal Inicial | Controle de Infecção

Na seção seguinte, as evidências científicas apoiando o uso dos agentes mais comuns são revistas, com atenção especial depositada nos ensaios clínicos, de uso caseiro, de 6 meses e nas revisões sistemáticas com metanálise de estudos de 6 meses.

Agentes ativos

Antibióticos

- *Agentes específicos*: penicilinas, tetraciclinas, metronidazol, vancomicina, anamicinana e espiramicina
- *Características*: por via sistêmica, seus efeitos são mais fortes, devido à estabilidade dos níveis séricos (também no líquido crevicular gengival) mantidos; quando aplicados tópica ou localmente, os efeitos são menores devido ao tempo de ação limitado
- *Avaliação*: grupos diferentes de antibióticos têm mostrado efeito sobre o biofilme dental
- *Limitações*: o uso contra a placa dental não é recomendado devido à razão risco: benefício ruim, incluindo os efeitos adversos e o aumento da resistência bacteriana (Genco 1981; Kornman 1986b; Slots & Rams 1990; Herrera *et al.* 2000; van Winkelhoff *et al.* 2000)
- *Utilidade, comercialização*: não devem ser usados para o controle químico da placa.

Enzimas: interferência no biofilme

- *Agentes específicos*: dextranase, mutanase, proteases e lipases
- *Características*: substantividade muito limitada e efeitos colaterais frequentes (Addy *et al.* 1986)
- *Avaliação*: o uso *in vivo* é limitado em virtude dos efeitos colaterais: outras enzimas e combinações de enzimas foram avaliadas, mas somente dados *in vitro* estão disponíveis (Johansen *et al.* 1997; Donlan & Costerton 2002)
- *Limitações*: efeitos colaterais frequentes (Hull 1980; Addy *et al.* 1986)
- *Utilidade, comercialização*: nenhuma.

Enzimas: melhora das defesas do hospedeiro

- *Agentes específicos*: glicose oxidase e amiloglicosidase
- *Características*: os mecanismos de ação dependem da catalisação do tiocianato em hipotiocianato pelo sistema lactoperoxidase salivar
- *Avaliação*: avaliação do seu efeito *in vivo* sobre a gengivite tem mostrado resultados contraditórios, e nenhum estudo a longo prazo está disponível (Addy 1986; Moran *et al.* 1989; Kirstila *et al.* 1994; Hatti *et al.* 2007)
- *Limitações*: evidências científicas disponíveis limitadas
- *Utilidade, comercialização*: comercializado como Zendium® pela Opus Health Care AB (Malmö, Suécia) como enxaguatório bucal com amiloglucosidase, glicosidase e lactoperoxidase, fluoreto de sódio, xilitol e zinco e sem álcool; e, também, em creme dental. Outro creme dental comercializado é o Bioxtra® (Bio-X Healthcare, Namur, Bélgica), com lactoferrina, lisozima e lactoperoxidase.

Aminoalcoóis

- *Agentes específicos*: delmopinol (Figura 29.4) e octapinol
- *Características*: o mecanismo de ação não é totalmente compreendido, mas não são antimicrobianos e seu efeito é alcançado pela inibição da formação da matriz do biofilme ou pela interferência nela. O delmopinol também inibe a síntese do glucano por *Streptococcus mutans* (Rundegren *et al.* 1992; Elworthy *et al.* 1995) e reduz a síntese de ácido pelas bactérias (Simonsson *et al.* 1991)
- *Avaliação*: o delmopinol foi formulado e clinicamente avaliado como enxaguatório oral a 0,1% e 0,2% (Collaert *et al.* 1992; Moran *et al.* 1992; Abbott *et al.* 1994; Claydon *et al.* 1996; Zee *et al.* 1997) e demonstrou eficácia como um agente antiplaca em uma revisão sistemática (Addy *et al.* 2007). Ele foi aprovado pela FDA em 2005 como um enxaguatório oral a 0,2%, indicado no tratamento de gengivite (Imrey *et al.* 1994)
- *Limitações*: os efeitos colaterais mais relevantes são coloração dentária, sensação temporária de dormência na mucosa (p. ex., na língua) e sensação de ardor
- *Utilidade, comercialização*: delmopinol é comercializado em vários países pela Sinclair Pharma (Paris, França), sob o nome de Decapinol®, tanto como enxaguante bucal delmopinol 0,2% com 1,5% de álcool quanto como creme dental com delmopinol 0,2% e 0,11% de fluoreto de sódio.

Detergentes

- *Agente específicos*: o detergente ou surfactante (compostos tensoativos) mais importante e frequentemente usado é o lauril sulfato de sódio (LSS)
- *Características*: o LSS tem substantividade de 5 a 7 horas. A propriedade espumante dos detergentes pode ajudar na remoção da placa, embora não haja evidências suficientes para sustentar essa afirmação
- *Avaliação*: o LSS tem efeito antimicrobiano e inibidor da placa limitado (Addy *et al.* 1983; Moran *et al.* 1988b)
- *Limitações*: o LSS foi associado a reações de hipersensibilidade oral, incluindo queilite, estomatite ou úlceras aftosas, queimação e descamação (Herlofson e Barkvoll 1996; Chahine *et al.* 1997; Plonait & Reichart 1999)
- *Utilidade, comercialização*: o LSS é encontrado em muitas formulações de dentifrícios e enxaguatórios orais, mas não foi formulado como um produto agente ativo único.

Agentes oxigenantes

- *Agentes específicos*: peroxiborato de sódio, peroxicarbonato de sódio e peróxido de hidrogênio
- *Características*: exercem efeito antimicrobiano graças à liberação de oxigênio
- *Avaliação*: o peroxiborato e o peroxicarbonato têm alguma capacidade antimicrobiana e inibidora da placa (Moran *et al.* 1995). O peróxido de hidrogênio foi avaliado em uma revisão sistemática (Hossainian *et al.* 2011) de 10 publicações, três das quais (uma com acompanhamento de 6 meses) teve baixo risco de influência. Nenhum efeito foi observado a curto prazo, mas o estudo de 6 meses

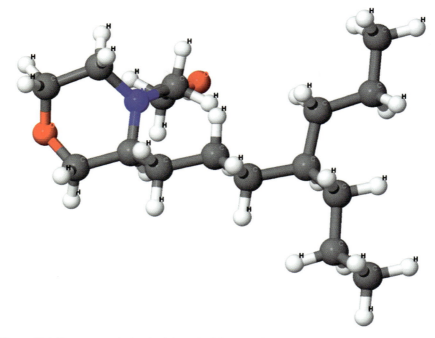

Figura 29.4 Estrutura química do delmopinol (preparado com Jmol; http://www.jmol.org/).

demonstrou benefícios significativos em termos do índice gengival modificado (Hasturk et al. 2004)
- *Limitações*: nenhum dado a longo prazo está disponível para o peroxiborato e o peroxicarbonato, e somente um estudo para o peróxido de hidrogênio foi publicado. Em baixas concentrações (< 1,5%) de peróxido de hidrogênio, eventos adversos não são comuns, mas, em concentrações mais altas, sensação dolorosa na boca e úlceras são frequentes (Rees & Orth 1986)
- *Utilidade, comercialização*: o peroxiborato (Bocasan®, Amosan®) e o peroxicarbonato (Kavosan®) foram comercializados pela Procter e Gamble (Cincinnati, OH, EUA), mas agora estão disponíveis apenas em alguns países; peróxido de hidrogênio está disponível na América do Norte como Rembrant® (Dent-Mat Corp., Santa Maria, CA, EUA).

Sais metálicos: sais de zinco

- *Agentes específicos*: lactato de zinco, citrato de zinco, sulfato de zinco e cloreto de zinco
- *Características*: em baixas concentrações, não há efeito adverso
- *Avaliação*: como agentes isolados, têm efeitos limitados sobre a placa, mas utilizados em combinação com outros agentes ativos, há melhora na substantividade e na ação. Mais recentemente, estudos de uso doméstico de 6 meses, avaliando dentifrícios com sais de zinco, relataram um efeito terapêutico em pacientes com diagnóstico de gengivite, nos quais foram observadas reduções estatisticamente significativas nos índices gengivais e de placa (Zhong et al. 2015; Delgado et al. 2018)
- *Limitações*: dados limitados para agentes individuais estão disponíveis

- *Utilidade, comercialização*: em combinação com CHX, cloreto de cetilapiridínio (CPC), triclosana, hexetidina etc. A combinação de produtos foi avaliada para o controle da placa (lactato de zinco com CHX; citrato de zinco com triclosana), mas algumas combinações também foram avaliadas para o controle da halitose (lactato de zinco com CHX e cloreto de cetilapiridínio), o controle do cálculo (cloreto de zinco com óleos essenciais), ou a cicatrização de aftas (sulfato de zinco com triclosana).

Sais metálicos: fluoreto estanoso

- *Agentes específicos*: o fluoreto estanoso tem sido incluído nos dentifrícios, enxaguatórios orais e géis desde 1940. Várias formulações foram testadas, mas as duas mais comumente avaliadas são a combinação de fluoreto estanoso com fluoreto de amina (abordado na seção seguinte) e diferentes formulações de dentifrício de fluoreto estanoso a 0,44% (combinado com hexametafosfato de sódio [SHMP, do inglês *sodium hexametaphosphate*] em formulação mais recente)
- *Características*: combinação de estanho com fluoreto (SnF_2); difícil de formular nos produtos de higiene oral devido à estabilidade limitada para hidrólise na presença de água (Miller et al. 1969). Especificamente, não é usado com frequência em enxaguatórios orais em virtude de sua estabilidade limitada em soluções aquosas
- *Avaliação*: vários estudos de 6 meses foram publicados, avaliando os produtos em gel ou os dentifrícios, mais frequentemente (seis investigações) com a formulação de fluoreto estanoso a 0,454% (Beiswanger et al. 1995; Perlich et al. 1995; Mankodi et al. 1997; McClanahan et al. 1997; Williams et al. 1997), mas também com fluoreto estanoso mais SHMP (Mankodi et al. 2005a; Mallatt et al. 2007; Boneta et al. 2010) e formulações mais antigas

676 Parte 11 Terapia Periodontal Inicial | Controle de Infecção

(Wolff *et al.* 1989; Boyd & Chun 1994). Menos frequentemente, os produtos em enxaguatório oral foram analisados (Leverett *et al.* 1984, 1986). Em uma revisão sistemática, a formulação de fluoreto estanoso a 0,454% forneceu significativos benefícios em termos de gengivite (diferença de média ponderada DMP 0,441; *P* < 0,001, com significativa heterogeneidade *P* = 0,010) (Gunsolley 2006). Em outra revisão sistemática (Paraskevas & van der Weijden 2006), a metanálise foi limitada devido à disponibilidade de dados e à centralização de dados realizada no fim da visita de estudo, supondo que nenhuma diferença tenha sido encontrada na visita inicial. Além disso, os resultados combinaram diferentes formulações de fluoreto estanoso, incluindo a combinação com fluoreto de amina. Os resultados demonstraram significativas diferenças na visita final (e nenhuma diferença na visita inicial) em termos de índice gengival (DMP –0,15), índice gengival modificado (DMP –0,21) e índice de placa (DMP –0,31), sempre com significativa heterogeneidade

- *Limitações*: o principal fator limitante é a coloração dental (Brecx *et al.* 1993; Paraskevas & van der Weijden 2006)
- *Utilidade, comercialização*: a formulação mais recentemente comercializada é a Crest Pro-Health® (Procter & Gamble, Mason, OH, EUA), com 0,454% de fluoreto estanoso com SHMP, lactato de zinco e SLS, aprovado pela ADA. A formulação anterior com 0,454% de fluoreto estanoso estabilizado foi comercializada como Crest Gum Care ou Crest Plus Gum Care (Procter & Gamble, Mason, OH, EUA).

Sais metálicos: fluoreto estanoso com fluoreto de amina

- *Agentes específicos*: o fluoreto de amina foi desenvolvido na década de 1950 na Universidade de Zurique
- *Características*: o fluoreto estanoso e o fluoreto de amina têm demonstrado atividade bactericida e essa é aumentada se eles estiverem combinados. O fluoreto de amina exerce sua ação antimicrobiana por atividades antiglicolíticas. A atividade do fluoreto estanoso/de amina parece ser maior com um dentifrício, com 8 horas de ação após o uso (Weiland *et al.* 2008)
- *Avaliação*: estudos de 6 meses estão disponíveis, avaliando o fluoreto estanoso/de amina como dentifrício (Sgan-Cohen *et al.* 1996; Shapira *et al.* 1999), enxaguatório oral (Zimmermann *et al.* 1993) ou ambos (Mengel *et al.* 1996; Paraskevas *et al.* 2005), não revelando benefício significativo do dentifrício sozinho, enquanto o enxaguatório oral alcançou significativa redução de placa e de gengivite. Se ambos os produtos foram usados em combinação, nenhum efeito significativo (Mengel *et al.* 1996) ou efeito significativo sobre a placa, mas não sobre a gengivite (Paraskevas *et al.* 2005), foi relatado
- *Limitações*: a coloração dental é o efeito adverso mais comum (Paraskevas *et al.* 2005)
- *Utilidade, comercialização*: tanto o dentifrício quanto o enxaguante bucal são comercializados como Meridol® (GABA International AG, Therwil, Suíça).

Outros fluoretos

- *Agentes específicos*: fluoreto de sódio e o monofluorofosfato de sódio
- *Características*: foi mostrada utilidade na redução da incidência de cárie (Petersson 1993)
- *Avaliação*: o íon fluoreto não demonstrou propriedade inibidora de placa ou antiplaca
- *Limitações*: não foram avaliados como agentes individuais
- *Utilidade, comercialização*. Presentes na maioria dos dentifrícios.

Produtos naturais

- *Agentes específicos*: extrato de sanguinarina e outros ingredientes fitoterápicos (camomila, *Echinacea*, sálvia, mirra, ratânia e óleo de hortelã)
- *Características*: a sanguinarina é um alcaloide obtido da planta *Sanguinaria canadensis*
- *Avaliação*: o extrato de sanguinarina mostrou baixa capacidade bactericida em um modelo de biofilme *in vitro* (Shapiro *et al.* 2002), enquanto a avaliação clínica relatou resultados contraditórios (Moran *et al.* 1988a; Scherer *et al.* 1998; Quirynen *et al.* 1990). Ao menos seis ensaios domésticos de higiene oral de 6 meses foram realizados na década de 1980 e no início da década de 1990 analisando o extrato de sanguinarina com cloreto de zinco, como dentifrício (Lobene *et al.* 1986; Mauriello & Bader 1988), como enxaguatório oral (Grossman *et al.* 1989) ou o uso combinado (Hannah *et al.* 1989; Harper *et al.* 1990; Kopczyk *et al.* 1991). Reduções significativas em termos de placa e gengivite foram relatadas com o uso combinado
- *Limitações*: o uso de formulações de sanguinarina foi associado à leucoplasia oral (Mascarenhas *et al.* 2002)
- *Utilidade, comercialização*: Viadent® (Colgate, Piscataway, NJ, EUA), com extrato de sanguinarina não está mais disponível. Paradon-tax® (GlaxoSmithKline, Middlesex, Reino Unido) contém outros componentes ativos.

Óleos essenciais

- *Agentes específicos*: enxaguatório oral com eucaliptol (0,092%), mentol (0,042%), salicilato de metila (0,060%) e timol (0,064%) com álcool (26,9% na formulação original) (Figura 29.5)
- *Características*: múltiplos mecanismos de ação foram propostos, como interferência na parede celular, inibição das enzimas bacterianas, extração de endotoxinas derivadas de lipopolissacaridios (LPS) de bactérias gram-negativas (Fine *et al.* 1985) e ação anti-inflamatória com base na atividade antioxidante (Firatli *et al.* 1994; Sekino & Ramberg 2005)
- *Avaliação*: um enxaguatório oral com óleos essenciais demonstrou atividade antimicrobiana nos modelos de biofilme *in vitro* (Fine *et al.* 2001; Shapiro *et al.* 2002) e efeito inibidor da placa e antiplaca em diferentes estudos domésticos de higiene oral de 6 meses (Lamster 1983; Gordon *et al.* 1985; DePaola *et al.* 1989;

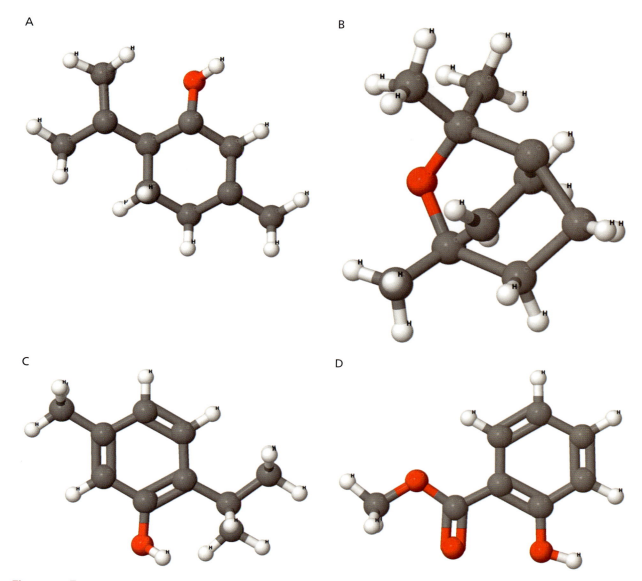

Figura 29.5 Estrutura química dos óleos essenciais. **A.** Mentol. **B.** Eucaliptol. **C.** Timol. **D.** Salicilato de metila (preparado com Jmol).

Grossman *et al.* 1989; Overholser *et al.* 1990; Beiswanger *et al.* 1990; Charles *et al.* 2001, 2004; Sharma *et al.* 2002, 2004; Bauroth *et al.* 2003). Em uma revisão sistemática (Stoeken *et al.* 2007), incluindo investigações de 6 meses ou mais, 11 trabalhos foram incluídos e diferenças estatisticamente significativas na metanálise foram encontradas tanto para o índice de placa (DMP −0,83; $P < 0,00001$; com significativa heterogeneidade, $P < 0,00001$) quanto para o índice de gengivite (DMP −0,32, $P < 0,00001$; com significativa heterogeneidade, $P < 0,00001$)
- *Limitações*: os efeitos secundários incluem sensação de ardor e a coloração dentária. Existe alguma controvérsia no que diz respeito aos enxaguatórios orais contendo álcool e o câncer oral (Blot *et al.* 1983). Entretanto, a análise crítica da literatura não apoia essas declarações (Claffey 2003; Ciancio 1993)
- *Utilidade, comercialização*: existem diferentes formulações do antisséptico Listerine® (Johnson & Johnson Healthcare Products, Skillman, NJ, EUA).

Triclosana
- *Agentes específicos*: a triclosana (5-cloro-2-[2,4 diclorofenoxi] fenol) é um agente bisfenólico, não iônico, antibacteriano de amplo espectro (Ciancio 2000) (Figura 29.6)
- *Características*: formulada tanto em enxaguatórios orais quanto em dentifrícios. Nos enxaguatórios orais, a 0,2%, há atividade bactericida limitada (Shapiro *et al.* 2002; Arweiler *et al.* 2003) e uma substantividade de aproximadamente 5 horas (Jenkins *et al.* 1991a). Como dentifrício, pode ser detectada por até 8 horas na placa dental após o uso (Gilbert & Williams 1987) e normalmente tem sido formulada em combinação com copolímero do ácido polivinil-metil-éter maleico, citrato de zinco ou pirofosfato, para melhorar a substantividade e/ou a atividade antimicrobiana. A triclosana também pode induzir efeitos anti-inflamatórios (Barkvoll & Rolla 1994; Gaffar *et al.* 1995; Kjaerheim *et al.* 1996) por meio da inibição das vias da ciclo-oxigenase e da lipo-oxigenase, o que induz a redução da síntese de prostaglandina e leucotrienos

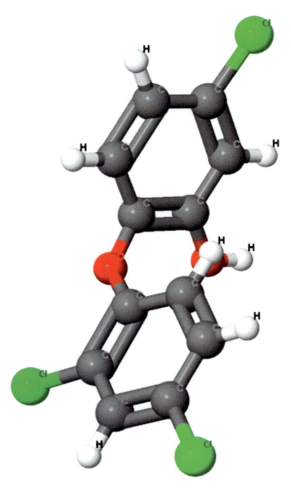

Figura 29.6 Estrutura química da triclosana (preparado com Jmol).

- *Avaliação*: estudos domésticos de higiene oral por 6 meses estão disponíveis para três formulações diferentes de dentifrícios com triclosana (triclosana com copolímero, triclosana com citrato de zinco e triclosana com pirofosfato) e um enxaguatório oral com triclosana e copolímero
    - Um dentifrício com triclosana e citrato de zinco foi amplamente avaliado na década de 1990 (Svatun et al. 1989, 1990, 1993a, b; Stephen et al. 1990; Palomo et al. 1994; Renvert & Birkhed 1995). Resultados conflitantes foram relatados e uma metanálise limitada conduzida, (realizada mais com o uso dos valores finais do ensaio do que mudanças nos valores), demonstrando um efeito limitado, mas significativo sobre a placa (DMP −0,07; $P < 0,00001$) e um efeito mais importante sobre o sangramento (DMP −10,81%; $P < 0,00001$) (Hioe & van der Weijden 2005). De modo contrário, nenhuma diferença significativa foi observada em outra revisão sistemática sobre alterações iniciais-finais (Gunsolley 2006)
    - Um dentifrício com triclosana e copolímero também foi amplamente avaliado em estudos de 6 meses (Garcia-Godoy et al. 1990; Cubells et al. 1991; Deasy et al. 1991; Bolden et al. 1992; Denepitiya et al. 1992; Mankodi et al. 1992; Lindhe et al. 1993; Svatun et al. 1993a; Palomo et al. 1994; Kanchanakamol et al. 1995; Triratana et al. 1995; Hu et al. 1997; McClanahan et al. 1997; Charles et al. 2001; Allen et al. 2002; Winston et al. 2002). Em uma metanálise limitada dos valores da visita final, um efeito significativo foi observado para o índice de placa modificado de Turesky (DMP −0,48; $P < 0,0001$) e o índice gengival modificado de Talbott (DMP −0,24; $P < 0,0001$), em ambos os casos com heterogeneidade significativa (Hioe & van der Weijden 2005). Em outra metanálise avaliando as mudanças entre a consulta inicial e a visita final, um efeito significativo sobre a placa foi observado (DMP 0,823), com diferenças significativas em 14 dos 18 braços incluídos; e para a gengivite (DMP 0,858), em ambos os casos com heterogeneidade significativa (Gunsolley 2006)
    - Um dentifrício com triclosana e pirofosfato foi avaliado menos frequentemente (Palomo et al. 1994; Renvert & Birkhed 1995; Grossman et al. 2002; Winston et al. 2002) e os resultados mostraram significativa heterogeneidade e contradição (Gunsolley 2006)
    - Um enxaguatório oral com triclosana e copolímero foi avaliado na década de 1990 em, ao menos, quatro ensaios de 6 meses (Worthington et al. 1993; Ayad et al. 1995; Triratana et al. 1995; Schaeken et al. 1996), demonstrando diferenças estatisticamente significativas tanto no índice de placa quanto no índice gengival. A formulação do enxaguatório oral com triclosana e copolímero também foi testada como agente pré-escovação; uma metanálise de dois estudos de 6 meses resultou em DMP de 0,269 ($P < 0,0001$) (Angelillo et al. 2002)
- *Limitações*: não existem efeitos colaterais relevantes, mas o risco de formação de clorofórmio, um produto carcinogênico, foi sugerido em um estudo *in vitro* testando a combinação de triclosana e cloro livre presente na água (Rule et al. 2005). Além disso, problemas ambientais têm sido sugeridos: a presença da triclosana na cadeia alimentar (Park et al. 2017); acúmulo de triclosana nas cerdas das escovas dentais, com liberação retardada (Han et al. 2017); possível ação como desregulador endócrino (Veldhoen et al. 2006)
- *Utilidade, comercialização*: triclosana (0,30%) com copolímero e fluoreto de sódio (0,24%) é comercializado como Colgate Total® (Colgate-Palmolive Co.). Essa formulação não está mais disponível em alguns mercados. A formulação de triclosana e copolímero para enxaguatório bucal tem sido comercializada como Plax®, embora diversos produtos com essa denominação tenham sido comercializados, inclusive formulações com benzoato de sódio.

Bisbiguanidas

- *Agentes específicos*: digliconato de clorexidina, di-hidrocloreto de alexidina e dicloridrato de octenidina
- *Características*: moléculas simétricas com dois anéis clorofenólicos e dois grupos biguanidas conectados por uma ponte central de hexametileno (Figura 29.7)
- *Avaliação*: excelente inibidor de placa e agente antiplaca. A CHX é a referência, já que as outras bisbiguanidas mostram atividade similar ou inferior (Shapiro et al. 2002)

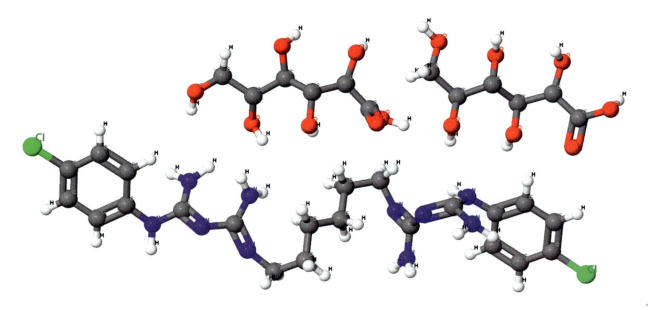
Figura 29.7 Estrutura química do digliconato de clorexidina (preparado com Jmol).

- *Limitações*: similar entre todas as bisbiguanidas, mas existem mais estudos para a CHX
- *Utilidade, comercialização*: muitas formulações de CHX estão disponíveis no mercado.

Clorexidina

A CHX é o agente mais avaliado e o mais eficaz contra os biofilmes orais. Sua atividade foi investigada pela primeira vez há mais de 50 anos (Schroeder 1969).

Ela é formulada mais frequentemente em enxaguatórios orais com uma concentração de 0,1 a 0,2% (Löe et al. 1976; Segreto et al. 1986; Grossman et al. 1989; Flemmig et al. 1990; Lang et al. 1998). Essas concentrações alcançam a dosagem de CHX ideal de 18 a 20 mg/uso. A atividade clínica é observada com dosagens de 5 a 6 mg 2 vezes/dia. Dosagens mais altas não aumentam o efeito (mas aumentam os efeitos adversos) (Cancro et al. 1974). Para obter uma dosagem de 20 mg com uma formulação a 0,2%, enxaguar com 10 ml por 30 segundos; com uma formulação a 0,12%, 15 ml por 60 segundos.

Mais recentemente, formulações com concentrações mais baixas (p. ex., 0,05%) foram comercializadas, com o objetivo de diminuir os efeitos adversos. As dosagens resultantes serão aproximadamente de 5 mg por uso, o que está no limite inferior da atividade clínica; portanto, a formulação completa é crucial, e a combinação com outros agentes ativos (triclosana, cloreto de cetilapiridínio, sais de zinco) foi proposta (Joyston-Bechal & Hernaman 1993; Marsh & Bradshaw 1995; Claydon et al. 2001; Shapiro et al. 2002).

Características

A CHX é ativa contra bactérias gram-positivas e gram-negativas, contra leveduras, e também contra vírus, incluindo o vírus da imunodeficiência humana e o vírus da hepatite B (Wade & Addy 1989)

- *Efeito antimicrobiano*: dependendo da concentração, a CHX pode apresentar diferentes efeitos antimicrobianos. Em baixas concentrações, a CHX aumenta a permeabilidade da membrana plasmática, levando a um efeito bacteriostático (Hugo & Longworth 1964, 1965). Em concentrações mais altas, induz a precipitação das proteínas citoplasmáticas e morte celular, havendo um efeito bactericida (Hugo & Longworth 1966; Fine 1988). No entanto, células bacterianas dispostas em biofilmes apresentarão maior resistência contra antimicrobianos. Contra biofilmes, a CHX demonstrou capacidade de penetrar e agir ativamente dentro dele, alterando sua formação ou tendo efeito bactericida (Arweiler et al. 2001; Shapiro et al. 2002)
- *Efeito inibidor da placa*: além do efeito antimicrobiano, as moléculas de CHX aderem à superfície do dente e interagem com células bacterianas que também estão tentando aderir à superfície do dente; portanto, CHX interfere na adesão bacteriana (Rolla & Melsen 1975; Wolff 1985; Fine 1988; Jenkins et al. 1988, 1989). A CHX também interage com as glicoproteínas salivares, levando à reduzida formação da película salivar. Além disso, foi sugerido que a CHX afeta a atividade das enzimas bacterianas envolvidas na produção de glucano (glicosiltransferase C) (Vacca-Smith & Bowen 1996)
- *Substantividade*: as moléculas de CHX se unem reversivelmente aos tecidos orais, com uma lenta liberação (Bonesvoll et al. 1974a, b) que permite efeitos antimicrobianos constantes (por até 12 horas) (Schiott et al. 1970)

Avaliação da clorexidina em estudos clínicos

Estudos de 6 meses estão disponíveis tanto para enxaguatórios orais quanto para dentifrícios.

Dois estudos de 6 meses avaliando dentifrícios contendo CHX foram publicados. As dificuldades em formular a CHX em dentifrícios são bem-conhecidas devido ao alto risco de inativação. Entretanto, um dentifrício com CHX a 1%

680 **Parte 11** Terapia Periodontal Inicial | Controle de Infecção

(Yates *et al.* 1993) e um com CHX a 0,4% com zinco (Sanz *et al.* 1994) demonstraram significativos benefícios em termos de placa, e o dentifrício com CHX a 1%, também para a inflamação gengival.

Diferentes formulações de enxaguatório oral a 0,12% e 0,2% foram avaliadas em estudos de 6 meses (Grossman *et al.* 1986, 1989; Flemmig *et al.* 1990; Overholser *et al.* 1990; Sanz *et al.* 1994; Hase *et al.* 1998; Lang *et al.* 1998; Charles *et al.* 2004; Stookey 2004) e cada estudo independente revelou benefícios estatisticamente significativos em termos de índice de placa e índice gengival, com uma exceção. Em uma revisão sistemática de formulações a 0,12% (seis estudos, um não publicado), a DMP para placa foi 1,040 ($P < 0,001$) e para o índice gengival foi 0,563 ($P < 0,001$); com significativa heterogeneidade, $P = 0,013$) (Gunsolley 2006).

Uma revisão sistemática *comparando as formulações 0,12% e 0,2%* (Berchier *et al.* 2010) incluiu oito trabalhos (com duração do estudo de 3 a 14 dias, exceto para um trabalho relatando resultados de 3 meses). Para o índice de placa Quigley e Hein (Quigley & Hein 1962), a metanálise de sete trabalhos calculou uma diferença significativa entre as duas formulações (DMP 0,10; $P = 0,008$), embora a diferença não tenha sido considerada clinicamente relevante e nenhum dos estudos individuais tenha mostrado diferenças significativas. Para a inflamação gengival, nenhuma diferença foi observada em uma metanálise de três trabalhos.

Os *enxaguatórios orais de CHX e óleo essencial* foram comparados. Em uma revisão sistemática (van Leeuwen *et al.* 2011) de 19 trabalhos, as metanálises foram realizadas sobre estudos com um acompanhamento de 4 semanas ou mais. Diferenças significativas (favorecendo os grupos de CHX) foram encontradas na consulta final para placa (quatro estudos, DMP 0,19; $P = 0,0009$), mas nenhuma diferença significativa para a inflamação gengival (três estudos, DMP 0,03; $P = 0,58$). Significativamente mais coloração foi observada nos grupos de CHX (DMP 0,42; $P < 0,000001$). É preciso destacar que as metanálises consideraram mais os valores da consulta final do que as mudanças entre a consulta inicial e a final. Além disso, diferentes concentrações e formulações de CHX foram agrupadas, assim como diferentes tempos de acompanhamento. Outra metanálise incluiu somente estudos de 6 meses (Gunsolley 2006) e agrupou dados a partir de quatro estudos (Grossman *et al.* 1989; Overholser *et al.* 1990; Segreto & Collins 1993; Charles *et al.* 2004). Uma diferença significativa ($P = 0,02$) na placa foi relatada, favorecendo as formulações de CHX a 0,12%, com dois estudos individuais demonstrando diferenças significativas. Para o índice gengival, um estudo relatou diferenças significativas, e os resultados agrupados mostraram tendência para significativas diferenças ($P = 0,068$). Os autores destacaram que o enxaguatório oral com óleo essencial mostrou 60% do efeito dos enxaguatórios orais com CHX para ambos os parâmetros

Limitações do uso de clorexidina, segurança e efeitos adversos

A segurança da CHX tem sido extensivamente estudada. Somente o aquecimento por longos períodos de tempo pode induzir a formação de 4-cloro-anilina, que foi mostrado ser carcinogênico e mutagênico. Apesar do baixo risco da formação desse produto, as formulações com CHX são comercializadas em recipientes escuros e devem ser mantidas em temperatura ambiente, longe da luz solar direta. Nenhuma mudança microbiológica adversa, incluindo o crescimento excessivo de cepas oportunistas, é induzida após uso prolongado (Schiott *et al.* 1970, 1976a, b).

Os eventos adversos relatados incluem o seguinte:

- Reação de hipersensibilidade (Beaudouin *et al.* 2004)
- Surdez neurossensorial se o produto for colocado na orelha média (Aursnes 1982)
- Alterações do paladar (Marinone & Savoldi 2000; Breslin & Tharp 2001) afetando principalmente os sabores salgado e amargo, as quais são reversíveis e desaparecem logo após a descontinuidade do uso do produto
- Tumefação uni ou bilateral da glândula parótida (Flotra *et al.* 1971; van der Weijden *et al.* 2010)
- Manchas, sejam de dentes, mucosa, dorso da língua ou restaurações (Flotra *et al.* 1971)
- Erosão na mucosa (Almqvist & Luthman 1988)
- Alterações no processo de cicatrização. Estudos *in vitro* sugeriram alguma inibição da proliferação de fibroblastos em cultura. Entretanto, estudos *in vivo*, utilizando enxaguatórios orais com CHX depois de cirurgia periodontal, não encontraram interferência com o processo de cicatrização; na realidade, foi observada melhor resolução da inflamação (Sanz *et al.* 1989)
- Aumento na formação de cálculo (Yates *et al.* 1993).

A coloração dental e da língua é o efeito adverso mais comum (Figura 29.8) e diferentes mecanismos foram propostos para explicar a coloração associada ao uso da CHX (Watts & Addy 2001):

- Degradação da molécula de CHX em paracloranilina
- Catálise das reações de Maillard
- Desnaturação de proteína com a formação de sulfeto metálico
- Precipitação dos cromógenos alimentares aniônicos.

Entre os mecanismos sugeridos, a precipitação de cromogênios dietéticos aniônicos em cátions adsorvidos tem sido considerada a mais adequada (Addy & Moran 1995; Watts & Addy 2001). A intensidade da coloração parece se correlacionar à frequência da ingestão de produtos cromogênicos, como café, chá, vinho e o uso do tabaco, além da concentração de CHX nas formulações comerciais. Além disso, uma correlação direta foi observada entre a coloração e o efeito antimicrobiano (Addy *et al.* 1989; Claydon *et al.* 2001).

Utilidade e disponibilidade

As primeiras formulações com CHX na Europa foram os enxaguatórios orais a 0,2% em veículo alcoólico, e os primeiros estudos demonstrando atividade antisséptica também avaliaram produtos a 0,2% (Löe *et al.* 1976). Entretanto, a formulação com CHX que obteve o selo da ADA foi o Peridex® (Zila Pharmaceuticals, Phoenix, AZ, EUA) e foi formulado a 0,12%.

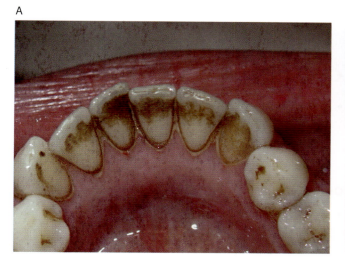
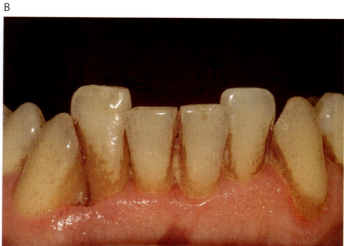

Figura 29.8 Coloração dental depois do uso da clorexidina. **A.** Faces linguais. **B.** Faces vestibulares.

Desde então, muitas formulações com CHX foram comercializadas. Entretanto, foi demonstrado que a mera presença de CHX em um produto não garante a atividade clínica (Harper *et al.* 1995; Herrera *et al.* 2003). Portanto, modelos de estudo e/ou ensaios clínicos são necessários para confirmar que a atividade de uma nova formulação é similar àquela dos produtos de referência já avaliados. Além disso, as preocupações com os efeitos adversos e a presença de álcool nos enxaguatórios orais levaram a novas formulações sem álcool, com concentração mais baixa de CHX e/ou combinada a outros agentes ativos.

Compostos de amônia quaternária

- *Agentes específicos*: cloreto de benzalcônio e cloreto de cetilapiridínio (CPC) (Figura 29.9)
- *Características*: agentes monocatiônicos rapidamente absorvidos pelas superfícies orais (Bonesvoll & Gjermo 1978). A substantividade aproxima-se de 3 a 5 horas (Roberts & Addy 1981), em virtude de rápida dessorção, perda de atividade, menos retenção ou neutralização (Bonesvoll & Gjermo 1978). O mecanismo de ação depende de a parte hidrofílica da molécula de CPC interagir com a membrana celular bacteriana, levando a perda dos componentes celulares, interferência no metabolismo celular, inibição do crescimento celular e, por fim, morte celular (Merianos 1991; Smith *et al.* 1991). Por conta da carga elétrica positiva dessa parte hidrofílica ativa, outros produtos da formulação podem facilmente inativar o agente, tornando crucial que a formulação de CPC seja avaliada quanto a sua biodisponibilidade
- *Avaliação*: três ensaios de 6 meses foram publicados, um com formulação a 0,05% (Allen *et al.* 1998) e dois com formulações a 0,07% (Mankodi *et al.* 2005b; Stookey *et al.* 2005). Com a adição de quatro estudos não publicados, uma metanálise demonstrou benefícios significativos em termos de índice de placa (sete estudos, três publicados; $P < 0,001$) e gengivite (cinco estudos, dois publicados; $P = 0,003$), embora alta heterogeneidade e variabilidade tenham sido observadas, incluindo avaliação de diferentes formulações (Gunsolley 2006). Em outra revisão sistemática, a metanálise de três estudos de 6 meses revelou um DMP de 0,42 ($P < 0,00001$; heterogeneidade $P = 0,06$) em relação ao índice de placa de Quigley e Hein no exame final (Haps *et al.* 2008)
- *Limitações*: a segurança das formulações de CPC, comercializadas desde 1940, foi demonstrada para as

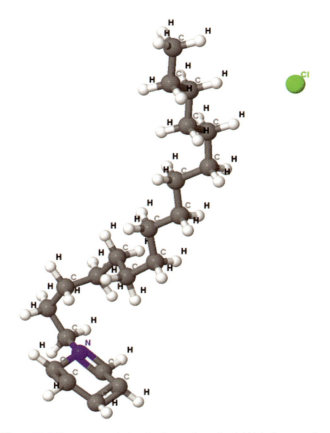

Figura 29.9 Estrutura química do cloreto de cetilapiridínio (preparado com Jmol).

682 **Parte 11** Terapia Periodontal Inicial | Controle de Infecção

concentrações de 0,045 a 0,1% (Nelson & Lyster 1946; Margarone *et al.* 1984; Lin *et al.* 1991; Segreto 2004; Stookey 2004; Federal Register 2004). Os efeitos adversos são menos frequentes do que com as formulações de CHX e incluem coloração dental e da língua, irritação gengival transitória e úlceras aftosas em alguns indivíduos (Lobene *et al.* 1979). Além disso, nenhuma mudança significativa na microbiota oral ou crescimento excessivo das espécies oportunistas foi observado (Ciancio *et al.* 1975)

- *Utilidade, comercialização*: com 0,05% CPC (Cepacol Combe, White Plains, NY, EUA), com 0,045% CPC (Scope, Procter & Gamble, Cincinnati, OH, EUA) e com 0,07% CPC (Crest ProHealth, Procter & Gamble, Cincinnati, OH, EUA).

Hexetidina

- *Agentes específicos*: a hexetidina é um derivado da pirimidina
- *Características*: mostra propriedades antimicrobianas contra bactérias gram-positivas e gram-negativas e fungos (*Candida albicans*) (Menghini & Sapelli 1980; Jones *et al.* 1997). Entretanto, a retenção oral parece ser limitada e a atividade antimicrobiana pode não durar mais de 90 minutos (McCoy *et al.* 2000)
- *Avaliação*: os resultados *in vitro* sugerem atividade bactericida, mesmo em modelos de biofilme (Shapiro *et al.* 2002), mas com grande variabilidade. Em uma revisão sistemática (Afennich *et al.* 2011), seis ensaios randomizados controlados (RCTs, do inglês *randomized controlled trials*) foram identificados, mas o acompanhamento mais longo foi de 6 semanas; os resultados demonstraram heterogeneidade e, portanto, os resultados *in vivo* não demonstraram atividade inibidora da placa ou antiplaca para os produtos com hexetidina
- *Limitações*: coloração dental, erosão da mucosa e tumefação da glândula parótida, mas com baixa frequência (Addy & Moran 1984; Yusof 1990; van der Weijden *et al.* 2010)
- *Utilidade, comercialização*. normalmente formulado a 0,1%, com muitas marcas diferentes (Bactidol, Hexalen, Hexoral, Hextril, Oraldene, Oraldine, Oraseptic).

Iodopovidona

- *Agentes específicos*: o iodo é um agente antibacteriano reconhecido, que é combinado com o polímero sintético povidona
- *Características*: a 1%, ele tem demonstrado substantividade por somente 1 hora
- *Avaliação*: a substantividade limitada leva a uma ação inibidora da placa muito limitada (Addy *et al.* 1977; Addy & Wrigth 1978). Ele foi avaliado combinado com o peróxido de hidrogênio a 1,5% (iodopovidona a 5%), a curto prazo (Maruniak *et al.* 1992) e por 6 meses (Clark *et al.* 1989), combinando enxágue e irrigação subgengival, com clara redução da gengivite (Greenstein 1999). A iodopovidona também foi usada no tratamento da gengivite necrosante (Addy & Llewelyn 1978) e como adjunta para raspagem e alisamento radicular, que diminuiu significativamente a profundidade da bolsa, mas tem pouca importância clínica (Sahrmann *et al.* 2010)

- *Limitações*: nenhum efeito colateral relevante, mas pode afetar a função da tireoide
- *Utilidade, comercialização*: Betadine® (10% de iodopovidona; ainda disponível), Perimed® (1,5% de peróxido de hidrogênio com 5% de iodopovidona; não mais disponível).

Outros produtos avaliados

- *Clorito de sódio acidificado*: sugerido ter atividade similar à CHX (Fernandes-Naglik *et al.* 2001), mas com o potencial de desgastar o esmalte (Pontefract *et al.* 2001)
- *Dióxido de cloro*: usado frequentemente contra halitose; seu efeito inibidor da placa e antiplaca ainda precisa ser analisado (Paraskevas *et al.* 2008; Shinada *et al.* 2010)
- *Saliflúor*: o 5n-octanoil-3'-trifluormetil salicilanilida foi testado no fim da década de 1990 com resultados aceitáveis (Furuichi *et al.* 1996; Nabi *et al.* 1996)
- *Hidrocloreto de poli-hexametileno biguanida*: avaliado em modelos de estudo no começo do século 21 em concentrações de 0,04 a 0,2%, demonstrando capacidade de inibir o crescimento da placa (Rosin *et al.* 2002; Welk *et al.* 2005)
- *Fitoterápicos*: os extratos fitoterápicos do óleo de melaleuca (*Melaleuca alternifolia*) têm sido avaliados com resultados contraditórios (Arweiler *et al.* 2000). Também, os extratos do chá-verde foram formulados em enxaguatórios orais, mas há evidência limitada disponível analisando sua atividade (Venkateswara *et al.* 2011)
- *Etil lauroil alginato (LAE)*: o cloridrato de LAE é um surfactante catiônico, ativo contra bactérias, algas e fungos, modificando a permeabilidade das membranas. É amplamente utilizado na indústria alimentícia tanto como agente antimicrobiano quanto como conservante de alimentos (E243) (Aznar *et al.* 2013). Em humanos, é metabolizado em ácido láurico e arginina, e ambos estão naturalmente presentes nos alimentos (Hawkins *et al.* 2009). Na cavidade oral, o LAE pode criar uma barreira para impedir a adesão bacteriana nas superfícies dentárias. As descobertas iniciais de estudos clínicos a curto prazo mostraram resultados conflitantes: reduções nos níveis de placa e inflamação gengival após 4 semanas (Gallob *et al.* 2015); em pacientes com periodontite, após 3 meses, reduções semelhantes às observadas com o uso de CHX 0,12% para sangramento e placa (Pilloni *et al.* 2018); na gengivite experimental, impacto significativo na placa, mas não o suficiente para prevenir o aparecimento de inflamação gengival (Valor *et al.* 2018).

Abordagens futuras

Abordagens futuras para o controle químico do biofilme devem ser baseadas em ações não antimicrobianas devido aos problemas associados ao uso excessivo de antimicrobianos e ao risco de aumento do surgimento de cepas resistentes.

- *Sinalização molecular*: visto que moléculas sinalizadoras (como as acil-homosserina lactonas) estão envolvidas na arquitetura e no descolamento do biofilme, as futuras abordagens de tratamento podem focar nos sistemas de detecção de quórum (Donlan & Costerton 2002). Além disso, os inibidores dos processos de detecção de quórum reduzem a virulência de determinados patógenos (Rasch *et al.* 2007; Harjai *et al.* 2010)
- *Inibição de genes de transcrição*: se os genes ativados ou reprimidos durante a formação inicial do biofilme forem identificados e direcionados seletivamente, isso poderá inibir a formação do biofilme (Donlan & Costerton 2002)
- *Probióticos e prebióticos*: o uso de probióticos (com espécies bacterianas benéficas putativas como *Streptococcus salivarius*, *Lactobacillus reuteri* e *Lactobacillus salivarius*) pode ter efeito sobre a composição do biofilme, através de competição ou da liberação de bacteriocinas. Alguns estudos relataram diminuição nas espécies patogênicas (Mayanagi *et al.* 2009) e alguma melhora nos níveis da placa e da inflamação gengival (Krasse *et al.* 2006; Shimauchi *et al.* 2008; Harini e Anegundi 2010; Teughels *et al.* 2011) Iniesta *et al.* 2012; Montero *et al.* 2017). Além disso, o uso de produtos prebióticos, ou a combinação de formulações prebióticas e probióticas, pode ser relevante na influência de biofilmes menos patogênicos (Rosier *et al.* 2018)
- *Moléculas que interferem na adesão bacteriana*: o cloridrato de LAE é um exemplo desse modo de ação
- *Moléculas que interferem na matriz do biofilme*: delmopinol é um exemplo desse modo de ação.

Apresentações

Existem várias apresentações dos agentes usados para o controle químico da placa: enxaguatórios orais, géis, dentifrícios, gomas de mascar, aerossóis, vernizes, dispositivos de liberação constantes, pastilhas e irrigações (Addy & Renton-Harper 1996).

Enxaguatórios orais

Os enxaguatórios orais são formulados com diferentes ingredientes, incluindo corantes, aromatizantes, conservantes (benzoato de sódio), estabilizantes e agentes ativos.

Entre os estabilizantes, um dos mais usados é o álcool. Entretanto, existe alguma controvérsia em relação à inclusão do álcool nas formulações do enxaguatório oral, devido à associação proposta entre o álcool e o câncer orofaríngeo. Entretanto, a avaliação crítica da literatura não apoia essa afirmação (Ciancio 1993; Claffey 2003), mas enxaguatórios orais contendo álcool não devem ser usados em crianças, etilistas e pacientes com outras condições que afetem a mucosa oral (p. ex., líquen plano, leucoplasia). Outros problemas sugeridos associados ao álcool nos enxaguatórios orais são:

- Toxicidade sistêmica nas crianças: casos resultantes de deglutição de enxaguatórios orais contendo álcool foram relatados, mas muito raramente (para revisão, ver Eley 1999)
- Desconforto intraoral: que está provavelmente relacionado à concentração (Bolanowski *et al.* 1995)
- Abrandamento da dureza do composto: esse efeito de abrandamento pode estar relacionado diretamente à porcentagem de álcool no enxaguatório oral (McKinney & Wu 1985; Penugonda *et al.* 1994).

A maioria dos agentes para o controle químico da placa foi formulada como enxaguatórios orais, já que esse veículo tem inúmeras vantagens:

- Farmacocinética favorável: mais fácil de atingir a dosagem efetiva do agente ativo
- Pode ser usado independentemente da capacidade de o paciente realizar a escovação dentária
- Permite acesso às áreas difíceis de alcançar; como as amígdalas, que podem ser alcançadas pelo gargarejo
- Fácil de usar e bem-aceito pelos pacientes.

Dentifrícios

Os dentifrícios representam o veículo ideal, especialmente da perspectiva preventiva, porque são usados como um adjuvante para a medida de higiene oral mais frequentemente empregada, que é a escovação dentária. Entretanto, inúmeras desvantagens podem ser listadas:

- A formulação de alguns agentes ativos pode ser difícil
- A farmacocinética é menos previsível
- Não é possível realizar a escovação dentária em algumas situações, limitando o uso de um dentifrício: por exemplo, pacientes com deficiências, depois de cirurgia oral, fixação intermaxilar etc.
- Não alcança as áreas de difícil acesso, como as tonsilas ou o dorso da língua.

Os ingredientes diferentes em uma formulação de dentifrício são:

- *Abrasivos*: esses determinam a consistência do dentifrício e facilitam a remoção da placa dental e das manchas. Entretanto, a abrasividade mais alta de um dentifrício parece não contribuir para aumentar a remoção da placa com a escova dental manual. Parece que a ação mecânica fornecida pelo uso de uma escova de dente é o fator principal no processo de remoção da placa (Paraskevas *et al.* 2006). Os abrasivos mais comuns são carbonato de cálcio, alumina, fosfato dicálcico e sílica
- *Detergentes*: o mais amplamente usado é o LSS, que fornece alguma ação antimicrobiana (Jenkins *et al.* 1991a, b), embora nenhuma evidência esteja disponível para apoiar sua efetividade na remoção da placa
- *Espessantes*: incluem sílica e gomas, que influenciam a viscosidade da pasta de dente
- *Adoçantes*, como a sacarina sódica
- *Umectantes*: previnem a pasta de dentes de secar; glicerina e sorbitol são os mais comumente usados

684   Parte 11 Terapia Periodontal Inicial | Controle de Infecção

- *Aromatizantes*: como a hortelã e o morango
- *Agentes corantes*
- *Agentes ativos*, incluindo fluoretos, triclosana, CHX (com algumas dificuldades na formulação, devido à interferência com os detergentes aniônicos e com os aromatizantes), CPC e outros (agentes anticálculo, produtos branqueadores, agentes dessensibilizantes).

Géis

Os géis não incluem abrasivos ou detergentes. Os agentes ativos são formulados mais facilmente nos géis do que nos dentifrícios, mas outras desvantagens são similares: farmacocinética menos previsível, impossível de usar em algumas situações clínicas e falta de acesso a algumas áreas difíceis de alcançar.

Os géis de CHX estão disponíveis em diferentes concentrações, incluindo a 0,1%, 0,12%, 0,2%, 0,5% e 1%, para serem usados na escovação dental ou aplicados em moldeiras. Para a escovação dental, a quantidade de CHX fornecida não é previsível (Saxen *et al.* 1976). Quando um gel é aplicado em uma arcada dentária, a redução nos níveis de placa e inflamação foi relatada com a aplicação de gel em uma moldeira dental (Francis *et al.* 1987b; Pannuti *et al.* 2003; Slot *et al.* 2010), embora a aceitação pelos pacientes com deficiência e os dentistas não seja alta (Francis *et al.* 1987a).

O gel de CHX também pode ser usado para outros propósitos, como a prevenção de alveolite depois de extração de dente (Hita-Iglesias *et al.* 2008; Minguez-Serra *et al.* 2009). Seu uso também foi sugerido como parte do protocolo para a desinfecção de boca toda, com um gel de CHX a 1% para escovação da língua por um minuto e a irrigação das bolsas subgengivais com gel de CHX a 1% (Bollen *et al.* 1996, 1998). Mais recentemente, esse gel foi avaliado na terapia da mucosite peri-implante (Heitz-Mayfield *et al.* 2011), com efeitos limitados.

Os géis contendo fluoreto estanoso a 0,4% também foram avaliados, mostrando reduções na inflamação gengival e no sangramento à sondagem (Tinanoff *et al.* 1989; Boyd e Chun 1994).

Gomas de mascar

A CHX foi formulada em gomas de mascar para o uso como adjunto ou mesmo substituição a curto prazo para controle mecânico da placa. Uma redução nos níveis da placa e da inflamação gengival foi relatada com o uso de goma de mascar (Ainamo & Etemadzadeh 1987; Smith *et al.* 1996; Simons *et al.* 2001; Kolahi *et al.* 2008).

Vernizes

Os vernizes de CHX têm sido usados na prevenção da cárie radicular (Clavero *et al.* 2006; Baca *et al.* 2009), embora não haja evidências sólidas para apoiar seu uso (Bader *et al.* 2001; Zhang *et al.* 2006).

Pastilhas

Tanto o CPC quanto a CHX têm sido formulados em pastilhas. Nas pastilhas de CPC, foram observadas interações com outros ingredientes da formulação (Richards *et al.* 1996). O uso clínico está associado à redução dos níveis de placa e de inflamação gengival, embora essas reduções sejam menores do que aquelas alcançadas com o enxaguatório oral com CHX (Vandekerckhove *et al.* 1995). Reduções nos níveis de placa e de gengivite também foram relatadas para as pastilhas de CHX. A pontuação média de placa foi reduzida 62,8% (de 2,38 para 0,89; $P < 0,0001$), depois de 1 semana de uso (Kaufman *et al.* 1989).

Irrigação

O uso de irrigação foi sugerido para remover fragmentos de alimentos dos dentes e das restaurações dentárias. Ela pode ajudar a melhorar a saúde oral em indivíduos que não usam dispositivos interdentais (Frascella *et al.* 2000). O uso de irrigação não está associado à melhora dos níveis da placa, mas pode ter algum efeito sobre a inflamação gengival (Husseini *et al.* 2008). Diferentes agentes podem ser usados com a irrigação e bons resultados foram relatados para a CHX (Lang & Raber 1981).

Sprays

A vantagem dos aerossóis é que o agente é utilizado exatamente onde é preciso. Entretanto, a dosagem não é previsível. Os aerossóis com CHX a 0,2% têm sido usados em pacientes com deficiências, a fim de prevenir a formação do biofilme (Francis *et al.* 1987b; Kalaga *et al.* 1989b). O uso dos aerossóis sobre todas as superfícies dentais está associado à redução do nível da placa similar àquele obtido com o enxaguatório oral, mas os efeitos adversos também são os mesmos (Francis *et al.* 1987b; Kalaga *et al.* 1989a). Evidências recentes sugerem que os *sprays* orais são um método de administração aceitável para agentes antissépticos (Zhang *et al.* 2019).

Dispositivos de liberação constante

A CHX também está presente em dispositivos de liberação constante concebidos com propósito terapêutico e inclui *chips*, géis e géis de xantana. Uma revisão de seus efeitos pode ser encontrada no Capítulo 37.

Seleção da forma de administração

Os formatos de aplicação mais usados para o controle químico do biofilme são dentifrícios e enxaguatórios bucais, isoladamente ou simultaneamente. O benefício óbvio da utilização do dentifrício é que nenhum outro formato de administração é necessário; dentifrício é usado pela maioria dos pacientes. No entanto, a aplicação de enxaguatório bucal oferece melhor distribuição ao redor da boca (Serrano *et al.* 2015) e melhores propriedades farmacocinéticas (Cummins & Creeth 1992).

Em estudos clínicos, os enxaguatórios bucais normalmente apresentam maiores benefícios em termos de índice de placa e gengival: na revisão sistemática de Serrano *et al.* (2015), os DMPs no índice de placa de Turesky foram 0,425 para dentifrícios e 0,522 para enxaguatórios bucais, enquanto, para o índice gengival modificado (MGI), os DMPs foram 0,355 e 0,439, respectivamente. Na revisão de Figuero *et al.* (2020), os resultados nas alterações nos índices de placa mostraram, novamente, um impacto maior para enxaguatórios bucais (n = 43; DMP padronizado = −1,231; IC de 95% [−1,490; −0,973]; $P < 0,001$) do que para dentifrícios ($n = 45$; DMP padronizado = −0,803; IC de 95% [−1,054; −0,552]; $P < 0,001$), com a metarregressão mostrando uma tendência a diferenças estatisticamente significativas entre dentifrícios e enxaguatórios bucais (coeficiente = 0,423; IC de 95% [−0,169; 0,864]; $P = 0,059$). Além disso, quando os níveis de placa foram avaliados como porcentagem de locais com placa, os enxaguantes bucais ofereceram melhores resultados que os dentifrícios (27,70% *versus* 14,00%, respectivamente), com diferenças estatisticamente significativas na metarregressão (coeficiente = 13,80%; IC de 95% [2,40%; 25,10%]; $P = 0,020$).

Portanto, algumas evidências sugerem que o uso adjuvante de enxaguatórios bucais pode fornecer melhores resultados que os dentifrícios (Figuero *et al.* 2020). No entanto, as evidências são conflitantes, e diferenças estatisticamente significativas foram observadas apenas para desfechos secundários. Além disso, comparações diretas entre agentes/formulações semelhantes, aplicados como dentifrícios ou enxaguatórios bucais, não estão disponíveis.

Foi sugerido (Serrano *et al.* 2015), com base nos achados relatados, que os enxaguatórios bucais podem ser a forma de aplicação de escolha para pacientes com periodontite, enquanto dentifrícios podem ser mais adequados para indivíduos menos suscetíveis, nos quais o efeito adicional de produtos químicos no controle do biofilme é menos relevante, e o menor custo de usar apenas um produto (a saber, dentifrício) pode ser justificado.

Indicações clínicas para o controle químico da placa: seleção dos agentes

Como foi visto, diferentes agentes (sozinhos ou combinados), em diferentes apresentações e formulações, estão disponíveis para o uso clínico. Além disso, muitas indicações diferentes para seu uso foram propostas. Portanto, pode ser desafiador para o dentista decidir-se pela prescrição ou não de um produto químico para a higiene oral e, se a avaliação favorecer a prescrição, qual deve ser prescrito, bem como qual a formulação, em que formato de fornecimento, dosagem e tempo. Nesta seção, algumas recomendações são fornecidas, com base em evidência científica disponível. Entretanto, em virtude das limitações de evidência, todas as sugestões devem ser vistas com cautela e cada caso clínico deve ser considerado individualmente.

Situações clínicas diferentes, dependendo da duração do uso do produto e do objetivo principal da intervenção, são consideradas: o uso único, o uso a curto prazo (com fim preventivo ou terapêutico) e o uso a longo prazo (com fim preventivo ou terapêutico).

Uso único

Diferentes objetivos podem ser considerados para um uso único.

Diminuir a carga bacteriana

A CHX mostrou reduzir a presença de bactérias nos aerossóis gerados durante diferentes intervenções orais (p. ex., instrumentação com aparelho sônico ou ultrassônico), diminuindo o risco de contaminação cruzada no ambiente odontológico (Stirrups 1987; Worrall *et al.* 1987; Logothetis & Martinez-Welles 1995). Também uma lavagem única com óleos essenciais mostrou afetar presença bacteriana em aerossóis (Fine *et al.* 1993).

Diminuir o risco de bacteriemia

Diferentes estudos avaliaram o efeito do uso da CHX sobre o risco de bacteriemia associado às intervenções dentárias (raspagem, extração dentária), por meio de enxágue (Jokinen 1978; Rahn *et al.* 1995; Lockhart 1996; Brown *et al.* 1998; Tomas *et al.* 2007) ou irrigação subgengival (McFarlane *et al.* 1984). Outros agentes ativos também foram avaliados para essa indicação: óleos essenciais (Fine *et al.* 1993; DePaola *et al.* 1996; Fine *et al.* 2010) e iodopovidona, ambos como enxaguatório oral (Jokinen 1978) ou irrigação subgengival (Rahn *et al.* 1995). Entretanto, depois da avaliação das evidências disponíveis, um relatório de consenso recente concluiu que a CHX, usada como enxaguatório oral, não reduz significativamente o nível de bacteriemia depois dos procedimentos odontológicos (Centre for Clinical Practice at [NICE] 2008). Além disso, a American Heart Association concluiu: "as lavagens tópicas antissépticas não penetram mais de 3 mm na bolsa periodontal e, portanto, não alcançam as áreas de tecido ulcerado onde as bactérias têm frequentemente mais ingresso na circulação. Com base nesses dados, é improvável que os antissépticos tópicos sejam efetivos na redução significativa da frequência, da magnitude e da duração da bacteriemia associada ao procedimento odontológico" (Wilson *et al.* 2007).

Diminuir o risco de infecção da área cirúrgica

A CHX foi avaliada como medida pré-operatória, para diminuir a carga bacteriana e o risco de infecção pós-operatória (Worrall *et al.* 1987).

Sumário: o objetivo geral do uso único é reduzir a carga bacteriana na cavidade oral antes de uma intervenção. A ação bactericida mais alta é desejável e é demonstrada pelas

686 Parte 11 Terapia Periodontal Inicial | Controle de Infecção

formulações de CHX, tanto *in vitro* quanto *in vivo*. Devido ao uso único, os efeitos colaterais não são comuns e, se presentes, desaparecem rapidamente. No caso de intolerância, outros agentes ativos podem ser considerados, como CPC (Pitten & Kramer 2001), óleos essenciais (Fine *et al.* 1993, 2010; DePaola *et al.* 1996) ou iodopovidona (Jokinen 1978; Rahn *et al.* 1995).

Uso a curto prazo para a prevenção da formação do biofilme dental

Em situações clínicas nas quais o controle mecânico pode ser limitado em virtude do desconforto ou de instruções pós-operatórias, a fim de evitar o contato mecânico com a área tratada, o uso do controle químico da placa pode ter um objetivo preventivo a curto prazo. O agente mais amplamente usado para as indicações preventivas (voltadas a compensar as limitações do controle mecânico do biofilme) é a CHX, pois os efeitos colaterais serão limitados em virtude do uso por pouco tempo.

Após instrumentação subgengival ou cirurgia periodontal

Quando o controle mecânico pode ser limitado devido ao desconforto ou às instruções pós-operatórias para evitar o contato mecânico com a área tratada (p. ex., cirurgia regenerativa ou mucogengival), tanto os colutórios de CHX (Sanz *et al.* 1989; Christie *et al.* 1998; Eley 1999) quanto o óleo essencial (Zambon *et al.* 1989; Laspisa *et al.* 1994) demonstraram benefícios. O uso de produtos antissépticos deve ser mantido até que o controle mecânico do biofilme seja novamente adequado.

A European Federation of Periodontology (EFP) S3 Level Clinical Practice Guideline (CPG), para o tratamento da periodontite estágio I–III, incluiu uma recomendação do uso adjuvante (para instrumentação subgengival) de enxaguatórios bucais com clorexidina no passo 2 da terapia periodontal, que diz "antissépticos adjuvantes podem ser considerados, especificamente enxaguatórios bucais com clorexidina, por um período limitado de tempo, na terapia da periodontite, como adjuvantes do desbridamento mecânico, em casos específicos" (Sanz *et al.* 2020). A recomendação foi baseada em uma revisão sistemática publicada anteriormente (da Costa *et al.* 2017).

Prevenção de infecção pós-cirúrgica

Quando os enxaguatórios com CHX foram usados durante os cuidados pós-cirúrgicos, um índice mais baixo de infecção (17 infecções em 900 procedimentos, 1,89%) foi observado, em comparação com procedimentos sem CHX como parte do cuidado pós-cirúrgico (cinco infecções em 153 procedimentos, 3,27%) (Powell *et al.* 2005). Além disso, uma incidência mais baixa de alveolite pós-extração foi relatada com o uso de gel com CHX a 0,2% (Hita-Iglesias *et al.* 2008; Minguez-Serra *et al.* 2009) ou enxaguatório com CHX a 0,2% (Tjernberg 1979).

Pacientes com fixação intermaxilar

Após as fraturas ósseas ou depois de cirurgia ortognática ou estética dos maxilares, quando nenhuma higiene mecânica é possível, os enxaguatórios orais com CHX mostraram ser úteis na prevenção da formação do biofilme (Nash & Addy 1979).

Pacientes com infecção na mucosa ou gengival aguda

Nesses pacientes, a dor impede a higiene mecânica e os enxaguatórios orais com CHX podem ser úteis na prevenção da formação do biofilme (Eley 1999).

Uso a curto prazo para terapia

Outras situações clínicas podem requerer o uso a curto prazo de produtos antissépticos com fim terapêutico. O agente mais amplamente usado para indicações terapêuticas (objetivando o controle de microrganismos patogênicos) é a CHX, pois o risco de efeitos colaterais do uso de CHX será limitado em virtude do pouco tempo de uso. Efeitos colaterais, quando presentes, são facilmente reversíveis.

Terapia de gengivite

Os agentes químicos sozinhos podem ter atividade antimicrobiana limitada contra um biofilme organizado por causa da dificuldade de penetração e ação. Portanto, os agentes químicos devem ser usados em conjunto com o desbridamento mecânico. O agente recomendado é um enxaguatório oral com CHX (Hartnett & Shiloah 1991). Outros agentes foram avaliados em gengivite necrosante, como os agentes oxigenadores e o iodopovidona (Wade *et al.* 1966; Addy & Llewelyn 1978).

Terapia da candidíase

Enxaguatórios orais com CHX foram propostos como alternativa no tratamento da candidíase (Ellepola & Samaranayake 2001; Torres *et al.* 2007). Entretanto, como terapia exclusiva, a resolução completa não é alcançada, e eles são mais efetivos em combinação com agentes antifúngicos específicos (p. ex., itraconazol) (Simonetti *et al.* 1988). Entretanto, uma possível interação entre a CHX e a nistatina em uso combinado foi proposta, em virtude da formação de um sal menos solúvel (Barkvoll & Attramadal 1989). Além disso, como parte da terapia da candidíase, a imersão das próteses dentárias em CHX a 0,2% é efetiva na eliminação de *Candida* spp. (Olsen 1975; Uludamar *et al.* 2011). Nos casos de intolerância à CHX, os enxaguatórios orais com CPC foram propostos como alternativa (Pitten & Kramer 2001).

Terapia da mucosite peri-implante

As estratégias de tratamento foram desenvolvidas com base no controle mecânico ou químico da placa, sozinho ou em combinação, e algumas dessas combinações foram avaliadas em RCTs. Nenhum efeito aditivo (durante o controle mecânico) a partir da aplicação de gel com CHX foi observado (Thone-Muhling *et al.* 2010; Heitz-Mayfield *et al.* 2011), como também foi verdadeiro para a irrigação dos sulcos (Porras *et al.* 2002). Em um estudo, a irrigação com CHX forneceu resultados melhores do que o enxágue com CHX (Felo *et al.* 1997). Em estudos caseiros, um enxaguatório oral com óleo essencial (Ciancio *et al.* 1995) e um dentifrício com triclosana/copolímero (Ramberg *et al.* 2009), e enxaguante bucal com CHX 0,03% e CPC 0,05% (Pulcini *et al.* 2019) demonstraram resultados clínicos melhores que o controle negativo

Terapia para peri-implantite

A aplicação adjuvante de CHX no tratamento da peri-implantite mostrou ter efeitos limitados sobre os parâmetros clínicos e microbiológicos (Renvert *et al.* 2008).

Terapia da periodontite

O uso adjuvante dos antissépticos (especialmente os enxaguatórios orais com CHX) foi avaliado, mais frequentemente em abordagem de desinfecção de boca toda (Quirynen *et al.* 1995, 2000; Greenstein 2002, 2004). O uso de diferentes formulações com CHX (incluindo enxaguatório oral, aerossol, irrigação, gel para o dorso da língua, além da instrumentação subgengival em 24 horas) mostrou benefícios clínicos adicionais em alguns estudos (Quirynen *et al.* 2000). Entretanto, revisões sistemáticas não confirmaram esses resultados, embora modestos benefícios favorecendo as abordagens de boca toda tenham sido observados (Eberhard *et al.* 2008a, b; Lang *et al.* 2008). O uso de enxaguatórios orais com CHX durante o passo 2 da terapia periodontal pode ajudar no controle do biofilme dental, resultando em benefícios adicionais em termos dos parâmetros clínicos e microbiológicos (Faveri *et al.* 2006; Feres *et al.* 2009).

Uso a longo prazo para a prevenção da formação do biofilme dental

Pacientes usuários de aparelhos ortodônticos fixos ou removíveis

A presença desses dispositivos torna o controle mecânico mais difícil, facilita a retenção da placa e promove o desenvolvimento da gengivite (Ristic *et al.* 2007; Levin *et al.* 2008). Adicionalmente, muitos pacientes ortodônticos, especialmente as crianças e os adolescentes, não usam o fio dental por acharem esse procedimento demorado e enfadonho na presença dos fios do arco ortodôntico (Alexander 1993). Uma estratégia comum para melhorar a remoção mecânica da placa nesses pacientes é a adição, como parte da higiene oral, de um agente antimicrobiano (Ainamo 1977). A eficácia de diferentes ingredientes ativos, como CHX (Brightman *et al.* 1991; Anderson *et al.* 1997; Chin *et al.* 2006; Olympio *et al.* 2006), óleos essenciais (Tufekci *et al.* 2008), fluoreto de amina/estanoso (Ogaard *et al.* 2006), CPC (Herrera *et al.* 2018) ou sanguinaria (Hannah *et al.* 1989) na forma de enxaguatórios orais, dentifrícios ou géis foi avaliada em estudos clínicos. A maioria desses estudos clínicos relatou significativos benefícios a partir do uso adjuvante

desses produtos, embora a magnitude dos benefícios relatados possa não ter relevância clínica clara. Além disso, o uso de algumas das formulações foi associado a efeitos adversos (como a coloração dos dentes com o uso da CHX).

Pacientes com deficiência

Nos pacientes com deficiência física ou mental, o uso da CHX melhora o índice de placa e a saúde gengival (Storhaug 1977). Nesses pacientes, o aerossol (CHX a 0,2%) é o preferido (Francis *et al.* 1987a, b; Kalaga *et al.* 1989b; Clavero *et al.* 2003).

Pacientes com crescimento excessivo ou aumento gengival

Nesses pacientes, o controle mecânico é mais difícil, e o enxaguatório oral com CHX pode ser útil (O'Neil & Figures 1982; Saravia *et al.* 1990; Francetti *et al.* 1991).

Pacientes com periodontite

Com um adequado programa de terapia periodontal de apoio profissional, os agentes químicos podem ser recomendados para melhorar o controle do biofilme e para diminuir o risco de progressão da doença. Uma consideração cuidadosa da razão risco-benefício deve ser feita, pois esses pacientes estarão em terapia de apoio durante a vida toda. Enxaguantes bucais de CHX de dosagem mais baixa foram avaliados, e uma formulação de CHX a 0,05% e de CPC a 0,05% mostrou efeitos benéficos com eventos adversos limitados (Soers *et al.* 2003; Santos *et al.* 2004; Quirynen *et al.* 2005; Escribano *et al.* 2010). Também um dentifrício com triclosana e copolímero, avaliado por 2 anos, demonstrou redução significativa na detecção de bolsas profundas e locais com perda de inserção e perda óssea (Rosling *et al.* 1997a, b; Bruhn *et al.* 2002).

Em uma revisão sistemática (Figuero *et al.* 2020), o impacto do controle químico da placa foi comparado entre pacientes com periodontite com inflamação gengival e pacientes com gengivite. As alterações nos índices gengivais tendem a ser maiores em pacientes com periodontite ($n = 16$; DMP padronizado $= -1,564$; IC de 95% $[-2,197; -0,931]$; $P < 0,001$) *versus* pacientes com gengivite ($= 44$; DMP padronizado $= -1,289$, IC de 95% $[-1,560; -1,018]$; $P < 0,001$), mas a metarregressão não encontrou diferenças estatisticamente significativas entre eles (coeficiente $= -0,266$; IC de 95% $[-1,027; 0,495]$; $P = 0,487$).

O EFP S3 Nível CPG, para o tratamento da periodontite estágio I-III, incluiu diferentes recomendações sobre o uso adjuvante (para controle mecânico do biofilme supragengival) de enxaguatórios bucais e dentifrícios para controle da inflamação gengival, como parte da etapa de cuidados periodontais de suporte. Foi destacado que "medidas adjuvantes, incluindo antissépticos, podem ser consideradas em casos específicos, como parte de uma abordagem de tratamento personalizado" (Sanz *et al.* 2020). Entre os agentes recomendados, CHX, óleos essenciais e cloreto de

Parte 11 Terapia Periodontal Inicial | Controle de Infecção

cetilapiridínio foram listados para formulações de enxaguatórios bucais, e CHX, copolímero de triclosana e fluoreto estanoso de hexametafosfato de sódio, para formulações de dentifrícios.

Pacientes com implantes dentários

Sugeriu-se que uso de diferentes agentes (CHX, triclosana, fluoreto estanoso, óleos essenciais) favorece o controle do biofilme e diminui o risco das doenças peri-implante (Ciancio *et al.* 1995; Di Carlo *et al.* 2008; Sreenivasan *et al.* 2011). Em ensaios RCTs, triclosana/copolímero melhorou significativamente as variáveis clínicas e microbiológicas em comparação com o dentifrício fluoretado depois de 6 meses (Sreenivasan *et al.* 2011). Um creme dental contendo 0,3% de triclosana foi mais eficaz do que um creme dental sem triclosana na manutenção de um ambiente peri-implantar saudável ao redor de implantes tratados e implantes sem histórico de peri-implantite durante um programa de manutenção de 2 anos (Stewart *et al.* 2018; de modo contrário, nenhuma influência sobre a sobrevida do implante e as variáveis clínicas foi observada com o uso de enxaguatórios orais com CHX a 0,12% em um estudo de 5 anos (Truhlar *et al.* 2000).

População geral

A principal finalidade é permitir a presença de um biofilme em equilíbrio com a resposta do hospedeiro para manter a saúde periodontal. Diferentes agentes demonstraram efeito antiplaca em ensaios de 6 meses, incluindo enxaguatórios orais com CHX (Gunsolley 2006), com óleos essenciais (Stoeken *et al.* 2007), com delmopinol (Addy *et al.* 2007) e com CPC (Gunsolley 2006), ou os dentifrícios com triclosana e copolímero (Hioe e van der Weijden 2005; Gunsolley 2006) e com fluoreto estanoso (Gunsolley 2006; Paraskevas & van der Weijden 2006).

O benefício do uso diário dos produtos antissépticos na população geral é um tema de controvérsia. Entretanto, os resultados dos estudos disponíveis refletem os benefícios clínicos além daqueles obtidos com a melhora na higiene oral mecânica devido às instruções de higiene oral. Como sugerido pela revisão sistemática de Gunsolley (2006), as reduções observadas na placa (15,7, desvio padrão [DP] = 18,7) e na gengivite (18,5, DP = 15,6) dos grupos-placebo estão associadas ao efeito Hawthorne e às instruções de higiene oral, e devem imitar a eficácia das instruções de higiene oral fornecidas na prática clínica. O benefício adicionado com a inclusão dos enxaguatórios orais com CHX ou óleos essenciais foi evidente e significativo (para a CHX, 40,4, DP = 11,5 na placa e em 28,7, DP = 6,5 em gengivite; para óleos essenciais, 27, DP = 11 e 18,2, DP = 9,0, respectivamente).

Outra questão relevante é qual produto para controle químico do biofilme é mais eficaz. Conforme discutido anteriormente, a resposta deve ser diferente para dentifrícios e para enxaguatórios bucais, e é baseada nos resultados de duas revisões sistemáticas com metanálise convencional (Serrano *et al.* 2015; Figuero *et al.* 2020) e duas com meta-rede-análises (Escribano *et al.* 2016; Figuero *et al.* 2019).

Para enxaguatórios bucais, na revisão sistemática de Figuero *et al.* (2020), foram incluídas 11 diferentes formulações de enxaguatório bucal, com grande variabilidade no número de estudos testando cada formulação. Os estudos que mostraram o maior impacto nos índices de inflamação gengival, desde que houvesse mais de um estudo disponível, foram os óleos essenciais (padronizado-DMP = 2,248, n = 10), cloreto de cetilpiridínio (padronizado-DMP = 1,499, n = 5) e CHX em alta concentração (padronizado-DMP = 1,144, n = 5). Em metanálises de rede, CHX e enxaguatórios bucais com óleo essencial foram classificados como os agentes mais eficazes em termos de alterações nos índices de placa e gengival (Escribano *et al.* 2016; Figuero *et al.* 2019).

Para dentifrícios, na revisão sistemática de Figuero *et al.* (2020), foram consideradas 14 diferentes formulações de dentifrícios, também com grande variabilidade no número de estudos disponíveis. As formulações que mostraram o maior impacto nos índices de inflamação gengival, desde que mais de um estudo estivesse disponível, foram fluoreto estanoso com hexametafosfato de sódio (padronizado-DMP = 1,503, n = 2), triclosana e copolímero (padronizado-DMP = 1,313, n = 18) e CHX (padronizado-DMP = 1,278, *n* = 2). Em metanálises de rede, CHX, triclosana e copolímero foram os agentes mais eficazes na redução de placa, mas não foram observadas diferenças claras no controle do índice gengival (Escribano *et al.* 2016; Figuero *et al.* 2019).

Uso a longo prazo para a prevenção de outras condições orais

Pacientes predispostos, com alto risco de sofrerem infecções orais

Nos pacientes com discrasia sanguínea ou que são imunossuprimidos, o uso de enxaguatório oral com CHX pode ajudar a prevenir complicações orais ou sistêmicas, mas ele pode não ser útil uma vez que a infecção apareça (Eley 1999). Nos pacientes sob ventilação mecânica, a redução dos patógenos aeróbicos no trato orofaríngeo foi observada nos pacientes usando gel com CHX (Fourrier *et al.* 2005). Estudos com CHX demonstraram sua capacidade de prevenir complicações orais, como a ocorrência de infecções crônicas ou oportunistas, incluindo infecções por *Candida* spp. nos pacientes de alto risco (pacientes irradiados, sob quimioterapia ou recebedores de transplante de medula óssea) (para revisão, ver Addy & Moran 1997).

Prevenção da mucosite oral (associada à radiação ou à quimioterapia em pacientes com câncer de cabeça e pescoço)

O enxágue com CHX foi proposto como parte do tratamento combinado para prevenir ou tratar a mucosite oral.

Os enxaguatórios orais com CHX para a prevenção da mucosite oral foram avaliados em inúmeros RCTs (Ferretti *et al.* 1990; Spijkervet *et al.* 1990; Epstein *et al.* 1992; Foote *et al.* 1994; Dodd *et al.* 1996; Pitten *et al.* 2003; Lanzos *et al.* 2010, 2011), mas os desfechos foram bem diferentes. Sete estudos foram incluídos em uma metanálise (Stokman *et al.* 2006) que não mostrou efeito da CHX na prevenção da mucosite em pacientes em quimioterapia e radioterapia (*odds ratio* 0,7; 95% IC de 0,43 a 1,12).

Prevenção da cárie

O uso da CHX mostrou reduzir a contagem de *Streptococcus m. mutans* em pacientes de risco (Ullsfoss *et al.* 1994; Quirynen *et al.* 2005). O melhor veículo foi o verniz, seguido do gel e do enxaguatório oral (Emilson & Fornell 1976; Emilson 1994). A redução da incidência da cárie também foi relatada em dentifrício com fluoreto de sódio (Dolles & Gjermo 1980; FDI Commission 2002a). Com base nos achados anteriores, foi sugerido o uso de CHX e fluoreto juntos, mas diferentes estudos relataram resultados ruins para as formulações com CHX com fluoreto de sódio (Shapiro *et al.* 2002; Herrera *et al.* 2003). Os enxaguatórios orais com óleos essenciais também mostraram reduzir os níveis de *S. mutans* (Fine *et al.* 2000; Agarwal & Nagesh 2011), mas não há estudos sobre a incidência da cárie. Os dentifrícios com triclosana e copolímero ou sal de zinco demonstraram atividade anticárie superior aos fluoretados (Panagakos *et al.* 2005), mesmo nos estudos a longo prazo (Mann *et al.* 2001). Nos pacientes de alto risco, o fluoreto de amina e o fluoreto estanoso podem também ser recomendados, com base nas ações de remineralização e anticárie comprovada (Tinanoff *et al.* 1980; Paraskevas *et al.* 2004).

Prevenção de candidíase

A CHX foi avaliada em relação à prevenção da candidíase nos pacientes com doenças sistêmicas e em pacientes com prótese dentária (Ferretti *et al.* 1987, 1988; Toth *et al.* 1990; Barasch *et al.* 2004; Elad *et al.* 2006).

Prevenção das úlceras aftosas recorrentes

O uso da CHX pode reduzir a incidência, a duração e a gravidade das aftas, incluindo pacientes com aparelho ortodôntico fixo (Shaw *et al.* 1984). As formulações com triclosana podem também diminuir a incidência das úlceras orais (Skaare *et al.* 1996).

Terapia e prevenção secundária da halitose

Diferentes agentes e formulações químicas foram avaliados, com dois objetivos principais: antibacteriano e interferência com a volatilização dos compostos odoríferos. Entre os agentes mais avaliados, podemos destacar: os enxaguatórios orais com óleo essencial (Pitts *et al.* 1983; Kozlovsky *et al.* 1996); triclosana com zinco ou copolímero (van Steenberghe 1997;

Sharma *et al.* 1999; Niles *et al.* 2003; Hu *et al.* 2005); ou CHX, especialmente se combinada com sais de zinco e CPC (Roldan *et al.* 2003b; Winkel *et al.* 2003; Roldan *et al.* 2004). Para serem efetivos, esses agentes precisam ser usados em conjunto com higiene oral adequada e escovação da língua (Roldán *et al.* 2003a). Este tópico é abordado em detalhes no Capítulo 28.

Conclusão

O principal objetivo do controle do biofilme supragengival seria permitir a presença de um biofilme em equilíbrio com a resposta do hospedeiro, para manter uma situação saudável. Em virtude das limitações do controle mecânico do biofilme, o controle químico foi extensamente avaliado e é amplamente usado.

Embora diferentes veículos estejam disponíveis para entregar os agentes ativos, dois deles podem ser destacados: os enxaguatórios orais, em virtude da farmacocinética favorável e do fácil uso, e os dentifrícios, em virtude do uso concomitante com a escovação dentária, embora seus perfis de farmacocinética sejam menos favoráveis e mais difíceis de formular.

A maioria dos agentes é antimicrobiana, mas outros mecanismos de ação também foram propostos e alguns agentes efetivos comercializados não são antimicrobianos (p. ex., o delmopinol). A substantividade é identificada como uma de suas mais relevantes características associadas à atividade clínica.

Na avaliação de diferentes agentes e formulações, RCTs caseiros de 6 meses representam o nível mais alto de evidência, especialmente quando seus resultados são agrupados em revisões sistemáticas com metanálises. Para os enxaguatórios bucais, os que apresentaram maior impacto nos índices de inflamação gengival foram os óleos essenciais, cloreto de cetilpiridínio e CHX, em altas concentrações; CHX e enxaguatórios bucais com óleo essencial foram os agentes mais eficazes em termos de alterações nos índices de placa e gengival (Tabela 29.1). Para dentifrícios, fluoreto estanoso com hexametafosfato de sódio, triclosana e copolímero e CHX foram as formulações que apresentaram maior impacto nos índices de inflamação gengival; CHX e triclosana com copolímero foram os agentes mais eficazes para a redução da placa, mas não foram observadas diferenças claras para o controle do índice gengival (Tabela 29.2).

Entretanto, os produtos com CHX não estão livres de efeitos adversos, especialmente coloração dental. Portanto, em uma situação clínica na qual o produto é necessário para um período de tempo prolongado, a razão risco-benefício deve ser avaliada. Em algumas situações clínicas, os benefícios compensarão os efeitos adversos (coloração), como nos pacientes com deficiência ou aqueles com alto risco sistêmico. Nas situações em que os benefícios não compensam os efeitos adversos, alternativas com menor efeito, mas também com menos eventos adversos, devem ser consideradas.

690 Parte 11 Terapia Periodontal Inicial | Controle de Infecção

Tabela 29.1 Resumo das metanálises de ensaios clínicos randomizados de uso doméstico de 6 meses: níveis de placa.

Agente ativo (formato de entrega)	Estudo	n	DMP/DMPP	Valor de P	IC de 95%	Heterogeneidade	
						Valor de P, I^2	Método
Clorexidina (enxaguatório oral)	Gunsolley (2006)	6	1,040	$P < 0,001$	N/D	Baixo, $I^2 < 25\%$[a]	Fixo??
	Serrano et al. (2015)	3	0,640	$P = 0,000$	0,75 a 0,52	$P = 0,149$, $I^2 = 47,4\%$	Fixo
	Escribano et al. (2016)	4	0,70	$P = 0,000$	0,88 a 0,54	$I^2 = 58,1\%$	Aleatório
	James et al. (2017)	11	1.43	$P < 0,00001$	1.76 a 1.10	$P < 0,00001$, $I^2 = 88\%$	Aleatório
	Jassoma et al. (2019)	18	1,79	$P < 0,00001$	1.39 a 2.19	$I^2 = 82\%$	Aleatório
	Figuero et al. (2020)	6	1,45[DMPP]	$P < 0,001$	1.80 a 1.11	$P < 0,046$, $I^2 = 55,8\%$	Aleatório
Óleos essenciais (enxaguatório oral)	Gunsolley (2006)	20	0,852	$P < 0,0001$	N/D	Positivo, $I^2 > 25\%$[a]	N/D
	Stoeken et al. (2007)	7	0,83	$P < 0,00001$	0,53 a 1,13	$P < 0,00001$, $I^2 = 96,1\%$	Aleatório
	van Leeuwen et al. (2014)	4	0,39	$P < 0,00001$	0,30 a 0,47	$P = 041$, $I^2 = 0\%$	Aleatório
	Serrano et al. (2015)	9	0,827	$P = 0,000$	1,05 a 0,60	$P = 0,000$, $I^2 = 97\%$	Aleatório
	Escribano et al. (2016)	9	0,83	$P = 0,000$	1,05 a 0,60	$I^2 = 97\%$	Aleatório
	Figuero et al. (2020)	10	1,94[DMPP]	$P < 0,001$	2.69 a 1.19	$P < 0,001$, $I^2 = 97,8\%$	Aleatório
Cloreto de cetilapiridínio (enxaguatório oral)	Haps et al. (2008)	3	0,42	$P < 0,00001$	0,53 a 0,31	$P = 0,06$, $I^2 = 58,8\%$	Aleatório
	Serrano et al. (2015)	10	0,392	$P = 0,000$	0,54 a 0,24	$P = 0,000$, $I^2 = 93,9\%$	Aleatório
	Escribano et al. (2016)	6	0,48	$P = 0,000$	0,68 a 0,29	$I^2 = 90,9\%$	Aleatório
	Figuero et al. (2020)	7	1.08[DMPP]	$P < 0,001$	1,41 a 0,75	$P < 0,001$, $I^2 = 80,6\%$	Aleatório
Delmopinol (enxaguatório oral)	Addy et al. (2007)	8	0,34	$P < 0,00001$	0,29 a 0,39	Baixo, $I^2 < 25\%$[a]	Fixo
	Serrano et al. (2015)	3	0,144	$P = 0,001$	0,23 a 0,05	$P = 0,492$, $I^2 = 0\%$	Aleatório
	Escribano et al. (2016)	2	0,15	$P = 0,01$	0,25 a 0,05	$I^2 = 0\%$	Aleatório
	Figuero et al. (2020)	3	0,26[DMPP]	$P < 0,001$	0,41 a 0,10	$P < 0,52$, $I^2 = 0\%$	Aleatório
Triclosane e copolímero (dentifrício)	Davies et al. (2004)	17	0,823	$P < 0,0001$	N/D	Alto, $I^2 > 75\%$	Aleatório
	Gunsolley (2006)	9	0,48	$P < 0,0001$	0,24 a 0,73	$P < 0,00001$, $I^2 = 97,2\%$	Aleatório
	Hioe & vdW. (2005)	11	0,48	$P < 0,00001$	0,32 a 0,64	$P < 0,00001$, $I^2 = 95,7\%$	Aleatório
	Riley & Lamont (2013)	20	0,47	$P < 0,00001$	0,60 a 0,34	$P < 0,00001$, $I^2 = 94\%$	Aleatório
	Serrano et al. (2015)	18	0,447	$P = 0,000$	0,59 a 0,30	$P = 0,000$, $I^2 = 95,4\%$	Aleatório
	Escribano et al. (2016)	16	0,49	$P = 0,000$	0,60 a 0,28	$I^2 = 94,2\%$	Aleatório
	Figuero et al.(2020)	23	1.16[DMPP]	$P < 0,001$	1,54 a 0,78	$P < 0,001$, $I^2 = 95,3\%$	Aleatório
Triclosana e zinco citrato (dentifrício)	Gunsolley (2006)	6	0,07	$P < 0,00001$	0,05 a 0,10	$P = 0,53$, $I^2 = 0\%$	Aleatório
	Hioe e vdW. (2005)	?	N/D	N/D	N/D	N/D	N/D
	Serrano et al. (2015)	1	0,120	NS	–	–	–
	Escribano et al. (2016)	1	0,12	NS	–	–	–
	Figuero et al. (2020)	6	0,37[DMPP]	$P = 0,008$	0,64 a 0,09	$P = 0,01$, $I^2 = 67,1\%$	Aleatório
Fluoreto estanoso (dentifrício)	Gunsolley (2006)	5	0,168	Significativo	N/D	Baixo, $I^2 < 25\%$[a]	N/D Aleatório
	Paraskevas & vdW. (2006)	4	0,31	$P = 0,01$	0,07 a 0,54	$P < 0,0001$, $I^2 = 91,7\%$	Fixo
	Serrano et al. (2015)	3	0,112	$P = 0,002$	0,18 a 0,04	$P = 0,062$, $I^2 = 61,4\%$	Aleatório
	Escribano et al. (2016)	5	0,28	$P = 0,01$	0,49 a 0,07	$I^2 = 90,7\%$	
Fluoreto estanoso e SHMP (dentifrício)	Figuero et al. (2020)	1	0,55[DMPP]	$P = 0,002$	0,90 a 0,19	–	–
Clorexidina (dentifrício)	Serrano et al. (2015)	4	0,687	$P = 0,000$	1,31 a 0,05	$P = 0,000$, $I^2 = 97,4\%$	Aleatório
	Figuero et al. (2020)	3	1.51[DMPP]	$P = 0,01$	2,65 a 0,36	$P < 0,001$, $I^2 = 96\%$	Aleatório

[a]Estimado; DMP = diferença média ponderada, entre os grupos teste e controle; DMPP = diferença média ponderada padrão, entre os grupos teste e controle; IC = intervalo de confiança; n = número de estudos incluídos em cada metanálise; N/D = não disponível; NS = não significativo; SHMP = hexametafosfato de sódio; vdW = van der Weijden.

Capítulo 29 Controle Químico do Biofilme Dental **691**

Tabela 29.2 Resumo das meta-análises de ensaios clínicos randomizados de uso doméstico de 6 meses: níveis de gengivite.

Agente ativo (formato de entrega)	Referência	n	DMP/DMPP	Valor de P	IC de 95%	Heterogeneidade valor de P, I^2	Método
Clorexidina (enxaguatório oral)	Gunsolley (2006)	6	0,563	$P < 0,001$	N/D	$P = 0,013$	N/D
	Serrano et al. (2015)	6	0,166	$P = 0,000$	0,25 a 0,08	$P < 0,030$, $I^2 = 59,5\%$	Aleatório
	James et al. (2017)	13	0,20	$P = 0,00002$	0,30 a 0,11	$P < 0,00001$, $I^2 = 96\%$	Aleatório
	Figuero et al. (2019)	3	$0,95^{DMPP}$	$P < 0,05$	0,70 a 1,21	$I^2 = 0\%$	Aleatório
	Figuero et al. (2020)	5	1.14^{DMPP}	$P < 0,001$	1,37 a 0,91	$P < 0,442$, $I^2 = 0\%$	Aleatório
Óleos essenciais (enxaguatório oral)	Gunsolley (2006)	8	0,306	$P = 0,006$	N/D	$P < 0,001$	N/D
	Stoeken et al. (2007)	8	0,32	$P < 0,00001$	0,19 a 0,46	$P < 0,00001$, $I^2 = 96,7\%$	Aleatório
	van Leeuwen et al. (2014)	4	0,36	$P < 0,00001$	0,26 a 0,62	$P = 0004$, $I^2 = 92\%$	Fixo
	Serrano et al. (2015)	2	0,133	$P = 0,000$	0,19 a 0,07	$P = 0,000$, $I^2 = 45,1\%$	Fixo
	Figuero et al. (2019)	9	1.47^{DMPP}	$P < 0,05$	0,72 a 2,22	$I^2 = 97,7\%$	Aleatório
	Figuero et al. (2020)	10	2.25^{DMPP}	$P < 0,001$	3.24 a 1.25	$P < 0,001$, $I^2 = 98,6\%$	Aleatório
Cloreto de cetilapiridínio (enxaguatório oral)	Haps et al. (2008)	3	0,15	$P = 0,00003$	0,07 a 0,23	$P = 0,0001$, $I^2 = 87\%$	Aleatório
	Serrano et al. (2015)	4	0,325	$P = 0,002$	0,53 a 0,11	$P = 0,000$, $I^2 = 95,3\%$	Aleatório
	Figuero et al. (2019)	3	$0,62^{DMPP}$	$P < 0,05$	0,27 a 0,96	$I^2 = 75,2\%$	Aleatório
	Figuero et al. (2020)	5	$1,49^{DMPP}$	$P < 0,001$	2,33 a 0,66	$P < 0,001$, $I^2 = 96,3\%$	Aleatório
Delmopinol (enxaguatório oral)	Addy et al. (2007)	8	0,10	$P < 0,00001$	0,06 a 0,14	Baixo, $I^2 < 25\%$[a]	Fixo
	Figuero et al. (2019)	1	$0,06^{DMPP}$	NS	–	–	Aleatório
	Figuero et al. (2020)	2	$0,06^{DMPP}$	NS	–	–	Aleatório
Triclosa e copolímero (dentifrício)	Davies et al. (2004)	16	0,858	$P < 0,001$	N/D	$P < 0,001$	Aleatório
	Gunsolley (2006)	8	0,24	$P < 0,0001$	0,13 a 0,35	$P < 0,00001$, $I^2 = 98,3\%$	Aleatório
	Hioe & vdW. (2005)	14	0,26	$P < 0,00001$	0,18 a 0,34	$P < 0,00001$, $I^2 = 96,5\%$	N/D
	Riley & Lamont (2013)	20	0,27	$P < 0,00001$	0,33 a 0,21	$P < 0,00001$, $I^2 = 95\%$	Aleatório
	Serrano et al. (2015)	16	0,241	$P = 0,000$	0,30 a 0,17	$P = 0,000$, $I^2 = 91,2\%$	Aleatório
	Figuero et al. (2019)	17	1.17^{DMPP}	$P < 0,05$	0,80 a 1,54	$I^2 = 94,6\%$	Aleatório
	Figuero et al. (2020)	18	1.31^{DMPP}	$P < 0,001$	1,71 a 0,91	$P < 0,001$, $I^2 = 95,1\%$	Aleatório
Triclosana e citrato de zinco (dentifrício)	Gunsolley (2006)	4	$10,81\%$[b]	$P < 0,00001$	8.93 a 12.69	$P = 0,48$, $I^2 = 0\%$	Aleatório
	Hioe & vdW. (2005)	1	N/D	N/D	N/D	N/D	N/D
Fluoreto estanhoso (dentifrício)	Gunsolley (2006)	6	0,441	$P < 0,001$	N/D	$P = 0,010$	N/D
	Paraskevas & vdW. (2006)	6	0,15	$P < 0,00001$	0,11 a 0,20	$P < 0,00001$, $I^2 = 91,1\%$	Aleatório
	Serrano et al. (2015)	2	0,115	$P = 0,000$	0,16 a 0,07	$P = 0,092$, $I^2 = 64,8\%$	Fixo
	Figuero et al. (2019)	4	$0,92^{DMPP}$	$P < 0,05$	0,35 a 1,50	$I^2 = 93,7\%$	Aleatório
	Figuero et al. (2020)	2	$0,41^{DMPP}$	$P < 0,001$	0,58 a 0,23	$P < 0,252$, $I^2 = 23,8\%$	Aleatório
Fluoreto estanhoso e SHMP (dentifrício)	Figuero et al. (2019)	2	1.37^{DMPP}	$P < 0,05$	0,82 a 1,91	$I^2 = 74,6\%$	Aleatório
	Figuero et al. (2020)	2	$1,50^{DMPP}$	$P < 0,001$	2,11 a 0,89	$P = 0,029$, $I^2 = 79,1\%$	Aleatório
Clorexidina (dentifrício)	Serrano et al. (2015)	4	0,29	$P = 0,000$	0,56 a 0,02	$P = 0,000$, $I^2 = 92,8\%$	Aleatório
	Figuero et al. (2019)	2	1.09^{DMPP}	NS	–	–	
	Figuero et al. (2020)	2	1.28^{DMPP}	NS	–	–	Aleatório

[a]estimado; [b]efeito no sangramento; DMP = diferença média ponderada, entre os grupos teste e controle; DMPP = diferença média ponderada padrão, entre os grupos teste e controle; IC = intervalo de confiança; n = número de estudos incluídos em cada metanálise; N/D = não disponível; NS = não significativo; SHMP = hexametafosfato de sódio; vdW = van der Weijden.

692 Parte 11 Terapia Periodontal Inicial | Controle de Infecção

Referências bibliográficas

Abbott, D.M., Gunsolley, J.C., Koertge, T.E. & Payne, E.L. (1994). The relative efficacy of 0.1% and 0.2% delmopinol mouthrinses in inhibiting the development of supragingival dental plaque and gingivitis in man. *Journal of Periodontology* **65**, 437-441.

Addy, M. (1986). Chlorhexidine compared with other locally delivered antimicrobials. A short review. *Journal of Clinical Periodontology* **13**, 957-964.

Addy, M., Dummer, P.M., Griffiths, G. *et al.* (1986). Prevalence of plaque, gingivitis, and caries in 11-12 year old children in South Wales. *Community Dentistry and Oral Epidemiology* **14**, 115-118.

Addy, M., Griffiths, C. & Isaac, R. (1977). The effect of povidone iodine on plaque and salivary bacteria. A double-blind cross-over trial. *Journal of Clinical Periodontology* **48**, 730-732.

Addy, M. & Llewelyn, J. (1978). Use of chlorhexidine gluconate and povidone iodine mouthwashes in the treatment of acute ulcerative gingivitis. *Journal of Clinical Periodontology* **5**, 272-277.

Addy, M. & Moran, J. (1984). The formation of stain on acrylic surfaces by the interaction of cationic antiseptic mouthwashes and tea. *Journal of Biomedical Materials Research* **18**, 631-641.

Addy, M. & Moran, J. (1995). Mechanisms of stain formation on teeth, in particular associated with metal ions and antiseptics. *Advances in Dental Research* **9**, 450-456.

Addy, M. & Moran, J.M. (1997). Clinical indications for the use of chemical adjuncts to plaque control: chlorhexidine formulations. *Periodontology 2000* **15**, 52-54.

Addy, M., Moran, J. & Newcombe, R.G. (2007). Meta-analyses of studies of 0.2% delmopinol mouth rinse as an adjunct to gingival health and plaque control measures. *Journal of Clinical Periodontology* **34**, 58-65.

Addy, M. & Renton-Harper, P. (1996). Local and systemic chemotherapy in the management of periodontal disease: an opinion and review of the concept. *Journal of Oral Rehabilitation* **23**, 219-231.

Addy, M., Wade, W.G., Jenkins, S. & Goodfield, S. (1989). Comparison of two commercially available chlorhexidine mouthrinses: I. Staining and antimicrobial effects in vitro. *Clinical Preventive Dentistry* **11**, 10-14.

Addy, M., Willis, L. & Moran, J. (1983). Effect of toothpaste rinses compared with chlorhexidine on plaque formation during a 4-day period. *Journal of Clinical Periodontology* **10**, 89-99.

Addy, M. & Wright, R. (1978). Comparison of the in vivo and in vitro antibacterial properties of povidone iodine and chlorhexidine gluconate mouthrinses. *Journal of Clinical Periodontology* **5**, 198-205.

Afennich, F., Slot, D.E., Hossainian, N. & van der Weijden, G.A. (2011). The effect of hexetidine mouthwash on the prevention of plaque and gingival inflammation: a systematic review. *International Journal of Dental Hygiene* **9**, 182-190.

Agarwal, P. & Nagesh, L. (2011). Comparative evaluation of efficacy of 0.2% chlorhexidine, Listerine and Tulsi extract mouth rinses on salivary Streptococcus mutans count of high school children-RCT. *Contemporary Clinical Trials* **32**, 802-808.

Ainamo, J. (1977). Control of plaque by chemical agents. *Journal of Clinical Periodontology* **4**, 23-35.

Ainamo, J. & Etemadzadeh, H. (1987). Prevention of plaque growth with chewing gum containing chlorhexidine acetate. *Journal of Clinical Periodontology* **14**, 524-527.

Albandar, J.M. & Buischi, Y.A.P. (1995). Lack of effect of oral hygiene training on perioodntal disease progression during 3-years in adolescents. *Journal of Periodontology* **66**, 255-260.

Alexander, S.A. (1993). The effect of fixed and functional appliances on enamel decalcifications in early Class II treatment. *American Journal of Orthodontics and Dentofacial Orthopedics* **103**, 45-47.

Allen, D.R., Battista, G.W., Petrone, D.M. *et al.* (2002). The clinical efficacy of Colgate Total Plus Whitening Toothpaste containing a special grade of silica and Colgate Total Fresh Stripe Toothpaste in the control of plaque and gingivitis: a six-month clinical study. *Journal of Clinical Dentistry* **13**, 59-64.

Allen, D.R., Davies, R.M., Bradshaw, B. *et al.* (1998). Efficacy of a mouthrinse containing 0.05% cetylpyridinium chloride for the control of plaque and gingivitis: a 6-month clinical study in adults. *Compendium of Continuing Education in Dentistry* **19**, 20-26.

Almqvist, H. & Luthman, J. (1988). Gingival and mucosal reactions after intensive chlorhexidine gel treatment with or without oral hygiene measures. *Scandinavian Journal of Dental Research* **96**, 557-560.

Anderson, G.B., Bowden, J., Morrison, E.C. & Caffesse, R.G. (1997). Clinical effects of chlorhexidine mouthwashes on patients undergoing orthodontic treatment. *American Journal of Orthodontics and Dentofacial Orthopedics* **111**, 606-612.

Angelillo, I.F., Nobile, C.G. & Pavia, M. (2002). Evaluation of the effectiveness of a pre-brushing rinse in plaque removal: a meta-analysis. *Journal of Clinical Periodontology* **29**, 301-309.

Arweiler, N.B., Auschill, T.M., Baguley, N., Netuschil, L. & Sculean, A. (2003). Efficacy of an amine fluoride-triclosan mouthrinse as compared to the individual active ingredients. *Journal of Clinical Periodontology* **30**, 192-196.

Arweiler, N.B., Donos, N., Netuschil, L., Reich, E. & Sculean, A. (2000). Clinical and antibacterial effect of tea tree oil – pilot study. *Clinical Oral Investigations* **4**, 70-73.

Arweiler, N.B., Henning, G., Reich, E. & Netuschil, L. (2002). Effect of an amine-fluoride-triclosan mouthrinse on plaque regrowth and biofilm vitality. *Journal of Clinical Periodontology* **29**, 358-363.

Arweiler, N.B., Netuschil, L. & Reich, E. (2001). Alcohol-free mouthrinse solutions to reduce supragingival plaque regrowth and vitality. A controlled clinical study. *Journal of Clinical Periodontology* **28**, 168-174.

Aursnes, J. (1982). Ototoxic effect of iodine disinfectants. *Acta Otolaryngologica* **93**, 219-226.

Ayad, F., Berta, R., Petrone, D.M., De Vizio, W. & Volpe, A.R. (1995). Effect on plaque removal and gingivitis of a triclosan-copolymer pre-brush rinse: a six month clinical study in Canada. *Journal of the Canadian Dental Association* **61**, 53-61.

Aznar, M., Gomez-Estaca, J., Velez, D., Devesa, V. & Nerin, C. (2013). Migrants determination and bioaccessibility study of ethyl lauroyl arginate (LAE) from a LAE based antimicrobial food packaging material. *Food and Chemical Toxicology* **56**, 363-370.

Baca, P., Clavero, J., Baca, A.P. *et al.* (2009). Effect of chlorhexidine-thymol varnish on root caries in a geriatric population: a randomized double-blind clinical trial. *Journal of Dentistry* **37**, 679-685.

Bader, J.D., Shugars, D.A. & Bonito, A.J. (2001). A systematic review of selected caries prevention and management methods. *Community Dentistry and Oral Epidemiology* **29**, 399-411.

Baehni, P.C. & Takeuchi, Y. (2003). Anti-plaque agents in the prevention of biofilm-associated oral diseases. *Oral Diseases* **9 Suppl 1**, 23-29.

Baker, K. (1993). Mouthrinses in the prevention and treatment of periodontal disease. *Current Opinion in Periodontology*, 89-96.

Barasch, A., Safford, M.M., Dapkute-Marcus, I. & Fine, D.H. (2004). Efficacy of chlorhexidine gluconate rinse for treatment and prevention of oral candidiasis in HIV-infected children: a pilot study. *Oral Surgery, Oral Medicine, Oral Pathology, Oral Radiology, and Endodontics* **97**, 204-207.

Barkvoll, P. & Attramadal, A. (1989). Effect of nystatin and chlorhexidine digluconate on Candida albicans. *Oral Surgery, Oral Medicine, Oral Pathology* **67**, 279-281.

Barkvoll, P. & Rolla, G. (1994). Triclosan protects the skin against dermatitis caused by sodium lauryl sulphate exposure. *Journal of Clinical Periodontology* **21**, 717-719.

Bauroth, K., Charles, C.H., Mankodi, S.M. *et al.* (2003). The efficacy of an essential oil antiseptic mouthrinse vs. dental floss in controlling interproximal gingivitis: a comparative study. *Journal of the American Dental Association* **134**, 359-365.

Beals, D., Ngo, T., Feng, Y. *et al.* (2000). Development and laboratory evaluation of a new toothbrush with a novel brush head design. *American Journal Dentistry* **13**, 5-14.

Beaudouin, E., Kanny, G., Morisset, M. *et al.* (2004). Immediate hypersensitivity to chlorhexidine: literature review. *Allergy and Immunology (Paris)* **36**, 123-126.

Beiswanger, B.B., Doyle, P.M., Jackson, R. *et al.* (1995). The clinical effect of dentifrices containing stabilised stannous fluoride on plaque formation and gingivitis – a six-month study with ad libitum brushing *Journal of Clinical Dentistry* **6**, 46-53.

Beiswanger, B.B., McClanahan, S.F., Bartizek, R.D. *et al.* (1997). The comparative efficacy of stabilized stannous fluoride dentifrice, peroxide/baking soda dentifrice and essential oil mouthrinse for the prevention of gingivitis. *Journal of Clinical Dentistry* **8**, 46-53.

Berchier, C.E., Slot, D.E. & Van Der Weijden, G.A. (2010). The efficacy of 0.12% chlorhexidine mouthrinse compared with 0.2% on plaque accumulation and periodontal parameters: a systematic review. *Journal of Clinical Periodontology* **37**, 829-839.

Blot, W.J., Winn, D.M. & Fraumeni, J.F., JR. (1983). Oral cancer and mouthwash. *Journal of the National Cancer Institute* **70**, 251-253.

Bolanowski, S.J., Gescheider, G.A. & Sutton, S.V. (1995). Relationship between oral pain and ethanol concentration in mouthrinses. *Journal of Periodontal Research* **30**, 192-197.

Bolden, T.E., Zambon, J.J., Sowinski, J. *et al.* (1992). The clinical effect of a dentifrice containing triclosan and a copolymer in a sodium fluoride/silica base on plaque formation and gingivitis: a six-month clinical study. *Journal of Clinical Dentistry* **3**, 125-131.

Bollen, C.M., Mongardini, C., Papaioannou, W., Van, S.D. & Quirynen, M. (1998). The effect of a one-stage full-mouth disinfection on different intra-oral niches. Clinical and microbiological observations. *Journal of Clinical Periodontology* **25**, 56-66.

Bollen, C.M., Vandekerckhove, B.N., Papaioannou, W., Van, E.J. & Quirynen, M. (1996). Full- versus partial-mouth disinfection in the treatment of periodontal infections. A pilot study: long-term microbiological observations. *Journal of Clinical Periodontology* **23**, 960-970.

Bonesvoll, P. (1978). Retention and plaque-inhibiting effect in man of chlorhexidine after multiple mouth rinses and retention and release of chlorhexidine after toothbrushing with a chlorhexidine gel. *Archives of Oral Biology* **23**, 295-300.

Bonesvoll, P. & Gjermo, P. (1978). A comparision between chlorhexidine and some quaternary ammonium compounds with regard to retention, salivary concentration and plaque-inhibiting effect in the human mouth after mouth rinses. *Archives of Oral Biology* **23**, 289-294.

Bonesvoll, P., Lokken, P. & Rolla, G. (1974a). Influence of concentration, time, temperature and pH on the retention of chlorhexidine in the human oral cavity after mouth rinses. *Archives of Oral Biology* **19**, 1025-1029.

Bonesvoll, P., Lokken, P., Rolla, G. & Paus, P.N. (1974b). Retention of chlorhexidine in the human oral cavity after mouth rinses. *Archives of Oral Biology* **19**, 209-212.

Boneta, A.E., Aguilar, M.M., Romeu, F.L. *et al.* (2010). Comparative investigation of the efficacy of triclosan/copolymer/sodium fluoride and stannous fluoride/sodium hexametaphosphate/zinc lactate dentifrices for the control of established supragingival plaque and gingivitis in a six-month clinical study. *Journal of Clinical Dentistry* **21**, 117-123.

Boyd, R.L. & Chun, Y.S. (1994). Eighteen-month evaluation of the effects of a 0.4% stannous fluoride gel on gingivitis in orthodontic patients. *American Journal of Orthodontics and Dentofacial Orthopedics* **105**, 35-41.

Brecx, M.C., Macdonald, L.L., Legary, K., Cheang, M. & Forgay, M.G. (1993). Long-term effects of Meridol and chlorhexidine mouthrinses on plaque, gingivitis, staining, and bacterial vitality. *Journal of Dental Research* **72**, 1194-1197.

Breslin, P.A. & Tharp, C.D. (2001). Reduction of saltiness and bitterness after a chlorhexidine rinse. *Chemical Senses* **26**, 105-116.

Brightman, L.J., Terezhalmy, G.T., Greenwell, H., Jacobs, M. & Enlow, D.H. (1991). The effects of a 0.12% chlorhexidine gluconate mouthrinse on orthodontic patients aged 11 through 17 with established gingivitis. *American Journal of Orthodontics and Dentofacial Orthopedics* **100**, 324-329.

Brown, A.R., Papasian, C.J., Shultz, P., Theisen, F.C. & Shultz, R.E. (1998). Bacteremia and intraoral suture removal: can an antimicrobial rinse help? *Journal of the American Dental Association* **129**, 1455-1461.

Bruhn, G., Netuschil, L., Richter, S., Brecx, M.C. & Hoffmann, T. (2002). Effect of a toothpaste containing triclosan on dental plaque, gingi-

vitis, and bleeding on probing – an investigation in periodontitis patients over 28 weeks. *Clinical Oral Investigations* **6**, 124-127.

Cancro, L.P., Paulovich, D.B., Bolton, S. & Picozzi, A. (1974). Dose response of chlorhexidine gluconate in a model in vivo plaque system. *Journal of Dental Research* **53, abstr. nß**. 765.

Centre For Clinical Practice (NICE) (2008). *Prophylaxis Against Infective Endocarditis: Antimicrobial Prophylaxis Against Infective Endocarditis in Adults and Children Undergoing Interventional Procedures*, National Institute for Health and Clinical Excellence (UK).

Chahine, L., Sempson, N. & Wagoner, C. (1997). The effect of sodium lauryl sulfate on recurrent aphthous ulcers: a clinical study. *Compendium of Continuing Education in Dentistry* **18**, 1238-1240.

Charles, C.H., Mostler, K.M., Bartels, L L. & Mankodi, S.M. (2004). Comparative antiplaque and antigingivitis effectiveness of a chlorhexidine and an essential oil mouthrinse: 6-month clinical trial. *Journal of Clinical Periodontology* **31**, 878-884.

Charles, C.H., Sharma, N.C., Galustians, H.J. *et al.* (2001). Comparative efficacy of an antiseptic mouthrinse and an antiplaque/antigingivitis dentifrice. A six-month clinical trial. *Journal of the American Dental Association* **132**, 670-675.

Chin, M.Y., Busscher, H.J., Evans, R., Noar, J. & Pratten, J. (2006). Early biofilm formation and the effects of antimicrobial agents on orthodontic bonding materials in a parallel plate flow chamber. *European Journal of Orthodontics* **28**, 1-7.

Christie, P., Claffey, N. & Renvert, S. (1998). The use of 0.2% chlorhexidine in the absence of a structured mechanical regimen of oral hygiene following the non-surgical treatment of periodontitis. *Journal of Clinical Periodontology* **25**, 15-23.

Ciancio, S.G. (1993). Alcohol in mouthrinse: lack of association with cancer. *Biological Therapies in Dentistry* **9**, 1-2.

Ciancio, S.G. (2000). Antiseptics and Antibiotics as Chemotherapeutic Agents for Periodontitis Management. *Compendium* **21**, 59-78.

Ciancio, S.G., Lauciello, F., Shibly, O., Vitello, M. & Mather, M. (1995). The effect of an antiseptic mouthrinse on implant maintenance: plaque and peri-implant gingival tissues. *Journal of Periodontology* **66**, 962-965.

Ciancio, S.G., Mather, M.L. & Bunnell, H.L. (1975). Clinical Evaluation of a Quaternary Ammonium-Containing Mouthrinse. *Journal of Periodontology* **46**, 397-401.

Claffey, N. (2003). Essential oil mouthwashes: a key component in oral health management. *Journal of Clinical Periodontology* **30**, 22-24.

Clark, W.B., Magnusson, I., Walker, C.B. & Marks, R.G. (1989). Efficacy of Perimed antibacterial system on established gingivitis. (I). Clinical results. *Journal of Clinical Periodontology* **16**, 630-635.

Clavero, J., Baca, P., Junco, P. & Gonzalez, M.P. (2003). Effects of 0.2% chlorhexidine spray applied once or twice daily on plaque accumulation and gingival inflammation in a geriatric population. *Journal of Clinical Periodontology* **30**, 773-777.

Clavero, J., Baca, P., Paloma, G.M. & Valderrama, M.J. (2006). Efficacy of chlorhexidine-thymol varnish (Cervitec) against plaque accumulation and gingival inflammation in a geriatric population. *Gerodontology* **23**, 43-47.

Claydon, N., Hunter, L., Moran, J. *et al.* (1996). A 6-month home-usage trial of 0.1% and 0.2% delmopinol mouthwashes (I). Effects on plaque, gingivitis, supragingival calculus and tooth staining. *Journal of Clinical Periodontology* **23**, 220-228.

Claydon, N., Manning, C.M., Darby-Dowman, A. *et al.* (2001). The effect of polyvinyl pyrrolidone on the clinical activity of 0.09% and 0.2% chlorhexidine mouthrinses. *Journal of Clinical Periodontology* **28**, 1037-1044.

Collaert, B., Attstrîm, R., De Bruyn, H. & Movert, R. (1992). The effect of delmopinol rinsing on dental plaque formation and gingivitis healing. *Journal of Clinical Periodontology* **19**, 274-280.

Corbin, A., Pitts, B., Parker, A. & Stewart, P. S. (2011). Antimicrobial penetration and efficacy in an in vitro oral biofilm model. *Antimicrobial Agents and Chemotherapy* **55**, 3338-3344.

Council on Dental Therapeutics (1986). Guidelines for acceptance of chemotherapeutic products for the control of supragingival dental plaque and gingivitis. *Journal of the American Dental Association* **112**, 529-532.

694 Parte 11 Terapia Periodontal Inicial | Controle de Infecção

Cubells, A.B., Dalmau, L.B., Petrone, M.E., Chaknis, P. & Volpe, A.R. (1991). The effect of A Triclosan/copolymer/fluoride dentifrice on plaque formation and gingivitis: a six-month clinical study. *Journal of Clinical Dentistry* **2**, 63-69.

Cummins, D. & Creeth, J.E. (1992). Delivery of antiplaque agents from dentifrices, gels, and mouthwashes. *Journal of Dental Research* **71**, 1439-1449.

Davies, R.M., Ellwood, R.P. & Davies, G.M. (2004). The effectiveness of a toothpaste containing triclosan and polyvinyl-methyl ether maleic acid copolymer in improving plaque control and gingival health: a systematic review. *Journal of Clinical Periodontology* **31**, 1029-1033.

Deasy, M.J., Singh, S.M., Rustogi, K.N. *et al.* (1991). Effect of a dentifrice containing triclosan and a copolymer on plaque formation and gingivitis. *Clinical Preventive Dentistry* **13**, 12-19.

Delgado, E., Garcia-Godoy, F., Montero-Aguilar, M., Mateo, L.R. & Ryan, M. (2018). A clinical investigation of a dual zinc plus arginine dentifrice in reducing established dental plaque and gingivitis over a six-month period of product use. *Journal of Clinical Dentistry* **29**, A33-40.

Denepitiya, J.L., Fine, D., Singh, S. *et al.* (1992). Effect upon plaque formation and gingivitis of a triclosan/copolymer/fluoride dentifrice: a 6-month clinical study. *American Journal of Dentistry* **5**, 307-311.

da Costa, L.F.N.P., Amaral, C.D.S.F., Barbirato, D.D.S., Leão, A.T.T., Fogacci, M.F. (2017). Chlorhexidine mouthwash as an adjunct to mechanical therapy in chronic periodontitis: a meta-analysis. *Journal of the American Dental Association* **148**, 308-318.

DePaola, L.G., Minah, G.E. & Overholser, C.D. (1996). Effect of an antiseptic mouthrinse on salivary microbiota. *American Journal of Dentistry* **9**, 93-95.

DePaola, L.G., Overholser, C.D., Meiller, T.F., Minah, G.E. & Niehaus, C. (1989). Chemotherapeutic inhibition of supragingival dental plaque and gingivitis development. *Journal of Clinical Periodontology* **16**, 311-315.

Di Carlo, F., Quaranta, A., Di, A.L. *et al.* (2008). Influence of amine fluoride/stannous fluoride mouthwashes with and without chlorhexidine on secretion of proinflammatory molecules by peri-implant crevicular fluid cells. *Minerva Stomatologica* **57**, 215-215.

Dodd, M.J., Larson, P.J., Dibble, S.L. *et al.* (1996). Randomized clinical trial of chlorhexidine versus placebo for prevention of oral mucositis in patients receiving chemotherapy. *Oncology Nursing Forum* **23**, 921-927.

Dolles, O.K. & Gjermo, P. (1980). Caries increment and gingival status during 2 years' use of chlorhexidine- and fluoride-containing dentifrices. *Scandinavian Journal of Dental Research* **88**, 22-27.

Donlan, R.M. & Costerton, J.W. (2002). Biofilms: survival mechanisms of clinically relevant microorganisms. *Clinical Microbiology Reviews* **15**, 167-193.

Eberhard, J., Jepsen, S., Jervoe-Storm, P.M., Needleman, I. & Worthington, H.V. (2008a). Full-mouth disinfection for the treatment of adult chronic periodontitis. *Cochrane Database of Systematic Reviews*, CD004622.

Eberhard, J., Jervoe-Storm, P.M., Needleman, I., Worthington, H. & Jepsen, S. (2008b). Full-mouth treatment concepts for chronic periodontitis: a systematic review. *Journal of Clinical Periodontology* **35**, 591-604.

Elad, S., Wexler, A., Garfunkel, A.A. *et al.* (2006). Oral candidiasis prevention in transplantation patients: a comparative study. *Clinical Transplantation* **20**, 318-324.

Eley, B.M. (1999). Antibacterial agents in the control of supragingival plaque – a review. *British Dental Journal* **186**, 286-296.

Ellepola, A.N. & Samaranayake, L.P. (2001). Adjunctive use of chlorhexidine in oral candidoses: a review. *Oral Diseases* **7**, 11-17.

Elworthy, A.J., Edgar, R., Moran, J. *et al.* (1995). A 6-month home-usage trial of 0.1% and 0.2% delmopinol mouthwashes (II). Effects on the plaque microflora. *Journal of Clinical Periodontology* **22**, 527-532.

Emilson, C.G. (1994). Potential efficacy of chlorhexidine against mutans streptococci and human dental caries. *Journal of Dental Research* **73**, 682-691.

Emilson, C.G. & Fornell, J. (1976). Effect of toothbrushing with chlorhexidine gel on salivary microflora, oral hygiene, and caries. *Scandinavian Journal of Dental Research* **84**, 308-319.

Epstein, J.B., Vickars, L., Spinelli, J. & Reece, D. (1992). Efficacy of chlorhexidine and nystatin rinses in prevention of oral complications in leukemia and bone marrow transplantation. *Oral Surgery, Oral Medicine, Oral Pathology* **73**, 682-689.

Escribano, M., Figuero, E., Martin, C. *et al.* (2016). Efficacy of adjunctive anti-plaque chemical agents: a systematic review and network meta-analyses of the Turesky modification of the Quigley and Hein plaque index. *Journal of Clinical Periodontology* **43**, 1059-1073.

Escribano, M., Herrera, D., Morante, S. *et al.* (2010). Efficacy of a low-concentration chlorhexidine mouth rinse in non-compliant periodontitis patients attending a supportive periodontal care programme: a randomized clinical trial. *Journal of Clinical Periodontology* **37**, 266-275.

Faveri, M., Gursky, L.C., Feres, M. *et al.* (2006). Scaling and root planing and chlorhexidine mouthrinses in the treatment of chronic periodontitis: a randomized, placebo-controlled clinical trial. *Journal of Clinical Periodontology* **33**, 819-828.

FDI Commission (2002a). Mouthrinses and dental caries. *International Dental Journal* **52**, 337-345.

FDI Commission (2002b). Mouthrinses and periodontal disease. *International Dental Journal* **52**, 346-352.

Federal Register (2004). Unpublished studies C.1 and C.2.

Felo, A., Shibly, O., Ciancio, S.G., Lauciello, F.R. & Ho, A. (1997). Effects of subgingival chlorhexidine irrigation on peri-implant maintenance. *American Journal of Dentistry* **10**, 107-110.

Feres, M., Gursky, L.C., Faveri, M., Tsuzuki, C.O. & Figueiredo, L.C. (2009). Clinical and microbiological benefits of strict supragingival plaque control as part of the active phase of periodontal therapy. *Journal of Clinical Periodontology* **36**, 857-867.

Fernandes-Naglik, L., Downes, J., Shirlaw, P. *et al.* (2001). The clinical and microbiological effects of a novel acidified sodium chlorite mouthrinse on oral bacterial mucosal infections. *Oral Diseases* **7**, 276-280.

Ferretti, G.A., Ash, R.C., Brown, A.T. *et al.* (1987). Chlorhexidine for prophylaxis against oral infections and associated complications in patients receiving bone marrow transplants. *Journal of the American Dental Association* **114**, 461-467.

Ferretti, G.A., Ash, R.C., Brown, A.T. *et al.* (1988). Control of oral mucositis and candidiasis in marrow transplantation: a prospective, double-blind trial of chlorhexidine digluconate oral rinse. *Bone Marrow Transplantation* **3**, 483-493.

Ferretti, G.A., Raybould, T.P., Brown, A.T. *et al.* (1990). Chlorhexidine prophylaxis for chemotherapy- and radiotherapy-induced stomatitis: a randomized double-blind trial. *Oral Surgery Oral Medicine Oral Pathology* **69**, 331-338.

Figuero, E., Herrera, D., Tobias, A. *et al.* (2019). Efficacy of adjunctive anti-plaque chemical agents in managing gingivitis: a systematic review and network meta-analyses. *Journal of Clinical Periodontology* **46**, 723-739.

Figuero, E., Roldan, S., Serrano, J. *et al.* (2020). Efficacy of adjunctive therapies in patients with gingival inflammation. A systematic review and meta-analysis. *Journal of Clinical Periodontology* **Suppl 22**, 125-143.

Fine, D.H. (1988). Mouthrinses as adjuncts for plaque and gingivitis management. A status report for the American Journal of Dentistry. *American Journal Dentistry* **1**, 259-263.

Fine, D.H., Furgang, D. & Barnett, M.L. (2001). Comparative antimicrobial activities of antiseptic mouthrinses against isogenic planktonic and biofilm forms of Actinobacillus actinomycetemcomitans. *Journal of Clinical Periodontology* **28**, 697-700.

Fine, D.H., Furgang, D., Barnett, M.L. *et al.* (2000). Effect of an essential oil-containing antiseptic mouthrinse on plaque and salivary Streptococcus mutans levels. *Journal of Clinical Periodontology* **27**, 157-161.

Fine, D.H., Furgang, D., McKiernan, M. *et al.* (2010). An investigation of the effect of an essential oil mouthrinse on induced bacteraemia: a pilot study. *Journal of Clinical Periodontology* **37**, 840-847.

Fine, D.H., Letizia, J. & Mandel, I. D. (1985). The effect of rinsing with Listerine antiseptic on the properties of developing plaque. *Journal of Clinical Periodontology* 12, 660-666.

Fine, D.H., Yip, J., Furgang, D. *et al.* (1993). Reducing bacteria in dental aerosols: procedural use of an antiseptic mouthrinse. *Journal of the American Dental Association* 124, 16-18.

Firatli, E., Unal, T. & Onan, U. (1994). Antioxidative activities of some chemotherapeutics: a possible mechanism of reducing inflammation. *Journal of Clinical Periodontology* 21, 680-683.

Fischman, S.L. (1994). A clinician's perspective on antimicrobial mouthrinses. *Journal of the American Dental Association* 125, 20-22.

Flemmig, T.F., Newman, M.G., Doherty, F.M. *et al.* (1990). Supragingival irrigation with 0.06% chlorhexidine in naturally occurring gingivitis. I. 6 month clinical observations. *Journal of Periodontology* 61, 112-117.

Flotra, L., Gjermo, P., Rolla, G. & Waerhaug, J. (1971). Side effects of chlorhexidine mouth washes. *Scandinavian Journal of Dental Research* 79, 119-125.

Foote, R.L., Loprinzi, C.L., Frank, A.R. *et al.* (1994). Randomized trial of a chlorhexidine mouthwash for alleviation of radiation-induced mucositis. *Journal of Clinical Oncology* 12, 2630-2633.

Fourrier, F., Dubois, D., Pronnier, P. *et al.* (2005). Effect of gingival and dental plaque antiseptic decontamination on nosocomial infections acquired in the intensive care unit: a double-blind placebo-controlled multicenter study. *Critical Care Medicine* 33, 1728-1735.

Francetti, L., Maggiore, E., Marchesi, A., Ronchi, G. & Romeo, E. (1991). Oral hygiene in subjects treated with diphenylhydantoin: effects of a professional program. *Prevenzione & Assistenza Dentale* 17, 40-43.

Francis, J.R., Addy, M. & Hunter, B. (1987a). A comparison of three delivery methods of chlorhexidine in handicapped children. II. Parent and house-parent preferences. *Journal of Periodontology* 58, 456-459.

Francis, J.R., Hunter, B. & Addy, M. (1987b). A comparison of three delivery methods of chlorhexidine in handicapped children. I. Effects on plaque, gingivitis, and toothstaining. *Journal of Periodontology* 58, 451-455.

Frascella, J.A., Fernandez, P., Gilbert, R.D. & Cugini, M. (2000). A randomized, clinical evaluation of the safety and efficacy of a novel oral irrigator. *American Journal of Dentistry* 13, 55-58.

Furuichi, Y., Ramberg, P., Lindhe, J., Nabi, N. & Gaffar, A. (1996). Some effects of mouthrinses containing salifluor on de novo plaque formation and developing gingivitis. *Journal of Clinical Periodontology* 23, 795-802.

Gaffar, A., Scherl, D., Afflitto, J. & Coleman, E.J. (1995). The effect of triclosan on mediators of gingival inflammation. *Journal of Clinical Periodontology* 22, 480-484.

Gallob, J.T., Lynch, M., Charles, C. *et al.* (2015). A randomized trial of ethyl lauroyl arginate-containing mouthrinse in the control of gingivitis. *Journal of Clinical Periodontology* 42, 740-747.

Garcia-Godoy, F., Garcia-Godoy, F., Devizio, W. *et al.* (1990). Effect of a triclosan/copolymer/fluoride dentifrice on plaque formation and gingivitis: a 7-month clinical study. *American Journal of Dentistry* 3, 15-26.

Genco, R.J. (1981). Antibiotics in the treatment of human periodontal diseases. *Journal of Periodontology* 52, 554-558.

Gilbert, R.J. & Williams, P.E. (1987). The oral retention and antiplaque efficacy of triclosan in human volunteers. *British Journal of Clinical Pharmacology* 23, 579-583.

Gjermo, P., Bonesvoll, P., Hjeljord, L.G. & Rolla, G. (1975). Influence of variation of pH of chlorhexidine mouth rinses on oral retention and plague-inhibiting effect. *Caries Research* 9, 74-82.

Gjermo, P., Bonesvoll, P. & Rolla, G. (1974). Relationship between plaque-inhibiting effect and retention of chlorhexidine in the human oral cavity. *Archives of Oral Biology* 19, 1031-1034.

Gordon, J.M., Lamster, I.B. & Seiger, M.C. (1985). Efficacy of Listerine antiseptic in inhibiting the development of plaque and gingivitis. *Journal of Clinical Periodontology* 12, 697-704.

Greenstein, G. (1999). Povidone-iodine's effects and role in the management of periodontal diseases: a review. *Journal of Periodontology* 70, 1397-1405.

Greenstein, G. (2002). Full-mouth therapy versus individual quadrant root planning: a critical commentary. *Journal of Periodontology* 73, 797-812.

Greenstein, G. (2004). Efficacy of full-mouth disinfection vs quadrant root planing. *Compendium of Continuing Education in Dentistry* 25, 380-386, 388.

Grossman, E., Hou, L., Bollmer, B.W. *et al.* (2002). Triclosan/pyrophosphate dentifrice: dental plaque and gingivitis effects in a 6-month randomized controlled clinical study. *Journal of Clinical Dentistry* 13, 149-157.

Grossman, E., Meckel, A.H., Isaacs, R.L. *et al.* (1989). A clinical comparison of antibacterial mouthrinses: effects of chlorhexidine, phenolics, and sanguinarine on dental plaque and gingivitis. *Journal of Periodontology* 60, 435-440.

Grossman, E., Rieter, G. & Sturzenberger, O.P. (1986). Six-month study of the effects of a chlorhexidine mouthrinse on gingivitis in adults. *Journal of Periodontal Research* Suppl, 33-43.

Guggenheim, B. & Meier, A. (2011). In vitro effect of chlorhexidine mouth rinses on polyspecies biofilms. *Schweizer Monatsschrift fur Zahnmedizin* 121, 432-441.

Gunsolley, J.C. (2006). A meta-analysis of six-month studies of antiplaque and antigingivitis agents. *Journal of the American Dental Association* 137, 1649-1657.

Gunsolley, J.C. (2010). Clinical efficacy of antimicrobial mouthrinses. *Journal of Dentistry* 38 Suppl 1, S6-10.

Han, J., Qiu, W., Campbell, E.C., White, J.C. & Xing, B. (2017). Nylon bristles and elastomers retain centigram levels of triclosan and other chemicals from toothpastes: accumulation and uncontrolled release. *Environmental Science & Technology* 51, 12264-12273.

Hancock, E.B. (1996). Periodontal diseases: prevention. *Annals of Periodontology* 1, 223-249.

Hannah, J.J., Johnson, J.D. & Kuftinec, M.M. (1989). Long-term clinical evaluation of toothpaste and oral rinse containing sanguinaria extract in controlling plaque, gingival inflammation, and sulcular bleeding during orthodontic treatment. *American Journal of Orthodontics and Dentofacial Orthopedics* 96, 199-207.

Haps, S., Slot, D.E., Berchier, C.E. & Van Der Weijden, G.A. (2008). The effect of cetylpyridinium chloride-containing mouth rinses as adjuncts to toothbrushing on plaque and parameters of gingival inflammation: a systematic review. *International Journal of Dental Hygiene* 6, 290-303.

Harini, P.M. & Anegundi, R.T. (2010). Efficacy of a probiotic and chlorhexidine mouth rinses: a short-term clinical study. *Journal of Indian Society of Pedodontics and Preventive Dentistry* 28, 179-182.

Harjai, K., Kumar, R. & Singh, S. (2010). Garlic blocks quorum sensing and attenuates the virulence of Pseudomonas aeruginosa. *FEMS Immunology and Medical Microbiology* 58, 161-168.

Harper, D.S., Mueller, L.J., Fine, J.B., Gordon, J.M. & Laster, L.L. (1990). Clinical efficacy of a dentifrice and oral rinse containing sanguinaria extract and zinc chloride during 6 months of use. *Journal of Periodontology* 61, 352-358.

Harper, P.R., Milsom, S., Wade, W. *et al.* (1995). An approach to efficacy screening of mouthrinses: studies on a group of French products (II). Inhibition of salivary bacteria and plaque in vivo. *Journal of Clinical Periodontology* 22, 723-727.

Harrap, G.J. (1974). Assessment of the effect of dentifrices on the growth of dental plaque. *Journal of Clinical Periodontology* 1, 166-174.

Hartnett, A.C. & Shiloah, J. (1991). The treatment of acute necrotizing ulcerative gingivitis. *Quintessence International* 22, 95-100.

Hase, J.C., Attstrom, R., Edwardsson, S., Kelty, E. & Kisch, J. (1998). 6-month use of 0.2% delmopinol hydrochloride in comparison with 0.2% chlorhexidine digluconate and placebo. (I). Effect on plaque formation and gingivitis. *Journal of Clinical Periodontology* 25, 746-753.

Hasturk, H., Nunn, M.E., Warbington, M. & Van Dyke, T.E. (2004). Efficacy of a fluoridated hydrogen peroxide-based mouthrinse for the treatment of gingivitis: a randomized clinical trial. *Journal of Periodontology* 75, 57-65.

Hatti, S., Ravindra, S., Satpathy, A., Kulkarni, R.D. & Parande, M.V. (2007). Biofilm inhibition and antimicrobial activity of a dentifrice containing salivary substitutes. *International Journal of Dental Hygiene* **5**, 218-224.

Hawkins, D.R., Rocabayera, X., Ruckman, S., Segret, R. & Shaw, D. (2009). Metabolism and pharmacokinetics of ethyl N(alpha)-lauroyl-L-arginate hydrochloride in human volunteers. *Food and Chemical Toxicology* **47**, 2711-2715.

Heitz-Mayfield, L.J., Salvi, G.E., Botticelli, D. *et al.* (2011). Anti-infective treatment of peri-implant mucositis: a randomised controlled clinical trial. *Clinical Oral Implants Research* **22**, 237-241.

Herlofson, B.B. & Barkvoll, P. (1996). The effect of two toothpaste detergents on the frequency of recurrent aphthous ulcers. *Acta Odontologica Scandinavica* **54**, 150-153.

Herrera, D., Alonso, B., Leon, R., Roldan, S. & Sanz, M. (2008). Antimicrobial therapy in periodontitis: the use of systemic antimicrobials against the subgingival biofilm. *European Journal of Orthodontics* **35**, 45-66.

Herrera, D., Escudero, N., Perez, L. *et al.* (2018). Clinical and microbiological effects of the use of a cetylpyridinium chloride dentifrice and mouth rinse in orthodontic patients: a 3-month randomized clinical trial. *European Journal of Orthodontics* **40**, 465-474.

Herrera, D., Roldan, S., Santacruz, I. *et al.* (2003). Differences in antimicrobial activity of four commercial 0.12% chlorhexidine mouthrinse formulations: an in vitro contact test and salivary bacterial counts study. *Journal of Clinical Periodontology* **30**, 307-314.

Herrera, D., Van Winkelhoff, A.J., Dellemijn-Kippuw, N., Winkel, E.G. & Sanz, M. (2000). Beta-lactamase producing bacteria in the subgingival microflora of adult patients with periodontitis. A comparison between Spain and The Netherlands. *Journal of Clinical Periodontology* **27**, 520-525.

Hioe, K.P. & Van Der Weijden, G.A. (2005). The effectiveness of self-performed mechanical plaque control with triclosan containing dentifrices. *International Journal of Dental Hygiene* **3**, 192-204.

Hita-Iglesias, P., Torres-Lagares, D., Flores-Ruiz, R. *et al.* (2008). Effectiveness of chlorhexidine gel versus chlorhexidine rinse in reducing alveolar osteitis in mandibular third molar surgery. *Journal of Oral and Maxillofacial Surgery* **66**, 441-445.

Hossainian, N., Slot, D.E., Afennich, F. & Van Der Weijden, G.A. (2011). The effects of hydrogen peroxide mouthwashes on the prevention of plaque and gingival inflammation: a systematic review. *International Journal of Dental Hygiene* **9**, 171-181.

Hu, D., Zhang, J., Wan, H. *et al.* (1997). [Efficacy of a triclosan/copolymer dentifrice in the control of plaque and gingivitis: a six-month study in China.] *Hua Xi Kou Qiang Yi Xue Za Zhi* **15**, 333-335.

Hu, D., Zhang, Y.P., Petrone, M. *et al.* (2005). Clinical effectiveness of a triclosan/copolymer/sodium fluoride dentifrice in controlling oral malodor: a 3-week clinical trial. *Oral Diseases* **11 Suppl 1**, 51-53.

Hugo, W.B. & Longworth, A.R. (1964). Some aspects of the mode of action of chlorhexidine. *Journal of Pharmacy and Pharmacology* **16**, 655-662.

Hugo, W.B. & Longworth, A.R. (1965). Cytological aspects of the mode of action of chlorhexidine diacetate. *Journal of Pharmacy and Pharmacology* **17**, 28-32.

Hugo, W.B. & Longworth, A.R. (1966). The effect of chlorhexidine on the electrophoretic mobility, cytoplasmic constituents, dehydrogenase activity and cell walls of Escherichia coli and Staphylococcus aureus. *Journal of Pharmacy and Pharmacology* **18**, 569-578.

Hugoson, A. & Jordan, T. (2004). Frequency distribution of individuals aged 20-70 years according to severity of periodontal disease. *Community Dentistry and Oral Epidemiology* **10**, 187-192.

Hugoson, A., Norderyd, O., Slotte, C. & Thorstensson, H. (1998). Oral hygiene and gingivitis in a Swedish adult population (1973, 1983 and 1993). *Journal of Clinical Periodontology* **25**, 807-812.

Hull, P.S. (1980). Chemical inhibition of plaque. *Journal of Clinical Periodontology* **7**, 431-442.

Husseini, A., Slot, D.E. & Van Der Weijden, G.A. (2008). The efficacy of oral irrigation in addition to a toothbrush on plaque and the clinical parameters of periodontal inflammation: a systematic review. *International Journal of Dental Hygiene* **6**, 304-314.

Imrey, P.B., Chilton, N.W., Pihlstrom, B.L. *et al.* (1994). Recommended revisions to American Dental Association guidelines for acceptance of chemotherapeutic products for gingivitis control. Report of the Task Force on Design and Analysis in Dental and Oral Research to the Council on Therapeutics of the American Dental Association. *Journal of Periodontal Research* **29**, 299-304.

Iniesta, M., Herrera, D., Montero, E. *et al.* (2012). Probiotic effects of orally administered Lactobacillus reuteri-containing tablets on the subgingival and salivary microbiota in patients with gingivitis. A randomized clinical trial. *Journal of Clinical Periodontology* **39**, 736-744.

James, P., Worthington, H.V., Parnell, C. *et al.* (2017). Chlorhexidine mouthrinse as an adjunctive treatment for gingival health. *Cochrane Database of Systematic Reviews* **3**, CD008676.

Jassoma, E., Baeesa, L. & Sabbagh, H. (2019). The antiplaque/anticariogenic efficacy of Salvadora persica (Miswak) mouthrinse in comparison to that of chlorhexidine: a systematic review and meta-analysis. *BMC Oral Health* **19**, 64.

Jenkins, S., Addy, M. & Newcombe, R.G. (1989). Comparison of two commercially available chlorhexidine mouthrinses: II. Effects on plaque reformation, gingivitis and tooth staining. *Clinical Preventive Dentistry* **11**, 12-16.

Jenkins, S., Addy, M. & Newcombe, R.G. (1991a). Triclosan and sodium lauryl suphate mouthrinses. I. Effects on salivary bacterial counts. *Journal of Clinical Periodontology* **18**, 140-144.

Jenkins, S., Addy, M. & Newcome, R. (1991b). Triclosan and sodium lauryl sulphate mouthrinses. (II). Effects of 4-day plaque regrowth. *Journal of Clinical Periodontology* **18**, 145-148.

Jenkins, S., Addy, M. & Wade, W.G. (1988). The mechanism of action of chlorhexidine. A study of plaque growth on enamel inserts in vivo *Journal of Clinical Periodontology* **15**, 415-424.

Johansen, C., Falholt, P. & Gram, L. (1997). Enzymatic removal and disinfection of bacterial biofilms. *Applied and Environmental Microbiology* **63**, 3724-3728.

Johansen, J.R., Gjermo, P. & Eriksen, H.M. (1975). Effect of 2-years' use of chlorhexidine-containing dentifrices on plaque, gingivitis, and caries. *Scandinavian Journal of Dental Research* **83**, 288-292.

Jokinen, M.A. (1978). Prevention of postextraction bacteremia by local prophylaxis. *International Journal of Oral Surgery* **7**, 450-452.

Jones, D.S., McGovern, J.G., Woolfson, A.D. & Gorman, S.P. (1997). The effects of hexetidine (Oraldene) on the adherence of Candida albicans to human buccal epithelial cells in vitro and ex vivo; and on in vitro morphogenesis. *Pharmaceutical Research* **14**, 1765-1771.

Joyston-Bechal, S. & Hernaman, N. (1993). The effect of a mouthrinse containing chlorhexidine and fluoride on plaque and gingival bleeding. *Journal of Clinical Periodontology* **20**, 49-53.

Kalaga, A., Addy, M. & Hunter, B. (1989a). Comparison of chlorhexidine delivery by mouthwash and spray on plaque accumulation. *Journal of Periodontology* **60**, 127-130.

Kalaga, A., Addy, M. & Hunter, B. (1989b). The use of 0.2% chlorhexidine spray as an adjunct to oral hygiene and gingival health in physically and mentally handicapped adults. *Journal of Periodontology* **60**, 381-385.

Kanchanakamol, U., Umpriwan, R., Jotikasthira, N. *et al.* (1995). Reduction of plaque formation and gingivitis by a dentifrice containing triclosan and copolymer. *Journal of Periodontology* **66**, 109-112.

Kaufman, A.Y., Tal, H., Perlmutter, S. & Shwartz, M.M. (1989). Reduction of dental plaque formation by chlorhexidine dihydrochloride lozenges. *Journal of Periodontal Research* **24**, 59-62.

Kinane, D.F. (1998). The role of interdental cleaning in effective plaque control: need for interdental cleaning in primary and secondary prevention. In: Lang, N.P., Attström, R. & Löe, H., eds. *Proceedings of the European Workshop on Mechanical Plaque Control*. London: Quintessence, pp. 156-158.

Kirstila, V., Lenander-Lumikari, M. & Tenovuo, J. (1994). Effects of a lactoperoxidase-system-containing toothpaste on dental plaque and whole saliva in vivo. *Acta Odontologica Scandinavica* **52**, 346-353.

Kjaerheim, V., Skaare, A. & Barkvoll, P. (1996). Antiplaque, antibacterial and anti-inflammatory properties of triclosan mouthrinse in combination with zinc citrate or polyvinylmethylether maleic acid

(PVA-MA) copolymer. *European Journal of Oral Sciences* **104**, 529-534.

Koch, G.G. & Paquette, D.W. (1997). Design principles and statistical considerations in periodontal clinical trials. *Annals of Periodontology* **2**, 42-63.

Kolahi, J., Soolari, A., Ghalayani, P., Varshosaz, J. & Fazilaty, M. (2008). Newly formulated chlorhexidine gluconate chewing gum that gives both anti-plaque effectiveness and an acceptable taste: a double blind, randomized, placebo-controlled trial. *Journal of the International Academy of Periodontology* **10**, 38-44.

Kopczyk, R.A., Abrams, H., Brown, A.T., Matheny, J.L. & Kaplan, A.L. (1991). Clinical and microbiological effects of a sanguinaria-containing mouthrinse and dentifrice with and without fluoride during 6 months of use. *Journal of Periodontology* **62**, 617-622.

Kornman, K.S. (1986a). Antimicrobial agents. In Löe, H. & Kleinman, D.V., eds. *Dental Plaque Control Measures and Oral Hygiene Practices.* Oxford: IRL Press, pp. 121-142.

Kornman, K.S. (1986b). The role of supragingival plaque control in the prevention and treatment of periodontal diseases. A review of current concepts. *Journal of Periodontal Research* **21**, 5-22.

Kozlovsky, A., Goldberg, S. & Natour, L. (1996). Efficacy of a 2-phase oil-water mouthrinse in controlling oral malodor, gingivitis and plaque. *Journal of Periodontology* **67**, 577-582.

Krasse, P., Carlsson, B., Dahl, C. *et al.* (2006). Decreased gum bleeding and reduced gingivitis by the probiotic Lactobacillus reuteri. *Swedish Dental Journal* **30**, 55-60.

Lamster, I.B. (1983). The effect of Listerine antiseptic (r) on reduction of existing plaque and gingivitis. *Clinical Preventive Dentistry* **5**, 12-16.

Lang, N.P., Hase, J.C., Grassi, M. *et al.* (1998). Plaque formation and gingivitis after supervised mouthrinsing with 0.2% delmopinol hydrochloride, 0.2% chlorhexidine digluconate and placebo for 6 months. *Oral Diseases* **4**, 105-113.

Lang, N.P. & Newman, H.N. (1997). Consensus report of sesion II. In: Lang, N.P., Karring, T. & Lindhe, J. (eds.) *Proceedings of the 2nd European Workshop on Periodontology Chemicals in Periodontics.* London: Quintessence, pp. 192-195.

Lang, N.P. & Raber, K. (1981). Use of oral irrigators as vehicle for the application of antimicrobial agents in chemical plaque control. *Journal of Clinical Periodontology* **8**, 177-188.

Lang, N.P., Tan, W.C., Krahenmann, M.A. & Zwahlen, M. (2008). A systematic review of the effects of full-mouth debridement with and without antiseptics in patients with chronic periodontitis. *Journal of Clinical Periodontology* **35**, 8-21.

Lang, W.P., Ronis, D.L. & Farghaly, M.M. (1995). Preventive behaviors as correlates of periodontal health status. *Journal of Public Health Dentistry* **55**, 10-17.

Lanzos, I., Herrera, D., Santos, S. *et al.* (2010). Mucositis in irradiated cancer patients: effects of an antiseptic mouthrinse. *Medicina oral Patologia oral y Cirugia Bucal* **15**, e732-e738.

Lanzos, I., Herrera, D., Santos, S. *et al.* (2011). Microbiological effects of an antiseptic mouthrinse in irradiated cancer patients. *Medicina oral Patologia oral y Cirugia Bucal* **16**, e1036-e1042.

Laspisa, S., Singh, S. & Deasy, M. (1994). Efficacy of Listerine as a post-surgical antimicrobial rinse. *American Journal of Dentistry* **7**, 5-8.

Lavstedt, S., Mordeer, T. & Welander, E. (1982). Plaque and gingivitis in a group of Swedish school children with particular reference to tooth brushing habits. *Acta Odontologica Scandinavica* **40**, 307-311.

Leverett, D.H., McHugh, W.D. & Jensen, O.E. (1984). Effect of daily rinsing with stannous fluoride on plaque and gingivitis: final report. *Journal of Dental Research* **63**, 1083-1086.

Leverett, D.H., McHugh, W.D. & Jensen, O.E. (1986). Dental caries and staining after twenty-eight months of rinsing with stannous fluoride or sodium fluoride. *Journal of Dental Research* **65**, 424-427.

Levin, L., Samorodnitzky-Naveh, G.R. & Machtei, E.E. (2008). The association of orthodontic treatment and fixed retainers with gingival health. *Journal of Periodontology* **79**, 2087-2092.

Lin, G.H.Y., Voss, K.H. & Davidson, T.J. (1991). Acute inhalation toxicity of cetylpyridinium chloride. *Food and Chemical Toxicology* **29**, 851-854.

Lindhe, J., Rosling, B., Socransky, S.S. & Volpe, A.R. (1993). The effect of a triclosan-containing dentifrice on established plaque and gingivitis. *Journal of Clinical Periodontology* **20**, 327-334.

Lobene, R.R., Kashket, S. & Soparkar, P.M. (1979). The effect of cetylpyridinium chloride on human plaque bacteria and gingivitis. *Pharmacology and Therapeutics for Dentistry* **4**, 33-47.

Lobene, R.R., Soparkar, P.M. & Newman, M.B. (1986). The effects of a sanguinaria dentifrice on plaque and gingivitis. *Compendium of Continuing Education in Dentistry* **Suppl 7**, S185-S188.

Lockhart, P.B. (1996). An analysis of bacteremias during dental extractions. A double-blind, placebo-controlled study of chlorhexidine. *Archives of Internal Medicine* **156**, 513-520.

Löe, H. (1965). Experimental gingivitis in man. *Journal of Periodontology* **36**, 177-187.

Löe, H. & Schiott, C.R. (1970). The effect of mouthrinses and topical application of chlorhexidine on the development of dental plaque and gingivitis in man. *Journal of Periodontal Research* **5**, 79-83.

Löe, H., Schiott, C.R., Karring, G. & Karring, T. (1976). Two years oral use of chlorhexidine in man. I. General design and clinical effects. *Journal of Periodontal Research* **11**, 135-144.

Loesche, W.J. (1976). Chemotherapy of dental plaque infections. *Oral Sciences Reviews* **9**, 65-107.

Logothetis, D.D. & Martinez-Welles, J.M. (1995). Reducing bacterial aerosol contamination with a chlorhexidine gluconate pre-rinse. *Journal of the American Dental Association* **126**, 1634-1639.

MacFarlane, T.W., Ferguson, M.M. & Mulgrew, C.J. (1984). Post-extraction bacteraemia: role of antiseptics and antibiotics. *British Dental Journal* **156**, 179-181.

MacGregor, I.D.M., Balding, J.W. & Regis, D. (1998). Flossing behaviour in English adolescents. *Journal of Clinical Periodontology* **25**, 291-296.

Mallatt, M., Mankodi, S., Bauroth, K. *et al.* (2007). A controlled 6-month clinical trial to study the effects of a stannous fluoride dentifrice on gingivitis. *Journal of Clinical Periodontology* **34**, 762-767.

Mankodi, S., Bartizek, R.D., Winston, J.L. *et al.* (2005a). Anti-gingivitis efficacy of a stabilized 0.454% stannous fluoride/sodium hexametaphosphate dentifrice. *Journal of Clinical Periodontology* **32**, 75-80.

Mankodi, S., Bauroth, K., Witt, J.J. *et al.* (2005b). A 6-month clinical trial to study the effects of a cetylpyridinium chloride mouthrinse on gingivitis and plaque. *American Journal of Dentistry* **18** Spec No, 9a-14a.

Mankodi, S., Petrone, D.M., Battista, G. *et al.* (1997). Clinical efficacy of an optimized stannous fluoride dentifrice, Part 2: A 6-month plaque/gingivitis clinical study, northeast USA. *Compendium of Continuing Education in Dentistry* **18** Spec No, 10-5.

Mankodi, S., Walker, C., Conforti, N. *et al.* (1992). Clinical effect of a triclosan-containing dentifrice on plaque and gingivitis: a six-month study. *Clinical Preventive Dentistry* **14**, 4-10.

Mann, J., Vered, Y., Babayof, I. *et al.* (2001). The comparative anticaries efficacy of a dentifrice containing 0.3% triclosan and 2.0% copolymer in a 0.243% sodium fluoride/silica base and a dentifrice containing 0.243% sodium fluoride/silica base: a two-year coronal caries clinical trial on adults in Israel. *Journal of Clinical Dentistry* **12**, 71-76.

Margarone, J., Thines, T.J., Drinnan, A.J. & Ciancio, S.G. (1984). The effects of alcohol and cetylpyridinium chloride on the buccal mucosa of the hamster. *Journal of Oral and Maxillofacial Surgery* **42**, 111-113.

Marinone, M.G. & Savoldi, E. (2000). Chlorhexidine and taste. Influence of mouthwashes concentration and of rinsing time. *Minerva Stomatologica* **49**, 221-226.

Marsh, P.D. & Bradshaw, D.J. (1995). Dental plaque as biofilm. *Journal of Industrial Microbiology* **15**, 169-175.

Maruniak, J., Clark, W.B., Walker, C.B. *et al.* (1992). The effect of 3 mouthrinses on plaque and gingivitis development. *Journal of Clinical Periodontology* **19**, 19-23.

Mascarenhas, A.K., Allen, C.M. & Moeschberger, M.L. (2002). The association between Viadent use and oral leukoplakia – results of a matched case-control study. *Journal of Public Health Dentistry* **62**, 158-162.

Mauriello, S.M. & Bader, J.D. (1988). Six-month effects of a sanguinarine dentifrice on plaque and gingivitis. *Journal of Periodontology* **59**, 238-243.

Mayanagi, G., Kimura, M., Nakaya, S. *et al*. (2009). Probiotic effects of orally administered Lactobacillus salivarius WB21-containing tablets on periodontopathic bacteria: a double-blinded, placebo-controlled, randomized clinical trial. *Journal of Clinical Periodontology* **36**, 506-513.

McClanahan, S.F., Beiswanger, B.B., Bartizek, R.D. *et al*. (1997). A comparison of stabilized stannous fluoride dentifrice and triclosan/copolymer dentifrice for efficacy in the reduction of gingivitis and gingival bleeding: six-month clinical results. *Journal of Clinical Dentistry* **8**, 39-45.

McCoy, C.P., Jones, D.S., McGovern, J.G., Gorman, S.P. & Woolfson, A.D. (2000). Determination of the salivary retention of hexetidine in-vivo by high-performance liquid chromatography. *Journal of Pharmacy and Pharmacology* **52**, 1355-1359.

McKinney, J.E. & Wu, W. (1985). Chemical softening and wear of dental composites. *Journal of Dental Research* **64**, 1326-1331.

Mengel, R., Wissing, E., Schmitz-Habben, A. & Flores-De-Jacoby, L. (1996). Comparative study of plaque and gingivitis prevention by AmF/SnF2 and NaF. A clinical and microbiological 9-month study. *Journal of Clinical Periodontology* **23**, 372-378.

Menghini, P. & Sapelli, P.L. (1980). [Use of hexetidine as an oral cavity antiseptic.] *Minerva Stomatologica* **29**, 159-162.

Merianos, J.J. (1991). Quaternary ammonium antimicrobial compounds in disinfection, sterilization and preservation. In: Block, S.S., ed. *Disinfection, Sterilization and Preservation*. Philadelphia: Lea & Febiger Co., pp. 225-255.

Miller, J.T., Shannon, I.L., Kilgore, W.G. & Bookman, J.E. (1969). Use of a water-free stannous fluoride-containing gel in the control of dental hypersensitivity. *Journal of Periodontology* **40**, 490-491.

Minguez-Serra, M.P., Salort-Llorca, C. & Silvestre-Donat, F.J. (2009). Chlorhexidine in the prevention of dry socket: effectiveness of different dosage forms and regimens. *Medicina Oral Patologia Oral y Cirugia Bucal* **14**, e445-e449.

Montero, E., Iniesta, M., Rodrigo, M. *et al*. (2017). Clinical and microbiological effects of the adjunctive use of probiotics in the treatment of gingivitis: a randomized controlled clinical trial. *Journal of Clinical Periodontology* **44**, 708-716.

Moran, J., Addy, M. & Newcombe, R. (1988a). A clinical trial to assess the efficacy of sanguinarine-zinc mouthrinse (Veadent) compared with chlorhexidine mouthrinse (Corsodyl). *Journal of Clinical Periodontology* **15**, 612-616.

Moran, J., Addy, M. & Newcombe, R. (1989). Comparison of the effect of toothpastes containing enzymes or antimicrobial compounds with a conventional fluoride toothpaste on the development of plaque and gingivitis. *Journal of Clinical Periodontology* **16**, 295-299.

Moran, J., Addy, M. & Newcombe, R.G. (1988b). The antibacterial effect of toothpastes on the salivary flora. *Journal of Clinical Periodontology* **15**, 193-199.

Moran, J., Addy, M., Wade, W. G. & Maynard, J.H. (1992). A comparison of delmopinol and chlorhexidine on plaque regrowth over a 4-day period and salivary bacterial counts. *Journal of Clinical Periodontology* **19**, 749-753.

Moran, J., Addy, M., Wade, W.G. & Milson, S. (1995). The effect of oxidising mouthrinses compared with chlorhexidine on salivary bacterial counts and plaque regrowth. *Journal of Clinical Periodontology* **22**, 750-755.

Nabi, N., Kashuba, B., Lucchesi, S. *et al*. (1996). in vitro and in vivo studies on salifluor/PVM/MA copolymer/NaF combination as an antiplaque agent. *Journal of Clinical Periodontology* **23**, 1084-1092.

Nash, E.S. & Addy, M. (1979). The use of chlorhexidine gluconate mouthrinses in patients with intermaxillary fixation. *British Journal of Oral Surgery* **17**, 251-255.

Nelson, J.W. & Lyster, S.C. (1946). The toxicity of myristyl-gamma-picolinium chloride. *Journal of the American Pharmaceutical Association (Science Edition)* **35**, 89-94.

Netuschil, L., Weiger, R., Preisler, R. & Brecx, M.C. (1995). Plaque bacteria counts and vitality during chlorhexidine, meridol and listerine mouthrinses. *European Journal of Oral Sciences* **103**, 355-361.

Niles, H.P., Hunter, C.M., Vazquez, J., Williams, M.I. & Cummins, D. (2003). Clinical comparison of Colgate Total Advanced Fresh vs a commercially available fluoride breath-freshening toothpaste in reducing breath odor overnight: a multiple-use study. *Compendium of Continuing Education in Dentistry* **24**, 29-33.

O'Neil, T.C. & Figures, K.H. (1982). The effects of chlorhexidine and mechanical methods of plaque control on the recurrence of gingival hyperplasia in young patients taking phenytoin. *British Dental Journal* **152**, 130-133.

Ogaard, B., Alm, A.A., Larsson, E. & Adolfsson, U. (2006). A prospective, randomized clinical study on the effects of an amine fluoride/stannous fluoride toothpaste/mouthrinse on plaque, gingivitis and initial caries lesion development in orthodontic patients. *European Journal of Orthodontics* **28**, 8-12.

Olsen, I. (1975). Denture stomatitis. The clinical effects of chlorhexidine and amphotericin B. *Acta Odontologica Scandinavica* **33**, 47-52.

Olympio, K.P., Bardal, P.A., De, M.B., Jr. & Buzalaf, M.A. (2006). Effectiveness of a chlorhexidine dentifrice in orthodontic patients: a randomized-controlled trial. *Journal of Clinical Periodontology* **33**, 421-426.

Otten, M.P., Busscher, H.J., Van Der Mei, H.C., Van Hoogmoed, C.G. & Abbas, F. (2011). Acute and substantive action of antimicrobial toothpastes and mouthrinses on oral biofilm in vitro. *European Journal of Oral Sciences* **119**, 151-155.

Ouhayoun, J.P. (2003). Penetrating the plaque biofilm: impact of essential oil mouthwash. *Journal of Clinical Periodontology* **30 Suppl. 5**, 10-12.

Overholser, C.D., Jr. (1988). Longitudinal clinical studies with antimicrobial mouthrinses. *Journal of Clinical Periodontology* **15**, 517-519.

Overholser, C.D., Meiller, T.F., Depaola, L.G. *et al*. (1990). Comparative effects of 2 chemotherapeutic mouthrinses on the development of supragingival dental plaque and gingivitis. *Journal of Clinical Periodontology* **17**, 575-579.

Palomo, F., Wantland, L., Sanchez, A. *et al*. (1994). The effect of three commercially available dentifrices containing triclosan on supragingival plaque formation and gingivitis: a six month clinical study. *International Dental Journal* **44**, 75-81.

Pan, P.H., Barnett, M.L., Coelho, J., Brogdon, C. & Finnegan, M.B. (2000). Determination of the in situ bactericidal activity of an essential oil mouthrinse using a vital stain method. *Journal of Clinical Periodontology* **27**, 256-261.

Pan, P.H., Finnegan, M.B., Sturdivant, L. & Barnett, M.L. (1999). Comparative antimicrobial activity of an essential oil and an amine fluoride/stannous fluoride mouthrinse in vitro. *Journal of Clinical Periodontology* **26**, 474-476.

Panagakos, F.S., Volpe, A.R., Petrone, M.E. *et al*. (2005). Advanced oral antibacterial/anti-inflammatory technology: a comprehensive review of the clinical benefits of a triclosan/copolymer/fluoride dentifrice. *Journal of Clinical Dentistry* **16 Suppl**, S1-19.

Pannuti, C.M., Saraiva, M.C., Ferraro, A. *et al*. (2003). Efficacy of a 0.5% chlorhexidine gel on the control of gingivitis in Brazilian mentally handicapped patients. *Journal of Clinical Periodontology* **30**, 573-576.

Paraskevas, S., Danser, M.M., Timmerman, M.F. *et al*. (2004). Amine fluoride/stannous fluoride and incidence of root caries in periodontal maintenance patients. A 2 year evaluation. *Journal of Clinical Periodontology* **31**, 965-971.

Paraskevas, S., Rosema, N.A., Versteeg, P. *et al*. (2008). Chlorine dioxide and chlorhexidine mouthrinses compared in a 3-day plaque accumulation model. *Journal of Periodontology* **79**, 1395-1400.

Paraskevas, S., Timmerman, M.F., Van, D.V. & Van Der Weijden, G.A. (2006). Additional effect of dentifrices on the instant efficacy of toothbrushing. *Journal of Periodontology* **77**, 1522-1527.

Paraskevas, S. & Van Der Weijden, G.A. (2006). A review of the effects of stannous fluoride on gingivitis. *Journal of Clinical Periodontology* **33**, 1-13.

Paraskevas, S., Versteeg, P.A., Timmerman, M.F. *et al*. (2005). The effect of a dentifrice and mouth rinse combination containing amine fluoride/stannous fluoride on plaque and gingivitis: a 6-month field study. *Journal of Clinical Periodontology* **32**, 757-764.

Park, J.C., Han, J., Lee, M.C., Seo, J.S. & Lee, J.S. (2017). Effects of triclosan (TCS) on fecundity, the antioxidant system, and oxidative stress-mediated gene expression in the copepod Tigriopus japonicus. *Aquatic Toxicology* **189**, 16-24.

Penugonda, B., Settembrini, L., Scherer, W., Hittelman, E. & Strassler, H. (1994). Alcohol-containing mouthwashes: effect on composite hardness. *Journal of Clinical Dentistry* **5**, 60-62.

Perlich, M.A., Bacca, L.A., Bollmer, B.W. & Lanzalaco, A.C. (1995). The clinical effect of a stabilized stannous fluoride dentifrice on plaque formation, gingivitis and gingival bleeding: a six-month study. *Journal of Clinical Dentistry* **6**, 54-58.

Petersson, L.G. (1993). Fluoride mouthrinses and fluoride varnishes. *Caries Research* **27**, 35-42.

Pilloni, A., Carere, M., Orru, G. *et al.* (2018). Adjunctive use of an ethyl lauroyl arginate-(LAE-)-containing mouthwash in the nonsurgical therapy of periodontitis: a randomized clinical trial. *Minerva Stomatology* **67**, 1-11.

Pitten, F.A., Kiefer, T., Buth, C., Doelken, G. & Kramer, A. (2003). Do cancer patients with chemotherapy-induced leukopenia benefit from an antiseptic chlorhexidine-based oral rinse? A double-blind, block-randomized, controlled study. *Journal of Hospital Infection* **53**, 283-291.

Pitten, F.A. & Kramer, A. (2001). Efficacy of cetylpyridinium chloride used as oropharyngeal antiseptic. *Arzneimittelforschung* **51**, 588-595.

Pitts, G., Brogdon, C., Hu, L. & Masurat, T. (1983). Mechanism of action of an antiseptic, anti-odor mouthwash. *Journal of Dental Research* **62**, 738-742.

Pizzo, G., La, C.M., Licata, M.E., Pizzo, I. & D'angelo, M. (2008). The effects of an essential oil and an amine fluoride/stannous fluoride mouthrinse on supragingival plaque regrowth. *Journal of Periodontology* **79**, 1177-1183.

Plonait, D.R. & Reichart, P.A. (1999). [Epitheliolysis of the mouth mucosa (mucosal peeling) as a side effect of toothpaste]. *Mund-Kiefer- und Gesichtschirurgie* **3**, 78-81.

Pontefract, H., Hughes, J., Kemp, K. *et al.* (2001). The erosive effects of some mouthrinses on enamel. A study in situ. *Journal of Clinical Periodontology* **28**, 319-324.

Porras, R., Anderson, G.B., Caffesse, R., Narendran, S. & Trejo, P.M. (2002). Clinical response to 2 different therapeutic regimens to treat peri-implant mucositis. *Journal of Periodontology* **73**, 1118-1125.

Powell, C.A., Mealey, B.L., Deas, D.E., McDonnell, H.T. & Moritz, A.J. (2005). Post-surgical infections: prevalence associated with various periodontal surgical procedures. *Journal of Periodontology* **76**, 329-333.

Pulcini, A., Bollain, J., Sanz-Sanchez, I. *et al.* (2019). Clinical effects of the adjunctive use of a 0.03% chlorhexidine and 0.05% cetylpyridinium chloride mouth rinse in the management of peri-implant diseases: a randomized clinical trial. *Journal of Clinical Periodontology* **46**, 342-353.

Quigley, G. & Hein, J. (1962). Comparative cleansing efficiency of manual and power toothbrushing. *Journal of the American Dental Association* **65**, 26-29.

Quirynen, M., Bollen, C.M., Vandekerckhove, B.N. *et al.* (1995). Full- vs. partial-mouth disinfection in the treatment of periodontal infections: short-term clinical and microbiological observations. *Journal of Dental Research* **74**, 1459-1467.

Quirynen, M., Marechal, M. & Van Steenberghe, D. (1990). Comparative antiplaque activity of sanguinarine and chlorhexidine in man. *Journal of Clinical Periodontology* **17**, 223-227.

Quirynen, M., Mongardini, C., De Soete, M. *et al.* (2000). The role of chlorhexidine in the one-stage full-mouth disinfection treatment of patients with advanced adult periodontitis. Long-term clinical and microbiological observations. *Journal of Clinical Periodontology* **27**, 578-589.

Quirynen, M., Soers, C., Desnyder, M. *et al.* (2005). A 0.05% cetyl pyridinium chloride/0.05% chlorhexidine mouth rinse during maintenance phase after initial periodontal therapy. *Journal of Clinical Periodontology* **32**, 390-400.

Rahn, R., Schneider, S., Diehl, O., Schafer, V. & Shah, P.M. (1995). Preventing post-treatment bacteremia: comparing topical povidone-iodine and chlorhexidine. *Journal of the American Dental Association* **126**, 1145-1149.

Ramberg, P., Lindhe, J., Botticelli, D. & Botticelli, A. (2009). The effect of a triclosan dentifrice on mucositis in subjects with dental implants: a six-month clinical study. *Journal of Clinical Dentistry* **20**, 103-107.

Rasch, M., Kastbjerg, V.G., Bruhn, J.B. *et al.* (2007). Quorum sensing signals are produced by Aeromonas salmonicida and quorum sensing inhibitors can reduce production of a potential virulence factor. *Diseases of Aquatic Organisms* **78**, 105-113.

Rees, T.D. & Orth, C.F. (1986). Oral ulcerations with use of hydrogen peroxide. *Journal of Periodontology* **57**, 689-692.

Renvert, S. & Birkhed, D. (1995). Comparison between 3 triclosan dentifrices on plaque, gingivitis and salivary microflora. *Journal of Clinical Periodontology* **22**, 63-70.

Renvert, S., Roos-Jansaker, A.M. & Claffey, N. (2008). Non-surgical treatment of peri-implant mucositis and peri-implantitis: a literature review. *Journal of Clinical Periodontology* **35**, 305-315.

Richards, R.M., Xing, J.Z. & Mackay, K.M. (1996). Excipient interaction with cetylpyridinium chloride activity in tablet based lozenges. *Pharmaceutical Research* **13**, 1258-1264.

Riley, P. & Lamont, T. (2013). Triclosan/copolymer containing toothpastes for oral health. *Cochrane Database of Systematic Reviews*, CD010514.

Ristic, M., Vlahovic, S.M., Sasic, M. & Zelic, O. (2007). Clinical and microbiological effects of fixed orthodontic appliances on periodontal tissues in adolescents. *Orthodontics & Craniofacial Research* **10**, 187-195.

Roberts, W.R. & Addy, M. (1981). Comparison of the in vivo and in vitro antibacterial properties of antiseptic mouthrinses containing chlorhexidine, alexidine, cetyl pyridinium chloride and hexetidine. Relevance to mode of action. *Journal of Clinical Periodontology* **8**, 295-310.

Roldan, S., Herrera, D., Santacruz, I. *et al.* (2004). Comparative effects of different chlorhexidine mouth-rinse formulations on volatile sulphur compounds and salivary bacterial counts. *Journal of Clinical Periodontology* **31**, 1128-1134.

Roldan, S., Herrera, D. & Sanz, M. (2003a). Biofilms and the tongue: therapeutical approaches for the control of halitosis. *Clinical Oral Investigations* **7**, 189-197.

Roldan, S., Winkel, E.G., Herrera, D., Sanz, M. & Van Winkelhoff, A.J. (2003b). The effects of a new mouthrinse containing chlorhexidine, cetylpyridinium chloride and zinc lactate on the microflora of oral halitosis patients: a dual-centre, double-blind placebo-controlled study. *Journal of Clinical Periodontology* **30**, 427-434.

Rolla, G., Loe, H. & Schiott, C.R. (1971). Retention of chlorhexidine in the human oral cavity. *Archives of Oral Biology* **16**, 1109-1116.

Rolla, G. & Melsen, B. (1975). On the mechanism of the plaque inhibition by chlorhexidine *Journal of Dental Research* **54**, 57-62.

Ronis, D.L., Lang, W.P., Farghaly, M.M. & Ekdahl, S.M. (1994). Preventive oral health behaviors among Detroit-area residents. *Journal of Dental Hygiene* **68**, 123-130.

Rosier, B.T., Marsh, P.D. & Mira, A. (2018). Resilience of the oral microbiota in health: mechanisms that prevent dysbiosis. *Journal of Dental Research* **97**, 371-380.

Rosin, M., Welk, A., Kocher, T. *et al.* (2002). The effect of a polyhexamethylene biguanide mouthrinse compared to an essential oil rinse and a chlorhexidine rinse on bacterial counts and 4-day plaque regrowth. *Journal of Clinical Periodontology* **29**, 392-399.

Rosling, B., Dahlen, G., Volpe, A.R. *et al.* (1997a). Effect of triclosan on the subgingival microbiota of periodontitis-susceptible subjects. *Journal of Clinical Periodontology* **24**, 881-887.

Rosling, B., Wannfors, B., Volpe, A.R. *et al.* (1997b). The use of a triclosan/copolymer dentifrice may retard the progression of periodontitis. *Journal of Clinical Periodontology* **24**, 873-880.

Rugg-Gunn, A.J. & MacGregor, I.D.M. (1978). A survey of toothbrushing behavior in children and young adults. *Journal of Periodontal Research* **13**, 382-388.

Rule, K.L., Ebbett, V.R. & Vikesland, P.J. (2005). Formation of chloroform and chlorinated organics by free-chlorine-mediated oxidation of triclosan. *Environmental Science & Technology* **39**, 3176-3185.

Rundegren, J., Simonsson, T., Petersson, L.G. & Hansson, E. (1992). Effect of delmopinol on the cohesion of glucan-containing plaque formed by Streptococcus mutans in a flow cell system. *Journal of Dental Research* **71**, 1792-1796.

Sahrmann, P., Puhan, M.A., Attin, T. & Schmidlin, P.R. (2010). Systematic review on the effect of rinsing with povidone-iodine during nonsurgical periodontal therapy. *Journal of Periodontal Research* **45**, 153-164.

Sanchez, M.C., Llama-Palacios, A., Blanc, V. *et al.* (2011). Structure, viability and bacterial kinetics of an in vitro biofilm model using six bacteria from the subgingival microbiota. *Journal of Periodontal Research* **46**, 252-260.

Santos, S., Herrera, D., Lopez, E. *et al.* (2004). A randomized clinical trial on the short-term clinical and microbiological effects of the adjunctive use of a 0.05% chlorhexidine mouth rinse for patients in supportive periodontal care. *Journal of Clinical Periodontology* **31**, 45-51.

Sanz, M., Newman, M.G., Anderson, L. *et al.* (1989). Clinical enhancement of post-periodontal surgical therapy by a 0.12% chlorhexidine gluconate mouthrinse. *Journal of Periodontology* **60**, 570-576.

Sanz, M., Vallcorba, N., Fabregues, S., Muller, I. & Herkstroter, F. (1994). The effect of a dentifrice containing chlorhexidine and zinc on plaque, gingivitis, calculus and tooth staining. *Journal of Clinical Periodontology* **21**, 431-437.

Sanz, M., Herrera, D., Kebschull, M. *et al.*; EFP Workshop Participants and Methodological Consultants. (2020). Treatment of stage I-III periodontitis – The EFP S3 level clinical practice guideline. *Journal of Clinical Periodontology* **47**, 4-60.

Saravia, M.E., Svirsky, J.A. & Friedman, R. (1990). Chlorhexidine as an oral hygiene adjunct for cyclosporine-induced gingival hyperplasia. *Journal of Dentistry for Children* **57**, 366-370.

Saxen, L., Niemi, M.L. & Ainamo, J. (1976). Intraoral spread of the antimicrobial effect of a chlorhexidine gel. *Scandinavian Journal of Dental Research* **84**, 304-307.

Saxer, U.P. & Yankell, S.L. (1997). Impact of improved tooth-brushes on dental diseases.II. *Quintessence International* **28**, 573-593.

Schaeken, M.J., Van Der Hoeven, J.S., Saxton, C.A. & Cummins, D. (1996). The effect of mouthrinses containing zinc and triclosan on plaque accumulation, development of gingivitis and formation of calculus in a 28-week clinical test. *Journal of Clinical Periodontology* **23**, 465-470.

Scherer, W., Gultz, J., Lee, S.S. & Kaim, J.M. (1998). The ability of an herbal mouthrinse to reduce gingival bleeding. *Journal of Clinical Dentistry* **9**, 97-100.

Schiott, C.R., Briner, W.W., Kirkland, J.J. & Loe, H. (1976a). Two years oral use of chlorhexidine in man. III. Changes in sensitivity of the salivary flora. *Journal of Periodontal Research* **11**, 153-157.

Schiott, C.R., Briner, W.W. & Loe, H. (1976b). Two year oral use of chlorhexidine in man. II. The effect on the salivary bacterial flora. *Journal of Periodontal Research* **11**, 145-152.

Schiott, C.R., Loe, H., Jensen, S.B. *et al.* (1970). The effect of chlorhexidine mouthrinses on the human oral flora. *Journal of Periodontal Research* **5**, 84-89.

Schroeder, H.E. (1969). *Formation and Inhibition of Dental Calculus*. Berlin: Hans Huber.

Segreto, V.A. (2004). A Clinical Investigation to Assess the Effects on Plaque, Gingivitis, and Staining Potential of an Experimental Mouthrinse – Study 002393. Unpublished study in OTC Vol.210421.

Segreto, V.A. & Collins, E.M. (1993). A clinical investigation to assess the effects on plaque, gingivitis, and staining potential of an experimental mouthrinse (research report on file). Report No: 002392. Cincinnati: Procter & Gamble.

Segreto, V.A., Collins, E.M., Beiswanger, B.B. *et al.* (1986). A comparison of mouthrinses containing two concentrations of chlorhexidine. *Journal of Periodontal Research* **Suppl**, 23-32.

Sekino, S. & Ramberg, P. (2005). The effect of a mouth rinse containing phenolic compounds on plaque formation and developing gingivitis. *Journal of Clinical Periodontology* **32**, 1083-1088.

Serrano, J., Escribano, M., Roldan, S., Martin, C. & Herrera, D. (2015). Efficacy of adjunctive anti-plaque chemical agents in managing gingivitis: a systematic review and meta-analysis. *Journal of Clinical Periodontology* **42 Suppl 16**, S106-138.

Sgan-Cohen, H.D., Gat, E. & Schwartz, Z. (1996). The effectiveness of an amine fluoride/stannous fluoride dentifrice on the gingival health of teenagers: results after six months. *International Dental Journal* **46**, 340-345.

Shapira, L., Shapira, M., Tandlich, M. & Gedalia, I. (1999). Effect of amine fluoride-stannous fluoride containing toothpaste (Meridol) on plaque and gingivitis in adults: a six-month clinical study. *Journal of the International Academy of Periodontology* **1**, 117-120.

Shapiro, S., Giertsen, E. & Guggenheim, B. (2002). An in vitro oral biofilm model for comparing the efficacy of antimicrobial mouthrinses. *Caries Research* **36**, 93-100.

Sharma, N.C., Charles, C.H., Lynch, M.C. *et al.* (2004). Adjunctive benefit of an essential oil-containing mouthrinse in reducing plaque and gingivitis in patients who brush and floss regularly: a six-month study. *Journal of the American Dental Association* **135**, 496-504.

Sharma, N.C., Charles, C.H., Qaqish, J.G. *et al.* (2002). Comparative effectiveness of an essential oil mouthrinse and dental floss in controlling interproximal gingivitis and plaque. *American Journal of Dentistry* **15**, 351-355.

Sharma, N.C., Galustians, H.J., Qaquish, J. *et al.* (1999). The clinical effectiveness of a dentifrice containing triclosan and a copolymer for controlling breath odor measured organoleptically twelve hours after toothbrushing. *Journal of Clinical Dentistry* **10**, 131-134.

Shaw, W.C., Addy, M., Griffiths, S. & Price, C. (1984). Chlorhexidine and traumatic ulcers in orthodontic patients. *European Journal of Orthodontics* **6**, 137-140.

Sheiham, A. & Netuveli, G.S. (2002). Periodontal diseases in Europe. *Periodontology 2000* **29**, 104-121.

Shimauchi, H., Mayanagi, G., Nakaya, S. *et al.* (2008). Improvement of periodontal condition by probiotics with Lactobacillus salivarius WB21: a randomized, double-blind, placebo-controlled study. *Journal of Clinical Periodontology* **35**, 897-905.

Shinada, K., Ueno, M., Konishi, C. *et al.* (2010). Effects of a mouthwash with chlorine dioxide on oral malodor and salivary bacteria: a randomized placebo-controlled 7-day trial. *Trials* **11**, 14.

Simonetti, N., D'Auria, F.D., Strippoli, V. & Lucchetti, G. (1988). Itraconazole: increased activity by chlorhexidine. *Drugs Under Experimental and Clinical Research* **14**, 19-23.

Simons, D., Brailsford, S., Kidd, E.A. & Beighton, D. (2001). The effect of chlorhexidine acetate/xylitol chewing gum on the plaque and gingival indices of elderly occupants in residential homes. *Journal of Clinical Periodontology* **28**, 1010-1015.

Simonsson, T., Hvid, E.B., Rundegren, J. & Edwardsson, S. (1991). Effect of delmopinol on in vitro dental plaque formation, bacterial production and the number of microorganisms in human saliva. *Oral Microbiology and Immunology* **6**, 305-309.

Skaare, A., Herlofson, B.B. & Barkvoll, P. (1996). Mouthrinses containing triclosan reduce the incidence of recurrent aphthous ulcers. *Journal of Clinical Periodontology* **23**, 778-781.

Slot, D.E., Rosema, N.A., Hennequin-Hoenderdos, N.L. *et al.* (2010). The effect of 1% chlorhexidine gel and 0.12% dentifrice gel on plaque accumulation: a 3-day non-brushing model. *International Journal of Dental Hygiene* **8**, 294-300.

Slots, J. & Rams, T.E. (1990). Antibiotics in periodontal therapy: advantages and disadvantages. *Journal of Clinical Periodontology* **17**, 479-493.

Smith, A.J., Moran, J., Dangler, L.V., Leight, R.S. & Addy, M. (1996). The efficacy of an anti-gingivitis chewing gum. *Journal of Clinical Periodontology* **23**, 19-23.

Smith, R.N., Anderson, R.N. & Kolenbrander, P.E. (1991). Inhibition of intergeneric coaggregation among oral bacteria by cetylpyridinium chloride, chlorhexidine digluconate and octenidine dihydrochloride. *Journal of Periodontal Research* **26**, 422-428.

Socransky, S.S. & Haffajee, A.D. (2002). Dental biofilms: difficult therapeutic targets. *Periodontology 2000* **28**, 12-55.

Soers, C., Dekeyser, C., Van Steenberghe, D. & Quirynen, M. (2003). Mouth-rinses after initial therapy of periodontitis. *Journal of Clinical Periodontology* **30**, 17.

Spijkervet, F.K., Van Saene, H.K., Van Saene, J.J. *et al.* (1990). Mucositis prevention by selective elimination of oral flora in irradiated head and neck cancer patients. *Journal of Oral Pathology and Medicine* **19**, 486-489.

Sreenivasan, P.K., Mattai, J., Nabi, N., Xu, T. & Gaffar, A. (2004). A simple approach to examine early oral microbial biofilm formation and the effects of treatments. *Oral Microbiology and Immunology* **19**, 297-302.

Sreenivasan, P.K., Vered, Y., Zini, A. *et al.* (2011). A 6-month study of the effects of 0.3% triclosan/copolymer dentifrice on dental implants. *Journal of Clinical Periodontology* **38**, 33-42.

Stephen, K.W., Saxton, C.A., Jones, C.L., Ritchie, J.A. & Morrison, T. (1990). Control of gingivitis and calculus by a dentifrice containing a zinc salt and triclosan. *Journal of Periodontology* **61**, 674-679.

Stewart, B., Shibli, J.A., Araujo, M. *et al.* (2018). Effects of a toothpaste containing 0.3% triclosan in the maintenance phase of peri-implantitis treatment: 2-Year randomized clinical trial. *Clinical Oral Implants Research.* **29**, 973-985.

Stewart, J.E., Strack, S. & Graves, P. (1997). Development of oral hygiene self-efficacy and outcome expectancy questionnaires. *Community Dentistry and Oral Epidemiology* **25**, 337-342.

Stirrups, D.R. (1987). Methods of reducing bacterial contamination of the atmosphere arising from use of an air-polisher. *British Dental Journal* **163**, 215-216.

Stoeken, J.E., Paraskevas, S. & Van Der Weijden, G.A. (2007). The long-term effect of a mouthrinse containing essential oils on dental plaque and gingivitis: a systematic review. *Journal of Periodontology* **78**, 1218-1228.

Stokman, M.A., Spijkervet, F.K., Boezen, H.M. *et al.* (2006). Preventive intervention possibilities in radiotherapy- and chemotherapy-induced oral mucositis: results of meta-analyses. *Journal of Dental Research* **85**, 690-700.

Stookey, G.K. (2004). A clinical study assessing the safety and efficacy of two mouthrinses with differing concentrations of an active ingredient in commercially-available mouthrinses – Study 005293. Unpublished study in OTC Vol.210421.

Stookey, G.K., Beiswanger, B., Mau, M. *et al.* (2005). A 6-month clinical study assessing the safety and efficacy of two cetylpyridinium chloride mouthrinses. *American Journal of Dentistry* **18** Spec No, 24a-28a.

Storhaug, K. (1977). Hibitane in oral disease in handicapped patients. *Journal of Clinical Periodontology* **4**, 102-107.

Svatun, B., Saxton, C.A., Huntington, E. & Cummins, D. (1993a). The effects of a silica dentifrice containing Triclosan and zinc citrate on supragingival plaque and calculus formation and the control of gingivitis. *International Dental Journal* **43**, 431-439.

Svatun, B., Saxton, C.A., Huntington, E. & Cummins, D. (1993b). The effects of three silica dentifrices containing Triclosan on supragingival plaque and calculus formation and on gingivitis. *International Dental Journal* **43**, 441-452.

Svatun, B., Saxton, C.A. & Rolla, G. (1990). Six-month study of the effect of a dentifrice containing zinc citrate and triclosan on plaque, gingival health, and calculus. *Scandinavian Journal of Dental Research* **98**, 301-304.

Svatun, B., Saxton, C.A., Rolla, G. & Van Der Ouderaa, F. (1989). A 1-year study on the maintenance of gingival health by a dentifrice containing a zinc salt and non-anionic antimicrobial agent. *Journal of Clinical Periodontology* **16**, 75-80.

Teughels, W., Loozen, G. & Quirynen, M. (2011). Do probiotics offer opportunities to manipulate the periodontal oral microbiota? *Journal of Clinical Periodontology* **38 Suppl 11**, 159-177.

Thone-Muhling, M., Swierkot, K., Nonnenmacher, C. *et al.* (2010). Comparison of two full-mouth approaches in the treatment of peri-implant mucositis: a pilot study. *Clinical Oral Implants Research* **21**, 504-512.

Tinanoff, N., Hock, J., Camosci, D. & Hellden, L. (1980). Effect of stannous fluoride mouthrinse on dental plaque formation. *Journal of Clinical Periodontology* **7**, 232-241.

Tinanoff, N., Manwell, M.A., Zameck, R.L. & Grasso, J.E. (1989). Clinical and microbiological effects of daily brushing with either NaF or SnF2 gels in subjects with fixed or removable dental prostheses. *Journal of Clinical Periodontology* **16**, 284-290.

Tjernberg, A. (1979). Influence of oral hygiene measures on the development of alveolitis sicca dolorosa after surgical removal of mandibular third molars. *International Journal of Oral Surgery* **8**, 430-434.

Tomas, I., Alvarez, M., Limeres, J. *et al.* (2007). Effect of a chlorhexidine mouthwash on the risk of postextraction bacteremia. *Infection Control and Hospital Epidemiology* **28**, 577-582.

Torres, S.R., Peixoto, C.B., Caldas, D.M. *et al.* (2007). A prospective randomized trial to reduce oral Candida spp. colonization in patients with hyposalivation. *Brazilian Oral Research* **21**, 182-187.

Toth, B.B., Martin, J.W. & Fleming, T.J. (1990). Oral complications associated with cancer therapy. An M. D. Anderson Cancer Center experience. *Journal of Clinical Periodontology* **17**, 508-515.

Triratana, T., Kraivaphan, P., Amornchat, C. *et al.* (1995). Effect of a triclosan-copolymer pre-brush mouthrinse on established plaque formation and gingivitis: a six month clinical study in Thailand. *Journal of Clinical Dentistry* **6**, 142-147.

Truhlar, R.S., Morris, H.F. & Ochi, S. (2000). The efficacy of a counter-rotational powered toothbrush in the maintenance of endosseous dental implants. *Journal of the American Dental Association* **131**, 101-107.

Tufekci, E., Casagrande, Z.A., Lindauer, S.J., Fowler, C.E. & Williams, K.T. (2008). Effectiveness of an essential oil mouthrinse in improving oral health in orthodontic patients. *Angle Orthodontics* **78**, 294-298.

Ullsfoss, B.N., Ogaard, B., Arends, J. *et al.* (1994). Effect of a combined chlorhexidine and NaF mouthrinse: an in vivo human caries model study. *Scandinavian Journal of Dental Research* **102**, 109-112.

Uludamar, A., Ozyesil, A.G. & Ozkan, Y.K. (2011). Clinical and microbiological efficacy of three different treatment methods in the management of denture stomatitis. *Gerodontology* **28**, 104-110.

Vacca-Smith, A.M. & Bowen, W.H. (1996). Effects of some antiplaque agents on the activity of glucosyltranferases of Streptococcus mutans Adsorbed onto saliva-coated hydroxiapatite and in solution. *Biofilms* **1**, 1360-1365.

Valor, L.O., Norton, I.K.R., Koldsland, O.C. *et al.* (2018). The plaque and gingivitis inhibiting capacity of a commercially available mouthwash containing essential oils and ethyl lauroyl arginate. A randomized clinical trial. *Acta Odontologica Scandinavica* **76**, 241-246.

van der Ouderaa, F.J. (1991). Anti-plaque agents. Rationale and prospects for prevention of gingivitis and periodontal disease. *Journal of Clinical Periodontology* **18**, 447-454.

van der Weijden, F. & Slot, D.E. (2011). Oral hygiene in the prevention of periodontal diseases: the evidence. *Periodontology 2000* **55**, 104-123.

van der Weijden, G.A. & Hioe, K.P. (2005). A systematic review of the effectiveness of self-performed mechanical plaque removal in adults with gingivitis using a manual toothbrush. *Journal of Clinical Periodontology* **32**, 214-228.

van der Weijden, G.A., Ten Heggeler, J.M., Slot, D.E., Rosema, N.A. & Van, D.V. (2010). Parotid gland swelling following mouthrinse use. *International Journal of Dental Hygiene* **8**, 276-279.

van der Weijden, G.A., Timmerman, M.F., Danser, M.M. & Van Der Velden, U. (1998). The role of electric toothbrushes: advantages and limitations. *In:* Lang, N.P., Attström, R. & Löe, H. (eds.) *Proceedings of the European Workshop on Mechanical Plaque Control.* London: Quintessence, pp. 138-155.

van Leeuwen, M.P., Slot, D.E. & Van Der Weijden, G.A. (2011). Essential oils compared to chlorhexidine with respect to plaque and parameters of gingival inflammation: a systematic review. *Journal of Periodontology* **82**, 174-194.

van Leeuwen, M.P., Slot, D.E. & Van Der Weijden, G.A. (2014). The effect of an essential-oils mouthrinse as compared to a vehicle solution on plaque and gingival inflammation: a systematic review and meta-analysis. *International Journal of Dental Hygiene* **12**, 160-167.

van Steenberghe, D. (1997). Breath malodor. *Current Opinion in Periodontology* **4**, 137-143.

702 Parte 11 Terapia Periodontal Inicial | Controle de Infecção

van Winkelhoff, A.J., Herrera, G.D., Winkel, E.G. *et al.* (2000). Antimicrobial resistance in the subgingival microflora in patients with adult periodontitis. A comparison between The Netherlands and Spain. *Journal of Clinical Periodontology* **27**, 79-86.

Vandekerckhove, B.N., Van, S.D., Tricio, J., Rosenberg, D. & Encarnacion, M. (1995). Efficacy on supragingival plaque control of cetylpyridinium chloride in a slow-release dosage form. *Journal of Clinical Periodontology* **22**, 824-829.

Veldhoen, N., Skirrow, R.C., Osachoff, H. *et al.* (2006). The bactericidal agent triclosan modulates thyroid hormone-associated gene expression and disrupts postembryonic anuran development. *Aquatic Toxicology* **80**, 217-227.

Venkateswara, B., Sirisha, K. & Chava, V.K. (2011). Green tea extract for periodontal health. *Journal of Indian Society of Periodontology* **15**, 18-22.

von Abbé (1974). The substantivity of cosmetic ingredients to the skin, hair and teeth. *Journal of Society of Cosmetic Chemists* **25**, 23.

Wade, A.B., Blake, G.C. & Mirza, K.B. (1966). Effectiveness of metronidazole in treating the acute phase of ulcerative gingivitis. *Dental Practitioner and Dental Record* **16**, 440-443.

Wade, W.G. & Addy, M. (1989). In vitro activity of a chlorhexidine-containing mouthwash against subgingival bacteria. *Journal of Periodontology* **60**, 521-525.

Watts, A. & Addy, M. (2001). Tooth discolouration and staining: a review of the literature. *British Dental Journal* **190**, 309-316.

Weiland, B., Netuschil, L., Hoffmann, T. & Lorenz, K. (2008). Substantivity of amine fluoride/stannous fluoride following different modes of application: a randomized, investigator-blind, placebo-controlled trial. *Acta Odontologica Scandinavica* **66**, 307-313.

Welk, A., Splieth, C.H., Schmidt-Martens, G. *et al.* (2005). The effect of a polyhexamethylene biguanide mouthrinse compared with a triclosan rinse and a chlorhexidine rinse on bacterial counts and 4-day plaque re-growth. *Journal of Clinical Periodontology* **32**, 499-505.

Williams, C., McBride, S., Bolden, T.E. *et al.* (1997). Clinical efficacy of an optimized stannous fluoride dentifrice, Part 3: a 6-month plaque/gingivitis clinical study, southeast USA. *Compendium of Continuing Education in Dentistry* **18** Spec No, 16-20.

Wilson, W., Taubert, K.A., Gewitz, M. *et al.* (2007). Prevention of infective endocarditis: guidelines from the American Heart Association: a guideline from the American Heart Association Rheumatic Fever, Endocarditis and Kawasaki Disease Committee, Council on Cardiovascular Disease in the Young, and the Council on Clinical Cardiology, Council on Cardiovascular Surgery and Anesthesia, and the Quality of Care and Outcomes Research Interdisciplinary Working Group. *Journal of the American Dental Association* **138**, 739-760.

Winkel, E.G., Roldan, S., Van Winkelhoff, A.J., Herrera, D. & Sanz, M. (2003). Clinical effects of a new mouthrinse containing chlorhexidine, cetylpyridinium chloride and zinc-lactate on oral halitosis.

A dual-center, double-blind placebo-controlled study. *Journal of Clinical Periodontology* **30**, 300-306.

Winston, J.L., Bartizek, R.D., McClanahan, S.F., Mau, M.S. & Beiswanger, B.B. (2002). A clinical methods study of the effects of triclosan dentifrices on gingivitis over six months. *Journal of Clinical Dentistry* **13**, 240-248.

Wolff, L.F. (1985). Chemotherapeutic agents in the prevention and treatment of periodontal disease. *Northwest Dentistry* **64**, 15-24.

Wolff, L.F., Pihlstrom, B.L., Bakdash, M.B., Aeppli, D.M. & Bandt, C.L. (1989). Effect of toothbrushing with 0.4% stannous fluoride and 0.22% sodium fluoride gel on gingivitis for 18 months. *Journal of the American Dental Association* **119**, 283-289.

Worrall, S.F., Knibbs, P.J. & Glenwright, H.D. (1987). Methods of reducing bacterial contamination of the atmosphere arising from use of an air-polisher. *British Dental Journal* **163**, 118-119.

Worthington, H.V., Davies, R.M., Blinkhorn, A.S. *et al.* (1993). A six month clinical study of the effect of a pre-brush rinse on plaque removal and gingivitis. *British Dental Journal* **175**, 322-326.

Xu, K.D., McFeters, G.A. & Stewart, P.S. (2000). Biofilm resistance to antimicrobial agents. *Microbiology* **146**, 547-549.

Yates, R., Jenkins, S., Newcombe, R.G. *et al.* (1993). A 6-month home usage trial of a 1% chlorhexidine toothpaste (1). Effects on plaque, gingivitis, calculus and toothstaining. *Journal of Clinical Periodontology* **20**, 130-138.

Yusof, W.Z. (1990). Oral mucosal ulceration due to hexetidine. *Journal of the New Zealand Society of Periodontology*, 12-13.

Zambon, J.J., Ciancio, S.G. & Mather, M.L. (1989). The effect of an antimicrobial mouthrinse on early healing of gingival flap surgery wounds. *Journal of Periodontology* **60**, 31-34.

Zee, K., Rundegren, J. & Attstrom, R. (1997). Effect of delmopinol hydrochloride mouthrinse on plaque formation and gingivitis in "rapid" and "slow" plaque formers. *Journal of Clinical Periodontology* **24**, 486-491.

Zhang, J., Ab Malik, N., McGrath, C. & Lam, O. (2019). The effect of antiseptic oral sprays on dental plaque and gingival inflammation: A systematic review and meta-analysis. *International Journal of Dental Hygiene* **17**, 16-26.

Zhang, Q., Van Palenstein Helderman, W.H., Van't Hof, M.A. & Truin, G.J. (2006). Chlorhexidine varnish for preventing dental caries in children, adolescents and young adults: a systematic review. *European Journal of Oral Sciences* **114**, 449-455.

Zhong, Y., Li, X., Hu, D.Y. *et al.* (2015). Control of established gingivitis and dental plaque using a 1450 ppm fluoride/zinc-based dentifrice: a randomized clinical study. *Journal of Clinical Dentistry* **26**, 104-108.

Zimmermann, A., Flores-De-Jacoby, L. & Pan, P. (1993). Gingivitis, plaque accumulation and plaque composition under long-term use of Meridol. *Journal of Clinical Periodontology* **20**, 346-351.

Capítulo 30

Terapia Não Cirúrgica

Jan L. Wennström e Cristiano Tomasi

Department of Periodontology, Institute of Odontology, The Sahlgrenska Academy at University of Gothenburg, Gothenburg, Sweden

---

Introdução, 703
Objetivo da instrumentação não cirúrgica de bolsa/raiz, 703
Desbridamento, raspagem e alisamento radicular, 704
Instrumentos usados para o desbridamento não cirúrgico de bolsa/raiz, 704
  Instrumentos manuais, 704
  Instrumentos sônicos e ultrassônicos, 707
  Dispositivos de polimento a ar, 708
  Dispositivo a *laser* ablativo, 708
Abordagens para o desbridamento subgengival, 710
  Protocolos de instrumentação de boca toda, 710
  Protocolos de desinfecção de boca toda, 710

Desfechos clínicos depois de várias abordagens de instrumentação de bolsa/raiz, 710
Desfechos microbiológicos depois de várias abordagens de instrumentação de bolsa/raiz, 712
Considerações em relação à seleção dos instrumentos e abordagem de tratamento, 713
  Seleção dos instrumentos, 713
  Seleção da abordagem de tratamento, 714
Reavaliação depois de tratamento periodontal não cirúrgico inicial, 715
Eficácia da instrumentação não cirúrgica da bolsa/raiz repetida, 716

Introdução

De acordo com as diretrizes clínicas para o tratamento de pacientes com periodontite estágios I-III da Federação Europeia de Periodontologia (Sanz *et al.* 2020), o tratamento deve ser administrado de acordo com uma abordagem gradual preestabelecida. Assim, enquanto o primeiro passo do tratamento é direcionado para a motivação e mudanças comportamentais para alcançar práticas adequadas de higiene oral autorrealizada e o controle de fatores de risco modificáveis locais e sistêmicos, o segundo passo é focado em intervenções profissionais que visam reduzir/eliminar o biofilme subgengival e cálculo.

A segunda etapa do tratamento envolve várias formas não cirúrgicas para controlar a infecção subgengival causadora de lesões patológicas nos tecidos de sustentação dos dentes. A instrumentação de bolsa/raiz, combinada com medidas efetivas de controle da placa supragengival realizadas pelo paciente, serve a esse propósito por alterar a ecologia subgengival pela ruptura do biofilme microbiano, redução da quantidade de bactérias e supressão da inflamação. Uma variedade de instrumentos e condutas para o tratamento pode ser utilizada na terapia não cirúrgica.

Este capítulo descreve os vários meios e métodos usados na terapia periodontal não cirúrgica e suas respectivas vantagens, deficiências e eficácia clínica. Considerações em relação à seleção dos instrumentos e abordagem de tratamento também são abordados, assim como a reavaliação depois da fase inicial da terapia não cirúrgica inicial.

Objetivo da instrumentação não cirúrgica de bolsa/raiz

A periodontite está fortemente associada aos biofilmes bacterianos e ao cálculo dental sobre as superfícies radiculares. Consequentemente, a meta principal da instrumentação não cirúrgica de bolsa/raiz é retirar depósitos microbianos e cálculo das raízes. Entretanto, vários estudos *in vitro* (p. ex., Breininger *et al.* 1987; Rateitschak-Pluss *et al.* 1992) e *in vivo* (p. ex., Waerhaug 1978; Eaton *et al.* 1985; Caffesse *et al.* 1986; Sherman *et al.* 1990; Wylam *et al.* 1993) mostraram que a remoção completa dos depósitos duros e moles não é um objetivo viável da instrumentação da bolsa/raiz fechada, mesmo com os mais meticulosos procedimentos de raspagem e alisamento radicular (RAR). Contudo, a RAR realizada não cirurgicamente é uma modalidade de tratamento efetiva para a doença periodontal, como demonstrado pela redução acentuada nos sinais e sintomas clínicos da doença após o tratamento (p. ex., van der Weijden & Timmerman 2002). Conjuntamente, essas observações indicam que pode existir um limiar individual de carga bacteriana remanescente depois da instrumentação abaixo do qual o hospedeiro pode suportar a infecção e, consequentemente, o objetivo do desbridamento não cirúrgico da bolsa/raiz é alcançar abaixo desse limiar para todos os locais dentários patológicos. Além da quantidade e da qualidade do biofilme remanescente, fatores relacionados ao hospedeiro e ambientais modificáveis precisam ser reconhecidos, por exemplo, diabetes melito (DM), tabagismo, e estresse. Embora não seja viável determinar se o desbridamento adequado foi alcançado por meio de sondagem na superfície radicular (Sherman *et al.* 1990), os sinais clínicos de resolução da lesão inflamatória (p. ex., falta de sangramento à sondagem, aumento da resistência tecidual à sondagem ou "fechamento da bolsa") são na verdade avaliações úteis para indicar remoção suficiente do biofilme e do cálculo subgengival. Entretanto, do ponto de vista prático, se for detectado cálculo clinicamente, deve ser removido.

Desbridamento, raspagem e alisamento radicular

Kieser (1994) propôs que, de preferência à combinação tradicionalmente praticada de raspagem e alisamento radicular (RAR), a instrumentação de bolsa/raiz deve ser realizada como três estágios separados do tratamento – *desbridamento*, *raspagem* e *alisamento radicular* – com objetivos propostos em uma sequência ordenada. Segundo o autor, o *desbridamento* é definido como a instrumentação para ruptura e remoção do biofilme microbiano, a *raspagem* é a instrumentação para remoção dos depósitos mineralizados (cálculo) e o *alisamento radicular* é a instrumentação para remover o cemento e a dentina "contaminados" para restaurar a compatibilidade biológica das superfícies radiculares periodontalmente doentes. Além disso, foi defendido que a cicatrização obtida depois do desbridamento da bolsa/raiz deve ser abordada clinicamente antes de qualquer instrumentação repetida ou procedimento para o próximo estágio de instrumentação. Embora a intenção dos vários estágios de instrumentação seja diferente, alguma superposição é inevitável.

Como as doenças periodontais são infecções causadas por bactérias residentes no biofilme subgengival, a necessidade de diminuir a carga microbiana por ruptura/remoção do biofilme subgengival é indiscutível. O cálculo não induz por si só inflamação, mas tem efeito deletério por causa da sua capacidade de fornecer uma superfície ideal para a colonização microbiana (Waerhaug 1952). De fato, foi demonstrado que a aderência epitelial ao cálculo subgengival pode ocorrer depois da sua desinfecção com clorexidina (CHX) (Listgarten & Ellegaard 1973). Portanto, a razão para a remoção do cálculo é a eliminação, o máximo possível, das irregularidades da superfície que abrigam bactérias patogênicas.

O motivo para a realização do alisamento radicular foi originalmente baseado no conceito de que as endotoxinas bacterianas penetram no cemento (Hatfield & Baumhammers 1971; Aleo *et al.* 1974), motivo pelo qual se considerou necessário remover não somente o biofilme e o cálculo, mas também o cemento subjacente. Entretanto, evidências adquiridas de estudos experimentais demonstraram que as endotoxinas estavam somente frouxamente aderidas à superfície e não penetravam o cemento (Hughes & Smales 1986; Moore *et al.* 1986; Hughes *et al.* 1988; Cadosch *et al.* 2003). Além disso, estudos em animais e em humanos revelaram cicatrização clínica e histológica semelhante depois do tratamento das superfícies radiculares infectadas, previamente expostas à bolsa periodontal, em conjunto com a cirurgia a retalho pelo polimento somente com pasta de baixa abrasividade como acompanhamento cuidadoso de RAR, condição em que higiene supragengival fornecida foi meticulosa (Nyman *et al.* 1986, 1988). Consequentemente, a remoção agressiva da substância dentária não pareceu justificada, e a instrumentação da bolsa/raiz deve preferencialmente ser realizada com instrumentos que causem mínima remoção de substância radicular, mas sejam efetivos na ruptura do biofilme e remoção do cálculo.

Instrumentos usados para o desbridamento não cirúrgico de bolsa/raiz

O tratamento periodontal não cirúrgico pode ser realizado com o uso de vários tipos de instrumentos, por exemplo, os instrumentos manuais, sônicos e ultrassônicos, dispositivos de polimento a ar e os dispositivos a *laser* ablativo.

Instrumentos manuais

O uso de instrumentos manuais tradicionais de aço permite boa sensação tátil, mas tende a ser mais demorado que outros métodos e requer a afiação correta e frequente do instrumento. Um instrumento manual é composto por três partes: a parte de trabalho (a lâmina), a haste e o cabo (Figura 30.1). As bordas cortantes da lâmina são centradas sobre o longo eixo do cabo para dar ao instrumento equilíbrio apropriado. A lâmina é feita de aço carbono ou aço inoxidável. Os instrumentos com lâminas de titânio, plástico ou fibra de carbono também estão disponíveis e são usados para a remoção de biofilme bacteriano e cálculo sobre as superfícies de implante dentário. Os instrumentos manuais são categorizados com base no *design* da lâmina. As categorias mais comuns de instrumentos manuais são foices e curetas.

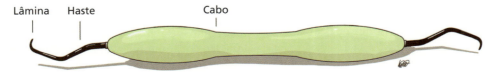

Figura 30.1 Cureta mostrando o cabo, a haste e a lâmina.

Uma *foice* tem uma lâmina curva ou reta com uma seção transversal triangular e dois gumes (Figuras 30.2 e 30.3). A superfície "facial" entre as duas arestas de corte é plana na direção lateral, mas pode ser curva na direção do seu longo eixo. A superfície "facial" converge com as duas superfícies laterais da lâmina. As foices são usadas principalmente para desbridamento/raspagem supragengivalmente, mas podem ser usadas também subgengivalmente nos locais dentários com bolsas rasas.

As *curetas* são instrumentos usados para desbridamento e raspagem, tanto supragengival quanto subgengival (ver Figura 30.3). A parte de trabalho da cureta é a lâmina, em forma de colher, que tem duas bordas cortantes curvas, unidas pela ponta arredondada. As curetas geralmente são compostas de "duas pontas" com as respectivas lâminas voltadas uma para cada lado. O comprimento e a angulação da haste, assim como as dimensões da lâmina, diferem entre os tipos de instrumentos (Figura 30.4). As curetas com hastes longas e minilâminas foram concebidas para melhorar a eficácia da instrumentação subgengival em bolsas profundas e estreitas. Além disso, a disponibilidade de curetas universais de ponta dupla com lâminas de corte duplo reduziu significativamente o número de instrumentos necessários. De fato, com apenas dois tipos (p. ex., curetas LM Dual Gracey™; Syntette™ e Syntette™ Anterior), toda a dentição pode ser alcançada adequadamente para o desbridamento subgengival. A ponta desses instrumentos é projetada com duas arestas de corte elípticas que permitem o tratamento das superfícies mesial e distal dos dentes (ver Figura 30.3).

Uso de curetas para o desbridamento/raspagem subgengival

A instrumentação subgengival deve preferivelmente ser realizada sob anestesia local. A superfície radicular no local doente é explorada com uma sonda para identificar (1) a profundidade à sondagem, (2) a anatomia da superfície radicular (irregularidades, sulcos na raiz, furcas abertas etc.) e (3) a localização dos depósitos calcificados.

O tipo de instrumento manual mais adequado para o desbridamento subgengival é a cureta. A angulação da borda cortante da cureta na superfície dentária influencia a eficácia do desbridamento. O melhor ângulo é de aproximadamente 80° (Figura 30.5C). O ângulo muito obtuso, como mostrado na Figura 30.5X, ou um ângulo muito agudo resultará em remoção não efetiva e polimento dos depósitos de cálculo subgengival.

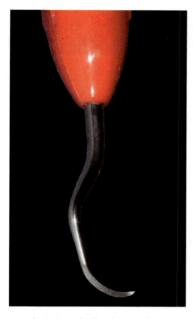

Figura 30.2 Extremidade de trabalho de uma foice, que tem uma seção transversal triangular e duas arestas de corte.

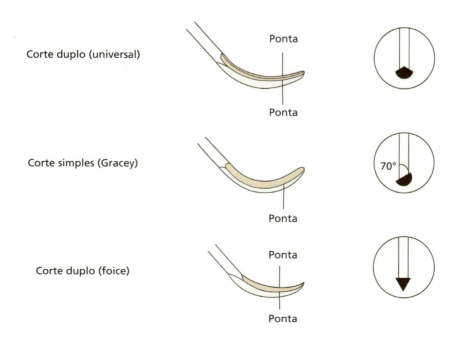

Figura 30.3 Exemplos da extremidade de trabalho dos instrumentos e seu design com arestas de corte.

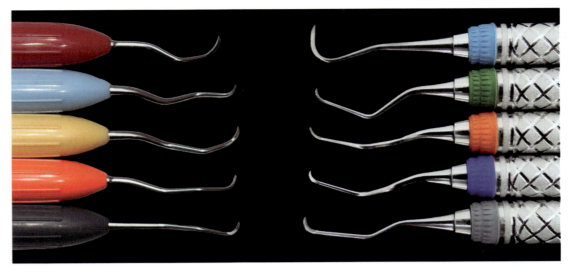

Figura 30.4 Variedade de instrumentos com várias configurações de haste para facilitar o desbridamento de diferentes áreas da dentição.

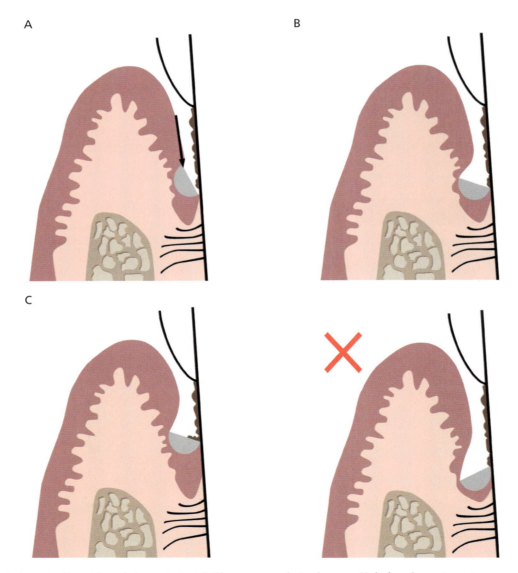

Figura 30.5 **A.** A cureta é inserida na bolsa periodontal. Observe a angulação de quase 0° da face da cureta contra a superfície da raiz, para facilitar o acesso à bolsa. **B.** O fundo da bolsa periodontal é identificado com a borda distal da lâmina da cureta. **C.** A cureta é virada para uma posição cortante apropriada para a raspagem. A lâmina é movida ao longo da superfície da raiz em um curso de escamação para remover cálculo. **X.** Uma angulação muito obtusa ou aguda resultará na remoção ineficaz do cálculo.

O instrumento é segurado como uma caneta, mas de modo modificado, e a lâmina, inserida na bolsa periodontal com a face da lâmina paralela e em leve contato com a raiz. É importante que toda a instrumentação da superfície radicular seja realizada com apoio do dedo apropriado. Isso implica que um dedo – o terceiro ou o quarto – precisa agir como fulcro para o movimento da lâmina do instrumento (Figura 30.6). Um apoio do dedo apropriado serve para (1) fornecer um fulcro estável, (2) permitir melhor angulação da lâmina e (3) possibilitar o uso de movimento punho-antebraço. O apoio do dedo precisa ser o mais perto possível do local da instrumentação para facilitar o uso controlado do instrumento.

Depois de a base da bolsa periodontal ter sido identificada com a borda inferior da lâmina, o instrumento é virado em uma posição de trabalho adequada: haste paralela ao eixo longo do dente (ver Figura 30.5). A empunhadura do instrumento é firme, a pressão entre a borda cortante e a superfície radicular é aumentada e a lâmina é movimentada na direção coronal. Os movimentos precisam ser feitos em diferentes direções para cobrir todas as faces da superfície radicular (transversalmente e para frente e para trás), mas, como afirmado anteriormente, os movimentos devem sempre começar da posição apical e ser orientados na direção coronal. A sonda é inserida na bolsa mais uma vez, e a superfície da raiz, avaliada novamente à procura de cálculo (tártaro).

A afiação frequente da borda cortante do instrumento é necessária para obter a remoção eficiente do cálculo. O ângulo entre a face e o verso das curetas precisa ser mantido em aproximadamente 70° durante a afiação (Figura 30.7). Um ângulo maior resultará em distorção da borda cortante, enquanto um ângulo mais agudo resulta em uma borda cortante frágil e que se desgasta facilmente. Uma nova geração de instrumentos manuais com lâminas que não necessitam afiar está agora disponível.

Instrumentos sônicos e ultrassônicos

Uma alternativa comum à instrumentação manual para a terapia periodontal não cirúrgica é o uso de instrumentos sônicos e ultrassônicos. Os dispositivos sônicos usam a pressão do ar para criar vibração mecânica, que, por sua vez, causa a vibração da ponta do instrumento; as frequências da vibração variam de 2.000 a 6.000 Hz (Gankerseer & Walmsley 1987; Shah *et al.* 1994). Os aparelhos ultrassônicos convertem a corrente elétrica em energia mecânica na forma de vibrações de alta frequência na ponta do instrumento; as frequências da vibração variam de 18.000 a 45.000 Hz e a amplitude varia de 10 a 100 mm.

Existem dois tipos de instrumento ultrassônico: o magnetostritivo e o piezoelétrico. Nos *aparelhos piezoelétricos*, a corrente elétrica alternada causa uma mudança dimensional na peça de mão que é transmitida para a ponta operacional como vibração. O padrão de vibração na ponta é principalmente linear. Nos *aparelhos magnetostritivos*, a corrente elétrica produz um campo magnético na peça de mão que causa expansão e contração ao longo do seu comprimento, que, por sua vez, causa vibração. O padrão de vibração na ponta é elíptico. As pontas modificadas dos aparelhos sônicos e ultrassônicos – por exemplo, o tipo de sonda periodontal pequeno e fino (Figura 30.8) – estão disponíveis para uso em bolsas profundas.

O desgaste da ponta ultrassônica afetará o desempenho do trabalho do instrumento ultrassônico e, portanto, o grau de perda da dimensão da ponta deve ser checado regularmente (Figura 30.9). Um desgaste de 1 mm da ponta reduzirá a amplitude do movimento da ponta em mais da metade (Lea *et al.* 2006). O mesmo efeito é obtido se muita pressão (50 g) for aplicada ao instrumento. A água é normalmente usada como refrigerante durante a instrumentação, mas o uso de soluções antissépticas, como CHX ou iodopovidona, também foi proposto. Um risco potencial para o operador com o uso desses dispositivos é a produção de aerossol contaminado devido à alta frequência de vibração (Timmerman *et al.* 2004).

Outro tipo de instrumento ultrassônico é o sistema Vector® (Sculean *et al.* 2004; Guentsch & Preshaw 2008), que usa uma frequência operacional de 25.000 Hz e um engate na cabeça da peça de mão para transferir energia

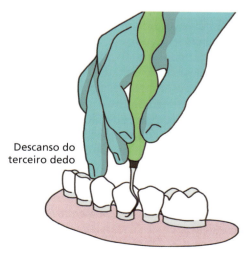

Figura 30.6 Empunhadura de caneta modificada e "descanso do terceiro dedo" na região de pré-molares e molares da mandíbula.

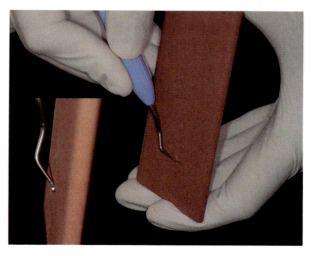

Figura 30.7 Afiação de uma cureta. A geometria original da borda cortante precisa ser mantida durante o procedimento de afiação.

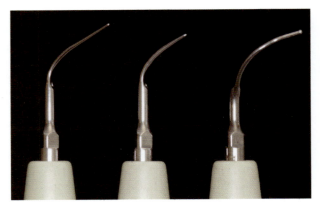 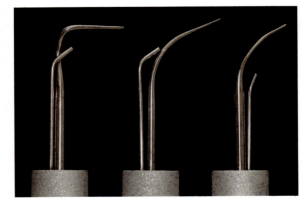

Figura 30.8 Pontas de diferentes comprimentos e curvaturas para os aparelhos ultrassônicos piezoelétricos (*à esquerda*) e magnetostritivos (*à direita*).

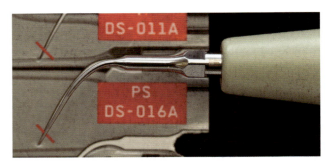

Figura 30.9 Controle do desgaste da ponta ultrassônica piezoelétrica. A linha vermelha marca o nível do desgaste quando a ponta deve ser descartada por causa da perda de eficácia do instrumento.

indiretamente para a ponta operacional, fornecendo uma amplitude de movimento de 30 a 35 mm. Esses instrumentos são refrigerados por um agente com base aquosa contendo partículas de polimento de vários tamanhos, dependendo da indicação terapêutica. A quantidade de aerossóis contaminados é considerada reduzida comparada à produzida por outros dispositivos sônicos e ultrassônicos.

Dispositivos de polimento a ar

Para a remoção de depósitos moles (placa e detritos) das superfícies dos dentes, podem ser usados dispositivos de polimento a ar. Esses instrumentos são eficazes na área supragengival para remover manchas e placa, com um tempo de trabalho reduzido em comparação com outros procedimentos de polimento. A introdução de pós pouco abrasivos (ou seja, glicina e eritritol) e o desenvolvimento de dispositivos com bocal subgengival abriram a possibilidade de usar polimento a ar na instrumentação subgengival (Figura 30.10). Um bocal subgengival especialmente projetado fornece o pó de glicina/*spray* de ar perpendicularmente à superfície da raiz, enquanto a água é borrifada na direção apical. Além disso, a pressão de trabalho efetiva é reduzida em comparação com o polimento a ar aplicado supragengivalmente. Os biofilmes bacterianos nas superfícies radiculares são efetivamente removidos pelo pó de glicina/polimento a ar sem causar danos à superfície radicular (Petersilka 2011; Bozbay *et al.* 2018). No entanto, devido à incapacidade do pó de glicina/polimento a ar para remover o cálculo, o polimento a ar deve ser considerado apenas como uma medida potencialmente adjuvante à instrumentação manual ou mecânica na fase inicial da terapia periodontal.

Dispositivo a *laser* ablativo

O *laser* é um dispositivo que produz radiação eletromagnética corrente. A radiação *laser* é caracterizada pela baixa divergência do feixe de radiação e, com poucas exceções, pelo comprimento de onda bem-definido. O termo *laser* é bem conhecido como o acrônimo para "amplificação da luz por emissão estimulada de radiação".

A laserterapia ablativa tem efeitos bactericidas e de descontaminação, é capaz de remover o biofilme bacteriano e o cálculo com estresse mecânico extremamente baixo e sem formação de *smear layer* sobre as superfícies radiculares, além de remover o revestimento epitelial e o tecido inflamado na bolsa periodontal (Ishikawa *et al.* 2009). Entretanto, com relação à remoção do tecido inflamado, estudos mostraram que a curetagem das paredes do tecido mole não adicionou nenhum benefício sobre a RAR (Lindhe & Nyman 1985).

O *laser* ErbiumYAG Er:YAG (*laser* de érbio) é capaz de remover efetivamente o cálculo da superfície radicular. Para reduzir o potencial dano à superfície radicular, alguns dispositivos *laser* Er:YAG são equipados com um sistema de *feedback* baseado no *laser* diodo, que ativa a principal irradiação *laser* somente se o cálculo for detectado. A energia de irradiação do *laser* Er:YAG é absorvida pela água e pelos componentes orgânicos dos tecidos biológicos, o que aumenta a temperatura, causa produção de vapor de água e, portanto, aumento da pressão interna nos depósitos de cálculo. A expansão resultante dos depósitos de cálculo causa a sua separação da superfície radicular. A irradiação inadvertida e a reflexão a partir de superfícies metálicas brilhantes podem danificar olhos, garganta e tecidos orais do paciente além da área direcionada. Portanto, é preciso tomar cuidado na utilização desses aparelhos; tanto o paciente quanto o operador precisam usar óculos protetores (Figura 30.11). Também pode existir o risco de destruição tecidual excessiva a partir da ablação direta, além de efeitos colaterais térmicos.

Capítulo 30 Terapia Não Cirúrgica   709

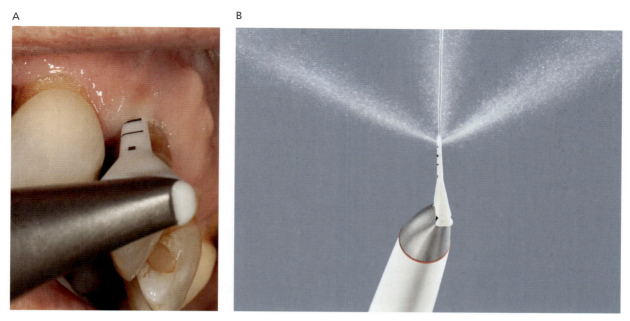

Figura 30.10 A. O bocal subgengival especialmente projetado aplicado para desbridamento de bolsas periodontais com polimento com pó de glicina/*airspray*. **B.** Direção lateral do jato de pó/ar enquanto o jato de água é direcionado apicalmente. (Fonte: Reproduzida, com autorização, de EMS, Nyon, Suíça.)

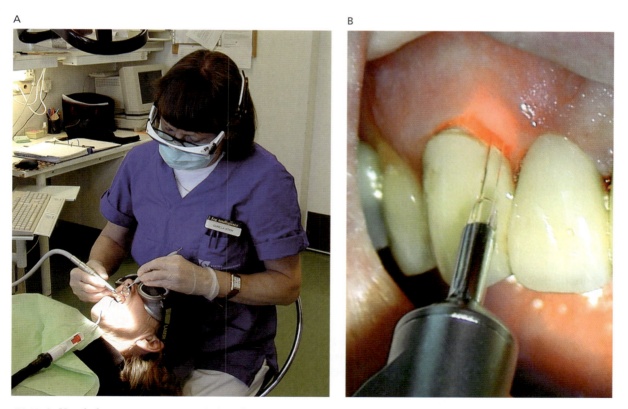

Figura 30.11 A. Uso do *laser* no tratamento periodontal: o paciente e o dentista precisam usar óculos de proteção. **B.** Ponta do *laser* Er:YAG inserida na bolsa e ativada.

Outros tipos de *laser*, como *laser* de dióxido de carbono, *laser* diodo e *laser* Nd:YAG (*laser* de neodímio), não são efetivos na remoção do cálculo e, consequentemente, o uso deles na terapia periodontal tem sido principalmente como terapia adjuvante de RAR. O *laser* de dióxido de carbono, quando usado com produção de energia relativamente baixa de modo pulsado e/ou desfocado, tem efeito de condicionamento da raiz, descontaminação e bactericida sobre as superfícies radiculares contaminadas. O *laser* diodo de diferente comprimento de onda foi introduzido como uma forma adjuvante ao desbridamento mecânico subgengival, para desintoxicar a superfície radicular, ou

Parte 11 Terapia Periodontal Inicial | Controle de Infecção

em terapia fotodinâmica, para reduzir a carga bacteriana. Na terapia fotodinâmica, um composto fotoativo, como o azul de toluidina, é colocado na bolsa e ativado com *laser* para produzir íons de radicais livres que têm efeito bactericida (Ishikawa *et al.* 2009). Outra aplicação potencial para o *laser* diodo é como laserterapia de nível baixo (LLLT, do inglês *low-level laser therapy*), que estimula a proliferação celular e promove cicatrização da ferida (Walsh 1997).

Abordagens para o desbridamento subgengival

A modalidade tradicional de terapia não cirúrgica como fase inicial do tratamento periodontal é a instrumentação da bolsa/raiz, incluindo o alisamento radicular, por quadrante ou sextante, dependendo da magnitude e gravidade da doença, em uma série de consultas (Baldersten *et al.* 1984). Entretanto, vários outros protocolos de tratamento também foram propostos na literatura como alternativas para essa abordagem convencional por etapas de RAR para o controle da infecção periodontal. Para prevenir a reinfecção dos locais tratados a partir das bolsas periodontais não tratadas remanescentes, Quirynen *et al.* (1995) defenderam o benefício da realização da instrumentação de bolsa/raiz da dentição toda dentro de um prazo de 24 horas (RAR *de boca toda*). Eles também consideraram o risco de reinfecção a partir de outros nichos intraorais, como a língua e as tonsilas, e, portanto, também incluíram a limpeza da língua e um extenso regime antimicrobiano com CHX (*protocolo de desinfecção de boca toda*). Outros protocolos de tratamento propostos que desafiam do mesmo modo a abordagem tradicional da terapia periodontal não cirúrgica restringem o número e o intervalo entre as sessões de tratamento, bem como o tempo para a instrumentação, e podem ou não incluir o uso adjunto de vários antimicrobianos.

Protocolos de instrumentação de boca toda

O primeiro protocolo de instrumentação de boca toda descrito por Quirynen *et al.* (1995) compreendia duas sessões de RAR no período de 24 horas, cada uma cobrindo metade da dentição. Entretanto, o tempo total usado para a instrumentação subgengival nessa abordagem não diferia daquele da abordagem tradicional por quadrante. Como já mencionado, indicou-se que o benefício desse protocolo de tratamento era um risco reduzido de reinfecção dos locais tratados a partir dos locais ainda não tratados, assim como um potencial estímulo à resposta imunológica pela inoculação de bactérias periodontais na vasculatura local. Da perspectiva do paciente, um benefício tangível do protocolo de tratamento da boca toda é que são necessárias menos consultas, mas não necessariamente menos tempo de procedimento, para o tratamento. Apatzidou e Kinane (2004) descreveram um protocolo modificado no qual a RAR da dentição toda foi completada em duas sessões no mesmo dia. Outra abordagem proposta consistia em quatro sessões de RAR em 4 dias consecutivos (Eren *et al.* 2002). Em todos esses protocolos, o tempo gasto para a RAR foi de 1 hora por quadrante.

Aderindo ao conceito de diferenciação entre desbridamento, raspagem e alisamento radicular na terapia periodontal não cirúrgica (Kieser 1994), foram propostas abordagens modificadas para o protocolo de instrumentação de boca toda que envolvem o desbridamento de bolsa/raiz pelo uso de dispositivo ultrassônico piezoelétrico em uma única consulta, procedimento de boca toda, limitado a 45 a 60 minutos para minimizar a remoção de substância radicular (Wennström *et al.* 2005; Zanatta *et al.* 2006; Del Peloso Ribeiro *et al.* 2008) ou sem limite de tempo (Koshy *et al.* 2005). Consequentemente, as características comuns desses protocolos modificados são que o tratamento subgengival inicial é reduzido a uma sessão e que acentuadamente menos tempo é devotado para a instrumentação do que aquele de RAR nos protocolos descritos anteriormente para a instrumentação de boca toda.

Protocolos de desinfecção de boca toda

Vários nichos intraorais, como a língua, a mucosa, a saliva e as tonsilas, podem agir como reservatórios para cepas gram-negativas, reconhecidas como patógenos periodontais (Beikler *et al.* 2004), e a translocação dessas bactérias pode resultar em rápida recolonização da bolsa recentemente instrumentada. Consequentemente, como já mencionado, para melhorar o desfecho do tratamento da abordagem de RAR de boca toda, Quirynen *et al.* (1995) propuseram terapia adjuvante, incluindo a limpeza da língua e um extenso regime antimicrobiano com CHX (*protocolo de desinfecção de boca toda*). O regime de CHX em conjunto com cada sessão de tratamento incluía (1) escovação do dorso da língua por um minuto com gel de CHX a 1%, (2) bochecho duas vezes com solução de CHX a 0,2% por um minuto, (3) pulverização das tonsilas quatro vezes com solução de CHX a 0,2%, (4) três irrigações subgengivais com gel de CHX a 1% (repetidas após 8 dias) e (5) instrução ao paciente para bochechar 2 vezes/dia com solução de CHX a 0,2% durante 2 semanas. O protocolo foi modificado, posteriormente, com a adição de instrução de que os pacientes devem lavar a boca e pulverizar as tonsilas 2 vezes/dia com solução de CHX a 0,2%, por um período de 2 meses depois da RAR (Mongardini *et al.* 1999).

Outros protocolos de instrumentação de boca toda incluindo terapia antimicrobiana adjunta podem ser encontrados na literatura, mas nenhum é tão rigoroso quanto o protocolo de desinfecção de boca toda proposto pela equipe de Quirynen. Por exemplo, Koshy *et al.* (2005) incluíram o uso de solução de iodopovidona a 1% como refrigeração durante a sessão de desbridamento ultrassônico de boca toda, instrução dos pacientes no cuidado da higiene oral e escovação da língua, assim como enxaguatório oral com solução de CHX a 0,05%, 2 vezes/dia durante 1 mês.

Desfechos clínicos depois de várias abordagens de instrumentação de bolsa/raiz

Inúmeras revisões sistemáticas sobre a eficácia da terapia periodontal mecânica não cirúrgica foram publicadas

(p. ex., van der Weijden & Timmerman 2002; Hallmon & Rees 2003; Lang et al. 2008; Eberhard et al. 2015; Suvan et al. 2020). Existe um consenso entre essas revisões de que a instrumentação da bolsa/raiz, combinada com as medidas adequadas de controle de placa supragengival, é uma modalidade de tratamento efetiva na redução da profundidade de sondagem da bolsa (PB) e na melhora dos níveis clínicos de inserção (NCI) (Figuras 30.12 e 30.13), e que não existe diferença importante na eficácia da instrumentação da bolsa/raiz com o uso de instrumentos manuais ou elétricos (sônico/ultrassônico). Além disso, foi deliberado que os dados disponíveis a partir de estudos clínicos publicados são muito limitados para julgar se os efeitos adversos do tratamento podem variar com o tipo de instrumento usado.

Tanto a revisão Cochrane de Eberhard *et al.* (2015) quanto as revisões sistemáticas e metanálises mais recentes (Suvan *et al.* 2020), comparando a *instrumentação de boca toda* com a RAR por quadrante, não revelaram diferença estatisticamente significativa em relação à redução de PB ou à mudança de NCI. Análise de subgrupo de bolsas inicialmente moderadas (5 a 6 mm) e profundas (> 6 mm) em dentes unirradiculares e multirradiculares não divulgou diferença significativa entre as duas abordagens de tratamento.

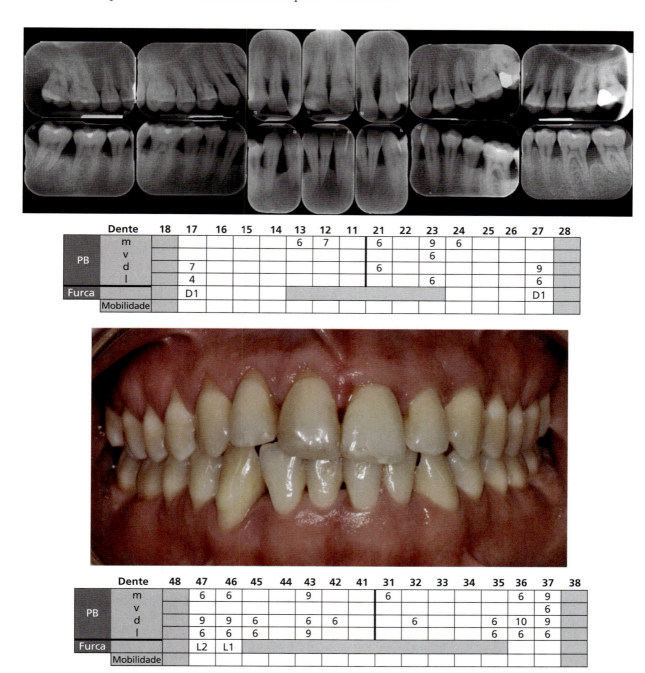

Figura 30.12 Radiografias, imagem clínica e avaliações da sondagem de bolsa de uma mulher com 32 anos, não fumante, com periodontite não tratada, antes da terapia periodontal. PB = profundidade de sondagem da bolsa.

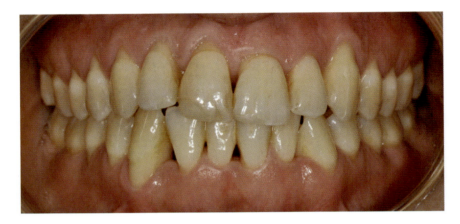

Figura 30.13 Imagem clínica e avaliações de sondagem de bolsa da mesma paciente da Figura 30.12, 6 meses depois da terapia não cirúrgica inicial. PB = profundidade de sondagem da bolsa.

A comparação entre a *desinfecção de boca toda* e a RAR por quadrante realizada na revisão de Cochrane (Eberhard *et al.* 2015), baseada em dados a partir de seis ensaios clínicos, não conseguiu encontrar uma diferença estatisticamente significativa entre os dois protocolos de tratamento em geral em relação à redução da profundidade de sondagem, mas encontrou algumas diferenças em favor da desinfecção de boca toda para as bolsas moderadamente profundas em dentes em subgrupos específicos, como locais profundos, em 6 meses de acompanhamento para dentes unitários e multirradiculares. A análise correspondente em uma revisão sistemática por Lang *et al.* (2008) mostrou resultados de magnitude similar em favor da abordagem de desinfecção de boca toda. Entretanto, nenhuma das revisões sistemáticas encontrou qualquer diferença significativa para as variáveis de desfecho clínico entre a desinfecção de boca toda e a instrumentação de boca toda, não defendendo o uso extensivo de CHX adotado nesses protocolos.

Conclusão: todas as três abordagens de tratamento não cirúrgico para o controle da infecção periodontal (RAR convencional em etapas por quadrante, instrumentação de boca toda e desinfecção de boca toda) resultam em melhoras acentuadas nas condições clínicas, e a decisão de selecionar uma abordagem em detrimento de outra tem que envolver outras considerações além de somente os resultados clínicos.

Desfechos microbiológicos depois de várias abordagens de instrumentação de bolsa/raiz

A remoção da placa subgengival e dos depósitos de cálculo por meio de desbridamento subgengival em combinação com controle eficiente da infecção supragengival realizado pelo paciente altera a ecologia das bolsas por redução na quantidade de microrganismos, resolução da inflamação e diminuição na profundidade da bolsa, e as espécies passíveis de terem surgido no ambiente subgengival da bolsa doente podem encontrar o novo hábitat menos hospitaleiro. A diminuição na contagem bacteriana total para os locais com profundidade > 3 mm, de 91×10^5 para 23×10^5, foi observada imediatamente após o desbridamento subgengival (Teles *et al.* 2006). Além disso, diminuição na contagem média e no número de locais colonizados por *Porphyromonas gingivalis*, *Aggregatibacter actinomycetemcomitans*, *Prevotella intermedia* (Shiloah & Patters 1994), *Tannerella forsythia* e *Treponema denticola* (Haffajee *et al.* 1997; Darby *et al.* 2005) e aumento na proporção de estreptococos (p. ex., *Streptococcus gordonni*, *Streptococcus mitis*, *Streptococcus oralis* e *Streptococcus sanguinis*) e *Actinomyces* spp., *Eikenella corrodens* e *Gemella morbillarum* foram observados várias semanas depois do desbridamento subgengival. Um aumento nas proporções de cocos e bacilos aeróbicos gram-positivos está associado à saúde periodontal (Cobb 2002). Interessantemente, os microrganismos não existem isolados no ambiente subgengival, mas como membros de comunidades. Socransky *et al.* (1998) identificaram grupos de organismos que eram comumente encontrados juntos e subdividiram os microrganismos apropriadamente em complexos. Os membros do complexo "vermelho" e do "laranja" são identificados mais comumente nos locais que exibem sinais de periodontite. Consequentemente, o reaparecimento das espécies do complexo vermelho e do laranja 3 a 12 meses depois do desbridamento pode indicar falta de resolução da lesão periodontal (Haffajee *et al.* 2006). Também é importante reconhecer que, na ausência de apropriado cuidado caseiro, o restabelecimento da microflora pré-tratamento ocorrerá em questão de semanas (Magnusson *et al.* 1984; Loos *et al.* 1988; Sbordone *et al.* 1990).

Em um estudo comparando o desfecho microbiológico da *instrumentação de boca toda* e RAR por quadrante (Quirynen *et al.* 2000), foi demonstrado por microscopia de contraste de fase e técnicas de cultura que ambas as abordagens de tratamento reduziram o número total de espécies anaeróbicas facultativas estritas, assim como o número de bactérias pigmentadas de preto, espiroquetas e bacilos móveis em amostras subgengivais, mas também que as reduções foram mais acentuadas depois da instrumentação de boca toda. Outros estudos comparando os desfechos microbiológicos depois de duas abordagens de tratamento com o uso de técnicas da reação da cadeia de polimerase (PCR) (Apatzidou *et al.* 2004; Koshy *et al.* 2005; Jervøe-Storm *et al.* 2007) também relataram reduções nos presumíveis patógenos periodontais, mas não diferenças detectáveis entre as abordagens. Consequentemente, esses estudos falharam em apoiar o conceito de que uma abordagem de desbridamento de boca pode prevenir ou adiar a recolonização das bolsas instrumentadas. Além das diferentes técnicas microbiológicas empregadas nesses estudos comparadas ao estudo por Quirynen *et al.* (2000), o fato de que os pacientes dos estudos anteriores mostraram um alto padrão de higiene oral antes da iniciação da instrumentação subgengival pode explicar os achados contraditórios. Deve ser notado que o estudo de Quirynen foi concebido primeiramente como um estudo "prova de princípio" e, para aumentar a chance de contaminação cruzada, a limpeza interproximal no grupo de RAR por quadrante foi proibida até que o último quadrante estivesse instrumentado.

Estudos que avaliaram as alterações microbiológicas depois da *instrumentação ultrassônica de boca toda* com um protocolo de tempo restrito (45 minutos de desbridamento ultrassônico) (Zanatta *et al.* 2006; Del Peloso Ribeiro *et al.* 2008) também mostraram reduções significativas na frequência e na quantidade de presumíveis patógenos periodontais, como avaliado pelo uso de PCR em tempo real; as reduções foram similares àquelas depois de RAR convencional por quadrante.

Mudanças microbiológicas mais favoráveis foram relatadas depois de *desinfecção de boca toda* em comparação com RAR por quadrante com relação à diminuição na quantidade total de organismos móveis e espiroquetas, número total de bactérias facultativas ou anaeróbicas estritas, bactérias pigmentadas de preto, assim como a frequência e o nível dos complexos microbianos "vermelho" e "laranja" detectados com o uso de microscopia de contraste de fase diferencial, cultura e técnica de hibridização DNA-DNA (Quirynen *et al.* 1999, 2000; De Soete *et al.* 2001). De modo contrário, Koshy *et al.* (2005) não puderam detectar quaisquer benefícios microbiológicos adicionados como registrado por PCR depois de abordagem de desinfecção de boca toda modificada por eles em comparação com a instrumentação por quadrante. A questão das diferenças nos resultados microbiológicos depois de instrumentação de boca toda, desinfecção de boca toda e RAR convencional em etapa por quadrante foi abordada em uma revisão sistemática (Lang *et al.* 2008). Com base na análise de sete estudos, foi concluído que, com o uso de métodos modernos de identificação microbiológica, nenhuma redução superior na carga bacteriana ou nos presumíveis patógenos periodontais específicos poderia ser provada por qualquer das três modalidades de tratamento.

O efeito no microbioma do tratamento não cirúrgico foi confirmado em ensaios clínicos que adotaram técnicas metagenômicas para análise, que permitem a decodificação de todo o material genético presente nas amostras de placas (Takahashi 2015; Yang *et al.* 2016; Chen *et al.* 2018). Essas análises também revelaram que o microbioma oral é muito mais complexo e heterogêneo do que anteriormente percebido (Huttenhower *et al.* 2012), e que as vias metabólicas e as interações microbianas nos biofilmes são fatores significativos a serem considerados (Marsh & Zaura 2017).

Considerações em relação à seleção dos instrumentos e abordagem de tratamento

Seleção dos instrumentos

Foi demonstrado que os instrumentos manuais, sônicos e ultrassônicos produzem respostas de cicatrização periodontal similares em relação a PB, sangramento à sondagem e NCI (Baderstern *et al.* 1981 1984; Lindhe & Nyman 1985; Kalkwarf *et al.* 1989; Loos *et al.* 1987; Copulos *et al.* 1993; Obeid *et al.* 2004; Wennström *et al.* 2005; Christgau *et al.* 2006; Suvan *et al.* 2020). Com relação à perda de superfície radicular, os aparelhos sônicos e ultrassônicos mostraram produzir menos perda do que os instrumentos manuais (Ritz *et al.* 1991; Busslinger *et al.* 2001; Schmidlin *et al.* 2001; Kawashima *et al.* 2007; Bozbay *et al.* 2018).

Em comparação com a instrumentação manual, o uso dos instrumentos sônicos e ultrassônicos fornece melhor acesso às bolsas profundas e áreas de ramificação (Kocher *et al.* 1998; Beuchat *et al.* 2001). Além disso, a ação de lavagem da água usada como refrigeração durante a instrumentação sônica e ultrassônica remove, em determinada extensão, os fragmentos e as bactérias da área da bolsa, mas o uso de soluções antissépticas, por exemplo, CHX, iodo e Listerine®, como refrigeração não mostrou maiores efeitos em comparação com

714 Parte 11 Terapia Periodontal Inicial | Controle de Infecção

a irrigação com água (Koshy *et al.* 2005; Del Peloso Ribeiro *et al.* 2006, 2010; Feng *et al.* 2011; Krück *et al.*; 2012; Van der Sluijs *et al.* 2016). Entretanto, a sensação tátil é reduzida, são produzidos aerossóis contaminados (Barnes *et al.* 1998; Harrel *et al.* 1998; Rivera-Hidalgo *et al.* 1999; Timmerman *et al.* 2004) e alguns pacientes podem achar a vibração, o barulho e o jato de água desconfortáveis. O uso do sistema ultrassônico Vector® mostrou desfechos clínicos e microbiológicos comparáveis àqueles alcançados pela instrumentação manual e os instrumentos ultrassônicos convencionais; entretanto, ele pode ser menos eficiente na remoção de grande acúmulo de cálculo (Sculean *et al.* 2004; Christgau *et al.* 2007; Kahl *et al.* 2007; Guentsch & Preshaw 2008).

O efeito do polimento a ar foi investigado em pacientes em manutenção, e os resultados indicam que o polimento a ar com pó de glicina é uma abordagem de tratamento válida para o desbridamento mecânico subgengival durante o terapia periodontal de suporte (TPS) em locais com bolsas moderadamente profundas (5 a 6 mm) (p. ex., Moëne *et al.* 2010; Wennström *et al.* 2011; Flemmig *et al.* 2012; Zhang *et al.* 2019). No entanto, na presença de cálculo subgengival e na fase inicial da terapia periodontal, a instrumentação manual/acionada por máquina deve ser selecionada como abordagem primária para o desbridamento radicular. Se o polimento a ar subgengival usado como adjuvante da instrumentação manual/ultrassônica pode ter efeitos benéficos na cicatrização de lesões periodontais, não foi abordado cientificamente.

O uso do *laser* Er:YAG produz resultados comparáveis àqueles com instrumentação manual ou ultrassônica (Schwarz *et al.* 2008; Sgolastra *et al.* 2012; Salvi *et al.* 2020). Entretanto, nenhum benefício adjuvante do uso do *laser* Er:YAG sobre o desbridamento mecânico sozinho foi demonstrado (Schwarz *et al.* 2003; Lopes *et al.* 2010; Rotundo *et al.* 2010; Salvi *et al.* 2020). O uso de outros tipos de *laser* não mostrou efeito no tratamento comparáveis ao desbridamento mecânico ou qualquer efeito adjunto quando usados em combinação com a instrumentação manual ou ultrassônica (Ambrosini *et al.* 2005; Schwarz *et al.* 2008; Slot *et al.* 2009; Salvi *et al.* 2020). Foram relatados achados contraditórios em relação aos efeitos benéficos clínicos e microbiológicos da terapia fotodinâmica com *laser* diodo, quando usado como adjunto ao desbridamento mecânico (Christodoulides *et al.* 2008; Chondros *et al.* 2009; Lulic *et al.* 2009; Salvi et al. 2020). Não existe evidência de efeitos positivos na cicatrização da LLLT quando aplicada depois de desbridamento mecânico de bolsa/raiz (Lai *et al.* 2009; Makhlouf *et al.* 2012; Matarese *et al.* 2017). Portanto, as Diretrizes Europeias de Prática Clínica de Nível S3 em Periodontologia, desenvolvidas pela European Federation of Periodontology (Sanz *et al.* 2020), recomendam que essas várias terapias adjuvantes não devem ser usadas na prática clínica.

Seleção da abordagem de tratamento

No *VI European Workshop on Periodontology* foram abordados os efeitos do desbridamento de boca com e sem o uso adjuvante de antissépticos. Com base na avaliação de revisões sistemáticas por Lang *et al.* (2008) e Eberhard *et al.* (2015), o consenso do seminário foi de que o *desbridamento de boca toda* e a *desinfecção de boca toda* não fornecem vantagens clinicamente relevantes sobre a RAR convencional em etapas por quadrante no tratamento dos pacientes com periodontite moderada a avançada (Sanz & Teughels 2008). Além disso, as recomendações clínicas dadas foram de que (1) "as três modalidades podem ser recomendadas para o desbridamento" e (2) "os dentistas devem escolher a modalidade de desbridamento de acordo com as necessidades e preferências do paciente, as habilidades pessoais e experiência profissional, a logística do local a ser praticado e o custo-efetividade da terapia executada. Deve ser notado que o melhor desempenho das práticas de higiene oral é um princípio inseparável a ser observado com qualquer protocolo de desbridamento mecânico". Recomendações semelhantes são fornecidas na diretriz clínica recentemente publicada para o tratamento de pacientes com periodontite estágios I-III pela European Federation of Periodontology (Sanz *et al.* 2020).

Considerando a questão custo-benefício, é de interesse notar que o desbridamento com ultrassom piezoelétrico realizado em sessão única, procedimento de boca toda restrito a 45 a 60 minutos de instrumentação da bolsa/raiz mostrou resultar em cicatrização comparável àquelas com RAR realizadas por quadrante com intervalos de 1 semana (Wennström *et al.* 2005; Zanatta *et al.* 2006; Del Peloso Ribeiro *et al.* 2008). Esse achado indica que a remoção suficiente dos depósitos subgengivais pode ser possível com o uso de tempo de tratamento mais curto do que aquele tradicionalmente atribuído à instrumentação não cirúrgica de bolsa/raiz. Pelo cálculo da eficiência das abordagens de tratamento, nesse caso, o tempo usado para a instrumentação em relação ao número de bolsas, alcançando o ápice do sucesso do tratamento (PB ≤ 4 mm), foi mostrado que a abordagem ultrassônica de boca toda foi três vezes mais favorável do que a abordagem RAR por quadrante (Wennström *et al.* 2005). Consequentemente, os benefícios tangíveis do desbridamento ultrassônico de boca toda como abordagem inicial para o controle da infecção subgengival seriam menos consultas e menos tempo de procedimento para o tratamento. Além disso, os dados disponíveis em relação à experiência de desconforto/dor do paciente relacionada ao tratamento não indicam diferenças entre o desbridamento ultrassônico de boca toda e a abordagem por quadrante. Entretanto, deve-se reconhecer que é a qualidade da instrumentação, não o fator tempo, a questão importante no desbridamento da bolsa/raiz, e que o objetivo da instrumentação é reduzir a carga bacteriana em todos os locais dentários, abaixo do limiar em que o hospedeiro possa lidar com a infecção remanescente. É importante destacar que os estudos indicados não devem ser interpretados para justificar um protocolo de tempo definido para a instrumentação na terapia periodontal não cirúrgica, mas meramente ilustrar que muitas bolsas, mas não todas, respondem positivamente à instrumentação menos agressiva, o que de fato apoia o conceito proposto por Kieser (1994) de que a cicatrização clínica obtida depois de desbridamento inicial de bolsa/raiz deve ser avaliada antes que esforços de instrumentação mais extensos sejam realizados, incluindo o alisamento radicular.

Reavaliação depois de tratamento periodontal não cirúrgico inicial

Embora estudos recentes indiquem que a abordagem de desbridamento convencional por seções assim como a abordagem de desbridamento de boca, todas combinadas com instrução cuidadosa dos métodos de controle da placa realizados pelo paciente, sejam baseadas em evidências e abordagens de razão iniciais para o tratamento dos pacientes com periodontite crônica (ver Figura 30.12), é importante saber de que nem todas as lesões podem ser resolvidas (ver Figura 30.13). Consequentemente, um componente importante no estabelecimento do controle da infecção periodontal é acompanhar o tratamento não cirúrgico inicial e realizar reavaliação em relação aos locais com sinais clínicos remanescentes da patologia.

Resistência aumentada dos tecidos periodontais à sondagem e ausência de sangramento são sinais de resolução da lesão inflamatória relacionada à remoção suficiente do biofilme/cálculo. Portanto, as metas clínicas do sucesso do tratamento podem ser definidas como (1) nenhum sangramento à sondagem da bolsa e (2) "fechamento da bolsa", que significa uma PB ≤ 4 mm. A mudança na PB é resultado combinado da recessão da margem gengival e diminuição da penetração da sonda dentro da bolsa devido à resolução da lesão inflamatória nos tecidos moles adjacentes (Figura 30.14).

A redução da bolsa ou o "fechamento da bolsa" como variável importante de desfecho é validado pelos dados mostrando risco menor para progressão da doença e perda dentária (Westfelt *et al.* 1988; Badersten *et al.* 1990; Claffey & Egelberg 1995; Lang & Tonetti 2003; Matuliene *et al.* 2008). Em um estudo retrospectivo incluindo 172 indivíduos seguidos por uma média de 11 anos após terapia periodontal ativa, Matuliene *et al.* (2008) relataram que, comparada a uma PB de ≤ 3 mm, uma PB remanescente de 5 mm representou um fator de risco para perda dentária com razão de probabilidade de 7,7. As razões de probabilidade correspondentes para uma PB remanescente de 6 mm e ≥ 7 mm foram 11,0 e 64,2, respectivamente. A influência a longo prazo da variável "sangramento à sondagem" sobre a perda dentária foi abordada em um estudo longitudinal de 26 anos, com 565 noruegueses (Schätzle *et al.* 2004), e revelou que os dentes positivos para o sangramento à sondagem em todos os exames tinham risco 46 vezes mais alto de ser perdidos se comparados aos dentes que não mostravam inflamação gengival. Consequentemente, esses dados justificam o uso de "fechamento de bolsa" e ausência de sangramento à sondagem como metas clínicas do sucesso na reavaliação depois do tratamento periodontal.

Em média, cerca de 35% das bolsas inicialmente patológicas podem não atingir as metas do sucesso na reavaliação depois da terapia periodontal não cirúrgica inicial, e essa porcentagem é independente do tipo dos instrumentos ou abordagem usados para o desbridamento subgengival (Wennström *et al.* 2005; Jervøe-Storm *et al.* 2006; Suvan *et al.* 2020). Geralmente, a melhora clínica é menos acentuada nos molares, principalmente na furca, do que nos dentes monorradiculares (Lindhe *et al.* 1982; Loos *et al.* 1989). Entretanto, certamente existem muitos outros fatores relacionados ao paciente, ao dente e ao local do dente que podem influenciar a resposta ao tratamento. O uso de modelo estatístico multinível permite investigação simultânea dos fatores em diferentes níveis. Como um exemplo, na Tabela 30.1, a probabilidade do "fechamento da bolsa" (PB final ≤ 4 mm) depois de terapia não cirúrgica inicial poderia ser estimada para bolsas de várias PB iniciais, levando em consideração os fatores tabagismo, dentes uni ou multirradiculares e presença/ausência de placa

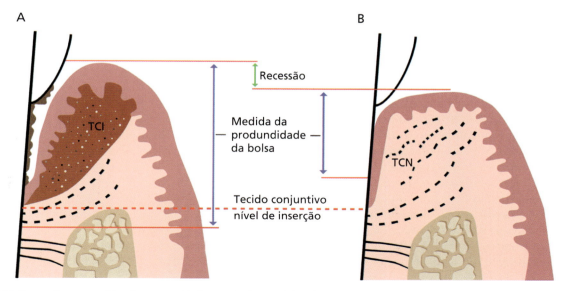

Figura 30.14 Ilustração esquemática de uma unidade gengival antes (**A**) e depois (**B**) de terapia periodontal. As medições de profundidade à sondagem são mostradas pelas linhas azuis. A linha pontilhada indica o nível "histológico" de inserção. A linha verde mostra o grau de recessão da margem gengival. TCI = tecido conjuntivo infiltrado; TCN = tecido conjuntivo não infiltrado.

716 **Parte 11** Terapia Periodontal Inicial | Controle de Infecção

Tabela 30.1 Probabilidade previsível de fechamento de bolsa (profundidade de sondagem da bolsa [PB] ≤ 4 mm e sem sangramento na sondagem) para os locais com diferente PB inicial.

	Higiene oral	Tipo de dente	Profundidade inicial da bolsa		
			6 mm	**7 mm**	**8 mm**
Não fumantes	Sem placa	Unirradicular	84%	63%	36%
	Sem placa	Multirradicular	70%	43%	19%
	Placa	Unirradicular	76%	50%	24%
	Placa	Multirradicular	57%	30%	12%
Fumantes	Placa	Unirradicular	64%	36%	16%
	Sem placa	Multirradicular	43%	20%	7%
	Placa	Unirradicular	51%	25%	10%
	Placa	Multirradicular	31%	12%	4%

Fonte: Adaptada de Tomasi *et al.* (2007). Reproduzida, com autorização, de John Wiley & Sons.

supragengival em nível dentário (Tomasi *et al.* 2007). A diferença acentuada na probabilidade do fechamento de bolsa notada entre os fumantes e os não fumantes (p. ex., 36% *versus* 63% para bolsas com profundidade de 7 mm) colocou o foco sobre o tabagismo como um fator significativo influenciando o resultado do tratamento após a terapia periodontal não cirúrgica. O cigarro comprovadamente afeta de modo negativo o resultado de todas as modalidades de terapia periodontal (Labriola *et al.* 2005; Heasman *et al.* 2006) e, consequentemente, se o paciente é fumante, a inclusão de um programa para parar de fumar deve ser considerada como medida adjunta.

Eficácia da instrumentação não cirúrgica da bolsa/raiz repetida

Se o paciente falhar na manutenção de um padrão adequado de higiene oral, esforços têm que ser devotados para melhorar a motivação do paciente. A persistência das bolsas com PB ≥ 5 mm e do sangramento à sondagem deve ser submetida à reinstrumentação que, no momento, pode também incluir o alisamento radicular. O paciente é então agendado para uma nova reavaliação e decisão em relação à potencial necessidade de opções suplementares de tratamento ativo. Se vale a pena, uma vez mais, realizar a instrumentação não cirúrgica de um local/dente que mostre resposta desfavorável ao desbridamento subgengival executado, ou se outras modalidades de tratamento (p. ex., terapia antimicrobiana adjunta, desbridamento com retalho aberto, redução cirúrgica da bolsa) para alcançar o objetivo do controle da infecção periodontal devem ser selecionadas, é uma decisão delicada, na qual os fatores específicos do indivíduo e do local, assim como habilidades clínicas e experiência, têm que ser considerados. As melhoras clínicas, em grande parte, depois de retratamento da bolsa por RAR não cirúrgico são mais limitadas em comparação com aquelas posteriores à fase inicial da instrumentação subgengival (Badersten *et al.* 1984; Wennström *et al.* 2005). Foi mostrado que, de todos os locais que respondem mal ao desbridamento mecânico inicial, somente 11 a 16%

podem ser conduzidos a uma meta de sucesso depois de reinstrumentação mecânica, e cerca de 50% das bolsas com PB inicial ≥ 7 mm permanecerão como locais sem sucesso (Wennström *et al.* 2005). Outro estudo avaliando o desfecho da reinstrumentação de locais com problema periodontal mostrou que a probabilidade geral de alcançar o "fechamento da bolsa" 3 meses após o retratamento foi de cerca de 45%, enquanto, nos locais com PB > 6 mm, a probabilidade foi somente de 12% (Tomasi *et al.* 2008). O fato de as bolsas associadas aos molares, furca e defeitos ósseos angulares mostrarem responder menos favoravelmente à instrumentação não cirúrgica repetida (p. ex., Axtelius *et al.* 1999; D'Aiuto *et al.* 2005; Tomasi *et al.* 2007) deve ser considerado no processo de tomada de decisão em relação à seleção do procedimento de retratamento e ao benefício potencial da instrumentação não cirúrgica repetida.

Referências bibliográficas

Aleo, J.J., De Renzis, F.A., Farber, P.A. & Varboncoeur, A.P. (1974). The presence and biologic activity of cementumbound endotoxin. *Journal of Periodontology* **45**, 672-675.

Ambrosini, P., Miller, N., Briancon, S., Gallina, S. & Penaud, J. (2005). Clinical and microbiological evaluation of the effectiveness of the Nd:YAG laser for the initial treatment of adult periodontitis. A randomized controlled study. *Journal of Clinical Periodontology* **32**, 670-676.

Apatzidou, D.A. & Kinane, D.F. (2004). Quadrant root planing versus same-day full-mouth root planing. I. Clinical findings. *Journal of Clinical Periodontology* **31**, 132-140.

Apatzidou, D.A., Riggio, M.P. & Kinane, D.F. (2004). Quadrant root planing versus same-day full-mouth root planing. II. Microbiological findings. *Journal of Clinical Periodontology* **31**, 141-148.

Axtelius, B., Söderfeldt, B. & Attström, R. (1999). A multilevel analysis of factors affecting pocket probing depth in patients responding differently to periodontal treatment. *Journal of Clinical Periodontology* **26**, 67-76.

Badersten, A., Nilveus, R. & Egelberg, J. (1981). Effect of nonsurgical periodontal therapy 1. Moderate and advanced periodontitis. *Journal of Clinical Periodontology* **8**, 57-72.

Badersten, A., Nilveus, R. & Egelberg, J. (1984). Effect of nonsurgical periodontal therapy II. *Journal of Clinical Periodontology* **11**, 63-76.

Badersten, A., Nilveus, R. & Egelberg, J. (1990). Scores of plaque, bleeding, suppuration and probing depth to predict probing attachment loss.

5 years of observation following nonsurgical periodontal therapy. *Journal of Clinical Periodontology* **17**, 102-107.

Barnes, J.B., Harrel, S.K. & Rivera Hidalgo, F. (1998). Blood contamination of the aerosols produced by *in vivo* use of ultrasonic scaler. *Journal of Periodontology* **69**, 434-438.

Beikler, T., Abdeen, G., Schnitzer, S. *et al.* (2004). Microbiological shifts in intraand extraoral habitats following mechanical periodontal therapy. *Journal of Clinical Periodontology* **31**, 777-783.

Beuchat, M., Bussliger, A., Schmidlin, P.R. *et al.* (2001). Clinical comparison of the effectiveness of novel sonic instruments and curettes for periodontal debridement after two months. *Journal of Clinical Periodontology* **28**, 1145-1150.

Bozbay, E., Dominici, F., Gokbuget, A.Y. *et al.* (2018). Preservation of root cementum: a comparative evaluation of powerdriven versus hand instruments. *International Journal of Dental Hygiene* **16**, 202-209.

Breininger, D.R., O'Leary, T.J. & Blumenshine, R.V. (1987). Comparative effectiveness of ultrasonic and hand scaling for the removal of subgingival plaque and calculus. *Journal of Periodontology* **58**, 9-18.

Busslinger, A., Lampe, K., Beuchat, M. & Lehmann B. (2001). A comparative *in vitro* study of a magnetostrictive and a piezoelectric ultrasonic scaling instrument. *Journal of Clinical Periodontology* **28**, 642-649.

Cadosch, J., Zimmermann, U., Ruppert, M. *et al.* (2003). Root surface debridement and endotoxin removal. *Journal of Periodontal Research* **38**, 229-236.

Caffesse, R.G., Sweeney, P.L. & Smith, B.A. (1986). Scaling and root planing with and without periodontal flap surgery. *Journal of Clinical Periodontology* **13**, 205-210.

Chen, C., Hemme, C., Beleno, J. *et al.* (2018). Oral microbiota of periodontal health and disease and their changes after nonsurgical periodontal therapy. *The ISME Journal* **12**, 1-15

Chondros, P., Nikolidakis, D., Christodoulides, N. *et al.* (2009). Photodynamic therapy as adjunct to non-surgical periodontal treatment in patients on periodontal maintenance: a randomized controlled clinical trial. *Lasers in Medical Science* **24**, 681-688.

Christgau, M., Männer, T., Beuer, S., Hiller, K.A. & Schmalz, G. (2006). Periodontal healing after non-surgical therapy with a new ultrasonic device: a randomized controlled clinical trial. *Journal of Clinical Periodontology* **34**, 137-147.

Christgau, M., Männer, T., Beuer, S., Hiller, K.A. & Schmalz, G. (2007). Periodontal healing after non-surgical therapy with modified sonic scaler. *Journal of Clinical Periodontology* **33**, 749-758.

Christodoulides, N., Nikolidakis, D., Chondros, P. *et al.* (2008). Photodynamic therapy as an adjunct to non-surgical periodontal treatment: a randomized, controlled clinical trial. *Journal of Periodontology* **79**, 1638-1644.

Claffey, N. & Egelberg, J. (1995). Clinical indicators of probing attachment loss following initial periodontal treatment in advanced periodontitis patients. *Journal of Clinical Periodontology* **22**, 690-696.

Cobb, C.M. (2002). Clinical significance of non-surgical periodontal therapy: an evidence-based perspective of scaling and root planing. *Journal of Clinical Periodontology* **29 Suppl 2**, 6-16.

Copulos, T.A., Low, S.B., Walker, C.B., Trebilcock, Y.Y. & Hefti, A. (1993). Comparative analysis between a modified ultrasonic tip and hand instruments on clinical parameters of periodontal disease. *Journal of Periodontology* **64**, 694-700.

D'Aiuto, F., Ready, D., Parkar, M. & Tonetti, M.S. (2005). Relative contribution of patient-, tooth-, and site-associated variability on the clinical outcomes of subgingival debridement. I. Probing depths. *Journal of Periodontology* **76**, 398-405.

Darby, I.B., Hodge, P.J., Riggio, M.P. & Kinane, D.F. (2005). Clinical and microbiological effect of scaling and root planing in smoker and nonsmoker chronic and aggressive periodontitis patients. *Journal of Clinical Periodontology* **32**, 200-206.

Del Peloso Ribeiro, E., Bittencourt, S., Ambrosano, G.M. *et al.* (2006). Povidone-iodine used as an adjunct to non-surgical treatment of furcation involvements. *Journal of Periodontology* **77**, 211-217.

Del Peloso Ribeiro, E., Bittencourt, S., Sallum, E.A. *et al.* (2008). Periodontal debridement as a therapeutic approach for severe chronic periodontitis: a clinical, microbiological and immunological study. *Journal of Clinical Periodontology* **35**, 789-798.

Del Peloso Ribeiro, E., Bittencourt, S., Sallum, E.A. *et al.* (2010). Nonsurgical instrumentation associated with povidoneiodine in the treatment of interproximal furcation involvements. *Journal of Applied Oral Science* **18**, 599-606.

De Soete, M., Mongardini, C., Peuwels, M. *et al.* (2001). Onestage fullmouth disinfection. Long-term microbiological results analyzed by checkerboard DNA-DNA hybridization. *Journal of Periodontology* **72**, 374-382.

Eaton, K.A., Kieser, J.B. & Davies, R.M. (1985). The removal of root surface deposits. *Journal of Clinical Periodontology* **12**, 141-152.

Eberhard, J, Jepsen, S., Jervøe-Storm, P.M., Needleman, I. & Worthington, H.V. (2015). Full-mouth treatment modalities (within 24 hours) for chronic periodontitis in adults. *Cochrane Database of Systematic Reviews* **17**, CD004622.

Eren, K.S., Gürgan, C.A. & Bostanci, H.S. (2002). Evaluation of non-surgical periodontal treatment using 2 time intervals. *Journal of Periodontology* **73**, 1015-1019.

Feng, H.S., Bernardo, C.C., Sonoda, L.L. *et al.* (2011). Subgingival ultrasonic instrumentation of residual pockets irrigated with essential oils: a randomized controlled trial. *Journal of Clinical Periodontology* **38**, 637-643.

Flemmig, T.F., Arushanov, D., Daubert, D. *et al.* (2012). Randomized controlled trial assessing efficacy and safety of glycine powder air polishing in moderate-to-deep periodontal pockets. *Journal of Periodontology* **83**, 444-452.

Gankerseer, E.J. & Walmsley, A.D. (1987). Preliminary investigation into the performance of sonic scalers. *Journal of Periodontology* **58**, 780-784.

Guentsch, A. & Preshaw, P.M. (2008). The use of a linear oscillating device in periodontal treatment: a review. *Journal of Clinical Periodontology* **35**, 514-524.

Haffajee, A.D., Cugini, M.A., Dibart, S. *et al.* (1997). The effect of SRP on the clinical and microbiological parameters of periodontal diseases. *Journal of Clinical Periodontology* **24**, 324-334.

Haffajee, A.D., Teles, R.P. & Socransky, S.S. (2006). The effect of periodontal therapy on the composition of the subgingival microbiota. *Periodontology 2000* **42**, 219-258.

Hallmon, W.W. & Rees, T.D. (2003). Local anti-infective therapy: mechanical and physical approaches. A systematic review. *Annals of Periodontology* **8**, 99-114.

Harrel, S.K., Barnes, J.B. & Rivera-Hidalgo, F. (1998). Aerosols and splatter contamination from the operative site during ultrasonic scaling. *Journal of the American Dental Association* **129**, 1241-1249.

Hatfield, C.G. & Baumhammers, A. (1971). Cytotoxic effects of periodontally involved surfaces of human teeth. *Archives of Oral Biology* **16**, 465-468.

Heasman, L., Stacey, F., Preshaw, PM. *et al.* (2006). The effect of smoking on periodontal treatment response: a review of clinical evidence. *Journal of Clinical Periodontology* **33**, 241-253.

Hughes, F.J. & Smales, F.C. (1986). Immunohistochemical investigation of the presence and distribution of cementum-associated lipopolysaccharides in periodontal disease. *Journal of Periodontal Research* **21**, 660-667.

Hughes, F.J., Auger, D.W. & Smales, F.C. (1988). Investigation of the distribution of cementum-associated lipopolysaccharides in periodontal disease by scanning electron microscope immunohistochemistry. *Journal of Periodontal Research* **23**, 100-106.

Huttenhower C., Human Microbiome Project Consortium (2012). Structure, function and diversity of the healthy human microbiome. *Nature* **486(7402)**, 207-214.

Ishikawa, I., Aoki, A. Takasaki, A.A. *et al.* (2009). Application of lasers in periodontics: true innovation or myth? *Periodontology 2000* **50**, 90-126.

Jervøe-Storm, P.M., Semaan, E., Al Ahdab, H. *et al.* (2006). Clinical outcomes of quadrant root planing versus fullmouth root planing. *Journal of Clinical Periodontology* **33**, 209-215.

Jervøe-Storm, P.M., Al Ahdab, H., Semaan, E., Fimmers, R. & Jepsen, S. (2007). Microbiological outcomes of quadrant versus full-mouth root planing as monitored by real-time PCR. *Journal of Clinical Periodontology* **34**, 156-163.

Kahl, M., Haase, E, Kocher, T. & Rühling, A. (2007). Clinical effects after subgingival polishing with non-aggressive ultrasonic device in initial therapy. *Journal of Clinical Periodontology* **34**, 318-324.

Kalkwarf, K.L., Kaldal, W.B., Patil, K.D. & Molvar, M.P. (1989). Evaluation of gingival bleeding following four types of periodontal therapies. *Journal of Clinical Periodontology* **16**, 608-616.

Kawashima, H., Sato, S., Kishida, M. & Ito, K. (2007). A comparison of root surface instrumentation using two piezoelectric ultrasonic scalers and a hand scaler *in vivo. Journal of Periodontal Research* **42**, 90-95.

Kieser, J.B. (1994). Non surgical periodontal therapy. In: Lang, N.P. & Karring, T., eds. *Proceedings of the 1st European Workshop on Periodontology.* Berlin: Quintessence Publishing.

Kocher, T., Gutsche, C. & Plagmann, H.C. (1998). Instrumentation of furcation with modified sonic scaler inserts: study on manikins, Part 1. *Journal of Clinical Periodontology* **25**, 388-393.

Koshy, G., Kawashima, Y., Kiji, M. *et al.* (2005). Effects of singlevisit full-mouth ultrasonic debridement versus quadrantwise ultrasonic debridement. *Journal of Clinical Periodontology* **32**, 734-743.

Krück, C., Eick, S., Knöfler, G.U., Purschwitz, R.E. & Jentsch, H.F. (2012). Clinical and microbiologic results 12 months after scaling and root planing with different irrigation solutions in patients with moderate chronic periodontitis: a pilot randomized trial. *Journal of Periodontology* **83**, 312-320.

Labriola, A., Needleman, I. & Moles, D.R. (2005). Systematic review of the effect of smoking on nonsurgical periodontal therapy. *Periodontology 2000* **37**, 124-137.

Lai, S.M., Zee, K.Y., Lai, M.K. & Corbet, E.F. (2009). Clinical and radiographic investigation of the adjunctive effects of a lowpower He-Ne laser in the treatment of moderate to advanced periodontal disease: a pilot study. *Photomedical Laser Surgery* **27**, 287-293.

Lang, N.P. & Tonetti, M.S. (2003). Periodontal risk assessment (PRA) for patients in supportive periodontal therapy (SPT). *Oral Health & Preventive Dentistry* **1**, 7-16.

Lang, N.P., Tan, W.C., Krahenmann, M.A. & Zwahlen, M. (2008). A systematic review of the effects of full-mouth debridement with and without antiseptics in patients with chronic periodontitis. *Journal of Clinical Periodontology* **35**, 8-21.

Lea, S.C., Landini, G. & Walmsley, A.D. (2006). The effect of wear on ultrasonic scaler tip displacement amplitude. *Journal of Clinical Periodontology* **33**, 37-41.

Lindhe, J. & Nyman, S. (1985). Scaling and granulation tissue removal in periodontal therapy. *Journal of Clinical Periodontology* **12**, 374-388.

Lindhe, J., Westfelt, E., Nyman, S. *et al.* (1982). Healing following surgical/non-surgical treatment of periodontal disease. *Journal of Clinical Periodontology* **9**, 115-128.

Listgarten, M.A. & Ellegaard, B. (1973). Electron microscopic evidence of a cellular attachment between junctional epithelium and dental calculus. *Journal of Periodontal Research* **8**, 143-150.

Loos, B., Kiger, R. & Egelberg, J. (1987). An evaluation of basic periodontal therapy using sonic and ultrasonic scalers. *Journal of Clinical Periodontology* **14**, 29-33.

Loos, B., Claffey, N. & Egelberg, J. (1988). Clinical and microbiological effects of root debridement in periodontal furcation pockets. *Journal of Clinical Periodontology* **15**, 453-463.

Loos, B., Nylund, K., Claffey, N. & Egelberg, J. (1989). Clinical effects of root debridement in molar and non-molar teeth. A 2-year follow up. *Journal of Clinical Periodontology* **16**, 498-504.

Lopes, B.M., Theodoro, L.H., Melo, R.F., Thompson, G.M. & Marcantonio, R.A. (2010). Clinical and microbiologic followup evaluations after non-surgical periodontal treatment with erbium:YAG laser and scaling and root planing. *Journal of Periodontology* **81**, 682-691.

Lulic, M., Leiggener Görög, I., Salvi, G.E. *et al.* (2009). One-year outcomes of repeated adjunctive photodynamic therapy during periodontal maintenance: a proof-of-principle randomized-controlled clinical trial. *Journal of Clinical Periodontology* **36**, 661-666.

Magnusson, I., Lindhe, J., Yoneyama, T. & Liljenberg B. (1984). Recolonization of a subgingival microbiota following scaling in deep pockets. *Journal of Clinical Periodontology* **11**, 193-207.

Makhlouf, M., Dahaba, M.M., Tunér, J., Eissa, S.A. & Harhash, T.A. (2012). Effect of adjunctive low level laser therapy (LLLT) on non-surgical treatment of chronic periodontitis. *Photomedical Laser Surgery* **30**, 160-166.

Marsh, P.D. & Zaura, E. (2017). Dental biofilm: ecological interactions in health and disease. *Journal of Clinical Periodontology* **44**, S12-S22.

Matarese, G., Ramaglia, L., Cicciu, M., Cordasco, G. & Isola, G. (2017) The effects of diode laser therapy as an adjunct to scaling and root planing in the treatment of aggressive periodontitis: a 1-year randomized controlled clinical trial. *Photomedicine And Laser Surgery* **35**, 702-709.

Matuliene, G., Pjetursson, B.E., Salvi, G.E. *et al.* (2008). Influence of residual pockets on progression of periodontitis and tooth loss: results after 11 years of maintenance. *Journal of Clinical Periodontology* **35**, 685-695.

Moëne, R., Décaillet, F., Andersen, E. & Mombelli, A. (2010). Subgingival plaque removal using a new air-polishing device. *Journal of Periodontology* **81**, 79-88.

Mongardini, C., van Steenberghe, D., Dekeyser, C. & Quirynen, M. (1999). One stage fullversus partial-mouth disinfection in the treatment of chronic adult or generalized early-onset periodontitis. I. Long-term clinical observations. *Journal of Clinical Periodontology* **70**, 632-645.

Moore, J., Wilson, M. & Kieser, J.B. (1986). The distribution of bacterial lipopolysaccharide (endotoxin) in relation to periodontally involved root surfaces. *Journal of Clinical Periodontology* **13**, 748-751.

Nyman, S., Sarhed, G., Ericsson, I., Gottlow, J. & Karring, T. (1986). Role of "diseased" root cementum in healing following treatment of periodontal disease. An experimental study in the dog. *Journal of Periodontal Research* **21**, 496-503.

Nyman, S., Westfelt, E., Sarhed, G. & Karring, T. (1988). Role of "diseased" root cementum in healing following treatment of periodontal disease. A clinical study. *Journal of Clinical Periodontology* **15**, 464-468.

Obeid, P.R., D'Hoore, W. & Bercy, P. (2004). Comparative clinical responses related to the use of various periodontal instruments. *Journal of Clinical Periodontology* **31**, 193-199.

Petersilka, G.J. (2011) Subgingival air-polishing in the treatment of periodontal biofilm infections. *Periodontology 2000* **55**, 124-142

Quirynen, M., Bollen, C.M., Vandekerckhove, B.N. *et al.* (1995). Fullvs. partial-mouth disinfection in the treatment of periodontal infections: short-term clinical and microbiological observations. *Journal of Dental Research* **74**, 1459-1467.

Quirynen, M., Mongardini, C., Pauwels, M. *et al.* (1999). One stage fullversus partial-mouth disinfection in the treatment of chronic adult or generalized early-onset periodontitis. II. Long-term impact on microbial load. *Journal of Periodontology* **70**, 646-656.

Quirynen, M., Mongardini, C., de Soete, M. *et al.* (2000). The role of chlorhexidine in the one-stage full-mouth disinfection treatment of patients with advanced adult periodontitis. Long-term clinical and microbiological observations. *Journal of Clinical Periodontology* **27**, 578-589.

Rateitschak-Pluss, E.M., Schwarz, J.P., Guggenheim, R., Duggelin, M. & Rateitschak, K.H. (1992). Non-surgical periodontal treatment: where are the limits? An SEM study. *Journal of Clinical Periodontology* **19**, 240-244.

Ritz, L., Hefti, A.F. & Rateitschak, K.H. (1991). An *in vitro* investigation on the loss of root substance in scaling with various instruments. *Journal of Clinical Periodontology* **18**, 643-647.

Rivera-Hidalgo, F., Barnes, J.B. & Harrel, S.K. (1999). Aerosols and splatter production by focused spray and standard ultrasonic inserts. *Journal of Periodontology* **70**, 473-477.

Rotundo, R., Nieri, M., Cairo, F. *et al.* (2010). Lack of adjunctive benefit of Er:YAG laser in non-surgical periodontal treatment: a randomized split-mouth clinical trial. *Journal of Clinical Periodontology* **37**, 526-533.

Salvi, G.E., Stähli, A., Schmidt, J.C. *et al.* (2020). Adjunctive laser or antimicrobial photodynamic therapy to non-surgical mechanical instrumentation in patients with untreated periodontitis: a systematic review and meta-analysis. *Journal of Clinical Periodontology* **47 Suppl 22**, 176-198.

Sanz, M., Herrera, D., Kebschull, M. *et al.* (2020). Treatment of stage I-III periodontitis – the EFP S3 level clinical practice guideline. *Journal of Clinical Peridontology* **47**, 4-60.

Sanz, M. & Teughels, W. (2008). Innovations in non-surgical periodontal therapy: Consensus Report of the Sixth European Workshop on Periodontology. *Journal of Clinical Periodontology* **35**, 3-7.

Sbordone, L., Ramaglia, L., Gulletta, E. & Iacono, V. (1990). Recolonization of the subgingival microflora after scaling and root planing in human periodontitis. *Journal of Periodontology* **61**, 579-584.

Schätzle, M., Loe, H., Lang, N.P. *et al.* (2004). The clinical course of chronic periodontitis. *Journal of Clinical Periodontology* **31**, 1122-1127.

Schmidlin, P.R., Beuchat, M., Busslinger, A., Lehmann, B. & Lutz, F. (2001). Tooth substance loss resulting from mechanical, sonic and ultrasonic root instrumentation assessed by liquid scintillation. *Journal of Clinical Periodontology* **28**, 1058-1066.

Schwarz, F., Sculean, A., Berakdar, M. *et al.* (2003). Clinical evaluation of an Er:YAG laser combined with scaling and root planing for non-surgical periodontal treatment. A controlled, prospective clinical study. *Journal of Clinical Periodontology* **30**, 26-34.

Schwarz, F., Aoki, A., Becker, J. & Sculean, A. (2008). Laser application in non-surgical periodontal therapy: a systematic review. *Journal of Clinical Periodontology* **35 Suppl**, 29-44.

Sculean, A., Schwartz, F., Berakdurm, M. *et al.* (2004). Non-surgical periodontal treatment with a new ultrasonic device (Vector ultrasonic system) or hand instruments. *Journal of Clinical Periodontology* **31**, 428-433.

Sgolastra, F., Petrucci, A., Gatto, R. & Monaco, A. (2012). Efficacy of Er:YAG laser in the treatment of chronic periodontitis: systematic review and meta-analysis. *Lasers Med Science* **27**, 661-673.

Shah, S., Walmsley, A.D., Chapple, I.L. & Lumley, P.J. (1994). Variability of sonic scaler tip movement. *Journal of Clinical Periodontology* **21**, 705-709.

Sherman, P.R., Hutchens, L.H. Jr. & Jewson, L.G. (1990). The effectiveness of subgingival scaling and root planing. II. Clinical responses related to residual calculus. *Journal of Periodontology* **61**, 9-15.

Shiloah, J. & Patters, M.R. (1994). DNA probe analyses of the survival of selected periodontal pathogens following scaling, root planing, and intra-pocket irrigation. *Journal of Periodontology* **65**, 568-575.

Slot, D.E., Kranendonk, A.A., Paraskevas, S. & Van der Weijden, F. (2009). The effect of a pulsed Nd:YAG laser in non-surgical periodontal therapy. *Journal of Periodontology* **80**, 1041-1056.

Socransky, S.S., Haffajee, A.D., Cugini, M.A., Smith, C. & Kent R.L. Jr. (1998). Microbial complexes in subgingival plaque. *Journal of Clinical Periodontology* **25**, 134-144.

Suvan, J., Leira, Y., Moreno Sancho, F.M. *et al.* (2020) Subgingival instrumentation for treatment of periodontitis. A systematic review. *Journal of Clinical Periodontology* **47 Suppl 22**: 155-175.

Takahashi, N. (2015). Oral microbiome metabolism: from "who are they?" to "what are they doing?." *Journal of Dental Research* **94**, 1628-1637.

Teles, R.P., Haffajee, A.D. & Socransky, S.S. (2006). Microbiological goals of periodontal therapy. *Periodontology 2000* **42**, 180-218.

Timmerman, M.F., Menso, L., Steinfot, J., Van Winkelhoff, A.J. & Van der Weijden, G.A. (2004). Atmospheric contamination during ultrasonic scaling. *Journal of Clinical Periodontology* **31**, 458-462.

Tomasi, C., Leyland, A.H. & Wennström J.L. (2007). Factors influencing the outcome of non-surgical periodontal treatment: a multilevel approach. *Journal of Clinical Periodontology* **34**, 682-690.

Tomasi, C., Koutouzis, T. & Wennström J.L. (2008). Locally delivered doxycycline as an adjunct to mechanical debridement at retreatment of periodontal pockets. *Journal of Periodontology* **79**, 431-439.

Van der Sluijs, M., Van der Sluijs, E., Van der Weijden, F. & Slot, D.E. (2016). The effect on clinical parameters of periodontal inflammation following non-surgical periodontal therapy with ultrasonics and chemotherapeutic cooling solutions: a systematic review. *Journal of Clinical Periodontology* **43**, 1074-1085.

van der Weijden, G.A. & Timmerman, M.F. (2002). A systematic review on the clinical efficacy of subgingival debridement in the treatment of chronic periodontitis. *Journal of Clinical Periodontology* **29 Suppl 3**, 55-71.

Waerhaug, J. (1952). The gingival pocket; anatomy, pathology, deepening and elimination. *Odontologisk Tidskrift* **60**, 1-186.

Waerhaug J. (1978). Healing of the dento-epithelial junction following subgingival plaque control. I. As observed in human biopsy material. *Journal of Periodontology* **49**, 1-8.

Walsh, L.J. (1997) The current status of low level laser therapy in dentistry. Part 1. Soft tissue applications. *Australian Dental Journal* **42**, 247-254.

Wennström, J.L., Dahlén, G. & Ramberg, P. (2011) Subgingival debridement of periodontal pockets by air polishing in comparison with ultrasonic instrumentation during maintenance therapy. *Journal of Clinical Periodontology* **38**, 820-827.

Wennström, J.L., Tomasi, C., Bertelle, A. & Dellasega, E. (2005). Full-mouth ultrasonic debridement versus quadrant scaling and root planing as an initial approach in the treatment of chronic periodontitis. *Journal of Clinical Periodontology* **32**, 851-859.

Westfelt, E., Rylander, H., Dahlen, G. & Lindhe, J. (1988). The effect of supragingival plaque control on the progression of advanced periodontal disease. *Journal of Clinical Periodontology* **25**, 536-541.

Wylam, J.M., Mealey, B.L., Mills, M.P., Waldrop, C.T. & Moskowicz, D.C. (1993). The clinical effectiveness of open versus closed scaling and root planning on multi-rooted teeth. *Journal of Periodontology* **64**, 1023-1028.

Yang, F., Ning, K., Zeng, X. *et al.* (2016). Characterization of saliva microbiota's functional feature based on metagenomic sequencing. *SpringerPlus* **5**, 1-10.

Zanatta, G.M., Bittencourt, S., Nociti, F.H. Jr. *et al.* (2006). Periodontal debridement with povidone-iodine in periodontal treatment: short-term clinical and biochemical observations. *Journal of Periodontology* **77**, 498-505.

Zhang, J., Liu, J., Li, J. *et al.* (2019). The clinical efficacy of subgingival debridement by ultrasonic instrumentation compared with subgingival air polishing during periodontal maintenance: a systematic review. *Journal of Evidenced Based Dental Practice* **19**, 1-10.

Capítulo 31

Tratamento das Lesões Periodontais Agudas e Endoperiodontais

David Herrera[1] e Magda Feres[2]

[1]ETEP (Etiology and Therapy of Periodontal and Peri-Implant Diseases) Research Group,
Complutense University of Madrid, Madrid, Spain
[2]Departamento de Periodontologia, Divisão de Pesquisa Odontológica, Universidade de Guarulhos, Guarulhos,
São Paulo, Brasil, e The Forsyth Institute, Cambridge, MA, EUA

Introdução, 720
Tratamento dos abscessos periodontais, 720
    Controle da condição aguda, 720
    Reavaliação dos desfechos do tratamento, 722
    Manejo de lesões preexistentes ou residuais, 722
Tratamento das doenças periodontais necrosantes, 722
    Tratamento das doenças periodontais necrosantes em pacientes
      moderadamente e/ou a curto prazo imunocomprometidos, 723

Tratamento das doenças periodontais necrosantes
    em pacientes contínua e gravemente
    imunocomprometidos, 724
Tratamento das lesões endoperiodontais, 724
    Prognóstico de dentes com lesões endoperiodontais, 726
    Lesões periodontais com prognóstico desfavorável ou ruim devem
      ser tratadas?, 726
    Passos no manejo de uma lesão endoperiodontal, 726

Introdução

As lesões agudas que afetam os tecidos periodontais (ver Capítulo 19) frequentemente requerem ação imediata, com o paciente buscando atendimento de emergência em virtude da dor aguda, o que é incomum na prática periodontal. Além disso, e em contraste com a maioria das doenças e condições crônicas periodontais, a progressão rápida e a destruição dos tecidos periodontais podem ocorrer como resultado de lesões agudas, tornando imperativo o diagnóstico e o tratamento precoce e rápido (Papapanou *et al.* 2018). Este capítulo enfoca duas condições agudas (abscessos no periodonto e doenças periodontais necrosantes [DPNs]) e nas lesões endoperiodontais (LEPs) que podem ocorrer nas formas aguda e crônica.

Tratamento dos abscessos periodontais

Para o manejo dos abscessos periodontais, o primeiro passo crucial é um diagnóstico rápido e preciso (ver Capítulo 19). Uma vez diagnosticado, o tipo de abscesso periodontal que se desenvolveu deve ser esclarecido (p. ex., se é uma bolsa preexistente e associada a fatores etiológicos). O tratamento deve incluir duas fases diferentes: o controle inicial da condição aguda, para conter a destruição dos tecidos e controlar

os sintomas (p. ex., dor), e o manejo das lesões preexistentes e/ou residuais, especialmente quanto o paciente com abscesso periodontal tem periodontite.

Controle da condição aguda

Quatro alternativas terapêuticas têm sido propostas para os abscessos periodontais: (1) extração do dente, (2) drenagem e desbridamento do abscesso, (3) antimicrobianos locais ou sistêmicos isoladamente ou em combinação e (4) cirurgia.

Extração dentária

Se o suporte periodontal do dente está gravemente comprometido e o seu prognóstico é desfavorável após a destruição adicional causada pelo abscesso, o tratamento de escolha deve ser a extração dentária (Smith & Davies 1986). A destruição rápida dos tecidos periodontais causada pelo abscesso periodontal pode afetar negativamente o prognóstico do dente afetado, e isso tem sido considerado como a principal causa de extração dentária durante o período de manutenção (Smith & Davies 1986; Chace e Low 1993; McLeod *et al.* 1997; Silva *et al.* 2008). Além disso, em abscessos periodontais em pacientes sem periodontite com alteração da superfície radicular, na categoria de dano radicular

Capítulo 31 Tratamento das Lesões Periodontais Agudas e Endoperiodontais   **721**

grave (fissura ou fratura, síndrome do dente trincado), a extração dentária pode também ser o tratamento de escolha (para detalhes, ver última seção desse capítulo).

Drenagem e desbridamento do abscesso

O melhor tratamento para o abscesso periodontal, assim como para outros abscessos do corpo, deve incluir drenagem (pela bolsa ou por incisão externa), compressão e desbridamento dos tecidos da parede mole, e aplicação de antissépticos tópicos após a drenagem. Porém, nenhum estudo específico avaliou diretamente esse protocolo de atendimento. Se o abscesso é associado à impactação de corpo estranho, o objeto deve ser eliminado por meio de um cuidadoso desbridamento (Abrams & Kopczyk 1983), embora o corpo estranho normalmente não esteja mais presente.

Antimicrobianos

Os antimicrobianos sistêmicos podem ser usados como tratamento único, como tratamento inicial ou como um coadjuvante para a drenagem. O tratamento inicial ou único somente pode ser recomendado se uma pré-medicação é necessária, ou quando a infecção não pode ser localizada de forma conclusiva e uma drenagem adequada não pode ser realizada (Lewis *et al.* 1986). Como um tratamento coadjuvante à drenagem e ao desbridamento, os antimicrobianos sistêmicos podem ser considerados se houver um envolvimento sistêmico claro (Ahl *et al.* 1986; Lewis *et al.* 1986). A duração e o tipo de antibioticoterapia é também motivo de discussão, incluindo períodos de uso de fármacos mais curtos (Lewis *et al.* 1986; Martin *et al.* 1997). A evidência científica disponível sobre a eficácia dessas terapias, entretanto, é muito limitada, com somente dua s séries de casos prospectivas e um ensaio clínico controlado randomizado (ECCR) disponíveis. Smith e Davies (1986) avaliaram a drenagem de abscessos, associada a metronidazol sistêmico coadjuvante (200 mg, 3 vezes/dia, 5 dias) seguido por terapia periodontal complementar. Eles acompanharam 22 abscessos por até 3 anos, a maioria dos dentes estudados (14) foi, ao final, extraída. Hafström *et al.* (1994) propuseram drenagem pela bolsa periodontal, irrigação com soro fisiológico estéril, raspagem supragengival e tetraciclina por 2 semanas (1 g por dia). Vinte abscessos foram incluídos nesse estudo, com 13 deles acompanhados por 180 dias, com reduções significantes em supuração, sangramento e profundidade de sondagem que, nesse caso, durou 6 meses. Os autores destacaram a importância da drenagem e um potencial maior para regeneração se a raspagem profunda não for realizada na fase inicial do tratamento do abscesso. Herrera *et al.* (2000) compararam azitromicina (500 mg, 1 vez/dia, 3 dias) *versus* amoxicilina com clavulanato (500 mg com 125 mg, 3 vezes/dia, 8 dias), com raspagem tardia (após 12 dias), em 29 pacientes com abscessos, acompanhados por 1 mês. Ambos os protocolos foram similarmente efetivos no controle dos sinais e sintomas dos processos agudos, incluindo reduções significantes na profundidade de sondagem (1,6 a 1,8 mm) ou em dor ou edema.

Os antimicrobianos locais foram testados em somente um ECCR (Eguchi *et al.* 2008) que comparou a irrigação com soro fisiológico estéril e pomada de cloridato de minociclina a 2% (Periocline®, Sunstar Inc., Osaka, Japão) com irrigação com soro fisiológico estéril sem antibiótico local em 91 pacientes por 7 dias. Aos 7 dias, os desfechos microbiológicos (frequência de detecção de diferentes patógenos) e a redução de profundidade de bolsas periodontais (teste, 0,56 mm *versus* controle, 0,18 mm) foram considerados melhores no grupo teste.

Cirurgia periodontal

Os procedimentos cirúrgicos também foram propostos, principalmente para abscessos associados a defeitos verticais profundos (Kareha *et al.* 1981), ou em casos após instrumentação subgengival em que cálculo é deixado após o tratamento (Dello Russo 1985). Uma série de casos que avaliaram uma combinação de retalhos para acesso com raspagem profunda e irrigação com doxiciclina está também disponível, relatando "bons resultados", mas não foram apresentados dados claros no manuscrito.

Protocolo de tratamento

Em resumo, a primeira opção de tratamento para um abscesso periodontal é drenagem e desbridamento, assim como para todos os abscessos do corpo humano. Abordagens alternativas podem ser consideradas em cenários clínicos específicos:

- Se o prognóstico do dente é considerado desfavorável, a extração pode ser o tratamento de escolha
- Se a drenagem e o desbridamento não são possíveis em virtude da ausência de acesso ou o abscesso não é bem localizado, ou há necessidade de pré-medicar o paciente, um antimicrobiano sistêmico deve ser prescrito como terapia inicial e, quando possível, a drenagem e o desbridamento devem ser agendados
- Se a infecção é associada a envolvimento sistêmico grave e/ou o sistema imune do paciente está afetado, um antimicrobiano sistêmico deve ser considerado
- Se há evidência sólida de que o abscesso é causado por impação de um corpo estranho que ainda está no local, a cirurgia periodontal pode ser a única abordagem para eliminar o corpo estranho.

Quando se seleciona um antimicrobiano sistêmico, há uma escolha de fármacos e dosagens que devem ser efetivas. Entretanto, o metronidazol, 200 a 250 mg, 3 vezes/dia, durante a fase ativa da lesão (2 a 3 dias) pode ser a melhor opção, considerando a similaridade do perfil microbiológico dessas lesões com a periodontite (para detalhes, ver Capítulo 19).

A instrumentação mecânica subgengival deve ser evitada na primeira fase do tratamento porque ela pode causar danos irreversíveis aos tecidos periodontais saudáveis adjacentes à lesão, particularmente quando o edema é difuso ou está associado a grande tensão tecidual. Além disso, as lesões agudas têm algum potencial para regenerar durante a cicatrização. Portanto, a instrumentação mecânica subgengival somente deve ser realizada depois que a lesão aguda tenha sido controlada.

Reavaliação dos desfechos do tratamento

Após a drenagem e o desbridamento, o paciente deve ser reagendado para 24 a 48 horas depois a fim de avaliar a resolução do abscesso (Figura 31.1) e, se necessário, a duração da ingestão do antimicrobiano. Uma vez que a fase aguda tenha se resolvido, o paciente deve ser agendado para manejo da lesão preexistente ou residual.

Manejo de lesões preexistentes ou residuais

Os abscessos periodontais em pacientes com periodontite podem ser tratados adequadamente, dependendo do cenário clínico. A terapia periodontal pode ser recomendada para exacerbações agudas em pacientes não tratados; para pacientes em manutenção periodontal ou casos refratários, diferentes opções de tratamento podem ser consideradas após avaliação das possíveis razões para início da doença ativa. Em pacientes que já recebem terapia periodontal ativa, uma instrumentação subgengival adequada deve ser realizada naqueles que já tinham sido tratados com raspagem e alisamento radicular ou antimicrobianos sistêmicos sem nenhuma instrumentação coadjuvante; em abscessos detectados após uma cirurgia periodontal, a remoção cuidadosa de possíveis corpos estranhos pode ser necessária.

Tratamentos adicionais não são necessários para abscessos periodontais em pacientes sem periodontite. Para casos de impacção, devem ser dados conselhos ao paciente sobre higiene oral. Para casos associados a fatores ortodônticos, a consulta com o ortodontista pode ser crucial. Para casos de aumento gengival, a cirurgia periodontal pode ser considerada. Para pacientes com danos radiculares, a gravidade e magnitude do dano irão influenciar tanto o prognóstico quanto o manejo, uma vez que o abscesso periodontal tenha sido controlado.

Tratamento das doenças periodontais necrosantes

Em virtude das características específicas das DPNs (rápida destruição do tecido, início/curso agudo e dor), o diagnóstico (ver Capítulo 19) e tratamento dessas condições devem ser realizados o quanto antes possível. Terapias periodontais convencionais podem necessitar de medidas coadjuvantes (Johnson & Engel 1986; AAP 2001). O tratamento deve ser organizado em estágios sucessivos, incluindo o controle da condição aguda e uma fase de tratamento subsequente que deve incluir tratamento da condição preexistente, tratamento corretivo da sequela da doença e uma fase de manutenção ou suporte. Entretanto, diferentes abordagens podem ser aplicadas dependendo do nível de comprometimento do sistema imune do paciente: pacientes moderadamente e/ou imunocomprometidos em curto tempo ou pacientes continuamente ou gravemente imunocomprometidos.

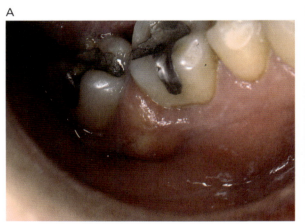
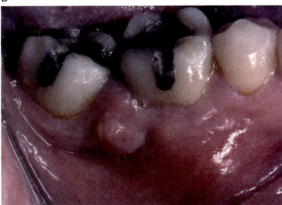
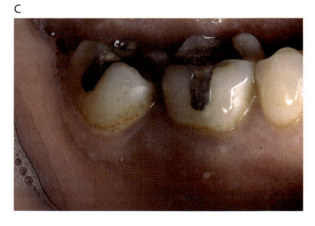

Figura 31.1 Tratamento de um abscesso periodontal com antibiótico sistêmico (azitromicina, 500 mg, 1 por dia, 3 dias) sem drenagem, desbridamento ou instrumentação. **A.** Situação inicial. **B.** Aos 5 dias após a terapia antibiótica. **C.** Aos 12 dias após a terapia antibiótica; pouco antes da instrumentação subgengival.

Tratamento das doenças periodontais necrosantes em pacientes moderadamente e/ou a curto prazo imunocomprometidos

Controle da condição aguda

Há dois objetivos principais para o tratamento em pacientes que são moderadamente e/ou a curto prazo imunocomprometidos sistemicamente: conter o processo da DPN e a destruição tecidual, e controlar o sentimento geral do paciente de desconforto e dor, que pode estar interferindo na nutrição e nas práticas de higiene oral (Holmustrup & Westergaard 2008). A primeira tarefa deve ser um desbridamento superficial cuidadoso para remover depósitos moles e mineralizados. Equipamentos elétricos (p. ex., equipamentos ultrassônicos) são altamente recomendados nesse estágio, exercendo mínima pressão sobre os tecidos moles ulcerados, sem anestesia. O desbridamento deve ser realizado diariamente, começando o mais profundo que a tolerância do paciente permitir, até que a fase aguda termine (normalmente 2 a 4 dias). Para evitar dor, medidas mecânicas de higiene oral devem ser limitadas; além disso, a escovação diretamente sobre as feridas pode prejudicar a cicatrização. Durante esse período o paciente é aconselhado a utilizar agentes antissépticos; enxaguatórios que contêm clorexidina (a 0,12 a 0,2%, 2 vezes/dia) são recomendados. Outros produtos também têm sido sugeridos, como peróxido de hidrogênio a 3% diluído 1:1 em água morna, e outros agentes liberadores de oxigênio, que podem não somente contribuir com a limpeza mecânica das lesões, mas também fornecer o efeito antibacteriano do oxigênio contra anaeróbicos (Wennstrom & Lindhe 1979). Outras terapias baseadas em oxigênio também têm sido avaliadas, como a oxigenoterapia local, que pode ajudar a reduzir ou mesmo erradicar microrganismos, resultando em uma cicatrização clínica mais rápida com menos destruição periodontal (Gaggl et al. 2006).

Em casos graves com claro envolvimento sistêmico (p. ex., febre ou mal-estar) ou naqueles pacientes que mostram uma resposta insatisfatória ao desbridamento, o uso de antimicrobianos sistêmicos pode ser considerado. O metronidazol, na dose de 250 mg a cada 8 horas, pode representar a primeira linha de tratamento, em virtude de sua efetividade contra anaeróbicos estritos (Loesche et al. 1982). Outros fármacos sistêmicos também têm sido propostos, incluindo penicilina, tetraciclinas, clindamicina, amoxicilina, ou amoxicilina e clavulanato de potássio. Inversamente, antimicrobianos usados localmente não são recomendados, porque eles alcançam concentrações adequadas para serem capazes de tratar bactérias presentes no interior dos tecidos.

Reavaliação dos desfechos do tratamento

Os pacientes devem ser acompanhados muito de perto, todos os dias se possível; se os sinais e sintomas melhorarem, medidas mecânicas estritas de higiene devem ser reforçadas. Além disso, o desbridamento completo das lesões deve ser realizado (*i.e.*, eliminação completa de cálculo e depósitos de biofilme; ver Figura 31.2).

Manejo da condição preexistente

As DPNs normalmente se desenvolvem sobre uma gengivite preexistente (gengivite necrosante) ou periodontite (periodontite necrosante). Uma vez que a fase aguda tenha sido controlada, o tratamento da condição crônica preexistente deve ser implementado, incluindo remoção mecânica de placa pelo profissional (na gengivite) e/ou raspagem e alisamento radicular (na periodontite). Instruções de higiene oral e motivação devem ser reforçadas. Fatores locais predisponentes existentes, tais como restauração com sobrecontorno, espaços interdentais abertos e mal posicionamento dentário devem ser cuidadosamente avaliados e tratados (Horning & Cohen 1995). Neste estágio, e também durante a fase aguda da terapia, a atenção deve ser voltada para o controle de fatores predisponentes sistêmicos, incluindo fumo, sono inadequado, estresse psicológico ou condições sistêmicas relevantes.

Manejo das lesões/sequelas residuais

A correção da topografia gengival alterada pela doença deve ser considerada (Figura 31.3) porque as crateras gengivais podem favorecer o acúmulo de placa e a recorrência da doença. Procedimentos de gengivectomia e/gengivoplastia podem ser úteis para tratar crateras superficiais; para crateras profundas, a cirurgia periodontal a retalho ou mesmo cirurgia regenerativa representam opções mais adequadas (Holmstrup & Westergaard 2008).

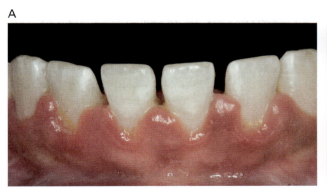
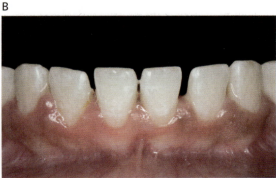

Figura 31.2 Cicatrização de lesões gengivais necrosantes, após tratamento, no sextante anterior inferior. **A.** Lesões com necrose na papila interdental. **B.** Completa resolução após 60 dias. (Fonte: Cortesia dos Drs. Nídia Castro dos Santos e Mauro Santamaria.)

Cuidados periodontais de suporte

Durante essa fase, os principais objetivos são colaboração com as práticas de higiene oral e controle dos fatores predisponentes como explicado anteriormente.

Tratamento das doenças periodontais necrosantes em pacientes contínua e gravemente imunocomprometidos

Pacientes HIV positivos

Pacientes HIV positivos podem não estar conscientes do seu *status* sorológico. A ocorrência de DPNs em indivíduos sistemicamente saudáveis é sugestiva de infecção pelo HIV e, portanto, os indivíduos afetados devem ser testados para HIV (Hodge *et al.* 1994; Horning & Cohen 1995; Holmstrup & Westergaard 2008). Embora nenhuma evidência científica esteja disponível para suportar um protocolo específico para as DPNs em pacientes HIV positivos (Winkler *et al.* 1989; Ryder 2000; Yin *et al.* 2007), um tratamento comumente utilizado inclui o desbridamento de depósitos bacterianos, isoladamente ou combinado com irrigação dos sítios com iodopovidona, baseado nos seus hipotéticos efeitos de anestesia e controle do sangramento (Yin *et al.* 2007), ou com clorexidina. Uma consideração cuidadosa deve ser feita com relação ao uso de antimicrobianos sistêmicos, em virtude do risco de sobreinfecção por *Candida* spp. O metronidazol tem sido recomendado em razão de seu relativo largo espectro e efeitos limitados sobre bactérias gram-positivas, o que pode prevenir o supercrescimento de *Candida* spp (Winkler *et al.* 1989; Ryder 2000; Yin *et al.* 2007). Outros autores sugeriram que pacientes HIV positivos podem não necessitar de profilaxia antibiótica para o tratamento das DPNs (Lucartorto *et al.* 1992) e não há dados claros para os dois protocolos. Em casos nos quais não há resposta, o uso de antifúngicos pode ser benéfico, incluindo pastilhas de clotrimazol, tabletes vaginais de nistatina, fluconazol sistêmico ou itraconazol, principalmente em casos com imunossupressão grave (Ryder 2000; Yin *et al.* 2007). A decisão sobre qual protocolo de tratamento deve ser selecionado, com desbridamento ultrassônico (*i.e.*, isoladamente ou com irrigação com iodopovidona ou clorexidina; com ou sem metronidazol sistêmico; com ou sem antifúngicos), pode depender do *status* sistêmico do paciente e da gravidade da lesão. Portanto, em pacientes HIV positivos, o *status* sistêmico deve ser diretamente monitorado, incluindo carga viral e *status* imune e hematológico, levando a uma customização do plano de tratamento periodontal (Robinson 2002, Ryder 2000; Yin *et al.* 2007).

Crianças com má nutrição grave, condições de vida extremas e/ou infecções (virais) graves

DPNs em crianças em algumas regiões da África (incluindo noma) são associadas a uma resposta imune gravemente comprometida causada por má nutrição grave, condições de vida extremas e infecções (virais) graves. Informação muito limitada está disponível sobre o manejo dessas condições. Recomendações para a prevenção de noma incluem: encorajamento das boas práticas de nutrição, promoção do aleitamento materno até os primeiros 3 a 6 meses de vida, imunização contra doenças endêmicas comunicáveis, práticas de higiene oral adequadas, segregação do gado das áreas de habitação humana, e educação sobre a etiologia e consequências da noma (Emwonwu 2006). Ainda é claro que a eliminação das causas primárias necessitaria da melhoria das condições de vida por meio da erradicação da pobreza.

Se as condições já se desenvolveram e estão na fase aguda, o manejo deve incluir o seguinte (Emwonwu 2006): correção da desidratação e do balanço eletrolítico, tratamento das doenças associadas (p. ex., malária e sarampo), testagem para infecção pelo HIV, administração de antibióticos (p. ex., penicilina e metronidazol), cuidado das feridas locais com antissépticos e remoção dos tecidos descamados e sequestrados. Cirurgia deve somente ser realizada uma vez que a fase aguda tenha sido controlada.

Tratamento das lesões endoperiodontais

O tratamento das LEPs tem sido sempre um desafio para os clínicos, porque elas são normalmente associadas a dentes com prognóstico ruim. Entretanto, é importante ter em mente que nem todas as LEPs podem levar à extração do dente; muitos casos são tratáveis e muitos têm um prognóstico favorável ao longo do tempo (Rotstein & Simon 2004; Sunitha *et al.* 2008) (ver Figura 31.4). O entendimento dos fatores biológicos que influenciam o prognóstico de um dente com LEP é crucial para o planejamento efetivo do tratamento (ver Capítulo 19). Em resumo, as LEPs podem ocorrer nas formas aguda ou crônica. Por exemplo, lesões agudas associadas a um evento traumático recente ou iatrogênico (p. ex., fratura radicular ou perfuração) são normalmente acompanhadas por abscesso e dor, enquanto em indivíduos com periodontite ou em manutenção periodontal as LEPs normalmente apresentam uma progressão lenta e crônica, sem sintomas evidentes. Um sistema de classificação para essas lesões foi recentemente proposto e é apresentado no Capítulo 19 (Herrera *et al.* 2018). Isso é relevante, porque a classificação precisa de uma condição é o primeiro passo para a definição dos protocolos de tratamento.

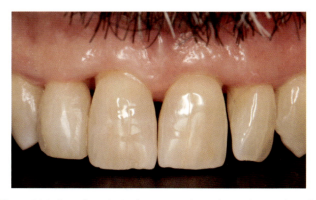

Figura 31.3 Sequela, principalmente ausência de papila interdental e formação de cratera gengival. (Fonte: Cortesia do Dr. Marcio Grisi.)

Capítulo 31 Tratamento das Lesões Periodontais Agudas e Endoperiodontais   725

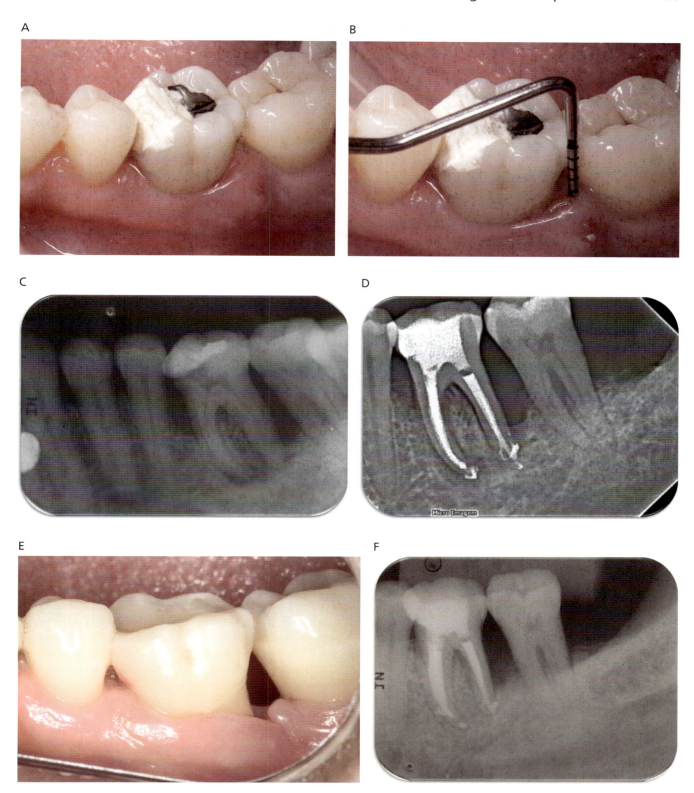

Figura 31.4 Lesão endoperiodontal sem dano radicular (grau 3) em um paciente sem periodontite, com manifestação aguda (dente 36). **A e B.** Exame clínico mostrando presença de bolsa periodontal de 10 mm, fístula e ausência de vitalidade. **C.** Exame radiográfico mostrando evidência de perda óssea grave. O tratamento incluiu: sessão 1 – primeira fase do tratamento endodôntico, com acesso e limpeza do canal radicular, medicação com hidróxido de cálcio; sessão 2 (30 dias após a primeira sessão) – raspagem e alisamento radicular, claritromicina sistêmica (500 mg, 2 vezes/dia, 3 dias), hidróxido de cálcio foi trocado; sessão 3 (30 dias após a segunda sessão) – obturação dos canais radiculares (**D**) Aos 6 meses após o tratamento, não havia sinais de inflamação (**E**) e a estabilidade óssea radiográfica foi observada (**F**). (Fonte: Cortesia do Dr. Mauro Santamaria.)

Prognóstico de dentes com lesões endoperiodontais

A determinação do prognóstico de um dente afetado por uma LEP é um dos passos mais difíceis no manejo dessas lesões, e deve ser baseado nos seguintes critérios: (1) presença/ausência de dano radicular; (2) presença de periodontite; (3) problemas anatômicos (p. ex., sulcos); (4) gravidade e extensão do defeito periodontal no dente afetado (incluindo envolvimento de furca) (Rotstein & Simon 2004; Schimdt *et al.* 2014; Rotstein 2017; Herrera *et al.* 2018).

Uma das principais razões para a proposta do novo esquema de classificação das LEPs em 2018 (Herrera *et al.* 2018; Capítulo 19) foi a incapacidade de o sistema de classificação anterior estabelecer critérios clínicos capazes de definir o prognóstico de um dente afetado por essas lesões. De acordo com o sistema de classificação proposto em 2018, os três principais prognósticos para um dente com LEP são: (1) desfavorável, (2) ruim e (3) favorável. Esses prognósticos variam de acordo com as diferentes categorias propostas na nova classificação, especialmente com LEPs associadas ou não a dano radicular.

LEPs com danos radiculares são associadas a fraturas radiculares, perfuração da câmara pulpar/canal radicular ou reabsorção. Os dentes afetados por essas lesões normalmente têm um prognóstico desfavorável e, em geral, a extração é a única opção. As exceções a esses casos serão discutidas adiante neste capítulo e incluem fraturas parciais, pequenas perfurações ou reabsorções radiculares menores (ver seção *Passos no manejo de uma lesão endoperiodontal* mais adiante). O prognóstico das LEPs sem dano radicular depende principalmente da presença de periodontite e do grau de destruição periodontal ao redor do dente afetado. Em pacientes com periodontite, a disbiose presente na cavidade oral é tão profunda que a mudança dessa ecologia de volta à simbiose torna-se um desafio real (Socransky & Haffajee 2002; Haffajee *et al.* 2006; Teles *et al.* 2006, 2013) e isso pode influenciar o tratamento das LPS em pacientes com periodontite. Similarmente, quanto mais grave for a destruição periodontal ao redor de dentes afetados por LEP, mais pobre será o prognóstico.

Lesões periodontais com prognóstico desfavorável ou ruim devem ser tratadas?

A decisão de tratar ou não um dente com LEPs com prognóstico desfavorável ou pobre tem sido um tópico de debate, principalmente devido às múltiplas implicações biológicas e desfechos terapêuticos associados com esses casos. A interpretação da literatura nessa área não é fácil, porque a maioria dos estudos clínicos publicados envolvendo as LEPs são relatos de caso ou série de casos. Além do fato de esses estudos não fornecerem dados robustos para uma prática baseada em evidências, eles normalmente apresentam somente casos que têm mostrado um prognóstico favorável após uma ou mais modalidades terapêuticas. Isto torna difícil estabelecer a porcentagem de sucesso no tratamento das LEPs associadas com prognóstico pobre, ou mesmo a taxa

atual de sobrevivência para tais casos. Alguns autores têm tomado a decisão de extrair os dentes afetados por LEPs com diagnóstico pobre (Pecora *et al.* 1996; Casap *et al.* 2007; Blanchard *et al.*2010; Keceli *et al.* 2014), enquanto outros têm tratado de maneira bem-sucedida casos com única terapia ou uma combinação de protocolos (Tabela 31.1).

Algumas opções terapêuticas não convencionais foram propostas para o tratamento de dentes com LEPs e prognóstico desfavorável, incluindo reimplante intencional do dente após a realização de procedimentos de desinfecção (Oishi 2017; Zakershahrak *et al.* 2017; Yan *et al.* 2019). Em teoria, um dente com uma LEP de prognóstico ruim pode ser tratada e permanecer na boca até que o clínico seja capaz de avaliar a melhora pós-tratamento a longo prazo. Entretanto, a função do dente na boca do paciente precisa ser considerada com relação à decisão de manutenção ou extração do dente. Questões gerais são importantes para determinar a real viabilidade de deixar esse dente na boca, como se o dente será suporte de uma prótese, ou se ele necessita de uma reabilitação indireta (p. ex., prótese fixa). É importante lembrar que dentes multirradiculares com prognóstico ruim (p. ex., afetados por bolsas periodontais profundas, mobilidade dentária ou defeitos de furca) não devem ser mantidos na boca do paciente que necessita de reabilitação oral complexa, porque esses dentes são altamente prováveis de serem perdidos ao longo do tempo (Ekuni *et al.* 2009; Nibali *et al.* 2016).

Passos no manejo de uma lesão endoperiodontal

O tratamento das LEPs tem algumas peculiaridades em virtude da grande variabilidade no prognóstico do dente afetado por essas lesões. As características clínicas das LEPs e a condição periodontal da boca toda influenciam enormemente na decisão do tratamento. Assim, antes do tratamento, duas tarefas críticas devem ser realizadas: (1) determinar o diagnóstico diferencial entre LEP com ou sem dano radicular e (2) decidir entre extrair ou manter o dente (p. ex., LEPs com dano radicular normalmente levam à extração do dente). Se a decisão for manter o dente, deve-se prosseguir para os próximos passos da avaliação: (3) avaliação da condição periodontal da boca toda e (4) decidir entre extrair ou manter o dente (p. ex., em LEPs sem dano radicular, mas com destruição periodontal grave, que serão envolvidas em uma reabilitação oral, normalmente os dentes não devem ser mantidos). Se a decisão for manter o dente, prossiga para a próxima fase, (5) tratamentos endodôntico e periodontal (Figura 31.5)

Diagnóstico diferencial entre lesões endoperiodontais com ou sem dano radicular

Como LEPs com dano radicular normalmente levam à extração do dente, o primeiro passo no seu manejo deve ser o diagnóstico diferencial preciso entre uma lesão com ou sem dano radicular. Como descrito no Capítulo 19, os principais fatores de risco para a ocorrência de uma LEP com dano radicular são trauma e eventos iatrogênicos (Herrera *et al.* 2018). História odontológica detalhada e exame clínico e

Capítulo 31 Tratamento das Lesões Periodontais Agudas e Endoperiodontais **727**

Tabela 31.1 Protocolos de tratamento para lesões endoperiodontais relatados em publicações incluindo ≥ 10 lesões e suas principais características.

Referência	País	Desenho do estudo	Número de voluntários	Idade média ou faixa (anos)	Número de dentes	Diagnóstico LEP	Diagnóstico periodontal boca toda	Tratamento	Acompanhamento máximo	Prognóstico
Ustaoglu et al. (2020)	Turquia	ECR	45	40	45 (defeitos intraósseos)	Lesão periodontal primária com envolvimento endodôntico secundário ou LEPs combinadas verdadeiras em dentes uniradiculares	ND	Tratamento endodôntico, IHO, raspagem supragengival e RAR, DRA, T-PRF e RTG	9 meses	Favorável
Oh et al. (2019)	Coreia	Estudo retrospectivo	41	ND	52	LEP	ND	Tratamento endodôntico, IHO, raspagem supragengival e RAR, DRA + Bio-Oss® com ou sem membranas de colágeno bioreabsorvíveis	5 anos	Favorável
Saida et al. (2018)	Japão	Série de casos	17	55,5	17	Lesões endodônticas primárias com envolvimento periodontal secundário, e lesão combinada "verdadeira"	ND	Extração dentária, limpeza do alvéolo e raiz radicular, ressecção de 2 a 3 mm dos ápices radiculares, selamento do forame apical, Emdogain® sobre as superfícies radiculares, inserção do dente no alvéolo	2 anos	Favorável
Tewari et al. (2018)	Índia	RCT	35	42,1	35	Pacientes com periodontite com pelo menos um dente não vital com ocorrência concomitante de LEP com radioluscência periapical ao longo com comunicação por meio da bolsa periodontal	Periodontite crônica	RAR, tratamento endodôntico, DRA após 21 ou 3 meses de RAR/tratamento endodôntico	6 meses	Favorável
Song et al. (2018)	Coreia do Sul	Estudo retrospectivo	83	43,12	83	LEP: Classe D, Classe E, Classe F (Kim & Kratchman 2006)	ND	Microcirurgia endodôntica	12 meses	Favorável
Raheja et al. (2014)	Índia	Estudo clínico	31	45,48	31	LEP combinada	ND	Teste: tratamento endodôntico (com CLX intracanal) + RAR + DRA Controle: tratamento endodôntico (sem CLX intracanal) + RAR + DRA	6 meses	Favorável (teste melhor que o controle)

(continua)

Tabela 31.1 Protocolos de tratamento para lesões endoperiodontais relatados em publicações incluindo ≥ 10 lesões e suas principais características. (*Continuação*)

Referência	País	Desenho do estudo	Número de voluntários	Idade média ou faixa (anos)	Número de dentes	Diagnóstico LEP	Diagnóstico periodontal boca toda	Tratamento	Acompanhamento máximo	Prognóstico
Song *et al.* (2012)	Coreia do Sul	Estudo clínico	172	11 a 71	172	LEP com origem endodôntica ou endoperiodontal combinada	ND	DRA	10 anos	`Favorável
Kim *et al.* (2008)	Coreia do Sul	Estudo clínico	227	ND	263	Lesões de origem endodôntica e origem endodôntica-periodontal combinada	ND	AMX 250 mg (3 vezes/dia, 7 dias) e ibuprofeno 400 mg (1 h antes e depois da cirurgia), DRA, microcirurgia endodôntica	5 anos	Favorável
Casap *et al.* (2007)	Israel	Série de casos	20	44,8	30	Infecção periodontal subaguda devido a LEP, fratura radicular e/ou lesão periapical	ND	Extração dentária e instalação de implante	72 meses	Desfavorável
Pecora *et al.* (1986)	EUA	Série de casos	9	41	32	Fraturas radiculares verticais (13), fraturas radiculares horizontais (8), perfurações radiculares (4), envolvimento endodôntico-periodontal combinado	ND	Extração dentária e instalação de implante	6 meses	Desfavorável

AMX = amoxicilina; CLX = clorexidina; DRA = desbridamento com retalho aberto; ECR = ensaio clínico randomizado; IHO = instruções de higiene oral; LEP = lesão endoperiodontal; ND = não descrita; RAR = raspagem e alisamento radicular; RTG = regeneração tecidual guiada; T-PRF = fibrina rica em plaquetas preparada com titânio.

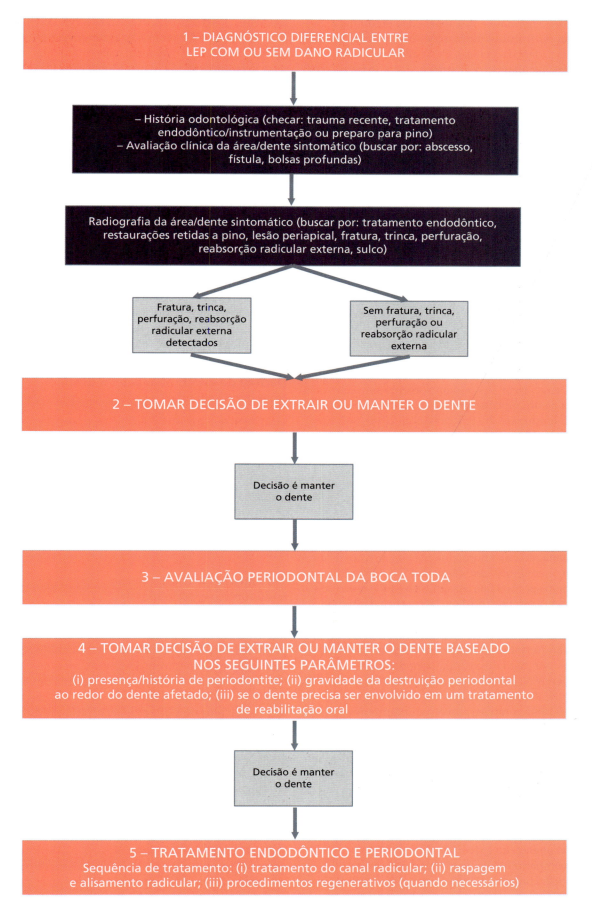

Figura 31.5 Passos no manejo de uma lesão endoperiodontal (LEP).

730   Parte 11 Terapia Periodontal Inicial | Controle de Infecção

radiográfico são normalmente capazes de determinar a presença de trincas, fraturas, perfurações e reabsorção radicular externa (*i.e.*, dano radicular). Os sinais/sintomas podem ser evidentes, facilitando o diagnóstico, como no caso de um paciente relatando um episódio recente de trauma na mesma região de um dente que apresenta sintomatologia ou um abscesso. Similarmente, um paciente com história recente de tratamento endodôntico e/ou preparo para pino indica um diagnóstico de perfuração. Em geral, radiografia e a presença de uma bolsa profunda (ou envolvimento de furca) detectariam fratura, trinca ou perfuração nesses casos. Entretanto, deve-se tomar cuidado para evitar diagnóstico errado. Por exemplo, algumas vezes uma tomografia é necessária para confirmar o diagnóstico: sulco radicular pode mimetizar fratura radicular vertical em uma radiografia (Attam *et al.* 2010) ou perfuração pode passar despercebida em uma radiografia normal (Figura 31.6). Avaliação radiográfica/tomográfica cuidadosa e exame clínico da anatomia radicular são de grande importância nesse estágio para avaliar a integridade da raiz e ajudar no diagnóstico diferencial (Herrera *et al.* 2018). Mesmo assim, se a informação clínica não permite ao clínico chegar a um diagnóstico definitivo, o clínico pode decidir realizar um acesso periodontal cirúrgico para examinar a superfície radicular. Entretanto, essas cirurgias podem somente ser realizadas na ausência de um processo periodontal agudo (Sooratgar *et al.* 2016; Dhoum *et al.* 2018; Tewari *et al.* 2018). Se houver dificuldades na identificação de qualquer linha de fratura ou dano radicular durante os procedimentos cirúrgicos, o uso de azul de metileno e inspeção microscópica tem sido sugerido (Floratos & Kratchman 2012; Taschieri *et al.* 2016).

Decisão de extrair ou manter o dente (com dano radicular)

LEPs com dano radicular normalmente têm um prognóstico muito ruim, mas alguns casos associados a dano radicular parcial podem ser tratáveis. Assim, se a LEP é associada a dano radicular, a extensão do dano deve ser cuidadosamente avaliada. Fraturas verticais completas levariam à extração do dente, mas alguns autores têm obtido bons resultados clínicos quando tratam dentes com fraturas radiculares incompletas por meio de cirurgia periodontal ou apicetomia (Taschieri *et al.* 2016) ou procedimentos regenerativos (Floratos & Kratchman 2012). Extração intencional, tratamento endodôntico retrógrado e reimplante intencional têm sido sugeridos como uma opção de tratamento para fraturas incompletas (Oishi 2017). Além disso, dentes com reabsorção radicular externa têm também sido tratados com sucesso por meio de desbridamento com retalho aberto e técnicas regenerativas (White & Bryant 2002). Também estudos com animais e *in vitro* sugeriram que perfurações coronárias ou radiculares podem ser tratadas com sucesso dependendo do tamanho, da localização, do tempo de diagnóstico e tratamento, da gravidade da destruição periodontal e da biocompatibilidade do material de reparo utilizado (Jew *et al.* 1982; Himel *et al.* 1985; Beavers *et al.* 1986; Dazey & Senia 1990; Lee *et al.* 1993; Fuss & Trope 1996; Lomcali *et al.* 1996; Rotstein 2017). De maneira geral, os melhores

desfechos dos tratamentos foram observados em pequenas perfurações que foram imediatamente seladas. O trióxido agregado parece ser o material mais comumente usado para selar perfurações radiculares (Rotstein 2017).

Avaliação periodontal de boca toda

Se a decisão baseada na presença/ausência de dano radicular for manter o dente, uma avaliação periodontal de boca toda deve ser realizada para detectar se o paciente tem periodontite. Infelizmente, não é comum encontrar informação periodontal de boca toda disponível na literatura científica. A maioria dos estudos de intervenção somente relata sobre as características clínicas do "dente" afetado pela LEP (Tabela 31.1). Além disso, para a avaliação periodontal de boca toda, é importante determinar cuidadosamente a extensão da destruição periodontal ao redor do dente afetado pela LEP. Vários parâmetros devem ser avaliados em nível do dente: profundidade de sondagem, nível de inserção, presença de cáries, sangramento/sensibilidade à sondagem, supuração e mobilidade, assim como a vitalidade pulpar e testes de percussão (Herrera *et al.* 2018).

Decisão de extrair ou manter o dente (sem dano radicular)

Com base nos parâmetros clínicos periodontais, o clínico deve novamente tomar a decisão de manter ou extrair o dente. Nesse estágio, a decisão deve levar em conta o seguinte: (1) presença/história de periodontite, (2) gravidade da destruição periodontal ao redor do dente afetado (grau da lesão, ver Capítulo 19) e (3) se o dente precisa ser envolvido em um tratamento de reabilitação oral. Se o dente for mantido, o tratamento anti-infeccioso dos tecidos periodontal e endodôntico deve começar.

Tratamentos anti-infecciosos endodôntico e periodontal

Nesse estágio, todas as LEPs irão requerer tratamento endodôntico e periodontal, mas a resolução concomitante desses processos infecciosos combinados é um desafio para os clínicos. Um grande espectro de diferentes terapias anti-infecciosas tem sido proposto. A Tabela 31.1 apresenta um resumo das características dos estudos relatando o tratamento de pelo menos 10 casos de LEPs (Kim *et al.* 2008; Song *et al.* 2012; Raheja *et al.* 2014; Saida *et al.* 2018; Song *et al.* 2018; Tewari *et al.* 2018; Oh *et al.* 2019; Ustaoglu *et al.* 2020). De maneira geral, esses estudos usaram as seguintes opções de tratamento (não em ordem sequencial): terapia endodôntica não cirúrgica, terapia periodontal não cirúrgica, ou uma combinação de terapia endodôntica não cirúrgica e terapia periodontal não cirúrgica/cirúrgica. As cirurgias periodontais normalmente consistem em desbridamento com retalho aberto apenas ou em combinação com procedimentos regenerativos (p. ex., proteína derivada do esmalte) ou ressectivos, com ou sem antibiótico local ou sistêmico. Além disso, ao longo dos anos, o uso de terapias regenerativas tem se tornado mais comum no tratamento de LEPs (Figura 31.7)

Capítulo 31   Tratamento das Lesões Periodontais Agudas e Endoperiodontais

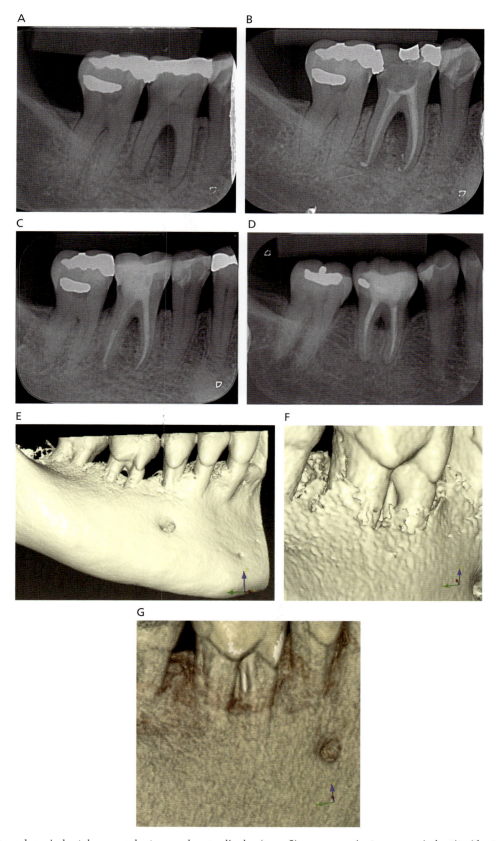

Figura 31.6 Lesão endoperiodontal em um dente sem dano radicular (grau 2) em um paciente com periodontite (dente 46). **A.** O dente apresentava-se com furca classe II, sangramento à sondagem e ausência de vitalidade. **B.** O tratamento envolveu raspagem e alisamento radicular e tratamento endodôntico. **C.** Aos 6 meses após o tratamento, observou-se ganho ósseo radiográfico. **D.** Durante a terapia periodontal de suporte, 30 meses após o tratamento, detectou-se reabsorção óssea na região da furca. **E** a **G.** A imagem 3D da tomografia mostrou uma perfuração na raiz mesial com um novo diagnóstico de lesão endoperiodontal com dano radicular. Recomendou-se a extração do dente. (Fonte: Cortesia do Dr. Marcio Grisi.)

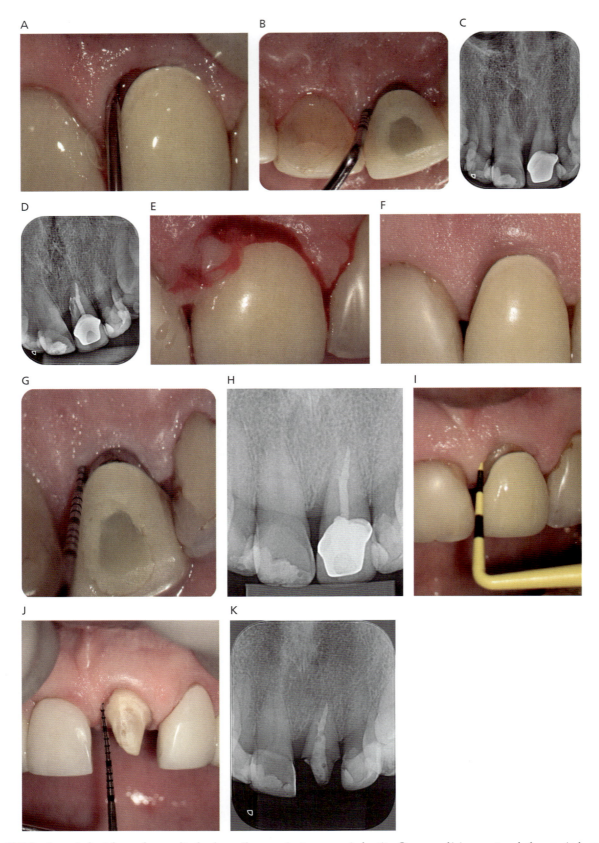

Figura 31.7 Lesão periodontal sem dano radicular (grau 3) em paciente sem periodontite. O exame clínico mostrou bolsas periodontais profundas nas superfícies vestibular (**A**) e palatina (**B**), perda óssea radiográfica e ausência de vitalidade (**C**). O tratamento incluiu: tratamento endodôntico (**D**) imediatamente seguido de raspagem e alisamento radicular com a aplicação de proteína derivada do esmalte (Emdogain®), sem acesso cirúrgico (**E**). Aos 6 meses após o tratamento, observaram-se achados clínicos compatíveis com saúde nas superfícies vestibular (**F**) e palatina (**G**), e detectou-se ganho ósseo (**H**). Aos 24 meses após o tratamento, a saúde periodontal foi mantida (**I**) e o dente foi preparado para as próximas fases do tratamento de reabilitação (**J** e **K**). (Fonte: Cortesia do Dr. Márcio Grisi.)

Capítulo 31 Tratamento das Lesões Periodontais Agudas e Endoperiodontais

A ordem sequencial para o tratamento anti-infeccioso das LEPs tem sido um tópico de debate. Uma revisão sistemática publicada em 2014 (Schmidt *et al.* 2014), que incluiu 23 estudos e 111 dentes com LEPs e usou perda de dente e redução da profundidade de sondagem como variáveis de desfecho, concluiu que há alguma evidência para suportar a noção de que o tratamento endodôntico deve ser o primeiro passo terapêutico para LEPs. Entretanto, essa conclusão deve ser interpretada com cuidado, pois se observou grande heterogeneidade entre os estudos incluídos, com relação aos protocolos de tratamento usados. Assim, não é totalmente estabelecido na literatura que o tratamento endodôntico deve sempre preceder o tratamento periodontal no manejo das LEPs.

O intervalo entre o tratamento endodôntico e periodontal no manejo das LEPs tem também sido avaliado e discutido. A maioria dos autores estabeleceram que um intervalo de 1 a 3 meses entre o tratamento endodôntico e periodontal deve ser respeitado, para facilitar uma adequada cicatrização periapical e periodontal (Solomon *et al.* 1995; Chapple & Lumley 1999; Zehnder *et al.* 2002; Vakalis *et al.* 2005; Abbott & Salgado 2009; Oh *et al.* 2009; Raheja *et al.* 2014). Entretanto, um período de observação de pelo menos 6 a 12 meses antes da reavaliação do primeiro estágio de tratamento das LEPs foi defendido por Zehnder (2001), enquanto Gupta *et al.* (2015) sugeriram que o tratamento periodontal não cirúrgico pode ser realizado simultaneamente com o tratamento endodôntico. São necessários estudos mais robustos nessa área para determinar os resultados a longo prazo de dentes afetados por LEPs e tratados por diferentes modalidades e ordens de sequência.

Referências bibliográficas

AAP (2001). Treatment of plaque-induced gingivitis, chronic periodontitis, and other clinical conditions. *Journal of Periodontology* **72**, 1790-1800.

Abbott, P.V. & Salgado, J.C. (2009). Strategies for the endodontic management of concurrent endodontic and periodontal diseases. *Australian Dental Journal* **54 Suppl 1**, S70-85.

Abrams, H. & Kopczyk, R.A. (1983). Gingival sequela from a retained piece of dental floss. *Journal of the American Dental Association* **106**, 57-58.

Ahl, D.R., Hilgeman, J.L. & Snyder, J.D. (1986). Periodontal emergencies. *Dental Clinics of North America* **30**, 459-472.

Attam, K., Tiwary, R., Talwar, S. & Lamba, A.K. (2010). Palatogingival groove: endodontic-periodontal management – case report. *Journal of Endodontics* **36**, 1717-1720.

Beavers, R.A., Bergenholtz, G. & Cox, C.F. (1986). Periodontal wound healing following intentional root perforations in permanent teeth of Macaca mulatta. *International Endodontics Journal* **19**, 36-44.

Blanchard, S.B., Almasri, A. & Gray, J.L. (2010). Periodontalendodontic lesion of a three-rooted maxillary premolar: report of a case. *Journal of Periodontology* **81**, 783-788.

Casap, N., Zeltser, C., Wexler, A., Tarazi, E. & Zeltser, R. (2007). Immediate placement of dental implants into debrided infected dentoalveolar sockets. *Journal of Oral and Maxillofacial Surgery* **65**, 384-392.

Chace, R., Sr. & Low, S.B. (1993). Survival characteristics of periodontally-involved teeth: a 40-year study. *Journal of Periodontology* **64**, 701-705.

Chapple, I.L. & Lumley, P.J. (1999). The periodontal-endodontic interface. *Dental Update* **26**, 331-6, 338, 340-1.

Dazey, S. & Senia, E.S. (1990). An in vitro; comparison of the sealing ability of materials placed in lateral root perforations. *Journal of Endodontics* **16**, 19-23.

Dello Russo, N.M. (1985). The post-prophylaxis periodontal abscess: etiology and treatment. *International Journal of Periodontics and Restorative Dentistry* **5**, 28-37.

Dhoum, S., Laslami, K., Rouggani, F., El Ouazzani, A. & Jabri, M. (2018). Endo-perio lesion and uncontrolled diabetes. *Case Reports in Dentistry* 2018, 7478236.

Eguchi, T., Koshy, G., Umeda, M. et al. (2008). Microbial changes in patients with acute periodontal abscess after treatment detected by PadoTest. *Oral Diseases* **14**, 180-184.

Ekuni, D., Yamamoto, T. & Takeuchi, N. (2009). Retrospective study of teeth with a poor prognosis following non-surgical periodontal treatment. *Journal of Clinical Periodontology* **36**, 343-348.

Enwonwu, C.O. (2006). Noma – the ulcer of extreme poverty. *New England Journal of Medicine* **354**, 221-224.

Floratos, S.G. & Kratchman, S.I. (2012). Surgical management of vertical root fractures for posterior teeth: report of four cases. *Journal of Endodontics* **38**, 550-555.

Fuss, Z. & Trope, M. (1996). Root perforations: classification and treatment choices based on prognostic factors. *Endodontics and Dental Traumatology* **12**, 255-264.

Gaggl, A.J., Rainer, H., Grund, E. & Chiari, F.M. (2006). Local oxygen therapy for treating acute necrotizing periodontal disease in smokers. *Journal of Periodontology* **77**, 31-38.

Gupta, S., Tewari, S., Tewari, S. & Mittal, S. (2015). Effect of time lapse between endodontic and periodontal therapies on the healing of concurrent endodontic-periodontal lesions without communication: a prospective randomized clinical trial. *Journal of Endodontics* **41**, 785-790.

Haffajee, A.D., Teles, R.P. & Socransky, S.S. (2006). The effect of periodontal therapy on the composition of the subgingival microbiota. *Periodontology 2000* **42**, 219-258.

Hafström, C.A., Wikstrom, M.B., Renvert, S.N. & Dahlen, G.G. (1994). Effect of treatment on some periodontopathogens and their antibody levels in periodontal abscesses. *Journal of Periodontology* **65**, 1022-1028.

Herrera, D., Retamal-Valdes, B., Alonso, B. & Feres, M. (2018). Acute periodontal lesions (periodontal abscesses and necrotizing periodontal diseases) and endo-periodontal lesions. *Journal of Clinical Periodontology* **45 Suppl 20**, S78-S94.

Herrera, D., Roldan, S., O'Connor, A. & Sanz, M. (2000). The periodontal abscess (II). Short-term clinical and microbiological efficacy of 2 systemic antibiotic regimens. *Journal of Clinical Periodontology* **27**, 395-404.

Himel, V.T., Brady, J., Jr. & Weir, J., Jr. (1985). Evaluation of repair of mechanical perforations of the pulp chamber floor using biodegradable tricalcium phosphate or calcium hydroxide. *Journal of Endodontics* **11**, 161-165.

Hodge, W.G., Discepola, M.J. & Deschenes, J. (1994). Adenoviral keratoconjunctivitis precipitating StevensJohnson syndrome. *Canadian Journal of Ophthalmology* **29**, 198-200.

Holmstrup, P. & Westergaard, J. (2008). Necrotizing periodontal disease. In: Lindhe, J., Lang, N. P. & Karring, T. (eds.) *Clinical Periodontology and Implant Dentistry*, 5th ed. Oxford: Wiley-Blackwell.

Horning, G.M. & Cohen, M.E. (1995). Necrotizing ulcerative gingivitis, periodontitis, and stomatitis: clinical staging and predisposing factors. *Journal of Periodontology* **66**, 990-998.

Jew, R.C., Weine, F.S., Keene, J.J., Jr. & Smulson, M.H. (1982). A histologic evaluation of periodontal tissues adjacent to root perforations filled with Cavit. *Oral Surgery, Oral Medicine, Oral Pathology* **54**, 124-135.

Johnson, B.D. & Engel, D. (1986). Acute necrotizing ulcerative gingivitis. A review of diagnosis, etiology and treatment. *Journal of Periodontology* **57**, 141-150.

Kareha, M.J., Rosenberg, E.S. & Dehaven, H. (1981). Therapeutic considerations in the management of a periodontal abscess with an intrabony defect. *Journal of Clinical Periodontology* **8**, 375-386.

Keceli, H.G., Guncu, M.B., Atalay, Z. & Evginer, M.S. (2014). Forced eruption and implant site development in the aesthetic zone: A case report. *European Journal of Dentistry* **8**, 269-275.

Kim, E., Song, J.S., Jung, I.Y., Lee, S.J. & Kim, S. (2008). Prospective clinical study evaluating endodontic microsurgery outcomes for cases with lesions of endodontic origin compared with cases with

734 | Parte 11 Terapia Periodontal Inicial | Controle de Infecção

lesions of combined periodontalendodontic origin. *Journal of Endodontics* **34**, 546-551.

Kim, S. & Kratchman, S. (2006). Modern endodontic surgery concepts and practice: a review. *Journal of Endodontics* **32**, 601-623.

Lee, S.J., Monsef, M. & Torabinejad, M. (1993). Sealing ability of a mineral trioxide aggregate for repair of lateral root perforations. *Journal of Endodontics* **19**, 541-554.

Lewis, M.A., Mcgowan, D.A. & MacFarlane, T.W. (1986). Short-course high-dosage amoxycillin in the treatment of acute dento-alveolar abscess. *British Dental Journal* **161**, 299-302.

Loesche, W.J., Syed, S.A., Laughon, B.E. & Stoll, J. (1982). The bacteriology of acute necrotizing ulcerative gingivitis. *Journal of Periodontology* **53**, 223-230.

Lomcali, G., Sen, B.H. & Cankaya, H. (1996). Scanning electron microscopic observations of apical root surfaces of teeth with apical periodontitis. *Endodontics and Dental Traumatology* **12**, 70-76.

Lucartorto, F.M., Franker, C.K. & Maza, J. (1992). Postscaling bacteremia in HIV-associated gingivitis and periodontitis. *Oral Surgery, Oral Medicine, Oral Pathology* **73**, 550-554.

Martin, M.V., Longman, L.P., Hill, J.B. & Hardy, P. (1997). Acute dentoalveolar infections: an investigation of the duration of antibiotic therapy. *British Dental Journal* **183**, 135-137.

McLeod, D.E., Lainson, P.A. & Spivey, J.D. (1997). Tooth loss due to periodontal abscess: a retrospective study. *Journal of Periodontology* **68**, 963-966.

Nibali, L., Zavattini, A., Nagata, K. *et al.* (2016). Tooth loss in molars with and without furcation involvement – a systematic review and meta-analysis. *Journal of Clinical Periodontology* **43**, 156-166.

Oh, S., Chung, S.H. & Han, J.Y. (2019). Periodontal regenerative therapy in endo-periodontal lesions: a retrospective study over 5 years. *Journal of Periodontology and Implant Science* **49**, 90-104.

Oh, S.L., Fouad, A.F. & Park, S.H. (2009). Treatment strategy for guided tissue regeneration in combined endodontic-periodontal lesions: case report and review. *Journal of Endodontics* **35**, 1331-1336.

Oishi, A. (2017). Intentional replantation of an immature incisor with a transverse root fracture and endo-perio condition: 4 year followup. *Journal of Clinical Pediatric Dentistry* **41**, 187-192.

Papapanou, P.N., Sanz, M., Buduneli, N. *et al.* (2018). Periodontitis: Consensus report of workgroup 2 of the (2017 World Workshop on the Classification of Periodontal and Peri-Implant Diseases and Conditions. *Journal of Clinical Periodontology* **45 Suppl 20**, S162-S170.

Pecora, G., Andreana, S., Covani, U., De Leonardis, D. & Schifferle, R. E. (1996). New directions in surgical endodontics; immediate implantation into an extraction site. *Journal of Endodontics* **22**, 135-139.

Raheja, J., Tewari, S., Tewari, S. & Duhan, J. (2014). Evaluation of efficacy of chlorhexidine intracanal medicament on the periodontal healing of concomitant endodontic-periodontal lesions without communication: an interventional study. *Journal of Periodontology* **85**, 1019-1026.

Robinson, P.G. (2002). The significance and management of periodontal lesions in HIV infection. *Oral Diseases* **8 Suppl 2**, 91-97.

Rotstein, I. (2017). Interaction between endodontics and periodontics. *Periodontology 2000* **74**, 11-39.

Rotstein, I. & Simon, J.H. (2004). Diagnosis, prognosis and decision-making in the treatment of combined periodontalendodontic lesions. *Periodontology 2000* **34**, 165-203.

Ryder, M.I. (2000). Periodontal management of HIV-infected patients. *Periodontology 2000* **23**, 85-93.

Ryder, M.I. (2002). An update on HIV and periodontal disease. *Journal of Periodontology* **73**, 1071-1078.

Saida, H., Fukuba, S., Miron, R. & Shirakata, Y. (2018). Efficacy of flapless intentional replantation with enamel matrix derivative in the treatment of hopeless teeth associated with endodontic-periodontal lesions: a 2-year prospective case series. *Quintessence International* **49**, 699-707.

Schmidt, J.C., Walter, C., Amato, M. & Weiger, R. (2014). Treatment of periodontal-endodontic lesions – a systematic review. *Journal of Clinical Periodontology* **41**, 779-790.

Silva, G.L., Soares, R.V. & Zenobio, E.G. (2008). Periodontal abscess during supportive periodontal therapy: a review of the literature. *Journal of Contemporary Dental Practice* **9**, 82-91.

Smith, R.G. & Davies, R.M. (1986). Acute lateral periodontal abscesses. *British Dental Journal* **161**, 176-178.

Socransky, S.S. & Haffajee, A.D. (2002). Dental biofilms: difficult therapeutic targets. *Periodontology 2000* **28**, 12-55.

Solomon, C., Chalfin, H., Kellert, M. & Weseley, P. (1995). The endodontic-periodontal lesion: a rational approach to treatment. *Journal of the American Dental Association* **126**, 473-479.

Song, M., Chung, W., Lee, S.J. & Kim, E. (2012). Long-term outcome of the cases classified as successes based on short-term follow-up in endodontic microsurgery. *Journal of Endodontics* **38**, 1192-1196.

Song, M., Kang, M., Kang, D.R., Jung, H.I. & Kim, E. (2018). Comparison of the effect of endodontic-periodontal combined lesion on the outcome of endodontic microsurgery with that of isolated endodontic lesion: survival analysis using propensity score analysis. *Clinical Oral Investigations* **22**, 1717-1724.

Sooratgar, A., Tabrizizade, M., Nourelahi, M., Asadi, Y. & Sooratgar, H. (2016). Management of an endodontic-periodontal lesion in a maxillary lateral incisor with palatal radicular groove: a case report. *Iranian Endodontic Journal* **11**, 142-145.

Sunitha, V.R., Emmadi, P., Namasivayam, A., Thyegarajan, R. & Rajaraman, V. (2008). The periodontal – endodontic continuum: a review. *Journal of Conservation Dentistry* **11**, 54-62.

Taani, D. S. (1996). An effective treatment for chronic periodontal abscesses. *Quintessence International* **27**, 697-699.

Taschieri, S., Del Fabbro, M., El Kabbaney, A. *et al.* (2016). Microsurgical re-treatment of an endodontically treated tooth with an apically located incomplete vertical root fracture: a clinical case report. *Restorative Dentistry and Endodontics* **41**, 316-321.

Teles, R., Teles, F., Frias-Lopez, J., Paster, B. & Haffajee, A. (2013). Lessons learned and unlearned in periodontal microbiology. *Periodontology 2000* **62**, 95-162.

Teles, R.P., Haffajee, A.D. & Socransky, S.S. (2006). Microbiological goals of periodontal therapy. *Periodontology 2000* **42**, 180-218.

Tewari, S., Sharma, G., Tewari, S., Mittal, S. & Bansal, S. (2018). Effect of immediate periodontal surgical treatment on periodontal healing in combined endodontic-periodontal lesions with communication – a randomized clinical trial. *Journal of Oral Biology and Craniofacial Research* **8**, 105-112.

Ustaoglu, G., Ugur Aydin, Z. & Ozelci, F. (2020). Comparison of GTR, T-PRF and open-flap debridement in the treatment of intrabony defects with endo-perio lesions: a randomized controlled trial. *Medicina Oral, Patologia Oral, Cirugia Bucal* **25**, e117-e123.

Vakalis, S.V., Whitworth, J.M., Ellwood, R.P. & Preshaw, P.M. (2005). A pilot study of treatment of periodontal-endodontic lesions. *Internation Dental Journal* **55**, 313-318.

Wennstrom, J. & Lindhe, J. (1979). Effect of hydrogen peroxide on developing plaque and gingivitis in man. *Journal of Clinical Periodontology* **6**, 115-130.

White, C., Jr. & Bryant, N. (2002). Combined therapy of mineral trioxide aggregate and guided tissue regeneration in the treatment of external root resorption and an associated osseous defect. *Journal of Periodontology* **73**, 1517-1521.

Winkler, J.R., Murray, P.A., Grassi, M. & Hammerle, C. (1989). Diagnosis and management of HIV-associated periodontal lesions. *Journal of the American Dental Association* **Suppl**, 25s-34s.

Yan, H., Xu, N., Wang, H. & Yu, Q. (2019). Intentional replantation with a 2-segment restoration method to treat severe palatogingival grooves in the maxillary lateral incisor: a report of 3 cases. *Journal of Endodontics* **45**, 1543-1549.

Yin, M.T., Dobkin, J.F. & Grbic, J.T. (2007). Epidemiology, pathogenesis, and management of human immunodeficiency virus infection in patients with periodontal disease. *Periodontology 2000* **44**, 55-81.

Zakershahrak, M., Moshari, A., Vatanpour, M., Khalilak, Z. & Jalali Ara, A. (2017). Autogenous Transplantation for Replacing a Hopeless Tooth. *Iranian Endodontic Journal* **12**, 124-127.

Zehnder, M. (2001). Endodontic infection caused by localized aggressive periodontitis: a case report and bacteriologic evaluation. *Oral Surgery, Oral Medicine, Oral Pathology, Oral Radiology and Endodontics* **92**, 440-445.

Zehnder, M., Gold, S.I. & Hasselgren, G. (2002). Pathologic interactions in pulpal and periodontal tissues. *Journal of Clinical Periodontology* **29**, 663-671.

Parte 12: Terapia Adicional

32 Cirurgia Periodontal, 737
Mariano Sanz, Jan L. Wennström e Filippo Graziani

33 Tratamento de Dentes com Envolvimento de Furca, 781
Søren Jepsen, Peter Eickholz e Luigi Nibali

34 Terapia Não Cirúrgica da Mucosite Peri-Implantar e Peri-Implantite, 807
Lisa Heitz-Mayfield, Giovanni E. Salvi e Frank Schwarz

35 Tratamento Cirúrgico da Peri-Implantite, 821
Tord Berglundh, Jan Derks, Niklaus P. Lang e Jan Lindhe

36 Antibióticos Sistêmicos na Terapia Periodontal, 834
Magda Feres e Davi Herrera

37 Administração Local de Antimicrobiano para o Tratamento da Periodontite e Doenças Peri-Implantares, 861
Maurizio S. Tonetti e David Herrera

Capítulo 32

Cirurgia Periodontal

Mariano Sanz,[1] Jan L. Wennström[2] e Filippo Graziani[3]

[1]Faculty of Odontology, ETEP (Etiology and Therapy of Periodontal and Peri-Implant Diseases) Research Group,
Complutense University of Madrid, Madrid, Spain e Department of Periodontology, Faculty of Dentistry,
Institute of Clinical Dentistry, University of Oslo, Oslo, Norway
[2]Department of Periodontology, Institute of Odontology, The Sahlgrenska Academy at University of Gothenburg,
Gothenburg, Sweden
[3]Department of Surgical, Medical and Molecular Pathology and Critical Care Medicine, University of Pisa, Pisa, Italy

---

Introdução, 737
Técnicas para a cirurgia periodontal (perspectiva histórica), 738
  Procedimentos com gengivectomia, 738
  Procedimentos com retalho, 739
  Retalho reposicionado apicalmente, 741
  Retalho de Widman modificado, 744
  Procedimentos de cunha distal, 746
  Cirurgia óssea, 748
Técnicas para a cirurgia periodontal (perspectiva atual), 749
  Objetivos do tratamento cirúrgico, 749
  Indicações para o tratamento cirúrgico, 750
  Contraindicações para a cirurgia periodontal, 751
  Seleção da técnica cirúrgica, 752

Instrumentos utilizados em cirurgia periodontal, 754
  Procedimento cirúrgico com retalho passo a passo, 756
Intervenções cirúrgicas específicas para o manejo das papilas, 766
  Retalho com preservação da papila, 766
  Técnica modificada com preservação da papila, 766
  Retalho simplificado com preservação da papila, 767
  Técnicas cirúrgicas minimamente invasivas, 767
Resultados da terapia periodontal cirúrgica, 771
  Reparação histológica, 771
  Resultados clínicos da terapia periodontal cirúrgica, 772
  Fatores que afetam a reparação clínica, 776
Conclusão, 778

Introdução

A cirurgia periodontal deve ser considerada como um procedimento coadjuvante à terapia relacionada com a causa e, portanto, os vários métodos cirúrgicos descritos neste capítulo devem ser avaliados com base em seu potencial para facilitar a remoção dos depósitos subgengivais e o controle da infecção realizado pelo paciente, com o objetivo final de melhorar a manutenção a longo prazo da saúde periodontal.

As diretrizes de prática clínica nível S3 publicadas recentemente pela European Federation of Periodontology (EFP) para o tratamento da periodontite nos estágios I-III (Sanz *et al.* 2020) recomendam que os pacientes, assim que forem diagnosticados, deveriam ser tratados de acordo com uma abordagem escalonada preestabelecida para a terapia que, dependendo do estágio da doença, deveria ser incremental, cada qual incluindo intervenções diferentes. *A primeira e a segunda etapas da terapia periodontal* são comumente referidas como uma terapia periodontal relacionada com a causa e incluem, na primeira etapa, todas as alterações de comportamento necessárias e a motivação para realizar uma remoção bem-sucedida do biofilme dentário supragengival

pelo paciente e todas as medidas que visam ao controle dos fatores de risco (tabagismo, controle da glicemia, entre outros). A segunda etapa inclui todas as intervenções profissionais que têm por objetivo reduzir/eliminar o biofilme subgengival e o cálculo (instrumentação subgengival), com ou sem a utilização de terapias coadjuvantes (antimicrobianos, anti-inflamatórios etc.).

A primeira e a segunda etapas da terapia deveriam ser utilizadas para todos os pacientes com periodontite, independentemente do estágio de desenvolvimento de sua doença, somente em dentes com perda de suporte periodontal e/ou com a formação de bolsa periodontal. A resposta a essas duas etapas deve ser avaliada assim que os tecidos periodontais tiverem sofrido reparação (reavaliação das condições periodontais), geralmente entre 6 e 12 semanas depois da finalização da segunda etapa da terapia. Somente quando os parâmetros da terapia (ausência de bolsas periodontais > 4 mm com sangramento à sondagem (SS) ou ausência de bolsas periodontais profundas [≥ 6 mm]) não tiverem sido alcançados, então deveria ser considerada a realização da terceira etapa da terapia.

Quando o tratamento é bem-sucedido em alcançar uma periodontite estável, definida como saúde gengival em um periodonto reduzido (SS de < 10% dos sítios; profundidades de sondagem das bolsas rasas de 4 mm ou menos e ausência de sítios de 4 mm com SS), esses pacientes devem ser colocados em um programa de cuidados periodontais de suporte (CPS). Se esses critérios são alcançados, mas o SS está presente em > 10% dos sítios, então o paciente é diagnosticado como um indivíduo com periodontite estável, com inflamação gengival. Portanto, medidas adequadas para o controle da inflamação devem ser instituídas, para a prevenção da periodontite recorrente, uma vez que os pacientes com periodontite sempre irão permanecer sob risco aumentado de periodontite recorrente na presença de inflamação gengival.

A *terceira etapa da terapia* tem por objetivo tratar aquelas áreas da dentição que não estejam respondendo adequadamente à segunda etapa (presença de bolsas periodontais > 4 mm, com SS ou presença de bolsas periodontais profundas [≥ 6 mm]). O principal objetivo dessa etapa da terapia é ganhar mais acesso para a instrumentação subgengival, ou naquelas lesões que adicionam complexidade ao manejo da periodontite (lesões intraósseas ou de furca), para levar a sua regeneração ou ressecá-las. Essa etapa pode incluir as seguintes intervenções:

- Instrumentação subgengival repetida, com ou sem terapias coadjuvantes
- Cirurgia periodontal com retalho de acesso
- Cirurgia periodontal com retalho de ressecção
- Cirurgia periodontal regenerativa.

Este capítulo enfoca as técnicas cirúrgicas periodontais (cirurgias periodontais com retalho de acesso e de ressecção) que têm especificamente o objetivo de ganhar mais acesso para a instrumentação subgengival e reduzir as profundidades das bolsas ou outras áreas anatômicas não adequadas para a instrumentação subgengival. A cirurgia periodontal regenerativa e o tratamento cirúrgico das lesões da furca são discutidos nos Capítulos 38 e 33, respectivamente.

A resposta individual à terceira etapa da terapia deveria ser reavaliada, para analisar se os desfechos da terapia definidos previamente foram alcançados. Nesse caso, os pacientes deveriam ser colocados sob cuidados periodontais de suporte. Entretanto, nos pacientes com periodontite grave estágio III, esses desfechos da terapia podem não ser alcançáveis em todos os dentes e esses sítios irão necessitar de um monitoramento rigoroso, com instrumentação subgengival frequente.

Técnicas para a cirurgia periodontal (perspectiva histórica)

Ao longo dos anos, diferentes técnicas cirúrgicas vêm sendo introduzidas e utilizadas na terapia periodontal. Primeiro, os procedimentos tinham por objetivo excisar a "*gengiva doente*" (procedimentos de gengivectomia), depois, a eliminação dos tecidos incluía não somente os tecidos moles inflamados, mas também "*osso infectado e necrótico*" que requeria a exposição do osso alveolar (procedimentos com retalho). Outros conceitos, como a importância da manutenção do complexo mucogingival (ou seja, uma zona de gengiva ampla) e a possibilidade de regeneração dos tecidos periodontais, foram subsequentemente introduzidos e deram lugar a técnicas "customizadas" específicas.

Esta seção irá descrever os procedimentos cirúrgicos que representaram etapas importantes no desenvolvimento dos conceitos cirúrgicos da cirurgia periodontal moderna.

Procedimentos com gengivectomia

Esta abordagem cirúrgica já tinha sido descrita no fim do século XIX, quando Robicsek (1884) introduziu o assim chamado procedimento de *gengivectomia*, que tinha por objetivo a "eliminação da bolsa" e geralmente era combinado com a remodelação do contorno da gengiva para restaurar sua arquitetura normal. Robicsek (1884) e, mais tarde, Zentler (1918) descreveram o procedimento, indicando a linha de incisão na qual a gengiva deveria ser primeiro excisada. Essa incisão inicialmente era reta (Robicsek) (Figura 32.1) e depois festonada (Zentler) (Figura 32.2), nas faces vestibular e lingual de cada dente. Subsequentemente, o tecido doente era eliminado com um instrumento em formato de

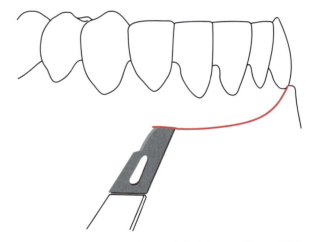

Figura 32.1 Gengivectomia. Técnica de incisão reta. (Fonte: Robicsek 1884, revisada em 1965 pela Academia Americana de Periodontia. Reproduzida, com autorização, de John Wiley & Sons.)

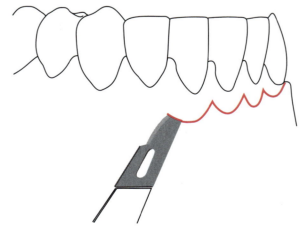

Figura 32.2 Gengivectomia. Técnica da incisão festonada. (Fonte: Zentler 1918. Reproduzida, com autorização, de John Wiley & Sons.)

gancho e o osso alveolar exposto era raspado. A área, então, era coberta com uma gaze antibacteriana ou embrocada com soluções desinfetantes. A bolsa periodontal aprofundada era, portanto, erradicada, e a dentição estabelecida poderia ser mantida limpa mais facilmente.

Na segunda metade do século XX, o procedimento de gengivectomia era empregado frequentemente no tratamento da periodontite (Goldman 1951). Grant *et al.* (1979) definiram esse procedimento como sendo "a excisão da parede de tecidos moles de uma bolsa periodontal patológica" e requeria que algumas etapas precisas fossem seguidas:

- Assim que a área era anestesiada, o fundo de cada bolsa periodontal era identificado (Figura 32.3A) e os pontos sangrantes eram produzidos na superfície externa dos tecidos moles (Figura 32.3B). Esses pontos sangrantes, que descreviam a profundidade das bolsas na área, eram utilizados como uma linha de orientação para a incisão
- A incisão primária (Figura 32.4), feita com bisturi reto ou com um bisturi triangular angulado para gengivectomia, unia todos os pontos sangrantes com uma incisão biselada (bisel externo) dirigido para a base da bolsa, proporcionando uma margem delgada e adequadamente festonada na gengiva remanescente

- Assim que a incisão primária era concluída nas superfícies vestibular e lingual dos dentes, os tecidos moles interproximais eram separados do periodonto interdental por uma incisão secundária (Figura 32.5). Os tecidos incisados eram removidos cuidadosamente com uma cureta ou um raspador (Figura 32.6) e as superfícies radiculares expostas eram desbridadas cuidadosamente (Figura 32.7). Os contornos gengivais eram, então, verificados e, se necessário, corrigidos com a utilização de bisturis ou de brocas diamantadas rotatórias
- Para proteger a área incisada durante o período de reparação, a superfície da ferida era recoberta com um cimento cirúrgico como curativo periodontal (Figura 32.8) que permanecia em posição por 10 a 14 dias.

Procedimentos com retalho

Retalho original de Widman

Em 1918, Leonard Widman publicou uma das primeiras descrições detalhadas da utilização de um procedimento com retalho para a eliminação da bolsa periodontal. Em seu artigo *"O tratamento operatório da piorreia alveolar"*, Widman descreveu a configuração de um retalho mucoperiostal que

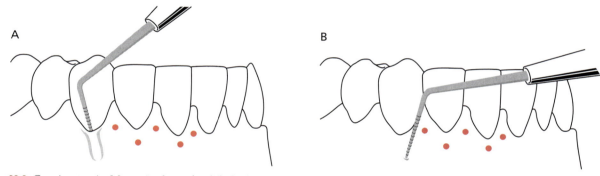

Figura 32.3 Gengivectomia. Marcação da profundidade das bolsas. **A.** Uma sonda periodontal comum é usada para identificar o fundo da bolsa aprofundada. **B.** Quando a profundidade da bolsa é avaliada, uma distância equivalente é delineada na superfície externa da gengiva. A extremidade da sonda é, então, posicionada horizontalmente e usada para produzir um ponto sangrante no nível do fundo da bolsa sondável.

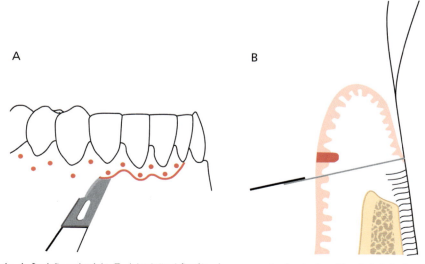

Figura 32.4 Gengivectomia. **A.** Incisão primária. **B.** A incisão é finalizada em um nível apical ao "fundo" da bolsa e é angulada para gerar na superfície de corte um bisel característico.

tinha por objetivo remover o epitélio da bolsa e o tecido conjuntivo inflamado, facilitando, assim, uma limpeza ótima das superfícies radiculares. A técnica consistia em duas incisões relaxantes conectadas por uma incisão gengival que demarcava a área programada para a cirurgia (Figura 32.9). As incisões vestibulares e linguais utilizando um bisel interno seguiam o contorno da margem gengival, com o objetivo de separar o epitélio da bolsa e o tecido conjuntivo inflamado da gengiva sem inflamação. Em seguida, um retalho mucoperiostal era elevado, expondo pelo menos 2 a 3 mm do osso alveolar marginal, e depois de remover o colar de tecido inflamado ao redor do colo dos dentes, as superfícies radiculares expostas eram instrumentadas cuidadosamente (Figura 32.10). Recomendava-se a remodelação do contorno do osso para alcançar um formato anatômico ideal do osso alveolar subjacente (Figura 32.11). Em seguida, os retalhos vestibulares e linguais eram recolocados de volta sobre o osso alveolar e eram mantidos em posição com suturas interproximais (Figura 32.12), frequentemente deixando as áreas interproximais sem recobrimento de tecidos moles para o osso da crista.

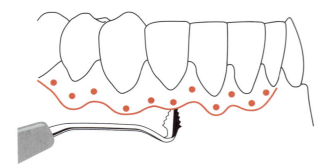

Figura 32.5 Gengivectomia. A incisão secundária pela área interdental é realizada com um bisturi de Waerhaug.

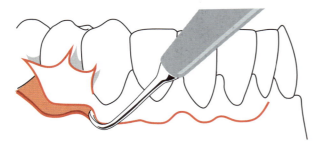

Figura 32.6 Gengivectomia. A gengiva destacada é removida com um raspador.

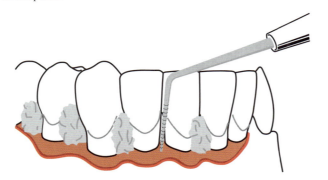

Figura 32.7 Gengivectomia. Sondagem para pesquisa de bolsas residuais. Compressas de gaze foram posicionadas nos espaços interdentais, para controlar o sangramento.

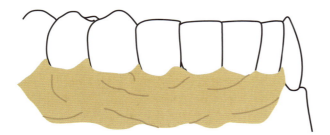

Figura 32.8 Gengivectomia. O cimento cirúrgico periodontal foi aplicado e fixado adequadamente.

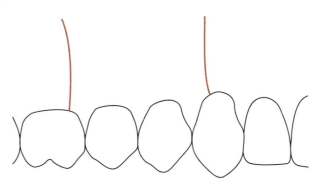

Figura 32.9 Retalho original de Widman. Duas incisões relaxantes demarcam a área planejada para a terapia cirúrgica. Uma incisão festonada em bisel invertido é feita na margem gengival, para conectar as duas incisões relaxantes.

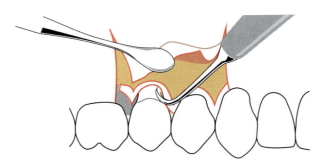

Figura 32.10 Retalho original de Widman. O colar de tecido gengival inflamado é removido depois da elevação de um retalho mucoperiostal.

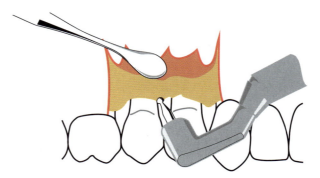

Figura 32.11 Retalho original de Widman. Pela remodelação do contorno ósseo, pode-se restabelecer um contorno "fisiológico" do osso alveolar.

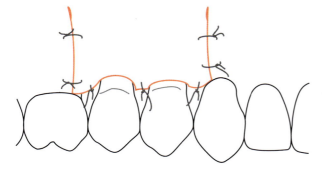

Figura 32.12 Retalho original de Widman. As extremidades coronárias dos retalhos vestibulares e linguais são posicionadas na crista óssea alveolar e fixadas nessa posição por pontos de sutura localizados interdentalmente.

Retalho de Neumann

Somente alguns anos mais tarde, Neumann (1920) sugeriu a utilização de outra configuração do retalho que diferia daquela descrita por Widman, na qual é feita uma *incisão intrassulcular* pela base das bolsas gengivais. Depois da elevação do retalho, a porção interna do retalho era curetada, para a remoção do epitélio da bolsa e do tecido de granulação, as superfícies radiculares eram subsequentemente desbridadas e quaisquer irregularidades da crista óssea alveolar eram corrigidas. Em seguida, os retalhos eram desgastados, para permitir tanto uma adaptação ideal aos dentes quanto um recobrimento adequado do osso alveolar nas áreas vestibulares/linguais (palatinas) e nos sítios interproximais. Neumann enfatizou a importância da remoção das bolsas de tecidos moles, ou seja, do reposicionamento do retalho na crista do osso alveolar.

Cirurgia com retalho modificado

Em uma publicação de 1931, Kirkland descreveu um procedimento cirúrgico chamado de *cirurgia com retalho modificado*, que envolvia incisões intrassulculares pelas bolsas, nas superfícies vestibular e lingual (Figura 32.13), permitindo, assim, a retração dos retalhos de espessura total vestibulares e linguais, para permitir o desbridamento radicular adequado, mas sem a eliminação de qualquer tecido duro ou mole, somente o epitélio da bolsa e o tecido de granulação da face interna dos retalhos (Figuras 32.14 e 32.15). Os retalhos eram, então, reposicionados em sua localização original e eram mantidos em posição com suturas interproximais (Figura 32.16).

A *cirurgia com retalho modificado*, diferentemente do *retalho original de Widman* e do *retalho de Neumann*, não incluía a remoção dos tecidos não inflamados e o deslocamento apical da margem gengival, causando, assim, uma quantidade mínima de trauma para os tecidos periodontais remanescentes e um desconforto mínimo para o paciente.

Retalho reposicionado apicalmente

Em meados dos anos 1950 o enfoque da cirurgia periodontal foi desviado em direção ao objetivo de preservação de uma

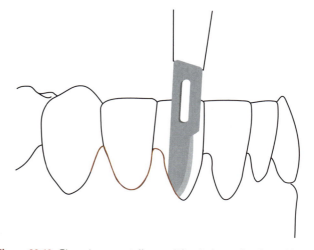

Figura 32.13 Cirurgia com retalho modificado (o retalho de Kirkland). Incisão intrassulcular.

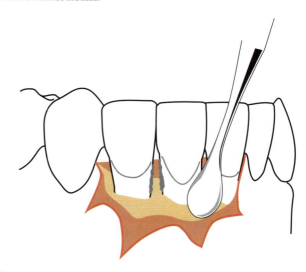

Figura 32.14 Cirurgia com retalho modificado (o retalho de Kirkland). A gengiva é retraída para expor a superfície radicular "adoecida".

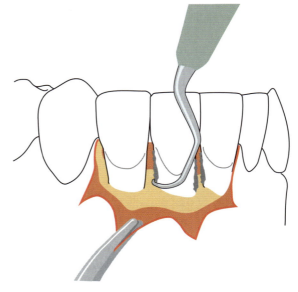

Figura 32.15 Cirurgia com retalho modificado (o retalho de Kirkland). As superfícies radiculares expostas estão sujeitas ao desbridamento mecânico.

zona adequada de gengiva inserida depois da cirurgia, assim que as bolsas periodontais tivessem sido eliminadas. Um dos primeiros autores a descrever uma técnica cirúrgica visando à preservação da gengiva foi Nabers (1954), que descreveu a técnica cirúrgica para o "reposicionamento da gengiva inserida", que mais tarde foi modificada por Ariaudo e Tyrrell (1957). Em 1962, Friedman descreveu mais precisamente essa técnica cirúrgica e propôs o termo *retalho reposicionado apicalmente*, pois, ao fim do procedimento cirúrgico, o complexo de tecidos moles como um todo (gengiva e mucosa alveolar), e não somente a gengiva, era deslocado na direção apical. Consequentemente, em vez de remover a gengiva excessiva depois da cirurgia óssea (se fosse realizada), o complexo mucogengival como um todo era mantido e reposicionado apicalmente. Essa técnica cirúrgica era utilizada nas superfícies vestibulares tanto na mandíbula quanto na maxila e nas superfícies linguais do maxilar inferior, enquanto a técnica de retalho com bisel (ver mais adiante) tinha que ser utilizada na face palatina dos dentes superiores, em que a falta de mucosa alveolar tornava impossível reposicionar o retalho em uma direção apical.

Essa técnica de retalho reposicionado apicalmente (Friedman 1962) envolvia as seguintes etapas:

- Uma incisão com bisel invertido dependente da profundidade das bolsas, bem como da espessura e da amplitude da gengiva (Figura 32.17). Essa incisão biselada seguia um contorno festonado, assegurando uma cobertura interproximal máxima do osso alveolar ao se reposicionar o retalho. As incisões relaxantes verticais que se estendiam para a mucosa alveolar foram feitas em cada um dos pontos finais da incisão reversa, tornando possível fazer o reposicionamento apical do retalho. Quando a gengiva era delgada e somente uma zona estreita de tecido queratinizado estava presente, as incisões eram feitas em proximidade com o dente
- Um retalho mucoperiostal de espessura total, incluindo a gengiva vestibular/lingual e a mucosa alveolar, foi elevado além da linha mucogengival, a fim de ser capaz de reposicionar mais tarde os tecidos moles apicalmente. O colar marginal de tecido, incluindo o epitélio da bolsa e o tecido de granulação, foi removido com curetas (Figura 32.18), e as superfícies radiculares foram expostas e raspadas e aplainadas cuidadosamente

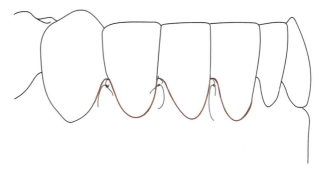

Figura 32.16 Cirurgia com retalho modificado (o retalho de Kirkland). Os retalhos são reposicionados em sua posição original e são suturados.

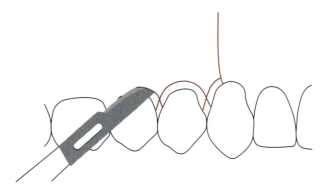

Figura 32.17 Retalho reposicionado apicalmente. Depois de uma incisão relaxante vertical, realiza-se a incisão em bisel invertido, através da gengiva e do periósteo, para separar o tecido inflamado adjacente ao dente do retalho.

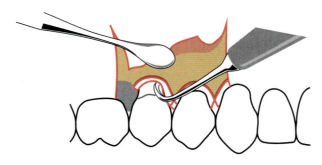

Figura 32.18 Retalho reposicionado apicalmente. Um retalho mucoperiostal é elevado e o colar de tecido remanescente ao redor dos dentes, incluindo o epitélio da bolsa periodontal e o tecido conjuntivo inflamado, é removido com uma cureta.

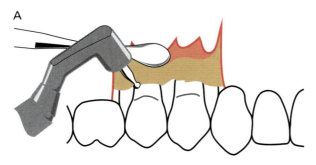

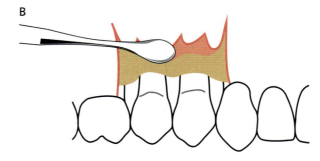

Figura 32.19 Retalho reposicionado apicalmente. A cirurgia óssea é realizada com a utilização de uma broca rotatória (**A**), para recapturar o contorno fisiológico do osso alveolar (**B**).

- A crista óssea alveolar, então, foi remodelada com o objetivo de se recapturar o formato normal da crista alveolar, mas em um nível mais apical (Figura 32.19)
- Depois de um ajuste cuidadoso, os retalhos vestibular/lingual foram reposicionados ao nível da crista óssea alveolar recém-remodelada e foram fixados nessa posição (Figuras 32.20 e 32.21).
- Para lidar com as bolsas periodontais na face palatina dos dentes superiores, Friedman descreveu uma modificação do "retalho posicionado apicalmente", que ele denominou de *retalho biselado* (Figura 32.22), uma vez que esse retalho palatino era festonado secundariamente e adelgaçado com uma incisão biselada depois que as superfícies dentárias foram desbridadas e foi realizada a remodelação do contorno ósseo (Figura 32.23); então, as margens gengivais foram ajustadas à crista óssea alveolar (Figura 32.24)
- Em seguida, os retalhos foram fixados na posição apical com suturas interdentais (Figura 32.25).

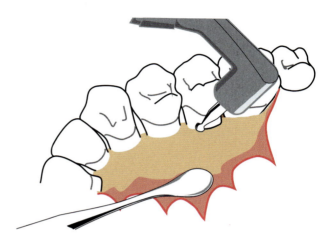

Figura 32.23 Retalho biselado. Raspagem, aplainamento radicular e remodelação do contorno ósseo são realizados na área cirúrgica.

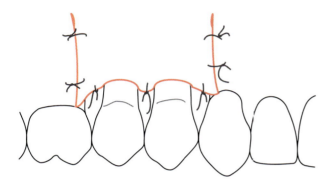

Figura 32.20 Retalho reposicionado apicalmente. Os retalhos são reposicionados em uma direção apical ao nível da crista óssea alveolar remodelada e são fixados nessa posição por pontos de sutura.

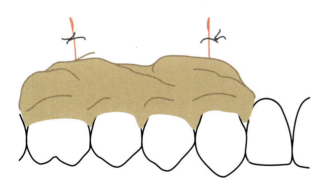

Figura 32.21 Retalho reposicionado apicalmente. Um curativo periodontal é posicionado sobre a área cirúrgica, para assegurar que os retalhos permaneçam na posição correta durante a reparação.

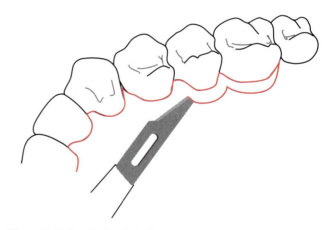

Figura 32.24 Retalho biselado. Reposiciona-se o retalho palatino e realiza-se uma incisão secundária em bisel invertido, festonada, para ajustar o comprimento do retalho à altura do osso alveolar remanescente.

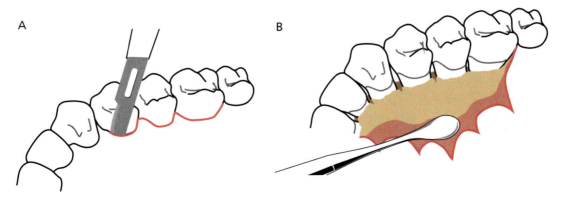

Figura 32.22 Retalho biselado. Realiza-se uma incisão primária na área intrassulcular, através do fundo da bolsa periodontal (**A**) e um retalho mucoperiostal convencional é elevado (**B**).

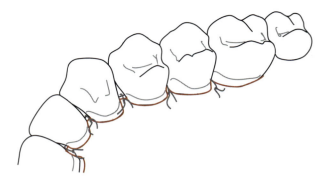

Figura 32.25 Retalho biselado. Retalho encurtado e adelgaçado é reposicionado sobre o osso alveolar e em contato próximo com as superfícies radiculares.

Retalho de Widman modificado

Ramfjord e Nissle (1974) descreveram a técnica do *retalho de Widman modificado*, que também foi denominada de técnica de *curetagem com retalho aberto*. Deve-se notar que, enquanto a técnica do *retalho original de Widman* incluía tanto o deslocamento apical do(s) retalho(s) quanto a remodelação óssea (eliminação dos defeitos ósseos) para obter a eliminação adequada da bolsa periodontal, a técnica do *retalho de Widman modificado* não pretende ter esses mesmos objetivos. As principais vantagens da técnica do *retalho de Widman modificado* em comparação com os procedimentos descritos previamente eram, de acordo com Ramfjord e Nissle (1974): (1) a possibilidade de obtenção de uma adaptação em proximidade dos tecidos moles das superfícies radiculares; (2) um mínimo de traumatismo para o qual o osso alveolar e os tecidos conjuntivos moles estão expostos; e (3) menor exposição das superfícies radiculares, que, de um ponto de vista estético, é uma vantagem no tratamento dos segmentos anteriores da dentição.

Essa configuração cirúrgica incluiu uma incisão festonada horizontal inicial (Figura 32.26) posicionada aproximadamente a 1 mm da margem gengival vestibular, a fim de separar adequadamente o epitélio da bolsa do retalho. Se as bolsas nas faces vestibulares dos dentes tinham uma profundidade < 2 mm ou se as condições estéticas fossem importantes, recomendava-se a realização de uma incisão intrassulcular. Uma técnica de incisão similar foi utilizada na face palatina e essas incisões estendiam-se o máximo possível entre os dentes, para permitir que houvesse gengiva interdental suficiente para recobrir adequadamente o osso interproximal quando o retalho fosse reposicionado e suturado. As incisões relaxantes verticais geralmente não foram necessárias. Em seguida, uma incisão intrassulcular era feita ao redor dos dentes (*segunda incisão*) até a crista alveolar (Figura 32.27), facilitando, assim, a separação delicada de colar de epitélio da bolsa e de tecido de granulação das superfícies radiculares. Uma *terceira incisão* (Figura 32.28), feita em uma direção horizontal próxima à superfície da crista óssea alveolar que separava o colar de tecidos moles das superfícies radiculares do osso, facilitou a elevação de retalhos vestibulares e palatinos de espessura total, expondo somente alguns milímetros da crista óssea alveolar (Ramfjord *et al.* 1977).

O epitélio da bolsa e o tecido de granulação eram então removidos com a utilização de curetas. As raízes expostas eram raspadas e aplainadas cuidadosamente, exceto por uma área estreita próximo à crista óssea alveolar, na qual os remanescentes de fibras de inserção podem ser preservados. Os defeitos ósseos angulares eram curetados cuidadosamente. Em seguida, os retalhos eram recortados e ajustados ao osso alveolar, para a obtenção de um recobrimento completo do osso interproximal (Figura 32.29). Se essa adaptação não pudesse ser alcançada pela remodelação do contorno dos tecidos moles, um pouco de osso podia ser removido das superfícies externas do processo alveolar, para facilitar a adaptação adequada do retalho. Os retalhos eram suturados em posição, por meio de suturas interdentais com pontos individuais.

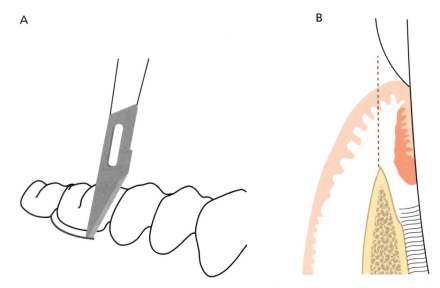

Figura 32.26 Retalho de Widman modificado. A incisão inicial é posicionada a 0,5 a 1 mm da margem gengival (**A**) e paralelamente ao longo eixo do dente (**B**).

Capítulo 32 Cirurgia Periodontal 745

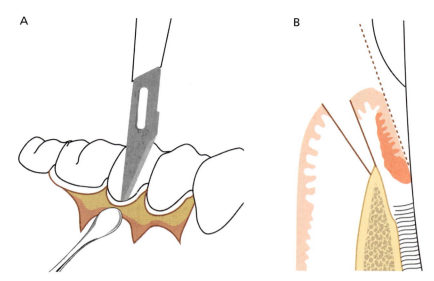

Figura 32.27 Retalho de Widman modificado. Depois de uma elevação cuidadosa dos retalhos, uma segunda incisão intrassulcular (**A**) é feita até a crista óssea alveolar (**B**) para separar o colar de tecido da superfície radicular.

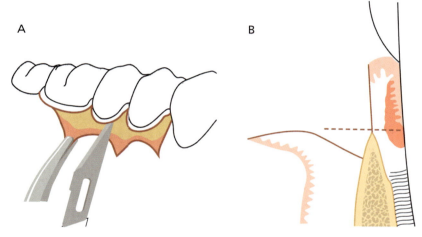

Figura 32.28 Retalho de Widman modificado. Uma terceira incisão é feita perpendicularmente à superfície radicular (**A**) e o mais próximo possível da crista óssea (**B**), separando, assim, o colar de tecido do osso alveolar.

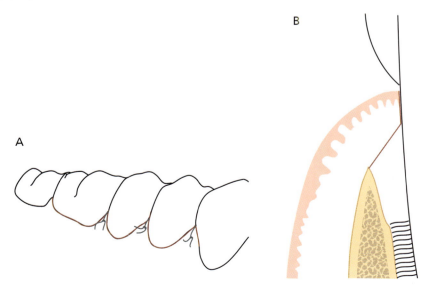

Figura 32.29 Retalho de Widman modificado. **A.** Depois de desbridamento adequado e curetagem dos defeitos ósseos angulares, os retalhos são ajustados cuidadosamente, para recobrir o osso alveolar, e então suturados. **B.** O recobrimento completo do osso interdental e uma adaptação precisa dos retalhos às superfícies dentárias devem ser obtidos com essa técnica.

Procedimentos de cunha distal

Em muitos casos o tratamento das bolsas periodontais na face distal dos últimos molares é complicado pela presença de tecidos volumosos sobre a tuberosidade ou por um coxim retromolar proeminente. Essa área frequentemente apresenta quantidades limitadas de gengiva queratinizada ou presença de defeitos ósseos angulares distais que tornam contraindicada a remoção desse tecido por gengivectomia (Figura 32.30). Esses tecidos deveriam então ter seu tamanho reduzido, em vez de serem removidos *in toto*, o que é realizado pelo procedimento de cunha distal (Robinson 1966).

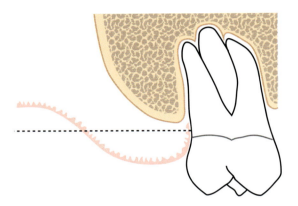

Figura 32.30 Procedimento de cunha distal. Uma incisão simples para gengivectomia (*linha tracejada*) pode ser utilizada para eliminar uma bolsa de tecidos moles e o coxim de tecido fibroso adjacente situado atrás de um molar superior.

Essa técnica envolve a incisão de retalhos vestibular e lingual/palatino, com incisões verticais através da tuberosidade ou do coxim retromolar, formando uma cunha triangular (Figura 32.31A). As paredes vestibulares e linguais da tuberosidade ou do coxim retromolar são, então, defletidas e a cunha de tecido incisada é dissecada e afastada do osso (Figura 32.31B). A espessura das paredes dos retalhos vestibulares e linguais é, a seguir, reduzida por incisões socavantes (Figura 32.31C). Os fragmentos de tecido solto são removidos e as superfícies radiculares são desbridadas. Se necessário, o formato do osso é remodelado. Essa configuração cirúrgica facilita o acesso ao defeito ósseo e torna possível preservar quantidades suficientes de gengiva e de mucosa, para que seja possível realizar o recobrimento com tecidos moles.

Em seguida, os retalhos por vestibular e por lingual são reposicionados sobre o osso alveolar exposto, e as bordas são recortadas para evitar a sobreposição das margens de ferida. Os retalhos são fixados nessa posição com suturas com pontos interrompidos (Figura 32.31D). As suturas são removidas depois de aproximadamente uma semana. Dependendo da anatomia da tuberosidade ou da área retromolar, diferentes concepções já foram descritas, com o propósito de eliminar o tecido excessivo e, simultaneamente, preservar o tecido queratinizado (Figura 32.32). Uma dessas configurações é o procedimento em cunha distal modificada, que inclui duas incisões em bisel invertido paralelas, uma na superfície vestibular e uma na palatina, feitas desde a superfície distal do molar até a parte posterior da tuberosidade, onde são conectadas com a incisão vestibulolingual (Figuras 32.33, 32.34 e 32.35).

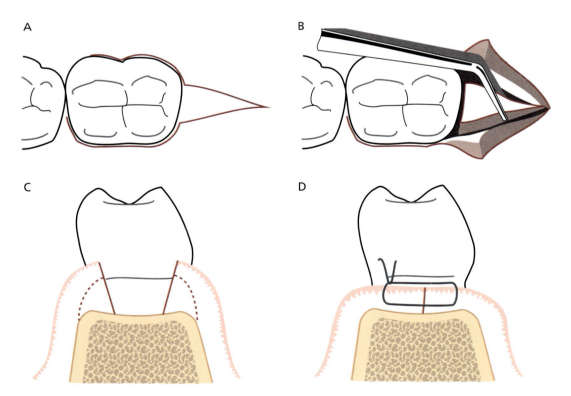

Figura 32.31 Procedimento de cunha distal. **A.** Incisões verticais vestibulares e linguais são feitas através do coxim retromolar, para formar um triângulo atrás de um molar inferior. **B.** Uma cunha de tecido em formato triangular é dissecada do osso subjacente e removida. **C.** As paredes dos retalhos vestibulares e linguais são reduzidas em espessura por incisões socavantes (*linhas tracejadas*). **D.** Os retalhos, que foram desgastados e encurtados para evitar sobreposição das margens da ferida, são suturados.

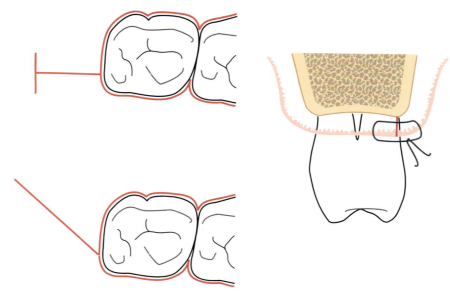

Figura 32.32 Técnicas de incisão modificada nos procedimentos de cunha distal. Para assegurar adaptações ótimas do retalho no sítio da furca, a técnica de incisão pode ser modificada. A quantidade de tecido queratinizado inserido presente e a acessibilidade para a área retromolar têm que ser consideradas ao se posicionar a incisão.

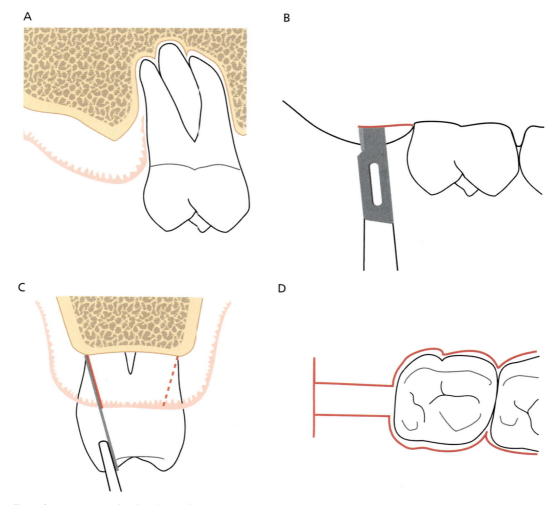

Figura 32.33 Procedimento em cunha distal modificada. **A.** Uma bolsa periodontal profunda, combinada com um defeito ósseo angular na superfície distal de um molar superior. **B** a **D.** Duas incisões em bisel invertido paralelas, uma na superfície vestibular e uma na palatina, são feitas desde a superfície distal do molar até a parte posterior da tuberosidade, onde elas são conectadas à incisão vestibulolingual (**D**). As incisões vestibular e palatina são estendidas na direção mesial ao longo das superfícies vestibular e palatina do molar, para facilitar a elevação do retalho.

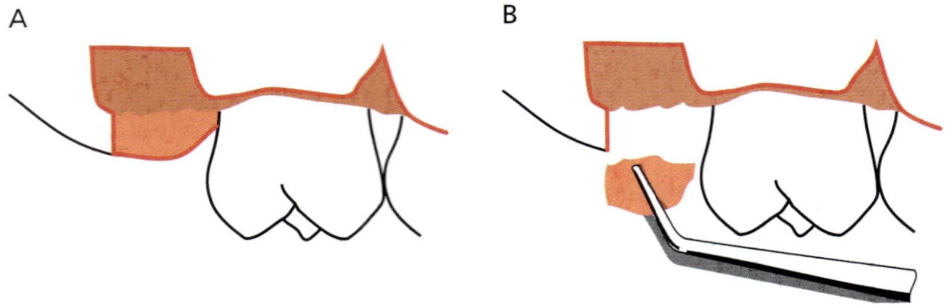

748 Parte 12 Terapia Adicional

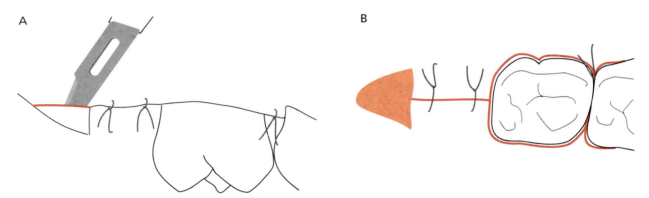

Figura 32.34 Procedimento em cunha distal modificado. **A.** Os retalhos vestibular e palatino são elevados e (**B**) uma cunha retangular é liberada do dente e do osso subjacente por dissecção cortante e, então, a cunha é removida.

Figura 32.35 Procedimento em cunha distal modificado. **A e B.** Depois da remodelação do contorno ósseo e do desbridamento radicular, os retalhos são desgastados e encurtados, para evitar a sobreposição das margens da ferida, e são suturados. Uma adaptação próxima dos tecidos moles deve ser obtida, à superfície distal do molar. O coxim de tecido fibroso remanescente à linha de incisão vestibulolingual é "nivelado" pela utilização de uma incisão para gengivectomia.

Cirurgia óssea

Os princípios da cirurgia óssea na terapia periodontal foram delineados por Schluger (1949) e Goldman (1950). Eles enfatizaram que a perda óssea alveolar causada pela doença periodontal inflamatória resultou em um contorno desigual da crista óssea e, como eles consideraram que esses contornos gengivais eram intimamente dependentes do contorno dos ossos subjacentes, bem como da proximidade e da anatomia das superfícies dentárias adjacentes, a eliminação das bolsas de tecidos moles frequentemente teve que ser combinada com a remodelação do contorno ósseo e a eliminação das crateras de osso e dos defeitos ósseos angulares, para se estabelecer e manter bolsas rasas e um contorno gengival ótimo depois da cirurgia.

Osteoplastia

O termo *osteoplastia* foi introduzido por Friedman em 1955. O propósito da osteoplastia era reformular o formato do osso alveolar, *sem* remover nem um pouco de osso "de suporte". Exemplos de osteoplastia são o adelgaçamento dos bordos ósseos espessos e o estabelecimento de um contorno festonado da crista óssea vestibular (lingual e palatina) (Figura 32.36). Na cirurgia com retalho sem remodelação do contorno ósseo, a morfologia interdental pode algumas vezes dificultar um ótimo cobrimento mucoso do osso na fase pós-cirúrgica, mesmo se um festonamento pronunciado dos retalhos de tecidos moles for realizado. Nessa situação,

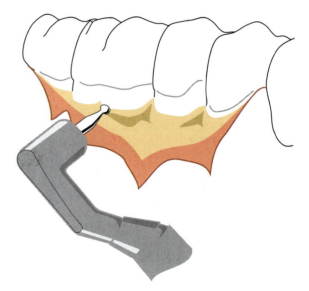

Figura 32.36 Osteoplastia. Os bordos ósseos espessos em uma área na região dos molares inferiores são eliminados com a utilização de uma broca esférica, para facilitar a adaptação perfeita do retalho.

a remoção de osso sem suporte por formação de sulco vertical para reduzir a dimensão vestibulolingual do osso nas áreas interdentais pode facilitar a adaptação do retalho, reduzindo, assim, o risco de exposição do osso durante a reparação, bem como o risco de necrose isquêmica dos retalhos de mucosa sem suporte, em virtude das deficiências nas margens dos retalhos.

A remoção de osso não relacionado ao suporte pode, em alguns casos, também ser necessária para que se ganhe acesso para o desbridamento intraósseo da superfície radicular. O nivelamento das crateras interproximais e a eliminação (ou redução) das paredes ósseas dos defeitos ósseos circunferenciais são frequentemente referidos conjuntamente como "osteoplastia", uma vez que, em geral, não é preciso realizar a ressecção do osso de suporte (Figura 32.37).

Ostectomia

O termo *ostectomia* envolve a eliminação do *osso de suporte,* ou seja, aquele diretamente envolvido na inserção do dente. O objetivo da ostectomia era estabelecer uma anatomia *"fisiológica"* do osso alveolar (arquitetura positiva), mas em um nível mais apical. Entretanto, a necessidade de se conseguir uma arquitetura positiva do osso alveolar não foi demonstrada e a remoção óssea extensa do osso de suporte na área dos molares pode causar a abertura de um defeito na furca ou causar uma retração gengival extensa. Portanto, como regra geral, o osso de suporte não deveria ser removido. Atualmente, a ostectomia somente está indicada na presença de crateras nas quais seu acesso para a instrumentação ou para melhorar a adaptação do retalho exija uma redução das paredes vestibular e/ou lingual da cratera, para a base do defeito ósseo (Figura 32.38A). Quando a ressecção de osso já foi realizada na área interdental, as margens ósseas vestibular e lingual/palatina podem subsequentemente ser remodeladas, para compensar as discrepâncias na altura do osso a partir da ressecção do osso interdental. Entretanto, essa redução nunca deveria comprometer a abertura de uma furca ou o suporte periodontal do dente (Oschenbein 1986) (Figura 32.38B).

Técnicas para a cirurgia periodontal (perspectiva atual)

Objetivos do tratamento cirúrgico

Tradicionalmente, a *eliminação/fechamento da bolsa periodontal* vem sendo um objetivo principal da terapia periodontal cirúrgica. A remoção da bolsa por meios cirúrgicos serviu a dois propósitos: (1) a eliminação da bolsa, que mantinha um ambiente propício para a progressão da periodontite; e (2) a superfície radicular foi tornada acessível para o desbridamento profissional e para a limpeza dos dentes realizada pelo próprio paciente depois da reparação.

A partir desses dois objetivos, a necessidade de eliminação da bolsa tem sido questionada, uma vez que uma dentição "bolsa-zero" depois da terapia periodontal parece um cenário não realista. Entretanto, estudos de coorte a longo prazo, que avaliaram a incidência de progressão da periodontite depois de uma terapia periodontal bem-sucedida, demonstraram que a presença de bolsas residuais (profundidade de sondagem das bolsas [PB] ≥ 4 mm) e SS persistente (bolsas abertas) nos sítios com grandes profundidades de sondagem das bolsas (PB > 4 mm + SS) são achados significativamente associados à progressão da doença (Claffey & Egelberg 1995; Matuliene *et al.* 2008). Portanto, o objetivo

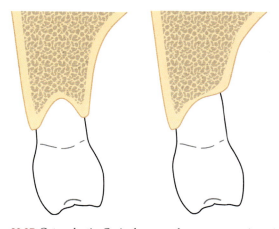

Figura 32.37 Osteoplastia. O nivelamento de uma cratera óssea interproximal por meio da remoção da parede de osso palatino. Por uma motivação estética, a parede óssea vestibular é preservada, para dar suporte à altura dos tecidos moles.

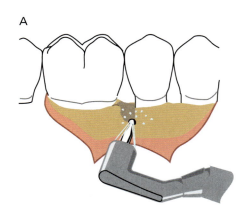
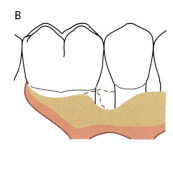

Figura 32.38 Ostectomia. **A.** Um defeito ósseo combinado de uma e duas paredes na superfície distal de um pré-molar inferior foi exposto depois da reflexão de retalhos mucoperiostais. Como a estética não é um fator crítico a ser considerado na região dos dentes posteriores da mandíbula, as paredes ósseas são reduzidas a um nível próximo da base do defeito, usando-se brocas esféricas rotatórias com irrigação contínua com solução salina. **B.** Remodelação do contorno ósseo concluída. Note que parte do osso de suporte precisa ser removida das superfícies vestibular e lingual tanto do segundo pré-molar quanto do primeiro molar, para fornecer uma topografia de tecidos duros que permita uma adaptação próximo ao retalho de recobrimento em tecido mole.

750 Parte 12 Terapia Adicional

final atual da terapia periodontal é alcançar uma dentição sem sítios com bolsas profundas. Essa nova informação formou, assim, a base sobre o papel desempenhado pela cirurgia periodontal na preservação dos dentes, porque a presença de doença residual depois da segunda etapa da terapia periodontal requer um tratamento adicional, como parte da terceira etapa da terapia periodontal. Entretanto, *o aumento da profundidade das bolsas* não deveria ser a única indicação para a cirurgia periodontal, uma vez que a *profundidade sondável,* que é a distância desde a margem gengival até o ponto no qual a resistência dos tecidos impede a penetração adicional da sonda periodontal, pode não corresponder à profundidade "verdadeira" da bolsa, principalmente na presença de inflamação gengival (ver Capítulo 22). Além disso, não existe uma correlação estabelecida entre a profundidade das bolsas *passível de sondagem* e a presença ou ausência de doença ativa. Isso significa que outros sinais além do aumento da profundidade de sondagem deveriam estar presentes para justificar a indicação de uma terapia cirúrgica. Entre eles incluem-se os sinais clínicos de inflamação, especialmente exsudação e SS (no fundo das bolsas), bem como as aberrações da morfologia gengival.

Em conclusão, o principal objetivo da cirurgia periodontal é contribuir para a preservação do periodonto a longo prazo, facilitando a remoção da placa bacteriana e o controle da infecção, e a cirurgia periodontal pode servir a esses propósitos da seguinte maneira:

- Criando a acessibilidade para a raspagem e o aplainamento radicular profissionais adequados
- Estabelecendo uma dentição sem bolsas profundas e bolsas abertas
- Estabelecendo uma morfologia gengival que facilite o controle da infecção realizado pelo próprio paciente.

Além disso, a cirurgia periodontal pode ter por objetivo a regeneração da inserção periodontal perdida em decorrência de uma doença destrutiva (os procedimentos regenerativos na terapia periodontal são discutidos no Capítulo 38) ou a alteração da anatomia das lesões de furca para melhorar a acessibilidade para o controle da infecção (os tratamentos das lesões de furca são discutidos no Capítulo 33).

Indicações para o tratamento cirúrgico

Comprometimento do acesso para raspagem e aplainamento radicular

A dificuldades em se realizar um desbridamento radicular adequado com uma abordagem não cirúrgica aumentam com (1) o aumento da profundidade das bolsas periodontais; (2) o aumento da amplitude das superfícies dentárias; e (3) a presença de fissuras radiculares, concavidades radiculares, furcas e defeitos marginais nas restaurações dentárias em áreas subgengivais.

Considerando que técnica correta e instrumentos adequados sejam utilizados, geralmente é possível desbridar adequadamente as bolsas que têm uma profundidade de até 5 mm (Waerhaug 1978; Caffesse *et al.* 1986). Entretanto, esse limite de 5 mm não pode ser utilizado como uma regra

universal. A diminuição da acessibilidade e a presença de uma ou várias das condições impeditivas mencionadas anteriormente podem impedir o desbridamento adequado das bolsas rasas, enquanto nos sítios com boa acessibilidade e morfologia radicular favorável, o desbridamento adequado pode ser realizado mesmo em bolsas mais profundas (Badersten *et al.* 1981; Lindhe *et al.* 1982b).

Frequentemente, é difícil assegurar por meios clínicos se a instrumentação subgengival foi realizada adequadamente. Depois da raspagem, a superfície radicular deve ficar lisa – a rugosidade muitas vezes irá indicar a presença de cálculo subgengival remanescente. Também é importante monitorar cuidadosamente a evolução da reação gengival ao desbridamento subgengival. Se a inflamação persistir e se o sangramento for suscitado pela sondagem delicada na área subgengival, deve-se suspeitar da presença de depósitos subgengivais (Figura 32.39). Se esses sintomas não se resolverem com a repetição da instrumentação, o tratamento cirúrgico deverá ser realizado, para expor as superfícies radiculares a fim de se obter uma higienização adequada.

Comprometimento do acesso para controle de placa bacteriana realizado pelo próprio paciente

O nível de controle da infecção que pode ser mantido pelo paciente é determinado não somente por seu interesse e destreza manual, mas também, até certo ponto, pela morfologia da área dentogengival. As responsabilidades do paciente em um programa de controle da infecção devem incluir a limpeza das superfícies dentárias supragengivais e da parte marginal do sulco gengival.

A hiperplasia gengival pronunciada e a presença de crateras gengivais (Figura 32.40) são exemplos de aberrações morfológicas que podem impedir a realização de cuidados domiciliares adequados. Da mesma forma, a presença de restaurações com adaptação marginal deficiente ou contorno e características superficiais adversas na margem gengival podem comprometer seriamente a remoção da placa bacteriana.

No tratamento da periodontite, o dentista deveria preparar a dentição de tal forma que os cuidados domiciliares pudessem ser gerenciados efetivamente. À finalização do tratamento, os seguintes objetivos deveriam ter sido alcançados:

- Ausência de depósitos dentários sub ou supragengivais
- Ausência de bolsas abertas (sem SS no fundo das bolsas > 4 mm)
- Ausência de bolsas profundas (bolsas ≥ 6 mm)
- Ausência de aberrações morfológicas retentoras de placa na morfologia gengival
- Ausência de partes de restaurações que retenham placa, com relação à margem gengival.

Esses requisitos levam às seguintes indicações para a cirurgia periodontal:

- Acessibilidade para o desbridamento adequado da raiz dental
- Redução da profundidade das bolsas

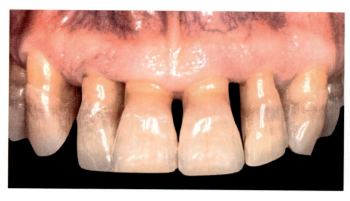
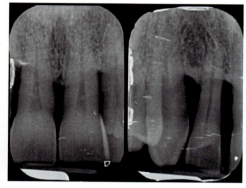
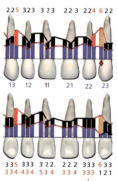
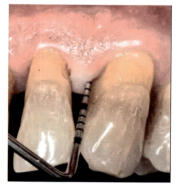

Figura 32.39 A avaliação depois da instrumentação não cirúrgica revela sinais persistentes de inflamação, sangramento depois da sondagem da bolsa e uma profundidade de sondagem de ≥ 6 mm. A elevação do retalho para expor a superfície radicular para uma higienização adequada deveria ser considerada.

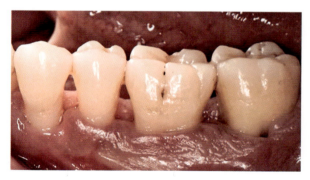
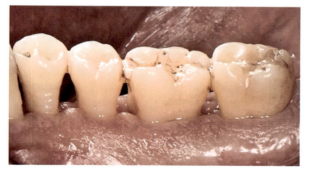

Figura 32.40 Exemplo de uma cratera de tecidos moles proximais, que favorece a retenção de placa bacteriana e, assim, impede a controle da placa bacteriana pelo paciente.

- Estabelecimento de uma morfologia da área dentogengival que seja propícia ao controle da infecção
- Correção das aberrações gengivais macroscópicas
- Desvio da margem gengival para uma posição mais apical, para as restaurações com tendência à retenção de placa.

Contraindicações para a cirurgia periodontal

Cooperação do paciente

Como o ótimo controle pós-operatório da infecção é decisivo para o sucesso do tratamento periodontal (Rosling et al. 1976; Nyman et al. 1977; Axelsson & Lindhe 1981), um paciente que não é capaz de cooperar durante a fase da terapia relacionada com a causa não deveria ser submetido ao tratamento cirúrgico. Muito embora o controle pós-operatório da infecção a curto prazo exija tratamentos profissionais frequentes, a responsabilidade a longo prazo pela manutenção de uma boa higiene bucal deve ficar nas mãos do paciente. Teoricamente, mesmo o pior desempenho da higiene bucal por um paciente pode ser compensado pelas frequentes consultas de reavaliação para a terapia de suporte (p. ex., 1 vez/semana), mas não é realista considerar grupos maiores de pacientes sendo submetidos à manutenção dessa maneira. Um cronograma de reavaliação típico para pacientes sob tratamento periodontal envolve consultas profissionais para terapia periodontal de suporte uma vez a cada 3 a 6 meses. Os pacientes que não são capazes de manter padrões satisfatórios de higiene bucal durante esse período normalmente deveriam ser considerados candidatos a receber uma cirurgia periodontal.

Tabagismo

Embora o tabagismo afete negativamente a reparação das feridas (Siana *et al.* 1989), ele não pode ser considerado como uma contraindicação para o tratamento periodontal cirúrgico. O clínico deve estar ciente, entretanto, de que uma menor redução da PB, menores ganhos na inserção clínica e menos regeneração óssea podem ocorrer nos pacientes que fumam, em comparação com os pacientes que não são fumantes (Labriola *et al.* 2005; Javed *et al.* 2012; Patel *et al.* 2012).

Condições de saúde geral

É importante reavaliar a história médica do paciente antes de qualquer intervenção cirúrgica, para identificar se existe alguma condição médica que possa contraindicar a cirurgia periodontal ou se algumas precauções deverão ser tomadas, por exemplo, a prescrição de antibióticos profiláticos ou a utilização de anestésicos locais sem epinefrina. A consulta com o médico do paciente também deveria ser levada em consideração.

Seleção da técnica cirúrgica

Como cada um dos procedimentos cirúrgicos descritos é configurado de forma a enfrentar uma determinada situação ou alcançar objetivos específicos, deve-se compreender que, na maioria dos pacientes, nenhuma técnica padronizada pode ser aplicada isoladamente quando a cirurgia periodontal é realizada. Portanto, em cada campo cirúrgico, diferentes técnicas frequentemente são utilizadas e combinadas de tal forma que os objetivos globais da terapia cirúrgica periodontal sejam alcançados. Como uma regra geral, as técnicas cirúrgicas periodontais que preservam ou induzem a formação de tecido periodontal deveriam ser as preferidas, em detrimento daquelas que fazem a ressecção ou a eliminação de tecido.

Gengivectomia

A indicação óbvia para a gengivectomia é o remodelamento dos contornos gengivais anormais, como as crateras gengivais e a hiperplasia gengival (ver Figura 32.40). Nesses casos, a técnica frequentemente é denominada *gengivoplastia*. A gengivectomia em si geralmente não está indicada, uma vez que a incisão biselada externa levará à remoção de toda a zona de gengiva. Como alternativa, uma *gengivectomia com bisel interno* pode ser realizada em situações apenas com bolsas de tecidos moles (bolsas que não se estendam além da junção mucogengival), sem a presença de crateras ósseas ou de qualquer lesão infraóssea (Figura 32.41). Essas limitações, combinadas com o desenvolvimento dos métodos cirúrgicos que têm um campo de aplicação mais amplo, levaram à utilização menos frequente da gengivectomia.

Procedimentos com retalho

As cirurgias com retalho podem ser usadas em todos os casos em que o tratamento cirúrgico da periodontite esteja indicado. Os procedimentos periodontais com retalho são especialmente indicados em sítios nos quais as bolsas se estendam além da junção mucogengival e/ou nos quais o tratamento dos defeitos ósseos e dos envolvimentos das furcas seja necessário.

As vantagens das cirurgias com retalho incluem:

- O tecido gengival existente é preservado
- O osso alveolar marginal é exposto, permitindo a identificação dos defeitos ósseos, para seu tratamento adequado
- As áreas de furca são expostas, e o grau de envolvimento e o relacionamento entre "dente e osso" podem ser identificados
- O retalho pode ser reposicionado em seu nível original ou deslocado apicalmente, tornando, assim, possível ajustar a margem gengival às condições locais
- O procedimento com retalho preserva o epitélio oral e, assim, a reparação ocorre principalmente por primeira intenção. Consequentemente, o período pós-operatório geralmente é menos desagradável para o paciente, quando comparado com o da gengivectomia.

As classificações das diferentes modalidades de retalho utilizadas no tratamento da periodontite frequentemente

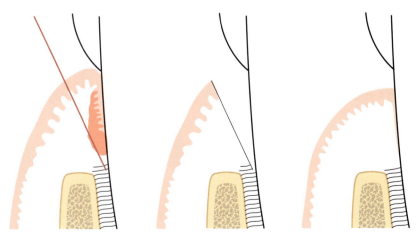

Figura 32.41 Gengivectomia com bisel interno. Ilustração esquemática da técnica de incisão no caso da presença de somente uma zona mínima de gengiva.

fazem distinções entre os retalhos com eliminação de tecido (ressectivos) e aqueles com preservação dos tecidos (de acesso/conservadores). Além disso, os retalhos podem ser diferenciados entre aqueles que envolvem tanto os tecidos marginais vestibulares quanto os linguais, em comparação com os retalhos somente vestibulares (retalhos padrão *versus* únicos) e aqueles que preservam ou não os tecidos interdentais (retalhos padrão *versus* retalhos com preservação da papila).

A partir de um ponto de vista didático, parece apropriado diferenciar a terapia cirúrgica periodontal com relação a como lidar com (1) o componente de tecidos moles e (2) o componente de tecidos duros da bolsa periodontal em um sítio dentário específico (Figura 32.42).

Dependendo da técnica cirúrgica utilizada, os retalhos de tecidos moles poderiam ser posicionados apicalmente no nível da crista óssea (retalhos reposicionados apicalmente) ou poderiam ser mantidos em uma posição coronária (retalhos com preservação da papila e de acesso) no momento da finalização da intervenção cirúrgica. A manutenção da altura pré-cirúrgica dos tecidos moles é de grande importância a partir de um ponto de vista estético, especialmente na região dos dentes anteriores. Entretanto, os resultados a longo prazo procedentes de ensaios clínicos demonstraram que as principais diferenças no posicionamento final da margem de tecidos moles não são evidentes quando são comparados aos procedimentos de acesso e procedimentos com retalhos cirúrgicos com ressecção. Em muitos pacientes, pode ser importante posicionar o retalho coronariamente na região dos dentes anteriores, a fim de dar ao paciente um tempo prolongado de adaptação à inevitável retração dos tecidos moles. Na região dos dentes posteriores, entretanto, o padrão deveria ser um posicionamento apical.

Independentemente da posição do retalho, o objetivo deveria ser alcançar um recobrimento completo do osso alveolar, não somente nos sítios vestibulares/linguais, mas também nos sítios proximais. Portanto, é de importância fundamental planejar cuidadosamente as incisões, de forma que esse objetivo seja alcançado no momento da finalização da intervenção cirúrgica, assim que os retalhos tenham sido reposicionados e suturados.

A diferença relatada no posicionamento final da margem gengival entre as diversas técnicas cirúrgicas também é dependente do grau de remodelação do contorno ósseo realizado (Townsend-Olsen *et al.* 1985; Lindhe *et al.* 1987; Kaldahl *et al.* 1996; Becker *et al.* 2001). Durante a cirurgia periodontal convencional, geralmente o cirurgião deveria optar pela conversão de um defeito intraósseo em um defeito supraósseo, que seria, então, eliminado pelo reposicionamento apical do(s) retalho(s) de tecidos moles. A remodelação do contorno ósseo dos defeitos ósseos angulares e das crateras é uma técnica excisional, que deveria ser utilizada com cautela e discernimento. Entretanto, o profissional que realiza a terapia frequentemente enfrenta o dilema de ter que decidir se vai ou não eliminar um defeito ósseo angular. Existem vários fatores que deveriam ser levados em consideração na tomada de decisão do tratamento, como:

- Estética
- Dente/sítio dentário envolvido
- Morfologia com defeito (componente intraósseo e angulação do defeito)
- Quantidade de periodonto remanescente.

Uma vez que o osso alveolar dá suporte aos tecidos moles, a remodelação do contorno ósseo irá resultar na retração da margem de tecidos moles. Por questões estéticas, portanto, podemos ter que ser restritivos na eliminação dos defeitos ósseos interproximais na região dos dentes anteriores.

A morfologia do defeito é uma variável significativa para a reparação/regeneração durante a cicatrização (Rosling *et al.* 1976; Cortellini *et al.* 1993, 1995a). Enquanto os defeitos ósseos de duas e, especialmente, de três paredes podem demonstrar um grande potencial para reparação/regeneração, os defeitos de uma parede e as crateras interproximais raramente irão resultar nessa resolução. Além disso, a remoção do tecido conjuntivo/tecido de granulação intraósseo durante um procedimento cirúrgico sempre irá levar à

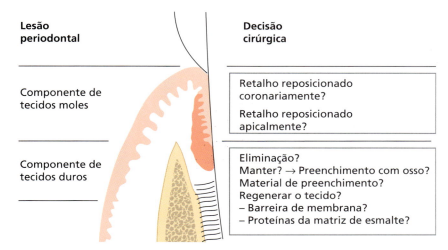

Figura 32.42 Decisões cirúrgicas. As decisões terapêuticas com relação aos componentes de tecidos moles e de tecidos duros de uma bolsa periodontal.

reabsorção da crista de osso, especialmente nos sítios com paredes ósseas delgadas. Isso resulta em uma redução das dimensões verticais do tecido ósseo no sítio.

As opções de tratamento disponíveis para o defeito de tecidos duros podem incluir:

- Eliminação do defeito ósseo por ressecção de osso (osteoplastia e/ou osteotomia). Nos casos de uma cratera interproximal com profundidade limitada, frequentemente pode ser suficiente reduzir/eliminar a parede de osso no lado lingual da cratera, mantendo, assim, o suporte ósseo para os tecidos moles na superfície vestibular (ver Figura 32.37). Além da estética, a presença de lesões de furca pode limitar a extensão até a qual a remodelação do contorno ósseo pode ser realizada (Oschenbein 1986)
- Manutenção da área sem ressecção óssea utilizando procedimentos regenerativos (esses procedimentos na terapia periodontal são discutidos no Capítulo 38) ou procedimentos com retalho minimamente invasivos, com o objetivo de preservar os tecidos marginais e proporcionar a máxima estabilidade do coágulo sanguíneo e a proteção da autorregeneração periodontal (ver descrição detalhada mais adiante neste capítulo).

Instrumentos utilizados em cirurgia periodontal

Os procedimentos cirúrgicos utilizados na terapia periodontal frequentemente envolvem instrumentos específicos para as diferentes fases que compõem as intervenções cirúrgicas:

- Incisão e excisão (bisturis e lâminas)
- Deflexão e readaptação dos retalhos de mucosa (descoladores de periósteo)
- Remoção do tecido fibroso e granulomatoso aderente, desbridamento radicular (raspadores e curetas)
- Remoção do tecido dentário e ósseo (alveolótomos, cinzéis e brocas para osso)
- Suturas (fios de sutura e porta-agulhas, tesouras para sutura).

Os instrumentos deveriam ser mantidos em boas condições de trabalho e sua manutenção deveria assegurar que os raspadores, curetas, cinzéis e bisturis estejam afiados e o ponto de articulação das tesouras, alveolótomo e porta-agulhas sejam lubrificados adequadamente.

O conjunto de instrumentos utilizados para os vários procedimentos cirúrgicos periodontais deveria ter uma configuração comparativamente simples. Como regra geral, o número e a variedade dos instrumentos deveriam ser mantidos em um nível mínimo e eles deveriam ser armazenados em bandejas ou embalagens "prontas para uso" estéreis. Uma bandeja padrão comumente utilizada combina o conjunto básico de instrumentos utilizados na cirurgia periodontal com instrumentos periodontais. Os instrumentos listados a seguir são frequentemente encontrados em uma bandeja padrão (Figura 32.43):

- Espelhos clínicos
- Sonda periodontal milimetrada/sonda exploradora
- Sonda de Nabers (para furca)
- Cabos para lâminas de bisturi descartáveis
- Elevador mucoperiosteal e descolador de tecido
- Raspadores e curetas
- Pontas ultrassônicas
- Pinça clínica
- Tesoura para tecido
- Porta-agulhas.

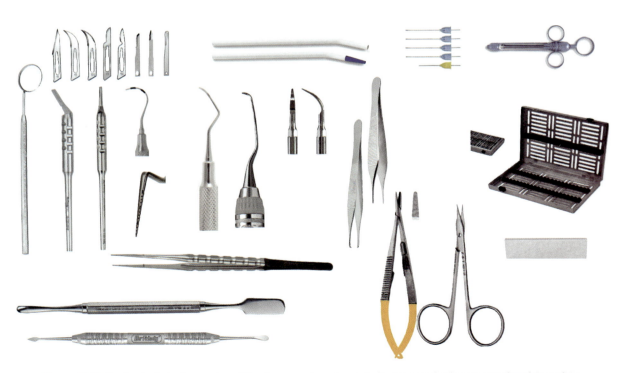

Figura 32.43 Conjunto de instrumentos utilizados para cirurgias periodontais e incluídos em uma bandeja padrão.

O equipamento adicional pode incluir:

- Seringa para anestesia local
- Seringa para irrigação
- Ponta aspiradora
- Solução salina fisiológica
- Instrumentos plásticos.

Instrumentos cirúrgicos específicos

Os bisturis utilizados para delinear as incisões estão disponíveis com lâminas fixas ou substituíveis. A vantagem das lâminas descartáveis é que elas sempre são mantidas afiadas e são fabricadas em diferentes formatos (Figura 32.43). Os cabos especiais posicionam as lâminas em inclinações anguladas, o que pode facilitar sua utilização para incisões com bisel invertido e para a coleta de material de enxertos autógenos na região palatina.

A reparação adequada das feridas periodontais é fundamental para o sucesso do procedimento cirúrgico. Portanto, é importante que a manipulação dos retalhos de tecidos moles seja realizada com mínima lesão tecidual. Deve-se ter muita cautela na utilização dos descoladores de periósteo quando os retalhos forem defletidos e retraídos para uma visibilidade ideal. As pinças cirúrgicas e os descoladores de tecido que perfuram os tecidos não deveriam ser utilizados na área marginal dos retalhos. Devem ser utilizados porta-agulhas com ponta ativa pequena e suturas atraumáticas.

Os raspadores e as curetas são utilizados na cirurgia periodontal tanto para excisão do tecido de granulação quanto para raspagem e aplainamento radicular das raízes, uma vez que a área tenha sido acessada depois da elevação dos retalhos. As pontas montadas rotatórias diamantadas de granulação fina podem também ser utilizadas nas bolsas infraósseas, nas concavidades radiculares e nas entradas para as furcas (Figura 32.44). Um dispositivo ultrassônico com solução salina estéril para refrigeração também pode ser utilizado para o desbridamento radicular durante a cirurgia. A irrigação contínua com solução salina durante a instrumentação

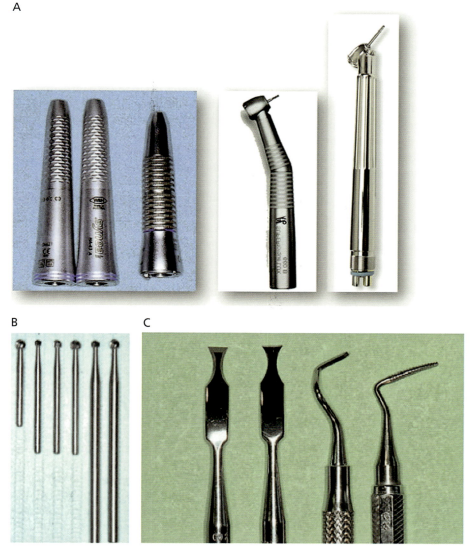

Figura 32.44 **A.** Exemplos de instrumentos rotatórios montados em peças de mão retas ou de alta rotação, usando ou (**B**) brocas esféricas de haste curta ou longa. **C.** Exemplos de instrumentos utilizados para a remodelação do contorno ósseo (limas e cinzéis para osso).

756 **Parte 12** Terapia Adicional

das raízes é recomendada para eliminar por enxágue o sangue e melhorar a visibilidade no campo cirúrgico.

Os cinzéis de osso bem afiados ou os alveolótomos para osso (Figura 32.44) são utilizados durante os procedimentos de ressecção dos retalhos, para eliminar o osso sem suporte (osteoplastia) ou, menos frequentemente, o osso de suporte (osteotomia). Esses instrumentos são recomendados quando se está removendo o osso adjacente às superfícies radiculares, pois a utilização das brocas pode eliminar o tecido dentário hígido, levando à hipersensibilidade e à perda de cemento. Quando utilizadas, as brocas cirúrgicas deveriam ser usadas com enxágue em abundância com solução salina fisiológica estéril, para assegurar o resfriamento e a remoção dos remanescentes de tecido.

A hemorragia raramente é um problema na cirurgia periodontal. O tipo característico de exsudação do sangramento pode normalmente ser controlado com uma bandagem compressiva (gaze estéril embebida com solução salina). O sangramento procedente dos vasos menores pode ser estancado por pinçamento e compressão, usando uma pinça hemostática e suturas reabsorvíveis. Se o vaso está circundado por osso, o sangramento pode ser estancado por esmagamento dos canais nutrientes pelos quais o vaso corre, usando-se um instrumento não cortante.

A visibilidade do campo cirúrgico é assegurada pela utilização de uma sucção eficiente. O diâmetro da ponta aspiradora deveria ter um diâmetro menor do que o restante do tubo, para prevenir o entupimento.

A cabeça do paciente pode ser coberta por campos cirúrgicos de algodão autoclavados ou por campos de papel/plástico descartáveis estéreis. O cirurgião e todos os assistentes deveriam vestir aventais de proteção estéreis, luvas cirúrgicas e óculos de proteção.

Procedimento cirúrgico com retalho passo a passo

Anestesia local em cirurgia periodontal

O manejo da dor é uma obrigação ética e irá melhorar a satisfação do paciente (p. ex., aumento da confiança e melhora da cooperação), bem como a recuperação e o retorno da função depois dos procedimentos cirúrgicos periodontais. Para prevenir a dor durante a realização de um procedimento cirúrgico periodontal, toda a área da dentição programada para a cirurgia, os dentes e os tecidos periodontais precisam de uma anestesia local adequada.

Os anestésicos procedentes dos grupos químicos amino amidas, por exemplo, lidocaína, mepivacaína e articaína, são o "padrão-ouro" para os anestésicos locais odontológicos na cirurgia periodontal. À luz da necessidade específica de penetração do osso, esses anestésicos deveriam ser administrados em altas concentrações e com uma vasoconstrição adicional adequada, uma vez que essas soluções anestésicas irão causar um aumento no fluxo sanguíneo local, diminuindo, assim, a duração da anestesia. Com a adição de vasoconstritores (p. ex., epinefrina > 1:100.000 ou > 5 mg/mℓ) às soluções anestésicas locais odontológicas, a

duração é consideravelmente prolongada, a profundidade da anestesia pode ser melhorada e o sangramento durante a cirurgia é reduzido. De fato, a utilização de um anestésico local odontológico sem um vasoconstritor durante um procedimento cirúrgico periodontal é contraproducente, por causa do maior sangramento na área da cirurgia e pela redução da profundidade da anestesia. Entretanto, embora os efeitos cardiovasculares das quantidades de epinefrina geralmente pequenas usadas durante um procedimento de cirurgia periodontal sejam de pouca preocupação prática na maioria dos indivíduos, injeções intravasculares acidentais e interações medicamentosas imprevistas (ou as doses excessivas) podem resultar em perigos para a saúde potencialmente sérios e, portanto, uma história médica cuidadosa deve ser registrada antes de qualquer cirurgia periodontal. Em pacientes com história de eventos cardiovasculares sérios, somente deveriam ser administradas baixas doses, ou mesmo anestésicos locais sem um vasoconstritor poderiam ser utilizados.

As injeções de anestésicos locais odontológicos antes de um procedimento cirúrgico periodontal podem ser rotina para o dentista, mas frequentemente são uma experiência extremamente desagradável para o paciente. A tranquilização e o suporte psicológico são essenciais e irão aumentar a confiança do paciente em seu dentista. A criação de uma atmosfera relaxante para diminuição dos temores do paciente no ambiente cirúrgico incomum é uma forma útil de aumentar os mecanismos de defesa próprios do paciente contra a percepção dolorosa (p. ex., liberação de endorfinas endógenas).

A anestesia para a cirurgia periodontal é obtida por bloqueio nervoso e/ou por infiltração local. Nos casos de cirurgia com retalho, a anestesia completa deve ser alcançada antes do início do procedimento cirúrgico, pois pode ser difícil de complementar a anestesia depois que a superfície do osso tiver sido exposta. Além disso, a dor suscitada pela inserção da agulha pode ser reduzida significativamente se a mucosa no sítio de punctura for anestesiada antecipadamente pela utilização de uma pomada tópica ou *spray* adequado.

Uma infiltração local pode ter uma taxa de sucesso imensamente reduzida nas áreas em que a inflamação permanece nos tecidos periodontais. A justificativa sugerida para isso é que o pH do tecido tende a ser baixo nas áreas inflamadas e as soluções anestésicas são menos potentes em pH baixo, pois existe uma maior proporção de moléculas carregadas positivamente (cátions) do que moléculas básicas sem carga. Por esse motivo, a difusão do anestésico local para o axoplasma é mais lenta, com o subsequente início mais tardio e diminuição da eficácia.

Em geral, a analgesia dos dentes e dos tecidos moles e tecidos duros da mandíbula deveria ser obtida por um bloqueio mandibular e/ou bloqueio mentoniano. Na região anterior da mandíbula, os dentes caninos e incisivos frequentemente podem ser anestesiados por infiltração, mas muitas vezes existem anastomoses que cruzam a linha mediana. Essas anastomoses devem ser anestesiadas por infiltração bilateral ou por bloqueios mentonianos bilaterais. Os tecidos moles vestibulares da mandíbula são anestesiados por infiltração local ou por bloqueio do nervo bucal. A infiltração local, realizada como uma série de injeções na prega vestibular da área que receberá o tratamento, evidentemente tem a vantagem adicional de proporcionar um efeito isquêmico local, se um anestésico adequado for utilizado.

Os tecidos periodontais linguais também devem ser anestesiados. Isso é obtido bloqueando-se o nervo lingual e/ou por infiltração no assoalho da boca, próximo ao sítio onde será realizado o procedimento cirúrgico. Se necessário, para obter uma isquemia adequada, e somente então, injeções suplementares podem ser aplicadas nas papilas interdentais (injeções intrasseptais).

A anestesia local dos dentes e dos tecidos periodontais vestibulares da maxila pode ser obtida facilmente por injeções na prega mucogengival da área que receberá o tratamento. Se áreas maiores da dentição maxilar são programadas para cirurgia, injeções repetidas (na prega mucogengival) precisam ser aplicadas, por exemplo, no incisivo central, canino, segundo pré-molar e segundo molar. Na região posterior superior, uma injeção na tuberosidade pode ser utilizada para fazer o bloqueio dos ramos alveolares superiores do nervo maxilar. Entretanto, em virtude da proximidade com o plexo venoso pterigóideo, esse tipo de anestesia por bloqueio não é recomendado, por causa do risco de injeção intravenosa e/ou pela formação de hematomas.

Os nervos palatinos são os mais facilmente anestesiados por injeções aplicadas em ângulos retos com a mucosa e posicionados a cerca de 10 mm apicalmente à margem gengival, adjacente aos dentes incluídos no procedimento cirúrgico. Nos casos de perda óssea avançada, a dor produzida pela injeção na mucosa palatina não resiliente pode ser minimizada se as injeções forem aplicadas a partir da superfície vestibular, ou seja, através da gengiva interdental. Em alguns casos, pode-se aplicar bloqueios dos nervos nasopalatinos e/ou nervos palatinos maiores. Os bloqueios suplementares do nervo palatino maior devem ser considerados, especialmente para a cirurgia periodontal envolvendo os molares.

Incisões e elevação do retalho

Antes que as incisões sejam feitas, um exame periodontal cuidadoso deveria ser realizado, para identificar os dentes nos quais a cirurgia periodontal deveria ser feita, uma vez que a elevação de retalho nos dentes com bolsas rasas irá causar perda de inserção e retração gengival. Assim que toda a área é anestesiada, a sondagem do osso profundo, com a utilização de uma sonda periodontal, deve ajudar o cirurgião a identificar as áreas com bolsas mais profundas e os defeitos ósseos e, assim, definir a configuração adequada para as incisões, com base nos objetivos específicos da cirurgia periodontal.

As incisões horizontais biseladas internas festonadas paralelas à margem gengival são as incisões básicas na cirurgia com retalho periodontal. A quantidade de festonamento (distância entre a incisão e a margem gengival) irá depender da seleção da técnica cirúrgica e do objetivo da cirurgia. Quando o principal objetivo é o acesso cirúrgico para a instrumentação radicular, principalmente nas áreas anteriores da maxila, a quantidade de festonamento

deveria ser mínima, e os retalhos deveriam ser reposicionados no mesmo nível que antes da cirurgia, a fim de minimizar a retração gengival pós-operatória (retalhos de acesso ou desbridamento do retalho aberto). Alternativamente, quando o objetivo não é somente o acesso para a instrumentação radicular profunda, mas também a redução das bolsas periodontais, o componente de tecidos moles da bolsa periodontal pode ser excisado com uma incisão festonada (retalhos reposicionados apicalmente) (Figura 32.45). Isso é especialmente necessário nos retalhos palatinos nos quais o posicionamento apical dos retalhos é impossível e a redução da bolsa pode ser obtida somente por festonamento durante a primeira incisão e por adelgaçamento do retalho palatino. No retalho vestibular, dependendo da quantidade de tecido queratinizado presente, o festonamento pode ser combinado com o posicionamento apical dos retalhos, uma vez que eles sejam elevados além da junção mucogengival.

Como regra geral, as cirurgias periodontais são planejadas por sextantes, isolando o segmento anterior (de canino a canino) das áreas posteriores da dentição. As configurações cirúrgicas para as cirurgias periodontais anteriores são condicionadas pelos resultados estéticos esperados e a presença ou ausência de lesões ósseas (crateras ou defeitos infraósseos). As cirurgias periodontais anteriores geralmente são minimamente invasivas e têm por objetivo a preservação dos tecidos moles interdentais. Essas configurações cirúrgicas serão descritas de forma independente neste capítulo. As cirurgias periodontais posteriores, entretanto, geralmente têm por objetivo a redução da bolsa e a melhora da acessibilidade do paciente para o controle da placa bacteriana e são frequentemente configuradas como retalhos reposicionados apicalmente. A necessidade de incisões relaxantes verticais nas cirurgias posteriores irá depender do padrão da doença e do grau de destruição periodontal nos dentes mesiais e distais da cirurgia planejada. Distalmente, as incisões do retalho vestibular e lingual são geralmente seguidas por configurações em cunha distal, dependendo da presença de bolsas profundas na face distal do último molar e da quantidade de tecido queratinizado presente (Figura 32.46). Mesialmente, não existe, em geral, necessidade de se utilizar incisões verticais, embora a presença de uma bolsa profunda entre o canino e o primeiro pré-molar algumas vezes torne obrigatório fazer uma incisão de liberação, para evitar ter que elevar o retalho mesialmente ao canino e, ao mesmo tempo, ser capaz de posicionar o retalho apicalmente. Independentemente da posição do retalho, o objetivo deveria ser alcançar um recobrimento completo do osso alveolar, não somente nos sítios vestibulares/linguais, mas também nos sítios proximais. Portanto, é de importância fundamental planejar cuidadosamente as incisões, de forma que esse objetivo seja alcançado ao se finalizar da intervenção cirúrgica. As incisões com bisel interno são voltadas em direção à superfície do osso e, assim que tiverem sido realizadas, os retalhos mucoperiostais (de espessura total) devem ser elevados com o auxílio de um elevador de periósteo bem delicado. Dependendo do objetivo da cirurgia, a quantidade de osso alveolar exposto deveria ser mínima nas cirurgias com retalho de acesso ou extensa nos

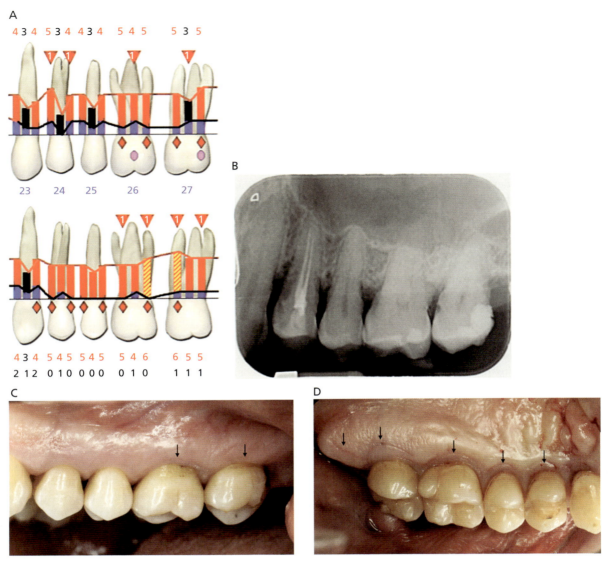

Figura 32.45 Cirurgia com retalho periodontal em um sextante maxilar posterior. **A.** Profundidades de sondagem pré-operatórias. Profundidade de sondagem em bolsas profundas com ≥ 5 mm nos sítios palatinos interproximais. **B.** Uma radiografia periapical demonstrando o padrão de perda óssea horizontal. **C.** Delineamento do retalho vestibular: incisão intrassulcular nos pré-molares e incisão com festonamento de 2 a 3 mm com ampla incisão paralela na cunha distal (*setas pretas*).

retalhos reposicionados apicalmente que precisam elevar os retalhos além da junção mucogengival (no retalho vestibular) (Figura 32.46).

Remodelação do contorno ósseo

Uma vez que os retalhos tenham sido elevados, o tecido de granulação remanescente deveria ser removido para avaliar a morfologia completa do osso perirradicular e para decidir se a remodelação do contorno ósseo é necessária ou não, ou se um procedimento regenerativo é indicado quando estão presentes defeitos infraósseos profundos, crateras ou lesões de furca (ver Capítulo 38). Nos sextantes posteriores, quando as lesões ósseas e as lesões da furca não são passíveis de regeneração (crateras rasas e intermediárias), elas deveriam ser eliminadas por remodelação do contorno do osso (osteoplastia e/ou osteotomia) (Figuras 32.47 e 32.48).

Instrumentação radicular

A instrumentação radicular pode ser realizada com instrumentos manuais ou ultrassônicos, de acordo com as preferências do profissional. A instrumentação ultrassônica (sônica) oferece os benefícios adicionais de uma melhor visibilidade em decorrência do efeito de irrigação da solução de resfriamento (solução salina estéril). Para a instrumentação radicular dentro dos defeitos intraósseos, das concavidades radiculares e das entradas das furcas, a utilização de pontas montadas rotatórias diamantadas de granulação fina pode ser indicada.

Uma consideração importante na cirurgia periodontal é tornar a superfície radicular exposta biologicamente compatível com um periodonto saudável. Além do desbridamento mecânico, agentes como ácido etilenodiamino tetra-acético (EDTA) e proteínas derivadas da matriz do esmalte (PDME) têm sido utilizados para o condicionamento e a biomodificação da superfície radicular. O condicionamento da superfície

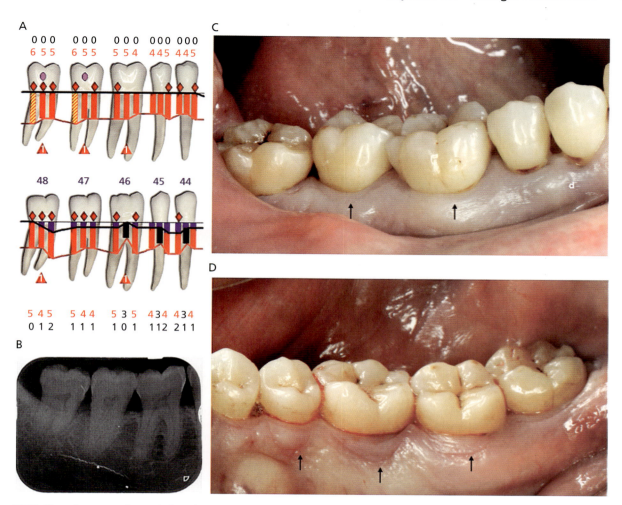

Figura 32.46 Cirurgia com retalho periodontal em um sextante mandibular posterior. **A.** Profundidades de sondagem pré-operatórias. Profundidade de sondagem em bolsas profundas com ≥ 5 mm nos sítios palatinos interproximais. **B.** Radiografia periapical demonstrando o padrão de perda óssea horizontal. **C.** Delineamento do retalho vestibular: incisão intrassulcular nos pré-molares e incisão com festonamento de 2 a 3 mm com ampla incisão paralela na cunha distal (*setas pretas*).

radicular tem por objetivo a remoção da *smear layer* e das camadas externas de hidroxiapatita, a fim de expor a matriz de colágeno do cemento radicular. A biomodificação com a utilização de PDME tem o objetivo de prevenir o crescimento epitelial inferior e melhorar as respostas celulares que propiciam a neoformação de uma inserção, pela expressão do fenótipo dos cementoblastos das células que estão repovoando a superfície radicular tratada.

Embora no passado a raiz condicionada fosse obtida por meio de condicionamento da superfície radicular com agentes que eram ativos em pH baixo (p. ex., ácido cítrico ou cloridrato de tetraciclina), esse ambiente com pH ácido pode exercer efeitos necrosantes imediatos sobre o ligamento periodontal circundante e sobre outros tecidos periodontais. Atualmente, esses agentes foram substituídos por EDTA, que apresenta efeitos similares sobre a superfície radicular operando em um pH neutro (Blomlof & Lindskog 1995a, b) (Figuras 32.47 e 32.48).

Suturas

Ao fim da cirurgia, os retalhos devem ser posicionados na localização pretendida e devem ser adaptados adequadamente uns aos outros e às superfícies dentárias. Preferivelmente, o recobrimento total do osso alveolar vestibular/lingual (palatino) e interdental deve ser obtido por meio de um fechamento completo (primário) dos retalhos de tecidos moles. Se isso puder ser alcançado, a reparação será por primeira intenção e a reabsorção óssea pós-operatória será mínima. Portanto, antes das suturas, as margens do retalho devem ser recortadas para que se adaptem adequadamente à margem óssea vestibular e lingual (palatina) bem como às áreas interproximais; os tecidos moles em excesso devem ser removidos. Se a quantidade de tecido do retalho presente for insuficiente para recobrir o osso interproximal, os retalhos nas superfícies vestibular ou lingual dos dentes devem ser remodelados e, em alguns casos, até mesmo deslocados coronariamente. Depois do recorte adequado, os retalhos são fixados na posição correta por meio de suturas. As suturas não devem interferir nas linhas de incisão e não devem passar pelos tecidos que se localizam próximo às margens do retalho nem muito perto de uma papila, pois isso pode resultar em laceração dos tecidos (Figuras 32.49 e 32.50).

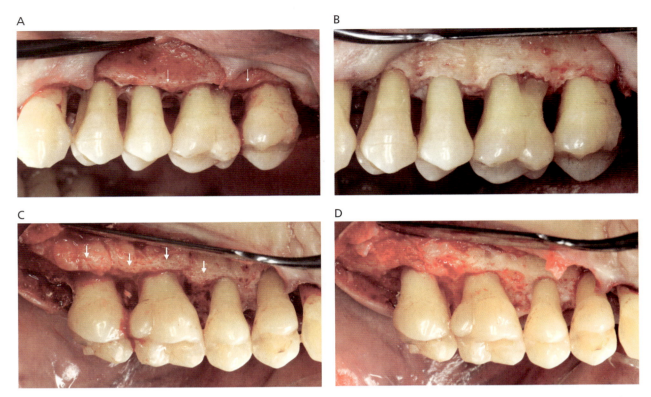

Figura 32.47 **A.** Retalho vestibular de espessura total demonstrando bordos estreitos de osso com furcas vestibulares incipientes (*setas brancas*). **B.** Retalho palatino de espessura total demonstrando amplas plataformas de osso e crateras interproximais rasas. **C.** Osteoplastia mínima para eliminar os bordos interproximais de osso (*setas brancas*). **D.** Osteoplastia ampla para eliminar as plataformas de osso e criar rampas lisas interproximais para a eliminação das crateras.

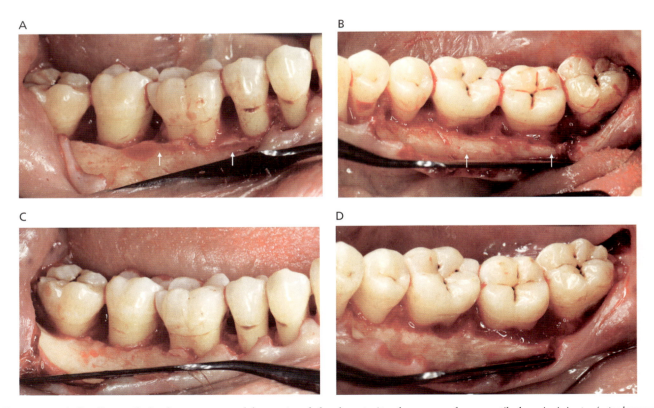

Figura 32.48 **A.** Retalho vestibular de espessura total demonstrando bordos estreitos de osso com furcas vestibulares incipientes (*setas brancas*). **B.** Retalho lingual de espessura total demonstrando amplas plataformas de osso e crateras interproximais rasas (*setas brancas*). **C.** Osteoplastia mínima para eliminar os bordos interproximais de osso. **D.** Osteoplastia ampla para eliminar as plataformas de osso e criar rampas lisas interproximais para a eliminação das crateras.

Capítulo 32 Cirurgia Periodontal 761

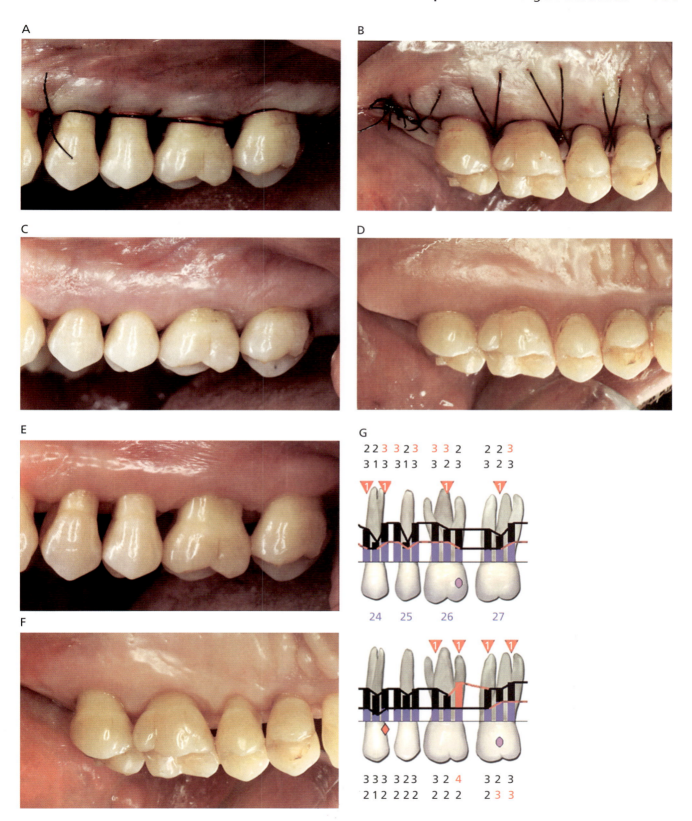

Figura 32.49 A. Sutura do retalho na superfície vestibular. Realização de suturas ancoradas contínuas para manter o retalho adaptado à crista óssea. B. Realização de suturas do retalho na superfície palatina. Realização de suturas ancoradas contínuas com suturas de colchoeiro horizontais amplas para manter o retalho adaptado à crista óssea. C. A superfície vestibular do sextante posterior esquerdo depois da instrumentação subgengival. D. Superfície palatina do sextante posterior esquerdo depois da instrumentação subgengival. E. Superfície vestibular do sextante posterior esquerdo 1 ano depois da cirurgia periodontal. Observe as diferenças no posicionamento da margem gengival. F. Superfície palatina do sextante posterior esquerdo 1 ano depois da cirurgia periodontal. Observe o acesso amplo para limpeza das áreas interdentais. G. Profundidades de sondagem 1 ano depois da cirurgia periodontal. Observe que não existem profundidades de sondagem > 4 mm, nem sangramento à sondagem.

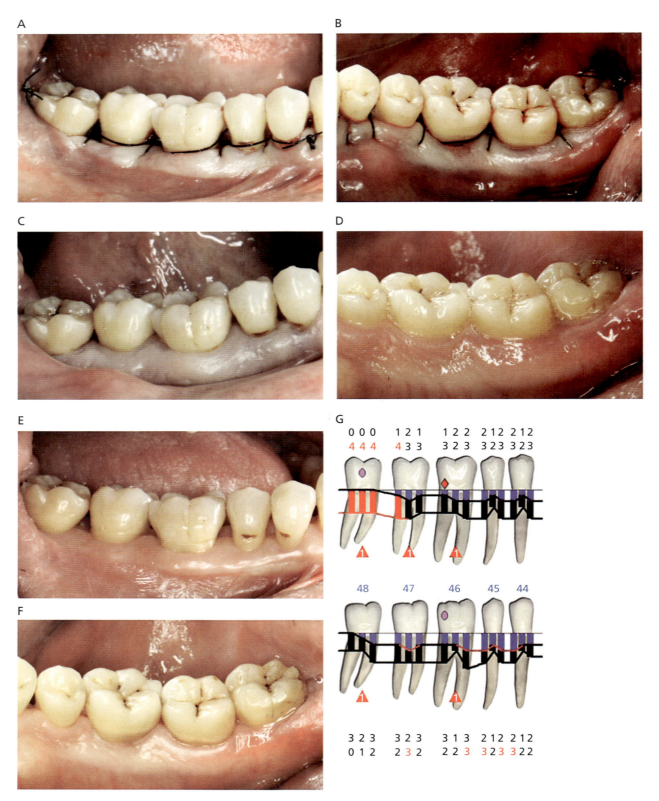

Figura 32.50 A. Sutura do retalho na superfície vestibular. Realização de suturas ancoradas contínuas para manter o retalho adaptado à crista óssea. B. Realização de suturas do retalho na superfície lingual. Realização de suturas ancoradas contínuas para manter o retalho adaptado à crista óssea. Realização de suturas em alça interrompida para fechar a cunha distal. C. A superfície vestibular do sextante posterior inferior direito depois da instrumentação subgengival. D. A superfície lingual do sextante posterior inferior direito depois da instrumentação subgengival. E. A superfície vestibular do sextante posterior inferior direito 1 ano depois da cirurgia periodontal. Observe as diferenças no posicionamento da margem gengival e o fechamento da entrada da furca. F. A superfície lingual do sextante posterior direito 1 ano depois da cirurgia periodontal. Observe o acesso para limpeza nas áreas interdentais. G. As profundidades de sondagem 1 ano depois da cirurgia periodontal. Observe que não existem profundidades de sondagem > 4 mm, nem sangramento à sondagem. Somente os defeitos de furca de classe I estão presentes na superfície lingual do molar.

A utilização de materiais monofilamentados não irritantes é recomendada. Esses materiais não são absorvíveis e são extremamente inertes, não aderem aos tecidos e são, portanto, facilmente removíveis. A "capilaridade", o fenômeno de movimentação das bactérias ao longo ou dentro de materiais de sutura multifilamentares (trançados), também deveria ser evitada. As dimensões geralmente preferidas são 5/0, mas mesmo materiais de sutura mais finos (6/0 ou 7/0) podem ser utilizados. As suturas são removidas depois de 7 a 14 dias.

Uma vez que o tecido do retalho depois da preparação final fica bem delgado, deveriam ser utilizadas agulhas com corte reverso, atraumáticas, curvas, de pequeno diâmetro. Uma vez que os retalhos palatinos/linguais e vestibulares deveriam ser adaptados ao redor dos dentes, as agulhas deveriam ter o formato de 3/8 de círculo para envolverem os retalhos sem ficarem presas sob os pontos de contato.

As três suturas utilizadas mais frequentemente na cirurgia periodontal com retalho são:

- Suturas interdentais com pontos interrompidos
- Suturas suspensórias
- Suturas com pontos contínuos.

A *sutura interdental com pontos interrompidos* (Figura 32.51) fornece uma adaptação interdental próxima entre os retalhos vestibulares e linguais, com tensão igual em ambas as unidades. Esse tipo de sutura, portanto, não é recomendado quando os retalhos vestibulares e linguais estão posicionados em níveis diferentes. Quando essa técnica de suturas é empregada, a agulha é transfixada através do retalho vestibular, a partir da superfície externa, cruzando a área interdental, e através do retalho lingual, a partir da superfície interna, ou vice-versa. Ao se fechar a sutura, deve-se ter cautela para evitar a laceração dos tecidos do retalho.

Para evitar colocar o material da sutura entre a mucosa e o osso alveolar na área interdental, uma técnica alternativa com sutura interdental com pontos interrompidos pode ser utilizada, se os retalhos não tiverem sido elevados além da linha mucogengival. Com a utilização de uma agulha curva, a sutura é ancorada no tecido inserido da face vestibular do sítio proximal, levada para a face lingual através dos sítios proximais, e ancorada no tecido inserido no lado lingual. A sutura, então, é tracionada para trás, até o ponto de partida, e são dados os nós (Figura 32.52). Assim, a sutura irá ficar situada na superfície do tecido interdental, mantendo os retalhos de tecidos moles em contato próximo com o osso subjacente.

Nos procedimentos regenerativos, que geralmente requerem um deslocamento coronário do retalho, uma *sutura de colchoeiro modificada* pode ser usada como uma sutura interdental, para assegurar a ótima adaptação do retalho (Figura 32.53). Assim como é feito na sutura com pontos interrompidos, a agulha é transfixada através do retalho vestibular, a partir da superfície externa, cruzando a área interdental, e através do retalho lingual, a partir da superfície interna. A sutura, então, volta para a face vestibular, passando-se a agulha através dos retalhos lingual e vestibular. A partir daí, a sutura é levada através do sítio

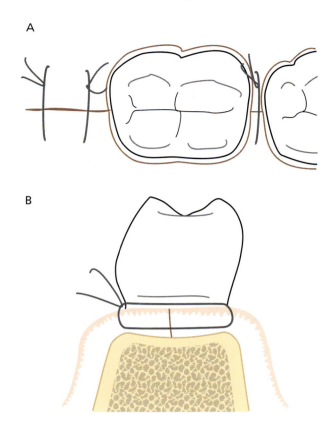

Figura 32.51 Suturas. **A** e **B**. Sutura interdental com pontos interrompidos.

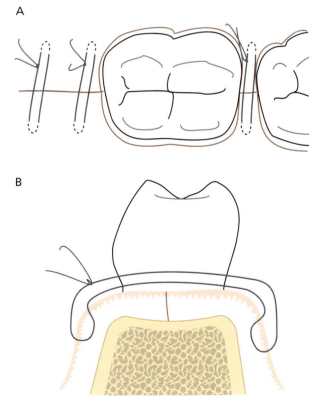

Figura 32.52 Suturas. **A** e **B**. Sutura interdental modificada com pontos interrompidos. Observe que, com essa técnica de sutura, os pontos de sutura situam-se na superfície de tecido interdental mantendo os retalhos de tecidos moles em contato próximo com o osso subjacente.

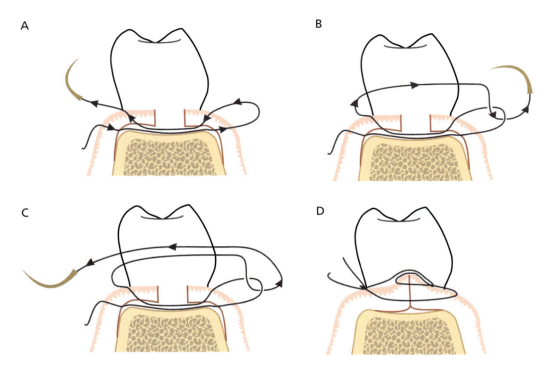

Figura 32.53 Suturas. **A** a **D**. Sutura de colchoeiro modificada.

interproximal coronariamente até o tecido, passada pela laçada do fio de sutura na face lingual, e então levada de volta para o ponto de partida na face vestibular e, então, são dados os nós.

A *sutura suspensória* (Figura 32.54) é utilizada primariamente quando o procedimento cirúrgico tem uma extensão limitada e envolve somente o tecido da face vestibular ou lingual dos dentes. É também a sutura de escolha quando os retalhos vestibulares e linguais são reposicionados em níveis diferentes. A agulha é passada através do retalho vestibular, a partir de sua superfície externa, na face mesial do dente, a sutura é posicionada ao redor da superfície lingual do dente, e a agulha é passada através do retalho vestibular na face distal do dente. A sutura é tracionada de volta até o ponto de partida pela superfície lingual e são dados os nós. Se um retalho lingual também foi elevado, ele é fixado na posição pretendida usando-se a mesma técnica.

A *sutura contínua* (Figura 32.55) é geralmente utilizada quando retalhos envolvendo vários dentes devem ser reposicionados apicalmente. Quando os retalhos foram elevados em ambos os lados dos dentes, um retalho por vez deve ser fixado em sua posição correta. O procedimento de sutura é iniciado na face mesial/distal do retalho vestibular, passando a agulha através do retalho e cruzando a área interdental. A sutura circunda a superfície lingual do dente e é tracionada de volta para a face vestibular através do próximo espaço interdental. O procedimento é repetido dente a dente, até que a extremidade distal/mesial do retalho seja alcançada. A partir daí, a agulha é passada através do retalho lingual, com o fio de sutura posicionado ao redor da face vestibular de cada dente e através de cada espaço interproximal. Quando a sutura do retalho lingual estiver finalizada e a agulha tiver sido levada de volta para a primeira área interdental, as localizações dos retalhos são ajustadas e fixadas em suas posições adequadas, por fechamento da sutura. Assim, somente um nó é necessário.

Os curativos periodontais atualmente são utilizados muito raramente, uma vez que os resultados de estudos

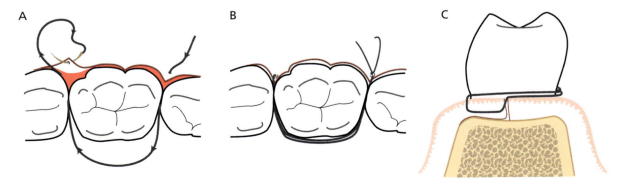

Figura 32.54 Suturas. **A** a **C**. Sutura suspensória.

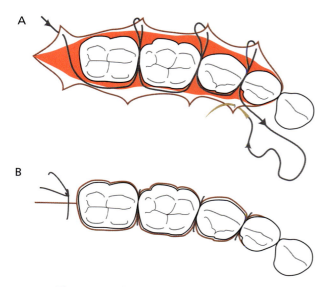

Figura 32.55 Suturas. **A e B.** Sutura contínua.

clínicos demonstraram que eles podem ser desnecessários e podem ser substituídos com vantagens pelos bochechos apenas com clorexidina (Sanz *et al.* 1989; Vaughan & Garnick 1989). Somente em situações com risco de sangramento durante a fase inicial da reparação (p. ex., em pacientes que fazem uso de medicamento anticoagulante), os curativos periodontais são recomendados. Eles devem ser macios e não devem interferir na reparação. Os cianoacrilatos também já foram utilizados como curativos periodontais, com taxas de sucesso variadas.

Cuidados pós-operatórios

A fim de minimizar a dor e o desconforto pós-operatórios, a manipulação cirúrgica dos tecidos deve ser feita da forma mais atraumática possível. Deve-se tomar cuidado durante a cirurgia, para evitar laceração desnecessária dos retalhos, para manter o osso umedecido e para assegurar o completo recobrimento dos tecidos moles do osso alveolar no momento da sutura. Com um procedimento cirúrgico realizado cuidadosamente, a maioria dos pacientes normalmente irá experimentar somente problemas pós-operatórios mínimos. A dor geralmente é limitada aos primeiros dias depois da cirurgia e situa-se em um nível que, na maioria dos pacientes, pode ser controlado adequadamente com os medicamentos normalmente utilizados para o controle da dor. Entretanto, é importante reconhecer que o limiar de dor é subjetivo e pode variar de um indivíduo para outro. Também é importante fornecer ao paciente as informações sobre a sequência pós-cirúrgica e comunicar a ele ou ela que a reparação sem complicações é o padrão esperado. Além disso, durante a fase precoce da reparação, o paciente deveria ser instruído a evitar a mastigação na área submetida ao tratamento cirúrgico.

O controle da placa bacteriana no pós-operatório é a variável mais importante na determinação do resultado a longo prazo da cirurgia periodontal. Uma vez que os níveis adequados de controle pós-operatório da infecção sejam estabelecidos, a maioria das técnicas de tratamento cirúrgico resulta em condições que favorecem a manutenção de um periodonto saudável. Embora existam outros fatores de uma natureza mais geral afetando o desfecho cirúrgico (p. ex., as condições sistêmicas do paciente no momento da cirurgia e durante a reparação), a recorrência da doença é uma complicação inevitável, independentemente da técnica cirúrgica utilizada, nos pacientes que não recebem cuidados pós-cirúrgicos e de manutenção adequados.

Uma vez que a higiene bucal realizada pelo próprio paciente é frequentemente associada a dor e desconforto durante a fase pós-cirúrgica imediata, a limpeza dental profissional realizada regularmente é um meio mais efetivo de controle mecânico da infecção depois da cirurgia periodontal. No período pós-cirúrgico imediato, recomenda-se o enxágue bucal realizado pelo próprio paciente com um agente antiplaca adequado, por exemplo, enxaguar 2 vezes/dia com solução de clorexidina 0,1 a 0,2%. Embora uma desvantagem evidente da utilização de clorexidina seja a pigmentação dos dentes e da língua, essa característica geralmente não é um impedimento para a adesão ao tratamento. Entretanto, é importante retornar e manter medidas de boa higiene bucal mecânica o mais rapidamente possível, especialmente uma vez que os bochechos com clorexidina, diferentemente da uma higiene bucal mecânica realizada adequadamente, provavelmente não têm qualquer influência sobre a recolonização da placa subgengival.

A manutenção de uma boa estabilidade pós-cirúrgica da ferida é outro fator importante que afeta o desfecho de alguns tipos de cirurgia periodontal com retalho. Se a estabilidade da ferida é considerada uma parte importante de um procedimento específico, o procedimento em si e os cuidados pós-cirúrgicos devem incluir medidas para se estabilizar a reparação da ferida (p. ex., técnica de sutura adequada, proteção contra traumas mecânicos aos tecidos marginais durante a fase de reparação inicial). Se um retalho mucoperiostal é substituído, em vez de ser reposicionado apicalmente, a migração apical precoce das células epiteliais gengivais irá ocorrer como consequência de uma ruptura entre a superfície radicular e o tecido conjuntivo que está sofrendo reparação. Consequentemente, a manutenção de uma adaptação hermética do retalho à superfície radicular é essencial e, portanto, o profissional deve considerar a manutenção das suturas em posição por um período mais prolongado do que os 7 a 10 dias geralmente prescritos depois de uma cirurgia com retalho padrão.

Depois da remoção das suturas, a área tratada cirurgicamente é irrigada em abundância com *spray* de uma seringa tríplice e os dentes são limpos cuidadosamente com uma taça de borracha e pasta para polimento. Se a reparação for satisfatória para iniciar a limpeza mecânica dos dentes, o paciente é instruído a escovar suavemente a área operada usando uma escova de dente macia. Nessa fase precoce depois do tratamento cirúrgico, a utilização de escovas interdentais é abandonada, em razão do risco de trauma aos tecidos interdentais. As consultas são agendadas para cuidados de suporte em intervalos de duas semanas, para o monitoramento rigoroso do controle de placa bacteriana pelo paciente. Durante essa fase de manutenção pós-operatória, são feitos ajustes dos métodos para que a limpeza mecânica ótima possa ser realizada pelo próprio paciente, dependendo das condições de reparação dos tecidos. O intervalo entre as consultas para cuidados de suporte pode ser aumentado gradualmente, dependendo do padrão de controle de placa bacteriana feito pelo paciente (ver Figuras 32.49 e 32.50).

Intervenções cirúrgicas específicas para o manejo das papilas

Nas últimas três décadas foram feitos avanços significativos na evolução dos retalhos. Durante os primeiros passos no desenvolvimento da regeneração tecidual guiada, clinicamente considerava-se que os retalhos de acesso, como a cirurgia com retalho de Kirkland modificada, poderiam diminuir o risco de exposição das membranas. Assim, teve início a busca por uma melhor adaptação do retalho e prevenção da deiscência da ferida. Especificamente, os retalhos a seguir, visando à preservação dos tecidos papilares interdentais, estão documentados (Graziani *et al.* 2018).

Retalho com preservação da papila

A fim de preservar os tecidos moles interdentais para o máximo recobrimento com tecidos moles depois da intervenção cirúrgica envolvendo tratamento dos defeitos ósseos proximais, Takei *et al.* (1985) propuseram uma abordagem chamada de técnica de *preservação da papila*. Essa configuração cirúrgica mantinha completamente os tecidos moles interdentais e, portanto, era indicada principalmente para o tratamento cirúrgico das regiões dos dentes anteriores ou nas regiões posteriores quando as técnicas regenerativas eram usadas no tratamento dos defeitos intraósseos. Essa configuração cirúrgica é iniciada pelas incisões intrassulculares nas superfícies vestibulares e interproximais dos dentes, sem fazer cortes através das papilas interdentais (Figura 32.56A). Subsequentemente, uma incisão intrassulcular é feita ao longo da superfície lingual/palatina dos dentes, seguida por uma incisão semilunar cruzando cada área interdental a partir dos diedros dos dentes. Depois de liberar as papilas interdentais cuidadosamente dos tecidos duros subjacentes, o tecido interdental destacado é tracionado através das ameias interproximais, com um instrumento rombo, a partir da face palatina para a face vestibular, e os retalhos de espessura total são elevados (Figura 32.56B). Depois do desbridamento amplo das superfícies radiculares e dos defeitos ósseos (Figura 32.57), os retalhos são reposicionados e suturados usando-se suturas tipo colchoeiro (Figuras 32.58 e 32.59).

Técnica modificada com preservação da papila

Similarmente, a técnica modificada com preservação da papila era configurada para obtenção de um fechamento primário da ferida dos tecidos interproximais sobre as membranas de barreira posicionadas coronariamente à crista alveolar (Cortellini *et al.* 1995b). Conceitualmente, o retalho é similar ao da técnica de preservação da papila, com uma incisão circunferencial intrassulcular ao redor da dentição envolvida, mas a segunda incisão é reta, em vez de ser semilunar, com um leve bisel interno na base da área vestibular, em vez de ser na área palatina da papila. Em seguida, um retalho mucoperiostal é elevado até o nível da crista alveolar vestibular. Depois, a papila interdental é separada dos dentes adjacentes e do osso alveolar subjacente e é dessecada da face vestibular em direção à lingual, até que permaneça pediculada ao retalho palatino de espessura total, proporcionando, assim, uma visão direta do defeito (Figura 32.60). Além disso, o retalho era configurado para ser reposicionado coronariamente por meio de uma incisão com espessura parcial, já que ele foi originalmente descrito para posicionar interproximalmente uma membrana não absorvível reforçada por titânio, para manter um espaço supra-alveolar adequado para a regeneração. O reposicionamento do retalho é realizado por meio de uma sutura em duas camadas, consistindo em uma sutura tipo colchoeiro interna horizontal posicionada vestibularmente, imediatamente acima da linha mucogengival, e uma interna vertical posicionada entre a superfície vestibular das papilas interproximais. Então, o grupo de Laurell propôs para essa última uma sutura tipo colchoeiro interna modificada para o reposicionamento dos tecidos, a qual envolve uma estabilização dupla tanto da superfície vestibular quanto lingual do retalho (Zybutz *et al.* 2000).

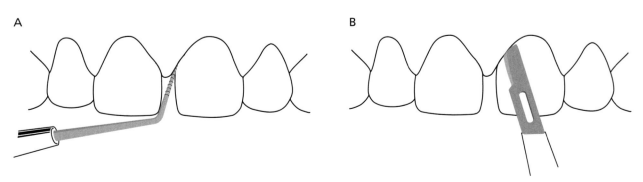

Figura 32.56 Retalho com preservação da papila. **A.** Presença de bolsa profunda no sítio dentário interproximal. **B.** As incisões intrassulculares são feitas nas superfícies vestibulares e interproximais dos dentes.

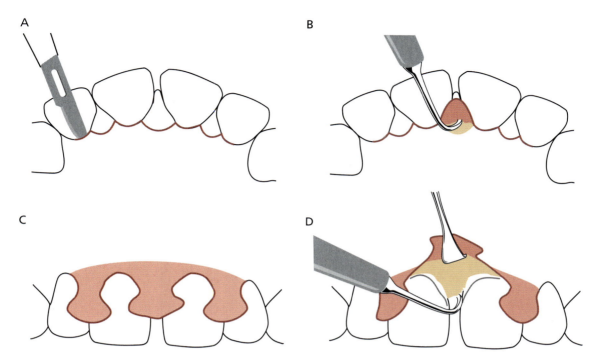

Figura 32.57 Retalho com preservação da papila. **A.** Realiza-se uma incisão intrassulcular ao longo da superfície lingual/palatina dos dentes, com uma incisão semilunar dentro de cada área interdental. **B.** Utiliza-se uma cureta ou um descolador de papila para liberar cuidadosamente a papila interdental dos tecidos duros subjacentes. **C** e **D.** O tecido interdental desinserido é pressionado através das ameias interproximais, com um instrumento rombo, para ser incluído no retalho vestibular.

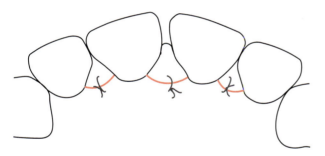

Figura 32.58 Retalho com preservação da papila. O retalho é reposicionado, e as suturas são feitas na superfície palatina das áreas interdentais.

Retalho simplificado com preservação da papila

Tanto a técnica de preservação da papila quanto sua modificação foram baseadas na indicação de pelo menos 2 mm de distância mesiodistal entre os dentes envolvidos. Assim, foi percebido que, nos casos de espaços interdentais reduzidos, intervenção nas regiões posteriores e quando membranas sem suporte eram utilizadas, um retalho diferente teria que ser instituído. Por conseguinte, em 1999, foi descrito o retalho simplificado com preservação da papila (Cortellini et al. 1999). O retalho é caracterizado por uma incisão oblíqua através da papila, indo desde a margem gengival no diedro vestibular do dente envolvido, em direção à porção média interproximal da papila do dente adjacente. A incisão é realizada mantendo-se a lâmina paralela ao longo-eixo do dente, e um retalho de espessura total é, em seguida, elevado na face vestibular, com a exposição de 2 a 3 mm de osso alveolar. Em seguida, a incisão horizontal vestibulolingual é realizada na base da papila, estendendo-se até a área palatina, para a elevação de um retalho palatino de espessura total. O retalho é suturado com uma sutura tipo colchoeiro horizontal interna (Figura 32.61).

Técnicas cirúrgicas minimamente invasivas

As técnicas de preservação das papilas evoluíram, em virtude da evolução contínua das técnicas regenerativas e do advento das amelogeninas, rumo a uma extensão cirúrgica mais conservadora, a fim de favorecer uma menor morbidade pós-operatória e maiores níveis de ganho de inserção pós-cirúrgica em decorrência de maior estabilização da ferida. Essa técnica envolveu um nível de ampliação mais alto, conseguido por meio de lupas ou microscópios, e um conjunto específico de microinstrumentos. Uma técnica cirúrgica minimamente invasiva (MIST, do inglês *minimally invasive surgical technique*) era planejada para ganhar acesso a um defeito intraósseo de três paredes por meio de uma incisão papilar, como no retalho simplificado com preservação da papila ou na abordagem modificada da técnica cirúrgica de preservação da papila (Cortellini & Tonetti 2007). Somente a papila associada ao defeito é elevada exclusivamente por meio de uma elevação cuidadosa dos componentes vestibulares e palatinos, em uma extensão muito limitada, de até 1 a 2 mm da crista óssea alveolar. Em geral, as incisões de liberação verticais coadjuvantes não são realizadas, nem as incisões divididas do retalho vestibular, para fazer uma elevação coronariamente. A papila é suturada com uma sutura tipo colchoeiro interna modificada única, a fim de obtermos um fechamento primário da ferida, na ausência de tensão (Figura 32.62).

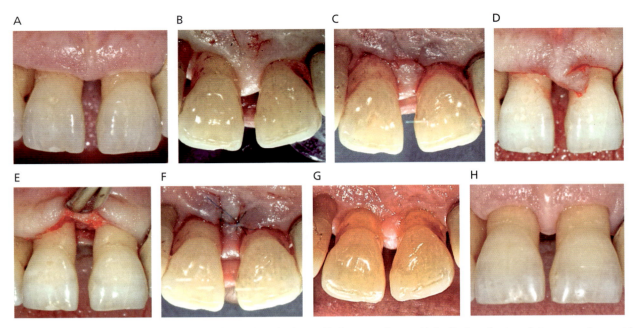

Figura 32.59 Retalho com preservação da papila. **A.** Aparência vestibular no pré-operatório. **B.** Aparência palatina no pré-operatório. **C.** Incisão semilunar palatina na base da papila. **D.** Elevação do retalho; observe uma papila inteira inserida no retalho vestibular. **E.** Exposição do defeito ósseo. **F.** Sutura. **G.** Aparência vestibular no pós-operatório. **H.** Aparência palatina no pós-operatório.

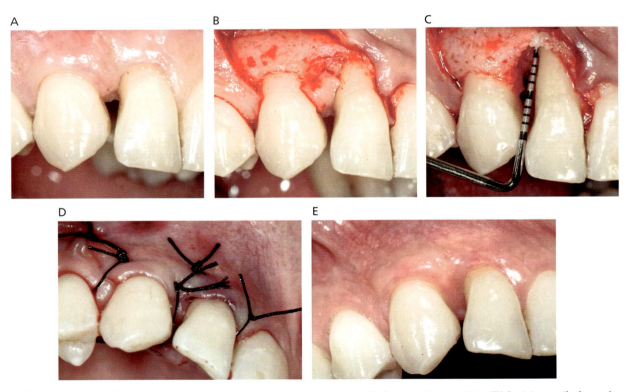

Figura 32.60 Retalho modificado com preservação da papila. (**A**) Aparência vestibular no pré-operatório. (**B**) Incisão vestibular na base da papila. (**C**) Elevação do retalho e mensuração do defeito ósseo. (**D**) Sutura. (**E**) Aparência vestibular no pós-operatório.

O conceito de invasividade mínima desenvolveu-se ainda mais com a abordagem de retalho único (SFA, do inglês *single flap approach*) (Trombelli *et al.* 2009) e a MIST-modificada (M-MIST) (Cortellini & Tonetti 2009), sendo ambos os retalhos caracterizados pela elevação exclusivamente de um lado. As indicações são, principalmente: (1) acessibilidade de todo o defeito anatômico somente por um lado e (2) um defeito que é localizado principalmente lingual ou vestibularmente. Na SFA, a parte elevada pode ser a vestibular ou a lingual, de acordo com a extensão anatômica do defeito, enquanto na M-MIST ela é principalmente vestibular, deixando os defeitos com localização lingual para serem tratados com a MIST. Na M-MIST, a extensão é mantida a um mínimo, para permitir a reflexão de um retalho vestibular triangular, a fim de expor

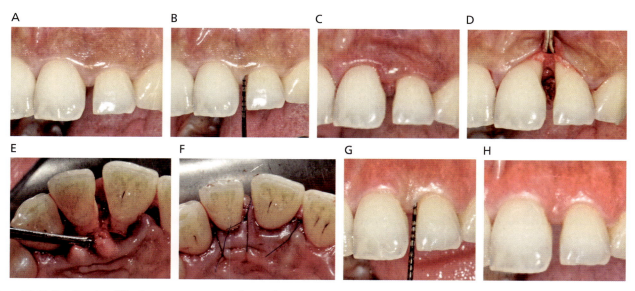

Figura 32.61 Retalho simplificado com preservação da papila. **A.** Aparência vestibular no pré-operatório. **B.** Sondagem no pré-operatório. **C.** Incisão. **D.** Exposição do defeito. **E.** Aparência palatina. **F.** Sutura. **G.** Sondagem no pós-operatório. **H.** Aparência pós-operatória.

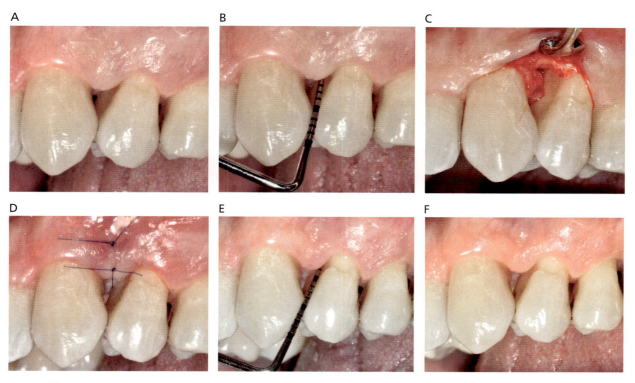

Figura 32.62 Técnica cirúrgica minimamente invasiva. **A.** Aparência vestibular no pré-operatório. **B.** Sondagem no pré-operatório. **C.** Elevação do retalho. **D.** Sutura. **E.** Aparência pós-operatória com a sondagem. **F.** Aparência pós-operatória.

a crista óssea vestibular; em seguida, uma microlâmina faz a dissecção do componente supracrestal da porção vestibular da papila, afastando-a do tecido de granulação dentro do defeito intraósseo. Depois da degranulação, uma ampla instrumentação radicular é realizada debaixo da extremidade da papila, que é deixada em posição. Na SFA, emprega-se as suturas em duas camadas (sutura tipo colchoeiro interna e sutura única com pontos interrompidos), enquanto na M-MIST é aplicada uma sutura tipo colchoeiro interna única modificada (Figura 32.63).

A justificativa biológica para essas abordagens minimamente invasivas é melhorar a estabilidade do coágulo sanguíneo, pelo aprimoramento da proteção da área cirúrgica. Isso se traduz em um maior desempenho clínico desses retalhos, em comparação com os retalhos convencionais, em termos de ganho de inserção clínica (Graziani et al. 2012). Por conseguinte, demonstrou-se que ambos os retalhos determinam resultados clínicos que não são influenciados pela presença de materiais regenerativos (Cortellini & Tonetti 2011; Trombelli et al. 2012) (Figura 32.64).

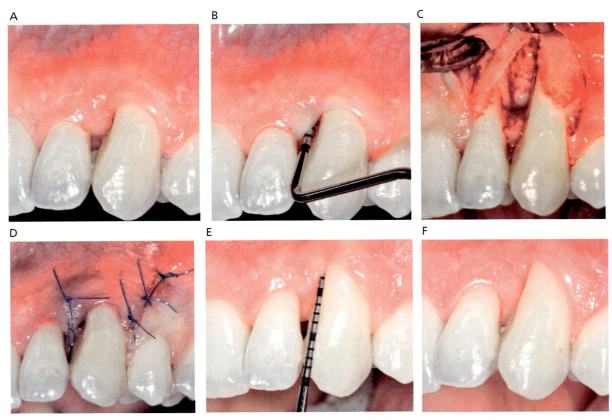

Figura 32.63 Técnica cirúrgica minimamente invasiva modificada. **A.** Aparência vestibular no pré-operatório. **B.** Sondagem no pré-operatório. **C.** Elevação do retalho. **D.** Sutura. **E.** Aparência pós-operatória. **F.** Sondagem pós-operatória.

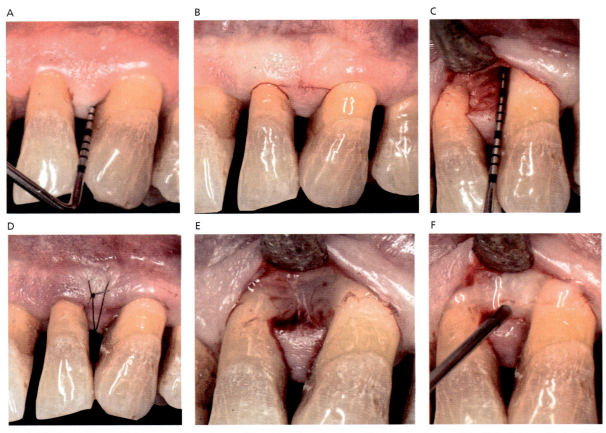

Figura 32.64 Técnica cirúrgica minimamente invasiva modificada. **A.** Aparência vestibular no pré-operatório. **B.** Incisão vestibular. **C.** Elevação do retalho. **D.** Aplicação de ácido etilenodiamino tetra-acético (EDTA). **E.** Aplicação de amelogeninas. **F.** Sutura.

Resultados da terapia periodontal cirúrgica

Reparação histológica

Gengivectomia

Alguns dias depois da excisão dos tecidos moles gengivais inflamados coronários à base da bolsa periodontal, as células epiteliais começam a migrar sobre a superfície da ferida cirúrgica. A epitelização da ferida resultante da gengivectomia está completa dentro de 7 a 14 dias depois da cirurgia (Engler et al. 1966; Stahl et al. 1968). Durante as semanas seguintes, é formada uma nova unidade dentogengival (Figura 32.65). Os fibroblastos presentes no tecido supra-alveolar adjacente à superfície dentária se proliferam (Waerhaug 1955) e ocorre a deposição de um novo tecido conjuntivo. Se a reparação das feridas ocorrer nas áreas circundantes à superfície dentária livre de placa bacteriana, uma unidade gengival livre será formada, a qual terá todas as características de uma gengiva livre normal (Hamp et al. 1975). A altura da unidade de gengiva livre recém-formada pode variar não somente entre as diferentes partes da dentição, mas também de uma superfície dentária para outra, em decorrência de, primariamente, fatores anatômicos.

O restabelecimento de uma nova unidade de gengiva livre pelo recrescimento coronário de tecido a partir da linha de incisão da "gengivectomia" implica que os sítios com a condição assim chamada de "bolsas zero" ocorrem apenas ocasionalmente depois da gengivectomia. A reparação completa da ferida decorrente da gengivectomia leva em torno de 4 a 5 semanas, embora a partir da inspeção clínica da superfície da gengiva, possa parecer estar reparada depois de aproximadamente 14 dias (Ramfjord et al. 1966). Pequena remodelação da crista óssea alveolar também pode ocorrer no período pós-operatório.

Retalho posicionado apicalmente

Depois da cirurgia óssea para a eliminação dos defeitos ósseos, o estabelecimento de "contornos fisiológicos" e o reposicionamento dos retalhos de tecidos moles ao nível do osso alveolar, a reparação irá ocorrer primariamente por primeira intenção, especialmente nas áreas onde for alcançado um recobrimento adequado do osso alveolar pelos tecidos moles. Durante a fase inicial de reparação, a reabsorção óssea de graus variados quase sempre ocorre na área de osso alveolar (Figura 32.66) (Ramfjord & Costich 1968). A extensão da redução da altura do osso alveolar resultante dessa reabsorção está relacionada com a espessura de osso em cada sítio específico (Wood et al. 1972; Karring et al. 1975).

Durante a fase de regeneração tecidual e maturação dos tecidos, uma nova unidade dentogengival irá se formar por crescimento coronário de tecido conjuntivo. Esse recrescimento ocorre de forma similar àquele que caracteriza a reparação depois de uma gengivectomia.

Retalho de Widman modificado

Se um procedimento com "retalho de Widman modificado" é realizado em uma área com lesão infraóssea profunda, a reparação do osso pode ocorrer dentro dos limites da lesão (Rosling et al. 1976; Polson & Heijl 1978). Entretanto, também se observa reabsorção óssea na área da crista. A quantidade de preenchimento ósseo obtida é dependente dos seguintes pontos: (1) a anatomia do defeito ósseo (p. ex., um defeito infraósseo de três paredes frequentemente fornece uma estrutura melhor para a reparação do osso do que um defeito de duas ou de uma parede); (2) a quantidade de reabsorção óssea na área da crista; e (3) a extensão da inflamação crônica, que pode ocupar a área de reparação. Interposto entre o tecido ósseo regenerado e a superfície radicular, sempre se encontra um epitélio juncional longo (Figura 32.67) (Caton & Zander 1976;

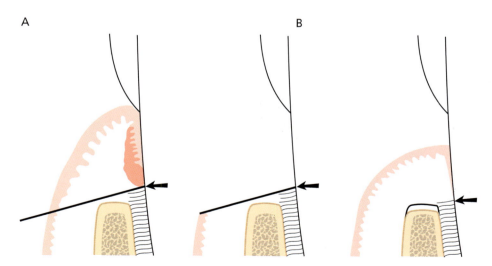

Figura 32.65 Gengivectomia. Alterações dimensionais como um resultado da terapia. **A.** As dimensões no pré-operatório e a posição da linha de incisão. A *linha preta* indica a localização da incisão primária, ou seja, a bolsa supraóssea é eliminada com a técnica de gengivectomia; antes e depois da excisão dos tecidos moles correspondentes à profundidade da bolsa periodontal. **B.** Dimensões depois da reparação adequada. Podem ocorrer uma pequena reabsorção da crista óssea alveolar e alguma perda da inserção do tecido conjuntivo durante a reparação. As *setas* indicam o posicionamento coronário da inserção de tecido conjuntivo à raiz.

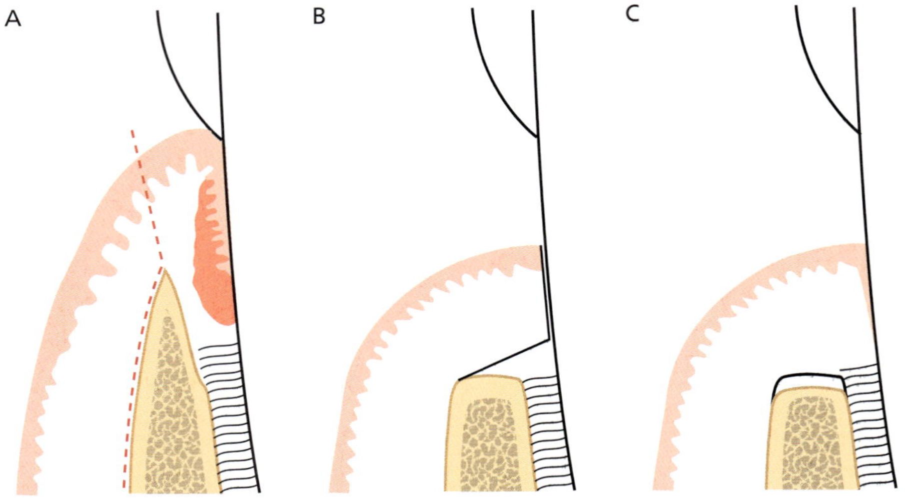

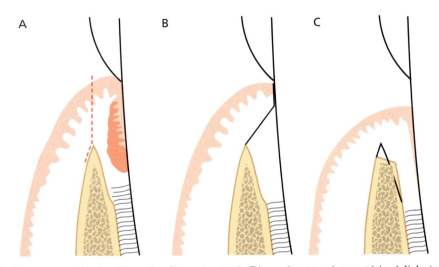

Figura 32.66 Retalho reposicionado apicalmente. Alterações dimensionais **A.** Dimensões no pré-operatório. A *linha tracejada* indica o bordo do retalho mucoperiostal elevado. **B.** A remodelação do contorno ósseo foi concluída e o retalho foi reposicionado de forma a recobrir o osso alveolar. **C.** As dimensões depois da reparação. Ocorreram pequena reabsorção do osso alveolar marginal e alguma perda da inserção do tecido conjuntivo.

Figura 32.67 Retalho de Widman modificado. Alterações dimensionais. **A.** Dimensões no pré-operatório. A *linha tracejada* indica o bordo do retalho mucoperiostal elevado. **B.** A cirurgia (incluindo curetagem do defeito ósseo angular) é concluída com o retalho mucoperiostal sendo reposicionado o mais próximo possível de sua posição pré-cirúrgica. **C.** As dimensões depois da reparação. Pode-se esperar reparação óssea e alguma reabsorção óssea da crista durante a reparação, com o estabelecimento de um epitélio juncional "longo" interposto entre o tecido ósseo regenerado e a superfície radicular. Ocorreu um deslocamento apical da margem dos tecidos moles.

Caton *et al.* 1980), que também é observado depois do procedimento com retalho de Kirkland modificado. As células apicais do epitélio juncional recém-formado são encontradas em um nível da raiz que coincide de perto com o nível de inserção pré-cirúrgico.

A retração dos tecidos moles irá ocorrer durante a fase de reparação, depois de um procedimento com retalho de Widman modificado. Embora o principal desvio apical no posicionamento da margem de tecidos moles vá ocorrer durante os primeiros 6 meses depois do tratamento cirúrgico (Lindhe *et al.* 1987), a retração dos tecidos moles frequentemente pode continuar por mais de 1 ano. Os fatores que influenciam o grau de retração dos tecidos moles, bem como o período de tempo para a remodelação dos tecidos moles, incluem a espessura e a altura iniciais do tecido do retalho supracrestal e a quantidade de reabsorção óssea na área da crista.

Resultados clínicos da terapia periodontal cirúrgica

O tratamento periodontal cirúrgico deve ser entendido dentro do contexto de etapas sequenciais dos tratamentos, nas quais as opções cirúrgicas podem não ser necessárias em todos os casos (Graziani *et al.* 2017). Para avaliar o desempenho das intervenções cirúrgicas, é necessário salientar o fato de que a maioria dos estudos a longo prazo deriva de estudos icônicos realizados nos anos 1970 e 1980. Essas contribuições pioneiras para a importância relativa do componente cirúrgico da terapia periodontal foram geradas por estudos longitudinais clássicos realizados pelo grupo de Michigan (Ramfjord *et al.*) e pelo grupo de Gotemburgo (Lindhe *et al.*). Subsequentemente, vários outros centros de pesquisa clínica contribuíram com dados importantes relativos à eficácia da terapia de acesso cirúrgico, em comparação com a terapia periodontal não cirúrgica. Entretanto, algumas informações limitadas estão disponíveis na comparação das intervenções cirúrgicas com relação à instrumentação cirúrgica repetida, ou seja, uma segunda sessão de instrumentação radicular não cirúrgica que deveria representar o tratamento alternativo para a cirurgia dentro do fluxo de etapas do tratamento da periodontite em estágio I a III (Sanz *et al.* 2020).

O desempenho do tratamento cirúrgico periodontal é ainda mais influenciado pela anatomia óssea associada às bolsas residuais e assim serão analisadas as revisões sistemáticas e as metanálises recentes (Graziani *et al.* 2012, 2014, 2015; Sanz-Sanchez 2020).

Sobrevivência do dente

A quantidade de perda dental é o critério mais relevante em uma avaliação da importância relativa da terapia periodontal cirúrgica no tratamento global da doença periodontal. A preservação global dos dentes depois da cirurgia é alta, se for realizado um tratamento de suporte adequado, conforme demonstrado em uma revisão sistemática que levou em consideração os resultados a longo prazo da cirurgia periodontal sobre os dentes associados a defeitos intraósseos (Graziani *et al.* 2012). Vinte anos depois de 15 pacientes serem tratados com um retalho de acesso (grupo controle), dois pacientes perderam um dente cada (Cortellini *et al.* 2017). Ao comparar a cirurgia periodontal com a repetição da instrumentação não cirúrgica em bolsas residuais de 7 mm, observou-se maior retenção no primeiro grupo, em um período de seguimento de 13 anos (0,6 dente perdido em comparação com 1,6, respectivamente) (Serino *et al.* 2001).

Placa bacteriana e inflamação gengival

Os critérios de desfecho utilizados mais comumente na pesquisa clínica têm sido a resolução da gengivite (SS), a redução da PB e a modificação do nível clínico de inserção. Entretanto, com relação ao acúmulo de placa bacteriana pós-tratamento e à resolução da gengivite, não existem evidências sugestivas de que haja diferenças entre o tratamento cirúrgico e não cirúrgico, ou entre os vários procedimentos cirúrgicos.

Redução da profundidade de sondagem das bolsas

A terapia periodontal cirúrgica é principalmente efetiva na redução da PB. Ela geralmente cria maior redução na profundidade de sondagem a curto prazo do que o procedimento não cirúrgico de raspagem e aplainamento radicular realizado (Sanch-Sanchez *et al.* 2020), que são significativamente mais pronunciados nas bolsas mais profundas. Nas bolsas moderadamente profundas, as diferenças são observadas somente a curto prazo. No geral, as diferenças tendem a tornar-se menos aparentes nas reavaliações de seguimentos a longo prazo (acima de 12 meses).

Todos os procedimentos cirúrgicos resultam em uma diminuição das PBSs, com maior redução ocorrendo nos sítios inicialmente mais profundos (Knowles *et al.* 1979; Lindhe *et al.* 1984; Ramfjord *et al.* 1987; Kaldahl *et al.* 1996; Becker *et al.* 2001). A cirurgia com retalho com remodelação do contorno ósseo (cirurgia de eliminação de bolsas)/ressecção do componente de tecidos moles geralmente resulta em uma redução mais pronunciada nas bolsas a curto prazo, embora as diferenças tendam a desaparecer 36 meses após a cirurgia (Polak *et al.* 2020).

A cirurgia periodontal conservadora, ou seja, a terapia periodontal cirúrgica sem correções anatômicas intencionais, resulta em uma redução de aproximadamente 3 mm nas bolsas residuais associadas aos defeitos intraósseos, o que é confirmado nos estudos a longo prazo e demonstra uma redução de 40% na profundidade de sondagem inicial. Nas bolsas residuais associadas aos defeitos supraósseos ou de furca, a extensão da redução é de aproximadamente 1,5 mm após 12 e 6 meses de pós-operatório, respectivamente.

Modificação no nível clínico de inserção

Nos sítios com profundidade de sondagem inicial rasa, tanto os dados a curto prazo quanto os a longo prazo demonstraram que a cirurgia cria maior perda de inserção clínica que o tratamento não cirúrgico, enquanto nos sítios com bolsas profundas inicialmente ($\geq$ 7 mm), um ganho maior de inserção clínica é geralmente obtido (Knowles *et al.* 1979; Lindhe *et al.* 1984; Ramfjord *et al.* 1987; Kaldahl *et al.* 1996; Becker *et al.* 2001).

Com base nos dados gerados a partir de um ensaio clínico que comparou as abordagens não cirúrgicas e cirúrgicas (retalho de Widman modificado) com o desbridamento radicular, Lindhe *et al.* (1982b) desenvolveram o conceito de *profundidade crítica de sondagem* (PCS) com relação à modificação do nível clínico de inserção. Para cada abordagem terapêutica, a modificação da inserção clínica foi registrada em um gráfico, em comparação com a profundidade das bolsas inicialmente, e foram calculadas as curvas de regressão (Figura 32.68). O ponto no qual as linhas de regressão cruzaram o eixo horizontal (profundidade de sondagem inicial) foi definido como a PCS, ou seja, o nível de profundidade das bolsas abaixo do qual a perda de inserção clínica ocorreria como resultado do procedimento terapêutico realizado.

A PCS consistentemente foi observada como sendo maior para a abordagem cirúrgica do que para o tratamento não cirúrgico. Além disso, nos incisivos e nos pré-molares, a terapia cirúrgica demonstrou desfechos superiores somente quando a profundidade de sondagem inicial era > 6 a 7 mm, enquanto nos molares o ponto de corte correspondente foi de 4,5 mm. A interpretação desses últimos achados é que, nas regiões dos dentes molares, a abordagem cirúrgica para o desbridamento radicular oferece vantagens sobre a abordagem não cirúrgica.

Ao se comparar os níveis clínicos de inserção depois dos vários tipos de cirurgia, não foi encontrada nenhuma diferença entre as terapias, ou a cirurgia com retalho sem

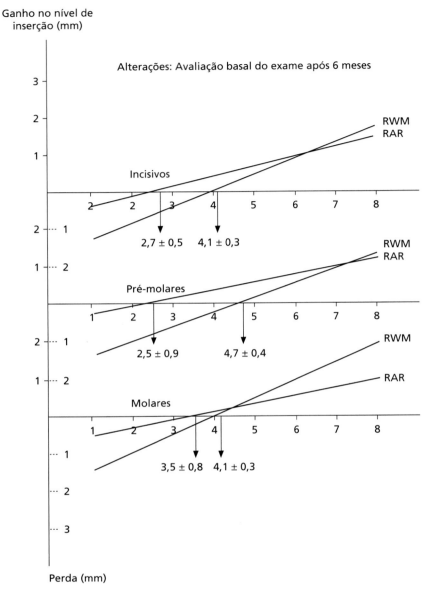

Figura 32.68 Ganho e perda de inserção clínica (eixo y) nos incisivos, pré-molares e molares, calculados a partir das mensurações obtidas antes de depois de 6 meses do tratamento. A abordagem não cirúrgica (RAR) consistentemente produziu valores críticos mais baixos para a profundidade de sondagem que a abordagem cirúrgica. RAR = raspagem e aplainamento radicular; RWM = cirurgia com retalho de Widman modificado. (Fonte: Dados de Lindhe *et al.* 1982a. Reproduzida, com autorização, de John Wiley & Sons.)

ressecção óssea/de tecido produziu um maior ganho, especialmente nos sítios com bolsas rasas (Polak *et al.* 2020). Além disso, não houve diferença na manutenção longitudinal dos níveis clínicos de inserção entre os sítios tratados com terapia não cirúrgica e aqueles tratados cirurgicamente, com ou sem ressecção óssea (Figura 32.69).

Nas bolsas residuais associadas a defeitos intraósseos, a terapia cirúrgica resultou em ganho de inserção de aproximadamente 2 mm a longo prazo. Interessantemente observou-se um importante gradiente, dependente de retalhos, indicando que os retalhos com preservação da papila e os procedimentos com retalhos minimamente invasivos determinaram maior extensão de ganhos de inserção em comparação com o desbridamento com retalho aberto convencional, nesses mesmos defeitos (Graziani *et al.* 2012).

Nas bolsas residuais associadas a defeitos supraósseos e defeitos de furca, a extensão do ganho é modesta, cerca de 0,5 mm (Graziani *et al.* 2014, 2015).

Retração gengival

A retração gengival é uma consequência inevitável da terapia periodontal. Como isso ocorre primariamente como resultado da resolução da inflamação nos tecidos periodontais, observa-se tanto depois do tratamento não cirúrgico quanto da terapia cirúrgica. Independentemente da modalidade de tratamento utilizada, os sítios com bolsas inicialmente mais profundas irão apresentar sinais mais pronunciados de retração da margem gengival do que os sítios com profundidades de sondagem inicialmente rasas

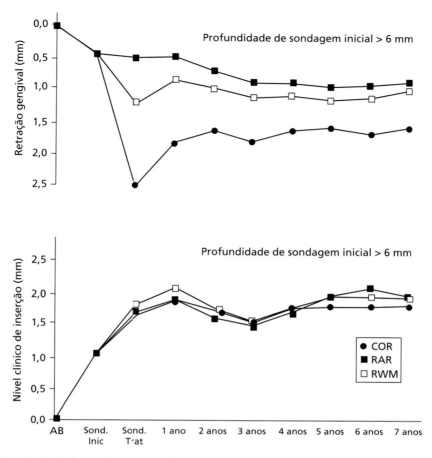

Figura 32.69 Alterações longitudinais durante 7 anos nos níveis de retração (*acima*) e de inserção clínica (*abaixo*) nos sítios com uma profundidade de sondagem inicial das bolsas de > 6 mm depois de três modalidades de tratamento periodontal diferentes. AB = avaliação basal; COR = cirurgia óssea com retalho; RAR = raspagem e aplainamento radicular; RWM = procedimento com retalho de Widman modificado. (Fonte: Dados obtidos de Kaldahl *et al.* 1996. Reproduzida, com autorização, de John Wiley & Sons.)

(Badersten *et al.* 1984; Lindhe *et al.* 1987; Becker *et al.* 2001) (Figura 32.69). Um achado geral nos estudos de seguimento a curto prazo da terapia periodontal é que a raspagem e o aplainamento radicular realizados de forma não cirúrgica causam menos retração gengival do que a terapia cirúrgica, e que o tratamento cirúrgico que envolve ressecção óssea e de tecidos moles resulta em uma retração gengival mais pronunciada (Polak *et al.* 2020). Em geral, a instrumentação radicular cirúrgica sem ressecção do tecido determina aproximadamente 1 mm de retração 12 meses depois da cirurgia das bolsas residuais associadas aos defeitos intraósseos, supraósseos e de furca.

Entretanto, dados obtidos de estudos a longo prazo revelam que as diferenças iniciais observadas na quantidade de retração entre as várias modalidades de tratamento diminuíram com o passar do tempo, por causa de uma recuperação coronária das margens dos tecidos moles depois do tratamento cirúrgico (Kaldahl *et al.* 1996; Becker *et al.* 2001) (ver Figura 32.67). Lindhe e Nyman (1980) observaram que, depois de um procedimento com retalho reposicionado apicalmente, a margem gengival vestibular sofreu um desvio para uma posição mais coronária (de até cerca de 1 mm) durante 10 a 11 anos do período de manutenção. Nas áreas interdentais desnudadas depois da cirurgia, van der Velden (1982) observou um crescimento superior de cerca de 4 mm do tecido gengival 3 anos depois da cirurgia, embora nenhuma alteração significativa nos níveis de inserção tenha sido observada. Um achado similar foi relatado por Pontoriero e Carnevale (2001) 1 ano depois de um procedimento com retalho reposicionado apicalmente para alongamento da coroa clínica.

Preenchimento ósseo nos defeitos ósseos angulares

O potencial para a formação de osso nos defeitos angulares depois da terapia de acesso cirúrgico foi demonstrado em diversos estudos. Rosling *et al.* (1976) estudaram a reparação dos defeitos ósseos angulares de duas e de três paredes depois de um procedimento com retalho de Widman modificado, incluindo a curetagem cuidadosa do defeito ósseo e o desbridamento adequado da raiz, em 24 pacientes com múltiplos defeitos ósseos. Depois do tratamento ativo, os pacientes atribuídos para o grupo de teste receberam cuidados periodontais de suporte uma vez a cada duas semanas, por um período de 2 anos, enquanto os pacientes do grupo controle somente foram reavaliados uma vez por ano, para profilaxia. A repetição do exame, realizada 2 anos depois da terapia, demonstrou que os pacientes que tinham sido submetidos ao esquema de limpeza dental profissional intensiva haviam apresentado um ganho médio de inserção clínica nos defeitos ósseos angulares de aproximadamente 3,5 mm. Mensurações realizadas sobre as radiografias revelaram uma perda óssea marginal de 0,4 mm, mas a porção remanescente do defeito ósseo original (2,8 mm) foi preenchida com osso (Figura 32.70).

Resultados similares na reparação foram relatados por Polson e Heijl (1978). Eles trataram 15 defeitos (de duas e de três paredes) em nove pacientes, utilizando um procedimento com retalho de Widman modificado. Depois da curetagem do defeito ósseo e do aplainamento radicular, os retalhos foram fechados, para alcançar o completo recobrimento dos tecidos moles da área do defeito. Todos os pacientes foram incluídos em um programa de limpeza dental profissional. A reparação foi avaliada no procedimento cirúrgico de reentrada, 6 a 8 meses depois da cirurgia inicial. Onze dos 15 defeitos haviam se resolvido completamente. A reparação era caracterizada por uma combinação de regeneração óssea coronária (77% da profundidade inicial dos defeitos) e reabsorção óssea marginal (18%). Os autores concluíram que os defeitos intraósseos podem previsivelmente sofrer remodelação depois do desbridamento cirúrgico e do estabelecimento de um controle de placa ótimo. Os resultados dos estudos conseguiram demonstrar que um preenchimento ósseo significativo pode ser obtido em defeitos intraósseos de duas e de três paredes em dentes unirradiculares, desde que os cuidados de suporte pós-operatórios sejam de muito alta qualidade. Duas revisões (Laurell *et al.* 1998; Lang 2000), que enfocaram o desfecho da terapia de acesso cirúrgico nos defeitos ósseos angulares, forneceram informações adicionais sobre a regeneração óssea esperada nos defeitos ósseos angulares depois do desbridamento com retalho aberto (retalho de Widman modificado). Na revisão realizada por Laurell *et al.* (1998), 13 estudos foram incluídos, representando um total de 278 defeitos tratados, com uma profundidade média de 4,1 mm. A média ponderada do preenchimento ósseo nos defeitos angulares foi de 1,1 mm. Lang (2000) relatou uma análise de 15 estudos que forneceram dados gerados a partir de avaliações radiográficas da reparação de 523 defeitos ósseos angulares. A análise proporcionou uma média ponderada de 1,5 mm de ganho de osso. Esses dados também foram confirmados por uma metanálise recente, que indicou que o preenchimento ósseo médio era de 1 mm (Graziani *et al.* 2012).

Fatores que afetam a reparação clínica

O tratamento cirúrgico periodontal revela uma reparação heterogênea, influenciada e explicada por numerosos fatores que um clínico deveria levar em consideração quando realiza o planejamento de uma intervenção, pois muitos desses fatores podem ser alterados pelo clínico, a fim de melhorar o prognóstico cirúrgico global.

Fatores ligados ao paciente

Níveis de placa
Os níveis de placa influenciam significativamente o desbridamento cirúrgico. Em um estudo de referência, os pacientes no grupo de teste receberam, depois do desbridamento cirúrgico dos defeitos intraósseos, instruções repetidas de higiene bucal e limpeza dental profissional uma vez a cada duas semanas, durante o período pós-operatório (Rosling *et al.* 1976). Os pacientes preservaram a profundidade das bolsas reduzida cirurgicamente durante todo o período de seguimento de 2 anos, e ganhos importantes no nível clínico

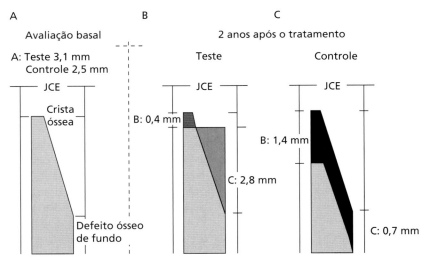

Figura 32.70 Alterações no nível da crista óssea marginal e no nível do fundo dos defeitos ósseos nos grupos de teste e controle do estudo desenvolvido por Rosling *et al.* (1976a). **A.** A distância A representa a profundidade dos defeitos ósseos ao exame inicial; sendo no grupo de teste 3,1 mm, nos controles, 2,5 mm. **B** e **C.** A distância B representa a reabsorção da crista alveolar, que teve um total de 0,4 mm nos pacientes dos grupos de teste (**B**) e 1,4 mm nos controles (**C**). A distância C representa o ganho ou a perda de osso na porção apical do defeito ósseo. Existia uma quantidade residual de osso nos pacientes do grupo de teste (**B**) totalizando 2,8 mm, enquanto uma perda de osso adicional de 0,7 mm ocorreu nos pacientes do grupo controle (**C**). JCE = junção cemento-esmalte. (Fonte: Dados obtidos de Rosling *et al.* 1976a. Reproduzida, com autorização, de John Wiley & Sons.)

de inserção e no preenchimento ósseo foram observados para a maioria dos procedimentos cirúrgicos avaliados (ver Figura 32.69). É interessante observar que o grupo controle que foi avaliado e recebeu polimento somente uma vez por ano (ou seja, com alto índice de placa) demonstrou uma deterioração significativa e importante do nível clínico de inserção e dos níveis ósseos.

Em um estudo secundário de um ensaio multicêntrico que avaliou o tratamento cirúrgico dos defeitos intraósseos, a contagem bacteriológica total e a presença de bactérias do complexo vermelho foram associadas a menor probabilidade de obtenção de ganhos importantes na inserção clínica (Heitz-Mayfield *et al.* 2006). O fato de um padrão de higiene bucal pós-operatória ser decisivo para a evolução da terapia cirúrgica da bolsa periodontal é ainda mais ressaltado pelos dados procedentes de um estudo longitudinal com duração de 5 anos, realizado por Lindhe *et al.* (1984), que demonstrou que os pacientes com um alto padrão de controle da infecção mantiveram níveis clínicos de inserção e reduções da profundidade de sondagem depois do tratamento mais consistentemente do que os pacientes com controle inadequado da placa bacteriana. Por outro lado, a limpeza profissional dos dentes, incluindo raspagem subgengival a cada 3 meses, pode compensar parcialmente o efeito negativo das variações no controle de placa bacteriana realizado pelo próprio paciente (Ramfjord *et al.* 1982; Isidor & Karring 1986).

Inflamação gengival
O nível de inflamação de forma geral influencia o desfecho do desbridamento cirúrgico dos defeitos intraósseos em termos de ganho de inserção quando os índices de sangramento da boca toda alcançam níveis > 12% (Tonetti *et al.* 1996). Portanto, a descontaminação cuidadosa e a redução da inflamação são necessárias antes da realização da cirurgia.

Tabagismo
O tabagismo, apesar de não ser contraindicação para a cirurgia, tem um impacto negativo importante sobre os desfechos depois da cirurgia periodontal, como demonstrado pela influência negativa sobre a redução da PB e dos níveis clínicos de inserção (Labriola *et al.* 2005). O tabagismo realmente diminui seu impacto em ambos os desfechos em 6 meses após a cirurgia. A possibilidade de se obter uma redução pós-cirúrgica da bolsa de > 3 mm é quase três vezes menor nos pacientes tabagistas (Scabbia *et al.* 2010).

Fatores locais
Tipo de defeito periodontal
Os defeitos periodontais são classicamente divididos em defeitos intraósseos, supraósseos e interradiculares. A maior parte do conhecimento deriva da literatura abundante sobre os defeitos intraósseos. O desbridamento cirúrgico conservador de um defeito intraósseo determina um ganho de inserção clínica de aproximadamente 1,5 mm e uma redução da profundidade de sondagem de 3 mm, 12 meses depois da cirurgia (Graziani *et al.* 2012).

Os defeitos supraósseos não se reparam tão bem, em comparação com a reparação alcançada depois do desbridamento cirúrgico dos defeitos intraósseos com uma redução na profundidade de sondagem de 1,4 mm e com 0,5 mm de ganho de inserção clínica (Graziani *et al.* 2014).

Os defeitos da furca também mostram reduções importantes na reparação clínica, se comparados com os defeitos intraósseos. Uma metanálise, que avaliou o grupo controle em ensaios clínicos nos quais a regeneração periodontal foi aplicada, indicou que o ganho de NCI médio na região de furca mandibular grau II foi de 0,5 mm 6 meses depois do desbridamento e uma redução na PB de 1,4 mm. Isso enfatiza a complexidade do acesso cirúrgico nos defeitos na furca (Graziani *et al.* 2015).

Morfologia dos defeitos periodontais
A morfologia do defeito tem importantes repercussões para a reparação após a cirurgia. Quando uma bolsa residual está associada a um defeito intraósseo, alguns fatores, como o número de paredes do defeito e a profundidade e largura do defeito, influenciam significativamente o desfecho cirúrgico. Quanto mais profundo for o componente intraósseo, maior será o ganho de inserção clínica pós-cirúrgica nos retalhos de acesso (Cortellini *et al.* 1998). Os defeitos intraósseos de três paredes têm uma possibilidade 269% mais alta de mostrar um ganho de inserção clínica de pelo menos 3 mm, em comparação com os defeitos de uma parede, depois do desbridamento cirúrgico (Tonetti *et al.* 2002). E, adicionalmente, quanto mais amplo for o defeito, mais baixa será a reparação.

Fatores ligados ao clínico
Experiência e destreza cirúrgica
As capacidades e a experiência clínica têm um impacto evidente sobre a reparação. Em um ensaio multicêntrico, os clínicos que operaram defeitos periodontais idênticos na avaliação basal, com o mesmo acesso cirúrgico, revelaram uma diferença de mais de 1 mm no ganho de inserção clínica (Tonetti *et al.* 1998).

Escolha do retalho
A evolução das configurações do retalho contribuiu significativamente para o desfecho clínico depois do desbridamento cirúrgico. O desempenho dos retalhos de acesso nos defeitos intraósseos sofreu alterações abruptas nos últimos 10 anos, indicando um aumento no desempenho dos sítios de controle (retalhos de acesso) de 1 mm entre 1996 e 2006 (Tu *et al.* 2008). Isso foi confirmado novamente em uma metanálise indicando que, se a conservação da área papilar durante a cirurgia for realizada, um maior ganho de inserção clínica pós-cirúrgica é alcançado (Graziani *et al.* 2012). Retalhos com preservação da papila parecem melhorar o ganho de inserção clínica em comparação com a cirurgia convencional, e parecem também ser efetivos para os defeitos supraósseos (Graziani *et al.* 2014). Isso pode ser explicado pelo fato de que a escolha dos retalhos com preservação da papila aumenta a vascularização, como observado nos

778 Parte 12 Terapia Adicional

estudos com fluxometria *laser* Doppler (FLD), que resulta em melhor fechamento primário e melhor proteção contra a contaminação bacteriana pós-cirúrgica da ferida (Retzepi *et al.* 2007).

Conclusão

A terapia periodontal cirúrgica é um componente essencial no tratamento da periodontite. Um clínico deve ter em mente que a cirurgia é, entretanto, uma etapa específica das etapas sequenciais no tratamento e não é uma ferramenta única/isolada para a resolução da doença. De fato, nem sempre a cirurgia precisa ser obrigatória. Os conhecimentos adquiridos nos ensaios clínicos que avaliaram as diferentes técnicas periodontais regenerativas tornaram possível alguns desenvolvimentos importantes. Quando os retalhos avançados eram utilizados no grupo controle (ou seja, sem materiais regenerativos), o desempenho era superior àquele observado quando se utilizavam retalhos convencionais. Evidentemente, algumas informações importantes, como o desempenho das intervenções cirúrgicas em comparação com o retratamento não cirúrgico em termos da sobrevida do dente a longo prazo, ainda são escassas, e algumas decisões ainda são baseadas nos estudos clássicos dos anos 1970. Entretanto, o tratamento cirúrgico periodontal refinado e sensível à técnica é, indubitavelmente, um requisito indispensável no arsenal de um periodontista.

Referências bibliográficas

Ariaudo, A.A. & Tyrell, H.A. (1957). Repositioning and increasing the zone of attached gingiva. *Journal of Periodontology* **28**, 106-110.

Axelsson, P. & Lindhe, J. (1981). The significance of maintenance care in the treatment of periodontal disease. *Journal of Clinical Periodontology* **8**, 281-294.

Badersten, A., Nilveus, R. & Egelberg, J. (1981). Effect of nonsurgical periodontal therapy. I. Moderately advanced periodontitis. *Journal of Clinical Periodontology* **8**, 57-72.

Badersten, A., Nilveus, R. & Egelberg, J. (1984). Effect of nonsurgical periodontal therapy. II. Severely advanced periodontitis. *Journal of Clinical Periodontology* **11**, 63-76.

Becker, W., Becker, B.E., Caffesse, R. *et al.* (2001). A longitudinal study comparing scaling, osseous surgery and modified Widman procedures: results after 5 years. *Journal of Peridontology* **72**, 1675-1684.

Blomlöf, J. & Lindskog, S. (1995a). Root surface texture and early cell and tissue colonization after different etching modalities. *European Journal of Oral Sciences* **103**, 17-24.

Blomlöf, J. & Lindskog, S. (1995b). Periodontal tissue-vitality after different etching modalities. *Journal of Clinical Periodontology* **22**, 464-468.

Caffesse, R.G., Sweeney, P.L. & Smith, B.A. (1986). Scaling and root planing with and without periodontal flap surgery. *Journal of Clinical Periodontology* **13**, 205-210.

Caton, J.G. & Zander, H.A. (1976). Osseous repair of an infrabony pocket without new attachment of connective tissue. *Journal of Clinical Periodontology* **3**, 54-58.

Caton, J., Nyman, S. & Zander, H. (1980). Histometric evaluation of periodontal surgery. II. Connective tissue attachment levels after four regenerative procedures. *Journal of Clinical Periodontology* **7**, 224-231.

Claffey, N. & Egelberg, J. (1995) Clinical indicators of probing attachment loss following initial periodontal treatment in advanced periodontitis patients. *Journal of Clinical Periodontology* **9**, 690-696.

Cortellini, P., Buti, J., Pini Prato, G. & Tonetti, M.S. (2017) Periodontal regeneration compared with access flap surgery in human intra-bony defects 20-year follow-up of a randomized clinical trial: tooth retention, periodontitis recurrence and costs. *Journal of Clinical Periodontology* **44**, 58-66

Cortellini, P., Carnevale, G., Sanz, M. & Tonetti, M.S. (1998). Treatment of deep and shallow intrabony defects. A multicenter randomized controlled clinical trial. *Journal of Clinical Periodontology* **25**, 981-987.

Cortellini, P., Pini Prato, G. & Tonetti, M.S. (1993). Periodontal regeneration of human infrabony defects. I. Clinical measures. *Journal of Periodontology* **64**, 254-260.

Cortellini, P., Pini Prato, G. & Tonetti, M.S. (1995a). Periodontal regeneration of human intrabony defects with titanium reinforced membranes. A controlled clinical trial. *Journal of Periodontology* **66**, 797-803.

Cortellini, P., Pini Prato, G. & Tonetti, M. (1995b). The modified papilla preservation technique. A new surgical approach for interproximal regenerative procedures. *Journal of Periodontology* **66**, 261-266.

Cortellini, P., Pini Prato, G. & Tonetti, M. (1999). The simplified papilla preservation flap. A novel surgical approach for the management of soft tissues in regenerative procedures. International *Journal of Periodontics and Restorative Dentistry* **19**, 589-599.

Cortellini, P. & Tonetti, M. (2007). A minimally invasive surgical technique with an enamel matrix derivative in regenerative treatment of intra-bony defects: a novel approach to limit morbidity. *Journal of Clinical Periodontology* **34**, 87-93.

Cortellini, P. & Tonetti, M. (2009) Improved wound stability with a modified minimally invasive surgical technique in the regenerative treatment of isolated interdental intrabony defects. *Journal of Clinical Periodontology* **36**, 157-163.

Cortellini, P. & Tonetti, M. (2011) Clinical and radiographic outcomes of the modified minimally invasive surgical technique with and without regenerative materials: a randomizedcontrolled trial in intra-bony defects. *Journal of Clinical Periodontology* **38**, 365-373.

Engler, W.O., Ramfjord, S.P. & Hiniker, J.J. (1966). Healing following simple gingivectomy. A tritiated thymidine radioautographic study. I. Epithelialization. *Journal of Periodontology* **37**, 298-308.

Friedman, N. (1955). Periodontal osseous surgery: osteo-plasty and ostectomy. *Journal of Periodontology* **26**, 257-269.

Friedman, N. (1962). Mucogingival surgery. The apically repositioned flap. *Journal of Periodontology* **33**, 328-340.

Goldman, H.M. (1950). Development of physiologic gingival contours by gingivoplasty. *Oral Surgery, Oral Medicine, Oral Pathology* **3**, 879-888.

Goldman, H.M. (1951). Gingivectomy. *Oral Surgery, Oral Medicine, Oral Pathology* **4**, 1136-1157.

Grant, D.A., Stern, I.B. & Everett, F.G. (1979). *Periodontics in the Tradition of Orban and Gottlieb*, 5th edn. St. Louis: C.V. Mosby Co.

Graziani, F., Gennai, S., Cei, S. *et al.* (2012). Clinical performance of access flap surgery in the treatment of the intrabony defect. *Journal of Clinical Periodontology* **39**,145-156

Graziani, F., Gennai, S., Cei, S. *et al.* (2014). Does enamel matrix derivative application provide additional clinical benefits in residual periodontal pockets associated with suprabony defects? A systematic review and meta-analysis of randomized clinical trials. *Journal of Clinical Periodontology* **41**, 377-386.

Graziani, F., Gennai, S., Karapetsa, D. *et al.* (2015). Clinical performance of access flap in the treatment of class II furcation defects. A systematic review and meta-analysis of randomized clinical trials. *Journal of Clinical Periodontology* **42**, 169-181.

Graziani, F., Karapetsa, D., Alonso, B. & Herrera, D. (2017) Nonsurgical and surgical treatment of periodontitis: how many options for one disease? *Periodontology 2000* **75**, 152-188

Graziani, F., Karapetsa, D., Mardas, N., Leow, N. & Donos, N. (2018) Surgical treatment of the residual periodontal pocket. *Periodontology 2000*, **76**, 150-163.

Hamp, S.E., Rosling, B. & Lindhe, J. (1975). Effect of chlorhexidine on gingival wound healing in the dog. A histometric study. *Journal of Clinical Periodontology* **2**, 143-152.

Heitz-Mayfield, L., Tonetti, M., Cortellini, P. & Lang, N.P.; European Research Group on Periodontology (ERGOPERIO). (2006).

Microbial colonization patterns predict the outcomes of surgical treatment of intrabony defects. *Journal of Clinical Periodontology* **33**, 62-68.

Isidor, F. & Karring, T. (1986). Long-term effect of surgical and non-surgical periodontal treatment. A 5-year clinical study. *Journal of Periodontal Research* **21**, 462-472.

Javed, F., Al-Rasheed, A., Almas, K., Romanos, G.E. & Al-Hezaimi, K. (2012). Effect of cigarette smoking on the clinical outcomes of periodontal surgical procedures. *American Journal of Medical Sciences* **343**, 78-84.

Kaldahl, W.B., Kalkwarf, K.L., Patil, K.D., Molvar, M.P. & Dyer, J.K. (1996). Long-term evaluation of periodontal therapy: I. Response to 4 therapeutic modalities. *Journal of Periodontology* **67**, 93-102.

Karring, T., Cumming, B.R., Oliver, R.C. & Löe, H. (1975). The origin of granulation tissue and its impact on postoperative results of mucogingival surgery. *Journal of Periodontology* **46**, 577-585.

Kirkland, O. (1931). The suppurative periodontal pus pocket; its treatment by the modified flap operation. *Journal of the American Dental Association* **18**, 1462-1470.

Knowles, J.W., Burgett, F.G., Nissle, R.R. *et al.* (1979). Results of periodontal treatment related to pocket depth and attachment level. Eight years. *Journal of Periodontology* **50**, 225-233.

Labriola, A., Needleman, I. & Moles, D.R. (2005). Systematic review of the effect of smoking on nonsurgical periodontal therapy. *Periodontology 2000* **37**, 124-137.

Lang, N.P. (2000). Focus on intrabony defects – conservative therapy. *Periodontology 2000* **22**, 51-58.

Laurell, L., Gottlow, J., Zybutz, M. & Persson, R. (1998). Treatment of intrabony defects by different surgical procedures. A literature review. *Journal of Periodontology* **69**, 303-313.

Lindhe, J. & Nyman, S. (1980). Alterations of the position of the marginal soft tissue following periodontal surgery. *Journal of Clinical Periodontology* **7**, 538-530.

Lindhe, J. & Nyman, S. (1985). Scaling and granulation tissue removal in periodontal therapy. *Journal of Clinical Periodontology* **12**, 374-388.

Lindhe, J., Nyman, S., Socransky, S.S., Haffajee, A.D. & Westfelt, E. (1982a). "Critical probing depth" in periodontal therapy. *Journal of Clinical Periodontology* **9**, 323-336.

Lindhe, J., Socransky, S.S., Nyman, S. & Westfelt, E. (1987). Dimensional alteration of the periodontal tissues following therapy. *International Journal of Periodontics and Restorative Dentistry* **7**, 9-22.

Lindhe, J., Westfelt, E., Nyman, S. *et al.* (1982b). Healing following surgical/non-surgical treatment of periodontal disease. *Journal of Clinical Periodontology* **9**, 115-128.

Lindhe, J., Westfelt, E., Nyman, S., Socransky, S.S. & Haffajee, A.D. (1984). Long-term effect of surgical/non-surgical treatment of periodontal disease. *Journal of Clinical Periodontology* **11**, 448-458.

Loos, B., Claffey, N. & Egelberg, J. (1988). Clinical and microbiological effects of root debridement in periodontal furcation pockets. *Journal of Clinical Periodontology* **15**, 453-463.

Matia, J.I., Bissada, N.F., Maybury, J.E. & Ricchetti, P. (1986). Efficiency of scaling of the molar furcation area with and without surgical access. *International Journal of Periodontics and Restorative Dentistry* **6**, 24-35.

Matuliene, G., Pjetursson, B.E., Salvi, G.E. *et al.* (2008). Influence of residual pockets on progression of periodontitis and tooth loss: Results after 11 years of maintenance. *Journal of Clinical Periodontology* **35**, 685-695.

Nabers, C.L. (1954). Repositioning the attached gingiva. *Journal of Periodontology* **25**, 38-39.

Neumann, R. (1920). *Die Alveolar-Pyorrhöe und ihre Behandlung*, 3rd edn. Berlin: Herman Meusser.

Nyman, S., Lindhe, J. & Rosling, B. (1977). Periodontal surgery in plaque-infected dentitions. *Journal of Clinical Periodontology* **4**, 240-249.

Oschenbein, C. (1986) A primer for osseous surgery. *International Journal Periodontics Restorative Dentistry* **6**, 8-47.

Patel, R.A., Wilson, R.F. & Palmer, R.M. (2012). The effect of smoking on periodontal bone regeneration: a systematic review and meta-analysis. *Journal of Periodontology* **83**, 143-155.

Polak, D., Wilensky, A., Antonoglou, G.N. *et al.* (2020). The efficacy of pocket elimination/reduction compared to access flap surgery: a systematic review and meta-analysis. *Journal of Clinical Periodontology* **47**, 303-319.

Polson, A.M. & Heijl, L. (1978). Osseous repair in infrabony periodontal defects. *Journal of Clinical Periodontology* **5**, 13-23.

Pontoriero, R. & Carnevale, G. (2001). Surgical crown lengthening: a 12-month clinical wound healing study. *Journal of Periodontology* **72**, 841-848.

Ramfjord, S.P. & Costich, E.R. (1968). Healing after exposure of periosteum on the alveolar process. *Journal of Periodontology* **38**, 199-207.

Ramfjord, S.P. & Nissle, R.R. (1974). The modified Widman flap. *Journal of Periodontology* **45**, 601-607.

Ramfjord, S.P. (1977) Present status of the modified widman flap procedure. *Journal of Periodontology* **45**, 601-607.

Ramfjord, S.P., Engler, W.O. & Hiniker, J.J. (1966). A radioautographic study of healing following simple gingivectomy. II. The connective tissue. *Journal of Periodontology* **37**, 179-189.

Ramfjord, S.P., Caffesse, R.G., Morrison, E.C. *et al.* (1987). Four modalities of periodontal treatment compared over 5 years. *Journal of Periodontology* **14**, 445-452.

Ramfjord, S.P., Morrison, E.C., Burgett, F.G. *et al.* (1982). Oral hygiene and maintenance of periodontal support. *Journal of Periodontology* **53**, 26-30.

Retzepi, M., Tonetti, M. & Donos, N. (2007) Gingival blood flow changes following periodontal access flap surgery using laser Doppler flowmetry. *Journal of Clinical Periodontology* **34**, 437-443.

Robicsek, S. (1884). Ueber das Wesen und Entstehen der Alveolar-Pyorrhöe und deren Behandlung. The 3rd Annual Report of the Austrian Dental Association (Reviewed in *Journal of Periodontology* **36**, 265, 1965).

Robinson, R.E. (1966). The distal wedge operation. *Periodontics* **4**, 256-264.

Rosling, B., Nyman, S. & Lindhe, J. (1976). The effect of systemic plaque control on bone regeneration in infrabony pockets. *Journal of Clinical Periodontology* **3**, 38-53.

Sanz, M., Herrera, D., Kebschull, M., *et al.* (2020). Treatment of stage I-III periodontitis – the EFP S3 level clinical practice guideline. *Journal of Clinical Peridontology* **47**, 4-60

Sanz, M., Newman, M.G., Anderson, L. *et al.* (1989). Clinical enhancement of post-periodontal surgical therapy by a 0.12% chlorhexidine gluconate mouthrinse. *Journal of Periodontology* **60**, 570-576.

Sanz-Sánchez, I., Montero, E., Citterio, F. *et al.* (2020). Efficacy of access flap procedures compared to subgingival debridement in the treatment of periodontitis. A systematic review and meta-analysis. *Journal of Clinical Periodontology* **Suppl. 22**, 282-302.

Scabbia, A., Cho, K.S., Sigurdsson, T.J., Kim, C.K. & Trombelli, L. (2001). Cigarette smoking negatively affects healing response following flap debridement surgery. *Journal of Periodontology* **72**, 43-49.

Schluger, S. (1949). Osseous resection – a basic principle in periodontal surgery? *Oral Surgery, Oral Medicine and Oral Pathology* **2**, 316-325.

Serino, G., Rosling, B., Ramberg, P., Socransky, S.S. & Lindhe, J. (2001) Initial outcome and long-term effect of surgical and non-surgical treatment of advanced periodontal disease. *Journal of Clinical Periodontology* **28**, 910-916.

Siana, J.E., Rex, S. & Gottrup, F. (1989). The effect of cigarette smoking on wound healing. *Scandinavian Journal of Plastic and Reconstructive Surgery and Hand Surgery* **23**, 207-209.

Stahl, S.S., Witkin, G.J., Cantor, M. & Brown, R. (1968). Gingival healing. II. Clinical and histologic repair sequences following gingivectomy. *Journal of Periodontology* **39**, 109-118.

Takei, H.H., Han, T.J., Carranza, F.A., Kennedy, E.B. & Lekovic, V. (1985). Flap technique for periodontal bone implants. Papilla preservation technique. *Journal of Periodontology* **56**, 204-210.

Townsend-Olsen, C., Ammons, W.F. & Van Belle, C.A. (1985). A longitudinal study comparing apically repositioned flaps with and without osseous surgery. *International Journal of Periodontics and Restorative Dentistry* **5**, 11-33.

Tonetti, M., Pini Prato, G.P. & Cortellini, P. (1996). Factors affecting the healing response of intrabony defects following guided tissue regeneration and access flap surgery. *Journal of Clinical Periodontology* **23**, 548-556.

Tonetti, M.S., Cortellini, P., Suvan, J.E. *et al.* (1998). Generalizability of the added benefits of guided tissue regeneration in the treatment of deep intrabony defects. Evaluation in a multi-center randomized controlled clinical trial. *Journal of Clinical Periodontology* **69**, 1183-1192.

Tonetti, M.S., Lang, N.P., Cortellini, P. *et al.* (2002). Enamel matrix proteins in the regenerative therapy of deep intrabony defects. *Journal of Clinical Periodontology* **29**, 317-325.

Trombelli, L., Farina, R., Franceschetti, G., & Calura, G. (2009). Singleflap approach with buccal access in periodontal reconstructive procedures. *Journal of Periodontology* **80**, 353-360.

Trombelli, L., Simonelli, A., Schincaglia, G.P., Cucchi, A. & Farina, R. (2012). Single-flap approach for surgical debridement of deep intraosseous defects: a randomized controlled trial. *Journal of Periodontology* **83**, 27-35.

Tu, Y.K., Tugnait, A. & Clerehugh, V. (2008). Is there a temporal trend in the reported treatment efficacy of periodontal regeneration? *Journal of Clinical Periodontology* **35**, 139-146.

van der Velden, U. (1982). Regeneration of the interdental soft tissues following denudation procedures. *Journal of Clinical Periodontology* **9**, 455-459.

Vaughan, M.E. & Garnick, J.J. (1989). The effect of a 0,125% chlorhexidine rinse on inflammation after periodontal surgery. *Journal of Periodontology* **60**, 704-708.

Waerhaug, J. (1955). Microscopic demonstration of tissue reaction incident to removal of subgingival calculus. *Journal of Periodontology* **26**, 26-29.

Waerhaug, J. (1978). Healing of the dentoepithelial junction following subgingival plaque control. II. As observed on extracted teeth. *Journal of Periodontology* **49**, 119-134.

Widman, L. (1918). The operative treatment of pyorrhea alveolaris. A new surgical method. *Svensk Tandläkaretidskrift* (reviewed in *British Dental Journal* **1**, 293, 1920).

Wood, D.L., Hoag, P.M., Donnenfeld, O.W. & Rosenfeld, L.D. (1972). Alveolar crest reduction following full and partial thickness flaps. *Journal of Periodontology* **42**, 141-144.

Zentler, A. (1918). Suppurative gingivitis with alveolar involvement. A new surgical procedure. *Journal of the American Medical Association* **71**, 1530-1534.

Zybutz, M.D., Laurell, L., Rapoport, D.A. & Persson, G.R. (2000). Treatment of intrabony defects with resorbable materials, non-resorbable materials and flap debridement. *Journal of Periodontology* **27**, 169-178.

Capítulo 33

Tratamento de Dentes com Envolvimento de Furca

Søren Jepsen,[1] Peter Eickholz[2] e Luigi Nibali[3]

[1] Department of Periodontology, Operative, and Preventive Dentistry, Center of Oral, Dental, Maxillofacial Medicine, University of Bonn, Bonn, Germany
[2] Department of Periodontology, Center of Dentistry and Oral Medicine (Carolinum), Johann Wolfgang Goethe-University, Frankfurt am Main, Frankfurt am Main, Germany
[3] Department of Periodontology, Centre for Host-Microbiome Interactions, King's College London, Guy's Hospital, London, UK

Anatomia, 781
Diagnóstico do envolvimento de furca, 783
   Diagnóstico clínico do envolvimento de furca, 783
   Classificação do envolvimento de furca, 784
   Distinção entre envolvimento de furca classe II e classe III, 785
   Dimensão vertical do envolvimento de furca, 785
   Diagnóstico radiográfico do envolvimento de furca, 786
Envolvimento de furca e risco de perda dentária, 787

Opções de tratamento, 788
   Tratamento não cirúrgico, 788
   Cirurgia corretiva de defeitos de furca, 788
   Tomada de decisão (recomendações clínicas) no tratamento cirúrgico de defeitos de furca classes II e III, 800
Manutenção a longo prazo de dentes com envolvimento de furca, 802
Perda dentária por componente vertical de furca, 803

Anatomia

A reabsorção óssea relacionada com a periodontite em dentes multirradiculares está associada a uma sequela anatômica única: a exposição das áreas de separação radicular ("furcas") à colonização microbiana. A anatomia da furca, com concavidades, projeções de esmalte e sulcos, muitas vezes abaixo da margem gengival, favorece o acúmulo microbiano adicional, levando à progressão da doença periodontal e, eventualmente, à perda dentária. Em outras palavras, o processo patogênico periodontal é frequentemente "amplificado" nas regiões de furca, em virtude de sua anatomia única.

O "envolvimento periodontal da furca" é definido como a destruição da inserção periodontal e do osso na área de separação da raiz. Isso afeta os primeiros pré-molares superiores (normalmente birradiculares), molares superiores (normalmente com três raízes) e molares inferiores (normalmente birradiculares). No entanto, existem variações no número de raízes e, às vezes, outros dentes, como segundos pré-molares ou caninos, também podem ser afetados pelo envolvimento de furca (Joseph et al. 1996). O "complexo radicular", definido como a porção de um dente localizada apicalmente à junção amelocementária, em dentes multirradiculares, é dividido em "tronco radicular" (região não dividida da raiz) e "cone radicular" (Figura 33.1). A "entrada da furca" é a área entre a parte não dividida e a parte dividida das raízes, enquanto o "fórnice da furca" é a porção mais coronal da área da furca (Figura 33.2). O "grau de separação" é definido como o ângulo de separação entre duas raízes (cones), enquanto "divergência" é a distância entre duas raízes. O "coeficiente de separação" é a proporção entre o comprimento do cone radicular e o comprimento do complexo radicular (Figura 33.3).

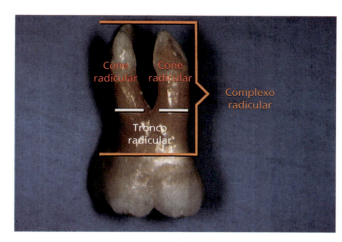

Figura 33.1 Complexo radicular de um molar superior. O complexo radicular é separado em uma região não dividida (o tronco radicular) e em uma região dividida (os cones radiculares).

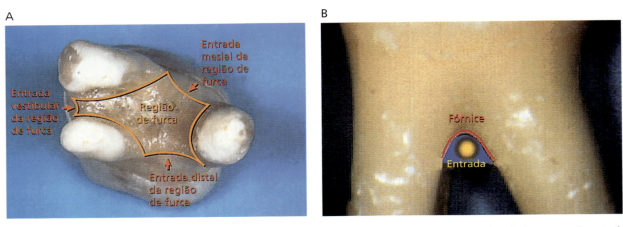

Figura 33.2 **A.** Vista ápico-oclusal de um molar superior em que os três cones radiculares constituem a região de furca e as três entradas da área da furca. **B.** Vista vestibular da entrada da furca e do seu teto.

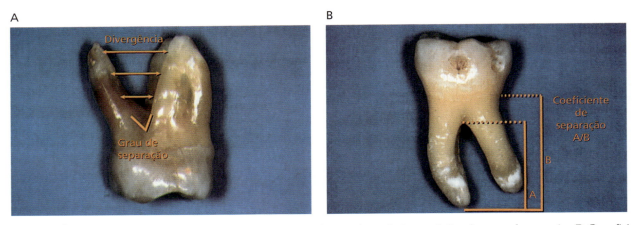

Figura 33.3 **A.** Ângulo (grau) de separação e a divergência entre as raízes mesiovestibular e palatina de um molar superior. **B.** O coeficiente de separação (A/B) do molar inferior ilustrado é de 0,8 (A = 8 mm, B = 10 mm).

A topografia da região de furca dos molares superiores e inferiores foi descrita em detalhes, em 1988, por Svärdström e Wennström, que demonstraram uma anatomia complexa consistindo em cristas, picos e fossas (Svärdström & Wennström 1988). Os primeiros e segundos molares superiores geralmente têm três raízes (mesiovestibular, distovestibular e palatina). As raízes distovestibular e palatina são geralmente inclinadas distal e palatinamente, respectivamente, enquanto a raiz mesiovestibular é vertical. A raiz mesiovestibular tem uma concavidade pronunciada em sua superfície distal, dando-lhe uma forma característica de ampulheta. Das três entradas potenciais de furca nos molares superiores, a mesial está em média 3 mm apicalmente à junção amelocementária, enquanto a vestibular está a 3,5 mm e a distal a 5 mm da junção amelocementária (Abrams & Trachtenberg 1974). Cerca de 40% dos primeiros pré-molares superiores apresentam cones radiculares vestibulares e palatinos e, em decorrência do longo tronco radicular, a entrada da furca está em média 8 mm apicalmente à junção amelocementária. Os molares inferiores geralmente têm dois cones radiculares (mesial e distal). Esse último é menor, geralmente de secção circular e inclinado distalmente, enquanto o mesial tem formato de ampulheta e uma concavidade distal mais pronunciada (Svärdström & Wennström 1988). A entrada na região da furca foi medida por vários autores, em dentes extraídos, e encontrada em < 1 mm na maioria dos molares e < 0,75 mm em cerca de metade dos molares examinados (Bower 1979; Chiu et al. 1991; Hou et al. 1994, 1997) (Figura 33.4). Quando comparado com a largura padrão das curetas (0,75 a 1,0 mm), fica claro como a remoção de placa e cálculo pode ser particularmente desafiadora em molares com envolvimento de furca (dos Santos et al. 2009).

Cristas de bifurcação consistindo em dentina e/ou cemento são encontradas em mais da metade das regiões de furca (Everett et al. 1958; Burch & Hulen 1974; Bower 1979; Dunlap & Gher 1985; Hou & Tsai 1997) e são divididas em dois tipos: vestibulolingual e mesiodistal ou intermediário (IBR) (Everett et al. 1958). A IBR foi associada à progressão do defeito de furca (Gher & Vernino 1980; Hou & Tsai 1997).

Projeções de esmalte cervical também são frequentemente encontradas em molares (Masters & Hoskins 1964), especialmente em populações asiáticas (Lim et al. 2016) (Figura 33.5). Elas facilitam o acúmulo de placa e impedem a fixação do tecido conjuntivo, contribuindo, assim, para a etiologia das lesões de furca (Carnevale et al. 1995; Leknes 1997; Al-Shammari et al. 2001; Bhusari et al. 2013).

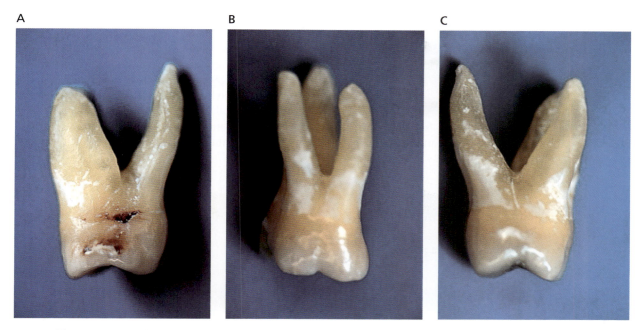

Figura 33.4 Entradas da furca: (**A**) mesial; (**B**) vestibular; (**C**) distal; e a posição das raízes de um molar superior.

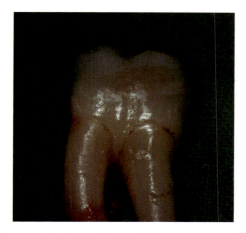

Figura 33.5 Projeção do esmalte cervical no primeiro molar inferior direito extraído; grau III (atingindo a área de entrada da furca; Masters & Hoskins 1964). (Fonte: Eickholz e Hausmann 1998.)

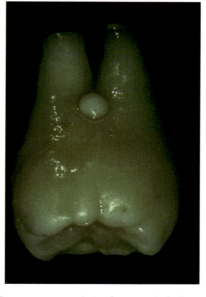

Figura 33.6 Imagem macroscópica de uma pérola de esmalte em um molar extraído. (Fonte: Cortesia do Prof. Dr. H.-K. Albers.)

As pérolas de esmalte são glóbulos ectópicos consistindo principalmente em esmalte e, muitas vezes, contendo um núcleo de dentina, que adere à superfície radicular e particularmente à região da furca (Figura 33.6). Elas afetam uma faixa de 1 a 10% dos molares, em diferentes estudos (Moskow & Canut 1990), e acredita-se que afetem a inserção e contribuam potencialmente para a patologia periodontal da furca.

Diagnóstico do envolvimento de furca

Diagnóstico clínico do envolvimento de furca

As entradas da furca não ficam expostas em pacientes com doença periodontal não tratada. Na maioria dos casos, elas são cobertas por gengiva. Assim, o envolvimento de furca (EF) não pode ser visto a olho nu, mas deve ser sondado abaixo da margem gengival. A anatomia disforme das furcas (Schroeder & Scherle 1987), seu curso curvo e o fato de que as entradas das furcas dos pré-molares e molares superiores abrem-se em espaços interproximais, requerem o uso de sondas curvas de furca específicas para o diagnóstico de furca (p. ex., sonda de Nabers). (Figura 33.7). A sonda é colocada sobre a superfície do dente coronalmente à margem gengival no local onde se espera uma entrada de furca (p. ex., lingual de um molar inferior). A sonda é então empurrada apicalmente, deslocando suavemente a gengiva em movimentos de zigue-zague até atingir o fundo do sulco ou bolsa. Se a sonda cair horizontalmente em um poço, isso indica um EF, na maioria dos casos (Eickholz & Walter 2018).

Sondas periodontais rígidas retas (p. ex., PCPUNC15) são inadequadas para o diagnóstico da furca, pois falham em seguir o curso curvo da maioria das furcas e podem levar a uma subestimação da extensão do EF (Eickholz & Kim 1998).

Classificação do envolvimento de furca

Uma vez localizado um EF, é importante avaliar sua gravidade. A gravidade do EF é avaliada sondando a furca na direção horizontal com o uso de uma sonda curva rígida (p. ex., sonda de Nabers) e medindo a distância da ponta da sonda até uma tangente virtual às convexidades da raiz adjacentes à furca (Figura 33.8). A mensuração dessa distância permite a avaliação de diferentes graus de EF ou a quantidade de perda de inserção horizontal em milímetros (sondagem horizontal/nível de inserção clínica: PAL-H/ICH) (Figura 33.8). Considerando que a avaliação da perda de inserção horizontal variável contínua fornece informações

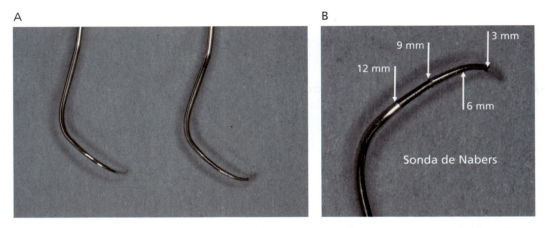

Figura 33.7 Sondas curvas de furca. **A.** Sondas de Nabers (*esquerda*, sem marcações; *direita*, com marcações). **B.** Marcações graduadas de 3 a 12 mm. (Fonte: Eickholz & Walter 2018.)

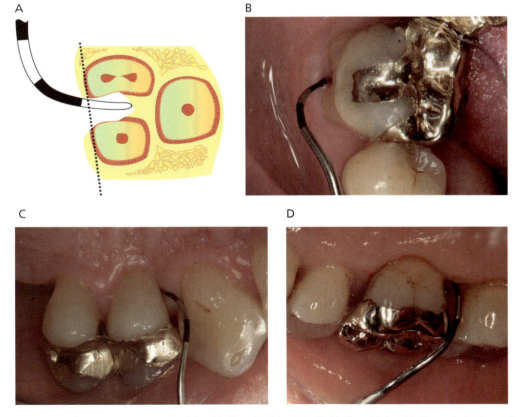

Figura 33.8 Envolvimento de furca grau I (Tabela 33.1) (Eickholz & Staehle 1994; Eickholz & Walter 2018): perda horizontal do tecido de suporte periodontal de até 3 mm. **A.** Desenho esquemático (molar superior, entrada vestibular da furca): sondagem horizontal/inserção clínica de 2,5 mm (Eickholz & Walter 2018). **B.** Vestibular do dente 46: a sonda não penetra mais de 3 mm entre as duas raízes vestibulares. (Fonte: Eickholz & Walter 2018.) **C.** Mesial do dente 24 com dente adjacente. (Fonte: Eickholz & Walter 2018.) **D.** Distolingual do dente 16 com dente adjacente. (Fonte: Eickholz & Walter 2018.)

sobre pequenas alterações nos tecidos inter-radiculares (como eles são relevantes após a terapia regenerativa), a classificação da destruição do tecido inter-radicular no grau/classe de EF fornece informações suficientes para um prognóstico a ser administrado e as decisões terapêuticas a serem tomadas para o dente multirradicular (Eickholz & Walter 2018).

Existem apenas pequenas diferenças nas classificações de EF. A classificação de Glickman (1953) fornece principalmente critérios vagos para distinguir classes de EF e considera informações radiográficas, sabidamente de baixa confiabilidade (Glickmann 1953; Ammons & Harrington 2006). Os critérios de Hamp *et al.* (1975) são baseados em mensurações clínicas (limiar: PAL-H = 3 mm) (Hamp *et al.* 1975).

Os graus III e IV da classificação de Glickman descrevem dois graus de gravidade, em que as fibras desmodontais são descoladas do fórnice/cúpula da furca em todo o diâmetro do dente, ou seja, destruição horizontal "de ponta a ponta" do tecido periodontal na furca (grau III segundo Hamp *et al.* 1975; Eickholz & Walter 2018).

Os critérios para atribuir uma classe III (Hamp *et al.* 1975) a uma furca também foram modificados. Para atribuir uma classe III, Graetz *et al.* (2014) indicam que a ponta da sonda de furca fique visível (Nabers) no lado oposto. Para todos os outros casos de sondagem horizontal profunda, mas não completamente penetrante, foi atribuída classe II (Graetz *et al.* 2014). Quando a sondagem horizontal for superior a 6 mm, mas não penetra completamente na entrada da furca oposta, Walter *et al.* (2009) criaram um grau II-III (Walter *et al.* 2009; Eickholz & Walter 2018).

Distinção entre envolvimento de furca classe II e classe III

A distinção entre classe II (Hamp *et al.* 1975) e furca completa (classe III) é de importância decisiva tanto para o prognóstico quanto para a escolha da terapia (Figura 33.9):

1. Molares com defeitos classe III de furca têm pior prognóstico a longo prazo do que lesões classe II (McGuire & Nunn 1996; Dannewitz *et al.* 2006; Salvi *et al.* 2014; Graetz *et al.* 2015; Dannewitz *et al.* 2016).
2. Considerando que lesões de classe II vestibulares e linguais podem ser melhoradas por terapia regenerativa, o envolvimento total da furca não se beneficia do tratamento regenerativo (Sanz *et al.* 2015; Jepsen *et al.* 2020a).

Uma sonda de furca não pode ser completamente empurrada através de toda a área de furca envolvida, particularmente de uma entrada de furca localizada interproximalmente na presença de dentes adjacentes. No entanto, tecidos duros e moles podem ser separados do fórnice da furca (*i.e.*, EF classe III). Graetz *et al.* (2014) classificariam essa situação como classe II. Walter *et al.* (2009) classificariam essa situação como classe II-III. Nesses casos, recomenda-se que Ammons e Harrington (2006) sejam seguidos: nos casos em que o clínico pode não conseguir passar uma sonda periodontal completamente através da furca em virtude da interferência com os rebordos bifurcacionais ou margens ósseas vestibular/lingual, as dimensões de sondagem vestibular e lingual podem ser adicionadas. Se for obtida uma medida de sondagem cumulativa igual ou maior que a dimensão vestibular/lingual do dente no orifício da furca, a furca é classificada como classe III (Tabela 33.1; Figura 33.10C e D). Assim, a subestimação do EF observada por Walter *et al.* (2009) e Graetz *et al.* (2014) pode ser evitada (Eickholz & Walter 2018).

Dimensão vertical do envolvimento de furca

A principal dificuldade no EF é acessar os nichos horizontais entre as raízes dos dentes multirradiculares. Assim, as classificações referidas anteriormente consideram prioritariamente a componente horizontal da inserção/perda óssea. No entanto, é plausível que, além da inserção horizontal/perda óssea, a inserção vertical/perda óssea na região da furca desempenhe um papel.

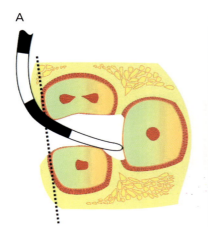 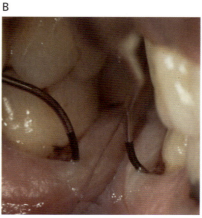

Figura 33.9 Envolvimento de furca grau II (Tabela 33.1) (Hamp *et al.* 1975; Eickholz & Walter 2018): perda horizontal do tecido de suporte superior a 3 mm, mas não abrangendo a largura total da região de furca. **A.** Desenho esquemático (molar superior, entrada vestibular da furca): sondagem horizontal/nível de inserção clínica 5 mm (Eickholz & Walter 2018). **B.** Dente 47: a marcação de 9 mm está na margem gengival. No entanto, a marcação de 6 mm está na altura da tangente virtual colocada nas raízes adjacentes à furca. (Fonte: Nibali 2018.)

Tabela 33.1 Classificação recomendada do envolvimento de furca (Fontes: Hamp *et al.* 1975; Eickholz & Staehle 1994; Ammons & Harrington 2006; Eickholz & Walter 2018).

Classe 0	Sem envolvimento de furca
Classe I	Perda horizontal do tecido de suporte periodontal de até 3 mm (Eickholz & Staehle 1994) (ver Figura 33.8)
Classe II	Perda horizontal do tecido de suporte superior a 3 mm, mas não abrangendo a largura total da região da furca (Hamp *et al.* 1975) (ver Figura 33.9)
Classe III	Destruição horizontal "completa" do tecido periodontal na furca. No envolvimento precoce da classe III, a abertura pode ser preenchida com tecido mole e pode não ser visível. O clínico pode nem mesmo ser capaz de passar uma sonda periodontal completamente através da furca por causa da interferência com os rebordos bifurcacionais ou margens ósseas vestibular/lingual. No entanto, se o clínico adicionar as dimensões de sondagem vestibular e lingual e obtiver uma medida de sondagem cumulativa igual ou maior que a dimensão vestibular/lingual do dente no orifício de furca, deve concluir que existe um envolvimento de furca classe III (Ammons & Harrington 2006) (Figura 33.10).

Demonstrou-se que a sobrevida dos molares após a terapia de furca não depende apenas do EF inicial, mas também da perda óssea inicial (Dannewitz *et al.* 2006; Park *et al.* 2009). Assim, foi proposta uma subclassificação que mede a profundidade vertical sondável a partir do teto da furca apicalmente: (1) a subclasse A indica uma profundidade vertical sondável de 1 a 3 mm, (2) a subclasse B de 4 a 6 mm e (3) a subclasse C de ≥ 7 mm. Os envolvimentos da furca seriam assim classificados como IA, IB, IC, IIA, IIB, IIC e IIIA, IIIB, IIIC (Tarnow & Fletcher 1984).

Diagnóstico radiográfico do envolvimento de furca

Em geral, as radiografias fornecem informações sobre a translucidez dos diferentes tecidos aos raios X. Quanto mais denso for um tecido (p. ex., osso compacto), menos translúcido ele será para os raios X. Assim, imagens radiográficas bi e tridimensionais fornecem principalmente informações sobre o osso em contraste com o tecido mole. No entanto, informações sobre a inserção do tecido conjuntivo também são importantes no diagnóstico de EF. Assim, as radiografias contam uma parte substancial, mas não toda a história sobre o EF. Isto é particularmente verdade depois do tratamento

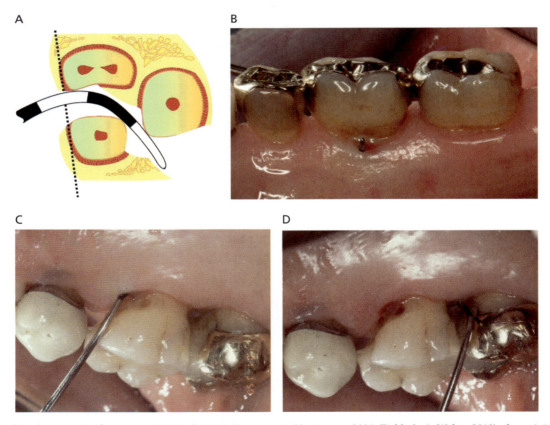

Figura 33.10 Envolvimento de furca grau III (Tabela 33.1) (Ammons & Harrington 2006; Eickholz & Walter 2018): destruição horizontal "completa" do tecido periodontal na furca. **A.** Desenho esquemático (molar superior, entrada da furca de vestibular para interproximal) (Eickholz & Walter 2018). **B.** Dente 46 (vista lingual) (Fonte: Eickholz & Walter 2018.) **C.** Sondagem da furca no dente 16 (Eickholz 2010a): de mesiolingual: sondagem (PAL-H)/perda de inserção clínica horizontal (CAL-H) = 9 mm. **D.** Sondagem da furca no dente 16 (ver parte [C]) (Eickholz 2010a): de distolingual: sondagem (PAL-H)/perda de inserção clínica horizontal (CAL-H) = 6 mm. No dente 16 as medidas PAL-H/CAL-H somam 15 mm. Nas entradas da furca, o dente 16 tem uma largura inferior a 15 mm. Assim, o envolvimento de furca é completo (grau III; Tabela 33.1).

regenerativo, em que uma nova inserção de tecido conjuntivo pode ser possível sem a neoformação óssea dentro de uma furca (Eickholz & Walter 2018).

O diagnóstico confiável de EF não é fornecido por técnicas radiográficas bidimensionais (projeção radiográfica, radiografias periapicais e panorâmicas) (Topoll *et al.* 1988). Para os pré-molares superiores, o canal da furca é orientado perpendicularmente ao feixe central. Assim, o EF em pré-molares superiores não pode ser visualizado usando projeção geométrica. Em molares superiores com três raízes, o canal da furca entre a entrada da furca mésio e distolingual também corre paralelamente ao plano do filme radiográfico ou sensor e perpendicularmente ao feixe central. A entrada vestibular da furca é, na maioria dos casos, sobreposta pela raiz lingual. Assim, em molares superiores, as radiografias bidimensionais fornecem apenas informações muito limitadas sobre o osso inter-radicular. Somente nos molares inferiores o canal da furca está localizado perpendicularmente ao plano do filme/sensor e paralelamente ao feixe central. Assim, em condições de projeção ortorradial, o osso inter-radicular pode ser avaliado nos molares inferiores. No entanto, as radiografias fornecem apenas informações sobre a reabsorção ou densidade óssea. Densidade óssea reduzida pode ser decorrente de destruição periodontal ou densidade óssea reduzida causada por estrutura esponjosa frouxa. Assim, as radiografias convencionais podem fornecer apenas indícios de suspeita de EF. Essa suspeita deve ser confirmada ou rejeitada por sondagem de furca usando uma sonda curva (Eickholz & Walter 2018).

Além disso, as radiografias podem fornecer informações para julgar se uma furca vestibular ou lingual classe II pode se beneficiar da terapia regenerativa. Em molares com EF classe II, um tronco radicular longo, um fórnice de furca localizado coronalmente à crista alveolar interproximal adjacente e uma furca larga estão associados a ganho de inserção horizontal menos favorável após a regeneração tecidual guiada (Horwitz *et al.* 2004).

Radiografia tridimensional

Como a imagem radiográfica bidimensional convencional pode ter algumas desvantagens clinicamente relevantes, pode ser útil analisar situações clínicas distintas, particularmente em molares superiores, com uma abordagem diagnóstica tridimensional (Laky *et al.* 2013; Walter *et al.* 2016). A tomografia computadorizada de feixe cônico (TCFC) foi validada *in vivo* para a avaliação de EF de molares superiores (Walter *et al.* 2016). Os dados da TCFC foram considerados precisos na avaliação da quantidade de perda de tecido periodontal e na classificação da classe de EF em molares superiores (Walter *et al.* 2009; Walter *et al.* 2010; Walter *et al.* 2016). Além disso, as imagens tridimensionais revelaram vários achados, como suporte ósseo circundante radicular de cada molar superior, fusão ou proximidade de raízes, lesões periapicais, perfurações radiculares e/ou ausência de paredes ósseas (Walter *et al.* 2009).

A relevância clínica desses dados radiográficos foi analisada com relação ao processo de tomada de decisão para terapias ressectivas ou não ressectivas. Essas opções de tratamento foram classificadas de acordo com sua invasividade (GoI, graduação de invasividade): (1) GoI 0, tratamento periodontal de suporte (TPS); (2) GoI 1, desbridamento de retalho aberto com/sem gengivectomia ou retalho reposicionado apicalmente e/ou tunelização; (3) GoI 2, separação radicular; (4) GoI 3, amputação/trissecção de uma raiz (com/sem separação radicular ou preparo do túnel); (5) GoI 4, amputação/trissecção de duas raízes; e (6) GoI 5, exodontia. Eles variam de TPS minimamente invasiva para extração maximamente invasiva e instalação de implante. Discrepâncias significativas entre as abordagens de tratamento convencionais e baseadas em TCFC foram encontradas na maioria das situações, o que possivelmente necessita de mudanças intracirúrgicas no plano de tratamento naqueles casos em que não há TCFC disponível (Eickholz & Walter 2018).

O principal objetivo da radiologia diagnóstica é manter a dose de radiação "tão baixa quanto razoavelmente possível" (ALARA), e isso também deve ser um pré-requisito para a aplicação adequada da TCFC em odontologia, uma vez que o aumento da radiação no consultório odontológico pode potencialmente causar malignidades, incluindo câncer de tireoide ou meningioma intracraniano (Hallquist & Nasman 2001; Longstreth *et al.* 2004; Hujoel *et al.* 2006). Os riscos potenciais associados à exposição adicional à radiação são justificados apenas em casos individuais e devem ser avaliados em cada situação individual.

Envolvimento de furca e risco de perda dentária

Pelas razões descritas, a remoção da placa no interior da região de furca é uma tarefa bastante assustadora e difícil, tanto para o clínico quanto para o paciente. Portanto, é plausível supor que os dentes afetados por EF, estando mais expostos ao desafio microbiano, desenvolverão progressão periodontal mais rapidamente e terão maior risco de perda dentária.

Infelizmente, poucos estudos investigaram sistematicamente a contribuição relativa do EF para a perda dentária, em populações não tratadas. Um estudo longitudinal de 13 anos, em uma amostra de 221 funcionários de uma empresa industrial sueca, que não recebeu um protocolo de tratamento periodontal específico, usou a destruição radiográfica do osso inter-radicular dos molares inferiores para o diagnóstico de furca, na ausência de dados clínicos. Apenas 1,1 a 2,7% dos molares tiveram perda óssea ≥ 50% do tronco radicular. Durante o período de acompanhamento, a perda óssea na região de furca aumentou de 18% para 32%, e 9% dos molares com EF foram perdidos (Bjorn & Hort 1982). Um estudo maior examinou uma população de 1.897 indivíduos como parte do *Study of Health in Pomerania* (SHIP) (Nibali *et al.* 2017). Todos os indivíduos tiveram exames periodontais de boca dividida, incluindo mensurações de EF com uma sonda reta, em um molar superior e um inferior

788 Parte 12 Terapia Adicional

no início (total de 3.267 molares). Menos de um terço dos participantes relataram ter feito algum tipo de "tratamento gengival" não especificado durante o período de observação. No total, 375 indivíduos (19,8%) perderam molares durante o período de acompanhamento. Como esperado, houve um aumento gradual na prevalência de perda dentária para molares com EF crescente de classe (respectivamente 5,6%, 12,7%, 34,0% e 55,6% de molares sem EF, EF classe I, EF classe II e EF classe III). Detectou-se forte associação estatisticamente significativa entre EF e perda dentária. A razão das taxas de incidência calculadas (RTI) para perda de molar foram:

- 1,73 (95% IC = 1,34 a 2,23, $P < 0,001$) para EF classe I em comparação com nenhum EF no início
- 3,88 (95% IC = 2,94 a 5,11, $P < 0,001$) para classe II-III em comparação com nenhum EF no início.

Esses resultados foram confirmados na subanálise de 72% dos indivíduos que não tiveram tratamento periodontal durante o estudo (que poderiam ser genuinamente considerados "não tratados") (Nibali *et al.* 2017).

Opções de tratamento

Os dados da seção anterior reforçam a importância do tratamento dos molares com EF, a fim de evitar perdas dentárias, o que resulta em piora da qualidade de vida dos pacientes. Os capítulos anteriores deste livro explicaram claramente que a base do tratamento periodontal consiste na motivação do paciente, instruções de higiene bucal e desbridamento dentário supra e subgengival. O envolvimento de furca não é diferente. Todo esforço deve ser feito para remover com sucesso os depósitos de dentro das regiões de furca, a fim de alcançar resultados satisfatórios, com redução da profundidade das bolsas e sangramento à sondagem e, idealmente, também do grau do EF (horizontal e vertical). No entanto, vários estudos mostraram que a remoção de depósitos subgengivais, especialmente na região de furca, é desafiadora e a resposta esperada não é tão favorável quanto em locais sem furca.

Tratamento não cirúrgico

Tanto o desbridamento profissional da superfície radicular quanto a higiene bucal autorrealizada são muito desafiadores em dentes com envolvimento de furca. Isso se deve ao acesso limitado às entradas geralmente pequenas da furca (ver anteriormente) e às profundas concavidades radiculares de difícil acesso presentes nas áreas inter-radiculares (Bower 1979; Booker & Loughlin 1985; Eschler & Rapley 1991). Estudos demonstraram claramente que a remoção completa de placas e cálculos na região de furca não é realista (Matia *et al.* 1986; Parashis *et al.* 1993; Kocher *et al.* 1998a,b; Jepsen *et al.* 2011), mesmo para operadores experientes (Fleischer *et al.* 1989). Os raspadores ultrassônicos demonstraram ser mais eficazes do que os instrumentos manuais em região de furca estreitas e profundas, em virtude

de suas pontas menores (Matia *et al.* 1986; Leon & Vogel 1987; Sugaya *et al.* 2002). Pontas de raspagem ultrassônica e pontas ultrassônicas revestidas com diamante também podem ser eficazes, mas são mais agressivas, removendo cemento e dentina (Kocher & Plagmann 1999). Portanto, não é surpresa que os estudos tenham mostrado que os locais com EF responderam consistentemente de forma menos favorável do que os locais sem furca ao desbridamento subgengival em termos de redução da profundidade da bolsa, ganho clínico de inserção e risco de reversão ao estado inicial (Nordland *et al.* 1987; Loos *et al.* 1988, 1989). Essas dificuldades podem ser parcialmente superadas por uma abordagem de retalho aberto para desbridamento de furca (Matia *et al.* 1986; Fleischer *et al.* 1989), mas também com a introdução de curetas mais fortes e finas e pontas ultrassônicas, com larguras < 0,7 mm. Ponteiras ultrassônicas personalizadas finas e microminicuretas para furca são, portanto, recomendadas para desbridamento profissional de furca. Com o uso correto desses novos instrumentos, a resolução clínica e radiográfica da lesão de furca pode ser possível em alguns casos, mesmo apenas após terapia não cirúrgica (Figura 33.11).

Uma adequada higiene bucal é crucial para o sucesso a curto e longo prazo do tratamento de furca. No entanto, a evidência da eficácia de ferramentas de higiene bucal autorrealizadas na região da furca é muito limitada. Um estudo sugeriu que uma escova elétrica com ponta pontiaguda é mais eficaz do que uma escova de dentes com cabeça pequena, na remoção da placa na região da furca (Bader & Williams 1997). Para furcas interproximais, podemos supor que as escovas interdentais são mais eficazes do que o fio dental, conforme mostrado em estudos não específicos para lesões de furca (Kiger *et al.* 1991). Rotinas de higiene bucal particularmente exigentes são necessárias para que os pacientes limpem as furcas classe III. No entanto, isso tem se mostrado alcançável em algumas circunstâncias (Hellden *et al.* 1989).

Cirurgia corretiva de defeitos de furca

Diferentes estratégias cirúrgicas estão disponíveis para abordar o problema do EF. A cirurgia de retalho para acesso visa melhorar a instrumentação da área de furca (superfícies radiculares, teto da furca, lesão óssea) sob visão direta (retalho aberto para desbridamento). A eliminação do defeito de furca é outra opção. Isso pode ser obtido pela remoção da(s) raiz(es) envolvida(s) usando abordagens ressectivas. Alternativamente, os tecidos periodontais que foram destruídos pela periodontite podem ser regenerados, diminuindo, assim, a lesão.

Cirurgia de retalho para acesso/retalho aberto para desbridamento

A remoção completa de depósitos subgengivais é mais difícil em molares do que em dentes unirradiculares (Brayer *et al.* 1989; Fleischer *et al.* 1989). Assim, após o tratamento não cirúrgico, dentes multirradiculares em muitos casos

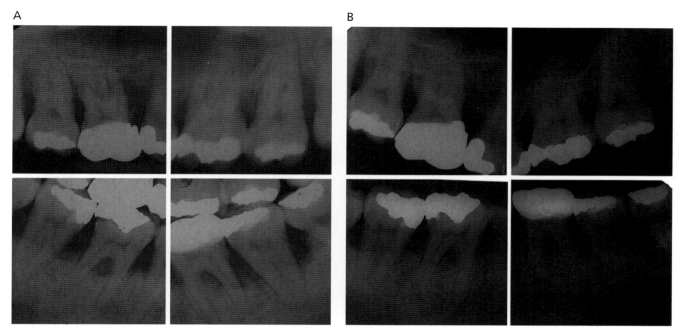

Figura 33.11 A. Radiografias periapicais de molares de uma paciente de 32 anos com periodontite agressiva, no momento do diagnóstico periodontal. A radiolucência dentro das regiões de furca é visível, particularmente para os dentes 16 e 17 (ambos com diagnóstico clínico de envolvimento de furca [EF] classe II), dentes 26 e 27 (EF classe I), dente 36 (EF classe I) e dente 46 (EF classe II), frequentemente associada a defeitos intraósseos. **B.** Radiografias periapicais dos mesmos molares, 1 ano após a terapia periodontal inicial (instruções de higiene bucal e desbridamento supra e subgengival com antibióticos sistêmicos adjuvantes e extração do dente 28), mostrando preenchimento ósseo radiográfico em defeitos de furca e intraósseos, associados a quadro clínico com redução das classes de EF (agora apenas classe I para os dentes 16 e 17, dentes 26 e 27 e dente 46).

exibem bolsas persistentes e requerem desbridamento adicional com retalho aberto. O EF classe I resulta em menor deterioração do prognóstico em comparação com o EF classe II e III (Nibali *et al.* 2016). Assim, no EF classe I não há necessidade de melhorar o componente horizontal do EF com tratamento regenerativo. Até o momento, não há evidências de que o componente horizontal do EF total (classe III) possa se beneficiar do tratamento regenerativo (Pontoriero *et al.* 1989; Pontoriero & Lindhe 1995; Jepsen *et al.* 2020a). No entanto, a sobrevida substancial, a longo prazo, de molares com EF classe III foi relatada apenas após tratamento não cirúrgico e desbridamento com retalho aberto (DRA) (Dommisch *et al.* 2020).

O desempenho clínico da cirurgia de retalho para acesso (DRA) foi avaliado no tratamento de defeitos de furca classe II (Graziani *et al.* 2015). Com base em dados prospectivos dos grupos-controle de ensaios clínicos randomizados, a maioria deles com duração de 6 meses, os seguintes resultados puderam ser estabelecidos: não foi relatado fechamento de furca após DRA; ganho médio de nível ósseo horizontal (NOH) foi quase imperceptível; ganho médio de nível de inserção clínica horizontal (ICH) foi de 1 mm; ganho médio do nível de inserção clínica vertical (ICV) foi de 0,5 mm; e redução média da profundidade de sondagem da bolsa (PB) foi de 1,4 mm. Assim, o desbridamento cirúrgico de defeitos de furca classe II pode resultar em melhora modesta dos parâmetros clínicos. No entanto, nenhuma mudança no estado da furca por preenchimento ósseo horizontal pode ser esperada.

Cirurgia ressectiva de defeitos de furca

Vários estudos relatam que os molares com EF classe I em comparação com os molares sem EF têm um prognóstico justo a longo prazo. No entanto, os molares classes II e III aumentaram as taxas de perda dentária a longo prazo em comparação com os molares sem EF ou EF classe I. Além disso, são relatadas diferentes taxas de sobrevida de acordo com a classe de EF, em particular com diferenças entre as classes II e III (McGuire & Nunn 1996; Salvi *et al.* 2014; Graetz *et al.* 2015; Dannewitz *et al.* 2016). Sob condições favoráveis, EF classe II pode ser fechado ou transferido para EF classe I por terapia regenerativa (terapia regenerativa de furca) (Jepsen *et al.* 2020a). Assim, dentes multirradiculares classe II (condições desfavoráveis) e, em particular, EF classe III são os alvos do tratamento ressectivo.

A terapia ressectiva de furca segue basicamente duas estratégias:

1. Eliminar nicho criado pelo EF pela remoção radicular
2. Proporcionar acesso para higiene individual e profissional à furca envolvida.

O tratamento adicional de EF é frequentemente necessário em dentes estrategicamente importantes que contribuem para a capacidade de mastigação, mantendo a arcada dentária completa ou encurtada (Figura 33.12) e dando suporte às próteses fixas ou removíveis (Figura 33.13).

Atualmente, tratamento endodôntico e obturação são necessários para todas as técnicas nas quais as raízes são

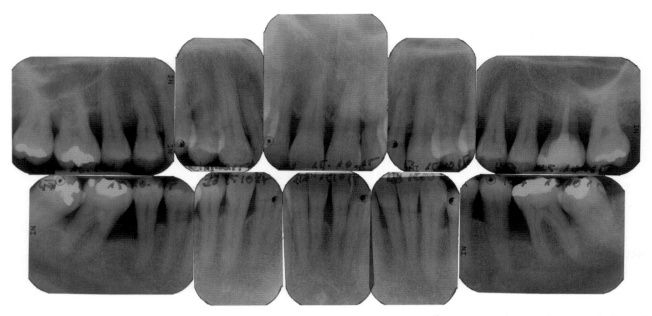

Figura 33.12 Mulher de 41 anos, 17 anos após tratamento periodontal ativo com trissecção do primeiro molar superior esquerdo (dente 26) (ambas as raízes vestibulares removidas com as respectivas partes da coroa).

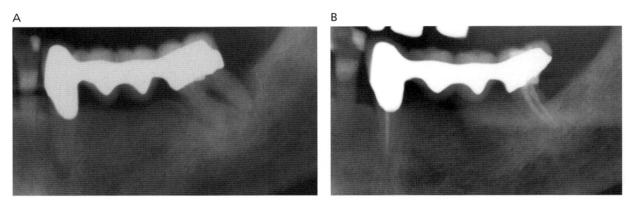

Figura 33.13 Ressecção/amputação radicular no primeiro molar inferior esquerdo (dente 36) (Eickholz 2010b). **A.** Antes do tratamento endodôntico e obturação: prótese de canino inferior esquerdo (dente 33) até primeiro molar inferior esquerdo (dente 36); ambos os dentes são vitais e mostram radiolucências periapicais. Lesão periodontal-endodôntica, na raiz distal do primeiro molar inferior esquerdo. **B.** Treze anos após tratamento endodôntico e ressecção/amputação da raiz distal do primeiro molar inferior esquerdo. A prótese foi mantida. (Fonte: Eickholz 2010b.)

ressecadas ou os dentes separados. Se essas técnicas forem usadas, deve-se considerar que o tratamento adicional (tratamento endodôntico e obturação) pode resultar em complicações adicionais. Assim, se houver uma obturação satisfatória do canal radicular, isso pode facilitar a decisão para a terapia ressectiva de furca. Enquanto as tentativas de manter a polpa de dentes vitais com ressecção usando hidróxido de cálcio falharam (Haskell & Stanley 1982), uma série de casos que utilizou agregado de trióxido mineral (MTA) relatou resultados promissores por até 1 ano (Tahmooressi *et al.* 2016). Recentemente, uma série de casos demonstrou a possibilidade de manter molares gravemente envolvidos por furca por ressecção de raiz vital, por até 7 anos. Os dentes tratados eram molares superiores afetados por EF dupla/tripla classe II ou simples/dupla classe III e perda óssea avançada em torno de uma raiz. Os molares foram tratados com pulpotomia profunda usando um cimento à base de silicato de cálcio, antes que a raiz afetada fosse removida. Todos os dentes permaneceram vitais e apresentaram condições periodontais saudáveis e estáveis. Os autores concluíram que a terapia endodôntica e seus custos e complicações associados podem ser evitados e mais estudos são necessários (Jepsen *et al.* 2020b).

Ressecção/amputação radicular

A ressecção radicular (também chamada de amputação radicular) descreve a remoção de uma raiz de um dente multirradicular sob retenção da respectiva parte da coroa. A ressecção radicular é usada principalmente em molares superiores para remover uma das três raízes (Figura 33.14A a H). Ao luxar a raiz a ser removida, a unidade molar a ser retida não deve ser usada como suporte (Figura 33.14F), uma vez que ela também pode ser luxada, o que resultará, pós-cirurgicamente, em aumento da mobilidade e, frequentemente, perda dentária.

A ressecção de raiz de molar superior faz com que aproximadamente 70% das raízes sustentem 100% da coroa. Do ponto de vista estático, isso permite a retenção de toda a coroa e superfície oclusal, respectivamente, sem risco de sobrecarga e fratura. Em virtude de considerações estáticas, as raízes dos molares inferiores raramente são resseccionadas. A ressecção radicular em um molar inferior amputado com duas raízes resultaria em 50% das raízes deixadas com 100% da coroa, com forte alavancagem causando alto risco de fratura. No entanto, nos casos em que o molar inferior definido para ressecção radicular é conectado por uma coroa ou uma prótese aos dentes adjacentes, a alavancagem das forças oclusais excêntricas é compensada (Figura 33.13). Resseccionar uma raiz que está criando um EF elimina a respectiva furca e o EF. Isso elimina o nicho e, portanto, a infecção persistente.

Se o dente definido para ressecção foi restaurado por técnicas adesivas com resina composta após o tratamento endodôntico, o canal radicular da raiz a ser resseccionada deve ser ampliado no terço coronal e preenchido com resina composta usando adesivo de dentina (condicionamento ácido e adesivo) (Figura 33.14D). Ao cortar a raiz, o canal radicular já está obliterado pela resina composta evitando procedimentos restauradores adicionais (Figura 33.14E).

Hemissecção e trissecção

Hemissecção é a remoção simultânea de uma raiz com a respectiva parte da coroa de um dente com duas raízes (molar mandibular). A trissecção é a respectiva técnica nos molares superiores (remoção de uma ou duas raízes com a respectiva parte da coroa de um dente com três raízes). A hemissecção é a técnica de ressecção de escolha em

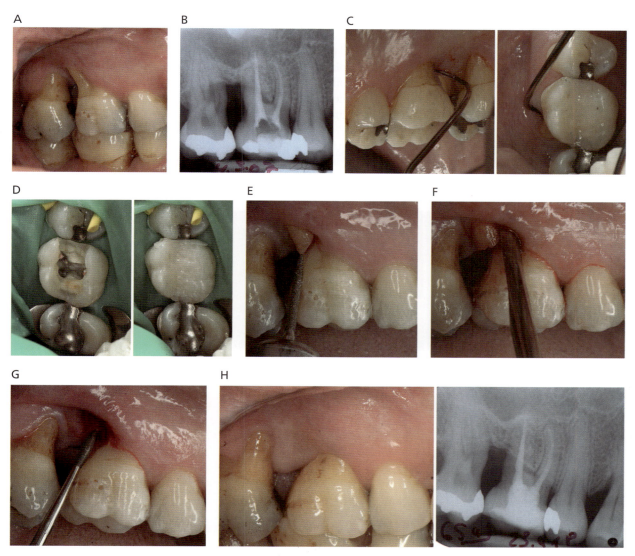

Figura 33.14 Ressecção/amputação radicular do primeiro molar superior direito (dente 16) (clínica) (Figura 3.3A a G) (Eickholz 2010b). **A.** Visão clínica vestibular. **B.** Radiografia. **C.** Envolvimento de furca desde a entrada vestibular até a distovestibular. **D.** Escavação do terço coronal da raiz distovestibular e restauração da coroa com a técnica do condicionamento ácido total e adesivo. **E.** Corte da raiz distovestibular com ponta diamantada. O canal radicular da raiz distovestibular é cortado no terço coronal no qual é preenchido com resina composta. **F.** Luxação da raiz a ser retirada; a alavanca não deve ser suportada pela unidade dentária que será mantida. **G.** Alisamento da superfície de separação com broca diamantada de granulação fina. **H.** Resultado a longo prazo: visão clínica e radiográfica (11 anos após a ressecção/amputação da raiz). (Fonte: Eickholz 2010b.)

dentes que, além do EF, exibem um defeito que deteriora substancialmente o prognóstico de uma raiz em comparação a outra, por exemplo canal radicular obliterado (Figura 33.15A), defeito ósseo profundo ou periodontite apical. O dente não é separado centralmente acima da furca, mas ligeiramente mais para lateral dentro da raiz a ser removida (Figura 33.15C). Isso evita danos à raiz a ser mantida. A hemissecção em muitos casos cria uma lacuna que pode requerer tratamento protético (Figura 33.15D a F). Porém, se houver os respectivos antagonistas e o paciente não estiver comprometido funcional nem esteticamente, podem ser mantidas lacunas na região posterior.

Reabilitação de molares resseccionados

Até a década de 1980, o tratamento reabilitador após ressecção radicular seguia o paradigma de que a retenção deveria ser criada por pinos radiculares e os dentes deveriam ser estabilizados por coroas. A suposição era de que os dentes com tratamento endodôntico se tornariam enfraquecidos e, após a ressecção radicular, as unidades dentárias retidas se tornariam instáveis. Naquela época, não havia disponibilidade de materiais restauradores diretos que permitissem a união adesiva ao esmalte e à dentina. Fornecer espaço para pinos intrarradiculares requer desbridamento de mais dentina dos canais radiculares do que para desinfecção e obturação. Este desbridamento adicional do canal radicular leva a uma perda substancial de tecidos duros.

Isso pode contribuir para altas taxas de falha a longo prazo do tratamento de furca ressectiva em decorrência de fraturas radiculares (18%) em comparação com razões periodontais (10%) (Langer et al. 1981). Atualmente, as técnicas adesivas de restauração em resina composta facilitam a estabilização dos tecidos dentários duros por meio de restaurações diretas (Figuras 33.12, 33.14). Evitar o uso dogmático de pinos intrarradiculares pode ajudar a reduzir a taxa de falha total (Carnevale et al. 1998).

Separação radicular

Amputação radicular, hemissecção e trissecção implicam a remoção de uma ou duas raízes de dentes multirradiculares para eliminar a respectiva furca e o EF (Eickholz 2010b). Se uma das raízes que gera uma furca estiver comprometida por, por exemplo, perda óssea vertical grave, lesão endodôntica, fratura radicular, perfuração radicular ou instrumento de canal radicular fraturado, isso pode apoiar a decisão de remover a respectiva raiz. No entanto, qual procedimento pode ser usado se todas as raízes que geram uma furca e vizinhas a um EF têm suporte ósseo suficiente e prognóstico igual? Nesses casos, aplica-se a estratégia de tornar o nicho do EF acessível a medidas individuais de higiene bucal.

Em defeitos de furca classes II e III, criados por duas raízes com suporte periodontal e prognóstico igualmente bons, o nicho da furca pode ser acessível para medidas individuais de higiene bucal por uma chamada separação

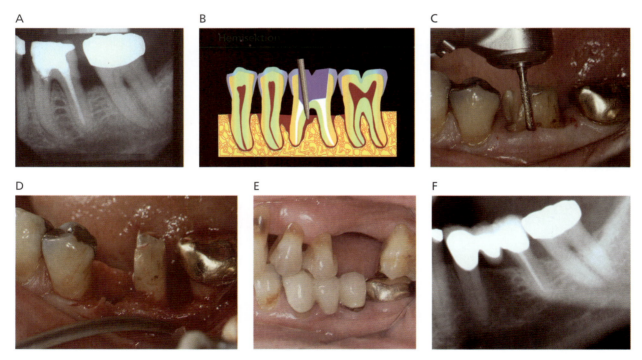

Figura 33.15 Hemissecção no primeiro molar inferior esquerdo (dente 36). **A.** Radiografia após obturação do canal radicular. Os canais radiculares mesiais são obliterados e não podem ser desbridados. (Fonte: Eickholz 2011.) **B.** Esquema: primeiro molar inferior esquerdo com envolvimento de furca grau III e defeito infraósseo na raiz mesial. Separação da raiz mesial paramediana da furca dentro da raiz a ser removida, evitando danos à raiz a ser mantida. **C.** Separação da raiz mesial. O segundo molar esquerdo exibe envolvimento de furca grau III e, portanto, não é um pilar protético apropriado. (Fonte: Eickholz 2011.) **D.** Após a remoção da raiz mesial. (Fonte: Eickholz 2011.) **E.** Reabilitação de acordo com o paradigma tradicional: prótese da raiz distal do dente 36 ao dente 35 (visão clínica 11 anos após a cirurgia). (Fonte: Eickholz 2011.) **F.** Radiografia, 11 anos após a cirurgia (detalhe da radiografia panorâmica); segundo molar esquerdo ainda presente, apesar do envolvimento de furca grau III. (Fonte: Eickholz 2011.)

radicular (Figura 33.16). Portanto, um dente com duas ou três raízes é separado em duas ou três unidades dentárias com uma única raiz (Figura 33.16). Em contraste com a hemissecção/trissecção para separação radicular, as raízes são separadas centralmente acima do fórnice da furca (Figura 33.16C), porque duas raízes na mandíbula e três raízes na maxila devem ser mantidas e, assim, não devem ser danificadas. A furca se transforma em um espaço interproximal de fácil acesso para medidas de higiene individual. Como a broca de corte para separar as raízes tem um diâmetro definido que cria um espaço entre as raízes separadas (Figura 33.16C), o contato interproximal deve ser recriado com procedimento restaurador após a cirurgia (Figura 33.16D a F).

Tunelização
Enquanto o tratamento e a obturação atualizados do canal radicular são pré-requisitos para ressecção radicular, hemissecção, trissecção e separação radicular, o procedimento de tunelização permite ao paciente acesso à área de furca para manter os dentes vitais. A técnica é particularmente apropriada para molares inferiores com raiz mesial e distal e entrada vestibular e lingual de furca (Figura 33.17A). Embora a tunelização dos molares superiores seja possível em princípio, seu sucesso depende da destreza do paciente ao usar escovas interdentais. Em frente a cada entrada de furca há uma raiz bloqueando a passagem reta da escova. Em molares inferiores com grave EF classe III e um tronco radicular curto, pequenas escovas interdentais podem passar pela furca em virtude da retração gengival como resultado da instrumentação subgengival não cirúrgica.

No entanto, em muitos casos, o canal criado pelo EF é muito estreito ou estreitado lingualmente por uma parede óssea. Nesses casos, um retalho é levantado (retalho reposicionado apicalmente) (Figura 33.17B e C). Depois de revelar o osso e o defeito de furca, o osso inter-radicular é reduzido com o uso de limas ósseas (limas Schluger e Sugarman), o suficiente para facilitar o acesso das escovas interdentais após a cicatrização (Figura 33.17B a D). Como regra geral, o túnel deve ser capaz de acomodar uma lima Schluger sem bordas (Figura 33.17C). O uso de instrumentos rotatórios acarreta o risco de danificar irreversivelmente as superfícies radiculares dentro da furca e gerar locais de predileção para cárie radicular. Finalmente, o retalho é reposicionado apicalmente por suturas periosteais inter-radiculares e interdentais (Figura 33.17E). Um curativo periodontal deve ser aplicado para manter os tecidos moles apicalmente e evitar o fechamento do túnel. Um detentor de espaço pode manter o túnel aberto; um pedaço de gaze pode ser usado (Figura 33.17F a H) – a sutura é fixada em uma extremidade da gaze (Figura 33.17F). O curativo periodontal é misturado e metade aplicada com gaze (Figura 33.17 G). A agulha é, então, empurrada através do túnel e a gaze, carregada com o curativo, é cuidadosamente puxada para dentro do túnel (Figura 33.17H). Saliências devem ser reduzidas. No entanto, para facilitar a remoção 1 semana após a abertura do túnel no momento da remoção da sutura, a gaze não deve ser cortada muito curta. A outra metade do curativo periodontal tornou-se massa e é colocada nas áreas vestibular e lingual da margem gengival (Figura 33.17I e J). Outra técnica é puxar e fixar uma ligadura elástica (p. ex., Wedjet®) na furca (Müller *et al.* 2017).

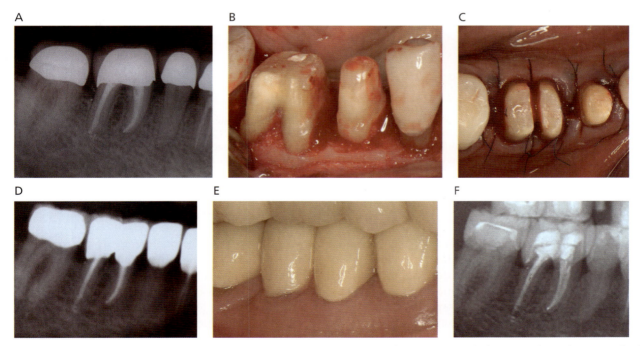

Figura 33.16 Separação da raiz do primeiro molar direito (dente 46). Envolvimento de furca grau II vestibular e grau I lingual, tronco radicular curto, coroa a ser substituída. **A.** Radiografia após obturação do canal radicular. **B.** Retalho de espessura total e aumento cirúrgico da coroa. **C.** Sutura periosteal após separação radicular (retalho reposicionado apicalmente). **D.** Radiografia 10 meses após a separação da raiz e coroa provisória (detalhe da radiografia panorâmica). **E.** Visão clínica 12 meses após a separação radicular. **F.** Radiografia 50 meses após separação radicular e coroa definitiva (detalhe da radiografia panorâmica).

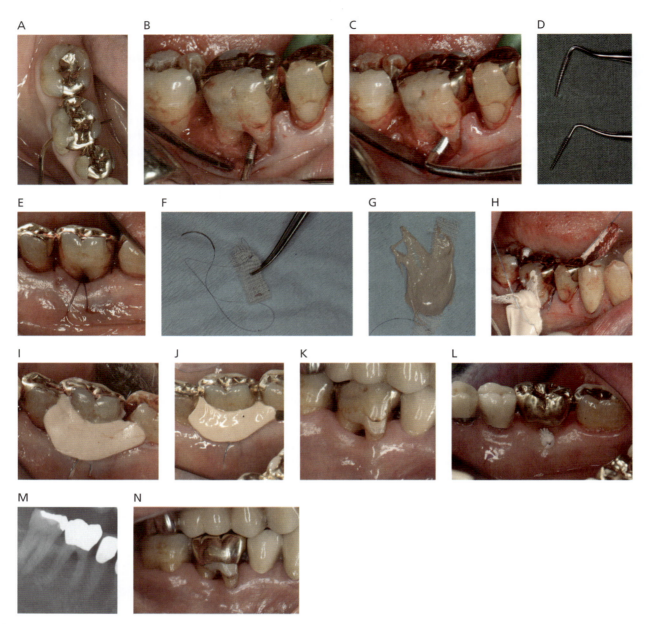

Figura 33.17 Tunelização do primeiro molar inferior direito (dente 46). **A.** Envolvimento de furca grau III (vista oclusal da Figura 33.10B). **B.** Após ostectomia inter-radicular com retalho de espessura total utilizando lima Sugarman. **C.** Ostectomia utilizando lima Schluger. **D.** Limas de ostectomia Sugarman (*abaixo*) e Schluger (*acima*). **E.** Sutura periosteal intrafurcal (retalho reposicionado apicalmente). **F.** Sutura de fixação em gaze. **G.** Colocar metade do curativo periodontal sobre a gaze. **H.** Puxar a gaze carregada com curativo periodontal para dentro do túnel. **I.** Fixação da outra metade do curativo periodontal nas entradas da furca vestibular e lingual (vista lingual). **J.** Seis dias após a abertura do túnel. Curativo periodontal ainda no lugar. **K.** Um ano após a tunelização (visão vestibular). **L.** Dois anos após tunelização (visão lingual com escova interdental). **M.** Radiografia 3 anos após a tunelização (detalhe da radiografia panorâmica). **N.** Cinco anos após a tunelização (visão vestibular).

Na mandíbula, a tunelização tem a mesma indicação que a separação radicular. No entanto, a tunelização não requer tratamento e obturação do canal radicular. A tunelização é particularmente benéfica para reter coroas e próteses existentes e funcionais sem danificar as reabilitações, o que pode ocorrer durante o tratamento do canal radicular.

O objetivo da tunelização não é a eliminação da furca, mas facilitar o acesso para a higiene bucal do paciente (Figura 33.17K a N). Para a tunelização, as respectivas raízes devem ser suficientemente espalhadas e o fórnice da furca deve estar localizado coronalmente (tronco curto da raiz), para facilitar o desbridamento profissional inter-radicular e a limpeza individual. A cárie radicular dentro do túnel é a complicação mais temida dessa técnica (Figura 33.18). A restauração dessas lesões cariosas é praticamente impossível. As únicas soluções possíveis para esse problema são separação radicular, ressecção radicular, trissecção/hemissecção ou exodontia. Os pacientes são aconselhados a limpar o túnel meticulosamente e aplicar flúor diariamente no túnel para prevenir cárie. Esse requisito deve ser comunicado aos pacientes antes da cirurgia.

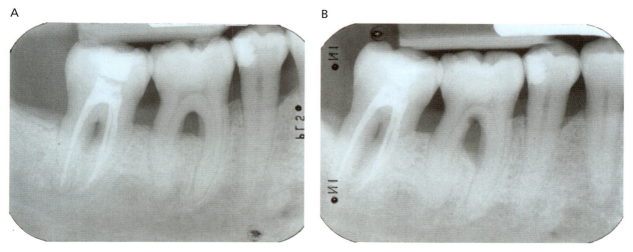

Figura 33.18 Tunelização do primeiro e segundo molar inferior direito (dentes 46 e 47). **A.** Dois meses após a abertura do túnel. **B.** Cinquenta e seis meses após a tunelização: cárie radicular desenvolvida dentro do fórnice da furca do primeiro molar. Além disso, a fratura do osso periodontal ocorreu na furca. (Fonte: Eickholz 2011.)

Combinação de técnicas ressectivas

Em molares superiores com EF classe III afetando todas as três entradas da furca, uma raiz pode ser resseccionada e tunelização realizada para as duas raízes restantes. Alternativamente, após a ressecção da raiz, as raízes remanescentes podem ser separadas. No entanto, o uso dessas combinações pode não ser bem-sucedido. É importante certificar-se de que haja periodonto intacto suficientemente para suportar a unidade dentária remanescente (pelo menos 50% da altura óssea remanescente) (Park *et al.* 2009).

Prognóstico do tratamento ressectivo de furca

Uma revisão sistemática recente avaliou o efeito da terapia periodontal cirúrgica ressectiva (amputação ou ressecção radicular, separação radicular, preparação do túnel) em pacientes com periodontite que exibiam EF classe II e III e seu benefício quando comparado com o tratamento não cirúrgico ou desbridamento com retalho aberto. Foram incluídos um estudo de coorte prospectivo e seis retrospectivos e séries de casos, relatando 667 pacientes contribuindo com 2.021 dentes com EF classe II ou III. Os dados foram altamente heterogêneos com relação ao acompanhamento e distribuição de EF. Um total de 1.515 dentes se mantiveram de 4 a 30,8 anos após a terapia. A sobrevida variou de 38 a 94,4% (amputação ou ressecção radicular, separação radicular), 62 a 67% (tunelização), 63 a 85% (DRA) e 68 a 80% (raspagem e alisamento radicular, RAR). No geral, qualquer tratamento forneceu resultados melhores para EF classe II do que EF classe III (Dommisch *et al.* 2020).

Além da classe de EF antes da terapia e o tipo de reabilitação, a quantidade de suporte periodontal que permanece após a cirurgia parece ter um papel decisivo no prognóstico. Dentes com EF classe III e pouca perda óssea (Figura 33.12) ou pouco EF e perda óssea grave, em média, têm um bom prognóstico, enquanto dentes multirradiculares com EF classe III e perda óssea grave são menos adequados para cirurgia ressectiva (Dannewitz *et al.* 2006). Essa observação é apoiada por outro grupo que relata melhor prognóstico a longo prazo em unidades dentárias retidas com pelo menos 50% de suporte ósseo remanescente com relação ao comprimento da raiz (Park *et al.* 2009).

Se realizada precocemente, a ressecção, a trissecção, a hemissecção radicular e a separação radicular fornecem taxas de sobrevida > 90%, 10 anos após o tratamento (Carnevale *et al.* 1998). A hemissecção da raiz distal dos molares inferiores apresenta a pior taxa de sucesso (75%). A cirurgia ressectiva facilita o sucesso a longo prazo, semelhantemente aos implantes endósseos que foram inseridos na região de molar (> 90%) (Fugazzotto 2001). Uma revisão estruturada recente relatou que 294 pacientes, contribuindo com 468 dentes, perderam um total de 105 dentes tratados por amputação ou ressecção radicular e separação radicular para EF classe II ou III (sobrevida de 77%). No geral, o tratamento proporcionou resultados melhores para EF classe II do que classe III (Dommisch *et al.* 2020).

Depois de tunelizar sete dentes multirradiculares (seis molares inferiores, um pré-molar superior) e relatar cárie dentro do túnel, 5 anos após a cirurgia, essa técnica tinha reputação ruim (Hamp *et al.* 1975). Uma revisão estruturada recente revelou que sete dos 19 dentes tratados pela preparação do túnel foram perdidos (sobrevida de 63%) (Dommisch *et al.* 2020). Estudos observacionais muito recentes relatam taxas de sobrevida ligeiramente melhores: em uma série de casos prospectivos de 32 pacientes contribuindo com 42 molares, com EF classe III, observou-se 69% de sobrevida após 5 anos da preparação do túnel (Rudiger *et al.* 2019). Uma coorte retrospectiva com 102 molares com EF classe III, em 62 pacientes, pelo menos 5 anos após a preparação do túnel, relatou 70% de sobrevida com TPS regular influenciando positivamente a sobrevida (Nibali *et al.* 2019).

No que diz respeito à heterogeneidade dos estudos incluídos, a falta de ensaios clínicos randomizados e com base na evidência agregada nessa análise sistemática de estudos recentes/oportunos sobre terapia periodontal cirúrgica ressectiva (amputação ou ressecção da raiz,

796 **Parte 12** Terapia Adicional

separação da raiz, preparação do túnel) no EF classe II ou III, um benefício adicional da cirurgia ressectiva, em comparação com RAR ou DRA no EF classe II ou III, não pode ser afirmado. No entanto, em termos de eliminação da inflamação periodontal, medidas cirúrgicas adjuvantes (separação da raiz, ressecção da raiz, preparação do túnel) podem ser justificadas. Uma seleção cuidadosa de casos com relação à inserção circular residual é fortemente sugerida (Dommisch *et al.* 2020).

Extração ou tratamento paliativo de furca
Em dentes com grave envolvimento de furca, sem significado estratégico (terceiro ou segundo molar em uma dentição completa ou na presença do primeiro molar prognosticamente mais favorável), é questionável se tratamento endodôntico, cirurgia e tratamento restaurador valem o esforço. Nesses casos, a remoção desses dentes pode ser a solução mais razoável.

No entanto, tratar cirurgicamente ou extrair dentes gravemente afetados por EF é difícil de justificar para pacientes que não sentem dor ou desconforto. Do ponto de vista dos pacientes, esses dentes ainda funcionam. Se não houver necessidade de nova reabilitação protética, que inclui os dentes afetados pela EF, o que pode ser oferecido ao paciente? Os dentes afetados com EF classe II e III podem ser tratados com tratamento prolongado ou paliativo: raspagem subgengival e um retalho de acesso, e ser mantidos por TPS regular com frequente reinstrumentação subgengival e/ou antimicrobianos subgengivais locais. O objetivo é retardar a progressão da destruição periodontal e prevenir a perda do respectivo dente a curto e médio prazo. As taxas de sobrevida após RAR e DRA variaram de 85 a 45% (Dommisch *et al.* 2020).

No entanto, a TPS regular é de suma importância se o tratamento ressectivo ou paliativo da furca for bem-sucedido e estabilizado a longo prazo.

Cirurgia regenerativa de defeitos de furca

Várias técnicas cirúrgicas regenerativas foram propostas para o tratamento de defeitos de furca em dentes afetados por periodontite e, nos últimos 30 anos, elas foram avaliadas por inúmeros ensaios clínicos. Entre as técnicas, as mais frequentemente descritas são: regeneração tecidual guiada (RTG), utilizando membranas reabsorvíveis (RTG-res) ou não reabsorvíveis (RTG-nonres); enxertos de substituição óssea (autoenxertos, aloenxertos ou xenoenxertos) (ESO); agentes bioativos, como derivado da matriz do esmalte (DME), fator de crescimento derivado de plaquetas (FCDP), plasma rico em plaquetas, fibrina rica em plaquetas (PRP/PRF); e a combinações deles (Sanz *et al.* 2015; Jepsen & Jepsen 2018).

Evidências da histologia humana
A histologia humana exemplar é a prova final para um resultado de cura regenerativa e é necessária para complementar as informações obtidas de estudos regenerativos clínicos (Machtei 1997). A evidência da regeneração periodontal requer a demonstração histológica da restauração de tecidos de suporte dentário, incluindo cemento, ligamento periodontal e osso alveolar sobre uma superfície radicular previamente doente. Embora esses resultados tenham sido demonstrados em estudos experimentais bem controlados com animais para uma variedade de modalidades de tratamento, ao revisar as evidências histológicas para a regeneração periodontal em furcas, as informações derivadas da histologia humana foram limitadas (Laugisch *et al.* 2019). Histologia humana que mostra regeneração está disponível para RTG (Gottlow *et al.* 1986; Stoller *et al.* 2001). Um estudo que usa uma combinação de RTG-res e ESO (Harris 2002) e dois estudos que usam ESO (Camelo *et al.* 2003; Nevins *et al.* 2003) observaram osso novo, cemento e inserção de tecido conjuntivo coronal ou limitado à área de entalhe.

Evidências de ensaios clínicos
Medidas de desfecho
Uma variedade de medidas de desfecho pode ser considerada para avaliar a eficácia das terapias regenerativas de furca (Sanz *et al.* 2015; Jepsen & Jepsen 2018). Do ponto de vista clínico, além da demonstração de retenção dentária a longo prazo, a eliminação completa ou redução do defeito inter-radicular parece ser o resultado mais importante, com base na suposição de que EF classe 0 ou I está associado a uma diminuição do risco de perda dentária a longo prazo (Nibali *et al.* 2016). Assim, as principais variáveis de resultado para estudos que avaliam a eficácia de técnicas regenerativas em furca são a mudança do estado de furca (conversão em classe I ou resolução completa) e preenchimento horizontal de tecido duro. Como a evidência histológica para a regeneração de furca bem-sucedida não é uma variável de resultado prático para ensaios clínicos controlados, as alterações nas mensurações ósseas diretas (medidas abertas: nível ósseo de sondagem horizontal, na cirurgia e durante a reentrada) servem como variáveis de resultado primário para avaliar sucesso clínico, enquanto medidas fechadas como ganho de nível de inserção clínica (nível de inserção de sondagem horizontal/vertical), redução da profundidade de sondagem (horizontal/vertical) e avaliações radiográficas podem servir como resultados secundários (Machtei 1997). Os resultados relatados pelo paciente, após a cirurgia de furca regenerativa, podem incluir dor pós-operatória, taxa de complicações, benefício percebido e mudança na qualidade de vida.

Revisões sistemáticas
A eficácia de várias abordagens regenerativas em defeitos de furca foi avaliada por várias revisões sistemáticas com ou sem metanálises (Jepsen *et al.* 2002; Murphy & Gunsolley 2003; Reynolds *et al.* 2003; Kinaia *et al.* 2011; Chen *et al.* 2013; Avila-Ortiz *et al.* 2015; Panda *et al.* 2019; Jepsen *et al.* 2020a) e também foi abordada em revisões narrativas abrangentes (Sanz *et al.* 2015; Jepsen & Jepsen 2018).

De longe, a maior evidência está disponível para furca classe II (principalmente em molares inferiores e, em menor grau, em defeitos vestibulares na maxila).

Nessas revisões sistemáticas, a RTG demonstrou ser significativamente superior à DRA para ganho de NOH e ICH,

Capítulo 33 Tratamento de Dentes com Envolvimento de Furca

redução de PB e ganho de ICV (Jepsen *et al.* 2002; Kinaia *et al.* 2011; Jepsen *et al.* 2020a). Com relação ao fechamento de furca em defeitos mandibulares, os resultados indicaram que RTG mais ESO foi a abordagem terapêutica mais eficaz e que RTG em combinação com ESO foi superior a DRA e RTG isolada (Murphy & Gunsolley 2003; Chen *et al.* 2013; Jepsen *et al.* 2020a).

Com base nas melhores evidências disponíveis, incluindo apenas ensaios clínicos randomizados, com pelo menos 12 meses de duração, e usando metanálises de rede bayesiana para permitir comparações diretas e indiretas entre várias técnicas regenerativas, foi claramente estabelecido que a melhora da furca (fechamento de furca ou conversão em classe I) pode ser esperada para a maioria dos defeitos de furca classe II (Jepsen *et al.* 2020a) (Tabela 33.2). ESO resultou na maior probabilidade de ser o melhor tratamento para ganho de NOH. RTG mais ESO foi classificado como o melhor tratamento para ganho de ICV e redução de PB.

Resultados a longo prazo

Os dados a longo prazo após a terapia regenerativa em defeitos de furca são escassos (Figueira *et al.* 2014). Ganhos significativos no nível de inserção horizontal (2,6 mm), obtidos 1 ano após a RTG, foram mantidos ao longo de 4 anos, com um leve declínio no fim do 3º ano (Machtei *et al.* 1996). Os ganhos médios no nível de inserção horizontal,

após o uso de barreiras não reabsorvíveis e biodegradáveis, podem ser mantidos por 5 anos (Eickholz *et al.* 2001). Um acompanhamento de 10 anos, de 18 dentes em nove pacientes, revelou maior estabilidade dos ganhos de nível de inserção horizontal, entre 12 e 120 meses. No entanto, dois molares foram perdidos em um paciente, e outro molar perdeu mais de 2 mm do nível de inserção horizontal à sondagem (Eickholz *et al.* 2006).

Perspectivas
Concentrados de plaquetas

As tecnologias de fatores de crescimento e de diferenciação foram avaliadas quanto ao seu potencial para melhorar a cicatrização/regeneração de feridas periodontais. Os concentrados de plaquetas autólogas, como PRP e PRF, são uma fonte de fatores de crescimento que podem ser aplicados na ferida periodontal. O efeito adjuvante de concentrados de plaquetas autólogos para o tratamento de defeitos de furca foi avaliado em uma recente revisão sistemática com metanálise; resultados significativamente superiores em comparação com o desbridamento de retalho aberto foram relatados para ICH, ganho de ICV e redução de PB (Panda *et al.* 2019).

Perda óssea horizontal e vertical combinada

Pouca informação está disponível até agora sobre os resultados da terapia regenerativa em molares comprometidos pela presença de uma combinação de furca e defeitos

Tabela 33.2 Fechamento/conversão de furca (classe II para classe I), após 12 meses em ensaios clínicos randomizados. (Fonte: Jepsen *et al.* 2020a.)

Estudo	Tipos de tratamento	Fechamento da furca	Conversão da furca
Querioz *et al.* (2016)	DME	0 (0%)	13 (100%) para classe I
	ESO	0 (0%)	10 (71,4%) para classe I
	DME + ESO	0 (0%)	12 (85,7%) para classe I
Jaiswal & Deo (2013)	DRA	0 (0%)	2 (20%) para classe I
	RTG-RES + ESO+DME	3 (30%)	7 (70%) para classe I
	RTG-RES + ESO	0 (0%)	8 (80%) para classe I
Santana *et al.* (2009)	DRA	0 (0%) se ICH ≤ 2 mm	NR
	RTG-NONRES + ESO	18 (60%) se ICH ≤ 2 mm	NR
Jepsen *et al.* (2004)	RTG-RES	3 (7%)	27 (60%) para classe I
	DME	8 (18%)	27 (60%) para classe I
De Leonardis *et al.* (1999)	RTG-RES	0 (0%)	6 (50%) para classe I
	RTG-RES + ESO	0 (0%)	11 (91%) para classe I
de Santana *et al.* (1999)	DRA	1	NR
	RTG-NONRES + ESO	5 (33%)	NR
Garrett *et al.* (1997)	RTG-NONRES	14 (22%)	33 (52%) para classe I
	RTG-RES	16 (24%)	35 (53%) para classe I
Hugoson *et al.* (1995)	RTG-NONRES	4 (10%)	13 (34%) para classe I
	RTG-RES	13 (34%)	11 (29%) para classe I
Bouchard *et al.* (1993)	RTG-NONRES	4 (36%)	NR
	RTG-RES	2 (18%)	NR
Garrett *et al.* (1990)	ESO	9 (56%)	NR
	RTG-RES + ESO	3 (20%)	NR

DME = matriz do esmalte; DRA = desbridamento com retalho aberto; ESO = enxertos de substituição óssea; ICH = nível de inserção clínica horizontal; NR = não relatado; RTG-NONRES = membranas não reabsorvíveis; RTG-RES = membranas reabsorvíveis.

Parte 12 Terapia Adicional

intraósseos, embora essas situações sejam frequentemente encontradas na prática clínica. Em uma série de casos retrospectivos, melhorias, definidas como retenção dentária, redução no EF horizontal e vertical, diminuição nas profundidades de sondagem e aumento no nível de inserção clínica, foram relatadas em 1 ano, em 100% da maxila e 92% dos molares inferiores (Cortellini *et al.* 2020). Não se observaram melhorias em molares com hipermobilidade inicial. Observou-se melhora na subclassificação de envolvimento de furca vertical em 87,5% dos molares superiores e em 84,6% dos molares inferiores. As melhorias de 1 ano podem ser mantidas durante o acompanhamento de 3 a 16 anos. Esses resultados foram obtidos em casos com um pico interdentário ósseo e margem gengival coronal à entrada da furca em indivíduos com boa manutenção e participativos. Ensaios clínicos randomizados controlados, com acompanhamento de médio a longo prazo, são necessários para confirmar esses achados.

Sumário e conclusões
- Várias abordagens regenerativas, incluindo o uso de membranas de barreira (não) reabsorvíveis, ESO, DME e suas combinações, foram avaliadas em defeitos de furca classe II e demonstraram ser superiores em comparação ao desbridamento de retalho aberto
- Modalidades de tratamento envolvendo ESO estão associadas a melhor desempenho
- A melhora da furca (fechamento da furca ou conversão em classe I) pode ser esperada para a maioria dos defeitos
- Técnicas regenerativas adjuvantes levam a um ganho significativo de ICH, ICV e redução de PB em comparação com DRA
- Nenhuma conclusão pode ser feita para defeitos de furca classe II interproximais da maxila em virtude de falta de estudos.

Regeneração de envolvimento de furca: procedimento passo a passo (Jepsen & Jepsen 2018)

A sequência de tratamento sugerida é a seguinte:

1. *Seleção de pacientes.* Fatores sistêmicos que limitam o sucesso da cirurgia periodontal, como diabetes não controlada e estado imunocomprometido, devem ser considerados. Baixa adesão do paciente, higiene bucal inadequada e tabagismo são os fatores mais frequentes que limitam a seleção desse procedimento. As opções e alternativas de tratamento devem ser apresentadas ao paciente e os problemas potenciais e os custos adicionais devem ser discutidos. A cirurgia regenerativa de furca deve fazer parte de um plano de tratamento abrangente visando à reabilitação periodontal e funcional completa.

2. *Seleção do dente.* O acesso adequado ao sítio cirúrgico e para futuras manutenções é de extrema importância. Os molares com furca classe II (EF mandibular e vestibular da maxila) são os melhores candidatos a serem considerados para um procedimento regenerativo. Com base nas evidências disponíveis, os defeitos interproximais de furca classe II da maxila são significativamente menos adequados, provavelmente

em decorrência do acesso limitado. As furcas mandibulares e maxilares classe III mostraram várias respostas ao tratamento e, em geral, não há diferenças significativas nos resultados do tratamento comparando a terapia regenerativa com a cirurgia convencional. Foram identificadas características de defeitos e locais que têm impacto nos resultados da cirurgia regenerativa de furca (Bowers *et al.* 2003; Horwitz *et al.* 2004; Reddy *et al.* 2015). Por exemplo, um fenótipo mais espesso e a ausência de recessão dos tecidos moles podem influenciar positivamente a cicatrização após procedimentos de RTG. Resultados mais favoráveis podem ser esperados em locais nos quais a altura óssea interproximal restante encontra-se coronalmente à entrada do defeito de furca em comparação com aqueles em que o osso se localiza na entrada ou apicalmente à entrada da furca (Figura 33.19). A proximidade da raiz interdental pode prejudicar o desbridamento adequado do defeito. A presença de obturação do canal radicular não é uma contraindicação para a regeneração de furca *per se*, desde que não haja sinais de patologia apical.

3. *Cirurgia periodontal regenerativa.* O objetivo é obter acesso suficiente ao defeito para desbridamento meticuloso e aplicação do dispositivo regenerativo. No caso de defeitos isolados, podem ser usadas incisões verticais de alívio (Figura 33.20). Como alternativa, o retalho pode ser estendido lateralmente (Figura 33.19). Tecidos queratinizados devem ser preservados por incisão intrassulcular e elevação de um retalho mucoperiostal de espessura total. O tecido de granulação será removido, e as superfícies radiculares expostas, cuidadosamente limpas por instrumentos manuais, raspadores mecânicos (opcionalmente com pontas revestidas de diamante) ou instrumentos rotatórios. Anomalias radiculares, como projeções/pérolas de esmalte, devem ser removidas. Se o DME fizer parte da estratégia regenerativa, geralmente é aplicado após 2 minutos de condicionamento radicular com EDTA e enxágue com solução salina estéril. Posteriormente, um enxerto/substituto ósseo pode ser usado para preencher o defeito de furca. Alternativamente, uma membrana de barreira RTG pode ser aplicada, com ou sem preenchimento de defeito adicional (Figuras 33.19 e 33.20). A membrana de barreira é fixada por uma sutura reabsorvível para cobrir a entrada da furca e promover a estabilização da ferida e do coágulo. Para facilitar a cobertura completa da barreira, o periósteo pode ser cortado para permitir o avanço coronal do retalho. O retalho é fixado em posição coronal por uma sutura tipo suspensória e suturas interrompidas sobre as incisões verticais (Figura 33.20), ou suturas interdentais no caso de um retalho estendido lateralmente (Figura 33.19). O paciente é orientado a abster-se de remoção mecânica de placa na área cirúrgica, por um período de até 4 semanas. Durante esse período, são usados enxágues com clorexidina ou aplicações tópicas de gel. O paciente retorna para acompanhamento da cicatrização após 1 e 2 semanas, quando as suturas são retiradas. A higiene interdental e a remoção mecânica da placa são reiniciadas após 4 semanas, e um programa personalizado de recuperação e manutenção será determinado.

Capítulo 33 Tratamento de Dentes com Envolvimento de Furca   799

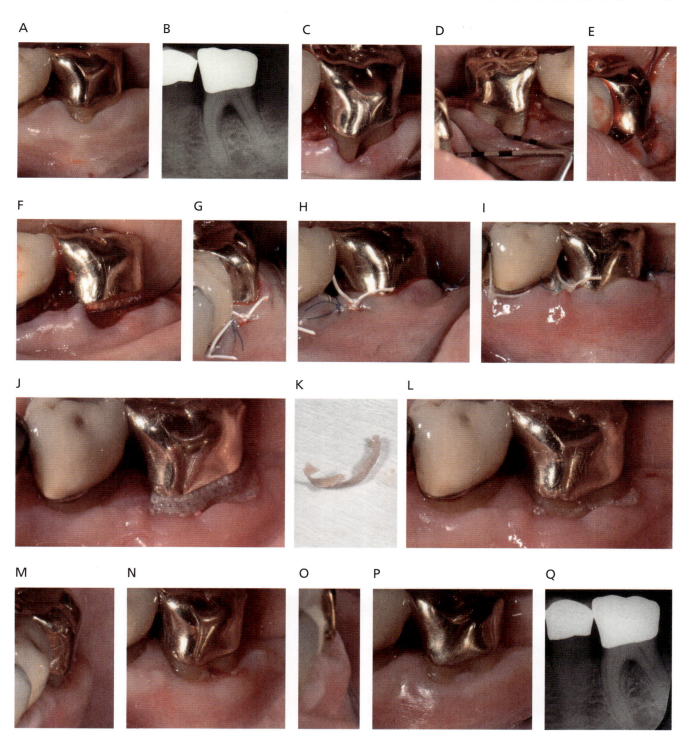

Figura 33.19 **A.** Medidas periodontais iniciais do dente 36. Profundidade de sondagem mesial e distal = 2 mm, envolvimento de furca classe II vestibularmente, profundidade de sondagem horizontal 4 = mm, recessão 3 = mm. **B.** Radiografia do dente 36 com defeito de furca visível, nível ósseo adjacente ligeiramente acima do fórnice da furca. **C.** Elevação do retalho = incisão intrassulcular/liberação horizontal, retalho mucoperiostal, papilas desepitelizadas, divisão periosteal no vestíbulo. Desbridamento da superfície radicular. **D.** Nível ósseo de sondagem horizontal = 4 mm. **E e F.** Colocação de uma barreira de matriz bioabsorvível (configuração Guidor™ MSL, Sunstar Americas, Inc., Schaumburg, IL, EUA) para facilitar a regeneração tecidual guiada. Fixação da barreira com suturas tipo suspensórias integradas. **G e H.** Retalho de avanço coronal fixado com suturas suspensórias e interrompidas. **I.** Um dia após a cirurgia regenerativa periodontal. **J.** Visão clínica 3 semanas após a cirurgia com exposição da matriz. **K e L.** Matriz exposta parcialmente removida. **M e N.** Cinco semanas após a cirurgia. **O e P.** Doze meses após a cirurgia. Profundidades de sondagem horizontal e vertical = 2 mm, recessão = 3 mm. **Q.** Radiografia 12 meses após a cirurgia. Preenchimento ósseo radiográfico quase completo na área de furca. (Fonte: Jepsen & Jepsen 2018.)

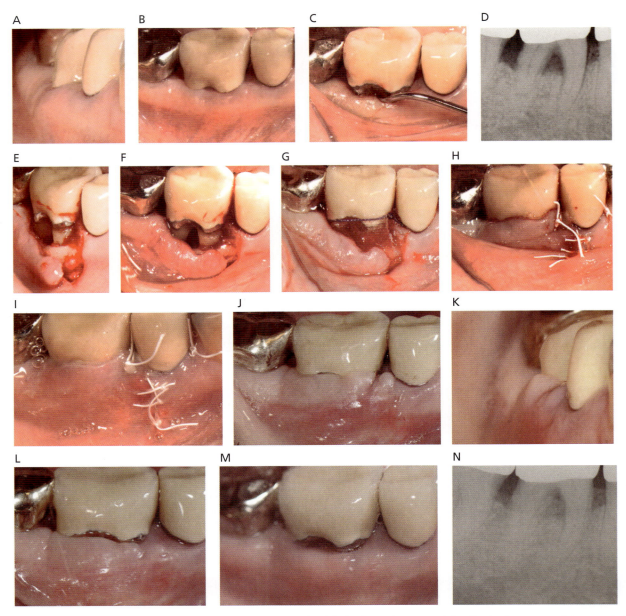

Figura 33.20 **A** e **B.** Medidas periodontais iniciais do dente 46. Profundidade de sondagem mesial e distal = 3 mm, envolvimento de furca classe II. Situação 2 meses após abscesso agudo e mobilidade grau 2 tratado com desbridamento das superfícies radiculares acessíveis e antimicrobianos locais. **C.** Radiografia do dente 46 com defeito de furca visível, perda óssea proximal ao nível da furca e raiz distal muito curta. **D.** Nível ósseo de sondagem horizontal = 7 mm, margem da coroa reduzida e polida. **E** e **F.** Superfícies radiculares desbridadas. Desenho do retalho: incisão intrassulcular/liberação vertical mesial, retalho mucoperiostal, papila mesial desepitelizada, divisão periosteal no vestíbulo. A papila distal foi deixada intacta, mas mobilizada e ligeiramente elevada por um procedimento de tunelização. **G.** Colocação de uma barreira de matriz bioabsorvível (configuração Guidor™ MSL) após a aplicação de um mineral ósseo xenogênico no defeito de furca (Bio-Oss collagen®, Geistlich, Wolhusen, Suíça) para facilitar a regeneração tecidual guiada. **H.** Retalho minimamente girado avançado coronalmente fixado com suturas suspensórias e interrompidas. **I.** Visão clínica 1 dia após a cirurgia periodontal regenerativa. **J** e **K.** Visão clínica 2 semanas após a cirurgia. **L.** Visão clínica 3 meses após a cirurgia. **M.** Nove meses: profundidades de sondagem vertical e horizontal = 2 mm. **N.** Nove meses: preenchimento radiográfico do defeito de furca. (Fonte: Jepsen & Jepsen 2018.)

Tomada de decisão (recomendações clínicas) no tratamento cirúrgico de defeitos de furca classes II e III (Sanz et al. 2020)

- EF não é motivo para exodontia
- Recomenda-se que os molares com EF classe II e III e bolsas residuais, após a terapia inicial não cirúrgica, recebam mais terapia periodontal
- Recomenda-se que os molares inferiores com bolsas residuais associadas a EF classe II sejam tratados com cirurgia periodontal regenerativa
- Sugere-se que os molares, com bolsas residuais associadas a EF classe II vestibular maxilar, sejam tratados com cirurgia periodontal regenerativa
- Recomenda-se que os molares, com bolsas residuais associadas a EF classe II mandibular e superior, sejam

tratados com cirurgia periodontal regenerativa usando DME isolado ou enxerto derivado de osso com ou sem membranas reabsorvíveis (Figura 33.21)
- No EF classe II interdental superior, podem ser considerados instrumentação não cirúrgica, DRA, regeneração periodontal, separação radicular ou ressecção radicular
- Em EF classe III maxilar e classe II múltiplo, no mesmo dente, podem ser considerados instrumentação não cirúrgica, DRA, tunelização, separação radicular ou ressecção radicular
- Em EF classe III mandibular e classe II múltiplo, no mesmo dente, podem ser considerados instrumentação não cirúrgica, DRA, tunelização, separação radicular ou ressecção radicular (Figura 33.22).

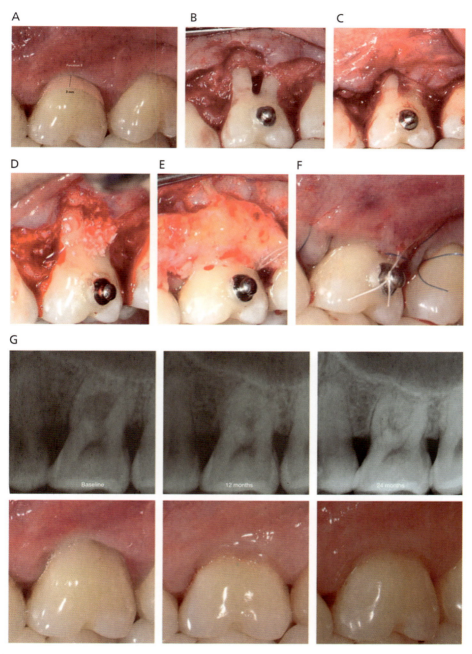

Figura 33.21 **A.** Medidas periodontais iniciais do dente 26. Recessão: vestibularmente à junção amelocementária = 3 mm. Profundidade de sondagem mesial = 2 mm, envolvimento de furca classe II; profundidade de sondagem vestibular = 6 mm; profundidade de sondagem distal = 4 mm. Observe tecido queratinizado mínimo no local da furca. **B.** Visão intraoperatória. Envolvimento de furca classe II (nível ósseo de sondagem horizontal = 6 mm), superfície radicular desbridada e projeções de esmalte cervical removidas. Colocação de um botão ortodôntico para facilitar as suturas aderidas à coroa. Desenho do retalho: incisão intrassulcular/sem liberação vertical, retalho mucoperiostal, papilas desepitelizadas, divisão periosteal no vestíbulo. **C.** Aplicação de derivado de matriz de esmalte após condicionamento da superfície radicular com 24% de EDTA para remoção da *smear layer*. **D.** Aplicação de mineral ósseo xenogênico no defeito de furca. **E.** Enxerto de tecido conjuntivo do palato colocado na superfície radicular e sobre a área da furca, fixado por suturas reabsorvíveis tipo suspensórias. **F.** Retalho de avanço coronal fixado com suturas anexadas à coroa. **G.** Visão clínica e radiográfica no início do estudo e 12 e 24 meses após a cirurgia periodontal regenerativa. Resolução completa do defeito de furca e cobertura da recessão. (Fonte: Sanz *et al.* 2015.)

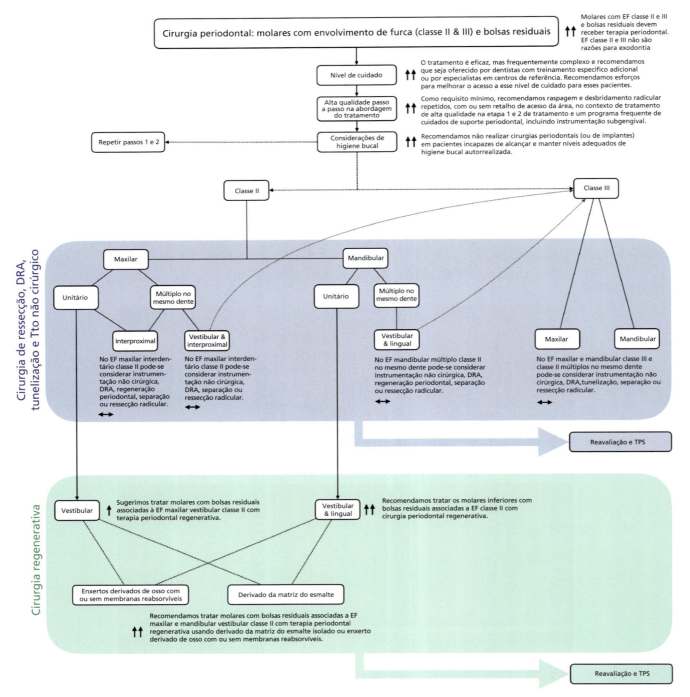

Figura 33.22 Cirurgia periodontal: molares com envolvimento de furca classes II e III e bolsas residuais – um algoritmo de decisão. DRA = desbridamento de retalho aberto; EF = envolvimento de furca; TPS = tratamento periodontal de suporte; Tto = tratamento. (Fonte: Sanz *et al.* 2020.)

Manutenção a longo prazo de dentes com envolvimento de furca

Tendo abordado as diferentes opções de tratamento para molares com EF, é importante saber o que esperar desses dentes a longo prazo. Capítulos anteriores descreveram como estudos longitudinais a longo prazo em coortes de periodontite com TPS relataram perda dentária de aproximadamente 0,10 (Hirschfeld & Wasserman 1978), 0,13 (McGuire & Nunn 1986), 0,15 (Eickholz *et al.* 2008), 0,18 (McFall 1982) e até 0,30 dente por paciente por ano (Tsami *et al.* 2009). O clássico estudo de Hirschfeld e Wasserman foi, talvez, o primeiro a fornecer alguma evidência nesse campo. Acompanhando 600 pacientes durante a TPS, por pelo menos 15 anos retrospectivamente (média de 22 anos), os autores identificaram três grupos diferentes de pacientes com base no padrão de progressão: "bem conservado" (a grande maioria), "declive" e "declive extremo". De 1.464 dentes com EF no início do estudo, 460 foram perdidos (240 deles por um sexto dos pacientes que mais se deterioraram).

Ao agrupar estudos humanos longitudinais, com acompanhamento de pelo menos 3 anos em pacientes com periodontite crônica que apresentaram dados sobre diagnóstico de furca e perda dentária, uma revisão sistemática identificou 14 artigos que poderiam ser agrupados para metanálise (Nibali *et al.* 2016). Todos esses estudos incluíram terapia periodontal "ativa" (muitas vezes incluindo diferentes tipos de procedimentos cirúrgicos), seguida de TPS. Foram incluídos um total de 8.143 molares sem EF e um total de 5.772 molares com EF. A sobrevida do dente variou de 43 a 100% nos diferentes estudos, e entre os dentes relatados nesses estudos, a perda dentária/paciente/ano média foi de 0,1 e 0,2, respectivamente, para molares sem e com EF (risco relativo [RR] de perda dentária = 2,90, 95% IC = 2,01 a 4,18). Foram relatadas como as principais causas de perda dentária progressão periodontal, complicações endodônticas, cárie e fraturas (Kuhrau *et al.* 1990; Haney *et al.* 1997; Yukna & Yukna 1997; McLeod *et al.* 1998; Dannewitz *et al.* 2006). O RR de perda dentária aumentou em paralelo com o tempo de acompanhamento, variando de 1,46 (95% IC = 0,99 a 2,15, $P = 0,06$) para estudos com 5 a 10 anos de acompanhamento, 2,21 (95% IC = 1,79 a 2,74, $P < 0,0001$) para estudos com acompanhamento de 10 a 15 anos e 4,46 (IC de 95% = 2,62 a 7,62, $P < 0,0001$) em estudos com acompanhamento de > 15 anos (Nibali *et al.* 2016). Com o mesmo efeito gradiente observado em populações sem tratamento periodontal regular (Nibali *et al.* 2017), 8, 18 e 30% do total de dentes com EF classe I, II e III, respectivamente, foram perdidos no acompanhamento a longo prazo. Isso resultou em um RR combinado de perda dentária de:

- 1,67 (95% IC = 1,14 a 2,43, $P = 0,008$) para EF classe II *versus* classe I
- 1,83 (95% IC = 1,37 a 2,45, $P < 0,0001$) para EF classe III *versus* classe II
- 3,13 (95% IC = 2,30 a 4,24, $P < 0,0001$) para EF classe III *versus* classe I.

Perda dentária por componente vertical de furca

A análise retrospectiva de 200 molares acompanhados por 10 anos de terapia de suporte após cirurgia periodontal conservadora com cirurgia óssea limitada mostrou que a subclassificação vertical de furca com uma modificação da classificação proposta por Tarnow e Fletcher (1984) foi associada a uma maior incidência de perda dentária para EF classe II com perda óssea até o terço coronal, terço médio ou terço apical da raiz (respectivamente 9, 33 e 77% de perda dentária, em 10 anos). De acordo com esse estudo, resultados semelhantes foram observados em outra coorte retrospectiva de 200 pacientes com periodontite crônica (Tonetti *et al.* 2017), em que os componentes de furca horizontal e vertical foram associados ao aumento do risco de perda dentária durante a TPS, em um modelo multivariável (Nibali *et al.* 2018; Tonetti *et al.* 2017).

Embora não seja possível separar completamente a contribuição relativa de PB ou sangramento à sondagem para perda dentária da mera presença de EF, é claro que o EF pelo menos dobra o risco de perda dentária a longo prazo, e provavelmente mais quando nenhum tratamento periodontal regular é realizado. Isso claramente destaca a importância de se aperfeiçoar nossa eficácia no tratamento de dentes com EF. Pode-se supor que, com melhorias no tratamento regenerativo de EF, esses números poderiam ser melhores no futuro. No entanto, já está claro que, em pacientes submetidos a tratamento periodontal abrangente, a maioria dos molares afetados por EF responde bem ao tratamento periodontal. É importante destacar que, mesmo na presença de EF classe III, apenas 30% dos molares foram perdidos com até 15 anos de acompanhamento em estudos revisados (Nibali *et al.* 2016). A importância da TPS estrita para a sobrevida dos dentes afetados por EF, como para os casos de periodontite em geral, é fundamental (Pretzl *et al.* 2008; Nibali *et al.* 2019). Portanto, embora seja necessário coletar dados sobre outros resultados importantes, como qualidade de vida relacionada com a saúde bucal ou inflamação sistêmica, o tratamento de dentes afetados por EF precisa ser considerado parte importante do cuidado periodontal.

Referências bibliográficas

Abrams, L. & Trachtenberg, D.I. (1974). Hemisection – technique and restoration. *Dental Clinics of North America* **18**, 415-444.

Al-Shammari, K.F., Kazor, C.E. & Wang, H.-L. (2001). Molar root anatomy and management of furcation defects. *Journal of Clinical Periodontology* **28**, 730-740.

Ammons, W.F. & Harrington, G.W. (2006). Furcation: involvement and treatment. In: Newman, M.G., Takei, H.H., Klokkevold P.R. & Carranza, F.A., eds. *Carranza's Clinical Periodontology*. St. Louis: Saunders Elsevier. pp. 991-1004

Avila-Ortiz, G., De Buitrago, J.G. & Reddy, M.S. (2015) Periodontal regeneration – furcation defects: a systematic review from the AAP Regeneration Workshop. *Journal of Periodontology* **86**, S108-130.

Bader, H. & Williams, R. (1997). Clinical and laboratory evaluation of powered electric toothbrushes: comparative efficacy of two powered brushing instruments in furcations and interproximal areas. *Journal of Clinical Dentistry* **8**, 91-94.

Bhusari, P., Sugandhi, A., Belludi, S.A. et al. (2013). Prevalence of enamel projections and its co-relation with furcation involvement in maxillary and mandibular molars: a study on dry skull. *Journal of the Indian Society of Periodontology* **17**, 601-604

Bjorn, A.L. & Hjort, P. (1982). Bone loss of furcated mandibular molars. A longitudinal study. *Journal of Clinical Periodontology* **9**, 402-408.

Booker, B.W., III & Loughlin, D.M. (1985). A morphologic study of the mesial root surface of the adolescent maxillary first bicuspid. *Journal of Periodontology* **56**, 666-670.

Bouchard, P., Ouhayoun, J. P. & Nilvéus, R. E. (1993). Expanded polytetrafluoroethylene membranes and connective tissue grafts support bone regeneration for closing mandibular Class II furcations. *Journal of Periodontology* **64**, 1193-1198.

Bower, R.C. (1979). Furcation morphology relative to periodontal treatment: furcation entrance architecture. *Journal of Periodontology* **50**, 23-27.

Bowers, G.M., Schallhorn, R.G., McClain, P.K.et al. (2003). Factors influencing the outcome of regenerative therapy in mandibular Class II furcations: Part I. *Journal of Periodontology* **74**, 1255-1268.

Brayer, W.K., Mellonig, J.T., Dunlap, R.M. et al (1989). Scaling and root planing effectiveness: the effect of root surface access and operator experience. *Journal of Periodontology* **60**, 67-72.

Burch, J.G. & Hulen, S. (1974). A study of the presence of accessory foramina and the topography of molar furcations. *Oral Surgery, Oral Medicine, Oral Pathology* **38**, 451-455.

804   Parte 12   Terapia Adicional

Camelo, M., Nevins, M.L., Schenk, R.K. *et al.* (2003). Periodontal regeneration in humanclass II furcations using purified recombinant human platelet-derived growth factor-BB (rhPDGF-BB) with bone allograft. *International Journal of Periodontics and Restorative Dentistry* **23**, 213-225.

Carnevale, G., Pontoriero, R. & Hürzeler, M.B. (1995). Management of furcation involvement. *Periodontology 2000* **9**, 69-89.

Carnevale, G., Pontoriero, R. & di Febo, G. (1998). Long-term effects of root-resective therapy in furcation-involved molars. A 10-year longitudinal study. *Journal of Clinical Periodontology* **25**, 209-214.

Chen, T.H., Tu, Y.K., Yen, C.C. & Lu, H.K. (2013). A systematic review and metaanalysis of guided tissue regeneration/osseous grafting for the treatment of class II furcation defects. *Journal of Dental Science* **8**, 209-224.

Chiu, B.M., Zee, K.Y., Corbet, E.F. & Holmgren, C.J. (1991). Periodontal implications of furcation entrance dimensions in Chinese first permanent molars. *Journal of Periodontology* **62**, 308-311.

Cortellini P., Cortellini S. & Tonetti M.S. (2020) Papilla preservation flaps for periodontal regeneration of molars severely compromised by combined furcation and intrabony defects: retrospective analysis of a registry-based cohort. *Journal of Periodontology* **91**, 165-173.

Dannewitz, B., Krieger, J.K., Husing, J. *et al.* (2006). Loss of molars in periodontally treated patients: a retrospective analysis five years or more after active periodontal treatment. *Journal of Clinical Periodontology* **33**, 53-61.

Dannewitz, B., Zeidler, A., Husing, J., Saure, D. *et al.* (2016). Loss of molars in periodontally treated patients: results 10 years and more after active periodontal therapy. *Journal of Clinical Periodontology* **43**, 53-62.

De Leonardis, D., Garg, A.K., Pedrazzoli, V. & Pecora, G. E. (1999). Clinical evaluation of the treatment of class II furcation involvements with bioabsorbable barriers alone or associated with demineralized freeze-dried bone allografts. *Journal of Periodontology* **70**, 8-12.

de Santana, R.B., Gusman, H.C. & Van Dyke, T.E. (1999). The response of human buccal maxillary furcation defects to combined regenerative techniques-two controlled clinical studies. *Journal of the International Academy of Periodontology* **1**, 69-77.

Dommisch, H., Walter, C., Dannewitz, B. & Eickholz, P. (2020). Resective surgery for the treatment of furcation involvement: a systematic review. *Journal of Clinical Periodontology* **47 Suppl 22**, 375-391.

dos Santos, K.M., Pinto, S.C., Pochapski, M.T. *et al.* (2009). Molar furcation entrance and its relation to the width of curette blades used in periodontal mechanical therapy. *International Journal of Dental Hygiene* **7**, 263-269.

Dunlap, R.M. & Gher, M.E. (1985). Root surface measurements of the mandibular first molar. *Journal of Periodontology* **56**, 234-248.

Eickholz, P. & Staehle, H.J. (1994). The reliability of furcation measurements. *Journal of Clinical Periodontology* **21**, 611-614.

Eickholz, P. & Kim, T.S. (1998). Reproducibility and validity of the assessment of clinical furcation parameters as related to different probes. *Journal of Periodontology* **69**, 328-336.

Eickholz, P. & Hausmann, E. (1998) Evidence for healing of interproximal intrabonny defects after conventional and regenerative therapy: digital radiography and clinical measurements. *Journal of Periodontal Research* **33**, 156-165.

Eickholz, P., Kim, T.S., Holle, R. *et al.* (2001). Long-term results of guided tissue regeneration therapy with non-resorbable and bioabsorbable barriers. I. Class II furcations. *Journal of Periodontology* **72**, 35-42.

Eickholz, P., Pretzl, B. Holle, R. & Kim, T.S. (2006). Long-term results of guided tissue regeneration therapy with non-resorbable and bioabsorbable barriers. III. Class II furcations after 10 years. *Journal of Periodontology* **77**, 88-94.

Eickholz, P., Kaltschmitt, J., Berbig, J. *et al.* (2008). Tooth loss after active periodontal therapy. 1: Patient-related factors for risk, prognosis, and quality of outcome. *Journal of Clinical Periodontology* **35**, 165-174.

Eickholz, P. (2010a). Glossar der Grundbegriffe für die Praxis: Parodontologische Diagnostik 6: Furkationsdiagnostik. *Parodontologie* **21**, 261-266.

Eickholz, P. (2010b). Glossar der Grundbegriffe für die Praxis: Resektive Furkationstherapie 1: Wurzelamputation, Trisektion, Hemisektion. *Parodontologie* **21**, 423-429.

Eickholz, P. (2011). Glossar der Grundbegriffe für die Praxis: Resektive Furkationstherapie 2: Prämolarisierung, Tunnelierung, Extraktion, palliative Furkationstherapie. *Parodontologie* **22**, 73-79.

Eickholz, P. & Walter, C. (2018). Clinical and radiographic diagnosis and epidemiology of furcation involvement. In: Nibali, L., ed., *Diagnosis and Treatment of Furcation-Involved Teeth*. Oxford: John Wiley & Sons.

Eschler, B.M. & Rapley, J.W. (1991). Mechanical and chemical root preparation in vitro: efficiency of plaque and calculus removal. *Journal of Periodontology* **62**, 755-760.

Everett, F.G., Jump, E.B., Holder, T.D. *et al.* (1958). The intermediate bifurcational ridge: a study of the morphology of the bifurcation of the lower first molar. *Journal of Dental Research* **37**, 162-169.

Figueira, E.A., de Assis, A.O., Montenegro, S.C. *et al.* (2014). Long-term periodontal tissue outcome in regenerated infrabony and furcation defects: a systematic review. *Clinical Oral Investigations* **18**, 1881-1892.

Fleischer, H.C., Mellonig, J.T., Brayer *et al.* (1989). Scaling and root planing efficacy in multirooted teeth. *Journal of Periodontology* **60**, 402-409.

Fugazzotto, P.A. (2001). A comparison of the success of root resected molars and molar position implants in function in a private practice: results of up to 15-plus years. *Journal of Periodontologoy* **72**, 1113-1123.

Garrett, S., Martin, M. & Egelberg, J. (1990). Treatment of periodontal furcation defects. Coronally positioned flaps versus dura mater membranes in class II defects. *Journal of Clinical Periodontology* **17**, 179-185.

Garrett, S., Polson, A.M., Stoller, N.H. *et al.* (1997). Comparison of a bioabsorbable GTR barrier to a non-absorbable barrier in treating human class II furca- tion defects. A multi-center parallel design randomized single-blind trial. *Journal of Periodontology* **68**, 667-675.

Gher, M.E. & Vernino, A.R. (1980). Root morphology: clinical significance in pathogenesis and treatment of periodontal disease. *Journal of the American Dental Association* **101**, 627-633.

Glickmann, I. (1953). *Clinical Periodontology*. Philadelphia: Saunders.

Gottlow, J., Nyman, S., Lindhe, J. *et al.* (1986). New attachment formation in the human periodontium by guided tissue regeneration: case reports. *Journal of Clinical Periodontology* **13**, 604-616.

Graetz, C., Plaumann, A., Wiebe, J.F. *et al.* (2014). Periodontal probing versus radiographs for the diagnosis of furcation involvement. *Journal of Periodontology* **85**, 1371-1379.

Graetz, C., Schutzhold, S., Plaumann, A. *et al.* (2015). Prognostic factors for the loss of molars – an 18-years retrospective cohort study. *Journal of Clinical Periodontology* **42**, 943-50

Graziani, F., Gennai, S., Karapetsa, D. *et al.* (2015). Clinical performance of access flap in the treatment of class II furcation defects. A systematic review and meta-analysis of randomized clinical trials. *Journal of Clinical Periodontology* **42**, 169-181.

Hallquist, A. & Nasman, A. (2001). Medical diagnostic X-ray radiation – an evaluation from medical records and dentist cards in a case-control study of thyroid cancer in the northern medical region of Sweden. *European Journal of Cancer Prevention* **10**, 147-152.

Hamp, S.E., Nyman, S. & Lindhe, J. (1975). Periodontal treatment of multirooted teeth. Results after 5 years. *Journal of Clinical Periodontology* **2**, 126-135.

Haney, J.M., Leknes, K.N. & Wikesjo, U.M. (1997). Recurrence of mandibular molar furcation defects following citric acid root treatment and coronally advanced flap procedures. *International Journal of Periodontics and Restorative Dentistry* **17**, 528-535.

Harris, R.J. (2002). Treatment of furcation defects with an allograft-alloplast tetracycline composite bone graft combined with GTR: Human histologic evaluation of a case report. *International Journal of Periodontics & Restorative Dentistry* **22**, 381-387.

Haskell, E.W. & Stanley, H. R. (1982). A review of vital root resection. *International Journal of Periodontics and Restorative Dentistry* **2**, 28-49.

Hellden, L.B., Elliot, A., Steffensen, B. *et al.* (1989). The prognosis of tunnel preparations in treatment of class III furcations. A follow-up study. *Journal of Periodontology* 60, 182-187.

Hirschfeld, L. & Wasserman, B. (1978). A long-term survey of tooth loss in 600 treated periodontal patients. *Journal of Periodontology* 49, 225-237.

Horwitz, J., Machtei, E.E., Reitmeir, P. *et al.* (2004). Radiographic parameters as prognostic indicators for healing of class II furcation defects. *Journal of Clinical Periodontology* 31, 105-111.

Hou, G.L., Chen, S.F., Wu, Y.M. *et al.* (1994). The topography of the furcation entrance in Chinese molars. Furcation entrance dimensions. *Journal of Clinical Periodontology* 21, 451-6.

Hou, G.L. & Tsai, C.C. (1997). Cervical enamel projections and intermediate bifurcational ridge correlated with molar furcation involvements. *Journal of Periodontology* 68, 687-693.

Hugoson, A., Ravald, N., Fornell, J. *et al.* (1995). Treatment of class II furcation involvements in humans with bioresorbable and nonresorbable guided tissue regeneration barri- ers. A randomized multicenter study. *Journal of Periodontology* 66, 624-634

Hujoel, P., Hollender, L., Bollen, A. *et al* (2006). Radiographs associated with one episode of orthodontic therapy. *Journal of Dental Education* 70, 1061-1065.

Jaiswal, R. & Deo, V. (2013). Evaluation of the effectiveness of enamel matrix derivative, bone grafts, and membrane in the treatment of mandibular Class II furcation defects. *International Journal of Periodontics and Restorative Dentistry* 33, e58-64.

Jepsen S., Eberhard J., Herrera D. *et al.* (2002). A systematic review of guided tissue regeneration for periodontal furcation defects. What is the effect of guided tissue regeneration compared with surgical debridement in the treatment of furcation defects? *Journal of Clinical Periodontology* 29 Suppl 3, 103-116

Jepsen, S., Heinz, B., Jepsen, K. *et al.* (2004). A randomized clinical trial comparing enamel matrix derivative and membrane treatment of buccal Class II furca- tion involvement in mandibular molars. Part I: Study design and results for primary outcomes. *Journal of Periodontology* 75, 1150-1160.

Jepsen, S., Deschner, J., Braun, A. *et al.* (2011). Calculus removal and the prevention of its formation. *Periodontology 2000* 55, 167-188.

Jepsen, S. & Jepsen, K. (2018). Regenerative therapy of furcations in human clinical studies: What has been achieved so far? In: Nibali, L., ed. *Diagnosis and Treatment of Furcation-Involved Teeth.* Oxford: Wiley-Blackwell. pp. 137-160.

Jepsen, S., Gennai, S., Hirschfeld, J. *et al.* (2020a). Regenerative surgical treatment of furcation defects: a systematic review and Bayesian network meta-analysis of randomized clinical trials. *Journal of Clinical Periodontology* 47 Suppl 22, 352-374.

Jepsen, K., Dommisch, E., Jepsen, S. & Dommisch, H. (2020b). Vital root resection in severely furcation-involved maxillary molars: outcomes after up to 7 years. *Journal of Clinical Periodontology* 47, 970-979.

Joseph, I., Varma, B.R. & Bhat, K.M. (1996). Clinical significance of furcation anatomy of the maxillary first premolar: a biometric study on extracted teeth. *Journal of Periodontology* 67, 386-389.

Kiger, R.D., Nylund, K. & Feller, R.P. (1991). A comparison of proximal plaque removal using floss and interdental brushes. *Journal of Clinical Periodontology* 18, 681-684.

Kinaia, B.M., Steiger, J., Neely, A.L. *et al.* (2011). Treatment of class II molar furcation involvement: meta-analyses of re-entry results. *Journal of Periodontology* 82, 413-428.

Kocher, T. & Plagmann, H.C. (1999). Root debridement of molars with furcation involvement using diamond-coated sonic scaler inserts during flap surgery: a pilot study. *Journal of Clinical Periodontology* 26, 525-530.

Kocher, T., Gutsche, C. & Plagmann, H.C. (1998a). Instrumentation of furcation with modified sonic scaler inserts: study on manikins, part I. *Journal of Clinical Periodontology* 25, 388-393.

Kocher, T., Tersic-Orth, B. & Plagmann, H.C. (1998b). Instrumentation of furcation with modified sonic scaler inserts: a study on manikins, part II. *Journal of Clinical Periodontology* 25, 451-456.

Kuhrau, N., Kocher, T. & Plagmann, H.C. (1990) [Periodontal treatment of furcally involved teeth: with or without root resection?]. *Deutsche Zahnarztliche Zeitschrift* 45, 455-457.

Laky, M., Majdalani, S., Kapferer, I. *et al.* (2013). Periodontal probing of dental furcations compared with diagnosis by low-dose computed tomography: a case series. *Journal of Periodontology* 84, 1740-1746.

Langer, B., Stein, S.D. & Wagenberg, B. (1981). An evaluation of root resections. A ten-year study. *Journal of Periodontolology* 52, 719-722.

Laugisch, O., Cosgarea, R., Nikou, G. *et al.* (2019). Histologic evidence of periodontal regeneration in furcation defects: a systematic review. *Clinical Oral Investigations* 23, 2861-2906.

Leknes, K.N. (1997). The influence of anatomic and iatrogenic root surface characteristics on bacterial colonization and periodontal destruction: a review. *Journal of Periodontology* 68, 507-516.

Leon, L.E. & Vogel, R.I. (1987). A comparison of the effectiveness of hand scaling and ultrasonic debridement in furcations as evaluated by differential darkfield microscopy. *Journal of Periodontology* 58, 86-94.

Lim, H.-C., Jeon, S.-K., Cha, J.-K. *et al.* (2016). Prevalence of cervical enamel projection and its impact on furcation involvement in mandibular molars: a cone-beam computed tomography study in Koreans. *The Anatomical Record* 299, 379-384.

Longstreth, W.T., Jr., Phillips, L.E., Drangsholt, M. *et al.* (2004). Dental X-rays and the risk of intracranial meningioma: a population-based case-control study. *Cancer* 100, 1026-1034.

Loos, B., Claffey, N. & Egelberg, J. (1988) Clinical and microbiological effects of root debridement in periodontal furcation pockets. *Journal of Clinical Periodontology* 15, 453-463.

Loos, B., Nylund, K., Claffey, N. *et al.* (1989). Clinical effects of root debridement in molar and non-molar teeth: a 2-year follow-up. *Journal of Clinical Periodontology* 16, 498-504.

Machtei, E.E., Grossi, S.G., Dunford, R., Zambon, J.J. & Genco, R.J. (1996) Long-term stability of class II furcation defects treated with barrier membranes. *Journal of Periodontology* 67, 523-527.

Machtei, E.E. (1997). Outcome variables in the study of periodontal regeneration. *Annals of Periodontology* 2, 229-239.

Masters, D.H. & Hoskins, S.W. (1964). Projection of cervical enamel into molar furcations. *Journal of Periodontology* 35, 49-53.

Matia, J.I., Bissada, N.F., Maybury, J.E. *et al.* (1986). Efficiency of scaling of the molar furcation area with and without surgical access. *International Journal of Periodontics and Restorative Dentistry* 6, 24-35.

McFall, W.T., Jr. (1982). Tooth loss in 100 treated patients with periodontal disease. A long-term study. *Journal of Periodontology* 53, 539-549.

McGuire, M.K. & Nunn, M.E. (1996). Prognosis versus actual outcome. III. The effectiveness of clinical parameters in accurately predicting tooth survival. *Journal of Periodontology* 67, 666-674.

McLeod, D.E., Lainson, P.A. & Spivey, J.D. (1998). The predictability of periodontal treatment as measured by tooth loss: a retrospective study. *Quintessence International* 29, 631-635.

Moskow, B.S. & Canut, P.M. (1990). Studies on root enamel. *Journal of Clinical Periodontology* 17, 275-281.

Müller, C., Zaruba, M., Gartenmann, S. *et al.* (2017). Die Züricher Tunnel-Technik. Furkationsmanagement adjuvant mit Gummiligaturen. *Swiss Dental Journal* 127, 867-875.

Murphy, K.G. & Gunsolley, J.C. (2003). Guided tissue regeneration for the treatment of periodontal intrabony and furcation defects. A systematic review. *Annals of Periodontology* 8, 266-302.

Nevins, M., Camelo, M., Nevins, M.L. *et al.* (2003) Periodontal regeneration in humans using recombinant human platelet-derived growth factor-BB (rhPDGF-BB) and allogenic bone. *Journal of Periodontology* 74, 1282-1292.

Nibali, L., Zavattini, A., Nagata, K. *et al.* (2016). Tooth loss in molars with and without furcation involvement – a systematic review and meta-analysis. *Journal of Clinical Periodontology* 43, 156-166.

Nibali, L., Krajewski, A., Donos, N. *et al.* (2017). The effect of furcation involvement on tooth loss in a population without regular periodontal therapy. *Journal of Clinical Periodontology* 44, 813-821.

Nibali, L., ed. (2018). *Diagnosis and Treatment of Furcation-Involved Teeth.* Oxford: Wiley-Blackwell.

Nibali, L., Sun, C., Akcalı, A. *et al.* (2018). The effect of horizontal and vertical furcation involvement on molar survival: a retrospective study. *Journal of Clinical Periodontology* 45(3), 373-381.

806 Parte 12 Terapia Adicional

Nibali, L., Akcali, A. & Rudiger, S. G. (2019). The importance of supportive periodontal therapy for molars treated with furcation tunnelling. *Journal of Clinical Periodontology* **46**, 1228-1235.

Nordland, P., Garrett, S., Kiger, R. *et al.* (1987). The effect of plaque control and root debridement in molar teeth. *Journal of Clinical Periodontology* **14**, 231-236.

Panda, S., Karanxha, L., Goker, F. *et al.* (2019). Autologous platelet concentrates in treatment of furcation defects – a systematic review and meta-analysis. *International Journal of Molecular Sciences* **20**, pii: E1347.

Parashis, A.O., Anagnou-Vareltzides, A. & Demetriou, N. (1993). Calculus removal from multirooted teeth with and without surgical access. I: Efficacy on external and furcation surfaces in relation to probing depth. *Journal of Clinical Periodontology* **20**, 63-68.

Park, S.Y., Shin, S.Y., Yang, S.M. *et al.* (2009). Factors influencing the outcome of root-resection therapy in molars: a 10-year retrospective study. *Journal of Periodontology* **80**, 32-40.

Pontoriero, R. & Lindhe, J. (1995). Guided tissue regeneration in the treatment of degree III furcation defects in maxillary molars. *Journal of Clinical Periodontology* **22**, 810-812.

Pontoriero, R., Lindhe, J., Nyman, S. *et al.* (1989). Guided tissue regeneration in the treatment of furcation defects in mandibular molars. A clinical study of degree III involvements. *Journal of Clinical Periodontology* **16**, 170-174.

Pretzl, B., Kaltschmitt, J., Kim, T.S. *et al.* (2008). Tooth loss after active periodontal therapy. 2: tooth-related factors. *Journal of Clinical Periodontology* **35**, 175-182.

Queiroz, L.A., Santamaria, M. P., Casati, M. Z. (2016). Enamel matrix protein derivative and/or synthetic bone substitute for the treatment of mandibular class II buccal furcation defects. A 12-month randomized clinical trial. *Clinical Oral Investigations* **20**, 1597-1606.

Reddy, M.S., Aichelmann-Reidy, M.E., Avila-Ortiz, G. *et al.* (2015). Periodontal regeneration – furcation defects: a consensus report from the AAP Regeneration Workshop. *Journal of Periodontology* **86**, 131-133.

Reynolds, M.A., Aichelmann-Reidy, M.E., Branch-Mays, G.L. *et al.* (2003). The efficacy of bone replacement grafts in the treatment of periodontal osseous defects. A systematic review. *Annals of Periodontology* **8**, 227-265.

Rudiger, S.G., Dahlen, G. & Emilson, C.G. (2019). The furcation tunnel preparation – a prospective 5-year follow-up study. *Journal of Clinical Periodontology* **46**, 659-668.

Salvi, G.E., Mischler, D.C., Schmidlin, K. *et al.* (2014). Risk factors associated with the longevity of multi-rooted teeth. Long-term outcomes after active and supportive periodontal therapy. *Journal of Clinical Periodontology* **41**, 701-707.

Santana, R.B., de Mattos, C.M.L. & Van Dyke, T. (2009). Efficacy of combined regenerative treatments in human mandibular class II furcation defects. *Journal of Periodontology* **80**, 1756-1764.

Sanz, M., Jepsen, K., Eickholz, P. & Jepsen, S. (2015). Clinical concepts for regenerative therapy in furcations. *Periodontology 2000* **68**, 308-332.

Sanz, M.M, Herrera, D., Kebschull. M. *et al.* (2020) Treatment of stage I-III periodontitis – the EFP S3 level clinical practice guideline. *Journal of Clinical Periodontology* **47 Suppl 22**, 4-60.

Schroeder, H.E. & Scherle, W.F. (1987). [Why the furcation of human teeth is shaped so unforeseeably bizarre]. *Schweizer Monatsschrift für Zahnmedizin* **97**, 1495-1508.

Stoller, N.H., Johnson, L.R. & Garrett, S. (2001). Periodontal regeneration of a class II furcation defect utilizing a bioabsorbable barrier in a human: a case study with histology. *Journal of Periodontology* **72**, 238-242.

Sugaya, T., Kawanami, M. & Kato, H. (2002). Effects of debridement with an ultrasonic furcation tip in degree II furcation involvement of mandibular molars. *Journal of the International Academy of Periodontology* **4**, 138-142.

Svärdström, G. & Wennström, J.L. (1988). Furcation topography of the maxillary and mandibular first molars. *Journal of Clinical Periodontology* **15**, 271-275.

Tahmooressi, K., Jonasson, P. & Heijl, L. (2016). Vital root resection with MTA: a pilot study. *Swedish Dental Journal* **40**, 43-51.

Tarnow, D. & Fletcher, P. (1984). Classification of the vertical component of furcation involvement. *Journal of Periodontology* **55**, 283-284.

Tonetti, M.S., Christiansen, A.L., & Cortellini, P. (2017). Vertical subclassification predicts survival of molars with class II furcation involvement during supportive periodontal care. *Journal of Clinical Periodontology* **44**(11), 1140-1144.

Topoll, H.H., Streletz, E., Hucke, H.P. *et al.* (1988). [Furcation diagnosis – comparison of orthopantomography, full mouth X-ray series, and intraoperative finding]. *Deutsche Zahnärztliche Zeitschrift* **43**, 705-708.

Tsami, A., Pepelassi, E., Kodovazenitis, G. *et al.* (2009). Parameters affecting tooth loss during periodontal maintenance in a Greek population. *Journal of the American Dental Association* **140**, 1100-1107.

Walter, C., Kaner, D., Berndt, D.C., Weiger, R. *et al.* (2009). Three-dimensional imaging as a pre-operative tool in decision making for furcation surgery. *Journal of Clinical Periodontology* **36**, 250-257.

Walter, C., Weiger, R., Dietrich, T., Lang, N.P. & Zitzmann, N.U. (2012) Does three-dimensional imaging offer a financial benefit for treating maxillary molars with furcation involvement? A pilot clinical case series. *Clinical Oral Implants Research* **23**, 351-358.

Walter, C., Schmidt, J.C., Dula, K. *et al.* (2016). Cone beam computed tomography (CBCT) for diagnosis and treatment planning in periodontology: a systematic review. *Quintessence International* **47**, 25-37.

Walter, C., Weiger, R. & Zitzmann, N.U. (2010). Accuracy of three-dimensional imaging in assessing maxillary molar furcation involvement. *Journal of Clinical Periodontology* **37**, 436-441.

Yukna, R.A. & Yukna, C.N. (1997). Six-year clinical evaluation of HTR synthetic bone grafts in human grade II molar furcations. *Journal of Periodontal Research* **32**, 627-633.

Capítulo 34

Terapia Não Cirúrgica da Mucosite Peri-Implantar e Peri-Implantite

Lisa Heitz-Mayfield,[1] Giovanni E. Salvi[2] e Frank Schwarz[3]

[1]International Research Collaborative – Oral Health and Equity, School of Anatomy, Physiology and Human Biology, The University of Western Australia, Crawley, WA, Australia
[2]Department of Periodontology, School of Dental Medicine, University of Bern, Bern, Switzerland
[3]Department of Oral Surgery and Implantology, Centre for Dentistry and Oral Medicine, Frankfurt, Germany

---

Introdução, 807
Terapia não cirúrgica da mucosite peri-implantar, 808
   Avaliação da prótese implantossuportada, 809
   Medidas de higiene bucal para autorrealização de remoção de biofilme, 810
   Desbridamento mecânico profissional (cálculo supra e submucoso e remoção de biofilme), 812

Medidas adjuvantes para o tratamento da mucosite peri-implantar, 812
Terapia não cirúrgica da peri-implantite, 814
   Desbridamento mecânico profissional, 815
Conclusão, 818

Introdução

Doenças peri-implantares são condições inflamatórias dos tecidos ao redor dos implantes, causadas por um desequilíbrio entre o biofilme peri-implantar e a resposta do hospedeiro ao biofilme, resultando em disbiose e destruição tecidual. O Capítulo 20 descreve as características histopatológicas da mucosite peri-implantar e peri-implantite, enquanto o Capítulo 9 descreve a natureza dos biofilmes peri-implantares na saúde e na doença.

A *mucosite peri-implantar* é uma condição inflamatória reversível associada à placa dos tecidos moles ao redor do implante (Salvi *et al.* 2012; Schwarz *et al.* 2018a). Os sinais clínicos de mucosite peri-implantar são sangramento à sondagem (SS) suave sem perda de osso de suporte. Vermelhidão e edema da mucosa peri-implantar e aumento das profundidades de sondagem (PS), em comparação às mensurações anteriores, também podem ser observados (Heitz-Mayfield & Salvi 2018) (Figura 34.1).

A *peri-implantite* é uma condição patológica associada à placa caracterizada por inflamação dos tecidos moles ao redor do implante e perda óssea progressiva (Berglundh *et al.* 2018a). Os sinais clínicos de peri-implantite são SS e perda óssea radiográfica em comparação aos níveis ósseos

anteriores. Vermelhidão, edema, supuração e PSs profundas (≥ 6 mm) são comumente observados em implantes diagnosticados com peri-implantite (Berglundh *et al.* 2018a,b; Schwarz *et al.* 2018b) (Figura 34.2).

Doenças peri-implantares são condições comuns com uma prevalência estimada de pacientes em 43% (IC: 32 a 54%) para mucosite peri-implantar e 22% (IC: 14 a 30%) para peri-implantite (Derks & Tomasi 2015). A mucosite peri-implantar é considerada o precursor da peri-implantite, e o tratamento não cirúrgico da mucosite peri-implantar é um pré-requisito para a prevenção da peri-implantite (Jepsen *et al.* 2015). Se não tratada, a peri-implantite pode levar à perda do implante. Portanto, medidas eficazes para tratar doenças peri-implantares têm sido foco de atenção nos últimos anos.

É essencial que o clínico monitore regularmente os tecidos peri-implantares, por sondagem peri-implantar, e forneça tratamento da doença peri-implantar em estágio inicial usando terapia não cirúrgica. A distinção entre mucosite peri-implantar e peri-implantite incipiente pode ser um desafio. Isso se deve em parte às dificuldades de avaliação dos níveis ósseos radiográficos em implantes relacionados com angulação e erro de mensuração, enfatizando ainda a importância do monitoramento regular e

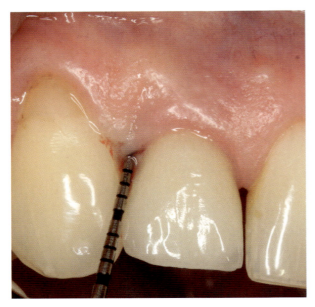

Figura 34.1 Mucosite peri-implantar. Sinais clínicos de mucosite peri-implantar com presença de sangramento à sondagem suave com profundidade de sondagem aumentada (5 mm) em comparação a um exame anterior. Não houve perda de osso de suporte.

da intervenção precoce. Medidas eficazes para tratar doenças peri-implantares requerem uma abordagem anti-infecciosa para remoção de biofilme supra e submucoso com o objetivo de resolver a inflamação e prevenir a progressão da doença.

O sucesso do tratamento da mucosite peri-implantar é definido como a resolução da inflamação avaliada pela ausência de SS. O tratamento bem-sucedido da peri-implantite é definido pelo uso de critérios de sucesso compostos, por exemplo, PS peri-implantar ≤ 5 mm, ausência de sangramento ou supuração à sondagem e nenhuma perda óssea adicional.

Se a doença peri-implantar for detectada em um estágio inicial, pode-se obter um resultado bem-sucedido com a terapia não cirúrgica. Enquanto a intervenção cirúrgica geralmente é necessária para o tratamento da peri-implantite avançada (ver Capítulo 35), a terapia não cirúrgica deve sempre ser a primeira etapa do tratamento e inclui a remoção profissional de biofilme e instruções de higiene bucal (Jepsen *et al.* 2019).

As estratégias de tratamento não cirúrgico incluem vários métodos profissionais de remoção de biofilme, como desbridamento usando instrumentos manuais ou ultrassônicos, polimento a ar (remoção de biofilme usando uma mistura de ar comprimido, água e pó abrasivo fino) ou irradiação a *laser*. Medidas adjuvantes como terapia fotodinâmica antimicrobiana (uso de irradiação a *laser* de baixa potência com fotossensibilizador), administração de agentes antimicrobianos locais ou prescrição de probióticos também podem ser utilizados, embora sem benefício adicional. A superfície, o material e a topografia do implante podem influenciar a formação de biofilme e a escolha do método de descontaminação. Este capítulo descreve estratégias anti-infecciosas de tratamento não cirúrgico para mucosite peri-implantar e peri-implantite (Figura 34.3).

Terapia não cirúrgica da mucosite peri-implantar

Após exame e diagnóstico abrangentes, avaliação e manejo adequado dos fatores/indicadores de risco modificáveis (como tabagismo, periodontite, diabetes melito não controlada) devem preceder o tratamento. A Figura 34.3A descreve as etapas envolvidas e as opções de tratamento disponíveis para a terapia não cirúrgica da mucosite peri-implantar.

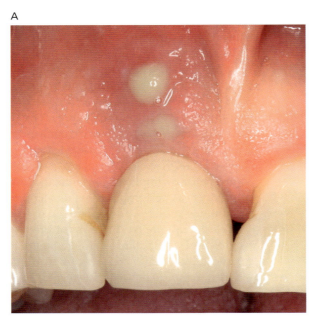 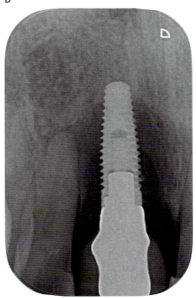

Figura 34.2 A. Peri-implantite. Sinais clínicos de peri-implantite com supuração à sondagem, além da presença de um seio drenante na mucosa vestibular peri-implantar. Profundidades de sondagem profundas > 8 mm. **B.** Radiografia periapical do implante mostra perda óssea peri-implantar avançada até 2 mm do ápice do implante.

Avaliação da prótese implantossuportada

Os contornos da prótese implantossuportada e a posição da margem da prótese com relação à margem da mucosa peri-implantar desempenham um papel importante no resultado do tratamento da mucosite peri-implantar.

O desenho da prótese e o acesso para limpeza, bem como a capacidade do paciente no autocontrole da placa, devem ser cuidadosamente avaliados como parte da fase não cirúrgica da terapia. A modificação dos contornos da prótese para permitir acesso adequado para uso de auxiliares de higiene bucal demonstrou melhorar os resultados do tratamento após o tratamento mecânico não cirúrgico da mucosite peri-implantar (de Tapia et al. 2019). Além disso, melhores resultados de tratamento em implantes com margens protéticas supramucosas foram demonstrados após o tratamento não cirúrgico da mucosite peri-implantar (Heitz-Mayfield et al. 2011; Chan et al. 2019).

Por isso, é importante uma avaliação cuidadosa dos contornos da prótese e do acesso para remoção do biofilme e monitoramento peri-implantar. A modificação da prótese pode exigir pequenos ajustes ou pode envolver redesenhar e refazer a prótese para eliminar os fatores de retenção de

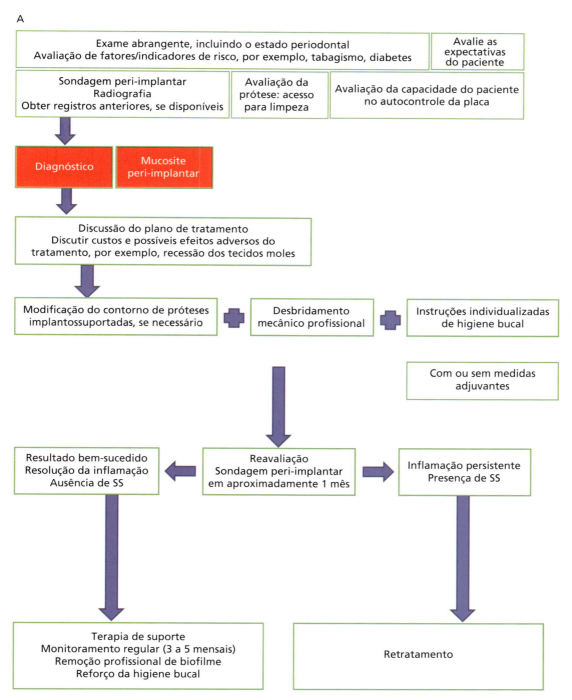

Figura 34.3 A. Fluxograma delineando a sequência de tratamento não cirúrgico recomendada para o manejo da mucosite peri-implantar. SS = sangramento à sondagem. (*continua*)

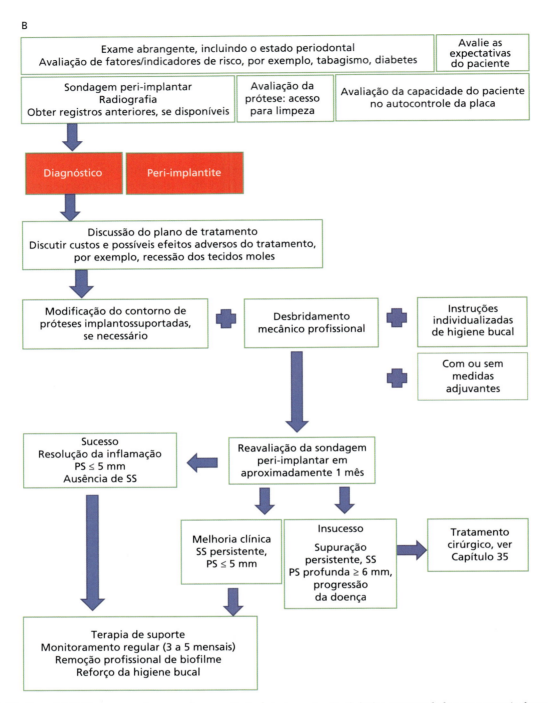

Figura 34.3 (*Continuação*). **B.** Fluxograma descrevendo a sequência de tratamento não cirúrgico recomendada para o manejo da peri-implantite. PS = profundidade de sondagem; SS = sangramento à sondagem.

placa e facilitar o acesso para medidas de higiene bucal (Figura 34.4). O ajuste da prótese implantossuportada e o aperto dos parafusos de retenção também devem ser avaliados quanto à integridade, pois um ajuste inadequado ou parafusos com torque inadequado podem aumentar o acúmulo de biofilme.

As próteses cimentadas também devem ser cuidadosamente avaliadas quanto à presença de excesso de cimento, que é um indicador de risco para mucosite peri-implantar (Jepsen *et al.* 2015). Quando for detectada a presença de cimento submucoso, este deve ser removido.

Medidas de higiene bucal para autorrealização de remoção de biofilme

Medidas de higiene bucal usando escovas de dente manuais ou elétricas são eficazes para autorrealização de remoção de biofilme em próteses implantossuportadas (Salvi & Ramseier 2015; Allocca *et al.* 2018). Várias escovas interproximais também foram avaliadas e consideradas eficazes (Chongcharoen *et al.* 2012). A seleção dos auxiliares de higiene bucal apropriados, incluindo o uso de fio dental ou escovas interproximais, deve ser feita de acordo com a aptidão de cada paciente (Figura 34.5).

Capítulo 34   Terapia Não Cirúrgica da Mucosite Peri-Implantar e Peri-Implantite   811

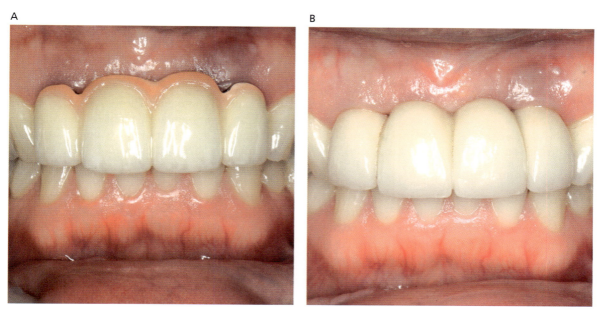

Figura 34.4 **A.** Prótese implantossuportada com acesso inadequado para limpeza dos implantes. A flange labial da prótese impede o acesso para remoção do biofilme e monitoramento dos implantes nas posições 12 e 22. **B.** A prótese implantossuportada foi redesenhada e refeita sem flange labial para permitir bom acesso para limpeza e monitoramento nos implantes na posição 12 e 22.

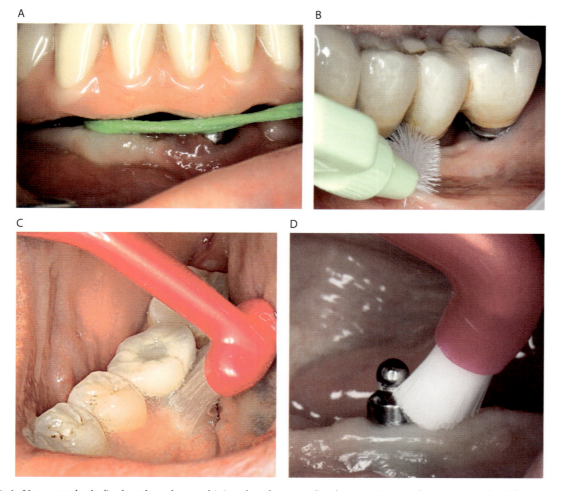

Figura 34.5 **A.** Um exemplo de fio dental usado para higiene bucal autorrealizada na prótese implantossuportada. O fio dental é passado interproximalmente e usado para remover depósitos de biofilme. **B.** Um exemplo de escova interproximal usada para higiene bucal autorrealizada para remover biofilme no implante. **C.** Um exemplo de escova de dentes de cabeça angulada usada para melhorar o acesso lingual para higiene bucal autorrealizada para remover biofilme na prótese-implante. **D.** Um exemplo de uma escova de dentes de tufo único usada para higiene bucal autorrealizada para remover biofilme em um pilar da sobredentadura.

Onde há mínima (< 2 mm) ou falta de mucosa peri-implantar queratinizada, os pacientes podem ter dificuldade em realizar a higiene bucal em virtude do desconforto ao escovar (Figura 34.6), e pode-se considerar cuidados de suporte mais frequentes ou aumento da queratinização da mucosa peri-implantar (Roccuzzo *et al.* 2016).

Desbridamento mecânico profissional (cálculo supra e submucoso e remoção de biofilme)

Instrumentação manual

Instrumentação manual, incluindo o uso de curetas de aço, titânio, fibra de carbono ou plástico e/ou instrumentos ultrassônicos com uma variedade de pontas, pode ser usada para remoção de cálculos supra e submucosos e depósitos de biofilme (Figura 34.7A). Devem ser usados instrumentos que causem alterações mínimas na superfície dos componentes transmucosos da prótese/do implante. A profilaxia com taça de borracha e pasta de polimento também pode ser usada para remoção do biofilme supramucoso (Figura 34.7B).

Polimento a ar

O polimento a ar é uma alternativa à instrumentação manual ou ultrassônica para remoção de biofilme supra e submucoso em implantes de titânio (Tastepe *et al.* 2012). Os pós usados consistem principalmente em aminoácido glicina, bicarbonato de sódio ou eritritol e são eficazes na remoção de biofilme de implantes de titânio e zircônia usinados ou estruturados sem causar grandes alterações na superfície (Schwarz *et al.* 2009b; John *et al.* 2016) (Figura 34.8).

Uma revisão sistemática, incluindo cinco estudos, observou que o polimento a ar com pó de glicina usado como adjunto à instrumentação manual ou como monoterapia foi tão eficaz quanto a instrumentação manual para o tratamento da mucosite peri-implantar (Schwarz *et al.* 2015a).

Medidas adjuvantes para o tratamento da mucosite peri-implantar

Medidas adjuvantes, incluindo aplicação de antimicrobianos locais, irradiação com *laser* de diodo, terapia fotodinâmica e probióticos, têm sido investigadas. No entanto, não foram encontradas medidas adjuvantes para melhorar a eficácia da remoção mecânica profissional de biofilme na resolução da inflamação (Tabela 34.1).

Antimicrobianos/antissépticos locais adjuvantes

Há evidências conflitantes sobre um benefício adicional de antimicrobianos/antissépticos locais para o tratamento da mucosite peri-implantar. Em pacientes diagnosticados com mucosite peri-implantar, a administração de solução de gliconato de clorexidina a 0,12% nas bolsas peri-implantares, após desbridamento mecânico com curetas plásticas, foi comparada com a administração submucosa de solução placebo (Menezes *et al.* 2016). Além disso, os pacientes receberam bochechos 2 vezes/dia com solução de clorexidina ou placebo por 2 semanas (Menezes *et al.* 2016). No acompanhamento de 6 meses, não foi encontrada diferença

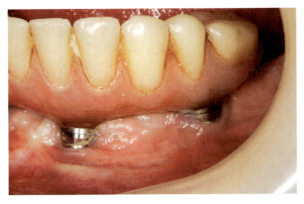

Figura 34.6 Imagem clínica de dois implantes com mínima mucosa peri-implantar queratinizada. O paciente sente desconforto ao realizar as medidas de higiene bucal nesse implante.

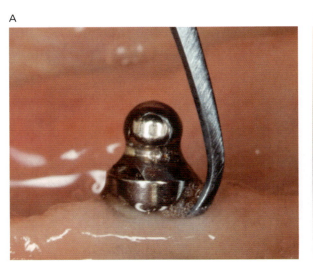
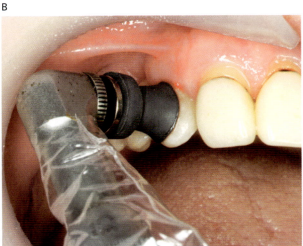

Figura 34.7 **A.** Uma cureta de titânio usada para remover biofilme supra e submucoso em um pilar de sobredentadura. **B.** Profilaxia com taça de borracha e pasta de polimento para remoção de biofilme no tratamento não cirúrgico da mucosite peri-implantar.

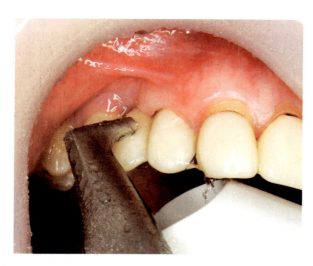

Figura 34.8 Um dispositivo de polimento a ar usado para remoção de biofilme supra e submucoso para tratamento não cirúrgico de mucosite peri-implantar.

estatisticamente significativa no número de locais de implante positivos para SS entre os grupos antisséptico e placebo (Menezes *et al.* 2016).

Heitz-Mayfield *et al.* (2011) relataram, em um estudo que tratou 29 pacientes com mucosite peri-implantar, que o desbridamento não cirúrgico com curetas de titânio e autocontrole de placa foi eficaz no tratamento da mucosite peri-implantar e que a aplicação adjuvante de gel de digliconato de clorexidina, aplicado diariamente usando uma escova de dentes, não melhorou os resultados do tratamento. Aos 3 meses, 38% dos implantes tratados tiveram resolução completa da doença (ausência de SS) (Heitz-Mayfield *et al.* 2011) (ver Tabela 34.1).

Em contraste, Hallström *et al.* (2017) relataram uma melhora adicional nos resultados do tratamento quando o gel adjuvante contendo clorexidina a 0,2% foi aplicado diariamente com uma escova de dentes. Os efeitos da aplicação diária de um gel contendo clorexidina a 0,2% como suplemento às instruções de higiene bucal e desbridamento mecânico foram investigados em um ensaio clínico randomizado de 12 semanas, em pacientes diagnosticados com mucosite peri-implantar (Hallström *et al.* 2017). O uso diário do gel contendo clorexidina resultou em escores de SS estatística e significativamente mais baixos e menos PS residual de ≥ 4 mm, após 4 e 12 semanas, em comparação à aplicação de um gel de placebo (Hallström *et al.* 2017).

Os efeitos clínicos de um enxaguatório bucal contendo 0,03% de clorexidina e 0,05% de cloreto de cetilapiridínio como adjuvante à remoção mecânica profissional da placa e administrada pelo paciente foram avaliados no manejo da mucosite peri-implantar ao longo de 12 meses (Pulcini *et al.* 2019). No acompanhamento de 12 meses, o bochecho, 2 vezes/dia, com a solução antisséptica não foi mais eficaz em comparação com o bochecho com uma solução placebo. A resolução completa dos locais positivos para SS foi alcançada em 58% dos casos após o bochecho com a solução antisséptica e, em 50% dos casos, após o bochecho com placebo (Pulcini *et al.* 2019).

A aplicação de um gel contendo cloramina foi investigada como adjuvante ao desbridamento mecânico, no manejo de pacientes diagnosticados com mucosite peri-implantar (Iorio-Siciliano *et al.* 2020). O gel contendo cloramina foi aplicado aos implantes do grupo teste enquanto o grupo controle recebeu um gel placebo. Os géis foram aplicados cinco vezes por 30 segundos antes do desbridamento mecânico ultrassônico. Os resultados de 6 meses desse ensaio clínico randomizado não demonstraram diferenças estatisticamente significativas nos escores de PS e SS ao comparar os grupos teste e controle. A eliminação completa de sítios com SS foi alcançada em 45% dos implantes de teste e 32% dos implantes do grupo controle em 6 meses (Iorio-Siciliano *et al.* 2020) (ver Tabela 34.1).

Tabela 34.1 Estudos que relataram resolução da doença (ausência de sangramento à sondagem) após tratamento de mucosite peri-implantar.

Autor	Tratamento	Desenho do estudo	n	Acompanhamento	Resolução da doença (ausência SS)	Observações
Heitz-Mayfiled 2011	DM +/− gel CHX	ECR	29 pacientes	3 meses	38% dos implantes/pacientes	Nenhum benefício adicional de CHX
Scwarz 2015c	DM + CHX	Série de casos	17 pacientes 24 implantes	6 meses	5 de 17 pacientes 53% dos pacientes	Implantes de zircônia
John *et al.* 2017 (mesmo que Schwarz 2015c)	DM + CHX	Série de casos	14 pacientes	Média de 34 meses	7 de 14 pacientes 50% dos pacientes	Implantes de zircônio de duas peças
Pulcini *et al.* 2019	DM + CHX-CCP DM	ECR	24 pacientes 22 implantes	12 meses	58,3% dos implantes 50% dos implantes	Alguma vantagem da CHX/CCP apenas em sítios vestibulares
Iorio-Siciliano *et al.* 2020	DM + cloramina DM + placebo	ECR	46 pacientes 68 implantes	6 meses	45% dos implantes 32% dos implantes	Sem diferença significativa entre os grupos
Aimetti 2019	DM + *laser* diodo DM	ECR	110 pacientes 110 implantes	3 meses	35% dos implantes 31% dos implantes	Nenhuma vantagem do *laser* de diodo

CCP = cloreto de cetilaperidínio; CHX = clorexidina; DM = desbridamento mecânico; ECR = estudo clínico randomizado; SS = sangramento à sondagem.

Probióticos adjuvantes

Tem sido sugerido que a administração oral diária de bactérias probióticas pode apoiar a formação de biofilmes bacterianos compatíveis com a saúde peri-implantar e, portanto, melhorar os parâmetros clínicos, microbiológicos e derivados do hospedeiro quando administrados como adjuvantes à terapia mecânica não cirúrgica de mucosite peri-implantar. Há evidências conflitantes sobre o benefício clínico do tratamento probiótico adjuvante. Flichy-Fernández *et al.* (2015) relataram efeitos positivos após profilaxia e probiótico oral diário contendo *Lactobacillus reuteri*, por 30 dias, em implantes diagnosticados com mucosite peri-implantar. Os probióticos orais diários mostraram uma redução adicional de PS de 1,09 ± 0,90 mm em comparação com a administração adjuvante de comprimidos de placebo em 6 meses (Flichy-Fernández *et al.* 2015). Esses resultados, no entanto, devem ser interpretados com cautela, uma vez que os parâmetros que refletem as alterações na inflamação da mucosa (ou seja, SS) não foram relatados.

Em outro estudo, *L. reuteri* administrado por 30 dias em conjunto com desbridamento mecânico de boca toda demonstrou melhora nos parâmetros clínicos em implantes diagnosticados com mucosite ou peri-implantite por até 90 dias (Galofre *et al.* 2018). A liberação de *L. reuteri*, no entanto, produziu uma diminuição significativa na carga bacteriana de *Porphyromonas gingivalis* apenas em implantes com mucosite peri-implantar (Galofre *et al.* 2018).

No entanto, os resultados de ensaios clínicos randomizados (Hallström *et al.* 2016, Pena *et al.* 2019), não conseguiram demonstrar os efeitos benéficos dos probióticos adjuvantes no manejo da mucosite peri-implantar. Portanto, as evidências disponíveis para o uso de probióticos adjuvantes são limitadas e inconclusivas.

Irradiação de *laser* adjuvante

O uso adjuvante de irradiação a *laser* de diodo (980 nm) para o tratamento da mucosite peri-implantar foi investigado em um estudo controlado randomizado incluindo 220 pacientes, cada um com um implante diagnosticado com mucosite peri-implantar. Após 3 meses do tratamento, observou-se resolução da mucosite peri-implantar (ausência de SS) em 31% dos implantes tratados apenas com desbridamento mecânico e 34% dos implantes tratados com *laser* em conjunto com desbridamento mecânico (Aimetti *et al.* 2019) (ver Tabela 34.1). Portanto, o tratamento com *laser* de diodo não mostrou fornecer nenhum benefício adicional em comparação com apenas o desbridamento mecânico (curetas e dispositivos ultrassônicos).

Terapia fotodinâmica antimicrobiana adjuvante (TFDa)

Um estudo controlado randomizado em 54 pacientes tabagistas, com mucosite peri-implantar, observou que a terapia fotodinâmica antimicrobiana (TFD) como adjuvante à terapia mecânica resultou em benefícios clínicos adicionais, 3 meses após o tratamento, em termos de redução da PS em comparação com apenas o desbridamento mecânico (Javed *et al.* 2017). O número de sítios com SS residual, no entanto, foi semelhante entre os grupos de tratamento, indicando que a TFDa tem um benefício limitado.

Antimicrobianos sistêmicos adjuvantes

Antimicrobianos sistêmicos adjuvantes não são recomendados para o tratamento da mucosite peri-implantar, pois não oferecem benefícios clínicos adicionais e há risco de efeitos adversos (Hallström *et al.* 2012).

Implantes de zircônia

A maioria dos estudos que avaliam o tratamento da mucosite peri-implantar inclui implantes de titânio. Há dados limitados disponíveis sobre o tratamento da mucosite peri-implantar em implantes de zircônia. Uma série de casos incluindo 17 pacientes com implantes de zircônia diagnosticados com mucosite peri-implantar, que foram tratados com desbridamento mecânico e aplicação local de clorexidina, observou que nove dos 17 (52,9%) pacientes alcançaram a resolução da doença (ausência de SS), 6 meses após o tratamento (Schwarz *et al.* 2015c).

Conclusão

Medidas adjuvantes ao desbridamento mecânico não foram encontradas para melhorar a eficácia da remoção mecânica profissional de biofilme no tratamento da mucosite peri-implantar (Schwarz *et al.* 2015b). O polimento a ar, com pó de glicina usado como monoterapia, é tão eficaz quanto a instrumentação manual para o tratamento da mucosite peri-implantar (Schwarz *et al.* 2015a). Melhorias clínicas significativas em termos de redução no número de sítios com SS e redução de PS podem ser alcançadas após o tratamento da mucosite peri-implantar. No entanto, a resolução completa da inflamação não é alcançada na maioria dos casos (ver Tabela 34.1). Por isso, o monitoramento regular e a remoção mecânica profissional regular do biofilme, além do autocontrole diário de placa, é considerado o tratamento-padrão e deve ser realizado para tratar a mucosite peri-implantar e prevenir a progressão para peri-implantite (ver Figura 34.3A).

Terapia não cirúrgica da peri-implantite

Uma vez feito o diagnóstico da peri-implantite, o tratamento deve prosseguir sem demora.

Em casos de perda óssea incipiente, a terapia não cirúrgica pode ser bem-sucedida na resolução da peri-implantite. No entanto, onde há perda óssea mais avançada, enquanto melhoras clínicas (redução de PS e SS) são frequentemente observadas, geralmente o tratamento não cirúrgico sozinho é ineficaz na resolução da inflamação e na interrupção da progressão da doença na maioria dos casos. A limitação do

Capítulo 34 Terapia Não Cirúrgica da Mucosite Peri-Implantar e Peri-Implantite

tratamento não cirúrgico da peri-implantite está relacionada com a dificuldade de acesso à superfície do implante em decorrência de topografia, presença de roscas do implante e anatomia do entorno. O manejo cirúrgico (ver Capítulo 35) é recomendado quando PSs profundas e sangramento e/ou supuração permanecem após o tratamento não cirúrgico. O tratamento não cirúrgico deve, no entanto, ser realizado como primeira fase do tratamento e antes do tratamento cirúrgico, a fim de reduzir o nível de inflamação e garantir que a higiene bucal do paciente seja otimizada antes da cirurgia.

A terapia não cirúrgica da peri-implantite (ver Figura 34.3B) envolve a mesma sequência de tratamento da mucosite peri-implantar. Após exame e diagnóstico abrangentes, avaliação e redução de fatores/indicadores de risco modificáveis, como tabagismo, periodontite e diabetes melito não controlada, devem preceder ao tratamento. O tratamento inclui uma avaliação da capacidade de limpeza e ajuste da prótese e modificação conforme necessário, seguidos de instruções de higiene bucal e desbridamento mecânico profissional para remover cálculos e depósitos de biofilme. A reavaliação em aproximadamente 4 a 6 semanas, após o tratamento não cirúrgico, permitirá que o clínico avalie a resposta ao tratamento. Quando melhorias clínicas são observadas (redução de PSs de ≤ 5 mm e resolução de SS), o paciente deve receber um programa estruturado de cuidados de suporte que envolva monitoramento regular e remoção profissional do biofilme. Se houver inflamação persistente (SS/supuração) com PSs profundas remanescentes ≥ 6 mm, recomenda-se o tratamento cirúrgico (ver Capítulo 35) (ver Figura 34.3B).

Desbridamento mecânico profissional

Instrumentação incluindo o uso de aço, titânio, fibra de carbono e/ou instrumentos ultrassônicos ou irradiação de *laser* Er:YAG podem ser usados para remoção de cálculos supra e submucosos e depósitos de biofilme. O polimento a ar pode ser usado para remover depósitos não mineralizados. Deve-se ter cuidado ao instrumentar as bolsas peri-implantares profundas, independentemente do método escolhido, em razão da impossibilidade de visualização da topografia do implante. As medidas adjuvantes incluem o uso de antimicrobianos locais, terapia fotodinâmica antimicrobiana e probióticos. Devem ser considerados o custo-efetividade e a preferência do paciente ao escolher o método para remoção não cirúrgica do biofilme.

Irradiação a *laser*

O *laser* Er:YAG (dopado com érbio: ítrio, alumínio e granada) é o *laser* mais comumente estudado para o tratamento da peri-implantite. Seu comprimento de emissão de onda (2.940 nm) é altamente absorvido pela água, permitindo a remoção efetiva de partículas não mineralizadas e biofilmes mineralizados sem danificar a superfície do implante ou causar grandes efeitos colaterais térmicos aos tecidos adjacentes (Aoki *et al.* 2004) (Figura 34.9).

As características histológicas da cicatrização de feridas após a aplicação do *laser* Er:YAG para o tratamento não cirúrgico da peri-implantite foram avaliadas em estudos experimentais com animais e em estudos clínicos (Schwarz *et al.* 2009a). A terapia não cirúrgica, com o uso de *laser* Er:YAG, dispositivo ultrassônico ou curetas plásticas e aplicação local de gel de metronidazol, foi avaliada em um estudo experimental em animais. Após 3 meses de cicatrização, as biopsias demonstraram infiltrados de células inflamatórias semelhantes em todos os grupos de tratamento com reosseointegração mínima (novo contato osso-implante) após tratamento não cirúrgico (Schwarz *et al.* 2006c).

A observação de que um único curso de instrumentação não cirúrgica com o uso *laser* Er:YAG pode não ser eficaz na obtenção da resolução completa da doença foi confirmada em um estudo clínico incluindo um total de 12 pacientes, cada um com um implante diagnosticado com peri-implantite (Schwarz *et al.* 2006b). O exame do tecido biopsiado obtido, após o tratamento não cirúrgico durante a cirurgia de retalho aberto subsequente nos locais dos implantes, revelou um infiltrado misto de células inflamatórias crônicas (macrófagos, linfócitos e plasmócitos) que foi encapsulado por feixes irregulares de tecido conjuntivo fibroso mostrando uma proliferação aumentada de estruturas vasculares (Schwarz *et al.* 2006b).

Esses resultados confirmaram os achados de estudos clínicos controlados (Schwarz *et al.* 2005, 2006a) que compararam a monoterapia com *laser* Er:YAG com desbridamento mecânico (curetas plásticas + irrigação com digliconato de clorexidina) para o tratamento não cirúrgico de peri-implantite moderada e lesões avançadas. Após 3 e 6 meses de cicatrização, o tratamento com *laser* de Er:YAG revelou uma redução média significativamente maior do SS do que o desbridamento mecânico com curetas plásticas. No entanto, aos 12 meses, ambos os grupos de tratamento tiveram um ligeiro aumento no SS, o qual foi mais pronunciado em locais inicialmente profundos (PS > 7 mm) (Schwarz *et al.* 2006a).

Em suma, a irradiação com *laser* Er:YAG não demonstrou fornecer benefícios adicionais em termos de resolução da doença em comparação com apenas desbridamento mecânico.

Polimento a ar

O polimento a ar, com pó de glicina, para remoção de biofilme supra e submucoso em implantes diagnosticados com peri-implantite (Figura 34.10), foi demonstrado em uma metanálise por fornecer melhora maior na redução do SS (redução média ponderada do SS de −23,83%; IC: 95% [−47,47, −0,20]) em comparação ao desbridamento mecânico com ou sem terapia antisséptica local ou com o tratamento com *laser* Er:YAG (Schwarz *et al.* 2015a).

No entanto, como a resolução completa da doença raramente é obtida após a terapia, é essencial um acompanhamento rigoroso para determinar a necessidade de tratamento adicional (Schwarz *et al.* 2016).

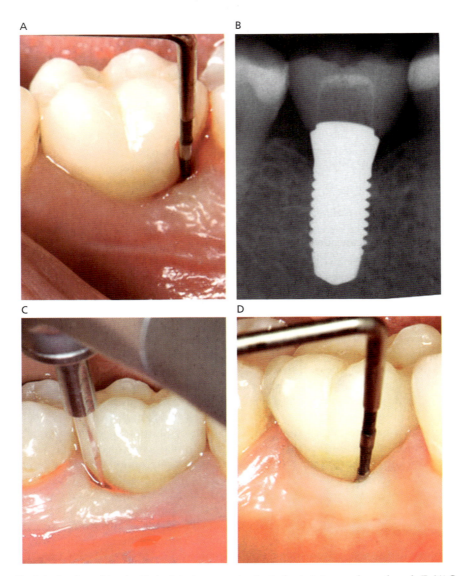

Figura 34.9 Tratamento não cirúrgico de peri-implantite incipiente em um implante de zircônia usando um *laser* de Er:YAG. **A.** Sinais clínicos (sangramento à sondagem e aumento da profundidade de sondagem) de peri-implantite incipiente em um implante de zircônia. **B.** Aspecto radiográfico de um implante de zircônia com perda óssea incipiente nas faces mesial e distal. **C.** Aplicação do *laser* Er:YAG usando uma ponta de fibra de vidro, em forma de cinzel, a 100 mJ/pulso (12,7 J/cm^2) e 1 Hz. **D.** Resultado bem-sucedido do tratamento em 3 anos, com resolução da inflamação (ausência de sangramento à sondagem) e saúde do tecido peri-implantar. (Fonte: John *et al.* 2017. Reproduzida, com autorização, de John Wiley & Sons, Inc.)

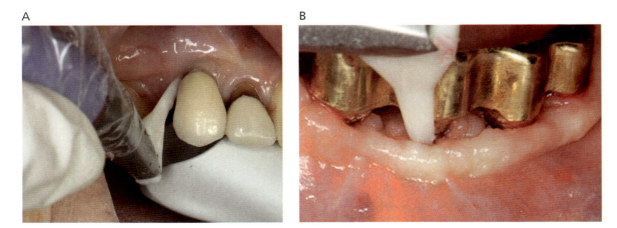

Figura 34.10 A. Polimento a ar com pó de glicina usando uma ponta flexível, para remoção de biofilme submucoso em um implante diagnosticado com peri-implantite. **B.** Tratamento não cirúrgico da peri-implantite com um dispositivo de polimento a ar com ponta flexível. (Fonte: Sahm *et al.* 2011. Reproduzida, com autorização, de John Wiley & Sons, Inc.)

Terapia fotodinâmica antimicrobiana adjuvante (TFDa)

A TFDa em conjunto com o desbridamento mecânico pode representar um tratamento alternativo para a peri-implantite, uma vez que melhorias clínicas e microbiológicas foram relatadas após o tratamento. Em casos de peri-implantite incipiente (definida como PS de 4 a 6 mm com SS e perda óssea ≤ 2 mm), o desbridamento mecânico não cirúrgico (curetas de titânio e polimento de ar com glicina em pó) com uso adjuvante de TFD resultou em desfechos semelhantes, resultados clínicos, microbiológicos e derivados do hospedeiro, como com o uso adjuvante de microesferas de minociclina (Schär *et al.* 2013; Bassetti *et al.* 2014). A eliminação completa de sítios com SS foi alcançada em 31,6% dos pacientes com aplicação adjuvante de TFD, em 12 meses de acompanhamento (Tabela 34.2).

Embora a aplicação de TFDa tenha sido investigada como uma abordagem adicional para descontaminação de implantes afetados por peri-implantite, um resumo recente das evidências disponíveis relatou resultados inconclusivos sobre sua aplicação como adjuvante ao desbridamento mecânico exclusivo (Chambrone *et al.* 2018).

Antimicrobianos locais adjuvantes

Foram relatadas melhorias nos parâmetros clínicos e microbiológicos após desbridamento mecânico não cirúrgico e administração adjuvante de clorexidina (Machtei *et al.* 2012) e antimicrobianos locais não reabsorvíveis e reabsorvíveis (Buchter *et al.* 2004; Renvert *et al.* 2004, 2006, 2008; Persson *et al.* 2006; Salvi *et al.* 2007) para o tratamento da peri-implantite.

A colocação repetida de *chips* de clorexidina como adjuvante ao desbridamento mecânico não cirúrgico foi investigada em pacientes diagnosticados com peri-implantite, definida como PS de 6 a 10 mm, combinado com perda óssea ≥ 2 mm (Machtei *et al.* 2012). Esse estudo clínico randomizado incluiu sete aplicações de *chips* de clorexidina e os resultados indicaram melhorias significativas nos parâmetros clínicos em 6 meses (Machtei *et al.* 2012). No entanto, a ausência de SS foi alcançada em apenas 57,5% dos locais de implante tratados com aplicação repetida de *chip* de clorexidina (Machtei *et al.* 2012) (ver Tabela 34.2).

O desbridamento mecânico da superfície do implante em conjunto com a colocação de fibras impregnadas de tetraciclina não reabsorvíveis produziu alterações clínicas estatisticamente significativas com relação à redução na média de PS de 6,0 para 4,1 mm e escores SS, após 12 meses (Mombelli *et al.* 2001). As fibras reabsorvíveis impregnadas de tetraciclina não estão mais disponíveis comercialmente.

Os efeitos clínicos e microbiológicos de microesferas de minociclina administradas localmente como adjuvante ao desbridamento mecânico não cirúrgico usando curetas de fibra de carbono foram investigados em uma série de casos de lesões de peri-implantite (Persson *et al.* 2006; Salvi *et al.* 2007) (Figura 34.11). Reduções significativas nos níveis de *Tanerella forsythia, Porphyromonas gingivalis* e *Treponema denticola* foram observadas até 6 meses (Persson *et al.* 2006). Embora os resultados indiquem reduções significativas na porcentagem de sítios com SS e na PS dos sítios, ao longo de 12 meses, a resolução da doença não foi alcançada em todos os casos e a necessidade de intervenção cirúrgica adicional não pôde ser excluída (Salvi *et al.* 2007).

Em um estudo comparativo, os efeitos adjuvantes clínicos da administração local repetida de microesferas de minociclina foram comparados com a aplicação de gel de clorexidina em pacientes com peri-implantite (Renvert *et al.* 2008). A administração adjuvante de microesferas de minociclina resultou em uma redução estatisticamente maior em PSs e número de sítios com SS em comparação com a aplicação de gel de clorexidina (Renvert *et al.* 2008).

Os benefícios clínicos adjuvantes de uma solução contendo cloramina apenas para desbridamento mecânico

Tabela 34.2 Estudos que relataram resolução da doença após tratamento não cirúrgico de peri-implantite.

Autor	Tratamento	Desenho do estudo	n	Acompanhamento	Resolução da doença Ausência SS	Observações
Schwarz *et al.* 2015c	*Laser* Er:YAG Monoterapia	Série de casos	17 pacientes 21 implantes	6 meses	5 dos 17 pacientes 29% Ausência de SS	Implantes de zircônia
Schär *et al.* 2013 (6 meses) Bassetti *et al.* 2014 (12 meses)	DM + AAA + DEL DM + AAA + TFD	ECR	20 pacientes/ implantes 20 pacientes/ implantes	6 meses	DM + DEL: 15% dos implantes DM + TFD: 30% dos implantes Ausência de SS	Peri-implantite inicial DEL – microesferas de minociclina Sem diferença entre os grupos Tratamento repetido em 3 e 6 meses em sítios com SS
Shibi *et al.* 2019	DM + placebo DM + AMX/MET	ECR	40 pacientes	12 meses	Sucesso: PS < 5 mm, sem SS, sem perda óssea 50% de sucesso em ambos os grupos	Peri-implantite grave Sem diferença no desfecho entre os grupos

AAA = pó aminoácido glicina; AMX = amoxicilina; CHX = clorexidina; DEL = dispositivo de entrega local; DM = desbridamento mecânico; ECR = ensaio clínico randomizado; MET = metronidazol; PS: = profundidade de sondagem; SS = sangramento à sondagem; TFD = terapia fotodinâmica.

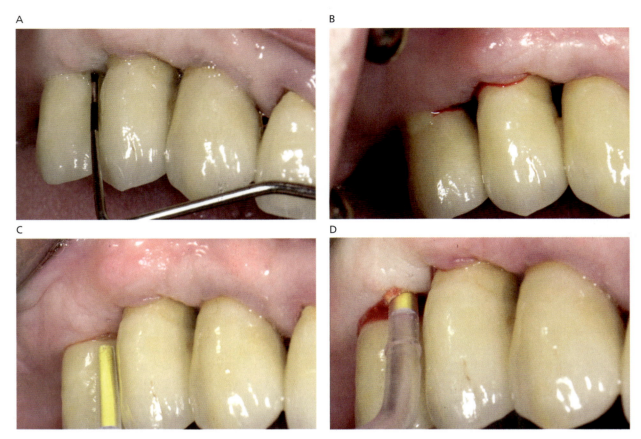

Figura 34.11 **A.** Profundidade de sondagem peri-implantar profunda (8 mm) associada a peri-implantite no local do implante 15. **B.** Sangramento e supuração após sondagem no local do implante 15. **C.** Aplicação adjuvante de um agente antimicrobiano local (microesferas de minociclina) para o tratamento não cirúrgico da peri-implantite. Ponta de aplicação de microesferas de minociclina antes da colocação na bolsa peri-implantar. **D.** Aplicação adjuvante de um agente antimicrobiano local (microesferas de minociclina) para o tratamento não cirúrgico da peri-implantite. Inserção da ponta de liberação na bolsa peri-implantar.

também foram testados em um ensaio clínico randomizado com desenho de boca dividida, em 16 pacientes diagnosticados com peri-implantite (Roos-Jansaker *et al.* 2017). No acompanhamento de 3 meses, foram observadas reduções significativas nos sítios positivos de SS e PSs, em ambos os grupos, quando comparados ao início. No entanto, não foram observadas diferenças estatisticamente significativas entre os grupos, indicando que apenas o desbridamento mecânico não cirúrgico foi igualmente eficaz na redução da inflamação da mucosa e outros parâmetros clínicos em comparação com o desbridamento mecânico não cirúrgico com aplicação adjuvante de cloramina (Roos-Jansaker *et al.* 2017).

Antimicrobianos sistêmicos adjuvantes

Um estudo randomizado controlado com placebo não encontrou vantagem clínica de antimicrobianos sistêmicos adjuvantes para tratamento não cirúrgico de peri-implantite avançada (Shibli *et al.* 2019), com apenas metade dos pacientes alcançando um resultado de tratamento bem-sucedido (PS de < 5 mm, sem SS, sem perda óssea adicional). Portanto, o uso adjuvante de antimicrobianos sistêmicos não é suportado para o tratamento não cirúrgico da peri-implantite.

Implantes de zircônia

Há dados limitados disponíveis sobre o tratamento de peri-implantite em implantes de zircônia. Em uma série de casos, 17 pacientes diagnosticados com peri-implantite receberam tratamento com monoterapia de *laser* Er:YAG seguido de remoção da placa supramucosa e irrigação local da bolsa com clorexidina. Aos 6 meses, a resolução da doença (ausência de SS e ausência de PS de ≥ 6 mm) foi obtida em cinco dos 17 (29,4%) pacientes (Schwarz *et al.* 2015c). Em 3 anos, a resolução da mucosite peri-implantar foi obtida em sete dos 14 (50,0%) pacientes e a resolução da peri-implantite em cinco dos 13 (38,5%) pacientes investigados (Figura 34.9). Com base nesses dados limitados, pode-se concluir que o tratamento não cirúrgico, em implantes de zircônia, pode resultar em melhorias clínicas; no entanto, a resolução completa da doença não é alcançada em todos os casos (John *et al.* 2017).

Conclusão

O tratamento da peri-implantite requer uma abordagem anti-infecciosa que inclui remoção mecânica profissional não cirúrgica do biofilme peri-implantar supra e submucoso e autocontrole de biofilme regular. O objetivo do tratamento

Capítulo 34 Terapia Não Cirúrgica da Mucosite Peri-Implantar e Peri-Implantite

é resolver a inflamação e prevenir a progressão da doença. Melhorias clínicas, como redução no número de sítios com SS e redução de PSs, podem ser frequentemente alcançadas após o tratamento não cirúrgico da peri-implantite. No entanto, a resolução completa da inflamação não é alcançada na maioria dos casos de peri-implantite. Estão disponíveis várias técnicas para desbridamento mecânico profissional. O polimento a ar, com pó de glicina, demonstrou fornecer alguma vantagem na redução do SS em comparação com o desbridamento mecânico com ou sem terapia antisséptica local ou com o tratamento com *laser* Er:YAG (Schwarz *et al.* 2015b). Medidas adjuvantes podem ser usadas; no entanto, nenhum benefício clínico significativo sobre o desbridamento mecânico exclusivo foi demonstrado.

O monitoramento regular dos tecidos peri-implantares e a detecção de peri-implantite incipiente são essenciais, pois a terapia não cirúrgica pode ser bem-sucedida no tratamento da peri-implantite em seus estágios iniciais. Em estágios mais avançados da peri-implantite, o manejo não cirúrgico geralmente não é bem-sucedido na resolução da inflamação, e é frequentemente necessária a intervenção cirúrgica.

Referências bibliográficas

Aimetti, M., Mariani, G.M. *et al.* (2019). Adjunctive efficacy of diode laser in the treatment of peri-implant mucositis with mechanical therapy: a randomized clinical trial. *Clinical Oral Implants Research* **30**, 429-438.

Allocca, G., Pudylyk, D., Signorino, F., Grossi, G.B. & Maiorana, C. (2018). Effectiveness and compliance of an oscillating-rotating toothbrush in patients with dental implants: a randomized clinical trial. *International Journal of Implant Dentistry* **4**, 38.

Aoki, A., Sasaki, K.M., Watanabe, H. & Ishikawa, I. (2004). Lasers in nonsurgical periodontal therapy. *Periodontology 2000* **36**, 59-97.

Bassetti, M., Schar, D., Wicki, B. *et al.* (2014). Anti-infective therapy of peri-implantitis with adjunctive local drug delivery or photodynamic therapy: 12-month outcomes of a randomized controlled clinical trial. *Clinical Oral Implants Research* **25**, 279-287.

Berglundh, T., Armitage, G., Araujo, M.G. *et al.* (2018a). Peri-implant diseases and conditions: Consensus report of workgroup 4 of the 2017 World Workshop on the Classification of Periodontal and Peri-Implant Diseases and Conditions. *Journal of Periodontology* **89 Suppl 1**, S313-S318.

Berglundh, T., Armitage, G., Araujo, M.G. *et al.* (2018b). Peri-implant diseases and conditions: Consensus report of workgroup 4 of the 2017 World Workshop on the Classification of Periodontal and Peri-Implant Diseases and Conditions. *Journal of Clinical Periodontology* **45 Suppl 20**, S286-S291.

Buchter, A., Meyer, U., Kruse-Losler, B., Joos, U. & Kleinheinz, J. (2004). Sustained release of doxycycline for the treatment of peri-implantitis: randomised controlled trial. *British Journal of Oral and Maxillofacial Surgery* **42**, 439-444.

Chambrone, L., Wang, H.L. & Romanos, G.E. (2013). Antimicrobial photodynamic therapy for the treatment of periodontitis and peri-implantitis: an American Academy of Periodontology best evidence review. *Journal of Periodontology* **89**, 783-803.

Chan, D., Pelekos, G., Ho, D., Cortellini, P. & Tonetti, M.S. (2019). The depth of the implant mucosal tunnel modifies the development and resolution of experimental peri-implant mucositis: a case-control study. *Journal of Clinical Periodontology* **46**, 248-255.

Chongcharoen, N., Lulic, M. & Lang, N.P. (2012). Effectiveness of different interdental brushes on cleaning the interproximal surfaces of teeth and implants: a randomized controlled, double-blind cross-over study. *Clinical Oral Implants Research* **23**, 635-640.

De Tapia, B., Mozas, C., Valles, C. *et al.* (2019). Adjunctive effect of modifying the implant-supported prosthesis in the treatment of peri-implant mucositis. *Journal of Clinical Periodontology* **46**, 1050-1060.

Derks, J. & Tomasi, C. (2015). Peri-implant health and disease. A systematic review of current epidemiology. *Journal of Clinical Periodontology*, **42**, S158-S171.

Flichy-Fernández, A.J., Ata-Ali, J., Alegre-Domingo, T. *et al.* (2015). The effect of orally administered probiotic Lactobacillus reuteri-containing tablets in peri-implant mucositis: a double-blind randomized controlled trial. *Journal of Periodontal Research* **50**, 775-785.

Galofre, M., Palao, D., Vicario, M., Nart, J. & Violant, D. (2018). Clinical and microbiological evaluation of the effect of Lactobacillus reuteri in the treatment of mucositis and peri-implantitis: A triple-blind randomized clinical trial. *Journal of Periodontal Research* **53**, 378-390.

Hallström, H., Lindgren, S. & Twetman, S. (2017). Effect of a chlorhexidine-containing brush-on gel on peri-implant mucositis. *International Journal of Dental Hygiene* **15**, 149-153.

Hallström, H., Lindgren, S., Widen, C., Renvert, S. & Twetman, S. (2016). Probiotic supplements and debridement of peri-implant mucositis: a randomized controlled trial. *Acta Odontologica Scandinavica* **74**, 60-66.

Hallström, H., Persson, G. R., Lindgren, S., Olofsson, M. & Renvert, S. (2012). Systemic antibiotics and debridement of peri-implant mucositis. A randomized clinical trial. *Journal of Clinical Periodontology* **39**, 574-581.

Heitz-Mayfield, L.J., Salvi, G.E., Botticelli, D. *et al.* (2011). Anti-infective treatment of peri-implant mucositis: a randomised controlled clinical trial. *Clinical Oral Implants Research* **22**, 237-241.

Heitz-Mayfield, L.J.A. & Salvi, G.E. (2018). Peri-implant mucositis. *Journal of Clinical Periodontology* **45 Suppl 20**, S237-S245.

Iorio-Siciliano, V., Blasi, A., Stratul, S.I. *et al.* (2020). Anti-infective therapy of peri-implant mucositis with adjunctive delivery of a sodium hypochlorite gel: a 6-month randomized triple-blind controlled clinical trial. *Clinical Oral Investigations* **24**, 1971-1979.

Javed, F., Binshabaib, M.S., Alharthi, S.S. & Qadri, T. (2017). Role of mechanical curettage with and without adjunct antimicrobial photodynamic therapy in the treatment of peri-implant mucositis in cigarette smokers: a randomized controlled clinical trial. *Photodiagnosis and Photodynamic Therapy* **18**, 331-334.

Jepsen, S., Berglundh, T., Genco, R. *et al.* (2015). Primary prevention of peri-implantitis: managing peri-implant mucositis. *Journal of Clinical Periodontology* **42**, S152-S157.

Jepsen, S., Schwarz, F., Cordaro, L. *et al.* (2019). Regeneration of alveolar ridge defects. Consensus report of group 4 of the 15th European Workshop on Periodontology on Bone Regeneration. *Journal of Clinical Periodontology* **46 Suppl 21**, 277-286.

John, G., Becker, J., Schmucker, A. & Schwarz, F. (2017). Non-surgical treatment of peri-implant mucositis and peri-implantitis at two-piece zirconium implants: a clinical follow-up observation after up to 3 years. *Journal of Clinical Periodontology* **44**, 756-761.

John, G., Becker, J. & Schwarz, F. (2016). Effectivity of air-abrasive powder based on glycine and tricalcium phosphate in removal of initial biofilm on titanium and zirconium oxide surfaces in an ex vivo; model. *Clinical Oral Investigations* **20**, 711-719.

Machtei, E.E., Frankenthal, S., Levi, G. *et al.* (2012). Treatment of peri-implantitis using multiple applications of chlorhexidine chips: a double-blind, randomized multi-centre clinical trial. *Journal of Clinical Periodontology* **39**, 1198-1205.

Menezes, K.M., Fernandes-Costa, A.N., Silva-Neto, R.D., Calderon, P.S. & Gurgel, B.C. (2016). Efficacy of 0.12% chlorhexidine gluconate for non-surgical treatment of peri-implant mucositis. *Journal of Periodontology* **87**, 1305-1313.

Mombelli, A., Feloutzis, A., Bragger, U. & Lang, N.P. (2001). Treatment of peri-implantitis by local delivery of tetracycline. Clinical, microbiological and radiological results. *Clinical Oral Implants Research* **12**, 287-294.

Pena, M., Barallat, L., Vilarrasa, J. *et al.* (2019). Evaluation of the effect of probiotics in the treatment of peri-implant mucositis: a triple-blind randomized clinical trial. *Clinical Oral Investigations* **23**, 1673-1683.

820　Parte 12　Terapia Adicional

Persson, G.R., Salvi, G.E., Heitz-Mayfield, L.J. & Lang, N.P. (2006). Antimicrobial therapy using a local drug delivery system (Arestin) in the treatment of peri-implantitis. I: microbiological outcomes. *Clinical Oral Implants Research* **17**, 386-393.

Pulcini, A., Bollain, J., Sanz-Sanchez, I. *et al.* (2019). Clinical effects of the adjunctive use of a 0.03% chlorhexidine and 0.05% cetylpyridinium chloride mouth rinse in the management of peri-implant diseases: a randomized clinical trial. *Journal of Clinical Periodontology* **46**, 342-353.

Renvert, S., Lessem, J., Dahlen, G., Lindahl, C. & Svensson, M. (2006). Topical minocycline microspheres versus topical chlorhexidine gel as an adjunct to mechanical debridement of incipient peri-implant infections: a randomized clinical trial. *Journal of Clinical Periodontology* **33**, 362-369.

Renvert, S., Lessem, J., Dahlen, G., Renvert, H. & Lindahl, C. (2008). Mechanical and repeated antimicrobial therapy using a local drug delivery system in the treatment of peri-implantitis: a randomized clinical trial. *Journal of Periodontology* **79**, 836-844.

Renvert, S., Lessem, J., Lindahl, C. & Svensson, M. (2004). Treatment of incipient peri-implant infections using topical minocycline microspheres versus topical chlorhexidine gel as an adjunct to mechanical debridement. *Journal of the International Academy of Periodontology* **6**, 154-159.

Roccuzzo, M., Grasso, G. & Dalmasso, P. (2016). Keratinized mucosa around implants in partially edentulous posterior mandible: 10-year results of a prospective comparative study. *Clinical Oral Implants Research* **27**, 491-496.

Roos-Jansaker, A.M., Almhojd, U.S. & Jansson, H. (2017). Treatment of peri-implantitis: clinical outcome of chloramine as an adjunctive to non-surgical therapy, a randomized clinical trial. *Clinical Oral Implants Research* **28**, 43-48.

Sahm, N., Becker, J., Santel, T. & Schwarz, F. (2011). Non-surgical treatment of peri-implantitis using an air-abrasive device or mechanical debridement and local application of chlorhexidine: a prospective, randomized, controlled clinical study. *Journal of Clinical Periodontology* **38**, 872-878.

Salvi, G.E., Aglietta, M., Eick, S. *et al.* (2012). Reversibility of experimental peri-implant mucositis compared with experimental gingivitis in humans. *Clinical Oral Implants Research* **23**, 182-190.

Salvi, G.E., Persson, G.R., Heitz-Mayfield, L.J., Frei, M. & Lang, N.P. (2007). Adjunctive local antibiotic therapy in the treatment of peri-implantitis II: clinical and radiographic outcomes. *Clinical Oral Implants Research* **18**, 281-285.

Schar, D., Ramseier, C.A., Eick, S. *et al.* (2013). Anti-infective therapy of peri-implantitis with adjunctive local drug delivery or photodynamic therapy: six-month outcomes of a prospective randomized clinical trial. *Clin Oral Implants Research* **24**, 104-110.

Salvi, G.E. & Ramseier, C.A. (2015). Efficacy of patient-administered mechanical and/or chemical plaque control protocols in the management of peri-implant mucositis. A systematic review. *Journal of Clinical Periodontology* **42** Suppl 16, 187-201.

Schwarz, F., Aoki, A., Sculean, A. & Becker, J. (2009a). The impact of laser application on periodontal and peri-implant wound healing. *Periodontology 2000* **51**, 79-108.

Schwarz, F., Becker, J., Civale, S. *et al.* (2018a). Onset, progression and resolution of experimental peri-implant mucositis at different abutment surfaces: a randomized controlled two-centre study. *Journal of Clinical Periodontology* **45**, 471-483.

Schwarz, F., Becker, K., Bastendorf, K.D. *et al.* (2016). Recommendations on the clinical application of air polishing for the management of peri-implant mucositis and peri-implantitis. *Quintessence International* **47**, 293-296.

Schwarz, F., Becker, K. & Renvert, S. (2015a). Efficacy of air polishing for the non-surgical treatment of peri-implant diseases: a systematic review. *Journal of Clinical Periodontology* **42**, 951-959.

Schwarz, F., Becker, K. & Sager, M. (2015b). Efficacy of professionally administered plaque removal with or without adjunctive measures for the treatment of peri-implant mucositis. A systematic review and meta-analysis. *Journal of Clinical Periodontology*, **42 Suppl 16**, 13.

Schwarz, F., Bieling, K., Bonsmann, M., Latz, T. & Becker, J. (2006a). Nonsurgical treatment of moderate and advanced periimplantitis lesions: a controlled clinical study. *Clinical Oral Investigations* **10**, 279-288.

Schwarz, F., Bieling, K., Nuesry, E., Sculean, A. & Becker, J. (2006b). Clinical and histological healing pattern of peri-implantitis lesions following non-surgical treatment with an Er:YAG laser. *Lasers in Surgery and Medicine* **38**, 663-671.

Schwarz, F., Derks, J., Monje, A. & Wang, H.L. (2018b). Peri-implantitis. *Journal of Periodontology* **89 Suppl 1**, S267-S290.

Schwarz, F., Ferrari, D., Popovski, K., Hartig, B. & Becker, J. (2009b). Influence of different air-abrasive powders on cell viability at biologically contaminated titanium dental implants surfaces. *Journal of Biomedical Research Part B: Applied Biomaterials* **88**, 83-91.

Schwarz, F., Jepsen, S., Herten, M. *et al.* (2006c). Influence of different treatment approaches on non-submerged and submerged healing of ligature induced peri-implantitis lesions: an experimental study in dogs. *Journal of Clinical Periodontology* **33**, 584-595.

Schwarz, F., John, G., Hegewald, A. & Becker, J. (2015c). Non-surgical treatment of peri-implant mucositis and peri-implantitis at zirconia implants: a prospective case series. *Journal of Clinical Periodontology* **42**, 783-788.

Schwarz, F., Sculean, A., Rothamel, D. *et al.* (2005). Clinical evaluation of an Er:YAG laser for nonsurgical treatment of peri-implantitis: a pilot study. *Clinical Oral Implants Research* **16**, 44-52.

Shibli, J.A., Ferrari, D.S., Siroma, R.S., *et al.* (2019). Microbiological and clinical effects of adjunctive systemic metronidazole and amoxicillin in the non-surgical treatment of peri-implantitis: 1 year follow-up. *Brazilian Oral Research* **33**, e080.

Tastepe, C.S., Van Waas, R., Liu, Y. & Wismeijer, D. (2012). Air powder abrasive treatment as an implant surface cleaning method: a literature review. *International Journal of Oral and Maxillofacial Implants* **27**, 1461-14673.

Capítulo 35

Tratamento Cirúrgico da Peri-Implantite

Tord Berglundh,[1] Jan Derks,[1] Niklaus P. Lang[2] e Jan Lindhe[1]

[1]Department of Periodontology, Institute of Odontology, The Sahlgrenska Academy at University of Gothenburg, Gothenburg, Sweden
[2]Department of Periodontology, School of Dental Medicine, University of Bern, Bern, Switzerland

---

Introdução e objetivos da terapia cirúrgica, 821
Descontaminação da superfície do implante, 823
Procedimentos de eliminação/redução da bolsa, 825
   Dados pré-clínicos, 826
   Dados clínicos, 827

Procedimentos reconstrutivos, 829
   Dados pré-clínicos, 829
   Dados clínicos, 829
Conclusão, 832

Introdução e objetivos da terapia cirúrgica

A peri-implantite é caracterizada por inflamação na mucosa peri-implantar e perda óssea peri-implantar (ver Capítulo 20). Se não for tratada, a doença pode progredir com mais perda óssea marginal e, no fim, resultar na perda do implante. Portanto, é imperativo que os tecidos ao redor dos implantes sejam monitorados em intervalos regulares para identificar complicações biológicas e tratar doenças em estágio inicial. O objetivo geral do tratamento da peri-implantite é resolver a inflamação na mucosa peri-implantar e preservar os tecidos duros e moles de suporte. Os parâmetros a serem considerados na avaliação dos resultados do tratamento são redução do sangramento à sondagem (SS), redução da profundidade de sondagem (PS) e preservação ou ganho de crista óssea avaliado em radiografias.

A peri-implantite é tipicamente associada a defeitos ósseos que envolvem toda a circunferência do implante. Dependendo da largura da crista, paredes ósseas vestibular e lingual podem permanecer, resultando em um defeito tipo cratera. Por outro lado, em locais com uma crista estreita, as paredes ósseas vestibular e lingual serão perdidas durante a progressão da peri-implantite. Assim, os sítios com peri-implantite geralmente apresentam defeitos ósseos angulares, abertos ("parede única") nas faces mesial e distal do implante (Figura 35.1).

De acordo com os conceitos de tratamento da periodontite, uma estratégia passo a passo deve ser aplicada no tratamento da peri-implantite. Embora os procedimentos de

tratamento não cirúrgico devam ser considerados como um passo inicial no manejo da doença, os dados indicam que esses métodos podem ser ineficazes na resolução de formas moderadas e graves de peri-implantite (para detalhes, ver Capítulo 34). Assim, se os sinais clínicos de patologia persistirem nos tecidos peri-implantares após a terapia inicial, ou seja, SS e/ou supuração em combinação com bolsas profundas, a terapia cirúrgica é necessária. O objetivo específico do tratamento cirúrgico da peri-implantite é obter acesso à superfície do implante para desbridamento e descontaminação, a fim de alcançar a resolução da lesão inflamatória (Lindhe & Meyle 2008). Um pré-requisito para o tratamento cirúrgico da peri-implantite, no entanto, é um nível adequado de controle da infecção, realizado pelo paciente.

A terapia cirúrgica de um local de implante que apresenta peri-implantite é mostrada nas Figuras 35.2 e 35.3. Sinais clínicos de inflamação, PS de 7 mm em combinação com SS foram detectados no exame inicial (Figura 35.2). A radiografia revelou a presença de defeitos ósseos angulares. A elevação do retalho permitiu o acesso à área, e os tecidos inflamados foram removidos dos defeitos (Figura 35.3). O desbridamento mecânico da superfície do implante foi realizado com escova rotativa de titânio e pequenos pedaços de gaze embebida em soro fisiológico. Os retalhos foram recolocados e suturados em sua posição original (retalho de acesso). Posteriormente foi fornecido um programa de terapia de suporte com controle de infecção supervisionado.

No acompanhamento de 12 meses após a cirurgia, a PS foi reduzida e os sinais clínicos de inflamação estavam ausentes (Figura 35.4).

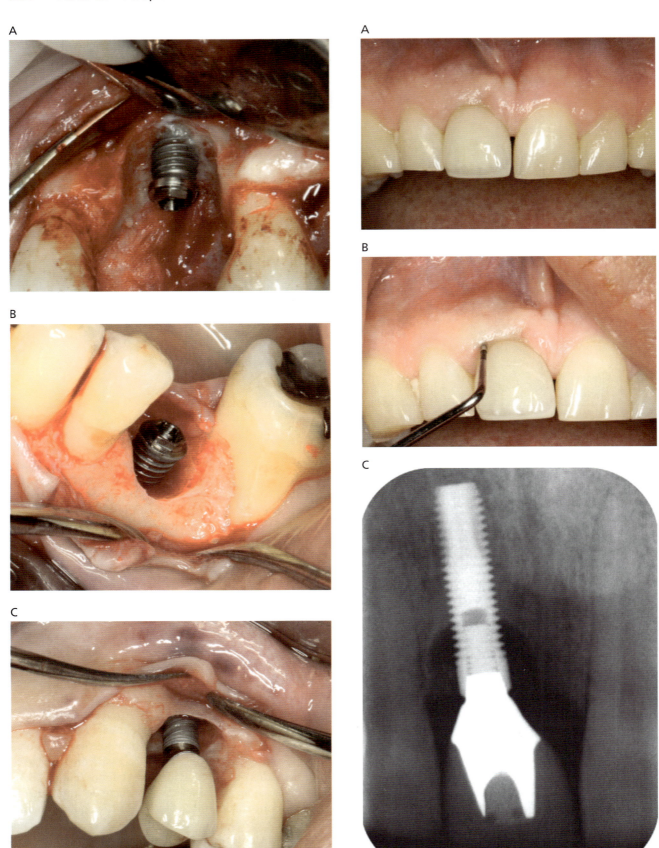

Figura 35.1 A. Defeitos abertos envolvendo as paredes ósseas vestibular e palatina. B e C. Defeitos peri-implantares contidos com paredes ósseas vestibular e lingual/palatina amplamente preservadas.

Figura 35.2 Fotografias clínicas (A e B) e radiografia (C) de um local de implante apresentando peri-implantite. B. Observe a profundidade de sondagem de 7 mm e os defeitos ósseos angulares (C).

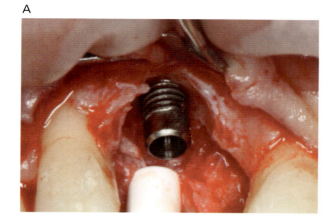
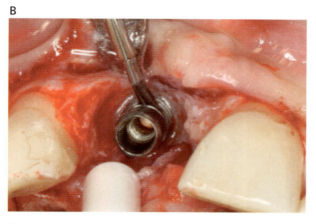
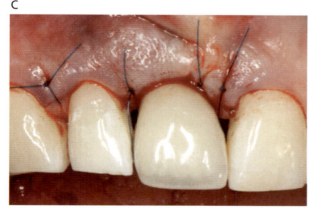

Figura 35.3 **A.** Local do implante mostrado na Figura 35.2 após a elevação do retalho e remoção dos tecidos inflamados. Observe a ausência da parede óssea vestibular. **B.** A descontaminação da superfície do implante foi realizada com uma escova rotativa de titânio sob irrigação salina. **C.** Os retalhos foram recolocados e suturados.

Descontaminação da superfície do implante

Um dos maiores desafios no tratamento da peri-implantite é a descontaminação da superfície do implante. Conforme ilustrado nas fotomicrografias eletrônicas de varredura na Figura 35.5, a superfície-alvo de um implante afetado por peri-implantite exibe um biofilme complexo com microrganismos residentes em compartimentos resultantes de diferentes modificações na superfície do implante.

Embora a remoção do biofilme seja um pré-requisito para atingir o objetivo de resolução da lesão de peri-implantite, parece ser difícil a eliminação completa do biofilme. Os resultados de estudos pré-clínicos e clínicos, no entanto, demonstraram que a resolução das lesões de peri-implantite pode realmente ocorrer após a descontaminação da superfície do implante com o uso de uma abordagem mecânica.

Em um estudo pré-clínico de Albouy *et al.* (2011) foi apresentada a evidência de resolução completa das lesões de peri-implantite após desbridamento mecânico. A peri-implantite experimental em torno de diferentes tipos de implantes foi produzida de acordo com as técnicas previamente descritas (Lindhe *et al.* 1992) (ver Capítulo 20). A terapia cirúrgica foi realizada sem uso adjuvante de antibióticos sistêmicos ou agentes antimicrobianos locais. O exame histológico das biopsias obtidas aos 6 meses, após a cirurgia, revelou resolução completa das lesões na maioria dos locais com implante. Em outra avaliação pré-clínica, Almohandes *et al.* (2019) usaram o mesmo protocolo de descontaminação no tratamento da peri-implantite induzida experimentalmente e, após a cicatrização, observaram consistentemente a reosseointegração em superfícies previamente contaminadas (Figura 35.6).

A viabilidade do tratamento da peri-implantite foi avaliada clinicamente por meio da descontaminação cirúrgica das superfícies dos implantes com gaze embebida em solução salina. Em um exame de 12 meses após a terapia cirúrgica de peri-implantite, em 24 pacientes, Heitz-Mayfield *et al.* (2012) relataram que ocorreu uma redução significativa de PS, SS e supuração. Enquanto 47% dos locais de implante exibiram resolução completa da doença, 92% dos locais apresentaram níveis de crista óssea estáveis ou ganho ósseo. Em uma avaliação retrospectiva, 2 a 11 anos após a terapia cirúrgica da peri-implantite, Berglundh *et al.* (2018) observaram que 71% de todos os locais de implante apresentaram níveis ósseos estáveis e que os sinais clínicos de inflamação foram reduzidos. O uso adjuvante de um antisséptico local ao protocolo de descontaminação cirúrgica foi avaliado em estudos controlados, mas não se demonstrou benefício. Assim, em um estudo com 100 indivíduos, Carcuac *et al.* (2016) observaram que a administração local do agente antisséptico (solução a 0,2% de digliconato de clorexidina) não melhorou os resultados de 1 ano quando comparado com o uso de solução salina isolada. De Waal *et al.* (2015) compararam duas concentrações diferentes de soluções de clorexidina (0,12% *versus* 2%) como parte do tratamento cirúrgico da peri-implantite, em 44 indivíduos. Embora os resultados de 1 ano estivessem de acordo com outros estudos, em termos de reduções de PS e ausência de perda óssea adicional, não foram observadas diferenças relevantes entre os grupos de estudo. Em conjunto, atualmente faltam evidências que sugiram o benefício do uso adjuvante de agentes antissépticos ou antimicrobianos na descontaminação cirúrgica de superfícies de implantes.

Os dados de avaliações pré-clínicas e clínicas de outros métodos de descontaminação, incluindo dispositivos abrasivos a ar e *lasers*, são limitados. O efeito de escovas rotativas ou oscilantes de titânio nas superfícies dos implantes e nos

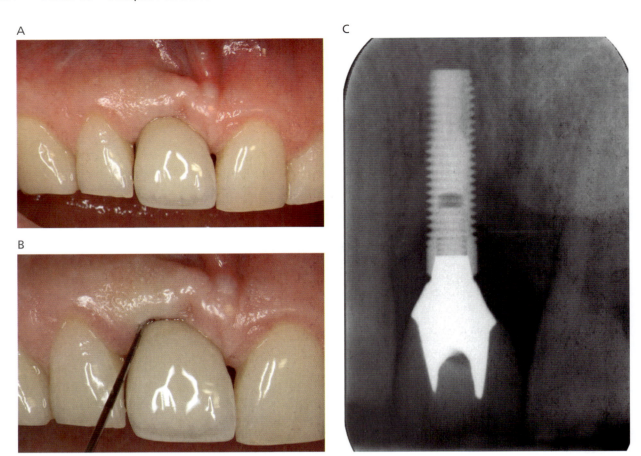

Figura 35.4 Local do implante mostrado nas Figuras 35.2 e 35.3 12 meses após a terapia cirúrgica. **A** e **B**. Observe a profundidade de sondagem reduzida e a ausência de sinais clínicos de inflamação. **C**. A radiografia indica algum preenchimento dos defeitos ósseos com relação ao início.

resultados pós-cirúrgicos foi avaliado *in vitro* e em estudos clínicos. Assim, Cha *et al.* (2019) observaram que, enquanto a instrumentação com instrumento ultrassônico metálico resultou em alterações pronunciadas da micro e da macroestrutura da superfície do implante, as escovas rotativas de titânio foram capazes de acessar todas as partes da área rosqueada sem causar grandes danos estruturais. A eficácia clínica do conceito foi avaliada por Tapia *et al.* (2019), que complementaram a descontaminação cirúrgica com uma escova oscilante de titânio, em um grupo de teste incluindo 15 indivíduos. Os resultados clínicos e radiográficos, em 12 meses, foram superiores aos achados do grupo controle, no qual a descontaminação foi realizada apenas com o uso de um raspador ultrassônico plástico. Em contraste, há uma falta de dados, pré-clínicos ou clínicos, que demonstrem benefícios do uso de abrasivos a ar ou *lasers* para descontaminação de superfícies durante o tratamento cirúrgico da peri-implantite.

Técnicas mecânicas agressivas, muitas vezes referidas como "implantoplastia", têm sido sugeridas para alcançar a descontaminação da superfície do implante. Esses procedimentos incluíram retificação da superfície do implante e remoção de roscas do cilindro de titânio, com polimento da superfície rugosa do implante. Os resultados de um estudo com 3 anos de acompanhamento, após a terapia cirúrgica, indicaram algum benefício com o uso dessas "técnicas de ressecção do implante" em implantes de superfície de titânio pulverizado com plasma (TPP) (Romeo *et al.* 2007). Nesse contexto, no entanto, devem ser considerados os riscos envolvidos nos procedimentos de retificação de implantes – danos potenciais ao osso peri-implantar causados por superaquecimento, bem como disseminação de partículas metálicas.

O resultado dos procedimentos de descontaminação durante o tratamento cirúrgico da peri-implantite é influenciado pelas características da superfície do implante. Assim, dados apresentados em estudos pré-clínicos de Albouy *et al.* (2011), Carcuac *et al.* (2015) e Almohandes *et al.* (2019) revelaram que a resolução de lesões experimentais de peri-implantite foi influenciada pelas características da superfície do implante, favorecendo consistentemente superfícies torneadas ou menos complexas. Os resultados apresentados em estudos clínicos apoiam o conceito de que a resposta ao tratamento é influenciada pelas características específicas da superfície do implante. Roccuzzo *et al.* (2017), em um estudo incluindo 24 pacientes com peri-implantite ao redor de implantes com TPP áspero ou superfície moderadamente áspera (jateamento de granulação grossa e condicionamento ácido [SLA]), relataram que a redução de PS e SS foi mais pronunciada nos implantes com a superfície SLA do que com a superfície TPP. Os implantes com superfícies TPP também demonstraram frequências significativamente mais altas de recorrência da doença durante o período de

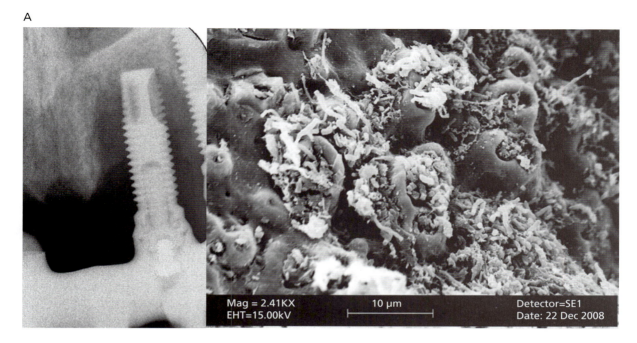

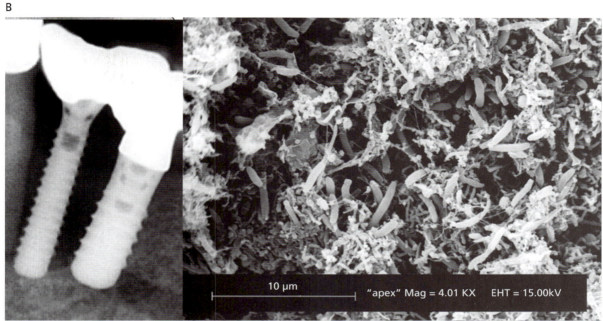

Figura 35.5 Os dois implantes afetados por peri-implantite avançada (**A** e **B**) foram removidos cirurgicamente. A alta ampliação das fotomicrografias eletrônicas de varredura dos implantes explantados revela microrganismos de vários morfotipos ocupando compartimentos das superfícies modificadas dos implantes.

acompanhamento de 7 anos após o tratamento cirúrgico. Carcuac *et al.* (2017) avaliaram 83 pacientes, 3 anos após a terapia cirúrgica de peri-implantite avançada. Após o tratamento observou-se ausência de perda óssea adicional em 82% dos implantes com superfícies torneadas e em 49% dos implantes com características de superfície modificadas.

Aliado a isso, há ampla evidência de que a resolução da peri-implantite após a terapia anti-infecciosa é viável e que as características da superfície do implante têm um impacto profundo nos resultados a curto e longo prazo do tratamento cirúrgico da peri-implantite.

Procedimentos de eliminação/redução da bolsa

Além dos procedimentos de descontaminação em conjunto com o tratamento cirúrgico da peri-implantite, a configuração do defeito ósseo que circunda o implante deve ser abordada. Semelhantemente ao planejamento do tratamento de defeitos ósseos angulares em locais periodontalmente envolvidos, o protocolo cirúrgico para o tratamento da peri-implantite compreende a eliminação/redução da bolsa ou procedimentos reconstrutivos.

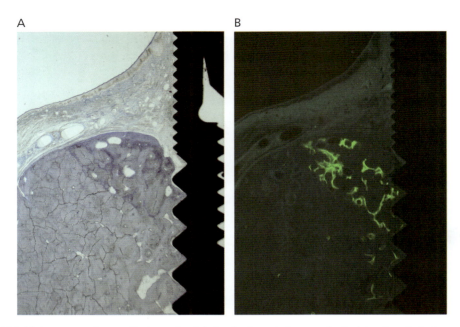

Figura 35.6 A. Corte histológico preparado a partir de um local de implante, após 6 meses de cicatrização, pós-tratamento de peri-implantite. Observe o osso recém-formado e o alto grau de reosseointegração à superfície do implante previamente contaminada. **B.** Fotomicrografia incluindo um marcador de fluorocromo indicando o defeito ósseo original e osso recém-formado após o tratamento.

Dados pré-clínicos

O tratamento cirúrgico da peri-implantite, incluindo procedimentos de eliminação/redução da bolsa, foi avaliado em vários estudos pré-clínicos. Persson *et al.* (1999) induziram peri-implantite experimental em cães, de acordo com o modelo descrito por Lindhe *et al.* (1992). O tratamento subsequente incluiu: (1) administração sistêmica de antibióticos; (2) elevação de retalhos de espessura total nos locais experimentais e curetagem do defeito de tecido duro; (3) desbridamento mecânico da porção exposta dos implantes; e (4) manejo do retalho e fechamento da ferida de tecido mole. Foram obtidas radiografias e biopsias, após 7 meses de cicatrização submersa. A análise das radiografias indicou um preenchimento ósseo completo nos defeitos do tecido duro (Figura 35.7). A análise histológica dos cortes de biopsia revelou que o tratamento resultou em uma resolução completa da inflamação do tecido mole e na formação de quantidades substanciais de novo osso nos defeitos anteriores do tecido duro (Figura 35.8).

Aplicando o mesmo modelo experimental que Persson *et al.* (1999) fizeram anteriormente, estudos subsequentes demonstraram que a resolução da peri-implantite também era possível sem o uso de terapia antimicrobiana sistêmica. Assim, Albouy *et al.* (2011) e Carcuac *et al.* (2015) relataram que ocorreu preenchimento ósseo radiográfico e resolução da inflamação dos tecidos moles e que os resultados do tratamento foram influenciados pelas características da superfície do implante. Essa observação está de acordo com os achados apresentados por Almohandes *et al.* (2019), usando a mesma configuração experimental descrita anteriormente. Embora o preenchimento do defeito radiográfico pronunciado e a reosseointegração em superfícies previamente contaminadas tenham sido observados em geral (ver Figura 35.6), os resultados foram melhores em implantes com superfícies lisas do que em implantes com superfícies moderadamente rugosas.

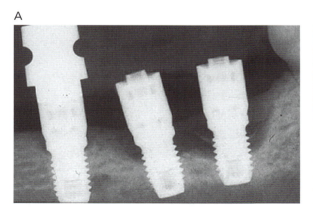
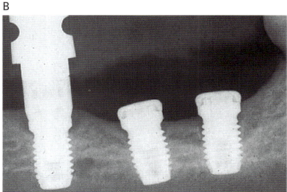

Figura 35.7 Radiografias obtidas de dois locais expostos à peri-implantite experimental. **A.** Sítios em 7 meses de cicatrização submersa após tratamento de peri-implantite. **B.** Observe o preenchimento ósseo nos defeitos ósseos anteriores.

Dados clínicos

Os estudos clínicos que avaliaram a terapia cirúrgica da peri-implantite com a aplicação de uma técnica de eliminação/redução da bolsa estão ilustrados na Tabela 35.1. Os estudos relataram uma redução pronunciada da PS e dos sinais clínicos de inflamação (SS) e preservação dos níveis da crista óssea em exames de acompanhamento que variaram de 1 a 5 anos, após o tratamento.

Em uma análise retrospectiva de 50 indivíduos tratados para peri-implantite avançada, Berglundh *et al.* (2018) observaram uma redução média de PS de 2,6 mm, após um período de acompanhamento de 2 a 11 anos. Observou-se perda óssea média adicional de 0,1 mm. De acordo com os dados pré-clínicos discutidos anteriormente, os resultados foram fortemente influenciados pelas características da superfície do implante. Assim, em implantes com superfícies torneadas, a redução média da PS foi de 2,9 mm e registrou-se ganho ósseo médio de 0,1 mm. Esses achados estão de acordo com os dados apresentados em um estudo prospectivo de 5 anos por Heitz-Mayfield *et al.* (2018). Relatou-se que a redução da PS e SS foi em média 2,8 mm e 42%, respectivamente. Uma observação adicional e clinicamente relevante no estudo de Heitz-Mayfield *et al.* (2018) foi a recessão substancial dos tecidos moles de 1,8 mm que ocorreu na face vestibular dos implantes tratados. Um caso que ilustra a recessão dos tecidos moles após o tratamento cirúrgico da peri-implantite é apresentado na Figura 35.9.

A maioria dos estudos na Tabela 35.1 descreveu protocolos de tratamento que incluíram a administração de antibióticos sistêmicos. Carcuac *et al.* (2017) relataram resultados de 3 anos, de um estudo controlado randomizado, que

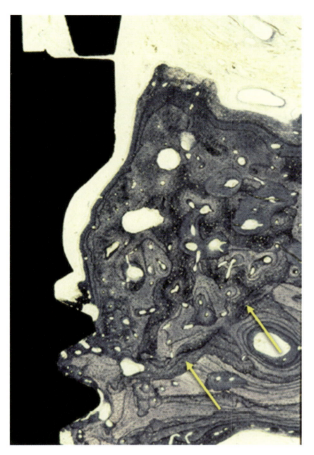

Figura 35.8 Corte histológico após 7 meses de cicatrização submersa, pós-tratamento de peri-implantite. Observe o osso recém-formado nos defeitos do tecido duro (*setas*).

Tabela 35.1 Estudos clínicos que avaliaram a terapia cirúrgica da peri-implantite: procedimentos de eliminação/redução de bolsa.

Estudo	Amostra e tempo de acompanhamento	Critério de inclusão	Procedimentos cirúrgicos	Desfechos	Observações
Serino & Turri (2011) Suécia, série de casos	29 pacientes, 2 anos	SS + PS ≥ 6 mm Perda óssea marginal ≥ 2 mm	Eliminação da bolsa	Perda do implante: 7 de 86 implantes Implantes *in situ*: PS ≥ 6 mm & SS: 14 de 79 implantes	Prescrição de antibiótico sistêmico. Sem registro de RTM e MDRP
De Waal *et al.* (2015), Holanda, ECR	44 pacientes, 1 ano	SS + PS ≥ 5 mm Perda óssea marginal ≥ 2 mm	Eliminação da bolsa Descontaminação com clorexidinasolução a 0,12% (+ cloreto de cetilapiridínio a 0,05%) Eliminação da bolsa Descontaminação com solução de clorexidina a 2%	NOM: 0,0 mm PS: −2,1 mm SS: −28% NOM: 0,3 mm PS: −1,7 mm SS: −21%	Sem prescrição de antibiótico sistêmico Sem registro de RTM e MDRP
Carcuac *et al.* (2017), Suécia, ECR	83 pacientes, 3 anos	SS + PS ≥ 6 mm Perda óssea marginal ≥ 3 mm	Eliminação da bolsa Eliminação da bolsa e antibiótico sistêmico	Ausência de perda óssea adicional > 0,5 mm: 44% Implantes *in situ*: NOM: 0,5 mm PS: −2,4 mm SS: −47% Ausência de perda óssea adicional > 0,5 mm: 68% Implantes *in situ*: NOM: − 0,3 mm PS: −3,0 mm SS: −34%	Sem registro de RTM e MDRP

(*continua*)

Tabela 35.1 Estudos clínicos que avaliaram a terapia cirúrgica da peri-implantite: procedimentos de eliminação/redução de bolsa. (*Continuação*)

Estudo	Amostra e tempo de acompanhamento	Critério de inclusão	Procedimentos cirúrgicos	Desfechos	Observações
Berglundh *et al.* (2018), Suécia, série de casos	50 pacientes, 2 a 11 anos	SS + PS ≥ 6 mm Perda óssea marginal ≥ 3 mm	Eliminação da bolsa	NOM: − 0,1 mm PS: −2,6 mm SS: − 37%	Prescrição de antibiótico sistêmico para 36 dos 50 casos Sem registro de RTM e MDRP
Heitz-Mayfield *et al.* (2018), multicêntrico, série de casos	20 pacientes, 5 anos	SS + PS ≥ 5 mm Perda óssea marginal ≥ 2 mm	Eliminação da bolsa	Perda do implante: 4 de 28 implantes Implantes *in situ*: PS: −2,8 mm SS: −42% RTM: 1,8 mm	Prescrição de antibiótico sistêmico Sem registro de RTM e MDRP

ECR = ensaio controlado randomizado; MDRP = medidas dos desfechos relatados pelo paciente; NOM = nível ósseo marginal; PS = profundidade de sondagem; RTM = recessão dos tecidos moles; SS = sangramento à sondagem.

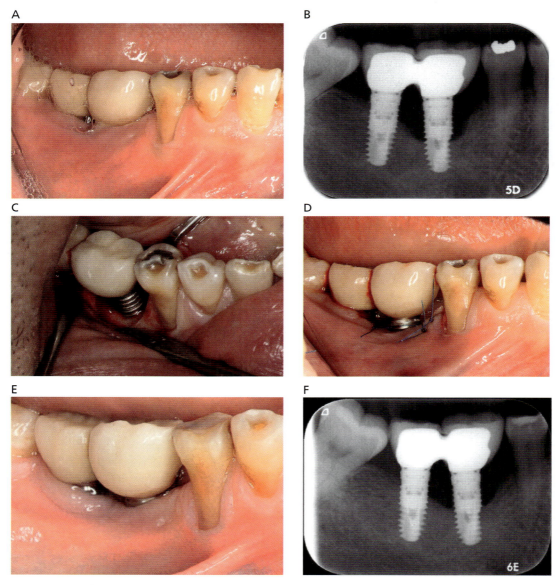

Figura 35.9 A e B. Implante demonstrando profundidade de sondagem grave (9 mm), sinais clínicos de inflamação e nível ósseo reduzido. **C e D.** Acesso cirúrgico e descontaminação da superfície do implante seguido de fechamento do retalho. **E.** Após 12 meses de cicatrização, os tecidos peri-implantares não apresentam sinais de inflamação e profundidade de sondagem rasa (3 mm). Observe a recessão dos tecidos moles na face vestibular do implante. **F.** A radiografia de 12 meses indica níveis ósseos marginais estáveis com relação ao início.

avaliou o efeito de um regime de 10 dias de amoxicilina em conjunto com cirurgia. Dos 100 indivíduos inicialmente inscritos, 83 estavam disponíveis para a avaliação final. Em geral, os autores observaram uma redução da PS e SS, bem como níveis ósseos marginais inalterados após a cirurgia. Os resultados foram, no entanto, significativamente melhores em implantes com superfícies torneadas do que aqueles com superfícies modificadas. Além disso, observou-se um benefício a curto prazo, limitado ao primeiro ano de acompanhamento, no uso adjuvante de antibióticos sistêmicos para os casos com implantes de superfície modificados, ao passo que não se observou benefício nos casos de implantes com superfície torneada. Assim, as decisões sobre o uso de antibióticos sistêmicos como adjuvante à terapia cirúrgica da peri-implantite devem ser baseadas em uma análise cuidadosa das características da superfície-alvo dos implantes e no fato de que os benefícios potenciais não são sustentados ao longo do tempo. O impacto das características da superfície do implante nos resultados a longo prazo, após o tratamento cirúrgico da peri-implantite, foi ainda mais destacado pelos dados de acompanhamento de 5 anos, apresentados por Carcuac *et al.* (2020). Observou-se que, enquanto o risco de recorrência da doença após o primeiro ano do tratamento foi de 17% para implantes com superfícies não modificadas (torneadas), a proporção correspondente para implantes com superfícies modificadas foi de 52%.

Procedimentos reconstrutivos

O principal objetivo do tratamento da peri-implantite é resolver a inflamação dos tecidos moles e prevenir a perda de crista óssea. Um objetivo adicional ao usar uma abordagem reconstrutiva na terapia cirúrgica é restaurar o dano tecidual causado pela doença. Considerando que o manejo de defeitos ósseos peri-implantares é tido como um componente principal dos procedimentos reconstrutivos, um foco clínico também pode incluir a preservação das dimensões do tecido mole ao redor do implante-alvo após o tratamento. Assim, procedimentos reconstrutivos visando minimizar a recessão da mucosa e promover o preenchimento do defeito ósseo podem, portanto, ser de particular relevância em sítios localizados na zona estética.

Outro resultado desejável da terapia reconstrutiva da peri-implantite é a reosseointegração. O achado radiográfico de preenchimento ósseo do defeito ao redor do implante após a terapia cirúrgica, no entanto, não deve ser considerado como indicação de que ocorreu reosseointegração. O termo reosseointegração pode ser definido como o estabelecimento de formação óssea *de novo* e osseointegração *de novo* a uma porção de um implante que, durante o desenvolvimento da peri-implantite, sofreu perda de contato osso-implante e ficou exposta à colonização microbiana. Avaliações de reosseointegração requerem análise histológica (ver Figura 35.6). No cenário clínico, inúmeros procedimentos têm sido propostos para promover o preenchimento ósseo de defeitos relacionados à peri-implantite. Atualmente, não se sabe, no entanto, se o uso de enxertos/substitutos ósseos ou membranas de barreira melhora os resultados do tratamento após a terapia cirúrgica da peri-implantite (Tomasi *et al.* 2019).

Dados pré-clínicos

A avaliação do contato osso-implante requer exame histológico, o que exige o uso de modelos de pesquisa pré-clínica. Conforme descrito no Capítulo 20, a peri-implantite experimental pode previsivelmente ser produzida usando técnicas bem estabelecidas (Lindhe *et al.* 1992) e diferentes protocolos de tratamento reconstrutivo podem ser aplicados. A reosseointegração foi avaliada em vários estudos pré-clínicos (p. ex., Wetzel *et al.* 1999; Persson *et al.* 2001, 2004; Namgoong *et al.* 2015) e foi considerada dependente das características da superfície do implante. Almohandes *et al.* (2019), em um estudo sobre o tratamento de peri-implantite induzida experimentalmente, observaram que o preenchimento ósseo radiográfico ocorreu nos defeitos ósseos ao redor dos implantes. Além disso, avaliações histológicas realizadas 6 meses após a cirurgia reconstrutiva revelaram evidências de reosseointegração. A frequência de sítios demonstrando reosseointegração, no entanto, variou dependendo da modificação da superfície do implante. Assim, 96% (23 de 24) dos implantes com superfície lisa apresentaram reosseointegração, enquanto o valor correspondente para os implantes com superfície moderadamente rugosa foi de 54% (13 de 24) (ver Figura 35.6). Os resultados apresentados por Almohandes *et al.* (2019) indicam que o procedimento de descontaminação foi eficaz na remoção do biofilme em implantes com superfície lisa, mas também que a superfície se tornou propícia para a formação de osso *de novo*.

Técnicas reconstrutivas, incluindo a aplicação de enxertos de substituição óssea e/ou membranas em defeitos ósseos relacionados com peri-implantite, também foram comparadas em pesquisas pré-clínicas. Almohandes *et al.* (2019) usaram enxerto de substituição óssea isolado ou em combinação com membranas para reconstruir os defeitos peri-implantares induzidos experimentalmente. Embora nenhum dos grupos de teste tenha demonstrado qualquer benefício sobre os controles vazios em implantes de superfície lisa, o uso de material de enxerto resultou em melhores níveis ósseos radiográficos em implantes com superfícies moderadamente rugosas. O uso adicional de uma membrana não resultou em melhores resultados. As diferenças gerais entre os grupos, no entanto, foram pequenas e superadas pelas diferenças anteriormente mencionadas observadas entre os diferentes tipos de características de superfície.

Dados clínicos

São limitadas as evidências sobre o uso de diferentes técnicas para reconstrução de defeitos ósseos associados à peri-implantite. Isso é destacado pelo baixo número de estudos que utilizam controles adequados. Em uma revisão sistemática apresentada por Tomasi *et al.* (2019), apenas três publicações que compararam o uso adjuvante de enxertos de substituição óssea (Wohlfahrt *et al.* 2012; Jepsen *et al.* 2016) ou proteínas da matriz do esmalte (Isehed *et al.* 2016) ao retalho de acesso foram incluídas. Não foi identificado nenhum estudo controlado que tenha avaliado o uso de membranas. Estudos clínicos sobre procedimentos reconstrutivos em locais afetados por peri-implantite estão descritos na Tabela 35.2.

830 Parte 12 Terapia Adicional

Tabela 35.2 Estudos clínicos que avaliaram a terapia cirúrgica de peri-implantite: procedimentos reconstrutivos.

Estudo	Amostra e tempo de acompanhamento	Critério de inclusão	Procedimentos cirúrgicos	Desfechos	Observações
Roos-Jansåker et al. (2007), Suécia, série de casos	36 pacientes, 1 ano	SS + Perda óssea ≥ 1,8 mm	Hidroxiapatita e membrana	NOM: −1,5 mm RTM: 1,3 mm PS: −2,9 mm SS: − 60%	Prescrição de antibiótico sistêmico. Sem registro de MDRP
			Hidroxiapatita	NOM: − 1,4 mm RTM: 1,6 mm PS: −3,4 mm SS: −68%	
Schwarz et al. (2012), Alemanha, ECR	24 pacientes, 2 anos	PS > 6 mm Profundidade de defeito ósseo angular > 3 mm Presença de mucosa queratinizada peri-implantar	Osso bovino mineral e membrana Descontaminação com curetas de plástico, algodão e solução salina estéril	RTM: 0,5 mm PS: −2,0 mm SS: −60%	Sem prescrição de antibiótico sistêmico Sem registro de NOM e MDRP
			Osso bovino mineral e membrana Descontaminação com laser Er:YAG	RTM: 0,4 mm PS: −1,7 mm SS: − 55%	
Wohlfahrt et al. (2012), Noruega, ECR	32 pacientes, 1 ano	SS + PS ≥ 5 mm Defeito ósseo angular ≥ 4 mm	Desbridamento com retalho aberto	NOM: −0,1 mm Preenchimento do defeito: −15% PS: −2,0 mm	Prescrição de antibiótico sistêmico Sem registro de RTM e MDRP
			Grânulos porosos de titânio	NOM: −2 mm Preenchimento do defeito: 57% PS: −1,7 mm	
Isehed et al. (2016), Suécia, ECR	25 pacientes, 1 ano	SS + PS ≥ 5 mm Defeito ósseo angular ≥ 3 mm	Desbridamento com retalho aberto	NOM: −0,2 mm PS: −4,0 mm SS: −20%	Sem prescrição de antibiótico sistêmico Sem registro de RTM e MDRP
			Derivado de matriz de esmalte	NOM: −0,7 mm PS: −2,5 mm SS: −20%	
Jepsen et al. (2016), multicêntrico, ECR	59 pacientes, 1 ano	SS + PS ≥ 5 mm Defeito ósseo angular ≥ 3 mm Defeito em 3 ou 4 paredes	Desbridamento com retalho aberto	NOM: −0,9 mm Preenchimento do defeito: 23% PS: −2,6 mm SS: −31%	Prescrição de antibiótico sistêmico Sem registro de RTM e MDRP
			Grânulos porosos de titânio	NOM: −3,6 mm Preenchimento do defeito: 77% PS: −2,8 mm SS: −30%	
Roccuzzo et al. (2016), Itália, série de casos	71 pacientes, 1 ano	PS ≥ 6 mm Lesão tipo cratera	Osso bovino mineral	PS: −2,9 mm SS: −53% RTM: variou de 0,5 a 0,9 mm	Prescrição de antibiótico sistêmico Sem registro de NOM e MDRP
Renvert et al. (2018), Suécia, ECR	41 pacientes, 1 ano	SS + PS ≥ 5 mm Defeito ósseo angular ≥ 3 mm	Desbridamento com retalho aberto	NOM: −0,2 mm PS: −2,5 mm SS: −35%	Prescrição de antibiótico sistêmico Sem registro de RTM e MDRP
			Osso bovino mineral	NOM: −0,7 mm PS: −3,6 mm SS: −48%	
Tapia et al. (2019), Espanha, ECR	27 pacientes, 1 ano	SS + PS ≥ 6 mm Defeito ósseo angular ≥ 3 mm Defeito em parede ≥ 2 mm Presença de mucosa queratinizada peri-implantar	Hidroxiapatita/tricálcio fosfato e descontaminação da membrana com raspadores ultrassônicos de plástico	RTM: 0,2 mm NOM: −1,1 mm Preenchimento do defeito: 52% PS: −2,9 mm SS: −54%	Prescrição de antibiótico sistêmico Sem registro de MDRP
			Hidroxiapatita/tricálcio fosfato e descontaminação da membrana com raspadores ultrassônicos de plástico e escova de titânio	RTM: 0,6 mm NOM: −2,8 mm Preenchimento do defeito: 81% PS: −4,9 mm SS: −80%	

ECR = ensaio controlado randomizado; MDRP = medidas dos desfechos relatados pelo paciente; NOM = nível ósseo marginal; PS = profundidade de sondagem; RTM = recessão dos tecidos moles; SS = sangramento à sondagem.

Capítulo 35 Tratamento Cirúrgico da Peri-Implantite 831

Os resultados dos estudos controlados, em particular estudos que avaliaram enxertos de substituição óssea (Wohlfahrt *et al.* 2012; Jepsen *et al.* 2016), indicaram melhores resultados radiográficos nos grupos teste. Usando uma metanálise, Tomasi *et al.* (2019) observaram um preenchimento adicional do defeito de 57% e uma diferença no ganho de crista óssea de 1,7 mm para os procedimentos reconstrutivos. A Figura 35.10 ilustra um procedimento reconstrutivo em um implante posicionado anteriormente afetado por peri-implantite avançada. O preenchimento ósseo radiográfico e os níveis ósseos da crista melhorados são identificados na radiografia de 12 meses.

Em contraste com os achados relatados em radiografias, os benefícios em termos de medidas clínicas como PS e SS, após procedimentos reconstrutivos, ainda não foram demonstrados (Tomasi *et al.* 2019). Além disso, ainda não foi avaliado o efeito de diferentes técnicas nos resultados estéticos (p. ex., recessão dos tecidos moles) ou na satisfação do paciente.

Acompanhamentos a longo prazo sobre os resultados após a terapia cirúrgica reconstrutiva da peri-implantite demonstraram que o procedimento é seguro e eficaz na redução da inflamação peri-implantar. Roccuzzo *et al.* (2017) usaram um enxerto de substituição óssea para reconstruir

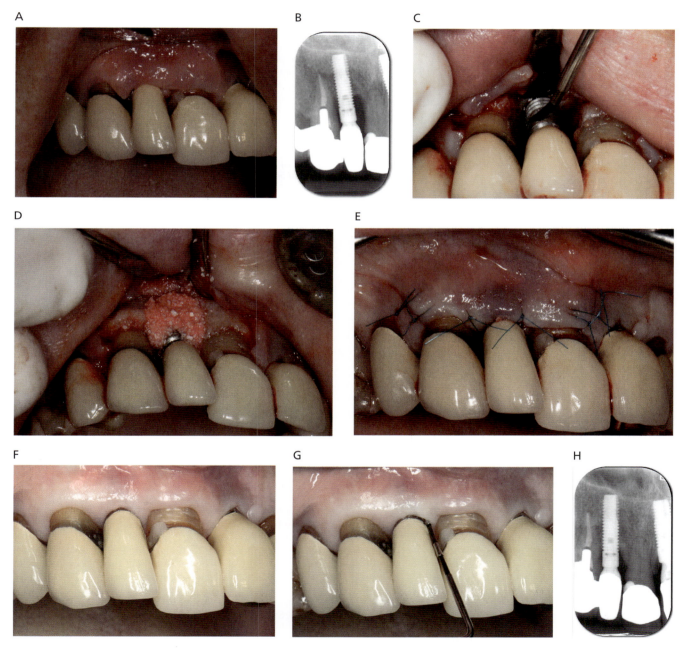

Figura 35.10 A e B. Implante demonstrando profundidade de sondagem grave (9 mm), sinais clínicos de inflamação e nível ósseo reduzido. **C a E.** Acesso cirúrgico e descontaminação da superfície do implante seguidos de aplicação de enxerto de substituição óssea e sutura. **F e G.** Após 12 meses de cicatrização, os tecidos peri-implantares não apresentam sinais de inflamação e profundidade de sondagem rasa (3 mm). **H.** A radiografia de 12 meses ilustra o preenchimento do defeito.

832 **Parte 12** Terapia Adicional

defeitos ósseos peri-implantares e acompanharam 26 pacientes por 7 anos. A redução média da PS, no exame final, foi > 3 mm. Esses dados estão de acordo com as avaliações de melhorias gerais apresentadas na revisão sistemática de Tomasi *et al.* (2019). Aos 12 meses, foram estimadas redução de PS de 2,8 mm e recessão dos tecidos moles de 0,7 mm, com base nas evidências disponíveis. Os fatores potenciais que influenciam os resultados após a terapia reconstrutiva são: (1) tipo/qualidade da descontaminação da superfície (Tapia *et al.* 2019); (2) configuração do defeito ósseo (Schwarz *et al.* 2012); e (3) características da superfície do implante (Roccuzzo *et al.* 2017).

Conclusão

Os procedimentos de eliminação/redução de bolsas são eficazes no tratamento da peri-implantite. Embora o benefício do uso adjuvante de agentes antissépticos/antimicrobianos locais, para fins de descontaminação, ainda não tenha sido demonstrado, o uso de antibióticos sistêmicos demonstrou resultar em melhores resultados a curto prazo, após a cirurgia. Esse benefício, no entanto, foi limitado a implantes com superfícies modificadas e apenas no primeiro ano após o tratamento. Dados de pesquisas pré-clínicas sugerem que a reosseointegração em superfícies de implantes previamente contaminadas é possível, mas depende das características da superfície do implante e do nível de descontaminação. Embora os resultados radiográficos possam ser melhorados após o uso de técnicas reconstrutivas, os benefícios clínicos e percebidos pelo paciente do uso de enxertos e/ou membranas de substituição óssea ainda precisam ser demonstrados. Em geral, os resultados do tratamento após a terapia cirúrgica da peri-implantite parecem ser altamente dependentes das características da superfície do implante, o que favorece implantes de superfície lisa.

Referências bibliográficas

Albouy, J.P., Abrahamsson, I., Persson, L.G. & Berglundh, T. (2011). Implant surface characteristics influence the outcome of treatment of peri-implantitis: an experimental study in dogs. *Journal of Clinical Periodontology* **38**, 58-64.

Almohandes, A., Carcuac, O., Abrahamsson, I., Lund, H. & Berglundh, T. (2019). Re-osseointegration following reconstructive surgical therapy of experimental peri-implantitis. A pre-clinical in vivo; study. *Clinical Oral Implants Research* **30**, 447-456.

Berglundh, T., Wennström, J.L. & Lindhe, J. (2018). Long-term outcome of surgical treatment of peri-implantitis. A 2-11-year retrospective study. *Clinical Oral Implants Research* **29**, 404-410.

Carcuac, O., Abrahamsson, I., Charalampakis, G. & Berglundh, T. (2015). The effect of the local use of chlorhexidine in surgical treatment of experimental peri-implantitis in dogs. *Journal of Clinical Periodontology* **42**, 196-203.

Carcuac, O., Derks, J., Abrahamsson, I., Wennstrom, J.L. & Berglundh, T. (2020). Risk for recurrence of disease following surgical therapy of peri-implantitis – a prospective longitudinal study. *Clinical Oral Implants Research* **31**, 1072-1077.

Carcuac, O., Derks, J., Abrahamsson, I. *et al.* (2017). Surgical treatment of peri-implantitis: 3-year results from a randomized controlled clinical trial. *Journal of Clinical Periodontology* **44**, 1294-1303.

Carcuac, O., Derks, J., Charalampakis, G. *et al.* (2016). Adjunctive systemic and local antimicrobial therapy in the surgical treatment of peri-implantitis: a randomized controlled clinical trial. *Journal of Dental Research* **95**, 50-57.

Cha, J.-K., Paeng, K., Jung, U.-W. *et al.* (2019). The effect of five mechanical instrumentation protocols on implant surface topography and roughness: a scanning electron microscope and confocal laser scanning microscope analysis. *Clinical Oral Implants Research* **17**, 536-510.

de Waal, Y.C.M., Raghoebar, G.M., Meijer, H.J.A., Winkel, E.G. & van Winkelhoff, A.J. (2015). Implant decontamination with 2% chlorhexidine during surgical peri-implantitis treatment: a randomized, double-blind, controlled trial. *Clinical Oral Implants Research* **26**, 1015-1023.

Heitz-Mayfield, L.J.A., Salvi, G.E., Mombelli, A., Faddy, M. & Lang, N.P. (2012). Anti-infective surgical therapy of peri-implantitis. A 12-month prospective clinical study. *Clinical Oral Implants Research* **23**, 205-210.

Heitz-Mayfield, L.J.A., Salvi, G.E., Mombelli, A. *et al.* (2018). Supportive peri-implant therapy following anti-infective surgical peri-implantitis treatment: 5-year survival and success. *Clinical Oral Implants Research* **29**, 1-6.

Isehed, C., Holmlund, A., Renvert, S. *et al.* (2016). Effectiveness of enamel matrix derivative on the clinical and microbiological outcomes following surgical regenerative treatment of peri-implantitis. A randomized controlled trial. *Journal of Clinical Periodontology* **43**, 863-873.

Jepsen, K., Jepsen, S., Laine, M.L. *et al.* (2016). Reconstruction of peri-implant osseous defects: a multicenter randomized trial. *Journal of Dental Research* **95**, 58-66.

Lindhe, J., Berglundh, T., Ericsson, I., Liljenberg, B. & Marinello, C. (1992). Experimental breakdown of peri-implant and periodontal tissues. A study in the beagle dog. *Clinical Oral Implants Research* **3**, 9-16.

Lindhe, J. & Meyle, J. (2008). Peri-implant diseases: Consensus Report of the Sixth European Workshop on Periodontology. *Journal of Clinical Periodontology* **35 Suppl 8**, 282-285.

Namgoong, H., Kim, M.D., Ku, Y. *et al.* (2015). Bone reconstruction after surgical treatment of experimental peri-implantitis defects at a sandblasted/acid-etched hydroxyapatite-coated implant: an experimental study in the dog. *Journal of Clinical Periodontology* **42**, 960-966.

Persson, L.G., Araújo, M.G., Berglundh, T., Gröndahl, K. & Lindhe, J. (1999). Resolution of peri-implantitis following treatment. An experimental study in the dog. *Clinical Oral Implants Research* **10**, 195-203.

Persson, L.G., Berglundh, T., Lindhe, J. & Sennerby, L. (2001). Re-osseointegration after treatment of peri-implantitis at different implant surfaces. An experimental study in the dog. *Clinical Oral Implants Research* **12**, 595-603.

Persson, L.G., Mouhyi, J., Berglundh, T., Sennerby, L. & Lindhe, J. (2004). Carbon dioxide laser and hydrogen peroxide conditioning in the treatment of periimplantitis: an experimental study in the dog. *Clinical Oral Implants Research* **6**, 230-238.

Renvert, S., Roos-Jansåker, A.-M. & Persson, G.R. (2018). Surgical treatment of peri-implantitis lesions with or without the use of a bone substitute – a randomized clinical trial. *Journal of Clinical Periodontology* **45**, 1266-1274.

Roccuzzo, M., Gaudioso, L., Lungo, M. & Dalmasso, P. (2016). Surgical therapy of single peri-implantitis intrabony defects, by means of deproteinized bovine bone mineral with 10% collagen. *Journal of Clinical Periodontology* **43**, 311-318.

Roccuzzo, M., Pittoni, D., Roccuzzo, A., Charrier, L. & Dalmasso, P. (2017). Surgical treatment of peri-implantitis intrabony lesions by means of deproteinized bovine bone mineral with 10% collagen: 7-year-results. *Clinical Oral Implants Research* **28**, 1577-1583.

Romeo, E., Lops, D., Chiapasco, M., Ghisolfi, M. & Vogel, G. (2007). Therapy of peri-implantitis with resective surgery. A 3-year clinical trial on rough screw-shaped oral implants. Part II: radiographic outcome. *Clinical Oral Implants Research* **18**, 179-187.

Roos-Jansåker, A.-M., Renvert, H., Lindahl, C. & Renvert, S. (2007). Surgical treatment of peri-implantitis using a bone substitute with or without a resorbable membrane: a prospective cohort study. *Journal of Clinical Periodontology* **34**, 625-632.

Schwarz, F., John, G., Mainusch, S., Sahm, N. & Becker, J. (2012). Combined surgical therapy of peri-implantitis evaluating two methods of surface debridement and decontamination. A two-year clinical follow up report. *Journal of Clinical Periodontology* **39**, 789-797.

Serino, G. & Turri, A. (2011). Outcome of surgical treatment of peri-implantitis: results from a 2-year prospective clinical study in humans. *Clinical Oral Implants Research* **22**, 1214-1220.

Tapia, B., Valles, C., Ribeiro-Amaral, T. *et al.* (2019). The adjunctive effect of a titanium brush in implant surface decontamination at peri-implantitis surgical regenerative interventions: A randomized controlled clinical trial. *Journal of Clinical Periodontology* **46**, 586-596.

Tomasi, C., Regidor, E., Ortiz-Vigon, A. & Derks, J. (2019). Efficacy of reconstructive surgical therapy at peri-implantitis-related bone defects. A systematic review and meta-analysis. *Journal of Clinical Periodontology* **46 Suppl 21**, 340-356.

Wetzel, A.C., Vlassis, J., Caffesse, R.G., Hämmerle, C.H. & Lang, N.P. (1999). Attempts to obtain re-osseointegration following experimental peri-implantitis in dogs. *Clinical Oral Implants Research* **10**, 111-119.

Wohlfahrt, J.C., Lyngstadaas, S.P., Rønold, H.J. *et al.* (2012). Porous titanium granules in the surgical treatment of peri-implant osseous defects: a randomized clinical trial. *International Journal of Oral & Maxillofacial Surgery* **27**, 401-410.

Capítulo 36

Antibióticos Sistêmicos na Terapia Periodontal

Magda Feres[1] e Davi Herrera[2]

[1]Departamento de Periodontologia, Divisão de Pesquisa Odontológica, Universidade de Guarulhos,
Guarulhos, São Paulo, Brasil, e The Forsyth Institute, Cambridge, MA, USA
[2]ETEP (Etiology and Therapy of Periodontal and Peri-Implant Diseases) Research Group,
Complutense University of Madrid, Madrid, Spain

Introdução, 834

Bases microbiológicas para o tratamento periodontal, 835

   A longa busca pelos patógenos periodontais e o conceito de
   espécies benéficas, 835

   Entendendo o alvo: biofilmes bacterianos, 836

Razões para o uso de antibiótico sistêmico adjunto no tratamento
   periodontal, 838

   Terapia periodontal mecânica e suas limitações, 838

   Antimicrobianos locais *versus* sistêmicos, 839

Antibióticos sistêmicos na terapia periodontal, 839

   A terapia antimicrobiana sistêmica deve ser dirigida a patógenos
   específicos?, 839

   Qual(is) antimicrobiano(s) forneceriam os resultados mais
   previsíveis? Uma perspectiva histórica, 840

Qual(is) antimicrobiano(s) forneceria(m) resultados mais previsíveis?
   Ponderando a evidência: desfechos clínicos em ensaios clínicos
   randomizados e revisões sistemáticas, 842

Qual(is) antimicrobiano(s) forneceria(m) resultados mais previsíveis?
   Impacto microbiológico, 843

Quais indivíduos seriam mais beneficiados da terapia antimicrobiana
   sistêmica?, 846

Protocolos de uso de antimicrobianos sistêmicos na
   periodontia, 848

Uso de antimicrobianos sistêmicos: riscos associados, 850

   Reações/efeitos adversos, 850

   Emergências de amostras resistentes/aumento da resistência a
   antibióticos, 850

Observações finais e recomendações para a prática clínica, 851

Introdução

Os antibióticos são substâncias produzidas por uma variedade de microrganismos, como bactérias (p. ex., *Streptomyces* spp.) e fungos (p. ex., *Penicilium* spp.), que suprimem seletivamente o crescimento de outros microrganismos e eventualmente podem matá-los (Fleming 2001; Watve *et al.* 2001; Mohr 2016). Entretanto, o termo "antibióticos" é agora estendido para incluir agentes antimicrobianos sintéticos ou semissintéticos, como sulfonamidas e imidazois, que não são produzidos por micróbios (Mohr 2016). A era moderna da antibioticoterapia começou com a produção de penicilina em 1941, quando esse composto, descoberto por Fleming em 1928, foi finalmente produzido em massa e tornado disponível para o uso clínico (Chambers & Sande 1996). O grande sucesso da penicilina no tratamento de várias infecções rapidamente encorajou os laboratórios farmacêuticos a pesquisarem novos antibióticos, produzidos por microrganismos isolados de amostras puras; logo, o sucesso veio rapidamente (Chain 1972). Desde então, centenas de antibióticos naturais, semissintéticos e sintéticos têm sido identificados (Mohr 2016), e muitos desses medicamentos são essenciais no tratamento de inúmeras infecções.

A difusão do uso de antibióticos ao longo dos últimos 80 anos levou ao surgimento de microrganismo tolerantes a alguns medicamentos, o que é a razão primária para a falha deles no tratamento de algumas doenças infecciosas, incluindo condições de risco de vida (WHO 2014, 2015). Um microrganismo que sobrevive à exposição a um agente antibiótico pode se tornar resistente àquele agente, selecionando uma mutação em seu genoma ou ativando a expressão de genes resistentes a antibióticos. Esses genes podem ser transferidos na mesma ou entre espécies, dando origem a uma nova população bacteriana tolerante àquele agente (Davies & Davies 2010; Soares *et al.* 2012; Sekyere & Asante 2018). O aparecimento dos efeitos colaterais é outra desvantagem no uso de antibióticos sistêmicos e também pode ser considerado no contexto da avaliação risco-benefício dessas terapias.

Considerando a natureza infecciosa da periodontite, os antibióticos sistêmicos têm sido extensamente estudados como adjuntos ao tratamento periodontal (Herrera *et al.* 2002; Haffajee *et al.* 2003b; Sgolastra *et al.* 2012a, b, 2014; Zandbergen *et al.* 2013, 2016; Feres *et al.* 2015; Keestra *et al.* 2015a, b; Rabelo *et al.* 2015; Santos *et al.* 2015; Grellmann *et al.* 2016; Assem *et al.* 2017; Souto *et al.* 2018; Teughels *et al.* 2020). A recomendação para o uso de antibióticos para tratar infecções periodontais deve seguir os mesmos princípios usados para o tratamento de qualquer outra infecção no corpo, que é: os riscos precisam ser claramente compensados pelos benefícios para o paciente – benefícios que não podem ser, por outro lado, obtidos ou que seriam obtidos com uma dificuldade muito maior ou risco por outros meios. O objetivo desse capítulo é discutir o uso de antibióticos sistêmicos no tratamento da periodontite, no esforço de fornecer aos clínicos uma orientação sobre o uso desses agentes na prática clínica diária.

Bases microbiológicas para o tratamento periodontal

A ideia de usar agentes antimicrobianos no manejo das doenças periodontais tem como base a premissa de que há infecções desencadeadas e ampliadas pelos microrganismos que colonizam a cavidade oral, acima ou abaixo da margem gengival. O entendimento da composição da microbiota periodontal na saúde e na doença é essencial para o estabelecimento de tratamentos periodontais efetivos.

A longa busca pelos patógenos periodontais e o conceito de espécies benéficas

Pesquisadores sugeriram pela primeira vez a etiologia bacteriana específica para doenças periodontais durante a era de ouro da bacteriologia médica (1880-1920), quando os agentes etiológicos de importantes infecções bacterianas, como cólera e antraz, foram isolados (Socransky & Haffajee 1994). Lamentavelmente, dificuldades técnicas na avaliação da complexa microbiota periodontal colonizada por vários anaeróbicos estritos e patógenos fastidiosos atrasaram uma descrição mais precisa da composição microbiana subgengival (Socransky *et al.* 1987). Apesar dessas dificuldades, os esforços coletivos de microbiologistas pioneiros usando principalmente técnicas de cultura abertas levaram ao isolamento e à identificação de vários patógenos periodontais importantes (Newman *et al.* 1976; Slots 1976; Loesche *et al.* 1982, 1985; Keyes & Rams 1983; Moore *et al.* 1985; Socransky *et al.* 1988a, b; Haffajee & Socransky 1994; Marsh 1994; Zambon 1996; Riviere *et al.* 1996, 1997). Esse conhecimento foi significativamente expandido após a introdução de técnicas-alvo de diagnóstico molecular nas décadas de 1980 e 1990, como anticorpos monoclonais (ELISA, do inglês *enzyme-linked immunosorbent assay*), reação em cadeia da polimerase e sondas de DNA (Dzink *et al.* 1983; Bonta *et al.* 1985; Zappa *et al.* 1990; Socransky *et al.* 1991; Watanabe & Frommel 1993; Gmur & Guggenheim 1994; Socransky *et al.* 1994; Ellwood *et al.* 1997; Socransky *et al.* 1998; Mombelli *et al.* 1999). Uma dessas técnicas, *checkerboard DNA-DNA hybridization* (Socransky

et al. 1994), permitiu a quantificação de muitas espécies de bactérias em centenas de milhares de amostras de placa e introduziu o conceito de complexos microbianos em 1998 (Socransky *et al.* 1998, 1999; Ximenez-Fyvie *et al.* 2000a, b, 2006; Colombo *et al.* 2002; Socransky & Haffajee 2002, 2005; Haffajee *et al.* 2004, 2005, 2006, 2008a, b; Lopez *et al.* 2004; Teles *et al.* 2006; Faveri *et al.* 2009; da Silva-Boghossian *et al.* 2011; Uzel *et al.* 2011; Feres *et al.* 2015; Feres *et al.* 2016; Maciel *et al.* 2016). Mais recentemente, tecnologias de sequenciamento *open-ended DNA,* incluindo sequenciamento de nova geração (NGS, do inglês *next-generation sequencing*), abriram as possibilidades de identificação de todos os microrganismos em uma dada amostra, incluindo aqueles que nunca tinham sido cultivados antes, revelando uma diversidade ainda mais ampla do microbioma periodontal (Paster *et al.* 2001; Griffen *et al.* 2012; Liu *et al.* 2012; Abusleme *et al.* 2013; Wang *et al.* 2013; Duran-Pinedo *et al.* 2014; Galimanas *et al.* 2014; Li *et al.* 2014; Camelo-Castillo *et al.* 2015; Chen *et al.* 2015; Kirst *et al.* 2015; Park *et al.* 2015; Pozhitkov *et al.* 2015; Dabdoub *et al.* 2016; Ganesan *et al.* 2017; Chen *et al.* 2018a; Shi *et al.* 2018; Perez-Chaparro *et al.* 2018; Tsai *et al.* 2018; Schulz *et al.* 2019; Wei *et al.* 2019; Feres *et al.* 2020b; Ikeda *et al.* 2020). O trabalho intenso dos microbiologistas mencionados anteriormente revelou que somente um número limitado de microrganismos está associado à etiopatogênese da periodontite e que várias outras espécies colonizadoras da cavidade oral eram compatíveis com o hospedeiro ou benéficas. As espécies consideradas patógenos "verdadeiros" foram aquelas encontradas em níveis e proporções mais altas em pacientes com periodontite do que em pacientes saudáveis (estudos de associação), e estavam reduzidas em sítios e pacientes que responderam bem ao tratamento periodontal (estudos de eliminação/supressão) notadamente: *Porphyromonas gingivalis, Treponema denticola, Tannerella forsythia* (patógenos do complexo vermelho), *Eubacterium nodatum* e várias *Fusobacteria, Prevotella,* e *Campylobacter* spp. (espécies do complexo laranja), assim como *Eikenella corrodens, Selenomonas sputigena, Aggregatibacter actinomycetemcomitans* e *Treponema socranskii.* Os dados fornecidos pelos estudos que utilizaram NGS confirmaram o conhecimento prévio do papel dessas espécies patogênicas clássicas na patobiologia das doenças periodontais e identificaram outras espécies como *Filifactor alocis, Eubacterium saphenum, Dialister invisus* e várias outras espécies dos gêneros *Treponema* e *Desulfobulbus,* assim como novos possíveis patógenos (Perez-Chaparro *et al.* 2014; Feres *et al.* 2020c) (Figura 36.1). Um conceito introduzido recentemente sugere que alguns patógenos periodontais chamados "patógenos-chave" são capazes de fugir da resposta do hospedeiro e mediar a conversão de toda a comunidade microbiana para a disbiose. A grande perturbação da comunidade causaria e/ou sustentaria o processo de destruição periodontal. *P. gingivalis* tem sido identificado como o principal patógeno-chave (Hajishengallis 2011; Hajishengallis & Lamont 2012; Hajishengallis *et al.* 2011).

De forma contrária, outros microrganismos foram considerados compatíveis com o hospedeiro e foram encontrados

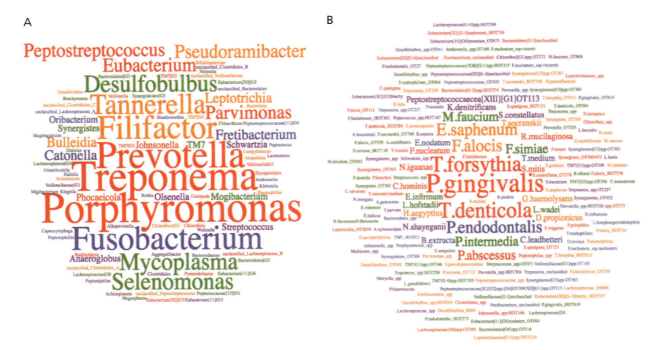

Figura 36.1 Nuvem de palavras dos gêneros (**A**) e espécies (**B**) aumentados na periodontite, de acordo com os dados dos estudos de associação usando sequenciamento de última geração (técnicas 16S e metagenômica). (Fonte: Adaptada de Feres *et al.* 2020c. Reproduzida, com autorização, de John Wiley & Sons.)

elevados na saúde periodontal e aumentados em proporção após a terapia. Esses incluíam *Veillonella parvula* e *Actinomyces odontolyticus* (complexo roxo) e várias espécies dos gêneros *Actinomyces*, *Streptococcus* (complexo amarelo) e *Capnocytophaga* (complexo verde) (Socransky *et al.* 1988a, b, 1998; Haffajee *et al.* 2006; Faveri *et al.* 2009; Teles *et al.* 2006, 2013). Espécies dos gêneros *Rothia*, *Neisseria*, *Leptotrichia*, *Corynebacterium* e *Kingella* também foram associadas recentemente à saúde periodontal (Feres *et al.* 2020c) (Figura 36.2).

O conhecimento acumulado sobre a composição da microbiota subgengival na saúde periodontal e na periodontite sugere que o tratamento bem-sucedido necessitará de uma profunda mudança ecológica em toda a cavidade bucal. Isto pode não ser fácil de se obter, especialmente considerando que esses microrganismos não vivem em isolamento, mas são partes de comunidades microbianas complexas chamadas biofilmes.

Entendendo o alvo: biofilmes bacterianos

Apesar do grande avanço em nosso conhecimento sobre a composição da microbiota periodontal nos últimos 50 anos, o conceito de que a periodontite é causada por bactérias que crescem em biofilmes levou a uma grande mudança em nosso entendimento sobre o sucesso e a falha do tratamento. Bill Costerton, o pai da ciência do biofilme, definiu biofilme como "populações bacterianas envolvidas em uma matriz aderidas umas às outras e a uma superfície sólida (não descamável)" (Costerton 1999). Essa definição foi refinada para também incluir superfícies descamáveis (Hall-Stoodley *et al.* 2004). Assim, o termo biofilme abrangeu não somente as comunidades bacterianas aderidas ao dente e outras superfícies artificiais na boca, mas também aquelas sobre a língua e outros tecidos moles orais.

Os biofilmes são estruturas complexas que podem funcionar como uma comunidade fisiológica integrada e fornecem várias vantagens para as espécies colonizadoras, como proteção contra condições ambientais indesejadas (p. ex., níveis de oxigênio), antibióticos e defesas do hospedeiro (Costerton *et al.* 1999; Marsh & Devine 2011). A maioria das células no biofilme estão vivas e podem ser organizadas espacialmente em padrões que facilitam a cooperação metabólica. A presença de patógenos anaeróbicos estritos em nichos altamente oxigenados da cavidade oral é um exemplo da proteção do biofilme. Enquanto no meio ambiente subgengival essas espécies estão localizadas na camada externa do biofilme, cobrindo o epitélio (Kolenbrander *et al.* 2006; Zijnge *et al.* 2010), nos nichos expostos ao oxigênio, os anaeróbicos estritos são protegidos do oxigênio dentro das camadas profundas do biofilme (Marsh 1994). Isso explica como os biofilmes supragengivais de bolsas rasas, língua, saliva, mucosa oral de indivíduos com periodontite são altamente colonizados com vários patógenos periodontais anaeróbicos estritos, como aqueles dos complexos vermelho e laranja (Riviere *et al.* 1996, 1997; Ximenez-Fyvie *et al.* 2000a, b; Mager *et al.* 2003; Beikler *et al.* 2004; Socransky & Haffajee 2005; Faveri *et al.* 2006a; Haffajee *et al.* 2008b). Esses achados impactam as decisões sobre o tratamento, porque eles sugerem que não somente bolsas profundas, mas também bolsas rasas e outras superfícies orais de pacientes com periodontite demandam tratamento de controle do biofilme. Se não eliminados ou reduzidos, os patógenos residentes nas camadas profundas de diferentes nichos oxigenados

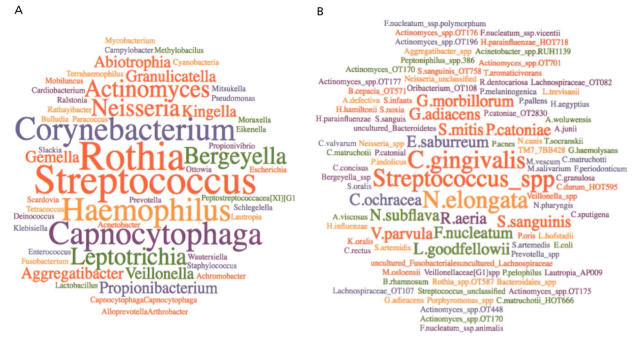

Figura 36.2 Nuvem de palavras dos *gêneros* (**A**) e *espécies* (**B**) aumentados na saúde periodontal, de acordo com os dados dos estudos de associação usando sequenciamento de última geração (técnicas 16S e metagenômica). (Fonte: Adaptada de Feres *et al.* 2020c. Reproduzida, com autorização, de John Wiley & Sons.)

na cavidade oral podem ser uma fonte de recolonização de bolsas recentemente tratadas.

O desenvolvimento de biofilmes mistos é normalmente guiado pelas condições do meio ambiente, disponibilidade de nutrientes e padrões de coagregação (ligações específicas) dos microrganismos colonizadores. A determinação da biogeografia dos microrganismos dentro dos biofilmes não é simples, mas a sequência de colonização subgengival foi sugerida por alguns autores (Socransky *et al.* 1998; Socransky & Haffajee 2005; Kolenbrander *et al.* 2006; Zijnge *et al.* 2010; Teles *et al.* 2012). No geral, os resultados desses estudos sugerem que os colonizadores primários são principalmente espécies compatíveis como o hospedeiro, como *V. parvula* e espécies dos gêneros *Streptococcus*, *Capnocytophaga* e *Actinomyces* (principalmente membros dos complexos amarelo, verde e roxo). Microrganismos do complexo laranja dos gêneros *Fusobacterium*, *Prevotella* e *Campylobacter* funcionam como uma ponte entre os colonizadores primários e os colonizadores secundários do complexo vermelho (*P. gingivalis*, *T. forsythia* e *T. denticola*). Outros patógenos identificados recentemente dos gêneros *Porphyromonas* e *Treponema* provavelmente colonizariam o biofilme tardiamente, mas o padrão de colonização de outros possíveis patógenos, como aqueles dos gêneros *Filifactor*, *Dialister* e *Desulfobulbus*, é ainda desconhecido.

O estágio final de equilíbrio entre microrganismos e meio ambiente dentro de um biofilme é chamado de comunidade clímax (Socransky & Haffajee 2005). É extremamente difícil mudar a composição de uma comunidade clímax em virtude de uma propriedade do biofilme chamada de resiliência – a habilidade de sobrevivência, recuperação e adaptação. Na saúde periodontal, a resiliência é um mecanismo benéfico porque ela previne pequenos desafios ao biofilme saudável que podem resultar em disbiose e, consequentemente, doença (Rosier *et al.* 2018). Lamentavelmente, a comunidade clímax associada à doença é também extremamente estável, especialmente no meio ambiente rico em nutrientes de uma periodontite grave. Nesse caso, a resiliência tem um impacto negativo sobre o desfecho do tratamento, pois com sua ajuda, a comunidade clímax retorna a sua composição disbiótica, especialmente se o biofilme for somente parcialmente perturbado pela terapia. Isso pode levar à recorrência da doença.

Microrganismos que vivem em biofilme podem ser de 10 a 1.000 vezes mais resistentes aos efeitos dos antimicrobianos que seus homólogos planctônicos (não aderidos) (Costerton *et al.* 1999). Os principais mecanismos de resistência incluem: (1) difusão limitada do medicamento para as camadas mais internas do biofilme através da matriz extracelular; (2) baixo nível de atividade metabólica bacteriana dentro do biofilme, o que pode reduzir a eficácia de antibióticos que visam a processos que ocorrem em bactérias em crescimento ativo; (3) presença pós-tratamento de células dormentes "persistentes" que não são induzidas pela administração de antibiótico, mas podem resistir à inativação por antibiótico e ajudar a restabelecer a composição original da comunidade clímax; (4) inativação de moléculas do antibiótico na matriz do biofilme por enzimas degradantes aprisionadas; e (5) superexpressão de genes resistentes por células sésseis (*i.e.*: aderidas). Não é claro quantos desses mecanismos agem concomitantemente no meio ambiente subgengival, mas o corpo de evidências convincentes mostra que os biofilmes oferecem proteção substancial contra antimicrobianos e a resposta do hospedeiro tem levado a um consenso de que antibióticos sistêmicos devem sempre ser combinados com a ruptura mecânica do biofilme (Herrera *et al.* 2008; Sanz *et al.* 2008).

Razões para o uso de antibiótico sistêmico adjunto no tratamento periodontal

Os principais objetivos do tratamento periodontal incluem reduções em profundidade de sondagem (PS), sangramento à sondagem (SS) e supuração, e ganhos no nível clínico de inserção (NCI). Além disso, e mais importante, o tratamento deve prevenir futura progressão da doença. Numerosos estudos intervencionais, conduzidos ao longo das últimas décadas, demonstraram que esses resultados são obtidos quando o tratamento é capaz de produzir uma redução rápida e acentuada nos níveis e proporções dos patógenos periodontais mencionados anteriormente e uma recolonização oral por uma nova comunidade clímax com proporções mais altas de microrganismos compatíveis com o hospedeiro (Cugini *et al.* 2000; De Soete *et al.* 2001; Socransky & Haffajee 2002; Colombo *et al.* 2005; Haffajee *et al.* 2006; Teles *et al.* 2006; Matarazzo *et al.* 2008; Mestnik *et al.* 2010; da Silva-Boghossian *et al.* 2011; Silva *et al.* 2011; Uzel *et al.* 2011; Faveri *et al.* 2014; Soares *et al.* 2014; Feres *et al.* 2015, 2016; Tamashiro *et al.* 2016) (Figura 36.3). Isso não é uma tarefa fácil, especialmente considerando o efeito protetor do biofilme e seu alto potencial de recuperação (resiliência). Hipoteticamente, antibióticos sistêmicos podem ser ferramentas úteis na obtenção dessas mudanças ecológicas.

Terapia periodontal mecânica e suas limitações

A instrumentação subgengival, em geral realizada como raspagem e alisamento radicular (RAR), é o padrão-ouro para o tratamento da periodontite e melhora todos os parâmetros clínicos periodontais (Badersten *et al.* 1981; Pihlstrom *et al.* 1983; Ramfjord *et al.* 1987; Cobb 2002; Heitz-Mayfield *et al.* 2002; Hung & Douglass 2002). Esses benefícios clínicos são associados à diminuição na contagem de bactérias, à redução de patógenos específicos e ao aumento concomitante nas espécies compatíveis com o hospedeiro (Hinrichs *et al.* 1985; Sbordone *et al.* 1990; Pedrazzoli *et al.* 1991; Ali *et al.* 1992; Haffajee *et al.* 1997, 2008a; Shiloah *et al.* 1997; Cugini *et al.* 2000; Fujise *et al.* 2002; Carvalho *et al.* 2005; Colombo *et al.* 2005; Haffajee *et al.* 2006; Ioannou *et al.* 2009; Knofler *et al.* 2011; Rosalem *et al.* 2011; Silva *et al.* 2011; Feres *et al.* 2015, 2016; Mombelli 2018). Interessantemente, embora a RAR não tenha como alvo microrganismos específicos, ela leva à recolonização de sítios raspados recentemente com uma microbiota mais compatível com a saúde. Isso provavelmente ocorre em decorrência da sequência típica de recolonização pós-tratamento. As espécies mais compatíveis com o hospedeiro são as primeiras a recolonizar as superfícies radiculares recém-instrumentadas, enquanto os principais patógenos são os colonizadores tardios. Essas espécies, especialmente aquelas do complexo vermelho, são fastidiosas por natureza e requerem vários tipos de nutrientes para o crescimento, muitos deles produzidos pelo processo inflamatório associado à periodontite. Tem sido proposto que o tratamento periodontal tem um efeito direto sobre biofilme e cálculo e um efeito indireto local no tecido do hospedeiro. Se uma RAR efetiva é seguida por um controle de placa adequado, a redução na inflamação tecidual é alcançada, assim como baixos níveis de fluido gengival crevicular, o que representa uma importância de nutrientes para muitos patógenos fastidiosos (Socransky & Haffajee 2002; Socransky *et al.* 2004; Uzel *et al.* 2011; Teles *et al.* 2013). Esse novo meio ambiente saudável previne a colonização do biofilme por altas proporções de patógenos em virtude da restrição de nutrientes e outras necessidades para o crescimento bacteriano. Infelizmente, as melhorias clínicas obtidas após a RAR não são sempre mantidas ao longo do tempo, particularmente em casos graves com a presença de muitas bolsas profundas

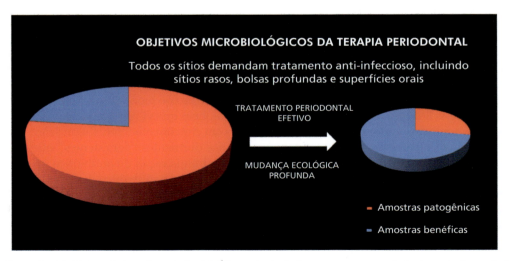

Figura 36.3 Objetivos microbiológicos da terapia periodontal. É importante destacar que o sucesso do tratamento depende de uma mudança profunda na composição do biofilme subgengival de toda cavidade oral, de uma ecologia relacionada com a doença (disbiose) para uma relacionada com a saúde. Para a obtenção da estabilidade clínica periodontal, o tratamento deve ser capaz de levar à redução nos níveis e nas proporções de patógenos e ao concomitante aumento em proporção das bactérias associadas à saúde periodontal.

e um biofilme gravemente disbiótico. Assim, outras formas de terapias periodontais, incluindo antimicrobianos locais e sistêmicos, têm sido propostas em conjunto com RAR, com o objetivo de melhorar os desfechos clínicos e microbiológicos desse tratamento.

Antimicrobianos locais *versus* sistêmicos

Os antimicrobianos para o tratamento de periodontite podem ser utilizados local ou sistemicamente. O conceito de utilização de antimicrobiano local controlado no tratamento da periodontite foi introduzido em 1979 por Max Goodson *et al.* (Goodson *et al.* 1979). A ideia era bastante interessante, já que os agentes eram aplicados diretamente no sítio com infecção em concentrações muito altas, enquanto antimicrobianos sistêmicos deveriam atravessar múltiplas superfícies de membranas no corpo (p. ex., trato gastrintestinal, endotélio, superfícies epiteliais) antes de alcançar o fluido gengival e a saliva. Antimicrobianos administrados localmente também causam menos efeitos colaterais que os medicamentos prescritos sistemicamente e têm menor chance de desenvolver resistência bacteriana a medicações. Assim, diferentes antibióticos e antissépticos (tetraciclina, minociclina, doxiciclina, metronidazol, piperaciclina, tazobactam, clorexidina etc.), por meio de diferentes sistemas de administração (fibras de polímero não reabsorvíveis, géis, *chip* de gelatina hidrolisada) têm sido testados no tratamento da periodontite (Herrera *et al.* 2020). Os resultados gerais sugerem um efeito benéfico do uso adjunto desses produtos em nível local, mas os desfechos, em geral, não são tão bons quanto o esperado (para revisão, ver Capítulo 37). Isto pode ser parcialmente explicado pelas limitações da cinética de liberação dos sistemas carreadores e pela complexidade da infecção que está sendo tratada. Para uma efetiva mudança na comunidade clímax associada à periodontite, o agente antimicrobiano deve ser liberado subgengivalmente por um longo período (pelo menos 7 a 10 dias) em uma concentração controlada. Lamentavelmente, muito poucos sistemas apresentam essa cinética. Além disso, como discutido anteriormente neste capítulo, a disbiose associada à periodontite afeta toda cavidade oral, incluindo sítios rasos, saliva, língua e bochechas. Assim, é de alguma forma esperado que o uso de antimicrobianos administrados localmente restritos a uma faixa de sítios subgengivais profundos seria particularmente limitado. Portanto, a terapia antimicrobiana local tem sido recomendada durante a fase de manutenção para tratamento de bolsas remanescentes e ativas isoladas (Heasman *et al.* 2001; Hussein *et al.* 2007; Herrera *et al.* 2020).

A administração sistêmica de antibióticos mitiga algumas das limitações da administração local. Os agentes alcançam todas as superfícies orais e fluidos por um tempo prolongado e podem alcançar patógenos periodontais que eventualmente invadem os tecidos do hospedeiro (Rudney *et al.* 2005; Kim *et al.* 2010). As desvantagens da administração sistêmica sobre a local incluem reações adversas aos medicamentos (Slots & Rams 1990), incerteza da colaboração do paciente (Loesche *et al.* 1993; Guerrero *et al.* 2007), concentração mais baixa do medicamento nos sítios subgengivais (Goodson 1994) e maior risco de resistência bacteriana (WHO 2015; Tacconelli *et al.* 2018). Vários antibióticos sistêmicos têm sido usados como adjuntos ao tratamento periodontal mecânico com diferentes graus de sucesso. A literatura é revista nas seções a seguir.

Antibióticos sistêmicos na terapia periodontal

A terapia antimicrobiana sistêmica deve ser dirigida a patógenos específicos?

A ideia de uso de antibióticos sistêmicos para atingir/eliminar patógenos específicos do biofilme subgengival tem como base a tentativa histórica de se estabelecer um paralelo entre a patobiologia da periodontite e a das infecções clássicas e evidências, mostrando que um patógeno bem reconhecido, *A. actinomycetemcomitans*, é efetivamente reduzido por uma combinação específica de antibióticos. Esses princípios são resumidos a seguir.

O conceito de que a periodontite é associada a patógenos específicos pode ter levado a interpretações erradas com relação a sua patobiologia e ao modo de tratamento. Infecções clássicas, como sífilis e tuberculose, são normalmente causadas por um microrganismo exógeno, mas a periodontite é uma doença complexa associada principalmente a patógenos endógenos que podem atingir e/ou promover a destruição tecidual em hospedeiros suscetíveis (Haffajee & Socransky 1994; Teles *et al.* 2013). Vários patógenos periodontais estão envolvidos no início da doença e progressão concomitante, e patógenos podem ser encontrados em indivíduos saudáveis, embora em baixos níveis e proporções (Socransky & Haffajee 2005). A presença de patógenos em indivíduos saudáveis não é exclusividade das doenças periodontais; eles podem ocorrer virtualmente em qualquer infecção, incluindo a maiorias das clássicas. Em infecções clássicas, uma vez estabelecida a doença, o diagnóstico preciso do agente causador e a sensibilidade deles a diferentes antibióticos são essenciais para a garantia da efetividade da eliminação do agente e, consequentemente, da cura. Na periodontite, os fatores ambientais podem levar à seleção ou ao crescimento de diferentes patógenos, incluindo oportunistas (ou espécies acessórias) (Socransky & Haffajee 2005; Darveau 2010; Hajishengallis 2011; Hajishengallis & Lamont 2012) e, possivelmente, alguns organismos ainda não identificados/não nomeados. (Perez-Chaparro *et al.* 2014; Feres *et al.* 2020c). Um diagnóstico microbiológico teria valor limitado para o tratamento nesse caso, uma vez que a detecção de um patógeno não descartaria a presença de outros. Além disso, um teste negativo não significaria que o patógeno esteja ausente, mas significaria que ele não foi detectado nos sítios onde as amostras foram colhidas. E, finalmente, devemos ter em mente que, como sugerido anteriormente neste capítulo, o tratamento periodontal efetivo demanda uma mudança considerável na comunidade clímax do biofilme, de um perfil associado à doença para um perfil microbiológico compatível com saúde, mais do que a eliminação de um ou alguns patógenos.

Parte 12 Terapia Adicional

Um argumento que suporta o conceito que a terapia antibiótica em periodontite deve ser dirigida pela presença de patógenos específicos vem de uma série de estudos clássicos realizados por van Winkelhoff *et al.* nas décadas de 1980 e 1990. Esses autores convincentemente demonstraram que a combinação de metronidazol (MTZ) e amoxicilina (AMX) poderia reduzir ou eliminar *A. actinomycetemcomitans* de sítios orais ou periodontais em pacientes com periodontite, e essas reduções foram associadas a melhorias clínicas importantes (Christersson *et al.* 1985; van Winkelhoff *et al.* 1989, 1992; Goené *et al.* 1990; Renvert *et al.* 1990; Berglundh *et al.* 1998; Flemmig *et al.* 1998; Winkel *et al.* 1998). Esses achados reforçaram a ideia de que antibióticos específicos somente devem ser prescritos em casos de periodontite associada a patógenos específicos. Entretanto, dados dos últimos estudos clínicos têm desafiado esse conceito, mostrando que pacientes não colonizados inicialmente por *A. actinomycetemcomitans* também se beneficiaram da combinação de MTZ mais AMX (MTZ+AMX) (Dannewitz *et al.* 2007; Mombelli *et al.* 2013), mais provavelmente em decorrência do efeito desses agentes inibindo outros importantes patógenos e mudando o perfil microbiológico em direção à saúde (Haffajee *et al.* 2006; Mestnik *et al.* 2010; Soares *et al.* 2014; Faveri *et al.* 2014; Feres *et al.* 2015; Tamashiro *et al.* 2016; Duarte *et al.* 2018). Na verdade, uma revisão sistemática recente concluiu que não há evidência convincente na literatura de que a detecção de *A. actinomycetemcomitans* no *baseline* deva ser usada como um critério para a prescrição adjunta de antibióticos, embora esses autores reconheçam as limitações da revisão deles, em virtude da limitada informação disponível (Nibali *et al.* 2019). De forma contrária, alguns estudos e/ou análises secundárias indicaram que pacientes com perfis microbiológicos específicos (Guerrero *et al.* 2014) e espécies-alvo específicas ou clonotipos (p. ex., *A. actinomycetemcomitans* JP2) seriam relevantes em alguns pacientes/condições (van Winkelhoff *et al.* 1989, 1992; Haubek *et al.* 2008). Além disso, a hipótese de patógenos-chave associando *P. gingivalis* ao início da doença (Hajishengallis & Lamont 2014) reacendeu a ideia de possível papel importante de patógenos-alvo específicos.

Em resumo, há ainda alguma controvérsia sobre a necessidade da identificação de um patógeno periodontal específico a fim de se obter sucesso no tratamento, consequentemente, testes microbiológicos no *baseline* não são rotineiramente usados na prática clínica diária, e a maioria dos ensaios clínicos randomizados (RCTs, do inglês *randomized controlled trial*) em periodontologia não tem escolhido pacientes e/ou antibióticos de acordo com perfis microbiológicos específicos.

Qual(is) antimicrobiano(s) forneceriam os resultados mais previsíveis? Uma perspectiva histórica

Os primeiros estudos clínicos sobre os efeitos dos antimicrobianos sistêmicos no tratamento periodontal foram conduzidos nas décadas de 1970 e 1980. A maioria desses estudos usou tetraciclina para tratamento de indivíduos jovens com destruição periodontal localizada em primeiros molares e

incisivos, que não respondiam ao tratamento mecânico: uma condição naquela época chamada de periodontite juvenil localizada (mais tarde conhecida como periodontite agressiva localizada e, atualmente, periodontite padrão incisivo/molar). Esses estudos mostraram que um regime de 1 g/dia de tetraciclina HCl por 2 a 4 semanas melhorava a resolução da inflamação gengival e levava a ganhos no NCI e osso alveolar (Lindhe & Liljenberg 1984; Novak *et al.* 1988, 1991). Os dois lipídios solúveis análogos, doxiciclina e minociclina, que pareciam alcançar níveis mais altos no fluido gengival com um regime de dose mais baixo de 100 a 200 mg/dia durante 7 a 21 dias (Ciancio *et al.* 1980, 1982; Pascale *et al.* 1986), também levaram a importantes melhorias clínicas em indivíduos jovens (Mandell & Socransky 1988; Muller *et al.* 1993). Contudo, a tetraciclina e seus análogos não mostraram benefícios similares em adultos (Listgarten & Helldén 1978; Helldén *et al.* 1979; Scopp *et al.* 1980; Ng & Bissada 1998).

Muitos resultados obtidos com as tetraciclinas, especialmente em pacientes jovens, pareceram promissores e, por isso, durante as décadas de 1980 e 1990, vários antibióticos foram testados para uso em tratamento de periodontite, culminando com a publicação das duas primeiras revisões sistemáticas com metanálise sobre esse tópico no início dos anos 2000 (Herrera *et al.* 2002; Haffajee *et al.* 2003b), que foram apresentadas nos *workshops* europeu e mundial em periodontologia, respectivamente. Mais de 10 antimicrobianos diferentes, ou combinações de medicamentos, foram incluídos nas metanálises, e ambos os estudos sugeriram que o uso de antibióticos adjunto a RAR forneceria algum benefício adicional sobre a RAR isoladamente em termos de ganho de NCI e redução da PS, especialmente em pacientes mais jovens e em pacientes com doença grave/agressiva/"ativa" e/ou perfis microbiológicos específicos. Embora nenhum estudo pudesse apontar superioridade de algum antibiótico em particular, em virtude de números insuficientes de estudos para cada agente testado, diferenças nos protocolos de estudo e tamanhos pequenos de amostra, o corpo de evidência sugeriu que alguns antibióticos foram mais efetivos que outros, e essa informação impactou a rodada de estudos seguintes na área. Deve-se observar que a maioria dos estudos forneceu dados de até 6 meses pós-tratamento, e que a maioria da literatura recente que abrange estudos com 1 ano ou mais de acompanhamento convergiu para o uso em particular de três medicamentos/combinações: MTZ, MTZ+AMX e azitromicina (Feres *et al.* 2015; Teughels *et al.* 2020).

Metronidazol

O metronidazol (MTZ) é um composto nitroimidazol descoberto no fim da década de 1950, quando pesquisadores do Rhone-Poulenc Research Laboratories na França estavam tentando criar um produto sintético a partir de uma *Streptomyces* spp. que tivesse atividade contra *Trichomonas vaginalis* (Freeman *et al.* 1997). Assim, o MTZ foi tido inicialmente como efetivo contra alguns protozoários patógenos. Sua atividade antibacteriana foi descoberta por acidente em 1962, quando um paciente com *T. vaginalis* e gengivite ulcerativa aguda teve uma "cura dupla" após 1 semana de tratamento com MTZ (Shinn 1962). Essa observação clínica levou a estudos que estabeleceram o MTZ como um importante antimicrobiano bactericida para infecções por anaeróbicos no corpo (Falagas & Gorbach 1995; Stupnicki *et al.* 1996; Freeman *et al.* 1997), incluindo a cavidade oral (Proctor & Baker 1971; Loesche *et al.* 1982). O MTZ pode ser considerado um profármaco, no sentido de que ele requer uma ativação metabólica por organismos anaeróbicos; por isso, todos os organismos aeróbios são intrinsecamente resistentes a esse agente. A eficácia seletiva do MTZ contra anaeróbicos obrigatórios torna-o particularmente interessante para o tratamento da periodontite, considerando que a maioria dos patógenos periodontais são anaeróbicos estritos, como as três espécies do complexo vermelho (*P. gingivalis, T. forsythia*, and *T. denticola*).

Lindhe *et al.* (Lindhe *et al.* 1983a) foram os primeiros a observarem que MTZ sistêmico (200 mg), tomado 4 vezes/dia durante 14 dias, em combinação com a terapia mecânica, era mais efetivo na melhoria dos parâmetros clínicos e na redução de espiroquetas que controles que receberam somente RAR. Mas foi Walter Loesche *et al.* que realizaram estudos clínicos precursores que mostraram os benefícios do MTZ para pacientes com periodontite, especialmente na redução da necessidade de cirurgia periodontal (Loesche *et al.* 1987, 1991, 1992, 1996). Mais tarde, outros RCTs demonstraram o efeito desses agentes na melhoria de vários parâmetros clínicos e na composição da microbiota subgengival (Feres *et al.* 2001, 2012; Sigusch *et al.* 2001; Carvalho *et al.* 2004, 2005; Xajigeorgiou *et al.* 2006; Matarazzo *et al.* 2008; Rooney *et al.* 2002; Silva *et al.* 2011; Preus *et al.* 2013; Soares *et al.* 2014).

Amoxicilina

A amoxicilina (AMX) é uma penicilina semissintética. A descoberta da penicilina em 1928 e o início do seu uso clínico em 1941 representaram um ponto de virada real na história humana. Pela primeira vez, pacientes desesperadamente doentes com infecções estafilocócicas e estreptocócicas puderam ser curados. Cefalosporinas e penicilinas são as principais classes de antibióticos betalactâmicos. Elas são agentes bactericidas e matam as bactérias suscetíveis pela inibição da síntese de peptideoglicano da parede celular (Spratt 1978; Yocum *et al.* 1980). Como as penicilinas têm um espectro estreito de atividade antimicrobiana, a pesquisa de medicamentos com maior espectro de atividade antimicrobiana levou à descoberta da AMX pelos cientistas do Beecham Research Laboratories, em 1972 (Gordon *et al.* 1972). O mais importante mecanismo de resistência é a hidrólise do anel betalactâmico mediada pela betalactamase, resultando na inativação do antibiótico. Uma pequena proporção da microbiota subgengival parece ser resistente a AMX (Sutter *et al.* 1983; Walker *et al.* 1983; Feres *et al.* 2002; Ardila *et al.* 2010; Rams *et al.* 2014), mas um número importante de pacientes vai abrigar, pelo menos, uma espécie bacteriana que produz betalactamase (Herrera *et al.* 2000b).

A penicilina não tem mostrado resultados clínicos encorajadores no tratamento da periodontite, provavelmente em decorrência de seu efeito antimicrobiano ser limitado a microrganismos aeróbios (Kinder *et al.* 1986; Drawz & Bonomo 2010), e somente uns poucos estudos têm descrito os desfechos clínicos e microbiológicos da AMX, como um adjunto, no tratamento periodontal (Feres *et al.* 2001; Matisko & Bissada 1993; Abu Fanas *et al.* 1991; Winkel *et al.* 1999). Feres *et al.* (2001) mostraram alterações benéficas em parâmetros clínicos e na composição da microbiota subgengival em nove adultos com periodontite tratados por meio de RAR e AMX sistêmica por 14 dias. Essas alterações foram muito marcantes durante a administração do antibiótico e até 14 dias após a retirada do antibiótico, e a maioria dos efeitos foram mantidos por até 1 ano. Entretanto, a preocupação foi o fato de que a proporção de espécies de *Actinomyces* foi diretamente reduzida após o tratamento e mantida baixa por até 1 ano pós-terapia. Isso foi considerado um desfecho indesejado do tratamento, uma vez que, como esses organismos são compatíveis com o hospedeiro, esperava-se um aumento na proporção após o tratamento.

Metronidazol mais amoxicilina

Embora a AMX não tenha sido estabelecida como um medicamento de escolha para o tratamento da periodontite, os importantes estudos realizados por A.J. van Winkelhoff sugeriram que o uso combinado de AMX e MTZ poderia ser uma potente ferramenta no tratamento da periodontite, especialmente em pacientes que abrigavam *A. actinomycetemcomitans* (van Winkelhoff *et al.* 1989, 1992; Pavicic *et al.* 1992, 1994). Muitos anos depois, foi publicado o primeiro RCT placebo controlado demonstrando os benefícios da combinação de AMX e MTZ no tratamento de adultos jovens com periodontite agressiva (Guerrero *et al.* 2005) e essa informação foi confirmada por outros estudos (Xajigeorgiou *et al.* 2006; Mestnik *et al.* 2010, 2012; Yek *et al.* 2010; Aimetti *et al.* 2012; Casarin *et al.* 2012). Benefícios similares foram também mostrados em adultos com periodontite grave (Moeintaghavi *et al.* 2007; Cionca *et al.* 2009, 2010; Silva *et al.* 2011; Feres *et al.* 2012; Goodson *et al.* 2012; Feres *et al.* 2015; Harks *et al.* 2015; Usin *et al.* 2016; Saleh *et al.* 2016; Cosgarea *et al.* 2016, 2017; Borges *et al.* 2017; Mombelli *et al.* 2017; Rebeis *et al.* 2019) e em muitos pacientes jovens com doença localizada (Beliveau *et al.* 2012; Merchant *et al.* 2014; Burgess *et al.* 2017; Rebeis *et al.* 2019), colonizados ou não por *A. actinomycetemcomitans*. Esses agentes também mostraram benefícios adicionais em tabagistas (Matarazzo *et al.* 2008; Theodoro *et al.* 2018) e em pacientes com diabetes (Miranda *et al.* 2014; Tamashiro *et al.* 2016). Estudos microbiológicos que avaliaram 40 espécies bacterianas mostraram que as melhorias nos parâmetros clínicos foram associadas não somente à redução de *A. actinomycetemcomitans*, mas a uma mudança benéfica mais ampla na composição da microbiota subgengival, como será descrita adiante neste capítulo (Haffajee *et al.* 2006; Matarazzo *et al.* 2008; Mestnik *et al.* 2010; Casarin *et al.* 2012; Soares *et al.* 2014; Feres *et al.* 2015; Miranda *et al.* 2014; Tamashiro *et al.* 2016).

842 **Parte 12** Terapia Adicional

Azitromicina

A azitromicina (AZI) é um macrolídeo relativamente novo que, em virtude de suas excelentes propriedades farmacológicas, emergiu como um medicamento promissor na medicina no início dos anos 1990 (Schönwald *et al.* 1990; Balmes *et al.* 1991; Hoepelman & Schneider 1995) e, mais recentemente, na odontologia (Herrera *et al.* 2000a; Mascarenhas *et al.* 2005; Haffajee *et al.* 2006; Dastoor *et al.* 2007; Gomi *et al.* 2007; Haas *et al.* 2008, 2012; Yashima *et al.* 2009; Oteo *et al.* 2010; Botero *et al.* 2013; Martande *et al.* 2016). A AZI é um antibiótico semissintético, bacteriostático, de largo espectro, rapidamente absorvido pelas células, como leucócitos e fibroblastos, que ajudam a rapidamente levar o medicamento para o sítio da inflamação e manter sua concentração de 10 a 100 vezes mais alta nos tecidos que no soro (Hoepelman & Schneider 1995). Além disso, a AZI é lentamente liberada nos tecidos, o que aumenta a sua meia-vida (Gladue *et al.* 1989; Gladue & Snider 1990). Essa propriedade farmacocinética favorável permite que a AZI seja administrada somente 1 vez/dia (500 mg) por um curto período de tempo (de 3 a 6 dias) (Henry *et al.* 2003). O protocolo simples de dosagem e a baixa incidência de efeitos colaterais relatados com o uso desse antibiótico facilitam a aderência ao tratamento, o que representa a maior vantagem da AZI sobre o MTZ, isoladamente ou em combinação com a AMX. Por outro lado, apesar das boas propriedades farmacológicas e de seu regime de dosagem fácil, os resultados dos RCTs que avaliaram os efeitos clínicos e microbiológicos da AZI no tratamento periodontal divergiram consideravelmente. Enquanto alguns autores demonstraram que a AZI poderia melhorar os desfechos da instrumentação subgengival de pacientes com periodontite (Dastoor *et al.* 2007; Gomi *et al.* 2007; Haas *et al.* 2008; Haas *et al.* 2012; Botero *et al.* 2013; Martande *et al.* 2016), tabagistas (Mascarenhas *et al.* 2005) ou casos de periodontite leve/moderada (Haffajee *et al.* 2007; Oteo *et al.* 2010; Smith *et al.* 2002), outros não mostraram benefícios importantes (Sampaio *et al.* 2011; Emingil *et al.* 2012; Han *et al.* 2012; Morales *et al.* 2018).

Qual(is) antimicrobiano(s) forneceria(m) resultados mais previsíveis? Ponderando a evidência: desfechos clínicos em ensaios clínicos randomizados e revisões sistemáticas

RCTs e revisões sistemáticas com metanálises representam o nível mais elevado de evidência para avaliar a efetividade clínica de uma nova intervenção (Bero & Rennie 1995; Cook *et al.* 1995; Liberati *et al.* 2009; Spieth *et al.* 2016). Esses estudos são os principais pilares do que tem sido chamado "prática clínica baseada em evidência" (Bero & Rennie 1995; Cook *et al.* 1995; Bahtsevani *et al.* 2004). Assim, essa seção apresentará os resultados desses estudos, na tentativa de determinar o peso da evidência para o uso de diferentes antimicrobianos sistêmicos no tratamento da periodontite.

RCTs que testaram os antimicrobianos sistêmicos adjuntos no tratamento periodontal têm avaliado uma variedade de diferentes agentes e combinações. A maioria desses estudos tem apresentado dados de 6 meses de acompanhamento

e poucos forneceram dados a longo prazo (≥ 1 ano) (Herrera *et al.* 2002; Haffajee *et al.* 2003b; Feres *et al.* 2015; Teughels *et al.* 2020). De modo geral, as diretrizes clínicas sugerem que a melhor evidência para o uso de um novo tratamento vem de estudos com pelo menos 1 ano de acompanhamento e mais de 100 pacientes (Hadorn *et al.* 1996). Porém, esses dados não estão sempre disponíveis na literatura, em virtude das dificuldades na seleção de pacientes com condições menos prevalentes e na retenção dos pacientes no estudo, por um longo tempo. Assim, na periodontologia, RCTs com pelo menos 6 meses de acompanhamento são normalmente aceitos como boas evidências para suportar o uso de novos protocolos de tratamento (Herrera *et al.* 2002). Vinte e oito RCTs controlados por placebo (Al-Joburi *et al.* 1989; Bain *et al.* 1994; Berglundh *et al.* 1998; Rooney *et al.* 2002; Guerrero *et al.* 2005; Haas *et al.* 2008; Cionca *et al.* 2009; Mestnik *et al.* 2010; Oteo *et al.* 2010; Basegmez *et al.* 2011; Sampaio *et al.* 2011; Heller *et al.* 2011; Pradeep e Kathariya 2011; Aimetti *et al.* 2012; Casarin *et al.* 2012; Emingil *et al.* 2012; Feres *et al.* 2012; Han *et al.* 2012; Pradeep *et al.* 2012; Preus *et al.* 2013; Ardila *et al.* 2015; Harks *et al.* 2015; Martande *et al.* 2016; Taiete *et al.* 2016; Andere *et al.* 2017; Borges *et al.* 2017; Cosgarea *et al.* 2017; Morales *et al.* 2018) e 19 RCTs não controlados por placebo (Lindhe *et al.* 1983b; Saxén & Asikainen 1993; Flemmig *et al.* 1998; Palmer *et al.* 1999; Ramberg *et al.* 2001; Blandino *et al.* 2004; Vergani *et al.* 2004; Ehmke *et al.* 2005; Mascarenhas *et al.* 2005; Xajigeorgiou *et al.* 2006; Gomi *et al.* 2007; Haffajee *et al.* 2007; Kaner *et al.* 2007; Guentsch *et al.* 2008; Yashima *et al.* 2009; Yek *et al.* 2010; Beliveau *et al.* 2012; Goodson *et al.* 2012; Jentsch *et al.* 2016), com pelo menos 6 meses de acompanhamento, descreveram os desfechos clínicos dos antibióticos como adjuntos a RAR ou instrumentação mecânica subgengival no tratamento periodontal em indivíduos sistemicamente saudáveis.

Uma revisão sistemática recente, apresentada no *XVI European Workshop in Periodontology* (2019) avaliou os resultados de 28 estudos controlados por placebo disponíveis que foram relatados em 34 publicações (Teughels *et al.* 2020). Foram testados os seguintes agentes: MTZ+AMX (*n* = 17), AZI (*n* = 7), MTZ (*n* = 4), espiramicina (*n* = 2), claritromicina (CLAR, *n* = 2), moxifloxacino (MOX, *n* = 1), AMX (*n* = 1), minociclina (MINO, *n* = 1), tetraciclina (*n* = 1), ornidazol (*n* = 1). De maneira geral, os resultados da metanálise, incluindo 24 agentes, sugeriram que antibióticos, adjuntos a RAR, levaram a redução de PS e ganho de NCI em boca toda estatisticamente significantes, em concordância com observações de revisões sistemáticas anteriores (Herrera *et al.* 2002, 2008; Haffajee *et al.* 2003b; Sgolastra *et al.* 2012a, b, 2014; Zandbergen *et al.* 2013, 2016; Keestra *et al.* 2015a, b; Rabelo *et al.* 2015). O nível de evidência variou substancialmente entre os diferentes antibióticos estudados. MTZ+AMX foi o único adjunto suportado por um alto nível de evidência, com base nos resultados de 11 RCTs controlados por placebo, sete deles fornecendo dados de até 1 ou 2 anos de acompanhamento (Berglundh *et al.* 1998; Mestnik *et al.* 2010; Feres *et al.* 2012; Preus *et al.* 2013; Harks *et al.* 2015; Cosgarea *et al.* 2016; Borges *et al.* 2017). Esse protocolo de tratamento levou a benefícios estatisticamente significantes sobre aqueles obtidos com somente RAR em todos os desfechos clínicos avaliados, incluindo redução de PS (variável desfecho primário) e ganho de NCI em boca toda e em bolsas inicialmente moderadas e bolsas profundas, porcentagem de fechamento de bolsa (sítios mudando de PS ≥ 4 para PS ≤ 3 mm), frequência de bolsas ≥ 4, 5, 6 e 7 mm, assim como sítios mostrando SS. O nível de evidência para esses benefícios provocado pelo uso adjunto de MTZ e AZI foi avaliado como moderado, porém os resultados para MTZ foram mais consistentes. Embora somente dois estudos tenham avaliado MTZ (Feres *et al.* 2012; Preus *et al.* 2013), os resultados foram bastante consistentes ao mostrar benefícios desses agentes, enquanto os achados de sete estudos que avaliaram AZI foram um pouco controversos. Enquanto três estudos mostraram um benefício significante em ganho no NCI (Oteo *et al.* 2010; Emingil *et al.* 2012; Martande *et al.* 2016), outros quatro estudos descreveram nenhum ou benefícios menores para esse parâmetro com o uso adjunto de AZI (Haas *et al.* 2008; Sampaio *et al.* 2011; Han *et al.* 2012; Morales *et al.* 2018). O nível de evidência para CLAR, MNO e MINO foi considerado baixo.

Um benefício clínico bastante relevante, que tem sido consistentemente demonstrado em pacientes tratados com MTZ+AMX adjunto, e em menor extensão com MTZ, é a eficácia desses agentes na redução de bolsas periodontais, acima da redução obtida com tratamento mecânico somente (Guerrero *et al.* 2005; Cionca *et al.* 2009; Feres *et al.* 2012; Mestnik *et al.* 2012; Mombelli *et al.* 2013; Miranda *et al.* 2014; Borges *et al.* 2017; Cosgarea *et al.* 2017). Esses resultados têm implicações clínicas diretas, desde que um estudo de avaliação de risco a longo prazo robusto mostrou que a presença de nove ou mais sítios com PS ≥ 5 mm ou pelo menos um sítio com PS ≥ 6 mm após o tratamento estava associado à progressão futura da doença em população de 172 indivíduos tratados para periodontite, e em manutenção periodontal por um período médio de 11,3 anos (Matuliene *et al.* 2008). Outros autores também têm discutido a associação entre a presença de bolsas residuais, com/ou sem SS, e a ausência de estabilidade periodontal (Claffey & Egelberg 1995; Renvert & Persson 2002; Lang & Tonetti 2003; Cionca *et al.* 2009; Feres *et al.* 2012; Borges *et al.* 2017; Graetz *et al.* 2017; Tonetti *et al.* 2018). A Figura 36.4 fornece uma clara representação do efeito proeminente de MTZ+AMX, e em menor extensão do MTZ, na redução no número de sítios com PS ≥ 5 mm aos 6 a 12 meses pós-terapia (Teughels *et al.* 2020).

Achados relevantes adicionais que relacionam o efeito dos antibióticos com a redução de sítios profundos têm sido publicados recentemente. A presença de, no máximo, quatro sítios com PS ≥ 5 mm, que tem sido proposta como um *endpoint* clínico para o tratamento periodontal ativo em ensaios clínicos (Feres *et al.* 2012, 2020a), foi relatada por seis RCTs com 1 a 2 anos de seguimento que testaram MTZ+AMX (Feres *et al.* 2012; Mestnik *et al.* 2012; Harks *et al.* 2015; Tamashiro *et al.* 2016; Cosgarea *et al.* 2017; Borges *et al.* 2017). Tomados em conjunto, esses estudos mostraram que de 53 a 72% dos pacientes que tomaram MTZ+AMX conseguiram atingir esse desfecho clínico, ao contrário de 6,6 a 36,5% dos pacientes que receberam somente tratamento mecânico.

Um estudo (Feres *et al.* 2012), que comparou MTZ+AMX e MTZ, registrou benefícios similares para esses dois agentes: 61,6% dos pacientes tratados por RAR e MTZ atingiram o *endpoint* clínico para o tratamento, 67,7% daqueles tratados por meio de RAR e MTZ+AMX, e 22,5% somente com RAR.

Em resumo, a evidência clínica disponível tem demonstrado um benefício clínico adicional de MTZ+AMX e em menor extensão para MTZ isoladamente, na redução do número de sítios residuais, o que pode impactar a longo prazo a estabilidade clínica dos pacientes tratados de periodontite, assim como vantagem da redução da necessidade de cirurgias periodontais. Na verdade, a necessidade reduzida de cirurgias periodontais com o uso adjunto de MTZ foi sugerida por Walter Loesche quase 30 anos atrás (Loesche *et al.* 1987, 1991) e esse mesmo efeito foi recentemente confirmado, para MTZ+AMX, em um RCT clássico (Mombelli *et al.* 2015).

Qual(is) antimicrobiano(s) forneceria(m) resultados mais previsíveis? Impacto microbiológico

Os benefícios clínicos obtidos com o uso adjunto a RAR de MTZ isoladamente, ou MTZ+AMX, são diretamente associados ao efeito impressionante desses protocolos de tratamento na redução de patógenos periodontais específicos e na mudança do perfil microbiológico subgengival associado à doença para um perfil compatível com a saúde periodontal (Haffajee *et al.* 2006; Cionca *et al.* 2009; Mestnik *et al.* 2010; Heller *et al.* 2011; Silva *et al.* 2011; Casarin *et al.* 2012; Miranda *et al.* 2014; Soares *et al.* 2014; Feres *et al.* 2015; Tamashiro *et al.* 2016; Usin *et al.* 2016; Mombelli *et al.* 2017). A Figura 36.5 descreve as proporções médias de complexos microbianos em 1 ano pós-tratamento nas amostras de biofilme subgengival colhidas de pacientes com periodontite grave tratados com: (1) somente RAR ($n = 55$); (2) RAR combinada com 400 mg de MTZ 3 vezes/dia durante 14 dias ($n = 45$); ou (3) RAR com 400 mg de MTZ+500 mg de AMX, 3 vezes/dia durante 14 dias ($n = 54$) (Feres *et al.* 2015). Foram colhidas nove amostras de biofilme subgengival de cada indivíduo em cada tempo (*baseline* e aos 3 e 6 meses e 1 ano pós-tratamento) e analisadas individualmente nelas o conteúdo de 40 espécies bacterianas por *checkerboard DNA-DNA hybridization*. As proporções gerais de complexos que continham patógenos (vermelho e laranja) diminuíram, enquanto aqueles que continham espécies benéficas aumentaram ao longo do curso do estudo, em todos os grupos de tratamento. Em 1 ano pós-tratamento, os indivíduos que tomaram antibióticos exibiram um perfil microbiológico mais compatível com saúde periodontal que o grupo controle, tratado somente com RAR. Indivíduos tratados com antibiótico apresentaram proporções mais baixas de complexos vermelho e laranja que aqueles que receberam somente RAR, enquanto indivíduos que tomaram MTZ+AMX tinham um benefício adicional, que eram proporções mais altas de *Actinomyces* spp. compatíveis com o hospedeiro, em comparação com os outros dois tratamentos (Figura 36.5).

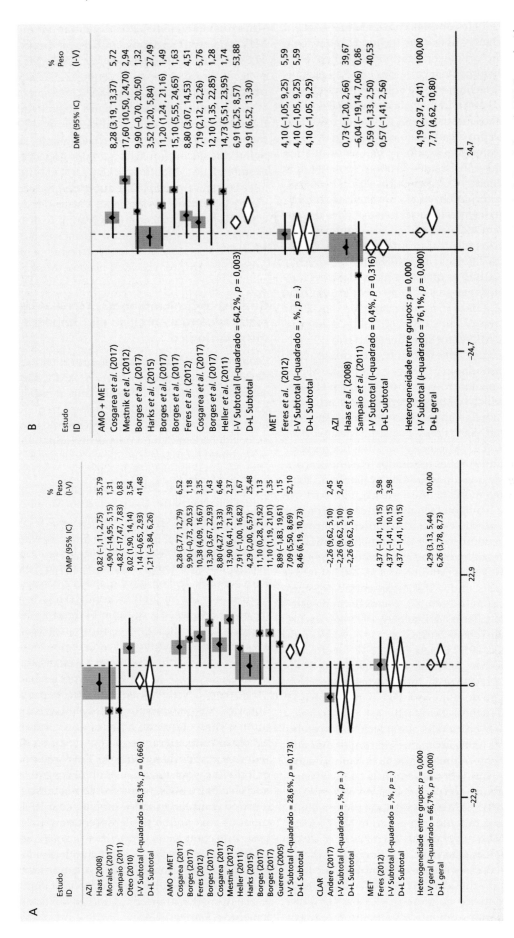

Figura 36.4 *Forest plot*: metanálise para mudança na frequência de bolsas ≥ 5 mm, 6 meses (**A**) e 12 meses (**B**), todos os tipos de periodontite. (Fonte: Adaptada de Teughels *et al.* 2020. Reproduzida, com autorização, de John Wiley & Sons.) AMO = amoxicilina; AZI = azitromicina; CLAR = claritromicina; DMP = diferença média ponderada; D+L = DerSimonian e Laird; IC = intervalo de confiança; ID = identificação; I-V = inverso da variância; MET = metronidazol.

Capítulo 36 Antibióticos Sistêmicos na Terapia Periodontal

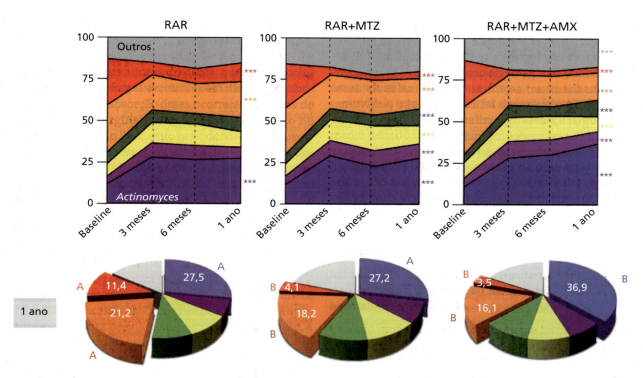

Figura 36.5 Proporções médias cumulativas de complexos microbianos, assim como gráfico de setores que descrevem as proporções médias de complexos microbianos em 1 ano pós-tratamento, em amostras de biofilme subgengival colhidas de indivíduos com periodontite grave tratados somente com raspagem e alisamento radicular (RAR) ou com metronidazol sistêmico adjunto (MTZ) ou MTZ mais amoxicilina (AMX). As cores representam os diferentes complexos descritos por Socransky *et al.* (1998). A cor *cinza* ("Outros") representa espécies que não se encaixam em nenhum complexo, e *Actinomyces* spp estão representadas em *azul*. A significância das diferenças entre pontos diferentes foi determinada usando análise de variância de medidas repetidas (***$P < 0,001$). A significância da diferença entre os grupos em 1 ano pós-tratamento foi determinada usando testes de análise de variância *one way* e de comparação múltipla de Tukey (letras diferentes indicam diferenças significantes entre pares de grupos, $P < 0,05$). (Fonte: Adaptada de Feres *et al.* 2015. Reproduzida, com autorização, de John Wiley & Sons.)

Como mencionado na primeira seção deste capítulo, a introdução de tecnologias NGS para estudar a microbiota oral tem permitido a avaliação sistemática do microbioma periodontal, incluindo os efeitos dos tratamentos em toda a comunidade bacteriana. Treze estudos de intervenção até a presente data avaliaram mudanças pós-tratamento que ocorreram no microbioma subgengival com o uso de técnicas de sequenciamento (Sakamoto *et al.* 2004; Valenza *et al.* 2009; Jünemann *et al.* 2012; Laksmana *et al.* 2012; Shi *et al.* 2015; Bizzarro *et al.* 2016; Martelli *et al.* 2016; Belstrøm *et al.* 2017; Han *et al.* 2017; Hagenfeld *et al.* 2018; Liu *et al.* 2018; Chen *et al.* 2018b; Feres *et al.* 2020b), incluindo dois RCTs (Bizzarro *et al.* 2016; Hagenfeld *et al.* 2018). RAR foi o tratamento padrão em todos os estudos e MTZ+AMX sistêmico foi usado como adjunto em cinco investigações (Valenza *et al.* 2009; Jünemann *et al.* 2012; Laksmana *et al.* 2012; Bizzarro *et al.* 2016; Hagenfeld *et al.* 2018). Como os estudos com o uso dessas técnicas foram muito diversos em termos dos pacientes incluídos, tratamentos usados e períodos de tempo de acompanhamento, é ainda difícil traçar conclusões definitivas em termos dos efeitos de protocolos de tratamento específicos na mudança da abundância dessas espécies. Os resultados de dois RCTs e um estudo clínico que compararam diretamente tratamento mecânico somente ou com MTZ+AMX adjunto revelaram uma mudança mais benéfica no microbioma quando os antibióticos foram usados (Jünemann *et al.* 2012; Bizzarro *et al.* 2016; Hagenfeld *et al.* 2018). Todos os três estudos mostraram que os antibióticos foram mais efetivos que RAR isoladamente na redução das proporções de espécies dos gêneros *Porphyromonas* e *Treponema* e no favorecimento de espécies compatíveis com o hospedeiro dos gêneros *Veillonella* e *Haemophilus*. Outros gêneros mais afetados pelos antibióticos sistêmicos que por tratamento mecânico isoladamente foram *Synergistetes*, *Filifactor* e *Tannerella*, todos os três compreendendo patógenos. O estudo de Bizzarro *et al.* (2016) foi o único que forneceu dados microbiológicos até 1 ano pós-tratamento de 37 pacientes. Embora alguns rebotes tenham sido observados, a maioria dos efeitos benéficos dos antibióticos sobre o microbioma foi mantida ao longo do tempo. Hagenfeld *et al.* (2018) incluíram o maior tamanho de amostra e forneceram dados de 96 indivíduos até 2 meses pós-tratamento. Esses autores mostraram uma clara separação na composição para amostras colhidas antes e depois do tratamento no grupo antibiótico, mas não em indivíduos que receberam somente instrumentação subgengival. Essas diferenças antes e depois do tratamento com antibiótico em agrupamentos hierárquicos parecem ser associadas a reduções impressionantes e significantes em gêneros que abrigam patógenos periodontais e um concomitante aumento naqueles que abrigam espécies associadas à saúde. Essa tendência não foi observada com instrumentação

846 Parte 12 Terapia Adicional

subgengival isoladamente. Embora os resultados desses estudos tenham fornecido uma visão inicial dos efeitos do tratamento na modulação do microbioma disbiótico observado na periodontite, é essencial conduzir mais ensaios clínicos que avaliem muitos pacientes e amostras individuais para estender o conhecimento atual nesse campo.

As mudanças gerais em biofilmes obtidos com a ingestão de MTZ+AMX podem ocorrer em virtude de uma série de benefícios ecológicos: (1) o efeito desses antimicrobianos em reduzir o número dos principais patógenos periodontais, como o impacto de MTZ sobre *P. gingivalis* e outros anaeróbicos estritos, e de MTZ+AMX sobre *A. actinomycetemcomitans* (van Winkelhoff *et al.* 1989; Goené *et al.* 1990; van Winkelhoff *et al.* 1992; Berglundh *et al.* 1998; Flemmig *et al.* 1998; Winkel *et al.* 1998); (2) esses antimicrobianos podem potencialmente controlar patógenos periodontais presentes sobre outras superfícies orais, tecidos, fluidos, células epiteliais e tecido conjuntivo; (3) a atividade de largo espectro da AMX pode potencializar o efeito da RAR, levando a uma redução mais rápida e profunda da carga bacteriana no espaço subgengival.

Outro possível papel dos antibióticos administrados na fase inicial (passo 2) da terapia periodontal é suprimir o crescimento de espécies, como alguns patógenos proteolíticos, que podem se beneficiar do tecido danificado durante a raspagem subgengival (Feres *et al.* 2015). Isso diminuiria a inflamação nos tecidos locais durante a cicatrização, o que, por sua vez, impediria um aumento nas proporções desses mesmos patógenos, um evento comum na ecologia microbiológica, em que espécies colonizadoras afetam o hábitat, e o hábitat afeta os organismos colonizadores (Socransky & Haffajee 2002). A combinação de todos esses efeitos permitiria uma recolonização das bolsas recentemente raspadas por colonizadores iniciais compatíveis com o hospedeiro, prevenindo as espécies do complexo vermelho (e, possivelmente, outros patógenos) de colonizarem em altas quantidades e proporções (Feres *et al.* 2015; Soares *et al.* 2014; Tamashiro *et al.* 2016; Hagenfeld *et al.* 2018; Feres *et al.* 2020b).

Quais indivíduos seriam mais beneficiados da terapia antimicrobiana sistêmica?

Como indicado na seção anterior, há evidência consistente na literatura mostrando que o uso adjunto de antimicrobianos sistêmicos melhora os desfechos da RAR. É claro também, desses resultados de estudos disponíveis, que nem todos os pacientes com periodontite se beneficiam igualmente desses agentes. Por isso, para usar adequadamente os antimicrobianos sistêmicos no tratamento da periodontite, é crucial definir quais pacientes consistentemente se beneficiariam desse tratamento adjunto.

Estudos pioneiros que utilizaram tetraciclina (Lindhe & Liljenberg 1984; Novak *et al.* 1988, 1991) e doxiciclina (Pascale *et al.* 1986; Mandell & Socransky 1988), e mais tarde MTZ+AMX (Beliveau *et al.* 2012; Merchant *et al.* 2014; Miller *et al.* 2017; Burgess *et al.* 2017), no tratamento de indivíduos jovens com periodontite localizada (juvenil ou agressiva), claramente indicaram os benefícios de antimicrobianos

sistêmicos no tratamento desses pacientes. A maioria deles seria classificada atualmente como periodontite com padrão incisivo/molar. Aparentemente, esse benefício terapêutico é largamente associado à redução de *A. actinomycetemcomitans*, que é difícil de ser controlado somente por tratamento mecânico (Christersson *et al.* 1985; Renvert *et al.* 1990; Winkel *et al.* 1998). Pelo menos dois estudos sugeriram que indivíduos jovens com periodontite são altamente colonizados por *A. actinomycetemcomitans*, e os níveis e as proporções desse patógeno podem diminuir com o aumento da idade (Rodenburg *et al.* 1990; Faveri *et al.* 2009). Assim, indivíduos muito jovens com destruição periodontal devem ser tratados com antimicrobianos adjuntos, com a melhor evidência para MTZ+AMX.

O uso de antibióticos adjuntos no tratamento de adultos jovens e adultos tem sido um motivo de constante debate. Alguns estudos clínicos têm sugerido que somente adultos colonizados por *A. actinomycetemcomitans* devem ser tratados com MTZ+AMX (van Winkelhoff *et al.* 1989; Pavicic *et al.* 1992, 1994; van Winkelhoff *et al.* 1992; Flemmig *et al.* 1998), enquanto MTZ demonstrou um bom efeito em pacientes colonizados por *P. gingivalis* ou naqueles refratários ao tratamento (Winkel *et al.* 1997; Soder *et al.* 1999). Entretanto, pelo menos quatro RCTs mostraram que adultos não colonizados por *A. actinomycetemcomitans* também se beneficiaram de MTZ+AMX adjunto (Winkel *et al.* 2001; Rooney *et al.* 2002; Cionca *et al.* 2010; Mombelli *et al.* 2013), embora pacientes colonizados por essas espécies no *baseline* tenham sido os mais beneficiados por esse protocolo de tratamento (Flemmig *et al.* 1998; Winkel *et al.* 2001). Uma revisão sistemática recente indicou que RAR com MTZ+AMX foi mais efetiva que RAR isoladamente na redução de bolsas (PS ≥ 5 mm), independentemente da detecção de *A. actinomycetemcomitans* no *baseline* (Nibali *et al.* 2019). Como mencionado na seção anterior, MTZ+AMX e somente MTZ promovem uma ampla rebiose no biofilme microbiano subgengival que parece ir além dos seus efeitos no controle de *A. actinomycetemcomitans*. Os benefícios na composição do biofilme incluem uma impressionante redução em vários patógenos periodontais dos complexos vermelho e laranja, e alguns recentemente identificados, e um aumento na proporção das espécies compatíveis com o hospedeiro (Haffajee *et al.* 2006; Mestnik *et al.* 2010; Silva *et al.* 2011; Soares *et al.* 2014; Tamashiro *et al.* 2016; Hagenfeld *et al.* 2018; Feres *et al.* 2020b) (Figura 36.5). Juntos, esses dados indicam uma ausência de evidência de que a tomada de decisão com relação à prescrição de antimicrobianos deve ser baseada na colonização de microrganismos específicos. A determinação de perfis/parâmetros clínicos que guiem essa decisão terapêutica pode ser um procedimento prático alternativo.

Em 1999, foram descritas as duas principais categorias de periodontite (fenótipos): agressiva e crônica (Armitage 1999). Desde então, inúmeros estudos têm explorado as diferenças específicas na composição da microbiota subgengival entre periodontite crônica e agressiva. As pesquisas pioneiras mencionadas anteriormente que mostraram alta prevalência de *A. actinomycetemcomitans* em pacientes jovens com periodontite agressiva contribuíram para a formação de um conceito de longa duração no campo periodontal de que somente pacientes jovens com periodontite agressiva se beneficiariam de antibióticos adjuntos. Todavia, ao longo dos anos, não foram confirmadas diferenças claras na patobiologia dessas duas condições clínicas. Uma revisão sistemática recente avaliou 56 estudos que compararam dados microbiológicos de pacientes que apresentavam periodontite crônica e agressiva e concluiu que, atualmente, nenhuma espécie ou grupos de microrganismos foram únicos ou poderiam diferenciar entre essas duas categorias de doença (Montenegro *et al.* 2020). Outros estudos também falharam em mostrar respostas imunoinflamatórias distintas dos indivíduos com periodontite crônica e agressiva (Duarte *et al.* 2015; Amaral *et al.* 2019). Além disso, a mais recente revisão sistemática e metanálise sobre os efeitos dos antibióticos no tratamento periodontal descreveu benefícios significantes com o uso desses agentes, especialmente para MTZ+AMX, mas esses benefícios não diferiram entre periodontite agressiva e crônica (Teughels *et al.* 2020). Esses achados suportam o atual esquema de classificação das doenças periodontais que agrupou periodontite crônica e agressiva em uma única condição chamada periodontite (Papapanou *et al.* 2018; Tonetti *et al.* 2018). Esse esquema de classificação aplica um sistema de estágios e graus que permite avaliar as várias dimensões da doença, incluindo gravidade/destruição anterior, complexidade do tratamento e risco para futura progressão da doença, com base nos modificadores de grau (p. ex., tabagismo e diabetes). Ela representa uma mudança de paradigma central no campo periodontal e um importante passo em direção aos cuidados personalizados (para revisão, ver Capítulo 16). Assim, pesquisadores e clínicos devem agora fazer um esforço para extrapolar os resultados dos estudos disponíveis, inteiramente baseados em periodontite crônica e agressiva, para tratar pacientes que irão, de agora em diante, ser classificados de acordo com estágios e graus. Uma avaliação detalhada dos critérios de inclusão e dados do *baseline* dos RCTs que testaram antibióticos sistêmicos para tratamento periodontal sugerem que a maioria dos estudos incluiu pacientes com periodontite estágio III generalizada e estágio IV. Muito poucos estudos têm avaliado pacientes com doença leve ou moderada (Dastoor *et al.* 2007; Haffajee *et al.* 2007; Oteo *et al.* 2010; Preus *et al.* 2017), e os benefícios adicionais dos antibióticos nesses casos não são tão evidentes. Adicionalmente pacientes com doença menos grave e bolsas mais rasas respondem bem ao tratamento mecânico isoladamente (Jepsen & Jepsen 2016). Assim, a literatura atual indica que antibióticos sistêmicos em pacientes adultos devem ser restritos àqueles com periodontite estágio III generalizada e estágio IV.

Outro aspecto a ser considerado ao se definir o uso de antibióticos adjuntos no plano de tratamento é a presença de um fator de risco/modificador de grau, por exemplo, tabagismo e diabetes. Tabagistas são um grupo de indivíduos que podem, particularmente, beneficiar-se dos antibióticos sistêmicos, porque eles respondem menos favoravelmente ao tratamento mecânico periodontal (Haffajee & Socransky 2001; Labriola *et al.* 2005; Heasman *et al.* 2006; Johnson &

Guthmiller 2007). Aparentemente, é mais difícil reduzir patógenos periodontais e promover o crescimento de espécies compatíveis com o hospedeiro em tabagistas do que em não tabagistas (Darby *et al.* 2005; Mascarenhas *et al.* 2005; Grossi *et al.* 2007; Matarazzo *et al.* 2008; Meulman *et al.* 2012), muito provavelmente em virtude de apresentarem sistema imune e resposta inflamatória debilitados (Kinane & Chestnutt 2000; Palmer *et al.* 2005; Ryder 2007; Mouzakiti *et al.* 2012). Alguns estudos clínicos têm sugerido que AZI (Mascarenhas *et al.* 2005), MTZ (Soder *et al.* 1999) ou MTZ+AMX (Pahkla *et al.* 2006; Matarazzo *et al.* 2008) podem melhorar os desfechos do tratamento mecânico de tabagistas, com MTZ+AMX mostrando resultados mais encorajadores (Matarazzo *et al.* 2008). Entretanto, os tabagistas parecem não responder tão bem quanto os não tabagistas a esses agentes, porque eles mostram mais bolsas residuais e menor redução em PS e NCI após serem tratados com RAR mais MTZ+AMX (Faveri *et al.* 2014). Essa resposta clínica prejudicada dos tabagistas para diferentes tratamentos periodontais parece estar associada a uma ausência de redução nos níveis e proporções de possíveis patógenos do complexo laranja, em particular *Fusobacterium* spp. (Matarazzo *et al.* 2008).

Os antibióticos sistêmicos têm também sido propostos no tratamento de pacientes com diabetes melito, um principal fator de risco para periodontite. Pacientes com diabetes apresentam maior prevalência e gravidade de destruição periodontal comparada com indivíduos saudáveis sistemicamente (Llambes *et al.* 2015), embora eles não pareçam ter uma resposta clínica pior ao tratamento quando comparados com pacientes não diabéticos (Duarte *et al.* 2018). A RAR fornece benefícios clínicos significantes no tratamento de pacientes diabéticos, mas muitos desses pacientes ainda apresentam alto número de bolsas residuais, assim como altas proporções de patógenos periodontais após tratamento mecânico isoladamente (Santos *et al.* 2013; Tamashiro *et al.* 2016). Assim, tem havido um interesse crescente no estudo de terapias adjuntas que possam melhorar os desfechos clínicos e microbiológicos da RAR nesses pacientes, incluindo antibióticos sistêmicos (Grellmann *et al.* 2016; Souto *et al.* 2018). Todavia, somente uns poucos RCTs atualmente têm avaliado os efeitos dos antibióticos adjuntos no tratamento de pacientes diabéticos, e o agente mais amplamente estudado é a doxiciclina. Houve uma crença geral de que a doxiciclina poderia fornecer benefício para pacientes diabéticos em virtude de sua capacidade de inibir a atividade de metaloproteinases da matriz, mas os resultados de RCTs que utilizaram esse agente não foram encorajadores (Singh *et al.* 2008; Al-Zahrani *et al.* 2009; Gaikwad *et al.* 2013; Al-Zahrani *et al.* 2014; Tsalikis *et al.* 2014). Uma revisão sistemática, com metanálise de cinco estudos, sugeriu somente um benefício modesto para o uso de antibióticos sistêmicos na redução da PS e na porcentagem média de sítio com SS em pacientes diabéticos (Grellmann *et al.* 2016). Três desses estudos testaram doxiciclina, incluindo um que usou doxiciclina em baixa dosagem, o que não apresentou efeitos antimicrobianos. Em 2014, foi publicado o primeiro RCT sobre os efeitos do MTZ+AMX no tratamento de pacientes com

848 **Parte 12** Terapia Adicional

diabetes tipo 2 (Miranda *et al.* 2014). Os resultados daquele estudo e de um artigo subsequente relatando 2 anos de acompanhamento desses pacientes (Tamashiro *et al.* 2016) mostraram benefícios clínicos e microbiológicos adicionais importantes no grupo teste. Até 2 anos após o tratamento, os indivíduos tratados com antibiótico apresentaram uma média de menos de 10 sítios residuais com PS ≥ 5 mm que aqueles que receberam somente RAR, e 76% dos indivíduos do grupo tratado com antibiótico alcançam o *endpoint* clínico para tratamento "≤ 4 sítios com PS ≥ 5 mm" (Feres *et al.* 2020a), ao contrário de 22% dos indivíduos tratados por meio de RAR isoladamente. Além disso, a ingestão de MTZ+AMX foi o único preditor significativo para indivíduos alcançarem esse *endpoint* clínico aos 2 anos com uma *odds ratio* (OR) de 20,9 (*P* < 0,001). A importante redução no número de bolsas residuais com o uso de MTZ+AMX e, consequentemente, a necessidade de intervenções cirúrgicas pode representar um importante benefício para pacientes com diabetes. Além do estresse e custos financeiros associados a procedimentos cirúrgicos, indivíduos diabéticos têm menor capacidade de cicatrização, o que pode dificultar ou complicar a recuperação deles da cirurgia (Tsourdi *et al.* 2013; Miranda *et al.* 2014).

Em resumo, a literatura atual sugere que alguns grupos de pacientes podem se beneficiar mais dos antibióticos sistêmicos: (1) indivíduos jovens, especialmente aqueles com periodontite com um padrão incisivo/molar; (2) pacientes adultos com periodontite estágio III generalizada e estágio IV; e (3) aqueles casos associados a modificadores de grau (p. ex., diabetes). Um desafio futuro será definir quais indivíduos, entre aqueles que apresentam periodontite estágios III e IV, seriam ainda mais beneficiados pelo tratamento. Uma recente análise em 345 pacientes tratados ou não com MTZ+AMX adjunto e acompanhados por 2 anos sugere que pacientes < 55 anos, ou com ≥ 35% sítios com PS ≥ 5 mm, ou com nível médio NCI > 5 mm no *baseline*, seriam os mais beneficiados por esse protocolo de tratamento. Pacientes que apresentaram pelo menos uma dessas características clínicas, que tomaram MTZ+AMX, mostraram maior redução na mediana de NCI após 2 anos, quando comparados com aqueles que não tomaram antibióticos (Eickholz *et al.* 2019). Mais análises desse tipo devem ser conduzidas para entender melhor o uso correto e mais eficiente de antibióticos no tratamento periodontal.

Protocolos de uso de antimicrobianos sistêmicos na periodontia

A definição de protocolos claros de administração de antibióticos sistêmicos no tratamento periodontal é crucial para otimizar os efeitos desses agentes e para desenvolver tratamentos personalizados. As principais questões a serem abordadas são: (1) qual é a dose ideal e a duração dos antibiótico(s); (2) em qual passo do tratamento periodontal o(s) antibiótico(s) devem ser prescrito(s); e (3) se os antibióticos devem ser combinados com outros protocolos de tratamento para melhorar a eficácia. Essas questões são abordadas nas seções a seguir.

Qual é a dose ideal e a duração do(s) antimicrobiano(s)?

A dose ótima e a duração do antibiótico sistêmico para o tratamento da periodontite ainda não foram totalmente estabelecidas. Esses são parâmetros muito importantes porque eles podem impactar os efeitos desejáveis (p. ex., controle da infecção) e indesejáveis (p. ex., efeitos colaterais e surgimento de resistência bacteriana) dos agentes. Por exemplo, um antibiótico tomado acima da dose ótima pode levar a um aumento dos efeitos colaterais do fármaco, enquanto o uso de uma dose baixa pode não eliminar as espécies-alvo, mas produzir tolerância bacteriana a medicamento.

A dose e a duração dos antibióticos adjuntos no tratamento periodontal têm variado significativamente desde os estudos pioneiros conduzidos na década de 1970. Naqueles estudos iniciais, as tetraciclinas eram normalmente prescritas em uma dose de 1 g/dia durante 2 a 4 semanas (Slots & Rosling 1983; Lindhe & Liljenberg 1984; Kornman & Robertson 1985; Mandell *et al.* 1986; Novak *et al.* 1988; Novak *et al.* 1991) e doxiciclina ou MINO foram prescritas em uma dose de 100 ou 200 mg/dia durante 7 a 21 dias (Ciancio *et al.* 1980, 1982; Mandell & Socransky 1988; Müller *et al.* 1993; Xajigeorgiou *et al.* 2006). A recentemente introduzida AZI é, em geral, prescrita em uma dose de 500 mg/dia durante 3 a 5 dias (Smith *et al.* 2002; Mascarenhas *et al.* 2005; Dastoor *et al.* 2007; Yashima *et al.* 2009; Oteo *et al.* 2010; Sampaio *et al.* 2011; Haas *et al.* 2012; Han *et al.* 2012; Feres *et al.* 2015; Teughels *et al.* 2020), enquanto MTZ e AMX, ou MTZ isoladamente, foram administrados por 3, 7, 10 ou 14 dias (Feres *et al.* 2015; Teughels *et al.* 2020). A dose de MTZ varia substancialmente (p. ex., 200, 250, 400 e 500 mg três vezes/dia), enquanto AMX parece ser uma exceção, porque ela normalmente tem sido prescrita em uma dose de 500 mg, 3 vezes/dia, embora os estudos pioneiros de van Winkelhoff *et al.* tenham usado uma dose de 375 mg (Pavicic *et al.* 1994).

Somente alguns poucos estudos atuais têm comparado diretamente diferentes durações de ingestão de antibióticos no tratamento periodontal, e todos avaliaram MTZ+AMX. Dois RCTs testaram MTZ+AMX por 3 a 7 dias (Cosgarea *et al.* 2016; Boia *et al.* 2019). Enquanto Cosgarea *et al.* (2016, 2017) mostraram benefícios similares com ambos os protocolos, Boia *et al.* (2019) observaram que 7 dias de ingestão de antibiótico foi mais efetivo do que 3 dias na melhora dos parâmetros clínicos e na redução de vários patógenos periodontais. Borges *et al.* (2017) compararam 7 e 14 dias de administração de MTZ+AMX e duas dosagens diferentes (250 e 400 mg) no tratamento de adultos com periodontite grave e forneceram dados de acompanhamento de até 1 ano. A duração da ingestão de antibiótico teve um impacto maior nos desfechos do tratamento do que a dose de MTZ, e não se observou diferença nos efeitos colaterais com os diferentes protocolos testados. Os autores concluíram que o uso adjunto de 400 ou 250 mg de MTZ mais 500 mg de AMX 3 vezes/dia durante 14 dias ofereceu benefícios estatisticamente

Capítulo 36 Antibióticos Sistêmicos na Terapia Periodontal 849

significantes e clinicamente relevantes sobre aqueles obtidos com RAR isoladamente. Os benefícios adicionais do regime de 7 dias nessa população foram menos evidentes. Entretanto, deve-se destacar que estudos que usaram administração por 7 dias de MTZ+AMX têm também fornecido vantagens sobre RAR isoladamente (Guerrero *et al.* 2005; Xajigeorgiou *et al.* 2006; Cionca *et al.* 2009; Yek *et al.* 2010; Aimetti *et al.* 2012; Harks *et al.* 2015). Diferenças na gravidade da doença podem explicar parcialmente a eficácia de MTZ+AMX administrados durante diferentes períodos. Por exemplo, Harks *et al.* (2015) mostraram que 7 dias de MTZ (400 mg) + AMX (500 mg) adjunto, 3 vezes/dia, forneceram resultados similares àqueles observados nos 14 dias do grupo de Borges *et al.* (2017): aproximadamente 60% dos indivíduos em ambos os estudos obtiveram o *endpoint* clínico de "≤ 4 sítios com PS ≥ 5 mm" (Feres *et al.* 2020a) pós-tratamento. Todavia, a população tratada por Harks *et al.* (2015) tinha doença menos grave que aquela tratada por Borges *et al.* (2017).

Em qual fase do tratamento mecânico o antimicrobiano deve ser prescrito?

Duas diferentes questões relacionadas com o momento ideal para a prescrição de antimicrobiano sistêmico no tratamento periodontal devem ser analisadas: (1) deve ser administrado durante a fase ativa da terapia ou após reavaliação (*i.e.*, 3 a 6 meses após tratamento ativo); e (2) deve ser administrado no primeiro ou último dia do procedimento de RAR?

Atualmente, nenhum RCT comparou diretamente os efeitos dos antibióticos sistêmicos administrados durante a fase ativa da terapia ou após reavaliação. Duas investigações prévias, um estudo retrospectivo (Kaner *et al.* 2007) e um RCT (Griffiths *et al.* 2011) analisaram indiretamente esse tópico, e os resultados de ambos os estudos sugeriram maiores benefícios clínicos quando MTZ+AMX foram prescritos na fase inicial da terapia do que após a reavaliação. Igualmente, dois estudos clínicos descreveram os efeitos de MTZ+AMX durante ou após a fase inicial do tratamento, em pacientes jovens com periodontite padrão incisivo/molar (Beliveau *et al.* 2012) ou em adultos com periodontite estágio III generalizado ou estágio IV (Mombelli *et al.* 2015). Ambos os estudos indicaram que o uso de MTZ+AMX na fase ativa do tratamento permitiu melhorias clínicas no início do tratamento e foi, portanto, associado a uma redução na necessidade de intervenções adicionais.

Ao se avaliar se os medicamentos devem ser administrados no início ou após a última sessão de RAR, nenhum RCT analisou diretamente essa questão, mas há uma forte razão biológica para a administração dos antibióticos imediatamente após a disrupção mecânica subgengival do biofilme (Herrera *et al.* 2008), e o consenso do *European Workshop* claramente sugeriu que a disrupção do biofilme deve preceder a prescrição do antibiótico e que a disrupção deve ser realizada em um curto período (tempo limitado entre as consultas) e a prescrição deve começar imediatamente

após a última sessão de desbridamento (Sanz *et al.* 2008). A principal vantagem desse protocolo é reduzir o efeito protetor do biofilme antes que o medicamento atinja o sítio de infecção. Na verdade, a maioria dos RCTs tem usado essa estratégia: iniciando a ingestão do antibiótico 1 ou 2 dias após RAR da boca toda (Guerrero *et al.* 2005; Harks *et al.* 2015) ou após a primeira sessão de desbridamento da boca toda seguindo pela raspagem por quadrantes (Carvalho *et al.* 2004; Matarazzo *et al.* 2008; Silva *et al.* 2011; Feres *et al.* 2012; Goodson *et al.* 2012; Mestnik *et al.* 2012; Borges *et al.* 2017).

As observações anteriores que sugeriram que os antibióticos devem ser administrados durante a fase ativa do tratamento e logo após a disrupção do biofilme subgengival estão de acordo com o conceito já fortalecido neste capítulo, de que uma redução rápida e acentuada na microbiota subgengival seria necessária para obter a recolonização mais benéfica possível das bolsas recentemente raspadas. Perturbações mais leves e sequenciais do biofilme maduro podem não ser suficientes para mudar a comunidade clímax altamente estável e resiliente (Socransky & Haffajee 2002). Tratamentos mais assertivos aplicados de uma vez, como a associação de RAR e antibióticos sistêmicos durante a terapia inicial (passo 2), podem ter potencial maior para criar uma comunidade clímax inteiramente nova e estável, igual àquela observada na saúde.

Os antimicrobianos devem ser combinados com outros protocolos de tratamento para melhorar sua eficácia?

Alguns estudos têm mostrado benefícios clínicos e/ou microbiológicos quando a administração de antibióticos sistêmicos, mais especificamente MTZ ou MTZ+AMX, é combinada com uma remoção profissional semanalmente por 3 meses ou com controle químico por meio de bochechos com clorexidina por 2 meses (Haffajee *et al.* 2003a; Carvalho *et al.* 2004, 2005; Feres *et al.* 2012; Soares *et al.* 2014). Esses dados estão de acordo com publicações anteriores sugerindo que controle mecânico estrito (Nyman *et al.* 1975; Rosling *et al.* 1976; Lindhe *et al.* 1982a, b; Westfelt *et al.* 1983; Ximenez-Fyvie *et al.* 2000) ou químico (Faveri *et al.* 2006b; Feres *et al.* 2009) de placa supragengival, durante e após o tratamento mecânico, impacta positivamente os parâmetros clínicos e a composição do biofilme subgengival. Esses resultados favoráveis podem ser atribuídos à prevenção da migração de patógenos periodontais para bolsas recém-raspadas, e tem sido reconhecido que várias dessas espécies podem colonizar o meio ambiente supragengival (Ximenez-Fyvie *et al.* 2000). Um efeito indireto pode ser relacionado com a redução da inflamação nos tecidos periodontais subjacentes e com a consequente redução na disponibilidade de nutrientes necessários para a multiplicação dos patógenos proteolíticos (Socransky & Haffajee 2002). Além disso, os efeitos benéficos do bochecho de clorexidina na mudança da composição microbiana, quando usado em combinação com RAR (Feres *et al.* 2009) ou com MTZ+AMX (Soares *et al.* 2014)

850 Parte 12 Terapia Adicional

pode estar correlacionado com o efeito desse antisséptico na redução de reservatórios de patógenos periodontais que não são alcançados pela remoção mecânica do biofilme supragengival, como língua (Faveri *et al.* 2006a), saliva e mucosa oral (Mager *et al.* 2003).

Finalmente deve-se destacar que todos RCTs publicados atualmente, mostrando benefícios para antimicrobianos sistêmicos em parâmetros clínicos e microbiológicos, mantiveram os pacientes em um programa regular de manutenção após o tratamento inicial. Assim, deixar os pacientes sobre manutenção periodontal com baixos níveis de biofilme é obrigatório para assegurar a estabilidade periodontal a longo prazo.

Uso de antimicrobianos sistêmicos: riscos associados

Reações/efeitos adversos

O uso de antibióticos sistêmicos é frequentemente associado a efeitos indesejados/colaterais para o paciente individual. A revisão sistemática de Teughels *et al.* (2020) incluiu RCTs com 6 meses ou mais de acompanhamento. Vinte e cinco dos estudos incluídos relataram informações sobre eventos adversos e/ou medidas de desfechos relatadas pelos pacientes (PROMs, do inglês *patient reported outcome measures*), e 22 deles descreveram alguns dos seguintes eventos: "náuseas/dor de estômago/vômito", "diarreia/distúrbio gastrintestinal", "gosto metálico", "úlceras orais", "tontura", "febre", "dor de cabeça", "abscesso periodontal", "mal-estar geral (p. ex., irritabilidade)" e "reações alérgicas". Concluíram que, em geral, esses efeitos colaterais foram mais frequentemente relatados nos grupos dos antimicrobianos (variação de 0 a 36,36%) que no placebo (variação de 0 a 20%) e que a frequência mais alta de cada efeito colateral listado foi sempre relatada para MTZ+AMX.

Diferenças relevantes na frequência, no tipo e na gravidade dos efeitos adversos são evidentes ao se comparar diferentes medicamentos (para revisão, ver Hersh & Moore 2008). De maneira geral, as penicilinas apresentam baixa frequência e gravidade dos efeitos indesejados, sendo consideradas entre os medicamentos mais seguros; entretanto elas podem induzir reações de hipersensibilidade, que podem ser leves (apenas erupção cutânea), mas também podem induzir reações anafiláticas que podem colocar em risco a vida. As tetraciclinas são também consideradas muito seguras, e os efeitos colaterais associados normalmente afetam o trato digestivo (dor, vômito ou diarreia), embora a deposição em áreas calcificadas possam induzir descoloração do dente. AZI, como a maioria dos macrolídeos, apresenta baixa frequência de efeitos adversos e, quando acontecem, eles são normalmente leves e afetam o trato digestivo. Clindamicina e MTZ foram relacionados com colite associada a antibiótico e outros problemas gastrintestinais menos relevantes. Além disso, MTZ foi associado a náuseas, dor de cabeça, anorexia e vômito, especialmente se combinado com ingestão de álcool (conhecido como efeito tipo Antabuse) (Mergenhagen *et al.* 2020), neuropatias periféricas e alguns riscos carcinogênicos foram sugeridos (Adil *et al.* 2018).

Emergências de amostras resistentes/aumento da resistência a antibióticos

Medicamentos antibacterianos foram disponibilizados para uso humano desde o início do século XX, e rapidamente tornaram-se o tratamento bem-sucedido mais usado. Entretanto, desde que eles começaram a serem usados, houve avisos de que as bactérias poderiam se tornar resistentes a antibióticos, como declarado por Alexander Fleming durante seu discurso no Prêmio Nobel em 1945. O desenvolvimento de resistência é um processo evolucionário normal, mas é clara e dramaticamente acelerado pelo processo seletivo derivado do uso difundido e inapropriado. Juntos, o aumento na resistência bacteriana e a ausência de desenvolvimento de novos medicamentos antimicrobianos estão atualmente tornando-se um importante problema de saúde pública global, que pode desafiar a saúde global a um nível completamente não visto (WHO 2014).

Recentemente, um relatório solicitado pelo European Centre for Disease Prevention and Control estimou a magnitude do problema na União Europeia e no Espaço Econômico Europeu (Cassini *et al.* 2019): em 2015, foram estimadas 671.689 infeções com bactérias resistentes a antibiótico, com 33.110 mortes atribuídas e 874.541 anos de vida ajustados por incapacidade (DALYs, em inglês). O peso foi maior em lactentes e idosos, e aumentou desde 2007.

O uso excessivo e incorreto de antimicrobianos sistêmicos contribuem para a emergência de resistência-medicamento-específica e espécies bacterianas multirresistentes (WHO 2014; Elias *et al.* 2017). Deve-se observar que os perfis de resistência antimicrobiana de patógenos periodontais são mais altos em populações com frequência mais alta de exposição a antimicrobianos sistêmicos (van Winkelhoff *et al.* 2005). Isso levou a um apelo ao controle do uso de medicamentos antimicrobianos sistêmicos e, quando as prescrições são necessárias, que elas sejam cuidadosas. Por essa razão, a "Proposta para diretrizes nos EUA sobre o uso prudente de antimicrobianos em humanos" (ECDC 2017) foi desenvolvida e publicada em 2017. Entre as recomendações gerais feitas para todos profissionais de saúde são listadas: "garanta que sejam colhidas amostras microbiológicas apropriadas antes do início do tratamento antimicrobiano"; "evite combinações de antimicrobianos, a menos que haja uma indicação clara delineada na diretriz"; "selecione um antimicrobiano de acordo com diretrizes relevantes, em uma dose apropriada, pela duração efetiva mais curta e via adequada de administração (preferencialmente oral, se possível)"; "selecione um antimicrobiano com o menor espectro de atividade possível". Embora, atualmente não haja evidência adequada para suportar a necessidade de teste microbiológico para prescrever antibióticos adjuntos na terapia periodontal, mais pesquisas nessa área devem ser conduzidas. Igualmente, outros medicamentos sistêmicos devem ser investigados como alternativas à combinação de MTZ e AMX de largo espectro.

Observações finais e recomendações para a prática clínica

Os conceitos ecológicos e dados clínicos discutidos neste capítulo suportam o conceito de que alguns protocolos antimicrobianos sistêmicos podem aumentar os efeitos da terapia periodontal e, assim, são importantes ferramentas adjuntas no tratamento da periodontite. Entretanto, há riscos associados à ingestão de antibióticos, como o aumento em todo o mundo da resistência a antibióticos e os efeitos sistêmicos indesejados desses agentes. Uma diretriz da prática clínica publicada recentemente derivada do consenso relatado pela European Federation of Periodontology (Sanz *et al.* 2020) concluiu o seguinte quando respondia à questão "Antibióticos administrados sistemicamente melhoram os desfechos clínicos da terapia periodontal não cirúrgica?: (1) em virtude da preocupação com a saúde do paciente e do impacto do uso sistêmico de antibióticos na saúde pública, seu uso rotineiro como um adjunto ao desbridamento subgengival em pacientes com periodontite não é recomendado; (2) o uso adjunto de antibióticos sistêmicos específicos pode ser considerado para categorias específicas de pacientes (p. ex., periodontite estágio III generalizada em adultos jovens)". Assim, a decisão de se usar um antibiótico para tratar a periodontite deve ter como base uma avaliação de risco-benefício precisa, uma avaliação completa de RCTs e revisões sistemáticas disponíveis. De acordo com a mais recente literatura discutida em diferentes seções desse capítulo, os pacientes que mais se beneficiariam dos antibióticos sistêmicos adjuntos são aqueles com periodontite estágio III e estágio IV (sistemicamente saudáveis ou com diabetes melito) e pacientes que apresentam periodontite com padrão incisivo/molar.

No presente, o protocolo mais completamente documentado em terapia periodontal é MTZ+AMX. Outros agentes, incluindo AZI e, especialmente, MTZ, podem ser considerados (Teughels *et al.* 2020), porém mais estudos são necessários para se estabelecer os benefícios reais desses agentes na prática clínica. A duração e a dosagem do tratamento com MTZ+AMX foram testadas em alguns RCTs e ainda necessitam de avaliações adicionais (Cosgarea *et al.* 2016; Borges *et al.* 2017; Boia *et al.* 2019). A literatura disponível também sugere que, quando indicada, a ingestão de antibiótico sistêmico deve começar imediatamente após a disrupção do biofilme subgengival e não deve ser adiada para a fase de manutenção (Kaner *et al.* 2007; Griffiths *et al.* 2011; Beliveau *et al.* 2012).

Finalmente, as recomendações para os prescritores sugeridas pelo European Centre for Disease Prevention and Control (ECDC 2017) são também relevantes para os clínicos ao decidirem sobre usar ou não antibióticos sistêmicos como adjuntos no tratamento periodontal e para informações sobre como usá-los. De relevância especial são aquelas recomendações específicas para dentistas. "Dentistas devem prescrever antimicrobianos de acordo com as diretrizes. Antimicrobianos não devem ser usados por dentistas ou outros profissionais de saúde como um substituto para intervenções operatórias odontológicas". Assim, os antibióticos sistêmicos nunca podem substituir a instrumentação subgengival (p. ex., RAR) ou serem usados para compensar uma instrumentação mal realizada.

Referências bibliográficas

Abu Fanas, S.H., Drucker, D.B. & Hull, P.S. (1991). Amoxycillin with clavulanic acid and tetracycline in periodontal therapy. *Journal of Dentistry* **19**, 97-99.

Abusleme, L., Dupuy, A.K., Dutzan, N. *et al.* (2013). The subgingival microbiome in health and periodontitis and its relationship with community biomass and inflammation. *ISME Journal* **7**, 1016-1025.

Adil, M., Iqbal, W., Adnan, F. *et al.* (2018). Association of metronidazole with cancer: a potential risk factor or inconsistent deductions? *Current Drug Metabolism* **19**, 902-909.

Aimetti, M., Romano, F., Guzzi, N. & Carnevale, G. (2012). Full-mouth disinfection and systemic antimicrobial therapy in generalized aggressive periodontitis: a randomized, placebo-controlled trial. *Journal of Clinical Periodontology* **39**, 284-294.

Al-Joburi, W., Quee, T.C., Lautar, C. *et al.* (1989). Effects of adjunctive treatment of periodontitis with tetracycline and spiramycin. *Journal of Periodontology* **60**, 533-539.

Al-Nowaiser, A.M., Al-Zoman, H., Baskaradoss, J.K. *et al.* (2014). Evaluation of adjunctive systemic doxycycline with non-surgical periodontal therapy within type 2 diabetic patients. *Saudi Medical Journal* **35**, 1203-1209.

Al-Zahrani, M.S., Bamshmous, S.O., Alhassani, A.A. & Al-Sherbini, M.M. (2009). Short-term effects of photodynamic therapy on periodontal status and glycemic control of patients with diabetes. *Journal of Periodontology* **80**, 1568-1573.

Ali, R. W., Lie, T. & Skaug, N. (1992). Early effects of periodontal therapy on the detection frequency of four putative periodontal pathogens in adults. *Journal of Periodontology* **63**, 540-547.

Amaral, S.A., Pereira, T.S.F., Brito, J.A.R. *et al.* (2019). Comparison of mRNA expression profiles in individuals with chronic or aggressive periodontitis. *Oral Diseases* **25**, 561-568.

Andere, N.M.R.B., Castro Dos Santos, N.C., Araujo, C.F. *et al.* (2017). Clarithromycin as an adjunct to one-stage full-mouth ultrasonic periodontal debridement in generalized aggressive periodontitis: a randomized controlled clinical trial. *Journal of Periodontology* **88**, 1244-1252.

Araujo, C.F., Andere, N.M.R.B., Castro Dos Santos, N.C. *et al.* (2019). Two different antibiotic protocols as adjuncts to one-stage full-mouth ultrasonic debridement to treat generalized aggressive periodontitis: a pilot randomized controlled clinical trial. *Journal of Periodontology* **90**, 1431-1440.

Ardila, C.M., Granada, M.I. & Guzmán, I.C. (2010). Antibiotic resistance of subgingival species in chronic periodontitis patients. *Journal of Periodontal Research* **45**, 557-563.

Ardila, C.M., Martelo-Cadavid, J.F., Boderth-Acosta, G., Ariza-Garcés, A.A. & Guzmán, I.C. (2015). Adjunctive moxifloxacin in the treatment of generalized aggressive periodontitis patients: clinical and microbiological results of a randomized, triple-blind and placebo-controlled clinical trial. *Journal of Clinical Periodontology* **42**, 160-168.

Armitage, G.C. (1999). Development of a classification system for periodontal diseases and conditions. *Annals of Periodontology* **4**, 1-6.

Assem, N.Z., Alves, M.L.F., Lopes, A.B. *et al.* (2017). Antibiotic therapy as an adjunct to scaling and root planing in smokers: a systematic review and meta-analysis. *Brazilian Oral Research* **31**, e67.

Badersten, A., Nilvéus, R. & Egelberg, J. (1981). Effect of nonsurgical periodontal therapy. I. Moderately advanced periodontitis. *Journal of Clinical Periodontology* **8**, 57-72.

Bahtsevani, C., Uden, G. & Willman, A. (2004). Outcomes of evidence-based clinical practice guidelines: a systematic review. *International Journal of Technology Assessment in Health Care* **20**, 427-433.

Bain, C.A., Beagrie, G.S., Bourgoin, J. *et al.* (1994). The effects of spiramycin and/or scaling on advanced periodontitis in humans. *Journal of the Canadian Dental Association* **60**, 209, 212-217.

Balmes, P., Clerc, G., Dupont, B. *et al.* (1991). Comparative study of azithromycin and amoxicillin/clavulanic acid in the treatment of lower respiratory tract infections. *European Journal of Clinical Microbiology and Infectious Diseases* **10**, 437-439.

852 Parte 12 Terapia Adicional

Basegmez, C., Berber, L. & Yalcin, F. (2011). Clinical and biochemical efficacy of minocycline in nonsurgical periodontal therapy: a randomized controlled pilot study. *Journal of Clinical Pharmacology* 51, 915-922.

Beikler, T., Abdeen, G., Schnitzer, S et al. (2004). Microbiological shifts in intra- and extraoral habitats following mechanical periodontal therapy. *Journal of Clinical Periodontology* 31, 777-783.

Beliveau, D., Magnusson, I., Bidwell, J.A et al. (2012). Benefits of early systemic antibiotics in localized aggressive periodontitis: a retrospective study. *Journal of Clinical Periodontology* 39, 1075-1081.

Belstrøm, D., Constancias, F., Liu, Y. et al. (2017). Metagenomic and metatranscriptomic analysis of saliva reveals disease-associated microbiota in patients with periodontitis and dental caries. *NPJ Biofilms and Microbiomes* 3, 23.

Berglundh, T., Krok, L., Liljenberg, B. et al. (1998). The use of metronidazole and amoxicillin in the treatment of advanced periodontal disease. A prospective, controlled clinical trial. *Journal of Clinical Periodontology* 25, 354-362.

Bero, L. & Rennie, D. (1995). The Cochrane Collaboration. Preparing, maintaining, and disseminating systematic reviews of the effects of health care. *Journal of the American Medical Association* 274, 1935-1938.

Bizzarro, S., Laine, M.L., Buijs, M.J. et al. (2016). Microbial profiles at baseline and not the use of antibiotics determine the clinical outcome of the treatment of chronic periodontitis. *Science Reports* 6, 20205.

Blandino, G., Lo Bue, A.M., Milazzo, I. et al. (2004). Comparison of systemic flurithromycin therapy and clinical procedures in the treatment of periodontal diseases. *Journal of Chemotherapy* 16, 151-155.

Boia, S., Boariu, M., Baderca, F. et al. (2019). Clinical, microbiological and oxidative stress evaluation of periodontitis patients treated with two regimens of systemic antibiotics, adjunctive to non-surgical therapy: a placebo-controlled randomized clinical trial. *Experimental and Therapeutic Medicine* 18, 5001-5015.

Bonta, Y., Zambon, J.J., Genco, R.J. & Neiders, M.E. (1985). Rapid identification of periodontal pathogens in subgingival plaque: comparison of indirect immunofluorescence microscopy with bacterial culture for detection of Actinobacillus actinomycetemcomitans. *Journal of Dental Research* 64, 793-798.

Borges, I., Faveri, M., Figueiredo, L.C. et al. (2017). Different antibiotic protocols in the treatment of severe chronic periodontitis: a 1-year randomized trial. *Journal of Clinical Periodontology* 44, 822-832.

Botero, J.E., Yepes, F.L., Ochoa, S.P. et al. (2013). Effects of periodontal non-surgical therapy plus azithromycin on glycemic control in patients with diabetes: a randomized clinical trial. *Journal of Periodontal Research* 48, 706-712.

Burgess, D.K., Huang, H., Harrison, P. et al. (2017). Non-surgical therapy reduces presence of JP2 clone in localized aggressive periodontitis. *Journal of Periodontology* 88, 1263-1270.

Camelo-Castillo, A.J., Mira, A., Pico, A. et al. (2015). Subgingival microbiota in health compared to periodontitis and the influence of smoking. *Frontiers in Microbiology* 6, 119.

Carvalho, L.H., D'Avila, G.B., Leão, A. et al. (2005). Scaling and root planing, systemic metronidazole and professional plaque removal in the treatment of chronic periodontitis in a Brazilian population II – microbiological results. *Journal of Clinical Periodontology* 32, 406-411.

Carvalho, L.H., D'Avila, G.B., Leão, A. et al. (2004). Scaling and root planing, systemic metronidazole and professional plaque removal in the treatment of chronic periodontitis in a Brazilian population. I. clinical results. *Journal of Clinical Periodontology* 31, 1070-1076.

Casarin, R.C., Peloso Ribeiro, E.D., Sallum, E.A. et al. (2012). The combination of amoxicillin and metronidazole improves clinical and microbiologic results of one-stage, full-mouth, ultrasonic debridement in aggressive periodontitis treatment. *Journal of Periodontology* 83, 988-998.

Cassini, A., Hogberg, L.D., Plachouras, D. et al. (2019). Attributable deaths and disability-adjusted life-years caused by infections with antibiotic-resistant bacteria in the EU and the European Economic Area in 2015: a population-level modelling analysis. *Lancet Infectious Diseases* 19, 56-66.

Chain, E. (1972). Thirty years of penicillin therapy. *J R Coll Physicians Lond*, 6, 103-131.

Chambers, H.F. & Sande, M.A. (1996). Antimicrobial agents. General considerations. In: Gilman, A.G., Rall, T.W., Nies, A.S. & Taylor, P., eds. *The Pharmacological Basis of Therapeutics*. New York: Pergamon Press.

Chen, H., Liu, Y., Zhang, M. et al. (2015). A Filifactor alocis-centered co-occurrence group associates with periodontitis across different oral habitats. *Science Reports* 5, 9053.

Chen, W.P., Chang, S.H., Tang, C.Y. et al. (2018a). Composition analysis and feature selection of the oral microbiota associated with periodontal disease. *Biomedical Research International* 2018, 3130607.

Chen, C., Hemme, C., Beleno, J. et al. (2018b). Oral microbiota of periodontal health and disease and their changes after nonsurgical periodontal therapy. *ISME Journal* 12, 1210-1224.

Christersson, L.A., Slots, J., Rosling, B.G. & Genco, R.J. (1985). Microbiological and clinical effects of surgical treatment of localized juvenile periodontitis. *Journal of Clinical Periodontology* 12, 465-476.

Ciancio, S.G., Mather, M.L. & McMullen, J.A. (1980). An evaluation of minocycline in patients with periodontal disease. *Journal of Periodontology* 51, 530-534.

Ciancio, S.G., Slots, J., Reynolds, H.S., Zambon, J.J. & Mckenna, J.D. (1982). The effect of short-term administration of minocycline HCl on gingival inflammation and subgingival microflora. *Journal of Periodontology* 53, 557-561.

Cionca, N., Giannopoulou, C., Ugolotti, G. & Mombelli, A. (2009). Amoxicillin and metronidazole as an adjunct to full-mouth scaling and root planing of chronic periodontitis. *Journal of Periodontology* 80, 364-371.

Cionca, N., Giannopoulou, C., Ugolotti, G. & Mombelli, A. (2010). Microbiologic testing and outcomes of full-mouth scaling and root planing with or without amoxicillin/metronidazole in chronic periodontitis. *Journal of Periodontology* 81, 15-23.

Claffey, N. & Egelberg, J. (1995). Clinical indicators of probing attachment loss following initial periodontal treatment in advanced periodontitis patients. *Journal of Clinical Periodontology* 22, 690-696.

Cobb, C.M. (2002). Clinical significance of non-surgical periodontal therapy: an evidence-based perspective of scaling and root planing. *Journal of Clinical Periodontology* 29 Suppl 2, 6-16.

Colombo, A.P., Teles, R.P., Torres, M.C. et al. (2005). Effects of non-surgical mechanical therapy on the subgingival microbiota of Brazilians with untreated chronic periodontitis: 9-month results. *Journal of Periodontology* 76, 778-784.

Colombo, A.P., Teles, R.P., Torres, M.C. et al. (2002). Subgingival microbiota of Brazilian subjects with untreated chronic periodontitis. *Journal of Periodontology* 73, 360-369.

Cook, D.J., Sackett, D.L. & Spitzer, W.O. (1995). Methodologic guidelines for systematic reviews of randomized control trials in health care from the Potsdam Consultation on Meta-Analysis. *Journal of Clinical Epidemiology* 48, 167-171.

Cosgarea, R., Heumann, C., Juncar, R. et al. (2017). One year results of a randomized controlled clinical study evaluating the effects of non-surgical periodontal therapy of chronic periodontitis in conjunction with three or seven days systemic administration of amoxicillin/metronidazole. *PLoS One* 12, e0179592.

Cosgarea, R., Juncar, R., Heumann, C. et al. (2016). Non-surgical periodontal treatment in conjunction with 3 or 7 days systemic administration of amoxicillin and metronidazole in severe chronic periodontitis patients. A placebo-controlled randomized clinical study. *Journal of Clinical Periodontology* 43, 767-777.

Costerton, J.W. (1999). Introduction to biofilm. *International Journal of Antimicrobial Agents* 11, 217-21; discussion 237-239.

Costerton, J.W., Stewart, P.S. & Greenberg, E.P. (1999). Bacterial biofilms: a common cause of persistent infections. *Science* 284, 1318-1322.

Cugini, M.A., Haffajee, A.D., Smith, C., Kent, R.L. & Socransky, S.S. (2000). The effect of scaling and root planing on the clinical and microbiological parameters of periodontal diseases: 12-month results. *Journal of Clinical Periodontology* **27**, 30-36.

da Silva-Boghossian, C.M., Do Souto, R.M., Luiz, R.R. & Colombo, A.P. (2011). Association of red complex, A. actincmycetemcomitans and non-oral bacteria with periodontal diseases. *Archives of Oral Biology* **56**, 899-906.

Dabdoub, S.M., Ganesan, S.M. & Kumar, P.S. (2016). Comparative metagenomics reveals taxonomically idiosyncratic yet functionally congruent communities in periodontitis. *Science Reports* **6**, 38993.

Dannewitz, B., Pohl, S., Eickholz, P. & Kim, T.S. (2007). Clinical and microbiological effects of a combined mechanic-antibiotic therapy in subjects with Actinobacillus actinomycetemcomitans-associated periodontitis. *American Journal of Dentistry* **20**, 153-156.

Darby, I.B., Hodge, P.J., Riggio, M.P. & Kinane, D.F. (2005). Clinical and microbiological effect of scaling and root planing in smoker and non-smoker chronic and aggressive periodontitis patients. *Journal of Clinical Periodontology* **32**, 200-206.

Darveau, R.P. (2010). Periodontitis: a polymicrobial disruption of host homeostasis. *Nature Reviews Microbiology* **8**, 481-490.

Dastoor, S.F., Travan, S., Neiva, R.F. *et al.* (2007). Effect of adjunctive systemic azithromycin with periodontal surgery in the treatment of chronic periodontitis in smokers: a pilot study. *Journal of Periodontology* **78**, 1887-1896.

Davies, J. & Davies, D. (2010). Origins and evolution of antibiotic resistance. *Microbiology and Molecular Biology Reviews* **74**, 417-433.

De Soete, M., Mongardini, C., Peuwels, M. *et al.* (2001). One-stage full-mouth disinfection. Long-term microbiological results analyzed by checkerboard DNA-DNA hybridization. *Journal of Periodontology* **72**, 374-382.

Drawz, S.M. & Bonomo, R.A. (2010). Three decades of beta-lactamase inhibitors. *Clinical Microbiology Reviews* **23**, 160-201.

Duarte, P.M., Bastos, M., Fermiano, D. *et al.* (2015). Do subjects with aggressive and chronic periodontitis exhibit a different cytokine/chemokine profile in the gingival crevicular fluid? A systematic review. *Journal of Periodontal Research* **50**, 18-27.

Duarte, P.M., Feres, M., Yassine, L.L.S. *et al.* (2018). Clinical and microbiological effects of scaling and root planing, metronidazole and amoxicillin in the treatment of diabetic and non-diabetic subjects with periodontitis: a cohort study. *Journal of Clinical Periodontology* **45**, 1326-1335.

Duran-Pinedo, A.E., Chen, T., Teles, R. *et al.* (2014). Community-wide transcriptome of the oral microbiome in subjects with and without periodontitis. *ISME Journal* **8**, 1659-1672.

Dzink, J.L., Socransky, S.S., Ebersole, J.L. & Frey, D.E. (1983). ELISA and conventional techniques for identification of black-pigmented Bacteroides isolated from periodontal pockets. *Journal of Periodontal Research* **18**, 369-374.

ECDC (2017). *Proposals for EU Guidelines on the Prudent Use of Antimicrobials in Humans*. Stockholm: European Centre for Disease Prevention and Control.

Ehmke, B., Moter, A., Beikler, T., Milian, E. & Flemmig, T.F. (2005). Adjunctive antimicrobial therapy of periodontitis: long-term effects on disease progression and oral colonization. *Journal of Periodontology* **76**, 749-759.

Eickholz, P., Koch, R., Kocher, T. *et al.* (2019). Clinical benefits of systemic amoxicillin/metronidazole may depend on periodontitis severity and patients' age: an exploratory sub-analysis of the ABPARO trial. *Journal of Clinical Periodontology* **46**, 491-501.

Elias, C., Moja, L., Mertz, D. *et al.* (2017). Guideline recommendations and antimicrobial resistance: the need for a change. *BMJ Open* **7**, e016264.

Ellwood, R., Worthington, H.V., Cullinan, M.P. *et al.* (1997). Prevalence of suspected periodontal pathogens identified using ELISA in adolescents of differing ethnic origins. *Journal of Clinical Periodontology* **24**, 141-145.

Emingil, G., Han, B., Ozdemir, G. *et al.* (2012). Effect of azithromycin, as an adjunct to nonsurgical periodontal treatment, on microbiological parameters and gingival crevicular fluid biomarkers in generalized aggressive periodontitis. *Journal of Periodontal Research* **47**, 729-739.

Falagas, M.E. & Gorbach, S.L. (1995). Clindamycin and metronidazole. *Medical Clinics of North America* **79**, 845-867.

Faveri, M., Feres, M., Shibli, J.A. *et al.* (2006a). Microbiota of the dorsum of the tongue after plaque accumulation: an experimental study in humans. *Journal of Periodontology* **77**, 1539-1546.

Faveri, M., Figueiredo, L.C., Duarte, P.M. *et al.* (2009). Microbiological profile of untreated subjects with localized aggressive periodontitis. *Journal of Clinical Periodontology* **36**, 739-749.

Faveri, M., Gursky, L.C., Feres, M. *et al.* (2006b). Scaling and root planing and chlorhexidine mouthrinses in the treatment of chronic periodontitis: a randomized, placebo-controlled clinical trial. *Journal of Clinical Periodontology* **33**, 819-828.

Faveri, M., Rebello, A., De Oliveira Dias, R. *et al.* (2014). Clinical and microbiologic effects of adjunctive metronidazole plus amoxicillin in the treatment of generalized chronic periodontitis: smokers versus non-smokers. *Journal of Periodontology* **85**, 581-591.

Feres, M., Figueiredo, L.C., Soares, G.M. & Faveri, M. (2015). Systemic antibiotics in the treatment of periodontitis. *Periodontology 2000*, **67**, 131-186.

Feres, M., Gursky, L.C., Faveri, M., Tsuzuki, C.O. & Figueiredo, L.C. (2009). Clinical and microbiological benefits of strict supragingival plaque control as part of the active phase of periodontal therapy. *Journal of Clinical Periodontology* **36**, 857-867.

Feres, M., Haffajee, A.D., Allard, K. *et al.* (2002). Antibiotic resistance of subgingival species during and after antibiotic therapy. *Journal of Clinical Periodontology* **29**, 724-735.

Feres, M., Haffajee, A.D., Allard, K., Som, S. & Socransky, S.S. (2001). Change in subgingival microbial profiles in adult periodontitis subjects receiving either systemically-administered amoxicillin or metronidazole. *Journal of Clinical Periodontology* **28**, 597-609.

Feres, M., Retamal-Valdes, B., Faveri, M. *et al.* (2020a). Proposal of a clinical endpoint for periodontal trials: the treat-to-target approach. *Journal of the International Academy of Periodontology* **22**, 41-53.

Feres, M., Retamal-Valdes, B., Fermiano, D. *et al.* (2020b). Microbiome changes in young periodontitis patients treated with adjunctive metronidazole and amoxicillin. *Journal of Periodontology*. doi: 10.1002/JPER.20-0128. Online ahead of print

Feres, M., Retamal-Valdes, B., Gonçalves, C., Figueiredo, L.C. & Teles, F. (2020c). Did Omics Change Periodontal Therapy? *Periodontology 2000* **85**, 182-209.

Feres, M., Soares, G.M., Mendes, J.A. *et al.* (2012). Metronidazole alone or with amoxicillin as adjuncts to non-surgical treatment of chronic periodontitis: a 1-year double-blinded, placebo-controlled, randomized clinical trial. *Journal of Clinical Periodontology* **39**, 1149-1158.

Feres, M., Teles, F., Teles, R., Figueiredo, L.C. & Faveri, M. (2016). The subgingival periodontal microbiota of the aging mouth. *Periodontology 2000* **72**, 30-53.

Fleming, A. (2001). On the antibacterial action of cultures of a penicillium, with special reference to their use in the isolation of B. influenzae. 1929. *Bulletin of the World Health Organization* **79**, 780-790.

Flemmig, T.F., Milián, E., Karch, H. & Klaiber, B. (1998). Differential clinical treatment outcome after systemic metronidazole and amoxicillin in patients harboring Actinobacillus actinomycetemcomitans and/or Porphyromonas gingivalis. *Journal of Clinical Periodontology* **25**, 380-387.

Freeman, C.D., Klutman, N.E. & Lamp, K.C. (1997). Metronidazole. A therapeutic review and update. *Drugs* **54**, 679-708.

Fujise, O., Hamachi, T., Inoue, K., Miura, M. & Maeda, K. (2002). Microbiological markers for prediction and assessment of treatment outcome following non-surgical periodontal therapy. *Journal of Periodontology* **73**, 1253-1259.

Gaikwad, S.P., Gurav, A.N., Shete, A.R. & Desarda, H.M. (2013). Effect of scaling and root planing combined with systemic doxycycline therapy on glycemic control in diabetes mellitus subjects with chronic generalized periodontitis: a clinical study. *Journal of Periodontal Implant Science* **43**, 79-86.

Galimanas, V., Hall, M.W., Singh, N. *et al.* (2014). Bacterial community composition of chronic periodontitis and novel oral sampling sites for detecting disease indicators. *Microbiome* **2**, 32.

Ganesan, S.M., Joshi, V., Fellows, M. *et al.* (2017). A tale of two risks: smoking, diabetes and the subgingival microbiome. *ISME Journal* **11**, 2075-2089.

854 Parte 12 Terapia Adicional

Gladue, R.P., Bright, G.M., Isaacson, R.E. & Newborg, M.F. (1989). in vitro; and in vivo; uptake of azithromycin (CP-62,993) by phagocytic cells: possible mechanism of delivery and release at sites of infection. *Antimicrobial Agents and Chemotherapy* **33**, 277-282.

Gladue, R.P. & Snider, M.E. (1990). Intracellular accumulation of azithromycin by cultured human fibroblasts. *Antimicrobial Agents and Chemotherapy* **34**, 1056-1060.

Gmur, R. & Guggenheim, B. (1994). Interdental supragingival plaque – a natural habitat of Actinobacillus actinomycetemcomitans, Bacteroides forsythus, Campylobacter rectus, and Prevotella nigrescens. *Journal of Dental Research* **73**, 1421-1428.

Goené, R.J., Winkel, E.G., Abbas, F. *et al.* (1990). Microbiology in diagnosis and treatment of severe periodontitis. A report of four cases. *Journal of Periodontology* **61**, 61-64.

Gomi, K., Yashima, A., Nagano, T. *et al.* (2007). Effects of full-mouth scaling and root planing in conjunction with systemically administered azithromycin. *Journal of Periodontology* **78**, 422-429.

Goodson, J.M. (1994). Antimicrobial strategies for treatment of periodontal diseases. *Periodontology 2000* **5**, 142-168.

Goodson, J.M., Haffajee, A. & Socransky, S.S. (1979). Periodontal therapy by local delivery of tetracycline. *Journal of Clinical Periodontology* **6**, 83-92.

Goodson, J.M., Haffajee, A.D., Socransky, S.S. *et al.* (2012). Control of periodontal infections: a randomized controlled trial I. The primary outcome attachment gain and pocket depth reduction at treated sites. *Journal of Clinical Periodontology* **39**, 526-536.

Gordon, C., Regamey, C. & Kirby, W.M. (1972). Comparative clinical pharmacology of amoxicillin and ampicillin administered orally. *Antimicrobial Agents and Chemotherapy* **1**, 504-507.

Graetz, C., Salzer, S., Plaumann, A. *et al.* (2017). Tooth loss in generalized aggressive periodontitis: Prognostic factors after 17 years of supportive periodontal treatment. *Journal of Clinical Periodontology* **44**, 612-619.

Grellmann, A.P., Sfreddo, C.S., Maier, J., Lenzi, T.L. & Zanatta, F.B. (2016). Systemic antimicrobials adjuvant to periodontal therapy in diabetic subjects: a meta-analysis. *Journal of Clinical Periodontology* **43**, 250-260.

Griffen, A.L., Beall, C.J., Campbell, J.H. *et al.* (2012). Distinct and complex bacterial profiles in human periodontitis and health revealed by 16S pyrosequencing. *ISME Journal* **6**, 1176-1185.

Griffiths, G.S., Ayob, R., Guerrero, A. *et al.* (2011). Amoxicillin and metronidazole as an adjunctive treatment in generalized aggressive periodontitis at initial therapy or re-treatment: a randomized controlled clinical trial. *Journal of Clinical Periodontology* **38**, 43-49.

Grossi, S.G., Goodson, J.M., Gunsolley, J.C. *et al.* (2007). Mechanical therapy with adjunctive minocycline microspheres reduces red-complex bacteria in smokers. *Journal of Periodontology* **78**, 1741-1750.

Guentsch, A., Jentsch, H., Pfister, W., Hoffmann, T. & Eick, S. (2008). Moxifloxacin as an adjunctive antibiotic in the treatment of severe chronic periodontitis. *Journal of Periodontology* **79**, 1894-1903.

Guerrero, A., Echeverría, J.J. & Tonetti, M.S. (2007). Incomplete adherence to an adjunctive systemic antibiotic regimen decreases clinical outcomes in generalized aggressive periodontitis patients: a pilot retrospective study. *Journal of Clinical Periodontology* **34**, 897-902.

Guerrero, A., Griffiths, G.S., Nibali, L. *et al.* (2005). Adjunctive benefits of systemic amoxicillin and metronidazole in non-surgical treatment of generalized aggressive periodontitis: a randomized placebo-controlled clinical trial. *Journal of Clinical Periodontology* **32**, 1096-1107.

Guerrero, A., Nibali, L., Lambertenghi, R. *et al.* (2014). Impact of baseline microbiological status on clinical outcomes in generalized aggressive periodontitis patients treated with or without adjunctive amoxicillin and metronidazole: an exploratory analysis from a randomized controlled clinical trial. *Journal of Clinical Periodontology* **41**, 1080-1089.

Haas, A.N., De Castro, G.D., Moreno, T. *et al.* (2008). Azithromycin as an adjunctive treatment of aggressive periodontitis: 12-months randomized clinical trial. *Journal of Clinical Periodontology* **35**, 696-704.

Haas, A.N., Silva-Boghossian, C.M., Colombo, A.P. *et al.* (2012). Adjunctive azithromycin in the treatment of aggressive periodontitis: microbiological findings of a 12-month randomized clinical trial. *Journal of Dentistry* **40**, 556-563.

Hadorn, D.C., Baker, D., Hodges, J.S. & Hicks, N. (1996). Rating the quality of evidence for clinical practice guidelines. *Journal of Clinical Epidemiology* **49**, 749-754.

Haffajee, A.D., Arguello, E.I., Ximenez-Fyvie, L.A. & Socransky, S.S. (2003a). Controlling the plaque biofilm. *International Dental Journal* **53 Suppl 3**, 191-199.

Haffajee, A.D., Bogren, A., Hasturk, H. *et al.* (2004). Subgingival microbiota of chronic periodontitis subjects from different geographic locations. *Journal of Clinical Periodontology* **31**, 996-1002.

Haffajee, A.D., Cugini, M.A., Dibart, S. *et al.* (1997). The effect of SRP on the clinical and microbiological parameters of periodontal diseases. *Journal of Clinical Periodontology* **24**, 324-334.

Haffajee, A.D., Japlit, M., Bogren, A. *et al.* (2005). Differences in the subgingival microbiota of Swedish and USA subjects who were periodontally healthy or exhibited minimal periodontal disease. *Journal of Clinical Periodontology* **32**, 33-39.

Haffajee, A.D., Patel, M. & Socransky, S.S. (2008a). Microbiological changes associated with four different periodontal therapies for the treatment of chronic periodontitis. *Oral Microbiology and Immunology* **23**, 148-157.

Haffajee, A.D. & Socransky, S.S. (1994). Microbial etiological agents of destructive periodontal diseases. *Periodontology 2000* **5**, 78-111.

Haffajee, A.D. & Socransky, S.S. (2001). Relationship of cigarette smoking to attachment level profiles. *Journal of Clinical Periodontology* **28**, 283-295.

Haffajee, A.D., Socransky, S.S. & Gunsolley, J.C. (2003b). Systemic anti-infective periodontal therapy. *A systematic review. Annals of Periodontology* **8**, 115-181.

Haffajee, A.D., Socransky, S.S., Patel, M.R. & Song, X. (2008b). Microbial complexes in supragingival plaque. *Oral Microbiology and Immunology* **23**, 196-205.

Haffajee, A.D., Teles, R.P. & Socransky, S.S. (2006). The effect of periodontal therapy on the composition of the subgingival microbiota. *Periodontology 2000* **42**, 219-258.

Haffajee, A.D., Torresyap, G. & Socransky, S.S. (2007). Clinical changes following four different periodontal therapies for the treatment of chronic periodontitis: 1-year results. *Journal of Clinical Periodontology* **34**, 243-253.

Hagenfeld, D., Koch, R., Jünemann, S. *et al.* (2018). Do we treat our patients or rather periodontal microbes with adjunctive antibiotics in periodontal therapy? A 16S rDNA microbial community analysis. *PLoS One* **13**, e0195534.

Hajishengallis, G. (2011). Immune evasion strategies of Porphyromonas gingivalis. *Journal of Oral Biosciences* **53**, 233-240.

Hajishengallis, G. & Lamont, R.J. (2012). Beyond the red complex and into more complexity: the polymicrobial synergy and dysbiosis (PSD) model of periodontal disease etiology. *Molecular Oral Microbiology* **27**, 409-419.

Hajishengallis, G. & Lamont, R.J. (2014). Breaking bad: manipulation of the host response by Porphyromonas gingivalis. *European Journal of Immunology* **44**, 328-338.

Hajishengallis, G., Liang, S., Payne, M.A. *et al.* (2011). Low-abundance biofilm species orchestrates inflammatory periodontal disease through the commensal microbiota and complement. *Cell Host and Microbe* **10**, 497-506.

Hall-Stoodley, L., Costerton, J. W. & Stoodley, P. (2004). Bacterial biofilms: from the natural environment to infectious diseases. *Nature Reviews Microbiology* **2**, 95-108.

Han, B., Emingil, G., Özdemir, G. *et al.* (2012). Azithromycin as an adjunctive treatment of generalized severe chronic periodontitis: clinical, microbiologic, and biochemical parameters. *Journal of Periodontology* **83**, 1480-1491.

Han, J., Wang, P. & Ge, S. (2017). The microbial community shifts of subgingival plaque in patients with generalized aggressive periodontitis following non-surgical periodontal therapy: a pilot study. *Oncotarget* **8**, 10609-10619.

Harks, I., Koch, R., Eickholz, P. *et al.* (2015). Is progression of periodontitis relevantly influenced by systemic antibiotics? A clinical randomized trial. *Journal of Clinical Periodontology* **42**, 832-842.

Haubek, D., Ennibi, O.K., Poulsen, K. *et al.* (2008). Risk of aggressive periodontitis in adolescent carriers of the JP2 clone of Aggregatibacter (Actinobacillus) actinomycetemcomitans in Morocco: a prospective longitudinal cohort study. *Lancet* **371**, 237-242.

Heasman, L., Stacey, F., Preshaw, P.M. *et al.* (2006). The effect of smoking on periodontal treatment response: a review of clinical evidence. *Journal of Clinical Periodontology* **33**, 241-253.

Heasman, P.A., Heasman, L., Stacey, F. & McCracken, G.I. (2001). Local delivery of chlorhexidine gluconate (PerioChip) in periodontal maintenance patients. *Journal of Clinical Periodontology* **28**, 90-95.

Heitz-Mayfield, L.J., Trombelli, L., Heitz, F., Needleman, I. & Moles, D. (2002). A systematic review of the effect of surgical debridement vs non-surgical debridement for the treatment of chronic periodontitis. *Journal of Clinical Periodontology* **29** Suppl 3, 92-102; discussion 160-162.

Helldén, L.B., Listgarten, M.A. & Lindhe, J. (1979). The effect of tetracycline and/or scaling on human periodontal disease. *Journal of Clinical Periodontology* **6**, 222-230.

Heller, D., Varela, V.M., Silva-Senem, M.X. *et al.* (2011). Impact of systemic antimicrobials combined with anti-infective mechanical debridement on the microbiota of generalized aggressive periodontitis: a 6-month RCT. *Journal of Clinical Periodontology* **38**, 355-364.

Henry, D.C., Riffer, E., Sokol, W.N., Chaudry, N.I. & Swanson, R.N. (2003). Randomized double-blind study comparing 3- and 6-day regimens of azithromycin with a 10-day amoxicillin-clavulanate regimen for treatment of acute bacterial sinusitis. *Antimicrobial Agents and Chemotherapy* **47**, 2770-2774.

Herrera, D., Alonso, B., León, R., Roldán, S. & Sanz, M. (2008). Antimicrobial therapy in periodontitis: the use of systemic antimicrobials against the subgingival biofilm. *Journal of Clinical Periodontology* **35**, 45-66.

Herrera, D., Matesanz, P., Martin, C. *et al.* (2020). Adjunctive effect of locally delivered antimicrobials in periodontitis therapy. A systematic review and meta-analysis. *Journal of Clinical Periodontology*

Herrera, D., Roldan, S., O'Connor, A. & Sanz, M. (2000a). The periodontal abscess (II). Short-term clinical and microbiological efficacy of 2 systemic antibiotic regimes. *Journal of Clinical Periodontology* **27**, 395-404.

Herrera, D., Sanz, M., Jepsen, S., Needleman, I. & Roldán, S. (2002). A systematic review on the effect of systemic antimicrobials as an adjunct to scaling and root planing in periodontitis patients. *Journal of Clinical Periodontology* **29 Suppl 3**, 136-159; discussion 160-162.

Herrera, D., Van Winkelhoff, A.J., Dellemijn-Kippuw, N., Winkel, E.G. & Sanz, M. (2000b) Beta-lactamase producing bacteria in the subgingival microflora of adult patients with periodontitis. A comparison between Spain and The Netherlands. *Journal of Clinical Periodontology* **27**, 520-525.

Hersh, E.V. & Moore, P.A. (2008). Adverse drug interactions in dentistry. *Periodontology 2000* **46**, 109-142.

Hinrichs, J.E., Wolff, L.F., Pihlstrom, B.L. *et al.* (1985). Effects of scaling and root planing on subgingival microbial proportions standardized in terms of their naturally occurring distribution. *Journal of Periodontology* **56**, 187-194.

Hoepelman, I.M. & Schneider, M.M. (1995). Azithromycin: the first of the tissue-selective azalides. *International Journal of Antimicrobial Agents* **5**, 145-167.

Hung, H.C. & Douglass, C.W. (2002). Meta-analysis of the effect of scaling and root planing, surgical treatment and antibiotic therapies on periodontal probing depth and attachment loss. *Journal of Clinical Periodontology* **29**, 975-986.

Hussein, I., Ranka, M., Gilbert, A. & Davey, K. (2007). Locally delivered antimicrobials in the management of periodontitis: a critical review of the evidence for their use in practice. *Dental Update* **34**, 494-496, 499-502, 505-506.

Ikeda, E., Shiba, T., Ikeda, Y. *et al.* (2020). Japanese subgingival microbiota in health vs disease and their roles in predicted functions associated with periodontitis. *Odontology* **108**, 280-291.

Ioannou, I., Dimitriadis, N., Papadimitriou, K. *et al.* (2009). Hand instrumentation versus ultrasonic debridement in the treatment of chronic periodontitis: a randomized clinical and microbiological trial. *Journal of Clinical Periodontology* **36**, 132-141.

Jentsch, H.F., Buchmann, A., Friedrich, A. & Eick, S. (2016). Nonsurgical therapy of chronic periodontitis with adjunctive systemic azithromycin or amoxicillin/metronidazole. *Clinical Oral Investigation* **20**, 1765-1773.

Jepsen, K. & Jepsen, S. (2016). Antibiotics/antimicrobials: systemic and local administration in the therapy of mild to moderately advanced periodontitis. *Periodontology 2000* **71**, 82-112.

Johnson, G.K. & Guthmiller, J.M. (2007). The impact of cigarette smoking on periodontal disease and treatment. *Periodontology 2000* **44**, 178-194.

Jünemann, S., Prior, K., Szczepanowski, R. *et al.* (2012). Bacterial community shift in treated periodontitis patients revealed by ion torrent 16S rRNA gene amplicon sequencing. *PLoS One* **7**, e41606.

Kaner, D., Christan, C., Dietrich, T. *et al.* (2007). Timing affects the clinical outcome of adjunctive systemic antibiotic therapy for generalized aggressive periodontitis. *Journal of Periodontology* **78**, 1201-1208.

Keestra, J.A., Grosjean, I., Coucke, W., Quirynen, M. & Teughels, W. (2015a). Non-surgical periodontal therapy with systemic antibiotics in patients with untreated aggressive periodontitis: a systematic review and meta-analysis. *Journal of Periodontal Research* **50**, 689-706.

Keestra, J.A., Grosjean, I., Coucke, W., Quirynen, M. & Teughels, W. (2015b). Non-surgical periodontal therapy with systemic antibiotics in patients with untreated chronic periodontitis: a systematic review and meta-analysis. *Journal of Periodontal Research* **50**, 294-314.

Keyes, P.H. & Rams, T.E. (1983). A rationale for management of periodontal diseases: rapid identification of microbial 'therapeutic targets' with phase-contrast microscopy. *Journal of the American Dental Association* **106**, 803-812.

Kim, Y.C., Ko, Y., Hong, S.D. *et al.* (2010). Presence of Porphyromonas gingivalis and plasma cell dominance in gingival tissues with periodontitis. *Oral Diseases* **16**, 375-381.

Kinane, D.F. & Chestnutt, I.G. (2000). Smoking and periodontal disease. *Critical Reviews in Oral Biology and Medicine* **11**, 356-365.

Kinder, S.A., Holt, S.C. & Korman, K.S. (1986). Penicillin resistance in the subgingival microbiota associated with adult periodontitis. *Journal of Clinical Microbiology* **23**, 1127-1133.

Kirst, M.E., Li, E.C., Alfant, B. *et al.* (2015). Dysbiosis and alterations in predicted functions of the subgingival microbiome in chronic periodontitis. *Applied Environmental Microbiology* **81**, 783-793.

Knöfler, G.U., Purschwitz, R.E., Eick, S. *et al.* (2011). Microbiologic findings 1 year after partial- and full-mouth scaling in the treatment of moderate chronic periodontitis. *Quintessence International* **42**, e107-117.

Kolenbrander, P.E., Palmer, R.J., Rickard, A.H. *et al.* (2006). Bacterial interactions and successions during plaque development. *Periodontology 2000* **42**, 47-79.

Kornman, K.S. & Robertson, P.B. (1985). Clinical and microbiological evaluation of therapy for juvenile periodontitis. *Journal of Periodontology* **56**, 443-446.

Labriola, A., Needleman, I. & Moles, D.R. (2005). Systematic review of the effect of smoking on nonsurgical periodontal therapy. *Periodontology 2000* **37**, 124-137.

Laksmana, T., Kittichotirat, W., Huang, Y. *et al.* (2012). Metagenomic analysis of subgingival microbiota following non-surgical periodontal therapy: a pilot study. *The Open Dentistry Journal* **6**, 255-261.

Lang, N.P. & Tonetti, M.S. (2003). Periodontal risk assessment (PRA) for patients in supportive periodontal therapy (SPT). *Oral Health and Preventive Dentistry* **1**, 7-16.

Li, Y., He, J., He, Z. *et al.* (2014). Phylogenetic and functional gene structure shifts of the oral microbiomes in periodontitis patients. *ISME Journal* **8**, 1879-1891.

Liberati, A., Altman, D.G., Tetzlaff, J. *et al.* (2009). The PRISMA statement for reporting systematic reviews and meta-analyses of studies

856 Parte 12 Terapia Adicional

that evaluate healthcare interventions: explanation and elaboration. *British Medical Journal* **339**, b2700.

Lindhe, J. & Liljenberg, B. (1984). Treatment of localized juvenile periodontitis. Results after 5 years. *Journal of Clinical Periodontology* **11**, 399-410.

Lindhe, J., Liljenberg, B., Adielson, B. & Börjesson, I. (1983a). Use of metronidazole as a probe in the study of human periodontal disease. *Journal of Clinical Periodontology* **10**, 100-112.

Lindhe, J., Liljenberg, B. & Adielsson, B. (1983b). Effect of long-term tetracycline therapy on human periodontal disease. *Journal of Clinical Periodontology* **10**, 590-601.

Lindhe, J., Socransky, S.S., Nyman, S., Haffajee, A. & Westfelt, E. (1982a). "Critical probing depths" in periodontal therapy. *Journal of Clinical Periodontology* **9**, 323-336.

Lindhe, J., Westfelt, E., Nyman, S. *et al.* (1982b). Healing following surgical/non-surgical treatment of periodontal disease. A clinical study. *Journal of Clinical Periodontology* **9**, 115-128.

Listgarten, M.A. & Helldén, L. (1978). Relative distribution of bacteria at clinically healthy and periodontally diseased sites in humans. *Journal of Clinical Periodontology* **5**, 115-132.

Liu, B., Faller, L.L., Klitgord, N. *et al.* (2012). Deep sequencing of the oral microbiome reveals signatures of periodontal disease. *PLoS One* **7**, e37919.

Liu, G., Luan, Q., Chen, F. *et al.* (2018). Shift in the subgingival microbiome following scaling and root planing in generalized aggressive periodontitis. *Journal of Clinical Periodontology* **45**, 440-452.

Llambes, F., Arias-Herrera, S. & Caffesse, R. (2015). Relationship between diabetes and periodontal infection. *World Journal of Diabetes*, **6**, 927-935.

Loesche, W.J., Giordano, J., Soehren, S. *et al.* (1996). Nonsurgical treatment of patients with periodontal disease. *Oral Surgery, Oral Medicine, Oral Pathology, Oral Radiology and Endodontics* **81**, 533-543.

Loesche, W.J., Giordano, J.R., Hujoel, P., Schwarcz, J. & Smith, B.A. (1992). Metronidazole in periodontitis: reduced need for surgery. *Journal of Clinical Periodontology* **19**, 103-112.

Loesche, W.J., Grossman, N. & Giordano, J. (1993). Metronidazole in periodontitis (IV). The effect of patient compliance on treatment parameters. *Journal of Clinical Periodontology* **20**, 96-104.

Loesche, W.J., Schmidt, E., Smith, B.A., Caffessee, R. & Stoll, J. (1987). Metronidazole therapy for periodontitis. *Journal of Periodontal Research* **22**, 224-226.

Loesche, W.J., Schmidt, E., Smith, B.A. *et al.* (1991). Effects of metronidazole on periodontal treatment needs. *Journal of Periodontology* **62**, 247-257.

Loesche, W.J., Syed, S.A., Laughon, B.E. & Stoll, J. (1982). The bacteriology of acute necrotizing ulcerative gingivitis. *Journal of Periodontology* **53**, 223-230.

Loesche, W.J., Syed, S.A., Schmidt, E. & Morrison, E.C. (1985). Bacterial profiles of subgingival plaques in periodontitis. *Journal of Periodontology* **56**, 447-456.

López, N.J., Socransky, S.S., Da Silva, I., Japlit, M.R. & Haffajee, A.D. (2004). Subgingival microbiota of Chilean patients with chronic periodontitis. *Journal of Periodontology* **75**, 717-725.

Maciel, S.S., Feres, M., Goncalves, T.E. *et al.* (2016). Does obesity influence the subgingival microbiota composition in periodontal health and disease? *Journal of Clinical Periodontology* **43**, 1003-1012.

Mager, D.L., Ximenez-Fyvie, L.A., Haffajee, A.D. & Socransky, S.S. (2003). Distribution of selected bacterial species on intraoral surfaces. *Journal of Clinical Periodontology* **30**, 644-654.

Mandell, R.L. & Socransky, S.S. (1988). Microbiological and clinical effects of surgery plus doxycycline on juvenile periodontitis. *Journal of Periodontology* **59**, 373-379.

Mandell, R.L., Tripodi, L.S., Savitt, E., Goodson, J.M. & Socransky, S.S. (1986). The effect of treatment on Actinobacillus actinomycetemcomitans in localized juvenile periodontitis. *Journal of Periodontology* **57**, 94-99.

Marsh, P.D. (1994). Microbial ecology of dental plaque and its significance in health and disease. *Advances in Dental Research* **8**, 263-271.

Marsh, P.D. & Devine, D.A. (2011). How is the development of dental biofilms influenced by the host? *Journal of Clinical Periodontology* **38 Suppl 11**, 28-35.

Martande, S.S., Pradeep, A.R., Singh, S.P. *et al.* (2016). Clinical and microbiological effects of systemic azithromycin in adjunct to non-surgical periodontal therapy in treatment of Aggregatibacter actinomycetemcomitans associated periodontitis: a randomized placebo-controlled clinical trial. *Journal of Investigative Clinical Dentistry* **7**, 72-80.

Martelli, F.S., Fanti, E., Rosati, C. *et al.* (2016). Long-term efficacy of microbiology-driven periodontal laser-assisted therapy. *European Journal of Clinical Microbiology and Infectious Diseases* **35**, 423-431.

Mascarenhas, P., Gapski, R., Al-Shammari, K. *et al.* (2005). Clinical response of azithromycin as an adjunct to non-surgical periodontal therapy in smokers. *Journal of Periodontology* **76**, 426-436.

Matarazzo, F., Figueiredo, L.C., Cruz, S.E., Faveri, M. & Feres, M. (2008). Clinical and microbiological benefits of systemic metronidazole and amoxicillin in the treatment of smokers with chronic periodontitis: a randomized placebo-controlled study. *Journal of Clinical Periodontology* **35**, 885-896.

Matisko, M.W. & Bissada, N.F. (1993). Short-term sequential administration of amoxicillin/clavulanate potassium and doxycycline in the treatment of recurrent/progressive periodontitis. *Journal of Periodontology* **64**, 553-558.

Matuliene, G., Pjetursson, B.E., Salvi, G.E. *et al.* (2008). Influence of residual pockets on progression of periodontitis and tooth loss: results after 11 years of maintenance. *Journal of Clinical Periodontology* **35**, 685-695.

Merchant, S.N., Vovk, A., Kalash, D. *et al.* (2014). Localized aggressive periodontitis treatment response in primary and permanent dentitions. *Journal of Periodontology* **85**, 1722-1729.

Mergenhagen, K.A., Wattengel, B.A., Skelly, M.K., Clark, C.M. & Russo, T.A. (2020). Fact versus fiction: a review of the evidence behind alcohol and antibiotic interactions. *Antimicrobial Agents and Chemotherapy* **64**.

Mestnik, M.J., Feres, M., Figueiredo, L.C. *et al.* (2010). Short-term benefits of the adjunctive use of metronidazole plus amoxicillin in the microbial profile and in the clinical parameters of subjects with generalized aggressive periodontitis. *Journal of Clinical Periodontology* **37**, 353-365.

Mestnik, M.J., Feres, M., Figueiredo, L.C. *et al.* (2012). The effects of adjunctive metronidazole plus amoxicillin in the treatment of generalized aggressive periodontitis: a 1-year double-blinded, placebo-controlled, randomized clinical trial. *Journal of Clinical Periodontology* **39**, 955-961.

Meulman, T., Casarin, R.C., Peruzzo, D.C. *et al.* (2012). Impact of supragingival therapy on subgingival microbial profile in smokers versus non-smokers with severe chronic periodontitis. *Journal of Oral Microbiology* **4**.

Miller, K.A., Branco-De-Almeida, L.S., Wolf, S. *et al.* (2017). Long-term clinical response to treatment and maintenance of localized aggressive periodontitis: a cohort study. *Journal of Clinical Periodontology* **44**, 158-168.

Miranda, T.S., Feres, M., Perez-Chaparro, P.J. *et al.* (2014). Metronidazole and amoxicillin as adjuncts to scaling and root planing for the treatment of type 2 diabetic subjects with periodontitis: 1-year outcomes of a randomized placebo-controlled clinical trial. *Journal of Clinical Periodontology* **41**, 890-899.

Moeintaghavi, A., Talebi-ardakani, M.R., Haerian-ardakani, A., *et al.* (2007) Adjunctive effects of systemic amoxicillin and metronidazole with scaling and root planing: a randomized, placebo controlled clinical trial *Journal of Contemporary Dental Practice* **8**, 51-59

Mohr, K.I. (2016). History of antibiotics research. In: Stadler, M. & Dersch P. (eds.) *How to Overcome the Antibiotic Crisis. Facts, Challenges and Future Perspectives.* Cham, Switzerland: Springer, pp. 237-272.

Mombelli, A. (2018). Microbial colonization of the periodontal pocket and its significance for periodontal therapy. *Periodontology 2000* **76**, 85-96.

Mombelli, A., Almaghlouth, A., Cionca, N. *et al.* (2017). Microbiologic response to periodontal therapy and multivariable prediction of clinical outcome. *Journal of Periodontology* **88**, 1253-1262.

Mombelli, A., Almaghlouth, A., Cionca, N. *et al.* (2015). Differential benefits of amoxicillin-metronidazole in different phases of periodontal therapy in a randomized controlled crossover clinical trial. *Journal of Periodontology* **86**, 367-375.

Mombelli, A., Cionca, N., Almaghlouth, A. *et al.* (2013). Are there specific benefits of amoxicillin plus metronidazole in Aggregatibacter actinomycetemcomitans-associated periodontitis? Double-masked, randomized clinical trial of efficacy and safety. *Journal of Periodontology* **84**, 715-724.

Mombelli, A., Gmür, R., Lang, N.P., Corbert, E. & Frey, J. (1999). Actinobacillus actinomycetemcomitans in Chinese adults. Serotype distribution and analysis of the leukotoxin gene promoter locus. *Journal of Clinical Periodontology* **26**, 505-510.

Montenegro, S.C., Retamal-Valdes, B., Duarte, P.M. *et al.* (2020). Do subjects with aggressive and chronic periodontitis exhibit specific differences in the subgingival microbial composition? A systematic review. *Journal of Periodontology, Submitted.*

Moore, W.E., Holdeman, L.V., Cato, E.P. *et al.* (1985). Comparative bacteriology of juvenile periodontitis. *Infection and Immunity* **48**, 507-519.

Morales, A., Gandolfo, A., Bravo, J. *et al.* (2018). Microbiological and clinical effects of probiotics and antibiotics on nonsurgical treatment of chronic periodontitis: a randomized placebo-controlled trial with 9-month follow-up. *Journal of Applied Oral Science* **26**, e20170075.

Mouzakiti, E., Pepelassi, E., Fanourakis, G. *et al.* (2012). Expression of MMPs and TIMP-1 in smoker and nonsmoker chronic periodontitis patients before and after periodontal treatment. *Journal of Periodontal Research* **47**, 532-542.

Müller, H.P., Lange, D.E. & Müller, R.F. (1993). A 2-year study of adjunctive minocycline-HCl in Actinobacillus actinomycetemcomitans-associated periodontitis. *Journal of Periodontology* **64**, 509-519.

Newman, M.G., Socransky, S.S., Savitt, E.D., Propas, D.A. & Crawford, A. (1976). Studies of the microbiology of periodontosis. *Journal of Periodontology* **47**, 373-379.

Ng, V.W. & Bissada, N.F. (1998). Clinical evaluation of systemic doxycycline and ibuprofen administration as an adjunctive treatment for adult periodontitis. *Journal of Periodontology* **69**, 772-776.

Nibali, L., Koidou, V.P., Hamborg, T. & Donos, N. (2019). Empirical or microbiologically guided systemic antimicrobials as adjuncts to non-surgical periodontal therapy? A systematic review. *Journal of Clinical Periodontology* **46**, 999-1012.

Novak, M.J., Polson, A.M. & Adair, S.M. (1988). Tetracycline therapy in patients with early juvenile periodontitis. *Journal of Periodontology* **59**, 366-372.

Novak, M.J., Stamatelakys, C. & Adair, S.M. (1991). Resolution of early lesions of juvenile periodontitis with tetracycline therapy alone: long-term observations of 4 cases. *Journal of Periodontology* **62**, 628-633.

Nyman, S., Rosling, B. & Lindhe, J. (1975). Effect of professional tooth cleaning on healing after periodontal surgery. *Journal of Clinical Periodontology* **2**, 80-86.

Oteo, A., Herrera, D., Figuero, E. *et al.* (2010). Azithromycin as an adjunct to scaling and root planing in the treatment of Porphyromonas gingivalis-associated periodontitis: a pilot study. *Journal of Clinical Periodontology* **37**, 1005-1015.

Pahkla, E.R., Koppel, T., Naaber, P., Saag, M. & Loivukene, K. (2006). The efficacy of non-surgical and systemic antibiotic treatment on smoking and non-smoking periodontitis patients. *Stomatologija* **8**, 116-121.

Palmer, R.M., Matthews, J.P. & Wilson, R.F. (1999). Non-surgical periodontal treatment with and without adjunctive metronidazole in smokers and non-smokers. *Journal of Clinical Periodontology* **26**, 158-163.

Palmer, R.M., Wilson, R.F., Hasan, A.S. & Scott, D.A. (2005). Mechanisms of action of environmental factors – tobacco smoking. *Journal of Clinical Periodontology* **32 Suppl 6**, 180-195.

Papapanou, P.N., Sanz, M., Buduneli, N. *et al.* (2018). Periodontitis: Consensus report of workgroup 2 of the 2017 World Workshop on the Classification of Periodontal and Peri-Implant Diseases and Conditions. *Journal of Periodontology* **89 Suppl 1**, S173-s182.

Park, O.J., Yi, H., Jeon, J.H. *et al.* (2015). Pyrosequencing analysis of subgingival microbiota in distinct periodontal conditions. *Journal of Dental Research* **94**, 921-927.

Pascale, D., Gordon, J., Lamster, I. *et al.* (1986). Concentration of doxycycline in human gingival fluid. *Journal of Clinical Periodontology* **13**, 841-844.

Paster, B.J., Boches, S.K., Galvin, J.L. *et al.* (2001). Bacterial diversity in human subgingival plaque. *Journal of Bacteriology* **183**, 3770-3783.

Pavicić, M.J., Van Winkelhoff, A.J. & De Graaff, J. (1992). in vitro; susceptibilities of Actinobacillus actinomycetemcomitans to a number of antimicrobial combinations. *Antimicrobial Agents and Chemotherapy* **36**, 2634-2638.

Pavicić, M.J., Van Winkelhoff, A.J., Douque, N.H., Steures, R.W. & De Graaff, J. (1994). Microbiological and clinical effects of metronidazole and amoxicillin in Actinobacillus actinomycetemcomitans-associated periodontitis. A 2-year evaluation. *Journal of Clinical Periodontology* **21**, 107-112.

Pedrazzoli, V., Kilian, M., Karring, T. & Kirkegaard, E. (1991). Effect of surgical and non-surgical periodontal treatment on periodontal status and subgingival microbiota. *Journal of Clinical Periodontology* **18**, 598-604.

Pérez-Chaparro, P.J., Gonçalves, C., Figueiredo, L.C. *et al.* (2014). Newly identified pathogens associated with periodontitis: a systematic review. *Journal of Dental Research* **93**, 846-858.

Pérez-Chaparro, P.J., Mcculloch, J.A., Mamizuka, E.M. *et al.* (2018). Do different probing depths exhibit striking differences in microbial profiles? *Journal of Clinical Periodontology* **45**, 26-37.

Pihlstrom, B.L., McHugh, R. B., Oliphant, T.H. & Ortiz-Campos, C. (1983). Comparison of surgical and nonsurgical treatment of periodontal disease. A review of current studies and additional results after 61/2 years. *Journal of Clinical Periodontology* **10**, 524-541.

Pozhitkov, A.E., Leroux, B.G., Randolph, T.W. *et al.* (2015). Towards microbiome transplant as a therapy for periodontitis: an exploratory study of periodontitis microbial signature contrasted by oral health, caries and edentulism. *BMC Oral Health* **15**, 125.

Pradeep, A.R., Kalra, N., Priyanka, N. *et al.* (2012). Systemic ornidazole as an adjunct to non-surgical periodontal therapy in the treatment of chronic periodontitis: a randomized, double-masked, placebo-controlled clinical trial. *Journal of Periodontology* **83**, 1149-1154.

Pradeep, A.R. & Kathariya, R. (2011). Clarithromycin, as an adjunct to non surgical periodontal therapy for chronic periodontitis: a double blinded, placebo controlled, randomized clinical trial. *Archives of Oral Biology* **56**, 1112-1119.

Preus, H.R., Gjermo, P. & Baelum, V. (2017). A double-masked randomized clinical trial (RCT) comparing four periodontitis treatment strategies: 5-year clinical results. *Journal of Clinical Periodontology* **44**, 1029-1038.

Preus, H.R., Gunleiksrud, T.M., Sandvik, L., Gjermo, P. & Baelum, V. (2013). A randomized, double-masked clinical trial comparing four periodontitis treatment strategies: 1-year clinical results. *Journal of Periodontology* **84**, 1075-1086.

Proctor, D.B. & Baker, C.G. (1971). Treatment of acute necrotizing ulcerative gingivitis with metronidazole. *Journal of the Canadian Dental Association* **37**, 376-380.

Rabelo, C.C., Feres, M., Goncalves, C. *et al.* (2015). Systemic antibiotics in the treatment of aggressive periodontitis. A systematic review and a Bayesian Network meta-analysis. *Journal of Clinical Periodontology* **42**, 647-657.

Ramberg, P., Rosling, B., Serino, G. *et al.* (2001). The long-term effect of systemic tetracycline used as an adjunct to non-surgical treatment of advanced periodontitis. *Journal of Clinical Periodontology* **28**, 446-452.

Ramfjord, S.P., Caffesse, R.G., Morrison, E.C. *et al.* (1987). Four modalities of periodontal treatment compared over five years. *Journal of Periodontal Research* **22**, 222-223.

Rams, T.E., Degener, J.E. & Van Winkelhoff, A.J. (2014). Antibiotic resistance in human chronic periodontitis microbiota. *Journal of Periodontology* **85**, 160-169.

Rebeis, E.S., Albuquerque-Souza, E., Paulino Da Silva, M. *et al.* (2019). Effect of periodontal treatment on Aggregatibacter actinomyce-temcomitans colonization and serum IgG levels against A. actinomycetemcomitans serotypes and Omp29 of aggressive periodontitis patients. *Oral Diseases* **25**, 569-579.

Renvert, S. & Persson, G.R. (2002). A systematic review on the use of residual probing depth, bleeding on probing and furcation status following initial periodontal therapy to predict further attachment and tooth loss. *Journal of Clinical Periodontology* **29 Suppl 3**, 82-89; discussion 90-91.

Renvert, S., Wikstrom, M., Dahlen, G., Slots, J. & Egelberg, J. (1990). Effect of root debridement on the elimination of Actinobacillus actinomycetemcomitans and Bacteroides gingivalis from periodontal pockets. *Journal of Clinical Periodontology* **17**, 345-350.

Ribeiro, E.P., Bittencourt, S., Zanin, I.C. *et al.* (2009). Full-mouth ultra-sonic debridement associated with amoxicillin and metronidazole in the treatment of severe chronic periodontitis. *Journal of Periodontology* **80**, 1254-1264.

Riviere, G.R., Derouen, T.A., Kay, S.L. *et al.* (1997). Association of oral spirochetes from sites of periodontal health with development of periodontitis. *Journal of Periodontology* **68**, 1210-1214.

Riviere, G.R., Smith, K.S., Tzagaroulaki, E. *et al.* (1996). Periodontal status and detection frequency of bacteria at sites of periodontal health and gingivitis. *Journal of Periodontology* **67**, 109-115.

Rodenburg, J.P., Van Winkelhoff, A.J., Winkel, E.G. *et al.* (1990). Occurrence of Bacteroides gingivalis, Bacteroides intermedius and Actinobacillus actinomycetemcomitans in severe periodontitis in relation to age and treatment history. *Journal of Clinical Periodontology* **17**, 392-399.

Rooney, J., Wade, W.G., Sprague, S.V., Newcombe, R.G. & Addy, M. (2002). Adjunctive effects to non-surgical periodontal therapy of systemic metronidazole and amoxycillin alone and combined. A placebo controlled study. *Journal of Clinical Periodontology* **29**, 342-350.

Rosalem, W., Rescala, B., Teles, R.P. *et al.* (2011). Effect of non-surgical treatment on chronic and aggressive periodontitis: clinical, immunologic, and microbiologic findings. *Journal of Periodontology* **82**, 979-989.

Rosier, B.T., Marsh, P.D. & Mira, A. (2018). Resilience of the oral microbiota in health: mechanisms that prevent dysbiosis. *Journal of Dental Research* **97**, 371-380.

Rosling, B., Nyman, S. & Lindhe, J. (1976). The effect of systematic plaque control on bone regeneration in infrabony pockets. *Journal of Clinical Periodontology* **3**, 38-53.

Rudney, J.D., Chen, R. & Sedgewick, G.J. (2005). Actinobacillus actinomycetemcomitans, Porphyromonas gingivalis, and Tannerella forsythensis are components of a polymicrobial intracellular flora within human buccal cells. *Journal of Dental Research* **84**, 59-63.

Ryder, M.I. (2007). The influence of smoking on host responses in periodontal infections. *Periodontology 2000* **43**, 267-277.

Sakamoto, M., Huang, Y., Ohnishi, M. *et al.* (2004). Changes in oral microbial profiles after periodontal treatment as determined by molecular analysis of 16S rRNA genes. *Journal of Medical Microbiology* **53**, 563-571.

Saleh, A., Rincon, J., Tan, A. & Firth, M. (2016). Comparison of adjunctive azithromycin and amoxicillin/metronidazole for patients with chronic periodontitis: preliminary randomized control trial. *Australian Dental Journal* **61**, 469-481.

Sampaio, E., Rocha, M., Figueiredo, L.C. *et al.* (2011). Clinical and microbiological effects of azithromycin in the treatment of generalized chronic periodontitis: a randomized placebo-controlled clinical trial. *Journal of Clinical Periodontology* **38**, 838-846.

Santos, C.M., Lira-Junior, R., Fischer, R.G., Santos, A.P. & Oliveira, B.H. (2015). Systemic antibiotics in periodontal treatment of diabetic patients: a systematic review. *PLoS One* **10**, e0145262.

Santos, V.R., Lima, J.A., Miranda, T.S. *et al.* (2013). Full-mouth disinfection as a therapeutic protocol for type-2 diabetic subjects with chronic periodontitis: twelve-month clinical outcomes: a randomized controlled clinical trial. *Journal of Clinical Periodontology* **40**, 155-162.

Sanz, M., Herrera, D., Kebschull, M. *et al.* (2020). S3 level-Clinical Practice Guideline. Treating Periodontitis -The EFP S3 Level Clinical Practice Guideline. *Journal of Clinical Periodontology*.

Sanz, M., Teughels, W. & Group A of European Workshop on Periodontology. (2008). Innovations in non-surgical periodontal therapy: Consensus Report of the Sixth European Workshop on Periodontology. *Journal of Clinical Periodontology* **35**, 3-7.

Saxén, L. & Asikainen, S. (1993). Metronidazole in the treatment of localized juvenile periodontitis. *Journal of Clinical Periodontology* **20**, 166-171.

Sbordone, L., Ramaglia, L., Gulletta, E. & Iacono, V. (1990). Recolonization of the subgingival microflora after scaling and root planing in human periodontitis. *Journal of Periodontology* **61**, 579-584.

Schönwald, S., Gunjaca, M., Kolacny-Babić, L., Car, V. & Gosev, M. (1990). Comparison of azithromycin and erythromycin in the treatment of atypical pneumonias. *Journal of Antimicrobial Chemotherapy* **25 Suppl A**, 123-126.

Schulz, S., Porsch, M., Grosse, I. *et al.* (2019). Comparison of the oral microbiome of patients with generalized aggressive periodontitis and periodontitis-free subjects. *Archives of Oral Biology* **99**, 169-176.

Scopp, I.W., Froum, S.J., Sullivan, M. *et al.* (1980). Tetracycline: a clinical study to determine its effectiveness as long-term adjuvant. *Journal of Periodontology* **51**, 328-330.

Sekyere, J.O. & Asante, J. (2018). Emerging mechanisms of antimicrobial resistance in bacteria and fungi: advances in the era of genomics. *Future Microbiology* **13**, 241-262.

Sgolastra, F., Gatto, R., Petrucci, A. & Monaco, A. (2012a). Effectiveness of systemic amoxicillin/metronidazole as adjunctive therapy to scaling and root planing in the treatment of chronic periodontitis: a systematic review and meta-analysis. *Journal of Periodontology* **83**, 1257-1269.

Sgolastra, F., Petrucci, A., Gatto, R. & Monaco, A. (2012b). Effectiveness of systemic amoxicillin/metronidazole as an adjunctive therapy to full-mouth scaling and root planing in the treatment of aggressive periodontitis: a systematic review and meta-analysis. *Journal of Periodontology* **83**, 731-743.

Sgolastra, F., Severino, M., Petrucci, A., Gatto, R. & Monaco, A. (2014). Effectiveness of metronidazole as an adjunct to scaling and root planing in the treatment of chronic periodontitis: a systematic review and meta-analysis. *Journal of Periodontal Research* **49**, 10-19.

Shi, B., Chang, M., Martin, J., Mitreva, M. *et al.* (2015). Dynamic changes in the subgingival microbiome and their potential for diagnosis and prognosis of periodontitis. *MBio* **6**, e01926-14.

Shi, M., Wei, Y., Hu, W. *et al.* (2018). The subgingival microbiome of periodontal pockets with different probing depths in chronic and aggressive periodontitis: a pilot study. *Frontiers in Cellular and Infectious Microbiology* **8**, 124.

Shiloah, J., Patters, M.R., Dean, J.W., Bland, P. & Toledo, G. (1997). The survival rate of Actinobacillus actinomycetemcomitans, Porphyromonas gingivalis, and Bacteroides forsythus following 4 randomized treatment modalities. *Journal of Periodontology* **68**, 720-728.

Shinn, D.L.S. (1962). Metronidazole in acute ulcerative gingivitis. *Lancet*, 1191.

Sigusch, B., Beier, M., Klinger, G., Pfister, W. & Glockmann, E. (2001). A 2-step non-surgical procedure and systemic antibiotics in the treatment of rapidly progressive periodontitis. *Journal of Periodontology* **72**, 275-283.

Silva, M.P., Feres, M., Sirotto, T.A. *et al.* (2011). Clinical and microbiological benefits of metronidazole alone or with amoxicillin as adjuncts in the treatment of chronic periodontitis: a randomized placebo-controlled clinical trial. *Journal of Clinical Periodontology* **38**, 828-837.

Singh, S., Kumar, V., Kumar, S. & Subbappa, A. (2008). The effect of periodontal therapy on the improvement of glycemic control in patients with type 2 diabetes mellitus: a randomized controlled clinical trial. *International Journal of Diabetes in Developing Countries* **28**, 38-44.

Slots, J. (1976). The predominant cultivable organisms in juvenile periodontitis. *Scandinavian Journal of Dental Research* **84**, 1-10.

Slots, J. & Rams, T.E. (1990). Antibiotics in periodontal therapy: advantages and disadvantages. *Journal of Clinical Periodontology* **17**, 479-493.

Slots, J. & Rosling, B.G. (1983). Suppression of the periodontopathic microflora in localized juvenile periodontitis by systemic tetracycline. *Journal of Clinical Periodontology* **10**, 465-486.

Smith, S.R., Foyle, D.M., Daniels, J. *et al.* (2002). A double-blind placebo-controlled trial of azithromycin as an adjunct to non-surgical treatment of periodontitis in adults: clinical results. *Journal of Clinical Periodontology* **29**, 54-61.

Soares, G.M., Figueiredo, L.C., Faveri, M. *et al.* (2012). Mechanisms of action of systemic antibiotics used in periodontal treatment and mechanisms of bacterial resistance to these drugs. *Journal of Applied Oral Science* **20**, 295-309.

Soares, G.M., Mendes, J.A., Silva, M.P. *et al.* (2014). Metronidazole alone or with amoxicillin as adjuncts to non-surgical treatment of chronic periodontitis: a secondary analysis of microbiological results from a randomized clinical trial. *Journal of Clinical Periodontology* **41**, 366-376.

Socransky, S.S. & Haffajee, A.D. (1994). Evidence of bacterial etiology: a historical perspective. *Periodontology 2000* **5**, 7-25.

Socransky, S.S. & Haffajee, A.D. (2002). Dental biofilms: difficult therapeutic targets. *Periodontology 2000* **28**, 12-55.

Socransky, S.S. & Haffajee, A.D. (2005). Periodontal microbial ecology. *Periodontology 2000* **38**, 135-187.

Socransky, S.S., Haffajee, A.D., Cugini, M.A., Smith, C. & Kent, R.L. (1998). Microbial complexes in subgingival plaque. *Journal of Clinical Periodontology* **25**, 134-144.

Socransky, S.S., Haffajee, A.D. & Dzink, J.L. (1988a). Relationship of subgingival microbial complexes to clinical features at the sampled sites. *Journal of Clinical Periodontology* **15**, 440-444.

Socransky, S.S., Haffajee, A.D., Dzink, J.L. & Hillman, J.D. (1988b). Associations between microbial species in subgingival plaque samples. *Oral Microbiology and Immunology* **3**, 1-7.

Socransky, S.S., Haffajee, A.D., Smith, C. & Dibart, S. (1991). Relation of counts of microbial species to clinical status at the sampled site. *Journal of Clinical Periodontology* **18**, 766-775.

Socransky, S.S., Haffajee, A.D., Smith, C. *et al.* (2004). Use of checkerboard DNA-DNA hybridization to study complex microbial ecosystems. *Oral Microbiology and Immunology* **19**, 352-362.

Socransky, S.S., Haffajee, A.D., Smith, G.L. & Dzink, J.L. (1987). Difficulties encountered in the search for the etiologic agents of destructive periodontal diseases. *Journal of Clinical Periodontology* **14**, 588-593.

Socransky, S.S., Haffajee, A.D., Ximenez-Fyvie, L.A., Feres, M. & Mager, D. (1999). Ecological considerations in the treatment of Actinobacillus actinomycetemcomitans and Porphyromonas gingivalis periodontal infections. *Periodontology 2000* **20**, 341-362.

Socransky, S.S., Smith, C., Martin, L. *et al.* (1994). "Checkerboard" DNA-DNA hybridization. *Biotechniques* **17**, 788-792.

Soder, B., Nedlich, U. & Jin, L.J. (1999). Longitudinal effect of non-surgical treatment and systemic metronidazole for 1 week in smokers and non-smokers with refractory periodontitis: a 5-year study. *Journal of Periodontology* **70**, 761-771.

Souto, M.L.S., Rovai, E.S., Ganhito, J.A. *et al.* (2018). Efficacy of systemic antibiotics in nonsurgical periodontal therapy for diabetic subjects: a systematic review and meta-analysis. *International Dental Journal* **68**, 207-220.

Spieth, P.M., Kubasch, A.S., Penzlin, A.I. *et al.* (2016). Randomized controlled trials – a matter of design. *Neuropsychiatric Disease and Treatment* **12**, 1341-1349.

Spratt, B.G. 1978. The mechanism of action of penicillin. *Science Progress* **65**, 101-28.

Stupnicki, T., Taufer, M., Denk, H. *et al.* (1996). Triple therapy with sucralfate, amoxycillin and metronidazole for healing duodenal ulcer and eradicating Helicobacter pylori infection. *Alimentary Pharmacology and Therapeutics* **10**, 193-197.

Sutter, V.L., Jones, M.J. & Ghoneim, A.T. (1983). Antimicrobial susceptibilities of bacteria associated with periodontal disease. *Antimicrobial Agents and Chemotherapy* **23**, 483-486.

Tacconelli, E., Carrara, E., Savoldi, A. *et al.*; WHO Pathgens Priority List Working Group (2018). Discovery, research, and development of new antibiotics: the WHO priority list of antibiotic-resistant bacteria and tuberculosis. *Lancet Infectious Diseases* **18**, 318-327.

Taiete, T., Casati, M.Z., Ribeiro, É.P. *et al.* (2016). Amoxicillin/metronidazole associated with nonsurgical therapy did not promote additional benefits in immunologic parameters in generalized aggressive periodontitis: a randomized controlled clinical trial. *Quintessence International* **47**, 281-292.

Tamashiro, N.S., Duarte, P.M., Miranda, T.S. *et al.* (2016). Amoxicillin plus metronidazole therapy for patients with periodontitis and type 2 diabetes: a 2-year randomized controlled trial. *Journal of Dental Research* **95**, 829-836.

Teles, F.R., Teles, R.P., Uzel, N.G. *et al.* (2012). Early microbial succession in redeveloping dental biofilms in periodontal health and disease. *Journal of Periodontal Research* **47**, 95-104.

Teles, R., Teles, F., Frias-Lopez, J., Paster, B. & Haffajee, A. (2013). Lessons learned and unlearned in periodontal microbiology. *Periodontology 2000* **62**, 95-162.

Teles, R.P., Haffajee, A.D. & Socransky, S.S. (2006). Microbiological goals of periodontal therapy. *Periodontology 2000* **42**, 180-218.

Teughels, W., Feres, M., Oud, V. *et al.* (2020). Adjunctive effect of systemic antimicrobials in periodontitis therapy. A systematic review and meta-analysis. *Journal of Clinical Periodontology*

Theodoro, L.H., Assem, N.Z., Longo, M. *et al.* (2018). Treatment of periodontitis in smokers with multiple sessions of antimicrobial photodynamic therapy or systemic antibiotics: a randomized clinical trial. *Photodiagnosis and Photodynamic Therapy* **22**, 217-222.

Tonetti, M.S., Greenwell, H. & Kornman, K.S. (2018). Staging and grading of periodontitis: framework and proposal of a new classification and case definition. *Journal of Clinical Periodontology* **45 Suppl 20**, S149-S161.

Tsai, C.Y., Tang, C.Y., Tan, T.S. *et al.* (2018). Subgingival microbiota in individuals with severe chronic periodontitis. *Journal of Microbiology, Immunology and Infection* **51**, 226-234.

Tsalikis, L., Sakellari, D., Dagalis, P., Boura, P. & Konstantinidis, A. (2014). Effects of doxycycline on clinical, microbiological and immunological parameters in well-controlled diabetes type-2 patients with periodontal disease: a randomized, controlled clinical trial. *Journal of Clinical Periodontology* **41**, 972-980.

Tsourdi, E., Barthel, A., Rietzsch, H., Reichel, A. & Bornstein, S.R. (**2013**). Current aspects in the pathophysiology and treatment of chronic wounds in diabetes mellitus. *Biomedical Research International* 2013, 385641.

Usin, M.M., Tabares, S.M., Menso, J., De Albera, E.R. & Sembaj, A. (2016). Generalized aggressive periodontitis: microbiological composition and clinical parameters in non-surgical therapy. *Acta Odontologica Latinoam* **29**, 255-261.

Uzel, N.G., Teles, F.R., Teles, R.P. *et al.* (2011). Microbial shifts during dental biofilm re-development in the absence of oral hygiene in periodontal health and disease. *Journal of Clinical Periodontology* **38**, 612-620.

Valenza, G., Veihelmann, S., Peplies, J. *et al.* (2009). Microbial changes in periodontitis successfully treated by mechanical plaque removal and systemic amoxicillin and metronidazole. *International Journal of Medical Microbiology* **299**, 427-438.

Van Winkelhoff, A.J., Herrera, D., Oteo, A. & Sanz, M. (2005). Antimicrobial profiles of periodontal pathogens isolated from periodontitis patients in The Netherlands and Spain. *Journal of Clinical Periodontology* **32**, 893-898.

Van Winkelhoff, A.J., Rodenburg, J.P., Goené, R.J. *et al.* (1989). Metronidazole plus amoxicillin in the treatment of Actinobacillus actinomycetemcomitans associated periodontitis. *Journal of Clinical Periodontology* **16**, 128-131.

Van Winkelhoff, A.J., Tijhof, C.J. & De Graaff, J. (1992). Microbiological and clinical results of metronidazole plus amoxicillin therapy in Actinobacillus actinomycetemcomitans-associated periodontitis. *Journal of Periodontology* **63**, 52-57.

Vergani, S.A., Silva, E.B., Vinholis, A.H. & Marcantonio, R.A. (2004). Systemic use of metronidazole in the treatment of chronic periodontitis: a pilot study using clinical, microbiological, and enzymatic evaluation. *Brazilian Oral Research* **18**, 121-127.

Walker, C.B., Gordon, J.M. & Socransky, S.S. (1983). Antibiotic susceptibility testing of subgingival plaque samples. *Journal of Clinical Periodontology* **10**, 422-432.

Wang, J., Qi, J., Zhao, H. *et al.* (2013). Metagenomic sequencing reveals microbiota and its functional potential associated with periodontal disease. *Science Reports* **3**, 1843.

Watanabe, K. & Frommel, T.O. (1993). Detection of Porphyromonas gingivalis in oral plaque samples by use of the polymerase chain reaction. *Journal of Dental Research* **72**, 1040-1044.

Watve, M.G., Tickoo, R., Jog, M.M. & Bhole, B.D. (2001). How many antibiotics are produced by the genus Streptomyces? *Archives of Microbiology* **176**, 386-390.

Wei, Y., Shi, M., Zhen, M. *et al.* (2019). Comparison of subgingival and buccal mucosa microbiome in chronic and aggressive periodontitis: a pilot study. *Frontiers in Cellular and Infection Microbiology* **9**, 53.

Westfelt, E., Nyman, S., Socransky, S. & Lindhe, J. (1983). Significance of frequency of professional tooth cleaning for healing following periodontal surgery. *Journal of Clinical Periodontology* **10**, 148-156.

WHO (2014). *Antimicrobial resistance: global report on surveillance* [Online]. Geneva, Switzerland: World Health Organization. Available: https://apps.who.int/iris/bitstream/handle/10665/112647/WHO_HSE_PED_AIP_(2014).2_eng.pdf;jsessionid=9DBE648829224D98A1D5AB70B67E4D4A?sequence=1 [Accessed December 10, 2020].

WHO (2015). Global action plan on antimicrobial resistance [Online]. Available: https://apps.who.int/iris/handle/10665/193736 [Accessed December 10, 2020].

Winkel, E.G., Van Winkelhoff, A.J., Barendregt, D.S. *et al.* (1999). Clinical and microbiological effects of initial periodontal therapy in conjunction with amoxicillin and clavulanic acid in patients with adult periodontitis. A randomised double-blind, placebo-controlled study. *Journal of Clinical Periodontology* **26**, 461-468.

Winkel, E.G., Van Winkelhoff, A.J., Timmerman, M.F., Van Der Velden, U. & Van Der Weijden, G.A. (2001). Amoxicillin plus metronidazole in the treatment of adult periodontitis patients. A double-blind placebo-controlled study. *Journal of Clinical Periodontology* **28**, 296-305.

Winkel, E.G., Van Winkelhoff, A.J., Timmerman, M.F., Vangsted, T. & Van Der Velden, U. (1997). Effects of metronidazole in patients with "refractory" periodontitis associated with Bacteroides forsythus. *Journal of Clinical Periodontology* **24**, 573-579.

Winkel, E.G., Van Winkelhoff, A.J. & Van Der Velden, U. (1998). Additional clinical and microbiological effects of amoxicillin and metronidazole after initial periodontal therapy. *Journal of Clinical Periodontology* **25**, 857-864.

Xajigeorgiou, C., Sakellari, D., Slini, T., Baka, A. & Konstantinidis, A. (2006). Clinical and microbiological effects of different antimicrobials on generalized aggressive periodontitis. *Journal of Clinical Periodontology* **33**, 254-264.

Ximenez-Fyvie, L.A., Almaguer-Flores, A., Jacobo-Soto, V. *et al.* (2006). Description of the subgingival microbiota of periodontally untreated Mexican subjects: chronic periodontitis and periodontal health. *Journal of Periodontology* **77**, 460-471.

Ximénez-Fyvie, L.A., Haffajee, A.D. & Socransky, S.S. (2000a). Comparison of the microbiota of supra- and subgingival plaque in health and periodontitis. *Journal of Clinical Periodontology* **27**, 648-657.

Ximénez-Fyvie, L.A., Haffajee, A.D. & Socransky, S.S. (2000b). Microbial composition of supra- and subgingival plaque in subjects with adult periodontitis. *Journal of Clinical Periodontology* **27**, 722-732.

Ximenez-Fyvie, L.A., Haffajee, A.D., Som, S. *et al.* (2000). The effect of repeated professional supragingival plaque removal on the composition of the supra- and subgingival microbiota. *Journal of Clinical Periodontology* **27**, 637-647.

Yashima, A., Gomi, K., Maeda, N. & Arai, T. (2009). One-stage full-mouth versus partial-mouth scaling and root planing during the effective half-life of systemically administered azithromycin. *Journal of Periodontology* **80**, 1406-1413.

Yek, E.C., Cintan, S., Topcuoglu, N. *et al.* (2010). Efficacy of amoxicillin and metronidazole combination for the management of generalized aggressive periodontitis. *Journal of Periodontology* **81**, 964-974.

Yocum, R.R., Rasmussen, J.R. & Strominger, J.L. (1980). The mechanism of action of penicillin. Penicillin acylates the active site of Bacillus stearothermophilus D-alanine carboxypeptidase. *Journal of Biological Chemistry* **255**, 3977-3986.

Zambon, J.J. (1996). Periodontal diseases: microbial factors. *Annals of Periodontology* **1**, 879-925.

Zandbergen, D., Slot, D.E., Cobb, C.M. & Van Der Weijden, F.A. (2013). The clinical effect of scaling and root planing and the concomitant administration of systemic amoxicillin and metronidazole: a systematic review. *Journal of Periodontology* **84**, 332-351.

Zandbergen, D., Slot, D.E., Niederman, R. & Van Der Weijden, F.A. (2016). The concomitant administration of systemic amoxicillin and metronidazole compared to scaling and root planing alone in treating periodontitis: a systematic review. *BMC Oral Health* **16**, 27.

Zappa, U., Reinking-Zappa, M., Graf, H., Gmür, R. & Savitt, E. (1990). Comparison of serological and DNA probe analyses for detection of suspected periodontal pathogens in subgingival plaque samples. *Archives of Oral Biology* **35 Suppl**, 161S-164S.

Zijnge, V., Van Leeuwen, M.B., Degener, J.E. *et al.* (2010). Oral biofilm architecture on natural teeth. *PLoS One* **5**, e9321.

Capítulo 37

Administração Local de Antimicrobiano para o Tratamento da Periodontite e Doenças Peri-Implantares

Maurizio S. Tonetti[1,2] e David Herrera[3]

[1]Shanghai Jiao Tong University School of Medicine and Clinical Research Center of Periodontology and Oral and Maxillofacial Implants, National Clinical Research Center of Oral Diseases and Medical Clinical Research Center, Shanghai 9th People Hospital, China
[2]European Research Group on Periodontology (ERGOPerio), Genova, Italy
[3]ETEP (Etiology and Therapy of Periodontal and Peri-Implant Diseases) Research Group, Complutense University of Madrid, Madrid, Spain

---

Princípios gerais da administração local de medicamentos, 861
    Fundamentação da administração local de medicamentos, 861
    Farmacocinética subgengival, 862
    Desenvolvimento dos dispositivos de administração subgengival, 863
    Efeitos antimicrobianos dos dispositivos de administração subgengival, 863
    Administração local de antimicrobianos para o tratamento da periodontite, 865
    Eficácia dos dispositivos de administração subgengival, 865

Indicações para antimicrobianos de administração local com liberação sustentada, 870
Resumo, 872
Administração local de antimicrobianos para o tratamento de doenças peri-implantares, 872
    Fundamentação clínica, 872
    Eficácia de dispositivos de administração subgengival em doenças peri-implantares, 872
    Indicações para antimicrobianos de liberação sustentada de administração local na peri-implantite, 872
Resumo, 873

Princípios gerais da administração local de medicamentos

Fundamentação da administração local de medicamentos

O tratamento da periodontite baseia-se rotineiramente no controle do biofilme dental, tendo como principais elementos a higiene bucal e a instrumentação do biofilme supra e subgengival (Graziani *et al.* 2017). Dada a etiologia bacteriana e a patogênese inflamatória da periodontite, tem sido proposto o uso adjuvante da administração local ou sistêmica de antimicrobianos e/ou medicamentos moduladores da resposta do hospedeiro. A terapia localizada recebeu atenção significativa em virtude do padrão específico de destruição das infecções periodontais e dos potenciais efeitos colaterais de antimicrobianos sistêmicos e agentes moduladores do hospedeiro. Outra razão importante para o desenvolvimento de formas eficazes de aplicação local de medicamentos nas bolsas periodontais vem do fato de que a administração sistêmica de muitos medicamentos (e antibióticos, em particular) resulta em concentrações locais pouco eficazes de princípio ativo livre na bolsa periodontal e nos tecidos circundantes.

Existem três vias básicas para a terapia periodontal farmacológica adjuvante localizada:

1. *Enxaguatórios bucais, dentifrícios ou vernizes.* Os enxaguatórios são úteis para o controle do biofilme supragengival, a modulação da inflamação gengival e, potencialmente, para a recolonização do ambiente subgengival após o tratamento periodontal. Sua principal limitação,

862 Parte 12 Terapia Adicional

no contexto da terapia farmacológica da periodontite, é que eles não têm acesso ao ambiente subgengival e, portanto, não atingem o local de ação desejado (Pitcher *et al.* 1980) (ver também Capítulo 29).

2. *Irrigação subgengival.* As soluções para irrigação inseridas diretamente nas bolsas periodontais atingem, inicialmente, concentrações efetivas na área, mas o fluxo do fluido crevicular gengival (FCG), que é substituído cerca de 40 vezes por hora, leva à rápida eliminação de medicamentos inseridos subgengivalmente. A depuração de um medicamento inserido localmente, em uma bolsa periodontal, segue uma cinética exponencial, e calculou-se que a concentração de uma solução irrigadora altamente concentrada de um medicamento livre (não ligado) torna-se ineficaz cerca de 15 minutos após a inserção. Esse período pode ser prolongado pela inserção de medicamentos substanciais, como tetraciclinas ou clorexidina, as quais se ligam à superfície radicular e/ou à parede de tecido mole da bolsa periodontal e, assim, estabelecem um reservatório medicamentoso que pode ser liberado lentamente para neutralizar a depuração pelo fluxo de FCG. Entretanto, as limitações do volume do reservatório limitam a duração do possível efeito farmacológico. Assim, a administração eficiente dos agentes farmacológicos no microambiente periodontal é difícil de ser alcançada com o uso de enxaguatórios e soluções irrigadoras.

3. *Aplicação periodontal de sistemas de administração local e de liberação sustentada.* Goodson, um farmacologista que, no início da década de 1970, foi pioneiro no campo da administração local para tratar a periodontite (Goodson *et al.* 1979), apontou que o controle farmacológico bem-sucedido da microbiota periodontal requer:

- A administração de um fármaco intrinsecamente eficaz para local de ação (bolsa periodontal e tecidos circundantes)
- Uma concentração do fármaco superior à concentração mínima eficaz
- A manutenção dessa concentração por tempo suficiente para que o efeito ocorra.

Esses três princípios (ou seja, local, concentração e tempo) são os parâmetros-chave na otimização do tratamento farmacológico local (Goodson 1989, 1996).

Farmacocinética subgengival

A ação de um fármaco intrinsecamente eficaz em um local do corpo depende da biodisponibilidade do princípio ativo livre no local desejado: nesse caso, especificamente, a bolsa periodontal e os tecidos moles e duros adjacentes. Do ponto de vista farmacológico, a bolsa periodontal é um microambiente desafiador: caracteriza-se pelo rápido fluxo de FCG, apresenta um pequeno volume de repouso e uma topografia irregular. As bolsas periodontais são desiguais em profundidade, largura, envolvimentos de furca, composição e volume de biofilme subgengival e depósitos de cálculo. Essas características traduzem-se em dificuldades

específicas para o modelo de dispositivos periodontais de administração local.

A depuração de um fármaco inserido na bolsa periodontal segue a função exponencial:

$$C_{(t)} = C_{(0)}e^{-t\frac{F}{V}}$$

em que $C_{(t)}$ é a concentração do fármaco em função do tempo (t), $C_{(0)}$ é a concentração inicial obtida no FCG, F é a velocidade de fluxo do FCG e V é o volume em repouso do fluido da bolsa.

Usando-se um volume estimado da bolsa periodontal de 0,5 µℓ (Binder *et al.* 1987) e uma velocidade do fluxo FCG de 20 µℓ/h (Goodson 1989), a meia-vida (o tempo que o medicamento leva para atingir metade da concentração inicial) para um medicamento não substancial inserido na bolsa periodontal será de 0,017 hora (ou cerca de 1 minuto). A partir desses cálculos, Goodson (1989) concluiu que a via de irrigação subgengival é teoricamente viável apenas para medicamentos substanciais muito potentes (ou seja, antimicrobianos que podem agir em concentrações muito baixas). No caso de um composto não substancial, a função exponencial pode ser reescrita introduzindo uma constante multiplicativa K no denominador do termo exponencial para explicar a ligação do fármaco à superfície radicular (e/ou parede da bolsa periodontal):

$$C_{(t)} = C_{(0)}e^{-t\frac{F}{KV}}$$

em que K é a constante de afinidade, que é estimada experimentalmente a partir do intervalo de depuração determinado. Essa equação pode ser convenientemente reorganizada para estimar o efeito dos vários parâmetros sobre a duração do efeito terapêutico desejado:

$$t_{(CIM)} = \frac{KV}{F}\ln\frac{C_{(0)}}{C_{(CIM)}}$$

em que $C_{(CIM)}$ é a concentração inibitória mínima (CIM) e $t_{(CIM)}$ é o tempo necessário para atingir a CIM ou o tempo esperado da ação antibacteriana.

A partir dessa relação, é evidente que o tempo durante o qual um efeito terapêutico é observado ($t_{(CIM)}$) será maior quando:

- O volume da bolsa for grande
- A velocidade do fluxo FCG for baixa
- A constante de afinidade para o medicamento for mais alta, ou seja, são usados medicamentos altamente substanciais
- A concentração inicial for muito alta, ou seja, esse medicamento tem boa solubilidade no veículo aplicado
- A concentração inibitória mínima (CIM) for baixa, ou seja, um agente muito potente é usado.

Enquanto os dois primeiros parâmetros estão relacionados com o estado específico da doença de cada dente e, portanto, não podem ser facilmente modificados sem intervenção, os três parâmetros restantes estão relacionados com a escolha do medicamento. Dados pré-clínicos

Capítulo 37 Administração Local de Antimicrobiano para o Tratamento da Periodontite e... 863

relacionados com o perfil de suscetibilidade antimicrobiana *in vitro* e dados farmacocinéticos estão na base da escolha racional do agente ativo.

Desenvolvimento dos dispositivos de administração subgengival

Para superar os desafios representados pelos parâmetros farmacocinéticos do microambiente local, Goodson projetou uma primeira geração de dispositivos de administração local de medicamentos para aplicação nas bolsas periodontais. O conceito era reabastecer constantemente o medicamento livre na bolsa periodontal, depurado pelo fluxo do FCG com a liberação de medicamento a partir de um reservatório medicamentoso inserido na bolsa periodontal (Goodson *et al.* 1979). Esses dispositivos consistiam em fibras ocas permeáveis de acetato de celulose (com espessura interna de 200 μm) preenchidas com solução de cloreto de tetraciclina a 20%. A fibra foi inserida no espaço da bolsa, pressionada no ambiente subgengival e removida após 24 horas. Apesar da curta duração da aplicação, observou-se importante efeito na composição da microbiota subgengival. Um estudo clínico subsequente comparou fibras ocas, deixadas no local por 2 dias, com raspagem e alisamento radicular (RAC). Os parâmetros microbianos e clínicos melhoraram, mas menos do que no grupo RAC (Lindhe *et al.* 1979). Essas primeiras tentativas produziram resultados clínicos limitados e isso foi explicado pela duração insuficiente de administração do medicamento. Esforços subsequentes concentraram-se em deixar o dispositivo de administração por mais tempo na bolsa periodontal, mas tornou-se aparente que esses dispositivos se esgotaram relativamente rápido (Addy *et al.* 1982; Coventry & Newman 1982).

Os melhores perfis de administração foram obtidos com uma segunda geração de dispositivos caracterizados por um modelo monolítico (cristais de medicamentos intercalados dentro de uma matriz inerte), como tiras acrílicas ou fibras de etileno acetato de vinila (Addy *et al.* 1982; Goodson *et al.* 1983). Principalmente após a inserção de fibras de tetraciclina a 25%, com 0,5 mm de diâmetro, foram relatadas concentrações de FCG na ordem de 500 a 1.500 μg/mℓ (Tonetti *et al.* 1990). Esforços paralelos com matrizes bioabsorvíveis focaram a clorexidina em acetato de celulose (Soskolne *et al.* 1983) e as plataformas de liberação feitas de hidroxipropilcelulose (Noguchi *et al.* 1984) ou de matrizes de colágeno (Minabe *et al.* 1989a, b).

Estudos estimaram que o volume de fluido em repouso de uma bolsa de 5 mm é de cerca de 0,5 μℓ (ou 0,5 mm^3). Embora bolsas mais profundas e bolsas ao redor de implantes dentários (que também incluem um túnel considerável de mucosa) possam ter um volume significativamente maior, esses dados indicam que qualquer dispositivo de administração subgengival precisa ser capaz de expandir o volume da bolsa, a fim de estabelecer um reservatório de medicamento grande o suficiente que será capaz de liberar o medicamento livre ao longo do tempo para neutralizar a depuração do FCG. As primeiras tentativas usando tiras acrílicas dimensionalmente estáveis ou fibras de tetraciclina alcançaram a expansão da bolsa.

Estudos de fase I e II com esses dispositivos relataram melhorias na microbiota e nos parâmetros clínicos (Addy & Langeroudi 1984; Goodson *et al.* 1985a, b). O ensaio piloto, exigido para liberação regulatória pela Food and Drug Administration (FDA) dos EUA, das fibras de etileno acetato de vinila com cloreto de tetraciclina a 25% foi o primeiro ensaio multicêntrico no campo da periodontia a ser conduzido sob rigoroso controle de qualidade e foi um passo à frente na direção do modelo e da execução de ensaios clínicos modernos em odontologia (Goodson *et al.* 1991a, b).

Nas três décadas seguintes, vários dispositivos de administração local de antimicrobianos foram desenvolvidos e passaram por testes clínicos de segurança e eficácia para satisfazer a liberação das agências reguladoras locais, a fim de estarem disponíveis no mercado. Esses produtos serão apresentados nas próximas seções.

Efeitos antimicrobianos dos dispositivos de administração subgengival

Os primeiros estudos, exigidos pelas agências reguladoras para fornecer prova da eficácia do antimicrobiano administrado localmente, demonstraram supressão consistente de cargas bacterianas totais e frequência de detecção de patógenos-alvo. Estudos posteriores, no entanto, demonstraram que melhores resultados clínicos e microbiológicos foram obtidos pela combinação de instrumentação mecânica com administração local do antimicrobiano. Isso estabeleceu o papel fundamental da instrumentação mecânica em estratégias clínicas bem-sucedidas para aplicação de dispositivos de administração local (Johnson *et al.* 2002).

Estudos clínicos que avaliaram os resultados microbiológicos de dispositivos de administração local, usados em combinação com instrumentação mecânica (p. ex., RAC), demonstraram reduções drásticas tanto na carga bacteriana total quanto na contagem e detecção de patógenos periodontais. Com os dispositivos mais eficazes (aqueles que fornecem altas concentrações de antimicrobianos intrinsecamente eficazes por > 1 semana), relatou-se supressão de 99 a 99,9% da carga microbiana total, levando à desinfecção eficaz da bolsa periodontal tratada. No entanto, após o esvaziamento do reservatório de medicamento, observou-se rápida recolonização. Três possíveis fontes para essa recolonização foram pressupostas: (1) recrescimento da microbiota residual de dentro da bolsa periodontal; (2) recolonização de outras áreas de infecção intraorais; (3) reinfecção do paciente por outros indivíduos.

Diferentes estudos abordaram a origem da recolonização. O estudo piloto, do grupo de Goodson em 1988, levou à aprovação pela FDA das fibras de tetraciclina (Goodson *et al.* 1991a, b). Eles empregaram fibras de tetraciclina e RAC, com ou sem bochechos com clorexidina, para completar o tratamento dos indivíduos. A hipótese era de que o efeito antibacteriano intraoral da clorexidina modularia a recolonização bacteriana das bolsas tratadas com a fibra de tetraciclina. Os resultados mostraram que o enxaguatório bucal com clorexidina, durante um período de 28 dias, levou a reduções significativas dos perfis de recolonização bacteriana para três patógenos-alvo. Os dados foram interpretados como um indicativo de que a ecologia bucal geral do paciente foi um determinante crítico do sucesso com essa modalidade terapêutica. Esse conceito foi ainda avaliado por um estudo realizado na Universidade de Berna. Indivíduos com periodontite generalizada, positivos para *Porphyromonas gingivalis*, foram incluídos em um ensaio clínico randomizado (ECR) controlado testando duas formas radicais de terapia: o tratamento localizado de duas bolsas isoladas (com o restante da dentição sendo monitorado durante o período do estudo) e a desinfecção de boca toda da dentição inteira por aplicação de fibra de tetraciclina, RAC e bochechos com clorexidina por 4 semanas. Os resultados clínicos e radiográficos mostraram melhora maior nos dentes indicados do grupo de desinfecção da boca toda em comparação aos dentes indicados do grupo de tratamento localizado (Mombelli *et al.* 1996, 1997; Fourmousis *et al.* 1998). O mais importante: enquanto níveis semelhantes de desinfecção de bolsa eram alcançados para a contagem bacteriana total, no momento da remoção da fibra de tetraciclina, a cinética de recolonização mostrou um rápido retorno aos níveis bacterianos da avaliação inicial no grupo de tratamento localizado (Figura 37.1). Observou-se supressão persistente e estável dos níveis bacterianos no grupo de desinfecção da boca toda. Curiosamente, a cinética de recolonização precoce previu os resultados clínicos (redução da profundidade da bolsa e sangramento à sondagem) e radiográficos (análise de subtração dos tecidos duros e moles) 3 e 6 meses depois. Várias conclusões importantes foram tiradas desses estudos e representam elementos estratégicos importantes para o uso racional dos dispositivos de administração local:

1. Dispositivos subgengivais eficazes têm o potencial de mudar drasticamente o perfil microbiano das bolsas periodontais tratadas. A recolonização, no entanto, é um fenômeno crítico que pode prejudicar o benefício clínico.
2. Bactérias presentes em outras áreas da boca são a principal fonte de recolonização e precisam ser tratadas por medidas de higiene bucal aprimoradas, tratamento de toda a dentição e, talvez, bochechos antimicrobianos.
3. Os dispositivos de administração subgengival não são um tratamento promissor para indivíduos incapazes ou que não desejam alcançar níveis de higiene bucal melhorados (ótimos).

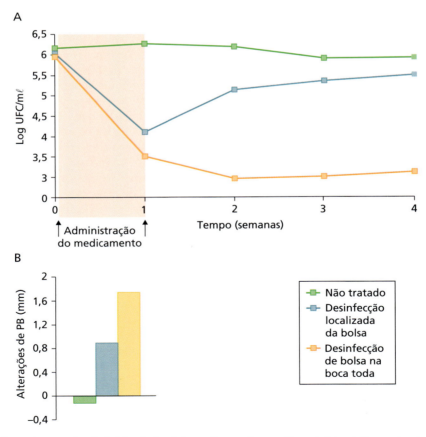

Figura 37.1 A. Cinética da mudança após administração local do medicamento com fibras de tetraciclina em locais não tratados; áreas localizadas tratadas (apenas dois dentes tratados em indivíduos com periodontite generalizada e infecção por *P. gingivalis*); e desinfecção de bolsa na boca toda (todas as bolsas tratadas mais enxaguatório bucal com clorexidina em indivíduos com periodontite disseminada e infecção por *P. gingivalis*). Observe os diferentes padrões de recolonização. O eixo vertical exibe unidades formadoras de colônias (UFC) totais (Log10)/mℓ. **B.** Mudanças nas profundidades de sondagem aos 6 meses para os três grupos exibidos em **A**. Observe as maiores reduções de profundidade de bolsa (PB) observadas no grupo de desinfecção de bolsa de boca toda.

Administração local de antimicrobianos para o tratamento da periodontite

Eficácia dos dispositivos de administração subgengival

Vários estudos clínicos avaliaram os efeitos de antimicrobianos administrados localmente em fibras, géis, *chips* ou microesferas, principalmente em pacientes não tratados, mas também em locais tratados com má resposta ou com doença recorrente, e seus resultados foram resumidos em diferentes revisões sistemáticas (Hanes & Purvis 2003; Bonito *et al.* 2005; Matesanz-Pérez *et al.* 2013; Smiley *et al.* 2015). Mais recentemente, uma revisão sistemática (Herrera *et al.* 2020) foi apresentada no *XVI European Workshop on Periodontology*, para o desenvolvimento de um *Clinical Practice Guideline* (CPG) em terapia periodontal para periodontite nos estágios I a III (Sanz *et al.* 2020). A presente seção seguirá os resultados desse último trabalho, que é baseado em ECRs de 6 meses, nos quais o uso adjuvante de antimicrobianos administrados localmente é comparado com RAC, isoladamente, ou com placebo, em estudos de boca dividida ou em paralelo, e as alterações da profundidade de sondagem da bolsa (PB) foram consideradas o desfecho primário.

Características dos estudos disponíveis

Um total de 50 estudos (descritos em 59 artigos) foram identificados: 38 eram cegos; 26 tinham um desenho paralelo e 23 um desenho de boca dividida, com um combinando ambos (Jeffcoat *et al.* 1998); 33 eram estudos de centro único, enquanto 11 incluíam dois ou mais centros; a maioria dos estudos foi realizada em clínicas universitárias (41), enquanto três ocorreram exclusivamente em clínicas privadas e um combinou os dois tipos de ambientes (Bogren *et al.* 2008). Os estudos foram realizados em 16 países diferentes, de quatro continentes. A duração mais típica do estudo foi de 6 meses (30), seguida de 9 meses (7) e 12 meses (10); apenas três estudos relataram dados de acompanhamento de mais de 12 meses (além disso, uma extensão de um estudo de 6 meses relatou dados de 60 meses em um subconjunto da população original; Wilson *et al.* 1997). Em 22 estudos, a periodontite foi definida como crônica ou adulta; em 11 estudos, a terminologia utilizada foi recorrente/refratária/recidivante em pacientes já tratados ou pacientes em cuidados periodontais de suporte (CPS), enquanto em cinco estudos a única definição de doença foi "periodontite" e não foi relatada em nove estudos. Em dois estudos, dois grupos foram incluídos: periodontite agressiva e crônica (Agan *et al.* 2006), e não tratada e recorrente (Eickholz *et al.* 2002). Em apenas um estudo foram utilizados critérios microbiológicos adicionais (Jones *et al.* 1994). Quanto à extensão da doença, em dois estudos ela foi considerada localizada e em quatro generalizada, enquanto não foi relatada em 45 estudos. Para gravidade, em 20 estudos foi "moderada-grave" ou "avançada", enquanto em dois foi "grave" ou "avançada" e em outros dois "leve" ou "inicial a moderada". Vinte e seis estudos não relataram a gravidade da doença (Tabela 37.1).

Dezessete estudos usaram uma abordagem de boca toda para avaliar variáveis de resultados clínicos, avaliando todos os locais ou um grupo de locais de acordo com uma parte da boca (p. ex., um quadrante) ou de acordo com um critério clínico (p. ex., PB > 4 mm); em contraste, 36 estudos selecionaram alguns sítios/dentes específicos para avaliação, com base em critérios clínicos, radiológicos ou biomarcadores, incluindo sítios com lesão de furca (Tonetti *et al.* 1998; Tomasi *et al.* 2008; Dannewitz *et al.* 2009; Tomasi & Wennstrom 2011). Em três estudos, foram relatadas avaliações de boca toda e boca parcial (Timmerman *et al.* 1996; Gonçalves *et al.* 2004).

Na maioria dos casos, os estudos descreveram terapias periodontais que foram realizadas antes da intervenção principal, e em comum para todos os grupos de estudo, incluindo instruções de higiene bucal isoladamente ($n = 15$) ou em combinação com remoção mecânica profissional de placa (RMPP) supragengival ($n = 12$) ou com RAC ($n = 4$); em alguns estudos, a intervenção foi apenas RMPP ($n = 3$), e em 16 estudos, essa intervenção não foi mencionada. A intervenção do estudo foi RAC local em 19 estudos, RAC de boca toda em 22 estudos, enquanto RMPP supragengival foi a principal terapia mecânica em dois estudos (Heasman *et al.* 2001; Gonzales *et al.* 2011). Quarenta e oito dos 50 estudos explicaram claramente que o antimicrobiano local foi inserido/administrado imediatamente após a instrumentação, com duas exceções: em um estudo, foi inserido antes da instrumentação (Tonetti *et al.* 1998), e a RAC foi processada em remoção das fibras; e em outro estudo, foi inserida 1 semana após a instrumentação (Flemmig *et al.* 1996). Quarenta e três estudos tiveram RAC isoladamente como grupo de controle principal, enquanto oito tiveram um controle de veículo (placebo), com três dos estudos apresentando ambos os grupos de controle. Quatro estudos apresentaram um controle adicional não tratado, enquanto um estudo apresentou dois controles isolados de RAC, um em sítios adjacentes e outro em sítios remotos (Henderson *et al.* 2002).

Produtos/formulações testados

Os grupos de teste com antimicrobianos locais comercializados objetivaram avaliar: Actisite® ($n = 10$), Arestin® (8), Atridox® (4), Aureomicina (1), Closite® (2), Dentomicina® (1) e Perioclina® (2) (mesma formulação com diferentes marcas), Elyzol® (7), Ligosan® (3), PerioChip® (11), Periofilm® (1); entre os não disponíveis comercialmente, estavam quitosana (1), quitosana com metronidazol (1), minociclina em pó (1), tiras de tetraciclina, usando apenas uma (1), ou múltiplas (1). Os nomes das marcas são usados para evitar confusão, mas as informações sobre a composição podem ser encontradas na Tabela 37.2.

O número de aplicações variou entre produtos e protocolos de estudo: apenas uma aplicação foi a mais frequente, realizada em 34 grupos de estudo; duas aplicações foram realizadas em 10 grupos de estudo; e mais de duas aplicações em cinco grupos de estudo. Em seis grupos de estudo, foi realizada uma aplicação inicial, enquanto uma

866 **Parte 12** Terapia Adicional

Tabela 37.1 Ensaios clínicos randomizados de pelo menos 6 meses de duração, que avaliaram antimicrobianos administrados localmente: descrição da característica da periodontite (tipo, extensão e gravidade) e distribuição, número e critérios para avaliação dos dentes/sítios.

Referência do estudo	Extensão	Tipo	Gravidade	Avaliação (BT/BP)
Agan et al. (2006)	NR	Agressiva/crônica	NR	BP – 2 sítios
Ahamed et al. (2013)	NR	Crônica (adulto)	NR	BP – 5 sítios
Aimeti et al. (2004)	NR	Recorrente (refratária)	NR	BP – 2 dentes
Akncbay et al. (2007)	NR	Crônica (adulto)	Sev	BP – PS 5 a 7 & SS
Azmak et al. (2002)	NR	Crônica (adulto)	Mod-sev	BP – 1 sítio
Bogren et al. (2008)	NR	Recorrente (refratária)	Mod-sev	BT – PS > 4
Buduneli et al. (2001)	NR	Crônica (adulto)	NR	BP – 2 a 3 sítios
Carvalho et al. (2007)	NR	Crônica (adulto)	Suave-Mod	BP – 1 sítio
Cortelli et al. (2006)	NR	Crônica (adulto)	Sev	BP – 2 sítios
D'Aiuto et al. (2006)	Generalizada	NR	Sev	BT
Dannewitz et al. (2009)	NR	Recorrente (refratária)	Mod-sev	BP – todas lesões de furca
Eickholz et al. (2002), Ratka-Krüger et al. (2005)	NR	Não tratada/recorrente	Mod-sev	BP – 1 sítio
Fleming et al. (1996)	NR	Recorrente (refratária)	NR	BP – 1 dente
Friesen et al. (2002)	NR	Periodontite	NR	BP – 1 dente
Gonçalves et al. (2004), Colombo et al. (2003), Rodrigues et al. (2004)	NR	Crônica (adulto)	NR	BT/BP – 4 sítios
Gonzales et al. (2011)	NR	Crônica (adulto)	NR	BP – 12 dentes
Goodson et al. (2012), Socransky et al. (2013)	NR	NR	NR	BT
Goodson et al. (1985a)	NR	NR	NR	BT
Griffiths et al. (2000)	NR	Crônica (adulto)	NR	BT – PS > 4
Grisi et al. (2002)	NR	Crônica (adulto)	NR	BT – 2 a 3 sítios
Heasman et al. (2001)	NR	Recorrente (refratária)	Mod-sev	BT – PS > 4 & SS
Henderson et al. (2002)	NR	Crônica (adulto)	Mod-sev	BP – sítio
Jeffcoat et al. (1998), Jeffcoat et al. (2000)	NR	Crônica (adulto)	Suave-mod	BP – 1 dente
Jones et al. (1994)	NR	Crônica (adulto) & presença de P.g., P.i., A.a.	Mod-sev	BT – PS > 4
Kasaj et al. (2007)	NR	Crônica (adulto)	NR	BP – 2 sítios
Killeen et al. (2016)	NR	Recorrente (refratária)	Mod-sev	BP – 1 sítio
Kinane & Radvar (1999)	NR	Recorrente (refratária)	NR	BP – 1 sítio
Lauenstein et al. (2013)	NR	Crônica (adulto)	NR	BP – 4 sítios
Leiknes et al. (2007)	NR	NR	NR	BP – 1 sítio
Lie et al. (1998)	NR	Crônica (adulto)	Mod-sev	BP – 1 sítio
Matesanz et al. (2013)	Generalizada	Recorrente (refratária)	NR	BP – 4 a 10 sítios
Mizrak et al. (2006)	NR	Periodontite	NR	BP – 1 sítio
Newman et al. (1994), Wilson et al. (1997)	NR	Recorrente (refratária)	NR	BP – 1 dente
Palmer et al. (1998), Palmer et al. (1999)	NR	NR	NR	BT – PS > 4
Paolantonio et al. (2008b)	NR	NR	Mod-sev	BP – 1 sítio
Paolantonio et al. (2008a)	NR	Periodontite	Mod-sev	BP – 1 sítio
Paolantonio et al. (2009)	NR	Periodontite	Mod-sev	BP – 1 sítio
Romano et al. (2005)	NR	NR	NR	BP – 2 sítios
Sakellari et al. (2010)	Generalizada	Crônica (adulto)	NR	BT*
Soeroso et al. (2017)	Localizada	Crônica (adulto)	NR	BT
Stelzel & Florès-de-Jacoby (2000)	NR	Crônica (adulto)	NR	BT – PS > 4
Tabenski et al. (2017)	Generalizada	Crônica (adulto)	Mod-sev	BP – 4 dentes
Timmerman et al. (1996)	NR	Crônica (adulto)	Mod-sev	BT/BP – 4 a 10 sítios
Tomasi et al. (2008), Tomasi & Wennstrom (2011)	NR	Crônica (adulto)	Mod-sev	BT/BP – todas as lesões de furca
Tonetti et al. (2011)	NR	NR	Mod-sev	BT – PS > 3

(continua)

Capítulo 37 Administração Local de Antimicrobiano para o Tratamento da Periodontite e... **867**

Tabela 37.1 Ensaios clínicos randomizados de pelo menos 6 meses de duração, que avaliaram antimicrobianos administrados localmente: descrição da característica da periodontite (tipo, extensão e gravidade) e distribuição, número e critérios para avaliação dos dentes/sítios. (*Continuação*)

Referência do estudo	Extensão	Tipo	Gravidade	Avaliação (BT/BP)
Tonetti *et al.* (1998)	NR	Recorrente (refratária)	NR	BP – 1 lesão de furca
Van Dyke *et al.* (2002)	NR	Periodontite	Mod-sev	BP – 2 dentes
Williams *et al.* (2001)	NR	Crônica (adulto)	Mod-sev	BT – PS > 4
Wong *et al.* (1998), Wong *et al.* (1999)	Localizada	Recorrente (refratária)	NR	BP – 1 a 2 sítios
Zingale *et al.* (2012)	NR	NR	Mod-sev	BP – 1 sítio

*Avaliação total da boca, com apenas quatro locais selecionados tratados com antimicrobianos locais. A.a. = *A. actinomycetemcomitans*; BP = boca parcial (locais selecionados); BT = boca toda (todos os locais, critérios específicos); Mod = moderado; NR = não relatado; PS = profundidade de sondagem; P.g. = *P. gingivalis*; P.i. = *P. intermedia*; Sev = grave ou avançada; SS = sangramento à sondagem.

Tabela 37.2 Nomes de marcas e descrição dos produtos testados, em ordem alfabética, e informações relevantes sobre disponibilidade (em 2019) no mercado europeu e outros.

Nome descritivo	Nome (s) comercial	Fabricante	Composição	Informação sobre disponibilidade*
Actisite	Actisite®	ALZA Corporation, Palo Alto, CA, EUA	500 µg/cm de cloridrato de tetraciclina carregado em fibra de copolímero de etileno e acetato de vinila de 0,5 cm de diâmetro (23 cm, 12,7 mg de tetraciclina)	Não disponível
Arestin	Arestin®	OraPharma, Warminster, PA, EUA	1 mg de minociclina microencapsulada em poli(glicolido-co-DL-lactido)	EUA, Israel, Polônia, Inglaterra, Reino Unido
Atridox	Atridox®	Block Drug, Jersey City, NJ, EUA; Atrix laboratories Inc, Fort Collins, CO, EUA	Hiclato de doxiciclina a 8,8 a 10%, em um gel de polímero líquido biodegradável	Canadá, EUA, Reino Unido
Aureomicina	Aureomicina®	Lederle, Reino Unido	Pomada de tetraciclina a 3%	Não específico para odontologia
Closite	Closite®	Ghimas, Casalecchio di Reno, Bologna, Itália	Digliconato de clorexidina 0,5% e dicloridrato de clorexidina 1% em sistema de gel de seringa à base de xantana	Alemanha, Áustria, Espanha, Geórgia, Holanda, Israel, Itália, Polônia, Rússia
Dentomicina	Dentomicina®, Perioclina®	Atrix Laboratories, Alemanha	Cloridrato de minociclina 2% di-hidratado	Polônia, Reino Unido
		Sunstar, Osaka, Japão	Cloridrato de minociclina 2%, 0,5 g em gel de microcápsulas	França, Irlanda
Elyzol	Elyzol®	Dumex, Copenhagen, Dinamarca	40% de benzoato de metronidazol correspondente a 25% de metronidazol em uma mistura de mono-oleato de glicerol e óleo de gergelim	Itália, Reino Unido
Ligosan	Ligosan®, Adjusan®	Kulzer (Alemanha)	Hiclato de doxiciclina 15% em gel de copolímero de polietileno glicolactídeo/glicolídeo	Áustria, Alemanha, Espanha (Ligosan), Holanda (Adjusan) Hungria, Itália, Polônia
Pó de minociclina	Não disponível	Não disponível	1 mg de cloridrato de minociclina microencapsulado em um polímero biodegradável, poli(glicólido-co-DL-lactídeo)	Não disponível comercialmente
Periochip	Periochip®	Dexcel Pharma, Israel	2,5 mg de gliconato de clorexidina em um *chip* bioabsorvível de gelatina hidrolisada	Áustria, Alemanha, EUA, Grécia, Holanda, Irlanda, Israel, Itália, Polônia, Reino Unido, Singapura, Suíça, Ucrânia
Periofilme	Periofilme®, Gelcide®	MedTechDental, Suíça	Pó (piperacilina sódica 100 mg e tazobactam sódico 12,5 mg) mais líquido (copolímero de amino-alquil-metacrilato, copolímero de metacrilato de amônio, etanol 95% e água purificada)	Croácia, França, Itália, Lituânia, Polônia, Suíça
Tira de tetraciclina	Não disponível	ALZA Corporation, Palo Alto, CA, EUA	Cloridrato de tetraciclina carregado em tiras de copolímero de etileno e acetato de vinila (0,65 mm de espessura, 1 mm de largura, 5 cm de comprimento, 13,5 mg de tetraciclina)	Não disponível comercialmente

*Informações diretas de 22 países europeus (Áustria, *Azerbaijão, Bélgica*, Croácia, *Dinamarca, Finlândia*, Alemanha, Lituânia, Hungria, Irlanda, Israel, Itália, Holanda, Polônia, *Portugal, Sérvia, Eslovênia*, Espanha, Suíça, *Turquia*, Ucrânia, Reino Unido) e de alguns fabricantes. Nenhum dos produtos listados estava disponível em 2019 nos países mostrados em itálico na frase anterior.

868 Parte 12 Terapia Adicional

segunda (três estudos) ou uma terceira (três estudos) foi decidida com base no deslocamento na primeira aplicação ou na presença de bolsas. Quando mais de uma aplicação foi agendada, os protocolos foram altamente heterogêneos. Em alguns casos (16 grupos de estudo), um curativo de cianoacrilato ou periodontal foi usado após a aplicação local de antimicrobianos, que foi mantida por 3 a 13 dias; a retirada do antimicrobiano ou curativo foi registrado em 12 grupos de estudo.

Eficácia geral de antimicrobianos administrados localmente

A metanálise global, combinando todos os grupos de teste, demonstrou reduções de PB estatisticamente significativas e ganhos de nível clínico de inserção (NCI), com diferenças médias ponderadas (DMP) em estudos de 6 a 9 meses, de 0,365 e 0,263 mm, respectivamente, quando comparados com grupos controle. Além disso, foram observados pequenos ou nenhum efeito adverso, sem diferenças entre os grupos teste e controle. No entanto, foi observada heterogeneidade significativa na maioria das análises. Esses resultados foram semelhantes aos relatados nas revisões sistemáticas mencionadas anteriormente (Bonito *et al.* 2005; Hanes & Purvis 2003; Matesanz-Pérez *et al.* 2013; Smiley *et al.* 2015), com reduções adicionais de PB variando entre 0,3 e 0,6 mm. No geral, as revisões sistemáticas demonstram que os antimicrobianos administrados localmente, como adjuvantes da RAC, podem melhorar os resultados clínicos do tratamento mecânico isolado ou com placebo.

É importante destacar que, entre as fontes de heterogeneidade, aspectos relevantes do desenho do estudo podem impactar significativamente os resultados dos estudos. Na revisão sistemática de Herrera *et al.* (2020), e usando metarregressão, foram identificados os seguintes fatores: com impacto estatisticamente significativo, desenho do estudo (com maiores benefícios para estudos de boca dividida, em comparação com estudos em paralelo) e o tipo de avaliação (com maiores benefícios para estudos de boca parcial, quando comparados às avaliações de boca toda); estudos em pacientes tratados tenderam a obter maiores reduções de PB (em comparação com estudos em pacientes não tratados); e estudos com placebo tenderam a obter benefícios menores, em comparação com aqueles em que o grupo controle foi RAC isolada.

Eficácia de antimicrobianos específicos administrados localmente (em ordem alfabética)

Actisite® (ALZA Corporation, Palo Alto, CA, EUA). A tetraciclina foi incluída em copolímeros plásticos não reabsorvíveis, e outros veículos, e clinicamente testada. O dispositivo de administração da tetraciclina mais amplamente testado é a fibra periodontal Actisite. Esse produto, atualmente indisponível, consiste em um fio monolítico de um copolímero plástico biologicamente inerte e não reabsorvível (etileno e acetato de vinila) que contém pó de cloreto de tetraciclina a 25%. A fibra é acondicionada na bolsa periodontal, fixada

com uma fina camada de adesivo de cianoacrilato e deixada no local por 7 a 12 dias (Goodson *et al.* 1983, 1991b). A liberação contínua de tetraciclina mantém uma concentração local do medicamento ativo superior a 1.000 mg/ℓ durante todo esse período. Na revisão sistemática de referência (Herrera *et al.* 2020), sete estudos (com 255 pacientes de controle e 257 de teste), com Actisite, foram incluídos na análise primária (alterações de PB, após 6 a 9 meses), demonstrando um benefício adicional estatisticamente significativo (DMP) de 0,729 mm (intervalo de confiança de 95% [IC] 0,696; 0,761, $P < 0,001$) sem heterogeneidade.

Arestin® (OraPharma, Warminster, PA, EUA). É composto por 1 mg de minociclina microencapsulada em poli(glicolida-co-DL-lactida). Na revisão sistemática de referência (Herrera *et al.* 2020), seis estudos (com 567 controles e 564 pacientes-teste) foram incluídos na análise primária (alterações de PB após 6 a 9 meses), demonstrando uma redução adicional (DMP) de 0,279 mm (IC 95% 0,203; 0,356, $P < 0,001$) sem heterogeneidade.

Atridox® (Block Drug, Jersey City, NJ, EUA; Atrix Laboratories Inc., Fort Collins, CO, EUA). É um hiclato de doxiciclina de 8,8 a 10% em um gel de polímero líquido biodegradável, com um sistema de mistura de duas seringas. Uma seringa contém o veículo de liberação, poli(DL-lactido) bioabsorvível fluido dissolvido em N-metil-2-pirrolidona, e a outra um pó de hiclato de doxiciclina. Na revisão sistemática de referência (Herrera *et al.* 2020), dois estudos (com 19 pacientes de controle e 19 de teste) foram incluídos na análise primária (alterações de PB após 6 a 9 meses), demonstrando um benefício adicional estatisticamente significativo (DMP) de 0,800 mm (IC 95% 0,084; 1,516, $P = 0,026$) sem heterogeneidade.

Closite® (Ghimas, Casalecchio di Reno, Bolonha, Itália). É composto de digliconato de clorexidina 0,5% e dicloridrato de clorexidina 1,0%, em um sistema de gel com seringa à base de xantana. Na revisão sistemática de referência (Herrera *et al.* 2020), dois estudos (com 109 pacientes de controle e 108 de teste) foram incluídos na análise primária (alterações de PB após 6 a 9 meses), não demonstrando benefícios adicionais estatisticamente significativos (DMP = 0,486 mm, IC 95% −0,238; 1,211, $P = 0,188$) com heterogeneidade significativa ($P = 0,002$) (Figura 37.2).

Dentomycin® (Dentomicina, Cyanamid, Lederle Division, Wayne, NJ, EUA; Dentomycin, Atrix Laboratories, Alemanha; Periocline, Sunstar, Osaka, Japão). É di-hidrato de cloridrato de minociclina a 2%, apresentado em gel de microcápsula de 5 g. Na revisão sistemática de referência (Herrera *et al.* 2020), dois estudos (com 65 pacientes de controle e 41 de teste) foram incluídos na análise primária (alterações de PB após 6 a 9 meses), não demonstrando benefícios adicionais estatisticamente significativos (DMP = 0,377 mm, IC 95% −0,036; 0,790, $P = 0,073$) sem heterogeneidade.

Elyzol® (Dumex, Copenhagen, Dinamarca). É um benzoato de metronidazol a 40%, correspondente a 25% de metronidazol, em uma mistura de mono-oleato de glicerol e óleo de gergelim. Tubos de diálise, tiras de acrílico e tiras de ácido poli-OH-butírico foram testados como dispositivos sólidos para administração do metronidazol. O dispositivo mais utilizado

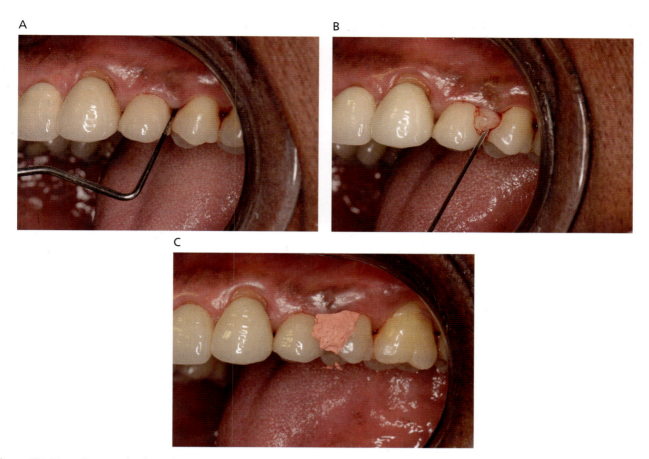

Figura 37.2 Uso adjuvante de clorexidina em um sistema de gel com seringa à base de xantana. **A.** Bolsa profunda na face mesiovestibular do dente 25. **B.** Inserção do gel com uma seringa. **C.** Colocação de um curativo periodontal para proteger a área tratada. (Fonte: Cortesia da Dra. Paula Matesanz.)

para aplicação do metronidazol é o Elyzol Dental Gel, que é aplicado com uma seringa na bolsa, e sua viscosidade deve aumentar após a inserção. Na revisão sistemática de referência (Herrera *et al.* 2020), cinco estudos (com 136 controles e 135 pacientes-teste) foram incluídos na análise primária (alterações de PB após 6 a 9 meses), não demonstrando benefícios adicionais estatisticamente significativos (DMP = 0,140 mm, IC 95% −0,041; 0,322, $P = 0,130$) sem heterogeneidade.

Ligosan® (também Adjusan, Kulzer, Alemanha). É um hiclato de doxiciclina a 15% em um gel de copolímero de polietileno glicolactídeo/glicolídeo. Na revisão sistemática de referência (Herrera *et al.* 2020), três estudos (com 236 pacientes de controle e 232 de teste) foram incluídos na análise primária (alterações de PB após 6 a 9 meses), demonstrando um benefício adicional estatisticamente significativo (DMP) de 0,525 mm (IC 95% 0,283; 0,767, $P < 0,001$), sem heterogeneidade.

PerioChip® (Dexcel Pharma, Israel). É composto por 2,5 mg de gliconato de clorexidina em um *chip* bioabsorvível de gelatina hidrolisada. Na revisão sistemática de referência (Herrera *et al.* 2020), nove estudos (com 718 pacientes de controle e 719 de teste) foram incluídos na análise primária (alterações de PB após 6 a 9 meses), demonstrando um benefício adicional estatisticamente significativo (DMP) de 0,230 mm (95% IC 0,120; 0,341, $P < 0,001$), com heterogeneidade significativa ($P < 0,001$) (Figura 37.3).

Periofilm® (também comercializado como Gelcide, MedTechDental, Suíça). É uma mistura de um pó (piperacilina de sódio 100 mg e tazobactam de sódio 12,5 mg) e um líquido (copolímero de amino-alquil-metacrilato, copolímero de metacrilato de amônio, etanol 95% e água purificada). Na revisão sistemática de referência (Herrera *et al.* 2020), apenas um estudo (com 14 pacientes de controle e 18 de teste) foi incluído na análise primária (alterações de PB após 6 a 9 meses), sem benefícios adicionais (DMP) de −0,100 mm (IC 95% −1,053; 0,853, $P = 0,837$).

Eficácia de outros antimicrobianos administrados localmente

Aureomicina® (Lederle, Reino Unido). É uma pomada de tetraciclina a 3%, não desenvolvida especificamente para odontologia. Na revisão sistemática de referência (Herrera *et al.* 2020), apenas um estudo (com 18 pacientes de controle e 18 de teste) foi incluído na análise primária (alterações de PB após 6 a 9 meses), não demonstrando benefícios adicionais estatisticamente significativos (DMP = 0,6 mm, IC 95% −0,339; 1,539, $P = 0,219$). Existem dúvidas razoáveis para incluir esse produto na categoria de antimicrobianos locais de administração sustentada.

Tira de tetraciclina® (ALZA Corporation, Palo Alto, CA, EUA). É um cloridrato de tetraciclina carregado em tiras de

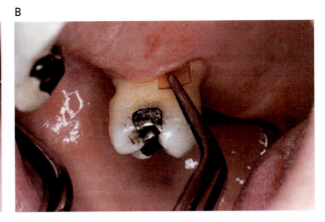

Figura 37.3 **A.** *Chip* de clorexidina. **B.** Inserção de um *chip* de clorexidina em uma bolsa residual mesial de um molar superior com envolvimento de furca.

copolímero de etileno e acetato de vinila (0,65 mm de espessura, 1 mm de largura, 5 cm de comprimento, 13,5 mg de tetraciclina), e nunca foi comercializado. Na revisão sistemática de referência (Herrera *et al.* 2020), apenas um estudo (com 24 pacientes de controle e 24 de teste) foi incluído na análise primária (alterações de PB após 6 a 9 meses), demonstrando uma redução adicional (DMP) de 0,44 mm (IC 95% −0,025; 0,905, *P* = 0,064) para a aplicação de uma tira e 0,48 mm (IC 95% 0,087; 0,873, *P* = 0,017) para a aplicação de várias tiras.

Gel de azitromicina. A 0,5%, foi testado em pelo menos dois estudos do mesmo grupo de pesquisa (Pradeep *et al.* 2008, 2013), mas não foi incluído na revisão sistemática de referência em decorrência do acompanhamento limitado (Pradeep *et al.* 2008), ou porque os critérios de inclusão restringiam a amostra selecionada a tabagistas (Pradeep *et al.* 2013). Existem dúvidas razoáveis para incluir esse produto na categoria de antimicrobianos locais de administração sustentada.

Verniz de clorexidina. Foi testado por um grupo de pesquisa em diferentes estudos (Cosyn *et al.* 2006, 2007). Existem dúvidas razoáveis para incluir esse produto e o protocolo testado na categoria de antimicrobianos locais de administração sustentada.

Seleção do antimicrobiano administrado localmente mais eficaz

Com base na análise individual de cada produto, é difícil fornecer uma avaliação global do uso de antimicrobianos locais de administração sustentada, porque cada produto apresenta propriedades únicas. Além disso, a disponibilidade variável desses produtos em diferentes países torna mais difícil fornecer recomendações consistentes. A usabilidade também deve ser considerada; alguns produtos são muito fáceis de aplicar, enquanto outros são mais difíceis. Alguns necessitam de aplicação repetida, enquanto outros devem ser removidos após 7 a 10 dias e/ou protegidos com curativo ou cianoacrilato na área tratada. O uso de antissépticos, como a clorexidina, que apresentam menos riscos, em vez do uso de antibióticos, também é considerado.

No entanto, eles não são tão eficazes quando comparados com produtos à base de doxiciclina, minociclina ou tetraciclina. A relação custo-benefício dessas tecnologias também deve ser considerada. Henke *et al.* (2001) sugeriram que o aumento do custo inicial da terapia é compensado por menos intervenções cirúrgicas; no entanto, são necessárias análises mais consistentes, semelhantes às já disponíveis para doenças peri-implantares (Listl *et al.* 2015). Uma análise de custo-efetividade concluiu que os antimicrobianos sistêmicos são mais custo-efetivos do que os antimicrobianos administrados localmente (Heasman *et al.* 2011).

Idealmente, para entender quais produtos são mais eficazes, é preferível uma comparação direta. No entanto, na revisão sistemática de referência (Herrera *et al.* 2020), apenas dois estudos incluíram mais de um grupo de teste antimicrobiano local, comparando Actisite®, Dentomycin® e Elyzol Dental Gel® (em que melhores resultados foram relatados para Actisite®) (Kinane & Radvar 1999) ou Elyzol® e Aureomicina® (relatando resultados semelhantes) (Lie *et al.* 1998). Poucas outras comparações diretas estão disponíveis. Salvi *et al.* (2002) avaliaram Atridox®, Elyzol Dental Gel® e PerioChip®, concluindo que o Atridox® proporcionou os melhores resultados.

Indicações para antimicrobianos de administração local com liberação sustentada

Estudos que avaliaram os benefícios adjuvantes de dispositivos de administração local à instrumentação mecânica identificaram uma série de condições clínicas em que a adição desses dispositivos pode levar a melhores resultados (Tonetti *et al.* 1994; Tonetti 1998; Greenstein & Tonetti 2000; Matesanz-Pérez *et al.* 2013), incluindo condições locais especiais e grupos de pacientes especiais.

Indicações clínicas: bolsas profundas e localizadas

Como a maioria das bolsas rasas não tratadas (4 a 5 mm) devem cicatrizar apenas com instrumentação mecânica, os antimicrobianos locais são de benefício potencial para bolsas mais profundas (variação de 6 a 8 mm). Além disso,

Capítulo 37   Administração Local de Antimicrobiano para o Tratamento da Periodontite e...

a incorporação de dispositivos de aplicação local no arsenal de tratamento requer a reconciliação da natureza localizada do alvo de tratamento (a bolsa periodontal) com os determinantes ecológicos gerais dos resultados clínicos à luz das alternativas de tratamento disponíveis. Em geral, o tratamento adjuvante com antimicrobianos locais é favorecido quando há relativamente poucas bolsas residuais e a administração sistêmica do antimicrobiano pode não ser garantida.

Indicações clínicas: bolsas residuais localizadas

Bolsas localizadas profundas podem ser encontradas após o tratamento, tanto em locais não responsivos quanto em recorrência da doença durante o CPS. Na revisão sistemática de referência (Herrera *et al.* 2020), 11 estudos definiram a condição da doença como recorrente ou "refratária" ou recidivante, em pacientes já tratados ou em pacientes com CPS. Para a avaliação do mesmo produto (Closite®), alguns autores selecionaram locais não responsivos ou refratários (Matesanz *et al.* 2013), enquanto outros recrutaram pacientes não tratados (Paolantonio *et al.* 2009), com pior resposta em casos não responsivos/refratários, o que pode ser explicado por um maior potencial de cicatrização em locais não tratados (Harrel & Nunn 2001), ou por perfis microbiológicos específicos ou condições imunológicas em casos não responsivos/refratários (Haffajee *et al.* 2004). No entanto, na avaliação geral, os estudos em pacientes tratados tenderam a obter maiores reduções de PB (em comparação com estudos em pacientes não tratados). Apesar do fato de que sítios não responsivos após terapia ou doença recorrente durante CPS possam representar uma indicação razoável para antimicrobianos locais (pois apenas sítios/dentes podem ser afetados), pouca atenção tem sido dada aos resultados diferenciais nesses casos, quando comparados com pacientes não tratados, mesmo quando ambos os tipos de pacientes foram incluídos no mesmo estudo (Eickholz *et al.* 2002).

Indicações clínicas: bolsas residuais em locais com envolvimento de furca

Poucos estudos abordaram o manejo de defeitos de furca com antimicrobianos locais. Benefícios adjuvantes a curto prazo no controle da inflamação gengival, bem como melhorias nas profundidades de sondagem e NICs foram relatados (Tonetti *et al.* 1998; Tomasi *et al.* 2008; Dannewitz *et al.* 2009; Tomasi & Wennstrom 2011). Curiosamente, mas talvez não inesperadamente, os benefícios não persistiram a médio e longo prazo nessas áreas anatômicas difíceis.

Indicações clínicas: bolsas residuais na zona estética

Outra aplicação potencialmente importante é quando estão presentes bolsas residuais na chamada zona estética, em que uma intervenção cirúrgica pode comprometer a estética e/ou fonética. Por fim, a inserção de dispositivos de administração local parece ser uma escolha racional em locais com bolsas profundas e sangramento persistente à sondagem que

estão associados a defeitos intraósseos após a conclusão da fase da terapia relacionada com a causa. Como esses locais provavelmente serão tratados com regeneração periodontal e o resultado da regeneração periodontal é afetado negativamente pelo grau de contaminação bacteriana e o espectro de patógenos que persistem na lesão (Heitz-Mayfield *et al.* 2006), a administração local do medicamento pode ser um importante meio de desinfecção da bolsa antes da cirurgia periodontal regenerativa.

Indicações de pacientes: categorias especiais de pacientes

Do ponto de vista clínico, importantes atenuações dos benefícios esperados do tratamento não cirúrgico e cirúrgico têm sido observadas em grupos de alto risco. Estes incluem tabagistas e indivíduos com diabetes, comorbidades significativas ou adesão errática à higiene bucal e/ou adesão a longo prazo ao programa CPS necessário. O efeito da administração local adjuvante de medicamentos foi avaliado nesses indivíduos e, embora haja evidências iniciais muito limitadas, podem abrir novas indicações possíveis para o uso de antimicrobianos locais:

- Estudos relataram que o efeito adjuvante da administração local do medicamento pode não ser afetado negativamente pelo tabagismo (Ryder *et al.* 1999). Em uma análise secundária planejada de um estudo multicêntrico, que avaliou os benefícios adjuvantes das microesferas de minociclina, a melhor resposta à aplicação do dispositivo de liberação local foi maior entre os tabagistas (Paquette *et al.* 2003)
- Pacientes mais velhos, bem como aqueles com doença cardiovascular autorrelatada concomitante, também responderam melhor à administração local adjuvante do que apenas à instrumentação mecânica (Lessem & Hanlon 2004). A administração local do medicamento pode contribuir para um melhor controle da periodontite em indivíduos com contraindicações relativas ou absolutas à intervenção cirúrgica
- Por fim, em pacientes com diabetes e periodontite, ECRs recentes demonstraram benefícios no controle da inflamação gengival e melhores resultados clínicos com a aplicação de administração local adjuvante de medicamentos com relação à instrumentação subgengival isolada (Agarwal *et al.* 2017).

Antimicrobianos administrados local ou sistemicamente

Informações muito limitadas sobre uma comparação direta de antimicrobianos locais ou sistêmicos estão disponíveis. Para pacientes com periodontite crônica, um estudo relatou melhores resultados para RAC suplementado com Elyzol® do que metronidazol sistêmico adjuvante (Noyan *et al.* 1997). Para pacientes com periodontite agressiva, RAC mais amoxicilina e metronidazol proporcionaram melhores resultados clínicos após 6 meses do que PerioChip® (Kaner *et al.* 2007).

872 Parte 12 Terapia Adicional

Resumo

A administração local do medicamento na bolsa periodontal é um tratamento eficaz adjuvante à instrumentação mecânica. A aplicação clínica requer o uso de uma plataforma de tecnologia bem projetada que seja capaz de neutralizar a depuração do FCG do antimicrobiano aplicado localmente e manter concentrações eficazes por tempo suficiente para que ocorra o efeito farmacológico desejado. A desinfecção da bolsa é viável, mas a recolonização é um fenômeno crítico que precisa ser prevenido com uma estratégia clínica específica: higiene supragengival ideal, abordagem de boca inteira e/ou uso de bochechos antissépticos. As aplicações clínicas variam desde o manejo de poucas bolsas residuais em indivíduos saudáveis até o manejo de lesões residuais em grupos de alto risco em decorrência de idade, tabagismo, fragilidade ou presença de comorbidades importantes.

A principal limitação dessas recomendações é a qualidade limitada dos ECRs disponíveis. Embora alguns aspectos metodológicos, como cegamento e randomização, tenham sido aceitáveis na maioria dos casos, o risco global de viés foi considerado alto na maioria das publicações incluídas na revisão sistemática de referência (Herrera *et al.* 2020), e apenas três delas foram classificados como de risco moderado de viés (Eickholz *et al.* 2002; Killeen *et al.* 2016; Tabenski *et al.* 2017). Além disso, ao combinar os dados (metanálises), observou-se heterogeneidade estatisticamente significativa para a maioria das análises, o que limita os resultados da revisão sistemática. Além disso, o risco de viés nos estudos selecionados pode ter sido aumentado pela participação das empresas fabricantes na maioria dos estudos, seja por meio de patrocínio ou pela inclusão de seu pessoal nas equipes de pesquisa.

A *European Federation of Periodontology* (EFP) *S3 Level Clinical Practice Guideline on the Treatment of Stage I–III Periodontitis* (Sanz *et al.* 2020) avaliou o papel da administração local de antissépticos (clorexidina) e antibióticos, com base na sistemática revisão por Herrera *et al.* (2020). Após a devida consideração, chegou-se a um consenso sobre a seguinte recomendação clínica: "clorexidina de liberação sustentada específica administrada localmente e antibióticos, como adjuvante à instrumentação subgengival, em pacientes com periodontite estágio I-III podem ser considerados" (Sanz *et al.* 2020).

Administração local de antimicrobianos para o tratamento de doenças peri-implantares

Fundamentação clínica

A prevenção e o controle da inflamação induzida por biofilme na porção transmucosa dos implantes dentários é particularmente desafiadora em virtude das limitações especiais na eficácia da remoção mecânica profissional da placa, tanto na mucosite peri-implantar (Schwarz *et al.* 2015a) quanto peri-implantite (Schwarz *et al.* 2015b). O uso adjuvante de antimicrobianos locais tem sido sugerido há muito tempo como uma abordagem potencial para superar algumas das limitações. O uso de dispositivos de administração local foi testado em estudos iniciais com algum sucesso. Além disso, os usos potenciais para antimicrobianos administrados localmente incluem o tratamento de infecções peri-implantares (Mombelli *et al.* 2001; Renvert *et al.* 2006). O sulco ao redor dos implantes dentários compartilha algumas das características farmacocinéticas das bolsas periodontais: presença de alto fluxo de fluido do sulco peri-implantar, volume de repouso relativamente pequeno e dificuldade de acesso de colutórios e dentifrícios ao ambiente submucoso em que o biofilme se acumula.

Eficácia de dispositivos de administração subgengival em doenças peri-implantares

Informações muito limitadas estão disponíveis sobre o uso de antimicrobianos administrados localmente (fibras de tetraciclina) na mucosite peri-implantar (Schenk *et al.* 1997), e sua relevância foi considerada pequena (Schwarz *et al.* 2015a, b).

Na terapia não cirúrgica da peri-implantite, os primeiros estudos de prova de princípio mostraram alguma eficácia de antimicrobianos adjuvantes administrados localmente (Mombelli *et al.* 2001; Salvi *et al.* 2007). Mais recentemente, diferentes estudos foram realizados avaliando microesferas de minociclina (Renvert *et al.* 2006, 2008), *chips* de clorexidina (Machtei *et al.* 2012) ou gel de doxiciclina (Buchter *et al.* 2004), e revisões sistemáticas sobre intervenções eficazes para peri-implantite avaliaram globalmente seu impacto (Esposito *et al.* 2012; Muthukuru *et al.* 2012; Schwarz *et al.* 2015b; de Almeida *et al.* 2017), identificando algumas evidências iniciais de que a administração local, combinada com instrumentação subgengival, pode ser de maior benefício do que a instrumentação subgengival isoladamente. Esses estudos, no entanto, não conseguiram identificar benefícios clínicos decisivos da aplicação adjuvante de dispositivos de administração local para controlar a disbiose peri-implantar, e mais estudos são necessários nessa área. As metanálises em rede também exploraram o potencial relativo de vários adjuntos para o desbridamento peri-implantar/remoção de biofilme isolado e, novamente, não foram capazes de recomendar estratégias para controlar melhor a peri-implantite (Faggion *et al.* 2014).

Indicações para antimicrobianos de liberação sustentada de administração local na peri-implantite

Dada a evidência limitada de eficácia, a aplicação adjuvante de administração local de antimicrobianos é mais bem-sucedida se limitada a casos selecionados e no contexto de melhor controle da inflamação do tecido da mucosa peri-implantar durante a fase de preparação da terapia cirúrgica (ressectiva ou regenerativa). Em alguns casos específicos, o efeito antimicrobiano adjuvante local pode proporcionar benefícios anti-inflamatórios significativos a curto prazo (Figura 37.4).

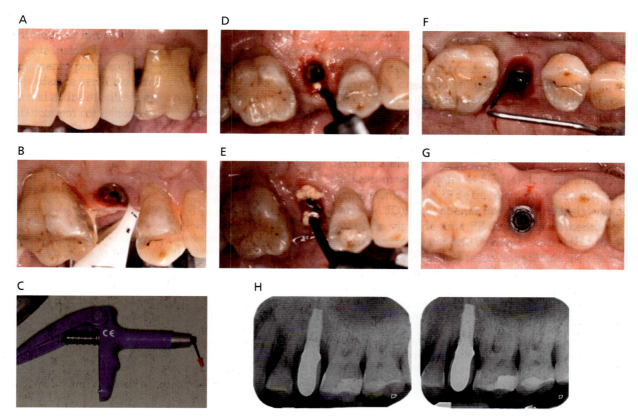

Figura 37.4 Uso adjuvante de hiclato de doxiciclina na peri-implantite. **A.** Condição clínica inicial no implante dentário na posição número 25. **B.** Descontaminação da superfície do implante. **C.** Seringa. **D.** Inserção inicial do antimicrobiano. **E.** Inserção final do antimicrobiano. **F.** Vista oclusal inicial. **G.** Vista oclusal após 1 mês. **H.** Radiografias iniciais (*esquerda*) e após 1 ano (*direita*). (Fonte: Cortesia do Dr. Juan Bollain.)

Resumo

A administração local de medicamentos como adjuvante ao desbridamento mecânico para o manejo de doenças peri-implantares, e peri-implantite em particular, é potencialmente interessante. Para uma aplicação específica, a eficácia intrínseca relativamente baixa do desbridamento mecânico isolado pode tornar essa modalidade de tratamento um importante adjuvante. Mais pesquisas são necessárias para entender completamente os benefícios e as indicações.

Referências bibliográficas

Addy, M. & Langeroudi, M. (1984). Comparison of the immediate effects on the sub-gingival microflora of acrylic strips containing 40% chlorhexidine, metronidazole or tetracycline. *Journal of Clinical Periodontology* **11**, 379-386.

Addy, M., Rawle, L., Handley, R., Newman, H.N. & Coventry, J.F. (1982). The development and in vitro evaluation of acrylic strips and dialysis tubing for local drug delivery. *Journal of Periodontology* **53**, 693-699.

Agan, S., Sönmez, S. & Serdar, M. (2006). The effect of topical doxycycline usage on gingival crevicular fluid MMP-8 levels of chronic and aggressive periodontitis patients: a pilot study. *International Journal of Dental Hygiene* **4**, 114-121.

Agarwal, E., Bajaj, P., Naik, S.B. & Pradeep, A.R. (2017). Locally delivered 0.5% azithromycin as an adjunct to non-surgical treatment in patients with chronic periodontitis with type 2 diabetes: a randomized controlled clinical trial. *Journal of Periodontology* **88**, 1281-1287.

Ahamed, S., Jalaluddin, M., Khalid, I. et al. (2013). The use of controlled release locally delivered 10% doxycycline hyclate gel as an adjunct to scaling and root planing in the treatment of chronic periodontitis: clinical and microbiological results. *Contemporary Dental Practice* **14**, 1080-1086.

Aimetti, M., Romano, F., Torta, I. et al. (2004). Debridement and local application of tetracycline-loaded fibres in the management of persistent periodontitis: results after 12 months. *Journal of Clinical Periodontology* **31**, 166-172.

Akncbay, H., Senel, S. & Ay, Z.Y. (2007). Application of chitosan gel in the treatment of chronic periodontitis. *Journal of Biomedical Materials Research B Applied Biomaterials* **80**, 290-296.

Azmak, N., Atilla, G., Luoto, H. & Sorsa, T. (2002). The effect of subgingival controlled-release delivery of chlorhexidine chip on clinical parameters and matrix metalloproteinase-8 levels in gingival crevicular fluid. *Journal of Periodontology* **73**, 608-615.

Binder, T.A., Goodson, J.M. & Socransky, S.S. (1987). Gingival fluid levels of acid and alkaline phosphatase. *Journal of Periodontal Research* **22**, 14-19.

Bogren, A., Teles, R.P., Torresyap, G. et al. (2008). Locally delivered doxycycline during supportive periodontal therapy: a 3-year study. *Journal of Periodontology* **79**, 827-835.

Bonito, A.J., Lux, L. & Lohr, K.N. (2005). Impact of local adjuncts to scaling and root planing in periodontal disease therapy: a systematic review. *Journal of Periodontology* **76**, 1227-1236.

Buchter, A., Meyer, U., Kruse-Losler, B., Joos, U. & Kleinheinz, J. (2004). Sustained release of doxycycline for the treatment of peri-implantitis: randomised controlled trial. *British Journal of Oral and Maxillofacial Surgery* **42**, 439-444.

Buduneli, E., Tünger, A., Evrenosoglu, E. & Bilgiç, A. (2001). Comparative clinical and microbiological effects of subgingival metronidazole application in adult periodontitis; 12-months results. *Journal of the International Academy of Periodontology* **3**, 81-86.

Carvalho, J., Novak, M.J. & Mota, L.F. (2007). Evaluation of the effect of subgingival placement of chlorhexidine chips as an adjunct to scaling and root planing. *Journal of Periodontology* **78**, 997-1001.

874 Parte 12 Terapia Adicional

Colombo, A.P., Gonçalves, C., Rodrigues, R.M. *et al.* (2003). Microbiological evaluation of adjunctive systemic and local tetracycline administration combined with scaling and root planing in the treatment of chronic periodontitis. *Brazilian Journal of Oral Sciences* 2, 370-377.

Cortelli, J.R., Querido, S.M., Aquino, D.R., Ricardo, L.H. & Pallos, D. (2006). Longitudinal clinical evaluation of adjunct minocycline in the treatment of chronic periodontitis. *Journal of Periodontology* 77, 161-166.

Cosyn, J., Wyn, I., De Rouck, T. & Sabzevar, M.M. (2006). Long-term clinical effects of a chlorhexidine varnish implemented treatment strategy for chronic periodontitis. *Journal of Periodontology* 77, 406-415.

Cosyn, J., Wyn, I., De Rouck, T. & Sabzevar, M.M. (2007). Subgingival chlorhexidine varnish administration as an adjunct to same-day full-mouth root planing. I. Clinical observations. *Journal of Periodontology* 78, 430-437.

Coventry, J. & Newman, H.N. (1982). Experimental use of a slow release device employing chlorhexidine gluconate in areas of acute periodontal inflammation. *Journal of Clinical Periodontology* 9, 129-133.

D'Aiuto, F., Parkar, M., Nibali, L. *et al.* (2006). Periodontal infections cause changes in traditional and novel cardiovascular risk factors: Results from a randomized controlled clinical trial. *American Heart Journal* 151, 977-984.

Dannewitz, B., Lippert, K., Lang, N.P., Tonetti, M.S. & Eickholz, P. (2009). Supportive periodontal therapy of furcation sites: Non-surgical instrumentation with or without topical doxycycline. *Journal of Clinical Periodontology* 36, 514-522.

de Almeida, J.M., Matheus, H.R., Rodrigues Gusman, D.J. *et al.* (2017). Effectiveness of mechanical debridement combined with adjunctive therapies for nonsurgical treatment of periimplantitis: a systematic review. *Implant Dentistry* 26, 137-144.

Eickholz, P., Kim, T.S., Bürklin, T. *et al.* (2002). Non-surgical periodontal therapy with adjunctive topical doxycycline: a double-blind randomized controlled multicenter study. *Journal of Clinical Periodontology* 29, 108-117.

Esposito, M., Grusovin, M.G. & Worthington, H.V. (2012). Interventions for replacing missing teeth: treatment of peri-implantitis. *Cochrane Database Systemic Review* 1, CD004970.

Faggion, C.M., Jr., Listl, S., Fruhauf, N., Chang, H.J. & Tu, Y.K. (2014). A systematic review and Bayesian network meta-analysis of randomized clinical trials on non-surgical treatments for peri-implantitis. *Journal of Clinical Periodontology* 41, 1015-1025.

Flemmig, T.F., Weinacht, S., Rüdiger, S. *et al.* (1996). Adjunctive controlled topical application of tetracycline HCl in the treatment of localized persistent or recurrent periodontitis. Effects on clinical parameters and elastase-alpha1-proteinase inhibitor in gingival crevicular fluid. *Journal of Clinical Periodontology* 23, 914-921.

Fourmousis, I., Tonetti, M.S., Mombelli, A. *et al.* (1998). Evaluation of tetracycline fiber therapy with digital image analysis. *Journal of Clinical Periodontology* 25, 737-745.

Friesen, L.R., Williams, K.B., Krause, L.S. & Killoy, W.J. (2002). Controlled local delivery of tetracycline with polymer strips in the treatment of periodontitis. *Journal of Periodontology* 73, 13-19.

Gonçalves, C., Rodrigues, R.M.J., Feres-Filho, E.J. & Colombo, A.P. (2004). Clinical effects of systemic and topical tetracycline therapy on chronic periodontal disease. *Brazilian Journal of Oral Sciences* 3, 384-389.

Gonzales, J.R., Harnack, L., Schmitt-Corsitto, G. *et al.* (2011). A novel approach to the use of subgingival controlled-release chlorhexidine delivery in chronic periodontitis: a randomized clinical trial. *Journal of Periodontology* 82, 1131-1139.

Goodson, J.M. (1989). Pharmacokinetic principles controlling efficacy of oral therapy. *Journal Dental Research* 68, 1625-1632.

Goodson, J.M. (1996). Principles of pharmacologic intervention. *Journal of Clinical Periodontology* 23, 268-272.

Goodson, J.M., Cugini, M.A., Kent, R.L. *et al.* (1991a). Multicenter evaluation of tetracycline fiber therapy: I. Experimental design, methods, and baseline data. *Journal of Periodontal Research* 26, 361-370.

Goodson, J.M., Cugini, M.A., Kent, R.L. *et al.* (1991b). Multicenter evaluation of tetracycline fiber therapy: II. Clinical response. *Journal of Periodontal Research* 26, 371-379.

Goodson, J.M., Haffajee, A. & Socransky, S.S. (1979). Periodontal therapy by local delivery of tetracycline. *Journal of Clinical Periodontology* 6, 83-92.

Goodson, J.M., Haffajee, A.D., Socransky, S.S. *et al.* (2012). Control of periodontal infections: a randomized controlled trial I. The primary outcome attachment gain and pocket depth reduction at treated sites. *Journal of Clinical Periodontology* 39, 526-536.

Goodson, J.M., Hogan, P.E. & Dunham, S.L. (1985a). Clinical responses following periodontal treatment by local drug delivery. *Journal of Periodontology* 56, 81-87.

Goodson, J.M., Holborow, D., Dunn, R.L., Hogan, P. & Dunham, S. (1983). Monolithic tetracycline-containing fibers for controlled delivery to periodontal pockets. *Journal of Periodontology* 54, 575-579.

Goodson, J.M., Offenbacher, S., Farr, D.H. & Hogan, P.E. (1985b). Periodontal disease treatment by local drug delivery. *Journal of Periodontology* 56, 265-272.

Graziani, F., Karapetsa, D., Alonso, B. & Herrera, D. (2017). Nonsurgical and surgical treatment of periodontitis: how many options for one disease? *Periodontology 2000* 75, 152-188.

Greenstein, G. & Tonetti, M. (2000). The role of controlled drug delivery for periodontitis. The Research, Science and Therapy Committee of the American Academy of Periodontology. *Journal of Periodontology* 71, 125-140.

Griffiths, G.S., Smart, G.J., Bulman, J.S. *et al.* (2000). Comparison of clinical outcomes following treatment of chronic adult periodontitis with subgingival scaling or subgingival scaling plus metronidazole gel. *Journal of Clinical Periodontology* 27, 910-917.

Grisi, D.C., Salvador, S.L., Figueiredo, L.C. *et al.* (2002). Effect of a controlled-release chlorhexidine chip on clinical and microbiological parameters of periodontal syndrome. *Journal of Clinical Periodontology* 29, 875-881.

Haffajee, A.D., Uzel, N.G., Arguello, E.I. *et al.* (2004). Clinical and microbiological changes associated with the use of combined antimicrobial therapies to treat "refractory" periodontitis. *Journal of Clinical Periodontology* 31, 869-877.

Hanes, P.J. & Purvis, J.P. (2003). Local anti-infective therapy: pharmacological agents. A systematic review. *Annals of Periodontology*, 8, 79-98.

Harrel, S.K. & Nunn, M.E. (2001). Longitudinal comparison of the periodontal status of patients with moderate to severe periodontal disease receiving no treatment, non-surgical treatment, and surgical treatment utilizing individual sites for analysis. *Journal of Periodontology* 72, 1509-1519.

Heasman, P.A., Heasman, L., Stacey, F. & McCracken, G.I. (2001). Local delivery of chlorhexidine gluconate (PerioChip) in periodontal maintenance patients. *Journal of Clinical Periodontology* 28, 90-95.

Heasman, P.A., Vernazza, C.R., Gaunt, F.L. & Pennington, M.W. (2011). Cost-effectiveness of adjunctive antimicrobials in the treatment of periodontitis. *Periodontology 2000* 55, 217-230.

Heitz-Mayfield, L., Tonetti, M.S., Cortellini, P., Lang, N.P. & European Research Group On Periodontology (2006). Microbial colonization patterns predict the outcomes of surgical treatment of intrabony defects. *Journal of Clinical Periodontology* 33, 62-68.

Henderson, R.J., Boyens, J.V., Holborow, D.W. & Pack, A.R. (2002). Scaling and root-planing treatment with adjunctive subgingival minocycline. A clinical pilot study over six months, of sites adjacent to and remote from the antibiotic application. *Journal of the International Academy of Periodontology* 4, 77-87.

Henke, C.J., Villa, K.F., Aichelmann-Reidy, M.E. *et al.* (2001). An economic evaluation of a chlorhexidine chip for treating chronic periodontitis: the CHIP (chlorhexidine in periodontitis) study. *Journal of the American Dental Association* 132, 1557-1569.

Herrera, D., Matesanz, P., Martin, C. *et al.* (2020). Adjunctive effect of locally delivered antimicrobials in periodontitis therapy. A systematic review and meta-analysis. *Journal of Clinical Periodontology* **47 Suppl 22**, 239-256.

Jeffcoat, M.K., Bray, K.S., Ciancio, S.G. *et al.* (1998). Adjunctive use of a subgingival controlled-release chlorhexidine chip reduces probing depth and improves attachment level compared with scaling and root planing alone. *Journal of Periodontology* **69**, 989-997.

Jeffcoat, M.K., Palcanis, K.G., Weatherford, T.W. *et al.* (2000). Use of a biodegradable chlorhexidine chip in the treatment of adult periodontitis: clinical and radiographic findings. *Journal of Periodontology* **71**, 256-262.

Johnson, L.R., Stoller, N.H., Polson, A. *et al.* (2002). The effects of subgingival calculus on the clinical outcomes of locally-delivered controlled-release doxycycline compared to scaling and root planing. *Journal of Clinical Periodontology* **29**, 87-91.

Jones, A.A., Kornman, K.S., Newbold, D.A. & Manwell, M.A. (1994). Clinical and microbiological effects of controlled-release locally delivered minocycline in periodontitis. *Journal of Periodontology* **65**, 1058-1066.

Kaner, D., Bernimoulin, J.P., Hopfenmüller, W., Kleber, B.M. & Friedmann, A. (2007). Controlled-delivery chlorhexidine chip versus amoxicillin/metronidazole as adjunctive antimicrobial therapy for generalized aggressive periodontitis: a randomized controlled clinical trial. *Journal of Clinical Periodontology* **34**, 880-891.

Kasaj, A., Chiriachide, A. & Willershausen, B. (2007). The adjunctive use of a controlled-release chlorhexidine chip following treatment with a new ultrasonic device in supportive periodontal therapy: a prospective, controlled clinical study. *International Journal of Dental Hygiene* **5**, 225-231.

Killeen, A.C., Harn, J.A., Erickson, L.M., Yu, F. & Reinhardt, R.A. (2016). Local minocycline effect on inflammation and clinical attachment during periodontal maintenance: randomized clinical trial. *Journal of Periodontology* **87**, 1149-1157.

Kinane, D.F. & Radvar, M. (1999). A six-month comparison of three periodontal local antimicrobial therapies in persistent periodontal pockets. *Journal of Periodontology* **70**, 1-7.

Lauenstein, M., Kaufmann, M. & Persson, G.R. (2013). Clinical and microbiological results following nonsurgical periodontal therapy with or without local administration of piperacillin/tazobactam. *Clinical Oral Investigations* **17**, 1645-1660.

Leiknes, T., Leknes, K.N., Böe, O.E., Skavland, R.J. & Lie, T. (2007). Topical use of a metronidazole gel in the treatment of sites With symptoms of recurring chronic inflammation. *Journal of Periodontology* **78**, 1538-1544.

Lessem, J. & Hanlon, A. (2004). A post-marketing study of 2805 patients treated for periodontal disease with Arestin. *Journal of the International Academy of Periodontology* **6**, 150-153.

Lie, T., Bruun, G. & Boe, O.E. (1998). Effects of topical metronidazole and tetracycline in treatment of adult periodontitis. *Journal of Periodontology* **69**, 819-827.

Lindhe, J., Heijl, L., Goodson, J.M. & Socransky, S.S. (1979). Local tetracycline delivery using hollow fiber devices in periodontal therapy. *Journal of Clinical Periodontology* **6**, 141-149.

Listl, S., Frühauf, N., Dannewitz, B. *et al.* (2015). Cost-effectiveness of non-surgical peri-implantitis treatments. *Journal of Clinical Periodontology* **42**, 470-477.

Machtei, E.E., Frankenthal, S., Levi, G. *et al.* (2012). Treatment of peri-implantitis using multiple applications of chlorhexidine chips: a double-blind, randomized multi-centre clinical trial. *Journal of Clinical Periodontology* **39**, 1198-1205.

Matesanz, P., Herrera, D., Echeverria, A. *et al.* (2013). A randomized clinical trial on the clinical and microbiological efficacy of a xanthan gel with chlorhexidine for subgingival use. *Clinical Oral Investigations* **17**, 55-66.

Matesanz-Pérez, P., García-Gargallo, M., Figuero, E. *et al.* (2013). A systematic review on the effects of local antimicrobials as adjuncts to subgingival debridement, compared with subgingival debridement alone, in the treatment of chronic periodontitis. *Journal of Clinical Periodontology* **40**, 227-241.

Minabe, M., Takeuchi, K., Tamura, T., Hori, T. & Umemoto, T. (1989a). Subgingival administration of tetracycline on a collagen film. *Journal of Periodontology* **60**, 552-556.

Minabe, M., Takeuchi, K., Tomomatsu, E., Hori, T. & Umemoto, T. (1989b). Clinical effects of local application of collagen film-immobilized tetracycline. *Journal of Clinical Periodontology* **16**, 291-294.

Mizrak, T., Güncü, G.N., Caglayan, F. *et al.* (2006). Effect of a controlled-release chlorhexidine chip on clinical and microbiological parameters and prostaglandin E2 levels in gingival crevicular fluid. *Journal of Periodontology* **77**, 437-443.

Mombelli, A., Feloutzis, A., Bragger, U. & Lang, N.P. (2001). Treatment of peri-implantitis by local delivery of tetracycline. Clinical, microbiological and radiological results. *Clinical Oral Implants Research* **12**, 287-294.

Mombelli, A., Lehmann, B., Tonetti, M. & Lang, N.P. (1997). Clinical response to local delivery of tetracycline in relation to overall and local periodontal conditions. *Journal of Clinical Periodontology* **24**, 470-477.

Mombelli, A., Tonetti, M., Lehmann, B. & Lang, N.P. (1996). Topographic distribution of black-pigmenting anaerobes before and after periodontal treatment by local delivery of tetracycline. *Journal of Clinical Periodontology* **23**, 906-913.

Muthukuru, M., Zainvi, A., Esplugues, E.O. & Flemmig, T.F. (2012). Non-surgical therapy for the management of peri-implantitis: a systematic review. *Clinical Oral Implants Research* **23 Suppl 6**, 77-83.

Newman, M.G., Kornman, K.S. & Doherty, F.M. (1994). A 6-month multi-center evaluation of adjunctive tetracycline fiber therapy used in conjunction with scaling and root planing in maintenance patients: clinical results. *Journal of Periodontology* **65**, 685-691.

Noguchi, T., Izumizawa, K., Fukuda, M. *et al.* (1984). New method for local drug delivery using resorbable base material in periodontal therapy. *Bulletin of Tokyo Medical and Dental University* **31**, 145-153.

Noyan, U., Yilmaz, S., Kuru, B. *et al.* (1997). A clinical and microbiological evaluation of systemic and local metronidazole delivery in adult periodontitis patients. *Journal of Clinical Periodontology* **24**, 158-165.

Palmer, R.M., Matthews, J.P. & Wilson, R.F. (1998). Adjunctive systemic and locally delivered metronidazole in the treatment of periodontitis: a controlled clinical study. *British Dental Journal* **184**, 548-552.

Palmer, R.M., Matthews, J.P. & Wilson, R.F. (1999). Non-surgical periodontal treatment with and without adjunctive metronidazole in smokers and non-smokers. *Journal of Clinical Periodontology* **26**, 158-163.

Paolantonio, M., D'angelo, M., Grassi, R.F. *et al.* (2008a). Clinical and microbiologic effects of subgingival controlled-release delivery of chlorhexidine chip in the treatment of periodontitis: a multicenter study. *Journal of Periodontology* **79**, 271-282.

Paolantonio, M., D'Ercole, S., Pilloni, A. *et al.* (2009). Clinical, microbiologic, and biochemical effects of subgingival administration of a Xanthan-based chlorhexidine gel in the treatment of periodontitis: a randomized multicenter trial. *Journal of Periodontology* **80**, 1479-1492.

Paolantonio, M., Dolci, M., Perfetti, G. *et al.* (2008b). Effect of a subgingival chlorhexidine chip on the clinical parameters and the levels of alkaline phosphatase activity in gingival crevicular fluid during the non-surgical treatment of periodontitis. *Journal of Biological Regulators and Homeostatic Agents* **22**, 63-72.

Paquette, D., Oringer, R., Lessem, J. *et al.* (2003). Locally delivered minocycline microspheres for the treatment of periodontitis in smokers. *Journal of Clinical Periodontology* **30**, 787-794.

Pitcher, G.R., Newman, H.N. & Strahan, J.D. (1980). Access to subgingival plaque by disclosing agents using mouthrinsing and direct irrigation. *Journal of Clinical Periodontology* **7**, 300-308.

Pradeep, A.R., Bajaj, P., Agarwal, E. *et al.* (2013). Local drug delivery of 0.5% azithromycin in the treatment of chronic periodontitis among smokers. *Australian Dental Journal* **58**, 34-40.

Pradeep, A.R., Sagar, S.V. & Daisy, H. (2008). Clinical and microbiologic effects of subgingivally delivered 0.5% azithromycin in the treatment of chronic periodontitis. *Journal of Periodontology* **79**, 2125-2135.

Ratka-Krüger, P., Schacher, B., Bürklin, T. *et al.* (2005). Non-surgical periodontal therapy with adjunctive topical doxycycline: a dou-

876 Parte 12 Terapia Adicional

ble-masked, randomized, controlled multicenter study. II. Microbiological results. *Journal of Periodontology* **76**, 66-74.

Renvert, S., Lessem, J., Dahlen, G., Lindahl, C. & Svensson, M. (2006). Topical minocycline microspheres versus topical chlorhexidine gel as an adjunct to mechanical debridement of incipient peri-implant infections: a randomized clinical trial. *Journal of Clinical Periodontology* **33**, 362-369.

Renvert, S., Lessem, J., Dahlen, G., Renvert, H. & Lindahl, C. (2008). Mechanical and repeated antimicrobial therapy using a local drug delivery system in the treatment of peri-implantitis: a randomized clinical trial. *Journal of Periodontology* **79**, 836-844.

Rodrigues, R.M., Goncalves, C., Souto, R. *et al.* (2004). Antibiotic resistance profile of the subgingival microbiota following systemic or local tetracycline therapy. *Journal of Clinical Periodontology* **31**, 420-427.

Romano, F., Torta, I., Debernardi, C. & Aimetti, M. (2005). Debridement and local application of tetracycline in the management of persistent periodontitis. Clinical and microbiological results after 12 months. *Minerva Stomatology* **54**, 43-51.

Ryder, M.I., Pons, B., Adams, D. *et al.* (1999). Effects of smoking on local delivery of controlled-release doxycycline as compared to scaling and root planing. *Journal of Clinical Periodontology* **26**, 683-691.

Sakellari, D., Dimitra, S., Ioannidis, I. *et al.* (2010). Clinical and microbiological effects of adjunctive, locally delivered chlorhexidine on patients with chronic periodontitis. *Journal of the International Academy of Periodontology* **12**, 20-26.

Salvi, G.E., Mombelli, A., Mayfield, L. *et al.* (2002). Local antimicrobial therapy after initial periodontal treatment. *Journal of Clinical Periodontology* **29**, 540-550.

Salvi, G.E., Persson, G.R., Heitz-Mayfield, L.J., Frei, M. & Lang, N.P. (2007). Adjunctive local antibiotic therapy in the treatment of peri-implantitis II: clinical and radiographic outcomes. *Clinical Oral Implants Research* **18**, 281-285.

Sanz, M., Herrera, D., Kebschull, M. *et al.* (2020). Treatment of stage I-III periodontitis – The EFP S3 Level Clinical Practice Guideline. *Journal of Clinical Periodontology* **47 Suppl 22**, 4-60.

Schenk, G., Flemmig, T.F., Betz, T., Reuther, J. & Klaiber, B. (1997). Controlled local delivery of tetracycline HCl in the treatment of periimplant mucosal hyperplasia and mucositis. A controlled case series. *Clinical Oral Implants Research* **8**, 427-433.

Schwarz, F., Becker, K. & Sager, M. (2015a). Efficacy of professionally administered plaque removal with or without adjunctive measures for the treatment of peri-implant mucositis. A systematic review and meta-analysis. *Journal of Clinical Periodontology* **42 Suppl 16**, S202-213.

Schwarz, F., Schmucker, A. & Becker, J. (2015b). Efficacy of alternative or adjunctive measures to conventional treatment of peri-implant mucositis and peri-implantitis: a systematic review and meta-analysis. *International Journal of Implant Dentistry* **1**, 22.

Smiley, C.J., Tracy, S.L., Abt, E. *et al.* (2015). Systematic review and meta-analysis on the nonsurgical treatment of chronic periodontitis by means of scaling and root planing with or without adjuncts. *Journal of the American Dental Association* **146**, 508-524.

Socransky, S.S., Haffajee, A.D., Teles, R. *et al.* (2013). Effect of periodontal therapy on the subgingival microbiota over a 2-year monitoring period. I. Overall effect and kinetics of change. *Journal of Clinical Periodontology* **40**, 771-780.

Soeroso, Y., Akase, T., Sunarto, H. *et al.* (2017). The risk reduction of recurrent periodontal pathogens of local application minocycline HCL 2% gel, used as an adjunct to scaling and root planing for chronic periodontitis treatment. *Therapeutics and Clinical Risk Management* **13**, 307-314.

Soskolne, A., Golomb, G., Friedman, M. & Sela, M.N. (1983). New sustained release dosage form of chlorhexidine for dental use. II. Use in periodontal therapy. *Journal of Periodontal Research* **18**, 330-336.

Stelzel, M. & Florès-De-Jacoby, L. (2000). Topical metronidazole application as an adjunct to scaling and root planing. *Journal of Clinical Periodontology* **27**, 447-452.

Tabenski, L., Moder, D., Cieplik, F. *et al.* (2017). Antimicrobial photodynamic therapy vs. local minocycline in addition to non-surgical therapy of deep periodontal pockets: a controlled randomized clinical trial. *Clinical Oral Investigations* **21**, 2253-2264.

Timmerman, M.F., Van Der Weijden, G.A., Van Steenbergen, T.J. *et al.* (1996). Evaluation of the long-term efficacy and safety of locally-applied minocycline in adult periodontitis patients. *Journal of Clinical Periodontology* **23**, 707-716.

Tomasi, C., Koutouzis, T. & Wennström, J.L. (2008). Locally delivered doxycycline as an adjunct to mechanical debridement at retreatment of periodontal pockets. *Journal of Periodontology* **79**, 431-439.

Tomasi, C. & Wennstrom, J.L. (2011). Locally delivered doxycycline as an adjunct to mechanical debridement at retreatment of periodontal pockets: outcome at furcation sites. *Journal of Periodontology* **82**, 210-218.

Tonetti, M., Cugini, M.A. & Goodson, J.M. (1990). Zero-order delivery with periodontal placement of tetracycline-loaded ethylene vinyl acetate fibers. *Journal of Periodontal Research* **25**, 243-249.

Tonetti, M.S. (1998). Local delivery of tetracycline: from concept to clinical application. *Journal of Clinical Periodontology* **25**, 969-977.

Tonetti, M.S., Cortellini, P., Carnevale, G. *et al.* (1998). A controlled multicenter study of adjunctive use of tetracycline periodontal fibers in mandibular class II furcations with persistent bleeding. *Journal of Clinical Periodontology* **25**, 728-736.

Tonetti, M.S., Lang, N.P., Cortellini, P. *et al.* (2012). Effects of a single topical doxycycline administration adjunctive to mechanical debridement in patients with persistent/recurrent periodontitis but acceptable oral hygiene during supportive periodontal therapy. *Journal of Clinical Periodontology* **39**, 475-482.

Tonetti, M.S., Pini-Prato, G. & Cortellini, P. (1994). Principles and clinical applications of periodontal controlled drug delivery with tetracycline fibers. *International Journal of Periodontics and Restorative Dentistry* **14**, 421-435.

Van Dyke, T.E., Offenbacher, S., Braswell, L. & Lessem, J. (2002). Enhancing the value of scaling and root-planing: Arestin clinical trial results. *Journal of the International Academy of Periodontology* **4**, 72-76.

Williams, R.C., Paquette, D.W., Offenbacher, S. *et al.* (2001). Treatment of periodontitis by local administration of minocycline microspheres: a controlled trial. *Journal of Periodontology* **72**, 1535-1544.

Wilson, T.G., McGuire, M.K., Greenstein, G. & Nunn, M. (1997). Tetracycline fibers plus scaling and root planing versus scaling and root planing alone: similar results after 5 years. *Journal of Periodontology* **68**, 1029-1032.

Wong, M.Y., Lu, C.L., Liu, C.M. & Hou, L.T. (1999). Microbiological response of localized sites with recurrent periodontitis in maintenance patients treated with tetracycline fibers. *Journal of Periodontology* **70**, 861-868.

Wong, M.Y., Lu, C.L., Liu, C.M., Hou, L.T. & Chang, W.K. (1998). Clinical response of localized recurrent periodontitis treated with scaling, root planing, and tetracycline fiber. *Journal of the Formosan Medical Association* **97**, 490-497.

Zingale, J., Harpenau, L., Bruce, G., Chambers, D. & Lundergan, W. (2012). The effectiveness of scaling and root planing with adjunctive time-release minocycline using an open and closed approach for the treatment of periodontitis. *General Dentistry* **60**, 300-305.

Parte 13: Terapia Reconstrutora

38 Terapia Periodontal Regenerativa, 879
Pierpaolo Cortellini e Maurizio S. Tonetti

39 Terapia Mucogengival: Cirurgia Plástica Periodontal, 953
Mariano Sanz, Jan L. Wennström, Massimo de Sanctis e Anton Sculean

Capítulo 38

Terapia Periodontal Regenerativa

Pierpaolo Cortellini[1,2] e Maurizio S. Tonetti[2,3]

[1]Private Practice, Florence, Italy
[2]European Research Group on Periodontology (ERGOPerio), Genoa, Italy
[3]Shanghai Jiao Tong University School of Medicine and Clinical Research Center of Periodontology and Oral and Maxillofacial Implants, National Clinical Research Center of Oral Diseases and Medical Clinical Research Center, Shanghai 9th People Hospital, China

---

Introdução, 879
Classificação e diagnóstico dos defeitos ósseos periodontais, 879
Indicações clínicas, 881
Efeitos a longo prazo e benefícios da regeneração, 882
Evidências de eficácia e efetividade clínicas, 887
Fatores relacionados a paciente, defeito e prognóstico
   do dente, 891
  Fatores relacionados ao paciente, 891
  Fatores relacionados ao defeito, 892
  Fatores relacionados ao dente, 893
Fatores que afetam os desfechos clínicos em furcas, 894
Relevância da abordagem cirúrgica, 894
Abordagens cirúrgicas para os defeitos intraósseos, 897
  Retalhos com preservação de papila, 897
  Conduta pós-operatória, 915
  Período pós-operatório e efeitos colaterais locais, 916
  Morbidade cirúrgica e pós-operatória, 918
Materiais de barreira para cirurgia regenerativa, 920
  Materiais não biorreabsorvíveis, 920

Materiais biorreabsorvíveis, 921
  Membranas para defeitos intraósseos, 921
  Membranas para envolvimento de furca, 924
Enxertos para reposição óssea, 929
  Enxertos para defeitos infraósseos, 929
  Enxertos para envolvimento de furca, 930
Materiais regenerativos biologicamente ativos, 930
  Fatores de crescimento para defeitos intraósseos, 930
  Fatores de crescimento para envolvimento de furca, 931
  Derivados da matriz do esmalte para defeitos intraósseos, 931
  Derivados da matriz do esmalte para envolvimento de furca, 932
Terapia combinada, 933
  Terapia combinada para defeitos intraósseos, 933
  Terapia combinada para envolvimento de furca, 936
  Biomodificação da superfície radicular, 937
Potencial clínico e limites para regeneração, 937
Estratégias clínicas, 939
Fluxogramas clínicos, 941
Conclusão, 944

Introdução

Os avanços na compreensão da biologia da cicatrização da ferida e nas técnicas de regeneração periodontal são aplicados para melhorar os desfechos clínicos a longo prazo de dentes periodontalmente comprometidos por defeitos intraósseos e inter-radiculares. O objetivo do tratamento é obter bolsas rasas, passíveis de manutenção, por reconstrução do aparato de inserção destruído e, com isso, também limitar a recessão da margem gengival. Em geral, a regeneração periodontal é utilizada para: (1) aumentar a inserção periodontal de dentes muito comprometidos; (2) reduzir a profundidade das bolsas para uma faixa mais sustentável; e (3) reduzir os componentes vertical e horizontal dos

defeitos de furca. Na abordagem atual, entretanto, a utilização de uma técnica sensível e a obtenção de sucesso clínico requerem a aplicação de diagnóstico e estratégias de tratamento meticulosos.

Classificação e diagnóstico dos defeitos ósseos periodontais

A desagregação periodontal de um local específico compromete o prognóstico a longo prazo dos dentes pela produção de três tipos de defeitos: supraósseos (ou horizontais), infraósseos (ou verticais) e inter-radiculares (ou de furca).

De acordo com a classificação de Goldman e Cohen (1958), defeitos supraósseos são aqueles cuja base da bolsa está localizada coronal à crista alveolar. Este capítulo não trata de defeitos supraósseos.

Defeitos infraósseos, por outro lado, são definidos por localização apical da base da bolsa em relação à crista alveolar residual. Em relação aos defeitos infraósseos, dois tipos podem ser identificados: defeitos intraósseos e crateras. Defeitos intraósseos são aqueles cujo componente infraósseo afeta primariamente um dente, enquanto, nas crateras, o defeito afeta igualmente duas superfícies radiculares adjacentes. Os defeitos intraósseos (Figura 38.1) têm sido classificados de acordo com a morfologia em termos de paredes ósseas residuais, de largura do defeito (ou ângulo radiográfico) e extensão topográfica ao redor do dente. Defeitos de três paredes, de duas paredes e de uma parede têm sido definidos como base do número de paredes ósseas alveolares residuais. Isso representa o sistema primário de classificação. Frequentemente, defeitos intraósseos apresentam uma anatomia complexa, consistindo em um componente de três paredes, na porção mais apical do defeito, e em um componente de uma e/ou duas paredes, nas porções mais superficiais. Defeitos hemisseptais, que são defeitos verticais entre raízes adjacentes, nos quais a metade do septo permanece em um dos dentes, representam um caso especial de defeito de uma parede. Vários autores também têm utilizado termos descritivos para definir características morfológicas especiais: defeitos em forma de funil, fosso, trincheiras etc.

É de particular interesse um tipo de morfologia especial: a cratera (Figura 38.1). Ela é definida como um defeito em forma de taça ou tigela no osso alveolar interdental, com perda quase igual nas raízes de dois dentes contíguos e uma posição mais coronal da crista alveolar vestibular e lingual; as paredes vestibulares e linguais/palatais apresentam alturas diferentes. Esse defeito pode ser considerado

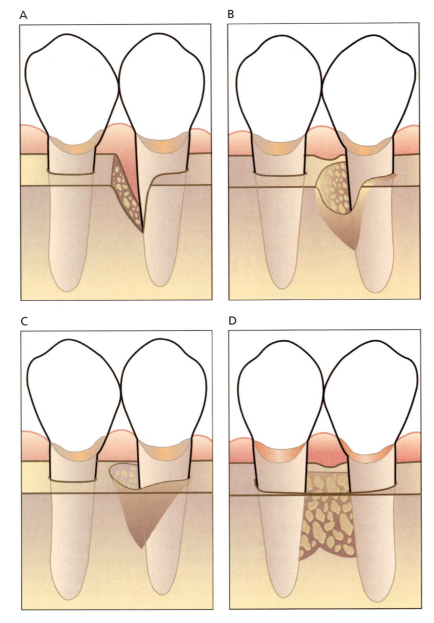

Figura 38.1 Defeitos infraósseos. **A.** Defeito intraósseo de uma parede. **B.** Defeito intraósseo de duas paredes. **C.** Defeito intraósseo de três paredes. **D.** Cratera interproximal. (Fonte: Papapanou & Tonetti 2000. Reproduzida, com autorização, de John Wiley & Sons.)

resultado da progressão apical de periodontite ao longo de duas raízes adjacentes em uma área interproximal relativamente estreita (mesiodistalmente). Notadamente, todas as definições supracitadas não são baseadas em exames radiográficos, mas sim na morfologia dos defeitos encontrada após a elevação de retalho. Condições que implicam reabsorção patológica de osso na região de furca de um dente multirradicular, definido como invasão de furca, também são classificadas como defeitos ósseos periodontais; o leitor pode recorrer à discussão sobre anatomia e classificação de lesões de furca no Capítulo 33.

O diagnóstico da existência e da morfologia das lesões ósseas periodontais representa um grande desafio clínico. É primariamente realizado combinando informações clínicas derivadas da evolução do nível de inserção com informações derivadas de radiografias intraorais de qualidade, obtidas pela técnica do paralelismo. Um conhecimento preciso da anatomia radicular e suas variações é também importante para o diagnóstico dos defeitos ósseos periodontais e, em particular, para defeitos inter-radiculares. O exame radiográfico de qualidade fornece informação adicional sobre a morfologia da reabsorção óssea alveolar. Nesse contexto, a interpretação da imagem radiográfica do septo interdental é complicada, uma vez que a radiografia fornece uma imagem bidimensional de uma anatomia tridimensional, sobrepondo estruturas como osso alveolar, estruturas dentais mineralizadas e tecidos moles. Essa complexidade de estruturas visualizadas significa que alguma destruição tecidual deve ocorrer antes que possa ser detectada radiograficamente, muitas vezes tornando obscuras as lesões incipientes. Além disso, até mesmo lesões avançadas podem estar mascaradas por estruturas sobrepostas. Por isso, geralmente se considera que o diagnóstico radiográfico apresenta alta previsibilidade positiva (*i. e.*, as lesões visualizadas de fato existem), porém baixa previsibilidade negativa (*i. e.*, a ausência de perda óssea radiograficamente detectável não descarta uma lesão óssea).

O nível clínico de inserção (NCI), por outro lado, é uma ferramenta de diagnóstico altamente sensível; sua combinação com radiografias, portanto, confere um aumento no grau de precisão do diagnóstico (Tonetti *et al.* 1993b). Em particular, a comparação da perda óssea radiográfica de um local específico com a sua perda de inserção clínica permite ao dentista fazer uma estimativa qualificada da verdadeira arquitetura óssea, cuja exata morfologia, entretanto, somente poderá ser estabelecida após a elevação do retalho. A detecção do defeito e sua localização e extensão, com suas principais características, devem ser realizadas antes da elevação do retalho. Mais um auxílio nesse sentido seria o uso de sondagem transgengival ou ultrassonografia óssea.

Indicações clínicas

O tratamento periodontal, tanto cirúrgico quanto não cirúrgico, resulta em recessão da gengiva marginal após cicatrização (Isidor *et al.* 1984). Em casos avançados de periodontite, isso pode levar a estética deficiente em dentes da região anterior, em particular quando são aplicados procedimentos cirúrgicos com recontorno ósseo para erradicação de defeitos ósseos. Além disso, a ressecção óssea aplicada a locais com destruição óssea grave e defeitos intraósseos profundos pode resultar na remoção inaceitável de osso de suporte residual para os dentes envolvidos e vizinhos. O tratamento desses casos sem o recontorno ósseo, por outro lado, pode resultar em bolsas residuais inacessíveis a uma limpeza apropriada durante a manutenção pós-tratamento. Esses problemas podem ser evitados ou reduzidos pela aplicação de procedimentos cirúrgicos regenerativos para restaurar a perda de inserção periodontal nos defeitos ósseos. Desse modo, a indicação da aplicação de terapia periodontal regenerativa é frequentemente baseada na anatomia da destruição óssea e em considerações estéticas, além do fato de poder melhorar a função ou prognóstico a longo prazo dos dentes tratados. Existem relatos de caso demonstrando que dentes "condenados", com defeitos verticais profundos, mobilidade dentária aumentada ou furcas comunicantes ("lado a lado") podem ser tratados com sucesso através de terapia periodontal regenerativa (Gottlow *et al.* 1986). Dentes com bolsas profundas associadas a profundos defeitos infraósseos são considerados um desafio clínico. A maioria dos autores classificou tais dentes com um prognóstico questionável ou desesperançado. Os elementos-chave que embasam essas opiniões são a complexa interação de inserção periodontal reduzida residual, bolsas profundas, demandas funcionais e, com frequência, a hipermobilidade dentária resultante (Lang & Tonetti 1996; McGuire & Nunn 1996a, b; Kwok & Caton 2007). Fica claro, portanto, que a possibilidade de alterar o prognóstico de um dente de "questionável" ou "desesperançado" para "razoável" ou "favorável" ajudaria muito dentistas e pacientes na difícil tarefa de manter os dentes ao longo do tempo, e a possibilidade de ganhar suporte periodontal ajudaria a melhorar o conforto e a função do paciente. Um ensaio clínico randomizado controlado relatou 92% de sobrevivência em 5 anos e 88% em 10 anos de dentes "sem esperança" tratados com regeneração periodontal (Cortellini *et al.* 2011, 2020b). Uma metanálise recente concluiu que a aplicação de materiais regenerativos em combinação com retalhos de preservação papilar deve ser considerada o tratamento de escolha para bolsas residuais com defeitos intraósseos profundos (≥ 3 mm) (Nibali *et al.* 2020). O *XVI European Workshop in Periodontology* em periodontia desenvolveu diretrizes clínicas usando o formato de uma conferência estruturada de desenvolvimento de consenso. Da conferência veio uma forte recomendação de "tratar dentes com bolsas profundas residuais associadas a defeitos intraósseos de 3 mm ou mais profundos com cirurgia regenerativa periodontal" (Sanz *et al.* 2020).

Outras indicações da terapia periodontal regenerativa são dentes com envolvimento de furca. A área de furca é quase sempre inacessível a instrumentação adequada, e frequentemente as raízes apresentam concavidades e sulcos que tornam impossível a limpeza apropriada após acesso ou cirurgia ressectiva. Considerando os resultados e as complicações a longo prazo relatados após o tratamento de lesões de furca através de terapia cirúrgica tradicional

(Hamp *et al.* 1975; Bühler 1988), o prognóstico a longo prazo dos dentes com envolvimento de furca pode ser consideravelmente melhorado pelo sucesso da terapia periodontal regenerativa. O *workshop* EFP 2019 expressou um consenso sobre uma recomendação de "tratar molares inferiores com bolsas residuais associadas ao envolvimento de furca classe II com cirurgia periodontal regenerativa"; e uma sugestão "para tratar molares com bolsas residuais associadas ao envolvimento da furca maxilar vestibular de classe II com cirurgia regenerativa periodontal" (Sanz *et al.* 2020).

Efeitos a longo prazo e benefícios da regeneração

Uma questão pertinente a respeito do tratamento regenerativo é saber se o ganho do nível de inserção pode ou não ser mantido por um longo período de tempo. Em um estudo prospectivo a longo prazo, Gottlow *et al.* (1992) avaliaram a estabilidade de nova inserção conseguida através de procedimentos de regeneração tecidual guiada (GTR, do inglês *guided tissue regeneration*). Oitenta locais em 39 pacientes, que em 6 meses após a cirurgia exibiram um ganho de inserção clínica ≥ 2 mm (2 a 7 mm), foram monitorados durante um período adicional de 1 a 5 anos. Dos 80 locais, 65 foram monitorados por 2 anos, 40 por 3 anos, 17 por 4 anos e 9 locais por 5 anos. Os resultados desse estudo e de outros testes indicaram que o ganho de inserção obtido após o tratamento de GTR pode ser mantido em uma perspectiva a longo prazo (Becker & Becker 1993; McClain & Schallhorn 1993).

Uma pesquisa sobre defeitos infraósseos demonstrou que a estabilidade dos locais tratados por GTR depende da participação dos pacientes em um programa de manutenção e da ausência de placa bacteriana, sangramento à sondagem (SS) e reinfecção dos locais tratados por patógenos periodontais (Cortellini *et al.* 1994). A suscetibilidade à recorrência da doença nos locais tratados com membranas não biorreabsorvíveis foi avaliada em um estudo comparando alterações a longo prazo dos níveis de inserção entre locais regenerados e não regenerados no mesmo paciente (Cortellini *et al.* 1996a). Resultados indicaram que havia um alto grau de concordância nos achados clínicos (estabilidade *versus* recorrência de perda de inserção) no mesmo paciente, sugerindo que os fatores relacionados ao paciente, mais do que os fatores relacionados ao local, incluindo características específicas do tipo histológico da cicatrização esperada da ferida, estão associados com a recorrência da doença. Entre os fatores relacionados ao paciente, a colaboração com a higiene oral, tabagismo e suscetibilidade à progressão da doença foram os maiores determinantes da estabilidade dos locais tratados, em vez da modalidade de tratamento empregada.

O impacto limitado do tipo histológico de cicatrização é suportado por um estudo experimental. Em um estudo em macacos (Kostopoulos & Karring 1994), um colapso periodontal foi induzido através da colocação e retenção de elásticos ortodônticos em dentes experimentais até que houvesse 50% de perda óssea. Os dentes experimentais foram tratados endodonticamente e submetidos a cirurgia a retalho para a remoção de todo o tecido de granulação. As coroas dos dentes foram seccionadas no nível da junção cemento-esmalte, e uma membrana foi colocada recobrindo as raízes antes da sutura. Após 4 semanas de cicatrização, as membranas foram removidas. Ao mesmo tempo, os dentes contralaterais que serviam de controle foram tratados endodonticamente e submetidos a uma cirurgia pela qual as coroas foram seccionadas no nível da junção cemento-esmalte. Coroas de compósitos artificiais foram então colocadas nas raízes tanto experimentais quanto controle. Os locais foram deixados cicatrizando por 3 meses, durante os quais foi realizado cuidadoso controle de placa. Ao fim desse período, ligaduras de fio de algodão foram colocadas nos dentes experimentais e nos dentes-controle para induzir doença periodontal. Após outros 6 meses, os animais foram sacrificados. Com relação ao nível de inserção, nível ósseo, profundidade de sondagem da bolsa (PB) e recessão gengival, foram encontrados resultados similares nos espécimes histológicos dos dentes experimentais (Figura 38.2) e dos dentes-controle (Figura 38.3). Isso indica que a nova inserção conjuntiva formada com a GTR não é mais suscetível à periodontite do que o periodonto naturalmente existente.

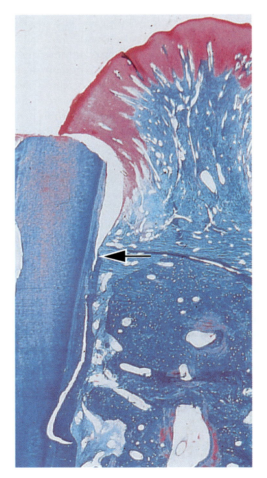

Figura 38.2 Microfotografia de um espécime-teste com uma inserção de tecido conjuntivo reformada. Após 6 meses de periodontite induzida por ligaduras, ocorreu perda de inserção desde a superfície radicular cortada coronalmente até o nível indicado pela *seta*.

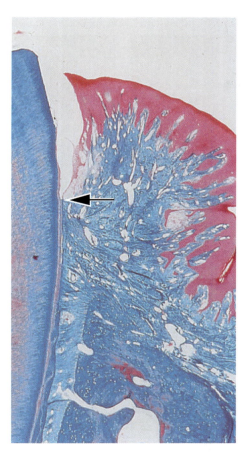

Figura 38.3 Microfotografia de um espécime-controle com periodonto natural. Após 6 meses de periodontite induzida por ligaduras, ocorreu perda de inserção desde a superfície radicular cortada coronalmente até o nível indicado pela *seta*.

Outros estudos clínicos a longo prazo mostram que, se o paciente participa de um cuidadoso programa de suporte periodontal recomendado pelo profissional e mantém boa higiene oral, a inserção regenerada pode se manter a longo prazo (Christgau *et al.* 1997; Sculean *et al.* 2006, 2008; Eickholz *et al.* 2007; Slotte *et al.* 2007; Nickles *et al.* 2009; Pretzl *et al.* 2009; Nygaard-Østby *et al.* 2010).

Poucas pesquisas avaliaram os efeitos da regeneração periodontal sobre a sobrevida do dente a longo prazo. Cortellini e Tonetti (2004) realizaram uma análise de Kaplan Mayer da sobrevida do dente após tratamento periodontal regenerativo em uma amostra de 175 pacientes acompanhados por 2 a 16 anos (média 8 ± 3,4 anos) em um ambiente especial. Nesse estudo, 96% dos dentes tratados com regeneração periodontal sobreviveram. De especial interesse foi a observação de que a perda dentária ocorreu entre os 32% da população que fumavam (sobrevida dentária foi de 89% entre tabagistas e 100% entre não tabagistas). Os NCI estavam localizados nos mesmos níveis ou coronais aos níveis pré-tratamento em 92% dos casos até 15 anos após tratamento (Tabela 38.1 e Figura 38.4).

Os benefícios clínicos potenciais da regeneração periodontal são mais bem-ilustrados em uma consecutiva série de casos de pilares protéticos estratégicos gravemente comprometidos pela presença de defeitos infraósseos profundos associados a bolsas profundas, que foram acompanhados por até 8 anos após tratamento regenerativo (Tonetti *et al.* 1996b; Cortellini *et al.* 1999b). Inicialmente, o defeito periodontal inviabilizava o uso desses dentes como pilares em uma reconstrução. Em todos os casos, a regeneração periodontal com membranas permitiu a mudança no prognóstico clínico, promovendo um aumento de 30% no suporte ósseo radiográfico, diminuindo a PB, permitindo sua manutenção. Esses resultados mantiveram-se estáveis durante o período de acompanhamento (Figura 38.5). Uma revisão sistemática (Kao *et al.* 2015) concluiu que as melhorias nos parâmetros clínicos obtidos com a regeneração periodontal são mantidas até 10 anos, mesmo em dentes gravemente comprometidos, consistente com um prognóstico favorável/bom a longo prazo.

Um recente estudo randomizado controlado (ECR) a longo prazo demonstrou que os benefícios clínicos da regeneração periodontal podem ser mantidos por até 20 anos (Cortellini *et al.* 2017). Neste estudo, a sobrevivência dos dentes regenerados em pacientes bem conservados foi de 100% em comparação com 85,7% no grupo de controle do retalho. Os locais tratados com retalho tiveram maiores

Tabela 38.1 Análise da sobrevida da inserção periodontal regenerada após um período de 16 anos de acompanhamento em 175 pacientes tratados com regeneração periodontal. Nessa análise de sobrevida, o evento é representado pela perda no nível clínico de inserção (NCI) de 2 mm ou mais a partir do nível de inserção obtido após a regeneração completar 1 ano de regeneração. Nenhuma recorrência substancial de periodontite (perda de NCI) foi observada em 92% dos casos tratados e que participaram de um programa de prevenção secundário.

Tempo em risco (anos)	Número de perda de NCI ≥ 2 mm	Censurado	Tamanho da amostra efetiva	Probabilidade condicional de perda de NCI (%)	Sobrevida (%)
0 a 2	2	0	175	1,1	100
2 a 4	3	0	166	1,7	98,9
4 a 6	2	0	155	1,2	97,1
6 a 8	1	55	119	0,7	96
8 a 10	0	47	70,5	0	95,3
10 a 12	2	16	41	3,5	95,3
12 a 14	0	25	24,5	0	92
14 a 16	0	21	8	0	92
16	0	1	0,5	0	92

Fonte: Cortellini & Tonetti (2004). Reproduzida, com autorização, de John Wiley & Sons.

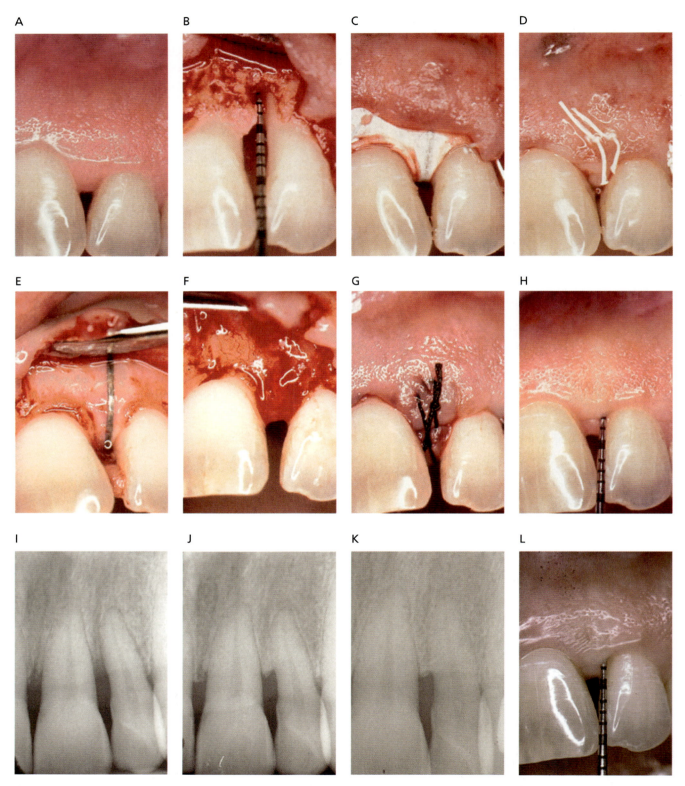

Figura 38.4 **A** e **B.** Incisivo lateral superior esquerdo com profundo defeito intraósseo interproximal na superfície mesial. **C.** Retalhos são elevados de acordo com a técnica modificada de preservação de papila, e uma membrana reforçada com titânio é colocada sobre o defeito. **D.** A membrana é completamente coberta pelo deslocamento coronal do retalho e pela preservação da papila interdental. **E** e **F.** Após 6 semanas de cicatrização pós-cirúrgica sem intercorrência, a membrana foi removida e (**G**) o tecido recém-formado estava completamente coberto. **H.** Após 1 ano, a profundidade de bolsa residual era de 2 mm, e não ocorreu retração vestibular ou interdental. **I.** A radiografia inicial mostrou radiotransparência que se aproxima do ápice do dente, mas, após 1 ano, o defeito infraósseo estava cicatrizado e parece ter ocorrido alguma aposição óssea supracrista (**J**). A radiografia de 6 anos confirmou a regeneração óssea supracrista (**K**), e a imagem clínica mostrou a integridade da papila interdental com ótima preservação da aparência estética (**L**).

Capítulo 38 Terapia Periodontal Regenerativa

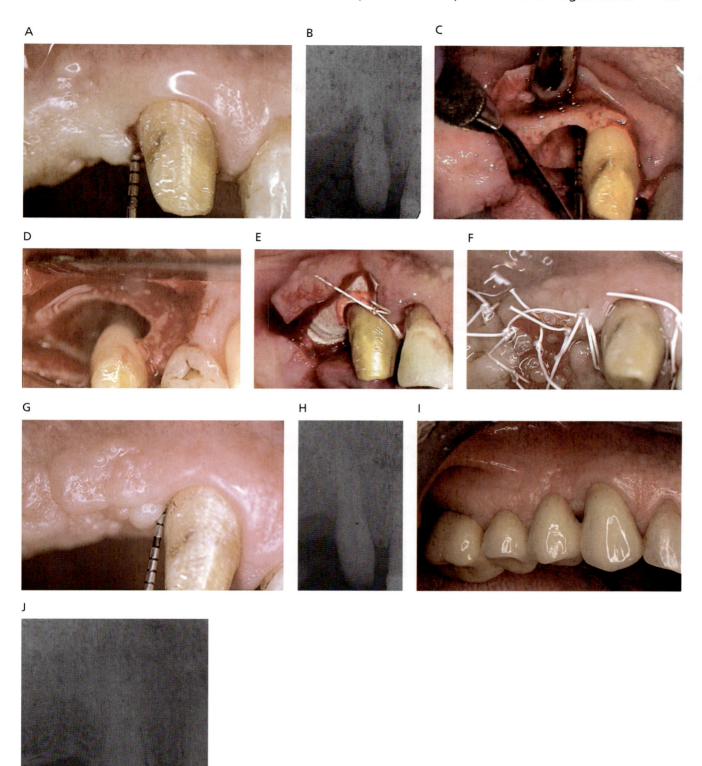

Figura 38.5 Benefícios clínicos da regeneração periodontal. Paciente apresenta comprometimento periodontal no pilar mesial de uma prótese parcial fixa: uma bolsa de 10 mm estava associada a um defeito intraósseo de 10 mm estendendo-se sobre três das quatro faces do dente (**A** a **D**). Uma membrana de barreira foi posicionada e presa ao redor da raiz do dente (**E**). Fechamento primário com suturas tipo colchoeiro internas (**F**) foi realizado e mantido durante o período de cicatrização. Em 1 ano, a sondagem periodontal mostrou uma bolsa superficial passível de manutenção (3 mm) (**G**) e a completa resolução do defeito (**H**). A estabilidade clínica e radiográfica do desfecho é ilustrada 10 anos após a terapia regenerativa (**I** e **J**): estabilidade da margem gengival, bolsas superficiais, boa estética e bom suporte periodontal do pilar são evidentes.

probabilidades de chance (PC) para recorrências e custos mais altos de reintervenção do que os locais regenerados ao longo de um período de acompanhamento de 20 anos com cuidados periodontais de suporte (SPC, do inglês *supportive periodontal care*). A profundidade da bolsa residual em 1 ano, detectada com mais frequência nos locais tratados com retalho, foi significativamente correlacionada com o número de recorrências ($P = 0,002$).

Um ensaio clínico randomizado controlado relatou 88% de sobrevivência em 10 anos de dentes "sem esperança" tratados com regeneração periodontal (Cortellini *et al.* 2020b). O grupo controle foi tratado com extração e substituição de dentes sem esperança por implantes ou reconstruções suportadas por dentes. A sobrevida livre de complicações não foi significativamente diferente: 6,7 a 9,1 anos para regeneração periodontal e 7,3 a 9,1 anos para extração e substituição ($P = 0,788$). A análise de recorrência mostrou que o intervalo de confiança de 95% dos custos foi significativamente menor para a regeneração periodontal em comparação com a extração e substituição durante todo o período de 10 anos. Os resultados relatados pelos pacientes e as medidas de qualidade de vida relacionadas à saúde bucal melhoraram em ambos os grupos. Os autores concluíram que a regeneração periodontal pode mudar o prognóstico de dentes perdidos e é uma alternativa menos dispendiosa à extração e substituição de dentes. A complexidade do tratamento limita a ampla aplicação aos casos mais complexos, mas fornece uma poderosa prova de princípio para os benefícios da regeneração periodontal em defeitos intraósseos profundos.

Alguns estudos avaliaram o prognóstico a longo prazo dos defeitos de furca que receberam terapia regenerativa. Relatou-se a cura completa, por meio de preenchimento dentário avaliado por cirurgia de reentrada, de dezesseis defeitos de furca mandibulares de classe II, após posicionamento de retalho coronal e biomodificação radicular com ácido cítrico, com e sem implante de aloenxertos de osso desmineralizado congelado seco (DFDBA, do inglês *demineralized freeze-dried bone allografts*). Tais dentes foram reavaliados após 4 a 5 anos (Haney *et al.* 1997), e 12 de 16 locais exibiam defeitos de furca classe II recorrentes. Os pesquisadores concluíram que esses achados contestavam a estabilidade de regeneração óssea de longo termo em regiões de furca após procedimentos coronais avançados de retalho. Um resultado positivo similar foi recentemente relatado após o uso de uma combinação de terapias (membrana e DFDBA) em dentes comprometidos por defeitos de furca classe II (Bowers *et al.* 2003): 92% dos defeitos classe II foram fechados ou transformados em defeitos classe I, diminuindo assim o risco de perda dentária 1 ano após a terapia (McGuire e Nunn 1996a e b). Uma revisão sistemática recente (Jepsen *et al.* 2020) investigou o desempenho clínico da cirurgia periodontal regenerativa no tratamento de defeitos de furca *versus* desbridamento de retalho aberto (OFD, do inglês *open flap debridement*) e comparou diferentes modalidades regenerativas. Os autores concluíram que a cirurgia regenerativa de furca classe II é superior à OFD. A probabilidade de obtenção de fechamento de furca ou conversão para classe I

é significativamente maior ($OR = 20,91; 90\%$ IC = 5,81, 69,41) para técnicas regenerativas do que para OFD. Modalidades de tratamento envolvendo enxertos de substituição óssea estão associadas a maior desempenho.

A estabilidade a longo prazo dos defeitos mandibulares de furca regenerados após GTR, sozinha ou combinada com biomodificação da superfície radicular com ácido cítrico e enxerto ósseo, também foi avaliada por McClain e Schallhorn (1993). Entre 57% dos defeitos de furca avaliados como completamente preenchidos em 6 a 12 meses, apenas 29% permaneceram preenchidos após 4 a 6 anos. Entretanto, 74% dos defeitos de furca tratados com GTR combinada com DFDBA estavam completamente preenchidos tanto na avaliação de curto quanto na a longo prazo, sugerindo que os resultados obtidos com o procedimento combinado eram mais estáveis ao longo do tempo. Os resultados a longo prazo do tratamento com GTR dos defeitos de furca mandibulares classe II com membranas e-PTFE (do inglês *expanded polytetrafluoroethylene*) também foram relatados por Machtei *et al.* (1996). Os dentes foram acompanhados por 4 anos e comparados com molares sem envolvimento de furca. Melhoras estimadas no NCI vertical (V-NCI) e horizontal (H-NCI) após o tratamento também foram mantidas após 4 anos, sugerindo que as mudanças obtidas nos defeitos de furca classe II pela GTR eram estáveis. Apenas 9% dos defeitos tratados mostraram-se instáveis, porcentagem semelhante à observada nos molares sem envolvimento de furca. A boa higiene oral, resultando em escores baixos de placa e eliminação dos patógenos periodontais, associava-se intimamente à estabilidade a longo prazo. Com base nesses resultados, concluiu-se que os defeitos de furca tratados com membranas de barreira podem ser mantidos saudáveis por pelo menos 4 anos, desde que sejam estabelecidas boa higiene oral e consultas frequentes de acompanhamento. Dannewitz *et al.* (2016), em um estudo de acompanhamento de 10 anos, concluiu que a retenção de molares a longo prazo é possível. Com terapia periodontal ativa, seguida de terapia periodontal de suporte, mesmo dentes com perda óssea inicial de mais de 60% e / ou bifurcações podem ser retidos por mais de 10 anos. Os fatores relacionados ao paciente que influenciam a perda molar são: idade, sexo feminino, tabagismo e diabetes, enquanto, entre os fatores relacionados aos dentes, envolvimento de furca classe III, perda óssea inicial, tratamento endodôntico e PB residual em T1 desempenharam papel significativo.

A taxa de sobrevida dos dentes com envolvimento de furca que passam por terapia regenerativa foi pesquisada em alguns estudos. Yukna e Yukna (1997) relataram uma taxa de sobrevida de 100% após um período médio de observação de 6,6 anos em 26 molares mandibulares e maxilares com envolvimento de furca tratados com enxerto ósseo sintético e retalho coronalmente avançado. Eickholz e Hausmann (2002) relataram uma taxa de sobrevida de 100% após 60 meses em 10 molares mandibulares e 10 molares maxilares com envolvimento de furca tratados com barreiras. Uma taxa de sobrevida de 98,1% foi relatada por Dannewitz *et al.* (2006) após um período de observação de 107 meses de 29 molares maxilares e 24 molares mandibulares com envolvimento de furca tratados com GTR. Eickholz *et al.* (2006) relataram uma taxa de sobrevida de 83,3% após 10 anos em 18 molares mandibulares e maxilares tratados com barreiras.

Conclusão: diversos estudos clínicos sobre os efeitos a longo prazo da regeneração periodontal mostram que, se o paciente participa de um programa de cuidado periodontal profissional e mantém boa higiene oral, a inserção regenerada pode ser mantida a longo prazo. Os fatores de risco para perda de inserção são os associados com a recorrência da doença: baixa disciplina relativa ao cuidado periodontal, higiene oral insatisfatória e tabagismo. Além disso, a maioria dos dentes tratados afetados por defeitos intraósseos e envolvimento de furca pode ser mantida por longos períodos, dado que cuidados periodontais profissionais e caseiros adequados sejam tomados.

Evidências de eficácia e efetividade clínicas

A eficácia está relacionada ao benefício adicional de uma modalidade de tratamento em condições experimentais ideais (como o ambiente altamente controlado de um centro de pesquisa). A efetividade, por outro lado, está relacionada a um benefício que pode ser alcançado em um ambiente clínico comum, em que o procedimento é suscetível a morbidade e a efeitos adversos. Tanto a evidência de eficácia quanto a de efetividade necessitam estar disponíveis a fim de proporcionar suporte para a adoção de uma nova abordagem na prática clínica.

A eficácia clínica dos procedimentos periodontais regenerativos tem sido exaustivamente avaliada em estudos clínicos controlados randomizados, que compararam o procedimento regenerativo com uma abordagem padrão. Para limitar o tamanho da amostra e a duração do estudo, esses testes têm utilizado resultados representativos – alteração do NCI, diminuição da PB, fechamento de furca ou medidas radiográficas –, em vez de alterações na sobrevida do dente. Essas variáveis representativas, entretanto, são consideradas adequadas para substituir o real resultado representado pela sobrevida do dente, visto que a persistência de bolsas profundas ou o envolvimento de furca está associado a alto risco de colapso periodontal e extração dentária.

A maioria dos estudos clínicos foi realizada isoladamente em pequenos centros de pesquisa. As evidências desses estudos foram resumidas em metanálise realizada com dados extraídos de revisões sistemáticas da literatura publicada. Em 2002, 2003 e 2008, o *European Workshop on Periodontology* e o *Workshop on Emerging Technologies in Periodontics* forneceram uma extensa avaliação sistemática da evidência de tecnologias atualmente disponíveis. Isso inclui o uso de membranas de barreira (GTR), de enxertos para reposição óssea (BRG, do inglês *bone replacement graft*) e de materiais regenerativos biologicamente ativos, bem como a aplicação de terapia combinada. As evidências clínicas devem ser interpretadas no contexto dos mecanismos biológicos e evidência de regeneração discutida no Capítulo 21.

A evidência da eficácia clínica de membranas de barreira foi avaliada em revisões sistemáticas e metanálises realizadas por Needleman *et al.* (2002, 2006), Jepsen *et al.* (2002), Murphy e Gunsolley (2003) e Kinaia (2011).

Para defeitos infraósseos, 26 testes controlados com 867 defeitos foram incluídos (Murphy e Gunsolley 2003). A aplicação de membrana resultou em um ganho adicional no NCI de mais de 1 mm em comparação com um retalho de acesso (abordagem-controle) (Figura 38.6). Uma metanálise mais recente (Needleman *et al.* 2006) foi realizada

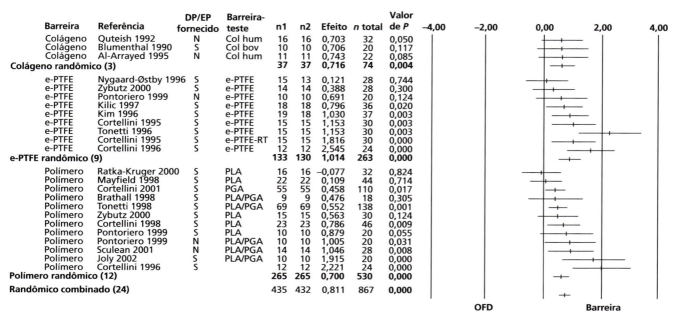

Figura 38.6 Metanálise de estudos de defeitos intraósseos comparando o desbridamento com retalho aberto com regeneração tecidual guiada com barreira, usando o nível clínico de inserção (NCI) como uma variável de desfecho. Col bov = colágeno bovino; Col hum = colágeno humano; DP = desvio padrão; EP = erro padrão; e-PTFE = politetrafluoroetileno expandido; OFD = desbridamento de retalho aberto [*open flap debridement*]; PLA = ácido polilático; PLA/PGA = ácido polilático/poliglicólico; RT = reforçado com titânio. (Fonte: Murphy & Gunsolley 2003. Reproduzida, com autorização, de John Wiley & Sons.)

em 17 RCTs (16 estudos testando GTR sozinha e 2 testando GTR + substitutos ósseos). No tocante à alteração de NCI, a diferença média entre GTR e OFD foi de 1,22 mm (IC 95% de efeitos aleatórios de 0,80 a 1,64) e para GTR + substitutos ósseos, de 1,25 mm (IC 95% de 0,89 a 1,61). Os autores destacaram que a GTR mostrou benefício significativo quando eram comparados os números de locais que falharam em ganhar 2 mm de inserção, sendo a razão de risco de 0,54 (IC 95% de efeitos aleatórios de 0,31 a 0,96). O número necessário para tratar (NNT) para que a GTR atingisse um local extra com ganho de 2 mm ou mais de inserção sobre OFD era, portanto, 8 (IC 95% de 5 a 33), com base em uma incidência de 28% de locais no grupo-controle que falharam em ganhar 2 mm ou mais de inserção. Para as incidências iniciais na variação dos grupos-controle de 3 e 55%, o NNT seria de 71 e 4, respectivamente. Os autores concluíram que a GTR tem efeito maior nas medições de sondagem do tratamento periodontal do que o OFD, incluindo ganho melhorado de inserção, PB reduzida, menor aumento da recessão gengival e mais ganho na sondagem do tecido duro em cirurgia de reentrada. Entretanto, havia variação marcante entre os estudos, e a relevância clínica dessas alterações é desconhecida.

Para defeitos de furca grau II, 15 testes controlados com 376 dentes com envolvimento de furca foram incluídos (Murphy & Gunsolley 2003). A aplicação de membrana resultou em ganhos adicionais, verticais e horizontais (profundidade do envolvimento de furca), no NCI (Figura 38.7). Uma metanálise de estudos de reentrada sobre o tratamento de envolvimento de furca classe II em molares (Kinaia et al. 2011) foi realizada em 13 testes clínicos controlados. Houve melhora significativa nas membranas biorreabsorvíveis em comparação com as não biorreabsorvíveis, principalmente no preenchimento ósseo vertical (0,77 a 0,33 mm; IC 95% de 0,13 a 1,41). Membranas não biorreabsorvíveis mostraram melhora significativa em redução vertical à sondagem (0,75 a 0,31 mm; IC 95% de 0,14 a 1,35), ganho de inserção (1,41 a 0,46 mm; IC 95% de 0,50 a 2,31), preenchimento ósseo horizontal (1,16 a 0,29 mm; IC 95% de 0,59 a 1,73) e preenchimento ósseo vertical (0,58 a 0,11 mm; IC 95% de 0,35 a 0,80) em comparação com OFD. Membranas biorreabsorvíveis mostraram redução significativa na profundidade vertical à sondagem (0,73 a 0,16 mm; IC 95% de 0,42 a 1,05), ganho de inserção (0,88 a 0,16 mm; IC 95% de 0,55 a 1,20), preenchimento ósseo horizontal (0,98 a 0,12 mm; IC 95% de 0,74 a 1,21) e preenchimento ósseo vertical (0,78 a 0,19 mm; IC 95% de 0,42 a 1,15) em comparação com OFD. Esses dados isolados, entretanto, não apresentaram evidências conclusivas da eficácia, visto que não poderia ser descartada a possibilidade de viés decorrente de uma possível tendência a relatar estudos com resultados positivos. Estudos multicêntricos foram desenvolvidos para avaliar conclusivamente a eficácia. Eles foram realizados em um ambiente de prática particular a fim de estender os benefícios para esse ambiente específico (efetividade). Os resultados de grandes estudos prospectivos multicêntricos em ambiente de prática particular (Tonetti et al. 1998, 2004b; Cortellini et al. 2001) suportam conclusivamente o benefício adicional das membranas na melhora do NCI em defeitos intraósseos, e, desse modo, sua eficácia e efetividade. Evidência mais limitada também está disponível para terapia combinada (BRG + membrana de barreira) em defeitos de furca (Bowers et al. 2003).

A eficácia de materiais de enxerto para reposição óssea tem sido avaliada em duas revisões sistemáticas (Trombelli et al. 2002; Reynolds et al. 2003). Como essas duas revisões sistemáticas usaram critérios significativamente diferentes de inclusão dos estudos, seus resultados não são plenamente coincidentes. Trombelli et al. (2002), que incluíram apenas estudos controlados que relataram alterações no NCI como resultado principal, concluíram que existe evidência insuficiente para suportar o uso clínico de materiais de BRG em defeitos infraósseos, visto que: (1) existiu significante heterogeneidade entre os estudos incluídos; (2) o efeito adicional foi pequeno; e (3) ocorreram diferenças que não permitiram a associação de resultados obtidos com diferentes materiais. Em outra metanálise sobre defeitos intraósseos, 27 testes controlados com 797 defeitos intraósseos foram incluídos (Reynolds et al. 2003). A aplicação do BRG resultou em um ganho adicional de 0,5 mm no NCI comparado com um retalho de acesso (abordagem-controle) (Figura 38.8). Ótimos benefícios adicionais foram observados na aplicação de enxerto para reposição óssea sempre que medições de tecido duro (preenchimento ósseo ou resolução do defeito) foram utilizadas como medidas de desfecho.

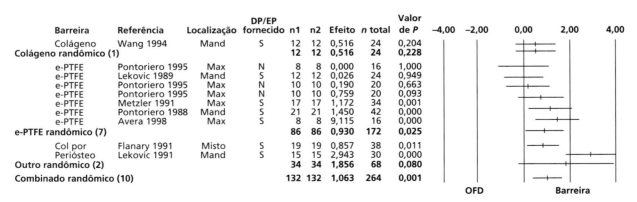

Figura 38.7 Quadro demonstrativo de estudos de defeitos de furca comparando o desbridamento de retalho aberto com a regeneração tecidual guiada com barreira, usando o ganho de inserção clínica à sondagem horizontal (H-OPAL) como uma variável de desfecho. DP = desvio padrão; EP = erro padrão; e-PTFE = politetrafluoroetileno expandido; Mand = mandíbula; Max = maxila. (Fonte: Murphy & Gunsolley 2003. Reproduzida, com autorização, de John Wiley & Sons.)

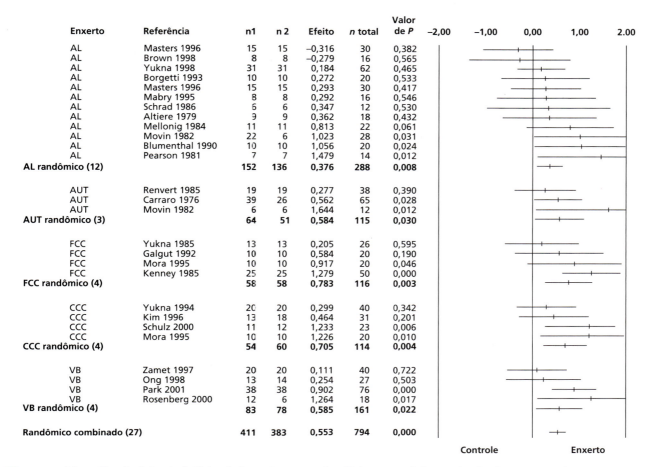

Figura 38.8 Metanálise final do nível clínico de inserção em estudos clínicos controlados randomizados comparando enxerto para reposição óssea com desbridamento de retalho aberto no tratamento de defeitos infraósseos. AL = enxerto alógeno; AUT = enxerto autógeno; CCC = carbonato de cálcio coralino; FCC = fosfato de cálcio (hidroxiapatita) cerâmico; VB = vidro bioativo. (Fonte: Reynolds *et al.* 2003. Reproduzida, com autorização, de John Wiley & Sons.)

Para defeitos de furca, a falta de comparações consistentes não permitiu uma avaliação significativa dos benefícios potenciais do uso de BRG isoladamente (Reynolds *et al.* 2003). Poucos testes multicêntricos têm disponibilizado suporte definitivo da eficácia e/ou efetividade no uso de BRG.

A evidência da eficácia clínica de materiais regenerativos biologicamente ativos tem sido resumida em metanálises apenas para derivado da matriz do esmalte (EMD, do inglês *enamel matrix derivative*) (Trombelli *et al.* 2002; Giannobile & Somerman 2003; Esposito *et al.* 2009; Koop *et al.* 2012), para fatores de crescimento (Darby & Morris 2013) e para concentrado de plaquetas (Del Fabbro *et al.* 2011) somente no tratamento de defeitos infraósseos.

Os resultados de oito estudos incluindo 444 defeitos indicaram que a aplicação do EMD promove como benefício adicional um ganho no NCI no valor de 0,75 mm (Giannobile e Somerman 2003). Esse dado está de acordo com um amplo teste multicêntrico com base prática que demonstrou a eficácia e a efetividade do EMD em defeitos infraósseos (Tonetti *et al.* 2002). A metanálise realizada por Esposito *et al.* (2009) incluiu 13 testes. Uma metanálise que incluía 9 testes mostrou que locais tratados com EMD apresentavam melhoras estatisticamente significativas no NCI (diferença média de 1,1 mm; IC 95% de 0,61 a 1,55) e de redução de PB (0,9 mm; IC 95% de 0,44 a 1,31) em comparação com locais tratados com placebo ou controle, apesar de ter sido encontrado alto grau de heterogeneidade. Aproximadamente 9 pacientes precisaram ser tratados (NNT) para que 1 ganhasse 2 mm ou mais de sondagem do nível de inserção (SNI) em comparação com o grupo-controle, com base em uma prevalência de 25% no grupo-controle. Não foram observadas diferenças na perda dentária ou na aparência estética segundo o julgamento dos pacientes. Quando foram avaliados apenas testes com baixo risco de tendenciosidade (4 testes), o tamanho do efeito para SNI foi de 0,62 mm (IC 95% 0,28 a 0,96), o que era < 1,1 mm do que o resultado geral.

Uma metanálise mais recente (Koop *et al.* 2012) sobre 20 RCTs mostrou um ganho adicional significativo no NCI de 1,30 mm nos locais tratados com EMD em comparação com OFD, ácido etilenodiaminotetracético (EDTA, do inglês *ethylenediaminetetra-acetic acid*) ou placebo (Figura 38.9).

A revisão sistemática realizada por Darby e Morris (2013) relatou uma metanálise sobre dois estudos que tratavam do uso de fator de crescimento recombinante humano derivado de plaquetas BB (rhPDGF-BB). Locais tratados com rhPDGF-BB tinham maior ganho no NCI de cerca de 1 mm, maior porcentagem de preenchimento ósseo de cerca de

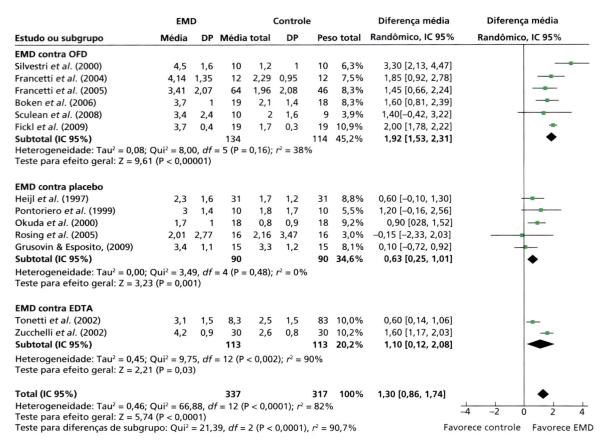

Figura 38.9 Metanálise dos estudos sobre defeitos intraósseos. Comparação dos derivados da matriz do esmalte (EMD) contra os controles: mudança no nível clínico de inserção após 1 ano. EDTA = ácido etileno-diamina-tetra-acético; IC = intervalo de confiança; IV = variância inversa; Total = número de pacientes. (Fonte: Koop et al. 2012. Reproduzida, com autorização, de John Wiley & Sons.)

40% e taxa aumentada de crescimento ósseo de cerca de 2 mm em comparação com locais tratados com um controle osteocondutor, o betafosfato tricálcico (β-TCP, do inglês *beta tricalcium phosphate*).

Del Fabbro *et al.* (2011), em uma metanálise sobre 10 estudos, relatou um ganho significativamente maior no NCI em casos tratados com plasma rico em plaquetas (PRP) em comparação com locais-controle (diferença média ajustada de porcentagem de 5,50%; IC 95% de 1,32 a 9,67%; *P* = 0,01). A média ponderada da diferença no ganho de NCI foi de 0,50 mm (IC 95% de 0,12 a 0,88 mm).

A terapia combinada foi explorada em duas metanálises recentes. Trombelli e Farina (2008) avaliaram os efeitos clínicos dos agentes bioativos quando usados em conjunto com OFD, tanto sozinho quanto em associação com enxertos e/ou membranas de barreira. Os autores concluíram que havia evidência que embasasse o uso dos EMD, tanto sozinhos quanto em combinação com enxertos, para tratar efetivamente defeitos infraósseos, e que o uso adicional de um enxerto pareceu melhorar o desfecho clínico dos EMD; o uso combinado de rhPDGF-BB e P-15 com um biomaterial de enxerto mostrou efeitos benéficos nos defeitos infraósseos; resultados contrastantes foram relatados para combinações de PRP e enxerto. Tu *et al.* (2010) exploraram o efeito adicional de tratamento das barreiras ou dos enxertos ósseos nos EMD em 28 estudos. EMD somados a enxertos ósseos e EMD somados a membranas alcançaram 0,24 mm e 0,07 mm, respectivamente, a mais na redução de PB do que apenas EMD. EMD somados a enxertos ósseos e EMD somados a membranas alcançaram 0,46 mm e 0,15 mm a mais de ganho no NCI, respectivamente. Quando diferentes tipos de enxertos ósseos e membranas de barreira foram tratados em separado, EMD com enxertos ósseos bovinos mostraram maiores efeitos de tratamento. Os autores concluíram que havia pouca evidência para embasar benefícios adicionais dos EMD em conjunto com outros materiais regenerativos.

Estudos comparativos entre diferentes abordagens regenerativas foram analisados em uma revisão sistemática realizada por Esposito *et al.* (2009), a qual incluiu seis estudos. Os autores não encontraram diferença entre os EMD e as barreiras no tocante a ganho no NCI e redução na PB. Esses dados são embasados por dois grandes testes multicêntricos baseados na prática (Silvestri *et al.* 2003; Sanz *et al.* 2004). O estudo de Sanz *et al.* (2004), entretanto, relatou uma prevalência significativamente maior de complicações do grupo tratado com barreiras em comparação com o grupo tratado com EMD. Mais recentemente, Tu *et al.* (2012) compararam GTR, EMD e seus usos em conjunto com outros materiais regenerativos com uma metanálise bayesiana em rede de 53 RCTs. Os autores encontraram pequenas diferenças, sem importância estatística e clínica, entre as terapias regenerativas. GTR e terapias combinadas relacionadas à GTR atingiram maior redução de PB do que os EMD e terapias combinadas relacionadas a eles. Terapias combinadas alcançaram ganho levemente maior no NCI do que o uso de apenas EMD ou GTR. Os autores concluíram que a combinação de terapias se mostrou melhor do que terapias únicas, mas os benefícios adicionais eram pequenos. Koop *et al.* (2012) chegaram às mesmas conclusões.

Revisões sistemáticas recentes confirmaram o potencial para melhorias clínicas de diferentes materiais regenerativos. Kao *et al.* (2015) concluíram que os biomateriais (EMD e rhPDGF-BB mais fosfato β-tricálcio), aloenxerto ósseo liofilizado desmineralizado e GTR com membranas são superiores aos procedimentos OFD na melhoria dos parâmetros clínicos no tratamento de defeitos intraósseos. Nibali *et al.* (2020) concluíram que todos os procedimentos regenerativos forneceram benefício adjuvante em termos de ganho de NCI (1,34 mm; 0,95 a 1,73) em comparação com OFD sozinho. Tanto o EMD quanto o GTR foram superiores ao OFD sozinho na melhora do NCI (1,27 mm; 0,79 a 1,74 mm e 1,43 mm; 0,76 a 2,22, respectivamente), embora com heterogeneidade moderada a alta. Entre os biomateriais, a adição de mineral ósseo bovino desproteinizado (DBBM) melhorou os resultados clínicos de GTR com barreiras reabsorvíveis e EMD. Os retalhos de preservação papilar melhoraram os resultados clínicos.

Fatores relacionados a paciente, defeito e prognóstico do dente

Os resultados relatados nas metanálises discutidos na seção anterior indicam que melhoras clínicas podem ser obtidas, superiores às da cirurgia a retalho, no tratamento de defeitos periodontais utilizando-se terapias regenerativas, mas eles também sugerem uma grande variabilidade de desfechos clínicos entre os diferentes estudos. Além disso, é evidente a partir dos resultados que a resolução completa do componente intraósseo do defeito e do componente horizontal de uma furca é observada apenas na minoria dos locais. A regeneração é, na verdade, um evento avançado de cura que ocorre quando as condições tanto sistêmicas quanto locais são favoráveis e a terapia é adequadamente aplicada. Um "efeito do centro" significativo foi consistentemente observado em cinco estudos randomizados multicêntricos (Tonetti *et al.* 1998, 2003, 2004a; Cortellini *et al.* 2001; Sanz *et al.* 2004). A variação de centro, definida como a diferença

no NCI entre o melhor e o pior centro, teve um impacto altamente significativo nos desfechos, maior do que o impacto dos materiais regenerativos testados (Tabela 38.2).

A variabilidade observada entre os centros pode depender de diferenças entre os pacientes participantes, como situação socioeconômica, forma da doença periodontal, resposta à terapia e persistência de patógenos específicos; ou de diferenças na experiência clínica, nas habilidades cirúrgicas e na organização clínica dos dentistas. Além disso, uma série de fatores prognósticos associados com os desfechos clínicos foi identificada usando abordagens multivariadas (Tonetti *et al.* 1993a, 1995, 1996a; Cortellini *et al.* 1994; Machtei *et al.* 1994; Falk *et al.* 1997; Cortellini e Tonetti 2000b). As fontes principais de variabilidade clínica são os fatores associados ao paciente, ao defeito e à cirurgia (Cortellini & Bowers 1995; Cortellini & Tonetti 2000a). Foi dada mais atenção a alguns fatores importantes do paciente, do defeito e do dente.

Fatores relacionados ao paciente

Infecção periodontal

A regeneração periodontal não trata a periodontite, mas é uma abordagem que visa regenerar defeitos que evoluíram como resultado da periodontite. Portanto, um tratamento periodontal apropriado sempre deve estar completo antes de a regeneração periodontal ser iniciada. Nesse contexto – ou seja, em pacientes que passaram por um ciclo de terapia periodontal relacionada à causa para satisfação do tratamento clínico –, evidências sugerem que o baixo nível de controle da periodontite alcançado antes de um procedimento regenerativo periodontal ser iniciado está associado aos seguintes desfechos: persistência de controle de placa deficiente, altos níveis de sangramento à sondagem, bem como persistência de altas taxas de bactérias ou de patógenos microbianos específicos (ou complexos de patógenos), e todos têm sido associados, de forma dose-dependente, a desfechos clínicos desfavoráveis (Tonetti *et al.* 1993a, 1995; Cortellini *et al.* 1994, 1995a, b; Machtei *et al.* 1994, 2003; Silvestri *et al.* 2003; Heitz-Mayfield *et al.* 2006).

O nível de controle de placa realizado pelo paciente tem um grande efeito dose-dependente sobre o desfecho da regeneração periodontal. Foram observados melhores ganhos no NCI em pacientes com ótimos níveis de controle de placa quando comparados com os ganhos nos pacientes com higiene oral não ideal (Cortellini *et al.* 1994, 1995a, b;

Tabela 38.2 Desfechos das análises de regressão realizadas para explicar a viabilidade em termos de ganho de NCI em 1 ano.

	Tonetti *et al.* (1998)	Cortellini *et al.* (2001)	Tonetti *et al.* (2002)	Sanz *et al.* (2004)	Tonetti *et al.* (2004b)
Número de pacientes	143	113	166	67	120
Tratamento	Barreiras biorreabsorvíveis *versus* retalhos	Barreiras biorreabsorvíveis *versus* retalhos	EMD *versus* retalhos	EMD *versus* barreiras biorreabsorvíveis	Barreiras biorreabsorvíveis + obturação *versus* retalho
Efeito do tratamento[a]	0,6 mm	1,0 mm	0,5 mm	0,8	0,8
Efeito do centro[b]	2,4 mm	2,1 mm	2,6 mm	2,6	2,8

[a]Efeito do tratamento: benefício clínico adicionado no topo do tratamento-controle. [b]Efeito do centro: desfechos clínicos do melhor centro *versus* pior centro. EMD = derivado da matriz de esmalte.

Tonetti *et al.* 1995, 1996a). Pacientes com placa em < 10% das superfícies dentais (escore de placa em toda a boca [FMPS, do inglês *full-mouth plaque score*]) apresentaram um ganho de NCI 1,89 mm maior do que o observado em pacientes com FMPS > 20% (Tonetti *et al.* 1995).

Embora não formalmente testada quanto à sua eficácia em testes randomizados, a obtenção de altos níveis de controle de placa e supressão da microflora patogênica, através da intervenção comportamental e de terapia periodontal anti-infecciosa, ocorrida antes do procedimento de regeneração periodontal, é geralmente defendida. Além disso, foi avaliada alguma demonstração do efeito adjuvante do uso de antibiótico localmente, colocado diretamente na área da ferida cirúrgica ou no material regenerativo (Yukna & Sepe 1982; Sanders *et al.* 1983; Machtei *et al.* 2003; Stavropoulos *et al.* 2003). Os resultados mostraram desfechos consistentemente melhores nos grupos que receberam antibiótico sistêmico/local. Até o momento, entretanto, nenhum produto regenerativo com propriedade antimicrobiana está disponível comercialmente. A contaminação local da bolsa associada ao defeito deve ser a menor possível (Heitz-Mayfield *et al.* 2006). A presença de SS (*i. e.*, bactérias) deve ser controlada com um leve alisamento radicular adicional e, por fim, com o uso adicional de antimicrobianos locais (Tunkel *et al.* 2002; Hanes & Purvis 2003).

Tabagismo

Um estudo retrospectivo constatou que tabagistas exibiram resultados significativamente piores em comparação a não tabagistas (Tonetti *et al.* 1995). Os dados mostraram que o tabagismo estava associado à redução nos ganhos do NCI. O NCI em indivíduos que fumam mais de 10 cigarros por dia foi de 2,1 ± 1,2 mm contra 5,2 ± 1,9 mm em não fumantes (Tonetti *et al.* 1995). Posteriormente, uma série de investigações confirmou que o tabagismo exibe um efeito prejudicial dose-dependente sobre os ganhos no NCI (Cortellini *et al.* 1995b, 2001; Falk *et al.* 1997; Trombelli *et al.* 1997, 1998; Ehmke *et al.* 2003; Stavropoulos *et al.* 2004) e as furcas (Luepke *et al.* 1997; Bowers *et al.* 2003; Machtei *et al.* 2003). Uma metanálise (Patel *et al.* 2012) concluiu que fumar tem efeito negativo na regeneração óssea após o tratamento periodontal. Os pacientes devem ser alertados de que o hábito de fumar pode resultar em pior regeneração óssea após o tratamento periodontal. Apesar de nenhuma evidência formal estar disponível, é geralmente sugerido que a recomendação para a interrupção do tabagismo deve ser feita ainda na terapia periodontal relacionada à causa, e que pacientes que são incapazes de interromper o hábito devem ser informados da possibilidade de redução dos desfechos e da necessidade de se abster do tabaco durante os períodos pré e pós-operatório.

Outros fatores relacionados ao paciente

Foi sugerido que outros fatores relacionados ao paciente, como idade, genética, condições sistêmicas ou níveis de estresse, podem estar associados a desfechos regenerativos subótimos. Em virtude da falta de evidência, entretanto, nenhuma ação é necessária, à exceção dos pacientes com características que contraindiquem a cirurgia (como diabetes melito [DM] não controlado ou instável e doenças graves).

Relevância clínica dos fatores relacionados ao paciente

Os dados discutidos anteriormente indicaram que os fatores relacionados ao paciente são importantes na terapia periodontal regenerativa (Figura 38.10). Em alguns pacientes, alguns desses fatores podem ser modificados por intervenções apropriadas. Essas intervenções devem ser executadas antes da terapia periodontal regenerativa. Quando essa modificação não é possível, uma redução em relação a qualidade e previsibilidade dos desfechos deve ser considerada.

Fatores relacionados ao defeito

Tipo de defeito

Em relação às tecnologias atuais de regeneração periodontal disponíveis, não existem atualmente evidências de que defeitos supraósseos (horizontais), componentes supracrista

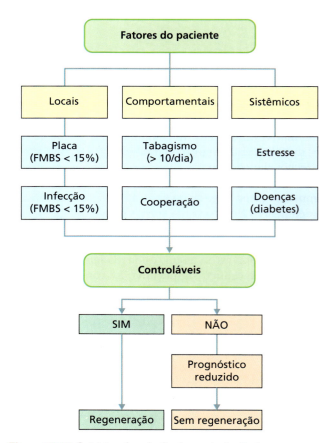

Figura 38.10 Critérios de seleção do paciente. Pode-se ver que o controle das características locais, comportamentais e sistêmicas do paciente pode melhorar os desfechos do tratamento. FMBS = escore de sangramento em toda a boca; FMPS = escore de placa em toda a boca. (Fonte: Adaptada de Cortellini & Bowers 1995. Reproduzida, com autorização, de John Wiley & Sons.)

de defeitos intraósseos ou envolvimentos de furca grau III possam ser tratados com previsibilidade por abordagens regenerativas. Essa limitação também é verdadeira para crateras interdentais, limitando assim o tipo de defeitos que podem ser tratados aos intraósseos e de furca de classe II.

Morfologia do defeito

A morfologia do defeito é importante na cicatrização após o tratamento de defeitos infraósseos por regeneração periodontal (Papapanou & Tonetti 2000). Isso foi demonstrado em estudos que mostraram que a profundidade e a largura do componente intraósseo do defeito influenciam o ganho de NCI e o ganho ósseo após 1 ano. Quanto mais profundo o defeito, maior a melhora clínica (Tonetti *et al.* 1993a, 1996a; Garrett *et al.* 1988; Ehmke *et al.* 2003; Silvestri *et al.* 2003).

Em um estudo controlado, no entanto, foi demonstrado que defeitos profundos e rasos têm o "mesmo potencial" para regeneração (Cortellini *et al.* 1998). Defeitos profundos (> 3 mm) resultaram maior ganho linear de NCI do que defeitos rasos (3,7 ± 1,7 mm contra 2,2 ± 1,3 mm), porém a porcentagem de ganho no nível clínico de inserção em relação à profundidade do defeito inicial foi similar em defeitos profundos (76,7 ± 27,7%) e rasos (75,8 ± 45%).

Outra característica morfológica importante do defeito é a *largura* do componente intraósseo, medida como o ângulo formado entre a parede óssea do defeito com o longo eixo do dente (Steffensen & Weber 1989). Defeitos mais amplos foram associados com NCI reduzido e ganho ósseo em 1 ano (Tonetti *et al.* 1993a, 1996a; Garrett *et al.* 1988). Em um estudo com 242 defeitos intraósseos, Cortellini e Tonetti (1999) demonstraram que defeitos com um ângulo radiográfico ≤ 25° ganharam consistentemente mais inserção (1,6 mm em média) do que defeitos ≥ 37°. Dois estudos longitudinais abordaram a significância do ângulo radiográfico inicial de defeitos infraósseos após o uso de EMD (Tsitoura *et al.* 2004) ou da combinação de BRG com uma membrana (Linares *et al.* 2006). O impacto da largura do ângulo radiográfico inicial foi confirmado pela ausência de espaço após o uso do mediador biológico, o que não ocorreu após o uso da combinação de terapias mais estáveis. Esses dados nos dão a noção de que a escolha da terapia regenerativa pode compensar parcialmente as características morfológicas negativas dos defeitos intraósseos. Anteriormente, uma análise secundária de um teste clínico controlado usando membranas reforçadas com titânio (Tonetti *et al.* 1996a) indicou que a relevância dos parâmetros da morfologia do defeito pode ser diminuída com o uso de membranas com suporte.

Também foi demonstrado que o número de paredes ósseas estava relacionado aos desfechos de diversas abordagens regenerativas (Goldman & Cohen 1958; Schallhorn *et al.* 1970). Esse tema relacionado à terapia de GTR foi abordado em três investigações (Selvig *et al.* 1993; Tonetti *et al.* 1993a, 1996a). Em um estudo, o ganho no NCI médio relatado após 1 ano foi de 0,8 ± 0,3 mm. Esse ganho correspondeu à profundidade do componente intraósseo do defeito de três paredes (Selvig *et al.* 1993).

Por outro lado, em outras duas investigações, os ganhos de NCI não foram relacionados à configuração de uma, duas ou três paredes do defeito (Tonetti *et al.* 1993a, 1996a). Um total de 70 defeitos foram examinados nesses dois últimos estudos, utilizando uma abordagem multivariada. O tratamento resultou em ganhos de inserção médios de 4,1 ± 2,5 mm e 5,3 ± 2,2 mm, e observou-se que a porção mais coronal dos defeitos, a qual é mais suscetível a influências negativas do meio oral, foi, com frequência, incompletamente preenchida por osso, independentemente de serem defeitos de uma, duas ou três paredes.

Desse modo, esses estudos questionaram o impacto do número de paredes ósseas residuais nos desfechos clínicos da regeneração periodontal com membranas e sugeriram que a localização do subcomponente de uma parede (que, na maioria das vezes, é o mais superficial) pode ter agido como um fator de confusão em outros estudos, sendo um importante preditor dos desfechos. A quantidade de paredes não foi significativa quando do uso de barreiras de titânio (Tonetti *et al.* 1996a) ou de terapia combinada (Tonetti *et al.* 2004a, b), mas foram significativas quando foram usadas barreiras biorreabsorvíveis (Falk *et al.* 1997; Silvestri *et al.* 2003) e EMD (Tonetti *et al.* 2002; Silvestri *et al.* 2003). Em particular, uma análise secundária de um estudo multicêntrico mostrou que, em defeitos intraósseos, o benefício adicionado de EMD foi maior em defeitos com 3 paredes em comparação com os de 1 parede (Tonetti *et al.* 2002, 2004a).

Esses dados também questionaram a conveniência da fórmula de gel dos EMD para o tratamento dos defeitos com uma anatomia não suportada (defeitos amplos com falta de paredes ósseas). Mais recentemente, entretanto, dois estudos demonstraram um impacto reduzido do número de paredes ósseas residuais e de largura do defeito nos desfechos obtidos com EMD quando do uso de uma técnica cirúrgica minimamente invasiva (TCMI) (Cortellini *et al.* 2008; Cortellini & Tonetti 2009a). Esse achado difere claramente da evidência, discutida anteriormente, de um impacto forte da anatomia do defeito, em termos de paredes ósseas residuais, e da largura do defeito nos desfechos clínicos observados em estudos anteriores, nos quais foram usados EMD sob retalhos de preservação de papila grandes convencionais e intrinsecamente menos estáveis (Tonetti *et al.* 2002, 2004a).

Fatores relacionados ao dente

A condição endodôntica do dente tem sido sugerida como um fator relevante potencial na terapia periodontal. Evidências atuais (ver Capítulo 41) indicam que dentes tratados endodonticamente podem responder diferentemente à terapia periodontal. Um estudo clínico em 208 pacientes consecutivos, cada um com um defeito intraósseo, demonstrou que o tratamento endodôntico não afeta negativamente a resposta cicatricial e a estabilidade dos defeitos infraósseos profundos tratados com membranas (Cortellini & Tonetti 2000b).

A mobilidade dental há muito tem sido considerada um importante fator para regeneração periodontal

894   Parte 13 Terapia Reconstrutora

(Sanders *et al.* 1983). Uma análise multivariada de um teste clínico controlado multicêntrico demonstrou que a hipermobilidade dental foi associada negativamente e dose-dependentemente com os desfechos clínicos de regeneração (Cortellini *et al.* 2001). Embora significante, o tamanho do efeito foi pequeno dentro dos limites da mobilidade fisiológica. Outra análise secundária de três estudos relatados previamente avaliou os resultados da regeneração em dentes com hipermobilidade (Trejo & Weltman 2004). Essa análise indicou que dentes com mobilidade < 1 mm horizontalmente podem ser tratados com sucesso pela regeneração periodontal. Embora nenhum estudo intervencional tenha sido realizado até o momento, esses resultados são geralmente considerados como suporte de uma abordagem que não baseia o prognóstico de um dente ou de um procedimento regenerativo na mobilidade dental, mas indica a ferulização de dentes com hipermobilidade previamente à cirurgia periodontal regenerativa.

Conclusão: com base nesses resultados, pode-se concluir que defeitos intraósseos profundos e estreitos, em dentes vitais ou tratados endodonticamente, apresentam os melhores resultados com tratamento de GTR. A quantidade de paredes e a largura do defeito influenciam quando do uso de biomateriais não suportados. A influência da anatomia do defeito parece ser reduzida quando é aplicado um desenho de retalho mais estável. Hipermobilidade dental grave e não controlada (classe II de Miller ou maior) pode prejudicar os desfechos regenerativos. Melhoras clínicas significativas podem ser esperadas apenas em pacientes com controle de placa ótimo, com níveis reduzidos de contaminação periodontal e não tabagistas.

Fatores que afetam os desfechos clínicos em furcas

Evidências significantes têm demonstrado que o tratamento de envolvimentos de furca classe II maxilares e classe III maxilares e mandibulares com regeneração é imprevisível, enquanto melhoras clínicas podem ser esperadas para furcas classe II mandibulares. A grande variabilidade nos desfechos, após tratamento de furcas classe II mandibulares com regeneração, provavelmente está relacionada aos fatores relativos aos defeitos infraósseos.

Quanto aos fatores relacionados ao dente/defeito, foi demonstrado que primeiros e segundos molares inferiores e furcas vestibulares e linguais respondem igualmente bem ao tratamento de GTR (Pontoriero *et al.* 1988; Machtei *et al.* 1994). Foi também demonstrado que a extensão horizontal da bolsa no pré-operatório está diretamente relacionada com a magnitude do ganho de inserção e formação óssea na área de furca (Machtei *et al.* 1993, 1994; Horwitz *et al.* 2004). Quanto maior a extensão horizontal inicial da bolsa, maior foi o ganho no H-NCI e de osso. A anatomia das furcas em termos de altura, largura, profundidade e volume, entretanto, não estava relacionada ao desfecho clínico (Machtei *et al.* 1994). Horwitz *et al.* (2004) demonstraram que um tronco radicular grande, uma entrada de furca larga e um fórnice de furca coronal para a crista alveolar têm influências negativas

no sucesso da terapia. Anderegg *et al.* (1995) demonstraram que áreas com espessura gengival > 1 mm exibiram menos recessão gengival pós-cirúrgica do que locais com uma espessura gengival < 1 mm. Bowers *et al.* (2003) relataram que aumentos no SNI-H pré-cirúrgico estavam associados a diminuições monotônicas na porcentagem de locais que demonstravam fechamento clínico completo, com apenas 53% de lesões de ≥ 5 mm respondendo com fechamento completo. De modo semelhante, reduções significativas na frequência do fechamento clínico estavam associadas com aumentos na distância entre topo da furca e crista do osso, topo da furca e base do defeito, e profundidade do defeito horizontal e divergência das raízes. Os autores concluíram que a frequência mais alta de fechamento clínico de furca foi observada nos defeitos precoces classe II. Tsao *et al.* (2006a) trataram furcas classe II nos molares inferiores tanto com OFD sozinho quanto com o uso adicional de enxerto ósseo ou enxerto ósseo somado a barreira de colágeno. Entre os fatores anatômicos, encontrou-se que apenas a profundidade vertical inicial afetou os desfechos clínicos em termos de ganho vertical de NCI. O fator mais influente foi o tipo de tratamento cirúrgico: os procedimentos regenerativos mostraram-se melhores do que apenas o retalho.

Relevância da abordagem cirúrgica

No início dos anos de 1980, a necessidade de modificar os procedimentos cirúrgicos periodontais tradicionais para favorecer a regeneração periodontal tornou-se evidente. Em particular, a necessidade de preservar tecidos moles, tendo em vista o fechamento primário do espaço interdental para conter enxertos ou para cobrir entradas de furca através de retalhos reposicionados coronalmente, levou ao desenvolvimento de desenhos específicos de retalhos para regeneração periodontal (Takei *et al.* 1985; Gantes & Garrett 1991).

Na verdade, a exposição do enxerto e da membrana com consequente contaminação bacteriana durante a cicatrização representa, até o momento, a maior complicação dos procedimentos periodontais regenerativos. Foi relatado que a exposição da membrana é a principal complicação, com uma prevalência de 50 a 100% (Becker *et al.* 1988; Cortellini *et al.* 1990, 1993a; Selvig *et al.* 1992, 1993; Murphy 1995a; DeSanctis *et al.* 1996a, b; Falk *et al.* 1997; Trombelli *et al.* 1997; Mayfield *et al.* 1998). Cortellini *et al.* (1995 c, d) relataram que a prevalência da exposição da membrana pode ser drasticamente reduzida com o uso de retalhos especificamente planejados para o acesso visando à preservação dos tecidos interdentais (técnica modificada de preservação de papila) (Figura 38.11).

Diversos estudos têm demonstrado que as membranas expostas são contaminadas com bactérias (Selvig *et al.* 1990, 1992; Grevstad & Leknes 1992; Machtei *et al.* 1993; Mombelli *et al.* 1993; Tempro & Nalbandian 1993; Nowzari & Slots 1994; Novaes *et al.* 1995; Nowzari *et al.* 1995; DeSanctis *et al.* 1996a, b). A contaminação das membranas biorreabsorvíveis e não biorreabsorvíveis expostas foi associada a menores ganhos de SNI nos defeitos infraósseos (Selvig *et al.* 1992; Nowzari & Slots 1994; Nowzari *et al.* 1995; DeSanctis *et al.* 1996a, b). Os resultados clínicos desfavoráveis observados

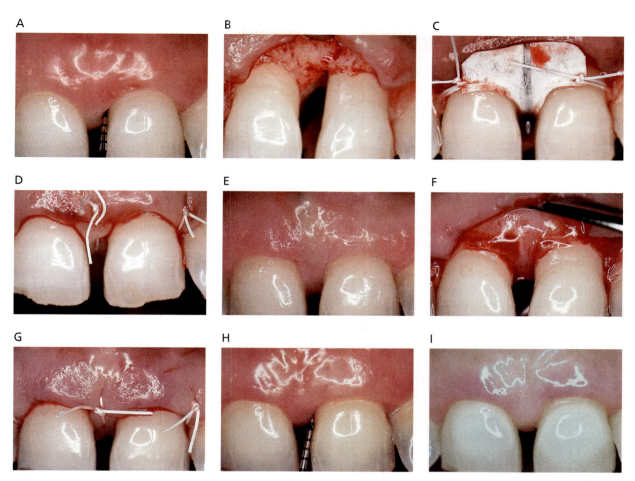

Figura 38.11 A. Incisivo central superior esquerdo com profundidade de bolsa de 10 mm e 11 mm de perda de inserção clínica na superfície mesial. Existe diastema entre os dois incisivos centrais. **B.** Retalhos vestibular e palatino de espessura total foram descolados, e pode-se ver um defeito intraósseo. A papila interdental foi incisada na face vestibular e elevada com o retalho palatino (técnica modificada de preservação de papila). **C.** Foi colocada uma membrana de e-PTFE reforçada com titânio e fixada no nível da junção cemento-esmalte. **D.** A membrana está completamente coberta. Esse fechamento primário foi obtido pela preservação da papila interdental e pelo deslocamento coronal do retalho vestibular. **E.** Em 6 semanas, a membrana está completamente coberta com tecido sadio. **F.** Após a remoção da membrana, com 6 semanas, um tecido denso recém-formado está evidente no defeito e no espaço supraósseo mantido pela membrana reforçada com titânio. **G.** O tecido recém-formado está completamente coberto pelos retalhos bem preservados. **H.** A fotografia após 1 ano mostrou uma profundidade de bolsa residual de 4 mm. Um ganho de inserção clínica de 6 mm foi registrado, e não ocorreu retração em relação ao aspecto inicial. **I.** Fotografia após 10 anos mostrando a ótima preservação dos tecidos interdentais.

em alguns dos estudos estavam associados a números elevados de bactérias e à presença de *Porphyromonas gingivalis* e *Aggregatibacter actinomycetemcomitans* (Machtei *et al.* 1994; Nowzari & Slots 1994; Nowzari *et al.* 1995).

A contaminação bacteriana dos biomateriais regenerativos pode se dar durante a cirurgia, mas também ocorre durante a fase de cicatrização pós-cirúrgica. Bactérias da cavidade oral podem colonizar os biomateriais implantados. Frequentemente, isso resulta na retração dos tecidos gengivais, permitindo uma colonização mais apical do material. A importância da contaminação bacteriana foi abordada em um estudo em macacos (Sander & Karring 1995). Os achados desse estudo mostraram que nova inserção e nova formação óssea ocorreram consistentemente quando bactérias eram impedidas de invadir a membrana e a ferida durante o período de cicatrização.

Para prevenir a infecção da ferida, alguns pesquisadores têm administrado antibióticos sistêmicos para os pacientes antes e durante primeiras semanas após a colocação da membrana (Demolon *et al.* 1993; Nowzari & Slots 1994). Contudo, apesar da administração de antibióticos sistêmicos, observou-se uma infecção da ferida relacionada às membranas implantadas. Isso indica que, ou o fármaco administrado não foi direcionado contra os microrganismos responsáveis pela infecção da ferida, ou ele não atingiu a região infectada em uma concentração suficientemente alta para inibir os microrganismos-alvo. Sander *et al.* (1994) relataram um efeito melhor na cicatrização periodontal após GTR associada à aplicação local de metronidazol. Doze pacientes com dois defeitos intraósseos semelhantes participaram desse estudo intraindividual. Metronidazol na forma de gel foi aplicado nos defeitos-teste e na membrana previamente ao fechamento da ferida, enquanto os defeitos-controle foram tratados com uma membrana somente. Seis meses após a remoção da membrana, o ganho médio de SNI, apresentado como uma porcentagem da profundidade do defeito inicial, foi de 92% para os defeitos-teste contra 50% para os defeitos-controle. Outros parâmetros clínicos, como índice de placa, SS, redução na PB ou retração da margem gengival, foram semelhantes nos locais-teste e nos locais-controle. Embora antibióticos locais ou sistêmicos possam reduzir a carga bacteriana nas membranas expostas, eles parecem ser inefetivos na prevenção da formação do biofilme bacteriano (Frandsen *et al.* 1994; Nowzari *et al.* 1995). Além do eritema e do edema relacionados à infecção da ferida, têm sido relatadas complicações pós-operatórias mais graves como supuração, deiscência ou perfuração do retalho, esfoliação da membrana e dor pós-operatória (Murphy 1995a, b).

Outra questão importante associada aos resultados clínicos é a cobertura do tecido regenerado após a remoção de uma membrana não biorreabsorvível. Muitos autores têm relatado que a frequente ocorrência de deiscência gengival sobre a membrana provavelmente resulta em proteção insuficiente do tecido interdental regenerado (Becker *et al.* 1988; Selvig *et al.* 1992; Cortellini *et al.* 1993a; Tonetti *et al.* 1993a). A exposição do tecido regenerado ao meio oral acarreta risco de lesões mecânicas e infecciosas, as quais podem, por sua vez, prevenir a completa maturação do tecido regenerado em uma nova inserção conjuntiva. De fato, a incompleta cobertura do tecido regenerado foi associada a uma redução no ganho de inserção e ósseo após 1 ano (Tonetti *et al.* 1993a). Foi sugerido o posicionamento de um enxerto gengival livre em forma de sela sobre o tecido interdental regenerado (Cortellini *et al.* 1995a) (Figura 38.12) para oferecer melhor cobertura e proteção contra a deiscência do retalho gengival. Nesse estudo controlado randomizado

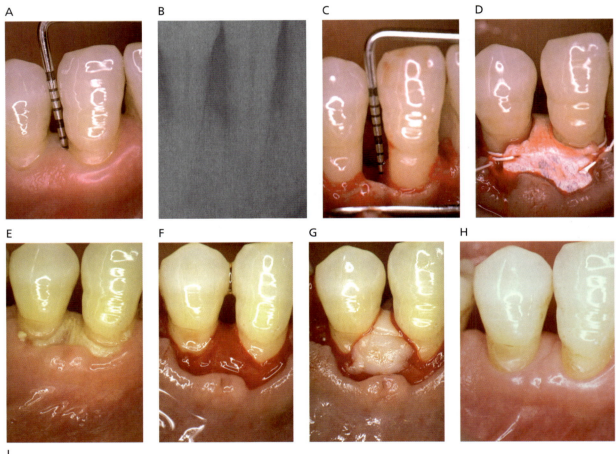

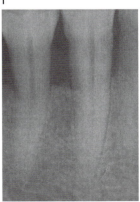

Figura 38.12 Caso clínico ilustrando o manejo da complicação mais comum após a aplicação de uma membrana de barreira não biorreabsorvível: exposição da membrana e consequente perda de tecido mole interdental. Após a conclusão da terapia periodontal relacionada à causa, uma cirurgia periodontal regenerativa foi realizada para tratar uma bolsa profunda associada a um defeito intraósseo profundo (**A** e **B**.) O defeito intraósseo de 7 mm foi acessado através de um retalho modificado de preservação de papila (**C**), e uma membrana de barreira não biorreabsorvível foi colocada (**D**). O fechamento primário foi obtido por suturas com múltiplas camadas, mas 5 semanas após a cirurgia, a membrana ficou exposta à cavidade oral (**E**). Após a remoção da membrana (**F**), tecido recém-regenerado preenchia completamente o espaço abaixo da membrana, porém uma quantidade inadequada de tecido estava disponível para cobrir completamente o tecido regenerado no espaço interdental. Visando proteger a maturação desse tecido, um enxerto gengival livre em forma de sela foi removido do palato e adaptado precisamente à forma da área interdental (**G**). O enxerto cicatrizou bem sobre a área receptora altamente vascularizada e permitiu boa cicatrização dos tecidos interdentais. Nove anos após a conclusão da terapia, os desfechos clínicos e radiográficos foram cicatrização com pequenas profundidades de bolsa à sondagem e eliminação do defeito (**H** e **I**).

(Cortellini *et al.* 1995a), foi observado um maior ganho de inserção nos 14 locais onde um enxerto gengival livre havia sido posicionado após a remoção da membrana (5,0 ± 2,1 mm) do que nos 14 locais onde se utilizou uma proteção convencional do tecido regenerado (3,7 ± 2,1 mm).

A avaliação sistemática de fatores relevantes associados com a variabilidade dos desfechos da regeneração periodontal realizada no início dos anos de 1990 (Tonetti *et al.* 1993a, 1995, 1996a; Machtei *et al.* 1994; Falk *et al.* 1997) forneceu evidências de que fatores relacionados à cirurgia têm grande impacto na regeneração, o que leva ao desenvolvimento de procedimentos especificamente propostos para a regeneração periodontal. Em geral, o desenvolvimento de novos procedimentos foi destinado à completa preservação tecidual, a fim de alcançar e manter o fechamento primário acima do material regenerativo aplicado durante os estágios críticos de cicatrização e de guardar espaço para a formação de coágulos sanguíneos e a maturação. Especificamente, os desenhos dos retalhos tentam obter um fechamento primário passivo do retalho combinado com estabilidade ótima da ferida. Na verdade, pesquisas básicas e clínicas indicam que, dentre muitos requisitos absolutos para a regeneração, estão espaço para formação de coágulos na interface entre o retalho e a superfície radicular (Haney *et al.* 1993; Sigurdsson *et al.* 1994; Cortellini *et al.* 1995b, c; Tonetti *et al.* 1996a; Wikesjo *et al.* 2003; Kim *et al.* 2004), estabilidade do coágulo para manter continuidade com a superfície radicular e, assim, impedir a formação de um grande epitélio juncional (Linghorne & O'Connel 1950; Hiatt *et al.* 1968; Wikesjo & Nilveus 1990; Haney *et al.* 1993), além da proteção do tecido mole da área tratada a fim de evitar contaminação bacteriana (Selvig *et al.* 1992; Nowzari & Slots 1994; Nowzari *et al.* 1995; De Sanctis *et al.* 1996a, b; Sanz *et al.* 2004).

O desenvolvimento da medicina regenerativa periodontal nos últimos 25 anos seguiu dois caminhos diferentes, embora totalmente interligados. O interesse dos pesquisadores tem, até então, focado nos materiais e produtos regenerativos, por um lado, e em novas abordagens cirúrgicas, por outro.

Abordagens cirúrgicas para os defeitos intraósseos

Retalhos com preservação de papila

Visando aumentar o espaço para regeneração e obter e manter um fechamento primário do retalho na área interdental, foi desenvolvida a técnica modificada de preservação de papila (TMPP) (Cortellini *et al.* 1995 c, d). Essa abordagem conjuga a utilização de uma técnica de manipulação especial dos tecidos moles com o uso de uma membrana reforçada com titânio, autossustentável, capaz de manter um espaço supra-alveolar para regeneração. A TMPP proporciona um fechamento primário do espaço interdental, resultando em melhor proteção da membrana contra a exposição ao meio oral (Cortellini *et al.* 1995d). A técnica envolve a elevação de um retalho palatino de espessura total, incluindo completamente a papila interdental. O retalho vestibular é mobilizado com incisões verticais e no periósteo, é posicionado coronalmente para recobrir a membrana e suturado ao retalho palatino por meio de uma sutura colchoeiro cruzada interna horizontal sobre a membrana. O fechamento primário entre o retalho e a papila interdental é alcançado por uma segunda sutura interna do tipo colchoeiro. Um caso representativo é mostrado nas Figuras 38.4 e 38.11.

Em um estudo clínico controlado randomizado incluindo 45 pacientes (Cortellini *et al.* 1995c), foram observados ganhos de inserção significativamente maiores com a TMPP (5,3 ± 2,2 mm) quando comparada com a GTR convencional (4,1 ± 1,9 mm) ou cirurgia a retalho (2,5 ± 0,8 mm), demonstrando que uma abordagem cirúrgica modificada pode resultar em desfechos clínicos mais favoráveis. Nesse estudo, 100% dos locais foram fechados sobre uma membrana reforçada com titânio, dos quais 73% permaneceram fechados por até 6 semanas, quando a membrana foi removida. Esse estudo forneceu provas do benefício de retalhos especificamente realizados para regeneração periodontal. A TMPP foi aplicada com sucesso em testes clínicos randomizados multicêntricos projetados para testar o potencial de generalização dos benefícios adicionados pelas abordagens regenerativas nos defeitos intraósseos profundos (Tonetti *et al.* 1998, 2002, 2004; Cortellini *et al.* 2001).

Uma metanálise (Murphy & Gunsolley 2003) mostrou tendência à obtenção de melhores desfechos clínicos com desenhos de retalho e técnicas de sutura consideradas favoráveis à obtenção e manutenção do fechamento primário do retalho (Figuras 38.13 e 38.14). Uma tendência semelhante foi observada por Graziani *et al.* (2011) em sua metanálise de estudos sobre cirurgia a retalho, na qual retalhos de preservação de papila mostraram-se melhores do que a cirurgia a retalho convencional.

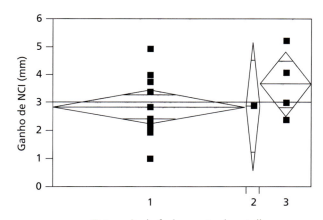

Figura 38.13 Médias de estudos sobre defeitos intraósseos examinando a relação entre a categoria da técnica de fechamento de retalho e o ganho de nível clínico de inserção (NCI) (em mm) considerando apenas tipos de barreira e-PTFE. Os grupos não foram estatisticamente diferentes uns dos outros. (Fonte: Murphy & Gunsolley 2003. Reproduzida, com autorização, de John Wiley & Sons.)

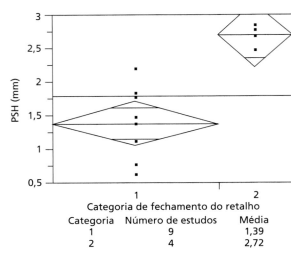

Figura 38.14 Análise de regressão de estudos de defeitos de furca examinando a correlação entre a categoria da técnica de fechamento do retalho e a redução (em mm) na profundidade de sondagem horizontal (PSH). Os grupos 1 e 2 são estatisticamente diferentes entre si. (Fonte: Murphy & Gunsolley 2003. Reproduzida, com autorização, de John Wiley & Sons.)

A TMPP relatada pode ser aplicada com sucesso em locais onde a largura do espaço interdental for de, no mínimo, 2 mm na porção mais coronal da papila. Quando os espaços interdentais são mais estreitos, torna-se difícil executar essa técnica. Visando superar esse problema, um procedimento diferente de preservação de papila (retalho simplificado de preservação de papila [SPPF, do inglês *simplified papilla preservation flap*]) tem sido proposto para aplicação em espaços interdentais estreitos (Cortellini *et al.* 1999a). Esse procedimento inclui uma incisão oblíqua através da papila associada ao defeito, começando do ângulo vestibular do dente associado ao defeito e estendendo-se até a parte média da papila interdental do dente adjacente, abaixo do ponto de contato. Desse modo, a papila é incisada em duas partes iguais, sendo a parte vestibular elevada com o retalho vestibular e a parte lingual elevada com o retalho lingual. No estudo citado, 100% das papilas interdentais estreitas puderam ser fechadas sobre barreiras biorreabsorvíveis, e 67% mantiveram um fechamento primário ao longo do tempo, resultando em 4,9 ± 1,8 mm de ganho de NCI. Essa abordagem tem sido utilizada com sucesso em diferentes RCTs multicêntricos desenvolvidos para testar os benefícios adicionais da utilização de membranas em defeitos intraósseos profundos (Tonetti *et al.* 1998, 2002, 2004b; Cortellini *et al.* 2001).

Nos estudos citados, a terapia de GTR em defeitos intraósseos profundos realizada por diferentes clínicos em diversas populações de pacientes resultou em maior quantidade e maior previsibilidade nos ganhos no nível clínico de inserção do que a cirurgia a retalho sozinha. A manipulação de tecido mole para obter uma proteção estável do local em regeneração foi explorada utilizando um enfoque microcirúrgico na terapia regenerativa dos defeitos infraósseos profundos (Figura 38.15). Em um estudo de coorte com 26 pacientes que possuíam 26 defeitos intraósseos tratados com técnicas de preservação de papila, o fechamento primário da membrana foi obtido em 100% dos casos e mantido ao longo do tempo em 92,3% dos locais (Cortellini & Tonetti 2001). O tratamento resultou em grandes quantidades de ganho no nível clínico de inserção (5,4 ± 1,2 mm) e recessão gengival mínima (0,4 ± 0,7 mm). Assim, uma visão mais direta e melhor manipulação dos tecidos moles aumenta a previsibilidade da regeneração periodontal.

Hoje, o uso de retalhos desenhados para preservação de papila e de técnicas de oclusão do retalho tem se tornado a abordagem padrão para cirurgia periodontal regenerativa. Em metanálises recentes, Graziani *et al.* (2012) e Nibali *et al.* (2020) concluíram que os retalhos de preservação papilar melhoraram os resultados clínicos tanto do retalho de acesso quanto da cirurgia regenerativa. O painel de consenso do *XVI European Workshop in Periodontology* recomendou o uso de *designs* de retalhos específicos com preservação máxima do tecido mole interdental, como retalhos de preservação de papila para o tratamento regenerativo de bolsas profundas residuais associadas a um defeito intraósseo (Sanz *et al.* 2020). O painel também recomendou limitar a elevação do retalho, em algumas circunstâncias específicas, para otimizar a estabilidade da ferida e reduzir a morbidade de acordo com os princípios da cirurgia minimamente invasiva, que serão discutidos nos próximos parágrafos.

Técnica modificada de preservação de papila

A razão para o desenvolvimento dessa técnica foi a necessidade de obtenção e manutenção de um fechamento primário do retalho no espaço interdental sobre a membrana (Cortellini *et al.* 1995 d) (Figuras 38.16 a 38.18). O acesso ao defeito interdental é alcançado por meio de uma incisão horizontal realizada na gengiva queratinizada vestibular da base da papila e unindo-se às incisões intrassulculares mesiodistais na vestibular. Após a elevação de um retalho total vestibular, os tecidos interdentais residuais são descolados dos dentes vizinhos e do osso subjacente e elevados em direção palatal. O retalho total palatal, incluindo a papila interdental, é elevado, e o defeito interdental é exposto. A seguir é feito o desbridamento do defeito, sendo o retalho vestibular mobilizado com incisões verticais e periosteais quando necessário.

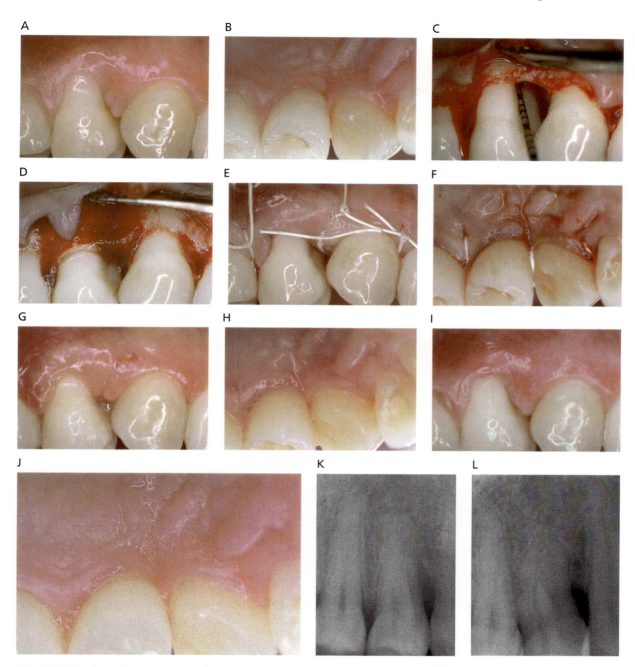

Figura 38.15 A. Primeiro pré-molar superior direito com uma bolsa de 7 mm na superfície mesial. O espaço interdental (**B**) é muito estreito (> 2 mm) e é acessado através de um retalho simplificado de preservação de papila com o uso de abordagem microcirúrgica (microscópio operatório e instrumentos microcirúrgicos). O defeito intraósseo profundo de 5 mm (**C**) é coberto com uma membrana biorreabsorvível (**D**). O fechamento primário do retalho sobre a membrana (**E** e **F**) é mantido ao longo do tempo (**G** e **H**). Após 1 ano, a papila interdental está completamente preservada e a profundidade de bolsa residual é de 3 mm (**I** e **J**). A radiografia inicial (**K**) comparada com a de 1 ano após o tratamento (**L**) mostra que o defeito intraósseo cicatrizou completamente.

Essa técnica foi originalmente desenvolvida para o uso em combinação com membranas autossuportadas. De fato, a técnica de sutura requer uma membrana de suporte (ou suportada) para ser efetiva (ver Figuras 38.16 e 38.17). Para obter um fechamento primário do espaço interdental sobre a membrana, a primeira sutura (sutura colchoeiro interna cruzada horizontal) é feita abaixo dos retalhos mucoperiosteais entre a base da papila palatal e o retalho vestibular. A porção interdental da sutura se apoia no topo da membrana, permitindo um deslocamento coronal do retalho vestibular. Essa sutura alivia toda a tensão dos retalhos. Para assegurar o fechamento primário passivo dos tecidos interdentais sobre a membrana, uma segunda sutura (sutura colchoeiro interna cruzada vertical) é feita entre a porção vestibular da papila interdental (*i. e.*, a porção mais coronal do retalho palatino em que está incluída a papila interdental vestibular) e a porção mais coronal do retalho vestibular. Essa sutura é sem tensão.

Um tipo de sutura alternativo para fechamento dos tecidos interdentais tem sido proposto pelo Dr. Lars Laurell.

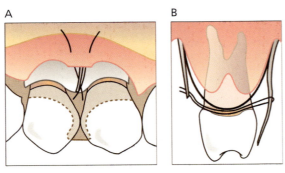

Figura 38.16 Sutura para obter reposicionamento coronal do retalho vestibular: ilustração esquemática da sutura colchoeiro interna horizontal cruzada entre a base da papila palatina e o retalho vestibular imediatamente coronal à junção mucogengival. Note que a sutura cruza sobre o reforço de titânio da membrana. **A.** Vista vestibular. **B.** Vista mesiodistal. (Fonte: Cortellini *et al*. 1995d. Reproduzida, com autorização, de John Wiley & Sons.)

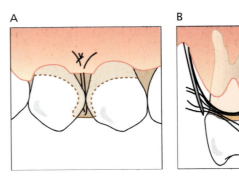

Figura 38.17 Sutura para obter fechamento primário sem tensão do espaço interdental: ilustração esquemática da sutura colchoeiro interna vertical entre a porção mais coronal do retalho palatino (que inclui a papila interdental) e a porção mais coronal do retalho vestibular. **A.** Vista vestibular. **B.** Vista mesiodistal. (Fonte: Cortellini *et al*. 1995d. Reproduzida, com autorização, de John Wiley & Sons.)

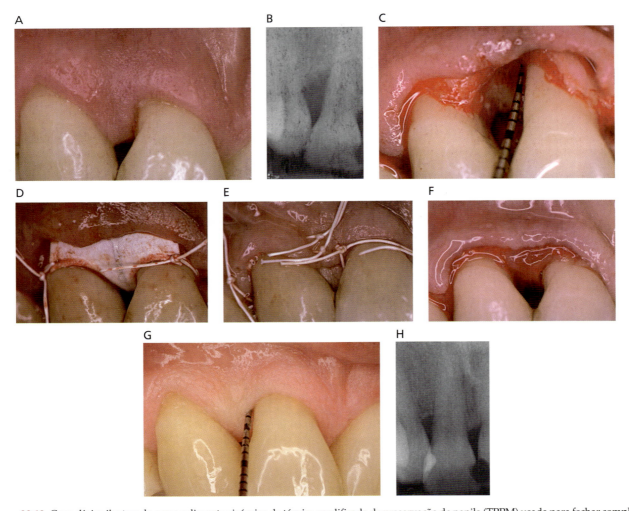

Figura 38.18 Caso clínico ilustrando o procedimento cirúrgico da técnica modificada de preservação de papila (TPPM) usada para fechar completamente o espaço interdental sobre a membrana de barreira. Após a conclusão da terapia inicial relacionada à causa, havia uma bolsa de 8 mm associada com recessão da margem gengival de 2 mm na face distal do incisivo central (**A**). Um amplo defeito intraósseo foi detectado na radiografia (**B**). Defeito acessado através da TPPM, mantendo todo o tecido interdental conectado ao retalho palatino. Um defeito intraósseo de 7 mm foi descoberto (**C**). Após desbridamento radicular, uma membrana de barreira reforçada com titânio foi posicionada (**D**). Fechamento primário do espaço interdental foi obtido pela sutura do retalho de preservação de papila através de técnicas de suturas em múltiplas camadas, visando ao avanço coronal do retalho, completo alívio da tensão na ferida e boa estabilidade do retalho (**E**). Seis semanas após, o mesmo retalho foi elevado com o objetivo de remover a membrana que havia permanecido completamente submersa por todo o tempo. Novo tecido preencheu o espaço mantido abaixo da membrana (**F**). Após a conclusão da cicatrização (1 ano), foi observada uma profundidade de sondagem da bolsa de 3 mm e o preenchimento do defeito intraósseo. Os resultados foram mantidos ao longo do tempo, como indicado pela aparência clínica e radiográfica 6 anos após a regeneração (**G** e **H**).

Essa sutura colchoeiro interna modificada inicia-se na face externa do retalho vestibular, cruza a área interdental e passa pelo retalho lingual na base da papila. A sutura retorna através da face externa do retalho lingual e da face interna do retalho vestibular, a cerca de 3 mm da primeira perfuração. Finalmente, a sutura é passada através da área interdental acima dos tecidos papilares, passa através do laço da sutura do lado lingual, sendo depois trazida de volta para o lado vestibular, onde é suturada. Essa sutura é muito efetiva e promove estabilidade e fechamento primário dos tecidos interdentais.

Em um estudo controlado randomizado com 45 pacientes (Cortellini *et al.* 1995c), foram observados ganhos de SNI significativamente maiores com a TPPM (5,3 ± 2,2 mm), quando comparados com a GTR convencional (4,1 ± 1,9 mm) ou cirurgia a retalho (2,5 ± 0,8 mm), demonstrando que uma abordagem cirúrgica modificada pode resultar em desfechos clínicos favoráveis. Os locais onde foi utilizada a TMPP mostraram fechamento primário do retalho em todos os casos, com exceção de um, e nenhuma deiscência gengival até a remoção da membrana em 73% dos casos.

Essa abordagem cirúrgica também tem sido utilizada combinada com membranas biorreabsorvíveis sem suporte (Cortellini *et al.* 1996c), com resultados positivos. Os ganhos no NCI em 1 ano foram de 4,5 ± 1,2 mm. Em todos os casos, o fechamento primário do retalho foi alcançado, e cerca de 80% dos locais mantiveram o fechamento primário ao longo do tempo (Figura 38.19). Deve ser salientado, entretanto, que a sutura colchoeiro cruzada interna horizontal provavelmente

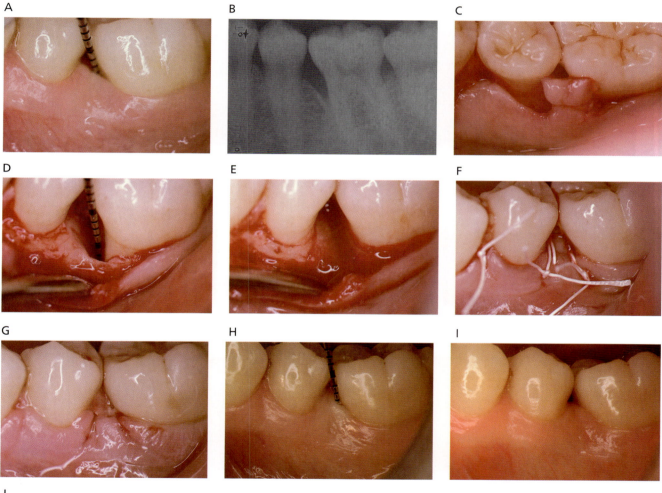

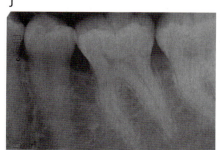

Figura 38.19 Caso clínico ilustrando a aplicação da técnica modificada de preservação de papila (TPPM) em um caso tratado com uma membrana de barreira reabsorvível. Uma bolsa de 8 mm associada a um defeito intraósseo persistiu, na mesial do primeiro molar inferior, após a conclusão da terapia inicial relacionada à causa (**A** e **B**). O defeito foi acessado através da TPPM. Note a papila preservada ligada ao retalho lingual (**C**), bem como um defeito intraósseo de 7 mm (**D**). Após o desbridamento radicular, uma membrana de barreira biorreabsorvível foi posicionada e fixada ao redor da raiz do dente por suturas biorreabsorvíveis (**E**). Fechamento primário do espaço interdental foi obtido com suturas em múltiplas camadas (**F**) e foi totalmente mantido até o fim de 1 semana, na consulta para remoção da sutura (**G**). Após 6 anos, as profundidades de bolsa à sondagem foram de 2 a 3 mm, o contorno do tecido mole favoreceu as medidas de higiene oral por parte do paciente e a radiografia mostrou a eliminação do defeito (**H** a **J**).

causou um deslocamento apical da porção interdental da membrana, com isso reduzindo o espaço para regeneração.

A TMPP pode ser aplicada com sucesso em conjunto com vários materiais regenerativos, incluindo materiais biologicamente ativos como EMD (Tonetti *et al.* 2002) (Figura 38.20) ou fatores de crescimento e BRG (Figura 38.21) (Tonetti *et al.* 2004b; Cortellini & Tonetti 2005).

O acesso cirúrgico ao espaço interdental com a TPPM é tecnicamente muito difícil, mas foi relatado ser muito efetivo e aplicável em espaços interdentais amplos (tecido interdental > 2 mm), especialmente na dentição anterior. Em casos apropriadamente selecionados, grande ganho de inserção e consistente redução da PB, associada a nenhuma ou a mínima recessão de papila interdental, podem ser consistentemente esperadas. Por isso, é indicado quando a estética é particularmente importante.

Retalho de preservação de papila simplificado

Visando contornar alguns problemas técnicos encontrados na utilização da TPPM (dificuldade de aplicação em espaços interdentais estreitos e em áreas posteriores, técnicas de sutura não apropriadas para uso com barreiras sem suporte), um procedimento diferente, o SPPF (Figuras 38.15 e 38.22), foi subsequentemente desenvolvido (Cortellini *et al.* 1999a).

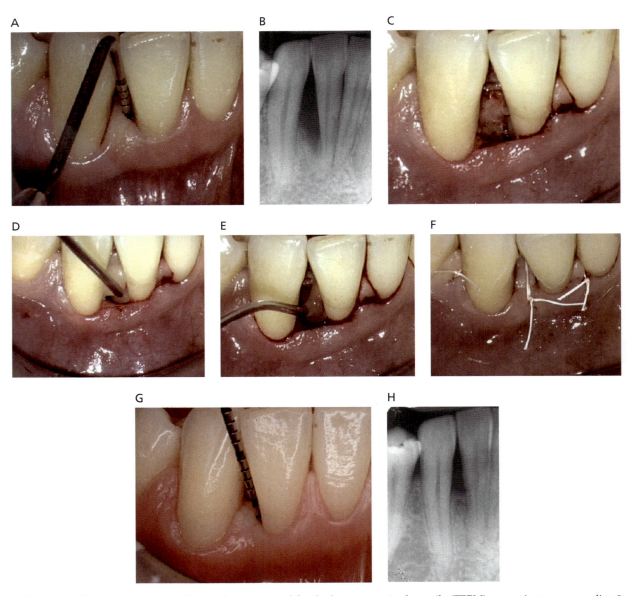

Figura 38.20 Caso clínico ilustrando a aplicação da técnica modificada de preservação de papila (TPPM) em conjunto com a aplicação dos EMD. **A.** Uma bolsa de 10 mm foi detectada, na face distal do incisivo lateral inferior, após a conclusão com sucesso da terapia inicial relacionada à causa. **B.** A radiografia mostrou um profundo defeito intraósseo estendendo-se para o terço apical da raiz. O defeito foi acessado através da TPPM (**C**) com limitada extensão mesial e distal do retalho. Após cuidadoso desbridamento, a raiz é condicionada com EDTA gel de acordo com as instruções do fabricante para aplicação dos EMD (**D**). Após lavagem e secagem do defeito e da superfície da raiz, o derivado da matriz do esmalte em gel é aplicado na superfície da raiz de forma a preencher o defeito (**E**), e os retalhos são suturados através de técnicas variadas visando ao fechamento primário com ausência de tensão (**F**). **G** e **H**. Um ano após a cirurgia regenerativa, bolsas rasas e a resolução radiográfica do defeito eram evidentes.

Essa abordagem simplificada da papila interdental inclui uma primeira incisão através da papila associada ao defeito, iniciando na margem gengival, no ângulo vestibular do dente envolvido, e estendendo-se até a parte média da papila interdental do dente adjacente, abaixo do ponto de contato. Essa incisão oblíqua é realizada mantendo a lâmina paralela ao eixo longo dos dentes a fim de evitar a remoção excessiva de tecido interdental. A primeira incisão oblíqua interdental é conduzida intrassulcularmente na face vestibular dos dentes adjacentes ao defeito. Após a elevação de um retalho total vestibular, os tecidos remanescentes da papila são cuidadosamente descolados dos dentes vizinhos e do osso subjacente. Os tecidos papilares do defeito são delicadamente elevados com o retalho lingual/palatino para completa exposição do defeito interdental. Após o desbridamento do defeito e alisamento radicular, incisões relaxadoras e/ou periosteais são realizadas, quando necessário, para aumentar a mobilidade do retalho vestibular. Após a aplicação de uma membrana de barreira, é realizado o fechamento primário dos tecidos interdentais sobre a membrana, com ausência de tensão, com seguintes suturas:

1. Primeiro uma sutura colchoeiro interna horizontal é posicionada no espaço interdental associado ao defeito, indo da base (próximo da junção mucogengival) do tecido queratinizado na porção média da face vestibular do dente não envolvido com o defeito até o local correspondente na base do retalho lingual/palatino. Essa sutura fricciona-se contra a face interdental da raiz, apoia-se sobre a crista óssea residual interdental e está ancorada ao retalho lingual/palatino. Quando amarrada, possibilita posicionamento coronal do retalho vestibular. O importante é que essa sutura, estando apoiada sobre a crista óssea interdental, não causa nenhuma compressão na porção média da membrana, com isso prevenindo seu colabamento para dentro do defeito.

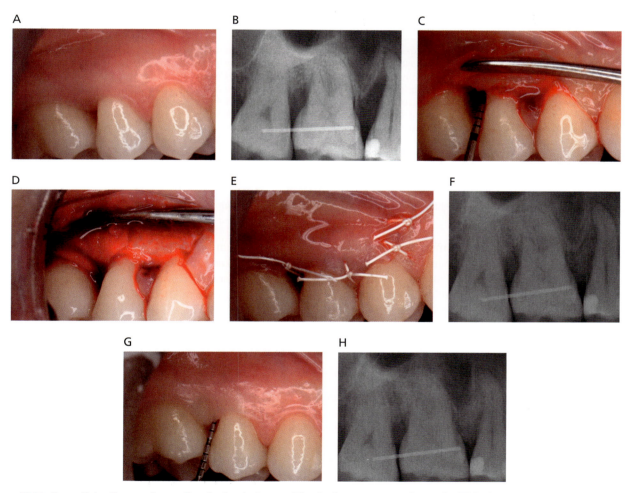

Figura 38.21 Caso clínico ilustrando a aplicação da técnica modificada de preservação de papila (TPPM) em conjunto com enxerto para reposição óssea (BRG) combinado com membrana biorreabsorvível. Após a conclusão da terapia inicial relacionada à causa, uma bolsa de 9 mm associada a um defeito estava presente na distal do segundo pré-molar superior (**A** e **B**). O defeito alcançava a porção apical da raiz e tinha um componente infraósseo de 9 mm (**C**). Após cuidadoso desbridamento radicular, uma membrana biorreabsorvível foi adaptada no local e posicionada para fechar o defeito. Um BRG foi subsequentemente colocado sob a membrana para proporcionar suporte adicional a ela e aos tecidos moles (**D**). Fechamento primário foi obtido com uma única sutura colchoeiro interna (**E**). O controle radiográfico realizado após a conclusão da cirurgia mostrou a presença de BRG radiopaco no interior do defeito (**F**). No acompanhamento de 1 ano, era evidente profundidade de sondagem da bolsa de 3 mm associada com resolução do componente intraósseo do defeito (**G** e **H**). Note que as partículas de BRG ainda eram detectáveis, mas parecem integradas ao novo tecido mineralizado recém-formado.

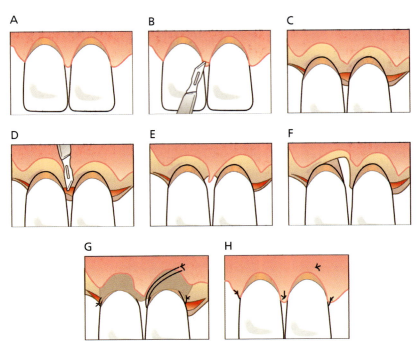

Figura 38.22 A. Aparência pré-cirúrgica da área que será acessada com retalho simplificado de preservação de papila (SPPF). O defeito está localizado na mesial do incisivo lateral superior direito. **B.** A primeira incisão oblíqua na papila associada ao defeito começa na margem gengival do ângulo mesiovestibular do incisivo lateral. A lâmina é mantida paralela ao longo eixo do dente e alcança a porção média da face distal do incisivo central logo abaixo do ponto de contato. **C.** A primeira incisão oblíqua continua intrassulcularmente na face vestibular dos incisivos lateral e central, estendendo-se até a papila adjacente, e um retalho total vestibular é elevado para expor 2 a 3 mm de osso. Note que a papila associada a defeito ainda está em posição. **D.** A incisão horizontal vestibulolingual na base da papila é feita o mais próximo possível da crista óssea. Deve-se tomar cuidado para evitar perfuração lingual/palatina. **E.** Incisões interdentais intrassulculares continuam na face palatina dos incisivos até um ponto adjacente às papilas parcialmente dissecadas. Um retalho de espessura total palatino, no qual está incluída a papila interdental, é elevado. **F.** Defeito intraósseo após desbridamento. Note a posição da crista óssea na distal do incisivo central. **G.** A membrana é posicionada para cobrir o defeito e 2 a 3 mm do remanescente ósseo, sendo fixada nos dentes vizinhos. Uma sutura colchoeiro horizontal interna vai da base do tecido queratinizado, na face média da face vestibular do incisivo central, até uma localização simétrica na base do retalho palatino. Essa sutura não causa nenhuma compressão direta da porção média da membrana, evitando seu colapso para dentro do defeito. **H.** São obtidos fechamento primário e recobrimento completo da membrana. (Fonte: Cortellini *et al.* 1999a. Reproduzida, com autorização, de John Wiley & Sons.)

2. Os tecidos interdentais acima da membrana são depois suturados para obtenção de fechamento primário por uma das seguintes abordagens: sutura interrompida quando o espaço interdental é estreito, e os tecidos interdentais, finos; duas suturas interrompidas, quando o espaço interdental é mais amplo e os tecidos interdentais são mais espessos; uma sutura colchoeiro interna vertical/oblíqua, quando o espaço interdental é amplo e os tecidos interdentais são finos.

Deve-se tomar cuidado especial a fim de assegurar que a primeira sutura colchoeiro horizontal alivie toda a tensão dos retalhos, e para que se obtenha fechamento primário passivo dos tecidos interdentais sobre a membrana com a segunda sutura. Quando se observa tensão, as suturas devem ser removidas e o fechamento primário passivo deve ser tentado novamente.

Essa abordagem foi preliminarmente testada em conjunto com membranas biorreabsorvíveis em uma série de casos de 18 defeitos intraósseos profundos (Cortellini *et al.* 1999a). O ganho médio no NCI observado em 1 ano foi de 4,9 ± 1,8 mm. Em todos os casos foi possível obter o fechamento primário do retalho sobre a membrana, e 67% dos locais mantiveram o fechamento primário ao longo do tempo.

Essa abordagem foi testada em um estudo clínico controlado randomizado multicêntrico envolvendo 11 dentistas de 7 países diferentes com um total de 136 defeitos (Tonetti *et al.* 1998). O ganho médio NCI observado após 1 ano em 69 defeitos tratados com SPPF e uma membrana biorreabsorvível foi de 3 ± 1,6 mm. Mais do que 60% dos locais tratados mantiveram o fechamento primário ao longo do tempo. É importante salientar que esses resultados foram obtidos por diferentes profissionais, em diferentes populações de pacientes e defeitos, incluindo aqueles com espaços estreitos e envolvendo áreas posteriores da boca. O SPPF foi aplicado com sucesso em conjunto com vários materiais regenerativos, incluindo materiais biologicamente ativos, como o EMD (Tonetti *et al.* 2002) (Figura 38.23) e BRG (Figura 38.24) (Cortellini & Tonetti 2004; Tonetti *et al.* 2004b).

Técnica cirúrgica minimamente invasiva (MIST ou TCMI)

Mais recentemente, houve um aumento no interesse acerca de uma cirurgia mais amigável e orientada pelo paciente, e pesquisadores focaram seu interesse no desenvolvimento de abordagens menos invasivas. Harrel e Rees (1995)

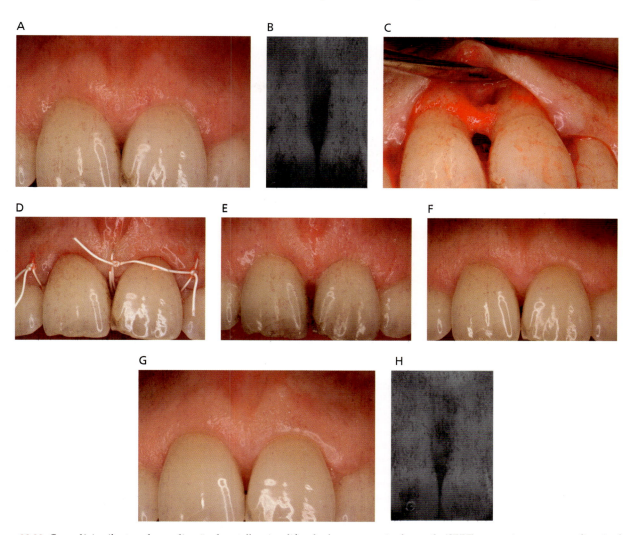

Figura 38.23 Caso clínico ilustrando a aplicação do retalho simplificado de preservação de papila (SPPF) em conjunto com a aplicação de um material regenerativo biologicamente ativo (EMD em forma de gel). Na reavaliação, após a conclusão com sucesso da terapia inicial relacionada à causa, uma bolsa de 8 mm foi detectada na face mesiopalatina do incisivo central esquerdo (**A**). Um defeito angular ficou evidente em uma radiografia periapical (**B**). A anatomia complexa do defeito fica aparente após o acesso através da técnica modificada de preservação de papila (TPPM): uma fenestração vestibular é evidente, com a maior parte do defeito estendendo-se palatinamente em direção ao terço apical da raiz (**C**). Após a aplicação do EMD, o fechamento primário do retalho foi obtido através de suturas variadas (**D**). Após 1 semana, na consulta para remoção da sutura, é aparente a excelente maturação do tecido mole cicatricial (**E**). Após 6 meses, existe uma papila interdental bem-pronunciada graças à abordagem com preservação de papila e à presença de uma ponte óssea que propiciou suporte ao tecido mole, apesar da formulação em gel do EMD (**F**). Os desfechos clínico e radiográfico após 1 ano foram preservação de excelente estética e eliminação do defeito (**G** e **H**). As profundidades à sondagem variaram entre 2 e 3 mm.

propuseram a cirurgia minimamente invasiva com o objetivo de produzir feridas mínimas, mínima reflexão de retalho e um manejo suave dos tecidos mole e duro (Harrel & Nunn 2001; Harrel *et al.* 2005). Com o objetivo de proporcionar ainda maior estabilidade da ferida e limitar a morbidade para o paciente, o retalho de preservação de papila pode ser usado no contexto de mínima invasividade, auxiliado por técnicas cirúrgicas de magnificação de imagem (Cortellini & Tonetti 2007a). Essa abordagem minimamente invasiva é particularmente adequada para o tratamento em conjunto com agentes biologicamente ativos, como o EMD ou fatores de crescimento, e/ou materiais de enxerto.

O defeito associado à papila interdental é acessado tanto com o SPPF (Cortellini *et al.* 1999a) quanto com a TPPM (Cortellini *et al.* 1995d). O SPPF é realizado quando a largura do espaço interdental é de 2 mm ou menos, enquanto a TPPM é aplicada em locais interdentais com largura maior que 2 mm. A incisão interdental (SPPF ou TPPM) é estendida para as faces vestibulares e linguais dos dois dentes adjacentes ao defeito. Essas incisões são estritamente intrassulculares, para preservar toda a largura e altura da gengiva, e sua extensão mesiodistal é mantida no mínimo para permitir a elevação coronoapical de um pequeno retalho total com o objetivo de expor somente 1 a 2 mm do defeito da crista óssea residual. Quando possível, somente a papila associada ao defeito é acessada e incisões verticais relaxantes são evitadas. Com essas regras gerais em mente, diferentes quadros clínicos podem ser abordados em diferentes defeitos.

A menor extensão mesiodistal da incisão e o descolamento mínimo do retalho são necessários quando o defeito

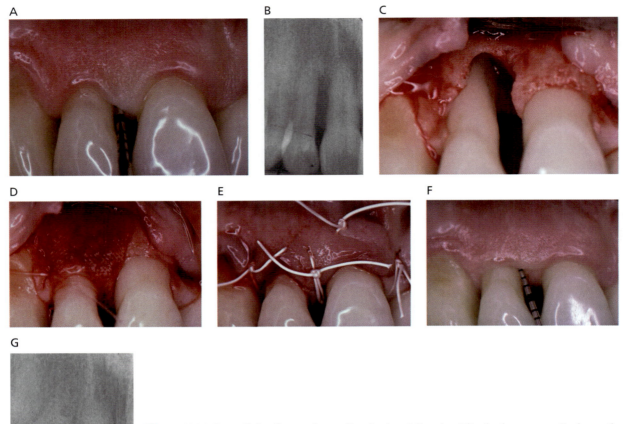

Figura 38.24 Caso clínico ilustrando a aplicação do retalho simplificado de preservação de papila (SPPF) combinado com membrana de barreira biorreabsorvível com enxerto para reposição óssea (BRG). Na reavaliação, uma bolsa de 9 mm é detectada na face mesial do incisivo lateral (A). A radiografia mostra um defeito intraósseo profundo (B). Após acesso através de um retalho simplificado de preservação de papila, um defeito intraósseo predominantemente de duas paredes foi exposto (C). Após cuidadosa instrumentação da raiz, uma membrana biorreabsorvível foi colocada no topo de um BRG (D). O fechamento primário do retalho foi obtido por sutura em múltiplas camadas (E). Após 6 anos, havia bolsas rasas (F); note aumento moderado na recessão da margem gengival. A radiografia após 6 anos mostra a eliminação do defeito, porém a persistência de grânulos mineralizados de BRG envoltos por tecido mineralizado recém-formado (G).

é puramente de três paredes, ou tem subcomponentes de duas e/ou uma parede alocados inteiramente na área interdental. Nesses casos, a incisão mesiodistal envolve apenas a papila associada ao defeito e parte das faces vestibulares e linguais dos dois dentes vizinhos ao defeito. O retalho total é elevado minimamente, apenas para expor a crista óssea vestibular e lingual que delineia o defeito na área interdental (Figura 38.25).

Maior elevação coronoapical do retalho total é necessária quando a porção coronal do defeito intraósseo tem um componente de duas paredes profundo. A extensão coronoapical do retalho é mínima onde a parede óssea está preservada (seja vestibular ou lingual), e estende-se mais apicalmente nos locais onde a parede óssea foi perdida (lingual ou vestibular), objetivando alcançar e expor 1 a 2 mm da crista óssea residual (Figura 38.26).

Quando um defeito profundo de uma parede é abordado, o retalho de espessura total é elevado tanto na face vestibular quanto na lingual.

Quando a posição da(s) parede(s) óssea(s) é muito profunda, e dificulta ou impossibilita o alcance dos defeitos associados ao espaço interdental com a incisão mínima, já descrita, o(s) retalho(s) é(são) estendido(s) mesialmente ou distalmente, e um espaço interdental extra é envolvido a fim de se obter maior elevação do retalho. A mesma abordagem é usada quando o defeito ósseo também se estende para o lado vestibular ou palatino do dente envolvido, ou quando envolve dois espaços interdentais do mesmo dente (Figura 38.27) ou dois dentes proximais (Figura 38.28). No último exemplo, uma segunda papila interdental é acessada, seja com um SPPF ou uma TPPM, de acordo com a indicação. Incisões verticais relaxantes são realizadas quando a elevação do retalho causa tensão nas extremidades do(s) retalho(s). As incisões verticais relaxantes são sempre pequenas e mantidas dentro da gengiva inserida (nunca envolvendo a junção mucogengival). O objetivo dessa abordagem é evitar o uso de incisões verticais sempre que possível ou reduzir ao mínimo seu número e extensão, apenas quando existir clara indicação. Incisões periosteais nunca são realizadas.

Os defeitos são desbridados com o uso combinado de minicuretas e instrumentos movidos a energia, e as raízes

Capítulo 38   Terapia Periodontal Regenerativa   907

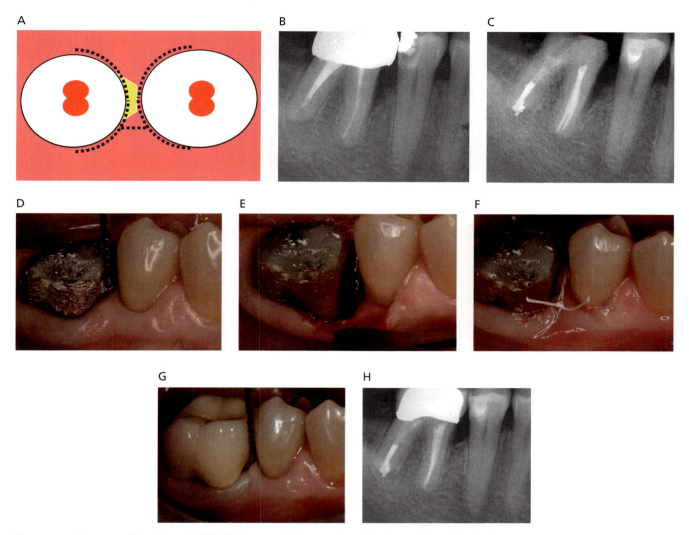

Figura 38.25 Ilustração clínica do uso da TCMI-M em um defeito interdental de três paredes isolado. O diagrama esquemático mostra a extensão da incisão realizada de acordo com os princípios da técnica de preservação de papila modificada (TPPM) no espaço interdental associado ao defeito. A extensão mesiodistal do retalho é limitada à face vestibular dos dentes adjacentes ao defeito visando obter estabilidade da ferida (**A**). A radiografia inicial mostra infecção periapical e cáries que precisam ser controladas durante a fase de terapia inicial relacionada à causa (**B**). Na reavaliação, uma bolsa de 8 mm associada com a presença de um defeito profundo foi detectada na face mesial do primeiro molar (**C** e **D**). O defeito foi acessado de forma minimamente invasiva usando-se TPPM. O defeito intraósseo de três paredes foi exposto e cuidadosamente desbridado (**E**). Após a aplicação do derivado da matriz do esmalte, fechamento primário foi obtido com uma única sutura colchoeiro interna modificada (**F**). Os desfechos após 1 ano foram bolsas rasas e a resolução quase completa do defeito (**G** e **H**).

são cuidadosamente alisadas. Durante a instrumentação, os retalhos são suavemente afastados, cuidadosamente protegidos com elevadores de periósteo e frequente irrigação de solução salina. Ao fim da instrumentação, o agente biologicamente ativo é aplicado, e então os retalhos são reposicionados.

Na maioria das vezes, uma sutura colchoeiro interna modificada é utilizada na área interdental associada ao defeito, para obter fechamento primário da papila sem tensão (Cortellini & Tonetti 2001, 2005). Quando um segundo espaço interdental tiver sido acessado, a mesma técnica de sutura é usada para obter fechamento primário nessa área. As incisões verticais relaxantes são suturadas com suturas simples. Os retalhos vestibular e lingual são reposicionados em seu nível original, sem nenhum deslocamento coronal para evitar tensão na área de cicatrização.

Todos os procedimentos cirúrgicos podem ser realizados com o auxílio de um microscópio operatório ou lupas de aumento, com ampliação de 4× a 16× (Cortellini & Tonetti 2001, 2005). Instrumentos de microcirurgia são utilizados, quando necessário, como um complemento para o conjunto normal de instrumentos periodontais.

Essa abordagem foi preliminarmente testada em duas séries de casos com um total de 53 defeitos intraósseos profundos (Cortellini & Tonetti 2007a, b). Os resultados de 1 ano mostraram melhoras clinicamente significantes (ganhos no NCI de 4,8 ± 1,9 mm com 88,7 ± 20,7% de resolução clínica do defeito) e grande redução da morbidade do paciente. A mesma abordagem foi aplicada com sucesso em múltiplos defeitos intraósseos em 20 pacientes (Cortellini *et al.* 2008). Os 44 defeitos tratados ganharam média de 4,4 ± 1,4 mm de inserção clínica e 73% dos defeitos

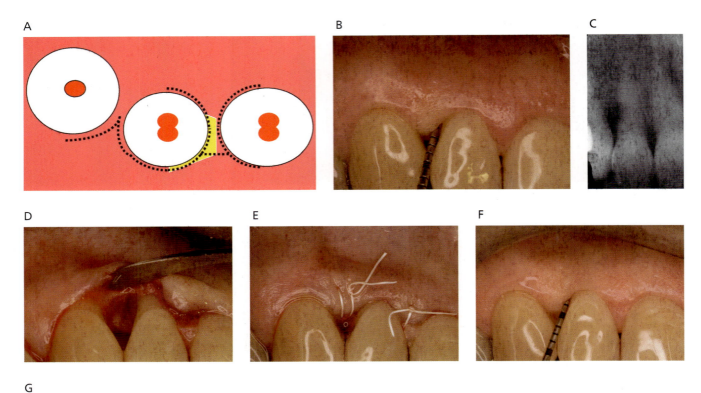

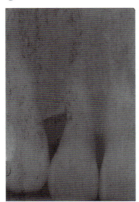

Figura 38.26 Ilustração clínica do uso da técnica cirúrgica minimamente invasiva (TCMI) em um defeito interdental isolado de três paredes estendendo-se pela face vestibular do dente. O diagrama esquemático mostra a extensão da incisão realizada de acordo com os princípios da técnica modificada de preservação de papila (TPPM) no espaço interdental associado ao defeito. A extensão mesiodistal do retalho é limitada à face vestibular dos dentes adjacentes ao defeito e à face interdental adjacente à extensão vestibular do defeito visando obter estabilidade da ferida (**A**). Após a conclusão da terapia inicial relacionada à causa, uma bolsa de 6 mm associada a um defeito foi detectada na face distal do incisivo lateral (**B** e **C**). A perda de inserção estendeu-se para a face vestibular do incisivo lateral, sugerindo a necessidade de obtenção de acesso na face vestibular desse dente. Por isso, o defeito foi acessado com abordagem minimamente invasiva, usando-se TPPM para acesso da área interdental e estendendo-se a incisão para a papila entre os incisivos central e lateral para assegurar acesso ao defeito (**D**). O fechamento primário foi obtido com uma sutura colchoeiro interna modificada e uma sutura simples (**E**). Os desfechos após 1 ano mostraram pequenas profundidades de sondagem, boa preservação da altura dos tecidos moles e resolução do defeito (**F** e **G**).

mostraram melhora no NCI de ≥ 4 mm. Isso correspondeu a uma resolução de 83 ± 20% dos defeitos (15 defeitos foram completamente preenchidos). As PB residuais foram de 2,5 ± 0,6 mm. Foi registrado um aumento mínimo de 0,2 ± 0,6 mm na recessão gengival entre a medida inicial e após 1 ano.

Um estudo clínico controlado recente com 30 pacientes comparou a TCMI combinada a EMD à TCMI aplicada sozinha (Ribeiro et al. 2011a). Os autores relataram redução significativa de PB, ganho de NCI e ganho ósseo radiográfico em 3 a 6 meses em ambos os grupos. Não foram detectadas diferenças entre as terapias em nenhum momento. Concluiu-se que o uso de EMD não melhora o desfecho da TCMI no tratamento de defeitos infraósseos.

Técnica cirúrgica minimamente invasiva modificada (M-MIST ou TCMI-M)

O desenvolvimento desta técnica de cirurgia minimamente invasiva modificada (TCMI-M) (Cortellini & Tonetti 2009b) foi testado (Figura 38.29). A TCMI-M foi projetada especificamente para melhorar a estabilidade do retalho e proporcionar autoestabilidade a fim de manter o espaço para a regeneração. A abordagem cirúrgica consiste em um acesso interdental pequeno através do qual apenas um retalho vestibular triangular é elevado, enquanto a papila é deixada em seu lugar, ligada com a raiz e o dente associado à crista por suas fibras supracrista (ver Figura 38.5). O acesso ao defeito é conseguido por meio do pequeno retalho triangular vestibular: pela "janela" vestibular, o tecido mole que preenche o defeito (i. e., os chamados tecidos de granulação) é cortado do tecido conjuntivo papilar supracrista e das paredes ósseas com o uso de uma microlâmina, e removido com uma minicureta. Posteriormente, a superfície radicular é cuidadosamente desbridada com instrumentos manuais e mecânicos. As fibras supracrista da papila associada ao defeito e dos tecidos palatinos não são tocadas. A ferida mínima e a elevação mínima de retalho permitem a preservação da maioria dos vasos, proporcionando

Capítulo 38 Terapia Periodontal Regenerativa 909

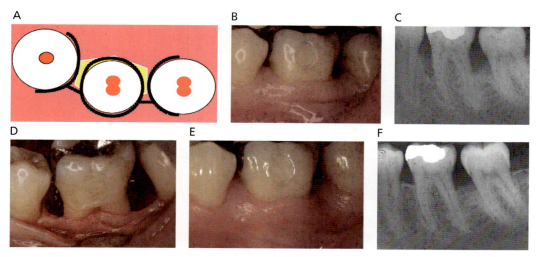

Figura 38.27 Ilustração clínica do uso da técnica cirúrgica minimamente invasiva (TCMI) em defeitos envolvendo ambos os espaços interdentais do mesmo dente. O diagrama esquemático mostra a extensão da incisão realizada de acordo com os princípios da técnica modificada de preservação de papila (TPPM) nos dois espaços interdentais associados com os defeitos. A extensão mesiodistal do retalho está limitada às duas papilas interdentais associadas aos defeitos (**A**) e alcança o ângulo dos dois dentes adjacentes, visando limitar a perda de estabilidade da ferida enquanto permite adequado acesso aos defeitos. A aparência clínica e radiográfica inicial mostrou o bom controle da inflamação obtido após a conclusão da terapia inicial relacionada à causa, bem como as bolsas mesial e distal profundas associadas a defeitos intraósseos (**B** e **C**). Ambos os defeitos, mesial e distal, foram acessados com retalhos de preservação de papila, os defeitos foram desbridados, e as superfícies radiculares, cuidadosamente instrumentadas (**D**). Após a aplicação do derivado da matriz do esmalte e sua acomodação no defeito, fechamento primário foi obtido por suturas colchoeiro internas modificadas. Na consulta de acompanhamento após 1 ano, bolsas rasas, preservação dos tecidos moles e eliminação dos defeitos eram evidentes (**E** e **F**).

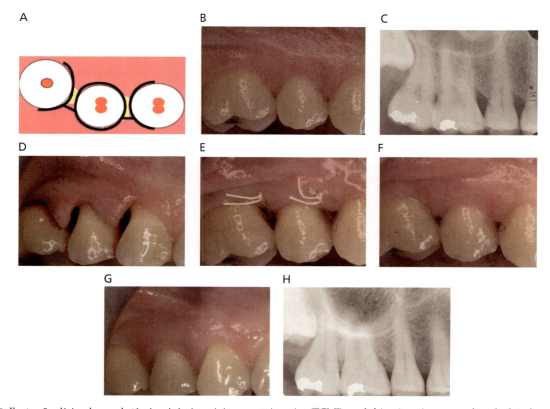

Figura 38.28 Ilustração clínica do uso da técnica cirúrgica minimamente invasiva (TCMI) em defeitos intraósseos envolvendo dois dentes adjacentes. O diagrama esquemático mostra a extensão da incisão realizada de acordo com os princípios do retalho de preservação de papila em dois espaços interdentais associados aos defeitos. A extensão mesiodistal do retalho está limitada às duas papilas interdentais associadas aos defeitos (**A**) e alcança o ângulo dos dois dentes adjacentes, visando limitar a perda de estabilidade da ferida e a extensão do retalho. Após o sucesso da terapia inicial relacionada à causa, dois defeitos são encontrados na face mesial do primeiro molar e segundo pré-molar (**B** e **C**). Retalhos simplificados de preservação de papila são usados para acessar os defeitos (**D**). As incisões são interrompidas no ângulo distal do primeiro pré-molar e na face vestibular do primeiro molar. O desbridamento da raiz e a aplicação de proteínas da matriz do esmalte em forma de gel são realizados antes do fechamento primário do retalho com 2 suturas colchoeiro verticais internas modificadas (**E**). É evidente, na remoção da sutura após 1 semana, a excelente cicatrização inicial com ausência de dor ou desconforto (**F**). Após 1 ano, ausência de inflamação, bolsas rasas e resolução dos defeitos eram evidentes (**G** e **H**).

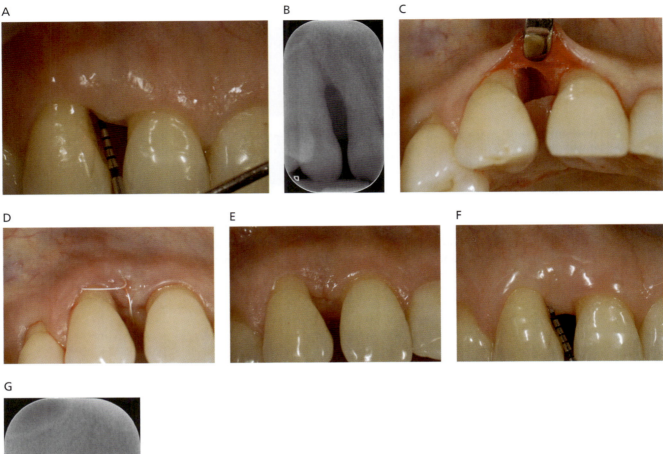

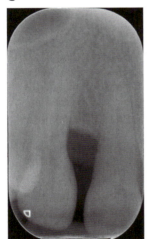

Figura 38.29 Caso clínico tratado com procedimento minimamente invasivo modificado (TCMI-M). Uma bolsa de 10 mm mesial à cúspide superior direita (**A**) foi associada com um defeito intraósseo profundo que alcançava o terço médio da raiz (**B**). A área foi acessada com TCMI-M (**C**). O retalho vestibular foi minimamente elevado até o contorno mediovestibular da cúspide e do incisivo lateral. A papila interdental associada ao defeito não foi tocada e o retalho lingual não foi elevado. O defeito intraósseo e a superfície radicular exposta foram instrumentados através da pequena "janela" cirúrgica vestibular. Uma única sutura colchoeiro interna modificada foi posicionada para fechar a área (**D**). Nenhum material regenerativo foi colocado no defeito, deixando que o coágulo sanguíneo natural por si só preenchesse o componente intraósseo. A integridade do fechamento primário da ferida foi mantida após 1 semana (**E**). A fotografia clínica de 1 ano mostrou um sulco normal de 3 mm, associado com um ganho de NCI de 7 mm e nenhum aumento na recessão gengival (**F**). A radiografia de 1 ano mostrou a resolução completa do componente infraósseo do defeito (**G**).

suprimento sanguíneo para os tecidos interdentais, o que traz vantagens óbvias para o processo de cicatrização da ferida interdental. Essa abordagem cirúrgica, com seu novo desenho, assegura autossuporte para os tecidos moles interdentais por meio da papila "pendurada", melhorando, assim, a provisão de espaço. O retalho é extremamente estável, uma vez que a maior parte do tecido mole em torno do defeito ósseo não é incisada ou elevada, melhorando, assim, a estabilidade do coágulo. O trauma mínimo de retalho, a integridade do suprimento sanguíneo e a passividade absoluta da técnica de sutura asseguram fechamento primário da ferida interdental na maioria dos casos, prevenindo, portanto, contaminação bacteriana. A abordagem de sutura baseia-se no uso de uma sutura única interna do tipo colchoeiro. Suturas adicionais podem ser aplicadas para aumentar mais o fechamento primário, quando necessário. O acesso vestibular reduzido, entretanto, significa que essa abordagem não é aplicável a defeitos muito profundos que envolvem o lado lingual de um dente cuja superfície radicular doente não é facilmente acessível por instrumentação proveniente da pequena janela vestibular (Cortellini e Tonetti 2009b).

Recentemente, um estudo clínico randomizado controlado de três grupos foi projetado para comparar a eficácia clínica da TCMI-M sozinha em comparação com a TCMI-M combinada com EMD e EMD com xenografia do derivado mineral ósseo (BMDX, do inglês *bone mineral derived xenograph*), no tratamento de defeitos intraósseos interdentais isolados (Cortellini & Tonetti 2011). O estudo foi realizado em 45 defeitos intraósseos isolados profundos acessados com TCMI-M e aleatoriamente atribuídos a três grupos experimentais: 15 para TCMI-M sozinha, 15 para TCMI-M + EMD e 15 para TCMI-M + EMD-BMDX (Figura 38.30). As diferenças entre os valores iniciais e após 1 ano foram estatisticamente significativas nos três grupos quanto à redução de PB ($P > 0{,}0001$, teste t de Student), bem como ao ganho de NCI ($P > 0{,}0001$). Comparações entre os três grupos não mostraram diferença estatisticamente significativa em nenhum dos desfechos clínicos medidos. Em particular, o ganho de NCI de $4{,}1 \pm 1{,}4$ mm foi observado no grupo-controle de TCMI-M, $4{,}1 \pm 1{,}2$ mm no grupo de EMD e $3{,}7 \pm 1{,}3$ mm no grupo de EMD + BMDX. A porcentagem de preenchimento ósseo radiográfico do componente infraósseo foi de $77 \pm 19\%$, $71 \pm 18\%$ e $78 \pm 27\%$, respectivamente. Esse estudo inicial controlado foi capaz de detectar uma verdadeira diferença no NCI de 0,96 mm entre os grupos de tratamento. Contudo, o fato de que os desfechos entre os três grupos não podem ser discriminados levanta uma série de hipóteses com foco no potencial intrínseco de cicatrização de uma ferida quando são proporcionadas condições ideais com a abordagem cirúrgica. Em outras palavras, os desfechos desse estudo lançam aos dentistas o desafio de possivelmente alcançarem melhoras clínicas substanciais sem o uso de produtos ou materiais. Um estudo independente (Trombelli *et al.* 2010) relatou desfechos semelhantes sem diferença entre uma abordagem de retalho único (SLA, do inglês *single flap approach*) sozinha e a SLA somada a uma barreira biorreabsorvível e hidroxiapatita. O estudo foi realizado em 24 pacientes/defeitos. Os autores relataram cinco locais no grupo SFA + HA/GTR mostrando fechamento incompleto na semana 2, que se resolveu espontaneamente. Não houve diferenças estatisticamente significativas ou clinicamente significativas no ganho de inserção clínico médio (+/-DP) ($4{,}7$ +/− $2{,}5$ *versus* $4{,}4$ +/−$1{,}5$ mm), redução da profundidade de sondagem ($5{,}3$ +/−$2{,}4$ *versus* $5{,}3$ +/−$1{,}5$ mm) e aumento da recessão gengival ($0{,}4$ +/−$1{,}4$ *versus* $0{,}8$ +/−$0{,}8$ mm) entre os grupos SFA+ HA/GTR e SFA. Mishra *et al.* (2013) avaliaram a eficácia do TCMI-M sozinho *versus* TCMI-M com administração local de gel de rhPDGF-BB no tratamento de 24 defeitos intraósseos. O ganho de NCI e crescimento ósseo linear foi de $3 \pm 0{,}89$ mm e $1{,}89 \pm 0{,}6$ mm no grupo teste, e $2{,}64 \pm 0{,}67$ mm e $1{,}85 \pm 1{,}18$ mm no grupo controle, respectivamente, e não apresentou significância estatística. Os autores concluíram que a melhora em ambos os grupos pode ser atribuída à nova técnica cirúrgica, em vez da adição de rhPDGF-BB.

Em um estudo recente, Schincaglia *et al.* (2015) relataram resultados clínicos semelhantes ao tratar defeitos intraósseos com um retalho baseado na elevação da papila associada ao defeito *versus* um retalho projetado para manter a papila no lugar (SFA). O material regenerativo aplicado foi rhPDGF-BB e β-TCP. Uma revisão sistemática recente sobre MIS aplicada a defeitos intraósseos (Barbato *et al.* 2020) concluiu que MIS representa um tratamento confiável para defeitos intraósseos isolados. Outra metanálise (Liu *et al.* 2016) sugeriu que não há diferença significativa no tratamento de defeitos intraósseos entre o grupo MIS mais biomateriais e o grupo MIS sozinho, indicando que é importante levar em consideração custos e benefícios quando uma decisão é tomada sobre uma abordagem terapêutica.

Técnica de preservação total da papila

Recentemente, uma nova técnica, a técnica de preservação total da papila (EPP, do inglês *entire papilla preservation*), foi proposta (Aslan *et al.* 2017a, b) para o tratamento de defeitos intraósseos isolados. A técnica EPP é uma abordagem semelhante a um túnel da papila interdentária associada ao defeito (ver Figura 38.31). Após uma incisão intracrevicular bucal, uma incisão de liberação vertical chanfrada é realizada na gengiva vestibular do espaço interdentário vizinho e estendida logo além da linha mucogengival para fornecer acesso mecânico apropriado ao defeito intraósseo. Um elevador periosteal microcirúrgico é usado para elevar um retalho mucoperiosteal de espessura total que se estende desde a incisão vertical até a papila associada ao defeito. Um elevador de túnel angulado especificamente projetado facilita a preparação do túnel interdentário sob o tecido papilar. É tomado o máximo de cuidado para elevar toda a espessura da papila interdentária até a crista óssea lingual intacta. O tecido de granulação é removido do aspecto interno da papila interdental associada ao defeito. O adelgaçamento excessivo da papila deve ser evitado para não comprometer o suprimento sanguíneo. O tecido de granulação é então removido com uma minicureta, e a superfície radicular é desbridada e aplainada. Materiais regenerativos como EMD e/ou substitutos ósseos podem ser colocados no defeito intraósseo. Uma barreira de colágeno pode ser utilizada para conter o biomaterial. As suturas são aplicadas para o fechamento ideal da ferida da área cirúrgica. Um RCT recente (Aslan *et al.* 2020) com 30 pacientes comparou apenas EPP *versus* EPP e amelogeninas. Os autores relataram 100% de fechamento primário do retalho mantido até a cicatrização precoce da ferida; um ganho de NCI altamente significativo de $6{,}3 \pm 2{,}5$ mm e redução de PD de $6{,}5 \pm 2{,}65$ mm foi observado no grupo EPP + EMD, enquanto o ganho de NCI e redução de PD foram de $5{,}83 \pm 1{,}12$ mm e $6{,}2 \pm 1{,}33$ mm, respectivamente, no grupo EPP. Foi relatado leve aumento estatisticamente não significativo na recessão gengival de $0{,}2 \pm 0{,}25$ mm e $0{,}36 \pm 0{,}54$ mm. O EPP é um procedimento de retalho avançado, baseado nos conceitos de microcirurgia e MIS, que requer competência e habilidade cirúrgica e não pode ser estendido a nenhum defeito intraósseo. A aplicação de EPP é indicada em defeitos intraósseos interproximais isolados. O amplo envolvimento do lado palatino de um dente torna essa abordagem não aplicável. É fato que um defeito intraósseo de duas paredes com uma parede óssea vestibular ausente e uma parede lingual relativamente bem preservada é a melhor indicação para EPP.

Implicações técnicas

Os estudos citados na seção anterior propõem três abordagens diferentes minimamente invasivas para os defeitos infraósseos (Cortellini 2012). A cirurgia minimamente invasiva (Harrel & Rees 1995) e a TCMI (Cortellini & Tonetti

2007a, b) incluem a elevação de tecidos papilares interdentais para revelar o espaço interdental, ganhando acesso completo ao defeito intraósseo; a TCMI-M (Cortellini & Tonetti 2009a), em que o acesso ao defeito é obtido por meio da reflexão de um pequeno retalho vestibular, sem elevação da papila interdental (ver Figuras 38.27 a Figura 38.30); o EPP que se baseia em uma abordagem semelhante a um túnel sem incisão da papila interdentária (Aslan *et al.* 2017a). O principal problema a ser superado ao aplicar o MIS é a visibilidade e manipulação do campo cirúrgico. O problema é claramente melhorado nas abordagens TCMI-M e EPP. A alta ampliação e uma ótima iluminação direta podem ajudar na solução do problema. Assim, a adoção de dispositivos de ampliação, como alças ou microscópios cirúrgicos, é fortemente recomendada. Tradicionalmente, cirurgiões-dentistas são ensinados a levantar grandes retalhos a fim de expor completamente a área de interesse. Na realidade, a visibilidade do defeito é limitada pelas paredes ósseas residuais que cercam o defeito. A elevação de um retalho no limite das paredes ósseas residuais deve, portanto, ser suficiente para visualizar o defeito: sobrerreflexão dos retalhos não aumenta a visibilidade do defeito. Contudo, a reflexão do retalho mínimo estreita o ângulo de visão e, em especial, a entrada de luz no campo cirúrgico. Além disso, a manipulação do tecido mole durante a instrumentação requer mais cuidado, uma vez que os retalhos, que não são completamente refletidos, localizam-se muito perto do campo trabalhado. O uso de instrumentos pequenos, como pequenos elevadores periosteais e *tissue players*, é obrigatório para a manipulação dos tecidos mole e duro. Microlâminas, minicuretas e minitesouras permitem controle completo sobre incisão, desbridamento e o refinamento da área cirúrgica, e suturas de 6-0 a 8-0 são obrigatórias para o fechamento da ferida.

Desenho do retalho para envolvimento de furca

O desenho do retalho para furcas classe II vestibular e lingual da mandíbula e vestibular da maxila, o chamado "buraco da fechadura", foi descrito há mais de 20 anos e não foi substancialmente modificado desde então (Pontoriero *et al.* 1988; Andersson *et al.* 1994; Jepsen *et al.* 2004). Após incisões intrassulculares, um retalho mucoperiosteal é levantado na face vestibular ou lingual do processo alveolar (Figura 38.32). As superfícies radiculares são cuidadosamente raspadas e alisadas por instrumentos manuais e elétricos, bem como brocas diamantadas rotatórias em forma de chama. O tecido de granulação restante na área de furca é cuidadosamente removido a fim de expor a superfície do osso alveolar.

O material regenerativo de escolha (barreira não biorreabsorvível ou biorreabsorvível, enxerto ósseo, agente biologicamente ativo ou abordagem combinada) é posicionado na área de furca (Figura 38.33). Quando uma barreira é usada, é ajustada de modo a cobrir a entrada (vestibular ou lingual) da área de furca, as superfícies radiculares adjacentes (da linha angular distovestibular/lingual da raiz distal até

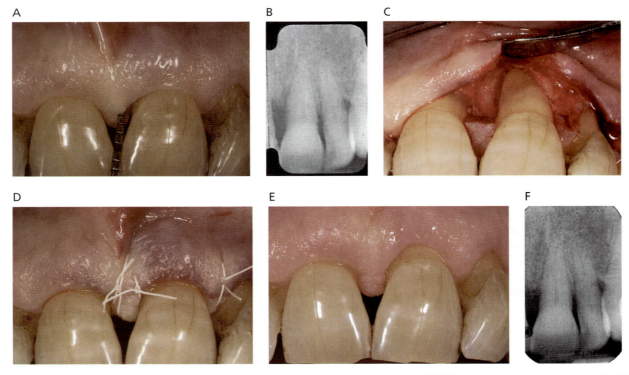

Figura 38.30 Caso clínico tratado com técnica cirúrgica minimamente invasiva modificada (TCMI-M) + derivado da matriz do esmalte (EMD) + Bio-Oss®. **A.** Uma perda de inserção de 7 mm foi associada com uma profundidade de bolsa de 6 mm no lado mesial do incisivo central superior esquerdo. **B.** O defeito intraósseo era evidente na radiografia inicial. **C.** A área foi acessada com abordagem de TCMI-M. O retalho foi estendido até o espaço distal interdental a fim de revelar a deiscência óssea vestibular. **D.** O retalho foi suturado após o posicionamento de EMD e material de enxerto. Fotografia clínica (**E**) e radiografia (**F**) após 1 ano, mostrando a resolução da lesão periodontal.

a linha angular mesiovestibular/lingual da raiz mesial) e uma superfície de 4 a 5 mm de largura do osso alveolar apical à crista óssea. A membrana pode ser mantida na posição por suturas feitas em volta da coroa do molar com o uso de uma técnica de suspensão. Quando um enxerto é preferido, ele é posicionado de modo a preencher completamente a área de furca, com um preenchimento levemente exagerado da entrada. Agentes biologicamente ativos são lançados na área de furca. Uma combinação de abordagens requer o posicionamento de diferentes biomateriais, de acordo com as propriedades de cada um.

Após a colocação do material regenerativo, o retalho mucoperiosteal é reposicionado a fim de cobrir completamente a furca e os biomateriais (Figura 38.34). Uma incisão periosteal pode ser feita, quando necessário, para avançar o retalho coronalmente. O retalho é seguro com suturas suspensas ou interdentais. As suturas são removidas 7 a 15 dias após a cirurgia. Quando uma barreira não biorreabsorvível é posicionada, um segundo procedimento cirúrgico, para a remoção da barreira, é realizado após o período de cicatrização de aproximadamente 6 semanas (Figura 38.35).

A técnica cirúrgica foi cuidadosamente aperfeiçoada e revisada por McClain e Schallhorn (2000). A técnica desses dois estudiosos é especialmente projetada para terapia combinada (barreira combinada com material de enxerto) e baseia-se em um núcleo comum, modificado de acordo com a necessidade para situações específicas. Esse núcleo comum emprega um retalho envoltório de incisão sulcular com espessura completa, com retenção máxima dos tecidos gengival e papilar e exposição suficiente do defeito, a fim de que a visualização seja adequada e haja acesso para desbridamento. Se ocorrer recessão e/ou posicionamento coronal for necessário para a cobertura da membrana, é também realizada separação periosteal.

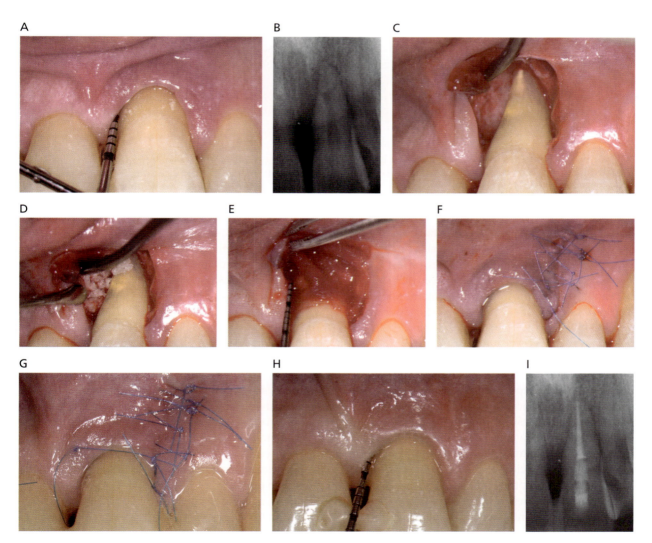

Figura 38.31 Caso clínico tratado com técnica de preservação de papila inteira (EPP, do inglês *entire papilla preservation*). Profundidade de sondagem de 10 mm, com de 13 mm de nível de clínico de inserção (NCI) (**A**), está associado à destruição óssea envolvendo o ápice (**B**). Acesso ao defeito pela técnica EPP evitando uma incisão sobre a papila associada ao defeito (**C**). Observe o defeito ósseo envolvendo o ápice. Aplicação de osso substituto para preencher o defeito (**D**). Aplicação de membrana de colágeno para cobertura do defeito (**E**). O fechamento primário da ferida é obtido com técnica de sutura microcirúrgica (**F**). Fechamento primário mantido 7 dias após a cirurgia, quando as suturas são removidas (**G**). Condição clínica no exame de 1 ano. A sonda indica uma profundidade de sondagem residual de 3 mm e ganho NCI de 7 mm (**H**), associado com a mineralização do componente intraósseo do defeito (**I**). (Fonte: Cortesia do Dr. Serhat Aslan.)

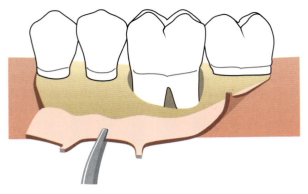

Figura 38.32 Envolvimento de furca: abordagem passo a passo. Após as incisões marginais e verticais relaxantes na face vestibular da mandíbula, foram descolados retalhos vestibulares e linguais de espessura total.

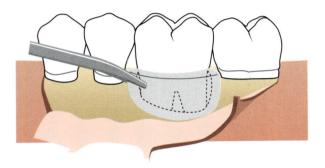

Figura 38.33 Envolvimento de furca: abordagem passo a passo. A membrana é colocada de modo a proteger completamente o defeito e se estender por, no mínimo, 3 mm além da margem do defeito.

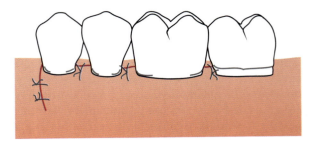

Figura 38.34 Envolvimento de furca: abordagem passo a passo. Os retalhos são posicionados coronalmente e suturados de modo que a borda da membrana fique pelo menos 2 mm abaixo da margem do retalho.

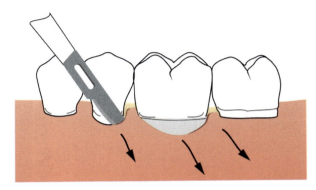

Figura 38.35 Envolvimento de furca: abordagem passo a passo. Para remover a membrana, é feita uma incisão que se estende pelo espaço de um dente mesial e distalmente à borda da membrana. Após descolar os retalhos que estão servindo de cobertura, a membrana pode ser removida sem comprometimento do tecido recém-regenerado.

O defeito é desbridado e a superfície radicular é alisada para que placa, acúmulos, projeções do esmalte e outras alterações da superfície radicular (sulcos, entalhes, cáries etc.) sejam removidos com o emprego de instrumentação ultrassônica ou sônica, manual ou rotatória (brocas de diamante fino e/ou de finalização). Odontoplastia e/ou osteoplastia são realizadas, se necessárias ao acesso adequado ao defeito, incluindo concavidades intrarradicular ou de fundo de furca, e/ou à redução de projeções do esmalte. A preparação radicular adequada é considerada crítica para um desfecho bem-sucedido.

O enxerto ósseo é preparado (tipicamente por DFDBA) em um prato Dappen por meio de hidratação com solução salina estéril ou anestésica local e, caso não haja contraindicação, combinada com tetraciclina (125 mg/0,25 g de DFDBA). Depois da mistura, o prato Dappen é coberto com gaze estéril umedecida, a fim de evitar a secagem do enxerto. A membrana apropriada é selecionada e cortada para caber na posição desejada, sendo então colocada na gaze estéril. Cuida-se para que a membrana não seja contaminada pelo contato com lábios, língua, mucosa ou saliva.

A área é cuidadosamente limpa e isolada, e a superfície radicular no local regenerativo é tratada com ácido cítrico (pH 1) por 3 minutos usando-se bolas de algodão e cuidando-se para que a solução fique limitada às superfícies radicular e óssea. As bolas de algodão são removidas e o local é inspecionado para que não restem fibras de algodão, sendo depois enxaguado com solução salina ou água estéril. Penetração intramedular é realizada a seguir, com uma broca arredondada de 1/4 se houver osso esclerótico no local de enxerto. A superfície ligamentar é "raspada" com uma sonda periodontal, a fim de que escaras sejam removidas e o sangramento, estimulado. O DFDBA é inserido firmemente no defeito por uma abordagem de preenchimento exagerado, com a cobertura do tronco radicular e combinação ou confluente infraósseo, deiscência ou defeitos ósseos horizontais/crestais. A membrana personalizada é colocada sobre o enxerto e fixada apropriadamente. Após nova conferência, para que se tenha certeza de que o material de enxerto ficou na área desejada, o retalho é posicionado de modo a cobrir a membrana e fixado com suturas não biorreabsorvíveis (tipicamente suturas Gore®). Durante o condicionamento radicular e o tratamento subsequente para fechamento, o local permanece isolado a fim de que a contaminação por saliva seja evitada.

Se uma membrana não biorreabsorvível for usada, é removida em 6 a 8 semanas após a cirurgia empregando-se reflexão de retalho menor, desepitelização da face interna do retalho adjacente à membrana, remoção suave (*peeling*) da membrana do local onde havia sido colocada e posicionamento do retalho para cobrir os tecidos regenerados o quanto for possível. O fechamento é, então, realizado com suturas não biorreabsorvíveis.

Retalho projetado para defeitos combinados de furca e intraósseos

Os molares comprometidos são frequentemente caracterizados pela presença de bolsas profundas e por um padrão de degradação periodontal que envolve a disseminação apical e inter-radicular de inserção e perda óssea. A anatomia da destruição óssea, portanto, pode resultar em uma combinação de ruptura horizontal na área da furca e ruptura vertical ao redor das raízes individuais. A extensão vertical da ruptura periodontal parece ser um importante preditor de sobrevivência de dentes com envolvimento de furca (Tonetti *et al.* 2017). Estudos clínicos demonstraram o potencial para melhorias clínicas dos componentes de furca horizontal e vertical, relatando resultados encorajadores (Jepsen *et al.* 2002). A anatomia peculiar de um defeito combinado de furca e intraósseo requer uma abordagem cirúrgica diferente em relação ao tradicional retalho bucal ou lingual para um defeito em buraco de fechadura. Cortellini *et al.* (2020a) propuseram a aplicação de retalhos de preservação de papila (PPF, do inglês *papilla preservation flaps*) após a experiência positiva com regeneração de componentes intraósseos. O desenho do PPF é selecionado de acordo com a largura do espaço interdental. Uma incisão horizontal de acordo com os princípios do TPPM (Cortellini *et al.* 1995d) é traçada na face vestibular da papila associada ao defeito quando a largura do espaço interdentário é maior que 2 mm, enquanto uma incisão diagonal é aplicada quando o espaço interdentário é de 2 mm ou mais estreito (SPPF; Cortellini *et al.* 1999). Os retalhos são projetados para obter acesso adequado ao defeito, limitando ao máximo a extensão do retalho e, assim, preservando a estabilidade ideal da ferida de acordo com os conceitos do MIS, conforme descrito anteriormente para defeitos intraósseos (Cortellini 2012) e conforme exemplificado nas Figuras 38.36 e 38.37. Em particular, a escolha de quanto estender o retalho nas direções mesiodistal e vestibulo-lingual depende da anatomia do defeito ósseo e de furca combinados. Sempre que possível, apenas o retalho vestibular de espessura total é elevado (TCMI-M; Cortellini & Tonetti 2009b) e o defeito/furca desbridado através da janela vestibular. Quando o defeito se estende para a face oral do dente, a papila preservada é elevada com o retalho lingual de espessura total (MIST, TCMI; Cortellini & Tonetti 2007a). Os retalhos de espessura total são elevados para expor a crista óssea ao redor do defeito intraósseo e para obter acesso ao espaço inter-radicular envolvido. As incisões verticais relaxantes são traçadas apenas quando necessárias para obter acesso. Defeitos e área de furca são completamente desbridados com uma combinação de microcuretas e pontas sônicas finas. Na presença de sulcos, o teto da furca é ainda instrumentado com o auxílio de pontas diamantadas montadas em um dispositivo sônico. A limpeza do topo da furca é cuidadosamente inspecionada com aumento de 30× com o auxílio de microespelhos. As superfícies radiculares expostas podem ser tratadas com a aplicação de gel EDTA por 2 minutos e depois enxaguadas cuidadosamente com água estéril. Uma única sutura interna modificada (6-0 ou 7-0 e-PTFE) é aplicada na papila preservada e deixada solta para manter os retalhos rebatidos. EMD e/ou substitutos ósseos podem ser aplicados nos defeitos e as suturas apertadas para obter o fechamento primário passivo dos retalhos.

Um estudo piloto em 49 indivíduos com molares com envolvimento de furca e defeitos intraósseos profundos mostrou que melhorias clínicas significativas podem ser alcançadas pela aplicação de regeneração periodontal em molares superiores e inferiores (Cortellini *et al.* 2020a). Os benefícios incluíram melhora nos NCIs verticais, diminuição nas PBs e melhorias no envolvimento de furca horizontal e vertical. Esses resultados substitutos também se traduziram em excelente retenção dentária observada durante o período de acompanhamento. Em 1 ano, 100% dos molares superiores e 92% dos molares inferiores apresentaram melhorias. Melhorias não foram observadas em molares com hipermobilidade inicial: dois molares mandibulares com hipermobilidade foram extraídos no acompanhamento de 1 ano. A melhora no componente vertical foi observada em 87,5% dos molares superiores e em 84,6% dos molares inferiores. As melhorias de 1 ano podem ser mantidas durante o acompanhamento de 3 a 16 anos. Esses resultados foram obtidos em casos com um pico interdental de osso coronal ao teto da furca e margem gengival coronal à entrada da furca em indivíduos bem mantidos e complacentes.

Conduta pós-operatória

O regime pós-operatório prescrito aos pacientes visa controlar a infecção ou a contaminação da ferida, bem como evitar o trauma mecânico nas áreas tratadas. Uma metanálise indicou que diferenças nos desfechos da regeneração podem ser esperadas, com base no protocolo de cuidados pós-operatórios: regimes intensivos com maior frequência foram associados com maior ganho do NCI em defeitos intraósseos (Murphy & Gunsolley 2003) (Figura 38.38). Isso geralmente inclui a prescrição de antibióticos sistêmicos (doxiciclina ou amoxicilina) no período pós-operatório imediato (1 semana), enxágue oral à base de clorexidina a 0,2 ou 0,12% 2 a 3 vezes/dia, e, semanalmente, limpeza profissional enquanto a membrana estiver no local. A limpeza profissional consiste em profilaxia supragengival com taça de borracha e gel de clorexidina. Pacientes geralmente são avisados para não executar higiene oral mecânica nem mastigar na área tratada.

Membranas não biorreabsorvíveis são removidas após 4 a 6 semanas de sua colocação, com elevação de retalhos parciais. Os pacientes são novamente instruídos a fazer bochechos 2 ou 3 vezes/dia com clorexidina, não executar higiene oral mecânica nem mastigar na área tratada por 3 a 4 semanas. Nesse período recomendam-se controle profissional e profilaxia semanalmente. Quando são usados membrana biorreabsorvível, BRG ou materiais regenerativos biologicamente ativos, o período rígido de controle de infecção estende-se por 6 a 8 semanas. Após esse período, os pacientes são instruídos a recomeçar gradualmente a higiene oral mecânica, incluindo limpeza interdental, e a interromper o uso de clorexidina. A seguir, os pacientes

916 Parte 13 Terapia Reconstrutora

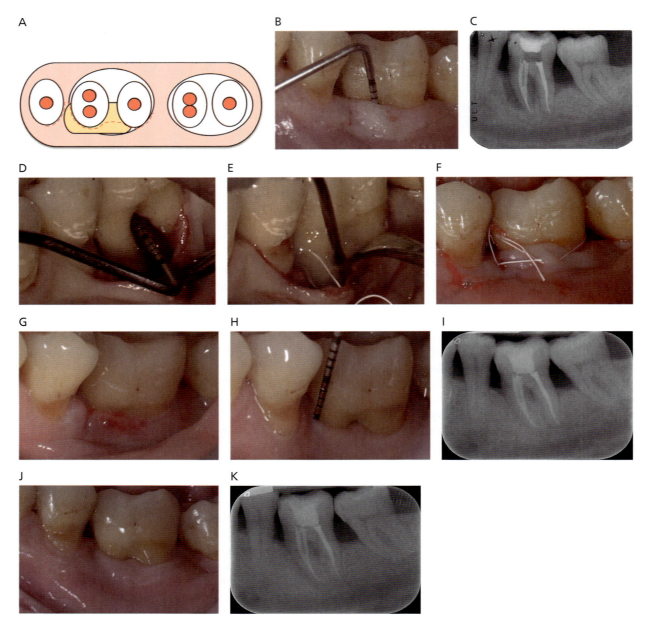

Figura 38.36 Ilustração clínica do uso de retalho de preservação de papila (PPF) e da técnica cirúrgica minimamente invasiva modificada (TCMI-M) em um caso apresentando furca vestibular profunda combinada de classe II e defeito intraósseo envolvendo o primeiro molar. O diagrama esquemático (**A**) mostra a extensão da incisão envolvendo o espaço interdentário mesial associado aos defeitos e à elevação do retalho vestibular único. A extensão distal do retalho foi limitada ao lado vestibular da raiz distal do molar. Uma bolsa de 12 mm foi detectada antes da cirurgia (**B**) associada a um defeito intraósseo profundo e a uma furca classe II profunda (**C** e **D**). EMD era entregue na superfície radicular desbridada (**E**) e o retalho foi fechado com uma sutura interna modificada em colchão (**F**). Uma semana após a cirurgia, as suturas foram removidas; foi mantido o fechamento por primeira intenção da ferida (**G**). Com 1 ano, uma profundidade de sondagem de 4 mm e um envolvimento de furca rasa classe I foi detectado (**H** e **I**). Os resultados clínicos são mantidos em 5 anos de acompanhamento (**J** e **K**). EMD = derivado da matriz do esmalte.

entram em um programa mensal de manutenção periodontal por 1 ano. Sondagem e raspagem profunda na área tratada são geralmente evitadas até que as visitas de acompanhamento completem 1 ano.

Período pós-operatório e efeitos colaterais locais

Desde o início da "era da regeneração tecidual guiada", a ocorrência frequente de complicações, em especial exposição de barreira, foi evidente. Complicações ocorreram em quase 100% dos casos no período anterior às técnicas de preservação papilar (Becker et al. 1988; Cortellini et al. 1990, 1993a, b; Selvig et al. 1992; Falk et al. 1997; Trombelli et al. 1997; Murphy 1995a, b; Mayfield et al. 1998), mas as ocorrências negativas reduziram de 50 para 6% quando PPF passaram a ser adotados (Cortellini et al. 1995a, c, 1996b, 1999a, 2001; Tonetti et al. 1998, 2002, 2004a; Cortellini & Tonetti 2000a, 2005; Machtei 2001; Murphy & Gunsolley 2003. Uma queda consistente no número de complicações foi observada quando barreiras não foram incorporadas ao

Capítulo 38 Terapia Periodontal Regenerativa 917

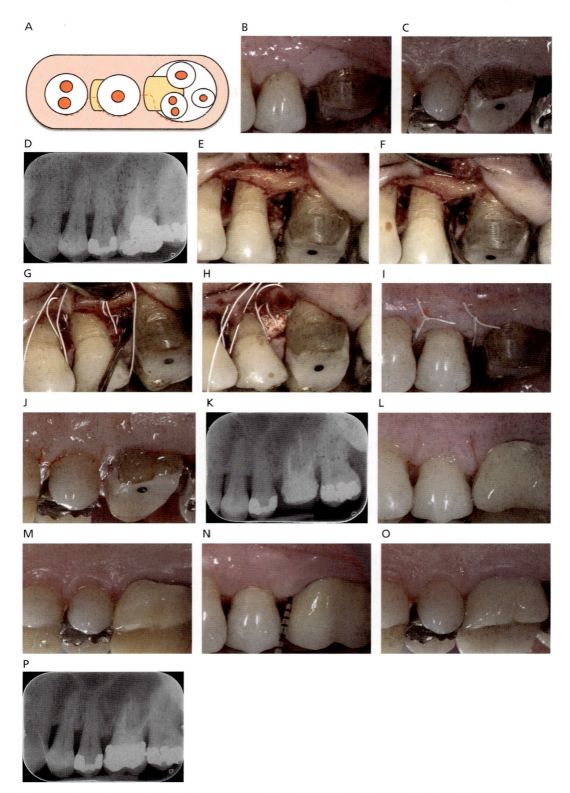

Figura 38.37 Ilustração clínica do uso de retalho de preservação de papila (PPF) e da técnica cirúrgica minimamente invasiva modificada (TCMI-M) em um caso apresentando furca vestibular profunda combinada de classe II e defeito intraósseo envolvendo o primeiro molar. Neste caso, um defeito intraósseo estava presente no segundo pré-molar. O diagrama esquemático (**A**) mostra a extensão da incisão envolvendo o espaço interdentário mesial ao pré-molar e aquele entre o pré-molar e o molar. Neste caso, a aba foi elevada apenas no lado vestibular. Imagens pré-operatórias da área cirúrgica (**B** e **C**) e a radiografia (**D**) mostram os defeitos intraósseos mesiais ao pré-molar e ao molar. Um defeito intraósseo de 5 mm e uma furca classe II são evidentes no lado mesial do molar (**E** e **F**). Derivados da matriz de esmalte (**G**) e mineral de osso bovino (**H**) foram entregues na área do defeito (**E**) e o retalho foi fechado com suturas internas modificadas em colchoeiro (**I** e **J**). Radiografia pós-operatória mostrando o biomaterial colocado (**K**) 1 semana depois que as suturas cirúrgicas foram removidas; o fechamento da ferida por primeira intenção foi mantido (**L** e **M**). Com 1 ano, uma profundidade de sondagem de 4 mm e nenhum envolvimento de furca foram detectados (**N** e **O**). A radiografia de 1 ano mostra a mineralização dos defeitos (**P**).

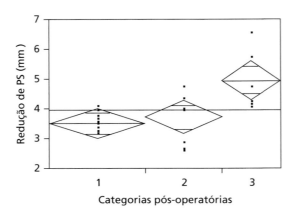

Figura 38.38 Análise regressiva de estudos sobre defeito intraósseo examinando a relação entre a categoria no protocolo de cuidado pós-operatório e a redução (em mm) da profundidade de sondagem (PS). O grupo 3 é estatisticamente diferente dos grupos 1 e 2. (Fonte: Murphy & Gunsolley 2003. Reproduzida, com autorização, de John Wiley & Sons.)

procedimento cirúrgico. Em particular, a adoção de EMD reduziu bastante a prevalência de complicações (Tonetti *et al.* 2002; Sanz *et al.* 2004; Esposito *et al.* 2009). Sanz *et al.* (2004) mostraram que todos os locais tratados com membranas apresentaram pelo menos uma complicação cirúrgica durante a cicatrização, enquanto complicações foram observadas em apenas 6% dos locais tratados com EMD. Esse estudo indica que certos materiais/procedimentos regenerativos podem ser menos sensíveis à técnica do que outros.

O desenvolvimento da MIS reduziu bastante as complicações e os efeitos colaterais do período pós-operatório. O fechamento primário do retalho foi relatado em 100% dos casos tratados com TCMI, mantido em um único local em 95% dos casos em 1 semana (Cortellini & Tonetti 2007a, b) e em múltiplos locais em 100% dos casos (Cortellini *et al.* 2008). Não foram relatados hematoma, supuração, deiscência de retalho, presença de tecido de granulação ou outras complicações em nenhum dos locais de tratamento (Cortellini & Tonetti 2007a, b; Cortellini *et al.* 2008). Sensibilidade radicular não ocorreu com frequência: foi relatada em 1 semana por cerca de 20% dos pacientes, percentual que rapidamente diminuiu nas semanas seguintes, com apenas um paciente queixando-se ainda de sensibilidade radicular após 6 semanas (Cortellini & Tonetti 2007b). Ribeiro *et al.* (2011a) relataram que a hipersensibilidade radicular e o edema eram bastante discretos e nenhum paciente desenvolveu hematoma.

Quando da aplicação de TCMI-M, Cortellini & Tonetti (2009b) relataram fechamento primário conseguido e mantido em 100% dos casos. Em um segundo estudo controlado (Cortellini & Tonetti 2011), um local tratado com TCMI-M/EDM/BMDX apresentou remoção de sutura (primeira semana) com leve descontinuidade da ferida interdental. Durante a segunda semana, o vão pareceu ter sido fechado. Não foram observados edema, hematoma ou supuração em nenhum dos locais tratados nesses estudos (Cortellini & Tonetti 2009a, 2011).

Morbidade cirúrgica e pós-operatória

Até o momento, pouca importância tem sido dada a elementos críticos que poderiam contribuir para razão custo-benefício dos procedimentos de GTR para os pacientes. Isso inclui dor pós-operatória, desconforto, complicações e benefícios percebidos do tratamento. Um estudo clínico controlado multicêntrico randomizado de grupos paralelos, projetado para testar a eficácia da GTR *versus* cirurgia a retalho, abordou somente as questões relacionadas aos pacientes (Cortellini *et al.* 2001). Durante o procedimento, 30,4% do grupo-teste e 28,6% do grupo-controle relataram dor moderada. Os pacientes do grupo-teste estimaram a dificuldade do procedimento em 24 ± 25 unidades, em uma escala visual analógica (EVA) (EVA de 0 a 100, sendo 0 = nenhuma dificuldade e 100 = dificuldade intolerável), e os indivíduos no grupo-controle, em EVA de 22 ± 23. No grupo-teste, a cirurgia com membranas exigiu um tempo cirúrgico maior do que a cirurgia a retalho sozinha (aproximadamente 20 minutos ou mais). Dentre as complicações pós-operatórias, o edema foi a mais prevalente após 1 semana e esteve mais frequentemente associado ao tratamento de GTR, enquanto dor pós-operatória foi relatada por pouco menos de 50% dos pacientes tanto teste quanto controle. A intensidade da dor foi descrita como leve, durando em média 14,1 ± 15,6 horas nos pacientes-teste e 24,7 ± 39,1 horas nos pacientes-controle. A morbidade pós-operatória foi limitada a uma minoria dos indivíduos: 35,7% no grupo-teste e 32,1% no grupo-controle relataram que os procedimentos interferiram com suas atividades diárias por aproximadamente 2,7 ± 2,3 dias no grupo-teste e 2,4 ± 1,3 dias no grupo-controle. Esses dados indicam que a GTR adiciona 30 minutos sobre o tempo cirúrgico de uma cirurgia a retalho e é acompanhada de maior prevalência de edema pós-cirúrgico, embora nenhuma diferença seja observada entre a GTR e a cirurgia a retalho em relação a dor pós-operatória, desconforto e interferência com as atividades diárias.

Nenhum estudo comparativo relatou a morbidade associada com várias abordagens regenerativas. Relatos de estudos multicêntricos sobre a aplicação de EMD ou membranas, utilizando a mesma metodologia, mostraram resultados semelhantes para esses dois materiais regenerativos (Tonetti *et al.* 1998, 2004a; Cortellini *et al.* 2001).

A morbidade do procedimento regenerativo foi testada na população tratada com TCMI e EMD. Pacientes foram perguntados, ao fim da cirurgia e após 1 semana, sobre os períodos intra- e pós-operatório, respectivamente, e não relataram dor (Cortellini & Tonetti 2007a). Três de 13 pacientes relataram desconforto bastante limitado nos primeiros 2 dias da primeira semana pós-operatória. Setenta e sete por cento dos pacientes descreveram a primeira semana pós-operatória como calma, não relatando sensação de ter passado por cirurgia após o segundo dia pós-operatório.

Em um grande estudo de caso-coorte com 40 pacientes tratados com TCMI e EMD (Cortellini & Tonett 2007b), nenhum dos pacientes relatou dor intraoperatória ou desconforto, e 70% não sentiram dor pós-operatória. Os indivíduos que relataram dor a descreveram como bastante moderada (EVA de 19 ± 10, com 0 = sem dor e 100 = dor insuportável). Nesses pacientes, a dor durou por 26 ± 17 horas, em média. O consumo caseiro de comprimidos analgésicos foi de 1 ± 2, em média. Vinte e três pacientes não usaram nenhum analgésico em conjunto com os dois primeiros comprimidos obrigatoriamente administrados, imediatamente após a cirurgia e 6 horas depois. Sete dos 12 pacientes (17,5%) que relataram dor também experimentaram certo desconforto (EVA de 28 ± 11, com 0 = sem desconforto e 100 = desconforto insuportável), o qual durou por 36 ± 17 horas, em média. Apenas três pacientes relataram certa interferência com as atividades diárias (trabalho e esporte) por 1 a 3 dias.

Em um segundo estudo de caso-coorte sobre TCMI e EMD em múltiplos defeitos infraósseos adjacentes (Cortellini *et al.* 2008), 14 dos 20 pacientes não sentiram dor pós-operatória. Os 6 indivíduos que relataram dor descreveram-na como bastante leve (EVA de 19 ± 9) e de duração média de 21 ± 5 horas. O consumo caseiro de analgésicos foi de 0,9 ± 1,0. Nove pacientes não usaram nenhum analgésico além dos dois obrigatórios. Dez pacientes experimentaram leve desconforto (EVA de 21 ± 10), o qual durou por 20 ± 9 horas, em média. Apenas 4 pacientes relataram certa interferência nas atividades diárias (trabalho e esporte) por 1 a 3 dias.

Ribeiro *et al.* (2011b) relataram que a intensidade de desconforto/dor durante a terapia com TCMI e EMD foi bastante limitada. Além disso, a intensidade do desconforto durante a primeira semana pós-operatória foi bastante leve, e nenhum paciente desenvolveu febre alta ou relatou interferência nas atividades diárias. A quantidade de analgésicos tomados pelos pacientes foi mínima (menos do que um analgésico por paciente).

Em um estudo de caso-coorte com 15 pacientes tratados por TCMI-M e EMD (Cortellini & Tonetti 2009b), nenhum dos pacientes relatou dor intraoperatória ou pós-operatória significativa. Três dos pacientes relataram desconforto muito limitado nos primeiros 2 dias após a cirurgia. Catorze descreveram a primeira semana pós-operatória como sem intercorrências, não relatando sensação de ter passado por cirurgia após o segundo dia pós-operatório.

Em um estudo controlado sobre o benefício adicional de EMD ou EMD/BMDX com TCMI-M em comparação com TCMI-M sozinha (Cortellini & Tonetti 2011), nenhum dos 45 pacientes relatou experimentar dor intra e pós-operatória. Leve desconforto foi relatado por três pacientes no grupo TCMI-M (EVA média de 10,7 ± 2,1), dois pacientes no grupo TCMI-M/EMD (EVA de 11,5 ± 0,7) e quatro pacientes no grupo TCMI-M/EMD/BMDX (EVA de 12,3 ± 3,1). Alguns pacientes precisaram de medicamentos para controle da dor: três pacientes do grupo TCMI-M (número médio de comprimidos 0,4 ± 0,7; máximo de 2), quatro pacientes do grupo TCMI-M/EMD (média de 0,3 ± 0,6; máximo de 2) e quatro pacientes do grupo TCMI-M/EMD/BMDX (média de 0,5 ± 1; máximo de 3).

A Tabela 38.3 traz alguns parâmetros cirúrgicos e pós-cirúrgicos usados em quatro estudos. Dois estudos tratavam da aplicação de retalhos tradicionais de PPF (TPPM e SPPF) com barreiras biorreabsorvíveis (Cortellini *et al.* 2001) ou EMD (Tonetti *et al.* 2004b). Os outros dois estudos tratavam de TCMI (Cortellini *et al.* 2007b) e a TCMI-M (Cortellini & Tonetti 2011) combinada com EMD. Essa comparação histórica claramente mostra diferenças na maioria dos parâmetros entre os quatro estudos. O maior tempo de procedimento cirúrgico ocorreu com a aplicação de grandes PPF e barreiras. O tempo foi menor quando grandes retalhos de PPF eram combinados com EMD. Já o menor tempo de procedimento se deu definitivamente quando TCMI-M e EMD foram usados. O número de indivíduos que relataram interferência pós-operatória com atividades diárias, desconforto e dor foi semelhante nos dois estudos sobre retalhos de preservação de papila, bastante reduzido no estudo sobre TCMI e muito limitado ou nulo no estudo sobre TCMI-M; de modo semelhante, a intensidade da dor e o consumo de analgésicos foi bastante baixo em ambos os estudos. Os desfechos relatados indicam que desconforto e dor pós-operatórios não são influenciados pelo tipo de material regenerativo, mas pelo tipo de abordagem cirúrgica: um procedimento mais amigável, de menor duração, MIS é associado com menos problemas pós-operatórios. Essas considerações encorajam os dentistas a adotarem abordagens mais amigáveis para o paciente sempre que possível.

Materiais para cirurgia regenerativa

Na área de materiais e produtos, três diferentes conceitos regenerativos foram explorados: membranas como barreiras (GTR), enxertos e cicatrizadores de ferida modificados, além de muitas combinações destes (Cortellini & Tonetti 2015). Uma metanálise recente sobre defeitos intraósseos (Nibali *et al.* 2020) concluiu que tanto o EMD quanto o GTR foram superiores a apenas OFD na melhora do NCI (1,27 mm; 0,79

920   Parte 13   Terapia Reconstrutora

Tabela 38.3 Comparação entre estudos clínicos sobre cirurgia convencional *versus* minimamente invasiva.

	Cortellini *et al.* (2001)	Tonetti *et al.* (2004b)	Cortellini *et al.* (2007b)	Cortellini e Tonetti (2011)
Abordagem regenerativa	SPPF/TPPM + barreira biorreabsorvível	SPPF/TPPM + EMD	TCMI + EMD	TCMI-M + EMD
Número de pacientes	56	83	40	15
Duração do procedimento (minutos)[a]	99 ± 46	80 ± 34	58 ± 11	54,2 ± 7,4
Interferência nas atividades diárias[b]	35,7%	29,5%	7,5%	0
Indivíduos com desconforto pós-operatório[b]	53,6%	47,5%	17,5%	13,3%
Indivíduos com dor pós-operatória[b]	46%	50%	30%	0
Intensidade da dor[c]	28,1 ± 2,5	28 ± 20	19 ± 10	–
Número de analgésicos[d]	4,1 ± 2,5	4,3 ± 4,5	1,1 ± 2	0,3 ± 0,6

[a]Duração do procedimento medida desde a aplicação da anestesia até o término dos procedimentos da cirurgia regenerativa. [b]Porcentagem dos indivíduos que relataram interferência pós-operatória nas atividades diárias, desconforto e dor na consulta de acompanhamento após 1 semana. [c]Intensidade da dor medida com escala visual analógica (EVA). [d]Número de analgésicos tomados em conjunto com dois compulsórios aplicados ao fim da cirurgia. Barreira biorreabsorvível = barreira de ácido polilático e poliglicólico; EMD = derivado de matriz do esmalte; SPPF = retalho simplificado de preservação de papila; TCMI = técnica cirúrgica minimamente invasiva; TCMI-M = técnica cirúrgica minimamente invasiva modificada; TPPM = técnica de preservação de papila modificada.

a 1,74 mm e 1,43 mm; 0,76 a 2,22, respectivamente). Entre os biomateriais, a adição de DBBM melhorou os resultados clínicos de GTR com barreiras absorvíveis e EMD. PPFs melhoraram os resultados clínicos. Outra metanálise sobre furca (Jepsen *et al.* 2020) concluiu que o fechamento da furca variou entre 0 e 60% (10 ensaios) e a conversão em classe I de 29% a 100% (seis ensaios). As técnicas regenerativas foram superiores ao OFD para melhora da lesão de furca (fechamento/conversão, $OR = 20,9$; IC 90% = 5,81, 69,41), ganho horizontal de NCI (1,6 mm), ganho vertical de NCI (1,3 mm) e redução de PB (1,3 mm). BRG resultou na maior probabilidade (61%) de ser o melhor tratamento para ganho de nível ósseo horizontal. Membranas não absorvíveis em combinação com BRG foram classificadas como o melhor tratamento para ganho vertical de NCI (probabilidade de 75%) e redução de PB (probabilidade de 56%).

O painel de consenso do *XVI European Workshop on Periodontology* recomendou o uso de membranas como barreira ou EMD com ou sem a adição de enxertos derivados de osso para promover a cicatrização de bolsas profundas residuais associadas a um defeito intraósseo profundo (Sanz *et al.* 2020). Quanto ao tratamento regenerativo de bolsas profundas residuais associadas ao envolvimento de furca mandibular e maxilar vestibular de classe II, o painel recomendou o uso de EMD sozinho ou enxerto derivado de osso com ou sem membranas absorvíveis.

Uma análise detalhada dos diferentes materiais regenerativos segue na próxima seção.

Materiais de barreira para cirurgia regenerativa

Nas primeiras tentativas da GTR, um filtro bacteriano produzido de acetato de celulose (Millipore®) foi utilizado como membrana oclusiva (Nyman *et al.* 1982; Gottlow *et al.* 1984; Magnusson *et al.* 1985b). Apesar de esse tipo de membrana ter servido para tal propósito, não era ideal para aplicação clínica.

Materiais não biorreabsorvíveis

Estudos posteriores utilizaram membranas e-PTFE projetadas especialmente para regeneração periodontal (Gore Tex Periodontal Material®). A molécula básica desse material consiste em uma ligação carbono-carbono com quatro átomos de flúor formando um polímero. É inerte e não resulta em nenhuma reação tecidual quando implantado no organismo. Esse tipo de membrana persiste após a cicatrização e deve ser removido em uma segunda cirurgia. As membranas de e-PTFE têm sido utilizadas com sucesso em experimentos em animais e em diversos estudos clínicos. Pode-se observar desses estudos que, para otimizar a sua função, a barreira deve apresentar características essenciais:

- Biocompatibilidade para garantir boa aceitação tecidual. O material não deve provocar resposta imune, sensibilização ou inflamação crônica que possam interferir na cicatrização e representar dano ao paciente. A biocompatibilidade, porém, é um termo relativo, uma vez que praticamente nenhum material é completamente inerte
- Agir como uma barreira para impedir que tipos celulares indesejados entrem no espaço adjacente à superfície radicular. Também se considera uma vantagem que o material permita a passagem de nutrientes e gases
- Integração tecidual, a qual permite que o tecido cresça em direção ao material sem penetrá-lo por completo. O objetivo da integração tecidual é prevenir a migração precoce do epitélio na superfície externa do material ou o encapsulamento do material, além de proporcionar estabilidade ao retalho suprajacente. A importância da integração tecidual foi demonstrada em um estudo em macacos (Warrer *et al.* 1992), no qual membranas biorreabsorvíveis de ácido polilático, um polímero sintético, foram utilizadas para tratar defeitos periodontais circunferenciais. Em virtude da falta de integração tecidual, as membranas nesse estudo foram frequentemente envolvidas por uma camada de epitélio, encapsuladas e esfoliadas

Capítulo 38 Terapia Periodontal Regenerativa   **921**

- Capaz de criar e manter um espaço adjacente à superfície radicular. Isso permite a formação do coágulo sanguíneo na interface entre o retalho e a superfície radicular (Haney *et al.* 1993; Sigurdsson *et al.* 1994; Cortellini *et al.* 1995 c, d; Tonetti *et al.* 1996a; Wikesjo *et al.* 2003; Kim *et al.* 2004). Alguns materiais podem ser tão macios e flexíveis que colapsam para dentro do defeito. Outros materiais são muito rígidos e podem perfurar o tecido suprajacente
- Proporcionar estabilidade para que o coágulo sanguíneo mantenha continuidade com a superfície radicular, impedindo, assim, a formação de um epitélio juncional extenso (Linghorne & O'Connel 1950; Hiatt *et al.* 1968; Wikesja & Nilveus 1990; Haney *et al.* 1993).

Materiais biorreabsorvíveis

Nos últimos anos, foi introduzido o uso de barreiras biorreabsorvíveis naturais ou sintéticas na GTR, na tentativa de evitar uma segunda cirurgia necessária para remoção dos materiais não biorreabsorvíveis. Membranas de colágeno originadas de espécies e locais anatômicos diferentes têm sido testadas em animais e em humanos (Blumenthal 1988; Pitaru *et al.* 1988; Tanner *et al.* 1988; Paul *et al.* 1992; Blumenthal 1993; Wang *et al.* 1994; Camelo *et al.* 1998; Mellonig 2000). Frequentemente, o colágeno utilizado tem origem bovina ou suína. Quando uma membrana de colágeno é implantada no organismo humano, é reabsorvida pela atividade enzimática de macrófagos e leucócitos polimorfonucleares (Tatakis *et al.* 1999). O tratamento bem-sucedido com essas barreiras foi demonstrado, mas os resultados dos estudos variam. Diversas complicações, tais como degradação precoce, invaginação epitelial ao longo da membrana e perda prematura da membrana, foram relatadas. A variação nos resultados se deve, provavelmente, a diferenças nas propriedades do material no momento do implante. Embora provavelmente muito pequeno, há um risco de transmissão de agentes infecciosos de produtos animais para os humanos, e a autoimunização também tem sido mencionada como um risco.

Membranas de ácido polilático ou copolímeros de ácido polilático e poliglicólico foram avaliadas em estudos em animais e em humanos, e são comumente utilizadas (Magnusson *et al.* 1988; Caffesse *et al.* 1994; Caton *et al.* 1994; Gottlow *et al.* 1994; Laurell *et al.* 1994; Hugoson *et al.* 1995; Polson *et al.* 1995a; Cortellini *et al.* 1996 c, 2001; Hürzeler *et al.* 1997; Tonetti *et al.* 1998; Sculean *et al.* 1999a). Esses materiais são biocompatíveis, mas por definição não são inertes, uma vez que se espera alguma reação tecidual durante a sua degradação. Os materiais são degradados por hidrólise e eliminados do organismo pelo ciclo de Krebs como dióxido de carbono e água (Tatakis *et al.* 1999).

Os tipos de membranas testadas diferem tanto na configuração quanto no desenho. Parece que alguns materiais biorreabsorvíveis atendem de modo variável aos requisitos de uma boa barreira já discutidos anteriormente. Da mesma forma, diversos estudos (Hugoson *et al.* 1995; Cortellini *et al.* 1996b; Smith MacDonald *et al.* 1998; Tonetti *et al.* 1998; Cortellini & Tonetti 2000a, 2005) indicam que resultados satisfatórios semelhantes podem ser obtidos com barreiras biorreabsorvíveis de ácido polilático e poliglicólico como com as barreiras não biorreabsorvíveis.

Membranas para defeitos intraósseos

Já foram apresentadas evidências, em diversos relatos de casos, de que o tratamento de defeitos intraósseos profundos com GTR produz melhora clínica em termos de NCI (Nyman *et al.* 1982; Gottlow *et al.* 1986; Becker *et al.* 1988; Schallhorn & McClain 1988; Cortellini *et al.* 1990). Mais recentemente, um número considerável de investigações clínicas relatou defeitos intraósseos tratados com GTR (ver Tabela 38.4). A Tabela 38.4 traz os resultados de um total de 1.283 defeitos intraósseos tratados com GTR. Nesses estudos, buscava-se avaliar a previsibilidade dos resultados clínicos após a utilização de procedimentos de GTR. A média ponderada dos resultados relatados indica um ganho de NCI de 3,8 ± 1,7 mm, (IC 95% de 3,7 a 4,0 mm (Cortellini & Tonetti 2000a). Os ganhos de NCI relatados após o tratamento de GTR foram significativamente maiores que os obtidos após a cirurgia convencional a retalho. Uma revisão de 40 estudos sobre cirurgia a retalho com média ponderada de 1.172 defeitos relatou ganhos no NCI de 1,8 ± 1,4 mm (IC 95% de 1,6 a 1,9 mm) (Lang 2000). Uma revisão e metanálise mais recente de 27 testes sobre o acesso na cirurgia a retalho incluiu 647 indivíduos e 734 defeitos (Graziani *et al.* 2011). Doze meses após a cirurgia a retalho, a sobrevida dentária foi de 98% (IQ de 96,77 a 100%), o ganho de NCI foi de 1,65 mm (IC 95% de 1,37 a 1,94; $P < 0,0001$), a redução de PB foi de 2,80 mm (IC 2,43 a 3,18; $P < 0,0001$) e a recessão aumentou 1,26 mm (IC 0,94 a 1,49; $P < 0,0001$).

Diferentes tipos de materiais para barreira biorreabsorvíveis (Figura 38.40) e não biorreabsorvíveis (Figura 38.39) que foram utilizados em diferentes estudos clínicos estão resumidos na Tabela 38.4. A análise dos resultados relatados em alguns estudos publicados (Proestakis *et al.* 1992; Cortellini *et al.* 1993a, 1995b, c, 1996b; Cortellini & Pini-Prato 1994; Laurell *et al.* 1994; Mattson *et al.* 1995; Mellado *et al.* 1995; Tonetti *et al.* 1996b) fornece informações importantes com relação à previsibilidade da GTR em defeitos infraósseos. Ganhos de NCI de 2 a 3 mm foram observados em 29,2% dos defeitos, de 4 a 5 mm em 35,4% dos defeitos e de 6 mm ou mais em 24,9% dos defeitos. Somente em 10,5% dos defeitos tratados, o ganho de inserção foi menor que 2 mm, enquanto foi observada ausência de modificação ou perda de inserção em dois casos.

Em algumas pesquisas, também foram relatadas modificações nos níveis ósseos (Becker *et al.* 1988; Handelsman *et al.* 1991; Kersten *et al.* 1992; Cortellini *et al.* 1993a, b; Selvig *et al.* 1993). Os ganhos ósseos variaram entre 1,1 e 4,3 mm e correlacionaram-se com os ganhos de inserção clínica relatados. Em um estudo realizado por Tonetti *et al.* (1993b), 1 ano após a GTR, o osso estava posicionado 1,5 mm apicalmente à posição do NCI atingido.

Outro parâmetro importante relacionado ao prognóstico dos procedimentos de GTR é a profundidade de bolsa residual. Nos estudos da Tabela 38.4, bolsas rasas foram

Parte 13 Terapia Reconstrutora

Tabela 38.4 Desfechos clínicos do tratamento de GTR em defeitos intraósseos profundos.

Estudo	Membranas	Número	Ganho de NCI ± DP (mm)	PB residual ± DP (mm)
Becker et al. 1988	e-PTFE	9	4,5 ± 1,7	3,2 ± 1,0
Chung et al. 1990	Colágeno	10	0,6 ± 0,6	
Handelsman et al. 1991	e-PTFE	9	4,0 ± 1,4	3,9 ± 1,4
Kersten et al. 1992	e-PTFE	13	1,0 ± 1,1	5,1 ± 0,9
Proestakis et al. 1992	e-PTFE	9	1,2 ± 1,3	3,5 ± 0,9
Quteish & Dolby 1992	Colágeno	26	3,0 ± 1,5	2,2 ± 0,4
Selvig et al. 1992	e-PTFE	26	0,8 ± 1,3	5,4
Becker & Becker 1993	e-PTFE	32	4,5	3,9 ± 0,3
Cortellini et al. 1993a	e-PTFE	40	4,1 ± 2,5	2,0 ± 0,6
Falk et al. 1993	Ácido polilático	25	4,5 ± 1,6	3,0 ± 1,1
Cortellini & Pini-Prato 1994	Lençol de borracha	5	4,0 ± 0,7	2,4 ± 0,5
Laurell et al. 1994	Ácido polilático	47	4,9 ± 2,4	3,0 ± 1,5
Al-Arrayed et al. 1995	Colágeno	19	3,9	2,5
Chen et al. 1995	Colágeno	10	2,0 ± 0,4	4,2 ± 0,4
Cortellini et al. 1995c	e-PTFE	15	4,1 ± 1,9	2,7 ± 1,0
Cortellini et al. 1995c	e-PTFE + titânio	15	5,3 ± 2,2	2,1 ± 0,5
Cortellini et al. 1995a	e-PTFE + FGG	14	5,0 ± 2,1	2,6 ± 0,9
Cortellini et al. 1995a	e-PTFE	14	3,7 ± 2,1	3,2 ± 1,8
Cortellini et al. 1995b	e-PTFE + fibrina	11	4,5 ± 3,3	1,7
Cortellini et al. 1995b	e-PTFE	11	3,3 ± 1,9	1,9
Mattson et al. 1995	Colágeno	13	2,5 ± 1,5	3,6 ± 0,6
Mattson et al. 1995	Colágeno	9	2,4 ± 2,1	4,0 ± 1,1
Mellado et al. 1995	e-PTFE	11	2,0 ± 0,9	
Becker et al. 1996	Ácido polilático	30	2,9 ± 2,0	3,6 ± 1,3
Cortellini et al. 1996c	Ácido polilático	10	4,5 ± 0,9	3,1 ± 0,7
Cortellini et al. 1996b	e-PTFE	12	5,2 ± 1,4	2,9 ± 0,9
Cortellini et al. 1996b	Ácido polilático	12	4,6 ± 1,2	3,3 ± 0,9
Gouldin et al. 1996	e-PTFE	25	2,2 ± 1,4	3,5 ± 1,3
Kim et al. 1996	e-PTFE	19	4,0 ± 2,1	3,2 ± 1,1
Murphy 1996	e-PTFE + MIT	12	4,7 ± 1,4	2,9 ± 0,8
Tonetti et al. 1996b	e-PTFE	23	5,3 ± 1,7	2,7
Benqué et al. 1997	Colágeno	52	3,6 ± 2,2	3,9 ± 1,7
Caffesse et al. 1997	Ácido polilático	6	2,3 ± 2,0	3,8 ± 1,2
Caffesse et al. 1997	e-PTFE	6	3,0 ± 1,2	3,7 ± 1,2
Christgau et al. 1997	e-PTFE	10	4,3 ± 1,2	3,6 ± 1,1
Christgau et al. 1997	Poliglactina	10	4,9 ± 1,0	3,9 ± 1,1
Falk et al. 1997	Ácido polilático	203	4,8 ± 1,5	3,4 ± 1,6
Kilic et al. 1997	e-PTFE	10	3,7 ± 2,0	3,1 ± 1,4
Cortellini et al. 1998	Ácido polilático	23	3,0 ± 1,7	3,0 ± 0,9
Eickholz et al. 1998	Ácido polilático	14	3,4 ± 1,6	3,2 ± 0,7
Smith MacDonald et al. 1998	e-PTFE	10	4,3 ± 2,1	3,7 ± 0,9
Smith MacDonald et al. 1998	Ácido polilático	10	4,6 ± 1,7	3,4 ± 1,2
Parashis et al. 1998	Ácido polilático	12	3,8 ± 1,8	3,5 ± 1,4
Tonetti et al. 1998	Ácido polilático	69	3,0 ± 1,6	4,3 ± 1,3
Cortellini et al. 1999a	Ácido polilático	18	4,9 ± 1,8	3,6 ± 1,2
Pontoriero et al. 1999	Barreiras diferentes	30	3,1 ± 1,8	3,3 ± 1,3
Sculean et al. 1999a	Ácido polilático	52	3,4 ± 1,4	3,6 ± 1,3
Dorfer et al. 2000	Ácido polilático	15	4,0 ± 1,2	2,7 ± 0,7
Dorfer et al. 2000	Polidiossanon	15	3,4 ± 1,9	3,1 ± 1,1
Eickholz et al. 2000	Ácido polilático	30	3,9 ± 1,2	2,6 ± 1,0
Karapataki et al. 2000	Ácido polilático	10	4,7 ± 0,7	4,2 ± 1,4
Karapataki et al. 2000	e-PTFE	9	3,6 ± 1,7	4,6 ± 1,4

(continua)

Capítulo 38 Terapia Periodontal Regenerativa 923

Tabela 38.4 Desfechos clínicos do tratamento de GTR em defeitos intraósseos profundos. (*Continuação*)

Estudo	Membranas	Número	Ganho de NCI ± DP (mm)	PB residual ± DP (mm)
Ratka-Kruger *et al.* 2000	Ácido polilático	23	3,1 ± 2,3	4,7 ± 1,3
Zybutz *et al.* 2000	Ácido polilático	15	2,4 ± 1,9	
Zybutz *et al.* 2000	e-PTFE	14	2,4 ± 0,8	
Cortellini & Tonetti 2001	Barreiras diferentes	26	5,4 ± 1,2	3,3 ± 0,6
Cortellini *et al.* 2001	Ácido polilático	55	3,5 ± 2,1	3,8 ± 1,5
Média ponderada		**1.283**	**3,8 ± 1,7**	**3,4 ± 1,2**

DP = desvio padrão; e-PTFE = politetrafluoretileno expandido; FGG = enxerto gengival livre (do inglês *free gingival graft*); MIT = manutenção do tecido interproximal; NCI = nível clínico de inserção; PB = profundidade de sondagem da bolsa.

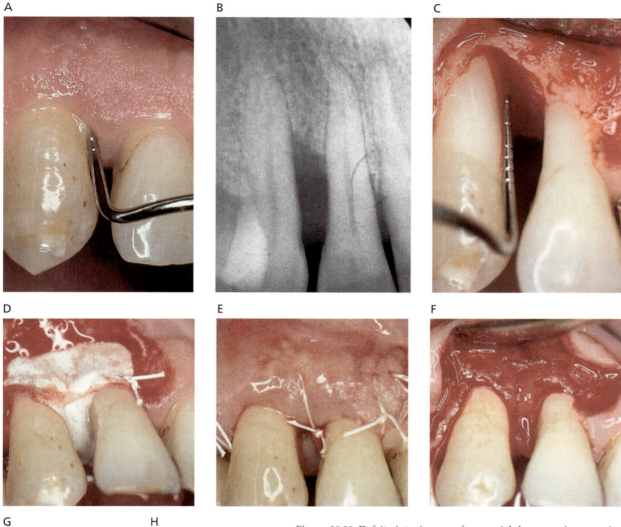

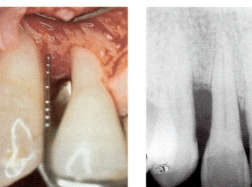

Figura 38.39 Defeito intraósseo na face mesial de um canino superior direito tratado com membrana de barreira não biorreabsorvível. **A.** A profundidade de bolsa foi de 9 mm e a perda de inserção clínica foi de 10 mm. **B.** Radiografia mostrando um defeito intraósseo interproximal. **C.** Após elevação da espessura completa do retalho, desbridamento do defeito e alisamento radicular, um defeito intraósseo de 4 mm ficou evidente. **D.** Uma membrana de barreira não biorreabsorvível e-PTFE foi projetada, posicionada e firmemente suturada em volta do dente adjacente ao defeito. **E.** O retalho foi reposicionado e suturado de modo a cobrir a membrana. A preservação ótima dos tecidos moles foi conseguida com uma incisão intrassulcular. **F.** Após a remoção da membrana, em 5 semanas, o defeito pareceu estar completamente preenchido com tecido recém-formado. **G.** O local tratado sofreu reentrada cirúrgica após 1 ano. O defeito intraósseo estava completamente preenchido com osso. **H.** Radiografia de 1 ano confirmando a resolução completa do defeito intraósseo.

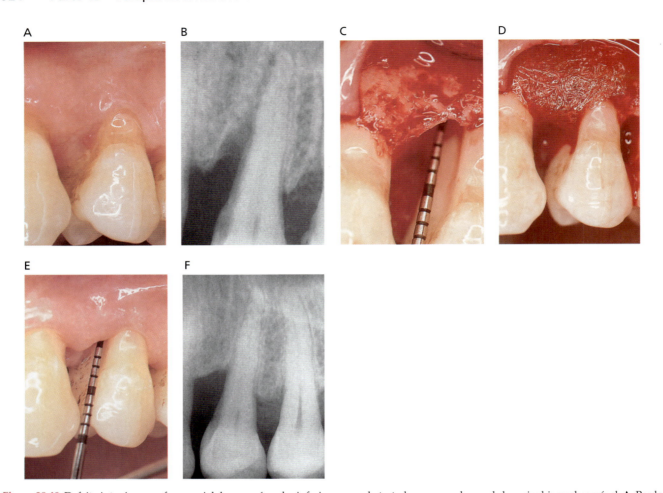

Figura 38.40 Defeito intraósseo na face mesial de um pré-molar inferior esquerdo tratado com membrana de barreira biorreabsorvível. **A.** Perda de inserção clínica de 12 mm. **B.** Radiografia mostrando um defeito intraósseo interproximal profundo aproximando-se do ápice do dente. **C.** Um defeito intraósseo interproximal de 7 mm foi medido após elevação do retalho, desbridamento do defeito e alisamento radicular. **D.** Uma membrana de barreira biorreabsorvível foi posicionada e suturada de modo a cobrir o defeito. **E.** Em 1 ano, uma profundidade de bolsa de 4 mm e um ganho de inserção clínica de 5 mm foram registrados. **F.** Radiografia de 1 ano mostrando que o defeito intraósseo estava quase resolvido.

encontradas consistentemente após 1 ano. A média ponderada da profundidade de bolsa residual foi de 3,4 ± 1,2 mm (95% IC 2,3 a 3,5 mm).

Os desfechos relatados indicam que os procedimentos de GTR resultam em melhoras clínicas significativamente mais previsíveis em defeitos intraósseos do que as obtidas com cirurgia a retalho (ver Figura 38.6). Isso foi posteriormente confirmado em 11 estudos clínicos controlados randomizados, nos quais a regeneração tecidual foi comparada com a cirurgia a retalho convencional (Tabela 38.5). Ao todo, 267 defeitos foram tratados com cirurgia a retalho e 317 com SNI. Em 9 das 11 pesquisas, a GTR resultou em ganhos de PAL significativamente maiores em comparação à cirurgia a retalho. Resultados similares também foram observados no que concerne à profundidade de bolsa residual.

Membranas para envolvimento de furca

A invasão da área de furca de dentes multirradiculares pela periodontite representa uma complicação séria da terapia periodontal. A área de furca é, com frequência, inacessível à instrumentação, e as raízes apresentam concavidades e nichos que tornam a sua limpeza impossível de ser realizada adequadamente (ver Capítulo 40). Enquanto o processo patológico se estender por uma curta distância (< 5 mm, envolvimento classes I e II) para a área de furca, a progressão do processo pode ser evitada, por meio de raspagem e alisamento radicular, e com um programa de higiene oral estabelecido após o tratamento. Em casos mais avançados (5 a 6 mm; envolvimento classe II), o tratamento inicial relacionado à causa é frequentemente suplementado com cirurgia envolvendo o contorno do osso inter-radicular (osteoplastia) ou a redução da proeminência dental na entrada da furca por desgaste (odontoplastia), de modo a reduzir a extensão horizontal do envolvimento de furca. Quando o envolvimento se estende ainda mais profundamente para a área de furca (> 5 mm; envolvimento classe II), ou se um defeito lado a lado (envolvimento de furca classe III) se desenvolveu, um preparo de túnel ou ressecção radicular tem sido utilizado como tratamento de escolha. Entretanto, ambos os tratamentos envolvem um risco de desenvolvimento de complicações a longo prazo. Após o preparo do túnel, é frequente o desenvolvimento de lesões de cárie na área de furca, e dentes que sofreram

Tabela 38.5 Estudos clínicos controlados comparando desfechos clínicos de procedimentos de GTR e procedimentos de retalho para acesso em defeitos infraósseos profundos.

Estudo	Membranas	Número	Ganhos no NCI ± DP (mm)		PB residual ± DP (mm)	
			GTR	Retalho de acesso	GTR	Retalho de acesso
Chung *et al.* 1990	Colágeno	10	0,6 ± 0,6	–0,7 ± 0,9	4,0 ± 1,1	
	Colágeno	9	2,4 ± 2,1			
	Controle	12				
Proestakis *et al.* 1992	e-PTFE	9	1,2 ± 1,3		3,5 ± 0,9	
	Controle	9		0,6 ± 1,0		3,7 ± 3,0
Quteish & Dolby 1992	Colágeno	26	3,0 ± 1,5		2,2 ± 0,4	
	Controle	26		1,8 ± 0,9		3,4 ± 0,6
Al-Arrayed *et al.* 1995	Colágeno	19	3,9	2,7	2,5	3,5
	Controle	14				
Cortellini *et al.* 1995c	e-PTFE	15	4,1 ± 1,9		2,7 ± 1,0	
	e-PTFE + titânio	15			2,1 ± 0,5	
	Controle	15	5,3 ± 2,2	2,5 ± 0,8		3,7 ± 1,3
Mattson *et al.* 1995	Colágeno	13	2,5 ± 1,5		3,6 ± 0,6	
	Controle	9		0,4 ± 2,1		4,5 ± 1,8
Cortellini *et al.* 1996b	e-PTFE	12	5,2 ± 1,4		2,9 ± 0,9	
	Ácido polilático	12		4,6 ± 1,2		3,3 ± 0,9
	Controle	12		2,3 ± 0,8		4,2 ± 0,9
Tonetti *et al.* 1998	Ácido polilático	69	3,0 ± 1,6		4,3 ± 1,3	
	Controle	67		2,2 ± 1,5		4,2 ± 1,4
Pontoriero *et al.* 1999	Barreiras diferentes	30	3,1 ± 1,8		3,3 ± 1,3	
	Controle	30		1,8 ± 1,5		4,0 ± 0,8
Ratka-Kruger *et al.* 2000	Ácido polilático	23	3,1 ± 2,3		4,7 ± 1,4	
	Controle	21		3,3 ± 2,7		4,9 ± 2,1
Cortellini *et al.* 2001	Ácido polilático	55	3,5 ± 2,1		3,8 ± 1,5	
	Controle	54		2,6 ± 1,8		4,7 ± 1,4
Média ponderada		**584**	**3,3 ± 1,8**	**2,1 ± 1,5**	**3,5 ± 1,1**	**4,1 ± 1,3**

DP = desvio padrão; e-PTFE = politetrafluoroetileno expandido; NCI = nível clínico de inserção; PB = profundidade de sondagem da bolsa.

ressecção radicular geralmente apresentam complicações de natureza não periodontal, apesar de existirem relatos controversos com relação aos resultados a longo prazo dessas modalidades de tratamento (Hamp *et al.* 1975; Langer *et al.* 1981; Erpenstein 1983; Bühler 1988; Little *et al.* 1995; Carnevale *et al.* 1998).

Considerando-se a complexidade das técnicas atuais para o tratamento de envolvimentos de furca, e em vista dos resultados e complicações a longo prazo relatados após o tratamento de lesões de furca avançadas pela terapia ressectiva tradicional, a regeneração previsível do periodonto nesses locais representaria um progresso considerável na periodontia.

Envolvimento de furcas mandibulares classe II

Pontoriero *et al.* (1988) relataram um estudo controlado randomizado no qual foram obtidos ganhos de H-NCI significativamente maiores (3,8 ± 1,2 mm) em 21 furcas mandibulares com envolvimento classe II tratadas com membrana e-PTFE do que em um grupo-controle tratado apenas com OFD (aumentos de H-NCI de 2,0 ± 1,2 mm).

Observou-se o fechamento completo da furca em 67% dos sítios-teste e apenas em 10% dos sítios-controle. Resultados de estudos posteriores, contudo, não foram tão promissores (Becker *et al.* 1988; Lekovic *et al.* 1989; Caffesse *et al.* 1990). A análise de vários estudos publicados entre 1988 e 1996 demonstra uma grande variabilidade nos resultados clínicos (Figuras 38.41 e 38.42). A Tabela 38.6 resume os desfechos de 21 ensaios clínicos nos quais 423 furcas mandibulares com envolvimento classe II foram tratadas com diferentes tipos de membrana: biorreabsorvíveis e não biorreabsorvíveis. A média ponderada mostrou um aumento de H-NCI de 2,3 ± 1,4 mm (95% IC de 2,0 a 2,5 mm) em defeitos com uma PB horizontal inicial de 5,4 ± 1,3 mm. O número relatado de fechamento completo da furca após GTR varia de 0 a 67%. Em três estudos, nenhuma das furcas tratadas foi fechada (Becker *et al.* 1988; Yukna *et al.* 1992; Polson *et al.* 1995b); em sete, < 50% foram fechadas (Schallhorn & McClain 1988; Blumenthal 1993; Bouchard *et al.* 1993; Parashis & Mitsis 1993; Laurell *et al.* 1994; Mellonig *et al.* 1994; Hugoson *et al.* 1995); e apenas em um estudo, > 50% das furcas tratadas foram completamente resolvidas (Pontoriero *et al.* 1988).

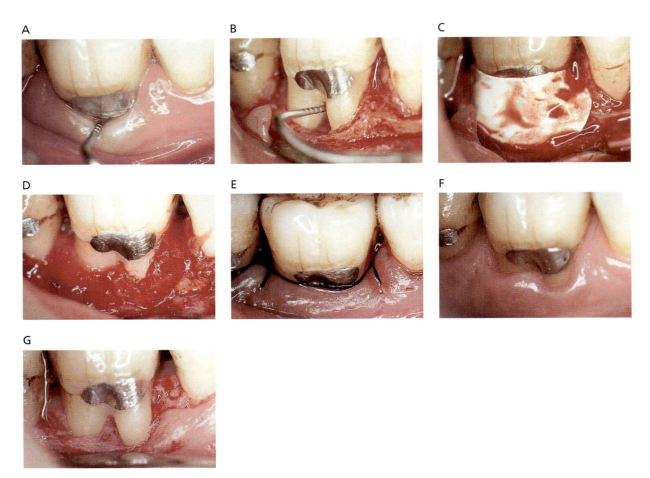

Figura 38.41 **A.** Primeiro molar inferior direito apresentando envolvimento de furca de classe II. **B.** Retalhos vestibulares de espessura completa foram levantados, o defeito foi desbridado e a raiz foi cuidadosamente alisada. **C.** Uma membrana de barreira não biorreabsorvível foi posicionada para cobrir o defeito. **D.** Após a remoção da membrana, tecido recém-formado pareceu preencher a furca completamente. **E.** Tecido regenerado foi coberto com o retalho. Aparência clínica (**F**) e entrada cirúrgica (**G**) após 1 ano, mostrando que a furca de classe II foi quase completamente resolvida.

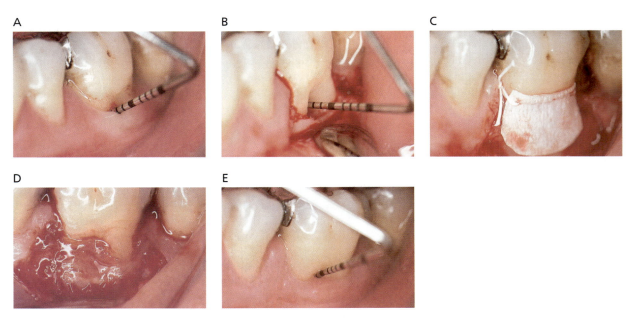

Figura 38.42 **A.** Primeiro molar inferior esquerdo apresentando envolvimento de furca profundo de classe II. **B.** Perda horizontal de suporte dentário de 7 mm à sondagem. **C.** Membrana de barreira e-PTFE foi cortada e suturada para cobrir a furca. **D.** Na remoção da membrana após 5 semanas, o tecido recém-formado preencheu a furca completamente. **E.** Em 1 ano, um ganho de suporte dentário de 3 mm foi medido, mas ainda existia envolvimento de furca residual classe II de 4 mm.

Capítulo 38 Terapia Periodontal Regenerativa **927**

Tabela 38.6 Desfechos clínicos e médias ponderadas dos tratamentos de GTR de envolvimento de furca grau II.

Estudo	Tratamento		Número	Profundidade do defeito (mm)	Ganho no H-NCI (mm)	Ganho no H-OPAL	Número de furcas fechadas
Pontoriero *et al.* 1988	Estudo clínico controlado	e-PTFE	21	4,4 ± 1,2	3,8 ± 1,2	ND	14 (67%)
Becker *et al.* 1988	Coorte de casos	e-PTFE	6	8,3 ± 2,3	ND	1,8 ± 1,5	0
Schallhorn & McClain 1988	Coorte de casos	e-PTFE	16	ND	ND	3,1 ± 1,7	5 (31%)
Lekovic *et al.* 1989	Estudo clínico controlado	e-PTFE	6	ND	ND	0,2 ± 0,5	ND
Lekovic *et al.* 1990	Estudo clínico controlado	e-PTFE	15	4,2 ± 0,2	ND	0,1 ± 0,1	ND
Caffesse *et al.* 1990	Estudo clínico controlado	e-PTFE	9	4,8 ±?	0,8 ±?	ND	ND
Anderegg *et al.* 1991	Estudo clínico controlado	e-PTFE	15	4,2 ± 2,2	ND	1,0 ± 0,8	ND
Yukna 1992	Estudo clínico controlado	e-PTFE	11	3,0 ±?	ND	1,0 ±?	0
		FDDMA	11	4,0 ±?	ND	2,0 ±?	0
Blumenthal 1993	Estudo clínico controlado	e-PTFE	12	4,4 ± 0,9	1,8 ± 1,0	1,7 ± 0,5	4 (33%)
		Colágeno	12	4,5 ± 0,9	2,5 ± 0,8	2,5 ± 0,7	1 (8%)
Bouchard *et al.* 1993	Estudo clínico controlado	e-PTFE	12	ND	2,8 ± 1,3	2,2 ± 1,4	4 (33%)
		Enx. conj.	12	ND	1,5 ± 1,5	1,5 ± 1,1	2 (17%)
Machtei *et al.* 1993	Estudo clínico controlado	e-PTFE	18	ND	2,3 ± 1,7	ND	ND
Parashis & Mitsis 1993	Estudo clínico controlado	e-PTFE	9	5,7 ± 0,7	4,7 ± 1,5	ND	4 (44%)
Van Swol *et al.* 1993	Estudo clínico controlado	Colágeno	28	5,1 ± 1,4	2,3 ± 1,0	1,7 ±?	ND
Wallace *et al.* 1994	Estudo clínico controlado	e-PTFE	7	ND	ND	2,3 ±?	ND
Black *et al.* 1994	Estudo clínico controlado	e-PTFE	13	4,3 ± 2,0	0,8 ± 2,2	ND	ND
		Colágeno	13	4,4 ± 1,5	1,5 ± 2,0	ND	ND
Laurell *et al.* 1994	Coorte de casos	Ácido polilático	19	ND	3,3 ± 1,4	ND	9 (47%)
Machtei *et al.* 1994	Estudo clínico controlado	e-PTFE	30	7,7 ± 1,8	2,6 ± 1,7	ND	ND
Mellonig *et al.* 1994	Estudo clínico controlado	e-PTFE	11	8,4 ± 1,2	ND	4,5 ± 1,6	1 (9%)
Wang *et al.* 1994	Estudo clínico controlado	Colágeno	12	6,0 ± 2,7	2,0 ± 0,4	2,5 ±?	ND
Hugoson *et al.* 1995	Estudo clínico controlado	e-PTFE	38	5,9 ± 1,3	1,4 ± 2,2	ND	4 (11%)
		Ácido polilático	38	5,6 ± 1,4	2,2 ± 2,0	ND	13 (34%)
Polson *et al.* 1995b	Coorte de casos[a]	Ácido polilático	29	5,4 ± 0,2	2,5 ± 0,1	ND	0
Média ponderada			**423**	**5,4 ± 1,3[b]**	**2,3 ± 1,4[c]**	**1,9 ± 1[d]**	

[a]Molares superiores e inferiores. [b]N = média (340) ± DP (302). [c]N = média (325) ± DP (316). [d]N = média (186) ± DP (177). Enx. conj. = enxerto de tecido conjuntivo; e-PTFE = politetrafluoroetileno expandido; FDDMA = aloenxerto de dura-máter congelada seca (do inglês *freeze-dried dura-máter allograft*); H-NCI = nível clínico de inserção horizontal; H-OPAL = nível de inserção aberta à sondagem horizontal; ND = dados não disponíveis.

Uma análise dos estudos relatados na Tabela 38.6 indicou que as furcas tratadas com membranas não biorreabsorvíveis (287) mostraram um ganho no H-NCI de 1,8 ± 1,4 mm (IC 95% de 1,5 a 2,1 mm) quando comparadas com um aumento de 2,3 ± 1,2 mm H-NCI (IC 95% de 2,0 a 2,6 mm) em 174 defeitos tratados com membranas biorreabsorvíveis. Cinco estudos clínicos controlados compararam o tratamento

feito com membranas de e-PTFE não biorreabsorvíveis e o tratamento feito com diversos tipos de membranas biorreabsorvíveis (Tabela 38.7). Em particular, um estudo relatou um aumento significativamente maior no H-NCI no grupo não absorvível (Bouchard *et al.* 1993), enquanto outro teste (Hugoson *et al.* 1995) mostrou um aumento significativamente maior no H-NCI do grupo biorreabsorvível.

928 **Parte 13** Terapia Reconstrutora

As três investigações restantes não detectaram diferença significativa entre os resultados de tratamento com membranas biorreabsorvíveis ou não biorreabsorvíveis. Geralmente, os resultados indicam que a previsibilidade da GTR no tratamento de envolvimento de furcas mandibulares classe II é questionável se o objetivo do tratamento for a solução completa do envolvimento de furca.

Aumento significativo no V-NCI e uma redução na PB também foram relatados por vários pesquisadores após o tratamento de defeitos de furcas mandibulares classe II (Pontoriero *et al.* 1988; Lekovic *et al.* 1989, 1990; Blumenthal 1993; Machtei *et al.* 1993, 1994; Black *et al.* 1994; Laurell *et al.* 1994; Mellonig *et al.* 1994; Wang *et al.* 1994;

Hugoson *et al.* 1995; Polson *et al.* 1995b). Os valores médios relatados variaram de 0,1 mm a 3,5 mm para aumento de V-NCI e de 1 mm a 4 mm para redução da PB.

O efeito do uso de membranas para o tratamento de envolvimentos de furcas mandibulares classe II foi investigado em seis ensaios clínicos controlados randomizados nos quais procedimentos de GTR foram diretamente comparados à cirurgia a retalho (Tabela 38.8). Sessenta e seis furcas tratadas com cirurgia a retalho e 87 tratadas com GTR foram incluídas. Três dos quatro estudos relatando aumentos de H-NCI concluíram que a GTR resultou em ganhos no nível clínico de inserção horizontal maiores, com diferenças estatisticamente significativas dos ganhos

Tabela 38.7 Estudos clínicos controlados comparando desfechos clínicos de procedimentos de GTR e membranas de e-PTFE não biorreabsorvíveis em envolvimentos de furcas mandibulares grau II.

Estudo	Planejamento e tratamento (GTR C/GTR T)	n C/T	Profundidade do defeito (mm)		Ganho no H-NCI (mm)		Ganho no H-OPAL (mm)	
			GTR C	GTR T	GTR C	GTR T	GTR C	GTR T
Yukna 1992	Intraindividual (e-PTFE/FDDMA)	11/11	3,0 ±?	4,0 ±?	ND	ND	1,0 ±?	2,0 ±?
Blumenthal 1993	Intraindividual (e-PTFE/colágeno)	12/12	4,4 ± 0,9	4,5 ± 0,9	1,8 ± 1,0	2,5 ± 0,8	1,7 ± 0,5	2,5 ± 0,7
Bouchard *et al.* 1993	Intraindividual (e-PTFE/Enx. conj.)	12/12	ND	ND	2,8 ± 1,3[a]	1,5 ± 2,0	2,2 ± 1,4	1,5 ± 1,1
Black *et al.* 1994	Intraindividual (e-PTFE/colágeno)	13/13	4,3 ± 2,0	4,4 ± 1,5	0,8 ± 2,2	1,5 ± 2,0	ND	ND
Hugoson *et al.* 1995	Intraindividual (e-PTFE/politetrafluoroetileno)	38/38	5,9 ± 1,3	5,6 ± 1,4	1,4 ± 2,2[a]	2,2 ± 2,0[a]	ND	ND
Média ponderada		**86/86**	**4,9 ± 1,4[b]**	**5 ± 1,3[b]**	**1,6 ± 1,9[c]**	**2 ± 1,7[c]**	**1,3 ± 1[d]**	**1,4 ± 0,9[d]**

[a]Diferença estatisticamente significativa entre os tratamentos. [b]n = média (74) ± DP (63). [c]n = média (75) ± DP (75). [d]n = média (35) ± DP (124).
Enx. conj. = enxerto de tecido conjuntivo; e-PTFE = politetrafluoroetileno expandido; FDDMA = aloenxerto de dura-máter congelada seca; GTR C = tratamento de controle da regeneração tecidual guiada; GTR T = tratamento de teste da regeneração tecidual guiada; H-NCI = nível clínico de inserção horizontal; H-OPAL = nível de inserção aberta à sondagem horizontal; ND = dados não disponíveis; n C/T = número de defeitos nas regiões-controle (C) e no teste (T).

Tabela 38.8 Estudos clínicos controlados comparando desfechos clínicos de procedimentos de GTR e procedimentos de cirurgia a retalho em envolvimentos de furcas mandibulares grau II.

	Planejamento (tratamento de GTR)	n C/T	Profundidade do defeito (mm)		Ganho no H-NCI (mm)		Ganho no H-OPAL (mm)	
			Retalho de acesso	GTR	Retalho de acesso	GTR	Retalho de acesso	GTR
Pontoriero *et al.* 1988	Intraindividual (e-PTFE)	21/21	4,0 ± 0,8	4,4 ± 1,2	2,0 ± 1,2	3,8 ± 1,2	ND	ND
Lekovic *et al.* 1989	Intraindividual (e-PTFE)	6/6	ND	ND	ND	ND	−0,1 ± 0,3	0,2 ± 0,5
Caffesse *et al.* 1990	Paralelo (e-PTFE)	6/9	5,3 ±?	4,8 ±?	0,3 ±?	0,8 ±?	ND	ND
Van Swol *et al.* 1993	Paralelo (colágeno)	10/28	5,7 ± 2,5	5,1 ± 1,4	0,7 ± 1,2[a]	2,3 ± 1[a]	0,8 ±?	1,7 ±?
Mellonig *et al.* 1994	Intraindividual (e-PTFE)	6/6	7,5 ± 2,3	8,4 ± 1,2	ND	ND	1,1 ± 1,3[a]	4,5 ± 1,6[a]
Wang *et al.* 1994	Intraindividual (colágeno)	12/12	5,6 ± 2,7	6,0 ± 2,7	1,1 ± 0,6[a]	2,0 ± 0,4[a]	1,5 ±?	2,5 ±?
Média ponderada		**66/87**	**5,4 ± 1,8[b]**	**5,5 ± 1,5[c]**	**1,3 ± 1[d]**	**2,5 ± 1[e]**	**1 ± 1[f]**	**2,3 ± 1,2[g]**

[a]Diferença estatisticamente significativa entre os tratamentos. [b]n = média (60) ± DP (54). [c]n = média (81) ± DP (72). [d]n = média (49) ± DP (43). [e]n = média (70) ± DP (61). [f]n = média (39) ± DP (17). [g]n = média (57) ± DP (17). e-PTFE = politetrafluoroetileno expandido; H-NCI = nível clínico de inserção horizontal; H-OPAL = nível de inserção aberta à sondagem horizontal; ND = dados não disponíveis.

obtidos sobre a cirurgia a retalho (Pontoriero *et al.* 1988; Van Swol *et al.* 1993; Wang *et al.* 1994). A média ponderada dos resultados desses estudos para ganho de H-NCI, nas furcas tratadas com GTR, foi de 2,5 ± 1 mm (IC 95% de 2,1 a 2,9 mm), e 1,3 ± 1 mm (IC 95% de 0,8 a 1,8 mm) para furcas tratadas com cirurgia a retalho. Esses resultados indicam um benefício adicional da GTR nos tratamentos de envolvimento de furcas mandibulares classe II.

Envolvimento de furcas maxilares classe II

Os resultados relatados em três estudos controlados (Metzeler *et al.* 1991; Mellonig *et al.* 1994; Pontoriero & Lindhe 1995a), comparando o tratamento de GTR dos envolvimentos de furcas maxilares classe II utilizando membranas e-PTFE não biorreabsorvíveis e OFD, indicaram que o tratamento de GTR de tais defeitos é geralmente imprevisível. Metzeler *et al.* (1991), em um estudo incluindo 17 pares de furca classe II, observaram um aumento no NCI de 1,0 ± 0,9 mm nos locais tratados por GTR contra 0,2 ± 0,6 mm nos locais-controle. Após os procedimentos cirúrgicos de reentrada, foram observados ganhos no nível de SNI horizontal (H-OPAL, do inglês *horizontal probing attachment level*) de 0,9 ± 0,4 mm e de 0,3 ± 0,6 mm nas furcas tratadas por GTR e cirurgia a retalho para desbridamento, respectivamente. Nenhuma das furcas dos dois grupos foi completamente resolvida. Similarmente, Mellonig *et al.* (1994) trataram oito pares de furcas maxilares classe II, resultando em ganhos de H-OPAL de 1,0 mm (locais tratados por GTR) e de 0,3 mm (locais tratados por cirurgia a retalho). Novamente, nenhuma das furcas tratadas em nenhum dos dois grupos fechou completamente. Pontoriero e Lindhe (1995a), por outro lado, em um estudo com 28 furcas maxilares classe II, encontraram um ganho significativo no NCI (1,5 mm) e no preenchimento ósseo horizontal (1,1 mm) em furcas vestibulares classe II. Embora esses três estudos mostrem melhora clínica após o tratamento de furcas maxilares classe II por GTR, os resultados são geralmente inconsistentes.

Envolvimento de furcas classe III

Quatro estudos sobre o tratamento de envolvimentos de furcas mandibulares classe III (Becker *et al.* 1988; Pontoriero *et al.* 1989; Cortellini *et al.* 1990; Pontoriero & Lindhe 1995b) indicam que o tratamento de tais defeitos pela GTR é imprevisível. Um estudo controlado de Pontoriero *et al.* (1989) mostrou que somente 8 de 21 envolvimentos de furca completos tratados com membranas não biorreabsorvíveis cicatrizaram com completo fechamento dos defeitos. Outros 10 defeitos foram preenchidos parcialmente e 3 permaneceram abertos. No grupo-controle tratado com OFD, 10 defeitos foram parcialmente preenchidos e 11 permaneceram abertos. Resultados similares foram relatados por Cortellini *et al.* (1990), que, em um estudo com um grupo de 15 envolvimentos de furcas mandibulares classe III, descobriram que 33% desses defeitos cicatrizaram completamente, 33% fecharam parcialmente e 33% ainda apresentavam defeitos completos após o tratamento.

Becker *et al.* (1988) não observaram fechamento completo em nenhum dos 11 envolvimentos de furcas mandibulares classe III tratados. Similarmente, em um estudo clínico controlado de Pontoriero e Lindhe (1995b), com 11 pares de furcas maxilares classe III submetidas aleatoriamente a GTR ou a cirurgia a retalho, nenhum dos defeitos de furca foi fechado.

Conclusão: com base nas evidências atuais, parece que envolvimentos de furcas mandibulares classe III em primeiros ou segundos molares, tanto vestibulares quanto linguais, com bolsas inicialmente profundas e espessura gengival de mais de 1 mm, podem beneficiar-se do tratamento por GTR.

Enxertos para reposição óssea

Enxertos para defeitos infraósseos

Enxertos para reposição óssea (BRG) compreendem um grupo heterogêneo de materiais de origem humana (autólogo ou alógeno), animal ou sintético. Alguns consistem em osso ou exoesqueleto mineral; outros contêm principalmente matriz óssea. Há evidências de regeneração periodontal apenas para alguns desses materiais. Um estudo clínico controlado randomizado relatou suporte histológico de que o resultado da cicatrização, após a aplicação de DFDBA, em defeitos intraósseos, apresentou regeneração na porção média para apical do fundo do defeito (Bowers *et al.* 1989a, c). Evidências isoladas também apoiam o fato de os enxertos alógenos e de osso bovino mineralizado serem capazes de produzir regeneração quando usados sozinhos (*i. e.*, sem outros materiais regenerativos como membranas de barreira ou materiais regenerativos biologicamente ativos [BARG, do inglês *biologically active replacement graft*] – ver também Capítulo 28) (Nevins *et al.* 2000).

Os BRG foram os primeiros materiais regenerativos periodontais aplicados clinicamente. Hoje eles são largamente utilizados na América do Norte na forma de DFDBA, e são frequentemente usados em combinação com outros materiais regenerativos (GTR e/ou BARG). Os princípios que embasam o uso de *enxertos autólogos e heterólogos* incluem osteocondutividade e osteoindutividade, mas também sua capacidade de provisão de espaço e estabilização do coágulo (Rosen *et al.* 2000; Trombelli & Farina 2008).

A eficácia clínica dos enxertos alógenos quanto ao preenchimento de osso e aos ganhos no NCI é apoiada por uma metanálise de 27 estudos controlados, em que foram observados preenchimento adicional de osso de 1 mm e ganhos adicionais no NCI de 0,4 mm (ver Figura 38.8) (Reynolds *et al.* 2003). Entretanto, o número total de defeitos incluídos nessa metanálise foi relativamente pequeno (136 para ganho no NCI e 154 para preenchimento ósseo). Além disso, nenhum estudo multicêntrico em larga escala foi realizado; por isso, a aplicabilidade desses resultados na prática clínica necessita ser estabelecida.

Os BRG podem ser aplicados sozinhos, no tratamento de defeitos intraósseos, após a elevação de um PPF. O enxerto é aplicado em excesso no defeito para compensar uma perda esperada quando ele não é contido pelo fechamento do

930 Parte 13 Terapia Reconstrutora

retalho. Um estudo tem sugerido o uso de BRG em combinação com um antibiótico em pó para controlar a contaminação bacteriana da ferida cirúrgica (Yukna & Sepe 1982). Esse estudo relatou melhores resultados com a mistura do enxerto a tetraciclina em pó. Os DFDBA vêm sendo usados com sucesso em conjunto com a MIS (Harrel 1999).

Enxertos para envolvimento de furca

Vários estudos clínicos controlados avaliaram o desempenho clínico dos BRG na abordagem de retalho para o tratamento dos defeitos de furca. Reynolds *et al.* (2003), em sua revisão, encontraram uma redução geral de PB variando de 1,9 a 2,31 mm nas furcas classe II tratadas com BRG, em comparação com 0 a 1,8 mm para aquelas tratadas apenas com OFD. Para os defeitos classe III, os BRG produziram uma alteração de PB de 0,7 a 2,6 mm, em comparação com –1 a 2,6 mm nos indivíduos-controle. As mudanças no NCI foram semelhantes para as furcas classe II e III mandibulares, variando de 1,5 a 2,5 mm para locais enxertados em comparação com 0 a 1,5 mm para os locais-controle tratados a retalho. Os autores concluíram que os resultados desses estudos sugeriram que os BRG sozinhos adicionavam benefício clínico relativamente modesto no tratamento de furcas classe II e III, em especial quando o completo fechamento da furca é desejado como resultado do tratamento. Mais recentemente, Tsao *et al.* (2006b) testaram um aloenxerto de osso esponjoso humano mineralizado e preservado em solvente (AOM) com ou sem membrana de colágeno no tratamento de 27 furcas mandibulares classe II. Seus resultados indicaram que o AOM preservado em solvente, com ou sem a membrana colagenosa, pode melhorar significativamente o preenchimento ósseo em defeitos de furca classe II mandibulares.

Materiais regenerativos biologicamente ativos

Evidências pré-clínicas e clínicas para o uso de BARG têm sido revisadas (ver também Capítulo 28). A adoção de *produtos/compostos biológicos* baseia-se em sua capacidade de induzir ou acelerar os processos de formação matricial e diferenciação celular (Bosshardt 2008). Esses produtos promovem o processo de cicatrização, mas não têm propriedades mecânicas para auxiliar na provisão de espaço e na estabilização do coágulo. Alguns desses produtos, portanto, são carreados em veículos sólidos biorreabsorvíveis a fim de adicionar propriedades mecânicas (Palmer & Cortellini 2008; Trombelli & Farina 2008). Atualmente, produtos com base em fatores de crescimento ou amelogeninas estão disponíveis para uso em regeneração periodontal. Evidência pré-clínicas significantes suportam o efeito positivo de PDGF na regeneração e cicatrização da ferida periodontal (Howell *et al.* 1997; Bosshardt 2008).

Fatores de crescimento para defeitos intraósseos

O uso clínico de fatores de crescimento é apoiado por dois estudos multicêntricos sobre o fator de crescimento humano recombinante (Nevins *et al.* 2005; Jayakumar *et al.* 2011) e outros dois sobre o fator de crescimento fibroblástico 2 (FGF-2, do inglês *fibroblast growth factor*) (Kitamura *et al.* 2008, 2011). Nevins *et al.* (2005) trataram 180 defeitos, compreendendo tanto intraósseos quanto de furca, com duas concentrações de PDGF (do inglês *platelet-derived growth factor*) (0,3 mg/mℓ e 1,0 mg/mℓ) combinadas com β-TCP ou apenas fosfato-tricálcio (TCP, do inglês *tricalcium phosphate*). Os resultados foram avaliados aos 3 e 6 meses e incluíam avaliação clínica e radiográfica. Os ganhos no NCI aos 6 meses não demonstraram benefício significante com as duas concentrações de PDGF quando comparados com BRG sozinho. A respeito da avaliação radiográfica, entretanto, a menor concentração de PDGF testada resultou em porcentagens significativamente mais altas de preenchimento ósseo dos defeitos (57% *versus* 18%) e crescimento ósseo linear (2,6 mm contra 0,9 mm). Os resultados desse estudo levaram à aprovação desse material pela Food and Drug Administration (FDA) dos EUA. Os autores interpretaram a dicotomia entre o benefício adicionado relatado, em termos de parâmetros radiográficos, e a ausência de mudanças significativas no NCI como resultado da ação biológica dos fatores de crescimento na redução do tempo de cicatrização dos tecidos duros.

No estudo de Jayakumar *et al.* (2011), 54 pacientes foram tratados com rhPDGF-BB combinado com β-TCP ou apenas TCP. O ganho de NCI, o crescimento ósseo e o percentual de preenchimento ósseo em 6 meses foram significativamente maiores no grupo-teste em comparação com o grupo-controle tratado com apenas TCP.

O estudo de 74 pacientes por Kitamura *et al.* (2008) comparou três concentrações diferentes de um veículo FGF-2 com 3% de hidroxipropilcelulose (HPC) a apenas HPC. Não foi relatada diferença em termos de ganho de NCI entre os grupos-teste e controle. Entretanto, foi relatada uma diferença significativa, em termos de ganho ósseo, favorável à concentração de 0,3% de FGF-2 em comparação com a HCP sozinha. As outras duas concentrações (0,03 e 0,1%) não mostraram vantagem em termos de ganho ósseo. Um segundo teste clínico randômico, duplamente cego e placebo-controlado sobre 253 pacientes adultos, comparou FGF-2 a 0,2, 0,3 ou 0,4% ao veículo sozinho em defeitos ósseos verticais de 2 ou 3 paredes (Kitamura *et al.* 2011). Cada dose de FGF-2 mostrou superioridade significativa sobre o veículo sozinho ($P < 0,01$) para o percentual de preenchimento ósseo 36 semanas após a administração. Não foram observadas diferenças significativas entre os grupos quanto ao ganho de NCI.

Não foram relatados problemas de segurança clínica em nenhum dos quatro estudos citados.

Conclui-se, a partir dos quatro estudos, ser evidente que ambos os fatores de crescimento testados resultaram em benefício adicionado mensurável, quando comparados com os indivíduos-controle, em termos de ganho ósseo, enquanto três dos quatro estudos não chegaram a uma diferença significativa no tocante a ganho de NCI. Tanto a eficácia quanto a efetividade de rhPDGF-BB e FGF-2 precisam ser mais pesquisadas para o uso em estabelecimentos particulares.

Capítulo 38 Terapia Periodontal Regenerativa

Um estudo recente controlado avaliou cicatrização/regeneração clínica e histológica após implante cirúrgico de fator de crescimento recombinante humano/fator de diferenciação-5 (rhGDF-5) absorvido em um veículo β-TCP particulado (rhGDF-5/β-TCP) nos defeitos periodontais de 28 pacientes (Stavropoulos *et al.* 2011). Os defeitos-controle eram tratados apenas com OFD. Os autores relataram maior redução de PB, ganho de NCI regeneração do osso alveolar e regeneração periodontal nos locais que receberam rhGDF-5/β-TCP em comparação com os locais-controle. Contudo, essas diferenças não foram estatisticamente significativas. Biopsias de bloqueio dos locais com defeitos foram coletadas 6 meses após a cirurgia. Histologicamente, a altura da regeneração óssea era quase três vezes maior no tratamento com rhGDF-5/β-TCP em comparação com apenas OFD ($2,19 \pm 1,59$ mm contra $0,81 \pm 1,02$ mm; $P = 0,08$). Do mesmo modo, um aumento de quase duas vezes foi observado no ligamento periodontal ($2,16 \pm 1,43$ mm contra $1,23 \pm 1,07$ mm; $P = 0,26$), no cemento ($2,16 \pm 1,43$ mm contra $1,23 \pm 1,07$ mm; $P = 0,26$) e na área de regeneração óssea ($0,74 \pm 0,69$ mm^2 contra $0,32 \pm 0,47$ mm^2; $P = 0,14$). Não foi observada reabsorção radicular/anquilose. Estudos futuros com amostras maiores precisam ser realizados a fim de que esses achados sejam verificados.

Fatores de crescimento para envolvimento de furca

Um estudo clínico em humanos (Camelo *et al.* 2003) foi projetado para avaliar a resposta clínica e histológica ao rhPDGF-BB no aloenxerto ósseo para o tratamento de defeitos de furca avançados classe II. Três defeitos de furca em molares da mandíbula e um em molar da maxila foram tratados; dois receberam 0,5 mg/mℓ e dois, 1,0 mg/mℓ de rhPDGF-BB, em todos os casos misturados com DFDBA. Ambas as concentrações de rhPDGF-BB resultaram em melhorias substanciais nas profundidades à sondagem horizontal (média de 3,5 mm) e vertical (média de 4,25 mm) e nos níveis de inserção (média de 3,75 mm). A avaliação histológica revelou regeneração periodontal, incluindo novo osso, cemento e ligamento periodontal coronal ao entalhe de referência. Esse estudo documentou resposta tecidual favorável ao tratamento com rhPDGF-BB tanto no nível clínico quanto no microscópico, além de demonstrar que a regeneração periodontal pode ser alcançada em defeitos de furca avançados classe II com o uso combinado de fator de crescimento recombinante purificado e aloenxerto ósseo. Esses desfechos foram confirmados por um segundo estudo de 15 locais que apresentavam furcas classe II, nos quais PDGF foi carregado por DFDBA (Nevins *et al.* 2003), e em outro estudo sobre quatro furcas classe III, no qual o fator de crescimento foi carregado em TCP (Mellonig *et al.* 2009).

Desfechos histológicos e clínicos promissores podem ser previstos a partir desses estudos-piloto. Contudo, são necessários estudos clínicos controlados maiores a fim de avaliar o potencial real dos fatores de crescimento no tratamento de dentes com envolvimento de furca.

Derivados da matriz do esmalte para defeitos intraósseos

Os EMD são usados clinicamente há mais de 10 anos e sua eficácia clínica é bem-estabelecida. O benefício do uso de EMD em gel no tratamento de defeitos infraósseos é suportado por evidência histológica em humanos, estudos de relato de caso, metanálises de estudos clínicos controlados randomizados e em um amplo teste multicêntrico (Heijl *et al.* 1997; Heden *et al.* 1999; Sculean *et al.* 1999b; Silvestri 2000; Heden 2000; Tonetti *et al.* 2002; Giannobile & Somerman 2003; Heden & Wennström 2006) (ver Figuras 38.26 e 38.27 e a Figura 38.43). O estudo clínico controlado, randomizado e multicêntrico (Tonetti *et al.* 2002) foi projetado para comparar os desfechos clínicos da cirurgia de PPF com ou sem a aplicação de EMD em 172 pacientes com periodontite crônica avançada em 12 centros de 7 países. Todos os pacientes tinham pelo menos um defeito intraósseo de 3 mm ou mais de profundidade. Tabagistas compulsivos (> 20 cigarros/dia) foram excluídos. Os procedimentos cirúrgicos incluíram acesso para instrumentação radicular usando SPPF ou TPPM a fim de se obter adaptação tecidual ótima e fechamento primário. Após o desbridamento, as raízes foram condicionadas por 2 minutos com gel contendo 24% de EDTA. Os EMD foram aplicados aos indivíduos-teste e omitidos nos indivíduos-controle. Um total de 166 pacientes estava disponível para o acompanhamento de 1 ano. Em média, os defeitos-teste ganharam $3,1 \pm 1,5$ mm de NCI, enquanto os defeitos-controle mostraram um ganho de NCI significativamente menor, de $2,5 \pm 1,5$ mm. A redução de bolsa foi também significativamente mais alta no grupo-teste ($3,9 \pm 1,7$ mm) em comparação com o grupo-controle ($3,9 \pm 1,7$ mm). Uma análise multivariada indicou que o tratamento, os centros clínicos, o tabagismo, a PB inicial e a corticalização do defeito influenciaram significativamente o ganho de NCI. Uma análise de frequência de distribuição dos desfechos estudados indicou que os EMD aumentaram a previsibilidade de resultados clinicamente significativos (ganho de NCI > 4 mm) e diminuiu a probabilidade de o ganho de NCI obtido ser desprezível ou inexistente (ganho de NCI < 2 mm). Os resultados desse estudo indicaram que a cirurgia periodontal regenerativa com EMD oferece um benefício adicional superior em termos de ganho de NCI, redução de PB e previsibilidade de desfechos em comparação com apenas os PPFs.

Uma análise subsequente de um estudo multicêntrico mostrou que, em defeitos intraósseos, o benefício adicional do EMD foi maior em defeitos de três paredes do que em defeitos de uma parede (Tonetti *et al.* 2002). Além disso, outra análise subsequente do estudo, dessa vez avaliando o efeito do ângulo radiográfico do defeito sobre o desfecho (Tsitoura *et al.* 2004), descobriu uma associação negativa entre o ângulo radiográfico do defeito e os ganhos de NCI observados em 1 ano. Esse dado questionou a conveniência do EMD em forma de gel para o tratamento de defeitos sem anatomia de suporte (amplos defeitos com perda das paredes ósseas) e tem impulsionado consideravelmente o interesse pela pesquisa da incorporação do EMD em uma

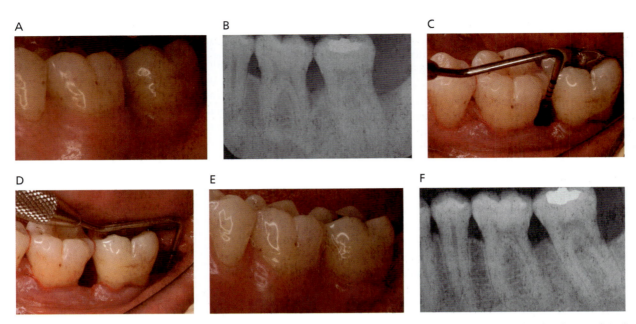

Figura 38.43 Caso clínico ilustrando o uso dos derivados da matriz do esmalte (EMD) para regenerar defeitos localizados em dois dentes adjacentes. Na reavaliação, bolsas profundas associadas a defeitos intraósseos profundos eram evidentes na face distal do primeiro e do segundo molares (**A** e **B**). Os defeitos foram acessados com a técnica de preservação de papila modificada (TPPM) na face distal do primeiro molar e com uso da incisão na crista na área retromolar (**C** e **D**). Os defeitos profundos foram expostos após desbridamento e instrumentação radicular (**C** e **D**). Após a aplicação dos EMD em forma de gel, o fechamento primário foi obtido com suturas em múltiplas camadas. Após 1 ano, bolsas rasas à sondagem associadas à eliminação dos defeitos foram observadas (**E** e **F**).

variedade de BRG com o objetivo de promover estabilidade da ferida e a manutenção do espaço. Até esse momento, entretanto, não há evidências sistemáticas que apoiem o uso dessas combinações.

Mais recentemente, os EMD foram usados com sucesso em conjunto com técnicas cirúrgicas minimamente invasivas de MIS (Harrel *et al.* 2005), TCMI (Cortellini & Tonetti 2007a, b; Cortellini *et al.* 2008; Ribeiro *et al.* 2011a) e TCMI-M (Cortellini & Tonetti 2009a, 2011). Esse produto é bastante adequado a locais em que a reflexão do retalho é mínima, uma vez que seu posicionamento não requer extensão de retalho e que a estabilidade aumentada, proporcionada pela cirurgia minimamente invasiva à lesão, parece favorecer a expressão de sua atividade (Cortellini *et al.* 2008; Cortellini & Tonetti 2009a).

Clinicamente, a taxa de cicatrização da ferida parece ser aumentada após a aplicação de EMD. Um estudo investigando a densidade de tecido mole no local cirúrgico usando radiografias com baixa exposição (Tonetti *et al.* 2004b) encontrou que o aumento da densidade é mais rápido após a aplicação do EMD do que com a cirurgia a retalho controle. Essa modulação tem sido interpretada como o desfecho da liberação local de fatores de diferenciação e crescimento pelas células no local da cicatrização da ferida. Por causa de sua natureza hidrofóbica, as proteínas da matriz do esmalte de uso clínico são misturadas em um veículo gelatinoso de baixo pH. Após um aumento no pH da lesão periodontal e rápida eliminação do gel, as proteínas da matriz do esmalte (que consistem principalmente em EMD) são depositadas no ambiente da lesão e na superfície radicular. Embora os mecanismos de ação dos EMD não sejam completamente compreendidos, evidências significativas sugerem que as células do ligamento periodontal expostas a EMD modificam seu fenótipo por meio do aumento da expressão de um hospedeiro de genes relacionados aos fatores de crescimento e diferenciação (Brett *et al.* 2002; Parkar & Tonetti 2004), incluindo a transformação do fator de crescimento beta (Lyngstadaas *et al.* 2001). Uma revisão recente (Bosshardt 2008) concluiu que (1) os EMD aumentam a proliferação celular do ligamento periodontal, fibroblastos gengivais, células do osteoblasto e linhagem condrócita; (2) os EMD têm efeitos biológicos nas células da linhagem osteoblástica, incluindo a regulação dos marcadores de formação óssea; (3) polipeptídios amelogênicos pequenos específicos (5 kDa) têm propriedades indutivas quando testados em um modelo ectópico de formação óssea; e (4) a evidência não demonstra um papel indutivo dos EMD na cementogênese.

Derivados da matriz do esmalte para envolvimento de furca

O tratamento de furcas mandibulares classe II com EMD foi tentado por Jepsen *et al.* (2004). Um estudo randomizado intraindividual com 45 pacientes foi projetado para comparar os EMD e as barreiras biorreabsorvíveis. Ambas as modalidades de tratamento levaram a melhora clínica significativa. Os autores relataram uma redução média da profundidade de furca aberta de 2,8 mm nos locais tratados com EMD em comparação com uma redução de 1,8 mm nos locais tratados com barreiras. Foi registrado fechamento completo de furca em 8 dos 45 locais tratados com EMD e 3 dos 45 tratados com barreiras. As diferenças entre os locais-teste e os locais-controle não foram estatisticamente significativas. Chitsazi *et al.* (2007) relataram um ganho de H-NCI significativamente maior nas furcas mandibulares classe II tratadas com EMD do que nos indivíduos-controle tratados com OFD ($P = 0,002$).

Outro estudo randomizado (Casarin *et al.* 2008) comparou o uso de EMD ao horizontal em 15 pacientes com furcas maxilares classe II proximais contralaterais. Em 6 meses, os ganhos de V-NCI nos grupos-teste e controle foram $0,39 \pm 1,00$ mm e $0,54 \pm 0,95$ mm, respectivamente, enquanto os ganhos de H-NCI foram de $1,21 \pm 2,28$ mm e $1,36 \pm 1,26$ mm, respectivamente ($P = 0,05$). Os ganhos nos níveis ósseos vertical e horizontal do grupo-controle foram de $1,04 \pm 1,12$ mm e $1,00 \pm 1,79$ mm, respectivamente, e do grupo-teste, de $0,82 \pm 1,82$ mm e $1,17 \pm 1,38$ mm, respectivamente ($P = 0,05$). Contudo, um número maior (estatisticamente significativo) de furcas reduzidas/fechadas foi observado no grupo-teste ($P = 0,05$). Os autores concluíram que o uso de EMD em furcas proximais não promove redução superior na PB ou um ganho dos níveis de inserção clínico e ósseo, mas pode resultar em uma taxa mais alta de conversão de furcas classe II para classe I.

Desfechos controversos foram observados até agora no tratamento de furcas classe II, tanto de maxila quanto de mandíbula, com EMD. Seus usos parecem, contudo, proporcionar benefício adicionado em comparação com o tratamento a retalho sozinho.

Terapia combinada

Terapia combinada para defeitos intraósseos

Os princípios biológicos que embasam a *terapia combinada* estão relacionados à possibilidade de se obter um efeito aditivo com a combinação de diferentes princípios regenerativos, incluindo osteocondutividade e osteoindutividade, capacidade de provisão de espaço, estabilização do coágulo e capacidade de indução ou aceleração dos processos de formação matricial e diferenciação celular inerentes a barreiras, enxertos e substâncias bioativas.

Resultados comprometidos podem ser observados após GTR nos casos em que o retalho gengival, apoiado pela membrana, colaba/cai (parcial ou totalmente) no defeito e/ou em direção à superfície radicular, reduzindo assim o espaço disponível para formação de coágulo sanguíneo e crescimento de novos tecidos capazes de formar ligamento periodontal e ósseo em particular. Nos estudos mais antigos sobre GTR, pequenas quantidades de osso regenerado foram observadas devido ao colabamento da membrana. No estudo de Gottlow *et al.* (1984), foi observado que o colabamento da membrana em direção à superfície radicular resultou em formação de novo cemento nas superfícies radiculares expostas, enquanto a regeneração óssea foi mínima. Embora os autores tenham relatado que o grau de formação óssea coronal não esteja relacionado à quantidade de novo cemento formado, eles não comentaram sobre um possível efeito do colabamento da membrana. Estudos

experimentais recentes, porém, reconheceram o efeito negativo do colabamento da membrana na regeneração periodontal e na formação óssea (Caton *et al.* 1992; Haney *et al.* 1993; Sigurdsson *et al.* 1994; Sallum *et al.* 1998). Haney *et al.* (1993) observaram uma correlação altamente significante entre o espaço proporcionado pela membrana e a quantidade de osso alveolar regenerado usando um modelo de defeito supra-alveolar em cães. Esse achado corrobora os achados de Cortellini *et al.* (1995c), que relataram que a aplicação clínica de membranas de e-PTFE autossustentáveis (reforçadas com titânio), as quais poderiam ser posicionadas mais coronalmente do que membranas comuns de e-PTFE, resultou em aumento significativo no ganho do nível clínico de inserção em defeitos intraósseos. Um risco particular de colabamento de retalho gengival/membrana existe quando a configuração do defeito é incapaz de sustentar/preservar a membrana na posição em que fora originalmente colocada.

Como discutido anteriormente, os materiais para membrana precisam ter certas características para serem eficientes. Entre essas, a membrana precisa ser capaz de conservar forma e características integrais, mantendo o espaço criado adjacente à superfície radicular. As membranas de e-PTFE reforçadas com titânio são as mais próximas desses requisitos, mas possuem a desvantagem de ser não biorreabsorvíveis. Atualmente, não existem membranas biorreabsorvíveis disponíveis que atendam esses requisitos o suficiente, o que significa que a colocação de uma membrana biorreabsorvível sobre um defeito amplo de uma parede envolve o risco de colabamento da membrana. O colabamento pode ser evitado implantando-se um biomaterial no interior do defeito para suportar a membrana, de modo que essa seja mantida na sua posição original (ver Figuras 38.24 e 38.44). Se, por um lado, os produtos biológicos podem reforçar o processo de cicatrização, por outro, não tem propriedades mecânicas que auxiliem na provisão de espaço e na estabilização do coágulo. Uma potencial solução, portanto, poderia ser a introdução dos produtos biológicos em veículos sólidos biorreabsorvíveis a fim de proporcionar as propriedades mecânicas necessárias (Palmer & Cortellini 2008; Trombelli & Farina 2008). No entanto, o biomaterial, para ser usado com essa finalidade, não deve interferir no processo de regeneração periodontal e, idealmente, deve também promover a regeneração óssea.

Como descrito anteriormente, tem-se tentado a regeneração periodontal com vários materiais de enxerto, entre os quais os DFDBA aparentemente facilitaram a regeneração em humanos (Ouhayoun 1996). Em três testes clínicos controlados, o tratamento de um total de 45 pares de defeitos infraósseos com enxertos de DFDBA e GTR foi comparado ao tratamento com GTR apenas (Tabela 38.9). A média ponderada dos resultados dos estudos relatados mostrou um ganho similar no NCI no grupo da GTR ($2,1 \pm 1,1$ mm; IC 95% 1,6 a 2,6 mm) e no grupo da GTR + DFDBA ($2,3 \pm 1,4$ mm; IC 95% 1,7 a 2,9 mm). As diferenças entre os dois tratamentos não alcançaram significância estatística, indicando, portanto, que não houve defeito adicional na combinação de DFDBA e membranas no tratamento de

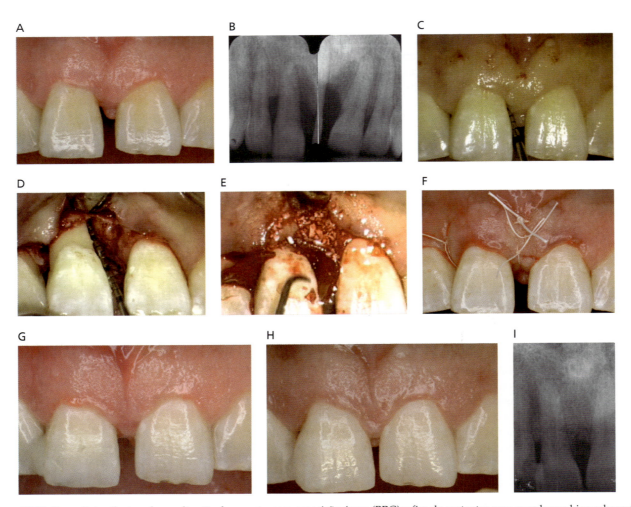

Figura 38.44 Caso clínico ilustrando a aplicação de enxerto para reposição óssea (BRG) a fim de sustentar uma membrana biorreabsorvível em um defeito com espaço anatômico para manutenção deficiente. Após o controle da periodontite e dos fatores de risco, o incisivo central superior direito apresentava uma bolsa profunda de 12 mm associada com um defeito que se estendia até perto do ápice do dente (**A** a **C**). O defeito foi acessado através do retalho modificado de preservação de papila e foi encontrado um componente intraósseo de 8 mm (**D**). Um BRG foi colocado sob uma membrana de colágeno biorreabsorvível (**E**). O fechamento primário foi obtido com técnica de sutura em várias camadas (**F**). Excelente cicatrização inicial já foi observada após 2 semanas (**G**). Após 1 ano, regeneração periodontal resultou em bolsas rasas e boa resolução do defeito intraósseo (**H** e **I**). Partículas radiopacas de BRG estão visíveis no tecido mineralizado recém-formado.

Tabela 38.9 Resumo de estudos clínicos controlados avaliando os efeitos combinados de DFDBA e membrana em defeitos intraósseos profundos.

Estudo	Planejamento (tratamento de GTR)	Número[a]	Ganho no NCI (mm) GTR	GTR + DFDBA	Valor de *P*	PB residual (mm) GTR	GTR + DFDBA	Valor de *P*
Chen *et al.* 1995	Intraindividual (colágeno)	8	2,0 ± 0,4	2,3 ± 0,5	> 0,05, NS	4,2 ± 0,4	4,2 ± 0,5	> 0,05, NS
Mellado *et al.* 1995	Intraindividual (e-PTFE)	11	2,0 ± 0,9	2,0 ± 1,4	0,86, NS	ND	ND	ND
Gouldin *et al.* 1996	Intraindividual (e-PTFE)	26	2,2 ± 1,4	2,4 ± 1,6	NS	3,7 ± 1,6	3,7 ± 1,8	NS
Média ponderada		**45**	**2,1 ± 1,1**	**2,3 ± 1,4**		**3,8 ± 1,3[b]**	**3,8 ± 1,5[b]**	

[a]Defeitos por área de tratamento. [b]n = média (34) ± DP (34). e-PTFE = politetrafluoroetileno expandido; NCI = nível clínico de inserção; ND = dados não disponíveis; NS = não significativo; PB = profundidade de sondagem da bolsa.

defeitos intraósseos. Guillemin *et al.* (1993), por outro lado, compararam o efeito do DFDBA somente com uma combinação de membrana e DFDBA em 15 pares de defeitos infraósseos. Ambos os tratamentos resultaram em aumentos significativos no NCI e formação óssea após 6 meses, mas não foram observadas diferenças entre os tratamentos.

Reynolds *et al.* (2003), em sua revisão sistemática, destacaram que as melhores clínicas das combinações enxerto/barreira foram frequentemente obtidas na manutenção de defeitos grandes sem espaço. Os autores concluíram que a combinação de enxertos e barreiras pode proporcionar ganho significativo no NCI e redução de PB, bem como aumento não significativo do preenchimento ósseo em comparação com apenas o enxerto.

Resultados clínicos promissores, com um ganho do SNI de 1,0 a 5,5 mm, foram obtidos em relatos de casos em humanos, nos quais a técnica de GTR foi combinada ao enxerto de Bio-Oss®, um xenoenxerto ósseo anorgânico bovino, para o tratamento de defeitos periodontais infraósseos (Lundgren & Slotte 1999; Mellonig 2000; Paolantonio et al. 2001). O tratamento combinado com GTR e Bio-Oss® resultou em maior redução na PB, maior ganho de SNI e maior preenchimento do defeito em comparação com apenas a implantação de Bio-Oss® em casos seriados (Camelo et al. 1998) e do que a cirurgia a retalho somente (Camargo et al. 2000).

Em um estudo clínico controlado randomizado incluindo 60 pacientes (Stavropoulos et al. 2003), Bio-Oss® sozinho ou impregnado com gentamicina foi utilizado como adjuvante na GTR no tratamento de defeitos intraósseos de uma ou duas paredes, e os resultados foram comparados aos resultados obtidos após o tratamento com GTR e com cirurgia a retalho apenas. O tratamento com membrana somente (Figura 38.45) resultou em um ganho de SNI médio de 2,9 mm, enquanto ganhos de 3,8 e 2,5 mm, respectivamente, foram observados quando enxertos de Bio-Oss® com ou sem gentamicina foram colocados nos defeitos previamente à colocação da membrana (Figura 38.46). Os defeitos-controle tratados com cirurgia a retalho demonstraram um ganho

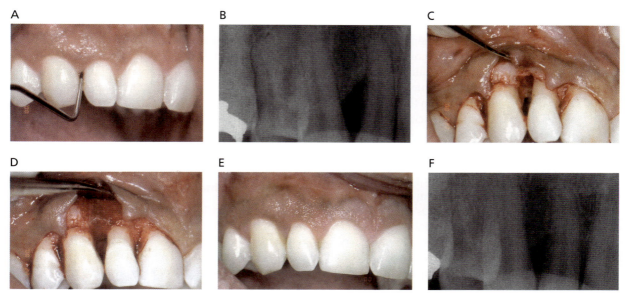

Figura 38.45 Incisivo lateral superior direito com uma bolsa profunda de 8 mm associada a foi defeito intraósseo na face distal (A), como visto na radiografia (B). Retalhos, vestibular e palatino, de espessura total foram descolados, e o defeito, desbridado (C). Uma membrana biorreabsorvível foi colocada sobre o defeito (D). O nível da gengiva interdental foi mantido após 1 ano (E) e o defeito intraósseo (F) foi eliminado.

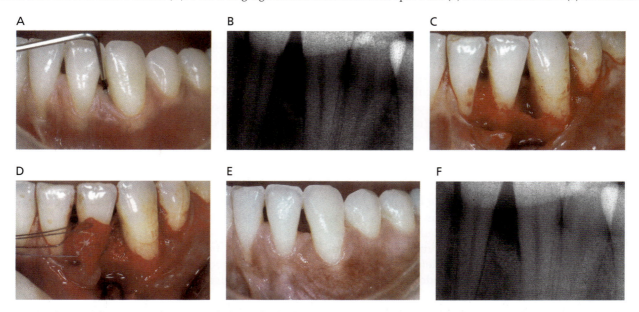

Figura 38.46 Canino inferior esquerdo com uma bolsa profunda de 8 mm (A) associada a um defeito intraósseo na face mesial (B). O defeito foi desbridado após o descolamento do retalho (C) e partículas de Bio-Oss® foram colocadas no defeito (D) antes da colocação de uma membrana biorreabsorvível. Após 1 ano (E) não ocorreu recessão gengival e o defeito intraósseo foi quase totalmente eliminado (F).

936　Parte 13　Terapia Reconstrutora

do SNI de apenas 1,5 mm. As melhoras clínicas nos defeitos tratados com GTR somente ou em combinação com o enxerto de Bio-Oss® foram significativamente maiores do que as obtidas com a cirurgia a retalho, porém as diferenças entre os grupos tratados com membrana não foram estatisticamente significativas. Um estudo clínico controlado, randomizado, multicêntrico e prospectivo (Tonetti *et al.* 2004b) foi projetado para comparar os desfechos clínicos da cirurgia de PPF a retalho com ou sem a aplicação de GTR/material de substituição óssea. Cento e vinte e quatro pacientes com periodontite crônica avançada foram tratados em 10 centros de 7 países. Todos os pacientes tinham pelo menos um defeito intraósseo de pelo menos 3 mm. Um ano após o tratamento, os defeitos-teste ganharam 3,3 ± 1,7 mm de NCI, enquanto os defeitos-controle mostraram um ganho de NCI significativamente menor, de 2,5 ± 1,5 mm. A redução de bolsa foi também significativamente maior no grupo-teste (3,7 ± 1,8 mm) em comparação com o grupo-controle (3,2 ± 1,5 mm). Uma análise multivariada indicou que o tratamento, os centros clínicos, a PB inicial e o escore de sangramento em toda a boca (FMBS, do inglês *full-mouth bleeding score*) iniciais influenciaram significativamente os ganhos de NCI. As *OR* para que ganhos de NCI acima da média fossem alcançados foram melhoradas significativamente pelo procedimento do teste (*OR* 2,6, IC 95% 1,2 a 5,4) e pelo início com PB maior (*OR* 1,7, 1,3 a 2,2), mas diminuíram ao passar por tratamento em centro clínico de pior desempenho (*OR* 0,9, 0,76 a 0,99). Os resultados desse estudo indicaram que a cirurgia periodontal regenerativa com GTR/material de substituição óssea oferece benefício adicional em termos de ganho de NCI, redução de PB e previsibilidade de desfechos em comparação com retalhos de PPF apenas.

Em um estudo controlado (Pietruska 2001), melhoras clínicas semelhantes foram observadas quando Bio-Oss® combinado a GTR foi comparado à utilização da proteína da matriz do esmalte (Endogain®).

Camelo *et al.* (1998) e Mellonig (2000) apresentaram dados histológicos indicando que o uso de Bio-Oss® sob uma membrana pode resultar em regeneração parcial do aparato periodontal, mas, em todos os casos, a maior parte do defeito ainda estava ocupada por partículas de osso desproteinizado. Não se observou osso nas proximidades da raiz, e as fibras do tecido conjuntivo do "novo" ligamento periodontal estavam, em sua maioria, orientadas paralelamente à superfície radicular. Esses resultados corroboram os achados relatados por Paolantonio *et al.* (2001), que observaram formação óssea limitada próxima ao osso preexistente em uma biopsia obtida de um local tratado 8 meses antes com Bio-Oss® e membrana de colágeno. O defeito foi quase que totalmente ocupado por partículas de Bio-Oss® embebidas em tecido conjuntivo. Entretanto, em um relato de caso clínico no qual defeitos intraósseos foram tratados com Bio-Oss® combinado com osso autógeno intraoral e GTR, ocorreu a formação consistente de nova inserção, mas uma grande parte do tecido ósseo regenerado era constituída de partículas de osso desproteinizado (Camelo *et al.* 2001).

A terapia combinada que inclui o uso dos EMD em conjunto com membranas de barreira e/ou materiais de enxerto foi testada. Uma revisão sistemática (Trombelli & Farina 2008) concluiu que há evidências para embasar o uso dos EMD tanto sozinhos quanto em combinação com enxertos ósseos a fim de tratar efetivamente defeitos intraósseos, bem como que o uso adicional de um enxerto parece aumentar o desfecho clínico conseguido com apenas EMD. O uso combinado de rgPDGF-BB e P-15 com um biomaterial de enxerto mostrou efeitos benéficos nos defeitos intraósseos; resultados contrastantes foram relatados para combinações de PRP e enxerto. Uma revisão sistemática de Tu *et al.* (2010) concluiu que havia poucas evidências para sustentar os benefícios adicionais dos EMD em conjunção com outros materiais regenerativos em comparação com apenas os EMD. Quando tipos diferentes de enxertos ósseos e membranas de barreira eram usados, os EMD com enxertos ósseos bovinos mostraram os maiores efeitos terapêuticos.

Mais recentemente, a terapia combinada foi usada com sucesso em locais tratados com cirurgias minimamente invasivas. Cortellini e Tonetti (2011) propuseram uma combinação de EMD e Bio-Oss® com TCMI-M, e Trombelli *et al.* (2010), uma combinação de barreira biorreabsorvível e enxerto com abordagem de retalho único.

Terapia combinada para envolvimento de furca

Schallhorn e McClain (1998) relataram resultados clínicos melhorados em defeitos intraósseos e furcas classe II após uma terapia combinada de membranas de barreira somadas a DFDBA e condicionamento radicular com ácido cítrico. Os autores relataram fechamento completo de furca em 75% dos locais tratados (McClain & Schallhorn 1993).

Em um estudo, membranas de barreira usadas sozinhas foram comparadas com a terapia combinada com hidroxiapatita. A diferença em desfechos clínicos entre os dois tratamentos não foi estatisticamente significativa, mas a terapia combinada resultou em extensão maior de preenchimento de furca (Lekovic *et al.* 1990).

Em três estudos sobre furcas mandibulares classe II, o tratamento com GTR sozinha foi comparado com a GTR combinada com DFDBA. Em uma dessas pesquisas, melhora estatisticamente significativa foi encontrada em termos de H-OPAL no grupo das furcas tratadas com terapia combinada (Anderegg *et al.* 1991). Em uma segunda pesquisa, uma barreira não biorreabsorvível, com e sem DFDBA, foi testada em seis pacientes com 17 invasões vestibulares de furca em molar da mandíbula (Wallace *et al.* 1994). Dez dentes foram selecionados aleatoriamente como locais-teste (e-PTFE + DFDBA) e 7 como controle (apenas e-PTFE). Após 6 meses, todos os locais sofreram reentrada, e medidas tanto do tecido mole quanto da abertura cirúrgica foram registradas. A adição de DFDBA ao procedimento de GTR não melhorou significativamente as medições médias do tecido mole e da abertura cirúrgica entre o grupo-teste e o controle. Ambos os procedimentos de tratamento resultaram em diminuições significativas na PB, na distância da junção cemento-esmalte até o fundo do defeito (CEJ-BD, do inglês *cementoenamel junction-bottom of defect*) e no preenchimento ósseo horizontal (HBF, do inglês *horizontol bone fill*), além de terem resultado em aumento significativo da recessão. Em um terceiro estudo, uma barreira biorreabsorvível com e sem DFDBA foi testada em 14 indivíduos com defeitos de furca pareados classe II em molar da mandíbula (Luepke *et al.* 1997). Quando apenas a barreira biorreabsorvível foi comparada à barreira biorreabsorvível em conjunto com DFDBA, a redução de PB foi significativamente (*P* < 0,01) favorável à terapia combinada. O ganho ósseo vertical foi significativamente maior com o tratamento combinado (*P* < 0,02). Os autores concluíram que a terapia combinada de barreira biorreabsorvível com DFDBA é superior à terapia-controle apenas com barreira biorreabsorvível.

Lekovic *et al.* (2003) testaram uma combinação de PRP, mineral ósseo poroso bovino (BPBM, do inglês *bovine porous bone mineral*) e GTR em 52 furcas classe II (26 tratadas com o material-teste e 26 com OFD, que serviram como controle). O grupo experimental apresentou redução de bolsa (4,07 ± 0,33 mm para os locais experimentais e 2,49 ± 0,38 mm para locais-controle), ganho de NCI (3,29 ± 0,42 mm para os locais experimentais e 1,68 ± 0,31 mm para os locais-controle), preenchimento vertical do defeito (2,56 ± 0,36 mm para os locais experimentais e –0,19 ± 0,02 para locais-controle) e preenchimento horizontal do defeito (2,28 ± 0,33 mm para os locais experimentais e 0,08 ± 0,02 mm para locais-controle) significativamente maiores do que o grupo-controle. Os autores concluíram que a combinação de PRP/BPBM/GTR é uma modalidade efetiva de tratamento regenerativo para defeitos de furca mandibulares classe II. Entretanto, estudos adicionais são necessários para que seja elucidado o papel que cada componente da terapia combinada exerce para que esses resultados sejam alcançados.

Houser *et al.* (2001) compararam o uso de Bio-Oss® em combinação com uma barreira colagenosa biorreabsorvível (BioGide®) com a cirurgia a OFD em defeitos de furca classe II na mandíbula humana. Um total de 31 furcas (18 teste e 13 controle) em 21 pacientes foi tratado. Houve melhora estatisticamente significativa na maioria dos parâmetros clínicos para o grupo experimental, com melhora mínima notada para o grupo-controle a retalho. Reduções de PB vertical de 2,0 mm e horizontal de 2,2 mm foram relatadas no grupo experimental, enquanto reduções de 0,3 e 0,2 mm respectivamente foram relatadas no grupo-controle. As medições do tecido duro mostraram 2,0 mm de preenchimento ósseo vertical de furca no grupo-teste e 0,5 mm no grupo-controle. O grupo-teste tinha 3,0 mm de preenchimento ósseo horizontal de furca, e o grupo-controle, 0,9 mm. O grupo-teste apresentou resolução de defeito de 82,7% em comparação com 42,5% do grupo-controle a retalho. Houve diferença estatisticamente significativa entre os dois grupos em todas as medições dos tecidos mole e duro, com exceção do nível de inserção, da recessão e da reabsorção da crista alveolar. Os autores concluíram que a combinação de Bio-Oss® com BioGide® é efetiva no tratamento de furcas mandibulares classe II.

Belal *et al.* (2005) trataram 50 furcas em 20 pacientes com cinco abordagens diferentes (membrana biorreabsorvível ou um enxerto de tecido conjuntivo com ou sem hidroxilapatita biorreabsorvível, e apenas retalho como terapia-controle). Todos os grupos experimentais mostraram melhora estatisticamente significativa nos parâmetros clínicos e na densidade óssea em comparação com o grupo-controle. Entretanto, não foram observadas diferenças estatisticamente significativas entre os grupos experimentais. Os percentuais de fechamento completo de furca variaram de 20 a 40% nos grupos experimentais, mas o grupo-controle a retalho apresentou 0%.

Biomodificação da superfície radicular

O efeito da combinação da biomodificação da raiz por ácido cítrico com o tratamento por GTR foi avaliado em dois estudos clínicos controlados randomizados em defeitos infraósseos. O primeiro estudo (Handelsman *et al.* 1991) demonstrou ganhos significativos do NCI tanto nos locais-teste (membranas de e-PTFE e ácido cítrico; 3,5 ± 1,6 mm) quanto nos locais-controle (membranas de e-PTFE somente; 4,0 ± 1,4 mm). Resultados menos favoráveis após essas duas modalidades de tratamento foram relatados por Kersten *et al.* (1992), que encontraram ganhos do NCI de 1,0 ± 1,1 mm no grupo-teste e 0,7 ± 1,5 mm no grupo-controle. Ambos os estudos, contudo, fracassaram em demonstrar algum efeito adicional do uso do ácido cítrico em combinação com membranas não biorreabsorvíveis.

A biomodificação da raiz com tetraciclina somente e em combinação com GTR foi avaliada em dois estudos controlados sobre envolvimento de furca classe II (Machtei *et al.* 1993; Parashis & Mitsis 1993). Ambos os estudos fracassaram em mostrar diferenças significativas entre os locais tratados com membranas não biorreabsorvíveis somente ou em combinação com o condicionamento ácido da raiz com tetraciclina. Similarmente, o uso de outros agentes químicos que agem na superfície, como EDTA, também não forneceu efeito adicional significativo no tratamento de GTR em humanos (Lindhe & Cortellini 1996).

O valor sugerido da biomodificação da superfície radicular na estimulação da regeneração periodontal foi avaliado por uma revisão sistemática (Mariotti 2003). Os resultados dessa exaustiva revisão indicaram que não existem evidências de melhora mensurável após o condicionamento da raiz com agentes como ácido cítrico, cloridrato de tetraciclina, HCl, ácido fosfórico, fibronectina ou EDTA.

Potencial clínico e limites para regeneração

Desde o início da regeneração periodontal moderna, ficou claro que os tecidos periodontais poderiam expressar um potencial regenerativo surpreendente em condições favoráveis. Relatos esparsos de caso demonstraram que defeitos muito profundos, chegando ao terço apical da raiz, poderiam ser preenchidos com osso novo e inserção clínica nova (Pini Prato *et al.* 1988; Becker *et al.* 1988; Cortellini *et al.* 1990). Estudos maiores sugeriram que, em defeitos mais profundos, melhora clínica maior é geralmente obtida

(Tonetti *et al.* 1993a, 1996a; Garrett *et al.* 1998; Slotte *et al.* 2007). Essas observações levantaram um questionamento sobre o "potencial" para regeneração: seria o potencial maior nos defeitos mais profundos? Cortellini *et al.* (1998) abordaram essa questão em um estudo controlado e relataram ganho de inserção semelhante em defeitos com componente intraósseo de ≤ 3 mm (76% de resolução de defeito) e em defeitos com ≥ 4 mm (77% de resolução de defeito), indicando que o potencial de regeneração é semelhante tanto em componentes intraósseos rasos quanto profundos. As conclusões desse estudo são indiretamente embasadas pelos resultados de grandes estudos clínicos controlados realizados com a aplicação de diferentes abordagens regenerativas bem-sucedidas (Cortellini *et al.* 1995c, 1996b, 2001; Tonetti *et al.* 1998, 2002, 2004b). Subanálises não publicadas dessas populações experimentais, nas quais os defeitos tratados eram aglomerados de acordo com a profundidade do defeito, mostraram que o ganho de NCI é obtido em todos os defeitos, de rasos a profundos, porém os mais profundos ganham mais inserção em milímetros do que os rasos. Em outras palavras, a regeneração parece expressar seu potencial tanto quanto permitido pelo "compartimento", independentemente da "abordagem regenerativa" de escolha, no painel das abordagens regenerativas bem testadas. Um estudo controlado recente desafiou os limites do periodonto de se reparar ou regenerar (Cortellini *et al.* 2011). O objetivo desse ensaio clínico randomizado a longo prazo foi comparar desfechos clínicos e com base no paciente após regeneração periodontal ou extração e substituição de dentes desenganados com perda de inserção até o ápice, ou além. Vinte e cinco dentes desenganados foram tratados com uma estratégia regenerativa. A maioria dos dentes tratados tinha lesão periodontal excedente ao ápice do dente e que envolvia 3 a 4 lados da raiz (Figura 38.47). Vinte e três dos 25 dentes regenerados obtiveram melhoras clínicas significativas. O ganho de NCI médio foi de 7,7 ± 2,8 mm, o ganho ósseo radiográfico foi de 8,5 ± 3,1 mm e a redução de PB foi de 8,8 ± 3 mm. A maioria dos dentes regenerados mostrou diminuição da mobilidade dentária. Apenas dois dentes, que mostravam desfechos insatisfatórios, foram extraídos em 1 ano. Os 23 dentes regenerados com sucesso (92%) estavam com boas saúde e função na consulta de acompanhamento após 5 anos, e 84% não desenvolveram complicações biológicas durante o período de acompanhamento. Os autores concluíram que a terapia regenerativa pode ser aplicada com sucesso mesmo a dentes desenganados e tem potencial de mudar seu prognóstico. Contudo, deve ser ressaltado que os desfechos relatados foram obtidos em uma população de pacientes selecionados cuidadosamente, e por meio de terapia regenerativa de ponta empregada por dentistas experientes, em um programa de terapia dentária e periodontal de alta qualidade, bem como um programa de cuidado periodontal estrito. Em outras palavras, fica claro, a partir dos estudos citados, que, para alcançar sucesso em condições extremas, uma estratégia perfeita precisa ser adotada.

Um acompanhamento de 10 anos do RCT mencionado anteriormente foi publicado recentemente (Cortellini *et al.* 2020b). Três indivíduos no grupo de teste saíram do estudo devido à extração do dente experimental (dois no ano 1 por

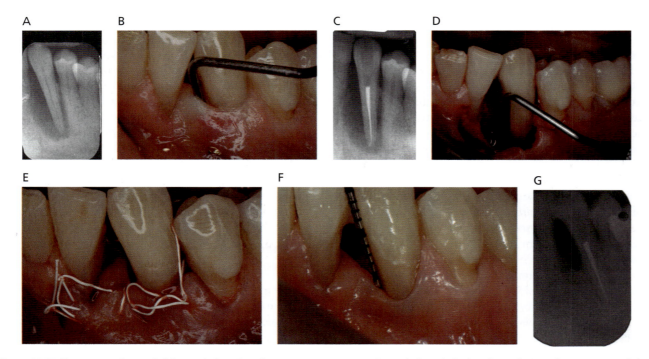

Figura 38.47 Tratamento de um defeito periodontal muito grave com regeneração periodontal. **A.** A radiografia inicial mostrou um defeito muito grave estendendo-se muito além do ápice do dente. **B.** Uma bolsa mais profunda que 15 mm ficou evidente na face mesial da cúspide esquerda inferior. **C.** O dente passou por tratamento de canal radicular. **D.** A área foi acessada com um grande retalho: destruição óssea quase total é evidente. **E.** O retalho gengival foi reposicionado e suturado com uma técnica multicamada. **F.** Em 1 ano, uma bolsa de 4 mm foi sondada. **G.** A radiografia mostrou a resolução do defeito periodontal.

melhora inadequada após a regeneração, e um no ano 8 devido a traumatismo no dente experimental). Quatro indivíduos (dois no grupo de teste e dois nos grupos de controle) perderam o acompanhamento após 6 e 7 anos: três não estavam disponíveis para continuar a participação e um indivíduo morreu por motivos não relacionados ao estudo. A sobrevida de 10 anos de dentes regenerados foi de 88%, enquanto a sobrevida de 10 anos de implantes ou dentes retidos por próteses parciais fixas para substituir os dentes extraídos foi de 100%. Não houve diferença estatisticamente significativa comparando os tratamentos de teste e controle ($P = 0,08$, teste de *log rank* de Mantel-Cox). O intervalo de confiança de 95% para o tempo de sobrevida livre de complicações foi de 6,7 a 9,1 anos para o grupo de regeneração e de 7,3 a 9,1 anos para o grupo de extração e substituição dentária. A diferença não foi estatisticamente significativa ($P = 0,788$, teste de *log rank* de Mantel-Cox). A regeneração periodontal foi mais econômica que a substituição. Melhoras significativas relatadas pelos pacientes internados e medidas de qualidade de vida foram observadas para ambos os grupos. Os autores concluíram que a regeneração periodontal é o tratamento de escolha para dentes comprometidos com defeitos intraósseos verticais profundos.

Estratégias clínicas

A regeneração periodontal em defeitos intraósseos foi realizada com sucesso utilizando-se várias abordagens diferentes. Como discutido, metanálises de estudos clínicos controlados randomizados, bem como achados histológicos em humanos e animais, apoiam o potencial das membranas de barreira (Nyman *et al.* 1982; Gottlow *et al.* 1986), do DFDBA (Bowers *et al.* 1989a, c), da combinação de membranas de barreira e enxertos (Camelo *et al.* 1998; Mellonig 2000) e do uso de EMD (Mellonig 1999; Yukna & Mellonig 2000) ou fatores de crescimento (Howell *et al.* 1997) para induzir a regeneração periodontal. Estudos clínicos controlados relatam que as abordagens citadas produzem benefícios adicionais em relação ao ganho no NCI quando comparadas com OFD (Needleman *et al.* 2002; Trombelli *et al.* 2002; Giannobile & Somerman 2003; Murphy & Gunsolley 2003; Esposito *et al.* 2009; Needleman *et al.* 2006; Darby & Morris 2013). Comparações entre algumas das abordagens regenerativas citadas não demonstraram uma clara superioridade de qualquer um dos materiais testados sobre os demais (Giannobile & Somerman 2003; Murphy & Gunsolley 2003; Reynolds *et al.* 2003).

As evidências existentes, portanto, não apoiam uma única abordagem regenerativa. Além disso, todos os estudos citados têm mostrado grau substancial de variabilidade, em relação ao ganho de NCI, relatando falhas ou desfechos insatisfatórios em parte da população tratada.

As pesquisas realizadas, principalmente na década passada, estabeleceram claramente que a variabilidade observada nos desfechos dos procedimentos periodontais regenerativos é dependente de vários fatores relacionados com o paciente, o defeito e a cirurgia. Isso não é inesperado, dado que cada paciente apresenta características únicas, bem como cada defeito apresenta anatomias únicas muito diferentes. Os desfechos de estudos randomizados indicam claramente que nenhuma das abordagens regenerativas consegue solucionar todas as apresentações diferentes de defeitos/pacientes. É obrigatório criar uma árvore de decisões clínicas que permita a todos os dentistas a aplicação das estratégias regenerativas mais adequadas a cada caso.

Embora fatores importantes relacionados ao paciente incluam tabagismo, infecção periodontal residual e higiene oral, os fatores associados com a morfologia do defeito influenciam consistentemente o desfecho final (Tonetti *et al.* 1998; Cortellini *et al.* 2001). Curiosamente, entretanto, o número de paredes ósseas residuais que definem o defeito parece impactar de maneira divergente os desfechos dos diferentes materiais para regeneração periodontal. Membranas de barreira não biorreabsorvíveis (e-PTFE e e-PTFE reforçada por titânio) e barreiras biorreabsorvíveis suportadas por um enxerto não parecem ser afetadas pelo número de paredes ósseas residuais do defeito (Tonetti *et al.* 1993a, 1996a, 2004b), enquanto os EMD apresentam melhores resultados em defeitos de três paredes (Tonetti *et al.* 2002). Além disso, a cicatrização, após a aplicação de barreiras biorreabsorvíveis e barreiras e-PTFE não biorreabsorvíveis, bem como de EMD, está associada à extensão radiográfica do defeito infraósseo (Tonetti *et al.* 1993a; Falk *et al.* 1997; Tsitoura *et al.* 2004). Nenhum tipo de associação foi encontrado com o uso combinado de BRG xenógeno e barreira biorreabsorvível (Tonetti *et al.* 2004b).

Dentre os fatores relacionados à técnica/cirurgia, a exposição e contaminação da membrana foi associada com os piores desfechos (Selvig *et al.* 1992; Nowzari & Slots 1994; Nowzari *et al.* 1995; De Sanctis *et al.* 1996a, b). Problemas similares também foram encontrados com enxerto ósseo (Sanders *et al.* 1983). Desfechos piores também foram observados quando o tecido regenerado não foi devidamente protegido com o retalho após a remoção das membranas de barreira não biorreabsorvíveis (Tonetti *et al.* 1993a; Cortellini *et al.* 1995c).

Um estudo clínico controlado demonstrou que a combinação do PPF com membrana e-PTFE reforçada com titânio resultou em ganhos de NCI maiores quando comparada com uma abordagem de retalho convencional associado a membrana de e-PTFE (Cortellini *et al.* 1995c). Essa evidência, também particularmente suportada por uma revisão sistemática (Murphy & Gunsolley 2003), sugere veementemente que a otimização da abordagem cirúrgica e o controle das variáveis cirúrgicas, particularmente em relação ao desenho do retalho e à seleção e manejo do material regenerativo, poderiam melhorar os desfechos. No contexto da regeneração periodontal, vários desenhos de retalhos visando especificamente à total preservação dos tecidos moles durante o acesso ao defeito têm sido descritos (Cortellini *et al.* 1995c, d, 1996c, 1999a; Murphy 1996; Cortellini *et al.* 1999a; Cortellini & Tonetti 2007a, 2009b). Avaliação experimental desses retalhos regenerativos mostrou grande melhora na obtenção de fechamento primário durante a cirurgia, com ótimo fechamento interdental

940 Parte 13 Terapia Reconstrutora

sendo obtido em praticamente todos os casos (Cortellini *et al.* 1995c, d, 1999a, 2001; Tonetti *et al.* 2004b). Durante a subsequente cicatrização, entretanto, deiscência do tecido e exposição da membrana foram observadas em até um terço dos casos. A capacidade de realizar e manter o fechamento primário dos tecidos sobre membrana da GTR foi melhorada pelo uso de uma abordagem microcirúrgica que resultou em manutenção do fechamento primário da ferida em 92,3% dos locais tratados por todo o período de cicatrização (Cortellini & Tonetti 2001, 2005, 2007a, b, 2009b, 2011).

Esse conjunto de evidências foi utilizado com um grau de experiência clínica para desenvolver uma "estratégia regenerativa baseada em evidências", visando guiar o dentista em um processo de tomada de decisão cuja finalidade é a otimização dos desfechos clínicos da regeneração periodontal de defeitos intraósseos (Cortellini & Tonetti 2000a, 2005). Os passos-chave desse processo são a avaliação cuidadosa do paciente e do defeito, o acesso ao defeito com PPF, a possibilidade de escolher a tecnologia/material regenerativo mais apropriado e a capacidade de isolar a ferida em processo de regeneração do ambiente oral contaminado por técnicas de sutura ótimas.

O desempenho dessa estratégia clínica foi avaliado em uma série de 40 casos consecutivos (Cortellini & Tonetti 2005). Após a conclusão da terapia periodontal inicial relacionada à causa, os participantes apresentaram FMPSs de 10,2 ± 2,7% e escores de sangramento de toda a boca iniciais de 7,9 ± 2,8%. Nos defeitos infraósseos, o NCI foi de 10,2 ± 2,4 mm e a PB foi de 8,9 ± 1,8 mm. O ângulo radiográfico do defeito foi de 29° ± 5,9°. A CEJ-BD foi de 11,2 ± 2,7 mm, e o componente intraósseo dos defeitos (INFRA) foi de 6,6 ± 1,7 mm. Nessa população, o SPPF poderia ser utilizado em 37,5% dos locais, enquanto a TPPM foi selecionada em 45% dos casos. Nos locais remanescentes, que se localizavam adjacentes a áreas edêntulas, foram realizadas incisões na crista.

Com base na anatomia do defeito, membranas de barreira e-PTFE não biorreabsorvíveis reforçadas com titânio foram utilizadas em 30% dos casos. Nesses casos, os ângulos do defeito giraram em torno de 27 a 42° (média de 32,4° ± 4,3°), e 8 dos 11 defeitos selecionados tinham um subcomponente intraósseo de 1 a 3 mm (média do componente de uma parede de 12 locais foi de 1,4 ± 1,2 mm). Dez dos 11 defeitos tratados com membranas biorreabsorvíveis suportadas por BRG apresentaram um subcomponente de uma parede de 1 a 5 mm (média do componente de uma parede de 11 locais foi de 1,8 ± 1,3 mm); os ângulos do defeito nesse grupo variaram em torno de 21 a 45° (média de 31,4° ± 7°). Foram utilizadas unicamente barreiras biorreabsorvíveis em sete locais que apresentavam morfologia prevalente de duas e três paredes e ângulos do defeito agudos, girando em torno de 20 a 28° (média de 24,1° ± 3,7°). O EMD foi aplicado em 10 defeitos com uma prevalência de componentes de três paredes. O ângulo do defeito nesse grupo girou em torno de 19 a 31° (média de 26,5° ± 4,3°).

O fechamento primário foi obtido na conclusão do procedimento cirúrgico para todos os locais tratados. Após 1 semana de acompanhamento, quando as suturas foram removidas, dois locais, ambos acessados através de SPPF, apresentaram uma pequena deiscência interdental da ferida: um foi tratado com uma membrana biorreabsorvível e BRG, e o outro com EMD. Após 2 semanas, mais duas pequenas deiscências da ferida foram detectadas: um local foi acessado com a TPPM e tratado com membrana biorreabsorvível e BRG; o outro foi acessado com SPPF e tratado com uma barreira biorreabsorvível apenas. Todos os outros locais (90%) permaneceram fechados durante toda a fase precoce da cicatrização.

Os 40 pacientes apresentaram, na consulta de acompanhamento de 1 ano, excelentes níveis de controle de placa e baixos níveis de SS. Em 1 ano, o ganho no NCI foi de 6 ± 1,8 mm (em torno de 4 a 11 mm). Nenhum local ganhou < 4 mm de NCI; 77,5% ganharam ≥ 5 mm, e 40%, > 6 mm. PB residuais foram de 2,7 ± 0,6 mm, com média de redução de 6,1 ± 1,9 mm. Somente quatro locais mostraram uma PB residual de 4 mm; todos os outros locais apresentaram, após 1 ano, PB de 3 mm ou menos. Um mínimo aumento de 0,1 ± 0,7 mm na recessão gengival entre o início e após 1 ano foi registrado.

Esse estudo indicou que, quando a escolha do tratamento foi feita de acordo com o protocolo (ou seja, baseado em largura do espaço interdental para a seleção da cirurgia de preservação de papila, morfologia do defeito para a seleção do material regenerador e anatomia do local para escolha da abordagem da sutura), as quatro abordagens propiciaram excelentes resultados no NCI, com resolução de 88 a 95% da profundidade original do componente intraósseo do defeito (Cortellini & Tonetti 2005).

O ganho de NCI de 6 ± 1,8 mm em 1 ano foi obtido em defeitos com componente intraósseo de 6,6 ± 1,7 mm. A porcentagem de ganho no NCI foi de 92,1 ± 12%. Isso indica que uma grande parte do componente infraósseo dos defeitos foi resolvida. Usando os critérios de Ellegaard (Ellegaard & Loe 1971), a resolução do componente intraósseo do defeito foi satisfatória ou completa em todos os casos tratados. Em particular, 40,5% dos defeitos apresentavam ganhos do NCI iguais ou superiores à profundidade inicial do componente intraósseo, enquanto o defeito com pior resposta apresentou um ganho de 71,4% no NCI. Uma comparação histórica com experimentos clínicos usando enxerto ósseo ou GTR indica claramente que os resultados dessa abordagem alcançaram os percentis máximos em relação aos ganhos no NCI e resolução do defeito (Cortellini & Tonetti 2000a; Rosen *et al.* 2000).

Uma nova estratégia clínica mais abrangente foi desenvolvida a fim de melhorar mais a capacidade clínica de assegurar terapia adequada para cada paciente/defeito. Essa abordagem leva em consideração, de modo apropriado, a relevância das características do paciente, como descrito anteriormente neste capítulo, e é baseada na necessidade de satisfazer os três pontos de maior contribuição para a regeneração periodontal: (1) espaço para a formação de coágulo sanguíneo na interface entre o retalho e a superfície radicular (Haney *et al.* 1993; Sigurdsson *et al.* 1994; Cortellini *et al.* 1995b, c; Tonetti *et al.* 1996a; Wikesjo *et al.* 2003; Kim *et al.* 2004); estabilidade para o coágulo sanguíneo manter uma continuidade com a superfície radicular e, assim, evitar a formação de um epitélio juncional longo (Linghorne & O'Connel 1950; Hiatt *et al.* 1968; Wikesjo & Nilveus 1990; Haney *et al.* 1993); e (3) proteção de tecido mole para a área tratada a fim de evitar contaminação bacteriana (Selvig *et al.* 1992; Nowzari *et al.* 1995; De Sanctis *et al.* 1996a, b; Sanz *et al.* 2004; Polimeni *et al.* 2006). *Espaço* e *estabilidade do coágulo* são autoproporcionados nos chamados "defeitos de contenção", em particular nos defeitos estreitos de 3 paredes (Goldman & Cohen 1958; Schallhorn *et al.* 1970; Selvig *et al.* 1993; Cortellini & Tonetti 1999; Tsitoura *et al.* 2004; Linares *et al.* 2006). Os "defeitos de não contenção", defeitos amplos de 1 ou 2 paredes, demandam intervenção para suplementar a anatomia deficiente (Tonetti *et al.* 1993a, 1996a, 2002, 2004a, b; Falk *et al.* 1997). A intervenção pode ser baseada no uso de biomateriais como barreiras semelhantes a "exoesqueleto" ou enxertos semelhantes a "endoesqueleto" que sejam capazes de sustentar os tecidos moles e estabilizar o coágulo sanguíneo, ou uma combinação das duas abordagens. Em outras palavras, as deficiências anatômicas dos defeitos precisam ser suplementadas pelo uso adicional de biomateriais. O mesmo objetivo poderia ser obtido pela adoção de diferentes estratégias cirúrgicas nas quais os tecidos são minimamente elevados a fim de aumentar a estabilidade (TCMI e TCMI-M) (Cortellini & Tonetti 2007a, b, 2009a, b). A estabilidade do coágulo é também claramente influenciada pela hipermobilidade dentária: fixar dentes com mobilidade classe II ou III é obrigatório para evitar o rompimento do coágulo sanguíneo na fase precoce da cicatrização (Cortellini *et al.* 2001; Trejo & Weltman 2004).

A *proteção* da área de regeneração precisa ser proporcionada com a adoção de abordagens cirúrgicas específicas. As diversas abordagens cirúrgicas diferem em termos de desenho do retalho e técnica de sutura. Além de sua capacidade de proporcionar proteção à área de regeneração, elas poderiam contribuir de modo diferente para a melhora de um ou mais dos muitos aspectos potencialmente relevantes para o processo de cicatrização da lesão. Os PPFs tradicionais (Cortellini *et al.* 1995a, 1999a) foram projetados para ser amplos e bastante móveis, de modo a permitir perfeita visibilidade da área do defeito, para colocação fácil dos biomateriais, bem como para que o retalho vestibular fosse posicionado coronalmente às barreiras e biomateriais. Em outras palavras, os PPFs não têm as características mecânicas que melhoram a estabilidade da lesão ou a capacidade de criar independentemente espaço para regeneração. A TCMI (Cortellini & Tonetti 2007a, b), por outro lado, foi projetada para reduzir a extensão e a mobilidade do retalho tanto quanto possível a fim de aumentar a capacidade de fechamento primário da lesão e de estabilidade do coágulo. Esse potencial foi ilustrado em dois estudos que demonstraram o impacto reduzido do número de paredes ósseas residuais e da amplitude do defeito nos desfechos obtidos com EMD na TCMI (Cortellini *et al.* 2008; Cortellini & Tonetti 2009a), e foram recentemente confirmados em um estudo comparativo que demonstrou desfechos semelhantes entre a TCMI apenas e a TCMI somada a EMD (Ribeiro *et al.* 2011a).

Um avanço da abordagem cirúrgica foi a TCMI-M (Cortellini & Tonetti 2009b, 2011). Esse desenho avançado de retalho aprimorou o potencial que os retalhos têm de proporcionar espaço e estabilidade para a regeneração, deixando os tecidos moles papilares inseridos na superfície radicular do dente associado à crista e evitando elevação de retalho palatal. Os tecidos moles interdentais são o "teto" estável de um "compartimento" para o qual o sangue flui e forma um coágulo. Além disso, a papila suspensa impede o colapso dos tecidos moles, mantendo assim espaço para a regeneração: deficiências anatômicas ósseas são potencialmente suplementadas pelo novo desenho peculiar de retalho, que propicia "paredes de tecido mole" adicionais no lugar das paredes ósseas ausentes e melhora, assim, a estabilidade. As paredes do "compartimento" são as paredes ósseas residuais, a superfície radicular e os tecidos moles vestibulares/linguais. A extensão e a elevação mínimas do retalho também reduzem bastante o dano ao sistema vascular. Fica claro que esse tipo de retalho não é projetado para permitir o posicionamento de uma barreira, mas biomateriais ou enxertos podem ser facilmente utilizados.

Fluxogramas clínicos

Os fluxogramas clínicos foram desenvolvidos para levar em consideração também as contribuições científicas nos eventos cirúrgicos e pós-cirúrgicos, como o tempo de procedimento, os efeitos colaterais e a dor pós-operatória.

A abordagem clínica passo a passo para o tratamento de defeitos intraósseos inclui dois fluxogramas pré-cirúrgicos sobre o paciente e os fatores locais, além de quatro fluxogramas cirúrgicos (nós cirúrgicos). O desenvolvimento dos nós cirúrgicos foi impulsionado pelo desejo de tratar qualquer defeito com um procedimento considerado o mais rápido, o mais fácil, o menos associado a efeitos colaterais e o mais tolerado pelo paciente. Por último, sugere-se cuidado pós-operatório.

A abordagem passo a passo começa com o controle das características associadas ao paciente (ver Figura 38.10): níveis baixos de placa e infecção residual, níveis altos de conformidade com as orientações e ausência de condições adversas, tais como tabagismo, estresse e DM não controlado, ou outras doenças sistêmicas, precisam ser bem-estabelecidos.

Algumas condições, como condição endodôntica, contaminação local e mobilidade do dente envolvido, precisam ser controladas antes da cirurgia (Figura 38.48). O diagnóstico endodôntico e, por fim, o tratamento precisam ser realizados bem antes da abordagem regenerativa (Cortellini & Tonetti 2001). Dentes vitais devem, preferencialmente, ser mantidos assim, com a única exceção do dente cujo ápice estiver envolvido na lesão periodontal (Cortellini *et al.* 2011). Dentes não vitais precisam receber terapia de canal radicular. Terapias de canal radicular previamente existentes devem ser avaliadas com cuidado: tratamentos inadequados devem ser corrigidos. A contaminação local da bolsa associada ao defeito deve ser tão baixa quanto possível (Heitz-Mayfield *et al.* 2006). A presença de SS (*i. e.*, bactérias)

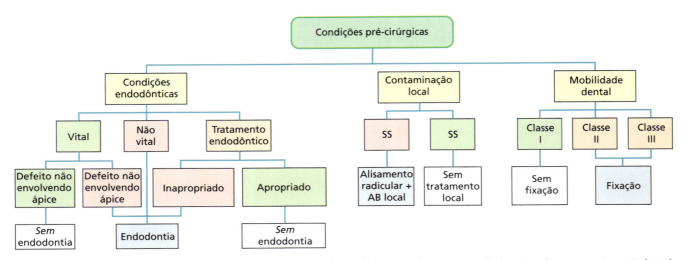

Figura 38.48 Esquema para tomada de decisão, destacando as condições clínicas que devem ser avaliadas antes da regeneração periodontal. Elas são relacionadas, principalmente, ao estado endodôntico, à contaminação local e à hipermobilidade do dente a ser tratado com a regeneração periodontal. AB = antibiótico; SS = sangramento à sondagem.

deve ser controlada com leve alisamento radicular adicional e, então, o uso adicional de antimicrobianos locais (Tunkel et al. 2002; Hanes & Purvis 2003) algumas semanas antes da regeneração (Cortellini et al. 2011). Dentes com mobilidade de classe II ou III devem ser fixados antes ou imediatamente após o procedimento cirúrgico (Cortellini et al. 2001; Trejo & Weltman 2004). A hipermobilidade dentária deve ser reavaliada durante a fase precoce da cicatrização: qualquer aumento detectado na mobilidade deve ser tratado.

O acesso cirúrgico aos defeitos intraósseos é selecionado a partir de três abordagens diferentes: SPPF (Cortellini et al. 1999a), TPPM (Cortellini et al. 1995d) e incisão crestal (Cortellini & Tonetti 2000a) (Figura 38.49). SPPF é escolhida quando a amplitude do espaço interdental for 2 mm ou menos, segundo medição no nível da porção supracrista da papila. TPPM é usada em locais com amplitude interdental de > 2 mm; a incisão crestal é aplicada perto de uma área edêntula.

O próximo passo cirúrgico (Figura 38.50) diz respeito à seleção do desenho do retalho. Sempre que um defeito envolve um ou dois lados de uma raiz e pode ser limpo através de uma pequena janela vestibular, TCMI-M é aplicada (Cortellini & Tonetti 2009b, 2011). Em alguns casos, a TCMI-M pode ser aplicada a ambos os espaços interdentais adjacentes ao dente associado ao defeito, permitindo instrumentação de um defeito que envolva até três lados de uma raiz. Se o defeito não pode ser limpo através da janela vestibular, a papila interdental é elevada por TCMI

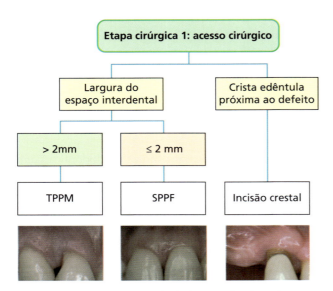

Figura 38.49 Algoritmo de tomada de decisão a fim de se obter acesso ao defeito intraósseo interdental: o retalho simplificado de preservação de papila (SPPF) é usado para espaços interdentais estreitos (2 mm ou menos), enquanto a TPPM é usada para acessar defeitos associados a espaços interdentais mais amplos (3 mm ou mais). A incisão cristal é aplicada em um dente vizinho a uma crista edêntula.

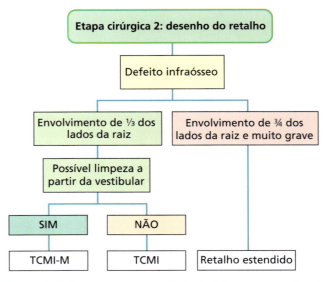

Figura 38.50 Esquema para tomada de decisão para a escolha do desenho de retalho. O tipo de acesso cirúrgico, de muito pequeno a muito amplo, é escolhido de acordo com a gravidade e a extensão do defeito periodontal. TCMI = técnica cirúrgica minimamente invasiva; TCMI-M = técnica cirúrgica minimamente invasiva modificada.

(Cortellini & Tonetti 2007a; Cortellini *et al.* 2008). Um grande retalho, estendido até os dentes adjacentes e que inclua também uma incisão periosteal e/ou incisões verticais de liberação, é escolhido quando existe um defeito muito grave e profundo, que envolva três ou quatro lados da raiz, o que requer ampla visibilidade para instrumentação e o uso tanto de endo- quanto de exoesqueletos (Cortellini *et al.* 1995d, 1999a).

O passo 1 e o passo 2 podem seguir um caminho diferente quando a bolsa está associada a um defeito intraósseo de duas paredes com uma parede óssea vestibular ausente e sem um envolvimento lingual/palatino consistente. Nesse caso, o EPP pode ser o *design* de retalho escolhido.

A seleção do material regenerativo é baseada na anatomia do defeito e no desenho do retalho escolhido para expor tal defeito (Figura 38.51). Se uma abordagem com TCMI-M é aplicada, as escolhas são EMD ou nenhum material regenerativo (Cortellini & Tonetti 2009b, 2011). Se TCMI for aplicada, os EMD podem ser usados sozinhos em defeitos de contenção ou combinados com preenchimento em defeitos sem contenção (Cortellini & Tonetti 2007a; Cortellini *et al.* 2008; Ribeiro *et al.* 2011a). Se um grande retalho é elevado, a área deve ser estabilizada pela aplicação de barreiras ou preenchimentos, ou uma combinação de EMD/fatores de crescimento e preenchimento. O uso apenas de EMD é preferido em defeitos com morfologia prevalente de 3 paredes ou em defeitos bem-suportados de 2 paredes.

A abordagem de sutura é selecionada de acordo com o tipo de estratégia regenerativa aplicada (Figura 38.52). Consistirá em uma sutura única interna e modificada do tipo colchoeiro quando for escolhida abordagem com TCMI ou TCMI-M e apenas EMD forem aplicados (Cortellini & Tonetti 2007a, 2009a, 2011; Cortellini *et al.* 2008). Quando um grande retalho com incisão periosteal for usado em conjunto com uma barreira ou enxerto ou uma combinação dos dois, a abordagem de sutura consistirá em duas suturas internas do tipo colchoeiro aplicadas na área interdental associada ao defeito a fim de que seja alcançado fechamento primário da papila sem tensão (Cortellini *et al.* 1995b, c, 1999; Cortellini & Tonetti 2000a, 2005).

O procedimento cirúrgico é realizado de preferência com auxílio de ampliação, como lupa ou microscópio operatório (Cortellini & Tonetti 2001, 2005; Wachtel *et al.* 2003). Instrumentos e materiais microcirúrgicos devem ser utilizados para complementar o conjunto periodontal normal.

Os protocolos pós-cirúrgico e de cuidado caseiro precoce derivam de experiências provenientes de muitos ensaios clínicos controlados (Cortellini *et al.* 1995c, 1996b, 2001; Tonetti *et al.* 1998, 2002, 2004b). Um protocolo empírico para o controle de contaminação bacteriana é prescrito, consistindo em doxiciclina (100 mg, 2 vezes/dia, por 1 semana), enxaguatório oral com 0,12% de clorexidina 3 vezes/dia e profilaxia semanal. As suturas são retiradas após 1 semana. Os pacientes são orientados a evitar escovação normal, fio dental e mastigação na área tratada por um período de 6 a 10 semanas. Uma escova dental macia pós-cirúrgica embebida em clorexidina é adotada desde a primeira semana para limpar delicadamente a área tratada. Membranas não biorreabsorvíveis são removidas após 6 semanas. Os pacientes podem retornar à higiene oral completa e à mastigação na área tratada 2 a 4 semanas após a remoção da membrana ou quando as membranas biorreabsorvíveis forem completamente reabsorvidas. Pacientes tratados com EMD podem retornar à higiene oral completa após um período de 4 a 5 semanas. Ao fim da "fase de cicatrização precoce", pacientes passam por um sistema de acompanhamento de 3 meses. Uma sugestão geral para que se evite qualquer manobra clínica invasiva, como instrumentação dura subgengival, odontologia de restauração, ortodontia e cirurgia adicional, por um período de cerca de 9 meses faz também parte da estratégia para otimizar os desfechos clínicos da regeneração periodontal.

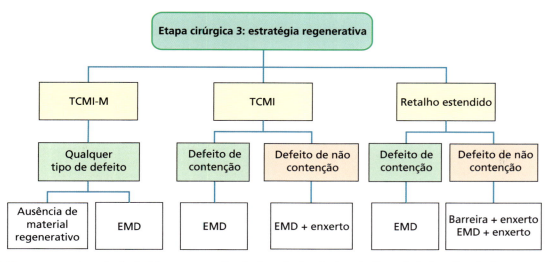

Figura 38.51 Esquema para tomada de decisão para a escolha das tecnologias atualmente disponíveis de aplicação da regeneração no tratamento dos defeitos infraósseos. A decisão clínica é baseada em dois parâmetros principais: (1) tipo de acesso cirúrgico realizado; (2) morfologia do defeito periodontal. EMD = derivado de matriz do esmalte; TCMI = técnica cirúrgica minimamente invasiva; TCMI-M = técnica cirúrgica minimamente invasiva modificada.

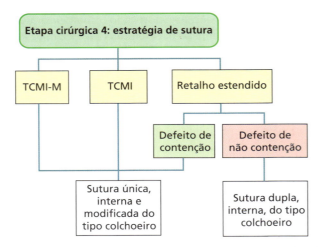

Figura 38.52 Esquema para tomada de decisão para a escolha da técnica de sutura. TCMI = técnica cirúrgica minimamente invasiva; TCMI-M = técnica cirúrgica minimamente invasiva modificada.

Conclusão

A regeneração periodontal tem demonstrado melhoras clínicas significativas nos defeitos intraósseos, muito superiores às alcançadas apenas com desbridamento, com muitos materiais regenerativos diferentes, incluindo membranas de barreira, enxertos, compostos bioativos e a combinação desses. Diferentes abordagens cirúrgicas foram propostas e testadas em combinação com os vários materiais regenerativos, mas nenhuma mostrou clara superioridade em relação às demais. Além disso, todas as abordagens regenerativas propostas mostraram alto grau de variabilidade clínica em termos de ganho de NCI: nenhuma demonstrou a capacidade de solucionar todas as apresentações diferentes e únicas de paciente/defeito. Portanto, para tratar um dado defeito, a estratégia regenerativa precisa ser escolhida a partir de um leque de opções. A adoção de uma estratégia clínica para aplicação ótima dos materiais e da abordagem cirúrgica poderia aumentar a eficácia da regeneração periodontal e oferecer vantagem clara em termos de desfechos clínicos melhorados. A regeneração periodontal expressa seu potencial em defeitos de qualquer profundidade, desde os muito rasos até os muito profundos, e, em condições extremas, pode alterar o prognóstico de um dente, de sem esperança para passível de manutenção.

Desfechos clínicos obtidos com regeneração periodontal podem ser mantidos a longo prazo, dado que os pacientes sejam compelidos a manter boa higiene oral e controle de infecção em um programa de acompanhamento rigoroso. Os dados atuais indicam que, em pacientes que participam de um programa de cuidados periodontais, 96% dos dentes com defeitos intraósseos graves e tratados com procedimento periodontal regenerativo poderiam ser mantidos por um período de até 15 anos.

Referências bibliográficas

Al-Arrayed, F., Adam, S., Moran, J. & Dowell, P. (1995). Clinical trial of cross-linked human type I collagen as a barrier material in surgical periodontal treatment. *Journal of Clinical Periodontology* **22**, 371-379.

Anderegg, C., Martin, S., Gray, J., Mellonig, J. & Gher, M. (1991). Clinical evaluation of the use of decalcified freeze-dried bone allograft with guided tissue regeneration in the treatment of molar furcation invasions. *Journal of Periodontology* **62**, 264-268.

Anderegg, C., Metzeler, D. & Nicoll, B. (1995). Gingival thickness in guided tissue regeneration and associated recession at facial furcation defects. *Journal of Periodontology* **66**, 397-402.

Andersson, B., Bratthall, G., Kullendorff, B. *et al.* (1994). Treatment of furcation defects. Guided tissue regeneration versus coronally positioned flap in mandibular molars; a pilot study. *Journal of Clinical Periodontology* **21**, 211-216.

Aslan, S., Buduneli, N. & Cortellini P. (2017a). entire papilla preservation technique: a novel surgical approach for regenerative treatment of deep and wide intrabony defects. *International Journal of Periodontics and Restorative Dentistry* **37**, 227-233. doi:10.11607/prd.2584

Aslan, S., Buduneli, N. & Cortellini P. (2017b). Entire papilla preservation technique in the regenerative treatment of deep intrabony defects: 1-year results. *Journal of Clinical Periodontology* **44**, 926-932. doi:10.1111/jcpe.12780

Aslan, S., Buduneli, N. & Cortellini, P. (2020). Clinical outcomes of the entire papilla preservation technique with and without biomaterials in the treatment of isolated intrabony defects: a randomized controlled clinical trial. *Journal of Clinical Periodontology* **47**, 470-478. doi:10.1111/jcpe.13255

Avera, J.B., Camargo, P.M., Klokkevold, P.R., Kenney, E.B. & Lekovic, V. (1998). Guided tissue regeneration in Class II furcation involved maxillary molars: a controlled study of 8 split-mouth cases. *Journal of Periodontology* **69**, 1020-1026.

Barbato, L., Selvaggi, F., Kalemaj, Z. *et al.* (2020). Clinical efficacy of minimally invasive surgical (MIS) and non-surgical (MINST) treatments of periodontal intra-bony defect. A systematic review and network meta-analysis of RCT's. *Clinical Oral Investigation* **24**, 1125-1135. doi: 10.1007/s00784-020-03229-0

Becker, W. & Becker, B. (1993). Treatment of mandibular three-wall intrabony defects by flap debridement and expanded polytetrafluoroethylene barrier membranes. Long term evaluation of 32 treated patients. *Journal of Periodontology* **64**, 1138-1144.

Becker, W., Becker, B.E., Berg, L. *et al.* (1988). New attachment after treatment with root isolation procedures: Report for treated class III and class II furcations and vertical osseous defects. *International Journal of Periodontics and Restorative Dentistry* **8**, 2-16.

Becker, W., Becker, B.E., Mellonig, J. *et al.* (1996). A prospective multicenter study evaluating periodontal regeneration for class II furcation invasions and intrabony defects after treatment with a biosorbable barrier membrane: 1 year results. *Journal of Periodontology* **67**, 641-649.

Belal, M.H., Al-Noamany, F.A., El-Tonsy, M.M., El-Guindy, H.M. & Ishikawa, I. (2005). Treatment of human class II furcation defects using connective tissue grafts, bioabsorbable membrane, and resorbable hydroxylapatite: a comparative study. *International Academy of Periodontology* **7**, 114-128.

Benqué, E., Zahedi, S., Brocard, D. *et al.* (1997). Guided tissue regeneration using a collagen membrane in chronic adult and rapidly progressive periodontitis patients in the treatment of 3-wall intrabony defects. *Journal of Clinical Periodontology* **24**, 544-549.

Black, S., Gher, M., Sandifer, J., Fucini, S. & Richardson, C. (1994). Comparative study of collagen and expanded polytetrafluoroethylene membranes in the treatment of human class II furcation defects. *Journal of Periodontology* **65**, 598-604.

Blumenthal, N.M. (1988). The use of collagen membranes to guide regeneration of new connective tissue attachment in dogs. *Journal of Periodontology* **59**, 830-836.

Blumenthal, N. & Steinberg J. (1990). The use of collagen membrane barriers in conjunction with combined demineralized bone-collagen gel implants in human infrabony defects. *Journal of Periodontology* **61**, 319-327.

Blumenthal, N.M. (1993). A clinical comparison of collagen membranes with e-PTFE membranes in the treatment of human mandibular Class II furcation defects. *Journal of Periodontology* **64**, 925-933.

Bosshardt, D.D. (2008). Biological mediators and periodontal regeneration: a review of enamel matrix proteins at the cellular and molecular levels. *Journal of Clinical Periodontology* **35 8 Suppl**, 87-105.

Bouchard, P., Ouhayoun, J. & Nilveus, R. (1993). Expanded poly tetrafluorethylene membranes and connective tissue grafts support bone regeneration for closing mandibular class II furcations. *Journal of Periodontology* **64**, 1193-1198.

Bowers, G.M., Chadroff, B., Carnevale, R. *et al*. (1989a). Histologic evaluation of new attachment apparatus formation in humans. Part I. *Journal of Periodontology* **60**, 664-674.

Bowers, G.M., Chadroff, B., Carnevale, R. *et al*. (1989b). Histologic evaluation of new human attachment apparatus formation in humans. Part II. *Journal of Periodontology* **60**, 675-682.

Bowers, G.M., Chadroff, B., Carnevale, R. *et al*. (1989c). Histologic evaluation of a new attachment apparatus formation in humans. Part III. *Journal of Periodontology* **60**, 683-693.

Bowers, G.M., Schallhorn, R.G., McClain, P.K. *et al*. (2003). Factors influencing the outcome of regenerative therapy in mandibular Class II furcations: Part I. *Journal of Periodontology* **74**, 255-268.

Bratthall, G., Söderholm, G., Neiderud, A.M. *et al*. (1998). Guided tissue regeneration in the treatment of human infrabony defects. Clinical, radiographical and microbiological results: a pilot study. *Journal of Clinical Periodontology* **25**, 908-914.

Brett, P.M., Parkar, M., Olsen, I. & Tonetti, M. (2002). Expression profiling of periodontal ligament cells stimulated with enamel matrix proteins in vitro;: a model for tissue regeneration. *Journal of Dental Research* **81**, 776-783.

Bühler, H. (1988). Evaluation of root-resected teeth. Results after 10 years. *Journal of Periodontology* **59**, 805-810.

Caffesse, R., Mota, L., Quinones, C. & Morrison, E.C. (1997). Clinical comparison of resorbable and non-resorbable barriers for guided tissue regeneration. *Journal of Clinical Periodontology* **24**, 747-752.

Caffesse, R., Smith, B., Duff, B. *et al*. (1990). Class II furcations treated by guided tissue regeneration in humans: case reports. *Journal of Periodontology* **61**, 510-514.

Caffesse, R.G., Nasjleti, C.E., Morrison, E.C. & Sanchez, R. (1994). Guided tissue regeneration: comparison of bioabsorbable and non-bioabsorbable membranes. Histologic and histometric study in dogs. *Journal of Periodontology* **65**, 583-591.

Camargo, P.M., Lekovic, V., Weinlander, M. *et al*. (2000). A controlled re-entry study on the effectiveness of bovine porous bone mineral used in combination with a collagen membrane of porcine origin in the treatment of intrabony defects in humans. *Journal of Clinical Periodontology* **27**, 889-986.

Camelo, M., Nevins, M., Schenk, R. *et al*. (1998). Clinical radiographic, and histologic evaluation of human periodontal defects treated with Bio-Oss® and Bio-Gide. *International Journal of Periodontics and Restorative Dentistry* **18**, 321-331.

Camelo, M., Nevins, M.L., Lynch, S.E. *et al*. (2001). Periodontal regeneration with an autogenous bone-Bio-Oss composite graft and a Bio-Gide membrane. *International Journal of Periodontics and Restorative Dentistry* **21**, 109-119.

Camelo, M., Nevins, M.L., Schenk, R.K., Lynch, S.E. & Nevins, M. (2003). Periodontal regeneration in human Class II furcations using purified recombinant human platelet-derived growth factor-BB (rhPDGF-BB) with bone allograft. *International Journal of Periodontics and Restorative Dentistry* **23**, 213-225.

Carnevale, G., Pontoriero, R. & di Febo, G. (1998). Long-term effects of root-resective therapy in furcation-involved molars. A 10-year longitudinal study. *Journal of Clinical Periodontology* **25**, 209-214.

Casarin, R.C., Del Peloso Ribeiro, E., Nociti, F.H. Jr. *et al*. (2008). A double-blind randomized clinical evaluation of enamel matrix derivative proteins for the treatment of proximal class-II furcation involvements. *Journal of Clinical Periodontology* **35**, 429-437.

Caton, J., Wagener, C., Polson, A. *et al*. (1992). Guided tissue regeneration in interproximal defects in the monkey. *International Journal of Periodontics and Restorative Dentistry* **12**, 266-277.

Caton, J., Greenstein, G. & Zappa, U. (1994). Synthetic bioabsorbable barrier for regeneration in human periodontal defects. *Journal of Periodontology* **65**, 1037-1045.

Chen, C., Wang, H., Smith, F. *et al*. (1995). Evaluation of a collagen membrane with and without bone grafts in treating periodontal intrabony defects. *Journal of Periodontology* **66**, 838-847.

Chitsazi, M.T., Mostofi Zadeh Farahani, R., Pourabbas, M. & Bahaeddin, N. (2007). Efficacy of open flap debridement with and without enamel matrix derivatives in the treatment of mandibular degree II furcation involvement. *Clinical Oral Investigation* **11**, 385-389.

Christgau, M., Schamlz, G., Wenzel, A. & Hiller, K.A. (1997). Periodontal regeneration of intrabony defects with resorbable and non-resorbable membranes: 30 month results. *Journal of Clinical Periodontology* **24**, 17-27.

Chung, K.M., Salkin, L.M., Stein, M.D. & Freedman, A.L. (1990). Clinical evaluation of a biodegradable collagen membrane in guided tissue regeneration. *Journal of Periodontology* **61**, 732-736.

Cortellini P. (2012). Minimally invasive surgical techniques in periodontal regeneration. *Journal of Evidence Based Dental Practice* **12 Suppl**, 89-100. doi:10.1016/S1532-3382(12)70021-0

Cortellini, P. & Bowers, G.M. (1995). Periodontal regeneration at intrabony defects: an evidence-based treatment approach. *International Journal of Periodontics and Restorative Dentistry* **15**, 128-145.

Cortellini, P. & Pini-Prato, G. (1994). Guided tissue regeneration with a rubber dam; a five case report. *International Journal of Periodontics and Restorative Dentistry* **14**, 9-15.

Cortellini, P. & Tonetti, M. (1999). Radiographic defect angle influences the outcome of GTR therapy in intrabony defects. *Journal of Dental Research* **78**, 381 abstract.

Cortellini, P. & Tonetti, M.S. (2000a). Focus on intrabony defects: guided tissue regeneration (GTR). *Periodontology 2000* 22, 104-132.

Cortellini, P. & Tonetti, M. (2000b). Evaluation of the effect of tooth vitality on regenerative outcomes in intrabony defects. *Journal of Clinical Periodontology* **28**, 672-679.

Cortellini, P. & Tonetti, M.S. (2001). Microsurgical approach to periodontal regeneration. Initial evaluation in a case cohort. *Journal of Periodontology* **72**, 559-569.

Cortellini, P. & Tonetti, M.S. (2004). Long-term tooth survival following regenerative treatment of intrabony defects. *Journal of Periodontology* **75**, 672-678.

Cortellini, P. & Tonetti, M.S. (2005). Clinical performance of a regenerative strategy for intrabony defects: scientific evidence and clinical experience. *Journal of Periodontology* **76**, 341-350.

Cortellini, P. & Tonetti, M.S. (2007a). A minimally invasive surgical technique (MIST) with enamel matrix derivate in the regenerative treatment of intrabony defects: a novel approach to limit morbidity. *Journal of Clinical Periodontology* **34**, 87-93.

Cortellini, P. & Tonetti, M.S. (2007b). Minimally invasive surgical technique (M.I.S.T.) and enamel matrix derivative (EMD) in intrabony defects. (I) Clinical outcomes and intraoperative and post-operative morbidity. *Journal of Clinical Periodontology* **34**, 1082-1088.

Cortellini, P. & Tonetti M.S. (2009a). Minimally invasive surgical technique and enamel matrix derivative (EMD) in intrabony defects: 2. Factors associated with healing outcomes. *International Journal of Periodontics and Restorative Dentistry* **29**, 256-265.

Cortellini, P. & Tonetti M.S. (2009b). Improved wound stability with a modified minimally invasive surgical technique in the regenerative treatment of isolated interdental intrabony defects. *Journal of Clinical Periodontology* **36**, 157-163.

Cortellini, P. & Tonetti, M.S. (2011). Clinical and radiographic outcomes of the modified minimally invasive surgical technique with and without regenerative materials: a randomized- controlled trial in intra-bony defects. *Journal of Clinical Periodontology* **38**, 365-373.

Cortellini, P. & Tonetti, M.S. (2015). Clinical concepts for regenerative therapy in intrabony defects. *Periodontology 2000* 68, 282-307.

Cortellini, P., Pini-Prato, G., Baldi, C. & Clauser, C. (1990). Guided tissue regeneration with different materials. *International Journal of Periodontics and Restorative Dentistry* **10**, 137-151.

Cortellini, P., Pini-Prato, G. & Tonetti, M. (1993a). Periodontal regeneration of human infrabony defects. I. Clinical Measures. *Journal of Periodontology* **64**, 254-260.

Cortellini, P., Pini-Prato, G. & Tonetti, M. (1993b). Periodontal regeneration of human infrabony defects. II. Re-entry procedures and bone measures. *Journal of Periodontology* **64**, 261-268.

Cortellini, P., Pini-Prato, G. & Tonetti, M. (1994). Periodontal regeneration of human infrabony defects. V. Effect of oral hygiene on long term stability. *Journal of Clinical Periodontology* **21**, 606-610.

Cortellini, P., Pini-Prato, G. & Tonetti, M. (1995a). Interproximal free gingival grafts after membrane removal in GTR treatment of infrabony defects. A controlled clinical trial indicating improved outcomes. *Journal of Periodontology* **66**, 488-493.

Cortellini, P., Pini-Prato, G. & Tonetti, M. (1995b). No detrimental effect of fibrin glue on the regeneration of infrabony defects. A controlled clinical trial. *Journal of Clinical Periodontology* **22**, 697-702.

Cortellini, P., Pini-Prato, G. & Tonetti, M. (1995c). Periodontal regeneration of human infrabony defects with titanium reinforced membranes. A controlled clinical trial. *Journal of Periodontology* **66**, 797-803.

Cortellini, P., Pini-Prato, G. & Tonetti, M. (1995d). The modified papilla preservation technique. A new surgical approach for interproximal regenerative procedures. *Journal of Periodontology* **66**, 261-266.

Cortellini, P., Pini-Prato, G. & Tonetti, M. (1996a). Long term stability of clinical attachment following guided tissue regeneration and conventional therapy. *Journal of Clinical Periodontology* **23**, 106-111.

Cortellini, P., Pini-Prato, G. & Tonetti, M. (1996b). Periodontal regeneration of human intrabony defects with bioresorbable membranes. A controlled clinical trial. *Journal of Periodontology* **67**, 217-223.

Cortellini, P., Pini-Prato, G. & Tonetti, M. (1996c). The modified papilla preservation technique with bioresorbable barrier membranes in the treatment of intrabony defects. Case reports. *International Journal of Periodontics and Restorative Dentistry* **14**, 8-15.

Cortellini, P., Carnevale, G., Sanz, M. & Tonetti, M.S. (1998). Treatment of deep and shallow intrabony defects. A multicenter randomized controlled clinical trial. *Journal of Clinical Periodontology* **25**, 981-987.

Cortellini, P., Prato, G.P. & Tonetti, M.S. (1999a). The simplified papilla preservation flap. A novel surgical approach for the management of soft tissues in regenerative procedures. *International Journal of Periodontics and Restorative Dentistry* **19**, 589-599.

Cortellini, P., Stalpers G., Pini-Prato, G. & Tonetti, M. (1999b). Long-term clinical outcomes of abutments treated with guided tissue regeneration. *Journal of Prosthetic Dentistry* **81**, 305-311.

Cortellini, P., Tonetti, M.S., Lang, N.P. *et al.* (2001). The simplified papilla preservation flap in the regenerative treatment of deep intrabony defects: clinical outcomes and postoperative morbidity. *Journal of Periodontology* **72**, 1701-1712.

Cortellini, P., Nieri, M., Pini Prato, G.P. & Tonetti, M.S. (2008). Single minimally invasive surgical technique (MIST) with enamel matrix derivative (EMD) to treat multiple adjacent intrabony defects. Clinical outcomes and patient morbidity. *Journal of Clinical Periodontology* **35**, 605-613.

Cortellini, P., Stalpers, G., Mollo, A. & Tonetti, M.S. (2011). Periodontal regeneration versus extraction and prosthetic replacement of teeth severely compromised by attachment loss to the apex: 5-year results of an ongoing randomized clinical trial. *Journal of Clinical Periodontology* **38**, 915-924.

Cortellini, P., Buti, J, Pini Prato, G. & Tonetti, M.S. (2017). Periodontal regeneration compared with access flap surgery in human intrabony defects 20-year follow-up of a randomized clinical trial: tooth retention, periodontitis recurrence and costs. *Journal of Clinical Periodontology* **44**, 58-66. doi:10.1111/jcpe.12638

Cortellini, P., Cortellini, S. & Tonetti, M.S. (2020a). Papilla preservation flaps for periodontal regeneration of molars severely compromised by combined furcation and intrabony defects: retrospective analysis of a registry-based cohort. *Journal of Periodontology* **91**, 165-173. doi:10.1002/JPER.19-0010

Cortellini, P., Stalpers, G., Mollo, A. & Tonetti, M.S. (2020b). Periodontal regeneration versus extraction and dental implant or prosthetic replacement of teeth severely compromised by attachment loss to the apex: a randomized controlled clinical trial reporting 10-year

outcomes, survival analysis and mean cumulative cost of recurrence. *Journal of Clinical Periodontology* **47**, 768-776. doi:10.1111/jcpe.13289

Dannewitz, B., Krieger, J.K., Husing, J. & Eickholz, P. (2006). Loss of molars in periodontally treated patients: a retrospective analysis five years or more after active periodontal treatment. *Journal of Clinical Periodontology* **33**, 53-61.

Dannewitz, B., Zeidler, A., Hüsing, J. *et al.* (2016). Loss of molars in periodontally treated patients: results 10 years and more after active periodontal therapy. *Journal of Clinical Periodontology* **43**, 53-62. doi:10.1111/jcpe.12488

Darby, I.B. & Morris, K.H. (2013). A systematic review of the use of growth factors in human periodontal regeneration. *Journal of Periodontology* **84**, 465-476.

Del Fabbro, M., Bortolin, M., Taschieri, S. & Weinstein, R. (2011). Is platelet concentrate advantageous for the surgical treatment of periodontal diseases? A systematic review and meta-analysis. *Journal of Periodontology* **82**, 1100-1111.

Demolon, I.A., Persson, G.R., Johnson, R.H. & Ammons, W.F. (1993). Effect of antibiotic treatment of clinical conditions and bacterial growth with guided tissue regeneration. *Journal of Periodontology* **64**, 609-616.

De Sanctis, M., Clauser, C. & Zucchelli, G. (1996a). Bacterial colonization of barrier material and periodontal regeneration. *Journal of Clinical Periodontology* **23**, 1039-1046.

De Sanctis, M., Zucchelli, G. & Clauser, C. (1996b). Bacterial colonization of bioabsorbable barrier material and periodontal regeneration. *Journal of Periodontology* **67**, 1193-1200.

Dorfer, C.E., Kim, T.S., Steinbrenner, H., Holle, R. & Eickholz, P. (2000). Regenerative periodontal surgery in interproximal intrabony defects with biodegradable barriers. *Journal of Clinical Periodontology* **27**, 162-168.

Ehmke, B., Rudiger, S.G., Hommens, A., Karch, H. & Flemmig, F.D. (2003). Guided tissue regeneration using a polylactic acid barrier. Part II: Predictors influencing treatment outcome. *Journal of Clinical Periodontology* **30**, 368-374.

Eickholz, P. & Hausmann, E. (2002). Evidence for healing of periodontal defects 5 years after conventional and regenerative therapy: digital subtraction and bone level measurements. *Journal of Clinical Periodontology* **29**, 922-928.

Eickholz, P., Lenhard, M., Benn, D.K. & Staehle, H.J. (1998). Periodontal surgery of vertical bony defects with or without synthetic bioabsorbable barriers. 12-month results. *Journal of Periodontology* **69**, 1210-1217.

Eickholz, P., Kim, T.S., Steinbrenner, H., Dorfer, C. & Holle, R. (2000). Guided tissue regeneration with bioabsorbable barriers: intrabony defects and class II furcations. *Journal of Periodontology* **71**, 999-1008.

Eickholz, P., Pretzl, B., Holle, R. & Kim, T.S. (2006). Long-term results of guided tissue regeneration therapy with nonresorbable and bioabsorbable barriers. III. Class II furcations after 10 years. *Journal of Periodontology* **77**, 88-94.

Eickholz, P., Krigar, D.M., Kim, T.S., Reitmeir, P. & Rawlinson, A. (2007). Stability of clinical and radiographic results after guided tissue regeneration in infrabony defects. *Journal of Periodontology* **78**, 37-46

Ellegaard, B. & Löe, H. (1971). New attachment of periodontal tissues after treatment of intrabony lesions. *Journal of Periodontology* **42**, 648-652.

Erpenstein, H. (1983). A three year study of hemisectioned molars. *Journal of Clinical Periodontology* **10**, 1-10.

Esposito, M., Grusovin, M.G., Papanikolaou, N., Coulthard, P. & Worthington, H.V. (2009). Enamel matrix derivative (Emdogain) for periodontal tissue regeneration in intrabony defects. A Cochrane Systematic Review. *European Journal of Oral Implantology* **2**, 247-266.

Falk, H., Fornell, J. & Teiwik, A. (1993). Periodontal regeneration using a bioresorbable GTR device. *Journal of the Swedish Dental Association* **85**, 673-681.

Falk, H., Laurell, L., Ravald, N., Teiwik, A. & Persson, R. (1997). Guided tissue regeneration therapy of 203 consecutively treated intrabony defects using a bioabsorbable matrix barrier. Clinical and radiographic findings. *Journal of Periodontology* **68**, 571-581.

Frandsen, E., Sander, L., Arnbjerg, D. & Theilade, E. (1994). Effect of local metronidazole application on periodontal healing following guided tissue regeneration. Microbiological findings. *Journal of Periodontology* **65**, 921-928.

Gantes, B.G. & Garrett, S. (1991). Coronally displaced flaps in reconstructive periodontal therapy. *Dental Clinics of North America* **35**, 495-504.

Garrett, S., Loos, B., Chamberlain, D. & Egelberg, J. (1988). Treatment of intraosseous periodontal defects with a combined therapy of citric acid conditioning, bone grafting and placement of collagenous membranes. *Journal of Clinical Periodontology* **15**, 383-389.

Giannobile, W.V. & Somerman, M.J. (2003). Growth and amelogenin-like factors in periodontal wound healing. A systematic review. *Annals of Periodontology* **8**, 193-204.

Goldman, H. & Cohen, W. (1958). The infrabony pocket: classification and treatment. *Journal of Periodontology* **29**, 272-291.

Gottlow, J., Nyman, S. & Karring, T. (1992). Maintenance of new attachment gained through guided tissue regeneration. *Journal of Clinical Periodontology* **19**, 315-317.

Gottlow, J., Nyman, S., Karring, T. & Lindhe, J. (1984). New attachment formation as the result of controlled tissue regeneration. *Journal of Clinical Periodontology* **11**, 494-503.

Gottlow, J., Nyman, S., Lindhe, J., Karring, T. & Wennström, J. (1986). New attachment formation in the human periodontium by guided tissue regeneration. *Journal of Clinical Periodontology* **13**, 604-616.

Gottlow, J., Laurell, L., Lundgren, D. *et al.* (1994). Periodontal tissue response to a new bioresorbable guided tissue regeneration device. A longitudinal study in monkeys. *International Journal of Periodontics and Restorative Dentistry* **14**, 437-449.

Gouldin, A., Fayad, S. & Mellonig, J. (1996). Evaluation of guided tissue regeneration in interproximal defects. II. Membrane and bone versus membrane alone. *Journal of Clinical Periodontology* **23**, 485-491.

Graziani, F., Gennai, S., Cei, S. *et al.* (2011). Clinical performance of access flap surgery in the treatment of the intrabony defect. A systematic review and meta-analysis of randomized clinical trials. *Journal of Clinical Periodontology* **39**, 145-156.

Graziani, F., Gennai, S., Cei, S. *et al.* (2012). Clinical performance of access flap surgery in the treatment of the intrabony defect. A systematic review and meta-analysis of randomized clinical trials. *Journal of Clinical Periodontology* **39**, 145-156. doi:10.1111/j.1600-051X.2011.01815.x

Grevstad, H. & Leknes, K.N. (1992). Epithelial adherence to polytetrafluoroethylene (PTFE) material. *Scandinavian Journal of Dental Research* **100**, 236-239.

Guillemin, M., Mellonig, J. & Brunswold, M. (1993). Healing in periodontal defects treated by decalcified freeze-dried bone allografts in combination with e-PTFE membranes. (I) Clinical and scanning electron microscope analysis. *Journal of Clinical Periodontology* **20**, 528-536.

Hamp, S.E., Nyman, S. & Lindhe, J. (1975). Periodontal treatment of multirooted teeth after 5 years. *Journal of Clinical Periodontology* **2**, 126-135.

Handelsman, M., Davarpanah, M. & Celletti, R. (1991). Guided tissue regeneration with and without citric acid treatment in vertical osseous defects. *International Journal of Periodontics and Restorative Dentistry* **11**, 351-363.

Hanes, P.J. & Purvis, J.P. (2003). Local anti-infective therapy: pharmacological agents. A systematic review. *Annals of Periodontology* **8**, 79-98.

Haney, J.M., Nilveus, R.E., McMillan, P.J. & Wikesjö, U.M.E. (1993). Periodontal repair in dogs: expanded polytetra-flouroethylene barrier membranes support wound stabilization and enhance bone regeneration. *Journal of Periodontology* **64**, 883-890.

Haney, J.M., Leknes, K.N. & Wikesjö, U.M.E. (1997). Recurrence of mandibular molar furcation defects following citric acid root treatment and coronally advanced flap procedures. *International Journal of Periodontics and Restorative Dentistry* **17**, 3-10.

Harrel, S.K. (1999). A minimally invasive surgical approach for periodontal regeneration: surgical technique and observations. *Journal of Periodontology* **70**, 1547-1557.

Harrel, S.K. & Nunn, M.E. (2001). Longitudinal comparison of the periodontal status of patients with moderate to severe periodontal disease receiving no treatment, non-surgical treatment, and surgical treatment utilizing individual sites for analysis. *Journal of Periodontology* **72**, 1509-1519.

Harrel, S.K. & Rees, T.D. (1995). Granulation tissue removal in routine and minimally invasive surgical procedures. *Compendium of Continuing Education Dentistry* **16**, 960-967.

Harrel, S.K., Wilson, T.G., Jr. & Nunn, M.E. (2005). Prospective assessment of the use of enamel matrix proteins with minimally invasive surgery. *Journal of Periodontology* **76**, 380-384.

Heden, G. (2000). A case report study of 72 consecutive Emdogain-treated intrabony periodontal defects: clinical and radiographic findings after 1 year. *International Journal of Periodontics and Restorative Dentistry* **20**, 127-139.

Heden, G. & Wennström, J.L. (2006). Five-year follow-up of regenerative periodontal therapy with enamel matrix derivative at sites with angular bone defects. *Journal of Periodontology* **77**, 295-301.

Heden, G., Wennström, J. & Lindhe, J. (1999). Periodontal tissue alterations following Emdogain treatment of periodontal sites with angular bone defects. A series of case reports. *Journal of Clinical Periodontology* **26**, 855-860.

Heijl, L., Heden, G., Svärdström, C. & Ostgren, A. (1997). Enamel matrix derivate (EMDOGAIN®) in the treatment of intrabony periodontal defects. *Journal of Clinical Periodontology* **24**, 705-714.

Heitz-Mayfield, L., Tonetti, M.S., Cortellini, P. & Lang, N.P.; European Research Group on Periodontology (ERGOPERIO). (2006). Microbial colonization patterns predict the outcomes of surgical treatment of intrabony defects. *Journal of Clinical Periodontology* **33**, 62-68.

Hiatt, W.H., Stallard, R.E., Butler, E.D. & Badget, B. (1968). Repair following mucoperiosteal flap surgery with full gingival retention. *Journal of Periodontology* **39**, 11-16.

Horwitz, J., Machtei, E.E., Reitmeir, P. *et al.* (2004). Radiographic parameters as prognostic indicators for healing of class II furcation defects. *Journal of Clinical Periodontology* **31**, 105-111.

Houser, B.E., Mellonig, J.T., Brunsvold, M.A. *et al.* (2001). Clinical evaluation of anorganic bovine bone xenograft with a bioabsorbable collagen barrier in the treatment of molar furcation defects. *International Journal of Periodontics and Restorative Dentistry* **21**, 161-169.

Howell, T.H., Fiorellini, J.P., Paquette, D.W. *et al.* (1997). A phase I/II clinical trial to evaluate a combination of recombinant human platelet-de-rived growth factor-BB and recombinant human insulin-like growth factor-I in patients with periodontal disease. *Journal of Periodontology* **68**, 1186-1193.

Hugoson, A., Ravald, N., Fornell, J. *et al.* (1995). Treatment of class II furcation involvements in humans with bioresorbable and nonresorbable guided tissue regeneration barriers. A randomized multicenter study. *Journal of Periodontology* **66**, 624-634.

Hürzeler, M.B., Quinones, C.R., Caffesse, R.G., Schupback, P. & Morrison, E.C. (1997). Guided periodontal tissue regeneration in interproximal intrabony defects following treatment with a synthetic bioabsorbable barrier. *Journal of Periodontology* **68**, 489-497.

Isidor, F., Karring, T. & Attström, R. (1984). The effect of root planing as compared to that of surgical treatment. *Journal of Clinical Periodontology* **11**, 669-681.

Jayakumar, A., Rajababu, P., Rohini, S. *et al.* (2011). Multi-centre, randomized clinical trial on efficacy and safety of recombinant human platelet-derived growth factor with β-tricalcium phosphate in human intra-osseous periodontal defects. *Journal of Clinical Periodontology* **38**, 163-172.

Jepsen, S., Eberhard, J., Herrera, D. & Needleman, I. (2002). A systematic review of guided tissue regeneration for periodontal furcation defects. What is the effect of guided tissue regeneration compared with surgical debridement in the treatment of furcation defects? *Journal of Clinical Periodontology* **29 Suppl 3**, 103-116; discussion 160-162.

Jepsen, S., Heinz, B., Jepsen, K. *et al.* (2004). A randomized clinical trial comparing enamel matrix derivative and membrane treatment of

948 Parte 13 Terapia Reconstrutora

buccal Class II furcation involvement in mandibular molars. Part I: Study design and results for primary outcomes. *Journal of Periodontology* **75**, 1150-1160.

Jepsen, S., Gennai, S., Hirschfeld, J. *et al.* (2020). Regenerative surgical treatment of furcation defects: a systematic review and Bayesian network meta-analysis of randomized clinical trials. *Journal of Clinical Periodontology* **47 Suppl 22**, 352-374.

Joly, J.C., Palioto, D.B., de Lima, A.F., Mota, L.F. & Caffesse, R. (2002). Clinical and radiographic evaluation of periodontal intrabony defects treated with guided tissue regeneration. A pilot study. *Journal of Periodontology* **73**, 353-359.

Kao, R.T., Nares, S. & Reynolds, M.A. (2015). Periodontal regeneration – intrabony defects: a systematic review from the AAP Regeneration Workshop. *Journal of Periodontology* **86 Suppl**, S77-S104. doi:10.1902/jop.2015.130685

Karapataki, S., Hugoson, A., Falk, H., Laurell, L. & Kugelberg, C.F. (2000). Healing following GTR treatment of intrabony defects distal to mandibular second molars using resorbable and non-resorbable barriers. *Journal of Clinical Periodontology* **27**, 333-340.

Kersten, B., Chamberlain, A., Khorsandl, S. *et al.* (1992). Healing of the intrabony periodontal lesion following root conditioning with citric acid and wound closure including an expanded PTFE membrane. *Journal of Periodontology* **63**, 876-882.

Kilic, A., Efeoglu, E. & Yilmaz, S. (1997). Guided tissue regeneration in conjunction with hydroxyapatite-collagen grafts for intrabony defects. A clinical and radiological evaluation. *Journal of Clinical Periodontology* **24**, 372-383.

Kim, C., Choi, E., Chai, J.K. & Wikesjö, U.M. (1996). Periodontal repair in intrabony defects treated with a calcium carbonate implant and guided tissue regeneration. *Journal of Periodontology* **67**, 1301-1306.

Kim, C.S., Choi, S.H., Chai, J.K. *et al.* (2004). Periodontal repair in surgically created intrabony defects in dogs. Influence of the number on bone walls on healing response. *Journal of Periodontology* **75**, 229-235.

Kinaia, B.M., Steiger, J., Neely, A.L., Shah, M. & Bhola, M. (2011). Treatment of Class II Molar furcation involvement: meta-analyses of re-entry results. *Journal of Periodontology* **82**, 413-428.

Kitamura, M., Nakashima, K., Kowashi, Y. *et al.* (2008). Periodontal tissue regeneration using fibroblast growth factor-2: randomized controlled phase II clinical trial. *PLoS One* **3**, e2611.

Kitamura, M., Akamatsu, M., Machigashira, M. *et al.* (2011). FGF-2 stimulates periodontal regeneration: results of a multi-center randomized clinical trial. *Journal of Dental Research* **90**, 35-40.

Koop, R., Merheb, J. & Quirynen, M. (2012). Periodontal regeneration with enamel matrix derivative in reconstructive periodontal therapy: a systematic review. *Journal of Periodontology* **83**, 707-720.

Kostopoulos, L. & Karring, T. (1994). Resistance of new attachment to ligature induced periodontal breakdown. An experiment in monkeys. *Journal of Dental Research* **73**, 963 abstract.

Kwok, V. & Caton, J. (2007). Prognosis revisited: a system for assigning periodontal prognosis. *Journal of Periodontology* **78**, 2063-2071.

Lang, N.P. (2000). Focus on intrabony defects – conservative therapy. *Periodontology 2000* **22**, 51-58.

Lang, N.P. & Tonetti, M.S. (1996). Periodontal diagnosis in treated periodontitis. Why, when and how to use clinical parameters. *Journal of Clinical Periodontology* **23**, 240-250.

Langer, B., Stein, S.D. & Wagenberg, B. (1981). An evaluation of root resection. A ten year study. *Journal of Periodontology* **52**, 719-722.

Laurell, L., Falk, H., Fornell, J., Johard, G. & Gottlow, J. (1994). Clinical use of a bioresorbable matrix barrier in guided tissue regeneration therapy. Case series. *Journal of Periodontology* **65**, 967-975.

Lekovic, V., Kenney, E., Kovacevic, K. & Carranza, F. (1989). Evaluation of guided tissue regeneration in class II furcation defects. A clinical re-entry study. *Journal of Periodontology* **60**, 694-698.

Lekovic, V., Kenney, E.B., Carranza, F.A. & Danilovic, V. (1990). Treatment of class II furcation defects using porous hydroxylapatite in conjunction with a polytetrafluoroethylene membrane. *Journal of Periodontology* **61**, 575-578.

Lekovic, V., Kenney, E.B., Carranza, F.A. & Martignoni, M. (1991). The use of autogenous periosteal grafts as barriers for the treatment of

Class II furcation involvements in lower molars. *Journal of Periodontology* **62**, 775-780.

Lekovic, V., Camargo, P.M., Weinlaender, M. *et al.* (2003). Effectiveness of a combination of platelet-rich plasma, bovine porous bone mineral and guided tissue regeneration in the treatment of mandibular grade II molar furcations in humans. *Journal of Clinical Periodontology* **30**, 746-751.

Linares, A., Cortellini, P., Lang, N.P., Suvan, J. & Tonetti, M.S.; European Research Group on Periodontology (ErgoPerio) (2006). Guided tissue regeneration/deproteinized bovine bone mineral or papilla preservation flaps alone for treatment of intrabony defects. II: radiographic predictors and outcomes. *Journal of Clinical Periodontology* **33**, 351-358.

Lindhe, J. & Cortellini, P. (1996). Consensus report of session 4. In: Lang, N.P., Karring, T. & Lindhe, J., eds. *Proceedings of the 2nd European Workshop on Periodontology*. London: Quintessence Publishing Co. Ltd, pp. 359-360.

Linghorne, W.J. & O'Connel, D.C. (1950). Studies in the regeneration and reattachment of supporting structures of teeth. I. Soft tissue reattachment. *Journal of Dental Research* **29**, 419-428.

Little, L.A., Beck, F.M., Bugci, B. & Horton, J.E. (1995). Lack of furcal bone loss following the tunneling procedure. *Journal of Clinical Periodontology* **22**, 637-641.

Liu S, Hu B, Zhang Y, Li W, Song J. (2016). Minimally invasive surgery combined with regenerative biomaterials in treating intra-bony defects: a meta-analysis. *PLoS One* **11**, e0147001. doi: 10.1371/journal.pone.0147001

Luepke, P.G., Mellonig, J.T. & Brunsvold, M.A. (1997). A clinical evaluation of a bioresorbable barrier with and without decalcified freeze-dried bone allograft in the treatment of molar furcations. *Journal of Clinical Periodontology* **24**, 440-446.

Lundgren, D. & Slotte, C. (1999). Reconstruction of anatomically complicated periodontal defects using a bioresorbable GTR barrier supported by bone mineral. A 6-months follow-up study of 6 cases. *Journal of Clinical Periodontology* **26**, 56-62.

Lyngstadaas, S.P., Lundberg, E., Ekdahl, H., Andersson, C. & Gestrelius, S. (2001). Autocrine growth factors in human periodontal ligament cells cultured on enamel matrix derivative. *Journal of Clinical Periodontology* **28**, 181-188.

Machtei, E. (2001). The effect of membrane exposure on the outcome of regenerative procedures in humans: a meta-analysis. *Journal of Periodontology* **72**, 512-516.

Machtei, E., Dunford, R., Norderyd, J., Zambon, J. & Genco, R. (1993). Guided tissue regeneration and anti-infective therapy in the treatment of class II furcation defects. *Journal of Periodontology* **64**, 968-973.

Machtei, E., Cho, M., Dunford, R. *et al.* (1994). Clinical, microbiological, and histological factors which influence the success of regenerative periodontal therapy. *Journal of Periodontology* **65**, 154-161.

Machtei, E., Grossi, S., Dunford, R., Zambon, J. & Genco, R. (1996). Long-term stability of class II furcation defects treated with barrier membranes. *Journal of Periodontology* **67**, 523-527.

Machtei, E.E., Oettinger-Barak, O. & Peled, M. (2003). Guided tissue regeneration in smokers: effect of aggressive anti-infective therapy in Class II furcation defects. *Journal of Periodontology* **74**, 579-584.

Magnusson, I., Nyman, S., Karring, T. & Egelberg, J. (1985). Connective tissue attachment formation following exclusion of gingival connective tissue and epithelium during healing. *Journal of Periodontal Research* **20**, 201-208.

Magnusson, I., Batich, C. & Collins, B.R. (1988). New attachment formation following controlled tissue regeneration using biodegradable membranes. *Journal of Periodontology* **59**, 1-6.

Mariotti, A. (2003). Efficacy of chemical root surface modifiers in the treatment of periodontal disease. A systematic review. *Annals of Periodontology* **8**, 205-226.

Mattson, J., McLey, L. & Jabro, M. (1995). Treatment of intrabony defects with collagen membrane barriers. Case reports. *Journal of Periodontology* **66**, 635-645.

Mayfield, L., Söderholm, G., Hallström, H. *et al.* (1998). Guided tissue regeneration for the treatment of intraosseous defects using a bioabsorbable membrane. A controlled clinical study. *Journal of Clinical Periodontology* **25**, 585-595.

McClain, P. & Schallhorn, R.G. (1993). Long term assessment of combined osseous composite grafting, root conditioning and guided tissue regeneration. *International Journal of Periodontics and Restorative Dentistry* **13**, 9-27.

McClain, P. & Schallhorn, R.G. (2000). Focus on furcation defects – guided tissue regeneration in combination with bone grafting. *Periodontology 2000* **22**, 190-212.

McGuire, M.K. & Nunn, M.E. (1996a). Prognosis versus actual outcome. II. The effectiveness of clinical parameters in developing an accurate prognosis. *Journal of Periodontology* **67**, 658-665.

McGuire, M.K. & Nunn, M.E. (1996b). Prognosis versus actual outcome. III. The effectiveness of clinical parameters in accurately predicting tooth survival. *Journal of Periodontology* **67**, 666-674.

Mellado, J., Salkin, L., Freedman, A. & Stein, M. (1995). A comparative study of e-PTFE periodontal membranes with and without decalcified freeze-dried bone allografts for the regeneration of interproximal intraosseous defects. *Journal of Periodontology* **66**, 751-755.

Mellonig, J.T. (1999). Enamel matrix derivate for periodontal reconstructive surgery: Technique and clinical and histologic case report. *International Journal of Periodontics and Restorative Dentistry* **19**, 9-19.

Mellonig, J.T. (2000). Human histologic evaluation of a bovine-derived bone xenograft in the treatment of periodontal osseous defects. *International Journal of Periodontics and Restorative Dentistry* **20**, 18-29.

Mellonig, J.T., Semons, B., Gray, J. & Towle, H. (1994). Clinical evaluation of guided tissue regeneration in the treatment of grade II molar furcation invasion. *International Journal of Periodontics and Restorative Dentistry* **14**, 255-271.

Mellonig, J.T., Valderrama M del, P. & Cochran, D.L. (2009). Histological and clinical evaluation of recombinant human platelet-derived growth factor combined with beta tricalcium phosphate for the treatment of human Class III furcation defects. *International Journal of Periodontics and Restorative Dentistry* **29**, 169-177.

Metzeler, D.G., Seamons, B.C., Mellonig, J.T., Gher, M.E. & Gray, J.L. (1991). Clinical evaluation of guided tissue regeneration in the treatment of maxillary class II molar furcation invasions. *Journal of Periodontology* **62**, 353-360.

Mishra, A., Avula, H., Pathakota, K.R. & Avula, J. (2013). Efficacy of modified minimally invasive surgical technique in the treatment of human intrabony defects with or without use of rhPDGF-BB gel: a randomized controlled trial. *Journal of Clinical Periodontology* **40**, 172-179.

Mombelli, A., Lang, N. & Nyman, S. (1993). Isolation of periodontal species after guided tissue regeneration. *Journal of Periodontology* **64**, 1171-1175.

Murphy, K. (1995a). Post-operative healing complications associated with Gore-tex periodontal material. Part 1. Incidence and characterization. *International Journal of Periodontics and Restorative Dentistry* **15**, 363-375.

Murphy, K. (1995b). Post-operative healing complications associated with Gore-tex periodontal material. Part 2. Effect of complications on regeneration. *International Journal of Periodontics and Restorative Dentistry* **15**, 549-561.

Murphy, K. (1996). Interproximal tissue maintenance in GTR procedures: description of a surgical technique and 1 year reentry results. *International Journal of Periodontics and Restorative Dentistry* **16**, 463-477.

Murphy, K.G. & Gunsolley, J.C. (2003). Guided tissue regeneration for the treatment of periodontal intrabony and furcation defects. A systematic review. *Annals of Periodontology* **8**, 266-302.

Needleman, I., Tucker, R., Giedrys-Leeper, E. & Worthington, H. (2002). A systematic review of guided tissue regeneration for periodontal infrabony defects. *Journal of Periodontal Research* **37**, 380-388.

Needleman, I.G., Worthington, H.V., Giedrys-Leeper E. & Tucker R.J. (2006). Guided tissue regeneration for periodontal infra-bony defects. *Cochrane Database Systematic Review* **19**, CD001724.

Nevins, M.L., Camelo, M., Nevins, M. *et al.* (2000). Human histologic evaluation of bioactive ceramic in the treatment of periodontal osseous defects. *International Journal of Periodontics and Restorative Dentistry* **20**, 458-467.

Nevins, M., Camelo, M., Nevins, M.L., Schenk, R.K. & Lynch, S.E. (2003). Periodontal regeneration in humans using recombinant human platelet-derived growth factor-BB (rhPDGF-BB) and allogenic bone. *Journal of Periodontology* **74**, 1282-1292

Nevins, M., Giannobile, W.V., McGuire, M.K. *et al.* (2005). Platelet-derived growth factor stimulates bone fill and rate of attachment level gain: results of a large multicenter randomized controlled trial. *Journal of Periodontology* **76**, 2205-2215.

Nibali, L., Koidou, V.P., Nieri, M. *et al.* (2020). Regenerative surgery versus access flap for the treatment of intrabony periodontal defects. A systematic review and meta-analysis. *Journal of Clinical Periodontology* **47 Suppl 22**, 352-374.

Nickles, K., Ratka-Kruger, P., Neukranz, E., Raetzke, P. & Eickholz, P. (2009). Open flap debridement and guided tissue regeneration after 10 years in infrabony defects. *Journal of Clinical Periodontology* **36**, 976-983.

Novaes, A. Jr., Gutierrez, F., Francischetto, I. & Novaes, A. (1995). Bacterial colonization of the external and internal sulci and of cellulose membranes at times of retrieval. *Journal of Periodontology* **66**, 864-869.

Nowzari, H. & Slots, J. (1994). Microorganisms in polytetrafluoroethylene barrier membranes for guided tissue regeneration. *Journal of Clinical Periodontology* **21**, 203-210.

Nowzari, H., Matian, F. & Slots, J. (1995). Periodontal pathogens on polytetrafluoroethylene membrane for guided tissue regeneration inhibit healing. *Journal of Clinical Periodontology* **22**, 469-474.

Nygaard-Østby, P., Bakke, V., Nesdal, O., Susin, C. & Wikesjö, U.M.E. (2010). Periodontal healing following reconstructive surgery: effect of guided tissue regeneration using a bioresorbable barrier device when combined with autogenous bone grafting. A randomized controlled trial 10-year follow-up. *Journal of Clinical Periodontology* **37**, 366-373.

Nyman, S., Lindhe, J., Karring, T. & Rylander, H. (1982). New attachment following surgical treatment of human periodontal disease. *Journal of Clinical Periodontology* **9**, 290-296.

Ouhayoun, J. (1996). Biomaterials used as bone graft substitutes. In: Lang, N.P., Karring, T. & Lindhe, J., eds. *Proceedings of the 2nd European Workshop on Periodontology*. London: Quintessence Publishing Co. Ltd, pp. 313-358.

Palmer, R.M. & Cortellini, P (2008). Group B of European Workshop on Periodontology. Periodontal tissue engineering and regeneration: Consensus Report of the Sixth European Workshop on Periodontology. *Journal of Clinical Periodontology* **35 8 Suppl**, 83-86.

Paolantonio, M., Scarano, A., DiPlacido, G. *et al.* (2001). Periodontal healing in humans using anorganic bovine bone and bovine peritoneum-derived collagen membrane: a clinical and histologic case report. *International Journal of Periodontics and Restorative Dentistry* **21**, 505-515.

Papapanou, P.N. & Tonetti, M.S. (2000). Diagnosis and epidemiology of periodontal osseous lesions. *Periodontology 2000* **22**, 8-21.

Parashis, A. & Mitsis, F. (1993). Clinical evaluation of the effect of tetracycline root preparation on guided tissue regeneration in the treatment of class II furcation defects. *Journal of Periodontology* **64**, 133-136.

Parashis, A., Andronikaki-Faldami, A. & Tsiklakis, K. (1998). Comparison of two regenerative procedures – guided tissue regeneration and demineralized freeze-dried bone allograft – in the treatment of intrabony defects: a clinical and radiographic study. *Journal of Periodontology* **69**, 751-758.

Parkar, M.H. & Tonetti, M. (2004). Gene expression profiles of periodontal ligament cells treated with enamel matrix proteins in vitro: analysis using cDNA arrays. *Journal of Periodontology* **75**, 1539-1546.

Patel, R.A., Wilson, R.F. & Palmer, R.M. (2012). The effect of smoking on periodontal bone regeneration: a systematic review and meta-analysis. *Journal of Periodontology* **83**, 143-155. doi:10.1902/jop.2011.110130

950 **Parte 13** Terapia Reconstrutora

Paul, B.F., Mellonig, J.T., Towle, H.J. & Gray, J.L. (1992). The use of a collagen barrier to enhance healing in human periodontal furcation defects. *International Journal of Periodontics and Restorative Dentistry* **12**, 123-131.

Pietruska, M.D. (2001). A comparative study on the use of Bio-Oss and enamel matrix derivative (Emdogain) in the treatment of periodontal bone defects. *European Journal of Oral Science* **109**, 178-181.

Pini Prato, G.P., Cortellini, P. & Clauser, C. (1988). Fibrin and fibronectin sealing system in a guided tissue regeneration procedure. A case report. *Journal of Periodontology* **59**, 679-683.

Pitaru, S., Tal, H., Soldinger, M., Grosskopf, A. & Noff, M. (1988). Partial regeneration of periodontal tissues using collagen barriers. Initial observations in the canine. *Journal of Periodontology* **59**, 380-386.

Polimeni, G., Xiropaidis, V.X. & Wikesjo, U.M.E. (2006). Biology and principles of periodontal wound healing/regeneration. *Periodontology 2000* **41**, 30-47.

Polson, A.M., Southard, G.L., Dunn, R.L. *et al.* (1995a). Periodontal healing after guided tissue regeneration with Atrisorb barriers in beagle dogs. *International Journal of Periodontics and Restorative Dentistry* **15**, 574-589.

Polson, A.M, Garrett, S., Stoller, N.H. *et al.* (1995b). Guided tissue regeneration in human furcation defects after using a biodegradable barrier: a multi-center feasibility study. *Journal of Periodontology* **66**, 377-385.

Pontoriero, R. & Lindhe, J. (1995a). Guided tissue regeneration in the treatment of degree II furcations in maxillary molars. *Journal of Clinical Periodontology* **22**, 756-763.

Pontoriero, R. & Lindhe, J. (1995b). Guided tissue regeneration in the treatment of degree III furcations in maxillary molars. Short communication. *Journal of Clinical Periodontology* **22**, 810-812.

Pontoriero, R., Lindhe, J., Nyman, S. *et al.* (1988). Guided tissue regeneration in degree II furcation-involved mandibular molars. A clinical study. *Journal of Clinical Periodontology* **15**, 247-254.

Pontoriero, R., Lindhe, J., Nyman, S. *et al.* (1989). Guided tissue regeneration in the treatment of furcation defects in mandibular molars. A clinical study of degree III involvements. *Journal of Clinical Periodontology* **16**, 170-174.

Pontoriero, R. & Lindhe, J. (1995). Guided tissue regeneration in the treatment of degree II furcations in maxillary molars. *Journal of Clinical Periodontology* **22**, 756-763.

Pontoriero, R., Wennström, J. & Lindhe, J. (1999). The use of barrier membranes and enamel matrix proteins in the treatment of angular bone defects. A prospective controlled clinical study. *Journal of Clinical Periodontology* **26**, 833-840.

Pretzl, B., Kim, T.S., Steinbrenner, H. *et al.* (2009). Guided tissue regeneration with bioabsorbable barriers III 10-year results in infrabony defects. *Journal of Clinical Periodontology* **36**, 349-356.

Proestakis, G., Bratthal, G., Söderholm, G. *et al.* (1992). Guided tissue regeneration in the treatment of infrabony defects on maxillary premolars. A pilot study. *Journal of Clinical Periodontology* **19**, 766-773.

Quteish, D. & Dolby, A. (1992). The use of irradiated-crosslinked human collagen membrane in guided tissue regeneration. *Journal of Clinical Periodontology* **19**, 476-484.

Ratka-Kruger, P., Neukranz, E. & Raetzke, P. (2000). Guided tissue regeneration procedure with bioresorbable membranes versus conventional flap surgery in the treatment of infrabony periodontal defects. *Journal of Clinical Periodontology* **27**, 120-127.

Reynolds, M.A., Aichelmann-Reidy, M.E., Branch-Mays, G.L. & Gunsolley, J.C. (2003). The efficacy of bone replacement grafts in the treatment of periodontal osseous defects. A systematic review. *Annals of Periodontology* **8**, 227-265.

Ribeiro, F.V., Casarin, R.C., Palma, M.A. *et al.* (2011a). The role of enamel matrix derivative protein in minimally invasive surgery in treating intrabony defects in single rooted teeth: a randomized clinical trial. *Journal of Periodontology* **82**, 522-532.

Ribeiro, F.V., Casarin, R.C., Palma, M.A. *et al.* (2011b). Clinical and patient-centered outcomes after minimally invasive non-surgical or surgical approaches for the treatment of intrabony defects: a randomized clinical trial. *Journal of Periodontology* **82**, 1256-1266.

Rosen, P.S., Reynolds, M.A. & Bowers, G.M. (2000). The treatment of intrabony defects with bone grafts. *Periodontology 2000* **22**, 88-103.

Sallum, E.A., Sallum, A.W., Nociti, F.H. Jr., Marcantonio, R.A. & de Toledo, S. (1998). New attachment achieved by guided tissue regeneration using a bioresorbable polylactic acid membrane in dogs. *International Journal of Periodontics and Restorative Dentistry* **18**, 502-510.

Sander, L. & Karring, T. (1995). New attachment and bone formation in periodontal defects following treatment of submerged roots with guided tissue regeneration. *Journal of Clinical Periodontology* **22**, 295-299.

Sander, L., Frandsen, E.V.G., Arnbjerg, D., Warrer, K. & Karring, T. (1994). Effect of local metronidazole application on periodontal healing following guided tissue regeneration. Clinical findings. *Journal of Periodontology* **65**, 914-920.

Sanders, J.J., Sepe, W.W., Bowers, G.M. *et al.* (1983). Clinical evaluation of freeze-dried bone allografts in periodontal osseous defects. Part III. Composite freeze-dried bone allografts with and without autogenous bone grafts. *Journal of Periodontology* **54**, 1-8.

Sanz, M., Tonetti, M.S., Zabalegui, I. *et al.* (2004). Treatment of intrabony defects with enamel matrix proteins or barrier membranes: results from a multicenter practice-based clinical trial. *Journal of Periodontology* **75**, 726-733.

Sanz, M., Herrera, D., Kebschull, M. *et al.* (2020). Treatment of stage I-III periodontitis -The EFP S3 Level Clinical Practice Guideline. *Journal of Clinical Periodontology* **47 Suppl 22**, 4-60.

Schallhorn, R.G. & McClain, P.K. (1988). Combined osseous composite grafting, root conditioning, and guided tissue regeneration. *International Journal of Periodontics and Restorative Dentistry* **4**, 9-31.

Schallhorn, R.G., Hiatt, W.H. & Boyce, W. (1970). Iliac transplants in periodontal therapy. *Journal of Periodontology* **41**, 566-580.

Schincaglia, G.P., Hebert, E., Farina, R., Simonelli, A. & Trombelli, L. (2015). Single versus double flap approach in periodontal regenerative treatment. *Journal of Clinical Periodontology* **42**, 557-566. doi: 10.1111/jcpe.12409

Sculean, A., Donos, N., Chiantella, G.C. *et al.* (1999a). GTR with bioresorbable membranes in the treatment of intrabony defects: a clinical and histologic study. *International Journal of Periodontics and Restorative Dentistry* **19**, 501-509.

Sculean, A., Donos, N., Windisch, P. *et al.* (1999b). Healing of human intrabony defects following treatment with enamel matrix proteins or guided tissue regeneration. *Journal of Periodontal Research* **34**, 310-322.

Sculean, A., Windisch, P., Chiantella, G.C. *et al.* (2001). Treatment of intrabony defects with enamel matrix proteins and guided tissue regeneration. A prospective controlled clinical study. *Journal of Clinical Periodontology* **28**, 397-403.

Sculean, A., Schwarz, F., Miliauskaite, A. *et al.* (2006). Treatment of intrabony defects with an enamel matrix protein derivative or bioabsorbable membrane: an 8-year follow-up split-mouth study. *Journal of Periodontology* **77**, 1879-1886.

Sculean, A., Kiss, A., Miliauskaite, A. *et al.* (2008). Ten-year results following treatment of intra-bony defects with enamel matrix proteins and guided tissue regeneration. *Journal of Clinical Periodontology* **35**, 817-824.

Selvig, K.A., Nilveus, R.E., Fitzmorris, L., Kersten, B. & Thorsandi, S.S. (1990). Scanning electron microscopic observations of cell population and bacterial contamination of membranes used for guided periodontal tissue regeneration in humans. *Journal of Periodontology* **61**, 515-520.

Selvig, K., Kersten, B., Chamberlain, A., Wikesjo, U.M.E. & Nilveus, R. (1992). Regenerative surgery of intrabony periodontal defects using e-PTFE barrier membranes. Scanning electron microscopic evaluation of retrieved membranes vs. clinical healing. *Journal of Periodontology* **63**, 974-978.

Selvig, K., Kersten, B. & Wikesjö, U.M.E. (1993). Surgical treatment of intrabony periodontal defects using expanded polytetrafluoroethylene barrier membranes: influence of defect configuration on healing response. *Journal of Periodontology* **64**, 730-733.

Capítulo 38 Terapia Periodontal Regenerativa 951

Sigurdsson, J.T., Hardwick, R., Bogle, G.C. & Wikesjö. U.M.E. (1994). Periodontal repair in dogs: space provision by reinforced e-PTFE membranes enhances bone and cementum regeneration in large supraalveolar defects. *Journal of Periodontology* **65**, 350-356.

Silvestri, M., Ricci, G., Rasperini, G., Sartori, S. & Cattaneo, V. (2000). Comparison of treatments of infrabony defects with enamel matrix derivate, guided tissue regeneration with a nonresorbable membrane and Widman modified flap. A pilot study. *Journal of Clinical Periodontology* **27**, 603-610.

Silvestri, M., Sartori, S., Rasperini, G. *et al.* (2003). Comparison of infrabony defects treated with enamel matrix derivative versus guided tissue regeneration with a nonresorbable membrane. A multicenter controlled clinical trial. *Journal of Clinical Periodontology* **30**, 386-393.

Slotte, C., Asklow, B. & Lundgren, D. (2007). Surgical guided tissue regeneration treatment of advanced periodontal defects: a 5-year follow-up study. *Journal of Clinical Periodontology* **34**, 977-984.

Smith MacDonald, E., Nowzari, H., Contreras, A. *et al.* (1998). Clinical evaluation of a bioabsorbable and a nonresorbable membrane in the treatment of periodontal intraosseous lesions. *Journal of Periodontology* **69**, 445-453.

Stavropoulos, A., Karring, E.S., Kostopoulos, L. & Karring, T. (2003). Deproteinized bovine bone and gentamicin as an adjunct to GTR in the treatment of intrabony defects: a randomized controlled clinical study. *Journal of Clinical Periodontology* **30**, 486-495.

Stavropoulos, A., Mardas, N., Herrero, F. & Karring, T. (2004). Smoking affects the outcome of guided tissue regeneration with bioresorbable membranes: a retrospective analysis of intrabony defects. *Journal of Clinical Periodontology* **31**, 945-950.

Stavropoulos, A., Windisch, P., Gera, I. *et al.* (2011). A phase IIa randomized controlled clinical and histological pilot study evaluating rhGDF-5/β-TCP for periodontal regeneration. *Journal of Clinical Periodontology* **38**, 1044-1054

Steffensen, B. & Weber, H.P. (1989). Relationship between the radiologic periodontal defect angle and healing after treatment. *Journal of Periodontology* **60**, 248-254.

Takei, H.H., Han, T.J., Carranza, F.A. Jr., Kenney, E.B. & Lekovic, V. (1985). Flap technique for periodontal bone implants. Papilla preservation technique. *Journal of Periodontology* **56**, 204-210.

Tanner, M.G., Solt, C.W. & Vuddhakanok, S. (1988). An evaluation of new attachment formation using a microfibrillar collagen barrier. *Journal of Periodontology* **59**, 524-530.

Tatakis, D.N., Promsudthi, A. & Wikesjö, U.M.E. (1999). Devices for periodontal regeneration. *Periodontology 2000* 19, 59-73.

Tempro, P. & Nalbandian, J. (1993). Colonization of retrieved polytetrafluoroethylene membranes: morphological and microbiological observations. *Journal of Periodontology* **64**, 162-168.

Tonetti, M., Pini-Prato, G. & Cortellini, P. (1993a). Periodontal regeneration of human infrabony defects. IV. Determinants of the healing response. *Journal of Periodontology* **64**, 934-940.

Tonetti, M.S., Pini-Prato, G.P., Williams, R.C. & Cortellini, P. (1993b). Periodontal regeneration of human infrabony defects. III. Diagnostic strategies to detect bone gain. *Journal of Periodontology* **64**, 269-277.

Tonetti, M., Pini-Prato, G. & Cortellini, P. (1995). Effect of cigarette smoking on periodontal healing following GTR in infrabony defects. A preliminary retrospective study. *Journal of Clinical Periodontology* **22**, 229-234.

Tonetti, M., Pini-Prato, G. & Cortellini, P. (1996a). Factors affecting the healing response of intrabony defects following guided tissue regeneration and access flap surgery. *Journal of Clinical Periodontology* **23**, 548-556.

Tonetti, M., Pini-Prato, G. & Cortellini, P. (1996b). Guided tissue regeneration of deep intrabony defects in strategically important prosthetic abutments. *International Journal of Periodontics and Restorative Dentistry* **16**, 378-387.

Tonetti, M., Cortellini, P., Suvan, J.E. *et al.* (1998). Generalizability of the added benefits of guided tissue regeneration in the treatment of deep intrabony defects. Evaluation in a multicenter randomized controlled clinical trial. *Journal of Periodontology* **69**, 1183-1192.

Tonetti, M., Lang, N.P., Cortellini, P. *et al.* (2002). Enamel matrix proteins in the regenerative therapy of deep intrabony defects. A multicenter randomized controlled clinical trial. *Journal of Clinical Periodontology* **29**, 317-325

Tonetti, M.S., Fourmousis, I., Suvan, J. *et al.*; European Research Group on Periodontology (ERGOPERIO). (2004a). Healing, post-operative morbidity and patient perception of outcomes following regenerative therapy of deep intrabony defects. *Journal of Clinical Periodontology* **31**, 1092-1098.

Tonetti, M.S., Cortellini, P., Lang, N.P. *et al.* (2004b). Clinical outcomes following treatment of human intrabony defects with GTR/bone replacement material or access flap alone. A multicenter randomized controlled clinical trial. *Journal of Clinical Periodontology* **31**, 770-776.

Tonetti, M.S., Christiansen, A.L. & Cortellini, P. (2017). Vertical subclassification predicts survival of molars with class II furcation involvement during supportive periodontal care. *Journal of Clinical Periodontology* **44**, 1140-1144. doi:10.1111/jcpe.12789

Trejo, P.M. & Weltman, R.L. (2004). Favorable periodontal regenerative outcomes from teeth with presurgical mobility: a retrospective study. *Journal of Periodontology* **75**, 1532-1538.

Trombelli, L. & Farina, R. (2008). Clinical outcomes with bioactive agents alone or in combination with grafting or guided tissue regeneration. *Journal of Clinical Periodontology* **35 Suppl**, 117-135.

Trombelli, L., Kim, C.K., Zimmerman, G.J. & Wikesjö, U.M.E. (1997). Retrospective analysis of factors related to clinical outcome of guided tissue regeneration procedures in intrabony defects. *Journal of Clinical Periodontology* **24**, 366-371.

Trombelli, L., Heitz-Mayfield, L.J., Needleman, I., Moles, D. & Scabbia, A. (2002). A systematic review of graft materials and biological agents for periodontal intraosseous defects. *Journal of Clinical Periodontology* **29 Suppl 3**, 117-135; discussion 160-162.

Trombelli, L., Simonelli, A., Pramstraller, M., Wikesjo, U.M.E. & Farina, R. (2010). Single flap approach with and without guided tissue regeneration and a hydroxyapatite biomaterial in the management of intraosseous periodontal defects. *Journal of Periodontology* **81**, 1256-1263.

Tsao, Y.P., Neiva, R., Al-Shammari, K., Oh, T.J. & Wang, H.L. (2006a). Factors influencing treatment outcomes in mandibular Class II furcation defects. *Journal of Periodontology* **77**, 641-646.

Tsao, Y.P., Neiva, R., Al-Shammari, K., Oh, T.J. & Wang, H.L. (2006b). Effects of a mineralized human cancellous bone allograft in regeneration of mandibular Class II furcation defects. *Journal of Periodontology* **77**, 416-425.

Tsitoura, E., Tucker, R., Suvan, J. *et al.* (2004). Baseline radiographic defect angle of the intrabony defect as a prognostic indicator in regenerative periodontal surgery with enamel matrix derivative. *Journal of Clinical Periodontology* **31**, 643-647.

Tu, Y.-K., Woolston, A. & Faggion, C.M. Jr. (2010). Do bone grafts or barrier membranes provide additional treatment effects for infrabony lesions treated with enamel matrix derivatives? A network meta-analysis of randomized-controlled trials. *Journal of Clinical Periodontology* **37**, 59-79.

Tu, Y.-K., Needleman, I., Chambrone, L., Lu, H.-K. & Faggion, C.M. Jr. (2012). A bayesian network meta-analysis on comparisons of enamel matrix derivatives, guided tissue regeneration and their combination therapies. *Journal of Clinical Periodontology* **39**, 303-314.

Tunkel, J., Heinecke, A. & Flemmig, T.F. (2002). A systematic review of efficacy of machine-driven and manual subgingival debridement in the treatment of chronic periodontitis. *Journal of Clinical Periodontology* **29 Suppl 3**, 72-81.

Van Swol, R., Ellinger, R., Pfeifer, J., Barton, N. & Blumenthal, N. (1993). Collagen membrane barrier therapy to guide regeneration in class II furcations in humans. *Journal of Periodontology* **64**, 622-629.

Wachtel, H., Schenk, G., Bohm, S. *et al.* (2003). Microsurgical access flap and enamel matrix derivative for the treatment of periodontal intrabony defects: a controlled clinical study. *Journal of Clinical Periodontology* **30**, 496-504.

952 **Parte 13** Terapia Reconstrutora

Wallace, S., Gellin, R., Miller, C. & Miskin, D. (1994). Guided tissue regeneration with and without decalcified freeze-dried bone in mandibular class II furcation invasions. *Journal of Periodontology* **65**, 244-254.

Wang, H., O'Neal, R., Thomas, C., Shyr, Y. & MacNeil, R. (1994). Evaluation of an absorbable collagen membrane in treating Class II furcation defects. *Journal of Periodontology* **65**, 1029-1036.

Warrer, K., Karring, T., Nyman, S. & Gogolewski, S. (1992). Guided tissue regeneration using biodegradable membranes of polylactic acid or polyurethane. *Journal of Clinical Periodontology* **19**, 633-640.

Wikesjo, U.M.E. & Nilveus, R. (1990). Periodontal repair in dogs: effect of wound stabilisation on healing. *Journal of Periodontology* **61**, 719-724.

Wikesjo, U.M.E., Lim, W.H., Thomson, R.C., Cook, A.D. & Hardwick, W.R. (2003). Periodontal repair in dogs: gingival tissue occlusion, a critical requirement for guided tissue regeneration. *Journal of Clinical Periodontology* **30**, 655-664.

Yukna, R. (1992). Clinical human comparison of expanded polytetrafluoroethylene barrier membrane and freeze dried dura mater allografts for guided tissue regeneration of lost periodontal support. *Journal of Periodontology* **63**, 431-442.

Yukna, R. & Mellonig, J.T. (2000). Histologic evaluation of periodontal healing in humans following regenerative therapy with enamel matrix derivative. A 10-case series. *Journal of Periodontology* **71**, 752-759.

Yukna, R.A. & Sepe, W.W. (1982). Clinical evaluation of localized periodontosis defects treated with freeze-dried bone allografts combined with local and systemic tetracyclines. *International Journal of Periodontics and Restorative Dentistry* **2**, 8-21.

Yukna, R.A. & Yukna, C.N. (1997). Six-year clinical evaluation of HTR synthetic bone grafts in human grade II molar furcations. *Journal of Periodontal Research* **32**, 627-633.

Zybutz, M.D., Laurell, L., Rapoport, D.A. & Persson, G.R. (2000). Treatment of intrabony defects with resorbable materials, non-resorbable materials and flap debridement. *Journal of Clinical Periodontology* **27**, 167-178.

Capítulo 39

Terapia Mucogengival: Cirurgia Plástica Periodontal

Mariano Sanz,[1] Jan L. Wennström,[2] Massimo de Sanctis[3] e Anton Sculean[4]

[1]Faculty of Odontology, ETEP (Etiology and Therapy of Periodontal and Peri-Implant Diseases) Research Group,
Complutense University of Madrid, Madrid, Spain and Department of Periodontology, Faculty of Dentistry,
Institute of Clinical Dentistry, University of Oslo, Oslo, Norway
[2]Department of Periodontology, Institute of Odontology, The Sahlgrenska Academy at University
of Gothenburg, Gothenburg, Sweden
[3]Department of Periodontology, Università Vita e Salute San Raffaele, Milan, Italy
[4]Department of Periodontology, School of Dental Medicine, University of Bern, Bern, Switzerland

---

Introdução, 953

Condições mucogengivais, 954

Condição mucogengival sem retração gengival, 954

    Dimensões gengivais e saúde periodontal, 955

    Aumento gengival, 957

Condição mucogengival com retrações gengivais, 962

    Diagnóstico de retrações gengivais, 967

    Tratamento de retrações gengivais, 969

Procedimentos de recobrimento radicular, 970

    Enxertos pediculados, 972

    Procedimentos de enxerto pediculado de tecido mole combinado
      com membrana de barreira, 979

    Cicatrização de enxertos pediculados de tecidos moles sobre
      superfícies sem recobrimento radicular, 979

    Uso de procedimentos de enxerto livre de tecido mole, 982

    Abordagens em túnel para o tratamento de retrações gengivais, 986

O uso de substitutos de tecidos moles para o tratamento de
    retrações gengivais, 992

Cicatrização de enxertos livres de tecidos moles, 992

Seleção do procedimento cirúrgico para recobrimento radicular, 993

Resultados clínicos de procedimentos de recobrimento radicular, 993

Fatores que influenciam o grau de cobertura radicular, 994

Reconstrução da papila interdental, 996

    Técnicas cirúrgicas, 996

Procedimentos para aumento da coroa, 998

    Exposição gengival excessiva, 998

    Exposição da estrutura dentária sadia, 999

    Seleção do procedimento de aumento da coroa, 1000

    Gengivectomia, 1000

    Retalhos posicionados apicalmente, 1000

    Extrusão dentária forçada, 1003

Preservação gengival na erupção dentária ectópica, 1005

Introdução

Terapia mucogengival é um termo genérico usado para descrever tratamentos periodontais que envolvem procedimentos cirúrgicos para a correção de defeitos na morfologia, na posição e/ou na quantidade de tecido mole e suporte ósseo subjacente em dentes e implantes (American Academy of Periodontology 2001).

O termo *cirurgia mucogengival* foi introduzido por Friedman (1957) e foi definido como "procedimentos cirúrgicos destinados a preservar a gengiva, remover freio anômalo ou inserções musculares e aumentar a profundidade do vestíbulo". Nessa época, o termo "cirurgia mucogengival" era usado para descrever todos os procedimentos cirúrgicos que envolviam tanto a gengiva quanto a mucosa alveolar.

Consequentemente, não apenas as técnicas foram projetadas para melhorar a largura da gengiva e para corrigir defeitos particulares dos tecidos moles considerados procedimentos mucogengivais, mas também abordagens de eliminação de bolsas. Em 1993, Miller propôs o termo *cirurgia plástica periodontal*, considerando que a cirurgia mucogengival havia ido além do tratamento tradicional de problemas associados ao aumento gengival e procedimentos de recobrimento radicular para incluir também a correção de deformidades do rebordo alveolar e a estética dos tecidos moles. Abraçando esse conceito, a American Academy of Periodontology (AAP) definiu a cirurgia plástica periodontal como "procedimentos cirúrgicos realizados para prevenir ou corrigir defeitos anatômicos, de desenvolvimento, traumáticos ou induzidos por doenças da gengiva, da mucosa

954   Parte 13 Terapia Reconstrutora

alveolar ou do osso" (*Proceedings of the 1996 World Workshop in Periodontics 1996*). Em 2014, o *10ᵗʰ European Workshop in Periodontology* redefiniu os procedimentos de cirurgia plástica periodontal como as intervenções cirúrgicas que visam modificar a posição da margem gengival e/ou a quantidade e características dos tecidos moles marginais, em dentes e implantes dentários (Tonetti & Jepsen 2014).

Entre os procedimentos de tratamento que podem se enquadrar nessa definição estão vários procedimentos de tecidos moles e duros destinados a:

- Aumento gengival
- Cobertura radicular
- Correção de defeitos da mucosa em implantes
- Aumento de coroa
- Preservação gengival na erupção dentária ectópica
- Remoção de freio anômalo.

O foco deste capítulo, no entanto, será restrito aos procedimentos de tratamento para correções de defeitos dos tecidos moles com relação ao dente, enquanto os procedimentos de aumento do rebordo alveolar serão abordados no Capítulo 41, e o tratamento dos tecidos moles marginais ao redor dos implantes dentários, no Capítulo 45.

Condições mucogengivais

O *1999 AAP Workshop for the Classification of Periodontal Diseases and Conditions* definiu uma série de deformidades mucogengivais e condições ao redor dos dentes: (1) retração gengival/tecido mole; (2) falta de gengiva queratinizada; (3) profundidade vestibular diminuída; (4) freio/músculo em posição anômala; (5) excesso gengival; e (6) cor anormal. Essa classificação de 1999 foi modificada no *World Workshop on the Classification of Periodontal and Peri-Implant Diseases and Conditions* de 2017, com informações adicionais para definições mais precisas de caso, como fenótipo periodontal, gravidade da retração, dimensão da gengiva residual, presença/ausência de cárie e lesões cervicais não cariosas, preocupação estética do paciente e presença de hipersensibilidade dentinária. A lista resultante de deformidades mucogengivais e condições ao redor dos dentes é descrita na Tabela 39.1 (Cortellini & Bissada 2018).

As condições mucogengivais normais foram definidas como qualquer variação da anatomia e morfologia individual em que há ausência de patologia (ou seja, retração gengival, gengivite, periodontite). No entanto, haverá condições sem patologia óbvia em que o desvio do que é considerado "normal" na cavidade oral fica fora do intervalo de variabilidade individual. No *2017 World Workshop on the Classification of Periodontal and Peri-Implant Diseases and Conditions*, foram definidas duas definições de caso principais de condições mucogengivais (Jepsen *et al.* 2018):

1. *Condição mucogengival sem retrações gengivais.* Essa definição de caso na ausência de retração gengival descreve diferentes condições em relação ao fenótipo gengival (espessura gengival [EG] e largura do tecido queratinizado [TQ]), seja na dentição toda, ou em locais

Tabela 39.1 Deformidades e condições mucogengivais ao redor dos dentes. (Fonte: Cortellini & Bissada 2018. Reproduzida, com autorização, de John Wiley & Sons.)

---

1. Fenótipo periodontal
   a. Festonado fino
   b. Festonado espesso
   c. Plano espesso
2. Retração gengival/dos tecidos moles
   a. Superfícies vestibulares ou linguais
   b. Interproximal (papilar)
   c. Gravidade da retração (Cairo RT1, 2, 3)
   d. Espessura gengival
   e. Largura gengival
   f. Presença de lesão cervical não cariosa (LCNC)/cárie cervical
   g. Preocupação estética do paciente (Índice Estética do Sorriso)
   h. Presença de hipersensibilidade
3. Falta de gengiva queratinizada
4. Diminuição da profundidade vestibular
5. Freio/posição muscular anômala
6. Excesso gengival
   a. Pseudobolsa
   b. Margem gengival inconsistente
   c. Exposição gengival excessiva
   d. Aumento gengival
7. Cor anormal

---

individuais. Características relevantes que contribuem para a descrição dessa condição podem ser posição dos dentes, freio anômalo ou profundidade vestibular.

2. *Condição mucogengival com retrações gengivais.* Um caso com retração gengival apresenta um deslocamento apical da margem gengival apical à junção amelocementária (JAC), resultando em exposição da superfície radicular. Características relevantes que contribuem para a descrição desta condição são: nível clínico de inserção interdental; fenótipo gengival (EG e largura do TQ); condição da superfície radicular (presença/ausência de lesão cervical não cariosa [LCNC] ou cárie); detecção da JAC; posição dentária; freio anômalo; e número de retrações adjacentes.

Algumas dessas "condições e deformidades mucogengivais" listadas anteriormente não estão necessariamente associadas ao desenvolvimento de patologias e, em muitos casos individuais, estão associadas à saúde periodontal. Portanto, a necessidade de intervenção profissional deve ser avaliada individualmente.

Condição mucogengival sem retração gengival

O termo fenótipo periodontal tem sido usado em várias especialidades odontológicas (periodontia, ortodontia, odontologia restauradora etc.) para descrever uma série de características anatômicas, incluindo: fenótipo gengival definido pela EG e largura TQ; morfotipo ósseo (MO), definido pela espessura da placa óssea vestibular; e dimensão do dente.

Uma revisão sistemática que utilizou essas características classificou os "fenótipos" em três categorias (Zweers, 2014):

- *Fenótipo festonado fino* no qual há uma associação com coroa triangular delgada, convexidade cervical sutil, contatos interproximais próximo à borda incisal e zona estreita de tecido queratinizado, gengiva fina e clara, e osso alveolar relativamente fino
- *Fenótipo plano espesso* associado a coroas dentárias mais quadradas, convexidade cervical pronunciada, grande contato interproximal localizado mais apicalmente, ampla zona de TQ, gengiva espessa e fibrótica, e osso alveolar comparativamente espesso
- *Fenótipo festonado espesso* associado a gengiva fibrótica espessa, dentes delgados, zona estreita de tecido queratinizado e recorte gengival pronunciado.

A associação mais forte dentro dos diferentes parâmetros usados para identificar os diferentes fenótipos foi encontrada entre EG, largura de TQ e MO.

A EG é avaliada por:

- *Sondagem transgengival* com limas endodônticas finas com cursores e avaliadas por um medidor. Embora essa técnica possa ter uma precisão de 0,5 mm, ela requer anestesia local, aumentando, assim, o desconforto do paciente
- *Mensuração ultrassônica*. Embora também tenha mostrado alta precisão em ambientes de pesquisa (na faixa de 0,5 a 0,6 mm), atualmente não há dispositivos validados para uso clínico (Eger *et al.* 1996)
- *Visibilidade da sonda* após sua colocação no sulco gengival vestibular. Esse método mostrou alta reprodutibilidade (De Rouck *et al.* 2009), principalmente com o uso de sondas codificadas por cores que se tornam visíveis através da gengiva quando a espessura é ≤ 1 mm. Usando esse método, a EG foi definida como fina (≤ 1,0 mm) ou espessa (> 1 mm).

A largura TQ é facilmente medida com uma sonda periodontal posicionada entre a margem gengival e a junção mucogengival.

A espessura óssea (EO) pode ser avaliada por meio de tomografia computadorizada de feixe cônico, embora as altas dosagens de radiação necessárias impeçam esse método diagnóstico para avaliação rotineira do fenótipo do paciente.

No *2017 World Workshop on the Classification of Periodontal and Peri-Implant Diseases and Conditions*, o termo "fenótipo periodontal" foi adotado em vez de "biotipo" (Jepsen *et al.* 2018), uma vez que o fenótipo indica uma dimensão que pode mudar ao longo do tempo, sendo determinado não só pelo fenótipo gengival (espessura gengival, largura do tecido queratinizado), e pelo morfotipo ósseo (espessura da placa óssea vestibular), mas também pela posição dos dentes e intervenções terapêuticas.

Dimensões gengivais e saúde periodontal

Por muitos anos, o conceito predominante era que uma zona estreita de gengiva (Figura 39.1) era insuficiente para proteger o periodonto de lesões causadas por forças de fricção encontradas durante a mastigação e dissipar a tração na margem gengival criada pelos músculos da mucosa alveolar adjacente (Friedman 1957; Ochsenbein 1960). Além disso, acreditava-se que uma zona "inadequada" da gengiva iria (1) facilitar a formação da placa subgengival em virtude do fechamento inadequado da bolsa resultante da mobilidade do tecido marginal (Friedman 1962) e (2) favorecer a perda de inserção e a retração dos tecidos moles em virtude da menor resistência dos tecidos à disseminação apical das lesões gengivais associadas à placa (Stern 1976; Ruben 1979). Também foi considerado que uma gengiva estreita em combinação com um fórnice vestibular raso pode (1) favorecer o acúmulo de partículas de alimentos durante a mastigação e (2) impedir medidas adequadas de higiene bucal (Gottsegen 1954; Rosenberg 1960; Corn 1962; Carranza & Carraro 1970).

As opiniões expressas sobre o que poderia ser considerado uma dimensão "adequada" ou "suficiente" da gengiva variaram. Enquanto alguns autores sugeriram que ≥ 1 mm de gengiva pode ser suficiente (Bowers 1963), outros afirmaram que a altura apicocoronal do tecido queratinizado deveria exceder 3 mm (Corn 1962). Uma terceira categoria de autores teve uma abordagem mais biológica para a questão e afirmou que uma quantidade adequada de gengiva é qualquer dimensão que seja compatível com a saúde gengival ou impeça a retração da margem gengival durante os movimentos da mucosa alveolar (Friedman 1962; De Trey & Bernimoulin 1980).

Um dos primeiros estudos em que foram feitas tentativas de avaliar a importância da zona gengival para a manutenção da saúde periodontal foi realizado por Lang e Löe (1972) em estudantes de odontologia que tiveram seus dentes limpos profissionalmente 1 vez/dia, durante 6 semanas. Todos os locais vestibulares e linguais foram examinados para placa, condições gengivais e altura apicocoronal da gengiva. Os resultados mostraram que, apesar do fato de as superfícies dos dentes estarem livres de placa, todos os locais com menos de 2 mm de gengiva exibiram sinais

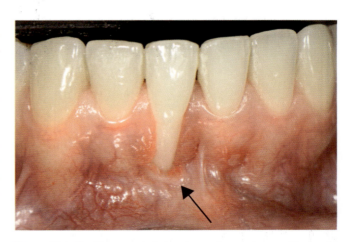

Figura 39.1 Região anteroinferior. A gengiva na face vestibular do dente 41 (*seta*) tem uma largura estreita e mostra sinais mais pronunciados de inflamação do que as unidades gengivais adjacentes com uma zona de gengiva mais larga.

clínicos persistentes de inflamação. Com base nessa observação, os autores sugeriram que 2 mm de gengiva é uma largura adequada para manter a saúde gengival. Ensaios clínicos subsequentes (Grevers 1977; Miyasato *et al.* 1977), no entanto, falharam em substanciar esse conceito de uma dimensão mínima necessária da gengiva. Na verdade, esses ensaios clínicos demonstraram que é possível manter tecidos marginais clinicamente saudáveis, mesmo em áreas com menos de 1 mm de gengiva.

A questão se uma porção firmemente aderida da gengiva é crítica para a proteção do periodonto foi abordada por Wennström e Lindhe (1983a, b) utilizando o modelo do cão Beagle. Nestes estudos, unidades dentogengivais com diferentes características clínicas foram estabelecidas experimentalmente: unidades com apenas uma zona estreita e móvel de tecido queratinizado e unidades com uma gengiva ampla e firmemente aderida (Figura 39.2).

Com medidas mecânicas de controle de placa realizadas diariamente, as unidades gengivais podem ser mantidas livres de sinais clínicos e histológicos de inflamação, independentemente da presença ou ausência de uma porção inserida de gengiva. Quando a placa bacteriana foi deixada acumular (por 40 dias), desenvolveram-se sinais clínicos de inflamação (vermelhidão e edema), que eram mais pronunciados em regiões dentárias com ausência de gengiva inserida (Figura 39.3B) do que em áreas com uma zona gengival ampla e firmemente aderida (Figura 39.3A).

No entanto, a análise histológica revelou que o tamanho do infiltrado de células inflamatórias e sua extensão em direção apical (uma avaliação que indiretamente pode ser usada como estimativa da migração apical da placa bacteriana) foi semelhante nas duas categorias de unidades dentogengivais. A constatação de que os sinais clínicos de inflamação gengival não correspondiam ao tamanho do infiltrado de células inflamatórias ilustra as dificuldades inerentes à interpretação de dados de exames clínicos feitos em áreas com larguras gengivais variadas. Isso deve ser levado em consideração ao se interpretar os dados do estudo humano de Lang e Löe (1972), mostrando que sinais clinicamente visíveis de inflamação, como vermelhidão e edema, eram mais frequentes em áreas com menos de 2 mm de gengiva do que em áreas com uma zona mais ampla de gengiva.

A necessidade e eficácia do aumento gengival na manutenção da inserção periodontal foi examinada por Dorfman *et al.* (1980). Noventa e dois pacientes com superfícies dentárias vestibulares bilaterais que exibiam tecido queratinizado mínimo (*i.e.*, < 2 mm) tiveram um enxerto gengival livre colocado em um lado, enquanto o lado contralateral serviu como controle não tratado. Antes e após a cirurgia, os pacientes foram submetidos a raspagem e alisamento radicular e instrução sobre medidas de higiene bucal. Não surpreendentemente, os pesquisadores encontraram um aumento significativo (aproximadamente 4 mm) na largura do tecido queratinizado nos locais enxertados. Esse aumento da largura da gengiva, bem como o nível clínico de inserção, foi mantido ao longo dos 2 anos de acompanhamento. Nos locais de controle, a largura gengival foi < 2 mm e não variou significativamente durante o período de observação. No entanto, o nível de inserção também foi mantido inalterado nas áreas não enxertadas. Assim, a resistência à perda contínua de inserção não estava ligada à altura (largura) da gengiva, uma conclusão que foi posteriormente substanciada por relatórios subsequentes de acompanhamento de 4 e 6 anos desse material do paciente (Dorfman *et al.* 1982; Kennedy *et al.* 1985).

Um suporte adicional para a conclusão de que uma zona mínima de gengiva pode não comprometer a saúde periodontal está disponível em vários outros estudos clínicos longitudinais (p. ex., De Trey & Bernimoulin 1980; Hangorsky & Bissada 1980; Lindhe & Nyman 1980; Schoo & van der Velden 1985; Kisch *et al.* 1986; Wennström 1987; Freedman *et al.* 1999). Assim, Hangorsky e Bissada (1980), que avaliaram o efeito clínico a longo prazo dos enxertos livres de tecidos moles, concluíram que, embora o enxerto gengival livre seja um método eficaz para alargar a zona da gengiva, não há indicação de que esse aumento tenha influência direta na saúde periodontal.

Conclusão: A saúde gengival pode ser mantida independente de suas dimensões. Além disso, há evidências de estudos experimentais e clínicos de que, na presença de placa, áreas com uma zona estreita de gengiva apresentam um

A

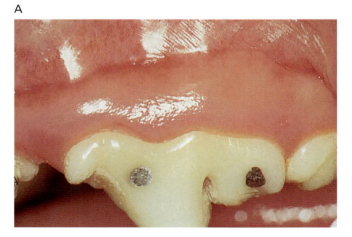

B

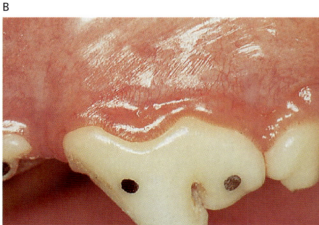

Figura 39.2 Dois dentes em um cão com dimensões variadas da gengiva marginal. **A.** Local vestibular do dente com uma ampla zona de gengiva inserida. **B.** Local com uma faixa estreita de gengiva não inserida.

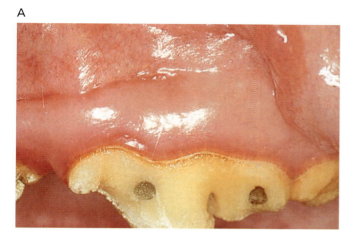 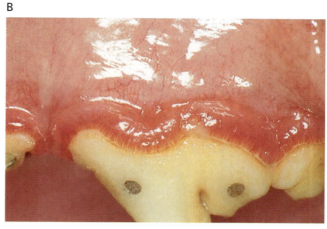

Figura 39.3 Mesmos dentes da Figura 39.2 após 40 dias de acúmulo de placa. Os sinais clínicos de inflamação são mais pronunciados no local com faixa estreita de gengiva (**B**) do que no local com zona larga de gengiva inserida (**A**).

grau semelhante de "resistência" à perda contínua de inserção como áreas com uma ampla zona de gengiva. Portanto, o dogma tradicional da necessidade de uma largura "adequada" (em milímetros) de gengiva, ou uma porção inserida de gengiva, para prevenir a perda de inserção, não é cientificamente sustentado.

Aumento gengival

A introdução de procedimentos cirúrgicos para aumento gengival foi baseada na suposição de que a presença de uma ampla faixa de gengiva queratinizada e aderida ao redor do dente era crítica para manter a saúde gengival e prevenir a perda de inserção e a retração dos tecidos moles (Nabers 1954; Ochsenbein 1960; Friedman & Levine 1964; Hall 1981; Matter 1982).

Indicações para aumento gengival

Dados científicos obtidos de estudos clínicos e experimentais bem controlados demonstraram, inequivocamente, que a largura apicocoronária da gengiva e a presença de uma porção de gengiva aderida não são de importância decisiva para a manutenção da saúde gengival e da altura dos tecidos periodontais. Consequentemente, a presença de uma zona estreita de gengiva por si só não pode justificar a intervenção cirúrgica (Lang & Karing 1994; *Proceedings of the 1996 World Workshop in Periodontics* 1996). No entanto, o aumento gengival deve ser considerado em situações na qual, por exemplo, o paciente sente desconforto durante a escovação e/ou mastigação em razão da interferência de uma mucosa de revestimento nos dentes ou implantes. Além disso, quando o movimento dentário ortodôntico é planejado e pode-se esperar que o posicionamento final do dente resulte em uma deiscência do osso alveolar, um aumento da espessura do tecido mole de cobertura pode reduzir o risco de desenvolvimento de retração do tecido mole. Um aumento da espessura da gengiva também pode ser considerado quando as restaurações subgengivais são colocadas em áreas com tecido marginal delgado.

Procedimentos de aumento gengival

As operações de aumento gengival compreendem uma série de técnicas cirúrgicas, a maioria das quais foi desenvolvida principalmente de forma empírica. A mais antiga dessas técnicas foi a "operação de aprofundamento de vestíbulo", que foi projetada principalmente com o objetivo de estender a profundidade vestibular (Bohannan 1962a, b). Nos últimos anos, no entanto, os enxertos pediculados ou livres de tecidos moles tornaram-se as técnicas mais utilizadas no tratamento de dimensões gengivais "insuficientes", em decorrência da maior previsibilidade do resultado da cicatrização.

Procedimentos de extensão vestibular/gengival

As "técnicas de desnudação" incluíam a remoção de todos os tecidos moles dentro de uma área que se estendia desde a margem gengival até um nível apical à junção mucogengival, deixando o osso alveolar completamente exposto (Ochsenbein 1960; Corn 1962; Wilderman 1964) (Figura 39.4). A cicatrização após este tipo de tratamento resultou frequentemente em um aumento da altura da zona gengival, embora em alguns casos apenas um efeito muito limitado tenha sido observado. No entanto, a exposição do osso alveolar produziu reabsorção óssea grave com perda permanente da altura óssea (Wilderman et al. 1961; Costich & Ramfjord 1968). Além disso, a retração da gengiva marginal na área cirúrgica muitas vezes excedeu o ganho de gengiva obtido na porção apical da ferida (Carranza & Carraro 1963; Carraro et al. 1964). Em virtude dessas complicações e de dor pós-operatória intensa para o paciente, o uso da "técnica de desnudação" dificilmente pode ser justificado.

Com o procedimento de "retenção periosteal" ou "retalho dividido" (Figura 39.4), apenas a porção superficial da mucosa oral dentro da área da ferida foi removida, deixando o osso coberto por periósteo (Staffileno et al. 1962, 1966; Wilderman 1963; Pfeifer 1965). Embora a preservação do periósteo implique uma reabsorção óssea menos grave do que seguindo a "técnica de desnudação", a perda da altura

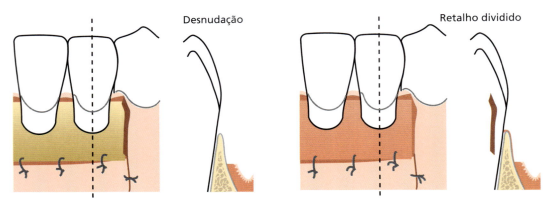

Figura 39.4 O uso de cirurgias de aprofundamento de vestíbulo para aumentar a largura da gengiva envolve a produção de uma ferida que se estende desde a margem gengival até um nível apical de alguns milímetros à junção mucogengival. Com a técnica de "desnudação", todo o tecido mole é removido, deixando o osso alveolar exposto. Com o procedimento do "retalho dividido", apenas a porção superficial da mucosa oral é removida, deixando o osso recoberto por tecido conjuntivo. (Fontes: Staffileno *et al.* 1963, 1966; Wilderman 1963; Pfeifer 1965. Reproduzida, com autorização, de John Wiley & Sons.)

da crista óssea também foi observada após esse tipo de operação, a menos que uma camada relativamente espessa de tecido conjuntivo fosse retida na superfície óssea (Costich & Ramfjord 1968). Se uma camada espessa não fosse assegurada, o tecido conjuntivo periosteal tendia a sofrer necrose, e a cicatrização subsequente se assemelhava à da "técnica de desnudação" descrita anteriormente.

Esses procedimentos de extensão vestibular/gengival foram baseados na suposição de que são as forças friccionais durante a mastigação que determinam a presença de um tecido queratinizado adjacente aos dentes (Orban 1957; Pfeifer 1963). Portanto, acreditava-se que, pelo deslocamento das inserções musculares e a extensão da profundidade vestibular, o tecido em regeneração na área cirúrgica estaria sujeito a impactos físicos e se adaptaria aos mesmos requisitos funcionais atendidos pela gengiva "normal" (Ivancie 1957; Bradley *et al.* 1959; Pfeifer 1963). Estudos posteriores, no entanto, mostraram que a característica da gengiva é determinada por fatores inerentes ao tecido, em vez de serem resultado de adaptação funcional, e que a diferenciação (queratinização) do epitélio gengival é controlada por estímulos morfogenéticos do tecido conjuntivo subjacente (ver Capítulo 4).

Procedimentos de enxerto

Os tecidos moles gengivais e palatinos manterão suas características originais após o transplante para áreas da mucosa alveolar (ver Capítulo 4). Assim, o uso de transplantes oferece o potencial de prever o resultado pós-cirúrgico. O tipo de transplante utilizado pode ser dividido em (1) enxertos pediculados, que mantêm sua conexão com o local doador após a colocação no local receptor (Figura 39.5), e (2) enxertos livres que são completamente privados de sua conexão com a área doadora (Figura 39.6). Para o aumento gengival, enxertos livres do palato têm sido usados mais comumente (Haggerty 1966; Nabers 1966; Sullivan & Atkins 1968a; Hawley & Staffileno 1970; Edel 1974). Como alternativa ao uso de um enxerto de mucosa do palato, vários materiais de enxerto alogênico, por exemplo, matriz dérmica liofilizada acelular (ADM) (Wei *et al.* 2000; Harris 2001) e substituto dérmico derivado de fibroblasto humano (McGuire & Nunn 2005), podem ser utilizados, mas o aumento da largura do tecido queratinizado após o uso desses enxertos pode não ser tão previsível quanto com o uso de enxertos autógenos. Baseado em uma revisão sistemática de técnicas de aumento de tecidos moles, Thoma *et al.* (2009) concluíram que: (1) há evidências de um aumento da largura do tecido queratinizado e da gengiva inserida após reposicionamento apical do retalho/vestibuloplastia; (2) a adição de um enxerto de tecido autógeno aumenta significativamente a largura da gengiva inserida; e (3) o uso de enxertos alogênicos produz aumentos dimensionais em tecido queratinizado semelhantes aos produzidos com tecido autógeno. Mais recentemente, matrizes de colágeno de suínos têm se mostrado tão eficazes e previsíveis quanto os enxertos livres de tecido conjuntivo autógeno (TCAs) em aumentar a faixa de tecido queratinizado em dentes e implantes, mas com significativamente menor morbidade do paciente (Sanz *et al.* 2009; Nevins *et al.* 2011; Lorenzo *et al.* 2012). Com o uso de materiais de enxerto alternativos, a preparação do local receptor é semelhante à de um enxerto autógeno.

Técnica

1. O procedimento cirúrgico é iniciado com a preparação do local receptor (Figura 39.6A, B). Um leito periosteal livre de inserção muscular e de tamanho suficiente é preparado por dissecção aguda. O retalho de espessura parcial é deslocado apicalmente e suturado.
2. Para garantir a retirada de um enxerto de tamanho e contorno adequados da área doadora, a mucosa palatina na região dos pré-molares costuma ser a região de escolha. Recomenda-se usar um molde de alumínio do local receptor, que é transferido para o local doador, onde é contornado por uma incisão rasa (Figura 39.6C). Um enxerto com uma espessura de aproximadamente 1,5 a 2 mm é então dissecado da área doadora (Figura 39.6D).

Capítulo 39 Terapia Mucogengival: Cirurgia Plástica Periodontal

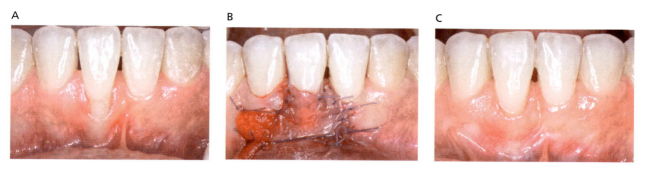

Figura 39.5 Procedimento de enxerto pediculado para aumento gengival. **A.** Incisivo central inferior com retração dos tecidos moles vestibulares associada à inserção alta de um freio. **B.** O freio é liberado e um retalho dividido de tecido queratinizado é dissecado da área do dente vizinho, mobilizado lateralmente e fixado em posição no local receptor. **C.** O resultado da cicatrização 1 ano após o tratamento mostra o estabelecimento de uma ampla zona de tecido queratinizado sem interferência do freio.

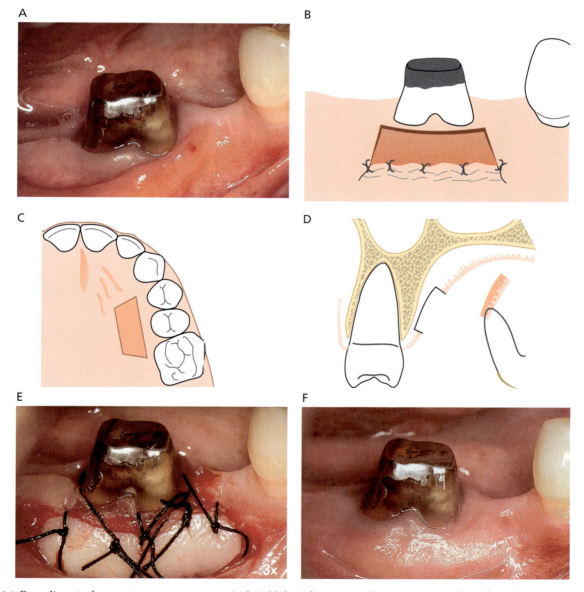

Figura 39.6 Procedimento de enxerto para aumento gengival. **A.** Molar inferior no qual o paciente sente desconforto durante a escovação em decorrência de interferência da mucosa de revestimento e alta fixação de freio. Optou-se por deslocar a inserção do freio apicalmente e aumentar a zona gengival por meio da colocação de um enxerto livre. **B.** Retalho de espessura parcial é dissecado para preparar um leito receptor. O retalho é deslocado apicalmente e suturado. **C** e **D.** O enxerto com uma espessura de 1,5 a 2 mm e de tamanho e contorno suficientes (pode ser usado um modelo de alumínio do local receptor) é dissecado da mucosa palatina na região dos pré-molares. **E.** O enxerto é imediatamente transferido para o leito receptor preparado e ancorado por suturas para garantir uma adaptação próxima do enxerto ao leito receptor. **F.** Após a cicatrização, uma ampla zona de tecido queratinizado foi estabelecida. (Fonte: Cortesia do Professor Giampaolo Pini Prato.)

3. O enxerto é imediatamente transferido para o leito receptor preparado e suturado (Figura 39.6E). Para imobilizar o enxerto no local receptor, as suturas devem ser feitas no periósteo ou na gengiva inserida adjacente. Após a sutura, faz-se pressão sobre o enxerto por 5 minutos para eliminar sangue e exsudato entre o enxerto e o leito receptor. A ferida palatina pode ser protegida com um *stent* palatino.
4. As suturas são removidas após 1 a 2 semanas.

Para obter uma descrição do procedimento de enxerto pediculado, ver Procedimentos de cobertura radicular, posteriormente.

Cicatrização após o procedimento de aumento gengival

Procedimentos de extensão vestibular/gengival

Uma vez que a especificidade da gengiva é determinada por algum fator inerente aos tecidos, os resultados pós-operatórios dos procedimentos de extensão vestibular dependem do grau em que os vários tecidos contribuem para a formação de tecido de granulação na área da ferida (Karring *et al.* 1975). Seguindo a técnica de "desnudação" ou "retalho dividido", a área da ferida é preenchida com tecido de granulação derivado do ligamento periodontal, o tecido dos espaços da medula óssea, o tecido conjuntivo periosteal retido, a gengiva circundante e a mucosa de revestimento (Figura 39.7). O grau de reabsorção óssea induzido pelo trauma cirúrgico influencia a quantidade relativa de tecido de granulação que cresce na ferida a partir dessas várias fontes teciduais. A reabsorção da crista óssea expõe quantidades variáveis de tecido do ligamento periodontal na área marginal, permitindo que o tecido de granulação do ligamento periodontal preencha a porção coronal da ferida. Quanto maior a perda óssea, maior é a porção da ferida que fica preenchida com tecido de granulação do ligamento periodontal. Esse tecido particular tem a capacidade de induzir a queratinização do epitélio de cobertura. Isso significa que o alargamento do tecido queratinizado após as operações de "desnudação" e "retalho dividido" é obtido à custa de uma altura óssea reduzida. A "técnica de desnudação" geralmente resulta em mais perda óssea do que a "técnica do retalho dividido". Portanto, uma maior quantidade de tecido de granulação com capacidade de induzir um epitélio queratinizado se desenvolve na área marginal seguindo a "técnica de desnudação" do que seguindo a "técnica do retalho dividido". Isso está de acordo com a observação clínica de que a "técnica de desnudação" geralmente é superior à "técnica de retalho dividido" em termos de aumento da largura do tecido queratinizado (Bohannan 1962a, b).

Pode-se concluir que o sucesso ou insucesso em estender a largura do tecido queratinizado pelas técnicas de "desnudação" ou "retalho dividido" está na origem do tecido de granulação, o qual está relacionado com a extensão da perda óssea induzida pelo trauma cirúrgico. Isso, por sua vez, significa que o resultado com relação ao aumento da largura gengival por métodos que envolvem exposição periosteal ou desnudação do osso alveolar é imprevisível. O uso desses métodos não é, portanto, justificado na terapia periodontal. Os procedimentos discutidos representam apenas exemplos de como o desconhecimento dos princípios biológicos básicos pode levar ao desenvolvimento de métodos terapêuticos inadequados.

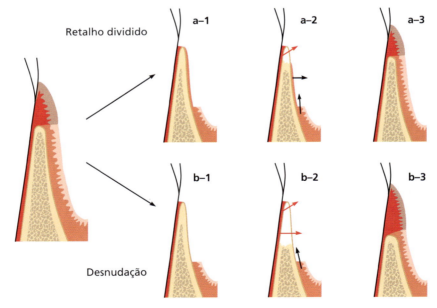

Figura 39.7 Os diferentes estágios de cicatrização seguindo as técnicas de "retalho dividido" (a) e "desnudação" (b). Células da mucosa oral, osso e ligamento periodontal (*setas*) participam da formação do tecido de granulação. Em virtude da diferença no grau de reabsorção óssea (a-2, b-2), uma área maior da porção coronal da ferida é preenchida com tecido de granulação do ligamento periodontal após a "desnudação" do que após a técnica de "retalho dividido". Uma vez que o tecido de granulação do ligamento periodontal tem a capacidade de induzir um epitélio queratinizado, a "desnudação" geralmente resulta em uma zona mais ampla de tecido queratinizado do que no caso da técnica de "retalho dividido" (a-3, b-3).

Procedimentos de enxerto

A cicatrização de enxertos livres de tecido mole colocados inteiramente em um leito receptor de tecido conjuntivo foi estudada em macacos, por Oliver *et al.* (1968) e Nobuto *et al.* (1988). Segundo esses autores, a cicatrização pode ser dividida em três fases (Figura 39.8):

1. *Fase inicial (de 0 a 3 dias).* Durante esses primeiros dias de cicatrização, uma fina camada de exsudato está presente entre o enxerto e o leito receptor. Nesse período, o tecido enxertado sobrevive com uma "circulação plasmática" avascular do leito receptor. Portanto, é essencial para a sobrevivência do enxerto que um contato próximo seja estabelecido com o leito receptor subjacente no momento da operação. Uma espessa camada de exsudato ou um coágulo sanguíneo podem dificultar a "circulação plasmática" e resultar na rejeição do enxerto. O epitélio do enxerto livre degenera precocemente na fase inicial de cicatrização e posteriormente é descamado. Ao colocar um enxerto sobre uma retração, parte do leito receptor será a superfície avascular da raiz. Como o enxerto depende da natureza de seu leito para difusão de plasma e posterior revascularização, a utilização de enxertos livres no tratamento de retrações gengivais envolve um grande risco de fracasso. A área do enxerto sobre a superfície radicular avascular deve receber nutrientes do leito de tecido conjuntivo que circunda a retração. Assim, a quantidade de tecido que pode ser mantida sobre a superfície radicular é limitada pelo tamanho da área avascular.

2. *Fase de revascularização (de 2 a 11 dias).* Após 4 a 5 dias de cicatrização, são estabelecidas anastomoses entre os vasos sanguíneos do leito receptor e os do tecido enxertado. Assim, a circulação sanguínea é restabelecida nos vasos sanguíneos preexistentes do enxerto. O período subsequente é caracterizado pela proliferação capilar, que gradualmente resulta em uma densa rede de vasos sanguíneos no enxerto. Ao mesmo tempo, uma união fibrosa é estabelecida entre o enxerto e o leito de tecido conjuntivo subjacente. A reepitelização do enxerto ocorre principalmente pela proliferação do epitélio dos tecidos adjacentes. Se um enxerto livre for colocado sobre a superfície radicular desnudada, pode ocorrer nesse estágio de cicatrização a migração apical do epitélio ao longo da superfície voltada para o dente do enxerto.

3. *Fase de maturação tecidual (de 11 a 42 dias).* Nesse período, o número de vasos sanguíneos no transplante é gradualmente reduzido e, após aproximadamente 14 dias, o sistema vascular do enxerto parece normal. Além disso, o epitélio amadurece gradualmente com a formação de uma camada de queratina durante esse estágio de cicatrização.

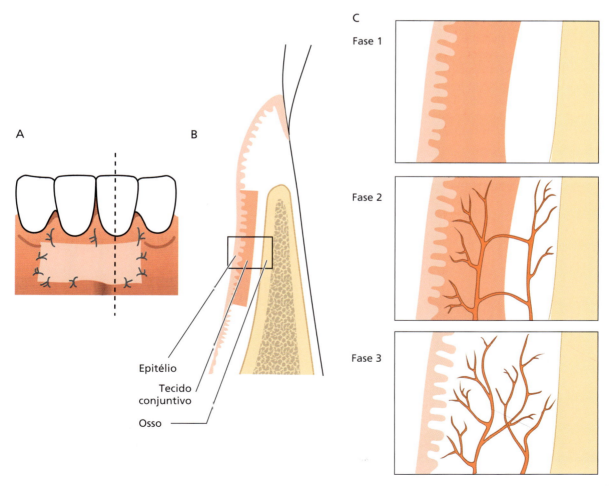

Figura 39.8 Cicatrização de um enxerto gengival livre colocado inteiramente em um leito receptor de tecido conjuntivo (**A**). **B.** Secção transversal da área. As áreas emolduradas (**C**) ilustram as três fases nas quais o processo de cicatrização pode ser dividido.

O estabelecimento e a manutenção de uma "circulação plasmática" entre o leito receptor e o enxerto durante a fase inicial da cicatrização é fundamental nesse tipo de terapia. Portanto, para garantir as condições ideais de cicatrização, o sangue entre o enxerto e o local receptor deve ser removido, exercendo pressão contra o enxerto após a sutura.

Condição mucogengival com retrações gengivais

A retração gengival é definida como o deslocamento apical da margem gengival com relação à junção amelocementária. Está associada à perda de inserção e à exposição da superfície radicular ao meio bucal (Cortellini & Bissada 2018).

As retrações gengivais são uma característica comum em populações com altos padrões de higiene bucal (p. ex., Sangnes & Gjermo 1976; Murtomaa et al. 1987; Löe et al. 1992; Serino et al. 1994), bem como em populações com má higiene bucal (p. ex., Baelum et al. 1986; Yoneyama et al. 1988; Löe et al. 1992; Susin et al. 2004). Em populações que mantêm altos padrões de higiene bucal, a perda de inserção e a retração do tecido marginal são predominantemente encontradas nas superfícies vestibulares dos dentes (Löe et al. 1992; Serino et al. 1994) e são frequentemente associadas à presença de um "defeito em forma de cunha na área crevicular de um ou vários dentes" (Sangnes & Gjermo 1976) (Figura 39.9). Por outro lado, todas as superfícies dentárias são geralmente afetadas pela retração dos tecidos moles em populações não tratadas periodontalmente, embora a prevalência e a gravidade sejam mais pronunciadas em dentes monorradiculares do que em molares (Löe et al. 1978; Miller et al. 1987; Yoneyama et al. 1988; Löe et al. 1992).

Embora a etiologia das retrações gengivais localizadas permaneça incerta, têm sido sugeridos vários fatores predisponentes.

Fenótipo periodontal e gengiva inserida

Fenótipo periodontal fino, ausência de gengiva inserida e espessura reduzida do osso alveolar em virtude da posição anormal do dente no arco foram considerados fatores de risco para o desenvolvimento de retração gengival (Kim & Nieva 2015) (Figura 39.10).

Estudos transversais mostraram que existe uma correlação entre a presença de defeitos de retração e a altura (largura) da gengiva (p. ex., Stoner & Mazdyasna 1980; Tenenbaum 1982), que muitas vezes tem sido interpretada como evidência de que uma zona estreita da gengiva é um fator que contribui para o desenvolvimento de retrações dos tecidos moles (Figura 39.9). Deve-se perceber, no entanto, que esses dados foram derivados de estudos transversais, que não podem provar nem refutar uma relação de causa e efeito. De fato, dados obtidos de estudos prospectivos e longitudinais de pacientes mostrando áreas com apenas uma zona mínima de gengiva favorecem a conclusão de que uma certa quantidade de gengiva não é essencial para a prevenção de retrações de tecidos moles. Lindhe e Nyman (1980) examinaram as alterações da posição da margem gengival após cirurgia periodontal, em 43 pacientes com ruptura periodontal avançada. Após o tratamento ativo, todos os pacientes foram reavaliados uma vez a cada 3 a 6 meses, para cuidados de manutenção. A posição da margem dos tecidos moles com relação à JAC foi avaliada na face vestibular de todos os dentes, após a cicatrização inicial e após 10 a 11 anos de manutenção. Os resultados demonstraram que, tanto nas áreas com como naquelas sem tecido queratinizado visível após a cicatrização, ocorreu um pequeno crescimento coronal (≈1 mm) da margem do tecido mole durante o período de manutenção. Em outras palavras, nenhuma retração foi observada nesse grupo de pacientes mantidos em um cuidadoso programa de profilaxia.

Dorfman et al. (1982) relataram um estudo de acompanhamento de 4 anos, incluindo 22 pacientes com áreas dentárias bilaterais que exibiam retração gengival e falta de tecido mole marginal firmemente aderido. Em conjunto com raspagem e alisamento radicular, um enxerto gengival livre foi colocado em um lado, enquanto o lado controle

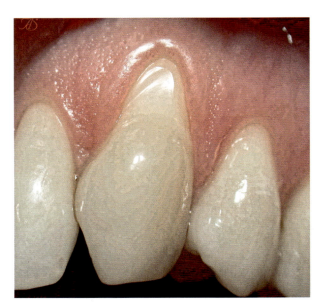

Figura 39.9 Canino superior com retração gengival vestibular ilustrando a presença de um "defeito em forma de cunha na superfície vestibular do dente".

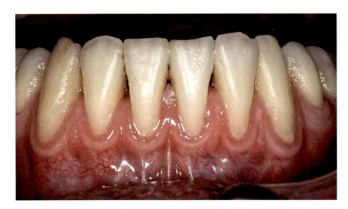

Figura 30.10 Segmento de dentes inferiores com múltiplas retrações vestibulares que ilustram a associação proposta entre um fenótipo fino e a perda de inserção.

contralateral foi tratado apenas com raspagem e alisamento radicular. Todos os pacientes foram chamados novamente para profilaxia, uma vez a cada 3 a 6 meses, durante um período de 4 anos. Os dados obtidos dos exames das áreas de controle não enxertadas revelaram que nenhuma retração adicional da margem do tecido mole ou perda de inserção de sondagem havia ocorrido apesar da falta de tecido marginal aderido. Na verdade, houve um leve ganho de inserção à sondagem. Os autores concluíram que os locais de retração sem gengiva inserida podem não sofrer mais perda de inserção e retração se a inflamação for controlada. Em um relatório posterior, Kennedy *et al.* (1985) apresentaram dados de 10 pacientes que não participaram do programa de manutenção, por um período de 5 anos. Nesses pacientes, placa e sinais clínicos de inflamação, bem como algumas retrações adicionais, foram observados no exame de 5 anos em comparação com os dados obtidos após o término do tratamento ativo. No entanto, exceto pelos sinais clínicos de inflamação, que foram mais pronunciados em locais não enxertados, não foram observadas diferenças entre os locais de controle com menos de 1 mm ou ausência completa de gengiva inserida e locais enxertados.

A falta de relação entre a altura da gengiva e o desenvolvimento de retração dos tecidos moles é ainda validada por resultados de estudos clínicos longitudinais (Schoo & van der Velden 1985; Kisch *et al.* 1986; Wennström 1987; Freedman *et al.* 1999). O estudo prospectivo de Wennström (1987) relatou observações feitas em 26 locais vestibulares privados, cirurgicamente, de todo o tecido queratinizado. Um exame inicial realizado 6 meses após o tratamento revelou que esses locais haviam recuperado uma zona de gengiva que, no entanto, não estava aderida ou tinha apenas uma porção mínima (< 1 mm) aderida aos tecidos duros subjacentes (Figuras 39.11A e 39.12A). Dentes adjacentes, com uma ampla zona de gengiva inserida, também foram incluídos nos exames. Na maioria dos locais, a posição da margem dos tecidos moles manteve-se inalterada ao longo de 5 anos (Figura. 39.11B e 39.12B).

Em conclusão, evidências de estudos longitudinais prospectivos mostram que a altura gengival não é um fator crítico para a prevenção da retração do tecido marginal, mas que o desenvolvimento de uma retração resultará em perda de altura gengival.

Retrações associadas a fatores mecânicos, predominantemente trauma de escovação

A escovação traumática e o mau posicionamento dos dentes são os fatores mais frequentemente associados à retração do tecido marginal (Sangnes 1976; Vekalahti 1989; Checchi *et al.* 1999; Daprile *et al.* 2007). O trauma tecidual causado pela escovação vigorosa ou "imprópria" é considerado um fator causal predominante para o desenvolvimento de retrações, particularmente em indivíduos jovens. Essas retrações são frequentemente encontradas em locais com gengiva clinicamente saudável e onde a raiz exposta tem um defeito em forma de cunha, cuja superfície é limpa, lisa e polida (Figura 39.13).

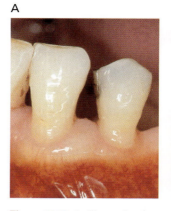 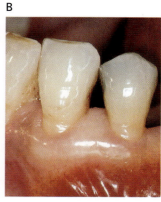

Figura 39.11 A. Um canino e um primeiro pré-molar inferiores com menos de 1 mm de porção inserida da gengiva, 6 meses após o tratamento cirúrgico. **B.** Observe o aumento da largura da gengiva na face vestibular dos dentes e a margem gengival posicionada mais coronalmente, 5 anos depois.

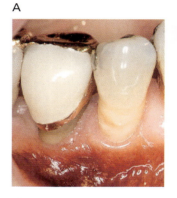 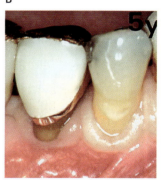

Figura 39.12 A. Canino inferior e região do primeiro pré-molar mostrando uma zona muito estreita de gengiva, 6 meses após a terapia cirúrgica. **B.** Nenhuma mudança importante, na posição da margem do tecido mole, ocorreu durante um período de 5 anos, apesar da falta de gengiva inserida.

Estudos têm relatado que a duração e a força da escovação, a frequência da troca da escova, a dureza da escova (cerdas) (Khocht *et al.* 1993) e a técnica de escovação podem ser fatores contribuintes. No entanto, uma revisão sistemática não foi capaz de validar totalmente essas hipóteses (Rajapakse *et al.* 2007). Entre os 18 estudos analisados, um concluiu que a escovação reduziu significativamente as retrações nas superfícies dentárias vestibulares ao longo de 18 meses, dois concluíram que parecia não haver relação entre a frequência da escovação e a retração gengival, enquanto oito estudos relataram uma associação positiva entre a frequência da escovação e a retração.

Retrações associadas a lesões inflamatórias localizadas induzidas por placas

Outros fatores locais que têm sido associados à retração do tecido marginal são a presença de: (1) deiscências ósseas alveolares (Bernimoulin & Curilovic 1977; Löst 1984); (2) alta inserção muscular e tração do freio (Trott & Love 1966);

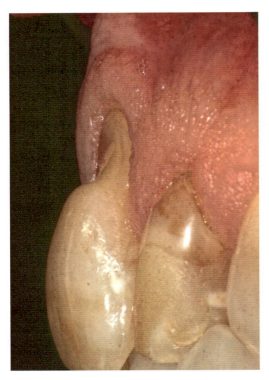

Figura 39.13 Retrações associadas ao trauma de escovação. A gengiva marginal é clinicamente saudável, e um defeito em forma de cunha por abrasão pode ser observado na raiz exposta.

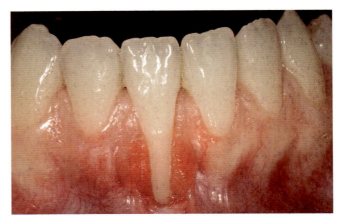

Figura 39.14 Retração associada à lesão inflamatória localizada induzida por placa.

(3) placa e cálculo (van Palenstein Helderman *et al.* 1998; Susin *et al.* 2004); e (4) fatores iatrogênicos relacionados com procedimentos de tratamento restaurador e periodontal (Lindhe & Nyman 1980; Valderhaug 1980).

Essas retrações podem ser encontradas em dentes posicionados proeminentemente, nos quais o osso alveolar é fino ou ausente (deiscência óssea) e, além disso, o tecido gengival é fino (delicado) (Figura 39.14). Uma lesão inflamatória que se desenvolve em resposta à placa subgengival ocupa o tecido conjuntivo adjacente ao epitélio dentogengival. Mensurações feitas por Waerhaug (1952) sugerem que a distância entre a periferia da placa microbiana na superfície do dente e a extensão lateral e apical do infiltrado de células inflamatórias raramente excede 1 a 2 mm. Assim, se a gengiva livre for volumosa, o infiltrado ocupará apenas uma pequena porção do tecido conjuntivo. Em uma gengiva fina e delicada, por outro lado, toda a porção de tecido conjuntivo pode estar envolvida. A proliferação de células epiteliais do epitélio oral, bem como do epitélio dentogengival em tecido conjuntivo fino e degradado pode causar uma subsidência da superfície epitelial, que se manifesta clinicamente como retração marginal do tecido (Baker & Seymour 1976).

Retrações associadas à margem cervical das restaurações

Uma revisão sistemática (Kim & Nieva 2015) relatou observações clínicas sugerindo que locais com pouca ou nenhuma gengiva associada a margens intrassulculares das restaurações foram mais propensas à retração gengival e inflamação. No entanto, essas conclusões foram baseadas principalmente em observações clínicas (baixo nível de evidência).

A realização das margens da restauração subgengivalmente pode não apenas criar um trauma operatório direto nos tecidos (Donaldson 1974), mas também facilitar o acúmulo de placa subgengival, com alterações inflamatórias resultantes na gengiva adjacente e retração da margem dos tecidos moles (Parma-Benfenati *et al.* 1985; Lang 1995; Günay *et al.* 2000). Durante um período de 10 anos, Valderhaug (1980) avaliou longitudinalmente as alterações dos tecidos moles que ocorrem nos locais vestibulares de 286 dentes, com margens de coroas posicionadas sub ou supragengivalmente, em 82 pacientes. A reavaliação realizada 1 ano após a realização das restaurações revelaram que as gengivas dos dentes com margens de restauração subgengivais estavam mais comumente inflamadas do que naqueles com bordas posicionadas supragengivalmente. Dos 150 dentes que apresentavam margem vestibular da coroa localizada subgengivalmente no momento da cimentação, 40% já apresentavam exposição supragengival da margem da coroa após 1 ano e, no exame de 10 anos, até 71% haviam se posicionado supragengivalmente em decorrência da retração da margem do tecido mole. Comparado com dentes com margens na coroa posicionadas supragengivalmente, a quantidade de retração e perda de inserção clínica foi maior nos locais com margens da restauração subgengivalmente.

Stetler e Bissada (1987) avaliaram as condições periodontais em dentes com margens de restaurações subgengivais e mostraram que em restaurações subgengivais com acúmulo de placa, se a gengiva adjacente fosse fina, havia um risco potencial para o desenvolvimento de retração dos tecidos moles. Consequentemente, se a retração precisa ser evitada, o padrão de controle de placa deve ser melhorado ou a *espessura* da margem gengival deve ser aumentada.

Retrações associadas a tratamentos ortodônticos

Resultados de pesquisas clínicas e experimentais documentaram que a maioria das formas de terapia ortodôntica é inócua para o periodonto (ver Capítulo 47). O clínico pode observar, no entanto, que alguns pacientes respondem a movimentos vestibulares dos incisivos e movimentos laterais dos dentes posteriores com retração gengival e perda de inserção (Maynard & Ochsenbein 1975; Coatoam et al. 1981; Foushee et al. 1985) (Figura 39.12). De fato, uma revisão sistemática (Kim & Nieva 2015) relatou que a direção do movimento dentário ortodôntico e a espessura vestibulolingual da gengiva podem contribuir para a retração gengival marginal durante o tratamento ortodôntico. A prevalência relatada de retrações gengivais no fim do tratamento ortodôntico varia entre 5 e 12%, embora os autores tenham relatado um aumento da prevalência de até 47% em observação a longo prazo (5 anos) (Renkema et al. 2015). Com base nessas observações clínicas, sugeriu-se que um procedimento de enxerto para aumentar as dimensões gengivais deve preceder o início da terapia ortodôntica nessas áreas (Boyd 1978; Hall 1981; Maynard 1987).

Como discutido anteriormente, a presença de uma deiscência óssea alveolar é um pré-requisito para o desenvolvimento de uma retração tecidual marginal, uma vez que esta deiscência pode estabelecer um ambiente propício para a perda de tecido gengival. Com relação à terapia ortodôntica, isso implicaria que enquanto um dente fosse movido exclusivamente dentro do osso alveolar, a retração dos tecidos moles não se desenvolveria (Wennström et al. 1987). Por outro lado, as deiscências ósseas alveolares predisponentes podem ser induzidas pela expansão vestibular descontrolada de um dente através da placa cortical, tornando o dente suscetível ao desenvolvimento de retração dos tecidos moles. Nesse contexto, é interessante notar que estudos experimentais mostraram que o osso vestibular será remodelado na área de uma deiscência quando o dente é retraído para um posicionamento adequado da raiz dentro do processo alveolar (Engelking & Zachrisson 1982; Karring et al. 1982) (Figura 39.15). Portanto, é provável que a redução da retração observada em um dente anteriormente posicionado proeminentemente, que foi movido para uma posição mais adequada dentro do processo alveolar (Figura 39.16), também seja acompanhada por formação óssea.

As alterações que ocorrem nas dimensões gengivais e na posição dos tecidos marginais em conjunto com a terapia ortodôntica estão relacionadas com a *direção do movimento dentário*. O movimento vestibular resulta em redução das dimensões vestibulares da gengiva, enquanto um aumento é observado após o movimento lingual (Coatoam et al. 1981; Andlin-Sobocki & Bodin 1993). Retração da margem gengival labial e perda de inserção foram demonstrados em estudos experimentais em macacos seguindo movimentos de inclinação e extrusão ou movimentos de corpo de incisivos (Batenhorst et al. 1974; Steiner et al. 1981). No entanto, estudos semelhantes realizados em cães (Karring et al. 1982; Nyman et al. 1982) e humanos (Rateitschak et al. 1968) falharam em demonstrar que o movimento dentário vestibular é acompanhado por retração tecidual e perda de inserção. Os resultados conflitantes podem estar associados a diferenças com relação, por exemplo, (1) à quantidade de deslocamento labial do dente, (2) à presença/ausência de placa e inflamação gengival nas regiões submetidas à movimentação dentária e/ou (3) a diferenças nas dimensões gengivais. Wennström et al. (1987) moveram experimentalmente dentes ortodônticos em áreas com espessura e qualidade do tecido mole marginal variáveis. Seguindo extenso movimento de corpo dos incisivos em direção labial através do osso alveolar, a maioria dos dentes mostrou um pequeno deslocamento apical da margem do tecido mole, mas sem perda de inserção do tecido conjuntivo (Figura 39.17).

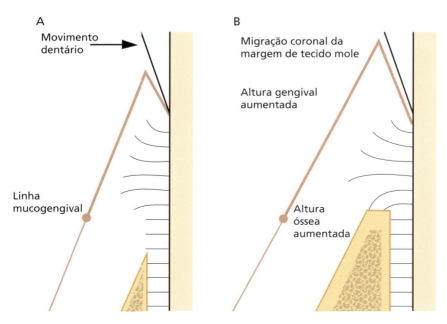

Figura 39.15 A. Alterações que ocorrem nos tecidos periodontais marginais após o movimento lingual de um dente proeminentemente posicionado na arcada e com deiscência óssea. **B.** Um aumento na altura óssea e gengival será observado, bem como uma migração coronal da margem de tecido mole, após o posicionamento lingual do dente. (Fontes: Engelking & Zachrisson 1982; Karring et al. 1982. Reproduzida, com autorização, de John Wiley & Sons.)

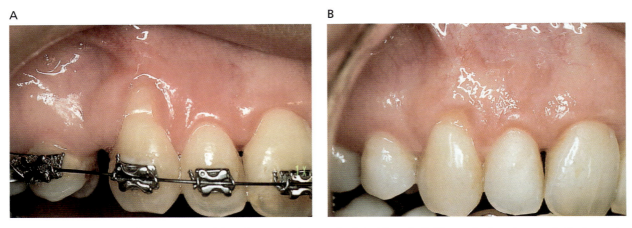

Figura 39.16 A. Dente 13 proeminentemente posicionado mostrando retração do tecido mole. **B.** Mesmo dente após a conclusão do movimento dentário ortodôntico. Observe a redução da retração que ocorreu como consequência da mudança de posição do dente.

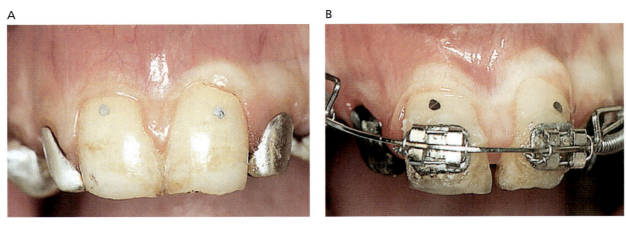

Figura 39.17 Face vestibular dos incisivos centrais antes (**A**) e depois (**B**) do movimento dentário vestibular. Nenhuma mudança óbvia na localização da margem gengival ocorreu, apesar do pronunciado deslocamento vestibular dos incisivos.

Em outras palavras, o deslocamento apical da margem gengival foi o resultado de uma altura reduzida da gengiva livre (Figura 39.18), na qual a rotação pode estar relacionada com a tensão ("alongamento") nos tecidos moles durante o movimento dentário vestibular e com a redução da flacidez do tecido vestibulolingual. Semelhantemente aos resultados apresentados por Foushee *et al.* (1985), de um estudo em humanos, nenhuma relação foi encontrada entre a largura apicocoronal inicial (altura) da gengiva e o grau de deslocamento apical da margem dos tecidos moles durante a terapia ortodôntica. Assim, os achados não dão suporte ao conceito de uma determinada zona da gengiva como essencial para a prevenção da retração durante a terapia ortodôntica, mas corroboram as observações relatadas por Coatoam *et al.* (1981) de que a integridade do periodonto também pode ser mantida durante a terapia ortodôntica em áreas que apresentam apenas uma zona mínima de gengiva.

Nos estudos experimentais de Steiner *et al.* (1981) e Wennström *et al.* (1987), observou-se que dentes com perda de inserção de tecido conjuntivo, quando movimentados ortodonticamente para vestibular, mostraram sinais clínicos evidentes de inflamação durante todo o período experimental. Como se demonstrou que, na presença de lesões supraósseas induzidas por placa, as forças ortodônticas que geram o movimento de corpo não são capazes de causar destruição acelerada da inserção do tecido conjuntivo (Ericsson *et al.* 1978), uma diminuição da dimensão vestibulolingual da borda do tecido em virtude da "distensão" da gengiva vestibular pode ter favorecido o efeito da lesão inflamatória associada à placa. Essa suposição é validada pelas observações de que, na presença de gengivite induzida por placa, um tecido mole marginal fino é mais suscetível para completar a quebra do que um tecido grosso (Baker & Seymour 1976). Além disso, nenhuma diferença na perda de inserção foi observada em dentes infectados por placa que receberam movimento de corpo *dentro do osso alveolar*, independentemente do tipo de tecido mole adjacente (gengiva ou mucosa de revestimento) (Wennström *et al.* 1987). Portanto, a *espessura e não a qualidade* do tecido mole marginal, no lado de pressão do dente, é o fator determinante para o desenvolvimento da retração. Essa interpretação é apoiada por achados de estudos clínicos, em humanos, analisando fatores importantes para o desenvolvimento de retrações durante o movimento labial de incisivos inferiores. Melsen e Allais (2005) descobriram que a inflamação gengival e um "biotipo gengival fino" foram preditores

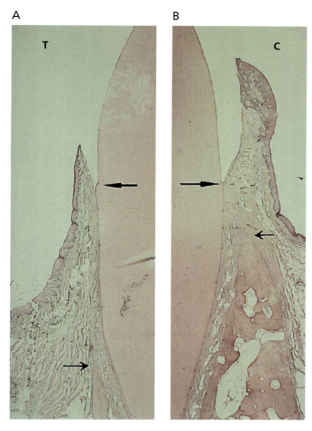

Figura 39.18 Cortes histológicos mostrando (A) altura reduzida de osso alveolar em um incisivo com movimento de corpo na direção vestibular e (B) altura normal de osso alveolar em um dente-controle não movimentado. Observe a manutenção do nível de inserção do tecido conjuntivo e a altura reduzida da gengiva livre no incisivo deslocado para vestibular (A). As *setas grandes* indicam a posição da junção amelocementária e as *setas pequenas* a posição da crista óssea alveolar.

significativos para a retração gengival, e Yared *et al.* (2006) relataram que 93% dos dentes que desenvolveram retração tinham uma espessura gengival < 0,5 mm. Assim, as observações feitas nos estudos discutidos enfatizam fortemente a importância do controle adequado da infecção durante o tratamento ortodôntico.

Conclusão: A implicação clínica dos resultados dos estudos discutidos é que a movimentação dentária vestibular deve ser precedida de um exame cuidadoso das dimensões dos tecidos que cobrem a face vestibular dos dentes a serem movimentados. Desde que um dente possa ser movido dentro do processo alveolar, o risco de efeitos colaterais prejudiciais ao tecido marginal é mínimo, independentemente das dimensões e da qualidade do tecido mole ao redor do dente. Se, no entanto, for esperado que a movimentação dentária resulte no estabelecimento de uma deiscência do osso alveolar, o volume (espessura) dos tecidos moles de cobertura deve ser considerado como um fator que pode influenciar o desenvolvimento da retração dos tecidos moles durante e após a fase de terapia ortodôntica ativa. Um fenótipo fino pode servir como um *locus minorus resistentia* para o desenvolvimento de defeitos nos tecidos moles na presença de inflamação induzida por placa ou trauma de escovação.

Retrações associadas a formas generalizadas de doença periodontal destrutiva

A perda de suporte periodontal em locais proximais pode resultar em remodelação compensatória do suporte na face vestibular/lingual dos dentes, levando a um deslocamento apical da margem de tecido mole (Serino *et al.* 1994). Além disso, o deslocamento apical da margem do tecido mole é uma consequência inevitável da resolução das lesões periodontais após o tratamento e é independente de uma abordagem de tratamento não cirúrgico ou cirúrgico (Figura 39.19).

Diagnóstico de retrações gengivais

Miller (1985a) descreveu uma classificação dos defeitos de retração levando em consideração o recobrimento radicular antecipado que é possível obter com o uso de técnicas de enxertia (Figura 39.20):

- *Classe I:* retração do tecido marginal não se estende até a junção mucogengival; não há perda óssea e de tecido mole interdentário
- *Classe II:* retração do tecido marginal que se estende até ou além da junção mucogengival; não há perda óssea e de tecido mole interdentário
- *Classe III:* retração do tecido marginal que se estende até ou além da junção mucogengival; perda óssea/de tecido mole interdentário ou mau posicionamento do dente
- *Classe IV:* retração do tecido marginal que se estende até ou além da junção mucogengival; perda óssea/de tecido mole grave interdentário ou mau posicionamento do dente.

Enquanto a cobertura radicular completa (CRC) foi considerada alcançável em defeitos de classe I e II, apenas a cobertura parcial poderia ser esperada em defeitos de retração de classe III e IV. Embora pareça não haver razão para a diferenciação entre defeitos de retração classe I e II, a variável clínica crítica para determinar o possível resultado de um procedimento de recobrimento radicular foi o nível de suporte do tecido periodontal nos locais proximais do dente.

O recente *2017 World Workshop on the Classification of Periodontal and Peri-Implant Diseases and Conditions* adotou uma classificação de retrações gengivais (Jepsen *et al.* 2018) com base na dimensão da retração gengival vestibular/lingual com relação à perda de inserção clínica interdentária (Cairo *et al.* 2011) (Figura 39.21):

- *Retração tipo 1 (RT1):* retração gengival sem perda de inserção interproximal. A JAC interproximal não é clinicamente detectável nas faces mesial e distal do dente
- *Retração tipo 2 (RT2):* retração gengival associada à perda de inserção interproximal. A quantidade de perda de inserção interproximal (medida da JAC interproximal até a profundidade do sulco/bolsa interproximal) é menor ou igual à perda de inserção vestibular (medida da JAC vestibular até a extremidade apical do sulco/bolsa vestibular)
- *Retração tipo 3 (RT3):* retração gengival associada à perda de inserção interproximal. A quantidade de perda de inserção interproximal (medida da JAC interproximal

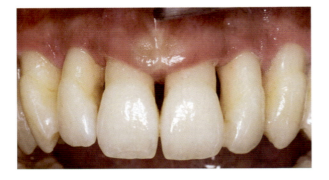
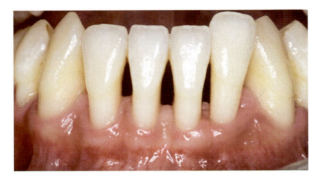

Figura 39.19 Retrações associadas a formas generalizadas de doença periodontal destrutiva. A retração dos tecidos moles é encontrada não apenas na face vestibular dos dentes, mas também nos locais proximais.

até a extremidade apical do sulco/bolsa) é maior do que a perda de inserção vestibular (medida da JAC vestibular até a extremidade apical do sulco/bolsa vestibular).

Esta classificação é orientada para o tratamento a fim de prever o potencial de cobertura radicular por meio da avaliação do nível clínico de inserção interdental. Em RT1 (Classe I e II de Miller) pode-se prever 100% de recobrimento radicular; em RT2 (sobrepondo a classe III de Miller), alguns ensaios clínicos randomizados indicam que, dependendo do grau de perda interdental do nível clínico de inserção, o CRC pode ser previsível aplicando diferentes procedimentos de recobrimento radicular; na classificação de Cairo RT3 (sobrepondo-se à classe IV de Miller), a cobertura radicular total não é alcançável (Tonetti *et al.* 2014).

Levando em consideração outros fatores associados à previsibilidade do recobrimento radicular, com diferentes intervenções cirúrgicas mucogengivais, essa classificação deve ser complementada com outras elementos diagnósticos relevantes (profundidade da retração gengival, espessura gengival, largura do tecido queratinizado, presença da JAC, lesão cervical associada).

O desenvolvimento de LCNCs ocorre frequentemente em superfícies radiculares expostas e está associado a retrações gengivais mais profundas. Essas LCNCs geralmente são acompanhadas pela perda da JAC e/ou formação de lesões na superfície dentária (perda de substância

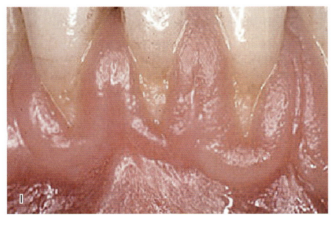
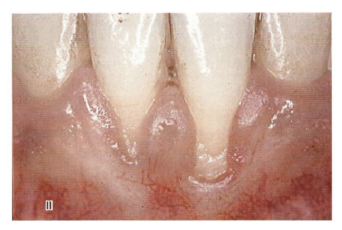
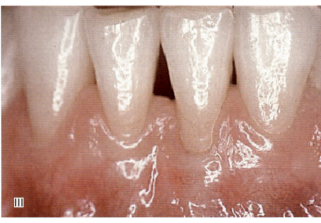
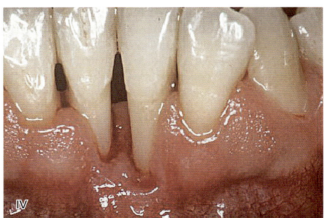

Figura 39.20 Classificação de Miller para defeitos de retração (ver texto). (Fonte: Cortesia do professor Giampaolo Pini Prato.)

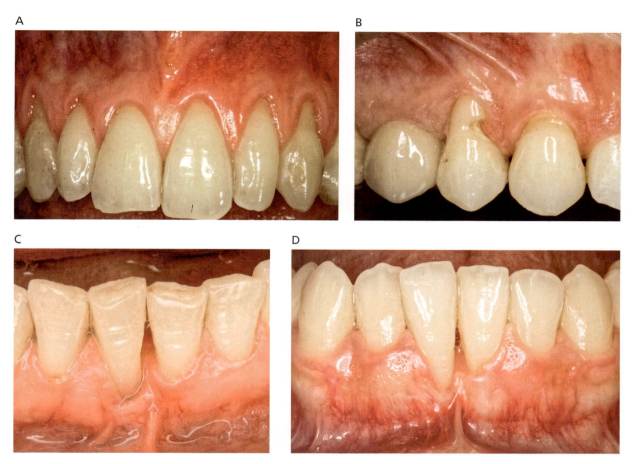

Figura 39.21 Classificação de Cairo para defeitos de retração (ver texto). **A.** RT1. **B.** RT2. **C e D.** RT3.

com presença de uma concavidade da superfície radicular > 0,5 mm [degrau]). Na nova classificação de 2017 (Cortellini & Bissada 2018) é possível identificar quatro diferentes situações clínicas: Classe A, quando a JAC ainda é detectável, com presença/ausência de degrau cervical > 0,5 mm; e Classe B, quando a JAC não é identificável, com presença/ausência de degrau cervical > 0,5 mm. O diagnóstico dessas situações clínicas deve ser associado ao tipo de retração (RT1, RT2 ou RT3) e aos demais elementos diagnósticos (profundidade da retração, espessura gengival e quantidade de tecido queratinizado) (Tabela 39.2) para apoiar o clínico na tomada de decisão com relação à escolha da intervenção cirúrgica para recobrimento radicular (descrito mais adiante neste capítulo).

Tratamento de retrações gengivais

As principais indicações para procedimentos de recobrimento radicular são demandas estéticas/cosméticas (Figura 39.22). A sensibilidade radicular e a mudança da topografia do tecido mole marginal para facilitar o controle da placa também podem ser uma indicação para procedimentos de recobrimento radicular (Figura 39.23).

Como as retrações gengivais não são entidades patológicas *per se* (na ausência de inflamação gengival), é importante justificar a decisão de tratá-las com procedimentos de recobrimento radicular. Uma pergunta básica a ser respondida é: o que ocorre se uma retração gengival existente for deixada sem tratamento? Uma revisão sistemática com metanálise que avaliou os resultados a longo prazo da retração gengival vestibular não tratada (Chambrone & Tatakis 2016) relatou que é altamente provável a retração gengival vestibular em indivíduos com boa higiene bucal resultar em um aumento na profundidade da retração durante o acompanhamento a longo prazo. Agudio *et al.* (2016) compararam locais tratados com locais contralaterais homólogos, apresentando fenótipo gengival fino com ou sem retrações,

Tabela 39.2 Tabela de diagnóstico para suporte ao tratamento de retrações gengivais.

Local gengival	Local dentário				
	Profundidade de REC	EG	LTQ	JAC (A/B)	Degrau (+/−)
Sem retração					
RT1					
RT2					
RT3					

Degrau = concavidade da superfície radicular (Classe + = presença de degrau cervical > 0,05 mm. Classe − = ausência de degrau cervical); EG = espessura gengival; JAC = junção amelocementária (Classe A = JAC detectável. Classe B = JAC indetectável); LTQ = largura de tecido queratinizado; Profundidade de REC = profundidade da retração gengival; RT = retração tipo.

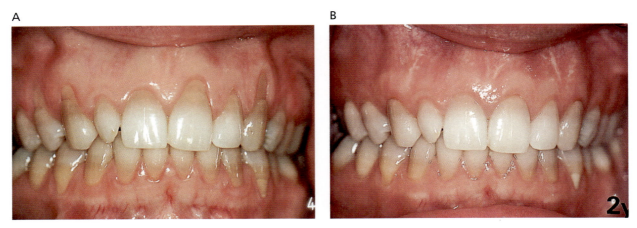

Figura 39.22 **A.** Mulher de 25 anos com preocupações estéticas causadas por múltiplas retrações de tecidos moles na maxila e linha labial alta. A gengiva é saudável e várias das superfícies radiculares expostas apresentam defeitos de abrasão, indicando o trauma por escovação como o fator causador do desenvolvimento das retrações. A técnica de escovação foi alterada e o recobrimento radicular foi obtido cirurgicamente. **B.** Visão após 2 anos de tratamento.

em uma população de pacientes altamente motivada. Ao fim do período de acompanhamento (média de 23,6 ± 3,9 anos, intervalo de 18 a 35 anos), a extensão da retração foi reduzida em 83% dos 64 locais tratados, enquanto aumentou em 48% dos 64 dos locais não tratados. Os fenótipos gengivais finos aumentados por procedimentos de enxerto permaneceram mais estáveis ao longo do tempo do que os fenótipos gengivais finos. Embora a progressão da retração gengival pareça não prejudicar a sobrevida dos dentes, a longo prazo, ela pode estar associada a problemas como comprometimento estético, hipersensibilidade dentinária e condições dentárias que preocupam o paciente e o clínico.

Defeitos de retração em crianças precisam de atenção especial. Na criança em crescimento, os defeitos de retração podem ser eliminados espontaneamente, desde que o controle adequado da placa seja estabelecido e mantido (Figura 39.24). Andlin-Sobocki *et al.* (1991) relataram a partir de um estudo prospectivo de 3 anos que, 25 dos 35 defeitos de retração com uma profundidade inicial de 0,5 a 3,0 mm cicatrizaram espontaneamente após a melhora da higiene bucal. Além disso, todas as retrações restantes, exceto três, mostraram uma diminuição e nenhum local demonstrou um aumento em profundidade. Assim, o tratamento cirúrgico reparador de retrações de tecidos moles no desenvolvimento da dentição pode não ser necessário e deve ser preferencialmente adiado até que o crescimento esteja completo.

Em pacientes que necessitam de terapia ortodôntica com retração gengival e fenótipo fino associado a um dente proeminente posicionado vestibularmente (Figura 39.25A), o tratamento cirúrgico para cobertura radicular deve ser adiado até que a terapia ortodôntica seja concluída quando o movimento lingual do dente em uma posição mais adequada dentro do osso alveolar é planejado (Figura 39.25B). Nesses casos, a retração, assim como a deiscência, diminuirá em decorrência da movimentação ortodôntica. Porém, quando se espera expansão ou movimentos dentários rotacionais, o tratamento cirúrgico para recobrimento radicular deve ser feito antes do tratamento ortodôntico, a fim de se evitar mais perda de inserção.

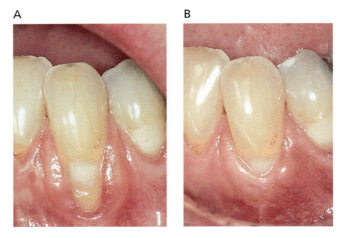

Figura 39.23 **A.** Canino inferior com uma retração profunda, o que dificulta o controle de placa feito pelo paciente. **B.** Para facilitar o controle da placa, a posição da margem do tecido mole foi alterada cirurgicamente.

Procedimentos de recobrimento radicular

Deve-se lembrar que os dois principais fatores causais no desenvolvimento da retração do tecido marginal são o trauma causado pela escovação e a inflamação periodontal induzida pela placa. O controle desses fatores impedirá a progressão da retração na maioria dos casos. Isso significa que em regiões dentárias com uma fina cobertura de tecido mole, com ou sem retração incipiente, o paciente deve ser encorajado a realizar medidas eficazes, mas ao mesmo tempo não traumáticas, de controle da placa. Com relação à escovação dentária, o método de Bass (ver Capítulo 28) deve ser evitado, e o paciente, instruído a usar uma técnica que crie o mínimo possível de pressão dirigida apicalmente na margem do tecido mole. Uma escova de dentes macia deve, é claro, ser usada.

Antes de tentar o recobrimento radicular, deve-se retirar o biofilme bacteriano da parte exposta da raiz. De preferência,

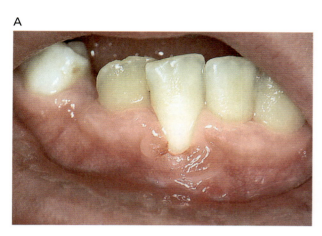
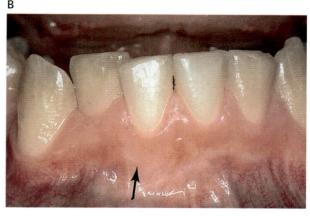

Figura 39.24 Menino de 9 anos apresentando retração no dente 41. **A.** O dente está rotacionado e posicionado vestibularmente. A quantidade mínima de gengiva encontrada apicalmente à retração mostra sinais pronunciados de inflamação. O controle de placa na região melhorou, mas a intervenção cirúrgica foi adiada. **B.** Mesma área dentária aos 14 anos. Observe o reparo espontâneo dos tecidos moles ocorrido no dente 41 como consequência do melhor controle da placa e do crescimento do processo alveolar (*seta*).

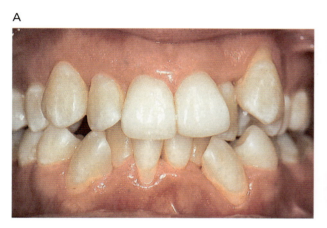
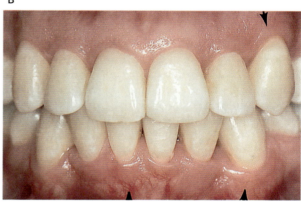

Figura 39.25 Reparação espontânea de retrações do tecido mole após movimentação dentária ortodôntica. **A.** Mulher de 22 anos mostrando retrações e tecidos marginais finos em dentes proeminentemente posicionados, particularmente 23, 33, 41 e 43. **B.** Seguindo o alinhamento adequado dos dentes, as retrações foram espontaneamente resolvidas e pode-se observar um aumento da altura gengival.

isso é obtido com o uso de uma taça de borracha e uma pasta de polimento. Ensaios clínicos controlados não mostraram diferenças em termos de recobrimento radicular ou profundidade de sondagem residual entre os dentes que foram instrumentados (raiz alisada) ou apenas polidos (Oles *et al.* 1988; Pini Prato *et al.* 1999).

Os procedimentos cirúrgicos mucogengivais usados no tratamento de defeitos de retração são classificados como (1) procedimentos de enxerto pediculado de tecido mole e (2) procedimentos de enxerto livre de tecido mole combinados com enxertos pediculados ou de retalho de envelope/túnel.

Os *procedimentos de enxerto pediculado* são dependendo da direção da transferência, agrupados como (1) *procedimentos de retalho rotacional* (p. ex., retalho reposicionado lateralmente, retalho de dupla papila, retalho reposicionado obliquamente) ou (2) *procedimentos de retalho avançado* (p. ex., retalho reposicionado coronalmente, retalho semilunar reposicionado coronalmente) quando não há rotação ou movimentação lateral do enxerto pediculado. Os procedimentos regenerativos também estão incluídos dentro do grupo de procedimentos de enxerto pediculado, ou seja, procedimentos de retalho reposicionados e avançados, envolvendo a colocação de uma membrana de barreira entre o enxerto e a raiz ou a aplicação de proteínas da matriz do esmalte sobre a superfície radicular.

Os *procedimentos de enxerto autógeno de tecido mole livre* podem ser realizados como (1) um enxerto epitelizado ou (2) um enxerto de tecido conjuntivo (ETC) subepitelial (enxerto não epitelizado), ambos geralmente retirados da área da mucosa mastigatória no palato.

A escolha de uma técnica cirúrgica de recobrimento radicular depende de vários fatores que podem ser categorizados essencialmente como pertencentes a três grupos: as características anatômicas locais do local a ser tratado, as solicitações do paciente e as preferências do cirurgião.

Dentro dos fatores locais é importante avaliar:

- O número de defeitos de retração a ser tratado
- O tamanho do defeito de retração
- A altura e a largura do tecido mole interdentário e a dimensão das papilas perto da retração

- A altura, espessura e cor do TQ apical e lateral à exposição radicular
- A presença de cárie radicular ou abrasões cervicais
- A profundidade do vestíbulo
- A presença de freios marginais ou inserções musculares.

Independentemente da técnica cirúrgica, seja com retalho pediculado, enxerto autógeno ou uma combinação, a superfície radicular deve ser adequadamente preparada para obter a adesão dos tecidos moles à raiz e um resultado clínico estável em termos de cobertura da retração. O preparo radicular geralmente é feito por raspagem e alisamento radicular intracirurgicamente, embora o alisamento radicular extenso só deva ser realizado em situações em que uma proeminência radicular reduzida seria considerada benéfica para a sobrevida do enxerto ou regeneração tecidual, ou se uma lesão de cárie radicular rasa for diagnosticada. A presença de obturação radicular não exclui a possibilidade de cobertura radicular (Figura 39.26), mas preferencialmente a obturação deve ser removida antes da cobertura radicular com tecido mole.

O uso de agentes de desmineralização da superfície radicular tem sido defendido, não apenas para a remoção da *smear layer*, mas também para melhorar a inserção fibrosa pela exposição das fibrilas de colágeno da matriz dentinária e, assim, permitir a interação direta com aqueles no tecido conjuntivo de cobertura. No entanto, ensaios clínicos controlados comparando o resultado clínico de procedimentos de recobrimento radicular com e sem o condicionamento da raiz (Ibbott *et al.* 1985; Oles *et al.* 1985; Bertrand & Dunlap 1988; Laney *et al.* 1992; Bouchard *et al.* 1997; Caffesse *et al.* 2000) falharam em demonstrar um efeito benéfico da biomodificação ácida radicular. Gottlow *et al.* (1986) avaliaram a cicatrização após o tratamento de retrações gengivais localizadas, com retalhos posicionados coronalmente e biomodificação radicular com ácido cítrico, em um estudo controlado em cães. A análise histológica após 3 meses de cicatrização não revelou diferenças na quantidade de cobertura radicular ou nova inserção de tecido conjuntivo entre os locais tratados com ácido cítrico e os locais de controle tratados com solução salina. Embora a reabsorção radicular tenha sido um achado comum entre os dentes tratados com ácido cítrico nesse modelo canino, esse achado não foi relatado como comum em humanos. Com base em uma revisão sistemática sobre a eficácia do condicionamento da superfície radicular, Oliveira e Muncinelli (2012) concluíram que não há evidências de que a biomodificação da superfície radicular por, por exemplo, ácido cítrico, EDTA ou *laser* antes da cobertura radicular dos tecidos moles melhore o resultado da qualidade clínica de procedimentos de recobrimento radicular.

O potencial biológico dos derivados da matriz do esmalte (DME) como fator de diferenciação e proliferação de células mesenquimais e fibroblastos derivados do ligamento periodontal foi demonstrado em estudos *in vitro* e *in vivo*. Além disso, o DME promove a transformação dos fibroblastos gengivais para participar ativamente na nova inserção do tecido conjuntivo às superfícies radiculares (ver a atividade biológica detalhada no Capítulo 38 sobre regeneração periodontal). Há, no entanto, informações histológicas humanas escassas sobre o uso de DME e retalho avançado coronalmente para tratar defeitos de retração, e esses dados são derivados de relatos de casos em dentes "sem esperança" e defeitos de classe III-IV de Miller. Esses casos extremos provavelmente estão longe do uso clínico esperado e, portanto, não fornecem evidências histológicas do potencial biológico dessa abordagem biomimética quando aplicada ao tratamento de retrações gengivais. O possível valor agregado do DME ao ETC também foi estudado histologicamente em humanos (Carnio *et al.* 2002), mas a combinação de DME e ETC não teve um efeito benéfico na natureza da inserção alcançada e não promoveu a regeneração. McGuire e Cochran (2003) também chegaram a resultados semelhantes, relatando que a combinação de DME e ETC não teve um efeito benéfico na natureza da inserção alcançada e não promoveu a regeneração.

Diferentes técnicas cirúrgicas têm sido propostas para o tratamento de retrações gengivais únicas ou múltiplas.

Enxertos pediculados

Os procedimentos de enxerto pediculado a seguir foram usados como procedimentos de cobertura radicular para tratar defeitos únicos de retração.

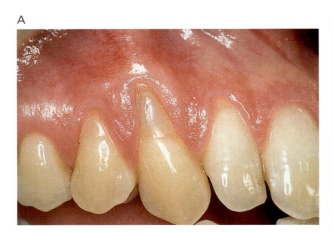
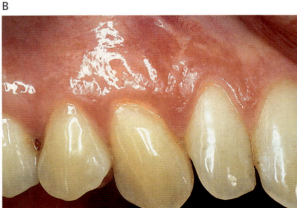

Figura 39.26 A. Canino mostrando retração pronunciada e uma restauração em resina composta na raiz exposta. Após a remoção da restauração, a raiz exposta foi cirurgicamente coberta com tecido mole (enxerto de pedículo). **B.** Resultado da cicatrização pós-operatória de 2 anos.

Retalhos avançados

Retalhos avançados são retalhos pediculados que, com o uso da elasticidade da mucosa alveolar e dos tecidos gengivais, são posicionados coronalmente à junção amelocementária, cobrindo, assim, a superfície radicular exposta. O mais utilizado é o *retalho de avanço coronal* (RAC), originalmente proposto por Allen e Miller (1989) (Figura 39.27). A técnica consiste em duas incisões divergentes verticais posicionadas lateralmente ao dente envolvido no nível da junção amelocementária e estendendo-se até a mucosa alveolar; a incisão é conectada por uma incisão intrassulcular horizontal. Uma incisão de espessura dividida é então utilizada para levantar o retalho do periósteo subjacente, e o retalho é posicionado coronalmente à JAC. Pini Prato *et al.* (1992) modificaram esse desenho aumentando a dimensão das papilas cirúrgicas utilizando uma incisão marginal horizontal com formato de "taco de golfe". Duas incisões divergentes são então executadas profundamente na mucosa alveolar. Essas modificações foram feitas essencialmente para aumentar a dimensão do retalho a fim de aumentar a vascularização e, portanto, a estabilidade pós-cirúrgica.

O projeto do RAC foi posteriormente modificado por De Sanctis e Zucchelli (2007) (Figura 39.28). As duas incisões horizontais devem ter 3 mm de comprimento e devem ser posicionadas a uma distância da ponta da papila equivalente à dimensão da retração mais 1 mm. Com essas dimensões, a margem do retalho ficará estabilizada ao fim do avanço coronal, em posição coronal à JAC, permitindo o encolhimento pós-cirúrgico. Duas incisões chanfradas verticais ligeiramente divergentes são então feitas profundamente na mucosa alveolar de tal forma que o osso e os tecidos periosteais não sejam incluídos no corte superficial e, portanto, não sejam envolvidos no processo de cicatrização, na tentativa de se evitar cicatrizes antiestéticas. O retalho é então levantado de maneira "alçapão", primeiro levantando as papilas cirúrgicas com uma dissecção aguda até o sulco gengival. Com o uso de um elevador de periósteo, a elevação do retalho de espessura total é então realizada desde o sulco até o osso vestibular, obtendo-se, assim, um tecido mais espesso para cobrir a dimensão equivalente à retração. Por fim, a última e mais apical parte do retalho é levantada, em espessura dividida, com auxílio de uma lâmina. Há um cuidado em separar todas as inserções musculares do retalho para permitir a sua mobilidade.

O retalho é, então, posicionado 1 a 2 mm coronalmente à JAC de tal forma que a papila cirúrgica alcance a ponta das papilas anatômicas desepitelizadas e é fixada em um nível 1 a 2 mm coronalmente à JAC por sutura do retalho para o leito de tecido conjuntivo nas regiões papilares. Suturas laterais adicionais são colocadas para fechar cuidadosamente as incisões relaxantes.

Esse desenho de retalho leva em consideração vários fatores biológicos. O suporte vascular do retalho fornecido pelo pedículo geralmente não é suficiente para a estabilidade do tecido e requer um leito vascular adicional fornecido pelas dimensões da papila desepitelizada e a área periférica chanfrada com as duas incisões verticais. Essa combinação de suprimento vascular interno/externo fornece suporte vascular eficaz ao retalho. As papilas cirúrgicas finas melhoram a troca vascular marginal com o leito receptor, enquanto a espessura da divisão apical garante a

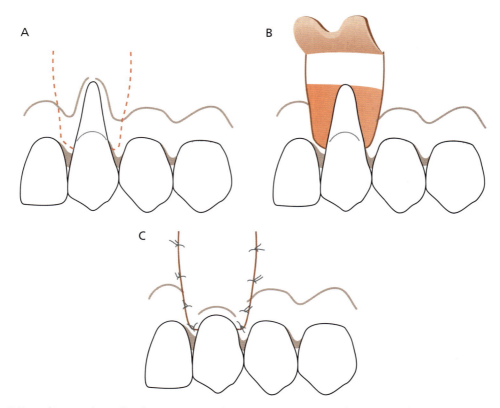

Figura 39.27 A a C. Procedimento de retalho de avanço coronal. Técnica cirúrgica que utiliza enxertos pediculados de avanço coronal, para cobrir defeitos de retração localizados. (Fonte: Baseada em Allen & Miller 1989. Reproduzida, com autorização, de John Wiley & Sons.)

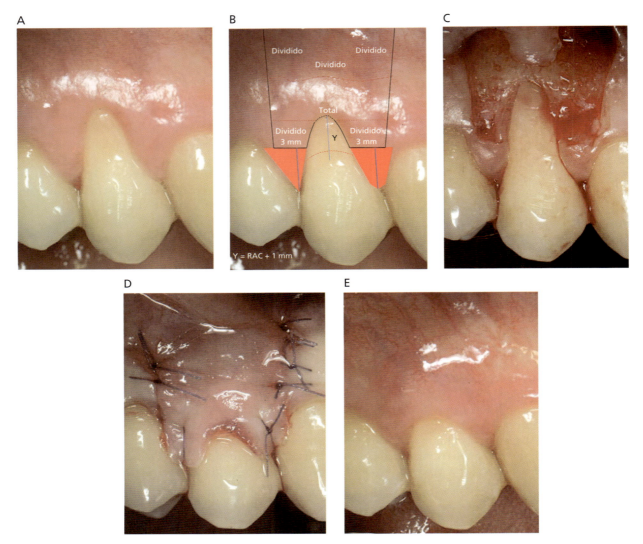

Figura 39.28 Procedimento de retalho de avanço coronal. **A.** Defeito de retração afetando um primeiro pré-molar. **B.** Esboço esquemático da preparação do retalho. **C.** Retalho elevado. As áreas da papila são, então, desepitelizadas para permitir a ancoragem do retalho coronal à junção amelocementária (JAC). **D.** O retalho é deslocado e ancorado em nível coronal à JAC com uma sutura suspensória. **E.** Cicatrização clínica em 1 ano. Área vermelha pontilhada = papilas desepitelizadas; dividido = elevação de espessura dividida; linha azul = quantidade (mm) de avanço coronal pretendido do retalho; RAC = retalho de avanço coronal; total = elevação de espessura total.

mobilidade do retalho em virtude da excisão de todas as inserções musculares. A modulação da espessura do retalho ("alçapão") também permite a inclusão do periósteo onde ele é mais necessário – para cobrir a superfície avascular da raiz – e fornece não apenas aumento da espessura, mas também maior capacidade de cicatrização em virtude das características específicas das células dentro desse tecido.

Retalho semilunar posicionado coronalmente

O retalho semilunar (Sumner 1969; Tarnow 1986; Sorrentino & Tarnow 2009) consiste essencialmente em uma incisão semilunar, seguindo o contorno da margem gengival. A incisão semilunar deve ser posicionada a pelo menos 3 mm da margem tecidual em tecido queratinizado, a curvatura do retalho deve ser paralela à curvatura da margem gengival e a incisão deve ser estendida até as papilas adjacentes. O retalho é então elevado em espessura dividida com uma incisão intrassulcular que permitirá o movimento coronal do retalho. Este é então posicionado coronalmente à JAC e estabilizado com leve pressão manual. Não são usadas suturas. Essa técnica pode ser utilizada para o tratamento de retrações rasas na presença de uma ampla faixa de tecido queratinizado marginal espesso (Figura 39.29).

Os *procedimentos de retalho rotacional* (p. ex., retalho deslizado lateralmente, retalho de papila dupla, retalho de rotação oblíqua) são aqueles em que o retalho elevado é mobilizado em direções diferentes da coronal, o que exigirá a modificação da posição marginal dos tecidos.

Retalho posicionado lateralmente

O retalho posicionado lateralmente foi proposto pela primeira vez por Grupe e Warren (1956) (Figura 39.30) e consiste essencialmente na utilização do tecido queratinizado de um dente adjacente a uma retração gengival e no desenho

Capítulo 39 Terapia Mucogengival: Cirurgia Plástica Periodontal   975

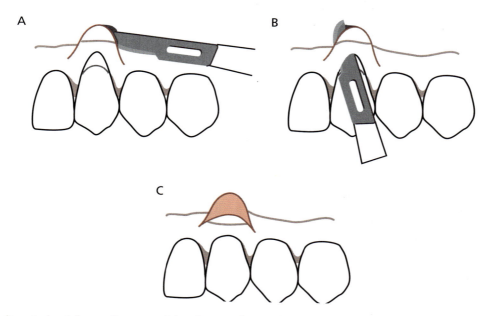

Figura 39.29 Procedimento de retalho semilunar reposicionado coronalmente. A técnica cirúrgica para utilizar enxertos pediculados deslocados coronalmente para cobrir defeitos de retração localizados rasos (ver texto para explicação).

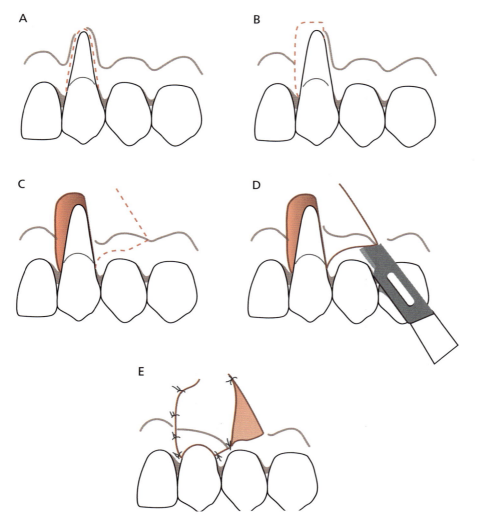

Figura 39.30 A a E. Procedimento de retalho rotacional. A técnica cirúrgica para utilizar enxertos pediculados rotacionais para cobrir defeitos de retração localizados (ver texto para explicação). (Fonte: Baseada em Grupe & Warren 1956. Reproduzida, com autorização, de John Wiley & Sons.)

de um retalho pediculado, que é reposicionado lateralmente para cobrir a raiz exposta. Esse retalho é desenhado com duas incisões oblíquas verticais a partir da base das papilas do dente próximo à retração (geralmente o dente distal), e se estende profundamente na mucosa alveolar. O retalho é então levantado em sua espessura total. A fim de reduzir o risco de retração no dente doador, Grupe (1966) sugeriu que o tecido mole marginal não deveria ser incluído no retalho. Staffileno (1964) e Pfeifer e Heller (1971) defenderam o uso de um retalho de espessura dividida para minimizar o risco potencial de desenvolvimento de deiscência no dente doador. Para mobilizar o retalho, uma incisão chamada *cut back* é feita na parte inferior da incisão vertical distal. A *cut back* é uma incisão oblíqua feita na direção do movimento do retalho. Essa técnica forneceu uma solução eficiente no tratamento da retração gengival localizada (Smukler 1976; Guinard & Caffesse 1978; Ricci *et al.* 1996).

Um *retalho de avanço coronal posicionado lateralmente* (Zucchelli *et al.* 2004) é uma técnica cirúrgica modificada, acoplando o avanço lateral e coronal do retalho (Figura 39.31).

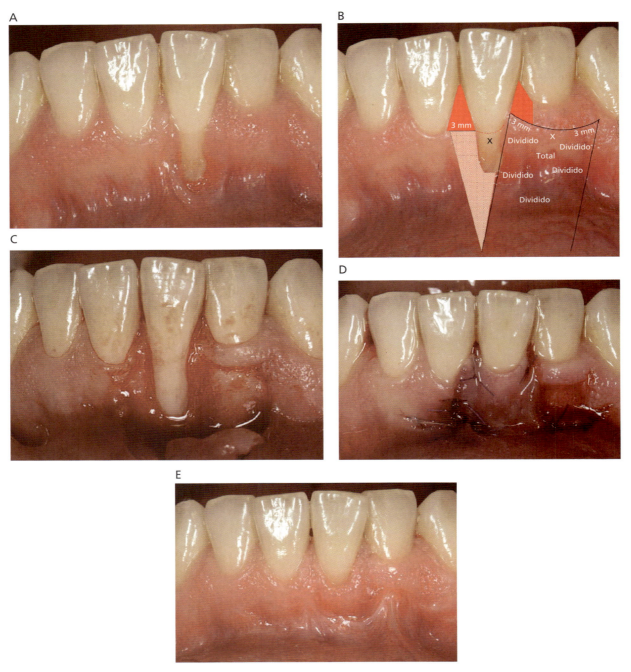

Figura 39.31 Retalho de avanço coronal movido lateralmente (ver texto para explicação). **A.** Um incisivo central com defeito de retração. **B.** Esboço esquemático da preparação do local receptor e do enxerto pediculado. **C** e **D.** O retalho é transposto lateral e coronalmente e fixado na posição por suturas. Uma sutura em colchoeiro duplo horizontal é realizada para reduzir a tensão labial na porção marginal do retalho. **E.** Cura clínica em 1 ano. Área rosa pontilhada = área receptora para retalho lateral; área vermelha pontilhada = papilas desepitelizadas; dividido = elevação de espessura dividida; total = elevação de espessura total; x = largura da retração no nível da junção amelocementária.

O retalho é desenhado com uma incisão horizontal a partir da JAC do dente a ser tratado. Essa incisão continua com uma incisão vertical paralela à margem mesial da retração que se estende até a mucosa alveolar. Na borda oposta da retração, outra incisão que se estende até a mucosa alveolar se unirá à incisão anterior, construindo, assim, uma ampla área de leito periosteal triangular receptora na qual o retalho será fixado no lugar. O retalho é então desenhado com uma incisão submarginal semilunar que mantém um colar de tecido queratinizado ao redor do dente doador para evitar qualquer risco de retração nesse dente. A incisão vertical final é posicionada no fim do retalho e orientada obliquamente na direção do movimento para facilitar o posicionamento do retalho sobre a raiz desnudada. Nesse ponto, as papilas anatômicas mesiais e distais do dente envolvido são desepitelizadas e o retalho avançado coronalmente após liberar todas as inserções musculares. O retalho é então posicionado coronalmente de tal forma que as papilas cirúrgicas serão colocadas sobre as papilas anatômicas desepitelizadas e fixadas com uma sutura suspensa modificada e uma sutura simples na borda. Essa técnica foi comparada em um ensaio clínico randomizado, com e sem ETC, no tratamento da retração gengival na face vestibular dos primeiros molares superiores (Zucchelli *et al.* 2012). Os autores concluíram que o recobrimento total da raiz e altos escores estéticos podem ser alcançados por ambas as técnicas, sem diferença estatisticamente significativa entre elas.

O retalho de dupla papila (Cohen & Ross 1968)

O procedimento começa com uma incisão biselada na margem da retração. A incisão em bisel deve ser recíproca, ou seja, interna de um lado e externa do oposto. Isso se deve ao fato de que as duas bordas estarão sobrepostas ao fim do movimento das papilas.

Duas incisões oblíquas são, então, realizadas 1 a 2 mm coronalmente à JAC e as duas papilas são destacadas com uma incisão de espessura dividida. As duas partes do retalho são posteriormente unidas com uma única sutura interrompida na linha média do dente, cuidando para que as duas partes se sobreponham perfeitamente. O retalho é finalmente fixado por meio de uma sutura suspensória (Figura 39.32).

Vários fatores críticos podem explicar a pouca aplicação dessa técnica: como a integridade do retalho depende de uma área muito pequena de ancoragem, as suturas são posicionadas na área mais crítica, sobre uma superfície avascular e sobre a convexidade da raiz, que é a área de tensão máxima.

Outras modificações do procedimento são o retalho rotacional oblíquo (Pennel *et al.* 1965), o retalho rotacional (Patur 1977) e o retalho transposicionado (Bahat *et al.* 1990).

A retração gengival raramente aparece como um único defeito. As retrações costumam ser múltiplas, afetando um quadrante inteiro e, às vezes, toda a boca. Zucchelli e De Sanctis (2000) descreveram um desenho de retalho para o tratamento de múltiplas retrações, o que permite a adaptação ideal do retalho, seguindo seu avanço coronal sem utilização de incisões de liberação vertical.

Retalho de avanço coronal múltiplo

O retalho de avanço coronal múltiplo (RACM) consiste em um retalho em envelope sem liberar incisões verticais,

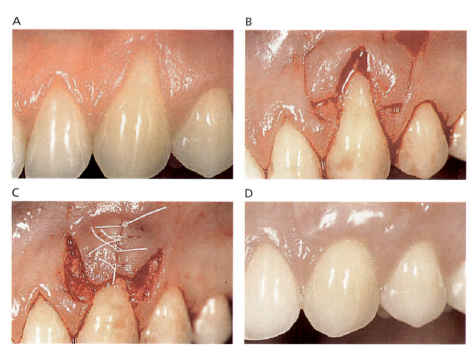

Figura 39.32 Procedimento de retalho de dupla papila. **A.** Vista pré-tratamento de um canino superior com retração do tecido mole vestibular. Usando incisões divididas, retalhos de tecido mole são mobilizados de ambos os lados da retração (**B**) e suturados juntos para cobertura da raiz exposta (**C**). O resultado da cicatrização 6 meses após a cirurgia mostra cobertura radicular completa (**D**). (Fonte: Cortesia do professor Giampaolo Pini Prato.)

compreendendo vários dentes ou um quadrante inteiro. O desenho do retalho é influenciado pelo movimento coronal do retalho sem incisões verticais e é dependente da tensão causada pela ancoragem do retalho aos tecidos adjacentes fixos, causando, assim, uma rotação mesial em todas as papilas mesiais ao centro do retalho e uma rotação distal em todas as papilas distais. Diante disso, o desenho do retalho começa com duas incisões oblíquas no dente posicionado no centro do retalho, direcionadas das papilas mesial e distal até o fundo da retração dos dentes adjacentes (Figura 39.33). Essa incisão começa distante da ponta das papilas, que é compatível com o tamanho da retração. Essas incisões são feitas de forma que a ponta das papilas cirúrgicas seja direcionada mesialmente em todas as papilas dos dentes, mesialmente ao centro do retalho e distalmente nos dentes distais. A inclinação da papila levará em consideração sua rotação com o deslocamento coronal do retalho.

A área das papilas cirúrgicas é então dissecada em espessura dividida, cuidadosamente para que não se corte o fundo da retração com a lâmina. Um elevador de periósteo é então colocado no fundo do sulco para levantar um retalho de espessura total, abrangendo, assim, toda a espessura da gengiva livre, tendo o cuidado de se incluir pelo menos 2 mm de periósteo. Finalmente, a parte mais apical do retalho é dissecada em espessura dividida, e todas as inserções musculares são cuidadosamente destacadas de sua inserção no retalho. A porção vestibular restante das papilas interdentais é desepitelizada para criar leitos de tecido conjuntivo nos quais o retalho pode ser estabilizado e suturado. Após um desbridamento completo das superfícies radiculares, o retalho é avançado coronalmente, com cuidado para que a margem do retalho seja posicionada pelo menos 1 mm coronalmente à junção amelocementária. O retalho é então fixado na posição por meio de suturas suspensórias simples modificadas. Deve-se ter cuidado para uma perfeita adaptação do retalho sobre a superfície radicular e as papilas desepitelizadas.

O possível impacto das incisões relaxantes verticais foi avaliado por Zucchelli *et al.* (2009) comparando o mesmo desenho de retalho (RAC para retrações múltiplas) com e sem incisões relaxantes. A presença de incisões relaxantes verticais não influenciou o desempenho da percepção do paciente dos resultados, pois o paciente não foi capaz de discernir a presença de cicatrizes, embora a CRC tenha

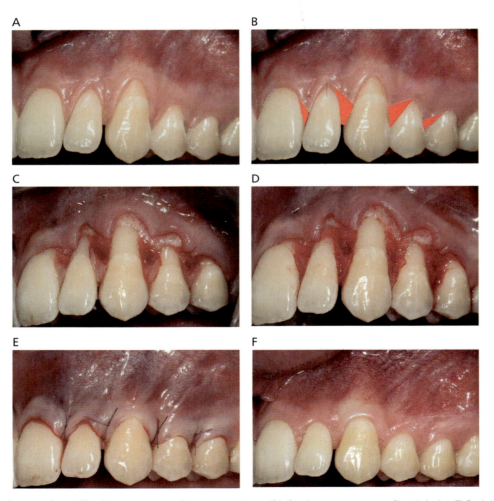

Figura 39.33 Procedimento de retalho de avanço coronal para retrações múltiplas (ver texto para explicação). **A a E.** Incisões oblíquas sobre as áreas interdentais são colocadas de tal maneira que as "papilas criadas cirurgicamente" mesiais à linha média do campo cirúrgico são deslocadas apical e distalmente, enquanto as papilas do retalho distal à linha média são deslocadas para uma posição mais apical e mesial. **F.** Aspecto após 1 ano de tratamento.

sido mais provável com o retalho desenhado sem incisões verticais relaxantes. Zucchelli *et al.* (2009) e De Sanctis *et al.* (2011) propuseram o RACM com incisão de alívio vertical como tratamento de escolha para retrações que afetam os dentes posteriores inferiores.

Procedimentos de enxerto pediculado de tecido mole combinado com membrana de barreira

O uso de uma membrana de barreira, de acordo com os princípios da regeneração tecidual guiada (RTG; ver Capítulo 38), em conjunto com procedimentos de enxerto pediculado de tecido mole, foi introduzido como uma modalidade de tratamento para o recobrimento radicular por Pini Prato *et al.* (1992). A fim de criar espaço para a formação de tecido entre a superfície vestibular da raiz e a membrana, os autores sugeriram que um extenso alisamento radicular deveria ser realizado para produzir uma morfologia radicular côncava. As membranas não absorvíveis de politetrafluoretileno expandido (e-PTFE) reforçado por titânio, bem como membranas bioabsorvíveis, têm sido utilizadas em combinação com retalhos de avanço coronal. Zucchelli *et al.* (1998) compararam três modalidades diferentes para tratar retrações profundas utilizando uma barreira não reabsorvível, uma barreira reabsorvível e um ETC em conjunto com um retalho de avanço coronal. Concluiu-se que a técnica bilaminar mucogengival é, pelo menos, tão eficaz quanto os procedimentos de RTG no tratamento da retração gengival ≥ 4 mm (Figura 39.34). Além disso, revisões sistemáticas, de ensaios clínicos randomizados, não foram capazes de demonstrar qualquer valor agregado no uso de membranas de barreira em termos de porcentagem de cobertura radicular e porcentagem de CRC quando comparado com RAC isolado ou RAC mais ETC (Rocuzzo *et al.* 2002; Cairo *et al.* 2014).

Cicatrização de enxertos pediculados de tecidos moles sobre superfícies sem recobrimento radicular

Nas áreas ao redor do defeito de retração, nas quais o leito receptor consiste em osso coberto por tecido conjuntivo, o padrão de cicatrização é semelhante ao observado após uma cirurgia de retalho tradicional. As células e os vasos sanguíneos do leito receptor, bem como do enxerto tecidual, invadem a camada de fibrina, que é gradativamente substituída por tecido conjuntivo. Depois de 1 semana, um reencontro fibroso já está estabelecido entre o enxerto e o tecido subjacente.

A cicatrização na área onde o enxerto pediculado está em contato com a superfície sem recobrimento radicular foi estudada por Wilderman e Wentz (1965) em cães. Segundo esses autores, o processo cicatricial pode ser dividido em quatro estágios diferentes (Figura 39.35):

1. *Estágio de adaptação (de 0 a 4 dias).* O retalho reposicionado lateralmente é separado da superfície radicular exposta por uma fina camada de fibrina. O epitélio que cobre o retalho de tecido transplantado começa a proliferar e atinge a superfície do dente na borda coronal do retalho após alguns dias.

2. *Estágio de proliferação (de 4 a 21 dias).* Na fase inicial desse estágio, a camada de fibrina entre a superfície da raiz e o retalho é invadida por tecido conjuntivo que prolifera a partir da subsuperfície do retalho. Em contraste com as áreas nas quais a cicatrização ocorre entre duas superfícies de tecido conjuntivo, o crescimento do tecido conjuntivo na camada de fibrina só pode ocorrer a partir de uma superfície. Após 6 a 10 dias, uma camada de fibroblastos é vista em aposição à superfície radicular. Acredita-se que essas células se diferenciem em

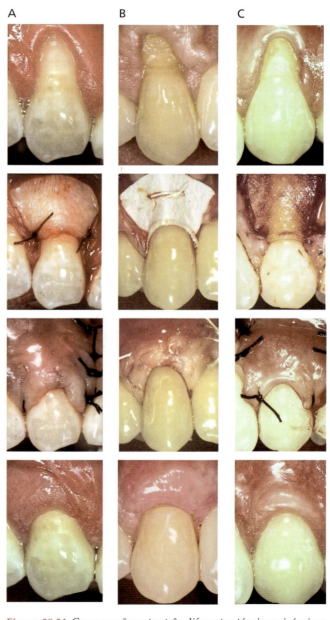

Figura 39.34 Comparação entre três diferentes técnicas cirúrgicas. Coluna **A**. Retalho de avanço coronal mais enxerto de tecido conjuntivo. Coluna **B**. Retalho de avanço coronal mais membrana de barreira não reabsorvível. Coluna **C**. Retalho de avanço coronal mais membrana reabsorvível. Cicatrização em 1 ano.

cementoblastos em um estágio posterior da cicatrização. No fim do estágio de proliferação, fibras finas de colágeno são formadas adjacentes à superfície radicular, porém não é observada uma união fibrosa entre o tecido conjuntivo e a raiz. A partir da borda coronal da ferida, o epitélio prolifera apicalmente ao longo da superfície radicular. De acordo com Wilderman e Wentz (1965), a proliferação apical do epitélio pode parar na metade coronal do defeito, embora tenha sido frequentemente observado o crescimento do epitélio.

3. *Estágio de inserção (de 27 a 28 dias)*. Durante esse estágio de cicatrização, finas fibras de colágeno tornam-se inseridas em uma camada de novo cemento formado na superfície radicular na porção apical da retração.
4. *Estágio de maturação*. Esta última fase da cicatrização caracteriza-se pela formação contínua de fibras colágenas. Após 2 a 3 meses, feixes de fibras de colágeno se inserem na camada de cemento na superfície radicular curetada, na porção apical da retração.

Os resultados de estudos experimentais em macacos e cães sobre as características de cicatrização da ferida periodontal foram interpretados como indicativos de que o tecido conjuntivo gengival necessita da capacidade de formar um novo tecido conjuntivo aderido à raiz, mas pode induzir a reabsorção radicular (ver Capítulo 21). Esse achado é de particular interesse quando se considera a justificativa para o tratamento de defeitos de retração por enxertos livres ou pediculados de tecido mole. Como nesses procedimentos cirúrgicos o tecido conjuntivo gengival é colocado em contato com uma superfície radicular sem recobrimento, espera-se a ocorrência de reabsorção radicular. A razão pela qual não é comum haver complicação após esse tipo de tratamento pode ser explicada por dois possíveis eventos: as células do ligamento periodontal formam uma inserção fibrosa à superfície radicular ou as células epiteliais proliferam apicalmente, formando uma barreira protetora radicular (epitélio juncional longo) em direção ao tecido conjuntivo gengival. Estudos histológicos para determinar se é um ou outro tipo de inserção resultante do tratamento das retrações com enxertos pediculados indicam que uma nova inserção de tecido conjuntivo pode se formar na parte mais apical do defeito. No estudo de Wilderman e Wentz (1965), uma inserção de tecido conjuntivo de cerca de 2 mm e uma inserção epitelial da mesma altura se formaram no tecido mole que recobria uma porção do defeito, ou seja, cerca de 50% do defeito recoberto com sucesso exibiu nova inserção de tecido conjuntivo. Gottlow *et al.* (1986) examinaram o resultado da cicatrização após o tratamento de defeitos de retração induzidos experimentalmente, com um retalho de avanço coronal, em cães (Figura 39.36). A análise histológica, após 3 meses de cicatrização, revelou que, em média, 20% do comprimento apicocoronal do defeito original havia

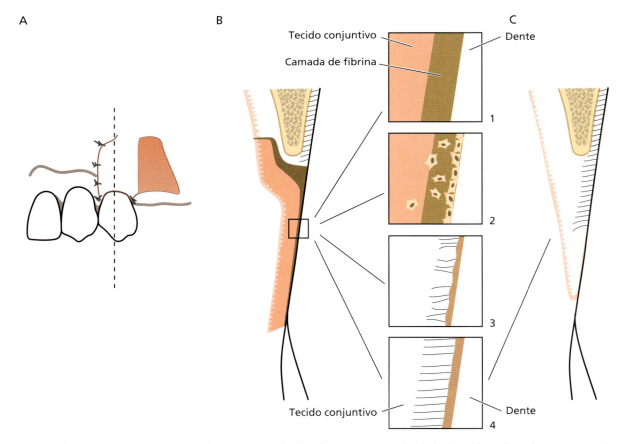

Figura 39.35 **A.** Cicatrização após o tratamento de uma retração localizada com enxerto pediculado de tecido mole. **B.** Corte transversal através da área imediatamente após a cirurgia. As áreas emolduradas (1 a 4) ilustram os quatro estágios em que o processo de cicatrização pode ser dividido. **C.** Área após a cicatrização. Aproximadamente 50% do defeito coberto com sucesso pode apresentar nova inserção de tecido conjuntivo.

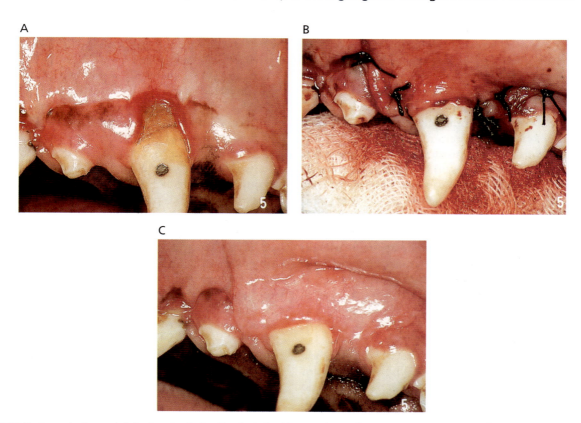

Figura 39.36 Tratamento de um defeito de retração localizada, induzido experimentalmente em um cão, com retalho deslocado coronalmente. **A.** Aparência pré-cirúrgica do defeito de retração localizada. **B.** Local após o fechamento do defeito com o retalho e (**C**) após 3 meses de cicatrização.

sido exposto em decorrência da retração durante a cicatrização (ou seja, foi alcançada cerca de 80% de cobertura radicular), 40% estavam cobertos por epitélio e 40% demonstraram inserção de tecido conjuntivo com formação de cemento (Figura 39.37). O tamanho e o formato do defeito foram fatores determinantes para o resultado da cicatrização. A possibilidade de se obter uma nova inserção de tecido conjuntivo na porção apical do defeito parece ser consideravelmente melhor em defeitos de retração estreitos do que em largos, provavelmente porque o ligamento periodontal nas partes laterais do defeito servirá como fonte para o tecido de granulação a partir do qual uma nova inserção de tecido conjuntivo pode se desenvolver.

A cicatrização após procedimentos de enxerto pediculado também foi estudada histologicamente em macacos (Caffesse *et al.* 1984; Gottlow *et al.* 1990), e, nesses estudos, 38 a 44% dos defeitos de retração recobertos com sucesso demonstraram formação de novo tecido conjuntivo. O estudo de Gottlow *et al.* (1990) também demonstrou que o uso de uma membrana de RTG entre a superfície radicular e o enxerto pediculado gerou, significativamente, a formação de mais inserção de tecido conjuntivo (79% do defeito de retração recoberto). Um aumento significativo de formação de cemento com a inserção de fibras de colágeno também foi demonstrado após a utilização de proteínas da matriz do esmalte em combinação com um retalho de avanço coronal para o tratamento de defeitos de retração produzidos experimentalmente em cães (Sallum *et al.* 2004).

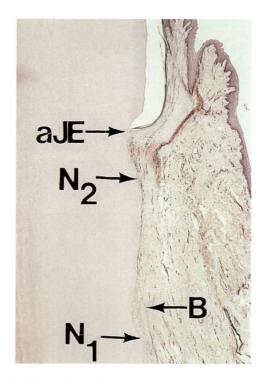

Figura 39.37 Fotomicrografia da cicatrização após um retalho deslocado coronalmente no mesmo cão da Figura 39.36. Uma nova inserção de tecido conjuntivo é formada e se estende coronalmente da borda apical do entalhe preparado na parte inferior da deiscência óssea (N1) até a terminação apical do epitélio (aJE) localizada dentro do entalhe, indicando o nível pré-cirúrgico da margem do tecido mole (N2). B = crista óssea alveolar.

Alguns relatos de caso, com secções de blocos humanos, forneceram mais evidências de que uma nova inserção de tecido conjuntivo pode ser formada após procedimentos de enxerto pediculado. A avaliação histológica de dois dentes tratados com retalho posicionado lateralmente revelou que a inserção do tecido foi restabelecida no quarto apical da porção radicular recoberta com sucesso (Sugarman 1969). Cortellini *et al.* (1993) examinaram histologicamente um dente tratado com o procedimento de RTG e demonstraram que o tecido conjuntivo cobria 74% do comprimento do defeito de retração. O novo cemento com fibras colágenas inseridas, ou seja, uma nova inserção de tecido conjuntivo, cobriu 48% da distância entre a borda apical da instrumentação radicular e a margem do tecido mole. Além disso, avaliações histomorfométricas de um dente tratado com proteínas da matriz do esmalte revelaram que o novo cemento cobria 73% do defeito original (Heijl 1997).

Uso de procedimentos de enxerto livre de tecido mole

Um enxerto livre de tecido mole da mucosa mastigatória é geralmente selecionado quando não há tecido doador aceitável presente na área adjacente ao defeito de retração ou quando um tecido marginal mais espesso é desejável. O procedimento pode ser usado para o tratamento de um único dente, bem como para vários dentes adjacentes. O enxerto usado pode ser um enxerto epitelizado ou um ETC subepitelial da mucosa mastigatória palatina.

Enxerto de tecido mole epitelizado

O procedimento de enxerto livre de tecido mole epitelizado pode ser realizado como uma técnica cirúrgica de duas etapas, em que um enxerto livre de tecido mole epitelizado é colocado apicalmente à retração e após a cicatrização é posicionado coronalmente sobre a raiz descoberta (Figura 39.38) (Bernimoulin *et al.* 1975; Guinard & Caffesse 1978), ou como uma técnica de uma etapa, pela qual o enxerto é colocado diretamente sobre a superfície radicular (Sullivan & Atkins 1968a, b; Miller 1982) (ver Figura 39.42). A última técnica tem sido a mais utilizada.

Zucchelli e De Sanctis (2013) propuseram uma modificação da técnica original de dois estágios para superar os problemas estéticos em virtude do excesso de tecido queratinizado marginal na área transplantada (Figura 39.39). Essa modificação pode ser útil em casos anteriores inferiores nos quais a retração atingiu a base do vestíbulo ou em casos com vestíbulo raso quando os dentes adjacentes não têm uma grande faixa de tecido queratinizado para realizar um retalho deslizante lateral. O procedimento começa com a preparação de um leito receptor na base da retração, então o enxerto epitelizado é colhido do palato. Deve-se tomar cuidado para projetar a dimensão correta do enxerto: (1) a altura do enxerto deve ser igual à altura do tecido queratinizado presente nos dentes adjacentes à área tratada; (2) a largura do enxerto deve corresponder à largura da retração mais a dimensão das papilas anatômicas interdentais.

Uma vez que o enxerto é colhido, ele é estabilizado apicalmente à retração sobre o leito periosteal preparado. Três meses após a primeira cirurgia, um retalho é levantado com a mesma técnica descrita para RAC com uma abordagem "alçapão" e posicionado 1 a 2 mm coronalmente ao JAC.

Os mesmos autores também propuseram a utilização de um retalho movido lateralmente e avançado coronalmente com a mesma abordagem em duas etapas, mas posicionando o enxerto gengival livre apicalmente à faixa de tecido queratinizado do dente adjacente àquele a ser tratado (Figura 39.40). Esse desenho é indicado quando o vestíbulo é muito raso ou a retração atinge o fundo do vestíbulo, ou seja, em uma situação em que o posicionamento de um enxerto gengival livre é muito difícil ou impossível. Três meses depois, um retalho deslizante lateral e coronal é realizado para tratar o defeito de retração. Usando-se a técnica de uma etapa, os princípios cirúrgicos de utilização de enxertos livres de mucosa foram delineados por Sullivan e Atkins (1968a, b) e posteriormente modificados por Miller (1982):

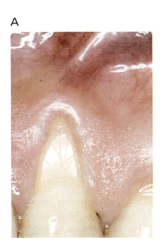 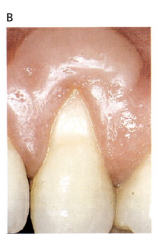 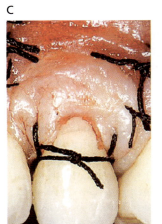 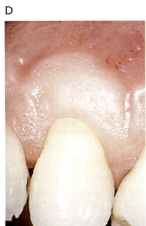

Figura 39.38 Procedimento de enxerto livre epitelizado em dois estágios. **A a C.** O enxerto de tecido mole epitelizado é colocado apicalmente à retração e deixado cicatrizar. Em um segundo estágio cirúrgico, um procedimento de retalho de avanço coronal é realizado para alcançar a cobertura da raiz desnudada. **D.** Resultado 1 ano após a cirurgia. (Fonte: Cortesia do professor Giampaolo Pini Prato.)

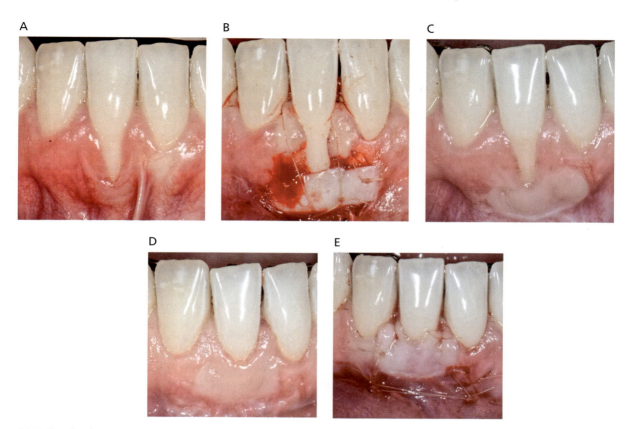

Figura 39.39 Retalho de avanço coronal em dois estágios. **A.** Retração profunda no incisivo central inferior. **B.** Enxerto gengival livre posicionado sobre o periósteo na base do defeito. **C.** Três meses de cicatrização. **D.** Segundo estágio, retalho posicionado coronalmente. **E.** Cicatrização de 1 ano.

1. Antes de qualquer incisão, a superfície radicular exposta é cuidadosamente raspada e alisada (Figura 39.41A). A convexidade da raiz pode ser reduzida para minimizar o leito receptor avascular mesiodistal.
2. Assim como no tratamento com enxerto pediculado, o preparo do *leito receptor* é fundamental para o sucesso do procedimento com enxerto livre. Deve-se preparar um leito receptor de tecido conjuntivo de 3 a 4 mm de largura, bem como a região apical e lateral ao defeito de retração (Figura 39.41B). Primeiro, a área é demarcada pela realização de uma incisão horizontal, no nível da JAC, no tecido interdentário de cada lado do dente a ser tratado. Posteriormente, são realizadas duas incisões verticais, estendendo-se da linha de incisão colocada no tecido interdental até um nível aproximadamente 4 a 5 mm apicalmente à retração. Uma incisão horizontal é então realizada conectando as duas incisões verticais em sua terminação apical. A partir de uma incisão intracrevicular, é feita uma incisão dividida para dissecar o epitélio e a porção externa do tecido conjuntivo dentro da área demarcada.
3. Para assegurar que um enxerto de tamanho suficiente e contorno adequado seja removido da área doadora, um guia cirúrgico metálico é preparado na área receptora. Esse guia é transferido para o local doador, a mucosa palatina na região dos pré-molares, e o tamanho necessário do enxerto é delineado por uma incisão rasa. Um enxerto com espessura de 2 a 3 mm é então dissecado da área doadora. Preconiza-se a colocação de suturas no enxerto antes que ele seja completamente retirado da área doadora, pois isso pode facilitar sua transferência para o local receptor. Após a remoção do enxerto, aplica-se pressão na área da ferida para controlar o sangramento.
4. O enxerto é imediatamente colocado no leito receptor preparado. Para imobilizar o enxerto no local receptor, as suturas devem ser ancoradas no periósteo ou na gengiva inserida adjacente. Um número adequado de suturas é colocado para garantir uma adaptação próxima do enxerto ao leito de tecido conjuntivo subjacente e à superfície da raiz. Faz-se pressão sobre o enxerto por alguns minutos para eliminar o sangue entre o enxerto e o leito receptor.
5. As suturas são geralmente mantidas por 2 semanas. A aparência de uma área enxertada após 3 meses de cicatrização é mostrada na Figura 39.41D. Uma gengivoplastia pode ser indicada para se alcançar uma aparência estética satisfatória da área enxertada (Figura 39.41E e F).

Enxertos de tecido conjuntivo combinados com enxertos pediculados

Esta técnica envolve a utilização de um ETC colocado diretamente sobre a raiz exposta e então recoberto com um retalho mucoso mobilizado coronalmente (Figura 39.42) (Langer & Langer 1985; Nelson 1987; Harris 1992; Bruno 1994; Zucchelli *et al.* 2003). Esses projetos são geralmente denominados como *técnicas bilaminares*, uma vez que a lógica

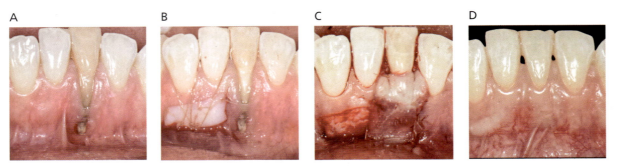

Figura 39.40 Retalho movido lateralmente em dois estágios e avançado coronalmente. **A.** Retração muito profunda em um incisivo central inferior. **B.** Enxerto gengival livre epitelial-conjuntivo na área adjacente. **C.** Retalho movido lateralmente e avançado coronalmente. **D.** Cicatrização de 1 ano.

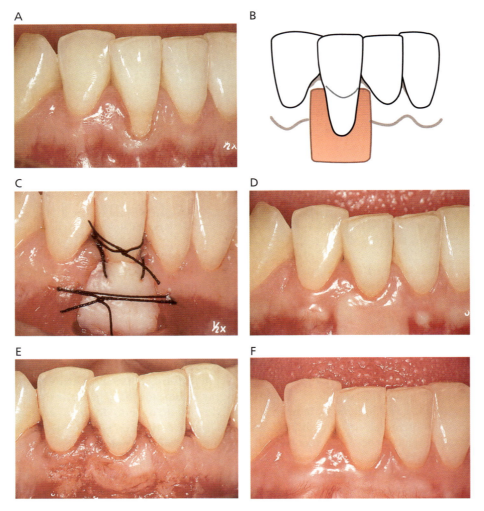

Figura 39.41 A a F. Procedimento de enxerto livre de tecido mole epitelizado. Um defeito de retração em um incisivo central inferior tratado com o procedimento de enxerto livre (ver texto para explicação).

é usar o retalho de avanço coronal para garantir o suprimento vascular apropriado e usar o ETC para modificar o fenótipo gengival aumentando a espessura do tecido na área marginal, aumentando, assim, a estabilidade pós-cirúrgica dos tecidos recém-formados sobre a raiz. Uma revisão da literatura (Graziani *et al.* 2014) indicou que, quando o fenótipo é aumentado, a eficácia do recobrimento da raiz é aumentada. Comparado com o enxerto epitelizado, o ETC é preferível em virtude de uma ferida palatina menos invasiva e melhor resultado estético. Como alternativa ao ETC, podem ser utilizadas matrizes xenógenas de colágeno (McGuire & Scheyer 2010; Jepsen *et al.* 2013).

O desenho do retalho é o mesmo descrito para o RAC. Embora possa ser aumentada a espessura da divisão, sugere-se o uso de uma abordagem "alçapão" para garantir a máxima estabilidade para o tecido mole marginal.

O tecido conjuntivo é colhido do palato ou da área retromolar. Várias técnicas têm sido propostas para colher tecido

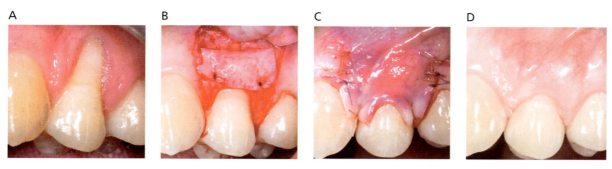

Figura 39.42 Enxerto livre de tecido conjuntivo combinado com um procedimento de retalho de avanço coronal para o tratamento de um único defeito de retração. **A.** Retração gengival profunda em um pré-molar com altura mínima de tecido queratinizado apicalmente à exposição radicular. **B.** Retalho "alçapão" levantado e o enxerto suturado na base das papilas desepitelizadas. **C.** O retalho foi avançado coronalmente e suturado. **D.** Cicatrização clínica em 1 ano.

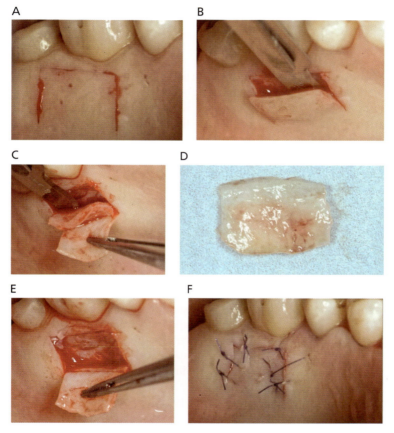

Figura 39.43 "Técnica do "envelope". **A.** Três incisões são realizadas. **B.** O retalho primário é levantado com uma incisão superficial. **C.** Incisão profunda para delinear a espessura do enxerto. **D.** O tecido conjuntivo é colhido. **E.** Retalho superficial epitelial-conjuntivo. **F.** Retalho "envelope" fechado.

conjuntivo palatino usando uma, duas ou três incisões para levantar um retalho primário para "abrir a porta" que dá acesso à camada mais profunda do tecido, que é colhida com uma quarta incisão e retirada, certificando-se de que o periósteo seja deixado na posição (Figura 39.43). O retalho primário é então fechado e a ferida cicatriza por primeira intenção.

Uma técnica alternativa é a colheita de tecido epitelial-conjuntivo, que é subsequentemente desepitelizado fora da boca (Figura 39.44). A ferida, nesse caso, cicatrizará por segunda intenção. Essa técnica é sugerida para evitar a inclusão de tecido adiposo ou glandular e incluir apenas tecido conjuntivo denso, pois apenas o tecido conjuntivo mais superficial é retirado. Zucchelli *et al.* (2010) relataram que o desconforto do paciente depende mais da profundidade da ferida do que da modalidade de cicatrização.

O tecido conjuntivo colhido é imediatamente posicionado sobre a raiz exposta que foi previamente tratada e estabilizada com suturas marginais na base da papila anatômica em ambos os lados da retração. Segundo os autores (Zucchelli *et al.* 2003), o tecido conjuntivo deve ser posicionado um tanto apicalmente à JAC, para não interferir no posicionamento da porção marginal do retalho. Por fim, o retalho é posicionado coronalmente à JAC, o que é semelhante à técnica RAC.

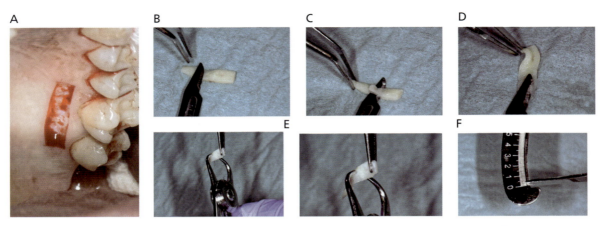

Figura 39.44 **A.** O tecido conjuntivo epitelial é colhido do palato. **B** a **D.** Desepitelização. **E** e **F.** Espessura.

O RAC combinado com tecido conjuntivo é uma técnica que tem mostrado resultados bem-sucedidos para o recobrimento radicular de defeitos isolados do tipo retração RT1 e RT2 (Rocuzzo *et al.* 2002; Cairo *et al.* 2014). Essa abordagem cirúrgica (RAC + ETC) também pode ser utilizada para tratar múltiplos defeitos de retração. A abordagem para retrações múltiplas é a mesma descrita para o RACM, e uma vez que o retalho é levantado de maneira "alçapão", um enxerto conjuntivo é colhido do palato e posicionado sobre as raízes previamente tratadas (Figura 39.45). A dimensão do retalho depende do número de retrações a serem tratadas. Uma revisão da literatura sobre o tratamento de retrações múltiplas (Graziani *et al.* 2014) relatou que a técnica de escolha deve ser RACM combinada com o uso de ETCs. ETCs não são necessários em todas as retrações, mas apenas naqueles locais onde a condição fenotípica da gengiva é fina. Nesses locais, essa combinação produziu melhores resultados estéticos e previsíveis a longo prazo, com desconforto mínimo para o paciente (Cairo *et al.* 2014; Stefanini *et al.* 2018; De Sanctis *et al.* 2020).

Abordagens em túnel para o tratamento de retrações gengivais

Em 1985, Raetze descreveu a chamada *"técnica do envelope"* para cobrir áreas localizadas de exposição radicular usando enxertos de tecido conjuntivo subepitelial (ETCS) palatino. A técnica envolve a preparação de um "envelope" ou *"bolsa"* supraperiosteal usando uma incisão de espessura parcial nos tecidos ao redor do defeito, a fim de acomodar um ETCS (Figura 39.46). O enxerto é posicionado diretamente sobre a raiz exposta e fixado à superfície subjacente por meio de cola de tecido (ou seja, cianoacrilato) sem o uso de suturas. Por ter sua maior parte colocada no "envelope", proteção adequada, estabilidade e suprimento sanguíneo proveniente do tecidos circundantes são assegurados. Em um estudo retrospectivo, Rossberg *et al.* (2008) avaliaram os resultados estéticos clínicos e centrados no paciente, a longo prazo, após o tratamento de retrações únicas por meio da técnica de envelope e ETCS. Reavaliações clínicas realizadas aos 6 a 22 anos (média, 11,4 ± 5,4 anos) revelaram uma média de recobrimento radicular (MRR) de 89,7% ± 25,1%, enquanto o RRC foi obtido em 82% (ou seja, em 32 de 39) dos defeitos.

Outros desenvolvimentos na técnica de "envelope" resultaram em vários tipos de abordagens de túneis. Allen (1994) e Zabalegui *et al.* (1999) descreveram uma extensão adicional do envelope supraperiosteal sobre vários dentes, permitindo, assim, a cobertura de múltiplas retrações gengivais adjacentes (Figura 39.47).

A técnica descrita por Zabalegui *et al.* (1999) implicaram a colocação de incisões intrassulculares, seguidas da preparação de envelopes supraperiosteais nos respectivos dentes, que posteriormente são conectados uns aos outros após a desinserção cuidadosa das papilas. Após a preparação do túnel, um grande ETCS é colhido do palato, cuidadosamente puxado no túnel e adaptado para que as retrações gengivais sejam cobertas. Ao se usar essa técnica, nenhuma tentativa é feita para avançar coronalmente o túnel para cobrir o enxerto e as superfícies radiculares expostas, deixando, assim, a parte coronal do enxerto exposta. Um ano após a terapia, os autores relataram um recobrimento radicular médio de 91,6% e um RRC de 66,7%, respectivamente, apontando, portanto, para a relevância clínica dessa abordagem cirúrgica.

Posteriormente, a abordagem em túnel descrita por Allen (1994) e Zabalegui *et al.* (1999) foi modificada para deslocar coronalmente o retalho tunelizado para cobrir completamente o enxerto de tecido mole com o objetivo de melhorar a sobrevida e a estética do enxerto (Zuhr *et al.* 2007). Várias séries de casos e estudos clínicos randomizados avaliaram o resultado do "chamado" túnel de avanço coronal modificado (TACM) para o tratamento de retrações gengivais adjacentes múltiplas superiores e também para o tratamento de retrações inferiores únicas (Aroca *et al.* 2010, 2013; Sculean *et al.* 2014, 2016, 2017). A principal vantagem do TACM é que o túnel preparado (bolsa) é avançado coronalmente para cobrir o enxerto e as superfícies radiculares expostas, melhorando, assim, o suprimento vascular do enxerto e, posteriormente, seu potencial de sobrevida. As etapas mais importantes no desenho do TACM são descritas na Figura 39.48. Após a anestesia local, é realizado o alisamento radicular suave da superfície radicular exposta para remover o biofilme usando curetas Gracey. Posteriormente, são

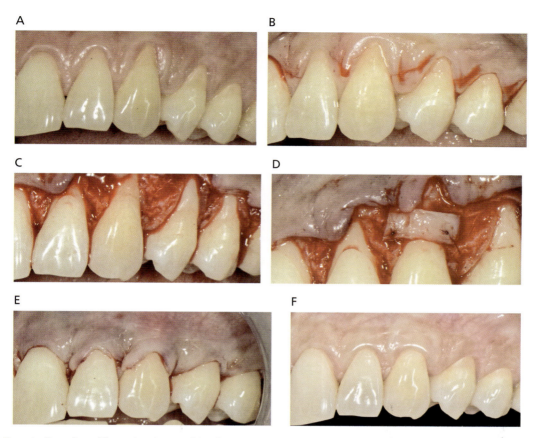

Figura 39.45 Enxerto livre de tecido conjuntivo combinado com um procedimento de retalho de avanço coronal. **A.** Múltiplas retrações. **B.** Incisões. **C.** Elevação do retalho "alçapão" com desepitelização da papila anatômica. **D.** Enxerto livre de tecido conjuntivo colocado na superfície radicular do canino. **E.** Retalho posicionado coronalmente e suturado. **F.** Resultado de 1 ano após o tratamento.

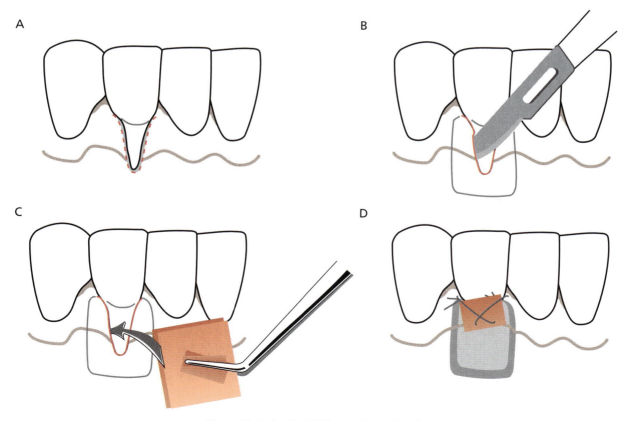

Figura 39.46 **A** a **D.** A "Técnica do envelope".

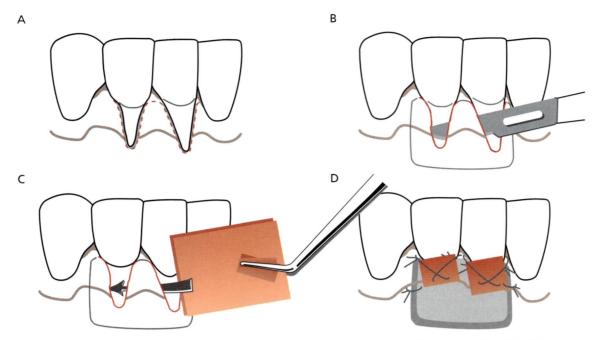

Figura 39.47 A a D. Procedimento de enxerto livre de tecido conjuntivo: a "técnica do túnel". (Fontes: Allen 1994; Zabalegul *et al.* 1999. Reproduzida, com autorização, de John Wiley & Sons.)

realizadas as incisões intrassulculares nos dentes tratados, com lâminas microcirúrgicas e, se necessário, estendidas um dente mesial ou distalmente. Com o uso de instrumentos especialmente projetados para a tunelização, um retalho de espessura total é levantado e preparado além do nível da junção mucogengival, deixando intactas as papilas interdentais. A bolsa mucoperiosteal é então cuidadosamente estendida mesial e distalmente sob as papilas vizinhas até que as retrações adjacentes estejam conectadas. As fibras colágenas de inserção são removidas da face interna do retalho tunelizado (ou seja, retalhos conectados) usando lâminas cirúrgicas e/ou microcirúrgicas 15c, até que uma mobilização coronal livre de tensão seja obtida. Se necessário, as partes interdentais das papilas também são suavemente incisionadas com o uso de instrumentos de tunelização especialmente projetados. Deve-se tomar cuidado para que não haja ruptura do tecido papilar interdentário e/ou para se evitar a perfuração do túnel. Após a preparação do túnel, um ETCS do palato, de 1 a 1,5 mm de espessura, é colhido usando-se a técnica de incisão única descrita por Hürzeler e Weng (1999) e Lorenzana e Allen (2000). Imediatamente após o fechamento da ferida palatina, o ETCS é puxado para dentro do túnel com o uso de sutura simples ou de colcheiro e fixado na superfície interna do retalho do túnel. Posteriormente, o enxerto é imobilizado na JAC ou um pouco abaixo usando-se uma sutura tipo suspensória, para obter estabilidade completa. Finalmente, o retalho do túnel é avançado coronalmente para cobrir completamente o enxerto e a superfície radicular exposta usando-se suturas tipo suspensórias. As suturas geralmente são removidas 14 dias após a cirurgia. Em uma série de casos consistindo em um total de 54 RT1 e RT2 superiores adjacentes (ou seja, classe I, II ou III de Miller), estas foram tratadas consecutivamente com o TACM em conjunto com um DME e ETCS (Sculean *et al.* 2016). Das 54 retrações, 49 foram classificadas como RT1 e 5 como RT2. Após 12 meses da cirurgia, observou-se uma cobertura radicular estatística e clinicamente significativa em todos os pacientes e defeitos. O RRC foi obtido em 40 retrações RT1 e, em uma retração Classe III de Miller, representando uma MRR de 96% (Figura 39.48). Os exames de acompanhamento demonstraram que os resultados obtidos podem ser mantidos a longo prazo, desde que seja mantido um nível adequado de higiene bucal.

Resultados comparáveis também foram obtidos por Aroca *et al.* (2010), que trataram múltiplas retrações RT2 gengivais adjacentes, por meio de TACM em conjunto com ETCS com ou sem um DME. No estudo, a MRR foi de 82% no grupo de teste (ou seja, TACM + ETCS + DME) e 83% no grupo de controle (ou seja, TACM + ETCS), respectivamente, enquanto o RRC foi de 38% em ambos os grupos. Curiosamente, o uso adicional de DME não pareceu influenciar os resultados clínicos.

Recentemente, o TACM também foi aplicado com sucesso para a cobertura de retrações gengivais simples e múltiplas, RT1 e RT2, em regiões estéticas (Sculean *et al.* 2017) (Figura 39.49). Um total de 23 RT1 e RT2 superiores, únicas ou múltiplas, foram consecutivamente tratadas com TACM em conjunto com ETCS. Das 23 retrações, 16 foram classificadas como RT1 e sete como RT2. Todos os pacientes apresentaram pelo menos uma retração gengival vestibular, em um dente com coroa, localizado na região anterossuperior. Em todos os casos, a retração vestibular foi associada a uma aparência estética prejudicada. Após 12 meses, foi obtida uma cobertura radicular estatisticamente significativa ($P < 0,0001$), em todos os pacientes e defeitos. O RRC foi obtido

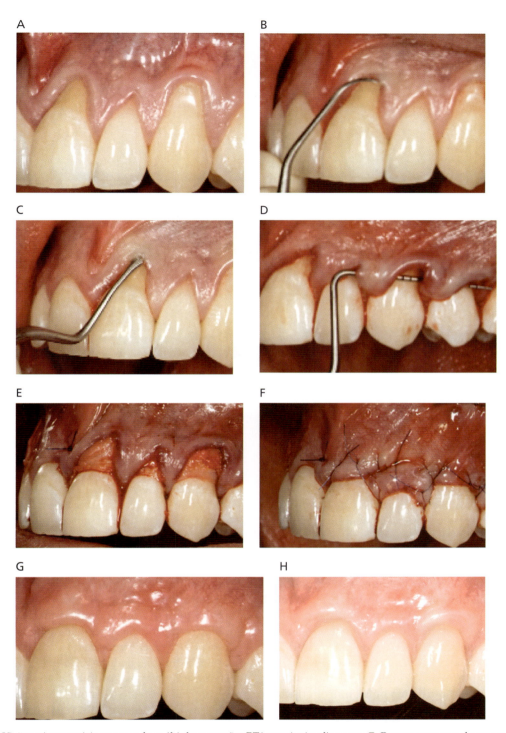

Figura 39.48 **A.** Visão pré-operatória mostrando múltiplas retrações RT1 gengivais adjacentes. **B.** Raspagem suave das superfícies radiculares para remover o biofilme. **C.** Preparação do túnel com instrumentos especialmente desenvolvidos. **D.** Túnel preparado. Observe a mobilização livre de tensão. **E.** Enxerto de tecido conjuntivo subepitelial (ETCS) palatino suturado na junção amelocementária. **F.** O retalho tunelizado é suturado coronalmente para cobrir completamente as retrações e o ETCS. **G.** Após 2 anos da cirurgia, é evidente a cobertura completa da retração. **H.** Após 11 anos de cirurgia ainda é visível uma situação clínica estável. Pode-se observar uma leve recidiva dos tecidos moles no dente 21.

em 22 das 23 retrações (p. ex., em todas as 16 retrações RT1 e em seis das sete retrações RT2) (Figura 39.49). Analisadas em conjunto, os resultados disponíveis sugerem que o uso do TACM em conjunto com o ETCS representa uma opção valiosa para o tratamento de retrações gengivais múltiplas RT1 e RT2, na região superior.

A relevância clínica do TACM também foi avaliada no tratamento de retrações inferiores isoladas (Sculean *et al.* 2014; Nart & Valles 2016). Em uma série de casos incluindo 16 pacientes com uma retração inferior isolada RT1 e RT2, o tratamento foi realizado por meio de TACM combinado com DME e ETCS (Sculean *et al.* 2014). Após 12 meses da

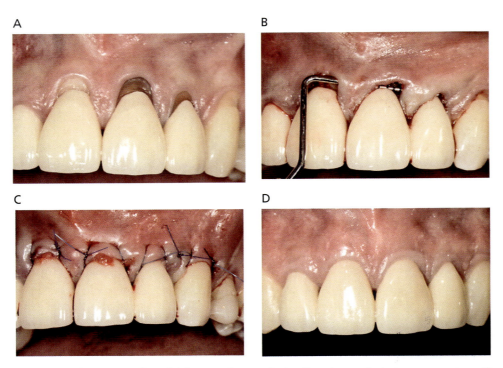

Figura 39.49 **A.** Visão pré-operatória mostrando múltiplas retrações gengivais adjacentes em dentes com coroas na região anterior superior. **B.** Túnel preparado. **C.** Túnel suturado coronalmente para cobrir completamente as superfícies radiculares expostas e o enxerto de tecido conjuntivo subepitelial (ETCS). **D.** Após 2 anos do tratamento, é evidente a cobertura completa das superfícies expostas.

cirurgia, foi obtida uma cobertura radicular estatística e clinicamente significativa em todos os 16 defeitos. A MRR totalizou 96,25%, enquanto o RRC foi medido em 12 dos 16 defeitos (75%).

No entanto, em retrações inferiores isoladas profundas, localizadas na área anterior, o deslocamento coronal livre de tensão do retalho do túnel pode ser extremamente difícil e pode resultar em diminuição da profundidade do vestíbulo e/ou deiscência do retalho em virtude do aumento da tensão do retalho. A fim de minimizar essas deficiências potenciais, uma nova técnica cirúrgica (p. ex., o túnel fechado lateralmente ou TFL) foi especificamente projetada e testada para o tratamento de RT1 inferior isolada profunda e RT2 (Figura 39.50) (Sculean & Allen 2018). O TFL implica a realização de incisões intrassulculares ligeiramente biseladas, por meio de lâminas microcirúrgicas, seguidas pela preparação de uma bolsa mucoperiosteal (p. ex., túnel) usando instrumentos de microtúnel especialmente projetados. Nenhuma tentativa especial é geralmente feita para remover adicionalmente o epitélio que envolve as margens da bolsa, pois este é removido por meio de incisões intrassulculares biseladas. A bolsa é então mobilizada apicalmente além da linha mucogengival e estendida mesial e distalmente, a partir do defeito de retração, com uma incisão na superfície vestibular das papilas interdentais (Figura 39.50). São liberadas as fibras de colágeno inseridas apical e lateralmente na superfície interna da bolsa, utilizando-se lâminas convencionais e microcirúrgicas até que o deslocamento mesial e distal das margens da bolsa seja obtido sem tensão. Uma atenção especial deve ser dada para não que não haja rompimento das papilas interdentais ou perfuração do retalho tunelizado. Como resultado desse procedimento, as margens da bolsa podem ser aproximadas sem tensão mesial e distal para cobrir completamente ou a maior parte do enxerto e a superfície radicular exposta. Posteriormente, um ETCS palatino é colhido conforme descrito anteriormente e inserido para dentro do túnel usando-se suturas tipo colchoeiro e fixado mesial e distalmente na face interna do túnel. O enxerto é adicionalmente adaptado à JAC por meio de uma sutura suspensória e, finalmente, as margens da bolsa são colocadas juntas sobre o enxerto e suturadas com pontos interrompidos para se realizar a cobertura total ou parcial, sem tensão do enxerto e da superfície radicular sem cobertura.

Essa nova técnica cirúrgica foi avaliada em uma série de casos consecutivos, incluindo 24 pacientes exibindo uma única retração gengival profunda inferior RT1 ou RT2, em uma profundidade de ≥ 4 mm. Aos 12 meses, o RRC foi obtido em 17 dos 24 defeitos, representando 70,83% dos defeitos, enquanto nos sete defeitos restantes o RC foi de 80 a 90% (em seis casos) e 79% (em um caso), respectivamente. Os resultados obtidos em retrações inferiores isoladas com TACM e TFL foram bem comparados com os relatados por Zucchelli *et al.* (2014) usando-se o RAC. Em um estudo clínico randomizado controlado, Zucchelli *et al.* (2014) avaliaram o tratamento de retrações gengivais isoladas RT1 localizadas em incisivos inferiores por meio de RAC+ ETCS com ou sem remoção de tecido submucoso vestibular (TSV). Os resultados demonstraram uma cobertura de retração previsível, enquanto a remoção adicional de TSV produziu um retalho sem tensão, resultando em menos exposição do enxerto e RRC estatística e significativamente

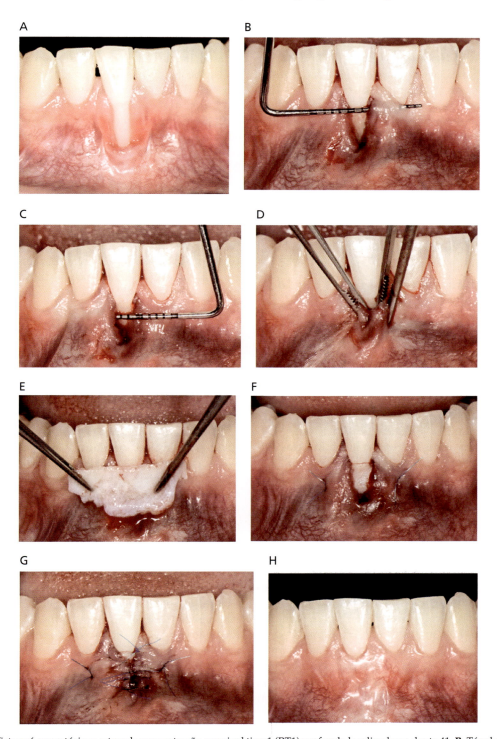

Figura 39.50 **A.** Vista pré-operatória mostrando uma retração gengival tipo 1 (RT1) profunda localizada no dente 41. **B.** Túnel mesial preparado. **C.** Túnel distal preparado. **D.** Após a preparação do túnel, é evidente a mobilidade do tecido mole livre de tensão nas margens. **E.** Enxerto de tecido conjuntivo subepitelial (ETCS) coletado. **F.** ETCS suturado na junção amelocementária (JAC). **G.** Fechamento lateral do túnel sem tensão, permitindo-se uma cobertura quase completa do ETCS. **H.** 1 ano após o tratamento, é evidente a cobertura completa da raiz.

melhor (p. ex., 48% *vs.* 88%). Apesar do fato de ser difícil comparar diretamente os resultados obtidos em retrações inferiores isoladas após o uso de um RAC com aqueles obtidos com TACM ou TFL, os resultados apontam para o papel fundamental de uma mobilização coronal livre de tensão dos tecidos moles ao redor das retrações para a obtenção de RRC previsível.

Vários estudos clínicos foram conduzidos para comparar os resultados após a cobertura de retrações gengivais únicas e múltiplas, por meio da técnica de túnel ou RAC. Os dados indicam que RAC + ETC e TACM + ETC proporcionaram melhorias clínicas e estéticas comparáveis com o tratamento de retrações gengivais superiores únicas (Neves *et al.* 2020). Uma revisão sistemática recente com metanálise avaliou a eficácia da técnica de tunelização no tratamento de retrações gengivais localizadas e múltiplas e comparou os resultados com os obtidos com RAC (Tavelli *et al.* 2018). A MRR global calculada da técnica de tunelização para retrações gengivais localizadas foi de 82,75% ± 19,7% e 87,87% ± 16,45% para retrações múltiplas, respectivamente. Analisados em conjunto, apesar das evidências ainda limitadas comparando a técnica de tunelização com a técnica RAC, os dados disponíveis indicam que tanto a abordagem do túnel quanto a abordagem RAC podem alcançar resultados clínicos excelentes e comparáveis em termos de cobertura radicular e estética. No entanto, quando os mesmos tipos de enxertos foram usados, o RAC foi associado a uma maior porcentagem de RRC em comparação com as abordagens em túnel (Tavelli *et al.* 2018).

O uso de substitutos de tecidos moles para o tratamento de retrações gengivais

Como o uso de ETCS sempre requer um segundo local cirúrgico para a colheita do enxerto de tecido autógeno, com o aumento da morbidade associado a complicações pós-cirúrgicas mais frequentes, como dor e/ou sangramento (Chackartchi *et al.* 2019), vários materiais de substituição de tecidos moles têm sido desenvolvidos e estudados para substituição de enxertos autólogos em procedimentos de recobrimento radicular. Estes incluem principalmente o uso de ADM ou vários tipos de matrizes xenogênicas de colágeno (Bohac *et al.* 2018; de Carvalho Formiga *et al.* 2020).

ADM é um aloenxerto obtido da pele humana que é processado quimicamente para remover todas as células, preservando-se a matriz dérmica extracelular (Bohac *et al.* 2018; de Carvalho Formiga *et al.* 2020). O ADM tem sido frequentemente usado para cobertura de retração dentária usando as abordagens RAC ou tunelização (Ozenci *et al.* 2015; Tavelli *et al.* 2019). Em um ensaio clínico randomizado, Woodyard *et al.* (2004) demonstraram que a curto prazo (ou seja, em 6 meses), o uso de ADM em conjunto com RAC resultou em maior cobertura de retração e aumento da espessura dos tecidos moles do que o tratamento apenas com RAC. Dados muito recentes sugerem, no entanto, que a longo prazo (ou seja, até 12 anos) pode ocorrer uma recidiva estatisticamente significativa da margem gengival, independentemente da técnica cirúrgica utilizada (RAC ou tunelização) (Tavelli *et al.* 2019).

Uma matriz de colágeno (MC) xenogênica bioabsorvível 3D derivada de suínos foi avaliada em estudos histológicos (Vignoletti *et al.* 2011) e em estudos clínicos randomizados controlados que compararam o tratamento de retrações únicas RT1, por meio de RAC isolado ou em conjunto com MC ou ETC (McGuire & Scheyer 2010; Cardaropoli *et al.* 2012; Jepsen *et al.* 2013; Moreira *et al.* 2016; Tonetti *et al.* 2018). Os resultados desses estudos forneceram evidências de que, nas retrações RT1, o tratamento com RAC + MC pode resultar em maiores ganhos de tecido queratinizado em comparação com o RAC isolado (Jepsen *et al.* 2013; Moreira *et al.* 2016). No entanto, em termos de cobertura radicular, a MC produziu resultados comparáveis ou ligeiramente inferiores

em comparação com os resultados obtidos com ETC (de Carvalho Formiga *et al.* 2020). No entanto, o uso de MC foi associado a uma redução estatisticamente significativa do tempo cirúrgico e da morbidade em comparação com o uso de ETC (McGuire & Scheyer 2010; Cardaropoli *et al.* 2012; Tonetti *et al.* 2018; de Carvalho Formiga *et al.* 2020).

O uso de MC também foi avaliado em séries de casos e em um RCT para o tratamento de múltiplas retrações adjacentes RT1 usando TACM (Aroca *et al.* 2013; Molnár *et al.* 2013). Quando comparado com ETCS (Aroca *et al.* 2013), ambos os tratamentos resultaram em melhorias estatisticamente significativas de RRC, MRR, LTQ e EG em comparação com o início ($P < 0,05$). No entanto, observou-se RRC em 42% dos locais de teste e em 85% dos locais de controle, respectivamente ($P < 0,05$), indicando resultados superiores para ETCS. No entanto, a duração da cirurgia e a morbidade do paciente foram estatisticamente menores no grupo teste em comparação com o grupo controle. Os resultados a longo prazo (ou seja, até 5 anos) após o tratamento da retração gengival isolada por meio de RAC + MC ou RAC + ETCS foram avaliados por McGuire e Scheyer (2016). Os resultados falharam em demonstrar diferenças estatisticamente significativas em termos de largura de tecido queratinizado, profundidade de sondagem e cobertura de retração entre os dois grupos, indicando resultados semelhantes para ambos os tipos de enxertos.

Outro tipo de matriz de colágeno é uma matriz de colágeno dérmico acelular (MCDA) derivada de suínos (Cosgarea *et al.* 2016; Pietruska *et al.* 2019). Pietruska *et al.* (2019) compararam os resultados da técnica TACM usada em conjunto com MCDA ou ETCS para o tratamento de RT1 MAGR inferior. Os resultados revelaram cobertura de retração estatisticamente significativa em ambos os grupos, mas o RRC foi alcançado em nove de 45 (20%) defeitos tratados com MCDA e, em 31 de 39 (67%) tratados com ETCS, indicando resultados superiores para ETCS.

Analisadas em conjunto, as evidências disponíveis sugerem que o uso dos materiais de substituição de tecidos moles disponíveis pode levar a resultados a curto prazo comparáveis ao uso de enxertos autógenos e a uma menor morbidade do paciente. No entanto, ainda é necessário observar a estabilidade a longo prazo dos resultados.

Cicatrização de enxertos livres de tecidos moles

A sobrevida de um enxerto livre de tecido mole colocado sobre uma superfície radicular desnudada depende da difusão de plasma e subsequente revascularização das partes do enxerto que estão repousando no leito de tecido conjuntivo ao redor da deiscência. O estabelecimento de circulação colateral, a partir das bordas vasculares adjacentes do leito, permite o fenômeno de cicatrização em "formação de pontes" (Sullivan & Atkins 1968a). Assim, a quantidade de tecido que pode ser mantida sobre a superfície radicular é limitada pelo tamanho da área avascular (Oliver *et al.* 1968; Sullivan & Atkins 1968a). Outros fatores considerados críticos para a sobrevida do enxerto colocado sobre a superfície radicular são o preparo de um leito vascular

Capítulo 39 Terapia Mucogengival: Cirurgia Plástica Periodontal

suficiente ao redor da deiscência e o uso de um enxerto espesso (Miller 1985b).

Outro fenômeno de cicatrização frequentemente observado após procedimentos de enxerto livre é a "inserção insidiosa", ou seja, a migração coronal da margem de tecido mole. Isso ocorre como consequência da maturação tecidual durante um período de cerca de 1 ano após o tratamento.

Existem poucas avaliações histológicas da natureza de inserção estabelecida para a superfície radicular após o uso de enxertos livres para recobrimento radicular. Sugarman (1969) relatou, a partir de uma avaliação histológica de um dente humano tratado com um enxerto livre de tecido mole, que uma nova inserção de tecido conjuntivo foi encontrada no quarto apical do defeito de retração coberto com sucesso. Harris (1999) e Majzoub *et al.* (2001), cada um relatando o resultado histológico de ETCs livres, em dois casos, encontraram apenas quantidades mínimas de formação de novo cemento na parte mais apical do defeito de retração e que a cicatrização resultou em um epitélio juncional longo ocupando a interface entre o tecido mole de recobrimento e a raiz. Carnio *et al.* (2002) realizaram uma avaliação histológica de quatro casos de recobrimento radicular com um ETC combinado com aplicação de proteínas da matriz do esmalte (Emdogain®). Eles relataram que a cicatrização resultou na adesão do tecido conjuntivo à superfície radicular e que se observou formação de novo cemento apenas na extremidade mais apical da área enxertada.

Assim, as limitadas informações histológicas disponíveis em humanos sobre a cicatrização de enxertos livres de tecidos moles indicam que pode ocorrer um padrão de cicatrização semelhante ao já discutido, após procedimentos de enxerto pediculado, ou seja, que a fixação do tecido conjuntivo pode ser estabelecida nas partes mais apicais e laterais do defeito de retração, mas que uma ligação epitelial é formada ao longo da porção principal da raiz. Além disso, a aplicação de proteínas da matriz do esmalte pode impedir a migração apical do epitélio, mas pode não favorecer a formação de tecido conjuntivo verdadeiro entre o enxerto livre e a superfície radicular.

Seleção do procedimento cirúrgico para recobrimento radicular

Para cada caso individual, vários fatores devem ser levados em consideração ao se selecionar o procedimento cirúrgico para se obter a cobertura radicular, por exemplo, arcada, posição do dente, profundidade e largura da retração, espessura e qualidade do tecido apical e lateral à retração, demandas estéticas e contorno. Do ponto de vista estético, a cobertura das superfícies radiculares expostas com tecidos moles deve estar em harmonia com o tecido adjacente e, portanto, um enxerto pediculado seria a preferência.

Para dentes superiores, o retalho de avanço coronal pode ser considerado o procedimento básico a ser utilizado para retrações únicas, bem como múltiplas. Se a qualidade da mucosa apical às retrações for considerada inadequada para cobertura radicular, o procedimento é combinado com a colocação de um ETC.

Na mandíbula, a colocação de um ETC livre com uma preparação em "envelope" ou "túnel" é preferida em virtude de uma mucosa fina apical à retração e frequentemente à presença de múltiplos freios, ou seja, condições inadequadas para um retalho com avanço coronal. No caso de um defeito localizado de retração única de profundidade moderada, um retalho rotacional pode ser usado se uma mucosa queratinizada de dimensões suficientes estiver disponível lateralmente à retração.

Resultados clínicos de procedimentos de recobrimento radicular

Independentemente da modalidade de procedimento cirúrgico usado para a obtenção de cobertura radicular com tecido mole, profundidades de sondagem residuais rasas, ganho na inserção clínica e aumento na altura gengival são as características comuns do resultado do tratamento. Embora as principais indicações para a realização de procedimentos de recobrimento radicular sejam demandas estéticas/cosméticas e sensibilidade radicular, poucos estudos utilizaram avaliações desses critérios como desfecho de sucesso do tratamento. Em vez disso, as variáveis de resultado comuns usadas são a quantidade de cobertura radicular alcançada, expressa como uma porcentagem da profundidade inicial do defeito de retração, e a proporção de locais tratados mostrando cobertura radicular completa. Considerando-se que o RRC pode ser um resultado bem-sucedido com relação à sensibilidade radicular, o mesmo não é necessariamente equivalente para o sucesso do tratamento do ponto de vista estético porque, além da cobertura radicular em harmonia com dentes adjacentes, fatores como espessura do tecido, cor e textura influenciam a valorização do resultado estético.

Uma comparação geral do resultado do tratamento de vários procedimentos de recobrimento radicular é dificultada pelo fato de que há heterogeneidade substancial entre os estudos (Cairo *et al.* 2008; Chambrone *et al.* 2009). A variabilidade no resultado do tratamento para os vários procedimentos, tanto dentro como entre os estudos, é grande, indicando que os procedimentos são sensíveis ao operador e que vários fatores que influenciam o resultado do tratamento não foram adequadamente considerados. Uma análise com relação aos defeitos de retração classe I e II de Miller iniciais, que podem ser cobertos com sucesso após o tratamento com retalho de avanço coronal, com base nos dados de estudos randomizados controlados incluídos em revisões sistemáticas recentes (Cairo *et al.* 2008; Chambrone *et al.* 2009), demonstra que, em média, pode-se esperar por cerca de 70% de cobertura radicular (intervalo de 34 a 87%). A cobertura completa do defeito de retração, que é o objetivo final da terapia, pode ser alcançada em aproximadamente 35% dos casos tratados (intervalo de 15 a 60%).

Evidências sugerem que o resultado do tratamento pode ser melhorado pelo uso adjuvante de ETC ou proteínas da matriz do esmalte, com uma média estimada de efeito absoluto de 15 a 25% para RRC e 13 a 17% para redução na profundidade da retração (Cairo *et al.* 2008; Chambrone *et al.* 2009; Buti *et al.* 2013).

Revisões sistemáticas foram preparadas para os *workshops* de consenso da European Federation of Periodontology (EFP) e da American Academy of Periodontology (AAP), respectivamente (Cairo *et al.* 2014; Chambrone & Tatakis 2015) e foi relatado que as técnicas bilaminares, usando-se ETCs subepiteliais, alcançaram porcentagens médias superiores de RRC, bem como um aumento significativo no tecido queratinizado. O resultado desses *workshops* de consenso indicaram que o RAC foi associado a maior probabilidade de RRC e maior quantidade de redução de retração do que o SCPF. A combinação de RAC+ETC parece ser a técnica mais eficaz para alcançar o RRC e a redução da retração, quando comparada com outras técnicas (RAC + matriz de colágeno, enxerto gengival livre, retalho posicionado lateralmente, RAC + membranas de barreira). A RTG não foi capaz de melhorar a eficácia clínica do RAC. Estudos que adicionaram ADM sob RAC demonstraram grande heterogeneidade e nenhum benefício significativo em comparação com RAC isoladamente. Múltiplas combinações, usando mais de um enxerto/biomaterial sob o retalho, geralmente fornecem benefícios semelhantes ou menores do que procedimentos de controle mais simples em termos de resultados de recobrimento radicular. No mesmo *workshop*, Graziani *et al.* (2014) realizaram uma metanálise para retrações gengivais múltiplas, com resultados semelhantes com relação às diferentes modalidades de tratamento cirúrgico, embora com menor evidência. Uma revisão sistemática ainda mais recente (Chambrone *et al.* 2019) corroborou esses resultados, relatando que o RAC com ou sem o uso de ETCs ou outros biomateriais, pode ser usado para o tratamento bem-sucedido de defeitos do tipo retração única ou múltipla. As abordagens modificadas de RAC e tunelização mostram as maiores porcentagens de RRC.

Fatores que influenciam o grau de cobertura radicular

Fatores relacionados com o paciente. Assim como acontece com outros procedimentos cirúrgicos periodontais, a má higiene bucal influenciará negativamente o sucesso dos procedimentos de recobrimento radicular (Caffesse *et al.* 1987). Além disso, um fator causal predominante no desenvolvimento da retração gengival é o trauma da escovação e, portanto, esse fator deve ser corrigido para garantir um resultado ideal para qualquer procedimento de recobrimento radicular. O resultado do tratamento em termos de cobertura radicular é geralmente menos favorável em tabagistas do que em não tabagistas (Trombelli & Scabbia 1997; Zucchelli *et al.* 1998; Martins *et al.* 2004; Erley *et al.* 2006; Silva *et al.* 2006), embora alguns estudos não tenham demonstrado diferenças entre esses grupos (Tolmie *et al.* 1991; Harris 1994).

Fatores relacionados com o local. Entre os fatores específicos do local, o nível de suporte periodontal interdental pode ser de maior importância para o resultado dos procedimentos de recobrimento radicular. Do ponto de vista biológico, o RRC é alcançável em defeitos de retração RT1-2 (Figura 39.51), ao passo que, quando a perda de inserção do tecido conjuntivo e a altura dos tecidos moles também envolvem áreas proximais (RT3), apenas a cobertura radicular vestibular parcial pode ser obtida (Figura 39.52). Um fator adicional que tem demonstrado influenciar o grau de cobertura radicular é a dimensão do defeito de retração. Desfechos menos favoráveis foram relatados em locais com retrações largas (> 3 mm) e profundas (≥ 5 mm) (Holbrook & Ochsenbein 1983; Pini Prato *et al.* 1992; Trombelli *et al.* 1995). Em um estudo que comparou o efeito do tratamento dos procedimentos de retalho de avanço coronal e de ETC

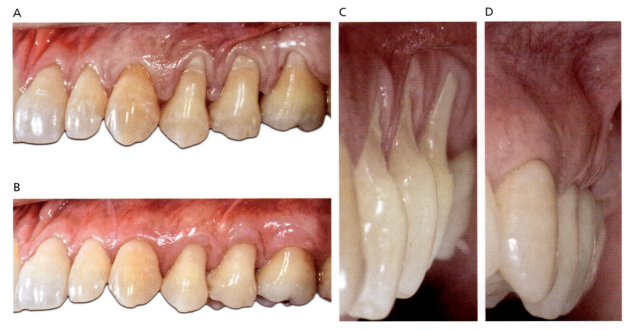

Figura 39.51 **A.** Vista pré-operatória mostrando lesões cervicais não cariosas (LCNC) associadas a múltiplas retrações gengivais adjacentes com restaurações em resina composta. **B.** Um ano após o tratamento, é evidente a cobertura radicular sobre as restaurações em resina composta. **C.** Visão lateral de múltiplas retrações adjacentes. **D.** Cobertura radicular, após 1 ano.

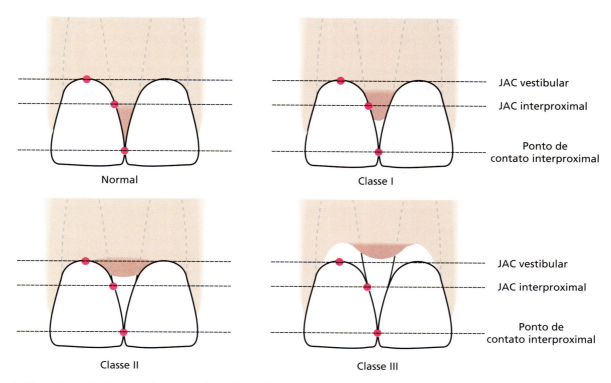

Figura 39.52 O sistema de classificação para a altura de papila. JAC = junção amelocementária. (Fonte: Modificada de Nordland & Tarnow 1998. Reproduzida, com autorização, de John Wiley & Sons.)

livre, Wennström e Zucchelli (1996) relataram que se observou RRC em apenas 50% dos defeitos com uma profundidade inicial de ≥ 5 mm em comparação com 96% para defeitos mais rasos.

Fatores relacionados com a técnica. Diversos fatores relacionados com a técnica podem influenciar o resultado do tratamento de um procedimento de enxerto pediculado. Em uma revisão sistemática incluindo dados de 15 estudos (Hwang & Wang 2006), demonstrou-se uma correlação positiva entre a espessura do tecido do retalho e a redução da retração. Para recobrimento radicular completo, a espessura limite crítica foi de cerca de 1 mm. No entanto, quando utilizado um enxerto pediculado de espessura total ou parcial para recobrimento radicular, não se observou influência no desfecho do tratamento (Espinel & Caffesse 1981). A eliminação da tensão do retalho é considerada um fator importante para o resultado do procedimento de retalho de avanço coronal. Pini Prato *et al.* (2000a) mensuraram a tensão no retalho e avanço coronal para comparar a quantidade de cobertura radicular em locais com e sem tensão residual do retalho. Em locais com tensão residual (média de 6,5 g), a cobertura radicular foi de 78%, 3 meses após a cirurgia e, 18% nos locais tratados apresentaram recobrimento radicular completo. Locais sem tensão demonstraram MRR de 87% e RRC em 45% dos casos. Além disso, demonstrou-se associação negativa estatisticamente significativa entre a magnitude da tensão residual no retalho e a quantidade de redução da retração. Embora as áreas de tecido conjuntivo laterais ao defeito de retração sejam consideradas importantes para a retenção do retalho avançado quando posicionado sobre a superfície radicular, a dimensão da área da papila interdentária não é um fator prognóstico para o resultado clínico do procedimento de recobrimento radicular (Saletta *et al.* 2001). Como se pode esperar, a posição da margem gengival com relação à JAC após a sutura afeta a probabilidade de RRC, após a cicatrização. Pini Prato *et al.* (2005) demonstraram que, para 100% de previsibilidade de RRC no tratamento de retrações classe I de Miller com um procedimento de retalho de avanço coronal, a margem do retalho deve ser posicionada, pelo menos, 2 mm coronalmente à JAC.

No que diz respeito aos procedimentos de enxerto livre, a espessura do enxerto influencia o seu sucesso (Borghetti & Gardella 1990). Recomenda-se uma espessura do enxerto livre de cerca de 2 mm.

Fatores relacionados com o dente. O desenvolvimento de LCNCs ocorre frequentemente em superfícies radiculares expostas. Vários estudos mostraram que essas lesões estão associadas a retrações gengivais mais profundas e a uma probabilidade reduzida de RRC (Jepsen *et al.* 2018). Quando LCNCs estão presentes em um local com retração gengival, deve-se considerar uma abordagem multidisciplinar, incluindo cirurgia mucogengival para cobertura radicular e reconstrução da JAC. Ainda não está claro se o dano do tecido duro deve ser restaurado antes ou depois da fase cirúrgica, embora haja evidências de que materiais restauradores, como cimentos de ionômero de vidro ou resinas compostas, podem ser combinados com um retalho de avanço coronal (Santamaria *et al.* 2008, 2009, 2014, 2016, 2018; Silveira *et al.* 2017) (ver Figura 39.51). Ao restaurar a JAC, várias

996 Parte 13 Terapia Reconstrutora

técnicas foram propostas (Zucchelli *et al.* 2006; Cairo *et al.* 2010; Zucchelli *et al.* 2011; Silveira *et al.* 2017; Santamaria *et al.* 2018), embora não haja um consenso sobre onde estabelecer a nova JAC. Alguns autores sugerem posicionar a restauração em resina composta, 1 a 2 mm apicalmente à posição original, a fim de permitir um deslocamento apical da margem do tecido mole seguindo o procedimento de recobrimento radicular e para que a restauração ainda seja eficaz na redução da sensibilidade radicular (Silveira *et al.* 2017; Santamaria *et al.* 2018). De Sanctis *et al.* (2020) propuseram uma abordagem combinada no tratamento de retração múltipla apresentando LCNC consistindo no restabelecimento da JAC com a restauração em resina composta estendendo-se 1 mm apicalmente à posição anatômica T original combinada com o RACM com ou sem uma incisão de relaxante vertical, utilizando-se a aplicação específica do local de um ETC, conforme discutido anteriormente. Com o uso dessa abordagem, o RRC foi alcançado em 90% de todos os locais tratados, em 12 meses de acompanhamento.

Reconstrução da papila interdental

A perda da altura da papila e o estabelecimento de "triângulos pretos" entre os dentes podem ocorrer por diversos motivos. Em adultos, o motivo mais comum é a perda do suporte periodontal em virtude da periodontite, mas outros fatores, como formato anormal do dente, contornos inadequados de reabilitações protéticas e procedimentos traumáticos de higiene bucal, também podem influenciar negativamente o contorno dos tecidos moles interdentais.

Nordland e Tarnow (1998) propuseram um sistema de classificação com relação à altura papilar adjacente aos dentes naturais, com base em três marcos anatômicos: o ponto de contato interdental, a extensão apical da JAC vestibular e a extensão coronal da JC proximal (Figura 39.52):

- *Normal*: a papila interdentária ocupa todo o espaço da ameia apical até o ponto/área de contato interdental
- *Classe I*: a extremidade da papila interdentária está localizada entre o ponto de contato interdentário e o nível da JAC na superfície proximal do dente
- *Classe II*: a ponta da papila interdentária está localizada no nível ou apicalmente à JAC na superfície proximal do dente, mas coronalmente no nível mediovestibular da JAC
- *Classe III*: a extremidade da papila interdentária está localizada no ou apicalmente no nível mediovestibular da JAC.

Em um estudo observacional em humanos, Tarnow *et al.* (1992) analisaram a correlação entre a presença de papilas interproximais e a distância vertical entre o ponto de contato e a crista óssea interproximal. Quando a distância vertical do ponto de contato à crista óssea era ≤ 5 mm, a papila estava presente quase 100% do tempo, ao passo que, se a distância era ≥ 6 mm, em geral a papila preenchia apenas parcialmente a ameia interproximal. Considerando-se que normalmente é encontrada uma zona de cerca de 1 mm de inserção supracrestal do tecido conjuntivo (Gargiulo 1961), a observação indica que a altura biológica da papila interdentária pode ser limitada a cerca de 4 mm. Essa interpretação é corroborada pela observação de que, em áreas interdentárias desnudas, após um procedimento de reposicionamento apical de retalho, um crescimento de cerca de 4 mm de tecido mole ocorreu 3 anos após a cirurgia (Van der Velden 1982). Portanto, antes de se tentar reconstruir cirurgicamente uma papila interdentária, é importante avaliar cuidadosamente (1) a distância vertical entre a crista óssea e o ponto apical da área de contato entre as coroas e (2) a altura do tecido mole na área interdentária. Se a distância entre a crista óssea e o ponto de contato for ≤ 5 mm e a altura da papila for < 4 mm, a intervenção cirúrgica para aumentar o volume da papila pode ser justificada para resolver o problema de um "triângulo preto" interdentário. No entanto, se o ponto de contato estiver localizado > 5 mm da crista óssea, em virtude da perda de suporte periodontal e/ou uma relação de contato interdental inapropriada entre as coroas, deve-se selecionar um método para estender apicalmente a área de contato entre os dentes, em vez de se fazer uma tentativa cirúrgica para melhorar a topografia da papila.

Se a perda da altura da papila for causada apenas por danos nos tecidos moles causados por dispositivos de higiene bucal, os procedimentos de higiene interproximal devem ser inicialmente interrompidos para permitir a recuperação dos tecidos moles e, em seguida, modificados sucessivamente para eliminar/minimizar lesões traumáticas nas papilas.

Técnicas cirúrgicas

Vários relatos de casos foram publicados sobre técnicas cirúrgicas para a reconstrução de papilas deficientes (p. ex., Beagle 1992; Han & Takei 1996; Azzi *et al.* 1998). No entanto, a previsibilidade dos vários procedimentos não foi documentada e nenhum dado está disponível na literatura fornecendo informações sobre a estabilidade a longo prazo das papilas interdentárias recuperadas cirurgicamente.

Beagle (1992) descreveu um procedimento de enxerto pediculado utilizando tecido mole palatino para a área interdentária (Figura 39.53). Um retalho de espessura dividida é dissecado na região palatina da área interdentária. O retalho é elevado vestibularmente, dobrado e suturado para criar a papila na face vestibular da área interdentária. Um curativo periodontal é aplicado apenas na face palatina, a fim de apoiar a papila.

Han e Takei (1996) propuseram uma abordagem para a reconstrução da papila ("reposição coronal semilunar da papila") com base no uso de um ETC livre (Figura 39.54). Uma incisão semilunar é feita na mucosa alveolar vestibular à área interdental e um espaço semelhante a uma bolsa é criado na área interdentária. Incisões intrassulculares são feitas ao redor da metade mesial e distal dos dois dentes adjacentes, para liberar o tecido conjuntivo das superfícies radiculares, permitindo o deslocamento coronal da unidade gengivopapilar. Um ETC, retirado do palato, é inserido na bolsa para manter o tecido interdentário posicionado coronalmente.

Capítulo 39 Terapia Mucogengival: Cirurgia Plástica Periodontal   997

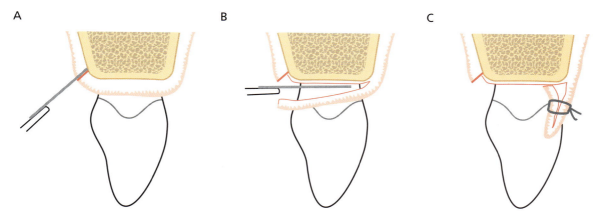

Figura 39.53 **A** a **C.** Reconstrução da papila: técnica do enxerto pediculado (ver texto para explicação). (Fonte: Baseada em Beagle 1992. Reproduzida, com autorização, de John Wiley & Sons.)

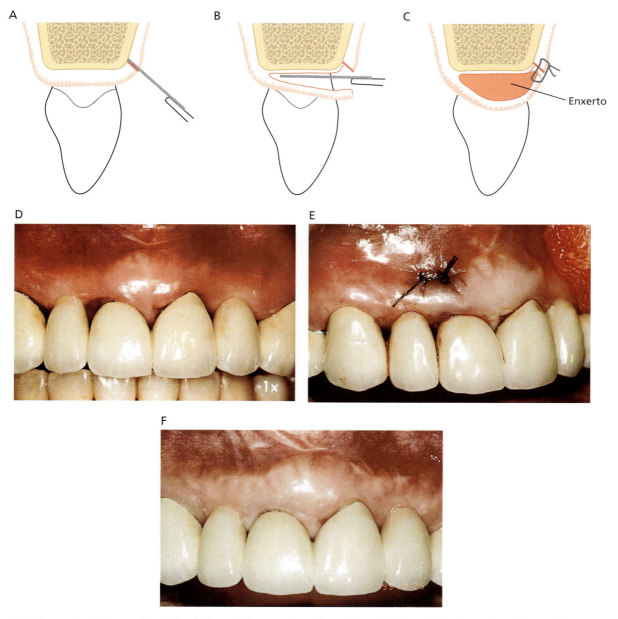

Figura 39.54 Reconstrução da papila: técnica de "reposição coronal semilunar da papila". **A** a **C.** Técnica cirúrgica (ver explicação no texto). **D** a **F.** Reconstrução da papila distal aos incisivos centrais com o uso da técnica de reposição coronal semilunar da papila em um paciente reabilitado com prótese fixa. (Fonte: Baseada em Han & Takei 1996. Reproduzida, com autorização, de John Wiley & Sons.)

Azzi *et al.* (1998) descreveram uma técnica na qual um retalho tipo envelope é preparado para cobertura de um ETC (Figura 39.55). Uma incisão intrassulcular é feita na superfície do dente voltada para a área interdentária a ser reconstruída. Posteriormente, uma incisão é feita através da região vestibular da área interdentária e um retalho de espessura dividida do tipo envelope é elevado no interior da área interproximal, bem como apicalmente no nível além da linha mucogengival. Um ETC é colhido da área da tuberosidade, cortado em tamanho e forma adequados e posicionados sob os retalhos na área da papila interdentária. Os retalhos são unidos e suturados com o ETC por baixo.

Procedimentos para aumento da coroa

O aumento da coroa (AC) é um procedimento cirúrgico usado para facilitar a odontologia restauradora ou para satisfazer às demandas estéticas de um paciente quando há exibição gengival excessiva ao sorrir ou quando o aumento gengival impede práticas adequadas de higiene bucal (Lee 2004).

Dependendo do objetivo principal, quer seja para melhorar os resultados estéticos ou para fins restauradores, as intervenções cirúrgicas de AC foram categorizadas como estéticas, em situações de exposição gengival excessiva e/ou erupção passiva alterada, ou funcionais, em situações nas quais lesões cariosas subgengivais ou fraturas requerem a exposição da estrutura dentária hígida subcrestal. As duas categorias de AC têm, no entanto, o objetivo comum de restabelecer o espaço biológico em posição mais apical. Embora a largura biológica tenha sido o termo clínico comumente utilizado para descrever a distância entre a base do sulco gengival e a altura do osso alveolar, essa distância corresponde às dimensões variáveis apicocoronais do epitélio juncional e a inserção supracrestal do tecido conjuntivo, e, portanto, a dimensão dos tecidos de inserção supracrestais é atualmente o termo preferido (Jepsen *et al.* 2018). A lógica do aumento da coroa é, portanto, restabelecer o tecido de inserção supracrestal em uma posição mais apical, evitando, assim, a violação desse espaço, uma vez que existem evidências disponíveis, em estudos humanos e animais, de que sua violação está associada à inflamação e à subsequente perda de tecidos periodontais de suporte, acompanhada por um deslocamento apical do epitélio juncional e da inserção do tecido conjuntivo supracrestal (Jepsen *et al.* 2018).

Exposição gengival excessiva

Na maioria dos pacientes, a posição do lábio superior limita a quantidade de gengiva exposta quando a pessoa sorri. Pacientes que têm uma linha de sorriso alta expõem uma ampla zona de tecido gengival e, muitas vezes, podem expressar preocupação com seu "sorriso gengival" (Figura 39.56).

A forma e a posição dos lábios durante a fala e o sorriso não podem ser facilmente alteradas, mas o dentista pode, se necessário, modificar/controlar o formato dos dentes e das papilas interdentárias, bem como a posição das margens gengivais e das bordas incisais dos dentes. Em outras palavras, é possível, por meio de uma combinação de medidas de procedimentos periodontal e protético, melhorar a estética dentofacial nessa categoria de pacientes.

Como base para decisões de tratamento, deve-se realizar uma análise cuidadosa das estruturas dentofaciais e como elas podem afetar a estética. Deve-se incluir as funcionalidades a seguir:

- Simetria facial
- Linha interpupilar: nivelada ou desnivelada
- Linha do sorriso: baixa, média ou alta
- Linha média dentária com relação à linha média facial
- Exibição gengival durante a fala e durante um sorriso amplo e relaxado
- Harmonia das margens gengivais
- Localização das margens gengivais com relação à JAC
- Fenótipo periodontal
- Tamanho e proporções/harmonia do dente
- Plano incisal/plano oclusal.

O excesso de exposição gengival pode ocorrer quando a erupção passiva foi tardia. A erupção passiva alterada é uma condição de desenvolvimento com relações dentoalveolares anormais.

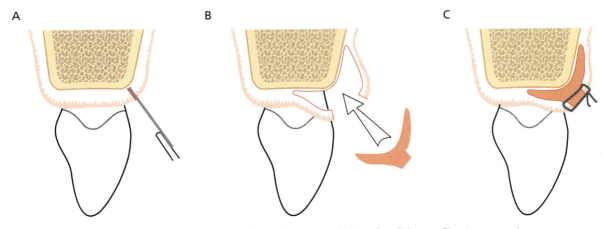

Figura 39.55 **A** a **C.** Reconstrução da papila: técnica do "envelope" (ver explicação no texto).

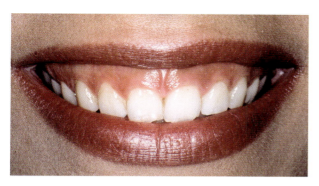

Figura 39.56 Paciente com "sorriso gengival" exibindo exposição gengival ao sorrir.

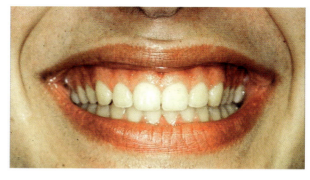

Figura 39.57 Paciente com "sorriso gengival" exibindo exposição gengival excessiva ao sorrir em virtude de uma erupção passiva alterada.

No adulto jovem com periodonto intacto, a margem gengival normalmente se situa cerca de 1 mm coronalmente à JAC. No entanto, esses pacientes podem ter uma altura de gengiva livre superior a 1 mm, resultando clinicamente em um comprimento insuficiente das coroas clínicas, com margens gengivais (e às vezes, osso) localizadas em um nível mais coronal. De fato, quando o osso está localizado mais coronalmente, a crista alveolar pode estar localizada no nível da JAC ou mesmo além, o que não permite espaço adequado para a inserção do tecido conjuntivo supracrestal, o que leva a pseudobolsas e preocupações estéticas. O resultado é o aparecimento de coroas clínicas curtas e a queixa habitual dos pacientes de "dentes da frente pequenos". Na presença de uma linha labial média ou alta, essa condição será mais perceptível, combinando os dentes curtos com uma exposição gengival excessiva (Figura 39.57).

Exposição da estrutura dentária sadia

Em algumas situações clínicas, as condições são desfavoráveis para procedimentos restauradores bem-sucedidos. Estas incluem: lesões cariosas localizadas subgengivalmente, fraturas de coroa e raiz, margens preexistentes de preparo profundo, perfurações durante a terapia endodôntica e reabsorções radiculares. Da mesma forma, embora a localização supragengival de margens restauradoras seja geralmente preferida, pois facilita a moldagem, o acabamento da restauração, a verificação de sua integridade marginal e a manutenção da saúde gengival, existem algumas situações clínicas esteticamente exigentes que requerem a localização das margens da restauração subgengivalmente profundas. Nessas situações, quando não há estrutura dentária disponível suficiente, a violação da inserção do tecido supracrestal pode resultar em uma lesão periodontal caracterizada por inflamação gengival, perda de inserção e reabsorção óssea alveolar.

O aumento cirúrgico da coroa clínica irá melhorar as condições anatômicas e facilitar os procedimentos restauradores nesses pacientes, que podem ser divididos em duas categorias:

1. *Indivíduos que apresentam relações oclusais normais e guia incisal.* Nessa categoria, a linha incisal dos dentes anteriores deve permanecer inalterada, mas as coroas clínicas podem ser aumentadas expondo cirurgicamente a estrutura radicular e reposicionando as margens cervicais das restaurações apicalmente à JAC (Figura 39.57).
2. *Indivíduos que apresentam relações oclusais anormais com espaço interoclusal excessivo na dentição posterior, quando os dentes anteriores estão em contato topo a topo.* Nessa categoria, o comprimento dos dentes anterossuperiores pode ser reduzido sem induzir interferências oclusais na região posterior. Além disso, pode-se realizar uma ressecção da gengiva marginal ou reposicioná-la para uma posição apical antes da realização das restaurações de coroa (Figura 39.58).

Em alguns indivíduos com exibição excessiva de gengiva, o tamanho e a forma dos dentes e a localização das margens

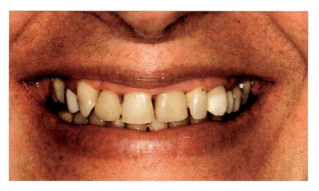
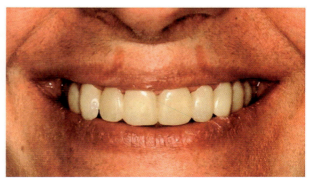

Figura 39.58 Paciente com um "sorriso gengival" e necessidades restauradoras com um *mock-up* representando as formas e os tamanhos finais planejados para os dentes.

gengivais podem ser perfeitamente normais. A exposição excessiva de gengiva nesses casos é frequentemente causada por excesso vertical da maxila e por um terço médio da face longo. Os procedimentos periodontais de aumento da coroa não serão suficientes para resolver seus problemas, mas a maxila deve ser alterada por um grande procedimento cirúrgico maxilofacial. As relações risco-benefício e custo-benefício devem ser cuidadosamente avaliadas antes da recomendação desse tipo de terapia cirúrgica para corrigir problemas estéticos.

Seleção do procedimento de aumento da coroa

Para a seleção do procedimento adequado para o aumento da coroa, é necessária uma análise individualizada das relações coroa-raiz-osso alveolar. Quando o trabalho restaurador é planejado, um *mock-up* em resina bisacrílica deve ser confeccionado representando os tamanhos e as formas ideais dos dentes. Esse *mock-up* é útil não só para um diagnóstico e planeamento de tratamento adequados, mas também para a aceitação do paciente, uma vez que é possível observar como será o resultado final (ver Figura 39.58).

Gengivectomia

Em situações clínicas em que a exposição gengival excessiva se deve apenas ao deslocamento apical excessivo dos tecidos gengivais (pseudobolsas) com dimensão normal das relações raiz-osso alveolar (espaço adequado para a inserção do tecido conjuntivo supracrestal da crista alveolar à JAC), pode-se realizar a exposição total da coroa anatômica por meio de um procedimento de gengivectomia/gengivoplastia. Em um estudo de Monefeldt e Zachrisson (1977), o efeito da gengivectomia, na altura clínica da coroa vestibular, foi avaliado em modelos de estudo de primeiros pré-molares agendados para extração por motivos ortodônticos. Observou-se que a altura média da coroa clínica aumentou 1 mm, enquanto a média da profundidade da bolsa de sondagem foi reduzida em 1 mm. Nas análises histológicas, não se observou migração apical do epitélio além da JAC. Isso levou à conclusão de que a gengivectomia resultou na redução de pseudobolsas e não deslocou o nível de inserção do tecido conjuntivo apicalmente. Portanto, a gengivectomia só pode ser recomendada para o deslocamento apical controlado dos tecidos moles marginais sem alterar a crista óssea alveolar e o nível de inserção do tecido conjuntivo. Nessas situações, o procedimento de gengivectomia pode ser realizado com uma incisão com bisel externamente, o que frequentemente precisa se estender pela linha média e deixar uma ampla área de tecido gengival para cicatrizar por segunda intenção ou, alternativamente, uma incisão em bisel interno (gengivectomia interna) geralmente finalizada na área da margem gengival com uma gengivoplastia mínima para obter margens gengivais em ponta de faca (Figura 39.59).

Retalhos posicionados apicalmente

Os procedimentos convencionais de aumento da coroa são normalmente realizados por um retalho posicionado apicalmente (RPA) com/sem ressecção óssea (Palomo & Kopczyk 1978). Nas intervenções cirúrgicas de aumento de coroa destinadas a satisfazer altas demandas estéticas, é imperativo alcançar uma posição ideal para as margens gengivais (Herrero *et al.* 1995) e manter essa posição a longo prazo (Deas *et al.* 2014). Como regra geral, pelo menos 4 mm de estrutura dentária sadia devem ser expostos no momento da cirurgia, pois durante a cicatrização os tecidos moles supracrestais irão proliferar coronalmente para cobrir 2 a 3 mm da raiz (Herrero *et al.* 1995; Pontoriero & Carnevale 2001; Lanning *et al.* 2003), deixando, assim, apenas 1 a 2 mm de estrutura dentária sadia localizada supragengivalmente. Quando essa técnica é usada para aumento da coroa, é preciso compreender também que os tecidos gengivais têm uma tendência inerente a não acompanhar alterações abruptas no contorno da crista óssea.

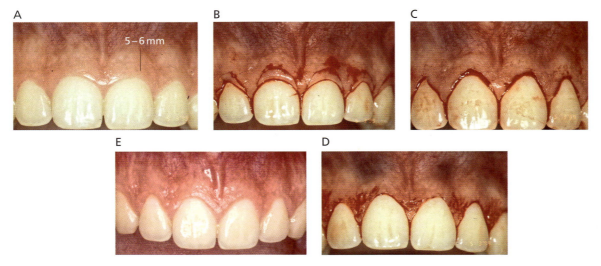

Figura 39.59 Aumento da coroa por *gengivectomia em bisel interno*. **A.** Vista pré-operatória mostrando uma ampla área de gengiva queratinizada. **B.** Incisões em bisel interno. **C.** Remoção de tecido gengival excessivo. **D.** Gengivoplastia mínima para obter margens gengivais de ponta de faca. **E.** Resultado pós-operatório após 3 meses.

Desse modo, para manter a margem gengival na sua nova e mais apical posição, o recontorno ósseo deverá ser realizado não apenas no dente em questão, mas também nos dentes adjacentes para a redução gradual do perfil ósseo (Figura 39.60). Consequentemente, quantidades substanciais de tecido de inserção podem ter que ser sacrificadas quando o aumento da coroa é realizado com uma técnica RPA. Também é importante lembrar que, por motivos estéticos, a simetria do comprimento do dente deve ser mantida entre os lados direito e esquerdo da arcada dentária. Isso pode, em algumas situações, exigir a inclusão de ainda mais dentes no procedimento cirúrgico.

Nas intervenções cirúrgicas de AC destinadas a fornecer estrutura dentária suficiente para permitir a retenção adequada para a reabilitação protética, a quantidade de ostectomia é guiada pelas necessidades restauradoras. Nessas situações, é imperativo considerar o periodonto remanescente e a presença de exposição de furca, pois muitas vezes essas intervenções devem sacrificar o osso de suporte não apenas nos dentes afetados, mas também nos dentes adjacentes (Figura 39.60).

A técnica RPA é geralmente realizada como um procedimento de um estágio no qual incisões recortadas submarginais e retalhos de espessura total são seguidos por recontorno ósseo para recriar o espaço para inserção adequada do tecido supracrestal. O desenho da incisão e a quantidade de recontorno ósseo geralmente são guiados pela avaliação pré-cirúrgica da JAC, seja por meio de sondagem transgengival ou por exame radiográfico, quando nenhum trabalho reabilitador é necessário após o procedimento de AC. No entanto, quando é planejado um tratamento reabilitador, um *mock-up* em resina bisacrílica é confeccionado, o qual é útil não apenas para aceitação do paciente, mas também para projetar a primeira incisão de acordo com o plano reabilitador (Figuras 39.61 e 39.62).

A posição final da margem gengival após a cicatrização, no entanto, nem sempre é previsível (Christiaens *et al.* 2018) e pode resultar em resultados desfavoráveis, como rebote do tecido marginal ou retração gengival. Fatores como a posição da margem gengival com relação à crista óssea (Lanning *et al.* 2003; Deas *et al.* 2014), a extensão da ostectomia realizada (Deas *et al.* 2004), o fenótipo periodontal do paciente, o tempo de cicatrização (Pontoriero & Carnevale 2001) e a experiência do cirurgião (Herrero *et al.* 1995) podem influenciar o resultado.

Ao realizar o procedimento de aumento de coroa por um RPA em dois estágios, uma vez que a incisão festonada foi projetada e os retalhos de espessura total levantados, é importante calcular o espaço disponível para a inserção do tecido conjuntivo supracrestal. Quando nenhuma reabilitação protética for planejada, a distância entre a JAC e a crista óssea deve ser de pelo menos 3 mm. Ao se usar um *mock-up* do plano reabilitador, a distância entre a prótese e a crista óssea deve ser usada como referência. A ostectomia deve ser realizada com instrumentos rotatórios e cinzéis ósseos. Deve-se tomar cuidado para não eliminar a superfície radicular, a fim de evitar hipersensibilidade dentinária subsequente. Os retalhos devem ser então posicionados sobre a crista óssea usando suturas suspensórias para evitar qualquer exposição de osso ou tecido conjuntivo (Figura 39.62).

Para superar algumas dessas limitações, foi proposta uma abordagem cirúrgica alternativa da AC em dois estágios (Sonick 1997). Essa abordagem cirúrgica envolve duas intervenções cirúrgicas, em estágios. Na primeira fase cirúrgica, após a elevação de um retalho de espessura total depois de incisões intrassulculares, o espaço para inserção do tecido supracrestal é recriado por ostectomia e osteoplastia por visualização direta da anatomia da JAC; em seguida, o retalho é reposicionado e suturado. Após 3 a 4 meses, uma vez restabelecida a inserção do tecido supracrestal, uma segunda intervenção cirúrgica minimamente invasiva é realizada, se necessária, apenas para um pequeno recontorno gengival para a obtenção dos contornos ideais da margem gengival. Espera-se que essa abordagem reduza

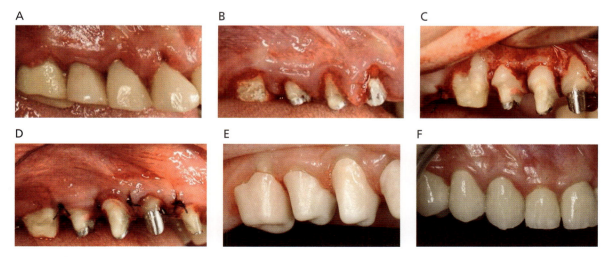

Figura 39.60 **A.** Inflamação gengival demarcada ao redor da reabilitação protética no sextante superior posterior direito. **B.** Falta de retenção e invasão do espaço biológico pela prótese existente. **C.** Procedimento de aumento de coroa com retalho posicionado apicalmente garantindo superfície dentária suficiente para a retenção da prótese sem invasão do espaço biológico. **D.** Sutura posicionando o retalho sobre a crista óssea. **E.** Novos preparos para coroas usando a estrutura dentária disponível. **F.** Prótese final com alterações no contorno da crista óssea.

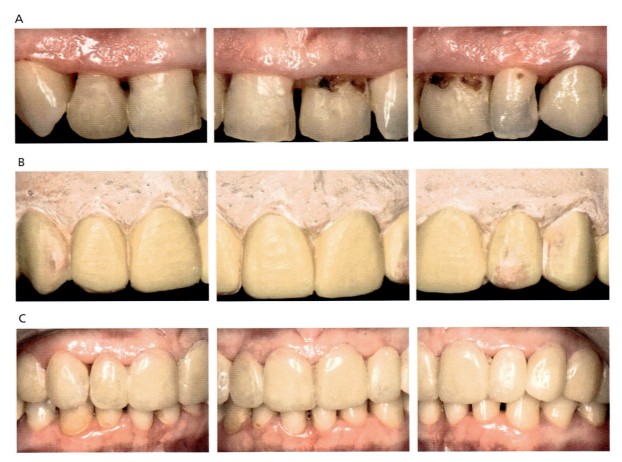

Figura 39.61 **A.** Sorriso gengival do paciente e clara necessidade de reabilitação. **B.** Enceramento do tamanho e das formas ideais dos dentes antes do procedimento de aumento da coroa. **C.** *Mock-up* em resina bisacrílica com as próteses ideais planejadas.

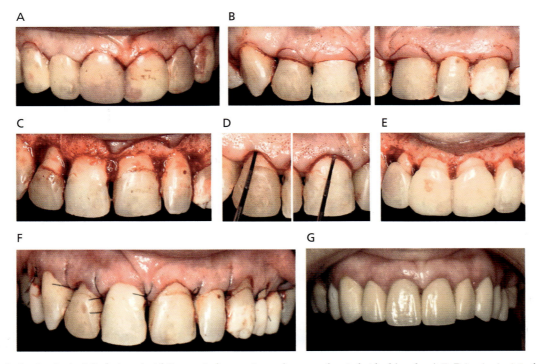

Figura 39.62 **A.** A primeira incisão festonada é feita seguindo o contorno da coroa planejada ideal (*mock-up*). **B.** Primeira incisão festonada após a remoção do *mock-up*. **C.** Espaço disponível para inserção do tecido supracrestal. **D.** Avaliação da distância entre a junção amelocementária e a crista óssea. **E.** Ostectomia para criar o espaço ideal entre o *mock-up* e a crista óssea. **F.** Sutura para adaptação do retalho à crista óssea. **G.** Resultado 1 ano após o procedimento de aumento de coroa.

o risco associado à remoção inicial de tecidos moles com base em marcos anatômicos que podem ser difíceis de determinar com precisão, como a JAC ou a crista óssea (Figura 39.63).

Um recente ensaio clínico randomizado, que comparou os procedimentos de AC de um estágio *versus* AC de dois estágios, para indicações reabilitadoras estéticas, relatou resultados semelhantes em termos da posição final desejada das margens gengivais, embora o procedimento de dois estágios tenha sido preferido pelos pacientes e apenas um terço necessitou do procedimento secundário minimamente invasivo (González-Martín *et al.* 2020).

Extrusão dentária forçada

Uma técnica alternativa para ganho de altura clínica da coroa por meio de extrusão ortodôntica forçada em combinação com fibrotomia gengival foi descrita por Pontoriero *et al.* (1987). A fibrotomia é usada durante o procedimento de extrusão dentária forçada quando o objetivo é reter a crista óssea e a margem gengival em seus locais de pré-tratamento. A fibrotomia geralmente é realizada com bisturi, em intervalos de 7 a 10 dias durante a extrusão forçada, para desinserir as fibras supracrestais do tecido conjuntivo, evitando, assim, que a crista óssea acompanhe a raiz em direção coronal. Se a fibrotomia não for realizada e forças extrusivas moderadas forem usadas, todo o sistema de inserção se moverá em uníssono com o dente. Nessas situações, uma vez que o dente alcançou a posição pretendida e foi estabilizado, um retalho de espessura total deve ser elevado e o recontorno ósseo realizado para expor a estrutura radicular saudável. Por motivos estéticos, é importante que os níveis de osso e tecido mole nos dentes adjacentes permaneçam inalterados (Figura 39.64).

A extrusão forçada também pode ser usada para nivelar e alinhar as margens gengivais e as coroas dos dentes para a obtenção de harmonia estética. Em vez de se usar procedimentos cirúrgicos para o posicionamento das margens gengivais de dentes normais não afetados apicalmente no nível de um dente com retração ou desalinhamento ortodôntico, o dente mal posicionado ou com retração sustentada é extruído no nível do dente posicionado normalmente. Todo o sistema de inserção e a junção dentogengival seguirão a raiz do dente à medida que ela for movida coronalmente.

A técnica de extrusão forçada também pode ser usada como um método para reduzir a profundidade da bolsa em locais com defeitos ósseos angulares (Brown 1973; Ingber 1974, 1976). O defeito ósseo angular no dente problemático pode ser reduzido, enquanto o nível de inserção na superfície do dente adjacente permanece inalterado (Figura 39.65).

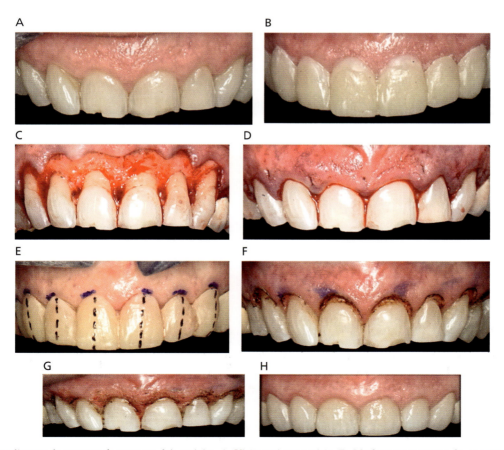

Figura 39.63 *Procedimento de aumento de coroa em dois estágios.* **A.** Visão pré-operatória. **B.** *Mock-up* representando os contornos das coroas planejadas ideais. **C.** A primeira incisão é realizada intracirurgicamente e, após a elevação de um retalho de espessura total, a ostectomia é realizada para se obter o espaço ideal de inserção do tecido supracrestal. **D.** Os retalhos são reposicionados no mesmo nível da pré-cirurgia. **E.** Seis meses após a cirurgia, o *mock-up* é usado para identificar se uma gengivectomia deve ser feita para atingir o tamanho e a forma ideais do dente. **F.** Gengivectomia em bisel interno. **G.** Gengivoplastia. **H.** Resultado final com a nova prótese instalada.

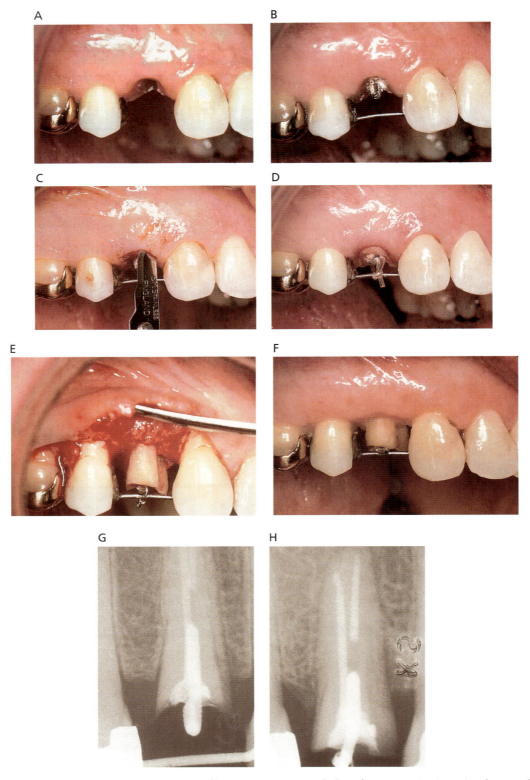

Figura 39.64 Extrusão dentária forçada em associação com fibrotomia. **A.** Vista vestibular, a fratura no primeiro pré-molar estendeu-se subgengivalmente. **B.** Tecido mole do dente foi escavado e um fio torcido com um gancho oclusal foi temporariamente cimentado no canal radicular. Uma barra foi colocada na restauração de amálgama no pré-molar e unida à superfície lingual do canino. **C e D.** Uma incisão intrassulcular foi realizada na metade mesial do dente até o nível da crista óssea. A metade distal permanece como uma superfície de controle. A ressecção de fibras foi repetida 1 vez/semana durante a fase de erupção de 3 semanas. **E.** O dente foi estabilizado por 6 semanas e, nesse período, um retalho de espessura total foi elevado. A crista óssea tinha uma angulação "positiva" na face distal e permaneceu inalterada na face "teste" mesial. A ressecção óssea foi utilizada para nivelar o septo ósseo na face distal. **F.** Um amplo aumento da coroa foi obtido e as margens gengivais cicatrizadas em sua forma e localização anteriores. **G.** Radiografia pré-tratamento ampliada mostra o formato normal das cristas dos septos interdentais. **H.** Ampliação da radiografia pós-erupção (3 semanas de erupção rápida e 6 semanas de estabilização) para mostrar a crista angular "positiva" no lado distal "controle" e a crista inalterada no lado "teste" mesial. (Fonte: Cortesia de R. Pontoriero.)

A extrusão forçada tem a vantagem sobre os procedimentos de aumento da coroa, pois a exposição radicular pode ser realizada sem a necessidade de um procedimento de retalho em combinação com a cirurgia óssea, que possivelmente afetaria os tecidos periodontais de um dente adjacente. No entanto, essa técnica não pode ser aplicada em todas as situações que requerem aumento da coroa clínica, como a reconstrução protética em dentições com desgaste grave.

Preservação gengival na erupção dentária ectópica

As intervenções cirúrgicas são frequentemente indicadas para a preservação dos tecidos gengivais ao redor dos dentes em erupção ectópica, ou seja, com uma posição de erupção vestibular ao processo alveolar (Figura 39.66). Para se criar uma largura satisfatória da gengiva para o dente permanente, o tecido aprisionado entre o dente em erupção e o dente decíduo é normalmente utilizado como tecido doador (Agudio *et al.* 1985; Pini Prato *et al.* 2000b).

Três técnicas diferentes foram descritas para o tratamento mucogengival interceptivo de dentes em erupção vestibularizada, dependendo da distância do local doador (gengiva aprisionada) ao local receptor (área localizada vestibular e apicalmente ao dente permanente em erupção) (Agudio *et al.* 1985; Pini Prato *et al.* 2000b):

- *Enxerto pediculado duplo* (Figura 39.67). Esse procedimento de retalho é indicado quando o dente permanente em erupção se encontra dentro da zona de tecido

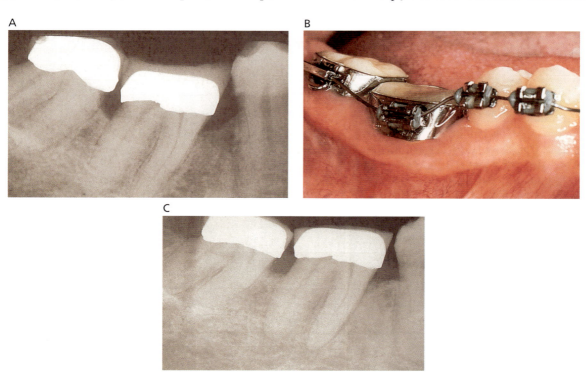

Figura 39.65 Procedimento de extrusão dentária lenta usado para nivelar as junções amelocementárias e as cristas ósseas angulares. **A.** Radiografia pré-tratamento. **B.** Fio de Nitol foi usado para extruir o molar. **C.** Radiografia realizada 8 meses após o início do tratamento. Os defeitos ósseos angulares foram nivelados.

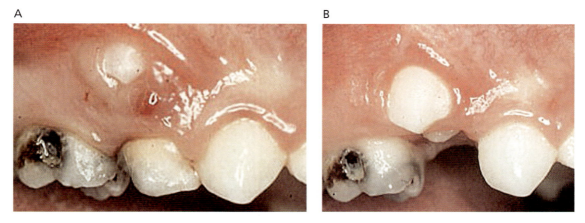

Figura 39.66 **A** e **B.** Erupção dentária ectópica. O dente permanente está irrompendo próximo à junção mucogengival. (Fonte: Cortesia de professor Giampaolo Pini Prato.)

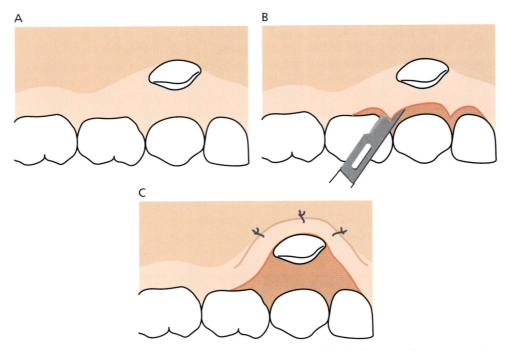

Figura 39.67 **A a C.** Dente em erupção ectópica: enxerto pediculado duplo (ver explicação no texto).

queratinizado, mas próximo à junção mucogengival. Uma incisão intrassulcular é realizada no dente decíduo e estendida lateralmente ao sulco gengival dos dentes adjacentes e apicalmente ao dente permanente em erupção. Pela mobilização do retalho apicalmente à linha mucogengival, a gengiva aprisionada pode ser elevada e transposta para um reposicionamento apical ao dente em erupção. Suturas podem ser realizadas para garantir a posição do tecido gengival vestibular ao dente em erupção
- *Retalho posicionado apicalmente* (Figura 39.68). Quando o dente permanente está em erupção apicalmente à junção mucogengival, incisões verticais devem ser feitas para permitir o posicionamento apical do tecido queratinizado. Duas incisões de liberação lateral são feitas e estendidas apicalmente além da junção mucogengival. Um incisão intrassulcular é realizada no dente decíduo, e um retalho de espessura parcial é elevado além do dente em erupção ectópica. O retalho gengival mobilizado é movido apicalmente ao dente em erupção e fixado na posição por suturas
- *Enxerto gengival livre* (Figura 39.69). Se o dente estiver em erupção dentro da mucosa alveolar distante da junção mucogengival, um procedimento de enxerto gengival livre pode ser selecionado. A gengiva aprisionada é removida por uma incisão dividida e usada como um ETC epitelizado. O enxerto gengival livre é colocado em um local receptor preparado vestibular/apicalmente à erupção do dente. Uma sutura cuidadosa é realizada para garantir a adaptação próxima do enxerto ao leito de tecido conjuntivo subjacente.

Todos esses procedimentos provaram ser eficazes no estabelecimento de uma zona vestibular da gengiva após o alinhamento dos dentes que irrompem em posição ectópica (Pini Prato *et al.* 2000b, c).

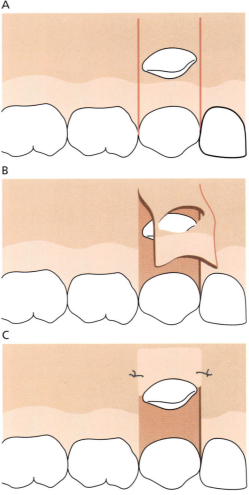

Figura 39.68 **A a C.** Dente em erupção ectópica: retalho posicionado apicalmente (ver texto para explicação).

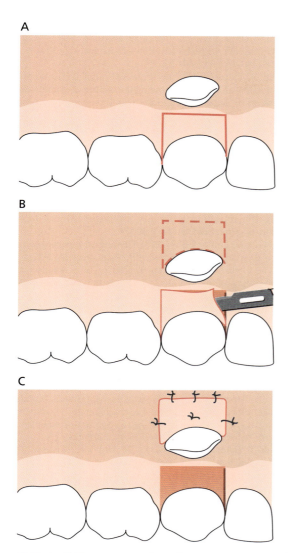

Figura 39.69 A a C. Dente em erupção ectópica: enxerto gengival livre (ver texto para explicação).

Referências bibliográficas

Agudio, G., Pini Prato, G., De Paoli, S. & Nevins, M. (1985). Mucogingival interceptive therapy. *International Journal of Periodontics & Restorative Dentistry* **5**, 49-59.

Allen, E.P. & Miller, P.D. (1989). Coronal positioning of existing gingiva. Short term results in the treatment of shallow marginal tissue recession. *Journal of Periodontology* **60**, 316-319.

Allen, A.L. (1994). Use of the supraperiosteal envelope in soft tissue grafting for root coverage. I. Rationale and technique. *International Journal of Periodontics & Restorative Dentistry* **14**, 217-227.

American Academy of Periodontology. (2001). *Glossary of Periodontic Terms*, 4th edn. Chicago: American Academy of Periodontology.

Andlin-Sobocki, A. & Bodin, L. (1993). Dimensional alterations of the gingiva related to changes of facial/lingual tooth position in permanent anterior teeth of children. A 2-year longitudinal study. *Journal of Clinical Periodontology* **20**, 219-224.

Andlin-Sobocki, A., Marcusson, A. & Persson, M. (1991). 3-year observation on gingival recession in mandibular incisors in children. *Journal of Clinical Periodontology* **18**, 155-159.

Aroca, S., Keglevich, T., Nikolidakis, D. *et al.* (2010). Treatment of class III multiple gingival recessions: a randomized-clinical trial. *Journal of Clinical Periodontology* **37**, 88-97.

Aroca, S., Molnár, B., Windisch, P. *et al.* (2013). Treatment of multiple adjacent Miller class I and II gingival recessions with a Modified Coronally Advanced Tunnel (MCAT) technique and a collagen matrix or palatal connective tissue graft: a randomized controlled clinical trial. *Journal of Clinical Periodontology* **40**, 713-720.

Agudio, G., Cortellini, P., Buti, J. & Prato, G.P. (2016). Periodontal conditions of sites treated with gingival augmentation surgery compared with untreated contralateral homologous sites: an 18- to 35-year long-term study. *Journal of Periodontology* **87**, 1371-1378.

Azzi, R., Etienne, D. & Carranza, F. (1998). Surgical reconstruction of the interdental papilla. *International Journal of Periodontics & Restorative Dentistry* **18**, 467-473.

Baelum, V., Fejerskov, O. & Karring T. (1986). Oral hygiene, gingivitis and periodontal breakdown in adult Tanzanians. *Journal of Periodontal Research* **21**, 221-232.

Bahat, O., Handelsman, M. & Gordon, J. (1990). The transpositional flap in mucogingival surgery. *International Journal of Periodontics & Restorative Dentistry* **10**, 473-482.

Baker, D.L. & Seymour, G.J. (1976). The possible pathogenesis of gingival recession. A histological study of induced recession in the rat. *Journal of Clinical Periodontology* **3**, 208-219.

Batenhorst, K.F., Bowers, G.M. & Williams, J.E. (1974). Tissue changes resulting from facial tipping and extrusion of incisors in monkeys. *Journal of Periodontology* **45**, 660-668.

Beagle, J.R. (1992). Surgical reconstruction of the interdental papilla: case report. *International Journal of Periodontics and Restorative Dentistry* **12**, 144-151.

Bernimoulin, J.P. & Curilovic, Z. (1977). Gingival recession and tooth mobility. *Journal of Clinical Periodontology* **4**, 208-219.

Bernimoulin, J.P., Lüscher, B. & Mühlemann, H.R. (1975). Coronally repositioned periodontal flap. Clinical evaluation after one year. *Journal of Clinical Periodontology* **2**, 1-13.

Bertrand, P.M. & Dunlap, R.M. (1988). Coverage of deep, wide gingival clefts with free gingival autografts: root planing with and without citric acid demineralization. *International Journal of Periodontics and Restorative Dentistry* **8**, 65-77.

Bohac, M., Danisovic, L., Koller, J., Dragunova, J. & Varga, I. (2018). What happens to an acellular dermal matrix after implantation in the human body? A histological and electron microscopic study. *European Journal of Histochemistry* **22**, 2873.

Bohannan, H.M. (1962a). Studies in the alteration of vestibular depth. I. Complete denudation. *Journal of Periodontology* **33**, 120-128.

Bohannan, H.M. (1962b). Studies in the alteration of vestibular depth. II. Periosteum retention. *Journal of Periodontology* **33**, 354-359.

Borghetti, A. & Gardella, J-P. (1990). Thick gingival autograft for the coverage of gingival recession: a clinical evaluation. *International Journal of Periodontics and Restorative Dentistry* **10**, 217-229.

Bouchard, P., Nilveus, R. & Etienne, D. (1997). Clinical evaluation of tetracycline HCL conditioning in the treatment of gingival recessions. A comparative study. *Journal of Periodontology* **68**, 262-269.

Bowers, G.M. (1963). A study of the width of attached gingiva. *Journal of Periodontology* **34**, 201-209.

Boyd, R.L. (1978). Mucogingival considerations and their relationship to orthodontics. *Journal of Periodontology* **49**, 67-76.

Bradley, R.E., Grant, J.C. & Ivancie, G.P. (1959). Histologic evaluation of mucogingival surgery. *Oral Surgery* **12**, 1184-1199.

Brown, S.I. (1973). The effect of orthodontic therapy on certain types of periodontal defects. I. Clinical findings. *Journal of Periodontology* **44**, 742-756.

Bruno, J.F. (1994). Connective tissue graft technique assuring wide root coverage. *International Journal of Periodontics and Restorative Dentistry* **14**, 127-137.

Buti, J., Baccini, M., Nieri, M., La Marca, M. & Pini-Prato, G.P. (2013). Bayesian network meta-analysis of root coverage procedures: ranking efficacy and identification of best treatment. *Journal of Clinical Periodontology* **40**, 372-386.

Caffesse, R.G., Kon, S., Castelli, W.A. & Nasjleti, C.E. (1984). Revascularization following the lateral sliding flap procedure. *Journal of Periodontology* **55**, 352-359.

Caffesse, R.G., Alspach, S.R., Morrison, E.C. & Burgett, F.G. (1987). Lateral sliding flaps with and without citric acid. *International Journal of Periodontics and Restorative Dentistry* **7**, 44-57.

Caffesse, R.G., De LaRosa, M., Garza, M. *et al.* (2000). Citric acid demineralization and subepithelial connective tissue grafts. *Journal of Periodontology* **71**, 568-572.

Cairo, F., Pagliaro, U. & Nieri, M. (2008). Treatment of gingival recession with coronally advanced flap procedures: a systematic review. *Journal of Clinical Periodontology* **35**, 136-162.

Cairo, F. & Pini-Prato, G.P. (2010). A technique to identify and reconstruct the cementoenamel junction level using combined periodontal and restorative treatment of gingival recession. A prospective clinical study. *International Journal of Periodontics and Restorative Dentistry* **30**, 573-581.

Cairo, F., Nieri, M., Cincinelli, S., Mervelt, J. & Pagliaro, U. (2011). The interproximal clinical attachment level to classify gingival recessions and predict root coverage outcomes: an explorative and reliability study. *Journal of Clinical Periodontology* **38**, 661-666.

Cairo, F., Nieri, M. & Pagliaro, U. (2014). Efficacy of periodontal plastic surgery procedures in the treatment of localized gingival recessions. A systematic review. *Journal of Clinical Periodontology* **41** Suppl 15, S44-S62.

Cairo, F., Cortellini, P., Pilloni, A. *et al.* (2014), Clinical efficacy of coronally advanced flap with or without connective tissue graft for the treatment of multiple adjacent gingival recessions in the aesthetic area: a randomized controlled clinical trial. *Journal of Clinical Periodontology* **43**, 849-856.

Cardaropoli, D., Tamagnone, L., Roffredo, A. & Gaveglio, L. (2012). Treatment of gingival recession defects using coronally advanced flap with a porcine collagen matrix compared to coronally advanced flaps with connective tissue graft: a randomized controlled clinical trial. *Journal of Periodontology* **83**, 321-328.

Carnio, J., Camargo, P.M., Kenney, E.B. & Schenk, R.K. (2002). Histological evaluation of 4 cases of root coverage following a connective tissue graft combined with an enamel matrix derivative preparation. *Journal of Periodontology* **73**, 1534-1543.

Carranza, F.A. & Carraro, J.J. (1963). Effect of removal of periosteum on post-operative results of mucogingival surgery. *Journal of Periodontology* **34**, 223-226.

Carranza, F.A. & Carraro, J.J. (1970). Mucogingival techniques in periodontal surgery. *Journal of Periodontology* **41**, 294-299.

Carraro, J.J., Carranza, F.A., Albano, E.A. & Joly, G.G. (1964). Effect of bone denudation in mucogingival surgery in humans. *Journal of Periodontology* **35**, 463-466.

Chackartchi, T., Romanos, G.E. & Sculean, A. (2019). Soft tissue-related complications and management around dental implants. *Periodontology* **2000** 81, 124-138.

Chambrone, L., Sukekava, F., Araújo, M.G. *et al.* (2009). Root coverage procedures for the treatment of localised recession-type defects. *Cochrane Database of Systematic Reviews* 2, CD007161.

Chambrone, L. & Tatakis, D.N. (2015). Periodontal soft tissue root coverage procedures: a systematic review from the AAP Regeneration Workshop. *Journal of Periodontology* **86**, S8-S51.

Chambrone, L., Ortega, M.A.S., Sukekava, F. *et al.* (2019). Root coverage procedures for treating single and multiple recession-type defects: an updated Cochrane systematic review. *Journal of Periodontology* **90**, 1399-1422.

Christiaens, V., De Bruyn, H., Thevissen, E. *et al.* (2018). Assessment of periodontal bone level revisited: a controlled study on the diagnostic accuracy of clinical evaluation methods and intra-oral radiography. *Clinical Oral Investigations* **22**, 425-431.

Cohen, D. & Ross, S. (1968). The double papillae flap in periodontal therapy. *Journal of Periodontology* **39**, 65-70.

Chambrone, L. & Tatakis, D.N. (2016). Long-term outcomes of untreated buccal gingival recessions. A systematic review and meta-analysis. *Journal of Periodontology* **87**, 796-808.

Checchi, L., Daprile, G., Gatto, M.R. & Pelliccioni, G.A. (1999). Gingival recession and toothbrushing in an Italian School of Dentistry: a pilot study. *Journal of Clinical Periodontology* **26**, 276-280.

Coatoam, G.W., Behrents, R.G. & Bissada, N.F. (1981). The width of keratinized gingiva during orthodontic treatment: its significance and impact on periodontal status. *Journal of Periodontology* **52**, 307-313.

Cohen, D. & Ross, S. (1968). The double papillae flap in periodontal therapy. *Journal of Periodontology* **39**, 65-70.

Corn, H. (1962). Periosteal separation – its clinical significance. *Journal of Periodontology* **33**, 140-152.

Cortellini, P., Clauser, C. & Pini Prato, G.P. (1993). Histologic assessment of new attachment following the treatment of a human buccal recession by means of a guided tissue regeneration procedure. *Journal of Periodontology* **64**, 387-391.

Cortellini, P. & Bissada, N.F. (2018). Mucogingival conditions in the natural dentition: narrative review, case definitions and diagnostic considerations. *Journal of Clinical Periodontology* **45** Suppl 20, S190-S198.

Cosgarea, R., Juncar, R., Arweiler, N., Lascu, L. & Sculean, A. (2016). Clinical evaluation of a porcine acellular dermal matrix for the treatment of multiple adjacent class I, II, and III gingival recessions using the modified coronally advanced tunnel technique. *Quintessence International* **47**, 739-747.

Costich, E.R. & Ramfjord, S.F. (1968). Healing after partial denudation of the alveolar process. *Journal of Periodontology* **39**, 5-12.

Daprile, G., Gatto, M.R. & Checchi, L. (2007). The evaluation of buccal gingival recessions in a student population: a 5-year follow-up. *Journal of Periodontology* **78**, 611-614.

Deas, D.E., Moritz, A.J., McDonnell, H.T., Powell, C.A. & Mealey, B.L. (2004). Osseous surgery for crown lengthening: a 6-month clinical study. *Journal of Periodontology* **75**, 1288-1294.

Deas, D.E., Mackey, S.A., Sagun, R.S. Jr. *et al.* (2014). Crown lengthening in the maxillary anterior region: a 6-month prospective clinical study. *International Journal of Periodontics and Restorative Dentistry* **34**, 365-373.

de Carvalho Formiga, M., Nagasawa, M.A., Moraschini, V. *et al.* (2020). Clinical efficacy of xenogeneic and allogeneic 3D matrix in the management of gingival recession: a systematic review and meta-analysis. *Clinical Oral Investigations* **24**, 2229-2245.

De Rouck, T., Eghbali, R., Collys, K., De Bruyn, H. & Cosyn, J. (2009). The gingival biotype revisited: transparency of the periodontal probe through the gingival margin as a method to discriminate thin from thick gingiva. *Journal of Clinical Periodontology* **36**, 428-433.

De Sanctis, M. & Zucchelli, G. (2007). Coronally-advanced flap: a modified surgical approach for isolated recession type defects. 3-year results. *Journal of Clinical Periodontology* **34**, 262-268.

De Sanctis, M., Baldini, N., Goracci, C. & Zucchelli, G. (2011). Coronally advanced flap associated with a connective tissue graft for the treatment of multiple recession defects in mandibular posterior teeth. *International Journal of Periodontics and Restorative Dentistry* **31**, 623-630.

De Sanctis, M., Di Domenico, G.L., Bandel, A., Pedercini, C. & Guglielmi, D. (2020). The influence of CEJ restorations in the treatment of multiple gingival recessions defects associated with NCCLs: a prospective study. *International Journal of Periodontics and Restorative Dentistry* **40**, 333-342.

De Trey, E. & Bernimoulin, J. (1980). Influence of free gingival grafts on the health of the marginal gingiva. *Journal of Clinical Periodontology* **7**, 381-393.

Donaldson, D. (1974). The etiology of gingival recession associated with temporary crowns. *Journal of Periodontology* **45**, 468-471.

Dorfman, H.S., Kennedy, J.E. & Bird, W.C. (1980). Longitudinal evaluation of free autogenous gingival grafts. *Journal of Clinical Periodontology* **7**, 316-324.

Dorfman, H.S., Kennedy, J.E. & Bird, W.C. (1982). Longitudinal evaluation of free gingival grafts. *A four-year report. Journal of Periodontology* **53**, 349-352.

Edel, A. (1974). Clinical evaluation of free connective tissue grafts used to increase the width of keratinized gingiva. *Journal of Clinical Periodontology* **1**, 185-196.

Eger, T., Muller, H.P. & Heinecke, A. (1996). Ultrasonic determination of gingival thickness. Subject variation and influence of tooth type and clinical features. *Journal of Clinical Periodontology* **23**, 839-845.

Engelking, G. & Zachrisson, B.U. (1982). Effects of incisor repositioning on monkey periodontium after expansion through the cortical plate. *American Journal of Orthodontics* **82**, 23-32.

Ericsson, I., Thilander, B. & Lindhe, J. (1978). Periodontal condition after orthodontic tooth movement in the dog. *Angle Orthodontics* **48**, 210-218.

Erley, K.J., Swiec, G.D., Herold, R., Bisch, F.C. & Peacock, M.E. (2006). Gingival recession treatment with connective tissue grafts in smokers and non-smokers. *Journal of Periodontology* **77**, 1148-1155.

Espinel, M.C. & Caffesse, R.G. (1981). Lateral positioned pedicle sliding flap – revised technique in the treatment of localized gingival recession. *International Journal of Periodontics & Restorative Dentistry* **1**, 44-51.

Foushee, D.G., Moriarty, J.D. & Simpson, D.M. (1985). Effects of mandibular orthognatic treatment on mucogingival tissue. *Journal of Periodontology* **56**, 727-733.

Freedman, A.L., Green, K., Salkin, L.M., Stein, M.D. & Mellado, J.R. (1999). An 18-year longitudinal study of untreated mucogingival defects. *Journal of Periodontology* **70**, 1174-1176.

Friedman, N. (1957). Mucogingival surgery. *Texas Dental Journal* **75**, 358-362.

Friedman, N. (1962). Mucogingival surgery: the apically repositioned flap. *Journal of Periodontology* **33**, 328-340.

Friedman, N. & Levine, H.L. (1964). Mucogingival surgery: current status. *Journal of Periodontology* **35**, 5-21.

Gargiulo, A.W. (1961). Dimensions and relations of the dentogingival junction in humans. *Journal of Periodontology* **32**, 261-267.

González-Martín, O., Carbajo, G., Rodrigo, M., Montero, E. & Sanz, M. (2020) One- versus two-stage crown lengthening surgical procedure for aesthetic restorative purposes: a randomized controlled trial. *Journal of Clinical Periodontology* **47**, 1511-1521.

Gottlow, J., Nyman, S., Karring, T. & Lindhe, J. (1986). Treatment of localized gingival recessions with coronally displaced flaps and citric acid. An experimental study in the dog. *Journal of Clinical Periodontology* **13**, 57-63.

Gottlow, J., Karring, T. & Nyman, S. (1990). Guided tissue regeneration following treatment of recession-type defects in the monkey. *Journal of Periodontology* **61**, 680-685.

Gottsegen, R. (1954). Frenulum position and vestibular depth in relation to gingival health. *Oral Surgery* **7**, 1069-1078.

Grevers, A. (1977). *Width of Attached Gingiva and Vestibular Depth in Relation to Gingival Health*. Thesis. University of Amsterdam.

Graziani, F., Gennai, S., Roldán, S. *et al.* (2014). Efficacy of periodontal plastic procedures in the treatment of multiple gingival recessions. *Journal of Clinical Periodontology* **41**, S63-S76.

Grupe, J. (1966). Modified technique for the sliding flap operation. *Journal of Periodontology* **37**, 491-495.

Grupe, J. & Warren, R. (1956). Repair of gingival defects by a sliding flap operation. *Journal of Periodontology* **27**, 290-295.

Guinard, E.A. & Caffesse, R.G. (1978). Treatment of localized gingival recessions. III. Comparison on results obtained with lateral sliding and coronally repositioned flaps. *Journal of Periodontology* **49**, 457-461.

Günay, H., Tschernitschek, H. & Geurtsen, W. (2000). Placement of the preparation line and periodontal health – a prospective 2-year clinical study. *International Journal of Periodontics and Restorative Dentistry* **20**, 173-181.

Haggerty, P.C. (1966). The use of a free gingival graft to create a healthy environment for full crown preparation. *Periodontics* **4**, 329-331.

Hall, W.B. (1981). The current status of mucogingival problems and their therapy. *Journal of Periodontology* **52**, 569-575.

Han, T.J. & Takei, H.H. (1996). Progress in gingival papilla reconstruction. *Periodontology 2000* 11, 65-68.

Hangorsky, U. & Bissada, N.B. (1980). Clinical assessment of free gingival graft effectiveness on maintenance of periodontal health. *Journal of Periodontology* **51**, 274-278.

Harris, R.J. (1992). The connective tissue and partial thickness double pedicle graft: a predictable method of obtaining root coverage. *Journal of Periodontology* **63**, 477-486.

Harris, R.J. (1994). The connective tissue with partial thickness double pedicle graft: the results of 100 consecutively treated defects. *Journal of Periodontology* **65**, 448-461.

Harris, R.J. (1999). Human histologic evaluation of root coverage obtained with a connective tissue with partial thickness double pedicle graft: a case report. *Journal of Periodontology* **70**, 813-821.

Harris, R.J. (2001). Clinical evaluation of 3 techniques to augment keratinized tissue without root coverage. *Journal of Periodontology* **72**, 932-938.

Hawley, C.E. & Staffileno, H. (1970). Clinical evaluation of free gingival grafts in periodontal surgery. *Journal of Periodontology* **41**, 105-112.

Heijl, L. (1997). Periodontal regeneration with enamel matrix derivative in one human experimental defect. A case reports. *Journal of Periodontology* **24**, 693-696.

Herrero, F., Scott, J.B., Maropis, P.S. & Yukna, R.A. (1995). Clinical comparison of desired versus actual amount of surgical crown lengthening. *Journal of Periodontology* **66**, 568-571.

Holbrook, T. & Ochsenbein, C. (1983). Complete coverage of the denuded root surface with a one-stage gingival graft. *International Journal of Periodontics and Restorative Dentistry* **3**, 9-27.

Hürzeler, M.B. & Weng, D. (1999). A single-incision technique to harvest subepithelial connective tissue grafts from the palate. *International Journal of Periodontics and Restorative Dentistry* **19**, 279-287.

Hwang, D. & Wang, H.L. (2006). Flap thickness as a predictor of root coverage: a systematic review. *Journal of Periodontology* **77**, 1625-1634.

Ibbott, C.G., Oles, R.D. & Laverty, W.H. (1985). Effects of citric acid treatment on autogenous free graft coverage of localized recession. *Journal of Periodontology* **56**, 662-665.

Ingber, J.S. (1974). Forced eruption: Part I. *A method of treating isolated one and two wall infrabony osseous defects – rationale and case report. Journal of Periodontology* **45**, 199-206.

Ingber, J.S. (1976). Forced eruption: Part II. A method of treating nonrestorable teeth – periodontal and restorative considerations. *Journal of Periodontology* **47**, 203-216.

Ivancie, G.P. (1957). Experimental and histological investigation of gingival regeneration in vestibular surgery. *Journal of Periodontology* **28**, 259-263.

Jepsen, K., Jepsen, S., Zucchelli, G. *et al.* (2013). Treatment of gingival recession defects with a coronally advanced flap and a xenogeneic collagen matrix: a multicenter randomized clinical trial. *Journal of Clinical Periodontology* **40**, 82-89.

Jepsen, S., Caton, J.G., Albandar, J.M. *et al.* (2018). Periodontal manifestations of systemic diseases and developmental and acquired conditions: Consensus report of workgroup 3 of the 2017 World Workshop on the Classification of Periodontal and Peri-Implant Diseases and Conditions. *Journal of Clinical Periodontology* **45** Suppl 20, S219-S229.

Karring, T., Cumming, B.R., Oliver, R.C. & Löe, H. (1975). The origin of granulation tissue and its impact on postoperative results of mucogingival surgery. *Journal of Periodontology* **46**, 577-585.

Karring, T., Nyman, S., Thilander, B., Magnusson, I. & Lindhe, J. (1982). Bone regeneration in orthodontically produced alveolar bone dehiscences. *Journal of Periodontal Research* **17**, 309-315.

Kennedy, J.E., Bird, W.C., Palcanis, K.G. & Dorfman, H.S. (1985). A longitudinal evaluation of varying widths of attached gingiva. *Journal of Clinical Periodontology* **12**, 667-675.

Kim, D.M. & Neiva, R. (2015). Periodontal soft tissue non-root coverage procedures: a systematic review from the AAP regeneration workshop. *Journal of Periodontology* **86** Suppl 2, S56-S72.

Khocht, A., Simon, G., Person, P. & Denepitiya, J.L. (1993). Gingival recession in relation to history of hard toothbrush use. *Journal of Periodontology* **64**, 900-905.

Kisch, J., Badersten, A. & Egelberg, J. (1986). Longitudinal observation of "unattached", mobile gingival areas. *Journal of Clinical Periodontology* **13**, 131-134.

Laney, J.B., Saunders, V.G. & Garnick, J.J. (1992). A comparison of two techniques for attaining root coverage. *Journal of Periodontology* **63**, 19-23.

Lang, N.P. (1995). Periodontal considerations in prosthetic dentistry. *Periodontology 2000* 9, 118-131.

Lang, N.P. & Löe, H. (1972). The relationship between the width of keratinized gingiva and gingival health. *Journal of Periodontology* **43**, 623-627.

Lang, N.P. & Karing, T., eds. (1994). *Proceedings of the 1st European Workshop on Periodontology. Consensus report of session II.* Berlin: Quintessence, pp. 210-214.

Langer, B. & Langer, L. (1985). Subepithelial connective tissue graft technique for root coverage. *Journal of Periodontology* **56**, 715-720.

Lanning, S.K., Waldrop, T.C., Gunsolley, J.C. & Maynard, G. (2003). Surgical crown lengthening: evaluation of the biological width. *Journal of Periodontology* **74**, 468-474.

Lee, E.A. (2004). Aesthetic crown lengthening: classification, biologic rationale, and treatment planning considerations. *Practical Procedures & Aesthetic Dentistry* **16**, 769-778.

Lindhe, J. & Nyman, S. (1980). Alterations of the position of the marginal soft tissue following periodontal surgery. *Journal of Clinical Periodontology* **7**, 525-530.

Lorenzana, E.R. & Allen, E.P. (2000). The single-incision palatal harvest technique: a strategy for esthetics and patient comfort. *International Journal of Periodontics and Restorative Dentistry* **20**, 297-305.

Lorenzo, R., García, V., Orsini, M., Martin, C. & Sanz, M. (2012). Clinical efficacy of a xenogeneic collagen matrix in augmenting keratinized mucosa around implants: a randomized controlled prospective clinical trial. *Clinical Oral Implants Research* **23**, 316-324.

Löe, H., Ånerud, A., Boysen, H. & Smith, M. (1978). The natural history of periodontal disease in man. The rate of periodontal destruction before 40 years of age. *Journal of Periodontology* **49**, 607-620.

Löe, H., Ånerud, Å. & Boysen H. (1992). The natural history of periodontal disease in man: prevalence, severity, extent of gingival recession. *Journal of Periodontology* **63**, 489-495.

Löst, C. (1984). Depth of alveolar bone dehiscences in relation to gingival recessions. *Journal of Clinical Periodontology* **11**, 583-589.

Majzoub, Z., Landi, L., Grusovin, G. & Cordioli, G. (2001). Histology of connective tissue graft. A case reports. *Journal of Periodontology* **72**, 1607-1615.

Martins, A.G., Andia, D.C., Sallum, A.W. *et al.* (2004). Smoking may affect root coverage outcome: a prospective clinical study in humans. *Journal of Periodontology* **75**, 586-591.

Matter, J. (1982). Free gingival grafts for the treatment of gingival recession. A review of some techniques. *Journal of Clinical Periodontology* **9**, 103-114.

Maynard, J.G. (1987). The rationale for mucogingival therapy in the child and adolescent. *International Journal of Periodontics and Restorative Dentistry* **7**, 37-51.

Maynard, J.G. & Ochsenbein, D. (1975). Mucogingival problems, prevalence and therapy in children. *Journal of Periodontology* **46**, 544-552.

McGuire, M.K. & Cochran, D.L. (2003). Evaluation of human recession defects treated with coronally advanced flaps and either enamel matrix derivative or connective tissue. Part 2: histological evaluation. *Journal of Periodontology* **74**, 1126-1135.

McGuire, M.K. & Nunn, M.E. (2005). Evaluation of the safety and efficacy of periodontal applications of a living tissue-engineered human fibroblast-derived dermal substitute. I. Comparison to the gingival autograft: a randomized controlled pilot study. *Journal of Periodontology* **76**, 867-880.

McGuire, M.K. & Scheyer, E.T. (2010). Xenogeneic collagen matrix with coronally advanced flap compared to connective tissue with coronally advanced flap for the treatment of dehiscence-type recession defects. *Journal of Periodontology* **81**, 1108-1117.

McGuire, M.K. & Scheyer, E.T. (2016). Long-term results comparing xenogeneic collagen matrix associated and autogenous connective tissue grafts with coronally advanced flaps for treatment of dehiscence-type recession defects. *Journal of Periodontology* **87**, 221-227.

Melsen, B. & Allais, D. (2005). Factors of importance for the development of dehiscences during labial movement of mandibular incisors: a retrospective study of adult orthodontic patients. *American Journal of Orthodontics and Dentofacial Orthopedics* **127**, 552-561.

Miller, P.D. (1982). Root coverage using a free soft tissue autograft following citric acid application. I. Technique. *International Journal of Periodontics and Restorative Dentistry* **2**, 65-70.

Miller, P.D. (1985a). A classification of marginal tissue recession. *International Journal of Periodontics and Restorative Dentistry* **5**, 9-13.

Miller, P.D. (1985b). Root coverage using a free soft tissue autograft following citric acid application. III. A successful and predictable procedure in areas of deep-wide recession. *International Journal of Periodontics and Restorative Dentistry* **5**, 15-37.

Miller, A.J., Brunelle, J.A., Carlos, J.P., Brown, L.J. & Löe, H. (1987). *Oral Health of United States Adults.* Bethesda, Maryland: NIH Publication No. 87-2868, National Institute of Dental Research.

Miyasato, M., Crigger, M. & Egelberg, J. (1977). Gingival condition in areas of minimal and appreciable width of keratinized gingiva. *Journal of Clinical Periodontology* **4**, 200-209.

Monefeldt, I. & Zachrisson, B. (1977). Adjustment of clinical crown height by gingivectomy following orthodontic space closure. *Angle Orthodontist* **47**, 256-264.

Molnár, B., Aroca, S., Keglevich, T. *et al.* (2013). Treatment of multiple adjacent Miller Class I and II gingival recessions with collagen matrix and the modified coronally advanced tunnel technique. *Quintessence International* **44**, 17-24.

Moreira, A.R.O., Santamaria, M.P., Silvério, K.G. *et al.* (2016). Coronally advanced flap with or without porcine collagen matrix for root coverage: a randomized clinical trial. *Clinical Oral Investigations* **20**, 2539-2549.

Murtomaa, H., Meurman, J.H., Rytömaa, I. & Turtola, L. (1987). Periodontal status in university students. *Journal of Clinical Periodontology* **14**, 462-465.

Nabers, C.L. (1954). Repositioning the attached gingiva. *Journal of Periodontology* **25**, 38-39.

Nabers, C.L. (1966). Free gingival grafts. *Periodontics* **4**, 244-245.

Nart, J. & Valles, C. (2016). Subepithelial connective tissue graft in combination with a tunnel technique for the treatment of Miller Class II and III gingival recessions in mandibular incisors: clinical and esthetic results. *International Journal of Periodontics and Restorative Dentistry* **36**, 591-598.

Nelson, S.W. (1987). The subpedicle connective tissue graft. A bilaminar reconstructive procedure for the coverage of denuded root surfaces. *Journal of Periodontology* **58**, 95-102.

Neves, F.L.D.S., Augusto Silveira, C., Mathias-Santamaria, I.F. *et al.* (2020). Randomized clinical trial evaluating single maxillary gingival recession treatment with connective tissue graft and tunnel or trapezoidal flap: 2-year follow-up. *Journal of Periodontology* doi:10.1002/JPER.19-0436. Online ahead of print.

Nevins, M., Nevins, M.L., Kim, S.W., Schupbach, P. & Kim, D.M. (2011). The use of mucograft collagen matrix to augment the zone of keratinized tissue around teeth: a pilot study. *International Journal of Periodontics and Restorative Dentistry* **31**, 367-373.

Nobuto, T., Imai, H. & Yamaoka, A. (1988). Microvascularization of the free gingival autograft. *Journal of Periodontology* **59**, 639-646.

Nordland, W.P. & Tarnow, D.P. (1998). A classification system for loss of papillary height. *Journal of Periodontology* **69**, 1124-1126.

Nyman, S., Karring, T. & Bergenholtz, G. (1982). Bone regeneration in alveolar bone dehiscences produced by jiggling forces. *Journal of Periodontal Research* **17**, 316-322.

Ochsenbein, C. (1960). Newer concept of mucogingival surgery. *Journal of Periodontology* **31**, 175-185.

Oles, R.D., Ibbott, C.G. & Laverty, W.H. (1985). Effects of citric acid treatment on pedicle flap coverage of localized recession. *Journal of Periodontology* **56**, 259-261.

Oles, R.D., Ibbott, C.G. & Laverty, W.H. (1988). Effects of root curettage and sodium hypochlorite on pedicle flap coverage of localized recession. *Journal of the Canadian Dental Association* **54**, 515-517.

Oliver, R.G., Löe, H. & Karring, T. (1968). Microscopic evaluation of the healing and re-vascularization of free gingival grafts. *Journal of Periodontal Research* **3**, 84-95.

Oliveira, G.H.C. & Muncinelli, E.A.G. (2012). Efficacy of root surface biomodification in root coverage: a systematic review. *Journal of the Canadian Dental Association* **78**, cq22.

Orban, B.J. (1957). *Oral Histology and Embryology*, 4th edn. St. Louis: C.V. Mosby Company, pp. 221-264.

Ozenci, I., Ipci, S.D., Cakar, G., Yilmaz, S. (2015). Tunnel technique versus coronally advanced flap with acellular dermal matrix graft in the treatment of multiple gingival recessions (2015). *Journal of Clinical Periodontology* **42**, 1135-1142.

Palomo, F. & Kopczyk, R.A. (1978). Rationale and methods for crown lengthening. *Journal of the American Dental Association* **96**, 257-260.

Parma-Benfenati, S., Fugazzato, P.A. & Ruben, M.P. (1985). The effect of restorative margins on the postsurgical development and nature of the periodontium. *International Journal of Periodontics and Restorative Dentistry* **5**, 31-51.

Patur, B. (1977). The rotation flap for covering denuded root surfaces. A closed wound technique. *Journal of Periodontology* **48**, 41-44.

Pennel, B.M., Higgison, J.D., Towner, T.D. *et al.* (1965). Oblique rotated flap. *Journal of Periodontology* **36**, 305-309.

Pfeifer, J.S. (1963). The growth of gingival tissue over denuded bone. *Journal of Periodontology* **34**, 10-16.

Pfeifer, J.S. (1965). The reaction of alveolar bone to flap procedures in man. *Periodontics* **3**, 135-140.

Pfeifer, J. & Heller, R. (1971). Histologic evaluation of full and partial thickness lateral repositioned flaps. *Journal of Periodontology* **42**, 331-333.

Pietruska, M., Skurska, A., Podlewski, L., Milewski, R. & Pietruski, J. (2019). Clinical evaluation of Miller class I and II recessions treatment with the use of modified coronally advanced tunnel technique with either collagen matrix or subepithelial connective tissue graft: a randomized clinical study. *Journal of Clinical Periodontology* **46**, 86-95.

Pini Prato, G.P., Tinti, C., Vincenzi, G. *et al.* (1992). Guided tissue regeneration versus mucogingival surgery in the treatment of human buccal gingival recession. *Journal of Periodontology* **63**, 919-928.

Pini Prato, G., Baldi, C., Pagliaro, U. *et al.* (1999). Coronally advanced flap procedure for root coverage. Treatment of root surface: root planing versus polishing. *Journal of Periodontology* **70**, 1064-1076.

Pini Prato, G., Pagliaro, U., Baldi, C. *et al.* (2000a). Coronally advanced flap procedure for root coverage. Flap with tension versus flap without tension: a randomized controlled clinical study. *Journal of Periodontology* **71**, 188-201

Pini Prato, G.P., Baccetti, T., Magnani, C., Agudio, G. & Cortellini, P. (2000b). Mucogingival interceptive surgery of buccally-erupted premolars in patients scheduled for orthodontic treatment. I. A seven-year longitudinal study. *Journal of Periodontology* **71**, 172-181.

Pini Prato, G.P., Baccetti, T., Giorgetti, R., Agudio, G. & Cortellini, P. (2000c). Mucogingival interceptive surgery of buccally-erupted premolars in patients scheduled for orthodontic treatment. II. Surgically treated versus nonsurgically treated cases. *Journal of Periodontology* **71**, 182-187.

Pini Prato, G.P., Baldi, C., Nieri, M. *et al.* (2005). Coronally advanced flap: the post-surgical position of the gingival margin is an important factor for achieving complete root coverage. *Journal of Periodontology* **76**, 713-722.

Pontoriero, R. & Carnevale, G. (2001). Surgical crown lengthening: a 12-month clinical wound healing study. *Journal of Periodontology* **72**, 841-848.

Pontoriero, R., Celenza, F. Jr., Ricci, G. & Carnevale, M. (1987). Rapid extrusion with fiber resection: a combined orthodontic-periodontic treatment modality. *International Journal of Periodontics and Restorative Dentistry* **5**, 30-43.

Proceedings of the 1996 World Workshop in Periodontics (1996). Consensus report on mucogingival therapy. *Annals of Periodontology* **1**, 702-706.

Rajapakse, P.S., McCracken, G.I., Gwynnett, E. *et al.* (2007). Does tooth brushing influence the development and progression of non-inflammatory gingival recession? A systematic review. *Journal of Clinical Periodontology* **34**, 1046-1061.

Rateitschak, K.H., Herzog-Specht, F. & Hotz, R. (1968). Reaktion und Regeneration des Parodonts auf Behandlung mit fest-sitzenden Apparaten und abnehmbaren Platten. *Fortschritte der Kieferorthopädie* **29**, 415-435.

Renkema, A.M., Navratilova, Z., Mazurova, K., Katsaros, C. & Fudalej, P.S. (2015). Gingival labial recessions and the post-treatment proclination of mandibular incisors. *European Journal of Orthodontics* **37**, 508-513.

Ricci, G., Silvestri, M., Rasperini, G. & Cattaneo, V. (1996). Root coverage: a clinical/statistical comparison between subpedicle connective tissue graft and laterally positioned full thickness flaps. *Journal of Esthetic Dentistry* **8**, 66-73.

Rosenberg, N.M. (1960). Vestibular alterations in periodontics. *Journal of Periodontology* **31**, 231-237.

Rossberg, M., Eickholz, P., Raetzke, P. & Ratka-Krüger, P. (2008). Long-term results of root coverage with connective tissue in the envelope technique: a report of 20 cases. *International Journal of Periodontics and Restorative Dentistry* **28**, 19-27.

Ruben, M.P. (1979). A biological rationale for gingival reconstruction by grafting procedures. *Quintessence International* **10**, 47-55.

Saletta, D., Pini Prato, G.P., Pagliaro, U. *et al.* (2001). Coronally advanced flap procedure: Is the interdental papilla a prognostic factor for root coverage? *Journal of Periodontology* **72**, 760-766.

Sallum, E.A., Pimentel, S.P., Saldanha, J.B. *et al.* (2004). Enamel matrix derivative and guided tissue regeneration in the treatment of deshicence-type defects: a histomorphometric study in dogs. *Journal of Periodontology* **75**, 1357-1363.

Sangnes, G. (1976). Traumatization of teeth and gingiva related to habitual tooth cleaning procedures. *Journal of Clinical Periodontology* **3**, 94-103.

Sangnes, G. & Gjermo, P. (1976). Prevalence of oral soft and hard tissue lesions related to mechanical tooth cleaning procedures. *Community Dentistry and Oral Epidemiology* **4**, 77-83.

Santamaria, M.P., Suaid, F.F., Casati, M.Z. *et al.* (2008). Coronally positioned flap plus resin-modified glass ionomer restoration for the treatment of gingival recession associated with non-carious cervical lesions: a randomized controlled clinical trial. *Journal of Periodontology* **79**, 621-628.

Santamaria, M.P., Ambrosano, G.M.B., Casati, M.Z. *et al.* (2009). Connective tissue graft plus resin-modified glass ionomer restoration for the treatment of gingival recession associated with non-carious cervical lesion: a randomized-controlled clinical trial. *Journal of Clinical Periodontology* **36**, 791-798.

Santamaria, M.P., Mathias, I.F., Dias, S.B.F. *et al.* (2014). Esthetic evaluation of different approaches to treat gingival recession associated with non-carious cervical lesion treatment: a 2-year follow-up. *American Journal of Dentistry* **27**, 220-224.

Santamaria, M.P., Queiroz, L.A., Mathias, I.F. *et al.* (2016). Resin composite plus connective tissue graft to treat single maxillary gingival recession associated with non-carious cervical lesion: randomized clinical trial. *Journal of Clinical Periodontology* **43**, 461-468.

Santamaria, M.P., Silveira, C.A., Mathias, I.F. *et al.* (2018). Treatment of single maxillary gingival recession associated with non-carious cervical lesion: randomized clinical trial comparing connective tissue graft alone to graft plus partial restoration. *Journal of Clinical Periodontology* **45**, 968-976.

Sanz, M., Lorenzo, R., Aranda, J.J., Martin, C. & Orsini, M. (2009). Clinical evaluation of a new collagen matrix (Mucograft prototype) to enhance the width of keratinized tissue in patients with fixed prosthetic restorations: a randomized prospective clinical trial. *Journal of Clinical Periodontology* **36**, 868-876.

Schoo, W.H. & van der Velden, U. (1985). Marginal soft tissue recessions with and without attached gingiva. *Journal of Periodontal Research* **20**, 209-211.

Sculean, A. & Allen, E.P. (2018). The laterally closed tunnel for the treatment of deep isolated mandibular recessions: surgical technique and a report of 24 cases. *International Journal of Periodontics and Restorative Dentistry* **38**, 479-487.

Sculean, A., Cosgarea, R., Stähli, A. *et al.* (2014). The modified coronally advanced tunnel combined with an enamel matrix derivative and subepithelial connective tissue graft for the treatment of isolated mandibular Miller Class I and II gingival recessions: a report of 16 cases. *Quintessence International* **45**, 829-835.

Sculean, A., Cosgarea, R., Stähli, A. *et al.* (2016). Treatment of multiple adjacent maxillary Miller Class I, II, and III gingival recessions with the modified coronally advanced tunnel, enamel matrix derivative, and subepithelial connective tissue graft: a report of 12 cases. *Quintessence International* **47**, 653-659.

1012 Parte 13 Terapia Reconstrutora

Sculean, A., Cosgarea, R., Katsaros, C. *et al.* (2017). Treatment of single and multiple Miller Class I and III gingival recessions at crown-restored teeth in maxillary esthetic areas. *Quintessence International* **48**, 777-782.

Serino, G., Wennström, J.L., Lindhe, J. & Eneroth, L. (1994). The prevalence and distribution of gingival recession in subjects with high standard of oral hygiene. *Journal of Clinical Periodontology* **21**, 57-63.

Silva, C.O., Sallum, A.W., de Lima, A.F.M. & Tatakis, D.N. (2006). Coronally positioned flap for root coverage: poorer outcomes in smokers. *Journal of Periodontology* **77**, 81-87.

Silveira, C., Mathias, I., da Silva Neves, F. *et al.* (2017). Connective tissue graft and crown-resin composite restoration for the treatment of gingival recession associated with non-carious cervical lesions: case series. *International Journal of Periodontics and Restorative Dentistry* **37**, 601-607.

Smukler, H. (1976). Laterally positioned mucoperiosteal pedicle grafts in the treatment of denuded roots. A clinical and statistical study. *Journal of Periodontology* **47**, 590-595.

Sonick, M. (1997). Esthetic crown lengthening for maxillary anterior teeth. *Compendium of Continuing Education in Dentistry* **18**, 807-812, 814-806, 818-809

Sorrentino, J.M. & Tarnow, D.P. (2009). The semilunar coronally repositioned flap combined with a frenectomy to obtain root coverage over the maxillary central incisors. *Journal of Periodontology* **80**, 1013-1017.

Staffileno, H. (1964). Management of gingival recession and root exposure problems associated with periodontal disease. Dental Clinics of North America March, 111-120.

Staffileno, H., Wentz, F. & Orban, B. (1962). Histologic study of healing of split thickness flap surgery in dogs. *Journal of Periodontology* **33**, 56-69.

Staffileno, H., Levy, S. & Gargiulo, A. (1966). Histologic study of cellular mobilization and repair following a periosteal retention operation via split thickness mucogingival surgery. *Journal of Periodontology* **37**, 117-131.

Stefanini, M., Zucchelli, G., Marzadori, M. & de Sanctis. M. (2018). Coronally advanced flap with site-specific application of connective tissue graft for the treatment of multiple adjacent gingival recessions: a 3-year follow-up case series. *International Journal of Periodontics and Restorative Dentistry* **38**, 25-33.

Steiner, G.G., Pearson, J.K. & Ainamo, J. (1981). Changes of the marginal periodontium as a result of labial tooth movement in monkeys. *Journal of Periodontology* **52**, 314-320.

Stern, J.B. (1976). Oral mucous membrane. In: Bhaskar, S.N., ed. *Orban's Oral Histology and Embryology*. St. Louis: C.V. Mosby, Ch 8.

Stetler, K.J. & Bissada, N.B. (1987). Significance of the width of keratinized gingiva on the periodontal status of teeth with submarginal restorations. *Journal of Periodontology* **58**, 696-700.

Stoner, J. & Mazdyasna, S. (1980). Gingival recession in the lower incisor region of 15-year old subjects. *Journal of Periodontology* **51**, 74-76.

Sugarman, E.F. (1969). A clinical and histological study of the attachment of grafted tissue to bone and teeth. *Journal of Periodontology* **40**, 381-387.

Sullivan, H.C. & Atkins, J.H. (1968a). Free autogenous gingival grafts. I. Principles of successful grafting. *Periodontics* **6**, 121-129.

Sullivan, H.C. & Atkins, J.H. (1968b). Free autogenous gingival grafts. III. Utilization of grafts in the treatment of gingival recession. *Periodontics* **6**, 152-160.

Sumner, C.F. (1969). Surgical repair of recession on the maxillary cuspid: incisionally repositioning the gingival tissues. *Journal of Periodontology* **40**, 119-121.

Susin, C., Haas, A.N., Oppermann, R.V., Haugejorden, O. & Albandar, J.M. (2004). Gingival recession: epidemiology and risk indicators in a representative urban Brazilian population. *Journal of Periodontology* **75**, 1377-1386.

Tarnow, D.P. (1986). Semilunar coronally repositioned flap. *Journal of Clinical Periodontology* **13**, 182-185.

Tarnow, D.P., Magner, A.W. & Fletcher, P. (1992). The effect of the distance from the contact point to the crest of bone on the presence or absence of the interproximal dental papilla. *Journal of Periodontology* **63**, 995-996.

Tavelli, L., Barootchi, S., Nguyen, T.V.N. *et al.* (2018). Efficacy of tunnel technique in the treatment of localized and multiple gingival recessions: a systematic review and meta-analysis. *Journal of Periodontology* **89**, 1075-1090.

Tavelli, L., Barootchi, S., Di Gianfilippo, R. *et al.* (2019). Acellular dermal matrix and coronally advanced flap or tunnel technique in the treatment of multiple adjacent gingival recessions. A 12-year follow-up from a randomized clinical trial. *Journal of Clinical Periodontology* **46**, 937-948.

Tenenbaum, H. (1982). A clinical study comparing the width of attached gingiva and the prevalence of gingival recessions. *Journal of Clinical Periodontology* **9**, 86-92.

Thoma, D.S., Benic´, G.I., Zwahlen, M., Hämmerle, C.H. & Jung, R.E. (2009). A systematic review assessing soft tissue augmentation techniques. *Clinical Oral Implants Research* **20** Suppl 4, 146-165.

Tolmie, P.N., Rubins, R.P., Buck, G.S., Vagianos, V. & Lanz, J.C. (1991). The predictability of root coverage by way of free gingival autografts and citric acid application: an evaluation by multiple clinicians. *International Journal of Periodontics & Restorative Dentistry* **11**, 261-271

Tonetti, M.S. & Jepsen, S. (2014). Clinical efficacy of periodontal plastic surgery procedures: consensus Report of Group 2 of the 10th European Workshop on Periodontology 2014. *Journal of Clinical Periodontology* **41** Suppl 15, S36 -S43.

Tonetti, M.S., Cortellini, P., Pellegrini, G. *et al.* (2018). Xenogeneic collagen matrix or autologous connective tissue graft as adjunct to coronally advanced flaps for coverage of multiple adjacent gingival recession: randomized trial assessing non-inferiority in root coverage and superiority in oral health-related quality of life. *Journal of Clinical Periodontology* **45**, 78-88.

Trombelli, L. & Scabbia, A. (1997). Healing response of gingival recession defects following guided tissue regeneration procedures in smokers and non-smokers. *Journal of Clinical Periodontology* **24**, 529-533.

Trombelli, L., Schincaglia, G.P., Scapoli, C. & Calura, G. (1995). Healing response of human buccal gingival recessions treated with expanded polytetrafluoroethylene membranes. A retrospective report. *Journal of Periodontology* **66**, 14-22.

Trott, J.R. & Love, B. (1966). An analysis of localized recession in 766 Winnipeg high school students. *Dental Practice* **16**, 209-213.

Valderhaug, J. (1980). Periodontal conditions and caries lesions following the insertion of fixed prostheses: a 10-year follow-up study. *International Dental Journal* **30**, 296-304.

Van der Velden, U. (1982). Regeneration of the interdental soft tissues following denudation procedures. *Journal of Clinical Periodontology* **9**, 455-459.

van Palenstein Helderman, W.H., Lembariti, B.S., van der Weijden, G.A. & van't Hof, M.A. (1998). Gingival recession and its association with calculus in subjects deprived of prophylactic dental care. *Journal of Clinical Periodontology* **25**, 106-111.

Vekalahti, M. (1989). Occurrence of gingival recession in adults. *Journal of Periodontology* **60**, 599-603.

Vignoletti, F., Nuñez, J., Discepoli, N. *et al.* (2011). Clinical and hisitological healing of a new collagen matrix in combination with the coronally advanced flap for the treatment of Miller class-I recession defects: an experimental study in the minipig. *Journal of Clinical Periodontology* **38**, 847-855.

Waerhaug, J. (1952). The gingival pocket. Anatomy, pathology, deepening and elimination. *Odontologisk Tidskrift* **60 Suppl**.

Wei, P.-C., Laurell, L., Geivelis, M., Lingen, M.W. & Maddalozzo, D. (2000). Acellular dermal matrix allografts to achieve increased attached gingival. Part 1. A clinical study. *Journal of Periodontology* **71**, 1297-1305.

Wennström, J.L. (1987). Lack of association between width of attached gingiva and development of gingival recessions. A 5-year longitudinal study. *Journal of Clinical Periodontology* **14**, 181-184.

Wennström, J.L. & Lindhe, J. (1983a). The role of attached gingiva for maintenance of periodontal health. *Healing following excisional and*

Capítulo 39 Terapia Mucogengival: Cirurgia Plástica Periodontal **1013**

grafting procedures in dogs. Journal of Clinical Periodontology **10**, 206-221.

Wennström, J.L. & Lindhe, J. (1983b). Plaque-induced gingival inflammation in the absence of attached gingiva in dogs. *Journal of Clinical Periodontology* **10**, 266-276.

Wennström, J.L. & Zucchelli, G. (1996). Increased gingival dimensions. A significant factor for successful outcome of root coverage procedures? A 2-year prospective clinical study. *Journal of Clinical Periodontology* **23**, 770-777.

Wennström, J.L., Lindhe, J., Sinclair, F. & Thilander, B. (1987). Some periodontal tissue reactions to orthodontic tooth movement in monkeys. *Journal of Clinical Periodontology* **14**, 121-129.

Wilderman, M.N. (1963). Repair after a periosteal retention procedure. *Journal of Periodontology* **34**, 484-503.

Wilderman, M.N. (1964). Exposure of bone in periodontal surgery. Dental Clinics of North America March, 23-26.

Wilderman, M.N. & Wentz, F.M. (1965). Repair of a dentogingival defect with a pedicle flap. *Journal of Periodontology* **36**, 218-231.

Wilderman, M.N., Wentz, F.M. & Orban, B.J. (1961). Histogenesis of repair after mucogingival surgery. *Journal of Periodontology* **31**, 283-299.

Woodyard, J.G., Greenwell, H, Hill, M. *et al.* (2004). The clinical effect of accelular dermal matrix on gingival thickness and root coverage compared to coronally positioned flap alone. *Journal of Periodontology* **75**, 44-56.

Yared, K.F.G., Zenobio, E.G. & Pacheco, W. (2006). Periodontal status of mandibular central incisors after orthodontic proclination in adults. American Journal of Orthodontics and Dentofacial Orthopedics 130, 6.e1-6.e8.

Yoneyama, T., Okamoto, H., Lindhe, J., Socransky, S.S. & Haffajee, A.D. (1988). Probing depth, attachment loss and gingival recession. Findings from a clinical examination in Ushiku, Japan. *Journal of Clinical Periodontology* **15**, 581-591.

Zabalegui, I., Sicilia, A., Cambra, J., Gil, J. & Sanz, M. (1999). Treatment of multiple adjacent gingival recessions with the tunnel subepithelial connective tissue graft: a clinical report. *International Journal of Periodontics & Restorative Dentistry* **19**, 199-206.

Zweers, J., Thomas, R.Z., Slot, D.E., Weisgold, A.S., Van der Weijden, G.A. (2014). Characteristics of periodontal biotype, its dimensions, associations and prevalence: a systematic review. *Journal of Clinical Periodontology* **41**, 958-971.

Zucchelli, G., Clauser, C., De Sanctis, M. & Calandriello, M. (1998). Mucogingival versus guided tissue regeneration procedures in the treatment of deep recession type defects. *Journal of Periodontology* **69**, 138-145.

Zucchelli, G. & De Sanctis, M. (2000). Treatment of multiple recession-type defects in patients with esthetic demands. *Journal of Periodontology* **71**, 1506-1514.

Zucchelli, G., Amore C., Montebugnoli, L. & De Sanctis, M. (2003). Bilaminar techniques for the treatment of recession type defects. *A comparative clinical study. Journal of Clinical Periodontology* **30**, 862-870.

Zucchelli, G., Cesari, C., Amore C., Montebugnoli, L. & De Sanctis, M. (2004). Laterally moved, coronally advanced flap: a modified surgical approach for isolated recession-type defects. *Journal of Periodontology* **75**, 1734-41.

Zucchelli, G., Testori, T., De Sanctis, M. (2006). Clinical and anatomical factors limiting treatment outcomes of gingival recession: a new method to predetermine the line of root coverage. *Journal of Periodontology* **77**, 714-721.

Zucchelli, G., Mele, M., Mazzotti, C. *et al.* (2009). Coronally advanced flap with and without vertical releasing incisions for the treatment of multiple gingival recessions: a comparative controlled randomized clinical trial. *Journal of Periodontology* **80**, 1083-1094.

Zucchelli, G., Mele, M., Stefanini, M. *et al.* (2010). Patient morbidity and root coverage outcome after subepithelial connective tissue and de-epithelialized grafts: a comparative randomized-controlled clinical trial. *Journal of Clinical Periodontology* **37**, 728-738.

Zucchelli, G., Gori, G., Mele, M. *et al.* (2011). Non-carious cervical lesions associated with gingival recessions: a decision-making process. *Journal of Periodontology* **82**, 1713-1724.

Zucchelli, G., Marzadori, M., Mele, M., Stefanini, M. & Montebugnoli, L. (2012). Root coverage in molar teeth: a comparative controlled randomized clinical trial. *Journal of Clinical Periodontology* **39**, 1082-1088.

Zucchelli, G. & de Sanctis, M. (2013). Modified two-stage procedures for the treatment of gingival recession. *European Journal of Esthetic Dentistry* **8**, 24-42.

Zucchelli, G., Marzadori, M., Mounssif, I., Mazzotti, C. & Stefanini, M. (2014). Coronally advanced flap + connective tissue graft techniques for the treatment of deep gingival recession in the lower incisors. *A controlled randomized clinical trial. Journal of Clinical Periodontology* **41**, 806-813.

Zuhr, O., Fickl, S., Wachtel, H., Bolz, W. & Hürzeler, M.B. (2007). Covering of gingival recessions with a modified microsurgical technique: a case report. *International Journal of Periodontics & Restorative Dentistry* **27**, 457-463.

Parte 14: Cirurgia para a Instalação do Implante

40 Cronologia da Instalação de Implantes, 1017
Christoph H. F. Hämmerle, Maurício Araújo e Jan Lindhe

Capítulo 40

Cronologia da Instalação de Implantes

Christoph H. F. Hämmerle,[1] Maurício Araújo[2] e Jan Lindhe[3]

[1]Clinic of Reconstructive Dentistry, Center of Dental Medicine, University of Zurich, Zurich, Switzerland
[2]Departamento de Odontologia, Universidade Estadual de Maringá, Maringá, Paraná, Brasil
[3]Department of Periodontology, Institute of Odontology, The Sahlgrenska Academy at University of Gothenburg, Gothenburg, Sweden

---

Introdução, 1017
Colocação do tipo 1 como parte de um mesmo procedimento cirúrgico e imediatamente após a extração de um dente, 1018
    Alteração de crista em conjunto com a instalação de implantes, 1018
    Estabilidade do implante, 1025
Colocação do tipo 2: cobertura completa do alvéolo dentário por tecidos moles, 1027

Colocação tipo 3: preenchimento ósseo substancial ocorreu no alvéolo de extração, 1028
Colocação do tipo 4: o processo alveolar está cicatrizado após a perda dos dentes, 1028
Conceitos clínicos, 1029
    Objetivos terapêuticos, 1029
    Sucesso do tratamento e desfechos a longo prazo, 1031
Conclusão, 1031

Introdução

Tratamentos restauradores realizados com implante(s) instalado(s) em um processo alveolar completamente cicatrizado e não comprometido têm elevadas taxas de sucesso clínico e de sobrevida (Pjetursson *et al.* 2004; Jung *et al.* 2012; Pjetursson *et al.* 2014). Atualmente, contudo, implantes também são colocados em (1) locais com defeitos da crista óssea de várias dimensões, (2) alvéolos de dentes recém-extraídos, (3) área do seio maxilar etc. Apesar de alguns desses procedimentos clínicos terem sido descritos pela primeira vez há muitos anos, sua aplicação tornou-se comum apenas mais recentemente. Dessa maneira, um assunto de grande interesse tanto para as pesquisas clínicas quanto para aquelas experimentais em modelo animal para implantologia oral é o estudo das alterações teciduais que ocorrem em seguida à perda de um dente e a cronologia adequada para a subsequente instalação de implantes.

Nos casos ideais, o dentista terá tempo de planejar o tratamento reabilitador (incluindo o uso de implantes) antes da extração de um ou de múltiplos dentes. Nesse planejamento, uma decisão precisa ser tomada sobre quando será a época adequada para a instalação de implantes, imediatamente após a(s) extração(ões) dentária(s) ou após algumas semanas (ou meses) para permitir a cicatrização dos tecidos moles e duros dos processos alveolares.

A decisão sobre a cronologia da colocação de implantes, em relação às extrações dentárias, precisa basear-se na compreensão adequada das modificações estruturais que ocorrem nos processos alveolares subsequentemente à perda de um dente. Esse processo adaptativo foi descrito no Capítulo 3.

A remoção de um ou de múltiplos dentes resultará em várias alterações no agora segmento edêntulo do processo alveolar. Assim, durante a cicatrização do alvéolo, o tecido ósseo das suas paredes sofrerá um processo de remodelação, com preenchimento parcial de osso medular do interior, e o local se tornará marcadamente reduzido no seu volume total, em particular a parede óssea vestibular (externa) da área edêntula será diminuída não somente na direção vestibulolingual/palatina, mas também na dimensão apicocoronal (Pietrokovski & Massler 1967; Schropp *et al.* 2003). Somado às modificações do tecido ósseo, o tecido mucoso no local cirúrgico de extração sofrerá marcada alteração adaptativa. Imediatamente após a extração do dente ocorrerá uma falha na continuidade da mucosa, fazendo com que a entrada do alvéolo permaneça aberta. Durante a primeira semana após a remoção do dente, a proliferação celular ao longo do tecido mucoso resultará em um aumento significativo do seu volume de tecido conjuntivo. Eventualmente, o tecido mucoso da ferida cirúrgica se tornará epitelizado e a mucosa queratinizada recobrirá o local de extração. O contorno da mucosa irá sequencialmente se adaptar para acompanhar as alterações que ocorrem no perfil externo do contorno ósseo alveolar. Assim, a contração do rebordo é o resultado da perda óssea, bem como da perda de tecido conjuntivo. A Figura 40.1 ilustra as alterações teciduais já descritas. É óbvio que não existe um momento ideal, após a remoção de um dente, no qual o local cirúrgico se apresente com (1) preenchimento máximo de osso do alvéolo e (2) mucosa madura e volumosa para cobertura. Estudos mais recentes encontraram uma influência do tipo de dente, paredes ósseas vestibulares intactas ou deficientes e a espessura da parede óssea vestibular na quantidade de alterações do rebordo após a extração dentária (Chen & Darby 2017; para revisão, ver Avila-Ortiz *et al.* 2019). Os incisivos apresentaram maior perda de volume do que os caninos e pré-molares. As paredes ósseas vestibulares intactas mostraram menos perda de volume do que as paredes ósseas deiscentes e fenestradas. Finalmente, paredes ósseas espessas foram associadas a menor perda óssea do que paredes ósseas finas.

Um relato de consenso foi publicado em 2004, descrevendo os eventos relacionados com a cronologia de instalação de implantes em locais de extração (Hämmerle *et al.* 2004). Tentativas prévias foram feitas no sentido de identificar as vantagens e desvantagens da instalação precoce e tardia de implantes. Contudo, Hämmerle *et al.* consideraram necessário elaborar um novo conceito (classificação) que incorporasse o crescente conhecimento dessa área da implantodontia. Essa nova classificação levou em consideração os dados referentes às modificações estruturais que ocorrem sequencialmente após a extração de um dente, além de conhecimentos provenientes da observação clínica.

A classificação apresentada na Tabela 40.1 foi introduzida pelo relatório da conferência de consenso. Os aspectos importantes foram:

- Na prática clínica, a decisão de instalar um implante após a extração de um dente é normalmente determinada por alguma característica quanto ao tecido mucoso ou ósseo do alvéolo em cicatrização. Essa última não segue necessariamente uma rígida tabela de tempo, podendo variar de acordo com fatores do local cirúrgico e do paciente
- Para evitar descrições temporais, essa nova classificação utiliza descritores numéricos – tipos 1, 2, 3 e 4 – que refletem as condições dos tecidos moles e duros:
  ○ Tipo 1: o implante é instalado imediatamente após a extração de um dente e como parte de um mesmo procedimento cirúrgico
  ○ Tipo 2: o implante é fixado em um local onde os tecidos moles já cicatrizaram e cobriram a entrada do alvéolo
  ○ Tipo 3: o implante é fixado em um alvéolo de extração no qual uma quantidade substancial de osso novo foi formada
  ○ Tipo 4: o implante é fixado em uma crista completamente cicatrizada
- Também é reconhecido que existe separação clara entre a cicatrização dos tecidos ósseo e mole, tanto ao redor do alvéolo de extração quanto dentro dele.

Essa classificação foi aprimorada desde então (Chen *et al.* 2009).

Vantagens e desvantagens das várias cronologias são apresentadas na Tabela 40.1.

Dois métodos de fechamento de retalhos foram descritos para locais de implantes. Uma abordagem requer o fechamento primário da ferida, enquanto o outro permite uma posição transmucosa do implante ou da cápsula. Não há diferenças quanto a taxas de sobrevida dos implantes ou da altura óssea interproximal quando esses dois métodos foram comparados em um modelo de boca dividida (Ericsson *et al.* 1997; Astrand *et al.* 2002; Cecchinato *et al.* 2004; Guarnieri *et al.* 2019). Esses estudos, porém, não analisaram em detalhes as diferenças entre implantes submersos e transmucosos em locais de grande importância estética. Portanto, não apenas a amplitude do espaço (*gap*) como também a do processo alveolar são parâmetros que devem ser considerados no plano de tratamento.

Uma revisão analisou os desfechos clínicos dos implantes instalados de acordo com o esquema temporal descrito anteriormente (Chen & Buser 2009). Com base na análise de 91 estudos, concluiu-se que procedimentos de aumento ósseo foram mais efetivos nas instalações tipo 1, 2 e 3 do que tipo 4. Além disso, a recessão da margem mucosa facial pareceu mais frequente quando os implantes eram inseridos de acordo com o esquema temporal tipo 1.

Colocação do tipo 1 como parte de um mesmo procedimento cirúrgico e imediatamente após a extração de um dente

Alteração de crista em conjunto com a instalação de implantes

Tornou-se uma prática comum a colocação de um implante imediatamente após a extração de dentes removidos por diversas razões. Com o passar dos anos, muito foi dito sobre as vantagens da instalação imediata de implantes

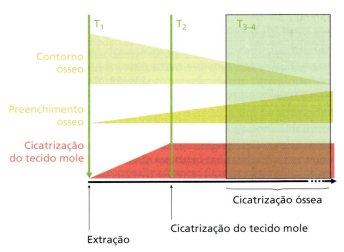

Figura 40.1 Desenho esquemático representando as modificações nos tecidos duros e moles, após a extração de um dente, observadas com o passar do tempo. T_1, T_2, T_3 e T_4 representam os quatro diferentes momentos para instalação de implantes.

Capítulo 40 Cronologia da Instalação de Implantes **1019**

Tabela 40.1 Classificação dos tipos 1 a 4 de colocação de implantes, e vantagens e desvantagens de cada tipo.

Classificação	Definição	Vantagens	Desvantagens
Tipo 1	Instalação de implante como parte de um mesmo procedimento e imediatamente após a exodontia	Reduz o número de procedimentos cirúrgicos Reduz o tempo total de tratamento Ótimo aproveitamento do osso disponível	A morfologia do local cirúrgico pode complicar o posicionamento ideal e a ancoragem O fenótipo fino de tecido pode comprometer o desfecho ótimo Falta potencial de mucosa queratinizada para ajuste do retalho Procedimentos cirúrgicos adjuvantes podem ser necessários Procedimento que depende muito da técnica
Tipo 2	Cobertura completa por tecidos moles do alvéolo (4 a 8 semanas)	Aumento da área de tecidos moles e do seu volume facilita o manejo de retalhos de tecidos moles Permite a resolução da patologia local a ser avaliada	A morfologia do local cirúrgico complica o posicionamento ideal e a ancoragem Aumenta o tempo de tratamento Reabsorção variável das paredes ósseas do alvéolo Procedimentos cirúrgicos adjuvantes podem ser necessários Procedimento que depende muito da técnica
Tipo 3	Preenchimento ósseo substancial (clínico e/ou radiográfico) do alvéolo (tipicamente 12 a 16 semanas)	Preenchimento ósseo substancial do alvéolo facilita a colocação do implante Tecidos moles maduros viabilizam o manejo do retalho	Aumento do tempo total de tratamento Procedimentos cirúrgicos adjuvantes podem ser necessários Reabsorção variável das paredes ósseas do alvéolo
Tipo 4	Local cicatrizado (tipicamente > 16 semanas)	Crista clinicamente cicatrizada Tecidos moles maduros viabilizam o manejo do retalho	Aumento do tempo total do tratamento Procedimentos cirúrgicos adjuvantes podem ser necessários Grande variação do volume de osso disponível

(Chen *et al.* 2004). Essas incluíam maior facilidade de definição da posição do implante, redução do número de visitas ao consultório odontológico, redução no tempo total de tratamento e seu custo, preservação de osso no local de implantação, estética ótima dos tecidos moles e maior aceitação do tratamento pelo paciente (Werbitt & Goldberg 1992; Barzilay 1993; Schwartz-Arad & Chaushu 1997b; Mayfield 1999; Hämmerle *et al.* 2004).

Foi proposto que a instalação de implantes em alvéolos frescos de extração estimularia a formação de tecido ósseo, com a osteointegração contrapondo-se às alterações morfológicas adaptativas que se seguem após a extração de um dente. Em outras palavras, a instalação de implantes tipo 1 poderá permitir a preservação das paredes ósseas do alvéolo e do maxilar circunjacente. Em verdade, foi recomendado (p. ex., Denissen *et al.* 1993; Watzek *et al.* 1995; para revisão, ver Chen *et al.* 2004) que a instalação dos implantes seja realizada imediatamente após a extração dentária como um meio de evitar a atrofia óssea.

Estudos clínicos em seres humanos (Botticelli *et al.* 2004; Covani *et al.* 2004) e experimentais em cães (Araújo & Lindhe 2005; Araújo *et al.* 2006a, b) examinaram a influência da instalação de implantes em alvéolos frescos de extração quanto à remodelação do local cirúrgico.

Botticelli *et al.* (2004) examinaram as alterações do tecido ósseo que ocorrem no processo alveolar durante um período de 4 meses de cicatrização após a instalação de implantes em alvéolos frescos de extração. Dezoito pacientes (21 alvéolos de extração) com periodontite crônica moderada foram estudados. O plano de tratamento para os 18 pacientes consistiu em extração do dente comprometido e restauração por meio de implantes nas regiões da dentição correspondentes às dos incisivos, caninos e pré-molares. Após incisão intrassulcular, retalhos de espessura total foram elevados e o dente foi cuidadosamente mobilizado e removido com fórceps. O local cirúrgico foi preparado para a instalação de implante com uma broca helicoidal e piloto. A porção apical do alvéolo foi pré-conformada quanto às suas roscas. Um implante tipo parafuso sólido e não cortante com topografia de superfície áspera média foi instalado. O seu posicionamento foi feito de modo a permitir que o nível marginal da sua porção rugosa ficasse localizado abaixo do nível marginal das paredes ósseas vestibulolingual/palatal do alvéolo (Figura 40.2A). Depois da instalação do implante, (1) a distância entre o implante e as superfícies interna e externa das paredes vestibulolingual/palatal do alvéolo foi medida com auxílio de um compasso. Esse mesmo procedimento foi realizado para avaliação da largura (2) do espaço existente entre a superfície do implante até as paredes vestibular, lingual, mesial e distal do alvéolo com o mesmo paquímetro de pontas deslizantes. Os retalhos de tecidos moles foram substituídos e os implantes foram "semissubmersos" durante a cicatrização (Figura 40.2B). Após 4 meses de cicatrização, um procedimento cirúrgico de reentrada foi realizado (Figura 40.2C). As medidas clínicas foram repetidas para que alterações que tivessem ocorrido durante a cicatrização, no que concerne a (1) espessura e altura da parede óssea vestibulolingual/palatal do alvéolo (2) e largura do espaço existente entre implante e parede óssea, pudessem ser calculadas.

A Figura 40.3A mostra um alvéolo de extração imediatamente após a remoção de um dente canino superior.

No procedimento de reentrada foi percebido que a lacuna marginal tinha desaparecido. Além disso, verificou-se que as espessuras das paredes ósseas vestibular e palatina do alvéolo apresentavam-se muito reduzidas (Figura 40.3C e D). Na Figura 40.3D, a superfície do implante pode ser observada através da parede óssea vestibular remanescente muito fina.

Outro aspecto desse estudo clínico é apresentado na Figura 40.4. O 1º pré-molar superior (dente 14) foi removido (Figura 40.4A) e um implante foi instalado no local de extração fresco correspondente ao alvéolo palatino. Um segundo implante foi instalado em uma crista edêntula completamente cicatrizada na posição do dente 15 (Figura 40.4B). No momento da reentrada, foi observado que (1) o espaço marginal entre o topo do implante e o alvéolo foi completamente cicatrizado e que (2) a distância entre o implante e a superfície externa da parede óssea vestibular tornou-se marcadamente menor (Figura 40.4C).

Botticelli *et al.* (2004) relataram que, durante os 4 meses de cicatrização após a extração dentária e instalação de implante concomitantes, praticamente todas as lacunas marginais foram preenchidas. No momento da instalação dos implantes, a distância média (18 pacientes e 21 locais) entre

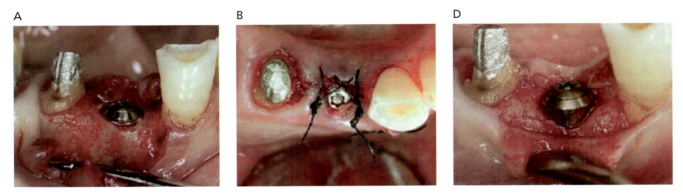

Figura 40.2 **A.** Vistas clínicas da posição do implante no alvéolo fresco de extração. **B.** Retalhos reposicionados e suturados. **C.** Local do implante após 4 meses de cicatrização (vista vestibular).

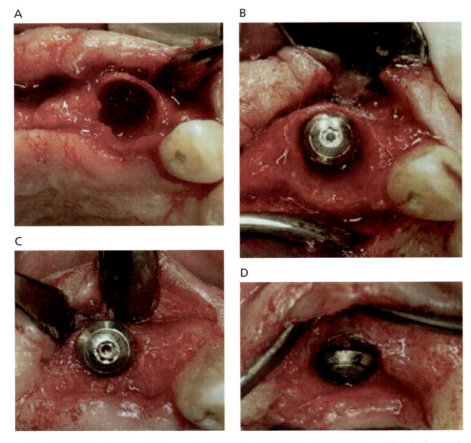

Figura 40.3 **A.** Vistas clínicas do alvéolo de extração do canino superior. **B.** Posição do implante no alvéolo fresco de extração. **C.** Local do implante após 4 meses de cicatrização (vista oclusal). **D.** Local do implante após 4 meses de cicatrização (vista vestibular). Observe o osso muito fino recobrindo a face vestibular.

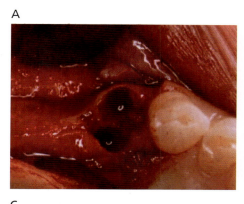
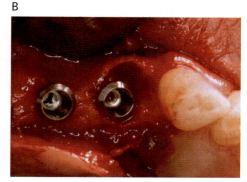
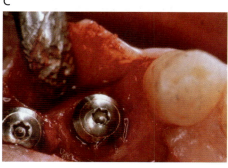

Figura 40.4 A. Vistas clínicas do alvéolo de extração do primeiro pré-molar maxilar (vista oclusal). B. Implante colocado no alvéolo de área previamente cicatrizada e edêntula do rebordo alveolar. C. Locais dos implantes após 4 meses de cicatrização. Observe que a distância entre o implante e a superfície externa da parede óssea vestibular do alvéolo estava muito reduzida.

o implante e a superfície externa da parede óssea vestibular do alvéolo foi de 3,4 mm, enquanto essa mesma dimensão no sentido lingual-palatal foi de 3,0 mm. Na reentrada, após 4 meses, a dimensão correspondente era 1,5 mm (vestibular) e 2,2 mm (lingual). Em outras palavras, a redução da dimensão vestibular foi de 1,9 mm (56%), enquanto a redução observada na lingual foi de 0,8 mm (27%). Esses achados de Botticelli *et al.* (2004) indicam fortemente que a instalação de implantes em alvéolos frescos pode, de fato, não prevenir o processo fisiológico de remodelação que ocorre nos rebordos alveolares após a remoção dos dentes.

Em um estudo clínico recente controlado e randomizado, implantes paralelos à parede e cônicos exibindo superfícies rugosas médias modificadas foram instalados imediatamente em 93 alvéolos de extração de dentes não molares da maxila (Sanz *et al.* 2010). Medições clínicas detalhadas feitas quando da instalação do implante e 16 semanas depois avaliaram as mudanças na relação entre o osso do alvéolo e a superfície do implante. Uma redução notável da dimensão do osso vestibular ocorreu durante esse período. Uma redução menor da dimensão do osso externo foi observada na face lingual. Não foram encontradas diferenças entre os implantes paralelos à parede e os cônicos no tocante à redução do contorno da crista. Ao contrário da redução das dimensões externas da crista, observou-se, no exame de acompanhamento após 16 semanas, que os *gaps* encontrados entre as paredes do alvéolo e a superfície do implante no momento da instalação haviam sido parcialmente preenchidos por osso recém-formado (Huynh-Ba *et al.* 2010; Sanz *et al.* 2010).

Em um artigo subsequente analisando o mesmo grupo de pacientes, foi visto que o preenchimento ósseo do *gap* entre o implante e as paredes ósseas do alvéolo, bem como a manutenção da altura óssea vestibular, foram mais favoráveis em pré-molares em comparação com caninos e incisivos (Ferrus *et al.* 2010; Tomasi *et al.* 2010). Além disso, a espessura da parede óssea vestibular e a dimensão da lacuna descrita anteriormente influenciaram favoravelmente o preenchimento ósseo durante o período de 4 meses de cicatrização. Um exame de acompanhamento de 3 anos relatou falhas mínimas nos implantes, bem como condições estáveis dos tecidos mole e duro em ambos os grupos de implante (Sanz *et al.* 2014).

Para estudar a remodelação óssea que ocorre em locais de alvéolos frescos de extração após a instalação de implantes em mais detalhes, Araújo e Lindhe (2005) utilizaram métodos histológicos para determinar a magnitude das alterações dimensionais que ocorrem no processo alveolar após a instalação de implantes em alvéolos frescos de extração. Retalhos vestibular e lingual em espessura total foram elevados em ambos os quadrantes da mandíbula. As raízes distais do 3º e 4º pré-molares foram removidas (Figura 40.5A). No quadrante direito, implantes, com roscas e superfície áspera média foram instalados nos alvéolos de modo que a superfície rugosa estivesse abaixo do limite ósseo coronal das paredes vestibular e lingual do alvéolo (Figura 40.5B). Os retalhos foram reposicionados de forma a permitir a cicatrização com os implantes "semissubmersos" (Figura 40.5C). No quadrante esquerdo, os alvéolos correspondentes foram deixados sem implantes, após a remoção das raízes, completamente submersos abaixo de "retalhos mobilizados" (Figura 40.5D). Após 3 meses, a mucosa tanto no lado esquerdo (experimental) quanto no direito apresentava-se apropriadamente cicatrizada (Figura 40.6). Os animais foram eutanasiados e blocos de espessura total contendo tanto a área com os implantes quanto a dos alvéolos cicatrizados foram dissecados e removidos para que preparados permitissem exame histológico. A Figura 40.7 apresenta uma secção vestibulolingual de um dos locais correspondentes aos alvéolos edêntulos após 3 meses de cicatrização. O osso novo formado recobre a abertura do alvéolo. O osso lamelar da lâmina óssea vestibular está localizado 2,2 mm apicalmente à sua contraparte lingual. A Figura 40.8A apresenta uma secção similar do local com implante do mesmo cachorro. A terminação marginal da lâmina óssea vestibular está localizada 2,4 mm apicalmente à crista lingual. Em outras palavras, a instalação de um implante em um alvéolo fresco de extração falhou em influenciar o processo de remodelação que ocorre nas paredes ósseas do alvéolo após a remoção de um dente. Assim, após 3 meses de cicatrização, a quantidade de redução da altura da parede óssea vestibular (em comparação à alteração óssea lingual) foi similar tanto nos casos que receberam implantes quanto nos edêntulos. Aos 3 meses, a discrepância vertical entre as margens ósseas vestibular e lingual era de > 2 mm em ambas as categorias de locais cirúrgicos (onde o local edêntulo = 2,2 mm e o de implante = 2,4 mm).

Em um experimento de acompanhamento em cachorros, Araújo et al. (2006a) estudaram se, uma vez estabelecida a osteointegração após a instalação de implantes em alvéolos frescos de extração, poderia ser perdida como resultado do contínuo processo de remodelação das paredes ósseas durante a cicatrização. Como no seu estudo anterior (Araújo & Lindhe 2005), as raízes distais dos 3º e 4º pré-molares em ambos os quadrantes da mandíbula foram removidas após elevação de retalho mucoperiosteal em espessura total. Implantes foram instalados nos alvéolos frescos de extração, e a estabilidade inicial de todos os implantes foi assegurada. Os retalhos foram reposicionados, e uma cicatrização com implantes "semissubmersos", permitida. Imediatamente após o fechamento da ferida, biopsias foram obtidas de dois cachorros, enquanto, em cinco outros, períodos de 1 e 3 meses de cicatrização foram permitidos antes da biopsia. A Figura 40.9A mostra a face vestibulolingual de um local de extração imediatamente após a inserção de um implante. Contato foi estabelecido entre o passo da rosca da superfície do implante e as paredes do alvéolo. Um coágulo formou-se na lacuna entre a superfície do implante e as paredes ósseas (Figura 40.9B), assim como no espaço marginal. Nas secções após 4 semanas de cicatrização, foi observado que a lacuna preexistente foi preenchida com osso imaturo que fez contato com a superfície rugosa do implante (Figura 40.10). Nesse intervalo de 4 semanas, (1) as paredes vestibular e lingual

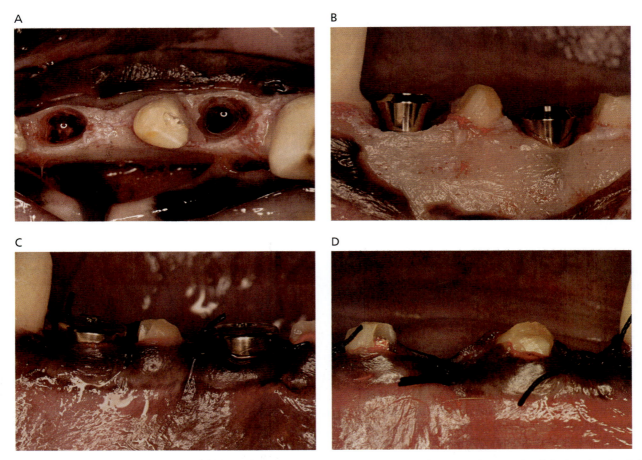

Figura 40.5 A. Local do pré-molar inferior (em um estudo experimental com cães) do qual foi removida a raiz distal do 4º pré-molar. **B.** No lado teste da mandíbula, o implante foi instalado nos alvéolos de extração de modo que o limite marginal rugoso da superfície estivesse sempre recoberto por osso crestal. **C.** Os retalhos de espessura total de mucosa foram substituídos e suturados para permitir uma cicatrização "semissubmersa". **D.** No outro lado da mandíbula, os alvéolos foram deixados sem implantes.

Capítulo 40 Cronologia da Instalação de Implantes **1023**

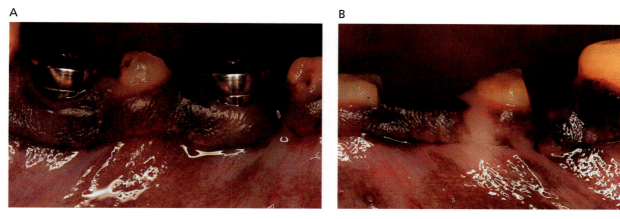

Figura 40.6 Implante (**A**) e área edêntula (**B**) após 6 meses de cicatrização.

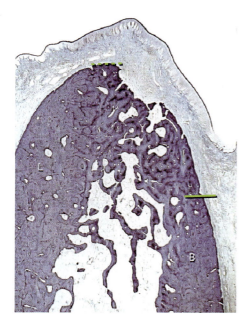

Figura 40.7 Corte vestibulolingual do local edêntulo. Observe que a crista vestibular (*linha contínua*) se encontra bem abaixo de sua contraparte lingual remanescente (*linha pontilhada*). B = face vestibular; L = face lingual.

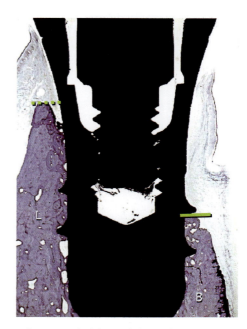

Figura 40.8 Corte vestibulolingual do local com implante. Observe que a crista vestibular remanescente (*linha contínua*) se encontra bastante abaixo de sua contraparte lingual (*linha pontilhada*). B = face vestibular; L = face lingual.

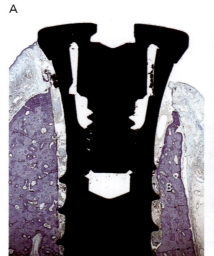
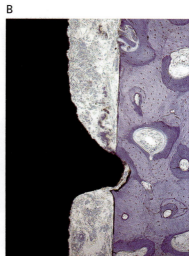

Figura 40.9 **A.** Corte vestibulolingual de um local de extração imediatamente após a colocação do implante. **B.** Contato foi estabelecido entre o passo de rosca da superfície do parafuso de implante e as paredes ósseas do alvéolo. B = face vestibular; L = face lingual.

sofreram reabsorção substancial da sua superfície e (2) a altura da fina parede óssea vestibular foi reduzida. No intervalo entre 4 e 12 semanas de cicatrização, a crista óssea vestibular modificou-se ainda mais em direção apical (Figura 40.11). O osso imaturo na face vestibular do grupo avaliado em 4 semanas que apresentava contato com o implante na região do *gap* marginal foi remodelado, e apenas fragmentos desse osso permaneceram (Figura 40.11C). No fim desse estudo, a crista da parede óssea vestibular localizava-se > 2 mm apical à borda marginal da superfície rugosa do implante.

Esses achados demonstram que o contato entre osso imaturo e implante, estabelecido durante as fases iniciais da cicatrização do alvéolo após a inserção de um implante, foi parcialmente perdido quando a parede óssea vestibular sofreu contínuo processo de atrofia. É óbvio, assim, que o processo alveolar irá adaptar-se, após extração dentária, às demandas funcionais alteradas pela atrofia e que um implante é incapaz de substituir o dente nesse sentido. O problema clínico com o tipo 1 de instalação é que a perda óssea frequentemente causará a perda da cobertura óssea da parede vestibular do implante, e, assim, a superfície do metal poderá tornar-se visível através de uma delgada mucosa peri-implante e causar preocupações estéticas (Figura 40.12).

A questão que surge agora é se será possível superar esse problema. Esse assunto foi estudado por Araújo *et al.* (2006b).

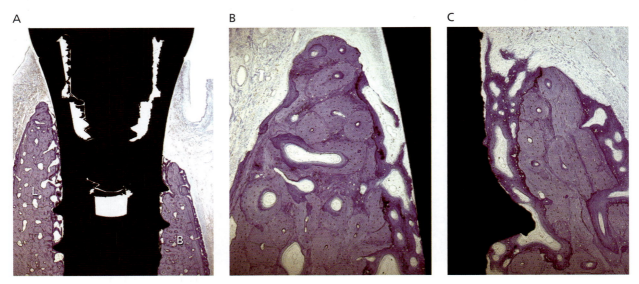

Figura 40.10 **A.** Corte vestibulolingual de um local de extração 4 semanas após a instalação do implante. A lacuna existente entre a superfície do implante e a parede óssea foi completamente preenchida com osso novo tanto pela face vestibular (**C**) quanto pela lingual (**B**). B = face vestibular; L = face lingual.

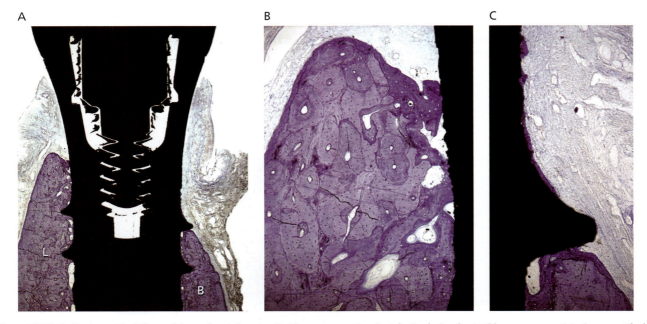

Figura 40.11 **A.** Corte vestibulolingual de um local de extração 12 semanas após a instalação do implante. Observe que a crista óssea vestibular se modificou em direção apical e apenas fragmentos dela puderam ser identificados sobre a superfície desnudada do implante (**C**). Contudo, a crista óssea lingual se manteve estável (**B**). B = face vestibular; L = face lingual.

A raiz distal do 3º pré-molar mandibular e a raiz distal do 1º molar mandibular foram removidas, sendo implantes sequencialmente instalados em alvéolos frescos de extração. O alvéolo do 3º pré-molar no modelo animal de cachorros é comparativamente pequeno e, assim, o implante inserido exibindo um diâmetro de 4,1 mm ocupava a maior parte do tecido ósseo da ferida (Figura 40.13). Durante a cicatrização, reabsorção da parede óssea vestibular do alvéolo ocorreu (Figura 40.14), e > 2 mm da porção marginal coronal do implante tornaram-se expostos pela mucosa peri-implante.

O alvéolo do molar, no entanto, é bastante largo (Figura 40.15), e, assim, após colocação de um implante com diâmetro de 4,1 mm, um largo espaço marginal > 1 mm é observado entre o metal da superfície do corpo do implante e as paredes ósseas do alvéolo (Figura 40.16B). A estabilidade primária do implante foi obtida através do contato entre o metal e o osso na porção apical do alvéolo. Durante as fases iniciais de cicatrização, esse *gap* do local do molar torna-se preenchido com osso imaturo. No intervalo durante o qual a parede óssea vestibular inicia o seu processo de atrofia, um novo osso é formado na área da lacuna, o que mantém a osteointegração e a contínua cobertura de toda a superfície do implante (Figura 40.16A e B).

Conclusão: os dados relatados ilustram um importante princípio biológico. Atrofia da crista edêntula ocorrerá após a perda de um dente. Essa contração da crista não pode ser prevenida pela instalação de um implante em um alvéolo fresco de extração. A atrofia inclui acentuada redução de largura e altura das lâminas ósseas lingual e vestibular, mas especialmente a vestibular sofrerá as maiores alterações. Até algum ponto, o problema de reabsorção com a parede óssea vestibular pode ser superado com um posicionamento mais profundo do implante dentro do alvéolo fresco de extração, bem como por uma abordagem mais lingual/palatina como área de ancoragem.

Como consequência do processo de cicatrização supradescrito, procedimentos de regeneração óssea poderão ser requeridos para melhorar ou manter o volume ósseo e o contorno vestibular em um local fresco de extração. Esse aumento ósseo é algumas vezes mandatório na área estética.

Estabilidade do implante

Outro assunto de grande importância com as colocações do tipo 1 (e também do tipo 2) é a ancoragem necessária para obter estabilidade primária em uma posição na mandíbula que irá permitir um tratamento restaurador

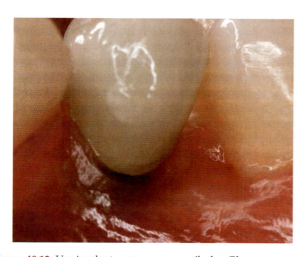

Figura 40.12 Um implante sem o osso vestibular. Observe que a superfície do metal se tornou visível através da fina mucosa.

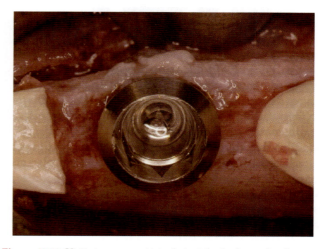

Figura 40.13 Visão transoperatória da instalação de um implante no estreito alvéolo do 3º pré-molar.

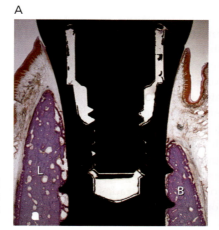
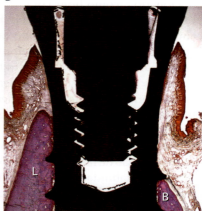

Figura 40.14 Corte vestibulolingual de um local de pré-molar cicatrizado 4 (**A**) e 12 (**B**) semanas após a instalação de implante. B = face vestibular; L = face lingual.

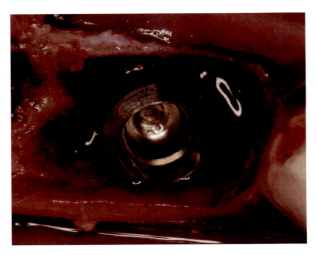

Figura 40.15 Vista transoperatória da colocação de um implante no largo alvéolo do 1º molar.

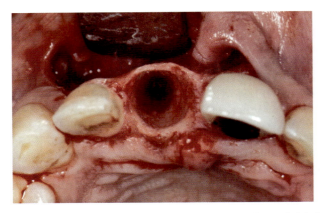

Figura 40.17 Tipo 1 de instalação de implante propicia disponibilidade ótima dos contornos ósseos existentes. Observe uma fina lâmina óssea vestibular. A ancoragem do implante poderá ser obtida pelo engate deste no osso nativo, localizado apicalmente ao limite do alvéolo de extração e à tábua óssea palatina.

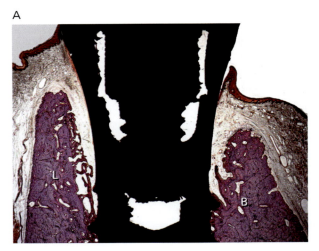
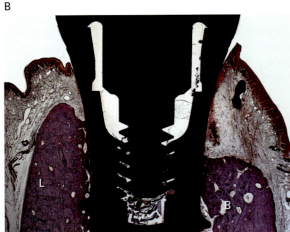

Figura 40.16 Corte vestibulolingual do local de molar cicatrizado 4 (A) e 12 (B) semanas após a colocação do implante. B = face vestibular; L = face lingual.

subsequente que corresponda a uma alta demanda por estética e função. Na maioria dos casos do tipo 1 de instalação, o implante é fixado em osso nativo apical ao limite do alvéolo (Figura 40.17). Retenção adicional pode ser alcançada pela ancoragem do implante nas paredes ósseas do alvéolo ou no septo inter-radicular.

Outro problema crucial com a instalação tipo 1 está relacionado a como lidar com a presença de patologia periapical no dente a ser extraído. Em um ensaio clínico controlado, foi observado que a estabilidade primária de alguns implantes tipo 1 nem sempre poderia ser obtida (Siegenthaler *et al.* 2007). Nesse estudo, os implantes foram instalados tanto para substituir dentes exibindo patologias do periápice (teste) quanto dentes com a região do periápice saudável (controle) (Siegenthaler *et al.* 2007). Além do achado de que, em quatro locais do grupo-teste e em um do grupo-controle, nenhum implante pôde ser fixado em razão de uma morfologia óssea desfavorável que impedia a estabilidade primária, não foram encontradas diferenças entre os grupos-teste e controle. No acompanhamento de 5 anos do mesmo grupo de pacientes, foram registrados 100% de sobrevivência implantar em ambos os grupos (Jung *et al.* 2013). Além disso, foram observados baixos níveis de perda óssea marginal e parâmetros clínicos favoráveis sem diferença estatisticamente significativa entre os implantes do grupo-teste e os do grupo-controle. Com foco nos locais anteriores e pré-molares na maxila, resultados favoráveis e semelhantes foram relatados anteriormente (Lindeboom *et al.* 2006). Nesse estudo, os locais que apresentavam sinais radiográficos de patologia periapical foram randomizados em dois grupos de 25 cada. Esses locais receberam implantes colocados imediatamente ou 3 meses após a extração do dente. Durante o procedimento de inserção, um torque mínimo de 25 Nm foi exigido como critério de inclusão. Em contraste com o estudo citado anteriormente, a taxa de sobrevida no grupo imediato chegou a 92%, enquanto atingiu 100% no grupo-controle em exame de acompanhamento de 1 ano. Nenhuma diferença foi encontrada nos outros parâmetros clínicos e radiográficos avaliados, exceto por uma recessão mais pronunciada da mucosa vestibular no grupo de colocação imediata (Lindeboom *et al.* 2006).

Dados de um estudo recente que analisou 418 locais nos quais implantes foram imediatamente instalados nos alvéolos de extração com patologia periapical revelaram sobrevivência de 97,8% após um acompanhamento médio de > 5 anos (Fugazzotto 2012).

Uma revisão sistemática analisou dados de oito testes realizados em seres humanos sobre implantes instalados imediatamente nos alvéolos de extração com a presença de patologia periapical (Waasdorp *et al.* 2010). Regimes de tratamento incluíram consistentemente desbridamento cuidadoso do local antes da instalação do implante. Os defeitos ósseos presentes foram normalmente tratados com procedimentos de regeneração óssea guiada (GBR, do inglês *guided bone regeneration*). Na maioria dos casos, um regime de antibiótico foi prescrito. Os resultados clínicos e radiográficos revelaram taxas de sobrevida e de sucesso semelhantes às dos implantes instalados em locais não infectados. Por outro lado, estudos relataram ocorrência mais alta de lesões periapicais nos implantes quando o dente substituído pelo implante ou o dente próximo ao implante exibia patologia periapical (Lefever *et al.* 2013).

Portanto, parece que a patologia periapical no dente a ser extraído representa maior risco de problemas periapicais nos implantes instalados imediatamente no alvéolo de extração. Numerosas evidências, contudo, sugerem que, com a aplicação de um regime de tratamento meticuloso, os implantes colocados nos locais em que dentes com patologia periapical tenham sido extraídos podem ser mantidos com altas taxas de sobrevida e sucesso ao longo do tempo.

Como lidar com dentes que exibem patologia periodontal marginal é outra questão clínica importante sobre a colocação de implante tipo 1. Em um estudo recente, implantes foram colocados imediatamente a fim de substituir dois grupos de dentes (Crespi *et al.* 2010). Em um grupo, o periodonto marginal mostrava sinais de infecção, mas, no outro, estava clinicamente saudável. Quatro anos após a instalação do implante, não foram encontradas diferenças significativas entre os dois grupos no tocante à sobrevida do implante, níveis de osso marginal e parâmetros de tecido mole peri-implante. Assim, a colocação imediata realizada adequadamente pode levar a desfechos bem-sucedidos quando da substituição de dentes afetados por periodontite marginal.

Quando comparada com a colocação tardia do implante no contexto de estudos controlados, a colocação imediata do implante resultou em uma taxa de sobrevida do implante reduzida em 4% (94% *versus* 98%), conforme relatado em uma revisão sistemática recente (Cosyn *et al.* 2019). Em um recente estudo randomizado, multicêntrico e paralelo, os implantes foram colocados imediatamente após a extração de dentes anteriores e pré-molares em 62 pacientes e 12 semanas após a extração dentária em outros 62 pacientes (Tonetti *et al.* 2017). Os resultados mostraram taxas de sobrevida semelhantes em ambos os grupos. No grupo de colocação imediata, a necessidade de aumento ósseo foi maior do que no grupo de colocação tardia (72% *versus* 43,9%). No grupo imediato, as profundidades de sondagem foram maiores, enquanto os níveis ósseos marginais e os escores estéticos foram menores no grupo imediato em

comparação com o grupo tardio. Curiosamente, os resultados relatados pelos pacientes não mostraram diferenças entre os grupos. Coletivamente, esses dados indicam uma probabilidade maior para os resultados desejados no tratamento ao colocar implantes em um protocolo de colocação tardia em comparação com um protocolo de colocação imediata.

Ao focar as regiões posteriores (molares e pré-molares) na maxila e na mandíbula, um estudo recente não relatou diferença entre implantes colocados imediatamente após a extração dentária ou após um período de cicatrização de 4 meses (Cucchi *et al.* 2017). Os pesquisadores randomizaram 92 pacientes em dois grupos e analisaram parâmetros clínicos e radiográficos por um período médio de observação de 2 anos após o início do carregamento protético. Não foram relatadas diferenças entre os dois grupos com relação a sobrevivência do implante, alterações no nível do osso marginal, largura da mucosa queratinizada bucal e complicações biológicas ou protéticas. No geral, os resultados do estudo indicaram que ambos os procedimentos são bem-sucedidos em locais posteriores em mandíbula e maxila.

Colocação do tipo 2: cobertura completa do alvéolo dentário por tecidos moles

Existem várias razões pelas quais o tipo 2 de abordagem é frequentemente recomendado. Nesse estágio de cicatrização, a entrada do alvéolo está coberta por mucosa. Esse tecido está (1) comparativamente maduro, (2) apresenta volume adequado e (3) pode ser facilmente manejado durante a elevação do retalho e procedimentos de substituição. Além disso, a cronologia do tipo 2 permite avaliação da resolução de lesões do periápice que poderiam estar associadas ao dente perdido. Entre as desvantagens inerentes do tipo 2 de abordagem, incluem-se: (1) reabsorção das paredes do alvéolo e (2) tratamento prolongado (ver Tabela 40.1).

Após a extração do dente, o alvéolo torna-se preenchido com o coágulo, que será então substituído por tecido de granulação ao cabo de algumas semanas. Nos casos normais, dura 4 a 8 semanas antes que o tecido mucoso (tecido de granulação e tecido conjuntivo provisório; ver Capítulo 3) preencha o alvéolo e que sua superfície se torne recoberta com epitélio (Amler 1969; Zitzmann *et al.* 1999; Hämmerle & Lang 2001; Nemcovsky & Artzi 2002). A maturação do tecido mucoso (subsequente deposição e orientação das fibras colágenas) que poderá facilitar o manejo de retalhos poderá requerer um período ainda mais longo do tempo de cicatrização.

A maior quantidade de tecidos moles que se apresenta no local de instalação de implante, quando uma abordagem tipo 2 é adotada, permite o manejo preciso do retalho de mucose e, assim, ótima cicatrização dos tecidos moles (Figura 40.18). Essa vantagem da cronologia do tipo 2 precisa ser comparada com a redução do tecido ósseo e as modificações do contorno da crista de mucosa alveolar consequentes à reabsorção das paredes do alvéolo e, principalmente, da lâmina óssea vestibular. É preciso observar que, em alguns locais de extração, a mucosa permanece aderida

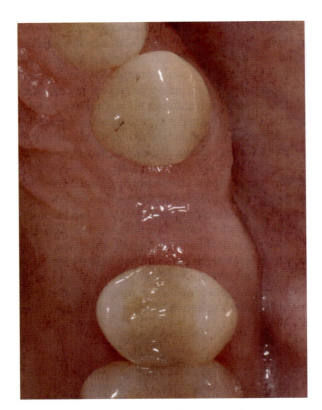

Figura 40.18 Os tecidos moles cicatrizaram completamente sobre o alvéolo de extração 8 semanas após a remoção do dente, e uma pequena perda do contorno do rebordo é visível vestibularmente (tipo 2).

(via tecido cicatricial) ao osso subjacente ou ao tecido conjuntivo provisório do alvéolo. Nesses casos poderá ser difícil a separação do tecido mucoso do ósseo e sua mobilização por meio de retalhos. Nessas situações, o trauma causado em associação ao procedimento de elevação do retalho poderá romper o tecido mucoso e comprometer a cicatrização. Isso, por si, poderá resultar em deiscência de tecido mucoso, infecção local e inflamação (Zitzmann et al. 1997).

Como mostrado na Figura 40.1, o ganho inicial em mucosa (área e volume) é seguido posteriormente por perda generalizada de volume. Isso pode ser evidenciado pelo fato de que o volume do processo alveolar – incluindo tanto o compartimento do osso quanto da mucosa – sofre marcada redução durante os primeiros 12 meses após a extração do dente (Schropp et al. 2003).

Durante as 4 a 8 semanas entre a extração do dente e o tipo 2 de colocação do implante, apenas pequenas quantidades de osso novo (osso imaturo) serão formadas no alvéolo. Isso significa que o risco de não alcançar a estabilidade primária dos implantes é o mesmo para a abordagem de inserção tipos 1 e 2. Assim, nos locais em que a disponibilidade óssea de altura abaixo dos ápices das raízes for menor que 3 mm, frequentemente é impossível conseguir ancoragem e estabilidade primária dos implantes no osso além do ápice dos dentes extraídos. Soma-se a esse quadro a possibilidade de um alvéolo ser muito largo a ponto de impedir o engate do implante nas paredes do alvéolo. Nessa situação, a abordagem de colocação do tipo 3 seria melhor.

Considerando que as potenciais vantagens clínicas da colocação do implante tipo 2 estão listadas anteriormente, há uma escassez de ensaios clínicos bem controlados comparando a colocação do tipo 2 com a colocação imediata ou tardia do implante com relação a esses fatores em áreas anteriores (para revisão, ver Graziani et al. 2019). Existem, no entanto, alguns estudos controlados e séries de casos de até 10 anos de duração demonstrando altas taxas de sobrevida, baixas taxas de complicações biológicas e resultados estéticos agradáveis (para revisão, ver Graziani et al. 2019).

Atualmente, a escassez de dados provenientes de estudos clínicos bem-controlados impede afirmações claras no tocante ao efeito dos diferentes tipos de instalação implantar na estabilidade e na altura dos tecidos moles nos locais de implante.

Colocação tipo 3: preenchimento ósseo substancial ocorreu no alvéolo de extração

O tipo 3 é escolhido para a colocação de implantes em locais onde, por muitas razões, é necessário, preenchimento ósseo no alvéolo de extração. Osso imaturo recém-formado irá ocupar a área do alvéolo após o período de cicatrização, que abrange de 10 a 16 semanas (Evian et al. 1982). Nesse período, contudo, as paredes do alvéolo são, com frequência, completamente reabsorvidas e substituídas por osso imaturo. A entrada do alvéolo está fechada com uma tampa desse osso, que se encontra em processo de remodelação. A mucosa que recobre o local de extração está (1) apoiada sobre uma crista mineralizada e (2) madura e mais fácil de manejar durante procedimentos de substituição e elevação de retalho.

Essa abordagem permite, com frequência, ao clínico instalar o implante em uma posição que facilita a fase protética do tratamento. A desvantagem dessa abordagem está (1) no tempo prolongado de tratamento, (2) na reabsorção adicional e diminuição da crista alveolar, incluindo modificação substancial do seu contorno, e (3) concomitante perda de volume de tecidos moles.

Colocação do tipo 4: o processo alveolar está cicatrizado após a perda dos dentes

No tipo 4 de abordagem, o implante é inserido em uma crista totalmente cicatrizada. Essa crista pode ser encontrada após 6 a 12 meses de cicatrização a seguir da perda do dente. O dentista pode encontrar agora um rebordo revestido por mucosa amadurecida, sempre bem queratinizada, que reside sobre um osso denso e cortical. Abaixo desse osso cortical, osso medular ocupa uma quantidade variada do processo alveolar (ver Capítulo 3).

As vantagens do tipo 4 de abordagem é que o processo de cicatrização é mais ou menos completo e apenas modificações menores da crista ocorrem. Deve-se perceber, no entanto, que perda adicional de rebordo às vezes pode ocorrer e exige procedimentos complexos para o aumento ósseo (Figura 40.19).

Conceitos clínicos

Quando implantes serão colocados em áreas edêntulas da crista, outros fatores, além das modificações dos tecidos com o passar do tempo, precisam ser considerados. Assim, na fase de planejamento de tratamento, aspectos como (1) o objetivo geral do tratamento, (2) a localização do dente na cavidade oral – na zona estética ou não – e (3) anatomia do osso e qualidade dos tecidos moles no(s) local(is) a ser(em) tratado(s) precisam ser avaliados.

Objetivos terapêuticos

Os implantes dentários são mais comumente empregados para restaurar saúde e função. Durante a fase cirúrgica de tratamento, condições ideais devem ser estabelecidas para que possa ocorrer integração dos tecidos mucoso e ósseo ao implante. Contudo, em um número crescente de casos, os tratamentos também precisam satisfazer as expectativas do paciente quanto aos resultados estéticos. Nesses casos, o protocolo geral de tratamento cirúrgico e protético poderá tornar-se mais exigente, visto que outros fatores, além de osteointegração e integração dos tecidos moles, são importantes.

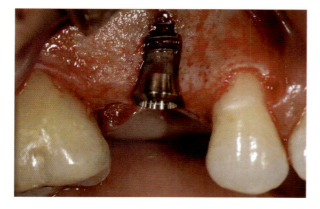

Figura 40.19 Um defeito ósseo vestibular (deiscência) é visível em um implante colocado na crista alveolar que sofreu perda óssea substancial pela remodelação da tábua vestibular subsequente à extração dentária alguns meses antes (tipo 4 de instalação).

Restauração da saúde e função

Quando a restauração da saúde e da função representa o objetivo primário do tratamento, localização e volume disponíveis de tecidos duros e moles são os fatores a serem considerados. Nesses casos, o tipo 1 de abordagem é, em geral, selecionado (Wichmann 1990).

A substituição de um dente de única raiz por um implante, em uma crista completamente cicatrizada, assegurará, na maioria dos casos, adequada estabilidade primária com o implante em posição protética correta. Além disso, os tecidos moles são suficientes em volume e área. Retalhos cirúrgicos poderão ainda ser adaptados ao colo (ou à cápsula de cicatrização) dos implantes (de um estágio cirúrgico). Quando o fechamento primário da ferida é pretendido (dois estágios cirúrgicos), mobilização do retalho mucoso permitirá adaptação livre de tensão das margens do retalho.

Quando um implante é posicionado em um local não cicatrizado de um dente multirradicular, o procedimento cirúrgico torna-se mais exigente. Muitas vezes, o posicionamento ideal do implante seria a área correspondente à do septo inter-radicular. Se o septo for delicado, a ancoragem para estabilidade primária do implante poderá ser difícil de obter (Figura 40.20). Na região dos molares ainda há, frequentemente, uma pequena disponibilidade de tecido mucoso presente. Essa característica poderá ser responsável por dificuldades quanto ao fechamento da ferida com um retalho mobilizado e livre de tensão. Em alguns locais e molares, o fechamento primário da ferida poderá ser impossível de obter após a instalação de um implante.

A existência de defeitos marginais (lacunas) entre a superfície do implante e o rebordo completamente cicatrizado, após o tipo 4 de inserção, foi considerada no passado como um problema significativo e que poderia comprometer a osteointegração. Entretanto, estudos em seres humanos e animais demonstraram que, se uma lacuna horizontal for ≤ 2 mm, haverá neoformação óssea com resolução da área do defeito e osteointegração do implante desde que ele tenha superfície rugosa (Wilson *et al.* 1998; Botticelli *et al.* 2004; Cornelini *et al.* 2005).

A 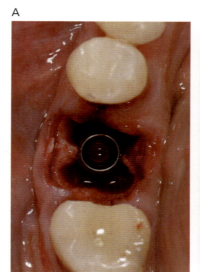 B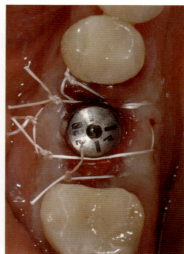

Figura 40.20 A. Colocação imediata de implante (tipo 1) em um alvéolo de extração de pré-molar inferior. Observe a deficiência óssea vestibular em que ocorrerá reforço ósseo graças à regeneração óssea guiada. **B.** O mesmo local após o ajuste do retalho ao redor do colo do implante, obtendo um modo transmucoso de cicatrização.

Importância estética e fenótipo tecidual

A substituição de dentes perdidos por implantes na zona estética é um procedimento de alta exigência. Deficiências na arquitetura óssea e no volume e morfologia dos tecidos moles podem comprometer o desfecho estético do tratamento (Grunder 2000). Assim, quando um implante for instalado na zona estética, deve-se considerar não apenas a anatomia do tecido ósseo, mas também a textura e a aparência dos tecidos moles.

Em uma revisão sistemática recente que incluiu pacientes com paredes ósseas faciais intactas e fenótipo de tecidos moles espessos, um risco limitado de retração avançada dos tecidos moles mediofaciais foi relatado (Cosyn et al. 2012). Além disso, afirmou-se que a literatura era escassa no tocante ao efeito de diferentes parâmetros sobre a retração dos tecidos moles mediofaciais, como fenótipo fino ou grosso, cirurgia a retalho ou não, e provisão imediata ou tardia. Em outro estudo sobre um protocolo de tratamento específico que incluía instalação implantar tipo 1, cirurgia sem retalho e provisão imediata, Cabello et al. (2013) relataram bons desfechos estéticos, com apenas pequenas mudanças na altura das papilas interproximais e no nível da margem mucosa meiofacial.

Os tipos 2 ou 3 são frequentemente preferidos quando implantes são posicionados na zona estética (Figura 40.21). A principal vantagem dessa opção (em oposição ao tipo 1 de instalação) é a quantidade aumentada de tecido mucoso formada na primeira semana de cicatrização após a extração do dente. Estudos comparativos randomizados comparando os desfechos finais das abordagens tipo 1 ou 3 relataram taxas de sobrevida de implantes ligeiramente mais altas e melhores resultados estéticos (Lindeboom et al. 2006; Cucchi et al. 2017; Tonetti et al. 2017). Estudos não controlados relataram altas taxas de sobrevida para a colocação de implantes do tipo 2 combinados com carregamento precoce e convencional em comparação com a colocação do tipo 1 (para revisão, ver Gallucci et al. 2018).

Além de obter cobertura de tecidos moles da abertura anterior do alvéolo, afirma-se também que a instalação tipo 2 reduz a retração do tecido mole facial em comparação com a instalação implantar tipo 1. Em um estudo comparativo que avaliou os desfechos estéticos das instalações implantares imediata e convencional, nenhum tratamento sobressaiu aos outros no tocante aos resultados estéticos gerais (Raes et al. 2011). Curiosamente, a instalação implantar convencional mostrou-se mais associada com a retração meio-facial do que a instalação imediata. Em estudos clínicos recentes sobre implantes fixados em alvéolos frescos de extração (Botticelli et al. 2004), durante a cicatrização, eles se tornaram clinicamente osteointegrados dentro das bordas do prévio alvéolo de extração. Contudo, uma perda óssea significativa em altura e contorno da parede vestibular ocorreu. Em situações criticamente estéticas, a perda desse contorno poderá levar a um comprometimento do resultado final. Assim, procedimentos adjuvantes para o aumento dos tecidos são necessários de forma complementar quando do tratamento da zona estética.

Nesse contexto, é importante perceber que, quando um protocolo de dois estágios cirúrgicos de instalação de um implante for adotado, a mucosa vestibular sofrerá retração após a cirurgia de instalação da conexão protética. Valores médios de recessão entre 0,5 e 1,5 mm, mas com grandes variariações, foram relatados em vários estudos clínicos (Grunder 2000; Oates et al. 2002; Ekfeldt et al. 2003). Esses achados enfatizam ainda mais a necessidade de cuidadosa abordagem de tratamento quando implantes são instalados na zona estética. O fenótipo (ver Capítulo 4) dos tecidos moles e duros pode influenciar o desfecho estético do tratamento por implantes. Características dos tecidos moles e duros nos dentes foram descritas e classificadas em dois fenótipos: o perfil plano e espesso ou o pronunciado fino e festonado (Olsson & Lindhe 1991; Olsson et al. 1993; Weisgold et al. 1997). O fino tecido nesse último tipo inclui uma fina gengiva livre, uma estreita faixa de mucosa inserida e um contorno da margem gengival acentuadamente ondulado. Além disso, esse perfil geralmente se associa a uma delicada camada óssea. Em um recente estudo, observou-se que a recessão vestibular dos tecidos em implantes unitários era mais pronunciada em pacientes que exibiam um fenótipo fino comparado com aqueles espessos (Evans & Chen 2008). Com base nesses achados e na experiência clínica, foi proposto que pacientes com fenótipo festonado acentuado sejam preferencialmente tratados por instalação de implantes tipos 2, 3 ou até 4 do que tipo 1 (Figura 40.22).

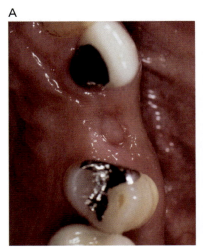
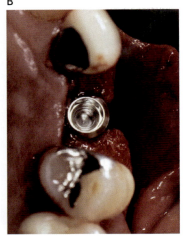

Figura 40.21 A. Lacuna unitária 8 semanas após a extração de dente. Os tecidos moles estão completamente cicatrizados sobre o alvéolo de extração. **B.** O mesmo local descrito em **A**. Um implante foi posicionado na lacuna edêntula. O defeito ósseo vestibular do tipo deiscência resultante será preenchido por osso (regeneração óssea guiada).

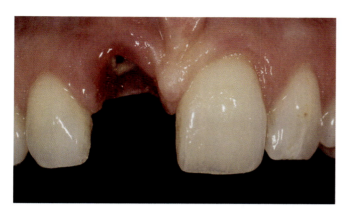

Figura 40.22 Paciente exibindo um biotipo de tecido mucoso fino caracterizado por uma fina gengiva livre, uma estreita faixa de mucosa inserida e queratinizada, profundidade de sondagem rasa e pronunciado contorno "festonado" da margem gengival, incluindo recessões em alguns dentes anteriores. O dente 11 está programado para exodontia e subsequente instalação de implante na modalidade 2 ou 3 de abordagem.

Sucesso do tratamento e desfechos a longo prazo

Numerosos estudos clínicos demonstraram que a instalação tipo 1 é um método clínico de tratamento previsível e bem-sucedido (Lang *et al.* 1994; Schwartz-Arad & Chaushu 1997a; Hämmerle *et al.* 1998; Covani *et al.* 2004). Soma-se a isso o fato de que as taxas de sucesso e sobrevida de implantes instalados por abordagem tipo 1 foram relatadas como da mesma magnitude daquelas observadas quando os implantes são instalados em cristas completamente cicatrizadas (Gelb 1993; Grunder 2000; Gomez-Roman *et al.* 2001; Gotfredsen 2004; Schwartz-Arad *et al.* 2004). Estudos histológicos em animais confirmaram a viabilidade do tipo 1 de instalação. Implantes de titânio sem carga posicionados nos alvéolos de extração apresentaram um alto grau de osteointegração (Anneroth *et al.* 1985), que é semelhante ao dos implantes posicionados em alvéolos completamente cicatrizados. Além disso, alguns estudos analisando as taxas de sobrevida dos tipos 2 e 3 de instalação identificaram valores semelhantes aos relatados para os tipos 1 e 4 de instalação (Watzek *et al.* 1995; Nir-Hadar *et al.* 1998; Polizzi *et al.* 2000).

Conclusão

Quando dentes precisam ser substituídos por implantes, vários aspectos norteiam a decisão sobre qual o momento ideal de colocação do implante após a exodontia. De especial importância serão o objetivo geral do tratamento, a localização na cavidade oral, a anatomia óssea e dos tecidos moles no local e as modificações adaptativas do processo alveolar após a remoção do dente. A cronologia da colocação do implante tem de ser baseada em uma completa compreensão dos eventos de alterações estruturais que ocorrem no processo alveolar após a extração de um dente, com ou sem a instalação de um implante como apresentado neste capítulo.

Referências bibliográficas

Amler, M.H. (1969). The time sequence of tissue regeneration in human extraction wounds. *Oral Surgery, Oral Medicine, Oral Pathology* **27**, 309-318.

Anneroth, G., Hedstrom, K.G., Kjellman, O., Kondell, P.A. & Nordenram, A. (1985). Endosseus titanium implants in extraction sockets. An experimental study in monkeys. *International Journal of Oral Surgery* **14**, 50-54.

Araújo, M.G. & Lindhe, J. (2005). Dimensional ridge alterations following tooth extraction. An experimental study in the dog. *Journal of Clinical Periodontology* **32**, 212-218.

Araújo, M.G., Sukekava, F., Wennstrom, J.L. & Lindhe, J. (2006a). Tissue modeling following implant placement in fresh extraction sockets. *Clinical Oral Implants Research* **17**, 615-624.

Araújo, M.G., Wennstrom, J.L. & Lindhe, J. (2006b). Modeling of the buccal and lingual bone walls of fresh extraction sites following implant installation. *Clinical Oral Implants Research* **17**, 606-614.

Astrand, P., Engquist, B., Anzen, B. *et al.* (2002). Nonsubmerged and submerged implants in the treatment of the partially edentulous maxilla. *Clinical Implant Dentistry and Related Research* **4**, 115-127.

Avila-Ortiz, G., Chambrone, L. & Vignoletti, F. (2019). Effect of alveolar ridge preservation interventions following tooth extraction: a systematic review and meta-analysis. *Journal of Clinical Periodontology* **46 Suppl 21**, 195-223.

Barzilay, I. (1993). Immediate implants: their current status. *International Journal of Prosthodontics* **6**, 169-175.

Botticelli, D., Berglundh, T. & Lindhe, J. (2004). Hard-tissue alterations following immediate implant placement in extraction sites. *Journal of Clinical Periodontology* **31**, 820-828.

Cabello, G., Rioboo, M. & Fabrega, J.G. (2013). Immediate placement and restoration of implants in the aesthetic zone with a trimodal approach: soft tissue alterations and its relation to gingival biotype. *Clinical Oral Implants Research* **24**, 1094-1100.

Cecchinato, D., Olsson, C. & Lindhe, J. (2004). Submerged or non-submerged healing of endosseous implants to be used in the rehabilitation of partially dentate patients. *Journal of Clinical Periodontology* **31**, 299-308.

Chen, S.T., Beagle, J., Jensen, S.S., Chiapasco, M. & Darby, I. (2009). Consensus statements and recommended clinical procedures regarding surgical techniques. *International Journal of Oral and Maxillofacial Implants* **24 Suppl**, 272-278.

Chen, S.T. & Buser, D. (2009). Clinical and esthetic outcomes of implants placed in postextraction sites. *International Journal of Oral and Maxillofacial Implants* **24 Suppl**, 186-217.

Chen, S.T. & Darby, I. (2017). The relationship between facial bone wall defects and dimensional alterations of the ridge following flapless tooth extraction in the anterior maxilla. *Clinical Oral Implants Research* **28**, 931-937.

Chen, S.T., Wilson, T.G., Jr. & Hammerle, C.H. (2004). Immediate or early placement of implants following tooth extraction: review of biologic basis, clinical procedures, and outcomes. *International Journal of Oral and Maxillofacial Implants* **19 Suppl**, 12-25.

Cornelini, R., Cangini, F., Covani, U. & Wilson, T.G., Jr. (2005). Immediate restoration of implants placed into fresh extraction sockets for single-tooth replacement: a prospective clinical study. *International Journal of Periodontics and Restorative Dentistry* **25**, 439-447.

Cosyn, J., De Lat, L., Seyssens, L. *et al.* (2019). The effectiveness of immediate implant placement for single tooth replacement compared to delayed implant placement: a systematic review and meta-analysis. *Journal of Clinical Periodontology* **46 Suppl 21**, 224-241.

Cosyn, J., Hooghe, N. & De Bruyn, H. (2012). A systematic review on the frequency of advanced recession following single immediate implant treatment. *Journal of Clinical Periodontology* **39**, 582-589.

Covani, U., Crespi, R., Cornelini, R. & Barone, A. (2004). Immediate implants supporting single crown restoration: a 4-year prospective study. *Journal of Periodontology* **75**, 982-988.

1032   Parte 14   Cirurgia para a Instalação do Implante

Crespi, R., Cappare, P. & Gherlone, E. (2010). Immediate loading of dental implants placed in periodontally infected and non-infected sites: a 4-year follow-up clinical study. *Journal of Periodontology* **81**, 1140-1146.

Cucchi, A., Vignudelli, E., Franco, S. *et al.* (2017). Tapered, double-lead threads single implants placed in fresh extraction sockets and healed sites of the posterior jaws: a multicenter randomized controlled trial with 1 to 3 years of follow-up. *Biomedical Research International* **2017**, 8017175.

Denissen, H.W., Kalk, W., Veldhuis, H.A. & van Waas, M.A. (1993). Anatomic consideration for preventive implantation. *International Journal of Oral and Maxillofacial Implants* **8**, 191-196.

Ekfeldt, A., Eriksson, A. & Johansson, L.A. (2003). Peri-implant mucosal level in patients treated with implant-supported fixed prostheses: a 1-year follow-up study. *International Journal of Prosthodontics* **16**, 529-532.

Ericsson, I., Randow, K., Nilner, K. & Petersson, A. (1997). Some clinical and radiographical features of submerged and non-submerged titanium implants. A 5-year follow-up study. *Clinical Oral Implants Research* **8**, 422-426.

Evans, C.D. & Chen, S.T. (2008). Esthetic outcomes of immediate implant placements. *Clinical Oral Implants Research* **19**, 73-80.

Evian, C.I., Rosenberg, E.S., Coslet, J.G. & Corn, H. (1982). The osteogenic activity of bone removed from healing extraction sockets in humans. *Journal of Periodontology* **53**, 81-85.

Ferrus, J., Cecchinato, D., Pjetursson, E.B., Lang, N.P., Sanz, M. & Lindhe, J. (2010). Factors influencing ridge alterations following immediate implant placement into extraction sockets. *Clinical Oral Implants Research* **21**, 22-29.

Fugazzotto, P. (2012). A retrospective analysis of immediately placed implants in 418 sites exhibiting periapical pathology: results and clinical considerations. *International Journal of Oral and Maxillofacial Implants* **27**, 194-202.

Gallucci, G.O., Hamilton, A., Zhou, W., Buser, D. & Chen, S. (2018). Implant placement and loading protocols in partially edentulous patients: a systematic review. *Clinical Oral Implants Research* **29 Suppl 16**, 106-134.

Gelb, D.A. (1993). Immediate implant surgery: three-year retrospective evaluation of 50 consecutive cases. *International Journal of Oral and Maxillofacial Implants* **8**, 388-399.

Gomez-Roman, G., Kruppenbacher, M., Weber, H. & Schulte, W. (2001). Immediate postextraction implant placement with root-analog stepped implants: surgical procedure and statistical outcome after 6 years. *International Journal of Oral and Maxillofacial Implants* **16**, 503-513.

Gotfredsen, K. (2004). A 5-year prospective study of single-tooth replacements supported by the Astra Tech implant: a pilot study. *Clinical Implant Dentistry and Related Research* **6**, 1-8.

Graziani, F., Chappuis, V., Molina, A. *et al.* (2019). Effectiveness and clinical performance of early implant placement for the replacement of single teeth in anterior areas: a systematic review. *Journal of Clinical Periodontology* **46 Suppl 21**, 242-256.

Grunder, U. (2000). Stability of the mucosal topography around single-tooth implants and adjacent teeth: 1-year results. *International Journal of Periodontics and Restorative Dentistry* **20**, 11-17.

Guarnieri, R., Di Nardo, D., Di Giorgio, G., Miccoli, G. & Testarelli, L. (2019). Clinical and radiographics results at 3 years of RCT with split-mouth design of submerged vs. nonsubmerged single laser-microgrooved implants in posterior areas. *International Journal of Implant Dentistry* **5**, 44.

Hammerle, C.H., Bragger, U., Schmid, B. & Lang, N.P. (1998). Successful bone formation at immediate transmucosal implants: a clinical report. *International Journal of Oral and Maxillofacial Implants* **13**, 522-530.

Hammerle, C.H., Chen, S.T. & Wilson, T.G., Jr. (2004). Consensus statements and recommended clinical procedures regarding the placement of implants in extraction sockets. *International Journal of Oral and Maxillofacial Implants* **19 Suppl**, 26-28.

Hammerle, C.H. & Lang, N.P. (2001). Single stage surgery combining transmucosal implant placement with guided bone regeneration and bioresorbable materials. *Clinical Oral Implants Research* **12**, 9-18.

Huynh-Ba, G., Pjetursson, B.E., Sanz, M. *et al.* (2010). Analysis of the socket bone wall dimensions in the upper maxilla in relation to immediate implant placement. *Clinical Oral Implants Research* **21**, 37-42.

Jung, R.E., Zaugg, B., Philipp, A.O. *et al.* (2013). A prospective, controlled clinical trial evaluating the clinical radiological and aesthetic outcome after 5 years of immediately placed implants in sockets exhibiting periapical pathology. *Clinical Oral Implants Research* **24**, 839-846.

Jung, R.E., Zembic, A., Pjetursson, B.E., Zwahlen, M. & Thoma, D.S. (2012). Systematic review of the survival rate and the incidence of biological, technical, and aesthetic complications of single crowns on implants reported in longitudinal studies with a mean follow-up of 5 years. *Clinical Oral Implants Research* **23 Suppl 6**, 2-21.

Lang, N.P., Bragger, U., Hammerle, C.H. & Sutter, F. (1994). Immediate transmucosal implants using the principle of guided tissue regeneration. I. Rationale, clinical procedures and 30-month results. *Clinical Oral Implants Research* **5**, 154-163.

Lefever, D., Van Assche, N., Temmerman, A., Teughels, W. & Quirynen, M. (2013). Aetiology, microbiology and therapy of periapical lesions around oral implants: a retrospective analysis. *Journal of Clinical Periodontology* **40**, 296-302.

Lindeboom, J.A., Tjiook, Y. & Kroon, F.H. (2006). Immediate placement of implants in periapical infected sites: a prospective randomized study in 50 patients. *Oral Surgery, Oral Medicine, Oral Pathology, Oral Radiology and Endodontics* **101**, 705-710.

Mayfield, L. (1999). Immediate and delayed submerged and transmucosal implants. Paper presented at the 3rd European Workshop on Periodontology, Ittlingen, Switzerland.

Nemcovsky, C.E. & Artzi, Z. (2002). Comparative study of buccal dehiscence defects in immediate, delayed, and late maxillary implant placement with collagen membranes: clinical healing between placement and second-stage surgery. *Journal of Periodontology* **73**, 754-761.

Nir-Hadar, O., Palmer, M. & Soskolne, W.A. (1998). Delayed immediate implants: alveolar bone changes during the healing period. *Clinical Oral Implants Research* **9**, 26-33.

Oates, T.W., West, J., Jones, J., Kaiser, D. & Cochran, D.L. (2002). Long-term changes in soft tissue height on the facial surface of dental implants. *Implant Dentistry* **11**, 272-279.

Olsson, M. & Lindhe, J. (1991). Periodontal characteristics in individuals with varying form of the upper central incisors. *Journal of Clinical Periodontology* **18**, 78-82.

Olsson, M., Lindhe, J. & Marinello, C.P. (1993). On the relationship between crown form and clinical features of the gingiva in adolescents. *Journal of Clinical Periodontology* **20**, 570-577.

Pietrokovski, J. & Massler, M. (1967). Alveolar ridge resorption following tooth extraction. *Journal of Prosthetic Dentistry* **17**, 21-27.

Pjetursson, B.E., Asgeirsson, A.G., Zwahlen, M. & Sailer, I. (2014). Improvements in implant dentistry over the last decade: comparison of survival and complication rates in older and newer publications. *International Journal of Oral and Maxillofacial Implants* **29 Suppl**, 308-324.

Pjetursson, B.E., Tan, K., Lang, N.P. *et al.* (2004). A systematic review of the survival and complication rates of fixed partial dentures (FPDs) after an observation period of at least 5 years. *Clinical Oral Implants Research* **15**, 625-642.

Polizzi, G., Grunder, U., Goene, R. *et al.* (2000). Immediate and delayed implant placement into extraction sockets: a 5-year report. *Clinical Implant Dentistry and Related Research* **2**, 93-99.

Raes, F., Cosyn, J., Crommelinck, E., Coessens, P. & De Bruyn, H. (2011). Immediate and conventional single implant treatment in the anterior maxilla: 1-year results of a case series on hard and soft tissue response and aesthetics. *Journal of Clinical Periodontology* **38**, 385-394.

Sanz, M., Cecchinato, D., Ferrus, J. *et al.* (2010). A prospective, randomized-controlled clinical trial to evaluate bone preservation using implants with different geometry placed into extraction sockets in the maxilla. *Clinical Oral Implants Research* **21**, 13-21.

Sanz, M., Cecchinato, D., Ferrus, J. *et al.* (2014). Implants placed in fresh extraction sockets in the maxilla: clinical and radiographic outcomes from a 3-year follow-up examination. *Clinical Oral Implants Research* **25**, 321-327.

Schropp, L., Wenzel, A., Kostopoulos, L. & Karring, T. (2003). Bone healing and soft tissue contour changes following single-tooth extraction: a clinical and radiographic 12-month prospective study. *International Journal of Periodontics and Restorative Dentistry* **23**, 313-323.

Schwartz-Arad, D. & Chaushu, G. (1997a). Placement of implants into fresh extraction sites: 4 to 7 years retrospective evaluation of 95 immediate implants. *Journal of Periodontology* **68**, 1110-1116.

Schwartz-Arad, D. & Chaushu, G. (1997b). The ways and wherefores of immediate placement of implants into fresh extraction sites: a literature review. *Journal of Periodontology* **68**, 915-923.

Schwartz-Arad, D., Yaniv, Y., Levin, L. & Kaffe, I. (2004). A radiographic evaluation of cervical bone loss associated with immediate and delayed implants placed for fixed restorations in edentulous jaws. *Journal of Periodontology* **75**, 652-657.

Siegenthaler, D.W., Jung, R.E., Holderegger, C., Roos, M. & Hammerle, C.H. (2007). Replacement of teeth exhibiting periapical pathology by immediate implants: a prospective, controlled clinical trial. *Clinical Oral Implants Research* **18**, 727-737.

Tomasi, C., Sanz, M., Cecchinato, D. *et al.* (2010). Bone dimensional variations at implants placed in fresh extraction sockets: a multi-level multivariate analysis. *Clinical Oral Implants Research* **21**, 30-36.

Tonetti, M. S., Cortellini, P., Graziani, F. *et al.* (2017). Immediate versus delayed implant placement after anterior single tooth extraction: the timing randomized controlled clinical trial. *Journal of Clinical Periodontology* **44**, 215-224.

Waasdorp, J.A., Evian, C.I. & Mandracchia, M. (2010). Immediate placement of implants into infected sites: a systematic review of the literature. *Journal of Periodontology* **81**, 801-808.

Watzek, G., Haider, R., Mensdorff-Pouilly, N. & Haas, R. (1995). Immediate and delayed implantation for complete restoration of the jaw following extraction of all residual teeth: a retrospective study comparing different types of serial immediate implantation. *International Journal of Oral and Maxillofacial Implants* **10**, 561-567.

Weisgold, A.S., Arnoux, J.P. & Lu, J. (1997). Single-tooth anterior implant: a world of caution. *Part I. Journal of Esthetic Dentistry* **9**, 225-233.

Werbitt, M.J. & Goldberg, P.V. (1992). The immediate implant: bone preservation and bone regeneration. *International Journal of Periodontics and Restorative Dentistry* **12**, 206-217.

Wichmann, M. (1990). [Visibility of front and side teeth]. *ZWR* **99**, 623-626.

Wilson, T.G., Jr., Schenk, R., Buser, D. & Cochran, D. (1998). Implants placed in immediate extraction sites: a report of histologic and histometric analyses of human biopsies. *International Journal of Oral and Maxillofacial Implants* **13**, 333-341.

Zitzmann, N.U., Naef, R. & Scharer, P. (1997). Resorbable versus non-resorbable membranes in combination with Bio-Oss for guided bone regeneration. *International Journal of Oral and Maxillofacial Implants* **12**, 844-852.

Zitzmann, N.U., Scharer, P. & Marinello, C.P. (1999). Factors influencing the success of GBR. Smoking, timing of implant placement, implant location, bone quality and provisional restoration. *Journal of Clinical Periodontology* **26**, 673-682.

Parte 15: Terapia de Reconstrução da Crista

41 Procedimentos para Reconstrução da Crista Óssea
(ou Rebordo Ósseo Alveolar), 1037
Fabio Vignoletti, Darnell Kaigler, William V. Giannobile e Mariano Sanz

42 Levantamento do Assoalho do Seio Maxilar, 1068
Gustavo Avila-Ortiz, Bjarni E. Pjetursson e Niklaus P. Lang

Capítulo 41

Procedimentos para Reconstrução da Crista Óssea (ou Rebordo Ósseo Alveolar)

Fabio Vignoletti,[1] Darnell Kaigler,[2] William V. Giannobile[3] e Mariano Sanz[4]

[1]Department of Periodontology, Faculty of Odontology, Complutense University of Madrid, Madrid, Spain
[2]Department of Periodontics and Oral Medicine, University of Michigan School of Dentistry and Department of Biomedical Engineering, College of Engineering, Ann Arbor, MI, USA
[3]Harvard School of Dental Medicine, Boston, MA, USA
[4]Faculty of Odontology, ETEP (Etiology and Therapy of Periodontal and Peri-Implant Diseases) Research Group, Complutense University of Madrid, Madrid, Spain and Department of Periodontology, Faculty of Dentistry, Institute of Clinical Dentistry, University of Oslo, Oslo, Norway

---

Introdução: princípios na regeneração do osso alveolar, 1037
   Promoção do fechamento primário da ferida, 1038
   Melhora da proliferação e da diferenciação celulares, 1039
   Proteção da estabilidade e da integridade iniciais da ferida, 1039
Objetivos do tratamento, 1040
Diagnóstico e plano de tratamento, 1040
   Paciente, 1040
   Classificação do defeito, 1041
   Terapias de aumento ósseo, 1042
Princípios biológicos da regeneração óssea guiada, 1042
Materiais regenerativos, 1043
   Barreira de membrana, 1043
   Enxertos ósseos e de tecido mole, 1044
Resultados baseados em evidências para os procedimentos de aumento da crista, 1046

Preservação do rebordo alveolar, 1046
Regeneração óssea em implantes em alvéolos com extração recente, 1047
Aumento horizontal da crista, 1049
Divisão/expansão da bolsa, 1051
Aumento vertical da crista, 1052
Tecnologias emergentes, 1054
   Fatores de crescimento, 1054
   Terapia celular, 1055
   Matrizes temporárias para fornecerem genes, proteínas e células, 1056
   Perspectivas futuras, 1058
Conclusão, 1059
Agradecimentos, 1059

Introdução: princípios na regeneração do osso alveolar

O processo alveolar é sensível a vários fatores ambientais e fisiológicos que influenciam sua capacidade de funcionar e manter sua integridade. Antes de a implantoterapia se tornar disponível, a fisiologia e os padrões de cicatrização do rebordo edêntulo após a extração de um dente geralmente eram negligenciados ou não tratados adequadamente (Amler *et al.* 1960; Amler 1969). Atualmente, a instalação do implante nos casos de reabsorção alveolar grave é um desafio bem-compreendido e reconhecido, que impacta significativamente o sucesso da implantoterapia. Embora a perda do osso alveolar possa ser congênita, resultado de infecções crônicas/agudas, trauma, patologia, ou consequência de doença periodontal, a perda da função mecânica depois da extração dentária é, na maioria das vezes, a causa dessa deficiência clínica. De fato, após a extração dentária, aproximadamente 25% do volume ósseo é perdido durante o primeiro ano e, com o tempo, pode progredir para uma perda de 40 a 60% do volume alveolar após 3 anos da extração. A deficiência da crista resultante é, principalmente, decorrente da rápida perda de altura óssea e perda gradual da dimensão horizontal (Carlsson *et al.* 1967). Diante dessas mudanças, os dentistas têm sugerido protocolos para minimizar a reabsorção da crista óssea alveolar ou corrigir essas deficiências clinicamente desfavoráveis (Tarnow & Eskow 1995; Sclar 2004; Seo *et al.* 2004) (Figura 41.1).

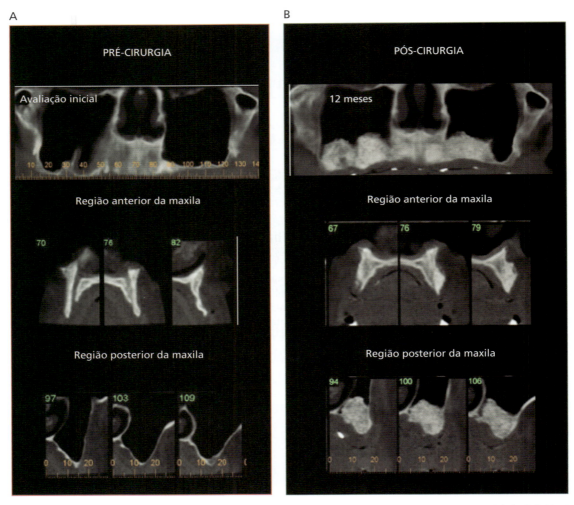

Figura 41.1 Imagens de tomografia computadorizada do feixe cônico (TCFC), pré-operatório (**A**) e pós-operatório (**B**) de deficiência anterior e posterior de crista adequadamente corrigida. Os protocolos avançados de enxerto ósseo têm evoluído para possibilitar a colocação previsível de implante em deficiências graves de crista que teriam impedido a terapia de implante.

Os procedimentos bem-sucedidos de aumento do rebordo utilizam princípios biológicos e físicos do osso para melhorar o potencial regenerativo do hospedeiro. A colocação de materiais de enxerto ósseo para melhorar a cicatrização de defeitos ósseos ou aumentar rebordos edêntulos atróficos permitiu a inserção bem-sucedida de implantes dentários. Essas intervenções regenerativas tornaram-se um procedimento padrão na implantodontia, e sua eficácia foi avaliada em vários estudos experimentais e clínicos (Figura 41.2).

Os princípios cirúrgicos que favorecem as terapias regenerativas ósseas devem se basear em fatores biológicos sólidos que encorajem a cicatrização adequada (Wang & Boyapati 2006). Os eventos moleculares da cicatrização da ferida depois da extração dentária, bem como consolidação final e reparo ósseo do rebordo residual, seguem uma sequência ordenada de expressão dos fatores osteogênicos associados a angiogênese, sobrevida celular, síntese e maturação da matriz (Lin *et al.* 2011). Esses eventos requerem um ambiente adequado, influenciado por fatores locais e sistêmicos, para maximizar o potencial osteogênico e a eventual reconstrução do rebordo residual. Quando essas condições ambientais não são atendidas (p. ex., na presença de contaminação bacteriana e inflamação local), a incorporação do enxerto ósseo no local receptor pode ser parcial ou totalmente prejudicada, resultando em reabsorção óssea e perda óssea associada ao material de enxerto do doador. Alguns dos fatores críticos para alcançar controle adequado da ferida serão discutidos a seguir.

Promoção do fechamento primário da ferida

O fechamento primário é primordial para a regeneração óssea porque fornece um ambiente propício para a cicatrização (Gelb 1993; Becker & Becker 1996; Fugazzotto 1999; Goldstein *et al.* 2002). O fechamento ideal do retalho deve ser relativamente passivo e livre de tensão. Desse modo, o risco de exposição dos materiais regenerativos, contração da ferida, crescimento interno do tecido conjuntivo, reepitelização e morbidade associada ao paciente é diminuído. Para garantir o fechamento primário, a presença de tecido mole adequado deve ser um pré-requisito antes da cirurgia regenerativa óssea. Em casos de deficiência de tecidos moles, pode ser aconselhável aumentar os tecidos moles, quando houver falta, antes do aumento ósseo.

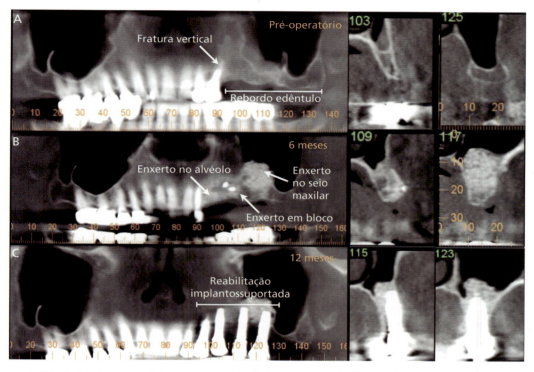

Figura 41.2 Disponibilidade de diversos materiais de enxerto ósseo. Isso tem contribuído significativamente para o desenvolvimento das técnicas bem-sucedidas de aumento da crista óssea. **A.** A imagem radiográfica da avaliação inicial destaca a crista edêntula deficiente. **B.** 6 meses depois dos procedimentos de enxerto necessários. **C.** 12 meses depois da cirurgia e da reabilitação implantossuportada.

Melhora da proliferação e da diferenciação celulares

Aprimoramento adequado de proliferação e diferenciação das células não somente fornecem células angiogênicas e osteogênicas, mas também atuam como fonte de sangue, oxigênio e nutrientes para os tecidos. Fontes de células mesenquimais pluripotentes indiferenciadas e células osteogênicas incluem o periósteo e o endósteo (as paredes do defeito). A medula óssea é uma excelente fonte dessas células mesenquimais, as quais irão conseguir se diferenciar em osteoblastos com a sinalização molecular apropriada. Para aumentar o acesso da medula óssea ao local de cicatrização, foram recomendadas perfurações da lâmina cortical (Buser et al. 1995) pois agem como estímulo mecânico ou não infeccioso, que aumenta a perfusão sanguínea para o local da cicatrização e a liberação de fatores de crescimento que melhorarão o processo normal de regeneração (Frost 1983; Shih & Norrdin 1985). Esse é um processo chamado na literatura de fenômeno de aceleração regional (FAR).

Para aumentar a proliferação e a diferenciação celular, aumentando os processos de sinalização anabólica óssea, vários produtos biologicamente ativos estão disponíveis e foram testados em investigações pré-clínicas e clínicas.

Proteção da estabilidade e da integridade iniciais da ferida

Um fator que afeta a cicatrização da ferida é a estabilidade do coágulo sanguíneo (Wang et al. 2004). Isso é importante porque o coágulo contém inúmeras citocinas (p. ex., interleucina [IL]-1, IL-8, fator de necrose tumoral), fatores de crescimento (p. ex., fator de crescimento derivado das plaquetas [PDGF, do inglês *platelet-derived growth factor*], fator de crescimento similar à insulina-1 [IGF-1, do inglês *insulin-like growth factor-1*], fator de crescimento fibroblástico 2 [FGF-2, do inglês *fibroblast growth factor-2*]) e moléculas sinalizadoras que ajudam no recrutamento de células para promover neoangiogênese e cicatrização de feridas. Além disso, o coágulo sanguíneo é importante, pois acaba por se transformar em tecido de granulação, que será o arcabouço de subsequente formação óssea (Schenk et al. 1994).

Como os ossos maxilares são geralmente convexos ou planos, eles não se prestam para provisão de espaço e, portanto, é necessário um espaço físico para permitir os eventos regenerativos que levam ao aumento ósseo do processo alveolar. (Oh et al. 2003). Tipicamente, isso é alcançado pelo uso de enxertos de substituição óssea que servem como um arcabouço para permitir os eventos biológicos que levam à formação óssea. Além disso, as células epiteliais e do tecido conjuntivo da mucosa devem ser impedidas de crescer nesse espaço para permitir as células osteogênicas e a consequente formação de osso novo. Isso geralmente é realizado pela colocação de membranas de barreira, que geralmente têm uma função dupla de manter os tecidos moles excluídos da cicatrização do defeito ósseo e também de apoiar a estabilização do coágulo sanguíneo. Diferentes tipos de membranas de barreira foram testados: aquelas que servem apenas como barreiras teciduais (membranas bioabsorvíveis) e outras que também fornecem propriedades

1040 Parte 15 Terapia de Reconstrução da Crista

de manutenção de espaço (membranas não bioabsorvíveis reforçadas com titânio) (Jovanovic *et al.* 1995; Oh *et al.* 2003).

Este capítulo discute as evidências crescentes na área dos procedimentos de aumento ósseo que são frequentemente empregados pelos dentistas para aumentar as cristas residuais deficientes antes da implantoterapia.

Objetivos do tratamento

A meta de qualquer procedimento de aumento de osso crestal é estabelecer disponibilidade óssea suficiente para implantoterapia dentária segura e estável, assim como obter espessura óssea adequada ao redor do implante instalado. Spray *et al.* (2000) avaliaram a influência da espessura óssea na resposta do osso marginal nas cirurgias de reabertura de implantes de segundo estágio, e relataram que, com a espessura óssea aproximada de 1,8 a 2 mm, a ocorrência de perda óssea (*i. e.*, a deiscência peri-implante) diminuía significativamente. Embora a espessura óssea "adequada" possa variar, dependendo das configurações macroscópicas e microscópicas do implante, assim como da indicação clínica, é geralmente aceito que pelo menos 2 mm de osso no lado vestibular do implante sejam recomendados para aumentar a probabilidade de estabilidade a longo prazo da saúde e para assegurar boa estética peri-implante.

Isso se justifica ainda mais pelo volume crescente de evidências de complicações biológicas ao redor dos implantes funcionais. A prevalência de peri-implantite, caracterizada por inflamação e perda óssea de suporte do implante, foi relatada por Zitzmann e Lindhe, variando de 28 a 56% nos pacientes e 12 a 43% nos implantes (Zitzmann e Berglundh 2008). Mais recentemente, uma metanálise estimou a prevalência média ponderada de mucosite peri-implantar e peri-implantite de 43% (IC [intervalo de confiança]: 32 a 54%) e 22% (IC: 14 a 30%), respectivamente (Derks & Tomasi 2015). Entre os potenciais fatores de risco para peri-implantite, as superfícies rugosas do implante expostas ao ambiente oral correm o maior risco de acúmulo do biofilme de placa bacteriana e, consequentemente, do desenvolvimento da inflamação da mucosa (Renvert *et al.* 2011). Schwarz *et al.* (2012) avaliaram a influência dos defeitos ósseos residuais de deiscência marginal depois de regeneração óssea guiada (GBR, do inglês *guided bone regenaration*) sobre a estabilidade a longo prazo da saúde peri-implante e relataram que os implantes que exibem defeito residual com alturas > 1 mm tinham risco mais alto de apresentar perda da inserção mucosa clínica, recessão marginal e maior profundidade de sondagem da bolsa 4 anos depois do tratamento. Portanto, qualquer clínico que coloque implantes dentários deve garantir que haja osso suficiente disponível para cobrir a superfície do implante e, no caso de disponibilidade limitada, realizar um procedimento de aumento ósseo.

Diagnóstico e plano de tratamento

Paciente

Em geral, não existem contraindicações específicas para os procedimentos de aumento da crista, desde que o paciente consiga suportar um procedimento cirúrgico oral convencional. Para os procedimentos de aumento ósseo, assim como para outros tipos de operações de implante dentário, existem algumas contraindicações relativas que precisam ser levadas em consideração, principalmente as condições clínicas, que possam prejudicar a cicatrização óssea normal. Por exemplo, nos pacientes com diabetes melito (DM) há evidências de que as taxas de sucesso do implante são similares às dos pacientes saudáveis, desde que haja controle glicêmico apropriado. Entretanto, estudos experimentais forneceram evidências histológicas de cicatrização prejudicada em implantes colocados em animais diabéticos, quando comparados aos controles saudáveis, embora osteointegração tenha sido alcançada em ambos os grupos (Colombo *et al.* 2011; Schlegel *et al.* 2013). O efeito do DM experimental e do controle metabólico sobre o potencial para a formação de novo osso depois de GBR foi investigado em mandíbula de rato (Retzepi *et al.* 2010). Esses autores não observaram diferenças estatisticamente significativas na regeneração óssea vertical quando da comparação entre diabéticos não controlados, diabéticos controlados com insulina e animais saudáveis. O grupo de DM não controlado, entretanto, mostrou taxa aumentada de complicações infecciosas e resultado menos previsível. Quando o controle metabólico da condição sistêmica foi alcançado, os efeitos prejudiciais sobre a cicatrização foram revertidos.

Constatou-se também que o tabagismo afeta negativamente o prognóstico a longo prazo da osteointegração (Bain & Moy 1993). Estudos clínicos relataram que os fumantes apresentam não somente taxas mais altas de fracasso do implante quando comparados aos não fumantes (De Bruyn & Collaert 1994; Lambert *et al.* 2000), mas também mais complicações ao redor dos implantes integrados com sucesso (Roos-Jansaker *et al.* 2006), com uma incidência mais alta de mucosite peri-implante e peri-implantite (Heitz-Mayfield 2008). Embora haja muitas evidências dos efeitos negativos do tabagismo nos desfechos clínicos das terapias periodontais regenerativas, como a regeneração tecidual guiada (GTR, do inglês *guided tissue regeneration*) (Patel *et al.* 2012), poucos estudos avaliaram diretamente seu efeito sobre a GBR. Uma metanálise, baseada em seis estudos, avaliou os efeitos do tabagismo sobre os implantes dentários colocados sobre osso aumentado e relatou razão de probabilidade (OR, do inglês *odds ratio*) de 3,61 (IC de 95%: 2,26 a 5,77) para os fracassos de implante (Strietzel *et al.* 2007). Nessa revisão sistemática, o impacto do tabagismo sobre os desfechos das diferentes técnicas de regeneração óssea (aumento lateral e/ou vertical) foi avaliado em quatro estudos retrospectivos: três estudos relataram mais falhas e complicações nos fumantes em comparação com não fumantes. Além disso, o aumento ósseo nos fumantes foi inferior quando comparado ao dos não fumantes. Do mesmo modo, uma série de casos clínicos avaliou os resultados dos procedimentos GBR combinando osso autógeno e membrana de politetrafluoretileno expandido (e-PTFE) (Lindfors *et al.* 2010). No grupo de não fumantes, o procedimento de aumento foi eficaz em 95% dos casos, enquanto nos fumantes, em somente 63% dos casos. Além disso, os sinais de inflamação no tecido mole estavam presentes em dez dos locais de aumento (37%) e isso ocorreu mais frequentemente nos fumantes (75%) do que nos não fumantes (21%).

Esses fatores relacionados ao paciente não são contraindicações absolutas para os procedimentos de aumento ósseo, mas devem ser levados em consideração durante o diagnóstico e o plano de tratamento. Quando um procedimento de aumento ósseo é indicado, o estado sistêmico do paciente deve ser ótimo.

Classificação do defeito

Disponibilidade óssea é o principal pré-requisito para a colocação segura e previsível do implante. Entretanto, existem muitas situações clínicas nas quais a quantidade de osso é limitada e os procedimentos de aumento ósseo são indicados. Para decidir quanto à estratégia apropriada de aumento ósseo, a crista óssea disponível precisa ser avaliada cuidadosamente com exame clínico atento e diagnóstico radiográfico tridimensional (3D) (ver Figuras 41.1 e 41.2).

De acordo com Seibert (1983), os defeitos da crista alveolar são classificados em três categorias (Figura 41.3):

- Defeitos classe 1: quando a deficiência óssea é predominantemente na dimensão horizontal
- Defeitos classe 2: quando a deficiência óssea é predominantemente na dimensão vertical
- Defeitos classe 3: quando a deficiência óssea afeta tanto a dimensão vertical quanto a horizontal.

Dependendo da quantidade de osso disponível e do tipo de defeito, a estratégia de tratamento pode considerar a colocação do implante e um procedimento de aumento ósseo simultâneo (procedimento de implante simultâneo-GBR) ou o aumento ósseo e a colocação tardia do implante, uma vez que o volume ósseo tenha sido aumentado (procedimento de GBR em duas etapas). O procedimento em uma etapa é indicado nos defeitos classe 1, quando há osso vertical suficiente para a colocação de um implante com estabilidade primária apropriada e o procedimento ósseo regenerativo é direcionado para o aumento ósseo lateral. Nos defeitos classes 2 e 3, dependendo da quantidade de aumento vertical necessário, a abordagem tardia geralmente é indicada (Figura 41.4).

Os procedimentos de aumento ósseo também podem ser considerados quando da colocação de implantes em alvéolos frescos. Na maioria dessas situações clínicas, a morfologia do alvéolo não corresponde ao diâmetro do implante e, dependendo do defeito ósseo resultante, pode ser indicado um procedimento diferente de aumento ósseo.

Benić e Hämmerle (2014) (ver Figura 41.3) classificaram esses defeitos como:

- Classe 0: local com déficit de contorno do rebordo e volume ósseo suficiente para colocação de implante padrão
- Classe 1: defeito intra-alveolar entre a superfície do implante e as paredes ósseas intactas
- Classe 2: deiscência peri-implantar, em que a estabilidade de volume da área a ser aumentada é fornecida pelas paredes ósseas adjacentes

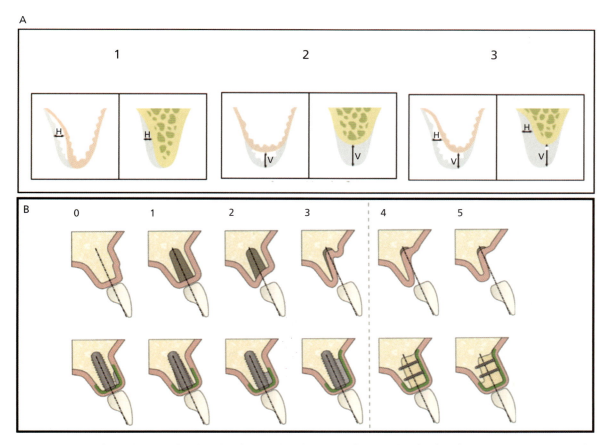

Figura 41.3 A. Defeitos da crista alveolar, classificação de Seibert. B. Defeito no alvéolo, classificação de Benic e Hämmerle.

1042 Parte 15 Terapia de Reconstrução da Crista

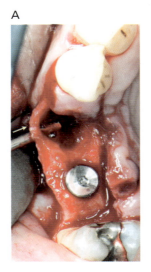
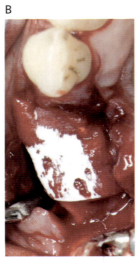
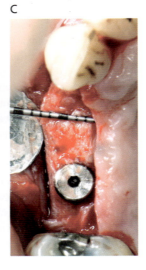

Figura 41.4 A e B. Preservação do alvéolo (osso bovino mineral desproteinizado + membrana colágena sem ligação cruzada) na posição 13 em virtude da fenestração (*seta*) da parede óssea vestibular do alvéolo (defeito classe II, Hämmerle & Jung) e implante imediato (sem enxerto) na posição 14. **C.** Cirurgia de reabertura aos 4 meses. Desfecho do procedimento de preservação do alvéolo. Notar o remodelamento ósseo no local do implante.

- Classe 3: deiscência peri-implantar, na qual a estabilidade de volume da área a ser aumentada não é fornecida pelas paredes ósseas adjacentes
- Classe 4: defeito do rebordo horizontal que requer aumento ósseo antes da colocação do implante
- Classe 5: defeito vertical do rebordo que requer aumento ósseo antes da colocação do implante.

O procedimento de GBR de uma etapa geralmente é indicado para os defeitos classes 0 a 3, enquanto, nos defeitos ósseos horizontais e verticais maiores, abordagem tardia pode ser indicada.

Quando colocamos os implantes em alvéolos, a cronologia do procedimento de aumento ósseo também é muito importante, pois, dependendo do tempo decorrido desde a extração dentária, podem ser encontradas condições diferentes do tecido mole. Para os detalhes em relação às diferentes estratégias de tratamento com implante em alvéolos, ver Capítulo 40.

Terapias de aumento ósseo

Na metade da década de 1980, o princípio da GTR era aplicado na regeneração periodontal, com base nos primeiros estudos de Melcher (1976), que desenvolveu o conceito do uso de barreira de membrana para "guiar" o processo biológico da cicatrização da ferida. Esses primeiros estudos experimentais demonstraram que a exclusão da invasão do tecido mole do defeito, por meio de barreira de membrana, permitia que as células com potencial regenerativo migrassem para o local (derivadas do ligamento periodontal ou da medula óssea) e promovessem a regeneração periodontal (Nyman *et al.* 1982). Com base no mesmo princípio biológico, o conceito do tratamento da GBR era destinado à exclusão mecânica dos tecidos moles do preenchimento do defeito ósseo, permitindo que células com células osteogênicas colonizem a ferida (Dahlin *et al.* 1988). O prognóstico crucial da GBR era para ter espaço suficiente sob as barreiras de membranas, a fim de possibilitar a regeneração óssea do defeito da crista. Dependendo da morfologia do defeito, esse espaço pode apenas ser mantido com o uso de um enxerto de substituição óssea, particulado ou em bloco. Biomateriais diferentes, naturais e/ou sintéticos, foram utilizados e investigados em sua capacidade de serem utilizados como enxertos de substituição óssea em procedimentos de aumento ósseo dos maxilares (Haugen *et al.* 2019).

As seções seguintes descrevem os princípios biológicos da GBR e a eficácia dos biomateriais utilizados como enxertos de substituição óssea e membranas como barreira.

Princípios biológicos da regeneração óssea guiada

Seibert e Nyman (1990) demonstraram reconstrução bem-sucedida dos defeitos vestibulolinguais criados cirurgicamente na crista edêntula de cães, depois de 90 dias de cicatrização com osso recém-formado preenchendo o espaço criado sob barreira de membranas não reabsorvíveis e-PTFE (Gore-Tex®). Além disso, Smukler *et al.* (1995) relataram que a aplicação de barreiras de membrana em defeitos classe III de crista levam a aumento vertical médio de 3,31 mm (Buser *et al.* 1995) e demonstraram que esse osso regenerado poderia integrar os implantes dentários com sucesso quando forem colocados 6 meses depois do procedimento de GBR.

A sequência e o padrão da regeneração óssea nos procedimentos de GBR foram investigados em estudos experimentais. Schenk *et al.* (1994) investigaram os defeitos protegidos por membrana, criados cirurgicamente em cristas edêntulas de cães. A sequência de eventos avaliados histologicamente começou com a organização do coágulo sanguíneo, que preencheu o espaço protegido sob a membrana. Então, uma matriz de tecido conjuntivo, rica em novas estruturas vasculares, substituiu esse coágulo sanguíneo e, subsequentemente, o osso esponjoso começou a ser depositado a partir das paredes ósseas adjacentes e concentricamente preencheu o defeito. Esse osso esponjoso foi posteriormente substituído por osso lamelar com fibras paralelas, resultando em

Capítulo 41 Procedimentos para Reconstrução da Crista Óssea (ou Rebordo Ósseo Alveolar)

uma nova estrutura cortical na periferia dos defeitos. Esse padrão de crescimento ósseo intramembranoso mostrado na GBR foi descrito também na cicatrização do alvéolo depois da extração dentária (Cardaropoli *et al.* 2003). Dahlin *et al.* (1989) foram os primeiros a fornecer evidência para apoiar a GBR ao redor dos implantes. As membranas e-PTFE foram aplicadas ao redor das roscas expostas dos implantes inseridos em tíbia de coelho, e foi observada a formação de osso peri-implante, desde que estivesse garantido espaço suficiente sob a membrana. Becker *et al.* (1990) também avaliaram o potencial da GBR no tratamento de roscas expostas de implantes colocados em mandíbulas de cães. Eles relataram aumento médio de 1,37 mm na altura óssea para os locais de teste tratados com GBR contra 0,23 mm para os controles com simulacro de operação.

O aumento ósseo vertical com o uso desse princípio também foi demonstrado por Jovanovic *et al.* (1995) que relataram regeneração do processo mandibular quando aplicaram membranas e-PTFE ao redor dos implantes supracrestais em cães. O novo osso supracrestal tenha a 1,82 mm (desvio padrão [DP] = 1,04) e 1,9 mm (DP = 0,3) quando usadas membranas e-PTFE reforçadas com titânio e as membranas padrão, respectivamente. A GBR também foi estudada histologicamente em macacos, com membranas e-PTFE colocadas ao redor de implantes dentários inseridos imediatamente em alvéolos frescos (Warrer *et al.* 1991): a regeneração óssea foi vista ao redor da circunferência do implante em locais tratados com a GBR em comparação com a falta de contato ósseo nos locais controle não tratados com a GBR. Estudos experimentais similares em cães também mostraram regeneração óssea com sucesso usando membranas e-PTFE em implantes colocados imediatamente em alvéolos frescos (Becker *et al.* 1991; Gotfredsen *et al.* 1993).

Materiais regenerativos

Barreira de membrana

Diferentes tipos de barreiras de membranas foram testados para a GBR. Essas membranas precisam cumprir critérios específicos para promoverem a regeneração óssea do rebordo edêntulo, como biocompatibilidade, propriedades de oclusão celular, integração pelo tecido do hospedeiro e capacidade de formar espaço. A composição específica dessas membranas divide-se em duas grandes categorias: não reabsorvível (PTFE e e-PTFE) e reabsorvível. O e-PTFE tem sido o material mais frequentemente investigado para as *membranas não reabsorvíveis* nas aplicações clínicas tanto na periodontia quanto na regeneração óssea. As membranas e-PTFE são flexíveis, com uma estrutura externa porosa permitindo a integração tecidual e uma camada interna oclusiva fornecendo o mecanismo de barreira. Elas são compostas de um polímero quimicamente estável e biologicamente inerte que resiste à degradação microbiológica e enzimática e não provoca quaisquer reações imunológicas. Para melhorar a capacidade de formarem espaço desses dispositivos, malha de titânio é aplicada entre as duas camadas de e-PTFE, adicionando rigidez e reforçando a

estrutura da membrana. Essas barreiras de membranas não degradáveis requerem uma segunda intervenção cirúrgica para removê-las. Essa desvantagem, com a alta ocorrência de complicações pós-operatórias, principalmente precoce exposição da membrana, tem limitado seu uso clínico e levado ao desenvolvimento e amplo uso de membranas biorreabsorvíveis.

As *membranas biorreabsorvíveis* precisam garantir que as reações teciduais durante o processo da sua reabsorção ou biodegradação sejam mínimas e não afetem o desfecho da regeneração óssea (Hardwick *et al.* 1995). Vários materiais biorreabsorvíveis foram testados com sucesso variado nas aplicações de regeneração óssea. As membranas biorreabsorvíveis são naturais (colágeno xenogênico tipo I ou III) ou são feitas de polímeros sintéticos, incluindo poliuretano, poliglactina 910, o ácido polilático, o ácido poliglicólico, o poliortoéster, polietilenoglicol, combinações diferentes dos ácidos polilático e poliglicólico (Sandberg *et al.* 1993; Zellin *et al.* 1995; Brunel *et al.* 1998; Jung *et al.* 2006). Quando inseridos em um ambiente aquoso, como o sistema biológico, os polímeros biodegradáveis são submetidos à degradação enzimática por hidrólise. As membranas colágenas naturais são submetidas à reabsorção por degradação enzimática. Esse processo de degradação da membrana depende de muitos fatores, como a composição da membrana, o pH, a temperatura, o grau da cristalização do polímero, a ligação cruzada nas membranas colágenas e o volume da membrana (Warrer *et al.* 1992; Hämmerle & Jung 2003). A duração da função de barreira é variável, e o processo de reabsorção pode interferir na cicatrização da ferida e no resultado da regeneração óssea.

Vários estudos experimentais têm comparado o potencial dessas membranas como barreira para promoverem a regeneração óssea. Quando as membranas e-PTFE não reabsorvíveis foram comparadas às membranas sintéticas biorreabsorvíveis feitas de poli-d,l-lactídio-cotrimetileno carbonato, significativamente mais osso foi formado ao redor dos implantes cobertos com membranas e-PTFE, embora tanto os implantes-teste quanto os controles tenham exibido novo contato implante-osso direto (Hurzeler *et al.* 1997). Essas diferenças se devem principalmente à falta de rigidez e de capacidade que as membranas biorreabsorvíveis têm de formar espaço, bem como ao fato de que, quando colocadas diretamente sobre as roscas do implante, elas tendem a desmoronar e ocluir o espaço disponível para a regeneração óssea. Esse problema geralmente é superado pelo uso de malha ou material de enxerto sob a membrana, que fornece espaço para o tecido em crescimento e subsequente formação óssea. Estudos experimentais comparando as membranas não reabsorvíveis e as colágenas reabsorvíveis, com e sem o uso de malha, mostraram resultados similares na regeneração óssea para ambas as membranas usadas com malha (Hurzeler *et al.* 1998).

Para as membranas colágenas, a biodegradação e a concomitante integração tecidual dependem do grau de ligação cruzada do colágeno. Um estudo comparativo avaliou diferentes membranas colágenas: (1) BioGide (BG) (colágenos suínos tipos I e III sem ligação cruzada, em camada dupla)

1044　Parte 15　Terapia de Reconstrução da Crista

(Geistlich Biomaterials, Wolhusen, Suíça); (2) BioMend (BM) (colágeno bovino tipo I com glutaraldeído, com ligação cruzada) (Sulzer Medica, Colla-Tec Inc., Plainsboro, NJ, EUA); (3) BioMendExtend (BME) (colágeno bovino tipo I com glutaraldeído, com ligação cruzada) (Sulzer Medica); (4) Ossix (OS) (colágeno bovino tipo I enzimático, com ligação cruzada) (3i, Colbar R&D Ltd, Ramat Hush-aron, Israel); (5) TutoDents (TD) (colágeno bovino tipo I sem ligação cruzada, com camada dupla) (Tutogen, Carlsbad, CA, EUA); (6) VN(1); (7) VN(2); e (8) VN(3) (colágenos suínos tipos I e III com uma, três e quatro ligações cruzadas químicas, com dupla camada, respectivamente) (Geistlich Biomaterials) (Rothamel *et al.* 2004). Os colágenos derivados de porco sem ligação cruzada dos tipos I e III exibiram boa integração tecidual (sem reações visíveis de corpo estranho), rápida neoangiogênese e quase completa biodegradação 4 semanas depois da implantação. Entretanto, a vascularização e a biodegradação das membranas colágenas com ligação cruzada, química e enzimaticamente, foram mais lentas, e o índice de reabsorção estava diretamente relacionado ao grau de ligação cruzada.

A escolha do material da membrana geralmente depende da quantidade de regeneração óssea necessária, principalmente na dimensão vertical. As barreiras de membranas e-PTFE demonstraram resultados mais favoráveis quando comparadas aos dispositivos reabsorvíveis, principalmente graças a melhor capacidade de formar espaço, função de barreira mais longa e falta de processo de reabsorção que possa afetar negativamente a formação óssea (Hämmerle & Jung 2003). Contudo, um alto índice de deiscência de tecido mole foi observado com o uso das membranas e-PTFE. Quando ocorre essa complicação, a contaminação precoce da membrana exposta geralmente põe em perigo o desfecho regenerativo. Metanálise avaliando a influência da exposição da membrana sobre os desfechos dos procedimentos regenerativos relatou que a formação de novo osso foi seis vezes maior quando não ocorreu deiscência de tecido mole (Machtei 2001).

Como já foi mencionado, essas complicações frequentes e a necessidade de uma segunda cirurgia para a remoção da membrana com as membranas não reabsorvíveis torna as membranas biorreabsorvíveis o padrão-ouro atual, contanto que sejam usadas com material de enxerto formador de espaço adequado. A escolha das membranas colágenas biorreabsorvíveis sem ligação cruzada deve ser baseada em suas vantagens em termos de neoangiogênese precoce, falta de resposta inflamatória e rápida biodegradação/integração no tecido do hospedeiro.

Enxertos ósseos e de tecido mole

Enxertos ósseos

Os enxertos ósseos autógenos (autoenxertos) foram historicamente o padrão referência nas terapias de regeneração óssea, desde que tivessem propriedades osteocondutivas, osteoindutivas e osteogênicas bem-documentadas (Yukna 1993). Nas cirurgias de aumento ósseo alveolar, o osso autógeno é usado como enxerto particulado ou enxerto em bloco. Os enxertos ósseos particulados normalmente são coletados de locais intraorais e usados em conjunto com as barreiras de membrana seguindo os princípios da GBR. Esses fragmentos ósseos têm como desvantagens que sua disponibilidade é limitada na cavidade oral e que, como não dispõem de uma estrutura rígida e de apoio, não fornecem capacidade formadora de espaço necessária para o tratamento dos defeitos das classes II e III. Nesses casos, as rígidas barreiras de membrana e-PTFE reforçadas com titânio ou outras estratégias de manutenção de espaço, como os parafusos ou microimplantes, têm sido usadas em conjunto com autoenxerto ósseo particulado. Outra desvantagem do uso dos autoenxertos é o índice de reabsorção rápida que requer colocação rápida do implante para assegurar carga funcional ao osso regenerado, prevenindo sua reabsorção.

Os autoenxertos em bloco monocorticais podem ser coletados de locais intra ou extraorais. Os locais doadores intraorais comuns são a área do mento ou do ramo ascendente da mandíbula, enquanto os locais doadores extraorais comuns são a crista ilíaca ou o osso da calvária. Eles podem ser usados em conjunto com barreira de membrana ou sozinhos, e requerem fixação no local da crista recipiente com miniparafusos para evitar micromovimentos durante a cicatrização. Esses enxertos, graças à excelente capacidade de manutenção do espaço, são indicados para grandes defeitos da crista em que haja necessidade de aumento ósseo vertical. A principal desvantagem deles é a morbidade associada à coleta, principalmente a partir da área do mento. Do mesmo modo que com os autoenxertos particulados, a taxa de reabsorção é alta, embora quando combinados com barreira de membrana ou com xenoenxerto de osso particulado, a reabsorção seja mais lenta.

Substitutos ósseos

Para evitar a morbidade associada à coleta dos enxertos ósseos autógenos, aloenxertos, xenoenxertos e enxertos aloplásticos têm sido indicados e testados.

Aloenxertos são enxertos ósseos coletados de cadáver e processados por congelamento ou desmineralização e congelamento. Esses enxertos são então esterilizados e disponibilizados por bancos de tecido especialmente licenciados como partículas ósseas ou grandes blocos. Os aloenxertos ósseos desmineralizados e liofilizados (DFDBA, do inglês *demineralized freeze-dried bone allograft*) têm mostrado propriedades osteocondutivas, assim como osteoindutivas, devido à liberação de proteína morfogenética óssea (BMP, do inglês *bone morphogenetic protein*) durante o processo de desmineralização. Existe certa preocupação, entretanto, em relação à não infectividade absoluta desses enxertos, embora não tenha havido casos relatados de transmissão de doença a partir de DFDBA usados para propósitos odontológicos entre mais de um milhão de casos durante 25 anos (Yukna 1993). Esses aloenxertos geralmente são usados em conjunto com barreira de membrana seguindo os princípios da GBR.

Capítulo 41 Procedimentos para Reconstrução da Crista Óssea (ou Rebordo Ósseo Alveolar)

Os *xenoenxertos* são biomateriais de origem animal, principalmente bovina e equina. Esses materiais são desproteinizados para remover completamente o componente orgânico e evitar qualquer reação imunogênica. Esse processo químico ou de baixo aquecimento preserva a arquitetura óssea original e a composição mineral inorgânica, o que assegura as propriedades osteocondutivas do biomaterial. Os enxertos ósseos bovinos inorgânicos geralmente são particulados e utilizados de acordo com os princípios da GBR, combinados com membranas colágenas reabsorvíveis. Diferentes estudos pré-clínicos e clínicos demonstraram segurança e eficácia dos xenoenxertos como substitutos ósseos tanto para procedimentos periodontais quanto para o aumento peri-implante (Baldini *et al.* 2011). Recentemente, o colágeno tipo I suíno altamente purificado tem sido adicionado aos xenoenxertos para melhorar seu manuseio clínico, aumentando a coesão entre os grânulos minerais.

Os *enxertos aloplásticos* são substitutos ósseos sintéticos que incluem diferentes combinações de fosfato de cálcio fabricadas sob condições variadas de sinterização, produzindo diferentes propriedades físicas e variados índices de reabsorção. A combinação de hidroxiapatita e betatricálcio fosfato (β-CTP) fornece a função de malha (hidroxiapatita), assim como propriedades osteocondutivas (β-CTP). Esses biomateriais geralmente são reabsorvíveis e disponibilizados como grânulos. Eles devem ser sempre usados em conjunto com barreira de membrana.

Substitutos de tecidos moles

Substitutos de tecidos moles foram introduzidos na cirurgia plástica periodontal como materiais alternativos ao uso de autoenxertos de tecidos moles. Seu uso no aumento ósseo é limitado a técnicas de preservação do rebordo alveolar e ao aumento ósseo em locais de implantes imediatos. Com base em sua origem, esses materiais de apoio podem ser xenogênicos ou alogênicos (para detalhes, ver Capítulo 39). Os suportes testados até agora em pesquisas pré-clínicas e clínicas são de origem suína xenogênica e visam a estabilização do coágulo, invasão/orientação celular e integração tecidual.

Escolha do material

Essa escolha deve ser baseada na indicação clínica. Para os defeitos ósseos pequenos, que requerem principalmente aumento ósseo horizontal, o uso dos xenoenxertos e dos enxertos aloplásticos tem demonstrado excelentes resultados. Quando o objetivo é preservar as paredes do alvéolo pós-extração dentária, estudos experimentais avaliaram a cicatrização histológica quando os alvéolos estão preenchidos com diferentes materiais de enxerto. O uso de fragmentos de osso autógeno sozinho não neutraliza o processo fisiológico do remodelamento ósseo que ocorre nas paredes ósseas do alvéolo depois de extração dentária (Araújo & Lindhe 2011). Na realidade, o processo de cicatrização desses locais preenchidos com autoenxertos mostrou características similares às dos alvéolos sem preenchimento.

De modo contrário, o uso de xenoenxertos com ritmo de reabsorção muito mais lento demonstrou significativamente melhor preservação das paredes do alvéolo do que os locais não enxertados. Histologicamente, esses grânulos de xenoenxerto foram integrados e totalmente cercados por osso recém-formado (Araújo & Lindhe 2009). Em um modelo experimental similar, um enxerto aloplástico β-CTP demonstrou propriedades de promoção óssea limitadas, com as partículas do enxerto encapsuladas com o tecido conjuntivo (Araújo *et al.* 2010). Em alvéolos de extrações frescas, o uso de matrizes de colágeno de origem suína foi introduzido para selar o orifício do alvéolo (Jung *et al.* 2013) em procedimentos de rebordo alveolar ou em combinação com aumento ósseo em locais de implante imediato (Frizzera *et al.* 2019; Sanz -Martin *et al.* 2019).

Em defeitos do tipo deiscência peri-implantar, requerendo aumento lateral simultâneo, os enxertos ósseos particulados devem ser utilizados em conjunto com barreira de membrana. Um estudo experimental testando diferentes materiais de enxerto (hidroxiapatita bifásica + beta fosfato tricálcico β [β- TCP] ou mineral ósseo bovino desproteinizado revestido com colágeno ([BOC]) mostraram que ambos os biomateriais aumentaram o preenchimento ósseo e a porcentagem de partículas do enxerto ósseo osteointegradas (Schwarz *et al.* 2007). Da mesma forma, um estudo experimental testando (1) substituto ósseo sintético coberto por uma membrana de colágeno reticulada e (2) mineral de osso bovino desproteinizado coberto por uma membrana de colágeno natural mostrou que ambas as combinações de biomateriais aumentaram o aumento ósseo horizontal em comparação com o grupo controle. O substituto ósseo sintético alcançou melhores resultados histológicos em termos de ganho ósseo horizontal linear e espessura do tecido (Jung *et al.* 2017). Portanto, pode-se concluir que tanto os biomateriais sintéticos quanto os xenogênicos podem fornecer malha osteocondutiva para apoiar os procedimentos de GBR nos defeitos como deiscência.

Para o tratamento de rebordos alveolares deficientes horizontalmente que requerem aumento ósseo lateral escalonado, foi testado o conceito GBR usando uma membrana de colágeno nativo com uma combinação de proporção 1:1 de DBBM particulado e osso autógeno, demonstrando a eficácia dessa técnica tanto em termos de quantidade média de ganho ósseo horizontal quanto taxas de sobrevida do implante (Urban *et al.* 2013).

Nos grandes defeitos na crista, para os quais o objetivo é tanto o aumento ósseo lateral quanto vertical, o conceito GBR com membranas não reabsorvíveis reforçadas com titânio e uma combinação de DBBM particulado e osso autógeno (Urban *et al.* 2014), ou o uso de enxerto em bloco corticoesponjoso autógeno monocortical, podem ser recomendados. Em estudos experimentais comparando o uso desses enxertos em bloco com e sem barreira de membrana, foram demonstrados significativa reabsorção vestibular da crista e aumento ósseo limitado no grupo não protegido por membrana, mostrando a clara indicação para sempre proteger o bloco de enxerto com um dispositivo, como uma barreira reabsorvível (von Arx *et al.* 2001).

1046 Parte 15 Terapia de Reconstrução da Crista

Resultados baseados em evidências para os procedimentos de aumento da crista

Esses procedimentos têm sido usados em cinco principais aplicações clínicas: preservação do rebordo alveolar, regeneração óssea em alvéolos frescos, aumento ósseo horizontal, divisão/expansão do rebordo e aumento vertical do rebordo.

Preservação do rebordo alveolar

As mudanças estruturais importantes da crista edêntula ocorrem depois da extração dentária e eventualmente levam a mudanças dimensionais da crista alveolar. Uma revisão sistemática clássica avaliou as mudanças nos tecidos mole e duro que ocorrem 6 meses depois de extração dentária em humanos e demonstrou perda óssea horizontal de 29 a 63% e perda óssea vertical de 11 a 22% a partir das dimensões da crista óssea alveolar no momento da extração (Tan *et al.* 2012). Com o objetivo de prevenir essas mudanças fisiológicas nos tecidos mole e duro, diferentes técnicas de aumento ósseo foram propostas para preservar a arquitetura alveolar depois de extração dentária. Em geral, essas técnicas de preservação do rebordo foram definidas como: "Qualquer abordagem terapêutica realizada imediatamente depois da extração dentária destinada a preservar a arquitetura alveolar e fornecer disponibilidade óssea máxima para a colocação do implante" (Vignoletti *et al.* 2012).

Essas abordagens de preservação da crista têm usado os princípios da GBR, empregando as seguintes tecnologias regenerativas:

- Barreira de membrana reabsorvível e não reabsorvível sozinha
- Barreira de membrana reabsorvível e não reabsorvível em conjunto com substitutos ósseos
- Substitutos ósseos apenas
- Substitutos ósseos em conjunto com autoenxertos de tecido mole
- Substitutos ósseos em combinação com substitutos de tecidos moles.

Do ponto de vista cirúrgico, abordagens com e sem retalho foram propostas. A abordagem com retalho permite uma cicatrização de primeira intenção devido ao posicionamento coronal do retalho vestibular. Dentro da abordagem sem retalho, a técnica de *socket seal* foi introduzida permitindo um fechamento secundário do tecido mole (Jung *et al.* 2004). A vedação do orifício do encaixe pode ser conseguida usando um material de barreira autógena ou exógena. O objetivo de ambas as técnicas é proteger o compartimento ósseo subjacente e auxiliar na cicatrização dos tecidos moles (Tonetti *et al.* 2019).

A eficácia da preservação do rebordo alveolar foi amplamente investigada por meio de várias revisões sistemáticas e metanálises (Avila-Ortiz *et al.* 2019). O efeito desse procedimento deve ser analisado na dimensão em relação ao rebordo alveolar, implante e paciente.

Há evidências robustas de que os procedimentos de rebordo alveolar reduzem as mudanças na dimensão óssea que ocorrem depois da extração dentária, embora algum grau de perda óssea vertical e horizontal ainda possa ser esperado (Ten Heggeler *et al.* 2011). Além disso, todos os estudos concordam que o efeito é mais pronunciado na dimensão horizontal do que na dimensão vertical. Os resultados de uma análise quantitativa agrupada em uma revisão sistemática recente (Avila-Ortiz *et al.* 2019) demonstraram que a preservação do rebordo alveolar impediu reabsorção óssea horizontal (M = 1,99 mm; IC de 95%: 1,54 a 2,44; $P < 0,00001$), vertical mediovestibular (M = 1,72 mm; IC de 95%: 0,96 a 2,48; $P < 0,00001$) e reabsorção óssea vertical mediolingual (M = 1,16 mm; ID de 95%: 0,81 a 1,52; $P < 0,00001$), em comparação com a cicatrização espontânea do alvéolo pós-extração recente.

Com relação ao implante, os resultados de duas revisões sistemáticas destacaram menor necessidade de enxerto auxiliar no momento da colocação do implante (Mardas *et al.* 2015; Avila-Ortiz *et al.* 2019). No entanto, embora a viabilidade da colocação do implante tenha sido maior em locais que receberam preservação do rebordo alveolar, ainda pode ser necessário aumento ósseo adicional no momento da colocação do implante. Além disso, ao avaliar a perda do implante e o sucesso do implante após um mínimo de 12 meses de carga funcional com a prótese final, os locais que receberam procedimentos de rebordo alveolar não exibiram diferenças em comparação com os locais submetidos à cicatrização de alvéolos sem assistência.

Quanto ao paciente, os resultados relacionados raramente foram relatados. Em dois estudos envolvendo o uso de produtos autólogos derivados do sangue (Alissa *et al.* 2010; Temmerman *et al.* 2016), o desconforto, o benefício percebido e os escores de qualidade de vida foram marginalmente a favor das terapias de preservação do rebordo alveolar.

Existem vários fatores que podem influenciar os resultados da terapia. Estes podem ser organizados em três categorias principais: (1) o paciente, (2) o alvéolo de extração recente e (3) o protocolo cirúrgico. Considerando o paciente, idade, histórico de doença periodontal, doenças sistêmicas ou tabagismo são fatores que podem ter impacto no efeito da terapia. No entanto, nenhum desses fatores sistêmicos tem se mostrado significativo. Ao observar os locais, o motivo da extração, a anatomia do alvéolo (único ou multirradicular), a integridade do local da extração e a espessura do osso vestibular foram explorados como potenciais fatores de influência. A espessura óssea vestibular foi destacada como um fator crucial durante a cicatrização espontânea precoce do alvéolo (Chappuis *et al.* 2015). Nessa avaliação radiográfica 3D, os autores demonstraram que os alvéolos com um osso vestibular fino (< 1 mm) na linha de base apresentaram, após 8 semanas, sete vezes mais reabsorção óssea vestibular médio-vertical em comparação com os alvéolos que apresentavam uma parede óssea vestibular espessa. Levando isso em consideração, ao aplicar a preservação do rebordo alveolar, não foi observada correlação entre a espessura inicial do osso vestibular e a dimensão final do osso alveolar (Cardaropoli *et al.* 2014). Isso indica que a preservação do rebordo alveolar mascara a influência negativa de um osso vestibular fino. De fato, a magnitude do efeito da aplicação de enxerto de preservação de alvéolo do rebordo alveolar é maior e mais benéfica em locais que exibem osso vestibular fino (Avila-Ortiz *et al.* 2019).

Ao olhar para o protocolo cirúrgico, vários aspectos foram explorados, como biomateriais utilizados, modalidade de selamento do alvéolo, elevação do retalho, fechamento primário ou secundário, período de cicatrização. Em uma tentativa de explorar quais desses fatores mais influenciaram os resultados, foi realizada uma análise com metarregressão de um subgrupo como parte de uma revisão sistemática e metanálise (Vignoletti *et al.* 2012). As conclusões da análise de subgrupo demonstraram que: (1) uso de membranas, (2) cicatrização por intenção primária e (3) procedimentos cirúrgicos com retalho foram associados a menor reabsorção óssea horizontal. Da mesma maneira, a aplicação de um material de enxerto ósseo xenogênico ou alogênico e a necessidade de selar o orifício do alvéolo foram fortemente recomendadas no relatório de consenso do grupo de trabalho 3, sobre o manejo do alvéolo de extração do *XV European Workshop in Periodontology*. Isso destaca a importância de alcançar a cicatrização por intenção primária ao longo dos 3 a 4 meses de cicatrização recomendada (Tonetti *et al.* 2019).

Regeneração óssea em implantes em alvéolos com extração recente

Segundo a classificação proposta na *Third ITI Consensus Conference* (Hämmerle *et al.* 2004), os protocolos de colocação imediata e precoce de implante (tipos 1, 2) têm sido indicados como os mais adequados para a colocação de implante depois de extração dentária. O protocolo tipo 1 (colocação imediata do implante) foi apresentado pela primeira vez em 1976 por Schulte e Heimke (1976). As várias vantagens inerentes à colocação do implante imediatamente depois da extração dentária levaram ao crescimento da popularidade desse protocolo na década passada e isso atraiu o interesse dos dentistas e pesquisadores (Figura 41.5). No entanto, a colocação imediata do implante deve ser considerada um procedimento desafiador para o clínico.

A osteotomia deve ser realizada na parte apical palatina/lingual do alvéolo para permitir a posição tridimensional vestibulolingual e apicocoronal ideal, com a estabilidade primária adequada do implante. Também deve-se ter em mente que a maioria dos estudos na literatura relata casos de implante unitário, ideais e estritamente selecionados com paredes ósseas intactas.

Com base em estudos pré-clínicos e humanos, é bem-aceito que a colocação do implante em um alvéolo fresco não contraria o modelamento fisiológico do osso na crista óssea alveolar. Os resultados a partir de ensaios humanos demonstraram que tanto as mudanças dimensionais verticais quanto as horizontais da crista alveolar podem ser esperadas. Botticelli *et al.* (2004) demonstraram reabsorção horizontal de aproximadamente 56% e 30% da dimensão original das paredes ósseas vestibular e lingual dos alvéolos, respectivamente, quando da colocação de implantes imediatos de um dente na região anterior da maxila. Esses resultados são consistentes com dados a partir de um estudo similar demonstrando 36% e 14% de reabsorção de osso nas paredes ósseas vestibulares e palatinas, respectivamente. Além disso, a reabsorção óssea vertical da crista óssea vestibular também foi investigada e quantificada em um valor médio de 1 mm (DP 2) (Sanz *et al.* 2010). Essas mudanças na dimensão horizontal e vertical foram influenciadas principalmente pela espessura da lâmina óssea vestibular (> 1 mm) e pela lacuna que ocorreu entre a superfície do implante e a parede vestibular do alvéolo. Consequentemente, os implantes colocados em alvéolos com espessura/lacuna vestibular ≤ 1 mm correm maior risco de deiscência que exponha a superfície do implante ao ambiente oral e reabsorção horizontal geral maior da crista alveolar.

Para neutralizar essas alterações dimensionais horizontais e verticais, a aplicação de enxerto e/ou membranas de barreira e/ou enxerto autógeno ou exógeno de tecidos moles (Figura 41.6), em combinação com cirurgia com ou sem retalho, e a aplicação de provisionalização imediata, foram propostas e investigadas em combinação com a colocação imediata de implantes.

É amplamente aceito que a aplicação de um material de enxerto dentro do espaço ou em combinação com uma membrana como barreira reduz, em parte, a reabsorção óssea horizontal que ocorre após a extração dentária.

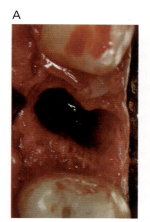
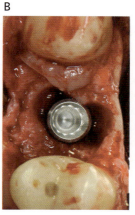
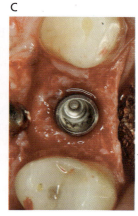

Figura 41.5 **A.** Defeito classe I (Hämmerle e Jung). Extração do dente 14. Colocação imediata do implante (**B**) e procedimento de reabertura depois de 4 meses de cicatrização (**C**). Observe a contração geral da crista maxilar.

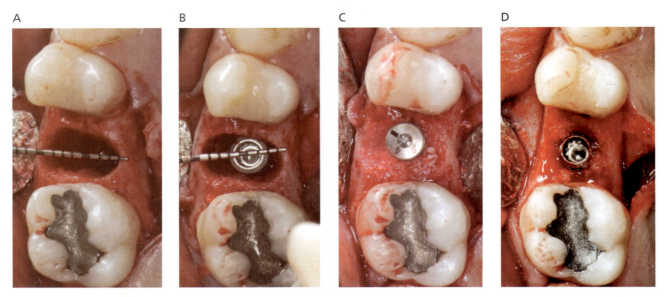

Figura 41.6 A. Defeito classe I (Hämmerle e Jung). Extração do dente 15. **B** e **C.** Colocação imediata do implante com osso bovino desproteinizado e fibras colágenas suínas. **D.** Cirurgia de reabertura aos 4 meses. Desfecho do procedimento de enxerto.

Vários estudos investigaram o uso de enxertos e/ou membranas em combinação com implantes imediatos, avaliando seu efeito nas alterações dimensionais ósseas. Chen *et al.* (2007) compararam três grupos de tratamento: (1) implantes imediatos apenas com material de enxerto xenogênico, (2) implantes imediatos com uma combinação de material de enxerto e uma membrana de barreira reabsorvível e (3) implantes imediatos como tratamento de controle. A reabsorção óssea horizontal observada ao final do estudo foi de 15%, 20% e 48%, respectivamente. As diferenças foram estatisticamente significativas entre os dois tratamentos de teste e o grupo de controle. Da mesma maneira, Sanz *et al.* (2016) observaram 28,8% em comparação com 37,8% de reabsorção óssea vestibular, ao usar um enxerto ósseo xenogênico dentro do *gap*, em comparação com o implante imediato sozinho.

Como esse protocolo cirúrgico se aplica principalmente à área altamente estética da maxila, uma atenção crescente tem sido dada aos tecidos moles. A introdução de análises volumétricas na pesquisa clínica permite a avaliação detalhada das alterações verticais e horizontais dos tecidos moles que ocorrem após a colocação imediata do implante. Assim, uma combinação de tecido duro, enxerto de tecido mole e provisionalização imediata foi proposta recentemente.

Sanz-Martin *et al.* (2019) observaram uma redução de tecido mole horizontal linear média de 0,67 (DP 0,65) em comparação com a linha de base, após a colocação imediata do implante sem retalho em combinação com um enxerto ósseo bovino xenogênico inserido vestibularmente, uma matriz de colágeno suíno xenogênico e provisionalização imediata (Figura 41.7). Da mesma maneira, Van Nimwegen *et al.* (2018) observaram uma redução horizontal linear de 0,68 mm (DP 0,59) após a colocação de implante imediato sem retalho em combinação com uma mistura de osso autólogo e um enxerto de osso bovino xenogênico, um enxerto de tecido conjuntivo inserido por vestibular e provisionalização imediata. No entanto, os resultados dessas combinações de tratamento carecem de dados de acompanhamento a longo prazo, e conclusões definitivas não podem ser tiradas.

Ao avaliar as taxas de sobrevivência e sucesso, uma revisão sistemática estimou a prevalência de complicações biológicas, técnicas e estéticas e a magnitude das mudanças em tecidos mole e duro depois da colocação de implante imediatamente em alvéolos frescos (Lang *et al.* 2012). Com base em 46 ensaios clínicos incluídos, o índice de sobrevida de 2 anos de implantes colocados em alvéolos frescos foi de 98,4% (97,3 a 99%). Infelizmente, havia apenas dados limitados a longo prazo para a ocorrência de complicações biológicas. Em termos de resultados estéticos, foi relatado que cerca de 20% dos pacientes submetidos à colocação imediata do implante sofreram resultados estéticos não favoráveis devido à deiscência de tecido mole vestibular em estudos com períodos de observação de 3 anos ou mais. Os importantes fatores de risco para resultados estéticos imprevisíveis foram: a espessura limitada da lâmina óssea vestibular, o fenótipo gengival fino e o posicionamento bucal do implante.

No entanto, deve-se levar em consideração que, embora altas taxas de sobrevivência para implantes imediatos tipo 1 tenham sido relatadas na literatura, os resultados de uma recente revisão sistemática e metanálise demonstraram maior perda precoce do implante (94,9 *versus* 98,9%) em comparação com colocação tardia do implante, enquanto resultados semelhantes foram observados para níveis ósseos marginais, profundidade de sondagem da bolsa e pontuações estéticas rosa (Cosyn *et al.* 2019).

Para superar algumas dessas limitações cirúrgicas/clínicas do protocolo de implante imediato, o protocolo tipo 2 ou protocolo de colocação rápida do implante tem sido defendido. O protocolo cirúrgico consiste em realizar a extração e limpar completamente o alvéolo fresco, aguardando entre 4 e 6 semanas antes de colocar o implante, o que permite a cobertura por tecido mole e a completa cicatrização da ferida.

Capítulo 41 Procedimentos para Reconstrução da Crista Óssea (ou Rebordo Ósseo Alveolar) 1049

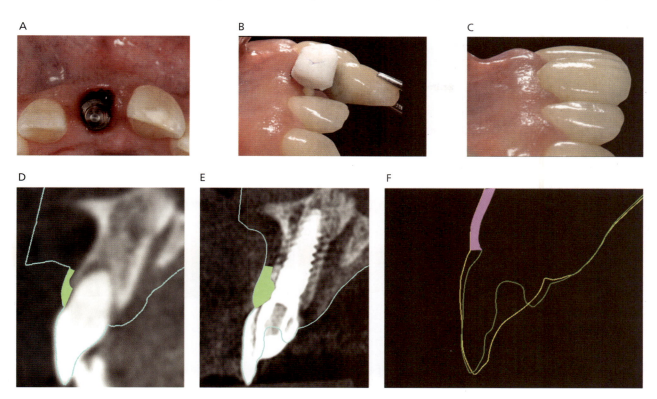

Figura 41.7 A. Colocação imediata do implante com um mineral de osso bovino desproteinizado xenogênico. **B.** Dimensões da matriz de colágeno que é dobrada para aumentar sua espessura. **C.** Vista vestibular 6 meses após a cirurgia. **D** e **E.** *Baseline* DICOM e arquivos STL sobrepostos permitindo a avaliação da espessura basal do tecido mole (*área verde*). Um aumento na espessura dos tecidos moles pode ser observado entre o início e 6 meses. **F.** Redução do perfil do rebordo (*área rosa*) entre a colocação do implante (*linha amarela*) e 6 meses (*linha verde*). (Fonte: Adaptada com permissão de Sanz-Martin *et al.* 2019. Reproduzida, com autorização, de John Wiley & Sons, Inc.)

A razão para essa abordagem cirúrgica está na eliminação de qualquer tecido infectado, principalmente quando o motivo da extração foi patologia periapical ou periodontal muito profunda, e ao mesmo tempo ter tecido mole suficiente para possibilitar cicatrização por primeira intenção durante a implantoterapia, por meio de fechamento do retalho sem tensão e sem alterar a linha mucogengival. Isso é principalmente importante, pois em muitas situações clínicas a causa da extração é a patologia periodontal profunda ou periapical cuja disponibilidade óssea é limitada, e será necessário o aumento ósseo em conjunto com a colocação do implante. A importância da colocação antecipada do implante encontra-se na disponibilidade das arquiteturas de paredes do alvéolo, facilitando a colocação do implante e o aumento ósseo requerido. Além disso, evidência recente para uma parede óssea maxilar vestibular, geralmente muito fina (< 1 mm) (Huynh-Ba *et al.* 2010; Januario *et al.* 2011), tornou a necessidade para o aumento ósseo quase a norma sempre que implantes são colocados em áreas estéticas importantes na maxila anterior, apesar de haver disponibilidade óssea vertical suficiente. O protocolo tipo 2 de colocação de implante pode ser considerado para essa indicação. Não somente são preservadas a altura óssea e a largura do rebordo, mas também há mucosa queratinizada suficiente para possibilitar um procedimento de aumento ósseo de sucesso durante a colocação do implante (Buser *et al.* 2008).

A eficácia desse protocolo cirúrgico foi estudada em uma revisão sistemática comparando-a ao padrão tipo 3 (colocação do implante ao menos 3 meses depois da extração dentária). Essa revisão relatou que a diferença da média conjunta entre o protocolo tipo 2 e o tipo 3 é a redução de 13,11% da altura do defeito ósseo e 19,85% de redução da largura do defeito ósseo em favor do protocolo tipo 2 (Sanz *et al.* 2012). Em termos dos resultados estéticos, com base em dois estudos (Schropp *et al.* 2004; Schropp & Isidor 2008) com acompanhamento por 2 anos, pacientes foram significativamente mais satisfatórios com o protocolo de colocação antecipada, tanto em termos da aparência da restauração quanto na experiência geral com o tratamento. Essas diferenças, entretanto, desapareceram nos 5 anos de acompanhamento. No entanto, mesmo que, na literatura, pareça que esse protocolo apresente bom desempenho tanto a curto quanto a longo prazo (Graziani *et al.* 2019), deve-se ter em mente que a evidência sobre implantes tipo 2 é restrita a um número limitado de cirurgiões experientes e pacientes e, portanto, não está claro se esses dados podem ser generalizados (Tonetti *et al.* 2019).

Aumento horizontal da crista

O aumento horizontal do rebordo pode ser realizado simultaneamente com a colocação do implante (estágio único) ou em dois estágios ou abordagem tardia. Enxertos particulados ou em bloco com ou sem barreira de membrana têm sido amplamente utilizados e documentados em procedimentos de aumento lateral (Figura 41.8).

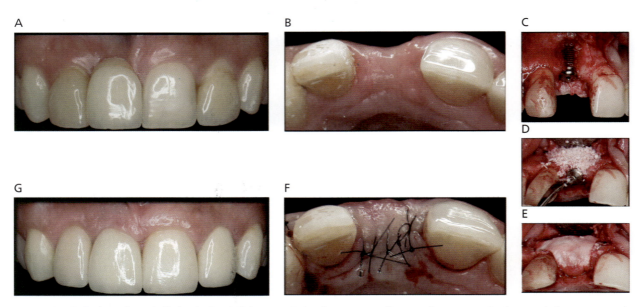

Figura 41.8 **A** e **B**. Defeito classe 2 (Seibert). **C** a **F**. Colocação do implante e procedimento de regeneração óssea guiada com osso mineral bovino desproteinizado + membrana colágena sem ligação cruzada. **G**. Prótese implantossuportada.

À medida que a disponibilidade de largura óssea permite uma posição tridimensional ideal do implante e estabilidade primária adequada, geralmente em defeitos ósseos de classe I, um procedimento de aumento de rebordo horizontal em um estágio deve ser considerado. O uso de enxertos ósseos particulados com barreira de membrana usando os princípios GBR é indicado especialmente nesses tipos de situações clínicas, sendo uma modalidade de tratamento bem estabelecida. A eficácia do procedimento e a influência de vários biomateriais nos resultados foram recentemente investigadas em uma revisão sistemática (Thoma *et al*. 2019). O método mais amplamente documentado para aumento lateral simultâneo foi a combinação de uma membrana de colágeno e um material de enxerto xenogênico particulado. A resolução vertical média geral do defeito foi de 81,3% (intervalo de 56,4 a 97,1), com uma altura média do defeito residual de 0,9 mm (intervalo de 0,2 a 2,2) na reentrada. Em termos de biomateriais, todas as barreiras e combinações de biomateriais produziram vários graus de resolução de defeitos. No entanto, o aumento ósseo foi maior quando uma membrana foi usada para cobrir o biomaterial (Thoma *et al*. 2019).

Por outro lado, em defeitos graves de classe I, é indicado um procedimento de aumento do rebordo tardio ou escalonado. Um enxerto em bloco ou um enxerto ósseo particulado em combinação com uma membrana deve ser defendido para garantir manutenção de espaço suficiente, possibilitando aumento lateral significativo. Ambas as estratégias de tratamento demonstraram ser uma modalidade de tratamento eficaz e previsível para aumentar a crista horizontalmente deficiente e permitem a colocação do implante (ver Figuras 41.8 e 41.9) (Fiorellini & Nevins 2003; Schwartz-Arad & Levin 2005; Schwartz-Arad *et al*. 2005; Sanz-Sanchez *et al*. 2015). Diferentes autores publicaram séries de casos utilizando enxertos ósseos para o aumento ósseo horizontal e concluíram que é um procedimento confiável. Em 15 pacientes parcialmente edêntulos, 18 rebordos alveolares foram aumentados com enxertos do ramo da mandíbula ou em bloco da sínfise. O aumento médio horizontal do rebordo foi de 6,5 ± 0,33 mm. Na cirurgia de colocação do implante, o enxerto havia sido reabsorvido para 5,0 ± 0,23 mm, o que é uma redução de 23,5%, mas ainda foi suficiente para a colocação do implante (Cordaro *et al*. 2002). Raghoebar *et al*. (2000) realizaram aumento horizontal da crista edêntula na mandíbula de sete pacientes usando enxertos autógenos em bloco. A largura do osso aumentou de 1,3 ± 0,3 mm para 5,6 ± 0,6 mm. Embora depois de 3 meses de cicatrização, na colocação do implante, tenha havido uma leve reabsorção da largura óssea de até 0,5 ± 0,3 mm, ainda foi suficiente para a instalação do implante. Em um estudo clínico controlado, 30 pacientes com largura óssea inadequada foram designados a dois grupos diferentes: (1) GBR + e-PTFE + autoenxerto e (2) enxertos autógenos aposicionais (*onlay*) apenas: o ganho de 2,7 mm de osso horizontal foi conquistado no grupo da GBR comparado a 4,0 mm no grupo de enxerto aposicional. Os autores também encontraram que a reabsorção do enxerto foi maior no grupo da GBR comparada ao grupo do enxerto em bloco (40% comparado a 25%) (Chiapasco *et al*. 1999).

O uso dos autoenxertos atualmente é um pouco limitado em virtude da morbidade associada à coleta e o alto índice de reabsorção (principalmente quando usados como fragmentos ósseos). Uma revisão sistemática recente relatou uma reabsorção do enxerto dependente da idade. Os autores indicaram, com base na metanálise, que cada ano adicional de idade no momento do aumento primário levou a 0,05 mm a mais de reabsorção do osso aumentado (Naenni *et al*. 2019). O uso de substitutos ósseos, principalmente de origem xenogênica, com membranas reabsorvíveis (colágena), demonstrou bons resultados em técnicas tardias de aumento ósseo horizontal tardio em dois estágios, com mínima morbidade do paciente e poucas complicações

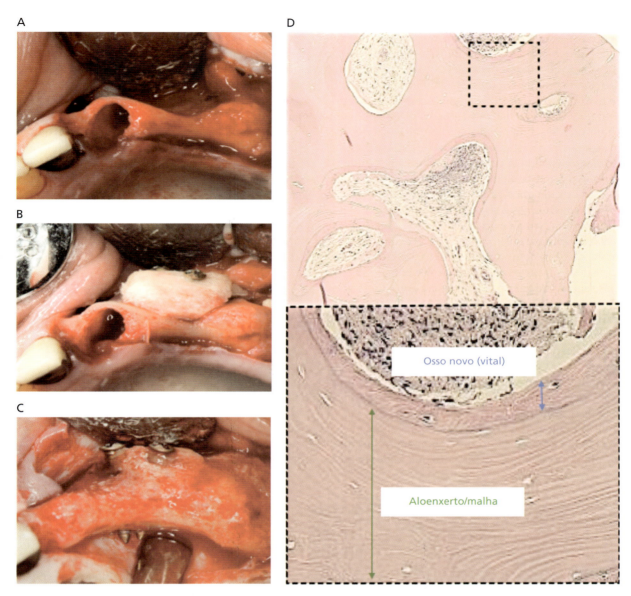

Figura 41.9 **A** e **B**. Uso de aloenxerto em bloco na maxila posterior. **C**. Reabertura depois de 6 meses. **D**. A avaliação histológica do osso regenerado mostra significativa osteocondutividade e incorporação das partículas do bloco do aloenxerto com osso novo/vital. A utilização do enxerto em bloco para superar deficiências horizontais graves na crista tem se mostrado muito previsível.

pós-operatórias. Além disso, esses enxertos xenogênicos têm um ritmo de reabsorção muito lento, que assegura a estabilidade a longo prazo. Uma revisão sistemática sobre a eficácia dos aumentos ósseos laterais indicou que a terapia mais frequentemente investigada foi apenas o bloqueio autólogo (Sanz-Sanchez *et al.* 2015). Os resultados da metanálise indicaram que o ganho médio ponderado para todos os estudos sobre aumento lateral escalonado foi de 3,90 mm (IC de 95%: 3,53, 4,28). O ganho máximo de largura óssea foi relatado para a combinação de xenoenxerto particulado mais osso autólogo em combinação com uma membrana reabsorvível (5,68 mm; IC de 95%: 5,00, 6,35), enquanto o mínimo foi para a combinação de enxerto sintético particulado mais membrana não reabsorvível (1,10; IC de 95%: –,0,33, 2,53).

Segundo Donos *et al.* (2008), o índice de sobrevida do implante para a GBR em etapas foi de 99 a 100%, enquanto para o aumento da crista em uma etapa foi de 87 a 95%, mas essa revisão sistemática foi dificultada pela falta de ensaios clínicos controlados randomizados e a heterogeneidade dos estudos disponíveis, restringindo a quantidade de estudos incluída. Esses resultados são consistentes com Sanz-Sanchez *et al.* (2015), que relataram uma alta taxa média de sobrevida de 97,82% com uma variação entre 78,2 e 100%.

Divisão/expansão da bolsa

Outra técnica usada na maxila para aumentar a largura óssea por meio da condensação óssea é a divisão do rebordo ou a osteotomia de expansão do rebordo. Summers (1994a, b) usou pela primeira vez essa técnica, osteocondensação, para aumentar a largura óssea e elevar o assoalho do seio maxilar, em uma tentativa de evitar a janela lateral no levantamento do seio maxilar. Essa técnica é usada preferencialmente na maxila porque esse osso é frequentemente tipo III ou IV, significando que é mais modificável para a osteocondensação em comparação com o osso tipo I ou II. Cinzéis e osteótomos são usados para produzir fraturas em galho verde, longitudinais ao osso, e criar locais de osteotomia sem a necessidade de perfuração com broca. Isso preserva o volume ósseo comprometido. O osso é compactado nas superfícies laterais com o uso de osteótomos de diâmetros maiores, aumentando sua resistência e densidade. A vantagem dessa técnica é que ela permite que um implante de diâmetro ideal seja colocado na posição direcionada à restauração. Além disso, o osso esponjoso e a medula óssea são expostos ao enxerto do local, o que melhora a revascularização e a cicatrização (Engelke *et al.* 1997). Summers (1994b) propôs o uso dessa técnica se o osso alveolar for, no mínimo, 3 mm maior com base no pressuposto de que esta seja a largura mínima para o osso esponjoso encontrado entre as lâminas corticais. Entretanto, em um estudo em cadáveres mais recente, Katranji *et al.* (2007) constataram que as lâminas vestibulares na maxila e mandíbula edêntulas tinham uma espessura cortical média de 1,0 a 2,1 mm. Portanto, é prudente usar essa técnica quando a largura horizontal da crista for de 4 a 5 mm, uma vez que nessa largura existe algum osso esponjoso entre as lâminas corticais. Esse procedimento é acompanhado pela colocação simultânea do implante.

A divisão e/ou a expansão da crista são frequentemente descritas juntas por causa do desfecho comum ao tratamento: aumento na largura óssea horizontal. A divisão da crista é essencialmente a fratura da lâmina cortical vestibular e o seu deslocamento lateralmente para acomodar a colocação do implante. Os espaços criados entre as lâminas corticais e os implantes são subsequentemente preenchidos com materiais de enxerto ósseo particulado (Scipioni *et al.* 1994; Engelke *et al.* 1997). A expansão da crista envolve a criação de um local de osteotomia com a broca inicial do implante e a expansão do local com osteótomos ou a instalação do implante. Segundo Chiapasco *et al.* (2006) e Kolerman *et al.* (2014), os ganhos de largura óssea relatados foram de 3,5 mm (DP 0,93) e 3,9 mm (DP 0,8), respectivamente. Em termos de taxas de sobrevida do implante, de acordo com Donos *et al.* (2008), a taxa de sobrevida do implante varia de 86,2 a 100%, enquanto a taxa de sucesso para a osteotomia divisória em alcançar largura adequada do rebordo para a colocação do implante varia de 87,5 a 97,8%.

Aumento vertical da crista

Em geral, não há ensaios clínicos controlados randomizados avaliando a eficácia dessas técnicas cirúrgicas. Além disso, os estudos disponíveis são muito heterogêneos e com tamanhos de amostra relativamente pequenos, o que limita a capacidade de extrair conclusões válidas. A partir de informação limitada disponível, parece que o aumento vertical é um procedimento altamente sensível à técnica, que pode dar resultados de tratamento com sucesso, como o ganho adequado de altura óssea vertical e a colocação do implante com sucesso (Figura 41.10). Três modalidades de

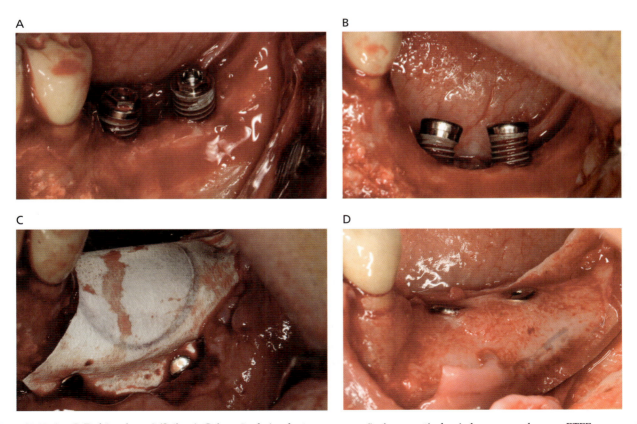

Figura 41.10 A a C. Defeito classe 3 (Seibert). Colocação do implante e regeneração óssea vertical guiada com membrana e-PTFE e osso autólogo. **D.** Cirurgia de reabertura aos 12 meses. (Cortesia de S. Morante.)

tratamento foram propostas para tratar defeitos ósseos verticais: GBR, blocos ósseos *onlay* ou distração osteogênica.

Existem várias séries de casos publicadas demonstrando a possibilidade de conseguir aumento ósseo vertical significativo, mas também destacando as dificuldades técnicas e a grande quantidade de complicações pós-operatórias dessa técnica. Em um pequeno estudo clínico, seis pacientes parcialmente edêntulos foram recrutados. Quatorze implantes foram colocados, deixando o terço coronal exposto circunferencialmente. Os enxertos ósseos particulados autógenos cobertos com membranas e-PTFE reforçadas com titânio foram usados para cobrir os implantes e os retalhos foram elevados para possibilitar cicatrização submersa. Uma média de 4,95 mm de altura óssea foi ganha depois de 12 meses nas áreas cujas membranas não foram expostas (Tinti *et al.* 1996). Em um estudo similar, Simion *et al.* (1994) colocaram implantes protuberantes 4 a 7 mm acima da crista óssea, em cinco pacientes. As membranas e-PTFE foram usadas para cobrir as roscas expostas dos implantes. Em 9 meses, a avaliação histológica mostrou formação óssea de até 3 a 4 mm superior à crista óssea anterior e a colocação do implante foi osteointegrada com o novo osso. Mais recentemente, uma nova membrana não reabsorvível reforçada com titânio de politetrafluoretileno de alta densidade, em combinação com uma mistura de um mineral orgânico derivado de osso bovino (ABBM, do inglês *anorganic bovine bone-derived mineral*) e osso particulado autógeno, foi testada e usada no aumento vertical de rebordos alveolares deficientes, demonstrando resultados bem-sucedidos em termos de ganho ósseo (Urban *et al.* 2014).

Blocos ósseos autólogos *onlay* colhidos do queixo ou da área retromolar mandibular têm sido utilizados para aumento vertical do rebordo. Mais recentemente, a técnica de bloco ósseo dividido foi introduzida como uma modificação do enxerto autógeno de bloco monocortical (Khoury & Hanser 2019) com objetivo de acelerar a regeneração óssea e reduzir a reabsorção do enxerto. A técnica envolve a divisão do bloco ósseo em duas lâminas ósseas, que devem ser reduzidas a uma espessura de 1 mm cada com um raspador ósseo. Uma vez estabilizada, a lacuna é preenchida com as lascas de osso autólogo. Em uma série de casos com 146 pacientes tratados, os autores demonstraram um ganho vertical médio de 7,6 mm (DP 3,4). Resultados semelhantes foram publicados por de Stavola e Tunkel (2013). Em uma série de casos de 10 pacientes, os autores demonstraram um ganho vertical médio de 6,50 mm (DP 1,43) com reabsorção mínima do enxerto ósseo.

A distração osteogênica (osteodistração ou osteogênese por distração) foi usada inicialmente em ortopedia e mais recentemente adaptada para o aumento de cristas edêntulas deficientes. A técnica envolve três etapas: (1) latência, (2) distração e (3) consolidação (Cano *et al.* 2006) (Figura 41.11). Na fase de latência, uma vez realizada a osteotomia, ocorre a cicatrização durante 1 semana. Isso é seguido pela ativação do distrator, que é colocado no local preparado durante a cirurgia, com uma força diária controlada, que visa separar os segmentos ósseos em um índice de 0,5 a 1 mm/dia. A distração geralmente é realizada durante um período de 30 dias e pode ser alcançado significativo ganho ósseo

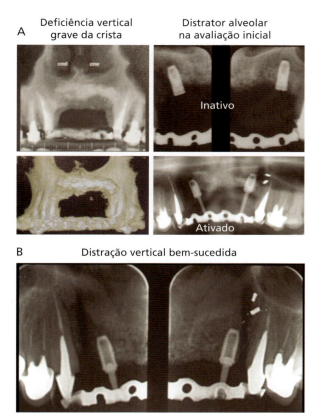

Figura 41.11 Distração osteogênica. Estabilização da crista com o uso de distrator com vetor unidirecional e compensação vertical bem-sucedida da crista na maxila anterior. (Fonte: Cortesia de T. Valcanaia.)

(4 a 7 mm) (Gaggl *et al.* 2000). Na fase de consolidação, é formado um calo no espaço entre os segmentos ósseos e subsequentemente ele é remodelado em osso maduro. Essa técnica tem a vantagem de não requerer um local doador e o significativo ganho ósseo obtido pode ser na direção vertical, horizontal ou em ambas. Entretanto, a distração osteogênica frequentemente tem complicações, às vezes de natureza grave, como fratura da mandíbula ou mobilidade do segmento. O aumento do desconforto do paciente durante a ativação do dispositivo e a direção incorreta do distrator, levando à formação excessiva de osso no lado lingual, são também complicações frequentes; a última leva à formação óssea inadequada (Saulacic *et al.* 2009).

De acordo com uma recente revisão sistemática e metanálise (Urban *et al.* 2019), a modalidade de tratamento investigada com mais frequência foi GBR. O ganho ósseo vertical clínico médio ponderado para todos os estudos incluídos foi de 4,16 (IC de 95%: 3,72 a 4,61 mm). No entanto, o ganho ósseo vertical clínico variou entre os diferentes procedimentos. Os ganhos médios ponderados foram de 8,04 mm, 4,18 mm e 3,46 mm para distração osteogênica (três estudos), GBR (20 estudos) e blocos ósseos (12 estudos), respectivamente. A média ponderada da taxa de complicações foi de 16,9% (IC de 95%: 12,5 a 21). Esse resultado é consistente com outra revisão sistemática (Rocchietta *et al.* 2008), que relatou uma ampla variação de complicações relacionadas à técnica. Para a GBR, os índices de complicações relatados foram de 0 a 45,5% e elas estavam relacionadas principalmente com

1054 Parte 15 Terapia de Reconstrução da Crista

a exposição da membrana. Para a distração osteogênica, os índices de complicações foram mais altos (10 a 75,7%), e elas incluíram as fraturas do distrator ou a infecção no local do mesmo, alterações neurológicas, fraturas do osso que sofreu distração osteogênica ou do osso basal e inclinação lingual ou palatina do osso distraído. Complicações menores foram relatadas depois do enxerto ósseo em bloco aposto e essas estavam relacionadas à morbidade a partir da coleta do bloco e contração do enxerto.

Levando em consideração as dificuldades em realizar essas técnicas, as complicações comuns e a heterogeneidade e falta de qualidade das evidências científicas disponíveis, o uso delas não deve ser generalizado, mas limitado a dentistas muito experientes (Jepsen *et al.* 2019).

Tecnologias emergentes

Fatores de crescimento

A regeneração de tecidos, atualmente, requer três componentes principais: células, estruturas de apoio (matrizes) e moléculas de sinalização, como fatores de crescimento. Cada um desses componentes, com vascularização suficiente, estabilidade da ferida e tempo, desempenha papel importante na regeneração. A introdução de fatores de crescimento lançou uma nova era na cicatrização de feridas e na regeneração periodontal e óssea em medicina e odontologia (Pilipchuk *et al.* 2018; Vaquette *et al.* 2018). A lógica por trás do uso desses mediadores biológicos naturais é regular eventos celulares cruciais envolvidos no reparo tecidual, incluindo síntese de DNA, replicação celular, quimiotaxia, diferenciação,

síntese de matriz e vascularização tecidual (Larsson *et al.* 2016; Giannobile *et al.* 2019). As abordagens de cicatrização de ferida usando fatores de crescimento para aumentar o volume ósseo têm avançado significativamente nos campos de procedimentos reconstrutivos da medicina regenerativa oral. Um dos principais focos da pesquisa regenerativa oral foi o impacto do fator de crescimento tecidual sobre a regeneração óssea e tecidual (Giannobile 1996; Anusaksathien & Giannobile 2002; Nakashima & Reddi 2003; Raja *et al.* 2009; Kaigler *et al.* 2011). Os avanços na clonagem molecular têm produzido quantidade disponível ilimitada de fatores de crescimento recombinantes para aplicações na engenharia tecidual na cavidade oral. Esses fatores, conhecidos por promoverem a cicatrização de ferida cutânea e óssea, como o PDGF (Rutherford *et al.* 1992; Giannobile *et al.* 1994; Camelo *et al.* 2003; Ojima *et al.* 2003; Nevins *et al.* 2005; Judith *et al.* 2010), os IGF (Lynch *et al.* 1991; Giannobile *et al.* 1994, 1996; Howell *et al.* 1997), FGF (Murakami *et al.* 2003; Cochran *et al.* 2016; Aoki *et al.* 2021), e BMP (Sigurdsson *et al.* 1995; Giannobile *et al.* 1998; Wikesjo *et al.* 2004; Huang *et al.* 2005; Avila-Ortiz *et al.* 2016), foram usados em ensaios pré-clínicos e clínicos para o tratamento de grandes deficiências de rebordo e alveolares (Jung *et al.* 2003; Fiorellini *et al.* 2005; Nevins *et al.* 2005; Nevins *et al.* 2013). Atualmente, duas proteínas recombinantes são usadas clinicamente para melhorar e promover o aumento do rebordo edêntulo e a cicatrização do alvéolo de extração, BMP-2 e PDGF-BB (Avila-Ortiz *et al.* 2016; Tavelli *et al.* 2020). Exemplos de estudos usando fatores de crescimento para abordagens regenerativas em dentes, implantes e aumento do rebordo alveolar são mostrados na Tabela 41.1.

Tabela 41.1 Estudos clínicos de fatores de crescimento para regeneração periodontal, peri-implantar e rebordo alveolar.

Fatores de crescimento	Aplicação periodontal	Aplicação baseada em implante	Construção do rebordo alveolar/aumento do seio
BMP-2	Apenas indicações *off-label*	**Regeneração de osso peri-implantar** Rotemberg & Tatakis 2011	**Aumento do seio** Boyne *et al.* 1997, 2005; Triplett *et al.* 2009; Lin *et al.* 2016 **Aumento do alvéolo de extração** Howell *et al.* 1997a; Cochran *et al.* 2000; Bianchi *et al.* 2004; Fiorellini *et al.* 2005; Huh *et al.* 2011; Misch 2010, 2011; Coomes *et al.* 2014 **Construção do rebordo alveolar** Junget *et al.* 2003; de Freitas *et al.* 2013;
PDGF-BB	**Defeito ósseo periodontal** Howell *et al.* 1997b; Camelo *et al.* 2003; Nevins *et al.* 2003, 2005, 2013; Sarment *et al.* 2006; Ridgway *et al.* 2008; Jayakumar *et al.* 2011; Thakare & Deo 2012; Mishra *et al.* 2013; Maroo & Murthy 2014; Calin & Patrascu 2016; **Aumento de tecidos moles** McGuire *et al.* 2009, 2014; Deshpande *et al.* 2014	Apenas indicações *off-label*	**Reconstrução óssea alveolar** Fagan *et al.* 2008; Simion *et al.* 2008; Nevins *et al.* 2014 **Aumento do assoalho do seio maxilar** Nevins *et al.* 2009 **Preservação do rebordo** Nevins *et al.* 2011; Wallace *et al.*, 2013
FGF-2	**Defeito ósseo periodontal** Kitamura *et al.* 2011; Cochran *et al.* 2016	Apenas indicações *off-label*	Apenas indicações *off-label*
GDF-5	**Cicatrização de feridas periodontais** Stavropoulos *et al.* 2011b; Windisch *et al.* 2012	Apenas indicações *off-label*	**Aumento do assoalho do seio maxilar** Stavropoulos *et al.* 2011a
Teriparatida	**Defeito periodontal ósseo** Bashutski *et al.* 2010, 2012	**Osseointegração** Kuchler et al. 2011	Apenas indicações *off-label*

BMP-2 = proteína morfogenética óssea; FGF-2 = fator de crescimento fibroblástico 2; GDF = fator de crescimento/diferenciação 5; PDGF-BB = fator de crescimento derivado das plaquetas. Adaptada de Nevins *et al.* (2019). Reproduzida, com autorização, de John Wiley & Sons.

Capítulo 41 Procedimentos para Reconstrução da Crista Óssea (ou Rebordo Ósseo Alveolar) **1055**

Efeitos biológicos e clínicos de PDGF para aumento de rebordo

O PDGF é um membro da família de polipeptídios multifuncionais que se une a dois receptores tirosinoquinase da membrana celular (PDGF-Rα e o PDGF-Rβ) e subsequentemente exerce seus efeitos biológicos sobre proliferação, migração celular, síntese da matriz extracelular e antiapoptose (Heldin *et al.* 1989; Rosenkranz & Kazlauskas 1999). Os receptores PDGF-α e β são expressos na regeneração do tecido periodontal mole e duro (Parkar *et al.* 2001). Além disso, o PDGF inicia a quimiotaxia celular (Nishimura & Terranova 1996), a mitogênese (Oates *et al.* 1993), a síntese da matriz (Haase *et al.* 1998) e a inserção (Zaman *et al.* 1999). O mais importante, a aplicação *in vivo* de PDGF sozinho ou em conjunto com IGF-1 melhora o reparo do tecido mineralizado (Lynch *et al.* 1991; Rutherford *et al.* 1992; Giannobile *et al.* 1996). Foi mostrado que o PDGF tem impacto regenerativo significativo sobre as células do ligamento periodontal, assim como sobre os osteoblastos (Matsuda *et al.* 1992; Oates *et al.* 1993; Marcopoulou *et al.* 2003; Ojima *et al.* 2003). Com base nos dados disponíveis de 63 estudos clínicos em humanos, conforme relatado por Tavelli *et al.* (2020), as seguintes conclusões podem ser tiradas: (1) a utilização de rhPDGF é segura quando usada em combinação com uma variedade de matrizes ósseas, incluindo aloenxertos, xenoenxertos ou aloplastos para GBR e preservação do rebordo alveolar; (2) os resultados são consistentes para PDGF para GBR e procedimentos de aumento do seio: essa evidência é baseada em ensaios clínicos randomizados e também em relatos de casos e séries de casos; (3) os resultados também são positivos para PDGF para preservação do rebordo alveolar usando resultados histológicos para osso vital, e futuros ensaios clínicos randomizados devem se concentrar nos efeitos do PDGF na preservação do rebordo alveolar, GBR e procedimentos de aumento do assoalho do seio. Além disso, é importante determinar se o GBR com PDGF pode ser usado com ou sem uma barreira, porque o material pode reduzir o potencial quimiotático do fator de crescimento.

Efeitos biológicos e clínicos de BMPs para aumento de rebordo

As BMP são polipeptídios multifuncionais pertencentes à superfamília de proteínas TGF-β (Wozney *et al.* 1988). O genoma humano codifica pelo menos 20 BMP (Reddi 1998). Elas se unem aos receptores tipo I e II que funcionam como quinase treonina-serina. O receptor tipo I da proteinoquinase faz a fosforilação dos substratos de sinalização intracelular chamados Smad (gene *Sma* em *Caenorhabditis elegans* e gene *Mad* em *Drosophila).* Os Smad fosforilados sinalizadores de BMP entram no núcleo e iniciam a produção de outras proteínas da matriz relacionadas ao osso, levando à morfogênese óssea. A característica mais marcante das BMP é a capacidade de induzirem formação óssea ectópica (Urist 1965). As BMP não são somente reguladoras potentes da formação da cartilagem e de osso durante desenvolvimento embrionário e regeneração na vida pós-natal, mas também

participam no desenvolvimento e reparo de outros órgãos, como cérebro, rins e nervos (Reddi 2001).

Estudos demonstraram a expressão das BMP durante o desenvolvimento dentário e o reparo periodontal, incluindo o osso alveolar (Aberg *et al.* 1997; Amar *et al.* 1997). As investigações em modelos animais mostraram o potencial de reparo dos defeitos ósseos alveolares usando rhBMP-12 (recombinante humana da BMP) (Wikesjo *et al.* 2004) ou rhBMP-2 (Lutolf *et al.* 2003; Wikesjo *et al.* 2003). Em um ensaio clínico, a rhBMP-2 fornecida por uma esponja colágena biorreabsorvível revelou significativa formação óssea, em um modelo de defeito na parede vestibular humana depois de extração dentária, quando comparada à espoja colágena sozinha (Fiorellini *et al.* 2005). Além disso, a BMP-7, também conhecida como proteína osteogênica-1, demonstrou a capacidade de estimular a regeneração óssea ao redor dos dentes e implantes dentários endo-ósseos e nos procedimentos de aumento do assoalho de seio maxilar (Rutherford *et al.* 1992; Giannobile *et al.* 1998; van den Bergh *et al.* 2000).

Em ensaios clínicos randomizados publicados sobre procedimentos de aumento de rebordo, a maioria dos estudos favoreceu o uso de rhBMP-2 (Lin *et al.* 2016). O aumento de alvéolos de extração com deiscência grave também foi incluído na revisão sistemática e foi demonstrado que o BMP pode ajudar na regeneração do osso vestibular perdido para aumento do rebordo. Entre 3 e 6 meses de acompanhamento, todos os estudos usaram tomografia computadorizada (TC) para medir o resultado clínico em termos de altura óssea e largura do rebordo alveolar.

Em resumo, as aplicações clínicas de rhBMP-2 em procedimentos de aumento ósseo relacionados à terapia de implantes dentários, incluindo enxerto de alvéolo de extração e aumento do rebordo alveolar, são promissoras. A modificação da superfície de implantes dentários para liberar BMP-2, entrega aprimorada ou métodos de imobilização ainda estão em desenvolvimento pré-clínico (Haimov *et al.* 2017). Numerosos ensaios clínicos randomizados e controlados provaram que as aplicações de rhBMP-2 para preservação ou aumento do rebordo para terapia com implantes são eficazes e promissoras (Jung *et al.* 2003; Fiorellini *et al.* 2005).

Terapia celular

As células são fundamentais para o crescimento e a diferenciação do novo tecido. A terapia baseada em células é um ramo específico da engenharia de tecidos, em que uma população definida de células é transplantada para um local de defeito para promover a cicatrização acelerada e melhorada de feridas nessa área (Moreno-Sancho *et al.* 2019). As abordagens de fornecimento celular são usadas para acelerar a regeneração do rebordo edêntulo por meio de dois mecanismos principais: (1) o uso de células como transporte para fornecer fatores de crescimento que promovem a regeneração de tecidos para células hospedeiras; e (2) provisão de células que sejam capazes de se diferenciar em múltiplos tipos diretamente envolvidos na resposta regenerativa. Para resultados regenerativos bem-sucedidos, essa população de células deve se integrar aos tecidos do hospedeiro. Tais terapias podem envolver uma ampla variedade de tipos de células, incluindo células somáticas e células-tronco. Devido aos desafios inerentes à reconstrução de grandes defeitos ósseos, a identificação e a caracterização das populações de células utilizadas são essenciais para o sucesso do enxerto clínico.

A pesquisa de células-tronco cresceu nos últimos anos, e os efeitos dessas células sobre a cicatrização e o potencial regenerativo têm sido extensamente estudados. Abordagens de terapia celular envolvendo células-tronco mesenquimais (CTM) estão emergindo como uma modalidade terapêutica potencialmente viável em investigação pré-clínica e clínica. As CTMs são populações de células autorrenováveis originalmente identificadas na medula óssea (Friedenstein *et al.* 1978; Caplan *et al.* 1991). Descritas pela primeira vez como células precursoras não hematopoéticas com morfologia fibroblástica, elas foram inicialmente caracterizadas por sua clonogenicidade, mas, posteriormente, demonstraram exibir potencial de formação óssea *in vivo* e multipotência, tendo a capacidade de sua diferenciação ser direcionada para osteogênica, condrogênica e fenótipos adipogênicos (Krebsbach *et al.*1997; Kuznetsov *et al.* 1997; Pittenger *et al.* 1999). Além da medula óssea, foi mais recentemente reconhecido que as CTMs podem ser isoladas de uma variedade de outros tecidos, incluindo tecido adiposo, músculo, osso alveolar e tecidos relacionados aos dentes (ou seja, polpa dentária, gengiva, ligamento periodontal) (Gronthos *et al.* 2000; Zuk *et al.* 2001; Miura *et al.* 2003; Seo *et al.* 2004; Zhang *et al.* 2012; Mason *et al.* 2014). As CTMs têm um potencial tremendo em procedimentos regenerativos periodontais e alveolares devido a multipotência e sua capacidade de formar vários tecidos. Além da diferenciação tecidual, suas propriedades tróficas e imunomoduladoras estão sendo investigadas como fatores que influenciam sua capacidade de regeneração óssea indiretamente por meio da promoção da neovascularização tecidual e modulação da inflamação durante a cicatrização de feridas cirúrgicas.

Na engenharia de tecido ósseo periodontal e alveolar, tanto as células-tronco derivadas extraorais quanto as intraorais podem ser coletadas e submetidas a técnicas de enriquecimento e aumentar exponencialmente seus números para transplante. Nesse contexto, múltiplas fontes de células-tronco foram avaliadas para o tratamento e a regeneração de rebordo edêntulo (Huang *et al.* 2009). Existe forte potencial para o uso de fontes de CTM de fora da cavidade oral, para transplante no complexo bucomaxilofacial (Ward *et al.* 2010; Polymeri *et al.* 2016).

As células do estroma da medula óssea também mostraram promover a cicatrização óssea e a osteointegração do implante dentário (Bueno & Glowacki 2009). Em uma série de estudos, Yamada *et al.* (2004) usaram uma combinação de plasma rico em plaquetas como malha autóloga com células do estroma da medula óssea expandidas *in vitro* para aumentar a osteogênese na cirurgia de implante dentário. Esse "tratamento de osso autógeno injetável" (Figura 41.12) resultou em níveis mais altos de osso marginal, melhor contato osso/implante e aumento da densidade óssea comparado ao controle. Recentemente, as células coletadas a partir da medula óssea foram direcionadas nos caminhos das CTM por via de um processo automatizado de perfusão de passagem única para promover a regeneração óssea em uma série de diferentes situações clínicas, incluindo alvéolo fresco e aumento de assoalho de seio maxilar, e grandes defeitos horizontais e verticais secundários a traumas e deformidades congênitas em fendas (Kaigler *et al.* 2010, 2013, 2015; Rajan *et al.* 2014; Bajestan *et al.* 2017).

Matrizes temporárias para fornecerem genes, proteínas e células

As matrizes temporárias são usadas na engenharia tecidual para fornecerem um ambiente em que é criado e mantido um espaço durante certo período para o crescimento celular e tecidual. Essas matrizes servem como molde de estruturas

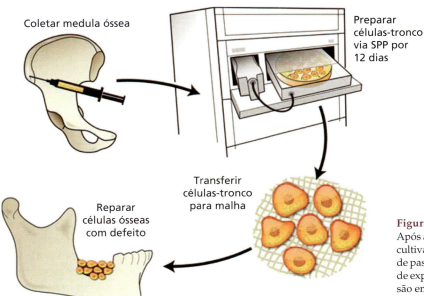

Figura 41.12 Produção de células de reparação óssea. Após a coleta de aspirados de medula óssea, as células são cultivadas usando um processo automatizado de perfusão de passagem única (SPP) de sistema fechado. Após 12 dias de expansão celular nesse sistema de biorreator, as células são embaladas e entregues ao local de regeneração óssea em uma esponja biodegradável. (Fonte: Kaigler *et al.* 2020.)

Capítulo 41 Procedimentos para Reconstrução da Crista Óssea (ou Rebordo Ósseo Alveolar) 1057

3D para apoiar fisicamente e facilitar a regeneração do tecido periodontal quando combinadas com engenharia tecidual baseada em gene ou célula. Durante as duas últimas décadas, as malhas foram exaustivamente desenvolvidas, estudadas e utilizadas. Independentemente do tipo e da estrutura de apoio, existem alguns requisitos fundamentais importantes de modelo de malha que serviram de base para o desenvolvimento da estrutura de apoio (Murphy & Mooney 1999). Quando aplicadas na engenharia tecidual, as malhas devem (1) fornecer arquitetura 3D que suporte o volume, o formato e a força mecânica desejados; (2) ter alta porosidade e razão superfície/volume com estrutura de poros abertos bem-interconectada para promover alta densidade de cultivo e incluir moléculas bioativas; (3) ser biocompatíveis; e (4) degradar em velocidade e padrão controlados que permitam apoio suficiente até que os defeitos teciduais estejam totalmente resolvidos.

O transplante de células para engenharia de tecidos dentários e craniofaciais pode ser realizado por meio de malhas de engenharia tecidual (Kaigler & Mooney 2001; Pagni *et al.* 2012), que fornecem adesão e ancoragem para a interação das células-tronco controlando a preservação dos locais de adesão, melhorando assim a sobrevida e a participação celular (Alsberg *et al.* 2003; Davis *et al.* 2005). Por meio de abordagens de terapia celular similares, extensas reconstruções estão se tornando mais previsíveis, como demonstrado na regeneração de uma mandíbula formada em um paciente, pelo uso de malha de metal e polímero cultivada com célula-tronco e BMP (Warnke *et al.* 2004).

As moléculas bioativas, como os fatores de crescimento, também podem ser encapsuladas em nano- ou micropartículas que são incorporadas em matrizes para ajudar na liberação constante, desse modo melhorando o estímulo para a formação tecidual. Outras abordagens usando malhas incluem nichos imitando célula-tronco para regular a proliferação, diferenciação e dispersão da célula-filha no tecido adjacente ou atrair células úteis para o local anatômico desejado (Discher *et al.* 2009).

As tecnologias de fabricação de malha como as aplicadas na engenharia tecidual periodontal incluem as malhas pré-fabricadas convencionais, como particuladas, de forma sólida; malhas injetáveis que são adaptadas ou administradas no defeito periodontal; e novos modelos baseados em imagem que resultam em malha impressa 3D que é customizada para preencher o defeito.

Matrizes temporárias pré-fabricadas

A tecnologia de estrutura de apoio personalizada utilizando imagens 3D e impressão 3D tem sido muito útil no desenvolvimento de novos protótipos de biomateriais para reconstrução craniofacial. Convencionalmente, as relações dentárias e esqueléticas são analisadas por meio de enceramentos, radiografias 2D, fotografias e articuladores, o que é demorado e incômodo. Em muitos casos complexos, como assimetria facial, a análise dos movimentos esqueléticos usando abordagens 2D tradicionais é difícil (Janakiraman *et al.* 2015). Nesses casos, a imagem 3D

constrói uma plataforma na qual as características dentárias e esqueléticas são documentadas com exatidão, permitindo um sistema de diagnóstico preciso que aumenta a eficiência do planejamento do tratamento (Edwards 2010). As matrizes convencionais usadas para regenerar tecido *in vivo* são pré-fabricadas, e muitas técnicas foram descritas que produzem tanto malhas naturais quanto as poliméricas sintéticas. As de origem natural incluem autoenxertos, aloenxertos e xenoenxertos. Os enxertos aloplásticos e outros polímeros são materiais projetados sinteticamente consistindo em moléculas bioativas que cumprem um propósito similar das malhas naturais.

Malhas de origem natural

Existem muitas malhas de origem natural usadas para aplicações de engenharia tecidual. O aloenxerto ósseo liofilizado (FDBA, do inglês *freeze-dried bone allograft*) é um enxerto ósseo mineralizado que foi sugerido para promover a regeneração óssea osteoindutiva e osteocondutiva, embora os relatos de sua efetividade regenerativa tenham sido misturados (Altiere *et al.* 1979; Dragoo & Kaldahl 1983; Goldberg & Stevenson 1987). Variabilidade no preparo do aloenxerto e seu potencial regenerativo e capacidade osteoindutiva ocorre entre diferentes bancos de ossos (Shigeyama *et al.* 1995; Schwartz *et al.* 1996). Contudo, o FDBA parece ser um material prático para a regeneração da inserção periodontal. Os enxertos xenogênicos mostram similaridades física e química à matriz óssea humana e têm sido bem-sucedidos em várias aplicações periodontais e no fornecimento de células para reparo ósseo relacionado a implante (Nevins *et al.* 2006). Mineral de osso bovino desproteinizado tem propriedades osteocondutivas (Hämmerle *et al.* 1998).

Malhas de polímero sintético biomimético

Os polímeros sintéticos foram estudados exaustivamente como sistemas de fornecimento de terapia genética, pois é mais fácil modificar suas propriedades, tanto pelo controle de suas macroestruturas quanto pelo tempo de degradação, comparado aos de origem natural (Jang *et al.* 2004). Além disso, o mecanismo de liberação e a duração de exposição das moléculas bioativas, como os fatores de crescimento, podem ser controlados (Ramseier *et al.* 2006). Por agirem como um depósito localizado de gene, as malhas de polímero sintético têm a capacidade de manter o nível terapêutico das proteínas codificadas, o que limita as respostas imunes indesejáveis e os potenciais efeitos colaterais (Ghali *et al.* 2008).

Os polímeros como os poli-(ácido láctico coácido glicólico) (PLGA, do inglês *poly[lactic-coglycolic acid]*) têm chamado muita atenção por suas excelentes propriedades para encapsulação de genes (Mundargi *et al.* 2008). As microesferas de PLGA têm sido usadas para fornecerem antibióticos, como membrana oclusiva para GTR, como transportador de fator de crescimento para a regeneração periodontal e para engenharia de cemento e estrutura dentária complexa (Williams *et al.* 2001; Kurtis *et al.* 2002; Young *et al.* 2002; Jin *et al.* 2003; Cetiner *et al.* 2004; Moioli *et al.* 2006). Entretanto, enquanto os sistemas de microesferas têm demonstrado

1058 Parte 15 Terapia de Reconstrução da Crista

resultados promissores, atualmente as novas abordagens de microtecnologia estão focando em partículas nanodimensionadas (Agarwal & Mallapragada 2008). A nanotecnologia tem atraído muita atenção para o agente terapêutico e fornecimento genético e vários estudos e revisões têm delineado sua contribuição e capacidade para atender aos desafios da atual terapia de regeneração (Agarwal & Mallapragada 2008; Mundargi *et al.* 2008; Sanvicens & Marco 2008).

A estrutura fibrilar nanodimensionada do colágeno mostra efeitos promissores sobre as atividades biológicas celulares e sugere potencial como malha de polímero sintético que imita a estrutura nanofibrosa do colágeno (Woo *et al.* 2007). Além disso, um estudo recente desenvolveu malhas de polímero macroporoso com arquitetura variada da parede porosa para melhorar o ambiente para a indução da atividade celular e fornecer orientação para a regeneração 3D (Wei & Ma 2009). Portanto, uma malha temporária pode proporcionar um ambiente apropriado para células e tecidos direcionados, assim como controlar a liberação dinâmica dos recursos biológicos envolvidos. A terapia periodontal baseada nesses sistemas permanece ainda no começo.

O uso de ácido hialurônico (HA, do inglês *hyaluronic acid*) no campo odontológico tem demonstrado restaurar os defeitos periodontais e transportar e fornecer os fatores de crescimento, como a BMP e o FGF-2 (Wikesjo *et al.* 2003). Um estudo recente *in vitro* mostrou que a malha de combinação de HA e colágeno (Col) é um ambiente adequado para o crescimento de células do ligamento periodontal humano e seu potencial na engenharia do tecido periodontal (Wang *et al.* 2009).

Os materiais baseados no fosfato de cálcio inorgânico também foram usados como sistemas de fornecimento. Os materiais como β-CTP são malhas sintéticas que podem ser usadas para reparar os defeitos ósseos ao redor dos dentes ou dos implantes dentários por agirem como um substituto ósseo ou como transportador para fornecimento de fator do crescimento (Gille *et al.* 2002).

Os hidrogéis, formados por ligação cruzada ou automontagem de uma variedade de polímeros hidrófilos naturais ou sintéticos para produzir estruturas que contenham > 90% de água, são obtidos a partir de materiais naturais, como colágeno, quitosana, dextrana, alginato ou fibrina. Eles são favoráveis para a engenharia tecidual devido à capacidade inata de interagirem com as células enquanto submetem-se à degradação controlada (De Laporte & Shea 2007; Moioli *et al.* 2007; Agarwal & Mallapragada 2008). A liberação de vetor a partir dos hidrogéis depende da estrutura física e da degradação do hidrogel e suas interações com o vetor (De Laporte & Shea 2007).

Aplicações baseadas em computador no modelo e na fabricação da malha

A tecnologia de estruturas de apoio baseada em computador e em imagem tem sido cada vez mais usada na reconstrução do rebordo alveolar para o desenvolvimento do local do implante (Yu *et al.* 2019). Modelos de diagnóstico impressos em 3D e modelos pré-operatórios são amplamente

aplicados para aumento do rebordo em defeitos ósseos verticais e horizontais graves (Draenert *et al.* 2017; Al-Ardah *et al.* 2018). Apesar das aplicações avançadas de tomografia computadorizada de feixe cônico (TCFC) combinada com fabricação de *design*/fabricação assistida por computador (CAD/CAM, do inglês *computer aided design/computer aided manufacturing*), a impressão 3D atual para aumento do rebordo alveolar é limitada, usando modelos de impressão que podem não induzir diretamente a regeneração óssea como biomateriais inertes. Considerando seu potencial clínico em outras especialidades, as direções futuras sugerem que a aplicação da tecnologia 3D usando biomateriais osseoindutores e osseocondutores melhorará a regeneração óssea e tecidual para aumento vertical e horizontal do rebordo suportando a colocação de implantes.

Na reabilitação de pacientes parcial ou totalmente edêntulos com falta de suporte ósseo maxilar posterior, o aumento do assoalho do seio é necessário antes da colocação do implante dentário. Um enxerto de bloco anatomicamente específico do seio que pode ser fabricado por meio de tecnologia 3D para aumento ósseo foi recentemente introduzido em um ensaio clínico para aumento do seio lateral (Mangano *et al.* 2013). Resumidamente, o processo de fabricação de estruturas de apoio aplica um plano virtual e projeta uma estrutura de apoio feita sob medida. A fabricação 3D desta é realizada usando a técnica CAM. O enxerto de bloco personalizado é criado a partir de um bloco original de hidroxiapatita (HA) usando um guia de corte também feito de análise e planejamento baseados em imagens 3D. O uso de imagens 3D e impressão 3D para a fabricação de tecnologia de estruturas de apoio personalizadas para regenerar rebordos alveolares é um campo de pesquisa em rápido crescimento. Com o avanço contínuo das novas tecnologias de imagem 3D, aplicações clínicas mais amplas e precisas são antecipadas, combinando impressão com imagem para estruturas reconstrutivas personalizadas para reparar grandes defeitos ósseos nos ossos maxilares (Yu *et al.* 2019). À medida que a tecnologia de bioimpressão evolui para atender aos critérios escrupulosos que os tecidos humanos exigem para seu reparo e regeneração, pode-se esperar que a engenharia de tecidos se torne cada vez mais viável e previsível. O desenvolvimento contínuo de técnicas precisas e reprodutíveis acabará por facilitar a tradução para a prática clínica.

Perspectivas futuras

A engenharia tecidual está produzindo impacto importante na terapia de regeneração óssea alveolar. O uso de terapia celular e genética para melhorar e direcionar a reparação de feridas periodontais em uma via regenerativa mais previsível é explorada nos esforços de bioengenharia visando ao desenvolvimento de um sistema terapêutico para promover o reparo ósseo (Yu *et al.* 2019). Vários novos sistemas de fornecimento de malha são extensivamente estudados e fabricados e estão demonstrando capacidade para atender aos desafios atuais da terapia de regeneração. Entretanto, inúmeros desafios permanecem.

O maior obstáculo é como maximizar a utilidade das células/genes fornecidos para um ambiente passivo ou permissivo no qual exista contexto para o tipo celular necessário, mas poucos sinais biológicos são fornecidos para encorajar a função normal da célula (Polymeri et al. 2016). Outros obstáculos, como a identificação das fontes celulares e a quantidade de células clinicamente relevantes, a integração de novas células nas matrizes teciduais existentes e o alcance das propriedades funcionais dos equivalentes teciduais com o uso de um amplo repertório de biomateriais, também necessitam ser confrontados no campo da engenharia tecidual. Os requisitos práticos e regulatórios também necessitarão ser atendidos antes que as tecnologias de transferência celular e genética possam ser aplicadas no âmbito clínico.

Coletivamente, os métodos baseados em células, de malha e de terapia genética se relacionam e complementam para melhorar o potencial restaurador da função e da estrutura tecidual de maneira previsível (Figuras 41.13 a 41.15). Espera-se que, no futuro, haja maior uso de moléculas bioativas, como fatores de crescimento ou anabolizantes ósseos, para acelerar e aumentar o potencial de cicatrização dos defeitos, trazendo resultados de tratamento mais rápidos, fáceis e previsíveis. O sucesso e o futuro da medicina regenerativa do osso alveolar precisarão ser apoiados com entendimento e capacidade de reconhecer cenários clínicos que se beneficiarão a partir de uma ou da integração dessas novas tecnologias emergentes para reconstruções horizontais e verticais de rebordos.

Conclusão

Em geral, os procedimentos de aumento da crista têm se tornado cada vez mais previsíveis. A seleção e a aplicação corretas das técnicas e biomateriais disponíveis são determinantes fundamentais nos índices de sobrevida/sucesso do implante. Atualmente, a pesquisa no campo do enxerto ósseo avançado é direcionada para superar as limitações técnicas e biológicas que continuam a desafiar a implantodontia. O uso de novos biomateriais para malha, moléculas bioativas e técnicas cirúrgicas avançadas oferece potencial na criação de maior volume ósseo e previsibilidade no tratamento dos defeitos ósseos desafiadores. Somente por meio de pesquisa adicional e desenvolvimento na área da fabricação de malha, com terapia baseada em célula e genética, pode a engenharia tecidual continuar a avançar.

Agradecimentos

Os autores agradecem ao Dr. Hector Rios pelas valiosas contribuições a este capítulo. Os autores agradecem a assistência do sr. Chris Jung com as figuras.

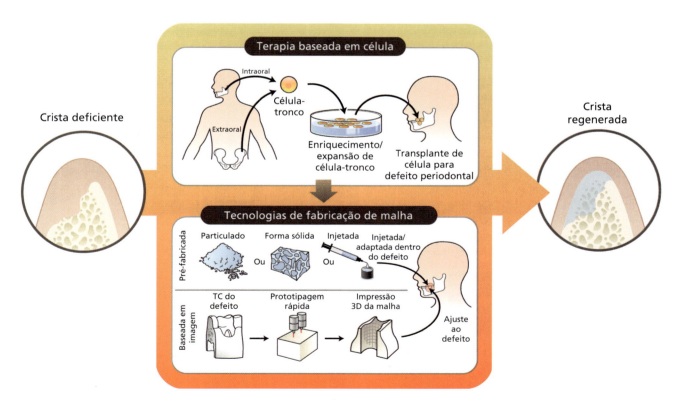

Figura 41.13 Nova tecnologia emergente para o tratamento das deficiências das cristas edêntulas. Os avanços da pesquisa possibilitam a integração da terapia celular e as novas tecnologias de fabricação de malha. Essa modalidade promissora poderia melhorar a regeneração tecidual previsível e rápida e, por fim, o desfecho da implantoterapia. Células-tronco extra- e intraorais representam fontes viáveis e acessíveis para coleta e expansão de colônias multipotentes. A densidade celular adequada poderia ser alcançada *in vitro* em um ambiente controlado e disponibilizado prontamente. As malhas pré-fabricadas e baseadas em imagem estão se tornando um componente essencial da medicina regenerativa. Uma estrutura de suporte definida permite a localização e a orientação das células e proteínas apropriadas e o estabelecimento de um ambiente mecanicamente competente.

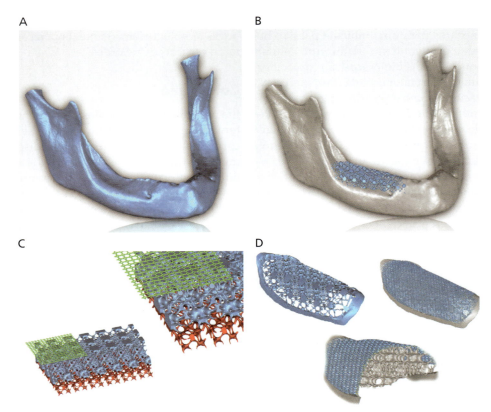

Figura 41.14 **A.** Renderização volumétrica de tomografia computadorizada de feixe cônico (TCFC) de uma crista edêntula deficiente. A TC fornece um conjunto de dados confiáveis que é adequado para a avaliação dos defeitos do tecido mineralizado. **B.** Modelo da malha customizada. **C.** Modelo com múltiplas camadas. Com base nos dados da imagem 3D, a estrutura da malha é projetada com o uso de um sistema de projeto assistido por computador (CAD, do inglês *computer-aided design*). A topografia da malha poderia ser usada para melhorar ou modular a incorporação de célula/tecido. **D.** Topografia realçada da malha. (Fonte: Cortesia de I. Rudek.)

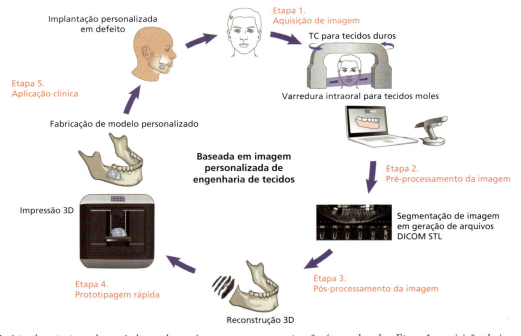

Figura 41.15 Projeto de estrutura de apoio baseado em imagem para reconstrução óssea alveolar. Etapa 1: aquisição de imagem com tomografia computadorizada de feixe cônico para tecidos duros e varredura intraoral para tecidos moles. Etapa 2: pré-processamento da imagem; as imagens da etapa 1 são integradas como um arquivo DICOM e depois convertidas em um arquivo STL para preparar uma condição imprimível em 3D. Etapa 3: pós-processamento da imagem; visualização de volume 3D para otimização da forma da estrutura de apoio. Etapa 4: prototipagem rápida; com base no processamento de imagens, as estruturas de apoio são fabricadas pela impressora 3D. Etapa 5: aplicação clínica; a estrutura de apoio de ajuste personalizado é aplicada no momento da cirurgia reconstrutiva. (Fonte: Adaptada, com autorização, de Yu *et al.* 2019. Reproduzida, com autorização, de John Wiley & Sons, Inc.)

Capítulo 41 Procedimentos para Reconstrução da Crista Óssea (ou Rebordo Ósseo Alveolar)

Referências bibliográficas

Aberg, T., Wozney, J. & Thesleff, I. (1997). Expression patterns of bone morphogenetic proteins (BMPs) in the developing mouse tooth suggest roles in morphogenesis and cell differentiation. *Developmental Dynamics* **210**, 383-396.

Agarwal, A. & Mallapragada, S.K. (2008). Synthetic sustained gene delivery systems. *Current Topics in Medical Chemistry* **8**, 311-310.

Al-Ardah, A., Alqahtani, N., AlHelal, A. *et al*. (2018). Using virtual ridge augmentation and 3D printing to fabricate a titanium mesh positioning device: a novel technique letter. *Journal of Oral Implantology* **44**, 293-299.

Alissa, R., Esposito, M., Horner, K. & Oliver, R. (2010). The influence of platelet-rich plasma on the healing of extraction sockets: an explorative randomised clinical trial. *European Journal of Oral Implantology* **14**, 121-134.

Alsberg, E., Kong, H.J., Hirano, Y. *et al*. (2003). Regulating bone formation via controlled scaffold degradation. *Journal of Dental Research* **82**, 903-908.

Altiere, E.T., Reeve, C.M. & Sheridan, P.J. (1979). Lyophilized bone allografts in periodontal intraosseous defects. *Journal of Periodontology* **50**, 510-519.

Amar, S., Chung, K.M., Nam, S.H. *et al*. (1997). Markers of bone and cementum formation accumulate in tissues regenerated in periodontal defects treated with expanded polytetrafluoroethylene membranes. *Journal of Periodontal Research* **32**, 148-158.

Amler, M.H. (1969). The time sequence of tissue regeneration in human extraction wounds. *Oral Surgery, Oral Medicine, Oral Pathology* **27**, 309-318.

Amler, M.H., Johnson, P.L. & Salman, I. (1960). Histological and histochemical investigation of human alveolar socket healing in undisturbed extraction wounds. *Journal of the American Dental Association* **61**, 32-44.

Anusaksathien, O. & Giannobile, W.V. (2002). Growth factor delivery to re-engineer periodontal tissues. *Current Pharmaceutical Biotechnology* **3**, 129-139.

Aoki, H., Bizenjima, T., Seshima, F. *et al*. (2021). Periodontal surgery using rhFGF-2 with deproteinized bovine bone mineral or rhFGF-2 alone: 2-year follow-up of a randomized controlled trial. *Journal of Clinical Periodontology* **48**, 91-99.

Araújo, M.G., Liljenberg, B. & Lindhe J. (2010). beta-Tricalcium phosphate in the early phase of socket healing: an experimental study in the dog. *Clinical Oral Implants Research* **1**, 445-454.

Araújo, M.G. & Lindhe, J. (2009). Ridge preservation with the use of Bio-Oss collagen: a 6-month study in the dog. *Clinical Oral Implants Research* **20**, 433-440.

Araújo, M.G. & Lindhe, J. (2011). Socket grafting with the use of autologous bone: an experimental study in the dog. *Clinical Oral Implants Research* **22**, 9-13.

Avila-Ortiz, G., Bartold, P.M., Giannobile, W. *et al*. (2016) Biologics and cell therapy tissue engineering approaches for the management of the edentulous maxilla: a systematic review. *International Journal of Oral & Maxillofacial Implants* **31 Suppl**, s121-164.

Avila-Ortiz, G., Chambrone, L. & Vignoletti, F. (2019). Effect of alveolar ridge preservation interventions following tooth extraction: a systematic review and meta-analysis. *Journal of Clinical Periodontology* **46**, 195-223.

Bain, C.A. & Moy, P.K. (1993). The association between the failure of dental implants and cigarette smoking. *International Journal of Oral & Maxillofacial Implants* **8**, 609-615.

Bajestan, M., Rajan, M., Edwards, S. *et al*. (2017). Stem cell therapy for reconstruction of alveolar cleft and trauma defects in adults: a randomized controlled, clinical trial. *Clinical Implant Dentistry and Related Research* **19**, 793-801.

Baldini, N., De Sanctis, M. & Ferrari, M. (2011). Deproteinized bovine bone in periodontal and implant surgery. *Dental Materials* **27**, 61-70.

Bashutski, J.D., Eber, R.M., Kinney, J.S. *et al*. (2010). Teriparatide and osseous regeneration in the oral cavity. *New England Journal of Medicine* **363**, 2396-2405.

Bashutski, J.D., Kinney, J.S., Benavides, E. *et al*. (2012). Systemic teriparatide administration promotes osseous regeneration of an intrabony defect: a case report. *Clinical Advances in Periodontics* **2**, 66-71.

Becker, W. & Becker, B.E. (1996). Flap designs for minimization of recession adjacent to maxillary anterior implant sites: a clinical study. *International Journal of Oral & Maxillofacial Implants* **11**, 46-54.

Becker, W., Becker, B.E., Handlesman, M. *et al*. (1990). Bone formation at dehisced dental implant sites treated with implant augmentation material: a pilot study in dogs. *International Journal of Periodonticsand Restorative Dentistry* **10**, 92-101.

Becker, W., Becker, B.E., Handelsman, M., Ochsenbein, C. & Albrektsson, T. (1991). Guided tissue regeneration for implants placed into extraction sockets: a study in dogs. *Journal of Periodontology* **62**, 703-709.

Benić, G.I. & Hämmerle, C.H.F. (2014). Horizontal bone augmentation by means of guided bone regeneration. *Periodontology 2000* **66**, 13-40.

Bianchi, J., Fiorellini, J.P., Howell, T.H. *et al*. (2004). Measuring the efficacy of rhBMP-2 to regenerate bone: A radiographic study using a commercially available software program. *International Journal of Periodontics and Restorative Dentistry* **24**, 579-587.

Botticelli, D., Berglundh, T. & Lindhe, J. (2004). Hard-tissue alterations following immediate implant placement in extraction sites. *Journal of Clinical Periodontology* **31**, 820-828.

Brunel, G., Benque, E., Elharar, F. *et al*. (1998). Guided bone regeneration for immediate non-submerged implant placement using bioabsorbable materials in beagle dogs. *Clinical Oral Implants Research* **9**, 303-312.

Boyne, P.J., Lilly, L.C., Marx, R.E. *et al*. (2005). De novo bone induction by recombinant human bone morphogenetic protein-2 (rhBMP-2) in maxillary sinus floor augmentation. *Journal of Oral and Maxillofacial Surgery* **63**, 1693-1707.

Boyne, P.J., Marx, R.E., Nevins, M. *et al*. (1997). A feasibility study evaluating rhBMP-2/absorbable collagen sponge for maxillary sinus floor augmentation. *International Journal of Periodontics and Restorative Dentistry* **17**, 11-25.

Bueno, E.M. & Glowacki, J. (2009). Cell-free and cell-based approaches for bone regeneration. *Nature Reviews Rheumatology* **5**, 685-697.

Buser, D., Dula, K., Belser, U.C., Hirt, H.P. & Berthold, H. (1995). Localized ridge augmentation using guided bone regeneration. II. Surgical procedure in the mandible. *International Journal of Periodontics and Restorative Dentistry* **15**, 10-29.

Buser, D., Chen, S.T., Weber, H.P. & Belser, U.C. (2008) Early implant placement following single-tooth extraction in the esthetic zone: biologic rationale and surgical procedures. *International Journal of Periodontics and Restorative Dentistry* **28**, 441-451.

Calin, C. & Patrascu, I. (2016). Growth factors and beta-tricalcium phosphate in the treatment of periodontal intraosseous defects: a systematic review and meta-analysis of randomised controlled trials. *Archives of Oral Biology* **66**, 44-54.

Camelo, M., Nevins, M.L., Schenk, R.K., Lynch, S.E. & Nevins, M. (2003). Periodontal regeneration in human class II furcations using purified recombinant human platelet-derived growth factor-BB (rhPDGF-BB) with bone allograft. *International Journal of Periodontics and Restorative Dentistry* **23**, 213-225.

Cano, J., Campo, J., Moreno, L.A. & Bascones, A. (2006). Osteogenic alveolar distraction: a review of the literature. *Oral Surgery, Oral Medicine, Oral Pathology, Oral Radioliology and Endodontics* **101**, 11-28.

Caplan, A.I. (1991). Mesenchymal stem cells. *Journal of Orthopedic Research* **9**, 641-650.

Cardaropoli, G., Araújo, M. & Lindhe, J. (2003). Dynamics of bone tissue formation in tooth extraction sites. An experimental study in dogs. *Journal of Clinical Periodontology* **30**, 809-818.

Cardaropoli, D., Tamagnone, L., Roffredo, A. & Gaveglio, L. (2014). Relationship between the buccal bone plate thickness and the healing of postextraction sockets with/without ridge preservation *International Journal of Periodontics and Restorative Dentistry* **34**, 211-217.

Carlsson, G.E., Bergman, B. & Hedegard, B. (1967). Changes in contour of the maxillary alveolar process under immediate dentures. A

1062 Parte 15 Terapia de Reconstrução da Crista

longitudinal clinical and x-ray cephalometric study covering 5 years. *Acta Odontologica Scandinavica* **25**, 45-75.

Cetiner, D., Unsal, B., Parlar, A., Gultekin, E. & Kurtis, B. (2004). Evaluation of periodontal healing in class II furcation defects following guided tissue regeneration with two different types of polylactic acid membranes. *Chinese Medicine Journal* **117**, 270-274.

Chappuis, V., Engel, O., Shahim, K. *et al.* (2015). Soft tissue alterations in esthetic postextraction sites: a 3-dimensional analysis. *Journal of Dental Research* **94 9 Suppl**, 187S-193S.

Chen, S.T., Darby, I.B. & Reynolds, E.C. (2007). A prospective clinical study of non-submerged immediate implants: clinical outcomes and esthetic results. *Clinical Oral Implants Research* **18**, 552-562.

Chiapasco, M., Abati, S., Romeo, E. & Vogel, G. (1999). Clinical outcome of autogenous bone blocks or guided bone regeneration with e-PTFE membranes for the reconstruction of narrow edentulous ridges. *Clinical Oral Implants Research* **10**, 278-288.

Chiapasco, M., Zaniboni, M. & Boisco, M. (2006). Augmentation procedures for the rehabilitation of deficient edentulous ridges with oral implants. *Clinical Oral Implants Research* **17 Suppl 2**, 136-159.

Cochran, D.L., Jones, A.A., Lilly, L.C., Fiorellini, J.P. & Howell H. (2000). Evaluation of recombinant human bone morphogenetic protein-2 in oral applications including the use of endosseous implants: 3-year results of a pilot study in humans. *Journal of Periodontology* **71**, 1241-1257.

Cochran, D.L., Oh, T.J., Mills, M.P. *et al.* (2016). A randomized clinical trial evaluating rh-FGF-2/beta-TCP in periodontal defects. *Journal of Dental Research* **95**, 523-530.

Colombo, J.S., Balani, D., Sloan, A.J. *et al.* (2011). Delayed osteoblast differentiation and altered inflammatory response around implants placed in incisor sockets of type 2 diabetic rats. *Clinical Oral Implants Research* **22**, 578-586.

Coomes, A.M., Mealey, B.L., Huynh-Ba, G. *et al.* (2014). Buccal bone formation after flapless extraction: a randomized, controlled clinical trial comparing recombinant human bone morphogenetic protein 2/absorbable collagen carrier and collagen sponge alone. *Journal of Periodontology* **85**, 525-535.

Cordaro, L., Amade, D.S. & Cordaro, M. (2002). Clinical results of alveolar ridge augmentation with mandibular block bone grafts in partially edentulous patients prior to implant placement. *Clinical Oral Implants Research* **13**, 103-111.

Cosyn, J., De Lat, L., Seyssens, L. *et al.* (2019). The effectiveness of immediate implant placement for single tooth replacement compared to delayed implant placement: a systematic review and meta-analysis. *Journal of Clinical Periodontology* **46**, 224-241.

Dahlin, C., Linde, A., Gottlow, J. & Nyman, S. (1988). Healing of bone defects by guided tissue regeneration. *Plastic Reconstructive Surgery* **81**, 672-676.

Dahlin, C., Sennerby, L., Lekholm, U., Linde, A. & Nyman, S. (1989). Generation of new bone around titanium implants using a membrane technique: an experimental study in rabbits. *International Journal of Oral & Maxillofacial Implants* **4**, 19-25.

Davis, M.E., Motion, J.P., Narmoneva, D.A. *et al.* (2005). Injectable self-assembling peptide nanofibers create intramyocardial microenvironments for endothelial cells. *Circulation* **111**, 442-450.

De Bruyn, H. & Collaert, B. (1994). The effect of smoking on early implant failure. *Clinical Oral Implants Research* **5**, 260-264.

de Freitas, R.M., Susin, C., Spin-Neto, R. *et al.* (2013). Horizontal ridge augmentation of the atrophic anterior maxilla using rhBMP-2/ACS or autogenous bone grafts: a proof-of-concept randomized clinical trial. *Journal of Clinical Periodontology* **40**, 968-975.

De Laporte, L. & Shea, L.D. (2007) Matrices and scaffolds for DNA delivery in tissue engineering. *Advances in Drug Delivery Reviews* **59**, 292-307.

Deshpande, A., Koudale, S.B. & Bhongade, M.L. (2014). A comparative evaluation of rhPDGF-BB + beta-TCP and subepithelial connective tissue graft for the treatment of multiple gingival recession defects in humans. *International Journal of Periodontics and Restorative Dentistry* **34**, 241-249.

De Stavola, L. & Tunkel, J. (2013). Results of vertical bone augmentation with autogenous bone block grafts and the tunnel technique: a

clinical prospective study of 10 consecutively treated patients. *International Journal of Periodontics and Restorative Dentistry* **33**, 651-659.

Derks, J. & Tomasi, C. (2015). Peri-implant health and disease. A systematic review of current epidemiology. *Journal of Clinical Periodontology* **52 Suppl 16**, S158-171.

Discher, D.E., Mooney, D.J. & Zandstra, P.W. (2009). Growth factors, matrices, and forces combine and control stem cells. *Science* **324**, 1673-1677.

Donos, N., Mardas, N. & Chadha, V. (2008). Clinical outcomes of implants following lateral bone augmentation: systematic assessment of available options (barrier membranes, bone grafts, split osteotomy). *Journal of Clinical Periodontology* **35**, 173-202.

Draenert, F.G., Gebhart, F., Mitov, G. & Neff, A. (2017). Biomaterial shell bending with 3D-printed templates in vertical and alveolar ridge augmentation: a technical note. *Oral Surgery, Oral Medicine, Oral Pathology and Oral Radiology* **123**, 651-660.

Dragoo, M.R. & Kaldahl, W.B. (1983). Clinical and histological evaluation of alloplasts and allografts in regenerative periodontal surgery in humans. *International Journal of Periodontics and Restorative Dentistry* **3**, 8-29.

Edwards, S.P. (2010). Computer-assisted craniomaxillofacial surgery. *Oral and Maxillofacial Surgery Clinics of North America* **22**, 117-134.

Engelke, W.G., Diederichs, C.G., Jacobs, H.G. & Deckwer, I. (1997). Alveolar reconstruction with splitting osteotomy and microfixation of implants. *International Journal of Oral & Maxillofacial Implants* **12**, 310-318.

Fagan, M.C., Miller, R.E., Lynch, S.E. & Kao, R.T. (2008). Simultaneous augmentation of hard and soft tissues for implant site preparation using recombinant human platelet-derived growth factor: a human case report. *International Journal of Periodontics and Restorative Dentistry* **28**, 37-43.

Fiorellini, J.P. & Nevins, M.L. (2003). Localized ridge augmentation/preservation. A systematic review. *Annals of Periodontology* **8**, 321-327.

Fiorellini, J.P., Howell, T.H., Cochran, D. *et al.* (2005). Randomized study evaluating recombinant human bone morphogenetic protein-2 for extraction socket augmentation. *Journal of Periodontology* **76**, 605-613.

Friedenstein, A.J., Ivanov-Smolenski, A.A., Chajlakjan, R.K. *et al.* (1978). Origin of bone marrow stromal mechanocytes in radiochimeras and heterotopic transplants. *Experimental Hematology* **6**, 440-444.

Frizzera, F., de Freitas, R., Muñoz-Chávez, O. *et al.* (2019). Impact of soft tissue grafts to reduce peri-implant alterations after immediate implant placement and provisionalization in compromised sockets. *International Journal of Periodontics and Restorative Dentistry* **39**, 381-389.

Frost, H.M. (1983). The regional acceleratory phenomenon: a review. *Henry Ford Hospital Medical Journal* **31**, 3-9.

Fugazzotto, P.A. (1999). Maintenance of soft tissue closure following guided bone regeneration: technical considerations and report of 723 cases. *Journal of Periodontology* **70**, 1085-1097.

Gaggl, A., Schultes, G. & Karcher, H. (2000). Vertical alveolar ridge distraction with prosthetic treatable distractors: a clinical investigation. *International Journal of Oral & Maxillofacial Implants* **15**, 701-710.

Gelb, D.A. (1993). Immediate implant surgery: three-year retrospective evaluation of 50 consecutive cases. *International Journal of Oral & Maxillofacial Implants* **8**, 388-399.

Ghali, S., Dempsey, M.P., Jones, D.M. *et al.* (2008). Plastic surgical delivery systems for targeted gene therapy. *Annals of Plastic Surgery* **60**, 323-332.

Giannobile, W.V., Finkelman, R.D. & Lynch, S.E. (1994). Comparison of canine and non-human primate animal models for periodontal regenerative therapy: results following a single administration of PDGF/IGF-I. *Journal of Periodontology* **65**, 1158-1168.

Giannobile, W.V. (1996). Periodontal tissue engineering by growth factors. *Bone* **19**, 23S-37S.

Giannobile, W.V., Hernandez, R.A., Finkelman, R.D. *et al.* (1996). Comparative effects of platelet-derived growth factor-BB and insu-

Capítulo 41 Procedimentos para Reconstrução da Crista Óssea (ou Rebordo Ósseo Alveolar) 1063

lin-like growth factor-i, individually and in combination, on periodontal regeneration in macaca fascicularis. *Journal of Periodontal Research* **31**, 301-312.

Giannobile, W.V., Ryan, S., Shih, M.S. *et al.* (1998). Recombinant human osteogenic protein-1 (OP-1) stimulates periodontal wound healing in class III furcation defects. *Journal of Periodontology* **69**, 129-137.

Giannobile, W.V., Berglundh, T., Al-Nawas, B. *et al.* (2019). Biological factors involved in alveolar bone regeneration: Consensus report of Working Group 1 of the 15th European Workshop on Periodontology on Bone Regeneration. *Journal of Clinical Periodontology* **46**, **Suppl 21**, 6-11.

Gille, J., Dorn, B., Kekow, J., Bruns, J. & Behrens, P. (2002). Bone substitutes as carriers for transforming growth factor-beta(1) (TGF-beta(1)). *International Orthopaedics* **26**, 203-206.

Goldberg, V.M. & Stevenson, S. (1987). Natural history of autografts and allografts. *Clinical Orthopaedics and Related Research* **26**, 7-16.

Goldstein, M., Boyan, B.D. & Schwartz, Z. (2002). The palatal advanced flap: a pedicle flap for primary coverage of immediately placed implants. *Clinical Oral Implants Research* **13**, 644-650.

Gronthos, S., Mankani, M., Brahim, J., Robey, P.G. & Shi, S. (2000). Postnatal human dental pulp stem cells (DPSCs) in vitro; and in vivo;. *Proceedings of the National Academy of Sciences U S A* **97**, 13625-13630.

Gotfredsen, K., Nimb, L., Buser, D. & Hjorting-Hansen, E. (1993). Evaluation of guided bone generation around implants placed into fresh extraction sockets: an experimental study in dogs. *Journal of Oral & Maxillofacial Surgery* **51**, 879-884; discussion 885-876.

Graziani, F., Chappuis, V., Molina, A. *et al.* (2019). Effectiveness and clinical performance of early implant placement for the replacement of single teeth in anterior areas: a systematic review. *Journal of Clinical Periodontology* **46**, 242-256.

Haase, H.R., Clarkson, R.W., Waters, M.J. & Bartold, P.M. (1998). Growth factor modulation of mitogenic responses and proteoglycan synthesis by human periodontal fibroblasts. *Journal of Cell Physiology* **174**, 353-361.

Haimov, H., Yosupov, N., Pinchasov, G. & Juodzbalys, G. (2017). Bone morphogenetic protein coating on titanium implant surface: a systematic review. *Journal of Oral and Maxillofacial Research* **8**, e1.

Hämmerle, C.H. & Jung, R.E. (2003). Bone augmentation by means of barrier membranes. *Periodontology 2000* **33**, 36-53.

Hämmerle, C.H., Chiantella, G.C., Karring, T. & Lang, N.P. (1998). The effect of a deproteinized bovine bone mineral on bone regeneration around titanium dental implants. *Clinical Oral Implants Research* **9**, 151-162.

Hämmerle, C.H., Chen, S.T. & Wilson, T.G., Jr. (2004). Consensus statements and recommended clinical procedures regarding the placement of implants in extraction sockets. *International Journal of Oral & Maxillofacial Implants* **19 Suppl**, 26-28.

Hardwick, R., Hayes, B.K. & Flynn, C. (1995). Devices for dentoalveolar regeneration: an up-to-date literature review. *Journal of Periodontology* **66**, 495-505.

Haugen, H.J., Lyngstadaas, S.P., Rossi, F. & Perale, G. (2019) Bone grafts: which is the ideal biomaterial? *Journal of Clinical Periodontology* **9**, 1-19.

Heitz-Mayfield, L.J. (2008). Peri-implant diseases: diagnosis and risk indicators. *Journal of Clinical Periodontology* **35**, 292-304.

Heldin, P., Laurent, T.C. & Heldin, C.H. (1989). Effect of growth factors on hyaluronan synthesis in cultured human fibroblasts. *Biochemical Journal* **258**, 919-922.

Howell, T.H., Fiorellini, J., Jones, A., Alder M. *et al.* (1997a). A feasibility study evaluating rhBMP-2/absorbable collagen sponge device for local alveolar ridge preservation or augmentation. *International Journal of Periodontics and Restorative Dentistry* **17**, 124-139.

Howell, T.H., Fiorellini, J.P., Paquette, D.W. *et al.* (1997b). A phase I/II clinical trial to evaluate a combination of recombinant human platelet-derived growth factor-BB and recombinant human insulin-like growth factor-I in patients with periodontal disease. *Journal of Periodontology* **68**, 1186-1193.

Huang, K.K., Shen, C., Chiang, C.Y., Hsieh, Y.D. & Fu, E. (2005). Effects of bone morphogenetic protein-6 on periodontal wound healing in a fenestration defect of rats. *Journal of Periodontal Research* **40**, 1-10.

Huang, G.T., Gronthos, S. & Shi, S. (2009). Mesenchymal stem cells derived from dental tissues vs. those from other sources: their biology and role in regenerative medicine. *Journal of Dental Research* **88**, 792-806.

Huh, J.B., Lee, H.J., Jang, J.W. *et al.* (2011). Randomized clinical trial on the efficacy of *Escherichia coli*-derived rhBMP-2 with beta-TCP/HA in extraction socket. *Journal of Advanced Prosthodontics* **3**, 161-165.

Hurzeler, M.B., Quinones, C.R. & Schupbach, P. (1997). Guided bone regeneration around dental implants in the atrophic alveolar ridge using a bioresorbable barrier. An experimental study in the monkey. *Clinical Oral Implants Research* **8**, 323-331.

Hurzeler, M.B., Kohal, R.J., Naghshbandi, J. *et al.* (1998). Evaluation of a new bioresorbable barrier to facilitate guided bone regeneration around exposed implant threads. An experimental study in the monkey. *International Journal of Oral & Maxillofacial Surgery* **27**, 315-320.

Huynh-Ba, G., Pjetursson, B.E., Sanz, M. *et al.* (2010). Analysis of the socket bone wall dimensions in the upper maxilla in relation to immediate implant placement. *Clinical Oral Implants Research* **21**, 37-42.

Janakiraman, N., Feinberg, M., Vishwanath, M. *et al.* (2015). Integration of 3-dimensional surgical and orthodontic technologies with orthognathic "surgery-first" approach in the management of unilateral condylar hyperplasia. *American Journal of Orthodontics and Dentofacial Orthopedics* **148**, 1054-1066.

Jang, J.H., Houchin, T.L. & Shea, L.D. (2004). Gene delivery from polymer scaffolds for tissue engineering. *Expert Reviews in Medical Devices* **1**, 127-138.

Januario, A.L., Duarte, W.R., Barriviera, M. *et al.* (2011). Dimension of the facial bone wall in the anterior maxilla: a cone-beam computed tomography study. *Clinical Oral Implants Research* **22**, 1168-1171.

Jayakumar, A., Rajababu, P., Rohini, S. *et al.* (2011). Multi-centre, randomized clinical trial on the efficacy and safety of recombinant human platelet-derived growth factor with beta-tricalcium phosphate in human intra-osseous periodontal defects. *Journal of Clinical Periodontology* **38**, 163-172.

Jepsen, S., Schwarz, F., Cordaro, L. *et al.* (2019) Regeneration of alveolar ridge defects. Consensus report of group 4 of the 15th European Workshop on Periodontology on Bone Regeneration. *Journal of Clinical Periodontology* **46**, 13121-13110.

Jin, Q.M., Zhao, M., Webb, S.A. *et al.* (2003). Cementum engineering with three-dimensional polymer scaffolds. *Journal of Biomedical Materials Research A* **67**, 54-60.

Jovanovic, S.A., Schenk, R.K., Orsini, M. & Kenney, E.B. (1995). Supracrestal bone formation around dental implants: an experimental dog study. *International Journal of Oral & Maxillofacial Implants* **10**, 23-31.

Judith, R., Nithya, M., Rose, C. & Mandal, A.B. (2010). Application of a PDGF-containing novel gel for cutaneous wound healing. *Life Sciences* **87**, 1-8.

Jung, R.E., Glauser, R., Scharer, P. *et al.* (2003) Effect of rhBMP-2 on guided bone regeneration in humans. *Clinical Oral Implants Research* **14**, 556-568.

Jung, R., Siegenthaler, D., Hammerle, C. (2004). Postextraction tissue management: a soft tissue punch technique. *International Journal of Periodontics and Restorative Dentistry* **24**, 545-553.

Jung, R.E., Zwahlen, R., Weber, F.E. *et al.* (2006). Evaluation of an in situ formed synthetic hydrogel as a biodegradable membrane for guided bone regeneration. *Clinical Oral Implants Research* **17**, 426-433.

Jung, R.E., Philipp, A., Annen, B.M. *et al.* (2013). Radiographic evaluation of different techniques for ridge preservation after tooth extraction: a randomized controlled clinical trial. *Journal of Clinical Periodontology* **40**, 90-98.

Jung, U.-W., Cha, J.-K., Vignoletti, F. *et al.* (2017). Simultaneous lateral bone augmentation and implant placement using a particulated synthetic bone substitute around chronic peri-implant dehiscence defects in dogs. *Journal of Clinical Periodontology* **21 Suppl 12**, 742-749.

Kaigler, D., Pagni, G., Park, C.H. *et al.* (2010). Angiogenic and osteogenic potential of bone repair cells for craniofacial regeneration. *Tissue Engineering Part A* **16**, 2809-2820.

Kaigler D., Avila, G., Wisner-Lynch, L. *et al.* (2011). Platelet-derived growth factor applications in periodontal and peri-implant bone regeneration. *Expert Opinion on Biological Therapy* **11**, 375-385.

Kaigler, D. & Mooney, D. (2001). Tissue engineering's impact on dentistry. *Journal of Dental Education* **65**, 456-462.

Kaigler, D., Pagni G., Park, C.H. *et al.* (2013). Stem cell therapy for craniofacial bone regeneration: a randomized, controlled feasibility trial. *Cell Transplantation* **22**, 767-777.

Kaigler, D., Avila-Ortiz, G., Travan, S. *et al.* (2015). Bone engineering of maxillary sinus bone deficiencies using enriched CD90+ stem cell therapy: a randomized clinical trial. *Journal of Bone and Mineral Research* **30**, 1206-1216.

Katranji, A., Misch, K. & Wang, H.L. (2007). Cortical bone thickness in dentate and edentulous human cadavers. *Journal of Periodontology* **78**, 874-878.

Khoury, F. & Hanser, T. (2019). Three-dimensional vertical alveolar ridge augmentation in the posterior maxilla: a 10-year clinical study. *International Journal of Oral and Maxillofacial Implants* **34**, 471-480.

Kitamura, M., Akamatsu, M., Machigashira, M. *et al.* (2011). FGF-2 stimulates periodontal regeneration: results of a multi-center randomized clinical trial. *Journal of Dental Research* **90**, 35-40.

Kitamura, M., Nakashima, K., Kowashi, Y. *et al.* (2008). Periodontal tissue regeneration using fibroblast growth factor-2: randomized controlled phase II clinical trial. *PLoS One* **3**, e2611.

Kolerman, R., Nissan, J. & Tal, H. (2014) Combined osteotome-induced ridge expansion and guided bone regeneration simultaneous with implant placement: a biometric study. *Clinical Implant Dentistry and Related Research* **16**, 691-704.

Krebsbach, P.H. *et al.* (1997). Bone formation in vivo: comparison of osteogenesis by transplanted mouse and human marrow stromal fibroblasts. *Transplantation* **63**, 1059-1069.

Kurtis, B., Unsal, B., Cetiner, D. *et al.* (2002). Effect of polylactide/glycolide (PLGA) membranes loaded with metronidazole on periodontal regeneration following guided tissue regeneration in dogs. *Journal of Periodontology* **73**, 694-700.

Kuchler, U., Luvizuto, E.R., Tangl, S., Watzek, G. & Gruber, R. (2011). Short-term teriparatide delivery and osseointegration: a clinical feasibility study. *Journal of Dental Research* **90**, 1001-1006.

Kuznetsov, S.A., Krebsbach. P.H., Satomura, K. *et al.* (1997). Single-colony derived strains of human marrow stromal fibroblasts form bone after transplantation in vivo. *Journal of Bone and Mineral Research* **12**, 1335--1347.

Lambert, P.M., Morris, H.F. & Ochi, S. (2000). The influence of smoking on 3-year clinical success of osseointegrated dental implants. *Annals of Periodontology* **5**, 79-89.

Lang, N.P., Pun, L., Lau, K.Y., Li, K.Y. & Wong, M.C. (2012). A systematic review on survival and success rates of implants placed immediately into fresh extraction sockets after at least 1 year. *Clinical Oral Implants Research* **23 Suppl 5**, 39-66.

Larsson, L., Decker, A.M., Nibali, L. *et al.* (2016). Regenerative medicine for periodontal and peri-implant diseases. *Journal of Dentl Research* **95**, 255-266.

Lin, G.H., Lim, G., Chan, H.L., Giannobile, W.V. & Wang, H.L (2016). Recombinant human bone morphogenetic protein 2 outcomes for maxillary sinus floor augmentation: a systematic review and meta-analysis. *Clinical Oral Implants Research* **27**, 1349-1359.

Lin, Z., Rios, H.F., Volk, S.L. *et al.* (2011). Gene expression dynamics during bone healing and osseointegration. *Journal of Periodontology* **82**, 1007-1017.

Lindfors, L.T., Tervonen, E.A., Sandor, G.K. & Ylikontiola, L.P. (2010). Guided bone regeneration using a titanium-reinforced EPTFE membrane and particulate autogenous bone: the effect of smoking and membrane exposure. *Oral Surgery, Oral Medicine, Oral Pathology, Oral Radiology and Endodontics* **109**, 825-830.

Lutolf, M.P., Weber, F.E., Schmoekel, H.G. *et al.* (2003). Repair of bone defects using synthetic mimetics of collagenous extracellular matrices. *Nature Biotechnology* **21**, 513-518.

Lynch, S.E., de Castilla, G.R., Williams, R.C. *et al.* (1991). The effects of short-term application of a combination of platelet-derived and insulin-like growth factors on periodontal wound healing. *Journal of Periodontology* **62**, 458-467.

Machtei, E.E. (2001). The effect of membrane exposure on the outcome of regenerative procedures in humans: a meta-analysis. *Journal of Periodontology* **72**, 512-516.

Mangano, F., Zecca, P., Pozzi-Taubert, S. *et al.* (2013). Maxillary sinus augmentation using computer-aided design/computer-aided manufacturing (CAD/CAM) technology. *International Journal of Medical Robotics* **9**, 331-338.

Marcopoulou, C.E., Vavouraki, H.N., Dereka, X.E. & Vrotsos, I.A. (2003). Proliferative effect of growth factors TGF-beta1, PDGF-BB and rhBMP-2 on human gingival fibroblasts and periodontal ligament cells. *Journal of the International Academy of Periodontology* **5**, 63-70.

Mardas, N., Trullenque-Eriksson, A., MacBeth, N., Petrie, A & Donos, N. (2015) Does ridge preservation following tooth extraction improve implant treatment outcomes: a systematic review. *Clinical Oral Implants Research* **26 Suppl 11**, 180-201.

Maroo, S. & Murthy, K.R. (2014). Treatment of periodontal intrabony defects using beta-TCP alone or in combination with rhPDGF-BB: a randomized controlled clinical and radiographic study. *International Journal of Periodontics and Restorative Dentistry* **34**, 841-847.

Mason, S., Tarle, S.A., Osibin, W., Kinfu, Y. & Kaigler, D. (2014). Standardization and safety of alveolar bone-derived stem cell isolation. *Journal of Dental Research* **93**, 55-61.

Matsuda, N., Lin, W.L., Kumar, N.M., Cho, M.I. & Genco, R.J. (1992). Mitogenic, chemotactic, and synthetic responses of rat periodontal ligament fibroblastic cells to polypeptide growth factors in vitro. *Journal of Periodontology* **63**, 515-525.

McGuire, M.K., Scheyer, E.T. & Schupbach, P. (2009). Growth factor-mediated treatment of recession defects: a randomized controlled trial and histologic and microcomputed tomography examination. *Journal of Periodontology* **80**, 550-564.

McGuire, M.K., Scheyer, E.T. & Snyder, M.B. (2014). Evaluation of recession defects treated with coronally advanced flaps and either recombinant human platelet-derived growth factor-bb plus beta-tricalcium phosphate or connective tissue: comparison of clinical parameters at 5 years. *Journal of Periodontology* **85**, 1361-1370.

Melcher, A.H. (1976). On the repair potential of periodontal tissues. *Journal of Periodontology* **47**, 256-260.

Misch, C.M. (2010). The use of recombinant human bone morphogenetic protein-2 for the repair of extraction socket defects: a technical modification and case series report. *International Journal of Oral and Maxillofacial Implants* **25**, 1246-1252.

Misch, C.M. (2011). Bone augmentation of the atrophic posterior mandible for dental implants using rhBMP-2 and titanium mesh: clinical technique and early results. *International Journal of Periodontics and Restorative Dentistry* **31**, 581-589.

Mishra, A., Avula, H., Pathakota, K.R. & Avula, J. (2013). Efficacy of modified minimally invasive surgical technique in the treatment of human intrabony defects with or without use of rhPDGF-BB gel: a randomized controlled trial. *Journal of Clinical Periodontology* **40**, 172-179.

Miura, M., Gronthos, S., Zhao, M. *et al.* (2003). SHED: stem cells from human exfoliated deciduous teeth. *Proceedings of the National Academy of Sciences U S A* **100**, 5807-5812.

Moioli, E.K., Hong, L., Guardado, J., Clark, P.A. & Mao, J.J. (2006). Sustained release of TGFbeta3 from PLGA microspheres and its effect on early osteogenic differentiation of human mesenchymal stem cells. *Tissue Engineering* **12**, 537-546.

Moioli, E.K., Clark, P.A., Xin, X., Lal, S. & Mao, J.J. (2007). Matrices and scaffolds for drug delivery in dental, oral and craniofacial tissue engineering. *Advances in Drug Delivery Reviews* **59**, 308-324.

Moreno-Sancho, F., Leira, Y., Orlandi, M. *et al.* (2019). Cell-based therapies for alveolar bone and periodontal regeneration: concise review. *Stem Cells Translational Medicine* **8**, 1286-1295.

Mundargi, R.C., Babu, V.R., Rangaswamy, V., Patel, P. & Aminabhavi, T.M. (2008). Nano/micro technologies for delivering macromolecular therapeutics using poly(d,l-lactide-co-glycolide) and its derivatives. *Journal of Controlled Release* **125**, 193-209.

Capítulo 41   Procedimentos para Reconstrução da Crista Óssea (ou Rebordo Ósseo Alveolar)   **1065**

Murakami, S., Takayama, S., Kitamura, M. *et al.* (2003). Recombinant human basic fibroblast growth factor (BFGF) stimulates periodontal regeneration in class II furcation defects created in beagle dogs. *Journal of Periodontal Research* **38**, 97-103.

Murphy, W.L. & Mooney, D.J. (1999) Controlled delivery of inductive proteins, plasmid DNA and cells from tissue engineering matrices. *Journal of Periodontal Research* **34**, 413-419.

Naenni, N., Lim, H.-C., Papageorgiou, S.N. & Hämmerle, C.H.F. (2019) Efficacy of lateral bone augmentation prior to implant placement: a systematic review and meta-analysis. *Journal of Clinical Periodontology* **46 Suppl**, 287-306.

Nakashima, M. & Reddi, A.H. (2003). The application of bone morphogenetic proteins to dental tissue engineering. *Nature Biotechnology* **21**, 1025-1032.

Nevins, M., Camelo, M., Nevins, M.L., Schenk, R.K. & Lynch, S.E. (2003). Periodontal regeneration in humans using recombinant human platelet-derived growth factor-bb (rhPDGF-BB) and allogenic bone. *Journal of Periodontology* **74**, 1282-1292.

Nevins, M., Giannobile, W.V., McGuire, M.K. *et al.* (2005). Platelet-derived growth factor stimulates bone fill and rate of attachment level gain: results of a large multicenter randomized controlled trial. *Journal of Periodontology* **76**, 2205-2215.

Nevins, M., Camelo, M., De Paoli, S. *et al.* (2006). A study of the fate of the buccal wall of extraction sockets of teeth with prominent roots. *International Journal of Periodontics and Restorative Dentistry* **26**, 19-29.

Nevins, M., Garber, D., Hanratty, J.J. *et al.* (2009). Human histologic evaluation of anorganic bovine bone mineral combined with recombinant human platelet-derived growth factor BB in maxillary sinus augmentation: case series study. *International Journal of Periodontics and Restorative Dentistry* **29**, 583-591.

Nevins, M.L., Camelo, M., Schupbach, P. *et al.* (2011). Human buccal plate extraction socket regeneration with recombinant human platelet-derived growth factor BB or enamel matrix derivative. *International Journal of Periodontics and Restorative Dentistry* **31**, 481-492.

Nevins, M., Kao, R.T., McGuire, M.K. *et al.* (2013). Platelet-derived growth factor promotes periodontal regeneration in localized osseous defects: 36-month extension results from a randomized, controlled, double-masked clinical trial. *Journal of Periodontology* **84**, 456-464.

Nevins, M.L., Reynolds, M.A., Camelo, M. *et al.* (2014). Recombinant human platelet-derived growth factor BB for reconstruction of human large extraction site defects. *International Journal of Periodontics and Restorative Dentistry* **34**, 157-163.

Nevins, M., Cho, Y.D., Wang, C.W. & Giannobile, W.V. (2019). Growth factors: clinical development for periodontal and peri-implant applications. In: Nevins, M. & Wang, H.L., eds. *Implant Therapy: Clinical Approaches and Evidence of Success.* Chicago: Quintessence, 544 pp.

Nishimura, F. & Terranova, V.P. (1996). Comparative study of the chemotactic responses of periodontal ligament cells and gingival fibroblasts to polypeptide growth factors. *Journal of Dental Research* **75**, 986-992.

Nyman, S., Gottlow, J., Karring, T. & Lindhe, J. (1982). The regenerative potential of the periodontal ligament. An experimental study in the monkey. *Journal of Clinical Periodontology* **9**, 257-265.

Oates, T.W., Rouse, C.A. & Cochran, D.L. (1993). Mitogenic effects of growth factors on human periodontal ligament cells in vitro;. *Journal of Periodontology* **64**, 142-148.

Oh, T.J., Meraw, S.J., Lee, E.J., Giannobile, W.V. & Wang, H.L. (2003). Comparative analysis of collagen membranes for the treatment of implant dehiscence defects. *Clinical Oral Implants Research* **14**, 80-90.

Ojima, Y., Mizuno, M., Kuboki, Y. & Komori, T. (2003). *in vitro* effect of platelet-derived growth factor-BB on collagen synthesis and proliferation of human periodontal ligament cells. *Oral Diseases* **9**, 144-151.

Pagni, G., Kaigler, D., Rasperini, G. *et al.* (2012). Bone repair cells for craniofacial regeneration. *Advanced Drug Delivery Reviews* **64**, 130-139.

Parkar, M.H., Kuru, L., Giouzeli, M. & Olsen, I. (2001). Expression of growth-factor receptors in normal and regenerating human periodontal cells. *Archives of Oral Biology* **46**, 275-284.

Patel, R.A., Wilson, R.F. & Palmer, R.M. (2012). The effect of smoking on periodontal bone regeneration: a systematic review and meta-analysis. *Journal of Periodontology* **83**, 143-155.

Pilipchuk, S.P., Fretwurst, T., Yu, N. *et al.* (2018). Micropatterned scaffolds with immobilized growth factor genes regenerate bone and periodontal ligament-like tissues. *Advances in Healthcare Materials* **7**, e1800750.

Polymeri, A., Giannobile, W.V. & Kaigler, D. (2016). Bone marrow stromal stem cells in tissue engineering and regenerative medicine. *Hormone Metabolism Research* **48**, 700-713.

Pittenger, M.F., Mackay, A.M., Beck, S.C. *et al.* (1999). Multilineage potential of adult human mesenchymal stem cells. *Science* **284**, 143-147.

Polymeri, A., Giannobile, W. V. & Kaigler, D. (2016). Bone marrow stromal stem cells in tissue engineering and regenerative medicine. *Hormone Metabolism Research* **48**, 700-713.

Raghoebar, G.M., Batenburg, R.H., Meijer, H.J. & Vissink, A. (2000). Horizontal osteotomy for reconstruction of the narrow edentulous mandible. *Clinical Oral Implants Research* **11**, 76-82.

Raja, S., Byakod, G. & Pudakalkatti, P. (2009). Growth factors in periodontal regeneration. *International Journal of Dental Hygiene* **7**, 82-89.

Rajan, A., Eubanks, E., Edwards, S. *et al.* (2014). Optimized cell survival and seeding efficiency for craniofacial tissue engineering using clinical stem cell therapy. *Stem Cells Translational Medicine* **3**, 1495-1503

Ramseier, C.A., Abramson, Z.R., Jin, Q. & Giannobile, W.V. (2006). Gene therapeutics for periodontal regenerative medicine. *Dental Clinics of North America* **50**, 245-263.

Reddi, A.H. (1998). Role of morphogenetic proteins in skeletal tissue engineering and regeneration. *Nature Biotechnology* **16**, 247-252.

Reddi, A.H. (2001). Bone morphogenetic proteins: from basic science to clinical applications. *Journal of Bone & Joint Surgery, American* **83-A Suppl 1**, S1-6.

Renvert, S., Polyzois, I. & Claffey, N. (2011). How do implant surface characteristics influence peri-implant disease? *Journal of Clinical Periodontology* **38 Suppl 11**, 214-222.

Retzepi, M., Lewis, M.P. & Donos, N. (2010). Effect of diabetes and metabolic control on de novo bone formation following guided bone regeneration. *Clinical Oral Implants Research* **21**, 71-79.

Ridgway, H.K., Mellonig, J.T. & Cochran, D.L. (2008). Human histologic and clinical evaluation of recombinant human platelet-derived growth factor and beta-tricalcium phosphate for the treatment of periodontal intraosseous defects. *International Journal of Periodontics and Restorative Dentistry* **28**, 171-179.

Rocchietta, I., Fontana, F. & Simion, M. (2008). Clinical outcomes of vertical bone augmentation to enable dental implant placement: a systematic review. *Journal of Clinical Periodontology* **35**, 203-215.

Roos-Jansaker, A.M., Lindahl, C., Renvert, H. & Renvert, S. (2006). Nine- to fourteen-year follow-up of implant treatment. Part I: Implant loss and associations to various factors. *Journal of Clinical Periodontology* **33**, 283-289.

Rosenkranz, S. & Kazlauskas, A. (1999). Evidence for distinct signaling properties and biological responses induced by the PDGF receptor alpha and beta subtypes. *Growth Factors* **16**, 201-216.

Rotenberg, S.A. & Tatakis, D.N. (2011). Recombinant human bone morphogenetic protein-2 for peri-implant bone regeneration: a case report. *Journal of Periodontology* **82**, 1212-1218.

Rothamel, D., Schwarz, F., Sculean, A. *et al.* (2004). Biocompatibility of various collagen membranes in cultures of human PDL fibroblasts and human osteoblast-like cells. *Clinical Oral Implants Research* **15**, 443-449.

Rutherford, R.B., Niekrash, C.E., Kennedy, J.E. & Charette, M.F. (1992). Platelet-derived and insulin-like growth factors stimulate regeneration of periodontal attachment in monkeys. *Journal of Periodontal Research* **27**, 285-290.

Sandberg, E., Dahlin, C. & Linde, A. (1993). Bone regeneration by the osteopromotion technique using bioabsorbable membranes: an experimental study in rats. *Journal of Oral & Maxillofacial Surgery* **51**, 1106-1114.

1066 Parte 15 Terapia de Reconstrução da Crista

Sanvicens, N. & Marco, M.P. (2008). Multifunctional nanoparticles – properties and prospects for their use in human medicine. *Trends in Biotechnology* 26, 425-433.

Sanz, M., Cecchinato, D., Ferrus, J. *et al.* (2010). A prospective, randomized-controlled clinical trial to evaluate bone preservation using implants with different geometry placed into extraction sockets in the maxilla. *Clinical Oral Implants Research* 21, 13-21.

Sanz, I., Garcia-Gargallo, M., Herrera, D. *et al.* (2012). Surgical protocols for early implant placement in post-extraction sockets: a systematic review. *Clinical Oral Implants Research* 23 **Suppl 5**, 67-79.

Sanz, M., Lindhe, J., Alcaraz, J., Sanz-Sánchez, I. & Cecchinato, D. (2016). The effect of placing a bone replacement graft in the gap at immediately placed implants: a randomized clinical trial. *Clinical Oral Implants Research* 28, 902-910.

Sanz-Martin, I., Encalada, C., Sanz-Sánchez, I., Aracil, J. & Sanz, M. (2019). Soft tissue augmentation at immediate implants using a novel xenogeneic collagen matrix in conjunction with immediate provisional restorations: a prospective case series. *Clinical Implant Dentistry Related Research* 21, 145-153.

Sanz-Sánchez, I., Ortiz Vigón, A., Sanz-Martin, I., Figuero, E. & Sanz, M. (2015) Effectiveness of lateral bone augmentation on the alveolar crest dimension: a systematic review and meta-analysis. *Journal of Dental Research* 94 **Suppl**, 128S-142S.

Sarment, D.P., Cooke, J.W., Miller, S.E. *et al.* (2006). Effect of rhPDGF-BB on bone turnover during periodontal repair. *Journal of Clinical Periodontology* 33, 135-140.

Saulacic, N., Zix, J. & Iizuka, T. (2009). Complication rates and associated factors in alveolar distraction osteogenesis: a comprehensive review. *International Journal of Oral & Maxillofacial Surgery* 38, 210-217.

Schenk, R.K., Buser, D., Hardwick, W.R. & Dahlin, C. (1994). Healing pattern of bone regeneration in membrane-protected defects: a histologic study in the canine mandible. *International Journal of Oral & Maxillofacial Surgery* 9, 13-29.

Schlegel, K.A., Prechtl, C., Most, T. *et al.* (2013). Osseointegration of SLActive implants in diabetic pigs. *Clinical Oral Implants Research* 24, 128-134.

Schropp, L. & Isidor, F. (2008). Timing of implant placement relative to tooth extraction. *Journal of Oral Rehabilitation* 35, 33-43.

Schropp, L., Isidor, F., Kostopoulos, L. & Wenzel, A. (2004). Patient experience of, and satisfaction with, delayed-immediate vs. delayed single-tooth implant placement. *Clinical Oral Implants Research* 15, 498-503.

Schulte, W. & Heimke, G. (1976). [The Tubinger immediate implant]. *Quintessence* 27, 17-23.

Schwartz, Z., Mellonig, J.T., Carnes, D.L., Jr. *et al.* (1996). Ability of commercial demineralized freeze-dried bone allograft to induce new bone formation. *Journal of Periodontology* 67, 918-926.

Schwarz, F., Herten, M., Ferrari, D. *et al.* (2007). Guided bone regeneration at dehiscence-type defects using biphasic hydroxyapatite + beta tricalcium phosphate (bone ceramic) or a collagen-coated natural bone mineral (Bioss collagen): an immunohistochemical study in dogs. *International Journal of Oral & Maxillofacial Surgery* 36, 1198-1206.

Schwartz-Arad, D. & Levin, L. (2005). Intraoral autogenous block onlay bone grafting for extensive reconstruction of atrophic maxillary alveolar ridges. *Journal of Periodontology* 76, 636-641.

Schwartz-Arad, D., Levin, L. & Sigal, L. (2005). Surgical success of intraoral autogenous block onlay bone grafting for alveolar ridge augmentation. *Implant Dentistry* 14, 131-138.

Schwarz, F., Sahm, N. & Becker, J. (2012). Impact of the outcome of guided bone regeneration in dehiscence-type defects on the long-term stability of peri-implant health: clinical observations at 4 years. *Clinical Oral Implants Research* 23, 191-196.

Scipioni, A., Bruschi, G.B. & Calesini, G. (1994). The edentulous ridge expansion technique: a five-year study. *International Journal of Periodontics and Restorative Dentistry* 14, 451-459.

Sclar, A.G. (2004). Strategies for management of single-tooth extraction sites in aesthetic implant therapy. *Journal of Oral and Maxillofacial Surgery* 62, 90-105.

Seibert, J.S. (1983). Reconstruction of deformed, partially edentulous ridges, using full thickness onlay grafts. Part II. Prosthetic/periodontal interrelationships. *Compendium of Continuing Education in Dentistry* 4, 549-562.

Seibert, J. & Nyman, S. (1990). Localized ridge augmentation in dogs: a pilot study using membranes and hydroxyapatite. *Journal of Periodontology* 61, 157-165.

Seo, B.M., Miura, M., Gronthos, S. *et al.* (2004). Investigation of multipotent postnatal stem cells from human periodontal ligament. *Lancet* 364, 149-155.

Shigeyama, Y., D'Errico, J.A., Stone, R. & Somerman, M.J. (1995). Commercially-prepared allograft material has biological activity in vitro. *Journal of Periodontology* 66, 478-487.

Shih, M.S. & Norrdin, R.W. (1985). Regional acceleration of remodeling during healing of bone defects in beagles of various ages. *Bone* 6, 377-379.

Sigurdsson, T.J., Lee, M.B., Kubota, K. *et al.* (1995). Periodontal repair in dogs: recombinant human bone morphogenetic protein-2 significantly enhances periodontal regeneration. *Journal of Periodontology* 66, 131-138.

Simion, M., Trisi, P. & Piattelli, A. (1994). Vertical ridge augmentation using a membrane technique associated with osseointegrated implants. *International Journal of Periodontics and Restorative Dentistry* 14, 496-511.

Simion, M., Rocchietta, I., Monforte, M. & Maschera, E. (2008). Three-dimensional alveolar bone reconstruction with a combination of recombinant human platelet-derived growth factor BB and guided bone regeneration: a case report. *International Journal of Periodontics and Restorative Dentistry* 28, 239-243.

Smukler, H., Barboza, E.P. & Burliss, C. (1995). A new approach to regeneration of surgically reduced alveolar ridges in dogs: a clinical and histologic study. *International Journal of Oral & Maxillofacial Implants* 10, 537-551.

Spray, J.R., Black, C.G., Morris, H.F. & Ochi, S. (2000). The influence of bone thickness on facial marginal bone response: stage 1 placement through stage 2 uncovering. *Annals of Periodontology* 5, 119-128.

Stavropoulos, A., Becker, J., Capsius, B. *et al.* (2011a). Histological evaluation of maxillary sinus floor augmentation with recombinant human growth and differentiation factor-5-coated beta-tricalcium phosphate: results of a multicenter randomized clinical trial. *Journal of Clinical Periodontology* 38, 966-974.

Stavropoulos, A., Windisch, P., Gera, I. *et al.* (2011b). A phase IIa randomized controlled clinical and histological pilot study evaluating rhgdf-5/beta-TCP for periodontal regeneration. *Journal of Clinical Periodontology* 38, 1044-1054.

Strietzel, F.P., Reichart, P.A., Kale, A. *et al.* (2007). Smoking interferes with the prognosis of dental implant treatment: a systematic review and meta-analysis. *Journal of Clinical Periodontology* 34, 523-544.

Summers, R.B. (1994a). A new concept in maxillary implant surgery: the osteotome technique. *Compendium* 15, 152, 154-156, 158 passim; quiz 162.

Summers, R.B. (1994b). The osteotome technique: Part 2 – the ridge expansion osteotomy (reo) procedure. *Compendium* 15, 422, 424, 426, passim; quiz 436.

Tan, W.L., Wong, T.L., Wong, M.C. & Lang, N.P. (2012). A systematic review of post-extractional alveolar hard and soft tissue dimensional changes in humans. *Clinical Oral Implants Research* 23 **Suppl 5**, 1-21.

Tarnow, D.P. & Eskow, R.N. (1995). Considerations for single-unit esthetic implant restorations. *Compendium of Continuing Educucation in Dentistry* 16, 778, 780, 782-774 passim; quiz 788.

Temmerman, A., Vandessel, J., Castro, A. *et al.* (2016). The use of leucocyte and platelet-rich fibrin in socket management and ridge preservation: a split-mouth, randomized, controlled clinical trial. *Journal of Clinical Periodontology* 43, 990-999.

Tavelli, L., Ravidà, A., Barootchi, S., Chambrone, L. & Giannobile, W.V. (2020). Recombinant human platelet-derived growth factor: a systematic review of clinical findings in oral regenerative procedures. *JDR Clinical and Translational Research* May 11:2380084420921353. Online ahead of print.

Capítulo 41 Procedimentos para Reconstrução da Crista Óssea (ou Rebordo Ósseo Alveolar) **1067**

Ten Heggeler, J.M., Slot, D.E. & Van der Weijden, G.A. (2011). Effect of socket preservation therapies following tooth extraction in non-molar regions in humans: a systematic review. *Clinical Oral Implants Research* **22**, 779-788.

Thakare, K. & Deo, V. (2012). Randomized controlled clinical study of rhPDGF-BB + beta-TCP versus ha + beta-TCP for the treatment of infrabony periodontal defects: clinical and radiographic results. *International Journal of Periodontics and Restorative Dentistry* **32**, 689-696.

Thoma, D.S., Bienz, S.P., Figuero, E., Jung, R.E. & Sanz-Martin, I. (2019) Efficacy of lateral bone augmentation performed simultaneously with dental implant placement: a systematic review and meta-analysis. *Journal of Clinical Periodontology* **46 Suppl 2**, 257-276.

Tinti, C., Parma-Benfenati, S. & Polizzi, G. (1996). Vertical ridge augmentation: what is the limit? *International Journal of Periodontics & Restorative Dentistry* **16**, 220-229.

Triplett, R.G., Nevins, M., Marx, R.E. *et al.* (2009). Pivotal, randomized, parallel evaluation of recombinant human bone morphogenetic protein-2/absorbable collagen sponge and autogenous bone graft for maxillary sinus floor augmentation. *Journal of Oral and Maxillofacial Surgery* **67**, 1947-1960.

Urist, M.R. (1965). Bone: formation by autoinduction. *Science* **150**, 893-899.

van den Bergh, J.P., ten Bruggenkate, C.M., Groeneveld, H.H., Burger, E.H. & Tuinzing, D.B. (2000). Recombinant human bone morphogenetic protein-7 in maxillary sinus floor elevation surgery in 3 patients compared to autogenous bone grafts. A clinical pilot study. *Journal of Clinical Periodontology* **27**, 627-636.

Tonetti, M.S., Jung, R.E., Avila-Ortiz, G. *et al.* (2019). Management of the extraction socket and timing of implant placement: consensus report and clinical recommendations of group 3 of the XV European Workshop in Periodontology. *Journal of Clinical Periodontology* **46 Suppl 21**,183-194.

Urban, I.A., Nagursky, H., Lozada, J.L. & Nagy, K. (2013). Horizontal ridge augmentation with a collagen membrane and a combination of particulated autogenous bone and anorganic bovine bone-derived mineral: a prospective case series in 25 patients. *International Journal of Periodontics and Restorative Dentistry* **33**, 299-307.

Urban, I.A., Lozada, J.L., Jovanovic, S.A., Nagursky, H. & Nagy, K. (2014). Vertical ridge augmentation with titanium-reinforced, dense-PTFE membranes and a combination of particulated autogenous bone and anorganic bovine bone-derived mineral: a prospective case series in 19 patients. *International Journal of Oral and Maxillofacial Implants* **29**,185-193.

Urban, I.A., Montero, E., Monje, A. & Sanz-Sánchez, I. (2019). Effectiveness of vertical ridge augmentation interventions: a systematic review and meta-analysis. *Journal of Clinical Periodontology* **46 Suppl 11**, 319-339.

van Nimwegen, W.G., Raghoebar, G.M., Zuiderveld, E.G. *et al.* (2018). Immediate placement and provisionalization of implants in the aesthetic zone with or without a connective tissue graft: a 1-year randomized controlled trial and volumetric study. *Clinical Oral Implants Research* **29**, 671-678.

Vaquette, C., Pilipchuk, S.P., Bartold, P.M. *et al.* (2018). Tissue engineered constructs for periodontal regeneration: current status and future perspectives. *Advances in Healthcare Materials* 7:e1800457.

Vignoletti, F., Matesanz, P., Rodrigo, D. *et al.* (2012) Surgical protocols for ridge preservation after tooth extraction. A systematic review. *Clinical Oral Implants Research* **23 Suppl 5**, 22-38.

von Arx, T., Cochran, D.L., Hermann, J.S., Schenk, R.K. & Buser, D. (2001). Lateral ridge augmentation using different bone fillers and barrier membrane application. A histologic and histomorphometric pilot study in the canine mandible. *Clinical Oral Implants Research* **12**, 260-269.

Wallace, S.C., Snyder, M.B. & Prasad, H. (2013). Postextraction ridge preservation and augmentation with mineralized allograft with or without recombinant human platelet-derived growth factor BB (rhPDGF-BB): a consecutive case series. *International Journal of Periodontics and Restorative Dentistry* **33**, 599-609.

Windisch, P., Stavropoulos, A., Molnar, B. *et al.* (2012). A phase iia randomized controlled pilot study evaluating the safety and clinical outcomes following the use of rhgdf-5/beta-TCP in regenerative periodontal therapy. *Clinical Oral Investigations* **16**, 1181-1189.

Wang, H.L. & Boyapati, L. (2006). "Pass" principles for predictable bone regeneration. *Implant Dentistry* **15**, 8-17.

Wang, H.L., Kiyonobu, K. & Neiva, R.F. (2004). Socket augmentation: rationale and technique. *Implant Dentistry* **13**, 286-296.

Wang, L.X., Zhao, H., Jiang, B. & Ding, Y. (2009). Adhesion and growth of human periodontal ligament cells on hyaluronic acid/collagen scaffold. *Hua Xi Kou Qiang Yi Xue Za Zhi* **27**, 220-223.

Ward, B.B., Brown, S.E. & Krebsbach, P.H. (2010). Bioengineering strategies for regeneration of craniofacial bone: a review of emerging technologies. *Oral Diseases* **16**, 709-716.

Warnke, P.H., Springer, I.N., Wiltfang, J. *et al.* (2004). Growth and transplantation of a custom vascularised bone graft in a man. *Lancet* **364**, 766-770.

Warrer, L., Gotfredsen, K., Hjorting-Hansen, E. & Karring, T. (1991). Guided tissue regeneration ensures osseointegration of dental implants placed into extraction sockets. An experimental study in monkeys. *Clinical Oral Implants Research* **2**, 166-171.

Warrer, K., Karring, T., Nyman, S. & Gogolewski, S. (1992). Guided tissue regeneration using biodegradable membranes of polylactic acid or polyurethane. *Journal of Clinical Periodontology* **19**, 633-640.

Wei, G. & Ma, P.X. (2009). Partially nanofibrous architecture of 3d tissue engineering scaffolds. *Biomaterials* **30**, 6426-6434.

Wikesjo, U.M., Lim, W.H., Thomson, R.C. *et al.* (2003). Periodontal repair in dogs: evaluation of a bioabsorbable space-providing macroporous membrane with recombinant human bone morphogenetic protein-2. *Journal of Periodontology* **74**, 635-647.

Wikesjo, U.M., Sorensen, R.G., Kinoshita, A. *et al.* (2004). Periodontal repair in dogs: effect of recombinant human bone morphogenetic protein-12 (rhbmp-12) on regeneration of alveolar bone and periodontal attachment. *Journal of Clinical Periodontology* **31**, 662-670.

Williams, R.C., Paquette, D.W., Offenbacher, S. *et al.* (2001). Treatment of periodontitis by local administration of minocycline microspheres: a controlled trial. *Journal of Periodontology* **72**, 1535-1544.

Woo, K.M., Jun, J.H., Chen, V.J. *et al.* (2007). Nano-fibrous scaffolding promotes osteoblast differentiation and biomineralization. *Biomaterials* **28**, 335-343.

Wozney, J.M., Rosen, V., Celeste, A.J. *et al.* (1988). Novel regulators of bone formation: molecular clones and activities. *Science* **242**, 1528-1534.

Yamada, Y., Ueda, M., Naiki, T. *et al.* (2004). Autogenous injectable bone for regeneration with mesenchymal stem cells and platelet-rich plasma: tissue-engineered bone regeneration. *Tissue Engineering* **10**, 955-964.

Young, C.S., Terada, S., Vacanti, J.P. *et al.* (2002). Tissue engineering of complex tooth structures on biodegradable polymer scaffolds. *Journal of Dental Research* **81**, 695-700.

Yu, N., Nguyen, T., Cho, Y.D. *et al.* (2019). Personalized scaffolding technologies for alveolar bone regenerative medicine. *Orthodontic Craniofacial Research* **22 Suppl 1**, 69-75.

Yukna, R.A. (1993). Synthetic bone grafts in periodontics. *Periodontology 2000* 1, 92-99.

Zaman, K.U., Sugaya, T. & Kato, H. (1999). Effect of recombinant human platelet-derived growth factor-bb and bone morphogenetic protein-2 application to demineralized dentin on early periodontal ligament cell response. *Journal of Periodontal Research* **34**, 244-250.

Zhang, Q.Z., Nguyen, A.L., Yu, W.H. & Le, A.D. (2012). Human oral mucosa and gingiva: a unique reservoir for mesenchymal stem cells. *Journal of Dental Research* **91**, 1011-1018.

Zellin, G., Gritli-Linde, A. & Linde, A. (1995). Healing of mandibular defects with different biodegradable and non-biodegradable membranes: an experimental study in rats. *Biomaterials* **16**, 601-609.

Zitzmann, N.U. & Berglundh, T. (2008). Definition and prevalence of peri-implant diseases. *Journal of Clinical Periodontology* **35**, 286-291.

Zuk, P.A., Zhu, M., Mizuno, H. *et al.* (2001). Multilineage cells from human adipose tissue: implications for cell-based therapies. *Tissue Engineering* **7**, 211-228.

Capítulo 42

Levantamento do Assoalho do Seio Maxilar

Gustavo Avila-Ortiz,[1] Bjarni E. Pjetursson[2] e Niklaus P. Lang[3]

[1]Department of Periodontics, College of Dentistry, University of Iowa, Iowa City, IA, USA
[2]Department of Reconstructive Dentistry, University of Iceland, Reykjavik, Iceland
[3]Department of Periodontology, School of Dental Medicine, University of Bern, Bern, Switzerland

---

Seio maxilar, 1068
Opções para a reabilitação da porção posterior desdentada da maxila, 1073
Técnicas de levantamento do assoalho do seio maxilar, 1078
   Modalidades cirúrgicas, 1078
   Exame e cuidados pré-cirúrgicos, 1081

Dinâmica da reparação, 1081
Levantamento do assoalho do seio maxilar: abordagem com fenestração lateral, 1082
Levantamento do assoalho do seio maxilar: abordagem transalveolar, 1094
Resumo, 1099

Seio maxilar

A maxila é uma estrutura óssea de relevância imensa no complexo craniofacial. A maxila é formada por dois ossos maxilares bilaterais, que são fundidos na linha mediana pela sutura intermaxilar (Figura 42.1).

Cada osso que forma a maxila tem um corpo e quatro processos. Esses processos são: alveolar, frontal, zigomático e palatino. O processo alveolar é uma extensão basal em forma de crista que abriga os dentes superiores e confere seu formato curvado à arcada dentária maxilar. O processo frontal é uma projeção anterior do corpo da maxila que se articula com o osso frontal e contém o sulco lacrimal. O processo zigomático estende-se lateralmente do corpo da maxila, para articular-se com o osso zigomático. O processo palatino é uma placa óssea horizontal que se estende medialmente; ela proporciona suporte para os tecidos moles que revestem o palato duro e se articula com o osso palatino localizado mais posteriormente. O seio maxilar é uma cavidade oca contida no corpo do osso maxilar (Figura 42.2).

O seio maxilar é um dos quatro seios paranasais, os quais também incluem os seios frontal, etmoidal e esfenoidal. Os seios paranasais são cavidades aéreas revestidas por epitélio respiratório colunar ciliado pseudoestratificado que recobre uma camada de tecido conjuntivo (Figura 42.3).

O estrato imediatamente abaixo do epitélio é composto de tecido conjuntivo frouxo altamente vascularizado. Abaixo dele, pode-se observar uma camada de tecido conjuntivo fibroso e irregular, que está em contato íntimo com as paredes ósseas circundantes (Insua *et al.* 2017). Essas três estruturas (epitélio, tecido conjuntivo frouxo e tecido conjuntivo denso) são denominadas coletivamente de membrana sinusal ou membrana de Schneider (Figura 42.4).

As funções fisiológicas dos seios paranasais têm sido objeto de debates acalorados, mas podem incluir a redução do peso total da cabeça para vantagens funcionais, proporcionar um amortecedor contra os traumas, umidificar e aquecer o ar inalado (o que contribui para a olfação), promover a ressonância da voz (as cavidades sinusais geralmente são mais volumosas nos homens), ajudar na regulação da pressão intranasal (p. ex., em resposta a alterações súbitas na altitude, como aquelas que ocorrem quando se está voando), secreção de muco e defesa imunológica (Cappello & Dublin 2019; Watelet & Van Cauwenberge 1999). O seio maxilar, também conhecido como antro de Highmore, é o maior dos seios paranasais (Figura 42.5). De acordo com um estudo em cadáveres, o volume médio dessa cavidade é 12,5 mℓ (Gosau *et al.* 2009), mas suas dimensões e sua arquitetura podem variar amplamente de um indivíduo para outro (Figura 42.6), dependendo de fatores como idade, condição dos dentes e história de afecções na área (Lovasova *et al.* 2018; Rani *et al.* 2017; Velasco-Torres *et al.* 2017). Os seios maxilares variam amplamente quanto ao seu formato e tamanho, mas tipicamente têm uma configuração morfológica que lembra uma pirâmide (Figura 42.7).

A base da pirâmide situa-se na parede medial, voltada para a parede nasal lateral e seu ápice aponta lateralmente em direção ao arco zigomático. Os limites do seio maxilar

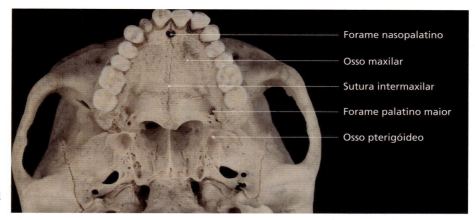

Figura 42.1 Aparência basal de um crânio seco.

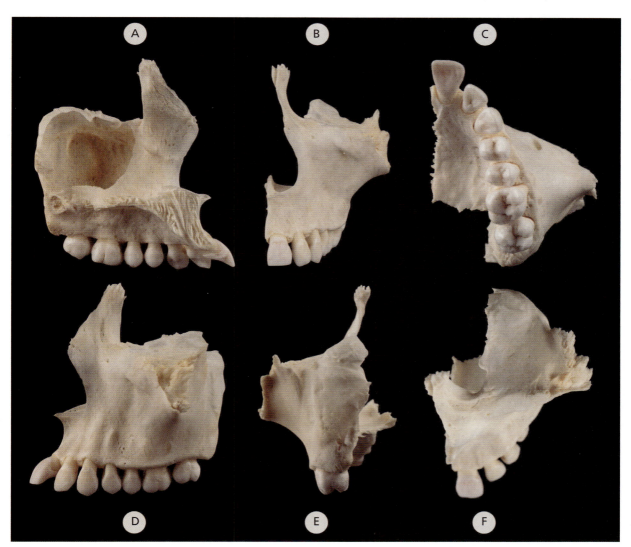

Figura 42.2 Diferentes vistas espaciais de um osso superior esquerdo. **A.** Medial (observe a cavidade do seio maxilar ao se remover parcialmente a parede nasal). **B.** Frontal. **C.** Inferior. **D.** Lateral. **E.** Dorsal. **F.** Superior.

são seis paredes ósseas: anterior, posterior, superior, inferior, medial e lateral. A parede anterior consiste tipicamente em osso compacto delgado que se estende desde a rima orbital até aproximadamente a posição do ápice do canino superior. A parede posterior separa a cavidade sinusal da fossa temporal, que está localizada na região pterigomaxilar. A parede superior do seio corresponde ao assoalho da órbita. A configuração da parede inferior, ou assoalho sinusal, varia amplamente de um seio para outro e é determinada pela posição dos ápices dos dentes superiores posteriores e pelos padrões de remodelação óssea depois da perda dental, caso um ou múltiplos dentes estejam ausentes.

A parede medial eleva-se em uma direção apical a partir da superfície palatina do processo alveolar e forma parte da parede óssea lateral da cavidade nasal. A parede lateral do seio maxilar é parte da superfície lateral da porção posterior da maxila e do processo zigomático.

Cada seio maxilar tem pelo menos uma porta de drenagem não fisiológica, conhecida como óstio maxilar ou hiato maxilar, que está localizada na parede medial e se abre para a cavidade nasal entre as conchas nasais média e inferior (Figura 42.8). Estudos em cadáveres relataram a ocorrência de óstios acessórios em aproximadamente 20% das amostras analisadas (Prasanna & Mamatha 2010; Yenigun et al. 2016).

O seio maxilar produz muco que contém lisozimas e imunoglobulinas, que foram relacionadas com a defesa contra as infecções bacterianas do trato respiratório superior. Os estreptococos não hemolíticos e alfa-hemolíticos e *Neisseria* spp. são parte da microbiota comensal normal do seio maxilar. Difteroides, *Estafilococos*, *Hemophilus* spp., *Pneumococos*, *Mycoplasma* spp. e *Bacteroides* spp. podem também ser encontrados em baixas quantidades em condições de saúde (Timmenga et al. 2003). A vascularização abundante da membrana de Schneider ajuda a manter uma condição saudável, permitindo a difusão celular e molecular tanto para a membrana quanto para a cavidade sinusal. Um seio maxilar saudável é automantido por drenagem postural e pela ação do revestimento epitelial ciliado, que impulsionam os fluidos e microrganismos em direção ao óstio. O fato de a abertura do seio maxilar para a cavidade nasal não ser situada na parte mais baixa do seio maxilar, em que um enxerto ósseo poderia ser colocado, é de alta importância e fornece uma justificativa anatômica para o procedimento de levantamento do assoalho sinusal, uma vez que a enxertia não interfere geralmente nas funções normais do seio maxilar.

A irrigação sanguínea para o seio maxilar é primariamente derivada dos ramos da artéria maxilar interna (ou seja, a artéria alveolar posterior superior ou a artéria alveolar antral, a artéria infraorvital e a artéria nasal lateral posterior) e, em menor grau, das artérias palatina maior, etmoidal anterior e labial superior. Esses vasos penetram nas placas ósseas e se ramificam dentro das paredes medial, lateral e inferior do seio (Figura 42.9).

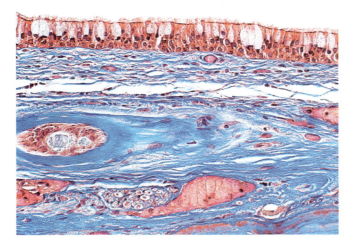

Figura 42.3 Histofotomicrografia de alta ampliação ilustrando as características estruturais do epitélio respiratório pseudoestratificado colunar ciliado humano, corado predominantemente em vermelho claro, e seu relacionamento com o tecido conjuntivo subjacente, que aparece corado em azul (coloração tricrômico de Masson). (Fonte: Cortesia dos Drs. Alberto Monje, Universitat Internacional de Catalunya, Barcelona, Espanha, e Ángel Insua, consultório particular, La Coruña, Espanha.)

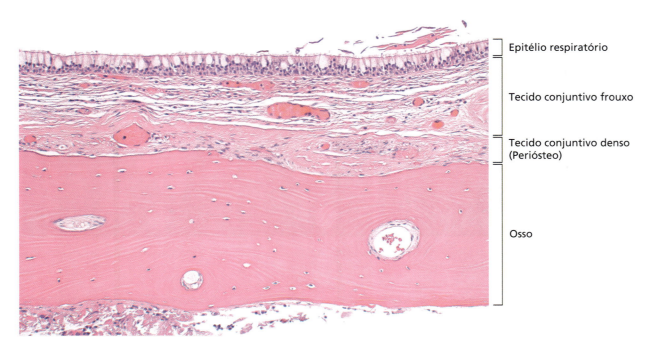

Figura 42.4 Histofotomicrografia com baixa ampliação mostrando as três camadas da membrana de Schneider e o osso subjacente, coletado de uma amostra de ser humano. Coloração com hematoxilina e eosina. (Fonte: Cortesia dos Drs. Alberto Monje, Universitat Internacional da Catalunya, Barcelona, Espanha, e Ángel Insua, consultório particular, La Coruña, Espanha.)

Capítulo 42   Levantamento do Assoalho do Seio Maxilar   **1071**

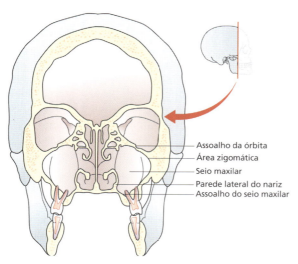

Figura 42.5 Secção frontal do complexo craniofacial. Observe os limites anatômicos do seio maxilar.

A artéria alveolar posterior superior tem ramos tributários que são responsáveis primariamente pela perfusão das paredes posterior e lateral. As artérias alveolar posterior superior e infraorbital frequentemente fazem anastomoses na parede lateral óssea, formando a assim chamada *arcada arterial* (Solar *et al.* 1999). A drenagem venosa dirige-se para a veia esfenopalatina e para o plexo pterigomaxilar. A inervação do seio maxilar é primariamente fornecida pelos ramos alveolares anterior, médio e posterior superior do nervo maxilar, que é a segunda divisão do quinto par de nervos cranianos (nervo trigêmeo), bem como pelos ramos do nervo infraorbitário e nervo palatino maior (Iwanaga *et al.* 2019).

Os septos, conhecidos como septos de Underwood, são paredes ósseas intrassinusais de localização, dimensão e morfologia variáveis, que podem se formar durante o desenvolvimento da cavidade sinusal (ou seja, septos primários) ou como resultado de adaptação funcional ou

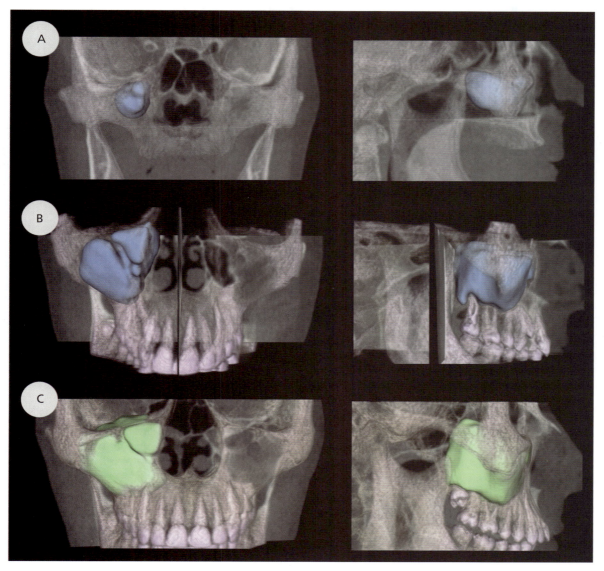

Figura 42.6 Reconstruções tridimensionais demonstrando o volume do seio maxilar direito de três pacientes diferentes. **A.** Tamanho pequeno (cerca de 3 cm^3). **B.** Tamanho médio (cerca de 15 cm^3). **C.** Tamanho grande (cerca de 25 cm^3). (Fonte: Cortesia do Dr. Miguel Velasco-Torres, consultório particular, Granada, Espanha.)

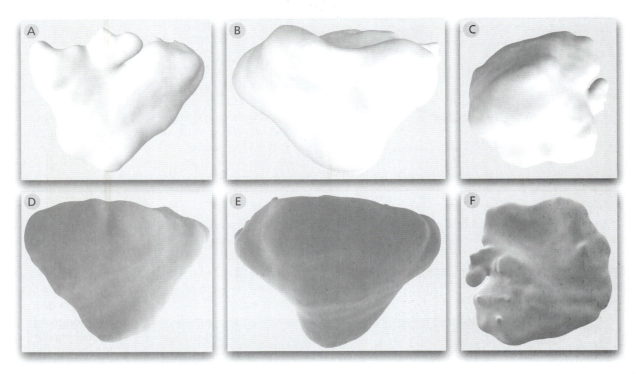

Figura 42.7 Diferentes vistas espaciais da reconstrução tridimensional de um seio maxilar direito usando-se tecnologia digital. **A.** Medial. **B.** Frontal. **C.** Inferior. **D.** Lateral. **E.** Dorsal. **F.** Superior. (Fonte: Arquivo de estereolitografia (STL) cortesia do Dr. Miguel Velasco-Torres, consultório particular, Granada, Espanha.)

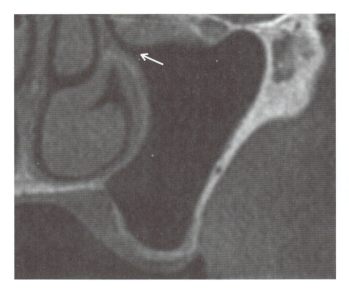

Figura 42.8 Corte radiográfico sagital ilustrando a localização do óstio (*seta*) em um seio maxilar esquerdo.

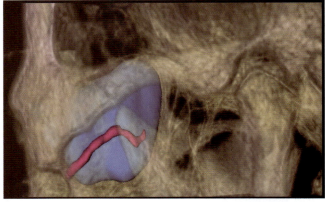

Figura 42.9 Reconstrução tridimensional mostrando o volume de um seio maxilar esquerdo (*azul*) e o curso lateral da artéria alveolar superior posterior (*rosa*). (Fonte: Cortesia do Dr. Miguel Velasco-Torres, consultório particular, Granada, Espanha.)

processos patológicos (ou seja, septos secundários). Alguns autores apontaram para uma possível relação entre a presença dos septos e as exostoses maxilares, especialmente nos indivíduos desdentados totais (Naitoh *et al.* 2009). Como relatado nos vários estudos, a prevalência de septos intra-antrais pode variar entre 24 e 44,8% (Ulm *et al.* 1995; Velasquez-Plata *et al.* 2002; Sakhdari *et al.* 2016) e parece ser significativamente mais alta nos pacientes desdentados totais (Kim *et al.* 2006). Os septos geralmente são encontrados na parede inferior, ou assoalho, da cavidade sinusal (Figura 42.10), embora eles também possam ser observados nas paredes lateral, medial ou mesmo superior (Figura 42.11). Em situações excepcionais, um septo pode dividir completamente a cavidade sinusal em vários recessos (Figura 42.12).

Informações conflitantes relativas à localização mais comum dos septos na dimensão anteroposterior já foram relatadas. Embora a maioria dos estudos tenha observado que eles são localizados mais comumente nas regiões média e posterior do seio maxilar, em proximidade com a localização típica dos molares superiores, Krennmair *et al.* observaram até 70% dos septos no segmento anterior, mais mesial, da cavidade antral (Krennmair *et al.* 1999).

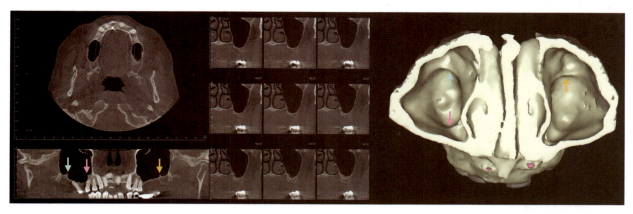

Figura 42.10 Estudo radiográfico usando dados DICOM de um paciente que apresenta três septos (indicados pelas *setas azul*, *rosa* e *laranja*) no assoalho do seio maxilar.

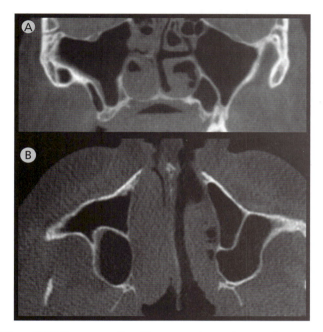

Figura 42.11 Imagens radiográficas em cortes por tomografia computadorizada de feixe cônico (TCFC) em vista sagital (**A**) e transversal (**B**) ilustrando a presença de septos bilaterais anormais do seio maxilar. (Fonte: Cortesia do Dr. Miguel Velasco-Torres, consultório particular, Granada, Espanha.)

Opções para a reabilitação da porção posterior desdentada da maxila

Estudos sobre os padrões de perda dental causada pela periodontite relataram que os dentes posteriores, especialmente os molares superiores, são perdidos mais frequentemente (Hirschfeld & Wasserman 1978; McFall 1982; Baelum & Fejerskov 1986). Essa tendência pode ser atribuída a diferentes fatores envolvidos no processo de surgimento da doença e em sua progressão, incluindo a dificuldade de acesso para manter um controle de placa bacteriana adequado em comparação com os sítios anteriores e a presença de características anatômicas locais inerentes (p. ex., dentes multirradiculares, projeções de esmalte cervical, pérolas de esmalte e grande proximidade das raízes entre o primeiro e o segundo molares).

Embora esteja bem estabelecido que o volume total da cavidade sinusal maxilar diminui com a idade (Rani *et al.* 2017; Velasco-Torres *et al.* 2017), a morfologia do assoalho sinusal não sofre alterações maiores ao longo do tempo, desde que os dentes posteriores permaneçam em função. Entretanto, estudos clínicos e pré-clínicos demonstraram que a remoção de um dente de seu alvéolo desencadeia uma cascata de eventos biológicos que resultam em uma alteração da configuração estrutural do rebordo alveolar e suas estruturas circundantes (Araujo & Lindhe 2005; Chappuis *et al.* 2013). De fato, foi demonstrado que, depois da extração dos dentes posteriores que estão em grande proximidade com o seio maxilar, a cavidade sinusal expande-se tanto inferior quanto lateralmente, em um fenômeno chamado de pneumatização do seio maxilar (Cavalcanti *et al.* 2018). Isso é acompanhado por um processo de atrofia do osso alveolar que foi primariamente atribuído à ausência de estimulação pela função oclusal, como um resultado da perda dental posterior (Schropp *et al.* 2003). Um estudo radiográfico que utilizou exames por tomografia computadorizada de feixe cônico (TCFC) procedentes de 23 indivíduos submetidos à extração dental dos molares superiores revelou que a remodelação óssea entre 2 e 60 meses depois da extração dental ocorre principalmente em decorrência da reabsorção do rebordo alveolar, enquanto as alterações no posicionamento do assoalho sinusal maxilar contribuem em uma extensão menor (Hameed *et al.* 2019).

Os clínicos podem considerar várias opções para o manejo dos segmentos maxilares desdentados posteriores atróficos (Figura 42.13). Entretanto, nos cenários clínicos nos quais os dentes superiores posteriores planejados para extração ainda estão presentes, a possibilidade de se realizar um procedimento com preservação do rebordo alveolar deveria ser considerada. Evidências atuais apoiam a efetividade da preservação do rebordo alveolar por meio de enxertia no alvéolo e selamento realizado imediatamente depois da extração dental, como um meio para minimizar a remodelação do rebordo alveolar e facilitar a subsequente terapia de substituição dos dentes (Avila-Ortiz *et al.* 2019; Tonetti *et al.* 2019). De fato, estudos clínicos que focaram a porção posterior da maxila demonstraram que a preservação do rebordo alveolar por meio da enxertia no alvéolo contribui

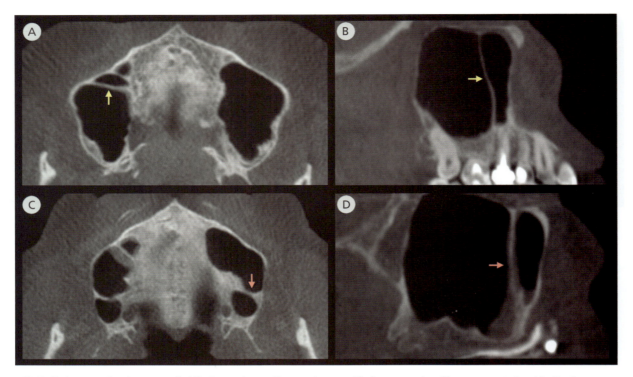

Figura 42.12 Dois exemplos de septos dividindo o seio maxilar em duas cavidades separadas. Um septo anterior é indicado por uma *seta amarela* (**A** e **B**) e um septo mais posterior é identificado por uma *seta vermelha* (**C** e **D**). (Fonte: Cortesia do Dr. Miguel Velasco-Torres, consultório particular, Granada, Espanha.)

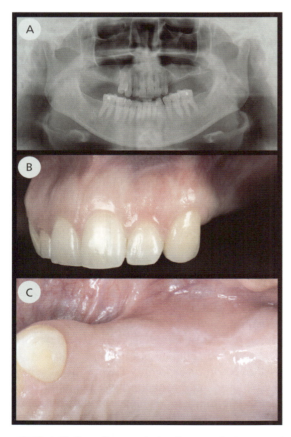

Figura 42.13 A. Radiografia panorâmica de um paciente apresentando atrofia óssea bilateral associada ao edentulismo maxilar posterior. **B.** Fotografia intrabucal oblíqua mostrando o lado esquerdo. **C.** Fotografia oclusal do sextante superior esquerdo.

diretamente para atenuar a remodelação do rebordo alveolar e a pneumatização sinusal, que subsequentemente podem reduzir a necessidade de procedimentos de expansão auxiliares (Rasperini *et al.* 2010; Levi *et al.* 2017; Park *et al.* 2019), como demonstrado na Figura 42.14.

Entretanto, existem situações em que a preservação do rebordo alveolar não proporciona os resultados esperados ou nas quais os dentes já estão ausentes, tornando-se necessário considerar opções terapêuticas diferentes.

Embora a arcada dentária encurtada compatível com a função adequada (Figura 42.15) possa ser uma alternativa viável para a terapia de substituição de dentes (Kayser 1981; Wolfart *et al.* 2012), a reabilitação da porção posterior da maxila desdentada é frequentemente solicitada pelos pacientes cuja qualidade de vida está afetada pela ausência dos dentes (Gerritsen *et al.* 2010; Haag *et al.* 2017). Seja para a substituição de um dente unitário ou de múltiplos dentes, as opções de substituição dental podem incluir próteses dentárias removíveis e fixas. As próteses dentárias removíveis podem ser suportadas por implantes, dentes remanescentes (se houver) e/ou mucosa bucal, enquanto as próteses dentárias fixas podem ser implantossuportadas e/ou dentossuportadas. Considerando-se o escopo deste capítulo, o foco será voltado para a discussão das alternativas terapêuticas baseadas em implantes para o manejo dos segmentos maxilares posteriores desdentados que exibem atrofia do osso alveolar na dimensão vertical.

Nos cenários clínicos que apresentam disponibilidade de altura óssea limitada na porção posterior da maxila, a colocação de implantes de comprimento padrão frequentemente requer a realização de um levantamento do

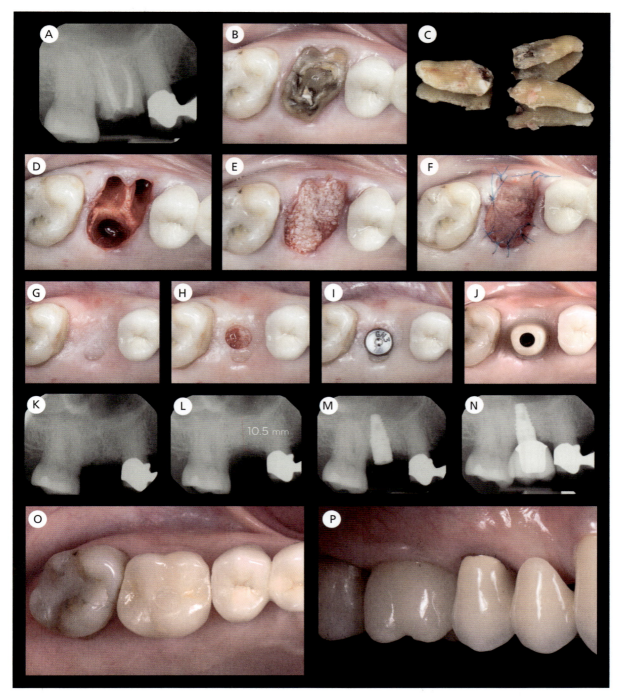

Figura 42.14 Sequência de um caso de terapia de reposicionamento dental de um primeiro molar superior direito com uma prótese implantossuportada envolvendo a preservação do rebordo alveolar por meio de enxertia de alvéolo e selamento. **A.** Radiografia periapical na avaliação basal. **B.** Vista oclusal intrabucal dos remanescentes dentais não restauráveis. **C.** Raízes extraídas depois da odontossecção seletiva. **D.** Alvéolo fresco logo após a exodontia. **E.** Alvéolo enxertado com partículas de osso bovino até o nível do osso da crista. **F.** Alvéolo selado com uma matriz de colágeno suína. **G.** Aparência do sítio depois de 4 meses de reparação. **H.** Preparação do sítio para a colocação de implante sem retalho. **I.** Implante e pilar de cicatrização em posição. **J.** *Try-in* (prova na boca) do suporte final customizado depois de 3 meses de reparação. **K.** Radiografia periapical obtida imediatamente depois da extração dental e preservação do rebordo alveolar. **L.** Radiografia obtida depois de 3 meses de reparação. Um levantamento adicional do sítio foi considerado desnecessário. **M.** Radiografia de controle obtida no momento da colocação do implante. **N.** Radiografia obtida 1 ano após a instalação da prótese final. **O** e **P.** Vistas oclusal e lateral da restauração final. (Caso restaurado pelo Dr. Chris Barwacz, University of Iowa.)

assoalho do seio maxilar (LASM). O LASM pode ser definido como uma intervenção cirúrgica com o objetivo de ganhar volume ósseo nos segmentos maxilares posteriores desdentados atróficos pelo deslocamento do assoalho sinusal existente em uma direção apical, com o propósito de facilitar a colocação de implantes em uma posição dirigida pelos requisitos restaurativos. Termos análogos ao LASM incluem: levantamento do assoalho sinusal maxilar,

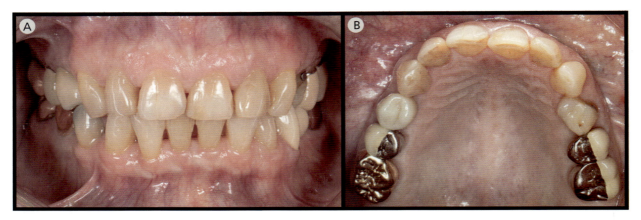

Figura 42.15 Fotografias intrabucais mostrando uma arcada dentária encurtada com a oclusão até a área de primeiro molar. **A.** Vista oclusal. **B.** Vista frontal em posição de máxima intercuspidação.

levantamento do assoalho do seio maxilar e enxertia do seio maxilar, entre outros. O LASM envolve a penetração da cavidade sinusal com o propósito de levantar a membrana de Schneider para deslocar o assoalho sinusal. Isso pode ser conseguido com uma abordagem transalveolar, por fenestração lateral, fenestração da crista ou fenestração palatina, com ou sem a utilização de um material de enxertia óssea ou um preenchimento de espaço, e com ou sem a colocação simultânea de implantes. Esses e outros aspectos específicos do LASM serão debatidos em profundidade nas seções subsequentes deste capítulo.

Implantes curtos e inclinados/angulados podem ser uma alternativa ao LASM em alguns cenários. Essas abordagens oferecem a vantagem de minimizar ou evitar completamente a necessidade de procedimentos de expansão óssea auxiliares, que podem potencialmente reduzir a morbidade, o tempo de tratamento e os custos.

O limiar de comprimento que define um implante curto é um tema sujeito a debates na literatura científica. Enquanto alguns autores consideram esse valor como sendo < 10 mm, outros determinam o limite em < 8 mm, ou mesmo em ≤ 6 mm, para definir os implantes extracurtos (Ravida *et al.* 2019). Relatos anteriores sobre a taxa de sobrevida de curto prazo (até 5 anos) dos implantes curtos não eram especialmente encorajadores e relacionavam o fracasso dos implantes com a assim chamada "má qualidade do osso" (ou seja, menor densidade mineral), que é tipicamente encontrada nos segmentos posteriores da maxila (Friberg *et al.* 1991; Jemt & Lekholm 1995). Um estudo multicêntrico conduzido alguns anos mais tarde avaliou os desfechos dos implantes dentários não submersos, com superfície rugosa. Os pesquisadores observaram, que somente 1 dos 208 implantes curtos (6 mm) colocados na mandíbula foi perdido em comparação com seis dos 45 implantes curtos colocados na maxila. As taxas de sobrevida foram de 99,5 e 86,7%, respectivamente, depois de um período de seguimento de até 7 anos (ten Bruggenkate *et al.* 1998). Com base nesses e em outros estudos, o "dogma" clínico de que, geralmente, somente os implantes longos, independentemente das características superficiais, deveriam ser instalados no osso tipo IV na porção posterior da maxila ganhou popularidade na comunidade odontológica (Jaffin & Berman 1991). É interessante observar que dois estudos multicêntricos sobre implantes com superfície rugosa, conduzidos nos anos 1990, avaliaram as taxas de sobrevida e de sucesso dos implantes de diferentes comprimentos (Buser *et al.* 1997; Brocard *et al.* 2000). Nesses estudos, não foi encontrada diferença significativa entre os implantes de 8, 10 e 12 mm depois de até 8 anos de seguimento. Estudos clínicos adicionais sobre os implantes curtos com superfícies usinadas ou rugosas relataram taxas de sobrevida de cerca de 95% entre 2 e 7 anos depois da carga funcional (Fugazzotto *et al.* 2004; Renouard & Nisand 2005), o que está de acordo com a taxas de sobrevida de 5 anos relatadas nas diferentes revisões sistemáticas para implantes padrão (Berglundh *et al.* 2002; Jung *et al.* 2012). Contrariamente, uma revisão sistemática recente preparada para o *Sixth ITI Consensus*, baseada em 10 ensaios controlados randomizados (ECRs) comparando implantes longos (> 6 mm) e curtos (≤ 6 mm), observou que os implantes curtos são associados a maior variabilidade e menor previsibilidade, em termos da taxa de sobrevida, em comparação com os implantes longos, depois de períodos de 1 a 5 anos em função (Papaspyridakos *et al.* 2018). Entretanto, a taxa de sobrevida média relatada ainda era alta, de 96% (faixa de variação: 86,7 a 100%) para implantes curtos e 98% (faixa de variação: 95 a 100%) para implantes mais longos. Podemos concluir que as evidências atuais geralmente apoiam a eficácia dos implantes curtos como alternativa de tratamento viável na reabilitação dos rebordos desdentados, incluindo a porção posterior da maxila (Figura 42.16), desde que uma seleção meticulosa do caso, uma execução adequada dos procedimentos cirúrgicos e restauradores, e um programa de manutenção adequado norteiem o fornecimento do tratamento (Annibali *et al.* 2012; Monje *et al.* 2014b; Lorenz *et al.* 2019).

Outra maneira de se evitar a expansão do seio maxilar é colocar implantes inclinados em uma posição mesial ou distal à cavidade sinusal, desde que essas áreas tenham osso suficiente (Figura 42.17). Além disso, os implantes zigomáticos ou pterigóideos extralongos podem ser colocados na superfície lateral do osso zigomático ou ancorados no osso pterigoide, respectivamente (Figura 42.18).

Capítulo 42 Levantamento do Assoalho do Seio Maxilar **1077**

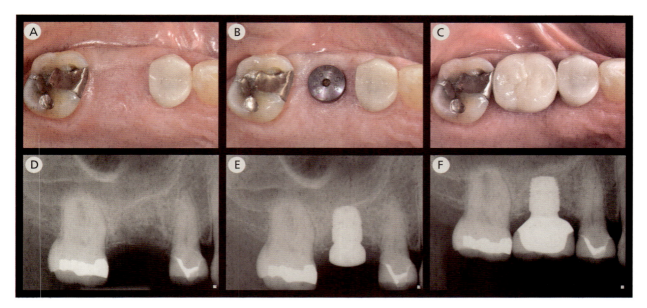

Figura 42.16 Sequência de um caso de terapia de substituição dental de um primeiro molar superior direito com uma prótese implantossuportada envolvendo a utilização de um implante curto, para evitar o LASM. A fileira superior mostra a vista oclusal do sítio na avaliação basal (**A**), 2 meses depois da colocação do implante (**B**) e 1 ano depois da instalação da prótese final (**C**). A fileira inferior exibe uma sequência de radiografias periapicais da área na avaliação basal (**D**), 2 meses depois da colocação do implante (**E**) e 1 ano depois da instalação da prótese final (**F**). (Fonte: Cortesia do Dr. Chris Barwacz, University of Iowa.)

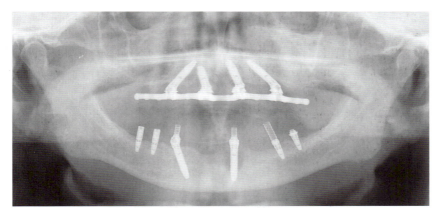

Figura 42.17 Radiografia panorâmica mostrando a utilização bilateral de implantes angulados para mesial da cavidade do seio maxilar, para evitar a indicação de levantamento do assoalho do seio maxilar. O implante mais anterior no quadrante inferior esquerdo estava com peri-implantite. (Fonte: Cortesia do Dr. Clark Stanford, University of Illinois at Chicago.)

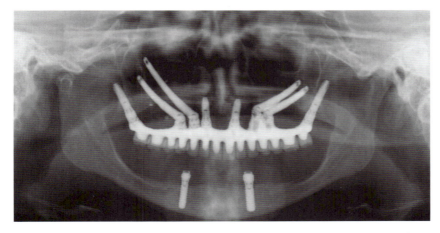

Figura 42.18 Radiografia panorâmica mostrando a utilização combinada de implantes zigomáticos e pterigóideos para suportar uma prótese fixa implantossuportada na arcada completa.

Evidências recentes defendem o desempenho clínico dos implantes inclinados, zigomáticos e pterigóideos, em comparação com os implantes padrão, com carga axial, para o manejo das porções maxilares posteriores desdentadas, em termos da taxa de sobrevida dos implantes (Chrcanovic *et al.* 2015, 2016; Lin & Eckert 2018; Araujo *et al.* 2019). Entretanto, a maior invasividade e a complexidade cirúrgica e protética associadas a esses procedimentos devem ser levadas em consideração quando apresentamos essa opção para os candidatos em potencial. Assim, a utilização dos implantes inclinados ou zigomáticos deveria ser considerada primariamente nos sítios classificados como desfavoráveis para a colocação de implantes de comprimento padrão ou curtos, como aqueles associados a deficiências extremas no rebordo alveolar (p. ex., sítios com uma história de trauma grave ou de ressecção por câncer) e/ou nos pacientes que apresentam contraindicações médicas absolutas que proíbem a realização de procedimentos de LASM.

Técnicas de levantamento do assoalho do seio maxilar

Modalidades cirúrgicas

A meta do LASM no contexto da prática odontológica contemporânea é ganhar volume de osso nos segmentos posteriores da maxila que apresentam edentulismo e atrofia óssea vertical, a fim de facilitar a terapia de substituição dos dentes com próteses implantossuportadas. A origem dessa técnica é controvertida. Embora alguns autores afirmem que o LASM foi primeiramente descrito por Philip J. Boyne em palestras para alunos da pós-graduação nos anos 1960 como uma intervenção cirúrgica pré-protética para permitir a colocação de aparelhos removíveis nas áreas com espaço interoclusal limitado, outros atribuem a ideia original a Hilt Tatum Jr. Seja como for, uma descrição formal da técnica não foi publicada por Boyne e James antes de 1980 (Boyne & James 1980). Naquele relato original, os autores descreveram um procedimento cirúrgico em dois estágios, que visava ao levantamento do assoalho sinusal maxilar em pacientes com cavidades sinusais volumosas, pneumatizadas, em preparação para a colocação de implantes endoósseos laminados. De acordo com a técnica proposta, que era baseada em um procedimento originalmente descrito no campo da otorrinolaringologia conhecido como antrostomia radical ou procedimento cirúrgico de Caldwell-Luc (Macbeth 1971), o assoalho sinusal maxilar foi enxertado utilizando-se osso ilíaco particulado autógeno, depois de se ganhar acesso por meio de uma fenestração lateral e levantamento da membrana de Schneider. No segundo estágio cirúrgico, aproximadamente 3 meses mais tarde, o sítio foi novamente submetido à cirurgia e os implantes foram colocados para posteriormente serem suporte para próteses dentárias fixas ou removíveis. Outros termos análogos ao LASM, por meio da abordagem com fenestração lateral, são: LASM direto, LASM externo ou levantamento sinusal com osteotomia por fenestração lateral (LWO, do inglês *lateral window osteotomy*).

Desde a descrição original da abordagem com fenestração lateral, já foram propostos outros protocolos de LASM e suas modificações subsequentes, especificamente as abordagens transalveolar, por fenestração da crista e por fenestração palatina (Figura 42.19).

A *abordagem transalveolar*, também referida como transcristal, interna ou LASM indireto, foi descrita por Hilt Tatum Jr. em 1986 como uma alternativa à abordagem com fenestração lateral, com o objetivo de simplificar a técnica de expansão óssea e minimizar a ocorrência de complicações (Tatum 1986). De acordo com a descrição original dessa técnica, um instrumento cirúrgico que foi denominado "formador de alvéolo" era utilizado para preparar o sítio de colocação do implante. Uma "fratura em galho-verde" do assoalho sinusal era realizada manualmente, percutindo-se o formador de alvéolo com um martelo cirúrgico, em uma direção vertical. Depois da preparação do sítio para receber o implante, um implante cilíndrico foi colocado por uma abordagem submersa. Em 1994, Robert B. Summers propôs uma variação dessa técnica, que consistia na utilização de um conjunto de osteótomos retos de diâmetros variados (Figura 42.20) para preparar o sítio de colocação do implante, sem utilizar brocas, com o propósito de alcançar a preservação do osso e a expansão horizontal do rebordo (Summers 1994).

Essa técnica também tem o objetivo de aumentar a densidade do osso maxilar circundante à osteotomia, para promover uma possibilidade mais alta de alcançar a estabilidade primária do implante. A técnica de Summers ou levantamento do assoalho sinusal com osteótomo e adição de osso (BAOSFE, do inglês *boneadded osteotome sinus floor elevation*) é iniciada por uma pequena osteotomia que é feita através

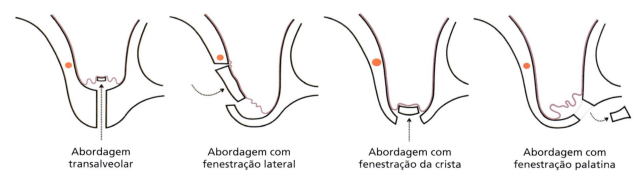

Figura 42.19 Modalidades de levantamento do assoalho do seio maxilar. Observe o maior diâmetro da artéria alveolar posterior superior na ilustração representando a abordagem com fenestração da crista alveolar.

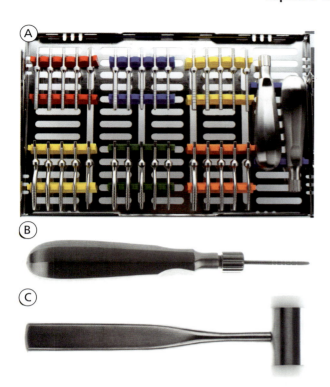

Figura 42.20 A. *Kit* contemporâneo com osteótomo. Observe a variedade de pontas retas e anguladas de diferentes diâmetros. **B.** Cabo do osteótomo montado com uma ponta com extremidade delgada, cônica e romba. **C.** Martelo cirúrgico composto de um corpo em aço inoxidável e extremidades de trabalho em politetrafluoroetileno (PTFE) maciço.

da crista do rebordo desdentado, evitando a perfuração do assoalho sinusal. A osteotomia piloto cria uma trajetória para a inserção de osteótomos com diâmetro crescente tanto para a compactação do osso alveolar circundante quanto para elevar a membrana sinusal, criando, assim, uma "tenda" e um espaço para a colocação do enxerto ósseo no assoalho do seio, utilizando o osteótomo final para pressioná-lo em uma direção vertical. Deve-se notar que, nessa técnica, os enxertos ósseos são colocados às cegas no espaço abaixo da membrana sinusal. Consequentemente, uma das desvantagens do LASM transalveolar é a possibilidade de uma perfuração acidental da membrana sinusal. Contudo, um estudo endoscópico demonstrou que, se a técnica for executada cuidadosamente na presença de uma anatomia local favorável, o assoalho sinusal pode ser levantado até 5 mm sem provocar a perfuração da membrana (Engelke & Deckwer 1997). Embora os aspectos essenciais da técnica descrita originalmente por Summers ainda prevaleçam, modificações subsequentes da abordagem transalveolar foram propostas ao longo das últimas duas décadas, envolvendo a utilização de diferentes dispositivos, como balões elásticos (Kfir *et al.* 2006), pontas piezoelétricas (Sohn *et al.* 2009), limas para osso (Ahn *et al.* 2012) e trépanos desenhados especialmente para o procedimento (Cosci & Luccioli 2000; Huwais *et al.* 2018).

A *abordagem com fenestração da crista* é uma variação do acesso por fenestração lateral. Essa abordagem foi descrita originalmente por Alan A. Winter *et al.* em 2003 (Winter *et al.* 2003), e subsequentemente foi modificada por Carlo Soardi e Hom-Lay Wang em 2012 (Soardi & Wang 2012). Essa técnica pode ser útil para prevenir a ocorrência de uma perfuração grande em situações clínicas nas quais a mucosa bucal e a membrana de Schneider estão fundidas no nível da crista alveolar, o que pode resultar de uma reparação inadequada depois de uma extração dentária complicada e/ou traumática ou por causa de uma história prévia de afecção sinusal (Block 2018). Embora tecnicamente mais trabalhosa do que o acesso à cavidade antral por meio de uma fenestração lateral convencional, essa abordagem também pode servir como uma alternativa viável nos casos em que se deseja evitar a manipulação de uma artéria alveolar posterior superior calibrosa. Considerando-se a natureza dessa abordagem, a colocação tardia de implantes é primariamente indicada por causa da dificuldade de se alcançar uma estabilidade primária.

A *abordagem por fenestração palatina* foi descrita originalmente em 1992, em conjunto com uma abordagem nasal, que pode ser uma alternativa viável nos casos de atrofia óssea extrema (Jensen *et al.* 1992). Nessas situações, a dimensão transversal da porção posterior da maxila pode ser reduzida até uma extensão na qual o processo alveolar esteja em alinhamento com a parede lateral da cavidade nasal, tornando inviável a abordagem por fenestração lateral. Outra possível indicação para o LASM usando uma abordagem com fenestração palatina seria um cenário em que a parede óssea lateral do seio maxilar fosse extremamente espessa, como nos casos de enxerto prévio incompleto, de modo que o acesso ao seio maxilar a partir do palato seria uma forma mais rápida e eficiente, e tecnicamente exequível (Ueno *et al.* 2015; Florio *et al.* 2017), como demonstrado na Figura 42.21.

Entretanto, considerando que essas situações clínicas são relativamente infrequentes, bem como outras implicações

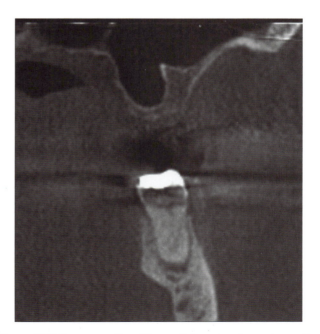

Figura 42.21 Imagem radiográfica sagital mostrando o seio maxilar apresentando uma parede lateral incomumente espessa. Esse cenário pode representar uma indicação para LASM por meio de uma abordagem com fenestração palatina.

técnicas importantes (p. ex., dificuldade de acesso e proximidade com estruturas vasculares relevantes), a abordagem com fenestração palatina deveria ser reservada para cenários muito específicos, nos quais nenhuma alternativa de LASM seja exequível.

Na prática odontológica contemporânea, duas abordagens principais para LASM são comumente indicadas: (1) a abordagem com fenestração lateral, que pode envolver a colocação simultânea de implantes ou a colocação tardiamente; ou (2) a abordagem transalveolar, que geralmente envolve apenas a colocação simultânea de implantes.

A altura de osso residual (AOR), também conhecida como osso subantral residual, é considerada como um fator anatômico fundamental no planejamento e na realização dos procedimentos de LASM. Embora a AOR na avaliação basal *por si só* não pareça desempenhar uma função crítica na integração dos implantes (Fenner *et al.* 2009) nem na neoformação óssea depois da LASM (Avila-Ortiz *et al.* 2012a), ela tem uma influência direta sobre a probabilidade de alcançar a estabilidade primária dos implantes. Consequentemente, a AOR é comumente utilizada na prática clínica não somente como o fator primário para determinar o protocolo de colocação dos implantes (seja simultânea ou tardia), mas também a abordagem do LASM (seja transalveolar ou com fenestração lateral). Desde a publicação das diretrizes clínicas originalmente propostas por Carl E. Misch em 1987 (Misch 1987), outras classificações da AOR já foram desenvolvidas, para orientar os clínicos no processo de tomada de decisões que levariam à indicação de uma modalidade de LASM específica, com ou sem colocação simultânea de implantes, ou uma opção alternativa (Wang & Katranji 2008; Wagner *et al.* 2017).

A seguir temos as recomendações gerais propostas pelos autores deste capítulo, baseadas nas evidências contemporâneas (Figura 42.22):

- AOR > 9 mm: colocação de implante padrão (comprimento ≥ 8 mm)
- AOR de > 5 a ≤ 9 mm: LASM com abordagem transalveolar e colocação simultânea de implantes padrão ou colocação de implantes curtos (comprimento < 8 mm) sem expansão do osso
- AOR de > 3 a ≤ 5 mm: LASM com uma abordagem de fenestração lateral e colocação simultânea de implantes
- AOR ≤ 3 mm: LASM com uma abordagem de fenestração lateral e colocação tardia de implantes.

É importante salientar que esses e outros limiares numéricos propostos em outras fontes devem sempre ser interpretados com cautela, antes da tomada de decisões no plano de tratamento, levando em consideração a habilidade e as preferências do cirurgião, as características do sistema de implantes empregado, o contorno planejado para a restauração protética final com relação à localização vertical da plataforma de restauração do implante, a presença de afecções concomitantes (Manji *et al.* 2013; Friedland & Metson 2014) e variáveis anatômicas adicionais que possam desempenhar uma função na execução da técnica, como a configuração e a densidade da cortical óssea do assoalho do seio (Niu *et al.* 2018; Choucroun *et al.* 2017), a presença e a morfologia dos septos (Wen *et al.* 2013), a largura do seio mediolateral (Teng *et al.* 2016), a espessura da parede sinusal lateral (Monje *et al.* 2014a; Danesh-Sani *et al.* 2017b), o tamanho e a localização da artéria alveolar posterior superior (Anamali *et al.* 2015) e a espessura da membrana de

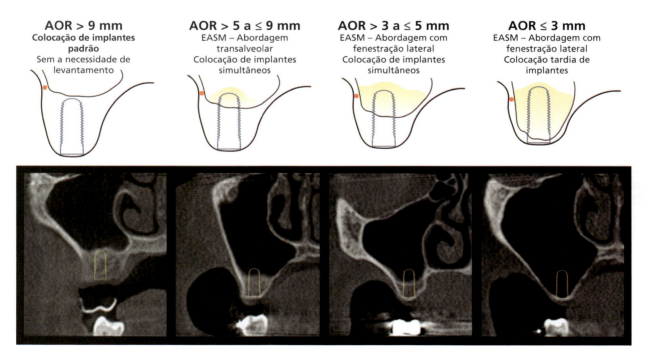

Figura 42.22 Recomendações para a indicação de diferentes protocolos de levantamento do assoalho do seio maxilar (LASM) e colocação de implantes em função da altura óssea residual (AOR) com os exemplos correspondentes de secções de tomografia computadorizada de feixe cônico (TCFC) sagital. Observe a crescente atrofia do rebordo alveolar e a pneumatização do seio maxilar, da esquerda para a direita.

Capítulo 42 Levantamento do Assoalho do Seio Maxilar

Schneider (Monje *et al.* 2016; Rapani *et al.* 2016). Como princípio cirúrgico geral, a abordagem mais previsível e conservadora sempre deveria ser a indicada depois de se refletir sobre os fatores relevantes individuais locais e sistêmicos.

Exame e cuidados pré-cirúrgicos

Antes de se realizar quaisquer procedimentos cirúrgicos intrabucais avançados, como um LASM, deve-se realizar um exame pré-operatório detalhado, para a adequada seleção do caso e planejamento do tratamento (ver Capítulo 22). O exame deve incluir uma revisão detalhada da história médica, dentária e periodontal do paciente. As condições dentárias e periodontais deveriam ser avaliadas de acordo com os métodos de exame clínico e radiográfico, alinhados com os padrões de diagnóstico atuais. Antes de se realizar um procedimento de LASM, todos os pacientes parcialmente desdentados deveriam ter finalizado a terapia de controle da infecção (ver Parte 11). Adicionalmente, a vitalidade dos dentes vizinhos ao espaço desdentado deveria ser testada. Também é importante examinar a espessura da mucosa queratinizada, a profundidade do vestíbulo e o espaço interoclusal.

Uma análise anatômica completa, baseada em avaliações clínicas e radiográficas meticulosas do seio maxilar e das estruturas paranasais, deveria ser realizada antes de se fazer a indicação dos procedimentos de LASM, com o objetivo de identificar e avaliar os fatores locais que podem influenciar a execução da técnica e os resultados da terapia, como as variações anatômicas desfavoráveis e/ou a presença de condições patológicas. As áreas infraorbitárias, nasais laterais e labiais superiores da face deveriam ser examinadas por via extrabucal, para detecção de sensibilidade à palpação, inchaço anormal ou assimetrias. Da mesma forma, a amplitude funcional de abertura da boca deveria ser avaliada, para uma confirmação de que o acesso cirúrgico será favorável. A triagem radiográfica pré-operatória pode incluir a análise das radiografias periapicais, radiografias panorâmicas, tomografias computadorizadas (TCs) ou exame por TCFC (ver Capítulo 23). Embora algumas informações importantes (p. ex., altura do osso subantral remanescente) possam ser obtidas por meio de uma análise das radiografias bidimensionais convencionais, elementos diagnósticos críticos podem passar despercebidos se os clínicos confiarem exclusivamente nessas ferramentas diagnósticas. Portanto, a utilização das técnicas de imagem avançadas, como TCFC, é fortemente recomendada para o planejamento do LASM (Benavides *et al.* 2012). As imagens por TCFC permitem que os clínicos realizem uma avaliação tridimensional do seio maxilar e das estruturas adjacentes, detectando desvios na anatomia normal e a presença de condições patológicas. Se condições patológicas capazes de interferir no sucesso do procedimento cirúrgico forem identificadas, consultas médicas adequadas (p. ex., com o otorrinolaringologista) e a terapia subsequente (p. ex., manejo da sinusite aguda, remoção de pólipos ou de tumores) devem ser concluídas antes da realização do LASM, para minimizar o risco de complicações intra e pós-operatórias (Chan & Wang 2011).

A prescrição de antibióticos profiláticos para minimizar a ocorrência de uma infecção depois do LASM é um tópico controvertido. Um grupo de especialistas clínicos que desenvolveram as diretrizes para a prevenção e o tratamento das infecções pós-operatórias depois da realização de um LASM defendeu a indicação da profilaxia antibiótica pré-cirúrgica (Testori *et al.* 2012). Entretanto, deve-se mencionar que, como reconhecido pelos membros desse grupo de especialistas, essas recomendações são somente baseadas na experiência clínica e em observações empíricas. Nenhum ensaio clínico visando testar a necessidade de profilaxia antibiótica antes da realização dos procedimentos de LASM para a redução da incidência de complicações pós-operatórias foi conduzido até o presente momento.

Dinâmica da reparação

Espera-se que ocorra uma aposição progressiva de osso neoformado no espaço subantral criado intencionalmente durante a intervenção cirúrgica no curso de uma resposta reparativa normal depois dos procedimentos de LASM. Esse processo consiste em diferentes fases de reparação (ou seja, inflamatória, aposição de osso, maturação e remodelação), que parcialmente se sobrepõem ao longo do tempo, em congruência com um padrão de formação de osso intramembranoso (Fuerst *et al.* 2004). Nas condições de reparação normais, se um material para enxerto ósseo e/ou um implante dentário pode ser utilizado para preencher e/ou manter o espaço, o osso neoformado irá se formar ao redor do implante dental, seguido pela consolidação e maturação do substrato híbrido, remodelação óssea funcional e um grau variável de reabsorção do material remanescente do enxerto ósseo (Watzek *et al.* 2006). É interessante observar que os estudos clínicos e pré-clínicos sobre o LASM por meio de abordagem com fenestração lateral têm demonstrado que a fronte, ou gradiente, de neoformação óssea origina-se primariamente dos limites ósseos, na periferia da cavidade sinusal (Busenlechner *et al.* 2009; Scala *et al.* 2010; Kolerman *et al.* 2019), como demonstrado na Figura 42.23.

Alguns autores também comentaram sobre o potencial osteogênico da membrana de Schneider, pois ela contém células mesenquimais pluripotentes que podem se diferenciar para osteoblastos (Srouji *et al.* 2010; Graziano *et al.* 2012). Entretanto, o significado clínico desse conceito é questionável. De acordo com diferentes estudos pré-clínicos, a capacidade de formação do osso pela membrana de Schneider parece ser modesta, na melhor das hipóteses, e não crítica para o sucesso dos procedimentos de LASM (Scala *et al.* 2012; Jungner *et al.* 2015; Caneva *et al.* 2017). Essa noção é apoiada pelos achados de uma revisão sistemática publicada recentemente (Dragonas *et al.* 2020).

Um processo normal de formação e maturação de osso requer uma estrutura osteocondutora estável (p. ex., coágulo sanguíneo e/ou material de enxertia óssea) nos estágios precoces da reparação, bem como angiogênese adequada, migração e inserção das células envolvidas na aposição e na remodelação de osso (ou seja, osteoblastos e osteoclastos). O sucesso na formação de osso e na consolidação do enxerto

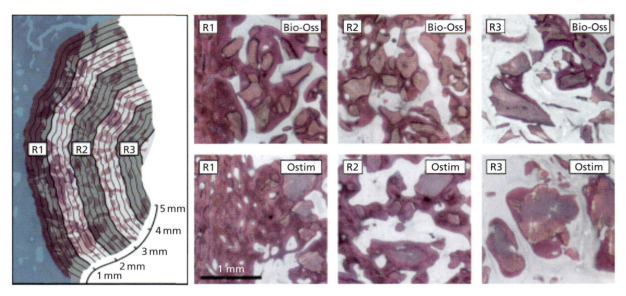

Figura 42.23 Cortes histológicos ilustrando o gradiente de consolidação do enxerto ósseo de dois biomateriais diferentes, em regiões diferentes, respectivas aos limites ósseos do seio maxilar em um modelo de miniporcos (*minipigs*). (Fonte: Esta é a Figura 2 na seguinte publicação: Busenlechner D, Huber CD, Vasak C, Dobsak A, Gruber R, Watzek G. 2009. Sinus augmentation analysis revised: the gradient of graft consolidation. Clin Oral Implants Res. 20(10):1078-1083. Imagem reproduzida, com autorização, de Wiley and Sons.)

depende das propriedades inerentes do(s) material/materiais de enxerto ósseo e do potencial osteogênico do leito receptor. A maturação óssea tardia ou insuficiente depois do LASM pode ocorrer em pacientes com condições sistêmicas conhecidas por afetar a reparação normal (p. ex., diabetes não controlado), tabagismo intenso (Galindo-Moreno *et al.* 2012a) e na presença de condições patológicas concomitantes (Chan & Wang 2011) ou características anatômicas desfavoráveis, como cavidades sinusais com dimensões avantajadas (Avila *et al.* 2010; Stacchi *et al.* 2018). Assim como com qualquer outra intervenção cirúrgica, uma avaliação cuidadosa dos fatores locais e sistêmicos que podem desempenhar um papel no processo de reparação depois do LASM é fundamental para a seleção adequada do caso e a otimização dos desfechos terapêuticos.

Levantamento do assoalho do seio maxilar: abordagem com fenestração lateral

Indicações e contraindicações

O LASM que utiliza uma abordagem com fenestração lateral é indicado para a reabilitação protética dos espaços desdentados na porção posterior da maxila que apresenta AOR reduzida (≤ 5 mm), que pode ser incompatível com a colocação de implantes padrão ou o LASM transalveolar com colocação simultânea de implantes. Nos casos de redução da altura óssea causada por reabsorção óssea alveolar e pneumatização maxilar combinada com deficiência horizontal e/ou vertical do rebordo alveolar, pode ser indicado o LASM simultâneo com levantamento do rebordo alveolar (p. ex., horizontal e/ou vertical).

As contraindicações para o levantamento do assoalho do seio maxilar podem ser relativas (reversíveis) ou absolutas (irreversíveis) e podem ser divididas em três grupos: médicas, comportamentais e locais.

Contraindicações médicas

As contraindicações médicas incluem o tratamento do câncer envolvendo quimioterapia e/ou radioterapia da área de cabeça e pescoço no momento da realização do LASM ou nos 6 meses precedentes, pacientes imunocomprometidos, doenças sistêmicas que afetam a função mucociliar (p. ex., fibrose cística), condições de saúde conhecidas por afetarem o metabolismo ósseo, discrasias sanguíneas graves, diabetes não controlado e condições psicológicas e/ou psiquiátricas que afetem a cooperação ou a compreensão do paciente. Adicionalmente, os esquemas com tratamento farmacológico que possam interferir na reparação normal das feridas (p. ex., bisfosfonatos) deveriam ser considerados cuidadosamente e para cada caso individualmente.

Contraindicações comportamentais

Se o tabagismo é ou não uma contraindicação absoluta para o LASM ainda permanece um tema controvertido. Uma série de casos envolvendo 52 pacientes submetidos a LASM por meio da abordagem com fenestração lateral relacionaram o tabagismo com um comprometimento da resposta reparativa (Galindo-Moreno *et al.* 2012a). Nesse estudo, uma avaliação histomorfométrica de biopsias nucleares obtidas em 6 meses depois do procedimento de expansão óssea revelou que os hábitos ligados ao tabagismo foram associados a menores contagens de osteoblastos e menores proporções de neoformação óssea. Em outro estudo de séries de casos, foi avaliada a sobrevida dos implantes colocados em combinação com expansão óssea (horizontal/vertical) e LASM (Mayfield *et al.* 2001). A taxa de sobrevida desses implantes foi de 100% para não tabagistas, em comparação com somente 43% para os tabagistas, depois de um máximo de 6,5 anos de cargas funcionais. O impacto prejudicial do tabagismo sobre a taxa de sobrevida dos implantes também foi corroborado em outros estudos (Bain & Moy 1993;

Gruica *et al.* 2004). Entretanto, um grande estudo, que avaliou 2.132 implantes depois do levantamento do assoalho do seio maxilar com colocação simultânea de implantes, relatou resultados conflitantes (Peleg *et al.* 2006a). Duzentos e vinte e seis procedimentos de expansão do assoalho sinusal – envolvendo a colocação de 627 implantes – foram realizados em tabagistas, enquanto 515 procedimentos de expansão do assoalho sinusal para um total de 1.515 implantes foram feitos em não tabagistas. Depois de um período de seguimento de até 9 anos, a taxa de sobrevida dos implantes foi de 97,9% e não houve diferenças estatisticamente significativas em termos da taxa de sobrevida dos implantes entre os tabagistas e os não tabagistas. Uma revisão sistemática publicada em 2008 investigou a taxa de sobrevida dos implantes instalados em combinação com o procedimento de expansão do assoalho sinusal utilizando a abordagem com fenestração lateral (Pjetursson *et al.* 2008). Cinco dos estudos incluídos relataram dados sobre a influência da condição de tabagista dos pacientes sobre a sobrevida dos implantes depois do procedimento de expansão do assoalho sinusal. Um grupo de não tabagistas que receberam 2.159 implantes e um grupo de tabagistas que receberam 863 implantes foram analisados. Embora os hábitos ligados ao tabagismo não fossem relatados homogeneamente em todos os estudos, o tabagismo foi associado a uma taxa de insucesso anual dos implantes mais alta (3,54%) em comparação com os não tabagistas (1,86%). Uma revisão sistemática recente visando avaliar o efeito do tabagismo sobre a taxa de sobrevida dos implantes dentários colocados em sítios submetidos a LASM forneceu resultados similares (Chambrone *et al.* 2014). Os dados procedentes de sete estudos diferentes que preenchiam os critérios de elegibilidade foram extraídos e agrupados em uma análise quantitativa que revelou um aumento estatisticamente significativo, mas um modesto risco de fracasso do implante nos tabagistas (risco relativo [RR] = 1,87; [IC de 95%: 1,35 a 2,58], $P = 0,0001$). Entretanto, esse efeito não foi estatisticamente significativo quando somente dados dos estudos prospectivos ($n = 3$) foram analisados (RR = 1,55; IC de 95%: 0,91 a 2,65], $P = 0,11$). O consumo excessivo de álcool e o abuso de drogas recreativas também deveriam ser considerados como contraindicações potenciais para o LASM.

Contraindicações locais

Alterações do complexo nasomaxilar que interfiram na ventilação normal ou a depuração mucociliar do seio maxilar podem ser contraindicações para o LASM por abordagem com fenestração lateral. É importante ter em mente que os pacientes com essas condições anormais podem ser assintomáticos ou somente apresentarem sintomas clínicos leves. Essas condições incluem: alterações anatômicas (p. ex., estenose do óstio maxilar, concha bolhosa do meato médio, curvatura paradoxal do meato médio, células do *agger nasi* com aumento de volume ou das células etmoidais infraorbitárias [de Haller], hipertrofia do processo uncinado e septos aberrantes); grandes cistos de retenção de muco (mucoceles); tumores benignos agressivos localizados (p. ex., pólipos) e tumores malignos; mucosa ciliar

hipofuncional; rinossinusite viral, bacteriana ou micótica; rinite alérgica; sinusite alérgica, sinusite causada por corpos estranhos, sinusite odontogênica e sinusite bacteriana aguda, subaguda, crônica ou recorrente. A realização do LASM na presença de quaisquer dessas condições anteriores pode perturbar o leve equilíbrio mucociliar, resultando em estase mucosa, infecção secundária e sinusite subaguda.

Técnica cirúrgica

Desde a descrição original da abordagem com fenestração lateral feita por Boyne e James (Boyne & James 1980), numerosas modificações dessa modalidade de LASM já foram propostas na literatura, para facilitar a realização dessa intervenção cirúrgica, aumentar sua previsibilidade e diminuir a incidência de complicações (Wallace *et al.* 2012). O protocolo genérico delineado a seguir, proposto pelos autores, baseia-se nas descrições prévias dessa técnica:

1. Um enxágue pré-cirúrgico com uma solução aquosa que contém clorexidina (0,12% ou 0,2%) é realizado por um período de 1 minuto.
2. As superfícies cutâneas peribucais podem ser desinfetadas (p. ex., fricção com solução de iodo, a menos que seja contraindicado por causa de alergias).
3. A anestesia infiltrativa local é aplicada vestibular e palatinamente à área de realização da cirurgia. Na maioria dos casos, o bloqueio dos nervos infraorbitário, palatino maior e alveolar posterior superior é suficiente para que se obtenha a anestesia necessária para a realização do LASM. Infiltrações adicionais ao longo da junção mucogengival e da mucosa palatina usando um anestésico que contém epinefrina podem ser administradas, para reduzir o sangramento intraoperatório. A possibilidade de sedação deveria ser considerada em pacientes com uma história de ansiedade em procedimentos odontológicos.
4. Com o objetivo de minimizar a dor pós-operatória e o desconforto para o paciente, e para favorecer o desenvolvimento de um período pós-operatório sem complicações, os procedimentos de LASM devem ser o mais minimamente traumáticos possível. Realiza-se uma incisão inicial na porção média da crista ou levemente palatina, se a quantidade de mucosa queratinizada for limitada (Figura 42.24C). Essa incisão inicial geralmente se estende entre os dentes remanescentes, nos casos de edentulismo parcial, ou do canino ou área dos pré-molares até a tuberosidade, nos casos de extensão distal desdentada. Nos casos de edentulismo parcial, as incisões intrassulculares mesiais e distais podem ser realizadas, para aumentar a área do retalho. Em seguida, são feitas incisões relaxantes verticais, anterior e posteriormente, passando pela junção mucogengival e estendendo-se para o vestíbulo bucal, para um acesso cirúrgico adequado depois da reflexão de um retalho mucoperiostal. É importante posicionar as incisões a uma distância segura (um mínimo de aproximadamente 5 mm) dos limites de uma fenestração lateral planejada, a fim de minimizar o impacto potencial de uma possível abertura prematura da ferida cirúrgica durante os desfechos da reparação.

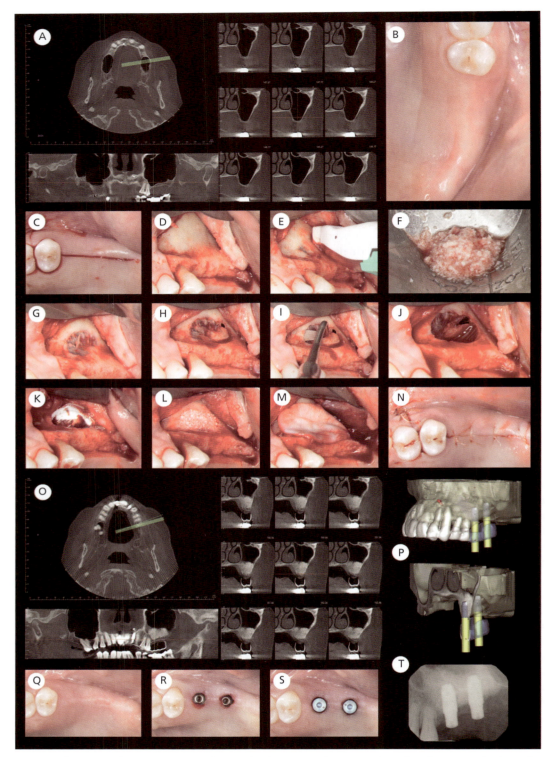

Figura 42.24 Sequência de um caso de LASM por meio de uma abordagem com fenestração lateral e colocação tardia de implantes. **A.** Estudo radiográfico do cenário na avaliação basal. **B.** Vista oclusal intrabucal do segmento desdentado. **C.** Incisões relaxantes verticais e supracrista. **D.** Levantamento do retalho mucoperiostal. **E.** O raspador de osso é utilizado para coletar osso autógeno da parede sinusal lateral. **F.** Mistura de partículas de xenoenxerto (cerca de 20%) e partículas de xenoenxerto bovino (cerca de 80%). **G.** Aparência da membrana de Schneider à medida que o acesso por fenestração lateral é criado. **H.** Uma perfuração foi observada nos cantos superior e posterior da janela. **I.** Um elevador de membrana sinusal foi aplicado no lado oposto à perfuração. **J.** A perfuração ficou levemente maior com o levantamento completo da membrana. **K.** Uma membrana de colágeno porcino absorvível foi utilizada para selar a perfuração. **L.** A mistura de enxerto ósseo foi utilizada para preencher o espaço subantral. **M.** Outra membrana de colágeno porcino foi aplicada para recobrir a janela. **N.** O fechamento por primeira intenção foi alcançado. **O.** Estudo radiográfico da área submetida ao levantamento depois de 6 meses de reparação. **P.** Planejamento virtual para cirurgia estática guiada por computador para a instalação de implantes dentários. **Q.** Vista oclusal do sítio. **R.** Os implantes foram posicionados seguindo uma abordagem sem retalho por meio de guia cirúrgica. **S.** A estabilidade primária foi alcançada. Os pilares de cicatrização foram colocados. **T.** Radiografia periapical de controle obtida imediatamente depois da colocação do implante.

5. O retalho mucoperiostal trapezoide é levantado um tanto superiormente (2 a 3 mm) à altura prevista para a fenestração lateral. Deve-se tomar precauções para se evitar a perfuração do retalho. A menos que a colocação simultânea de implantes seja planejada, o levantamento da mucosa palatina não é necessário nesse procedimento cirúrgico (Figura 42.24D). Depois de a parede sinusal lateral ter sido exposta, a janela é delineada, o que pode ser feito usando-se instrumentos como as brocas diamantadas esféricas montadas em uma peça de mão rotatória de alta rotação, equipamento piezoelétrico, um raspador de osso (Figura 42.24E), que permite a coleta de osso autógeno, ou uma combinação de todas essas opções (Vercellotti *et al.* 2001; Peleg *et al.* 2004; Galindo-Moreno *et al.* 2007). De acordo com os princípios da cirurgia minimamente invasiva e para maximizar a quantidade de neoformação de tecido mineralizado (Avila-Ortiz *et al.* 2012b), é importante delinear uma fenestração lateral que seja a menor possível, mas grande o suficiente para que se consiga o acesso necessário para alcançar a meta cirúrgica (Figura 42.24G). Para ajudar no levantamento da membrana de Schneider, o limite mais inferior da janela deve ser delineado na proximidade do assoalho do seio. A posição dos limites mesiais e distais da janela dentro do segmento desdentado é ditada pela localização das paredes anterior e posterior do seio maxilar e pela presença de dentes adjacentes. Quando dentes adjacentes estão presentes, a janela deve ser delineada pelo menos a 2 mm de distância dos contornos das raízes, para evitar danos ao dente. Nos casos de completa ausência dos dentes posteriores, o limite mesial deve ser delineado a aproximadamente 2 mm distalmente à parede sinusal anterior e a uma distância variável da parede posterior, porque geralmente não é necessário aumentar toda a trajetória até a superfície mais posterior da cavidade antral. O limite mais apical da janela deveria ser posicionado a uma distância que permitisse a colocação de implantes com comprimento padrão (> 8 mm), sendo responsáveis por uma remodelação de aproximadamente 10 a 25% com relação ao volume original enxertado (Kirmeier *et al.* 2008; Mazzocco *et al.* 2014; Younes *et al.* 2019). O delineamento da fenestração lateral pode requerer modificações adicionais, para evitar os septos (Figura 42.25). É recomendado criar duas ou mais janelas separadas, para superar os septos altos (ou seja, > 2,5 mm) localizados no assoalho sinusal, a fim de minimizar o risco de perfuração da membrana de Schneider (Beretta *et al.* 2012).

   Quatro métodos para manipulação da placa de osso cortical lateral já foram propostos. Uma abordagem comum é o adelgaçamento do osso vestibular utilizando uma broca esférica ou uma ponta piezoelétrica e removendo o osso de recobrimento, antes do levantamento da membrana sinusal maxilar (Figura 42.26).

   Outro método é fraturar a placa óssea cortical como um alçapão e utilizá-la como o bordo superior para o compartimento criado cirurgicamente, deixando-a presa à membrana de Schneider. O terceiro método é remover a placa óssea cortical durante o levantamento do assoalho sinusal e reposicioná-la na superfície lateral do enxerto no fim do procedimento de enxertia. A justificativa para esse método baseia-se na noção de que a fenestração lateral não iria reparar-se completamente sem o reposicionamento de sua placa cortical. Entretanto, já foi demonstrada a reparação da fenestração lateral por aposição de osso sem o reposicionamento da placa óssea cortical (Boyne 1993). O quarto método envolve a utilização da placa de osso lateral para coletar osso autógeno particulado, que pode ser utilizado em combinação com uma quantidade maior de um substituto de osso (Figura 42.24F). Isso pode ser conseguido por coleta e processamento da placa óssea cortical utilizando um triturador de osso ou, como mencionado anteriormente, pela utilização de um raspador de osso.

6. Uma vez exposta, o levantamento cuidadoso da membrana de Schneider, que tipicamente se apresenta com uma tonalidade azulada (Figura 42.24G), pode ser realizado usando-se pontas piezoelétricas rombas e/ou levantadores para membrana sinusal (Figura 42.27). Deve-se tomar cuidado para que não ocorra perfuração da membrana, rebatendo-a o quanto for necessário para a criação do compartimento requerido para a enxertia de osso e para a colocação do implante, mas não se estendendo

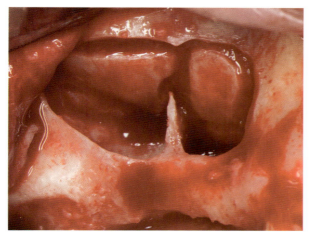

Figura 42.25 Acesso lateral modificado criando duas janelas separadas para ultrapassar a presença de um septo alto.

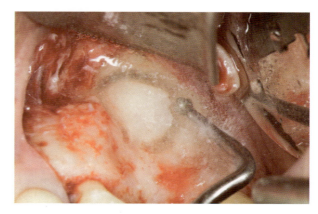

Figura 42.26 Eletrodo eletrocirúrgico-diamantado, tipo bola, com irrigação em uso enquanto é feito o delineamento da janela lateral.

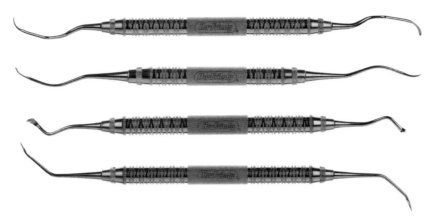

Figura 42.27 Levantadores da mucosa do seio maxilar com diferentes formatos de ponta ativa.

excessivamente, para minimizar o risco de complicações (Figura 42.24I). A fim de se evitar a oclusão do meato nasal e uma subsequente complicação, a membrana de Schneider nunca deveria ser levantada além da altura do óstio (Maksoud 2001). Deve-se tomar cuidado para alcançar a parede medial, a fim de permitir uma distribuição homogênea do enxerto e evitar que se forme um recesso ou espaço vazio medial (Figura 42.28).

Geralmente, recomenda-se que se inicie a liberação das áreas de menor tensão e com acesso favorável. Outra dica útil é aplicar uma pressão suave e cuidadosa quando os levantadores de membrana são utilizados, sentindo as estruturas ósseas subjacentes, para prevenir a ocorrência de uma perfuração da membrana e/ou danos à artéria alveolar posterior superior, que é fundamental para se evitar a ocorrência de uma hemorragia significativa se a artéria for especialmente calibrosa e tiver um curso intraósseo (Figura 42.29).

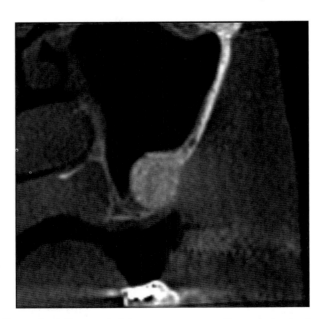

Figura 42.28 Corte sagital de um segmento maxilar posterior desdentado, aproximadamente 6 meses depois do LASM, por abordagem com fenestração lateral usando-se partículas de xenoenxerto bovino. Observe o espaço medial ao substrato enxertado, resultante de um levantamento incompleto da membrana de Schneider.

Se ocorrer uma perfuração, um material de selamento, como uma membrana de barreira reabsorvível, pode ser aplicado sobre a perfuração, para prevenir o extravasamento de material do enxerto para a cavidade antral, o que poderia levar a complicações graves (Figura 42.24K). Geralmente, é recomendado abortar o procedimento de colocação do enxerto ósseo, se a perfuração não puder ser selada durante a fase intraoperatória (Vlassis & Fugazzotto 1999). A reparação completa da membrana de Schneider depois de um trauma pode levar até 4 meses (Huang *et al.* 2006), portanto uma nova intervenção cirúrgica para tentar um procedimento secundário não é recomendada antes desse período.

Dependendo das variáveis anatômicas, como AOR, e da preferência pessoal do cirurgião, o LASM por meio de uma abordagem com fenestração lateral pode ser realizado com a colocação simultânea ou com a colocação tardia de implantes.

Levantamento do assoalho do seio maxilar com uma abordagem de fenestração lateral e colocação tardia de implantes

1. A menos que uma abordagem sem enxerto seja seguida, um material para enxerto ósseo é colocado no compartimento criado, depois do levantamento da membrana sinusal (Figura 42.24L). A quantidade total de material do enxerto requerida irá diferir de um caso para outro, dependendo das dimensões e da configuração da cavidade do seio maxilar. O material para enxerto não deve ser compactado com força, pois isso pode reduzir o espaço necessário para a angiogênese, a migração celular e a invaginação do osso neoformado. Além disso, o estiramento de uma membrana sinusal delgada, ao se exercer uma pressão excessiva durante a compactação do material de enxerto, pode resultar em perfuração.

2. A fenestração lateral pode ser recoberta com uma membrana de barreira absorvível ou não absorvível (Figura 42.24M). As membranas de barreira podem ajudar na prevenção do crescimento de tecidos moles para dentro do compartimento enxertado. Entretanto, as evidências disponíveis são inconclusivas com relação ao efeito de uma membrana de barreira para o recobrimento

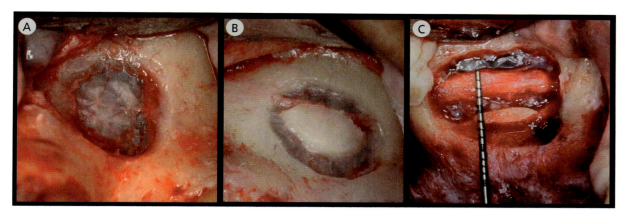

Figura 42.29 Imagens clínicas mostrando a presença de três artérias alveolares superiores posteriores do lado direito de tamanhos diferentes, quando se realiza LASM por uma abordagem com fenestração lateral. **A.** Pequena. **B.** Média. **C.** Grande. (Fonte: **C**, cortesia do Dr. Nikolaos Tatarakis, Queen Mary University e consultório particular, Londres, Reino Unido.)

da fenestração lateral. Embora alguns estudos tenham encontrado um efeito benéfico associado à utilização de uma barreira em termos da neoformação óssea e aumento da sobrevida dos implantes (Froum *et al.* 1998; Tarnow *et al.* 2000; Tawil & Mawla 2001), outros não relataram diferenças significativas entre os sítios que receberam uma membrana e aqueles que não receberam (Choi *et al.* 2009; Yu *et al.* 2017). Uma revisão sistemática observou que a taxa de insucesso anual acumulativa em 3 anos de implantes dentários colocados em sítios que foram submetidos a LASM com uma membrana recobrindo a fenestração de acesso lateral foi mais baixa (0,79%) em comparação com aqueles implantes colocados em sítios que não tinham recebido uma membrana (4,04%) (Pjetursson *et al.* 2008). Se uma membrana de barreira é utilizada, geralmente é recomendado empregar uma membrana reabsorvível, a fim de evitar a necessidade de levantamento de um retalho maior para a recuperação da membrana não reabsorvível no momento da colocação tardia do implante. Subsequentemente, o retalho é reposicionado e suturado, para alcançar o fechamento por primeira intenção (Figura 42.24N). As incisões relaxantes periostais geralmente não são necessárias para que se possa alcançar um fechamento livre de tensões, a menos que seja realizado o levantamento horizontal ou vertical do rebordo combinado com o LASM.

Levantamento do assoalho do seio maxilar com uma abordagem de fenestração lateral e colocação simultânea de implantes (Figura 42.30)

1. Depois de a membrana sinusal ter sido levantada, o sítio ou sítios de colocação dos implantes são preparados. Recomenda-se a utilização de uma goteira cirúrgica baseada no planejamento protético. Se instrumentos rotatórios (p. ex., trépanos) forem utilizados, a membrana sinusal deve ser protegida utilizando-se um instrumento maciço, como um levantador de periósteo de grandes dimensões. Alternativamente, osteótomos de diferentes diâmetros podem ser utilizados para preparar o sítio de colocação dos implantes. Nessas situações, a membrana pode ser protegida inserindo-se uma gaze estéril, que não solte fiapos, no compartimento do seio maxilar.
2. A menos que uma abordagem sem enxerto seja adotada, o material para enxerto ósseo é introduzido e compactado delicadamente na parte medial do compartimento sinusal, seguida pela colocação do implante e, por fim, pela colocação de enxerto na superfície lateral. Essa sequência permite que a visibilidade seja melhorada e reduz a possibilidade de deixar um espaço vazio medialmente ao(s) implante(s). As etapas subsequentes são as mesmas descritas para a abordagem de colocação tardia de implantes, com a exceção de que, se uma estabilidade primária adequada for alcançada, um pilar de cicatrização pode ser colocado, de acordo com um protocolo de colocação de implante não submerso.

Seleção dos materiais para enxertia

Existem diferenças de opinião com relação à necessidade de se empregar materiais de enxertia óssea nos procedimentos de LASM.

Sem materiais de enxertia: coágulo sanguíneo

Um estudo pré-clínico inicial realizado por Philip J. Boyne demonstrou que é exequível se obter a formação de osso ao redor dos implantes osteointegrados projetando-se para o seio maxilar depois do levantamento da membrana de Schneider, sem a aplicação de um material de enxertia óssea (Boyne 1993). No mesmo estudo, também foi observado que o desenho do implante influencia a quantidade de formação espontânea de osso. A neoformação óssea foi insuficiente ao redor os implantes com ápices abertos ou com configurações roscadas profundas. Por outro lado, os implantes com ápices em cúpula que penetraram 2 a 3 mm no seio maxilar foram associados à formação de osso ao redor de toda a sua circunferência. Entretanto, quando os mesmos implantes penetraram 5 mm no seio maxilar, somente um crescimento parcial de osso neoformado, de até aproximadamente metade do comprimento total do implante, foi alcançado. Observou-se desfecho similar em uma investigação pré-clínica em cães (Kim *et al.* 2010).

1088 Parte 15 Terapia de Reconstrução da Crista

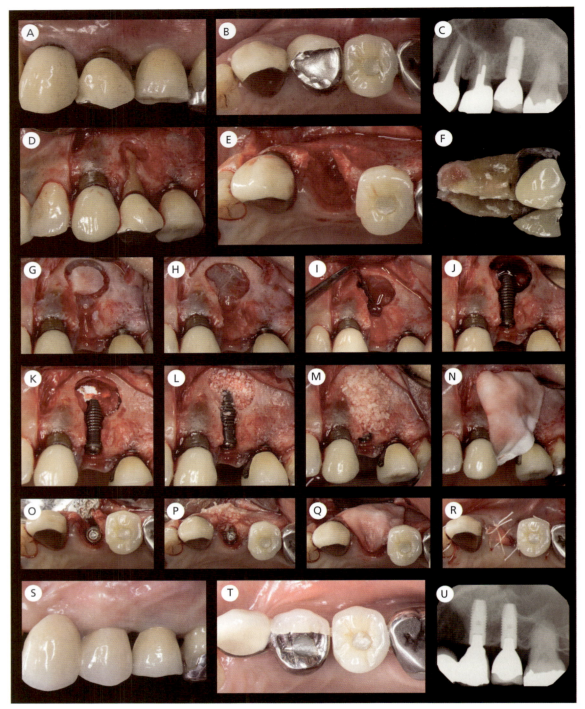

Figura 42.30 Sequência de um caso de LASM por uma abordagem com fenestração lateral com a colocação simultânea de implante para substituir um primeiro pré-molar superior esquerdo irrecuperável, que exibia uma fratura radicular vertical mesiovestibular. **A** e **B.** Vistas lateral e oclusal do sítio. **C.** Radiografia periapical mostrando uma área radioluzente apical. Observe que o segundo pré-molar foi substituído previamente por uma prótese implantossuportada e LASM. **D.** A ausência completa da parede vestibular foi verificada depois do levantamento de um retalho com espessura total. **E.** Vista oclusal imediatamente depois da extração dental e desbridamento. **F.** Detalhe do dente extraído. **G.** A janela lateral foi delineada utilizando-se uma unidade de cirurgia piezoelétrica. **H.** A janela óssea foi desinserida cuidadosamente da membrana de Schneider. **I.** Foi utilizado um levantador de membrana sinusal. **J.** Um implante foi colocado depois de a osteotomia ter sido concluída. **K.** Muito embora não tenha ocorrido nenhuma perfuração, uma membrana de colágeno porcino absorvível foi utilizada para facilitar o procedimento de colocação de enxerto ósseo. **L.** Uma mistura de enxerto ósseo consistindo em partículas de xenoenxerto bovino e osso autógeno triturado obtido da janela lateral foi utilizada para preencher o espaço subantral. **M.** A face vestibular do rebordo foi enxertada usando-se partículas de aloenxerto cortical. **N, P, Q e R.** Vista oclusal do sítio no momento da colocação do implante (**O**), enxertia com material de aloenxerto (**P**), recobrimento com a membrana de colágeno porcino (**Q**) e suturas (**R**). **S e T.** Vistas lateral e oclusal do sítio na consulta de seguimento de 5 anos. Por fim, o canino foi perdido, também por causa de uma fratura radicular vertical. O protesista (Dr. Galen Schneider, University of Iowa) optou por uma prótese com extremidade livre mesial para substituir a coroa ausente. **U.** Radiografia periapical obtida 5 anos depois da colocação do implante.

Esse conceito também foi demonstrado em modelos de pesquisa em seres humanos. Lundgren *et al.* conduziram vários estudos nos quais, depois da remoção da parede lateral do osso, a membrana sinusal foi levantada e suturada contra a parede lateral em uma posição elevada, a fim de se criar e se manter um compartimento para a formação de coágulo sanguíneo. Os implantes foram posicionados simultaneamente, que é uma condição *sine qua non* para o protocolo de abordagem sem enxerto. As comparações das imagens de TC pré e pós-operatórias obtidas em 6 meses depois do procedimento cirúrgico claramente demonstraram a presença de osso neoformado dentro do compartimento criado entre os implantes e a membrana de Schneider (Lundgren *et al.* 2004; Hatano *et al.* 2007).

Em outro estudo clínico, 131 implantes foram colocados simultaneamente ao LASM por meio de uma abordagem com fenestração lateral. Os implantes foram introduzidos com uma protrusão intencional na cavidade sinusal, depois do levantamento da membrana de Schneider. Deixou-se que a membrana sinusal ficasse sobre o ápice dos implantes, criando, assim, um espaço a ser preenchido com um coágulo. Depois de um período de seguimento médio de 5 anos, a taxa de sobrevida desses implantes era de 90% (Ellegaard *et al.* 2006).

Um estudo longitudinal, que acompanhou a evolução de 84 pacientes submetidos a um total de 96 procedimentos de levantamento do assoalho sinusal com a colocação simultânea de 239 implantes sem a utilização de qualquer material de enxertia óssea, demonstrou um ganho vertical médio de osso de 5,3 mm nas radiografias intrabucais, depois de 6 meses de reparação. A sobrevida dos implantes foi de 98,7% em 3 anos (Cricchio *et al.* 2011). Seguindo as mesmas linhas, uma revisão sistemática procurou analisar as taxas de sobrevida dos implantes por até 5 anos de seguimento depois do LASM utilizando ou não materiais de enxertia óssea. A taxa de sobrevida dos implantes colocados nos sítios enxertados foi de 99,6%, enquanto os implantes colocados em sítios que não receberam nenhuma enxertia óssea exibiram uma taxa de sobrevida de 96,0% (Silva *et al.* 2016).

Consequentemente, podemos concluir que o LASM sem enxerto é um procedimento previsível e válido, associado a uma baixa incidência de fracasso do implante (Duan *et al.* 2017). Também é importante salientar que a colocação simultânea de implantes projetando-se para a cavidade sinusal é obrigatória nessa técnica, para estirar a membrana de Schneider e manter um espaço adequado para a estabilização do coágulo sanguíneo. Entretanto, a colocação simultânea de implantes nem sempre é exequível quando realizamos os procedimentos de LASM, especialmente nos sítios com AOR limitada. A fim de se manejar com sucesso uma ampla gama de situações anatômicas no contexto do LASM, portanto, é necessário considerar a indicação de outros protocolos cirúrgicos que envolvem a utilização de materiais para enxertia óssea.

Osso autógeno
Os enxertos com osso autógeno historicamente vêm sendo considerados como padrão-ouro para os procedimentos de expansão óssea, por causa de sua capacidade osteocondutora, osteoindutora e osteogênica. Os enxertos autógenos podem ser coletados intra ou extrabucalmente. Os sítios doadores intrabucais comuns são a tuberosidade maxilar, o pilar zigomático-maxilar e a sínfise mandibular, o corpo ou o ramo da mandíbula. Exemplos de sítios doadores extrabucais são a crista ilíaca anterior e posterior, o platô tibial, a fíbula, as costelas e a calvária. O osso pode ser coletado como um bloco ou em forma particulada. Além das células osteogênicas, os enxertos ósseos autólogos contêm moléculas de sinalização que desempenham uma função crucial na formação de osso, como os fatores de crescimento e as proteínas morfogenéticas do osso (BMPs, do inglês *bone morphogenic proteins*).

O processamento de autoenxertos com dispositivos de trituração ou morcelização não parece comprometer a viabilidade das células osteogênicas (Springer *et al.* 2004). Isso foi corroborado por um estudo que visava avaliar o efeito que diferentes métodos de coleta têm sobre a viabilidade celular e a liberação dos fatores de crescimento das amostras de osso autógeno. É interessante notar que esse estudo observou que amostras obtidas pelo triturador de osso e o raspador de osso revelaram uma expressão dos fatores de crescimento significativamente mais alta em comparação com o osso obtido por perfuração com broca (papa óssea) ou utilizando um dispositivo de cirurgia piezoelétrica (Miron *et al.* 2013).

O enxerto ósseo autógeno foi o primeiro material documentado aplicado no LASM (Boyne & James 1980). Nos relatos iniciais, o osso autógeno era aplicado como um material de enxerto único e estava associado a desfechos bem-sucedidos. Entretanto, a utilização de osso autógeno no LASM tem duas desvantagens principais: (1) a necessidade de se coletar uma grande quantidade de osso que possa variar de 1 a 5 cm^3 (Arias-Irimia *et al.* 2012) procedente de, pelo menos, um segundo sítio cirúrgico, que aumenta o tempo cirúrgico e o risco de morbidade; e (2) a alta taxa de reabsorção associada ao osso autógeno particulado (Shanbhag *et al.* 2014), que pode exceder a taxa de neoformação óssea durante a fase de consolidação e proporcionar um desfecho de levantamento ósseo insignificante .

Substitutos dos enxertos ósseos
Com o propósito de superar as limitações dos enxertos ósseos autógenos, a utilização de substitutos aos enxertos ósseos prontamente disponíveis (ou seja, materiais aloplásticos, aloenxertos e xenoenxertos), isolados ou em combinação com autoenxertos ósseos (ver Figura 42.24F), tornou-se a opção mais comumente indicada para a realização dos procedimentos de LASM na prática cirúrgica contemporânea.

Ao longo das últimas três décadas, múltiplos estudos pré-clínicos e estudos clínicos sobre LASM demonstraram desfechos clínicos e histomorfométricos bem-sucedidos em associação com a utilização de uma ampla gama de substitutos do enxerto ósseo. Análises histológicas de amostras de biopsias feitas em seres humanos, obtidas em pontos temporais diferentes de seios paranasais submetidos ao levantamento com substitutos de enxerto ósseo demonstraram que a vasta maioria desses materiais é biocompatível, osteocondutora e apresenta baixa taxa de reabsorção. Por exemplo, vários estudos têm documentado a presença de partículas de xenoenxerto bovino nas biopsias obtidas depois de 7, 9 ou mesmo 11 anos transcorridos desde o momento da enxertia (Traini *et al.* 2007; Mordenfeld *et al.* 2010; Galindo-Moreno *et al.* 2013), demonstrando sua estabilidade a longo prazo, sua biocompatibilidade e a viabilidade clínica nos procedimentos de LASM (Figura 42.31).

Além disso, um estudo histológico realizado por Pablo Galindo-Moreno *et al.* encontrou a presença de pequenos capilares, células e neoformação óssea no interior dos canais de Havers existentes nas partículas de xenoenxerto bovino, em amostras obtidas em 6 meses depois do LASM com uso de uma combinação de osso autógeno e partículas de xenoenxerto bovino (Galindo-Moreno *et al.* 2010), como demonstrado na Figura 42.32.

Embora alguns autores tenham sugerido a utilização de osso autógeno particulado em combinação com maior proporção de um substituto ósseo, por exemplo, partículas de aloenxerto ou de xenoenxerto bovino (Froum *et al.* 1998; Mordenfeld *et al.* 2014), para maximizar os desfechos terapêuticos, várias revisões sistemáticas sobre esse tópico concordam que nenhum material para enxerto ósseo específico ou combinação deles demonstrou ser incontestavelmente superior (Wallace & Froum 2003; Aghaloo & Moy 2007; Pjetursson *et al.* 2008; Corbella *et al.* 2016; Danesh-Sani *et al.* 2017a). Especificamente, uma revisão sistemática publicada recentemente visou analisar os desfechos de longo prazo (≥ 5 anos) da terapia com implantes depois do LASM com enxerto ósseo autógeno particulado comparado com LASM com uma mistura de enxerto ósseo autógeno particulado e substitutos do enxerto ósseo ou os substitutos do enxerto ósseo isoladamente (Starch-Jensen *et al.* 2018). Dos nove estudos incluídos, oito relataram exclusivamente dados depois do LASM com uma abordagem com fenestração lateral. A sobrevida do implante em 5 anos depois do LASM utilizando somente osso autógeno ou partículas de xenoenxerto bovino foi de 97 e 95%, respectivamente.

Entretanto, existe uma necessidade de estudos a longo prazo focados na avaliação do desempenho dos diferentes

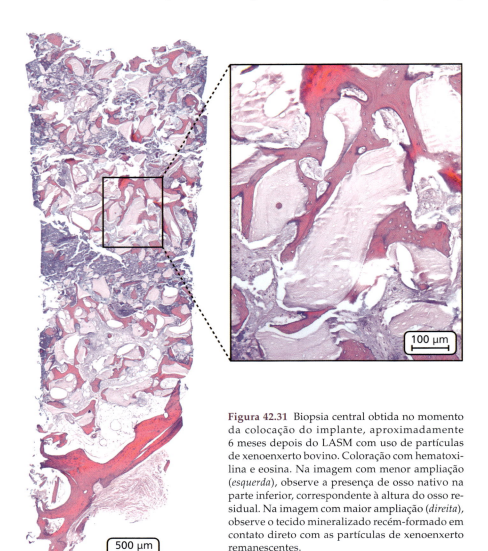

Figura 42.31 Biopsia central obtida no momento da colocação do implante, aproximadamente 6 meses depois do LASM com uso de partículas de xenoenxerto bovino. Coloração com hematoxilina e eosina. Na imagem com menor ampliação (*esquerda*), observe a presença de osso nativo na parte inferior, correspondente à altura do osso residual. Na imagem com maior ampliação (*direita*), observe o tecido mineralizado recém-formado em contato direto com as partículas de xenoenxerto remanescentes.

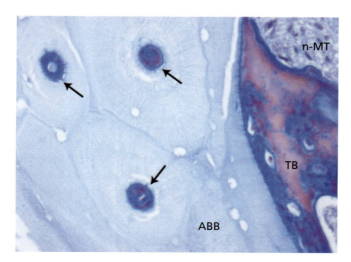

Figura 42.32 Histofotomicrografia mostrando microvasos e tecido mineralizado recém-formado (n-MT) em contato íntimo (TB) com os canais de Havers, e ocupando-os (*setas*) de uma partícula de xenoenxerto bovino (ABB), ilustrando a osteocondutividade desse material. (Fonte: Esta imagem foi obtida a partir da Figura 1 na seguinte publicação: Galindo-Moreno P, Padial-Molina M, Fernandez-Barbero JE, Mesa F, Rodriguez-Martinez D, O'Valle F. 2010. Optimal microvessel density from composite graft of autogenous maxillary cortical bone and anorganic bovine bone in sinus augmentation: Influence of clinical variables. Clin Oral Implants Res. 21(2):221-227. Reproduzida, com autorização, de Wiley e Sons.)

materiais de enxertia óssea no LASM, para coletar informações que possam ajudar os clínicos a determinarem qual protocolo pode fornecer resultados mais favoráveis e previsíveis em uma ampla gama de cenários clínicos.

Abordagens com engenharia de tecidos

A aplicação de estratégias de engenharia dos tecidos para melhorar a previsibilidade e os desfechos dos procedimentos de levantamento do osso, como o LASM, é uma opção terapêutica (Avila-Ortiz *et al.* 2016). As terapias de engenharia tecidual podem incluir a utilização de produtos biológicos, como a proteína óssea morfogenética recombinante humana 2 (rhBMP-2) (Triplett *et al.* 2009; Lin *et al.* 2016) ou o fator de crescimento derivado de plaquetas recombinante humano (rhPDGF-BB) (Nevins *et al.* 2009), produtos derivados de sangue autógeno (Dragonas *et al.* 2019a, b) e a terapia celular (Kaigler *et al.* 2015). Essas estratégias demonstraram ser promissoras e podem ser adotadas para complementar as propriedades osteocondutoras dos substitutos convencionais do enxerto ósseo ou como monoterapia. Entretanto, sua indicação no LASM é controvertida, por causa do alto grau de sucesso e previsibilidade associados à utilização dos materiais de enxertia óssea convencionais, bem como o aumento do custo, o tempo de preparação, a falta de integridade estrutural e preocupações de segurança associados a algumas dessas estratégias. Estudos adicionais para reunir dados sobre as indicações mais adequadas e a otimização da custo-efetividade do procedimento são necessários para que as terapias de engenharia de tecidos possam ser adotadas amplamente na prática clínica diária.

Cuidados pós-operatórios

O nível de dor pós-operatória apresentada pelos pacientes submetidos aos procedimentos de LASM geralmente é leve e principalmente limitada aos primeiros poucos dias depois da cirurgia. O inchaço facial e a formação de hematomas não são raros e podem se estender do bordo inferior da órbita até o bordo inferior da mandíbula, ou mesmo até o pescoço. A fim de reduzir o inchaço, a temperatura local da área tratada pode ser mantida baixa pela aplicação intermitente de compressas de resfriamento na face, durantes as primeiras 6 a 8 horas depois da cirurgia. Um grupo de especialistas concordou que a terapia corticosteroide pré-operatória ou pós-operatória pode ser recomendada para reduzir o nível de desconforto e inchaço pós-cirúrgico. Entretanto, não se chegou a um consenso sobre as dosagens, por causa da heterogeneidade dos esquemas farmacológicos utilizados pelos membros do grupo de pesquisadores (Testori *et al.* 2012). Adicionalmente, os pacientes podem receber prescrições de fármacos anti-inflamatórios não esteroides (AINEs), para controlar o desconforto e o inchaço no pós-operatório, e antibióticos VO, para reduzir o risco de uma infecção pós-operatória, o que é uma questão controvertida. Embora não existam evidências concretas que apoiem os benefícios terapêuticos dos esquemas antibióticos pós-operatórios depois de um LASM, o mesmo grupo de especialistas determinou que existe uma tendência atual favorável à indicação desses protocolos farmacológicos e, portanto, recomendou a indicação dos antibióticos antes e/ou depois do LASM, com base na experiência empírica (Testori *et al.* 2012). Os pacientes precisam ser instruídos a evitar a perturbação mecânica da área cirúrgica, como a escovação vigorosa direta. A utilização de enxágue antisséptico (p. ex., clorexidina 0,12 ou 0,2%) 2 vezes/dia pode ser indicada até a remoção da sutura, para colaborar com o controle da placa bacteriana. Ocasionalmente, pode ocorrer um pequeno sangramento nasal (epistaxe) durante a primeira semana. É importante informar os pacientes antecipadamente sobre essa possibilidade. Se o paciente precisa espirrar, as narinas não devem estar bloqueadas, de modo que a pressão de ar possa ser aliviada, prevenindo alterações precoces da estabilidade da ferida.

Complicações

De acordo com uma revisão sistemática recente, as complicações trans e pós-operatórias depois de um LASM são tipicamente menores e não relacionadas com o material de enxertia óssea aplicado (Raghoebar *et al.* 2019). Nessa revisão, observou-se que a complicação intraoperatória mais comum é a perfuração da membrana de Schneider, sendo responsável por uma ocorrência aproximada de 20% dos casos, durante os procedimentos de LASM – o que coincide com os achados de uma revisão sistemática prévia sobre esse tópico (Pjetursson *et al.* 2008). Se essa complicação influencia ou não a taxa de sobrevida dos implantes é um tema ainda debatido. Embora alguns estudos tenham relatado uma associação entre a perfuração da membrana e o fracasso dos implantes (Al-Moraissi *et al.* 2018), outros não encontraram uma correlação (Al-Dajani 2016; de Almeida Ferreira *et al.* 2017). Entretanto, a perfuração da membrana de Schneider, se não for tratada adequadamente, parece estar associada ao aumento do risco de sinusite pós-operatória e ao fracasso do enxerto (Nolan *et al.* 2014). Na eventualidade de uma perfuração da membrana, recomenda-se levantar a membrana na direção oposta, para prevenir um maior alargamento da perfuração. Perfurações menores (< 5 mm) podem ser fechadas utilizando-se cola de fibrina, suturas ou sendo recobertas por uma barreira absorvível, como uma membrana de colágeno, como demonstrado na Figura 42.33. Em casos com perfurações maiores, nos quais o selamento estável não pode ser alcançado, deve-se considerar a hipótese de abortar o procedimento de enxertia.

De acordo com a revisão sistemática mencionada anteriormente, a segunda complicação mais comum é o sangramento pós-operatório anormal (14,5%), enquanto a ocorrência de infecções pós-operatórias globais e de sinusite subaguda foi considerada muito baixa, em níveis de 1,0 e 0,2%, respectivamente (Raghoebar *et al.* 2019). Sinusite tipicamente se manifesta em 3 a 7 dias da fase pós-cirúrgica e pode levar ao insucesso completo do enxerto. Uma possível complicação da sinusite é uma infecção secundária, que pode se disseminar para a órbita ou mesmo para o cérebro (Pereira *et al.* 2017). Portanto, os enxertos sinusais infectados devem ser tratados imediatamente e de forma efetiva. A reentrada no sítio cirúrgico e a remoção de todo o enxerto da cavidade sinusal, associadas à administração de altas doses de antibióticos de amplo espectro, são os pilares essenciais do protocolo clínico.

Outras causas relatadas de fracasso tardio do LASM incluem infecção crônica (por mais de 12 semanas), exposição e/ou infecção do enxerto causada por deiscência prematura da ferida cirúrgica (Figura 42.34A), reabsorção idiopática de todo o enxerto ósseo, substituição do enxerto ósseo por tecido granulomatoso, invaginação dos tecidos moles através da fenestração lateral, fístula bucoantral e cistos sinusais secundários. Complicações iatrogênicas raras depois do LASM incluem sensibilidade dos dentes adjacentes ou sua perda da vitalidade pulpar (Beck *et al.* 2018), migração do implante para a cavidade sinusal (Galindo-Moreno *et al.* 2012b), hematoma intrassinusal grave (hemossinus) (Figura 42.34B), lesão do feixe vasculonervoso infraorbital decorrente de uma dissecção de retalho profundo ou traumatismo contuso causado pela compressão do retalho durante sua retração.

Resultados

Uma ampla variedade de resultados pode ser considerada quando se avalia o sucesso do LASM a curto e a longo prazo. Eles podem ser classificados em desfechos clínicos (p. ex., padrões de reparação das feridas, incidência e tipo de complicações cirúrgicas e protéticas, sobrevida e sucesso dos implantes), radiográficos (p. ex., alterações dimensionais lineares e volumétricas dos enxertos, perda óssea marginal ao redor dos implantes), histológicos/histomorfométricos (p. ex., características estruturais e proporção dos diferentes compartimentos de tecido, celularidade e vascularidade), moleculares (p. ex., expressão das proteínas de interesse) e medidas do desfecho relatadas pelo paciente (p. ex., percepção do desconforto pós-operatório e qualidade de vida). Entretanto, o LASM é essencialmente um procedimento de desenvolvimento do sítio de colocação de implantes. Consequentemente, pode-se afirmar que a sobrevida do implante e a taxa de sucesso são os desfechos mais relevantes. Embora a literatura ofereça informações abundantes sobre a sobrevida dos implantes depois de um LASM com abordagem com fenestração lateral, existem dados limitados sobre as taxas de sucesso dos implantes. Dessa forma, esta seção irá enfocar a revisão das informações relevantes relativas à sobrevida dos implantes no contexto do LASM por meio de uma abordagem com fenestração lateral a partir de uma perspectiva histórica.

Os achados da *Sinus Consensus Conference of the Academy of Osseointegration*, de 1996, que foram baseados na coleta de dados retrospectivos de 38 clínicos que realizaram coletivamente 1.007 procedimentos de LASM e colocaram 2.997 implantes durante um período de 10 anos, revelaram taxa de sobrevida global de 90,0%. A maioria dos implantes havia sido seguida por pelo menos 3 anos. Dos registros dos 900 pacientes triados, somente 100 tinham radiografias de qualidade adequada para a análise do efeito da AOR sobre

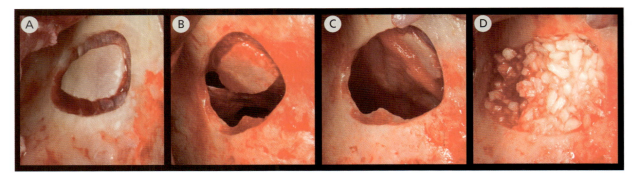

Figura 42.33 A. Fenestração lateral delineada depois da utilização de um instrumento cirúrgico piezoelétrico. **B.** Duas perfurações separadas ocorreram durante o levantamento da membrana de Schneider. A membrana era muito delgada em algumas áreas. **C.** Uma membrana de colágeno porcino absorvível foi recortada e aplicada cuidadosamente, para selar hermeticamente as perfurações. **D.** Uma vez que as perfurações foram seladas, um material de aloenxerto cortical particulado foi utilizado com segurança para levantar o assoalho do seio maxilar.

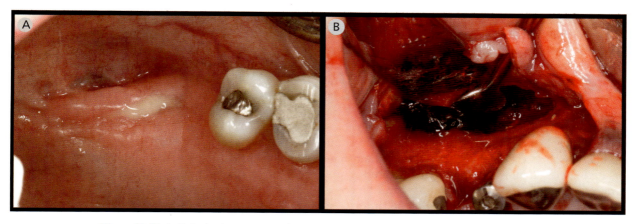

Figura 42.34 A. Deiscência prematura de uma ferida e infecção aguda. B. Hematoma antral.

os desfechos de sobrevida dos implantes. No total, foram analisados somente 145 enxertos sinusais em 100 pacientes com 349 implantes. Depois de um período de seguimento médio de 3,2 anos, 20 dos 349 implantes foram perdidos. Dos implantes perdidos, 13 haviam sido colocados em osso residual com uma altura de 4 mm e sete em osso residual com uma altura de 5 a 8 mm. Nenhum dos implantes colocados nos sítios que apresentavam uma AOR > 8 mm foi perdido. Houve uma diferença estatisticamente significativa na perda dos implantes quando a AOR era ≤ 4 mm em comparação com ≥ 5 mm. Entretanto, os dados eram tão variáveis que nenhuma conclusão pode ser tirada relativa ao efeito do material de enxertia óssea, às características dos implantes e ao momento oportuno de colocação dos implantes (Jensen et al. 1998).

Como mencionado anteriormente, o momento oportuno para a colocação do implante (ou seja, tardia ou simultânea ao LASM) é ditado primariamente pela AOR na avaliação basal. Peleg et al. conduziram um estudo para avaliar a taxa de sobrevida depois da realização de um procedimento de levantamento do assoalho sinusal em uma etapa, em sítios que apresentavam entre 3 e 5 mm de AOR. Utilizando-se a técnica de Caldwell-Luc modificada, o seio maxilar foi levantado com enxertos compostos de autoenxerto de sínfise e AOLD (aloenxerto ósseo liofilizado e desmineralizado) em uma proporção de 1:1. Cento e sessenta implantes foram colocados em 63 seios paranasais submetidos ao procedimento de levantamento. Relatou-se taxa de sobrevida de 100% dos implantes depois de 4 anos (Peleg et al. 1999).

Em um estudo de seguimento que envolveu a colocação de 2.132 implantes simultaneamente, com LASM lateral em 731 pacientes que apresentavam 1 a 5 mm de AOR, o mesmo grupo relatou taxa de sobrevida dos implantes de 97,9% depois de 9 anos de função (Peleg et al. 2006b).

Em 2003, Stephen S. Wallace e Stuart J. Froum publicaram uma revisão sistemática seminal sobre a taxa de sobrevida dos implantes colocados em áreas que receberam LASM (Wallace & Froum 2003). Foram incluídos estudos clínicos que relataram um mínimo de 20 intervenções de LASM com um tempo de seguimento de pelo menos 1 ano depois das cargas funcionais. No total, foram selecionados 43 estudos, incluindo três ensaios controlados randomizados, cinco ensaios controlados não randomizados, 12 séries de casos e 23 análises retrospectivas. Trinta e quatro dos estudos envolveram a realização do LASM por meio de uma abordagem com fenestração lateral. Os principais achados foram:

- A taxa de sobrevida dos implantes colocados em combinação com LASM por meio de fenestração lateral variou amplamente (61,7 a 100%), com uma média de 91,8%
- As taxas de sobrevida dos implantes colocados em sítios que foram submetidos a LASM foram comparadas favoravelmente àquelas relatadas para implantes colocados no osso pristino maxilar que não havia recebido qualquer enxertia óssea
- Os implantes com superfície rugosa (texturizados) produziram taxas de sobrevida mais altas do que os implantes com superfície usinada colocados em combinação com LASM (91,6 versus 84,0%, respectivamente)
- Os implantes posicionados nos seios levantados com autoenxertos particulados demonstraram taxas de sobrevida mais altas do que aqueles colocados nos seios que haviam sido levantados com enxertos autógenos em blocos (92,3 versus 83,3%, respectivamente)
- As taxas de sobrevida dos implantes foram mais altas quando as membranas de barreira eram colocadas sobre a fenestração lateral (93,6 versus 88,7%, respectivamente)
- A utilização dos enxertos consistindo em osso autógeno 100% ou a inclusão de osso autógeno como um componente dos enxertos compostos não afetou a sobrevida dos implantes.

Outra revisão sistemática publicada 5 anos mais tarde incluiu 48 estudos prospectivos e retrospectivos relatando dados sobre 12.020 implantes instalados em combinação com LASM utilizando a abordagem de fenestração lateral (Pjetursson et al. 2008). Metanálises dos dados relatados nos estudos incluídos indicaram uma taxa de insucesso anual estimada do implante de 3,48%, que se traduziu em uma taxa de sobrevida estimada do implante em 3 anos de 90,1% (IC de 95%: 86,4 a 92,8%). Entretanto, quando os dados foram analisados no que se refere aos participantes, a taxa anual estimada de fracasso dos implantes foi de 6,04%, o que se traduz para 16,6% dos participantes apresentando pelo menos a perda de um implante ao longo de

1094 Parte 15 Terapia de Reconstrução da Crista

um período de 3 anos. Uma das principais conclusões da metanálise foi que a superfície dos implantes afetou significativamente o desfecho do tratamento. A taxa de insucesso anual dos implantes com superfície usinada foi de 6,86%, o que contrasta com a taxas de insucesso anual de 1,20% para os implantes com superfície rugosa. A taxa de sobrevida global em 3 anos para implantes com superfícies rugosas foi de 96,4% (IC de 95%: 94,6 a 97,7%). O efeito que a colocação tardia e a colocação simultânea de implantes tiveram sobre a taxa de sobrevida também foi avaliado. Foram analisados dados procedentes de um total de 24 estudos que relataram a colocação de 5.672 implantes simultâneos e 24 estudos que envolveram a colocação de 3.560 implantes tardios depois da realização do LASM. As taxas de insucesso anuais para esses dois métodos foram similares: 4,07% para a abordagem simultânea e 3,19% para a abordagem tardia.

Uma revisão sistemática recente, que incluiu 11 estudos prospectivos que relataram a colocação de 1.517 implantes com um período de seguimento mínimo de 5 anos depois das cargas funcionais em 383 pacientes que foram submetidos a um total de 615 LASM com uma abordagem de fenestração lateral, relatou uma perda dos implantes anual estimada de 0,43% (IC de 95%: 0,37 a 0,49), representando uma taxa de sobrevida do implante em 5 anos de 97,8% (Raghoebar *et al.* 2019). Análises quantitativas não demonstraram diferenças significativas em termos de sobrevida dos implantes entre pacientes desdentados totais ou dentados e entre a abordagem com implantes colocados simultaneamente ou de modo tardio. Da mesma forma, o tipo de material para enxertia óssea, fosse ele autógeno, um substituto ou uma combinação deles, não influenciou as taxas de sobrevida. Com base em evidências contemporâneas, pode-se concluir que o LASM por uma abordagem com fenestração lateral é um procedimento confiável para facilitar o manejo da maxila parcial ou totalmente desdentada, com próteses implantossuportadas, estando associado a altas taxas de sobrevida dos implantes (Jepsen *et al.* 2019).

Levantamento do assoalho do seio maxilar: abordagem transalveolar

Muitos dos princípios e conceitos já apresentados e discutidos com relação ao LASM com uma abordagem por fenestração lateral relacionam-se também com o LASM transalveolar. Consequentemente, as seções subsequentes deste capítulo expandirão os aspectos distintivos que substituem especificamente o LASM transalveolar.

Indicações e contraindicações

O LASM transalveolar é indicado para a reabilitação protética dos espaços desdentados na porção posterior da maxila que apresentam > 5 mm de AOR, um assoalho sinusal plano e largura adequada do osso da crista para a instalação simultânea de implantes. A colocação de implantes curtos pode ser uma alternativa ao LASM transalveolar em alguns casos. O LASM transalveolar é compatível com a colocação de implantes unitários ou múltiplos, embora

a colocação de implantes unitários seja mais comumente indicada. As contraindicações gerais para essa técnica são similares àquelas descritas anteriormente para a abordagem com fenestração lateral. Além disso, pacientes com antecedentes de alterações na orelha interna e vertigem posicional não são bons candidatos para receber um LASM transalveolar envolvendo a utilização de martelo cirúrgico. Nesses pacientes, diferentes alternativas deveriam ser exploradas. No que se refere às contraindicações locais, a presença de septos robustos, assoalho sinusal íngreme (> 45° de inclinação) e sítios com grande proximidade entre a parede sinusal lateral e a medial podem não ser adequados para receber LASM transalveolar, especialmente quando são utilizados osteótomos. Nessas situações, existe um alto risco de perfuração da membrana sinusal.

Técnica cirúrgica

Como citado anteriormente, várias modificações da técnica descrita originalmente por Summers foram propostas desde 1994. As linhas seguintes descrevem um protocolo cirúrgico contemporâneo para a realização de LASM transalveolar, com base em uma publicação prévia (Pjetursson & Lang 2014):

1. Realiza-se um enxágue pré-cirúrgico com uma solução aquosa que contém clorexidina (0,12 ou 0,2%) por um período de 1 minuto.
2. As superfícies cutâneas peribucais podem ser desinfetadas (p. ex., fricção com solução de iodo, a menos que seja contraindicado por causa de alergias).
3. A anestesia infiltrativa local é aplicada na mucosa vestibular e palatina adjacente ao sítio cirúrgico. Diferentemente das recomendações para LASM com uma abordagem com fenestração lateral, o bloqueio dos nervos infraorbitário, palatino maior e alveolar posterior superior geralmente não é necessário.
4. Uma abordagem com retalho aberto ou sem retalho pode ser adotada. Para uma abordagem com retalho aberto, uma incisão minimamente invasiva na porção média da crista, ou uma incisão levemente palatina, se a quantidade de mucosa queratinizada for limitada, é feita e um retalho mucoperiostal é levantado (ver Figura 42.34A). Para uma abordagem sem retalho, que somente deveria ser indicada nos sítios que apresentam mucosa queratinizada suficiente, um bisturi circular (*punch*) de um diâmetro levemente maior do que o do implante planejado é utilizado para delinear a mucosa de recobrimento, que é subsequentemente excisada utilizando-se um elevador de periósteo de pequenas dimensões.
5. Uma vez que o osso tenha sido exposto, as posições dos implantes são marcadas sobre a crista alveolar com uma broca esférica pequena ou um instrumento similar (Figura 42.35A). Recomenda-se a utilização de uma goteira cirúrgica baseada no planejamento protético.
6. Depois de marcar com precisão o posicionamento do(s) implante(s), prepara-se a osteotomia para os implantes com brocas de tamanho crescente, até um diâmetro de cerca de 1 a 1,5 mm menor do que aquele do implante

planejado e mantendo-se a aproximadamente 2 mm coronariamente ao assoalho sinusal maxilar (ou seja, AOR estimada menos 2 mm), para se evitar a perfuração da membrana de Schneider.

7. Depois de se confirmar radiograficamente a distância até o assoalho sinusal, um osteótomo com o mesmo diâmetro, ou levemente mais amplo que a última broca utilizada, é introduzido na osteotomia em direção à parede óssea que separa o espaço da osteotomia e o assoalho sinusal (Figura 42.35B). Depois que a resistência manual é encontrada, o osteótomo é avançado progressivamente em uma direção vertical, com movimentos de percussão suaves, para criar uma fratura em "galho verde" no osso e pressionar levemente a membrana de Schneider apicalmente (Figura 42.35C). Um osteótomo com extremidade cônica pode ser utilizado para minimizar a força necessária para fraturar o osso compacto (Figura 42.36).

Em vez de se utilizar osteótomos para a fratura do assoalho sinusal, pontas piezoelétricas podem ser empregadas. A principal vantagem das pontas para cirurgia piezoelétrica é que o risco de perfuração da membrana é reduzido (Sohn et al. 2009). Isso também pode reduzir o risco de vertigem posicional paroxística benigna, como uma consequência direta do uso do martelo cirúrgico. Uma desvantagem potencial, entretanto, é que consome mais tempo do que o uso do martelo cirúrgico, especialmente quando o osso cortical no assoalho sinusal é espesso e denso. Uma alternativa emergente, embora ainda não totalmente validada, para se levantar a membrana de Schneider por meio de um canal transalveolar é a utilização de um dispositivo com balão (Asmael 2018).

Desse ponto em diante, as etapas subsequentes são determinadas pelo fato de o procedimento de LASM transalveolar ser concluído utilizando-se um material de enxertia óssea ou não.

Colocação de implantes sem material para enxerto ósseo

1. Um osteótomo com um diâmetro cerca de 0,5 a 1 mm mais estreito do que aquele do implante planejado é introduzido progressivamente na cavidade sinusal, por batidas suaves com o martelo cirúrgico (martelamento), até que penetre no assoalho sinusal no limite do comprimento desejado em relação ao osso da crista. Deve-se tomar muito cuidado para evitar aumentar o diâmetro da osteotomia excessivamente, o que pode comprometer a estabilidade primária, ou avançar o osteótomo muito profundamente, podendo resultar em perfuração da membrana sinusal. Assim, a extremidade do último osteótomo a ser utilizado deve ter um formato e

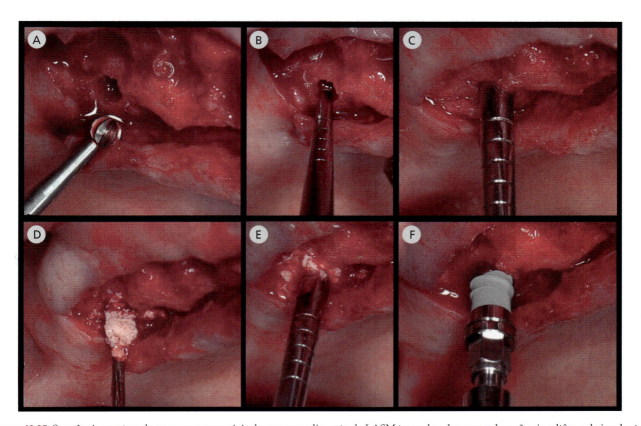

Figura 42.35 Sequência mostrando os passos essenciais de um procedimento de LASM transalveolar com colocação simultânea de implantes. **A.** Depois do levantamento de um retalho de espessura total, utiliza-se uma broca esférica para marcar o sítio de osteotomia e facilitar a inserção do primeiro osteótomo. **B.** O primeiro osteótomo é inserido progressivamente com movimentos de suaves marteladas, para a criação de uma fratura em galho verde no assoalho do seio. **C.** Um osteótomo de diâmetro maior é inserido para a expansão da osteotomia. **D.** Partículas de xenoenxerto bovino são colocadas no sítio depois de a osteotomia ser realizada. **E.** O osteótomo final é utilizado para pressionar cuidadosamente o material de enxerto ósseo no espaço subantral. **F.** O implante é introduzido assim que o procedimento de enxertia esteja concluído.

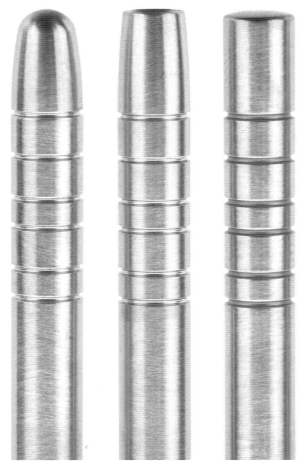

Figura 42.36 Pontas ativas de osteótomos com diferentes formatos. Da esquerda para a direita: arredondada cônica, côncava cônica e plana paralela.

um diâmetro que sejam adequados para o implante que será colocado. Por exemplo, para um implante cilíndrico com um diâmetro de 4,1 mm, o último osteótomo deveria ser um osteótomo reto, com um diâmetro que não excedesse 3,5 mm. Também é importante que o último osteótomo penetre somente uma vez no sítio de preparação. Caso várias tentativas tiverem que ser feitas em sítios que apresentam osso amolecido, existe um alto risco de se aumentar o diâmetro da preparação óssea, o que, mais uma vez, pode colocar em risco a obtenção de uma estabilidade primária. Por outro lado, se o diâmetro do último osteótomo for extremamente pequeno em comparação com o diâmetro do implante, uma força excessiva seria necessária para a inserção do implante, criando mais trauma, que pode ser prejudicial para que se consiga uma osseointegração bem-sucedida (Abrahamsson et al. 2004; Wang et al. 2017).

2. A etapa final antes da colocação do implante é verificar se a preparação tem patência para a profundidade de inserção planejada. Um osteótomo mais estreito, com uma extremidade arredondada ou uma sonda medidora de profundidade, pode ser introduzido até uma profundidade que seja congruente com as dimensões do implante.

Colocação de implantes com materiais para enxerto ósseo

1. Ao se realizar o LASM transalveolar utilizando materiais de enxertia óssea (Figura 42.35D), não é esperado que os osteótomos penetrem na cavidade sinusal propriamente dita. À medida que o enxerto ósseo é pressionado suavemente na vertical com a utilização de um osteótomo, o fluido aprisionado cria um efeito de pressão hidráulica que desloca tanto o assoalho sinusal fraturado quanto a membrana de Schneider em uma direção superior (Figura 42.35E). Antes da inserção do material de enxertia óssea, é muito importante avaliar se ocorreu alguma perfuração da membrana de Schneider. Isso pode ser feito por visualização direta utilizando equipamento de grande ampliação e/ou com a manobra de Valsalva (Farina et al. 2018). Essa manobra é realizada pelo bloqueio das narinas e pedindo-se ao paciente que sopre ar pelo nariz, enquanto se observa a osteotomia de colocação do implante. Se houver escape de ar, a membrana sinusal provavelmente estará perfurada; portanto, não se deve colocar material de enxertia particulado, mas tentar um selamento da perfuração com um material de barreira (p. ex., membranas ou esponja de colágeno), que pode ser tecnicamente desafiador. Entretanto, é importante ter em mente que a manobra de Valsalva pode produzir um alto número de resultados falso-negativos, dependendo da localização e da extensão da perfuração. Consequentemente, a validade dessa avaliação deveria ser recebida com cautela ao se tomar as decisões clínicas.
2. Como mencionado anteriormente na abordagem sem enxerto, a patência da preparação deveria ser verificada antes da colocação do implante (Figura 42.35F).

Se o procedimento envolveu um levantamento do retalho, é necessária a realização de um fechamento por primeira intenção e livre de tensões. Caso seja adotada uma abordagem com retalho aberto ou sem retalho, se a estabilidade primária do implante for adequada, os pilares de cicatrização podem ser utilizados de acordo com um protocolo de colocação de implantes não submersos.

Seleção dos materiais para enxertia

Como discutido anteriormente na seção que tratou da abordagem com fenestração lateral, a necessidade de utilização de materiais para enxertia óssea para uma formação adequada do osso e a sobrevida do implante é um tópico controvertido que também já foi amplamente debatido no contexto do LASM transalveolar.

Na publicação original que descreveu a abordagem transalveolar, a colocação de amostra de osso autógeno no espaço subantral depois do deslocamento da membrana de Schneider foi recomendada para se manter o volume da área levantada (Tatum 1986). Vários anos mais tarde, Summers introduziu a técnica BAOSFE, que não era restritiva com relação ao tipo de material a ser empregado na enxertia óssea (Summers 1994). Subsequentemente, um estudo retrospectivo multicêntrico que envolveu nove clínicos, incluindo

Robert B. Summers, foi realizado para determinar os desfechos da técnica BAOSFE em função da utilização dos diferentes materiais de enxertia óssea. Avaliou-se um total de 174 implantes colocados em 101 pacientes. Osso autógeno, aloenxertos e xenoenxertos foram empregados como materiais de enxertia únicos ou em diferentes combinações. Os autores concluíram que o tipo de material de enxertia não tinha influenciado a sobrevida dos implantes por até 66 meses (Rosen *et al.* 1999).

Em outro estudo retrospectivo, a remodelação do assoalho sinusal depois da inserção de um implante que utilizou uma técnica transalveolar modificada, sem a utilização de um material de enxertia óssea, foi avaliada radiograficamente (Schmidlin *et al.* 2008). Foram incluídos no total 24 pacientes. A taxa de sobrevida dos implantes foi de 100% depois de um período de seguimento médio de aproximadamente 18 meses. O preenchimento de osso ao redor do ápice dos implantes nas radiografias obtidas em diferentes pontos temporais foi comparado com as avaliações basais. O ganho médio de altura do osso relatado foi de 2,2 mm mesialmente e de 2,5 mm distalmente. Um estudo clínico prospectivo posterior relatou os resultados de 25 implantes dentais com um comprimento de 10 mm colocados utilizando-se LASM transalveolar sem material de enxertia óssea. Os implantes projetaram-se para a cavidade sinusal em uma média de 4,9 mm. Depois de um período de seguimento de 5 anos, a protrusão do implante foi reduzida para 1,5 mm. Consequentemente, os autores relataram que uma média de 3,4 mm da parte penetrante dos implantes estava circundada por osso neoformado, o que representava aproximadamente 70% de ganho de osso desde o momento da colocação do implante (Nedir *et al.* 2010). Embora esses estudos forneçam evidências radiográficas de neoformação óssea na ausência de um material de enxertia óssea depois de um LASM transalveolar, os resultados devem ser analisados com cautela, por causa do tamanho relativamente pequeno da amostra, o curto período de seguimento e a falta de mensurações radiográficas.

Os padrões de remodelação óssea radiográfica depois da colocação de 25 implantes em 19 pacientes que utilizaram uma abordagem de LASM transalveolar com enxerto composto (ou seja, uma mistura de partículas de xenoenxerto bovino e osso autógeno) foram avaliados em outro estudo. Radiografias periapicais foram obtidas no período pré-cirúrgico e no pós-cirúrgico de 3 e 12 meses. A altura média do contorno ósseo apical e mesial ao corpo do implante era de 1,52 mm no momento da cirurgia, mas ela estava significativamente reduzida para 1,24 mm em 3 meses e para 0,29 mm depois de 12 meses. Os autores concluíram que a área enxertada apical aos implantes foi submetida a retração e remodelação, e o contorno original do seio, por fim, foi consolidado e substituído por uma placa cortical neoformada (Bragger *et al.* 2004).

Em um estudo prospectivo comparativo, 252 implantes foram colocados utilizando-se uma técnica de LASM transalveolar com ou sem colocação de material para enxertia (Pjetursson *et al.* 2009a). Partículas de xenoenxerto bovino foram utilizadas como material de enxertia óssea único

na colocação de 88 implantes, enquanto os 164 implantes remanescentes foram colocados na ausência de um material de exertia. O ganho radiográfico médio do osso em 1 ano medido nas radiografias periapicais foi de $4,1 \pm 2,4$ mm nos sítios que receberam um material de enxertia óssea, enquanto o ganho observado foi de $1,7 \pm 2,0$ mm nos sítios que não receberam enxertia óssea.

Uma revisão sistemática recente teve por objetivo analisar a taxa de sobrevida dos implantes colocados com a utilização de LASM transalveolar com ou sem enxertia óssea (Shi *et al.* 2016). Trinta e quatro estudos atenderam aos critérios de inclusão. Esses estudos relataram os resultados de um total de 3.119 implantes colocados em 1.977 pacientes. A maior parte dos casos de fracasso dos implantes relatados (84 de 102) ocorreu nos 12 meses de aplicação da carga funcional. As taxas de sobrevida cumulativas foram mais altas nos sítios que não receberam um material de enxertia óssea (97,30 *versus* 95,89%; $P = 0,05$). Embora essa comparação tenha alcançado significância estatística, sua significância clínica é questionável, especialmente considerando-se o período de seguimento relativamente curto.

Cuidados pós-operatórios

Os padrões de cuidados pós-cirúrgicos depois do LASM transalveolar com a inserção simultânea de implantes são similares àqueles adotados depois da colocação de implantes padrão. Adicionalmente, como mencionado anteriormente, os pacientes precisam ser instruídos a evitar a perturbação mecânica da área cirúrgica, especialmente se os implantes forem colocados de um modo não submerso. A utilização de enxágue antisséptico (p. ex., clorexidina 0,12 ou 0,2%) 2 vezes/dia pode ser indicada até a remoção da sutura, para colaborar com o controle da placa bacteriana. Assim como com o LASM por abordagem com fenestração lateral, pode ocorrer um pequeno sangramento nasal durante a primeira semana. É importante informar os pacientes antecipadamente. Se o paciente precisa espirrar, as narinas não deveriam estar bloqueadas, de modo que a pressão de ar possa ser aliviada adequadamente, prevenindo uma perturbação precoce da estabilidade da ferida. Embora não tenha havido estudos comparando os desfechos associados com ou sem a ingestão de antibióticos depois de um LASM transalveolar, a profilaxia antibiótica por 10 dias tem sido recomendada por alguns autores (Wang *et al.* 2019).

Complicações

Assim como com a abordagem com fenestração lateral, a complicação intraoperatória mais comum no LASM transalveolar é a perfuração da membrana de Schneider. A inevitável utilização "às cegas" do osteótomo e a inserção do material de enxertia óssea aumentam a possibilidade de perfuração inadvertida da membrana sinusal durante a realização dessas técnicas. Uma revisão sistemática visando avaliar os desfechos dos implantes colocados nos sítios que foram submetidos a LASM transalveolar relatou que as taxas de perfuração da membrana de Schneider variaram entre 0% e 21,4%, com uma ocorrência média de 3,8%, em uma subamostra de 1.621 implantes procedentes de oito dos 19 estudos que preenchiam os critérios de elegibilidade dessa revisão (Tan *et al.* 2008). Pequenas perfurações (< 1 mm) podem ser seladas por meio de uma preparação transalveolar utilizando cola de fibrina tecidual ou uma esponja de colágeno. Se uma perfuração grande for identificada antes de o material de enxertia óssea particulado ser introduzido, além de interromper o procedimento cirúrgico, os clínicos podem optar por: (1) utilizar um material de enxertia óssea com propriedades diferentes (p. ex., xenoenxerto com colágeno); (2) prosseguir sem a colocação de qualquer material de enxertia óssea (abordagem sem enxerto); e/ou (3) colocar um implante mais curto.

As infecções pós-operatórias depois de um LASM transalveolar são raras, variando de 0% a 2,5%, com uma taxa média de 0,8% (Tan *et al.* 2008). Outras possíveis complicações podem incluir hemorragia pós-operatória anormal, sangramento nasal, obstrução nasal, hematoma e vertigem posicional paroxística benigna (VPPB). Os episódios de vertigem são geralmente associados ao uso intempestivo do martelo cirúrgico e podem causar estresse substancial para os pacientes se não forem identificados corretamente e tratados de forma adequada (Vernamonte *et al.* 2011).

Resultados

Como já mencionado anteriormente com relação ao LASM por meio da abordagem com fenestração lateral, a grande variedade de resultados (ou seja, clínicos, radiográficos, histológicos/histomorfométricos, moleculares e relatados pelo paciente) também podem ser avaliados no contexto do LASM transalveolar. Entretanto, sendo um procedimento primariamente indicado para o desenvolvimento do sítio de colocação dos implantes, o mais relevante e o mais comumente relatado desfecho clínico após o LASM transalveolar é a sobrevida do implante (Figura 42.37).

No estudo retrospectivo multicêntrico mencionado anteriormente, conduzido por Paul S. Rosen *et al.* para avaliar a técnica BAOSFE, a taxa de sobrevida do implante por até 66 meses foi de 96% para uma AOR basal de pelo menos 5 mm, mas ela caiu para 85,7% quando a AOR era ≤ 4 mm (Rosen *et al.* 1999). Resultados similares foram relatados em um estudo prospectivo no qual 20% dos implantes foram colocados nos sítios com uma AOR < 5 mm, no qual se testou os limites da técnica de LASM transalveolar (Pjetursson *et al.* 2009b). As taxas de sobrevida foram de 91,3% para implantes localizados nos sítios com uma AOR basal de ≤ 4 mm e 90% para implantes colocados nos sítios que exibiam uma AOR basal entre 4 e 5 mm, o que contrasta fortemente com a taxas de sobrevida de 100% dos implantes posicionados em sítios que exibiam uma AOR basal > 5 mm. E adicionalmente, a taxa de sobrevida dos implantes de 6 mm foi somente de 48%. Isso demonstra claramente que a técnica de LASM transalveolar foi mais previsível ao se colocar implantes com um comprimento ≥ 8 mm nos sítios que apresentaram uma AOR basal ≥ 5 mm, o que também é defendido por achados de outros estudos, como debatido

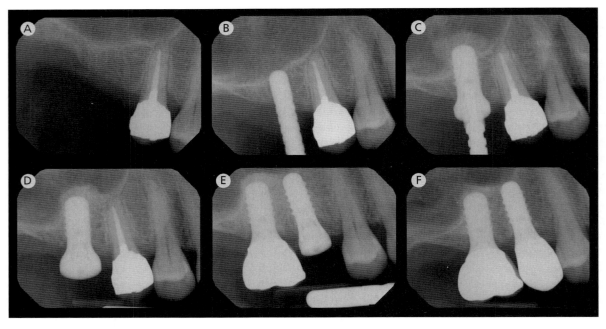

Figura 42.37 Sequência mostrando os resultados radiográficos do LASM transalveolar com colocação simultânea de implantes para substituir um primeiro molar superior direito. **A.** Radiografia periapical na avaliação basal. **B.** Radiografia de controle com a utilização de um pino radiográfico depois da criação de uma fratura em galho verde do assoalho do seio maxilar com o osteótomo final. **C.** Radiografia obtida depois da enxertia do assoalho sinusal com partículas de xenoenxerto bovino e da inserção do implante. **D.** Radiografia obtida 4 meses mais tarde, antes do encaminhamento do paciente para o clínico que vai realizar as restaurações. **E.** Quatro anos depois da colocação do primeiro implante, outro implante foi colocado para substituir o segundo pré-molar, o qual foi extraído por causa de uma fratura radicular vertical. **F.** Radiografia obtida 6 anos depois da colocação do primeiro implante na posição do molar. Observe o aumento da radiopacidade e a consolidação da área enxertada, e os níveis estáveis do osso marginal ao redor de ambos os implantes.

por Del Fabbro *et al.* em sua revisão sistemática sobre esse tópico (Del Fabbro *et al.* 2012).

Outra revisão sistemática que visou primariamente analisar as taxas de sobrevida dos implantes introduzidos em combinação com LASM transalveolar incluiu um total de 19 estudos que relataram dados sobre 4.338 implantes (Tan *et al.* 2008). Metanálises dos dados extraídos desses estudos revelaram uma taxa de insucesso anual estimada de 2,48%, que se traduziu em uma taxa de sobrevida estimada em 3 anos de 92,8% (IC de 95%: 87,4 a 96,0%). Além disso, análises voltadas para os participantes revelaram uma taxa anual de fracasso de 3,71%, o que se traduziu em pelo menos um implante perdido em 10,5% dos participantes ao longo do período de 3 anos.

As medidas de desfecho centradas no paciente (PROMs, do inglês *patient-centered outcome measures*) surgiram nos últimos anos como um componente relevante da pesquisa clínica. Um estudo prospectivo comparativo mencionado previamente (Pjetursson *et al.* 2009b) representa um dos primeiros exemplos no campo da pesquisa sobre LASM nos quais as PROMs foram avaliadas. Dos 163 pacientes incluídos nesse estudo, 23% consideraram a experiência cirúrgica desagradável. Quando perguntados sobre outras complicações cirúrgicas, 5% dos pacientes disseram que sentiram a cabeça inclinada muito para trás durante a cirurgia e 5% sofreram vertigem, náuseas e sentiram-se desorientados depois do procedimento cirúrgico. Entretanto, 90% dos pacientes expressaram que estariam interessados em serem submetidos a esse tratamento novamente, se necessário.

Resumo

Estão disponíveis múltiplas opções terapêuticas para a reabilitação de pacientes desdentados totais ou parciais que apresentam perda dental posterior. O levantamento do assoalho do seio maxilar (LASM) é um procedimento de desenvolvimento do sítio de colocação de implantes que permite a inserção simultânea ou tardia de implantes de comprimento padrão nos segmentos desdentados posteriores que apresentam limitação da altura de osso residual (AOR). Diferentes modalidades de LASM foram descritas na literatura. As modalidades mais comumente indicadas são o LASM com uma abordagem transcrista ou uma abordagem de fenestração lateral. Cada modalidade tem indicações diferentes, primariamente dependendo da quantidade de AOR, amplitude horizontal do rebordo e possibilidade de se alcançar a estabilidade primária do implante, mas ambas geralmente têm sido associadas a taxas de sobrevida do implante a longo prazo, independentemente do material de enxertia óssea utilizado (Jepsen *et al.* 2019). Além de ser um procedimento importante de desenvolvimento efetivo do sítio de implantação, o LASM também representa um modelo de pesquisa excelente para o estudo das dinâmicas de reparação associadas aos diferentes materiais de enxertia ou às estratégias regenerativas para o tratamento dos defeitos craniofaciais (Avila-Ortiz & Galindo-Moreno 2014).

Referências bibliográficas

Abrahamsson, I., Berglundh, T., Linder, E., Lang, N.P. & Lindhe, J. (2004). Early bone formation adjacent to rough and turned endosseous implant surfaces. An experimental study in the dog. *Clinical Oral Implants Research* **15**, 381-392.

Aghaloo, T.L. & Moy, P.K. (2007). Which hard tissue augmentation techniques are the most successful in furnishing bony support for implant placement? *International Journal of Oral & Maxillofacial Implants* **22 Suppl**, 49-70.

Ahn, S.H., Park, E.J. & Kim, E.S. (2012). Reamer-mediated transalveolar sinus floor elevation without osteotome and simultaneous implant placement in the maxillary molar area: clinical outcomes of 391 implants in 380 patients. *Clinical Oral Implants Research* **23**, 866-872.

Al-Dajani, M. (2016). Incidence, risk factors, and complications of schneiderian membrane perforation in sinus lift surgery: a meta-analysis. *Implant Dentistry* **25**, 409-415.

Al-Moraissi, E., Elsharkawy, A., Abotaleb, B., Alkebsi, K. & Al-Motwakel, H. (2018). Does intraoperative perforation of schneiderian membrane during sinus lift surgery causes an increased the risk of implants failure?: a systematic review and meta regression analysis. *Clinical Implant Dentistry and Related Research* **20**, 882-889.

Anamali, S., Avila-Ortiz, G., Elangovan, S. *et al.* (2015). Prevalence of the posterior superior alveolar canal in cone beam computed tomography scans. *Clinical Oral Implants Research* **26**, e8-12.

Annibali, S., Cristalli, M.P., Dell'Aquila, D. *et al.* (2012). Short dental implants: a systematic review. *Journal of Dental Research* **91**, 25-32.

Araujo, M.G. & Lindhe, J. (2005). Dimensional ridge alterations following tooth extraction. An experimental study in the dog. *Journal of Clinical Periodontology* **32**, 212-218.

Araujo, R.Z., Santiago Junior, J.F., Cardoso, C.L. *et al.* (2019). Clinical outcomes of pterygoid implants: systematic review and meta-analysis. *Journal of Craniomaxillofacial Surgery* **47**, 651-660.

Arias-Irimia, O., Barona Dorado, C., Gomez Moreno, G., Brinkmann, J.C. & Martinez-Gonzalez, J.M. (2012). Pre-operative measurement of the volume of bone graft in sinus lifts using compudent. *Clinical Oral Implants Research* **23**, 1070-1074.

Asmael, H.M. (2018). Is antral membrane balloon elevation truly minimally invasive technique in sinus floor elevation surgery? A systematic review. *International Journal of Implant Dentistry* **4**, 12.

Avila, G., Wang, H.L., Galindo-Moreno, P. *et al.* (2010). The influence of the bucco-palatal distance on sinus augmentation outcomes. *Journal of Periodontology* **81**, 1041-1050.

Avila-Ortiz, G., Bartold, P.M., Giannobile, W. *et al.* (2016). Biologics and cell therapy tissue engineering approaches for the management of the edentulous maxilla: a systematic review. *International Journal of Oral & Maxillofacial Implants* **31 Suppl**, s121-164.

Avila-Ortiz, G., Chambrone, L. & Vignoletti, F. (2019). Effect of alveolar ridge preservation interventions following tooth extraction: a systematic review and meta-analysis. *Journal of Clinical Periodontology* **46 Suppl 21**:195-223.

Avila-Ortiz, G. & Galindo-Moreno, P. (2014). Maxillary sinus floor elevation. In: Giannobile, W.V., Lang, N.P. & Tonetti, M.S., eds. *Osteology Guidelines for Oral and Maxillofacial Regeneration: Clinical Research*. Batavia, IL: Quintessence Publishing, p. 247-262.

Avila-Ortiz, G., Neiva, R., Galindo-Moreno, P. *et al.* (2012a). Analysis of the influence of residual alveolar bone height on sinus augmentation outcomes. *Clinical Oral Implants Research* **23**, 1082-1088.

Avila-Ortiz, G., Wang, H.L., Galindo-Moreno, P. *et al.* (2012b). Influence of lateral window dimensions on vital bone formation following maxillary sinus augmentation. *International Journal of Oral & Maxillofacial Implants* **27**, 1230-1238.

Baelum, V. & Fejerskov, O. (1986). Tooth loss as related to dental caries and periodontal breakdown in adult tanzanians. *Community Dentistry and Oral Epidemiology* **14**, 353-357.

Bain, C.A. & Moy, P.K. (1993). The association between the failure of dental implants and cigarette smoking. *International Journal of Oral & Maxillofacial Implants* **8**, 609-615.

1100 Parte 15 Terapia de Reconstrução da Crista

Beck, F., Lauterbrunner, N., Lettner, S. *et al.* (2018). Devitalization of adjacent teeth following maxillary sinus floor augmentation: a retrospective radiographic study. *Clinical Implant Dentistry and Related Research* **20**, 763-769.

Benavides, E., Rios, H.F., Ganz, S.D. *et al.* (2012). Use of cone beam computed tomography in implant dentistry: the international congress of oral implantologists consensus report. *Implant Dentistry* **21**, 78-86.

Beretta, M., Cicciu, M., Bramanti, E. & Maiorana, C. (2012). Schneider membrane elevation in presence of sinus septa: Anatomic features and surgical management. *International Journal of Dentistry* 2012, 261905.

Berglundh, T., Persson, L. & Klinge B. (2002). A systematic review of the incidence of biological and technical complications in implant dentistry reported in prospective longitudinal studies of at least 5 years. *Journal of Clinical Periodontology* **29 Suppl 3**, 197-212; discussion 232-193.

Block, M.S. (2018). The crestal window approach for sinus floor grafting with delayed implant placement: a preliminary report. *Journal of Oral and Maxilliofacial Surgery* **76**, 2319-2330.

Boyne, P.J. (1993). Analysis of performance of root-form endosseous implants placed in the maxillary sinus. *Journal of the Long-Term Effectiveness of Medical Implants* **3**, 143-159.

Boyne, P.J. & James, R.A. (1980). Grafting of the maxillary sinus floor with autogenous marrow and bone. *Journal of Oral Surgery* **38**, 613-616.

Bragger, U., Gerber, C., Joss, A. *et al.* (2004). Patterns of tissue remodeling after placement of ITI dental implants using an osteotome technique: a longitudinal radiographic case cohort study. *Clinical Oral Implants Research* **15**, 158-166.

Brocard, D., Barthet, P., Baysse, E. *et al.* (2000). A multicenter report on 1,022 consecutively placed ITI implants: a 7-year longitudinal study. *International Journal of Oral & Maxillofacial Implants* **15**, 691-700.

Busenlechner, D., Huber, C.D., Vasak, C. *et al.* (2009). Sinus augmentation analysis revised: the gradient of graft consolidation. *Clinical Oral Implants Research* **20**, 1078-1083.

Buser, D., Mericske-Stern, R., Bernard, J.P. *et al.* 1997. Long-term evaluation of non-submerged ITI implants. Part 1: 8-year life table analysis of a prospective multi-center study with 2359 implants. *Clinical Oral Implants Research* **8**, 161-172.

Caneva, M., Lang, N.P., Garcia Rangel, I.J. *et al.* (2017). Sinus mucosa elevation using bio-oss((r)) or gingistat((r)) collagen sponge: An experimental study in rabbits. *Clinical Oral Implants Research* **28**, e21-e30.

Cappello, Z.J. & Dublin, A.B. (2019). *Anatomy, Head And Neck, Nose Paranasal Sinuses*. Treasure Island, FL: Statpearls.

Cavalcanti, M.C., Guirado, T.E., Sapata, V.M. *et al.* (2018). Maxillary sinus floor pneumatization and alveolar ridge resorption after tooth loss: a cross-sectional study. *Brazilian Oral Research* **32**, e64.

Chambrone, L., Preshaw, P.M., Ferreira, J.D. *et al.* (2014). Effects of tobacco smoking on the survival rate of dental implants placed in areas of maxillary sinus floor augmentation: a systematic review. *Clinical Oral Implants Research* **25**, 408-416.

Chan, H.L. & Wang, H.L. (2011). Sinus pathology and anatomy in relation to complications in lateral window sinus augmentation. *Implant Dentistry* **20**, 406-412.

Chappuis, V., Engel, O., Reyes, M. *et al.* (2013). Ridge alterations postextraction in the esthetic zone: a 3d analysis with cbct. *Journal of Dental Research* **92 12 Suppl**, 195S-201S.

Choi, K.S., Kan, J.Y., Boyne, P.J. *et al.* (2009). The effects of resorbable membrane on human maxillary sinus graft: a pilot study. *International Journal of Oral & Maxillofacial Implants* **24**, 73-80.

Choucroun, G., Mourlaas, J., Kamar Affendi, N.H., Froum, S.J. & Cho, S.C. (2017). Sinus floor cortication: classification and prevalence. *Clinical Implant Dentistry and Related Research* **19**, 69-73.

Chrcanovic, B.R., Albrektsson, T. & Wennerberg, A. (2015). Tilted versus axially placed dental implants: a meta-analysis. *Journal of Dentistry* **43**, 149-170.

Chrcanovic, B.R., Albrektsson, T. & Wennerberg, A. (2016). Survival and complications of zygomatic implants: an updated systematic review. *Journal of Oral and Maxilliofacial Surgery* **74**, 1949-1964.

Corbella, S., Taschieri, S., Weinstein, R. & Del Fabbro, M. (2016). Histomorphometric outcomes after lateral sinus floor elevation procedure: a systematic review of the literature and meta-analysis. *Clinical Oral Implants Research* **27**, 1106-1122.

Cosci, F. & Luccioli, M. (2000). A new sinus lift technique in conjunction with placement of 265 implants: a 6-year retrospective study. *Implant Dentistry* **9**, 363-368.

Cricchio, G., Sennerby, L. & Lundgren, S. (2011). Sinus bone formation and implant survival after sinus membrane elevation and implant placement: a 1- to 6-year follow-up study. *Clinical Oral Implants Research* **22**, 1200-1212.

Danesh-Sani, S.A., Engebretson, S.P. & Janal, M.N. (2017a). Histomorphometric results of different grafting materials and effect of healing time on bone maturation after sinus floor augmentation: A systematic review and meta-analysis. *Journal of Periodontal Research* **52**, 301-312.

Danesh-Sani, S.A., Movahed, A., ElChaar, E.S., Chong Chan, K. & Amintavakoli, N. (2017b). Radiographic evaluation of maxillary sinus lateral wall and posterior superior alveolar artery anatomy: a cone-beam computed tomographic study. *Clinical Implant Dentistry and Related Research* **19**, 151-160.

de Almeida Ferreira, C.E., Martinelli, C.B., Novaes, A.B., Jr. *et al.* (2017). Effect of maxillary sinus membrane perforation on implant survival rate: a retrospective study. *International Journal of Oral & Maxillofacial Implants* **32**, 401-407.

Del Fabbro, M., Corbella, S., Weinstein, T., Ceresoli, V. & Taschieri, S. (2012). Implant survival rates after osteotome-mediated maxillary sinus augmentation: a systematic review. *Clinical Implant Dentistry and Related Research* **14 Suppl 1**, e159-168.

Dragonas, P., Katsaros, T., Avila-Ortiz, G. *et al.* (2019a). Effects of leukocyte-platelet-rich fibrin (l-prf) in different intraoral bone grafting procedures: a systematic review. *international Journal of Oral and Maxilliofacial Surgery* **48**, 250-262.

Dragonas, P., Katsaros, T., Schiavo, J., Galindo-Moreno, P. & Avila-Ortiz, G. (2020). Osteogenic capacity of the sinus membrane following maxillary sinus augmentation procedures: a systematic review. *International Journal of Oral Implantology* **13**, 213-232.

Dragonas, P., Schiavo, J.H., Avila-Ortiz, G., Palaiologou, A. & Katsaros, T. (2019b). Plasma rich in growth factors (prgf) in intraoral bone grafting procedures: a systematic review. *Journal of Craniomaxillofacial Surgery* **47**, 443-453.

Duan, D.H., Fu, J.H., Qi, W. *et al.* (2017). Graft-free maxillary sinus floor elevation: a systematic review and meta-analysis. *Journal of Periodontology* **88**, 550-564.

Ellegaard, B., Baelum, V. & Kolsen-Petersen, J. (2006). Non-grafted sinus implants in periodontally compromised patients: a time-to-event analysis. *Clinical Oral Implants Research* **17**, 156-164.

Engelke, W. & Deckwer, I. (1997). Endoscopically controlled sinus floor augmentation. A preliminary report. *Clinical Oral Implants Research* **8**, 527-531.

Farina, R., Franceschetti, G. & Travaglini, D. *et al.* (2018). Morbidity following transcrestal and lateral sinus floor elevation: a randomized trial. *Journal of Clinical Periodontology* **45**, 1128-1139.

Fenner, M., Vairaktaris, E., Fischer, K. *et al.* (2009). Influence of residual alveolar bone height on osseointegration of implants in the maxilla: a pilot study. *Clinical Oral Implants Research* **20**, 555-559.

Florio, S., Suzuki, T. & Cho, S.C. (2017). The palatal window for treating an incompletely augmented maxillary sinus. *Implant Dentistry* **26**, 328-331.

Friberg, B., Jemt, T., & Lekholm, U. (1991). Early failures in 4,641 consecutively placed branemark dental implants: a study from stage 1 surgery to the connection of completed prostheses. *International Journal of Oral & Maxillofacial Implants* **6**, 142-146.

Friedland, B. & Metson, R. (2014). A guide to recognizing maxillary sinus pathology and for deciding on further preoperative assessment prior to maxillary sinus augmentation. *International Journal of Periodontics and Restorative Dentistry* **34**, 807-815.

Froum, S.J., Tarnow, D.P., Wallace, S.S., Rohrer, M.D. & Cho, S.C. (1998). Sinus floor elevation using anorganic bovine bone matrix (osteograf/n) with and without autogenous bone: a clinical, histologic, radiographic, and histomorphometric analysis – part 2 of an ongoing prospective study. *International Journal of Periodontics and Restorative Dentistry* **18**, 528-543.

Fuerst, G., Tangl, S., Gruber, R. *et al.* (2004). Bone formation following sinus grafting with autogenous bone-derived cells and bovine bone mineral in minipigs: preliminary findings. *Clinical Oral Implants Research* **15**, 733-740.

Fugazzotto, P.A., Beagle, J.R., Ganeles, J. *et al.* (2004). Success and failure rates of 9 mm or shorter implants in the replacement of missing maxillary molars when restored with individual crowns: preliminary results 0 to 84 months in function. A retrospective study. *Journal of Periodontology* **75**, 327-332.

Galindo-Moreno, P., Avila, G., Fernandez-Barbero, J.E. *et al.* (2007). Evaluation of sinus floor elevation using a composite bone graft mixture. *Clinical Oral Implants Research* **18**, 376-382.

Galindo-Moreno, P., Hernandez-Cortes, P., Mesa, F. *et al.* (2013). Slow resorption of anorganic bovine bone by osteoclasts in maxillary sinus augmentation. *Clinical Implant Dentistry and Related Research* **15**, 858-866.

Galindo-Moreno, P., Moreno-Riestra, I., Avila-Ortiz, G. *et al.* (2012a). Predictive factors for maxillary sinus augmentation outcomes: a case series analysis. *Implant Dentistry* **21**, 433-440.

Galindo-Moreno, P., Padial-Molina, M., Avila, G. *et al.* (2012b). Complications associated with implant migration into the maxillary sinus cavity. *Clinical Oral Implants Research* **23**, 1152-1160.

Galindo-Moreno, P., Padial-Molina, M., Fernandez-Barbero, J.E. *et al.* (2010). Optimal microvessel density from composite graft of autogenous maxillary cortical bone and anorganic bovine bone in sinus augmentation: influence of clinical variables. *Clinical Oral Implants Research* **21**, 221-227.

Gerritsen, A.E., Allen, P.F., Witter, D.J., Bronkhorst, E.M. & Creugers, N.H. (2010). Tooth loss and oral health-related quality of life: a systematic review and meta-analysis. *Health and Quality of Life Outcomes* **8**,126.

Gosau, M., Rink, D., Driemel, O. & Draenert, F.G. (2009). Maxillary sinus anatomy: a cadaveric study with clinical implications. *Anatomic Record* **292**, 352-354.

Graziano, A., Benedetti, L., Massei, G. *et al.* (2012). Bone production by human maxillary sinus mucosa cells. *Journal of Cell Physiology* **227**, 3278-3281.

Gruica, B., Wang, H.Y., Lang, N.P. & Buser, D. (2004). Impact of IL-1 genotype and smoking status on the prognosis of osseointegrated implants. *Clinical Oral Implants Research* **15**, 393-400.

Haag, D.G., Peres, K.G., Balasubramanian, M. & Brennan, D.S. (2017). Oral conditions and health-related quality of life: a systematic review. *Journal of Dental Research* **96**, 864-874.

Hameed, S., Bakhshalian, N., Alwazan, E., Wallace, S.S. & Zadeh, H.H. (2019). Maxillary sinus floor and alveolar crest alterations following extraction of single maxillary molars: a retrospective cbct analysis. *International Journal of Periodontics and Restorative Dentistry* **39**, 545-551.

Hatano, N., Sennerby, L. & Lundgren, S. (2007). Maxillary sinus augmentation using sinus membrane elevation and peripheral venous blood for implant-supported rehabilitation of the atrophic posterior maxilla: case series. *Clinical Implant Dentistry and Related Research* **9**, 150-155.

Hirschfeld, L. & Wasserman, B. 1978. A long-term survey of tooth loss in 600 treated periodontal patients. *Journal of Periodontology* **49**, 225-237.

Huang, H.M., Cheng, J.J., Liu, C.M. & Lin, K.N. (2006). Mucosal healing and mucociliary transport change after endoscopic sinus surgery in children with chronic maxillary sinusitis. *International Journal of Pediatric Otorhinolaryngology* **70**, 1361-1367.

Huwais, S., Mazor, Z., Ioannou, A.L., Gluckman, H. & Neiva, R. (2018). A multicenter retrospective clinical study with up-to-5-year follow-up utilizing a method that enhances bone density and allows for transcrestal sinus augmentation through compaction grafting. *International Journal of Oral & Maxillofacial Implants* **33**, 1305-1311.

Insua, A., Monje, A., Urban, I. *et al.* (2017). The sinus membrane-maxillary lateral wall complex: histologic description and clinical impli-

cations for maxillary sinus floor elevation. *International Journal of Periodontics and Restorative Dentistry* **37**, e328-e336.

Iwanaga, J., Wilson, C., Lachkar, S. *et al.* (2019). Clinical anatomy of the maxillary sinus: application to sinus floor augmentation. *Anatomy and Cell Biology* **52**, 17-24.

Jaffin, R.A. & Berman, C.L. 1991. The excessive loss of branemark fixtures in type iv bone: a 5-year analysis. *Journal of Periodontology* **62**, 2-4.

Jemt, T. & Lekholm, U. (1995). Implant treatment in edentulous maxillae: a 5-year follow-up report on patients with different degrees of jaw resorption. *International Journal of Oral & Maxillofacial Implants* **10**, 303-311.

Jensen, O.T., Perkins, S. & Van de Water, F.W. 1992. Nasal fossa and maxillary sinus grafting of implants from a palatal approach: report of a case. *Journal of Oral and Maxilliofacial Surgery* **50**, 415-418.

Jensen, O.T., Shulman, L.B., Block, M.S. & Iacono, V.J. (1998). Report of the sinus consensus conference of 1996. *International Journal of Oral & Maxillofacial Implants* **13 Suppl**,11-45.

Jepsen, S., Schwarz, F., Cordaro, L. *et al.* (2019). Regeneration of alveolar ridge defects. Consensus report of group 4 of the 15th European Workshop on Periodontology on Bone Regeneration. *Journal of Clinical Periodontology* **46 Suppl 21**, 277-286.

Jung, R.E., Zembic, A., Pjetursson, B.E., Zwahlen, M. & Thoma, D.S. (2012). Systematic review of the survival rate and the incidence of biological, technical, and aesthetic complications of single crowns on implants reported in longitudinal studies with a mean follow-up of 5 years. *Clinical Oral Implants Research* **23 Suppl 6**, 2-21.

Jungner, M., Cricchio, G., Salata, L.A. *et al.* (2015). On the early mechanisms of bone formation after maxillary sinus membrane elevation: an experimental histological and immunohistochemical study. *Clinical Implant Dentistry and Related Research* **17**, 1092-1102.

Kaigler, D., Avila-Ortiz, G., Travan, S. *et al.* (2015). Bone engineering of maxillary sinus bone deficiencies using enriched cd90+ stem cell therapy: a randomized clinical trial. *Journal of Bone and Mineral Research* **30**, 1206-1216.

Kayser, A.F. 1981. Shortened dental arches and oral function. *Journal of Oral Rehabilitation* **8**, 457-462.

Kfir, E., Kfir, V., Mijiritsky, E., Rafaeloff, R., Kaluski, E. (2006). Minimally invasive antral membrane balloon elevation followed by maxillary bone augmentation and implant fixation. *Journal of Oral Implantology* **32**, 26-33.

Kim, H.R., Choi, B.H., Xuan, F. & Jeong, S.M. (2010). The use of autologous venous blood for maxillary sinus floor augmentation in conjunction with sinus membrane elevation: an experimental study. *Clinical Oral Implants Research* **21**, 346-349.

Kim, M.J., Jung, U.W. & Kim, C.S. *et al.* (2006). Maxillary sinus septa: prevalence, height, location, and morphology. A reformatted computed tomography scan analysis. *Journal of Periodontology* **77**, 903-908.

Kirmeier, R., Payer, M., Wehrschuetz, M. *et al.* (2008). Evaluation of three-dimensional changes after sinus floor augmentation with different grafting materials. *Clinical Oral Implants Research* **19**, 366-372.

Kolerman, R., Nissan, J., Rahmanov, M. *et al.* (2019). Sinus augmentation analysis of the gradient of graft consolidation: a split-mouth histomorphometric study. *Clinical Oral Investigation* **23**, 3397-3406.

Krennmair, G., Ulm, C.W., Lugmayr, H. & Solar, P. (1999). The incidence, location, and height of maxillary sinus septa in the edentulous and dentate maxilla. *Journal of Oral and Maxilliofacial Surgery* **57**, 667-671; discussion 671-662.

Levi, I., Halperin-Sternfeld, M., Horwitz, J., Zigdon-Giladi, H. & Machtei, E.E. (2017). Dimensional changes of the maxillary sinus following tooth extraction in the posterior maxilla with and without socket preservation. *Clinical Implant Dentistry and Related Research* **19**, 952-958.

Lin, G.H., Lim, G., Chan, H.L., Giannobile, W.V. & Wang, H.L. (2016). Recombinant human bone morphogenetic protein 2 outcomes for maxillary sinus floor augmentation: a systematic review and meta-analysis. *Clinical Oral Implants Research* **27**, 1349-1359.

1102 Parte 15 Terapia de Reconstrução da Crista

Lin, W.S. & Eckert, S.E. (2018). Clinical performance of intentionally tilted implants versus axially positioned implants: a systematic review. *Clinical Oral Implants Research* **29 Suppl 16**, 78-105.

Lorenz, J., Blume, M., Korzinskas, T., Ghanaati, S. & Sader, R.A. (2019). Short implants in the posterior maxilla to avoid sinus augmentation procedure: 5-year results from a retrospective cohort study. *International Journal of Implant Dentistry* **5**, 3.

Lovasova, K., Kachlik, D., Rozpravkova, M. *et al.* (2018). Three-dimensional CAD/CAM imaging of the maxillary sinus in ageing process. *Annals of Anatomy* **218**, 69-82.

Lundgren, S., Andersson, S., Gualini, F. & Sennerby, L. (2004). Bone reformation with sinus membrane elevation: a new surgical technique for maxillary sinus floor augmentation. *Clinical Implant Dentistry and Related Research* **6**, 165-173.

Macbeth, R. (1971). Caldwell, Luc, and their operation. *Laryngoscope* **81**, 1652-1657.

Maksoud, M.A. (2001). Complications after maxillary sinus augmentation: a case report. *Implant Dentistry* **10**, 168-171.

Manji, A., Faucher, J., Resnik, R.R. & Suzuki, J.B. (2013). Prevalence of maxillary sinus pathology in patients considered for sinus augmentation procedures for dental implants. *Implant Dentistry* **22**, 428-435.

Mayfield, L.J., Skoglund, A., Hising, P., Lang, N.P. & Attstrom, R. (2001). Evaluation following functional loading of titanium fixtures placed in ridges augmented by deproteinized bone mineral. A human case study. *Clinical Oral Implants Research* **12**, 508-514.

Mazzocco, F., Lops, D., Gobbato, L. *et al.* (2014). Three-dimensional volume change of grafted bone in the maxillary sinus. *International Journal of Oral & Maxillofacial Implants* **29**, 178-184.

McFall, W.T., Jr. (1982). Tooth loss in 100 treated patients with periodontal disease. A long-term study. *Journal of Periodontology* **53**, 539-549.

Miron, R.J., Gruber, R., Hedbom, E. *et al.* (2013). Impact of bone harvesting techniques on cell viability and the release of growth factors of autografts. *Clinical Implant Dentistry and Related Research* **15**, 481-489.

Misch, C.E. (1987). Maxillary sinus augmentation for endosteal implants: organized alternative treatment plans. *International Journal of Oral Implantology* **4**, 49-58.

Monje, A., Catena, A., Monje, F. *et al.* (2014a). Maxillary sinus lateral wall thickness and morphologic patterns in the atrophic posterior maxilla. *Journal of Periodontology* **85**, 676-682.

Monje, A., Diaz, K.T., Aranda, L. *et al.* (2016). Schneiderian membrane thickness and clinical implications for sinus augmentation: a systematic review and meta-regression analyses. *Journal of Periodontology* **87**, 888-899.

Monje, A., Suarez, F., Galindo-Moreno, P. *et al.* (2014b). A systematic review on marginal bone loss around short dental implants (<10 mm) for implant-supported fixed prostheses. *Clinical Oral Implants Research* **25**, 1119-1124.

Mordenfeld, A., Albrektsson, T. & Hallman, M. (2014). A 10-year clinical and radiographic study of implants placed after maxillary sinus floor augmentation with an 80:20 mixture of deproteinized bovine bone and autogenous bone. *Clinical Implant Dentistry and Related Research* **16**, 435-446.

Mordenfeld, A., Hallman, M., Johansson, C.B. & Albrektsson, T. (2010). Histological and histomorphometrical analyses of biopsies harvested 11 years after maxillary sinus floor augmentation with deproteinized bovine and autogenous bone. *Clinical Oral Implants Research* **21**, 961-970.

Naitoh, M., Suenaga, Y., Kondo, S., Gotoh, K. & Ariji, E. (2009). Assessment of maxillary sinus septa using cone-beam computed tomography: etiological consideration. *Clinical Implant Dentistry and Related Research* **11 Suppl 1**, e52-58.

Nedir, R., Nurdin, N., Vazquez, L. *et al.* (2010). Osteotome sinus floor elevation technique without grafting: a 5-year prospective study. *Journal of Clinical Periodontology* **37**, 1023-1028.

Nevins, M., Garber, D., Hanratty, J.J. *et al.* (2009). Human histologic evaluation of anorganic bovine bone mineral combined with recombinant human platelet-derived growth factor bb in maxillary sinus augmentation: case series study. *International Journal of Periodontics and Restorative Dentistry* **29**, 583-591.

Niu, L., Wang, J., Yu, H. & Qiu, L. (2018). New classification of maxillary sinus contours and its relation to sinus floor elevation surgery. *Clinical Implant Dentistry and Related Research* **20**, 493-500.

Nolan, P.J., Freeman, K. & Kraut, R.A. (2014). Correlation between schneiderian membrane perforation and sinus lift graft outcome: a retrospective evaluation of 359 augmented sinus. *Journal of Oral and Maxilliofacial Surgery* **72**, 47-52.

Papaspyridakos, P., De Souza, A., Vazouras, K. *et al.* (2018). Survival rates of short dental implants (</=6 mm) compared with implants longer than 6 mm in posterior jaw areas: a meta-analysis. *Clinical Oral Implants Research* **29 Suppl 16**, 8-20.

Park, S.H., Song, Y.W., Sanz-Martin, I. *et al.* (2019). Clinical benefits of ridge preservation for implant placement compared to natural healing in maxillary teeth: a retrospective study. *Journal of Clinical Periodontology*

Peleg, M., Garg, A.K. & Mazor, Z. (2006a). Healing in smokers versus nonsmokers: survival rates for sinus floor augmentation with simultaneous implant placement. *International Journal of Oral & Maxillofacial Implants* **21**, 551-559.

Peleg, M., Garg, A.K. & Mazor, Z. (2006b). Predictability of simultaneous implant placement in the severely atrophic posterior maxilla: a 9-year longitudinal experience study of 2132 implants placed into 731 human sinus grafts. *International Journal of Oral & Maxillofacial Implants* **21**, 94-102.

Peleg, M., Garg, A.K., Misch, C.M. & Mazor, Z. (2004). Maxillary sinus and ridge augmentations using a surface-derived autogenous bone graft. *Journal of Oral and Maxillofacial Surgery* **62**, 1535-1544.

Peleg, M., Mazor, Z. & Garg, A.K. (1999). Augmentation grafting of the maxillary sinus and simultaneous implant placement in patients with 3 to 5 mm of residual alveolar bone height. *International Journal of Oral & Maxillofacial Implants* **14**, 549-556.

Pereira, R.S., Bonardi, J.P., Ferreira, A. & Latini, G.L. (2017). An unusual case of dental infection by pseudomonas aeruginosa causing a brain abscess: case report. *Australian Dental Journal* **62**, 523-527.

Pjetursson, B.E., Ignjatovic, D., Matuliene, G. *et al.* (2009a). Transalveolar maxillary sinus floor elevation using osteotomes with or without grafting material. Part ii: radiographic tissue remodeling. *Clinical Oral Implants Research* **20**, 677-683.

Pjetursson, B.E. & Lang, N.P. (2014). Sinus floor elevation utilizing the transalveolar approach. *Periodontology 2000* **66**, 59-71.

Pjetursson, B.E., Rast, C., Bragger, U. *et al.* (2009b). Maxillary sinus floor elevation using the (transalveolar) osteotome technique with or without grafting material. Part i: Implant survival and patients' perception. *Clinical Oral Implants Research* **20**, 667-676.

Pjetursson, B.E., Tan, W.C., Zwahlen, M. & Lang, N.P. (2008). A systematic review of the success of sinus floor elevation and survival of implants inserted in combination with sinus floor elevation. *Journal of Clinical Periodontology* **35 8 Suppl**, 216-240.

Prasanna, L.C. & Mamatha, H. (2010). The location of maxillary sinus ostium and its clinical application. *Indian Journal of Otolaryngology and Head & Neck Surgery* **62**, 335-337.

Raghoebar, G.M., Onclin, P., Boven, G.C., Vissink, A. & Meijer, H.J.A. (2019). Long-term effectiveness of maxillary sinus floor augmentation: a systematic review and meta-analysis. *Journal of Clinical Periodontology* **46 Suppl 21**, 307-318.

Rani, S.U., Rao, G.V., Kumar, D.R. *et al.* (2017). Age and gender assessment through three-dimensional morphometric analysis of maxillary sinus using magnetic resonance imaging. *Journal of Forensic Dental Science* **9**, 46.

Rapani, M., Rapani, C. & Ricci, L. (2016). Schneider membrane thickness classification evaluated by cone-beam computed tomography and its importance in the predictability of perforation. Retrospective analysis of 200 patients. *British Journal of Oral and Maxilliofacial Surgery* **54**, 1106-1110.

Rasperini, G., Canullo, L., Dellavia, C., Pellegrini, G. & Simion, M. (2010). Socket grafting in the posterior maxilla reduces the need for sinus augmentation. *International Journal of Periodontics and Restorative Dentistry* **30**, 265-273.

Ravida, A., Barootchi, S., Askar, H. *et al.* (2019). Long-term effectiveness of extra-short (</= 6 mm) dental implants: a systematic review. *International Journal of Oral & Maxillofacial Implants* **34**, 68-84.

Renouard, F. & Nisand, D. (2005). Short implants in the severely resorbed maxilla: a 2-year retrospective clinical study. *Clinical Implant Dentistry and Related Research* **7 Suppl 1**, S104-110.

Rosen, P.S., Summers, R., Mellado, J.R. *et al.* (1999). The bone-added osteotome sinus floor elevation technique: multicenter retrospective report of consecutively treated patients. *International Journal of Oral & Maxillofacial Implants* **14**, 853-858.

Sakhdari, S., Panjnoush, M., Eyvazlou, A. & Niktash, A. (2016). Determination of the prevalence, height, and location of the maxillary sinus septa using cone beam computed tomography. *Implant Dentistry* **25**, 335-340.

Scala, A., Botticelli, D., Faeda, R.S. *et al.* (2012). Lack of influence of the schneiderian membrane in forming new bone apical to implants simultaneously installed with sinus floor elevation: an experimental study in monkeys. *Clinical Oral Implants Research* **23**, 175-181.

Scala, A., Botticelli, D., Rangel, I.G., Jr. *et al.* (2010). Early healing after elevation of the maxillary sinus floor applying a lateral access: a histological study in monkeys. *Clinical Oral Implants Research* **21**, 1320-1326.

Schmidlin, P.R., Muller, J., Bindl, A. & Imfeld, H. (2008). Sinus floor elevation using an osteotome technique without grafting materials or membranes. *International Journal of Periodontics and Restorative Dentistry* **28**, 401-409.

Schropp, L., Wenzel, A., Kostopoulos, L. & Karring, T. (2003). Bone healing and soft tissue contour changes following single-tooth extraction: a clinical and radiographic 12-month prospective study. *International Journal of Periodontics and Restorative Dentistry* **23**, 313-323.

Shanbhag, S., Shanbhag, V. & Stavropoulos, A. (2014). Volume changes of maxillary sinus augmentations over time: a systematic review. *International Journal of Oral & Maxillofacial Implants* **29**, 881-892.

Shi, J.Y., Gu, Y.X., Zhuang, L.F. & Lai, H.C. (2016). Survival of implants using the osteotome technique with or without grafting in the posterior maxilla: a systematic review. *International Journal of Oral & Maxillofacial Implants* **31**, 1077-1088.

Silva, L.D., de Lima, V.N., Faverani, L.P. *et al.* (2016). Maxillary sinus lift surgery – with or without graft material? A systematic review. *International Journal of Oral and Maxilliofacial Surgery* **45**, 1570-1576.

Soardi, C. & Wang, H.-L. (2012). New crestal approach for lifting sinus in the extremely atrophic upper maxillae. *Clinical Advances in Periodontics* **2**, 179-185.

Sohn, D.S., Lee, J.S., An, K.M. & Choi, B.J. (2009). Piezoelectric internal sinus elevation (pise) technique: a new method for internal sinus elevation. *Implant Dentistry* **18**, 458-463.

Solar, P., Geyerhofer, U., Traxler, H. *et al.* (1999). Blood supply to the maxillary sinus relevant to sinus floor elevation procedures. *Clinical Oral Implants Research* **10**, 34-44.

Springer, I.N., Terheyden, H., Geiss, S. *et al.* (2004). Particulated bone grafts – effectiveness of bone cell supply. *Clinical Oral Implants Research* **15**, 205-212.

Srouji, S., Ben-David, D., Lotan, R. *et al.* (2010). The innate osteogenic potential of the maxillary sinus (schneiderian) membrane: an ectopic tissue transplant model simulating sinus lifting. *International Journal of Oral and Maxillofacial Surgery* **39**, 793-801.

Stacchi, C., Lombardi, T., Ottonelli, R. *et al.* (2018). New bone formation after transcrestal sinus floor elevation was influenced by sinus cavity dimensions: a prospective histologic and histomorphometric study. *Clinical Oral Implants Research* **29**, 465-479.

Starch-Jensen, T., Aludden, H., Hallman, M. *et al.* (2018). A systematic review and meta-analysis of long-term studies (five or more years) assessing maxillary sinus floor augmentation. *International Journal of Oral and Maxilliofacial Surgery* **47**, 103-116.

Summers, R.B. (1994). A new concept in maxillary implant surgery: the osteotome technique. *Compendium* **15**, 152, 154-156, 158 passim; quiz 162.

Tan, W.C., Lang, N.P., Zwahlen, M. & Pjetursson, B.E. (2008). A systematic review of the success of sinus floor elevation and survival of implants inserted in combination with sinus floor elevation. Part ii: Transalveolar technique. *Journal of Clinical Periodontology* **35 8 Suppl**, 241-254.

Tarnow, D.P., Wallace, S.S., Froum, S.J., Rohrer, M.D. & Cho, S.C. (2000). Histologic and clinical comparison of bilateral sinus floor elevations with and without barrier membrane placement in 12 patients: part 3 of an ongoing prospective study. *International Journal of Periodontics & Restorative Dentistry* **20**, 117-125.

Tatum, H., Jr. (1986). Maxillary and sinus implant reconstructions. *Dental Clinics of North America* **30**, 207-229.

Tawil, G. & Mawla, M. (2001). Sinus floor elevation using a bovine bone mineral (bio-oss) with or without the concomitant use of a bilayered collagen barrier (bio-gide): a clinical report of immediate and delayed implant placement. *International Journal of Oral & Maxillofacial Implants* **16**, 713-721.

ten Bruggenkate, C.M., Asikainen, P., Foitzik, C., Krekeler, G. & Sutter, F. (1998). Short (6-mm) nonsubmerged dental implants: results of a multicenter clinical trial of 1 to 7 years. *International Journal of Oral & Maxillofacial Implants* **13**, 791-798.

Teng, M., Cheng, Q., Liao, J. *et al.* (2016). Sinus width analysis and new classification with clinical implications for augmentation. *Clinical Implant Dentistry and Related Research* **18**, 89-96.

Testori, T., Drago, L., Wallace, S.S. *et al.* (2012). Prevention and treatment of postoperative infections after sinus elevation surgery: clinical consensus and recommendations. *International Journal of Dentistry* **2012**, 365809.

Timmenga, N.M., Raghoebar, G.M., van Weissenbruch, R. & Vissink, A. (2003). Maxillary sinus floor elevation surgery. A clinical, radiographic and endoscopic evaluation. *Clinical Oral Implants Research* **14**, 322-328.

Tonetti, M.S., Jung, R.E. & Avila-Ortiz, G. *et al.* (2019). Management of the extraction socket and timing of implant placement: consensus report and clinical recommendations of group 3 of the XV European Workshop in Periodontology. *Journal of Clinical Periodontology* **46 Suppl 21**, 183-194.

Traini, T., Valentini, P., Iezzi, G. & Piattelli, A. (2007). A histologic and histomorphometric evaluation of anorganic bovine bone retrieved 9 years after a sinus augmentation procedure. *Journal of Periodontology* **78**, 955-961.

Triplett, R.G., Nevins, M., Marx, R.E. *et al.* (2009). Pivotal, randomized, parallel evaluation of recombinant human bone morphogenetic protein-2/absorbable collagen sponge and autogenous bone graft for maxillary sinus floor augmentation. *Journal of Oral and Maxilliofacial Surgery* **67**, 1947-1960.

Ueno, D., Kurokawa, T., Maruo, K., Watanabe, T. & Jayawardena, J.A. (2015). Palatal window osteotomy technique improves maxillary sinus augmentation in previously insufficient augmentation case. *International Journal of Implant Dentistry* **1**, 19.

Ulm, C.W., Solar, P., Gsellmann, B., Matejka, M. & Watzek, G. (1995). The edentulous maxillary alveolar process in the region of the maxillary sinus – a study of physical dimension. *International Journal of Oral and Maxilliofacial Surgery* **24**, 279-282.

Velasco-Torres, M., Padial-Molina, M., Avila-Ortiz, G. *et al.* (2017). Maxillary sinus dimensions decrease as age and tooth loss increase. *Implant Dentistry* **26**, 288-295.

Velasquez-Plata, D., Hovey, L.R., Peach, C.C. & Alder, M.E. (2002). Maxillary sinus septa: a 3-dimensional computerized tomographic scan analysis. *International Journal of Oral & Maxillofacial Implants* **17**, 854-860.

Vercellotti, T., De Paoli, S. & Nevins, M. (2001). The piezoelectric bony window osteotomy and sinus membrane elevation: introduction of a new technique for simplification of the sinus augmentation procedure. *International Journal of Periodontics and Restorative Dentistry* **21**, 561-567.

Vernamonte, S., Mauro, V., Vernamonte, S. & Messina, A.M. (2011). An unusual complication of osteotome sinus floor elevation: benign paroxysmal positional vertigo. *International Journal of Oral and Maxilliofacial Surgery* **40**, 216-218.

Vlassis, J.M. & Fugazzotto, P.A. (1999). A classification system for sinus membrane perforations during augmentation procedures with options for repair. *Journal of Periodontology* **70**, 692-699.

Wagner, F., Dvorak, G., Nemec, S. *et al.* (2017). Morphometric analysis of sinus depth in the posterior maxilla and proposal of a novel classification. *Science Reports* **7**, 45397.

Wallace, S.S. & Froum, S.J. (2003). Effect of maxillary sinus augmentation on the survival of endosseous dental implants. A systematic review. *Annals of Periodontology* **8**, 328-343.

Wallace, S.S., Tarnow, D.P., Froum, S.J. *et al.* (2012). Maxillary sinus elevation by lateral window approach: evolution of technology and technique. *Journal of Evidence- Based Dental Practice* **12 3 Suppl**, 161-171.

Wang, H.-L., Decker, A. & Testori, T. (2019). Maxillary transcrestal sinus floor elevation procedures. In: Nevins, M. & Wang H-L, eds. *Implant Therapy – Clinical Approaches and Evidence of Success*. Batavia, IL: Quintessence Publishing. pp. 263-278.

Wang, H.L. & Katranji, A. (2008). Abc sinus augmentation classification. *International Journal of Periodontics and Restorative Dentistry* **28**, 383-389.

Wang, L., Wu, Y. & Perez, K.C. *et al.* (2017). Effects of condensation on peri-implant bone density and remodeling. *Journal of Dental Research* **96**, 413-420.

Watelet, J.B. & Van Cauwenberge, P. (1999). Applied anatomy and physiology of the nose and paranasal sinuses. *Allergy* **54 Suppl 57**, 14-25.

Watzek, G., Fürst, G. & Gruber, R. (2006). Biologic basis of sinus grafting. In: Jensen, O.T., ed. *The Sinus Bone Graft*. Hanover Park, IL: Quintessence Books. pp. 13-26.

Wen, S.C., Chan, H.L. & Wang, H.L. (2013). Classification and management of antral septa for maxillary sinus augmentation. *International Journal of Periodontics and Restorative Dentistry* **33**, 509-517.

Winter, A.A., Pollack, A.S. & Odrich, R.B. (2003). Sinus/alveolar crest tenting (sact): a new technique for implant placement in atrophic maxillary ridges without bone grafts or membranes. *International Journal of Periodontics and Restorative Dentistry* **23**, 557-565.

Wolfart, S., Marre, B., Wostmann, B. *et al.* (2012). The randomized shortened dental arch study: 5-year maintenance. *Journal of Dental Research* **91 7 Suppl**, 65S-71S.

Yenigun, A., Fazliogullari, Z., Gun, C. *et al.* (2016). The effect of the presence of the accessory maxillary ostium on the maxillary sinus. *European Archives of Otorhinolaryngology* **273**, 4315-4319.

Younes, F., Cosyn, J., De Bruyckere, T., Cleymaet, R. & Eghbali, A. (2019). A 2-year prospective case series on volumetric changes, proms, and clinical outcomes following sinus floor elevation using deproteinized bovine bone mineral as filling material. *Clinical Implant Dentistry and Related Research* **21**, 301-309.

Yu, H., He, D. & Qiu, L. (2017). A prospective randomized controlled trial of the two-window technique without membrane versus the solo-window technique with membrane over the osteotomy window for maxillary sinus augmentation. *Clinical Implant Dentistry and Related Research* **19**, 1099-1105.

Parte 16: Terapia Oclusal e Protética

43 Próteses Parciais Fixas Suportadas por Dentes, 1107
Jan Lindhe, Niklaus P. Lang e Sture Nyman

44 Próteses Fixas Implantossuportadas, 1118
Ronald E. Jung, Franz J. Strauss e Daniel S. Thoma

45 Implantes em Áreas de Prioridade Estética, 1152
Rino Burkhardt, Franz J. Strauss e Ronald E. Jung

46 Complicações Técnicas em Implantodontia, 1194
Clark M. Stanford e Lyndon F. Cooper

Capítulo 43

Próteses Parciais Fixas Suportadas por Dentes

Jan Lindhe,[1] Niklaus P. Lang[2] e Sture Nyman[1*]

[1]Department of Periodontology, Institute of Odontology, The Sahlgrenska Academy at University of Gothenburg, Gothenburg, Sweden
[2]Department of Periodontology, School of Dental Medicine, University of Bern, Bern, Switzerland

---

Manifestações clínicas do trauma oclusal, 1107
   Defeitos ósseos angulares, 1107
   Mobilidade dentária aumentada, 1107
   Mobilidade dentária progressiva (crescente), 1107
   Avaliação clínica da mobilidade dentária (fisiológica e patológica), 1107

Tratamento da mobilidade dentária aumentada, 1108
   Situação 1, 1108
   Situação 2, 1109
   Situação 3, 1111
   Situação 4, 1113
   Situação 5, 1114

Manifestações clínicas do trauma oclusal

Defeitos ósseos angulares

Afirmou-se que os *defeitos ósseos angulares* e a *mobilidade dentária aumentada* são sinais importantes de trauma oclusal (Glickman 1965, 1967). A validade dessa afirmação, no entanto, tem sido questionada (ver Capítulo 13). Assim, defeitos ósseos angulares foram observados em dentes afetados por *trauma oclusal*, bem como em dentes com função oclusal normal (Waerhaug 1979). Isso significa que a presença de defeitos ósseos angulares, por si só, não pode ser considerada um sinal exclusivo do trauma oclusal.

Mobilidade dentária aumentada

A mobilidade dentária aumentada, determinada clinicamente, é expressa em termos da amplitude do deslocamento da coroa de um dente. A mobilidade dentária aumentada pode, de fato, ser observada em conjunto com *trauma oclusal*. No entanto, ela também pode ser uma consequência da redução da altura do osso alveolar, com ou sem a presença de defeito ósseo angular causado pela doença periodontal associada à placa (ver Capítulo 13). A mobilidade dentária aumentada resultante de interferências oclusais pode indicar ainda que as estruturas periodontais se adaptaram a uma demanda funcional alterada, como espessamento do ligamento periodontal associado a composição tecidual normal, tornando-se o resultado final de uma fase anterior de mobilidade dentária progressiva (ver Capítulo 13) associada ao trauma oclusal.

Mobilidade dentária progressiva (crescente)

No Capítulo 13, concluiu-se que o diagnóstico do trauma oclusal deve ser utilizado apenas em situações nas quais mobilidade dentária progressiva pode ser observada. A mobilidade dentária progressiva só pode ser identificada por meio de uma série de repetidas mensurações de mobilidade dentária feitas durante um período de vários dias ou semanas.

Avaliação clínica da mobilidade dentária (fisiológica e patológica)

Se, na mensuração clínica tradicional da mobilidade dentária, uma força comparativamente grande for exercida sobre a coroa de um dente com um periodonto normal, o dente se inclinará em seu alvéolo até que estabeleça um contato mais íntimo entre a raiz e o tecido ósseo marginal (ou apical). A magnitude desse movimento de inclinação, que normalmente é avaliado utilizando-se a ponta da coroa como ponto de referência, é chamada de mobilidade dentária *"fisiológica"*. O termo *"fisiológica"* implica que mobilidade dentária *"patológica"* também pode ocorrer. Então, o que vem a ser a mobilidade dentária *"patológica"*?

---

*Falecido.

1. Se uma força similar for aplicada sobre um dente com um ligamento periodontal com aumento da largura, a excursão da coroa na direção horizontal aumentará; a mensuração clínica, consequentemente, demonstra que o dente possui mobilidade aumentada. Essa mobilidade aumentada deve ser considerada patológica?
2. A mobilidade dentária aumentada, ou seja, o deslocamento aumentado da coroa do dente após a aplicação de força, também pode ser encontrada em situações nas quais a altura do osso alveolar esteja reduzida, mas que o ligamento periodontal remanescente tenha largura normal. Em locais nos quais esse tipo de perda óssea é extenso, o grau de mobilidade (ou seja, a excursão da coroa) pode ser pronunciado. Essa mobilidade aumentada deve ser considerada "patológica"?

A Figura 43.1B mostra um dente que se encontra circundado por osso alveolar de altura reduzida. A largura do ligamento periodontal remanescente, entretanto, encontra-se dentro dos limites normais. Nesse caso, uma força aplicada horizontalmente à coroa do dente resultará em uma excursão da coroa maior do que se uma força similar fosse aplicada sobre um dente com altura do osso alveolar e largura do ligamento periodontal normais (Figura 43.1A). Existem razões para sugerir que a chamada *mobilidade aumentada* medida no caso da Figura 43.1B é, na verdade, *fisiológica*. A validade dessa afirmativa pode ser facilmente demonstrada se o deslocamento de dois dentes foi verificado não a partir da coroa, mas a partir de um ponto na raiz no nível da crista óssea. Se uma força horizontal for direcionada aos dentes como indicado na Figura 43.1, os pontos de referência (*) nas superfícies radiculares terão deslocamentos de distâncias similares em ambas as situações. Obviamente, não é o comprimento do movimento excursivo da coroa que é importante do ponto de vista biológico, mas o *deslocamento da raiz* no seu ligamento periodontal remanescente.

Na doença periodontal associada à placa, a perda óssea é um aspecto proeminente. Outro sinal clássico da periodontite é a "mobilidade dentária aumentada". É importante que se entenda, no entanto, que em muitas situações com padrões de perda óssea "horizontal" ou uniforme, o deslocamento coronal aumentado (mobilidade dentária) que é verificado com mensurações clínicas também deve, de acordo com a discussão anterior, ser considerado fisiológico; o movimento da raiz no espaço de seu ligamento periodontal "normal" remanescente é normal

3. O deslocamento aumentado da coroa (mobilidade dentária) também pode ser detectado por meio de mensurações clínicas nas quais uma força "horizontal" é aplicada aos dentes com defeitos ósseos angulares e/ou largura do ligamento periodontal aumentada. Se essa mobilidade não estiver aumentando gradativamente – a partir de um intervalo de observação para outro –, a raiz encontra-se circundada por um ligamento periodontal de largura aumentada, porém de composição normal. Essa mobilidade também deve ser considerada *fisiológica*, uma vez que o movimento é em função da altura do osso alveolar e da largura do ligamento periodontal.
4. Apenas a *mobilidade dentária progressivamente aumentada*, que ocorre em conjunto com trauma oclusal e é caracterizada pela reabsorção óssea ativa (ver Capítulo 13), indicando alterações inflamatórias no tecido do ligamento periodontal, pode ser considerada *patológica*.

Tratamento da mobilidade dentária aumentada

Serão descritas várias situações que podem exigir tratamento com o objetivo de reduzir a mobilidade dentária aumentada.

Situação 1

Mobilidade aumentada de um dente com aumento de largura do ligamento periodontal, porém com altura normal do osso alveolar

Se um dente (p. ex., um pré-molar superior) recebeu uma restauração ou uma coroa inadequada, interferências oclusais

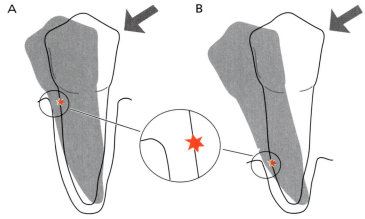

Figura 43.1 A. Mobilidade "fisiológica" normal de um dente com altura normal de osso alveolar e largura normal do ligamento periodontal. **B.** Mobilidade de um dente com altura reduzida do osso alveolar. A distância do deslocamento horizontal do ponto de referência (*) nas raízes é a mesma nas duas situações (**A** e **B**).

irão desenvolver-se, com os tecidos periodontais circundantes tornando-se então o berço de reações inflamatórias, como o trauma oclusal (Figura 43.2). Se a restauração for planejada de modo que a coroa do dente, quando em oclusão, seja submetida a forças excessivas em direção vestibular, o fenômeno de reabsorção óssea ocorrerá nas zonas de pressão vestibulomarginal e linguoapical, resultando no aumento da largura do ligamento periodontal nessas áreas. O dente apresentará hipermobilidade ou se afastará da posição "traumatizante". Uma vez que forças traumatizantes, sobre os dentes com periodonto normal ou com gengivite, não podem resultar na formação de bolsas nem em perda de inserção de tecido conjuntivo, a mobilidade aumentada do dente deve ser vista como uma adaptação fisiológica dos tecidos periodontais às demandas funcionais alteradas. A correção adequada da anatomia da superfície oclusal do dente em questão, ou seja, um ajuste oclusal, normalizará a relação entre dentes antagonistas em oclusão, eliminando, assim, as forças excessivas. Como resultado, ocorrerá aposição óssea nas zonas previamente expostas à reabsorção, a largura do ligamento periodontal se normalizará e o dente se estabilizará, ou seja, reassumirá sua mobilidade normal (ver Figura 43.2). Em outras palavras, a reabsorção do osso alveolar ocasionada pelo trauma oclusal constitui um processo reversível, que pode ser tratado pela eliminação das interferências oclusais.

A capacidade de regeneração óssea após reabsorção seguida de trauma oclusal foi documentada em várias experiências com animais (Waerhaug & Randers-Hansen 1966; Polson *et al.* 1976a; Karring *et al.* 1982; Nyman *et al.* 1982). Nesses experimentos, a reabsorção óssea induzida envolveu não apenas o osso alveolar, mas também a crista óssea alveolar. Quando as forças traumatizantes foram removidas, o tecido ósseo foi depositado não apenas nas paredes do alvéolo, normalizando, assim, a largura do ligamento periodontal, mas também sobre a área da crista óssea, onde a altura do osso alveolar foi normalizada (Figura 43.3) (Polson *et al.* 1976a). Na presença de uma lesão de tecidos moles não tratada associada à placa, entretanto, a neoformação óssea substancial nem sempre ocorreu (Figura 43.4) (Polson *et al.* 1976b).

Situação 2

Mobilidade aumentada de um dente com largura de ligamento periodontal aumentada e altura de osso alveolar reduzida

Quando uma dentição é corretamente tratada em relação a doença periodontal de moderada a avançada, a saúde gengival é estabelecida em áreas da dentição nas quais os dentes estão circunscritos por estruturas periodontais de altura reduzida. Se um dente com tecido periodontal de suporte reduzido for exposto a forças horizontais excessivas (trauma oclusal), reações inflamatórias irão desenvolver-se nas zonas de pressão do ligamento periodontal acompanhadas de reabsorção óssea. Essas alterações são similares àquelas que

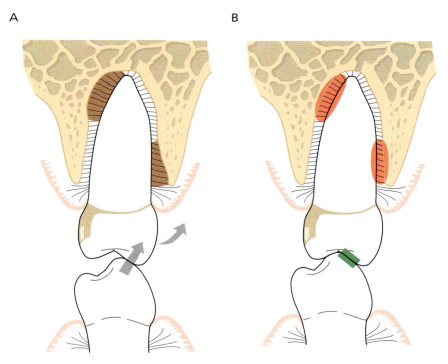

Figura 43.2 **A.** Relação de contato entre um pré-molar superior e um inferior em oclusão. O pré-molar superior possui uma restauração artificial com uma superfície oclusal planejada incorretamente. A oclusão resulta em forças direcionadas horizontalmente (*setas*) que podem gerar uma concentração inadequada de tensão nas áreas *em marrom* no periodonto do dente superior. A reabsorção do osso alveolar ocorre nessas áreas. Alargamento do ligamento periodontal pode ser detectado, bem como mobilidade aumentada do dente. **B.** Após ajuste oclusal, as forças horizontais são reduzidas. Isso resulta em aposição óssea (*áreas circundadas em vermelho*) e normalização da mobilidade dentária.

1110 Parte 16 Terapia Oclusal e Protética

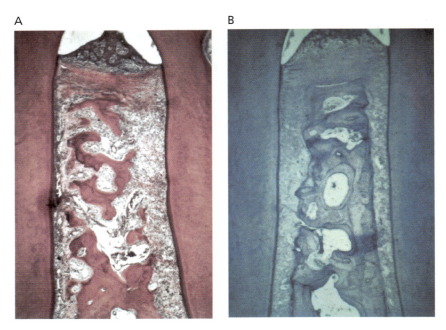

Figura 43.3 Fotomicrografia ilustrando a área interdental entre dois pré-molares inferiores de um macaco. **A.** Os dois pré-molares são expostos a forças alternadas. Observe a redução de osso alveolar na área e na localização da crista óssea. Dez semanas após a eliminação das forças alternadas, (**B**) ocorreu considerável regeneração óssea. Observe o aumento da altura de osso interdental e a normalização da largura dos ligamentos periodontais. A porção apical do epitélio juncional está localizada na junção cemento–esmalte. (Fonte: Polson *et al*. 1976a. Reproduzida, com autorização, de John Wiley & Sons.)

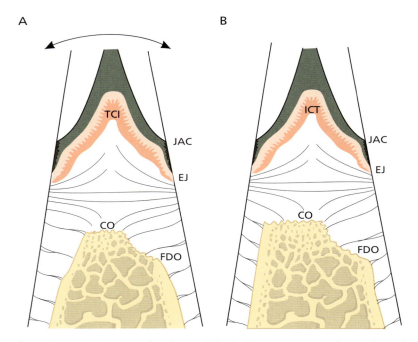

Figura 43.4 Quando existe inflamação marginal, o osso alveolar, perdido devido ao trauma por forças alternadas (**A**), nem sempre se regenerará após a eliminação das forças traumáticas (**B**). CO = crista óssea alveolar; EJ = extremidade apical do epitélio juncional; FDO = fundo do defeito ósseo angular; JAC = junção amelocementária; TCI = tecido conjuntivo infiltrado. (Fonte: Polson *et al*. 1976b. Reproduzida, com autorização, de John Wiley & Sons.)

ocorrem ao redor de um dente cujas estruturas de suporte têm altura normal; o osso alveolar é reabsorvido, a largura do ligamento periodontal aumenta nas zonas de pressão/tensão e o dente torna-se hipermóvel (Figura 43.5A). Se essas forças excessivas forem reduzidas ou eliminadas por ajuste oclusal, ocorrerá deposição óssea até o nível "pré-trauma",

o ligamento periodontal retornará à sua largura normal e o dente se tornará estabilizado (Figura 43.5B).

Conclusão (situações 1 e 2): o ajuste oclusal constitui uma terapia efetiva contra mobilidade dentária aumentada quando essa mobilidade é causada por *aumento da largura* do ligamento periodontal.

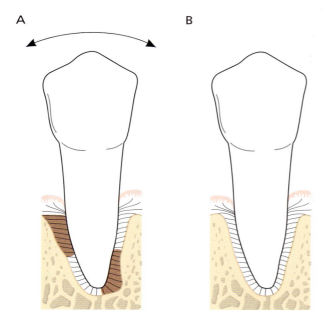

Figura 43.5 Se um dente com tecido periodontal de suporte reduzido (**A**) for exposto a forças horizontais excessivas, o resultado será espaço de ligamento periodontal aumentado (*marrom*) e mobilidade aumentada (*setas*). **B.** Após a redução ou a eliminação de tais forças, ocorrerá aposição óssea e o dente se tornará estabilizado.

Situação 3

Mobilidade dentária aumentada com altura reduzida de osso alveolar e largura normal do ligamento periodontal

A mobilidade dentária aumentada que resulta da redução de altura do osso alveolar sem aumento concomitante da largura do ligamento periodontal não pode ser reduzida nem eliminada por meio do ajuste oclusal. Em dentes com largura normal do ligamento periodontal, não ocorrerá nenhuma deposição óssea futura nas paredes do alvéolo. Se esse aumento de mobilidade dentária não interferir na mastigação, na função nem no conforto do paciente, nenhum tratamento será necessário. No entanto, se, em virtude dessa mobilidade, o paciente apresentar desconforto, a mobilidade poderá ser reduzida por uma contenção, ou seja, pela união dos dentes com mobilidade a outros dentes da arcada em uma unidade fixa – um aparelho de contenção.

Uma contenção é "um aparelho destinado à estabilização de dentes com mobilidade" e pode ser feita pela união dos dentes afetados com resina composta, por pontes fixas, por próteses parciais removíveis etc.

Exemplo: caso A, homem de 64 anos

A condição periodontal desse paciente está ilustrada pelas radiografias do exame inicial (Figura 43.6). A doença periodontal progrediu para um nível em que, ao redor dos dentes superiores, apenas o terço apical ou menos da raiz encontra-se implantado no osso alveolar de suporte. A discussão a seguir refere-se ao tratamento dos dentes superiores.

No plano de tratamento desse caso, decidiu-se que os primeiros pré-molares (dentes 14 e 24) deveriam ser extraídos em virtude de doença periodontal avançada e do envolvimento de furca grau 3. Pelos mesmos motivos, os dentes 17 e 27 foram programados para extração. Os dentes 16 e 26 também possuíam perda avançada de tecido periodontal de suporte, além de grave envolvimento de furca. A opção *definitiva* mais provável deve incluir terapia periodontal e restauradora nos seguintes dentes: 15 e 25, e 13, 12, 11, 21, 22, 23. Por motivos funcionais e estéticos, os dentes 14 e 24 obviamente tinham de ser substituídos. A questão que agora surge é se esses dois pré-molares devem ser substituídos por duas próteses fixas unilaterais separadas, utilizando-se 13, 15 e 23, 25 como pilares, ou se a mobilidade aumentada desses dentes e também dos dentes anteriores (12, 11, 21, 22) (ver Figura 43.6) exigiria uma prótese fixa bilateral, com extensão do 15 ao 25, para se obter o efeito de uma contenção. Se os dentes 14 e 24 forem substituídos por duas próteses fixas unilaterais, cada uma dessas próteses fixas de três elementos irá exibir o mesmo grau de mobilidade na direção vestibulolingual dos dentes pilares individuais (grau 2) (ver Figura 43.6), já que uma prótese fixa unilateral reta não possuirá um efeito estabilizador sobre os dentes pilares na direção dessa força.

A partir das radiografias, pode-se ver que a mobilidade aumentada observada nos dentes superiores desse paciente está sobretudo relacionada com a altura reduzida do osso alveolar, e não com o aumento de largura dos ligamentos periodontais. Isso significa que a mobilidade dos dentes, individualmente, deve ser considerada normal ou "fisiológica" para os dentes com essa redução de altura dos tecidos de suporte. Isso, por sua vez, implica que a mobilidade dentária aumentada no presente caso não requer tratamento, a não ser que interfira no conforto mastigatório ou prejudique a posição dos dentes anteriores. Esse paciente em particular não acusou nenhum dos problemas funcionais relacionados à mobilidade aumentada de seus dentes superiores. Consequentemente, não havia razão para confeccionar uma prótese de extensão bilateral para conter os dentes, ou seja, reduzir a mobilidade dentária.

Após o tratamento adequado das lesões periodontais associadas à placa, duas próteses fixas provisórias unilaterais foram confeccionadas (15, 14, 13; 23, 24, 25, 26 raiz palatina). As próteses provisórias de acrílico foram usadas por 6 meses, durante os quais a oclusão, a mobilidade das duas próteses e a posição dos dentes anteriores foram monitoradas cuidadosamente. Após 6 meses, não ocorreu alteração na posição dos incisivos centrais e laterais nem houve aumento de mobilidade das próteses provisórias; a terapia restauradora definitiva foi executada.

A Figura 43.7 mostra radiografias obtidas 10 anos após a terapia inicial. A posição dos dentes anteriores e a mobilidade dos incisivos e das duas próteses não se alteraram durante o período de manutenção. Não houve perda adicional de tecido periodontal de suporte durante os 10 anos de observação, nem migração dos dentes anteriores nem espessamento dos ligamentos periodontais ao redor dos dentes individuais, incluindo os dentes pilares das pontes.

Parte 16 Terapia Oclusal e Protética

A — Tabela periodontal

Dente	Mobilidade dentária M V D L	Envolvimento de furca	Mobilidade dentária
18			
17	6 6 8 8	v2, m2, d1	
16	6 6 8 8	m1, d2	2
15	8 8 6 7		2
14	7 7 7 4	3	2
13	8 4 8 4		2
12	8 4 8 4		2
11	6 4 7 4		1
21	6 4 6 4		1
22	6 5 7		2
23	6 6 4		2
24	7 8	3	2
25	6 8 8 4		2
26	8 6	v2, m2, d2	
27	6 6 10 8	v2, d2	1
28			
48			
47			
46	8 6 6 7	v1, l2	
45	6 7 4		1
44	6 6 4		
43	7 7 6 4		
42	4 4 4		1
41	6 4		1
31	6		1
32	4 6 4		1
33	6 6 6		2
34	4 7 4		
35	7 4 6		2
36			
37	8 5 6 4	v2, l2	3
38			

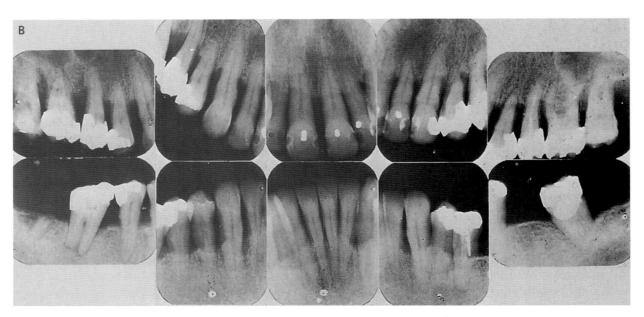

Figura 43.6 Caso A, homem de 64 anos. **A.** Gráfico periodontal. **B.** Radiografias antes do tratamento.

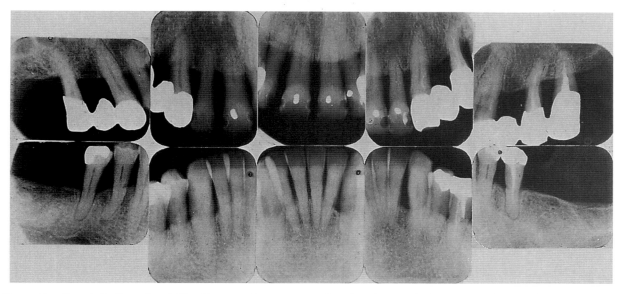

Figura 43.7 Caso A. Radiografias obtidas 10 anos após terapia periodontal e colocação de duas próteses fixas unilaterais na maxila.

Conclusão: a mobilidade dentária aumentada (ou mobilidade da prótese) que ocorre em consequência de redução da altura de osso alveolar pode ser tolerada e a contenção pode ser evitada, desde que a oclusão seja estável (nenhuma migração adicional ou aumento de mobilidade dos dentes individuais) e que o grau de mobilidade existente não altere a capacidade de mastigação do paciente nem o seu conforto. Consequentemente, a contenção está indicada quando a mobilidade de um dente ou de um grupo de dentes estiver tão aumentada que provoque desconforto e/ou altere a capacidade de mastigação.

Situação 4

Mobilidade progressiva de um dente (ou dentes) em consequência do aumento gradual da largura do ligamento periodontal reduzido

Com frequência, em casos de doença periodontal avançada, a destruição tecidual pode ter atingido um nível em que a extração de um ou de vários dentes não pode ser evitada. Nesse tipo de dentição, os dentes que ainda são passíveis de tratamento periodontal podem, após a terapia, exibir um alto grau de mobilidade – ou mesmo sinais de mobilidade progressiva crescente –, havendo aí um risco óbvio de que as forças geradas durante a função possam romper mecanicamente os constituintes remanescentes do ligamento periodontal, resultando em perda dentária.

Apenas pelo uso de uma contenção é possível manter esses dentes. Nesses casos, uma contenção fixa possui dois objetivos: (l) estabilizar os dentes que apresentem mobilidade excessiva e (2) substituir os dentes perdidos.

Exemplo: caso B, homem de 26 anos

A Figura 43.8 mostra radiografias feitas antes do tratamento, e a Figura 43.9, aquelas obtidas após o tratamento periodontal e o preparo dos dentes remanescentes como pilares para duas contenções fixas. Todos os dentes, exceto o 13, 12 e 33, perderam por volta de 75% ou mais de osso alveolar, e o espessamento dos ligamentos periodontais foi um achado comum. Os quatro pilares distais para as duas contenções são molares com raízes separadas; as raízes mantidas foram as seguintes: a raiz palatina do dente 17, a raiz mesiovestibular do dente 26 e as raízes mesiais dos dentes 36 e 47.

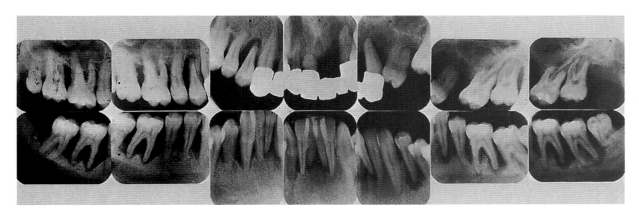

Figura 43.8 Caso B, homem de 26 anos. Radiografias mostrando condições periodontais antes do tratamento.

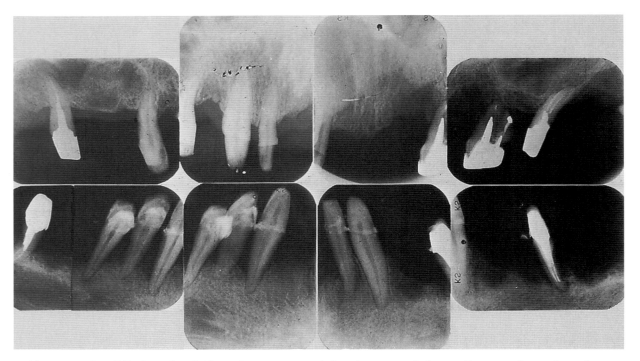

Figura 43.9 Caso B. Radiografias obtidas após tratamento periodontal e preparo de dentes pilares para duas próteses fixas.

Deve-se observar que o dente 24 tem as raízes separadas e a raiz palatina mantida apenas com um mínimo de periodonto remanescente.

Antes da colocação das duas contenções, todos os dentes, exceto o 13, 12 e 33, apresentaram mobilidade que variava entre os graus 1 e 3. A partir das radiografias da Figura 43.9, pode-se observar que existe um risco de perda de vários dentes, tais como 24, 26, 47, 45, 44, 43 e 36, se for permitido ao paciente ocluir com uma força mastigatória normal sem as contenções.

Apesar do alto grau de mobilidade dos dentes individuais após a inserção, as contenções apresentaram-se completamente estáveis e mantiveram sua estabilidade durante um período de manutenção > 12 anos. A Figura 43.10 mostra a condição clínica e a Figura 43.11 mostra as radiografias obtidas 10 anos após o tratamento. A partir dessas radiografias, podemos observar (comparar com a Figura 43.9) que, durante o período de manutenção, não houve perda adicional de osso alveolar nem alargamento dos vários espaços do ligamento periodontal.

Conclusão: a contenção é indicada quando o suporte periodontal está tão reduzido que a mobilidade dos dentes aumenta progressivamente, ou seja, quando um dente, ou um grupo de dentes, durante a função é exposto às forças de extração.

Situação 5

Mobilidade aumentada da prótese fixa apesar da contenção

Em pacientes com doença periodontal avançada, com frequência pode-se observar que a destruição do periodonto progride em níveis variáveis ao redor dos diferentes dentes e das superfícies dentárias na arcada. O tratamento adequado das lesões associadas à placa com frequência inclui extrações múltiplas. Os dentes remanescentes podem apresentar extrema redução dos tecidos de suporte em conjunto com mobilidade dentária aumentada ou progressiva. Eles também podem ser distribuídos na arcada de modo que dificulte, ou inviabilize, a obtenção de contenção adequada mesmo por meio de uma prótese fixa bilateral. O conjunto prótese fixa/contenção pode exibir mobilidade nas direções frontal e/ou lateral.

Afirmou-se anteriormente (situação 3) que uma certa mobilidade de um dente ou de uma prótese fixa unilateral pode ser tolerada, desde que essa mobilidade não interfira na capacidade mastigatória nem no conforto do paciente. Isso também é válido para uma prótese fixa bilateral. Do ponto de vista biológico, não existe diferença entre a mobilidade dentária aumentada e a mobilidade de uma prótese fixa aumentada. Entretanto, nem a mobilidade dentária progressiva nem a mobilidade progressiva de uma prótese fixa podem ser admitidas. Nos casos de doença periodontal extremamente avançada, uma contenção bilateral com mobilidade aumentada pode ser considerada um resultado aceitável de uma reabilitação. A manutenção do *status quo* da mobilidade de uma prótese fixa e a prevenção de uma inclinação ou de um deslocamento ortodôntico de uma contenção, entretanto, requerem atenção particular no que diz respeito ao planejamento da oclusão. O caso C ilustra de modo interessante esse problema clínico em particular.

Exemplo: caso C, mulher de 52 anos

A Figura 43.12 mostra radiografias obtidas no exame inicial. Uma prótese fixa superior de 12 elementos foi colocada de

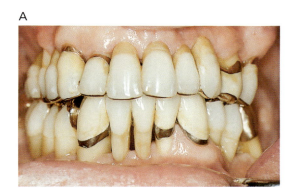
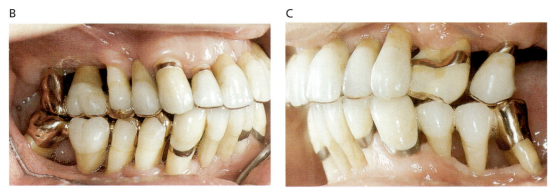

Figura 43.10 A a C. Caso B. Condição clínica 9 anos após terapia.

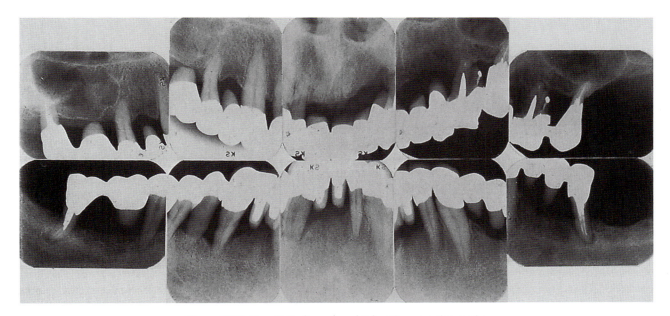

Figura 43.11 Caso B. Radiografias obtidas 10 anos após terapia.

10 a 15 anos antes do presente exame utilizando os dentes 18, 15, 14, 13, 12, 11, 21, 22, 23 e 24 como pilares. Após um exame clínico detalhado, ficou óbvio que os dentes 15, 14, 22 e 24 não poderiam ser mantidos por causa de graves manifestações de cárie e doença periodontal. Os dentes remanescentes foram submetidos à terapia periodontal e mantidos como pilares para uma nova prótese na arcada superior estendendo-se do dente 18 à região do dente 26, ou seja, uma contenção bilateral possuindo três elementos suspensos, a saber: o 24, o 25 e o 26. A mobilidade individual dos pilares imediatamente antes da contenção foi a seguinte: grau 1 (dente 18), grau 0 (dente 13), grau 2 (dentes 12 e 11), grau 3 (dente 21) e grau 2 (dente 23).

Radiografias obtidas 5 anos após terapia são apresentadas na Figura 43.13. A prótese possuía mobilidade grau 1 imediatamente após sua inserção, e essa mobilidade permanecia inalterada 5 anos depois. As radiografias demonstraram que não houve um espessamento adicional do ligamento periodontal ao redor dos dentes individuais durante o período de manutenção.

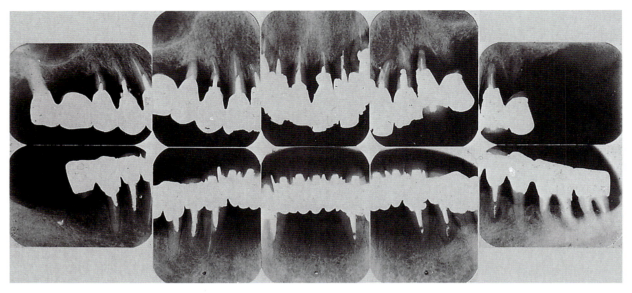

Figura 43.12 Caso C, mulher de 52 anos. Radiografias obtidas ao exame inicial.

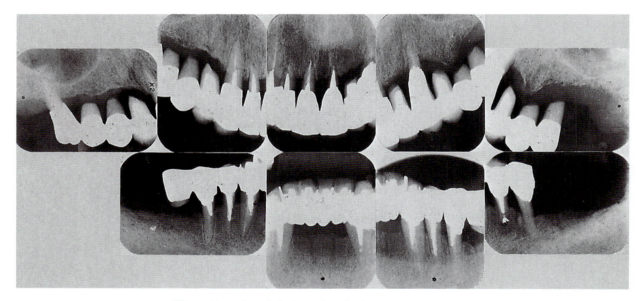

Figura 43.13 Caso C. Radiografias obtidas 5 anos após terapia.

Quando uma prótese fixa bilateral exibir mobilidade aumentada, o centro (fulcro) do movimento tem de ser identificado. Para evitar aumento adicional da mobilidade e/ou evitar o deslocamento da prótese, é essencial que se planeje a oclusão de modo que a prótese, quando em contato com os dentes da arcada oposta, seja submetida a uma carga equilibrada, ou seja, uma força igual de cada lado do fulcro. Se isto puder ser obtido, a força à qual a prótese é exposta sob oclusão pode ser utilizada para reter a prótese fixa em um equilíbrio adequado (evitando aumento adicional da mobilidade).

A carga equilibrada de uma prótese com mobilidade tem de ser estabelecida não apenas na posição de intercuspidação e oclusão cêntrica, mas também em movimentos excursivos de protrusão e lateralidade da mandíbula se a prótese fixa apresentar mobilidade ou tendência de deslocamento na direção desses movimentos. Em outras palavras, uma força com tendência a deslocar a prótese em uma certa direção tem de ser contrabalançada por uma força de equilíbrio ("balanceio") no lado oposto do ponto de fulcro do movimento. Se, por acaso, uma prótese fixa bilateral na maxila exibir mobilidade na direção anterior em associação com movimentos protrusivos da mandíbula, a carga aplicada na região anterior deve ser contrabalançada por uma carga nas porções distais da ponte; isso significa que deve existir uma relação de contato simultânea e equilibrada entre os dentes antagônicos tanto nas regiões anteriores quanto posteriores da prótese. Se a ponte for móvel em direção lateral, a força atuante no lado de trabalho da arcada deve ser contrabalançada por uma força estabelecida pela incorporação de contato no lado de não trabalho da arcada. O princípio para alcançar a estabilidade de uma contenção bilateral *móvel* é o mesmo utilizado para obter a estabilidade de uma dentadura completa. Em situações nas quais os dentes pilares distais estão ausentes em uma prótese fixa bilateral com mobilidade aumentada, o equilíbrio e a estabilidade funcional podem ser obtidos por meio de unidades suspensas. Nesse contexto, é importante apontar que contatos de balanceio no lado de não trabalho não devem ser incorporados a uma prótese fixa em que nenhuma mobilidade aumentada possa ser observada.

A contenção superior do paciente no caso C exibiu mobilidade aumentada na direção anterior. Considerando-se o pouco suporte periodontal remanescente ao redor dos dentes anteriores, é óbvio que havia risco de deslocamento anterior de toda a prótese se esta terminasse no último dente pilar (23) no lado esquerdo da arcada. A instalação de elementos suspensos na região das unidades 24 e 25 evitou tal deslocamento da prótese pela incorporação de uma força contrabalançando as forças direcionadas anteriormente durante os movimentos de protrusão da mandíbula (Figura 43.14). Além disso, os elementos suspensos estabelecem uma relação de contato bilateral em direção aos dentes inferiores na posição de intercuspidação, ou seja, a estabilidade bilateral da ponte.

Em casos semelhantes ao C, devem ser empregados elementos suspensos para evitar a mobilidade progressiva ou o deslocamento de uma prótese fixa. No entanto, deve-se assinalar que a implementação de elementos suspensos aumenta o risco de falhas de características técnica e biofísica (fratura da estrutura metálica, fratura de dentes pilares, perda de retenção etc.).

Em casos de doença periodontal avançada grave, frequentemente é impossível antecipar, na fase de planejamento, se uma prótese fixa após sua inserção irá mostrar sinais de instabilidade e mobilidade progressiva. Nesses casos, uma contenção provisória sempre deve ser colocada. Quaisquer alterações na mobilidade da prótese devem ser observadas durante um período de tempo prolongado, e a oclusão deve ser continuamente ajustada até que, após 4 a 6 meses, se possa saber se a estabilidade foi alcançada (se não houve aumento da mobilidade). O esboço da oclusão da prótese fixa provisória de acrílico é então reproduzido na confecção da prótese permanente. Se, por outro lado, a estabilidade não puder ser obtida, a reabilitação do caso não poderá ser alcançada por uma prótese fixa. O tratamento alternativo, então, é uma prótese total ou prótese suportada por implantes.

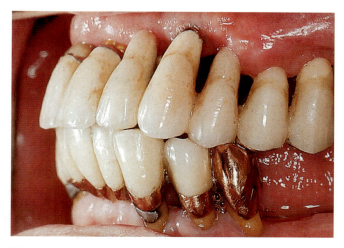

Figura 43.14 Caso C. Unidades suspensas incluindo os dentes 24, 25 e 26.

Conclusão: a mobilidade aumentada de uma prótese fixa bilateral pode ser tolerada, desde que não seja progressiva e que não cause desconforto nem altere a capacidade de mastigação do paciente.

Referências bibliográficas

Glickman, I. (1965). Clinical significance of trauma from occlusion. *Journal of the American Dental Association* **70**, 607-618.

Glickman, I. (1967). Occlusion and periodontium. *Journal of Dental Research* **46 Suppl**, 53.

Karring, T., Nyman, S., Thilander, B. & Magnusson, I. (1982). Bone regeneration in orthodontically produced alveolar bone dehiscences. *Journal of Periodontal Research* **17**, 309-315.

Nyman, S., Karring, T. & Bergenholtz, G. (1982). Bone regeneration in alveolar bone dehiscences produced by jiggling forces. *Journal of Periodontal Research* **17**, 316-322.

Polson, A.M., Meitner, S.W. & Zander, H.A. (1976a). Trauma and progression of marginal periodontitis in squirrel monkeys. III. Adaptation of interproximal alveolar bone to repetitive injury. *Journal of Periodontal Research* **11**, 279-289.

Polson, A.M., Meitner, S.W. & Zander, H.A. (1976b). Trauma and progression of marginal periodontitis in squirrel monkeys. IV. Reversibility of bone loss due to trauma alone and trauma superimposed upon periodontitis. *Journal of Periodontal Research* **11**, 290-298.

Waerhaug, J. (1979). The infrabony pocket and its relationship to trauma from occlusion and subgingival plaque. *Journal of Periodontology* **50**, 355-365.

Waerhaug, J. & Randers-Hansen, E. (1966). Periodontal changes incident to prolonged occlusal overload in monkeys. *Acta Odontologica Scandinavica* **24**, 91-105.

Capítulo 44

Próteses Fixas Implantossuportadas

Ronald E. Jung,[1] Franz J. Strauss[1,2] e Daniel S. Thoma[1]

[1]Clinic of Reconstructive Dentistry, University of Zurich, Zurich, Switzerland
[2]Department of Conservative Dentistry, Faculty of Dentistry, University of Chile, Santiago, Chile

---

Introdução, 1118
Indicações para implantes na dentição posterior, 1119
    Conceitos terapêuticos em locais com quantidade óssea suficiente, 1119
    Conceitos terapêuticos em locais com quantidade óssea insuficiente, 1123
Diagnóstico, 1128
    Diagnóstico pré-operatório na dentição posterior, 1128
Considerações gerais e tomada de decisão para implantes na dentição posterior, 1129
    Tomada de decisão entre prótese implantossuportada e próteses fixas dentossuportadas, 1129

Próteses provisórias, 1131
Conceitos de carga, 1132
Próteses esplintadas *versus* unitárias de múltiplos implantes posteriores adjacentes, 1133
Tipo(s) de prótese, 1133
Conceitos clínicos aplicados, 1136
    Conceitos terapêuticos em locais com quantidade óssea suficiente, 1136
    Conceitos terapêuticos em locais com quantidade óssea insuficiente, 1145
Agradecimentos, 1148

Introdução

As taxas de sobrevida favoráveis e o sucesso a longo prazo relatados na literatura para implantes osseointegrados no tratamento de vários tipos de edentulismo (Jung *et al.* 2012; Pjetursson *et al.* 2012; Zhang *et al.* 2019) permitem a consideração de implantes como uma modalidade terapêutica muito confiável durante o estabelecimento de qualquer plano de tratamento protético. Em inúmeras situações clínicas, os implantes podem claramente contribuir para uma notável simplificação da terapêutica, permitindo frequentemente evitar próteses removíveis, mantendo-a menos invasiva com relação aos dentes remanescentes ou tornando o tratamento mais versátil (Belser *et al.* 2000).

Sem dúvida, o advento da osseointegração teve um impacto fundamental na abordagem terapêutica e nas estratégias implementadas hoje no campo da reabilitação protética dos dentes posteriores comprometidos. Essa modalidade de tratamento é cada vez mais aplicada em todo o mundo, não apenas por especialistas, mas também cada vez mais por clínicos gerais, tendo, assim, uma enorme influência nas condutas protéticas tradicionais (Buser *et al.* 2017). Como a maioria dos sistemas de implantes dentários estabelecidos atualmente compreende uma ampla gama de implantes principalmente do tipo aparafusado com

diferentes diâmetros, dimensões e desenhos para substituir pré-molares e molares ausentes, a versatilidade da terapia com implantes na parte de carga dos dentes de pacientes parcialmente edêntulos foi significativamente melhorada. O uso de implantes muitas vezes pode reduzir significativamente o risco inerente de próteses fixas (PFs) convencionais "limitadas" (p. ex., próteses baseadas em dentes pilares comprometidos, PFs extensas, *cantilevers*) implementando o princípio da segmentação. Atualmente, é amplamente aceito que – em comparação com segmentos protéticos ferulizados estendidos – são preferíveis pequenas unidades, pois são mais fáceis de confeccionar, geralmente fornecem melhor "encaixe passivo" e fidelidade marginal, oferecem melhor acesso para a higiene bucal do paciente e, em última análise, são menos complicadas de manusear nos locais em que há necessidade de reintervenção.

Na última década, várias tendências, inovações e dados científicos mudaram a implantodontia de especialistas e clínicos de referência para clínicos gerais (Buser *et al.* 2017). Essa tendência baseia-se em ferramentas aprimoradas de diagnóstico (p. ex., tomografias computadorizadas de feixe cônico, digitalização), protocolos de tratamento simplificados, mais opções em termos de desenhos, comprimentos e diâmetros de implantes, bem como a disponibilidade de materiais e componentes de implantes de alta resistência

(Jung *et al.* 2012; Pjetursson *et al.* 2012; Thoma *et al.* 2015; Naenni *et al.* 2018; Roehling *et al.* 2018; Sailer *et al.* 2018b; Schiegnitz *et al.* 2018; Schneider *et al.* 2018; Tahmaseb *et al.* 2018; Avila-Ortiz *et al.* 2019; Cosyn *et al.* 2019).

O objetivo deste capítulo é apresentar diretrizes e procedimentos clinicamente orientados para terapia com implantes para vários tipos de edentulismo, de dentes posteriores, abordando o paciente parcialmente dentado e focando PFs implantossuportadas.

Indicações para implantes na dentição posterior

As indicações para implantes na dentição posterior estão relacionadas com melhorar o conforto mastigatório subjetivo de pacientes parcialmente edêntulos (Gates *et al.* 2014), para preservar a estrutura dental mineralizada ou para evitar próteses parciais removíveis (PPRs) e PFs convencionais. Isso inclui situações com ausência de dentes, arco dentário encurtado distalmente, segmentos edêntulos estendidos, falta de pilares dentários "estratégicos" e dentes pilares comprometidos estrutural, endodôntica ou periodontalmente.

Outras inúmeras indicações foram adicionadas às chamadas indicações clássicas para o uso de implantes, incluindo mandíbulas edêntulas gravemente atrofiadas, dentes ausentes congenitamente ou arco dentário encurtado distalmente (particularmente quando os pré-molares estão ausentes). Entre essas outras indicações, deve-se mencionar também que todas as estratégias visam reduzir o risco protético em geral ou tornar o tratamento mais simples e econômico. Praticamente não existem mais limites na instalação de implantes em decorrência, por exemplo, de técnicas bem documentadas de aumento ósseo (Jepsen *et al.* 2019) que compreendem aumento ósseo horizontal de defeitos de deiscência/fenestração (Thoma *et al.* 2019), elevação do assoalho do seio (Pjetursson *et al.* 2008; Raghoebar *et al.* 2019), bem como aumento ósseo vertical (Rocchietta *et al.* 2008; Urban *et al.* 2019).

Os rápidos avanços em termos da ampla utilização de implantes dentários não se baseiam exclusivamente nos relatórios favoráveis a longo prazo associados a essa modalidade de tratamento. Outros parâmetros, como vantagens puramente "mecânicas" e o uso crescente de tecnologias digitais (Wismeijer *et al.* 2018) e componentes, que por sua vez contribuem notavelmente para a simplificação do tratamento, também tiveram um impacto significativo nos conceitos e estratégias atuais. Além disso, a tomada de decisão clínica com base na avaliação do risco protético frequentemente leva à necessidade de instalação seletiva de implantes dentários. O objetivo é, por um lado, reduzir o risco geral (Boxe 44.1) associado a uma determinada solução protética e, por outro lado, implementar o princípio da segmentação.

Portanto, a estratégia terapêutica deve ser idealmente planejada à luz das evidências clínicas atuais e de acordo com as necessidades do paciente. Nesse contexto, para a zona posterior são disponibilizados os conceitos terapêuticos a seguir nos respectivos arcos.

Boxe 44.1 Prótese parcial fixa convencional de "alto risco".

- Próteses parciais fixas em amplos espaços
- Unidades em *cantilever* (principalmente extensões distais)
- Pilares dentários "estratégicos" ausentes
- Pilares dentários comprometidos estrutural/periodontal/ endodonticamente

---

Conceitos terapêuticos em locais com quantidade óssea suficiente

Quando há osso suficiente disponível, a instalação de implantes dentários na região posterior dos arcos é um procedimento simples. Essencialmente, os implantes posteriores restauram a função após a perda de um dente estrategicamente importante. O planejamento do tratamento torna-se altamente complicado e extensas reconstruções podem resultar da perda desse dente. Especialmente em dentições que receberam múltiplas reabilitações, a perda de um pilar estratégico pode levar a uma terapia demorada e onerosa. Ao se instalar implantes em locais estrategicamente adequados, a reabilitação parcial de uma dentição pode se tornar possível. Os fatores a serem considerados incluem tamanho do espaço edêntulo, número, dimensão (comprimento, diâmetro) e distribuição dos implantes.

Tamanho do espaço de um elemento

Reabilitação unitária do tamanho de um pré-molar
No caso de um espaço correspondente dimensionalmente a um pré-molar médio, os implantes aparafusados, de tamanho padrão, são adequados. As dimensões do implante, seja como um implante de peça única, incluindo a parte intraóssea e o ombro do implante, ou como um implante de duas peças, apenas com a parte intraóssea, oferecem a vantagem adicional de serem compatíveis com um volume ósseo limitado na direção vestibulolingual. Sempre que possível, sugere-se um projeto reabilitador direto, de baixa manutenção, normalmente consistindo em uma coroa em metalocerâmica (CMC) aparafusada ou uma prótese híbrida com uma coroa totalmente cerâmica CAD-CAM, cimentada extraoralmente a uma base de titânio, para fornecer orientação adequada para a bochecha e língua.

À medida que cada vez mais se busca a melhor integração biológica, funcional e estética possível de uma determinada prótese sobre implante na dentição pré-existente, a análise 3D pré-operatória do local é de suma importância. Não é raro que isso subsequentemente exija uma abordagem multidisciplinar, que também pode incluir terapia ortodôntica pré-cirúrgica, proporcionando uma condição de tecidos duros e moles mais ideal para a terapia com implantes.

Opcionalmente, em casos com dimensão óssea vestibular limitada, pode-se considerar a instalação de implantes de diâmetro estreito (IDEs). Evidências científicas baseadas em um estudo randomizado controlado fornecem resultados favoráveis até 3 anos com IDEs (Ioannidis *et al.* 2015). Cirurgicamente, os IDEs reduzem a necessidade de procedimentos simultâneos de aumento ósseo e são preferidos pelos clínicos (Benic *et al.* 2013; Jung *et al.* 2018). No entanto, do ponto de vista protético, a dimensão reduzida do ombro do implante limita a criação do perfil de emergência e os implantes precisam ser instalados com profundidade aumentada.

Reabilitação unitária do tamanho de um molar

Se um determinado espaço posterior de um único dente corresponder à dimensão mesiodistal de um molar, os sistemas de implantes oferecem mais opções. O conceito mais frequentemente aplicado inclui a instalação de um implante de diâmetro padrão. Opcionalmente, um implante de diâmetro grande pode ser escolhido. Essa abordagem, no entanto, também requer o volume de osso apropriado em uma direção vestibulolingual. Se não for esse o caso, a instalação do implante deve ser combinada com um procedimento de aumento ósseo lateral usando uma abordagem simultânea. Esse esforço adicional, o risco e, em última análise, também o custo devem ser discutidos com o paciente, mas na maioria das vezes não serão escolhidos. Da mesma forma, os IDEs podem ser teoricamente uma opção. As limitações se aplicam, no entanto, em virtude da falta de evidências científicas (na região de molares) e da grande diferença dimensional antecipada entre o ombro do implante e a ameia da coroa.

Tamanho do espaço de dois elementos

Considerando as dimensões dos pré-molares (7 mm) e molares (8 mm) e o espaço adequado para o espaço interdentário/interimplante (4 a 5 mm), os rebordos edêntulos entre os dentes existentes podem ser reconstruídos e o conforto mastigatório aumentado sem envolver os dentes adjacentes. Obviamente, os riscos podem ser minimizados com a redução do comprimento dos espaços edêntulos das próteses. Portanto, em reabilitações combinadas de molares e pré-molares, o posicionamento cirúrgico dos implantes deve ser calculado detalhadamente, e guias cirúrgicos podem ter que ser utilizados para a criação de condições adequadas para a reabilitação protética.

No caso de dois elementos ausentes, deve-se tentar, como regra geral, selecionar o diâmetro ideal do implante com relação à distância mesiodistal total do segmento edêntulo em questão. Parâmetros decisivos são a distância entre os implantes e o espaço entre os implantes e os dentes adjacentes (se presentes), bem como a largura da crista vestibulolingual nos dois possíveis locais de instalação do implante. Para um diâmetro total do espaço, de cerca de 14 a 15 mm (dois pré-molares), são adequados dois implantes de tamanho padrão (Figura 44.1), um de tamanho padrão e um de diâmetro estreito ou dois IDEs. Para um espaço edêntulo de 17 a 18 mm, as opções incluem dois implantes de diâmetro padrão ou a combinação de um implante padrão e um implante de plataforma larga/diâmetro largo (Figura 44.2). A última escolha, como mencionado anteriormente, raramente é selecionada, principalmente por causa de uma largura reduzida do rebordo vestibulolingual.

Estes são apenas os exemplos clínicos frequentemente encontrados, e para a função de outra morfologia

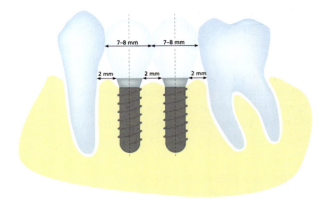

Figura 44.1 Se um determinado espaço edêntulo permitir apenas a inserção de dois implantes adjacentes, deve-se respeitar uma distância mínima de 2 mm entre os implantes e de 2 mm entre o implante e o dente.

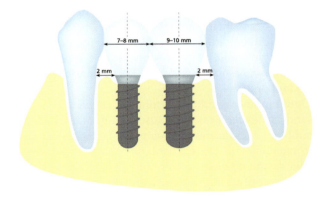

Figura 44.2 Na presença de um espaço mesiodistal de aproximadamente 17 mm, pode-se considerar a combinação de um implante padrão e um implante de diâmetro aumentado. As mesmas distâncias mínimas entre implantes e implantes-dentes devem ser respeitadas.

e dimensões de segmentos edêntulos, abordagens adicionais e combinações de implantes podem ser consideradas (Figura 44.3). Essa situação clínica é mostrada na Figura 44.4. O diâmetro do espaço existente exigia que os dois implantes adjacentes estivessem mais espaçados do que os 2 mm interproximais normalmente sugerido. O técnico em prótese laboratorial compensou esse excesso de espaço com um pôntico mimetizando uma raiz, que, por sua vez, forneceu um excelente guia facilitando o uso de uma escova interdental (Figura 44.4A).

Tamanho do espaço de múltiplos elementos (≥ três dentes ausentes a serem substituídos)

Ainda não está claro quantos implantes de qual dimensão e em qual localização são necessários para reabilitar de forma otimizada um determinado segmento edêntulo no que diz respeito à carga da dentição. Atualmente estão em uso várias recomendações e estratégias diferentes, principalmente derivadas da experiência e condutas protéticas tradicionais e baseadas na chamada experiência clínica e no senso comum, e não em evidências científicas sólidas.

Em casos de três ou mais dentes posteriores a serem substituídos, os implantes dentários são, portanto, estrategicamente instalados, e as próteses reduzidas são a opção de tratamento preferencial (Figura 44.3). Essa opção terapêutica oferece benefícios em termos de custos, esforços a serem realizados e facilidade dos procedimentos cirúrgicos e protéticos em comparação à instalação de implantes em todas as posições dentárias.

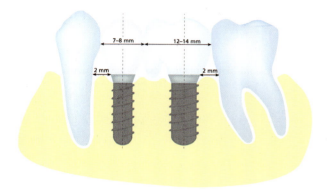

Figura 44.3 Se um espaço edêntulo mesiodistal posterior tiver uma largura de aproximadamente 20 mm, deve-se considerar um pequeno pôntico central para simplificar o processo de limpeza.

Distribuição e número de implantes

Em uma situação em que o canino é o dente remanescente mais distal de um arco dentário, pelo menos cinco opções diferentes podem ser consideradas se for planejada a substituição dos dentes ausentes até a área do primeiro molar: (1) substituição de cada elemento dentário ausente por um implante (Figura 44.5A); (2) um implante mesial e um distal para suportar uma PF de três elementos com um pôntico central (Figura 44.5B); (3) dois implantes distais para permitir a inserção de uma PF de três elementos com um *cantilever* mesial (Figura 44.5C); (4) dois implantes mesiais para sustentar uma PF de três elementos com um *cantilever* distal (44.5D); e (5) apenas um implante instalado distalmente em vista de uma PF de quatro elementos combinando implante e suporte de dente natural (Figura 44.5E).

No que diz respeito à recomendação de usar elementos do tamanho de um pré-molar para PFs posteriores implantossuportadas, tem sido comprovada sua validade prática em mais de 10 anos de experiência clínica (Buser *et al.* 1997; Bernard & Belser 2002). De fato, uma coroa com diâmetro mesiodistal de 7 a 8 mm em sua superfície oclusal permite a geração ideal de um perfil axial harmonioso, emergindo gradualmente do ombro do implante padrão (diâmetro de 4 a 5 mm, em média) até a circunferência máxima.

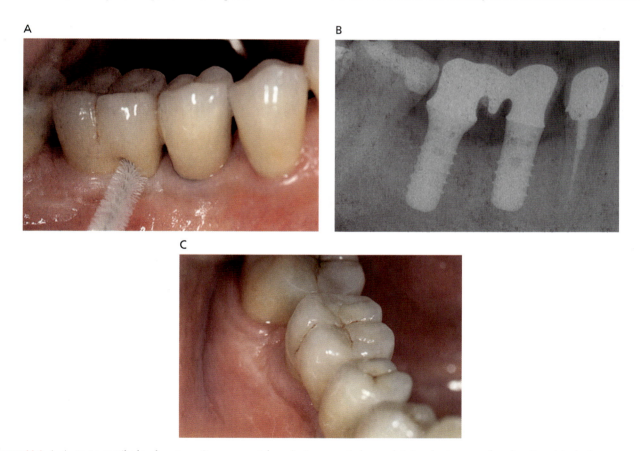

Figura 44.4 A. Aspecto vestibular de uma prótese em metalocerâmica suportada por dois implantes aparafusados. Em virtude do excesso de espaço mesiodistal, os implantes foram separados em aproximadamente 4 mm. Em vez de um pôntico tradicional, uma imitação de raiz foi realizada próximo ao implante distal, fornecendo um guia adequado para uma escova interdental em vista de um controle de placa eficiente na área marginal da prótese sobre implante. **B.** Com relação à limpeza, o desenho da prótese é claramente visível na radiografia pós-operatória. **C.** Em uma visão oblíqua, o perfil axial vestibular da prótese sobre implante torna-se visível. O suporte dos tecidos moles (bochecha e língua) e a harmonia com os dentes adjacentes são de suma importância.

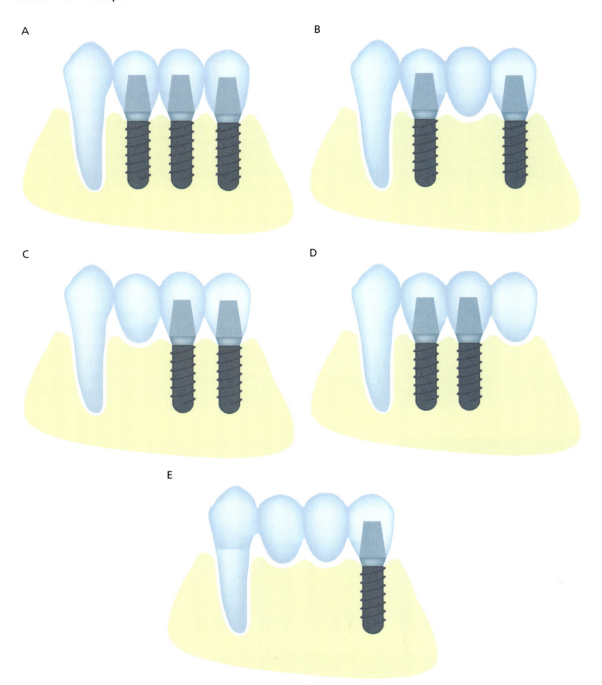

Figura 44.5 Arco dentário encurtado distalmente. **A.** Uma opção terapêutica consiste em substituir cada elemento dentário ausente até a área do primeiro molar por um implante. **B.** Uma alternativa seria a substituição dos três elementos dentários perdidos por dois implantes para suportar uma prótese de três elementos com um pôntico central. **C.** Em caso de volume ósseo inadequado na área do primeiro pré-molar ausente, a instalação de dois implantes distais pode ser considerada, levando a uma prótese de três elementos com um *cantilever* mesial. **D.** Em caso de volume ósseo inadequado na área do primeiro molar ausente, a instalação de dois implantes mesiais pode ser considerada, levando a uma prótese de três elementos com um *cantilever* distal. **E.** Em caso de volume ósseo inadequado na área dos dois pré-molares ausentes, a instalação de um implante distal pode ser considerada, levando a uma prótese de quatro elementos com suporte misto (dente e implante).

Além disso, e em decorrência de a sobrecarga desempenhar um papel pequeno nas falhas tardias dos implantes (Lima *et al.* 2019), os clínicos tendem a substituir os molares por reabilitações do tamanho dos molares.

Com base em um crescente corpo de evidências científicas, a primeira escolha da maioria dos clínicos é o implante mesial e distal e uma PF com o pôntico central (Figura 44.6).

Dados prospectivos de médio a longo prazo (Ioannidis *et al.* 2015; Gamper *et al.* 2017) confirmaram a eficácia e a previsibilidade dessa modalidade específica. De fato, permite atingir o objetivo de tratamento definido com um número mínimo de implantes e custos associados. Embora ainda falte uma evidência formal no nível de ensaios clínicos randomizados documentados prospectivamente, parece que, pela experiência clínica, o uso de dois implantes para suportar uma PF de quatro elementos com dois pônticos centrais (Figura 44.7) pode ser adequado em determinadas situações clínicas. Os clínicos tendem a usar essa abordagem na presença de condições ósseas favoráveis, permitindo implantes de tamanho padrão ou, menos frequentemente, de diâmetro largo e comprimento apropriado (ou seja, ≥ 8 mm).

Conceitos terapêuticos em locais com quantidade óssea insuficiente

É bastante comum que os arcos dentários encurtados distalmente não apresentem um volume ósseo local adequado nos possíveis sítios de implante. Isso pode se referir a altura do osso, largura do osso, eixo da crista óssea alveolar ou proximidade de estruturas nobres, como o canal do nervo alveolar mandibular ou a parte anterior do seio maxilar. Frequentemente, é encontrada uma combinação de várias das limitações mencionadas. A inserção do implante é claramente um procedimento cirúrgico e reabilitador tridimensional, e uma instalação de implante "orientada pela prótese" em vez de "conduzida pelo osso" é amplamente recomendada. Portanto, uma análise meticulosa do sítio pré-cirúrgico – com base no objetivo do tratamento previsto – é de primordial importância. Para manter o tratamento o mais fácil e econômico possível, deve-se avaliar de forma abrangente todas as opções de tratamento disponíveis. Entre as opções a serem consideradas estão: (1) procedimentos primários (Naenni *et al.* 2019) ou aumento ósseo simultâneo (Thoma *et al.* 2019) em combinação com implantes de comprimento padrão; (2) uso de IDEs mais curtos e, portanto, evitando-se procedimentos extensos de regeneração óssea (Nisand *et al.* 2015; Thoma *et al.* 2015; Jung *et al.* 2018); (3) inserção de uma coroa implantossuportada com *cantilever* (Aglietta *et al.* 2012); (4) conceito de arco dentário encurtado (Kayser 1981); (5) combinação de implante e suporte de dente natural; (6) e até mesmo um pequeno desvio da posição ideal do implante (Lin & Eckert 2018) sem aceitar o risco de que esse tratamento afete adversamente a previsibilidade, a longevidade e/ou o conforto subjetivo.

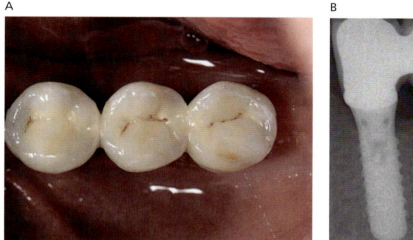
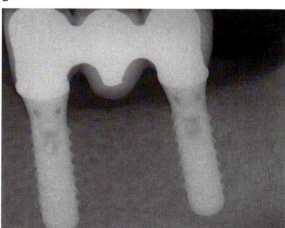

Figura 44.6 A. Vista oclusal de uma prótese fixa em metalocerâmica de três elementos cimentada, suportada por um implante mesial e outro distal. **B.** A radiografia correspondente a 3 anos de acompanhamento confirma condições estáveis na interface osso-implante dos dois implantes aparafusados, de 12 mm.

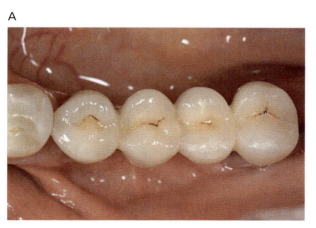
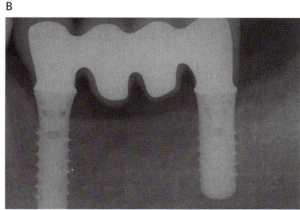

Figura 44.7 A. Vista oclusal de uma prótese fixa cimentada em metalocerâmica de quatro elementos suportada por um implante mesial e outro distal. **B.** A radiografia de acompanhamento correspondente a 2 anos documenta que, no sítio distal, foi usado um implante aparafusado de 10 mm com um diâmetro aumentado ("implante de corpo largo").

Conceitos terapêuticos para se evitar procedimentos de aumento ósseo maiores

Implantes dentários mais curtos

Os clínicos são frequentemente confrontados com segmentos edêntulos posteriores inferiores que apresentam todos os principais pré-requisitos para o sucesso do implante, com exceção de uma altura óssea vertical suficiente para a inserção de um ou vários implantes, apresentando o que é amplamente aceito como um comprimento adequado dos implantes *per se* e também com relação à altura prevista das próteses. A questão que se coloca é se existe um comprimento de implante mínimo necessário no contexto de próteses unitárias posteriores e se a relação entre o comprimento do implante e a altura da prótese tem influência na reabsorção da crista óssea e, finalmente, na longevidade de todo o complexo implante-prótese (Blanes *et al.* 2007; Quaranta *et al.* 2014; Hammerle *et al.* 2018; Meijer *et al.* 2018; Naenni *et al.* 2018).

Implantes de comprimento padrão (> 8 mm) têm sido universalmente recomendados por muitos anos, pois era amplamente aceito que esse comprimento era razoável para um sucesso previsível; as forças funcionais exercidas sobre o implante foram assumidas como sendo distribuídas por uma grande área de superfície ao longo de todo o comprimento do implante. Estudos experimentais posteriores concluíram que esse estresse pode não ser minimizado se o comprimento do implante for aumentado (Pierrisnard *et al.* 2003). Assim, tem sido afirmado que as tensões de interface geradas são, de fato, concentradas na crista óssea e não redistribuídas por todo o comprimento do implante, e que implantes mais curtos podem até ser mais favoráveis em termos de estimulação óssea peri-implantar e densidade óssea resultante (Renouard *et al.* 2006).

Nos últimos 10 anos, um grande número de estudos clínicos e, eventualmente, revisões sistemáticas ampliaram a evidência de que implantes mais curtos não estão associados a uma taxa mais alta de complicações biológicas (p. ex., mais perda óssea marginal) (Esposito *et al.* 2019) ou uma menor taxa de sobrevida do implante (Tolentino da Rosa de Souza *et al.* 2018; Chen *et al.* 2019; Esposito *et al.* 2019). Isso, por sua vez, levou a uma diminuição do comprimento médio do implante usado na prática clínica diária. Na Clinic of Reconstructive Dentistry da University of Zürich, Suíça, o comprimento médio do implante diminuiu de 3 a 4 mm, nos últimos 10 anos (Gamper *et al.* 2017; Ioannidis *et al.* 2019).

Atualmente, os implantes com comprimento ≤ 8 mm são amplamente considerados como "implantes curtos". Os implantes curtos foram projetados para se evitar interferências com estruturas anatômicas vitais (p. ex., canal do nervo mandibular, seio maxilar), para reduzir o trauma cirúrgico e os riscos associados, para diminuir a morbidade envolvida com procedimentos avançados de enxerto/aumento ósseo e para promover posicionamento do implante "protético" (Papaspyridakos *et al.* 2018). Como resultado, esses implantes curtos podem aumentar diretamente o conforto e a adesão do paciente (Jung *et al.* 2018), bem como minimizar a quantidade de investigação radiológica e o número de consultas, o tempo de atendimento e os custos envolvidos.

Os clínicos, no entanto, ainda podem ter medo de instalar implantes mais curtos em virtude de limitações específicas, como uma taxa de falha ligeiramente maior do implante (Jung *et al.* 2018; Papaspyridakos *et al.* 2018) em comparação direta com implantes de comprimento padrão com base em um ensaio clínico randomizado controlado publicado recentemente (Naenni *et al.* 2018). Outros parâmetros que não foram estudados extensivamente incluem a influência da superfície do implante e o desenho apropriado do implante mais curtos, bem como a influência do diâmetro do implante. Implantes mais curtos são, portanto, mais frequentemente propostos em situações clínicas em que técnicas de aumento ósseo mais avançadas requerem mais esforços cirúrgicos para instalar os implantes (Figura 44.8) (Jung *et al.* 2018; Papaspyridakos *et al.* 2018).

Implantes de diâmetro estreito

Os IDEs são recomendados em situações clínicas com uma largura de rebordo estreita ou uma largura de espaço interdental reduzida (Jung *et al.* 2018; Schiegnitz *et al.* 2018). A literatura científica descreve vários tipos e desenhos de IDE, geralmente com diâmetro ≤ 3,5 mm. A classificação relatada pela *ITI Consensus Conference* em 2018, propôs três categorias (Jung *et al.* 2018): categoria 1, implantes com diâmetro de < 2,5 mm ("mini-implantes"); categoria 2, implantes com diâmetro de 2,5 a < 3,3 mm; categoria 3, implantes com diâmetro de 3,3 a 3,5 mm. Com base nas evidências atuais, os implantes da categoria 3 são os únicos que podem ser recomendados nas regiões posteriores dos arcos, com uma taxa de sobrevida relatada variando entre 91 e 100%, após períodos de observação de 12 a 109 meses (Jung *et al.* 2018). As vantagens potenciais dos IDEs incluem: a manutenção de uma distância dente-implante e entre implantes adequada, em situações clínicas com uma largura mesiodistal reduzida; diminuição na necessidade e complexidade dos procedimentos de aumento ósseo lateral, em situações clínicas com uma largura do rebordo vestibulo lingual reduzida; redução do tempo de tratamento, permitindo uma abordagem simultânea em vez de uma abordagem em etapas da instalação do implante; e uma maior flexibilidade protética (Benic *et al.* 2013; Jung *et al.* 2018). Em um estudo controlado randomizado, que comparou IDE a implantes de diâmetro padrão, na zona estética, incluindo pré-molares, dados de 3 anos não demonstraram diferenças significativas em termos de sobrevida e alterações no nível ósseo marginal (Ioannidis *et al.* 2015). Além disso, no momento da instalação do implante, os IDEs ofereceram vantagens ao reduzir a necessidade geral de procedimentos de aumento ósseo e são a escolha preferida dos clínicos (Ioannidis *et al.* 2015). Se esses resultados podem ou não ser transferidos para sítios de molares e próteses de espaço reduzido (limitado a sítios de molares) ainda não está claro e atualmente não pode ser recomendado.

Dadas as limitações anatômicas do rebordo e as distâncias interimplantes/interdentais reduzidas, os IDEs são uma opção válida de tratamento. No entanto, os clínicos são aconselhados a considerar que os IDEs exibem uma estabilidade mecânica inferior e um desenho protético abaixo do ideal para a manutenção da saúde peri-implantar.

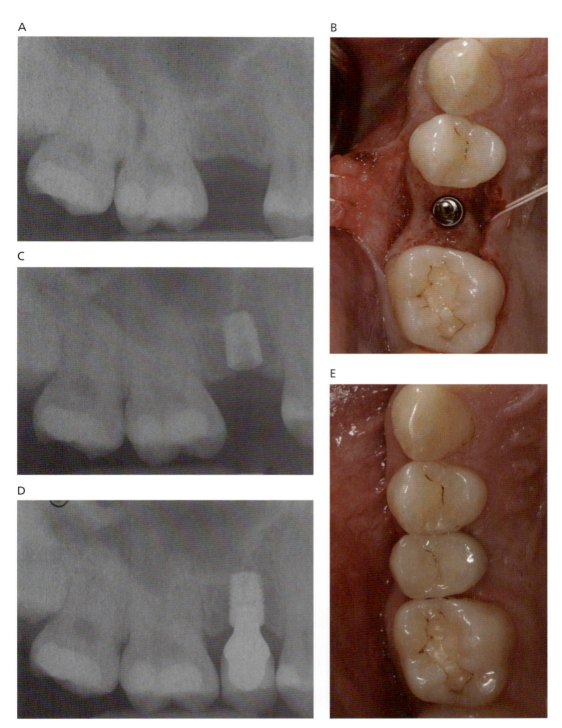

Figura 44.8 A. Radiografia pré-operatória demonstra uma redução da altura do rebordo alveolar (6 mm) na região do 15. **B.** Vista oclusal após a instalação do implante sem um procedimento adicional de elevação do seio. **C.** Radiografia após a instalação do implante, com um implante curto de 6 mm. **D.** Radiografia periapical 1 ano após a instalação da prótese final. **E.** Vista oclusal da coroa final em metalocerâmica, após 1 ano em função.

Cantilever

A situação clínica com dois dentes adjacentes perdidos é frequentemente encontrada na área posterior dos arcos. Uma alternativa é a instalação de uma coroa implantossuportada com *cantilever* (Figura 44.9). Além de ser mais econômico do que a instalação de dois implantes, oferece uma alternativa em casos de condições anatômicas desfavoráveis da crista residual. Foi levantada a hipótese de que os *cantilevers* podem aumentar as forças oclusais e funcionais sobre o implante, levando a uma maior taxa de complicações biológicas expressas por maior quantidade de perda óssea marginal. Essa hipótese foi investigada em estudos clínicos para próteses fixas, de curta duração, com dois implantes com um *cantilever*. Os resultados desses estudos, no entanto, falharam em demonstrar maior perda óssea marginal em comparação com PFs sem *cantilevers* (Wennstrom *et al.* 2004; Halg *et al.* 2008; Aglietta *et al.* 2009). Recentemente, foram publicados vários estudos sobre implantes unitários com *cantilevers* (Halg *et al.* 2008; Aglietta *et al.* 2012; Palmer *et al.* 2012; Roccuzzo *et al.* 2020). Nesses estudos, as alterações no nível ósseo foram comparáveis àquelas observadas em implantes sem *cantilevers*. Portanto, os *cantilevers* implantossuportados parecem ser uma alternativa viável nos casos em que as condições da crista óssea alveolar local não permitem a inserção de um implante no local mais favorável (Aglietta *et al.* 2009; Freitas da Silva *et al.* 2018). Uma revisão sistemática recente comparou próteses fixas implantossuportadas, com e sem *cantilevers*. Os autores concluíram que a presença do *cantilever* não interfere na sobrevida da prótese nem na perda óssea marginal (Freitas da Silva *et al.* 2018). Isso é apoiado por outras revisões sistemáticas que demonstram taxa ligeiramente aumentada de complicações técnicas (Torrecillas-Martinez *et al.* 2014), mas taxas de sobrevida semelhantes entre implantes com e sem *cantilevers* (Van Nimwegen *et al.* 2017; Storelli *et al.* 2018). Do ponto de vista do planejamento do tratamento, esses dados podem permitir a consideração de PFs implantossuportadas de curta duração como uma opção válida de tratamento para a substituição de dentes posteriores ausentes, evitando-se os procedimentos cirúrgicos mais complexos de aumento ósseo necessários para instalação de um implante em uma posição tradicionalmente ideal do ponto de vista protético. No entanto, deve-se sublinhar, nesse contexto, que os princípios básicos de desenho protético, como o aumento das dimensões dos conectores, devem ser respeitados para se evitar complicações mecânicas.

Conceito de arco dentário encurtado (ADE)

De modo geral, esforços são feitos para reconstruir completamente uma dentição parcialmente edêntula. A questão que surge é se os dentes perdidos devem ou não ser totalmente substituídos. Normalmente, dentes isolados são substituídos em virtude de demandas predominantemente estéticas, enquanto múltiplos dentes perdidos também podem afetar a funcionalidade e a capacidade mastigatória e, portanto, são substituídos para melhorar esses aspectos. No entanto, é evidente a partir de estudos transversais e longitudinais (Kayser 1981; Reissmann *et al.* 2014; Reissmann *et al.* 2019; Walter *et al.* 2020) que nem todos os dentes perdidos são substituídos. A perda de um ou mais molares, especialmente, tem sido exaustivamente estudada. Estudos sobre arcos dentários encurtados (ADEs) mostraram que as dentições que compreendem dentes anteriores e pré-molares em geral preenchem os requisitos de uma dentição funcional, incluindo conforto bucal avaliado pelo paciente e capacidade de mastigação (Figura 44.10). Uma revisão da literatura sobre ADEs concluiu que o conceito merece consideração séria no planejamento do tratamento para pacientes parcialmente edêntulos. No entanto, com mudanças em curso, por exemplo, em saúde bucal e economia, o conceito requer pesquisa, avaliação e discussão contínuas (Fueki & Baba 2017; Manola *et al.* 2017). Atenção especial deve ser dada às próprias necessidades e desejos do paciente para aumentar a capacidade de mastigação ao considerar o ADE como um objetivo limitado do tratamento. Observações clínicas, bem como resultados de pesquisas, indicam que pacientes idosos apresentam função oral, em um nível aceitável, com uma dentição reduzida consistindo em 10 ou menos pares de dentes em oclusão (Kayser 1981). Isto é suportado por uma revisão mais recente afirmando que 20 dentes ao longo da vida irão assegurar a função oral (Gotfredsen & Walls 2007). A escolha de implantes como pilares para atender às necessidades individuais pode, portanto, tornar-se uma opção de tratamento bem-vinda dentro do conceito de arco dentário encurtado, evitando procedimentos adicionais de aumento ósseo.

Combinação de implante e suporte de dente natural

As PFs combinadas de dente e implante são uma opção de tratamento em situações clínicas nas quais deficiências

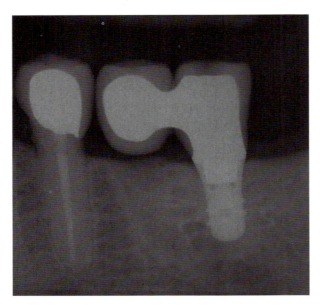

Figura 44.9 Radiografia periapical de um implante com um *cantilever* mesial.

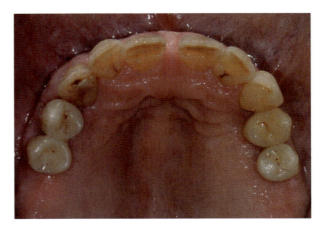

Figura 44.10 Vista oclusal de um paciente reabilitado com coroas implantossuportadas, de acordo com o conceito de arco dentário encurtado (ADE).

Capítulo 44 Próteses Fixas Implantossuportadas **1127**

ósseas permitem apenas a instalação de um implante (p. ex., região posterior) ou para pacientes com poder econômico reduzido. As vantagens potenciais das PFs combinadas são menor morbidade do paciente e menor custo de tratamento. Revisões sistemáticas sobre PFs combinadas relataram uma taxa de sobrevida em 5 anos de PF de 90,1% (Lang *et al.* 2004) para 94,7% (Mamalis *et al.* 2012). Da mesma forma, os resultados de uma revisão sistemática mais recente relataram uma taxa de sobrevida de 90,8%, em 5 anos (von Stein-Lausnitz *et al.* 2019). Em 10 anos, as taxas de sobrevida variaram de 77,8% (Mamalis *et al.* 2012) a 82,1% (Lang *et al.* 2004), que são significativamente mais baixas do que as taxas de sobrevida de 10 anos de PFs suportadas apenas por implantes (Pjetursson *et al.* 2004). As indicações para próteses dentárias e implantossuportadas combinadas são, portanto, limitadas em virtude das taxas de sobrevida relativamente baixas.

Conceitos terapêuticos em locais que requerem procedimentos de maior aumento ósseo

Procedimentos de elevação do assoalho do seio maxilar
Na região posterior da maxila, o clínico frequentemente se depara com uma altura óssea reduzida em virtude de uma estreita relação com o seio maxilar. Nesses casos, existem diferentes opções: (1) elevação primária do seio e posterior instalação do implante (Raghoebar *et al.* 2019); (2) instalação do implante com elevação simultânea do seio (abordagem transalveolar ou técnica da janela lateral) (Pjetursson *et al.* 2008; Tan *et al.* 2008; Raghoebar *et al.* 2019); (3) uso de implantes mais curtos para se evitar procedimentos extensos de aumento ósseo (Thoma *et al.* 2015; Jung *et al.* 2018); e (4) instalação de implantes angulados (Apaza Alccayhuaman *et al.* 2018) ou implantes zigomáticos. A última dessas opções é realizada principalmente em casos edêntulos por cirurgiões bucomaxilofaciais experientes (Davo & Pons 2015; Chrcanovic *et al.* 2016).

Elevação do assoalho do seio. Os procedimentos primários de aumento do seio são indicados em casos com estabilidade insuficiente do implante, que são frequentemente encontrados quando a altura vertical do rebordo é < 4 mm (Pjetursson *et al.* 2008; Raghoebar *et al.* 2019). Esse procedimento é bem documentado, previsível e pode levar a altas taxas de sobrevida do implante (Pjetursson *et al.* 2008; Jepsen *et al.* 2019; Raghoebar *et al.* 2019). No entanto, o tempo total de tratamento é aumentado, pois é necessário um tempo de cicatrização de vários meses (3 a 12 meses, dependendo do material de enxerto usado) antes que a instalação do implante possa ser realizada. Em alguns casos, a estabilidade primária do implante pode ser alcançada (altura do rebordo de 3 a 6 mm) quando implantes de comprimento padrão são colocados simultaneamente com um dos dois procedimentos de elevação do seio (abordagem transalveolar ou janela lateral) (Pjetursson *et al.* 2009; Raghoebar *et al.* 2019). O aumento ósseo simultâneo e a instalação de implantes podem reduzir o tempo e os custos gerais do tratamento e limitar o número de intervenções cirúrgicas.

As taxas de sobrevida do implante são relatadas como semelhantes para todos os três procedimentos de elevação do seio (abordagem transalveolar, janela lateral de um estágio ou abordagem em dois estágios) com taxas estimadas de sobrevida do implante, ao longo de 3 anos, variando entre 88,5% e 98,3% (Pjetursson *et al.* 2008; Tan *et al.* 2008). Nos casos de abordagem de janela lateral, a sobrevida do implante varia entre 88,6 e 100%, em 5 anos (Raghoebar *et al.* 2019). No entanto, o procedimento transalveolar oferece benefícios por ser menos invasivo e consumir menos tempo (Tan *et al.* 2008).

Elevação do seio versus implantes curtos. Em comparação com implantes de comprimento padrão associados a procedimentos extensos de enxerto ósseo, o uso de implantes mais curtos oferece potencialmente uma variedade de benefícios: menor risco de danos às estruturas adjacentes (raízes, nervos, vasos, seio), menos complicações, menos invasão, menos procedimentos diagnósticos necessários, menos habilidades diagnósticas e cirúrgicas necessárias, tempo de tratamento mais curto, remoção mais fácil em caso de falha e menos morbidade do paciente (Thoma *et al.* 2015; Jung *et al.* 2018).

Para demonstrar que o uso de implantes curtos pode resultar em taxas de sobrevida semelhantes às de implantes mais longos com procedimentos de elevação do seio, vários estudos foram realizados e outros estão em andamento. Em um recente ensaio clínico randomizado controlado, implantes curtos (6 mm) foram comparados com implantes longos (11 mm) instalados em seios aumentados (Thoma *et al.* 2018). Após 5 anos de carga, os resultados demonstraram taxas de sobrevida semelhantes para ambos os comprimentos de implante e tratamentos. No entanto, o uso de implantes curtos foi associado a um tratamento mais rápido e menos oneroso e a uma menor morbidade do paciente (Thoma *et al.* 2015). Esses dados indicam que o uso de implantes curtos, na região posterior da maxila, pode ser considerado uma opção de tratamento valiosa (Jung *et al.* 2018) (ver Figura 44.8).

Mandíbula – aumento vertical do rebordo
Em casos com redução da altura do rebordo na mandíbula, existem três opções: (1) aumento vertical primário do rebordo (Urban *et al.* 2019) e subsequente instalação do implante (Rocchietta *et al.* 2008; Esposito *et al.* 2019); (2) instalação simultânea de implantes com aumento vertical do rebordo (Simion *et al.* 2007); e (3) uso de implantes curtos (Jung *et al.* 2018; Papaspyridakos *et al.* 2018).

Aumento vertical do rebordo. Os procedimentos primários de aumento do rebordo que permitem a instalação de implantes, de comprimento padrão, foram propostos para resultar em menores proporções coroa-implante, melhor estética e melhor limpeza da prótese. Uma variedade de técnicas (Urban *et al.* 2019) foi descrita para aumento ósseo primário, incluindo regeneração óssea guiada (ROG), distração osteogênica e enxerto ósseo em bloco. As taxas de sucesso dessas técnicas variam bastante. Além disso, apenas um número limitado de publicações está disponível, e estas são de um número limitado de cirurgiões capazes de realizar esses tratamentos com sucesso. Portanto, seu uso geral não foi recomendado (Rocchietta *et al.* 2008). As principais razões para essa falta de recomendação incluíram grande variabilidade nos resultados, alta taxa de complicações (que chega a 75%) e sensibilidade do operador (Rocchietta *et al.* 2008). No entanto, uma revisão sistemática recente concluiu que o aumento vertical do rebordo é uma terapia razoável para a reconstrução de rebordos alveolares deficientes. Embora nenhuma técnica seja superior a outras em termos de aumento vertical (Urban *et al.* 2019), a ROG que usa membranas de barreira não reabsorvíveis parece ser a técnica preferível em decorrência das baixas taxas de complicações pós-operatórias.

Aumento vertical do rebordo *versus* implantes dentários curtos. Semelhantemente à maxila, o uso de implantes mais curtos pode evitar procedimentos extensos de regeneração óssea em casos com altura do rebordo superior a 6 mm (Jung *et al.* 2018). Estudos clínicos comparativos, após 5 anos de carga, demonstraram menos complicações e menos perda óssea marginal com implantes curtos em comparação com o aumento primário do rebordo e implantes mais longos (Esposito *et al.* 2019). Portanto, tanto os pacientes quanto os clínicos podem se beneficiar do uso de implantes curtos. No entanto, precisam ser fornecidos mais estudos clínicos comparativos com dados a longo prazo documentados (Nisand *et al.* 2015).

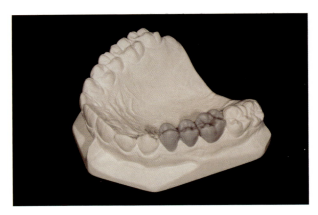

Figura 44.11 Enceramento convencional em gesso.

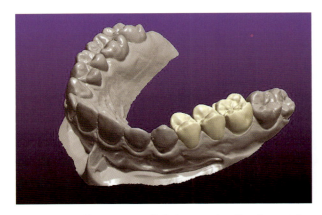

Figura 44.12 Enceramento digital como visualização em tela.

Diagnóstico

Diagnóstico pré-operatório na dentição posterior

Os implantes dentários são instalados para suportar reabilitações (Esposito *et al.* 1998); portanto, a instalação de implantes protéticos é um pré-requisito para a obtenção de um resultado de tratamento biomecânico, funcional e estético ideal (Chiapasco & Casentini 2018). Juntos, a avaliação do local anatômico, a avaliação de risco e o diagnóstico protético pré-operatório são essenciais para o planejamento correto do tratamento em implantodontia. Quanto maior o espaço edêntulo e maior a complexidade da reconstrução planejada, mais importante é o diagnóstico pré-operatório.

Os diagnósticos protéticos são realizados convencionalmente por meio de um enceramento diagnóstico confeccionado em modelos de gesso (Figura 44.11), bem como virtualmente usando digitalizações intraorais, enceramento digital (Figura 44.12) e *mock-up* impresso-3D. Mais recentemente, até a realidade aumentada tem sido utilizada, permitindo que pacientes e profissionais mimetizem e visualizem o resultado final do tratamento antes de qualquer intervenção (Joda *et al.* 2019).

O espaço tridimensional disponível para a reabilitação terá um impacto significativo no planejamento protético e de implantes. Em casos com espaço mesiodistal ou vertical reduzido ou excessivo (distância da margem restauradora prospectiva à oclusão antagonista), podem ser necessárias terapias adjuvantes para ajustar o espaço ao necessário para a reabilitação planejada (Figura 44.13). Isso pode envolver procedimentos de tratamento ortodôntico, cirúrgico, protético ou endodôntico. Portanto, essas situações clínicas resultarão em um aumento da complexidade do tratamento com implantes dentários.

Antes da seleção do desenho, comprimento e diâmetro do implante, os elementos protéticos a seguir devem ser definidos:

- Desenho e material da prótese
- Margem mucosa prospectiva
- Tipo de retenção
- Esquema oclusal.

Diagnóstico e planejamento radiográfico tridimensional

A introdução da tomografia computadorizada de feixe cônico (TCFC) permitiu a aquisição de imagens 3D com qualidade adequada para exames dentomaxilofaciais em doses de radiação reduzidas em comparação com a tomografia computadorizada convencional (TC) (Loubele *et al.* 2009). A carga de radiação da TCFC é, no entanto, consideravelmente maior em comparação à radiografia convencional bidimensional (2D) (Tyndall *et al.* 2012). Portanto, a imagem de corte transversal só deve ser realizada quando

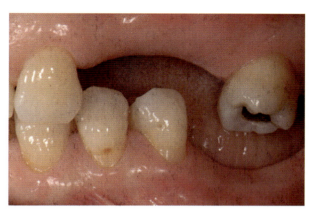

Figura 44.13 Espaço vertical reduzido na área dos dentes 24, 25 e 26 ausentes em virtude da extrusão dos dentes antagonistas.

oferece um benefício justificável ao paciente como uma técnica de imagem suplementar, em que a radiografia convencional não conseguiu responder à pergunta para a qual a imagem foi necessária (Tyndall *et al.* 2012).

Planejamento e instalação de implantes assistidos por computador

Vários *softwares* para planejamento de implantes assistidos por computador com base nos dados de varreduras da TCFC foram recentemente desenvolvidos (Fokas *et al.* 2018; Joda *et al.* 2018; Schneider *et al.* 2018, 2019). Um pré-requisito para o planejamento ideal do implante ao usar esses sistemas é a combinação da informação sobre a anatomia óssea com a imagem 3D da reconstrução protética previamente planejada. Isso pode ser obtido por meio de modelos protéticos radiopacos ou pela sobreposição de uma configuração digital na imagem de TCFC. Para transferir a posição do implante planejada no pré-operatório para o local da cirurgia, é necessária orientação intraoperatória (estática) (Joda *et al.* 2018) ou de navegação (dinâmica) (Aydemir & Arisan 2020). Em virtude da limitação do planejamento e da instalação de implantes assistidos por computador com relação à precisão (Tahmaseb *et al.* 2018; Schneider *et al.* 2019), o clínico deve sempre permitir uma margem de segurança adequada para as estruturas anatômicas relevantes.

As situações clínicas a seguir podem se beneficiar do diagnóstico e planejamento radiográfico 3D, bem como da cirurgia guiada (Dula *et al.* 2015; Wismeijer *et al.* 2018):

- Em situações com dimensão vertical ou horizontal limitada do rebordo alveolar em que, com base no exame clínico, nas imagens bidimensionais de raios X e no diagnóstico protético, é observada a necessidade de um aumento ósseo lateral (Figura 44.14) ou elevação do seio com antrostomia lateral
- Em situações em que as imagens bidimensionais de raios X falharam em identificar estruturas anatômicas relevantes (Figura 44.15)
- Em casos com morfologia óssea desfavorável e onde há baixa tolerância quanto à posição correta do implante

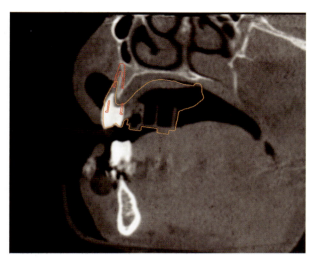

Figura 44.14 Planejamento de implante assistido por computador, sobrepondo a tomografia computadorizada de feixe cônico e os dados de estereolitografia obtidos do modelo de diagnóstico.

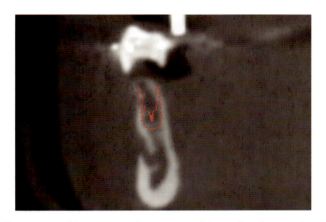

Figura 44.15 Planejamento de implante tridimensional em um local com largura óssea limitada.

- Se a cirurgia minimamente invasiva (p. ex., sem retalho) for pretendida
- Quando a prótese imediata sobre o implante é planejada, o uso de TCFC em combinação com cirurgia guiada pode ser benéfica para obter suficiente estabilidade primária do implante e para preparar a reabilitação protética com antecedência.

Considerações gerais e tomada de decisão para implantes na dentição posterior

Tomada de decisão entre prótese implantossuportada e próteses fixas dentossuportadas

O processo de tomada de decisão entre a prótese implantossuportada e as PFs dentossuportadas e os critérios de decisão relacionados deve ser derivado essencialmente de evidências científicas e avaliações objetivas de risco protético, bem como fatores relacionados com o paciente, incluindo custo-efetividade e qualidade de vida.

Na situação clínica de um dente perdido na dentição posterior, as opções terapêuticas são uma prótese convencional ou uma coroa unitária implantossuportada (Figura 44.16). Em termos de hierarquia de decisões, a questão mais importante é se o prognóstico de uma prótese implantossuportada é ou não semelhante ao de uma PF dentossuportada. Uma revisão sistemática de coroas unitárias implantossuportadas relatou uma taxa de sobrevida estimada em 96,3% após 5 anos (Jung *et al.* 2012). Esses resultados foram semelhantes aos dados relatados para PFs dentossuportadas, revelando uma taxa de sobrevida de 94,4% após 5 anos (Pjetursson *et al.* 2015). Do ponto de vista de prognóstico, nenhuma das duas modalidades de tratamento parece ser superior à outra. No entanto, deve-se considerar que o tipo de complicações parece ser diferente em cada modalidade. As próteses convencionais dentossuportadas apresentam mais complicações biológicas, como cárie e perda de vitalidade do pilar, enquanto as coroas unitárias implantossuportadas apresentam mais complicações técnicas, como o afrouxamento do pilar ou do parafuso oclusal. Isso tem impacto na gravidade e na invasividade da intervenção terapêutica durante a fase de manutenção.

Em um próximo nível na hierarquia, para o processo de tomada de decisão, estão a avaliação clínico-anatômica e as expectativas do paciente. A análise clínica compreende a avaliação abrangente dos dentes pilares naturais adjacentes, incluindo seu estado estrutural, reabilitador, periodontal e endodôntico. Essa avaliação objetiva é de primordial importância e representa um desafio cada vez maior para o clínico. Isso é ilustrado por um segmento posterior da maxila no qual o primeiro pré-molar e o primeiro molar estavam ausentes (Figura 44.17). A instalação de uma PF de cinco elementos foi considerada muito invasiva, em virtude da higidez do canino, e também inadequada em decorrência do estado ligeiramente questionável do segundo pré-molar tratado endodonticamente, em vista de seu eventual uso como um substituto, denominado "pilares homólogos". Finalmente, um implante foi instalado no local do primeiro pré-molar ausente e posteriormente reabilitado com uma prótese unitária.

Como a proximidade do seio maxilar, no local do primeiro molar ausente, teria exigido um procedimento de enxerto para possibilitar a instalação de um implante, uma PF de três elementos dentossuportada foi então escolhida, depois de se ter discutido devidamente, com o paciente, as vantagens e deficiências relevantes. Tendo atribuído um "valor estratégico" ao segundo pré-molar moderadamente comprometido, usando-o como pilar para uma prótese em um espaço edêntulo pequeno, ainda havia uma dificuldade em se estabelecer consistentemente planos de tratamento totalmente baseados em evidências científicas.

Por fim, as expectativas e solicitações do paciente são muito importantes no processo de tomada de decisão. Além do prognóstico e da invasividade da reabilitação, o paciente vai querer saber a diferença de custo e a diferença de tempo de tratamento entre reabilitações implantossuportadas e PFs dentossuportadas. Em um estudo clínico retrospectivo, realizado em consultório particular, 37 pacientes receberam 41 PFs convencionais e 52 pacientes receberam 59 coroas unitárias implantossuportadas (Bragger *et al.* 2005). O objetivo era avaliar e comparar os aspectos econômicos, registrando o número de consultas, o tempo de atendimento, os custos de tratamento e os custos de componentes de implantes e trabalho laboratorial. Relatou-se que o tratamento com implante exigia mais consultas do que o tratamento com PF; no entanto, o tempo total de tratamento foi semelhante. Com relação aos custos, tanto os de laboratório como os totais do tratamento, foram maiores para PFs do que para coroas unitárias implantossuportadas. Mesmo considerando os custos para cada visita, a solução com implante foi menos dispendiosa. Foi afirmado que durante um curto período de observação, de 1 a 4 anos, a reabilitação com implante demonstrou uma relação custo-efetividade mais favorável. Especialmente em situações clínicas com dentes não restaurados ou minimamente restaurados e osso suficiente, a reabilitação com implantes pode ser recomendada do ponto de vista econômico (Bragger *et al.* 2005). Essas descobertas foram confirmadas por uma revisão sistemática

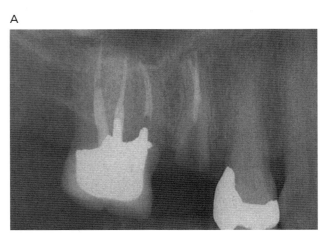
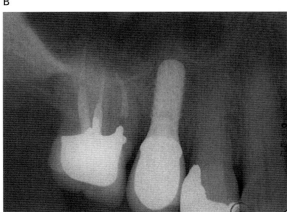

Figura 44.16 A. Radiografia *ad hoc* do sextante posterior superior direito. Observe a presença de um segundo pré-molar estruturalmente muito comprometido com uma patologia periapical. Com base na avaliação clínica e radiográfica, o dente 15 foi considerado "sem esperança". **B.** A radiografia pós-operatória mostra que a raiz do segundo pré-molar foi substituída por uma prótese unitária sobre implante. Em particular, a coroa em metalocerâmica preexistente no primeiro molar pôde ser mantida com essa abordagem.

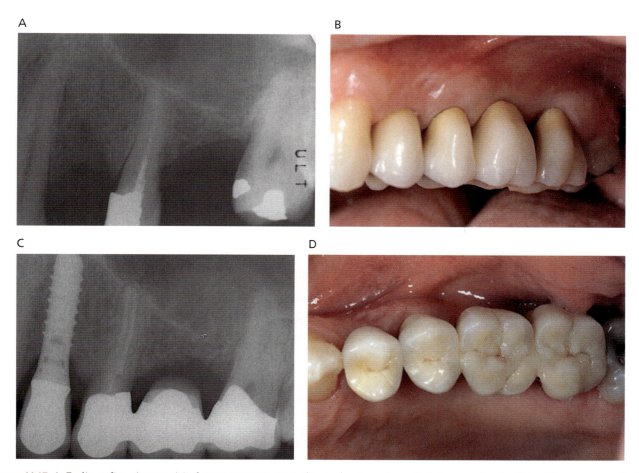

Figura 44.17 **A.** Radiografia pré-operatória do arco superior esquerdo, revelando ausência de dois elementos dentários. Observe em particular um canino intacto, um segundo pré-molar estruturalmente reduzido e um recesso estendido do seio na área do primeiro molar ausente. **B.** Vista vestibular da reabilitação protética do quadrante superior esquerdo: uma prótese unitária implantossuportada no local do primeiro pré-molar e uma prótese fixa de três elementos para substituir o primeiro molar ausente. **C.** A radiografia pós-operatória documenta que um retratamento endodôntico foi realizado no segundo pré-molar antes de sua reabilitação com uma fibra de carbono adesiva, confecção de pino intrarradicular e uma coroa em metalocerâmica. **D.** Foi utilizado um desenho protético idêntico tanto para a prótese implantossuportada quanto para a prótese dentossuportada.

mais recente, indicando que as coroas unitárias implantossuportadas são mais econômicas do que as PF (Beikler & Flemmig 2015).

Conclusão: O processo de tomada de decisão entre prótese implantossuportada e PF dentossuportada deve ser baseado no prognóstico e na taxa de complicações, na avaliação clínica dos dentes adjacentes e da condição anatômica da área edêntula e nas expectativas do paciente.

Próteses provisórias

O período entre o início da terapia e a aplicação de carga sobre o implante na implantodontia pode chegar a vários meses. Em decorrência das deficiências funcionais, fonéticas e estéticas durante esse período, pode ser necessária a reabilitação intermediária da região edêntula por meio de uma prótese provisória. Além disso, a prótese provisória pode ser indicada para testar o desenho ideal da prótese final, a adaptação do paciente à prótese planejada e representa um importante instrumento de comunicação entre o paciente, o técnico em prótese dentária e o dentista.

A seleção do tipo de provisório deve ser baseada nas necessidades do paciente, nas condições do local edêntulo, nos requisitos protéticos dos dentes adjacentes, na duração da fase provisória e nas considerações econômicas. Estão disponíveis os seguintes tipos de próteses temporária:

- Prótese parcial removível (Figura 44.18)
- Placa termoplástica removível que contém pônticos de dentes ausentes (Essix provisório) (Figura 44.19)
- Prótese provisória fixa implantossuportada com carga imediata (não funcional)
- Prótese parcial fixa (se for necessária a cobertura total do dente adjacente)
- Implantes palatinos (predominantemente em pacientes sob tratamento ortodôntico simultâneo).

Próteses parciais acrílicas são geralmente desfavoráveis para a provisionalização da dentição posterior em virtude do risco de desunião, fraturas e sobrevida significativamente menor em comparação com próteses acrílicas na região anterior (Thoma *et al.* 2017).

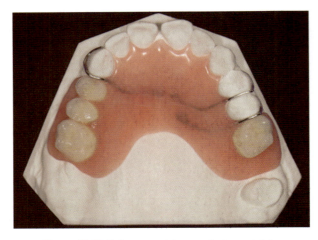

Figura 44.18 Prótese parcial removível provisória.

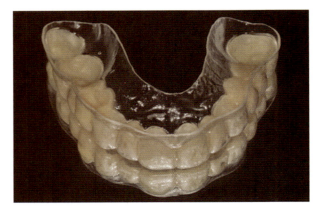

Figura 44.19 Placa termoplástica transparente contendo pônticos dos dentes ausentes.

Um provisório projetado corretamente deve incluir a capacidade de acomodar alterações do tecido mole subjacente e evitar pressão descontrolada sobre implantes em cicatrização e regiões com enxerto.

Conceitos de carga

Os conceitos de carga em implantodontia têm sido amplamente discutidos na literatura. Inicialmente, recomenda-se uma fase de cicatrização de 3 meses na mandíbula e 6 meses na maxila (Branemark *et al.* 1977). A fim de atender às demandas dos pacientes por reabilitação protética precoce, foram introduzidos períodos de cicatrização mais curtos entre a instalação do implante e a aplicação de carga. Uma variedade de fatores influenciadores, como a estabilidade inicial do implante, características da superfície do implante, quantidade óssea, consolidação óssea, desenho da prótese provisória e padrão oclusal durante a fase de cicatrização, foram identificados para uma osseointegração bem-sucedida com protocolos de carga modificados (Gallucci *et al.* 2018). Com base em melhorias relacionadas principalmente com o desenvolvimento do desenho do implante (resultando em uma maior estabilidade primária) e modificações de superfície (resultando em uma osseointegração acelerada), intervenções mais precoces, incluindo carga imediata, têm disso bem documentadas (Gallucci *et al.* 2018).

Com o tempo, a terminologia para o momento da aplicação de carga mudou algumas vezes. A referência mais recente refere-se à seguinte terminologia: "carga imediata ou tipo A" é definida como uma prótese em oclusão com o arco antagonista dentro de 7 dias, após a instalação do implante; "reabilitação imediata ou também tipo A", como uma prótese mantida fora de oclusão com o arco antagonista, dentro de 7 dias após a instalação do implante; "carga precoce ou tipo B", como prótese sendo conectada entre 1 semana e 2 meses, após a instalação do implante; "carga convencional ou tipo C", como uma prótese conectada > 2 meses após a instalação do implante, permitindo um período de cicatrização mais longo (Tabela 44.1) (Gallucci *et al.* 2018; Morton *et al.* 2018).

Conceitos para pacientes parcialmente edêntulos

Em pacientes com segmentos parcialmente edêntulos, vários estudos confirmaram alta sobrevida do implante de carga imediata ou precoce em comparação com implantes de carga convencional. As respectivas taxas médias de sobrevida variam entre 96 e 98,4% (Gallucci *et al.* 2018). Essas taxas de sobrevida, no entanto, não levam em consideração a influência considerável do tempo de instalação do implante, bem como o fato de que a maioria dos estudos sobre carga imediata e precoce foi realizada na zona estética ou usando-se reabilitações de arco total. Assim, uma abordagem mais conservadora combinando a instalação tardia do implante com carga precoce ou instalação imediata/precoce/tardia com carga convencional parece ser razoável, uma vez que essas combinações são clinicamente bem documentadas (Gallucci *et al.* 2018; Morton *et al.* 2018). Os fatores que contribuem na região posterior da maxila e da mandíbula incluem casos de baixa estabilidade do implante, incluindo uma falta total de estabilidade primária, extenso aumento ósseo ou fatores de risco relacionados com o paciente (p. ex., parafunção, bruxismo). Nesses casos, recomenda-se a aplicação convencional de carga (Gallucci *et al.* 2018) (Tabela 44.1).

Conceitos de carga para substituições de um elemento dentário

A região de aplicação de carga na maxila e na mandíbula apresenta um risco maior e a decisão parece ser crítica sobre o momento da aplicação da carga. A evidência científica baseada em estudos clínicos que aplicam os conceitos de carga imediata e precoce do implante, para a região posterior da maxila

Tabela 44.1 Protocolos de carga sobre o implante. (Fontes: Gallucci *et al.* 2018; Morton *et al.* 2018. Reproduzida, com autorização, de John Wiley & Sons.)

Protocolo de carga	
Tipo A	Prótese imediata/carga
Tipo B	Carga precoce
Tipo C	Carga convencional

e da mandíbula, no entanto, está aumentando imensamente (Ganeles *et al.* 2008; Nicolau *et al.* 2013). Isso ocorre predominantemente pelas modificações no desenho do implante, na superfície e no protocolo de perfuração, garantindo maior estabilidade primária e uma osseointegração mais rápida.

Com base em um estudo clínico, a comparação entre carga imediata e precoce de implantes na região posterior não demonstrou diferenças em termos de sobrevida do implante (Ganeles *et al.* 2008). Foram relatados resultados semelhantes para implantes unitários na região posterior da mandíbula com taxas de sobrevida de 97,4% (imediata) e 96,7% (precoce), após 3 anos da aplicação de carga (Nicolau *et al.* 2013). Dada essa evidência clínica mais recente, os conceitos tradicionais de carga parecem estar mudando e, pelo menos, o conceito de carga precoce pode em breve ser considerado como um padrão de atendimento.

É importante, no entanto, salientar que a documentação científica é quase exclusivamente baseada em estudos com implantes instalados em locais com osso suficiente e sem técnicas concomitantes de aumento ósseo. Além disso, pouca evidência científica é existente quanto à instalação de implantes concomitantemente a procedimentos de ROG (Salvi *et al.* 2018). Dependendo do tamanho do defeito ósseo, pode ser aconselhável permitir períodos de cicatrização mais longos após a instalação do implante em conjunto com a ROG (Jung *et al.* 2015) ou procedimentos de elevação do seio (Raghoebar *et al.* 2019). Dados histológicos humanos mostram um aumento acentuado de osso em locais enxertados, entre 6 e 8 meses após o aumento (Cordaro *et al.* 2008). Os dados clínicos para a elevação do seio recomendam protocolos de carga convencionais para implantes dentários instalados com uma janela lateral ou uma abordagem transalveolar (Raghoebar *et al.* 2019). Na prática clínica, juntos, a aplicação de carga sobre implantes 3 a 6 meses após a instalação e procedimentos de RGO foram documentados como um conceito bem-sucedido, após 3 a 5 anos de acompanhamento (Jung *et al.* 2015; Basler *et al.* 2018).

Em geral, pode-se considerar carga imediata ou precoce em pacientes com alta estabilidade primária do implante e sem fatores de risco sistêmicos ou defeitos ósseos peri-implantares significativos. As próteses fixas ferulizadas são preferidas às próteses removíveis ou com coroa unitária nos segmentos posteriores (Jung *et al.* 2018). Além disso, ao se considerar a carga imediata ou precoce, as próteses podem ser confeccionadas sem carga oclusal, conforme descrito anteriormente (Gallucci *et al.* 2018).

Próteses esplintadas *versus* unitárias de múltiplos implantes posteriores adjacentes

Em situações com múltiplos implantes adjacentes, o dentista enfrenta a decisão entre confeccionar coroas ferulizadas ou não ferulizadas sobre os implantes. A justificativa para esplintagem de implantes é distribuir uniformemente as forças de carga em todos os implantes, a fim de minimizar o estresse no osso marginal, nos implantes e nos componentes protéticos. Os dentistas geralmente dão as seguintes razões para ferulizar implantes adjacentes:

- Má qualidade óssea ou grandes procedimentos de enxerto ósseo (p. ex., elevação do assoalho do seio)
- Implantes curtos ou implantes de diâmetro reduzido
- Antecipação de altas forças oclusais (p. ex., bruxismo)
- Manuseio mais fácil para o dentista (não é necessário nenhum ajuste de contato interproximal).

Os principais argumentos contra a esplintagem são:

- O ajuste perfeito da prótese é mais difícil de se conseguir com um PF de múltiplos elementos
- A higiene interproximal é mais exigente (se o uso de escovas interdentais ou fio dental for dificultado pelo conector)
- A reintervenção é mais complicada para PFs de múltiplos elementos do que para PFs unitárias (especialmente para PFs cimentadas).

Na literatura, a questão da esplintagem de implantes adjacentes é controversa (Grossmann *et al.* 2005). Estudos clínicos que abordaram diretamente o problema não relataram nenhuma diferença na taxa de sobrevida ou perda óssea marginal entre implantes esplintados ou não (Clelland *et al.* 2016). Implantes não esplintados, no entanto, exibiram mais complicações técnicas, como afrouxamento do parafuso. Mais recentemente, uma revisão sistemática com metanálise avaliou a perda óssea marginal, a taxa de sobrevida do implante e as complicações protéticas de próteses esplintadas ou não sobre implantes. O estudo concluiu que não houve diferenças na perda óssea marginal e nas complicações protéticas entre as próteses esplintadas e não esplintadas sobre implantes. No entanto, próteses esplintadas foram associadas à diminuição de falha do implante (de Souza Batista *et al.* 2019). O conceito de esplintagem de implantes adjacentes também é desafiador pela evidência de altas taxas de sobrevida e sucesso de implantes curtos não esplintados, particularmente na região posterior da mandíbula (Ravida *et al.* 2019). Pode ser aconselhável, no entanto, esplintar próteses que envolvem implantes curtos adjacentes (Jung *et al.* 2018). Em geral, não há evidências de que a sobrecarga de implantes osseointegrados seja um fenômeno que ocorra em condições clínicas padrão (Lima *et al.* 2019). Assim, provavelmente não há necessidade de se distribuir as forças de carga sobre vários implantes e não há necessidade de esplintagem em implantes de diâmetro e comprimento padrão com qualidade óssea suficiente e em pacientes sem hábitos parafuncionais.

Tipo(s) de prótese

Quando se trata de reabilitação protética sobre implantes na região posterior, cabe ao clínico decidir sobre o tipo de retenção e o material da prótese. A decisão é baseada em considerações gerais e clínicas:

- A angulação do implante permite uma retenção parafusada?
- Qual a espessura da mucosa e qual a importância da estética?
- Que tipo de prótese está prevista: PF unitária / *cantilever* / múltiplos elementos (≥ 3 elementos).

Tipo de retenção

As principais vantagens das próteses aparafusadas incluem recuperabilidade e acessibilidade, facilitando a substituição e a manutenção da prótese (Wittneben *et al.* 2017b). Além disso, é mais fácil moldar o perfil de emergência com provisórios de implantes aparafusados e transferir o contorno para o modelo de trabalho. Próteses aparafusadas, no entanto, geralmente envolvem procedimentos laboratoriais mais complexos e mais onerosos e podem sofrer complicações mecânicas inerentes, como afrouxamento e fraturas do parafuso (Wittneben *et al.* 2017b). A presença de um orifício de acesso ao parafuso pode impedir a morfologia oclusal e, assim, interferir na oclusão. Além disso, a camada de cerâmica é descontinuada, o que pode ter um impacto na estabilidade da cerâmica a longo prazo (Figura 44.20).

Em contraste com as próteses aparafusadas, nas quais o eixo ideal do implante é um pré-requisito, uma prótese cimentada oferece a opção de compensar melhor uma posição subótima do implante (Wittneben *et al.* 2017b). A reabilitação de implantes inadequadamente posicionados é facilitada pela cimentação, e a estética da prótese pode ser melhorada, uma vez que o orifício de acesso do parafuso não é visível (Wittneben *et al.* 2014). Uma das maiores vantagens das próteses cimentadas, portanto, é a ausência de abertura do parafuso (Figura 44.21). Além da estética vantajosa anteriormente mencionada, é possível uma morfologia oclusal ideal e uma camada de cerâmica sólida (Hebel *et al.* 1997). No entanto, relatou-se uma variedade de desvantagens para próteses cimentadas, incluindo a dificuldade de remover o cimento e, portanto, um maior risco de doença peri-implantar, uma recuperabilidade mais complexa da prótese e a possibilidade de afrouxamento da coroa em decorrência da perda de retenção (Wittneben *et al.* 2017b; Monje *et al.* 2019).

Clinicamente, a escolha entre usar próteses parafusadas ou cimentadas é controversa e depende principalmente da preferência do clínico (Sailer *et al.* 2012; Wittneben *et al.* 2017b).

No que diz respeito à sobrevida de implantes e próteses, não foram relatadas diferenças com base em revisões sistemáticas com foco na comparação das duas modalidades de tratamento com taxas de sobrevida relatadas entre 89,3 e 96,5% (coroas unitárias) e entre 96,9 e 98% para próteses com múltiplos elementos (Sailer *et al.* 2012). As principais diferenças, no entanto, são relatadas em termos de taxa de complicações. As próteses parafusadas sofrem predominantemente de complicações técnicas, enquanto as próteses cimentadas estão associadas a uma taxa mais alta de complicações biológicas.

Conclusão: Com base nas evidências científicas existentes, a decisão de cimentar ou aparafusar uma prótese implantossuportada pode depender da preferência pessoal do clínico quando os implantes são instalados de forma a permitir ambas as opções (instalação do implante que permite a localização ideal do orifício de acesso do parafuso em próteses aparafusadas). Idealmente, a escolha deve depender da situação particular de cada paciente, incluindo fatores anatômicos, econômicos e estéticos. No entanto, do ponto de vista clínico e tendo em mente que o tipo de complicação "preferida" é a técnica, e não a biológica, a retenção do parafuso deve ser escolhida sempre que possível (Sailer *et al.* 2012; Wittneben *et al.* 2017b).

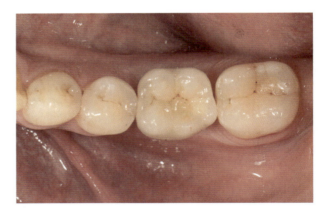

Figura 44.21 Coroa implantossuportada retida por cimento no local do elemento 36.

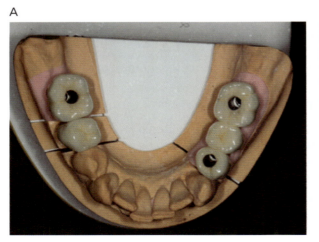

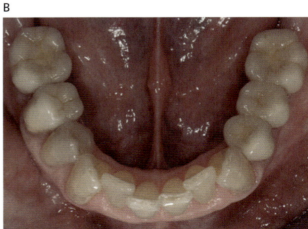

Figura 44.20 Dentes ausentes (46, 34, 35, 36) na região posterior da mandíbula. **A.** Prótese definitiva aparafusada no molde de trabalho. **B.** Prótese aparafusada com coroa unitária sobre implante (46) e prótese fixa aparafusada (35 × 37) após o fechamento dos orifícios de acesso aos parafusos.

Critérios de seleção para escolha do material da prótese

A região posterior da mandíbula sendo a área de maior carga requer principalmente materiais mecanicamente estáveis e biocompatíveis para as próteses. Hoje, uma grande variedade de materiais biocompatíveis está disponível em virtude do amplo uso da tecnologia CAD-CAM. Diferentes fatores são cruciais para tomar a decisão certa entre o material ideal o tipo de prótese para a região posterior (Muhlemann *et al.* 2018).

Em geral, pode-se escolher entre dois tipos de pilares: pré-fabricados e personalizados. O processo de tomada de decisão deve ser baseado em uma variedade de fatores clínicos, técnicos e biológicos. Para próteses sobre implantes (independentemente de sua localização), um perfil de emergência adequado é um pré-requisito para a integração de tecido mole (espaço biológico) saudável (Sculean *et al.* 2014; Araujo & Lindhe 2018) e duro, bem como a facilidade de limpeza para o paciente e uma aparência natural. Os pilares pré-fabricados têm sido o tratamento de escolha em virtude da facilidade de uso, redução de custos e disponibilidade limitada de opções individualizadas. Uma preocupação estética maior associada a um implante dentário de peça única sendo instalado mais profundamente e um aumento no uso de implantes dentários de duas peças resultaram em maiores distâncias entre o ombro do implante e a margem da mucosa. Isso aumenta consideravelmente o risco de excesso de cimento (Monje *et al.* 2019). Portanto, o número de pilares padronizados está diminuindo e estes só podem ser propostos em situações clínicas nas quais o ombro do implante está próximo à margem da mucosa (Agar *et al.* 1997; Sancho-Puchades *et al.* 2017).

Além disso, na região de molar, muitas vezes pode ser encontrado um grande desvio entre os diâmetros do implante e da coroa. Nessas situações, pilares personalizados em conjunto com o perfil de emergência ideal permitem que a margem da coroa siga o atual contorno da mucosa (Marchack 1996). Outras condições, como distância vertical limitada entre a coroa e o osso circundante, posição protética inadequada do implante e mucosa fina altamente recortada, requerem a personalização dos pilares mesmo nas regiões posteriores (Wittneben *et al.* 2017b).

Uma grande variedade de materiais está disponível para pilares (p. ex., ouro, titânio, alumina e zircônia) e coroas (p. ex., metalocerâmica) (Fenner *et al.* 2016), faceta em zircônia (Heierle *et al.* 2019), faceta em dissilicato de lítio (Simeone & Gracis 2015), zircônia monolítica (Lerner *et al.* 2020) e dissilicato de lítio (Joda *et al.* 2017). Os pilares metálicos oferecem excelente estabilidade de material e exibem resultados clínicos superiores (Jung *et al.* 2012). Por muito tempo eles foram considerados o "padrão-ouro" (Jung *et al.* 2008). Hoje, as cerâmicas de alta resistência estão competindo com os materiais metálicos bem documentados. Os dados clínicos de médio a longo prazo são encorajadores quando usados sobre implantes unitários em zona estética (Wittneben *et al.* 2017a; Heierle *et al.* 2019). No entanto, permanece controverso se o uso do primeiro em regiões posteriores é aceitável ou não. Com base em revisões sistemáticas mais recentes, próteses totalmente em cerâmica baseadas em pilares de peça única foram associadas a taxas de fratura significativamente mais altas em comparação com opções de tratamento em metal (Pjetursson *et al.* 2018; Sailer *et al.* 2018c). Portanto, uma abordagem mais conservadora que aplica próteses baseadas em metal parece ser aconselhável na região posterior (Zarauz *et al.* 2020).

A fim de superar os problemas mecânicos anteriormente mencionados dos pilares de zircônia de peça única, foram introduzidos os chamados pilares híbridos. Os pilares híbridos consistem em uma base padronizada de titânio. Coroas monolíticas confeccionadas em CAD-CAM podem ser cimentadas extraoralmente, permitindo que essas próteses sejam aparafusadas intraoralmente (Figura 44.22) (Kurbad & Kurbad 2013). Essas próteses são amplamente utilizadas em virtude da redução de custos, ampla disponibilidade para muitos sistemas de implantes e opção de se usar vários materiais de prótese totalmente cerâmicos. Com base em experimentos *in vitro*, os pilares híbridos oferecem uma resistência comparável à dos pilares metálicos, ao mesmo tempo que fornecem benefícios estéticos de próteses totalmente em cerâmica (Sailer *et al.* 2018a). Infelizmente, a ausência de dados clínicos superiores a 3 anos e de ensaios clínicos randomizados e controlados limitam até certo ponto uma recomendação geral para esse tipo de prótese (Joda *et al.* 2017; Asgeirsson *et al.* 2019). São escassos os dados científicos sobre *cantilever* e PF de múltiplos elementos que utilizam pilares híbridos e próteses monolíticas, mas parecem oferecer os mesmos benefícios que os pilares híbridos unitários. Clinicamente, esse tipo de prótese vem sendo cada vez mais aplicado, predominantemente na região posterior da mandíbula.

Conclusão: Próteses metálicas são consideradas o padrão-ouro para a zona de suporte de carga na mandíbula. Dependendo da situação clínica, da anatomia e da posição do(s) implante(s), são escolhidas próteses aparafusadas ou cimentadas. O uso de próteses híbridas monolíticas está aumentando para próteses unitárias e múltiplas, oferecendo duas vantagens principais: custos reduzidos e alta estabilidade mecânica, reduzindo, assim, o risco de lascamento.

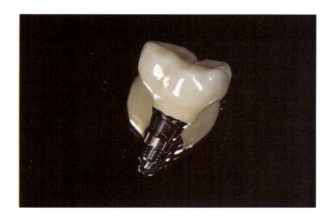

Figura 44.22 Coroa de zircônia totalmente em cerâmica cimentada a um pilar híbrido com uma base de titânio.

Árvore de decisão

A árvore de decisão clínica envolve três etapas:

1. A angulação do implante permite a retenção do parafuso?
2. Que tipo de prótese está prevista: unidade PF unitária/*cantilever*/PF de múltiplos elementos (≥ 3 elementos)?
3. Qual a espessura da mucosa e qual a importância da estética?

As Figuras 44.23 e 44.24 ilustram a árvore de decisão para a seleção do tipo de retenção, do tipo de prótese e do tipo de material.

Conceitos clínicos aplicados

Conceitos terapêuticos em locais com quantidade óssea suficiente

Tamanho do espaço de um elemento

Próteses unitárias do tamanho de pré-molares

Prótese dentária totalmente em cerâmica sobre implante de titânio. Uma mulher de 65 anos foi encaminhada pelo endodontista por causa de uma fratura radicular vertical no dente 14. A paciente solicitou uma prótese fixa no local do 14. A paciente não era tabagista e estava sem quaisquer condições de saúde subjacentes. Depois de explicar e discutir as diferentes alternativas de tratamento, a paciente optou por uma prótese implantossuportada para substituir o dente perdido (Figura 44.25).

Prótese totalmente em cerâmica em um implante de zircônia de peça única. Uma mulher de 73 anos foi encaminhada por seu dentista clínico geral após falha endodôntica do elemento 24. O elemento 24 foi extraído, 5 meses antes da instalação do implante, com um procedimento simultâneo de preservação do rebordo. A paciente era tabagista e não apresentava nenhuma condição de saúde subjacente. Ela solicitou uma prótese fixa na posição do elemento 24. Além disso, a paciente solicitou uma solução de implante sem metal. Depois de discutir as possíveis alternativas de tratamento, foi escolhida uma coroa implantossuportada sobre um implante de zircônia. A paciente foi completamente informada sobre as vantagens e desvantagens dos implantes de zircônia em comparação com os implantes de titânio. Além disso, a paciente foi informada sobre as diferenças entre implantes de zircônia de peça única e de duas peças. Com base em maiores evidências científicas, a paciente escolheu um implante de zircônia de peça única (Figura 44.26).

Próteses unitárias do tamanho de um molar

Uma mulher de 69 anos foi encaminhada por seu dentista clínico geral para a reabilitação de um espaço edêntulo de

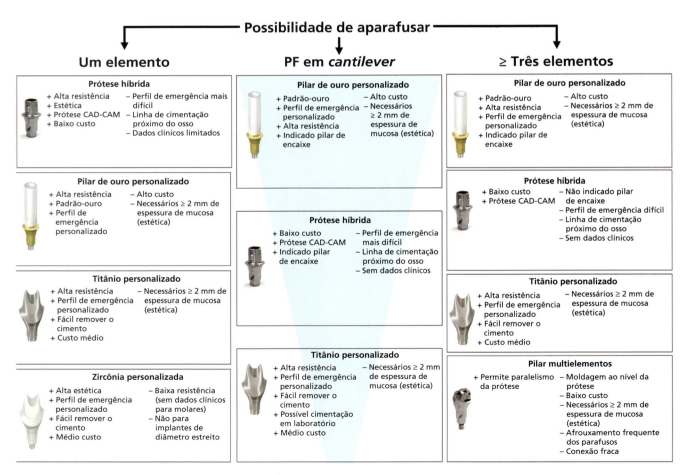

Figura 44.23 Árvore de decisão para prótese aparafusada.

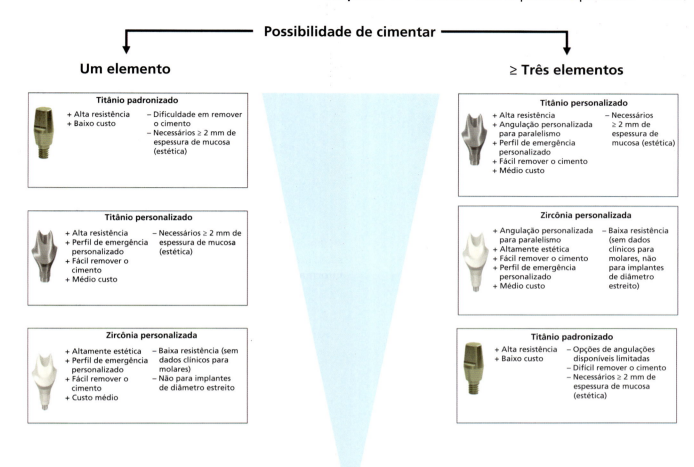

Figura 44.24 Árvore de decisão para prótese cimentada.

um único dente na região do elemento 36. O dente 36 foi extraído em virtude de uma fratura vertical. A paciente era tabagista, menos de 10 cigarros por dia, e era sistemicamente saudável. Depois de se discutir devidamente as vantagens e deficiências relevantes dos implantes com a paciente, escolheu-se um implante padrão de titânio (Figura 44.27).

Tamanho do espaço de dois elementos

Dois implantes
Um homem de 73 anos foi encaminhado por seu dentista clínico geral em virtude de uma fratura vertical do elemento 24 que suportava uma prótese convencional (24 a 26). O paciente era não tabagista, sistemicamente saudável e solicitou uma prótese fixa e estética. Após um exame minucioso e discussão com o paciente sobre as diferentes alternativas de tratamento, além de considerar o bom prognóstico do dente pilar distal, foi decidido substituir o espaço edêntulo de dois elementos por dois implantes unitários (Figura 44.28).

Um implante com um *cantilever*
Uma mulher de 67 anos foi encaminhada por seu periodontista para uma reabilitação protética na região dos elementos 24 a 25. A paciente, originalmente diagnosticada com periodontite grave, demonstrou um alto padrão de autocontrole de placa e todas as lesões nos tecidos periodontais foram tratadas. A paciente desejava aumentar seu conforto mastigatório e por isso houve a necessidade de uma reabilitação protética na região posterior da maxila. Além disso, a paciente, se possível, preferia ter próteses fixas. Depois de se discutir as diferentes alternativas com a paciente, considerando suas expectativas, a morbidade e, principalmente, os custos, optou-se por uma prótese unitária sobre implante com um *cantilever* mesial. A paciente foi informada de que o tratamento com um *cantilever* apresenta um risco maior de complicações técnicas em comparação a dois implantes com duas coroas unitárias sobre implantes (Halg *et al.* 2008) (Figura 44.29).

Tamanho do espaço de múltiplos elementos
(≥ três dentes ausentes a serem substituídos)

Prótese de três elementos
Uma paciente de 65 anos foi encaminhada por seu dentista clínico geral para a confecção de uma prótese fixa na região dos elementos 35 a 37. Em virtude de lesões cariosas extensas e ao mau prognóstico desses dentes, uma prótese fixa dentossuportada não era indicada. Depois de se discutir as diferentes alternativas com a paciente, além de considerar suas expectativas e custos, escolheu-se uma prótese implantossuportada de três elementos (Figura 44.30).

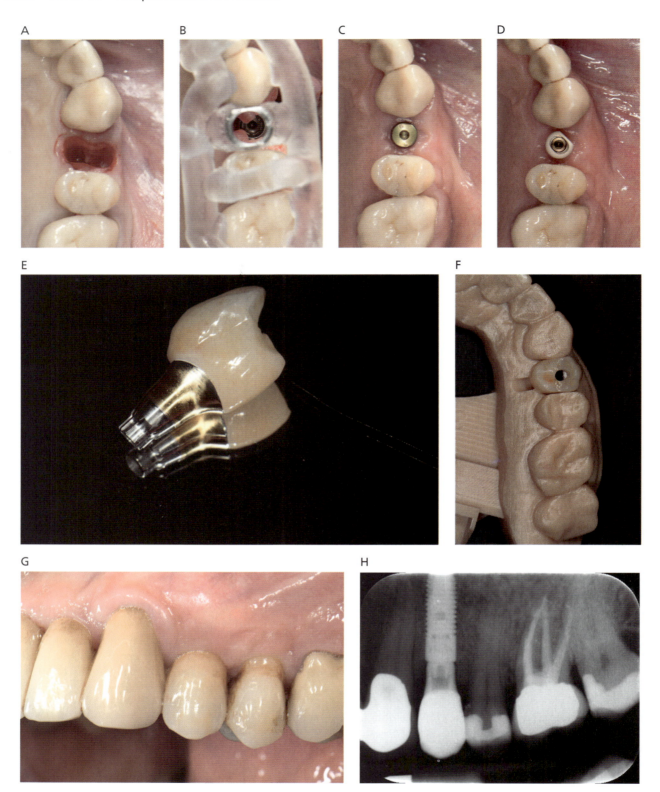

Figura 44.25 **A.** Situação clínica imediatamente após a exodontia do elemento 24. A visão oclusal revela condições favoráveis de tecido mole e duro com placa óssea vestibular intacta. **B.** Instalação do implante usando-se um protocolo de planejamento e instalação de implante assistido por computador (PIIAC). Um guia cirúrgico, impresso em 3D, foi colocado para promover o posicionamento protético do implante. **C.** Cicatrização transmucosa 2 semanas após a instalação do implante com uma mucosa saudável e largura suficiente de tecido queratinizado. **D.** *Scan body* montado no implante servindo como referência digital para a moldagem digital com o uso de um escâner intraoral. **E.** Para a prótese aparafusada sobre implante, foi confeccionado um pilar personalizado de titânio processado por CAD-CAM com uma coroa de zircônia totalmente em cerâmica. A coroa em zircônia foi cimentada ao pilar CAD-CAM de titânio no laboratório de prótese. **F.** Prótese aparafusada ajustada no modelo impresso. **G.** Duas semanas após a instalação da coroa totalmente em cerâmica, mostrando tecidos moles saudáveis e uma quantidade suficiente de tecido queratinizado. **H.** Radiografia periapical revela ótima osseointegração no acompanhamento de 1 ano.

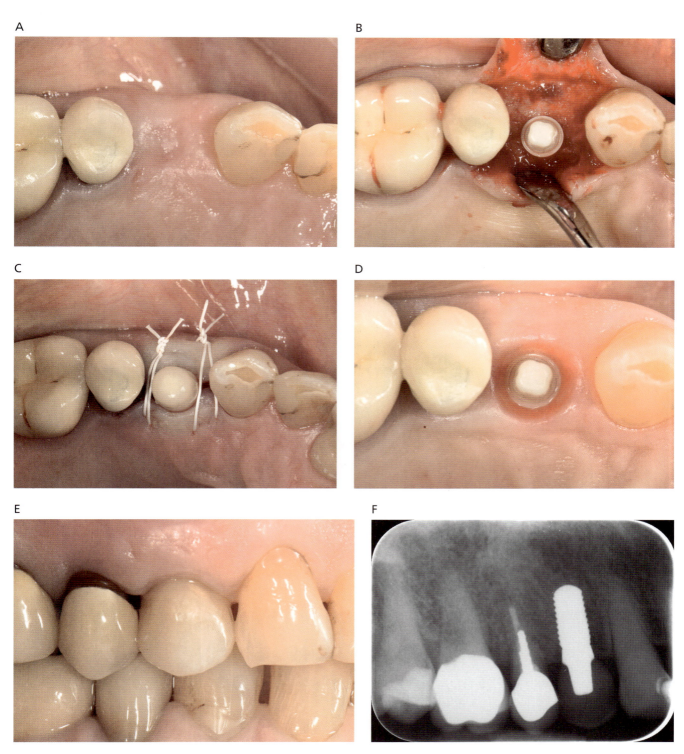

Figura 44.26 A. Espaço edêntulo pré-operatório de um único dente na área do elemento 14, com volume ósseo horizontal e mucosa queratinizada suficientes. **B.** Situação intraoperatória após elevação moderada do retalho e inserção do implante de zircônia de peça única. O ombro do implante foi colocado cerca de 1,5 mm acima da crista óssea. **C.** Um cicatrizador foi colocado no implante de peça única. Posteriormente, o retalho foi adaptado ao redor do colo do implante com duas suturas não reabsorvíveis de politetrafluoretileno expandido (e-PTFE) para cicatrização transmucosa. **D.** Após 3 meses de cicatrização transmucosa, o implante de zircônia é circundado por tecidos peri-implantares saudáveis. Nesse momento, uma moldagem do implante foi realizada para iniciar o tratamento protético. **E.** Coroa sobre implante em zircônia cimentada no acompanhamento de 1 ano com tecidos moles e duros peri-implantares saudáveis e estáveis. **F.** A radiografia periapical revela uma osseointegração ideal do implante de zircônia de peça única com níveis estáveis de osso marginal após 5 anos em função.

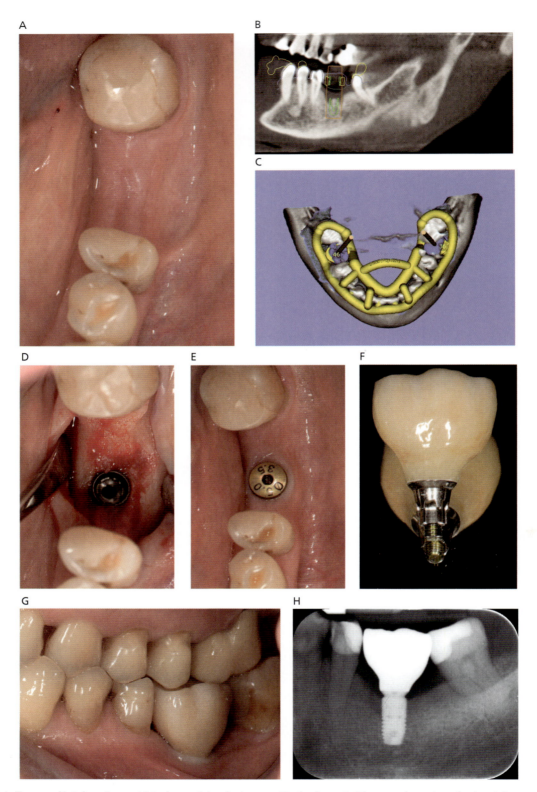

Figura 44.27 **A.** Espaço edêntulo pré-operatório de um único dente na região do elemento 36, com volume ósseo horizontal e mucosa queratinizada suficientes. **B.** Planejamento de implante assistido por computador com base em dados da tomografia de feixe cônico. **C.** Guia cirúrgico 3D baseado na integração da tomografia computadorizada tridimensional e nos dados estereolitográficos obtidos a partir do *mock-up* de diagnóstico. O guia cirúrgico impresso em 3D permite a instalação de um implante com direcionamento protético. **D.** Situação intraoperatória após elevação do retalho e inserção do implante em uma posição protética. **E.** Situação clínica após 3 meses de cicatrização mostrando tecidos peri-implantares saudáveis e mucosa queratinizada suficiente. **F.** Para a reconstrução do implante CAD-CAM aparafusado, foi usado um pilar híbrido de estoque com uma base de titânio. A coroa CAD-CAM feita de zircônia foi cimentada ao pilar híbrido no laboratório de prótese. Alternativamente, e caso seja necessária uma maior translucidez, pode ser fabricada uma coroa monolítica de dissilicato de lítio (LDS) (ver Figura 44.34H). **G.** Coroa totalmente em cerâmica na região do elemento 36, logo após a instalação da coroa, revelando uma zona isquêmica na gengiva marginal. **H.** Radiografia periapical mostrando o implante de titânio com níveis ósseos marginais estáveis no acompanhamento de 1 ano.

Capítulo 44   Próteses Fixas Implantossuportadas   **1141**

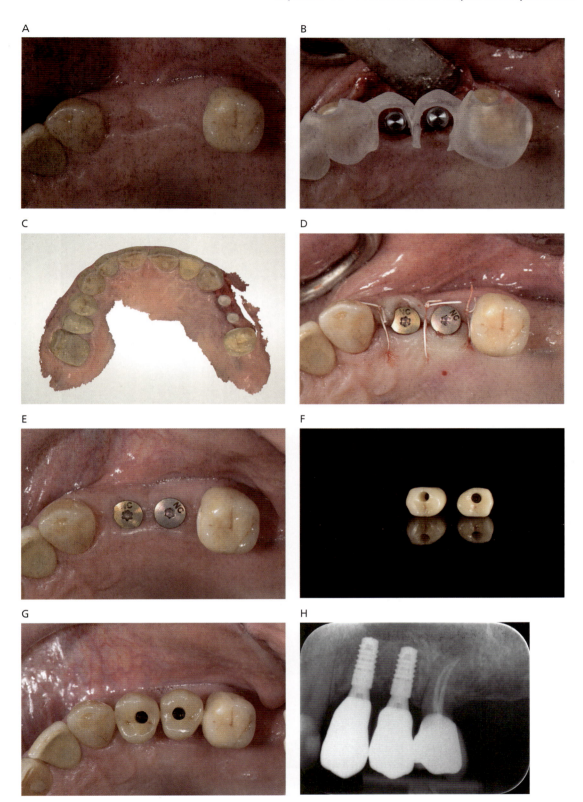

Figura 44.28 **A.** Tamanho do espaço edêntulo pré-operatório de dois elementos na região dos elementos 24 e 25, mostrando volume ósseo horizontal e mucosa queratinizada suficientes. **B.** Situação intraoperatória após elevação do retalho e instalação do implante em uma posição protética. **C.** Moldagem digital feita com um escâner intraoral (IOS, do inglês *intraoral scanner*). Os *scan bodies* foram montados nos implantes servindo como referência digital. **D.** Fechamento do retalho e adaptação ao redor do pilar de cicatrização com duas suturas não reabsorvíveis de politetrafluoroetileno expandido (e-PTFE) para cicatrização transmucosa. **E.** Situação clínica após 4 meses de cicatrização mostrando tecidos peri-implantares saudáveis e mucosa queratinizada suficiente. **F.** Próteses aparafusadas sobre os implantes em CAD-CAM usando um pilar híbrido de estoque com uma base de titânio. As coroas CAD-CAM foram confeccionadas em zircônia monolítica e cimentadas ao pilar híbrido extraoralmente. **G.** Coroas totalmente em cerâmica nas regiões dos elementos 24 e 25, logo após a instalação da coroa. **H.** Radiografia periapical revelando uma osseointegração ideal de ambos os implantes na instalação da coroa.

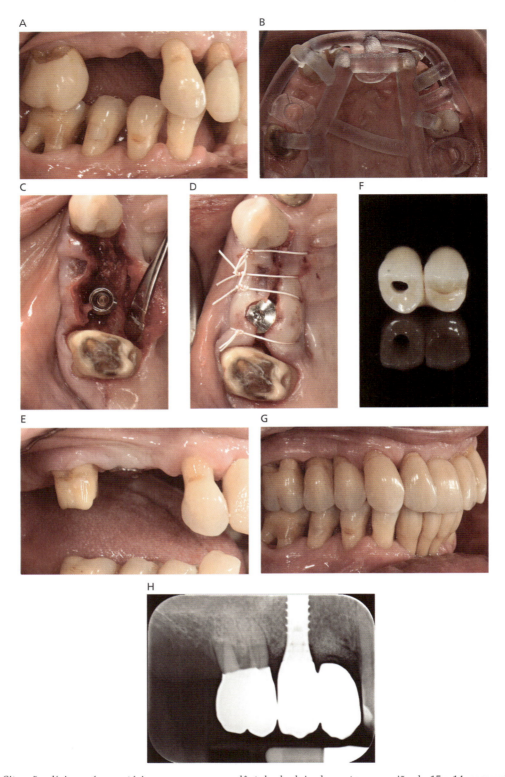

Figura 44.29 A. Situação clínica pré-operatória com um espaço edêntulo de dois elementos na região do 15 e 14, com volume ósseo horizontal e mucosa queratinizada suficientes. **B.** Guia cirúrgico impresso em 3D com base na sobreposição da tomografia computadorizada de feixe cônico e os dados de estereolitografia obtidos a partir do modelo de diagnóstico. **C.** Situação intraoperatória após elevação do retalho e inserção do implante em uma posição protética. Além disso, realizou-se uma osteoplastia para nivelar o rebordo alveolar. **D.** Fechamento do retalho e adaptação ao redor do pilar de cicatrização com duas suturas não reabsorvíveis de politetrafluoretileno expandido (e-PTFE) para cicatrização transmucosa. **E.** Situação clínica após 3 meses de cicatrização exibindo condições saudáveis ao redor do implante, incluindo uma largura suficiente de tecido queratinizado. **F.** Para a coroa aparafusada e o *cantilever* mesial foi escolhida uma prótese em zircônia. A prótese em zircônia foi revestida vestibularmente e, posteriormente, cimentada extraoralmente a um pilar híbrido padrão com uma base de titânio. **G.** Entrega de prótese totalmente em cerâmica, na região do elemento 15, com um *cantilever* mesial, mostrando condições de tecido peri-implantar saudável, com tecido queratinizado suficiente. **H.** Radiografia periapical de prótese implantossuportada com o *cantilever* mesial revelando ótima osseointegração e estabilidade dos níveis ósseos marginais, em 6 meses de acompanhamento.

Capítulo 44 Próteses Fixas Implantossuportadas **1143**

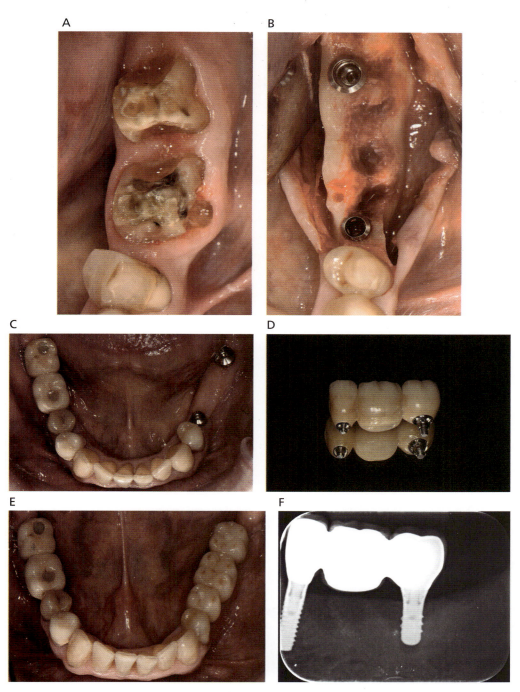

Figura 44.30 **A.** Situação clínica após a remoção de coroas em metalocerâmica e lesões cariosas. As lesões de cárie circundavam os pilares dos dentes naturais e se estendiam para dentro do canal radicular, portanto foi indicada a exodontia dos elementos 36 e 37. **B.** Situação intraoperatória após a instalação de dois implantes, um na região 35 e outro na região 37. Além disso, foi realizada osteoplastia para nivelamento do rebordo alveolar. A exodontia foi realizada 2 meses antes da instalação do implante. **C.** Situação clínica após 3 meses de cicatrização transmucosa mostrando tecidos peri-implantares saudáveis e mucosa queratinizada suficiente. **D.** Prótese aparafusada sobre implante confeccionada em zircônia, cimentada extraoralmente a uma base de titânio. **E.** Prótese implantossuportada de três elementos totalmente em cerâmica após a instalação. **F.** Radiografia periapical da prótese implantossuportada de 3 elementos, no acompanhamento de 6 meses, exibindo níveis ósseos marginais estáveis.

Dois implantes com um cantilever

Uma mulher de 77 anos apresentou-se à clínica odontológica com uma grande área edêntula na região dos elementos 13 a 17. A paciente anteriormente era tabagista, sistemicamente saudável e sua queixa principal era redução do conforto mastigatório. A paciente também desejava melhorar o aspecto estético e, se possível, solicitava reabilitação com prótese fixa. Além disso, ela enfatizou que queria o mínimo possível de cirurgias. Depois de discutidas as diferentes alternativas com a paciente, considerando suas expectativas, custos e, principalmente, a morbidade do tratamento, foram selecionados dois implantes unitários com *cantilever* distal com abordagem sem retalho (Figura 44.31).

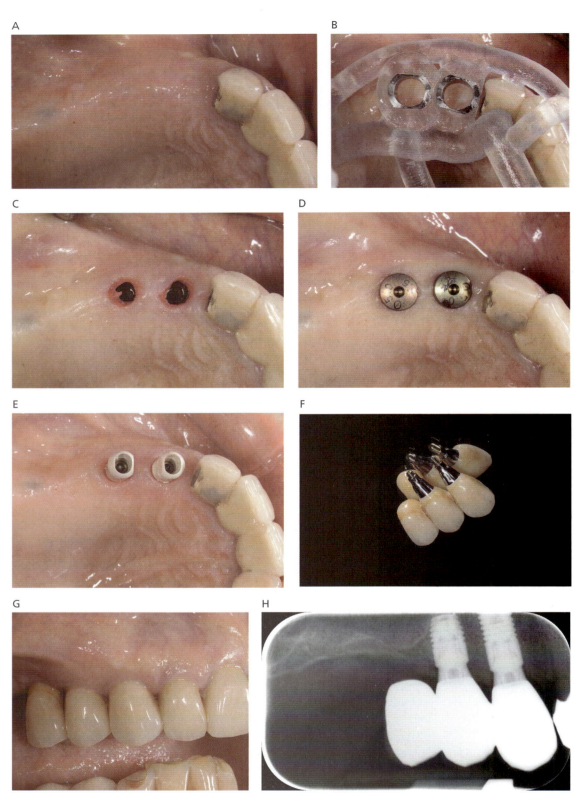

Figura 44.31 **A.** Situação clínica pré-operatória com uma grande área edêntula na região dos elementos 13 a 17 com volume ósseo horizontal e mucosa queratinizada suficientes. **B.** Cirurgia de implante sem retalho usando um protocolo de planejamento e instalação de implante assistido por computador (CAIPP, do inglês *computer-assisted implant planning and placement*). Um guia cirúrgico impresso em 3D foi colocado para promover um posicionamento protético sobre o implante. **C.** Situação clínica após a instalação do implante. **D.** Após a instalação do implante, dois pilares de cicatrização são colocados para cicatrização transmucosa. **E.** Após um período de cicatrização de 3 meses, os *scan bodies* são montados nos implantes para servir como referência digital para a moldagem digital com um escâner intraoral. **F.** Coroas esplintadas sobre implantes confeccionadas em zircônia cimentadas extraoralmente a um pilar de titânio padronizado com base de titânio. **G.** Prótese totalmente em cerâmica após a instalação exibindo tecidos moles peri-implantares saudáveis e estética satisfatória. **H.** Radiografia periapical revelando ótima osseointegração após a instalação da prótese definitiva de três elementos.

Conceitos terapêuticos em locais com quantidade óssea insuficiente

Implantes curtos

Uma mulher de 50 anos apresentou-se à clínica odontológica com um espaço edêntulo de um único dente na região do elemento 16. A paciente era não tabagista e não tinha problemas de saúde subjacentes. A queixa principal era a ausência do elemento 16. A paciente solicitava, se possível, uma prótese fixa sem muitas cirurgias. Considerando as expectativas da paciente, particularmente com relação à morbidade, e após discutir as diferentes alternativas, escolheu-se um implante único curto (Figura 44.32).

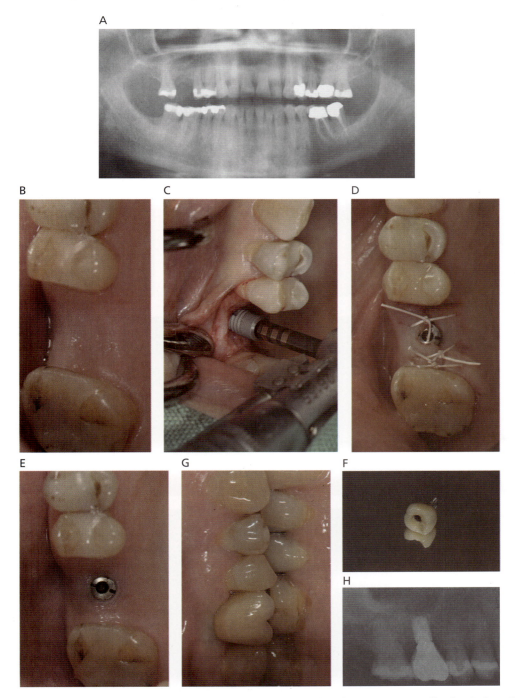

Figura 44.32 A. Avaliação da radiografia panorâmica revelando a proximidade do local do elemento 16 ao assoalho do seio, impedindo a instalação de um implante de comprimento regular sem elevação do assoalho do seio. **B.** Situação clínica pré-operatória do espaço edêntulo de um único dente, com tecido queratinizado suficiente e uma quantidade ideal de espaço para um único implante. **C.** Instalação do implante após a elevação do retalho. **D.** Fechamento do retalho e adaptação ao redor do pilar de cicatrização com suturas não reabsorvíveis de politetrafluoretileno expandido (e-PTFE) para cicatrização transmucosa. **E.** Três meses após a instalação do implante revelando tecidos peri-implantares saudáveis. **F.** Prótese aparafusada com base em uma coroa em metalocerâmica. **G.** Situação clínica logo após a inserção da coroa mostrando uma zona isquêmica na gengiva marginal. **H.** Radiografia periapical no acompanhamento de 6 anos revelando uma ótima osseointegração e estabilidade do nível do osso marginal.

Implantes de diâmetro estreito

Um paciente de 56 anos foi encaminhado pelo ortodontista para substituir um espaço edêntulo de um único dente na região do elemento 45. O ortodontista recomendou distribuir espaços, fechar os diastemas e verticalizar os molares inclinados mesialmente, a fim de se criar espaço suficiente para uma prótese fixa na região do 45. O paciente era sistemicamente saudável e não tabagista. Considerando-se a condição saudável dos dentes adjacentes, a região do local (área pré-molar), as expectativas do paciente e, especialmente, a quantidade limitada de espaço mesiodistal, escolheu-se uma coroa implantossuportada usando IDEs confeccionados em titânio-zircônio (Figura 44.33).

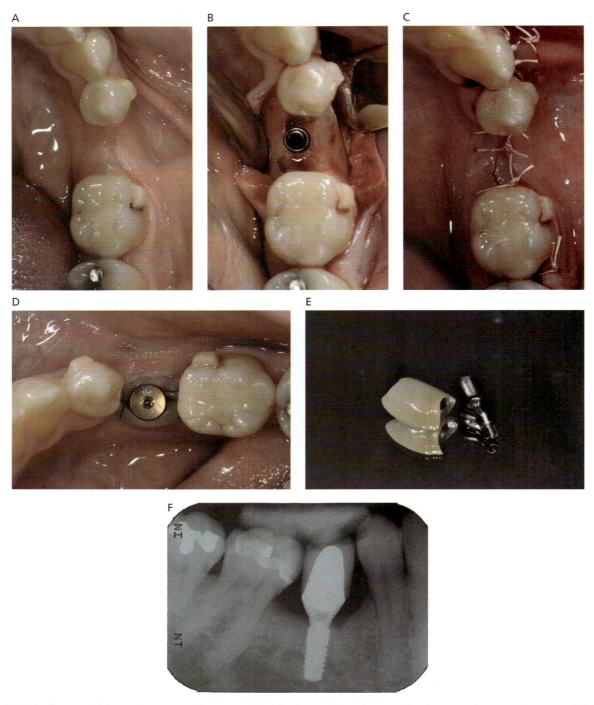

Figura 44.33 A. Situação clínica pré-operatória de espaço edêntulo de um único elemento dentário com dimensão óssea vestibulolingual reduzida e quantidade limitada de espaço mesiodistal. **B.** Situação intraoperatória após elevação do retalho e inserção de um implante de titânio-zircônia de 3,3 mm em uma posição protética. **C.** Fechamento do retalho com suturas de politetrafluoretileno expandido (e-PTFE) para cicatrização submersa. **D.** Conexão do pilar após 3 meses de cicatrização submersa mostrando tecidos peri-implantares saudáveis e mucosa queratinizada suficiente. **E.** Prótese aparafusada confeccionada com uma coroa em metalo-cerâmica. **F.** Radiografia periapical do implante de diâmetro estreito de peça única em acompanhamento de 3 anos, revelando uma osseointegração ideal e estabilidade do nível ósseo marginal.

Procedimentos de elevação do assoalho do seio maxilar

Um paciente de 65 anos foi encaminhado para substituir um espaço edêntulo de um único dente na região do 26. O paciente queria aumentar seu conforto mastigatório e, se possível, preferia ter uma reabilitação em prótese fixa. O paciente era não tabagista e sistemicamente saudável. Considerando-se as expectativas do paciente e a condição saudável dos dentes adjacentes, optou-se por uma prótese fixa sobre implantes. Para examinar a altura e o volume do osso na região do implante, foi indicada uma TCFC. Os resultados da TCFC revelaram altura óssea insuficiente, impedindo uma instalação regular de implante ou uma instalação de implante com pequena elevação do assoalho do seio usando-se a técnica de osteótomo. Portanto, foi escolhida uma elevação do assoalho do seio maxilar na região 26 usando-se a abordagem lateral (Figura 44.34).

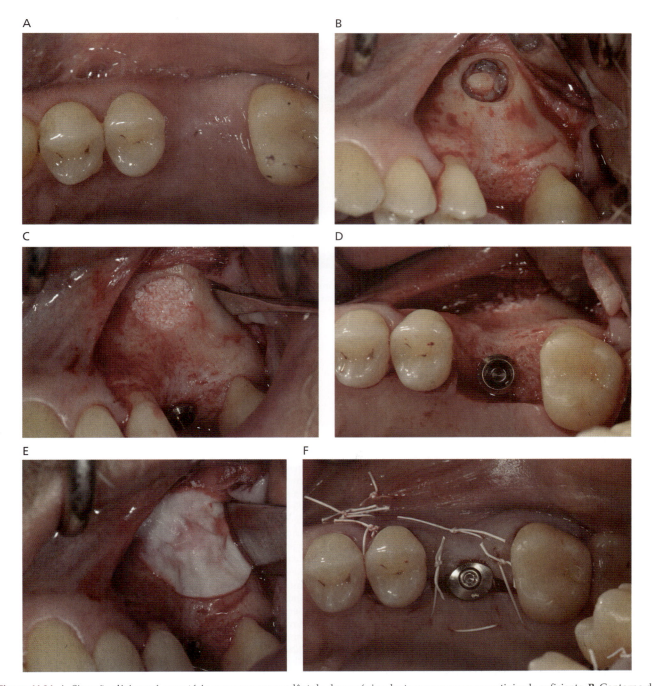

Figura 44.34 **A.** Situação clínica pré-operatória com um espaço edêntulo de um único dente com mucosa queratinizada suficiente. **B.** Contorno da pequena janela lateral revelando o tom azulado da membrana sinusal. **C.** Após a remoção do osso vestibular, a membrana schneideriana foi cuidadosamente elevada para a obtenção de acesso ao assoalho do seio. Em seguida, os implantes foram instalados e, posteriormente, o compartimento do seio foi preenchido com materiais ósseos bovinos desproteinizados. **D.** Situação intraoperatória após elevação do assoalho do seio e inserção de um implante de peça única em uma posição protética. **E.** Janela lateral recoberta por membrana de colágeno reabsorvível. **F.** Fechamento do retalho e adaptação ao redor do pilar de cicatrização com suturas não reabsorvíveis de politetrafluoretileno expandido (e-PTFE) para cicatrização transmucosa (*continua*)

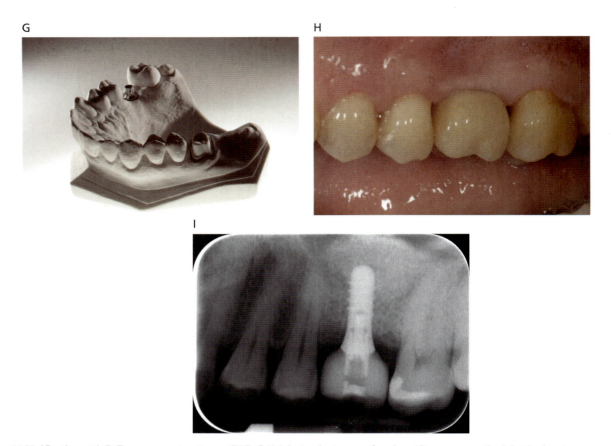

Figura 44.34 (*Continuação*) **G.** Para a reconstrução em CAD-CAM do implante aparafusado, utilizou-se um pilar híbrido de estoque com base de titânio. **H.** Coroa definitiva suportada por implante confeccionada em dissilicato de lítio (LDS) monolítico cimentada extraoralmente ao pilar híbrido. **I.** Radiografia periapical revelando uma osseointegração ideal e uma nova borda inferior do seio maxilar com um volume de enxerto estável, no acompanhamento de 2 anos.

Agradecimentos

Os autores agradecem a colaboração dos Drs. Ásgeir Ásgeirsson, Alexis Ioannidis, Roman Schellenberg, Lukas Stucki e Prisca Walter (Clinic of Reconstructive Dentistry, University of Zurich, Suíça) por sua contribuição clínica e ajuda na preparação dos casos clínicos para este capítulo.

Referências bibliográficas

Agar, J.R., Cameron, S.M., Hughbanks, J.C. & Parker, M.H. (1997). Cement removal from restorations luted to titanium abutments with simulated subgingival margins. *Journal of Prosthetic Dentistry* **78**, 43-47.

Aglietta, M., Iorio Siciliano, V., Blasi, A. et al. (2012). Clinical and radiographic changes at implants supporting single-unit crowns (SCs) and fixed dental prostheses (FDPs) with one cantilever extension. A retrospective study. *Clinical Oral Implants Research* **23**, 550-555.

Aglietta, M., Siciliano, V.I., Zwahlen, M. et al. (2009). A systematic review of the survival and complication rates of implant supported fixed dental prostheses with cantilever extensions after an observation period of at least 5 years. *Clinical Oral Implants Research* **20**, 441-451.

Apaza Alccayhuaman, K.A., Soto-Penaloza, D., Nakajima, Y. et al. (2018). Biological and technical complications of tilted implants in comparison with straight implants supporting fixed dental prostheses. A systematic review and meta-analysis. *Clinical Oral Implants Research* **29 Suppl 18**, 295-308.

Araujo, M.G. & Lindhe, J. (2018). Peri-implant health. *Journal of Clinical Periodontology* **45 Suppl 20**, S230-S236.

Asgeirsson, A.G., Sailer, I., Gamper, F. et al. (2019). Veneered zirconia abutments cemented on non-original titanium bases: 1-year results of a prospective case series. *Clinical Oral Implants Research* **30**, 735-744.

Avila-Ortiz, G., Chambrone, L. & Vignoletti, F. (2019). Effect of alveolar ridge preservation interventions following tooth extraction: a systematic review and meta-analysis. *Journal of Clinical Periodontology* **46 Suppl 21**, 195-223.

Aydemir, C.A. & Arisan, V. (2020). Accuracy of dental implant placement via dynamic navigation or the freehand method: a split-mouth randomized controlled clinical trial. *Clinical Oral Implants Research* **31**, 255-263.

Basler, T., Naenni, N., Schneider, D. et al. (2018). Randomized controlled clinical study assessing two membranes for guided bone regeneration of peri-implant bone defects: 3-year results. *Clinical Oral Implants Research* **29**, 499-507.

Beikler, T. & Flemmig, T.F. (2015). EAO consensus conference: economic evaluation of implant-supported prostheses. *Clinical Oral Implants Research* **26 Suppl 11**, 57-63.

Belser, U.C., Mericske-Stern, R., Bernard, J.P. & Taylor, T.D. (2000). Prosthetic management of the partially dentate patient with fixed implant restorations. *Clinical Oral Implants Research* **11 Suppl 1**, 126-145.

Benic, G.I., Gallucci, G.O., Mokti, M. et al. (2013). Titanium-zirconium narrow-diameter versus titanium regular-diameter implants for anterior and premolar single crowns: 1-year results of a randomized controlled clinical study. *Journal of Clinical Periodontology* **40**, 1052-1061.

Bernard, J.P. & Belser, U. (2002). Twelve years of clinical experience with the ITI Dental Implant System at the University of Geneva. *Journal de Parodontologie et d'Implantogie Orale* **21**, 1-27.

Blanes, R.J., Bernard, J.P., Blanes, Z.M. & Belser, U.C. (2007). A 10-year prospective study of ITI dental implants placed in the posterior region. II: Influence of the crown-to-implant ratio and different prosthetic treatment modalities on crestal bone loss. *Clinical Oral Implants Research* **18**, 707-714.

Bragger, U., Krenander, P. & Lang, N.P. (2005). Economic aspects of single-tooth replacement. *Clinical Oral Implants Research* **16**, 335-341.

Branemark, P.I., Hansson, B.O., Adell, R. *et al.* (1977). Osseointegrated implants in the treatment of the edentulous jaw. Experience from a 10-year period. *Scandinavian Journal of Plastic and Reconstructive Surgery. Supplementum* **16**, 1-132.

Buser, D., Sennerby, L. & De Bruyn, H. (2017). Modern implant dentistry based on osseointegration: 50 years of progress, current trends and open questions. *Periodontology 2000* **73**, 7-21.

Buser, D. Mericske-Stern, R., Bernard, J.P. *et al.* (1997). Long term evaluation of non-submerged ITI implants. Part 1: 8 year life table analysis of a prospective multi-center study with 2359 implants. *Clinical Oral Implants Research* **8**, 161-172.

Chen, S., Ou, Q., Wang, Y. & Lin, X. (2019). Short implants (5-8 mm) vs long implants (>/=10 mm) with augmentation in atrophic posterior jaws: a meta-analysis of randomised controlled trials. *Journal of Oral Rehabilitation* **46**, 1192-1203.

Chiapasco, M. & Casentini, P. (2018). Horizontal bone-augmentation procedures in implant dentistry: prosthetically guided regeneration. *Periodontology 2000* **77**, 213-240.

Chrcanovic, B.R., Albrektsson, T. & Wennerberg, A. (2016). Survival and complications of zygomatic implants: an updated systematic review. *Journal of Oral and Maxillofacial Surgery* **74**, 1949-1964.

Clelland, N., Chaudhry, J., Rashid, R.G. & McGlumphy, E. (2016). Split-mouth comparison of splinted and nonsplinted prostheses on short implants: 3-year results. *International Journal of Oral and Maxillofacial Implants* **31**, 1135-1141.

Cordaro, L., Bosshardt, D.D., Palattella, P. *et al.* (2008). Maxillary sinus grafting with Bio-Oss or Straumann Bone Ceramic: histomorphometric results from a randomized controlled multicenter clinical trial. *Clinical Oral Implants Research* **19**, 796-803.

Cosyn, J., De Lat, L., Seyssens, L. *et al.* (2019). The effectiveness of immediate implant placement for single tooth replacement compared to delayed implant placement: a systematic review and meta-analysis. *Journal of Clinical Periodontology* **46 Suppl 21**, 224-241.

Davo, R. & Pons, O. (2015). 5-year outcome of cross-arch prostheses supported by four immediately loaded zygomatic implants: a prospective case series. *European Journal of Oral Implantology* **8**, 169-174.

de Souza Batista, V.E., Verri, F.R., Lemos, C.A.A. *et al.* (2019). Should the restoration of adjacent implants be splinted or nonsplinted? A systematic review and meta-analysis. *Journal of Prosthetic Dentistry* **121**, 41-51.

Dula, K., Benic, G.I., Bornstein, M. *et al.* (2015). SADMFR guidelines for the use of cone-beam computed tomography/digital volume tomography. *Swiss Dental Journal* **125**, 945-953.

Esposito, M., Buti, J., Barausse, C. *et al.* (2019). Short implants versus longer implants in vertically augmented atrophic mandibles: a systematic review of randomised controlled trials with a 5-year post-loading follow-up. *International Journal of Oral Implantology* **12**, 267-280.

Esposito, M, Hirsch, J.M., Lekholm, U. & Thomsen, P. (1998). Biological factors contributing to failures of osseointegrated oral implants. (I). Success criteria and epidemiology. *European Journal of Oral Sciences* **106**, 527-551.

Fenner, N., Hammerle, C.H., Sailer, I. & Jung, R.E. (2016). Long-term clinical, technical, and esthetic outcomes of all-ceramic vs. titanium abutments on implant supporting single-tooth reconstructions after at least 5 years. *Clinical Oral Implants Research* **27**, 716-723.

Fokas, G., Vaughn, V.M., Scarfe, W.C. & Bornstein, M.M. (2018). Accuracy of linear measurements on CBCT images related to pre-surgical implant treatment planning: a systematic review. *Clinical Oral Implants Research* **29 Suppl 16**, 393-415.

Freitas da Silva, E.V., Dos Santos, D.M., Sonego, M.V. *et al.* (2018). Does the presence of a cantilever influence the survival and success of partial implant-supported dental prostheses? Systematic review and meta-analysis. *International Journal of Oral and Maxillofacial Implants* **33**, 815-823.

Fueki, K. & Baba, K. (2017). Shortened dental arch and prosthetic effect on oral health-related quality of life: a systematic review and meta-analysis. *Journal of Oral Rehabilitation* **44**, 563-572.

Gallucci, G.O., Hamilton, A., Zhou, W., Buser, D. & Chen, S. (2018). Implant placement and loading protocols in partially edentulous patients: a systematic review. *Clinical Oral Implants Research* **29 Suppl 16**, 106-134.

Gamper, F.B., Benic, G.I., Sanz-Martin, I. *et al.* (2017). Randomized controlled clinical trial comparing one-piece and two-piece dental implants supporting fixed and removable dental prostheses: 4- to 6-year observations. *Clinical Oral Implants Research* **28**, 1553-1559.

Ganeles, J., Zollner, A., Jackowski, J. *et al.* (2008). Immediate and early loading of Straumann implants with a chemically modified surface (SLActive) in the posterior mandible and maxilla: 1-year results from a prospective multicenter study. *Clinical Oral Implants Research* **19**, 1119-1128.

Gates, W.D., 3rd, Cooper, L.F., Sanders, A.E., Reside, G.J. & De Kok, I.J. (2014). The effect of implant-supported removable partial dentures on oral health quality of life. *Clinical Oral Implants Research* **25**, 207-213.

Gotfredsen, K. & Walls, A.W. (2007). What dentition assures oral function? *Clinical Oral Implants Research* **18 Suppl 3**, 34-45.

Grossmann, Y., Finger, I.M. & Block, M.S. (2005). Indications for splinting implant restorations. *Journal of Oral and Maxillofacial Surgery* **63**, 1642-1652.

Halg, G.A., Schmid, J. & Hammerle, C.H. (2008). Bone level changes at implants supporting crowns or fixed partial dentures with or without cantilevers. *Clinical Oral Implants Research* **19**, 983-990.

Hammerle, C.H.F., Cordaro, L., Alccayhuaman, K.A.A. *et al.* (2018). Biomechanical aspects: Summary and consensus statements of group 4. The 5(th) EAO Consensus Conference 2018. *Clinical Oral Implants Research* **29 Suppl 18**, 326-331.

Hebel, K.S. & Gajjar, R.C. (1997). Cement-retained versus screw-retained implant restorations: achieving optimal occlusion and esthetics in implant dentistry. *Journal of Prosthetic Dentistry* **77**, 28-35.

Heierle, L., Wolleb, K., Hammerle, C.H. *et al.* (2019). Randomized controlled clinical trial comparing cemented versus screw-retained single crowns on customized zirconia abutments: 3-year results. *International Journal of Prosthodontics* **32**, 174-176.

Ioannidis, A., Gallucci, G.O., Jung, R.E. *et al.* (2015). Titanium-zirconium narrow-diameter versus titanium regular-diameter implants for anterior and premolar single crowns: 3-year results of a randomized controlled clinical study. *Journal of Clinical Periodontology* **42**, 1060-70.

Ioannidis, A., Heierle, L., Hammerle, C.H.F. *et al.* (2019). Prospective randomized controlled clinical study comparing two types of two-piece dental implants supporting fixed reconstructions – results at 5 years of loading. *Clinical Oral Implants Research* **30**, 1126-1133.

Jepsen, S., Schwarz, F., Cordaro, L. *et al.* (2019). Regeneration of alveolar ridge defects. Consensus report of group 4 of the 15th European Workshop on Periodontology on Bone Regeneration. *Journal of Clinical Periodontology* **46 Suppl 21,** 277-286.

Joda, T., Derksen, W., Wittneben, J.G. & Kuehl, S. (2018). Static computer-aided implant surgery (s-CAIS) analysing patient-reported outcome measures (PROMs), economics and surgical complications: a systematic review. *Clinical Oral Implants Research* **29 Suppl 16,** 359-373.

Joda, T., Ferrari, M. & Bragger, U. (2017). Monolithic implant-supported lithium disilicate (LS2) crowns in a complete digital workflow: a prospective clinical trial with a 2-year follow-up. *Clinical Implant Dentistry and Related Research* **19**, 505-511.

Joda, T., Gallucci, G.O., Wismeijer, D. & Zitzmann, N.U. (2019). Augmented and virtual reality in dental medicine: a systematic review. *Computers in Biology and Medicine* **108**, 93-100.

Jung, R.E., Al-Nawas, B., Araujo, M. *et al.* (2018). Group 1 ITI Consensus Report: The influence of implant length and design and medications on clinical and patient-reported outcomes. *Clinical Oral Implants Research* **29 Suppl 16,** 69-77.

1150 Parte 16 Terapia Oclusal e Protética

Jung, R.E., Benic, G.I., Scherrer, D. & Hammerle, C.H. (2015). Cone beam computed tomography evaluation of regenerated buccal bone 5 years after simultaneous implant placement and guided bone regeneration procedures – a randomized, controlled clinical trial. *Clinical Oral Implants Research* **26**, 28-34.

Jung, R.E., Pjetursson, B.E., Glauser, R. *et al.* (2008). A systematic review of the 5-year survival and complication rates of implant-supported single crowns. *Clinical Oral Implants Research* **19**, 119-130.

Jung, R.E., Zembic, A., Pjetursson, B.E., Zwahlen, M. & Thoma, D.S. (2012). Systematic review of the survival rate and the incidence of biological, technical, and aesthetic complications of single crowns on implants reported in longitudinal studies with a mean follow-up of 5 years. *Clinical Oral Implants Research* **23 Suppl 6**, 2-21.

Kayser, A.F. (1981). Shortened dental arches and oral function. *Journal of Oral Rehabilitation* **8**, 457-62.

Kurbad, A. & Kurbad, S. (2013). CAD/CAM-based implant abutments. *International Journal of Computerized Dentistry* **16**, 125-141.

Lang, N.P., Pjetursson, B.E., Tan, K. *et al.* (2004). A systematic review of the survival and complication rates of fixed partial dentures (FPDs) after an observation period of at least 5 years. II. Combined tooth-implant-supported FPDs. *Clinical Oral Implants Research* **15**, 643-653.

Lerner, H., Mouhyi, J., Admakin, O. & Mangano, F. (2020). Artificial intelligence in fixed implant prosthodontics: a retrospective study of 106 implant-supported monolithic zirconia crowns inserted in the posterior jaws of 90 patients. *BMC Oral Health* **20**, 80.

Lima, L.A., Bosshardt, D.D., Chambrone, L., Araujo, M.G. & Lang, N.P. (2019). Excessive occlusal load on chemically modified and moderately rough titanium implants restored with cantilever reconstructions. An experimental study in dogs. *Clinical Oral Implants Research* **30**, 1142-1154.

Lin, W.S. & Eckert, S.E. (2018). Clinical performance of intentionally tilted implants versus axially positioned implants: a systematic review. *Clinical Oral Implants Research* **29 Suppl 16**, 78-105.

Loubele, M., Bogaerts, R., Van Dijck, E. *et al.* (2009). Comparison between effective radiation dose of CBCT and MSCT scanners for dentomaxillofacial applications. *European Journal of Radiology* **71**, 461-468.

Mamalis, A., Markopoulou, K., Kaloumenos, K. & Analitis, A. (2012). Splinting osseointegrated implants and natural teeth in partially edentulous patients: a systematic review of the literature. *Journal of Oral Implantology* **38**, 424-434.

Manola, M., Hussain, F. & Millar, B.J. (2017). Is the shortened dental arch still a satisfactory option? *British Dental Journal* **223**, 108-112.

Marchack, C.B. (1996). A custom titanium abutment for the anterior single-tooth implant. *Journal of Prosthetic Dentistry* **76**, 288-291.

Meijer, H.J.A., Boven, C., Delli, K. & Raghoebar, G.M. (2018). Is there an effect of crown-to-implant ratio on implant treatment outcomes? A systematic review. *Clinical Oral Implants Research* **29 Suppl 18**, 243-252.

Monje, A., Insua, A. & Wang, H.L. (2019). Understanding peri-implantitis as a plaque-associated and site-specific entity: on the local predisposing factors. *Journal of Clinical Medicine* **8**, 279.

Morton, D., Gallucci, G., Lin, W.S. *et al.* (2018). Group 2 ITI Consensus Report: Prosthodontics and implant dentistry. *Clinical Oral Implants Research* **29 Suppl 16**, 215-223.

Muhlemann, S., Kraus, R.D., Hammerle, C.H.F. & Thoma, D.S. (2018). Is the use of digital technologies for the fabrication of implant-supported reconstructions more efficient and/or more effective than conventional techniques: a systematic review. *Clinical Oral Implants Research* **29 Suppl 18**, 184-195.

Naenni, N., Lim, H.C., Papageorgiou, S.N. & Hammerle, C.H.F. (2019). Efficacy of lateral bone augmentation prior to implant placement: a systematic review and meta-analysis. *Journal of Clinical Periodontology* **46 Suppl 21**, 287-306.

Naenni, N., Sahrmann, P., Schmidlin, P.R. *et al.* (2018). Five-year survival of short single-tooth implants (6 mm): a randomized controlled clinical trial. *Journal of Dental Research* **97**, 887-892.

Nicolau, P., Korostoff, J., Ganeles, J. *et al.* (2013). Immediate and early loading of chemically modified implants in posterior jaws: 3-year results from a prospective randomized multicenter study. *Clinical Implant Dentistry and Related Research* **15**, 600-612.

Nisand, D., Picard, N. & Rocchietta, I. (2015). Short implants compared to implants in vertically augmented bone: a systematic review. *Clinical Oral Implants Research* **26 Suppl 11**, 170-179.

Palmer, R.M., Howe, L.C., Palmer, P.J. & Wilson, R. (2012). A prospective clinical trial of single Astra Tech 4.0 or 5.0 diameter implants used to support two-unit cantilever bridges: results after 3 years. *Clinical Oral Implants Research* **23**, 35-40.

Papaspyridakos, P., De Souza, A., Vazouras, K. *et al.* (2018). Survival rates of short dental implants (</=6 mm) compared with implants longer than 6 mm in posterior jaw areas: a meta-analysis. *Clinical Oral Implants Research* **29 Suppl 16**, 8-20.

Pierrisnard, L., Renouard, F., Renault, P. & Barquins, M. (2003). Influence of implant length and bicortical anchorage on implant stress distribution. *Clinical Implant Dentistry and Related Research* **5**, 254-62.

Pjetursson, B.E., Rast, C., Bragger, U. *et al.* (2009). Maxillary sinus floor elevation using the (transalveolar) osteotome technique with or without grafting material. Part I: Implant survival and patients' perception. *Clinical Oral Implants Research* **20**, 667-676.

Pjetursson, B.E., Sailer, I., Makarov, N.A., Zwahlen, M. & Thoma, D.S. (2015). All-ceramic or metal-ceramic tooth-supported fixed dental prostheses (FDPs)? A systematic review of the survival and complication rates. Part II: Multiple-unit FDPs. *Dental Materials* **31**, 624-639.

Pjetursson, B.E., Tan, K., Lang, N.P. *et al.* (2004). A systematic review of the survival and complication rates of fixed partial dentures (FPDs) after an observation period of at least 5 years. *Clinical Oral Implants Research* **15**, 667-676.

Pjetursson, B.E., Tan, W.C., Zwahlen, M. & Lang, N.P. (2008). A systematic review of the success of sinus floor elevation and survival of implants inserted in combination with sinus floor elevation. *Journal of Clinical Periodontology* **35**, 216-240.

Pjetursson, B.E., Thoma, D., Jung, R., Zwahlen, M. 0& Zembic, A. (2012). A systematic review of the survival and complication rates of implant-supported fixed dental prostheses (FDPs) after a mean observation period of at least 5 years. *Clinical Oral Implants Research* **23 Suppl 6**, 22-38.

Pjetursson, B.E., Valente, N.A., Strasding, M. *et al.* (2018). A systematic review of the survival and complication rates of zirconia-ceramic and metal-ceramic single crowns. *Clinical Oral Implants Research* **29 Suppl 16**, 199-214.

Quaranta, A., Piemontese, M., Rappelli, G., Sammartino, G. & Procaccini, M. (2014). Technical and biological complications related to crown to implant ratio: a systematic review. *Implant Dentistry* **23**, 180-187.

Raghoebar, G.M., Onclin, P., Boven, G.C., Vissink, A. & Meijer, H.J.A. (2019). Long-term effectiveness of maxillary sinus floor augmentation: a systematic review and meta-analysis. *Journal of Clinical Periodontology* **46 Suppl 21**, 307-318.

Ravida, A., Barootchi, S., Askar, H. *et al.* (2019). Long-term effectiveness of extra-short (</= 6 mm) dental implants: a systematic review. *International Journal of Oral and Maxillofacial Implants* **34**, 68-84.

Reissmann, D.R., Heydecke, G., Schierz, O. *et al.* (2014). The randomized shortened dental arch study: temporomandibular disorder pain. *Clinical Oral Investigations* **18**, 2159-2169.

Reissmann, D.R., Wolfart, S., John, M.T. *et al.* (2019). Impact of shortened dental arch on oral health-related quality of life over a period of 10 years – a randomized controlled trial. *Journal of Dentistry* **80**, 55-62.

Renouard, F. & Nisand, D. (2006). Impact of implant length and diameter on survival rates. *Clinical Oral Implants Research* **17 Suppl 2**, 35-51.

Rocchietta, I., Fontana, F. & Simion, M. (2008). Clinical outcomes of vertical bone augmentation to enable dental implant placement: a systematic review. *Journal of Clinical Periodontology* **35**, 203-215.

Roccuzzo, A., Jensen, S.S., Worsaae, N. & Gotfredsen, K. (2020). Implant-supported 2-unit cantilevers compared with single crowns on adjacent implants: a comparative retrospective case series. *Journal of Prosthetic Dentistry* **123**, 717-723.

Roehling, S., Schlegel, K.A., Woelfler, H. & Gahlert, M. (2018). Performance and outcome of zirconia dental implants in clinical studies: a meta-analysis. *Clinical Oral Implants Research* **29 Suppl 16**, 135-153.

Sailer, I., Asgeirsson, A.G., Thoma, D.S. *et al.* (2018a). Fracture strength of zirconia implant abutments on narrow diameter implants with internal and external implant abutment connections: a study on the titanium resin base concept. *Clinical Oral Implants Research* **29**, 411-423.

Sailer, I., Balmer, M., Husler, J. *et al.* (2018b). 10-year randomized trial (RCT) of zirconia-ceramic and metal-ceramic fixed dental prostheses. *Journal of Dentistry* **76**, 32-39.

Sailer, I., Muhlemann, S., Zwahlen, M., Hammerle, C.H. & Schneider, D. (2012). Cemented and screw-retained implant reconstructions: a systematic review of the survival and complication rates. *Clinical Oral Implants Research* **23 Suppl 6**, 163-201.

Sailer, I., Strasding, M., Valente, N.A. *et al.* (2018c). A systematic review of the survival and complication rates of zirconia-ceramic and metal-ceramic multiple-unit fixed dental prostheses. *Clinical Oral Implants Research* **29 Suppl 16**, 184-198.

Salvi, G.E., Monje, A. & Tomasi, C. (2018). Long-term biological complications of dental implants placed either in pristine or in augmented sites: a systematic review and meta-analysis. *Clinical Oral Implants Research* **29 Suppl 16**, 294-310.

Sancho-Puchades, M., Crameri, D., Ozcan, M. *et al.* (2017). The influence of the emergence profile on the amount of undetected cement excess after delivery of cement-retained implant reconstructions. *Clinical Oral Implants Research* **28**, 1515-1522.

Schiegnitz, E. & Al-Nawas, B. (2018). Narrow-diameter implants: a systematic review and meta-analysis. *Clinical Oral Implants Research* **29 Suppl 16**, 21-40.

Schneider, D., Sancho-Puchades, M., Benic, G.I., Hammerle, C.H. & Jung, R.E. (2018). A randomized controlled clinical trial comparing conventional and computer-assisted implant planning and placement in partially edentulous patients. Part 1: clinician-related outcome measures. *International Journal of Periodontics and Restorative Dentistry* **38**, s49-s57.

Schneider, D., Sancho-Puchades, M., Mir-Mari, J. *et al.* (2019). A randomized controlled clinical trial comparing conventional and computer-assisted implant planning and placement in partially edentulous patients. Part 4: accuracy of implant placement. *International Journal of Periodontics and Restorative Dentistry* **39**, e111-e122.

Sculean, A., Gruber, R. & Bosshardt, D.D. (2014). Soft tissue wound healing around teeth and dental implants. *Journal of Clinical Periodontology* **41 Suppl 15**, S6-22.

Simeone, P. & Gracis, S. (2015). Eleven-year retrospective survival study of 275 veneered lithium disilicate single crowns. *International Journal of Periodontics and Restorative Dentistry* **35**, 685-694.

Simion, M., Fontana, F., Rasperini, G. & Maiorana, C. (2007). Vertical ridge augmentation by expanded-polytetrafluoroethylene membrane and a combination of intraoral autogenous bone graft and deproteinized anorganic bovine bone (Bio Oss). *Clinical Oral Implants Research* **18**, 620-629.

Storelli, S., Del Fabbro, M., Scanferla, M., Palandrani, G. & Romeo, E. (2018). Implant supported cantilevered fixed dental rehabilitations in partially edentulous patients: systematic review of the literature. Part I. *Clinical Oral Implants Research* **29 Suppl 18**, 253-274.

Tahmaseb, A., Wu, V., Wismeijer, D., Coucke, W. & Evans, C. (2018). The accuracy of static computer-aided implant surgery: a systematic review and meta-analysis. *Clinical Oral Implants Research* **29 Suppl 16**, 416-435.

Tan, W.C., Lang, N.P., Zwahlen, M. & Pjetursson, B.E. (2008). A systematic review of the success of sinus floor elevation and survival of implants inserted in combination with sinus floor elevation. Part II: transalveolar technique. *Journal of Clinical Periodontology* **35**, 241-254.

Thoma, D.S., Bienz, S.P., Figuero, E., Jung, R.E. & Sanz-Martin, I. (2019). Efficacy of lateral bone augmentation performed simultaneously with dental implant placement: a systematic review and meta-analysis. *Journal of Clinical Periodontology* **46 Suppl 21**, 257-276.

Thoma, D.S., Haas, R., Sporniak-Tutak, K. *et al.* (2018). Randomized controlled multicentre study comparing short dental implants (6 mm) versus longer dental implants (11-15 mm) in combination with sinus floor elevation procedures: 5-year data. *Journal of Clinical Periodontology* **45**, 1465-1474.

Thoma, D.S., Sailer, I., Ioannidis, A. *et al.* (2017). A systematic review of the survival and complication rates of resin-bonded fixed dental prostheses after a mean observation period of at least 5 years. *Clinical Oral Implants Research* **28**, 1421-1432.

Thoma, D.S., Zeltner, M., Husler, J., Hammerle, C.H. & Jung, R.E. (2015). EAO Supplement Working Group 4 – EAO CC 2015 Short implants versus sinus lifting with longer implants to restore the posterior maxilla: a systematic review. *Clinical Oral Implants Research* **26 Suppl 11**, 154-169.

Tolentino da Rosa de Souza, P., Binhame Albini Martini, M. & Reis Azevedo-Alanis, L. (2018). Do short implants have similar survival rates compared to standard implants in posterior single crown?: a systematic review and meta-analysis. *Clinical Implant Dentistry and Related Research* **20**, 890-901.

Torrecillas-Martinez, L., Monje, A., Lin, G.H. *et al.* (2014). Effect of cantilevers for implant-supported prostheses on marginal bone loss and prosthetic complications: systematic review and meta-analysis. *International Journal of Oral and Maxillofacial Implants* **29**, 1315-1321.

Tyndall, D.A., Price, J.B., Tetradis, S. *et al.* (2012). Position statement of the American Academy of Oral and Maxillofacial Radiology on selection criteria for the use of radiology in dental implantology with emphasis on cone beam computed tomography. *Oral Surgery, Oral Medicine, Oral Pathology and Oral Radiology* **113**, 817-826.

Urban, I.A., Montero, E., Monje, A. & Sanz-Sanchez, I. (2019). Effectiveness of vertical ridge augmentation interventions: a systematic review and meta-analysis. *Journal of Clinical Periodontology* **46 Suppl 21**, 319-339.

Van Nimwegen, W.G., Raghoebar, G.M., Tymstra, N., Vissink, A. & Meijer, H.J.A. (2017). How to treat two adjacent missing teeth with dental implants. A systematic review on single implant-supported two-unit cantilever FDP's and results of a 5-year prospective comparative study in the aesthetic zone. *Journal of Oral Rehabilitation* **44**, 461-471.

von Stein-Lausnitz, M., Nickenig, H.J., Wolfart, S. *et al.* (2019). Survival rates and complication behaviour of tooth implant-supported, fixed dental prostheses: a systematic review and meta-analysis. *Journal of Dentistry* **88**, 103167.

Walter, M.H., Dreyhaupt, J., Mundt, T. *et al.* (2020). Periodontal health in shortened dental arches: a 10-year RCT. *Journal of Prosthodontic Research* **64**, 498-505.

Wennstrom, J., Zurdo, J., Karlsson, S. *et al.* (2004). Bone level change at implant-supported fixed partial dentures with and without cantilever extension after 5 years in function. *Journal of Clinical Periodontology* **31**, 1077-1083.

Wismeijer, D., Joda, T., Flugge, T. *et al.* (2018). Group 5 ITI Consensus Report: Digital technologies. *Clinical Oral Implants Research* **29 Suppl 16**, 436-442.

Wittneben, J.G., Gavric, J., Belser, U.C. *et al.* (2017a). Esthetic and clinical performance of implant-supported all-ceramic crowns made with prefabricated or CAD/CAM zirconia abutments: a randomized, multicenter clinical trial. *Journal of Dental Research* **96**, 163-170.

Wittneben, J.G., Joda, T., Weber, H.P. & Bragger, U. (2017b). Screw retained vs. cement retained implant-supported fixed dental prosthesis. *Periodontology 2000* **73**, 141-151.

Wittneben, J.G., Millen, C. & Bragger, U. (2014). Clinical performance of screw- versus cement-retained fixed implant-supported reconstructions – a systematic review. *International Journal of Oral and Maxillofacial Implants* **29 Suppl**, 84-98.

Zarauz, C., Pitta, J., Pradies, G. & Sailer, I. (2020). Clinical recommendations for implant abutment selection for single-implant reconstructions: customized vs standardized ceramic and metallic solutions. *International Journal of Periodontics and Restorative Dentistry* **40**, 31-37.

Zhang, Y., Chow, L., Siu, A. *et al.* (2019). Patient-reported outcome measures (PROMs) and maintenance events in 2-implant-supported mandibular overdenture patients: a 5-year prospective study. *Clinical Oral Implants Research* **30**, 261-276.

Capítulo 45

Implantes em Áreas de Prioridade Estética

Rino Burkhardt,[1,2] Franz J. Strauss[2,3] e Ronald E. Jung[2]

[1]Faculty of Dentistry, The University of Hong Kong, Hong Kong SAR, China
[2]Clinic of Reconstructive Dentistry, University of Zurich, Zurich, Switzerland
[3]Department of Conservative Dentistry, Faculty of Dentistry, University of Chile, Santiago, Chile

Introdução, 1152

Segurança do paciente em primeiro lugar: como proteger pacientes de danos evitáveis?, 1153

    Compreendendo os benefícios e malefícios dos tratamentos com implantes, 1153

    Lacuna entre evidência científica e o que acontece, 1155

    Comunicação transparente do risco e programas de tomada de decisão compartilhada, 1158

Diagnóstico pré-operatório, 1159

    Mensurações clínicas, 1159

    Diagnóstico guiado por imagem, 1160

    Visualização de resultados prospectivos para diagnósticos e informações do paciente, 1160

Avaliação de risco pré-operatório, 1161

    Avaliação de tratamentos alternativos e *checklists*, 1161

    Fatores de risco relacionados com o cirurgião, 1163

Próteses provisórias e tempo da sequência de tratamento, 1164

    Da exodontia à instalação do implante, 1164

    Na instalação do implante com provisionalização imediata, 1166

    Da instalação do implante à conexão do pilar, 1166

    Da conexão do pilar à instalação da coroa/prótese definitiva, 1167

    Novas técnicas de confecção (CAD-CAM e impressão 3D), 1168

Considerações cirúrgicas sobre implantes na área de prioridade estética, 1169

    Aspectos cirúrgicos para cicatrização de feridas sem intercorrência, 1169

    Incisões e desenhos de retalhos, 1170

Conceitos clínicos para substituição de um único dente perdido, 1172

    Locais com deficiência tecidual ausentes ou menores, 1172

    Locais com deficiências teciduais extensas, 1173

Conceitos clínicos para substituição de múltiplos dentes ausentes, 1177

    Locais com deficiências teciduais menores, 1178

    Locais com deficiências teciduais graves, 1179

Reconstrução protética na área de prioridade estética, 1179

    Processo de tomada de decisão: pilares padronizados *versus* personalizados, 1179

    Processo de tomada de decisão: prótese em cerâmica pura *versus* metalocerâmica, 1183

Resultados estéticos adversos, 1185

    Origem, causas e prevalência de resultados estéticos adversos, 1185

    Achados clínicos e classificação dos resultados adversos estéticos, 1185

    Estratégias para retratamento de resultados estéticos adversos e resultados clínicos, 1186

Considerações finais e perspectivas, 1187

Agradecimentos, 1187

Introdução

Atualmente, na odontologia reabilitadora moderna, ninguém duvidaria da importância da estética como variável de resultado primário na reabilitação protética de dentes perdidos. A perda de um ou mais dentes em uma área de prioridade estética pode prejudicar a aparência estética do paciente e, portanto, qualquer modalidade de tratamento para reconstrução dos tecidos perdidos deve abordar resultados funcionais e estéticos.

Na última década houve muitas publicações sobre os resultados estéticos promissores de reabilitações protéticas implantossuportadas (Belser *et al.* 2009; Chen & Buser 2014; Hartlev *et al.* 2014; Slagter *et al.* 2014). Além disso, foram descritos os principais fatores etiológicos para resultados adversos (Hammerle & Tarnow 2018). Apesar dos esforços científicos para esclarecer os aspectos causadores das falhas estéticas, dos muitos congressos e cursos com foco em estética e implantes, e publicações voltadas para a educação dos clínicos, resultados estéticos alterados, ainda ocorrem após instalação de próteses implantossuportadas na região anterossuperior, com e sem alegações de negligência (Bordonaba-Leiva *et al.* 2019).

Como este capítulo pode contribuir para reduzir os erros no planejamento do tratamento e na execução clínica para que o desempenho e a consistência sejam aprimorados? A resposta é complexa, e parece ingênuo acreditar que apenas resumir as evidências científicas disponíveis na área temática específica seja suficiente para alcançar os objetivos mencionados. O capítulo da edição anterior deste livro sobre próteses sobre implantes na área de prioridade estética foi escrito com base nos princípios da odontologia baseada em evidências (OBE) e os artigos citados foram rigorosamente selecionados. No entanto, apesar dos benefícios consideráveis da OBE, percebeu-se, desde então, que também houve consequências não intencionais com impacto adverso nos cuidados de saúde em geral e nos cuidados individuais do paciente em particular (Greenhalgh *et al.* 2014).

A implantodontia é uma parte dos cuidados de saúde bucal influenciada por várias organizações interconectadas, como indústrias relacionadas com a saúde bucal, autoridades em saúde, universidades, organizações políticas e outras. Não há dúvida de que as complexas interações entre esses atores, com interesses individuais, afetam a qualidade das evidências que informam os cuidados em saúde centrados na pessoa. Discutida pela primeira vez em meados da década de 1990, a medicina baseada em evidências (MBE) tornou-se central para a pesquisa, o ensino, a escrita e o gerenciamento administrativo na maioria das especialidades médicas e foi descrita como "um novo paradigma para a prática clínica". Tornou-se rapidamente uma comunidade intelectual enérgica, comprometida em tornar a prática clínica mais científica e empiricamente fundamentada e, assim, alcançar cuidados mais seguros, consistentes e com melhor relação custo-benefício (Pope 2003).

O primeiro problema é que a "marca de qualidade" baseada em evidências foi mal utilizada e distorcida por interesses escusos (Greenhalgh *et al.* 2014). Em particular, as indústrias de dispositivos médicos e produtos biomédicos definem cada vez mais a agenda da pesquisa (Popelut *et al.* 2010; Probst *et al.* 2016). Em segundo lugar, muitos dentistas não aprenderam como interpretar e usar evidências científicas em sua prática diária e como amalgamá-las com sua experiência clínica e *expertise* como base para boas decisões clínicas para cada paciente. Mesmo que existam evidências, muitas vezes pacientes e médicos agem de acordo com seus papéis sociais e não com base em evidências. E, por último, mas não menos importante, para muitos problemas clínicos, simplesmente não há evidências suficientes disponíveis relacionadas com a prática.

O fato de que as próteses implantossuportadas podem dar resultados esteticamente atraentes é documentado por muitos casos em revistas odontológicas e em congressos de implantodontia. No entanto, a eficácia do tratamento e a qualidade das decisões tomadas pelo clínico não podem ser determinadas a partir do desfecho. Com muita frequência, assumimos que uma decisão que levou a um bom resultado clínico foi uma boa decisão. Raramente revisamos se o prognóstico inicial estava correto.

O objetivo deste capítulo é fornecer aos clínicos interessados uma visão geral do conhecimento atual na especialidade, para apoiá-los na tomada de decisões clínicas e, assim, ajudá-los a melhorar o desempenho e reduzir os erros. Esses objetivos não podem ser alcançados simplesmente resumindo a literatura baseada em evidências sobre implantodontia e áreas relacionadas. Muitas questões importantes permaneceriam sem resposta usando essa abordagem.

A sala de cirurgia é um ambiente extremamente complexo que requer interação considerável entre vários membros da equipe (Undre *et al.* 2007). Uma série de habilidades não técnicas é exigida de um cirurgião, o que influencia a qualidade dos resultados cirúrgicos. Embora a importância das habilidades não técnicas esteja sendo cada vez mais reconhecida, atualmente há pouca integração de seu ensino e avaliação com o treinamento de habilidades técnicas. Para atender a esses requisitos, revisamos este capítulo considerando as habilidades técnicas e não técnicas, sendo essas últimas compostas por habilidades cognitivas (tomada de decisão) e habilidades sociais (comunicação, liderança e trabalho em equipe) e os fatores de recursos pessoais (traços de personalidade, capacidade de lidar com o estresse psicológico).

As próteses sobre implantes na área de prioridade estética desenvolveram-se e ampliaram-se consideravelmente nos últimos anos. Já se passaram mais de 20 anos desde que este capítulo apareceu pela primeira vez; foi amplamente revisado para incluir uma seção sobre habilidades não técnicas, uma análise dos mecanismos de tomada de decisão clínica e uma avaliação da clínica como fator de risco para falhas estéticas de implantes. Com referência à tomada de decisão compartilhada em implantodontia, examinamos a relação entre pacientes e profissionais da saúde, vista como uma das relações interpessoais mais complexas, e tentamos identificar formas de implementar a tomada de decisão compartilhada na prática diária, a fim de se evitar expectativas irrealistas por pacientes.

As seções sobre diagnóstico e avaliação de risco foram atualizadas. Foi incluída uma descrição das novas tecnologias digitais disponíveis e *softwares* para planejamento e visualização de resultados protéticos prospectivos.

As principais seções clínicas que descrevem os conceitos cirúrgicos e protéticos foram reduzidas, atualizadas e ilustradas com novos casos clínicos. Uma nova seção sobre a instalação imediata do implante foi adicionada, incluindo uma discussão sobre os riscos e benefícios dessa modalidade de tratamento.

A seção final, que descreve as estratégias de retratamento das falhas estéticas, foi completamente revisada, com base no conhecimento recentemente disponível e nas descobertas científicas.

Segurança do paciente em primeiro lugar: como proteger pacientes de danos evitáveis?

Compreendendo os benefícios e malefícios dos tratamentos com implantes

Na implantodontia e em muitas outras especialidades cirúrgicas, a segurança do paciente e a responsabilidade profissional são grandes preocupações em todo o mundo. Com base

1154 Parte 16 Terapia Oclusal e Protética

nos resultados do *Harvard Medical Practice Studies* (Brennan *et al.* 1991; Leape *et al.* 1991), incluindo 30.121 revisões de registros selecionados aleatoriamente de 51 hospitais, o US Institute of Medicine (IOM) publicou um relatório histórico, intitulado *To Err is Human: Building a Safer Health System* (Kohn *et al.* 2000). O relatório concluiu que os eventos adversos de fato ocorrem, causando uma quantidade substancial de prejuízo aos pacientes. Dependendo da especialidade, a prevalência de eventos adversos variou substancialmente, sendo maior para cirurgias que requerem habilidades motoras finas. É claro que eventos adversos não indicam necessariamente atendimento de baixa qualidade; nem sua ausência indica necessariamente cuidados de boa qualidade. Mas, curiosamente, a maioria dos eventos adversos resultou de cuidados abaixo do padrão e, independentemente da especialidade médica, em todas as categorias, a negligência foi o principal fator causador. Com relação ao tipo de erro, os erros de desempenho foram os mais elevados, com 46,4%, seguidos pelos erros de prevenção (26,0%), erros de diagnóstico (17,5%) e erros de tratamento medicamentoso (10,1%).

O relatório trouxe as questões de erro médico e segurança do paciente para o primeiro plano de preocupação internacional e, ao descrever que os erros não eram raros ou isolados, a Organização Mundial da Saúde (OMS) adotou uma resolução que dizia ser urgente que membros prestassem a maior atenção possível ao problema da segurança do paciente e os sistemas de monitoramento (WHO 2002).

Uma avaliação interina, publicada pela *Harvard Medical Practice Studies* (Leape *et al.* 2009), 8 anos após o relatório do IOM, concluiu que os esforços para melhorar a segurança do paciente foram insuficientes e o progresso em direção à melhoria foi frustrantemente lento. Eles alegaram que a educação médica deveria ser reestruturada para reduzir seu foco quase exclusivo na aquisição de fatos científicos e clínicos e enfatizar o desenvolvimento de habilidades, comportamentos e atitudes necessárias aos clínicos em exercício. Estes incluem a capacidade de gerenciar informações, compreensão dos conceitos básicos de interação humana, segurança do paciente e qualidade dos cuidados em saúde.

Um relatório de progresso foi publicado por Gandhi *et al.* (2018), documentando que algumas lacunas existentes poderiam ser fechadas. Volumes crescentes de dados e informações são coletados de pesquisas de experiência do paciente no nível de serviço ou no nível clínico, e evidências convincentes confirmam que o compartilhamento de dados, sucessos e falhas pode acelerar significativamente o aprendizado e a melhoria (Lee 2017). No entanto, o relatório também enfatizou os muitos desafios restantes. Ainda há falta de transparência entre pacientes e clínicos com relação à comunicação antes do tratamento e após os eventos adversos (McGaffigan *et al.* 2017; Wu *et al.* 2017), e evidências atuais documentam que a prevalência e a gravidade dos erros de tratamento não dependem principalmente da complexidade dos problemas médicos, mas sim dos erros de diagnóstico e desempenhos inadequados dos clínicos (Graber 2013).

Ao considerar os tratamentos com implantes na área de prioridade estética, quase todos os procedimentos são eventos cirúrgicos não urgentes agendados. Uma revisão das alegações de negligência em cirurgia oral e maxilofacial confirmou que 95% dos pacientes foram tratados com implantes como intervenções eletivas (Bordonaba-Leiva *et al.* 2019). Como a maioria dos casos não envolveu uma emergência médica, é surpreendente que os eventos reclamados com mais frequência em cirurgia oral e maxilofacial (30,5% do total de reclamações) tenham sido falhas dos implantes e doenças. Além disso, um risco muito maior de alegações de negligência foi encontrado quando os implantes tiveram que ser colocados na região anterior da maxila, onde a percepção estética do paciente tem maior impacto.

Quando as instalações de implantes associadas a um componente estético levam a um maior risco de desapontamento dos pacientes, em comparação às próteses sobre implantes na região posterior, problemas de comunicação entre o clínico e o paciente podem ser a causa, este último tendo expectativas muito altas com relação à aparência estética da prótese implantossuportada. Por outro lado, considerando que a maioria dos erros técnicos envolve cirurgiões totalmente treinados e experientes, operando dentro da sua área de especialização e em operações de rotina (Regenbogen *et al.* 2007), a origem causadora dos eventos adversos pode ser baseada no excesso de confiança do clínico, subestimando a sensibilidade técnica do procedimento cirúrgico (Berner & Graber 2008). Seja qual for a causa, é valioso examinar por que ocorrem erros de tratamento estético e como eles podem ser evitados.

O paciente

Cuidados eficientes em saúde requerem clínicos e pacientes informados. Após os clínicos e amigos, os meios de comunicação como a televisão, as revistas ou os jornais são as fontes de informação em saúde mais consultadas, nos países europeus. Em uma pesquisa recente, 43% afirmaram que confiam em reportagens de TV com frequência. No entanto, quando se trata de entender os benefícios do tratamento, os pacientes que confiam mais em TV, rádio, revistas ou jornais diários não são mais bem informados do que aqueles que não consomem informações da mídia (Gigerenzer *et al.* 2009).

Nos últimos anos, estudos sobre qualidade e precisão das informações médicas e de saúde disponíveis na internet ou em folhetos mostraram que muitas fontes fornecem informações inadequadas (Muhlhauser & Oser 2008). Na implantodontia, uma das principais causas de comunicação de risco não transparente é um conflito de interesses com relação às comunicações de estatísticas em saúde (Edelmayer *et al.* 2016). *Sites* e folhetos sobre implantes orais, ilustrados com imagens decorativas, concentram-se na descrição do tratamento e nas vantagens, com menos informações sobre riscos de complicações, resultados estéticos adversos e desvantagens (Ali *et al.* 2014; Barber *et al.* 2015). Além disso, um aspecto fundamental da informação para o paciente é a importância de conscientizá-los sobre as diferentes alternativas de tratamento para a ausência de um ou vários dentes na área de prioridade estética (Edelmayer *et al.* 2016). Como cada disciplina e especialidade em cuidados em saúde traz sua própria perspectiva para tratamento e gestão, descrita como viés de especialidade (Seshia *et al.* 2014), as evidências atuais confirmam uma omissão na transferência de informações entre clínicos e pacientes, com relação às opções alternativas de tratamento (Sherman *et al.* 2013).

Nos cuidados em saúde, o enquadramento da informação em não transparente parece ser a regra e não a exceção, razão pela qual os pacientes têm dificuldade em encontrar informação fidedigna. O problema é agravado quando os benefícios e malefícios das opções de tratamento precisam ser avaliados (Gaissmaier & Gigerenzer 2011). Para tomar decisões de saúde informadas, os pacientes precisam entender que, em primeiro lugar, não existe certeza. O termo "ilusão de certeza" refere-se a uma necessidade emocional de certeza quando ela não existe. Isso vale tanto para os pacientes quanto para os clínicos. No entanto, embora os profissionais da saúde possam não ter certeza sobre a probabilidade de efeitos colaterais negativos de um determinado tratamento, estudos indicam que eles raramente comunicam as incertezas sobre os riscos e benefícios dos tratamentos aos pacientes (Braddock *et al.* 1999). Isso pode ser consequência de um conflito de interesses para o clínico – e os conflitos de interesses econômicos não são a única fonte de conflitos de interesses para os clínicos – ou causados pelo fato de que os resultados dos estudos não foram corretamente compreendidos pelo profissional de saúde.

O clínico

Gaissmaier e Gigerenzer (2011) sugeriram três competências básicas para profissionais de saúde no século XXI. A primeira é a alfabetização em saúde, incluindo conhecimentos básicos sobre doenças, diagnóstico, prevenção e tratamento, bem como as formas de adquirir conhecimento confiável na educação continuada. A OMS reconheceu que as competências e habilidades sociais são componentes adicionais essenciais e definiu a alfabetização em saúde como "habilidades cognitivas e sociais que determinam a motivação e a capacidade dos indivíduos em obter acesso, compreender e usar informações de maneira a promover e manter boa saúde (bucal)" (Sorensen *et al.* 2012). O chamado letramento crítico em saúde se origina desse novo conceito e contém competências que aumentam a autonomia do consumidor (clínico e paciente), combinando medicina ou odontologia baseada em evidências, cuidados em saúde baseados em evidências e letramento em saúde (Steckelberg *et al.* 2009; Steckelberg *et al.* 2009). Pessoas alfabetizadas em saúde são capazes de solicitar informações que faltam e questionar a fonte do conhecimento e seu viés. Eles ficam desconfiados quando um folheto especifica o benefício de, por exemplo, prótese sobre implante na região anterossuperior, mas esquece de listar possíveis danos ou os méritos de rotas alternativas de ação.

A segunda competência sugerida é a alfabetização do sistema de saúde, importante não apenas para os clínicos,

para auxiliar na tomada de decisões informadas sobre o tratamento, mas para todos os cidadãos. Para saber qual tratamento médico será melhor em cada caso individual, os clínicos devem estar cientes da organização do sistema e dos incentivos dentro dele, como, por exemplo, acordos coletivos ou priorização da política de um sistema de prevenção. A inclusão de próteses sobre implantes no espectro de serviços de seguros de saúde obrigatórios, ou as variações específicas de cada país na qualidade e no número de escolas de odontologia, que podem produzir um excesso de profissionais, ilustram a importância do conhecimento sobre a interconexão dos sistemas de saúde e seus efeitos sobre a qualidade dos cuidados em saúde.

A terceira competência refere-se à alfabetização em estatística, ou seja, um entendimento básico sobre informações numéricas para compreender os benefícios e malefícios das opções de tratamento e entender os resultados dos testes (Figura 45.1). É comumente assumido que apenas os pacientes têm problemas com as estatísticas em saúde. No entanto, os próprios clínicos podem não entender as evidências médicas (Reyna & Brainerd 2007; Smith 2011). Vários estudos que investigam a alfabetização em estatística de clínicos, em diferentes especialidades, mostraram que a maioria não entende estatística em saúde (Hoffrage *et al.* 2000; Welch *et al.* 2000; Young *et al.* 2002; Muhlhauser *et al.* 2006; Gigerenzer *et al.* 2007; Wegwarth *et al.* 2011). Essa falta de alfabetização em estatística torna os clínicos dependentes de informações tendenciosas contidas em revistas especializadas, de baixa qualidade ou educação continuada organizada pela indústria.

Para entender os benefícios e malefícios das próteses sobre implantes na área de prioridade estética, é crucial entender a complexidade da implantodontia moderna, por um lado, oferecendo opções de tratamento únicas e confiáveis, bem investigadas e cientificamente comprovadas. Por outro lado, como a complexidade caracteriza um sistema cujos componentes interagem de múltiplas formas e obedecem a regras locais, os profissionais de saúde e os pacientes devem estar atentos aos diversos incentivos, aos vieses cognitivos, aos conflitos de interesse e às violações éticas inerentes ao sistema no nível individual e organizacional, subvertendo a evidência que informa os cuidados em saúde centrados na pessoa (Seshia *et al.* 2014). Nessa etapa, cabe ressaltar que não se deve criticar um sistema de saúde, ramos da indústria, profissionais de saúde ou clínicos isolados, mas sim analisar todo o sistema que – ao compreender a interconexão de suas variáveis – nos ajuda a melhorar a qualidade da tomada de decisão clínica quando a prótese sobre implante na região anterossuperior é uma das opções.

Lacuna entre evidência científica e o que acontece

A especialização em implantodontia exige o domínio de uma diversidade de conhecimentos de diferentes áreas, como biologia estrutural, ciências dos materiais, ética e psicologia. Diretrizes da prática clínica baseadas nos princípios

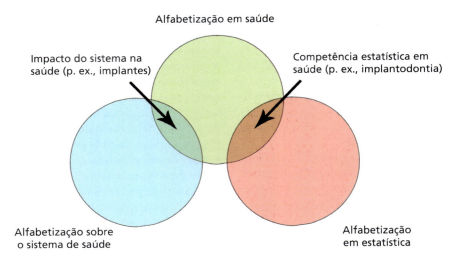

Figura 45.1 Competências básicas para médicos e pacientes para decisões de tratamento informadas em implantodontia. A alfabetização do sistema de saúde envolve conhecimento básico sobre a organização de um sistema e os incentivos dentro dele. A alfabetização em saúde compreende conhecimento factual sobre doenças, diagnósticos, prevenção e tratamento, e formas de adquirir conhecimento confiável. A alfabetização estatística envolve a capacidade de entender evidências incertas, incluindo conceitos como taxas de falso-positivos ou diferenças entre significância estatística e relevância clínica. (Fonte: Adaptada de Gigerenzer & Gray.)

da OBE constroem as bases para ensinar e implementar esse conhecimento em fluxos de trabalho clínicos. Na última década, muita pesquisa foi realizada na especialidade de implantodontia para aumentar a segurança do paciente e garantir que o resultado estético seja mais previsível e consistente. Vozes críticas e observações pessoais confirmam que existe uma lacuna significativa entre recomendações de pesquisa, evidências científicas e diretrizes para a prática clínica, por um lado, e a prática clínica real, por outro (Cochrane *et al.* 2007). Uma das principais barreiras para o uso de evidências das pesquisas atuais é o tempo, o esforço e a habilidade necessários para acessar as informações corretas de um volume considerável de pesquisa. Por exemplo, cerca de 3.000 novos artigos sobre a especialidade de implantodontia são indexados a cada ano no Medline.

Um crescente campo de pesquisa sobre como divulgar e implementar descobertas científicas, para a prática clínica, revela a lenta aceitação das diretrizes práticas por profissionais de saúde em geral e clínicos em particular (Bero *et al.* 1998; Wensing & Grol 2019; Wudrich *et al.* 2020). Esses processos de transferência são resumidos no campo da tradução do conhecimento e visam melhorar a prática de cuidados em saúde e torná-la mais eficaz, levando a melhores cuidados e resultados para os pacientes. Em última análise, a pesquisa sobre a implementação do conhecimento aumenta o uso e a utilidade de todos os esforços da pesquisa em medicina e odontologia.

Aplicada corretamente, a OBE visa fornecer aos clínicos e pacientes escolhas sobre o tratamento mais eficaz. Essas escolhas devem ser cuidadosamente consideradas, com vistas às circunstâncias específicas e às necessidades e expectativas do paciente. Para os pacientes, esta é uma expectativa natural, mas estudos documentam que os profissionais raramente implementam evidências no processo de tomada de decisão e dificilmente mudam em virtude de uma mudança nas evidências (Armstrong *et al.* 1996; Curran *et al.* 2011; Harding *et al.* 2014).

A falta de disseminação e implementação do conhecimento e o fato de os clínicos não aplicarem as evidências disponíveis em seu planejamento de tratamento clínico também foram documentados por cirurgiões orais e dentistas (van der Sanden *et al.* 2005). Um estudo sobre a eficácia de uma diretriz para a prática clínica odontológica no manejo de terceiros molares inferiores impactados assintomáticos mostrou claramente que as diretrizes derivadas de revisões sistemáticas apenas melhoraram o conhecimento do dentista, mas não mudaram seu desempenho clínico estabelecendo uma melhoria relevante na capacidade de tomada de decisão clínica.

Dois pioneiros da MBE forneceram uma análise muito útil para entender por que há uma perda da possível eficiência no caminho da pesquisa para a prática (Glasziou & Haynes 2005). Eles argumentaram que a tradução do conhecimento tem que passar por várias etapas antes de ser implementada na prática cotidiana. Por estimativa conservadora, em cada etapa, aproximadamente 20% das evidências se perdem e não avançam para a próxima etapa (Figura 45.2). Nas três primeiras etapas, os clínicos estão cientes das evidências e de que devem fazer algo diferente na sua rotina diária. Em geral, eles acham difícil estar ciente de todas as evidências relevantes e válidas. Um problema central é que os clínicos podem ser persuadidos por muitos meios além das evidências imparciais, como técnicas de *marketing* de publicidade, autoridade, validação social (aceitação por pares) e amizade/relacionamentos pessoais (Glasziou & Haynes 2005).

Nas duas etapas seguintes, o clínico internalizou a evidência e agora o paciente deve ser trazido para a discussão. Muitos pacientes podem ter suas próprias ideias sobre as prioridades de tratamento e a reabilitação de seus dentes perdidos. As opiniões podem divergir das recomendações de seus dentistas. Essa omissão é particularmente comum em intervenções preventivas, como programas de higiene bucal antes da instalação do implante. Frequentemente, essas medidas importantes não são urgentes para os pacientes e, como consequência, respeitando os desejos dos pacientes, os clínicos omitem etapas importantes para estabelecer e manter a saúde periodontal. A lacuna entre o que sabemos e o que fazemos é caracterizada por três problemas diferentes, ou seja, uso indevido, uso excessivo e omissão (National Academy of Medicine 2001), essa última descrevendo perfeitamente a perda de evidências nas etapas "capaz" e "atua em" e ilustrada no exemplo (Figura 45.2).

As duas etapas finais visam combinar os valores dos pacientes e dos clínicos, que podem diferir substancialmente. Os pacientes podem ter sua própria interpretação das evidências e recusar uma intervenção por motivos como a falta de vontade de aceitar a dor ou a inconveniência após uma cirurgia. Embora os clínicos prefiram uma determinada terapia, em virtude de seus benefícios baseados em evidências, para transferir com sucesso para a prática clínica, os pacientes devem aderir a ela, o que significa que devem parar de fumar, mudar seus hábitos de escovação dos dentes ou tomar os medicamentos prescritos.

As razões para a lacuna entre a evidência científica e o que é feito na prática clínica são múltiplas. Além da descrita perda de evidência no processo de transferência do conhecimento, devemos estar atentos para um viés que existe e é prevalente em muitos estudos sobre implantes, pois grande parte da pesquisa nesse campo é de baixa qualidade e/ou relevância (Masood *et al.* 2011; Tomasi & Derks 2012). Os estudos randomizados publicados sobre implantes e biomateriais podem ser tendenciosos em favor dos produtos de propriedade da empresa que financia o estudo (Popelut *et al.* 2010). Os clínicos que não interpretam as estatísticas corretamente ou leem apenas periódicos de baixa qualidade podem ter uma visão muito distorcida do mundo.

Estar ciente dos problemas descritos, que podem ter muito mais impacto na qualidade dos resultados estéticos das terapias com implantes do que amplamente reconhecido, é um primeiro passo para se engajar em um processo analítico de autorreflexão crítica, na reestruturação do raciocínio e da mudança na maneira de pensamento (Croskerry *et al.* 2013a, b). A confiança no procedimento não aumenta a adequação da escolha da terapia. A literatura em psicologia documentou bem que, objetivamente, os clínicos não são bons em avaliar o que realmente sabem e geralmente tendem a ter excesso de confiança em seus julgamentos (Kruger & Dunning 1999; Saposnik *et al.* 2016; Burkhardt *et al.* 2019). Vieses cognitivos são padrões sistemáticos específicos de julgamento ou tomada de decisão que resultam em pensamentos e comportamentos que se desviam do que geralmente se acredita ser racional ou ideal. Eles são perigosos, pois estão programados em nosso pensamento, são fortemente influenciados por emoções e são processados inconscientemente. Neutralizar o excesso de confiança e detectar a necessidade de não apresentar viés começa com a conscientização dos diferentes tipos de erros cognitivos que, principalmente inconscientemente, influenciam substancialmente a tomada de decisão clínica e o planejamento do tratamento (Croskerry & Norman 2008; Croskerry *et al.* 2013a, b). Isso significa que aqueles que são "inconscientemente incompetentes" nem mesmo sabem o quanto são incompetentes. Alguém tem que se tornar conscientemente incompetente e, finalmente, inconscientemente competente para tomar boas decisões clínicas e fornecer o melhor benefício para cada paciente (Smith 2011).

Depois que os obstáculos discutidos anteriormente forem eliminados e o clínico tiver preparado um plano

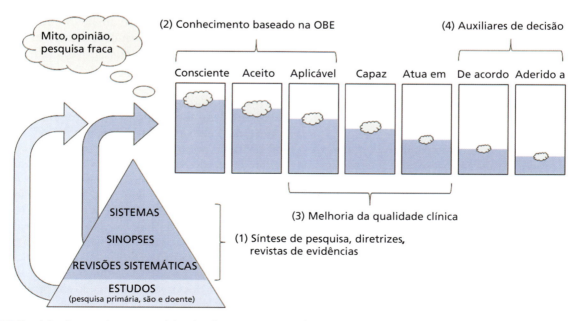

Figura 45.2 Caminho da pesquisa para a prática. A cada etapa, aproximadamente 20% das evidências científicas "se perdem" e não avançam para a próxima etapa. Isso resulta em apenas 21% das evidências científicas sendo incorporadas ao cuidado do paciente. OBE = odontologia baseada em evidências. (Fonte: Adaptada de Glasziou & Haynes 2005.)

1158 Parte 16 Terapia Oclusal e Protética

de tratamento para reabilitar um incisivo central perdido com um implante, com base na melhor evidência disponível, a ideia tem que ser processada para o paciente. No entanto, o paciente pode ter expectativas diferentes e não estar disposto a aceitar o plano. Na verdade, o cenário de que um clínico está processando a evidência unilateralmente para o paciente parece bastante desatualizado. Em uma verdadeira parceria clínico-paciente, os dois processarão as evidências juntos (Smith 2011).

Comunicação transparente do risco e programas de tomada de decisão compartilhada

A OMS definiu a saúde bucal como um estado de estar livre de quaisquer doenças e distúrbios que limitam a capacidade de um indivíduo de morder, mastigar, sorrir, falar e o bem-estar psicossocial (WHO 2003). Considerando as muitas variáveis específicas do local que podem afetar a aparência estética de uma prótese sobre implantes, é óbvio que um resultado desfavorável na área de prioridade estética pode prejudicar o sorriso e o bem-estar psicossocial de um paciente e, portanto, negativamente afetar sua saúde bucal. Existem diferentes cenários que podem levar a esse resultado indesejado, mas em quase todas as situações baseia-se em uma discrepância entre expectativas e resultado.

Em um cenário, mesmo que o clínico comunicasse cuidadosamente todos os possíveis benefícios e malefícios da terapia, é provável que o paciente não entendesse ou não pudesse entender as explicações. Em um estudo com pacientes com próteses, Wolfart *et al.* (2006) avaliaram o bem-estar geral com autoavaliação da aparência dentária e mediram as preocupações estéticas distintas e as consequências psicossociais do comprometimento estético. Por meio de um teste psicométrico, o humor pré-tratamento dos pacientes, de eufórico a depressivo, foi diagnosticado e colocado com relação à satisfação final com a aparência protética. Os pacientes em estado depressivo estavam significativamente mais insatisfeitos com sua aparência dentária do que os pacientes com bem-estar normal. Independentemente da qualidade da informação pré-operatória, a disposição psicológica do paciente pode ter um impacto na aparência estética autopercebida da coroa ou prótese implantossuportadas.

Em outro cenário, a causa do desequilíbrio entre as expectativas com relação à estética e ao resultado pode ser baseada no fato de o clínico não entender as evidências disponíveis, não as explicar bem ou ser excessivamente confiante e fornecer ao paciente um prognóstico muito positivo.

Seja qual for o motivo, a comunicação entre paciente e clínico é essencial e contribui substancialmente para a compreensão mútua e, finalmente, para um bom resultado clínico geral.

A tomada de decisão compartilhada é muito mais do que o paciente selecionar uma opção de um determinado *menu*. Já fazia parte do movimento da MBE, das décadas de 1980 e 1990, e foi definido como "envolvimento tanto do paciente quanto do clínico, um compartilhamento de informações por ambas as partes, ambas as partes tomando medidas para construir um consenso sobre o tratamento preferido, chegando a um acordo sobre qual tratamento implementar" (Charles *et al.* 1997). O quanto um paciente precisa se envolver no processo de tomada de decisão depende de sua vontade e interesse em participar. Muitos pacientes não buscam informações, sentindo que isso é trabalho do clínico. Mais importante do que o domínio da responsabilidade pela decisão na relação clínico-paciente é o envolvimento do paciente na discussão sobre a natureza de seus problemas (Bugge *et al.* 2006), a questão sobre quem define o conjunto de questões (Wirtz *et al.* 2006) e a facilitação da contribuição do paciente para a entrega da escolha da terapia (Entwistle & Watt 2006). Independentemente dos benefícios da informação relacionada com a tarefa, a sensação de que os pacientes são bem tratados como indivíduos e respeitados como parte da equipe é crucial para uma boa relação clínico-paciente (Wright *et al.* 2004). Frequentemente, a causa subjacente da insatisfação do paciente com a aparência dos dentes reabilitados e do sorriso não é o problema de saúde em si, mas a falta de autoconfiança e a pressão de uma sociedade altamente competitiva. Os clínicos que acreditam poder resolver esses problemas psicológicos com tecnologias médicas, sem uma conversa detalhada com o paciente, não podem estar genuinamente interessados no bem-estar do paciente (Maio 2007). É comprovado por revisões sistemáticas que o envolvimento dos pacientes no processo de tomada de decisão e uma conversa pré-cirúrgica resultam em melhor qualidade de atendimento, aumento da satisfação do paciente e melhora da autoestima (Crawford *et al.* 2002).

O campo da tomada de decisão compartilhada evoluiu nas últimas duas décadas e está intimamente relacionado com conceitos como MBE, tomada de decisão informada e autonomia do paciente, no contexto médico, descrevendo pacientes fazendo uso de seu direito de autodeterminação ao lidar com assuntos de saúde. Em 2020, mais de 10.000 artigos relacionados foram indexados no Medline, mas apenas uma porção tratou da tomada de decisão compartilhada em odontologia (Bauer & Chiappelli 2010) e implantodontia (Alzahrani & Gibson 2018). Em geral, o envolvimento, as necessidades e as percepções dos pacientes odontológicos ainda não foram suficientemente avaliados (Reissmann *et al.* 2019). Os poucos estudos disponíveis em odontologia estão de acordo com os do contexto médico e confirmam que a maioria dos pacientes prefere participar ativamente no processo de decisão (Singh *et al.* 2010). A preferência por um papel mais ativo nas decisões parece correlacionar-se com a invasividade da intervenção e os efeitos a longo prazo (p. ex., tratamentos relativos às várias fases da perda dentária e substituição dos dentes).

Em todo o processo de tomada de decisão partilhada, a comunicação dos riscos e a forma de partilha da incerteza é uma parte essencial, difícil de concretizar, mas que contribui substancialmente para a qualidade das decisões partilhadas informadas. Em primeiro lugar, existe incerteza a nível coletivo profissional, o que sugere que é necessária investigação adicional e de melhor qualidade. Em segundo lugar, a incerteza está relacionada com o clínico e depende da sua formação profissional. Em terceiro lugar, a comunicação de risco eficaz sobre danos e benefícios de diferentes tratamentos ou opções de cuidados é importante e é conhecida como incerteza inesperada (Edwards *et al.* 2002). Fatores como garantir a credibilidade da fonte, interesses conflitantes, experiências anteriores, entender os valores dos pacientes e maximizar a clareza da mensagem são importantes para determinar a qualidade da comunicação do risco (Poortinga & Pidgeon 2004). Além dos aspectos cognitivos da percepção e comunicação do risco, o método e o formato preferencial de entrega da informação, garantindo que a informação foi compreendida pelo paciente, e o monitoramento das reações desencadeadas pela informação também são importantes e contribuem para tornar a evidência parte das escolhas do paciente. A comunicação do risco no nível coletivo e a declaração aberta de sua própria incerteza (incerteza individual), uma vez que é realizada por autorreflexão crítica ("isso funciona comigo?"), deve lembrar aos pacientes que praticamente todas as opções de tratamento estão associadas a alguma possibilidade de risco. Estratégias práticas e orientações úteis para os clínicos foram descritas em outro artigo (Paling 2003).

Em comparação com outros domínios médicos, o papel da tomada de decisão compartilhada e da comunicação do risco na implantodontia ainda não está bem investigado e, na prática regular, podem ocorrer contrastes entre os papéis preferidos e percebidos do paciente na tomada de decisão (Reissmann *et al.* 2019). Por outro lado, está documentado, por algumas evidências científicas de outras especialidades cirúrgicas, que a aplicação dos princípios da tomada de decisão compartilhada e o uso de auxiliares de decisão resultam em uma satisfação muito maior do paciente (Sepucha *et al.* 2019). Em particular, quando é necessário tomar decisões para cirurgias eletivas e os pacientes são informados com base em programas de tomada de decisão compartilhada, é evidente que a vontade de realizar a intervenção diminui, mas para os pacientes que, no entanto, decidiram a favor da cirurgia, o resultado relatado pelo paciente, a satisfação e a felicidade geral com a intervenção, na avaliação a curto e longo prazo, são muito melhores (Bozic *et al.* 2013; Martinez-Gonzalez *et al.* 2019). Espera-se que programas de tomada de decisão compartilhada sejam implementados em implantologia oral em um futuro próximo. Isso ajudaria a reduzir os resultados adversos biológicos e estéticos e proporcionaria aos pacientes o melhor benefício individual do tratamento escolhido.

Diagnóstico pré-operatório

Mensurações clínicas

Os diagnósticos pré-operatórios na área de prioridade estética não diferem fundamentalmente daqueles em outras áreas dos arcos superior e inferior. A avaliação com exatidão da perda tridimensional do tecido na área edêntula e a condição periodontal dos dentes adjacentes são o centro das atenções. Deste último, o nível de inserção periodontal no dente, adjacente ao local onde um implante deve ser instalado, é de extrema importância, pois o preenchimento completo da ameia entre uma prótese sobre implante e o dente adjacente está correlacionado com a integridade do ligamento periodontal (Roccuzzo *et al.* 2018). A sondagem interproximal pré-operatória nos dentes adjacentes, combinada com registros das retrações gengivais, reduz os riscos de resultados estéticos adversos. Outros parâmetros que refletem o estado de higiene bucal e a adesão dos pacientes devem ser avaliados rotineiramente antes do início do tratamento e durante o monitoramento das reconstruções com implantes ao longo da vida (Mombelli *et al.* 1987). Além dos conhecidos efeitos negativos dos maus hábitos de higiene oral nas complicações e sobrevida do implante (Heitz-Mayfield & Salvi 2018; Schwarz *et al.* 2018), uma mucosa inflamada não pode ser manipulada com a mesma precisão que uma saudável, e fechamentos primários de feridas são mais difíceis de se alcançar, pois os tecidos moles inflamados são ambíguos e apresentam maior risco de deiscências de tecidos moles durante as fases iniciais de cicatrização.

Outro fator que pode influenciar no sucesso estético de uma prótese sobre implantes na região anterior e, portanto, precisa ser registrado pré-cirurgicamente, é o fenótipo do tecido mole (Cortellini & Bissada 2018) ou, conforme a nomenclatura, o fenótipo (Caton *et al.* 2018). Mesmo que numerosos estudos, em humanos, demonstrem que um fenótipo fino é mais friável, menos vascularizado, acompanhado por osso subjacente mais fino e parece ser mais suscetível a deiscências da mucosa (Linkevicius *et al.* 2009; Linkevicius *et al.* 2010), os dados atuais confirmam que fenótipos de mucosa fina podem ser compensados pelo uso de enxertos de tecido conjuntivo, pelo menos quando os implantes são instalados imediatamente após as exodontias e, assim, nivelam as diferenças clínicas entre fenótipos espessos e finos e a faixa de transição da categoria intermediária (Tatum *et al.* 2020).

A extensão de um espaço edêntulo no arco pode ser mais bem descrita com base no número de dentes perdidos. Os defeitos foram classificados com base em suas características morfológicas (Wang & Al-Shammari 2002), dividindo-os em um componente de defeito horizontal e outro vertical. Dependendo de sua extensão, defeitos verticais de tecidos duros e moles apresentam um prognóstico muito melhor para enxerto do que os horizontais. Nesse último, o nível de inserção nos dentes adjacentes ao defeito limita o prognóstico e, portanto, o resultado estético prospectivo.

Com base em uma avaliação pessoal, parece que medidas clínicas pré-operatórias sólidas são frequentemente negligenciadas. Ao publicar um quadro clínico e o exame de raios X correspondente nas mídias sociais, os dentistas foram solicitados a escolher uma das opções de cinco modalidades de tratamento listadas. Foi surpreendente que apenas uma minoria dos mais de 100 entrevistados optou por "não sei", enquanto a maioria tomou uma decisão de tratamento com base nas informações disponíveis muito limitadas (Figura 45.3).

Pesquisa em mídia social

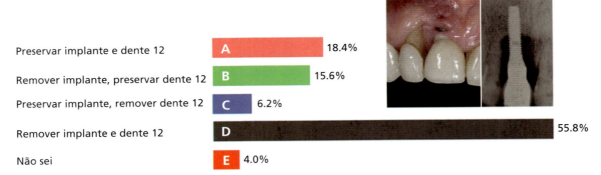

Figura 45.3 Uma pesquisa na mídia social confirmou a tendência de que os clínicos estão prontos para tomar uma decisão de tratamento sem uma avaliação cuidadosa de importantes parâmetros clínicos. Apenas com base em um quadro clínico e no exame de raios X correspondente, os dentistas foram solicitados a escolher uma das cinco opções de tratamento. O gráfico mostra a distribuição das diferentes respostas e documenta que apenas uma minoria dos entrevistados estava ciente da falta de informação.

Diagnóstico guiado por imagem

Para garantir um planejamento adequado da posição do implante, que é um requisito fundamental na área de prioridade estética, as informações necessárias podem ser obtidas a partir dos exames clínicos anteriormente mencionados e diagnósticos adicionais apropriados guiados por imagem. Para analisar um local para implante no arco superior anterior, o clínico precisa de informações sobre volume e qualidade óssea, topografia e a relação com estruturas anatômicas importantes, como as raízes dos dentes adjacentes, assoalho nasal, vasos e nervos. Na última década, a tomografia computadorizada de feixe cônico (TCFC) foi rapidamente adotada para o planejamento de implantes. Há uma preocupação legítima de especialistas, nas áreas clínica e radiológica, de que esses desenvolvimentos técnicos levem a um aumento significativo na exposição de pacientes à radiação sem uma análise de risco-benefício adequada. Por essa razão, foram publicadas diretrizes para o uso de diagnóstico por imagem em implantodontia, com base no *Consensus Workshop of the European Association for Osseointegration (EAO)* (Harris et al. 2012).

Na maxila anterior superior, a técnica radiográfica padrão recomendada em locais com osso suficiente consiste em uma radiografia intraoral antes da substituição de um único dente perdido e uma imagem panorâmica adicional, em pacientes parcialmente dentados e edêntulos. A necessidade de imagens transversais deve ser cuidadosamente avaliada para um benefício suficiente, pesando o diagnóstico potencial total ou o benefício terapêutico contra os efeitos prejudiciais que a exposição pode causar ao indivíduo.

Na área de prioridade estética, pode ser indicada uma imagem transversal (TCFC) em situações clínicas nas quais os exames clínicos ou a radiografia convencional falharam em identificar adequadamente os limites anatômicos relevantes ou a ausência de patologia. Desafios específicos que justificam uma TCFC incluem: (1) casos limítrofes com morfologia e volume ósseo inadequados; (2) planejamento pré-cirúrgico específico que ajuda a traduzir as informações da avaliação radiográfica no procedimento clínico (guias cirúrgicos); e (3) o paciente virtual, um registro digital que é usado para planejar a posição ideal do implante com relação aos requisitos estéticos, protéticos e cirúrgicos (Jacobs et al. 2018).

Visualização de resultados prospectivos para diagnósticos e informações do paciente

Ao tratar a área anterossuperior de um paciente, os desejos e as expectativas de cada paciente, com relação ao resultado estético, devem ser respeitados. Muitas vezes, as opiniões do paciente e do clínico sobre o que constitui um resultado estético ideal diferem amplamente (Langlois *et al.* 2000). Enquanto o paciente é influenciado por sua autopercepção, o ambiente social, a mídia, sua própria história odontológica e muitos outros fatores, o clínico baseia sua escolha em uma determinada estratégia clínica no conhecimento odontológico atual, na experiência empírica e, possivelmente, em *checklists* clínicos disponíveis. Esse último, especialmente, traz o risco de padronizar os resultados prospectivos e desconsiderar a individualidade e personalidade de cada paciente. Para resolver isso, o contato e a comunicação com o paciente na fase de diagnóstico, bem como durante as etapas seguintes do tratamento, requerem atenção especial, pois os pacientes muitas vezes são incapazes de articular seus desejos e preocupações (ver Comunicação transparente do risco e programas de tomada de decisão compartilhada, anteriormente).

Por meio de um *software*, os programas de *design* digital do sorriso oferecem novas possibilidades para a captura da estética facial, dentogengival e dentária e processamento dos dados em objetivos de tratamento estético prospectivo (para revisão, ver Omar & Duarte 2017). Para fechar a lacuna entre o ambiente real e o artificial, as chamadas aplicações digitais

Capítulo 45 Implantes em Áreas de Prioridade Estética 1161

de realidade mista (realidade virtual, realidade aumentada) estão disponíveis para diferentes simulações em implantodontia, mostrando um enorme potencial e estimulando uma atenção redobrada. Até agora, essas tecnologias são usadas predominantemente para educação de habilidades motoras, análises clínicas de protocolos cirúrgicos maxilofaciais e investigação da anatomia humana (Joda *et al.* 2019).

Novas tecnologias, baseadas nos princípios da realidade aumentada, estão atualmente em desenvolvimento para visualização dos resultados estéticos e melhoria da comunicação clínico-paciente. Esse *software* possibilita ao paciente visualizar em segundos o resultado estético da prótese dentária. Um vídeo ao vivo é feito dos próprios dentes do paciente, no qual é sobreposto um modelo virtual do novo conjunto de dentes. Com apenas um clique do *mouse*, os pacientes podem experimentar várias alternativas e ajustar o comprimento, a largura, a forma e a tonalidade dos dentes. Graças à "adaptação virtual", a comunicação entre o clínico, o paciente e o técnico de laboratório parece ser facilitada, e as expectativas de todas as partes podem ser gerenciadas com mais facilidade.

Apesar das muitas promessas de inovações, temos que estar cientes de que grande parte da retórica política sobre novas tecnologias não se baseia no que elas demonstraram alcançar na prática, mas em suposições otimistas sobre o que elas conseguiriam, poderiam ou podem alcançar se seu desenvolvimento contínuo ocorrer conforme planejado, se as tecnologias forem implementadas como pretendido (Greenhalgh 2013). Além disso, um relacionamento pessoal não pode ser substituído por tecnologias digitais, e a tradução de uma análise digital com a ajuda de *software* de imagem em computador pode idealizar os resultados prospectivos, que podem não refletir a situação real.

Especialmente em áreas edêntulas em que há ausência de uma quantidade considerável de volume de tecido vertical, pode ser difícil reconstruir a perda de tecido apenas com intervenções cirúrgicas, e os clínicos devem tomar cuidado com o que prometem aos pacientes com relação aos resultados. Nesse contexto, cada plano de tratamento para uma reconstrução na área de importância estética deve ser baseado na interação entre todos os participantes e deve incluir as opiniões e os desejos do paciente.

Todas as regras que foram aprendidas sobre a forma, a geometria e a harmonia dos dentes para recriar um sorriso esteticamente agradável podem ser vistas apenas como um guia geral. Caso contrário, todos os objetivos do tratamento seriam os mesmos para todos os pacientes e a fisionomia e a singularidade facial de cada indivíduo seriam negligenciadas.

Os *checklists* podem ser úteis para os clínicos na identificação de problemas, mas tendem a ignorar a individualidade do paciente e geralmente seguem um padrão definido que termina com a padronização do procedimento.

Os principais fatores para o sucesso ao se planejar próteses sobre implantes na área de prioridade estética são o tempo gasto para lidar com o problema estético do paciente, a comunicação dentro da equipe de tratamento e as anotações sobre cada etapa individual no desenvolvimento prospectivo do resultado estético.

Avaliação de risco pré-operatório

Avaliação de tratamentos alternativos e *checklists*

Antes da escolha de uma solução baseada em implantes, deve-se revisar cuidadosamente todas as alternativas de tratamento possíveis que tenham o potencial de resolver um determinado problema. Além disso, as vantagens e desvantagens das soluções devem ser ponderadas de forma abrangente, não apenas à luz da sobrevida a longo prazo, mas também no que diz respeito ao resultado estético e sua estabilidade ao longo do tempo. As modalidades terapêuticas que podem ser usadas para substituir um dente na área de prioridade estética, sem a instalação de implantes, estão listadas na Tabela 45.1. Em casos com dentes adjacentes não restaurados, as próteses adesivas em zircônia unidas à resina demonstraram substituir de forma confiável dentes perdidos na região anterossuperior, quase sem necessidade de preparos nos dentes de ancoragem (Shahdad *et al.* 2018). Em casos com menor espaço incisal, as coroas convencionais em metalocerâmica ainda prestarão um bom serviço com resultados promissores a longo prazo, em algumas situações, mesmo sem restrições estéticas (Figura 45.4) (Pjetursson *et al.* 2008).

No planejamento de tratamento estético abrangente, a atenção deve ser direcionada não apenas para alternativas de implante, mas também para estratégias destinadas a melhorar os locais de implante antes da instalação do implante ou mesmo melhorar o prognóstico de um dente de modo que a prótese sobre o implante possa ser adiada ou mesmo evitada (Figura 45.5). Com base em nossa experiência pessoal, os pré-tratamentos ortodônticos, especialmente, podem melhorar a situação clínica em muitos casos e fornecer um melhor prognóstico estético. Esses pré-tratamentos incluem extrusões forçadas (Giachetti *et al.* 2010) para aumentar a retenção para a instalação de uma coroa convencional ou para condicionar o local para posterior instalação do implante (Amato *et al.* 2012).

Outra opção de tratamento ortodôntico consiste em alterar o padrão de distribuição dos espaços edêntulos transformando um espaço adjacente de dois elementos em dois espaços de um elemento (Figura 45.6). Como mencionado anteriormente, essa última situação tem uma previsibilidade muito melhor com relação ao desenvolvimento de estruturas semelhantes a papilas, uma questão importante para uma aparência natural. Um implante palatino oferece

Tabela 45.1 Modalidades terapêuticas para substituição dentária em área de prioridade estética.

- Prótese parcial fixa convencional, composta por unidades em *cantilever*
- Próteses adesivas em resina (*cantilever*)
- Próteses parciais removíveis convencionais
- *Overdentures* dentossuportadas
- Terapia ortodôntica (fechamento de espaços edêntulos)
- Próteses implantossuportadas (fixas, recuperáveis ou removíveis)
- Combinações dos itens anteriores

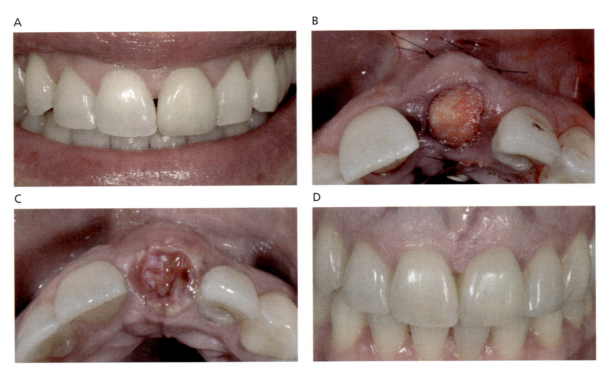

Figura 45.4 **A.** Vista pré-operatória: incisivo central esquerdo com reabsorção radicular deve ser removido e substituído. **B.** Situação após exodontia, procedimento de preservação do rebordo alveolar e cobertura com enxerto de tecido conjuntivo. **C.** Cicatrização sem intercorrências no local, 8 dias pós-cirúrgico, supercontorno do rebordo lateral para compensar a retração do osso vestibular. **D.** Prótese definitiva adesiva em resina (estrutura metálica), 8 meses após a exodontia.

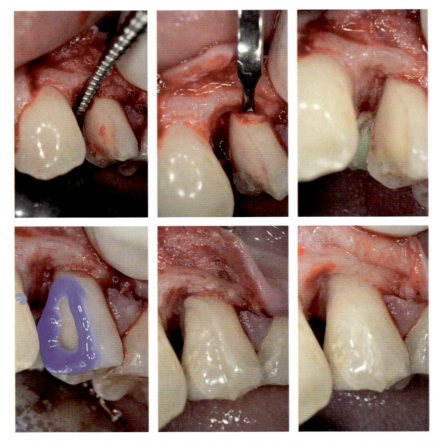

Figura 45.5 Situação clínica após acidente com fratura infraóssea do primeiro pré-molar. Em vez de extrair o dente e substituí-lo por um implante, o dente é salvo usando cirurgia de retalho minimamente invasiva e ostectomia. A peça fraturada pode ser fixada adesivamente e a vitalidade do dente é mantida intacta. Mesmo que não existam evidências científicas para o tratamento, para esse paciente pode funcionar bem e preservar o tecido.

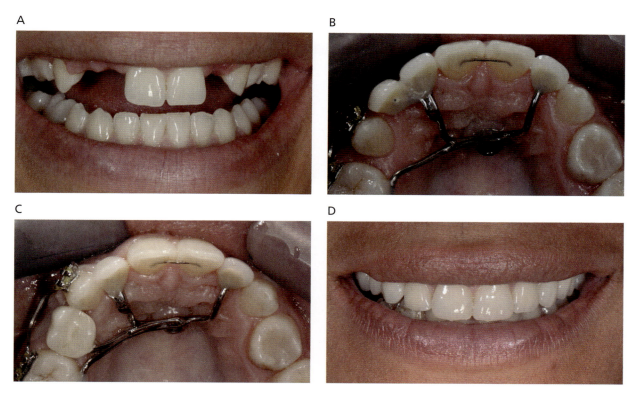

Figura 45.6 A. Paciente com ausência de dentes na área de prioridade estética. Uma ausência unitária está presente na área do 22 e uma lacuna de duas unidades na área dos elementos 12, 13. B. Implante palatino para ancoragem absoluta e movimento mesial do canino superior direito. Além disso, o implante palatino serve como um parafuso de fixação ideal para a prótese provisória, que é encurtada por etapa ao se mover o canino. C. O tratamento ortodôntico terminou e o provisório foi adaptado à nova situação. O implante palatino suporta o provisório até o fim do tratamento com o implante. Como o paciente é reabilitado com uma prótese fixa provisória, a prótese definitiva não é necessária com urgência, o que pode ser importante em alguns casos para cumprir os tempos de cicatrização. D. Reabilitação protética definitiva com três implantes unitários nas áreas dos elementos 14, 12 e 22.

uma ancoragem absoluta para movimentos dentários ortodônticos sem risco de influenciar negativamente a oclusão atual. Além disso, o implante provisório pode servir como uma âncora ideal em muitas situações para fixar firmemente um provisório sem qualquer fixação visível nos incisivos e caninos até que os implantes possam receber carga com as coroas provisórias. Mesmo que não documentada por estudos prospectivos, a prótese implantossuportada por palatino, a longo prazo, parece ser uma verdadeira alternativa quando a estética é importante e as variáveis específicas do local impedem a inserção de um implante convencional.

Em pacientes com espaços interdentais abertos e um ou mais dentes perdidos a serem substituídos, uma abordagem fixa convencional será crítica, pois um único diastema não pode ser fechado por motivos de simetria e, portanto, uma prótese implantossuportada torna-se o tratamento de escolha. Além dos diastemas, outras situações que favorecem a inclusão dos implantes no plano de tratamento são: (1) dentes adjacentes não restaurados e saudáveis; (2) pilares comprometidos e de risco; (3) extensas áreas edêntulas; e (4) perda de dentes pilares estrategicamente importantes. O cumprimento de um ou mais desses critérios não significa necessariamente que a inclusão de implantes na estratégia de tratamento seja um dado adquirido. Outros fatores de risco relacionados com osso, tecido mole e nível do dente (coroa clínica) devem ser cuidadosamente avaliados e considerados no processo de tomada de decisão (Tabela 45.2).

Fatores de risco relacionados com o cirurgião

Como todas as intervenções de implantes na área de prioridade estética são cirurgias eletivas, há tempo suficiente para planejamento detalhado do tratamento, tomada de decisão e comunicação dos benefícios e danos ao paciente. Como resultado disso, aliado às evidências científicas disponíveis, resultados estéticos adversos em implantodontia não devem ocorrer rotineiramente. Infelizmente, isso é uma ilusão e corresponde bem a cirurgias eletivas em outras áreas. Na última década, psicólogos e cientistas comportamentais abordaram esse problema e analisaram suas origens (Ballard 2014). Uma estrutura de sistema dual foi introduzida para explicar a tomada de decisão humana e os vieses cognitivos (Tversky & Kahneman 1974). O sistema 1 refere-se a um mecanismo inconsciente, rápido e intuitivo para tomar decisões, enquanto o sistema 2 é consciente, lento e esforçado para tomar decisões deliberadas. Sugere-se que os vieses cognitivos provavelmente ocorram em virtude do uso excessivo do sistema 1 ou quando o sistema 1 substitui o sistema 2. Apesar dos esforços em outros campos, como aviação ou produção industrial (Dhillon 1989; Ballard 2014), para lançar luz sobre a influência de vieses cognitivos nas sequências de operações, pouco se sabe sobre a influência desses vieses e traços de personalidade na tomada de decisões em medicina e implantodontia. Evidências confirmam que a

1164   Parte 16   Terapia Oclusal e Protética

Tabela 45.2 Fatores de risco para a instalação de implantes em área de importância estética.

	Risco baixo	Risco médio	Risco alto
Fatores do paciente			
Saúde geral	Saudável sistemicamente		Defesa reduzida
Tabagismo	Não tabagista	Tabagista ocasional	Tabagista, tabagista "pesado"
Cooperação	Boa		Ruim
Expectitivas estéticas	Dentro dos limites normais		Muito alta
Linha do sorriso	Baixa	Média	Alta
Simetria dental/facial	Simétrica		Assimetrias visíveis
Relação entre os arcos	Situação normal		Mordida profunda
Fatores dos tecidos duro e mole			
Nível de inserção aos dentes adjacentes	Intacto		Reduzido
Saúde periodontal e endodôntica	Saudável		Comprometida
Distância da área de contato ao nível ósseo nos dentes adjacentes	< 5 mm	5 mm	> 5 mm
Deficiências da crista	Alvéolos intactos	Defeito lateral	Defeito vertical ou combinado
Distância mesiodistal do espaço protético	Um dente (> 7 mm)	Um dente (< 7 mm)	Dois elementos adjacentes
Fenótipo da mucosa	Pouco ondulada, espessa	Média	Muito ondulada, fina
Superfícies do tecido mole	Intacta		Textura irregular, formações de cicatrizes
Ondulação da mucosa	Regular		Irregular
Fatores dentários			
Formato das coroas	Quadrado		Triangular
Integridade estrutural	Intacta, saudável	Suficientemente restaurada	Cariada, insuficientemente restaurada
Linha das bordas incisais	Seguindo o lábio inferior		Irregular

equipe médica geralmente é propensa a apresentar vieses cognitivos, mas ainda não está claro como esses vieses se relacionam com o número de erros de tratamento (Blumenthal-Barby & Krieger 2015).

Uma revisão sistemática recente (Saposnik *et al.* 2016) observou que 50 a 100% dos médicos foram afetados por pelo menos um viés cognitivo. O traço de personalidade mais estudado foi a tolerância ao risco ou a ambiguidade, que também pode ter impacto na hora de se decidir entre os implantes na área de prioridade estética e as alternativas de tratamento. Os vieses cognitivos mais comuns foram o excesso de confiança e a concepção, esse último descrevendo o fato de que diferentes formulações de uma mensagem, ao expressarem exatamente o mesmo conteúdo, afetam o comportamento e a reação do destinatário.

Pode-se supor que os traços de personalidade de um clínico, como tolerância à incerteza ou tendências cognitivas, não influenciam igualmente os resultados do paciente em todas as especialidades. A urgência temporal da decisão terapêutica pode ser uma característica relevante. Mesmo que as instalações de implantes na área de prioridade estética sejam intervenções eletivas, espera-se que pesquisas futuras possam elucidar como os muitos vieses cognitivos descritos na medicina, como fechamento prematuro, viés do ego, excesso de confiança, viés de confirmação e outros (Croskerry 2005), afetam a tomada de decisão em implantodontia e como estão relacionados com a redução de erros e expectativas mais realistas do paciente.

Próteses provisórias e tempo da sequência de tratamento

Na região anterior, as próteses provisórias têm uma variedade de funções importantes. As próteses provisórias devem ser usadas para avaliação da função estética, fonética e oclusal antes da instalação das próteses definitivas sobre o implante, preservando e/ou melhorando a condição dos tecidos peri-implantares e da mucosa (Furze *et al.* 2019). Uma abordagem de tratamento com implantes na área anterior edêntula tem três fases provisórias: (1) a primeira fase, desde a exodontia até a instalação do implante, incluindo provisionalização imediata após a exodontia; (2) a segunda fase, após a instalação do implante e antes da carga; e (3) a terceira fase, um provisório implantossuportado fixo com carga e o perfil de emergência resultante.

Da exodontia à instalação do implante

Após a exodontia na área estética, várias opções estão disponíveis para substituir imediatamente os dentes perdidos com próteses provisórias. Essas próteses provisórias podem ser na forma de próteses removíveis ou fixas. É de grande importância que o paciente discuta as opções, bem como as vantagens e desvantagens, antes da terapia. Quando um paciente vai perder um ou mais dentes na região anterior, uma prótese provisória adequada devolverá ao paciente a confiança após a perda de seus próprios dentes.

Próteses parciais removíveis, em resina acrílica, têm sido comumente usadas após a exodontia e talvez também durante toda a terapia de implante (Figura 45.7). São simples de confeccionar, relativamente pouco dispendiosas e fáceis de ajustar e encaixar. Podem ser facilmente modificadas em casos com exodontias adicionais, inserindo dentes provisórios às próteses removíveis existentes com custo mínimo. Deve-se ter cuidado com a porção mucosa que suporta a prótese parcial provisória para não exercer muita pressão no local da cicatrização. Imediatamente após a exodontia, a prótese provisória pode ser colocada com pônticos ovais estendendo-se para os alvéolos de extração, para preservar parcialmente a morfologia do tecido mole pré-extração. Essas próteses parciais removíveis, em resina acrílica, não são particularmente confortáveis, pois apresentam alguma resiliência e cobrem parte do palato. Portanto, existem alternativas para essas próteses provisórias sobre o tecido. Um provisório Essix® (Figura 45.8) pode ser usado como prótese removível nesses casos, bem como em espaço interoclusal limitado ou sobremordida anterior profunda (Santosa 2007; Siadat *et al.* 2017). Essa prótese é feita de um dente em acrílico unido a um material termoplástico transparente em um modelo de enceramento diagnóstico. A prótese protege o tecido mole subjacente e o implante durante a fase de cicatrização. As limitações dessa prótese provisória incluem sua incapacidade de moldar o tecido mole circundante, e a falta de adesão do paciente pode causar desgaste oclusal rápido através do material termoplástico (Santosa 2007). No entanto, alguns pacientes podem não gostar de usar ou não tolerar uma prótese provisória removível; assim, às vezes são necessárias próteses provisórias fixas.

As próteses fixas provisórias dentossuportadas, na região anterior, incluem principalmente pônticos ou próteses unidas à resina (Siadat *et al.* 2017). O pôntico pode ter a forma de um dente em acrílico, cerâmica ou dente extraído apenas com a coroa. O acrílico ou o dente natural podem ser reforçados com resina composta e/ou fibra de vidro. Esses tipos de próteses provisórias são muito mais confortáveis do ponto de vista funcional, fonético e estético. No entanto, a sua remoção e colagem após a intervenção cirúrgica requer mais tempo e trabalho para o dentista. Se uma prótese provisória for necessária por mais tempo e com maior estabilidade, é indicada uma prótese metaloplástica, como uma prótese de Maryland (Grizas *et al.* 2018). Essas próteses são cimentadas aos dentes adjacentes por meio de condicionamento ácido e uso de resina composta (Figura 45.9).

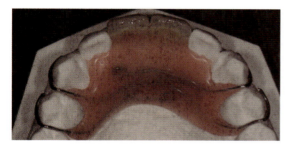

Figura 45.7 Vista oclusal de uma prótese parcial removível em resina acrílica sobre o modelo com fios retidos nos dentes 14, 13, 23 e 24.

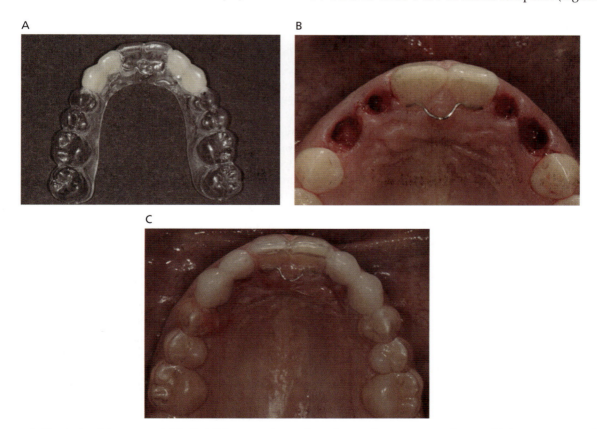

Figura 45.8 **A.** Vista oclusal de um provisório Essix® feito com dentes de acrílico unidos a um material termoplástico transparente. **B.** Visão oclusal clínica imediatamente após a exodontia dos decíduos remanescentes e antes da instalação da prótese provisória. **C.** Visão oclusal clínica de um provisório Essix® após exodontias na maxila.

Podem ser destacadas removendo-se a resina composta de dentro das perfurações palatinas, usando uma pinça interdental e um martelo. Esse tipo de prótese provisória fixa também permite que mais de um dente perdido seja substituído. No entanto, os custos laboratoriais relativamente altos dessas próteses metaloplásticas devem ser levados em consideração.

Na instalação do implante com provisionalização imediata

A provisionalização imediata é um procedimento comum na prática diária que foi inicialmente desenvolvido para as regiões estéticas a fim de beneficiar os pacientes durante o tratamento com implantes e antes da instalação da coroa (Donos *et al.* 2018). É de extrema importância, no entanto, que cada caso para provisionamento imediato passe por uma avaliação completa de risco. O risco de recessão dos tecidos moles após a inserção da prótese provisória deve ser cuidadosamente considerado. Após a inserção de uma coroa provisória, o tecido mole peri-implantar circundante reage e cria o chamado perfil de emergência. O objetivo dessa estrutura é permitir uma aparência estética natural agradável por meio de uma transição suave entre a forma redonda e estreita da conexão do implante e a forma oval e mais larga na área marginal. Essa transição suave geralmente é obtida após algumas consultas, modificando-se os provisórios. Estudos anteriores sugeriram, no entanto, que a troca frequente ou desconexões/reconexões de pilares podem perturbar os tecidos circundantes, resultando em perda óssea marginal (Rodriguez *et al.* 2013; Bressan *et al.* 2017). O efeito prejudicial dessa manipulação frequente foi documentado pré-clinicamente (Rodriguez *et al.* 2013), bem como clinicamente (Bressan *et al.* 2017). Nesse contexto, um recente estudo randomizado controlado comparou os resultados radiográficos, clínicos e estéticos de implantes provisórios imediatos e reabilitados convencionalmente por até 24 meses (Donos *et al.* 2018). O estudo revelou uma diferença significativamente média na perda óssea em favor dos implantes reabilitados convencionalmente, mas nenhuma diferença em termos de resultados clínicos e estéticos (Donos *et al.* 2018).

Da mesma forma, e com base em uma noção semelhante, foi introduzido o protocolo *one abutment-one time*. Esse protocolo propõe um pilar definitivo em vez de um pilar provisório no momento da instalação do implante, para minimizar o trauma nos tecidos circundantes. Uma revisão sistemática recente sobre esse conceito concluiu que, embora os pilares definitivos tenham minimizado estatisticamente as alterações nos níveis ósseos marginais peri-implantares, o significado clínico dessa descoberta ainda é incerto (Atieh *et al.* 2017). Além disso, a mesma revisão não revelou diferenças em termos de resultados periodontais e estéticos (Atieh *et al.* 2017).

As tecnologias digitais na implantodontia são cada vez mais aplicadas e estão continuamente substituindo as próteses provisórias convencionais. O escaneamento intraoral (IOS), o projeto e a confecção auxiliados por computador (CAD-CAM, do inglês *computer-aided design/computer-aided manufacturing*) tornaram-se ferramentas comuns para a confecção desses provisórios (Muhlemann *et al.* 2018). O processo de confecção pode ser executado pelo laboratório de prótese (laboratório) ou diretamente pelo dentista (consultório). Esse último pode simplificar a confecção de uma prótese provisória implantossuportada imediatamente após a instalação do implante, resultando em menos consultas e, assim, melhorando o conforto do paciente (Malo *et al.* 2007; Arisan *et al.* 2010; Muhlemann *et al.* 2018). Consequentemente, os fluxos digitais de trabalho foram propostos como mais eficientes e menos demorados em comparação com as abordagens tradicionais (Sailer *et al.* 2017; Muhlemann *et al.* 2019).

Da instalação do implante à conexão do pilar

Durante o período desde a instalação do implante até a conexão do pilar, as mesmas opções de próteses provisórias estão disponíveis após a exodontia (Siadat *et al.* 2017). No entanto, após a instalação do implante, especialmente com o uso de técnicas de regeneração óssea guiada, um edema significativo dos tecidos deve ser considerado durante os primeiros dias pós-operatórios. Próteses de contato com tecido mole usadas durante esse período de cicatrização podem causar pressão descontrolada no tecido mole definida com "carga transmucosa", levando a exposição do implante, perda óssea marginal e/ou falha na osseointegração

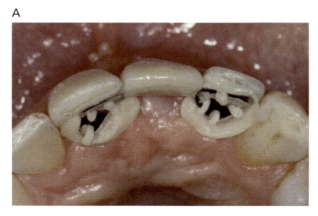
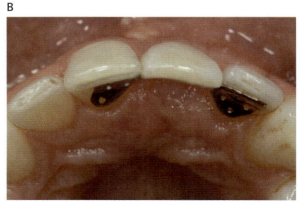

Figura 45.9 A. Instalação da prótese adesiva provisória com resina composta antes da remoção do excesso de material. **B.** Prótese adesiva provisória, com a substituição do dente 21 perdido, após a cimentação.

(Santosa 2007). A fim de se evitar muito contato com o tecido mole e os implantes de cicatrização, as próteses provisórias são ajustadas para ter uma distância de aproximadamente 2 a 3 mm do tecido, após intervenções cirúrgicas. Nesse contexto, os provisórios Essix® apresentam vantagens, pois são estabilizados verticalmente pelos dentes adjacentes e, portanto, causam menos pressão ao tecido em casos de edema.

Da conexão do pilar à instalação da coroa/prótese definitiva

De acordo com a avaliação pré-operatória de risco, deve-se decidir se um implante cicatrizará melhor com uma abordagem submucosa ou transmucosa. Em situações altamente exigentes com linha do sorriso alta, fenótipo fino e deficiência de tecido, uma abordagem submucosa é geralmente escolhida para criar volume extra de tecido mole. Em situações menos exigentes com fenótipos espessos, tecido suficiente e possível excesso de tecido mole, uma abordagem transmucosa com pilares de cicatrização ou próteses provisórias pode ser selecionada. Portanto, a avaliação pré-operatória de risco e as informações intraoperatórias (ou seja, estabilidade primária do implante, defeitos ósseos, quantidade e qualidade de tecido mole) determinarão o tempo da cronologia de tratamento. Em casos com riscos menores e tecido suficiente, pode ser escolhida uma abordagem mais direta sem conexão do pilar (Figura 45.10). Em contraste, casos de maior risco requerem outra cronologia de tratamento, com uma abordagem mais complexa, incluindo conexões dos pilares com ou sem gerenciamento de tecidos moles (Figura 45.11).

Um recente ensaio clínico randomizado comparou os resultados estéticos de coroas implantossuportadas, com e sem provisórios, na região anterior. Os resultados após 3 anos revelaram melhores resultados estéticos no grupo com provisórios (Furze et al. 2019).

Assim, as próteses provisórias implantossuportadas não são apenas benéficas para a fase de diagnóstico, mas também para os resultados do tratamento. Além disso, podem servir como uma ferramenta de comunicação entre clínicos, técnicos de laboratório e pacientes. Uma das funções mais importantes de uma prótese provisória implantossuportada é desenvolver o perfil de emergência do tecido mole desejado. Os implantes diferem dos dentes em tamanho e forma ao nível da crista óssea e da mucosa. Após o período de cicatrização, a geometria do perfil do tecido tende a ser circular e não coincide com o correspondente ao redor dos dentes (Figura 45.12). O perfil do tecido criado pelo perfil de emergência e forma dos dentes tem uma forma mais triangular, especialmente para os incisivos. Portanto, o perfil de tecido mole peri-implantar deve ser convertido em um perfil de tecido que esteja em harmonia com a dentição adjacente (Wittneben et al. 2013). Essa transição pode ser realizada por meio de pilares de cicatrização individualizados ou próteses provisórias implantossuportadas (Figura 45.13). Essas próteses provisórias implantossuportadas podem ser confeccionadas em um contorno ideal ou com um perfil de emergência reduzido (Figura 45.14). Para o provisório com perfil ideal, o clínico precisa trabalhar de forma subtrativa reduzindo seletivamente o diâmetro antes de poder instalar a prótese provisória. Em contraste,

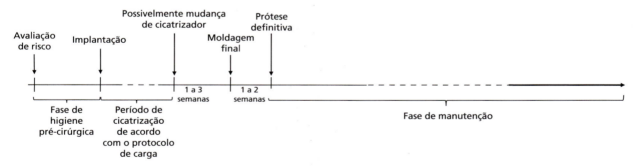

Figura 45.10 Cronologia de um caso simples sem conexão do pilar e próteses provisórias implantossuportadas.

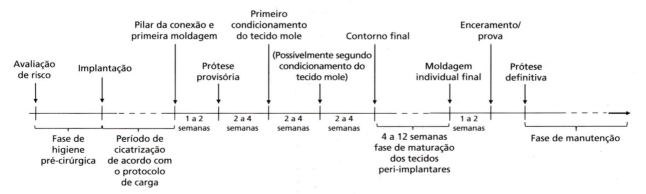

Figura 45.11 Cronologia de um caso avançado/complexo com conexão do pilar e próteses provisórias implantossuportadas para condicionar os tecidos moles.

para o provisório com um perfil de emergência reduzido, o clínico está trabalhando de forma aditiva, adicionando-se seletivamente material em resina antes de instalar o provisório (Figura 45.14).

As próteses provisórias podem ser cimentadas ou aparafusadas. O Capítulo 44 fornece uma discussão detalhada sobre os dois tipos de próteses com uma árvore de decisão (Figura 44.23, Figura 44.24). No geral, a decisão de cimentar ou aparafusar uma prótese provisória ou definitiva depende da situação clínica (*i.e.*, angulação e posição do implante) e a preferência do clínico com relação ao método de fixação (Wittneben *et al.* 2017). Para o condicionamento adequado dos tecidos moles, um provisório aparafusado é preferido em virtude da capacidade de recuperação e do fácil condicionamento dos tecidos moles na direção desejada. Os provisórios fixos implantossuportados podem ser confeccionados no laboratório ou no consultório. Para melhorar o contorno dos tecidos moles, a prótese provisória é instalada criando-se, assim, uma leve pressão na mucosa. A pressão aplicada gera uma reação isquêmica, o chamado "branqueamento" do tecido mole peri-implantar, que deve ser apenas moderado e desaparecer dentro de 15 minutos após a instalação do provisório (Cooper 2008). Ao se personalizar a forma e o contorno da prótese provisória, o contorno peri-implantar é melhorado, e o perfil de emergência, formado. Esse processo de condicionamento do tecido mole é realizado durante um período de 8 a 12 semanas, adicionando-se seletivamente resina composta *flow* ou resina acrílica fotopolimerizável à prótese provisória (Wittneben *et al.* 2013). Depois de se atingir o perfil de emergência final, é importante transferir o perfil de tecido mole criado (Figura 45.15) para o modelo final de trabalho. Isso pode ser obtido por um transferente de moldagem individualizado, que tem o mesmo perfil de tecido que a prótese provisória clinicamente aprovada (Furze *et al.* 2019) (Figura 45.16). Como a maioria das recessões dos tecidos moles ocorre nos primeiros 3 a 6 meses (Oates *et al.* 2002), assumiu-se que a margem dos tecidos moles após o processo de condicionamento permanece estável e, portanto, uma prótese definitiva pode ser confeccionada. Um recente estudo prospectivo, a longo prazo, sobre implantes unitários imediatamente reabilitados revelou que uma fase de provisionalização, de 2 meses, foi adequada para fornecer estabilidade das margens dos tecidos moles, em 8 anos de acompanhamento (Raes *et al.* 2018).

Novas técnicas de confecção (CAD-CAM e impressão 3D)

Com o advento das tecnologias digitais na implantodontia, as abordagens cirúrgicas e protéticas convencionais foram cada vez mais substituídas por fluxos digitais de trabalho (Schneider *et al.* 2018). As abordagens convencionais

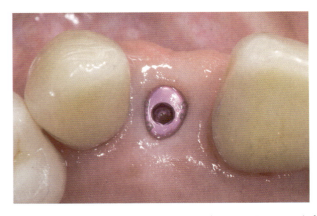

Figura 45.12 Perfil do tecido mole peri-implantar após um período de cicatrização de 3 meses, revelando a falta de perfil de emergência.

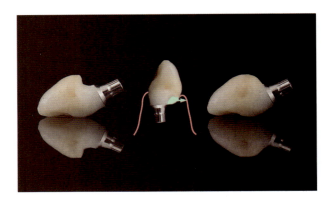

Figura 45.14 Prótese aparafusada provisória, com um perfil de emergência reduzido, que precisa ser ajustada individualmente adicionando-se material em resina, antes da instalação.

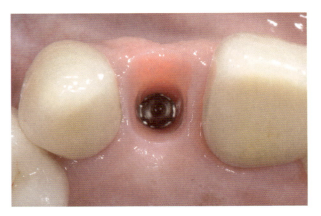

Figura 45.13 Perfil de emergência após 2 meses de condicionamento dos tecidos moles com um provisório aparafusado.

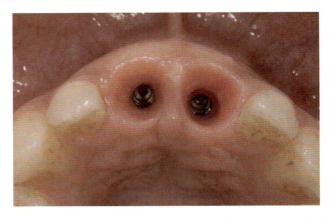

Figura 45.15 Vista oclusal após se atingir o perfil de emergência final dos incisivos centrais ausentes 11 e 21.

demonstraram resultados previsíveis a longo prazo, mas não estão isentas de limitações. Essas limitações incluem maior número de consultas e maior tempo de tratamento, o que pode resultar em maiores custos para o paciente. Para superar essas limitações, foram introduzidos fluxos digitais de trabalho por meio de IOS e desenho auxiliado por computador (CAD, do inglês *computer-aided design*), bem como confecção assistida por computador (CAM, do inglês *computer-aided manufacturing*) (Muhlemann et al. 2018). Em um fluxo digital de trabalho, o IOS substitui a moldagem e a confecção tradicional de modelos (Muhlemann et al. 2018). A moldagem digital obtida é então exportada para um arquivo de dados padrão. Posteriormente, o arquivo de dados é transferido digitalmente para o laboratório de prótese dentária, onde o técnico em prótese dentária usa um sistema associado para projetar (CAD) e confeccionar (CAM) a prótese implantossuportada utilizando diferentes materiais (Pyo et al. 2020) (Figura 45.17). O processo de confecção dos diferentes materiais CAD-CAM depende de dois métodos: (1) confecção subtrativa ou (2) aditiva (Pyo et al. 2020). A confecção subtrativa geralmente envolve um processo de fresagem de um material de fabricação em forma de disco para a obtenção de uma prótese provisória

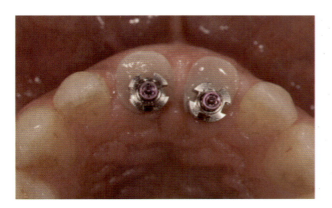

Figura 45.16 Transferentes de moldagem individualizados colocados antes da moldagem.

ou definitiva (Revilla-Leon et al. 2019). Essas próteses são feitas principalmente de cerâmica, incluindo zircônia e dissilicato de lítio, porque o excesso de desperdício de material limita o uso de metais. Por outro lado, a confecção aditiva, comumente referida como impressão 3D, é a união de material camada por camada por meio de uma impressora 3D (Jockusch & Ozcan 2020). Esse tipo de confecção é vantajoso em não desperdício de material e reprodutibilidade de estruturas complexas (Galante et al. 2019). No entanto, a confecção aditiva ainda está sob investigação e, portanto, ainda não foi estabelecida na prática diária.

Considerações cirúrgicas sobre implantes na área de prioridade estética

Aspectos cirúrgicos para cicatrização de feridas sem intercorrência

Em geral, o osso desnudo e as superfícies radiculares expostas como resultado da intervenção cirúrgica devem ser cobertos pelo retalho de tecido mole para que os resultados ideais sejam alcançados. No entanto, na cirurgia de implantes, desafios inerentes podem complicar os procedimentos. Ao lidar com implantes na área de prioridade estética, os clínicos são confrontados com uma variedade de estruturas anatômicas, como tecidos duros e moles adjacentes uns aos outros, resultando em feridas que são constituídas por várias interfaces de tecidos que diferem fundamentalmente na composição. Além disso, a estabilidade do retalho e os resultados da cicatrização podem ser prejudicados durante a fase pós-operatória, pois a cavidade oral é um ambiente aquoso no qual o biofilme se forma sobre as superfícies com textura, como dentes e implantes e seus componentes protéticos. Consequentemente, a colonização bacteriana pode comprometer a cicatrização sem intercorrências (Bartold et al. 1992). Além disso, o efeito negativo das influências mecânicas da mastigação contínua e outras funções da dentição sobre a estabilidade da ferida e os resultados da cicatrização não deve ser subestimado.

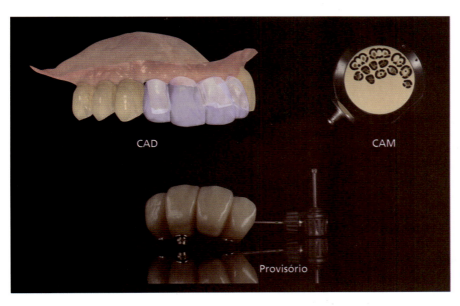

Figura 45.17 Fluxo digital de trabalho. CAD = desenho assistido por computador; CAM = confecção assistida por computador.

1170 Parte 16 Terapia Oclusal e Protética

A cicatrização de feridas depende principalmente da formação e da organização precoce do coágulo sanguíneo e do estabelecimento de uma inserção dele, que seja resistente às forças mecânicas que atuam no retalho e nas superfícies contrárias que participam do fechamento da ferida (Wikesjo *et al.* 1991). A adesão prejudicada do coágulo pode enfraquecer a resistência à tração da ferida durante os primeiros eventos de cicatrização e deixar a interface implante-mucosa suscetível ao rompimento, em comparação com forças de tração fisiológicas nas margens da ferida (Wikesjo & Nilveus 1990). As forças de tração variam dependendo da estabilidade do coágulo sanguíneo e, subsequentemente, das propriedades bioquímicas e mecânicas do leito da ferida (Burkhardt *et al.* 2016). A fragilidade mecânica da interface entre uma superfície radicular desbridada e sem descamação, comparável à superfície de um implante, e o retalho mucoperiosteal tem se mostrado compensada pela interposição de um enxerto de tecido conjuntivo ou uma matriz de colágeno, firmemente aderido à superfície da raiz desnudada. Particularmente, os enxertos de tecido conjuntivo em camadas finas melhoraram substancialmente a força de cicatrização da ferida e podem ser recomendados para aumentar a estabilidade do retalho em superfícies sem dobras (Burkhardt *et al.* 2016), pois a cicatrização de defeitos peri-implantares após a cirurgia de retalho envolve conceitualmente mais processos complexos do que a cicatrização de feridas na maioria dos outros locais do corpo.

A maioria dos modelos que investigam as forças de tensão nas margens da ferida considera as interfaces com recessão de cobertura (Pini Prato *et al.* 2000). Em apenas um estudo, o papel da tensão do retalho no fechamento primário da ferida foi investigado em humanos (Burkhardt & Lang 2010). Nesse estudo, 60 pacientes foram recrutados para instalação de implante unitário. Antes da sutura, as forças de tensão sobre os retalhos foram registradas com um dispositivo eletrônico. Após 1 semana, as feridas foram inspecionadas quanto ao fechamento completo. Enquanto os retalhos sob tensão mínima de 0,01 a 0,1 N resultaram em apenas algumas deiscências da ferida (10%), os retalhos com forças de fechamento mais altas (> 0,1 N) produziram porcentagens significativamente aumentadas de deiscências da ferida (> 40%). Esse estudo também revelou que os retalhos com espessura > 1 mm demonstraram proporções significativamente menores de deiscências nas forças de fechamento mais altas (> 15 g) do que os retalhos mais finos (≤ 1 mm). Os resultados desse estudo indicaram a necessidade de controlar as forças de fechamento nas margens da ferida. A fim de minimizar o trauma tecidual, diâmetros de fios de sutura mais finos podem ser úteis em decorrência do fato de que suturas mais finas (6 a 0, 7 a 0) levam à quebra do fio, em vez de ruptura e rompimento do tecido (Burkhardt *et al.* 2008).

É evidente que o desenho e o avanço do retalho, e a sutura devem receber maior atenção em situações nas quais retalhos mucoperiosteais e/ou mucosos são posicionados para cobrir grandes defeitos peri-implantares. Em virtude do fato de que a ferida peri-implantar é constituída pela superfície de tecido conjuntivo do retalho e uma superfície avascular, como titânio, cerâmica ou outro material aloplástico, os defeitos peri-implantares requerem um manejo tecidual cuidadoso, e adaptação do retalho estável, especialmente na região anterossuperior, em que a morfologia e a topografia da mucosa desempenham um papel importante no resultado estético.

Incisões e desenhos de retalhos

Os retalhos podem ser classificados de acordo com sua forma (p. ex., semilunar, triangular), a direção do avanço intraoperatório (p. ex., rotacional, avanço apical ou coronal) ou a composição dos tecidos contribuintes (p. ex., espessura total, espessura parcial). Ao contrário dos enxertos de tecido conjuntivo, que recebem sua nutrição inicial por difusão plasmática, os retalhos são caracterizados por uma rede de vasos ainda em funcionamento que fornecem sangue aos tecidos lesionados. Assim, fica evidente que, ao planejar o contorno do retalho, deve-se atentar para a importância da manutenção de um bom suprimento sanguíneo dos vasos que entram na base do pedículo. Para assegurar um bom suprimento de sangue, foi recomendado que dois aspectos fossem observados antes de iniciar a primeira incisão: (1) uma ampla base do retalho, o que permite que muitos vasos nutrientes entrem no retalho; e (2) uma razão comprimento:largura do retalho que não deve exceder 2:1. Esses princípios parecem fazer sentido porque, ao aumentar a largura do retalho em sua base, aumenta-se o suprimento sanguíneo e suporta um retalho de maior comprimento. No entanto, com uma visão mais profunda dos contextos e processos biológicos (Kleinheinz *et al.* 2005), essas recomendações agora parecem muito simplistas. Não se pode presumir que grandes vasos entrem na base dos retalhos mucosos em intervalos regulares. Além disso, a maioria das conclusões dos estudos com foco no comprometimento vascular é baseada no exame histológico de espécimes após a perfusão vascular e sugere que os vasos sanguíneos permanecem intactos e patentes após a cirurgia. Técnicas alternativas como angiografia com coloração fluorescente (Mörmann *et al.* 1975; Mörmann & Ciancio 1977) e fluxometria a *laser*-Doppler (Retzepi *et al.* 2007a, b) são mais confiáveis na avaliação qualitativa e quantitativa da vascularização e do suprimento sanguíneo de uma área mucosa lesada.

Uma diferença importante entre o suprimento sanguíneo dos tecidos moles periodontais e peri-implantares após o ferimento é a presença do ligamento periodontal ao redor dos dentes. A rede capilar densa demonstrou contribuir para a nutrição precoce da mucosa adjacente e ser uma fonte importante para o surgimento de capilares no processo angiogenético (Schröder 1986). Após incisões horizontais ao longo da junção mucogengival, o suprimento sanguíneo da gengiva foi exibido com um corante fluorescente (Mörmann & Ciancio 1977). Um dia após a lesão, a gengiva coronal à linha de incisão mostrou uma isquemia grave, que foi mais pronunciada na área da papila interdental do que nas proeminências dentárias. Os autores explicaram as diferenças como resultado da influência dos vasos colaterais vindos do ligamento e contribuindo para a perfusão dos tecidos marginais. Pode ter uma influência menor na cicatrização de feridas, mas a vascularização do ligamento periodontal ao redor dos dentes aumenta gradualmente dos incisivos aos molares, sendo menor nos incisivos laterais superiores. Em todos os dentes unirradiculares, as superfícies mesial e distal são geralmente mais bem perfundidas do que as vestibulares e palatinas (Schröder 1986).

Esses resultados foram confirmados em outro estudo angiográfico em cães (McLean *et al.* 1995), que mostrou que um único ato de elevação do retalho inicia um trauma vascular substancial e significativo. A redução significativa na circulação do retalho com relação à linha de base pré-cirúrgica dura pelo menos 3 dias nos sítios mesiovestibulares, mas persiste por 7 dias nos sítios interproximais, independentemente da técnica de sutura aplicada. Este é um achado importante e pode ter um impacto na decisão sobre o contorno ideal do retalho quando se trata de instalações de implantes ou retratamentos na área anterossuperior, onde não há vascularização colateral do ligamento periodontal.

Outro fator crítico que influencia a vascularização de um retalho é seu comprimento, especialmente quando o retalho é recolocado sobre uma superfície avascular como uma raiz ou um material aloplástico de um implante ou seus componentes. Vários estudos confirmam uma diminuição da vascularização do retalho com o aumento do seu comprimento (Mörmann & Ciancio 1977; McLean *et al.* 1995). Interessantemente, em estudos dos estágios iniciais da cicatrização, porções significativamente maiores dos retalhos absorveram fluorescência por difusão extravascular em comparação à circulação intracapilar. Embora seja certamente prudente evitar retalhos com pedículo longo em cirurgia de implantes, outras propriedades do retalho, como a espessura e as fontes vasculares alternativas, merecem reconhecimento.

Com base no conhecimento confiável do padrão de distribuição e arquitetura do sistema vascular arterial da mucosa oral humana, podem ser apresentadas recomendações para um preparo ideal do retalho e incisões de liberação (Kleinheinz *et al.* 2005): (1) evitar incisões de liberação na área de prioridade estética; (2) colocar as incisões no meio da crista em áreas edêntulas; (3) incisar na área sulcular ao redor dos dentes e evitar incisões marginais e paramarginais; (4) se for necessária uma incisão de liberação, cortar o retalho o mais curto possível e levá-lo até a borda anterior da linha de incisão. As incisões de liberação não devem ser colocadas nas proeminências radiculares vestibulares, pois nesses locais a mucosa é mais espessa entre dois dentes (Müller *et al.* 2000). As linhas de incisão na concavidade, entre dois dentes, facilitam uma adaptação firme do retalho e proporcionam uma melhor rede vascular dentro do retalho pediculado.

A colocação do implante na área de prioridade estética é frequentemente combinada com procedimentos de regeneração óssea guiada e enxertos de tecidos moles para compensar os volumes de tecido perdidos e restaurar a morfologia do alojamento do implante em todas as três dimensões. Para alcançar uma cicatrização por primeira intenção, os retalhos de tecidos moles devem ser mobilizados para cobrirem completamente os locais enxertados. Esse avanço do retalho é limitado e apresenta alguns efeitos adversos. O método comum de alongamento do retalho consiste em uma incisão periosteal na base do retalho vestibular, para reduzir sua resistência.

A extensão do alongamento do retalho depende do contorno do retalho e foi avaliada em um estudo de coorte (Park *et al.* 2012). Simplesmente colocando uma incisão vertical de alívio e tracionando com uma tensão de 5 g, o retalho poderia ser mobilizado em $1,1 \pm 0,6$ mm, o que corresponde a 113,4% de seu comprimento original. Esses valores aumentaram para $1,9 \pm 1,0$ mm (124,2%) quando uma segunda incisão vertical foi feita na extremidade oposta da incisão horizontal e tornou-se estatisticamente muito significativa após a combinação das duas incisões de liberação verticais com uma incisão de liberação periosteal, produzindo avanço do retalho de $5,5 \pm 1,5$ mm (171,3%).

A técnica cirúrgica anteriormente mencionada facilita o fechamento primário da ferida, mas apresenta desvantagens, pois a mobilização coronal da mucosa mastigatória pode diminuir a quantidade desta lateralmente à coroa implantossuportada. Além disso, a irregularidade da junção mucogengival pode causar um problema estético em casos de linha do sorriso alta, quando uma ampla área de tecidos moles é exibida apicalmente à margem da mucosa. Uma variedade de técnicas avançadas de retalhos foi descrita para alcançar o fechamento primário da ferida e superar as desvantagens mencionadas anteriormente (Tinti & Parma-Benfenati 1995; Nemcovsky *et al.* 1999; Triaca *et al.* 2001; Penarrocha *et al.* 2005; Stimmelmayr *et al.* 2010). Mesmo que uma determinada abordagem mostre resultados clínicos promissores, algumas delas devem ser aplicadas com cautela, pois são tecnicamente bastante sensíveis e apresentam riscos pronunciados para resultados adversos. Os tratamentos com implantes bem-sucedidos na área de prioridade estética incluem muitas variáveis de manejo dos retalhos que estão interconectadas e que devem ser cuidadosamente avaliadas com relação à expectativa do paciente e à experiência e habilidades psicomotoras do clínico.

A fim de manter a morfologia original do tecido por motivos estéticos e reduzir a duração do tratamento, um número crescente de publicações favorece a instalação dos implantes imediatamente após a exodontia (Slagter *et al.* 2014; Cosyn *et al.* 2016; Buser *et al.* 2017; Noelken *et al.* 2018). A maioria deles está em combinação com enxertos de tecido conjuntivo livre, seja para compensar a contração do tecido vestibular pós-operatório ou para alcançar o fechamento primário da ferida (Figura 45.18). No geral, os resultados a curto e longo prazo parecem ser comparáveis aos das instalações imediatas e tardias de implante (Chen & Buser 2014), mas fatores como fenótipo da mucosa, espessura do osso vestibular e nível vertical da crista óssea vestibular precisam de atenção mais cuidadosa para evitar riscos aumentados de resultados estéticos adversos em comparação com implantes colocados usando uma abordagem tardia. Além disso, outros aspectos devem ser observados no processo de tomada de decisão para a instalação imediata de implantes na região anterossuperior. Em primeiro lugar, várias descrições sobre a instalação do implante e procedimentos de retalho são altamente sensíveis tecnicamente (Baumer *et al.* 2017; Mosea 2018; Zuhr *et al.* 2018) e não há medidas significativas comumente aceitas para a avaliação da experiência técnica dos implantodontistas.

Um estudo recente confirmou as descobertas de outras especialidades cirúrgicas (Eva & Regehr 2005; Saposnik *et al.* 2016) de que a experiência autoavaliada dos clínicos não correspondem aos dados coletados objetivamente e que os cirurgiões tendem a ser excessivamente autoconfiantes (Burkhardt *et al.* 2019). Em segundo lugar, deve-se notar que na maioria dos estudos que relataram resultados estéticos positivos com implantes imediatos, não há informações detalhadas sobre as razões da perda dentária e sobre os aspectos periodontais, endodônticos e protéticos que levaram à decisão pela exodontia e que podem interferir no resultado estético final.

Conceitos clínicos para substituição de um único dente perdido

Antes de qualquer instalação de implante na região anterior, é de extrema importância uma análise de risco pré-cirúrgica abrangente do espaço existente para um elemento dentário. Um crescente corpo de evidências indica que o parâmetro mais determinante para o alcance de resultados estéticos na região anterior é a altura óssea interproximal nos dentes adjacentes, que delimitam o espaço edêntulo (Jung *et al.* 2018; Roccuzzo *et al.* 2018). O osso relacionado deve estar dentro de uma distância fisiológica (ou seja, aproximadamente 2 mm) da junção amelocementária (JAC), fornecendo, assim, o suporte essencial para os compartimentos de tecidos moles sobrepostos. Consequentemente, o diagnóstico pré-operatório incluirá a avaliação radiográfica da altura óssea interproximal e a sondagem periodontal do nível de inserção do tecido mole. Se um paciente não apresenta osso interproximal, soluções protéticas alternativas às convencionais precisam ser levadas em consideração. Nesse caso particular, de uma mulher de 38 anos, foi instalada uma prótese adesiva em zircônia, após procedimentos de aumento do rebordo alveolar (Figura 45.19).

Locais com deficiência tecidual ausentes ou menores

Se a análise de risco confirmar um nível vertical favorável de tecido mole e osso alveolar subjacente na face interproximal dos dois dentes adjacentes, por um lado, e nenhuma

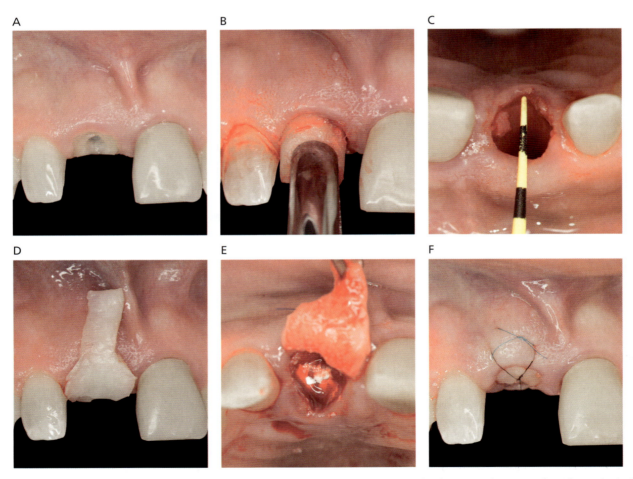

Figura 45.18 **A.** Visão pré-operatória vista por cima: incisivo central com reabsorções radiculares que deve ser removido e substituído. **B.** Exodontia após dissecção circunferencial cuidadosa das fibras do tecido conjuntivo supracrestal. Essa etapa do tratamento só pode ser realizada sob controle visual quando a coroa clínica tiver sido removida pré-cirurgicamente. **C.** A dimensão da secção transversal do dente ao nível da borda gengival define o tamanho do enxerto de tecido conjuntivo garantindo cobertura suficiente vestibular e palatina e pela mucosa adjacente das áreas de col. **D.** Enxerto de tecido conjuntivo colhido da lâmina própria palatina e recortado na dimensão apropriada. **E.** Fixação do enxerto após a instalação do implante e cobertura do alvéolo com uma membrana reabsorvível. **F.** Vista lateral do local pós-cirúrgico. O alvéolo é fechado principalmente pelo enxerto de tecido conjuntivo, fixado por apenas três suturas finas.

deficiência óssea vestibular importante, por outro lado, com um fenótipo normal a espesso, o local pode ser considerado compatível com um protocolo cirúrgico simples de implante, incluindo a instalação imediata do implante. A fim de garantir a melhor probabilidade de um resultado de tratamento estético duradouro e bem-sucedido, a instalação do implante deve ser realizada meticulosamente, incluindo parâmetros fundamentais, como os princípios cirúrgicos de baixo trauma em geral e posicionamento tridimensional preciso ("guiado pela prótese"), em particular.

Um homem de 51 anos foi encaminhado à clínica odontológica em virtude de uma fratura no elemento 11 (Figura 45.20). O paciente era tabagista anteriormente e não tinha problemas de saúde subjacentes. Além de um fenótipo gengival espesso, o paciente tinha uma linha de sorriso baixa e, de acordo com a TCFC, o elemento 11 exibia um osso vestibular espesso (> 1 mm). Com base nesses achados e no mais recente *Consensus Report of the European Workshop in Periodontology* (Tonetti *et al.* 2019), em que as evidências atuais sobre os protocolos de instalação de implantes foram avaliadas, esse paciente era um candidato adequado para um protocolo de instalação imediata de implante (tipo 1) (Gallucci *et al.* 2018; Cosyn *et al.* 2019). Deve-se enfatizar que o paciente foi completamente informado sobre o risco ligeiramente maior de perda precoce do implante que a instalação imediata acarreta, em comparação com a instalação tardia do implante (4% a mais de perda do implante). Esse protocolo, no entanto, tende a ser preferido pelos pacientes porque pode envolver um tempo de tratamento tangível mais curto e melhor custo-benefício (Tonetti *et al.* 2019).

Locais com deficiências teciduais extensas

A análise de risco de uma paciente, do sexo feminino de 23 anos, revelou uma situação de dificuldade clínica, com ausência de osso vestibular e uma profundidade de sondagem vestibular de 11 mm no incisivo central esquerdo (Figura 45.21). A análise radiográfica demonstrou níveis ósseos mesial e distal da crista intactos (Figura 45.22). Este é um pré-requisito importante para que se possa manter o nível do tecido mole interdental. Com base nos achados clínicos e radiográficos, o diagnóstico foi de fratura radicular vertical do elemento 21. Após informação ao paciente e discussão das opções terapêuticas, decidiu-se extrair o dente e substituí-lo por uma coroa unitária implantossuportada. Em virtude do defeito ósseo vestibular estendido, decidiu-se realizar uma técnica de preservação do alvéolo para melhorar a qualidade e quantidade do tecido mole antes da instalação do implante e do procedimento de aumento ósseo. Nesse caso de deficiência horizontal da crista óssea alveolar estendida, um procedimento simultâneo de instalação do implante e aumento ósseo lateral torna-se tecnicamente mais difícil e menos previsível, pois o objetivo final continua sendo um posicionamento ideal do implante "guiado pela prótese". Portanto, a viabilidade de combinar a instalação do implante com o procedimento simultâneo de regeneração óssea foi avaliada pela realização de um diagnóstico pré-operatório e uma TCFC. A TCFC revelou um defeito ósseo vestibular estendido com uma quantidade mínima de osso apical para estabilização do implante (Figura 45.23). Após o planejamento tridimensional do implante assistido por computador, um modelo guiado por computador foi confeccionado no laboratório de prótese dentária. Após um período de cicatrização de 6 semanas, após a exodontia, um retalho mucoperiostal foi elevado. Isso foi alcançado com uma incisão na crista palatina seguida de incisões sulculares e uma incisão de liberação vertical distal do elemento 22. Com a ajuda do guia cirúrgico direcionado pelo computador, foi possível instalar o implante idealmente na posição protética adequada (Figura 45.24). Em virtude da perda completa do osso vestibular, foi escolhido um volume de membrana não reabsorvível estável. Após o enxerto do local com partículas de osso autógeno e osso mineral bovino desproteinizado (DBBM), uma membrana de politetrafluoretileno expansível (e-PTFE) reforçada com titânio foi aplicada à morfologia do defeito e adaptada com pinos de titânio (Figura 45.25). Posteriormente, o periósteo foi liberado para facilitar o fechamento completo sem retalho do tecido mole. Após um período de cicatrização de 6 meses, um retalho de espessura total foi levantado novamente para remover a membrana não reabsorvível e os pinos de titânio (Figura 45.26).

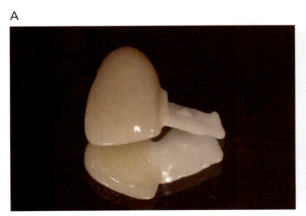 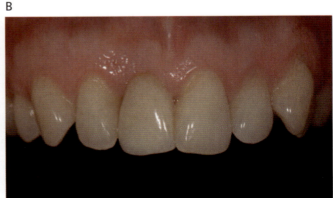

Figura 45.19 **A.** Vista extraoral de uma prótese adesiva à base de zircônia com apoio no elemento 21. **B.** Prótese adesiva definitiva em zircônia instalada 1 ano após a cimentação.

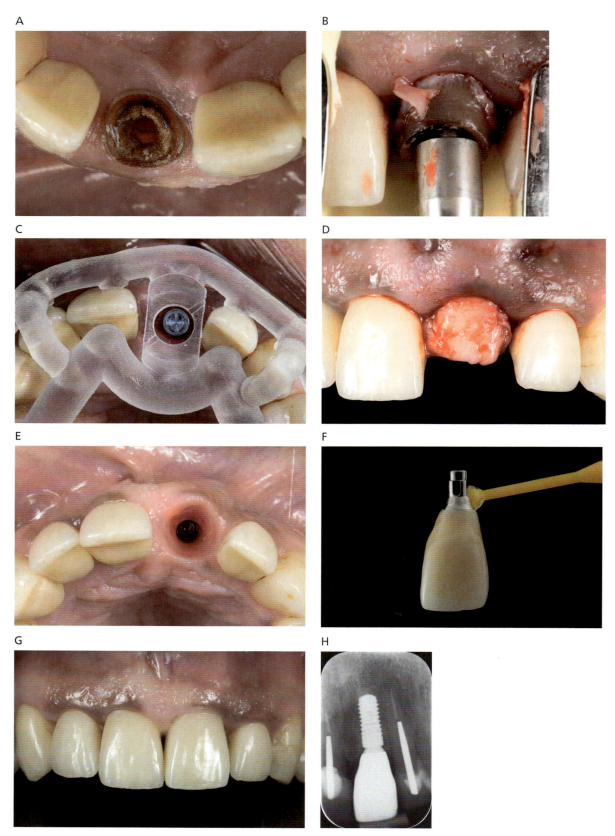

Figura 45.20 **A.** Situação clínica inicial do elemento 21 após a remoção da coroa. **B.** Para evitar reabsorção óssea adicional, uma exodontia sem retalho foi realizada usando-se um dispositivo de exodontia. **C.** Instalação imediata do implante usando-se um guia impresso em 3D para obter uma inserção protética. **D.** Colocação de um enxerto de tecido conjuntivo após a instalação do implante. **E.** Perfil de emergência final, após um período de provisionamento imediato de 4 meses. **F.** Coroa totalmente em cerâmica feita em zircônia cimentada extraoralmente a um pilar híbrido de estoque com uma base de titânio. **G.** Entrega da prótese totalmente em cerâmica na região 21 mostrando, juntos, tecidos peri-implantares saudáveis e mucosa queratinizada suficiente. **H.** Radiografia periapical revelando ótima osseointegração em acompanhamento de 6 meses.

Além disso, um enxerto de tecido conjuntivo colhido do palato foi colocado sob o retalho para aumentar o volume do tecido mole (Figura 45.27). Seis semanas depois, uma conexão minimamente invasiva ao pilar foi realizada usando-se uma incisão em forma de U e rotação deste retalho vestibularmente. Ao mesmo tempo que a conexão do pilar, realizou-se uma moldagem no nível do ombro do implante. Utilizou-se uma coroa provisória implantossuportada aparafusada para fins de diagnóstico e para formar o perfil de emergência.

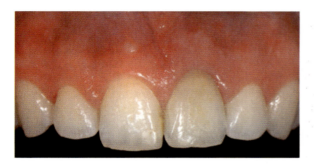

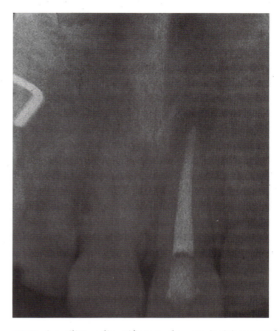

Figura 45.21 Visão pré-operatória de uma mulher de 23 anos. O incisivo central esquerdo mostra leve descoloração e migração apical da margem gengival.

Figura 45.22 A análise radiográfica revelou um incisivo tratado endodonticamente e uma radioluscência apical. Os níveis ósseos mesial e distal estavam intactos.

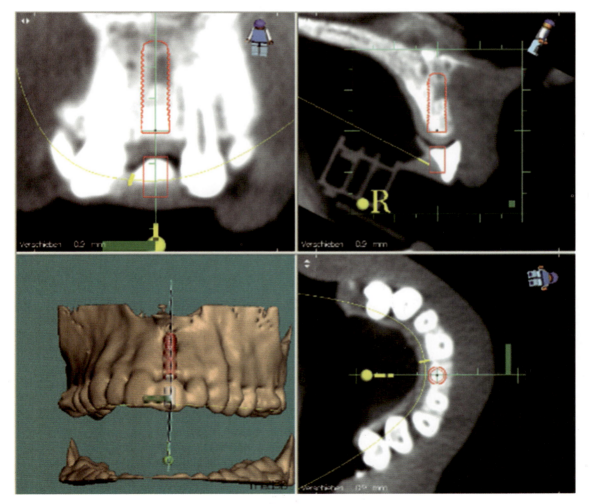

Figura 45.23 Foi obtida uma TCFC com o uso de um modelo digitalizado com dentes de sulfato de bário (BaSO$_4$), de acordo com o enceramento realizado anteriormente. A posição ideal do implante foi estabelecida usando um *software* de planejamento 3D e um guia cirúrgico foi confeccionado.

Após se atingir o contorno final do tecido mole (Figura 45.28), uma moldagem individual definitiva foi feita para capturar as informações da prótese provisória. Dessa forma, a situação clínica foi transferida para o modelo de trabalho, que contém uma réplica (análogo) do implante. Esse modelo foi posteriormente digitalizado para produzir um pilar individual em zircônia, por meio de um procedimento CAD-CAM. Ao se estratificar diretamente esse pilar em zircônia, foi possível fornecer ao paciente uma coroa em cerâmica aparafusada de aparência muito natural (Figura 45.29).

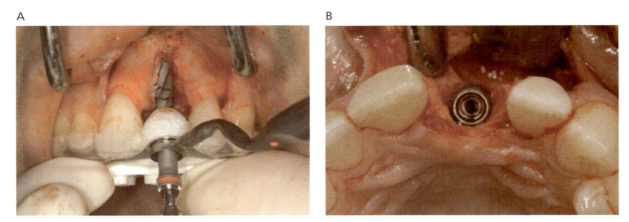

Figura 45.24 A. A perfuração guiada do implante foi realizada com base na TCFC, e o *software* de planejamento do implante ajudou a estabilizar as brocas durante o processo de preparação. B. Vista oclusal do implante instalado. Observe o defeito ósseo vestibular, que limita as opções de regeneração óssea guiada.

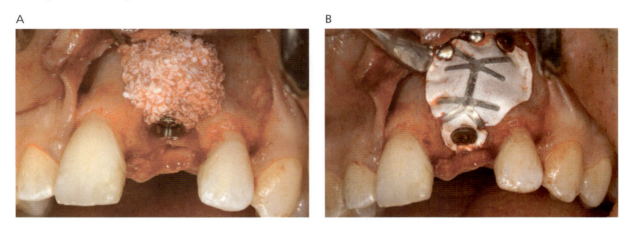

Figura 45.25 A. Após a colocação de partículas de osso autógeno, coletadas da área vizinha, uma camada adicional de osso mineral bovino desproteinizado (DBBM, do inglês *demineralized bovine bone mineral*) foi adicionada no topo do implante para a recriação do contorno ausente. B. Em decorrência do defeito ósseo não delimitado, um volume de membrana de politetrafluoretileno expansível (e-PTFE) reforçada com titânio não bioabsorvível estável foi usado em combinação com pinos de fixação de titânio. Além disso, o parafuso de cobertura do implante foi usado para a estabilização da membrana.

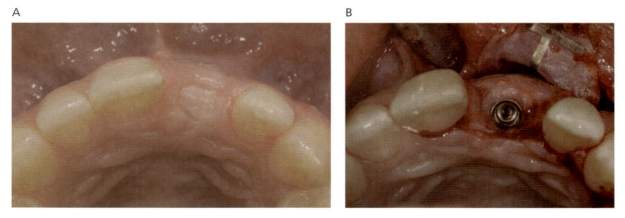

Figura 45.26 A. Vistas oclusal e vestibular após um período de cicatrização de 6 meses. Observe a manutenção do contorno do rebordo vestibular. B. Retalho de espessura total foi levantado para remover o volume da membrana estável de politetrafluoretileno expansível (e-PTFE) não bioabsorvível. O implante foi completamente coberto por osso e o contorno vestibular recriado.

Conceitos clínicos para substituição de múltiplos dentes ausentes

A consequência normal após a perda de dois ou mais dentes anteriores superiores adjacentes é um achatamento do segmento edêntulo (Tan *et al.* 2012). Em particular, pode-se observar o desaparecimento, na direção apical, da crista óssea originalmente localizada entre os dentes incisivos (Tan *et al.* 2012). Este fenômeno não ocorre, ou é mínimo, na face interproximal dos dentes anteriores remanescentes e, portanto, explica a diferença fundamental entre o espaço protético anterossuperior unitário e um segmento edêntulo de múltiplos elementos.

Se dois implantes de titânio padrão aparafusados forem inseridos para substituir dois incisivos centrais superiores ausentes (Figura 45.30), ocorrerá um processo adicional de remodelação óssea peri-implantar. No plano frontal, podem ser distinguidos dois processos característicos diferentes, um entre o dente e o implante e outro entre os dois implantes. No local entre o dente e o implante, a altura óssea interproximal do lado do dente deve, teoricamente, permanecer em sua localização original, ou seja, dentro de 2 mm da junção amelocementária, de onde a altura do osso interproximal do lado do implante diminui de maneira oblíqua em direção ao primeiro contato implante-osso, normalmente localizado aproximadamente 2 mm apicalmente à junção ("microlacuna") entre o ombro do implante e o pilar ou a prótese. Esse fenômeno tem sido referido na literatura como o estabelecimento de uma "largura biológica" (Sculean *et al.* 2014; Araujo & Lindhe 2018). Em contraste, a altura óssea interimplante normalmente diminui ainda mais na direção apical, uma vez que os respectivos pilares ou próteses são conectados ao ombro do implante (Caricasulo *et al.* 2018). Esse processo é acompanhado principalmente por uma perda de altura dos tecidos moles interimplantes e, portanto, pode levar aos inestéticos chamados "triângulos negros interdentais". A visão esquemática aproximada, comparando a situação dentária original com a situação após a integração de duas próteses sobre implantes adjacentes, demonstra claramente as consequências negativas no curso da linha do tecido mole marginal em um caso de múltiplos implantes anteriores superiores adjacentes (Figura 45.31).

Por todas as razões anteriormente mencionadas, a posição e a distribuição do implante em casos com múltiplos dentes ausentes na área de prioridade estética são de grande importância. Com dois incisivos centrais ausentes, dois implantes são instalados com distância suficiente entre eles (Figura 45.32). Nos casos de ausência de um incisivo central e um incisivo lateral, é preferível que apenas um

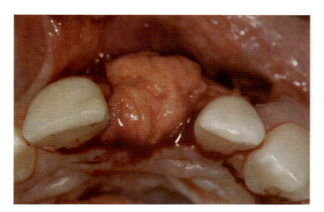

Figura 45.27 Além disso, um enxerto de tecido conjuntivo, colhido do palato, foi colocado para aumentar as faces oclusal e vestibular do rebordo. Foi primeiro suturado ao palato e, depois, mobilizado no sítio vestibular.

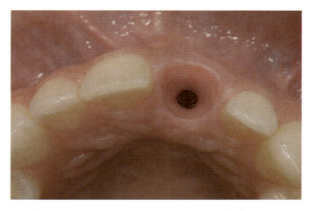

Figura 45.28 Simultaneamente, uma moldagem foi feita no nível do ombro do implante e enviada ao laboratório para a confecção de um provisório aparafusado em resina acrílica.

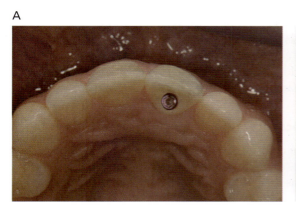

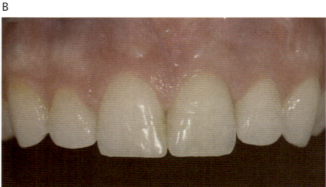

Figura 45.29 **A.** Vista oclusal da prótese definitiva aparafusada. Observe a posição ideal do orifício de acesso para o parafuso protético. **B.** A prótese definitiva foi confeccionada por aplicação direta de cerâmica no pilar em zircônia. Observe a simetria entre a margem e o contorno do tecido mole em comparação ao incisivo central direito.

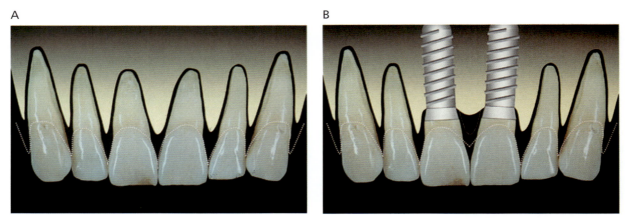

Figura 45.30 A. Seis dentes anteriores superiores, incluindo seu suporte ósseo e o curso do tecido mole marginal, correspondendo aproximadamente à junção amelocementária (*linha pontilhada*). **B.** A perda dos dois incisivos centrais e sua subsequente substituição por próteses sobre implantes normalmente leva a uma perda óssea bem definida ("microlacuna", estabelecimento de uma "largura biológica") ao redor dos locais do implante. A principal consequência do ponto de vista estético é a deficiência vertical do tecido mole, denominada entre os implantes adjacentes (*linhas pontilhadas*).

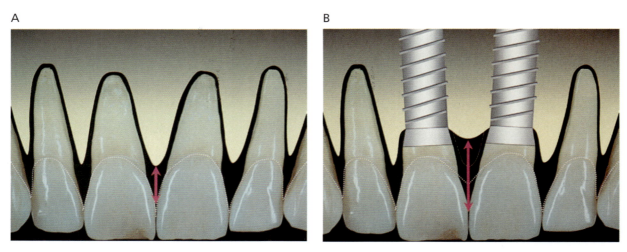

Figura 45.31 A. Visão aproximada da relação entre a junção amelocementária, o osso alveolar e a gengiva na área dos incisivos superiores. **B.** Mesma área após a terapia com implantes. A *seta* representa a distância entre a crista óssea interimplante e o ponto de contato interdentário. A falta de suporte ósseo para os tecidos moles interdentários muitas vezes causa o aparecimento de triângulos pretos, comprometendo o resultado estético do tratamento.

implante na posição do incisivo central seja instalado, com um *cantilever* substituindo o incisivo lateral (Figura 45.33). Em virtude do pequeno diâmetro de um incisivo lateral, a dimensão mesiodistal muitas vezes não permite que dois implantes sejam instalados com distâncias suficientes entre os implantes. Em uma situação clínica com três incisivos ausentes, incluindo os elementos 11, 21 e 22, recomenda-se a instalação de dois implantes. Uma opção é colocar dois implantes nas posições 11 e 22 para se obter espaço suficiente entre os implantes (Figura 45.34). A desvantagem dessa opção é a dificuldade em se criar uma aparência semelhante do perfil de emergência de uma prótese sobre implante (implante 11) e um pôntico na posição 21 com uma prótese. Alternativamente, se houver uma dimensão mesiodistal suficiente na área dos dois incisivos centrais ausentes, um implante pode ser colocado na posição 11 e o outro na posição 21, com um *cantilever* para substituir o 22 (Figura 45.35). Com essa segunda opção, podem ser criados dois perfis de emergência idênticos, mas há o inconveniente de ocorrerem dois implantes um ao lado do outro. Quando todos os quatro incisivos são perdidos, geralmente dois implantes são instalados na posição dos dois incisivos laterais (Figura 45.36). Esse conceito também foi comprovado com o uso de implantes de diâmetro reduzido nas posições 12 e 22, durante um período de acompanhamento de 5 anos (Moraguez *et al.* 2017).

Locais com deficiências teciduais menores

Em casos com deficiências teciduais menores, as deficiências descritas anteriormente também são inerentes às múltiplas próteses sobre implantes adjacentes. Portanto, algumas "manobras" reabilitadoras, incluindo o condicionamento dos tecidos moles peri-implantares e um desenho específico de coroa interproximal, precisam ser implementados para alcançar previsivelmente um compromisso estético

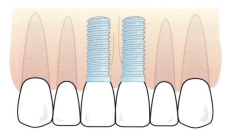

Figura 45.32 Substituição de ambos os incisivos centrais por coroas implantossuportadas não esplintadas.

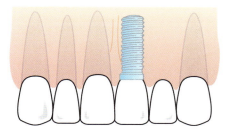

Figura 45.33 Substituição de um incisivo central por um implante e do incisivo lateral por um *cantilever* distal.

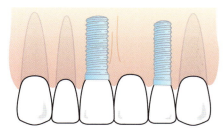

Figura 45.34 Substituição de três incisivos ausentes por uma prótese implantossuportada com o pôntico na posição 21.

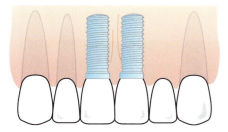

Figura 45.35 Substituição de três incisivos ausentes por dois implantes nas posições 11 e 21 e 21 com um *cantilever* distal.

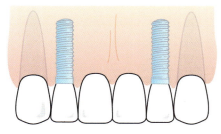

Figura 45.36 Substituição de todos os quatro incisivos com dois implantes e dois pônticos entre eles.

aceitável. O planejamento protético inicial, a cirurgia de implante e a reabilitação protética para um homem de 54 anos, que em um acidente perdeu três incisivos e um pôntico na posição 21, são mostrados na Figura 45.37.

Locais com deficiências teciduais graves

Um paciente de 24 anos, em decorrência de um acidente com cavalo, perdeu os elementos 11, 12, 13, 14 e 15, resultando em grave deficiência de tecidos mole e duro. Além das graves deficiências teciduais, o exame clínico revelou uma linha de sorriso alta com um fenótipo fino. Nesse contexto, era inevitável uma reabilitação cirúrgica complexa da região. A análise de risco e o plano de tratamento foram apresentados e discutidos com o paciente. Os principais fatores a favor do procedimento foram as boas condições gerais, a pouca idade e a vontade de se submeter ao tratamento ortodôntico. As etapas clínicas são mostradas na Figura 45.38.

Reconstrução protética na área de prioridade estética

Como foram relatadas altas taxas de sobrevida e sucesso do implante, o resultado estético da reabilitação tornou-se o principal foco de interesse nessas áreas sensíveis. A reabilitação protética deve imitar a aparência dos dentes saudáveis o mais próximo possível. Ao decidir pela reabilitação protética definitiva, o dentista e o técnico em prótese dentária devem avaliar e considerar os aspectos a seguir.

Processo de tomada de decisão: pilares padronizados *versus* personalizados

Cada situação clínica deve ser analisada individualmente para decidir sobre usar um pilar pré-fabricado padronizado ou um pilar personalizado na área estética. Para facilitar o processo de tomada de decisão, uma árvore de decisão foi fornecida no Capítulo 44. Uma avaliação completa deve incluir os seguintes fatores para que a escolha certa possa ser feita: (1) morfologia dos tecidos moles, incluindo tecidos moles ondulados e a posição vertical do implante; (2) discrepância das seções transversais de implante e do dente; (3) manipulação clínica e técnica; e (4) custos.

Os locais anteriores para implantes são frequentemente caracterizados por uma margem de mucosa ondulada e alta (Figura 45.39). Os ombros do implante, que são posicionados 2 a 3 mm apicalmente à margem da mucosa vestibular, têm profundidade proximal de até 7 a 8 mm, dependendo da ondulação individual do tecido mole. Usar um pilar padronizado, que não segue a margem do tecido mole, leva a uma remoção difícil do excesso de cimento, especialmente nas áreas mesial e distal (Linkevicius *et al.* 2011). Os resultados de uma revisão sistemática recente identificaram remanescentes de cimento como possíveis indicadores de risco para doenças peri-implantares (Staubli *et al.* 2017). Portanto, o perfil de emergência pode desempenhar um papel fundamental em termos de remanescentes de cimento. Um estudo recente *in vitro* testou se um desenho de perfil de emergência

1180 Parte 16 Terapia Oclusal e Protética

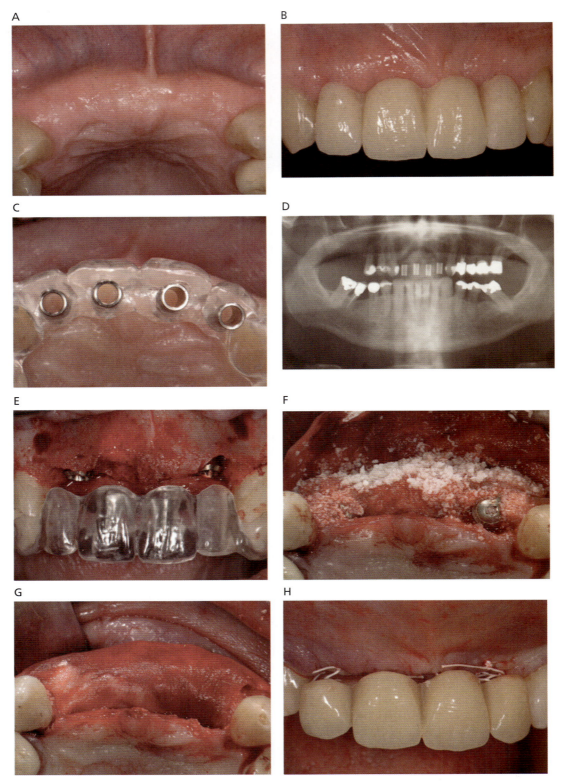

Figura 45.37 A. Vista oclusal inicial de quatro incisivos ausentes revelando pequenas deficiências de contorno. O paciente, do sexo masculino, de 54 anos foi encaminhado após um acidente, para reabilitar esses quatro dentes perdidos com uma prótese fixa. **B.** Após a análise de um ensaio diagnóstico, os resultados funcionais, fonéticos e estéticos foram avaliados. Observe as longas áreas de contato entre os dentes que compensam a falta de ondulação. **C.** Vista oclusal do guia radiográfico e cirúrgico com quatro cilindros de titânio indicando as quatro posições possíveis do implante. **D.** Radiografia panorâmica inicial com o guia radiográfico em posição. De acordo com o osso disponível e a distribuição ideal dos implantes, foram planejados dois implantes nas posições 12 e 22. **E.** O guia cirúrgico indicou que a posição vertical adequada do implante é de aproximadamente 2 mm apicalmente à futura margem da coroa sobre o implante, com esse tipo de implante, ao nível do tecido mole. **F.** Um material de enxerto bovino de reabsorção lenta foi escolhido para preencher a lacuna entre o implante e a placa óssea vestibular e aumentar ainda mais o contorno ósseo vestibular. **G.** Utilizou-se uma membrana de colágeno para cobrir a área enxertada antes do fechamento do tecido mole. **H.** A reconstrução removível temporária foi liberada para dar uma distância de 2 a 3 mm à mucosa para compensar o edema pós-cirúrgico. (*continua*)

Capítulo 45 Implantes em Áreas de Prioridade Estética   1181

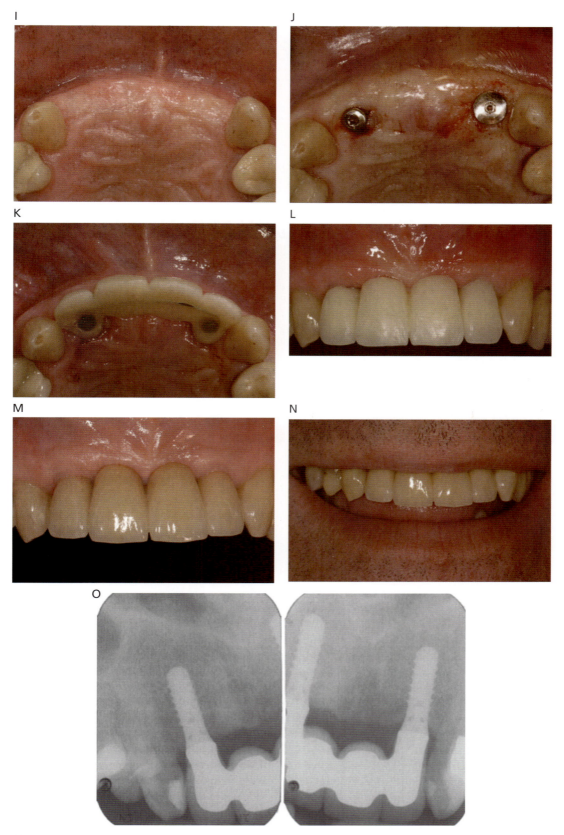

Figura 45.37 (*Continuação*) **I.** Após o enxerto de tecido mole, um contorno vestibulolingual ideal foi alcançado. **J.** Pilares de cicatrização em titânio foram escolhidos e colocados de forma a se evitar a sobreposição com o nível do tecido mole adjacente. **K.** Vista oclusal da prótese provisória aparafusada. **L.** Enceramento diagnóstico na boca do paciente, verificando-se novamente a função, a fonética e a estética. **M.** Vista vestibular da prótese definitiva em posição. Observe a pequena papila entre os dois incisivos centrais, mas quase nenhuma papila entre os locais de implante e os incisivos centrais. **N.** Linha do sorriso final do paciente sem aspectos visíveis da mucosa apical dos pônticos e coroas implantossuportados. **O.** Radiografia periapical 2 anos após a instalação da prótese definitiva, mostrando níveis ósseos estáveis.

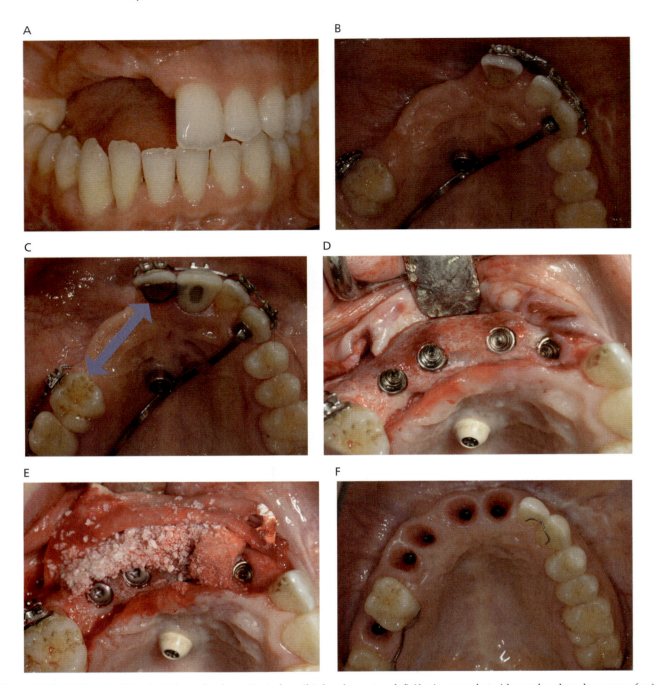

Figura 45.38 A. Situação clínica inicial, revelando ausência de múltiplos elementos, deficiência grave de tecidos mole e duro, bem como fenótipo fino. **B.** Vista oclusal mostrando um implante palatino como ancoragem para a terapia ortodôntica. **C.** Situação clínica após tratamento ortodôntico mostrando a redução do espaço edêntulo. **D.** Situação intraoperatória após elevação do retalho e instalação do implante na região dos elementos 15 a 11. **E.** Regeneração óssea guiada com enxerto xenogênico e membrana reabsorvível de colágeno. **F.** Perfil de emergência final após 3 meses de condicionamento dos tecidos moles (*continua*).

côncavo ou convexo era superior em termos de remanescente de cimento, após a cimentação de próteses em pilares personalizados. Os resultados revelaram que, juntos, um perfil de emergência côncavo e uma posição profunda de margem coroa-pilar aumentam o risco de cimento em excesso (Sancho-Puchades *et al.* 2017). No entanto, a evidência clínica que liga a presença de cimento submucoso e peri-implantite ainda é limitada (Berglundh *et al.* 2018).

Em situações clínicas com morfologias de tecido mole altamente onduladas e posições de implante verticais profundas, tem sido recomendado o uso de pilares personalizados (Figura 45.40). Portanto, a margem da coroa pode ser localizada não mais que 1,5 mm abaixo da margem do tecido mole e seguindo a ondulação da mucosa (Figura 45.41). No entanto, um estudo multicêntrico randomizado, de 3 anos, comparando pilares pré-fabricados e personalizados CAD-CAM, para coroas implantossuportadas na região estética, não mostrou diferenças significativas em termos de resultados clínicos e estéticos (Wittneben *et al.* 2020). Esses achados, no entanto, devem ser interpretados

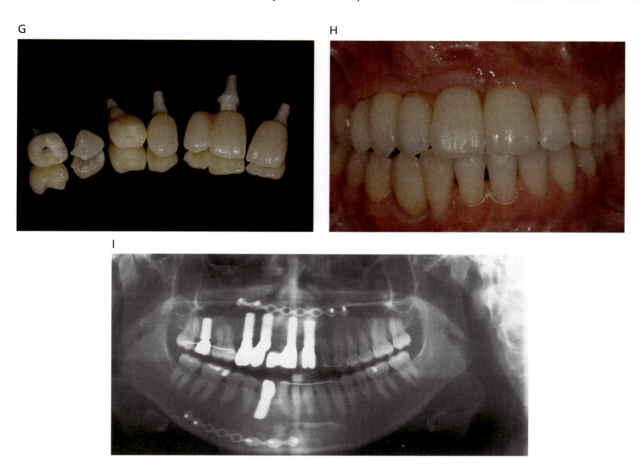

Figura 45.38 (*Continuação*) **G.** Próteses totalmente em cerâmica confeccionadas em zircônia, cimentadas a um pilar em zircônia personalizado em CAD-CAM. **H.** Próteses definitivas revelando um ótimo resultado. **I.** Radiografia panorâmica, após 6 meses de acompanhamento.

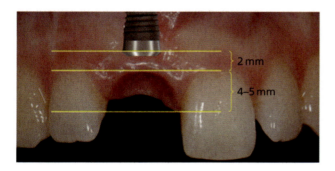

Figura 45.39 Profundidade de um ombro de implante em uma região anterior normalmente ondulada.

com cautela, uma vez que os estudos comparando pilares pré-fabricados e pilares personalizados CAD-CAM são escassos (Schepke *et al.* 2017).

Os pilares personalizados podem ser confeccionados por técnicas de fresagem ou por meio de sistemas auxiliados por computador (CAD-CAM). Para CAM, esses pilares podem ser escaneados, digitalizados e os dados são posteriormente enviados para uma instalação de produção central via *internet* (Joda *et al.* 2017; Pyo *et al.* 2020). No futuro, pilares CAD-CAM cada vez mais personalizados serão projetados virtualmente sem a necessidade de pilares pré-fabricados. Esse procedimento permite múltiplas opções em termos de individualização do pilar às situações clínicas. No entanto, de uma perspectiva de manuseio clínico e técnico, é mais demorado e um pouco mais oneroso, em comparação com pilares pré-fabricados padronizados. Portanto, em situações clínicas com morfologias gengivais planas, implantes pouco profundos e discrepâncias mínimas entre as secções transversais do implante e do dente, os pilares pré-fabricados padronizados ainda podem ser usados. Uma vez tomada a decisão de se usar pilares pré-fabricados ou personalizados, é importante escolher o material para o pilar e para a prótese.

Processo de tomada de decisão: prótese em cerâmica pura *versus* metalocerâmica

Na área estética, a escolha do material reabilitador é influenciada principalmente pela arquitetura dos tecidos moles, pelas expectativas estéticas do paciente e pelo objetivo estético a ser alcançado com a reabilitação (ou seja, o valor e a cor dos dentes adjcentes). A cor cinza dos pilares de titânio precisa ser mascarada por meio de próteses metalocerâmicas. Em virtude dos refinamentos do revestimento em cerâmica para as estruturas metálicas, excelentes resultados estéticos podem ser alcançados com esse tipo de prótese. No entanto, muitos estudos, incluindo revisões sistemáticas (Linkevicius & Vaitelis 2015), indicam que a cor acinzentada dos pilares pode prejudicar o resultado estético

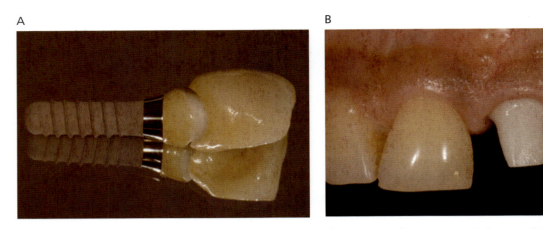

Figura 45.40 A. Individualizando o pilar CAD-CAM para combinar melhor com a cor da coroa em cerâmica pura. **B.** Pilar personalizado em zircônia seguindo a morfologia gengival antes de cimentar a coroa em cerâmica pura.

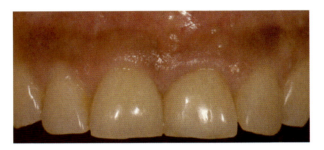

Figura 45.41 Resultado clínico final após a cimentação da coroa em cerâmica pura do elemento 21.

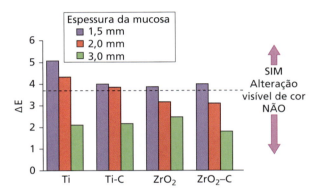

Figura 45.42 Gráfico de barras ilustrando os valores ΔE para os diferentes materiais avaliados em diferentes espessuras de mucosa. A linha em ΔE = 3,7 representa o limiar ΔE crítico para a distinção de cor intraoral conforme percebido a olho nu. Ti = titânio; Ti-C = faceta de titânio; ZrO2 = zircônia; ZrO2-C = faceta de zircônia.

em decorrência de uma descoloração dos tecidos moles peri-implantares. Nesse contexto, vários estudos sugeriram que os pilares cerâmicos podem ser mais vantajosos e esteticamente agradáveis em virtude de sua cor semelhante ao dente (Linkevicius & Vaitelis 2015). A fim de comprovar essas alegações, diferentes estudos clínicos e pré-clínicos avaliaram o efeito da mudança de cor de próteses em cerâmica pura *versus* próteses em metalocerâmica (PMC) no tecido mole peri-implantar marginal. Por exemplo, foi demonstrado que as próteses em cerâmica pura exibem uma correspondência de cor significativamente melhor para os dentes adjacentes não reabilitados em comparação com as PMCs (Jung *et al.* 2008). Além disso, o mesmo estudo revelou que o aumento da espessura dos tecidos moles, por enxertos de tecido conjuntivo, reduz o risco de descoloração dos tecidos moles independentemente do material da prótese (Jung *et al.* 2008). Essas observações foram posteriormente validadas por outro estudo em mandíbulas de porcos, demonstrando que a descoloração dos tecidos moles é reduzida pelo aumento da espessura dos tecidos moles (Jung *et al.* 2007) (Figura 45.42). O mesmo estudo mostrou que o titânio induziu a mudança de cor mais pronunciada de todos os materiais testados. A zircônia, no entanto, não induziu uma mudança de cor visível, em espessuras de mucosa de 2 e 3 mm, independentemente de ter sido revestida ou não. De acordo com esses achados, os autores concluíram que 2 mm é a espessura crítica da mucosa e apresentaram as seguintes recomendações clínicas: (1) com uma espessura da mucosa superior a 2 a 3 mm, as PMCs ou em cerâmica pura podem ser recomendadas; e (2) com uma gengiva fina de 2 mm ou menos, indica-se um enxerto de tecido mole ou uma prótese em cerâmica pura (Jung *et al.* 2007).

Além da avaliação estética, a decisão de se usar ou não uma prótese em cerâmica pura ou metalocerâmica também deve ser baseada no desempenho clínico e nas propriedades mecânicas. Próteses metalocerâmicas foram consideradas o "padrão-ouro" (Jung *et al.* 2008), mas desde a introdução de cerâmicas de alta resistência, esses novos materiais estão competindo com os materiais metalocerâmicos, bem documentados. Até agora, os dados clínicos de médio prazo são encorajadores na área estética (Wittneben *et al.* 2017; Heierle *et al.* 2019). Uma revisão sistemática recente avaliou as taxas de sobrevida e complicação de coroas unitárias implantossuportadas de cerâmica pura e metalocerâmica (Pjetursson *et al.* 2018). Com base em 36 estudos, a revisão revelou taxas de sobrevida semelhantes entre coroas unitárias implantossuportadas em cerâmica pura (97,6%) e metalocerâmica (98,3%), em 5 anos de acompanhamento. Além disso, as taxas de complicações biológicas e técnicas foram semelhantes entre as duas próteses. Embora a zircônia tenha mostrado menos complicações estéticas, ela também exibiu fraturas centrais mais catastróficas (Morton *et al.* 2018; Pjetursson *et al.* 2018). Nesse sentido, e para ultrapassar os problemas mecânicos dos pilares de peça única em zircônia, foram introduzidos os chamados pilares híbridos. Os pilares híbridos consistem em uma base de titânio padronizada cimentada extraoralmente a uma prótese em cerâmica pura CAD-CAM (Kurbad & Kurbad 2013). Essas próteses têm sido cada vez mais utilizadas na prática clínica, principalmente pela possibilidade de serem cimentadas em diversos materiais totalmente cerâmicos, além do baixo custo. Em pesquisas *in vitro*, esses pilares demonstraram uma resistência comparável aos pilares metálicos, enquanto ainda fornecem benefícios estéticos de próteses em cerâmica pura (Sailer *et al.* 2018). No entanto, é preciso enfatizar que há uma falta de dados clínicos a longo prazo, o que limita até algum ponto esse tipo de prótese (Joda *et al.* 2017; Asgeirsson *et al.* 2019). Além disso, o impacto biológico da lacuna de cimento próximo ao osso marginal precisa ser mais bem investigado.

Resultados estéticos adversos

Origem, causas e prevalência de resultados estéticos adversos

Todas as modalidades de tratamento em qualquer segmento dentoalveolar que sejam visíveis em um sorriso amplo, e que incluam a instalação de um ou mais implantes, devem ser classificadas como procedimentos avançados ou mesmo complexos. Por esse motivo, falhas estéticas ocorrem, na maioria das vezes, em virtude da falta de diagnóstico e planejamento pré-operatório adequado ou aos vieses cognitivos descritos anteriormente, como excesso de confiança, ou traços de personalidade, como tolerância ao risco.

Em geral, as coroas clínicas implantossuportadas foram avaliadas como sendo mais longevas do que os dentes contralaterais não reabilitados, e fatores como topografia dos tecidos moles circundantes, forma da coroa e posição do ponto de contato foram estatisticamente influenciados na determinação da satisfação geral do clínico com a aparência (Chang *et al.* 1999). Os dados sobre a prevalência de resultados estéticos adversos em implantes são escassos e difíceis de estimar, mas as deiscências da mucosa peri-implantar parecem ser a razão mais frequente para reclamações estéticas (Sculean *et al.* 2017). Tendo em conta as muitas variáveis influentes e, também, a escassez de dados, estima-se que pelo menos 25% dos implantes instalados imediatamente na área de prioridade estética apresentam deiscências da mucosa (Cosyn *et al.* 2012) e que, geralmente, as deiscências da mucosa nos locais dos implantes podem ser julgadas como um achado comum (Mazzotti *et al.* 2018). Estudos de acompanhamento documentam que a maioria das alterações nos tecidos moles ocorre nos primeiros 6 meses após a aplicação de carga protética (Bengazi *et al.* 1996; Schropp *et al.* 2003; Cosyn *et al.* 2012; Pieri *et al.* 2013).

Os fatores etiológicos sítio-específicos para deiscências peri-implantares podem estar relacionados com vários elementos, como o fenótipo da mucosa (mucosa espessa *versus*

fina), a presença de uma largura insuficiente de mucosa queratinizada e/ou aderida, a altura e a espessura da parede óssea vestibular, um mau posicionamento vestibulolingual do implante, a inclinação do corpo do implante, a conexão implante-pilar e o contorno da coroa protética (Evans & Chen 2008; Chen & Buser 2014).

Outro comprometimento estético frequentemente observado é a falta de estruturas semelhantes a papilas entre o dente e o implante ou entre dois implantes (Schropp *et al.* 2005; Chow & Wang 2010; Perez *et al.* 2012; Chang & Wennström 2013). Com relação a esse aspecto, a aparência estética parece melhorar com o tempo, principalmente dependente do nível de inserção dos dentes adjacentes (Finne *et al.* 2012). A falta de papilas pode influenciar não só a satisfação do paciente com a aparência estética, mas também sua fala, especialmente quando múltiplos dentes são substituídos por implantes (Suphanantachat *et al.* 2012).

Achados clínicos e classificação dos resultados adversos estéticos

O novo sistema de classificação de retrações gengivais demonstrou cumprir de forma confiável os requisitos de uma classificação, ou seja, permitir uma atribuição distinta de cada lesão em particular, em sua própria classe, e permitir que os clínicos façam um prognóstico confiável com relação ao resultado do tratamento de cada tipo de retração (Cairo *et al.* 2011). Como não há pontos de referência naturalmente desenvolvidos ao redor dos implantes, como a JAC ao redor dos dentes, a definição de deiscências da mucosa peri-implantar parece ser mais vaga e, portanto, difícil de verbalizar em termos inequívocos. As deiscências da mucosa peri-implantar podem ser mais bem definidas como um deslocamento apical da margem do tecido mole da coroa implantossuportada com relação ao dente natural homólogo, com ou sem exposição da parte metálica do implante (Burkhardt *et al.* 2008; Mazzotti *et al.* 2018). Ao tentar classificar as deiscências peri-implantares e optar por um tratamento cirúrgico com o melhor prognóstico possível, devemos sempre ter em mente que cada tratamento dessas lesões deve ser guiado pela demanda estética do paciente e que o resultado final não é apenas uma cobertura completa da deiscência, mas um resultado estético satisfatório com base nas medidas de resultado relacionadas ao paciente.

Até o momento, não existe um sistema de classificação confiável que oriente os clínicos a tomar uma decisão de tratamento para deiscências da mucosa peri-implantar com base em evidências científicas. Apenas alguns autores propuseram sistemas de classificação para lesões da mucosa peri-implantar, mas a maioria deles não forneceu recomendações clínicas confiáveis para o tratamento cirúrgico dos problemas da mucosa, ou as opções foram baseadas principalmente na experiência clínica dos autores (Decker *et al.* 2017; Mesquita De Carvalho *et al.* 2019).

Um sistema de classificação recentemente publicado para deiscências da mucosa peri-implantar em implantes unitários, baseado na quantidade e especificidade dos tecidos moles adjacentes vestibulares, na posição vestibulopalatina do implante e na dimensão das papilas interproximais, relaciona cada tipo individual de lesão mucosa com recomendação de tratamento (Zucchelli *et al.* 2019). Quatro classes diferentes refletem a posição vestibulopalatina do implante e a qualidade e localização dos tecidos moles bucais, enquanto os três subgrupos nas classes II a IV referem-se ao nível interproximal dos tecidos moles (Figura 45.43). O manejo dos casos é dividido em duas categorias, ou seja, abordagens cirúrgicas e combinadas cirúrgico-protéticas, incluindo a remoção da coroa. As abordagens combinadas são a modalidade de tratamento preferida quando os implantes estão localizados vestibularmente à tangente dos dentes adjacentes e os tecidos interproximais retraídos em comparação aos dentes contralaterais não reabilitados. Em casos graves com posicionamento muito vestibular do implante e perda substancial de tecido interproximal, o aumento de tecido mole com cicatrização submersa ou a remoção do implante após nova reabilitação protética são as únicas opções para melhorar a aparência estética (para detalhes, informações sobre o sistema de classificação e recomendações de tratamento, ver Zucchelli *et al.* 2019).

Estratégias para retratamento de resultados estéticos adversos e resultados clínicos

Dada a variedade de fatores influenciadores (p. ex., relacionados a local, paciente e cirurgião) e a biocomplexidade do problema, torna-se evidente que prognósticos confiáveis de retratamentos cirúrgicos de deiscências da mucosa peri-implantar podem ser difíceis de alcançar e uma ênfase deve ser dada à importância do diagnóstico adequado e à tomada de decisão antes da intervenção cirúrgica.

Uma pesquisa da literatura revelou que uma variedade de técnicas cirúrgicas e reabilitadoras foram propostas, a maioria delas em relatos de casos (Hidaka & Ueno 2012; Cosyn *et al.* 2013; Happe *et al.* 2013; Fickl 2015), três estudos prospectivos (Burkhardt *et al.* 2008; Zucchelli *et al.* 2013; Roccuzzo *et al.* 2014) e apenas um estudo controlado randomizado (Zucchelli *et al.* 2018). Os resultados dos estudos de coorte prospectivos variaram de 66 a 75% de média e nenhuma cobertura completa (Burkhardt *et al.* 2008) a 89,6% de média e cobertura completa de tecido mole do implante em 56,3% dos casos (Roccuzzo *et al.* 2014). Como as variáveis de resultado nos dois estudos são incongruentes, o primeiro tomando como referência a margem da mucosa do dente contralateral não reabilitado e o último apenas visando cobrir a parte metálica exposta do pilar do implante, os resultados dos dois estudos de coorte não podem ser comparados. Os melhores resultados em números absolutos, com cobertura média de 96,3% e cobertura completa de 75% após 1 ano, foram alcançados com uma abordagem combinada cirúrgica-protética (Zucchelli *et al.* 2013). A diferença nas modalidades de tratamento, novamente, não permitiu a comparação dos resultados dos diferentes estudos e não foi possível tirar conclusões sobre a abordagem preferencial.

Quase todos os estudos publicados relataram resultados positivos, mas os dados a longo prazo sobre a manutenção dos resultados de 1 ano, após a cobertura cirúrgica da deiscência peri-implantar, são escassos. Zucchelli *et al.* (2018) publicaram dados sobre 5 anos de acompanhamento, após a cobertura da deiscência da mucosa peri-implante, e confirmaram resultados estéticos estáveis e bem-sucedidos, com média de 99,2% e um total de 79% de coberturas completas da deiscência.

Apesar de os artigos citados diferirem quanto à abordagem clínica escolhida para cobertura de deiscência da mucosa peri-implantar e quanto à invasividade da execução, a maioria utilizou uma abordagem combinada, que criou um túnel ou retalho e interpôs um enxerto de tecido conjuntivo. Essa observação pode confirmar descobertas anteriores de que (1) enxertos de tecido conjuntivo, bem suturados aos tecidos adjacentes imobilizados, têm a capacidade de aumentar a estabilidade da ferida nas fases iniciais de cicatrização (Burkhardt *et al.* 2016) e (2) que a espessura da mucosa vestibular pode ser um fator-chave na prevenção de futuras deiscências após uma cobertura bem-sucedida.

Além dos casos com implantes gravemente mal posicionados, que devem ser removidos e reabilitados com uma prótese completamente nova, as abordagens cirúrgicas para cobrir deiscências da mucosa peri-implantar podem ser classificadas como: (1) retalhos de avanço coronal com ou sem incisões relaxantes e com ou sem enxertos de tecido conjuntivo ou suas substituições; (2) retalhos posicionados lateralmente com enxertos de tecido conjuntivo (Figura 45.44); (3) técnicas de retalho de envelope/bolsa/túnel com enxertos de tecido conjuntivo; e (4) técnicas submersas com enxertos de tecido conjuntivo (para visão geral, ver Zucchelli *et al.* 2019) (Figura 45.45).

As orientações de tratamento fornecidas na literatura são baseadas principalmente em opiniões de especialistas e devem ser consideradas à luz da pouca evidência científica

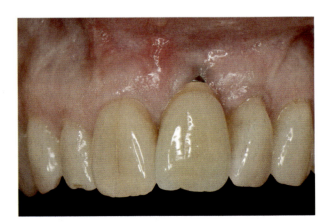

Figura 45.43 Deiscência da mucosa vestibular peri-implantar na área do elemento 21 (classe IIIb) com tecidos finos nas bordas. O implante é posicionado vestibularmente e a margem da mucosa é apical à margem gengival do dente contralateral. Como os tecidos interproximais distais do implante estão retraídos, deve-se considerar uma abordagem protética-cirúrgica combinada.

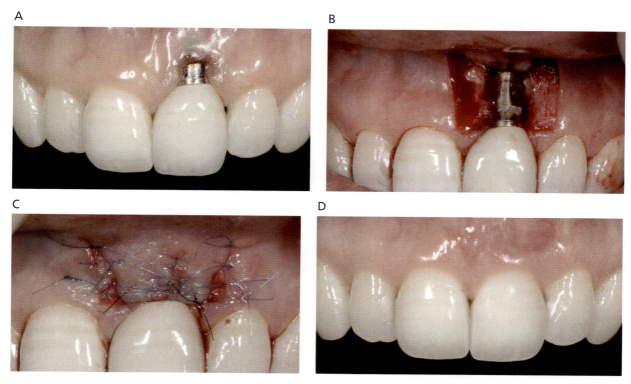

Figura 45.44 A. Deiscência vestibular peri-implantar na área 21 (deiscência classe IIa). **B.** Vista frontal após elevação do retalho (retalho pediculado duplo e posicionado lateralmente) e preparo do local. **C.** Situação pós-cirúrgica após fechamento do retalho e interposição de enxerto de tecido conjuntivo, firmemente suturado ao periósteo subjacente. **D.** Situação cicatricial, 6 meses após a cirurgia. Mesmo que o resultado primário nesse caso particular fosse o aumento da mucosa mastigatória vestibular e espessamento dos tecidos moles, poderia ser alcançada uma cobertura completa da deiscência.

disponível. Como mencionado anteriormente, a maioria das abordagens para melhorar a estética peri-implantar pertence a um alto nível de complexidade na cirurgia periodontal e peri-implantar da mucosa, e o sucesso não depende apenas das habilidades psicomotoras avançadas necessárias, mas ainda mais das habilidades de diagnóstico e prognóstico e da *expertise* do clínico.

Como o objetivo final dessas intervenções cirúrgicas é alterar a autopercepção dos pacientes quanto à sua aparência estética e melhorar sua satisfação com a prótese, e como muitos desses pacientes já foram expostos a um erro de tratamento, é fundamental uma abordagem de tomada de decisão compartilhada, com comunicação de todos os riscos inerentes.

Considerações finais e perspectivas

Desde a última edição, muito do que tem sido publicado contribuiu substancialmente para o conteúdo deste capítulo revisado. Agradecemos a muitos autores por sua contribuição e por sua ajuda no aumento da segurança do paciente nessa especialidade.

Não há dúvida de que a estética afeta a autopercepção dos pacientes, impactando seu bem-estar psicossocial e sua saúde bucal. No entanto, a reabilitação na área de prioridade estética significa mais do que satisfazer às demandas do paciente com relação à aparência estética da reabilitação protética. Há também a responsabilidade de se oferecer um tratamento que proporcione a cada paciente o melhor benefício possível, o que requer empatia e habilidades sociais para captar as necessidades do paciente e alfabetização em saúde para fundi-las às evidências científicas disponíveis. A autorreflexão saudável e crítica do clínico garante um plano de tratamento que esteja dentro de seu círculo de competência e, consequentemente, um prognóstico confiável. Tendo em mente que as instalações de implantes são irreversíveis e os resultados estéticos mais adversos são erros de tratamento, em vez de complicações estéticas, é vital o tempo dedicado a questões-chave, como diagnóstico e planejamento de tratamento e o esforço para comunicar abertamente os benefícios e danos da terapia com implante com opções alternativas.

Isso, por sua vez, significa que, além das evidências científicas disponíveis na especialidade de implantodontia, os clínicos devem desenvolver uma consciência dos vieses cognitivos e se familiarizar com as muitas habilidades não técnicas, como tomada de decisão, eliminação de vieses e comunicação de riscos e incertezas aos pacientes.

Agradecimentos

Os autores agradecem a ajuda dos Drs. Alfonso Gil e Thomas J.W. Gasser, bem como ao técnico em prótese dentária Thomas Barandun (Clinic of Reconstructive Dentistry, University of Zurich, Suíça) por sua contribuição clínica e ajuda na preparação dos casos clínicos para este capítulo.

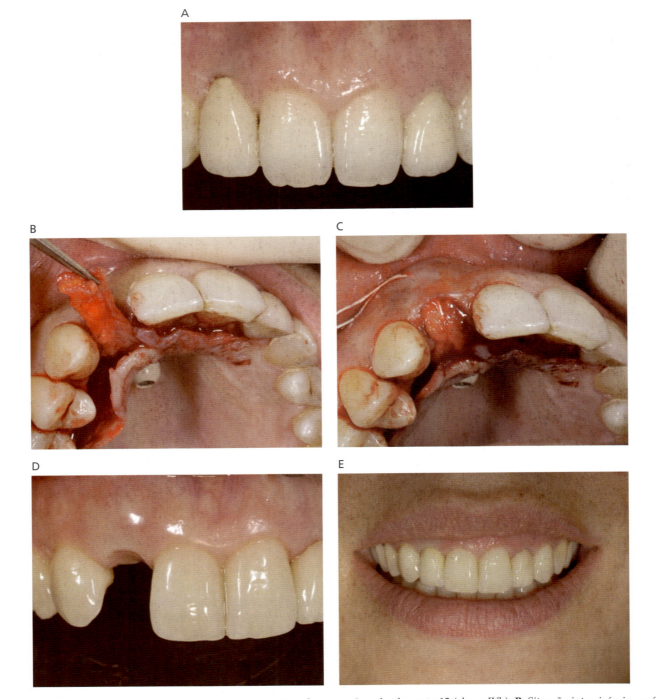

Figura 45.45 **A.** Vista frontal da deiscência da mucosa peri-implantar na área do elemento 12 (classe IVb). **B.** Situação intracirúrgica após preparo de retalho palatino na região gengival (tecido conjuntivo da lâmina própria). **C.** Posicionamento do retalho na bolsa vestibular para aumento vertical e horizontal do local. **D.** Área interdental cicatrizada, 6 meses após a cirurgia. **E.** Prótese definitiva com coroa implantossuportada recém-instalada.

Referências bibliográficas

Ali, S., Woodmason, K. & Patel, N. (2014). The quality of online information regarding dental implants. *British Dental Journal* **217**, E16.

Alzahrani, A.A.H. & Gibson, B.J. (2018). Scoping review of the role of shared decision making in dental implant consultations. *JDR Clinical and Translational Research* **3**, 130-140.

Amato, F., Mirabella, A.D., Macca, U. & Tarnow, D.P. (2012). Implant site development by orthodontic forced extraction: a preliminary study. *International Journal of Oral and Maxillofacial Implants* **27**, 411-420.

Araujo, M.G. & Lindhe, J. (2018). Peri-implant health. *Journal of Clinical Periodontology* **45 Suppl 20**, S230-S236.

Arisan, V., Karabuda, C.Z. & Ozdemir, T. (2010). Implant surgery using bone- and mucosa-supported stereolithographic guides in totally edentulous jaws: surgical and post-operative outcomes of computer-aided vs. standard techniques. *Clinical Oral Implants Research* **21**, 980-988.

Armstrong, D., Reyburn, H. & Jones, R. (1996). A study of general practitioners' reasons for changing their prescribing behaviour. *BMJ* **312**, 949-952.

Asgeirsson, A.G., Sailer, I., Gamper, F. et al. (2019). Veneered zirconia abutments cemented on non-original titanium bases: 1-year results of a prospective case series. *Clinical Oral Implants Research* **30**, 735-744.

Atieh, M.A., Tawse-Smith, A., Alsabeeha, N.H.M., Ma, S. & Duncan, W.J. (2017). The one abutment-one time protocol: a systematic review and meta-analysis. *Journal of Periodontology* **88**, 1173-1185.

Ballard, S.B. (2014). The U.S. commercial air tour industry: a review of aviation safety concerns. *Aviation Space and Environmental Medicine* **85**, 160-166.

Barber, J., Puryer, J., McNally, L. & O'Sullivan, D. (2015). The contents of dental implant patient information leaflets available within the UK. *British Dental Journal* **218**, E7.

Bartold, P.M., Narayanan, A.S. & Page, R.C. (1992). Platelet-derived growth factor reduces the inhibitory effects of lipopolysaccharide on gingival fibroblast proliferation. *Journal of Periodontal Research* **27**, 499-505.

Bauer, J.G. & Chiappelli, F. (2010). Transforming scientific evidence into better consumer choices. *Bioinformation* **5**, 297-299.

Baumer, D., Zuhr, O., Rebele, S. & Hurzeler, M. (2017). Socket shield technique for immediate implant placement – clinical, radiographic and volumetric data after 5 years. *Clinical Oral Implants Research* **28**, 1450-1458.

Belser, U.C., Grutter, L., Vailati, F. et al. (2009). Outcome evaluation of early placed maxillary anterior single-tooth implants using objective esthetic criteria: a cross-sectional, retrospective study in 45 patients with a 2- to 4-year follow-up using pink and white esthetic scores. *Journal of Periodontology* **80**, 140-151.

Bengazi, F., Wennstrom, J.L. & Lekholm, U. (1996). Recession of the soft tissue margin at oral implants. A 2-year longitudinal prospective study. *Clinical Oral Implants Research* **7**, 303-310.

Berglundh, T., Armitage, G., Araujo, M.G. et al. (2018). Peri-implant diseases and conditions: Consensus report of workgroup 4 of the 2017 World Workshop on the Classification of Periodontal and Peri-Implant Diseases and Conditions. *Journal of Periodontology* **89 Suppl 1**, S313-S318.

Berner, E.S. & Graber, M.L. (2008). Overconfidence as a cause of diagnostic error in medicine. *American Journal of Medicine* **121**, S2-23.

Bero, L.A., Grilli, R., Grimshaw, J.M. et al. (1998). Closing the gap between research and practice: an overview of systematic reviews of interventions to promote the implementation of research findings. *The Cochrane Effective Practice and Organization of Care Review Group. BMJ* **317**, 465-468.

Blumenthal-Barby, J.S. & Krieger, H. (2015). Cognitive biases and heuristics in medical decision making: a critical review using a systematic search strategy. *Medical Decision Making* **35**, 539-557.

Bordonaba-Leiva, S., Gomez-Duran, E.L., Balibrea, J.M. et al. (2019). Twenty four years of oral and maxillofacial surgery malpractice claims in Spain: patient safety lessons to learn. *Oral and Maxillofacial Surgery* **23**, 187-192.

Bozic, K.J., Belkora, J., Chan, V. et al. (2013). Shared decision making in patients with osteoarthritis of the hip and knee: results of a randomized controlled trial. *Journal of Bone and Joint Surgery (American Volume)* **95**, 1633-1639.

Braddock, C.H., 3rd, Edwards, K.A., Hasenberg, N.M., Laidley, T.L. & Levinson, W. (1999). Informed decision making in outpatient practice: time to get back to basics. *JAMA* **282**, 2313-2320.

Brennan, T.A., Leape, L.L., Laird, N.M. et al. (1991). Incidence of adverse events and negligence in hospitalized patients. Results of the Harvard Medical Practice Study I. *New England Journal of Medicine* **324**, 370-376.

Bressan, E., Grusovin, M.G., D'Avenia, F. et al. (2017). The influence of repeated abutment changes on peri-implant tissue stability: 3-year post-loading results from a multicentre randomised controlled trial. *European Journal of Oral Implantology* **10**, 373-390.

Bugge, C., Entwistle, V.A. & Watt, I.S. (2006). The significance for decision-making of information that is not exchanged by patients and health professionals during consultations. *Social Science and Medicine* **63**, 2065-2078.

Burkhardt, R., Hammerle, C.H.F., Lang, N.P., Research Group on Oral Soft Tissue Biology and Wound Healing (2019). How do visual-spatial and psychomotor abilities influence clinical performance in periodontal plastic surgery? *Journal of Clinical Periodontology* **46**, 72-85.

Burkhardt, R., Joss, A. & Lang, N.P. (2008). Soft tissue dehiscence coverage around endosseous implants: a prospective cohort study. *Clinical Oral Implants Research* **19**, 451-457.

Burkhardt, R. & Lang, N.P. (2010). Role of flap tension in primary wound closure of mucoperiosteal flaps: a prospective cohort study. *Clinical Oral Implants Research* **21**, 50-54.

Burkhardt, R., Preiss, A., Joss, A. & Lang, N.P. (2008). Influence of suture tension to the tearing characteristics of the soft tissues: an in vitro experiment. *Clinical Oral Implants Research* **19**, 314-319.

Burkhardt, R., Ruiz Magaz, V., Hammerle, C.H., Lang, N.P., Research Group on Oral Soft Tissue Biology and Wound Healing (2016). Interposition of a connective tissue graft or a collagen matrix to enhance wound stability – an experimental study in dogs. *Journal of Clinical Periodontology* **43**, 366-373.

Buser, D., Chappuis, V., Belser, U.C. & Chen, S. (2017). Implant placement post extraction in esthetic single tooth sites: when immediate, when early, when late? *Periodontology 2000* **73**, 84-102.

Cairo, F., Nieri, M., Cincinelli, S., Mervelt, J. & Pagliaro, U. (2011). The interproximal clinical attachment level to classify gingival recessions and predict root coverage outcomes: an explorative and reliability study. *Journal of Clinical Periodontology* **38**, 661-666.

Caricasulo, R., Malchiodi, L., Ghensi, P., Fantozzi, G. & Cucchi, A. (2018). The influence of implant-abutment connection to peri-implant bone loss: a systematic review and meta-analysis. *Clinical Implant Dentistry and Related Research* **20**, 653-664.

Caton, J.G., Armitage, G., Berglundh, T. et al. (2018). A new classification scheme for periodontal and peri-implant diseases and conditions – Introduction and key changes from the 1999 classification. *Journal of Clinical Periodontology* **45 Suppl 20**, S1-S8.

Chang, M., Odman, P.A., Wennstrom, J.L. & Andersson, B. (1999). Esthetic outcome of implant-supported single-tooth replacements assessed by the patient and by prosthodontists. *International Journal of Prosthodontics* **12**, 335-341.

Chang, M. & Wennström, J.L. (2013). Soft tissue topography and dimensions lateral to single implant-supported restorations. a cross-sectional study. *Clinical Oral Implants Research* **24**, 556-562.

Charles, C., Gafni, A. & Whelan, T. (1997). Shared decision-making in the medical encounter: what does it mean? (or it takes at least two to tango). *Social Science and Medicine* **44**, 681-692.

Chen, S.T. & Buser, D. (2014). Esthetic outcomes following immediate and early implant placement in the anterior maxilla – a systematic review. *International Journal of Oral and Maxillofacial Implants* **29 Suppl**, 186-215.

Chow, Y.C. & Wang, H.L. (2010). Factors and techniques influencing peri-implant papillae. *Implant Dentistry* **19**, 208-219.

Cochrane, L.J., Olson, C.A., Murray, S. et al. (2007). Gaps between knowing and doing: understanding and assessing the barriers to optimal health care. *Journal of Continuing Education in the Health Professions* **27**, 94-102.

Cooper, L.F. (2008). Objective criteria: guiding and evaluating dental implant esthetics. *Journal of Esthetic and Restorative Dentistry* **20**, 195-205.

Cortellini, P. & Bissada, N.F. (2018). Mucogingival conditions in the natural dentition: narrative review, case definitions, and diagnostic considerations. *Journal of Clinical Periodontology* **45 Suppl 20**, S190-S198.

Cosyn, J., De Bruyn, H. & Cleymaet, R. (2013). Soft tissue preservation and pink aesthetics around single immediate implant restorations: a 1-year prospective study. *Clinical Implant Dentistry and Related Research* **15**, 847-857.

Cosyn, J., De Lat, L., Seyssens, L. et al. (2019). The effectiveness of immediate implant placement for single tooth replacement compared to delayed implant placement: a systematic review and meta-analysis. *Journal of Clinical Periodontology* **46 Suppl 21**, 224-241.

Cosyn, J., Eghbali, A., Hermans, A. et al. (2016). A 5-year prospective study on single immediate implants in the aesthetic zone. *Journal of Clinical Periodontology* **43**, 702-709.

1190 Parte 16 Terapia Oclusal e Protética

Cosyn, J., Hooghe, N. & De Bruyn, H. (2012). A systematic review on the frequency of advanced recession following single immediate implant treatment. *Journal of Clinical Periodontology* **39**, 582-589.

Crawford, M.J., Rutter, D., Manley, C. *et al.* (2002). Systematic review of involving patients in the planning and development of health care. *BMJ* **325**, 1263.

Croskerry, P. (2005). The theory and practice of clinical decision-making. *Canadian Journal of Anesthesia* **52**, R1-R8.

Croskerry, P. & Norman, G. (2008). Overconfidence in clinical decision making. *American Journal of Medicine* **121**, S24-S29.

Croskerry, P., Singhal, G. & Mamede, S. (2013a). Cognitive debiasing 1: origins of bias and theory of debiasing. *BMJ Quality Safety* **22 Suppl 2**, ii58-ii64.

Croskerry, P., Singhal, G. & Mamede, S. (2013b). Cognitive debiasing 2: impediments to and strategies for change. *BMJ Quality Safety* **22 Suppl 2**, ii65-ii72.

Curran, J.A., Grimshaw, J.M., Hayden, J.A. & Campbell, B. (2011). Knowledge translation research: the science of moving research into policy and practice. *Journal of Continuing Education in the Health Professions* **31**, 174-180.

Decker, A.M., Suarez-Lopez Del Amo, F., Urban, I.A. *et al.* (2017). Prognostic classification system for implant recession defects. *Implant Dentistry* **26**, 848-852.

Dhillon, B.S. (1989). Human errors: a review. *Microelectronics Reliability* **29**, 299-304.

Donos, N., Horvath, A., Mezzomo, L.A. *et al.* (2018). The role of immediate provisional restorations on implants with a hydrophilic surface: a randomised, single-blind controlled clinical trial. *Clinical Oral Implants Research* **29**, 55-66.

Edelmayer, M., Woletz, K., Ulm, C., Zechner, W. & Tepper, G. (2016). Patient information on treatment alternatives for missing single teeth – systematic review. *European Journal of Oral Implantology* **9 Suppl 1**, S45-S57.

Edwards, A., Elwyn, G. & Mulley, A. (2002). Explaining risks: turning numerical data into meaningful pictures. *BMJ* **324**, 827-830.

Entwistle, V.A. & Watt, I.S. (2006). Patient involvement in treatment decision-making: the case for a broader conceptual framework. *Patient Education and Counseling* **63**, 268-278.

Eva, K.W. & Regehr, G. (2005). Self-assessment in the health professions: a reformulation and research agenda. *Academic Medicine* **80**, S46-S54.

Evans, C.D. & Chen, S.T. (2008). Esthetic outcomes of immediate implant placements. *Clinical Oral Implants Research* **19**, 73-80.

Fickl, S. (2015). Peri-implant mucosal recession: clinical significance and therapeutic opportunities. *Quintessence International* **46**, 671-676.

Finne, K., Rompen, E. & Toljanic, J. (2012). Three-year prospective multicenter study evaluating marginal bone levels and soft tissue health around a one-piece implant system. *International Journal of Oral and Maxillofacial Implants* **27**, 458-466.

Furze, D., Byrne, A., Alam, S. *et al.* (2019). Influence of the fixed implant-supported provisional phase on the esthetic final outcome of implant-supported crowns: 3-year results of a randomized controlled clinical trial. *Clinical Implant Dentistry and Related Research* **21**, 649-655.

Gaissmaier, W. & Gigerenzer, G. (2011). When misinformed patients try to make informed health decisions. In: Gigerenzer, G. & Gray, M. ed. *Better Doctors, Better Patients, Better Decisions*. London: MIT press, pp 29-43.

Galante, R., Figueiredo-Pina, C.G. & Serro, A.P. (2019). Additive manufacturing of ceramics for dental applications: a review. *Dental Materials* **35**, 825-846.

Gallucci, G.O., Hamilton, A., Zhou, W., Buser, D. & Chen, S. (2018). Implant placement and loading protocols in partially edentulous patients: a systematic review. *Clinical Oral Implants Research* **29 Suppl 16**, 106-134.

Gandhi, T.K., Kaplan, G.S., Leape, L. *et al.* (2018). Transforming concepts in patient safety: a progress report. *BMJ Quality Safety* **27**, 1019-1026.

Giachetti, L., Bertini, F. & Rotundo, R. (2010). Crown-root reattachment of a severe subgingival tooth fracture: a 15-month periodontal evaluation. *International Journal of Periodontics and Restorative Dentistry* **30**, 393-399.

Gigerenzer, G., Gaissmaier, W., Kurz-Milcke, E., Schwartz, L.M. & Woloshin, S. (2007). Helping doctors and patients make sense of health statistics. *Psychological Science in the Public Interest* **8**, 53-96.

Gigerenzer, G., Mata, J. & Frank, R. (2009). Public knowledge of benefits of breast and prostate cancer screening in Europe. *Journal of the National Cancer Institute* **101**, 1216-1220.

Glasziou, P. & Haynes, B. (2005). The paths from research to improved health outcomes. *Evidence-Based Nursing* **8**, 36-38.

Graber, M.L. (2013). The incidence of diagnostic error in medicine. *BMJ Quality Safety* **22 Suppl 2**, ii21-ii27.

Greenhalgh, T. (2013). Five biases of new technologies. *British Journal of General Practice* **63**, 425.

Greenhalgh, T., Howick, J., Maskrey, N.; Evidence Based Medicine Renaissance Group (2014). Evidence based medicine: a movement in crisis? *BMJ* **348**, g3725.

Grizas, E., Kourtis, S., Andrikopoulou, E. & Romanos, G.E. (2018). A detailed decision tree to create, preserve, transfer, and support the emergence profile in anterior maxillary implants using custom abutments. *Quintessence International* **49**, 349-364.

Hammerle, C.H.F. & Tarnow, D. (2018). The etiology of hard- and soft-tissue deficiencies at dental implants: a narrative review. *Journal of Clinical Periodontology* **45 Suppl 20**, S267-S277.

Happe, A., Stimmelmayr, M., Schlee, M. & Rothamel, D. (2013). Surgical management of peri-implant soft tissue color mismatch caused by shine-through effects of restorative materials: one-year follow-up. *International Journal of Periodontics and Restorative Dentistry* **33**, 81-88.

Harding, K.E., Porter, J., Horne-Thompson, A., Donley, E. & Taylor, N.F. (2014). Not enough time or a low priority? Barriers to evidence-based practice for allied health clinicians. *Journal of Continuing Education in the Health Professions* **34**, 224-231.

Harris, D., Horner, K., Grondahl, K. *et al.* (2012). E.A.O. guidelines for the use of diagnostic imaging in implant dentistry 2011. A consensus workshop organized by the European Association for Osseointegration at the Medical University of Warsaw. *Clinical Oral Implants Research* **23**, 1243-1253.

Hartlev, J., Kohberg, P., Ahlmann, S. *et al.* (2014). Patient satisfaction and esthetic outcome after immediate placement and provisionalization of single-tooth implants involving a definitive individual abutment. *Clinical Oral Implants Research* **25**, 1245-1250.

Heierle, L., Wolleb, K., Hammerle, C.H. *et al.* (2019). Randomized controlled clinical trial comparing cemented versus screw-retained single crowns on customized zirconia abutments: 3-year results. *International Journal of Prosthodontics* **32**, 174-176.

Heitz-Mayfield, L.J.A. & Salvi, G.E. (2018). Peri-implant mucositis. *Journal of Periodontology* **89 Suppl 1**, S257-S266.

Hidaka, T. & Ueno, D. (2012). Mucosal dehiscence coverage for dental implant using split pouch technique: a two-stage approach [corrected]. *Journal of Periodontal and Implant Science* **42**, 105-109.

Hoffrage, U., Lindsey, S., Hertwig, R. & Gigerenzer, G. (2000). Medicine. Communicating statistical information. *Science* **290**, 2261-2262.

Jacobs, R., Salmon, B., Codari, M., Hassan, B. & Bornstein, M.M. (2018). Cone beam computed tomography in implant dentistry: recommendations for clinical use. *BMC Oral Health* **18**, 88.

Jockusch, J. & Ozcan, M. (2020). Additive manufacturing of dental polymers: an overview on processes, materials and applications. *Dental Materials Journal* **39**, 345-354.

Joda, T., Ferrari, M. & Bragger, U. (2017). Monolithic implant-supported lithium disilicate (LS2) crowns in a complete digital workflow: a prospective clinical trial with a 2-year follow-up. *Clinical Implant Dentistry and Related Research* **19**, 505-511.

Joda, T., Gallucci, G.O., Wismeijer, D. & Zitzmann, N.U. (2019). Augmented and virtual reality in dental medicine: a systematic review. *Computers in Biology and Medicine* **108**, 93-100.

Joda, T., Zarone, F. & Ferrari, M. (2017). The complete digital workflow in fixed prosthodontics: a systematic review. *BMC Oral Health* **17**, 124.

Jung, R.E., Heitz-Mayfield, L., Schwarz, F. & Groups of the 2nd Osteology Foundation Consensus Meeting (2018). Evidence-based knowledge on the aesthetics and maintenance of peri-implant soft tissues: Osteology Foundation Consensus Report Part 3 – Aesthetics of peri-implant soft tissues. *Clinical Oral Implants Research* **29 Suppl 15**, 14-17.

Jung, R.E., Holderegger, C., Sailer, I. *et al.* (2008). The effect of all-ceramic and porcelain-fused-to-metal restorations on marginal peri-implant soft tissue color: a randomized controlled clinical trial. *International Journal of Periodontics and Restorative Dentistry* **28**, 357-365.

Jung, R.E., Pjetursson, B.E., Glauser, R. *et al.* (2008). A systematic review of the 5-year survival and complication rates of implant-supported single crowns. *Clinical Oral Implants Research* **19**, 119-130.

Jung, R.E., Sailer, I., Hammerle, C.H. Attin, T. & Schmidlin, P. (2007). in vitro color changes of soft tissues caused by restorative materials. *International Journal of Periodontics & Restorative Dentistry* **27**, 251-257.

Kleinheinz, J., Buchter, A., Kruse-Losler, B., Weingart, D. & Joos, U. (2005). Incision design in implant dentistry based on vascularization of the mucosa. *Clinical Oral Implants Research* **16**, 518-523.

Kohn, L.T, Corrigan, J.M. & Donaldson, M.S. (2000). *To err is human. Building a safer health system.* Washington, D.C.: National Academy Press.

Kruger, J. & Dunning, D. (1999). Unskilled and unaware of it: how difficulties in recognizing one's own incompetence lead to inflated self-assessments. *Journal of Personality and Social Psychology* **77**, 1121-1134.

Kurbad, A. & Kurbad, S. (2013). CAD/CAM-based implant abutments. *International Journal of Computerized Dentistry* **16**, 125-141.

Langlois, J.H., Kalakanis, L., Rubenstein, A.J. *et al.* (2000). Maxims or myths of beauty? A meta-analytic and theoretical review. *Psychological Bulletin* **126**, 390-423.

Leape, L., Berwick, D., Clancy, C. *et al.* (2009). Transforming healthcare: a safety imperative. *Quality and Safety in Health Care* **18**, 424-428.

Leape, L.L., Brennan, T.A., Laird, N. *et al.* (1991). The nature of adverse events in hospitalized patients. Results of the Harvard Medical Practice Study II. *New England Journal of Medicine* **324**, 377-384.

Lee, V. (2017). Transparency and trust – online patient reviews of physicians. *New England Journal of Medicine* **376**, 197-199.

Linkevicius, T., Apse, P., Grybauskas, S. & Puisys, A. (2009). Reaction of crestal bone around implants depending on mucosal tissue thickness. A 1-year prospective clinical study. *Stomatologija* **11**, 83-91.

Linkevicius, T., Apse, P., Grybauskas, S. & Puisys, A. (2010). Influence of thin mucosal tissues on crestal bone stability around implants with platform switching: a 1-year pilot study. *Journal of Oral and Maxillofacial Surgery* **68**, 2272-2277.

Linkevicius, T. & Vaitelis, J. (2015). The effect of zirconia or titanium as abutment material on soft peri-implant tissues: a systematic review and meta-analysis. *Clinical Oral Implants Research* **26 Suppl 11**, 139-147.

Linkevicius, T., Vindasiute, E., Puisys, A. & Peciuliene, V. (2011). The influence of margin location on the amount of undetected cement excess after delivery of cement-retained implant restorations. *Clinical Oral Implants Research* **22**, 1379-1384.

Maio, G. (2007). Being a physician means more than satisfying patient demands: an ethical review of esthetic treatment in dentistry. *European Journal of Esthetic Dentistry* **2**, 147-151.

Malo, P., de Araujo Nobre, M. & Lopes, A. (2007). The use of computer-guided flapless implant surgery and four implants placed in immediate function to support a fixed denture: preliminary results after a mean follow-up period of thirteen months. *Journal of Prosthetic Dentistry* **97**, S26-S34.

Martinez-Gonzalez, N.A., Plate, A., Markun, S. *et al.* (2019). Shared decision making for men facing prostate cancer treatment: a systematic review of randomized controlled trials. *Patient Prefer Adherence* **13**, 1153-1174.

Masood, M., Thaliath, E.T., Bower, E.J. & Newton, J.T. (2011). An appraisal of the quality of published qualitative dental research. *Community Dentistry and Oral Epidemiology* **39**, 193-203.

Mazzotti, C., Stefanini, M., Felice, P. *et al.* (2018). Soft-tissue dehiscence coverage at peri-implant sites. *Periodontology 2000* **77**, 256-272.

McGaffigan, P.A., Ullem, B.D. & Gandhi, T.K. (2017). Closing the gap and raising the bar: assessing board competency in quality and safety. *Joint Commission Journal on Quality and Patient Safety* **43**, 267-274.

McLean, T.N., Smith, B.A., Morrison, E.C., Nasjleti, C.E. & Caffesse, R.G. (1995). Vascular changes following mucoperiosteal flap surgery: a fluorescein angiography study in dogs. *Journal of Periodontology* **66**, 205-210.

Mesquita De Carvalho, P.F., Joly, J.C., Carvalho Da Silva, R. & Gonzalez-Martin, O. (2019). Therapeutic alternatives for addressing pink esthetic complications in single-tooth implants: a proposal for a clinical decision tree. *Journal of Esthetic and Restorative Dentistry* **31**, 403-414.

Mombelli, A., van Oosten, M.A., Schurch, E., Jr. & Land, N.P. (1987). The microbiota associated with successful or failing osseointegrated titanium implants. *Oral Microbiology and Immunology* **2**, 145-151.

Moraguez, O., Vailati, F., Grutter, L., Sailer, I. & Belser, U.C. (2017). Four-unit fixed dental prostheses replacing the maxillary incisors supported by two narrow-diameter implants – a five-year case series. *Clinical Oral Implants Research* **28**, 887-892.

Mörmann, W., Bernimoulin, J.P. & Schmid, M.O. (1975). Fluorescein angiography of free gingival autografts. *Journal of Clinical Periodontology* **2**, 177-189.

Mörmann, W. & Ciancio, S.G. (1977). Blood supply of human gingiva following periodontal surgery. A fluorescein angiographic study. *Journal of Periodontology* **48**, 681-692.

Morton, D., Gallucci, G., Lin, W.S. *et al.* (2018). Group 2 ITI Consensus Report: Prosthodontics and implant dentistry. *Clinical Oral Implants Research* **29 Suppl 16**, 215-223.

Mosea, A. (2018). The composite palatal island flap: modification of an existing technique to reconstruct the maxillary alveolus. *British Journal of Oral and Maxillofacial Surgery* **56**, e1-e3.

Muhlemann, S., Benic, G.I., Fehmer, V., Hammerle, C.H.F. & Sailer, I. (2019). Randomized controlled clinical trial of digital and conventional workflows for the fabrication of zirconia-ceramic posterior fixed partial dentures. Part II: Time efficiency of CAD-CAM versus conventional laboratory procedures. *Journal of Prosthetic Dentistry* **121**, 252-257.

Muhlemann, S., Kraus, R.D., Hammerle, C.H.F. & Thoma, D.S. (2018). Is the use of digital technologies for the fabrication of implant-supported reconstructions more efficient and/or more effective than conventional techniques: a systematic review. *Clinical Oral Implants Research* **29 Suppl 18**, 184-195.

Muhlhauser, I., Kasper, J., Meyer, G. & Federation of European Nurses in Diabetes (2006). Understanding of diabetes prevention studies: questionnaire survey of professionals in diabetes care. *Diabetologia* **49**, 1742-1746.

Muhlhauser, I. & Oser, F. (2008). [Does WIKIPEDIA provide evidence-based health care information? A content analysis]. *Zeitschrift für Evidenz, Fortbildung und Qualität Gesundhwes* **102**, 441-448.

Müller, H.P., Schaller, N., Eger, T. & Heinecke, A. (2000). Thickness of masticatory mucosa. *Journal of Clinical Periodontology* **27**, 431-436.

National Academy of Medicine (NAM) (2001*). Crossing the Quality Chasm: A New Health System for the 21st Century.* Washington: National Academies Press.

Nemcovsky, C.E., Artzi, Z. & Moses, O. (1999). Rotated split palatal flap for soft tissue primary coverage over extraction sites with immediate implant placement. *Description of the surgical procedure and clinical results. Journal of Periodontology* **70**, 926-934.

Noelken, R., Moergel, M., Kunkel, M. & Wagner, W. (2018). Immediate and flapless implant insertion and provisionalization using autogenous bone grafts in the esthetic zone: 5-year results. *Clinical Oral Implants Research* **29**, 320-327.

Oates, T.W., West, J., Jones, J., Kaiser, D. & Cochran, D.L. (2002). Long-term changes in soft tissue height on the facial surface of dental implants. *Implant Dentistry* **11**, 272-279.

Omar, D. & Duarte, C. (2017). The application of parameters for comprehensive smile esthetics by digital smile design programs: a review of literature. *Saudi Dent J* **30**, 7-12.

Paling, J. (2003). Strategies to help patients understand risks. *BMJ* **327**, 745-748.

1192 Parte 16 Terapia Oclusal e Protética

Park, J.C., Kim, C.S., Choi, S.H. *et al.* (2012). Flap extension attained by vertical and periosteal-releasing incisions: a prospective cohort study. *Clinical Oral Implants Research* 23, 993-998.

Penarrocha, M., Garcia-Mira, B. & Martinez, O. (2005). Localized vertical maxillary ridge preservation using bone cores and a rotated palatal flap. *International Journal of Oral and Maxillofacial Implants* 20, 131-134.

Perez, F., Segalla, J.C., Marcantonio, E. *et al.* (2012). Gingival papilla dimensions in anterosuperior regions adjacent to single-tooth implants. *International Journal of Periodontics and Restorative Dentistry* 32, 93-100.

Pieri, F., Aldini, N.N., Marchetti, C. & Corinaldesi, G. (2013). Esthetic outcome and tissue stability of maxillary anterior single-tooth implants following reconstruction with mandibular block grafts: a 5-year prospective study. *International Journal of Oral and Maxillofacial Implants* 28, 270-280.

Pini Prato, G., Pagliaro, U., Baldi, C. *et al.* (2000). Coronally advanced flap procedure for root coverage. Flap with tension versus flap without tension: a randomized controlled clinical study. *Journal of Periodontology* 71, 188-201.

Pjetursson, B.E., Tan, W.C., Tan, K. *et al.* (2008). A systematic review of the survival and complication rates of resin-bonded bridges after an observation period of at least 5 years. *Clinical Oral Implants Research* 19, 131-141.

Pjetursson, B.E., Valente, N.A., Strasding, M. *et al.* (2018). A systematic review of the survival and complication rates of zirconia-ceramic and metal-ceramic single crowns. *Clinical Oral Implants Research* 29 **Suppl 16**, 199-214.

Poortinga, W. & Pidgeon, N.F. (2004). Trust, the asymmetry principle, and the role of prior beliefs. *Risk Analysis* 24, 1475-1486.

Pope, C. (2003). Resisting evidence: the study of evidence-based medicine as a contemporary social movement. *Health* 7, 267-282.

Popelut, A., Valet, F., Fromentin, O., Thomas, A. & Bouchard, P. (2010). Relationship between sponsorship and failure rate of dental implants: a systematic approach. *PloS One* 5, e10274.

Probst, P., Knebel, P., Grummich, K. *et al.* (2016). Industry bias in randomized controlled trials in general and abdominal surgery: an empirical study. *Annals of Surgery* 264, 87-92.

Pyo, S.W., Kim, D.J., Han, J.S. & Yeo, I.L. (2020). Ceramic materials and technologies applied to digital works in implant-supported restorative dentistry. *Materials (Basel)* 13, 1964.

Raes, S., Eghbali, A., Chappuis, V. *et al.* (2018). A long-term prospective cohort study on immediately restored single tooth implants inserted in extraction sockets and healed ridges: CBCT analyses, soft tissue alterations, aesthetic ratings, and patient-reported outcomes. *Clinical Implant Dentistry and Related Research* 20, 522-530.

Regenbogen, S.E., Greenberg, C.C., Studdert, D.M. *et al.* (2007). Patterns of technical error among surgical malpractice claims: an analysis of strategies to prevent injury to surgical patients. *Annals of Surgery* 246, 705-711.

Reissmann, D.R., Bellows, J.C. & Kasper, J. (2019). Patient preferred and perceived control in dental care decision making. *JDR Clinical and Translational Research* 4, 151-159.

Retzepi, M., Tonetti, M. & Donos, N. (2007a). Gingival blood flow changes following periodontal access flap surgery using laser Doppler flowmetry. *Journal of Clinical Periodontology* 34, 437-443.

Retzepi, M., Tonetti, M. & Donos, N. (2007b). Comparison of gingival blood flow during healing of simplified papilla preservation and modified Widman flap surgery: a clinical trial using laser Doppler flowmetry. *Journal of Clinical Periodontology* 34, 901-911.

Revilla-Leon, M., Meyer, M.J. & Ozcan, M. (2019). Metal additive manufacturing technologies: literature review of current status and prosthodontic applications. *International Journal of Computerized Dentistry* 22, 55-67.

Reyna, V.F. & Brainerd, C.J. (2007). The importance of mathematics in health and human judgment: numeracy, risk communication, and medical decision making. *Learning and Individual Differences* 17, 147-159.

Roccuzzo, M., Gaudioso, L., Bunino, M. & Dalmasso, P. (2014). Surgical treatment of buccal soft tissue recessions around single implants: 1-year results from a prospective pilot study. *Clinical Oral Implants Research* 25, 641-646.

Roccuzzo, M., Roccuzzo, A. & Ramanuskaite, A. (2018). Papilla height in relation to the distance between bone crest and interproximal contact point at single-tooth implants: a systematic review. *Clinical Oral Implants Research* 29 **Suppl 15**, 50-61.

Rodriguez, X., Vela, X., Mendez, V. *et al.* (2013). The effect of abutment dis/reconnections on peri-implant bone resorption: a radiologic study of platform-switched and non-platform-switched implants placed in animals. *Clinical Oral Implants Research* 24, 305-311.

Sailer, I., Asgeirsson, A.G., Thoma, D.S. *et al.* (2018). Fracture strength of zirconia implant abutments on narrow diameter implants with internal and external implant abutment connections: a study on the titanium resin base concept. *Clinical Oral Implants Research* 29, 411-423.

Sailer, I., Benic, G.I., Fehmer, V., Hammerle, C.H.F. & Muhlemann, S. (2017). Randomized controlled within-subject evaluation of digital and conventional workflows for the fabrication of lithium disilicate single crowns. Part II: CAD-CAM versus conventional laboratory procedures. *Journal of Prosthetic Dentistry* 118, 43-48.

Sancho-Puchades, M., Crameri, D., Ozcan, M. *et al.* (2017). The influence of the emergence profile on the amount of undetected cement excess after delivery of cement-retained implant reconstructions. *Clinical Oral Implants Research* 28, 1515-1522.

Santosa, R.E. (2007). Provisional restoration options in implant dentistry. *Australian Dental Journal* 52, 234-242; quiz 254.

Saposnik, G., Redelmeier, D., Ruff, C.C. & Tobler, P.N. (2016). Cognitive biases associated with medical decisions: a systematic review. *BMC Medical Informatics and Decision Making* 16, 138.

Schepke, U., Meijer, H.J., Kerdijk, W., Raghoebar, G.M. & Cune, M. (2017). Stock versus CAD/CAM customized zirconia implant abutments – clinical and patient-based outcomes in a randomized controlled clinical trial. *Clinical Implant Dentistry and Related Research* 19, 74-84.

Schneider, D., Sancho-Puchades, M., Benic, G.I., Hammerle, C.H. & Jung, R.E. (2018). A randomized controlled clinical trial comparing conventional and computer-assisted implant planning and placement in partially edentulous patients. Part 1: clinician-related outcome measures. *International Journal of Periodontics and Restorative Dentistry* 38, s49-s57.

Schropp, L., Isidor, F., Kostopoulos, L. & Wenzel, A. (2005). Interproximal papilla levels following early versus delayed placement of single-tooth implants: a controlled clinical trial. *International Journal of Oral and Maxillofacial Implants* 20, 753-761.

Schropp, L., Wenzel, A., Kostopoulos, L. & Karring, T. (2003). Bone healing and soft tissue contour changes following single-tooth extraction: a clinical and radiographic 12-month prospective study. *International Journal of Periodontics and Restorative Dentistry* 23, 313-323.

Schröder, H.E. (1986). The periodontium. In: Möllendorff & Bargmann, ed. *Handbook of Microscopic Anatomy.* Berlin: Springer, pp. 208-214.

Schwarz, F., Derks, J., Monje, A. & Wang, H.L. (2018). Peri-implantitis. *Journal of Clinical Periodontology* 45 **Suppl 20**, S246-S266.

Sculean, A., Chappuis, V. & Cosgarea, R. (2017). Coverage of mucosal recessions at dental implants. *Periodontology 2000* 73, 134-140.

Sculean, A., Gruber, R. & Bosshardt, D.D. (2014). Soft tissue wound healing around teeth and dental implants. *Journal of Clinical Periodontology* 41 **Suppl 15**, S6-S22.

Sepucha, K.R., Langford, A.T., Belkora, J.K. *et al.* (2019). Impact of timing on measurement of decision quality and shared decision making: longitudinal cohort study of breast cancer patients. *Medical Decision Making* 39, 642-650.

Seshia, S.S., Makhinson, M., Phillips, D.F. & Young, G.B. (2014). Evidence-informed person-centered healthcare part I: do 'cognitive biases plus' at organizational levels influence quality of evidence? *Journal of Evaluation in Clinical Practice* 20, 734-747.

Shahdad, S., Cattell, M.J., Cano-Ruiz, J., Gamble, E. & Gamboa, A. (2018). Clinical Evaluation of all ceramic zirconia framework resin bonded bridges. *European Journal of Prosthodontics and Restorative Dentistry* 26, 203-211.

Sherman, K.L., Wayne, J.D. & Bilimoria, K.Y. (2013). Overcoming specialty bias: another important reason for multidisciplinary management of soft tissue sarcoma. *JAMA Surg* 148, 640.

Siadat, H., Alikhasi, M. & Beyabanaki, E. (2017). Interim prosthesis options for dental implants. *Journal of Prosthodontics* **26**, 331-338.

Singh, J.A., Sloan, J.A., Atherton, P.J. *et al.* (2010). Preferred roles in treatment decision making among patients with cancer: a pooled analysis of studies using the Control Preferences Scale. *American Journal of Managed Care* **16**, 688-696.

Slagter, K.W., den Hartog, L., Bakker, N.A. *et al.* (2014). Immediate placement of dental implants in the esthetic zone: a systematic review and pooled analysis. *Journal of Periodontology* **85**, e241-250.

Smith, R.S. (2011). The chasm between evidence and practice. In: Gigerenzer, G. & Gray, M. ed. *Better Doctors, Better Patients, Better Decisions.* London: MIT press, pp 266-280.

Sorensen, K., Van den Broucke, S., Fullam, J. *et al.* & Consortium Health Literacy Project European (2012). Health literacy and public health: a systematic review and integration of definitions and models. *BMC Public Health* **12**, 80.

Staubli, N., Walter, C., Schmidt, J.C., Weiger, R. & Zitzmann, N.U. (2017). Excess cement and the risk of peri-implant disease – a systematic review. *Clinical Oral Implants Research* **28**, 1278-1290.

Steckelberg, A., Hulfenhaus, C., Kasper, J. & Muhlhauser, I. (2009). Ebm@school – a curriculum of critical health literacy for secondary school students: results of a pilot study. *International Journal of Public Health* **54**, 158-165.

Steckelberg, A., Hulfenhaus, C., Kasper, J., Rost, J. & Muhlhauser, I. (2009). How to measure critical health competences: development and validation of the Critical Health Competence Test (CHC Test). *Advances in Health Sciences Education: Theory and Practice* **14**, 11-22.

Stimmelmayr, M., Allen, E.P., Reichert, T.E. & Iglhaut, G. (2010). Use of a combination epithelized-subepithelial connective tissue graft for closure and soft tissue augmentation of an extraction site following ridge preservation or implant placement: description of a technique. *International Journal of Periodontics and Restorative Dentistry* **30**, 375-381.

Suphanantachat, S., Thovanich, K. & Nisapakultorn, K. (2012). The influence of peri-implant mucosal level on the satisfaction with anterior maxillary implants. *Clinical Oral Implants Research* **23**, 1075-1081.

Tan, W.L., Wong, T.L., Wong, M.C. & Lang, N.P. (2012). A systematic review of post-extractional alveolar hard and soft tissue dimensional changes in humans. *Clinical Oral Implants Research* **23 Suppl 5**, 1-21.

Tatum, C.L., Saltz, A.E., Prihoda, T.J. *et al.* (2020). Management of thick and thin periodontal phenotypes for immediate dental implants in the esthetic zone: a controlled clinical trial. *International Journal of Periodontics and Restorative Dentistry* **40**, 51-59.

Tinti, C. & Parma-Benfenati, S. (1995). Coronally positioned palatal sliding flap. *International Journal of Periodontics and Restorative Dentistry* **15**, 298-310.

Tomasi, C. & Derks, J. (2012). Clinical research of peri-implant diseases – quality of reporting, case definitions and methods to study incidence, prevalence and risk factors of peri-implant diseases. *Journal of Clinical Periodontology* **39 Suppl 12**, 207-223.

Tonetti, M.S., Jung, R.E., Avila-Ortiz, G. *et al.* (2019). Management of the extraction socket and timing of implant placement: consensus report and clinical recommendations of group 3 of the XV European Workshop in Periodontology. *Journal of Clinical Periodontology* **46 Suppl 21**, 183-194.

Triaca, A., Minoretti, R., Merli, M. & Merz, B. (2001). Periosteoplasty for soft tissue closure and augmentation in preprosthetic surgery: a surgical report. *International Journal of Oral and Maxillofacial Implants* **16**, 851-856.

Tversky, A. & Kahneman, D. (1974). Judgment under uncertainty: heuristics and biases. *Science* **185**, 1124-1131.

Undre, S., Koutantji, M., Sevdalis, N. *et al.* (2007). Multidisciplinary crisis simulations: the way forward for training surgical teams. *World Journal of Surgery* **31**, 1843-1853.

van der Sanden, W.J., Mettes, D.G., Plasschaert, A.J. *et al.* (2005). Effectiveness of clinical practice guideline implementation on lower third molar management in improving clinical decision-making: a randomized controlled trial. *European Journal of Oral Sciences* **113**, 349-354.

Wang, H.L. & Al-Shammari, K. (2002). HVC ridge deficiency classification: a therapeutically oriented classification. *International Journal of Periodontics and Restorative Dentistry* **22**, 335-343.

Wegwarth, O., Gaissmaier, W. & Gigerenzer, G. (2011). Deceiving numbers: survival rates and their impact on doctors' risk communication. *Medical Decision Making* **31**, 386-394.

Welch, H.G., Schwartz, L.M. & Woloshin, S. (2000). Are increasing 5-year survival rates evidence of success against cancer? *JAMA* **283**, 2975-2978.

Wensing, M. & Grol, R. (2019). Knowledge translation in health: how implementation science could contribute more. *BMC Medicine* **17**, 88.

Wikesjo, U.M., Crigger, M., Nilveus, R. & Selvig, K.A. (1991). Early healing events at the dentin-connective tissue interface. Light and transmission electron microscopy observations. *Journal of Periodontology* **62**, 5-14.

Wikesjo, U.M. & Nilveus, R. (1990). Periodontal repair in dogs: effect of wound stabilization on healing. *Journal of Periodontology* **61**, 719-724.

Wirtz, V., Cribb, A. & Barber, N. (2006). Patient-doctor decision-making about treatment within the consultation – a critical analysis of models. *Social Science and Medicine* **62**, 116-124.

Wittneben, J.G., Buser, D., Belser, U.C. & Bragger, U. (2013). Peri-implant soft tissue conditioning with provisional restorations in the esthetic zone: the dynamic compression technique. *International Journal of Periodontics and Restorative Dentistry* **33**, 447-455.

Wittneben, J.G., Gavric, J., Belser, U.C. *et al.* (2017). Esthetic and clinical performance of implant-supported all-ceramic crowns made with prefabricated or CAD/CAM zirconia abutments: a randomized, multicenter clinical trial. *Journal of Dental Research* **96**, 163-170.

Wittneben, J.G., Gavric, J., Sailer, I., Buser, D. & Wismeijer, D. (2020). Clinical and esthetic outcomes of two different prosthetic workflows for implant-supported all-ceramic single crowns-3 year results of a randomized multicenter clinical trail. *Clinical Oral Implants Research* **31**, 495-505.

Wittneben, J.G., Joda, T., Weber, H.P. & Bragger, U. (2017). Screw retained vs. cement retained implant-supported fixed dental prosthesis. *Periodontology 2000* **73**, 141-151

World Health Organization (WHO) (2002). *Quality of care: patient safety.* Resolution WHA55.18. WHO, Geneva available at: http://apps. who.int/gb/archive/pdf_files/WHA55/ewha5518.pdf.

World Health Organization (2003). *World Health Report.* WHO, Geneva available at: https://www.who.int/whr/2003/en. Accessed February 26 2021.

Wolfart, S., Quaas, A.C., Freitag, S. *et al.* (2006). General well-being as an important co-factor of self-assessment of dental appearance. *International Journal of Prosthodontics* **19**, 449-454.

Wright, E.B., Holcombe, C. & Salmon, P. (2004). Doctors' communication of trust, care, and respect in breast cancer: qualitative study. *BMJ* **328**, 864.

Wu, A.W., McCay, L., Levinson, W. *et al.* (2017). Disclosing adverse events to patients: international norms and trends. *Journal of Patient Safety* **13**, 43-49.

Wudrich, K.M., Matthews, D.C., Brillant, M.S. & Hamdan, N.M. (2020). Knowledge translation among general dental practitioners in the field of periodontics. *Journal of the Canadian Dental Association* **86**, k5.

Young, J.M., Glasziou, P. & Ward, J.E. (2002). General practitioners' self ratings of skills in evidence based medicine: validation study. *BMJ* **324**, 950-951.

Zucchelli, G., Felice, P., Mazzotti, C. *et al.* (2018). 5-year outcomes after coverage of soft tissue dehiscence around single implants: a prospective cohort study. *European Journal of Oral Implantology* **11**, 215-224.

Zucchelli, G., Mazzotti, C., Mounssif, I. *et al.* (2013). A novel surgical-prosthetic approach for soft tissue dehiscence coverage around single implant. *Clinical Oral Implants Research* **24**, 957-962.

Zucchelli, G., Tavelli, L., Stefanini, M. *et al.* (2019). Classification of facial peri-implant soft tissue dehiscence/deficiencies at single implant sites in the esthetic zone. *Journal of Periodontology* **90**, 1116-1124.

Zuhr, O., Rebele, S.F., Cheung, S.L., Hurzeler, M.B., Research Group on Oral Soft Tissue Biology and Wound Healing (2018). Surgery without papilla incision: tunneling flap procedures in plastic periodontal and implant surgery. *Periodontology 2000* **77**, 123-149.

Capítulo 46

Complicações Técnicas em Implantodontia

Clark M. Stanford e Lyndon F. Cooper

University of Illinois at Chicago, College of Dentistry, Chicago, IL, USA

Introdução, 1194	Cimento residual como um problema técnico, 1199
Fraturas do implante, 1195	Atrição e fratura da prótese, 1200
Complicações do implante, 1196	Prevenção de complicações técnicas, 1203
Complicações do pilar e do parafuso do pilar, 1196	Conclusão, 1203

Introdução

As complicações técnicas fazem parte da terapia com implantes dentários. Complicações e desgastes esperados (manutenção) devem ser diferenciados, embora ambos possam ser considerados complicações "técnicas". As complicações são problemas técnicos inesperados, como fratura, desajuste, desgaste e abrasão incomuns ou acesso de higiene comprometido em virtude de contornos protéticos criados para atender às demandas estéticas. A manutenção é uma medida da vida útil esperada da reabilitação protética e é uma parte antecipada do consentimento informado. O objetivo com a vida útil máxima é uma reabilitação que forneça uma prótese funcional, fonética e estética que satisfaça aos desejos do paciente e corresponda às capacidades funcionais do paciente para gerenciar as necessidades preventivas diárias a fim de reduzir os fatores de risco associados a complicações biológicas. Revisões sistemáticas indicam que a(s) incidência(s) de complicações técnicas excedem as complicações biológicas (Zembic *et al.* 2014). Assim, a compreensão das complicações técnicas potenciais que afetam a prótese sobre implantes é uma parte essencial do manejo ao longo da vida do paciente com implante. Os componentes e materiais reabilitadores usados para fornecer próteses sobre implantes estão todos sujeitos a carga e desgaste em um ambiente desafiado por vários antagonistas, incluindo mudanças na lubrificação, abrasivos, forças (sua magnitude, direção e velocidade) e pH ou química do ambiente (p. ex., fluido da placa ou saliva). Embora o sucesso a longo prazo seja certamente viável, a realidade do uso contínuo de próteses dentárias suportadas por implantes é que o desgaste, a fadiga e as falhas mecânicas potenciais são inevitáveis (Dhima *et al.* 2014).

O impacto das complicações técnicas reduzirá a vida útil esperada da prótese.

O tratamento com implantes dentários está crescendo em todo o mundo. Por exemplo, um estudo recente sobre a prevalência do uso de implantes nos EUA indica que atualmente existe uma prevalência de 5% de uso de implantes dentários, que se expandirá para 17% na próxima década (Elani *et al.* 2018). Pode-se extrapolar que, sem avanços significativos em materiais e técnicas, haverá um aumento paralelo do número de complicações técnicas associadas às próteses sobre implantes. Com o aumento no tempo de uso, pode aumentar o número absoluto de complicações técnicas apresentadas para resolução. É importante ressaltar que, dado que as complicações técnicas dos implantes aumentam com o tempo, podemos ver um aumento não linear nas complicações relacionadas com o implante na próxima década. Estamos preparados?

Complicações técnicas na terapia com implantes podem ter impactos significativos. Complicações técnicas que estimulam o acúmulo de placa podem influenciar a mucosite peri-implantar e a peri-implantite. Complicações técnicas podem causar dor, desconforto social e sofrimento psicológico. As complicações geralmente são acompanhadas pelo tempo e impactos financeiros diretos e indiretos que influenciam as medidas de resultados relatadas pelo paciente e, quando não atendidas, essas complicações criam limitações funcionais e estéticas. As complicações técnicas têm um impacto significativo na percepção do paciente sobre a terapia com implantes (Adler *et al.* 2016).

O objetivo deste capítulo é identificar as complicações técnicas que afetam a terapia com implantes dentários e implicar os potenciais fatores de risco que influenciam essas complicações, bem como sugerir possíveis soluções.

Focamos e resumimos o conhecimento atual sobre complicações técnicas relacionadas com implantes, componentes de implantes e próteses sobre implantes.

Fraturas do implante

As fraturas do implante pós-carga ocorrem com pouca frequência e representam menos de 1% de todas as complicações (Gealh *et al.* 2011). As fraturas horizontais e verticais estão presentes e requerem a remoção/substituição do implante (Figura 46.1). A fratura de um implante pode, no entanto, resultar na perda de uma prótese inteira. Foram identificados cinco fatores como significativamente associados à fratura do implante. Estes incluem: (1) pureza do titânio, (2) bruxismo, (3) implantes adjacentes a *cantilevers*, (4) aumento do comprimento do implante e (5) diminuição do diâmetro do implante (Chrcanovic *et al.* 2018). Uma revisão sistemática recente de fraturas de implantes que incluiu 12 estudos reportando 594 indivíduos (868 implantes) demonstrou uma incidência de 2% de fratura do implante. Nesse estudo, implantes estreitos demonstraram maior incidência de fratura. As fraturas ocorreram mais frequentemente na maxila do que na mandíbula. As fraturas ocorreram antes da carga até após 17 anos de acompanhamento (Goiato *et al.* 2019). Isso implica que a fadiga e a sobrecarga não são os únicos fatores que influenciam a fratura do implante.

Deve-se questionar a importância do alto torque de inserção em contribuir para a fratura do implante (Figura 46.1).

Existem vários fatores potenciais que predispõem um implante à fratura (Boxe 46.1). Entre os fatores mais discutidos está o papel do desenho do implante. Em um estudo *in vitro*, implantes de diâmetro estreito com três desenhos de conexão implante-pilar foram carregados em 75 e 200 N: hexágono externo, hexágono interno e conexão cônica interna conectados a um pilar de titânio. Os resultados indicaram que implantes estreitos com conexões de hexágono externo ou interno apresentaram a menor confiabilidade em altas cargas em comparação às conexões cônicas internas (Bordin *et al.* 2018). Embora esse estudo sugira que o desenho do implante pode influenciar a fratura do implante estreito, outros fatores clínicos devem ser considerados mais amplamente. A grande maioria dos fatores que influenciam a fratura do implante está sob o controle do clínico.

Existem vários sinais clínicos de potenciais fraturas verticais de implantes que afetam implantes cônicos internos ou de conexão paralela interna. Primeiro, o afrouxamento frequente e repetido do pilar é um sinal de que o implante está fraturado ou a face interna do implante foi deformada. As fraturas verticais também estão associadas à perda óssea vertical adjacente à fratura do implante. Essa perda óssea aparecerá circunferencialmente ao redor do implante (p. ex., Figura 46.1D).

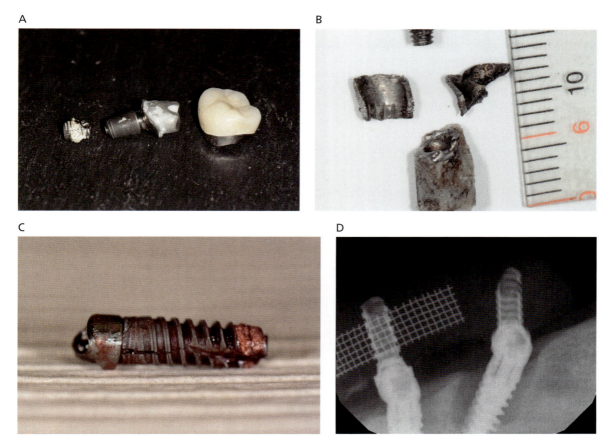

Figura 46.1 As fraturas do implante são uma complicação técnica incomum, mas irreversível. **A.** Fratura horizontal do implante que resultou na remoção do pilar e coroa do implante em molar. **B.** Fratura vertical do implante observada para conexões internas de implante/pilar. **C.** Fratura vertical notável do implante que pode ser causada por estresse ocorrido em virtude do alto torque de inserção. **D.** Imagem radiográfica de perda óssea associada à fratura vertical do implante (não observada radiograficamente)

> **Boxe 46.1** Fatores que predispõem os implantes à fratura.
> 1. Implante de titânio de baixa pureza
> 2. Diâmetro inadequado para cargas funcionais esperadas no local
> 3. Bruxismo (e/ou perda da guia anterior criando fraturas por cisalhamento em reabilitações posteriores)
> 4. Grande momento de flexão (excessivo *cantilever* ou relação coroa/implante) afetando os implantes adjacentes
> 5. Alto torque de inserção resultando em danos e/ou estresse no implante
>
> Fonte: Adaptado de Chrcanovic *et al.* 2018. Com permissão de John Wiley & Sons.

Infelizmente, existem poucas soluções para fraturas de implantes verticais ou horizontais. O implante pode ser sepultado ou removido. O implante pode ser mantido alterando a prótese para a conexão com a porção residual do implante. Em muitos cenários de múltiplos implantes, a prótese pode ser modificada ou uma prótese alternativa fornecida (p. ex., uma *overdenture*) para responder pela fratura do implante sem substituição adicional do implante.

Complicações do implante

Danos iatrogênicos a um implante ocorrem e não foram bem documentados. No entanto, tentativas de remover parafusos de cobertura ou pilares excessivamente apertados ou remover parafusos de pilar fraturados podem causar danos inadvertidos às porções internas do implante. Danos nas roscas ou na interface interna podem resultar na incapacidade de substituição do parafuso do pilar ou pilar fraturado. Danos iatrogênicos a um implante são o resultado do uso de instrumentação rotatória para soltar componentes fraturados dentro do implante; tentativas de remoção de parafusos de pilar fraturados devem ocorrer com instrumentação manual, isolamento cuidadoso e ampliação de alta potência em que o componente fraturado possa ser visualizado.

Podem ocorrer danos iatrogênicos ao implante durante a inserção do implante. O encaixe inadequado das chaves de implante pode levar à deformação das interfaces externas ou internas do pilar. A aplicação de forças não axiais a implantes de conexão interna pode resultar em fratura da parede mais fina do implante. O alto torque na inserção também pode deformar a interface do implante/da chave de implante. Por exemplo, em um modelo experimental de inserção de implante, três implantes/chave de implantes diferentes demonstraram ser deformados pela inserção em osso denso simulado (alto torque) *versus* inserção em osso simulado de baixa densidade (baixo torque de inserção) (Romanos *et al.* 2019). Isso sugere que protocolos de alto torque podem aumentar o risco de danos ao implante após a inserção.

As complicações do implante incluem situações em que um implante osseointegrado intacto não pode ser reabilitado. Três situações são tipicamente encontradas (Figura 46.2). A primeira é quando o implante é instalado muito superficial (ou profundamente) para permitir espaço tridimensional para criar uma zona de transição do pilar, comprometendo os contornos de higiene e a reabilitação estética. A segunda é quando o implante é instalado muito vestibular ou lingualmente para permitir a reabilitação. A terceira situação é quando o implante está muito próximo de um dente adjacente para reabilitação, ocorrendo inclinação ou rotação proximal, ou dois implantes estão muito próximos para permitir a reabilitação (ou eventual higiene). Essas complicações iatrogênicas requerem uma consideração cuidadosa da possível remoção do implante e o manejo do que pode ser uma reabilitação comprometida.

Complicações do pilar e do parafuso do pilar

A fratura do pilar não é comum. No entanto, quando os pilares fraturam, a prótese corre o risco de substituição completa. A conexão dos dentes aos implantes é muitas vezes

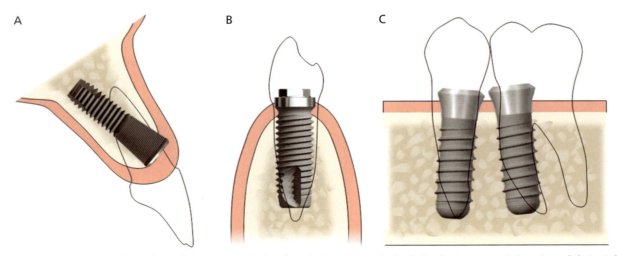

Figura 46.2 Instalação iatrogênica de implantes causando desafios técnicos. A instalação de implantes em posições não reabilitáveis leva a pilares e próteses antiestéticos, anti-higiênicos ou mecanicamente inferiores. **A.** A rotação excessiva do eixo do implante no plano sagital cria condições em que um pilar não pode resolver a posição, levando a uma prótese antiestética e anti-higiênica. **B.** A instalação de implantes rasos cria uma situação em que uma prótese em topo é necessária para resolver a limitação estética. **C.** Implantes instalados erroneamente em posições não paralelas e proximais podem impedir a confecção, reabilitação e higiene ao nível do implante.

mediada por um componente intermediário ou pilar. O pilar é normalmente fixado ao implante por meio de um parafuso central. As interfaces de conexão dos pilares variam consideravelmente e evoluíram dramaticamente desde a introdução do implante hexagonal externo. Eles são geralmente representados por interfaces deslizantes próximas e interfaces cônicas. Com relação aos sistemas hexagonais externos, uma interface cônica pode oferecer vantagens mecânicas, reduzindo ou eliminando micromovimentos e distribuição mais favorável de forças ao longo do implante e ao osso (Gracis *et al.* 2012; Yamanishi *et al.* 2012). Uma complicação potencial interessante observada em interfaces cônicas é o "assentamento" do pilar e o afrouxamento do parafuso (Lee & Lee 2012). Especulou-se que o próprio implante esteja deformado, permitindo que as interfaces cônicas se assentem mais profundamente dentro do implante, resultando em perda de pré-carga. Alternativamente, clínicos novatos podem não perceber que o pilar não está completamente assentado; o dispositivo fica preso nas ranhuras da interface interna e o parafuso do pilar é apertado no lugar. Dentro de um tempo curto o pilar se solta (pois as paredes cônicas não estão engatadas entre o pilar e o entalhe do implante, ou a porção apical das fraturas do pilar). Esta é uma causa suspeita de afrouxamento do parafuso e infraoclusão. Embora não seja universalmente observado e talvez relacionado com a seleção de material (Jo *et al.* 2014), sugere-se que implantes cônicos internos e pilares devem ser suficientemente robustos para suportar as forças derivadas do pilar cônico.

Em uma revisão recente de Pjetursson *et al.* (2018), em 5 anos, a incidência estimada de complicações técnicas com próteses fixas foi de aproximadamente 5%. Com relação aos efeitos do material do pilar do implante na incidência de complicações, as taxas de falha, em 5 anos, foram de 2,4% para pilares cerâmicos *versus* 1,5% para pilares metálicos. Não houve diferenças significativas entre a baixa incidência relatada de 1,4 a 1,9% de falhas de pilares para próteses cimentadas *versus* próteses aparafusadas. Com relação aos efeitos da posição do implante nas complicações do pilar, a taxa de falha do pilar, em 5 anos, foi significativamente maior na região anterior do que nas regiões posteriores (2,5% *versus* 0,5%). As razões sugeridas para um melhor desempenho da conexão interna *versus* pilar do hexágono externo e parafusos do pilar foram que a carga no parafuso é reduzida nas conexões internas implante-pilar. Os autores concluíram que "a conexão implante-pilar parece ter influência na incidência de complicações biológicas e técnicas". No entanto, essa complicação é observada e pode estar relacionada com o material do pilar (Figura 46.3). Os pilares conectados externamente demonstraram mais problemas técnicos, como afrouxamento do pilar ou do parafuso, enquanto os pilares conectados internamente foram mais associados a problemas biológicos" (Pjetursson *et al.* 2018). Essa revisão recente indicou que as taxas de falha do pilar em coroas unitárias foram baixas e relatadas como 2,3 e 1,3% nas taxas de conexão interna e externa, respectivamente.

Em uma revisão sistemática de 2009, o afrouxamento do parafuso do pilar foi a complicação técnica mais frequentemente relatada. Embora não seja estatisticamente significativa, houve uma tendência de menor incidência de problemas nos pilares de conexão interna (Sailer *et al.* 2009). Houve significativamente mais afrouxamento do parafuso nas conexões externas implante-pilar. Foram observadas maiores taxas de complicações para próteses fixas; houve 9,4 e 12,2% de complicações técnicas totais registradas para pilares de conexão interna *versus* externa. A incidência de fratura do parafuso do pilar ou do parafuso oclusal foi significativa ($P = 0,01$). Isso pode refletir o desafio clínico de se obter um ajuste passivo de próteses complexas em próteses multi-implantes. Existem inúmeros fatores que contribuem para o afrouxamento do parafuso do pilar (Boxe 46.2) e vários desses fatores foram objeto de uma revisão recente (Huang & Yang 2019). O afrouxamento do parafuso do pilar pode ser resultado de um erro do clínico. Uma chave de torque é necessária para o aperto adequado dos parafusos do pilar (Goheen *et al.* 1994). Como os diâmetros dos pilares são muitas vezes maiores

A 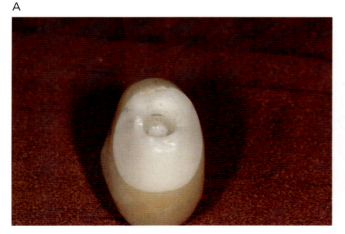 B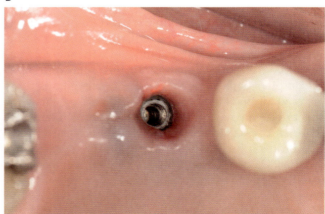

Figura 46.3 Fratura do pilar. **A.** Fratura catastrófica de um pilar em zircônia. Isso normalmente ocorre ao longo da porção cônica na junção do hexágono interno ou externo dos pilares. **B.** O fragmento fraturado residual de um pilar de zircônia é retido dentro da face interna do implante. Este é um cenário clínico desafiador que requer a remoção do fragmento sem alterar ou danificar a face interna do implante.

1198 Parte 16 Terapia Oclusal e Protética

> **Boxe 46.2 Fatores que influenciam o afrouxamento do parafuso do pilar.**
>
> 1. A falta ou uso inadequado de um dispositivo de controle de torque
> 2. Ligação do pilar ao osso cortical na fase inicial do assentamento
> 3. Conexões internas *versus* externas
> 4. Pilar fundido *versus* pilar CAD-CAM
> 5. Localização anterior/posterior da prótese
> 6. Reconstrução única *versus* multiunidade
> 7. Excesso de dimensão incisogengival da coroa ou *cantilever*

do que a osteotomia do implante ou contornos da mucosa, os pilares podem estar presos por osso ou mucosa colagenosa densa que impede o assentamento completo do pilar, mesmo quando o torque suficiente foi alcançado. Além disso, os clínicos podem instalar o pilar em um tempo incorreto no implante. Essa ligação de um pilar com um implante pode impedir o seu assentamento, pois o torque adicional pode danificar a interface do implante. Esses erros humanos podem ser evitados pelo uso de um guia de assentamento e avaliação com uma radiografia periapical.

Os parafusos do pilar podem afrouxar a partir de um estado pré-carregado. Isso ocorre em virtude da deformação inelástica do próprio parafuso, reduzindo-se a sua força de aperto inicial. O micromovimento subsequente leva a um maior afrouxamento e maior movimento (e, finalmente, a fadiga do parafuso de metal e fratura). Uma causa potencial é o torque excessivo que pode deformar permanentemente o parafuso. Também é possível que, ao apertar o torque para estabelecer a pré-carga, haja uma pequena deformação das interfaces parafuso/rosca do implante que cause redução na pré-carga ou no assentamento. O reaperto do parafuso do pilar após um período de 10 minutos é sugerido por alguns clínicos. No entanto, estudos laboratoriais sugerem que o reaperto não aumenta a pré-carga de fixação (Cardoso *et al.* 2012).

A natureza da interface do pilar do implante pode influenciar o comportamento do parafuso do pilar. Vários estudos demonstraram que a conexão interna (particularmente as interfaces cone interno/cone morse) demonstram menos afrouxamento do parafuso do pilar do que os implantes hexagonais externos (Gracis *et al.* 2012; Bidra & Rungruanganunt 2013). Em uma revisão mais recente, Pjetursson *et al.* (2018) identificaram uma sobrevida superior do pilar para pilares metálicos *versus* pilares cerâmicos. O afrouxamento do pilar ou parafuso oclusal foi mais prevalente nas conexões externas *versus* internas. É importante ressaltar que as taxas de complicação do pilar para próteses fixas foram maiores do que para coroas unitárias. Os autores também observaram maiores taxas de falha do pilar para implantes anteriores *versus* posteriores, embora em níveis baixos (2,5 *versus* 0,5%). A revisão confirma estudos de laboratório que demonstram maior resistência à flexão de estruturas de pilares internos. Concluiu-se que os pilares apresentam altas taxas de sobrevida, mas a união do pilar do implante e os materiais

do pilar influenciam a incidência de complicações técnicas. Apesar dessas conclusões, vários estudos clínicos prospectivos demonstraram que os pilares de zircônia proporcionam alto sucesso quando usados para próteses de implantes anteriores de dentes unitários (Cooper *et al.* 2016; Meijndert *et al.* 2020).

A razão para o uso de um pilar de zircônia é, em grande parte, a estética. A estética dos implantes dentários é influenciada pela descoloração relacionada com a coroa do pilar e relacionada com o pilar. Em um estudo comparativo que envolveu 98 implantes, tanto as coroas dos implantes quanto a mucosa circundante foram comparadas com os dentes naturais. A comparação dos pilares de zircônia, titânio, titânio banhado a ouro e zircônia revelou que o pilar de ouro ou banhado a ouro com um *coping* de zircônia foi o melhor para a coroa estética, e o pilar de zircônia foi o melhor para a coloração dos tecidos moles peri-implantares (Peng *et al.* 2017). Em um estudo que utilizou maxilas de miniporcos, medidas espectrofotométricas foram usadas para examinar o impacto da espessura da mucosa e vários materiais de zircônia, ouro, titânio anodizado em ouro, titânio anodizado rosa e pilares de titânio. Quando as diferenças de cor (ΔE) foram medidas, o uso de zircônia fluorescente ou uma liga de ouro resultou na menor descoloração. É importante ressaltar que a descoloração foi reduzida com o aumento da espessura da mucosa (1 a 3 mm) (Ioannidis *et al.* 2017). Quando comparada com o titânio, a zircônia tem um efeito mínimo na diferença de cor da mucosa quando colocada abaixo de 1,5 mm de mucosa no modelo de maxila de porco (Happe *et al.* 2013). Essa complicação técnica requer consideração de base biológica para a terapia com implantes; o manejo por meio do aumento da espessura do tecido mole, na face vestibular do pilar, é uma alternativa válida para lidar com essa descoloração.

O afrouxamento do parafuso protético (ponte) aumenta com a complexidade das próteses. A incidência de afrouxamento do parafuso foi relatada como sendo maior para próteses de arco total e multi-implantes do que para próteses de implantes unitários. Uma causa sugerida para isso é o papel que o ajuste passivo das próteses tem no comportamento de pré-carga dos parafusos do pilar. O afrouxamento recorrente do parafuso de uma prótese multi-implante requer a avaliação do ajuste da prótese como causa raiz que afeta o afrouxamento recorrente do parafuso. Outro fator que tem sido sugerido para influenciar o afrouxamento do parafuso do pilar, particularmente para implantes de um único dente, é a relação coroa/implante. No entanto, uma revisão sistemática recente concluiu que as proporções coroa-implante de 1 a 2 não demonstraram complicações técnicas significativas (Meijer *et al.* 2018).

As tentativas de reabilitar implantes ao nível do implante incluíram o uso de estruturas de próteses fresadas ou fundidas com interfaces diretas ao implante. Quando essas estruturas são projetadas para unir implantes inclinados, as conexões internas do pilar são removidas para permitir a inserção (trajeto de extração). Isso deixa o parafuso da prótese como o único agente mecânico para resistir à carga lateral (Figura 46.4). As cargas impostas podem então exceder a pré-carga estabelecida do parafuso do pilar, o que resulta em afrouxamento e possível fratura. A recuperação subsequente da prótese no nível do implante *versus* os níveis do pilar cria um esforço e desafios relativamente maiores para substituir ou apertar um parafuso. Pelo menos dois estudos clínicos comparativos prospectivos demonstraram recentemente que as próteses no nível do implante estão associadas a maior inflamação e perda óssea marginal do que as próteses no nível do pilar (Gothberg *et al.* 2018; Tola *et al.* 2019). Os autores concluíram que a prótese no nível do pilar pode ser um procedimento mais seguro do que no nível do implante no que diz respeito à saúde do tecido peri-implantar. As próteses no nível do pilar devem ser selecionadas e o planejamento do tratamento deve incluir a consideração da dimensão reabilitadora necessária para acomodar aproximadamente 2 a 3 mm de dimensão transmucosa adicional necessária para uma prótese bem-sucedida no nível do pilar.

Cimento residual como um problema técnico

As vantagens e os riscos relativos do cimento *versus* próteses de implantes aparafusados foram revelados por uma revisão sistemática (Sailer *et al.* 2012). Por exemplo, a lascagem da cerâmica é maior para próteses aparafusadas *versus* próteses cimentadas. Há menos complicações biológicas relatadas para reabilitações de implantes aparafusados *versus* cimentados. Existem vantagens e riscos associados a ambas as formas de retenção de próteses sobre o implante. Pragmaticamente, considerações estéticas muitas vezes orientam a seleção de uma prótese sobre implante retido por cimento. O uso de canais de acesso de parafuso angulados para se posicionar o acesso do parafuso na lingual de próteses sobre implantes anteriores oferece uma alternativa direta às próteses estéticas sobre implantes anteriores (Figura 46.5). Próteses posteriores podem ser instaladas usando-se retenção parafusada para se obter um resultado estético positivo quando são tomadas medidas para preencher o canal de acesso (p. ex., resinas opacas ou tampões cerâmicos).

Embora não seja a intenção deste capítulo sobre complicações técnicas discutir a associação há muito conhecida de cimento residual e inflamação peri-implantar (Pauletto *et al.* 1999; Wilson 2009), o controle do cimento residual é uma consequência da questão reabilitadora. Há uma alta incidência relatada de cimento residual não detectado nos pilares (até 75%) (Wasiluk *et al.* 2017). Apesar das preocupações com o cimento residual e a peri-implantite, as próteses cimentadas podem ser usadas com o devido cuidado. Podem ser listados três pontos com relação à adequada cimentação:

1. Os pilares específicos do paciente (CAD-CAM) devem ser desenhados com localizações das margens da coroa rasas circunferencialmente (< 1,0 mm). Estudos laboratoriais demonstraram que o cimento não é acessível para remoção dos pilares quando a margem da coroa está localizada a mais de 1 mm da margem da mucosa (Linkevicius *et al.* 2013).
2. As técnicas de cimentação para redução do cimento residual têm sido amplamente defendidas e incluem a precedência em réplicas de pilares, ventilação de coroas e aplicação de cimento como uma monocamada com o uso de um pincel (Wadhwani & Piñeyro 2009).
3. Quando se observa mucosite peri-implantar, a principal sugestão para a causa deve ser a presença de cimento residual.

Estudos recentes sugeriram fatores de risco adicionais que influenciam o aumento do cimento residual e incluem a forma do pilar, o grau de rebaixamento e a posição do implante no arco (Vindasiute *et al.* 2015). O tipo de cimento pode influenciar na ocorrência de peri-implantite. Em uma série de estudos, a relativa ausência de purulência e sangramento à sondagem foi observada em torno de coroas sobre implantes cimentadas com cimentos de óxido de zinco e

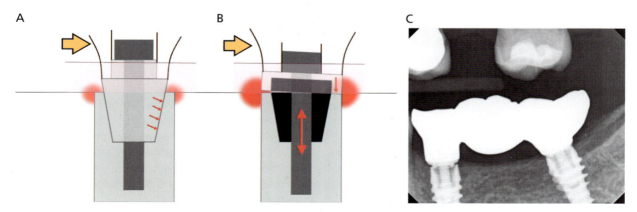

Figura 46.4 A construção de próteses sobre implantes ao nível do implante é contraindicada. **A.** A construção da prótese no nível do pilar resulta em (1) transmissão de força da prótese para a interface do pilar do implante, reduzindo assim os efeitos no parafuso do pilar, e (2) coloca a margem reabilitadora a uma distância da interface óssea implante/pilar. Sugere-se que isso reduz a inflamação na interface implante/pilar. **B.** A construção no nível do implante geralmente resulta na ausência de encaixe interno com o implante. Quando carregam, as forças são direcionadas para o parafuso do pilar. Se essas forças excederem o limite elástico do parafuso, o parafuso é permanentemente deformado e ocorre afrouxamento ou fratura. O micromovimento e a infiltração bacteriana contribuem para uma maior inflamação nessa interface implante/prótese. **C.** Exemplo de uma prótese sobre implante construída ao nível do implante sem o encaixe das faces internas da prótese. O parafuso do pilar mesial fraturou.

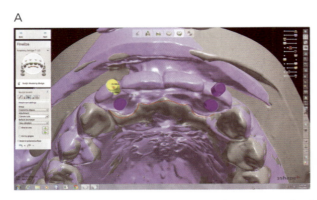
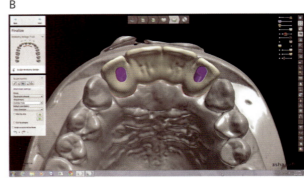

Figura 46.5 Vantagens do acesso angular do parafuso. **A.** Desenho digital de prótese sobre implante demonstrando interferência dos canais do parafuso com a estética. **B.** O uso de acesso angulado ao parafuso permite que o acesso ao parafuso esteja em uma posição esteticamente aceitável, em uma posição que favoreça o desenho da prótese robusta e facilmente acessível.

eugenol *versus* cimentos à base de resina (Korsch & Walther 2015). Quando os cimentos à base de resina foram substituídos por um cimento de óxido de zinco eugenol, os sinais inflamatórios peri-implantares foram reduzidos significativamente (Korsch *et al.* 2017). Esses achados que sugerem que o tipo de cimento para próteses sobre implantes influencia a peri-implantite merecem uma investigação adicional.

Atrição e fratura da prótese

Próteses sobre implantes de arco completo, originalmente reabilitadas de acordo com o protocolo Branëmark, envolviam o uso de estruturas metálicas com dentes de prótese de acrílico ou próteses "híbridas" fixadas por parafusos aos pilares. Essas próteses demonstraram alta sobrevida de implantes e próteses (Adell *et al.* 1981). Ao longo dos últimos 20 anos, os dados publicados demonstraram complicações crescentes dependentes do tempo com próteses totais suportadas ou retidas por implantes. Em uma revisão detalhada, Bozini *et al.* (2011) demonstraram um número crescente e acumulado de complicações envolvendo desgaste, fratura do dente e da faceta e, em menor grau, fratura da estrutura e do parafuso, e a frequência de complicações da prótese aumentando ao longo do tempo (Figura 46.6). Desde então, outros estudos de coorte retrospectivos afirmaram que as complicações são comuns e partem da experiência do paciente, exigindo manejo durante a fase de manutenção do tratamento. Um estudo de coorte, com acompanhamento médio de 35 meses, sugere que as complicações ocorrem em mais de 15% dos casos nos primeiros anos de uso. Em um estudo de 29 anos de próteses acrílicas retidas por implantes, a maioria (89%) das próteses apresentou complicações em 20 anos (Dhima *et al.* 2014). Outro estudo de coorte também demonstrou uma redução dependente do tempo na sobrevida da prótese, demonstrando assim que essas próteses requerem manutenção, reparo e provável substituição ao longo do tempo (McGlumphy *et al.* 2019). Dado o alto nível de função oclusal, falta de propriocepção e uso de um dente de prótese de baixa resistência, o desgaste geralmente ocorre na face posterior, levando à fratura do dente anterior. Em casos extremos, isso pode resultar em múltiplas fraturas do dente acrílico e na necessidade de (re)estabelecer a dimensão vertical de oclusão e equilibrar a estabilidade oclusal posterior (Figura 46.7).

Ao considerar os fatores de risco, o desenho da estrutura foi predominante, e outros fatores da prótese, como espessura do acrílico, contatos oclusais ou bruxismo, não foram estatisticamente associados às complicações relatadas (Coltro *et al.* 2018). Com relação à evidência de que existe um risco crescente de complicações técnicas associadas a próteses sobre implantes ao longo do tempo, uma revisão mais recente indicou uma redução na prevalência de complicações técnicas de próteses sobre implantes menores (Pjetursson *et al.* 2014).

Uma avaliação abrangente do desempenho de próteses totais metaloplásticas sobre implantes concentrou-se no comprimento do *cantilever* e sua relação com a propagação anteroposterior dos implantes (Drago 2018). Ao se avaliar 193 próteses totais, durante um período de 48 meses, registrou-se uma taxa muito baixa de fratura (< 1%). O comprimento médio do *cantilever* foi de aproximadamente 15 mm e a dispersão anteroposterior média foi de aproximadamente 18 mm. As relações calculadas de comprimento do *cantilever*/anteroposterior não foram associadas à frequência ou ao tipo de reparos protéticos. No entanto, em um relatório relacionado dessa mesma coorte, o autor demonstrou que próteses provisórias de acrílico estavam associadas a complicações técnicas significativas, incluindo fratura das próteses (Drago 2017). Esses relatórios indicam que o planejamento pode reduzir significativamente as complicações técnicas a curto prazo para próteses totais metaloplásticas sobre implantes, mas as próteses provisórias usadas (muitas vezes por conversão de próteses) apresentam complicações técnicas (17% dos pacientes tratados) que desafiam o manejo clínico desses pacientes.

Alternativas à prótese metaloplástica (híbrida) incluem metalocerâmica, construções unitárias e próteses monolíticas de zircônia. Existem menos dados sobre os resultados dessas reabilitações. No entanto, reabilitações de metalocerâmica têm uma taxa de complicação de lascamento da cerâmica relativamente alta, de 20% (Kinsel & Lin 2009). Em 11 estudos com pelo menos 5 anos de companhamento,

Capítulo 46 Complicações Técnicas em Implantodontia 1201

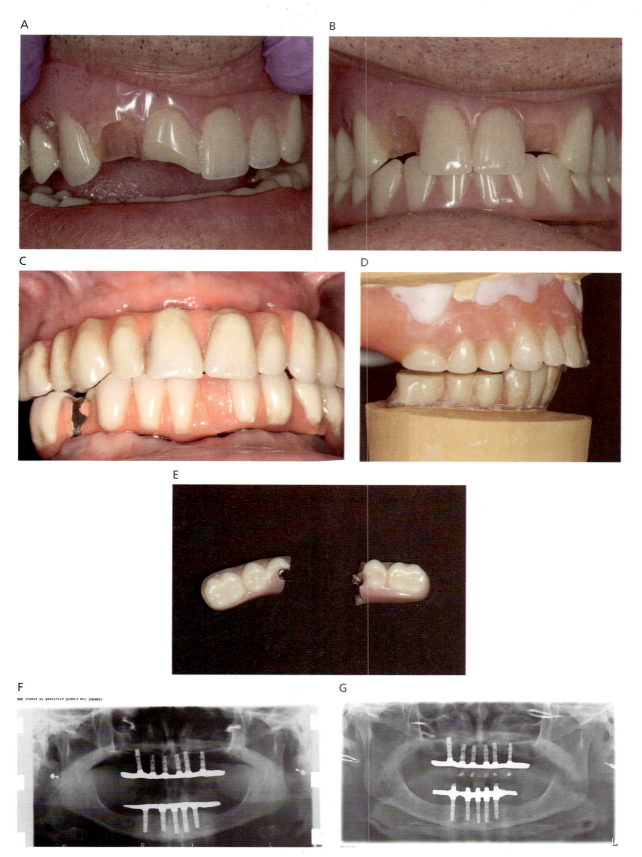

Figura 46.6 A fratura da faceta é uma complicação comum com próteses híbridas metaloplásticas. **A.** Fratura de dentes. **B.** Perda de dentes. **C.** Fratura/descolação do acrílico. **D.** Desgaste. **E.** Fratura da estrutura. É essencial fornecer dimensão reabilitadora suficiente para permitir a construção de uma estrutura que resista à fratura. **F.** Radiografia panorâmica demonstrando o desenho da estrutura e fundição em liga de ouro para suportar a prótese híbrida antes da fratura ilustrada em **E**. **G.** Radiografia panorâmica demonstrando nova estrutura com maior dimensão reabilitadora (possibilitada pelo aumento da dimensão vertical de oclusão) e fundida em liga de cobalto/cromo.

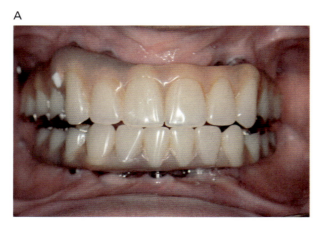 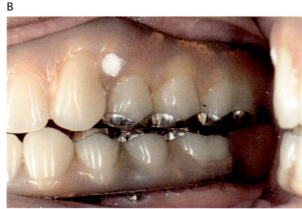

Figura 46.7 As soluções reabilitadoras para o desgaste incluem o uso de superfícies oclusais de ouro. **A.** Vista vestibular intraoral demonstrando a ausência de desgaste dentário anterior, após anos de prótese híbrida metaloplástica com superfícies oclusais em ouro. **B.** Vista lateral intraoral ilustrando as superfícies oclusais em ouro fundido das próteses superior e inferior. Hoje, isso pode ser feito usando-se materiais cerâmicos fresados ou materiais sinterizados a *laser* seletivos em vez de materiais de ouro fundido.

houve uma incidência relativamente baixa de complicações técnicas quando comparadas às próteses metaloplásticas. No entanto, era comum fraturas de facetas. As taxas de complicações, em 5 e 10 anos, para reabilitações metalocerâmicas foram de 22,1 e 39,3%, respectivamente (Wong *et al.* 2019). Uma avaliação de coorte retrospectiva de 55 próteses totais metalocerâmicas também relatou altas complicações técnicas, incluindo desgaste e lascamento da cerâmica; aos 5 e 10 anos, havia 56,4 e 9,8% de próteses livres de complicações técnicas, respectivamente (Papaspyridakos *et al.* 2019). Em uma análise retrospectiva semelhante envolvendo próteses totais metalocerâmicas e metaloplásticas, com um período médio de acompanhamento de 5,2 anos, o aumento do risco de lascamento foi maior para (× 4,6) para próteses do tipo cerâmica *versus* metaloplásticas. O bruxismo e a ausência do uso de placa noturna foram associados ao aumento do lascamento da cerâmica (Papaspyridakos *et al.* 2020). O uso de próteses metalocerâmicas também não é isento de complicações técnicas significativas, dependentes do tempo, e muitas vezes exigem reparo.

Em revisão sistemática de Millen *et al.* (2015), comparando os resultados de próteses totais parafusadas *versus* cimentadas, os autores concluíram que não houve diferenças na incidência relatada de complicações, mas taxas mais altas de complicações mecânicas (e biológicas) foram observadas para próteses cimentadas. Em um estudo retrospectivo recente incluindo 71 próteses, em 53 indivíduos, com um período de acompanhamento de 1 a 12 anos (média = 5,2 anos), as complicações menores e maiores mais comuns incluíram desgaste do material de revestimento e fratura do material protético. Semelhantemente ao estudo de Dhima *et al.* (2014), considerando principalmente próteses metaloplásticas, os autores demonstraram um aumento dependente do tempo na incidência de complicações da prótese (85,5 *versus* 30,1% próteses sem complicações em 5 e 10 anos, respectivamente) (Papapyridakos *et al.* 2020). Esses estudos inferem que as próteses metalocerâmicas não representam uma solução universal para complicações técnicas associadas a próteses totais sobre implantes (Millen *et al.* 2015).

O desenvolvimento de próteses monolíticas de zircônia para reabilitações de arco completo teve sucesso precoce. Estudos iniciais e revisões sistemáticas implicam poucas complicações (Abdulmajeed *et al.* 2016; Bidra *et al.* 2018; Tischler *et al.* 2018). As estruturas de zircônia folheadas não estão imunes a complicações de lascamento (Spies *et al.* 2018) e foram amplamente substituídas no mercado por próteses de zircônia monolíticas. Um estudo clínico comparativo recente demonstrou que as próteses de zircônia folheadas estavam associadas a uma maior incidência de complicações técnicas quando comparadas às próteses de zircônia monolíticas (Caramês *et al.* 2019). Em um estudo limitado que envolveu pacientes com bruxismo, a comparação de próteses de zircônia revestidas e monolíticas demonstrou a ausência de pequenas complicações de lascamento em comparação às altas taxas de lascamento nas próteses de zircônia revestidas (Levartovsky *et al.* 2019). Esses vários estudos sugerem que as próteses de zircônia monolítica podem reduzir as complicações técnicas que afligem as próteses totais sobre implantes.

Quando as próteses de zircônia monolítica falham, a falha pode ser catastrófica por natureza (Figura 46.8). Esse fenômeno não tem sido amplamente relatado na literatura e pode refletir uma baixa taxa de grandes falhas técnicas. As possíveis causas de falhas catastróficas de zircônia monolítica podem incluir: falhas cerâmicas causadas por manuseio inadequado após a sinterização, uso de maior teor de ZrO cúbico em sistemas cerâmicos mais translúcidos, sinterização inadequada, ajustes pós-sinterização, envelhecimento hidrolítico e projetos de estrutura tridimensional inadequados. Materiais de zircônia de alta translucidez apresentam menor resistência à flexão biaxial e são diferencialmente influenciados por ciclagem mecânica ou envelhecimento *in vitro* (Muñoz *et al.* 2017). Com relação aos requisitos dimensionais para próteses totais de zircônia sobre implantes, a altura da prótese deve permitir 10 mm de dimensão vertical e os conectores devem ser tão grandes (e especialmente altos) quanto possível (> 25 mm^2). A espessura da zircônia ao redor dos cilindros de titânio deve ser maior que

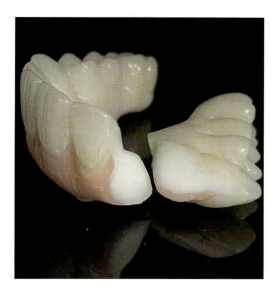

Figura 46.8 Fratura da coroa em zircônia. Embora estudos recentes indiquem nenhuma ou apenas fratura rara de próteses implantossuportadas monolítica em zircônia, as fraturas não são reparáveis e requerem a substituição de toda a prótese. Felizmente, se os arquivos digitais tiverem sido armazenados, pode-se confeccionar uma duplicata com esforço clínico mínimo.

3 mm circunferencialmente (Rojas Vizcaya 2018). Assim, o acesso ao parafuso deve ser direcionado através do corpo das coroas e sua localização pela interproximal deve ser evitada. Deve ser dada uma atenção detalhada adicional ao desenho do conector e da ameia dessas próteses, pois estudos de laboratório indicam que ameias rombas e grandes separações interproximais diminuem a carga medida para fratura (Bakitian *et al.* 2019). Atender às expectativas de complicações técnicas reduzidas com próteses de zircônia monolítica sobre implantes requer atenção cuidadosa aos detalhes de desenho e fabricação.

Prevenção de complicações técnicas

Os dados atuais sugerem que complicações técnicas serão frequentemente encontradas na prática de implantes dentários. Os problemas mais comuns parecem incluir o afrouxamento do parafuso do pilar e a fratura da faceta. Mais raramente, são encontradas complicações técnicas catastróficas que requerem substituição da prótese. Ao considerar as complicações precoces, estas podem representar um planejamento inadequado da instalação do implante e/ou desenho da prótese.

Para garantir a função robusta da prótese ao longo do tempo, duas características importantes devem ser consideradas no momento do planejamento do implante. A primeira é a garantia de uma dimensão reabilitadora adequada, a qual é determinada tanto pelo manejo adequado da dimensão vertical de oclusão quanto pelo reconhecimento de que a profundidade da instalação do implante pode exigir alveolectomia. Associada a isso, está a abordagem biomecânica para reduzir os momentos de flexão, pela redução do comprimento do *cantilever* por meio do posicionamento do implante inclinado. Juntos, esses recursos de planejamento podem garantir que uma prótese de volume suficiente seja fornecida e evitará que ela seja carregada por forças excessivas.

Um terceiro aspecto do planejamento para reduzir potenciais complicações técnicas é a utilização de componentes de dimensão "ótima". Isso inclui evitar o uso de implantes estreitos para implantes posteriores ou o uso de plataformas de pilares estreitos para implantes posteriores. Associado a isso está o uso de componentes de implante com conexões precisas de interface; a tecnologia odontológica de hoje evita amplamente a fundição de componentes devido à precisão da fabricação CAD-CAM. A seleção da dimensão do pilar para resistência depende da seleção do implante. Assim, o planejamento cirúrgico é a fase do tratamento em que muitas decisões devem ser tomadas para reduzir potenciais limitações técnicas (Boxe 46.3).

Complicações técnicas também podem estar associadas a erros de procedimento na reabilitação do implante. Esses erros se acumulam em duas áreas. Uma é o manejo da interface do pilar do implante. Conforme revisado, é altamente recomendável que todas as próteses múltiplas sobre implantes sejam reabilitadas ao nível do pilar e não ao nível do implante. A união do pilar ao implante deve ser realizada com fidelidade; os componentes devem ser montados corretamente, estar livres de interferências nos tecidos e apertados adequadamente, usando-se o controle de torque para atingir o nível de torque recomendado pelo fabricante. A interface prótese-pilar também deve ser conectada com alta fidelidade e deve haver absoluta passividade para a redução de altas tensões potenciais nos parafusos da prótese unitária ou – em casos extremos – na prótese. Deve ser dada uma atenção cuidadosa a cada etapa do processo protético, incluindo seleção do pilar, inserção do pilar, moldagem, verificação da precisão do modelo mestre e/ou escaneamento digital, desenho da estrutura, avaliação da estrutura, designação estética da faceta e avaliação. As garantias passo a passo ajudam a limitar os riscos potenciais que levam a complicações técnicas ou falhas.

Conclusão

Os dados atualmente disponíveis indicam que as complicações técnicas são comumente encontradas no tratamento com implante dentário e encurtam a vida útil da prótese. Essas complicações abrangem uma gama de complicações

---

Boxe 46.3 Etapas do planejamento do implante para redução das complicações técnicas.

1. Planeje o número de implantes considerando a carga a ser imposta
2. Selecione as dimensões do implante (e materiais) para se opor a essas cargas
3. Planeje a localização do implante verticalmente para permitir uma dimensão reabilitadora suficiente
4. Reduza os *cantilevers* para minimizar os momentos de flexão previstos
5. Projete a oclusão "rasa" para reduzir a carga lateral

1204 Parte 16 Terapia Oclusal e Protética

dos implantes, pilares e próteses. Complicações menores normalmente não requerem substituição de pilares ou próteses. No entanto, impactam a prática e as percepções do paciente sobre o tratamento com implantes. As complicações maiores requerem grandes modificações ou substituição da prótese e têm um impacto significativo na prática da implantodontia. As causas das complicações devem ser identificadas quando possível e devem ser abordadas para se evitar complicações recorrentes. Compreender os fatores que levam a complicações técnicas permite que os clínicos melhorem o planejamento da cirurgia de implante e confecção de próteses para antecipar riscos e limitar complicações que levam à insatisfação terapêutica.

Referências bibliográficas

Abdulmajeed, A.A., Lim, K.G., Närhi, T.O. & Cooper, L.F. (2016). Complete-arch implant-supported monolithic zirconia fixed dental prostheses: a systematic review. *Journal of Prosthetic Dentistry* 115, 672-677.

Adell, R., Lekholm, U., Rockler, B. & Brånemark, P.I. (1981). A 15-year study of osseointegrated implants in the treatment of the edentulous jaw. *International Journal of Oral Surgery* 10, 387-416.

Adler, L., Liedholm, E., Silvegren, M. *et al.* (2016). Patient satisfaction 8-14 years after dental implant therapy – a questionnaire study. *Acta Odontologica Scandinavica* 74, 423-429.

Bakitian, F., Seweryniak, P., Papia, E., Larsson, C. & Vult von Steyern, P. (2019). Load-Bearing Capacity of Monolithic Zirconia Fixed Dental Prostheses Fabricated with Different Connector Designs and Embrasure Shaping Methods. *Journal of Prosthodontics* 28, 64-70.

Bidra, A.S. & Rungruanganunt, P. (2013). Clinical outcomes of implant abutments in the anterior region: a systematic review. *Journal of Esthetic and Restorative Dentistry* 25, 159-176.

Bidra, A.S., Tischler, M. & Patch, C. (2018). Survival of 2039 complete arch fixed implant-supported zirconia prostheses: A retrospective study. *Journal of Prosthetic Dentistry* 119, 220-224.

Bordin, D., Witek, L., Fardin, V.P., Bonfante, E.A. & Coelho, P.G. (2018). Fatigue failure of narrow implants with different implant-abutment connection designs. *Journal of Prosthodontics* 27, 659-664.

Bozini, T., Petridis, H., Garefis, K. & Garefis, P. (2011). A meta-analysis of prosthodontic complication rates of implant-supported fixed dental prostheses in edentulous patients after an observation period of at least 5 years. *International Journal of Oral and Maxillofacial Implants* 26, 304-318.

Caramês, J., Marques, D., Malta Barbosa, J. *et al.* (2019). Full-arch implant-supported rehabilitations: a prospective study comparing porcelain-veneered zirconia frameworks to monolithic zirconia. *Clinical Oral Implants Research* 30, 68-78.

Cardoso, M., Torres, M.F., Lourenço, E.J. *et al.* (2012). Torque removal evaluation of prosthetic screws after tightening and loosening cycles: an in vitro study. *Clinical Oral Implants Research* 23, 475-480.

Chrcanovic, B.R., Kisch, J., Albrektsson, T. & Wennerberg, A. (2018). Factors influencing the fracture of dental implants. *Clinical Implant Dentistry and Related Research* 20, 58-67.

Coltro, M.P.L., Ozkomur, A., Villarinho, E.A. *et al.* (2018). Risk factor model of mechanical complications in implant-supported fixed complete dentures: a prospective cohort study. *Clinical Oral Implants Research* 29, 915-921.

Cooper, L.F., Stanford, C., Feine, J. & McGuire, M. (2016). Prospective assessment of CAD/CAM zirconia abutment and lithium disilicate crown restorations: 2.4 year results. *Journal of Prosthetic Dentistry* 116, 33-39.

Dhima, M., Paulusova, V., Lohse, C., Salinas, T.J. & Carr, A.B. (2014). Practice-based evidence from 29-year outcome analysis of management of the edentulous jaw using osseointegrated dental implants. *Journal of Prosthodontics* 23, 173-181.

Drago, C. (2017). Cantilever lengths and anterior-posterior spreads of interim, acrylic resin, full-arch screw-retained prostheses and their relationship to prosthetic complications. *Journal of Prosthodontics* 26, 502-507.

Drago, C. (2018). Ratios of cantilever lengths and anterior-posterior spreads of definitive hybrid full-arch, screw-retained prostheses: results of a clinical study. *Journal of Prosthodontics* 27, 402-408.

Elani, H.W., Starr, J.R., Da Silva, J.D. & Gallucci, G.O. (2018). Trends in dental implant use in the U.S., 1999-2016, and projections to 2026. *Journal of Dental Research* 97, 1424-1430.

Gealh, W.C., Mazzo, V., Barbi, F. & Camarini, E.T. (2011). Osseointegrated implant fracture: causes and treatment. *Journal of Oral Implantology* 37, 499-503.

Goheen, K.L., Vermilyea, S.G., Vossoughi, J. & Agar, J.R. (1994). Torque generated by handheld screwdrivers and mechanical torquing devices for osseointegrated implants. *International Journal of Oral and Maxillofacial Implants* 9, 149-155.

Goiato, M.C., Andreotti, A.M., Dos Santos, D.M. *et al.* (2019). Influence of length, diameter and position of the implant in its fracture incidence: a systematic review. *Journal of Dental Research, Dental Clinics, Dental Prospects* 13, 109-116.

Gothberg, C., Grondal, K., Omar, O., Thomsen, P. & Slotte, C. (2018). Bone and soft tissue outcomes, risk factors, and complication of implant-supported prostheses: 5-year RCT with different abutment types and loading protocols. *Clinical Oral Implants Research* 20, 313-321.

Gracis, S., Michalakis, K., Vigolo, P. *et al.* (2012). Internal vs. external connections for abutments/reconstructions: a systematic review. *Clinical Oral Implants Research* 23 **Suppl 6**, 202-216.

Happe, A., Schulte-Mattler, V., Strassert, C. *et al.* (2013). in vitro color changes of soft tissues caused by dyed fluorescent zirconia and nondyed, nonfluorescent zirconia in thin mucosa. *International Journal of Periodontics and Restorative Dentistry* 33, e1-e8.

Huang, Y. & Wang, J. (2019). Mechanism of and factors associated with the loosening of the implant abutment screw: a review. *Journal of Esthetic and Restorative Dentistry* 31, 338-345.

Ioannidis, A., Cathomen, E., Jung, R.E. *et al.* (2017). Discoloration of the mucosa caused by different restorative materials – a spectrophotometric in vitro study. *Clinical Oral Implants Research* 28, 1133-1138.

Jo, J.Y., Yang, D.S., Huh, J.B. *et al.* (2014). Influence of abutment materials on the implant-abutment joint stability in internal conical connection type implant systems. *Journal of Advanced Prosthodontics* 6, 491-497.

Kinsel, R.P. & Lin, D. (2009). Retrospective analysis of porcelain failures of metal ceramic crowns and fixed partial dentures supported by 729 implants in 152 patients: patient-specific and implant-specific predictors of ceramic failure. *Journal of Prosthetic Dentistry* 101, 388-394.

Korsch, M., Walther, W. & Bartols A. (2017). Cement-associated peri-implant mucositis. A 1-year follow-up after excess cement removal on the peri-implant tissue of dental implants. *Clinical Implant Dentistry and Related Research* 19, 523-529.

Korsch, M. & Walther, W. (2015). Peri-implantitis associated with type of cement: a retrospective analysis of different types of cement and their clinical correlation to the peri-implant tissue. *Clinical Implant Dentistry and Related Research* 17 **Suppl 2**, e434-e43.

Lee, J.S. & Lee, J.S. (2012). Effect of various abutment systems on the removal torque and the abutment settling in the conical connection implant systems. *Journal of the Korean Academy of Prosthodontics* 50, 92-98.

Levartovsky, S., Pilo, R., Shadur, A., Matalon, S. & Winocur, E. (2019). Complete rehabilitation of patients with bruxism by veneered and non-veneered zirconia restorations with an increased vertical dimension of occlusion: an observational case-series study. *Journal of Prosthodontic Research* 63, 440-446.

Linkevicius, T., Vindasiute, E., Puisys, A. *et al.* (2013). The influence of the cementation margin position on the amount of undetected cement. A prospective clinical study. *Clinical Oral Implants Research* 24, 71-76.

McGlumphy, E.A., Hashemzadeh, S., Yimlaz, B. *et al.* (2019). Treatment of edentulous mandibles with metal-resin fixed complete dentures:

a 15-20 year retrospective study. *Clinical Oral Implants Research* **30**, 817-825.

Meijer, H.J.A., Boven, C., Delli, K. & Raghoebar, G.M. (2018). Is there an effect of crown-to-implant ratio on implant treatment outcomes? A systematic review. *Clinical Oral Implants Research* **29 Suppl 18**, 243-252.

Meijndert, C.M., Raghoebar, G.M., Santing, H.J., Vissink, A. & Meijer, H.J.A. (2020). Performance of bone-level implants with conical connections in the anterior maxilla: a 5-year prospective cohort study. *Clinical Oral Implants Research* **31**, 173-180.

Millen, C., Brägger, U. & Wittneben, J.G. (2015). Influence of prosthesis type and retention mechanism on complications with fixed implant-supported prostheses: a systematic review applying multivariate analyses. *International Journal of Oral and Maxillofacial Implants* **30**, 110-124.

Muñoz, E.M., Longhini. D., Antonio, S.G. & Adabo, G.L. (2017). The effects of mechanical and hydrothermal aging on microstructure and biaxial flexural strength of an anterior and a posterior monolithic zirconia. *Journal of Dentistry* **63**, 94-102.

Papaspyridakos, P., Bordin, T.B., Kim, Y.J. *et al.* (2020). Technical complications and prosthesis survival rates with implant-supported fixed complete dental prostheses: a retrospective study with 1- to 12-year follow-up. *Journal of Prosthodontics* **29**, 3-11.

Papaspyridakos, P., Bordin, T.B., Natto, Z.S. *et al.* (2019). Complications and survival rates of 55 metal-ceramic implant-supported fixed complete-arch prostheses: a cohort study with mean 5-year follow-up. *Journal of Prosthetic* **122**, 441-449.

Pauletto, N., Lahiffe, B.J. & Walton, J.N. (1999). Complications associated with excess cement around crowns on osseointegrated implants: a clinical report. *International Journal of Oral and Maxillofacial Implants* **14**, 865-868.

Peng, M., Zhao, W.J., Hosseini, M. *et al.* (2017). Influence of restorative materials on color of implant-supported single crowns in esthetic zone: a spectrophotometric evaluation. *Biomedical Research International* **2017**, 5034358.

Pjetursson, B.E., Asgeirsson, A.G., Zwahlen, M. & Sailer I. (2014). Improvements in implant dentistry over the last decade: comparison of survival and complication rates in older and newer publications. *International Journal of Oral and Maxillofacial Implants* **29 Suppl**, 308-324.

Pjetursson, B.E., Zarauz, C., Strasding, M. *et al.* (2018). A systematic review of the influence of the implant-abutment connection on the clinical outcomes of ceramic and metal implant abutments supporting fixed implant reconstructions. *Clinical Oral Implants Research* **29 Suppl 18**, 160-183.

Rojas Vizcaya, F. (2018). Retrospective 2- to 7-Year follow-up study of 20 double full-arch implant-supported monolithic zirconia fixed prostheses: measurements and recommendations for optimal design. *Journal of Prosthodontics* **27**, 501-508.

Romanos, G.E., Bastardi, D.J., Moore, R. *et al.* (2019). in vitro effect of drilling speed on the primary stability of narrow diameter implants with varying thread designs placed in different qualities of simulated bone. *Materials* **12**, 1350.

Sailer, I., Mühlemann, S., Zwahlen, M., Hämmerle, C.H. & Schneider, D. (2012). Cemented and screw-retained implant reconstructions: a systematic review of the survival and complication rates *Clinical Oral Implants Research* **23 Suppl 6**, 163-201.

Sailer, I., Philipp, A., Zembic, A. *et al.* (2009). A systematic review of the performance of ceramic and metal implant abutments supporting fixed implant reconstructions. *Clinical Oral Implants Research* **20 Suppl 4**, 4-31.

Spies, B.C., Witkowski, S., Vach, K. & Kohal, R.J. (2018). Clinical and patient-reported outcomes of zirconia-based implant fixed dental prostheses: results of a prospective case series 5 years after implant placement. *Clinical Oral Implants Research* **29**, 91-99.

Tischler, M., Patch, C. & Bidra, A.S. (2018). Rehabilitation of edentulous jaws with zirconia complete-arch fixed implant-supported prostheses: an up to 4-year retrospective clinical study. *Prosthetic Dentistry* **120**, 204-209.

Tola, M., Stocchero, M., Bector, J.P., Chrcanovic, B. & Wennerberg, A. (2019). Implant vs abutment level connection in implant supported screw-retained fixed partial dentures with cobalt-chrome framework: 1-year interim results of a randomized clinical study. *Clinical Implant and Dental Related Research* **21**, 238-246.

Vindasiute, E., Puisys, A., Maslova, N. *et al.* (2015). Clinical factors influencing removal of the cement excess in implant-supported restorations. *Clinical Implant and Dental Related Research* **17**, 771-778.

Wadhwani, C. & Piñeyro, A. (2009). Technique for controlling the cement for an implant crown. *Journal of Prosthetic Dentistry* **102**, 57-58.

Wasiluk, G., Chomik, E., Gehrke, E. *et al.* (2017). Incidence of undetected cement on CAD/CAM monolithic zirconia crowns and customized CAD/CAM implant abutments. *A prospective case series. Clinical Oral Implants Research* **28**, 774-778.

Wilson, T.G. Jr. (2009). The positive relationship between excess cement and peri-implant disease: a prospective clinical endoscopic study. *Journal of Periodontology* **80**, 1388-1392.

Wong, C.K.K., Narvekar, U. & Petridis, H. (2019). Prosthodontic complications of metal-ceramic and all-ceramic, complete-arch fixed implant prostheses with minimum 5 years mean follow-up period. a systematic review and meta-analysis. *Journal of Prosthodontics* **28**, e722-e735.

Yamanishi, Y., Yamaguchi, S., Imazato, S., Nakano, T. & Yatani, H. (2012). Influences of implant neck design and implant-abutment joint type on peri-implant bone stress and abutment micromovement: three-dimensional finite element analysis. *Dental Materials* 281126-33.

Zembic, A., Kim, S., Zwalhen, M. & Kelly, J.R. (2014). Systematic review of the survival rate and incidence of biologic, technical, and esthetic complications of single implant abutments supporting fixed prostheses. *International Journal of Oral Maxillofacial Implants* **29 Suppl**, 99-116.

Parte 17: Ortodontia e Periodontia

47 Movimento Dentário no Paciente com Comprometimento Periodontal, 1209
Mariano Sanz e Conchita Martin

Capítulo 47

Movimento Dentário no Paciente com Comprometimento Periodontal

Mariano Sanz[1] e Conchita Martin[2]

[1]Faculty of Odontology, ETEP (Etiology and Therapy of Periodontal and Peri-Implant Diseases) Research Group, Complutense University of Madrid, Madrid, Spain, and Department of Periodontology, Faculty of Dentistry, Institute of Clinical Dentistry, University of Oslo, Oslo, Norway
[2]Faculty of Odontology, Complutense University of Madrid, Madrid, Spain

---

Introdução: princípios biológicos do movimento dentário ortodôntico, 1209
Diagnóstico periodontal e ortodôntico, 1211
Plano de tratamento, 1212
  Considerações periodontais, 1213
  Considerações ortodônticas, 1216
Tratamento ortodôntico, 1220
Movimentos dentários ortodônticos específicos, 1220

Movimentos de extrusão, 1220
Verticalização de molares, 1221
Movimentos dentários ortodônticos através do osso cortical, 1221
Movimentos dentários intrusivos, 1224
Movimentos dentários ortodônticos e regeneração periodontal, 1224
Migração dentária patológica, 1230
Tratamento multidisciplinar de problemas estéticos, 1230

Introdução: princípios biológicos do movimento dentário ortodôntico

O objetivo da terapia ortodôntica é corrigir as posições dentárias alteradas e as más oclusões resultantes da utilização de aparelhos e técnicas ortodônticos que, uma vez aplicados à superfície do dente, exerçam pressão e forças de tensão apropriadas (Dolce *et al.* 2002; Meikle 2006; Wise & King 2008). Essa terapia apresenta características distintas quando aplicada em dentições em que o osso ainda está em crescimento, como em crianças e adolescentes, em comparação às dentições de adultos, em que o osso já terminou seu crescimento. No primeiro caso, a terapia ortodôntica visa tanto provocar movimentos dentários dentro do osso alveolar quanto guiar o crescimento dos maxilares para atingir relações intermaxilares adequadas. Em adultos, a terapia ortodôntica é limitada a movimentos dentários dentoalveolares e, em muitos casos, esses movimentos precisam ser aplicados em dentes com ligamento periodontal (LP) saudável, mas reduzido, como consequência de uma história

de periodontite. Além disso, a atividade celular em adultos é reduzida em comparação a pacientes mais jovens, o que pode reduzir a taxa de movimento dentário ortodôntico (Verna *et al.* 2000; Ren *et al.* 2002). Com as crescentes demandas estéticas da sociedade moderna, um número crescente de pacientes adultos está buscando tratamento ortodôntico para corrigir condições comuns como diastemas nos dentes anteriores, apinhamento, margens gengivais irregulares ou perda de papilas interdentais. Além disso, em pacientes que sofrem de periodontite grave, a combinação de perda de inserção e óssea com perda dentária resulta em uma série de eventos que levam a trauma oclusal secundário, migração dentária patológica e frequentes más oclusões e más posições que comprometem seriamente a função mastigatória do paciente. Na classificação recente das doenças periodontais e peri-implantares, a periodontite estágio IV define essa situação clínica em que a periodontite grave é acompanhada por perda extensa de dentes e sequelas de deslocamento dentário e função mastigatória alterada. Esse estágio da periodontite geralmente necessitará não apenas

1210 **Parte 17** Ortodontia e Periodontia

do tratamento adequado da condição periodontal, mas também de uma reabilitação multidisciplinar, incluindo movimentos dentários ortodônticos para restaurar a dentição funcional do paciente (Papapanou *et al.* 2018). O tratamento multidisciplinar desses pacientes requer estreita coordenação e colaboração entre o ortodontista, o periodontista e o dentista reabilitador, a fim de otimizar os resultados do tratamento. Este capítulo revisa especificamente como a terapia ortodôntica pode ser implementada em adultos com dentições afetadas periodontalmente.

Os movimentos dentários fisiológicos são aqueles realizados por um dente para obter e, então, manter sua posição funcional. Ocorrem durante os processos de crescimento e erupção dentária ou quando o movimento dentário é consequência da aplicação de uma força externa, como o "empurrão" de um terceiro molar inclinado em erupção. Os movimentos dentários ortodônticos são aqueles gerados por forças externas quando aplicadas de forma controlada, com a finalidade de alcançar um movimento dentário predeterminado. Em ambos os tipos de movimentos, os processos biológicos básicos são semelhantes; a transmissão de uma força mecânica da raiz para o ligamento periodontal afetando a homeostase entre as células e a matriz extracelular, levando a uma série de eventos biológicos caracterizados pelos processos de modelagem e remodelação do alojamento ósseo alveolar, o que resulta em mudanças na posição do dente. As forças ortodônticas aplicadas à coroa do dente desencadeiam uma série de interações célula-matriz dentro do LP que convertem a distorção física em mudanças nos mecanismos extracelulares, da membrana celular e de transdução nuclear que alteram o comportamento celular por meio de uma cadeia de cascatas bioquímicas (Masella & Meister 2006). Essas vias biológicas altamente sofisticadas, que transformam forças mecânicas em processos celulares ativos controlados, representam uma resposta inflamatória controlada (inflamação asséptica), a qual é regulada por neurotransmissores, fatores de crescimento, citocinas e mediadores moleculares (Meikle 2006).

Dependendo da intensidade e direção da força mecânica aplicada ao dente, o movimento dentário resultante será diferente. Uma força mecânica perpendicular ao eixo longitudinal de um dente provocará amplas áreas de pressão em algumas partes da raiz e áreas correspondentes de tensão em outras. Em termos gerais, as áreas de tensão irão alargar o espaço do ligamento periodontal, alongando as fibras periodontais, o que irá distender os vasos sanguíneos e aumentar os fibroblastos orientados na direção da força aplicada. Essa alteração fenotípica do fibroblasto induzirá a diferenciação dos osteoblastos precursores em osteoblastos funcionais que formarão osteoides, levando à aposição óssea e reforma das fibras de Sharpey dentro da nova formação calcificada. Ao contrário, nas zonas de pressão haverá compressão do espaço do ligamento periodontal, com obliteração parcial dos vasos sanguíneos e remodelação do tecido colágeno, levando a uma cascata biológica pró-inflamatória com diferenciação de células reabsorventes ósseas (osteoclastos), resultando em reabsorção óssea e mudança da posição do dente na direção da força.

Uma vez que o dente foi deslocado e "se afastou" da força física, a homeostase retornará com a formação de novos vasos, recrutamento de osteoblastos e reforma da fixação da fibra periodontal ao osso recém-formado.

Se a força mecânica estiver localizada próximo ao centro de resistência radicular, haverá uma distribuição uniforme das áreas de pressão e tensão em ambos os lados da raiz, resultando em uma translação horizontal do dente, também chamada de movimento de corpo. Esse movimento, entretanto, é impossível na maioria das situações clínicas, pois a raiz está inserida em seu rebordo alveolar e a única superfície disponível para aplicar a força ortodôntica é a coroa. As forças ortodônticas são, portanto, aplicadas na coroa do dente por meio de algum tipo de aparelho que garante um contato de dois pontos, permitindo o acoplamento necessário que transfere a força aplicada ao centro de rotação do dente. As dimensões desse movimento dependerão do local de aplicação da força, da forma do dente e da arquitetura do sistema de suporte do dente. Nessas circunstâncias, o deslocamento do dente resultante será uma combinação de movimentos de corpo e de inclinação em que as forças de pressão e tensão estão localizadas em todos os lugares ao redor da raiz, levando a uma distribuição diversa de tensões dentro do ligamento periodontal (Figura 47.1).

Como o alojamento do alvéolo é uma estrutura tridimensional, as áreas de pressão/tensão não são claramente definidas e ocorrerão simultaneamente ao redor da raiz, geralmente seguindo um processo bifásico, com duas fases sequenciais concomitantes ocorrendo no osso alveolar. Primeiro, há uma fase catabólica durante a qual os osteoclastos reabsorvem o osso para se adaptar à força ortodôntica, seguida por uma fase anabólica, em que a formação óssea e a reorganização das fibras periodontais restaurarão a homeostase dentro do ligamento periodontal uma vez que o dente tenha sido deslocado. Dependendo da força ortodôntica, haverá eventos celulares e moleculares específicos estabelecendo os limites para cada fase (Alikhani *et al.* 2018).

A aplicação de forças mecânicas leves (aproximadamente 50 a 100 g/dente) no lado da pressão está associada à "reabsorção óssea direta". Nessas situações, os vasos ficam patentes e a fisiologia das células e dos tecidos é preservada. Por outro lado, forças mecânicas mais fortes causarão uma lesão por esmagamento dos tecidos do ligamento periodontal, com morte celular, hialinização e formação de áreas livres de células entre o ligamento periodontal e o osso alveolar adjacente, o qual interferirá no movimento dentário e diminuirá a velocidade dos processos biológicos. A variabilidade do paciente na resposta às forças mecânicas semelhantes é comum na prática ortodôntica e existem muitas razões possíveis para essa heterogeneidade, como diferenças na densidade mineral óssea alveolar, na vascularização, no número de células ósseas disponíveis e nas muitas respostas celulares e metabólicas inerentes decorrentes de diferenças no genoma do paciente que determinam diferenças no recrutamento, na diferenciação e na função celular, bem como na expressão de muitas proteínas e moléculas reguladoras que intervêm no metabolismo ósseo.

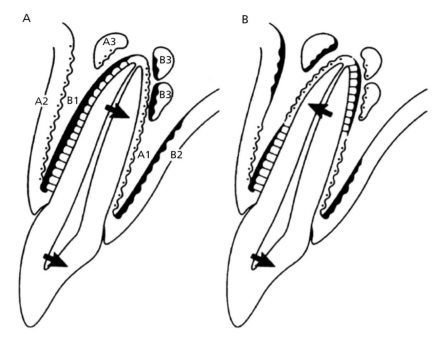

Figura 47.1 **A.** A força mecânica perpendicular ao eixo longitudinal de um dente produz amplas áreas de pressão em um lado da raiz e áreas correspondentes de tensão no outro. **B.** A direção da força varia dependendo do local da aplicação da força, da forma do dente e da arquitetura do sistema de suporte dentário. O movimento resultante será uma combinação de movimentos de corpo e de inclinação, levando a forças de pressão e tensão em ambos os lados da raiz e uma distribuição variável do estresse ao longo do ligamento periodontal.

Diagnóstico periodontal e ortodôntico

A saúde periodontal é um pré-requisito para qualquer movimentação dentária ortodôntica, e isso se aplica particularmente à ortodontia de adultos. Qualquer paciente adulto que procura terapia ortodôntica deve ter um diagnóstico periodontal abrangente, incluindo exame intrabucal, periograma e uma série radiográfica periapical completa antes do início da terapia ortodôntica. Os periogramas devem incluir registro das profundidades de sondagem das bolsas de boca toda, recessões gengivais, sangramento à sondagem e índices de placa em 4 a 6 sítios por dente. Além disso, a presença de mobilidade dentária, envolvimento de furca e defeitos mucogengivais devem ser avaliados. Em conjunto com o exame periodontal, é importante avaliação cuidadosa do estado da dentição remanescente para a presença de cárie não diagnosticada ou presença de patologia periapical que possa interferir na terapia ortodôntica. Se essas patologias estiverem presentes, uma terapia restauradora e/ou endodôntica adequada também deve ser realizada antes do início da terapia ortodôntica.

No diagnóstico da má oclusão do paciente, o exame intraoral e extraoral apropriado deve ser realizado em estreita colaboração entre o ortodontista e o periodontista. O exame extrabucal deve incluir uma análise completa do sorriso, incluindo a avaliação do contorno e forma dos lábios, exposição dentária e gengival em sorriso aberto, bem como a exposição dos corredores posteriores. O exame intraoral também deve incluir a avaliação da oclusão estática e dinâmica para se detectar a presença de prematuridades em máxima intercuspidação, ou interferências nos movimentos protrusivos e descolamento lateral. As relações intermaxilares devem ser estudadas com registros intra e extraorais apropriados. Modelos intraorais adequadamente montados devem revelar a forma de ambos os arcos, presença de diastemas, apinhamento dentário, rotações dentárias, anomalias de tamanho, forma e número de dentes e suas relações interoclusais. Classicamente, a combinação da técnica radiográfica panorâmica (TRP) com a telerradiografia lateral permitirá uma análise cefalométrica que levará ao diagnóstico adequado da má oclusão do paciente. O advento da tomografia computadorizada de feixe cônico (TCFC) melhorou a precisão diagnóstica para examinar o complexo craniofacial, incluindo avaliação da altura e espessura do osso alveolar vestibular, dimensões transversais, presença de dentes inclusos, ectópicos e supranumerários, bem como a presença de reabsorções radiculares. A imagem tridimensional também permite a avaliação da posição dos tecidos moles com relação ao envelope ósseo (Figura 47.2).

No tratamento de pacientes adultos, também é importante a obtenção de história médica e medicamentosa detalhada, pois os adultos podem sofrer de condições médicas ou fazer uso de medicamentos regulares que podem interferir na terapia periodontal e/ou ortodôntica. Para assegurar a resposta adequada à terapia periodontal, os pacientes tabagistas devem ser aconselhados a cessar o tabagismo e os pacientes diabéticos ou pré-diabéticos devem obter um controle glicêmico adequado. Para terapia ortodôntica, a história médica deve incluir detalhes do consumo regular de medicamentos, pois o uso de anti-inflamatórios não esteroides (AINEs) pode alterar o comportamento dessas células-alvo das forças ortodônticas durante a movimentação dentária. Esses AINEs não apenas reduzem efetivamente a inflamação e a dor, mas também afetam a sequência do movimento dentário ao inibir, ou pelo menos reduzir, os processos inflamatórios e de reabsorção óssea controlados. Fármacos anti-inflamatórios de nova geração, como a nabumetona, ao contrário, demonstraram reduzir a quantidade de reabsorção radicular em forças ortodônticas intrusivas, sem afetar o ritmo do movimento dentário (Krishnan & Davidovitch 2006). Outro grupo de medicamentos que

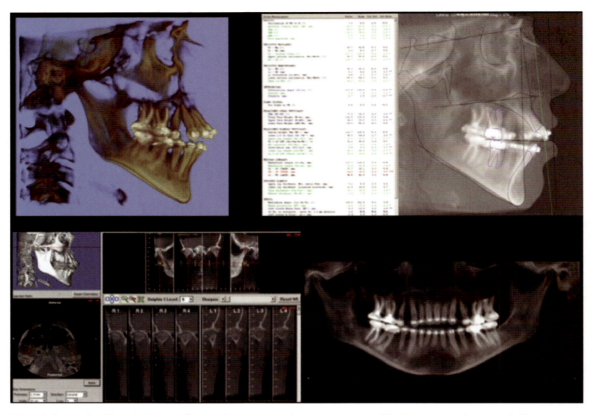

Figura 47.2 As informações diagnósticas usadas no planejamento do tratamento ortodôntico agora podem ser obtidas com a tomografia computadorizada de feixe cônico (TCFC), permitindo a combinação da radiografia panorâmica clássica e da telerradiografia lateral com informações 3D do complexo craniofacial.

pode afetar os pacientes adultos em tratamento ortodôntico são os relaxantes musculares, como a ciclobenzaprina, e os antidepressivos tricíclicos, como amitriptilina e benzodiazepínicos. O principal efeito colateral desse último é a xerostomia, que pode afetar negativamente a manutenção adequada da higiene bucal e, consequentemente, a saúde periodontal adequada durante a terapia ortodôntica. Da mesma forma, em pacientes que necessitam de uso crônico de inaladores com esteroides, como os que sofrem de asma, podem ocorrer candidíase oral e xerostomia. Medidas adequadas devem ser implementadas nesses pacientes, como o uso de antifúngicos tópicos e substitutos salivares antes e durante o tratamento ortodôntico.

Uma condição que frequentemente afeta mulheres na idade adulta é a osteoporose, e a maioria das terapias atuais para essa doença são antirreabsortivas (bisfosfonatos, moduladores seletivos de receptores de estrogênio e calcitonina), que podem retardar a fase de remodelação óssea e potencialmente interferir nas terapias ortodônticas. Da mesma forma, em pacientes que sofrem de artrite reumatoide ou outras condições inflamatórias crônicas, a terapia visa bloquear a produção catabólica de citocinas responsáveis pelos danos aos tecidos moles e ossos (TNF ou antagonistas de interleucinas). Esses agentes imunomoduladores também podem interferir no movimento dentário ortodôntico.

Outro grupo de medicamentos que precisam de consideração especial é aquele associado à hiperplasia gengival, como: a fenitoína, usada para distúrbios convulsivos; bloqueadores de cálcio, usados como fármacos anti-hipertensivos; ou ciclosporina-A, usada em pacientes transplantados de órgãos. Esses fármacos induzem a hiperplasia gengival, o que pode impedir a aplicação de determinadas mecânicas ortodônticas, além de interferir na manutenção adequada da higiene bucal e na saúde periodontal.

A movimentação dentária também pode ser afetada em pacientes que receberam recentemente quimioterapia com busulfan/ciclofosfamida (< 2 anos de vida livre da doença), pois esses fármacos são conhecidos por produzir danos às células precursoras envolvidas nos processos de remodelação óssea.

Plano de tratamento

Uma vez que o paciente tenha completado os tratamentos dentários e periodontais necessários, levando à saúde bucal e periodontal, deve-se planejar o tratamento multidisciplinar, incluindo movimentações dentárias ortodônticas, sempre levando em consideração as principais preocupações e expectativas do paciente, e as expectativas realistas funcionais e os objetivos estéticos. A sequência de intervenções planejadas deve ser individualizada para o padrão de perda óssea do paciente, o tipo de má oclusão e a gravidade da doença periodontal (Geisinger *et al.* 2014). Uma complicação importante durante o tratamento ortodôntico de pacientes com comprometimento periodontal é a ocorrência de reabsorção radicular, que pode estar associada à presença de inflamação periodontal, à dimensão das forças ortodônticas ou à expressão individual relativa de genes marcadores inflamatórios/osteoclastos (Kirshneck *et al.* 2017).

Considerações periodontais

Embora os efeitos das forças ortodônticas no periodonto tenham sido estudados extensivamente, existem achados contraditórios na literatura científica sobre o impacto da terapia ortodôntica na saúde periodontal. Uma revisão sistemática recente que avaliou o efeito do tratamento ortodôntico nos resultados periodontais concluiu que o tratamento ortodôntico com aparelhos fixos tem pouco ou nenhum efeito clinicamente relevante nos níveis clínicos de inserção periodontal (Papageorgiou *et al.* 2018a).

De fato, muitos estudos clínicos mostraram claramente que, com o controle adequado da placa, o tratamento ortodôntico em pacientes com periodonto reduzido, mas saudável, atinge os objetivos ortodônticos sem agravar sua condição periodontal, e o risco de recorrência periodontal nesses pacientes não aumenta durante a terapia ortodôntica (Re *et al.* 2000). Entretanto, quando a inflamação periodontal não é totalmente controlada durante o tratamento ortodôntico, esses processos inflamatórios podem acelerar a progressão da destruição periodontal, levando a uma maior perda de inserção (Figura 47.3).

Em alguns estudos clínicos, relatou-se um aumento médio na profundidade de sondagem de cerca de 0,5 mm durante o tratamento ortodôntico, e esse aumento foi interpretado como causado por alterações inflamatórias marginais e não pela

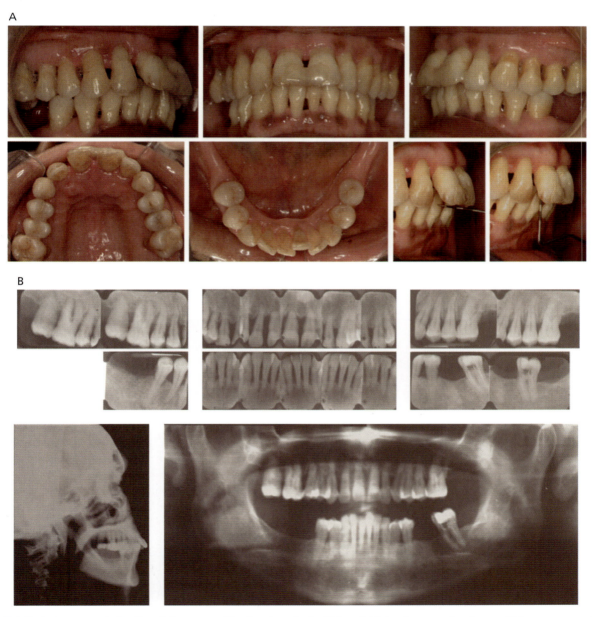

Figura 47.3 Paciente com periodontite crônica grave, além de migração dentária patológica, trauma oclusal secundário e comprometimento estético e funcional grave. **A.** Fotografias clínicas iniciais intraorais. **B.** Técnica radiográfica panorâmica (TRP), telerradiografia lateral e série periapical (*continua*).

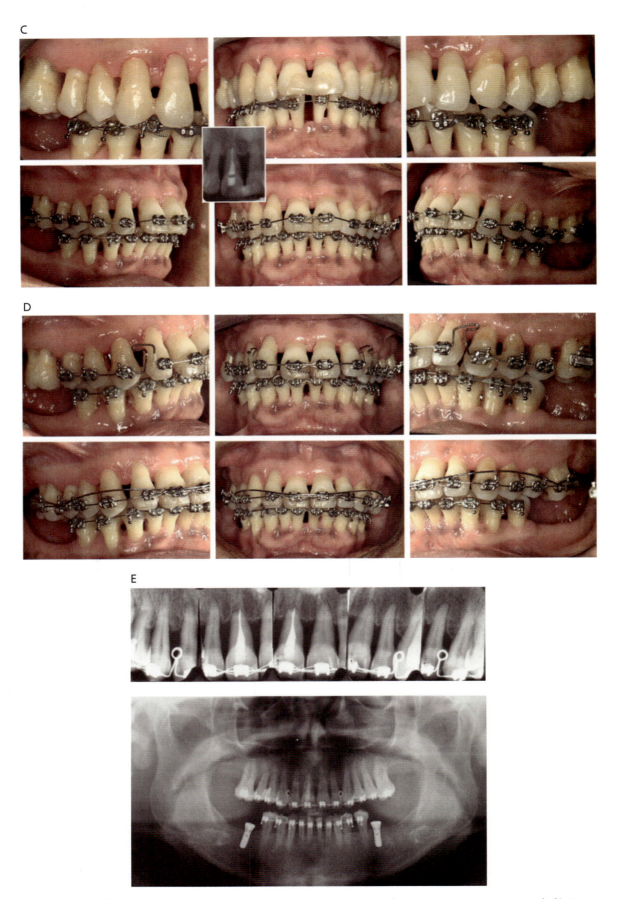

Figura 47.3 (*Continuação*) C. Progresso do tratamento ortodôntico, aparelho do arco inferior primeiro e tratamento endodôntico preventivo antes da colocação do arco superior. D. Evolução do tratamento ortodôntico. E. Série periapical de acompanhamento e TRP (*continua*).

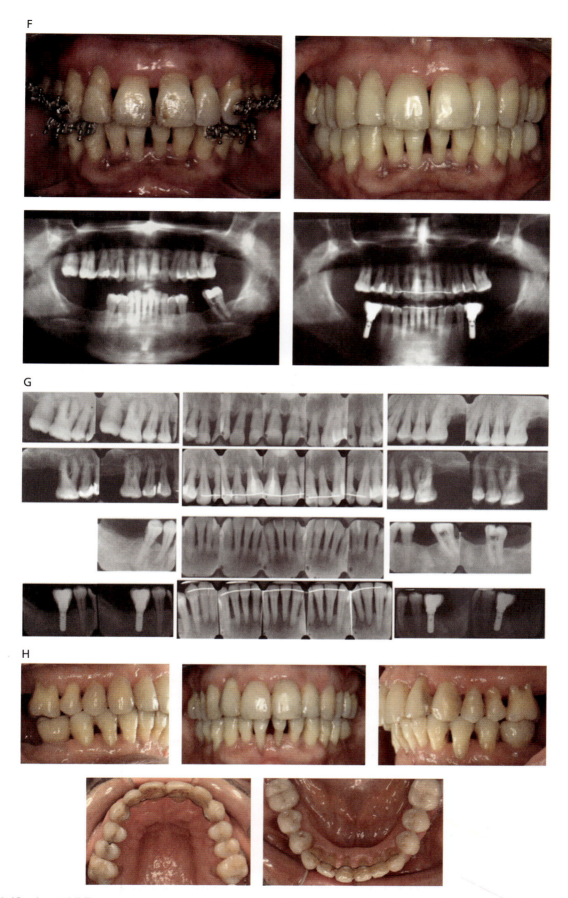

Figura 47.3 (*Continuação*) **F.** Facetas em resina composta e TRP inicial/final. **G.** Série periapical inicial/final. **H.** Fotografias clínicas intraorais após 5 anos de retenção.

1216 Parte 17 Ortodontia e Periodontia

perda de inserção periodontal (Ristic *et al.* 2007; van Gastel *et al.* 2008). Ensaios clínicos que compararam molares com bandas *versus* bráquetes demonstraram que as bandas exibem maior inflamação gengival e perda de inserção (Boyd & Baumrind 1992). Outros estudos, no entanto, relataram a presença de inflamação gengival como resultado do acúmulo de placa subgengival ao redor das bandas, mas sem perda de inserção (Diamanti-Kipioti *et al.* 1987; Huser *et al.* 1990) ou sem demonstrar diferenças significativas, em outros parâmetros clínicos periodontais, ao se comparar os procedimentos de bandagem e colagem (Sinclair *et al.* 1987; van Gastel *et al.* 2008).

É, portanto, fundamental que o acúmulo de biofilme dental durante o tratamento ortodôntico seja prevenido e monitorado de perto. Isso é particularmente relevante quando são usados aparelhos ortodônticos fixos que podem facilitar o acúmulo de placa e dificultar as práticas de higiene bucal do paciente. Embora tenham sido relatadas alterações na microbiota subgengival após a inserção de aparelhos ortodônticos, estas parecem ser transitórias e geralmente revertem para uma microbiota saudável nos primeiros meses após a remoção do aparelho (Papageorgiou *et al.* 2018b).

Os pacientes que se preparam para terapia ortodôntica devem demonstrar não apenas saúde gengival e periodontal, mas também excelente higiene bucal. Os pacientes devem ser informados de que a falta de higiene bucal adequada representa um risco significativo de ruptura periodontal, que implicará a interrupção do tratamento ortodôntico até que escores baixos de placa sejam restabelecidos.

Em alguns pacientes com má higiene bucal, os aparelhos ortodônticos fixos podem promover aumento gengival, o que aumenta ainda mais o acúmulo de placa. Nessas situações, a terapia ortodôntica deve ser interrompida, e o aparelho ortodôntico, removido até que a inflamação seja resolvida e práticas eficientes de higiene bucal sejam restabelecidas (Davis *et al.* 2014). Às vezes, os tecidos marginais não revertem para sua posição apropriada apenas com instrumentação subgengival, e a remoção cirúrgica do excesso de tecido gengival é necessária (Graber & Vanarsdall 1994; Sanders 1999).

O momento de iniciar o tratamento ortodôntico após a terapia periodontal ainda é controverso. Um ensaio clínico recente comparou o início da terapia ortodôntica imediatamente após a terapia periodontal básica *versus* 3 a 6 meses após a terapia cirúrgica e não demonstrou diferenças nos níveis de inserção (Zasciurinskiene *et al.* 2018). No entanto, não há consenso sobre o momento ideal para iniciar os movimentos dentários ortodônticos após a cirurgia periodontal, embora seja obrigatório iniciar a terapia ortodôntica uma vez que a saúde periodontal tenha sido alcançada. Considerando as bases biológicas dos movimentos dentários ortodônticos previamente descritas, uma vez que o controle adequado da infecção foi implementado e os objetivos da terapia periodontal alcançados (sem bolsas de ≥ 6 mm e sem profundidade de sondagem da bolsa > 4 mm com sangramento à sondagem), é aconselhável iniciar o tratamento ortodôntico o mais rápido possível, a fim de se beneficiar do alto *turnover* ósseo secundário à cicatrização das intervenções periodontais, que podem acelerar os movimentos dentários ortodônticos (Frost 1989).

Durante a terapia ortodôntica, a condição periodontal e a adesão à higiene oral dos pacientes devem ser monitoradas de perto. É aconselhável que, durante a consulta ortodôntica mensal, o estado periodontal seja verificado e a remoção profissional de placa seja implementada, se necessário.

Considerações ortodônticas

Os movimentos dentários ortodônticos por si só não causam perda de inserção periodontal e/ou recessão gengival (Wennstrom 1996). No entanto, em áreas de osso cortical vestibular delgado, movimentos dentários ortodônticos vestibulares ou pró-inclinações podem resultar em defeitos de deiscência óssea, que quando acompanhados por um fenótipo gengival fino, em conjunto com a presença de inflamação gengival derivada de placa e/ou trauma por escovação, pode levar à perda de inserção e ao desenvolvimento de recessões gengivais localizadas (Coatoam *et al.* 1981; Artun & Krogstad 1987; Maynard 1987; Wennstrom 1996). Na presença de tecidos gengivais espessos, não ocorrerão recessões dos tecidos gengivais marginais, mesmo quando forem realizados movimentos dentários vestibulares ou expansivos (Coatoam *et al.* 1981; Artun & Krogstad 1987; Maynard 1987; Wennstrom 1996).

Em crianças e adolescentes, estudos clínicos prospectivos e retrospectivos não encontraram uma correlação entre a inclinação vestibular ortodôntica dos incisivos centrais inferiores e o desenvolvimento de recessões gengivais (Ruf *et al.* 1998; Artun & Grobety 2001; Djeu *et al.* 2002). Em adultos, no entanto, um estudo prospectivo demonstrou uma correlação significativa entre a incidência e a gravidade das lesões de recessão com pró-inclinação excessiva (> 10°) dos incisivos inferiores (Artun & Krogstad 1987). No entanto, outros estudos em pacientes com prognatismo mandibular, submetidos à cirurgia ortognática, relataram que, apesar da extensa inclinação vestibular dos incisivos inferiores, não houve resultados negativos nos tecidos periodontais (Ari-Demirkaya & Ilhan 2008). É a combinação da inclinação final do dente e a espessura dos tecidos gengivais marginais (< 1 mm) que tem sido associada à ocorrência de recessões nos incisivos centrais inferiores após o tratamento ortodôntico (Yared *et al.* 2006) e, portanto, os principais fatores de risco, associados ao desenvolvimento ou agravamento de lesões de recessão gengival após terapia ortodôntica em adultos, são a presença de um fenótipo gengival fino combinado com largura insuficiente de gengiva queratinizada e/ou presença de inflamação gengival (Melsen & Allais 2005). Nessas situações de risco, o ortodontista deve consultar o periodontista e considerar um procedimento de aumento gengival ou recobrimento radicular antes de tentar movimentar o dente ou raiz afetada vestibularmente (Pini-Prato *et al.* 2014). Do contrário, se um dente posicionado vestibularmente é movimentado ortodonticamente para lingual, a deiscência óssea pode desaparecer e a espessura gengival aumentar (Steiner *et al.* 1981; Karring *et al.* 1982; Wennstrom *et al.* 1987). Nessas situações, as condições mucogengivais devem ser monitoradas de perto durante a terapia ortodôntica e a possível indicação de um procedimento cirúrgico mucogengival deve ser avaliada durante e após o tratamento ortodôntico (Figura 47.4).

Capítulo 47 Movimento Dentário no Paciente com Comprometimento Periodontal 1217

Alguns autores também relataram o risco de recessões gengivais na área de pré-molares e molares superiores quando movimentos rápidos de expansão maxilar são realizados após a fusão da sutura palatina média (após os 20 anos) (Graber & Vanarsdall 1994). Da mesma forma, o movimento dentário em espaços edêntulos (áreas reduzidas de dimensão óssea vestibulolingual) muitas vezes é possível com forças ortodônticas lentas e leves, dependendo da relação dente-osso, embora, apesar dessas medidas, a perda óssea e a presença de defeitos de deiscência sejam relatadas nessas situações clínicas (Stepovich 1979; Hom & Turley 1984; Pontoriero *et al.* 1987; Goldberg & Turley 1989; Fuhrmann *et al.* 1995; Wehrbein *et al.* 1995). Essa complicação pode ser ainda mais frequente quando os movimentos

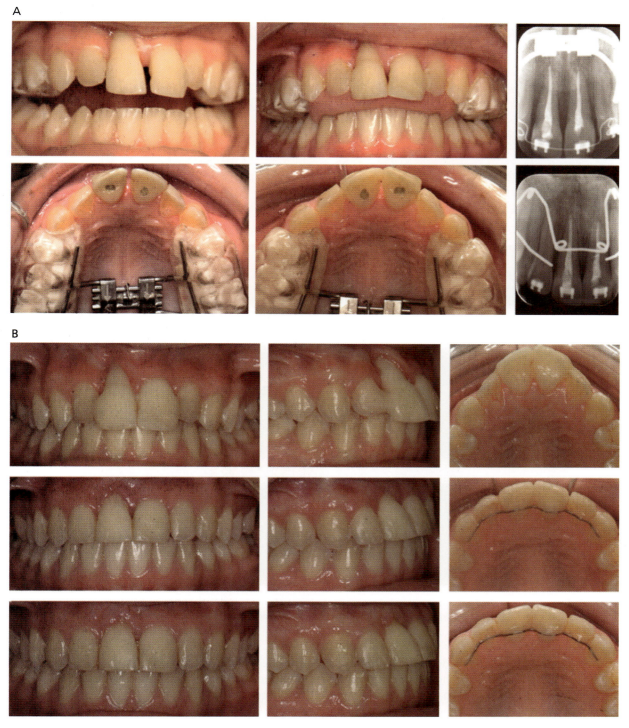

Figura 47.4 Paciente com recessão gengival localizada e ausência de tecido queratinizado em um incisivo central antes da terapia ortodôntica. **A.** Terapia ortodôntica iniciada pela expansão rápida palatina. **B.** Antes da expansão e retração dos incisivos centrais superiores, realizou-se enxerto gengival autógeno. As imagens intraorais finais demonstram a cobertura radicular da recessão por uma combinação de enxerto e movimentos dentários linguais.

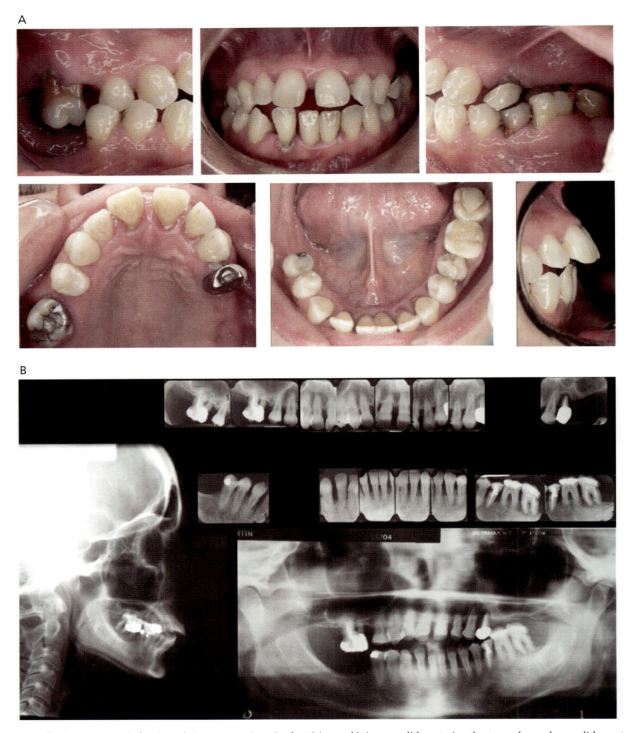

Figura 47.5 Paciente com periodontite crônica grave, migração dentária patológica, mordida anterior aberta e colapso da mordida posterior. **A.** Imagens intraorais antes da terapia periodontal e ortodôntica. **B.** Imagens radiográficas demonstrando perda óssea grave e colapso da mordida posterior (*continua*).

dentários ortodônticos são direcionados através de rebordos alveolares atróficos e estreitos (Ramos *et al.* 2019). Nessas situações, juntos, o ortodontista e o periodontista devem considerar um procedimento de aumento ósseo lateral para aumentar a largura do rebordo antes do tratamento ortodôntico (Kaminishi *et al.* 1986).

Goldberg e Turley (1989) analisaram as alterações periodontais associadas ao fechamento de espaços ortodônticos em áreas de primeiros molares superiores edêntulos, em adultos. Com um fechamento de espaço médio de 5,3 mm, a perda óssea vertical resultante foi em média de 1,2 mm no segundo molar e 0,6 mm no segundo pré-molar, com 60% dos dentes apresentando ≤ 1,5 mm de perda óssea. Embora o fechamento do espaço possa ser considerado uma solução potencial na ausência do primeiro molar permanente, a perda de inserção e a reabertura do espaço podem ser complicações comuns.

Capítulo 47 Movimento Dentário no Paciente com Comprometimento Periodontal **1219**

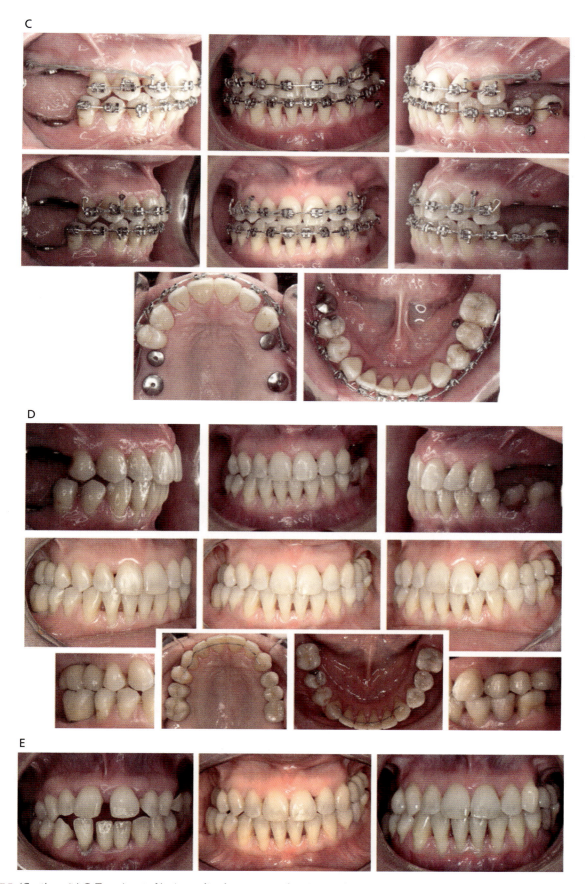

Figura 47.5 (*Continuação*) **C.** Terapia ortodôntica realizada com o uso de microimplantes como ancoragem. A dentição posterior foi reabilitada por implantes dentários. **D.** A retenção final e o tratamento estético foram realizados com facetas em resina composta. A função posterior foi restaurada com próteses implantossuportadas. **E.** Paciente antes do tratamento, após a terapia reabilitadora e 3 anos após a contenção.

Tratamento ortodôntico

Uma vez iniciada a terapia ortodôntica, os pacientes com comprometimento periodontal devem ser monitorados de perto quanto a quaisquer sinais de recorrência de sua patologia periodontal pregressa e devem ser reavaliados com frequência para controle profissional quanto à infecção. Essas consultas de retorno devem ser personalizadas de acordo com a gravidade da redução periodontal e os fatores de risco associados ao paciente (tabagismo, diabetes etc.). Nessas consultas, a profundidade de sondagem das bolsas e os escores de sangramento gengival devem ser monitorados e, quando presentes, devem ser implementadas a remoção profissional adequada da placa ou a instrumentação radicular subgengival, assim como outras terapias adjuvantes (antissépticos adjuvantes, como clorexidina, cloreto de cetilapiridínio ou compostos fenólicos).

Em pacientes com periodonto reduzido, a superfície total do ligamento periodontal que recebe as forças ortodônticas é significativamente menor e o centro de resistência do dente é deslocado apicalmente, o que resulta na expressão de maiores momentos de força. Nesses casos, o tratamento ortodôntico deve ser cuidadosamente planejado e monitorado para alcançar o máximo possível de movimentos dentários de corpo, em vez de basculantes (Melsen 1988). Em termos de aparelhos ortodônticos, é sempre aconselhável usar o sistema ortodôntico mais simples, com o objetivo de facilitar as práticas de higiene bucal e, assim, reduzir o acúmulo de placa. Foi demonstrado, embora a curto prazo, que o desenho do bráquete pode influenciar significativamente o acúmulo bacteriano e a inflamação gengival (van Gastel *et al.* 2007). Nesse contexto, bráquetes autoligados ou ligaduras em fio são considerados melhores do que ligaduras elastoméricas (Turkkahraman *et al.* 2005; Alves de Souza *et al.* 2008). Embora o uso de alinhadores transparentes, no tratamento de pacientes com comprometimento periodontal, não tenha mostrado diferenças em termos de níveis de placa ou escores gengivais, quando comparados com aparelhos ortodônticos fixos, os pacientes do grupo com aparelhos fixos tiveram bolsas significativamente mais rasas e a duração do tratamento foi mais curta (Han 2015). Ao usar alinhadores, deve-se evitar a colocação de *attachments* em superfícies dentárias com suporte ósseo reduzido, pois esses dentes podem ser traumatizados quando os aparelhos são inseridos.

O suporte periodontal reduzido também implica uma redução na ancoragem necessária para realizar movimentos dentários ortodônticos, e em pacientes com destruição periodontal grave, o uso de dispositivos de ancoragem esquelética, como miniparafusos ortodônticos, miniplacas ou implantes dentários convencionais é recomendado para assegurar um melhor controle dos movimentos dentários tridimensionais (Figura 47.5).

Uma vez finalizado o tratamento ortodôntico após a obtenção da posição dentária desejada, recomenda-se uma contenção permanente em pacientes com periodonto reduzido. Contenções coladas a caninos e incisivos são geralmente o método de retenção preferido, embora em alguns estudos essas contenções fixadas lingualmente tenham produzido resultados periodontais negativos (Pandis *et al.* 2007; Levin *et al.* 2008), enquanto em outros não foram observadas alterações periodontais significativas a longo prazo (Reitan 1969). Em alguns casos graves, uma abordagem de dois retentores é escolhida, combinando um retentor lingual convencional e um retentor segmentado inserido nas coroas de dois dentes adjacentes e coberto com resina composta. Contenções removíveis devem ser evitadas para evitar movimentos alternados nos dentes comprometidos periodontalmente.

Movimentos dentários ortodônticos específicos

Movimentos de extrusão

A extrusão dentária é um movimento dentário previsível para nivelar as margens ósseas ou para alongar a coroa clínica em casos de fratura dentária ou quando indicado para fins restauradores. Principalmente em situações de suporte periodontal comprometido, a erupção ortodôntica é uma alternativa valiosa para o aumento cirúrgico da coroa, pois, nessas intervenções cirúrgicas, a cirurgia óssea ressectiva comprometerá ainda mais o sistema de inserção. Quando a má oclusão ou o mau alinhamento afeta as áreas estéticas, os movimentos de extrusão dentária também podem ser considerados para alinhar as margens gengivais e corrigir as bordas dos incisivos, reduzindo a necessidade de terapia periodontal e/ou restauradora (Majzoub *et al.* 2014).

Ao se extruir dentes com um periodonto saudável, um deslocamento concomitante da margem gengival e da junção mucogengival ocorre em 80 e 52,5% dos casos, respectivamente (Pikdoken *et al.* 2009). Resultados semelhantes foram relatados em estudos experimentais nos quais a gengiva livre e inserida seguiu o movimento dentário em 90 e 80% dos casos, respectivamente, enquanto a junção mucogengival permaneceu na mesma posição (Berglundh *et al.* 1991; Kajiyama *et al.* 1993). Na presença de defeitos intraósseos, os movimentos extrusivos ortodônticos previsivelmente eliminarão o defeito ósseo angular, mas os níveis de inserção periodontal permanecerão inalterados. Essa opção de tratamento é particularmente indicada na presença de defeitos intraósseos de uma parede, pois nessas lesões as técnicas regenerativas periodontais não têm um prognóstico favorável e, uma vez que o movimento ortodôntico extrusivo tenha sido concluído, a inserção inalterada do tecido conjuntivo será posicionada. em uma posição mais coronal (Ingber 1974).

A extrusão ortodôntica de dentes "sem esperança" para preparação do sítio alveolar antes da instalação do implante foi proposta com o objetivo de deslocar a crista óssea coronalmente e, assim, facilitar a instalação do implante nivelado com o restante da crista óssea, o que pode reduzir a necessidade de um procedimento complexo de enxerto ósseo. A eficácia dessa intervenção foi avaliada em uma revisão sistemática, que relatou melhorias na disponibilidade de osso alveolar com ganhos qualitativos e quantitativos

Capítulo 47 Movimento Dentário no Paciente com Comprometimento Periodontal 1221

variados em tecidos duros e moles, embora a maioria dos estudos identificados fossem relatos de casos ou séries de casos (Korayem *et al.* 2008). Apesar dessa heterogeneidade e dos diferentes métodos ortodônticos relatados nos diferentes estudos, os autores recomendam: (1) o uso de forças leves, constantes e extrusivas de 15 g para os dentes anteriores a 50 g para os dentes posteriores; (2) a taxa de extrusão deve ser mantida em uma taxa lenta e constante de não mais que 2,0 mm por mês; (3) um componente vestibular de torque radicular pode ser aplicado concomitantemente para aumentar o volume vestibulolingual do osso alveolar; (4) recomenda-se um período de retenção e estabilização não inferior a 1 mês para cada mês de extrusão ativa antes da exodontia; e (5) recomendam-se arcos de sobreposição (fios de ancoragem) para reforçar a ancoragem e evitar a inclinação dos dentes adjacentes em direção ao dente submetido à extrusão ativa (Figura 47.6).

Dependendo da quantidade de inserção periodontal, haverá deslocamento coronal da margem gengival ao se extruir os dentes afetados ou, em casos de dentes afetados com bolsas periodontais profundas, o tecido marginal não se moverá coronalmente até que haja eliminação completa da bolsa (Hochman *et al.* 2014).

A extrusão ortodôntica limitada também mostrou um benefício adicional na correção de defeitos infraósseos quando combinada com intervenções regenerativas periodontais. A adição de forças extrusivas ortodônticas alcançou ganhos de nível de inserção significativamente maiores em 6 meses, quando comparadas com as mesmas intervenções regenerativas sem os movimentos ortodônticos (Ogihara & Wang 2010).

Verticalização de molares

A verticalização ortodôntica de molares inclinados para mesial é particularmente indicada quando um defeito ósseo angular é formado na face mesial do molar afetado. Esse movimento ortodôntico nivelará a crista óssea e eliminará o defeito ósseo, embora o nível de inserção periodontal permaneça inalterado. Nessas situações clínicas, o movimento recomendado é deslocar o dente para longe do defeito no sentido disto-oclusal, o que pode aumentar a tensão nas fibras colágenas do ligamento periodontal, estimulando, assim, a neoformação óssea e nivelando o contorno da crista alveolar (Diedrich 1996). Embora o nível de inserção do tecido conjuntivo permaneça inalterado, a nova posição anatômica do molar geralmente se traduz em uma melhora nos níveis de profundidade de sondagem e na relação coroa-raiz (Brown 1973) (Figura 47.7).

Quando o molar inclinado mesialmente tem envolvimento de furca, o movimento dentário ortodôntico pode exacerbar a lesão periodontal, a menos que medidas estritas de controle de infecção impeçam o desenvolvimento de inflamação (Burch *et al.* 1992). Uma alternativa válida nessas situações clínicas é tratar a lesão de furca com abordagens regenerativas ou ressectivas e, posteriormente, realizar o movimento ortodôntico a fim de se atingir a posição dentária ideal antes da terapia restauradora final (Muller *et al.* 1995).

Movimentos dentários ortodônticos através do osso cortical

A contração do rebordo alveolar é a consequência fisiológica da exodontia. Na verdade, a maior parte da redução da crista vestibulolingual ocorrerá nos primeiros 3 meses após a exodontia (Schropp *et al.* 2003), embora o processo de reabsorção continue, em um ritmo mais lento (Carlsson *et al.* 1967). Quando o invólucro do osso alveolar é fino e há um mínimo de osso trabecular entre as corticais vestibular e lingual, o movimento dentário ortodôntico pode ser atrasado ou resultar em defeitos de deiscência óssea nessas áreas. Para evitar essas consequências indesejadas, intervenções cirúrgicas visando ao aumento da largura óssea têm sido sugeridas antes do movimento ortodôntico (Diedrich 1996). Outros autores recomendaram a realização de movimentação dentária ortodôntica imediatamente após a exodontia para neutralizar esse processo de reabsorção e, assim, desenvolver um rebordo alveolar de tamanho adequado. Uma série de casos prospectivos, em uma amostra de 20 pacientes, demonstrou que o movimento dentário ortodôntico através de alvéolos frescos manteve o perfil do rebordo com menos de 1% de contração óssea, em 4 anos (Ostler & Kokich 1994). Resultados semelhantes foram relatados em um estudo experimental em cães nos quais o lado de pressão (em direção ao alvéolo) mostrou altura óssea aumentada, enquanto no lado de tensão o nível ósseo permaneceu inalterado (Lindskog-Stokland *et al.* 1993).

O movimento ortodôntico de dentes com periodonto reduzido, mas saudável, através de áreas edêntulas, geralmente é possível com perda óssea mínima, desde que o movimento seja paralelo ao rebordo e sejam utilizadas forças ortodônticas leves (Hom & Turley 1984). No entanto, estudos experimentais mostraram que, quando os movimentos de corpo são realizados através do osso cortical em direção vestibular, não há formação óssea na face vestibular do dente e ocorre um defeito de deiscência (Steiner *et al.* 1981). O movimento ortodôntico por si só não causará perda de inserção e recessão gengival, mas a deiscência óssea resultante, em combinação com tecidos moles finos, será um fator predisponente para perda de inserção na presença de inflamação e/ou trauma (Wennstrom 1996). Contrariamente, os movimentos linguais de dentes deslocados vestibularmente que apresentam defeitos de deiscência resultarão na formação de osso novo na face vestibular da raiz, com concomitante aumento de tecido mole (Karring *et al.* 1982; Wennstrom *et al.* 1987). Wennstrom (1996) recomendou movimentos ortodônticos para o tratamento das recessões gengivais localizadas, sempre que o dente afetado estiver deslocado vestibularmente e os movimentos ortodônticos linguais forem possíveis. Pini-Prato *et al.* (2000), no entanto, recomendam a colocação de um autoenxerto gengival antes da terapia ortodôntica nessas situações, a fim de prevenir a perda de inserção periodontal e a ocorrência de defeitos de recessão, pois os movimentos puros da raiz lingual através do osso cortical são difíceis e, na maioria dos casos, ocorrerão componentes de inclinação ou rotação da coroa, movendo a raiz vestibularmente, causando mais deiscência óssea e perda de tecido mole (Figura 47.8).

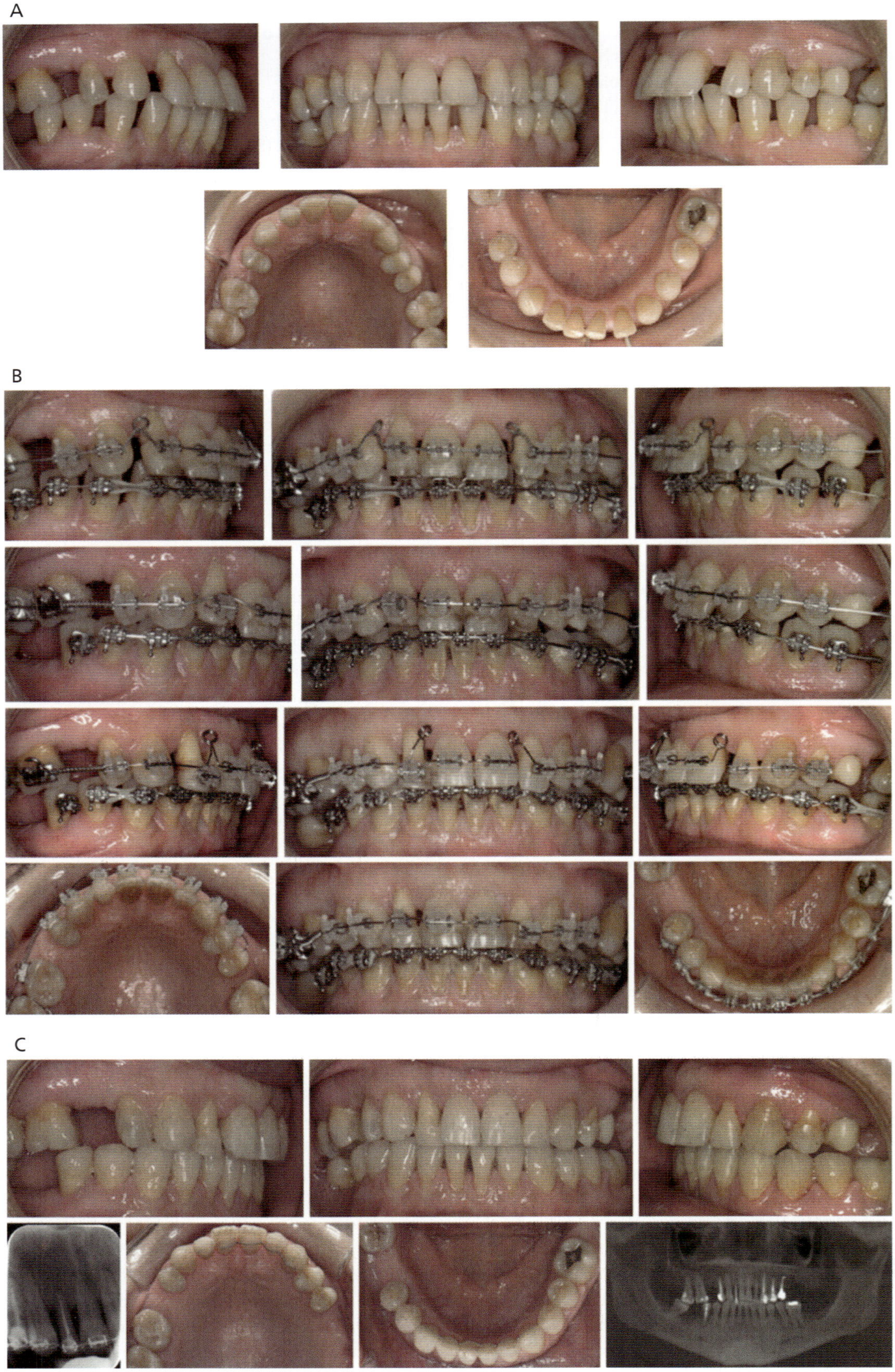

1222 Parte 17 Ortodontia e Periodontia

Figura 47.6 Paciente com periodontite crônica grave, presença de diastemas, migração dentária patológica e um prognóstico "sem esperança" para o dente 12. **A.** Imagens intraorais antes da terapia ortodôntica. **B.** A terapia ortodôntica visava fechar os diastemas, distribuir espaços e controlar a extrusão forçada do dente 12, a fim de criar osso e tecido mole antes da instalação do implante. **C.** Término da terapia ortodôntica antes da exodontia e instalação do implante. Observe a posição da margem gengival com relação aos dentes adjacentes.

Capítulo 47   Movimento Dentário no Paciente com Comprometimento Periodontal   **1223**

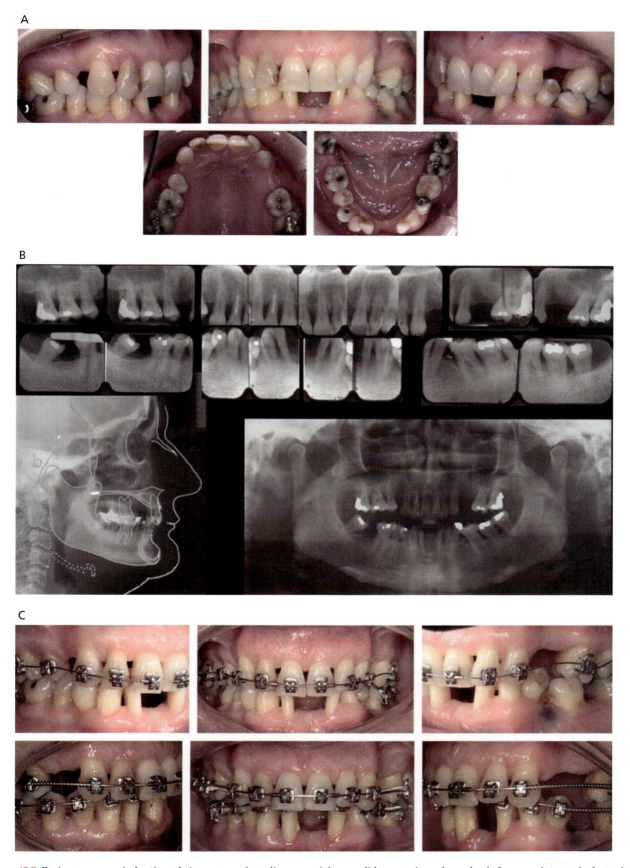

Figura 47.7 Paciente com periodontite crônica grave, edentulismo parcial e mordida posterior colapsada. **A.** Imagens intraorais do paciente antes da terapia ortodôntica. **B.** Panorâmica inicial, cefalograma lateral e série radiográfica periapical mostrando a perda óssea do paciente e a presença de primeiros molares inferiores inclinados mesialmente. **C.** A terapia ortodôntica visava verticalizar os molares inferiores e distribuir os espaços antes do tratamento com implantes para reabilitar a dentição perdida (*continua*).

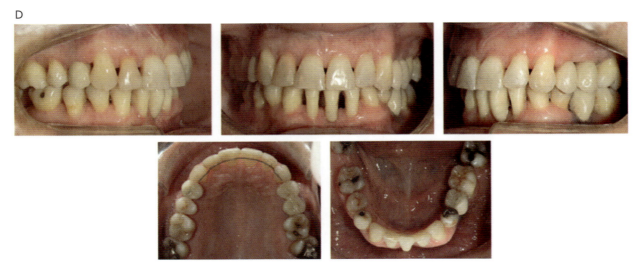

Figura 47.7 (*Continuação*) **D.** Fim da terapia ortodôntica com restauração do plano oclusal posterior e alinhamento dos incisivos superiores. Observe a posição dos molares inferiores.

Movimentos dentários intrusivos

Movimentos dentários intrusivos podem ser realizados mesmo em situações de suporte periodontal reduzido, desde que os tecidos periodontais não tenham inflamação e o controle de placa seja excelente. Melsen *et al.* (1989) recomendaram o uso de forças leves durante esses movimentos intrusivos (5 a 15 g por dente) para prevenir a reabsorção radicular, principalmente em dentes com uma relação coroa-raiz aumentada em virtude do suporte periodontal reduzido. Há controvérsias se esse tratamento de movimentação dentária ortodôntica deve ser recomendado na presença de lesões ósseas angulares e defeitos intraósseos. Em estudos experimentais, quando movimentos intrusivos foram executados na presença de placa, ocorreu a formação de bolsas periodontais e defeitos infraósseos (Ericsson *et al.* 1977; Polson *et al.* 1984). Contrariamente, na ausência de inflamação, outros estudos experimentais mostraram a resolução do defeito intraósseo quando os dentes recebem movimento de corpo para dentro do osso, embora os níveis de inserção periodontal não tenham mudado e a cicatrização tenha sido reparadora, principalmente por meio da formação de um longo epitélio juncional. Esses resultados contrapõem os achados de Melsen *et al.* (1988), que demonstraram em macacos a resolução de defeitos ósseos por movimento intrusivo, mas a cicatrização ocorreu por meio da formação de uma nova inserção de tecido conjuntivo e regeneração periodontal. Em humanos, vários estudos clínicos também demonstraram ganhos nos níveis de inserção clínica com movimentos dentários intrusivos na ausência de inflamação periodontal (Melsen *et al.* 1989; Cardaropoli *et al.* 2001). Corrente *et al.* (2003) recomendaram o tratamento de defeitos infraósseos, em dentes anteriores, combinando terapia periodontal cirúrgica (acesso por retalhos) com movimentos ortodônticos intrusivos e relataram ganhos significativos de inserção e preenchimento ósseo radiográfico. Da mesma forma, Re *et al.* (2004) mostraram uma redução de 50% na recessão após a intrusão de dentes comprometidos periodontalmente. Esses movimentos, no entanto, nem sempre são previsíveis e alguns autores recomendam que os defeitos intraósseos sejam primeiro tratados com procedimentos cirúrgicos periodontais regenerativos, seguidos por movimentos dentários intrusivos (Diedrich 1996; Re *et al.* 2002a). Na presença de lesões ósseas circunferenciais rasas, movimentos ortodônticos intrusivos podem resolver o defeito, mas se esses defeitos forem profundos, devem ser tratados primeiro com procedimentos periodontais regenerativos. Quando esses defeitos são muito amplos, movimentos intrusivos ortodônticos têm sido recomendados para melhorar a anatomia do defeito antes da realização do procedimento regenerativo (Rabie *et al.* 2001; Passanezi *et al.* 2007) (Figura 47.9).

Os movimentos de intrusão ortodôntica também têm sido recomendados para nivelar as margens gengivais com os dentes adjacentes ao tratar dentes extruídos e desalinhados, uma vez que a margem gengival se moverá apicalmente com o dente (Erkan *et al.* 2007).

Movimentos dentários ortodônticos e regeneração periodontal

Procedimentos regenerativos periodontais são frequentes no tratamento da periodontite crônica, particularmente na presença de defeitos infraósseos e lesões de furca. Essas técnicas cirúrgicas objetivam o estabelecimento de um novo sistema de inserção periodontal a uma superfície radicular previamente afetada pela periodontite. Histologicamente, a regeneração periodontal requer a formação de um novo cemento sobre a raiz afetada e o estabelecimento de uma nova inserção de tecido conjuntivo entre o cemento recém-formado e o osso alveolar. Várias tecnologias regenerativas demonstraram esses resultados regenerativos em estudos experimentais, como regeneração tecidual guiada (RTG), uso de materiais de enxerto ósseo e derivados da matriz de esmalte (DMEs). Eles também evidenciaram eficácia clínica,

Capítulo 47 Movimento Dentário no Paciente com Comprometimento Periodontal

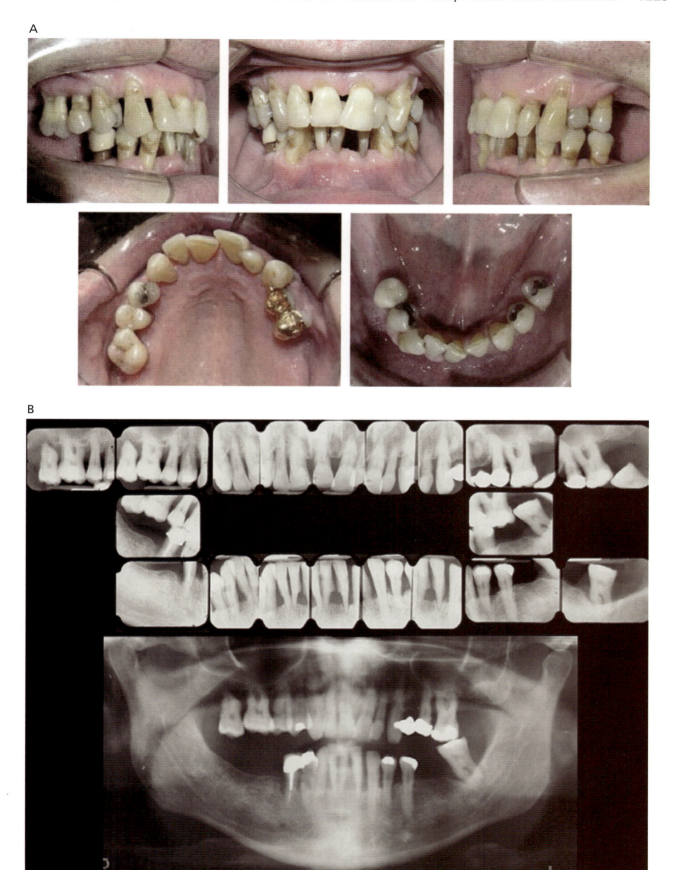

Figura 47.8 Paciente com periodontite crônica grave, edentulismo parcial e má oclusão grave. **A.** Imagens intraorais após a terapia periodontal e antes da terapia ortodôntica. **B.** Série radiográfica panorâmica e periapical iniciais mostrando a perda óssea e o mau posicionamento dos dentes (*continua*).

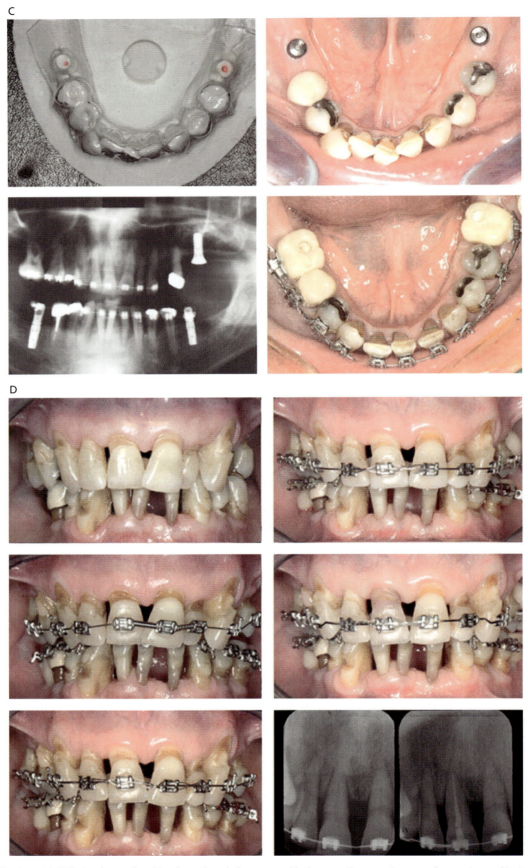

Figura 47.8 (*Continuação*) **C.** Os implantes dentários foram instalados na mandíbula na região posterior antes da terapia ortodôntica para servir de ancoragem para os movimentos dentários ortodônticos. **D.** A terapia ortodôntica visava alinhar os dentes e distribuir os espaços antes do tratamento com implantes para reabilitar os dentes anteriores inferiores. Observe as recessões gengivais e abrasão grave nos caninos superiores (*continua*).

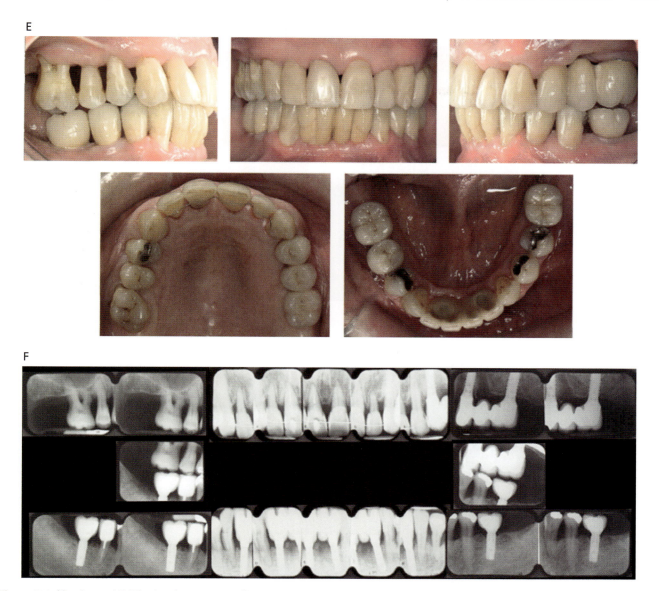

Figura 47.8 (*Continuação*) **E.** Término da terapia ortodôntica com restauração do plano oclusal posterior e alinhamento dos incisivos superiores. Observe que as recessões foram tratadas por meio de autoenxertos de tecido conjuntivo e as papilas abertas foram preenchidas com facetas em resina composta. **F.** Radiografias finais mostrando níveis ósseos estáveis e restauração do plano oclusal posterior.

conforme relatado em várias revisões sistemáticas (para detalhes, ver Capítulo 38). Em situações clínicas nas quais os movimentos dentários ortodônticos foram planejados em pacientes em que as cirurgias periodontais regenerativas faziam parte do plano de tratamento periodontal, tem havido controvérsia se esses movimentos dentários ortodônticos podem ser diferentes quando aplicados através do periodonto regenerado ou se esses movimentos podem criar efeitos indesejados (reabsorção radicular, perda óssea, anquilose etc.). Também há controvérsia sobre o momento ideal para o início da terapia ortodôntica após o procedimento regenerativo, bem como a estabilidade necessária, uma vez que os dentes tenham sido movimentados para áreas regeneradas.

Diedrich (1996) realizou uma série de estudos experimentais que avaliaram o impacto do tratamento ortodôntico no tecido regenerado após procedimentos RTG e demonstrou que o tecido recém-regenerado não foi afetado negativamente pelo tratamento ortodôntico. Vários relatos de casos, em humanos, corroboraram esses resultados experimentais, demonstrando a estabilidade a longo prazo dessas estruturas periodontais regeneradas submetidas à terapia ortodôntica (Stelzel & Flores-de-Jacoby 1995, 1998; Efeoglu *et al.* 1997).

Membranas de barreira também têm sido utilizadas em alvéolos frescos com o objetivo de preservar o rebordo alveolar, e quando os dentes subsequentemente são movimentados para essas áreas regeneradas, a terapia ortodôntica transcorre sem intercorrências e sem complicações (Tiefengraber *et al.* 2002). Além disso, as membranas têm sido usadas para proteger enxertos de substituição óssea em procedimentos cirúrgicos de corticotomia em combinação com terapia ortodôntica. Mesmo que a membrana não tenha apresentado um valor agregado significativo na

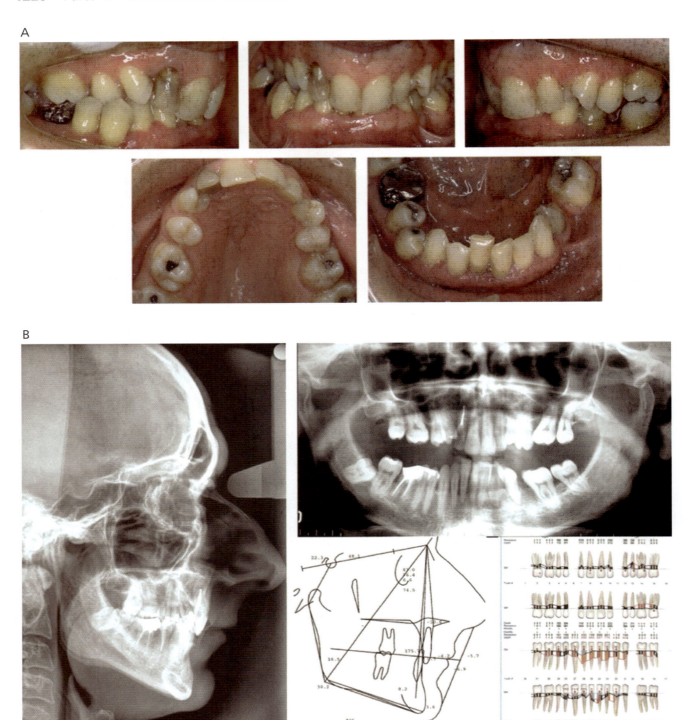

Figura 47.9 Paciente com periodontite crônica grave e sobremordida grave. **A.** Imagens intraorais antes da terapia ortodôntica. Observe o colapso da oclusão na região posterior e sobremordida grave. **B.** Panorâmica inicial e telerradiografia lateral mostrando a perda óssea. O mapeamento periodontal após a terapia mostra a ausência de bolsas periodontais, exceto na região anterior inferior, com o dente 41 tendo um prognóstico "sem esperança" (*continua*).

quantidade de inclinação e neoformação óssea na parede vestibular, o uso de membranas promoveu o aumento do contorno vestibular (Lee *et al.* 2014).

O tratamento periodontal regenerativo de defeitos infraósseos não contidos geralmente combina membranas de barreira bioabsorvíveis com enxertos ósseos. Esses enxertos de substituição óssea podem ser autólogos, alogênicos, xenogênicos e sintéticos com resultados semelhantes, embora com menor morbidade e complicações quando se utiliza enxerto xenogênico ou alogênico. Movimentos dentários ortodônticos através do osso regenerado, após o uso de xenoenxertos de origem bovina, têm sido investigados em estudos animais (Araújo *et al.* 2001; Kawamoto *et al.* 2002, 2003; da Silva *et al.* 2006; Zhang *et al.* 2006).

Capítulo 47 Movimento Dentário no Paciente com Comprometimento Periodontal 1229

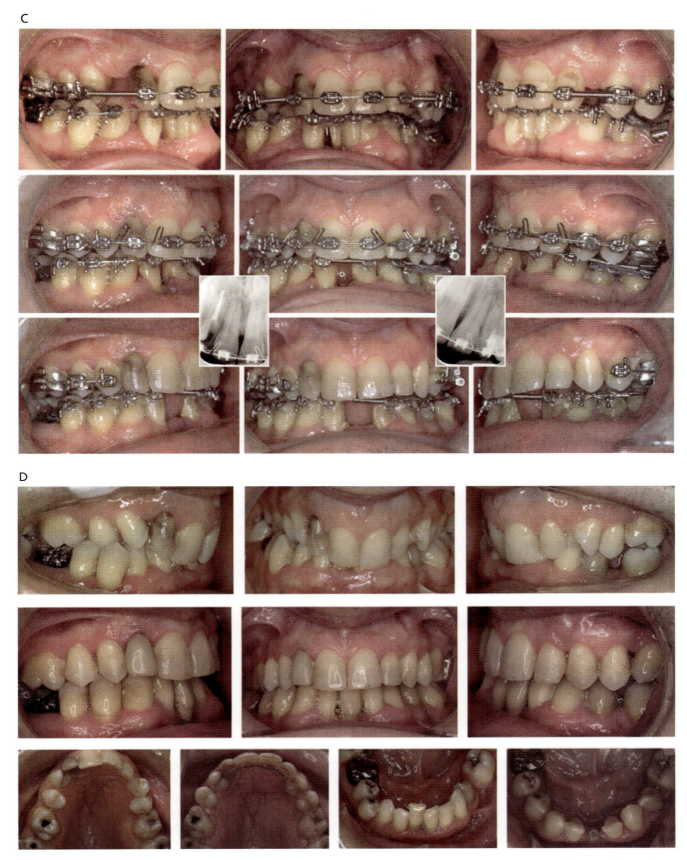

Figura 47.9 (*Continuação*) **C.** A terapia ortodôntica visava alinhar os dentes pela intrusão dos dentes superiores. Observe a leve reabsorção radicular dos laterais superiores após a movimentação ortodôntica. **D.** Término da terapia ortodôntica com alinhamento adequado dos incisivos superiores e restabelecimento de um plano oclusal. Observe a resolução da sobremordida profunda pela intrusão dentária ortodôntica.

Araújo *et al.* (2001) mostraram que esses movimentos dentários ortodônticos eram possíveis sem nenhuma complicação. O material ósseo bovino xenogênico desproteinizado (DBBM, do inglês *deproteinized bovine bone material*) foi parcialmente reabsorvido no lado da pressão, enquanto não houve sinal de reabsorção no lado da tensão. Esses achados são explicados pelo aumento da atividade osteoclástica durante a movimentação dentária. Observações semelhantes foram feitas ao se implantar enxertos xenogênicos em defeitos de furca (da Silva *et al.* 2006). Quando compararam a cicatrização após a aplicação de movimentos dentários ortodônticos em defeitos regenerados com substitutos ósseos xenogênicos *versus* dentes não regenerados, os autores não encontraram diferenças na quantidade de osso recém-desenvolvido e nenhum sinal de reabsorção radicular. Resultados semelhantes foram relatados com o uso de biomateriais sintéticos e biovidros em ratos (Hossain *et al.* 1996; Kawamoto *et al.* 2002; Zhang *et al.* 2006). Ao se comparar o comportamento de diferentes biomateriais usados como enxertos de substituição óssea após movimentos dentários ortodônticos, a taxa e a quantidade de movimento dependeram da bioabsorvibilidade do biomaterial (Ru *et al.* 2016). Por exemplo, ao se comparar enxertos ósseos sintéticos feitos de hidroxiapatita e β-tricálcio fosfato (β-TCP) com DBBM em estudos experimentais, a taxa mais lenta de bioabsorvibilidade de DBBM resultou em uma quantidade menor e mais lenta de movimentação dentária, embora o desfecho dos resultados ortodônticos seja semelhante (Machibya *et al.* 2018; Klein *et al.* 2019; Klein *et al.* 2020).

Os resultados desses estudos experimentais foram corroborados com várias séries de casos clínicos em humanos, em que movimentos ortodônticos foram realizados em dentes previamente tratados com enxertos alogênico e xenogênico, em combinação com membranas de barreira de colágeno. Esses casos mostraram níveis ósseos estáveis 12 a 18 meses após o término da terapia ortodôntica, sem evidência de quaisquer efeitos colaterais indesejados (Yilmaz *et al.* 2000; Ogihara & Marks 2002, 2006; Re *et al.* 2002b; Naaman *et al.* 2004; Maeda *et al.* 2005; Cardaropoli *et al.* 2006; Pinheiro *et al.* 2006). Não há, no entanto, ensaios clínicos comparando o resultado da terapia ortodôntica em dentes com e sem terapia regenerativa prévia (Figura 47.10).

A aplicação de agentes biológicos na regeneração periodontal, como as proteínas da matriz do esmalte (DMEs), também foi avaliada com relação aos movimentos dentários ortodônticos, demonstrando resultados sem intercorrências em estudos experimentais (Diedrich 1996) e em relatos de casos clínicos (Juzanx & Giovannoli 2007). No entanto, o uso da proteína morfogenética óssea humana recombinante-2 (rhBMP-2) para regeneração óssea tem mostrado complicações, principalmente reabsorção radicular, no lado da pressão (Kawamoto *et al.* 2003).

Quanto ao momento da movimentação ortodôntica em relação às intervenções regenerativas, Ahn *et al.* (2014) avaliaram o resultado de osteotomias alveolares e movimentos dentários ortodônticos com enxerto com DBBM imediatamente, 2 semanas ou 12 semanas após a cirurgia óssea. Os autores concluíram que a aplicação de forças ortodônticas imediata acelerou o movimento dentário ortodôntico com regeneração periodontal favorável e menos complicações. O efeito da terapia a *laser* de baixa intensidade, no movimento dentário ortodôntico, em defeitos alveolares com enxerto ósseo também demonstrou cicatrização e maturação aprimoradas do defeito, com uma taxa diminuída de movimentos dentários ortodônticos, principalmente quando estes foram atrasados (Kim *et al.* 2015).

Migração dentária patológica

A migração dentária patológica (MDP) é uma complicação comum da periodontite e muitas vezes é a motivação para os pacientes procurarem terapia ortodôntica. É caracterizada por mudanças significativas na posição dentária como consequência da grave perda de inserção e a subsequente ruptura das forças que mantêm os dentes em posição. Sua apresentação clínica é caracterizada por extrusão e desvio dos dentes anteriores superiores, resultando em diastemas e aumento da sobremordida. A prevalência da MDP entre pacientes com comprometimento periodontal varia entre 30 e 55%. A etiologia da MDP parece ser multifatorial, embora a destruição dos tecidos periodontais de suporte pareça ser o principal fator, pois nesses dentes com suporte periodontal reduzido, a aplicação de forças oclusivas não axiais contribui para a migração anormal dos dentes. As forças dos tecidos moles da língua, das bochechas e dos lábios também podem desempenhar um papel nessas migrações dentárias indesejadas, resultando principalmente na extrusão e vestibularização dos dentes anteriores.

Quando os dentes posteriores são perdidos e há falta de integridade do arco, a MDP geralmente é combinada com o colapso da mordida posterior e perda da dimensão vertical. O tratamento dessa complexa condição anatômica e funcional exigirá uma abordagem multidisciplinar com terapia periodontal completa para eliminar a infecção e interromper totalmente a inflamação, seguida de terapia ortodôntica e reabilitação da dentição perdida com implantes dentários e/ou reabilitações protéticas (Figura 47.11).

Tratamento multidisciplinar de problemas estéticos

Durante o curso da terapia ortodôntica em dentições afetadas periodontalmente, o aparecimento de complicações estéticas é relativamente frequente, principalmente relacionadas com perda das papilas interdentais, discrepâncias de margem gengival ou exposição gengival excessiva (Kokich 1996; Gkantidis *et al.* 2010). Kurth e Kokich (2001) relataram prevalência de 38% de ameias gengivais abertas na região dos incisivos superiores após ortodontia em adultos.

A angulação radicular imprópria, forma da coroa divergente ou triangular e perda óssea periodontal são fatores associados a esse efeito indesejável. Burke *et al.* (1994) correlacionaram a incidência e o tamanho do apinhamento dentário pré-tratamento com o espaço da ameia gengival pós-tratamento, entre os incisivos centrais superiores em pacientes ortodônticos adultos. Outro fator importante na

Capítulo 47 Movimento Dentário no Paciente com Comprometimento Periodontal **1231**

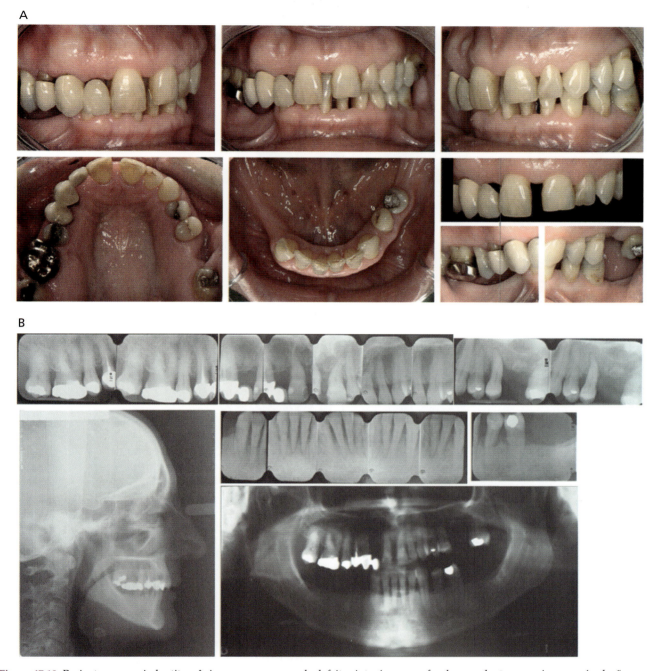

Figura 47.10 Paciente com periodontite crônica grave, presença de defeitos intraósseos profundos nos dentes superiores e má oclusão grave. **A.** Imagens intraorais antes da terapia ortodôntica. Observe diastema anterior, extrusão grave dos dentes superiores posteriores, do lado direito, e presença de espaços edêntulos. **B.** Panorâmica inicial, telerradiografia lateral e série radiográfica periapical mostrando a perda óssea e a presença de defeitos intraósseos profundos nos incisivos superiores e nos pré-molares superiores e inferiores, do lado esquerdo (*continua*).

perda da papila interdentária é a perda óssea. Tarnow *et al.* (1992) correlacionaram a distância do ponto de contato até a crista óssea com a presença ou ausência da papila dentária interproximal. Quando essa distância era de 5 mm ou menos, a papila estava presente em quase 100% dos casos; quando a distância era de 6 mm, estava presente em 56%; e quando a distância era de 7 mm ou mais, apenas em 27%. Nas situações clínicas em que há uma combinação de apinhamento anterior grave e perda óssea periodontal, a terapia ortodôntica deve visar não apenas ao alinhamento dentário adequado, mas também à redução do espaço interdental para comprimir os tecidos moles interdentais a fim de forçar a formação de uma nova papila. Nessas situações, a movimentação dentária ortodôntica deve ser combinada com procedimentos restauradores visando elevar o ponto de contato, criando, assim, a ilusão de uma papila interdental saudável.

As relações das margens gengivais dos dentes anteriores superiores desempenham um papel importante na aparência estética do sorriso. Esses contornos marginais gengivais devem imitar a anatomia natural da junção amelocementária (JAC), proporcionando um recorte adequado com tecidos

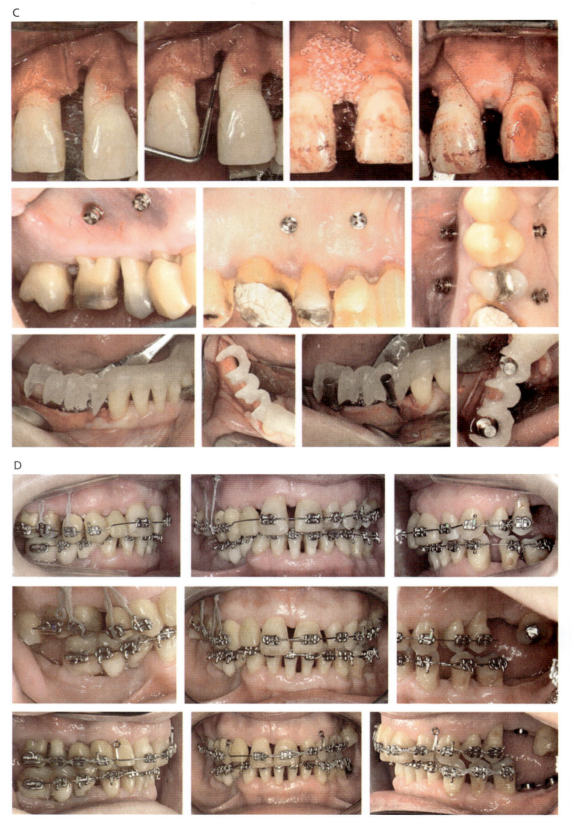

Figura 47.10 (*Continuação*) **C.** Procedimento cirúrgico regenerativo usando-se regeneração tecidual guiada com um enxerto ósseo xenogênico e uma membrana reabsorvível de colágeno para tratar o defeito profundo de duas paredes no dente 21. Implantes dentários foram instalados, na região posterior inferior, para ancoragem durante a terapia ortodôntica. Da mesma forma, miniparafusos foram instalados na região superior posterior do lado direito para ancoragem dos movimentos intrusivos. **D.** A terapia ortodôntica teve como objetivo a intrusão do segmento superior posterior direito, alinhamento dos dentes, fechamento do diastema e distribuição dos espaços, antes da terapia definitiva com implantes na região posterior superior. Os movimentos dentários ortodônticos, na maxila, foram realizados 9 meses após o procedimento regenerativo periodontal (*continua*).

Capítulo 47 Movimento Dentário no Paciente com Comprometimento Periodontal   **1233**

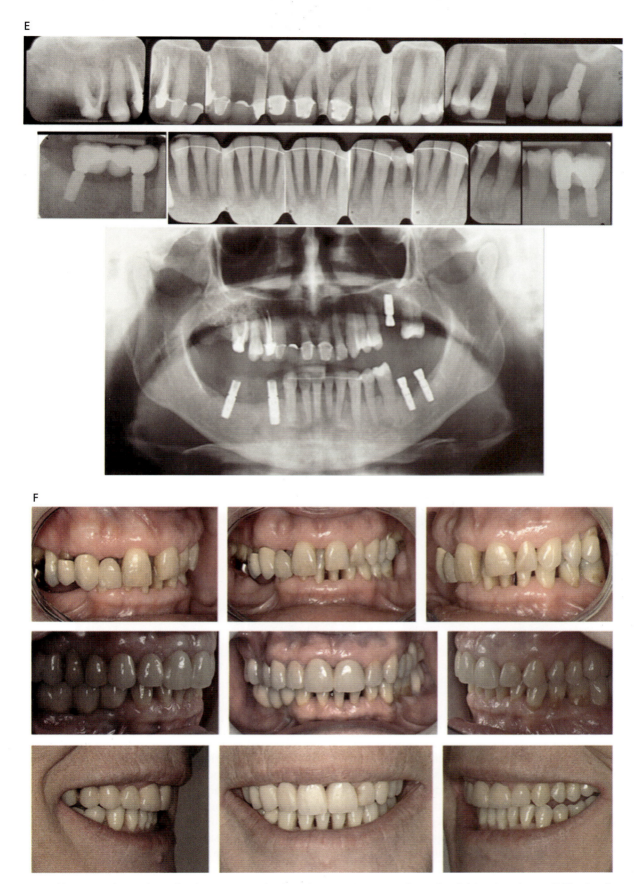

Figura 47.10 (*Continuação*) **E.** Radiografias finais mostrando níveis ósseos estáveis e resolução dos defeitos intraósseos. **F.** Término da terapia ortodôntica com alinhamento adequado dos incisivos superiores e restabelecimento do plano oclusal. As restaurações finais foram realizadas usando-se coroas totais em cerâmica.

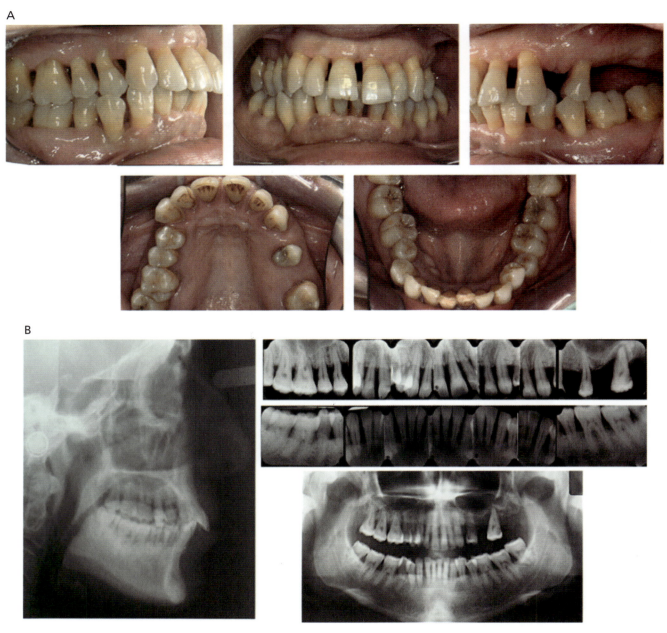

Figura 47.11 Paciente com periodontite crônica grave, migração dentária patológica, mordida cruzada posterior direita e colapso da mordida posterior. **A.** Imagens intraorais após a terapia periodontal e antes da terapia ortodôntica. **B.** Imagens radiográficas demonstrando a grave perda óssea. Observe o prognóstico "sem esperança" do dente 26 (*continua*).

marginais finos e papilas preenchendo o espaço interdentário. Quando a terapia ortodôntica é aplicada em dentições afetadas periodontalmente, a ocorrência de discrepâncias da margem gengival é frequente e deve ser tratada ortodonticamente com pequenos movimentos dentários intrusivos ou extrusivos até que o correto alinhamento marginal seja alcançado. Em situações com recessões gengivais localizadas, devem ser realizadas técnicas cirúrgicas mucogengivais apropriadas para recobrimento radicular, antes do movimento dentário ortodôntico (ver Figuras 47.3, 47.5 e 47.11).

Durante o planejamento do tratamento é muito importante a avaliação do comprimento das coroas clínicas, da exposição gengival do paciente e da presença de discrepâncias marginais gengivais durante o sorriso (Kokich 1996). Dependendo desses fatores, diferentes combinações de técnicas cirúrgicas plásticas periodontais e movimentos dentários ortodônticos serão indicadas. Em algumas situações, a indicação será a extrusão do dente mais longo e posterior desgaste de sua borda incisal, enquanto em outras será a intrusão do dente mais curto e a reconstrução da borda incisal.

O problema da exposição gengival excessiva (sorriso gengival) também pode ser encontrado com frequência em adultos que necessitam de tratamento ortodôntico. Essa condição pode ser causada por: crescimento maxilar excessivo, extrusão dentária em sobremordidas anteriores

Capítulo 47 Movimento Dentário no Paciente com Comprometimento Periodontal **1235**

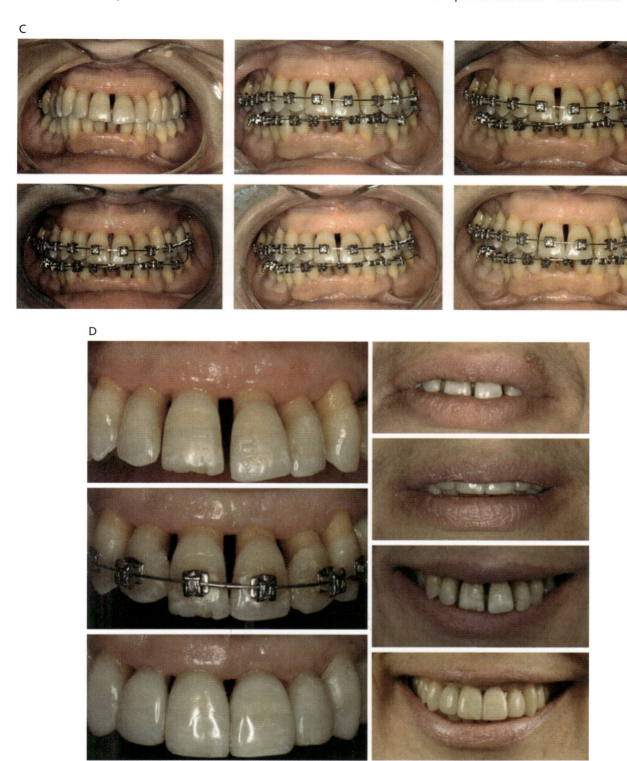

Figura 47.11 (*Continuação*) **C.** A terapia ortodôntica visava intruir o segmento anterior superior, alinhar os dentes e distribuir os espaços antes da terapia final com implantes na região posterior superior do lado esquerdo. **D.** A retenção final e o tratamento estético foram realizados com facetas em resina composta. Observe a melhora do resultado estético e a ausência de papilas interdentais após o tratamento restaurador.

profundas e migração apical tardia da margem gengival sobre os dentes anteriores superiores. Sua correção estética depende muito de sua etiologia.

Se a causa do sorriso gengival for a extrusão dos dentes anteriores superiores, a intrusão ortodôntica resolverá a exposição gengival excessiva. De modo contrário, o atraso da migração apical fisiológica das margens gengivais exigirá uma correção cirúrgica excisional mucogengival. Em situações com causa esquelética evidente, uma abordagem cirúrgica ortognática é a única solução corretiva.

1236   Parte 17   Ortodontia e Periodontia

Referências bibliográficas

Alikhani, M., Sangsuwon, C., Alansari, S., Nervina, J.M. & Teixeira, C.C. (2018). Biphasic theory: breakthrough understanding of tooth movement. *Journal of the World Federation of Orthodontists*, **7**, 82-88.

Alves de Souza, R., Borges de Araujo Magnani, M.B. *et al.* (2008). Periodontal and microbiologic evaluation of 2 methods of archwire ligation: ligature wires and elastomeric rings. *American Journal of Orthodontics and Dentofacial Orthopedics* **134**, 506-512.

Ahn, H.W., Ohe, J.Y., Lee, S.H., Park, Y.G. & Kim, S.J. (2014). Timing of force application affects the rate of tooth movement into surgical alveolar defects with grafts in beagles. *American Journal of Orthodontics and Dentofacial Orthopedics* **145**, 486-495

Araújo, M.G., Carmagnola, D., Berglundh, T., Thilander, B. & Lindhe, J. (2001). Orthodontic movement in bone defects augmented with bio-oss. An experimental study in dogs. *Journal of Clinical Periodontology* **28**, 73-80.

Ari-Demirkaya, A. & Ilhan, I. (2008). Effects of relapse forces on periodontal status of mandibular incisors following orthognathic surgery. *Journal of Periodontology* **79**, 2069-2077.

Artun, J. & Krogstad, O. (1987). Periodontal status of mandibular incisors following excessive proclination. A study in adults with surgically treated mandibular prognathism. *American Journal of Orthodontics and Dentofacila Orthopitcs* **91**, 225-232.

Artun, J. & Grobety, D. (2001). Periodontal status of mandibular incisors after pronounced orthodontic advancement during adolescence: a follow-up evaluation. *American Journal of Orthodontics and Dentofacial Orthopedics* **119**, 2-10.

Berglundh, T., Marinello, C.P., Lindhe, J., Thilander, B. & Liljenberg, B. (1991). Periodontal tissue reactions to orthodontic extrusion. An experimental study in the dog. *Journal of Clinical Periodontology* **18**, 330-336.

Boyd, R.L. & Baumrind, S. (1992). Periodontal considerations in the use of bonds or bands on molars in adolescents and adults. *Angle Orthodontics* **62**, 117-126.

Brown, I.S. (1973). The effect of orthodontic therapy on certain types of periodontal defects. I. Clinical findings. *Journal of Periodontology* **44**, 742-756.

Burch, J.G., Bagci, B., Sabulski, D. & Landrum, C. (1992). Periodontal changes in furcations resulting from orthodontic uprighting of mandibular molars. *Quintessence International* **23**, 509-513.

Burke, S., Burch, J.G. & Tetz, J.A. (1994). Incidence and size of pretreatment overlap and posttreatment gingival embrasure space between maxillary central incisors. *American Journal of Orthodontics and Dentofacial Orthopedics* **105**, 506-511.

Cardaropoli, D., Re, S., Corrente, G. & Abundo, R. (2001). Intrusion of migrated incisors with infrabony defects in adult periodontal patients. *American Journal of Orthodontics and Dentofacial Orthopedics* **120**, 671-675; quiz 677.

Cardaropoli, D., Re, S., Manuzzi, W., Gaveglio, L. & Cardaropoli, G. (2006). Bio-oss collagen and orthodontic movement for the treatment of infrabony defects in the esthetic zone. *International Journal of Periodontics and Restorative Dentistry* **26**, 553-559.

Carlsson, G.E., Bergman, B. & Hedegard, B. (1967). Changes in contour of the maxillary alveolar process under immediate dentures. A longitudinal clinical and x-ray cephalometric study covering 5 years. *Acta Odontologica Scandinavica* **25**, 45-75.

Coatoam, G.W., Behrents, R.G. & Bissada, N.F. (1981). The width of keratinized gingiva during orthodontic treatment: its significance and impact on periodontal status. *Journal of Periodontology* **52**, 307-313.

Corrente, G., Abundo, R., Re, S., Cardaropoli, D. & Cardaropoli, G. (2003). Orthodontic movement into infrabony defects in patients with advanced periodontal disease: a clinical and radiological study. *Journal of Periodontology* **74**, 1104-1109.

da Silva, V.C., Cirelli, C.C., Ribeiro, F.S. *et al.* (2006). Orthodontic movement after periodontal regeneration of class II furcation: a pilot study in dogs. *Journal of Clinical Periodontology* **33**, 440-448.

Diamanti-Kipioti, A., Gusberti, F.A. & Lang, N.P. (1987). Clinical and microbiological effects of fixed orthodontic appliances. *Journal of Clinical Periodontology* **14**, 326-333.

Diedrich, P.R. (1996). Guided tissue regeneration associated with orthodontic therapy. *Seminars in Orthodontics* **2**, 39-45.

Djeu, G., Hayes, C. & Zawaideh, S. (2002). Correlation between mandibular central incisor proclination and gingival recession during fixed appliance therapy. *Angle Orthodontics* **72**, 238-245.

Dolce, C., Malone, J.S. & Wheeler, T.T. (2002). Current concepts in the biology of orthodontic tooth movement. *Seminars in Orthodontics* **8**, 6-12.

Efeoglu, E., Kilic, A.R., Yilmaz, S. & Kucukkeles, N. (1997). Healing of an intrabony defect following guided tissue regeneration and orthodontic treatment – a case report. *Periodontal Clinical Investigations* **19**, 8-13.

Ericsson, I., Thilander, B., Lindhe, J. & Okamoto, H. (1977). The effect of orthodontic tilting movements on the periodontal tissues of infected and non-infected dentitions in dogs. *Journal of Clinical Periodontology* **4**, 278-293.

Erkan, M., Pikdoken, L. & Usumez, S. (2007). Gingival response to mandibular incisor intrusion. *American Journal of Orthodontics and Dentofacial Orthopedics* **132**, 143. e9-13.

Frost, H.M. (1989). The biology of fracture healing. An overview for clinicians. Part II. *Clinical Orthopaedics and Related Research* **248**, 294-309.

Fuhrmann, R.A., Bucker, A. & Diedrich, P.R. (1995). Assessment of alveolar bone loss with high resolution computed tomography. *Journal of Periodontal Research* **30**, 258-263.

Geisinger, M.L., Abou-Arraj, R.V., Souccar, N.M., Holmes, C.M. & Geurs, N.C. (2014). Decision making in the treatment of patients with malocclusion and chronic periodontitis: scientific evidence and clinical experience. *Seminars in Orthodontics* **20**, 170-176.

Gkantidis, N., Christou, P. & Topouzelis, N. (2010). The orthodontic-periodontic interrelationship in integrated treatment challenges: a systematic review. *Journal of Oral Rehabilitation* **37**, 377-390.

Goldberg, D. & Turley, P.K. (1989). Orthodontic space closure of the edentulous maxillary first molar area in adults. *International Journal of Adult Orthodontics and Orthognathic Surgery* **4**, 255-266.

Graber, T.M. & Vanarsdall, R.L. (1994). *Orthodontics: Current Principles and Techniques*, 2nd ed. St. Louis: Mosby, pp. 719-749.

Han, J.Y. (2015). A comparative study of combined periodontal and orthodontic treatment with fixed appliances and clear aligners in patients with periodontitis. *Journal of Periodontal Implant Science* **45**, 193-204.

Hochman, M.N., Chu, S.J. & Tarnow, D.P. (2014). Orthodontic extrusion for implant site development revisited: A new classification determined by anatomy and clinical outcomes. *Seminars in Orthodontics* **20**, 208-227.

Hom, B.M. & Turley, P.K. (1984). The effects of space closure of the mandibular first molar area in adults. *American Journal of Orthodontics* **85**, 457-469.

Hossain, M.Z., Kyomen, S. & Tanne, K. (1996). Biologic responses of autogenous bone and beta-tricalcium phosphate ceramics transplanted into bone defects to orthodontic forces. *Cleft Palate Craniofacial Journal* **33**, 277-283.

Huser, M.C., Baehni, P.C. & Lang, R. (1990). Effects of orthodontic bands on microbiologic and clinical parameters. *American Journal of Orthodontics and Dentofacial Orthopedics* **97**, 213-218.

Ingber, J.S. (1974). Forced eruption. I. A method of treating isolated one and two wall infrabony osseous defects-rationale and case report. *Journal of Periodontology* **45**, 199-206.

Juzanx, I. & Giovannoli, L.J. (2007). Kieferorthopädisch verursachter gewebeumbau und parodontale heilung. *Parodontologie* **18**, 203-2011.

Kajiyama, K., Murakami, T. & Yokota, S. (1993). Gingival reactions after experimentally induced extrusion of the upper incisors in monkeys. *American Journal of Orthodontics and Dentofacial Orthopedics* **104**, 36-47.

Kaminishi, R., Davis, W. H., Hochwald, D., Berger, R., & Davis, C. (1986). Reconstruction of alveolar width for orthodontic tooth movement: a case report. *American Journal of Orthodontics* **89**, 342-345

Karring, T., Nyman, S., Thilander, B. & Magnusson, I. (1982). Bone regeneration in orthodontically produced alveolar bone dehiscences. *Journal of Periodontal Research* **17**, 309-315.

Kawamoto, T., Motohashi, N., Kitamura, A. *et al.* (2002). A histological study on experimental tooth movement into bone induced by recombinant human bone morphogenetic protein-2 in beagle dogs. *Cleft Palate Craniofacial Journal* **39**, 439-448.

Kawamoto, T., Motohashi, N., Kitamura, A. *et al.* (2003). Experimental tooth movement into bone induced by recombinant human bone morphogenetic protein-2. *Cleft Palate Craniofacial Journal* **40**, 538-543.

Kim, K.A., Choi, E.K., Ohe, J.Y., Ahn, H.W. & Kim, S.J. (2015). Effect of low-level laser therapy on orthodontic tooth movement into bone-grafted alveolar defects. *American Journal of Orthodontics and Dentofacial Orthopedics* **148**, 608-617.

Kirshneck, C., Fanghanel, J., Wahlmann, U. *et al.* (2017). Interactive effects of periodontitis and orthodontic tooth movement on dental root resorption, tooth movement velocity and alveolar bone loss in a rat model. *Annals of Anatomy* **210**, 32-43.

Klein, Y., Fleissig, O., Stabholz, A., Chaushu, S. & Polak, D. (2019). Bone regeneration with bovine bone impairs orthodontic tooth movement despite proper osseous wound healing in a novel mouse model. *Journal of Periodontology* **90**, 189-199.

Klein, Y., Kunthawong, N., Fleissig, O. *et al.* (2020). The impact of alloplast and allograft on bone homeostasis: orthodontic tooth movement into regenerated bone. *Journal of Periodontology* **91**, 1067-1075.

Kokich, V.G. (1996). Esthetics: the orthodontic-periodontic restorative connection. *Seminars in Orthodontics* **2**, 21-30.

Korayem, M., Flores-Mir, C., Nassar, U. & Olfert, K. (2008). Implant site development by orthodontic extrusion. A systematic review. *Angle Orthodontics* **78**, 752-760.

Krishnan, V. & Davidovitch, Z. (2006). The effect of drugs on orthodontic tooth movement. *Orthodontic and Craniofacial Research* **9**, 163-171.

Kurth, J.R. & Kokich, V.G. (2001). Open gingival embrasures after orthodontic treatment in adults: prevalence and etiology. *American Journal of Orthodontics and Dentofacial Orthopedics* **120**, 116-123.

Lee, D.Y., Ahn, H.W., Herr, Y. *et al.* (2014). Periodontal responses to augmented corticotomy with collagen membrane application during orthodontic buccal tipping in dogs. *BioMed Research International* **2014**, 873918.

Levin, L., Samorodnitzky-Naveh, G.R. & Machtei, E.E. (2008). The association of orthodontic treatment and fixed retainers with gingival health. *Journal of Periodontology* **79**, 2087-2092.

Lindskog-Stokland, B., Wennstrom, J.L., Nyman, S. & Thilander, B. (1993). Orthodontic tooth movement into edentulous areas with reduced bone height. An experimental study in the dog. *European Journal of Orthodontics* **15**, 89-96.

Machibya, F.M., Zhuang, Y., Guo, W. *et al.* (2017). Effects of bone regeneration materials and tooth movement timing on canine experimental orthodontic treatment. *The Angle Orthodontist* **88**, 171-178.

Maeda, S., Maeda, Y., Ono, Y., Nakamura, K. & Sasaki, T. (2005). Interdisciplinary treatment of a patient with severe pathologic tooth migration caused by localized aggressive periodontitis. *American Journal of Orthodontics and Dentofacial Orthopedics* **127**, 374-384.

Majzoub, Z.A.K., Romanos, A. & Cordioli, G. (2014). Crown lengthening procedures: a literature review. *Seminars in Orthodontics* **20**, 188-207.

Masella, R.S. & Meister, M. (2006). Current concepts in the biology of orthodontic tooth movement. *American Journal of Orthodontics and Dentofacial Orthopedics* **129**, 458-468.

Maynard, J.G. (1987). The rationale for mucogingival therapy in the child and adolescent. *International Journal of Periodontics and Restorative Dentistry* **7**, 36-51.

Meikle, M.C. (2006). The tissue, cellular, and molecular regulation of orthodontic tooth movement: 100 years after Carl Sandstedt. *European Journal of Orthodontics* **28**, 221-240.

Melsen, B. (1988). Adult orthodontics: factors differentiating the selection of biomechanics in growing and adult individuals. *International Journal of Adult Orthodontics and Orthognathic Surgery* **3**, 167-177.

Melsen, B., Agerbaek, N., Eriksen, J. & Terp, S. (1988). New attachment through periodontal treatment and orthodontic intrusion. *American Journal of Orthodontics and Dentofacial Orthopedics* **94**, 104-116.

Melsen, B., Agerbaek, N. & Markenstam, G. (1989). Intrusion of incisors in adult patients with marginal bone loss. *American Journal of Orthodontics and Dentofacial Orthopedics* **96**, 232-241.

Melsen, B. & Allais, D. (2005). Factors of importance for the development of dehiscences during labial movement of mandibular incisors: a retrospective study of adult orthodontic patients. *American Journal of Orthodontics and Dentofacial Orthopedics* **127**, 552-561; quiz 625.

Muller, H.P., Eger, T. & Lange, D.E. (1995). Management of furcation-involved teeth. A retrospective analysis. *Journal of Clinical Periodontology* **22**, 911-917.

Naaman, N.B., Chaptini, E., Taha, H. & Mokbel, N. (2004). Combined bone grafting and orthodontic treatment of an iatrogenic periodontal defect: a case report with clinical reentry. *Journal of Periodontology* **75**, 316-321.

Ogihara, S. & Marks, M.H. (2002). Alveolar bone upper growth in furcation area using a combined orthodontic-regenerative therapy: a case report. *Journal of Periodontology* **73**, 1522-1527.

Ogihara, S. & Marks, M.H. (2006). Enhancing the regenerative potential of guided tissue regeneration to treat an intrabony defect and adjacent ridge deformity by orthodontic extrusive force. *Journal of Periodontology* **77**, 2093-2100.

Ogihara, S. & Wang, H.L. (2010). Periodontal regeneration with or without limited orthodontics for the treatment of 2- or 3-wall infrabony defects. *Journal of Periodontology* **81**, 1734-1742.

Ostler, M.S. & Kokich, V.G. (1994). Alveolar ridge changes in patients congenitally missing mandibular second premolars. *Journal of Prosthetic Dentistry* **71**, 144-149.

Pandis, N., Vlahopoulos, K., Madianos, P. & Eliades, T. (2007). Long-term periodontal status of patients with mandibular lingual fixed retention. *European Journal of Orthodontics* **29**, 471-476.

Papageorgiou, S.N., Papadelli, A.A. & Eliades, T. (2018a). Effect of orthodontic treatment on periodontal clinical attachment: a systematic review and meta-analysis. *European Journal of Orthodontics* **40**, 176-194.

Papageorgiou, S.N., Xavier, G.M., Cobourne, M.T. & Eliades, T. (2018b). Effect of orthodontic treatment on the subgingival microbiota: a systematic review and meta-analysis. *Orthodontic and Craniofacial Research* **21**, 175-185.

Papapanou, P.N., Sanz, M., Buduneli, N. *et al.* (2018). Periodontitis: Consensus report of workgroup 2 of the 2017 World Workshop on the Classification of Periodontal and Peri-Implant Diseases and Conditions. *Journal of Clinical Periodontology* **45**, S162-S170.

Passanezi, E., Janson, M., Janson, G. *et al.* (2007). Interdisciplinary treatment of localized juvenile periodontitis: a new perspective to an old problem. *American Journal of Orthodontics and Dentofacial Orthopedics* **131**, 268-276.

Pikdoken, L., Erkan, M. & Usumez, S. (2009). Gingival response to mandibular incisor extrusion. *American Journal of Orthodontics and Dentofacial Orthopedics* **135**, 432 e431-436; discussion 432-433.

Pinheiro, M.L., Moreira, T.C. & Feres-Filho, E.J. (2006). Guided bone regeneration of a pronounced gingivo-alveolar cleft due to orthodontic space closure. *Journal of Periodontology* **77**, 1091-1095.

Pini-Prato, G., Baccetti, T., Giorgetti, R., Agudio, G. & Cortellini, P. (2000). Mucogingival interceptive surgery of buccally-erupted premolars in patients scheduled for orthodontic treatment. II. Surgically treated versus nonsurgically treated cases. *Journal of Periodontology* **71**, 182-187.

Polson, A., Caton, J., Polson, A.P. *et al.* (1984). Periodontal response after tooth movement into intrabony defects. *Journal of Periodontology* **55**, 197-202.

Pontoriero, R., Celenza, F., Jr., Ricci, G. & Carnevale, G. (1987). Rapid extrusion with fiber resection: a combined orthodontic-periodontic treatment modality. *International Journal of Periodontics and Restorative Dentistry* **7**, 30-43.

Rabie, A.B., Zhao, Z., Shen, G., Hagg, E.U., Dr, O. & Robinson, W. (2001). Osteogenesis in the glenoid fossa in response to mandibular advancement. *American Journal of Orthodontics and Dentofacial Orthopedics* **119**, 390-400.

Ramos, A.L., Dos Santos, M.C., de Almeida, M.R. & Mir, C.F. (2020). Bone dehiscence formation during orthodontic tooth movement through atrophic alveolar ridges. *Angle Orthodontics* **90**, 321-329.

1238 Parte 17 Ortodontia e Periodontia

Re, S., Corrente, G., Abundo, R. & Cardaropoli, D. (2000). Orthodontic treatment in periodontally compromised patients: 12-year report. *International Journal of Periodontics and Restorative Dentistry* **20**, 31-39.

Re, S., Corrente, G., Abundo, R. & Cardaropoli, D. (2002a). The use of orthodontic intrusive movement to reduce infrabony pockets in adult periodontal patients: a case report. *International Journal of Periodontics and Restorative Dentistry* **22**, 365-371.

Re, S., Corrente, G., Abundo, R. & Cardaropoli, D. (2002b). Orthodontic movement into bone defects augmented with bovine bone mineral and fibrin sealer: a reentry case report. *International Journal of Periodontics and Restorative Dentistry* **22**, 138-145.

Re, S., Cardaropoli, D., Abundo, R. & Corrente, G. (2004). Reduction of gingival recession following orthodontic intrusion in periodontally compromised patients. *Orthodontic and Craniofacial Research* **7**, 35-39.

Reitan, K. (1969). Principles of retention and avoidance of posttreatment relapse. *American Journal of Orthodontics* **55**, 776-790.

Ren, Y., Maltha, J. C., Van't Hof, M. A. *et al.* (2002). Cytokine levels in crevicular fluid are less responsive to orthodontic force in adults than in juveniles. *Journal of Clinical Periodontology* **29**, 757-762.

Ristic, M., Vlahovic Svabic, M., Sasic, M. & Zelic, O. (2007). Clinical and microbiological effects of fixed orthodontic appliances on periodontal tissues in adolescents. *Orthodontic and Craniofacial Research* **10**, 187-195.

Ru, N., Liu, S.S., Bai, Y., Li, S., Liu, Y. & Wei, X. (2016). BoneCeramic graft regenerates alveolar defects but slows orthodontic tooth movement with less root resorption. *American Journal of Orthodontics and Dentofacial Orthopedics* **149**, 523-532.

Ruf, S., Hansen, K. & Pancherz, H. (1998). Does orthodontic proclination of lower incisors in children and adolescents cause gingival recession? *American Journal of Orthodontics and Dentofacial Orthopedics* **114**, 100-106.

Sanders, N.L. (1999). Evidence-based care in orthodontics and periodontics: a review of the literature. *Journal of the American Dental Association* **130**, 521-527.

Schropp, L., Wenzel, A., Kostopoulos, L. & Karring, T. (2003). Bone healing and soft tissue contour changes following single-tooth extraction: a clinical and radiographic 12-month prospective study. *The International Journal of Periodontics & Restorative Dentistry* **23**, 313-323.

Sinclair, P.M., Berry, C.W., Bennett, C.L. & Israelson, H. (1987). Changes in gingiva and gingival flora with bonding and banding. *Angle Orthodontics* **57**, 271-278.

Steiner, G.G., Pearson, J.K. & Ainamo, J. (1981). Changes of the marginal periodontium as a result of labial tooth movement in monkeys. *Journal of Periodontology* **52**, 314-320.

Stelzel, M. & Flores-de-Jacoby, L. (1995). [The GTR technique within the framework of combined periodontal-orthodontic treatments. A case report]. *Fortschritte der Kieferorthopadie* **56**, 347-352.

Stelzel, M.J. & Flores-de-Jacoby, L. (1998). Guided tissue regeneration in a combined periodontal and orthodontic treatment: a case report. *International Journal of Periodontics and Restorative Dentistry* **18**, 189-195.

Stepovich, M.L. (1979). A clinical study on closing edentulous spaces in the mandible. *Angle Orthodontics* **49**, 227-233.

Tarnow, D.P., Magner, A.W. & Fletcher, P. (1992). The effect of the distance from the contact point to the crest of bone on the presence or absence of the interproximal dental papilla. *Journal of Periodontology* **63**, 995-996.

Tiefengraber, J., Diedrich, P., Fritz, U. & Lantos, P. (2002). Orthodontic space closure in combination with membrane supported healing of extraction sockets (MHE) a pilot study. *Journal of Orofacial Orthopedics* **63**, 422-428.

Turkkahraman, H., Sayin, M.O., Bozkurt, F.Y. *et al.* (2005). Archwire ligation techniques, microbial colonization, and periodontal status in orthodontically treated patients. *Angle Orthodontics* **75**, 231-236.

van Gastel, J., Quirynen, M., Teughels, W., Coucke, W. & Carels, C. (2007). Influence of bracket design on microbial and periodontal parameters in vivo. *Journal of Clinical Periodontology* **34**, 423-431.

van Gastel, J., Quirynen, M., Teughels, W., Coucke, W. & Carels, C. (2008). Longitudinal changes in microbiology and clinical periodontal variables after placement of fixed orthodontic appliances. *Journal of Periodontology* **79**, 2078-2086.

Verna, C., Dalstra, M. & Melsen, B. (2000). The rate and the type of orthodontic tooth movement is influenced by bone turnover in a rat model. *European Journal of Orthodontics* **22**, 343-352.

Wehrbein, H., Fuhrmann, R.A. & Diedrich, P.R. (1995). Human histologic tissue response after long-term orthodontic tooth movement. *American Journal of Orthodontics and Dentofacial Orthopedics* **107**, 360-371.

Wennstrom, J.L., Lindhe, J., Sinclair, F. & Thilander, B. (1987). Some periodontal tissue reactions to orthodontic tooth movement in monkeys. *Journal of Clinical Periodontology* **14**, 121-129.

Wennstrom, J.L. (1996). Mucogingival considerations in orthodontic treatment. *Seminars in Orthodontics* **2**, 46-54.

Wise, G.E. & King, G.J. (2008). Mechanisms of tooth eruption and orthodontic tooth movement. *Journal of Dental Research* **87**, 414-434.

Yared, K.F., Zenobio, E.G. & Pacheco, W. (2006). Periodontal status of mandibular central incisors after orthodontic proclination in adults. *American Journal of Orthodontics and Dentofacial Orthopedics* **130**, 6 e1-8.

Yilmaz, S., Kilic, A.R., Keles, A. & Efeoglu, E. (2000). Reconstruction of an alveolar cleft for orthodontic tooth movement. *American Journal of Orthodontics and Dentofacial Orthopedics* **117**, 156-163.

Zasciurinskiene, E., Baseviciene, N., Lindsten, R. *et al.* (2018). Orthodontic treatment simultaneous to or after periodontal cause-related treatment in periodontitis susceptible patients. Part I: Clinical outcome. A randomized clinical trial. *Journal of Clinical Periodontology* **45**, 213-224.

Zhang, J., Fan, F.Y., Wang, X.X., Xing, D.Y. & Wang, S.L. (2006). [Effect of bioactive glass filling defective alveolar bone on tooth movement]. *Zhonghua Kou Qiang Yi Xue Za Zhi* **41**, 92-93.

Parte 18: Terapia de Suporte

48 Terapia Periodontal de Suporte, 1241
*Christoph A. Ramseier, Niklaus P. Lang, Janet Kinney, Jeanie E. Suvan,
Giedrė Matulienė e Giovanni E. Salvi*

Capítulo 48

Terapia Periodontal de Suporte

Christoph A. Ramseier,[1] Niklaus P. Lang,[1] Janet Kinney,[2] Jeanie E. Suvan,[3] Giedrė Matulienė[4] e Giovanni E. Salvi[1]

[1]Department of Periodontology, School of Dental Medicine, University of Bern, Bern, Switzerland
[2]Department of Periodontics and Oral Medicine, University of Michigan School of Dentistry, Ann Arbor, MI, USA
[3]Unit of Periodontology, UCL Eastman Dental Institute, London, UK
[4]Private Practice, Zurich, Switzerland

Introdução, 1241
Definição, 1241
Paradigmas básicos para a prevenção da doença periodontal, 1242
Pacientes de risco para periodontite sem terapia periodontal de suporte regular, 1244
Terapia periodontal de suporte para pacientes com gengivite, 1245
Terapia periodontal de suporte para pacientes com periodontite, 1246
Avaliação contínua de risco multinível, 1247
   Avaliação individual do risco periodontal, 1247
   Cálculo do risco periodontal individual do paciente, 1251

Avaliação do risco dentário, 1252
Avaliação do risco no local, 1252
Objetivos da terapia periodontal de suporte, 1252
Determinação de intervalos personalizados da terapia periodontal de suporte, 1253
Terapia periodontal de suporte na prática diária, 1253
   Exame, reavaliação e diagnóstico, 1253
   Motivação, reinstrução e instrumentação, 1255
   Tratamento de locais reinfectados, 1256
   Polimento, fluoretos e determinação dos intervalos de consultas da terapia periodontal de suporte, 1256

Introdução

Ensaios clínicos sobre os efeitos a longo prazo do tratamento da periodontite demonstraram claramente que os cuidados de manutenção profissional pós-terapêuticos são parte integrante desse tratamento. Isso também constitui o único meio de se assegurar a manutenção dos efeitos terapêuticos benéficos a longo prazo. A reinfecção poderia ser evitada ou minimizada na maioria dos pacientes, principalmente por meio de vigilância rígida envolvendo visitas a profissionais em intervalos regulares. No entanto, os sistemas de manutenção apresentados nos vários estudos não fornecem um conceito claro com validade geral para a frequência de visitas de manutenção aos profissionais e o modo de terapia de manutenção. Em alguns pacientes pode haver um risco de que a reinfecção e a doença recorrente sejam negligenciadas, enquanto em outros pode haver uma tendência a tratamentos excessivos.

Critérios objetivos para a avaliação do risco individual do paciente para doença recorrente têm sido o foco de atenção nos últimos anos. No entanto, essa avaliação ainda deve ser baseada em uma estimativa de probabilidade derivada da avaliação dos riscos do paciente, do dente ou da localização do dente.

O objetivo deste capítulo é discutir os fundamentos do monitoramento contínuo do paciente após a terapia periodontal ativa e com implantes, a fim de se prevenir a reinfecção e a progressão da doença periodontal após a terapia. Também serão avaliados o modo e a extensão das medidas terapêuticas interceptativas necessárias para se atingir esse objetivo.

Definição

O tratamento periodontal inclui:

1. Avaliação da saúde sistêmica do paciente.
2. Fase terapêutica relacionada com a causa.
3. Fase corretiva envolvendo procedimentos cirúrgicos periodontais.
4. Fase de manutenção.

O *3º World Workshop of the American Academy of Periodontology* (1989) renomeou os procedimentos de tratamento periodontal coletivo para terapia periodontal de suporte (TPS). Esse termo expressa a necessidade essencial

1242 **Parte 18** Terapia de Suporte

de medidas terapêuticas para apoiar os esforços do próprio paciente para controlar as infecções periodontais e evitar a reinfecção. Visitas regulares ao profissional devem servir como um mecanismo de *feedback* positivo entre o paciente e o profissional, com o objetivo de garantir que os pacientes possam manter seus dentes saudáveis pelo maior tempo possível. Uma parte integrante da TPS é o diagnóstico contínuo, monitorando o paciente, a fim de interceptar com terapia adequada e otimizar as intervenções terapêuticas adaptadas às necessidades do paciente.

Paradigmas básicos para a prevenção da doença periodontal

Os cuidados de manutenção periodontal, ou TPS, seguem os paradigmas da etiologia e patogênese da doença periodontal e peri-implantar e devem considerar o fato de que essas doenças representam infecções oportunistas.

Quase 60 anos atrás, foi comprovada uma relação de causa e efeito entre o acúmulo de biofilme bacteriano nos dentes e o desenvolvimento de gengivite (Löe *et al.* 1965). Essa relação também foi documentada pelo restabelecimento da saúde gengival após a remoção do biofilme. A mesma relação causa-efeito foi demonstrada para os tecidos peri-implantares entre o biofilme e o desenvolvimento de mucosite (Salvi *et al.* 2012). Essa relação causal foi posteriormente caracterizada quando a perda de inserção do tecido conjuntivo, a reabsorção do osso alveolar com acúmulo de biofilme e o desenvolvimento de doença periodontal foram demonstrados em animais de laboratório (Lindhe *et al.* 1975). Como alguns desses animais não desenvolveram doença periodontal, apesar do acúmulo persistente de biofilme por 48 meses, deve-se considerar que a composição da microbiota, os mecanismos de defesa do hospedeiro ou a suscetibilidade à doença podem variar de indivíduo para indivíduo. No entanto, no estudo citado, o início da doença periodontal sempre foi precedido por sinais evidentes de gengivite. Portanto, parece razoável prever que a eliminação da inflamação gengival e a manutenção de tecidos gengivais saudáveis prevenirão tanto o início quanto a recorrência da doença periodontal e peri-implantar. De fato, já em 1746, Fauchard afirmava que "pouco ou nenhum cuidado com a limpeza dos dentes é ordinariamente a causa de todas as doenças que os destroem".

Do ponto de vista clínico, os resultados anteriormente mencionados devem ser traduzidos pela necessidade de remoção adequada e regular do biofilme individual, pelo menos em pacientes tratados ou suscetíveis à doença periodontal. Esse princípio simples pode ser difícil de implementar em todos os pacientes; no entanto, a TPS profissional interceptativa em intervalos regulares pode, até algum ponto, compensar a falta de colaboração pessoal com relação aos padrões de higiene bucal necessários.

Esses aspectos foram mimetizados em um modelo de estudo em cão Beagle com doença periodontal de ocorrência natural (Morrison *et al.* 1979). Foram utilizados dois grupos de animais. O grupo-teste foi submetido à raspagem e alisamento radicular iniciais e, posteriormente, o

biofilme foi eliminado por meio de escovação diária e polimento quinzenal com taças de borracha, por um período de 3 anos. No grupo-controle, nenhuma raspagem inicial e nenhuma prática de higiene bucal foram realizadas durante o mesmo período. A cada 6 meses, no entanto, os dentes em dois quadrantes inferiores opostos diagonalmente, em ambos os animais dos grupos teste e controle, receberam raspagem e alisamento radicular. Os resultados demonstraram que a redução da profundidade de sondagem da bolsa (PB) e o ganho de inserção obtidos após a raspagem e alisamento radicular inicial, nos animais-teste, foram mantidos durante todo o curso do estudo, independentemente da raspagem e do alisamento radiculares serem ou não repetidos. Os animais do grupo-controle, por outro lado, continuaram a mostrar aumento na PB e perda de inserção em todos os quadrantes, independentemente de terem ou não sido realizadas raspagem e alisamento radicular. No entanto, nos quadrantes inferiores nos quais os dentes foram repetidamente instrumentados a cada 6 meses, a progressão da destruição periodontal foi significativamente menos pronunciada (Figura 48.1). Esses resultados indicam que a TPS profissional, realizada em intervalos regulares, pode, até algum ponto, compensar um padrão de higiene bucal pessoal "deficiente". A esse respeito, foi demonstrado que, após a instrumentação radicular, a microbiota subgengival é significativamente alterada em quantidade e qualidade (Listgarten *et al.* 1978), e que o restabelecimento da microbiota subgenvival associada à doença pode levar vários meses (Listgarten *et al.* 1978; Slots *et al.* 1979; Mousquès *et al.* 1980; Caton *et al.* 1982; Magnusson *et al.* 1984).

Em vários estudos clínicos longitudinais sobre o resultado da terapia periodontal, foi documentado o papel crucial da TPS na manutenção de resultados bem-sucedidos (Ramfjord *et al.* 1968; Lindhe & Nyman 1975; Ramfjord *et al.* 1975; Rosling *et al.* 1976; Nyman *et al.* 1977; Knowles *et al.* 1979, 1980; Badersten *et al.* 1981; Hill *et al.* 1981; Lindhe *et al.* 1982a, b; Pihlström *et al.* 1983; Westfelt *et al.* 1983a; Lindhe & Nyman 1984; Westfelt *et al.* 1985; Isidor & Karring 1986; Badersten *et al.* 1987; Kaldahl *et al.* 1988). Em todos esses estudos, os níveis de PB e de inserção clínica foram mantidos como resultado de um cuidadoso programa de manutenção profissional bem organizado (intervalos de TPS variando entre 3 e 6 meses), independentemente da modalidade de tratamento inicial realizada.

Em um dos estudos (Nyman *et al.* 1977), um resultado alarmante foi que pacientes tratados para doença periodontal avançada envolvendo técnicas cirúrgicas, mas não inscritos em um programa de cuidados de manutenção supervisionado, exibiram periodontite recorrente, incluindo perda de inserção, a uma taxa três a cinco vezes maior do que a documentada para a progressão natural da doença periodontal em grupos populacionais com alta suscetibilidade à doença (Löe *et al.* 1978, 1986). A respeito disso, foi estudado o efeito da negligência em fornecer TPS adequada após o tratamento periodontal, por um período de 6 anos, por Axelsson e Lindhe (1981a). Após a instrumentação radicular pré-cirúrgica e instrução em práticas de higiene bucal, todos os pacientes do estudo foram submetidos a procedimentos com retalho

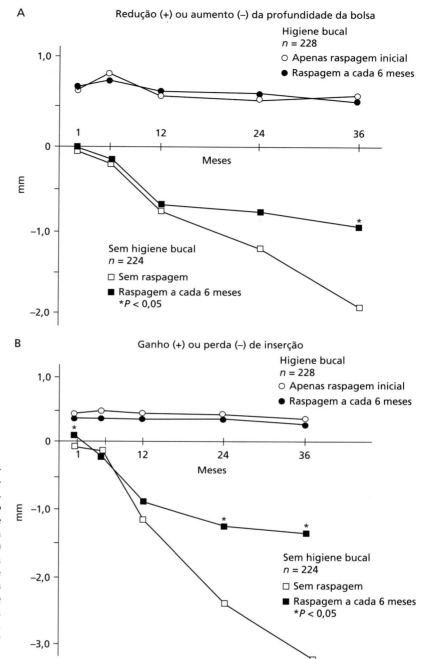

Figura 48.1 **A.** Redução média da profundidade de sondagem (+) ou aumento da profundidade de sondagem (−) em milímetros, com ou sem raspagens repetidas e alisamento radicular, em animais experimentais (higiene bucal) e de controle (sem higiene bucal) com relação às médias iniciais. **B.** Ganho médio (+) ou perda média (−) de inserção de sondagem com ou sem planejamento de repetição de raspagem e alisamento radicular em animais experimentais (higiene bucal) e de controle (sem higiene bucal) com relação à média inicial. (Fonte: Dados de Morrison *et al.* 1979. Reproduzida, com autorização, de John Wiley & Sons.)

de Widman modificado. Durante um período de cicatrização de 2 meses, realizou-se limpeza profissional dos dentes a cada 2 semanas. Após esse período, os dados clínicos iniciais foram obtidos, e um em cada três pacientes foi dispensado da clínica, enquanto os outros dois foram inscritos em um programa de manutenção, conduzido profissionalmente com uma visita TPS, uma vez a cada 3 meses. Esses pacientes mantiveram excelente higiene bucal e, consequentemente, apresentaram uma frequência muito baixa de locais de sangramento. Além disso, a PB e a sondagem dos níveis de inserção foram mantidas inalteradas durante o período de 6 anos. Em contraste, os pacientes não reavaliados demonstraram sinais óbvios de periodontite recorrente nos reexames de 3 e 6 anos. Outras evidências para a probabilidade de doença recorrente em pacientes não submetidos a cuidados de manutenção profissional foram apresentadas por Kerr (1981). Cinco anos após o tratamento bem-sucedido, 45% dos pacientes apresentavam condições periodontais semelhantes ao seu estado antes do tratamento. A TPS só havia sido fornecida em intervalos variando entre 9 e 18 meses. Foram obtidos resultados semelhantes em uma revisão sistemática de Farooqi *et al.* (2015). Sua análise revelou que intervalos mais curtos foram positivamente associados à redução da perda dentária, enquanto as evidências disponíveis para a indicação de intervalos específicos (p. ex., 3 meses) permanecem escassas (Farooqi *et al.* 2015).

Embora o número de ensaios clínicos longitudinais bem controlados seja bastante limitado para pacientes que, além

1244 Parte 18 Terapia de Suporte

do tratamento periodontal, tenham sido submetidos a extensa terapia reconstrutiva, deve-se compreender que o conceito de cuidadosa manutenção profissional tem validade irrestrita. Em um estudo longitudinal com combinação de tratamento periodontal e protético, de pacientes com doença periodontal avançada, a saúde periodontal pôde ser mantida durante um período de estudo de 5 a 8 anos, com consultas regulares de TPS, agendadas a cada 3 a 6 meses (Nyman & Lindhe 1979). Resultados semelhantes foram apresentados por Valderhaug e Birkeland (1976) e por Valderhaug (1980), para períodos de até 15 anos. Outro estudo de 36 pacientes que receberam extensa prótese fixa com vários elementos em *cantilever* após a terapia periodontal confirmou a manutenção da saúde periodontal ao longo de 5 a 12 anos (Laurell *et al.* 1991). Estudos mais recentes sobre a manutenção, a longo prazo, de pacientes periodontais que, após tratamento bem-sucedido da periodontite, foram reabilitados com extensas próteses fixas, revelaram que a TPS realizada regularmente resultou em estabilidade periodontal. Apenas 1,3% (Hämmerle *et al.* 2000) e 2,0% (Moser *et al.* 2002) dos pilares demonstraram perda menor de inserção durante esses longos períodos de acompanhamento (10 e 11 anos, respectivamente). Em contraste, um relato de casos de seguro-saúde que não foram mantidos regularmente tratados pela TPS produziu uma taxa de recorrência de periodontite de quase 10% após uma observação de 6,5 anos (Randow *et al.* 1986).

Resumo: A etiologia da gengivite e periodontite é razoavelmente bem compreendida. No entanto, o fator causal, ou seja, o desafio microbiano que induz e mantém a resposta inflamatória, pode não ser completamente eliminado do ambiente dentogengival e peri-implantar por qualquer período. Isso requer a remoção profissional de todos os depósitos microbianos nas áreas supra e subgengival, em intervalos regulares, pois a recolonização ocorrerá após os procedimentos de desbridamento, levando a uma reinfecção do nicho ecológico e, portanto, à progressão do processo da doença. Numerosos ensaios clínicos bem controlados, no entanto, documentaram que esse desenvolvimento pode ser evitado por períodos muito longos apenas pela interferência regular do ambiente subgengival visando à remoção das bactérias subgengivais.

Pacientes de risco para periodontite sem terapia periodontal de suporte regular

O efeito da omissão da TPS em pacientes com periodontite pode ser mais bem estudado tanto em populações não tratadas como em grupos de pacientes pouco colaborativos.

Um dos poucos estudos que documentaram pacientes não tratados suscetíveis à periodontite relatou a perda contínua de inserção periodontal, bem como de dentes, em trabalhadores de plantações de chá do Sri Lanka que não receberam tratamento odontológico (Löe *et al.* 1986; Ramseier *et al.* 2017). Nessa situação de modelo tão singular – para o mundo ocidental – foi encontrada uma perda média de 0,3 mm por superfície dentária por ano. Além disso, os trabalhadores perderam entre 0,1 e 0,3 dente por ano como resultado da periodontite. Em outro grupo não tratado nos EUA, 0,61 dente foi perdido por ano, durante um período de observação de 4 anos

(Becker *et al.* 1979). Isso contrasta dramaticamente com relatos sobre perda de dentes em pacientes bem controlados tratados para periodontite (p. ex., Hirschfeld & Wasserman 1978; McFall 1982; Becker *et al.* 1984; Wilson *et al.* 1987; Ng *et al.* 2011; Costa *et al.* 2012, 2014). Esses pacientes ou eram completamente estáveis e não perdiam nenhum dente durante os períodos de manutenção, que variavam até 22 anos, ou perdiam apenas pouquíssima inserção periodontal e apenas 0,03 dente (Hirschfeld & Wasserman 1978) ou 0,06 dente (Wilson *et al.* 1987).

Pacientes não colaboradores, mas suscetíveis à periodontite, que não receberam TPS após intervenções cirúrgicas periodontais, continuaram a perder a inserção periodontal a uma taxa de aproximadamente 1 mm por ano, independentemente do tipo de cirurgia escolhida (Nyman *et al.* 1977). Isso é quase três vezes maior do que seria esperado como resultado do curso "natural" da progressão da doença periodontal (Löe *et al.* 1978, 1986; Ramseier *et al.* 2017).

Em um estudo britânico de uma clínica particular (Kerr 1981), no qual os pacientes foram encaminhados de volta ao seu cirurgião-dentista após a terapia periodontal, 45% dos pacientes apresentaram reinfecção completa após 5 anos.

Resultados semelhantes foram descritos para pacientes de clínica privada que decidiram não participar de um programa organizado de cuidados de manutenção após terapia periodontal ativa (Becker *et al.* 1984). Exames subsequentes revelaram sinais claros de doença periodontal recorrente, incluindo PB aumentada e envolvimento de furca de dentes multirradiculares concomitantemente à perda dentária. Além disso, a perda de osso alveolar, observada em radiografias, e a perda dentária foram relatadas em um grupo de pacientes nos quais a TPS foi fornecida com frequência inferior a uma vez a cada 12 meses (De Vore *et al.* 1986).

A partir de todos esses estudos, é evidente que o tratamento periodontal é ineficaz na manutenção da saúde periodontal se a TPS for negligenciada, negada ou omitida.

A documentação mais significativa da falta de TPS em indivíduos suscetíveis à doença é provavelmente aquela de um ensaio clínico em que um terço dos pacientes foi enviado de volta ao seu cirurgião-dentista para manutenção, enquanto dois terços dos pacientes receberam TPS em um sistema de manutenção bem organizado (Axelsson & Lindhe 1981a). Os 77 pacientes foram examinados antes do tratamento, 2 meses após o último procedimento cirúrgico e após 3 e 6 anos. Os 52 pacientes do sistema TPS foram cuidadosamente acompanhados, visitaram o programa a cada 2 meses nos primeiros 2 anos, e a cada 3 meses nos 4 anos restantes do período de observação. Os resultados obtidos no segundo exame (2 meses, após a última cirurgia) mostraram que o efeito do tratamento inicial foi bom em ambos os grupos. Posteriormente, os pacientes em TPS foram capazes de manter uma higiene bucal adequada e níveis de inserção inalterados. No grupo sem TPS, as pontuações do índice de placa aumentaram acentuadamente com relação aos valores iniciais, assim como o número de unidades gengivais inflamadas (Figura 48.2A). Concomitantemente, havia sinais evidentes de periodontite recorrente. Os valores médios de profundidade da bolsa e dos níveis de inserção, nos exames de 3 e 6 anos, foram maiores do que no início (Figura 48.2B). No grupo TPS, aproximadamente 99% das superfícies dentárias apresentaram melhora, nenhuma alteração ou perda < 1 mm de inserção, em comparação com 45% no grupo sem TPS (Tabela 48.1). Nos últimos pacientes, 55% dos locais mostraram uma perda adicional de inserção de 2 a 5 mm, no exame de 6 anos, e 20% das bolsas tinham 4 mm de profundidade ou mais (Tabelas 48.1, 48.2).

Resumo: Pacientes suscetíveis à doença periodontal correm alto risco de reinfecção e progressão de lesões periodontais sem TPS meticulosamente organizado e realizado. Uma vez que todos os pacientes tratados para doença periodontal pertencem a essa categoria de risco em virtude de sua história pregressa, um programa adequado de cuidados de manutenção é de extrema importância para um resultado benéfico do tratamento a longo prazo. A TPS deve visar à remoção regular da microbiota subgengival e deve ser complementada pelos esforços do paciente para o controle ideal do biofilme supragengival.

Tabela 48.1 Porcentagem de sítios demonstrando várias alterações na sondagem do nível de inserção entre o exame inicial, 2 meses após a conclusão da terapia periodontal ativa, e no exame de acompanhamento após 6 anos.

Nível do sítio	Profundidade de sondagem periodontal (mm)	
	TPS	Sem TPS
Melhora do nível de inserção	17	1
Sem alteração	72	10
Piora do nível de inserção		
≥ 1 mm	10	34
2 a 5 mm	1	55

TPS = terapia periodontal de suporte. (Fonte: Adaptada de Axelsson & Lindhe 1981b. Reproduzida, com autorização, de John Wiley & Sons.)

Terapia periodontal de suporte para pacientes com gengivite

Vários estudos, predominantemente em crianças, documentaram que as consultas profissionais periódicas para

Tabela 48.2 Porcentagem de diferentes profundidades de sondagem em pacientes com terapia periodontal de suporte (TPS) e sem TPS no exame inicial, 2 meses após o tratamento periodontal ativo, e a 3 e 6 anos de consultas de acompanhamento.

	Porcentagem de bolsas com diferentes profundidades de sondagem					
	≤ 3 mm		4 a 6 mm		≥ 7 mm	
Exames	TPS	Sem TPS	TPS	Sem TPS	TPS	Sem TPS
Inicial	35	50	58	38	8	12
Pós-tratamento	99	99	1	1	0	0
3 anos	99	91	1	9	0	0
6 anos	99	80	1	19	0	1

Fonte: Adaptada de Axelsson & Lindhe 1981b. Reproduzida, com autorização, de John Wiley & Sons.

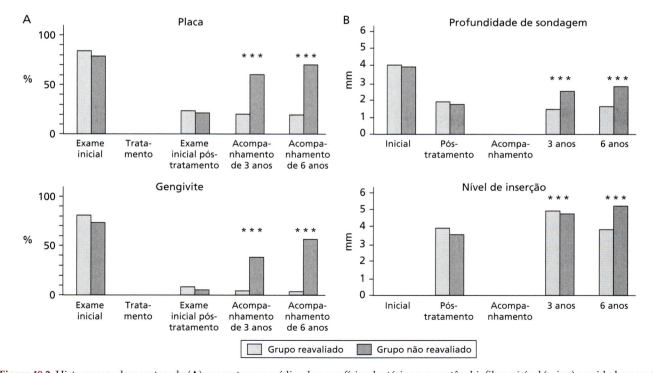

Figura 48.2 Histogramas demonstrando (**A**) porcentagens médias de superfícies dentárias que contêm biofilme visível (*acima*) e unidades gengivais inflamadas (sangramento à sondagem) (*abaixo*) e (**B**) profundidade média de sondagem (*acima*) e sondagem dos níveis de inserção (*abaixo*), em exames iniciais e de acompanhamento. (Fonte: Dados de Axelsson & Lindhe 1981b. Reproduzida, com autorização, de John Wiley & Sons.)

1246   Parte 18   Terapia de Suporte

profilaxia em conjunto com o reforço da higiene bucal pessoal são eficazes no controle da gengivite (Badersten *et al.* 1975; Poulsen *et al.* 1976; Axelsson & Lindhe 1981a, b; Bellini *et al.* 1981). Isso, no entanto, não significa que as consultas de manutenção na infância impeçam o desenvolvimento de doenças mais graves mais tarde na vida. É óbvio, portanto, que a TPS deve ser um compromisso vitalício tanto pelos pacientes quanto pelos profissionais.

Adultos cuja higiene bucal efetiva foi combinada com profilaxia profissional periódica eram claramente mais saudáveis periodontalmente do que pacientes que não participavam desses programas (Lövdal *et al.* 1961; Suomi *et al.* 1971). Um estudo de particular importância histórica foi realizado em 1.428 adultos de uma empresa industrial em Oslo, Noruega (Lövdal *et al.* 1961). Durante um período de observação de 5 anos, os indivíduos foram avaliados de duas a quatro vezes por ano para instrução em higiene bucal e raspagem supragengival e subgengival. As condições gengivais melhoraram em aproximadamente 60% e a perda dentária foi reduzida em cerca de 50% do que seria esperado sem esses esforços.

Em outro estudo (Suomi *et al.* 1971), a perda do tecido periodontal de suporte, em indivíduos jovens, com gengivite ou apenas perda de pequenas quantidades de inserção, foi acompanhada ao longo de 3 anos. Um grupo experimental, que recebeu raspagem e instrução em higiene bucal, a cada 3 meses, produziu significativamente menos biofilme e inflamação gengival do que o grupo controle no qual nenhum esforço especial foi feito. A perda média de inserção de sondagem foi de apenas 0,08 mm por superfície no grupo experimental, em oposição a 0,3 mm no grupo de controle.

Quando pacientes adultos com gengivite foram tratados com raspagem e alisamento radicular, mas não melhoraram seus procedimentos de higiene bucal, a condição gengival não melhorou em comparação aos indivíduos que receberam profilaxia em intervalos de 6 meses (Listgarten & Schifter 1982).

Resumo: A informação disponível indica que a prevenção da inflamação gengival e da perda precoce de inserção em pacientes com gengivite depende principalmente do nível de controle individual do biofilme, mas também de outras medidas para a redução do acúmulo de biofilme supra e subgengival.

Terapia periodontal de suporte para pacientes com periodontite

Como mencionado anteriormente, uma série de estudos longitudinais sobre modalidades terapêuticas periodontais foi realizada, primeiro na University of Michigan, EUA, mais tarde na University of Gothenburg, Suécia, e também nas Universities of Minnesota, Nebraska e Loma Linda, EUA. Esses estudos sempre incluíram os pacientes em um sistema de cuidados de manutenção bem organizado com consultas TPS, em intervalos regulares (geralmente de 3 a 4 meses). Embora os pacientes realizassem o controle do biofilme com vários graus de eficácia, a TPS resultou em excelente manutenção dos níveis de inserção pós-operatória na maioria dos pacientes (Knowles 1973; Ramfjord *et al.* 1982).

Em média, excelentes resultados de tratamento com manutenção da PB reduzida e ganhos mantidos de sondagem

foram documentados para a maioria dos pacientes nos estudos longitudinais, independentemente da modalidade de tratamento escolhida (Ramfjord *et al.* 1975; Lindhe & Nyman 1975; Rosling *et al.* 1976; Nyman *et al.* 1977; Knowles *et al.* 1979, 1980; Badersten *et al.* 1981; Hill *et al.* 1981; Lindhe *et al.* 1982a; Pihlström *et al.* 1983; Westfelt *et al.* 1983a, b, 1985; Isidor & Karring 1986; Badersten *et al.* 1987).

Em um estudo com 75 pacientes com periodontite extremamente avançada, que haviam sido tratados com sucesso para a doença com terapia relacionada com a causa e procedimentos de retalho de Widman modificados (Lindhe & Nyman 1984), a infecção recorrente ocorreu em apenas alguns locais durante um período de 14 anos de TPS eficaz. No entanto, deve-se compreender que a periodontite recorrente foi observada em intervalos de tempo completamente imprevisíveis, mas estava concentrada em cerca de 25% da população de pacientes (15 de 61). Isso sugere que, em uma população de risco suscetível à periodontite, a maioria dos pacientes pode ser "curada", desde que uma TPS organizada de maneira ideal seja realizada, enquanto uma proporção relativamente pequena de pacientes (20 a 25%) sofrerá episódios ocasionais de reinfecção periodontal recorrente. É, obviamente, um desafio para o terapeuta identificar esses pacientes com suscetibilidade muito alta à doença e monitorar as dentições para periodontite recorrente, a longo prazo.

Duas décadas depois, foi apresentado o efeito de um programa de manutenção baseado em controle de biofilme de 30 anos, em um consultório odontológico particular, sobre perda dentária, cárie e progressão da doença periodontal (Axelsson *et al.* 2004). Este estudo de coorte prospectivo e controlado inicialmente incluiu 375 pacientes do grupo-teste e 180 do grupo-controle, que receberam tratamento de manutenção tradicional (pelo dentista que indicou, uma ou duas vezes por ano). Após 6 anos, o grupo controle foi descontinuado. O grupo-teste foi submetido a consultas profiláticas, a cada 2 meses, durante os primeiros 2 anos e a cada 3 a 12 meses (de acordo com suas necessidades individuais) ao longo de 3 a 30 anos. As consultas profiláticas ao higienista dental incluíram a revelação do biofilme e a limpeza mecânica profissional dos dentes, incluindo o uso de dentifrício fluoretado. Durante os 30 anos de manutenção, pouquíssimos dentes foram perdidos (0,4 a 1,8), e a rara perda de dentes foi predominantemente resultado de fraturas radiculares. Ao longo dos 30 anos de manutenção, foram encontradas 1,2 a 2,1 novas lesões de cárie (> 80% de cárie secundária). Durante este período, apenas 2 a 4% de todos os locais exibiram perda de inserção periodontal de ≥ 2 mm. Este estudo singular demonstrou claramente que a TPS baseada no controle do biofilme, adaptado às necessidades individuais do paciente, resultará em uma taxa muito baixa de perda dentária, recorrência mínima de cárie e estabilidade periodontal quase completa.

Resumo: A TPS é um pré-requisito absoluto para garantir resultados de tratamento benéficos com manutenção dos níveis de inserção clínica, por longos períodos de tempo. Para a maioria dos pacientes, a manutenção dos resultados do tratamento foi documentada por até 14 anos, e em um consultório particular por até 30 anos, mas deve-se

Capítulo 48 Terapia Periodontal de Suporte **1247**

compreender que uma pequena proporção de pacientes apresentará infecções recorrentes com progressão de lesões periodontais em alguns locais de modo completamente imprevisível. A avaliação contínua do risco nos níveis individuais, do dente e do local do dente, portanto, representa um desafio para o conceito da TPS.

Avaliação contínua de risco multinível

Ao contrário de um diagnóstico periodontal inicial, que considera as sequelas do processo da doença, ou seja, documenta a perda de inserção periodontal, e a concomitante formação de bolsas periodontais e a existência de inflamação, o diagnóstico clínico durante a TPS deve ser baseado nas variações do estado de saúde após o sucesso do tratamento periodontal ativo. Isso, por sua vez, significa que novos dados clínicos devem ser estabelecidos, uma vez que as metas de tratamento da terapia periodontal ativa (ou seja, fases 1 a 3) foram alcançadas e a saúde periodontal restabelecida (Claffey 1991). Esse exame inicial inclui o nível clínico de inserção alcançado enquanto os parâmetros inflamatórios estiverem supostamente sob controle. Em circunstâncias ideais, a TPS manteria os níveis de inserção clínica obtidos após a terapia ativa, por anos. No entanto, se ocorrer uma reinfecção, a perda da inserção clínica progredirá. A questão relevante é, portanto, quais parâmetros clínicos servem como indicadores precoces para um novo início ou recorrência do processo de doença periodontal, ou seja, reinfecção e progressão da doença periodontal, em um sítio periodontal previamente tratado? Também é muito importante obter consistência na definição de um caso "progressivo" para poder interpretar os resultados de estudos clínicos que avaliam os fatores/indicadores de risco para a progressão da doença. Essa definição foi proposta durante o *5º European Workshop in Periodontology* (Tonetti & Claffey 2005): presença de dois ou mais dentes com perda longitudinal de inserção proximal ≥ 3 mm. Quando as mensurações seriadas do nível de inserção proximal não estiverem disponíveis, a perda óssea radiográfica longitudinal de ≥ 2 mm em dois ou mais dentes pode ser usada como substituta.

Do ponto de vista clínico, a estabilidade das condições periodontais reflete um equilíbrio dinâmico entre agressão bacteriana e resposta efetiva do hospedeiro. Assim, essa homeostase está sujeita a alterações bruscas sempre que um dos dois fatores prevalece. Por isso, fica evidente que o processo diagnóstico deve ser baseado no monitoramento contínuo do perfil de risco multinível. Os intervalos entre as avaliações diagnósticas também devem ser escolhidos com base no perfil de risco total e no benefício esperado. Programar pacientes para a TPS com base em uma avaliação de risco individual para recorrência da doença demonstrou ser custo-efetivo (Axelsson & Lindhe 1981a, b; Axelsson *et al.* 1991).

Avaliação individual do risco periodontal

O risco do paciente para recorrência de periodontite pode ser avaliado com base em uma série de condições clínicas em que nenhum parâmetro isolado apresenta um papel primordial. Todo o espectro de fatores e indicadores de risco

deve ser avaliado simultaneamente. Para esse propósito, um diagrama funcional foi construído (Figura 48.3) (Lang & Tonetti 2003) incluindo os seguintes aspectos:

- Porcentagem individual de sangramento à sondagem (SS)
- Prevalência (número) de bolsas residuais ≥ 4 mm, após terapia periodontal ativa
- Perda de dentes de um total de 28 dentes
- Perda de suporte periodontal com relação à idade do paciente
- Condições sistêmicas e genéticas
- Fatores ambientais, como tabagismo.

Cada parâmetro tem sua própria escala para perfis de risco baixo, médio e alto. Uma avaliação abrangente desses fatores após a terapia periodontal ativa fornecerá um perfil de risco total individualizado e ajudará a determinar a frequência e a complexidade das consultas de TPS. Modificações podem ser feitas no diagrama funcional se fatores adicionais se tornarem importantes no futuro. A validade da avaliação de risco periodontal (ARP) na identificação de vários níveis de risco, com base no paciente para progressão da doença após o tratamento periodontal ativo, foi testada em vários estudos de coorte em todo o mundo (Lang *et al.* 2015).

A avaliação dos parâmetros de risco para a avaliação do risco com base no indivíduo pode ser repetida após alguns anos, preferencialmente em 5 anos. Enquanto isso, uma avaliação mais detalhada dos perfis das bolsas periodontais residuais e SS podem ser adicionalmente úteis para decidir sobre o intervalo específico de 3 a um máximo de 12 meses (ver Determinação de intervalos personalizados da terapia periodontal de suporte).

A ferramenta ARP pode ser facilmente usada *on-line* em www.perio-tools.com/pra.

Adesão ao sistema de TPS

Várias investigações indicaram que apenas uma minoria de pacientes periodontais cumpre a TPS prescrita (Wilson *et al.* 1984; Mendoza *et al.* 1991; Checchi *et al.* 1994; Demetriou *et al.* 1995). Em um estudo mais recente, foi confirmado que aproximadamente 25% dos pacientes não retornaram mais para a TPS, apesar de uma recomendação ter sido feita (Ramseier *et al.* 2014). Uma vez que foi claramente estabelecido que os pacientes periodontais tratados que cumprem as consultas regulares de manutenção periodontal têm um prognóstico melhor do que os pacientes que não cumprem (Axelsson & Lindhe 1981a; Becker *et al.* 1984; Cortellini *et al.* 1994, 1996), pacientes não colaboradores ou pouco colaboradores devem ser considerados de maior risco para a progressão da doença periodontal. Um estudo que investigou as diferenças de personalidade de pacientes que participaram de um programa regular de TPS após a terapia periodontal em comparação com pacientes que não participaram, revelou que os pacientes que não faziam as reavaliações tinham maior incidência de eventos estressantes da vida e relacionamentos pessoais menos estáveis (Becker *et al.* 1988). Além disso, foi demonstrado de forma convincente que

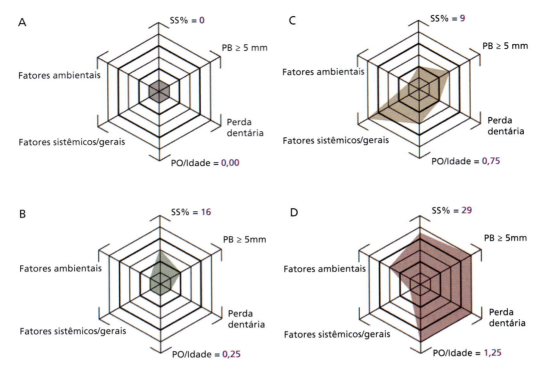

Figura 48.3 **A.** Diagrama funcional para avaliação do risco do paciente para recorrência de periodontite. Cada vetor representa um fator ou indicador de risco com uma área de risco relativamente baixo, uma área de risco médio e uma área de alto risco para progressão da doença. Todos os fatores devem ser avaliados em conjunto e, portanto, a área de risco relativamente baixo é encontrada dentro do círculo central do polígono, enquanto a área de alto risco é encontrada fora da periferia do segundo polígono em negrito. Entre os dois anéis em negrito, encontra-se a área de risco moderado. Fonte: De: www.perio-tools.com/pra. **B.** Diagrama funcional de um paciente de manutenção de baixo risco. O sangramento à sondagem (SS) é de 15%, quatro bolsas residuais ≥ 5 mm são diagnosticadas, dois dentes foram perdidos, o fator ósseo relacionado com a idade do paciente é de 0,25, nenhum fator sistêmico é conhecido e o paciente é um não tabagista. **C.** Diagrama funcional de um paciente de manutenção de risco médio. SS é de 9%, foram diagnosticadas seis bolsas residuais ≥ 5 mm, quatro dentes foram perdidos, o fator ósseo com relação à idade do paciente é de 0,75, o paciente tem diabetes tipo I, mas não é tabagista. **D.** Diagrama funcional de um paciente de manutenção de alto risco. SS é de 32%, foram diagnósticas 10 bolsas residuais ≥ 5 mm, 10 dentes foram perdidos, o fator ósseo com relação à idade do paciente é de 1,25, não são conhecidos fatores sistêmicos e o paciente é um tabagista ocasional. PO = perda óssea; PB = profundidade de sondagem da bolsa. (Fonte: Lang & Tonetti 2003. Reproduzida, com autorização, de John Wiley & Sons.)

os tabagistas obtiveram uma taxa de adesão significativamente menor do que os não tabagistas ou ex-tabagistas (Ramseier *et al.* 2014).

Higiene bucal

Uma vez que os biofilmes bacterianos são de longe o agente etiológico mais importante para a ocorrência de doenças periodontais (para revisão, ver Kornman & Löe 1993), é evidente que a avaliação da carga bacteriana em toda a boca deve ter um papel fundamental na determinação do risco de recorrência da doença. Deve-se perceber, no entanto, que a interferência regular com o ecossistema microbiano durante a manutenção periodontal acabará por obscurecer essas associações óbvias. Em pacientes tratados com várias modalidades cirúrgicas e não cirúrgicas, foi claramente estabelecido que dentições infectadas com biofilme produzirão recorrência da doença periodontal em vários locais, enquanto dentições sob controle de biofilme e TPS regular mantêm a estabilidade periodontal por muitos anos (Rosling *et al.* 1976; Axelsson & Lindhe 1981a, b). Os estudos até agora não identificaram um nível de infecção do biofilme compatível com a manutenção da saúde periodontal. No entanto, em um padrão clínico, um registro de controle do biofilme de, no máximo, 20% pode ser tolerado pela maioria dos pacientes. É importante compreender que a quantidade de biofilme na boca deve estar relacionada com a resposta do hospedeiro do paciente, em outras palavras, em comparação com os parâmetros inflamatórios.

Porcentagem de locais com sangramento à sondagem

O sangramento à sondagem suave representa um parâmetro inflamatório objetivo que tem sido incorporado aos sistemas de índice para a avaliação das condições periodontais (Löe & Silness 1963; Mühlemann & Son 1971) e também é usado como um parâmetro isolado (Lang *et al.* 1986, 1991). Na avaliação de risco de um paciente para recorrência de periodontite, SS reflete, pelo menos em parte, a adesão do paciente e os padrões de desempenho da higiene bucal. Não foi estabelecido nenhum nível aceitável de prevalência de SS acima do qual exista um maior risco de recorrência da doença. No entanto, uma prevalência de 20% de SS foi o ponto de corte entre pacientes com estabilidade periodontal mantida por 5 anos e pacientes com doença recorrente no mesmo período, em um estudo retrospectivo (Ramseier *et al.* 2015) (Figura 48.4). Outras evidências de porcentagens de SS entre 20 e 30% determinando maior risco de progressão da doença vêm dos estudos de Claffey *et al.* (1990), Badersten *et al.* (1990) e Joss *et al.* (1994).

Ao avaliar o risco do paciente para progressão da doença, as porcentagens de SS refletem um resumo da capacidade do paciente em realizar o controle adequado do biofilme, sua resposta como hospedeiro ao desafio bacteriano e sua adesão. A porcentagem de SS, portanto, é utilizada como o primeiro fator de risco no diagrama funcional da avaliação de risco (ver Figura 48.3). A escala segue um modo quadrático, com 4, 9, 16, 25, 36 e > 49% sendo as divisões sobre o vetor.

Indivíduos com porcentagens médias baixas de SS (< 10% das superfícies) podem ser considerados como pacientes com baixo risco à recorrência da doença (Lang et al. 1990), enquanto pacientes com porcentagens médias de SS de > 25% devem ser considerados como alto risco de reinfecção.

Prevalência de bolsas residuais de ≥ 5 mm

A contagem das bolsas residuais com PB ≥ 5 mm representa, até algum ponto, o grau de sucesso do tratamento periodontal realizado. Embora essa profundidade por si só não faça muito sentido quando considerada como um único parâmetro, a avaliação em conjunto com outros parâmetros, como SS e/ou supuração, refletirá os nichos ecológicos existentes de onde se originam, ou nos quais poderão ocorrer, a reinfecção. É, portanto, concebível que a estabilidade periodontal em uma dentição seja refletida por um número mínimo de bolsas residuais. Em nível local, a presença de bolsas residuais profundas após a terapia periodontal inicial e o aumento da profundidade das bolsas durante a TPS foi associado ao alto risco de progressão da doença (Badersten *et al.* 1990; Claffey *et al.* 1990; Matuliene *et al.* 2008). Com relação ao paciente, no entanto, essa evidência está evoluindo. Em um estudo com 16 pacientes que sofriam de periodontite avançada (Claffey & Egelberg 1995), a presença de altas proporções de PB residual ≥ 6 mm após a terapia periodontal inicial indicou a suscetibilidade do paciente para mais perda de inserção ao longo de um período de 42 meses. Em um estudo retrospectivo, com duração média de 11,3 anos, a TPS foi realizada em 172 pacientes tratados para periodontite (Matuliene *et al.* 2008). A análise dos dados, com relação ao paciente, demonstrou que, além do tabagismo inveterado (≥ 20 cigarros/dia), a duração da TPS superior a 10 anos, o diagnóstico inicial de periodontite estágio III e IV (Tonetti & Claffey 2005) e a presença de pelo menos um local com PB ≥ 6 mm ou nove ou mais locais com PB ≥ 5 mm contribuem significativamente para o risco de progressão da periodontite (Matuliene *et al.* 2008).

Por outro lado, deve-se ter em mente que um aumento no número de bolsas residuais não implica necessariamente um aumento no risco de reinfecção ou progressão da doença, pois vários estudos longitudinais estabeleceram que, dependendo da TPS individual fornecida, bolsas ainda mais profundas podem ser estáveis sem progressão adicional da doença por anos (p. ex., Knowles *et al.* 1979; Lindhe & Nyman 1984; Ramseier *et al.* 2019).

No entanto, ao se avaliar o risco do paciente para progressão da doença, o número de bolsas residuais com um PB de ≥ 5 mm é considerado como o segundo indicador de risco para doença recorrente no diagrama funcional de avaliação de risco (ver Figura 48.3). A escala segue de modo linear, com 2, 4, 6, 8, 10 e ≥ 12% sendo as divisões do vetor. Indivíduos com até quatro bolsas residuais podem ser considerados de risco relativamente baixo, enquanto pacientes com mais de oito bolsas residuais podem ser considerados de alto risco para a recorrência da doença.

Perda dentária de um total de 28 dentes

Embora o motivo da perda dentária possa não ser conhecido, o número de dentes remanescentes em uma dentição reflete a funcionalidade da dentição. A estabilidade mandibular

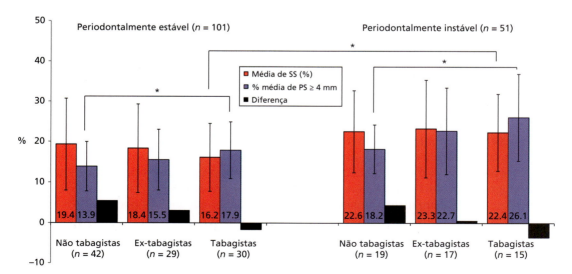

Figura 48.4 Valores médios de sangramento à sondagem (SS), porcentagem média de profundidades de sondagem (PS) periodontal ≥ 4 mm e diferença calculada por tabagismo ao longo de 5 anos de terapia periodontal de suporte em 101 pacientes periodontalmente estáveis e 51 pacientes periodontalmente instáveis, inicialmente categorizados com periodontite estágio III. Os indicadores de erro especificam o desvio padrão (DP). Diferenças negativas calculadas em tabagistas periodontalmente estáveis e instáveis representam uma porcentagem média mais alta de PS ≥ 4 mm em comparação com uma média mais baixa de SS. *Diferença estatisticamente significativa em $P < 0,05$. (Fonte: Dados de Ramseier *et al.* 2015. Reproduzida, com autorização, de John Wiley & Sons.)

1250 Parte 18 Terapia de Suporte

e a função ideal individual podem ser garantidas mesmo com um arco dentário encurtado com oclusão pré-molar a pré-molar, ou seja, 20 dentes. A arcada dentária encurtada não parece predispor o indivíduo à disfunção mandibular (Witter *et al.* 1990, 1994). No entanto, se mais de oito dentes de um total de 28 forem perdidos, a função oral é geralmente comprometida (Käyser 1981, 1994, 1996). Uma vez que a perda dentária também representa uma variável de desfecho que reflete a história de doenças e traumas orais do paciente, é lógico incorporar esse indicador de risco como o terceiro parâmetro no diagrama funcional de avaliação de risco (ver Figura 48.3). Contabiliza-se o número de dentes perdidos da dentição, sem os terceiros molares (28 dentes), independentemente de a sua substituição ser pônticos ou implantes. A escala também é representada de modo linear, com 2, 4, 6, 8, 10 e ≥ 12% sendo as divisões do vetor.

Indivíduos com até quatro dentes perdidos podem ser considerados pacientes de baixo risco, enquanto pacientes com mais de oito dentes perdidos podem ser considerados de alto risco.

Perda de suporte periodontal com relação à idade do paciente

A extensão e a prevalência da perda de inserção periodontal (*i.e.*, experiência prévia de doença e suscetibilidade), como avaliadas, em radiografias, pela altura do osso alveolar, podem representar o indicador mais óbvio de risco quando relacionadas com a idade do paciente. À luz da compreensão atual da progressão da doença periodontal e da evidência de que tanto o início quanto a taxa de progressão da periodontite podem variar entre os indivíduos e em diferentes períodos (van der Velden 1991; Ramseier *et al.* 2017), deve-se observar que a perda de inserção prévia com relação à idade do paciente não exclui a possibilidade de lesões de rápida progressão. Portanto, o risco real de progressão adicional da doença, em um determinado indivíduo, pode ocasionalmente ser subestimado. Felizmente, a taxa de progressão da doença tem sido positivamente afetada pelo tratamento realizado e, portanto, a perda de inserção prévia com relação à idade do paciente pode ser um indicador mais preciso durante a TPS do que antes do tratamento periodontal ativo. Dada a hipótese de que a dentição pode ser funcional para a expectativa de vida mais provável do indivíduo na presença de um suporte periodontal reduzido em altura (ou seja, 25 a 50% do comprimento radicular), a avaliação de risco em pacientes periodontais tratados pode representar um indicador prognóstico confiável para a estabilidade do objetivo geral do tratamento em manter uma dentição funcional por toda a vida (Papapanou *et al.* 1988).

A estimativa da perda óssea alveolar é realizada na região posterior em radiografias periapicais, nas quais o local mais afetado é de algum modo estimado pelo percentual do comprimento radicular, ou em radiografias interproximais em que o local mais afetado é estimado em milímetros. Um milímetro equivale a 10% de perda óssea. A porcentagem é então dividida pela idade do paciente. Isso resulta em um fator. Por exemplo, um paciente de 40 anos com 20% de perda óssea (PO),

no local posterior mais acometido, seria classificado como PO/Idade = 0,5. Outro paciente de 40 anos com 50% de PO no local posterior mais acometido pontua PO/Idade = 1,25.

Ao se avaliar o risco do paciente à progressão da doença, a extensão da perda óssea alveolar com relação à sua idade é estimada como o quarto indicador de risco para a recorrência da doença no diagrama funcional de avaliação de risco (ver Figura 48.3). A escala se apresenta em incrementos de 0,25 do fator PO/Idade, sendo 0,5 a divisão entre risco baixo e moderado e 1,0 a divisão entre risco moderado e alto para progressão da doença. Isso, por sua vez, significa que um paciente que perdeu uma porcentagem maior de osso alveolar posterior do que o esperado para sua idade tem alto risco com relação a esse vetor em uma avaliação multifatorial de risco.

Condições sistêmicas

A evidência mais fundamentada para modificação da suscetibilidade à doença e/ou progressão da doença periodontal provém de estudos em populações com diabetes melito dos tipos I e II (insulinodependente e não insulinodependente) (Gusberti *et al.* 1983; Emrich *et al.* 1991; Genco & Löe 1993).

Deve-se compreender que o impacto do diabetes nas doenças periodontais foi documentado em pacientes com doença periodontal não tratada. É razoável supor que a influência de condições sistêmicas também possa afetar a recorrência da doença.

Nos últimos anos, marcadores genéticos tornaram-se disponíveis para determinar vários genótipos de pacientes quanto à sua suscetibilidade à doença periodontal. A pesquisa inicial sobre os polimorfismos da interleucina-1 (IL-1) indicou que pacientes com genótipo *IL-1* positivo apresentam lesões de periodontite mais avançadas do que pacientes com genótipo *IL-1* negativo da mesma faixa etária (Kornman *et al.* 1997). Além disso, há uma tendência a maior perda dentária em indivíduos com genótipo *IL-1* positivo (McGuire & Nunn 1999). Em uma análise retrospectiva de mais de 300 pacientes periodontais em manutenção, os pacientes com genótipo *IL-1* positivo apresentaram porcentagens de SS significativamente mais altas, e uma proporção maior desses pacientes produziu porcentagens de SS mais altas do que a dos pacientes-controle com genótipo *IL-1* negativo, durante o período de 1 ano da TPS (Lang *et al.* 2000). Além disso, o último grupo apresentou o dobro de pacientes com porcentagens de SS melhoradas durante o mesmo período de manutenção, indicando que indivíduos com genótipo *IL-1* positivo realmente representam um grupo de indivíduos hiper-reativos, mesmo que sejam regularmente mantidos por uma TPS eficaz (Lang *et al.* 2000). Em um estudo prospectivo de mais de 5 anos em trabalhadores australianos, operários e administrativos, em um *campus* universitário, o grupo positivo para IL-1 com idade acima de 50 anos apresentou PB significativamente mais profunda do que os pacientes negativos para genótipo IL-1, especialmente quando eles eram não tabagistas (Cullinan *et al.* 2001). Além disso, a perda dentária foi avaliada em 5.117 adultos classificados como de baixo ou alto risco, conforme determinado pela presença quantitativa de fatores de risco, como tabagismo, diabetes e genótipo IL-1, respectivamente. Especificamente, em adultos de alto risco, duas visitas anuais ao dentista foram positivamente associadas à redução da perda dentária quando comparadas com indivíduos de alto risco que realizam menos visitas anuais ao dentista (Giannobile *et al.* 2013).

Ao se avaliar o risco do paciente à progressão da doença, os fatores sistêmicos são considerados apenas, se conhecidos, como o quinto indicador de risco para a recorrência da doença no diagrama funcional de avaliação de risco (ver Figura 48.3). Nesse caso, a área de alto risco é demarcada para esse vetor. Se não forem conhecidos ou ausentes, os fatores sistêmicos não são levados em consideração na avaliação geral do risco.

Pesquisas sobre a associação e/ou influências que modificam a suscetibilidade e a progressão da periodontite por estresse físico ou psicológico são escassas (Cohen-Cole *et al.* 1981; Green *et al.* 1986; Freeman & Goss 1993). As alterações hormonais associadas a essa condição, no entanto, estão bem documentadas (Selye 1950).

Tabagismo

O consumo de tabaco, predominantemente na forma de fumar ou mascar, afeta a suscetibilidade e o resultado do tratamento de pacientes adultos com periodontite. As explicações clássicas para essas observações incluem a associação entre hábitos de fumar e má higiene bucal, bem como a falta de consciência sobre questões gerais de saúde (Pindborg 1949; Rivera-Hidalgo 1986). Evidências mais recentes, no entanto, estabeleceram que o tabagismo por si só representa um verdadeiro fator de risco para periodontite (Ismail *et al.* 1983; Bergström 1989; Bergström *et al.* 1991; Haber *et al.* 1993). Em uma população jovem (19 a 30 anos), 51 a 56% dos casos de periodontite foram associados ao tabagismo (Haber *et al.* 1993). A associação entre tabagismo e periodontite demonstrou ser dependente da dose (Haber *et al.* 1993). Também foi demonstrado que o ato de fumar afeta o resultado do tratamento após raspagem e alisamento radicular (Preber & Bergström 1985), cirurgia de retalho de Widman modificado (Preber & Bergström 1990) e terapia periodontal regenerativa (Tonetti *et al.* 1995). Além disso, uma alta proporção dos chamados pacientes refratários foi identificada como tabagistas (Bergström & Blomlöf 1992). Relatou-se o impacto do tabagismo sobre os efeitos, a longo prazo, da terapia periodontal em uma população submetida a TPS. Os tabagistas apresentaram respostas de cicatrização menos favoráveis tanto na reavaliação quanto durante um período de 6 anos de TPS (Baumert-Ah *et al.* 1994). Isso foi confirmado em outro estudo no qual percentuais mais altos dos tabagistas assíduos apresentavam mais (≥ 9) bolsas residuais (≥ 5 mm) do que os não tabagistas, após a terapia periodontal de suporte (31,2 *versus* 7,3%, respectivamente) e após 11 anos de TPS (52,4 *versus* 14,8%, respectivamente) (Matuliene *et al.* 2008). Nesse estudo, o tabagista assíduo foi considerado um fator significativo de risco para a progressão da periodontite. Além disso, o tabagismo foi o principal fator de risco estatisticamente

significativo para a recorrência de periodontite após 10,5 anos de TPS, em 84 pacientes com periodontite estágio IV, grau C. Mais da metade dos tabagistas nesse estudo apresentaram recorrência da doença em reavaliações e tiveram um risco dez vezes maior de recidiva em comparação com não tabagistas (Bäumer *et al.* 2011). Em uma revisão sistemática de 13 estudos observacionais sobre manutenção periodontal a longo prazo, constatou-se que o tabagismo está associado à perda dentária, o que poderia ser interpretado como o ponto final da progressão da periodontite (Chambrone *et al.* 2010).

Conclui-se que, atualmente, há evidências suficientes relacionando o tabagismo com resultados desfavoráveis durante a TPS. Portanto, parece razoável incluir tabagistas que fumam grande quantidade (> 20 cigarros/dia) em um grupo de maior risco durante a TPS.

Ao se avaliar o risco do paciente para progressão da doença, fatores ambientais, como tabagismo, devem ser considerados como o sexto fator de risco para a recorrência da doença no diagrama funcional de avaliação de risco (ver Figura 48.3). Enquanto não tabagistas (NT) e ex-tabagistas (ET) (> 5 anos desde a cessação) apresentaram um risco relativamente baixo de recorrência de periodontite, tabagistas assíduos (TA), definidos por fumar mais de um maço por dia, apresentam definitivamente alto risco de recorrência. Tabagistas ocasionais (TO; < 10 cigarros/dia) e moderados (TM; 11 a 19 cigarros/dia) podem ser considerados de risco moderado para progressão da doença.

Cálculo do risco periodontal individual do paciente

Com base nos seis parâmetros especificados mencionados anteriormente, um diagrama multifuncional é elaborado para a ARP. Nesse diagrama, os vetores foram construídos com base nas evidências científicas disponíveis. É óbvio que a validação contínua pode resultar em pequenas modificações.

- *Paciente com risco periodontal (RP) baixo*: todos os parâmetros dentro das categorias de baixo risco ou, no máximo, um parâmetro na categoria de risco moderado (ver Figura 48.3B)
- *Paciente com RP moderado*: pelo menos dois parâmetros na categoria moderada, e, no máximo, um parâmetro na categoria de alto risco (ver Figura 48.3C)
- *Paciente com RP alto*: pelo menos dois parâmetros na categoria de alto risco (ver Figura 48.3D)

A aplicação do diagrama multifuncional com base na ARP foi validada em diversos estudos. Um estudo de coorte prospectivo, de 4 anos (Persson *et al.* 2003), produziu a estabilidade periodontal completa após o estabelecimento dos intervalos de TPS individualmente adaptados para todos os pacientes com um polimorfismo negativo do gene *IL-1*. Para os pacientes com genótipo *IL-1* positivo, no entanto, a ARP resultou apenas em estabilidade periodontal para 90% dos pacientes. Por outro lado, dois estudos, recentemente publicados, que avaliaram os resultados da TPS em 100 e 160 pacientes, com duração média > 10 anos, demonstraram

1252   Parte 18 Terapia de Suporte

que pacientes com perfil de alto risco após terapia periodontal de suporte ativa eram mais propensos à recorrência de periodontite (Matuliene *et al.* 2010) e à perda dentária (Eickholz *et al.* 2008; Matuliene *et al.* 2010) do que os pacientes com perfil de risco moderado ou baixo.

Resumo: A avaliação de risco do paciente pode estimar o risco de suscetibilidade à progressão da doença periodontal. Isso consiste na avaliação do nível de infecção (SS de boca toda), prevalência de bolsas periodontais residuais, perda dentária, estimativa da perda de suporte periodontal com relação à idade do paciente, avaliação da condição sistêmica e, por fim, avaliação dos fatores ambientais e comportamentais, como tabagismo e estresse. Todos esses fatores devem ser observados e avaliados em conjunto. Um diagrama funcional (ver Figura 48.3) pode auxiliar o clínico na determinação do risco para a progressão da doença em nível individual. Uma ferramenta para calcular o perfil de risco periodontal do paciente pode ser encontrada *on-line* em www.perio-tools.com/pra. Isso pode ser útil para personalizar a frequência e o teor das consultas da TPS.

Avaliação do risco dentário

Deve-se perceber que a avaliação de risco baseada no indivíduo pode ser complementada pela avaliação de risco individual do dente, que abrange estimativa do suporte periodontal residual, avaliação do posicionamento do dente, envolvimento de furca, presença de fatores iatrogênicos e determinação da mobilidade dentária para avaliar a estabilidade funcional. Uma avaliação de risco no nível dentário pode ser útil para avaliação do prognóstico e da função de um dente, em nível individual, e pode indicar a necessidade de medidas terapêuticas específicas durante as consultas da TPS.

Avaliação do risco no local

Sugere-se que os pacientes sejam avaliados em *três níveis diferentes*. No *nível do paciente*, avaliam-se perda de suporte com relação à idade do paciente, escores de biofilme e/ou SS e prevalência de bolsas residuais, assim como presença de condições sistêmicas ou fatores ambientais, como tabagismo, que podem influenciar o prognóstico. A utilidade clínica desse primeiro nível de avaliação do risco influencia principalmente a determinação da frequência da TPS e os requisitos de tempo de manutenção. Também deve fornecer uma perspectiva para a avaliação da taxa de risco relacionada com os níveis do dente e do local dentário.

Nos *níveis do dente e do local dentário*, o suporte periodontal residual, os parâmetros inflamatórios e a sua persistência, a presença de nichos ecológicos de difícil acesso, como furcas, e a presença de fatores iatrogênicos, devem ser colocados em perspectiva com o perfil de risco geral do paciente. A utilidade clínica da avaliação do risco dentário e do local dentário relaciona-se com a atribuição racional do tempo disponível para intervenção terapêutica aos locais de maior risco e, eventualmente, com a seleção de diferentes formas de intervenção terapêutica.

Objetivos da terapia periodontal de suporte

O objetivo dos cuidados de manutenção deve ser a preservação contínua da saúde gengival e periodontal, obtida como resultado do tratamento periodontal ativo. Independentemente da realização ou não de tratamento adicional, como reabilitações protéticas ou instalação de implantes, a remoção regular e adequada do biofilme supragengival pelo paciente é, portanto, um pré-requisito para um bom prognóstico a longo prazo. Para atingir esses objetivos, são necessárias reavaliações clínicas regulares com tratamento interceptativo adequado, apoio psicológico contínuo e encorajamento do paciente, além de um compromisso vitalício por parte dos profissionais.

As regras gerais relativas à frequência das consultas de manutenção são difíceis de definir. No entanto, existem alguns aspectos a serem considerados a esse respeito: o padrão individual de higiene bucal do paciente, a prevalência de locais com SS, o nível de inserção e a altura do osso alveolar antes do tratamento. Isso, por sua vez, significa que pacientes com controle de biofilme abaixo do ideal e/ou alta prevalência concomitante de locais de sangramento devem ser reavaliados com mais frequência do que pacientes que exibem excelente controle de biofilme e tecidos gengivais saudáveis. No entanto, pacientes com condições gengivais saudáveis, mas com altura de suporte periodontal demasiadamente reduzida, também devem ser reavaliados em curtos períodos (não excedendo 3 a 4 meses), a fim de excluir ou, pelo menos reduzir, o risco de complicações adicionais de perda dentária. Na maioria dos estudos longitudinais mencionados anteriormente, os resultados positivos do tratamento foram mantidos com cuidados de manutenção regulares em intervalos de 3 a 6 meses. Parece razoável iniciar a manutenção pós-tratamento com consultas de TPS uma vez a cada 3 a 4 meses e, depois, diminuir ou aumentar esses intervalos de acordo com os aspectos discutidos anteriormente.

Uma vez que os níveis clínicos de inserção são geralmente estáveis 6 meses após o tratamento periodontal ativo, sugeriu-se que os primeiros 6 meses após a conclusão do tratamento sejam considerados uma fase de cicatrização (Westfelt *et al.* 1983b) durante a qual é recomendada a limpeza profissional frequente dos dentes. Após essa fase de cicatrização, geralmente recomenda-se reavaliar os pacientes TPS tratados para doença periodontal, em intervalos de 3 a 4 meses, em um sistema bem organizado de TPS. Deve-se perceber que os contornos dos tecidos podem estar sujeitos a processos de remodelação, apesar de os níveis clínicos de inserção se manterem estáveis e, portanto, as alterações morfológicas poderem ainda melhorar a acessibilidade de todas as superfícies dentárias às práticas de higiene bucal, por meses e até anos. Práticas adequadas de higiene bucal parecem ser o fator mais importante para o paciente que pode garantir a estabilidade a longo prazo dos resultados do tratamento (Knowles *et al.* 1979; Ramfjord *et al.* 1982; Lindhe & Nyman 1984; Ramfjord *et al.* 1987). Isso, por sua vez, requer otimização das habilidades do paciente e motivação e reforço contínuos para realizar práticas adequadas de higiene bucal mecânica. É óbvio que consultas regulares

Capítulo 48 Terapia Periodontal de Suporte **1253**

para a TPS devem ser agendadas logo após a conclusão do tratamento relacionado com a causa, mesmo que os procedimentos cirúrgicos periodontais ainda devam ser realizados após uma reavaliação cuidadosa da resposta tecidual. Adiar a organização de um programa de cuidados de manutenção até que procedimentos corretivos, como cirurgia, endodontia, implante, terapia operatória ou reabilitadora tenham sido realizados, pode reforçar um possível equívoco por parte do paciente de que a consulta profissional ou a um terapeuta ou higienista garantem resultados positivos de tratamento e prognóstico ótimo a longo prazo, quando o fator mais importante é o desempenho regular das medidas de higiene bucal adequadas e ótimas pelo próprio paciente.

Determinação de intervalos personalizados da terapia periodontal de suporte

Como a ARP é aplicada após a terapia periodontal e depois em intervalos de aproximadamente 5 a 10 anos, é desejável desenvolver um algoritmo para ajustar o intervalo entre as visitas da TPS a ser aplicado a cada consulta. A base para esse esforço vem de um estudo publicado recentemente (Ramseier *et al.* 2019). Nesse estudo, um total de 445 pacientes foram acompanhados por um período de, pelo menos, 5 anos, resultando em um total de 8.741 consultas de TPS. Foi dada uma atenção especial ao perfil de bolsas residuais, de várias profundidades, e ao desempenho longitudinal dos pacientes, dependendo de intervalo da TPS. Foi construído um algoritmo no qual o intervalo entre as consultas de TPS foi adaptado ao perfil da bolsa residual de um determinado paciente. Geralmente, as profundidades de sondagem tendem a diminuir com intervalos mais curtos, enquanto, com intervalos mais longos de TPS, o número de bolsas residuais aumenta entre duas consultas subsequentes. A intersecção dos números de bolsas residuais que estavam aumentando ou diminuindo, respectivamente, resultou em um número de limiares determinando o intervalo que manteve a estabilidade periodontal (Figura 48.5).

Na Figura 48.5 é evidente que, por exemplo, um paciente, seguindo uma TPS com intervalo de 3 meses, pode apresentar estabilidade periodontal de 30% para 4 mm ou mais, 20% em pelo menos 5 mm e até 4% para PB de 6 mm. No entanto, se o intervalo da TPS for maior (4 meses), as respectivas porcentagens de bolsas residuais toleradas para estabilidade periodontal são de 20% para ≥ 4 mm, 10% para ≥ 5 mm e 3% para ≥ 6 mm. Além disso, se o intervalo da TPS foi de 6 meses, a estabilidade periodontal foi alcançada com menos de 20% para bolsas de 4 mm, 6% de 5 mm e 2% para bolsas de 6 mm. Isso indica claramente que apenas poucas bolsas residuais são compatíveis com a estabilidade periodontal.

Essa análise do perfil de bolsas residuais pode ser calculada em www.perio-tools.com/spt.

Terapia periodontal de suporte na prática diária

A consulta de TPS deve ser planejada para atender às necessidades individuais do paciente. Consiste basicamente em quatro etapas diferentes que podem exigir muito tempo durante uma consulta programada regularmente:

- Exame, reavaliação e diagnóstico (ERD)
- Motivação, reinstrução e instrumentação (MRI)
- Tratamento de locais reinfectados (TLR)
- Polimento de todos os dentes, aplicação de fluoretos e determinação de futura TPS (PFD).

A consulta de reavaliação da TPS (Figura 48.6) geralmente consiste em 10 a 15 minutos de procedimentos de diagnóstico (ERD), seguidos por 30 a 40 minutos de motivação, reinstrução e instrumentação (MRI), com a instrumentação concentrada nos locais diagnosticados com inflamação persistente. O tratamento de locais reinfectados (TLR) pode incluir pequenas correções cirúrgicas, aplicações de dispositivos locais de administração de medicamentos ou apenas instrumentação intensiva sob anestesia local. Esses procedimentos, se julgados necessários, podem requerer uma consulta adicional. A consulta de TPS é normalmente concluída com polimento de todos os dentes, aplicação de fluoretos e outra avaliação da situação, incluindo a determinação de futuras consultas TPS (PFD). Devem ser reservados aproximadamente 5 a 10 minutos para essa etapa.

Exame, reavaliação e diagnóstico

Uma vez que os pacientes em TPS podem experimentar mudanças significativas em seu estado de saúde e no uso de medicamentos, é apropriada uma atualização das informações sobre questões de saúde geral. Devem ser anotadas as mudanças no estado de saúde e nas medicações. Especialmente em pacientes de meia-idade a idosos, esses aspectos podem influenciar o manejo futuro do paciente. Um exame extraoral e intraoral dos tecidos moles deve ser realizado em qualquer visita de TPS para detectar quaisquer anormalidades e atuar como uma triagem para o câncer bucal. As bordas laterais da língua e o assoalho da boca devem ser inspecionados em particular. Uma avaliação dos fatores de risco do paciente também influenciará a escolha da futura TPS e a determinação do intervalo de reavaliação da TPS no fim da consulta de manutenção. Após a avaliação dos fatores de risco do paciente, os fatores de risco relacionados com o local do dente são avaliados. Conforme indicado anteriormente, o procedimento de diagnóstico geralmente inclui uma avaliação dos seguintes pontos:

- Higiene bucal
- Determinação dos locais de SS, indicando persistência da inflamação
- Anotação das profundidades de sondagem e dos níveis clínicos de inserção. Esse procedimento é bastante demorado e requer a avaliação da localização da junção amelocementária como uma marca de referência em todos os (seis) locais de cada raiz. Portanto, uma avaliação da TPS geralmente inclui apenas o registro da profundidade de sondagem clínica

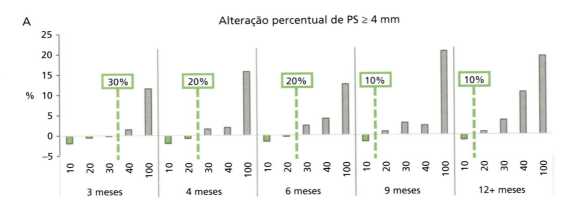
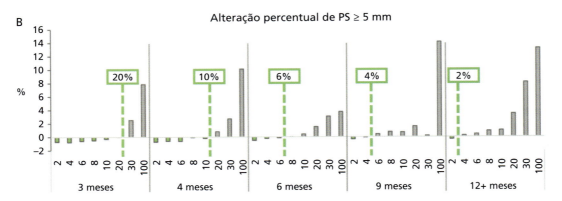
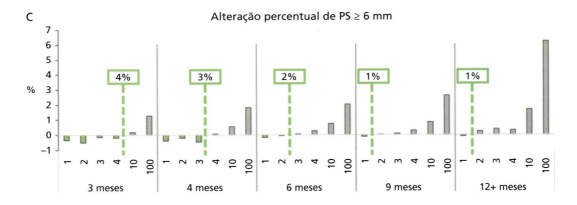
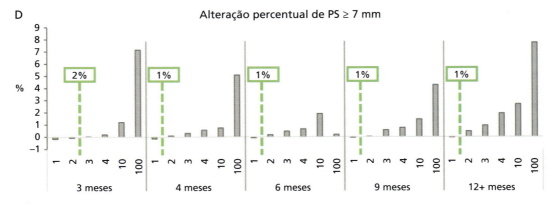

Figura 48.5 Alteração percentual de aumento (+) e diminuição (−) das profundidades de sondagem (PS) periodontal residual de 11.842 consultas de terapia periodontal de suporte (TPS) e 883 pacientes com relação à duração dos intervalos da TPS (3, 4, 6, 9 e 12+ meses) e a categoria de PS residual registrada na consulta TPS anterior. Limiares determinados empiricamente de nenhuma alteração de PS foram rotulados e indicados por linhas tracejadas em (**A**) para PS% ≥ 4 mm (−5 a 25%), (**B**) para PS% ≥ 5 mm (−2 a 16%), (**C**) para PS% ≥ 6 mm (−1 a 7%) e (**D**) para PS% ≥ 7 mm (−1 a 9%). (Fonte: Dados de Ramseier *et al.* 2019. Reproduzida, com autorização, de John Wiley & Sons.)

- Inspeção de locais reinfectados com formação de pus
- Avaliação de reabilitações existentes, incluindo verificações de vitalidade para dentes pilares
- Exploração de lesões cariosas.

Todas essas avaliações são realizadas tanto para dentes quanto para implantes orais. Ocasionalmente, radiografias convencionais devem ser obtidas nas consultas da TPS. Especialmente para dentes desvitalizados, dentes pilares e implantes orais, radiografias periapicais individuais obtidas pela técnica do paralelismo e preferencialmente padronizadas são de grande valor. As radiografias interproximais são de interesse especial para fins de diagnóstico de cárie. Elas também revelam áreas de retenção de biofilme, como restaurações em excesso e margens de coroa inadequadas. Como apenas aproximadamente 10 a 15 minutos estão disponíveis para essa etapa, essas avaliações devem ser realizadas de maneira bem organizada. É preferível ter um auxiliar disponível para anotar todos os resultados dos testes de diagnóstico, a menos que seja utilizado um sistema computadorizado de gravação ativado por voz.

Motivação, reinstrução e instrumentação

Esta etapa utiliza a maior parte do tempo disponível da consulta da TPS. Quando informado sobre os resultados dos procedimentos diagnósticos, por exemplo, o percentual total do escore SS ou o número de bolsas superiores a 4 mm, o paciente pode ser motivado de forma confirmatória no caso de escores baixos ou de forma desafiadora no caso de pontuações altas. Uma vez que o encorajamento geralmente tem um impacto maior no futuro desenvolvimento positivo do que uma crítica negativa, todo esforço deve ser feito para reconhecer o desempenho do paciente.

Os pacientes que tiveram uma piora em suas práticas adequadas de higiene bucal precisam ser ainda mais motivados. O encorajamento positivo é especialmente apropriado se a situação da vida pessoal do paciente influenciou seu desempenho. A "palestra-padrão" deve ser substituída por uma abordagem individual.

Ocasionalmente, pacientes apresentam lesões de tecidos duros (defeitos cuneiformes nos dentes) que sugerem escovação exagerada e/ou limpeza mecânica incorreta dos dentes (Figura 48.7). Esses hábitos devem ser interrompidos, e o paciente, reinstruído em sua técnica de escovação, enfatizando movimentos vibratórios em vez de movimentos de esfregar.

Como parece impossível instrumentar 168 locais dentários em uma dentição completa no tempo disponível, somente os sítios que exibem sinais de inflamação e/ou progressão ativa da doença serão reinstrumentados durante as consultas da TPS. O trauma decorrente da instrumentação repetida de locais saudáveis inevitavelmente resultará em perda contínua de inserção (Lindhe et al. 1982a). Por outro lado, bolsas residuais de ≥ 6 mm podem levar à progressão da periodontite e à perda dentária (Badersten et al. 1990; Claffey et al. 1990, Matuliene et al. 2008). Curiosamente, a associação da PB residual com a perda dentária em uma

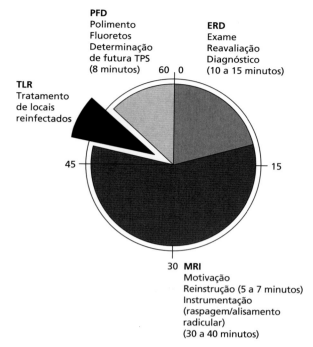

Figura 48.6 Uma consulta de reavaliação da terapia periodontal de suporte (TPS) é dividida em quatro etapas. (1) Exame, reavaliação e diagnóstico (ERD) fornecendo informações sobre locais estáveis e inflamados. Essa etapa consome de 10 a 15 minutos. (2) Motivação, reinstrução de higiene bucal, quando indicado, e instrumentação (MRI) consomem a maior parte da consulta (30 a 40 minutos). Locais diagnosticados como não estáveis são instrumentados. (3) O tratamento de locais reinfectados (TLR) pode exigir uma segunda consulta. (4) Polimento de todas as superfícies dentárias, aplicação de fluoretos e determinação de futura TPS (PFD) concluem a consulta (5 a 10 minutos).

média de 11,3 anos de manutenção foi calculada nos níveis do local e do dente (Tabela 48.3). A partir de uma PB residual de 4 mm, o aumento da PB em 1 mm foi estatisticamente muito associado à perda dentária (Matuliene et al. 2008). Portanto, todos os locais SS-positivos e todas as bolsas com uma PB superior a 4 mm passam cuidadosamente por raspagem e alisamento radicular, pois a instrumentação repetida de locais saudáveis resultará inevitavelmente em perda de inserção induzida por causa mecânica (Lindhe et al. 1982a).

Observações semelhantes foram feitas em estudos clínicos realizados por Claffey et al. (1988): observou-se perda dos níveis clínicos de inserção imediatamente após a instrumentação em 24% dos locais. Também é conhecido a partir de análises de regressão de vários estudos longitudinais (p. ex., Lindhe et al. 1982b) que se podem perder inserções após a instrumentação de bolsas com níveis abaixo da "profundidade de sondagem crítica" de aproximadamente 2,9 mm. A instrumentação de sulcos rasos não é, portanto, recomendada. Como foi demonstrado em vários estudos que locais que não sangram à sondagem representam locais estáveis (Lang et al. 1986, 1990; Joss et al. 1994), parece razoável fazer apenas o polimento nos locais que não sangram e concentrar-se nos locais periodontais com teste positivo para SS ou PB > 5 mm. Para proteger os tecidos duros, o alisamento radicular deve ser feito com muito cuidado. A remoção deliberada de cemento "contaminado" durante a

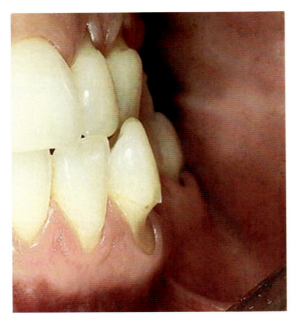

Figura 48.7 Defeitos cuneiformes apicais à junção amelocementária após recessão dos tecidos gengivais resultante de escovação exagerada ou escovação incorreta.

TPS não é mais justificada (Nyman *et al.* 1986, 1988; Mombelli *et al.* 1995). Durante as consultas da TPS, a instrumentação da superfície radicular deve visar especialmente à remoção do biofilme subgengival, em vez do cemento "doente". Isso pode exigir uma abordagem mais diferenciada do que a recomendada até agora. A esse respeito, o uso de ultrassom pode ter que ser reavaliado.

Tratamento de locais reinfectados

Locais individuais, especialmente locais de furca ou locais de difícil acesso, podem ocasionalmente ser reinfectados e apresentar supuração. Esses locais requerem uma instrumentação minuciosa sob anestesia, aplicação local de antibióticos em dispositivos de liberação controlada ou mesmo desbridamento aberto com acesso cirúrgico. É evidente que esses procedimentos terapêuticos podem ser muito demorados para serem realizados durante a consulta de rotina da TPS e, portanto, pode ser necessário reagendar o paciente para outra consulta. A omissão do retratamento completo desses locais ou apenas a realização de instrumentação radicular incompleta durante a TPS pode resultar na perda contínua da inserção à sondagem (Kaldahl *et al.* 1988; Kalkwarf *et al.* 1989).

As escolhas de tratamento para locais reinfectados devem ser baseadas em uma análise das causas mais prováveis para a reinfecção. Reinfecções generalizadas são geralmente o resultado de TPS inadequada. Embora nem todos os locais positivos para SS possam progredir e perder a inserção, altas porcentagens de SS exigem cuidados mais intensivos e consultas de TPS mais frequentes. Às vezes, uma segunda consulta 2 a 3 semanas após a consulta da TPS pode ser indicada para verificar o desempenho do paciente nos cuidados bucais em domicílio. É particularmente importante supervisionar rigorosamente os pacientes com periodontite avançada, se esses tiverem uma avaliação de alto risco (Westfelt *et al.* 1983b; Ramfjord 1987). As reinfecções locais podem ser o resultado do controle inadequado do biofilme em uma área local ou a formação de nichos ecológicos favorável aos patógenos periodontais. A avaliação do risco ao nível do dente pode identificar esses nichos que são inacessíveis para práticas regulares de higiene bucal. Envolvimentos de furca geralmente representam fatores de risco periodontal especial que podem exigir terapia adicional a ser realizada após o diagnóstico na consulta regular da TPS.

Polimento, fluoretos e determinação dos intervalos de consultas da terapia periodontal de suporte

A consulta da TPS é concluída com o polimento de todos os dentes para remover todos os depósitos moles remanescentes e pigmentos. Isso pode dar ao paciente uma sensação de frescor e facilitar o diagnóstico de lesões precoces de cárie. Após o polimento, os fluoretos devem ser aplicados em alta concentração para substituir os fluoretos que podem ter sido removidos por instrumentação das camadas superficiais dos dentes. Vernizes fluoretados ou clorexidina também podem ser aplicados para prevenir cárie na superfície radicular, especialmente em áreas com recessão gengival. A determinação das futuras consultas da TPS deve ser baseada na avaliação de risco do paciente.

Resumo: A Figura 48.8 fornece um fluxograma para a TPS. A consulta da TPS é dividida em quatro etapas. Enquanto os primeiros 10 a 15 minutos são reservados para exame,

Tabela 48.3 Resultados de modelos de regressão logística multinível para a associação da profundidade de sondagem da bolsa (PB) do local e PB mais profunda de um dente ao fim da terapia com perda dentária durante a terapia periodontal de suporte com duração média de 11,3 anos (sem contabilizar sangramento à sondagem).

	Nível do local			Nível dentário		
PB (mm)	OR	95% IC	Valor *P*	OR	95% IC	Valor *P*
≤ 3	1,0					
4	2,6	2,2 a 3,1	< 0,0001	2,5	1,8 a 3,6	< 0,0001
5	5,8	4,3 a 7,9	< 0,0001	7,7	4,8 a 12,3	< 0,0001
6	9,3	6,2 a 13,9	< 0,0001	11,0	6,1 a 20,1	< 0,0001
≥ 7	37,9	17,9 a 80,2	< 0,0001	64,2	24,9 a 165,1	< 0,0001

IC = intervalo de confiança; OR = *odds ratio*. (Fonte: Adaptada de Matuliene *et al.* 2010. Reproduzida, com autorização, de John Wiley & Sons.)

Capítulo 48 Terapia Periodontal de Suporte

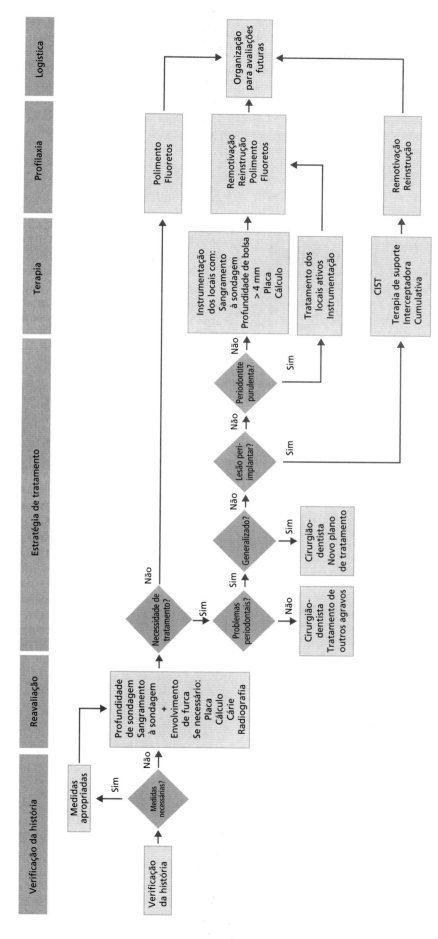

Figura 48.8 Fluxograma da terapia periodontal de suporte (TPS) com a árvore de decisões estratégicas para a consulta da TPS.

1258 Parte 18 Terapia de Suporte

reavaliação e diagnóstico, a segunda e mais demorada etapa, de 30 a 40 minutos, é dedicada à reinstrução e à instrumentação de locais identificados no processo diagnóstico como de risco. Alguns locais reinfectados podem exigir tratamento adicional e, portanto, o paciente pode ter que ser reagendado para uma consulta adicional. A consulta da TPS é concluída com polimento dos dentes, aplicação de fluoretos e determinação da frequência das futuras consultas da TPS.

Referências bibliográficas

Axelsson, P. & Lindhe, J. (1981a). Effect of controlled oral hygiene procedures on caries and periodontal disease in adults. Results after 6 years. *Journal of Clinical Periodontology* **8**, 239-248.

Axelsson, P. & Lindhe, J. (1981b). The significance of maintenance care in the treatment of periodontal disease. *Journal of Clinical Periodontology* **8**, 281-294.

Axelsson, P., Lindhe, J. & Nyström, B. (1991). On the prevention of caries and periodontal disease. Results of a 15-year longitudinal study in adults. *Journal of Clinical Periodontology* **18**, 182-189.

Axelsson, P., Nyström, B. & Lindhe, J. (2004). The long-term effect of a plaque control program on tooth mortality, caries and periodontal disease in adults. Results after 30 years of maintenance. *Journal of Clinical Periodontology* **31**, 749-757.

Badersten, A., Egelberg, J. & Koch, G. (1975). Effects of monthly prophylaxis on caries and gingivitis in school children. *Community Dentistry and Oral Epidemiology* **3**, 1-4.

Badersten, A., Nilvéus, R. & Egelberg, J. (1981). Effect of non-surgical periodontal therapy. I. Moderately advanced periodontitis. *Journal of Clinical Periodontology* **8**, 57-72.

Badersten, A., Nilvéus, R. & Egelberg, J. (1987). Effect of non-surgical periodontal therapy. (VIII) Probing attachment changes related to clinical characteristics. *Journal of Clinical Periodontology* **14**, 425-437.

Badersten, A., Nilvéus, R. & Egelberg, J. (1990). Scores of plaque, bleeding, suppuration and probing depth to predict probing attachment loss. *Journal of Clinical Periodontology* **17**, 102-107.

Bäumer, A., El Sayed, N., Kim, T.S. et al. (2011). Patient-related risk factors for tooth loss in aggressive periodontitis after active periodontal therapy. *Journal of Clinical Periodontology* **38**, 347-354.

Baumert-Ah, M., Johnson, G., Kaldahl, W., Patil, K. & Kalkwarf, K. (1994). The effect of smoking on the response to periodontal therapy. *Journal of Clinical Periodontology* **21**, 91-97.

Becker, W., Berg, L.E. & Becker, B.E. (1979). Untreated periodontal disease: a longitudinal study. *Journal of Periodontology* **50**, 234-244.

Becker, W., Becker, B.E. & Berg, L.E. (1984). Periodontal treatment without maintenance. A retrospective study in 44 patients. *Journal of Periodontology* **55**, 505-509.

Becker, B., Karp, C., Becker, W. & Berg, L. (1988). Personality differences and stressful life events. Differences between treated periodontal patients with and without maintenance. *Journal of Clinical Periodontology* **15**, 49-52.

Bellini, H., Campi, R. & Denardi, J. (1981). Four years of monthly professional tooth cleaning and topical fluoride application in Brazilian school children. *Journal of Clinical Periodontology* **8**, 231-238.

Bergström, J. (1989). Cigarette smoking as a risk factor in chronic periodontal disease. *Journal of Clinical Periodontology* **17**, 245-247.

Bergström, J. & Blomlöf, L. (1992). Tobacco smoking a major risk factor associated with refractory periodontal disease. *Journal of Dental Research* **71** Spec issue, 297 #1530 (IADR Abstr).

Bergström, J., Eliasson, S. & Preber, H. (1991). Cigarette smoking and periodontal bone loss. *Journal of Periodontology* **62**, 242-246.

Caton, J.G., Proye, M. & Polson, A.M. (1982). Maintenance of healed periodontal pockets after a single episode of root planing. *Journal of Periodontology* **53**, 420-424.

Chambrone, L., Chambrone, D., Lima, L.A. & Chambrone, L.A. (2010). Predictors of tooth loss during long-term periodontal maintenance:

a systematic review of observational studies. *Journal of Clinical Periodontology* **37**, 675-684.

Checchi, L., Pellicioni, G., Gatto, M. & Kelescian, L. (1994). Patient compliance with maintenance therapy in an Italian periodontal practice. *Journal of Clinical Periodontology* **21**, 309-312.

Claffey, N. (1991). Decision making in periodontal therapy. The re-evaluation. *Journal of Clinical Periodontology* **18**, 384-389.

Claffey, N. & Egelberg, J. (1995). Clinical indicators of probing attachment loss following initial periodontal treatment in advanced periodontitis patients. *Journal of Clinical Periodontology* **22**, 690-696.

Claffey, N., Loos, B., Gantes, B. et al. (1988). The relative effects of therapy and periodontal disease on loss of probing attachment after root debridement. *Journal of Clinical Periodontology* **15**, 163-169.

Claffey, N., Nylund, K., Kiger, R., Garrett, S. & Egelberg, J. (1990). Diagnostic predictability of scores of plaque, bleeding, suppuration, and probing pocket depths for probing attachment loss. 3½ years of observation following initial therapy. *Journal of Clinical Periodontology* **17**, 108-114.

Cohen-Cole, S., Cogen, R., Stevens, A. et al. (1981). Psychosocial, endocrine and immune factors in acute necrotizing ulcerative gingivitis. *Psychosomatic Medicine* **43**, 91.

Cortellini, P., Pini-Prato, G. & Tonetti, M. (1994). Periodontal regeneration of human infrabony defects. V. Effect of oral hygiene on long term stability. *Journal of Clinical Periodontology* **21**, 606-610.

Cortellini, P., Pini-Prato, G. & Tonetti, M. (1996). Long term stability of clinical attachment following guided tissue regeneration and conventional therapy. *Journal of Clinical Periodontology* **23**, 106-111.

Costa, F.O., Cota, L.O., Lages, E.J. et al. (2012). Periodontal risk assessment model in a sample of regular and irregular compliers under maintenance therapy: a 3-year prospective study. *Journal of Periodontology* **83**, 292-300.

Costa, F.O., Lages, E.J., Cota, L.O. et al. (2014). Tooth loss in individuals under periodontal maintenance therapy: 5-year prospective study. *Journal of Periodontal Research* **49**, 121-128.

Cullinan, M.P., Westerman, B., Hamlet, S.M. et al. (2001). A longitudinal study of interleukin-1 gene polymorphisms and periodontal disease in a general adult population. *Journal of Clinical Periodontology* **28**, 1137-1144. doi:10.1034/j.1600-051x.2001.281208.x.

Demetriou, N., Tsami-Pandi, A. & Parashis, A. (1995). Compliance with supportive periodontal treatment in private periodontal practice. a 14-year retrospective study. *Journal of Periodontology* **66**, 145-149.

De Vore, C.H., Duckworth, J.E., Beck, F.M. et al. (1986). Bone loss following periodontal therapy in subjects without frequent periodontal maintenance. *Journal of Periodontology* **57**, 354-359.

Eickholz, P., Kaltschmitt, J., Berbig, J., Reitmeir, P. & Pretzl, B. (2008) Tooth loss after active periodontal therapy. 1: patient-related factors for risk, prognosis, and quality of outcome. *Journal of Clinical Periodontology* **35**, 165-174.

Emrich, L., Schlossman, M. & Genco, R. (1991). Periodontal disease in non-insulin dependent diabetes mellitus. *Journal of Periodontology* **62**, 123-130.

Farooqi, O.A., Wehler, C.J., Gibson, G., Jurasic, M.M. & Jones, J.A. (2015). appropriate recall interval for periodontal maintenance: a systematic review. *Journal of Evidence-Based Dental Practice* **15**, 171-181

Fauchard, P. (1746). *Le Chirurgien Dentiste, au Traité des Dents.* Chapter XI. Paris: P-J Mariette, pp. 177-182.

Freeman, R. & Goss, S. (1993). Stress measures as predictors of periodontal disease – a preliminary communication. *Community Dentistry and Oral Epidemiology* **21**, 176-177.

Genco, R. & Löe, H. (1993). The role of systemic conditions and disorders in periodontal disease. *Periodontology 2000* **2**, 98-116.

Giannobile, W.V., Braun, T.M., Caplis, A.K. et al. (2013). Patient stratification for preventive care in dentistry. *Journal of Dental Research* **92**, 694-701.

Green, L., Tryon, W., Marks, B. & Huryn, J. (1986). Periodontal disease as a function of life events stress. *Journal of Human Stress* **12**, 32-36.

Gusberti, F.A., Syed, S.A., Bacon, G., Grossman, N. & Loesche, W.J. (1983). Puberty gingivitis in insulin-dependent diabetic children. I. Cross-sectional observations. *Journal of Periodontology* **54**, 714-720.

Haber, J., Wattles, J., Crowley, M. *et al.* (1993). Evidence for cigarette smoking as a major risk factor for periodontitis. *Journal of Periodontology* **64**, 16-23.

Hämmerle, C.H.F., Ungerer, M.C., Fantoni, P.C. *et al.* (2000). Long-term analysis of biological and technical aspects of fixed partial dentures with cantilevers. *International Journal of Prosthodontics* **13**, 409-415.

Hill, R.W., Ramfjord, S.P., Morrison, E.C. *et al.* (1981). Four types of periodontal treatment compared over two years. *Journal of Periodontology* **52**, 655-677.

Hirschfeld, L. & Wasserman, B. (1978). A long-term survey of tooth loss in 600 treated periodontal patients. *Journal of Periodontology* **49**, 225-237.

Isidor, F. & Karring, T. (1986). Long-term effect of surgical and non-surgical periodontal treatment. A 5-year clinical study. *Journal of Periodontal Research* **21**, 462-472.

Ismail, A.L., Burt, B.A. & Eklund, S.A. (1983). Epidemiologic patterns of smoking and periodontal disease in the United States. *Journal of the Alabama Dental Association* **106**, 617-621.

Joss, A., Adler, R. & Lang, N.P. (1994). Bleeding on probing. A parameter for monitoring periodontal conditions in clinical practice. *Journal of Clinical Periodontology* **21**, 402-408.

Kaldahl, W.B., Kalkwarf, K.L., Patil, K.D., Dyer, J.K. & Bates, R.E. (1988). Evaluation of four modalities of periodontal therapy. Mean probing depth, probing attachment level and recession changes. *Journal of Periodontology* **59**, 783-793.

Kalkwarf, K.L., Kaldahl, W.B., Patil, K.D. & Molvar, M.P. (1989). Evaluation of gingival bleeding following 4 types of periodontal therapy. *Journal of Clinical Periodontology* **16**, 601-608.

Käyser, A.F. (1981). Shortened dental arches and oral function. *Journal of Oral Rehabilitation* **8**, 457-462.

Käyser, A.F. (1994). Limited treatment goals – shortened dental arches. *Periodontology 2000* **4**, 7-14.

Käyser, A.F. (1996). Teeth, tooth loss and prosthetic appliances. In: Øwall, B., Käyser, A.F. & Carlsson, G.E., eds. *Prosthodontics: Principles and Management Strategies*. London: Mosby-Wolfe, pp. 35-48.

Kerr, N.W. (1981). Treatment of chronic periodontitis. 45% failure rate. *British Dental Journal* **150**, 222-224.

Knowles, J.W. (1973). Oral hygiene related to long-term effects of periodontal therapy. *Journal of the Michigan State Dental Association* **55**, 147-150.

Knowles, J.W., Burgett, F.G., Nissle, R.R. *et al.* (1979). Results of periodontal treatment related to pocket depth and attachment level. Eight years. *Journal of Periodontology* **50**, 225-233.

Knowles, J.W., Burgett, F.G., Morrison, E.C., Nissle, R.R. & Ramford, S.P. (1980). Comparison of results following three modalities of periodontal therapy related to tooth type and initial pocket depth. *Journal of Clinical Periodontology* **7**, 32-47.

Kornman, K. & Löe, H. (1993). The role of local factors in the etiology of periodontal diseases. *Periodontology 2000* **2**, 83-97.

Kornman, K.S., Crane, A., Wang, H.Y. *et al.* (1997). The interleukin-1 genotype as a severity factor in adult periodontal disease. *Journal of Clinical Periodontology* **24**, 72-77.

Lang, N.P. & Tonetti, M.S. (2003). Periodontal risk assessment for patients in supportive periodontal therapy (SPT). *Oral Health and Preventive Dentistry* **1**, 7-16.

Lang, N.P., Joss, A., Orsanic, T., Gusberti, F.A. & Siegrist, B.E. (1986). Bleeding on probing. A predictor for the progression of periodontal disease? *Journal of Clinical Periodontology* **13**, 590-596.

Lang, N.P., Adler, R., Joss, A. & Nyman, S. (1990). Absence of bleeding on probing. An indicator of periodontal stability. *Journal of Clinical Periodontology* **17**, 714-721.

Lang, N.P., Nyman, S., Senn, C. & Joss, A. (1991). Bleeding on probing as it relates to probing pressure and gingival health. *Journal of Clinical Periodontology* **18**, 257-261.

Lang, N.P., Tonetti, M.S., Suter, J., Duff, G.W. & Kornmann, K.S. (2000). Effect of interleukin-1 gene polymorphisms on gingival inflamma-tion assessed by bleeding on probing in a periodontal maintenance population. *Journal for Periodontal Research* **35**, 102-107.

Lang, N.P., Suvan, J.E. & Tonetti, M.S. (2015). Risk factor assessment tools for the prevention of periodontitis progression. A systematic review. *Journal of Clinical Periodontology* **42 Suppl 16**, S59-70.

Laurell, K., Lundgren, D., Falk, H. & Hugoson, A. (1991). Long-term prognosis of extensive poly-unit cantilevered fixed partial dentures. *Journal of Prosthetic Dentistry* **66**, 545-552.

Lindhe, J. & Nyman, S. (1975). The effect of plaque control and surgical pocket elimination on the establishment and maintenance of periodontal health. A longitudinal study of periodontal therapy in cases of advanced disease. *Journal of Clinical Periodontology* **2**, 67-79.

Lindhe, J. & Nyman, S. (1984). Long-term maintenance of patients treated for advanced periodontal disease. *Journal of Clinical Periodontology* **11**, 504-514.

Lindhe, J., Hamp, S-E. & Löe, H. (1975). Plaque induced periodontal disease in beagle dogs. A 4-year clinical, roentgenographical and histometric study. *Journal of Periodontal Research* **10**, 243-253.

Lindhe, J., Nyman, S. & Karring, T. (1982a). Scaling and root planing in shallow pockets. *Journal of Clinical Periodontology* **9**, 415-418.

Lindhe, J., Socransky, S.S., Nyman, S., Haffajee, A. & Westfelt, E. (1982b). "Critical probing depths" in periodontal therapy. *Journal of Clinical Periodontology* **9**, 323-336.

Listgarten, M.A. & Schifter, C. (1982). Differential darkfield microscopy of subgingival bacteria as an aid in selecting recall intervals: results after 18 months. *Journal of Clinical Periodontology* **9**, 305-316.

Listgarten, M.A., Lindhe, J. & Helldén, L. (1978). Effect of tetracycline and/or scaling on human periodontal disease. Clinical, microbiological and histological observations. *Journal of Clinical Periodontology* **5**, 246-271.

Löe, H. & Silness, J. (1963). Periodontal disease in pregnancy. I. Prevalence and severity. *Acta Odontologica Scandinavia* **21**, 533-551.

Löe, H., Theilade, E. & Jensen, S.B. (1965). Experimental gingivitis in man. *Journal of Periodontology* **36**, 177-187.

Löe, H., Ånerud, Å., Boysen, H. & Smith, M. (1978). The natural history of periodontal disease in man. The role of periodontal destruction before 40 years. *Journal of Periodontal Research* **49**, 607-620.

Löe, H., Ånerud, Å., Boysen, H. & Morrison, E.C. (1986). Natural history of periodontal disease in man. Rapid, moderate and no loss of attachment in Sri Lankan laborers 14-46 years of age. *Journal of Clinical Periodontology* **13**, 431-440.

Lövdal, A., Arnö, A., Schei, O. & Waerhaug, J. (1961). Combined effect of subgingival scaling and controlled oral hygiene on the incidence of gingivitis. *Acta Odontologica Scandinavia* **19**, 537-553.

Magnusson, I., Lindhe, J., Yoneyama, T. & Liljenberg, B. (1984). Recolonization of a subgingival microbiota following scaling in deep pockets. *Journal of Clinical Periodontology* **11**, 193-207.

Matuliene, G., Pjetursson, B.E., Salvi, G.E. *et al.* (2008). Influence of residual pockets on progression of periodontitis and tooth loss. Results after eleven years of maintenance. *Journal of Clinical Periodontology* **35**, 685-695.

Matuliene, G., Studer, R., Lang, N.P. *et al.* (2010). Significance of periodontal risk assessment on the recurrence of periodontitis and tooth loss. *Journal of Clinical Periodontology* **37**, 191-199.

McFall, W.T. (1982). Tooth loss in 100 treated patients with periodontal disease in a long-term study. *Journal of Periodontology* **53**, 539-549.

McGuire, M.K. & Nunn, M.E. (1999). Prognosis versus actual outcome. IV. The effectiveness of clinical parameters and IL-1 genotype in accurately predicting prognoses and tooth survival. *Journal of Periodontology* **70**, 49-56.

Mendoza, A., Newcomb, G. & Nixon, K. (1991). Compliance with supportive periodontal therapy. *Journal of Periodontology* **62**, 731-736.

Mombelli, A., Nyman, S., Brägger, U., Wennström, J. & Lang, N.P. (1995). Clinical and microbiological changes associated with an altered subgingival environment induced by periodontal pocket reduction. *Journal of Clinical Periodontology* **22**, 780-787.

Morrison, E.C., Lang, N.P., Löe, H. & Ramfjord, S.P. (1979). Effects of repeated scaling and root planing and/or controlled oral hygiene on the periodontal attachment level and pocket depth in beagle dogs. I. Clinical findings. *Journal of Periodontal Research* **14**, 428-437.

1260 Parte 18 Terapia de Suporte

Moser, P., Hämmerle, C.H.F., Lang, N.P., Schlegel-Bregenzer, B. & Persson, R.G. (2002). Maintenance of periodontal attachment levels in prosthetically treated patients with gingivitis or moderate chronic periodontitis 5-17 years post therapy. *Journal of Clinical Periodontology* **29**, 531-539.

Mousquès, T., Listgarten, M.A. & Phillips, R.W. (1980). Effect of scaling and root planing on the composition of the human subgingival microbial flora. *Journal of Periodontal Research* **15**, 144-151.

Mühlemann, H.R. & Son, S. (1971). Gingival sulcus bleeding – a leading symptom in initial gingivitis. *Helvetica Odontologica Acta* **15**, 107-113.

Ng, M.C., Ong, M.M., Lim, L.P., Koh, C.G. & Chan, Y.H. (2011). Tooth loss in compliant and non-compliant periodontally treated patients: 7 years after active periodontal therapy. *Journal of Clinical Periodontology* **38**, 499-508.

Nyman, S. & Lindhe, J. (1979). A longitudinal study of combined periodontal and prosthetic treatment of patients with advanced periodontal disease. *Journal of Periodontology* **50**, 163-169.

Nyman, S., Lindhe, J. & Rosling, B. (1977). Periodontal surgery in plaque-infected dentitions. *Journal of Clinical Periodontology* **4**, 240-249.

Nyman, S., Sarhed, G., Ericsson, I., Gottlow, J. & Karring, T. (1986). The role of "diseased" root cementum for healing following treatment of periodontal disease. *Journal of Periodontal Research* **21**, 496-503.

Nyman, S., Westfelt, E., Sarhed, G. & Karring, T. (1988). Role of "diseased" root cementum in healing following treatment of periodontal disease. A clinical study. *Journal of Clinical Periodontology* **15**, 464-468.

Papapanou, P., Wennström, J. & Gröndahl, K. (1988). Periodontal status in relation to age and tooth type. A cross-sectional radiographic study. *Journal of Clinical Periodontology* **15**, 469-478.

Persson, G.R., Matuliené, G., Ramseier, C.A. *et al.* (2003). Influence of interleukin-1 gene polymorphism on the outcome of supportive periodontal therapy explored by a multi-factorial periodontal risk assessment model (PRA). *Oral Health and Preventive Dentistry* **1**, 17-27.

Pihlström, B.L., McHugh, R.B., Oliphant, T.H. & Ortiz-Campos, C. (1983). Comparison of surgical and non-surgical treatment of periodontal disease. A review of current studies and additional results after 6½ years. *Journal of Clinical Periodontology* **10**, 524-541.

Pindborg, J. (1949). Correlation between consumption of tobacco, ulcero-membraneous gingivitis and calculus. *Journal of Dental Research* **28**, 461-463.

Poulsen, S., Agerbaek, N., Melsen, B. *et al.* (1976). The effect of professional tooth cleaning on gingivitis and dental caries in children after 1 year. *Community Dentistry and Oral Epidemiology* **4**, 195-199.

Preber, H. & Bergström, J. (1985). The effect of non-surgical treatment on periodontal pockets in smokers and nonsmokers. *Journal of Clinical Periodontology* **13**, 319-323.

Preber, H. & Bergström, J. (1990). Effect of cigarette smoking on periodontal healing following surgical therapy. *Journal of Clinical Periodontology* **17**, 324-328.

Ramfjord, S.P. (1987). Maintenance care for treated periodontitis patients. *Journal of Clinical Periodontology* **14**, 433-437.

Ramfjord, S.P., Nissle, R.R., Shick, R.A. & Cooper, H. (1968). Subgingival curettage versus surgical elimination of periodontal pockets. *Journal of Periodontology* **39**, 167-175.

Ramfjord, S.P., Knowles, J.W., Nissle, R.R., Shick, R.A. & Burgett, F.G. (1975). Results following three modalities of periodontal therapy. *Journal of Periodontology* **46**, 522-526.

Ramfjord, S.P., Caffesse, R.G., Morrison, E.C. *et al.* (1987). Four modalities of periodontal treatment compared over 5 years. *Journal of Clinical Periodontology* **14**, 445-452.

Ramfjord, S.P., Morrison, E.C., Burgett, F.G. *et al.* (1982). Oral hygiene and maintenance of periodontal support. *Journal of Periodontology* **53**, 26-30.

Ramseier, C.A., Kobrehel, S., Staub, P. *et al.* (2014). Compliance of cigarette smokers with scheduled visits for supportive periodontal therapy (SPT). *Journal of Clinical Periodontology* **41**, 473-480.

Ramseier, C.A., Mirra, D., Schutz, C. *et al.* (2015). Bleeding on probing as it relates to smoking status in patients enrolled in supportive periodontal therapy for at least 5 years. *Journal of Clinical Periodontology* **42**, 150-159.

Ramseier, C.A., Anerud, A., Dulac, M. *et al.* (2017). Natural history of periodontitis: disease progression and tooth loss over 40 years. *Journal of Clinical Periodontology* **44**, 1182-1191.

Ramseier, C.A., Nydegger, M., Walter, C. *et al.* (2019). Time between recall visits and residual probing depths predict long-term stability in patients enrolled in supportive periodontal therapy. *Journal of Clinical Periodontology* **46**, 218-230.

Randow, K., Glantz, P.-O. & Zöger, B. (1986). Technical failures and some related clinical complications in extensive fixed prosthodontics. *Acta Odontologica Scandinavia* **44**, 241-255.

Rivera-Hidalgo, F. (1986). Smoking and periodontal disease. *Journal of Periodontology* **57**, 617-624.

Rosling, B., Nyman, S., Lindhe, J. & Jern, B. (1976). The healing potential of the periodontal tissues following different techniques of periodontal surgery in plaque-free dentitions. *Journal of Clinical Periodontology* **3**, 233-250.

Salvi, G.E., Aglietta, M., Eick, S. *et al.* (2012). Reversibility of experimental peri-implant mucositis compared with experimental gingivitis in humans. *Clinical Oral Implants Research* **23**, 182-190.

Selye, H. (1950). *The Physiology and Pathology of Stress: A Treatise Based on the Concepts of the General-Adaptation-Syndrome and the Diseases of Adaptation.* Montreal: Acta Medical Publishers, pp. 203.

Slots, J., Mashimo, P., Levine, M.J. & Genco, R.J. (1979). Periodontal therapy in humans. I. Microbiological and clinical effects of a single course of periodontal scaling and root planing, and of adjunctive tetracycline therapy. *Journal of Periodontology* **50**, 495-509.

Suomi, J.D., Greene, J.C., Vermillion, J.R., Doyle Chang, J.J. & Leatherwood, E.C. (1971). The effect of controlled oral hygiene procedures on the progression of periodontal disease in adults: Results after third and final year. *Journal of Periodontology* **42**, 152-160.

Tonetti M.S. & Claffey N. (2005). Advances in the progression of periodontitis and proposal of definitions of a periodontitis case and disease progression for use in risk factor research. Group C consensus report of the 5th European Workshop in Periodontology. *Journal of Clinical Periodontology* **32 Suppl 6**, 210-213.

Tonetti, M., Pini-Prato, G. & Cortellini, P. (1995). Effect of cigarette smoking on periodontal healing following GTR in infrabony defects. A preliminary retrospective study. *Journal of Clinical Periodontology* **22**, 229-234.

Valderhaug, J. (1980). Periodontal conditions and carious lesions following the insertion of fixed prostheses: a 10-year follow-up study. *International Dental Journal* **30**, 296-304.

Valderhaug, J. & Birkeland, J.M. (1976). Periodontal conditions in patients 5 years following insertion of fixed prostheses. *Journal of Oral Rehabilitation* **3**, 237-243.

van der Velden, U. (1991). The onset age of periodontal destruction. *Journal of Clinical Periodontology* **18**, 380-383.

Westfelt, E., Nyman, S., Lindhe, J. & Socransky, S.S. (1983a). Use of chlorhexidine as a plaque control measure following surgical treatment of periodontal disease. *Journal of Clinical Periodontology* **10**, 22-36.

Westfelt, E., Nyman, S., Socransky, S.S. & Lindhe, J. (1983b). Significance of frequency of professional tooth cleaning for healing following periodontal surgery. *Journal of Clinical Periodontology* **10**, 148-156.

Westfelt, E., Bragd, L., Socransky, S.S. *et al.* (1985). Improved periodontal conditions following therapy. *Journal of Clinical Periodontology* **12**, 283-293.

Wilson, T., Glover, M., Schoen, J., Baus, C. & Jacobs, T. (1984). Compliance with maintenance therapy in a private periodontal practice. *Journal of Periodontology* **55**, 468-473.

Wilson, T.G., Glover, M.E., Malik, A.K., Schoen, J.A. & Dorsett, D. (1987). Tooth loss in maintenance patients in a private periodontal practice. *Journal of Periodontology* **58**, 231-235.

Witter, D.J., Cramwinckel, A.B., van Rossum, G.M. & Käyser, A.F. (1990). Shortened dental arches and masticatory ability. *Journal of Dentistry* **18**, 185-189.

Witter, D.J., De Haan, A.F.J., Käyser, A.F. & van Rossum, G.M. (1994). A 6-year follow-up study of oral function in shortened dental arches. *Journal of Oral Rehabilitation* **21**, 113-125.

Índice Alfabético

A

Abandono do tabagismo, 603
Abordagem(ns)
- cirúrgicas para os defeitos intraósseos, 897
- com fenestração
- - da crista, 1079
- - lateral, 1082
- - palatina, 1079
- de instrumentação de bolsa/raiz, 710
- de retalho único, 768
- em túnel para o tratamento de retrações gengivais, 986
- regenerativas avançadas para a reconstrução do tecido periodontal, 502
- transalveolar, 1078
Abrasão
- dentária, 649
- gengival, 649
- por escovação, 648
Abrasivos, 683
Abscesso
- periodontal, 454, 720
- - classificação, 454
- - diagnóstico, 456
- - - diferencial, 459
- - disseminação sistêmica da infecção, 460
- - em pacientes
- - - com periodontite, 454
- - - sem periodontite, 455
- - etiologia, patogênese e histopatologia, 455
- - microbiologia, 456
- - perda dentária, 459
- - prevalência, 459
- - relevância, 459
- por exacerbação aguda da periodontite, 455
Absorciometria de raios X de dupla energia (DEXA), 61, 273
Acetato de celulose, 920
Aciclovir, 330
Ácido(s)
- acetilsalicílico, 602
- desoxirribonucleico (DNA), 287
- etilenodiaminotetracético, 503, 758

- hialurônico, 22, 1058
- periódico de Schiff, 10
- ribonucleico (RNA), 287
Acompanhamento, 611
Aconselhamento
- na mudança de comportamento em saúde, 609, 611, 613, 614
- sobre tabagismo, 576
Actinomyces odontolyticus, 836
Actisite, 867, 868
Adaptação virtual, 1161
Aderência bacteriana, 599
Adesão
- às superfícies dentárias, 187
- prejudicada do coágulo, 1170
Adipocinas, 272
Administração local
- de antimicrobianos para o tratamento
- - de doenças peri-implantares, 872
- - de periodontite, 865
- de medicamentos, 861
Adoçantes, 683
Aerossóis com CHX, 684
Afrouxamento do parafuso
- oclusal, 1198
- protético, 1198
Agente(s)
- antigengivite, 671
- antimicrobianos, 671
- antiplaca, 671
- ativos, 674, 684
- - abordagens futuras, 682
- - agentes oxigenantes, 674
- - aminoalcoóis, 674
- - antibióticos, 674
- - bisbiguanidas, 678
- - compostos de amônia quaternária, 681
- - detergentes, 674
- - enzimas
- - - interferência no biofilme, 674
- - - melhora das defesas do hospedeiro, 674
- - fluoretos, 676
- - hexetidina, 682
- - iodopovidona, 682

- - óleos essenciais, 676
- - produtos naturais, 676
- - sais metálicos
- - - fluoreto estanoso, 675
- - - - com fluoreto de amina, 676
- - - sais de zinco, 675
- - triclosana, 677
- corantes, 684
- de confusão, 402
- imunossupressores, 565
- inibidores/redutores da placa, 671
- oxigenantes, 674
Aggregatibacter actinomycetemcomitans, 141, 198, 201, 231, 382, 404, 712, 835
Agranulocitose, 564
Agregação familiar, 121
Agressão térmica, 352
Airfloss®, 644
Ajuste de cronograma, 615
ALADA (*As low as diagnostically acceptable*), 538, 540
ALARA (*As low as reasonably achievable*), 538
Alças capilares, 42
Álcool, 683
Alelos, 287
Alergia
- a pólen de bétula, 335
- do tipo IV, 334
- por contato, 333, 334
Alfabetização
- do sistema de saúde, 1155
- em estatística, 1155
- em saúde, 1155
Aliança terapêutica, 613
Alisamento radicular, 704
Aloenxertos, 1044
- ósseos desmineralizados e liofilizados, 1044
Alteração(ões)
- de coagulação sanguínea, 565
- de crista em conjunto com a instalação de implantes, 1018
- hematológicas e linforreticulares, 564
Altura óssea residual, 547, 1080

1262 Índice Alfabético

Alvéolo do molar, 1025
Alveolótomos para osso, 756
Ambiente oral local, 215
Ambivalência, 613
Ameloblastos, 15
- primitivos, 15
Amiloglicosidase, 674
Aminoalcoóis, 674
Amodiaquina, 353
Amostras de biopsia, 110
Amoxicilina, 841
Amplificação por PCR do gene 16S rRNA
    para as bactérias periodontais, 200
Amputação radicular, 790
Anafilatoxinas, 233
Análise
- direcionada da microbiota periodontal, 198
- radiográfica do osso alveolar, 525
- tridimensional da vitalidade celular em
    um biofilme, 673
Anamicinana, 674
Anatomia da furca, 781
Anéis de Liesegang, 187
Anemia aplásica, 564
Anestesia local em cirurgia periodontal, 756
Anestésicos locais odontológicos, 756
Angiogênese, 75
Angulação radicular imprópria, 1230
Anquilose, 497
- funcional, 101
Ansiedade, 603
Antagonismo, 179
Anti-inflamatórios não esteroides, 1211
Antibióticos, 674, 834
- sistêmicos, 847
- - adjunto no tratamento periodontal, 838
- - na terapia periodontal, 839
- - reações/efeitos adversos, 850
Anticoagulantes, 565
Antígeno, 247
Antimicrobianos, 721
- de administração local com liberação
    sustentada, 870
- de liberação sustentada de administração
    local na peri-implantite, 872
- dose ideal e duração, 848
- locais, 839
- - adjuvantes, 812, 817
- - *versus* sistêmicos, 839
- para o tratamento
- - da periodontite, 865
- - de doenças peri-implantares, 872
- sistêmicos adjuvantes, 814, 818
Antissépticos locais adjuvantes, 812
Antivirais, 330
Antro de Highmore, 1068
Aparelho(s)
- de Golgi, 52
- magnetostritivos, 707
- ortodônticos fixos ou removíveis, 687
- piezoelétricos, 707
Aplainamento radicular, 750
Aplicações baseadas em computador no
    modelo e na fabricação da malha, 1058
Apoio à eficácia pessoal, 614
Apoptose, 75
Arcada arterial, 1071
Arco dentário encurtado (ADE), 1126
- distalmente, 1122

Áreas de furca, 752
Arestin, 867, 868
Armadilhas extracelulares
- de mastócitos, 234
- dos neutrófilos, 234
Aromatizantes, 684
Artéria(s)
- alveolar
- - inferior, 40
- - posterior superior, 40, 1071
- bucal, 40
- dentária, 40
- - superior posterior, 42
- facial, 40
- infraorbitária, 40
- intrasseptal, 40
- mentual, 40
- palatina
- - ascendente, 42
- - maior, 40, 42
- - sublingual, 40
Articaína, 756
Articulações temporomandibulares
    (ATMS), 532
Artrite reumatoide, 292
Árvore de decisão clínica, 1136
- para prótese
- - aparafusada, 1136
- - cimentada, 1137
Aspectos cirúrgicos para cicatrização de
    feridas sem intercorrência, 1169
Assinaturas epigenéticas, 295
Associações genéticas diversas com a
    periodontite, 295
Aterosclerose, 434
Ativador do plasminogênio
    tecidual (t-PA), 240
Atrição e fratura da prótese, 1200
Atridox, 867, 868
Atrofia
- da crista edêntula, 1025
- difusa do osso alveolar, 382
Aumento
- da mobilidade dentária, 302
- gengival, 687, 957
- - indicações para, 957
- horizontal da crista, 1049
- ósseo, 1127
- - vertical, 1043
- vertical
- - da crista, 1052
- - do rebordo, 1127
- - - *versus* implantes dentários
        curtos, 1128
Aureomicina, 867, 869
Autocontrole da placa, 624
Autoenxertos, 1089
Autoimunidade, 250
Automonitoramento, 616
Automutilação, 351
Autorremoção da placa, 624
Autorrenovação, 505
Avaliação(ões), 135
- clínica da mobilidade dentária, 1107
- contínua de risco multinível, 1247
- da atividade dos agentes para o controle
    químico do biofilme, 671
- da inflamação dos tecidos periodontais, 118
- da mobilidade dentária, 524

- da perda de suporte de tecido
    periodontal, 118
- da profundidade de sondagem da
    bolsa, 519
- da prótese implantossuportada, 809
- da sondagem do nível de inserção, 521
- das necessidades de tratamento
    periodontal, 119
- de risco
- - baseada no paciente, 561
- - dentário, 1252
- - no local, 1252
- - pré-operatório, 1161
- de tratamentos alternativos e *checklists*, 1161
- dentárias adicionais, 528
- do envolvimento da furca, 523
- do estágio da periodontite, 384
- do grau de periodontite, 387
- dos pacientes, 515
- individual do risco periodontal, 1247
- periodontal de boca toda, 730
- radiográfica
- - da perda de osso alveolar, 119
- - dos locais receptores de implante, 525
Azitromicina, 842

B

Bacillus anthracis, 208
Bactérias
- não cultiváveis no microbioma
    periodontal, 202
- periodontais e virulência, 205
- residentes orais, 182
- TM7, 203, 204
Bacteriemia, 685
- crônica de baixo grau, 599
- transitória, 599
Bainha radicular epitelial de Hertwig, 4, 5
Barreira
- de membrana, 1043
- epitelial, 237
Base genética da periodontite, 284
Bastões de limpeza interdental de
    borracha/elastoméricos, 641
Benefícios ao hospedeiro de uma microbiota
    oral residente, 181
Biocompatibilidade, 920
Biodisponibilidade, 672
Biofilme(s)
- bacterianos, 836
- dental, 173, 174, 178, 177, 180
- - coadesão, 179
- - composição microbiana, 176
- - controle
- - - mecânico, 669
- - - químico, 668, 669
- - desprendimento, 180
- - formação, 177, 178
- - ligação reversível e mais estável, 177
- - maturação da placa, 179
- - prevenção da formação, 686, 687
- em uma superfície de implante, 213
- mistos, 837
- peri-implantar, 211, 216
- - formação, 211
- sobre superfícies de implantes, 182
- supragengival
- - controle, 668
Biologia da cicatrização da lesão, 496

Índice Alfabético **1263**

Biomarcadores, 404
- salivares, 388
Biomodificação da superfície radicular, 937
Bisbiguanidas, 678
Bisfosfonatos, 62, 564, 603
Bisturis, 755
Bloqueio
- mandibular, 756
- mentoniano, 756
- nervoso, 756
BMP-2, 503
BMP-7, 503
Boca como um hábitat microbiológico, 174
Bolsa(s)
- gengival, 6
- profundas e localizadas, 870
- residuais, 1249
- - em locais com envolvimento de furca, 871
- - localizadas, 871
- - na zona estética, 871
Branqueamento do tecido mole
   peri-implantar, 1168
Bupropiona, 271 272

C

Cabos para lâminas de bisturi
   descartáveis, 754
CAD-CAM, 1168
Cálcio, 50, 51
Calcitonina, 56
Cálculo
- dental, 173, 184
- - adesão às superfícies dentárias e
   implantes, 187
- - aspecto clínico e distribuição, 185
- - composição, 189
- - formação e estrutura, 186
- - implicações clínicas, 189
- - supra e submucoso, 812
- - supragengival, 185
- do risco periodontal individual
   do paciente, 1251
Camada
- basal, 9, 10, 14
- espinhosa, 9
- fibrosa, 52
- granulosa, 9
- osteogênica, 52, 54
- queratinizada, 9
Câmara de cicatrização, 105
Camomila, 676
Campo de visão, 531
Campylobacter gracilis, 204
Canal(is)
- de Havers, 36, 37
- de Volkmann, 36, 46
- nasopalatino, 548
- palatino maior, 42
Canalículos, 51
Câncer, 420
Candida albicans, 331
Candidate Phylum Radiation (CPR), 202, 203
Candidíase, 686, 689
- prevenção, 689
Candidose, 331
Cantilever, 1125
Capa de tecido ósseo, 78
Capacidade preditiva, 296
Capilares linfáticos, 45

Carboplatina, 565
Carcinoma oral de células escamosas, 347
Cardiopatas, 602
Carga(s)
- alostática, 274
- bacteriana, 685
- e perda da osseointegração, 316
- estáticas e cíclicas sobre implantes, 315
- excessiva, 309
- ortodôntica, 310
- transmucosa, 1166
Cárie, 575, 689
- prevenção, 689
Catapora, 330
Catepsina C, 289
Catonella morbi, 201
Causa, 131
- componente, 133
- necessária, 133
- suficiente, 132
Cavidade
- oral, 283
- sinusal, 1072, 1073
Células, 17, 55
- apresentadora de antígenos, 247
- B, 241, 242
- - na periodontite, 242
- B-1, 251
- B-2, 251
- basais, 10
- claras, 10
- da camada basal, 10
- de Langerhans, 9, 10, 235
- de Merkel, 9, 10
- de reparação óssea, 506
- dentro do tecido ósseo, 50
- do estroma da medula óssea, 1056
- do ligamento periodontal, 26
- endoteliais, 435
- epiteliais, 26
- estromais da medula óssea, 55, 505
- inflamatórias, 9, 19
- mesenquimais estromais, 505
- *natural killer* (NK), 245
- semelhantes a fibroblastos, 75
- T, 241, 245
- - CD8, 246
- - *natural killer*, 250
- - regulatórias, 248
- Th17, 248, 249
Células-tronco, 55
- mesenquimais, 50, 1056
Cemento
- acelular
- - afibrilar, 29, 30
- - de fibras extrínsecas, 5, 29, 30
- celular
- - de fibras intrínsecas, 5, 30, 32
- - estratificado misto, 30, 31
- radicular, 3, 4, 28, 519
- reativo, 30
- reparador, 30
Cementoblastos, 26
Cementócitos, 31, 32
Cementoide, 32
Cementopatia, 382
Cerdas de uma escova dental, 632
- de ponta arredondada, 633
Cessação do tabagismo, 271
Checklists, 1161

Cicatrização, 57
- após o procedimento de aumento
   gengival, 960
- da ferida, 102
- da lesão, 496
- - periodontal, 498
- de enxertos
- - livres de tecidos moles, 992
- - pediculados de tecidos moles sobre
   superfícies sem recobrimento
   radicular, 979
- de espessura parcial, 497
- de feridas, 1170
- depois da cirurgia periodontal, 500
- por primeira intenção, 497
- por segunda intenção, 497
- por terceira intenção, 497
Ciclo de vida do parasita, 206
Cigarros eletrônicos, 268
Cimento residual, 1199
Cinzéis de osso, 756
Circulação extravascular, 43, 45
Cirrose hepática, 602
Cirurgia(s)
- com retalho, 752
- - modificado, 741
- corretiva de defeitos de furca, 788
- de implantes guiada, 554, 555
- de retalho para acesso/retalho aberto
   para desbridamento, 788
- óssea na terapia periodontal, 748
- para a instalação do implante, 1015
- periodontal(is), 686, 721, 737
- - anteriores, 757
- - contraindicações, 751
- - fatores que afetam a reparação
   clínica, 776
- - instrumentos utilizados, 754
- - intervenções cirúrgicas específicas para
   o manejo das papilas, 766
- - posteriores, 757
- - procedimento cirúrgico com retalho
   passo a passo, 756
- - reparação histológica, 771
- - resultados clínicos, 771, 772
- - retalho
- - - com preservação da papila, 766
- - - simplificado com preservação da
   papila, 767
- - técnica(s), 738, 749
- - - cirúrgicas minimamente invasivas, 767
- - - modificada com preservação da
   papila, 766
- - - perspectiva histórica, 738
- - - - cirurgia óssea, 748
- - - - procedimentos com gengivectomia, 738
- - - - procedimentos com retalho, 739
- - - - procedimentos de cunha distal, 746
- - - - retalho de Widman modificado, 744
- - - - retalho reposicionado apicalmente, 741
- - - perspectiva atual, 749
- - - - contraindicações para a cirurgia
   periodontal, 751
- - - - indicações para o tratamento
   cirúrgico, 750
- - - - objetivos do tratamento cirúrgico, 749
- - - - seleção da técnica cirúrgica, 752
- plástica periodontal, 953
- regenerativa, 502

1264 Índice Alfabético

- - de defeitos de furca, 796
- ressectiva de defeitos de furca, 789
Cisplatina, 565
Citocina, 57, 245, 437, 441
Citomegalovírus humano, 219
Citrato de zinco, 675
Classificação
- Atual da Periodontite, 381
- de Glickman, 785
- do envolvimento de furca, 784
- do osso remanescente, 69
- e diagnóstico dos defeitos ósseos periodontais, 879
Cloreto
- de benzalcônio, 681
- de cetilapiridínio, 681
- de zinco, 675
Clorexidina, 670, 679 765
- utilidade e disponibilidade, 680
Clorito de sódio acidificado, 682
Closite, 867, 868
Coadesão, 179
Coágulo sanguíneo, 72, 497, 1087
Cobertura
- completa do alvéolo dentário por tecidos moles, 1027
- radicular, 994
Códon, 287
Coeficiente de separação, 781
Colágeno, 1058
Colar periosteal, 50
Colonização
- das espécies bucais, 433
- peri-implantar, 215
Combinação
- de implante e suporte de dente natural, 1126
- de técnicas ressectivas, 795
Compartimento
- de células progenitoras do epitélio, 10
- de osso cortical, 102
- esponjoso (trabecular), 102
Complexidade genética, 296
Complexo
- de Golgi, 14, 18, 19
- radicular, 781
Complicação(ões)
- do implante, 1196
- do pilar e do parafuso do pilar, 1196
- técnicas em implantodontia, 1194
Composição
- do cálculo, 189
- do microbioma oral, 176
- microbiana dos biofilmes dentais, 176
Compostos de amônia quaternária, 681
Comprometimento do acesso
- para controle de placa bacteriana, 750
- para raspagem, 750
Comunicação transparente do risco, 1158
Comunidade
- clímax, 837
- microbiana, 174
Conceitos de carga, 1132
- para substituições de um elemento dentário, 1132
Concentrados de plaquetas, 797
Condição(ões)
- mucogengival(is), 954
- - com retrações gengivais, 962
- - sem retração gengival, 954

- de saúde geral, 752
- inflamatórias e imunes, 333
Condiloma acuminado, 331
Cone radicular, 781, 782
Conexão
- do pilar, 1167
- inflamatória bucossistêmica, 403
Confecção assistida por computador (CAM), 1169
Consentimento informado, 601
Consistência
- dos achados, 135
- temporal, 135
Consumo de tabaco e álcool, 464
Contaminação
- bacteriana, 895
- da escova de dentes, 650
Contornos gengivais, 739
Contraceptivos hormonais, 238
Controle
- da ansiedade e da dor, 603
- de infecção, 607
- do biofilme supragengival, 668
- mecânico
- - da placa supragengival, 623
- - do biofilme dental, 669
- químico
- - da placa, 685
- - do biofilme dental, 668, 669
Conversão da gengivite para periodontite, 244
Cooperação do paciente, 751
Copolímeros de ácido polilático e poliglicólico, 921
Coroa em metalocerâmica, 1119
Corpos de querato-hialina, 14
Corticalização, 78
Corticosteroides, 565
Cortisona, 602
Cratera(s)
- gengivais, 750
- interdentária, 541
- interproximal, 880
Crescimento
- gengival, 326, 687
- ósseo endocondral, 48
Crista(s)
- de bifurcação, 782
- epiteliais, 8
- óssea, 25, 27
- - alveolar, 743
Cristais de hidroxiapatita de cálcio, 55
Cromossomos
- autossômicos, 287
- sexuais, 287
Cuidados
- gerais de saúde, 611
- periodontais, 612
- - de precisão, 232
- - de suporte (SPC), 886
Cureta, 704, 705

D

Danos
- evitáveis, 1153
- iatrogênicos ao implante, 1196
Decisão de extrair ou manter o dente
- com dano radicular, 730
- sem dano radicular, 730

Declínio cognitivo, 419
Dedeiras, 645
Defeito(s)
- associado à papila interdental, 905
- da crista alveolar, 1041
- da furca, 541, 777
- - classes II e III
- - - tomada de decisão no tratamento cirúrgico, 800
- hemisseptais, 880
- horizontal, 1159
- infraósseos, 880
- intraósseo, 880
- - de duas paredes, 880
- - de três paredes, 880
- - de uma parede, 880
- ósseo(s), 540
- - angulares, 1107
- - de duas paredes, 540
- - de três paredes, 540
- periodontal, 777
- supraósseos, 777
- verticais, 1159
Defensina alfa-1 e alfa-3, 294
Deficiência, 687
- da adesão leucocitária, 564
- de vitamina C, 240, 350
Definição
- da doença, 159
- de caso, 122, 159
- - de periodontite, 120
- - de saúde peri-implantar, 160
- de metas, 616
Deiscência, 35
Deixar o paciente seguro, 611
Delmopinol, 674
Demência, 419
Densidade
- de incidência, 132
- mineral óssea (DMO), 58, 61, 562
Dentes
- com lesões endoperiodontais, 726
- com mobilidade e profundidade de sondagem, 303
Dentição "bolsa-zero", 749
Dentifrícios, 646, 683, 861
Dentina, 4
- radicular, 5
Dentomicina, 867, 868
Dependência de tabaco, 604
Depósitos de cálculo e periodontite, implicações clínicas, 189
Derivados
- da matriz do esmalte (DME), 503, 972
- - para defeitos intraósseos, 931
- - para envolvimento de furca, 932
- da quinina, 353
Desagregação periodontal, 879
Desbridamento, 704
- de boca toda, 714
- de retalho aberto, 886
- mecânico profissional, 812, 815
- subgengival, 705, 710
Descontaminação da superfície do implante, 823
Desenho(s)
- auxiliado por computador (CAD), 1169
- de retalhos, 1170
- - para envolvimento de furca, 912

Índice Alfabético **1265**

Desenvolvimento
- de discrepância, 614
- do novo tecido gengival, 23
- dos dispositivos de administração subgengival, 863
- e composição do microbioma oral, 176
- ósseo, 48, 49
Desequilíbrio de ligação, 288
Desfechos
- adversos da gravidez, 416
- potenciais, 131
Desgaste e substituição das escovas de dentes, 634
Desinfecção de boca toda, 710, 712, 713, 714
Deslocamento da raiz, 1108
Desmossomos, 12, 14
Desnutrição, 462
Desordens genéticas/desenvolvimento, 326
Desprendimento, 180
Destruição
- da matriz de tecido conjuntivo, 251
- grave, 466
Detergentes, 647, 674, 683
Dextranase, 674
Di-hidrocloreto de alexidina, 678
Diabetes melito, 142, 146, 259, 414, 430, 563
- apresentação clínica do paciente periodontal com, 262
- do tipo 2, 292
- e doença periodontal, 259, 439
- e gengivite, 238, 239
- evidências epidemiológicas, 414
- manejo do paciente, 266
- mecanismos biológicos, 414
Diagnóstico, 577
- de retrações gengivais, 967
- do envolvimento de furca, 783
- e classificação da periodontite, 525
- e planejamento radiográfico tridimensional, 1128
- guiado por imagem, 1160
- periodontal e ortodôntico, 1211
- por imagem
- - e inteligência artificial
- - - em implantodontia, 558
- - - em periodontia, 546
- - em implantologia oral, 546
- - em odontologia, 530
- - em periodontia, 539
- pré-operatório, 1159
- - na dentição posterior, 1128
- radiográfico do envolvimento de furca, 786
Dialister invisus, 201, 835
Dicloridrato de octenidina, 678
Digliconato de clorexidina, 678
Dimensão(ões)
- da "câmara de cicatrização", 105
- da gengiva vestibular, 85
- da inserção supracrestal, 86
- da papila
- - entre dentes e implantes, 96
- - entre implantes adjacentes, 97
- - interdental, 85
- do epitélio, 90
- do tecido vestibular, 84, 94
- gengivais, 955
- vertical do envolvimento de furca, 785

Diminuição
- da carga bacteriana, 685
- do risco
- - de bacteriemia, 685
- - de infecção da área cirúrgica, 685
Dióxido de cloro, 682
Direcionamento, 610
Disbiose, 173
- bacteriana subgengival, 146
Discrasias hematológicas, 239
Disfunção endotelial, 405
Displasia fibrosa, 64
Disponibilidade óssea, 1041
Dispositivo(s)
- a laser ablativo, 708
- de administração subgengival, eficácia, 865
- - em doenças peri-implantares, 872
- de liberação constante, 684
- de polimento a ar, 708
Disseminação sistêmica das bactérias bucais, 432
Distração osteogênica, 1053
Distúrbios ou condições que influenciam a patogênese e o potencial de cicatrização, 602
Divergência, 781
Divisão/expansão da bolsa, 1051
DNA-*checkerboard*, 214
Doença(s)
- arterial coronariana, 295
- aterosclerótica vascular, 404
- autoimunes da pele e das membranas mucosas, 336
- cardiovasculares, 430, 434
- da artéria coronária, 292
- de Alzheimer, 419, 420
- de Crohn, 343
- de Huntington, 289
- de Paget, 56, 63, 64
- endócrinas, nutricionais e metabólicas, 350
- gengivais não induzidas por placa, 325
- infecciosas, 597
- mão-pé-boca, 327
- monogênicas, 289
- peri-implantares, 159, 553, 575, 807
- - prevalência, 162
- periodontal, 433, 434, 575
- - como fator de risco para doença nos tecidos distantes, 431
- - e diabetes, 439
- - necrosantes, 460, 722
- - - classificação, 461
- - - condições de risco de vida, 466
- - - destruição grave, sequelas e risco de recorrência, 466
- - - diagnóstico, 464
- - - estomatite necrosante, 465
- - - etiologia, patogênese e histopatologia, 462
- - - fatores predisponentes, 462
- - - gengivite necrosante, 464
- - - microbiana, 208
- - - periodontite necrosante, 464
- - - relevância, 465
- - - prevenção, 668, 1242
- - - primária, 668, 669
- - - secundária, 668, 669
- - - terciária, 668, 669

- renal crônica, 418
- sistêmicas, 433, 602
- vascular aterosclerótica, 404
Dois implantes, 1137
Dor, 603
Dorso da língua, 645
Dose ideal e a duração do antimicrobiano, 848
Drenagem e desbridamento do abscesso, 721
Duração da escovação, 632

E

Easypick™, 641
Echinacea, 676
Ectomesênquima, 3
Edema gengival, 349
Educação da higiene oral, 626
Efeito(s)
- a longo prazo e benefícios da regeneração, 882
- antimicrobianos dos dispositivos de administração subgengival, 863
- biológicos e clínicos
- - de BMPS, 1055
- - de PDGF, 1055
- colaterais a escova de dentes, 647
- da carga nos tecidos periodontais e peri-implantares, 301
- das doenças periodontais sobre a saúde geral, 400
- determinísticos, 537
- do diabetes melito sobre a doença periodontal, 259
- do polimento a ar, 714
- do sobrevivente saudável, 130
- dose-resposta, 135
- *press fit*, 101
Eficácia, 671
- da profilaxia antibacteriana, 600
- de antimicrobianos específicos administrados localmente, 868
- dos dispositivos de administração subgengival, 865, 872
- de escovas de dentes, 628
- geral de antimicrobianos administrados localmente, 868
Eikenella corrodens, 835
Eixo
- hipotálamo hipófise-adrenal, 248
- Treg/Th17, 248
Elevação
- do assoalho do seio, 549 1127
- - *versus* implantes curtos, 1127
Elevador mucoperiosteal e descolador de tecido, 754
Eliminação do defeito ósseo por ressecção de osso, 754
Elyzol, 867, 868
Emergências de amostras resistentes/ aumento da resistência a antibióticos, 850
Empatia, 613, 617
Endocardite
- infecciosa, 598
- - patogênese, 599
- trombótica não infecciosa, 599
Endósteo, 52
Energia livre de superfície (ELS), 211
Engenharia de tecidos, 1091

1266 Índice Alfabético

Ensaios clínicos de uso caseiro, 673
Entrada da furca, 781
Entrevista motivacional, 612, 613
Envolvimento da(s) furca(s), 519, 523, 783
- classe II, 785
- e risco de perda dentária, 787
- classe III, 785, 929
- mandibulares classe II, 925
- maxilares classe II, 929
- periodontal, 781
Enxaguatórios
- bucais, 861
- orais, 683
Enxerto(s)
- aloplásticos, 1045
- autógeno em bloco, 555
- de tecido
- - conjuntivo combinados com enxertos pediculados, 983
- - mole epitelizado, 982
- gengival livre, 1006
- livre de tecido mole da mucosa mastigatória, 982
- ósseos, 1044
- - alogênico seco, congelado e desmineralizado (DFDBA), 503
- - autógenos, 1044, 1089
- - e de tecido mole, 1044
- para defeitos infraósseos, 929
- para envolvimento de furca, 930
- para reposição óssea, 887, 888, 929
- pediculado, 972
- - duplo, 1005
Enzimas, 674
Epidemiologia, 117, 159
- analítica, 117
- da periodontite
- - aspectos metodológicos, 117
- - avaliação
- - - da inflamação dos tecidos periodontais, 118
- - - da perda de suporte de tecido periodontal, 118
- - - das necessidades de tratamento periodontal, 119
- - - radiográfica da perda de osso alveolar, 119
- - definição dos casos nos estudos epidemiológicos, 120
- - e perda dental, 130
- - em crianças e em adolescentes, 127
- - fatores
- - - ambientais, adquiridos e comportamentais, 139
- - - de fundo não passíveis de modificação, 136
- - - de risco, 131
- - inferência causal e modelos causais, 132
- - medidas de associação, 132
- - mensurações da ocorrência da doença, 131
- - métodos de exame, 117
- - nos adultos, 122
- - prevalência, 122
- das doenças peri-implantares
- - definição
- - - da doença, 159
- - - de caso, 159
- - etiologia, 164

- - extensão e gravidade, 162
- - fatores de risco, 164
- - - relacionados com o
- - - - implante, 167
- - - - paciente, 165
- - métodos de exame, 161
- - mucosite peri-implantar, 161, 165
- - peri-implantite, 161
- - - e perda do implante, 164
- - prevalência, 162
- - saúde peri-implantar, 160
- descritiva, 117
- intervencionista, 117
Epitélio, 72
- da mucosa alveolar, 15
- dentogengival, 14
- gengival, 8, 9, 11, 237
- juncional, 8, 9, 16, 84
- oral, 9, 10
- ortoqueratinizado, 9
- paraqueratinizado, 9
- sulcular oral, 8, 9, 10
Épulis fibroso, 345
Eritema multiforme, 335
Eritrócitos, 55
Eritroplasia, 346
Eritrosina, 650
Erro(s)
- inerentes à sondagem periodontal, 522
- médico, 1154
Erupção dentária, 15
Escala de prontidão, 615
Escaneamento intraoral, 1166
Escorbuto, 273, 350
Escore T, 273
Escova(s) de dentes, 625
- e substituição, 634
- eficácia, 628
- elétricas, 634
- - versus manuais, 636
- eletronicamente ativa (iônica), 637
- interdentais, 641
- manual, 627, 636
- unitufo/cônicas end-tufted, 643
Escovação, 625
- circular, 629
- da língua, 645
- dental, 627
- horizontal, 629
- sulcular, 630
- vertical, 629
Escovadores compulsivos, 649
Escovagem a seco, 647
Espécies benéficas, 835
Especificidade, 671
- da associação, 135
Espectroscopia de raios X por dispersão de energia, 50
Espelhos clínicos, 754
Espessantes, 683
Espessura
- média-intimal (EMI) da artéria carótida, 405
- óssea, 955
Espiramicina, 674
Espumas dentais, 645, 646
Estabelecimento
- de empatia, 617
- do alvo, 135

Estabilidade, 671
- do implante, 1025
Estabilizantes, 683
Estilo
- de acompanhamento, 611
- de comunicação, 618
- de direcionamento, 610
- de vida em comunidade, 180
Estomatite necrosante, 465
Estratégia(s)
- de seleção de caso, 290
- para retratamento de resultados estéticos adversos e resultados clínicos, 1186
Estrato
- basal, 11
- córneo, 11
- espinhoso, 11, 12
- germinativo, 10
- granuloso, 11
Estreptococos, 177, 435
Estresse, 274
- associado aos procedimentos dentários, 602
- oxidativo induzido por AGE, 442
- psicológico, 462
- sistêmico, 498
Estressores, 274
Estroma da medula óssea, 55
Estrutura(s)
- contrafactual, 131
- de ativação do paciente, 616
- e composição o tecido conjuntivo, 91
- (scaffolds) tridimensionais impressas para regeneração periodontal, 506
Estudos
- caso-controle, 290
- de associação, 402
- - com eventos clínicos, 406
- - com marcadores substitutos para DVA, 405
- - do gene candidato, 137, 291
- - epigenômica ampla (EWAS), 295
- - genética, 290
- - genômica ampla (GWAS), 137, 138, 139, 287, 289, 291
- de intervenção, 402
- - com eventos clínicos, 413
- - com marcadores substitutos, 412
Etapa de avaliação, 135
Etil lauroil alginato, 682
Etiologia das doenças peri-implantares, 164
Eubacterium
- nodatum, 835
- safenum, 201, 835
Eucaliptol, 676
Eventos na formação óssea, 72
Evidência(s)
- da participação da genética na periodontite, 284
- dos mecanismos biológicos comuns, 402
Exacerbação aguda de abcessos periodontais, 455
Exame
- extraoral, 589
- intraoral, 589
- periodontal básico, 576
Exclusão patogênica, 182
Exodontia, 1164
Exoma, 287
Experiência e destreza cirúrgica, 777

Índice Alfabético **1267**

Exposição(ões)
- adicionais, 402
- da estrutura dentária sadia, 999
- gengival excessiva, 998 1234
Expressão de empatia, 614
Expressividade da variante, 288
Extensão e gravidade da peri-implantite, 162
Extração(ões)
- de furca, 796
- dentária(s), 720
- - múltiplas, 66
Extrato(s)
- de sanguinarina, 676
- do chá-verde, 682
Extrusão dentária, 1220
- forçada, 1003

F

F. nucleatum ss. vicentii, 204
Fagocitose abortiva, 234
Fanciclovir, 330
Farmacocinética subgengival, 862
Fase(s)
- corretiva, 576, 581, 592
- cicatrização da lesão, 497
- de granulação, 497
- de inflamação, 497
- de manutenção, 576, 582
- de maturação, 498
- higiênica, controle de infecção, 576
- inflamatória, 57
- inicial, 576, 580
- remodeladora, 57
- reparadora, 57
- sistêmica, 576, 580, 589, 597
Fator(es)
- ambientais, adquiridos e comportamentais, 139
- de crescimento, 73, 1054
- - de fibroblastos, 51
- - derivado de plaquetas, 51, 495
- - do endotélio vascular, 57, 495, 564
- - epidérmico, 495
- - fibroblástico, 495
- - insulínico-1, 495
- - na regeneração periodontal, 503
- - para defeitos intraósseos, 930
- - para envolvimento de furca, 931
- - semelhante à insulina, 51
- - transformador beta 1, 495
- de fundo não passíveis de modificação, 136
- de necrose tumoral-alfa, 233, 260
- de risco, 133
- - para doenças peri-implantares, 164
- - para periodontite, 131
- - potenciais ou putativos, 135
- - relacionados com o cirurgião, 1163
- - verdadeiros, 135
- estimulante de colônia de macrófagos, 52, 252
- microbianos, 139
- modificadores sistêmicos e ambientais, 259
- psicossociais, 145
- que afetam a cicatrização, 498
- RANKL, 52, 54
- sistêmicos, 561

Fechamento
- da bolsa, 715
- da visita, 618
- primário da ferida, 1038
Fenda gengival, 7
Fenestração, 35
Fenótipo(s)
- do tecido mole, 1159
- festonado, 955
- - acentuado, 84
- - espesso, 955
- gengival
- - acentuado, 86
- - plano, 86
- periodontal, 962
- - espesso, 96
- - fino, 96, 375
- plano, 84
- - espesso, 955
Ferramentas para mudança do comportamento em saúde, 618
Fibra(s)
- apicais, 25, 27
- circulares, 21
- colágenas, 17, 20
- da crista alveolar, 25, 27
- de ancoragem, 12
- de Sharpey, 5, 26, 40, 54
- dentogengivais, 21, 27
- dentoperiósteas, 21, 27
- do tecido conjuntivo, 20
- elásticas, 20, 21
- horizontais, 25, 27
- nervosas, 26
- oblíquas, 25, 27
- oxitalânicas, 20, 21
- principais, 25
- reticulares, 20
- transeptais, 21
Fibrilas colágenas, 20
Fibrinólise, 73
Fibroblasto, 17, 18, 26, 498
Fibromatose gengival hereditária, 326
Fibroplasia, 75, 106
Fibrose cística, 289
Fibrotomia, 1003
Filifactor alocis, 201, 835
Filme de condicionamento, 177
- formação, 177
Fio dental, 638, 639
Fissuras, 176
Fita dental, 638, 639
Fitoterápicos, 682
Fixação intermaxilar, 686
Fluido gengival crevicular (FGC), 233, 862
5-fluoracila, 565
Fluoresceína, 650
Fluoreto, 647, 676, 1256
- de sódio, 676
- estanoso, 675
- - com fluoreto de amina, 676
Fluxogramas clínicos, 941
Foice, 705
Folhetos
- externos, 12
- internos, 12
Folículo dentário, 3, 4
Força(s)
- alternadas, 304
- - "traumatizantes", 306

- da associação, 135
- de escovação, 647
- - excessiva, 647
- oclusal(is)
- - mastigatórias, 316
- - traumática, 301
Formação
- da lâmina dental, 3
- de flora em decorrência de proliferação bacteriana, 599
- do biofilme
- - dental, 177
- - - coadesão, 179
- - - de condicionamento, 177
- - - desprendimento, 180
- - - ligação reversível e mais estável, 177
- - maturação da placa, 179
- - peri-implantar, 211
- do cálculo e estrutura, 186
- óssea, 54, 72
- - intramembranosa, 48
- tecidual, 75
Formador de alvéolo, 1078
Formulações, 671
- químicas, 670
Fórnice da furca, 781
Fosfatase ácida resistente ao tartarato (TRAP), 54, 252
Fosfato de cálcio
- di-hidratado (DCPD), 189
- inorgânico, 1058
Fósforo, 50, 51
Fratura
- do implante, 1195
- do pilar, 1196
- em galho-verde, 1078
Frequência
- de alelos menores (MAF), 287
- de uso de escovação, 631
Fricção mastigatória, 624
Fucsina, 650
Função
- de microbioma oral, 176
- do osso, 55
- renal, 418
Fusobacterium nucleatum, 179, 433, 435

G

Gânglio trigeminal, 45
Ganho médio de nível ósseo horizontal, 789
Gel(éis), 684
- de azitromicina, 870
Gêmeos
- dizigóticos, 286
- monozigóticos, 286
Gene(s)
- "centrais", 293
- *16S rDNA*, 200
- *CDKN2B-AS1*, 295
- *DEFA1* e *DEFA3*, 294
- humanos, 287
Gênero, 136
Gengiva, 3, 4, 5, 84, 518
- inserida, 6, 7, 962
- interdentária, 6
- livre, 6
- normal, 362
Gengivectomia, 738, 740, 752, 771, 1000

1268 Índice Alfabético

Gengivite, 525, 686
- artefacta, 351
- desenvolvimento da lesão homeostática, 233
- e diabetes melito, 238, 239
- fatores que influenciam a patogenia, 238
- induzida por placa, 361
- - características clínicas da, 361
- - critérios
- - - clínicos, 363
- - - diagnósticos, 363
- - epidemiologia, 367
- - fatores locais, 375
- - impacto
- - - na inflamação sistêmica, 373
- - - na qualidade de vida relatada pelo paciente, 367
- - potenciais fatores modificadores, 374
- - prevenção e manejo, 376
- - valor de prognóstico, 373
- necrosante, 351, 464
- patogenia, 231
- plasmocitária, 335
- por corpo estranho, 353
- potencial de reparação, 240
- preexistente, 462
- resposta
- - celular, 239
- - prejudicada, 240
- - vascular, 238
- sobrerresposta, 240
Gengivoestomatite herpética primária, 328, 329
Genoma, 287
Genotipagem, 288
Genótipo, 287
Germe dentário, 4, 25
Glicocorticoides, 498
Glicoproteínas, 22
Glicosaminoglicanas, 22
Glicose oxidase, 674
Gomas de mascar, 684
Graduação do padrão de progressão da periodontite, 526
Grandes vasos sanguíneos supraperiosteais, 92
Granulócitos neutrófilos, 19
Granuloma
- fibroblástico calcificante, 345
- periférico de células gigantes, 346
- piogênico, 346
Granulomatose orofacial, 343
Grânulos
- de cerato-hialina, 14
- de querato-hialina, 14
Grau, 121
- de separação, 781
Gravidez
- desfechos adversos, 416
- e gengivite, 238

H

Hábitos de higiene oral, 516
Halitose, 689
Haplótipos, 288
Hemidesmossomos, 12
Hemissecção, 791
Hemoglobina glicosilada, 563

Herdabilidade da periodontite, 285, 296
- em adultos, 286
- entre jovens, 286
Herpes simples tipos 1 e 2, 328
Herpes-zóster, 330
Hexetidina, 682
Hialinização, 303
Hialurana, 22
Hibridização DNA-DNA, 214
Hidrocloreto de poli-hexametileno biguanida, 682
Hidrogéis, 1058
Hidroxicloroquina, 353
Higiene bucal, 1248
- e acessibilidade, 216
- inadequada, 462
- para autorrealização de remoção de biofilme, 810
- pessoal, 625
Hiperglicemia, 374, 440
- crônica, 239
Hiperparatireoidismo, 64
Hiperplasia
- epitelial focal, 331
- fibroepitelial, 345
- fibrosa focal, 345
- gengival, 326, 750
Hipossalivação, 375
Hipótese
- da placa específica, 208
- ecológica da placa, 176
Histiócitos, 26
Histopatologia da periodontite, 240
Histoplasma capsulatum, 333
Histoplasmose, 333
História
- de tabagismo, 516
- dentária, 515
- do paciente, 515
- familiar, 515
- médica, 589
- patológica pregressa e medicamentosa, 516
- social, 515
Histórico
- de hospedeiro suscetível, 207
- de periodontite tratada, 566
- de radioterapia na mandíbula, 564
- de tabagismo, 568
- dental, 584
Homeostase, 245
- do cálcio, 56, 57
- esquelética, 57
- microbiana, 175
Hormônio(s)
- adrenocorticotrófico, 498
- esteroides sexuais e gengivite induzida por placa, 238, 374

I

I-Brush®, 645
Idade, 136, 566
Identificação, 135
- do microrganismo oral humano, 201
- dos fatores genéticos de risco da periodontite, 289
Imagem
- de ressonância magnética, 536, 545, 557
- transversal, 1160

Implante(s) dentário(s), 688
- assistidos por computador
- - planejamento e instalação, 1129
- autorrosqueáveis, 103
- com pilares, 89
- com um *cantilever*, 1137, 1143
- cortantes, 102, 103
- curtos, 1124, 1145
- de diâmetro estreito, 1124, 1146
- de superfície rugosa, 215
- de zircônia, 814, 818
- em áreas de prioridade estética, 1152, 1169
- na dentição posterior, 1119
- não cortantes, 102
- osseointegrados, 314, 566
- palatinos, 1131
- zigomáticos, 556
Implantodontia, 1153
Implantoplastia, 824
Impressão tridimensional, 506, 1168
Imunidade mediada por células, 245
Imunossupressores, 564
Incidência
- cumulativa, 131, 134
- da doença, 135
Incisão(ões), 1170
- *cut back*, 976
- da mucosa, 101
- e elevação do retalho, 757
- interdental, 905
- intrassulcular, 741
- primária, 739
Indicadores de risco, 135, 164
Índice(s)
- Comunitário das Necessidades de Tratamento Periodontal, 367
- da doença periodontal (PDI), 118
- de Extensão e Severidade (IES), 118
- de massa corporal (IMC), 285
- de placa
- - de Navy, 629
- - de Quigley e Hein, 629
- de sangramento
- - à Escovação interdental, 366
- - do sulco gengival, 118
- - gengival, 364
- - - quantitativo, 366
- - interdental, 365
- - papilar, 365
- de Tempo de Sangramento, 365
- gengival, 118, 364
- - modificado, 366
- periodontal (PI), 118
- - da Comunidade (CPI), 119
- PMA, 364
Indometacina, 602
Infarto de miocárdio, 434
Infecção(ões)
- da área cirúrgica, 685
- focal, 400, 430
- herpética primária, 328
- na mucosa ou gengival aguda, 686
- orais, 688
- origem
- - bacteriana, 327
- - fúngica, 331
- - viral, 327
- pelo vírus da imunodeficiência humana, 144, 239, 462

Índice Alfabético 1269

- peri-implantares, 210, 216
- - ambiente oral local, 215
- - características da superfície do implante/pilar protético, 211
- - formação de biofilme peri-implantar, 211
- - higiene bucal e acessibilidade, 216
- - microbiomas periodontais e peri-implantares, 221
- - microbiota associada à saúde da mucosa peri-implantar, 216, 219
- - pacientes em risco, 222
- - periodontais, 194, 891
- - bactérias periodontais e virulência, 205
- - patogênese microbiana da doença periodontal, 208
- - técnicas microbiológicas, 196
- por HPV, 330
- pós-cirúrgica, 686
Inferência causal, 132
Infiltração
- de monócitos, 434
- local, 756
- por neutrófilos polimorfonucleares, 233
Inflamação
- gengival, 325, 773, 777
- - associada a corpos estranhos, 353
- - induzida por placa, 361
- periodontal, 433
- sistêmica, 403
- - crônica e de baixo grau, 434
Inibição de genes de transcrição, 683
Inibidor(es)
- da bomba de prótons, 565
- da recaptação de serotonina, 565
- do ativador do plasminogênio tipo 2 (PAI-2), 240
Injeções intrasseptais, 757
Inserção
- clínica
- - horizontal, 789
- - vertical, 789
- de tecido conjuntivo, 84
- epitelial, 84, 85, 93
- insidiosa, 993
- supracrestal, 85
- transmucosa, 89
Instalação
- da coroa/prótese definitiva, 1167
- do implante, 101, 1017, 1164
- - à conexão do pilar, 1166
- - com provisionalização imediata, 1166
Instrução(ões)
- de higiene oral, 626
- de uso
- - de bastões de limpeza interdental de borracha/elastomérico, 657
- - de escova
- - - interdental (interproximal), 658
- - - unitufo cônicas *end-tufted*, 659
- - de irrigadores orais, 660
- - de palito dental, 656
- - de raspadores de língua, 661
- - do fio dental, 655
- - e da motivação no controle mecânico da placa, 650
- para escova de dentes elétrica, 654
- para escovação manual, 653
Instrumentação, 1255
- de boca toda, 710, 711, 713

- de bolsa/raiz, 710, 712
- manual, 812
- não cirúrgica da bolsa/raiz, 703
- - repetida, 716
- radicular, 758
- subgengival, 686
- ultrassônica de boca toda, 713
Instrumentos
- em cirurgia periodontal, 754
- manuais, 704
- para o desbridamento não cirúrgico de bolsa/raiz, 704
- plásticos, 755
- sônicos e ultrassônicos, 707
Inteligência artificial, 546
Interação(ões)
- medicamentosas, 602
- mesênquima-epitélio, 22
- nutricionais, 179
Interleucina-1, 242
Interleucina-8, 234
Interleucina-12, 246
Intervenções cirúrgicas específicas para o manejo das papilas, 766
Íntrons, 287
Iodo, 682
Iodopovidona, 682
Irradiação de laser adjuvante, 814, 815
Irrigação, 684
- subgengival, 862
Irrigadores orais, 643

J

Janela de eficácia terapêutica, 499
Jatos de água, 643
Junção
- amelocementária, 503, 540, 1231
- cemento-esmalte, 6, 27, 118, 521
- cemento-dentina, 5
- dentogengival, 15
- mucogengival, 6
Justificativa, 538

L

Lactato de zinco, 675
Lactentes
- muito prematuros, 416
- pré-termo, 416
Lacuna(s)
- de Howship, 39, 52
- entre a evidência científica e a prática clínica, 1155, 1157
Lâmina
- densa, 10
- dental
- - formação, 3
- dura, 3
- lúcida, 10
- óssea vestibular, 68
- própria, 5, 17
Largura
- biológica, 84, 1177
- do TQ, 955
- óssea residual, 548
Laser, 708
- de dióxido de carbono, 709
- de neodímio, 709
- diodo, 709
- ErbiumYAG Er:YAG, 708, 714, 815

- Nd:YAG, 709
Laserterapia ablativa, 708
Lauril sulfato de sódio, 674
Lesão(ões)
- de gengivite, 363
- endoperiodontais, 453, 466, 724, 726
- - apresentação clínica e diagnóstico, 471
- - associadas a
- - - infecções endodônticas e periodontais, 467
- - - trauma e fatores iatrogênicos, 467
- - classificação, 466
- - com ou sem dano radicular, 726
- - etiologia, 467
- - fatores de risco, 471
- - microbiologia, 469
- - patogênese e histopatologia, 471
- factícia, 351
- inflamatórias granulomatosas, 343
- liquenoides, 334, 342
- periodontal, 500
- - com prognóstico desfavorável ou ruim, 726
- tecidual, 101
- - associada ao trauma por oclusão, 302
- traumáticas, 350
Letramento crítico em saúde, 1155
Leucemia, 348, 375
- linfocítica
- - aguda, 348
- - crônica, 348
- mieloide
- - aguda, 348
- - crônica, 348
Leucócitos, 55
- polimorfonucleares, 19
Leucoplasia, 346
- homogênea, 346
- verrucosa, 346
Levantamento do assoalho do seio maxilar, 1068, 1075, 1082
- abordagem
- - de fenestração lateral e colocação
- - - tardia de implantes, 1086
- - - simultânea de implantes, 1087
- - transalveolar, 1094
- com osteótomo e adição de osso, 1078
Lidar com a resistência, 614
Lidocaína, 756
Ligação reversível e mais estável, 177
Ligamento periodontal, 3, 4, 24, 28, 43, 495, 499, 519
Ligosan, 867, 869
Limiar de comprimento, 1076
Limitação(ões)
- da dose, 538
- do controle mecânico do biofilme, 669
- do uso de clorexidina, segurança e efeitos adversos, 680
Limpadores de língua, 645
Limpeza
- da ferida, 73
- da língua, 645
- interdental, 638
- oral, 623
Linfa, 45
Linfócitos, 19
- T, 56

1270 Índice Alfabético

Linfoma, 350
Linfonodos
- cervicais profundos, 45
- jugulodigástricos, 45
- submandibulares, 45
- submentuais, 45
Linha
- do sorriso, 998
- interpupilar, 998
- mucogengival, 5, 6
- oblíqua, 35
- reversa, 78
Lipases, 674
Lipopolissacarídeos, 234
Líquen plano oral, 334, 339, 340, 341
Líquido crevicular gengival (GCF), 260
Locais com deficiências teciduais
- ausentes ou menores, 1172
- extensas, 1173
- graves, 1179
- menores, 1178
Lúpus eritematoso, 342
- discoide, 342
- sistêmico, 342

M

Má qualidade do osso, 1076
Macrófagos, 19, 73, 244, 497
- M1, 434
- na periodontite, 244
Malhas
- de origem natural, 1057
- de polímero sintético biomimético, 1057
Malnutrição e gengivite induzida por placa, 374
Mandíbula, 7, 34
- aumento vertical do rebordo, 1127
Manutenção a longo prazo de dentes com envolvimento de furca, 802
Margem gengival livre, 5, 6, 522
Mastócito, 18, 233
Material(is)
- biorreabsorvíveis, 921
- de barreira para cirurgia regenerativa, 920
- não biorreabsorvíveis, 920
- ósseo bovino xenogênico desproteinizado, 1230
- para cirurgia regenerativa, 919
- regenerativos, 1043
- - biologicamente ativos, 930
Matriz(es)
- de colágeno, 992
- - dérmico acelular, 992
- extracelular, 22
- orgânica do osso, 50
- temporárias, 1056, 1057
Maturação da placa, 179
Maxila, 7, 1068
- parcialmente edêntula, 68
Mecanismos biológicos complexos, 181
Mecanoceptores, 45
Medicamentos, 564
- sistêmicos e gengivite induzida por placa, 375
Medicina
- baseada em evidências (MBE), 1153
- periodontal, 400
Medidas
- adjuvantes para o tratamento da mucosite peri-implantar, 812

- de associação, 132
- de desfecho centradas no paciente (PROMS), 1099
- terapêuticas adicionais, 576
Medula
- amarela, 55
- óssea, 54
- vermelha, 55
Megasphaera spp., 201
Melanócitos, 9, 10, 12
Melanoplasia, 353
Melanose do fumante, 353
Melhora da proliferação e da diferenciação celulares, 1039
Membrana(s)
- basal, 10
- biorreabsorvíveis, 888, 1043
- de ácido polilático, 921
- de barreira, 887, 1227
- de politetrafluoretileno expandido, 1040
- de Schneider, 1068, 1085
- não absorvíveis de politetrafluoretileno expandido, 979
- não biorreabsorvíveis, 888
- não reabsorvíveis, 1043
- para defeitos intraósseos, 921
- para envolvimento de furca, 924
- sinusal, 1068
Mensuração(ões)
- clínicas, 1159
- da ocorrência da doença, 131
- ultrassônica, 955
Mentol, 676
Mepivacaína, 756
Metabolismo ósseo e do cálcio, 57
Metaloproteinases da matriz (MMP), 251, 261
Metas do tratamento, 575
Metástase inflamatória, 431
Methanobrevibacter oralis, 221
Método(s)
- de Bass, 630
- de escovação, 629
- de exame, 117, 161
- de provocar-fornecer-provocar, 617
- para determinar a composição e função de microbioma oral, 176
Metodologia *checkerboard* DNA:DNA, 199
Metronidazol, 674, 840
- mais amoxicilina, 841
mHealth oral, 626
Micro-RNA, 287
Microbiologia, 171
Microbioma(s)
- bucal, 403
- humano, 173
- oral, 174
- - central, 176
- - desenvolvimento e composição, 176
- - função, 176
- periodontais e peri-implantares na saúde e na doença, 221
- subgengival e a resposta inflamatória e imune, 210
Microbiota
- associada a
- - infecções peri-implantares, 219
- - mucosite peri-implantar, 219
- - saúde da mucosa peri-implantar, 216
- oral, 174, 175

Microestressores, 274
Microscopia eletrônica de varredura (MEV), 184
Migração dentária patológica, 1230
Mineral orgânico derivado de osso bovino, 1053
Mineralização, 50
- do biofilme, 186
Minociclina, 353
Mirra, 676
Mitocôndrias, 14
Mobilidade dentária, 519, 524, 893
- aumentada, 1107, 1108
- progressiva, 307
- - crescente, 1107
- progressivamente aumentada, 304, 1108
Modalidades
- bidimensionais, 539, 546, 551
- ionizantes, 531
- não ionizantes, 534
- tridimensionais, 542, 547, 553
Modelagem óssea, 106
Modelamento e remodelamento tecidual, 78
Modelo(s)
- causais, 132
- de mucosa oral equivalente à humana (EVPOME), 505
- de progressão espontânea, 489
- de recrescimento da placa, 673
- multivariado, 135
- multivariado de avaliação do risco, 135
Modificação
- no nível clínico de inserção, 773
- nos tecidos duros e moles, após a extração de um dente, 1018
Modulinas bacterianas, 207
Molares inferiores, 782
Moléculas
- bioativas, 1057
- que interferem na
- - adesão bacteriana, 683
- - matriz do biofilme, 683
Molusco contagioso, 330
Monócitos, 434
Monofluorofosfato de sódio, 676
Morfogênese da osteointegração, 109
Morfologia
- do defeito, 893
- dos defeitos periodontais, 777
Motivação, 626, 1255
- para higiene oral, 609, 618
Movimento(s)
- de deslocamento dentário, 304
- de extrusão, 1220
- dentário(s)
- - no paciente com comprometimento periodontal, 1209
- - ortodôntico(s), 1209, 1220
- - - através do osso cortical, 1221
- - - e regeneração periodontal, 1224
- - fisiológicos, 1210
- - intrusivos, 1224
Mucosa
- alveolar, 5, 23
- de revestimento, 5, 6
- em torno de dentes e de implantes
- - estrutura e composição, 91
- - gengiva, 84
- - inserção supracrestal, 86

Índice Alfabético **1271**

- - largura biológica, 84
- - mucosa peri-implante, 86
- - papila
- - - entre dentes e implantes, 96
- - - entre implantes adjacentes, 97
- - - interdental, 85
- - sondagem, 93
- - suprimento vascular, 92
- - tecido(s)
- - - moles vestibulares em implantes, 94
- - - vestibular, 84
- especializada, 5
- mastigatória, 5, 6
- oral, 5
- peri-implantar, 86, 90
- - saudável, 481
- queratinizada nos locais receptores
  de implante, 519
Mucosite
- oral, 688
- - prevenção, 688
- peri-implantar, 159, 161, 165, 482, 553,
  567, 686, 807
- - características clínicas e
  diagnóstico, 482
- - modelos clínicos, 482
- - modelos pré-clínicos, 484
Mutação, 287
- genética, 289
Mutanase, 674
Mycobacterium
- *chelonae*, 327
- *tuberculosis*, 208, 327

N

Necrose óssea, 58
Neisseria gonorrhea, 327
Neoformação óssea na crista alveolar, 105
Neoplasias
- malignas, 347
- pré-malignas, 346
Nervo(s)
- alveolar inferior, 46
- dental superior posterior, 46
- do periodonto, 45
- infraorbital, 46
- lingual, 46, 757
- mentual, 46
- nasopalatino, 46
- oral, 46
- palatino(s), 757
- - maior, 46
- sublingual, 46
NETose, 234
Neuralgia pós-herpética, 330
Neutrófilos, 73, 497
- polimorfonucleares (PMNS), 233
Neutropenia, 239
- adquirida, 564
- cíclica, 564
Nitrato dietético, 194
Nitrito, 182, 194
Nível(is)
- clínico(s) de inserção (NCI), 711, 881
- de placa, 776
Nociceptores, 45
Nova(s)
- inserção, 497
- técnicas de confecção, 1168

O

Obesidade, 143
- e nutrição, 272
Oclusão
- traumatizante, 301
- traumatogênica, 301
Octapinol, 674
Odds ratios, 132, 287
Odontoblastos, 4
Odontoclastos, 26
Odontologia baseada em evidências
  (OBE), 1153
Óleo(s)
- de hortelã, 676
- de melaleuca, 682
- essenciais, 676
Órgão dentário, 4
Orientação, 611
Osso(s), 48
- alterações, 59
- alveolar, 5, 37, 38, 43, 58, 67, 310, 525
- - marginal, 752
- - propriamente dito, 3, 4, 28, 36
- autógeno, 1089
- cicatrização, 57
- com fibras paralelas, 78
- como órgão, 49
- componentes
- - inorgânicos, 50
- - orgânicos, 50
- cortical, 34, 58
- crescimento ósseo endocondral, 48
- desenvolvimento, 48
- desmineralizado congelado seco, 886
- do processo alveolar, 33
- esponjoso primário, 78
- estrutura, 50
- fasciculado, 36
- formação óssea intramembranosa, 48
- função, 55
- homeostase esquelética, 57
- imaturo, 75
- lingual, 81
- maxilar, 1068
- medula óssea, 54
- mineralizado, 36
- não lamelar, 75, 78
- osteoporótico, 561
- pélvico, 64
- propriedades
- - mecânicas, 55
- - metabólicas, 56
- remanescente no rebordo
  edêntulo, 69
- subantral residual, 1080
- tecido
- - ósseo, 50
- - periosteal, 52
- trabecular, 34, 58
- vestibular, 81
Ostectomia, 749
Osteoblastos, 26, 48, 50, 52, 251
Osteócitos, 37, 51, 53, 78
Osteoclastos, 26, 39, 52, 54, 56, 251
Osteogênese, 50
- endocondral, 48
- imperfeita, 63
- intramembranosa, 48
Osteoide, 72, 75

Osteointegração, 101, 111, 1025
- cicatrização da ferida, 102
- implantes cortantes e não cortantes, 102
- instalação do implante, 101
- lesão tecidual, 101
- morfogênese, 109
- observação das amostras de biopsia, 110
- padrão geral de integração do
  implante, 109
- processo, 105
Osteomalacia, 60, 62
Osteomielite, 63
Osteonecrose, 62
- da mandíbula relacionada aos
  bisfosfonatos, 564
- da maxila/mandíbula, 274
- dos maxilares relacionada aos
  bisfosfonatos, 603
Ósteons, 36
- primários, 78
- secundários, 78
Osteopenia, 144
Osteopetrose, 59, 62
Osteoplastia, 748
Osteopontina, 187
Osteoporose, 59, 61, 144, 273, 561
- primária, 561
- secundária, 561
Osteoprotegerina, 54, 260
Osteoprotegerina-L (OPG-L), 251
Osteorradionecrose, 564
Osteotomia por fenestração lateral, 1078
Otimização, 538
Óxido nítrico, 194
Oxigenoterapia hiperbárica, 564

P

Pacientes
- com crescimento excessivo ou aumento
  gengival, 687
- com deficiência, 687
- com fixação intermaxilar, 686
- com implantes dentários, 688
- com infecção na mucosa ou gengival
  aguda, 686
- com periodontite, 687
- de risco
- - de infecções peri-implantares, 222
- - para periodontite sem terapia
  periodontal de suporte
  regular, 1244
- parcialmente edêntulos, 1119, 1132
- predispostos, com alto risco de sofrerem
  infecções orais, 688
- usuários de aparelhos ortodônticos fixos
  ou removíveis, 687
Padrão(ões)
- de crescimento dos maxilares, 566
- geral de integração do implante, 109
- moleculares associados a patógenos
  (PAMPS), 237
Palato duro, 6
Palito dental, 640
Papila(s)
- dentária, 3, 4
- do tecido conjuntivo, 8
- interdental, 6, 85
Papiloma de células escamosas, 331
Papilomavírus humano, 330

1272 Índice Alfabético

Paradigma
- do "comunismo comensal", 182
- Th1/Th2, 245
Paradoxo comensal, 181
Parafusos do pilar, 1198
Paratormônio, 56, 57
Paredes ósseas do alvéolo, 1025
Pastilhas, 684
Patogênese
- da endocardite infecciosa, 599
- microbiana da doença periodontal, 208
Patogenia da gengivite e da
  periodontite, 231
Patógenos periodontais, 835
Patologia peri-implante, 479
Película adquirida, 177
Penetrância, 288
Pênfigo vulgar, 336
Penfigoide, 337
- benigno da membrana mucosa, 337
- cicatricial, 337
Penicilinas, 674
Peptídeo estimulador de competência, 179
Peptostreptococcus stomatis, 221
Perda(s)
- de inserção clínica (CAL), 384
- de suporte periodontal com relação à
  idade do paciente, 1250
- dentária, 121, 459, 1249
- - por componente vertical de furca, 803
- do implante, 164
- óssea, 251
- - ao redor dos implantes, 485
- - esquelética, 274
- - horizontal, 540
- - - e vertical combinada, 797
- - vertical, 540
Perguntas abertas, 611, 617
Peri-implantite, 159, 161, 164, 484, 553,
  687, 807, 821
- características clínicas e diagnóstico, 484
- fatores de risco relacionados com o
- - implante, 167
- - paciente, 165
- material de biopsia humana, 486
- modelos pré-clínicos, 487
Perigos de radiação e proteção de dose
  de radiação, 537
Periochip, 867, 869
Periodontite, 240, 526, 687
- agressiva, 121, 130, 383
- associada à placa, 306
- autoimunidade, 250
- base genética, 284
- considerações sobre a saúde sistêmica, 388
- controle do equilíbrio Th1/Th2, 246
- crônica, 121, 383
- de surgimento precoce, 130, 382
- definição de caso, 120
- destruição da matriz de tecido
  conjuntivo, 251
- do adulto, 382
- e doenças sistêmicas, 430
- e perda dental, 130
- em crianças e em adolescentes, 127
- estágio
- - I, 526
- - II, 526
- - III, 526
- - IV, 526

- função dos biomarcadores, 388
- genética, 246
- graduação do padrão de progressão, 526
- grave, 121
- histopatologia, 240
- impacto dos fatores de risco, 388
- instituição da classificação atual, 389
- juvenil, 130, 382
- - localizada, 127
- leve, 121
- - a moderada, 526
- moderada, 121
- não tratada e hábitos de higiene
  oral, 566
- necrosante, 464
- nos adultos, 122
- patogenia, 231
- perda óssea, 251
- pré-puberal, 127, 130, 382
- prevalência, 122
- progressão rápida, 382
- refratária, 382
- resposta imune inata, 246
Periodonto, 3
- clinicamente saudável, 367
- de inserção, 3
- sadio com altura
- - normal, 304
- - reduzida, 304
Periodontose, 382
Periofilme, 867, 869
Periósteo, 52
Pérolas de esmalte, 783
Peroxiborato de sódio, 674
Peroxicarbonato de sódio, 674
Peróxido de hidrogênio, 674
Pesquisa
- de células-tronco, 1056
- em "medicina periodontal", 402
- genética, 284
pH, 174
Pigmentação
- gengival, 353
- induzida por medicamentos, 353
Pilares
- de zircônia, 1198
- híbridos, 1185
- padronizados, 1179
- personalizados, 1179, 1183
- pré-fabricados, 1183
Pinça clínica, 754
Piorreia alveolar, 302
Pirimidina, 682
Placa(s)
- ateroscleróticas, 434
- bacteriana, 773
- de inserção, 12
- neuríticas, 419
- supragengival, 623
- - controle mecânico, 623
- termoplástica removível, 1131
Planejamento, 616
- da fase corretiva, 581
Plano de tratamento, 577
- de pacientes com doenças
  periodontais, 575
- inicial, 577
Plaquetas, 55, 72
Plasmócitos, 19

Plausibilidade
- biológica, 135
- - de uma ligação entre doenças
    periodontais
- - - e doenças cardiovasculares, 434
- - - e diabetes, 439
- da disseminação sistêmica das bactérias
    bucais, 432
- da doença periodontal como fator de risco
    para doença nos tecidos distantes, 431
Plexo
- alveolar superior, 46
- dentogengival, 42
- subepitelial, 42
- vascular do ligamento periodontal, 92
Pó de minociclina, 867
Poder estatístico, 290
Polimento(s), 1256
- a ar, 812, 815
Polímeros sintéticos, 1057
Polimorfismos
- de nucleotídio único (SNP), 137, 288
- genéticos, 137, 568
- no cluster de genes de interleucina-1, 568
Ponta(s)
- aspiradora, 755
- ultrassônicas, 754
Porphyromonas gingivalis, 201, 205, 232, 404,
    433, 712, 835, 864
Porta-agulhas, 754
Postulados de Koch, 208
Potencial(is)
- clínico e limites para regeneração, 937
- modificadores da saúde periodontal, 260
Prebióticos, 683
Preditor de risco, 133
Preenchimento ósseo
- nos defeitos ósseos angulares, 775
- substancial, 1028
Prega mucogengival, 757
Preservação
- do rebordo alveolar, 1046
- gengival na erupção dentária ectópica, 1005
Prevalência
- de doenças peri-implantares, 162
- de periodontite, 122
Prevenção
- da cárie, 689
- da doença periodontal, 1242
- da formação do biofilme dental, 686, 687
- da mucosite oral, 688
- - associada à radiação, 688
- - - ou à quimioterapia em pacientes com
      câncer de cabeça e pescoço, 688
- das doenças periodontais, 668
- - prevenção primária, 668, 669
- - prevenção secundária, 668, 669
- - prevenção terciária, 668, 669
- das úlceras aftosas recorrentes, 689
- de candidíase, 689
- de complicações, 598
- de infecção pós-cirúrgica, 686
Prevotella intermedia, 712
Princípio(s)
- biológicos da regeneração óssea guiada, 1042
- da hierarquia do CPITN, 120
- da justificativa, 538
- de proteção de dose de radiação, 537
Probabilidade, 132

Índice Alfabético 1273

Probióticos, 683
- adjuvantes, 814
Procedimento(s)
- cirúrgicos mucogengivais, 971
- com gengivectomia, 738
- com retalho, 739, 752
- de aumento
- - da crista, 1046
- - gengival, 957
- - ósseo, 1041
- de cunha distal, 746
- de elevação do assoalho do seio maxilar, 1127, 1147
- de eliminação/redução da bolsa, 825
- de enxerto, 958, 961
- - autógeno de tecido mole livre, 971
- - em bloco, 555
- - livre de tecido mole, 982
- - pediculado, 971
- - - de tecido mole combinado com membrana de barreira, 979
- de extensão vestibular/gengival, 957, 958, 960
- de implante simultâneo-GBR, 1041
- de recobrimento radicular, 970, 993
- de retalho
- - avançado, 971
- - rotacional, 971, 974
- para aumento da coroa, 998
- reconstrutivos, 829
- regenerativos periodontais, 1224
Processo(s)
- alveolar, 3, 4, 33, 66, 67, 72, 1037, 1068
- - cicatrizado após a perda dos dentes, 1028
- de avaliação do risco, 135
- de cicatrização, 110
- de osteointegração, 105
- extra-alveolares, 79
- frontal, 1068
- inflamatórios, 433
- intra-alveolares, 72
- reativos, 345
- zigomático, 1068
Produtos
- de higiene oral, 669
- finais de glicação avançada (RAGE), 238, 260, 420, 440
- naturais, 676
Profilaxia antibacteriana
- eficácia, 600
Profundidade
- crítica de sondagem, 773
- de sondagem da bolsa, 118, 518, 519
Progesterona, 238, 498
Prognóstico
- do tratamento ressectivo de furca, 795
- pré-terapêutico de cada dente, 578
Programa(s)
- de design digital do sorriso, 1160
- de higiene oral, 650
- de tomada de decisão compartilhada, 1158
Projeções de esmalte cervical, 782
Propriedades
- mecânicas do osso, 55
- metabólicas do osso, 56
Prostaglandina, 238
- E2, 242

Proteases, 674
Proteção
- da estabilidade e da integridade iniciais da ferida, 1039
- da saúde do paciente, 598
- dos profissionais de odontologia e de seus pacientes contra doenças infecciosas, 597
Proteína(s)
- C reativa, 373
- de choque térmico, 250
- derivadas da matriz do esmalte, 758, 1230
- M estreptocócica, 234
- morfogenéticas do osso (BMPS), 51, 495, 1044, 1089
- osteogênica 1, 503
- tau, 420
Proteinases, 251
Proteoglicanas, 22
Prótese(s)
- de Maryland, 1165
- de três elementos, 1137
- de zircônia monolítica, 1202
- dentária(s)
- - removíveis, 1074
- - totalmente em cerâmica sobre implante de titânio, 1136
- em cerâmica pura, 1183
- esplintadas, 1133
- fixas, 315
- - dentossuportadas, 1129
- - implantossuportadas, 1118
- - conceitos
- - - clínicos, 1136
- - - de carga, 1132
- - - terapêuticos em locais com quantidade óssea
- - - - insuficiente, 1123, 1145
- - - - suficiente, 1119, 1136
- - diagnóstico, 1128
- - - pré-operatório na dentição posterior, 1128
- - indicações, 1119
- - próteses provisórias, 1131
- - tipo(s) de prótese, 1133
- - tomada de decisão, 1129
- - - para implantes na dentição posterior, 1129
- - provisórias dentossuportadas, 1165
- - metalocerâmicas, 1183, 1184
- parcial
- - fixa, 1131
- - - suportada por dentes, 1107
- - removível, 1119, 1131
- provisória, 1131
- - cimentadas ou aparafusadas, 1168
- - e tempo da sequência de tratamento, 1164
- - fixa implantossuportada com carga imediata, 1131
- tipo(s), 1133
- totalmente em cerâmica em um implante de zircônia de peça única, 1136
- unitárias
- - de múltiplos implantes posteriores adjacentes, 1133
- - do tamanho
- - - de pré-molares, 1136
- - - de um molar, 1136
Protocolo(s)
- de avaliação, 513

- de desinfecção de boca toda, 710
- de instrumentação de boca toda, 710
- de uso de antimicrobianos sistêmicos na periodontia, 848
- *one abutment-one time*, 1166
- para plano de tratamento, 573
Protofibrilas, 20
Provisionalização imediata, 1166
Provisório Essix®, 1165
Pseudoramibacter alactolyticus, 221

Q

Qualidade de vida relacionada com a saúde oral, 367
Queimadura química (tóxica), 352
Queixa principal e expectativas, 515
Queratinócito, 10
Queratose, 289
- friccional, 350
Quimioterapia do câncer, 565
Quinolonas, 353
Quociente médio de estabilidade do implante (QEI), 313
Quorum sensing, 179

R

Raça/etnia, 136
Radiação, 688
Radiografia(s)
- cefalométrica, 532
- interproximal, 531
- intrabucais, 119
- oclusal, 532
- panorâmica, 532
- periapical, 531, 546
- tridimensional, 787
Radiolucência em forma de "J" invertido, 542
Raios X, 530
Raiz, 4
- dentária, 4
- distovestibular e palatina, 782
- mesiovestibular, 782
Ramos
- do nervo dental superior posterior, 46
- labiais superiores do nervo infraorbital, 46
RANKL, 260
Raspadores
- e curetas, 754, 755
- ultrassônicos, 788
Raspagem, 704
Rastreamento de doença periodontal, 576
Ratânia, 676
Razão
- de risco, 132, 406
- RANKL:osteoprotegerina (OPG), 57
Reabilitação(ões)
- da porção posterior desdentada da maxila, 1073
- de molares resseccionados, 792
- dentárias implantossuportadas, 317
- unitária do tamanho de um
- - molar, 1120
- - pré-molar, 1119
Reabsorção, 497
- da parede
- - lingual/palatina, 82
- - óssea vestibular, 82

1274 Índice Alfabético

- óssea, 54, 781
- - direta, 303
- - indireta, 303
- - na periodontite, 251
- tecidual, 66
Reação(ões)
- alérgicas, 602
- de hipersensibilidade, 333
- - do tipo tardio, 235
- de linfócitos autólogos mistos (AMLR), 245
- e efeitos adversos o uso de antibióticos sistêmicos, 850
- ósseas à carga funcional, 311
Realidade
- aumentada, 1161
- virtual, 1161
Reavaliação depois de tratamento periodontal não cirúrgico inicial, 715
Rebordo alveolar edêntulo, 66, 82, 72, 1037
- osso remanescente, 69
- - classificação, 69
- processo(s)
- - alveolar, 70, 72
- - intra-alveolares, 72
- - extra-alveolares, 79
Receptor(es)
- ativador do fator nuclear kappa B (NF-κb) (RANKL), 251
- de reconhecimento de padrões (PRRS), 237
- toll-like (TLRS), 237, 247
Recessão gengival, 649
Recobrimento radicular, 993
Reconstrução
- da crista óssea, 1037
- da papila, 996
- - interdental, 996
- do tecido periodontal, 502
- protética na área de prioridade estética, 1179
Redução
- da bolsa, 715
- da profundidade de sondagem das bolsas, 773
Refletir sobre o que o paciente está comunicando, 611
Regeneração, 497
- de envolvimento de furca, 798
- óssea, 58
- - alveolar, 1037
- - em implantes em alvéolos com extração recente, 1047
- - guiada, 1027
- periodontal, 502, 891
- - funcional, 498
- tecidual, 57, 493
- - guiada (GTR), 502, 503, 882
Região(ões)
- da concavidade, 6
- de pré-molar/molar da dentição, 7
- dentogengival, 16
- posterior da mandíbula, 1135
- promotora, 287
Registro de rastreamento periodontal, 576
Regras fundamentais da nova classificação da periodontite, 383
Reinserção, 497
Reinstrução, 1255
Relação de incidência cumulativa, 132

Relacionamento mutualmente benéfico, 173
Remoção
- da placa supragengival, 623
- de biofilme, 812
Remodelação
- adaptativa do osso peri-implantar, 315
- do contorno ósseo, 758
- do tecido conjuntivo, 251
- óssea, 55, 107, 1021
Renderização volumétrica de tomografia computadorizada de feixe cônico, 1060
Reparo, 497
- no tecido ósseo, 57
Resistência à colonização, 182
Resistência óssea, 56
Resposta imune inata, 246
Ressecção radicular, 790
Ressonância magnética, 536
Restauração(ões)
- da saúde e função, 1029
- marginais subgengivais, 375
Restos de células epiteliais de Malassez, 27
Resultados estéticos adversos
- achados clínicos e classificação, 1185
- origem, causas e prevalência, 1185
Resumir, 611
Retalho(s)
- avançados, 973
- biselado, 743, 744
- com preservação da papila, 766, 897
- de avanço coronal, 973
- - múltiplo, 977
- - posicionado lateralmente, 976
- de dupla papila, 977
- de Kirkland, 741, 742
- de mucosa, 101
- de Neumann, 741
- de preservação de papila simplificado, 902
- de Widman
- - modificado, 744, 771
- - original, 739, 740, 741
- dividido, 957
- mobilizados, 1021
- mucoperiostal trapezoide, 1085
- posicionado
- - apicalmente, 743, 771, 1000, 1006
- - lateralmente, 974
- reposicionado apicalmente, 741, 742, 757
- semilunar posicionado coronalmente, 974
- simplificado com preservação da papila, 767
- vestibular, 757
Retenção
- periosteal, 957
- tipo, 1134
Retículo endoplasmático rugoso, 14, 19, 52
Retração(ões)
- associadas a
- - fatores mecânicos, predominantemente trauma de escovação, 963
- - formas generalizadas de doença periodontal destrutiva, 967
- - lesões inflamatórias localizadas induzidas por placas, 963
- - margem cervical das restaurações, 964
- - tratamentos ortodônticos, 964
- gengival, 774

Risco(s), 131
- biológicos da radiação, 537
- relativo, 406
- - do genótipo (GRR), 287
RNA
- mensageiro, 287
- ribossômico 16S, 200
Rugosidade da superfície, 212

S

Sais
- de zinco, 675
- metálicos, 675, 676
Sala de cirurgia, 1153
Salicilato, 601
- de metila, 676
Saliflúor, 682
Sálvia, 676
Sangramento, 601
- à sondagem, 161, 519, 1248
Sarcoidose, 344
Saúde
- bucal, 400, 1158
- geral, 400
- peri-implantar, 160
Scaffolds, 506
Segurança, 671
- das escovas dentais elétricas, 637
- do paciente, 1153, 1154
Seio(s)
- maxilar, 1068, 1070
- paranasais, 1068
Seleção
- da forma de administração, 684
- do antimicrobiano administrado localmente mais eficaz, 870
- do procedimento de aumento da coroa, 1000
Selenomonas sputigena, 201, 835
Separação radicular, 792
Sepse
- bucal, 400
- oral, 400
Septos, 1071
- de Underwood, 1071
Sequenciamento
- da próxima geração, 204
- de nova geração (NGS), 835
Seringa
- para anestesia local, 755
- para irrigação, 755
Sialoproteína, 187
Simetria facial, 998
Sinais e sintomas das doenças periodontais, 516
Sinalização
- célula a célula, 179
- molecular, 683
Síndrome
- da imunodeficiência adquirida, 462
- de Chédiak- Higashi, 239
- de Down, 239, 374
- de Fanconi, 564
- de Papillon-Lefèvre, 289
Sinergismo patogênico, 180
Sistema(s)
- CPITN, 120
- de classificação da periodontite, 381
- de nitrato êntero-salivar, 195

Índice Alfabético **1275**

- de pontuação dicotômica, 118
- do Índice de Placa, 118
- linfático do periodonto, 45
- nervoso simpático, 248
Sistemas-índice, 117, 118
Sítio com gengivite, 363
Situação da higiene oral, 527
Sobrecarga, 309
- oclusal, 316
- - em implantes, 311
Sobrevivência do dente, 773
Soft-pick®, 641
Solobacterium moorei, 221
Solução salina fisiológica, 755
Sonda(s)
- de furca, 785
- de Nabers, 754, 783
- periodontal(is), 522
- - milimetrada/sonda exploradora, 754
- - rígidas retas, 784
Sondagem
- da gengiva e da mucosa
    peri-implante, 93
- do nível de inserção, 118, 519, 521
- transgengival, 955
Sonicare airfloss, 644
Sono insuficiente, 462
Sorriso gengival, 1234
Sprays, 684
Streptococcus
- *mitis*, 177
- *oralis*, 177
- *sanguinis*, 204
Subpopulações de células B, 251
Substantividade, 671
Substituição
- de dentes perdidos por implantes, 1030
- de múltiplos dentes ausentes, 1177
- de um único dente perdido, 1172
Substitutos
- de tecidos moles, 1045
- - para o tratamento de retrações
    gengivais, 992
- dos enxertos ósseos, 1089
- ósseos, 1044
Sulco
- gengival, 6, 16
- - livre, 6, 7
Sulfato de zinco, 675
Sulfonamida, 602
Superfície
- do implante/pilar protético, 211
- radicular, 501
Supressão da imunidade mediada
    por células, 245
Suprimento
- sanguíneo do periodonto, 40, 43
- vascular para a gengiva, 92
Surfactante, 674
Suscetibilidade genética à doença
    periodontal, 283, 296
Sutura(s), 759
- com pontos contínuos, 763
- contínua, 764
- de colchoeiro modificada, 763
- interdentais com pontos
    interrompidos, 763
- suspensórias, 763, 764
Swabs, 645

T

Tabaco, 604
Tabagismo, 141, 146, 176, 268, 568, 752, 777,
    892, 1251
- apresentação clínica do paciente
    periodontal tabagista, 269
- conceitos relacionados ao manejo do
    paciente, 270
- gengivite, 239
- - induzida por placa, 374
- mecanismos subjacentes ao efeito do
    tabagismo sobre a periodontite, 268
Tamanho do espaço
- de dois elementos, 1120, 1137
- de múltiplos elementos, 1120, 1137
- de um elemento, 1119, 1136
Tannerella forsythia, 201, 205, 232, 712, 835
Tártaro, 184
Tatuagem por amálgama, 353
Taxa
- de filtração glomerular (TFGE), 418
- de incidência, 132
Tecido(s)
- conjuntivo
- - elástico, 24
- - fibroso
- - - denso, 49
- - - frouxo, 49
- - inelástico, 24
- - jovem, 72
- - provisório, 75, 106
- de granulação, 72, 75
- de suporte dos dentes, 3
- gengival, 752
- ósseo, 50
- peri-implantares, 309
- periodontais, 301
- - anatomia, 5
- - - macroscópica, 33
- - - microscópica, 36
- - cemento radicular, 28
- - gengiva, 5
- - histologia, 8
- - ligamento periodontal, 24
- - nervos do periodonto, 45
- - osso do processo alveolar, 33
- - sistema linfático do periodonto, 45
- - suprimento sanguíneo do periodonto, 40
- periosteal, 52
Técnica(s)
- à base de ácidos nucleicos para
    identificação bacteriana, 199
- anaeróbicas, 196
- bilaminares, 983
- cirúrgica minimamente invasiva, 767, 904
- - modificada, 908
- de Bass, 630
- - /Stillman modificada, 631
- de curetagem com retalho aberto, 744
- de desnudação, 957, 960
- de esfregaço, 629
- de extrusão forçada, 1003
- de Fones, 629
- de Leonard, 629
- de levantamento do assoalho do seio
    maxilar, 1078
- de preservação total da papila, 911
- de ressecção do implante, 824
- de retalho dividido, 960

- de rotação, 630
- de Stillman, 630
- de Summmers, 1078
- do envelope, 986
- extraorais, 532
- intraorais, 531
- microbiológicas para estudar a microbiota
    periodontal, 196
- modificada de preservação de papila
    (TMPP), 766, 897, 898
- para a cirurgia periodontal, 738, 749
- radiográfica panorâmica, 1211
- RPA, 1001
- vibratória, 630
Tecnologia(s)
- 3D, 1058
- de ocultamento, 207
- de sequenciamento, 287
- - *open-ended* DNA, 835
- digitais na implantodontia, 1166
- emergentes, 1054
- para facilitar a mudança de
    comportamento, 616
Template cirúrgico CAD-CAM, 555
Tempo de protrombina, 565
Tempo-pessoa, 132
Terapia(s)
- adicional, 735
- antimicrobiana sistêmica, 846
- antirretroviral altamente ativa (HAART), 564
- celular, 1055
- - para a regeneração periodontal, 505
- combinada
- - para defeitos intraósseos, 933
- - para envolvimento de furca, 936
- da candidíase, 686
- da mucosite peri-implante, 686
- da periodontite, 687
- de aumento ósseo, 1042
- de gengivite, 686
- de implante, 603
- de reconstrução da crista, 1035
- de reposição de nicotina, 271
- e prevenção secundária da halitose, 689
- fotodinâmica antimicrobiana
    adjuvante, 814, 817
- mucogengival, 953
- não cirúrgica, 703
- - da mucosite peri-implantar, 808
- - da peri-implantite, 814
- oclusal e protética, 1105
- para peri-implantite, 687
- para reparo do tecido periodontal, 506
- periodontal(is)
- - cirúrgica
- - - resultados, 771, 772
- - de suporte, 567, 714, 1241
- - - e peri-implantar, 576
- - - intervalos
- - - - de consultas, 1256
- - - - personalizados, 1253
- - - na prática diária, 1253
- - - objetivos, 1252
- - - para pacientes com
- - - - gengivite, 1245
- - - - periodontite, 1246
- - inicial, 607
- - mecânica, 838
- - regenerativa, 879

1276 Índice Alfabético

- - - abordagens cirúrgicas para os defeitos intraósseos, 897
- - - - retalhos com preservação de papila, 897
- - - - conduta pós-operatória, 915
- - - - período pós-operatório e efeitos colaterais locais, 916
- - - - morbidade cirúrgica e pós-operatória, 918
- - - biomodificação da superfície radicular, 937
- - - classificação e diagnóstico dos defeitos ósseos periodontais, 879
- - - derivados da matriz do esmalte
- - - - para defeitos intraósseos, 931
- - - - para envolvimento de furca, 932
- - - efeitos a longo prazo e benefícios, 882
- - - enxertos
- - - - para defeitos infraósseos, 929
- - - - para envolvimento de furca, 930
- - - - para reposição óssea, 929
- - - evidências de eficácia e efetividade clínicas, 887
- - - fatores
- - - - de crescimento para defeitos intraósseos, 930
- - - - de crescimento para envolvimento de furca, 931
- - - - que afetam os desfechos clínicos em furcas, 894
- - - - relacionados ao defeito, 892
- - - - relacionados ao dente, 893
- - - - relacionados ao paciente, 891
- - - indicações clínicas, 881
- - - materiais
- - - - biorreabsorvíveis, 921
- - - - não biorreabsorvíveis, 920
- - - - regenerativos biologicamente ativos, 930
- - - membranas
- - - - para defeitos intraósseos, 921
- - - - para envolvimento de furca, 924
- relacionada à causa, 580, 589
Terceira dentição, 430
Tesoura para tecido, 754
Teste(s)
- antimicrobianos *in vivo*, 673
- de genoma pessoal, 296
- genético antes da terapia periodontal e de implante, 516
Testosterona, 498
Tetraciclina, 602, 674
Timol, 676
Tipos de medula óssea, 55
Tira de tetraciclina, 867, 869
Tireoidectomia, 498
Titânio pulverizado com plasma, 824
Tomada de decisão compartilhada, 1158
Tomografia computadorizada
- de feixe cônico, 534, 1211
- multidetectores, 534
Tonofilamentos citoplasmáticos, 12, 14
Topografia
- do processo alveolar, 70
- do rebordo edêntulo, 82

Trabéculas do osso não lamelar, 75
Traços de suscetibilidade genética, 568
Transcriptoma, 287
Transferência de gene, 179
Transplante de células, 1057
Transtornos disbióticos, 420
Tratamento(s)
- anti-infecciosos endodôntico e periodontal, 730
- cirúrgico da peri-implantite, 821
- da mobilidade dentária aumentada, 1108
- das doenças periodontais necrosantes, 722
- - em pacientes contínua e gravemente imunocomprometidos, 724
- - em pacientes moderadamente e/ou a curto prazo imunocomprometidos, 723
- das lesões endoperiodontais, 724
- de dentes com envolvimento de furca, 781
- de locais reinfectados, 1256
- de osso autógeno injetável, 1056
- de retrações gengivais, 969
- dos abscessos periodontais, 720
- multidisciplinar de problemas estéticos, 1230
- paliativo de furca, 796
- periodontal, 1241
- - bases microbiológicas, 835
Trauma
- de oclusão, 299, 301
- do tipo alternado, 304
- físico/mecânico, 350
- oclusal, 302
- - e doença periodontal associada à placa, 302
- - manifestações clínicas, 1107
- ortodôntico, 303
Traumatismo periodontal e sobrecarga, 301
Treponema
- *denticola*, 201, 205, 232, 712, 835
- *pallidum*, 327
- *socranskii*, 835
Triângulos negros interdentais, 1177
Triclosana, 677
Trissecção, 791
Troca de informação, 617
Tronco radicular, 781
Tropocolágeno, 20
Tunelização, 793, 794

U

Ulceração gengival mecanicamente induzida, 350
Úlceras aftosas recorrentes, 689
Ultrassom, 535, 545, 557
Umectantes, 683
Unidade
- dentogengival, 8, 9
- Hounsfield, 550
- multicelulares básicas dos ossos (BMU), 39, 58
Uso
- de antimicrobianos sistêmicos, 850
- de tabaco, 604

V

Vacinas HPV, 331

Valaciclovir, 330
Validade externa, 135
Valor da classificação da periodontite publicada em 2018, 397
Vancomicina, 674
Vareniclina, 271, 272
Varfarina, 565
Variação(ões)
- genética, 284, 287
- na resposta antimicrobiana do hospedeiro, 285
Variações sazonais, 464
Variante(s)
- comuns, 287
- rara, 287
Variáveis de exposição, 402
Varicela (catapora), 330
Vasos sanguíneos, 26
- do ligamento periodontal, 43
- supraperiosteais, 42, 43, 92
Veillonella parvula, 836
Verniz, 684, 861
- de clorexidina, 870
Verruga vulgar, 331
Verticalização de molares, 1221
Viés
- de relato, 121
- de seleção, 130
Virulência de um patógeno microbiano, 206
Vírus
- Coxsackie, 327
- da imunodeficiência humana, 329, 564
- do molusco contagioso, 330
- Epstein-Barr, 219
- varicela-zóster, 328, 330
Visibilidade da sonda, 955
Vistas panorâmicas, 547
Visualização de resultados prospectivos para diagnósticos e informações do paciente, 1160
Vitamina
- D, 56, 60
- E, 240
Volume de fluido gengival crevicular, 363

W

Water
- flosser, 644
- Pik®, 643

X

Xenoenxertos, 1045

Z

Zircônia, 1184
Zona(s)
- adequada de gengiva inserida, 742
- de pressão, 303
- - e tensão, 303, 304
- de tensão, 304
- elétron-densa, 16
- elétron-translúcida, 16, 17

2024/1